2018 年版

常用临床医学名词

THE TERMINOLOGY OF CLINICAL MEDICINE

国家卫生健康委员会医政医管局｜指导

北京市卫生健康委信息中心　中华医学会｜编

人民卫生出版社

图书在版编目（CIP）数据

常用临床医学名词 / 北京市卫生健康委信息中心，
中华医学会编 . —北京：人民卫生出版社，2019
ISBN 978-7-117-28790-6

I.①常… II.①北…②中… III.①临床医学 – 名
词术语 IV.①R4-61

中国版本图书馆 CIP 数据核字（2019）第 178012 号

| 人卫智网 | www.ipmph.com | 医学教育、学术、考试、健康，购书智慧智能综合服务平台 |
| 人卫官网 | www.pmph.com | 人卫官方资讯发布平台 |

常用临床医学名词（2018 年版）

编　　写：北京市卫生健康委信息中心　中华医学会
出版发行：人民卫生出版社（中继线 010-59780011）
地　　址：北京市朝阳区潘家园南里 19 号
邮　　编：100021
E - mail：pmph @ pmph.com
购书热线：010-59787592　010-59787584　010-65264830
印　　刷：保定市中画美凯印刷有限公司
经　　销：新华书店
开　　本：787×1092　1/16　　印张：57
字　　数：2568 千字
版　　次：2019 年 11 月第 1 版　2019 年 11 月第 1 版第 1 次印刷
标准书号：ISBN 978-7-117-28790-6
定　　价：188.00 元
打击盗版举报电话：010-59787491　E-mail: WQ @ pmph.com
质量问题联系电话：010-59787234　E-mail: zhiliang @ pmph.com

《常用临床医学名词》编辑委员会

程　颖　中国医科大学附属第一医院

廖　泉　中国医学科学院北京协和医院

樊　嘉　复旦大学附属中山医院

魏广辉　首都医科大学附属北京朝阳医院

神经外科：赵继宗（组长）　首都医科大学附属北京天坛医院

万经海　中国医学科学院肿瘤医院

王　昊　首都医科大学附属北京天坛医院

王　硕　首都医科大学附属北京天坛医院

王大明　北京医院

王亚明　首都医科大学宣武医院

王任直　中国医学科学院北京协和医院

王贵怀　北京清华长庚医院

王振宇　北京大学第三医院

刘　藏　首都医科大学附属北京友谊医院

刘伟明　首都医科大学附属北京天坛医院

杜建新　首都医科大学宣武医院

李勇杰　首都医科大学宣武医院

李锦平　首都医科大学附属北京朝阳医院

余新光　中国人民解放军总医院第一医学中心（原解放军总医院）

张庆俊　北京大学人民医院

张建国　首都医科大学附属北京天坛医院

张剑宁　中国人民解放军总医院第六医学中心（原海军总医院）

张鸿祺　首都医科大学宣武医院

赵元立　首都医科大学附属北京天坛医院

胡永生　首都医科大学宣武医院

姚红新　北京大学第一医院

徐如祥　中国人民解放军总医院第七医学中心神经外科
　　　　　（原陆军总医院附属八一脑科医院）

康　军　首都医科大学附属北京同仁医院

谢京城　北京大学第三医院

胸 外 科：支修益（组长）　首都医科大学宣武医院

王可毅　北京大学第三医院

毛友生　中国医学科学院肿瘤医院

白连启　首都医科大学附属北京胸科医院

刘德若　中日友好医院

孙耀光　北京医院

李　辉　首都医科大学附属北京朝阳医院

李建业　首都医科大学附属北京同仁医院

苗劲柏　首都医科大学附属北京朝阳医院

胡　牧　首都医科大学宣武医院

梁朝阳　中日友好医院

　　临床文书工作贯穿疾病诊疗全过程，无论住院病历记录还是门诊记录、急诊记录单，还是检查申请单、报告单，都是医疗文书。医疗文书的基本要素是医学名词。在临床工作中，最重要、使用最频繁、与诊疗最密切相关的是疾病诊断、症状体征、手术操作以及临床检查医学名词。名词的形式规范是含义规范的基本前提，是所有医疗信息被科学准确应用的基础，因此，在医学信息化广泛应用的今天，规范医学名词书写越来越凸显其重要性。

　　鉴于医学名词的重要性，早在 1986 年中华医学会就成立了由吴阶平副委员长任首届主任委员的医学名词审定委员会，设置了医学名词审定办公室，在全国科学技术名词审定委员会授权下开展医学科技名词审定工作，其主要任务是给医学科学技术概念确定规范的中文名称，统一我国的医学科学技术名词。按照一个专业一本辞书的编辑原则，截至目前，第四届医学名词审定委员会定稿并出版了包括泌尿外科、康复医学、呼吸内科、神经病学等 17 本分册。

　　从 2003 年起，北京市卫生局（2014 年 1 月改为北京市卫生和计划生育委员会，2018 年 11 月改为北京市卫生健康委员会）以国际疾病分类 ICD-10、ICD-9CM3 为信息采集标准，采集全市二级及以上医疗机构出院病案首页全部信息，通过汇集整理全市各医院上报病案首页中使用的名词，建立了疾病和手术分类名词库。随着我国医药卫生事业日新月异的发展，新的疾病诊断、新的手术操作及临床检查层出不穷，名词库内容亟须补充、调整以满足临床应用的需求。2013 年，在北京市卫生局支持下，由北京市公共卫生信息中心（北京市医院管理研究所）（2016 年 11 月改为北京市卫生计生委信息中心，2019 年 7 月改为北京市卫生健康委信息中心）组织了全市 300 余名临床专家，对 2007 年至 2012 年 5 月期间从全市医疗机构汇集的疾病诊断、手术操作名词开展论证工作。论证内容包括对继续沿用的名词予以保留，对已经淘汰的名词予以删除或修订，新增名词予以补充。所有修订及新增的名词均说明来源，如国内外新版教科书、国际权威医学组织发布的疾病诊疗临床指南等，并提供相应的英文名词。论证结果结集为《疾病诊断与手术操作名词术语》，2015 年由中国医药科技出版社出版。

　　本书以上述中华医学会医学名词审定委员会定稿并出版的专业分册（以下简称中华版）和《疾病诊断与手术操作名词术语》（以下简称北京版）为基础，由北京市卫生健康委信息中心、中华医学会、北京协和医院、北京大学第一医院、北京大学第三医院、北京大学人民医院协作完成。经组织各临床学科专家对涉及的名词进行比对、研读，凡内容相同的名词，按中华版称谓保留；中华版或北京版任一版本没有的名词，经专家论证属于临床用语范畴，则予以补充。名词选择力求规范、全面，

符合临床工作要求。

这一工作受到了国家卫生健康委员会医政医管局的高度重视。鉴于统一规范临床医学名词书写的重要性与紧迫性,医政医管局出面亲自领导专家团队主持了后期的统稿及编辑工作。

《常用临床医学名词》适用于我国各级、各类医疗卫生机构临床病历及各类临床文书中相关内容的书写。医生直接采用本标准名词,或以本标准名词为基础,细化、扩展书写名称,可达到统一规范的目的,确保更有效、更科学、更可靠地利用临床信息。除了规范医疗文书工作,本标准还具有广泛的标准化应用价值,如支持电子病历基本字典库的建立,规范医院信息系统字典库的名词使用;规范医学编码工作,为编码的临床应用提供保障。名词标准化将极大有益于临床医疗、教学科研、疾病统计、医疗卫生管理信息化等工作需求。

随着人类对疾病认识的不断深入,科学技术的不断发展进步,临床医学名词需要不断得到补充、更新和完善。本书的出版仅仅是我国统一规范临床医学名词书写的开端,今后将建立稳定的临床医学名词定期维护制度,以及时满足临床医疗、教学科研、疾病统计、医疗卫生管理信息化等各方面的应用需求。

主编:

2019 年 7 月

1　编排体例

1.1　《常用临床医学名词》按照国家卫生健康委员会拟定的《医疗机构诊疗科目名录》划分专业，在同一专业下按照疾病诊断、症状体征（即就诊原因）、手术操作和临床检查归集规范名词。本书收录了目前住院病例覆盖的 30 个临床专业共计 42 000 余个常用医学名词，每一名词包括中文正名、英文名、中文又称和曾称。

1.2　一个概念确定一个名称作为正名。正名的异名冠以"又称"（目前允许使用的非规范名词）、"曾称"（已淘汰的旧名）。一个名词有多个又称、曾称时，各词之间用"，"分开。正名后系与该词概念相对应的英文名。一个中文名对应多个英文同义词时，英文词之间用"，"分开。

1.3　各专业名词按正名的汉语拼音顺序排列，[又称]后的名词标注"△"，[曾称]后的名词标注"*"。

2　词条编写

2.1　不同专业可能存在交叉词条称谓不一致的情况，在全书统稿时则按照"副科靠拢主科"的原则确定主科命名作为正名，其他科命名作为"又称"。

2.2　全书后附有中文索引和英文索引，便于读者检索。索引按汉语拼音字母顺序及英文字母顺序排序。

目　录

1. 眼科 ·································· 1
　1.1 疾病诊断名词 ················· 1
　1.2 症状体征名词 ················· 18
　1.3 手术操作名词 ················· 19
　1.4 临床检查名词 ················· 21

2. 耳鼻喉科 ·························· 23
　2.1 疾病诊断名词 ················· 23
　2.2 症状体征名词 ················· 31
　2.3 手术操作名词 ················· 32
　2.4 临床检查名词 ················· 37

3. 口腔科 ···························· 39
　3.1 疾病诊断名词 ················· 39
　3.2 症状体征名词 ················· 54
　3.3 手术操作名词 ················· 54
　3.4 临床检查名词 ················· 59

4. 急诊科 ···························· 61
　4.1 疾病诊断名词 ················· 61
　4.2 手术操作名词 ················· 62
　4.3 临床检查名词 ················· 62

5. 心内科 ···························· 63
　5.1 疾病诊断名词 ················· 63
　5.2 症状体征名词 ················· 70
　5.3 手术操作名词 ················· 71
　5.4 临床检查名词 ················· 72

6. 呼吸内科 ·························· 73
　6.1 疾病诊断名词 ················· 73
　6.2 症状体征名词 ················· 82
　6.3 手术操作名词 ················· 83

6.4 临床检查名词 ················· 85

7. 消化内科 ·························· 91
　7.1 疾病诊断名词 ················· 91
　7.2 症状体征名词 ················· 106
　7.3 手术操作名词 ················· 106
　7.4 临床检查名词 ················· 108

8. 神经内科 ························· 109
　8.1 疾病诊断名词 ················· 109
　8.2 症状体征名词 ················· 127
　8.3 手术操作名词 ················· 127
　8.4 临床检查名词 ················· 127

9. 肾内科 ··························· 132
　9.1 疾病诊断名词 ················· 132
　9.2 症状体征名词 ················· 137
　9.3 手术操作名词 ················· 137
　9.4 临床检查名词 ················· 138

10. 内分泌科 ······················· 139
　10.1 疾病诊断名词 ················ 139
　10.2 症状体征名词 ················ 153
　10.3 临床检查名词 ················ 154

11. 血液科 ························· 157
　11.1 疾病诊断名词 ················ 157
　11.2 症状体征名词 ················ 161
　11.3 临床检查名词 ················ 161
　11.4 手术操作名词 ················ 162

12. 普外科 ························· 163
　12.1 疾病诊断名词 ················ 163

1. 眼科

1.1 疾病诊断名词

1 型糖尿病伴有眼的并发症 type 1 diabetes associated with eye complication

1 型糖尿病性白内障 type 1 diabetic cataract

1 型糖尿病性虹膜炎 type 1 diabetic iritis

1 型糖尿病性视神经病变 type 1 diabetic optic neuropathy ［又称］1 糖尿病性视神经病△

1 型糖尿病性视网膜病变 type 1 diabetic retinopathy ［又称］1 型糖尿病视网膜病变△

1 型糖尿病性增殖性视网膜病 type 1 diabetic proliferative retinopathy ［又称］1 型糖尿病增殖期糖尿病视网膜病变△

2 型糖尿病性白内障 type 2 diabetic cataract

2 型糖尿病性虹膜炎 type 2 diabetic iritis ［又称］2 型糖尿病伴虹膜红变症△

2 型糖尿病性视神经病变 type 2 diabetic optic neuropathy

2 型糖尿病性视网膜病变 type 2 diabetic retinopathy ［又称］2 型糖尿病视网膜病变△

2 型糖尿病性增殖性视网膜牵拉性视网膜病 type 2 diabetic proliferative retinal traction retinopathy ［又称］2 型糖尿病增殖期糖尿病视网膜病变△

AIDS 性视网膜病变 AIDS retinopathy

Alport 综合征 Alport syndrome

Argyll-Robertson 瞳孔 Argyll-Robertson's pupil

Axenfeld-Rieger 综合征 Axenfeld-Rieger syndrome

A 型内斜视 A-pattern esotropia ［又称］A 型内斜综合征△

A 型外斜视 A-pattern exotropia

Brown 综合征 Brown syndrome

Cogan 综合征 Cogan syndrome ［又称］Cogan-Reese 综合征△

Duane 眼球后退综合征 Duane retraction syndrome ［又称］眼球后退综合征△

Fuchs 角膜内皮营养不良 Fuchs endothelial corneal dystrophy

Fuchs 异色性虹膜睫状体炎 Fuchs heterochromic iridocyclitis syndrome

Goldmann-Favre 玻璃体视网膜变性（Goldmann-Favre 症） vitreoretinal degeneration（Goldmann-Favre disease）

Helveston 综合征 Helveston syndrome

HIV 感染伴发葡萄膜炎 HIV infection associated with uveitis

HIV 眼病 HIV ocular disease

HLA-B27 相关葡萄膜炎 HLA-B27 related uveitis

Moebius 综合征 Moebius syndrome

Morgagnian 白内障 Morgagnian cataract

Peter 异常 Peter abnormality

Rieger 异常 Rieger anomaly ［又称］里格尔异常△

Salzmann 结节状角膜变性 Salzmann nodular corneal degeneration

Schwartz's 综合征 Schwartz's syndrome

Soemmerring 环 Soemmerring ring

Stargardt 病 Stargardt disease

Stickler 玻璃体视网膜变性（Stickler 综合征） vitreous retinal degeneration（Stickler syndrome）surgery

Thygeson 点状角膜炎 Thygeson punctate keratitis

Urrets-Zavalia 综合征 Urrets-Zavalia syndrome

V 型内斜视 V-pattern esotropia ［又称］V 型内斜综合征△

V 型外斜视 V-pattern exotropia ［又称］V 型外斜△

Wagner 玻璃体视网膜变性（Wagner 症） vitreoretinal degeneration（Wagner disease）

Wegener 肉芽肿伴发葡萄膜炎 Wegener granuloma associated with uveitis

X 连锁青少年型视网膜劈裂 X-linked adolescent retinoschisis

X 型内斜视 X-pattern esotropia ［又称］X 型内斜综合征△

X 型外斜视 X-pattern exotropia

Y 型内斜视 Y-pattern esotropia ［又称］Y 型内斜综合征△

Y 型外斜视 Y-pattern exotropia

阿米巴病带菌者 carrier of Amoeba

癌相关性视网膜病变 cancer-associated retinopathy

艾滋病性视神经病变 HIV optic neuropathy

安装义眼 fitting of artificial eye

白点状视网膜变性 albescent punctate degeneration of retina

白点状视网膜营养障碍 albescent punctate retinal dystrophy

白喉性虹膜麻痹 diphtheric iris paralysis

白喉性结膜炎 diphtheric conjunctivitis

白化病 albinism

白睫毛 white eyelashes

白眉毛 white eyebrows

白内障 cataract

白内障合并前房角狭窄 cataract combined with anterior chamber angle stenosis ［又称］白内障合并房角狭窄△

白内障术后（大泡性无晶状体的）角膜病变 corneal lesion after cataract surgery（bullous aphakic） ［又称］白内障术后角膜病变△

白内障术后低眼压 low intraocular pressure after cataract surgery

白内障术后虹膜损伤 iris injury after cataract surgery

白内障术后虹膜粘连 iris adhesion after cataract surgery

白内障术后后部玻璃体牵引综合征 posterior vitreous traction syndrome after cataract surgery

白内障术后继发青光眼 secondary glaucoma after cataract surgery

白内障术后角膜病变 keratopathy after cataract surgery

白内障术后晶状体核残留 residual of nucleus after cataract surgery

白内障术后囊样黄斑水肿 macular cystoid edema after cataract surgery

白内障术后黏弹剂残留 residual viscoelastic agent after cataract surgery

白内障术后皮质残留 residual of crystal cortex after cataract surgery

白内障术后前房角粘连 goniosynechia after cataract surgery ［又称］白内障术后房角粘连△

白内障术后屈光不正 ametropia after cataract surgery

白内障术后人工晶状体混浊 intraocular lens opacification after cataract surgery

白内障术后人工晶状体异常 intraocular lens abnormality after cataract surgery

1

白内障术后人工晶状体植入　intraocular lens implantation after cataract surgery

白内障术后渗出性反应　exudative response after cataract surgery

白内障术后瞳孔大小异常　abnormal pupil size after cataract surgery

白内障术后瞳孔位置异常　abnormal pupil position after cataract surgery

白内障术后瞳孔异常　pupil abnormality after cataract surgery

白内障术后眼内炎　endophthalmitis after cataract surgery

白内障术中后囊破裂　posterior capsule rupture during cataract surgery

白塞病相关性视神经炎　Behcet's disease-related optic neuritis　［又称］白塞氏病相关性视神经病变△

白血病性视神经病变　leukemic optic neuropathy

白血病眼底改变　leukemia fundus change

斑块状角膜营养不良　macular corneal dystrophy

斑痣性错构瘤病　phakomatosis

瘢痕性倒睫　cicatricial trichiasis

瘢痕性睑内翻　cicatricial entropion

瘢痕性睑外翻　cicatricial ectropion

半乳糖性白内障　galactose cataract

包涵体性结膜炎　inclusion conjunctivitis

背景型糖尿病视网膜病变　background diabetic retinopathy

背景性视网膜病变和视网膜血管改变　background retinopathy and retinal vascular change

鼻眶筛骨骨折　nasal orbital ethmoid bone fracture

鼻泪管闭锁　nasolacrimal duct atresia

鼻泪管恶性肿瘤　malignant neoplasm of nasolacrimal duct

鼻泪管骨性狭窄　bony stenosis of nasolacrimal duct

鼻泪管狭窄　stenosis of nasolacrimal duct

鼻泪管阻塞　obstruction of nasolacrimal duct

边缘性角膜变性　Terrien's marginal degeneration　［又称］Terrien 边缘性角膜变性△

边缘性角膜溃疡　marginal corneal ulcer

变态反应性虹膜睫状体炎　allergic iridocyclitis　［又称］陈旧性虹膜睫状体炎△

变性近视　degenerative myopia

变应性接触性皮炎　allergic contact dermatitis　［又称］变态反应性接触性皮炎△

变应性结膜炎　allergic conjunctivitis

变应性湿疹　allergic eczema

表层巩膜炎　episcleritis　［又称］浅层巩膜炎△

丙酮刺激性接触性皮炎　irritant contact dermatitis due to acetone　［又称］刺激性接触性皮炎(丙酮引起)△

并发性白内障　complicated cataract

病毒性角膜炎　viral keratitis

病毒性结膜炎　viral conjunctivitis

病毒性前葡萄膜炎　viral anterior uveitis

病毒性咽结膜炎　viral pharyngo-conjunctivitis

病理性近视　pathological myopia

病理性远视　pathological hyperopia

玻璃膜疣　drusen

玻璃体变性　vitreous degeneration

玻璃体淀粉样变性　vitreous amyloidosis

玻璃体后脱离　posterior vitreous detachment

玻璃体后脱离合并玻璃体积血　posterior vitreous detachment combined with vitreous hemorrhage

玻璃体后脱离合并视网膜出血　posterior vitreous detachment combined with retinal hemorrhage

玻璃体后脱离合并视网膜裂孔　posterior vitreous detachment combined with retinal break

玻璃体黄斑牵拉综合征　vitreous macular traction syndrome　［又称］玻璃体黄斑牵引△

玻璃体混浊　vitreous opacity

玻璃体积血　vitreous hemorrhage

玻璃体疾患　vitreous disorder

玻璃体囊肿　vitreous cyst

玻璃体内结晶沉积　synchysis scintillans　［又称］眼胆固醇结晶沉着症△

玻璃体脓肿　vitreous abscess

玻璃体劈裂　vitreoschisis

玻璃体气体漏　vitreous gas leaking

玻璃体切除术后视网膜脱离　retinal detachment after vitrectomy

玻璃体疝　vitreous hernia

玻璃体视网膜变性(星状体)　vitreous retinal degeneration（stellate）

玻璃体视网膜机化　vitreoretinal organization

玻璃体视网膜手术后　after vitreoretinal surgery

玻璃体视网膜粘连　vitreoretinal adhesion

玻璃体脱出　prolapse of vitreous

玻璃体先天性畸形　congenital malformation of vitreous

玻璃体炎　vitreitis

玻璃体再积血　vitreous rebleeding

玻璃体增生　vitreous hyperplasia

播散性脉络膜视网膜炎　disseminated chorioretinitis

播散性脉络膜炎　disseminated choroiditis

播散性视网膜炎　disseminated retinitis

不规则散光　irregular astigmatism

不规则眼运动　irregular eye movement

不吸收缝线并发症　complication of nonabsorbable suture

布鲁菌病　brucellosis　［又称］布氏杆菌病△

布鲁菌病葡萄膜炎　brucellosis uveitis

部分调节性内斜视　partial accommodative esotropia

残余近视　residual myopia

残余屈光不正　residual refractive error

残余散光　residual astigmatism

残余性内斜视　residual esotropia

残余性青光眼　residual glaucoma

残余性外斜视　residual exotropia

残余远视　residual hyperopia

蚕蚀性角膜溃疡　Mooren's ulcer

层间积液综合征　interstitial fluid syndrome

常年性过敏性结膜炎　perennial allergic conjunctivitis

陈旧性玻璃体磁性异物　old magnetic foreign body of vitreous cavity

陈旧性玻璃体非磁性异物　old non-magnetic foreign body of vitreous cavity

陈旧性巩膜磁性异物　old magnetic foreign body of scleral

陈旧性巩膜非磁性异物　old non-magnetic foreign body of scleral

陈旧性虹膜磁性异物　old magnetic foreign body of iris

陈旧性虹膜非磁性异物　old non-magnetic foreign body of iris

陈旧性虹膜睫状体炎　old iridocyclitis

陈旧性睫状体磁性异物　old magnetic foreign body of ciliary body

陈旧性睫状体非磁性异物　old non-magnetic foreign body of ciliary body

陈旧性晶状体磁性异物　old intralenticular magnetic foreign body

陈旧性晶状体非磁性异物　old intralenticular non-magnetic foreign body

陈旧性眶壁骨折　old orbital wall fracture

陈旧性泪小管断裂　old rupture of lacrimal canaliculus

陈旧性脉络膜视网膜炎　old chorioretinitis

陈旧性葡萄膜炎　old uveitis

陈旧性前房磁性异物存留　old magnetic foreign body retention of anterior chamber

陈旧性视网膜脱离　old retinal detachment

陈旧性眼睑损伤　old injury of eyelid

陈旧性眼睑异物　old foreign body of eyelid

陈旧性眼内磁性异物　old intraocular magnetic foreign body

陈旧性眼内非磁性异物　old intraocular non-magnetic foreign body

陈旧性眼前房非磁性异物　old non-magnetic foreign body in anterior chamber

陈旧性眼球后壁磁性异物　old magnetic foreign body in the back of eyeball

陈旧性眼烧伤　old eye burn
陈旧性眼损伤　old eye injury
迟发性近视　delayed myopia
持续性角膜上皮缺损　persistent corneal epithelial defect
出血性脉络膜脱离　hemorrhagic choroidal detachment
初期沙眼　initial stage of trachoma
穿通伤性白内障　penetrating cataract
创伤性玻璃体疝　traumatic vitreous hernia
创伤性虹膜睫状体炎　traumatic iridocyclitis　[又称]外伤性虹膜睫状体炎△
创伤性虹膜嵌顿　traumatic iris incarcerated　[又称]外伤性虹膜嵌顿△
创伤性虹膜脱垂　traumatic iris prolapse
创伤性睫状体脱垂　traumatic ciliary body prolapse　[又称]外伤性睫状体脱垂△
创伤性晶状体脱位　traumatic luxation of lens　[又称]外伤性晶状体脱位△
创伤性脉络膜视网膜病　traumatic chorioretinopathy
创伤性前房积血　traumatic hyphema
创伤性失明　traumatic blindness
创伤性视网膜裂孔　traumatic retinal break
垂直斜视　vertical strabismus
春季卡他性角结膜炎　vernal catarrhal keratoconjunctivitis
春季卡他性结膜炎　vernal catarrhal conjunctivitis
醇类刺激性接触性皮炎　irritant contact dermatitis due to alcohols
刺激性接触性皮炎　irritant contact dermatitis　[又称]刺激性皮炎△
催泪气体的毒性效应　toxic effect of lacrimogenic gas
大动脉炎　Takayasu arteritis
大动脉炎眼底改变　aortic arteritis fundus change
大泡性视网膜脱离　bullous retinal detachment
大眼球　macrophthalmia
代谢性白内障　metabolic cataract
带状角膜变性　band-shaped keratopathy
带状疱疹性虹膜睫状体炎　herpes zoster iridocyclitis
带状疱疹性虹膜炎　herpes zoster iritis
带状疱疹性角膜结膜炎　herpes zoster keratoconjunctivitis
带状疱疹性角膜炎　herpes zoster keratitis
带状疱疹性结膜炎　herpes zoster conjunctivitis
带状疱疹眼病　herpes zoster ophthalmicus
单纯疱疹病毒性虹膜睫状体炎　herpetic simplex virus iridocyclitis
单纯疱疹病毒性眼病　herpes simplex virus ocular disease
单纯疱疹性眼炎　herpetic simplex ophthalmia
单纯性巩膜外层炎　simple episcleritis
单纯性近视　simple myopia
单睑　foldless eyelid
倒 Y 型内斜视　inverted Y-pattern esotropia　[又称]倒 Y 型内斜综合征△
倒 Y 型外斜视　inverted Y-pattern exotropia
倒向型内眦赘皮　inverted epicanthus
低眼压症　low intraocular pressure
第三颅神经麻痹　third nerve palsy　[又称]动眼神经麻痹(oculomotor palsy)△
点状内层脉络膜病变　punctuate inner choroidopathy
碘剂过敏　allergy to iodine
电光性眼炎　electric ophthalmia
电击性白内障　electric cataract
动脉瘤样骨囊肿　aneurysmal bone cyst
动眼神经恶性肿瘤　malignant tumor of oculomotor nerve
动眼神经良性肿瘤　benign tumor of oculomotor nerve
动眼神经损伤　injury of oculomotor nerve
动眼神经炎　oculomotor neuritis
动眼神经异常再生　abnormal oculomotor nerve regeneration
毒性前节综合征　toxic anterior segment syndrome
短暂性视网膜动脉阻塞　transient retinal artery occlusion

钝挫伤性白内障　contusion cataract
多发性虹膜囊肿　multiple iris cysts
多发性睫状体囊肿　multiple ciliary body cysts
多发性眼眶异物　multiple orbital foreign bodies
多发性一过性视网膜白点综合征　multiple transient retinal white spot syndrome
多发性硬化　multiple sclerosis
多发性硬化伴发葡萄膜炎　multiple sclerosis associated with uveitis
多发性硬化相关性视神经炎　multiple sclerosis associated optic neuritis
多局灶性脉络膜视网膜炎　multiple focal chorioretinitis
多灶性脉络膜炎　multifocal choroiditis
额部血肿　frontal hematoma
额骨骨折　frontal bone fracture
儿童视神经炎　children optic neuritis
耳及前庭性眼球震颤　ear and vestibular nystagmus
二硫化碳刺激性接触性皮炎　irritant contact dermatitis due to carbon disulfide
二期梅毒性虹膜睫状体炎　secondary syphilitic iridocyclitis
二期梅毒性脉络膜视网膜炎　secondary syphilitic chorioretinitis
二期梅毒性葡萄膜炎　secondary syphilitic uveitis
二期梅毒性眼病　secondary syphilitic oculopathy
发育性白内障　developmental cataract
房角后退性青光眼　glaucoma due to angle recession
放射性白内障　radiation cataract
放射性泪道阻塞　radioactive obstruction of lacrimal passage
放射性视神经病变　radiation optic neuropathy
非动脉炎性前部缺血性视神经病变　nonarteritic anterior ischemic optic neuropathy
非动脉炎性缺血性视神经病变　nonarteritic ischemic optic neuropathy
非肉芽肿性葡萄膜炎　non-granulomatous uveitis
非生理性视觉丧失　non-physiological visual loss/functional vision loss　[又称]功能性视觉丧失△
非调节性内斜视　non-accommodative esotropia
非斜视性双眼视觉功能异常　non-strabismic binocular vision dysfunction
非胰岛素依赖型糖尿病伴有眼的并发症　non-insulin-dependent diabetes mellitus associated with ocular complication
分开不足　divergence insufficiency
分开过强　divergence excess
分离性垂直斜视　dissociated vertical deviation
分离性眼球震颤　dissociated nystagmus
腐蚀伤伴有导致眼球破裂和破坏　corrosive injury associated with eye rupture and destruction
复发性多发性软骨炎伴发葡萄膜炎　recurrent multiple chondritis associated with uveitis
复发性虹膜睫状体炎　recurrent iridocyclitis　[又称]陈旧性虹膜睫状体炎△
复发性角膜上皮糜烂　recurrent corneal epithelial erosion
复发性前葡萄膜炎　recurrent anterior uveitis
复发性视网膜脱离　recurrent retinal detachment
复发性翼状胬肉　recurrent pterygium
复视　diplopia
复杂性遗传性视神经病变　complex hereditary optic neuropathy
副肿瘤性视网膜病变　paraneoplastic retinopathy
干眼　dry eye
干燥综合征　Sjogren syndrome　[又称]舍格伦综合征△
干燥综合征相关性视神经炎　Sjogren syndrome-related optic neuritis
干燥综合征性角膜结膜炎　Sjogren syndrome keratoconjunctivitis
感染相关性视神经炎　infection-related optic neuritis
感染性肌炎　infectious myositis
感染性眼内炎　infective endophthalmitis
橄榄体脑桥小脑萎缩并视网膜营养障碍　olivopontocerebellar atrophy associated with retinal dystrophy

高 AC/A 调节性内斜视　high AC/A adjustable esotropia

高度近视　high myopia

高度近视并发后巩膜葡萄肿　high myopia with posterior scleral staphy-loma

高度近视相关性内斜视　high myopia-related esotropia

高度近视性脉络膜视网膜病变　high myopia chorioretinopathy

高度近视性脉络膜视网膜病变（后巩膜葡萄肿）　high myopic chorio-retinopathy（posterior scleral staphyloma）

高度远视　high hyperopia

高血压性视网膜病变　hypertensive retinopathy

高眼压症　ocular hypertension

格雷夫斯病　Graves' disease

格雷夫斯病继发青光眼　Graves' disease secondary to glaucoma

格子样变性　lattice degeneration

格子状角膜营养不良　lattice corneal dystrophy

各类屈光手术后合并白内障　all kinds of refractive surgery with cata-ract

铬变应性接触性皮炎　allergic contact dermatitis due to chromium

弓蛔虫病性葡萄膜炎　toxocara uveitis

弓蛔虫眼病　toxocara oculopathy

弓形体脉络膜视网膜炎　toxoplasma chorioretinitis　［又称］脉络膜视网膜炎△

弓形体性虹膜睫状体炎　toxoplasma iridocyclitis

巩膜穿通伤　penetrating injury of scleral

巩膜挫伤　scleral contusion

巩膜钙化　scleral calcification

巩膜黑变病　scleral melanosis

巩膜坏死　scleral necrosis

巩膜环扎带障碍　disorder of scleral encircling band

巩膜疾患　disorder of sclera

巩膜结核　tuberculosis of sclera

巩膜溃疡　scleral ulcer

巩膜裂伤　scleral laceration

巩膜瘘　scleral fistula

巩膜囊肿　scleral cyst

巩膜脓肿　scleral abscess

巩膜葡萄膜炎　scleral uveitis　［又称］巩膜炎继发葡萄膜炎△

巩膜葡萄肿　scleral staphyloma

巩膜缺损　scleral defect

巩膜肉芽肿　scleral granuloma

巩膜烧伤　scleral burn

巩膜损伤　scleral injury

巩膜外层炎　episcleritis

巩膜炎　scleritis

巩膜炎继发青光眼　glaucoma secondary to scleritis

巩膜异物　scleral foreign body

共同性内斜视　concomitant esotropia

共同性外斜视　concomitant exotropia

共同性斜视　concomitant strabismus

供角膜者　cornea donor　［又称］角膜捐献者△

骨肉瘤　osteosarcoma

骨纤维性结构不良（单骨性）　fibrous dysplasia（monostotic）

骨纤维性结构不良综合征　fibrous dysplasia syndrome

固定性内斜视　fixed esotropia

固定性上斜视　fixed hypertropia

固定性外斜视　fixed exotropia

固定性下斜视　fixed hypotropia

广泛性脉络膜营养障碍　extensive choroidal dystrophy

规则散光　regular astigmatism

硅油充填眼　silicone oil-filled eye

硅油填充眼　silicone oil tamponade eye

硅油填充眼硅油乳化　silicone oil emulsification of silicone oil-filled eye

硅油填充眼硅油入前房　silicone oil into the anterior chamber of silicone oil-filled eye

硅油填充眼继发性青光眼　secondary glaucoma due to silicone oil-filled eye

过敏性结膜炎　allergic conjunctivitis

海绵窦及相关综合征（多条眼球运动神经麻痹）　cavernous sinus and related syndrome（multiple oculomotor nerves palsy）　［又称］海绵窦综合征△

海绵窦综合征　cavernous sinus syndrome

海绵状血管瘤　cavernous hemangioma，cavernous angioma

核间性眼肌瘫痪　internuclear ophthalmoplegia　［又称］核间性眼肌麻痹△

核间性眼外肌瘫痪　internuclear extraocular muscle paralysis

核性麻痹性斜视　nuclear paralytic strabismus

黑矇　amaurosis

红斑痤疮性角膜炎　erythema acne keratitis

红斑狼疮相关性视神经炎　lupus erythematosus associated optic neuritis　［又称］红斑狼疮相关性视神经病变△

红色盲　red blindness

红色弱　protanomalia

红外线性白内障　infrared cataract

红细胞增多症眼底改变　erythrocytosis fundus change

虹膜变性　iris degeneration

虹膜出血　iris haemorrhage

虹膜穿通伤　penetrating injury of iris

虹膜恶性肿瘤　malignant tumor of iris

虹膜根部断离　iridodialysis

虹膜和睫状体变性　degeneration of iris and ciliary body

虹膜和睫状体疾患　disorder of iris and ciliary body

虹膜红变　rubeosis of iris

虹膜后粘连　posterior synechia

虹膜睫状体和前房囊肿　cyst of iris ciliary body and anterior chamber

虹膜睫状体炎　iridocyclitis　［又称］陈旧性虹膜睫状体炎△

虹膜睫状体炎继发青光眼　glaucoma secondary to iridocyclitis

虹膜良性肿瘤　iris benign tumor

虹膜裂伤　iris laceration

虹膜囊肿　iris cyst

虹膜脓肿　iris abscess

虹膜前增殖膜　anterior proliferative membrane of the iris

虹膜前粘连　anterior synechia

虹膜缺如　absence of iris

虹膜缺损　coloboma iridis

虹膜色素痣　pigmented nevus of iris

虹膜损伤　iris injury

虹膜铁质沉着症　iris siderosis

虹膜脱出　prolapse of iris

虹膜萎缩　iris atrophy

虹膜异色性白内障　heterochromatic cataract

虹膜粘连　synechiae of iris

虹膜肿物　iris mass

后发性白内障　after-cataract

后巩膜炎　posterior scleritis

后极白内障　posterior polar cataract

后睑缘炎　posterior blepharitis

后睫状体炎　posterior cyclitis

后葡萄膜炎　posterior uveitis

后弹力层脱离　descemet membrane detachment

后天获得性梅毒性眼病　acquired syphilis ocular disease

后天性（获得性）麻痹性斜视　posteriority（acquired）paralytic strabismus　［又称］获得性麻痹性斜视△

后天性内眦畸形　acquired canthus deformity

后天性眼睑大于 1/2 缺损　acquired eyelid defect greater than 1/2

后天性眼睑后层缺损　acquired defect of the posterior eyelid

后天性眼睑畸形　acquired eyelid deformity

后天性眼睑前层缺损　acquired defect of the anterior eyelid

后天性眼睑全层缺损　acquired full-thickness eyelid defect

后天性眼睑缺损　acquired eyelid defect

后天性眼睑小于 1/2 缺损　acquired eyelid defect less than 1/2

滑车神经恶性肿瘤　trochlear nerve malignant tumor

滑车神经良性肿瘤　trochlear nerve benign tumor

滑车神经麻痹　trochlear nerve palsy

滑车神经损伤　trochlear nerve injury

化脓性角膜炎　suppurative keratitis

化脓性脉络膜脱离　suppurative choroidal detachment

化脓性眼内炎　suppurative endophthalmitis

化妆品引起的变应性接触性皮炎　allergic contact dermatitis due to cosmetics

化妆品引起的刺激性接触性皮炎　irritant contact dermatitis due to cosmetic　［又称］刺激性接触性皮炎(化妆品引起)△

化妆品引起的接触性皮炎　contact dermatitis due to cosmetic　［又称］接触性皮炎(化妆品引起)△

坏死性巩膜炎　necrotizing scleritis

环状视网膜炎　retinitis central annularis

幻视　visual hallucination

黄斑变性　degeneration of macula

黄斑出血　macular hemorrhage

黄斑和后极变性　degeneration of macula and posterior pole

黄斑裂孔　macular hole

黄斑裂孔性视网膜脱离　macular hole retinal detachment

黄斑劈裂　macular retinoschisis

黄斑起皱　macular pucker

黄斑视网膜前膜　macular epiretinal membrane

黄斑水肿　macular edema

黄斑中心凹旁毛细血管扩张症　parafoveal telangiectasis

回旋形脉络膜萎缩　gyratory choroidal atrophy

回旋状脉络膜视网膜萎缩　gyrate atrophy of choroid and retina

会聚性共同性斜视　convergent concomitant strabismus

混合性白内障　mixed cataract

混合性青光眼　mixed glaucoma

混合性调节性内斜视　mixed accommodative myopia

获得性结膜黑变病　acquired conjunctival melanosis

霍纳综合征　Horner syndrome　［又称］Horner 综合征△

机械性上睑下垂　mechanical ptosis

肌炎　myositis

肌营养不良　muscular dystrophy

基质层和深层角膜炎　stroma and deep keratitis

急性变应性结膜炎　acute allergic conjunctivitis

急性播散性脑脊膜炎　acute disseminated meningitis

急性出血性结膜炎　acute hemorrhagic conjunctivitis

急性共同性内斜　acute concomitant esotropia

急性海绵窦血栓性静脉炎　acute cavernous sinus thrombophlebitis

急性和亚急性虹膜睫状体炎　acute and subacute iridocyclitis

急性后极部多发性鳞状色素上皮病变　acute posterior multifocal placoid pigment epitheliopathy

急性睑腺炎　acute hordeolum

急性结膜炎　acute conjunctivitis

急性泪囊炎　acute dacryocystitis

急性泪腺炎　acute dacryoadenitis

急性泪小管炎　acute canaliculitis

急性前葡萄膜炎　acute anterior uveitis

急性区域性隐匿性外层视网膜病变　acute zonal occult outer retinopathy

急性色素上皮炎　acute pigment epithelitis

急性视网膜坏死　acute retinal necrosis

急性腺病毒性滤泡性结膜炎　acute adenoviral follicular conjunctivitis

急性眼外肌炎　acute ocular myositis

棘阿米巴病　acanthamoebiasis

棘阿米巴性角结膜炎　acanthamoeba keratoconjunctivitis

棘阿米巴性结膜炎　acanthamoeba conjunctivitis

集合不足　convergence insufficiency

集合不足和过强　convergence insufficiency and excess　［又称］集合不全和过强△

集合分开功能异常　convergence separation function exception

集合功能异常　convergence function exception

集合过强　convergence excess

集合性共同性斜视　concomitant convergent strabismus

集束性头痛　cluster headache

季节性过敏性结膜炎　seasonal allergic conjunctivitis

继发性黄斑裂孔　secondary macular hole

继发性黄斑前膜　secondary macular epiretinal membrane

继发性角膜扩张　secondary corneal dilation

继发性脉络膜新生物　secondary choroidal neoplasm

继发性内斜视　secondary esotropia

继发性葡萄膜炎　secondary uveitis

继发性青光眼　secondary glaucoma

继发性视神经萎缩　secondary optic atrophy

继发性视网膜病变　secondary retinopathy

继发性视网膜色素变性　secondary retinitis pigmentosa

继发性视网膜脱离　secondary retinal detachment

继发性外斜视　secondary exotropia

继发性眼球震颤　secondary nystagmus

继发于眼部炎症的青光眼　secondary glaucoma associated with eye inflammation

继发于眼外伤的青光眼　glaucoma secondary to ocular trauma

寄生虫性虹膜囊肿　parasitic iris cyst

寄生虫性睫状体囊肿　parasitic ciliary body cyst

寄生虫性眼内炎　parasitic endophthalmitis

家族性渗出性玻璃体视网膜病变　familial exudative vitreoretinopathy　［又称］家族性渗出性玻璃体视网膜病△

家族遗传性视神经萎缩　family hereditary optic atrophy

甲苯刺激性接触性皮炎　irritant contact dermatitis due to methylbenzene

甲醇中毒性视神经病变　methanol poisoning optic neuropathy

甲状腺功能障碍性肌病　thyroid dysfunction myopathy

甲状腺相关性眼病　thyroid associated ophthalmopathy

假晶体眼调节不足　pseudophakic eye accommodation insufficiency

假性集合不足　pseudo convergence insufficient

假性晶状体囊膜剥脱综合征　pseudoexfoliation syndrome

假性视盘水肿　pseudo-papilloedema　［又称］假性视乳头水肿△

假性翼状胬肉　pseudopterygium

间歇性内斜视　intermittent esotropia

间歇性外斜视　intermittent exotropia

间歇性斜视　intermittent strabismus

间质性肾炎葡萄膜炎综合征　interstitial nephritis uveitis syndrome

睑腺癌　carcinoma of meibomian gland

睑板腺恶性肿瘤　malignant neoplasm of meibomian gland

睑板腺功能障碍　dysfunction of meibomian gland

睑板腺囊肿　chalazion

睑和眼周区腐蚀伤　corrosion of eyelid and periocular area　［又称］睑和眼周区化学性烧伤△

睑裂斑　pinguecula

睑裂狭小　blepharophimosis

睑内翻　entropion

睑内翻和倒睫　entropion and trichiasis

睑球粘连　symblepharon

睑外翻　ectropion

睑腺炎　hordeolum

睑缘结膜炎　blepharoconjunctivitis

睑缘炎　blepharitis

睑缘炎相关角结膜炎　blepharitis associated keratoconjunctivitis

睑缘粘连　ankyloblepharon

睑脂肪变性　palpebral steatosis

碱刺激性接触性皮炎　irritant contact dermatitis due to alkali

浆液性视网膜脱离　serous retinal detachment

交感性眼炎 sympathetic ophthalmia
交替性内斜视 alternative esotropia
交替性外斜视 alternative exotropia
角巩膜囊肿 corneoscleral cyst
角结膜干燥症 Sjoegren syndrome dry eye
角结膜增生 keratoconjunctival hyperplasia
角膜白斑 corneal leukoma
角膜斑翳 corneal macula
角膜瘢痕 corneal scar
角膜瘢痕和混浊 corneal scarring and opacity
角膜伴结膜酸性烧伤 acidic burn of corneal conjunctival
角膜瓣移位 corneal flap shift
角膜瓣异常 corneal flap abnormality
角膜变性 corneal degeneration
角膜擦伤 corneal abrasion
角膜层间积液 corneal interstitial fluid
角膜沉着物 corneal deposit
角膜穿孔 perforation of cornea
角膜穿通伤 penetrating injury of corneal
角膜穿通伤伴玻璃体嵌顿 corneal penetrating injury with vitreous incarceration
角膜穿通伤伴虹膜嵌顿 corneal penetrating injury with iris incarceration
角膜穿通伤伴虹膜脱垂 corneal penetrating injury with iris prolapse
角膜穿通伤伴晶状体嵌顿 corneal penetrating injury with lens incarceration
角膜挫伤 corneal contusion
角膜带状变性 band-shaped degeneration of cornea
角膜碘沉着 corneal iodine deposition
角膜恶性肿瘤 malignant tumor of cornea
角膜缝线外露 exposure of corneal suture
角膜和结合膜囊腐蚀伤 corrosion of cornea and conjunctival sac
角膜和结合膜囊烧伤 burn of cornea and conjunctival sac ［又称］角膜和结合膜囊化学性烧伤△
角膜和结膜烧伤 burn of corneal and conjunctival
角膜黑变病 corneal melanosis
角膜后弹力层膨出 corneal elastic layer bulging
角膜后弹力层破裂 corneal elastic layer rupture
角膜化学性烧伤 chemical burn of corneal
角膜疾患 corneal disease
角膜碱性烧伤 alkali burn of corneal
角膜胶原交联术后 after cornea collagen cross-linking
角膜胶原交联术后残余散光 residual astigmatism after corneal collagen cross-linking
角膜结核 tuberculous keratitis
角膜结膜炎 keratoconjunctivitis
角膜溃疡 corneal ulcer
角膜溃疡性穿孔 corneal ulcer perforation
角膜老年环 cornea arcus senilis
角膜良性肿瘤 corneal benign tumor
角膜裂伤 corneal laceration
角膜鳞状细胞癌 corneal squamous cell carcinoma
角膜瘘 corneal fistula
角膜囊肿 corneal cyst
角膜内皮细胞功能失代偿 corneal endothelial cell function decompensation
角膜内皮炎 corneal endotheliitis
角膜脓肿 corneal abscess
角膜皮样瘤 corneal dermoid
角膜葡萄膜炎 corneal uveitis
角膜葡萄肿 corneal staphyloma
角膜浅层异物 foreign body in superficial corneal
角膜切口瘘 corneal incision fistula
角膜屈光手术后光学异常 optical abnormal after corneal refractive surgery
角膜色素沉着和沉着物 corneal pigmentation and deposit

角膜上皮基底膜营养不良 corneal epithelial basement membrane malnutrition
角膜上皮缺损 corneal epithelial defect
角膜上皮植入 corneal epithelium implantation
角膜烧伤 corneal burn
角膜深层异物 foreign body in deep corneal
角膜塑性后视觉异常 visual abnormal after orthokeratology
角膜酸性烧伤 acid burn of corneal
角膜损伤 corneal injury
角膜透镜残留 corneal lens residue
角膜透镜混浊 corneal lens opacity
角膜透镜偏心 corneal lens eccentric
角膜雾状混浊 corneal haze ［又称］角膜雾样混浊△
角膜新血管形成 corneal neovascularization
角膜血管翳 corneal pannus
角膜炎 keratitis
角膜移植片感染 infection of corneal graft
角膜移植片移位 corneal graft displacement
角膜移植术后 after corneal transplantation
角膜移植术后继发青光眼 secondary glaucoma after corneal transplantation ［又称］角膜移植术后青光眼△
角膜移植术后免疫排斥 immunologic rejection after corneal transplantation
角膜移植状态 corneal transplant status
角膜异物 corneal foreign body
角膜营养不良 cerneal dystrophy
角膜原位癌 corneal carcinoma in situ
角膜缘干细胞功能障碍 corneal limbal stem cell dysfunction
角膜源性不规则散光 irregular corneal astigmatism
角膜源性规则散光 regular corneal astigmatism
角膜源性屈光性近视 corneal refractive myopia
角膜云翳 corneal nebula
角膜知觉减退 corneal hypoesthesia
角膜脂质变性 corneal lipid degeneration
角膜肿物 corneal mass
接触性皮炎 contact dermatitis
结核性虹膜睫状体炎 tuberculous iridocyclitis
结核性葡萄膜炎 tuberculous uveitis
结核性视神经脉络膜炎 tuberculous optic choroiditis
结核性视网膜脉络膜炎 tuberculous retinochoroiditis
结节病性葡萄膜炎 sarcoid uveitis
结节性巩膜炎 nodular scleritis
结节性脉络膜炎 nodular choroiditis
结晶样视网膜病变（Bietti 症） crystalline retinopathy
结膜瘢痕 conjunctival scar
结膜变性 conjunctival degeneration
结膜变性和沉着物 conjunctival degeneration and deposit
结膜沉着物 conjunctival deposit
结膜充血 conjunctival congestion
结膜出血 conjunctival hemorrhage
结膜动脉瘤 conjunctival aneurysm
结膜恶性肿瘤 conjunctival malignant neoplasm
结膜黑变病 melanosis of conjunctiva
结膜黑色素瘤 conjunctival melanoma
结膜疾患 conjunctival disorder
结膜结核 tuberculosis of conjunctiva
结膜溃疡 conjunctival ulcer
结膜良性肿瘤 conjunctival benign tumor
结膜裂伤 conjunctival laceration
结膜淋巴管扩张 conjunctival lymphangiectasis
结膜淋巴瘤 lymphoma of conjunctiva
结膜鳞状细胞癌 conjunctival squamous cell carcinoma
结膜囊瘢痕修复 conjunctival sac scar repair
结膜囊畸形 conjunctival sac deformity

结膜囊挛缩　conjunctival sac contracture
结膜囊烧伤　conjunctival sac burn
结膜囊异物　foreign body in conjunctival sac
结膜囊肿　conjunctival cyst
结膜皮样瘤　conjunctival dermoid
结膜皮脂瘤　dermolipoma of conjunctiva
结膜缺损　conjunctival defect
结膜肉芽肿　conjunctival granuloma
结膜乳头状瘤　papilloma of conjunctiva
结膜色素痣　pigmented nervus of conjunctiva
结膜水肿　conjunctival edema
结膜松弛症　conjunctivochalasis
结膜酸性烧伤　acidic burn of conjunctiva
结膜损伤和角膜擦伤　conjunctival injury and corneal abrasion
结膜损伤和角膜擦伤(未提及异物)　conjunctival injury and corneal abrasion without mention of foreign body
结膜天疱疮　pemphigoid of conjunctiva　[又称]结膜天疱疮△
结膜铁质沉着症　conjunctival siderosis
结膜脱垂　conjunctival prolapse
结膜息肉　conjunctival polyp
结膜下出血　subconjunctival hemorrhage
结膜血管瘤　conjunctival angioma
结膜血管增生　conjunctival vascular proliferation
结膜异物　foreign body of conjunctival
结膜银质沉着症　conjunctival silver syndrome
结膜肿物　conjunctival mass
睫状体变性　degeneration of ciliary body
睫状体出血　hemorrhage of ciliary body
睫状体恶性肿瘤　malignant tumor of ciliary body
睫状体黑色素瘤　ciliary body melanoma
睫状体离断　cyclodialysis
睫状体良性肿瘤　benign tumor of ciliary body
睫状体裂伤　ciliary body laceration
睫状体囊肿　ciliary body cyst
睫状体平滑肌瘤　ciliary body leiomyoma
睫状体神经鞘瘤　ciliary body schwannoma
睫状体神经纤维瘤　ciliary body neurofibroma
睫状体髓上皮瘤　myelo epithelioma of ciliary body
睫状体脱离　ciliary body detachment
睫状体新生血管　neovascularization of ciliary body
金属引起的变应性接触性皮炎　allergic contact dermatitis due to metal　[又称]金属引起的变态反应性接触性皮炎△
进行性核上性麻痹[斯蒂尔-里查森-奥尔谢夫斯基综合征]　progressive supranuclear palsy [Steele-Richardson-Olszewski syndrome]
进行性肌营养不良　progressive muscular dystrophy
进行性眼眶萎缩　progressive orbital atrophy
进行性眼外肌麻痹　progressive external ophthalmoplegia　[又称]PEO△
近视　myopia
晶状体病变　lens lesion
晶状体穿通伤　penetrating injury of lens
晶状体挫伤　lens contusion
晶状体过敏性青光眼　phacoanaphylactic glaucoma
晶状体后囊膜破裂　posterior capsule rupture of the lens
晶状体疾患　lens disorder
晶状体前囊破裂　anterior capsule rupture
晶状体全脱位　complete luxation of lens
晶状体缺如　aphakia　[又称]无晶体△
晶状体缺损　coloboma of lens
晶状体溶解性青光眼　phacolytic glaucoma
晶状体损伤　lens injury
晶状体铁锈沉着症　siderosis of lens
晶状体铜锈沉着症　chalcosis of lens
晶状体脱位　luxation of lens
晶状体脱位性继发性青光眼　secondary glaucoma due to lens dislocation

[又称]晶状体脱位性青光眼△
晶状体相关性葡萄膜炎　lens-related uveitis
晶状体异物　lens foreign body
晶状体诱发性虹膜睫状体炎　lens-induced iridocyclitis　[又称]晶状体相关性葡萄膜炎△
晶状体源性不规则散光　lens-derived irregular astigmatism
晶状体源性规则散光　lens-derived regular astigmatism
晶状体源性屈光性近视　lens-derived refractive myopia
颈动脉海绵窦瘘　carotid cavernous fistula
颈内动脉供血不足　internal carotid artery insufficiency
颈-眼-听神经综合征　cervical-ophthalmic-acoustic nerve syndrome
痉挛性睑内翻　spastic entropion
痉挛性斜视　spastic strabismus
静脉窦血栓形成　thrombosis of venous sinus
静脉血管瘤　venous hemangioma
酒渣鼻性角膜炎　rosacea keratitis
局限性视网膜脱离　focal retinal detachment
局限性硬皮病　localized scleroderma,morphea　[又称]硬斑病△
局灶性脉络膜视网膜炎　focal chorioretinitis
局灶性脉络膜炎　focal choroiditis
局灶性视网膜炎　focal retinitis
巨乳头性角结膜炎　giant papillary keratoconjunctivitis
巨细胞病毒性视网膜炎　cytomegaloviral retinitis
巨细胞病毒性视网膜眼病　cytomegaloviral retinopathy
巨细胞动脉炎性前部缺血性视神经病变　giant cell arteritis anterior ischemic optic neuropathy　[又称]动脉炎性缺血性视神经病变△
具有人工眼　presence of artificial eye　[又称]人工眼△
具有眼镜和接触镜　presence of spectacles and contact lens
锯齿缘离断　dialysis of ora serrata
锯齿缘囊肿　cyst of ora serrata
开放性额骨骨折　open fracture of frontal bone
开放性眶底骨折　open orbital fracture
开放性眼睑异物　open eyelid foreign body
抗青光眼术后　after anti-glaucoma surgery
抗青光眼术后低眼压　low intraocular pressure after anti-glaucoma surgery
抗青光眼术后虹膜异位　iridectopia after anti-glaucoma surgery
抗青光眼术后浅前房　shallow anterior chamber after anti-glaucoma surgery
抗青光眼术后下垂滤过泡　sagging bleb after anti-glaucoma surgery　[又称]滤过泡下垂△
科凯恩综合征　Cockayne syndrome　[又称]耳聋侏儒色素性视网膜炎综合征△
颗粒状角膜营养不良　granular corneal dystrophy
可疑青光眼　suspected glaucoma
可疑青光眼观察　observation for suspected glaucoma
克兰费尔特综合征(核型47,XXY)　Klinefelter syndrome,karyotype 47,XXY
孔源性视网膜脱离　rhegmatogenous retinal detachment
孔源性视网膜脱离(多发裂孔)　rhegmatogenous retinal detachment (multiple breaks)
孔源性视网膜脱离(巨大裂孔)　rhegmatogenous retinal detachment (giant retinal tear)
孔源性视网膜脱离(锯齿缘离断)　rhegmatogenous retinal detachment (dialysis of ora serrata)
库欣综合征肌病　Cushing syndrome myopathy
眶壁爆裂性骨折　orbital wall blowout fracture
眶壁骨折　orbital wall fracture
眶部裂伤　orbital laceration
眶穿通伤　orbital penetrating injury
眶创伤感染　orbital wound infection
眶底骨折　orbital fracture
眶动静脉瘘　orbital arteriovenous fistula
眶恶性神经鞘瘤　orbital malignant neurilemoma

眶恶性肿瘤　orbital malignant tumor　[又称]眼眶恶性肿瘤△

眶蜂窝织炎　orbital cellulitis

眶隔前蜂窝织炎　preseptal orbital cellulitis

眶骨恶性肿瘤　malignant neoplasm of orbital bone

眶骨骨折　orbital fracture

眶骨良性肿瘤　orbital benign tumor

眶骨肿瘤　orbital tumor

眶贯通伤伴有或不伴有异物　penetrating wound of orbit with or without foreign body

眶尖综合征　orbital apex syndrome

眶结缔组织恶性肿瘤　orbital connective tissue malignant tumor

眶颅沟通性异物　orbital cranial communication foreign body

眶颅沟通性肿瘤　orbital cranial communication tumor

眶颅联合伤　injury of orbital and craniocerebral

眶绿色瘤　orbital green tumor

眶面裂　orbital and facial cleft

眶内动脉瘤　orbital aneurysm

眶内继发恶性肿瘤　orbital secondary malignant tumor

眶内黏液囊肿　orbital mucous cyst

眶内皮样囊肿　orbital dermoid cyst

眶内下壁骨折　fracture of infraorbital wall

眶内血栓性静脉炎　thrombophlebitis of orbit

眶内血肿　orbital hematoma

眶内异物　intraorbital foreign body

眶内肿物　orbital tumor

眶内转移性肿瘤　orbital metastatic tumor

眶气肿　orbital emphysema

眶区浅表损伤　injury of the superficial orbital region

眶软组织损伤　orbital tissue injury

眶上裂综合征　superior orbital fissure syndrome

眶上神经痛　supraorbital neuralgia

眶神经鞘瘤　orbital neurilemma, schwannoma

眶神经纤维瘤　orbital neurofibroma

眶外下方骨折　lateral inferior orbital fracture

眶下神经损伤　infraorbital nerve injury

眶缘骨折畸形　orbital rim fracture

眶缘内上方骨折　interior upper orbital margin fracture

眶缘外上方骨折　lateral upper orbital margin fracture

眶周神经恶性肿瘤　periorbital nerve malignancy

眶周神经良性肿瘤　periorbital nerve benign tumor

眶周神经肿瘤　periorbital nerve tumor

眶周肿物　periorbital mass

莱姆病　uveitis of Lyme disease

蓝色巩膜　blue sclera

蓝色盲　tritanopsia

蓝色弱　tritanomalia

狼疮性视网膜病变　lupus retinopathy

老年核性白内障　senile nuclear cataract　[又称]年龄相关性核性白内障△

老年性白内障莫干尼型　senile cataract, Morgagnian　[又称]年龄相关性混合型白内障△

老年性白内障皮质型　senile cataract, cortical type　[又称]年龄相关性皮质型白内障△

老年性玻璃体劈裂　senile vitreous splitting

老年性睑内翻　senile entropion

老年性睑外翻　senile ectropion

老年性上睑下垂　senile ptosis

老视　presbyopia

泪道多形性腺瘤　lacrimal duct pleomorphic adenoma

泪道恶性肿瘤　lacrimal duct malignant tumor

泪道关闭不全　lacrimal duct insufficiency

泪道肌细胞瘤　lacrimal duct myoblastoma

泪道急性炎症　acute inflammation of lacrimal duct

泪道良性肿瘤　benign tumor of lacrimal duct

泪道鳞状细胞癌　squamous cell carcinoma of lacrimal duct

泪道慢性炎症　chronic inflammation of lacrimal duct

泪道乳头状瘤　lacrimal duct papilloma

泪道嗜酸细胞瘤　lacrimal duct oncocytoma

泪道损伤　lacrimal duct injury

泪道狭窄和关闭不全　stenosis and insufficiency of lacrimal duct

泪道腺癌　adenocarcinoma of lacrimal duct

泪道腺样囊性癌　adenoid cystic carcinoma of lacrimal duct　[又称]泪腺腺样囊性癌△

泪道炎症　lacrimal duct inflammation

泪道移行细胞癌　transitional cell carcinoma of lacrimal duct

泪道异物　foreign body in lacrimal duct

泪道阻塞　lacrimal duct obstruction

泪道阻塞术后复发　recurrence of lacrimal duct obstruction

泪点闭塞　lacrimal puncta occlusion

泪点内异物　foreign body within the lacrimal punctum

泪点外翻　eversion of lacrimal puncture

泪点息肉　lacrimal puncta polyp

泪点狭窄　stenosis of lacrimal punctum　[又称]泪小点狭窄△

泪管肉芽肿　lacrimal granuloma

泪囊恶性肿瘤　malignant tumor of dacryocyst

泪囊良性肿瘤　benign tumor of dacryocyst

泪囊瘘　lacrimal sac fistula

泪囊囊肿　lacrimal sac cyst

泪囊脓肿　lacrimal sac abscess

泪囊破裂　lacrimal sac rupture

泪囊憩室　lacrimal sac diverticulum

泪囊肿物　lacrimal sac tumor

泪器缺如或发育不全　absence and agenesis of lacrimal system

泪器系疾患　disease of lacrimal system

泪腺多形性腺瘤　lacrimal gland pleomorphic adenoma

泪腺恶性混合瘤　malignant mixed tumor of lacrimal gland

泪腺恶性肿瘤　malignant tumor of lacrimal gland

泪腺和泪道恶性肿瘤　malignant tumor of lacrimal gland and lacrimal duct

泪腺和泪道良性肿瘤　benign tumor of lacrimal gland and lacrimal duct

泪腺肌上皮瘤　lacrimal gland myoepithelioma

泪腺良性淋巴上皮病变　lacrimal gland benign lymphoepithelial lesion

泪腺良性肿瘤　benign tumor of lacrimal gland

泪腺淋巴瘤　lymphoma of lacrimal gland

泪腺囊肿　cyst of lacrimal gland

泪腺黏液表皮样癌　lacrimal gland mucoepidermoid carcinoma

泪腺萎缩　lacrimal gland atrophy

泪腺腺癌　lacrimal gland carcinoma

泪腺炎　dacryoadenitis

泪腺炎性假瘤　dacryoadenitis pseudotumor

泪腺肿瘤术后复发　postoperative recurrence of lacrimal gland tumor

泪小管断裂　lacrimal canaliculus rupture

泪小管瘘　canalicular fistula

泪小管撕裂　laceration of canaliculus

泪小管狭窄　stenosis of lacrimal canaliculus

泪小管阻塞　obstruction of lacrimal canaliculus

泪总管断裂　general lacrimal passage laceration

泪总管狭窄　general lacrimal passage stenosis

泪总管阻塞　general lacrimal passage obstruction

理化损伤性白内障　physical and chemical damage cataract

连续性内斜视　continuous esotropia

连续性外斜视　continuous exotropia

镰状细胞血红蛋白异常眼底改变　sickle cell hemoglobin abnormal fundus change

临床孤立综合征　clinical isolated syndrome

淋巴瘤眼底改变　fundus change due to lymphoma

淋球菌性虹膜睫状体炎　gonococcal iridocyclitis

淋球菌性结膜炎　gonococcal conjunctivitis

淋球菌性新生儿眼炎　gonococcal ophthalmia neonatorum
流行性出血性结膜炎　epidemic hemorrhagic conjunctivitis
流行性角膜结膜炎　epidemic keratoconjunctivitis
流行性腮腺炎性结膜炎　mumps conjunctivitis
颅眶骨折　cranio-orbital fracture
颅面骨发育不全　craniofacial dysostosis　［又称］颜面骨性结合发育不良△
卵黄性视网膜营养障碍　vitelline retinal dystrophy
卵黄样黄斑营养不良症　Vitelliform macular dystrophy, Vitelliruptive macular degeneration　［又称］Best disease△
绿色盲　deuteranopia
绿色弱　deuteranomalia
氯丙嗪性白内障　chlorpromazine cataract
滤过泡漏　filtration bleb leakage　［又称］青光眼术后滤过泡漏△
滤过泡相关性眼内炎　filtration bleb-related endophthalmitis
滤过泡炎　filtration bleb inflammation
麻痹性睑外翻　paralytic ectropion
麻痹性斜视　paralytic strabismus
脉络膜变性　choroidal degeneration
脉络膜出血和破裂　choroidal hemorrhage and rupture
脉络膜骨瘤　choroidal osteoma
脉络膜黑色素瘤　choroidal melanoma
脉络膜疾患　choroidal disease
脉络膜结核　choroidal tuberculosis
脉络膜结核瘤　choroidal tuberculoma
脉络膜良性肿瘤　choroidal benign tumor
脉络膜淋巴瘤　choroidal lymphoma
脉络膜毛细血管萎缩　choroidal capillary atrophy
脉络膜平滑肌瘤　choroidal leiomyoma
脉络膜破裂　choroidal rupture
脉络膜嵌顿　choroidal incarceration
脉络膜缺损　coloboma of choroid
脉络膜缺血　choroidal ischemia
脉络膜上腔出血　suprachoroidal hemorrhage
脉络膜视网膜瘢痕　chorioretinal scar
脉络膜视网膜变性　chorioretinal degeneration
脉络膜视网膜炎　chorioretinitis
脉络膜水肿　choroidal edema
脉络膜撕脱　choroidal avulsion
脉络膜脱离　detachment of choroid
脉络膜萎缩　choroidal atrophy
脉络膜先天性畸形　congenital malformation of choroid
脉络膜新生血管　choroidal neovascularization
脉络膜血管瘤　choroidal angioma
脉络膜炎　choroiditis
脉络膜硬化　choroidal sclerosis
脉络膜占位性病变　choroidal occupying lesion
慢性闭角型青光眼　chronic angle-closure glaucoma
慢性虹膜睫状体炎　chronic iridocyclitis　［又称］陈旧性虹膜睫状体炎△
慢性结膜炎　chronic conjunctivitis
慢性进行性眼外肌麻痹　chronic progressive external ophthalmoplegia
慢性泪囊炎　chronic dacryocystitis
慢性泪腺炎　chronic dacryoadenitis
慢性泪小管炎　chronic canaliculitis
慢性葡萄膜炎　chronic uveitis
慢性原发性闭角型青光眼　chronic primary angle-closure glaucoma
盲　blindness
盲（双眼）　blindness, binocular
盲和视力丧失家族史　family history of blindness and visual loss
毛皮变应性接触性皮炎　allergic contact dermatitis due to fur　［又称］变态反应性接触性皮炎（毛皮引起）△
毛细血管扩张症　telangiectasia
眉部良性肿瘤　eyebrow benign tumor

眉部损伤　eyebrow injury
眉弓挫伤　eyebrow contusion
眉弓恶性肿瘤　malignant tumor of eyebrow
眉弓裂伤　eyebrow laceration
眉毛缺损　eyebrow defect
梅毒性角膜炎　syphilitic keratitis
梅毒性葡萄膜炎　syphilitic uveitis
梅毒性视神经病变　syphilitic optic neuropathy
梅毒性眼病　syphilitic ocular disease
弥漫性层间角膜炎　diffuse lamellar keratitis
弥漫性巩膜炎　diffuse scleritis
弥散性血管内凝血眼底改变　ocular fundus characteristic of DIC
米库利奇病　Mikulic disease　［又称］米库利兹综合征△, 泪腺-唾液腺肥大综合征△
免疫相关性视神经炎　immune-related optic neuritis
面神经断裂　facial nerve fracture
面神经恶性肿瘤　facial nerve malignant tumor
面神经良性肿瘤　facial nerve benign tumor
面神经损伤　facial nerve injury
膜性白内障　membranous cataract
囊袋收缩综合征　capsular systolic syndrome
囊袋阻滞继发青光眼　glaucoma secondary to capsular block
囊袋阻滞综合征　capsular block syndrome
囊样黄斑水肿　cystoid macular edema
囊状眼球　cystic eyeball
脑膜炎球菌性结膜炎　meningococcal conjunctivitis
脑血管瘤　encephalic angioma
脑震荡　concussion of brain
内斜视　esotropia
内隐斜　esophoria
内眦韧带断裂　medial canthal ligament rupture
尼龙刺激性接触性皮炎　irritant contact dermatitis due to nylon　［又称］刺激性接触性皮炎（尼龙引起）△
逆规性散光　astigmatism against rule
年龄相关性白内障　age-related cataract
年龄相关性白内障（成熟期）　age-related cataract（mature stage）
年龄相关性白内障（初发期）　age-related cataract（incipient stage）
年龄相关性白内障（过熟期）　age-related cataract（hypermature stage）
年龄相关性白内障（后囊下型）　age-related cataract（posterior capsule type）
年龄相关性白内障（皮质型）　age-related cataract（cortical type）
年龄相关性白内障（未成熟期）　age-related cataract（immature stage）
年龄相关性核性白内障　age-related nuclear cataract
年龄相关性黄斑变性　age-related macular degeneration
年龄相关性混合型白内障　age-related mixed cataract
黏液脓性结膜炎　mucopurulent conjunctivitis
念珠菌性眼内炎　candidal endophthalmitis
鸟枪弹样视网膜脉络膜病变　birdshot chorioretinopathy
尿道-眼-关节综合征　urethral-eye-joint syndrome
镍变应性接触性皮炎　allergic contact dermatitis due to nickel　［又称］变态反应性接触性皮炎（镍引起）△
牛痘性角膜炎　vaccinial keratitis
帕套综合征　Patau syndrome, trisomy 13 syndrome　［又称］13三体综合征△
泡性角膜结膜炎　phlyctenular keratoconjunctivitis
泡性结膜炎　phlyctenular conjunctivitis
疱疹病毒　herpes viral
疱疹病毒性虹膜炎　herpes virus iritis
疱疹病毒性角膜结膜炎　herpes virus keratoconjunctivitis
疱疹病毒性角膜炎　herpes virus keratitis
疱疹病毒性结膜炎　herpes virus conjunctivitis
疱疹病毒性葡萄膜炎　herpetic virus uveitis
疱疹病毒性眼睑皮炎　herpes viral eyelid dermatitis
疱疹性眼炎　herpetic ophthalmia

佩戴眼镜　presence of spectacles
佩戴眼镜或接触镜状态　presence of spectacles or contact lens
皮质类固醇性肌病　corticosteroid myopathy
皮质盲　cortical blindness
偏盲　hemianopia
偏头痛　migraine
偏心切削　eccentric cutting
贫血眼底改变　anaemia related fundus change
平坦部睫状体炎　pars planitis
葡萄膜恶性肿瘤　uveal malignant tumor
葡萄膜黑色素瘤　uveal melanoma
葡萄膜结核　tuberculosis of uveal
葡萄膜良性肿瘤　uveal benign tumor
葡萄膜脑膜炎　uveal meningitis
葡萄膜渗漏综合征　uveal effusion syndrome
葡萄膜炎 - 青光眼 - 前房积血综合征　uveitis-glaucoma-anterior chamber hemorrhagic syndrome
葡萄膜转移性肿瘤　uveal metastatic tumor
牵牛花综合征　morning glory syndrome
前房积脓　hypopyon
前房积脓性虹膜睫状体炎　iridocyclitis with hypopyon
前房积脓性角膜溃疡　hypopyon corneal ulcer
前房积血　hyphema
前房角后退　anterior chamber angle recession
前房角可疑关闭　anterior chamber angle suspicious closed
前房角破裂　rupture of anterior chamber angle
前房角狭窄　anterior chamber angle narrowing
前房角新生血管　neovascularization of anterior chamber angle　［又称］房角新生血管△
前房角粘连　goniosynechia　［又称］房角粘连△
前房囊肿　anterior chamber cyst
前房植入硅管阻塞　obstruction of silicone tube-shunt in anterior chamber
前极白内障　anterior polar cataract
前睑缘炎　anterior blepharitis
前囊膜混浊　anterior capsule opacification
前葡萄膜炎　anterior uveitis
浅层点状角膜炎　superficial punctate keratitis
浅层角膜结膜炎　superficial keratoconjunctivitis
强直性脊柱炎伴发葡萄膜炎　ankylosing spondylitis associated with uveitis
跷跷板型眼球震颤　seesaw type nystagmus
青光眼　glaucoma
青光眼合并先天异常　glaucoma with congenital anomaly
青光眼睫状体炎综合征　glaucomato-cyclitic syndrome　［又称］青睫综合征△
青光眼绝对期　absolute stage of glaucoma
青光眼术后滤过泡漏　glaucoma filtration bleb after surgery
青光眼术后浅前房　shallow anterior chamber after glaucoma surgery
青光眼术后无前房　no anterior chamber after glaucoma surgery
青光眼性白内障　glaucomatous cataract
青光眼引流物暴露　glaucoma drainage exposed
青少年近视　juvenile myopia
青少年特发性关节炎伴发葡萄膜炎　juvenile idiopathic arthritis associated with uveitis
青少年型青光眼　juvenile glaucoma
轻度近视　mild myopia
轻度远视　mild hyperopia
穹窿狭窄　fornical conjunctiva narrow
球后恶性肿瘤　retrobulbar malignant tumor
球后良性肿瘤　retrobulbar benign tumor
球后视神经炎　retrobulbar optic neuritis
球内贯通伤伴有异物　penetrating wound of eyeball with foreign body
球形角膜　keratoglobus
球形晶状体　spherophakia

球形晶状体 - 短矮畸形综合征　spherophakia-brachymorphia syndrome
屈光不正　ametropia，refractive error
屈光不正合并白内障　ametropia combined with cataract
屈光不正性弱视　ametropic amblyopia
屈光参差　anisometropia
屈光参差和影像不等　anisometropia and aniseikonia　［又称］屈光参差和不等像视△
屈光参差性弱视　anisometropic amblyopia
屈光手术后光学异常　optical abnormality after refractive surgery
屈光手术术后　after refractive surgery
屈光调节性内斜视　refractive accommodative esotropia
屈光性近视　refractive myopia
屈光指数性近视　myopia of refractive index
去污剂引起的刺激性接触性皮炎　irritant contact dermatitis due to detergent　［又称］刺激性接触性皮炎(去污剂引起)△
全部眼外肌麻痹　total external ophthalmoplegia
全色盲　achromatopsia(rod monochromatism)
全眼球炎　panophthalmia
颧骨骨折　zygomatic fracture
颧骨三点骨折　tripod fracture of malar bone
颧眶复合体骨折　zygomatic orbital complex fracture
缺血性视神经病变　ischemic optic neuropathy　［又称］视神经病变△
染料引起的变应性接触性皮炎　allergic contact dermatitis due to dyes　［又称］变态反应性接触性皮炎(染料引起)△
绕核性白内障　perinuclear cataract
绕视盘型脉络膜萎缩　peripapillary choroidal atrophy
人工玻璃体异常　abnormal of artificial vitreous
人工晶体术后高眼压　ocular hypertension after intraocular lens implantation
人工晶体术后拱高异常　arch abnormality after intraocular lens implantation
人工晶体术后虹膜囊肿　iris cys after intraocular lens implantation
人工晶体术后瞳孔异常　pupil abnormality after intraocular lens implantation
人工晶体术后透镜异位　lens ectopic after intraocular lens implantation
人工晶状体部分脱位　partial dislocation of intraocular lens
人工晶状体毒性综合征　intraocular lens toxicity syndrome
人工晶状体偏位　intraocular lens deviation
人工晶状体全脱位　intraocular lens dislocation
人工晶状体术后青光眼　glaucoma after IOL surgery
人工晶状体损伤　intraocular lens injury
人工晶状体瞳孔夹持　intraocular lens pupil clamping
人工晶状体眼　pseudophakic eye
人工晶状体植入术后　presence of intraocular lens
人工眼的安装和调整　fitting and adjustment of artificial eye
人工眼植入术后　after artificial eye implantation
妊娠合并视网膜剥离　pregnancy with retinal detachment
妊娠合并眼疾病　pregnancy with eye disease　［又称］妊娠合并眼部疾病△
妊娠合并重症肌无力　pregnancy complicating myasthenia gravis
日光性视网膜病　solar retinopathy
溶剂类刺激性接触性皮炎　solvent-induced irritant contact dermatitis
溶血性青光眼　hemolytic glaucoma
肉芽肿性葡萄膜炎　granulomatous uveitis
软骨肉瘤　chondrosarcoma
软骨肿瘤　cartilage tumor
弱视　amblyopia
三叉神经恶性肿瘤　trigeminal nerve malignant neoplasm
三叉神经良性肿瘤　trigeminal nerve benign neoplasm
三叉神经损伤　injury of trigeminal nerve
三叉神经痛　trigeminal neuralgia
三期梅毒性葡萄膜炎　tertiary syphilitic uveitis

三期梅毒性视网膜炎　tertiary syphilitic retinitis
散光　astigmatism
散开性共同性斜视　divergent concomitant strabismus
色觉缺陷　color vision defect　［又称］色觉障碍△
色盲　color blindness
色素膜炎性白内障　uveitis cataract
色素性青光眼　pigmentary glaucoma
色素性视网膜营养障碍　pigmented retinal dystrophy
杀虫剂变应性接触性皮炎　allergic contact dermatitis due to insecticide　［又称］变态反应性接触性皮炎(杀虫剂引起)△
沙眼　trachoma
沙眼后遗症　sequelae of trachoma
沙眼活动期　active stage of trachoma
沙眼性角膜炎　trachomatous keratitis
沙眼性结膜炎　trachomatous conjunctivitis
沙眼性血管翳　trachomatous pannus
闪辉性玻璃体液化　synchysis scintillans
上睑皮肤松弛　superior blepharochalasis
上睑退缩　retraction of upper eyelid
上睑下垂　ptosis
上睑下垂术后过矫　over-correction after ptosis
上睑下垂术后欠矫　insufficient correction after ptosis surgery
上睑下垂下颌瞬目综合征　ptosis mandibular blink syndrome
上皮性角膜营养不良　epithelial kerato dystrophy
上斜肌功能亢进　obliquus superior hyperfunction
上斜肌缺如　absence of superior oblique
上斜视　hypertropia
上隐斜　hyperphoria
烧伤伴眼球破裂　burn with eyeball rupture
烧伤伴有(导致)眼球破裂和破坏　burn with/induce rupture and destruction of eyeball
舌咽神经麻痹　disorder of glossopharyngeal nerve
深层角膜炎　deep keratitis
神经麻痹　nerve palsy
神经麻痹性角膜炎　neuroparalytic keratitis
神经梅毒　neurosyphilis
神经纤维瘤病　neurofibromatosis　［又称］von Recklinghausen 病△
神经性上睑下垂　neuropathic ptosis
神经营养性角膜结膜炎　neurotrophic keratoconjunctivitis
肾性视网膜病　renal retinopathy
渗出型(湿性)年龄相关性黄斑变性　exudative(wet)age-related macular degeneration　［又称］湿性年龄相关性黄斑变性△
渗出性虹膜囊肿　exudative iris cyst
渗出性睫状体囊肿　exudative ciliary body cyst
渗出性脉络膜脱离　exudative choroidal detachment
渗出性脉络膜炎　exudative choroiditis
渗出性视网膜脱离　exudative retinal detachment
生理盲点扩大　physiological blind spot enlarged
生理性大视杯　physiological large optic cup
失用性弱视　disuse amblyopia　［又称］弱视△
食物接触皮肤引起的变应性接触性皮炎　allergic contact dermatitis due to food in contact with skin　［又称］变态反应性接触性皮炎(食物引起)△
食物接触皮肤引起的刺激性接触性皮炎　irritant contact dermatitis due to food in contact with skin　［又称］刺激性接触性皮炎(食物引起)△
食物接触皮肤引起的接触性皮炎　contact dermatitis due to food in contact with skin　［又称］接触性皮炎(食物引起)△
史蒂文斯 - 约翰逊综合征　Stevens-Johnson syndrome　［又称］Stevens-Johnson 综合征△
视交叉疾患　optic chiasma disorder
视交叉综合征　optic chiasma syndrome
视觉代替装置　vision replacement device
视觉激发电位异常　visual evoked potential abnormality

视觉检查　visual examination
视觉敏感性癫痫　visual-sensitive epilepsy
视觉性昏厥　visually induced syncope
视觉障碍　visual disorder
视路疾患　disorder of visual pathway
视盘玻璃膜疣　drusen of optic disc
视盘发育不良　optic disc dysplasia
视盘黑色素细胞瘤　melanocytoma of optic disc
视盘前膜　anterior membrane of optic disc
视盘缺损　coloboma of optic disc
视盘水肿　papilloedema,optic disc oedema
视盘小凹　optic disc pit
视盘星形细胞错构瘤　optic disc astrocytoma hamartoma
视盘血管瘤　optic disc hemangioma
视盘血管炎　optic disc vasculitis
视盘血管炎Ⅰ型　type Ⅰ optic disc vasculitis
视盘血管炎Ⅱ型　type Ⅱ optic disc vasculitis
视盘炎　papillitis　［又称］视乳头炎△
视盘有髓神经纤维　myelinated nerve fiber of the optic disc
视盘肿物　optic disc mass　［又称］视乳头肿物△
视盘周围葡萄肿　staphyloma around the optic disc
视皮层疾患　disorder of visual cortex
视丘反应综合征　hypothalamic response syndrome
视神经挫伤　optic nerve contusion
视神经恶性肿瘤　optic nerve malignant neoplasm
视神经发育不全　aplasia of optic nerve
视神经管骨折　optic canal fracture
视神经和视路损伤　injury of optic nerve and pathway
视神经脊髓炎　optic neuromyelitis
视神经胶质瘤　optic glioma
视神经结核　optic nerve tuberculosis
视神经良性肿瘤　optic nerve benign neoplasm
视神经脑膜瘤　meningioma of optic nerve
视神经念珠菌感染　candidiasis of optic nerve　［又称］视神经念珠菌病△
视神经盘先天性畸形　congenital malformation of optic disc
视神经鞘脑膜瘤　optic nerve sheath meningioma
视神经视网膜炎　neuroretinitis
视神经受压　compression of optic nerve
视神经萎缩　optic atrophy
视神经炎　optic neuritis
视神经周围炎　optic perineuritis
视神经转移性恶性肿瘤　metastatic malignant neoplasm of optic nerve
视神经转移性肿瘤　metastatic neoplasm of optic nerve
视网膜瘢痕　retinal scar
视网膜半侧静脉阻塞　retinal hemi venous obstruction
视网膜变性(静脉旁色素型)　retinal degeneration(paravenous pigmental type)
视网膜病　retinopathy　［又称］视网膜病变△
视网膜层分离　separation of retinal layer
视网膜出血　retinal haemorrhage
视网膜电图异常　abnormal electroretinogram
视网膜动脉闭塞　retinal artery occlusion
视网膜动脉大动脉瘤　retinal macroaneurysm
视网膜动脉供血不足　retinal artery insufficiency
视网膜动脉合并静脉阻塞　retinal artery occlusion with venous obstruction
视网膜动脉炎　retinal arteritis
视网膜动脉炎伴多发性瘤样动脉扩张　retinal arteritis with multiple neoplasm-like artery dilatation
视网膜动脉粥样硬化　retinal atherosclerosis
视网膜恶性肿瘤　malignant neoplasm of retina
视网膜发育不良　retinal dysplasia
视网膜分支动脉阻塞　branch retinal artery occlusion
视网膜分支静脉阻塞　branch retinal vein occlusion

视网膜分支静脉阻塞伴玻璃体积血　branch retinal vein occlusion with vitreous hemorrhage

视网膜光损伤　photic injury of retina

视网膜海绵状血管瘤　cavernous hemangioma of retinal

视网膜黑变病　melanosis retinae

视网膜坏死　retinal necrosis

视网膜疾患　retinal disorder

视网膜寄生虫性囊肿　retinal parasitic cyst

视网膜结核　tuberculosis of retina

视网膜睫状动脉阻塞　retinal ciliary artery obstruction

视网膜静脉炎　retinal phlebitis

视网膜静脉周围炎　retinal periphlebitis　[又称]视网膜静脉周围炎（非结核性）△

视网膜静脉周围炎（结核性）　retinal periphlebitis（tuberculosis）

视网膜静脉阻塞　retinal vein occlusion

视网膜静脉阻塞（黄斑分支）　retinal vein occlusion（macular branch）

视网膜孔　retinal hole

视网膜良性肿瘤　benign neoplasm of retina

视网膜裂孔　retinal break

视网膜裂孔（外伤性）　retinal break（traumatic）

视网膜裂孔不伴有脱离　retinal break without detachment

视网膜淋巴瘤　lymphoma of retina

视网膜脉络膜炎　retinal choroiditis　[又称]脉络膜视网膜炎△

视网膜蔓状血管瘤　retinal plexiform hemangioma

视网膜毛细血管瘤　retinal capillary hemangioma

视网膜毛细血管瘤样增生　retinal capillary angiomatous hyperplasia

视网膜母细胞瘤　retinoblastoma

视网膜囊肿　retinal cyst

视网膜劈裂症　retinoschisis

视网膜劈裂症及视网膜囊肿　retinoschisis and retinal cyst

视网膜前出血　preretinal hemorrhage

视网膜前膜　epiretinal membrane

视网膜嵌顿　retinal incarceration

视网膜缺损　retinal coloboma

视网膜色素变性　retinitis pigmentosa

视网膜色素变性（代谢异常性）　retinitis pigmentosa（metabolic abnormality）

视网膜色素变性（单侧）　retinitis pigmentosa（unilateral）　[又称]单侧视网膜色素变性△

视网膜色素变性（非典型性）　retinitis pigmentosa（atypical）　[又称]非典型性视网膜色素变性△

视网膜色素变性（扇形）　retinitis pigmentosa（sectorial）

视网膜色素变性（无色素型）　retinitis pigmentosa（sine pigment）

视网膜色素变性（小动脉旁型）　retinitis pigmentosa（para arteriole）

视网膜色素变性（原发性）　retinitis pigmentosa（primary）　[又称]原发性视网膜色素变性△

视网膜色素变性（中心性）　retinitis pigmentosa（central）　[又称]中心性视网膜色素变性△

视网膜色素变性多趾肥胖生殖器异常综合征　retinal pigment degeneration multiple-toes obesity genital abnormality syndrome

视网膜色素变性 - 感音神经性耳聋综合征　retinitis pigmentosa-sensorineural deafness syndrome

视网膜色素上皮脱离　retinal pigment epithelium detachment

视网膜色素上皮脱离（出血性）　retinal pigment epithelium detachment（hemorrhagic）

视网膜色素上皮脱离（浆液性）　retinal pigment epithelium detachment（serous）

视网膜损伤　retinal damage

视网膜铁质沉着病　siderosis retinae

视网膜脱离（出血性）　retinal detachment（hemorrhagic）

视网膜脱离（混合性）　retinal detachment（mixed）

视网膜脱离（渗出性）　retinal detachment（exudative）

视网膜脱离（无晶状体眼）　retinal detachment（aphakia）

视网膜脱离伴视网膜孔　retinal detachment with retinal hole

视网膜脱离伴视网膜裂孔　retinal detachment with retinal break

视网膜脱离伴增生性玻璃体视网膜病　retinal detachment with proliferative vitreoretinopathy

视网膜脱离合并脉络膜脱离　retinal detachment with choroidal detachment

视网膜脱离术后视网膜复位　retina reattachment after retinal detachment

视网膜脱离修复术后　after reattachment surgery　[又称]视网膜脱离术后视网膜复位△

视网膜网状变性　retinal reticular degeneration

视网膜微动脉瘤　retinal microaneurysm

视网膜微囊样变性　peripheral retina cystoid degeneration

视网膜萎缩　retinal atrophy

视网膜下出血　subretinal hemorrhage

视网膜先天性畸形　congenital malformation of retina

视网膜新生血管　retinal neovascularization

视网膜星形细胞瘤　retinal astrocytoma

视网膜性偏头痛　retinal migraine

视网膜血管病变　retinal vascular disease

视网膜血管痉挛　retinal vasospasm

视网膜血管瘤　retinal hemangioma

视网膜血管曲张　retinal vascular varicosity

视网膜血管炎　retinal vasculitis

视网膜血管增生样瘤　retinal vasoproliferative tumor

视网膜血管阻塞　retinal vascular occlusion

视网膜炎　retinitis

视网膜营养障碍　retinal dystrophy

视网膜再脱离　retinal detachment

视网膜震荡　commotio retinae

视网膜中央动脉阻塞　central retinal artery occlusion

视网膜中央静脉阻塞　central retinal vein occlusion

视网膜周边变性　peripheral retinal degeneration

视轴矫正训练　orthoptic training　[又称]视能矫正训练△

视锥细胞营养障碍　cone dystrophy

手术后巩膜坏死　postoperative scleral necrosis

手术后虹膜嵌顿　postoperative iris incarcerated

手术后虹膜脱垂　postoperative iridoptosis

手术后结膜瘘　postoperative conjunctival fistula

手术后脉络膜视网膜瘢痕　postoperative chorioretinal scar

手术后脉络膜脱离　postoperative choroidal detachment

手术后葡萄膜炎　postoperative uveitis

手术后视网膜瘢痕　postoperative retinal scar

手术后视网膜出血　postoperative retinal hemorrhage

手术后眼前房积血　postoperative anterior chamber hyphema

束状角膜炎　fasicular keratitis

树枝状角膜炎　dendritic keratitis

双行睫　distichiasis

双颞侧偏盲　bitemporal hemianopsia

双上转肌麻痹　double elevator paralysis

双下转肌麻痹　double depressor paralysis

双眼视觉抑制　binocular vision inhibition

双眼水平注视麻痹合并进行性脊柱侧弯　binocular horizontal gaze paralysis combined with progressive scoliosis

双眼运动功能障碍　dysfunction of binocular movement

双眼运动疾患　disorder of binocular movement

霜样树枝状视网膜血管炎　frosted retinal periphlebitis

水泥变应性接触性皮炎　allergic contact dermatitis due to cement

睡眠障碍　sleep disorder

顺规性散光　astigmatism with rule

丝状角膜炎　filamentous keratitis

斯特奇 - 卡利舍 - 韦伯综合征　Stech-Carlisle-Weber syndrome

松脂刺激性接触性皮炎　irritant contact dermatitis due to pine resin

塑料变应性接触性皮炎　allergic contact dermatitis due to plastic　[又称]变态反应性接触性皮炎（塑料引起）△

酸类刺激性接触性皮炎　irritant contact dermatitis due to acid

髓样肉瘤　myeloid sarcoma

缩瞳剂性白内障　miotic cataract
胎儿眼附器畸形　fetal ocular anomaly
毯样视网膜营养障碍　tapetal retinal dystrophy
糖尿病伴发葡萄膜炎　diabetes associated with uveitis
糖尿病伴有神经的并发症　diabetes associated with neurological complication
糖尿病伴有眼的并发症　diabetes associated with eye complication
糖尿病视神经病变　diabetic optic neuropathy　［又称］糖尿病性视神经病变△
糖尿病视网膜病合并灶性黄斑水肿　diabetic retinopathy with focal macular edema
糖尿病视网膜病合并弥漫黄斑水肿　diabetic retinopathy with diffuse macular edema
糖尿病视网膜病合并缺血性黄斑病变　diabetic retinopathy with ischemic maculopathy
糖尿病性白内障　diabetic cataract
糖尿病性虹膜红变　diabetic rubeosis iridis
糖尿病性角膜病变　diabetic keratopathy
糖尿病性眼球运动障碍　diabetic eye movement disorder
糖皮质激素性白内障　glucocorticoid cataract
糖皮质激素性青光眼　glucocorticoid induced glaucoma
特发黄斑前膜　idiopathic macular epiretinal membrane　［又称］特发性黄斑前膜△
特发性虹膜萎缩　idiopathic iris atrophy
特发性黄斑裂孔　idiopathic macular hole
特发性黄斑裂孔（Ⅰ期）孔前期　idiopathic macular hole（Ⅰ）pre-hole
特发性黄斑裂孔（Ⅱ期）　idiopathic macular hole（Ⅱ）
特发性黄斑裂孔（Ⅲ期）　idiopathic macular hole（Ⅲ）
特发性黄斑裂孔（Ⅳ期）　idiopathic macular hole（Ⅳ）
特发性脉络膜出血　idiopathic choroidal hemorrhage
特发性脱髓鞘性视神经炎　idiopathic demyelinating optic neuritis
特纳综合征　Turner syndrome
特应性角结膜炎　atopic keratoconjunctivitis
特指角膜水肿　special corneal edema
调节不足　insufficient accommodation
调节疾患　disorder of accommodation
调节痉挛　spasm of accommodation
调节麻痹　paralysis of accommodation
调节性内斜视　accommodative esotropia
调节性内斜视合并间歇性外斜视　accommodative esotropia associated with intermittent exotropia
调节滞后　accommodative lag
铁代谢紊乱　disorder of iron metabolism　［又称］铁过载△
同侧偏盲　homonymous hemianopsia
同向性注视麻痹　palsy of conjugate gaze
铜代谢紊乱　disorder of copper metabolism
铜缺乏症综合征　copper deficiency syndrome
瞳孔闭锁　seclusion of pupil
瞳孔功能异常　pupillary dysfunction
瞳孔后粘连　posterior synechiae of pupil
瞳孔开大　mydriasis
瞳孔膜　pupillary membrane
瞳孔移位　pupil shift
瞳孔缘变性　degeneration of pupil
痛性眼肌麻痹　painful ophthalmoplegia
头部血管瘤　head hemangioma
透明样边缘性角膜变性　transparent marginal corneal degeneration
突然视力丧失　sudden loss of vision
突眼性情况　exophthalmic condition
瓦登伯格综合征　Waldenberg syndrome
外伤性白内障　traumatic cataract
外伤性玻璃体脱出　traumatic prolapse of vitreous
外伤性低眼压综合征　traumatic hypotony syndrome
外伤性房角后退　traumatic angle recession

外伤性虹膜疝　traumatic iris hernia
外伤性黄斑裂孔　traumatic macular hole
外伤性睑裂闭合不全　traumatic hypophasis
外伤性睫状体离断　traumatic cyclodialysis
外伤性脉络膜视网膜病　traumatic chorioretinopathy　［又称］外伤性脉络膜视网膜病变△
外伤性脉络膜脱离　traumatic choroidal detachment
外伤性青光眼　traumatic glaucoma
外伤性上睑下垂　traumatic ptosis
外伤性视神经病变　traumatic optic neuropathy
外伤性视网膜病变　traumatic retinopathy
外伤性视网膜脱离　traumatic retinal detachment
外伤性瞳孔散大　traumatic pupil dilation
外伤性无光感　traumatic no light perception
外伤性增殖性视网膜病变　traumatic proliferative retinopathy
外伤性展神经麻痹　traumatic abducens nerve palsy　［又称］外展神经麻痹△
外斜视　exotropia
外隐斜　exophoria
外展神经恶性肿瘤　malignant tumor of abducens nerve
外展神经良性肿瘤　benign tumor of abducens nerve
外展神经脱髓鞘性病变　abducens nerve demyelinating lesion
外展神经炎　abducens neuritis
外眦韧带断裂　lateral palpebral ligament rupture
晚期先天性梅毒性脉络膜视网膜炎　late congenital syphilitic chorioretinitis
晚期先天性梅毒性眼病　late congenital syphilitic oculopathy
威尔逊 - 米基迪综合征　Wilson-Mikity syndrome
微波性白内障　microwave cataract
微小内斜视　mild esotropia
微小斜视　microstrabismus
韦格纳肉芽肿病　Wegener granulomatosis　［又称］韦氏肉芽肿病△
维生素 A 缺乏病　vitamin A deficiency
维生素 A 缺乏病伴有比托斑点及结膜干燥症　vitamin A deficiency with Bitot spots and conjunctival xerosis
维生素 A 缺乏病伴有角膜干眼性瘢痕　vitamin A deficiency with xerophthalmia scar of cornea
维生素 A 缺乏病伴有角膜干燥症　vitamin A deficiency with corneal xerosis
维生素 A 缺乏病伴有角膜溃疡和干燥症　vitamin A deficiency with corneal ulceration and xerosis
维生素 A 缺乏病伴有角膜软化症　vitamin A deficiency with keratomalacia
维生素 A 缺乏病伴有结膜干燥症　vitamin A deficiency with conjunctival xerosis
维生素 A 缺乏病伴有夜盲症　vitamin A deficiency with night blindness
维生素 A 缺乏合并眼睑皮肤干燥病　vitamin A deficiency with eyelid skin dryness
伪盲　simulated blindness
萎缩型(干性)年龄相关性黄斑变性　atrophic（dry）age-related macular degeneration　［又称］干性年龄相关性黄斑变性△
无虹膜青光眼　aniridia glaucoma
无晶状体性青光眼　aphakic glaucoma
无晶状体眼　aphakia
无晶状体眼调节不足　accommodation insufficiency of aphakic eye
无脉络膜症　choroideremia
息肉样脉络膜血管病变　polypoidal choroidal vasculopathy
系统性红斑狼疮　systemic lupus erythematosus
系统性红斑狼疮伴发葡萄膜炎　systemic lupus erythematosus associated with uveitis
细菌性角膜溃疡　bacterial corneal ulcer
细菌性角膜炎　bacterial keratitis
细菌性结膜炎　bacterial conjunctivitis
下颌瞬目综合征　Marcus Gunn syndrome　［又称］上睑下垂下颌瞬目综合征△，Marcus Gunn 综合征△

下睑皮肤松弛　inferior blepharochalasis
下睑退缩　lower eyelid retraction
下斜肌功能亢进　inferior oblique hyperfunction
下斜视　hypotropia
下直肌缺如　inferior rectus absent
先天性白内障　congenital cataract
先天性杯盘比大　congenital large cup and disc ratio
先天性鼻泪管缺如　congenital absence of nasolacrimal duct
先天性扁平角膜　congenital cornea plana
先天性玻璃体发育异常　congenital vitreous dysplasia
先天性玻璃体混浊　congenital vitreous opacity
先天性大角膜　congenital megalocornea
先天性倒睫　congenital trichiasis
先天性点状白内障　congenital punctate cataract
先天性风疹综合征　congenital rubella syndrome
先天性缝性白内障　congenital sutural cataract
先天性副泪腺　congenital accessory lacrimal gland
先天性核性白内障　congenital nuclear cataract
先天性虹膜缺如　congenital absence of iris
先天性虹膜缺损　congenital coloboma of iris
先天性花冠状白内障　congenital coronary cataract　［曾称］先天性冠状白内障 *
先天性环形白内障　congenital annular cataract
先天性肌强直　myotonia congenita（Thomsen disease）［又称］特发性肌炎△
先天性极性白内障　congenital polar cataract
先天性睑裂狭小　congenital blepharophimosis　［又称］睑裂狭小△
先天性睑内翻　congenital entropion
先天性睑外翻　congenital ectropion
先天性角膜白斑　congenital corneal leukoma
先天性角膜混浊　congenital corneal opacity
先天性角膜畸形　congenital corneal malformation
先天性角膜内皮营养不良　congenital corneal endothelial dystrophy
先天性角膜异常　congenital corneal abnormality
先天性晶状体畸形　congenital lens malformation
先天性晶状体移位　congenital displacement of lens
先天性静止性夜盲症　congenital stationary night blindness
先天性泪道发育不全　congenital lacrimal duct hypoplasia
先天性泪道畸形　congenital lacrimal duct deformity
先天性泪点缺失　congenital lacrimal puncta absence
先天性泪管狭窄　congenital lacrimal stenosis
先天性泪囊鼻管狭窄　congenital stenosis and lacrimal duct　［又称］先天性泪囊鼻泪管狭窄△
先天性泪小点闭锁　congenital lacrimal puncta atresia
先天性淋球菌性角膜炎　congenital gonococcal keratitis
先天性颅眶面骨发育畸形　congenital cranio-orbital surface bone deformity
先天性麻痹性斜视　congenital paralytic strabismus
先天性脉络膜缺损　congenital coloboma of choroid
先天性脉络膜缺损合并视网膜脱离　congenital coloboma of choroid with retinal detachment
先天性眉畸形　congenital brow deformity
先天性囊性白内障　congenital capsular cataract
先天性囊肿眼　congenital cystic eye
先天性内斜视　congenital esotropia
先天性内眦赘皮　congenital epicanthus
先天性盘状白内障　congenital discoid cataract
先天性青光眼　congenital glaucoma
先天性球形角膜伴青光眼　congenital keratoglobus with glaucoma
先天性全白内障　congenital complete cataract（total cataract）
先天性绕核性白内障　congenital perinuclear cataract
先天性珊瑚状白内障　congenital coralliform cataract
先天性上睑下垂　congenital ptosis
先天性视盘发育不全　congenital optic disc hypoplasia

先天性视盘倾斜综合征　congenital tilted optic disc syndrome
先天性视盘缺损　congenital coloboma of optic disc
先天性视网膜动脉瘤　congenital retinal aneurysm
先天性视网膜劈裂　congenital retinoschisis
先天性视网膜劈裂合并黄斑变性　congenital retinoschisis with macular degeneration
先天性视网膜色素变性　congenital retinitis pigmentosa
先天性视网膜血管扩张症　congenital retinal telangiectasia, Leber miliary aneurysms　［又称］Coats 病△, Leber 粟粒状血管瘤△
先天性双行睫　congenital double cilia
先天性特发性眼球震颤　congenital idiopathic nystagmus　［又称］特发性眼球震颤△
先天性瞳孔闭锁　congenital pupil atresia
先天性瞳孔异位　congenital pupil ectopic
先天性外斜视　congenital exotropia　［又称］婴儿型外斜视△
先天性外眦赘皮　congenital lateral canthus epicanthus
先天性无晶状体　congenital aphakia
先天性无眼球　congenital anophthalmia
先天性小睑裂综合征　congenital blepharophimosis syndrome
先天性小眼球　congenital microphthalmia
先天性小眼球合并眼眶囊肿　congenital microphthalmos with orbital cyst
先天性眼睑畸形　congenital eyelid deformity
先天性眼睑缺如　congenital absence of eyelid
先天性眼睑缺损　congenital blepharocoloboma　［又称］眼睑缺损△
先天性眼外肌缺如　congenital absence of extraocular muscle
先天性眼外肌纤维化　congenital extraocular muscle fibrosis
先天性眼眦畸形　congenital canthus deformity
先天性隐眼综合征　congenital cryptophthalmos syndrome
先天性圆锥晶状体　congenital conical lens
先天性中央粉尘状白内障　congenital central dust-like cataract
先天性舟状颅畸形（眶窝浅）　congenital scaphocephaly
先天性眦角畸形　congenital canthus deformity
显性眼球震颤　dominant nystagmus
显性遗传性视神经萎缩　dominant hereditary optic atrophy　［又称］显性遗传性视神经病变△
显性远视　manifest hypermetropia
限定于器官的淀粉样变　organ-limited amyloidosis
限制性垂直性斜视　restrictive vertical strabismus
限制性内斜视　restrictive esotropia
限制性外斜视　restrictive exotropia
线粒体眼外肌病　mitochondrial extraocular myopathy
腺病毒性角膜结膜炎　keratoconjunctivitis due to adenovirus
腺病毒性结膜炎　conjunctivitis due to adenovirus
橡胶变应性接触性皮炎　allergic contact dermatitis due to rubber
橡皮膏变应性接触性皮炎　allergic contact dermatitis due to adhesive plaster
小泪囊　small lacrimal sac
小柳原田病　koyanagi harada disease, Vogt-Koyan-agi-Harada syndrome　［又称］伏格特 - 小柳综合征△
小眼畸形　microphthalmia
斜视　strabismus
斜视性弱视　strabismus amblyopia
斜轴散光　oblique astigmatism
新生儿睑缘炎　neonatal blepharitis
新生儿结膜炎和泪囊炎　neonatal conjunctivitis and dacryocystitis
新生儿泪囊炎　neonatal dacryocystitis
新生儿青光眼　neonatal glaucoma
新生儿视网膜出血　neonatal retinal hemorrhage
新生儿衣原体性结膜炎　neonatal chlamydial conjunctivitis　［又称］新生儿结膜炎△
新生物　neoplasm
新生血管性青光眼　neovascular glaucoma

形觉剥夺性弱视　form deprivation amblyopia
旋转斜视　cyclotropia
血管淋巴管瘤　vascular lymphangioma
血铁质沉着性青光眼　hemosiderotic glaucoma
血小板减少性紫癜眼底改变　thrombocytopenic purpura fundus change
亚急性虹膜睫状体炎　subacute iridocyclitis　［又称］陈旧性虹膜睫状体炎△
咽结膜热　pharyngoconjunctival fever
烟草中毒性弱视　tobacco amblyopia
炎性假瘤　inflammatory pseudotumor
眼阿米巴病　eye amebiasis
眼白化病　ocular albinism
眼表恶性新生物　malignant neoplasm of ocular surface
眼表良性肿瘤　ocular surface benign tumor
眼表转移性肿瘤　ocular surface metastatic tumor
眼部伤口裂开　eye wound dehiscence
眼部手术后继发青光眼　glaucoma secondary to eye surgery　［又称］眼部手术后青光眼△
眼部肿瘤继发青光眼　glaucoma secondary to eye tumor
眼挫伤　ocular contusion
眼带状疱疹　herpes zoster ophthalmicus　［又称］带状疱疹性眼炎△
眼袋　eye bag
眼的产伤　birth injury to eye
眼底出血　fundus hemorrhage
眼底缺损　coloboma of fundus
眼电图异常　abnormal electrooculogram
眼动脉瘤　ophthalmic aneurysm
眼动脉缺血　ophthalmic artery ischemia
眼动脉狭窄　ophthalmic artery stenosis
眼恶性肿瘤　ocular malignant tumor
眼 - 耳郭发育不全　eye-auricular hypoplasia
眼发育不全　eye hypoplasia
眼干燥症　xerophthalmia, Vitamin A deficiency induced xerophthalmia　［又称］维生素 A 缺乏所致的眼干燥症△
眼弓形体病　ocular toxoplasmosis
眼硅胶排斥反应　rejection of silicone band or silicone sponge
眼和耳疾患的特殊筛查　special screening examination for eye and ear disorder
眼和耳疾患家族史　family history of eye and ear disorder
眼和附器部位腐蚀伤　corrosion of eye and adnexa
眼和附器部位烧伤　burn of eye and adnexa
眼和附器操作后疾患　after treatment disorder of eye and adnexa
眼和附器复合性恶性肿瘤的损害　complex malignant tumor lesion of eye and adnexa
眼和附器疾患　eye and adnexa disorder
眼和附器交搭跨越恶性肿瘤的损害　overlapping malignant tumor lesion of eye and adnexa
眼和眶的损伤　injury of eye and orbit
眼和眶损伤后遗症　sequelae of injury of eye and orbit
眼和视力检查　examination of eye and visual acuity
眼肌纤维化　eye muscle fibrosis
眼疾患特殊筛查　special screening examination for eye disorder
眼继发恶性肿瘤　eye secondary malignant tumor
眼检查　eye examination
眼睑(包括眦)恶性黑色素瘤　malignant melanoma of eyelid, including canthus
眼睑(包括眦) 皮肤恶性肿瘤　malignant tumor of eyelid, including canthus
眼睑(包括眦)皮肤良性肿瘤　benign tumor of eyelid, including canthus
眼睑(包括眦)皮肤原位癌　carcinoma in situ of eyelid, including canthus
眼睑(包括眦)色素痣　pigmented nevus of eyelid, including canthus　［又称］眼睑(包括眦)黑素细胞痣△

眼睑(包括眦)原位黑色素瘤　melanoma in situ of eyelid, including canthus
眼睑白斑　eyelid white spots
眼睑瘢痕畸形　eyelid scar deformity
眼睑闭合不全　hypophasis　［曾称］兔眼 *
眼睑闭锁　imperforate eyelid
眼睑变应性皮炎　eyelid allergic dermatitis
眼睑出血　eyelid bleed
眼睑挫伤　eyelid contusion
眼睑带状疱疹　herpes zoster of eyelid
眼睑倒睫　eyelid trichiasis　［又称］先天性倒睫△
眼睑的非感染性皮肤病　eyelid non-infectious skin disease
眼睑淀粉样变性　amyloid degeneration of eyelid
眼睑多毛症　eyelid hirsutism
眼睑恶性肿瘤　malignant neoplasm of eyelid
眼睑发育不全　eyelid hypoplasia
眼睑分裂痣　divided nevus of eyelid
眼睑干皮病　eyelid dry skin disease
眼睑和眼周区挫伤　contusion of eyelid and periocular area
眼睑和眼周区开放性伤口　open wound of eyelid and periocular area
眼睑和眼周区烧伤　burn of eyelid and periocular area
眼睑黑变病　eyelid melanosis
眼睑黑色素瘤　melanoma of eyelid
眼睑红斑狼疮　eyelid lupus erythematosus
眼睑化学烧伤　chemical burn of eyelid
眼睑坏死　eyelid necrosis
眼睑黄褐斑　chloasma of eyelid
眼睑黄色瘤　xanthelasma of eyelid
眼睑肌麻痹　eyelid muscle paralysis
眼睑基底细胞癌　basal cell carcinoma of eyelid
眼睑疾患　disorder of eyelid
眼睑角化病　eyelid keratosis
眼睑角化棘皮瘤　eyelid keratoacanthoma
眼睑疖肿　eyelid furuncle
眼睑接触性皮炎　eyelid contact dermatitis
眼睑睫毛缺损　eyelid eyelash defect
眼睑痉挛　blepharospasm　［又称］药物继发性帕金森综合征△,药源性帕金森综合征△
眼睑良性肿瘤　benign tumor of eyelid
眼睑裂伤　eyelid laceration
眼睑裂伤伴泪小管断裂　eyelid laceration with lacrimal canalicular rupture
眼睑裂伤累及提上睑肌　eyelid laceration involving levator-superior rectus
眼睑裂伤累及眦角　eyelid laceration involved canthus
眼睑鳞状细胞癌　squamous cell carcinoma of eyelid
眼睑瘘　eyelid fistula
眼睑囊肿　eyelid cyst
眼睑脓肿　palpebral abscess
眼睑皮肤松弛症　blepharochalasis
眼睑皮下淤血　ecchymosis of eyelid
眼睑皮炎　eyelid dermatitis
眼睑皮脂腺癌　sebaceous carcinoma of eyelid
眼睑皮脂腺囊肿　sebaceous cyst of eyelid
眼睑缺损　blepharocoloboma
眼睑热烧伤　thermal burn of eyelid
眼睑肉芽肿　eyelid granuloma
眼睑乳头状瘤　papilloma of eyelid
眼睑色素痣　pigmented nevus of eyelid
眼睑烧伤　eyelid burn
眼睑湿疹性皮炎　eyelid eczema dermatitis
眼睑术后畸形　deformity after eyelid surgery
眼睑水肿　blepharoedema
眼睑撕裂伤累及泪道　eyelid laceration involving lacrimal duct

眼睑退缩　eyelid retraction
眼睑萎缩　eyelid atrophy
眼睑细胞组织增生症　histiocytosis of eyelid
眼睑新生物　eyelid neoplasma
眼睑血管畸形　eyelid vascular malformation
眼睑血管瘤　hemangioma of eyelid
眼睑血肿　eyelid hematoma
眼睑炎性假瘤　inflammatory pseudotumor of eyelid
眼睑炎症　inflammation of eyelid
眼睑异物　foreign body in eyelid
眼睑硬皮病　eyelid scleroderma
眼睑疣　wart of eyelid
眼睑淤血　congestion of eyelid
眼睑粘连性瘢痕　adhesion of eyelid scar
眼睑植入材料暴露　eyelid implants exposed
眼浆细胞瘤　plasmacytoma of eye
眼结核　tuberculosis of eye
眼眶出血　orbital haemorrhage
眼眶淀粉样变性　orbital amyloidosis
眼眶动静脉畸形　orbital arteriovenous malformation
眼眶动脉畸形　orbital artery malformation
眼眶恶性骨肿瘤　malignant bone tumor of orbital
眼眶复合性骨折　orbital complex fracture
眼眶骨膜炎　orbital periostitis
眼眶骨髓炎　orbital osteomyelitis
眼眶骨折术后感染　infection after orbital fracture operation
眼眶贯通伤后残留(陈旧性)异物　retained(old) foreign body following penetrating wound of orbit
眼眶畸胎瘤　orbital teratoma
眼眶畸形　deformity of orbit
眼眶急性炎症　orbital acute inflammation
眼眶疾患　disorder of orbit
眼眶寄生虫病　parasitic eyelid infestation
眼眶浆液性囊肿　orbital serous cyst
眼眶结核　orbital tuberculosis
眼眶结节病　orbital sarcoidosis
眼眶静脉曲张　orbital varix
眼眶良性肿瘤　orbital benign tumor 　［又称］眶内良性肿瘤△
眼眶淋巴瘤　lymphoma of orbit
眼眶慢性炎性疾患　chronic inflammatory disease of orbital
眼眶梅毒　orbital syphilis
眼眶囊肿　orbital cyst
眼眶脑膜膨出　orbital meningocele
眼眶内脓肿　orbital abscess
眼眶内肉芽肿　orbital granuloma 　［又称］眼眶肉芽肿△
眼眶软组织挫伤　contusion of orbital soft tissue
眼眶水肿　orbital edema
眼眶外伤　orbital trauma
眼眶萎缩　orbital atrophy
眼眶先天性畸形　congenital malformation of orbit
眼眶血管恶性肿瘤　orbital vascular malignant tumor
眼眶血管良性肿瘤　orbital vascular benign tumor
眼眶血管炎　orbital vasculitis
眼眶炎性假瘤　orbital inflammatory pseudotumor
眼眶炎症　orbital inflammation
眼眶植入性囊肿　orbital cyst after alloplastic implantation
眼眶肿物　orbital mass
眼裂伤不伴有眼内组织脱出或缺失　ocular laceration without prolapse or loss of intraocular tissue
眼淋球菌感染　gonococcal infection of eye
眼 - 脑综合征　eye-brain syndrome
眼内残留(陈旧性)磁性异物　retained(old) intraocular foreign body, magnetic 　［又称］陈旧性眼内磁性异物△
眼内残留(陈旧性)非磁性异物　retained(old) intraocular foreign body,

non-magnetic 　［又称］陈旧性眼内非磁性异物△
眼内出血　intraocular hemorrhage
眼内出血继发青光眼　glaucoma secondary to intraocular hemorrhage
眼内透镜的机械性并发症　mechanical complication of intraocular lens
眼内性假瘤　endophytic pseudotumor 　［又称］眼内炎性假瘤△
眼内炎　endophthalmitis
眼内炎(细菌性)　endophthalmitis(bacterial) 　［又称］细菌性眼内炎△
眼内蝇蛆病　ophthalmomyiasis interna
眼内直肌麻痹　internus paresis
眼内转移性肿瘤　intraocular metastatic tumor
眼拟组织胞质菌病综合征　ocular presumed histoplasmosis syndrome
眼脓肿　eye abscess
眼皮肤白化病　oculocutaneous albinism
眼前段先天性畸形　anterior congenital malformation
眼前节毒性反应综合征　anterior segment toxicity syndrome
眼球变性性病变　degeneration of eyeball lesion
眼球穿通伤　penetrating injury of eyeball
眼球贯通伤伴有异物　penetrating wound of eyeball with foreign body 　［又称］眼球穿通伤伴异物△
眼球贯通伤不伴有异物　penetrating wound of eyeball without foreign body
眼球和眶组织挫伤　contusion of eyeball and orbital tissue
眼球疾患　disorder of eye globe
眼球碱性烧伤　alkaline burn of eye
眼球筋膜炎　ocular tenonitis
眼球痨　phthisis bulbi
眼球良性肿瘤　benign tumor of eye
眼球裂伤伴眼内组织脱出　ocular laceration with prolapse of intraocular tissue
眼球裂伤和破裂伤伴有眼内组织脱出或缺失　ocular laceration and rupture with prolapse or loss of intraocular tissue
眼球内陷　enophthalmos
眼球内异物　intraocular foreign body
眼球破裂伴有眼内组织缺失　rupture of eye with loss of intraocular tissue
眼球烧伤　eye burn
眼球酸性烧伤　acid burn of eye
眼球突出　exophthalmos
眼球脱位　luxation of eyeball
眼球萎缩　atrophy of eyeball
眼球原位癌　carcinoma in situ of eye
眼球运动障碍　eye movement disorder
眼球摘除术后状态　statute after enucleation
眼球摘除术后综合征　enucleation syndrome
眼球震颤　nystagmus
眼球震颤阻滞综合征　nystagmus block syndrome
眼球肿物　eye mass
眼曲霉病　ocular aspergillosis
眼缺血综合征　ocular ischemic syndrome
眼上斜肌麻痹　superior oblique palsy
眼上直肌麻痹　superior rectus paralysis
眼撕脱伤　avulsion of eye
眼损伤　eye injury
眼天疱疹　pemphigoid of eye 　［又称］眼天疱疮△
眼铁质沉着病　ocular siderosis
眼铜屑沉着病　ocular chalcosis
眼痛　ophthalmalgia
眼外肌恶性肿瘤　extraocular muscle malignant tumor
眼外肌发育不良　extraocular muscle dysplasia
眼外肌发育不全　extraocular muscle hypoplasia
眼外肌继发恶性肿瘤　extraocular muscle secondary to malignant tumor
眼外肌良性肿瘤　extraocular muscle benign tumor
眼外肌麻痹　external ophthalmoplegia
眼外肌肉瘤　extraocular muscle sarcoma

眼外肌纤维变性　extraocular muscle fibrosis
眼外肌炎　extraocular myositis
眼外肌异物　extraocular muscle foreign body
眼外肌营养不良　extraocular muscle dystrophy
眼外肌肿瘤　extraocular muscle tumor
眼外肌转移性肿瘤　extraocular muscle metastatic tumor
眼外伤继发青光眼　glaucoma secondary to ocular trauma
眼外直肌麻痹　external rectus muscle palsy
眼下颌发育不全　oculomandibular dysostosis
眼下斜肌麻痹　inferior oblique paralysis
眼下直肌麻痹　inferior rectus paralysis
眼先天性畸形　eye congenital malformation
眼咽型肌营养不良症　ocular pharyngeal muscular dystrophy　[又称]眼咽性肌营养不良△
眼炎后青光眼　glaucoma after ophthalmia
眼隐球菌病　ocular cryptococcosis
眼原位癌　carcinoma in situ of eye
眼震荡　concussion of eye
眼植入物排斥反应　rejection of eye implantation
眼周脉络膜营养障碍　periocular choroidal trophoblastic disorder
眼周区挫伤　periocular contusion
眼周区烧伤　periocular burn
眼座暴露　exposure of ocular prosthesis　[又称]眼座外露△
药物毒性眼底病变　drug toxic retinopathy
药物接触皮肤引起的变应性接触性皮炎　allergic contact dermatitis caused by drug
药物接触皮肤引起的刺激性接触性皮炎　irritant contact dermatitis caused by drug
药物接触皮肤引起的接触性皮炎　contact dermatitis caused by drug　[又称]药物性皮炎△
药物性白内障　drug-induced cataract
药物性角膜结膜炎　drug-induced keratoconjunctivitis
药物性葡萄膜炎　drug-induced uveitis
药物性青光眼　drug-induced glaucoma
药物性视网膜病变　drug-induced retinopathy
药物中毒性视神经病变　drug-induced toxic optic neuropathy
夜盲　night blindness
一过性黑矇　amaurosis fugax　[又称]一过性黑蒙△
一过性视网膜动脉痉挛　transient retinal arteriospasm
衣原体性结膜炎　chlamydial conjunctivitis
移植角膜排斥反应　rejection of transplanted cornea
移植物抗宿主反应　graft versus-host reaction
遗传性玻璃体视网膜变性　hereditary vitreoretinal degeneration
遗传性玻璃体视网膜病变　hereditary vitreoretinopathy
遗传性后部多形性角膜营养不良　hereditary posterior polymorphous corneal dystrophy
遗传性黄斑缺损综合征　hereditary macular coloboma syndrome
遗传性黄斑营养不良症　hereditary macular dystrophy
遗传性角膜营养不良　hereditary corneal dystrophy　[又称]遗传性青少年性角膜上皮营养不良△
遗传性脉络膜营养障碍　hereditary choroidal dystrophy
遗传性视神经病　hereditary optic neuropathy　[又称]遗传性视神经病变△
遗传性视网膜变性　hereditary retinal degeneration
遗传性视网膜营养障碍　hereditary retinal dystrophy
乙胺丁醇中毒性视神经病变　ethambutol toxic optic neuropathy
义眼　ocular prosthesis
义眼座植入术后感染　infection after ocular prosth implantation
异常神经支配眼球运动异常　abnormal innervation of eye movement abnormality
异常视网膜对应　abnormal retinal correspondence
抑制性弱视　inhibition of amblyopia
溢泪　epiphora
翼状胬肉　pterygium

癔症性失明　hysterical blindness
癔症性视觉模糊　hysterical blurred vision
隐斜视　heterophoria　[又称]隐斜△
隐性眼球颤　latent nystagmus
隐性远视　latent hypermetropia
隐眼　cryptophthalmos
婴儿、幼年和老年前期白内障　infant,juvenile and presenile cataract
婴儿期白内障　infantile cataract
婴儿型内斜视　infantile esotropia
婴幼儿型青光眼　infantile glaucoma
营养不良相关性糖尿病伴有眼的并发症　malnutrition-related diabetes mellitus with ophthalmic complication
营养不良性眼病　malnutrition eye disease
硬化性角膜炎　sclerosing keratitis
永存瞳孔膜　persistent pupil membrane
永存原始玻璃体增生症　persistent hyperplasia of primary vitreous
由高度近视导致的脉络膜视网膜病变(黄斑出血)　chorioretinopathy due to high myopic(macular hemorrhage)
由高度近视导致的脉络膜视网膜病变(继发脉络膜新生血管)　chorioretinopathy due to high myopia(secondary choroidal neovascularization)　[又称]高度近视性脉络膜视网膜病变△
由高度近视导致的脉络膜视网膜病变(漆裂纹)　chorioretinopathy due to high myopia(lacquer cracks)
有症状性神经梅毒　symptomatic neurosyphilis
幼年性白内障　juvenile cataract　[又称]幼年期白内障△
原发性闭角型青光眼　primary angle-closure glaucoma
原发性急性闭角型青光眼　primary acute angle-closure glaucoma
原发性开角型青光眼　primary open-angle glaucoma
原发性上斜肌功能亢进　primary superior oblique muscle hyperfunction
原发性视神经瘤　primary optic nerve tumor
原发性视网膜脱离　primary retinal detachment
原发性下斜肌功能亢进　primary inferior oblique muscle hyperfunction
原发性眼内淋巴瘤　primary intra-ocular lymphoma
圆锥角膜　keratoconus
圆锥角膜视力矫正不佳　poor corrected vision acuity with keratoconus
远达性视网膜病　distant retinopathy
远视　hyperopia
早产儿视网膜病变　retinopathy of prematurity
早发性近视　early onset of myopia
早老性白内障　presenile cataract
早期梅毒性视网膜炎　early syphilitic retinitis
早期先天性梅毒性脉络膜视网膜炎　early congenital syphilitic chorioretinitis
增生性玻璃体视网膜病伴视网膜脱离　proliferative vitreoretinopathy with retinal detachment
增生性玻璃体视网膜病变　proliferative vitreoretinopathy
增殖前期糖尿病视网膜病　pre-proliferative diabetic retinopathy
增殖型糖尿病视网膜病　proliferative diabetic retinopathy　[又称]增殖期糖尿病病变△
增殖型糖尿病视网膜病合并玻璃体积血　proliferative diabetic retinopathy with vitreous hemorrhage
增殖型糖尿病视网膜病合并牵拉性视网膜脱离　proliferative diabetic retinopathy with tractional retinal detachment
增殖型糖尿病视网膜病合并视网膜牵引　proliferative diabetic retinopathy with retinal traction
增殖型糖尿病视网膜病合并视网膜前出血　proliferative diabetic retinopathy with pre-retinal hemorrhage
增殖性玻璃体病变　proliferative vitreous lesion　[又称]增生性玻璃体病变△
增殖性视网膜病　proliferative retinopathy
眨眼症　blink
粘连性角膜白斑　adherent leukoma of cornea
粘贴剂引起的变应性接触性皮炎　allergic contact dermatitis due to adhesive　[又称]变态反应性接触性皮炎(粘贴剂引起)△

展神经损伤　injury of abducent nerve
真菌性角膜炎　fungal keratitis
真菌性眼内炎　fungal endophthalmitis
真性晶状体囊膜剥脱综合征　true exfoliation syndrome
真性小眼球　pure microphthalmia
正常眼压性青光眼　normal tension glaucoma
知觉性内斜视　sensory esotropia
知觉性外斜视　sensory exotropia
知觉性眼球震颤　perceptual nystagmus
植入性虹膜囊肿　iris cyst with alloplastic implant
植入性睫状体囊肿　cyst of ciliary body with alloplastic implant
植入性前房囊肿　cyst of anterior chamber with alloplastic implant
植物引起的变应性接触性皮炎(除外食物)　allergic contact dermatitis due to plant,except food　[又称]变态反应性接触性皮炎(植物引起)△
植物引起的刺激性接触性皮炎(除外食物)　irritant contact dermatitis due to plant,except food
植物引起的接触性皮炎(除外食物)　contact dermatitis due to plant,except food　[又称]接触性皮炎(植物引起的,除外食物)△
中度近视　medium myopia
中度远视　medium hypermetropia
中间葡萄膜炎　intermediate uveitis
中心凹性脉络膜营养障碍　central fovea choroidal dystrophy
中心性浆液性脉络膜视网膜病变　central serous chorioretinopathy
中心性角膜溃疡　central corneal ulcer
中央晕轮状脉络膜萎缩　central areolar choroidal atrophy
中毒性黄斑病变　toxic maculopathy

中毒性弱视　toxic amblyopia
中毒性视神经损害　toxic optic nerve damage　[又称]视神经损害△
重度视力缺损(双眼)　severe visual impairment,binocular
重症肌无力　myasthenia gravis,eye muscle type　[又称]重症肌无力Ⅰ型(眼肌型)△
重症肌无力　myasthenia gravis
周边脉络膜视网膜变性　peripheral chorioretinal degeneration
周边视网膜(非压迫白)　peripheral retina(non-oppressive white)
周期性动眼神经麻痹　periodic oculomotor palsy
周期性内斜视　cyclical esotropia
周期性眼外肌麻痹　periodic extraocular muscle paralysis
周围性视网膜变性　peripheral retinal degeneration　[又称]视网膜周边变性△
轴性近视　axial myopia
昼盲　hemeralopia
蛛网膜下腔出血治疗后随诊检查　follow-up examination after subarachnoid hemorrhage treatment
主观视觉障碍　subjective visual disturbance
转移性眼内炎　metastatic endophthalmitis
椎基底动脉供血不足　vertebro-basilar artery insufficiency
自身免疫相关性眼病　autoimmune-related eye disease
眦部原位癌　carcinoma in situ of canthus
眦恶性黑色素瘤　malignant melanoma of canthus
眦恶性肿瘤　malignant neoplasm of canthus
眦皮肤良性肿瘤　canthus skin benign tumor
组织胞浆菌病　histoplasmosis

1.2　症状体征名词

Elschnig 斑点　Elschnig's spot
Elschnig 珠　Elschnig's pearl
Hollenhorst 斑　Hollenhorst plaque
Morgagnian 小体　Morgagnian body
Siegrist 条纹　Siegrist streak
Weiss 环　Weiss ring
扁平前房　flat anterior chamber
玻璃体混浊　vitreous opacity
大瞳孔　large pupil
单眼性复视　monocular diplopia
低眼压　low intraocular pressure
短暂性视力丧失　transient visual loss
飞蚊症　muscae volitantes
浮游物　floater
复视　diplopia
巩膜充血　scleral hyperemia
巩膜压痛　scleral tenderness
虹膜新生血管　iris neovascularization
虹膜震颤　iridodonesis
幻视　visual hallucination
混合充血　mixed congestion
火焰状出血　flame hemorrhage
角膜瘢痕　corneal scar
角膜后沉着物　keratic precipitate
角膜混浊　corneal opacity
结膜充血　conjunctival congestion
睫状充血　ciliary congestion
晶状体混浊　lens opacity

晶状体脱位　lens dislocation
巨大视网膜裂孔　giant retinal tear
流泪　tear
落日征　setting-sun sign
马蹄形裂孔　horse-shoe hole
棉絮斑　cotton-wool spot
前房积脓　anterior chamber hypopyon
前房积血　hyphema
浅前房　shallow anterior chamber
球形晶状体　spherophakia
色视症　chromatopsia
闪光感　flashing light,photopsia
视力下降　vision loss
视盘水肿　optic disc edema
视盘萎缩　optic disc atrophy
视疲劳　asthenopia
视网膜出血　retinal hemorrhage
视网膜渗出　retinal exudation
视网膜水肿　retinal edema
视网膜萎缩　retinal atrophy
视物变大　macropsia
视物变形　metamorphopsia
视物模糊　blurred vision
视物显多症　polyopia
视物显小症　micropsia
视野缺损　vision field defect
水尾现象　Mizuo-Nakamura phenomenon
瞳孔直接对光反射　direct response in pupillary reaction to light

相对性瞳孔传入障碍　relative afferent pupillary defect（Marcus Gunn pupil）
小瞳孔　microcoria
烟草尘（Shafer's 征）　tobacco dust（Shafer's sign）
眼红　red eye
眼睑充血　eyelid congestion
眼睑水肿　eyelid edema
眼球内陷　endophthalmos
眼球突出　exophthalmos

眼球震颤　nystagmus
眼痛　eye pain
眼压升高　elevated intraocular pressure
眼痒　itchy eyes
夜盲　nyctalopia
一过性黑朦　amaurosis fugax
樱桃红点　cherry-red spot
昼盲　hemeralopia

1.3　手术操作名词

Ⅱ期后房型人工晶状体睫状沟缝入术　stage Ⅱ posterior chamber intraocular lens implantation in ciliary sulcus
Ⅱ期后房型人工晶状体植入术　stage Ⅱ posterior chamber intraocular lens implantation
Ⅱ期前房型人工晶状体植入术　stage Ⅱ anterior chamber intraocular lens implantation
白内障超声乳化摘除＋人工晶状体植入术　phacoemulsification and intraocular lens implantation
白内障超声乳化摘除术　phacoemulsification
白内障截囊吸取术　discission and aspiration of cataract
白内障囊内摘除术　intracapsular cataract extraction
白内障囊外摘除＋人工晶状体植入术　extracapsular cataract extraction and intraocular lens implantation
白内障囊外摘除术　extracapsular cataract extraction
瘢痕性睑内翻中厚皮片移植矫正术　correction of cicatricial entropion with split skin graft
瘢痕性睑外翻鼻唇沟皮瓣矫正术　correction of cicatricial ectropion with nasolabial flap
瘢痕性睑外翻轮匝肌皮瓣矫正术　correction of cicatricial ectropion with orbicularisoculi flap
瘢痕性睑外翻中厚皮片移植矫正术　correction of cicatricial ectropion with split skin graft
板层角膜移植术　lamellar keratoplasty
伴有视网膜下膜的视网膜脱离复位术　retinal detachment associated with subretinal membrane
伴有增生膜的视网膜脱离复位术　retinal detachment with proliferative membrane
鼻泪管再通术　nasolacrimal duct recanalization
鼻内镜筛窦纸板径路眶内壁整复术　reconstruction medial orbital wall by endoscopic through ethmoidal-lamina papyracea
表层角膜镜片镶嵌术　inlay of superficial corneal lens
玻璃体抽液术　vitreous aspiration
玻璃体腔穿刺术　vitreous tapping
玻璃体腔内猪囊尾蚴切除取出术　intravitreal cysticercosis cellulosae removal
玻璃体切除＋眼内填充术　vitrectomy and intraocular implantation
玻璃体切除术　vitrectomy
玻璃体切除术后白内障超声乳化摘除＋人工晶状体植入术　phacoemulsification and intraocular lens implantation for cataract after vitrectomy
玻璃体视网膜手术联合白内障超声乳化摘除（人工晶状体植入或不联合人工晶状体植入）　vitreoretinal surgery combined with phacoemulsification intraocular lens implantation or not combined intraocular lens implantation
玻璃体视网膜手术联合晶体切除（人工晶状体植入或不联合人工晶状体植入）　vitreoretinal surgery combined with lensectomy, intraocular lens implantation or not combined intraocular lens implantation

侧壁开眶眶内肿物摘除术　lateral transorbital tumor excision
重睑成形术 - 缝线法　double eyelid plasty-suture method
重睑成形术 - 埋线法　double eyelid plasty-embedding method
重睑成形术 - 切开法　double eyelid plasty-incision method
重睑术后修整＋上睑颗粒脂肪注射术　double eyelid postoperative dressing and upper eyelid granule fat injection
重睑术后修整术　double eyelid repair surgery
穿透性角膜移植术　penetrating keratoplasty
传导性角膜成形术　conductive keratoplasty
创伤性眦距过宽内眦韧带复位固定术　traumatic canthus distance too wide inner canthus ligament fixation
单眼两条直肌移位联结术　two rectus muscle displacement and joint surgery
岛状瓣转移眼窝再造术　reconstruction of contracted socket with island flap
倒睫拔除治疗　trichiasis removal treatment
倒睫电解治疗　trichiasis electrolysis treatment
额肌筋膜瓣悬吊上睑下垂矫正术　frontalis myofascial flap suspension ptosis correction
铒激光白内障摘除＋人工晶状体植入术　erbium laser cataract extraction and intraocular lens implantation
房水引流物置入术　implantation of aqueous humor drainage
飞秒激光角膜切削术　femtosecond laser keratectomy
飞秒激光＋白内障超声乳化摘除术＋人工晶状体植入术　femtosecond laser surgery and phacoemulsification and intraocular lens implantation
非瘢痕性睑内翻缝线矫正术　non-scarred entropion suture correction
非瘢痕性睑内翻矫正术　non-scarred entropion correction
非瘢痕性睑外翻材料植入矫正术　non-scarred ectropion material implantation correction
非穿透小梁手术　non-penetrating trabecular surgery
非水平肌加强术　non-horizontal muscle strengthening
非水平肌减弱术　non-horizontal muscle reduction
复杂眼睑裂伤缝合术　complex eyelid suturing
个体化上皮角膜切割准分子激光矫正手术　individualized epithelial keratectomy excimer laser surgery
个体化准分子激光屈光性角膜切削术　individualized excimer laser photorefractive keratectomy
个体化准分子激光上皮膜下角膜磨削术　individualized excimer laser subepithelial keratomileusis
个体化准分子激光原位角膜磨削术　individualized excimer laser in situ keratomileusis
巩膜后兜带术　posterior sclera sling procedure
巩膜扣带术　scleral buckling
巩膜内加压术　scleral infolding
巩膜缩短术　scleral shortening

巩膜外加压术　scleral buckling surgery
光动力疗法　photodynamic therapy
硅油取出术　removal of silicone oil
虹膜根部离断　surgery of iridodialysis
虹膜囊肿切除术　excision of iris cyst
后巩膜加固术　posterior scleral reinforcement
化学伤结膜囊冲洗　chemical injury conjunctival sac irrigation
黄斑部激光光凝术　macular laser photocoagulation
黄斑裂孔封闭术　macular hole sealing
黄斑裂孔性视网膜脱离复位术　macular hole retinal detachment surgery
黄斑前膜剥除术　macular epiretinal membrane peeling
黄斑下膜取出术　macular subretinal membrane removal
黄斑转位术　macular translocation
活动性义眼台置入术　the active prosthesis implantation
钬激光巩膜切除术　holmium laser scleral resection
激光泪道探通术　laser lacrimal duct probing
激光瞳孔成形术　laser pupilloplasty
激光周边虹膜成形术　laser peripheral iridoplasty
激光周边虹膜切开术　laser peripheral iridotomy
间接眼底镜视网膜光凝术　indirect ophthalmoscope retinal photocoagulation
睑凹陷畸形假体置入矫正术　prosthesis implantation and correction of sunken eyelid
睑凹陷畸形矫正术　correction of sunken eyelid
睑板腺囊肿切除术　tarsal gland cyst excision
睑部泪腺切除术　lacrimal gland resection
睑结膜假膜去除冲洗　lavage for palpebral conjunctiva pseudo-membrane removal
睑退缩矫正术　eyelid retraction correction
睑缘粘连分离术　separation of eyelid adhesion
睑缘粘连术　eyelid adhesion
角膜白斑染色术　corneal leukoma staining
角膜基质环置入术　corneal stromal ring implantation
角膜溃疡灼烙术　corneal ulcer burning radical surgery
角膜内皮移植术　endothelial keratoplasty
节段性虹膜切除术　segmental iridectomy
结膜结石取出治疗　removal of conjunctival calculus
结膜淋巴管切除术　conjunctival lymphangiectomy
结膜囊成形术　reconstruction of conjunctiva sac
结膜入路下睑袋整形术　conjunctival approach lower eyelid blepharoplasty
结膜肿物切除联合组织移植术　conjunctival tumor resection combined with tissue transplantation
结膜肿物切除术　conjunctival tumor resection
睫状体穿刺玻璃体(抽吸,眼内注药术)　vitreous puncture, aspiration, intraocular injection of drug through ciliary body
睫状体断离复位术　reattachment of detached ciliary body
睫状体分离术　cyclodialysis
睫状体冷凝术　cyclocryosurgery of ciliary body
睫状体脉络膜上腔放液术　suprachoroidal fluid drainage
经鼻内镜眶减压术　trans-nasal endoscopic decompression of orbital
经鼻内镜筛窦纸板径路眶内异物取出术　trans-nasal endoscopic ethmoid cardial approach for orbital foreign body removal
经鼻内镜筛窦纸板径路眶内肿瘤切除术　trans-nasal endoscopic sinus cardial approach for orbital tumor resection
经巩膜葡萄膜肿物切除术　trans-scleral resection of uveal tumor
经结膜微创玻璃体切割术　trans-conjunctival minimally invasive vitrectomy
经内眼葡萄膜肿物切除术　uveal tumor endo-resection
经皮下睑袋整形术　percutaneous subcutaneous plastic surgery
经瞳孔视网膜光动力治疗术　trans-pupil retinal photodynamic therapy
经瞳孔视网膜激光光凝术　trans-pupil retinal laser photocoagulation
经瞳孔视网膜阈下光凝术　trans-pupil subthreshold retinal photocoagulation

晶状体半脱位白内障超声乳化摘除＋人工晶状体植入术　phacoemulsification and intraocular lens implantation for subluxated lens
晶状体囊袋张力环植入术　intraocular lens implantation with tension ring
局部皮瓣转移眼窝再造术　reconstruction of contracted socket with a local flap
局部视网膜激光光凝术　local retinal laser photocoagulation
巨大裂孔性视网膜脱离复位术　retinal reattachment of giant retinal detachment
眶隔修补术　repair of orbital septum
眶隔脂肪整形术　plastic surgery of orbital septum fat
眶骨缺损修复人工材料植入＋眼球内陷矫正术　repair of orbital defect with implantation of artificial material and correction of enophthalmos
眶内容摘除术　orbital exenteration
眶内血肿穿刺引流术　orbital hematoma puncture and drainage
眶内异物取出术　orbital foreign body removal
眶颧骨折复位内固定术　reconstruction and internal fixation orbital zygomatic fracture
眶周骨折修复术　repair of periorbital fracture
泪道成形术　lacrimal duct plasty
泪道冲洗　lacrimal duct rinse
泪道探通术　lacrimal duct probing
泪阜肿瘤切除术　tumor resection of lacrimal caruncle
泪囊结膜囊吻合术　anastomosis lacrimal sac conjunctival sac
泪囊瘘管切除术　lacrimal sac fistula resection
泪囊摘除术　excision of lacrimal sac
泪腺脱垂矫正术　lacrimal gland prolapse correction
泪小点成形术　punctoplasty
泪小点扩张治疗　punctal dilatation
泪小点外翻矫正术　punctal ectropion repair
泪小管填塞术　lacrimal canaliculus embolism
泪小管吻合术　lacrimal canalicular anastomosis
难治性青光眼滤过手术　refractory glaucoma filtering surgery
内眦成形术　medial canthoplasty
内眦韧带断裂修复术　repair of inner canthus ligament rupture
内眦移位矫正局部调整形术　correction of local canthal shift
内眦赘皮矫治术　epicanthus correction surgery
颞筋膜瓣转移眼睑闭合不全矫治术　transposition of temporalis myofascial flap for the treatment of hypophasis
颞筋膜悬吊上睑下垂矫正术　temporal fascial suspension ptosis correction
颞浅动脉岛状瓣转移睑外翻矫正术　superficial temporal artery island flap transfer ectropion correction
前房成形术　anterior chamber plasty
前房冲洗术　anterior chamber lavage
前房穿刺冲洗术　puncture and lavage of anterior chamber
前房角粘连分离术　goniosynechialysis
前房注气术　air injection to anterior chamber
前路眶内肿物摘除术　anterior orbital tumor removal
浅层角膜异物剔除术　superficial corneal foreign body excision
青光眼包裹性滤过泡修补术　glaucoma encapsulated filtering bleb neoplasty
青光眼滤过泡分离术　glaucoma filtering bleb commissurotomy
青光眼滤过泡修补术　glaucoma filtering bleb repair
球壁异物取出术　foreign body extraction of eye wall
球后注射　retrobulbar injection
球结膜瓣覆盖术　conjunctival flap cover surgery
球结膜放射状切开冲洗术　conjunctival radial section for lavage
球结膜下注射　subconjunctival injection
球内磁性异物取出术　intraocular magnetic foreign body extraction
球内非磁性异物取出术　intraocular non-magnetic foreign body extraction
球旁注射　periocular injection　［又称］球周注射△
全视网膜激光光凝术　panretinal photocoagulation, panretinal laser photocoagulation

人工材料植入眼球内陷矫正术　artificial material enophthalmos correction

人工材料置入眼窝再造术　artificial material implantation orbital reconstruction

人工虹膜隔植入术　artificial iris diaphragm implantation

人工晶状体调位术　relocation of intraocular lens

人工晶状体置换术　intralocular lens exchange

人工泪管取出术　artificial lacrimal duct extraction

肉毒杆菌眼部注射　botulinum injection

散光性角膜切开术　astigmatic keratotomy

上颌骨切除＋眶内容摘除术　maxillary resection and evisceration of the orbit

上睑提肌缩短上睑下垂矫正术　correction of levator palpebrae shortening for blepharoptosis

上睑下垂矫正联合眦整形术　correction of ptosis combined with canthal plastic surgery

深板层角膜移植术　deep lamellar keratoplasty

深层角膜异物取出术　deep corneal foreign body removal surgery

双行睫矫正术　distichiasis correction surgery

双眼水平垂直直肌后徙缩短术　binocular horizontal vertical rectus retraction shortening surgery

水平直肌加强术　horizontal rectus muscle strengthening

水平直肌减弱术　horizontal rectus muscle abduction

瞳孔成形术　pupilloplasty

头皮游离移植睫毛再造术　reconstruction of eyelash with free scalp transplantation

外路经巩膜激光睫状体光凝术　external transscleral laser photocoagulation of ciliary body

外眦成形术　lateral canthus plasty

下睑袋切除术后修整术　repair of lower eyelid bag after resection

下穹隆成形术　reconstruction of inferior fornix conjunctiva

先天性白内障摘除＋1期后囊切开＋前部玻璃体切除＋人工晶状体植入术　one-stage posterior capsulotomy and anterior vitrectomy plus intraocular lens implantation for congenital cataract extraction

显微镜下角膜拆线　cornea suture extraction under microscope

显微镜下经颅眶肿物切除术　transcranial operation under microsurgical for resection of orbital tumor

小梁切除术　trabeculectomy

小梁切开术　trabeculotomy

小瞳孔白内障超声乳化摘除＋人工晶状体植入术　phacoemulsification and intraocular lens implantation in cataract with miosis

小眼畸形矫正术　correction for microphthalmia

选择性激光小梁成形术　selective laser trabeculoplasty

氩激光瞳孔成形术　argon laser pupilloplasty

眼表重建术　ocular surface reconstruction

眼表浅脓肿切开引流术　ocular superficial abscess incision and drainage

眼部冷冻治疗　cryotherapy of eye

眼睑分裂痣切除游离植皮术　divided eyelid nevus excision and skin graft

眼睑结膜裂伤缝合术　conjunctival suturing of eyelid

眼睑脂肪填充术　eyelid fat filling

眼睑肿物切除术　eyelid mass resection

眼睑肿物切除整形术　resection of eyelid mass plastic surgery

眼眶减压术　decompression of orbital

眼轮匝肌整形术　orbicularis oculi plastic surgery

眼内孤立病灶冷凝术　intraocular isolated lesion cryotherapy

眼内路睫状体光凝术　intraocular ciliary photocoagulation

眼内路睫状体激光光凝术　intraocular ciliary laser photocoagulation

眼内容摘除＋义眼台植入术　evisceration and implantation of prosthesis

眼内容摘除术　evisceration

眼内视网膜激光治疗术　intraocular laser treatment of retina

眼内置入物取出术　removal of intraocular implant

眼内肿物放射敷贴器取出术　radiotherapeutic plaque removal of intraocular tumor

眼内肿物放射敷贴器置入术　radiotherapeutic plaque implantation of intraocular tumor

眼球裂伤探查缝合术　exploratory suture of eyeball laceration

眼球摘除＋义眼台植入术　enucleation and implantation of prosthesis

眼球摘除术　evisceration of eyeball

眼球粘连分离术　separation of symblepharon

眼缺损种植体置入术　anophthalmic implant placement

眼深部脓肿切开引流术　ocular deep abscess incision and drainage

眼外肌探查＋斜视矫正术　extraocular muscle exploration and strabismus correction surgery

眼窝填充术　eye socket filling

羊膜移植术　amniotic membrane transplantation

义眼眶治疗　prothesis orbital treatment

翼状胬肉切除术　pterygium excision

翼状胬肉切除组织移植术　pterygium excision and tissue transplantation

镱铝石榴石（YAG）激光联合氩激光周边虹膜切除术　ytterbium aluminum garnet（YAG）laser combined with argon laser peripheral iridectomy

镱铝石榴石（YAG）激光瞳孔括约肌切开术　ytterbium aluminum garnet（YAG）laser pupil sphincterotomy

镱铝石榴石（YAG）激光周边虹膜切除术　ytterbium aluminum garnet（YAG）laser peripheral iridectomy

镱铝石榴石激光晶状体后囊膜＋玻璃体前界膜切开术　ytterbium aluminum garnet laser lens posterior capsule and vitreous anterior limiting membrane incision

镱铝石榴石激光前节治疗　treatment of ytterbium aluminum garnet laser for anterior segment

游离皮瓣移植眼窝再造术　socket reconstruction with free flap

游离皮片移植眼窝再造术　socket reconstruction with free skin graft

游离植皮睑外翻矫正术　correction of ectropion with free skin graft

有晶状体眼人工晶状体植入术　phakic intraocular lens implantation

直肌缝线调整　rectus suture adjustment

直肌减弱缝合眶壁固定术　rectus weakening combined with orbital wall fixation

周边虹膜切除术　peripheral iridectomy

周边视网膜冷凝术　peripheral retinal condensation

注气性视网膜复位术　pneumatic retinopexy

准分子激光屈光性角膜切削术　photorefractive keratectomy

准分子激光原位角膜磨镶术　laser-assisted in situ keratomileusis

准分子激光治疗性角膜切削术　phototherapeutic keratectomy

自体骨移植眼球内陷矫正术　autogenous bone grafting for enophthalmos correction

眦部睑裂缝合术　canthal palpebral fissure suture

1.4　临床检查名词

30Hz 闪烁光反应　30Hz flicker response

AC/A 比值测定　accommodative convergence/accommodation ratio

Amsler 方格　Amsler grid
Bielschowsky 头位倾斜试验　Bielschowsky sign
D-15（Farnsworth）色相子试验　Panel D-15（Farnsworth）test，Farnsworth dichotomous test ［又称］法恩斯沃思色相配列试验△
FM-100 色相子试验　Farnsworth-Munsell 100-hue test
Goldmann 视野计　Goldmann perimetry
Goldmann 压平眼压计　Goldmann applanation tonometer
Hardy-Rand-Rittler 盘　Hardy-Rand-Rittler plate
Ishihara 色板　Ishihara color plate
Parks-Bielschowsky 三步法　Parks-Bielschowsky 3-step test
Perkins 眼压计　Perkins tonometer
Schiötz 眼压计　Schiötz tonometry
Tono-pen 眼压计　Tono-pen tonometer
X 线检查　X-ray examination
暗视视网膜电图　scotopic electroretinogram
暗适应视网膜电图　dark-adapted electroretinogram
被动牵拉试验（复视检查）　forced duction test（in diplopia）
标准自动视野计　standard automated perimetry
超声波（声像图）检查　ultrasonography/ultrasound echography
超声生物显微镜　ultrasound biomicroscopy
磁共振成像　magnetic resonance imaging
磁共振血管造成像　magnetic resonance angiography
底向外三棱镜试验　base-out prism test
电生理检测　electrophysiologic testing
短波长自动视野检查　short-wave length automated perimetry
多焦视网膜电图　multifocal electroretinogram
非接触镜　non-contact lens
非接触式眼压计　air-puff（non-contact）tonometer
共焦激光扫描检眼镜　confocal scanning laser ophthalmoscope
共焦生物显微镜　confocal biological microscope
光相干断层扫描　optical coherence tomography
核医学检查　nuclear medicine examination
赫鲁比前置镜　Hruby preset lens
计算机断层摄影术　computer tomography
间接检眼镜　indirect ophthalmoscopy
检眼镜　ophthalmoscopy
检影法　retinoscopy

角膜地形图　corneal topography
角膜内皮镜　keratoscopy
角膜曲率测量　keratometry
角膜知觉检查　corneal sensitivity examination
颈动脉超声　carotid ultrasound
局部视网膜电图　focal electroretinogram
泪膜破裂时间　breaking up time
泪液分泌试验　Schirmer test
马氏杆试验　Maddox rod test
明适应视网膜电图　light-adapted electroretinogram
平凹镜　planoconcave lens
气动眼压计　pneumatic tonometer
前房角镜检查　gonioscopy
全自动视野计　automated perimetry
闪光视网膜电图　bright-flash electroretinogram
视觉诱发电位　visual evoked potential
双目间接检眼镜　binocular indirect ophthalmoscope
双凸间接镜　biconvex indirect lens
透照法　transillumination
图形视网膜电图　pattern electroretinography
雾视法　fogging test
眼表刮片细胞学检查　ocular surface scraping cytology
眼表印迹细胞学检查　impression cytology
眼部超声　eye ultrasound
眼部照相　eye photography
眼电图　electrooculogram
眼动脉血流　eye arterial blood flow
眼微生物检查　eye microbiological examination
吲哚菁绿血管造影术　indocyanine green angiography
荧光光度测定法　fluorophotometry
荧光素染色试验　fluorescein staining test
荧光素眼底血管造影　fundus fluorescein angiography
直接检眼镜检查法　direct ophthalmoscopic examination
指触眼压测量　digital tonometry
中心凹视网膜电图　foveal electroretinogram
自动验光仪　autorefractomer

2. 耳鼻喉科

2.1 疾病诊断名词

Ⅰ型耳蜗分隔不全　cochlea incomplete partition type Ⅰ
Ⅱ型耳蜗分隔不全　cochlea incomplete partition type Ⅱ
Cogan 综合征　Cogan syndrome
Flouren 定律　Flouren law
Franconi 综合征　Franconi syndrome
Lermoyez 发作　Lermoyez attack
Norrie 综合征　Norrie syndrome
Tumarkin 耳石危象　Tumarkin otolithic crisis
Waardenburg 综合征　Waardenburg syndrome
阿司匹林三联征　aspirin triad
鞍鼻　saddle nose
鞍内肿瘤　intrasellar tumor
鞍旁肿瘤　parasellar tumor
鞍上肿瘤　suprasellar tumor
半规管轻瘫　canal paresis
半面痉挛　hemifacial spasm　［又称］阵挛性半面痉挛△
爆震性聋　explosive deafness　［又称］爆震聋△,暴聋△
杯状耳　cup ear
鼻白喉　nasal diphtheria
鼻孢子菌病　rhinosporidiosis
鼻背血管瘤　hemangioma of nasal dorsum
鼻背中线皮样囊肿及瘘管　median dermoid cyst of nasal dorsum/median fistula of nasal dorsum
鼻表皮开放性损伤　open injury of nasal epidermis
鼻部恶性肉芽肿　nasal malignant granuloma
鼻部恶性肿瘤　nasal malignant tumor　［又称］鼻恶性肿瘤△
鼻部感染　nasal infection
鼻部囊肿　nasal cyst　［又称］鼻囊肿△
鼻部脑膜瘤　nasal meningioma　［又称］鼻颅沟通性脑膜瘤△,鼻颅底沟通性脑膜瘤△,鼻腔鼻窦脑膜瘤△
鼻部皮肤恶性肿瘤　nasal skin malignant tumor
鼻部皮肤交界性肿瘤　nasal skin borderline tumor
鼻部皮肤良性肿瘤　nasal skin benign tumor
鼻出血　epistaxis　［又称］鼻衄△
鼻唇沟恶性肿瘤　nasolabial sulcus malignant tumor
鼻唇沟良性肿瘤　nasolabial sulcus benign tumor
鼻挫伤　nasal trauma　［又称］鼻软组织挫伤△
鼻道狭窄　rhinostenosis
鼻窦滴漏综合征　nasal sinus drip syndrome　［又称］后鼻滴流综合征△
鼻窦恶性肿瘤　nasal sinus neoplasm malignant neoplasm
鼻窦骨瘤　sinus osteoma　［又称］鼻腔鼻窦骨瘤△
鼻窦梅毒　sinus syphilis
鼻窦脓肿　sinus abscess
鼻窦气囊肿　sinus pneumatocele
鼻窦息肉　polyp of sinus
鼻窦炎　sinusitis
鼻恶性黑色素瘤　nasal malignant melanoma

鼻腭囊肿　nasopalatine cyst
鼻蜂窝织炎　nasal cellulitis
鼻骨恶性肿瘤　nasal bone malignant tumor
鼻骨骨折　nasal bone fracture
鼻骨结核　nasal bone tuberculosis
鼻骨良性肿瘤　nasal bone benign tumor
鼻骨塌陷　nasal bone collapses
鼻坏疽　cancrum nasi
鼻坏死　rhinonecrosis
鼻颊裂　nasobuccal cleft
鼻甲恶性肿瘤　turbinate malignant tumor
鼻甲肥大　turbinate hypertrophy
鼻甲良性肿瘤　turbinate benign tumor
鼻甲息肉　turbinate polyp
鼻甲粘连　turbinate adhesion
鼻尖过低　low nasal apex
鼻尖过高　exorbitant nasal apex
鼻疖　furuncle of nose
鼻结核　tuberculosis of nose
鼻睫神经痛　nasociliary neuralgia
鼻开放性损伤　nose open injury　［又称］开放性鼻部损伤△
鼻眶筛骨折　naso-orbital-ethmoid fractures
鼻溃疡　rhinelcos
鼻良性肿瘤　nasal benign tumor
鼻裂　bifid nose
鼻瘘　nasal fistula
鼻麻风　nasal leprosy
鼻脓肿　nasal abscess
鼻疱疹　nasal herpes
鼻皮样囊肿　nasal dermoid cyst
鼻平滑肌瘤　nasal leiomyoma
鼻前庭恶性肿瘤　nasal vestibular malignant tumor
鼻前庭良性肿瘤　nasal vestibular benign tumor
鼻前庭囊肿　nasal vestibular cyst
鼻前庭湿疹　nasal vestibular eczema
鼻浅表损伤　nasal superficial injury
鼻腔鼻窦继发性恶性肿瘤　rhinosinusal secondary malignant tumor
鼻腔鼻窦瘘　rhinosinusal fistula
鼻腔鼻窦内翻性乳头状瘤　rhinosinusal inverted papilloma
鼻腔鼻窦肉芽肿　rhinosinusal granuloma
鼻腔鼻窦血管瘤　rhinosinusal hemangioma
鼻腔鼻窦原位癌　rhinosinusal carcinoma in situ
鼻腔闭锁　nasal atresia
鼻腔及鼻窦异物　foreign body in nasal cavity and nasal sinus
鼻腔继发恶性肿瘤　secondary malignant tumor of nasal cavity
鼻腔交界性肿瘤　borderline tumor of nasal cavity
鼻腔良性肿瘤　benign tumor of nasal cavity
鼻腔息肉　polyp of nasal cavity

鼻腔血管瘤　hemangioma of nasal cavity
鼻腔原位癌　carcinoma in situ of nasal cavity
鼻乳头状癌　nasal papilloma
鼻软骨恶性肿瘤　nasal cartilage malignant tumor
鼻神经官能症　rhinoneurosis
鼻石　rhinolith
鼻损伤　nasal injury
鼻外伤　trauma of nose
鼻息肉　nasal polyp
鼻息肉病　nasal polyposis
鼻小柱缺损　nasal columella defect
鼻小柱塌陷　collapse of nasal columella
鼻性哮喘　nasal asthma　［又称]过敏性鼻炎伴哮喘△
鼻咽部恶性肿瘤　malignant neoplasm of nasopharynx
鼻咽部异物　foreign body of nasopharynx　［又称]鼻咽异物△
鼻咽淀粉样变性　nasopharyngeal amyloidosis　［又称]鼻咽淀粉
　　样变△
鼻咽交界性肿瘤　nasopharyngeal borderline tumor
鼻咽囊肿　rhinopharyngocele
鼻咽息肉　nasopharyngeal polyp
鼻咽纤维瘤　nasopharyngeal fibroma
鼻咽血管瘤　nasopharyngeal hemangioma
鼻咽血管纤维瘤　nasopharyngeal angiofibroma　［又称]鼻咽纤维血
　　管瘤△
鼻咽炎　nasopharyngitis
鼻咽蝇蛆病　nasopharyngeal myiasis
鼻咽原位癌　nasopharyngeal carcinoma in situ
鼻咽粘连　nasopharyngeal adhesion
鼻炎　rhinitis
鼻异物　nasal foreign body　［又称]鼻内异物△
鼻翼恶性肿瘤　malignant tumor of nasal ala
鼻翼缺损　defect of nasal ala
鼻硬结病　rhinoscleroma
鼻痈　nasal carbuncle　［又称]鼻部痈△
鼻真菌病　rhinomycosis　［又称]鼻霉菌病△
鼻中隔穿孔　perforation of nasal septum
鼻中隔恶性肿瘤　malignant tumor of nasal septum
鼻中隔骨折　fracture of nasal septum
鼻中隔坏死　necrosis of nasal septum
鼻中隔开放性损伤　open injury of nasal septum
鼻中隔溃疡　ulcer of nasal septum
鼻中隔良性肿瘤　benign tumor of nasal septum
鼻中隔毛细血管瘤　capillary hemangioma of nasal septum
鼻中隔脓肿　abscess of nasal septum
鼻中隔偏曲　deflection of nasal septum
鼻中隔脱位　dislocation of nasal septum
鼻中隔息肉　polyp of nasal septum
鼻中隔血肿　hematoma of nasal septum
鼻中隔粘连　adhesion of nasal septum
鼻赘　rhinophyma
闭合性喉外伤　closed trauma of larynx
扁桃体白喉　diphtheria of tonsil
扁桃体瘢痕　cicatrix of tonsil
扁桃体恶性肿瘤　malignant neoplasm of tonsil
扁桃体肥大　hypertrophy of tonsil
扁桃体交界性肿瘤　tumor of tonsil borderline
扁桃体结核　tonsillar tuberculosis
扁桃体结石　tonsilolith
扁桃体溃疡　ulcer of tonsil
扁桃体良性肿瘤　benign tumor of tonsil
扁桃体囊肿　tonsillar cyst
扁桃体鼠疫　tonsillar plague
扁桃体息肉　tonsillar polyp
扁桃体炎　tonsillitis

扁桃体增生　hyperplasia of tonsil
扁桃体肿瘤　tumor of the tonsil　［又称]扁桃体肿瘤△
扁桃体周围蜂窝织炎　peritonsillar cellulitis
扁桃体周围脓肿　peripheral abscess of tonsil　［又称]扁周脓肿△
变形鼓膜　distorted drum
变应性迷路炎　allergic labyrinthitis
病毒性咽炎　viral pharyngitis
病灶性扁桃体炎　focus tonsillitis
剥脱性食管炎　exfoliative esophagitis
不对称鼻尖　asymmetrical nasal tip
常染色体隐性遗传性聋　autosomal recessive hereditary deafness
陈旧性颈淋巴结核　old cervical lymph node tuberculosis
迟发性膜迷路积水　delayed endolymphatic hydrops
齿龈继发恶性肿瘤　secondary malignant tumor of gum
齿龈交界性肿瘤　gum borderline tumor
臭鼻症　ozena
出血性大疱性鼓膜炎　hemorrhagic bullous myringitis
垂体囊肿　hypophyseal cyst
锤骨固定　fixation of malleus
唇恶性黑色素瘤　malignant melanoma of lip　［又称]唇恶性黑
　　素瘤△
唇恶性肿瘤　malignant tumor of lip
唇黑色素细胞痣　melanocytic nevus of lip　［又称]唇黑素细胞痣△
唇红缘交界性肿瘤　borderline tumor of vermilion border
唇继发恶性肿瘤　subsequent malignant neoplasm of lip
唇交界性肿瘤　borderline tumor of lip
唇皮肤恶性肿瘤　malignant neoplasm of lip skin
唇皮肤原位癌　lip skin carcinoma in situ
错听　otosis
大前庭水管综合征　large vestibular aqueduct syndrome　［又称]前庭
　　水管扩大症△
大唾液腺恶性肿瘤　malignant neoplasm of major salivary gland　［又
　　称]大涎腺恶性肿瘤△
代谢性老年性聋　metabolic presbycusis
单鼻窦炎　single sinusitis
单侧不完全喉麻痹　unilateral incomplete laryngoparalysis
单侧不完全声带麻痹　unilatera incomplete vocal cord paralysis
单侧声带炎　unilateral vocal corditis
单侧完全腭裂　unilateral complete cleft palate　［又称]单侧完全性
　　腭裂△
单侧完全喉麻痹　unilateral complete laryngoparalysis
单侧完全声带麻痹　unilateral complete vocal cord paralysis
单纯性鼻炎　simple rhinitis
单形性腺瘤　monomorphic adenoma
胆固醇性肉芽肿　cholesterin granuloma
胆脂瘤型中耳炎　cholesteatoma of middle ear　［又称]中耳胆脂瘤△
镫井喷　stapedial gusher
地方性甲状腺肿　endemic goiter
蝶窦囊肿　sphenoid sinus cyst
蝶窦脓肿　sphenoid sinus abscess
蝶窦息肉　sphenoid sinus polyp
蝶骨良性肿瘤　sphenoid bone benign tumor
毒性弥漫性甲状腺肿　diffuse goiter　［又称]格雷夫斯病△
额窦脓肿　frontal sinus abscess
额窦炎　frontal sinusitis
额骨恶性肿瘤　frontal bone malignant tumor
额骨良性肿瘤　frontal bone benign tumor
恶性副神经节瘤　malignant paraganglioma
腭继发恶性肿瘤　secondary malignant neoplasm of palate
腭交界性肿瘤　borderline tumor of palate
腭舌弓恶性肿瘤　malignant neoplasm of palatoglossal arch
耳部骨瘤　osteoma of ear
耳部皮肤交界性肿瘤　borderline tumor of ear skin
耳带状疱疹　zoster oticus

耳毒性聋　ototoxic deafness　［又称］药物性耳聋△

耳后骨膜下脓肿　postauricular subperiosteal abscess

耳后瘘管　postauricular fistula

耳结缔组织恶性肿瘤　malignant neoplasm of connective tissue of ear

耳郭发育不全　dysplasia of auricle

耳郭化脓性软骨膜炎　suppurative perichondritis of auricle　［又称］化脓性耳廓软骨膜炎△

耳郭浆液性软骨膜炎　serous perichondritis of auricle

耳郭肿瘤　neoplasm of auricula

耳聋　deafness

耳聋进行性骨化性肌炎综合征　Lutwak syndrome

耳聋-蓝巩膜-骨脆综合征　Van der Hoeve's syndrome

耳聋-心电图异常综合征　deafness and electrocardiogram abnormal syndrome

耳轮结节性软骨皮炎　chondrodermatitis nodularis helicis

耳毛霉菌病　otomucormycosis

耳皮肤恶性肿瘤　malignant neoplasm of ear skin

耳蜗未发育　cochlear aplasia

耳蜗性或迷路性耳硬化症　cochlear or labyrinthine otosclerosis

耳息肉　otopolyp　［又称］中耳息肉△

耳源性脑脓肿　otogenous brain abscess

耳源性颞骨内并发症　otogenous intratemporal complication

二期鼻梅毒　stage 2 of nasal syphilis

发音障碍　phonation disorder　［又称］功能性发音障碍△

樊尚咽峡炎　Vincent angina

放射性咽炎　radioactive pharyngitis

非变应性鼻炎伴嗜酸粒细胞增多综合征　eosinophilic nonallergic rhinitis

非流行性腮腺炎假瘤　non-epidemic parotitis pseudinoma　［又称］腮腺炎性假瘤△

非侵袭性真菌性鼻窦炎　noninvasive fungal sinusitis

肥厚性鼻炎　hypertrophic rhinitis

弗雷综合征　Frey's syndrome

腐蚀性食管炎　corrosive esophagitis

复发性多软骨炎　relapsing polychondritis

复发性前庭病　recurrent vestibulopathy

副耳　accessory auricle

副神经节瘤　paraganglioma

干酪性鼻炎　caseous rhinitis

干燥性喉炎　laryngitis sicca

干燥性咽炎　pharyngitis sicca

干燥综合征　Sjogren syndrome　［又称］舍格伦综合征△

感染性鼻咽炎　infectious nasopharyngitis

感染性喉炎　infectious laryngitis

感音神经性聋　sensorineural deafness

功能性发声障碍　functional voice disorder

共同腔畸形　common cavity deformity

骨纤维异常增殖症　fibrous dysplasia of bone　［又称］骨纤维性结构不良△

鼓膜钙化　calcification of tympanic membrane

鼓膜霉菌病　myringomycosis

鼓膜外伤性破裂　traumatic rupture of tympanic membrane

鼓室副神经节瘤　tympanic paraganglioma

鼓室积血　hematotympanum

鼓室体瘤　tympanic body tumor

管状鼻　proboscis-like nose

贯声门癌　transglottic carcinoma

过敏性鼻-支气管炎　allergic rhinobronchitis

过敏性咽喉炎　allergic pharyngolaryngitis

含牙囊肿　dentigerous cyst

航空性聋　air craft deafness

颌骨恶性肿瘤　malignant neoplasm of jaw

颌骨继发恶性肿瘤　secondary malignant neoplasm of jaw

颌骨交界性肿瘤　borderline tumor of jaw

颌骨结核　tuberculosis of jaw

颌结缔组织继发恶性肿瘤　secondary malignant neoplasm of jaw connective tissue

颌开放性损伤　open injury of jaw

颌面部恶性肿瘤　maxillofacial malignant tumor

颌下良性肿瘤　submandibular benign tumor

颌下淋巴结结核　tuberculosis of submandibular lymph node

颌下慢性淋巴结炎　submandibular chronic lymphadenitis

颌下腺导管结石　lithiasis of submandibular gland duct

颌下腺恶性肿瘤　malignant neoplasm of submandibular gland

颌下腺肥大　hypertrophy of submandibular gland

颌下腺混合瘤　mixed tumor of submandibular gland

颌下腺继发恶性肿瘤　secondary malignant neoplasm of submandibular gland

颌下腺结核　tuberculosis of submandibular gland

颌下腺良性增生　submandibular gland benign hyperplasia　［又称］下颌下腺良性增生△

颌下腺良性肿瘤　submandibular gland benign tumor

颌下腺淋巴管瘤　submandibular gland lymphangioma

颌下腺瘘　submandibular gland fistula　［又称］下颌下腺瘘△

颌下腺囊肿　submandibular gland cyst　［又称］下颌下腺囊肿△

颌下腺黏液囊肿　submandibular gland mucous cyst　［又称］下颌下腺黏液囊肿△

颌下腺炎　submaxillaritis

颌下肿物　neoplasm of jaw　［又称］下颌下腺肿物△

喉癌前病变　laryngeal precancerous lesion

喉白喉　laryngeal diphtheria

喉瘢痕性狭窄　cicatricial stricture of larynx

喉插管损伤　intubation trauma of larynx

喉挫伤　contusion of larynx

喉淀粉样变　amyloidosis of larynx

喉返神经麻痹　recurrent laryngeal nerve paralysis

喉蜂窝织炎　cellulitis of larynx

喉腐蚀伤　corrosive injury of larynx

喉感觉过敏　laryngeal hyperaesthesia

喉感觉麻痹　laryngeal sensory paralysis

喉坏死　necrosis of larynx

喉肌无力　laryngeal muscle weakness

喉挤压伤　crushing injury of larynx　［又称］咽喉挤压伤△

喉交界性肿瘤　borderline tumor of larynx

喉角化不全症　parakeratosis of larynx

喉角化症　keratosis of larynx

喉结核　tuberculosis of larynx

喉开放性损伤　open injury of larynx

喉淋巴管瘤　lymphangioma of larynx

喉鳞状细胞癌　squamous cell carcinoma of larynx

喉麻痹　laryngoparalysis

喉面杓状会厌褶原位癌　laryngeal surface arytenoid epiglottis folds carcinoma in situ

喉囊肿　laryngeal cyst

喉黏液囊肿　laryngeal mucocele

喉蹼　laryngeal web　［又称］先天性喉蹼△

喉气管闭锁　laryngotracheal atresia　［又称］喉闭锁△

喉气管挤压伤　laryngotracheal crush injury

喉气管支气管炎　laryngotracheobronchitis

喉肉芽肿　laryngeal granuloma

喉软骨恶性肿瘤　malignant neoplasm of laryngeal cartilage

喉软骨骨折　laryngeal fracture

喉软骨瘤　chondroma of larynx

喉软骨膜炎　perichondritis of larynx

喉上神经麻痹　superior laryngeal nerve paralysis

喉室肥厚　laryngeal ventricle hypertrophy

喉室脱垂　prolapse of laryngeal ventricle

喉室小囊　sacculus of larynx

喉水肿　edema of the larynx
喉损伤　injury of larynx
喉外恶性肿瘤　external laryngeal malignant tumor
喉外伤　larynx trauma
喉息肉　laryngeal polypus
喉狭窄　stenosis of larynx
喉纤维瘤　fibroma of larynx
喉腺瘤　adenoma of larynx
喉小囊黏液囊肿　mucocele of laryngeal saccule
喉血管瘤　hemangioma of larynx
喉咽恶性肿瘤　laryngopharynx malignant neoplasm
喉炎性肿物　inflammatory mass in larynx
喉异物　foreign body in larynx
喉蝇蛆病　laryngeal myiasis
喉晕厥　laryngeal syncope
喉肿物　laryngeal tumor
后鼻孔闭锁　atresia of posterior naris
后鼻孔息肉　choanal polyp
后天性外耳道闭锁　acquired atresia of external auditory canal
花粉症　pollinosis　［又称］花粉病△
化脓性鼻炎　purulent rhinitis, suppurative rhinitis
化脓性喉炎　suppurative laryngitis
化脓性腮腺炎　pyogenic parotitis
坏疽性鼻炎　gangrenous rhinitis
坏死性迷路炎　necrotizing labyrinthitis
环后癌　postcricoid carcinoma　［又称］环后区恶性肿瘤△
环咽肌失弛缓症　achalasia of cricopharyngeus muscle
环咽憩室　cricopharyngeal diverticulum
会厌交界性肿瘤　epiglottis borderline tumor
会厌良性肿瘤　epiglottic benign tumor
会厌囊肿　cyst of epiglottis
会厌脓肿　abscess of epiglottis
会厌肉芽肿　epiglottis granuloma
会厌炎　epiglottitis
急性鼻窦脓肿　acute sinus abscess
急性扁桃体炎　acute tonsillitis
急性蝶窦炎　acute sphenoid sinusitis
急性感染性咽炎　acute infective pharyngitis
急性梗阻性喉炎　acute obstructive laryngitis
急性喉气管炎　acute laryngotracheitis
急性喉炎　acute laryngitis
急性化脓性扁桃体炎　acute suppurative tonsillitis
急性化脓性甲状腺炎　acute suppurative thyroiditis
急性化脓性腮腺炎　acute purulent parotitis, acute suppurative parotitis
急性化脓性中耳炎　acute suppurative otitis media
急性坏死性中耳炎　acute necrotizing otitis media
急性卡他性扁桃体炎　acute catarrhal tonsillitis
急性溃疡性扁桃体炎　acute ulcerative tonsillitis
急性滤泡性扁桃体炎　acute follicular tonsillitis
急性侵袭性真菌性鼻窦炎　acute invasive fungal sinusitis
急性筛窦炎　acute ethmoiditis
急性上颌窦炎　acute maxillary sinusitis
急性声门下喉炎　acute subglottic laryngitis
急性水肿性咽炎　acute edematous pharyngitis
急性腺样体炎　acute adenoiditis
急性咽炎　acute pharyngitis
脊索瘤　chordoma
继发性气管肿瘤　secondary tumor of trachea
寄生物性耳炎　otitis parasitica
颊部交界性肿瘤　borderline tumor of cheek
颊部良性肿瘤　benign tumor of cheek
颊部血管瘤　hemangioma of cheek
颊和下颌区开放性损伤　open injury of buccal and mandibular areas
颊黏膜恶性肿瘤　buccal mucosa malignant neoplasm

颊黏膜继发恶性肿瘤　secondary malignant neoplasm of buccal mucosa
颊黏膜良性肿瘤　benign tumor of buccal mucosa
颊龈沟恶性肿瘤　malignant neoplasm of buccal groove
甲状旁腺囊肿　parathyroid gland cyst
甲状旁腺腺瘤　adenoma of parathyroid
甲状腺高功能腺瘤　thyroid gland hyperactive adenoma
甲状腺滤泡状癌　follicular carcinoma of thyroid
甲状腺囊肿　thyroid cyst
甲状腺未分化癌　undifferentiated carcinoma of thyroid gland
甲状腺腺瘤　thyroid adenoma
假声带恶性肿瘤　false vocal cord malignant neoplasm
假性动脉瘤　false aneurysm
浆细胞瘤　plasmacytoma
浆液性迷路炎　serous labyrinthitis
胶耳　glue ear
结节性甲状腺肿　nodular goiter
颈部蜂窝织炎　cervical cellulitis　［又称］颈蜂窝织炎△
颈部良性肿瘤　cervical benign tumor
颈部淋巴结继发恶性肿瘤　secondary malignant tumor of cervical lymph node
颈部淋巴结结核　cervical lymphoid tuberculosis　［又称］颈淋巴结结核△
颈部囊性水瘤　cervical cystic hydroma　［又称］颈囊性水瘤△
颈部皮下气肿　cervical subcutaneous emphysema
颈部气管软骨骨折　cervical tracheal cartilage fracture
颈部神经鞘膜瘤　cervical neurilemmoma
颈动脉瘤　aneurysm of carotid artery
颈动脉体副神经节瘤　carotid body paraganglioma　［又称］颈动脉副神经节瘤△
颈段食管癌　cervical esophageal cancer　［又称］颈段食管恶性肿瘤△
颈交界性肿瘤　borderline tumor of neck
颈静脉球副神经节瘤　glomus jugulare paraganglioma
颈静脉球瘤　glomus jugulare tumor
颈皮肤原位癌　neck skin carcinoma in situ　［又称］颈部皮肤原位癌△
颈性眩晕　cervical vertigo
颈 - 眼 - 耳三联征　cervico-oculo-acoustic triad
酒渣鼻　rosacea
局限性迷路炎　circumscribed labyrinthitis
巨鼻　macrorhinia
卡他性喉炎　catarrhal laryngitis　［又称］喉炎△
开放性咽损伤　open trauma of pharynx　［又称］开放性咽部损伤△
颏继发恶性肿瘤　chin secondary malignant neoplasm
颏下淋巴结结核　submental lymph node tuberculosis
颏下慢性淋巴结炎　submental chronic lymphadenitis　［又称］慢性颏下淋巴结炎△
颗粒性咽炎　granular pharyngitis
口腔恶性肿瘤　oral malignant neoplasm　［又称］口恶性肿瘤△
口腔继发恶性肿瘤　oral secondary malignant neoplasm
口腔黏膜恶性肿瘤　malignant tumor of oral mucosa
口腔上颌窦瘘　oroantral fistula
眶骨恶性肿瘤　malignant neoplasm of orbital bone
阔鼻　platyrrhiny
蓝鼓膜　blue drum　［又称］蓝鼓膜综合征△
老年性聋　presbycusis　［又称］老年聋△
梨状窝恶性肿瘤　sinus piriformis malignant neoplasm　［又称］梨状窝癌△
脸颊内部开放性损伤　cheek internal open injury
链球菌性扁桃体炎　streptococcal tonsillitis
链球菌性喉痛　streptococcus laryngalgia
链球菌性喉炎　streptococcal laryngitis
链球菌性咽峡炎　streptococcal angina
链球菌性咽炎　streptococcal pharyngitis
淋巴管瘤　lymphangioma
颅骨恶性肿瘤　malignant neoplasm of skull

颅骨良性肿瘤　benign tumor of skull
颅骨血管瘤　skull hemangioma
颅骨脂肪瘤　lipoma of skull
颅面囊肿　cranio-facial cyst
麻疹并发支气管炎　measles complicated by bronchitis　［又称］麻疹支气管炎△
慢性鼻窦炎　chronic rhinosinusitis
慢性鼻炎　chronic rhinitis
慢性扁桃体炎伴腺样体增生　chronic tonsillitis and adenoid hyperplasia　［又称］扁桃体肥大伴有腺样体肥大△
慢性单纯性咽炎　chronic simple pharyngitis
慢性肥厚性鼻炎　chronic hypertrophic rhinitis
慢性肥厚性喉炎　chronic hypertrophic laryngitis　［又称］肥厚性喉炎△
慢性肥厚性咽炎　chronic hypertrophic pharyngitis
慢性颌下腺炎　chronic submaxillaritis　［又称］慢性下颌下腺炎△
慢性喉气管支气管炎　chronic laryngotracheobronchitis
慢性喉痛　chronic laryngalgia
慢性喉炎　chronic laryngitis
慢性化脓性上颌窦炎　chronic suppurative maxillary sinusitis
慢性颈淋巴结炎　chronic cervical lymphadenitis
慢性淋巴细胞性甲状腺炎　chronic lymphocytic thyroiditis
慢性前庭神经炎　chronic vestibular neuritis
慢性侵袭性真菌性鼻窦炎　chronic invasive fungal sinusitis
慢性腮腺炎　chronic parotitis
慢性筛窦炎　chronic ethmoidal sinusitis
慢性舌扁桃体炎　chronic lingual tonsillitis
慢性舌下腺炎　chronic sublingual gland inflammation
慢性萎缩性喉炎　chronic atrophic laryngitis
慢性萎缩性咽炎　chronic atrophic pharyngitis
慢性纤维性扁桃体炎　chronic fibrous tonsillitis
慢性纤维性甲状腺炎　chronic fibrous thyroiditis
慢性咽喉炎　chronic pharyngolaryngitis
慢性咽炎　chronic pharyngitis
慢性隐窝性扁桃体炎　chronic lacunar tonsillitis
慢性增生性扁桃体炎　chronic hyperplastic tonsillitis　［又称］慢性扁桃体炎△
慢性中耳炎　chronic otitis media
梅核气　globus hystericus
梅尼埃病　Meniere disease　［又称］膜迷路积水△
弥漫性外耳道炎　otitis externa diffusa
迷路窗膜破裂　rupture of labyrinthine window membrane
迷路后性聋　retrolabyrinthine deafness
迷走神经核激惹症状　vagus nerve nuclear irritation symptom
迷走锁骨下动脉畸形　vagus subclavian artery malformation
米库利奇病　Mikulicz disease　［又称］米库利奇综合征△, 泪腺 - 唾液腺肥大综合征△
米歇尔畸形　Michel dysplasia　［又称］Michel 畸形△
面部及外鼻畸形　malformation of the face and nasus externus
面部皮肤恶性黑色素瘤　facial cutaneous malignant melanoma
面部皮肤恶性肿瘤　facial cutaneous malignant neoplasm
面裂囊肿　facial cleft cyst
面神经低垂　ptosis of facial nerve
面神经发育不良　facial nerve dysplasia
面神经损伤　facial nerve injury
面中部骨折　midface fracture
难治性慢性鼻窦炎　refractory chronic rhinosinusitis
脑脊液鼻漏　cerebrospinal rhinorrhea
脑脊液耳鼻漏　cerebrospinal oto-rhinorrhea
脑脊液耳漏　cerebrospinal otorrhea
脑膜瘤　meningioma
脑膜脑膨出　meningoencephalocele
内耳道肿瘤　internal auditory canal tumor
内耳恶性肿瘤　malignant neoplasm of inner ear

内耳继发恶性肿瘤　secondary malignant neoplasm of inner ear
内分泌失调性鼻炎　dyscrinic rhinitis
内淋巴囊肿瘤　endolymphatic sac tumor
内陷囊袋　pocket retraction
黏膜高反应性鼻病　nasal mucosal hyperreactive rhinopathy
黏膜囊肿　mucosal cyst
颞部横纹肌肉瘤　temporal rhabdomyosarcoma
颞部结缔组织恶性肿瘤　malignant neoplasm of temporal connective tissue
颞部皮肤恶性肿瘤　temporal cutaneous malignant tumor
颞部软骨母细胞瘤　chondroblastoma of temporal chondroblastoma
颞骨恶性肿瘤　temporal bone malignant neoplasm
颞骨骨纤维异常增殖症　temporal bone fibrous dysplasia
颞骨巨细胞瘤　giant cell tumor
钮形鼻　button-like nose
脓毒性咽峡炎　septic angina
疱疹性咽炎　herpetic pharyngitis
皮层性聋　cortical hearing loss
气管插管后喉水肿　laryngeal edema after tracheal intubation
气管开放性损伤　open injury of trachea　［又称］开放性气管损伤△
气管切开术后出血　hemorrhage after tracheotomy
气管造口术后气管食管瘘　tracheoesophageal fistula after tracheostomy
气管造瘘口狭窄　stenosis of tracheostomy site
气压损伤性中耳炎　aerotitis media
前鼻孔闭锁　atresia of anterior naris
前鼻孔狭窄　stenosis of anterior naris
前庭窗畸形　oval window deformity, fenestra vestibuli malformation
前庭神经炎　vestibular neuritis　［又称］前庭神经元炎△
前庭 - 外半规管发育不全　vestibular-lateral semicircular canal dysplasia
前庭药物中毒　vestibular drug-induced toxication
侵袭性真菌性鼻窦炎　invasive fungal sinusitis
全鼻窦炎　pansinusitis
颧骨良性肿瘤　zygomatic bone benign tumour
缺铁性吞咽困难综合征　sideropenic dysphagia syndrome
妊娠期鼻肉芽肿　nasal granuloma in pregnancy
妊娠期鼻炎　rhinitis in pregnancy
肉芽性鼓膜炎　granular myringitis　［又称］慢性肉芽性鼓膜炎△
乳突脓肿　mastoid abscess
软腭鼻咽侧恶性肿瘤　nasopharyngeal cancer in the back of soft palate
腮腺 / 唾液腺潴留　parotid gland/salivary gland retention
腮腺导管结石　parotid duct calculus
腮腺多形性腺瘤　pleomorphic adenoma of parotid
腮腺混合瘤　mixed tumor of parotid
腮腺混合瘤恶变　malignant degeneration of mixed tumor of parotid
腮腺继发恶性肿瘤　secondary malignant neoplasm of parotid
腮腺交界性肿瘤　borderline tumor of parotid
腮腺良性肿瘤　benign neoplasm of parotid
腮腺淋巴结继发恶性肿瘤　secondary malignant neoplasm of parotid lymph node
腮腺淋巴结结核　lymph node tuberculosis of parotid
腮腺瘘　fistula of parotid
腮腺囊肿　parotid cyst
腮腺肉芽肿性淋巴结炎　granulomatous lymphadenitis of parotid
腮腺腺样囊性癌　adenoid cystic carcinoma of parotid
腮腺血管瘤　hemangioma of parotid
腮腺原位癌　carcinoma in situ of parotid
腮腺脂肪浸润　fatty infiltration of parotid
腮腺脂肪瘤　lipoma of parotid
鳃裂恶性肿瘤　malignant neoplasm of branchial cleft
赛贝畸形　Scheibe malformation
三叉神经瘤　trigeminal neuroma
三叉神经纤维瘤　trigeminal neurofibroma
三期鼻梅毒　stage 3 of nasal syphilis

筛窦恶性肿瘤　malignant neoplasm of ethmoid sinus
筛窦内异物　foreign body in ethmoid sinus　［又称]筛窦异物△
筛窦炎　ethmoiditis
筛骨良性肿瘤　ethmoid bone benign neoplasm
上颌开放性损伤　open injury of palate
上鼓室胆脂瘤　attic cholesteatoma
上鼓室炎　atticitis
上颌窦后鼻孔息肉　antro-choanal polyp
上颌窦继发恶性肿瘤　maxillary sinus secondary malignant neoplasm
上颌窦良性肿瘤　maxillary sinus benign neoplasm
上颌窦内异物　foreign body in maxillary sinus　［又称]上颌窦异物△
上颌窦炎　maxillary sinusitis
上颌窦占位性病变　space occupying lesion of maxillary sinus
上颌窦肿物　maxillary sinus mass
上颌骨继发恶性肿瘤　secondary malignant neoplasm of maxillary bone
上颌骨良性肿瘤　benign neoplasm of maxillary bone
上颌骨血管瘤　maxillary bone hemangioma
上呼吸道恶性肿瘤　malignant neoplasm in upper respiratory tract
上颊沟恶性肿瘤　malignant neoplasm of upper buccal groove
上气道阻力综合征　upper airway resistance syndrome
舌扁桃体恶性肿瘤　malignant neoplasm of lingual tonsil
舌根腺瘤　adenoma of tongue root
舌口涎腺血管瘤　tongue and salivary gland hemangioma
舌下腺恶性肿瘤　malignant neoplasm of sublingual gland
舌下腺混合瘤　mixed neoplasm of sublingual gland
舌下腺继发恶性肿瘤　secondary malignant neoplasm of sublingual gland
舌下腺良性肿瘤　sublingual gland benign neoplasm
舌下腺囊肿　sublingual gland cyst
舌下腺炎　hypoglossiadenitis
舌血管瘤　glossal hemangioma
神经纤维瘤病　neurofibromatosis
渗出性扁桃体炎　exudative tonsillitis
声带癌　vocal cord cancer
声带白斑　vocal leukoplakia
声带出血　vocal bleeding
声带淀粉样变　vocal amyloidosis
声带恶性肿瘤　malignant tumor of vocal cord
声带肥厚　vocal hypertrophy
声带蜂窝织炎　vocal cellulitis
声带继发恶性肿瘤　second malignancy of vocal cord
声带角化症　keratinization of vocal cord
声带接触性肉芽肿　contact granuloma of vocal cord
声带结节　vocal tubercle
声带溃疡　ulcer of vocal cord
声带良性肿瘤　benign tumor of vocal cord
声带鳞状上皮不典型性增生　atypical hyperplasia of vocal cord squamous epithelium
声带囊肿　vocal cyst
声带黏膜白斑病　vocal mucosal leukoplakia
声带脓肿　vocal abscess
声带肉芽肿　granuloma of vocal cord
声带水肿　vocal edema
声带松弛　vocal relaxation
声带突撕脱　vocal process avulsion
声带息肉　polyp of vocal cord
声带下憩室　diverticulum below the vocal cord
声带小结　vocal nodule
声带原位癌　vocal cord carcinoma in situ
声带粘连　vocal adherence
声门恶性肿瘤　malignant neoplasm of glottis
声门后部狭窄　posterior glottic stenosis
声门麻痹　paralysis of glottis
声门前部狭窄　anterior glottic stenosis

声门区狭窄　glottic stenosis
声门上喘鸣　supraglottic stridor
声门上恶性肿瘤　supraglottic malignant neoplasm
声门上水肿　supraglottic edema
声门上狭窄　supraglottic stenosis
声门水肿　glottic edema
声门完全性狭窄　complete glottic stenosis
声门下水肿　subglottic edema
声门性喘鸣　glottic stridor
声损伤性聋　noise induced hearing loss　［又称]噪音性耳聋△
食管腐蚀伤　corrosive esophageal burn　［又称]食管化学性腐蚀伤△
食管化学灼伤　chemical burn of esophagus
食管憩室　diverticulum of esophagus
食管异物　foreign body in esophagus
视网膜色素变性 - 聋哑综合征　Usher syndrome（hereditary retinitis pigmentosa-deafness syndrome）　［又称]Usher 综合征△
嗜酸性腺瘤　eosinophilic adenoma
手术后喉粘连　postoperative throat adhesion
手术后气管瘘　postoperative tracheal fistula
手术后气管食管瘘　postoperative esophagotracheal fistula　［又称]食管术后气管食管瘘△
手术后声带麻痹　postoperative vocal cord paralysis
手术后声带粘连　postoperative vocal cord adhesion
手术后咽瘘　postoperative pharyngeal fistula
双鼻畸形　dirhinus　［又称]额外鼻孔△
双侧不完全喉麻痹　bilateral incomplete laryngeal paralysis
双侧不完全声带麻痹　bilateral incomplete vocal cord paralysis
双侧完全腭裂　bilateral complete cleft palates
双歧鼻尖　bifid tip　［又称]先天性鼻尖畸形△
双相性喘鸣　biphasic stridor
水肿性喉炎　oedematous laryngitis　［又称]急性水肿性喉炎△
睡眠呼吸障碍　sleep disordered breathing
损伤性食管穿孔　traumatic esophageal perforation
梭菌螺旋体性咽炎　clostridium spiral pharyngitis
特发性鼻炎　idiopathic rhinitis
特发性鼓膜炎　idiopathic myringitis
特发性突聋　idiopathic sudden deafness　［又称]突发性聋△
特发性血鼓室　idiopathic hemotympanum
听神经病 / 听神经谱系障碍　auditory neuropathy spectrum disorder，ANSD
听神经瘤　acoustic neuroma
头部恶性肿瘤　malignant neoplasm of head
头部继发恶性肿瘤　secondary malignant tumor of head
头部良性肿瘤　head benign tumor
头部脂肪瘤　head lipoma
头结缔组织良性肿瘤　head connective tissue benign tumor
头颈部恶性淋巴瘤　malignant lymphoma in head and neck
头颈部淋巴管瘤　head and neck lymphangioma
头颈部血管畸形　head and neck vascular malformation
头颈皮肤恶性肿瘤　head and neck skin malignant tumor
头面部结缔组织良性肿瘤　benign neoplasm of connective tissue of head and face
头面颈部血管瘤　head, face and neck hemangioma
头面颈部脂肪瘤　head, face and neck lipoma
头面颈淋巴结继发恶性肿瘤　secondary malignant tumor of head, face and neck lymph node　［又称]头面和颈部淋巴结继发性恶性肿瘤△
头面血管瘤　head and face hemangioma
头皮恶性黑色素瘤　malignant melanoma of scalp
头皮恶性肿瘤　malignant tumor of scalp
头皮和颈部原位黑色素瘤　scalp and neck melanoma in situ　［又称]头皮和颈部原位黑素瘤△
头皮交界性肿瘤　scalp boundary tumor
头皮血管畸形　scalp vascular malformation

头皮原位癌　scalp carcinoma in situ

头皮原位黑色素瘤　melanoma in situ of scalp　［又称］头皮原位黑（色）素瘤△

歪鼻　wry nose,deviation of nose

外鼻鲍恩病　Bowen disease of external nose　［又称］外鼻鲍文病△

外鼻恶性肿瘤　malignant tumor of external nose

外鼻缺损　defect of external nose

外耳挫伤　contusion of auricle

外耳丹毒　erysipelas of auricle

外耳道胆脂瘤　cholesteatoma of external auditory canal

外耳道骨瘤　osteoma of external auditory canal

外耳道黑色素瘤　melanoma of external auditory canal　［又称］外耳道黑素瘤△

外耳道黑色素细胞痣　melanocytic nevus of external auditory canal

外耳道疖　furuncle of external auditory canal

外耳道皮肤恶性肿瘤　cutaneous malignant neoplasm of external auditory canal

外耳道皮肤原位癌　external auditory canal skin carcinoma in situ

外耳道乳头状瘤　papilloma of external auditory canal

外耳道湿疹　eczema of external auditory canal

外耳道外生骨疣　exostosis of external auditory canal

外耳道狭窄　stricture of external auditory canal

外耳道腺瘤　adenoma of external auditory canal

外耳道腺样囊性癌　adenoid cystic carcinoma of external auditory canal

外耳道异物　foreign body in external auditory canal

外耳道原位癌　external auditory canal carcinoma in situ

外耳道原位黑色素瘤　external auditory canal melanoma in situ　［又称］外耳道原位黑（色）素瘤△

外耳道肿物　external auditory canal mass

外耳湿疹　eczema of external ear

外淋巴瘘　perilymphatic fistula

外伤性喉蹼　traumatic laryngeal web　［又称］创伤性喉蹼△

外周前庭性自发性眼震　peripheral vestibular spontaneous nystagmus

完全性颈瘘　complete fistula cervicalis

伪聋　simulated deafness

萎缩性鼻炎　atrophic rhinitis

萎缩性喉炎　atrophic laryngitis

萎缩性咽炎　atrophic pharyngitis

位置性眩晕　positional vertigo

位置性眼震检查　positional nystagmus test

胃食管癔球　gastroesophageal globus hystericus

蜗窗闭锁　fenestra cochleae atresia

蜗窗畸形　fenestra cochleae deformity/malformation

无鼻畸形　arhinia

息肉样鼻炎　polypoid rhinitis

下颌骨齿釉质瘤　tumor of mandibular tooth enamel

下颌骨恶性肿瘤　mandibular malignant tumor

下颌骨继发恶性肿瘤　mandibular secondary malignant tumor

下颌骨良性肿瘤　mandibular benign tumor

下颌结核　mandibular tuberculosis

下颌开放性损伤　open injury in mandible

下咽癌　hypopharyngeal cancer

下咽部良性肿瘤　benign tumor of hypopharynx　［又称］下咽良性肿瘤△

下咽后壁癌　posterior hypopharyngeal carcinoma

下咽后壁恶性肿瘤　malignant neoplasm of posterior wall of hypopharynx

下咽后壁继发恶性肿瘤　secondary malignant neoplasm of posterior wall of hypopharynx

下咽继发恶性肿瘤　secondary malignant neoplasm of hypopharynx

下咽狭窄　hypopharynx stenosis　［又称］喉咽部狭窄△

下咽原位癌　laryngopharyngeal carcinoma in situ

先天性鼻部错构瘤　congenital nasal hamartoma　［又称］鼻错构瘤△

先天性鼻窦壁异常　congenital abnormal sinus wall

先天性鼻发育不良　congenital nasal dysplasia　［又称］鼻发育不良△

先天性鼻肥大　congenital hypertrophy of nose

先天性鼻畸形　congenital nose deformity

先天性鼻尖畸形　congenital malformation of apex nasi

先天性鼻切迹　congenital nasal incisure

先天性鼻赘　congenital appendage of nose,congenital rhinophyma

先天性胆脂瘤　congenital cholesteatoma

先天性副鼻　congenital accessory nasal

先天性喉闭锁　congenital atresia of larynx

先天性喉角化症　congenital laryngeal keratosis

先天性喉裂　congenital cleft larynx

先天性喉囊肿　congenital laryngeal cyst

先天性喉软骨畸形　congenital malformation of laryngeal cartilage

先天性喉狭窄　congenital stenosis of larynx

先天性喉小囊囊肿　congenital cyst of laryngeal saccule

先天性后鼻孔闭锁　congenital atresia of posterior naris

先天性环状软骨后裂　congenital posterior cleft of cricoid cartilage

先天性会厌裂　congenital fissure of epiglottis

先天性颈瘘　congenital cervical fistula

先天性面部错构瘤　congenital facial hamartoma

先天性内耳畸形　congenital inner ear malformation

先天性皮样囊肿和瘘管　congenital dermoid cyst and fistula

先天性气管闭锁　congenital atresia of trachea

先天性气管畸形　congenital deformity of trachea

先天性气管扩张　congenital dilatation of trachea

先天性气管狭窄　congenital stenosis of trachea

先天性鳃裂瘘管　congenital branchial fistula

先天性舌根囊肿　congenital lingual cyst

先天性声门下狭窄　congenital subglottic stenosis

先天性声门下血管瘤　congenital subglottic hemangioma

先天性食管闭锁或狭窄　congenital atresia of esophagus,congenital stenosis of esophagus

先天性头颈部动静脉瘘　congenita head-neck arteriovenous fistula

先天性外鼻畸形　congenital malformation of external nose

先天性外鼻缺损　congenital defect of external nose

先天性外耳道闭锁　congenital atresia of external auditory canal

先天性小喉　congenital small larynx

先天性咽囊　congenital pharyngeal pouch　［又称］咽囊囊肿△

涎石病　sialolithiasis　［又称］涎石症△

涎腺病　salivary gland disease　［又称］唾液腺病△

涎腺导管癌　salivary duct carcinoma

涎腺导管结石　salivary duct calculi

涎腺导管瘘　fistula of salivary duct　［又称］涎腺瘘△

涎腺导管阻塞　salivary duct obstruction

涎腺恶性混合瘤　malignant mixed tumor of salivary gland

涎腺恶性淋巴上皮病变　malignant lymphoepithelial lesion of salivary gland

涎腺恶性肿瘤　salivary gland malignant tumor　［又称］唾液腺恶性肿瘤△

涎腺管扩张　salivary duct expansion

涎腺坏死性肉芽肿　necrotizing granuloma of salivary gland

涎腺混合瘤　mixed tumor of salivary gland

涎腺交界性肿瘤　borderline tumor of salivary gland

涎腺良性肥大　salivary gland benign hypertrophy

涎腺良性肿瘤　benign tumor of salivary gland

涎腺囊肿　sialocele

涎腺黏液表皮样癌　mucoepidermoid carcinoma of salivary gland

涎腺乳头状囊腺癌　papillary cystadenocarcinoma of salivary gland

涎腺上皮-肌上皮癌　epithelial myoepithelial carcinoma of salivary gland

涎腺萎缩　atrophy of salivary gland

涎腺腺癌　salivary gland adenocarcinoma

涎腺腺泡细胞癌　acinar cell carcinoma of salivary gland

涎腺腺样囊性癌　adenoid cystocarcinoma of salivary gland

涎腺炎　sialadenitis　［又称］唾液腺炎△

腺样体恶性肿瘤　adenoid malignant tumor

腺样体肥大　adenoid hypertrophy

橡皮鼻　rubber nose

小儿急性喉炎　acute laryngitis in children

小涎腺恶性肿瘤　glandulae salivariae minores malignant neoplasm

小涎腺混合瘤　glandulae salivariae minores mixed tumor

小涎腺交界性肿瘤　glandulae salivariae minores borderline tumor

嗅神经母细胞瘤　olfactory neuroblastoma

悬雍垂恶性肿瘤　malignant neoplasm of uvula

悬雍垂继发恶性肿瘤　uvula secondary malignant tumor

悬雍垂良性肿瘤　benign tumor of uvula

眩晕　vertigo

血鼓室　hemotympanum

血管瘤　hemangioma

血管性耳鸣　vascular tinnitus

血管性声带炎　vascular vocal corditis

血行性迷路炎　blooded labyrinthitis

牙根囊肿　radicular cyst

牙骨质化纤维瘤　cementifying fibroma

牙龈恶性肿瘤　malignant tumor of gingiva

牙源性囊肿　odontogenic cyst

亚急性甲状腺炎　subacute thyroiditis　［又称］德奎尔万甲状腺炎△, de Quervain 甲状腺炎△

咽、喉、鼻腔血管瘤　pharynx, larynx, nasal hemangioma

咽白喉　pharyngeal diphtheria

咽瘢痕性狭窄　cicatricial stricture of pharynx　［又称］瘢痕性咽狭窄△

咽闭锁　pharyngeal atresia

咽扁桃体恶性肿瘤　malignant neoplasm of pharyngeal tonsil

咽扁桃体继发恶性肿瘤　secondary malignant neoplasm of pharyngeal tonsil　［又称］扁桃体继发恶性肿瘤△

咽部交界性肿瘤　borderline tumor of pharynx

咽部淋巴结肿大　pharyngeal lymph node enlargement

咽部血管瘤　pharyngeal hemangioma

咽部肿物　pharyngeal tumor

咽部灼伤　burn of pharynx　［又称］咽化学性烧伤△

咽挫伤　contusion of pharynx

咽淀粉样变性　amyloidosis of pharynx

咽恶性肿瘤　pharyngeal malignant neoplasm

咽鼓管癌　eustachian tube malignant neoplasm

咽鼓管功能不良　dysfunction of eustachian tube

咽鼓管继发恶性肿瘤　secondary malignant neoplasm of eustachian tube

咽鼓管异常开放症　patulous eustachian tube　［又称］咽鼓管开放症△

咽喉挫伤　contusion of laryngopharynx

咽喉继发恶性肿瘤　secondary malignant neoplasm of laryngopharynx

咽喉溃疡　ulcer of laryngopharynx

咽喉炎　pharyngolaryngitis

咽后壁恶性肿瘤　postpharyngeal malignant tumor

咽后继发恶性肿瘤　secondary malignant tumor of retropharyngeal

咽肌痉挛　pharyngismus

咽肌麻痹　pharyngolysis

咽继发恶性肿瘤　secondary malignant tumor of pharynx

咽角化症　pharyngeal keratosis

咽结膜热　pharyngoconjunctival fever

咽开放性损伤　open injury of pharynx　［又称］开放性咽部损伤△

咽良性肿瘤　benign tumor of pharynx

咽麻痹　pharyngoparalysis

咽囊肿　pharyngeal cyst

咽内异物　foreign body in pharynx

咽脓肿　pharyngeal abscess

咽旁颞下良性肿瘤　parapharyngeal infratemporal benign tumor

咽旁脓肿　parapharyngeal abscess

咽旁隙感染　infection in parapharyngeal space　［又称］咽旁间隙感染△

咽憩室　pharyngeal diverticulum

咽神经症　neurosis of pharynx

咽峡炎　angina

咽下部囊肿　hypopharyngeal cyst

咽腺型土拉菌病　pharyngeal gland tularemia

咽炎　pharyngitis

咽隐窝恶性肿瘤　pharyngeal recess malignant neoplasm

咽原位癌　pharyngeal carcinoma in situ

咽真菌病　pharyngomycosis

咽中线隐窝囊肿　cyst of pharyngeal median line recess

岩锥炎　petrositis

药物性鼻炎　medicamentous rhinitis

一期鼻梅毒　stage 1 of nasal syphilis

医源性的声门下狭窄　iatrogenic subglottic stenosis

移位耳　displaced ear

遗传性聋　hereditary deafness

乙状窦骨壁缺损　sigmoid sinus bone defect

乙状窦憩室　sigmoid sinus diverticulum

乙状窦血栓性静脉炎　thrombophlebitis of sigmoid sinus

异位甲状腺　ectopic thyroid

异物性食管穿孔　esophageal perforation by foreign body

翼腭窝恶性肿瘤　malignant neoplasm of pterygopalatine fossa

龈沟继发恶性肿瘤　secondary malignant neoplasm of gingival sulcus

隐耳　cryptotia

隐匿性迷路炎　latent labyrinthitis

隐匿性乳突炎　latent mastoiditis

隐性扁桃体结核　recessive tonsilla tuberculosis

隐性唇裂　latent cleft lip

婴儿喉痉挛　infantile laryngeal spasm

鹰钩鼻　aquiline nose

硬腭恶性肿瘤　malignant neoplasm of hard palate

幼年型喉乳头状瘤　juvenile laryngeal papilloma

语后聋　postlingual deafness

原发性气管肿瘤　primary tumor of trachea

圆柱瘤　cylindroma

猿耳　macacus ear

噪声性聋　noise induced hearing loss, noise induced deafness　［又称］噪音性耳聋△

粘连性中耳炎　adhesive otitis media

招风耳　lop ear

真菌球　fungal ball

真菌性鼻窦炎　fungal sinusitis

砧骨固定　fixation of incus

砧骨畸形　incus deformity

枕骨良性肿瘤　benign tumor of occipital bone

支气管鼻窦炎　bronchosinusitis

支气管静脉曲张　bronchial venous varix

职业性鼻炎　occupational rhinitis

职业性喉炎　occupational laryngitis

中耳癌　malignant neoplasm of middle ear

中耳畸形　middle ear deformity

中耳继发恶性肿瘤　secondary malignant neoplasm of middle ear

中耳交界性肿瘤　borderline tumor of middle ear

中耳原位癌　carcinoma in situ of middle ear

中枢性喉麻痹　central laryngeal paralysis

中枢性面瘫　central facial paralysis

中枢性自发性眼震　central spontaneous nystagmus

中毒性眩晕　toxic vertigo

周围性喉麻痹　peripheral laryngeal paralysis

周围性面瘫　peripheral facial paralysis

自身免疫性聋　autoimmune deafness
综合征性聋　syndromic deafness
阻塞型睡眠呼吸暂停低通气综合征　obstructive sleep apnea hypop-
nea syndrome
阻塞性鼻窦炎　obstructive sinusitis
阻塞性腮腺炎　obstructive parotitis

2.2　症状体征名词

Bell 征　Bell's sign
Mackler 三联征　Mackler's triad
Schwartze 征　Schwartze sign
鼻道狭窄　rhinostenosis
鼻后滴漏　postnasal drip
鼻睫神经痛　nasociliary neuralgia
鼻梁压迫感　oppressive feeling of nasal bridge
鼻漏　rhinorrhea
鼻腔恶臭　nasal offensive odor
鼻腔反流　nasal regurgitation
鼻塞　nasal obstruction
鼻痛　rhinalgia
鼻小柱过宽　nasal columella broaden
鼻痒　rhinocnesmus
鼻粘连　nasal synechia
闭塞性鼻音　closed rhinolalia
垂体受累症状　pituitary suffers symptom
唇读　lip-reading
打鼾　snore
蝶腭神经痛　sphenopalatine neuralgia
额窦区痛　metopantralgia
恶心、呕吐　nausea and vomiting
耳漏　otorrhea
耳闷　aural fullness
耳鸣　tinnitus
耳痛　otalgia
耳痒　ear itching
二度呼吸困难　degree Ⅱ dyspnea
发声过强　supraenergetic phonation
发声过弱　subenergetic phonation
发声困难　dysphonia
发声无力　phonasthenia
发音含糊不清　vague pronunciation
发音震颤　tremulous pronunciation
反射性咳嗽　reflex cough
肺源性呼吸困难　pulmonary dyspnea
复视　diplopia
复听　diplacusia
共济失调　ataxia
鼓膜充血　tympanic membrane hyperemia
鼓膜增厚　tympanic membrane thickening
喉部刺痛、烧灼感　tingling, burning sensation of throat
喉喘鸣　laryngeal stridor
喉梗阻　laryngeal obstruction
喉上神经痛　superior laryngeal neuralgia
喉痛　laryngalgia
喉下垂　laryngoptosis
喉异感症　paresthesia laryngis
喉阻塞　laryngeal obstruction
呼气性喘鸣　expiratory stridor
呼气性呼吸困难　expiratory dyspnea
呼吸困难　dyspnea

呼吸时吹哨声　whistling with breathing
会厌分叉　bifid epiglottis
会厌过长　epiglottis mecism
会厌缺失　absent epiglottis
混合性呼吸困难　mixed dyspnea
肌病性呼吸困难　myopathia dyspnea
间歇性喉部疼痛　intermittent pain in the throat
间歇性声嘶　intermittent hoarseness
茎突过长　elongated styloid process
颈部包块　cervical mass
痉挛性发声困难　spasmodic dysphonia
痉挛性发音　spasmodic voice
痉挛性呼吸困难　spasmodyspnea
卡哈切迹　Carhart notch
开放性鼻音　rhinolalia aperta
客观性耳鸣　objective tinnitus
口吃　stuttering
眶上神经痛　supraorbital neuralgia
眶下淤血　infraorbital congestion
流脓涕　supprative nasal discharge
面颊麻木、酸胀　cheek numbness and swelling
男性女声　falsetto
脑干受压症状　brainstem pressing symptom
女性男声　androglossia
喷嚏　sneeze
气管痛　trachealgia
器官性发声不良　olophonia
前庭中枢性眩晕　central vestibular vertigo
前庭周围性眩晕　peripheral vestibular vertigo
腮腺包块　parotid gland lump
三凹征　three depression sign
三度呼吸困难　degree Ⅲ dyspnea
筛前神经痛　anterior ethmoidal neuralgia
上颌窦痛　antrodynia
神经性呼吸困难　dyspneoneurosis
失声　aphonia
视觉障碍　dysopia
视力丧失　vision loss
睡眠打鼾　sleep snoring
四凹征　four depression sign
四度呼吸困难　degree Ⅳ dyspnea
听觉过敏　hyperacusis
听力下降　hearing loss
头晕　dizziness
吞咽困难　dysphagia
外鼻畸形　dysmorphosis of external nose
外耳道流脓　external auditory canal with pus
外耳道瘙痒　external auditory canal itch
外耳道血性分泌物　external auditory canal with bloody discharge
吸气性喘鸣　inspiratory stridor
吸气性呼吸困难　inspiratory dyspnea
吸气性软组织凹陷　inspiratory soft tissue depression

涎液分泌过少　spittle hyposecretion
腺样体面容　adenoid face
心源性呼吸困难　cardiac dyspnea
嗅觉倒错　parosmia
嗅觉过敏　hyperosmia
嗅觉减退　hyposmia
嗅觉丧失　anosmia
悬雍垂过长　elongated uvula
悬雍垂裂　staphyloschisis,bifid uvula
悬雍垂下垂　staphyloptosis
血性痰　bloody sputum　［又称］血痰△
血源性呼吸困难　hematogenous dyspnea
咽部出血　pharyngeal hemorrhage
咽部感觉减退　pharyngeal hypesthesia
咽痛　pharyngalgia
咽异物感　sensation of foreign body in pharynx
言语含糊不清　slurred speech
岩尖综合征　syndrome of petrous apex

眼部胀痛　eye swelling pain
眼球内陷　enophthalmos
一度呼吸困难　degree Ⅰ dyspnea
癔症性呼吸困难　hysterical dyspnea
癔症性失声　hysterical aphonia　［又称］癔症性失语△
婴儿型会厌　infantile epiglottis
婴幼儿喉喘鸣　laryngeal stridor in infant
原发性打鼾　primary snoring
张口、咀嚼时跳动性耳痛　beating ear pain when mouth chewing
张口呼吸　mouth breathing
枕部、额部胀痛　occipitalia,frontal part swelling pain
中耳积液　middle ear effusion
中毒性呼吸困难　toxic dyspnea
主观性耳鸣　subjective tinnitus
自发性眼震　spontaneous nystagmus
自觉鼻与鼻咽部干燥　consciously dry nose and nasopharynx
自听增强　autophonia

2.3　手术操作名词

Caldwell Luc 入路(柯 - 陆氏入路,尖牙窝入路)　Caldwell Luc approach
Draf Ⅰ型手术　Draf Ⅰ surgery
Draf Ⅱ a 型手术　Draf Ⅱ a surgery
Draf Ⅱ b 型手术　Draf Ⅱ b surgery
Draf Ⅲ型手术　Draf Ⅲ surgery
Le Fort 1 截骨术　Le Fort 1 osteotomy
Messerklinger 技术　Messerklinger technique
Piston 修正术　revision of Piston prosthesis implantation
Piston 植入术　Piston prosthesis implantation
Wigand 技术　Wigand technique
半规管阻塞术　semicircular canal occlusion
半喉切除术　hemilaryngectomy
伴乳突开放术的鼓室成形术　tympanoplasty with mastoidectomy
鼻部分切除术　partial nasal resection
鼻侧切开术　lateral rhinotomy
鼻重建术　nasal reconstruction
鼻重建修正术　nasal reconstruction revision
鼻唇沟成形术　rhinochiloplasty
鼻 - 唇瘘管切除术　nose-lip fistulectomy
鼻唇皮瓣鼻成形术　nasolabial flap rhinoplasty
鼻电凝止血　electric coagulation for nasal hemostasis
鼻窦切开异物取出术　sinuotomy foreign body extraction
鼻窦微创手术　minimally invasive sinus technique
鼻窦造口术　sinus fistula surgery
鼻骨骨折闭合复位术　closed reduction surgery of nasal bone fracture
鼻骨骨折切开复位术　open reduction surgery of nasal bone fracture
鼻甲部分切除术　partial turbinectomy surgery
鼻甲成形术　turbinoplasty surgery
鼻甲激光消融术　turbinate laser ablation surgery
鼻甲冷冻切除术　turbinate frozen resection surgery
鼻甲射频消融术　turbinate radiofrequency ablation surgery
鼻甲微波烧灼术　turbinate microwave cauterization surgery
鼻甲消融术　turbinate ablation surgery
鼻尖成形术　nasal tip plasty
鼻泪管激光探通插管术　laser probing of nasolacrimal duct intubation
鼻冷冻止血术　nasal freezing and hemostasis surgery
鼻内病损激光烧灼术　intranasal laser ablation lesion surgery

鼻内病损切除术　resection of nasal lesion
鼻内镜泪囊鼻腔造口术　nasal endoscopic dacryocystorhinostomy
鼻内镜下上颌窦根治术　nasal endoscopic maxillary sinus radical operation
鼻内镜下上颌窦开放术　nasal endoscopic maxillary sinostomy
鼻内镜下腺样体消融术　nasal endoscopic adenoid ablation
鼻黏膜切除止血术　nasal mucosal resection hemostasia
鼻皮肤病损切除术　resection of nasal skin lesion
鼻前庭病损切除术　resection of nasal vestibular lesion
鼻前庭囊肿切除术　nasal vestibular cyst excision
鼻腔扩张术　dilatation of nasal cavity
鼻腔缩窄术　constriction surgery of nasal cavity
鼻腔异物取出术　extraction of nasal foreign body
鼻腔粘连松解术　nasal adhesiolysis
鼻切开探查术　nasal incision surgical exploration
鼻切开异物取出术　nose incision and foreign body removal
鼻切开引流术　incision and drainage of nose
鼻清创术　debridement of nose
鼻软骨切开术　incision of nasal cartilage
鼻死骨切除术　excision of inactivity nasal bone
鼻外入路额窦开放术　external nasal approach frontal sinusotomy
鼻小柱成形术　nasal columella plasty
鼻咽闭锁矫正术　correction of nasopharyngeal atresia
鼻咽病损切除术　nasopharyngeal lesion excision
鼻咽扩张术　nasopharynx dilation
鼻咽瘘管切除术　nasopharyngeal fistula resection
鼻翼成形术　nasal alar plasty
鼻正中瘘切除术　nasal central fistula resection
鼻植皮术　nasal skin grafting
鼻植入物取出术　nasal implant removal
鼻中隔病损激光烧灼术　nasal septum lesion laser ablation
鼻中隔成形术　rhinoseptoplasty
鼻中隔穿孔修补术　repair of septal perforation
鼻中隔入路　nasal septum approach
鼻中隔软骨移植术　nasal septal cartilage transplantation
扁桃残体切除术　excision of tonsil stump
扁桃体伴腺样体切除术　adenoidectomy and tonsillectomy

扁桃体病损切除术　excision of tonsil lesion
扁桃体病损射频消融术　tonsillectomy by radiofrequency
扁桃体剥离法　tonsillectomy by dissection
扁桃体激光切除术　tonsillectomy by laser
扁桃体挤切法　tonsillectomy by guillotine
扁桃体脓肿引流术　drainage of abscess of tonsil
扁桃体切除术　tonsillectomy
扁桃体术后出血　bleeding after tonsillectomy
扁桃体周围脓肿引流术　drainage of peritonsillar abscess
不伴乳突开放术的鼓室成形术　tympanoplasty without mastoidectomy
部分人工听骨植入术　partial ossicular replacement prostheses implant
部分咽切除术　partial pharyngectomy
残余喉切除术　remnant laryngectomy
残余甲状腺切除术　residual thyroid resection
侧颅底肿瘤切除术　lateral skull base tumor resection
查尔斯手术　Charles surgery　［又称］淋巴水肿矫正术△
垂直喉切除术　vertical laryngectomy
带蒂皮瓣断蒂术　pedicle division of pedicle skin flap
带蒂皮瓣徙前术　pedicle skin flap advancement
带蒂皮瓣修复术　pedicle skin flap repairing
带蒂皮瓣移植术　pedicle skin flap grafting
单侧甲状腺部分切除术　unilateral thyroid partial excision
单侧甲状腺次全切除术　unilateral thyroid subtotal excision
单侧甲状腺切除术　unilateral thyroid excision
单纯淋巴结切除术　simple lymphadenectomy
单纯乳突开放术　simple mastoidectomy
镫骨底板开窗术　fenestration of stapes footplate
镫骨撼动术　stapediolysis
镫骨切除术　stapedectomy
蝶窦开放术　sphenoidostomy
蝶腭神经节切除术　sphenopalatine ganglionectomy
断耳再植术　replantation of amputated ear surgery
额部皮瓣鼻重建术　forehead flap nasal reconstruction
额窦病损切除术　excision of lesion of frontal sinus
额颞 - 眶颧入路　frontotemporal-orbitozygomatic approach
腭咽弓延长成形术　lengthening of palatopharyngeal arch
腭咽手术　palate pharyngeal surgery
耳郭成形术　pinnaplasty
耳蜗球囊切开术　cochleosacculotomy
二期耳郭成形术　second-stage pinnaplasty
发音重建术　reconstruction of pronunciation
副神经 - 舌下神经吻合术　accessory-hypoglossal anastomosis
改良乳突根治术　modified radical mastoidectomy
根治性颈清扫术　radical neck dissection
根治性舌切除术　radical glossectomy
根治性手术　radical surgery
功能性鼻内镜鼻窦手术　functional endoscopic sinus surgery，FESS
钩突切除术　uncinectomy
骨锚式助听器植入术　bone anchored hearing aid implantation
骨桥植入术　bone bridge implantation
鼓膜成形术　myringoplasty
鼓膜穿刺术　tympanocentesis
鼓膜切开术　myringotomy
鼓膜切开置管术　myringotomy with grommet insertion
鼓膜造孔术　tympanostomy
鼓膜置管取出术　tympanostomy tube remove
鼓室成形术　tympanoplasty
鼓室入路颈静脉球体瘤切除术　glomus jugular tumour resection via tympanum approach
鼓室探查术　exploratory tympanotom
管状皮瓣移植术　tubular skin flap transplantation
海绵窦脑膜瘤切除术　removal of cavernous sinus meningioma
海绵窦入路　cavernous sinus approach
颌下淋巴结清扫术　submaxillary lymph node dissection

喉病损切除术　excision of lesion of larynx
喉部分切除术　partial laryngectomy
喉插管术　laryngeal catheterization
喉成形术　laryngoplasty
喉垂直部分切除术　vertical partial laryngectomy
喉次全切除术　subtotal laryngectomy
喉单纯扩张术　simple dilatation of larynx
喉额侧部分切除术　forehead side laryngectomy
喉返神经解剖术　recurrent laryngeal nerve dissection
喉返神经切断术　recurrent laryngeal nerve amputation
喉返神经探查术　recurrent laryngeal nerve exploration
喉环状软骨上部分切除术　supracricoid partial laryngectomy
喉甲状软骨修补术　repair of thyroid cartilage of larynx
喉近全切除术　subtotal laryngectomy
喉扩大垂直部分切除术　extended vertical partial laryngectomy
喉扩大声门上水平切除术　extended supraglottic-horizontal laryngectomy
喉裂开声带切除术　cordectomy via laryngofissure
喉裂开术　laryngofissure
喉瘘闭合术　closure of fistula of larynx
喉囊肿造袋术　laryngeal cyst marsupialization
喉内异物取出术　removal of foreign body in larynx
喉气管成形术　laryngotracheoplasty
喉 - 气管瘘管切除术　laryngotracheal fistula resection
喉切除术　laryngectomy
喉切开术　laryngotomy
喉切开探查术　incision and exploration of larynx
喉全切除伴根治性淋巴结清扫术　total removal of larynx with radical lymph node dissection
喉全切除术　total laryngectomy
喉软骨骨折修补术　repair of laryngeal cartilage fracture
喉软骨固定术　fixation of laryngeal cartilage
喉软骨切除术　excision of laryngeal cartilage
喉声门上水平部分切除术　supraglottic-horizontal partial laryngectomy
喉水平垂直部分切除术　horizontal vertical partial laryngectomy
喉咽切除术　laryngopharyngectomy
喉支架取出术　removal of laryngeal stent
喉支架调整术　laryngeal stent adjustment
喉支架置换术　laryngeal stent replacement
喉支架置入术　laryngeal stent implantation
后鼻孔填塞止血　posterior nasal packing hemostasis
后鼓室切开术　posterior tympanotomy
环甲膜切开术　cricothyroid laryngotomy
环咽肌切开术　cricopharyngeal myotomy
环咽憩室切除术　cricopharyngeal diverticulectomy
环状软骨骨折　fracture of cricoid cartilage
环状软骨上喉部分切除术　partial excision of larynx upon cricoid cartilage
环状软骨舌骨固定术　cricoid cartilage hyoid bone fixation
环状软骨舌骨会厌固定术　cricoid cartilage hyoepiglottic fixation
会厌病损切除术　excision of lesion of epiglottis
会厌切除术　epiglottidectomy
计算机辅助内镜鼻窦手术　computer-aided endoscopic sinus surgery
甲状旁腺病损切除术　excision of lesion of parathyroid
甲状旁腺部分切除术　partial parathyroidectomy
甲状旁腺全部切除术　complete parathyroidectomy
甲状旁腺探查术　parathyroid gland exploration
甲状旁腺自体移植术　parathyroid gland autoplasty
甲状软骨成形术　thyroplasty
甲状舌管瘘切除术　thyroglossal fistula excision
甲状舌管切除术　excision of thyroglossal duct or tract
甲状腺病灶切除术　thyroid lesion excision
甲状腺动脉结扎术　thyroid artery ligation
甲状腺改良根治术　thyroid modified radical operation

甲状腺根治术　radical operation of thyroid
甲状腺结节切除术　thyroid nodule excision
甲状腺切开探查术　thyroid incision exploratory surgery
甲状腺切开引流术　thyroid incision and drainage
甲状腺全切术　total thyroidectomy
甲状腺术后探查止血术　exploratory hemostasis after thyroid surgery
甲状腺峡部横断术　transection of isthmus of thyroid gland
甲状腺峡部切除术　excision of isthmus of thyroid gland
甲状腺腺叶次全切除术　subtotal lobectomy of thyroid gland
甲状腺腺叶切除伴甲状腺峡部切除术　thyroid lobectomy with resection of thyroid isthmus
甲状腺腺叶切除术　thyroid lobectomy
甲状腺自体移植术　autologous transplantation of thyroid gland
筋膜皮瓣移植术　fasciocutaneous flap transplantation
紧急气管切开术　emergency tracheotomy
经鼻眶减压术　transnasal orbital decompression
经鼻内镜下改良 Lothrop 术　transnasal endoscopic modified Lothrop procedure
经鼻入路垂体瘤切除术　transnasal pituitary tumor resection
经蝶窦入路　transsphenoidal approach
经耳囊入路　trans-otic capsule approach
经肌肉声带切除术　transmuscular cordectomy
经口腔入路　transoral approach
经迷路入路　translabyrinthine approach
经面入路　transfacial approach
经面入路面中部揭翻术　midface-inversion surgery via facial approach
经颞下窝入路颈静脉球体瘤切除术　glomus jugular tumor resection via infratemporal fossa approach
经筛窦及扩大经筛窦　transethmoidal and extended transethmoidal
经中鼻道上颌窦开放术　trans-middle nasal meatal maxillary sinostomy
颈部皮肤部分切除术　partial resection of skin of neck
颈部食管造口术　cervical esophagostomy
颈部探查术　neck exploratory surgery
颈部异物取出术　neck foreign body removal
颈部纵隔镜术　cervical mediastinoscopy
颈动脉部分切除伴吻合术　partial resection of carotid artery with anastomosis
颈改良性清扫术　modified neck dissection
颈功能型清扫术　functional form neck dissection
颈交感神经切断术　neck sympathetic nerve amputation
颈静脉结扎术　jugular vein ligation
颈静脉孔病损切除术　excision lesion of jugular foramen
颈静脉瘤切除术　jugular vein tumour excision
颈淋巴结根治性清扫术　lymphonodi cervicales radical dissection
颈内动脉成形术　internal carotid arterioplasty
颈内动脉结扎术　internal carotid ligation
颈内动脉瘤破裂止血术　hemostasis of internal carotid aneurysm rupture bleeding
颈内静脉结扎术　jugular vein ligation
颈前静脉结扎术　cervical anterior jugular vein ligation
颈区域性清扫术　selective neck dissection
颈深部淋巴结切除术　deep neck lymph node excision
颈神经病损切除术　neck neurological damage excision
颈外动脉结扎术　external carotid artery ligation
颈外动脉结扎止血术　external carotid artery ligation and hemostasis
颈总动脉部分切除伴颈总 - 颈内动脉人工血管搭桥术　partial resection of carotid artery with carotid-internal carotid artery artificial blood vessel bypass surgery
颈总动脉结扎术　common carotid artery ligation
开放式乳突改良根治术　open modified radical mastoidectomy
空蝶鞍填塞术　empty sella packing
眶切开术伴眶植入物植入术　orbitotomy with orbital implantation
眶外侧壁切开术　lateral orbitotomy
扩大额下入路　extended subfrontal approach

扩大后鼓室切开术　extended posterior tympanotomy
扩大经蝶窦入路　extended transsphenoidal approach
扩大迷路后入路　extended retrolabyrinthine approach
扩大乳突根治术　extendedradical mastoidectomy
肋软骨耳郭成形术　costal cartilage auricle plasty
泪囊鼻腔吻合术　dacryorhinocystostomy
淋巴干 - 小静脉吻合术　lymph trunk-venule anastomosis
淋巴管 - 静脉吻合术　lymphatic-vein anastomosis
淋巴管瘤注射术　lymphangioma injection
淋巴管瘘结扎术　lymphatic fistula ligation
淋巴管瘘切除术　lymphatic fistula excision
淋巴管瘘粘连术　lymphatic fistula adhesion
颅底重建　skull base reconstruction
颅骨切开术　craniotomy
颅颌面联合切除手术　combined craniomaxillofacial resection
颅眶颧入路　cranio-orbito-zygomatic approach
颅中窝入路　middle cranial fossa approach
颅中窝入路前庭神经支切断术　vestibular nerve transection via middle cranial fossa approach
迷路后入路　retrolabyrinthine approach
迷路后入路前庭神经支切断术　vestibular nerve transection via retro-labyrinthine approach
面部移位入路　facial translocation approach
面 - 舌下神经吻合术　facial-hypoglossal nerve anastomosis
面神经病损切除术　facial nerve lesion excision
面神经 - 副神经吻合术　facial nerve-accessory nerve anastomosis
面神经减压术　facial nerve decompression
面神经切断术　facial nerve amputation
面神经手术　facial nerve surgical
面神经探查术　facial nerve exploratory surgery
面神经吻合术　facial nerve anastomosis
面神经移位术　rerouting of facial nerve
面神经移植术　transplantaion of facial nerve
脑脊液鼻漏修补术　repair of cerebrospinal fluid nasal fistula
脑脊液耳漏修补术　repair of cerebrospinal fluid otorrhea
内镜经鼻入路　endoscopic approach, endonasal
内镜视神经管减压术　endoscopic decompression of optic nerve canal
内镜手术　endoscopic surgery
内镜下鼻窦活组织检查　endoscopic sinus biopsy
内镜下鼻甲部分切除术　endoscopic partial resection of turbinate
内镜下鼻甲成形术　endoscopic turbinoplasty, endoscopic plasty of turbinate
内镜下鼻甲切除术　endoscopic resection of turbinate
内镜下鼻泪管吻合术　endoscopic anastomosis of nasolacrimal duct
内镜下鼻内病损切除术　endoscopic resection of nasal lesions
内镜下鼻腔鼻窦内翻性乳头状瘤切除术　ehdoscopic surgery of nasal and paranasal sinus inverted papilloma
内镜下鼻腔粘连松解术　endoscopic nasal adhesiolysis
内镜下鼻微波烧灼止血术　endoscopic microwave nasal burning hemostasis
内镜下鼻息肉切除术　endoscopic nasal polypectomy
内镜下鼻咽血管纤维瘤切除术　endoscopic resection of nasopharyngeal angiofibroma
内镜下鼻中隔鼻成形术　endoscopic septorhinoplasty surgery, endoscopic plasty of nasal septum
内镜下鼻中隔黏膜划痕术　endoscopic mucosal scratch surgery of nasal septum
内镜下鼻中隔黏膜下部分切除术　endoscopic submucosal partial resection of nasal septum
内镜下鼻中隔黏膜下切除术　endoscopic submucosal resction surgery of nasal septum
内镜下扁桃体切除术　endoscopic tonsillectomy
内镜下残余腺样体切除术　endoscopic excision of residual adenoid
内镜下单侧甲状腺切除术　endoscopic unilateral thyroidectomy

内镜下电凝止血术　endoscopic electric coagulation hemostasis surgery

内镜下蝶窦病损切除术　endoscopic sphenoid sinus lesion resection surgery

内镜下蝶窦开窗术　endoscopic sphenoid sinus fenestration surgery

内镜下多个鼻窦开窗术　endoscopic multiple sinuses fenestration surgery

内镜下额窦病损切除术　endoscopic frontal sinus lesion resection surgery

内镜下额窦开放术　endoscopic frontal sinus fenestration surgery

内镜下钩突切除术　endoscopic uncinate resection surgery

内镜下甲状旁腺病损切除术　endoscopic excision of lesion of parathyroid gland

内镜下甲状腺病损切除术　endoscopic excision of lesion of thyroid gland

内镜下甲状腺部分切除术　endoscopic partial thyroidectomy

内镜下甲状腺次全切除术　endoscopic subtotal thyroidectomy

内镜下经鼻额窦开放术　transnasal endoscopic frontal sinusotomy

内镜下经蝶窦翼管神经切断术　endoscopic transsphenoidal vidian neurectomy

内镜下眶减压术　endoscopic decompression of orbit

内镜下泪囊鼻腔吻合术　endoscopic transnasal dacryocystorhinostomy

内镜下泪前隐窝入路上颌窦病损切除术　endoscopic maxillary sinus lesion resection via anterior lacrimal crypt approach

内镜下泪前隐窝入路上颌窦开放术　endoscopic maxillary sinusotomy via anterior lacrimal crypt approach

内镜下气管支气管异物取出术　endoscopic removal of foreign body in trachea and bronchus

内镜下全组鼻窦开窗术　endoscopic pansinuses fenestration surgery

内镜下筛窦病损切除术　endoscopic ethmoidal sinus lesion resection surgery

内镜下筛窦开放术　endoscopic ethmoidostomy

内镜下上颌窦病损切除术　endoscopic maxillary sinus lesion resection surgery

内镜下上颌窦根治术　endoscopic radical maxillary sinusectomy

内镜下上颌窦开放术　endoscopic maxillary sinusotomy

内镜下上颌骨部分切除术　endoscopic partial resection of maxilla

内镜下上颌骨骨折闭合复位术　endoscopic closed reduction of maxillary bone fracture

内镜下声带切除术　endoscopic cordectomy

内镜下视神经管减压术　endoscopic decompression surgery of optic canal

内镜下腺样体切除术　endoscopic adenoidectomy

内镜下腺样体消融术　endoscopic adenoid ablation

内镜下支气管异物取出术　endoscopic bronchial foreign body removal

内淋巴囊分流术　endolymphatic sac drainage

内淋巴囊减压术　endolymphatic sac decompression

颞骨部分 / 次全 / 全切除术　excision of temporal bone parts/subtotal/total

颞骨全切除术　total temporal bone resection

颞骨岩部次全切除术　subtotal petrous bone resection

颞肌瓣填塞术　temporal muscle flap packing

颞筋膜移植术　temporal fascia transplantion

颞下入路　subtemporal approach

颞下窝入路　infratemporal fossa approach

颞下窝入路颈静脉球体瘤切除术　excision of glomus jugular tumor via infratemporal fossa approach

皮瓣清创术　flap debridement

皮肤病损切除术　skin lesion resection

皮肤缝合术　skin suture

皮肤和皮下坏死组织切除清创术　skin and subcutaneous necrotic tissue excision and debridement

皮肤和皮下组织切开引流术　skin and subcutaneous tissue incision and drainage

皮肤和皮下组织异物切开取出术　skin and subcutaneous tissue incision and foreign body removal

皮肤及皮下组织清创术　skin and subcutaneous tissue debridement

皮肤扩张器调整术　skin expander adjustment

皮肤扩张器置入术　skin expander catheterization

皮下带蒂皮瓣移植术　subcutaneous pedicle skin flap transplantation

气管病损激光烧灼术　laser cauterization of lesion of tracheal surgery

气管病损切除术　excision of lesion of trachea

气管部分切除术　partial excision of trachea

气管插管　trachea cannula

气管成形伴人工喉重建术　tracheoplasty and artificial larynx reconstruction

气管成形术　tracheoplasty

气管重建术　trachea reconstruction

气管喉切开术　tracheolaryngotomy

气管镜下气管病损切除术　excision of lesion of trachea under bronchoscope

气管裂开术　tracheofissure

气管裂伤修复术　tracheoschisis repair

气管瘘修补术　tracheal fistula repair

气管切开术　tracheotomy

气管切开套管拔除术　extraction of tracheostomy cannula

气管切开异物取出术　tracheotomy removal of foreign body

气管人工假体置入术　tracheal prosthesis implantation

气管 - 舌骨固定术　trachea-hyoid bone fixation

气管 - 舌骨 - 会厌固定术　trachea-hyoid-epiglottis fixation

气管 - 食管瘘闭合术　closure of trachea and esophagus fistula

气管 - 食管造口术　trachea-esophagus ostomy

气管狭窄松解术　tracheal stenosis release

气管悬吊术　trachea suspension

气管造口封闭术　tracheostoma closure

气管支架置入术　tracheal stent placement

气管支气管异物取出术　tracheal bronchus foreign body removal

前鼻孔成形术　anterior nasal plasty

前鼻孔填塞止血　anterior nasal packing hemostasis

前额面喉切除术　anterior frontal laryngectomy

前连合喉切除术　anterior commissure laryngectomy

前庭神经切断术　vestibular neurotomy

球囊造瘘术　sacculotomy

全部人工听骨植入术　total ossicular replacement prosthesis implantation

全厚皮片移植术　full thickness skin graft

全食管切除术　total esophagectomy

全组蝶窦筛窦开放术及相关步骤　total sphenoethmoidectomy and related procedures

颧颞入路　temporozygomatic approach

人工耳蜗植入术　cochlear implantation

人工耳蜗装置取出术　cochlear remove

人工皮片移植术　artificial skin grafting

人工食管建造术　construction of artificial esophagus

乳突改良根治术　modified radical mastoidectomy

乳突根治术　radial mastoidectomy

乳突开放探查术　mastoid incision exploratory surgery

乳突腔填塞术　mastoid cavity packing

乳突凿开术　Schwartz's operation

乳突植皮术　mastoid skin grafting

腮腺病损切除术　excision of lesion of parotid gland

腮腺部分切除术　partial parotidectomy

腮腺导管探查术　parotid duct exploration

腮腺导管再通术　recanalization of parotid duct

腮腺管吻合术　anastomosis of parotid duct

腮腺浅叶切除术　superficial parotidectomy

腮腺切除术　parotidectomy

腮腺切开引流术　incision and drainage of parotid gland

腮腺深叶切除术　parotidectomy with parotid deep lobe

鳃裂瘘管切除术　excision of branchial fistula

鳃裂囊肿切除术　excision of branchial cleft cyst
三叉神经减压术　nervi trigeminus decompression
三叉神经射频消融术　nervi trigeminus radiofrequency ablation
上鼓室切开术　atticotomy
上颌动脉损扎术　maxillary artery ligation
上颌窦病损切除术　resection surgery of maxillary sinus lesions
上颌窦穿刺冲洗术　puncture and irrigation of maxillary sinus
上颌窦底提升术　maxillary sinus floor elevation
上颌窦根治术　radical maxillary sinusotomy　［又称］Caldwell-Luc 手术△
上颌窦开放术　fenestration surgery of maxillary sinus
上颌窦瘘修补术　repair of maxillary sinus fistula
上颌窦探查术　maxillary sinus exploration
上颌骨部分切除术　partial maxillectomy
上颌骨骨折闭合复位术　closed reduction of maxillary fracture
上颌骨骨折切开复位术　open reduction of maxillary fracture
上颌骨扩大切除术　extended maxillectomy
上颌骨切除术　maxillectomy
上颌骨全部切除术　total maxillectomy
杓状软骨半脱位　arytenoid subluxation
杓状软骨次全切除术　subtotal arytenoidectomy
杓状软骨内侧切除术　medial arytenoidectomy
杓状软骨切除术　arytenoidectomy
杓状软骨全切除术　total arytenoidectomy
杓状软骨脱位　arytenoid dislocation
舌扁桃体切除术　lingual tonsillectomy
舌甲状腺切除术　excision of lingual thyroid
舌下腺切除术　sublingual gland excision
舌下腺切开引流术　sublingual gland incision and drainage
射频喉部病变切除术　laryngeal lesion excision by radiofrequency ablation
声带病损切除术　excision lesion of vocal cord
声带部分切除术　partial excision of vocal cord
声带超窄缘显微外科技术　ultranarrow margin microsurgical technique of vocal cord
声带成形术　vocal cord formation
声带固定术　fixation of vocal cord
声带扩大切除术　extended cordectomy
声带黏膜表皮剥脱术　vocal cord mucosal stripping surgery
声带黏膜下注射术　submucosal injection of vocal cord
声带切除术　cordectomy
声带上皮下切除术　subepithelial cordectomy
声带上移固定术　vocal cord move up fixation
声带完全切除术　total or complete cordectomy
声带粘连松解术　lysis of adhesion of vocal cord
声带注射填充喉成形术　injection augmentation laryngoplasty of vocal cord
声带转位术　transposition of vocal cord
声门扩大术　expansion of glottis
声门上喉切除术　supraglottic laryngectomy
声门下病损烧灼术　subglottic lesion cauterization
声门下血管瘤注药术　injection therapy for subglottic angioma
食管重建术　esophageal reconstruction
食管穿孔修补术　repair of esophageal perforation
食管喉切除术　esophagolaryngectomy
食管镜下食管探条扩张术　bougienage under esophagoscope
食管扩张术　dilation of esophagus
食管逆行性循环扩张术　esophageal retrogressive cyclic dilatation
食管循环扩张术　esophageal cyclic dilatation
视神经减压术　optic nerve decompression
双侧甲状腺腺叶部分切除术　partial excision of bilateral thyroid lobectomy
双侧颈淋巴结根治性清扫术　bilateral radical cervical lymph nodes dissection

听骨链重建术　ossicular chain reconstruction
唾液腺导管切开术　sialaden catheter sectiones
唾液腺造袋术　salivary gland marsupialization
歪鼻鼻成形术　deviated nose rhinoplasty
外半规管开窗术　fenestration of external semicircular canal
外侧颞骨切除　lateral temporal bone resection
外耳道封闭术　occlusion of external auditory canal
外耳道后壁重建术　reconstruction of posterior wall of external auditory canal
外耳道探查术　external auditory canal exploratory surgery
完壁式乳突改良根治术　closed modified radical mastoidectomy
下颌骨部分切除术　partial resection of mandible
下颌骨骨折闭合复位术　closed reduction of mandibular fracture
下颌骨内固定物取出术　removal of internal fixation of mandible
下咽病损切除术　hypopharyngeal lesion resection
下咽部分切除术　partial hypopharyngectomy resection
下咽成形术　hypopharyngoplasty
下咽切除术　excision of laryngeal pharynx
显微喉镜下二氧化碳激光手术　carbon dioxide laser surgery under microsurgical laryngoscope
腺样体切除术　adenoidectomy
星状神经切除术　stellectomy
胸骨旁纵隔镜检查　parasternal mediastinoscopy
胸骨前食管吻合术伴结肠间置术　antesternal esophageal anastomosis with interposition of colon
修正性内镜鼻窦手术　revision endoscopic sinus surgery
修正性人工耳蜗植入术　revision of cochlear implantation
悬雍垂腭咽成形术　uvulopalatopharyngoplasty, UPPP
悬雍垂缝合术　staphylorrhaphy
悬雍垂切除术　staphylectomy
咽部病损激光烧灼术　laser ablation of pharynx lesion
咽部病损切除术　excision of pharyngeal lesion
咽部脓肿切开引流术　incision and drainage of abscess of pharynx
咽部切开探查术　incision and exploration of pharynx
咽成形术　pharyngoplasty
咽鼓管成形术　eustachian tuboplasty
咽鼓管球囊扩张术　balloon dilation of eustachian tube
咽鼓管探查术　exploration of eustachian tube
咽喉食管全切除术　total pharyngolaryngoesophagectomy
咽喉食管全切除咽胃吻合术　total pharyngolaryngoesophagectomy and pharyngogastric anastomosis
咽后壁修补术　postpharyngeal repair
咽扩张术　dilation of pharynx
咽瘘缝合术　suture of pharyngeal fistula
咽瘘切开引流术　incision and drainage of pharyngeal fistula
咽瘘修补术　repair of pharyngeal fistula
咽旁病损切除术　parapharyngeal lesion resection
咽旁间隙病损切除术　excision of lesion of parapharyngeal space
咽旁脓肿引流术　drainage of parapharyngeal abscess
咽憩室切除术　pharyngeal diverticulectomy
咽切开术　pharyngotomy
咽 - 食管瘘切除术　excision of pharyngeal esophageal fistula
咽撕裂缝合术　repair of pharyngeal tearing
乙状窦骨壁修补术　sigmoid sinus wall reconstruction
乙状窦后入路　retrosigmoid approach
乙状窦后入路面神经 / 位听神经 / 舌咽神经减压术　decompression of facial nerve/vestibulocochlear nerve/glossopharyngeal nerve by retrosigmoid approach
乙状窦憩室还纳术　revision of diverticulum of sigmoid sinus
义耳植入术　prosthetic ear implantation
异位甲状旁腺切除术　ectopic parathyroidectomy
异位甲状腺切除术　ectopic thyroid gland excision
翼管神经切除术　vidian neurectomy
硬腭病损广泛切除术　extensive excision of lesion of hard palate

硬性食管镜食管探查／异物取出术　rigid esophagoscope esophageal exploration/foreign body removal

永久性气管切开术　permanent tracheotomy

游离前臂皮瓣鼻重建术　nasal reconstruction with free forearm flap

暂时性气管切开术　temporary tracheostomy

振动声桥植入术　vibrating sound bridge（VSB）implantation

支撑喉镜下喉病损切除术　laryngeal lesion resection under suspension laryngoscope

支撑喉镜下喉成形术　laryngoplasty under suspension laryngoscope

支撑喉镜下喉扩张术　larynx dilation under suspension laryngoscope

支撑喉镜下喉切开引流术　laryngeal incision and drainage under suspension laryngoscope

支撑喉镜下环杓关节复位术　cricoarytenoid joint reposition under suspension laryngoscope

支撑喉镜下会厌病损激光烧灼术　laser ablation of lesion of epiglottis under suspension laryngoscope

支撑喉镜下会厌病损切除术　excision of lesion of epiglottis under suspension laryngoscope

支撑喉镜下舌病损激光烧灼术　laser ablation of lesion of tongue under suspension laryngoscope

支撑喉镜下声带病损激光烧灼术　laser ablation of lesion of vocal cord under suspension laryngoscope

支撑喉镜下声带病损切除术　excision of lesion of vocal cord under suspension laryngoscope

支撑喉镜下声带切除术　excision of vocal cord under suspension laryngoscope

支撑喉镜下声带粘连松解术　lysis of adhesion of vocal cord under suspension laryngoscope

支撑喉镜下声门病损切除术　excision of lesion of glottis under suspension laryngoscope

支撑喉镜下咽部病损切除术　excision of lesion of pharynx under suspension laryngoscope

支气管异物取出术　removal of bronchial foreign body

中厚皮片移植术　intermediate split thickness skin grafting

转门法　swing-door method

自体甲状旁腺移植术　autologous transplantation of parathyroid

2.4　临床检查名词

Dix-Hallpike 变位性眼震试验　Dix-Hallpike maneuver

鼻窦 MRI 检查　nasal sinus MRI

鼻窦冠状位 CT 检查　coronal nasal sinus CT examination

鼻窦矢状位 CT 检查　sagittal nasal sinus CT examination

鼻腔鼻窦活组织检查　biopsy of nasal sinus tissue

鼻咽部 CT 检查　nasopharyngeal CT examination

鼻咽部 MRI 检查　nasopharynx MRI

鼻咽部侧位片检查　nasopharyngeal lateral X-ray

扁桃体活组织检查　tonsil biopsy

表面肌电描记术　surface electromyography

波利策法　Politzer method

超声声门图检查　ultrasonic glottogram examination

纯音测听　pure tone test

电声门描记［法］　electroglottography

电味觉测定［法］　electrogustometry

电子鼻咽镜检查　electronic nasopharyngoscopy

动态声门图检查　dynamic glottography

多导睡眠监测　polysomnography

多功能声门图　multifunctional glottogram

腭部活组织检查　palatine biopsy

耳鸣习服疗法　tinnitus retraining therapy

耳蜗电图　electrocochleogram

各频率音叉粗测听力检查　rough hearing tests with tuning fork

光声门图检查　photoglottography

喉部 CT 检查　laryngeal CT

喉部 MRI 检查　laryngeal MRI

喉电描记［法］　electrolaryngography

喉动态镜／频闪喉镜检查　laryngostroboscopy

喉肌电图检查　laryngeal electromyography

喉镜检查［法］　laryngoscopy

喉描记［法］　laryngography

喉上神经阻滞　superior laryngeal nerve block

肌电检测　myoelectricity test

畸变耳声发射　distortion product otoacoustic emission

甲状腺超声检查　thyroid gland ultrasound

间接喉镜检查　indirect laryngoscopy

颈部包块超声检查　cervical mass ultrasonic inspection

颈部淋巴结超声检查　cervical lymph node ultrasonic inspection

客观性耳鸣　objective tinnitus

淋巴结活组织检查　lymph node biopsy

瘘管试验　fistula test

面骨活组织检查　facial bone biopsy

面肌电图检查　musculus facial electromyography

内耳 MRI 水成像检查　inner ear MRI

颞骨 CT 检查　temporal bone CT

皮肤点刺实验检查（变态反应）　skin prick test（allergy）

气管内滴入法　intratracheal instillation

前庭功能检查　vestibular function examination

软腭活组织检查　soft palate biopsy

腮腺 CT 检查　parotid gland CT

腮腺 MRI 检查　parotid gland MRI

腮腺超声检查　parotid gland ultrasonic inspection

嗓音障碍指数　voice handicap index,VHI

声导抗　acoustic immittance

声反射　acoustic reflection

声门描记［法］　glottography

声门图　glottogram

声谱描记［法］　sound spectrography

声谱图　sound spectrogram

声图　phonogram

食管静脉曲张的硬化剂注射或压迫止血法　injection of sclerosing agent or compression hemostasia for esophageal varices

食管镜检查［法］　esophagoscopy

食管憩室冲洗术　oesophageal diverticulum lavage

瞬态声诱发耳声发射　transient evoked otoacoustic emission

听觉多频稳态诱发电位　auditory multiple-frenquency steady state evoked response,ASSR

听性脑干反应　auditory brainstem response

脱水试验　dehydration test

味觉检查　taste test

纤维鼻咽喉镜下鼻咽部肿物活组织检查　biopsy of nasopharyngeal mass under fibronasopharyngeal laryngoscope

纤维鼻咽喉镜下咽喉部肿物活组织检查　biopsy of laryngopharyngeal mass under fibronasopharyngeal laryngoscope

纤维喉镜检查 fibrolaryngoscopy
纤维食管镜检查 fibroesophagoscopy
腺样体组织检查 adenoid biopsy
行为测听 behavioural audiometry
嗅觉检查 olfactory test
旋转试验 rotation test
血管活组织检查 biopsy of blood vessel
压颈试验 Tobey-Ayer experiment
咽鼓管吹张法 eustachian tube inflation
言语识别率 speech discrimination score
硬性耳镜下外耳道、鼓膜检查 examination of external auditory canal
　　and tympanic membrane by rigid otic endoscope

语声描记[法] phonautography
语声商数 phonation quotient
支撑喉镜检查法 suspension laryngoscopy
支气管灌洗术 bronchial lavage
支气管镜检查[法] bronchoscopy
直接喉镜检查 direct laryngoscopy
直视下喉活组织检查 laryngeal biopsy under direct vision
直视下甲状腺活组织检查 thyroid biopsy under direct vision
直视下气管活组织检查 tracheal biopsy under direct vision
直视下腮腺活组织检查 parotid gland biopsy under direct vision
直视下唾液腺活组织检查 salivary gland biopsy under direct vision
中耳活组织检查 middle ear biopsy

3. 口腔科

3.1 疾病诊断名词

1 型糖尿病性牙周炎 type 1 diabetes periodontitis ［又称]伴 1 型糖尿病型牙周炎△

2 型糖尿病性牙周炎 type 2 diabetes periodontitis ［又称]伴 2 型糖尿病型牙周炎△

Down 综合征牙周病损 Down syndrome with periodontal lesion

HIV 相关龈炎 HIV associated gingivitis

艾滋病相关牙周炎 HIV associated periodontitis

安氏Ⅰ类错𬌗 class Ⅰ malocclusion, Angle class Ⅰ malocclusion ［又称]中性错𬌗△

安氏Ⅱ类 1 分类错𬌗 class Ⅱ division 1 malocclusion ［又称]远中错𬌗伴上切牙唇倾△

安氏Ⅱ类 1 分类亚类错𬌗 class Ⅱ division 1 subdivision malocclusion ［又称]远中错𬌗伴单侧上切牙唇倾△

安氏Ⅱ类 2 分类错𬌗 class Ⅱ division 2 malocclusion ［又称]远中错𬌗伴上切牙舌倾△

安氏Ⅱ类 2 分类亚类错𬌗 class Ⅱ division 2 subdivision malocclusion ［又称]远中错𬌗伴单侧上切牙舌倾△

安氏Ⅱ类错𬌗 class Ⅱ malocclusion, Angle class Ⅱ malocclusion ［又称]远中错𬌗△

安氏Ⅲ类错𬌗 class Ⅲ malocclusion, Angle class Ⅲ malocclusion ［又称]近中错𬌗△

安氏Ⅲ类亚类错𬌗 class Ⅲ subdivision malocclusion ［又称]单侧近中错𬌗△

安氏错𬌗分类 Angle classification of malocclusion

拔除引起的牙列缺损或缺失 defect or loss of dentition due to extraction

拔牙创出血 bleeding of extraction wound

拔牙创骨组织出血 bone tissue bleeding of extraction wound

拔牙创软组织出血 soft tissue bleeding of extraction wound

拔牙术后并发症 complication of post-extraction

白毛舌 white hairy tongue

白色海绵状斑痣 white sponge naevus ［又称]白皱褶病△, 软性白斑△, 家族性白色皱襞黏膜增生△

白色水肿 leukoedema

白细胞功能异常牙周病损 leukocyte dysfunction associated with periodontal damage

白血病相关龈病损 leukemia related gingiva lesion

斑釉牙 mottled enamel

瘢痕粘连 cicatricial adhesion

半侧面部肢体发育不良 hemifacial microsomia ［又称]半侧小面畸形△

半侧下颌肥大 hemimandibular hypertrophy

半侧颜面萎缩 hemifacial atrophy

半脱位 subluxation ［又称]亚脱位△

伴糖尿病的牙周炎 periodontitis associated with diabetes mellitus

爆裂性骨折 blow-out fracture ［又称]击出性和击入性骨折△

鼻背缺损 nasal dorsum defect

鼻部皮肤良性肿瘤 benign neoplasm of skin of nose

鼻唇囊肿 nasolabial cyst

鼻继发性畸形 acquired deformity of nose

鼻腔生物学行为未定肿瘤 neoplasm of uncertain behavior of nasal cavity

鼻腔肿瘤 neoplasm of nasal cavity

鼻软骨生物学行为未定肿瘤 neoplasm of uncertain behaviour of nasal cartilage

鼻软骨肿瘤 neoplasm of nasolabial cyst

鼻血肿 haematoma of nose

闭锁𬌗 close bite ［又称]锁𬌗△

边缘性龈炎 marginal gingivitis

扁桃体肥大 hypertrophy of tonsils

变性型唾液腺肿大症 degenerative sialosis

剥脱性龈炎 desquamative gingivitis

不可复性关节盘移位 non reversible articular disc displacement

不良习惯性牙磨损 dental abrasion due to bad habit

不完全性腭裂 incomplete cleft lip and palate

不完善牙髓治疗 imperfect endodontic treatment

部分脱出 partial dislocation

残根 residual root

残根埋伏 embedded residual root

残冠 residual crown

残片 tooth fragment ［又称]牙碎片△

残髓炎 residual pulpitis

残余囊肿 residual cyst ［又称]残余牙根囊肿△

残余牙根脓肿 residual radicular abscess

侧方移位 lateral displacement

猖獗龋 rampant caries

长面综合征 long face syndrome

长头（畸形） long head

陈旧性颌骨骨折 old jaw fracture

陈旧性颈淋巴结结核 old cervical lymphoid tuberculosis

陈旧性颏部骨折 old chin fracture

陈旧性髁突骨折 old fracture of condyle

陈旧性颅骨骨折 old skull fracture

陈旧性面骨骨折 old facial bone fracture

陈旧性面神经损伤 old facial nerve injury

陈旧性颞下颌关节脱位 old dislocation of temporomandibular joint

陈旧性颧弓颧骨骨折 old zygomatic and arch fractures

陈旧性下颌骨骨折 old mandibular fracture

成人龈囊肿 gingival cyst of adult

成牙本质细胞层空泡性变 vacuolar degeneration of odontoblastic layer

成釉细胞癌 ameloblastic carcinoma

成釉细胞瘤 ameloblastoma

成釉细胞肉瘤 ameloblastic sarcoma

成釉细胞纤维瘤 ameloblastic fibroma

成釉细胞纤维肉瘤 ameloblastic fibrosarcoma

成釉细胞纤维牙瘤　ameloblastic fibro-odontoma

成釉细胞牙瘤　ameloblastic odontoma

成釉细胞牙肉瘤　ameloblastic odontosarcoma

迟萌　delayed eruption of tooth　［又称］牙齿迟萌△

持续性呕吐致牙酸蚀　persistent vomiting induced dental erosion

充填体缺损（牙髓治疗后）　defect of filling（after endodontic treatment）

出牙综合征　teething syndrome

传统性牙磨损　traditional abrasion of teeth

创伤𬌗　traumatic occlusion

创伤后鼻畸形　post-traumatic malformation of nose

创伤后鼻缺损　post-traumatic defect of nose

创伤后唇畸形　post-traumatic malformation of lip

创伤后颌骨畸形　traumatic deformity of jaw

创伤后颌面部瘢痕　post-traumatic scar of facial region

创伤后眼睑畸形　post-traumatic malformation of eyelid

创伤后眼睑缺损　post-traumatic defect of eyelid

创伤性鼻切断　traumatic abscission of nose

创伤性腭裂　traumatic cleft palate

创伤性腭瘘　traumatic fistula of palate

创伤性溃疡　traumatic ulceration　［又称］创伤性口腔黏膜溃疡△

创伤性颧眶畸形　traumatic zygomaticoorbital deformity

创伤性血疱　traumatic bloody bulla

垂直阻生　impaction verticalis

唇、口腔和咽生物学行为未定肿瘤　neoplasm of uncertain behavior of lip, oral cavity and pharynx

唇癌　lip cancer

唇瘢痕　lip scar

唇部淋巴管畸形　labial lymphatic malformation

唇部淋巴管瘤　labial lymphangioma

唇部肿物　labial mass

唇挫伤　labial contusion

唇恶性黑色素瘤　malignant melanoma of lip　［又称］唇恶性黑素瘤△

唇恶性肿瘤　malignant tumor of lip

唇腭裂术后颌骨发育不全　jaw bone hypoplasia after repairing of cleft lip and palate

唇腭裂术后上颌骨发育不全　maxillary hypoplasia after repairing of cleft lip and palate

唇肥厚　pachychilia

唇蜂窝织炎　labial cellulitis

唇过长　long lip

唇过短　short lip

唇和口腔浅表损伤　superficial injury of lip and oral cavity

唇黑色素细胞痣　melanocytic nevus of lip　［又称］唇黑素细胞痣△

唇红缘交界性肿瘤　borderline tumor of vermilion border

唇红缘良性肿瘤　benign tumor of vermilion border

唇红缘原位癌　carcinoma in situ of vermilion border

唇畸形　lip deformity

唇疾病　disease of lip

唇继发恶性肿瘤　subsequent malignant neoplasm of lip

唇交界性肿瘤　borderline tumor of lip

唇结核　labial tuberculosis

唇皲裂　rhagadia labialis

唇开放性外伤　open injury of lip

唇溃疡　ulceration of lip

唇连合恶性肿瘤　malignant tumor of labial commissure

唇良性肿瘤　labial benign tumor

唇裂　cleft lip

唇裂伤　lip laceration

唇裂术后鼻畸形　nasal deformity post cleft lip operation

唇鳞状上皮增生　labial squamous hyperplasia

唇瘘　fistula labialis　［又称］唇窦△

唇囊肿　labial cyst

唇内面恶性肿瘤　malignant tumor of inner surface of lip

唇内面颊侧面恶性肿瘤　malignant neoplasm of cheek side of lip

唇内面口腔面恶性肿瘤　oral malignant neoplasm of oral side of lip

唇内面良性肿瘤　benign neoplasm of inner surface of lip

唇内面黏膜恶性肿瘤　malignant neoplasm of inner surface of lip

唇内面系带恶性肿瘤　malignant neoplasm of lip frenum

唇黏膜良性肿瘤　benign tumor of labial mucosa

唇黏液囊肿　labial mucocele

唇疱疹　herpes labialis　［又称］唇单纯疱疹△，复发性唇疱疹△，复发性疱疹性口炎△

唇皮肤良性肿瘤　lip skin benign tumor

唇皮肤原位癌　lip skin carcinoma in situ

唇肉芽肿　granuloma of lip

唇损伤　lip injury

唇疼　pain of lip

唇息肉　polyp of lip

唇系带附件异常　abnormal attachment of labial frenum

唇系带良性肿瘤　labial frenum benign tumor

唇血管畸形　labial vascular malformation

唇血管瘤　labial hemangioma

唇龈沟恶性肿瘤　malignant neoplasm of labiogingival groove

唇原位癌　carcinoma in situ of lip

唇原位黑色素瘤　melanoma in situ of lip　［又称］唇原位黑（色素）瘤△

丛状型成釉细胞瘤　plexiform ameloblastoma

挫入　intrusive luxation

错𬌗　malocclusion, pathoocclusion　［又称］错𬌗畸形△

错位牙　misalignment of teeth

大口畸形　macrostomia

大头畸形　macrocephaly　［又称］巨头畸形△

大唾液腺恶性肿瘤　malignant neoplasm of major salivary gland　［又称］大涎腺恶性肿瘤△

大唾液腺交界性肿瘤　borderline tumor of major salivary gland　［又称］大涎腺交界性肿瘤△

大唾液腺良性肿瘤　benign tumor of major salivary gland　［又称］大涎腺良性肿瘤△

单侧不完全唇裂　unilateral incomplete cleft lip

单侧不完全性牙槽突裂　unilateral incomplete alveolar cleft

单侧唇裂　unilateral cleft lip

单侧冠状缝早闭　unilateral coronal synostosis

单侧髁突发育不全　unilateral condylar hypoplasia

单侧髁突增生　unilateral condylar hyperplasia

单侧面横裂　unilateral transverse facial cleft

单侧面斜裂　unilateral oblique facial cleft

单侧人字缝早闭　unilateral lambdoid synostosis

单侧上肢缺肢畸形　unilateral amelia of upper limb

单侧完全性牙槽突裂　unilateral complete alveolar cleft

单侧小下颌畸形　unilateral mandibular micrognathia

单侧牙槽突隐裂　unilateral occult alveolar cleft

单侧隐形唇裂　unilateral occult cleft lip

单纯疱疹　herpes simplex　［又称］原发性疱疹性口炎△，急性疱疹性龈口炎△，复发性疱疹性口炎△，复发性唇疱疹△

单纯性牙周炎　simple periodontitis

单形性腺瘤　monomorphic adenoma

导管内乳头状瘤　intraductal papilloma

导管乳头状瘤　duct papilloma

倒置阻生　inverted impaction

低龄儿童龋　early childhood caries, ECC

低位乳牙　submerged deciduous teeth　［又称］乳牙未萌△

地丝菌口炎　geotrichosis stomatitis

地图舌　geographic tongue　［又称］游走性舌炎△，地图样舌△

第四磨牙　fourth molar　［又称］第四白齿△

第一恒磨牙异位萌出　first permanent molar ectopic eruption

蝶窦恶性肿瘤　sphenoid sinus malignant tumor

蝶骨恶性肿瘤　sphenoid bone malignant tumor
蝶骨骨折　sphenoid bone fracture
顶骨恶性肿瘤　malignant neoplasm of parietal bone
短面综合征　short face syndrome
短头畸形　brachycephaly　［又称］平头畸形△
断根　root fracture　［又称］根折△
多发龋　multiple caries
多发性纤维上皮增生　multiple fibroepithelial hyperplasia
多生牙　supernumerary tooth　［又称］额外牙△
多涎　sialorrhea,ptyalism　［又称］唾液外溢症△
多形性低度恶性腺癌　polymorphous low-grade denocarcinoma,terminal duct carcinoma,lobular carcinoma　［又称］终末导管癌△,小叶癌△
多形性腺瘤　pleomorphic adenoma,mixed tumor　［又称］混合瘤△
额部皮肤恶性肿瘤　forehead skin malignant neoplasm
额窦恶性肿瘤　frontal sinus malignant tumor
额窦骨折　frontal sinus fracture
额缝早闭　metopic synostosis
额骨恶性肿瘤　frontal bone malignant tumor
额骨粉碎性骨折　comminuted fracture of frontal bone
额骨外伤性缺损　traumatic defect of frontal bone
恶性成釉细胞瘤　malignant ameloblastoma
恶性多形性腺瘤　malignant mixed tumor　［又称］恶性混合瘤△
腭白斑　leukoplakia of palate
腭扁桃体恶性肿瘤　malignant neoplasm of palatine tonsil
腭部瘢痕组织　scar tissue of palate
腭部恶性肿瘤　malignant tumor of roof of mouth　［又称］口顶恶性肿瘤△
腭部溃疡　ulcer of palate
腭部炎性假瘤　inflammatory pseudotumor of palate
腭垂恶性肿瘤　uvula malignant tumor　［又称］悬雍垂恶性肿瘤△
腭垂肥大　hypertrophy of uvula　［又称］悬雍垂肥大△
腭垂继发恶性肿瘤　uvula secondary malignant tumor　［又称］悬雍垂继发恶性肿瘤△
腭垂良性肿瘤　uvula benign tumor　［又称］悬雍垂良性肿瘤△
腭垂囊肿　cyst of uvula　［又称］悬雍垂囊肿△
腭垂息肉　polyp of uvala　［又称］悬雍垂息肉△
腭恶性肿瘤　malignant neoplasm of palate
腭骨骨折　palatine bone fracture　［又称］腭部骨折△
腭骨结核　tuberculosis of ossa palatinum
腭骨囊肿　palatine bone cyst
腭后天畸形　acquired deformity of palate
腭继发恶性肿瘤　secondary malignant neoplasm of palate
腭交界性肿瘤　borderline tumor of palate
腭卡波西肉瘤　Kaposi sarcoma of palate
腭开放性损伤　open injury of palate　［又称］上腭开放性损伤△
腭溃疡穿孔　perforation due to ulceration of palate
腭良性肿瘤　benign neoplasm of palate
腭裂　cleft palate　［又称］先天性腭裂△
腭隆凸　torus palatinus
腭黏膜角化不良　dyskeratosis of palatine mucosa
腭黏膜息肉　mucosal polyp of palate
腭黏膜炎　stomatitis of palatine mucosa
腭乳头囊肿　palatine papilla cyst
腭舌弓恶性肿瘤　malignant neoplasm of palatoglossal arch
腭生物学行为未定肿瘤　neoplasm of uncertain behavior of palate
腭血肿　hematoma of palate
腭咽闭合不良　velopharyngeal insufficiency　［又称］腭咽闭合不全△
腭移植皮瓣坏死　transplanted flap necrosis of palate
腭正中囊肿　median palatal cyst
耳部结缔组织良性肿瘤　benign neoplasm of connective tissue of ear
耳部肿物　mass of ear
耳郭损伤　injury of auricle
耳黑素细胞痣　melanophoric nevus of ear

耳结缔组织生物学行为未定肿瘤　neoplasm of uncertain behavior of connective tissue of ear
耳结缔组织肿瘤　neoplasm of connective tissue of ear
耳淋巴结继发恶性肿瘤　secondary malignant neoplasm of auricular lymph node
耳皮肤原位癌　carcinoma in situ of skin of ear
耳浅表损伤　superficial injury of ear
发育性颌骨疾患　developmental disorder of jaw
发育性牙变色　colour change during tooth formation
发育性牙源性囊肿　developmental odontogenic cyst
反𬌗　cross bite,counter bite　［又称］反咬合△
范德沃德综合征　Van der Woude syndrome　［又称］唇陷窝 - 唇裂△,唇窝 - 唇裂与腭裂综合征△
方颏畸形　square chin deformity
放射性颌骨骨坏死　osteoradionecrosis of jaw　［又称］放射性颌骨坏死△
放射性颌骨骨髓炎　radioactive osteomyelitis of jaw
放射性口炎　radiation stomatitis　［又称］放射性口腔黏膜炎△,放射治疗诱发性口腔黏膜炎△
放射性牙釉质病　irradiated enamel
放射性咽炎　radioactive pharyngitis
非流行性腮腺炎假瘤　non epidemic mumps pseudotumor　［又称］腮腺炎性假瘤△
非龋性牙体缺损　noncarious tooth defect
非牙源性牙痛　non-odontogenic tooth pain
非真性血管瘤,血管畸形　pseudohaemangioma,vascular malformation
氟牙症　dental fluorosis,mottled enamel　［又称］氟斑牙△
复发性阿弗他溃疡　recurrent aphthous ulcer　［又称］复发性阿弗他口炎△,复发性口腔溃疡△,复发性口疮△
复发性坏死性黏膜腺周围炎　periadenitis mucosa necrotica recurrens　［又称］重型复发性阿弗他溃疡△,腺周口疮△
复杂冠根折　complicated crown-root fracture
副鼻窦肿瘤　neoplasm of accessory sinuses
覆合覆盖关系异常　anomaly of overjet and overbite
干槽症　dry socket
干髓术后牙　teeth after pulp mummification
感染性口角炎　infective angular cheilitis
高位埋伏阻生上颌第三磨牙　embedded maxillary third molar of high site
个别乳磨牙早失　premature of individual primary tooth
根侧牙周囊肿　lateral periodontal cyst
根分歧病变　furcation involvement　［又称］根分叉病变△
根管治疗牙　teeth after root canal therapy
根尖周囊肿　periapical cyst
根尖周脓肿　periapical abscess　［又称］根尖脓肿△
根尖周脓肿伴窦道　periapical abscess with sinus tract　［又称］根尖周脓肿伴有窦道△
根尖周脓肿伴有黏膜窦道　periapical abscess with sinus tract of mucosa
根尖周脓肿伴有皮肤窦道　periapical abscess with cutaneous sinus
根尖周脓肿不伴有窦道　periapical abscess without sinus
根尖周肉芽肿　periapical granuloma　［又称］根尖肉芽肿△
根尖周牙骨质异常增生　periapical cemental dysplasia　［又称］根尖周牙骨质结构不良△
根尖周炎　apical periodontitis,periapical periodontitis,apical paradentitis
根尖周致密性骨炎　periapical condensing osteitis
根龋　root caries
根纵裂　vertical root fracture　［又称］根裂△
骨和骨髓继发性恶性肿瘤　secondary malignant neoplasm of bone and bone marrow
骨化性纤维瘤　ossifying fibroma
骨开窗　fenestration
骨开裂　dehiscence
骨外成釉细胞瘤　extraosseous ameloblastoma　［又称］外周性成釉细胞瘤△

骨性Ⅰ类畸形　skeletal deformity class Ⅰ　［又称］骨性中性错殆△
骨性Ⅱ类畸形　skeletal deformity class Ⅱ　［又称］骨性远中错殆△
骨性Ⅲ类畸形　skeletal deformity class Ⅲ　［又称］骨性近中错殆△
骨性颞下颌关节强直　bony ankylosis of TMJ　［又称］骨性强直△
骨样牙本质　osteoid dentin
固连牙　ankylosed tooth　［又称］牙骨粘连△
关节囊扩张伴关节盘附着松弛　dilatation of joint capsule with laxity of attachment of articular disc
关节盘穿孔、破裂　perforation and rupture of articular disc
管状腺瘤　canalicular adenoma
冠 - 根比例异常　anomaly of crown-root ratio
冠折露髓（复杂冠折）　crown fracture with pulp involving（complicated crown fracture）
冠周脓肿　pericoronal abscess
冠周炎　pericoronitis
光化性唇炎　actinic cheilitis　［又称］日光性唇炎△
广泛坏死性口底蜂窝织炎　widespread necrotizing cellulitis of floor of mouth
过敏性接触性口炎　allergic contacted stomatitis
过敏性口炎　allergic stomatitis
含牙囊肿　dentigerous cyst
殆干扰　occlusal interference
殆紊乱　occlusion disorder
颌骨闭合异常　abnormal jaw closure　［又称］异常颌闭合△
颌骨不对称　jaw asymmetry
颌骨出血性囊肿　haemorrhagic cyst of jaw
颌骨大小畸形　anomaly of jaw size
颌骨动脉瘤性囊肿　aneurysmal cyst of jaw
颌骨动脉瘤样骨囊肿　aneurysmal bone cyst of jaw　［又称］颌骨动脉瘤性骨囊肿△
颌骨多发性骨髓瘤　multiple myeloma of jaw bone
颌骨发育不足　jaw hypoplasia
颌骨放线菌病　maxillar actinomycosis　［又称］颌面部放线菌病△
颌骨骨髓炎　osteomyelitis of jaw　［又称］颌骨骨炎△
颌骨骨移植后组织瓣坏死　tissue flap necrosis after jaw bony transplantation
颌骨骨质增生　hyperostosis of jaw
颌骨含牙囊肿　dentigerous cyst of jaw
颌骨后天畸形　acquired deformity of jaw
颌骨坏死　osteonecrosis of jaw
颌骨畸形　jaw deformity
颌骨疾病　jaw disease
颌骨继发恶性肿瘤　secondary malignant neoplasm of jaw
颌骨交界性肿瘤　borderline tumor of jaw　［又称］颌面部骨生物学行为未定肿瘤△
颌骨结缔组织恶性肿瘤　connective tissue malignant tumor of jaw
颌骨结缔组织继发恶性肿瘤　secondary malignant neoplasm of jaw connective tissue
颌骨结核　tuberculosis of jaw
颌骨巨细胞修复性肉芽肿　giant cell reparative granuloma of jaw bone　［又称］颌骨巨细胞肉芽肿△
颌骨瘤样纤维组织增生　tumor like fibrous tissue hyperplasia of jaw
颌骨囊肿　cyst of jaw　［又称］上颌骨囊肿△，下颌骨囊肿△，巨脑畸形 - 颌骨囊肿△
颌骨潜伏性骨囊肿　latent bone cyst of jaw
颌骨缺损　jaw defect
颌骨肉芽肿　granuloma of jaw　［又称］颌肉芽肿△
颌骨死骨　sequestrum of jaw
颌骨外生骨疣　exostosis of jaw
颌骨先天畸形　congenital jaw malformation
颌骨纤维性发育不良　fibrous hypogenesis of jaw
颌骨纤维异常增殖症　fibrous dysplasia of jaw　［又称］颌骨纤维结构不良△
颌骨血管畸形　vessel malformation of jaw bone

颌骨血外渗性囊肿　haemorrhagic cyst of jaw
颌骨牙源性角化囊肿　odontogenic keratocyst of jaw
颌骨牙源性囊肿　odontogenic cyst of jaw
颌骨炎性窦道　fistula of jaw inflammation
颌骨炎性增生　inflammatory hyperplasia of jaw
颌骨中心性癌　central carcinoma of jaw　［又称］颌骨原发性鳞癌△
颌骨中心性巨细胞病变　central giant cell lesions of jaw
颌骨肿物　mass of jaw, jaw mass
颌间隙　intermaxillary space
颌间挛缩　intermaxillary contraction
颌裂　cleft jaw
颌面部爆炸伤　maxillofacial blast injury
颌面部骨动脉瘤性骨囊肿　aneurysmal bone cyst of maxillofacial bone　［又称］动脉瘤样骨囊肿△
颌面部骨恶性肿瘤　malignant neoplasm of maxillofacial bone
颌面部骨良性肿瘤　benign neoplasm of maxillofacial bone
颌面部骨源性恶性肿瘤　maxillofacial bone malignant tumor
颌面部核武器伤　maxillofacial nuclear weapon injury
颌面部化学武器伤　chemical weapon injury of maxillofacial region
颌面部间隙感染　maxillofacial spacial infection
颌面部淋巴瘤　lymphoma of maxillofacial region
颌面部枪弹伤　maxillofacial gunshot wound
颌面部软组织恶性肿瘤　malignant neoplasm of soft tissue in maxillofacial region
颌面部软组织缺损　maxillofacial soft tissue defect
颌面部烧伤　maxillofacial burn
颌面部战伤　maxillofacial battle injury
颌面磨损　occlusal attrition
颌面缺损　maxillofacial defect　［又称］颜面缺损△
颌下淋巴结肿大　enlarged lymph node of base of submandibular
颌下腺脓肿　abscess of submandibular gland
黑毛舌　black hairy tongue
黑色素神经外胚瘤　melanotic neuroectodermal tumor
喉咽肿瘤　hypopharynx tumor
后天性额骨畸形　acquired frontal bone deformity
后天性颊畸形　acquired buccal deformity
后天性颏畸形　acquired chin deformity
后天性颅骨畸形　acquired skull deformity
后天性面部畸形　acquired facial deformity
后天性前额畸形　acquired deformity of forehead
后天性小口畸形　acquired microstomia
后天牙列缺失Ⅰ类　acquired edentulous jaw, class Ⅰ
后天牙列缺失Ⅱ类　acquired edentulous jaw, class Ⅱ
后天牙列缺失Ⅲ类　acquired edentulous jaw, class Ⅲ
后天牙列缺失Ⅳ类　acquired edentulous jaw, class Ⅳ
后天牙列缺损Ⅰ类　acquired partial edentulous jaw, class Ⅰ
后天牙列缺损Ⅱ类　acquired partial edentulous jaw, class Ⅱ
后天牙列缺损Ⅲ类　acquired partial edentulous jaw, class Ⅲ
后天牙列缺损Ⅳ类　acquired partial edentulous jaw, class Ⅳ
后牙开殆　posterior open bite
后牙锁殆　posterior crosstibe, posterior lock bite　［又称］舌侧反殆△
化脓性颌骨骨髓炎　pyogenic osteomyelitis of jaw
化脓性腮腺炎　pyogenic parotitis
化脓性牙髓炎　suppurative pulpitis
化脓性牙龈炎　pyogenic gingivitis
化学性急性牙周损伤　chemical acute periodontal disease
坏死性溃疡性口炎　necrotizing ulcerative stomatitis
坏死性唾液腺化生　necrotizing sialometaplasia　［又称］坏死性涎腺化生△
环形龋　ring caries
环状软骨骨折　fracture of cricoid cartilage　［又称］环状软骨断裂△
黄毛舌　yellow hairy tongue
喙突骨折　coracoid process fracture
混合性牙瘤　complex odontoma

获得性牙列缺损　acquired dentition defect

肌筋膜疼痛　myofascial pain　［又称］肌筋膜痛△

肌上皮癌　myoepithelial carcinoma

肌上皮岛　myoepithelial island

肌上皮瘤　myoepthelioma

基底细胞癌　basal cell carcinoma

基底细胞腺癌　basal cell adenocarcinoma

基底细胞腺瘤　basal cell adenoma

基底细胞型成釉细胞瘤　basal cell type of ameloblastoma

畸形舌侧尖　talon cusp　［又称］畸形舌尖△

畸形舌侧窝　invaginated lingual fossa

畸形舌沟　invaginated lingual sulcus

畸形中央尖　abnormal central cusp

急性多发性龈脓肿　acute multiple gingival abscess

急性非特异性龈炎　acute non-specific gingivitis

急性根尖周炎　acute apical periodontitis

急性光化性外耳炎　acute actinic otitis externa

急性𬌗创伤　acute occlusal trauma

急性化脓性边缘性颌骨骨髓炎　acute suppurative marginal osteomyelitis of jaw

急性化脓性根尖周炎　acute suppurative apical periodontitis

急性化脓性腮腺炎　acute pyogenic parotitis

急性化脓性中央性颌骨骨髓炎　acute suppurative central osteomyelitis of jaw

急性坏死溃疡性龈炎　acute necrotizing ulcerative gingivitis　［又称］急性坏死性溃疡性龈炎△

急性坏死性溃疡性龈口炎　acute necrotizing ulcerative gingivostomatitis　［又称］坏死性龈口炎△

急性浆液性根尖周炎　acute serous apical periodontitis

急性浆液性牙髓炎　acute serous pulpitis

急性链球菌龈口炎　acute streptococcal gingivostomatitis

急性腮腺炎　acute parotitis

急性外耳道炎　acute otitis externa

急性下颌下淋巴结炎　acute submaxillary lymphadenitis

急性牙槽骨骨炎　abscess of parotid gland　［又称］腮腺脓肿△

急性牙髓炎　acute pulpitis

急性龈乳头炎　acute papillary gingivitis

棘皮瘤型成釉细胞瘤　acanthomatous ameloblastoma

继发龋　recurrent caries

家族性和周期性白细胞缺乏症牙周病损　family and periodic leukocyte deficiency associated with periodontal damage

家族性巨颌症　cherubism

颊白斑　leukoplakia of cheek

颊部穿透伤　perforating wound of cheek

颊部恶性肿瘤　buccal malignant tumor　［又称］颊恶性肿瘤△

颊部交界性肿瘤　borderline tumor of cheek

颊部良性肿瘤　buccal benign tumor

颊部瘘管　buccal fistula

颊部软组织缺损　buccal soft tissue defect

颊部血管畸形　buccal vascular malformation

颊部炎性假瘤　inflammatory pseudotumor of cheek

颊部肿物　mass of cheek

颊侧牙龈恶性肿瘤　buccal gingival malignant tumor

颊沟后天畸形　acquired deformity of buccal groove

颊和唇咬伤　lip and buccal biting

颊间隙感染　buccal space infection

颊间隙感染伴脓肿　buccal space infection with abscess

颊开放性损伤　buccal open injury　［又称］颊和颞下颌区开放性伤口△

颊溃疡　ulcer of cheek

颊囊肿　buccal cyst　［又称］颊部囊肿△

颊黏膜恶性肿瘤　buccal mucosa malignant neoplasm

颊黏膜继发恶性肿瘤　secondary malignant neoplasm of buccal mucosa

颊黏膜良性肿瘤　benign tumor of buccal mucosa

颊黏膜脓肿　buccal mucosa abscess　［又称］颊部脓肿△

颊黏膜原位癌　carcinoma in situ of cheek mucosa

颊系带附着异常　buccal frenum attachment abnormality

颊向阻生　buccoangular impaction

颊移植皮瓣坏死　transplanted flap necrosis of cheek

颊原位癌　carcinoma in situ of cheek

颊组织部分缺损　partial defect of buccal tissue

颊组织洞穿性缺损　buccal tissue perforating defect

颊组织撕脱伤　avulsion injury of buccal tissue

甲状软骨骨折　fracture of thyroid cartilage　［又称］甲状软骨断裂△

甲状舌管囊肿　thyroglossal cyst

假关节形成　pseudoarticulation formation

尖头多趾并趾畸形　Carpenter syndrome

简单冠根折　uncomplicated crown-root fracture

浆细胞龈炎　plasma cell gingivitis　［又称］浆细胞性龈炎△

接触性变应性口炎　contact allergic stomatitis　［又称］接触性口炎△

结合牙　concrescence of tooth

结节性白斑　nodular leukoplakia

近中埋伏下颌第三磨牙　mesioangular embedded lower third molar

近中[向]阻生　mesioangular impaction

颈部表皮样囊肿　epidermoid cyst of neck

颈部多处浅表损伤　multiple superficial injuries of neck

颈部多间隙感染　multi-space infection of neck

颈部恶性黑色素瘤　malignant melanoma of neck

颈部恶性肿瘤　neck malignant neoplasm

颈部坏死性筋膜炎　necrotizing fasciitis of neck

颈部继发恶性肿瘤　secondary malignant neoplasm of neck　［又称］颈部继发性恶性肿瘤△

颈部间隙感染　space infection of neck

颈部间隙感染伴脓肿　neck space infection with abscess

颈部结缔组织恶性肿瘤　malignant neoplasm of cervical connective tissue

颈部结缔组织良性肿瘤　connective tissue benign tumor of neck　［又称］颈结组织良性肿瘤△

颈部结缔组织生物学行为未定肿瘤　neoplasm of uncertain behavior of connective tissue of neck

颈部结缔组织肿瘤　neoplasm of connective tissue of neck

颈部局部肿物　localized mass of neck

颈部良性肿瘤　cervical benign tumor

颈部淋巴管畸形　lymphatic malformation of neck

颈部淋巴管瘤　cervical lymphangioma

颈部淋巴结继发恶性肿瘤　secondary malignant tumor of cervical lymph node

颈部淋巴结结核　lymphoid tuberculosis of neck　［又称］颈淋巴结结核△

颈部皮肤恶性肿瘤　malignant tumor of neck skin

颈部皮肤脓肿　abscess of skin of neck

颈部皮脂腺囊肿　neck sebaceous cyst

颈部气管软骨骨折　cervical tracheal cartilage fracture　［又称］开放性气管软骨断裂△

颈部神经损伤　cervical nerve injury

颈部血管畸形　neck vascular malformation

颈部血管瘤　cervical hemangioma

颈部脂肪瘤　neck lipoma

颈动脉损伤　injury of carotid artery

颈交界性肿瘤　borderline tumor of neck

颈静脉交界性肿瘤　borderline tumor of jugular

颈静脉球交界性肿瘤　borderline tumor of jugular bulb　［又称］颈静脉球性质未定肿瘤△

颈皮肤原位癌　neck skin carcinoma in situ　［又称］颈部皮肤原位癌△

颈蹼　webbing of neck

净齿剂牙磨损　dental abrasion due to dentifrice　［又称］刷牙磨损△

净止龋　arrested caries

静脉畸形　venous malformation

局部牙周引起的牙列缺损或缺失　defect or loss of denture due to local periodontal disease

局限性淋巴结增大　localized enlarged lymph node

局限性牙槽骨骨炎　localized alveolar osteitis

局灶性上皮增生　focal epithelial hyperplasia

咀嚼肌结核　masticatory muscle tuberculosis

咀嚼肌群痉挛　spasm of masticatory muscle

巨唇　macrocheilia

巨大牙骨质瘤　gigantiform cementoma

巨颌　macrognathia

巨舌　macroglossia　[又称]巨舌症△

巨细胞肉芽肿　giant cell granuloma

巨细胞透明血管病　giant cell hyaline angiopathy

巨细胞性牙龈瘤　giant cell epulis

巨牙症　macrodontia　[又称]过大牙△

具有颌面赝复体　presence of maxillofacial prosthesis　[又称]存在颌面修复体△

具有口腔修复体(完全/部分)　presence of dental prosthetic device (complete/partial)　[又称]存在口腔修复体(完全/部分)△

具有牙根和颌骨植入物　presence of tooth-root and mandibular implant　[又称]存在牙根和下颌骨植体△

具有牙科辅助性修复体　presence of dental ancillary prosthetic device　[又称]存在牙科辅助性修复体△

具有牙种植体植入物　presence of dental implant　[又称]存在牙种植体△

具有牙种植修复体(完全/部分)　presence of dental implant prosthesis (complete/partial)　[又称]存在牙种植修复体(完全/部分)△

嚼肌肥大　masseteric hypertrophy　[又称]咬肌肥大△

均质性白斑　homogeneous leukoplakia

菌斑性龈炎　plaque-induced gingivitis

开放性唇部损伤　open lip injury

开放性耳后损伤伴异物　open wound of behind ear with foreign body

开放性眶骨骨折　open fracture of orbital bone

开放性颧骨骨折　open fracture of zygomatic bone

开放性腮腺管断裂　open rapture of parotid duct

开放性外耳道损伤　open wound of acoustic duct

开放性牙槽骨骨折　open fracture of alveolar bone

开𬌗畸形　open bite deformity

颏部畸形　chin malformation

颏垂直向发育不足　vertical deficiency of chin

颏垂直向发育过度　vertical hypergenesis of chin

颏后缩　chin retrusion　[又称]颏后缩畸形△

颏继发恶性肿瘤　chin secondary malignant neoplasm

颏前后向发育不足　anterior and posterior deficiency of chin

颏前后向发育过度　anterior and posterior hypergenesis of chin

颏前突　chin protrusion

颏水平向发育不足　horizontal chin deficiency

颏水平向发育过度　horizontal chin hypergenesis

颏下恶性肿瘤　malignant neoplasm of submental area

颏下间隙感染　submental space infection

颏下间隙感染伴脓肿　submental space infection with abscess

颏下淋巴结结核　submental lymph node tuberculosis

颏下慢性淋巴结炎　submental chronic lymphadenitis　[又称]慢性颏下淋巴结炎△

颗粒细胞型成釉细胞瘤　granular cell type ameloblastoma

髁颈下骨折　subcondylar fracture

髁突粉碎性骨折　comminuted condylar fracture

髁突骨炎　inflammation of condyle

髁突骨折　condyle fracture　[又称]下颌骨髁突骨折△

髁突基部骨折　condylar base fracture

髁突颈部骨折　condylar neck fracture

髁突良性肿瘤　condyle benign tumor　[又称]髁突骨瘤△

髁突囊内骨折　intracapsular condyle fracture

髁突囊肿　condylar cyst

壳状牙　shell tooth

可复性盘移位　reversible disc displacement

可复性牙髓炎　reversible pulpitis

克鲁宗综合征　Crouzon's syndrome　[又称]鹦鹉头综合征△,Virchow综合征△,先天性尖头并指(趾)畸形综合征△,狭颅综合征△

口臭　fetor oris

口底多间隙感染　cellulitis of floor of mouth

口底恶性肿瘤　malignant tumor of floor of mouth

口底交界性肿瘤　mouth floor borderline tumor

口底良性肿瘤　benign tumor of floor of mouth

口底皮样囊肿　dermoid cyst of floor of mouth

口底前部恶性肿瘤　malignant tumor of anterior floor of mouth

口底炎性假瘤　inflammatory pseudotumor of floor of mouth

口底移植皮瓣坏死　mouth floor transplanted flap necrosis

口底原位癌　carcinoma in situ of floor of mouth

口蜂窝织炎和脓肿　mouth cellulitis and abscess

口干燥症　xerostomia

口和咽烧伤　burn of mouth and pharynx

口呼吸习惯　mouth breathing habit

口角炎　angular cheilitis

口内异物　oral foreign body

口前庭恶性肿瘤　malignant tumor of oral vestibule　[又称]口腔前庭恶性肿瘤△

口腔白斑病　oral leukoplakia

口腔白色角化症　white keratosis in oral cavity　[又称]口腔白角化病△

口腔表皮样囊肿　oral epidermoid cyst

口腔病灶感染　oral focal infection

口腔不良习惯　deleterious oral habit

口腔动静脉畸形　arteriovenous malformation of oral cavity

口腔恶性肿瘤　oral malignant neoplasm

口腔发育性(非牙源性)囊肿　oral developmental (non-odontogenic) cyst　[又称]口腔区域发育性(非牙源性)囊肿△

口腔感染　oral infection

口腔颌面部蜂窝织炎和脓肿　oral and maxillofacial cellulitis and abscess

口腔黑斑　oral melanoplakia　[又称]口腔黑斑症△,黏膜黑斑△

口腔红斑　oral erythroplakia　[又称]增殖性红斑△,红色增殖性病变△,奎来特红斑△

口腔继发恶性肿瘤　secondary malignant neoplasm of oral cavity

口腔颊黏膜恶性肿瘤　malignant neoplasm of buccal mucosa of oral cavity

口腔结核　oral tuberculosis

口腔静脉畸形　venous malformation of oral cavity

口腔良性肿瘤　oral benign tumor

口腔淋巴上皮囊肿　lymphoepithelial cyst of oral cavity

口腔瘘管　oral fistula

口腔囊肿　oral cyst　[又称]口腔区囊肿△

口腔内淋巴管畸形　oral lymphatic malformation　[又称]口腔淋巴管畸形△

口腔内淋巴管瘤　oral lymphangioma　[又称]口腔淋巴管瘤△

口腔内脓肿　oral abscess　[又称]口腔脓肿△

口腔内血管增生　oral vascular hyperplasia

口腔黏膜出血　oral mucous hemorrhage

口腔黏膜恶性肿瘤　oral mucous malignant neoplasm

口腔黏膜过度角化　hyperkeratosis of oral mucosae

口腔黏膜化脓性肉芽肿　pyogenic granuloma of oral mucosa

口腔黏膜浆细胞肉芽肿　plasma cell granuloma of oral mucosa

口腔黏膜结节病　sarcoidosis of oral mucosa

口腔黏膜开放性损伤　open injury of oral mucosa　[又称]唇和口腔开放性伤口△

口腔黏膜溃疡　ulcer of oral mucosa　[又称]口腔黏膜炎(溃疡性)△

口腔黏膜肉芽肿和类肉芽肿损害　granuloma of oral mucosa and granuloma-like lesions

口腔黏膜色素异常 pigment disorder on oral mucosa ［又称］釉质裂（非复杂牙冠裂）△

口腔黏膜色素痣 melanocytic nevus of oral mucosa ［又称］口腔黏膜色素痣△

口腔黏膜嗜酸性肉芽肿 eosinophilic granuloma of oral mucosa

口腔黏膜下纤维性变 oral submucous fibrosis,OSF ［又称］口腔黏膜下纤维化△

口腔黏膜炎性增生 inflammatory hyperplasia of oral mucosa ［又称］口腔炎性肉块△

口腔黏液腺囊肿 oral mucocele ［又称］口腔黏液腺囊肿△

口腔念珠菌病 oral candidiasis ［又称］口腔念珠菌感染△

口腔皮肤瘘 fistula from oral cavity to skin

口腔皮样囊肿 oral dermoid cyst

口腔浅表损伤 oral superficial injury

口腔软组织移植皮瓣坏死 oral soft tissue transplanted flap necrosis

口腔软组织异物 foreign body of soft tissue of oral cavity

口腔上颌窦瘘 oroantral fistula

口腔生物学行为未定瘤 neoplasm of uncertain behavior of oral cavity

口腔修复体边缘不良 dental restoration failure of margin

口腔修复体导致的过敏 allergy to existing dental restoration

口腔修复体美观缺陷 poor aesthetic of existing dental restoration

口腔修复体外形不良 poor counter of dental restoration

口腔修复体悬突 overhanging of dental restoration

口腔修复体折裂 fractured dental restoration

口腔血管畸形 oral vascular malformation

口腔血管瘤 oral hemangioma

口腔原位癌 oral carcinoma in situ

口腔肿物 oral mass

口腔周围浆细胞增多综合征 syndrome of circumorificial plasmacytosis

口咽癌 oropharyngeal cancer

口咽侧壁恶性肿瘤 malignant neoplasm of lateral wall of oropharynx

口咽恶性肿瘤 malignant tumor of oropharynx

口咽后壁恶性肿瘤 malignant tumor of posterior oropharynx wall

口咽连接部恶性肿瘤 malignant neoplasm of oral-pharyngeal junction

口咽良性肿瘤 benign tumor of oropharynx

口炎 stomatitis

眶骨恶性肿瘤 malignant neoplasm of orbital bone

眶距过宽征 orbital hypertelorism

眶上神经损伤 injury of nervus supraorbitalis

眶下间隙感染 infraorbital space infection

眶下间隙感染伴脓肿 infraorbital space infection with abscess

溃疡性白斑 ulcerous type of leukoplakia

溃疡性口炎 ulcerative stomatitis

溃疡性龈炎 ulcerous gingivitis

肋骨分叉-基底细胞痣-颌骨囊肿综合征 bifid rib-basal cell nevus-jaw cyst syndrome ［又称］痣样基底细胞癌综合征△,Gorlin综合征△

梨状窦恶性肿瘤 malignant tumor pyriform sinus

犁骨恶性肿瘤 vomer malignant tumor

李弗特Ⅰ型骨折 Le Fort Ⅰ fracture,horizontal fracture of maxilla ［又称］上颌骨(牙槽突)水平骨折△

李弗特Ⅱ型骨折 Le Fort Ⅱ fracture,pyramidal fracture of maxilla ［又称］上颌骨(中央)锥体骨折△

李弗特Ⅲ型骨折 Le Fort Ⅲ fracture,transverse fracture of maxilla ［又称］上颌骨(高位)横断骨折△

粒细胞缺乏症牙周病损 agranulocytosis associated with periodontal damage

良性成牙骨质细胞瘤 benign cementoblastoma ［又称］成牙骨质细胞瘤△

良性淋巴上皮病变 benign lymphoepithelial lesion ［又称］Mikulicz病△

良性脂肪瘤样肿瘤 benign lipomatous tumor

裂纹舌 fissured tongue ［又称］舌裂△,沟纹舌△,皱襞舌△,脑回舌△

邻面磨损 wear of approximal of teeth ［又称］牙邻面磨耗△

临床牙冠过短 short clinical crown of tooth

淋巴瘤性乳头状囊腺瘤 papillary cystadenoma lymphomatosum ［又称］Warthin瘤△

鳞状细胞乳头状瘤 squamous cell papilloma

流行性腮腺炎 epidemic parotitis

流行性腮腺炎并发下颌下腺炎 epidemic parotitis and submandibular sialadenitis

流涎 sialorrhea ［又称］流涎症△

颅底脑脊液瘘 cerebrospinal fluid leak of base of skull

颅缝早闭 craniosynostosis ［又称］颅骨缝早闭△

颅骨恶性肿瘤 malignant neoplasm of skull

颅骨和颌面部骨恶性肿瘤 malignant neoplasm of skull and maxillofacial bone

颅骨交界性肿瘤 borderline neoplasm of skull

颅骨良性肿瘤 benign tumor of skull

颅骨血管畸形 vascular malformation of skull

颅骨血管瘤 skull hemangioma

颅骨脂肪瘤 lipoma of skull

颅面骨恶性肿瘤 craniofacial bone malignant neoplasm

罗森米窝恶性肿瘤 Rosenmüller's fossa malignant tumor ［又称］咽隐窝恶性肿瘤△

滤泡型成釉细胞瘤 follicular ameloblastoma

埋伏牙 embedded tooth

慢性闭锁性牙髓炎 chronic closed pulpitis ［又称］牙髓瘤△

慢性唇炎 chronic cheilitis ［又称］慢性非特异性唇炎△

慢性复发性腮腺炎 chronic recurrent parotitis

慢性根尖周炎 chronic periapical periodontitis

慢性化脓性边缘性颌骨骨髓炎 chronic pyogenic marginal osteomyelitis of jaw

慢性化脓性中央性颌骨骨髓炎 chronic pyogenic central maxilla osteomyelitis

慢性颈淋巴结炎 chronic cervical lymphadenitis

慢性颈淋巴结炎急性发作 acute occurrence of chronic cervical lymphadenitis

慢性颈淋巴结炎急性发作伴脓肿 acute occurrence of chronic cervical lymphadenitis with abscess

慢性颏下淋巴结炎急性发作 acute occurrence of submental chronic lymphadenitis

慢性颏下淋巴结炎急性发作伴脓肿 acute occurrence of submental chronic lymphadenitis,followed with abscess

慢性溃疡性牙髓炎 chronic ulcerative pulpitis ［又称］慢性牙髓炎△

慢性腮腺淋巴结炎 chronic parotid lymph node phlogistic

慢性腮腺淋巴结炎急性发作 acute occurrence of parotid gland chronic lymphadenitis

慢性腮腺淋巴结炎急性发作伴脓肿 acute occurrence of parotid gland chronic lymphadenitis,followed with abscess

慢性腮腺炎 chronic parotitis

慢性舌下腺炎 chronic sublingual gland inflammation

慢性唾液腺炎 chronic sialadenitis ［又称］慢性涎腺炎△

慢性外耳道炎 chronic external otitis

慢性下颌下淋巴结炎急性发作 acute occurrence of submandibular chronic lymphadenitis

慢性下颌下淋巴结炎急性发作伴脓肿 acute occurrence of submandibular chronic lymphadenitis,followed with abscess

慢性下颌下腺炎 chronic submaxillaritis ［又称］慢性颌下腺炎△

慢性牙髓炎 chronic pulpitis

慢性牙龈炎 chronic gingivitis

慢性牙周炎 chronic periodontitis

慢性增生性牙髓炎 chronic hyperplastic pulpitis

慢性阻塞性腮腺炎 chronic obstructive parotitis

毛舌 hairy tongue

毛状白斑 hairy leukoplakia

梅 - 罗综合征　Melkersson-Rosenthal syndrome　［又称］唇舌水肿及面瘫综合征△

萌出期囊肿　eruption cyst　［又称］萌出性囊肿△

萌出性龈炎　eruption gingivitis

米库利奇病　Mikulicz disease　［又称］泪腺 - 唾液腺肥大综合征

面部挫伤　contusion of face

面部恶性肿瘤　facial malignant tumor

面部矫形术后畸形　post-operative deformity of facial orthopedic surgery

面部结缔组织恶性肿瘤　facial connective tissue malignant neoplasm

面部结缔组织良性肿瘤　facial connective tissue benign tumor

面部结缔组织生物学行为未定肿瘤　neoplasm of uncertain behavior of connective tissue of face

面部良性肿瘤　facial benign tumor

面部裂伤　facial laceration

面部淋巴结继发恶性肿瘤　secondary malignant neoplasm of facial lymph node

面部皮肤恶性黑色素瘤　facial cutaneous malignant melanoma

面部皮肤恶性肿瘤　facial cutaneous malignant neoplasm

面部皮肤继发恶性肿瘤　secondary malignant neoplasm of facial cutaneous

面部皮肤疖　furuncle of facial cutaneous

面部皮肤脓肿　abscess of facial cutaneous

面部皮肤痈　carbuncle of facial cutaneous

面部皮样囊肿　facial dermoid cyst

面部皮脂腺囊肿　sebaceous cyst of face　［又称］皮脂腺囊肿△

面部浅表异物　superficial foreign body of face

面部软组织挫伤　contusion of soft tissue of face

面部损伤　facial injury　［又称］开放性面部损伤△

面部特指部位的原位黑色素瘤　melanoma in situ of specified part of face

面部血管瘤　haemangioma of face

面部原位黑色素瘤　facial melanoma in situ　［又称］面部原位黑（色素）瘤△

面部脂肪瘤　facial lipoma

面部肿物　mass of face

面骨质增生　hyperostosis of facial bone

面骨继发恶性肿瘤　secondary malignant neoplasm of facial bone

面骨良性肿瘤　benign tumor of facial bone

面和颈近中囊肿　medial cyst of of face and neck

面横裂　transverse facial cleft

面肌纤维颤搐　facial myokymia

面继发恶性肿瘤　secondary malignant neoplasm of face

面交界性肿瘤　borderline tumor of face

面结缔组织肿瘤　neoplasm of connective tissue of face

面颈部瘢痕挛缩伴鼻移位　scar contracture of facial and neck with nasal transposition

面颈部瘢痕挛缩伴唇外翻　scar contracture of facial and neck with cheilectropion

面颈部瘢痕挛缩伴唇移位　scar contracture of facial and neck with lip transposition

面颈部瘢痕挛缩伴眼睑外翻　scar contracture of facial and neck with ectropion

面颈部动静脉畸形　arteriovenous malformation of face and neck

面颈部静脉畸形　venous malformation of face and neck

面颈部皮肤瘢痕粘连　cicatricial adhesion of skin of facial and neck

面颈部皮肤瘘　fistula of skin of facial and neck

面颈部皮样囊肿　dermoid cyst of oral and neck

面裂囊肿　facial cleft cyst

面淋巴结核　tuberculosis of face

面皮肤交界性肿瘤　facial skin borderline tumor　［又称］皮肤动态未定或动态未知的肿瘤△

面皮肤原位癌　facial skin carcinoma in situ

面神经损伤　facial nerve injury

面受压　compression facies　［又称］扁脸△

面斜裂　oblique facial cleft

膜龈异常　mucogingival deformity

磨耗小平面　facet in dental wear

磨牙后区恶性肿瘤　malignant neoplasm of retromolar area

磨牙后区继发恶性肿瘤　secondary malignant tumor of retromolar area

磨牙后区良性肿瘤　benign neoplasm of retromolar area

磨牙症　bruxism　［又称］夜磨牙症△

难萌牙　tooth eruption difficulty

难治性牙周炎　refractory periodontitis

囊性成釉细胞瘤　cystic ameloblastoma

内翻性导管乳头状瘤　inverted ductal papilloma

逆行性牙髓炎　retrograde pulpitis

黏膜病毒性感染　virus infection of mucosa

黏膜良性淋巴组织增生病　benign lymphadenosis of mucosa　［又称］黏膜良性淋巴组织增生△

黏膜下腭裂　submucous cleft palate

黏膜型孢子丝菌病　mucous type of sporotrichosis

黏液表皮样癌　mucoepidermoid carcinoma

黏液囊肿　mucous cyst

黏液腺癌　mucinous adenocarcinoma

黏液性囊腺瘤　mucinus cystadenoma

念珠菌性唇炎　candidal cheilitis

颞部结缔组织恶性肿瘤　malignant neoplasm of temporal connective tissue

颞部良性肿瘤　temporal benign tumor

颞部皮肤恶性肿瘤　temporal cutaneous malignant tumor

颞骨恶性肿瘤　temporal bone malignant neoplasm

颞骨良性肿瘤　benign tumor of temporal bone

颞颌关节混合型强直　TMJ mixed ankylosis

颞间隙感染　temporal space infection

颞间隙感染伴脓肿　temporal space infection with abscess

颞下颌关节创伤性关节炎　traumatic TMJ

颞下颌关节骨关节病　TMJ osteoarthrosis　［又称］颞下颌关节疾患△

颞下颌关节滑膜软骨瘤病　synovial chondromatosis of TMJ

颞下颌关节滑膜炎　synovitis of TMJ

颞下颌关节化脓性关节炎　pyogenic arthritis of TMJ

颞下颌关节急性滑膜炎　acute synovitis of TMJ

颞下颌关节类风湿关节炎　rheumatoid arthritis of TMJ

颞下颌关节扭伤和劳损　sprain and strain of temporomandibular joint

颞下颌关节前脱位　anterior dislocation of TMJ

颞下颌关节强直　TMJ ankylosis

颞下颌关节损伤　TMJ trauma　［又称］开放性颞下颌损伤△

颞下颌关节外耳道疝　external auditory canal hernia of TMJ

颞下颌关节紊乱病　TMJ disorder

颞下颌关节炎性疾病　TMJ inflammatory disease

颞下间隙感染　infratemporal space infection

颞下间隙感染伴脓肿　infratemporal space infection with abscess

牛牙样牙　taurodontism

扭转错位　torsiversion

疱疹性咽峡炎　herpangina

疱疹性龈口炎　herpetic gingivostomatitis

疱疹样阿弗他口炎　herpetiform aphthous stomatitis　［又称］疱疹样口炎△

皮肤和皮下组织的毛囊囊肿　follicular cyst of skin and subcutaneous tissue

皮肤继发性恶性肿瘤　secondary malignant neoplasm of skin

皮肤血管瘤　hemangioma of skin

皮脂腺淋巴腺瘤　sebaceous lymphadenoma　［又称］皮脂淋巴腺瘤△

皮脂腺异位症　Fordyce's disease　［又称］异位皮脂腺△，福代斯病△

偏侧咀嚼习惯　unilateral mastication habit

偏颌畸形　laterognathism of mandible

平滑面龋　smooth surface caries

其他颞下颌关节炎　other hyposiagonarthritis

其他舌疾病　other diseases of tongue
气管插管后喉水肿　laryngeal edema after tracheal intubation
气管开放性损伤　open injury of trachea　［又称］开放性气管损伤△
气管切开术后拔管困难　difficult decannulation after tracheotomy
气管切开术后气道阻塞　airway obstruction after tracheotomy
前扁桃体柱恶性肿瘤　malignant tumor of anterior column of tonsil
前后牙反𬌗　anterior/posterior crossbite
前牙反𬌗　anterior cross bite
前牙开𬌗　anterior open bite
潜行性龋　undermining caries
浅龋　minor dental caries
切牙管囊肿　incisive canal cyst
侵袭性牙周炎　aggressive periodontitis
球菌性口炎　coccigenic stomatitis
球状上颌囊肿　globulomaxillary cyst　［又称］球上颌囊肿△
龋　caries
龋失补　decayed, missing and filled
龋失补牙　decayed, missing and filled tooth
龋失补牙面　decayed, missing and filled surface
龋源性露髓　caries with pulp exposure
颧弓骨折　zygomatic arch fracture
颧骨恶性肿瘤　malignant neoplasm of zygomatic bone　［又称］面颊部恶性肿瘤△
颧骨肥大　zygomatic hypertrophy
颧骨骨折　zygomatic fracture
颧骨过低　low zygomatic bone
颧骨过宽　broad zygomatic bone
颧骨过窄　narrow zygomatic bone
颧骨结核　zygomatic tuberculosis
颧骨良性肿瘤　zygomatic benign tumour
颧上颌骨联合体骨折　maxillary and zygomatic complex fracture
缺牙引起的颌骨牙槽嵴中度萎缩　moderate atrophy of mandible edentulous alveolar ridge
妊娠期龈炎　pregnancy gingivitis
融合牙　fused tooth
肉芽性骨炎　granulating osteitis
肉芽肿性唇炎　granulomatous cheilitis, cheilitis granulomatosa
肉芽肿性牙龈瘤　epulis granulomatosa　［又称］巨细胞性牙龈瘤△
乳齿过早脱落　premature of shedding of primary tooth　［又称］乳牙早失△
乳头状囊腺癌　papillary cystadenocarcinoma
乳头状囊腺瘤　papillary cystadenoma
乳头状唾液腺瘤　sialadenoma papilliferum
乳头状增生　papilliferous hyperplasia
乳突恶性肿瘤　malignant tumor of mastoid process
乳突良性肿瘤　benign tumor of mastoid process
乳牙外伤　trauma of primary teeth
乳牙滞留　retained deciduous tooth
乳牙中龋　moderate dental caries of primary tooth
软腭穿通伤　soft palatal penetrating wound
软腭的鼻咽后面恶性肿瘤　malignant tumor of soft palate behind nasopharynx
软腭的鼻咽上面恶性肿瘤　malignant tumor of soft palate above nasopharynx
软腭恶性肿瘤　malignant neoplasm of soft palate
软腭肥厚　hypertrophy of soft palate
软腭脓肿　soft palatal abscess
软腭肿瘤放疗后畸形　soft palate deformity after radiotherapy
软化牙本质　soft dentin
腮腺导管结石　parotid duct stone
腮腺导管瘘　parotid duct fistula
腮腺导管损伤　parotid duct injury
腮腺恶性肿瘤　parotid gland malignant neoplasm
腮腺肥大　hypertrophy of parotid gland

腮腺管扩张　sialectasia of parotid duct
腮腺继发恶性肿瘤　secondary malignant neoplasm of parotid gland
腮腺交界性肿瘤　borderline tumor of parotid gland　［又称］腮腺生物学行为未定肿瘤△
腮腺结核　parotid tuberculosis
腮腺良性肿瘤　parotid benign neoplasm
腮腺淋巴管畸形　parotid lymphatic malformation
腮腺淋巴管瘤　parotid lymphangioma/angiolymphoma　［又称］腮腺淋巴瘤△
腮腺淋巴结继发恶性肿瘤　parotid lymph node secondary malignant neoplasm
腮腺淋巴结结核　parotid tuberculous lymphadenitis
腮腺淋巴上皮囊肿　parotid lymphoepithelial cyst
腮腺囊肿　parotid cyst
腮腺肉芽肿性淋巴结炎　granulomatous inflammation of parotid lymph node　［又称］肉芽肿性淋巴结炎△
腮腺损伤　parotid injury
腮腺唾液潴留　saliva retention of parotid gland　［又称］腮腺涎腺潴留△
腮腺腺体结石　parotid gland calculus
腮腺腺体瘘　parotid gland fistula　［又称］腮腺瘘△
腮腺血管畸形　vascular malformation of parotid gland
腮腺血管瘤　hemangioma of parotid gland
腮腺炎　parotitis
腮腺脂肪瘤　parotid gland lipoma
腮腺肿物　parotid neoplasm
鳃弓综合征　branchial arch syndrome
鳃裂恶性肿瘤　malignant neoplasm of branchial cleft
鳃裂囊肿　branchial cleft cyst　［又称］先天性鳃裂囊肿△
鳃瘘　branchial fistula　［又称］鳃裂瘘管△，先天性鳃裂瘘△，先天性鳃裂瘘管△
三角头畸形　trigonocephaly
三叶头畸形　cloverleaf skull deformity
色素沉着息肉综合征　Peutz-Jeghers syndrome　［又称］黑斑息肉综合征△
筛窦恶性肿瘤　malignant neoplasm of ethmoid sinus
筛窦骨折　fracture of ethmoid sinus
筛窦内异物　ethmoid sinus foreign body　［又称］筛窦异物△
筛骨恶性肿瘤　ethmoid bone malignant neoplasm
上唇唇红缘恶性肿瘤　malignant neoplasm in vermilion border of upper lip　［又称］外上唇唇红缘恶性肿瘤△
上唇恶性肿瘤　malignant neoplasm of external upper lip　［又称］外上唇恶性肿瘤△
上唇黏膜恶性肿瘤　upper lip mucosa malignant neoplasm　［又称］上唇内面黏膜恶性肿瘤△
上唇系带恶性肿瘤　malignant neoplasm of maxillary labial frenum
上腭穿孔　perforation of palate
上腭炎性肿物　inflammatory mass of palate
上颌低位阻生第三磨牙　impacted maxillary third molar of deep site
上颌窦恶性肿瘤　maxillary sinus malignant neoplasm
上颌窦骨折　maxillary sinus fracture
上颌窦继发恶性肿瘤　maxillary sinus secondary malignant neoplasm
上颌窦良性肿瘤　maxillary sinus benign neoplasm
上颌窦囊肿　maxillary cyst
上颌窦内异物　foreign body in maxillary sinus　［又称］上颌窦异物△
上颌窦脓肿　abscess of maxillary sinus
上颌窦息肉　antral polyp
上颌窦肿物　maxillary sinus mass
上颌恶性肿瘤　malignant tumor of maxilla
上颌高位阻生第三磨牙　impacted mandibular third molar of high site
上颌骨 LeFort Ⅰ型骨折　LeFort Ⅰ fracture of maxilla
上颌骨垂直向发育不足　vertical hypodevelopment of maxilla
上颌骨垂直向发育过度　vertical overdevelopment of maxilla
上颌骨恶性肿瘤　malignant tumor of maxilla

上颌骨发育过度　maxillary hyperplasia
上颌骨粉碎性骨折　maxillary comminuted fracture
上颌骨骨折　fracture of maxilla
上颌骨畸形　maxillary deformity
上颌骨继发恶性肿瘤　secondary malignant neoplasm of maxilla
上颌骨良性肿瘤　benign tumor of maxilla
上颌骨囊肿　maxillary cyst
上颌骨前后向发育不足　sagittal hypodevelopment of maxillary
上颌骨前后向发育过度　sagittal overdevelopment of maxillary hypergenesis
上颌骨矢状骨折　maxillary sagittal fracture
上颌骨水平向发育不足　horizontal maxillary deficiency
上颌骨水平向发育过度　horizontal maxillary hypergenesis
上颌骨纤维增生　fibrous dysplasia of maxilla　［又称]上颌骨骨纤维异常增殖症△
上颌骨血管畸形　maxillary vascular malformation
上颌骨血管瘤　maxillary hemangioma
上颌后缩　maxillary retrusion，maxillary retrognathism
上颌后缩伴下颌前突　maxillary retrusion with mandibular protrusion
上颌结节肥大　hypertrophy of maxillary tuberosity
上颌巨颌症　maxillary macrognathism
上颌开放性损伤　open injury of maxilla
上颌梨状孔发育不良　maxillary piriform aperture dysplasia
上颌前部多生牙　supernumerary teeth of maxillary anterior site
上颌前部埋伏牙　embedded teeth of maxillary anterior site
上颌前部阻生牙　impacted teeth of maxillary anterior site
上颌前突　maxillary protrusion
上颌前突伴下颌后缩　maxillary protrusion with mandibular retrusion　［又称]上颌前突伴下颌后缩畸形△
上颌无牙区牙槽嵴轻度萎缩　mild atrophy of maxilla edentulous alveolar ridge
上颌无牙区牙槽嵴中度萎缩　moderate atrophy of maxilla edentulous alveolar ridge
上颌无牙区牙槽嵴重度萎缩　severe atrophy of maxilla edentulous alveolar ridge
上颌牙弓狭窄　intraversion of maxillary
上颌中位阻生第三磨牙　moderate impaction of medium site
上呼吸道消化道恶性肿瘤　malignant neoplasm of upper respiratory and digestive tract
上皮 - 肌上皮癌　epithelial-myoepithelial carcinoma　［又称]腺肌上皮瘤△，富含糖原腺癌△
上下颌齿槽前突畸形　bimaxillary dentoalveolar protrusion
上下颌前突畸形　bimaxillary protrusion
上牙龈恶性肿瘤　malignant neoplasm of upper gum
烧伤后唇畸形　lip deformity after burn injury
舌白斑　leukoplakia of tongue
舌白色水肿　leukoedema of tongue
舌瘢痕　lingual scar
舌背恶性肿瘤　malignant neoplasm of dorsum of tongue
舌扁桃体恶性肿瘤　malignant neoplasm of lingual tonsil
舌扁桃体良性肿瘤　benign tumor of lingual tonsil
舌出血　glossorrhagia
舌创伤性溃疡　traumatic ulcer of tongue
舌挫裂伤　contusion and laceration of tongue
舌淀粉样变　lingual amyloidosis
舌恶性淋巴瘤　malignant neoplasm of tongue
舌恶性肿瘤　malignant neoplasm of tongue　［又称]舌癌△
舌肥大　glossohypertrophia
舌腹恶性肿瘤　malignant neoplasm of ventrum of tongue
舌根、咽部、喉部恶性肿瘤　malignant neoplasm of root of tongue，pharynx and larynx
舌根癌　carcinoma of tongue root
舌根肥大　hypertrophy of tongue root
舌根交界性肿瘤　borderline tumor of tongue root

舌根淋巴结肿大　lymph node tumefaction of tongue root
舌贯通伤　penetrating wound of tongue
舌后三分之一恶性肿瘤　malignant neoplasm of posterior one third of tongue
舌会厌褶恶性肿瘤　malignant neoplasm of glossoepiglottic fold　［又称]舌会厌皱襞恶性肿瘤△
舌活动部分恶性肿瘤　malignant neoplasm of movable part of tongue
舌畸形　lingual malformation
舌及口底开放性损伤　open injury of tongue and floor of mouth
舌继发恶性肿瘤　secondary malignant neoplasm of tongue
舌尖恶性肿瘤　malignant neoplasm of tongue tip
舌尖及侧缘的恶性肿瘤　malignant neoplasm of tongue tip and flange
舌尖瘘管　fistula of tip of tongue
舌结核　tuberculosis of tongue
舌 - 口底恶性肿瘤　malignant neoplasm of tongue and mouth floor　［又称]舌、口底恶性肿瘤△
舌溃疡　ulcer of tongue
舌良性过度角化症　benign hyperkeratosis of tongue
舌良性肿瘤　glossal benign neoplasm
舌淋巴管畸形　glossal lymphatic malformation
舌淋巴管瘤　glossal lymphangioma
舌淋巴组织增生　lymphoproliferation of tongue
舌鳞状上皮增生　lingual squamous epithelium hyperplasia
舌囊肿　lingual cyst
舌脓肿　lingual abscess
舌肉芽肿　tongue granuloma
舌乳头肥大　hypertrophy of tongue papillae
舌乳头萎缩　atrophy of tongue papillae
舌乳头炎　lingual papillitis
舌神经断裂　lingual nerve fracture
舌损伤　tongue injury
舌体断裂伤　body of tongue rupture
舌系带过短　ankyloglossia，tongue tie　［又称]先天性舌系带短缩△
舌系带损伤　injury of frenulum linguae
舌下间隙感染　sublingual space infection
舌下间隙感染伴脓肿　sublingual space infection with abscess
舌下静脉曲张　sublingual varices
舌下神经断裂　hypoglossal nerve rupture
舌下神经损伤　hypoglossal nerve injury
舌下腺恶性肿瘤　malignant neoplasm of sublingual gland
舌下腺继发恶性肿瘤　secondary malignant neoplasm of sublingual gland
舌下腺囊肿　ranula
舌下腺原位癌　carcinoma in situ of sublingual gland
舌向埋伏上颌第三磨牙　linguoangular embedded maxillary third molar
舌向阻生　linguoangular impaction
舌血管畸形　glossal vascular malformation　［又称]先天性舌血管畸形△
舌血管瘤　glossal hemangioma
舌咽神经损伤　glossopharyngeal nerve injury
舌炎性肿块　glossal inflammatory mass
舌叶乳头增生　lingual papillary hyperplasia
舌异物　foreign body of tongue
舌原位癌　carcinoma in situ of tongue
舌缘恶性肿瘤　malignant neoplasm of margin of tongue
舌脂肪瘤　glossal lipoma
舌肿物　glossal mass
舍格伦综合征　Sjogren syndrome　［又称]干燥综合征△
深覆盖　deep overjet
深覆𬌗　deep overbite
深龋　severe dental caries
深窝沟　deep pit and fissure
剩余牙槽嵴萎缩　residual alveolar ridge atrophy　［又称]余留牙槽骨萎缩△

矢状缝早闭　sagittal synostosis
始基囊肿　primordial cyst　[又称]颌骨始基囊肿△
嗜酸性腺瘤　oncocytic adenoma
嗜酸性腺瘤　oxyphilic adenoma
手术后恶性肿瘤化学治疗　postoperative chemotherapy of malignant neoplasm
手术前恶性肿瘤化学治疗　pre-operation chemotherapy for malignant neoplasm
双侧不完全性牙槽突裂　bilateral incomplete alveolar cleft
双侧部分硬腭裂　bilateral part cleft of hard palate
双侧唇裂　bilateral cleft lip
双侧冠状缝早闭　bilateral coronal synostosis
双侧混合型唇裂　bilateral mixed cleft lip
双侧面横裂　bilateral transverse facial cleft
双侧面斜裂　bilateral oblique facial cleft
双侧颞下颌关节强直　ankylosis of bilateral temporomandibular joint
双侧完全性腭裂伴唇裂及牙槽嵴裂　bilateral complete cleft of palate associated with cleft lip and alveolus
双侧完全性牙槽突裂　bilateral complete alveolar cleft
双侧牙槽突隐裂　bilateral microform alveolar cleft
双唇[症]　double lip　[又称]先天性重唇△
双颌后缩畸形　bimaxillary retrognathism
双颌前突　bimaxillary protrusion　[又称]双颌前突畸形△
双生牙　geminated tooth
双突颌畸形　prognathism of mandible and maxilla
水平阻生牙　horizontal impacted teeth
睡眠呼吸暂停低通气综合征　sleep apnea hypopnea syndrome　[又称]阻塞性睡眠呼吸暂停低通气综合征△
睡眠呼吸暂停综合征　sleep apnea syndrome
吮指习惯　finger and thumb sucking habit
斯塔夫尼囊肿　Steve's cyst
四环素牙　tetracycline pigmentation teeth
松弛嵴　flabby ridge
塑化术后牙齿　teeth after pulp plasticization
髓腔闭锁　atresia of pulp cavity
髓腔狭窄　stenosis of pulp cavity
锁骨上淋巴结继发恶性肿瘤　secondary malignant tumor of supraclavicular lymph node　[又称]锁骨上继发恶性肿瘤△
胎生牙　natal tooth　[又称]诞生牙△
苔藓样反应　lichenoid reaction
糖尿病性急性牙周脓肿　diabetic acute periodontal abscess　[又称]糖尿病性牙周脓肿△
糖尿病性牙周炎　diabetic periodontitis　[又称]糖尿病伴牙周炎△
特发性牙酸蚀　idiopathic erosion of teeth
特纳牙　Turner tooth　[又称]个别恒牙的釉质发育不全△
头部多处浅表损伤　multiple superficial injuries of head
头部多处软组织刺伤　multiple soft tissue puncture wounds of head
头部多处软组织挫裂伤　multiple soft tissue contusions of head
头部多处软组织切割伤　multiple soft tissue concis injuries of head
头部多处软组织撕脱伤　multiple soft tissue avulsion injuries of head
头部多处软组织外伤性缺损　multiple soft tissue traumatic defects of head
头部多处软组织异物嵌入　foreign body embedded in multiple soft tissues of head
头部继发恶性肿瘤　head secondary malignant tumor
头部结缔组织恶性肿瘤　head connective tissue malignant tumor
头部结缔组织生物学行为未定肿瘤　neoplasm of uncertain behavior of connective tissue of head
头部结缔组织肿瘤　neoplasm of connective tissue of head
头部局部肿物　head focal mass
头部皮肤继发恶性肿瘤　secondary malignant neoplasm of skin of head
头部浅表损伤　superficial injury in head
头部脂肪瘤　head lipoma
头结缔组织良性肿瘤　head connective tissue benign tumor

头颈部瘢痕　head and neck scar
头颈部恶性肿瘤　malignant tumor of head and neck
头颈部良性肿瘤　benign tumor of head and neck
头颈部囊肿　cyst of head and neck
头颈部血管畸形　head and neck vascular malformation　[又称]先天性头颈部血管畸形△
头颈部皮肤恶性肿瘤　head and neck skin malignant tumor
头面部皮肤擦伤　abrasion of skin of head and face
头面部皮肤色素沉着　pigmentation of skin of head and face
头面部浅表血管损伤　superficial vessel injury of head and face
头面部深部血管损伤　deep vessel injury of head and face
头面部深部组织异物嵌入　foreign body in deep head and facial tissue
头面颈部淋巴管畸形　head and face lymphatic malformation
头面颈部淋巴管瘤　head and face lymph duct tumor
头面颈部周围神经生物学行为未定肿瘤　neoplasm of uncertain or unknown behaviour of peripheral nervous system of head,face and neck
头面颈部自主神经生物学行为未定肿瘤　neoplasm of uncertain or unknown behaviour of autonomic nervous system of head,face and neck region
头面血管畸形　head and face vascular malformation　[又称]面颈部微血管畸形△
头面血管瘤　head and face hemangioma
头皮擦伤　scalp scratch
头皮恶性黑色素瘤　malignant melanoma of scalp
头皮恶性肿瘤　scalp carcinoma
头皮黑色素痣　melanocytic naevi of scalp
头皮交界性肿瘤　scalp boundary tumor
头皮开放性伤口　open wound of scalp
头皮良性肿瘤　benign neoplasm of scalp
头皮浅表损伤　scalp superficial injury
头皮血管畸形　scalp vascular malformation
头皮异物　scalp foreign boby
头皮原位癌　scalp carcinoma in situ
头皮原位黑色素瘤　melanoma in situ of scalp　[又称]头皮原位黑(色素)瘤△
头皮肿物　scalp mass
凸耳　prominent ear
吐舌习惯　tongue thrusting
吞涎症　sialophagia　[又称]异常吞咽习惯△
唾液分泌紊乱　saliva secretion disorder　[又称]唾液分泌障碍△
唾液腺病　salivary gland disease　[又称]涎腺病△
唾液腺导管癌　salivary gland duct carcinoma
唾液腺导管结石　salivary gland duct calculi
唾液腺导管扩张　ductal ectasia of salivary gland　[又称]唾液腺管扩张△,涎腺管扩张△
唾液腺导管瘘　fistula of salivary gland duct
唾液腺导管炎　salivary gland duct inflammation
唾液腺导管阻塞　salivary gland duct obstruction　[又称]涎腺导管阻塞△
唾液腺恶性肿瘤　salivary gland malignant tumor
唾液腺肥大　salivary gland hypertrophy　[又称]涎腺肥大△
唾液腺分泌抑制　salivary gland secretion inhibition
唾液腺管扩张　sialectasia,dilation of salivary gland duct
唾液腺坏死性肉芽肿　necrotizing granulomatous salivary gland　[又称]涎腺坏死性肉芽肿△
唾液腺交界性肿瘤　borderline tumor of salivary gland
唾液腺良性淋巴上皮损害　benign lymphoepithelial lesion of salivary gland　[又称]涎腺良性淋巴上皮损害△
唾液腺瘘　salivary fistula　[又称]涎腺瘘△,涎瘘△
唾液腺囊肿　salivary gland cyst
唾液腺黏液囊肿　salivary mucocele　[又称]涎腺黏液囊肿△
唾液腺脓肿　salivary gland abscess　[又称]涎腺脓肿△
唾液腺萎缩　salivary gland atrophy　[又称]涎腺萎缩△

唾液腺下颌骨舌侧陷入　lingual mandibular salivary gland depression

唾液腺炎　sialadenitis　［又称］涎腺炎△

唾液腺肿大症　sialosis

唾液腺肿物　salivary gland neoplasm　［又称］唾液腺肿瘤△，涎腺肿物△

瓦尔代尔扁桃体环恶性肿瘤　Waldeyer's tonsillar ring malignant tumor　［又称］咽扁桃体环恶性肿瘤△

外耳（道）阻塞性角化病　external auditory meatus obstructive keratosis　［又称］外耳道角化症△

外耳带状疱疹　external auditory herpes zoster

外耳道蜂窝织炎　external auditory meatus cellulitis

外耳道黑色素痣　melanocytic naevi of external auditory meatus

外耳道坏死　external auditory meatus necrosis

外耳道脓肿　external auditory meatus abscess

外耳道曲霉病　external auditory meatus aspergillosis

外耳道肉芽肿　external auditory meatus granuloma

外耳道痈　external auditory meatus carbuncle　［又称］外耳痈△

外耳继发性感染　external auditory secondary infection

外耳炎　external otitis　［又称］外耳道炎△

外伤性急性牙周损伤　traumatic acute periodontal injury

外伤性牙齿缺失　traumatic teeth missing　［又称］外伤引起的牙列缺损或缺失△

外伤性牙齿折断　traumatic fracture of teeth　［又称］牙齿折断△

外下唇恶性肿瘤　malignant neoplasm of external lower lip　［又称］恶性肿瘤（外下唇）△

外源性釉质发育不全　exogenous enamel hypoplasia

弯曲牙　dilaceration of tooth

微血管畸形　microvascular malformation

维生素 B_2 缺乏症　vitamin B_2 deficiency

萎缩性舌炎　atrophic glossitis　［又称］光滑舌△

味觉性出汗综合征　gustatory sweating syndrome，Frey's syndrome　［又称］弗雷综合征△，耳颞神经综合征△

窝沟龋　pit and fissure caries　［又称］点隙窝沟龋△

沃克斯综合征　Vaux syndrome

无髓牙　pulpless tooth　［又称］失髓牙△

习惯性牙磨损　habitual abrasion of teeth

系带形态功能异常　abnormal morphology and function of frenum

下唇癌　lower lip cancer

下唇黏膜恶性肿瘤　lower lip mucosa malignant tumor　［又称］下唇内面黏膜恶性肿瘤△

下颌倒置埋伏第三磨牙　inverted and embedded mandibular third molar

下颌发育不全　mandibular hypoplasia

下颌高位阻生第三磨牙　high position impaction of mandibular third molar

下颌骨成釉细胞瘤　mandibular ameloblastoma

下颌骨垂直向发育不足　vertical mandibular deficiency

下颌骨垂直向发育过度　virtical mandibular excess

下颌骨恶性肿瘤　mandibular malignant tumor

下颌骨发育不全　hypoplasia of mandibular

下颌骨发育过度　mandibular hyperplasia

下颌骨复合性骨折　mandible compound fracture　［又称］下颌骨多发骨折△

下颌骨骨坏死　osteonecrosis of mandibular

下颌骨骨折　mandibular fracture

下颌骨继发恶性肿瘤　mandibular secondary malignant tumor

下颌骨结核　mandibular tuberculosis

下颌骨局限坏死　localized necrosis of mandibular

下颌骨开放性骨折　mandibular open fracture　［又称］开放性下颌骨骨折△

下颌骨良性肿瘤　mandibular benign tumor

下颌骨囊肿　mandibular cyst

下颌骨前后向发育不足　anterior and posterior mandibular deficiency

下颌骨前后向发育过度　anterior and posterior mandibular hypergenesis

下颌骨水平向发育不足　horizontal mandibular bone deficiency

下颌骨水平向发育过度　horizontal mandibular bone hypergenesis

下颌骨体骨折　mandibular body fracture

下颌骨颜面发育不全　mandibulofacial dysostosis

下颌骨增生　mandibular hyperplasia　［又称］下颌骨骨质增生△

下颌后缩　mandibular retrusion

下颌畸形　anomaly of mandibular

下颌角肥大　mandibular angle hypertrophy

下颌角肥大伴嚼肌肥大　mandibular angle and masseteric hypertrophy

下颌角肥大伴咬肌肥大　mandibular angle and masseter hypertrophy

下颌角骨折　mandibular angle fracture

下颌隆凸　torus mandibularis

下颌偏斜　mandibular deviation

下颌前庭沟过浅　shallow mandibular vestibular groove　［又称］前庭沟过浅△

下颌前突　mandibular protrusion

下颌升支骨折　mandibular ramus fracture

下颌无牙区牙槽嵴轻度萎缩　mild atrophy of lower mandible edentulous alveolar ridge

下颌无牙区牙槽嵴中度萎缩　moderate atrophy of lower mandible edentulous alveolar ridge

下颌无牙区牙槽嵴重度萎缩　severe atrophy of lower mandible edentulous alveolar ridge

下颌下间隙感染　infection of submandibular space，submandibular infection　［又称］颌下感染△

下颌下间隙感染伴脓肿　submandibular space infection with abscess

下颌下淋巴结结核　submandibular lymph node tuberculosis

下颌下淋巴结炎　submandibular lymph node inflammation　［又称］慢性下颌下淋巴结炎△

下颌下瘘管　submandibular fistula

下颌下慢性淋巴结炎　submandibular chronic lymphadenitis

下颌下皮肤恶性肿瘤　malignant tumor of submandibular skin

下颌下区恶性肿瘤　submandibular malignant tumor

下颌下区肉芽肿　granuloma of submandibular region

下颌下腺导管结石　lithiasis of submaxillary gland duct，sialolithiasis of submandibular gland

下颌下腺恶性肿瘤　malignant neoplasm of submandibular gland，submandibular gland malignant tumor

下颌下腺肥大　hypertrophy of submaxillary gland，submandibular gland hypertrophy

下颌下腺继发恶性肿瘤　submandibular gland secondary malignant tumor

下颌下腺结核　submandibular gland tuberculosis

下颌下腺良性肿瘤　submandibular gland benign tumor

下颌下腺淋巴管瘤　submandibular gland lymphangioma

下颌下腺瘘　submandibular gland fistula

下颌下腺囊肿　submandibular gland cyst

下颌下腺黏液囊肿　submandibular gland mucous cyst

下颌下腺脓肿　abscess of submaxillary gland

下颌下腺腺体结石　submandibular gland calculus

下颌下腺炎　submandibular gland inflammation

下颌下腺原位癌　carcinoma in situ of submandibular gland

下颌下腺脂肪瘤　lipoma of submandibular gland

下颌牙弓狭窄　intraversion of mandible

下颌圆枕　mandibular torus

下颌正中囊肿　median mandibular cyst

下颌中位阻生第三磨牙　median impaction of mandibular third molar

下颊沟恶性肿瘤　lower buccal sulcus malignant tumor

下牙龈恶性肿瘤　lower gum malignant tumor

先天性半侧颜面发育不全畸形　congenital hemifacial microsomia

先天性半侧颜面肥大畸形　congenital hemifacial macrognathia

先天性薄唇　congenital thin lip

先天性鼻部错构瘤　congenital nasal hamartoma　［又称］鼻错构瘤△

先天性鼻窦壁异常　congenital anomaly of nasal sinus wall

先天性鼻发育不良　congenital nasal dysplasia　［又称］鼻发育不良△

先天性鼻肥大　congenital hypertrophy of nose

先天性鼻畸形　congenital nose deformity

先天性鼻切迹　congenital nasal incisure

先天性鼻缺失　congenitally absence of nose

先天性鼻翼畸形　congenital malformation of nose

先天性重唇　congenital double lip

先天性唇腭裂　congenital cleft lip and palate　［又称］唇腭裂△

先天性唇畸形　congenital lip deformity

先天性唇裂　congenital cleft lip　［又称］唇裂△

先天性唇裂继发畸形　deformity secondary to congenital cleft lip

先天性唇瘘　congenital lip fistula

先天性唇系带缩短　labial frenum with shortened　［又称］唇系带过短△

先天性单侧唇裂　congenital unilateral cleft lip　［又称］唇裂△

先天性单侧软腭裂　congenital cleft soft palate　［又称］软腭裂△

先天性腭垂裂　congenital uvula crack

先天性腭裂　congenital cleft palate　［又称］腭裂△

先天性腭瘘　congenital palatal fistula　［又称］腭瘘△

先天性腭咽闭合不全　congenital velopharyngeal incompetence　［又称］先天性腭咽闭合功能不全△

先天性腭咽闭合过度　congenital excessive velopharyngeal closure

先天性腭隐裂　congenital submucous cleft palate　［又称］黏膜下腭裂△

先天性耳郭瘘　congenital fistula of auricle

先天性耳郭囊肿　congenital cyst of auricle

先天性耳后瘘　congenital posterior fistula

先天性耳前瘘　congenital preauricular fistula　［又称］先天性耳瘘△，先天性耳前瘘管△

先天性耳前囊肿　congenital preauricular cyst

先天性二度腭裂　congenital second-degree cleft palate　［又称］腭裂△

先天性副耳垂　congenital accessory earlobe

先天性副耳郭　congenital accessory auricle

先天性红唇缺失　congenital absence of vermilion

先天性喉发育不全　congenital laryngeal dysplasia

先天性喉结突出　congenital herniation of laryngeal prominence

先天性喉囊肿　congenital laryngeal cyst

先天性喉软骨软化病　congenital laryngeal cartilage softening disease

先天性后鼻孔狭窄　congenital stricture of posterior naris

先天性厚唇　congenital thick lip

先天性尖头　congenital acrocephalia

先天性颈前瘘管　congenital anterior cervical fistula

先天性巨唇　congenital macrocheilia

先天性巨口畸形　congenital macrostomia deformity

先天性口鼻瘘　congenital oronasal fistula　［又称］口鼻瘘△

先天性颅骨凹陷　congenital depression in skull

先天性颅面畸形　congenital craniofacial deformity

先天性面部错构瘤　congenital facial hamartoma

先天性气管软化　congenital tracheomalacia

先天性缺牙　congenitally missing teeth　［又称］先天性失牙△

先天性软腭穿孔　congenital soft palate perforation　［又称］软腭穿孔△

先天性软腭发育不全　congenital soft palate hypoplasia　［又称］软腭发育不全△

先天性软腭裂　congenital soft palate cleft　［又称］软腭裂△

先天性软腭裂伴单侧唇裂　congenital soft palate cleft with unilateral cleft lip

先天性软腭裂伴双侧唇裂　congenital soft palate cleft with bilateral cleft lip

先天性鳃裂窦　congenital branchial cleft sinus

先天性鳃裂畸形　congenital branchial cleft

先天性三度腭裂　third-degree of congenital cleft palate　［又称］腭裂△

先天性桑葚状磨牙　congential mulberry molar　［又称］先天性梅毒牙△，桑葚齿△

先天性舌发育不全　congenital tongue hypoplasia　［又称］舌裂△

先天性舌粘连　congenital tongue adhesion

先天性声门下狭窄　congenital subglottic stenosis

先天性双侧唇裂　congenital bilateral cleft lip　［又称］唇裂△

先天性双侧二度腭裂　second degree of congenital bilateral cleft palate　［又称］腭裂△

先天性双侧三度唇裂　third degree of congenital bilateral cleft lip　［又称］唇裂△

先天性双侧三度腭裂　third degree of congenital bilateral cleft palate　［又称］腭裂△

先天性头颈部动静脉瘘　congenital head-neck arteriovenous fistula

先天性唾液腺畸形　congenital malformation of salivary gland

先天性唾液腺缺失　congenital absence of salivary gland　［又称］泪腺和唾液腺发育不全症△

先天性歪鼻　congenital wry nose

先天性无腭垂　congenital absence of uvula　［又称］先天性无悬雍垂△

先天性无舌　congenital absence of tongue　［又称］无舌症△

先天性无下颌并耳畸形　congenital absence of mandible with synotia

先天性无牙症　congenital anodontia

先天性小唇　congenital microcheilia　［又称］小唇△

先天性小口畸形　congenital microstomia　［又称］小口畸形△

先天性小舌　congenital microglossia

先天性胸锁乳突肌性斜颈　congenital sternomastoid torticollis

先天性牙槽嵴裂　congenital alveolar cleft　［又称］牙槽嵴裂△

先天性牙列缺损　hypodontia, congenital dentition defect　［又称］牙发育不全△

先天性牙龈畸形　congenital gum deformitie

先天性牙龈瘤　congenital epulis　［又称］先天性龈瘤△

先天性一度腭裂　first-degree of congenital cleft palate　［又称］腭裂△

先天性硬腭裂伴软腭裂　congenital hard palate cleft with soft palate cleft

先天性正中唇裂　congenital median cleft lip　［又称］唇裂△

先天性中耳缺失　congenital absence of middle ear

纤维性颞下颌关节强直　fibrous ankylosis of TMJ　［又称］纤维性强直△

纤维性牙龈瘤　epulis fibromatosa　［又称］牙龈瘤△

涎石病　sialolithiasis　［又称］唾液腺结石病△

腺泡细胞癌　acinic cell carcinoma

腺性唇炎　cheilitis glandularis

腺样囊性癌　adenoid cystic carcinoma

小颌畸形　micrognathia, micromandible　［又称］小下颌畸形△

小颏畸形　microgenia

小上颌　maxillary micrognathism　［又称］上颌骨发育不全△，上颌骨发育不足△

小唾液腺恶性肿瘤　malignant tumor of minor salivary gland

小唾液腺交界性肿瘤　borderline tumor of minor salivary gland

小涎（唾液）腺生物学行为未定肿瘤　neoplasm of uncertain behavior of minor salivary gland

小涎（唾液）腺肿物　mass of minor salivary gland

小牙症　microdontia　［又称］过小牙△

斜形头　plagiocephaly

新生儿颌骨骨髓炎　neonatal osteomyelitis of jaw

新生儿牙　neonatal teeth

胸锁乳突肌先天性变形　congenital deformity of sternocleidomastoid muscle

修复体脱落　dislocation of restoration

悬雍垂裂　cleft uvula　［又称］腭垂裂△

压扁鼻　squashed nose

压疮性溃疡　decubital ulcer

牙本质发育不全　dentinogenesis imperfecta　［又称］牙本质发育不良△，牙本质生成不全△

牙本质钙化不全　dentin hypocalcification

牙本质过敏症　dental hypersensitiveness，DH　[又称]牙本质过敏[症]△

牙本质瘤　dentinoma

牙本质龋　dentin caries

牙变色　tooth discoloration　[又称]变色牙△

牙病理性吸收　pathological absorption of tooth

牙病理性移位　tooth pathological shifting

牙槽出血　socket bleeding

牙槽骨骨尖　alveolar tip

牙槽骨骨疣　alveolar exostosis

牙槽骨骨折　fracture of alveolar process

牙槽骨轻度缺损　minimal alveolar bone defect

牙槽骨缺损　alveolar bone defect

牙槽骨炎　alveolar osteitis　[又称]牙槽骨骨炎△

牙槽骨中度缺损　moderate alveolar bone defect

牙槽骨重度缺损　severe alveolar bone defect

牙槽嵴垂直向骨缺损　alveolar ridge vertical bone defect

牙槽嵴水平向骨缺损　alveolar ridge horizontal bone defect

牙槽嵴增大　enlargement of alveolar ridge

牙槽良性肿瘤　alveolar benign tumor

牙槽裂　alveolar cleft

牙槽脓肿　alveolar abscess

牙槽突不齐　irregular alveolar process

牙槽突萎缩　alveolar process atrophy

牙槽突隐裂　microform alveolar process cleft

牙槽窝出血　socket bleeding

牙槽正中囊肿　median alveolar cyst

牙成釉细胞瘤　odontoameloblastoma

牙齿大小和形状异常　abnormality of size and form of teeth

牙齿松动[度]　tooth mobility

牙齿楔状缺损　wedge-shaped defect　[又称]楔状缺损△

牙根发育不良　root dysplasia of teeth

牙根敏感　root sensitive of teeth

牙根外吸收　external root resorption of teeth　[又称]牙外吸收△

牙根滞留　root retention of teeth　[又称]残留牙根△

牙弓关系异常　anomaly of dental arch relationship

牙弓中线偏离　midline deviation of dental arch

牙垢　dental debris

牙骨质发育不全症　cemental hypoplasia

牙骨质瘤　cementoma

牙骨质龋　cementum caries

牙骨质撕裂　cemental tear

牙骨质增生　hypercementosis

牙过度磨损　over dental abrasion

牙颌面畸形　dentofacial deformity

牙颈部龋　cervical caries

牙列不齐　irregular tooth alignment

牙列间隙　diastema of teeth

牙列缺失　dentition loss　[又称]无牙颌△

牙列缺损　dentition defect

牙列拥挤　crowding of dentition

牙瘤　odontoma

牙萌出前冠内病损　intracoronal lesion before tooth eruption

牙萌出障碍　disturbance in tooth eruption

牙面功能异常　dentofacial functional abnormality

牙面上沉积物　deposit on teeth

牙磨耗　tooth wear　[又称]牙磨损△

牙内吸收　internal resorption of tooth

牙内陷　den invaginatus

牙内源性着色　intrinsic staining of teeth

牙旁囊肿　paradental cyst

牙生长不全　odontogenesis imperfecta

牙酸蚀症　erosion of teeth

牙髓变性　pulp degeneration

牙髓充血　pulp hyperemia

牙髓钙化　pulp calcification

牙髓和根尖周组织疾病　disease of pulp and periapical tissue

牙髓化生　pulp metaplasia

牙髓坏疽　pulp gangrene

牙髓坏死　pulp necrosis

牙髓脓肿　pulp abscess

牙髓腔异常　pulp cavity abnormality

牙髓石　denticle，pulp stone　[又称]髓石△

牙髓网状萎缩　pulp reticular atrophy

牙髓纤维性变　fibrous degeneration of pulp　[又称]牙髓变性△

牙髓炎　pulpitis

牙髓异常硬组织形成　abnormal hard tissue formation in pulp　[又称]牙髓钙化△

牙髓治疗并发症　complication of endodontic treatment

牙体缺损　dental defect

牙脱位　dislocation of tooth

牙外源性着色　dental exogenous coloring，extrinsic stain of tooth

牙完全脱位　complete dislocation of tooth

牙下沉　submerged tooth　[又称]下沉牙△

牙形成障碍　disturbance in tooth formation

牙移位　transposition of teeth

牙移位性软组织损害　soft tissue damage of teeth displacement

牙异位　abnormal position of teeth

牙龈白斑　leukoplakia of gingiva

牙龈恶性肿瘤　malignant tumor of gingiva

牙龈肥大　gingival hypertrophy，gingival enlargement

牙龈和无牙区牙槽嵴疾患　disorder of gingiva and edentulous alveolar ridge

牙龈黑斑　gingival black spot

牙龈化脓性肉芽肿　gum pyogenic granuloma

牙龈继发恶性肿瘤　gingival secondary malignant tumor

牙龈交界性肿瘤　gingival borderline tumor

牙龈结核　gingival tuberculosis

牙龈开放性损伤　open injury of gingiva　[又称]牙龈外伤△，牙龈外伤性缺损△

牙龈溃疡　gingival ulceration

牙龈裂伤　laceration of gingiva

牙龈瘤　epulis　[又称]龈瘤△，牙龈良性肿瘤△

牙龈瘘管　gingival fistula

牙龈囊肿　gingival cyst

牙龈脓肿　gingival abscess

牙龈退缩　gingival recession

牙龈息肉　gingival polyp

牙龈纤维瘤病　gingival fibromatosis　[又称]常染色体显性遗传性牙龈纤维瘤病△

牙龈颜色异常　gingival colour abnormal

牙龈增生　gingival hyperplasia

牙龈肿物　mass of gingiva

牙隐裂　cracked tooth

牙硬组织萌出后颜色改变　posteruptive colour change of dental hard tissue

牙釉质龋　enamel caries

牙源性钙化囊肿　calcifying odontogenic cyst　[又称]牙源性钙化囊性瘤△

牙源性钙化上皮瘤　calcifying epithelial odontogenic tumor　[又称]Pindborg瘤△

牙源性角化囊肿　odontogenic keratocyst　[又称]牙源性角化囊性瘤△

牙源性鳞状细胞瘤　squamous odontogenic tumor

牙源性面部皮肤瘘管　odontogenic facial skin fistula　[又称]牙源性面部皮肤瘘△

牙源性囊肿　odontogenic cyst

牙源性黏液瘤　odontogenic myxoma

牙源性上皮性肿瘤　epithelial odontogenic tumor

牙源性透明细胞瘤　clear cell odontogenic tumor

牙源性纤维瘤　odontogenic fibroma　［又称］遗传性牙龈纤维瘤病△，牙骨质化纤维瘤△

牙源性纤维肉瘤　odontogenic fibrosarcoma

牙源性腺样瘤　adenomatoid odontogenic tumor

牙源性肿瘤　odontogenic tumor

牙粘连　ankylosis of tooth

牙折　teeth fracture　［又称］牙折裂△

牙震荡　tooth concussion　［又称］牙齿震荡△

牙中牙　den in dente

牙种植非特异性并发症　nonspecific complication of dental implant

牙种植体骨结合丧失　loss of osseointegration of dental implant

牙种植体骨结合失败　failure of osseointegration of dental implant

牙种植体机械并发症　mechanical complication of dental implant

牙种植体上部结构的安装与调整　fitting and adjustment of upper structure of dental implant

牙种植体周围黏膜炎　peri-implant mucositis

牙种植体周围黏膜增生　peri-implant mucosal hyperplasia

牙种植修复后随访　follow-up examination after tooth implantation

牙种植修复体的安装与调整　fitting and adjustment of dental implant

牙周病　periodontal disease

牙周病拔牙后软硬组织损害　hard and soft tissue damage of periodontal disease induced tooth extraction

牙周创伤　periodontal trauma

牙周巨细胞肉芽肿　periodontal giant cell granuloma

牙周脓肿　periodontal abscess

牙周萎缩　periodontal atrophy

牙周牙髓联合病变　periodontal disease combined pulp

牙周牙髓综合征　syndrome of periodontal-endodonfic lesion

咽鼓管恶性肿瘤　eustachian tube cancer

咽鼓管开口恶性肿瘤　eustachian tube opening malignancy

咽后间隙感染　retropharyngeal space infection

咽门扁桃体恶性肿瘤　fauces tonsil cancer

咽旁间隙感染伴脓肿　pharyngeal space infection with abscess

咽旁间隙结缔组织良性肿瘤　benign neoplasm of connective tissue of parapharyngeal space

咽旁脓肿　parapharyngeal abscess

咽旁隙感染　parapharyngeal space infection　［又称］咽旁间隙感染△

咽痛　pharyngalgia

烟斑　smoker's patch

烟碱性口炎　nicotinic stomatitis

炎性根旁囊肿　inflammatory collateral cyst　［又称］牙根囊肿△

颜面不对称　facial asymmetry

颜面部移植皮瓣坏死　facial transplantation flap necrosis

眼睑手术后畸形　post-operative deformity of eye lid orthopedic surgery

眼色素层腮腺炎　uveoparotid fever　［又称］黑福特△

咬唇症　lip biting　［又称］异常唇习惯△

咬𬌗创伤　occlusal trauma　［又称］咬合创伤△

咬𬌗异常　abnormal occlusion

咬肌间隙感染　masseteric space infection

咬肌间隙感染伴脓肿　masseteric space infection with abscess

咬颊症　cheek biting　［又称］颊咬伤△

咬物习惯　biting habit

药物过敏性口炎　allergic medicamentosus stomatitis

药物性牙酸蚀　erosion of teeth due to drug

药物性牙龈增生　drug-induced gingival hyperplasia　［又称］药物性牙龈肥大△

叶状乳头肥大　foliate papillae hypertrophy　［又称］舌乳头肥大△

叶状乳头炎　foliate papillitis

夜磨牙习惯　bruxism habit

医源性急性牙周损伤　acute periodontal disease of iatrogenic

遗传性乳光牙本质　hereditary opalescent dentin　［又称］遗传性牙本质发育不良△

遗传性牙本质发育不全　dentinogenesis imperfecta，imperfect hereditary dentinogenesis

遗传性牙釉质发育不全　enamel hypoplasia

遗传性牙龈纤维瘤病　hereditary gingival fibromatosis　［又称］遗传性牙龈纤维瘤病△

遗传性釉质发育异常　hereditary enamel dysplasia　［又称］遗传性釉质发育不全△

义齿性口腔痛　denture sore mouth

义齿性口炎　denture stomatitis

义齿性增生　denture hyperplasia

异位埋伏牙　heterotopic embedded teeth

异位皮脂腺　ectopic sebaceous gland　［又称］迷脂症△，Fordyce病△

异位唾液腺　heterotopic salivary gland

异位阻生牙　heterotopic impacted teeth

翼腭窝恶性肿瘤　malignant neoplasm of the pterygopalatine fossa　［又称］翼腭窝结缔组织和软组织恶性肿瘤△

翼腭窝综合征　pterygopalatine fossa syndrome

翼钩过长　pterygoid hamulus hypertrophy

翼外肌功能亢进　hyperfunction of lateral pterygoid

翼外肌痉挛　spasm of lateral pterygoid

翼下颌间隙感染　pterygomandibular space infection

翼下颌间隙感染伴脓肿　pterygomandibular space infection with abscess

翼状颈皮综合征　pterygium colli syndrome　［又称］多发性翼状胬肉综合征△，Escobar综合征△，广泛性翼状胬肉△

银汞沉着症　amalgam pigmentation

龈沟赘生物　gingival sulcus neoplasm

龈颊沟恶性肿瘤　malignant tumor of buccal sulcus

龈颊沟继发恶性肿瘤　secondary malignant tumor of buccal sulcus

龈乳头炎　gingival papillitis　［又称］急性龈乳头炎△

龈上牙石　supragingival calculus

龈下牙石　subgingival calculus

龈纤维瘤病多毛综合征　fibromatosis gingivae hypertrichosis syndrome　［又称］牙龈纤维瘤病 - 多毛症△

龈炎　gingivitis　［又称］化脓性牙龈炎△，增生性牙龈炎△

硬腭穿孔　hard palate perforation

硬腭恶性肿瘤　malignant neoplasm of hard palate

硬腭裂　cleft hard palate

硬腭脓肿　hard palatal abscess　［又称］硬腭囊肿△

硬腭原位癌　carcinoma in situ of hard palate

硬化性涎（唾液）腺炎　sclerosing sialoadenitis

疣状白斑　verrucous leukoplakia　［又称］口腔白斑△

疣状黄瘤　verruciform xanthoma　［又称］口腔黏膜疣状黄瘤△

疣状增生　verrucous hyperplasia

游走性舌炎　migratory glossitis

幼年牙周变性　juvenile periodontal degeneration　［又称］牙周变性△

釉牙本质裂（非复杂牙冠裂）　enamel-dentinfracture（uncomplicated crown fracture）

釉质白垩斑　enamel opaque spot　［又称］釉质早期龋△

釉质发育不全　enamel hypoplasia　［又称］牙釉质发育不全△

釉质钙化不全　enamel hypocalcification　［又称］低钙化釉质生长不全△

釉质裂纹　enamel crack

釉质脱矿　enamel demineralization

釉质 - 牙本质折断（简单冠折）　enamel-dentin fracture（uncomplicated crown fracture）

釉质折断（简单冠折）　enamel fracture（uncomplicated crown fracture）

釉珠　enamel pearl

与创伤有关的牙龈和无牙区牙槽嵴损害　gingival and edentulous alveolar ridge lesion associated with trauma

语音改变　speech modification

语音障碍　phonological disorder

原发性颈部黑色素瘤　melanoma in situ of neck　［又称］颈部原位黑（色）素瘤△

远中𬌗　distoclusion

远中埋伏下颌第三磨牙　distoangular embedded mandibular third molar

远中阻生　distoangular impaction
在颈水平的血管损伤　vascular injury at cervical level
早萌　premature eruption of tooth　［又称］牙齿早萌△
增生性龈炎　hyperplastic gingivitis　［又称］增生性牙龈炎△
增殖性脓性口炎　pyostomatitis vegetans
掌跖角化牙周病综合征　syndrome of hyperkeratosis palmoplan and periodontosis　［又称］掌跖角化病 - 牙周破坏综合征△
枕骨恶性肿瘤　malignant neoplasm of occiput
正中唇裂　median cleft lip
正中菱形舌炎　median rhomboid glossitis
职业性牙磨损　occupational abrasion of teeth
中耳异物　object in middle ear
中龋　moderate dental caries
中枢性睡眠呼吸暂停综合征　central sleep apnea syndrome　［又称］中枢型睡眠呼吸暂停△

中位阻生异位埋伏牙　heterotopic embedded teeth of moderate site
中心性巨细胞肉芽肿　central giant cell granuloma
肿瘤性病理性骨折　neoplastic pathological fracture
重度低龄儿童龋　severe early childhood caries，S-ECC
锥形牙　cone-shaped tooth
灼口综合征　burning mouth syndrome（glossodynia）　［又称］舌痛症△，舌感觉异常，口腔黏膜感觉异常△
走马疳　cancrum oris
阻塞器缺损　defect of obturator
阻塞性颌下腺炎　obstructive sialadenitis of submandibular gland
阻塞性睡眠呼吸暂停综合征　obstructive sleep apnea syndrome　［又称］梗阻性睡眠呼吸暂停综合征△
阻生牙　impacted tooth　［又称］阻生齿△
组合性牙瘤　compound odontoma

3.2　症状体征名词

齿痕舌　teeth-printed tongue
覆盖　overjet
覆殆　overbite
殆干扰　occlusal interference
口臭　halitosis
口干　dry mouth
流涎　sialorrhea
缺牙间隙　edentulous space
食物嵌塞　food impaction

吐舌习惯　tongue thrusting
牙关紧闭　trismus
牙石　dental calculus
牙髓息肉　pulp polyp
牙痛　toothache
牙龈出血　bleeding gum
咽痛　sore throat
正中牙间隙　median diastema

3.3　手术操作名词

半侧下颌骨切除术　hemimandibulectomy
半侧颜面萎缩矫正术　correction of hemifacial atrophy
半固定桥　semi-fixed bridge
半固定桥连接体　semi-fixed connector
半切牙术　tooth hemisection
半舌切除术　hemiglossectomy
鼻唇病损切除术　excision of labial and nasal lesion
鼻内镜下上颌骨部分切除术　partial resection of upper jaw under nasal endoscope
鼻中隔成形术　septoplasty
闭合性下颌支骨成形术　closed osteoplasty of mandibular ramus
丙烯酸酯甲冠　acrylic jacket crown
丙烯酸酯填塞　acrylic resin packing
丙烯酸酯牙　acrylic tooth
不复位瓣　unpositioned flap
部分冠　partial crown，partial veneer crown
侧方加压　lateral compaction
侧向滑动瓣　lateral sliding flap
超声洁治术　ultrasonic scaling
穿黏膜种植体　transmucosal implant
穿下颌种植体　tansmandibular implant
穿支皮瓣制备术　harvesting of perforator flap surgery
垂直截骨术　vertical osteotomy

垂直向松弛切口翻瓣术　flap with vertical releasing incision
锤造冠　swaged crown
锤造金属全冠　swaged metal full crown
唇瘢痕松解术　lysis of lip scar
唇病损广泛切除术　excision of lesion of lip by wide excision
唇病损激光烧灼术　laser cauterization of lesion of lip
唇病损切除术　excision of lesion of lip
唇成形术　labioplasty
唇颊沟延伸术　deepening of buccolabial
唇裂伤缝合术　harelip suture
唇裂修复术　cheilorrhaphy
唇裂再修复术　secondary cheilorrhaphy
唇瘘管修补术　lip fistula repair
唇皮瓣移植术　transplantation of lip flap
唇全厚皮片移植术　lip full-thickness skin graft
唇缺损修复术　repair of lip defect
唇系带切断术　labial frenotomy
唇腺自体移植术　autogenous lip gland
唇中厚植皮术　lip intermedium thickness skin graft
瓷牙　porcelain tooth
带蒂皮瓣前徙术　pedicle flap advancement
带蒂皮瓣去脂术　pedicle flap liposculpturing
带蒂皮瓣修整术　pedicle flap repair surgery

带蒂皮瓣移植术　pedicle flap skin grafting

袋状瓣　envelope flap

单侧颈淋巴结根治性清扫术　unilateral radical dissection of neck lymph node

单纯淋巴结切除术　simple lymphadenectomy

单端固定桥　cantilever fixed bridge

单颌全口义齿　single complete denture

垫底　rebase

钉板型种植体　staple implant

钉嵌体　pinlay

额骨重建术　frontal bone reconstruction

腭垂病损切除术　excision of lesion of uvula

腭垂部分切除术　partial uvulectomy

腭垂活组织检查　biopsy of palatine uvula

腭垂裂修补术　repair of cleft uvula

腭垂切除术　excision of palatine uvula

腭垂切开术　uvulotomy

腭垂 - 软腭成形术　uvulopalatoplasty

腭垂 - 软腭 - 咽成形术　uvulopalatopharyngoplasty

腭大孔注射法　greater palatine foramen injection

腭裂伤缝合术　uranorrhaphy

腭裂系列治疗　cleft palate team approach

腭裂修复术　palatorrhaphy

腭裂修复术伴腭垂修复术　palatorrhaphy with cleft palate repair

腭瘘管修补术　palatal fistula repair

腭切开探查术　incision and exploration of palate

腭 - 咽成形术　palate pharyngeal surgery

耳大神经吻合术　great auricular nerve anastomosis

二期愈合前庭成形术　secondary epithelization vestibuloplasty

放射性粒子置入　radioactive particle implantation

腓骨肌皮瓣制备术　preparation of fibula flap

分段截骨术　segmental osteotomy

分牙术　bicuspidization

复发性颈淋巴结转移癌切除术　excision of recurrent cervical lymph node metastasis

复合固定桥　compound fixed bridge

副腮腺病损切除术　excision of lesion of accessory parotid gland

副腮腺切除术　excision of accessory parotid gland

副神经 - 舌下神经吻合术　anastomosis of accessory nerve and hypoglossal nerve

覆盖义齿　overlay denture,overdenture

改良根治性颈淋巴结清扫术　modified radical neck lymph node dissection

改良威德曼翻瓣术　modified Widman flap surgery

盖嵴式桥体　ridge-lap pontic

盖髓　pulp capping

干髓术　mummification of pulp

高嵌体　onlay

根管封闭　root canal sealing

根管封药　intracanal medicament

根管预备　root canal preparation

根管治疗术　root canal therapy,RCT

根尖切除术　apicoectomy

根尖下截骨术　subapical osteotomy

根尖诱导成形术　apexification

根间截骨术　interradicular osteotomy

根面平整术　root planing

根内固位体　intra-radicular retainer

根向复位瓣术　apically repositioned flap surgery

根治性颈清扫术　radical neck dissection

功能性颈淋巴结清扫术　functional cervical lymph node dissection

功能性颈清扫术　functional neck dissection

股前外侧皮瓣制备术　preparation of anterolateral thigh flap

骨成形瓣　osteoplastic flap

骨膜上浸润麻醉　supraperiosteal infiltration anesthesia

骨膜下浸润麻醉　subperiosteal infiltration anesthesia

骨膜下种植体　subperiosteal implant,endosteal implant

骨内固定器种植体　endosseous stabilizer implant

骨内叶状闭口种植体　endosteal blade-close implant

骨内叶状开口种植体　endosteal blade vent implant

骨内种植术　endosseous implantation

骨牵拉延长器置入术　insertion of bone lengthening device

骨下袋植骨术　bone grafting for infrabony pocket

固定连接体　rigid connector

固定桥　fixed bridge

固定修复术　fixed prothesis

管状皮瓣移植术　tubular skin flap transplantation

冠内固位体　intra-coronal retainer

冠向复位瓣　coronally repositioned flap

核桩冠　post crown with core

殆重建　occlusal reconstruction

殆垫　occlusal pad

颌骨病损刮治术　curettage of jaw lesion

颌骨骨纤维异常增殖症修整术　repair of bone fibrous dysplasia of jaw

颌骨修整术　repair of jaw

颌间固定　intermaxillary fixation

颌间结扎　intermaxillary ligation

颌间牵引　intermaxillary traction

颌面部脓肿切开引流术　incision and drainage of abscess of maxillofacial region

颌面间隙引流术　drainage of maxillofacial space

颌下淋巴结根治性切除术　radical resection of submandibular lymph node

颌下淋巴结切除术　excision of submandibular lymph node

颌下腺造影侧位投影术　lateral position of submandibular gland sialography

颌下引流术　mandibular drainage

喉返神经松解术　recurrent laryngeal nerve decompression

后推术　push-back operation

滑行截骨术　sliding osteotomy

环绕颧骨结扎术　circumzygomatic wiring

环绕下颌结扎术　circummandibular wiring

喙突后注射法　posterior coronoid process injection

活动连接体　nonrigid connector

即刻义齿　immediate denture

颊部病损切除术　buccal lesion resection

颊洞穿性缺损修复术　repair of buccal perforating defect

颊系带切开术　incision of buccal frenum

颊脂垫修复术　repair of buccal fat pad

甲冠　jacket crown

甲状舌管病损切除术　thyroglossal duct lesion resection

甲状舌管瘘闭合术　closure of thyroglossal fistula

甲状舌管切除术　excision of thyroglossal duct

间接盖髓术　indirect pulp capping

肩胛舌骨肌上颈淋巴结清扫术　supraomohyoid neck dissection

交叉唇瓣断蒂术　cross-lip flap division

交叉唇瓣转移术　cross-lip flap transplantation

洁治术　oral prophylaxis

截根术　root amputation

筋膜皮瓣移植术　transplantation of fascia flap

茎突截除术　styloidectomy

颈部皮肤部分切除整形术　partial excision of skin of neck

颈部探查术　cervical exploration

颈部异物去除　removal of foreign body from neck

颈动脉部分切除伴吻合术　partial excision of carotid artery with anastomosis

颈动脉探查术　exploration of carotid artery

颈动脉血管内超声　carotid artery intravascular ultrasound

颈动脉血栓切除术　carotid artery thrombectomy

颈深部淋巴结切除术　excision of deep cervical lymph node

颈神经病损切除术　excision of lesion of cervical nerve
颈外动脉结扎止血术　ligation and hemostasis of external carotid artery
巨舌畸形矫正术　correction of macroglossia
开放性下颌支骨成形术　open osteoplasty mandibular ramus
开面冠　window crown
烤瓷熔附金属修复体　porcelain-fused-to-metal restoration，PFM restoration
颏成形术　genioplasty
颏硅胶置入增大成形术　augmentation genioplasty with silicone implantation
颏缩小成形术　reductive genioplasty
颏下病损切除术　submental excision of lesion
颏增大成形术　augmentation mentoplasty
髁突陈旧性骨折复位内固定术　old fracture reduction and internal fixation of condylar process
髁突高位切除术　high condylar resection
髁突下截骨术　subcondylar osteotomy
可摘局部义齿　removable partial denture
口底病损切除术　excision of lesion of floor of mouth
口底多间隙感染脓肿切开引流术　incision and drainage of multiple space infection abscess of floor of mouth
口底引流术　drainage of floor of mouth
口角缝合术　suture of angle of mouth
口轮匝肌功能重建术　functional reconstruction of orbicularis oris muscle
口内脓肿切开引流术　incision and drainage of abscess of mouth
口腔病损激光烧灼术　oral lesion of laser ablation
口腔黏膜病损切除术　excision of lesion of oral mucosa
口形矫正术　mouth shape correction
眶壁重建术　orbital wall reconstruction
眶下孔[管]注射法　infraorbital foramen [canal]injection
眶下裂后方注射法　posterior infraorbital fissure injection
粒子放射治疗　particle radiation therapy
连续小环结扎术　continuous loop wiring
淋巴管瘤注射术　lymphangioma injection
淋巴管瘘结扎术　ligation of lymphatic fistula
淋巴管瘘切除术　excision of lymphatic fistula
淋巴管瘘粘连术　lymphatic fistula adhesion
淋巴结活组织检查　biopsy of lymph node
淋巴结扩大性区域性切除术　regional excision of lymph node enlargement
淋巴结区域性切除术　regional excision of lymph node
笼状种植体　cage implant
隆鼻伴耳郭软骨移植术　augmentation rhinoplasty with auricular cartilage transplantation
隆鼻伴人工假体置入术　augmentation rhinoplasty with artificial prosthesis implantation
隆鼻伴自体鼻软骨移植术　augmentation rhinoplasty with autogenous nasal cartilage grafting
颅底病损切除术　excision of lesion of skull base
颅骨骨膜瓣移植术　skull periosteum flap transplantation
卵圆孔注射法　oval foramen injection
马里兰桥　Maryland fixed bridge
盲法线锯髁突截开术　blind Gigli saw condylotomy
锚状骨内种植体　anchor endosteal implant
面部病损切除术　excision of lesion of facial
面部骨折切开复位内固定术　open reduction and internal fixation for fracture of face
面部皮肤部分切除整形术　facial skin partial excision and plastic surgery
面部清创缝合术　debridement and suture of face
面部引流术　facial drainage
面骨病损局部切除术　local excision of lesion of facial bone
面骨部分切除术　partial excision of facial bone
面骨成形术　facial plastic surgery

面骨骨全部切除伴重建术　total excision with reconstruction of facial bone
面骨骨全部切除术　total excision of facial bone
面骨活组织检查　biopsy of facial bone
面骨切开术　incision of facial bone
面骨死骨切除术　sequestrectomy of facial bone
面横裂矫正术　correction of transverse facial cleft
面神经病损切除术　facial nerve lesion resection
面神经-副神经吻合术　anastomosis of facial nerve and accessory nerve
面神经解剖术　facial nerve dissection
面神经切断术　facial nerve transection
面神经探查术　exploration of facial nerve
面神经吻合术　facial nerve anastomosis
面瘫矫正术　correction of facial paralysis
面斜裂矫正术　correction of oblique facial cleft
磨牙半切术　hemisection of molar
磨牙后区病损切除术　excision of lesion of retromolar area
末端种植体　terminal implant
黏膜瓣　mucosal flap
黏膜下浸润麻醉　submucous infiltration anesthesia
黏膜下前庭成形术　submucosal vestibuloplasty
黏膜下种植体　submucosal implant
颞肌筋膜瓣切取术　excision of temporal muscle fascia flap
颞下颌关节病损切除术　excision of lesion of temporomandibular joint
颞下颌关节侧位体层片　lateral tomogram of TMJ
颞下颌关节成形术　temporomandibular joint arthroplasty
颞下颌关节镜手术治疗　arthroscopic surgery for treatment of temporomandibular joint
颞下颌关节盘复位固定术　temporomandibular joint disk reduction and fixation
颞下颌关节盘摘除术　temporomandibular joint disk extraction
颞下颌关节松解术　temporomandibular joint lysis
颞下颌关节脱位闭合复位术　closed reduction of dislocation of temporomandibular joint
颞下颌关节脱位切开复位术　open reduction of dislocation of temporomandibular joint
颞下颌关节药物注射　drug injection of temporomandibular joint
颞下颌关节造影术　TMJ arthrography
颞下颌关节置换术　temporomandibular joint replacement
皮瓣清创术　debridement of flap
皮瓣修整术　flap repair
皮瓣预制术　prefabricated flap
皮肤病损根治性切除术　radical excision of skin lesion
皮肤病损切除术　excision of lesion of skin
皮下带蒂皮瓣移植术　subcutaneous pedicle skin flap transplantation
皮下脂肪注射填充术　subcutaneous fat injection
皮下组织病损切除术　excision of lesion of subcutaneous tissue
气管插管　trachea intubation
髂骨瓣制备术　preparation of iliac bone flap
前鼻孔成形术　anterior nasal surgery
前臂皮瓣制备术（供区切取）　preparation of forearm flap（donor site）
前庭成形术　vestibuloplasty
前庭沟扩展术　vestibular extension
嵌体　inlay
切除性牙周膜新附着术　excisional new attachment of periodontium，ENAP
切牙孔注射法　incisive foramen injection
全瓷冠　all-ceramic crown
全冠　full crown
全颌种植体　complete implant
全厚瓣　full thickness flap
全厚皮片移植术　full thickness skin graft
全口义齿　complete denture，full denture
颧弓降低术　zygomatic arch reduction operation

颧骨成形术　zygoma formation
颧骨骨折闭合复位术　closed reduction of fracture of zygoma
颧骨骨折切开复位内固定术　open reduction and internal fixation of fracture of zygoma
颧骨重建术　reconstruction of bone of zygoma
人工皮片移植术　artificial skin grafting
乳牙拔除　extraction of deciduous teeth
软腭病损切除术　excision of lesion of soft palate
软腭病损射频消融术　radiofrequency ablation of lesion of soft palate
软腭成形术　soft palate plasty
软腭活组织检查　biopsy of soft palate
软腭激光消融术　laser ablation of soft palate
腮腺病损切除术　excision of lesion of parotid gland
腮腺部分切除术　partial parotidectomy
腮腺导管瘘修补术　repair of fistula of parotid duct
腮腺导管探查　parotid duct exploration
腮腺导管再通术　parotid duct reoperation
腮腺管口移植术　opening of parotid gland transplantation
腮腺管吻合术　anastomosis of parotid duct
腮腺浅叶切除术　superficial parotidectomy
腮腺切除术　parotidectomy
腮腺切开引流术　incision and drainage of parotid gland
腮腺深叶切除术　excision of deep lobe of parotid gland
鳃裂瘘管切除术　branchial fistula resection
鳃裂囊肿切除术　excision of branchial cleft cyst
三脚架种植体　tripod implant
伤口止血术　wound hemostasis
上臂外侧皮瓣制备术　preparation of lateral upper arm flap
上颌动脉结扎止血术　ligation of maxillary artery
上颌窦病损切除术　excision of lesion of maxillary sinus
上颌窦根治术　radical maxillary antrotomy, radical maxillary sinusotomy
上颌窦探查术　maxillary sinus surgical exploration
上颌窦提升术　maxillary sinus lifting
上颌骨部分骨成形术　partial bone formation of maxilla
上颌骨部分切除伴人工骨置入术　partial resection of maxilla with artificial bone implantation
上颌骨部分切除伴植骨术　partial resection of maxilla with bone grafting
上颌骨部分切除术　partial resection of maxilla
上颌骨重建术　reconstruction of maxilla
上颌骨次全切除术　subtotal resection of maxilla
上颌骨骨折闭合复位术　closed reduction of maxillary fracture
上颌骨骨折切开复位固定术　open reduction and fixation of maxillary fracture
上颌骨全部切除术　total resection of maxilla
上颌骨全骨成形术　total osteoplasty of maxilla
上颌骨人工假体移植术　artificial prosthesis implantation of maxilla
上颌骨死骨切除术　sequestrectomy of maxilla
上颌骨自体骨移植物　autogenous bone graft of maxilla
上颌结节成形术　maxillary tuberoplasty
上颌结节注射法　tuberosity injection
上颌李弗特Ⅰ型分块截骨成形术　LeFort Ⅰ block osteotomy
上颌李弗特Ⅰ型截骨成形术　LeFort Ⅰ osteoplasty
上颌李弗特Ⅱ型分块截骨成形术　LeFort Ⅱ block osteoplasty
上颌李弗特Ⅱ型截骨成形术　LeFort Ⅱ osteoplasty
上颌李弗特Ⅲ型截骨术　LeFort Ⅲ osteotomy
上颌前部截骨术　anterior maxillary osteotomy
舌病损切除术　excision of lesion of tongue
舌部分切除术　partial excision of tongue, partial glossectomy
舌部甲状腺切除术　tongue of thyroidectomy
舌腭弓延长成形术　extension of palatoglossal arch
舌缝合术　glossorrhaphy
舌根射频消融术　radiofrequency ablation of root of tongue
舌沟延伸术　extension of lingual groove

舌骨上进路舌根部肿物切除术　resection of root of tongue by suprahyoid
舌骨上颈淋巴结清扫术　suprahyoid neck dissection
舌筋膜悬吊术　tongue fascia suspension
舌扩大性切除术　extended resection of tongue
舌全部切除术　total excision of tongue
舌神经根松解术　lingual nerve neurolysis
舌系带成形术　lingual frenoplasty
舌系带切除术　ankylotomy
舌系带延长术　lengthening of lingual frenum, lingual frenum extension
舌下神经 - 面神经吻合术　anastomosis of hypoglossal nerve and facial nerve
舌下腺病损切除术　excision of lesion of sublingual gland
舌下腺部分切除术　sublingual gland resection
舌下腺切除术　excision of sublingual gland
舌下腺切开引流术　incision and drainage of sublingual gland
舌修补术　repair of tongue
舌粘连松解术　lysis of adhesion of tongue
矢状截骨术　sagittal osteotomy
矢状劈开截骨术　sagittal split osteotomy
试戴　try-in
手术后伤口止血术　postoperative wound hemostasis
双侧颈淋巴结根治性清扫术　bilateral radical dissection of neck lymph node
双带蒂皮瓣移植术　double pedicle skin flap transplantation
双端固定桥　rigid fixed bridge
双颌截骨术　bimaxillary osteotomy
双乳头瓣　double papillae flap
双叶状种植体　double blade implant
水平复位瓣　horizontally repositioned flap
水平截骨术　horizontal osteotomy
四分之三冠　three-quarter crown
松动牙固定术　fixation of loosened tooth
酸蚀　acid etching
锁骨上淋巴结切除术　excision of supraclavicular lymph node
碳种植体　carbon implant
陶瓷修复　ceramic restoration
调磨　grinding
同种牙移植术　homotransplantation of tooth
头部血管治疗性超声　head blood vessel therapeutic ultrasound
涂碳种植体　carbon coated implant
唾液腺导管切开术　incision of salivary duct
唾液腺导管修补术　repair of salivary gland duct
唾液腺缝合术　suture of salivary gland
唾液腺瘘修补术　repair of fistula of salivary gland
唾液腺切除术　sialoadenectomy
唾液腺切开术　incision of salivary gland
唾液腺切开引流术　sialoadenotomy
唾液腺造袋术　marsupialization of salivary gland
唾液腺造影术　sialography
卫生桥　sanitary bridge
无缝壳冠　seamless shell crown
无牙区带蒂移植瓣　edentulous-area grafts flap
系带切断术　frenectomy
下颌根尖下截骨成形术　anterior mandibularsubapical osteotomy
下颌骨部分切除术　partial mandibulectomy
下颌骨成形术　osteoplasty of mandible
下颌骨重建板修复术　reconstruction of mandibular reconstruction plate
下颌骨重建术　reconstruction of bone of mandible, reconstruction of mandible
下颌骨骨折闭合复位术　closed reduction of jaw fracture, closed reduction of mandibular fracture
下颌骨骨折切开复位内固定术　open reduction and internal fixation of mandibular fracture

下颌骨髁突骨折切开复位内固定术　open reduction and internal fixation of mandibular condylar fracture

下颌骨内固定物取出术　removal of internal fixation of mandible

下颌骨劈开术　splitting of mandible

下颌骨全部切除伴骨重建术　total resection of mandible with bone reconstruction

下颌骨全部切除术　total resection of mandible

下颌骨缺损修复术　reconstruction of mandibular defect

下颌骨人工假体移植术　transplantation of mandibular prosthesis

下颌骨升支骨折切开复位内固定术　open reduction and internal fixation for fracture of mandible

下颌骨死骨切除术　excision sequestrum of mandible

下颌骨体骨成形术　mandibular body bone formation

下颌骨自体骨移植术　autogenous bone graft of mandible

下颌角成形术　mandibular angle plasty

下颌髁突切除术　mandibular condylectomy

下颌神经阻滞麻醉　mandibular block anesthesia

下颌升支矢状劈开截骨术　sagittal split ramus osteotomy

下颌下区病损切除术　excision of lesion of the submandibular region

下颌下腺病损切除术　excision of lesion of submandibular gland

下颌下腺部分切除术　partial excision of submandibular gland

下颌下腺导管结石取出术　removal of duct stone from submandibular gland

下颌下腺导管口转位术　transposition of submandibular gland duct

下颌下腺切除术　excision of submandibular gland, submandibular sialoadenectomy

下颌下腺移植后导管重建术　reconstruction of the catheter after submandibular gland transplantation

下颌下腺自体移植术　autotransplant of submandibular gland

下颌下腺自体移植腺体减量术　reduction of autotransplant submandibular gland

下颌下缘去骨成形术　plasty via osteoectomy of inferior border of mandible

下颌支截骨术　ramus osteotomy

下颌支支架种植体　ramus frame implant

下牙槽神经阻滞麻醉　block anesthesia of inferior alveolar nerve

涎管成形术　sialodochoplasty

涎石摘除术　sialolithotomy

小环结扎术　eyelet wiring

笑气镇静　nitrous oxide sedation

斜行截骨术　oblique osteotomy

序列拔牙　serial extraction

旋转皮瓣移植术　rotational skin flap transplantation

选色　shade selection

牙拔除术　dental extraction, extractus dentalis, tooth extraction

牙槽病损切除术　excision of lesion of alveolar

牙槽部分切除术　partial excision of alveolar

牙槽成形术　alveoloplasty

牙槽骨骨折闭合性复位固定术　closed reduction and fixation of alveolar bone fracture

牙槽骨骨折切开复位内固定术　open reduction and internal fixation of alveolar bone fracture

牙槽骨切除术　alveolectomy

牙槽骨修整术　alveoloplasty

牙槽嵴延展术　alveolar ridge extension

牙槽嵴增高术　alveolar ridge augmentation

牙槽切开术　alveolotomy

牙槽神经探查术　alveolar nerve exploration

牙槽神经吻合术　alveolar nerve anastomosis

牙槽突切除术　excision of alveolar process

牙槽植骨成形术　alveolar bone graft

牙根拔除术　extraction of dental root

牙根残留拔除术　residual root extraction

牙冠延长术　crown lengthening surgery

牙菌斑控制　dental plaque control

牙内钉　endodontic pin

牙内 - 骨内种植体　endodontic endosseous implant

牙钳拔牙　exodontia with tooth forcep

牙髓切断术　pulpotomy

牙髓失活　devitalization of dental pulp

牙髓塑化治疗　pulp resinifying therapy

牙髓摘除[术]　pulp extirpation, pulpectomy

牙龈按摩　gingival massage

牙龈病损切除术　excision of lesion of gingiva

牙龈成形术　gingivoplasty

牙龈缝合术　gum suture

牙龈脓肿切开术　incision of gingival abscess

牙源性颌骨病损切除术　excision of lesion of odontogenic jaw

牙种植术　implantation of tooth

牙周翻瓣术　periodontal flap surgery

牙周膜浸润麻醉　periodontal infiltration anesthesia

牙周塞治术　periodontal packing

牙周牙髓联合治疗　combined periodonto-endodontic therapy

牙周再附着　re-attachment of periodontium

咽成形术　pharyngoplasty

咽腭弓延长成形术　lengthening of pharyngeal arch

咽后壁瓣　postpharyngeal flap

氧化铝种植体　aluminum oxide implant

义齿的安装和调整　insertion and adjustment of denture

异种牙移植术　allogenic tooth transplantation

翼腭管注射法　pterygopalatine canal injection

翼上颌延伸种植体　maxillary pterygoid extension implant

翼下颌注射法　pterygomandibular injection

龈瓣　gingival flap

龈切除术　gingivectomy, oulectomy, ulectomy, ulotomy

龈下刮治术　subgingival scaling

硬腭病损局部切除术　excision of hard palatal lesion

硬腭成形术　hard palate plasty

硬腭活组织检查　hard palate biopsy

永久充填　permanent filling

永久性种植体　permanent implant

语音治疗　speech therapy

预成冠　preformed crown

远中楔形瓣　distal wedge flap

暂时充填　temporary filling

暂时性气管切开术　temporary tracheostomy

暂时性义齿　temporary denture　[又称]过渡义齿△

粘结固定桥　adhesion fixed bridge

正中进路舌根部肿物切除术　tongue base tumor resection via midline approach

直视下腮腺活组织检查　biopsy of parotid gland under direct vision

直视下舌活组织检查　biopsy of tongue under direct vision

直视下唾液腺活组织检查　biopsy of salivary gland under direct vision

中厚皮片移植术　intermediate split thickness skin grafting

种植体支持的固定桥　implant supported fixed bridge

种植义齿　implant denture

铸造冠　cast crown

桩冠　post crown, pivot

自体牙根种植体　autologous root implant

自体牙移植术　autotransplantation of tooth

阻生牙拔除术　extraction of impacted tooth

阻生牙翻瓣拔除术　extraction of impacted tooth flap

3.4 临床检查名词

X 线头影测量片　cephalometric roentgenogram
闭殆反射　closed occlusal reflex
补偿曲线　compensating curve
补偿曲线曲度　prominence of compensating curve
侧方殆　lateral occlusion
侧方殆平衡　lateral occlusion balance
侧方髁导斜度　inclination of lateral condylar guidance
侧方髁道斜度　lateral condyle path inclination
侧方平衡殆　lateral balanced occlusion
侧方运动　lateral movement
侧殆颌位　jaw position of lateral occlusion
侧貌描记器　silhouetter
出血指数　bleeding index, BI
垂直距离　vertical dimension
垂直轴　vertical axis
单侧殆平衡　unilateral occlusal balance
定位平面　plane of orientation
定位平面斜度　inclination of plane of orientation
对刃殆　end-to-end occlusion, edge-to-edge occlusion
法兰克福平面　Frankfurt plane
反横殆曲线　inverse transverse curve of occlusion
非正中关系　eccentric relation
非正中殆　eccentric occlusion
非正中殆位关系　positional relationship of eccentric occlusion
非正中殆位记录　positional record of eccentric occlusion
分段印模　sectional impression
根管闭塞　obturation of root canal
根尖片　periapical film
工作侧　working side
功能性殆平面　functional occlusal plane, FOP
骨内袋　intrabony pocket
骨下袋　infrabony pocket
观测线　survey line
殆片　occlusal film
殆平面　occlusal plane
殆平面导板　occlusal guide plate
殆平面规　occlusal plane guide
颌间垂直关系　vertical relation of jaw
颌间距离　interarch distance, interridge distance
颌间水平关系　horizontal relation of jaw
颌位　jaw position
颌位关系　jaw position relationship
颌位关系记录　jaw position recording
后退接触位　retruded contact position
肌肉位　muscular position
尖牙保护殆　cuspid-protected occlusion
铰链位　hinge position
铰链运动　hinge movement
铰链轴　hinge axis, condylar axis
铰链轴点　hinge axis point
菌斑指数　plaque index, PLI
髁槽　condylar slot
髁导　condylar guidance
髁导斜度　condylar guidance inclination
髁道　condyle path

髁道斜度　condyle path inclination
髁突间距离　intercondylar distance
髁突运动　condyle movement
平衡侧　balancing side
平衡殆　balanced occlusion
平面导板　flat bite plate
前伸殆　protrusive occlusion
前伸殆颌位　jaw position of protrusive occlusion
前伸殆平衡　protrusive occlusion balance
前伸髁导斜度　inclination of protrusive condylar guidance
前伸平衡殆　protrusive balanced occlusion
前伸运动　protrusive movement
切导　incisal guidance
切导盘　incisal guidance table
切导斜度　incisal guidance inclination
切道　incisal path
切道斜度　incisal path inclination
曲面断层 X 射线片　panoramic radiography
颧弓位投照术　roentgenography of zygomatic arch
软垢指数　debris index, DI
三壁骨下袋　three-walled infrabony pocket
上颌侧位体层片　lateral tomogram of maxillae
上颌后前体层片　posterio-anterior tomogram of maxillae
社区牙周指数　community periodontal index, CPI
食物残渣　food debris
双侧殆平衡　bilateral occlusion balance
头影描绘图　cephalometric tracing
唾液腺造影术　sialography
下颌骨侧位投照术　lateral position roentgenography of mandible
下颌骨后前位投照术　posterio-anterior position of mandibular roentgenography
下颌升支侧位体层片　lateral tomogram of ramus
下颌升支切线位投照术　tangential position roentgenography of mandibular ramus
下颌姿势位　mandibular postural position
下颌姿势位垂直距离　vertical dimension of mandibular postural position
许勒位　Scholler position
牙尖高度　height of cusp
牙尖交错殆　intercuspal occlusion
牙尖交错位　intercuspal position
牙尖斜度　inclination of cusp
牙石指数　calculus index, CI
牙龈出血指数　gingival bleeding index, GBI
牙龈指数　gingiva index, GI
牙周病指数　periodontal disease index, PDI
牙周袋　periodontal pocket
牙周指数　periodontal index, PI
咬合垂直距离　occlusal vertical dimension
龈袋　gingival pocket
应力副承托区　secondary stress-bearing area
早接触　premature contact
正中挡　centric stop
正中关系　centric relation
正中关系殆　centric relation occlusion
正中关系弧　centric relation arc

正中关系位   centric relation position

正中𬌗   centric occlusion, central occlusion

正中𬌗平衡   centric occlusion balance

正中颌位记录   recording jaw position at centric occlusion

正中锁   centric lock

正中自由区   centric freed area

中性区   neutral zone

组牙功能𬌗   group functional occlusion

组织面   tissue surface

最大牙尖交错𬌗   maximum intercuspation

4. 急诊科

4.1 疾病诊断名词

阿尔茨海默病性痴呆　Alzheimer's disease　［又称］阿尔茨海默病△

阿米卡星中毒　amikacin poisoning

阿片类中毒　opium poisoning

氨氯地平中毒　amlodipine poisoning

苯的毒性效应　benzene toxic effect

苯及其同类物的氮衍生物和胺衍生物的毒性效应　toxic effect of nitroderivative and aminoderivative of benzene and its homologue

苯同类物的毒性效应　homologue of benzene toxic effect

丙型肝炎肝硬化　hepatitis C cirrhosis

不稳定型心绞痛　unstable angina

茶苯海明中毒　dimenhydrinate poisoning

创伤性脑出血　traumatic intracerebral hemorrhage

醇的毒性效应　alcohol toxic effect

醋硝香豆素中毒　acenocoumarol poisoning

催眠药中毒　hypnotic poisoning

大麻类(衍生物)中毒　cannabis(derivatives)poisoning

短暂性脑缺血发作　transient ischemic attack

恶性肿瘤支持治疗　supportive treatment of malignant tumor

二氧化硫中毒　sulfur dioxide toxic effect

芳香族烃的其他卤素衍生物的毒性效应　other halogen derivative of aromatic hydrocarbon toxic effect

房性期前收缩　atrial premature beat　［又称］房性早搏△

非阿片样镇痛药、解热药和抗风湿药中毒　nonopioid analgesic, antipyretic and antirheumatic drug poisoning

非阿片样镇痛药和解热药中毒　nonopioid analgesic and antipyretic poisoning

非阿片样镇痛药中毒　nonopioid analgesic drug poisoning

非感染性腹泻　noninfectious diarrhea

肺大疱　bullae of lung

肺间质纤维化　pulmonary interstitial fibrosis

腐蚀性碱和碱样物质的毒性效应　corrosive alkali and alkali like substance toxic effect

腐蚀性有机化合物的毒性效应　corrosive organic compounds poisoning

副交感神经抑制剂和解痉药中毒　parasympatholytic and spasmolytic poisoning　［又称］抗胆碱能药、抗毒蕈碱药和解痉药中毒△

感染性贫血　infectious anemia

高血压1级　grade 1 hypertension　［又称］高血压病1级△

高血压2级　grade 2 hypertension　［又称］高血压病2级△

高血压3级　grade 3 hypertension　［又称］高血压病3级△

冠状动脉支架植入术后状态　coronary artery stent implantation state

海洛因中毒　heroin poisoning

合成的麻醉品中毒　synthetic narcotic poisoning

化妆品中毒　cosmetic poisoning

激素类及其合成代用品中毒　hormones and their synthetic substitutes poisoning

急性胃肠炎　acute gastroenteritis

己烯雌酚中毒　diethylstilbestrol poisoning

继发性贫血　secondary anemia

甲醇的毒性效应　methanol toxic effect

甲喹酮中毒　methaqualone poisoning

甲醛的毒性效应　formaldehyde toxic effect

甲氧氯普胺中毒　metoclopramide poisoning

间质性肺病　interstitial lung disease

解热药中毒　antipyretic poisoning

颈动脉硬化　carotid atherosclerosis

酒精中毒　alcoholism　［又称］使用酒精引起的依赖综合征△

局部制剂中毒　topical preparation poisoning

抗促性腺激素类药、抗雌激素类药、抗雄激素类药中毒　antigonadotrophin, antiestrogen, antiandrogen poisoning

抗癫痫药和镇静催眠药中毒　antiepileptic and sedative hypnotic toxic

抗高血压药中毒　antihypertensive drug poisoning

抗疟疾和对其他血液原虫有作用的药中毒　antimalarial and drug acting on other blood protozoa poisoning

抗帕金森病药和其他中枢神经系统肌肉张力抑制剂中毒　antiparkinsonism drug and other muscle-tone depressant of central nervous system poisoning

可食入性有毒物质　noxious substance eaten as food

淋巴瘤　lymphoma

硫化氢的毒性效应　hydrogen sulfide toxic effect

氯仿的毒性效应　chloroform toxic effect

氯化亚汞中毒　mercurous chloride poisoning

氯美扎酮中毒　chlormezanone poisoning

氯气的毒性效应　chlorine gas toxic effect

麻醉品中毒　narcotic poisoning

吗啡中毒　morphine poisoning

慢性呼吸衰竭　chronic respiratory failure

慢性肾衰竭尿毒症期　chronic renal failure with uremia

慢性支气管炎　chronic bronchitis　［又称］慢支△

慢性阻塞性肺疾病急性加重期　acute exacerbation of chronic obstructive pulmonary disease　［又称］慢性阻塞性肺疾病急性发作△

梅尼埃病　Meniere disease　［又称］膜迷路积水△,美尼尔综合征△

美沙酮中毒　methadone poisoning

锰及其化合物的毒性效应　manganese and its compounds toxic effect

弥漫性肺间质疾病　diffuse lung interstitial disease

棉酚中毒　gossypol poisoning

摩擦红斑　erythema intertrigo　［又称］擦烂红斑△

尿路感染　urinary tract infection　［又称］泌尿道感染△

牛肝菌中毒　bolete poisoning

脓毒血症　sepsis　［又称］脓毒症△,败血症△,脓毒症休克△

帕金森病　Parkinson disease　［又称］震颤麻痹△

哌替啶中毒　pethidine poisoning

脾功能亢进　hypersplenism

气体、烟雾和蒸气的毒性效应　gas, fume and vapour toxic effect

铅及其化合物的毒性效应　lead and its compounds toxic effect

前列腺术后　post-prostatectomy

全身性及血液学药物中毒　systemic and haematological agent poisoning

全身性抗感染药和抗寄生虫药中毒　systemic anti-infective and anti-parasitic poisoning

全身性抗生素中毒　systemic antibiotic poisoning

乳腺恶性肿瘤史　history of breast malignant tumor　［又称］乳房恶性肿瘤病史△

润滑药、缓和药和保护剂中毒　emollient,demulcent and protectant poisoning

山豆根中毒　dauricine poisoning

司可巴比妥中毒　seconal poisoning

四氯化碳的毒性效应　carbon tetrachloride toxic effect

四氯乙烯的毒性效应　tetrachloroethylene toxic effect

酸类物质中毒　acidoid poisoning

碳酸脱水酶抑制剂、苯并噻二嗪类和其他利尿剂中毒　poisoning by carbonic anhydrase inhibitor,benzothiadiazide,and other diuretic

糖尿病性肾病　diabetic kidney disease,DKD　［又称］糖尿病肾病△

糖尿病性周围神经病　diabetic peripheral neuropathy　［又称］糖尿病周围神经病变△

韦伯综合征　Weber syndrome　［又称］大脑脚综合征△

未知病毒的流感性感冒　influenza with unknown virus　［又称］流感（病毒未明确）△

无机物毒性效应　inorganic substance toxic effect

物质毒性效应　toxic effect of substance

先天性肌性斜颈　congenital muscular torticollis

硝酸及酯类毒性效应　toxic effect of nitric acid and ester

心房颤动　atrial fibrillation　［又称］心房纤颤△

心功能Ⅰ级（NYHA分级）　cardiac functional class Ⅰ（NYHA classification）［又称］心功能Ⅰ级△

心功能Ⅱ级（NYHA分级）　cardiac functional class Ⅱ（NYHA classification）［又称］心功能Ⅱ级△

心功能Ⅲ级（NYHA分级）　cardiac functional class Ⅲ（NYHA classification）［又称］心功能Ⅲ级△

心功能Ⅳ级（NYHA分级）　cardiac functional class Ⅳ（NYHA classification）［又称］心功能Ⅳ级△

心脏起搏器状态　cardiac pacemaker status

溴氰菊酯中毒　deltamethrin poisoning

盐水和渗透性轻泻剂中毒　saline and osmotic laxative poisoning

氧化氮类的毒性效应　nitrogen oxide toxic effect

药物、药剂和生物制品中毒　drug,medicament and biological substance poisoning

依姆多中毒　imdur poisoning

胰岛素和口服降糖（抗糖尿病）药中毒　insulin and oral hypoglycaemic（antidiabetic）drug poisoning

意外氧中毒　oxygen poisoning,accidentally

影响呼吸系统的物质中毒　agent poisoning primarily acting on respiratory system

与有毒动物接触的毒性效应　toxic effect of contact with venomous animal

真菌毒素污染食物毒性效应　fungal toxin contaminated food toxic effect

脂环烃的其他卤素衍生物的毒性效应　other halogen derivative of alicyclic hydrocarbon toxic effect

脂环烃和芳香族烃的卤素衍生物的毒性效应　halogen derivative of alicyclic and aromatic hydrocarbon toxic effect

致幻药中毒　hallucinogen poisoning

中度贫血　moderate anemia

重度贫血　severe anemia

主要为全身性和血液学物质中毒　primarily systemic and haematological agent poisoning

主要影响胃肠系统的其他制剂中毒　poisoning of other preparation mainly affecting the gastrointestinal system

主要影响胃肠系统的物质中毒　poisoning of substance primarily affecting the gastrointestinal system

主要影响心血管系统的物质中毒　poisoning of substance primarily affecting the cardiovascular system

主要影响自主神经系统药物中毒　poisoning of drug primarily affecting the autonomic nervous system

作用于肌肉的物质中毒　agent poisoning primarily acting on muscle

4.2　手术操作名词

超声引导下胸腔穿刺术　ultrasound guided thoracentesis

股静脉穿刺置管术　femoral vein puncture catheterization

静脉穿刺术　venepuncture

静脉置管术　venous catheterization

无创呼吸机辅助通气　noninvasive assisted ventilation

血液透析　hemodialysis

有创通气大于等于96小时　invasive ventilation ≥ 96 hours

有创通气小于96小时　invasive ventilation<96 hours

4.3　临床检查名词

腹部超声检查　abdominal ultrasonography

腹部血管超声检查　abdominal vascular ultrasonography

胸部X线检查　chest X-ray

5. 心内科

5.1 疾病诊断名词

Ⅲ度窦房传导阻滞 sinoatrial block, third degree ［又称］三度窦房阻滞△

Ⅲ度房室传导阻滞 atrioventricular block, third degree

CABG 术后 post-coronary artery bypass graft ［又称］冠状动脉搭桥术后△

CRTD 术后 post-implantation of cardiac resynchronization therapy with defibrillator

CRT 术后 post-implantation of cardiac resynchronization therapy ［又称］心脏再同步治疗术后△

CRT 术后电池电量耗竭 post-cardiac resynchronization therapy, device battery depletion ［又称］心脏再同步治疗后电池电量耗竭△

CRT 术后电池电量下降 post-cardiac resynchronization therapy, device battery down ［又称］心脏再同步治疗后电池电量下降△

ICD 电池电量耗竭 ICD battery depletion ［又称］植入型心律转复除颤器电池电量耗竭△

ICD 电池电量下降 ICD battery low ［又称］植入型心律转复除颤器电池电量下降△

ICD 感知功能不良 ICD undersensing ［又称］植入型心律转复除颤器感知功能不良△

ICD 起搏功能不良 ICD loss of capture ［又称］植入型心律转复除颤器起搏功能不良△

ICD 术后 post-implantation of implantable cardioverter defibrillator ［又称］植入型心律转复除颤器术后△

Killip 心功能Ⅰ级 cardiac function, Killip class Ⅰ

Killip 心功能Ⅱ级 cardiac function, Killip class Ⅱ

Killip 心功能Ⅲ级 cardiac function, Killip class Ⅲ

Killip 心功能Ⅳ级 cardiac function, Killip class Ⅳ

NYHA 心功能Ⅰ级 cardiac function, NYHA class Ⅰ ［又称］心功能Ⅰ级△

NYHA 心功能Ⅱ-Ⅲ级 cardiac function, NYHA class Ⅱ-Ⅲ ［又称］心功能Ⅱ～Ⅲ级△

NYHA 心功能Ⅱ级 cardiac function, NYHA class Ⅱ ［又称］心功能Ⅱ级△

NYHA 心功能Ⅲ级 cardiac function, NYHA class Ⅲ ［又称］心功能Ⅲ级△

NYHA 心功能Ⅳ级 cardiac function, NYHA class Ⅳ ［又称］心功能Ⅳ级△

PCI 术后 post-percutaneous coronary intervention ［又称］冠状动脉介入术后△

PTCA 术后 post-percutaneous transluminal coronary angioplasty ［又称］冠状动脉球囊扩张术后，经皮冠状动脉球囊扩张术后△

SICD 术后 post-implantation of subcutaneous implantable cardioverter-defibrillator ［又称］皮下植入型心律转复除颤器术后△

X 综合征 X syndrome

阿 - 斯综合征 Adams-Stokes syndrome

癌性心包积液 cancerous pericardial effusion

艾森门格综合征 Eisenmenger syndrome ［又称］艾森曼格综合征△

安德森 - 泰维勒综合征 Andersen-Tawil Syndrome

瓣膜性心肌病 valvular cardiomyopathy

包裹性心包积液 encapsulated pericardial effusion

变异型心绞痛 variant angina ［又称］变异性心绞痛△

屏气发作 breath holding spell

病毒性心包炎 viral pericarditis

病毒性心肌心包炎 viral myocardial pericarditis

病毒性心肌炎 viral myocarditis

病毒性心肌炎后遗症 sequelae of viral myocarditis

病态窦房结综合征 sick sinus syndrome, SSS

不典型心房扑动 atypical atrial flutter

不定型心肌病 unclassified cardiomyopathy

不完全性右束支传导阻滞 incomplete right bundle-branch block

不完全性左束支传导阻滞 incomplete left bundle-branch block

不稳定性心绞痛 unstable angina

布鲁加达综合征 Brugada syndrome ［又称］Brugada 综合征△

侧壁再发心肌梗死 recurrent lateral myocardial infarction ［又称］急性侧壁再发心肌梗死△

长 QT 综合征 long-QT syndrome ［又称］QT 间期延长综合征△

长 RR 间期 long RR duration ［又称］R-R 长间歇△

长程持续性房颤 long-standing persistent AF ［又称］持续性心房颤动△

陈旧性侧壁后壁心肌梗死 old lateral and posterior myocardial infarction ［又称］陈旧性侧壁、后壁心肌梗死△

陈旧性侧壁心肌梗死 old lateral myocardial infarction

陈旧性非 ST 段抬高性心肌梗死 old non-ST segment elevation myocardial infarction

陈旧性高侧壁心肌梗死 old high lateral myocardial infarction

陈旧性广泛前壁高侧壁心肌梗死 old extensive anterior and high lateral myocardial infarction

陈旧性广泛前壁下壁高侧壁心肌梗死 old extensive anterior, inferior and high lateral myocardial infarction ［又称］陈旧性广泛前壁、高侧壁、下壁心肌梗死△

陈旧性广泛前壁下壁心肌梗死 old extensive anterior and inferior myocardial infarction

陈旧性广泛前壁心肌梗死 old extensive anterior myocardial infarction

陈旧性后壁心肌梗死 old posterior myocardial infarction

陈旧性前壁高侧壁心肌梗死 old anterior and high lateral myocardial infarction

陈旧性前壁下壁高侧壁心肌梗死 old anterior, inferior and high lateral myocardial infarction

陈旧性前壁下壁心肌梗死 old anterior and inferior myocardial infarction

陈旧性前壁心肌梗死 old anterior myocardial infarction

陈旧性前侧壁心肌梗死 old anterior lateral myocardial infarction

陈旧性前间壁高侧壁心肌梗死 old anteroseptal and high lateral myocardial infarction

陈旧性前间壁下壁心肌梗死 old anteroseptal and inferior myocardial infarction

陈旧性前间壁心肌梗死 old anteroseptal myocardial infarction

陈旧性下壁高侧壁心肌梗死　old inferior and high lateral myocardial infarction

陈旧性下壁高侧壁正后壁心肌梗死　old inferior, high lateral and posterior myocardial infarction

陈旧性下壁后壁心肌梗死　old inferior and posterior myocardial infarction

陈旧性下壁后壁右心室心肌梗死　old inferior, posterior and right ventricular myocardial infarction

陈旧性下壁心肌梗死　old inferior myocardial infarction

陈旧性下壁右心室心肌梗死　old inferior and right ventricular myocardial infarction

陈旧性下壁正后壁心肌梗死　old inferior and posterior myocardial infarction

陈旧性心肌梗死　old myocardial infarction

陈旧性心内膜下心肌梗死　old subendocardial myocardial infarction

陈旧性右心室心肌梗死　old right ventricular myocardial infarction

陈旧性正后壁心肌梗死　old posterior myocardial infarction

持续性房颤　persistent AF　[又称]持续性心房颤动△

持续性室性心动过速　sustained ventricular tachycardia

充血性心力衰竭　congestive heart failure

大动脉炎　Takayasu arteritis

大面积肺栓塞　massive pulmonary embolism

代谢性心肌病　metabolic cardiomyopathy

单纯收缩期高血压　isolated systolic hypertension　[又称]老年收缩期高血压

单发右位心　isolated dextrocardia　[又称]右位心△

单心房　single atrium

单形性室性心动过速　monomorphic ventricular tachycardia　[又称]单形室性心动过速△

低危　low risk

低血容量性休克　hypovolemic shock

低血压　hypotension

帝莫西综合征　Timothy syndrome　[又称]Timothy 综合征△

电除颤术后　post-electric defibrillation

动脉导管封堵术后　post-closure therapy of patent ductus arteriosus

动脉导管未闭　patent ductus arteriosus

动脉炎　arteritis

动脉粥样硬化　atherosclerosis

动脉粥样硬化性心血管病　atherosclerotic cardiovascular disease

窦房传导阻滞　sinoatrial block, SAB

窦房结变时功能不全　sinus node chronotropic incompetence

窦房结 - 房室结游走节律　sinoatrial-atrioventricular node wandering rhythm

窦房结 - 心房内游走性心律　sinoatrial intra-atrial wandering rhythm

窦房结游走性心律　sinoatrial node wandering rhythm

窦房折返性心动过速　sinoatrial reentrant tachycardia, SART

窦性静止　sinus standstill

窦性停搏　sinus arrest

窦性心动过缓　sinus bradycardia

窦性心动过速　sinus tachycardia

窦性心律不齐　sinus irregularity

短 QT 综合征　short-QT syndrome　[又称]短 Q-T 间期综合征△, QT 间期缩短综合征△

短阵房性心动过速　short run of atrial tachycardia

短阵室性心动过速　short run of ventricular tachycardia

多发性大动脉炎　multiple Takayasu arteritis

多形性室性心动过速　multiform ventricular tachycardia　[又称]多形性室速△

多源性房性心动过速　multifocal atrial tachycardia　[又称]多源性房速△

恶化劳力型心绞痛　exacerbated exertional angina pectoris

恶性高血压　malignant hypertension

恶性室性快速型心律失常　malignant ventricular tachyarrhythmias

恶性室性心律失常　malignant ventricular arrhythmias

儿茶酚胺敏感性多形性室性心动过速　catecholaminergic polymorphic ventricular tachycardia

儿童高血压　high blood pressure in children

二度窦房传导阻滞 I 型　sinoatrial block, second degree, type I

二度窦房传导阻滞 II 型　sinoatrial block, second degree, type II

二度房室传导阻滞 I 型　atrioventricular block, second degree, type I　[又称]二度 I 型房室传导阻滞△

二度房室传导阻滞 II 型　atrioventricular block, second degree, type II

法洛四联症　tetralogy of Fallot　[又称]法洛氏四联症△

房间隔穿孔　atrial septal perforation

房间隔缺损（I 型）　atrial septal defect (type I)　[又称]原发孔型房间隔缺损△

房间隔缺损（II 型）　atrial septal defect (type II)　[又称]继发孔型房间隔缺损△

房间隔缺损封堵术后　post-occlusion of atrial septal defect

房室传导阻滞　atrioventricular block

房室交界区性心律　atrioventricular junctional rhythm

房室交界区性逸搏　atrioventricular junctional escape beat

房室交界性期前收缩　atrioventricular junctional premature beat　[又称]交界性期前收缩△, 交界性早搏△

房室结内折返性心动过速　atrioventricular nodal reentrant tachycardia, AVNRT

房室结三径路　triple atrioventricular nodal pathway

房室结双径路　dual atrioventricular nodal pathway

房室折返性心动过速　atrioventricular reentrant tachycardia, AVRT

房性期前收缩　atrial premature beat　[又称]房性早搏△

房性心动过速　atrial tachycardia

房性心律失常　atrial arrhythmia

放射性心包炎　radiation pericarditis

非持续性室性心动过速　nonsustained ventricular tachycardia

非梗阻性肥厚型心肌病　nonobstructive hypertrophic cardiomyopathy　[又称]肥厚性非梗阻型心肌病△

非冠心病性心肌梗死　myocardial infarction with nonobstructive coronary artery　[又称]非冠状动脉堵塞性心肌梗死△

非特异性室内传导阻滞　nonspecific intraventricular block

非特异性心包炎　nonspecific pericarditis

非阵发性房室交界区性心动过速　nonparoxysmal atrioventricular junctional tachycardia

肥厚型心肌病　hypertrophic cardiomyopathy

肺动脉瓣关闭不全　pulmonary incompetence

肺动脉瓣狭窄　pulmonary stenosis

肺动脉吊带　pulmonary artery sling

肺动脉高压　pulmonary hypertension　[又称]肺高压△

肺动脉高压危象　pulmonary hypertensive crisis

肺动脉夹层　pulmonary artery dissection

肺动脉介入治疗术后　post-pulmonary artery intervention　[又称]经皮肺动脉介入治疗术后△

肺动脉扩张　pulmonary artery dilatation

肺动脉狭窄　pulmonary artery stenosis

肺梗死　pulmonary infarction

肺静脉狭窄　pulmonary vein stenosis

肺毛细血管瘤　pulmonary capillary hemangiomatosis

肺栓塞　pulmonary embolism

肺血管病　pulmonary vascular disease

肺源性心脏病　cor pulmonale

分支型室性心动过速　fascicular ventricular tachycardia　[又称]分支型室速△

风湿性心肌炎　rheumatic myocarditis

风湿性心脏病　rheumatic heart disease

感染性心包炎　infective pericarditis

感染性心内膜炎　infective endocarditis

感染性心内膜赘生物　infective endocarditis vegetation

高侧壁再发心肌梗死　recurrent high lateral myocardial infarction

高度房室传导阻滞　high degree atrioventricular block

高危　high risk
高血压　hypertension
高血压 1 级　hypertension, grade 1　［又称]高血压病 1 级△
高血压 2 级　hypertension, grade 2　［又称]高血压病 2 级△
高血压 3 级　hypertension, grade 3　［又称]高血压病 3 级△
高血压病 1 级(低危)　hypertension, grade 1 (low risk)
高血压病 1 级(高危)　hypertension, grade 1 (high risk)
高血压病 1 级(极高危)　hypertension, grade 1 (very high risk)
高血压病 1 级(中危)　hypertension, grade 1 (moderate risk)
高血压病 2 级(低危)　hypertension, grade 2 (low risk)
高血压病 2 级(高危)　hypertension, grade 2 (high risk)
高血压病 2 级(极高危)　hypertension, grade 2 (very high risk)
高血压病 2 级(中危)　hypertension, grade 2 (moderate risk)
高血压病 3 级(高危)　hypertension, grade 3 (high risk)
高血压病 3 级(极高危)　hypertension, grade 3 (very high risk)
高血压急症　hypertensive emergency
高血压危象　hypertensive crisis
高血压性心脏病　hypertensive heart disease
高血压亚急症　hypertensive urgency　［又称]高血压次急症△
高脂血症　hyperlipidemia
梗死前综合征　preinfarction syndrome
梗阻性肥厚型心肌病　obstructive hypertrophic cardiomyopathy　［又称]肥厚性梗阻型心肌病△
共同动脉干　truncus arteriosus communis　［又称]共同动脉干（Ⅰ型）△
冠状动脉闭塞　coronary occlusion
冠状动脉成形术后再狭窄　restenosis after coronary angioplasty
冠状动脉穿孔　coronary artery perforation
冠状动脉窦动脉瘤　coronary sinus aneurysm
冠状动脉供血不足　coronary insufficiency
冠状动脉夹层　coronary artery dissection
冠状动脉介入治疗术后　post-percutaneous coronary intervention　［又称]经皮冠状动脉介入治疗术后△
冠状动脉介入治疗术后心肌梗死　post-percutaneous coronary intervention myocardial infarction
冠状动脉痉挛　coronary artery spasm
冠状动脉痉挛性心绞痛　angina pectoris with coronary spasm
冠状动脉扩张　coronary artery ectasias
冠状动脉瘤　coronary aneurysm
冠状动脉慢血流　coronary slow flow
冠状动脉旁路术后心肌梗死　post-coronary artery bypass grafting myocardial infarction
冠状动脉旁路移植术相关性心肌梗死　coronary artery bypass grafting related myocardial infarction
冠状动脉破裂　rupture of coronary artery
冠状动脉起源异常　coronary artery origin anomaly (CAOA)
冠状动脉缺血　coronary ischemia
冠状动脉栓塞　coronary embolism
冠状动脉狭窄　coronary artery stenosis
冠状动脉性心脏病　coronary heart disease
冠状动脉旋磨术后　post-percutaneous transluminal coronary rotational atherectomy　［又称]经皮冠状动脉旋磨术后△
冠状动脉血栓抽吸术后　post-percutaneous aspiration of coronary thrombus　［又称]经皮冠状动脉血栓抽吸术后△
冠状动脉血栓栓塞　coronary artery thromboembolism
冠状动脉血栓形成　coronary thrombosis
冠状动脉炎　coronary arteritis
冠状动脉支架内血栓形成　coronary stent thrombosis
冠状动脉支架植入术后并发慢血流　coronary slow flow after stent implantation
冠状动脉支架植入术后并发无复流　coronary no reflow after stent implantation
冠状动脉支架植入术后再狭窄　coronary in-stent restenosis　［又称]冠状动脉支架内再狭窄△

冠状动脉粥样硬化　coronary atherosclerosis
冠状动脉粥样硬化性心脏病　coronary atherosclerotic heart disease
后壁再发心肌梗死　recurrent posterior myocardial infarction
后间壁再发心肌梗死　recurrent posteroseptal myocardial infarction
后天性冠状动静脉瘘　acquired coronary arteriovenous fistula　［又称]后天性冠状动脉动静脉瘘△
呼吸心跳骤停　cardiopulmonary arrest
呼吸循环衰竭　respiratory circulatory failure
化脓性心包炎　purulent pericarditis
缓慢心室率房颤　atrial fibrillation with slow ventricular rate　［又称]心房颤动伴缓慢心室率△
混合型心绞痛　mixed angina pectoris　［又称]混合性心绞痛△
获得性长 QT 综合征　acquired long QT syndrome
极高危　very high risk　［又称]很高危△
急性 ST 段抬高型心肌梗死　acute ST segment elevation myocardial infarction　［又称]急性 ST 段抬高型侧壁心肌梗死△
急性侧壁心肌梗死　acute lateral myocardial infarction
急性侧壁正后壁心肌梗死　acute lateral and posterior myocardial infarction
急性侧壁正后壁再发心肌梗死　recurrent acute lateral and posterior myocardial infarction
急性大面积肺栓塞　acute massive pulmonary embolism
急性非 Q 波型心肌梗死　acute non Q wave myocardial infarction　［又称]急性非 Q 波心肌梗死△
急性非 ST 段抬高型心肌梗死　acute non-ST segment elevation myocardial infarction
急性肺栓塞　acute pulmonary embolism
急性肺水肿　acute pulmonary edema
急性肺血栓栓塞症　acute pulmonary thromboembolism
急性肺源性心脏病　acute cor pulmonale
急性风湿性心脏病　acute rheumatic heart disease
急性感染性心内膜炎　acute infective endocarditis
急性高侧壁心肌梗死　acute high lateral myocardial infarction
急性高侧壁正后壁心肌梗死　acute high lateral and posterior myocardial infarction
急性冠脉综合征　acute coronary syndrome
急性冠状动脉供血不足　acute coronary insufficiency
急性冠状动脉支架内血栓形成　acute coronary stent thrombosis
急性广泛前壁高侧壁下壁心肌梗死　acute extensive anierior, high lateral and inferior myocardial infarction　［又称]急性广泛前壁、高侧壁、下壁心肌梗死△
急性广泛前壁高侧壁心肌梗死　acute extensive anterior and high lateral myocardial infarction　［又称]急性前间壁＋高侧壁心肌梗死△
急性广泛前壁下壁高侧壁再发心肌梗死　recurrent acute extensive anterior, inferior and high lateral myocardial infarction　［又称]急性广泛前壁、高侧壁、下壁再发心肌梗死△
急性广泛前壁下壁心肌梗死　acute extensive anterior and inferior myocardial infarction　［又称]急性广泛前壁、下壁心肌梗死△
急性广泛前壁心肌梗死　acute extensive anterior myocardial infarction
急性广泛前壁再发心肌梗死　recurrent acute extensive anterior myocardial infarction
急性后壁心肌梗死　acute posterior wall myocardial infarction
急性前侧壁心肌梗死　acute anterior and lateral myocardial infarction
急性前壁高侧壁下壁心肌梗死　acute anterior, high lateral and inferior myocardial infarction　［又称]急性前壁、高侧壁、下壁心肌梗死△
急性前壁高侧壁心肌梗死　acute anterior and high lateral myocardial infarction　［又称]急性前壁、高侧壁心肌梗死△
急性前壁高侧壁再发心肌梗死　recurrent acute anterior and high lateral myocardial infarction
急性前壁下壁心肌梗死　acute anterior and inferior wall myocardial infarction　［又称]急性前壁、下壁心肌梗死△
急性前壁下壁再发心肌梗死　recurrent acute anterior and inferior myocardial infarction　［又称]急性前壁、下壁再发心肌梗死△
急性前壁心肌梗死　acute anterior myocardial infarction

急性前壁再发心肌梗死　recurrent acute anterior myocardial infarction

急性前侧壁下壁心肌梗死　acute anterolateral and inferior myocardial infarction

急性前侧壁心肌梗死　acute anterolateral myocardial infarction

急性前间壁高侧壁心肌梗死　acute anteroseptal and high lateral myocardial infarction

急性前间壁高侧壁再发心肌梗死　recurrent acute anteroseptal and high lateral myocardial infarction

急性前间壁下壁心肌梗死　acute anteroseptal and inferior myocardial infarction

急性前间壁下壁再发心肌梗死　recurrent acute anteroseptal and inferior myocardial infarction

急性前间壁心肌梗死　acute anteroseptal myocardial infarction

急性前间壁再发心肌梗死　recurrent acute anteroseptal myocardial infarction

急性细菌性心肌炎　acute bacterial myocarditis

急性下壁侧壁心肌梗死　acute inferior and lateral myocardial infarction

急性下壁侧壁正后壁心肌梗死　acute inferior, lateral and posterior myocardial infarction

急性下壁侧壁正后壁再发心肌梗死　recurrent acute inferior, lateral and posterior myocardial infarction　[又称]急性下壁、侧壁、正后壁再发心肌梗死△

急性下壁高侧壁心肌梗死　acute inferior and high lateral myocardial infarction　[又称]急性下壁、高侧壁心肌梗死△

急性下壁高侧壁再发心肌梗死　recurrent acute inferior and high lateral myocardial infarction

急性下壁高侧壁正后壁心肌梗死　acute inferior, high lateral and posterior myocardial infarction　[又称]急性下壁、侧壁、正后壁再发心肌梗死△

急性下壁高侧壁正后壁再发心肌梗死　recurrent acute inferior, high lateral and posterior myocardial infarction

急性下壁心肌梗死　acute inferior myocardial infarction

急性下壁右心室心肌梗死　acute inferior and right ventricular myocardial infarction　[又称]急性下壁、右心室心肌梗死△

急性下壁右心室再发心肌梗死　recurrent acute inferior and right ventricular myocardial infarction

急性下壁正后壁心肌梗死　acute inferior and posterior myocardial infarction　[又称]急性下壁、正后壁心肌梗死△

急性下壁正后壁再发心肌梗死　recurrent acute inferior and posterior myocardial infarction　[又称]急性下壁、正后壁再发心肌梗死△

急性下侧壁心肌梗死　acute inferolateral myocardial infarction　[又称]急性下壁、侧壁心肌梗死△

急性下后壁右心室心肌梗死　acute inferoposterior and right ventricular myocardial infarction　[又称]急性下后壁、右心室心肌梗死△

急性下后壁右心室心肌梗死　acute inferoposterior and right ventricular myocardial infarction

急性心包积液　acute pericardial effusion

急性心包炎　acute pericarditis

急性心房心肌梗死　acute atrium myocardial infarction

急性心肌梗死　acute myocardial infarction

急性心肌梗死 1 型　acute myocardial infarction, type 1

急性心肌梗死 2 型　acute myocardial infarction, type 2

急性心肌梗死 3 型　acute myocardial infarction, type 3

急性心肌梗死 4a 型　acute myocardial infarction, type 4a

急性心肌梗死 4b 型　acute myocardial infarction, type 4b

急性心肌梗死 4c 型　acute myocardial infarction, type 4c

急性心肌梗死 5 型　acute myocardial infarction, type 5

急性心肌梗死后腱索断裂　rupture of chordae tendineae post-acute myocardial infarction

急性心肌梗死后乳头肌断裂　rupture of papillary muscle post-acute myocardial infarction

急性心肌梗死后乳头肌功能失调　dysfunction of papillary muscle post-acute myocardial infarction

急性心肌梗死后室间隔穿孔　perforation of ventricular septum post-acute myocardial infarction

急性心肌梗死后心室附壁血栓形成　ventricular mural thrombus post-acute myocardial infarction

急性心肌梗死后心脏破裂　cardiac rupture post-acute myocardial infarction

急性心肌梗死后心脏破裂伴心包积血　cardiac rupture with hemopericardium post-acute myocardial infarction

急性心肌缺血　acute myocardial ischemia

急性心肌心包炎　acute myocardial pericarditis

急性心肌炎　acute myocarditis

急性心尖部心肌梗死　acute cardiac apex myocardial infarction

急性心尖 - 侧壁心肌梗死　acute cardiac apex and lateral myocardial infarction

急性心力衰竭　acute heart failure

急性心内膜下心肌梗死　acute subendocardial myocardial infarction

急性右心室心肌梗死　acute right ventricular myocardial infarction

急性右心室再发心肌梗死　recurrent acute right ventricular myocardial infarction

急性右心衰竭　acute right heart failure

急性再发心肌梗死　recurrent acute myocardial infarction

急性正后壁再发心肌梗死　recurrent posterior myocardial infarction

急性左心衰竭　acute left heart failure

继发性 QT 间期延长　secondary QT interval prolongation

继发性肺动脉高压　secondary pulmonary hypertension

继发性高血压　secondary hypertension

继发性心肌病　secondary cardiomyopathy

加速性室性自主心律　accelerated idioventricular rhythm

家族性淀粉样变性心脏病　familial amyloid heart disease

家族性肺动脉高压　familial pulmonary hypertension　[又称]家族性动脉性肺动脉高压△

甲状腺毒性心肌病　thyrotoxic cardiomyopathy

甲状腺功能减退性心脏病　hypothyroid heart disease　[又称]甲状腺功能减退症伴心脏病△

甲状腺功能亢进性心脏病　thyrotoxic heart disease　[又称]甲状腺功能亢进伴心脏病△

假性高血压　pseudo hypertension

尖端扭转型室性心动过速　torsades de pointes

间壁再发心肌梗死　recurrent septal myocardial infarction

间位性室性期前收缩　interpolated ventricular premature beat　[又称]插入性室性期前收缩△

间歇性预激综合征　intermittent pre-excitation syndrome

腱索断裂　rupture of chordae tendineae

交界性逸搏心律　junctional escape rhythm

结节病伴心肌炎　sarcoidosis with myocarditis

结性心动过速　nodal tachycardia/junctional tachycardia　[又称]交界性心动过速△

结性心律　nodal rhythm

结性逸搏　nodal escape

进行性心脏传导缺陷　progressive cardiac conduction defect

经皮肺动静脉瘘栓塞术后再通　recanalization after percutaneous embolotherapy of pulmonary arteriovenous fistula

经皮冠脉介入术相关性心肌梗死　percutaneous coronary intervention related myocardial infarction

经皮腔内球囊肺动脉瓣成形术后　post-percutaneous transluminal balloon pulmonary valvuloplasty

经皮腔内球囊主动脉瓣成形术后　post-percutaneous transluminal balloon aortic valvuloplasty

颈动脉窦性晕厥　carotid sinus syncope, cervical syncope　[又称]颈性晕厥△

静脉药瘾者心内膜炎　drug abusing endocarditis

静息型心绞痛　rest angina pectoris

镜面右位心　mirror dextrocardia　[又称]镜像右位心△

酒精性心肌病　alcoholic cardiomyopathy

库欣综合征　Cushing syndrome　[又称]皮质醇增多症△

宽 QRS 心动过速　wide QRS tachycardia

扩张型心肌病　dilated cardiomyopathy（DCM）　［又称］扩张性心肌病△

狼疮性心包炎　lupus pericarditis

狼疮性心肌病　lupus cardiomyopathy

劳恩 - 加农 - 莱文综合征　Lown-Ganong-Levine syndrome　［又称］L-G-L 综合征△

劳力型心绞痛　exertional angina pectoris　［又称］劳力性心绞痛△

类风湿性心包炎　rheumatoid pericarditis

类风湿性心肌病　rheumatoid cardiomyopathy

类风湿性心肌炎　rheumatoid myocarditis

类风湿性心内膜炎　rheumatoid endocarditis

良性高血压　benign hypertension

流出道室性心动过速　outflow tract ventricular tachycardia　［又称］右室流出道室性心动过速△

流感性心肌炎　influenza myocarditis

马凡综合征　Marfan syndrome

慢性低血压　chronic hypotension

慢性肺栓塞　chronic pulmonary embolism　［又称］肺栓塞△

慢性肺血栓栓塞急性再发　acute recurrence of chronic pulmonary thromboembolism

慢性肺源性心脏病　chronic pulmonary heart disease

慢性风湿性心脏病　chronic rheumatic heart disease

慢性冠状动脉供血不足　chronic coronary insufficiency

慢性化脓性缩窄性心包炎　chronic suppurative constrictive pericarditis

慢性心包炎　chronic pericarditis

慢性心功能不全急性加重　chronic cardiac insufficiency acute exacerbation

慢性心肌缺血　chronic myocardial ischemia

慢性心力衰竭　chronic heart failure

慢性血栓栓塞性肺动脉高压　chronic thromboembolic pulmonary hypertension

慢性粘连性渗出性心包炎　chronic adhensive exudative pericarditis

慢性左心功能不全　chronic left ventricular dysfunction

梅毒性心肌炎　syphilitic myocarditis

膜蛋白 B 综合征　Ankyrin-B syndrome　［又称］Ankyrin-B 综合征△

莫氏Ⅰ型房室传导阻滞　atrioventricular block Mobitz typeⅠ　［又称］默比茨传导阻滞Ⅰ型△

莫氏Ⅱ型房室传导阻滞　atrioventricular block Mobitz typeⅡ　［又称］默比茨传导阻滞Ⅱ型△

难治性高血压　refractory hypertension

逆白大衣性高血压　reverse white-coat hypertension

尿毒症性心肌病　uremic cardiomyopathy

尿毒症性心肌病　uremic myocarditis

偶发房性期前收缩　occasional atrial premature contraction　［又称］偶发房早△

偶发室性期前收缩　occasional ventricular premature beat　［又称］偶发性室性早搏△

皮肤黏膜淋巴结综合征　mucocutaneous lymph node syndrome（MCLS）　［又称］川崎病△

频发性房性期前收缩　frequent atrial premature contraction　［又称］频发房早△

频发性室性期前收缩　frequent ventricular premature beat　［又称］频发性室性早搏△

期前收缩　premature beat　［又称］早搏△

起搏器导线移位　pacemaker wire dislocation

起搏器感知功能不良　pacemaker undersensing

起搏器起搏功能不良　pacemaker failure to capture

器械相关性心内膜炎　device-related endocarditis

腔静脉型房间隔缺损　vena cava atrial septal defect

青少年高血压　adolescent hypertension

轻度肺动脉高压　mild pulmonary hypertension

全心炎　pancarditis

缺血性心肌病　ischemic cardiomyopathy

缺血性心脏病　ischemic heart disease

肉芽肿性心肌炎　granulomatous myocarditis

乳头肌功能不全　papillary muscle dysfunction

三房心　cor triatriatum

三分支阻滞　trifascicular block　［又称］三分支传导阻滞△

三尖瓣下移　downward displacement of tricuspid　［又称］埃布斯坦畸形，三尖瓣下移畸形△

射频消融术后　post-radiofrequency ablation

神经源性直立性低血压　neurogenic orthostatic hypotension

肾上腺皮质醇增多症性高血压　adrenal hypercortisolism hypertension

肾上腺髓质增生性高血压　adrenal medulla hyperplasia hypertension

肾实质性高血压　renal parenchyma hypertension

肾性高血压　renal hypertension

肾血管性高血压　renal vascular hypertension

十字交叉心　criss-cross heart

室间隔穿孔　perforation of ventricular septum

室间隔肥厚　ventricular septal hypertrophy

室间隔膜部瘤　aneurysm of membranous ventricular septum

室间隔缺损　ventricular septal defect　［又称］先天性室间隔缺损△

室间隔缺损封堵术后　post-occlusion of ventricular septal defect

室内差异性传导　intraventricular aberration

室内传导阻滞　intraventricular block

室上性心动过速　supraventricular tachycardia

室性并行心律　ventricular parasystole

室性并行心律性心动过速　parasystolic ventricular tachycardia

室性期前收缩　ventricular premature beat　［又称］室性早搏△

室性心动过速　ventricular tachycardia

室性心律失常　ventricular arrhythmia

室性逸搏　ventricular escape beat

室性自搏性心动过速　idioventricular tachycardia

嗜铬细胞瘤　pheochromocytoma

手术后心肌梗死　postoperative myocardial infarction

首诊房颤　first diagnosed AF

舒张性心力衰竭　diastolic heart failure

束支传导阻滞　bundle branch block

束支折返性室性心动过速　bundle branch reentrant ventricular tachycardia

双分支传导阻滞　bifascicular block

双腔右心室　double chamber of right ventricle

双向性室性心动过速　bidirectional ventricular tachycardia

睡眠呼吸暂停综合征继发性高血压　sleep apnea syndrome secondary hypertension，hypertension following sleep apnea-hypopnea syndrome

缩窄性心包炎　constrictive pericarditis

糖尿病性高血压　diabetes mellitus hypertension　［又称］继发于内分泌疾患高血压△

糖尿病性心肌病　diabetes mellitus cardiomyopathy　［又称］糖尿病性心肌病变△

特发性低血压　idiopathic hypotension

特发性肺动脉高压　idiopathic pulmonary arterial hypertension

特发性高血压　idiopathic hypertension

特发性室性心动过速　idiopathic ventricular tachycardia

特发性心肌病　idiopathic cardiomyopathy

特发性心室颤动　idiopathic ventricular fibrillation　［又称］心室颤动△

完全性房室传导阻滞　complete atrioventricular block　［又称］三度房室传导阻滞△

完全性肺静脉异位引流(混合型)　total anomalous pulmonary venous drainage（TAPVD），mixed

完全性肺静脉异位引流(心内型)　total anomalous pulmonary venous drainage（TAPVD），cardiac

完全性肺静脉异位引流(心上型)　total anomalous pulmonary venous drainage（TAPVD），supracardiac

完全性肺静脉异位引流(心下型)　total anomalous pulmonary venous drainage（TAPVD），infracardiac

顽固性高血压　refractory hypertension

晚期冠状动脉支架内血栓形成　late coronary stent thrombosis

微血管性心肌缺血　microvascular myocardial ischaemia

围生期心肌病　peripartum cardiomyopathy　[又称]围产期心肌病△

围手术期高血压　perioperative hypertension

围手术期心肌梗死　perioperative myocardial infarction

文氏型房室传导阻滞　Wenckebach atrioventricular block　[又称]文氏阻滞△

紊乱性房性心动过速　chaotic atrial tachycardia

紊乱性房性心律　chaotic atrial rhythm

稳定型心绞痛　stable angina

沃 - 帕 - 怀综合征　Wolff-Parkinson-White syndrome　[又称]预激综合征△,沃尔夫 - 帕金森 - 怀特综合征△,W-P-W△

卧位型心绞痛　angina decubitus　[又称]卧位性心绞痛△

无顶冠状静脉窦综合征　unroofed coronary sinus syndrome　[又称]先天性冠状窦缺损△

无症状性心肌缺血　asymptomatic myocardial ischemia

细菌性心包炎　bacterial pericarditis

细菌性心内膜炎　bacterial endocarditis

下壁再发心肌梗死　recurrent inferior myocardial infarction

下侧壁再发心肌梗死　recurrent inferior and lateral myocardial infarction

下后壁再发心肌梗死　recurrent inferior and posterior myocardial infarction

先天性部分型肺静脉畸形引流　congenital partial anomalous pulmonary venous drainage(PAPVD), scimitar　[又称]镰刀综合征△,先天性部分型肺静脉异位引流△

先天性部分型心内膜垫缺损　congenital partial endocardial cushion defect

先天性长 QT 综合征　congenital long QT syndrome

先天性单心室　congenital single ventricle　[又称]单心室△

先天性二尖瓣瓣上狭窄　congenital supravalvular mitral stenosing ring　[又称]二尖瓣上隔膜△

先天性二尖瓣闭锁　congenital mitral atresia

先天性二尖瓣穿孔　congenital mitral valve perforation

先天性二尖瓣脱垂　congenital mitral valve prolapse

先天性二尖瓣狭窄　congenital mitral stenosis

先天性房间隔瘤　congenital atrial septal aneurysm

先天性房间隔缺损　congenital atrial septal defect

先天性肺动静脉瘘　congenital pulmonary artery-venous fistula

先天性肺动脉瓣闭锁　congenital pulmonary atresia

先天性肺动脉瓣关闭不全　congenital pulmonary incompetence

先天性肺动脉瓣畸形　congenital pulmonary anomaly

先天性肺动脉瓣缺如　congenital absence of pulmonary valve

先天性肺动脉瓣上狭窄　congenital supravalvular pulmonary stenosis

先天性肺动脉瓣狭窄　congenital pulmonary stenosis

先天性肺动脉瓣下狭窄　congenital subpulmonary stenosis

先天性肺动脉闭锁　congenital pulmonary artery atresia　[又称]肺动脉闭锁△

先天性肺动脉发育不全　congenital pulmonary artery hypoplasia

先天性肺动脉分支狭窄　congenital pulmonary artery branch stenosis　[又称]肺动脉分支狭窄△

先天性肺动脉高压　congenital pulmonary hypertension　[又称]肺动脉高压△

先天性肺动脉扩张　congenital pulmonary arterial dilation

先天性肺动脉起源异常　congenital abnormal origin of pulmonary artery　[又称]肺动脉起源异常△

先天性肺动脉起源于升主动脉　anomalous origin of pulmonary artery from ascending aorta

先天性肺动脉狭窄　congenital pulmonary artery stenosis

先天性冠状动脉右房瘘　congenital coronary artery-right atrial fistula　[又称]冠状动脉 - 右心房瘘△

先天性冠状动脉右室瘘　congenital coronary artery-right ventricle fistula　[又称]冠状动脉右室瘘△

先天性冠状动脉左室瘘　congenital coronary artery-left ventricle fistula　[又称]冠状动脉左室瘘△

先天性过渡型心内膜垫缺损　congenital intermediate endocardial cushion defect

先天性矫正型大动脉转位　congenital corrected transposition of great artery　[又称]先天性纠正的大动脉转位△

先天性卵圆孔未闭　congenital patent foramen ovale

先天性三尖瓣闭锁　congenital tricuspid valve atresia　[又称]三尖瓣闭锁△

先天性三尖瓣关闭不全　congenital tricuspid insufficiency

先天性三尖瓣骑跨　congenital tricuspid straddling

先天性三尖瓣狭窄　congenital tricuspid stenosis

先天性双上腔静脉　congenital double superior vena cava

先天性双主动脉弓　congenital double aortic arch

先天体肺侧支形成　congenital major aortopulmonary collateral artery

先天性完全型大动脉转位　congenital complete transposition of the great artery　[又称]完全性大动脉转位△

先天性完全型肺静脉畸形引流　congenital complete anomalous pulmonary venous drainage　[又称]肺静脉连接完全异常△

先天性完全型心内膜垫缺损　congenital complete endocardial cushion defect

先天性下腔静脉肝段缺如　congenital defect of hepatic segment of inferior vena cava　[又称]下腔静脉肝段缺如△

先天性心房异构　congenital atrial isomerism

先天性心肌病　congenital cardiomyopathy

先天性心肌致密化不全　congenital non-compaction of myocardium　[又称]心肌致密化不全△

先天性心室反位　congenital inverted transposition, isolated ventricular inversion　[又称]孤立性心室反位△

先天性心脏病　congenital heart disease

先天性心脏憩室　congenital cardial diverticulum

先天性右位主动脉弓　congenital dextroposition of aorticarch

先天性右心室双出口　congenital double outlet of right ventricle

先天性主动脉瓣闭锁　congenital aortic valve atresia

先天性主动脉瓣瓣上隔膜　congenital supravalvular aortic membrane

先天性主动脉瓣关闭不全　congenital aortic insufficiency

先天性主动脉瓣上狭窄　congenital supravalvular aortic stenosis

先天性主动脉瓣脱垂　congenital aortic valve prolapse

先天性主动脉瓣狭窄　congenital aortic valve stenosis

先天性主动脉瓣下隔膜　congenital subaortic membrane

先天性主动脉瓣下狭窄　congenital subaortic stenosis

先天性主动脉弓发育不良　congenital hypoplastic aortic arch

先天性主动脉弓离断　congenital interrupted aortic arch(IAA)　[又称]先天性主动脉弓断离△

先天性主动脉骑跨　congenital aortic ride across

先天性主动脉憩室　congenital aortic diverticulum

先天性主动脉缩窄　congenital coarctation of aorta

先天性主动脉左室通道　congenital aorto-left ventricular tunnel

先天性左冠状动脉异常起源于肺动脉　congenital anomalous origin of left coronary artery from pulmonary artery　[又称]左冠状动脉起源于肺动脉△

先天性左心室双出口　congenital double outlet of left ventricle

限制型心肌病　restrictive cardiomyopathy

心包钙化　pericardial calcification

心包积血　hemopericardium　[又称]血性心包积液△

心包积液　pericardial effusion, PE

心包破裂　rupture of pericardium

心包炎　pericarditis

心包粘连　pericardial adhesion

心动过速 - 心动过缓综合征　tachycardia-bradycardia syndrome　[又称]慢 - 快综合征△,快慢综合征△

心动过速性心肌病　tachycardia-induced cardiomyopathy

心耳异构　isomerism of atrial appendage

心房颤动　atrial fibrillation, AF

心房肥大　atrial hypertrophy　[又称]心房扩大△

心房内折返性心动过速　intraatrial reentrant tachycardia, IART

心房扑动　atrial flutter

心功能不全　cardiac function insufficiency

心肌肥大　myocardial hypertrophy

心肌梗死后心绞痛　post-infarction angina pectoris

心肌梗死后综合征　post-infarction syndrome　[又称]德雷斯勒综合征△,Dressler 综合征△

心肌梗死恢复期　recovery period of myocardial infarction

心肌功能不全　myocardial dysfunction

心肌供血不足　myocardial blood supply insufficiency

心肌桥　myocardial bridge

心肌劳损　myocardial strain

心肌囊肿　myocardial cyst

心肌损害　myocardial damage

心肌炎　myocarditis

心肌炎后心肌病　post-myocarditis cardiomyopathy

心肌炎后遗症　myocarditis sequela

心肌脂肪变性　myocardial steatosis

心尖部血栓　cardiac apical thrombus

心尖肥厚型心肌病　apical hypertrophic cardiomyopathy

心绞痛　angina pectoris

心力衰竭　heart failure

心律失常　arrhythmia

心律失常电风暴　arrhythmia electronic storm

心内膜垫缺损　endocardial cushion defect

心内膜弹力纤维增生症　endocardial fibroelastosis

心内膜心肌纤维化　endomyocardial fibrosis

心室颤动　ventricular fibrillation

心室肥大　ventricular hypertrophy　[又称]心室肥厚△

心室扩大　ventricular dilatation

心室扑动　ventricular flutter

心室血栓　ventricular thrombus

心室预激　ventricular pre-excitation

心血管封堵器移位　cardiovascular occluder displacement

心血管硬化　cardiac vascular sclerosis

心源性哮喘　cardiac asthma

心源性休克　cardiogenic shock

心脏传导系统退行性变　cardiac conduction degeneration

心脏淀粉样变性　cardiac amyloidosis　[又称]心肌淀粉样变性△

心脏扩大　cardiomegaly　[又称]心脏肥大△

心脏起搏器电池电量耗竭　pacemaker battery depletion

心脏起搏器电池电量下降　low pacemaker battery

心脏起搏器电极功能异常　pacemaker lead disfunction

心脏起搏器电极移位　pacemaker lead dislocation

心脏乳头肌断裂　rupture of papillary muscle of heart

心脏神经症　cardiac neurosis　[又称]心脏神经官能症△

心脏停搏　cardiac arrest

心脏停搏复苏成功　cardiac arrest with successful resuscitation

心脏猝死　sudden cardiac death　[又称]心源性猝死△

心脏压塞　cardiac tamponade　[又称]心包压塞△,心包填塞△

休克　shock

血管迷走性晕厥　vasovagal syncope

血压晨峰现象　blood pressure morning surge

亚急性感染性心内膜炎　subacute infective endocarditis

亚急性冠状动脉支架内血栓形成　subacute coronary stent thrombosis

亚急性细菌性心内膜炎　subacute bacterial endocarditis

药物所致尖端扭转型室速　drug-induced torsade de pointes

药物性低血压　drug-induced hypotension

药物性高血压　drug-induced hypertension　[又称]药物源性高血压△

药物性心肌病　drug-induced cardiomyopathy

药物性心肌炎　drug-induced myocarditis

一度窦房传导阻滞　sinoatrial block,first degree　[又称]一度窦房阻滞△

一度房室传导阻滞　atrioventricular block,first degree　[又称]一度房室阻滞△

医源性高血压　iatrogenic hypertension

遗传性心肌病　inherited cardiomyopathy　[又称]家族性扩张型心肌病△

遗传性心律失常疾病　inherited cardiac arrhythmia

遗传性心脏离子通道疾病　inherited cardiac channelopathy

隐匿性高血压　masked hypertension

隐匿性冠状动脉粥样硬化性心脏病　concealed coronary atherosclerotic heart disease

营养性心肌病　nutritional cardiomyopathy

应激性心肌病　stress induced cardiomyopathy

永存左上腔静脉　persistent left superior vena cava

永久起搏器置入术后　post-implantation of permanent pacemaker　[又称]起搏器植入术后△

永久性房颤　permanent AF　[又称]永久性心房颤动△

右室扩大　right ventricular dilatation

右室流出道狭窄　right ventricular outflow tract stenosis　[又称]肺动脉瓣漏斗部狭窄△

右室室壁瘤　right ventricular aneurysm

右室室性心动过速　right ventricular tachycardia

右束支传导阻滞　right bundle branch block　[又称]右分支传导阻滞△,右支阻滞△

右位心　dextrocardia

右心发育不良综合征　right heart hypoplastic syndrome　[又称]右心发育不全综合征△

预激综合征　pre-excitation syndrome　[又称]沃 - 帕 - 怀综合征△

预激综合征 A 型　pre-excitation syndrome,type A　[又称]A 型预激综合征△

预激综合征 B 型　pre-excitation syndrome,type B　[又称]B 型预激综合征△

原发性肺动脉高压　primary pulmonary hypertension　[又称]肺动脉高压△

原发性高血压　essential hypertension

原发性醛固酮增多症　primary aldosteronism　[又称]低肾素性醛固酮增多症△

运动员心脏综合征　athlete's heart syndrome

早期复极综合征　early repolarization syndrome　[又称]早复极综合征△

窄 QRS 心动过速　narrow QRS tachycardia

阵发性房颤　paroxysmal AF　[又称]阵发性心房颤动△

阵发性房室结内折返性心动过速　paroxysmal atrioventricular nodal reentry tachycardia

阵发性房室折返性心动过速　paroxysmal atrioventricular reentry tachycardia

阵发性房性心动过速　paroxysmal atrial tachycardia

阵发性交界性心动过速　paroxysmal junctional tachycardia

阵发性室上性心动过速　paroxysmal supraventricular tachycardia

阵发性室性心动过速　paroxysmal ventricular tachycardia

阵发性心房扑动　paroxysmal atrial flutter

正常高值血压　high normal value blood pressure　[又称]临界性高血压△

支架内血栓相关性心肌梗死　stent thrombosis related myocardial infarction

直立性低血压　orthostatic hypotension

致心律失常性右室心肌病　arrhythmogenic right ventricular cardiomyopathy(ARVC)

致心律失常性右心室发育不良　arrhythmogenic right ventricular dysplasia

致心律失常性左室心肌病　arrhythmogenic left ventricular cardiomyopathy(ALVC)

中度肺动脉高压　moderate pulmonary hypertension　[又称]肺动脉高压中度△

中危　moderate risk

中位心　mesocardia

肿瘤性心包炎　neoplastic pericarditis

重度肺动脉高压　severe pulmonary hypertension　[又称]肺动脉高压重度△

重症心肌炎　severe myocarditis

周围循环衰竭　peripheral circulation failure　[又称]循环衰竭△

主动脉瓣二瓣化畸形　bicuspid aortic valve　[又称]先天性主动脉瓣二瓣化畸形△

主动脉瓣狭窄　aortic valve stenosis

主 - 肺动脉窗　aorto-pulmonary window

自发性心绞痛　spontaneous angina pectoris　[又称]自发型心绞痛△

自律性房性心动过速　automatic atrial tachycardia（AAT）

自身免疫性心包炎　autoimmune pericarditis

纵隔心包炎　mediastinal pericarditis

左后分支传导阻滞　left posterior fascicular block　[又称]左后分支阻滞

左前分支传导阻滞　left anterior fascicular block　[又称]左前分支阻滞

左室扩大　left ventricular dilatation

左室流出道狭窄　left ventricular outflow stenosis

左室室性心动过速　left ventricular tachycardia

左室舒张功能减低　left ventricular diastolic dysfunction

左室心尖部气球样变　Tako-Tsubo cardiomyopathy　[又称]Tako-Tsubo样心肌病△，心尖球形综合征△，应激性心肌病△

左束支传导阻滞　left bundle branch block　[又称]左束支阻滞△

左位心　levocardia

左心耳封堵术后　post-left atrial appendage closure

左心发育不良综合征　hypoplastic left heart syndrome

左心人工瓣膜心内膜炎　left heart prosthetic valve endocarditis

左心室附壁血栓　left ventricular mural thrombus

左心室假性室壁瘤形成　left ventricular pseudoaneurysm formation　[又称]假性室壁瘤△

左心室室壁瘤形成　left ventricular aneurysm formation　[又称]室壁瘤△

左心衰竭　left heart failure

左心自体瓣膜性心内膜炎　left heart autologous valvular endocarditis

5.2　症状体征名词

奥斯勒结　Osler's node

奥斯汀 - 弗林特杂音　Austin Flint murmur　[又称]Austin Flint 杂音△

奔马律　gallop rhythm

差异性发绀　differential cyanosis

出汗　diaphoresis

杵状指　acropachia

喘息　gasp

猝死　sudden death

大炮音　cannon sound

第二心音　second heart sound（S2）

第三心音　third heart sound（S3）

第四心音　fourth heart sound（S4）

第一心音　first heart sound（S1）

端坐呼吸　orthopnea

额外心音　extra heart sound

恶心　nausea

二尖瓣面容　mitral facies

二联律　bigeminy

发绀　cyanosis　[又称]紫绀△

乏力　fatigue

非特异性低血压值　nonspecific low blood-pressure reading

负性心尖搏动　inward impulse

肝颈静脉回流征　hepatojugular reflux

咯血　hemoptysis

格雷厄姆 - 斯蒂尔杂音　Graham Steell murmur　[又称]Graham Steell 杂音△

功能性心脏杂音　functional heart murmur

呼吸困难　dyspnea

呼吸时胸痛　painful respiration

黄色瘤　xanthomas

活动耐量下降　reduced exercise tolerance

颈动脉异常搏动　abnormal pulsation of carotid artery

颈静脉充盈　jugular vein engorgement

颈静脉怒张　jugular venous distention

开瓣音　opening snap

咳嗽　cough

劳力性呼吸困难　exertional dyspnea

连续性杂音　continuous murmur

漏斗胸　pectus excavatum，funnel chest

脉搏短绌　pulse deficit

毛细血管扩张症　telangiectasis

纳差　poor appetite

呕吐　vomit

气短　shortness of breath

前胸壁痛　anterior chest-wall pain

缺氧发作　anoxic spell

三联律　trigeminy

三音律　triple rhythm

少尿　oliguria

湿啰音　moist rale

收缩期杂音　systolic murmur

收缩早期喷射音　early systolic ejection sound

收缩中、晚期喀喇音　mid and late systolic click

舒张期杂音　diastolic murmur

舒张晚期奔马律　late diastolic gallop

舒张早期奔马律　proto diastolic gallop

双期杂音　double phase murmur

双下肢水肿　edema of both lower extremities

双心室增大　biventricular enlargement

水肿　edema

四音律　quadruple rhythm

头痛　headache

头晕　dizziness

脱落脉　dropped pulse

瓦尔萨尔瓦动作　Valsalva maneuver

无尿　anuria

下肢水肿　edema of lower limbs

心动过缓　bradycardia

心动过速　tachycardia

心悸　palpitation

心律失常　arrhythmia　[又称]心律不齐△

心前区隆起　precordial prominence

心前区疼痛　precordial pain

心前区震颤　precordial thrill

心跳过快　rapid heart beat

心跳过慢　slow heart beat

心音分裂　splitting of heart sound

心源性水肿　cardiac edema

心脏搏动异常　abnormality of heart beat

心脏杂音　heart murmur

心脏增大　cardiac enlargement　［又称］全心扩大，全心增大，心脏扩大

胸壁前凸畸形（鸡胸）　pectus carinatum，pigeon chest

胸闷　chest distress

胸痛　chest pain

虚脱　collapse

眩晕　vertigo

血压值上升　elevated blood-pressure reading

夜间阵发性呼吸困难　paroxysmal nocturnal dyspnea

意识障碍　disturbance of consciousness

右心房增大　right atrial enlargement

右心室增大　right ventricular enlargement

瘀斑　ecchymosis

瘀点　petechiae

晕厥　syncope

晕厥前期　presyncope　［又称］晕厥前兆

詹韦病损　Janeway lesion

蜘蛛样趾　arachnodactyly

直背综合征　straight back syndrome

中枢性发绀　central cyanosis

周围性发绀　peripheral cyanosis

紫癜　purpura

足踝部水肿　ankle swelling

左心房增大　left atrial enlargement

左心室增大　left ventricular enlargement

5.3　手术操作名词

单腔永久起搏器置入术　implantation of permanent pacemaker, single chamber

电除颤　electrical defibrillation

电复律　electrical cardioversion

动脉导管封堵术　occlusion of patent ductus arteriosus

房间隔缺损封堵术　occlusion of atrial septal defect

非同步电复律　unsynchronized cardioversion

肺动脉分支球囊扩张术　balloon dilatation of pulmonary artery branch

肺动脉球囊扩张术　balloon dilatation of pulmonary artery

肺动脉造影　pulmonary angiography

更换心脏起搏器　pacemaker replacement

更换心脏起搏器脉冲发生器　pacemaker generator replacement

冠状动脉光学相干断层扫描检查　optical coherence tomography of coronary artery, OCT

冠状动脉腔内旋磨术　coronary rotational atherectomy, CRA

冠状动脉血管内超声　ultrasonography of coronary artery, intravascular ultrasound, IVUS

冠状动脉血栓抽吸术　intracoronary thrombus aspiration

冠状动脉药物洗脱支架置入术　percutaneous coronary drug-eluting stent implantation

冠状动脉造影　coronary angiography

冠状动脉支架置入术　percutaneous coronary stent implantation

奇静脉封堵术　azygos vein occlusion

降主动脉造影　descending aorta angiography

经导管卵圆孔未闭封堵术　transcatheter closure of patent foramen ovale

经导管心脏射频消融术　transcatheter radiofrequency ablation　［又称］心脏射频消融术，射频消融术

经皮肺动脉瓣射频穿孔术　percutaneous radiofrequency perforation of pulmonary valve

经皮肺动脉支架置入术　percutaneous pulmonary stent implantation

经皮腔内冠状动脉成形术　percutaneous transluminal coronary angioplasty, PTCA

经皮腔内冠状动脉内溶栓　percutaneous intracoronary thrombolysis

经皮腔内金属裸支架置入术　percutaneous coronary bare-metal stent implantation

经皮腔内球囊肺动脉瓣成形术　percutaneous transluminal balloon pulmonary valvuloplasty, PBPV

经皮腔内球囊主动脉瓣成形术　percutaneous transluminal balloon aortic valvuloplasty, PBAV

经皮腔内生物可吸收支架置入术　percutaneous coronary bioabsorbable stent implantation

经皮腔内药物洗脱球囊冠脉成形术　percutaneous transluminal coronary angioplasty with drug eluting balloon

经皮球囊主动脉成形术　percutaneous balloon dilatation of aortic coarctation

经皮心脏化学消融术　percutaneous cardiac chemical ablation　［又称］心脏化学消融术，化学消融术

经皮左心耳封堵术　percutaneous left atrial appendage occlusion　［又称］左心耳封堵术

临时起搏导管插入术　temporary pacing catheter insertion

起搏器程控　pacemaker programming control

起搏器去除术　pacemaker removement

全皮下除颤器置入术　implantation of subcutaneous implantable cardioverter-defibrillator, SICD implantation　［又称］SICD置入术，全皮下心脏复律除颤器置入术

三腔永久起搏器置入术　implantation of permanent pacemaker, tri chamber

上腔静脉造影　superior vena cava angiography

升主动脉造影　ascending aorta angiography

室间隔缺损封堵术　occlusion of ventricular septal defect

双腔起搏器置入术　implantation of permanent pacemaker, dual chamber

体肺侧支封堵术　aortopulmonary collateral artery occlusion

体肺侧支造影　aortopulmonary collateral artery angiography

同步电复律　synchronized cardioversion

下腔静脉造影　inferior vena cava angiography

心包穿刺术　pericardiocentesis

心房复律　atrial cardioversion

心肺复苏　cardio-pulmonary resuscitation, CPR

心外按压　cardiac compression

心脏除颤器置换术　replacement of implantable cardioverter-defibrillator, ICD replacement　［又称］ICD置换术，心脏复律除颤器置换术

心脏除颤器置入术　implantation of implantable cardioverter-defibrillator, ICD implantation　［又称］ICD置入术，心脏复律除颤器置入术，自动心脏复律除颤器置入术

心脏电生理检查　cardiac electrophysiology examination, intracardiac electrophysiology examination　［又称］心内电生理检查

心脏起搏器囊袋修补术　pacemaker pouch repair

心脏再同步化起搏器置换术　replacement of cardiac resynchronization pacemaker, CRT replacement　［又称］CRT置换术

心脏再同步化治疗　cardiac resynchronization therapy, CRT implantation　［又称］CRT置入术，心脏再同步化起搏器置入术

心脏再同步化治疗复律除颤器置换术　replacement of cardiac resynchronization therapy with defibrillator, CRTD replacement　［又称］CRTD置换术，三腔起搏除颤器置换术

心脏再同步化治疗复律除颤器置入术　implantation of cardiac resyn-
　chronization therapy with defibrillator, CRTD implantation ［又称］
　CRTD 置入术△, 三腔起搏除颤器置入术△
胸主动脉造影　thoracic aortic angiography
血流储备分数检查　fractional flow reserve examination, FFR
永久起搏器置换术　permanent pacemaker replacement
永久起搏器置入术　permanent pacemaker implantation
右心导管检查　right heart catheterization
右心房造影　right atrial angiography

右心室造影　right ventricular angiography
直流电复律　direct-current electrical cardioversion
主动脉弓造影　aortic arch angiography
主动脉内球囊反搏术　intra-aortic balloon pump, IABP
主动脉支架植入术　aortic stent implantation
左心导管检查　left heart catheterization
左心房造影　left atrial angiography
左心室造影　left ventricular angiography
左右心联合造影　angiography of right and left heart

5.4　临床检查名词

24 小时动态心电图　24 hours ambulatory electrocardiogram
24 小时血压监测　24 hours blood pressure monitoring
6 分钟步行试验　6 minutes walk test
超声心动图　echocardiography
动脉血气分析　arterial blood gas analysis
动态心电图　ambulatory electrocardiogram
动态血压监测　ambulatory blood pressure monitoring
多导睡眠监测　polysomnography monitoring
肺动脉嵌入压监测　pulmonary arterial wedge pressure monitoring
肺动脉压监测　pulmonary artery pressure monitoring
冠状动脉CT显像　coronary computed tomographic angiography ［又
　称］冠状动脉 CT 造影△
核素心肌灌注显像　radionuclide myocardial perfusion imaging
踝肱指数　ankle brachial index, ABI
家庭自测血压　home blood pressure
经皮血氧饱和度监测　transcutaneous oxygen saturation monitoring
经食道超声心动图　transesophageal echocardiography, TEE
经食道心电图　transesophageal electrocardiogram
经食道心房调搏　transesophageal atrial pacing, TEAP
经食道心脏电生理检查　transesophageal electrophysiological exami-
　nation
连续血氧饱和度监测　continuous blood oxygen saturation monitoring
漂浮导管检查　Swan-Ganz catheter examination

平板运动试验　treadmill exercise test, TET
希氏束电图　His bundle electrogram
心电监测　electrocardiographic monitoring
心电图　electrocardiogram
心血管磁共振成像　cardiovascular magnetic resonance imaging
心脏 CT 检查　cardiac computed tomography
心脏 X 线检查　cardiac X-ray inspection
心脏磁共振　cardiac magnetic resonance
心脏排出量监测(用热稀释法)　cardiac output monitoring (by thermo-
　dilution)
心脏起搏功能检查　functional test of cardiac pacemaker
心脏正电子发射断层显像　cardiac positron emission tomography ［又
　称］心脏 PET△
胸部 CT 检查　chest computed tomography
胸部 X 线检查　chest X-ray, chest radiography ［又称］胸部 X 线
　摄影△
胸部血管 CT 显像　chest computed tomographic angiography
药物负荷试验　drug stress testing
运动负荷试验　exercise stress testing
诊室血压　office blood pressure
直立倾斜试验　head-up tilt test, HUTT
植入式循环心电记录　implantable loop record, ILR
中心静脉压监测　central venous pressure monitoring

6. 呼吸内科

6.1 疾病诊断名词

Ⅰ型呼吸衰竭　type Ⅰ respiratory failure
TNM 分期　TNM staging system
α_1-抗胰蛋白酶缺乏症　α_1-antitrypsin deficiency
阿司匹林哮喘　aspirin-induced asthma
瘢痕旁肺气肿　paracicatricial emphysema ［又称］瘢痕性肺气肿△
包裹性胸腔积液　encapsulated pleural effusion
被动吸烟　passive smoking
泵衰竭　pump failure
鼻炎　rhinitis
闭合伤　closed injury
闭合性气胸　closed pneumothorax
闭塞性细支气管炎　obliterative bronchiolitis
变态反应性气道炎症　allergic airway inflammation
变应性鼻炎　allergic rhinitis ［又称］过敏性鼻炎△
变应性咳嗽　allergic cough
变应性支气管肺曲霉病　allergic bronchopulmonary aspergillosis
病毒性肺炎　viral pneumonia
病理性分流　pathological shunt
不动杆菌肺炎　acinetobacter pneumonia
不宁腿综合征　restless legs syndrome
不完全可逆性气流受限　incomplete reversible airflow limitation
肠源性感染　enterogenic infection
肠源性囊肿　enterogenous cyst
潮式呼吸　Cheyne-Stokes respiration ［又称］陈-施式呼吸△
陈旧性肺结核　obsolete pulmonary tuberculosis
陈旧性胸膜结核　obsolete pleural tuberculosis
陈旧性支气管淋巴结核　obsolete bronchial lymphoid tuberculosis
成人肺透明膜病　adult hyaline membrane disease
迟发相哮喘反应　late asthmatic reaction
齿轮呼吸音　cogwheel breath sound
冲击伤　blast injury
重叠综合征　overlap syndrome
出口部位感染　exit-site infection
穿入伤　penetrating wound ［又称］贯通伤△
喘息性支气管肺炎　asthmatic bronchopneumonia
创伤性肺水肿　traumatic pulmonary edema
创伤性膈疝　traumatic diaphragmatic hernia
创伤性空气栓塞　traumatic aeroembolism
创伤性气胸　traumatic pneumothorax
创伤性湿肺　traumatic wet lung
创伤性胸腔积液　traumatic pleural effusion
创伤性脂肪栓塞　traumatic fat embolism ［又称］脂肪栓塞（创伤性）△
创伤性窒息　traumatic asphyxia ［又称］外伤性窒息△
次大面积肺栓塞　submassive pulmonary embolism
脆性哮喘　brittle asthma
大麻尘肺　cannabinosis ［又称］大麻肺△
大面积肺栓塞　massive pulmonary embolism
大泡性肺气肿　bullous emphysema

大气道狭窄　obstruction of large airway
大气道陷闭　collapse of large airway
大气性缺氧　atmospheric hypoxia
大细胞癌　large cell carcinoma
大叶性肺炎　lobar pneumonia
代偿性肺过度充气　compensating pulmonary hyperinflation
代偿性肺气肿　compensatory emphysema
代偿性碱中毒　compensatory alkalosis
代偿性抗炎症反应综合征　compensatory anti-inflammatory response syndrome
代偿性酸中毒　compensatory acidosis
代谢性碱中毒　metabolic alkalosis
代谢性酸中毒　metabolic acidosis
袋感染　pocket infection
单侧肺气肿　unilateral emphysema
单侧透明肺　unilateral hyperlucent lung
单纯肺炎旁胸腔积液　uncomplicated parapneumonic pleural effusion
单纯鼾症　primary snoring
单纯疱疹病毒肺炎　herpes simplex virus pneumonia
胆固醇肺炎　cholesterol pneumonia
胆固醇性胸膜炎　cholesterol pleurisy
胆汁性胸膜炎　bile pleuritis
蛋白质能量营养不良　protein malnutrition ［又称］蛋白质营养不良△，低蛋白性营养不良△
导管定植　catheter colonization
导管相关性血流感染　catheter related blood stream infection ［又称］导管相关性败血症△
等容量性低钠血症　isovolemic hyponatremia
等渗脱水　isotonic dehydration
低调干啰音　sonorous rhonchi
低钙血症　hypocalcemia
低钾性碱中毒　hypokalemic alkalosis
低钾血症　hypopotassemia
低磷血症　hypophosphatemia
低氯性碱中毒　hypochloremic alkalosis
低氯血症　hypochloraemia
低镁血症　hypomagnesemia
低钠血症　hyponatremia
低频疲劳　lowfrequency fatigue
低容量性低钠血症　hypovolemic hyponatremia
低容量性高钠血症　hypovolemic hypernatremia
低渗脱水　hypotonic dehydration
低碳酸血症　hypocapnia
低血容量性休克　hypovolemic shock ［又称］失血性休克△
低压性缺氧　hypobaric hypoxia
低氧脱习服　hypoxic deacclimatization
低氧血症　hypoxemia
低氧血症相关性肺动脉高压　pulmonary hypertension associated with

hypoxia ［又称］低氧相关性肺动脉高压△

低氧血症型呼吸衰竭 hypoxemic respiratory failure

低张性缺氧 hypotonic hypoxia

淀粉样变性 amyloidosis ［又称］淀粉样变△

动脉型肺动脉高压 pulmonary arterial hypertension ［又称］肺动脉高压△

动态肺过度充气 dynamic pulmonary hyperinflation

钝性伤 blunt trauma

多肌炎伴肺间质纤维化 polymyositis with interstitial pulmonary fibrosis

多囊肺 polycystic lung

多器官功能障碍综合征 multiple organs dysfunction syndrome,MODS

多因素分级系统 multi-factor grading system

恶性胸腔积液 malignant pleural effusion,MPE

儿童期哮喘 childhood asthma ［又称］猝倒发作性睡病但伴无下丘脑分泌素缺乏△

耳语音增强 whispered pectoriloquy enhancement

发作性睡病 narcolepsy

反常呼吸 paradoxical breathing

反常性碱性尿 paradoxical alkaline urine

反常性酸性尿 paradoxical acidic urine

反应性气道功能障碍综合征 reactive airway dysfunction syndrome

放射性肺纤维化 radiative pulmonary fibrosis ［又称］肺纤维化△

放射性肺炎 radiation pneumonia

非变应性哮喘 nonallergic asthma ［又称］非过敏性哮喘△

非典型病原体肺炎 atypical pneumonia

非肺炎的军团病 nonpneumonic legionnaires disease ［又称］庞蒂亚克热△

非丝虫性乳糜胸 nonfilarial chylothorax

非特异性间质性肺炎 nonspecific interstitial pneumonia,NSIP

非小细胞肺癌 non-small cell lung cancer,NSCLC

非心源性肺水肿 non cardiogenic pulmonary edema

非血栓性肺栓塞 nonthrombotic pulmonary embolism

肥胖低通气综合征 obesity hypoventilation syndrome ［又称］Pickwichian综合征△

肺阿米巴病 amebic lung abscess ［又称］阿米巴肺脓肿△

肺瘢痕癌 scar carcinoma of lung

肺包虫病 pulmonary echinococcosis ［又称］肺棘球蚴病△

肺孢子虫病 pneumocystosis

肺孢子菌肺炎 pneumocystis carinii pneumonia,PCP ［又称］肺孢子虫病△

肺病 lung disease

肺不张 atelectasis

肺部感染 pulmonary infection

肺部阴影 pulmonary shadow

肺尘埃沉着症 pneumoconiosis ［又称］尘肺△

肺出血 pulmonary haemorrhage

肺出血肾炎综合征 Goodpasture syndrome ［又称］Goodpasture综合征△

肺出血型钩端螺旋体病 hemorrhagic pulmonary leptospirosis

肺挫伤 pulmonary contusion ［又称］肺损伤△

肺错构瘤 pulmonary hamartoma,congenital pulmonary hamartoma

肺大疱 bullae

肺大疱破裂 bullae rupture

肺淀粉样变 pulmonary amyloidosis ［又称］淀粉样变肺损害△

肺动静脉畸形 pulmonary arteriovenous malformation

肺动静脉瘘 pulmonary arteriovenous fistula ［又称］肺动静脉畸形△

肺动脉闭塞 lung artery occlusion

肺动脉不发育 agenesis of pulmonary artery ［又称］肺动脉发育不全△

肺动脉高压 pulmonary hypertension ［又称］肺高血压△

肺动脉瘤 pulmonary artery aneurysm

肺恶性肿瘤 malignant tumor of lung

肺发育不良 pulmonary hypoplasia

肺发育未成熟 pulmonary dysmaturity ［又称］肺发育不全和发育异常△

肺放线菌病 pulmonary actinomycosis

肺非结核分枝杆菌病 nontuberculous mycobacteria,pulmonary nontuberculous mycobacteriosis

肺副球孢子菌病 pulmonary paracoccidioidomycosis

肺隔离症 pulmonary sequestration ［又称］先天性肺隔离症△

肺梗死 pulmonary infarction

肺弓形虫病 pulmonary toxoplasmosis ［又称］弓形虫肺炎△

肺功能不全 pulmonary incompetence

肺功能异常 abnormal pulmonary function parameter ［又称］肺功能参数异常△

肺功能正常 normal pulmonary function parameter ［又称］肺功能参数正常△

肺钩虫病 ancylostomiasis of lung

肺过度充气 pulmonary hyperinflation ［又称］肺过度通气△

肺厚壁空洞 thick wall cavity of lung

肺化学感受器瘤 pulmonary chemodectoma

肺坏疽 gangrene of lung ［又称］坏疽性肺炎△

肺坏死 necrosis of lung

肺换气量减少 decreased pulmonary ventilation capacity

肺活量减少 decreased vital capacity

肺疾病和/或低氧血症相关性肺动脉高压 pulmonary hypertension associated with lung disease or hypoxemia or both

肺继发恶性肿瘤 secondary malignant neoplasm of lung,lung metastatic tumor ［又称］肺转移性肿瘤△

肺寄生虫病 parasitic disease of lung

肺荚膜组织胞浆菌病 pulmonary histoplasmosis

肺假性淋巴瘤 pulmonary pseudolymphoma

肺间质纤维化（炎症后） pulmonary interstitial fibrosis(post-inflammation) ［又称］继发性肺间质纤维化△

肺剪（切）应力伤 shear stress induced lung injury

肺交界性肿瘤 borderline tumor of lung

肺结核（培养证实） pulmonary tuberculosis(confirmed by culture)

肺结核（涂片阳性） pulmonary tuberculosis(smear positive)

肺结核（细菌学和组织学检查为阴性） pulmonary tuberculosis(bacteriological and histological negative) ［又称］继发性肺结核[培(−)和病理(−)]△

肺结核（显微镜检证实） pulmonary tuberculosis(confirmed by microscopy)

肺结核（组织学证实） pulmonary tuberculosis(confirmed by histology) ［又称］继发性肺结核[病理(+)]△

肺结核病 pulmonary tuberculosis

肺结核球 pulmonary tuberculoma ball,pulmonary tuberculoma ［又称］肺结核瘤△

肺静脉闭塞 pulmonary vein occlusion ［又称］肺静脉闭塞症△

肺扩张力损伤 pulmonary inflation injury

肺类癌 pulmonary carcinoid

肺良性肿瘤 benign tumor of lung

肺淋巴管平滑肌瘤病 pulmonary lymphangioleiomyomatosis,PLAM

肺铝土纤维化 lung bauxite fibrosis ［又称］铝尘肺△

肺毛霉病 pulmonary mucormycosis ［又称］肺毛霉菌病△

肺毛细血管瘤 pulmonary capillary hemangiomatosis,pulmonary capillary aneurysm ［又称］肺毛细血管瘤病△

肺门恶性肿瘤 malignant tumor in pulmonary hilum

肺门淋巴结继发恶性肿瘤 secondary malignant tumor of hilar lymph node

肺门淋巴结结核 hilar lymphonode tuberculosis

肺门淋巴结结核（细菌学和组织学证实） tuberculosis of hilar lymph node(confirmed by bacteriology and histology)

肺门淋巴结炎 hilar lymphadenitis

肺门淋巴结肿大 hilar lymph node enlargement

肺门增大 pulmonary hilar enlargement

肺囊性纤维化 pulmonary cystic fibrosis ［又称］囊性肺纤维化△

肺囊肿 lung cyst ［又称］肺内静脉血分流△

肺内异物 foreign body in lung

肺黏液瘤 myxoma of lung

肺念珠菌病　pulmonary candidiasis　［又称］支气管念珠菌病△

肺脓肿　lung abscess

肺诺卡菌病　pulmonary nocardiosis　［又称］肺奴卡菌病△

肺泡出血综合征　alveolar haemorrhage syndrome，AHS　［又称］肺泡出血△

肺泡蛋白沉积症　alveolar proteinosis

肺泡低通气综合征　alveolar hypoventilation syndrome

肺泡呼吸音　vesicular breathing sound

肺泡微结石症　pulmonary alveolar microlithiasis　［又称］肺泡微石症△

肺膨出　pneumatocele

肺气压伤　pulmonary barotrauma

肺气肿　emphysema

肺球形阴影　coin lesion of lung

肺曲霉病　pulmonary aspergillosis　［又称］肺曲霉菌病△

肺曲霉球　aspergilloma　［又称］肺曲菌球△

肺缺如　pulmonary agenesis

肺容积伤　lung volutrauma

肺肉瘤　lung sarcoma

肺上沟瘤　pancoast tumor

肺上皮样血管内皮瘤　pulmonary epithelioid hemangioendothelioma

肺生物伤　pulmonary biotrauma

肺实变　consolidation of lung

肺嗜酸性粒细胞浸润症　pulmanory eosinophilia　［又称］肺嗜酸性粒细胞增多症△

肺衰竭　lung failure

肺栓塞　pulmonary embolism

肺水肿　pulmonary edema

肺铁末沉着病　pulmonary siderosis　［又称］铁及其化合物粉尘肺沉着病△

肺通气功能正常　normal pulmonary ventilation function

肺萎陷伤　lung atelectrauma

肺吸虫病　paragonimiasis

肺下积液　infrapulmonary effusion

肺纤维瘤　fibroma of lung

肺型孢子丝菌病　pulmonary sporotrichosis　［又称］肺孢子菌肺炎△

肺型土拉菌病　pulmonary tularaemia　［又称］土拉菌病肺炎△

肺型血吸虫病　pulmonary schistosomiasis

肺性脑病　pulmonary encephalopathy

肺血管炎　pulmonary vasculitis

肺血栓栓塞症　pulmonary thromboembolism

肺血肿　pulmonary hematoma，hematoma of lung

肺芽生菌病　pulmonary blastomycosis

肺炎　pneumonia

肺炎并感染性休克　pneumonia and septic shock　［又称］肺炎克雷伯杆菌性肺炎△

肺炎链球菌肺炎　streptococcal pneumoniae pneumonia

肺炎旁胸腔积液　parapneumonic pleural effusion

肺炎性假瘤　pulmonary inflammatory pseudotumor　［又称］炎症后肺间质纤维化△

肺炎衣原体肺炎　chlamydial pneumonia　［又称］衣原体肺炎△

肺炎支原体肺炎　mycoplasma pneumoniae pneumonia

肺移植排斥　lung transplantation rejection

肺移植失败　lung transplantation failure

肺隐球菌病　pulmonary cryptococcosis

肺硬化　pulmonary sclerosis

肺原发性结核性综合征　primary complex of tuberculosis　［又称］肺结核原发综合征△

肺原发性淋巴瘤　pulmonary lymphoma　［又称］原发性肺淋巴瘤△

肺源性心脏病　cor pulmonale

肺诊断性影像异常　abnormal pulmonary diagnostic imaging

肺中叶综合征　middle lobe syndrome

风疹性肺炎　rubella pneumonia　［又称］风疹并发肺炎△

复发性多软骨炎　relapsing polychondritis，RP

复杂肺炎旁胸腔积液　complicated parapneumonic effusion

复张性肺水肿　reexpansion pulmonary edema

副百日咳杆菌百日咳　bacillus parapertussis whooping cough　［又称］副百日咳博德特杆菌性百日咳△

副流感病毒性肺炎　parainfluenza virus pneumonia　［又称］副流感病毒肺炎△

副流感病毒性急性支气管炎　parainfluenza virus acute bronchitis　［又称］副流感病毒急性支气管炎△

副肿瘤综合征　paraneoplastic syndrome

腹式呼吸　abdominal breathing

干酪性鼻炎　rhinitis caseosa，caseous rhinitis

干酪样肺炎　caseous pneumonia，caseous tuberculosis

干燥性鼻炎　rhinitis sicca

干燥综合征性肺病变　pulmonary disease associated with primary Sjogren syndrome　［又称］干燥综合征伴肺间质纤维化△，干燥综合征伴有肺部受累△

肝胆支气管瘘　hepatic and biliary branchial fistula

肝肺综合征　hepatopulmonary syndrome

肝胸膜瘘　hepatopleural fistula

感冒后咳嗽　postinfectious cough

高 AG 型代谢性酸中毒　high anion gap（AG）metabolic acidosis

高肺容积呼吸衰竭　respiratory failure with high lung volume

高钙血症　hypercalcemia

高海拔习服　high altitude adaptation

高钾性酸中毒　hyperkalemic acidosis

高钾血症　hyperpotassemia

高磷血症　hyperphosphatemia

高氯性酸中毒　hyperchloric acidosis

高氯血症　hyperchloraemia　［又称］高血氯症△

高镁血症　hypermagnesemia

高钠血症　hypernatremia

高频疲劳　high frequency fatigue

高容量性低钠血症　hypervolemic hyponatremia

高容量性高钠血症　hypervolemic hypernatremia

高乳酸血症　hyperlactacidemia

高渗性脱水　hyperosmotic anhydration

高碳酸血症　hypercapnia

高碳酸血症后碱中毒　posthypercapnic alkalosis

高碳酸血症型呼吸衰竭　hypercapnic respiratory failure

高铁血红蛋白血症　methemoglobinemia

高通气综合征　hyperventilation syndrome

高压神经综合征　high pressure nervous syndrome，HPNS

高原肺水肿　high-altitude pulmonary edema，HAPE

高原性缺氧　plateau hypoxia

膈肌麻痹　diaphragmatic paralysis

膈肌肿瘤　tumor of diaphragm

膈继发性恶性肿瘤　secondary malignant tumor of diaphragm

膈膨升　eventration of diaphragm　［又称］膈肌膨出△

膈缺如　absence of diaphragm

膈疝　diaphragmatic hernia

膈上淋巴结继发性恶性肿瘤　secondary malignant tumor of superior phrenic lymph node

功能性分流　functional shunt

佝偻病胸　rachitic chest

孤立性气管结核　isolated tracheal tuberculosis

孤立性气管支气管结核　isolated tracheal and bronchial tuberculosis

固定性大气道狭窄　fixed obstruction of large airway

广泛肺静脉或毛细血管受累疾病相关性肺动脉高压　pulmonary arterial hypertension associated with pulmonary venous or capillary involvement

硅沉着病　silicosis　［又称］硅肺病△

硅沉着病（硅肺）Ⅰ期　silicosis stage 1　［又称］硅肺病（硅肺）一期△

硅沉着病（硅肺）Ⅱ期　silicosis stage 2　［又称］硅肺病（硅肺）二期△

硅沉着病(硅肺)Ⅲ期　silicosis stage 3　［又称］硅肺病(硅肺)三期△
硅沉着病结核　silicotuberculosis　［又称］尘肺伴结核△
硅沉着病性肺纤维化　silicosis pulmonary fibrosis
过敏性休克　anaphylactic shock
红杉锯屑肺　sequoiosis
喉和气管及肺烧伤　burn involving larynx and trachea with lung
喉炎　laryngitis
后天性支气管憩室　acquired bronchial diverticulum　［又称］支气管憩室△
呼气气流受限　expiratory flow limitation
呼气相间歇性分流　expiratory phase intermittent shunt
呼吸道梗阻　respiratory tract obstruction
呼吸道合胞病毒肺炎　respiratory syncytial virus pneumonia
呼吸道内异物　foreign body in respiratory tract
呼吸道烧伤　respiratory tract burn
呼吸机相关性肺炎　ventilator-associated pneumonia
呼吸机依赖　ventilator dependency
呼吸肌麻痹　respiratory muscle paralysis
呼吸肌疲劳　respiratory muscle fatigue
呼吸肌无力　respiratory muscle weakness
呼吸衰竭　respiratory failure
呼吸系统躯体化的自主神经功能障碍　somatizational autonomic nervous dysfunction of respiratory system
呼吸性合并代谢性酸碱失衡　respiratory and metabolic acid-base disorder
呼吸性碱中毒　respiratory alkalosis
呼吸性碱中毒合并代谢性碱中毒　respiratory alkalosis associated with metabolic alkalosis　［又称］代谢性碱中毒伴呼吸性碱中毒△
呼吸性缺氧　respiratory hypoxia
呼吸性酸中毒　respiratory acidosis
呼吸性酸中毒合并代谢性碱中毒　respiratory acidosis associated with metabolic alkalosis　［又称］呼吸性酸中毒伴代谢性碱中毒△
呼吸性酸中毒合并代谢性酸中毒　respiratory acidosis associated with metabolic acidosis　［又称］代谢性酸中毒伴呼吸性酸中毒△
呼吸暂停　apnea　［又称］窒息△
护理院获得性肺炎　nursing home-acquired pneumonia
滑石粉尘肺　pneumoconiosis due to talc dust　［又称］滑石粉引起的尘肺△
化脓性胸膜炎　purulent pleurisy
化学性肺水肿　chemical pulmonary edema
化学性胸浆膜炎　chemical pleural serositis
坏疽性肺炎　gangrenous pneumonia　［又称］肺坏疽△,肺坏疽和坏死△
坏死性结节病样肉芽肿病　necrotizing sarcoid granulomatosis,NSG
坏死性肉芽肿性血管炎　necrotizing granulomatous vasculitis,NGV　［又称］肉芽肿性多血管炎△
换气功能障碍　gas exchange defect
换气过度　hyperventilation
混合性睡眠呼吸暂停　mixed sleep apnea
混合性通气功能障碍　mixed ventilatory disorder
霍纳综合征　Horner syndrome　［又称］Horner 综合征△
机化性肺炎　organized pneumonia
机械通气相关性电解质紊乱　mechanical ventilation-associated electrolyte disturbance
机械通气相关性肺水肿　mechanical ventilation-associated pulmonary edema
机械通气相关肺损伤　ventilation-associated lung injury
机械通气相关性膈肌功能障碍　ventilation-induced diaphragmatic dysfunction
机械通气相关酸碱失衡　mechanical ventilation-associated acid-base disorder
积液　effusion
急性鼻窦炎　acute rhinosinusitis
急性鼻咽炎　acute nasopharyngitis

急性扁桃体炎　acute tonsillitis
急性次大面积肺栓塞　acute submassive pulmonary embolism
急性大面积肺栓塞　acute massive pulmonary embolism
急性低风险性肺栓塞　acute pulmonary embolism with low risk
急性低容量性低钠血症　acute hypovolemic hyponatremia
急性低容量性高钠血症　acute hypovolemic hypernatremia
急性低氧通气反应　acute hypoxic ventilatory response
急性肺荚膜组织胞浆菌病　acute pulmonary histoplasmosis
急性肺损伤　acute lung injury　［又称］急性呼吸窘迫综合征△
急性肺芽生菌病　acute pulmonary blastomycosis
急性肺源性心脏病　acute cor pulmonale
急性高钾血症　acute hyperkalemia
急性高容量性低钠血症　acute hypervolemic hyponatremia
急性高容量性高钠血症　acute hypervolemic hypernatremia
急性高山病　acute mountain sickness
急性高原反应　acute high altitude reaction
急性梗阻性喉炎　acute obstructive laryngitis
急性喉气管炎　acute laryngotracheitis
急性喉炎　acute laryngitis
急性呼吸衰竭　acute respiratory failure
急性呼吸性碱中毒　acute respiratory alkalosis
急性呼吸性酸中毒　acute respiratory acidosis
急性化学性支气管炎　acute chemical bronchitis　［又称］化学性支气管炎△
急性蛔蚴性肺炎　acute ascaris lumbricoides pneumonia
急性会厌炎　acute epiglottitis
急性间质性肺炎　acute interstitial pneumonia
急性咳嗽　acute cough
急性脓胸　acute pyothorax
急性气管炎　acute tracheitis
急性气管 - 支气管炎　acute broncho-bronchitis　［又称］急性气管支气管炎△
急性缺钾性低钾血症　acute potassium-deficit hypokalemia
急性上呼吸道感染　acute upper respiratory infection
急性嗜酸性粒细胞性肺炎　acute eosinophilic pneumonia　［又称］特发性急性嗜酸性粒细胞性肺炎△
急性细支气管炎　acute bronchiolitis
急性血行播散型肺结核　acute hematogenous disseminated pulmonary tuberculosis
急性咽喉炎　acute pharyngolaryngitis
急性咽炎　acute pharyngitis
急性药物性肺病　acute drug-induced pulmonary disease
急性支气管炎　acute bronchitis
急性转移性高钾血症　acute shifted hyperkalemia
急性纵隔炎　acute mediastinitis
继发性肺结核病　secondary pulmonary tuberculosis
继发性肺脓肿　secondary pulmonary abscess　［又称］肺脓肿不伴有肺炎△
继发性失眠　secondary insomnia
加湿器肺　humidifier lung
家族性肺动脉高压　familial pulmonary hypertension　［又称］家族性动脉性肺动脉高压△
甲型 H_1N_1 流感　influenza A (H1N1) flu
假性低钠血症　pseudohyponatremia
间歇性分流　intermittent shunt
间质性肺气肿　interstitial emphysema
间质性肺炎　interstitial pneumonia
减压病　decompression sickness
碱血症　alkalemia
碱中毒　alkalosis
浆液纤维蛋白性胸膜炎　serofibrinous pleurisy　［又称］急性渗出性胸膜炎△
交通性气胸　unclosed pneumothorax,open pneumothorax　［又称］开放性气胸△

结缔组织病性弥漫性实质性肺疾病　diffuse parenchymal lung disease association with connective tissue disease　[又称]结缔组织病所致间质性肺病△

结缔组织病胸膜炎　pleural effusion due to connective tissue disease

结核菌素试验异常　abnormal reaction to tuberculin test

结核性包裹性脓胸　tuberculous encapsulated empyema

结核性大咯血　tuberculous massive hemoptysis

结核性肺瘘　tuberculous pulmonary fistula

结核性肺纤维变性　tuberculous fibrosis of lung　[又称]增殖性结核性肺纤维变性△

结核性肺炎　tuberculous pneumonia　[又称]干酪性肺炎△

结核性气胸　tuberculous pneumothorax

结核性乳糜胸　tuberculous chylothorax

结核性损毁肺　tuberculous destroyed lung　[又称]毁损肺△

结核性胸膜炎　tuberculous pleuritis

结核性支气管扩张　tuberculous bronchiectasis

结核性支气管淋巴瘘　tuberculous bronchial-lymph fistula

结核性支气管狭窄　tuberculous bronchostenosis

结节病　sarcoidosis

解剖分流　anatomic shunt

静动脉血分流　venous-arterial shunt

静脉型肺动脉高压　venous pulmonary hypertension

静脉血栓栓塞症　venous thromboembolism, VTE

静脉炎　phlebitis

静态肺过度充气　static pulmonary hyperinflation

局限性脓胸　localized empyema　[又称]脓胸△

局限性水肿　localized edema

局限性胸膜间皮瘤　localized pleural mesothelioma

巨大淋巴结增生症　angiofollicular lymph node hyperplasia, Castleman's disease　[又称]卡斯尔曼病△

巨大型肺动静脉畸形　macro-pulmonary arterio-venous malformation, giant pulmonary arteriovenous malformation

巨气管支气管症　tracheobroncho-megaly, TBM

巨细胞病毒肺炎　cytomegalovirus pneumonia　[又称]巨细胞病毒性肺炎△

巨细胞间质性肺炎　giant cell interstitial pneumonia, GIP

军团菌肺炎　legionnaires pneumonia

军团菌感染　legionella infection

菌血症　bacteremia

咖啡肺　coffee-worker's lung

卡塔格内综合征　Kartagener syndrome　[又称]卡特金纳综合征△

开放伤　open injury

开放性血气胸　open hemopneumothorax

开放性血胸　open hemothorax　[又称]创伤性血胸△

堪萨斯分枝杆菌感染　mycobacterium kansasii infection

咳嗽变异型哮喘　cough variant asthma　[又称]咳嗽变异性哮喘△

咳嗽激发试验　cough provocative test

咳嗽-晕厥综合征　cough-syncope syndrome

空洞性肺结核　cavitary pulmonary tuberculosis

空气栓塞　air embolism

空调肺　air-conditioner lung

快速眼动睡眠行为障碍　rapid eye movement sleep behavior disorder

狼疮性肺病变　lupus lung disease　[又称]狼疮性肺部疾病△

狼疮性肺炎　lupus pneumonia

朗格汉斯细胞组织细胞增生症　Langerhans cell histiocytosis

老年性肺气肿　senile emphysema

肋膈沟　Harrison groove

肋骨串珠　rachitic rosary

肋骨骨折　rib fracture

肋骨良性肿瘤　benign tumor of rib

肋软骨炎　costal chondritis

肋与肋软骨连接处综合征　costochondral junction syndrome, Tietze syndrome　[又称]蒂策综合征△

类鼻疽肺炎　melioidosis pneumonia

类风湿性肺病　rheumatoid lung disease

理化因素所致肺炎　pneumonia induced by physicochemical factor　[又称]化学性肺炎△

立克次体肺炎　rickettsia pneumonia

连枷胸　flail chest

淋巴细胞性间质性肺炎　lymphocytic interstitial pneumonitis

淋巴胸管损伤　lymphatic thoracic injury　[又称]胸部淋巴管损伤△

鳞状细胞癌　squamous cell carcinoma, epidermoid carcinoma

流感病毒肺炎　influenza virus pneumonia

流感嗜血杆菌肺炎　Haemophilus influenzae pneumonia　[又称]流感嗜血杆菌化脓性肺炎△

流行性感冒　influenza

流行性感冒胸膜炎　influenza pleurisy　[又称]流感伴胸腔积液△

硫化血红蛋白血症　sulfhemoglobinemia

吕弗勒综合征　Loeffler's syndrome

麻疹病毒肺炎　measles pneumonia　[又称]麻疹肺炎△

麦芽肺　maltworker's lung　[又称]麦芽工人肺△

慢性鼻窦炎　chronic sinusitis

慢性鼻咽炎　chronic nasopharyngitis

慢性鼻炎　chronic rhinitis

慢性喘息性支气管炎　chronic asthmatic bronchitis　[又称]喘息性支气管炎△

慢性单纯性鼻炎　chronic simple rhinitis

慢性肥厚性鼻炎　chronic hypertrophic rhinitis

慢性肺源性心脏病　chronic pulmonary heart disease

慢性高山病　chronic mountain sickness

慢性喉炎　chronic laryngitis

慢性呼吸衰竭　chronic respiratory failure

慢性呼吸衰竭急性加重　acute exacerbation of chronic respiratory failure

慢性呼吸性碱中毒　chronic respiratory alkalosis

慢性呼吸性酸中毒　chronic respiratory acidosis

慢性咳嗽　chronic cough

慢性脓胸　chronic empyema

慢性缺钾性低钾血症　chronic potassium-deficit hypokalemia

慢性嗜酸性粒细胞性肺炎　chronic eosinophilic pneumonia　[又称]嗜酸细胞性肺炎△

慢性胸膜炎　chronic pleurisy

慢性血栓栓塞性肺动脉高压　chronic thromboembolic pulmonary hypertension

慢性血行播散型肺结核　chronic hematogenous pulmonary tuberculosis

慢性咽喉炎　chronic pharyngolaryngitis

慢性咽炎　chronic pharyngitis

慢性药物性肺病　chronic drug-induced pulmonary disease

慢性支气管炎　chronic bronchitis　[又称]慢支△

慢性支气管炎急性加重期　acute exacerbation of chronic bronchitis　[又称]慢性支气管炎急性发作△

慢性支气管炎临床缓解期　clinical remission of chronic bronchitis

慢性支气管炎慢性迁延期　chronic extension of chronic bronchitis

慢性纵隔炎　chronic mediastinitis　[又称]纵隔炎△

慢性阻塞性肺疾病Ⅰ级　chronic obstructive pulmonary disease grade Ⅰ

慢性阻塞性肺疾病Ⅱ级　chronic obstructive pulmonary disease grade Ⅱ

慢性阻塞性肺疾病Ⅲ级　chronic obstructive pulmonary disease grade Ⅲ

慢性阻塞性肺疾病Ⅳ级　chronic obstructive pulmonary disease grade Ⅳ

慢性阻塞性肺疾病急性加重期　acute exacerbation of chronic obstructive pulmonary disease　[又称]慢性阻塞性肺疾病急性发作△

慢性阻塞性肺疾病稳定期　stable stage of chronic obstructive pulmonary disease

慢性阻塞性肺气肿　chronic obstructive pulmonary emphysema

毛细血管渗漏综合征　capillary leakage syndrome

梅毒肺　syphilic lung　[又称]肺梅毒△

梅格斯综合征　Meige syndrome

煤工尘肺　coal worker's pneumoconiosis, CWP

镁缺乏　magnesium deficiency　[又称]低镁血症△

弥漫性恶性胸膜间皮瘤　diffuse malignant pleural mesothelioma
弥漫性泛细支气管炎　diffuse panbronchiolitis
弥漫性肺间质疾病　diffuse interstitial lung disease
弥漫性肺间质纤维化　diffuse interstitial pulmonary fibrosis
弥漫性肺损伤　diffuse lung injury
弥漫性实质性肺疾病　diffuse parenchymal lung disease，DPLD
弥散障碍　diffusion disorder
磨牙症　bruxism　［又称］夜磨牙症△
蘑菇肺　mushroom worker disease　［又称］蘑菇工人肺△
难治性哮喘　refractory asthma
囊性纤维化　cystic fibrosis
囊性纤维化伴肺部病变　cystic fibrosis with pulmonary manifestation
囊性纤维化伴混合性病变　cystic fibrosis with combined manifestation
囊肿　cyst
囊状支气管扩张　cystic bronchiectasis
鸟-胞内分枝杆菌组感染　mycobacterium avium-intracellulare complex infection
农民肺　farmer lung
浓缩性高钾血症　concentrated hyper-kalemia
脓毒性休克　septic shock
脓毒血症　sepsis　［又称］脓毒症△，败血症△，脓毒症休克△
脓胸伴瘘　pyothorax with fistula　［又称］脓胸伴有瘘△
皮毛肺　furrier's lung
皮下气肿　subcutaneous emphysema
皮下组织并血吸虫病　subcutaneous tissue schistosomiasis
铍中毒性肺　beryllium lung disease　［又称］铍病△
贫血球缺氧　anemic anoxia
葡萄球菌性肺炎　staphylococcal pneumonia
普通型间质性肺炎　usual interstitial pneumonia
气道陷闭　collapse of airway
气道阻塞　airway obstruction
气管瘢痕　tracheal cicatrix
气管挫伤　tracheal contusion　［又称］气管损伤△
气管恶性肿瘤　malignant tumor of tracheal
气管梗阻　tracheal obstruction
气管挤压伤　tracheal crushing injury
气管继发恶性肿瘤　tracheal secondary malignant tumor
气管假性淋巴瘤　tracheal pseudolymphoma
气管交界性肿瘤　tracheal borderline tumor
气管角化病　tracheal keratosis
气管良性肿瘤　tracheal benign tumor
气管瘘口狭窄　tracheal fistula stenosis
气管脓肿　tracheal abscess
气管憩室　tracheal diverticulum
气管切开窦道　tracheotomy sinus
气管肉芽肿　tracheal granuloma
气管软化　tracheomalacia　［又称］气管软化症△
气管食管瘘　tracheoesophageal fistula
气管受压　tracheal compression
气管套管拔除　tracheal cannula extraction
气管无名动脉瘘　tracheo-innominate artery fistula
气管息肉　tracheal polyp
气管狭窄　tracheal stenosis
气管炎　tracheitis
气管支气管继发恶性肿瘤　secondary malignant tumor of trachea and bronchus
气管支气管软化症　tracheobronchomalacia　［又称］支气管软化△
气管支气管炎　tracheobronchitis
气流受限　airflow limitation
气体陷闭　air trapping
气胸　pneumothorax
前纵隔交界性肿瘤　anterior mediastinum borderline tumour
前纵隔良性肿瘤　anterior mediastinum benign tumour

侵入性肺曲霉病　invasive pulmonary aspergillosis　［又称］侵袭性肺曲霉菌病△
轻度高碳酸血症　mild hypercapnia
轻度通气功能障碍　mild ventilatory disorder
轻度吸烟　mild smoking
曲张型支气管扩张　varicose bronchiectasis
全肺恶性肿瘤　whole lung malignant tumor
全脓胸　total empyema
全身性硬皮病性肺病变　systemic scleroderma lung disease　［又称］全身性硬皮病伴有肺部受累△
全身炎症反应综合征　systemic inflammatory response syndrome
全小叶肺气肿　panacinar emphysema，panlobular emphysema　［又称］全腺泡型肺气肿△，全叶性肺气肿△
缺钾性低钾血症　potassium-deficit hypokalemia
缺血性缺氧　ischemic hypoxia
缺氧　hypoxia
缺氧性肺血管收缩　hypoxic pulmonary vasoconstriction
热带性肺嗜酸性粒细胞增多症　tropical pulmonary eosinophilia　［又称］热带性肺嗜酸粒细胞增多症△
人感染高致病性禽流感　highly pathogenic avian influenza A infection in human
人工气胸　artificial pneumothorax
妊娠期吸烟　maternal smoking
肉芽肿所致弥漫性实质性肺疾病　diffuse parenchymal lung disease due to granuloma
乳糜性胸水　chylous hydrothorax
乳糜胸　chylothorax　［又称］乳糜胸水△
乳酸性酸中毒　lactic acidosis
乳汁吸入性肺炎　milk aspiration pneumonia　［又称］吸入性肺炎△
软木尘肺　suberosis　［又称］软木沉着病△
三重酸碱失衡　triple acid-base disorder　［又称］混合性酸碱平衡紊乱△
沙门菌肺炎　salmonella pneumonia
伤寒并发肺炎　typhoid fever complicated with pneumonia　［又称］伤寒性肺炎△
伤寒并发支气管炎　typhoid fever complicated with bronchitis
上呼吸道淀粉样变性　amyloidosis of upper respiratory tract
上气道咳嗽综合征　upper airway cough syndrome，UACS
上气道阻力综合征　upper airway resistance syndrome，UARS
上腔静脉阻塞综合征　superior vena caval obstruction syndrome
社区获得性肺炎　community acquired pneumonia
深静脉血栓形成　deep venous thrombosis
生理性分流　physiological shunt
失代偿性碱中毒　uncompensated alkalosis
失代偿性酸中毒　uncompensated acidosis
石棉肺　asbestosis　［又称］石棉沉着病△
石墨纤维化性肺　graphite pulmonary fibrosis　［又称］石墨尘肺△
食管裂孔疝　hiatal hernia
食管气管瘘　esophago-tracheal fistula　［又称］支气管食管瘘△
食管胸膜瘘　esophagopleural fistula
食管支气管瘘　esophagobronchial fistula
嗜肺军团菌肺炎　legionella pneumophila pneumonia
嗜酸细胞增多性非变应性鼻炎　eosinophilic nonallergic rhinitis　［又称］嗜酸性粒细胞增多性非变应性鼻炎△
嗜酸性粒细胞性支气管炎　eosinophilic bronchitis
嗜酸性肉芽肿　eosinophilic granuloma　［又称］嗜酸性粒细胞性淋巴肉芽肿△，嗜酸性粒细胞肉芽肿△
嗜酸性肉芽肿性多血管炎　eosinophilic granulomatosis with polyangiitis
手术后肺功能不全　postoperative pulmonary dysfunction
手术后慢性肺功能不全　postoperative chronic pulmonary dysfunction　［又称］手术后慢性呼吸功能不全△
手术后气管狭窄　postoperative tracheal stenosis
手术后气胸　postoperative pneumothorax
手术后胸腔积液　postoperative pleural effusion　［又称］胸腔积液△

手术后支气管胸膜瘘　postoperative bronchopleural fistula

输注液相关血流感染　infusion related bloodstream infection

双重代谢性酸碱紊乱　double metabolic acid-base disorder　［又称］双重酸碱紊乱△

水痘 - 带状疱疹病毒肺炎　varicella-zoster virus pneumonia

水痘性肺炎　varicella pneumonia　［又称］水痘肺炎△

水中毒　water intoxication

水肿　oedema

睡眠低通气　sleep hypoventilation

睡眠低通气综合征　sleep hypoventilation syndrome

睡眠癫痫　sleep epilepsy

睡眠呼吸暂停　sleep apnoea

睡眠呼吸暂停低通气指数　apnea-hypopnea index

睡眠呼吸暂停低通气综合征　sleep apnea hypopnea syndrome

睡眠呼吸障碍　sleep-related breathing disorder

睡眠节律性运动异常　sleep-related rhythmic movement disorder

睡眠时相后移综合征　delayed sleep-phase syndrome

睡眠时相前移综合征　advanced sleep-phase syndrome

睡眠障碍　sleep disorder

饲鸽者肺　pigeon fancier's lung　［又称］鸽子饲养员的肺部疾病△

饲鸟者肺　bird fancier's lung　［又称］好鸟者肺△

速发相哮喘反应　immediate asthma reaction

粟粒性结核　miliary tuberculosis

酸碱平衡紊乱　acid base disturbance

酸血症　acidaemia

酸中毒　acidosis

锁骨良性肿瘤　collar bone benign tumor

炭疽肺炎　anthrax pneumonia

碳末沉着病　anthracosis　［又称］炭肺△

碳末石末沉着病　anthracosilicosis　［又称］煤矽肺△

唐氏综合征　Down syndrome

特发性肺动脉高压　idiopathic pulmonary arterial hypertension　［又称］特发性肺动脉性肺动脉高压△

特发性肺含铁血黄素沉着症　idiopathic pulmonary hemosiderosis

特发性肺纤维化　idiopathic pulmonary fibrosis　［又称］特发性弥漫性肺间质纤维化△

特发性嗜睡　idiopathic hypersomnia

特发性胸腔积液　idiopathic pleural effusion

特异性免疫治疗　specific immunotherapy

特应性哮喘　atopic asthma

通气代偿　compensated ventilation

通气功能障碍　ventilatory disorder

通气失代偿　decompensated ventilation

通气血流比例失调　ventilation perfusion ratio mismatch

铜绿假单胞菌肺炎　pseudomonas aeruginosa pneumonia　［又称］假单胞菌性肺炎△,绿脓杆菌(性)肺炎△

脱水　dehydration

脱屑性间质性肺炎　desquamative interstitial pneumonia

外因性哮喘　extrinsic asthma

外源性肺泡炎　extrinsic alveolitis　［又称］过敏性肺炎[外源性过敏性肺泡炎]△

外源性哮喘　extrinsic asthma

外周性疲劳　peripheral fatigue　［又称］周边疲劳△

微小型肺动静脉畸形　micro pulmonary arteriovenous malformation

萎缩性鼻炎　atrophic rhinitis

未知病毒的流行性感冒伴肺炎　influenza with pneumonia, virus not identified　［又称］流感伴肺炎(病毒未明确)△

胃食管反流性咳嗽　gastroesophageal reflux cough

无效咳嗽　ineffective cough

无症状性低钠血症　asymptomatic hyponatremia

吸入性肺脓肿　aspiration lung abscess

吸入性肺炎　aspiration pneumonia

吸入性损伤　inhalation injury

吸入血引起的肺炎　blood aspiration pneumonia

吸入油引起的肺炎　oil aspiration pneumonia　［又称］油和植物精油引起的肺炎△

吸入有毒气体性肺炎　toxic gas aspiration pneumonia　［又称］化学制剂、气体、烟雾和蒸气引起的支气管炎和肺炎△

吸收性肺不张　resorption atelectasis　［又称］肺不张△

吸烟指数　cigarette smoking index

稀释性低钾血症　dilutional hypokalemia

锡尘肺　stannosis　［又称］锡及其化合物粉尘肺沉着病△

洗奶酪肺　cheese-washer's lung

系统性气栓塞　systemic air embolism

细菌性肺炎　bacterial pneumonia

细菌性支气管肺炎　bacterial bronchopneumonia

细支气管恶性肿瘤　bronchiole malignant tumor

细支气管肺泡癌　bronchioloalveolar carcinoma

细支气管扩张症　bronchiolectasis

细支气管异物　foreign body in bronchiole　［又称］细支气管内异物△

先天性鼻咽闭锁　congenital nasopharynx atresia

先天性叉状肋　congenital rib bifurcation

先天性肺动静脉畸形　congenital pulmonary arteriovenous malformation

先天性肺动脉发育异常　congenital abnormal origin or developmental abnormaly of pulmonary artery

先天性肺发育不良　hypoplasia of lung, congenital pulmonary hypoplasia　［又称］先天性肺发育异常△

先天性肺囊肿　congenital pulmonary cyst

先天性副肺叶　congenital accessory lobe of lung

先天性膈畸形　congenital malformation of diaphragm

先天性膈疝　congenital diaphragmatic hernia

先天性肋骨畸形　congenital malformation of rib

先天性肋骨缺失　congenital absence of rib

先天性肋骨融合　congenital rib fusion

先天性肋骨外翻　congenital rib eversion

先天性气管支气管发育不全　congenital tracheobronchial hypoplasia　［又称］先天性气管发育异常△

先天性无肺叶　congenital absence of lung lobe

先天性腺瘤样肺囊肿　congenital pulmonary adenomatoid cyst

先天性胸骨畸形　congenital malformation of sternum

先天性支气管错构瘤　congenital bronchial hamartoma

先天性支气管畸形　congenital malformation of bronchial

先天性纵隔囊肿　congenital cyst of mediastinum

纤维蛋白性胸膜炎　fibrin pleurisy

纤维蛋白性支气管炎　fibrinous bronchitis

纤维胸　fibrothorax

显微镜下多血管炎　microscopic polyangitis　［又称］血管炎△

限制性通气功能障碍　restrictive ventilatory disorder

腺癌　adenocarcinoma

腺病毒性肺炎　adenoviral pneumonia

腺鳞癌　adenosquamous carcinoma

腺泡周围型肺气肿　periacinar emphysema

相对肾上腺皮质功能不全　relative adrenal insufficiency

相关因素所致肺动脉高压　associated pulmonary arterial hypertention　［又称］肺动脉高压△

小儿肺炎　infantile pneumonia

小气道病变　small airway disease

小气道功能障碍　small airway dysfunction

小气道陷闭　collapse of small airway

小细胞肺癌　small cell lung cancer

哮喘完全控制　complete control of asthma

哮喘未控制　uncontrolled asthma

哮喘性肺嗜酸细胞浸润症　asthmatic pulmonary eosinophilia　［又称］肺嗜酸性粒细胞增多症△

心包囊肿　pericardialcyst　［又称］胸膜心包囊肿△

心包气肿　pneumopericardium

心肌梗死后综合征　postmyocardial infarction syndrome

心源性肺水肿　cardiogenic pulmonary edema

新生儿持续性肺动脉高压　neonatal persistent pulmonary hypertension

新生儿慢性肺疾病　chronic lung disease of newborn

新生儿气管炎　neonatal bronchitis

新生儿通气机肺　ventilator lung in newborn

新生儿先天性肺纤维化　neonatal congenital pulmonary fibrosis

新生儿支气管肺发育不良　neonatal bronchopulmonary dysplasia

新生儿支气管肺炎　neonatal bronchopneumonia

新型隐球菌肺炎　cryptococcus neoformans pneumonia

胸壁窦道　sinus of thoracic wall

胸壁恶性肿瘤　chest wall malignancy

胸壁继发恶性肿瘤　secondary malignant tumor of chest wall

胸壁结核　thoracic tuberculosis

胸壁淋巴结结核　thoracic lymph node tuberculosis

胸壁术后软化　postoperative chest wall softening

胸部恶性肿瘤　thoracic malignant tumor

胸部淋巴管瘤　thoracic lymphangiomatosis　[又称]胸腔淋巴管瘤△

胸部损伤　thoracic trauma

胸导管梗阻　thoracic duct obstruction

胸导管损伤　thoracic duct injury

胸骨良性肿瘤　sternum benign tumor

胸骨旁膈疝　parasternal diaphragmatic hernia

胸廓内非固定性大气道阻塞　intra-thoracic nonfixed obstruction of large airway

胸廓外非固定性大气道阻塞　extra-thoracic nonfixed obstruction of large airway

胸膜斑伴石棉沉着病　pleural plaque with asbestosis

胸膜壁层恶性肿瘤　parietal pleura malignancy　[又称]壁层胸膜恶性肿瘤△

胸膜病变　pleural disease

胸膜肥厚　pleural fibrosis　[又称]胸膜纤维化△

胸膜钙化　pleural calcification

胸膜疾病　pleural disease

胸膜棘球蚴病　pleural echinococcosis

胸膜继发恶性肿瘤　secondary malignant neoplasm of pleura

胸膜间皮瘤　mesothelioma of pleura

胸膜交界性肿瘤　pleura borderline tumor　[又称]胸膜良恶性未定肿瘤△

胸膜结核瘤　pleural tuberculoma

胸膜良性肿瘤　benign tumor of pleural

胸膜纤维样增生　pleural fibrous hyperplasia

胸膜炎　pleurisy

胸膜炎伴积液　pleurisy with effusion

胸膜粘连　pleural adhesion

胸膜脂肪瘤　pleural lipoma

胸内继发恶性肿瘤　secondary malignant intrathoracic tumor

胸内淋巴结继发恶性肿瘤　secondary malignant intrathoracic lymph node

胸内淋巴结结核　tuberculosis of intrathoracic lymph node

胸腔恶性肿瘤　malignant tumor of pleural

胸腔感染　chest infection

胸腔积液　pleural effusion　[又称]胸膜腔积液△

胸腔继发恶性肿瘤　secondary malignant pleural tumor

胸腔交界性肿瘤　pleural borderline tumor

胸腔漏出液　pleural transudate

胸腔内器官的良性肿瘤　benign intrathoracic tumor　[又称]胸腔内器官良性肿瘤△

胸腔烧伤　chest burn

胸腔占位性病变　thoracic space-occupying lesion

胸腔脂肪瘤　thoracic lipoma

胸腔肿物　intrathoracic mass

胸锁关节脱位　sternoclavicular dislocation

胸腺癌　thymic carcinoma

胸腺淋巴管瘤　thymus lymphangioma

胸腺瘤　thymoma

胸腺囊肿　thymic cyst

胸语音　pectoriloquy

血管炎肺损害　vasculitis with pulmonary damage

血管运动性鼻炎　vasomotor rhinitis

血红蛋白病　hemoglobinopathy

血流感染　bloodstream infection

血气胸　hemopneumothorax

血行播散型肺结核　hematogenous disseminated pulmonary tuberculosis

血性胸水　bloody hydrothorax

血胸　hemothorax

血液性缺氧　hemic hypoxia

循环性缺氧　circulatory hypoxia

压迫性肺不张　compression pulmonary atelectasis　[又称]肺不张△

亚急性咳嗽　subacute cough

亚急性粟粒性肺结核　subacute miliary tuberculosis

亚急性血行播散性肺结核　subacute hematogenous pulmonary tuberculosis

亚急性药物性肺疾病　subacute drug-induced pulmonary disease

亚麻肺　flax-dresser's disease　[又称]亚麻清铲工病△

咽炎　pharyngitis

烟草依赖　tobacco dependence　[又称]使用烟草引起的依赖综合征△

严重急性呼吸综合征　severe acute respiratory syndrome

炎症性损毁肺　inflammatory lung damage

羊水栓塞　amniotic fluid embolism

杨氏综合征　Young syndrome　[又称]扬氏综合征△

药物和毒物相关性肺动脉高压　drug and toxin associated pulmonary hypertension　[又称]药物性肺动脉高压△

药物性鼻炎　medicamentous rhinitis

药物性肺疾病　drug-induced lung disease

药物性弥漫性实质性肺疾病　drug diffuse parenchymal lung disease　[又称]药物性间质性肺疾病△

药物性哮喘　drug-induced asthma

药物性支气管哮喘　drug-induced bronchial asthma

叶间积液　interlobar effusion

夜间阵发性呼吸困难　nocturnal paroxysmal dyspnea

液气胸　hydropneumothorax

腋窝恶性肿瘤　axillary malignant tumor　[又称]腋恶性肿瘤△

一氧化碳弥散量下降　decreased diffusion capacity of carbon monoxide

一氧化碳中毒　carbon monoxide poisoning

医源性气胸　iatrogenic pneumothorax

医院获得性肺炎　hospital acquired pneumonia

遗传性出血性毛细血管扩张症　hereditary hemorrhagic telangiectasis

遗传性肺动脉高压　hereditary pulmonary arterial hypertension

阴沟杆菌性肺炎　enterobacter cloacae pneumonia

隐源性机化性肺炎　cryptogenic organizing pneumonia

婴儿喘息性支气管肺炎　infantile asthmatic bronchopneumonia

婴儿支气管肺炎　infantile bronchopneumonia

婴儿支气管炎　baby bronchitis

鹦鹉热肺炎　psittacosis pneumonia

应激性高血糖　stress hyperglycemia

应激性溃疡　stress ulcer

右肺恶性肿瘤　right lung cancer

右肺上叶恶性肿瘤　upper lobe of right lung lung cancer

右肺下叶恶性肿瘤　lower lobe of right lung lung cancer

右肺中上叶恶性肿瘤　middle lobe andupper lobe of right lung cancer

右肺中下叶恶性肿瘤　middle lobe and lower lobe of right lung cancer

右肺中叶恶性肿瘤　middle lobe of right lung cancer

右主支气管恶性肿瘤　right main bronchus cancer

淤血性缺氧　congestive hypoxia

鱼食肺　fishmeal-worker's lung

原发型肺结核　primary pulmonary tuberculosis

原发性肺泡低通气综合征　primary alveolar hypoventilation syndrome

原发性肺组织胞浆菌病　primary pulmonary histoplasmosis　[又称]肺组织胞浆菌病△

原发性纤毛运动不良症　primary ciliary dyskinesia
原发性支气管淀粉样变　primary bronchial amyloidosis　［又称］气管支气管淀粉样变△
原发性支气管肺癌　primary bronchogenic carcinoma
原发性支气管肺淀粉样变　primary bronchopulmonary amyloidosis　［又称］淀粉样变肺损害△
月经期支气管哮喘　bronchial asthma menstrual period, menstrual period bronchial asthma
月经性气胸　catamenial pneumothorax
允许性高碳酸血症　permissive hypercapnia
运动性哮喘　exercise-induced asthma
运动性支气管哮喘　exercise-induced bronchial asthma　［又称］运动性哮喘△
脏胸膜恶性肿瘤　visceral pleura malignancy　［又称］脏层胸膜恶性肿瘤△
灶性肺气肿　focal emphysema
增殖性肺结核　pulmonary tuberculosis, proliferative tuberculosis
粘连性肺不张　adhesive atelectasis
张力性气胸　tension pneumothorax
蔗尘沉着病　bagassosis　［又称］蔗尘肺△
真菌性肺炎　fungal pneumonia　［又称］真菌肺炎△
正常肺容积呼吸衰竭　respiratory failure with normal lung volume
正常容量性高钠血症　normovolemic hypernatremia
支气管败血性杆菌百日咳　bronchial septic bacillus pertussis
支气管胆管瘘　bronchobiliary fistula
支气管肺炎　bronchopneumonia
支气管 - 肺真菌病　bronchial-pulmonary mycosis　［又称］支气管肺真菌病△
支气管钙化　bronchial calcification
支气管化脓性肉芽肿　bronchial pyogenic granuloma
支气管及肺脂肪瘤　lipoma of bronchus and lung
支气管继发恶性肿瘤　bronchus secondary malignant tumor
支气管交界性肿瘤　bronchial borderline tumor
支气管结石　broncholithiasis
支气管溃疡　bronchial ulceration
支气管扩张症　bronchiectasis　［又称］支气管扩张△
支气管扩张症伴咯血　bronchiectasis with hemoptysis　［又称］支气管扩张伴咯血△
支气管扩张症合并感染　bronchiectasis with infection　［又称］支气管扩张伴感染△
支气管良性肿瘤　bronchial benign tumor
支气管淋巴结继发恶性肿瘤　bronchial lymph node secondary malignant tumor　［又称］支气管肺淋巴结继发恶性肿瘤△
支气管淋巴结结核　bronchial lymph node tuberculosis
支气管瘘　bronchial fistula
支气管囊肿　bronchogenic cyst
支气管内出血　bronchial hemorrhage
支气管内膜结核　endobronchial tuberculosis
支气管黏膜纤维组织增生　bronchial mucosa fibrosis
支气管黏液表皮样癌　muco-epidermoidal carcinoma of bronchus
支气管念珠菌感染病　bronchial candidiasis　［又称］支气管念珠菌病△
支气管平滑肌瘤　bronchial leiomyoma
支气管乳头状瘤　bronchial papilloma
支气管软骨继发恶性肿瘤　bronchial cartilage secondary malignant tumor
支气管软骨瘤　bronchial chondroma
支气管胃结肠瘘　gastrocolic bronchial fistula　［又称］支气管瘘△,胃结肠瘘△
支气管胃瘘　bronchogastric fistula
支气管息肉　bronchial polyp
支气管狭窄　bronchial stenosis
支气管腺样囊性癌　bronchial adenoid cystic carcinoma
支气管哮喘　bronchial asthma

支气管哮喘(部分控制)　bronchial asthma (partial control)
支气管哮喘(间歇发作)　bronchial asthma (intermittent episodes)
支气管哮喘(慢性持续期)　bronchial asthma (chronic duration)
支气管哮喘(轻度持续)　bronchial asthma (mild persistent)
支气管哮喘(中度持续)　bronchial asthma (moderate persistent)
支气管哮喘(重度持续)　bronchial asthma (severe persistent)
支气管哮喘急性发作(轻度)　bronchial asthma exacerbation (mild)
支气管哮喘急性发作(危重)　bronchial asthma exacerbation (critical)
支气管哮喘急性发作(中度)　bronchial asthma exacerbation (moderate)
支气管哮喘急性发作(重度)　bronchial asthma exacerbation (severe)　［又称］哮喘持续状态包括重症哮喘发作△
支气管胸膜瘘　bronchopleural fistula
支气管炎　bronchitis
支气管炎性肿物　bronchitis of mass
支气管原位癌　bronchial carcinoma in situ
支气管真菌感染　bronchial fungal infection
支气管脂肪瘤　bronchial lipoma
支气管中心性肉芽肿病　bronchocentric granulomatosis　［又称］支气管肉芽肿△
支气管周围炎　peribronchitis
支原体肺炎　mycoplasma pneumonia　［又称］支原体性肺炎△
脂肪栓塞综合征　fat embolism syndrome　［又称］脂肪栓塞△
职业性哮喘　occupational asthma
致纤维化肺泡炎　fibrosing alveolitis
中度高碳酸血症　moderate hypercapnia
中度通气功能障碍　moderate ventilatory disorder
中度吸烟　moderate smoking
中枢神经系统肠源性囊肿　enterogenous cyst of central nervous system
中枢性低通气综合征　central hypoventilation syndrome
中枢性肺泡低通气综合征　central alveolar hypoventilation syndrome
中枢性疲劳　central fatigue
中枢性睡眠呼吸暂停综合征　central sleep apnea syndrome　［又称］中枢型睡眠呼吸暂停△
中心性肺气肿　central lobe emphysema　［又称］小叶中央型肺气肿△
中央型肺癌　central bronchogenic carcinoma
中叶性肺炎　mid pneumonia
肿瘤标记物升高　elevated tumor marker
中毒性肺炎　toxic pneumonia
重度高碳酸血症　severe hypercapnia
重度脓毒症　severe sepsis　［又称］脓毒症△
重度通气功能障碍　severe ventilatory disorder
重度吸烟　severe smoking
重症肺炎　severe pneumonia
重症社区获得性肺炎　severe community-acquired pneumonia
重症哮喘　severe asthma　［又称］重症哮喘急性发作△
周期性嗜睡　periodic sleepiness, periodic somnolence　［又称］Kleine-Levin 综合征(周期性嗜睡与病理性饥饿综合征)△
周围型肺癌　peripheral lung cancer
主动吸烟　active smoking
主支气管良性肿瘤　main bronchus benign tumor
主支气管旁良性肿瘤　benign tumor adjacent to the main bronchus
柱型支气管扩张　cylindrical bronchiectasis
铸工尘肺　caster pneumoconiosis
转移性低钾血症　shifted hypokalemia
转移性低钠血症　shifted hyponatremia
转移性高钾血症　shifted hyperkalemia
坠积性肺不张　hypostatic atelectasis　［又称］肺不张△
坠积性肺炎　hypostatic pneumonia
自发性气胸　spontaneous pneumothorax
纵隔恶性肿瘤　mediastinal malignant tumor
纵隔畸胎瘤　mediastinal teratoma
纵隔继发恶性肿瘤　secondary malignant tumor of mediastinum
纵隔交界性肿瘤　borderline tumor of mediastinum

纵隔结核瘤　mediastinal tuberculoma
纵隔淋巴管瘤　mediastinal lymphangioma
纵隔淋巴结继发恶性肿瘤　secondary malignant tumor of mediastinal lymph node
纵隔淋巴结结核　mediastinal lymphonode tuberculosis
纵隔血管瘤　mediastinal hemangioma
纵隔阴影　mediastinal shadow
纵隔脂肪瘤　mediastinal lipoma
阻塞性气管支气管曲霉病　obstructive tracheobronchial aspergillosis

［又称］阻塞性气管支气管真菌病△
阻塞性通气功能障碍　obstructive ventilatory disorder
组织性缺氧　histogenous hypoxia
左肺恶性肿瘤　left lung cancer
左肺上叶恶性肿瘤　malignant tumor of upper lobe of left lung
左肺下叶恶性肿瘤　malignant tumor of lower lobe of left lung
左心疾病相关性肺动脉高压　left heart disease associated pulmonary hypertension
左主支气管恶性肿瘤　left main bronchus cancer

6.2　症状体征名词

凹陷性水肿　pitting edema
白色泡沫样痰　white frothy sputum
爆裂音　inspiratory crackle
鼻塞　nasal tampon
扁平胸　flat chest
潮式呼吸　tidal breathing
齿轮呼吸音　cogwheel breath sound
粗湿啰音　coarse rale
大量白色泡沫样痰　profuse white frothy sputum
大量粉红色泡沫样痰　profuse pink frothy sputum
大量咯血　massive hemoptysis
大量稀水样痰　profuse water-like sputum
盗汗　night sweat
低调干啰音　sonorous rhonchi　［又称］鼾音△
窦道　sinus
端坐呼吸　orthopnea
耳语音增强　whispered pectoriloquy enhancement
发绀　cyanosis
反常呼吸　paradoxical respiration　［又称］反常呼吸运动△
放射痛　radiating pain
非凹陷性水肿　non-pitting edema
肺泡呼吸音　vesicular breath sound
肺性发绀　pulmonary cyanosis
肺源性呼吸困难　pulmonary dyspnea
粉红色泡沫样痰　pink frothy sputum
附加音　adventitious sound
腹式呼吸　abdominal respiration
干啰音　rhonchi
干性咳嗽　dry cough
高调干啰音　sibilant rhonchi
佝偻病胸　rachitic chest
鼓音　tympany
过清音　hyperresonance
呼气性呼吸困难　expiratory dyspnea
呼吸短促　shortness of breath
呼吸过缓　bradypnea
呼吸急促　tachypnea
呼吸减慢　hypopnea
呼吸节律　respiratory rhythm
呼吸困难　dyspnea
呼吸频率　respiratory rate
呼吸音　breath sound
呼吸运动　breathing exercise
呼吸增强　hyperpnoea
胡佛征　Hoover sign
混合性发绀　mixed cyanosis

混合性呼吸困难　mixed dyspnea
鸡胸　pectus carinatum
脊柱侧凸　scoliosis　［又称］脊柱侧凸(弯)△
脊柱后凸　kyphosis　［又称］脊柱后凸旋转△，脊柱后突△
脊柱前凸　lordosis
间停呼吸　meningitic breathing，Biot breathing　［又称］比奥呼吸△
金属音调咳嗽　brassy cough
局限性水肿　localized edema
咯血　hemoptysis
咳嗽　cough
咳痰　expectoration
空瓮音　amphoric rale
肋膈沟　Harrison groove
肋骨串珠　rachitic rosary
漏斗胸　funnel chest
啰音　rale
黏液脓性痰　mucopurulent sputum
黏液性痰　mucous sputum
捻发音　crepitus
脓痰　purulent sputum
皮下气肿　subcutaneous emphysema
呛咳　bucking
轻度水肿　mild edema
清音　resonance
全身性水肿　generalized edema
缺血性周围性发绀　ischemic peripheral cyanosis
三凹征　three depressions sign
神经性呼吸困难　dyspneoneurosis
湿啰音　moist rale
湿性咳嗽　moist cough
实音　flatness
双吸气　double inspiration
水肿　edema
酸中毒大呼吸　Kussmaul respiration in acidosis，Kussmaul respiration　［又称］库斯莫尔呼吸△
随意呼吸　voluntary breathing
缩唇呼气　pursed-lip breathing
叹息样呼吸　sighing respiration
铁锈色痰　rusty sputum
桶状胸　barrel chest
无效咳嗽　ineffective cough
吸气性喘鸣　inspiratory stridor
吸气性呼吸困难　inspiratory dyspnea
细湿啰音　fine moist rale
小量咯血　mild hemoptysis
哮鸣　wheezing

心因性咳嗽　psychogenic cough
心源性发绀　cardiogenic cyanosis
心源性呼吸困难　cardiac dyspnea
胸腹矛盾呼吸　paradoxical thoracoabdominal motion
胸廓畸形　thoracic deformity
胸廓扩张度　thoracic expansion
胸闷　oppression in chest
胸膜摩擦感　pleural friction fremitus
胸膜摩擦音　pleural friction rub
胸腔鼓音　pleural drum
胸腔异常敲击音　abnormal chest percussion sound
胸式呼吸　thoracic breathing
胸痛　chest pain
胸语音　pectoriloquy
血性痰　bloody sputum
血压　blood pressure
羊鸣音　egophony
夜间阵发性呼吸困难　paroxysmal nocturnal dyspnea
异常肺泡呼吸音　abnormal vesicular breath sound
异常呼吸音　abnormal breath sound
异常支气管肺泡呼吸音　abnormal bronchovesicular breath sound
异常支气管呼吸音　abnormal bronchial breath sound

抑制性呼吸　inhibitory breathing
隐性水肿　recessive edema
硬币征　coin sign
有效咳嗽　effective cough
淤血性周围性发绀　congestive peripheral cyanosis
语音共振　vocal resonance
语音震颤　vocal fremitus
正常呼吸音　normal breath sound
正常呼吸运动　normal breathing motion
支气管肺泡呼吸音　bronchovesicular breath sound
支气管呼吸音　bronchial breath sound
支气管语音　bronchophony
中等量咯血　moderate hemoptysis
中度水肿　moderate edema
中湿啰音　medium moist rale
中心性发绀　central cyanosis
中毒性呼吸困难　toxic dyspnea
重度水肿　severe edema
周围性发绀　peripheral cyanosis
浊音　dullness
自主呼吸频率　spontaneous respiratory frequency

6.3　手术操作名词

T 管撤机法　T tube weaning
按需阀送气　demand valve air feed
靶向治疗　targeted therapy
闭环通气　closed loop ventilation
表面活性物质吸入疗法　surfactant inhalation therapy
部分肠外营养　partial parenteral nutrition
部分液体通气　partial liquid ventilation
侧卧位通气　lateral position ventilation
肠内营养　enteral nutrition
肠外营养　parenteral nutrition
长程氧疗　long-term oxygen therapy
常规潮气量　normal tidal volume　［又称］常规潮气容积△
常规潮气容积机械通气　conventional tidal volume mechanical ventilation
常规机械通气　conventional mechanical ventilation
撤机　weaning
撤机方法　weaning method
成比例通气　proportional ventilation
持续低流量氧疗　continuous low-flow oxygen therapy
持续负压通气　continuous negative pressure ventilation
持续气道正压　continuous positive airway pressure
持续气流送气　continuous flow air feed
持续正压通气　continuous positive pressure ventilation
持续指令通气　continuous mandatory ventilation
大潮气容积　high tidal volume
大潮气容积机械通气　high tidal volume ventilation
代谢调理　metabolic intervention
代谢支持　metabolic support
单纯超滤　isolated ultrafiltration
低流量氧疗　low-flow oxygen therapy
低浓度氧疗　low concentration oxygen therapy
低水平呼气末正压　low level positive end-expiratory pressure
定容型反比通气　constant volume inverse ratio ventilation
定容型模式　volume-controlled mode

定时触发　timing trigger
定压通气　pressure target ventilation
定压型持续指令通气　pressure-controlled continuous mandatory ventilation
定压型反比通气　pressure-controlled inverse ratio ventilation
定压型模式　pressure-controlled mode
定压型同步持续指令通气　pressure-controlled synchronized continuous mandatory ventilation
短程氧疗　short-term oxygen therapy
反比通气　inversed ratio ventilation, inverse ratio ventilation
放射治疗　radiation therapy
肺癌的化学治疗　chemical treatment of lung cancer
肺癌的治疗　treatment of lung cancer
肺保护性通气策略　lung protective ventilation strategy
肺复张方法　recruitment maneuver
肺减容术　lung volume reduction surgery
肺开放策略　open lung strategy
肺康复　pulmonary rehabilitation
肺泡引流　drainage of alveolus
肺移植　lung transplantation
分侧肺通气　independent lung ventilation
分期性手术　staging surgery
氟碳化合物　fluorocarbon
俯卧位通气　prone ventilation
辅助 - 控制通气　assist-control ventilation
辅助通气　assisted ventilation
辅助性化疗　adjuvant chemotherapy
负压通气　negative pressure ventilation
复合转换　combined cycling
改善组织供氧　improving tissue oxygen supply
高流量氧疗　high-flow oxygen therapy
高浓度氧疗　high concentration oxygen therapy
高频电疗法　high frequency electrotherapy

高频呼吸机　high frequency ventilator
高频喷射呼吸机　high frequency jet ventilator
高频喷射通气　high frequency jet ventilation
高频气流阻断式高频振荡　high frequency flow interrupter high frequency oscillation
高频通气　high frequency ventilation
高频胸壁振荡　high frequency chest wall oscillation
高频振荡通气　high frequency oscillation ventilation
高频正压通气　high frequency positive pressure ventilation
高水平呼气末正压　high level positive end-expiratory pressure
高压氧　hyperbaric oxygen
高压氧疗　hyperbaric oxygen therapy
根治性放疗　radical radiotherapy
根治性化疗　radical chemotherapy
根治性手术　radical surgery
姑息性放疗　palliative radiotherapy
姑息性化疗　palliative chemotherapy
姑息性手术　palliative surgery
光动力学疗法　photodynamic therapy
氦-氧混合气通气　helium oxygen mixture ventilation
后备通气　backup ventilation
呼气过程同步　expiratory synchrony
呼气末屏气　end-expiratory hold
呼气末负压　expiratory negative pressure，negative end-expiratory pressure
呼气末正压　positive end-expiratory pressure
呼吸系统引流　drainage of respiratory system
呼吸支持技术　breathing support technique
环甲膜穿刺　thyrocricoid puncture
环甲膜切开术　thyrocricotomy surgery
缓慢连续性超滤　slow continuous ultrafiltration
机械通气　mechanical ventilation
机械通气氧疗　oxygen therapy via mechanical ventilation
家庭氧疗　home oxygen therapy
间断停机法　intermittent discontinuing of ventilatory support
间接设置潮气容积　indirect preset tidal volume
间歇负压通气　intermittent negative pressure ventilation
间歇正压通气　intermittent positive pressure ventilation
间歇指令通气　intermittent mandatory ventilation
介入治疗　interventional therapy
经鼻气管插管　nasotracheal intubation
经鼻气管插管机械通气　mechanical ventilation via nasotracheal cannula
经鼻气管插管术　nasotracheal intubation
经鼻罩无创正压通气　non-invasive positive ventilation via nasal mask
经口气管插管　orotracheal cannula
经口气管插管机械通气　mechanical ventilation via orotracheal cannula
经口气管插管术　orotracheal intubation
经面罩无创正压通气　non-invasive positive ventilation via face mask
经皮扩张气管造口术　percutaneous dilational tracheostomy
经皮内镜下空肠造口术　percutaneous endoscopic jejunostomy
经皮内镜下胃造口术　percutaneous endoscopic gastrostomy
经皮微波凝固疗法　percutaneous microwave coagulation therapy
经气管插管机械通气　mechanical ventilation via tracheal cannula
经气管切开机械通气　mechanical ventilation via incision of trachea
经支气管镜腔内介入治疗术　endobronchial therapy
局部化疗　local chemotherapy
控制通气　control ventilation
控制性肺膨胀　sustained inflation
控制性氧疗　controlled oxygen therapy
冷冻疗法　cryotherapy
连续气流通气　constant flow ventilation
连续性动-静脉血液滤过　continuous arterio-venous hemofiltration
连续性动-静脉血液透析　continuous arterio-venous hemodialysis

连续性动-静脉血液透析滤过　continuous arterio-venous hemodiafiltration
连续性静脉-静脉血液滤过　continuous veno-venous hemofiltration
连续性静脉-静脉血液透析　continuous veno-venous hemodialysis
连续性血液净化　continuous blood purification
流量触发　flow trigger
流量适应容积控制通气　flow-adapted volume control ventilation
流量限制　flow-limited
流量限制时间转换　flow-limited time cycling
流量转换　flow cycling
盲法气管插管　blind endotracheal intubation
免疫吸附　immunoadsorption
免疫治疗　immunotherapy
内镜下肺减容术　endoscopic lung volume reduction
内源性呼气末正压　intrinsic positive end-expiratory pressure
尼古丁替代疗法　nicotine replacement therapy
逆行气管插管　retrograde endotracheal intubation
脓毒症复苏集束化策略　sepsis resuscitation bundle strategy
脓毒症集束化治疗策略　sepsis bundle strategy
钕钇铝石榴子石激光疗法　neodymium glass-yttrium aluminum garnet laser therapy　〔又称〕Nd+3：YAG 激光疗法△
气道内支架植入术　endotracheal stent implantation
气道压力释放通气　airway pressure release ventilation
气管插管　endotracheal tube
气管插管术　endotracheal intubation
气管内吹气　intratracheal gas insufflation
气管内吹氧　intratracheal insufflation of oxygen
气管内喷射　intratracheal jet
气管内氧疗　transtracheal oxygen therapy
气管引流　drainage of trachea
腔内近距离治疗　intracavitary brachytherapy
全液体通气　total liquid ventilation
人工呼吸　artificial respiration
人工气道　artificial airway
人工气道机械通气　mechanical ventilation via artifical airway
人机对抗　patient-ventilator asynchrony
人机同步　patient-ventilator synchrony
容积触发　volume trigger
容积辅助-控制通气　volume assist-control ventilation
容积辅助通气　volume assist ventilation
容积控制间歇指令通气　volume-controlled intermittent mandatory ventilation
容积控制通气　volume controlled ventilation
容积控制同步间歇指令通气　volume-controlled synchronized intermittent mandatory ventilation
容积控制同步间歇指令通气加压力支持通气　volume-controlled synchronized intermittent mandatory ventilation plus pressure support ventilation
容积限制　volume-limited
容积限制容积转换　volume-limited volume cycling
容积限制时间转换　volume-limited time cycling
容积支持通气　volume support ventilation
容积转换　volume cycling
神经调节辅助通气　neurally adjusted ventilatory assist
湿化疗法　humidification therapy
时间限制　time limit
时间转换　time cycling
适应性支持通气　adaptive support ventilation
手术治疗　surgical treatment
双重控制模式　dual control mode
双相气道正压　biphasic positive airway pressure
伺服阀送气　servo valve air feed
叹气样通气　sigh ventilation
体外二氧化碳去除　extracorporeal carbon dioxide removal
体位引流　postural drainage

通气参数 ventilation parameter

通气模式 ventilation mode

通气压力 ventilation pressure

同步 synchronize

同步持续指令通气 synchronized continuous mandatory ventilation

同步间歇指令通气 synchronized intermittent mandatory ventilation

同步间歇指令通气撤机法 synchronized intermittent mandatory ventilation weaning method

同步间歇指令通气加压力支持通气 synchronized intermittent mandatory ventilation plus pressure support ventilation

同步时间 synchronic time

完全肠外营养 total parenteral nutrition

往返活塞泵式高频振荡通气 piston pump HFOV

微波治疗 microwave therapy

微气管造口术 mini-tracheostomy

无创持续气道正压 non-invasive continuous positive airway pressure

无创机械通气 non-invasive mechanical ventilation

无创正压通气 non-invasive positive ventilation

无呼吸氧疗 non-breathing oxygen therapy

雾化治疗 nebulization therapy

吸呼气转换 inspiratory-expiratory cycling

吸呼气转换同步 synchrony of inspiratory expiratory phase transition

吸气触发 inspiratory trigger

吸气触发同步 inspiratory trigger synchrony

吸气过程同步 inspiratory synchrony

吸气末屏气 end-inspiratory hold

吸气末正压 positive end-inspiratory pressure

吸痰术 sputum suctioning

纤支镜引导气管插管 fiberoptic bronchoscopy guided endotracheal intubation

小潮气量 low tidal volume

小潮气量机械通气 low tidal volume ventilation

胸廓外持续负压 continuous negative external pressure

胸膜粘连术 pleurodesis

胸腔闭式引流 closed thoracic drainage

胸腔负压闭式引流 thoracic closed drainage with negative pressure

胸腔引流 chest drainage

血浆置换 plasmapheresis

血液灌流 hemoperfusion

血液净化 blood purification

血液滤过 hemofiltration

血液透析 hemodialysis

压力触发 pressure trigger

压力放大 pressure augment

压力辅助-控制通气 pressure assist-control ventilation

压力辅助通气 pressure assisted ventilation

压力控制间歇指令通气 pressure-controlled intermittent mandatory ventilation

压力控制通气 pressure controlled ventilation

压力控制同步间歇指令通气 pressure-controlled synchronized intermittent mandatory ventilation

压力控制同步间歇指令通气加压力支持通气 pressure-controlled synchronized intermittent mandatory ventilation plus pressure support ventilation

压力调节容积控制通气 pressure-regulated volume control ventilation

压力限制 pressure-limited

压力限制流量转换 pressure-limited flow cycling

压力限制时间转换 pressure-limited time cycling

压力限制通气 pressure-limited ventilation

压力限制压力转换 pressure-limited pressure cycling

压力支持通气 pressure support ventilation

压力支持通气撤机法 pressure support ventilation weaning

压力转换 pressure cycling

氩等离子体凝固术 argon-plasma coagulation

咽喉镜引导气管插管 laryngopharyngoscopy guided endotracheal intubation

烟草控制 tobacco control

延迟时间 delay time

氧气疗法 oxygen therapy

要素饮食 elemental diet

液体复苏 fluid resuscitation

液体通气 liquid ventilation

一氧化氮吸入疗法 inhaled nitric oxide therapy

引流 drainage

有创无创序贯通气 sequential invasive non-invasive mechanical ventilation

预设潮气容积 preset tidal volume

预设呼吸频率 preset respiratory rate

预设吸呼气时间比 preset I/E ratio

预设吸气时间分数 preset fractional inspiratory time

允许性低热卡策略 permissibility low calorie policy

早期目标指导治疗 early goal-directed therapy

诊断性手术 diagnostic surgery

镇痛与镇静 analgesia and sedation

正压通气 positive pressure ventilation

正压通气连接 connection of positive pressure ventilation

支气管热成形术 bronchial thermoplasty

直接肺泡通气 direct alveolar ventilation

直接设置潮气容积 direct preset tidal volume

直接停机法 direct discontinuing ventilatory support

指令分钟通气 mandatory minute ventilation

中等水平呼气末正压 moderate level positive end-expiratory pressure

中浓度氧疗 moderate concentration oxygen therapy

自动持续气道正压 auto-continuous positive airway pressure

自动导管补偿 automatic tube compensation

自动气流 autoflow

自然呼吸 general breathing

自主触发 autonomous trigger

自主呼吸 spontaneous breathing

自主限制 spontaneous-limited

自主转换 spontaneous cycling

综合治疗 comprehensive treatment

最佳呼气末正压 optimal positive end-expiratory pressure

6.4 临床检查名词

0.1秒口腔闭合压 mouth occlusion pressure at 0.1s after onset of inspiratory effort

0.5秒用力呼气容积 forced expiratory volume in half second

25% 潮气容积呼气流量 tidal expiratory flow at 25% of tidal volume

25% 潮气容积呼气流量与潮气呼气峰流量比值 ratio of tidal expiratory flow at 25% of tidal volume to PTEF

2 秒用力呼气容积　forced expiratory volume in two seconds

3 秒用力呼气容积　forced expiratory volume in three seconds

50% 潮气容积呼气流量　tidal expiratory flow at 50% of tidal volume

6 分钟步行试验　six minutes walking test

6 秒用力呼气容积　forced expiratory volume in six seconds

75% 潮气容积呼气流量　tidal expiratory flow at 75% of tidal volume

CT 肺动脉造影　computed tomographic pulmonary angiography

X 射线　X ray

β-D- 葡聚糖检测　β-D-glucan test

半乳甘露聚糖抗原试验　galactomannan antigen test

比气道阻力　specific airway resistance

比顺应性　specific compliance

闭合容积　closing volume

闭合容积曲线　closing volume curve

闭合容量　closing capacity

标准肺容积轨迹　standard lung volume history

标准缓冲碱　standard buffer base

标准碱剩余　standard base excess

标准碳酸盐　standard carbonate

表面张力　surface tension

屏气时间　breath holding time

屏气试验　breath holding test

波形图监测　waveform monitoring

博格评分　Borg scale

补呼气量　expiratory reserve volume

补吸气量　inspiratory reserve volume

残气量　residual volume

残总气量百分比　ratio of residual volume to total lung capacity

侧位肺功能　lateral position pulmonary function

潮气呼气峰流量　peak tidal expiratory flow

潮气呼吸流量 - 容积曲线　tidal breathing flow-volume curve

潮气量　tidal volume

触发时间　triggering time

磁共振成像　magnetic resonance imaging

达峰容积　volume at peak tidal expiratory flow

达峰容积比　ratio of volume at peak tidal expiratory flow to expiratory tidal volume

达峰时间　time to peak tidal expiratory flow

达峰时间比　ratio of time to peak tidal expiratory flow to total expiratory time

大气二氧化碳分压　partial pressure of carbon dioxide in atmosphere

大气二氧化碳浓度　fractional concentration of carbon dioxide in atmosphere

代谢当量　metabolic equivalent

蛋白质呼吸商　respiratory quotient of protein

氮浓度 III 相斜率　III -phase slope of nitrogen concentration

道格拉斯气袋法　Dagalas bag method

等二氧化碳过度通气激发试验　iso-capnic hyperventilation provocation test

等容积压力 - 流量曲线　isovolume pressure-flow curve

等渗压　isotonicity

低渗压　hypoosmolality

低位拐点　lower inflection point

低位拐点容积　volume of lower inflection point

低位拐点压力　pressure of lower inflection point

低位平坦段　lower flat part

低氧激发试验　hypoxia challenge test

低氧通气应答　hypoxic ventilatory response

第 1 秒用力呼气容积　forced expiratory volume in one second

第 1 秒用力呼气容积下降 20% 激发剂量　dose of bronchoconstrictor trigger which causes a fall of 20% in FEV1

第 1 秒用力呼气容积下降 20% 激发浓度　provocative concentration of bronchoconstrictor trigger needed to cause a 20% fall in FEV1

电子支气管镜　electronic bronchoscope

动脉 - 混合静脉血氧含量差　arterio-mixed venous oxygen content difference

动脉 - 静脉血氧含量差　arterio-venous oxygen content difference

动脉血二氧化碳分压　partial pressure of carbon dioxide in arterial blood

动脉血气　arterial blood gas

动脉血气分析　arterial blood gas analysis

动脉血气体总压　total pressure of gas in arterial blood

动脉血酮体比　arterial ketone body ratio

动脉血氧饱和度　arterial oxygen saturation

动脉血氧分压　arterial partial pressure of oxygen

动脉血氧含量　oxygen content in arterial blood

动脉血氧运输量　oxygen delivery in arterial blood

动态肺顺应性　dynamic lung compliance

动态呼吸环　dynamic respiratory loop

动态呼吸系统顺应性　dynamic compliance of respiratory system

动态顺应性　dynamic compliance

动态顺应性 20　dynamic lung compliance at 20 times per minute of respiratory frequency

动态顺应性 40　dynamic lung compliance at 40 times per minute of respiratory frequency

动态顺应性 60　dynamic lung compliance at 60 times per minute of respiratory frequency

动态胸廓顺应性　dynamic chest wall compliance

多导睡眠图　polysomnography

多器官功能障碍评分　multiple organs dysfunction score

二氧化碳波形图　capnogram

二氧化碳产生量　carbon dioxide output

二氧化碳解离曲线　carbon dioxide dissociation curve

二氧化碳排出量　carbon dioxide discharge

二氧化碳通气当量　ventilatory equivalent for carbon dioxide

非蛋白呼吸商　non-protein respiratory quotient

非频率依赖性动态顺应性　non-frequency dependence of dynamic compliance

非碳酸盐缓冲碱　buffer base except bicarbonate

非特异性支气管激发试验　non specific bronchial provocation test

肺动脉平均压　mean pulmonary artery pressure

肺动脉收缩压　pulmonary artery systolic pressure

肺动脉舒张压　pulmonary artery diastolic pressure

肺动脉楔压　pulmonary artery wedge pressure

肺动脉压　pulmonary artery pressure

肺二氧化碳弥散量　diffusion capacity of carbon dioxide of lung

肺功能　pulmonary function

肺功能检查　pulmonary function test

肺功能检查仪　pulmonary function test apparatus

肺惯性阻力　lung inertia resistance

肺灌注显像　pulmonary perfusion imaging

肺活量　vital capacity

肺间质负压　pulmonary interstitial negative pressure

肺间质压　pulmonary interstitial pressure

肺静脉压　pulmonary venous pressure

肺量计法　spirometry

肺毛细血管静水压　pulmonary capillary hydrostatic pressure

肺毛细血管跨壁压　pulmonary capillary transmural pressure

肺毛细血管临界开放压　pulmonary capillary critical opening pressure

肺毛细血管血氧饱和度　oxygen saturation in pulmonary capillary blood

肺毛细血管血氧分压　pulmonary capillary partial pressure of oxygen

肺毛细血管血氧含量　oxygen content in pulmonary capillary blood

肺弥散量　diffusion capacity of lung

肺泡表面张力　alveolar surface tension

肺泡 - 动脉血氧分压差　alveolar-artery oxygen partial pressure gradient

肺泡气二氧化碳分压　partial pressure of carbon dioxide in alveolar gas

肺泡气二氧化碳浓度　fractional concentration of carbon dioxide in alveolar gas
肺泡通气量　alveolar ventilation volume
肺泡通气量 - 动脉血二氧化碳分压关系曲线　alveolar ventilation-partial pressure of carbon dioxide in arterial blood curve
肺泡压　alveolar pressure
肺泡氧分压　alveolar oxygen partial pressure
肺泡氧浓度　fractional concentration of alveolar oxygen
肺顺应性　lung compliance
肺弹性阻力　lung elastance
肺通气显像　lung ventilation imaging
肺血管内压　intrapulmonary blood vessel pressure
肺血管外压力　pressure outside pulmonary blood vessel
肺血管阻力　pulmonary vascular resistance
肺血流量　pulmonary blood flow
肺血容积　pulmonary blood volume
肺压力 - 容积曲线　pressure-volume curve of lung
肺氧弥散量　diffusion capacity of oxygen of lung
肺一氧化碳弥散量　diffusion capacity of carbon monoxide of lung
肺脏介入技术　interventional pulmonary technique
肺总量　total lung capacity
肺阻力　lung resistance
肺组织黏性阻力　lung tissue viscous resistance
分侧肺功能　separate pulmonary function
分次肺活量　fractional vital capacity
高二氧化碳通气应答　hypercapnic ventilatory response
高乳酸时间　lactime
高渗盐水激发试验　hypertonic saline provocation test
高位拐点　upper inflection point, high inflection point
高位拐点容积　volume of upper inflection point
高位拐点压力　pressure of upper inflection point
高位平坦段　upper flat part
格拉斯哥昏迷量表　Glasgow coma scale
膈肌电图　diaphragmatic electromyogram, diaphragmatic EMG
膈肌耐受时间　diaphragmatic muscle endurance time
膈肌张力时间指数　diaphragmatic tension-time index
功能残气量　functional residual capacity
功能残气量肺总量百分比　ratio of functional residual volume to total lung capacity
功能性血流动力学监测　functional hemodynamic monitoring
氡氧流量 - 容积曲线　maximal expiratory flow-volume curve with heliox mixture
呼气潮气容积　tidal volume, expiratory tidal volume
呼气负压技术　negative expiratory pressure
呼气流量 - 容积曲线　expiratory flow-volume curve
呼气末二氧化碳分压　partial pressure of end-tidal carbon dioxide
呼气末二氧化碳浓度　fractional concentration of end-tidal carbon dioxide
呼气末肺容量　end-expiratory lung volume
呼气末氧分压　partial pressure of oxygen in end-tidal gas
呼气末氧浓度　fractional concentration of oxygen in end-tidal gas
呼气时间　expiratory time
呼气相气道阻力　airway resistance at expiratory phase
呼气相时间　expiratory phase time
呼气相压力　expiratory positive airway pressure
呼气压力坡度　expiratory pressure slope
呼气中期流量　mid-expiratory flow
呼吸波形　respiratory waveform
呼吸储备　breathing reserve
呼吸功　work of breathing
呼吸困难指数　dyspnea index
呼吸气体交换率　respiratory exchange ratio
呼吸商　respiratory quotient
呼吸系统动态阻力　respiratory dynamic resistance

呼吸系统惯性阻力　respiratory inertial resistance
呼吸系统静态阻力　respiratory static resistance
呼吸系统黏性阻力　respiratory viscous resistance
呼吸系统顺应性　respiratory system compliance
呼吸系统弹性阻力　respiratory elastance
呼吸系统压力 - 容积曲线　pressure-volume curve of respiratory system
呼吸形式　breathing pattern
呼吸指数　respiratory index
呼吸周期　respiratory cycle
呼吸总阻抗　impedance
化学结合二氧化碳　bound carbon dioxide
缓冲碱　buffer base
混合呼出气二氧化碳分压　partial pressure of carbon dioxide in mixed expired gas
混合呼出气二氧化碳浓度　fractional concentration of carbon dioxide in mixed expired gas
混合呼出气氧分压　partial pressure of oxygen in mixed expired gas
混合呼出气氧浓度　fractional concentration of oxygen in mixed expired gas
混合呼吸商　respiratory quotient of mixed food
混合静脉血氧饱和度　oxygen saturation in mixed venous blood
混合静脉血氧分压　partial pressure of oxygen in mixed venous blood
混合静脉血氧含量　oxygen content in mixed venous blood
混合室法　mixing-bag method
机械通气监测　monitoring of mechanical ventilation
机械通气频率　frequency mechanical ventilation, mechanical ventilation frequency
基础肺容积　basal lung volume
基础肺容量　basal lung capacity
急性生理学和慢性健康状况评价　acute physiology and chronic health evaluation
急性生理学和慢性健康状况评价Ⅰ　acute physiology and chronic health evaluation Ⅰ
急性生理学和慢性健康状况评价Ⅱ　acute physiology and chronic health evaluation Ⅱ
急性生理学和慢性健康状况评价Ⅲ　acute physiology and chronic health evaluation Ⅲ
急性生理学和慢性健康状况评价Ⅳ　acute physiology and chronic health evaluation Ⅳ
计算机体层摄影　computed tomography
间接测定肺容量　indirectly measured lung volume
监测潮气容积　monitoring tidal volume
简明急性生理学评分　simplified acute physiology score
碱剩余　base excess
胶体渗透压　colloid osmotic pressure
阶梯试验　step exercise
结构参数图　structural parameter diagram
结合氧　combined oxygen
结核菌素试验　tuberculin test
经皮穿刺肺活检术　percutaneous lung biopsy
经皮动脉血氧饱和度　percutaneous arterial oxygen saturation
经皮动脉血氧分压　percutaneous arterial oxygen partial pressure
经胸壁针吸活检术　transthoracic needle aspiration biopsy
经支气管镜肺活检术　transbronchial lung biopsy
经支气管镜活检术　transbronchial biopsy
经支气管镜腔内超声　endobronchial ultrasonography
经支气管镜针吸活检术　transbronchial needle aspiration
晶体渗透压　crystal osmotic pressure
静动脉血分流率　ratio of shunted blood to total perfusion
静脉血氧饱和度　venous oxygen saturation
静脉血氧分压　partial pressure of oxygen in venous blood
静脉血氧含量　venous oxygen content
静态肺顺应性　static lung compliance
静态呼吸系统顺应性　static compliance of respiratory system

静态顺应性　static compliance
静态胸廓顺应性　static chest wall compliance
静息肺血管张力　resting pulmonary vasomotor tone
静息肺血管阻力　resting pulmonary vascular resistance
静息每分钟通气量　minute ventilation at rest
静息血管张力　resting vasomotor tone
开放式氦稀释法　open helium dilution method
开放式氦稀释法开重复呼吸法　open helium dilution method-rebreathing method
开放式氦稀释法开单次呼吸法　open helium dilution method-single breath method
可逆性气流受限　reversible airflow limitation
跨壁压　transmural pressure
跨肺压　transpulmonary pressure
跨膈压　transdiaphragmatic pressure
跨气道压　transairway pressure
跨胸壁压　transchest wall pressure
跨胸压　transthoracic pressure
临床肺部感染评分　clinical pulmonary infection score
流量波形　flow waveform
流量计法　flowmetery
流量监测　traffic monitoring,flow monitoring
流量流容积波形　flow-volume waveform
流量 - 容积曲线　flow-volume curve
流量受限指数　limited-flow index
流量型体积描记仪　integrated-flow body plethysmograph
六氟化硫稀释法　sulfur hexafluoride dilution
脉冲振荡技术　impulse oscillometry system
芒图试验异常　abnormal result of Mantoux test
毛细血管静水压　capillary hydrostatic pressure
毛细血管跨壁压　transmural pressure of capillary
毛细血管血氧饱和度　oxygen saturation in capillary blood
毛细血管血氧分压　partial pressure of oxygen in capillary blood
毛细血管血氧含量　oxygen content in capillary blood
每搏氧耗量　oxygen pulse
每千克体重氧耗量　oxygen consumption per kg body weight
每升肺泡容积的一氧化碳弥散量　diffusion capacity for carbon monoxide per liter of alveolar volume
弥散系数　diffusion coefficient
密闭式氮稀释法　airtight nitrogen dilution
密闭式氮稀释法 - 重复呼吸法　airtight nitrogen dilution-rebreathing method
密闭式氮稀释法 - 单次呼吸法　airtight nitrogen dilution-single breath method
密闭式氦稀释法　airtight helium dilution method
密闭式氦稀释法 - 重复呼吸法　airtight helium dilution-rebreathing method
密闭式氦稀释法 - 单次呼吸法　airtight helium dilution-single breath method
摩擦阻力　frictional resistance
内呼吸法　intrabreath with trace gas CH4
脓毒症相关性器官功能衰竭评价　sepsis-related organ failure assessment
频率依赖性动态顺应性　frequency dependence of dynamic compliance
频谱分析图　spectroanalytic diagram
频谱微分均值图　intrabreath diagram
平均气道压　mean airway pressure
平均吸气流量　mean inspiratory flow
平台压　plateau pressure
剖胸探查　thoracic exploration
气道传导率　airway conductance
气道二氧化碳分压　partial pressure of carbon dioxide in airway
气道二氧化碳浓度　fractional concentration of carbon dioxide in airway

气道反应性　airway responsiveness
气道峰压　peak airway pressure
气道峰压与平台压差　difference between peak airway pressure and plateau pressure
气道高反应性　airway hyperresponsiveness
气道惯性阻力　airway inertial resistance
气道顺应性　airway compliance
气道弹性阻力　airway elastance
气道压　airway pressure
气道氧分压　partial pressure of oxygen in airway
气道氧浓度　fractional concentration of oxygen in airway
气道阻力　airway resistance
气流传导比值　specific airway conductance
气流传导比值下降 35% 激发剂量　provocative dose of PAF causing a 35% fall in sGaw
气流传导比值下降 35% 激发浓度　provocative concentration of PAF causing a 35% fall in sGaw
气流阻力呈流量依赖性　flow dependency of airflow resistance
气流阻力呈面积依赖性　area dependency of airflow resistance
气囊漏气试验　cuff leak trial
气速指数　air velocity index
气体分析法　air-analysis method
气体弥散速率　gas diffusion rate
气体陷闭容积　air trapping volume
器官功能障碍逻辑性评分　logistic organ dysfunction score
驱动压　driving pressure
全血碱剩余　blood base excess
容积波形　volume waveform
容积监测　volume monitoring
溶解二氧化碳　dissolved carbon dioxide
溶解系数　solubility coefficient
溶解氧　dissolved oxygen
乳酸清除率　clearance of lactic acid
摄氧量　oxygen uptake
深吸气量　inspiratory capacity
渗出液　exudate
渗透压　osmotic pressure
时间用力呼气容积　forced expiratory volume in certain second
实际呼吸频率　actual breathing frequency
实际缓冲碱　actual buffer base
实际碱剩余　actual base excess
实际碳酸氢盐　actual bicarbonate
实际吸呼气时间比　actual I/E ratio
实际吸气时间分数　actual fractional inspiratory time
食管内压　esophageal pressure
输出潮气容积　efferent tidal volume
顺应性　compliance
松弛压　relaxation pressure
送气时间　insufflation time
弹性阻力　elastic resistance
碳水化合物呼吸商　respiratory quotient of carbohydrate
碳酸氢盐　bicarbonate
碳酸盐　carbonate
碳酸盐缓冲碱　bicarbonate buffer base
特定呼吸频率顺应性　dynamic lung compliance at certain respiratory frequency
特异性支气管激发试验　specific bronchial provocation test
体积描记法　body plethysmography
体循环压力　systemic blood pressure
通气储量　reserve of ventilation
通气储量百分比　percentage of reserve of ventilation
通气失控　ventilation runaway
通气限制　ventilation limit

通气血流比例　ventilation perfusion ratio
通气应答　ventilatory response
外周阻力　peripheral resistance
微型混合室法　miniature mixed room method
未测定阳离子　undetermined cation
未测定阴离子　undetermined anion
无创脉搏氧饱和度法　non-invasive pulse oximetry
无混合室法　non-mixed room method
无效腔气量与潮气量比值　ratio of dead space to tidal volume
无效腔通气量　dead space ventilation
无氧阈　anaerobic threshold
吸纯氧时的肺泡 - 动脉血氧分压差　alveolar-artery oxygen partial pressure gradient when breathing oxygen
吸呼气时间比　inspiratory to expiratory ratio
吸空气时的肺泡 - 动脉血氧分压差　alveolar-artery oxygen partial pressure gradient when breathing air
吸气潮气容积　inspiratory tidal volume
吸气肺活量　inspiratory vital capacity
吸气峰流量　peak inspiratory flow
吸气流量　inspiratory flow
吸气末肺容量　end-inspiratory volume
吸气气流受限　inspiratory flow limitation
吸气时间　inspiratory time
吸气时间分数　fractional inspiratory time
吸气相气道阻力　airway resistance at inspiratory phase
吸气相时间　inspiratory phase time
吸气相压力　inspiratory positive airway pressure
吸气压力坡度　inspiratory pressure slope
吸入气二氧化碳分压　partial pressure of carbon dioxide in inspired gas
吸入气二氧化碳浓度　fractional concentration of carbon dioxide in inspired gas
吸入气氧分压　partial pressure of inspired oxygen
吸入气氧流量　inspired oxygen flow
吸入气氧浓度　fractional concentration of inspired oxygen
细胞损伤评分　cellular injury score
细胞外液碱剩余　extracellular fluid base excess
纤维支气管镜　flexible bronchoscope
线性功率递增试验　ramp test
小混合室法　small mixed room method
心输出量　cardiac output
胸部 CT 检查　chest computed tomography
胸部 X 线检查　chest X-ray
胸部超声检查　chest ultrasound
胸部磁共振成像　chest magnetic resonance imaging
胸廓惯性阻力　chest wall inertial resistance
胸廓黏性阻力　chest wall viscous resistance
胸廓顺应性　chest wall compliance
胸廓弹性阻力　chest wall elastance
胸廓压力 - 容积曲线　pressure-volume curve of chest wall
胸膜活检术　pleural biopsy
胸膜腔穿刺术　pleural puncture，thoracentesis
胸[膜]腔负压　intrapleural negative pressure
胸膜腔内压　intrapleural pressure
胸内气体容量　thoracic gas volume
胸腔镜检查　thoracoscopy
血管血压　blood pressure of blood vesse
血管张力　vasomotor tone
血红蛋白氧饱和度　hemoglobin oxygen saturation
血红蛋白氧含量　hemoglobin oxygen content
血红蛋白氧容量　hemoglobin oxygen capacity
血浆二氧化碳总量　total plasma carbon dioxide content
血浆渗透压间隙　plasma osmotic pressure gap
血流量　blood flow

血气　blood gas
血气分析　blood gas analysis
血容积　blood volume
血氧饱和度　blood oxygen saturation
血氧饱和度 50% 时的氧分压　partial pressure of oxygen at 50% hemoglobin saturation
血氧含量　blood oxygen content
血氧容量　blood oxygen capacity
压力波形　pressure waveform
压力监测　pressure monitoring
压力坡度　pressure gradient
压力 - 容积波形　pressure-vessel wave
压力型体积描记仪　variable-pressure constant-volume body plethysmograph
压缩容积指数　compressible volume factor
氧分压　partial pressure of oxygen
氧分压梯度分布　oxygen partial pressure graded distribution
氧耗量　oxygen consumption
氧合指数　oxygenation index
氧解离曲线　oxygen dissociation curve
氧通气当量　ventilatory equivalent for oxygen
一口气接一口气法　breath by breath method
一秒率　forced expiratory volume in one second/forced vital capacity
一氧化碳弥散量测定　CO diffusion capacity test
一氧化碳弥散量测定 - 重复呼吸法　CO diffusion capacity test-rebreathing method
一氧化碳弥散量测定 - 单次呼吸法　CO diffusion capacity test-single breath method
一氧化碳弥散量测定 - 恒定状态法　CO diffusion capacity test-steady state method
阴离子隙　anion gap
隐球菌抗原乳胶凝集试验　cryptococcal antigen latex agglutination test
荧光支气管镜　fluorescence bronchoscopy
硬质支气管镜　rigid bronchoscope
用力肺活量　forced vital capacity
用力呼出 25% 肺活量的呼气流量　forced expiratory flow at 25% of FVC exhaled
用力呼出 50% 肺活量的呼气流量　forced expiratory flow at 50% of FVC exhaled
用力呼出 50% 肺活量的呼气流量与吸气流量比值　ratio of maximum expiratory flow at 50% of forced vital capacity to maximum inspiratory flow at 50% of forced inspiratory vital capacity
用力呼出 75% 肺活量的呼气流量　forced expiratory flow at 75% of FVC exhaled
用力吸气肺活量　forced inspiratory vital capacity
用力依赖部分　effort-dependent part
有效顺应性　effective compliance
右房舒张末压　right atrial end-diastolic pressure
右心室跨壁压　right ventricular transmural pressure
运动负荷　exercise load
运动激发试验　exercising provocation test
运动心肺功能测试　cardiopulmonary exercise test
诊断性胸腔穿刺术　diagnostic thoracentesis
蒸馏水或高渗盐水激发试验　distilled water or hypertonic saline provocation test
蒸馏水激发试验　distilled water provocation test
正电子发射体层成像　positron emission tomography
支气管肺泡灌洗术　bronchoalveolar lavage
支气管肺泡灌洗液　bronchoalveolar lavage fluid
支气管激发试验　bronchial provocation test
支气管镜检查术　bronchoscopy
支气管扩张试验　bronchodilator test
脂肪呼吸商　respiratory quotient of fat
直接测定肺容量　directly measured lung volume
治疗性胸腔穿刺术　therapeutic thoracentesis

中心静脉跨壁压   central venous pressure, central venous transmural pressure
中心静脉压   central venous pressure
中心阻力   central resistance
自主呼吸试验   spontaneous breathing test
总呼气末压力   total end expiratory pressure
总呼吸频率   total respiratory frequency
纵隔镜检查术   mediastinoscopy
阻抗潮气呼吸图   resistance-time diagram
阻抗容积图   resistance-volume diagram
阻力时间   resistant time
最大二氧化碳产生量   maximal carbon dioxide output
最大二氧化碳排出量   maximal carbon dioxide discharge
最大呼气流量   maximal expiratory flow
最大呼气流量 - 容积曲线   maximal expiratory flow-volume curve
最大呼气压   maximum expiratory pressure
最大咳嗽流量   peak cough expiratory flow

最大跨膈压   maximum transdiaphragmatic pressure
最大流量 - 容积曲线   maximal flow-volume curve
最大每千克体重氧耗量   maximal oxygen consumption per kg body weight
最大平台压   maximum plateau pressure
最大通气量计算值   calculated value of maximal voluntary ventilation
最大吸气流量   peak inspiratory flow
最大吸气流量 - 容积曲线   maximal inspiratory flow-volume curve
最大吸气压   maximal inspiratory pressure
最大心率储备   maximal heart rate reserve
最大氧耗量   maximal oxygen consumption
最大运动通气量   maximal exercise ventilation
最大自主通气量   maximal voluntary ventilation
最低平台压   minimal plateau pressure
左房舒张末压   left atrial end-diastolic pressure
左心室跨壁压   left ventricular transmural pressure

7. 消化内科

7.1 疾病诊断名词

1 型糖尿病性腹泻　diarrhea due to type 1 diabetes mellitus

1 型糖尿病性肛门直肠功能障碍　anorectal dysfunction due to type 1 diabetes mellitus

1 型糖尿病性食管功能障碍　esophageal dysfunction due to type 1 diabetes mellitus

1 型糖尿病性胃轻瘫　gastroparesis due to type 1 diabetes mellitus

2 型糖尿病性腹泻　diarrhea due to type 2 diabetes mellitus

2 型糖尿病性肛门直肠功能障碍　anorectal dysfunction due to type 2 diabetes mellitus

2 型糖尿病性食管功能障碍　esophageal dysfuction due to type 2 diabetes mellitus

2 型糖尿病性胃轻瘫　gastroparesis due to type 2 diabetes mellitus

B 群沙门菌肠炎　enteritis due to group B Salmonella

Cronkhite-Canada 综合征　Cronkhite-Canada syndrome

C 群沙门菌肠炎　enteritis due to group C Salmonella

EB 病毒肠炎　enteritis due to Epstein-Barr virus　［又称］EB 病毒性肠炎△

EB 病毒性肝炎　Epstein-Barr virus hepatitis

ERCP 术后胰腺炎　post-ERCP pancreatitis　［又称］急性手术后胰腺炎△

阿哥拉沙门菌肠炎　enteritis due to Salmonella agona

阿拉杰里综合征　Ala Jerry syndrome

阿米巴肠溃疡　amebic intestinal ulcer

阿米巴肠炎　amebic colitis　［又称］阿米巴结肠炎△

阿米巴阑尾炎　amebic appendicitis

阿米巴性肝脓肿　amebic liver abscess　［又称］肝阿米巴病△

埃尔托生物型霍乱　cholera due to Vibrio cholerae，ELTor biotype

嗳气　belching

奥狄括约肌痉挛　spasm of sphincter of Oddi　［又称］奥迪括约肌痉挛(Oddi 括约肌痉挛)△

奥狄括约肌狭窄　stenosis of sphincter of Oddi　［又称］奥迪括约肌狭窄△

巴德 - 吉亚利综合征　Budd-Chiari syndrome　［又称］Budd-Chiari 综合征△，布 - 加综合征△

巴雷特食管　Barrett esophagus

班替综合征　Banti's syndrome

鲍氏志贺菌痢疾　shigellosis due to boydii shigella dysenteriae

贲门恶性肿瘤　malignant tumor of cardia

贲门梗阻　obstruction of cardia

贲门继发恶性肿瘤　secondary malignant tumor of cardia

贲门交界性肿瘤　borderline tumor of cardia　［又称］贲门肿瘤△

贲门痉挛　spasm of cardia

贲门溃疡　ulcer of cardia

贲门良性肿瘤　benign tumor of cardia

贲门淋巴结继发恶性肿瘤　secondary malignant tumor of cardiac lymph node

贲门糜烂　erosion of cardia

贲门失弛缓　achalasia of cardia

贲门食管连接处继发恶性肿瘤　secondary malignant tumor of esophagus cardia junction　［又称］食管贲门连接处恶性肿瘤△

贲门食管连接处原位癌　carcinoma in situ of esophagus cardia junction

贲门松弛　cardiochalasia

贲门损伤　cardia injury

贲门狭窄　preventriculosis

贲门血管瘤　hemangioma of cardia

贲门炎　cardia inflammation　［又称］贲门炎症△

贲门脂肪瘤　lipoma of cardia

闭孔疝　obturator hernia　［又称］盆底疝△

闭锁性阑尾　appendiceal atresia　［又称］阑尾闭锁△

鞭虫病　trichuriasis

变形杆菌肠炎　enteritis due to proteus

变应性肠炎　allergic enteritis

变应性胃炎　allergic gastritis

便秘　constipation

便潜血　fecal occult blood

丙型肝炎病毒携带者　hepatitis C carrier

丙型肝炎相关性肾炎　nephritis associated with hepatitis C

丙型肝炎肠炎　viral enteritis

病毒性肝炎丙型急性黄疸型　acute icteric viral hepatitis C　［又称］急性黄疸型丙型肝炎△

病毒性肝炎丙型急性无黄疸型　acute non-icteric viral hepatitis C　［又称］急性无黄疸型丙型肝炎△

病毒性肝炎丙型急性淤胆型　acute cholestasis viral hepatitis C　［又称］急性淤胆型丙型肝炎△

病毒性肝炎丙型急性重型　acute gravis hepatitis C

病毒性肝炎丙型慢性轻度　chronic mild hepatitis C

病毒性肝炎丙型慢性淤胆型　chronic cholestasis viral hepatitis C

病毒性肝炎丙型慢性中度　chronic moderate hepatitis C

病毒性肝炎丙型慢性重度　chronic severe hepatitis C

病毒性肝炎丙型慢性重型　chronic gravis hepatitis C

病毒性肝炎丙型亚急性重型　subacute gravis hepatitis C

病毒性肝炎并发肝昏迷　viral hepatitis complicated with hepatic coma

病毒性肝炎重叠感染　viral hepatitis superinfection

病毒性肝炎后遗症　sequelae of viral hepatitis

病毒性肝炎甲型急性黄疸型　acute icteric viral hepatitis A

病毒性肝炎甲型急性无黄疸型　acute non-icteric viral hepatitis A

病毒性肝炎甲型急性重型　acute gravis hepatitis A

病毒性肝炎甲型亚急性重型　subacute gravis hepatitis A

病毒性肝炎甲型淤胆型　cholestasis viral hepatitis A

病毒性肝炎慢性轻度　chronic mild viral hepatitis

病毒性肝炎慢性中度　chronic moderate viral hepatitis

病毒性肝炎慢性重度　chronic severe viral hepatitis

病毒性肝炎三重感染(三重以上)　viral hepatitis due to triple infection

病毒性肝炎三重感染(三重以上，慢性轻度)　chronic mild hepatitis due to triple infection

病毒性肝炎三重感染(三重以上,慢性中度) chronic moderate hepatitis due to triple infection

病毒性肝炎三重感染(三重以上,慢性重度) chronic severe viral hepatitis due to triple infection

病毒性肝炎三重感染(三重以上,慢性重型) chronic gravis viral hepatitis due to triple infection

病毒性肝炎双重感染(同时感染) gravis viral hepatitis due to dual infection

病毒性肝炎未分型急性黄疸型 acute icteric viral hepatitis undetermined type

病毒性肝炎未分型急性无黄疸型 acute non-icteric viral hepatitis undetermined type

病毒性肝炎未分型急性淤胆型 acute cholestasis viral hepatitis undetermined type

病毒性肝炎未分型急性重型(暴发型) acute gravis viral hepatitis undetermined type(fulminant)

病毒性肝炎未分型慢性轻度 chronic mild viral hepatitis undetermined type

病毒性肝炎未分型慢性淤胆型 chronic cholestasis viral hepatitis undetermined type

病毒性肝炎未分型慢性中度 chronic moderate viral hepatitis undetermined type

病毒性肝炎未分型慢性重度 chronic severe viral hepatitis undetermined type

病毒性肝炎未分型慢性重型 chronic gravis viral hepatitis undetermined type

病毒性肝炎未分型亚急性重型 subacute gravis viral hepatitis undetermined type

病毒性肝炎乙型丁型(重叠感染)慢性轻度 chronic mild viral hepatitis B and D superinfection

病毒性肝炎乙型丁型(重叠感染)慢性中度 chronic moderate viral hepatitis B and D superinfection

病毒性肝炎乙型丁型(重叠感染)慢性重度 chronic severe viral hepatitis B and D superinfection

病毒性肝炎乙型丁型(重叠感染)慢性重型 chronic gravis viral hepatitis B and D superinfection

病毒性肝炎乙型丁型(同时感染)急性黄疸型 acute icteric viral hepatitis B and D concurrent-infection

病毒性肝炎乙型丁型(同时感染)急性无黄疸型 acute non-icteric viral hepatitis B and D concurrent-infection

病毒性肝炎乙型丁型(同时感染)急性重型 acute gravis viral hepatitis B and D concurrent-infection

病毒性肝炎乙型丁型(同时感染)亚急性重型 subacute gravis viral hepatitis B and D concurrent-infection

病毒性肝炎乙型丁型(同时感染)淤胆型 cholestasis viral hepatitis B and D concurrent-infection

病毒性胃肠炎 viral gastroenteritis

病毒性小肠炎 viral enteritis

播散型类圆线虫病 disseminated strongyloidiasis ［又称］播散性类圆线虫病△

不定型志贺菌痢疾 shigellosis indeterminate

不完全性肠梗阻 incomplete ileus

残窦综合征(胃切除术后) residue sinus syndrome(postgastrectomy)

残留胆囊管炎 remanet cystic duct inflammation

残胃恶性肿瘤 malignant tumor of remanet stomach

残胃溃疡 ulcer of remanet stomach

残胃溃疡癌变伴出血 canceration of ulcer of remanet stomach with hemorrhage

残胃溃疡伴出血 ulcer of remanet stomach with hemorrhage

残胃炎 remanet gastritis

残胃炎伴出血 remanet gastritis with hemorrhage

残余胆囊结石 residual calculus of gallbladder

草莓状胆囊 strawberry gallbladder

产气杆菌肠炎 enteritis due to enterobacter aerogenes

肠阿米巴病 intestinal amebiasis

肠重复畸形 duplication of intestine ［又称］肠重复△

肠出血 enterorrhagia

肠出血性大肠埃希氏菌肠炎 enterohemorrhagic escherichia coli enteritis

肠道病毒感染 enteroviral infection ［又称］肠病毒感染△

肠道滴虫病 intestinal trichomoniasis ［又称］肠道毛滴虫病△

肠道恶性肿瘤 malignant tumor of intestine

肠道感染 intestinal infection

肠道钩虫病 intestinal ancylostomiasis

肠道寄生虫病 intestinal parasitic disease

肠道菌群失调 intestinal dysbacteriosis

肠道类圆线虫病 intestinal strongyloidiasis

肠道慢性缺血性综合征 chronic ischaemia syndrome of intestine

肠道毛细线虫病 intestinal capillariasis

肠道念珠菌病 intestinal candidiasis

肠道球虫病 intestinal coccidiosis

肠道蠕虫病 intestinal helminthiasis

肠道血管圆线虫病 intestinal angiostrongyliasis

肠道厌氧菌感染 intestinal anaerobe infection

肠道真菌感染 fungal enteritis ［又称］真菌性肠炎△

肠毒性大肠埃希氏菌肠炎 enterotoxigenic Escherichia Coli enteritis

肠二糖酶缺乏及二糖吸收不良 intestinal disaccharidase deficiency and disaccharide malabsorption

肠梗阻 intestinal obstruction

肠梗阻伴粘连 intestinal obstruction with adhesion

肠功能紊乱 intestinal dysfunction

肠坏疽 intestinal gangrene

肠坏死 intestinal necrosis

肠蛔虫病 intestinal ascariasis

肠交界性肿瘤 borderline tumor of intestine

肠绞窄 intestinal strangulation

肠绞窄坏死 intestinal strangulation and necrosis

肠结核 tuberculosis of intestine

肠结石 intestinal calculus

肠痉挛 spasm of intestine

肠扩张 dilatation of intestine

肠淋巴管扩张 intestinal lymphangiectasia

肠瘘 fistula of intestine

肠麻痹 enteroparalysis

肠鸣音亢进 hyperactive bowel sound

肠鸣音消失 absence bowel sound

肠鸣音异常 abnormality bowel sound ［又称］异常肠鸣音△

肠黏附性大肠埃希氏菌肠炎 enteroadherent Escherichia Coli enteritis ［又称］黏附性大肠埃希氏菌肠炎△

肠扭转 volvulus

肠脓肿 abscess of intestine

肠破裂 enterorrhexis

肠嵌塞 intestinal impaction

肠侵袭性大肠埃希氏菌肠炎 enteroinvasive Escherichia Coli enteritis

肠缺血梗死 intestinal ischaemic infarction

肠上皮化生 intestinal metaplasia

肠鼠疫 intestinal plague

肠炭疽 intestinal anthrax

肠绦虫病 intestinal taeniasis

肠套叠 intussusception

肠吻合口狭窄 intestinal anastomotic stenosis

肠吸收不良 intestinal malabsorption ［又称］肠吸收障碍△

肠系膜动脉供血不足 mesenteric artery insufficiency

肠系膜动脉栓塞 mesenteric artery embolism

肠系膜动脉栓塞伴肠坏死 mesenteric artery embolism with intestinal necrosis

肠系膜动脉狭窄 mesenteric artery stenosis

肠系膜动脉血栓形成 mesenteric artery thrombosis

肠系膜动脉炎 mesenteric arteritis

肠系膜动脉硬化　mesenteric arteriosclerosis
肠系膜恶性肿瘤　malignant tumor of mesentery
肠系膜钙化　calcify of mesentery
肠系膜坏疽　gangrene of mesentery
肠系膜继发恶性肿瘤　secondary malignant tumor of mesentery
肠系膜间皮瘤　mesothelioma of mesentery
肠系膜交界性肿瘤　borderline tumor of mesentery
肠系膜结核　tuberculosis of mesentery
肠系膜静脉畸形　mesenteric venous malformation
肠系膜静脉血栓形成　mesenteric venous thrombosis
肠系膜静脉血栓形成伴肠坏死　mesenteric venous thrombosis with intestinal necrosis
肠系膜良性肿瘤　benign tumor of mesentery
肠系膜裂孔疝　mesenteric hiatal hernia
肠系膜淋巴管瘤　mesenteric lymphangioma
肠系膜淋巴结继发恶性肿瘤　secondary malignant tumor of mesenteric lymph node
肠系膜淋巴结结核　tuberculosis of mesenteric lymph node
肠系膜淋巴结炎　mesenteric lymphadenitis
肠系膜囊肿　mesenteric cyst
肠系膜扭转　mesenteric reverse
肠系膜脓肿　abscess of mesentery
肠系膜乳糜囊肿　mesenteric chylous cyst
肠系膜上动脉夹层　dissection of superior mesenteric artery　［又称］肠系膜上动脉夹层动脉瘤△
肠系膜上动脉综合征　superior mesenteric artery syndrome
肠系膜上静脉血栓　thrombosis of superior mesenteric vein
肠系膜撕裂　mesenteric laceration　［又称］肠系膜裂伤△
肠系膜损伤　mesenteric injury
肠系膜血管瘤　hemangioma of mesentery
肠系膜炎　mesenteritis
肠系膜粘连　mesenteric adhesion
肠系膜脂肪瘤　lipoma of mesentery
肠系膜肿物　goitre of mesentery
肠狭窄　intestinal stenosis
肠狭窄坏死　intestinal stenosis and necrosis
肠纤维脂肪瘤　fibrolipoma of intestine
肠消化不良　intestinal dyspepsia
肠血管畸形　vascular malformation of intestine
肠血管扩张　hemangiectasis of intestine
肠血管瘤　hemangioma of intestine
肠血管增生　vascular proliferation of intestine
肠易激综合征　irritable bowel syndrome
肠蝇蛆病　intestinal myiasis
肠源性脂肪代谢障碍　enterogenic lipodystrophia
肠造瘘术后功能障碍　enterostomy malfunction
肠粘连　intestinal adhesion
肠粘连性狭窄　adhesive stenosis of intestine
肠胀气　intestinal tympanites
肠脂肪瘤　lipoma of intestine
肠致病性大肠埃希氏菌肠炎　enteropathogenic Escherichia Coli enteritis　［又称］致病性大肠埃希氏菌肠炎△
肠 - 子宫瘘　intestinouterine fistula
陈旧性肠结核　old intestinal tuberculosis
陈旧性肠系膜淋巴结核　old mesenteric lymph node tuberculosis
陈旧性腹腔结核　old tuberculosis of abdominal cavity
成人肥厚性幽门狭窄　adult hypertrophic pyloric stenosis
迟发型倾倒综合征　delayed dumping syndrome
耻骨直肠肌肥厚症　puborectalis hypertrophy
出血性腹膜炎　hemorrhagic peritonitis
出血性结肠炎　hemorrhagic colitis
出血性内痔　hemorrhagic internal hemorrhoid
出血性外痔　hemorrhagic external hemorrhoid
出血性直肠炎　hemorrhagic rectitis

创伤性肝血肿　traumatic hepatic hematoma
创伤性食管狭窄　traumatic esophageal stenosis
创伤性食管炎　traumatic esophagitis
创伤性胃破裂　traumatic gastrorrhexis
促胃液素分泌异常　gastrin parasecretion
大便失禁　fecal incontinence
大便颜色异常　abnormal stool colour
大肠埃希氏菌肠炎　enteritis due to Escherichia Coli
大肠癌伴出血　colorectal cancer with hemorrhage
大肠和小肠克罗恩病　Crohn disease of large intestine and small intestine
大肠和直肠继发恶性肿瘤　secondary malignant tumor of large intestine and rectum
大肠克罗恩病　Crohn disease of large intestine
大肠憩室　diverticular disease of large intestine
大肠憩室伴穿孔　diverticular disease of large intestine with perforation
大肠血管瘤　hemangioma of large intestine
大网膜坏死　necrosis of great epiploon
大网膜继发恶性肿瘤　secondary malignant tumor of great epiploon
大网膜粘连　adhesion of great epiploon
单侧腹股沟疝　unilateral inguinal hernia
单侧腹股沟疝伴坏疽　unilateral inguinal hernia with gangrene
单侧腹股沟斜疝　unilateral indirect inguinal hernia
单侧腹股沟斜疝伴坏疽　unilateral indirect inguinal hernia with gangrene
单侧腹股沟直疝　unilateral direct inguinal hernia
单侧腹股沟直疝伴坏疽　unilateral direct inguinal hernia with gangrene
单侧股疝伴梗阻　unilateral femoral hernia with obstruction
单侧股疝伴坏疽　unilateral femoral hernia with gangrene
单侧绞窄性腹股沟疝　unilateral strangulated inguinal hernia
单侧绞窄性股疝　unilateral strangulated femoral hernia
单侧难复性腹股沟疝　unilateral irreducible inguinal hernia
单侧嵌顿性腹股沟疝　unilateral incarcerated inguinal hernia
单侧嵌顿性腹股沟疝伴梗阻　unilateral incarcerated inguinal hernia with obstruction
单侧嵌顿性腹股沟斜疝　unilateral incarcerated indirect inguinal hernia
胆道闭锁　biliary atresia
胆道出血　hemobilia
胆道感染　infection of biliary tract
胆道蛔虫病　biliary ascariasis
胆道术后残留结石　postoperative residual stone of bile duct　［又称］结石残留△
胆道原位癌　carcinoma in situ of bile duct
胆道诊断性影像异常　abnormal finding on diagnostic imaging of bile duct
胆管穿孔　perforation of bile duct
胆管恶性肿瘤　malignant tumor of bile duct
胆管梗阻　obstruction of bile duct
胆管继发恶性肿瘤　secondary malignant tumor of bile duct
胆管结石　calculus of bile duct
胆管结石伴胆管炎　calculus of bile duct with cholangitis
胆管结石伴急性胆囊炎　calculus of bile duct with acute cholecystitis
胆管结石伴慢性胆囊炎　calculus of bile duct with chronic cholecystitis
胆管溃疡　ulcer of bile duct
胆管扩张　cholangiectasis
胆管良性肿瘤　benign tumor of bile duct
胆管瘘　fistula of bile duct
胆管破裂　rupture of bile duct
胆管十二指肠吻合口狭窄　stenosis of choledochoduodenal stoma
胆管损伤　bile duct injury
胆管狭窄　stenosis of bile duct
胆管炎　cholangitis
胆管炎性肝脓肿　cholangitic hepatapostema
胆管肿瘤　bile duct tumor
胆管周围炎　pericholangitis
胆红素排泄障碍　bilirubin acatharsia

胆绞痛　cholecystalgia
胆囊病变　gallbladder lesion
胆囊肠瘘　cholecystoenteric fistula
胆囊出血　hemorrhage of gallbladder
胆囊穿孔　perforation of gallbladder
胆囊胆固醇沉着症　cholesterolosis of gallbladder
胆囊恶性肿瘤　malignant tumor of gallbladder
胆囊肥大　hypertrophy of gallbladder
胆囊钙化　calcification of gallbladder
胆囊梗阻　obstruction of gallbladder
胆囊功能障碍　dysfunction of gallbladder
胆囊管恶性肿瘤　malignant tumor of cystic duct
胆囊管梗阻　obstruction of cystic duct
胆囊管结石　calculus of cystic duct
胆囊坏疽　gangrene of gallbladder
胆囊积脓　empyema of gallbladder
胆囊积液　hydrops of gallbladder
胆囊继发恶性肿瘤　secondary malignant tumor of gallbladder
胆囊交界性肿瘤　borderline tumor of gallbladder
胆囊绞痛(复发性)　angina of gallbladder(recurrent)
胆囊结肠瘘　cysticocolic fistula
胆囊结核　cholecystic tuberculosis
胆囊结石　calculus of gallbladder
胆囊结石伴胆囊炎　calculus of gallbladder with cholecystitis
胆囊结石伴坏疽性胆囊炎　calculus of gallbladder with gangrenous cholecystitis
胆囊结石伴急性胆囊炎　calculus of gallbladder with acute cholecystitis　［又称］急性胆囊炎伴胆囊结石△
胆囊结石伴急性化脓性胆囊炎　calculus of gallbladder with acute suppurative cholecystitis　［又称］急性化脓性胆囊炎伴胆囊结石△
胆囊结石伴慢性胆囊炎　calculus of gallbladder with chronic cholecystitis
胆囊结石伴慢性胆囊炎急性发作　calculus of gallbladder with chronic cholecystitis acute attack
胆囊结石嵌顿　calculus incarceration of gallbladder
胆囊空肠吻合口狭窄　stenosis of cholecystojejunal stoma
胆囊良性肿瘤　benign tumor of gallbladder
胆囊瘘　fistula of gallbladder
胆囊黏液囊肿　mucous cyst of gallbladder
胆囊扭转　torsion of gallbladder
胆囊破裂　rupture of gallbladder
胆囊切除术后粘连　adhesion of postcholecystectomy
胆囊切除术后综合征　postcholecystectomy syndrome
胆囊肉芽肿　granuloma of gallbladder
胆囊十二指肠瘘　cholecystoduodenal fistula
胆囊损伤　injury of gallbladder
胆囊萎缩　atrophy of gallbladder
胆囊胃瘘　cholecystogastric fistula
胆囊息肉　gallbladder polyp
胆囊腺肌症　adenomyomatosis of gallbladder△
胆囊血管畸形　vascular malformation of gallbladder　［又称］先天性胆囊血管畸形△
胆囊炎　cholecystitis
胆囊原位癌　carcinoma in situ of gallbladder
胆囊占位性病变　gallbladder mass
胆囊肿物　goitre of gallbladder
胆囊周围脓肿　pericholecystic abscess
胆囊周炎　pericholecystitis　［又称］胆囊周围炎△
胆石性肠梗阻　gallstone ileus
胆石症　cholelithiasis　［又称］胆管结石△
胆小管炎性肝炎　cholangiolitic hepatitis
胆源性胰腺炎　biliary pancreatitis
胆汁反流　biliary regurgitation
胆汁尿　choluria
胆汁性腹膜炎　biliary peritonitis

胆汁性肝硬化　biliary cirrhosis
胆汁淤积　cholestasis
胆汁淤积性肝炎　cholestasis hepatitis　［又称］淤胆型肝炎△
胆总管残余结石　residual calculus of choledoch
胆总管恶性肿瘤　malignant tumor of choledoch
胆总管梗阻　choledoch obstruction
胆总管结石　choledocholithiasis
胆总管结石伴急性胆管炎　choledocholithiasis with acute cholangitis
胆总管结石伴急性胆囊炎　choledocholithiasis with acute cholecystitis
胆总管结石伴慢性胆囊炎　choledocholithiasis with chronic cholecystitis
胆总管结石合并急性化脓性胆管炎　choledocholithiasis with acute suppurative cholangitis　［又称］胆总管结石伴急性化脓性胆管炎△
胆总管痉挛　spasm of choledoch
胆总管空肠吻合口狭窄　stenosis of choledochojejunal stoma
胆总管扩张　choledochectasia
胆总管囊肿　choledochal cyst
胆总管十二指肠瘘　choledochoduodenal fistula
胆总管狭窄　stenosis of common bile duct
胆总管炎　choledochitis
蛋白丢失性肠病　protein losing enteropathy　［又称］蛋白丢失性胃肠病△
等孢球虫病　isosporiasis　［又称］等孢子球虫病△
低位肛瘘　low anal fistula
低张力胃　low-tension stomach
骶前囊肿　presacral cyst
杜宾 - 约翰逊综合征　Dubin-Johnson syndrome　［又称］Dubin-Johnson综合征△
短肠综合征　short-bowel syndrome　［又称］继发性短肠综合征△,肠切除后综合征△
多发性浆膜腔积液　multiple dropsy of serous cavity　［又称］多浆膜腔积液△
多发性浆膜炎　multiple serositis,polyserositis　［又称］多浆膜炎△
多发性溃疡　multiple ulcers
多发性溃疡伴出血　multiple ulcers with hemorrhage
恶心　nausea
恶性腹水　malignant ascites
二期梅毒性肝炎　secondary syphilitic hepatitis
法特壶腹恶性肿瘤　malignant tumor of ampulla of Vater
法特壶腹交界性肿瘤　borderline tumor of ampulla of Vater
法特壶腹原位癌　carcinoma in situ of ampulla of Vater　［又称］壶腹原位癌△
反流性食管炎　reflux esophagitis
反流性胃炎　reflux gastritis　［又称］胃炎△
反酸　acid regurgitation
放射性肠炎　radiation enteritis
放射性食管炎　radiation esophagitis
放射性直肠炎　radiation proctitis
非创伤性肠穿孔　nontraumatic perforation of intestine　［又称］肠穿孔△
非肝硬化性门脉高压　noncirrhosis portal hypertension　［又称］非硬化性门脉高压症△
非感染性腹泻　noninfectious diarrhea　［又称］新生儿非感染性腹泻△
非酒精性脂肪性肝炎　non-alcoholic fatty hepatitis
非酒精性脂肪性肝炎相关肝硬化　non-alcoholic fatty hepatitis-associated cirrhosis　［又称］非酒精性脂肪性肝纤维化和肝硬化△
非痢疾性阿米巴结肠炎　amebic nondysenteric colitis　［又称］阿米巴非痢疾性结肠炎△
非热带性口炎性腹泻　nontropical sprue
非新生儿高胆红素血症　non-neonatal hyperbilirubinemia
非甾体类抗炎药相关性溃疡　non-steroid anti-inflammatory drug-associated ulcer　［又称］NSAIDs 相关溃疡△
粪便嵌塞　fecal impaction of intestine
粪便潴留　fecal retention

麸质肠病　gluten enteropathy

福氏志贺菌痢疾　bacillary dysentery due to Shigella flexneri

复发性胆管绞痛　recurrent angina of bile duct

复发性胆管炎　recurrent cholangitis

复发性阑尾炎　recurrent appendicitis　［又称］阑尾炎△

复发性胰腺炎　recurrent pancreatitis　［又称］复发性急性胰腺炎△

复合性溃疡　compound ulcer

复合性溃疡伴出血　compound ulcer with hemorrhage

复孔绦虫病　dipylidiasis

副溶血弧菌肠炎　enteritis due to vibrio parahaemolyticus

副溶血性弧菌食物中毒　food poisoning due to vibrio parahaemolyticus

腹白线疝　linea alba hernia　［又称］腹壁疝△

腹壁肠瘘　abdominal intestinal fistula

腹壁瘘管　abdominal fistula

腹壁粘连　adhesion of abdominal wall

腹部诊断影像异常所见　abnormal finding on diagnostic imaging of abdomen

腹部肿物　abdominal mass

腹部肿胀　abdominal swelling

腹放线菌病　abdominal actinomycosis

腹股沟环松弛　inguinal ring looseness

腹股沟斜疝合并直疝　indirect inguinal hernia with direct inguinal hernia　［又称］单侧腹股沟斜疝合并直疝△

腹茧症　abdominal cocoon

腹膜壁层恶性肿瘤　malignant tumor of parietal peritoneum

腹膜壁层间皮瘤　mesothelioma of parietal peritoneum

腹膜恶性肿瘤　malignant tumor of peritoneum

腹膜骨盆恶性肿瘤　malignant tumor of peritoneum and pelvis

腹膜后感染　infection of retroperitoneum

腹膜后和腹膜继发恶性肿瘤　secondary malignant tumor of retroperitoneum and peritoneum

腹膜后间皮瘤　mesothelioma of retroperitoneum　［又称］恶性腹膜间皮瘤△

腹膜后交界性肿瘤　borderline tumor of retroperitoneum　［又称］腹膜后肿瘤△

腹膜后良性肿瘤　benign tumor of retroperitoneum

腹膜后淋巴结结核　retroperitoneal lymph node tuberculosis

腹膜后囊肿　retroperitoneal cyst

腹膜后血管瘤　retroperitoneal hemangioma

腹膜后血肿　retroperitoneal hematoma

腹膜后脂肪瘤　retroperitoneal lipoma

腹膜后肿物　retroperitoneal mass

腹膜继发恶性肿瘤　secondary malignant tumor of peritoneum

腹膜间皮瘤　mesothelioma of peritoneum

腹膜交界性肿瘤　borderline tumor of peritoneum

腹膜结核　tuberculosis of peritoneum

腹膜良性肿瘤　benign tumor of peritoneum

腹膜脓肿　peritoneal abscess

腹膜损伤　peritoneal injury

腹膜透析腹膜炎　peritonitis due to peritoneal dialysis

腹膜炎　peritonitis

腹膜粘连　peritoneal adhesion

腹内多器官损伤　injury of intra-abdominal multiple organs

腹内淋巴结继发恶性肿瘤　secondary malignant tumor of intraabdominal lymph node

腹内器官损伤　injury of intra-abdominal organ　［又称］开放性腹部损伤△

腹内疝伴肠梗阻　abdominal internal hernia with ileus

腹内疝伴坏疽　abdominal internal hernia with gangrene

腹嵌顿疝　abdominal incarcerated hernia　［又称］腹壁嵌顿疝△

腹腔动脉畸形　malformation of celiac artery　［又称］先天性腹腔动脉畸形△

腹腔动脉压迫综合征　celiac artery compression syndrome

腹腔恶性肿瘤　malignant tumor of abdominal cavity

腹腔感染　abdominal infection

腹腔广泛性肿块　abdominal extensive mass

腹腔广泛性肿胀　abdominal extensive swell

腹腔积血　hemoperitoneum

腹腔棘球蚴病　abdominal hydatidosis

腹腔继发恶性肿瘤　secondary malignant tumor of abdominal cavity

腹腔假性囊肿　abdominal pseudoabscess

腹腔结核　abdominal tuberculosis

腹腔良性肿瘤　benign tumor of abdominal cavity

腹腔淋巴管瘤　abdominal lymphangioma

腹腔淋巴结继发恶性肿瘤　secondary malignant tumor of celiac lymph node

腹腔淋巴结结核　tuberculosis of abdominal celiac lymph node

腹腔囊肿　abdominal cyst

腹腔脓肿　abdominal abscess

腹腔血管瘤　abdominal hemangioma

腹腔粘连　abdominal adhesion

腹腔脂肪瘤　abdominal lipoma　［又称］腹腔内器官良性脂肪瘤样肿瘤△

腹强直　abdominal rigidity　［又称］腹肌强直△

腹疝　abdominal hernia　［又称］腹壁疝△

腹疝伴梗阻　ventral hernia with obstruction　［又称］单侧腹股沟疝伴梗阻△

腹主动脉旁良性肿瘤　benign tumor of para-abdominal aorta

肝癌破裂出血　bleeding of ruptured hepatic carcinoma

肝出血　hepatorrhagia　［又称］肝破裂出血△

肝挫伤　liver contusion　［又称］肝损伤△

肝胆管炎　hepatocholangeitis　［又称］胆管炎△

肝动脉动脉瘤　aneurysm of hepatic artery　［又称］肝动脉瘤△

肝动脉损伤　hepatic artery injury

肝多发性再生肥大结节　multiple regenerative hypertrophic nodes of liver

肝恶性肿瘤　malignant tumor of liver

肝肺综合征　hepatopulmonary syndrome

肝钙化灶　calcification focus of liver

肝梗死　infarction of liver

肝功能不全　hepatic insufficiency

肝功能衰竭　hepatic failure　［又称］肝衰竭△

肝功能异常　liver dysfunction

肝管出血　hemorrhage of hepatic duct

肝管恶性肿瘤　malignant tumor of hepatic duct

肝管蛔虫病　hepatobiliary duct ascariasis　［又称］肝内胆管蛔虫病△

肝管结石　calculus of hepatic duct

肝管结石伴慢性胆囊炎　calculus of hepatic duct with chronic cholecystitis

肝管空肠吻合口狭窄　stricture of hepaticojejunal stoma

肝管息肉　polypus of hepatic duct

肝管狭窄　stricture of hepatic duct

肝含铁血黄素沉着症　hemosiderosis of liver

肝坏死　hepatonecrosis

肝昏迷　hepatic coma,hepatic encephalopathy　［又称］肝性脑病△

肝棘球蚴病　echinococcosis of liver　［又称］肝包虫病△

肝继发恶性肿瘤　secondary malignant tumor of liver

肝交界性肿瘤　borderline tumor of liver

肝结核　tuberculosis of liver

肝静脉闭塞性病　hepatic veno-occlusive disease

肝静脉损伤　hepatic vein injury

肝静脉狭窄　stenosis of hepatic vein

肝巨噬细胞肉瘤　sarcoma of Kupffer cell

肝良性肿瘤　benign tumor of liver

肝毛细线虫病　capillariasis hepatica

肝门胆管恶性肿瘤　malignant tumor of portal bile duct

肝门淋巴结继发恶性肿瘤　secondary malignant tumor of portal lymph node

肝门淋巴结结核　tuberculosis of portal lymph node
肝门淋巴结肿大　portal lymphadenectasis
肝门血管畸形　portal vascular malformation　[又称]先天性肝血管畸形△
肝母细胞瘤　hepatoblastoma
肝囊虫病　hepatic cysticercosis
肝囊肿　hepatic cyst
肝内胆管恶性肿瘤　malignant tumor of intrahepatic bile duct
肝内胆管交界性肿瘤　borderline tumor of intrahepatic bile duct　[又称]肝内胆管肿瘤△
肝内胆管结石　calculus of intrahepatic bile duct
肝内胆管结石伴慢性胆囊炎　calculus of intrahepatic bile duct with chronic cholecystitis　[又称]肝胆管结石伴胆囊炎△
肝内胆管扩张　dilation of intrahepatic bile duct　[又称]肝胆管扩张△
肝内胆管良性肿瘤　benign tumor of intrahepatic bile duct
肝内胆管狭窄　stenosis of intrahepatic bile duct　[又称]肝胆管狭窄△
肝内胆管炎　intrahepatic cholangitis
肝内钙化灶　intrahepatic calcification focus
肝脓肿　liver abscess
肝泡状棘球蚴病　alveolar hydatid disease of liver
肝脾大　hepatosplenomegaly　[又称]肝脾肿大△
肝片吸虫病　fascioliasis hepatica
肝轻度撕裂伤　mild laceration of liver
肝肉芽肿　hepatic granuloma
肝肾综合征　hepatorenal syndrome
肝撕裂伤　liver laceration
肝损伤　liver injury
肝外胆管恶性肿瘤　malignant tumor of extrahepatic bile duct
肝外胆管良性肿瘤　benign tumor of extrahepatic bile duct
肝萎缩　hepatatrophia
肝细胞癌　hepatocellular carcinoma
肝细胞性黄疸　hepatocellular jaundice
肝细粒棘球蚴病　echinococcus granulosus infection of liver　[又称]肝细粒棘球蚴感染△
肝下垂　hepatoptosis
肝纤维化　hepatic fibrosis　[又称]肝脏纤维化△
肝小静脉闭塞　Hepatic venous occlusion　[又称]肝小静脉闭塞病△
肝性肾病　hepatic nephropathy
肝血管瘤　hepatic hemangioma　[又称]肝脏血管瘤△
肝血管肉瘤　hepatic angiosarcoma
肝血肿　hematoma of liver
肝炎　hepatitis
肝炎后肝硬化　posthepatitic cirrhosis
肝炎后高胆红素血症　posthepatitic hyperbilirubinemia
肝炎后黄疸　posthepatitic jaundice
肝炎性假瘤　inflammatory pseudotumor of liver
肝炎性肿块　inflammatory goitre of liver
肝移植状态　liver transplant status
肝硬化　liver cirrhosis
肝硬化伴食管静脉曲张　cirrhosis with varix of esophagus
肝硬化伴食管静脉曲张破裂出血　cirrhosis with esophageal varix bleeding
肝原位癌　hepatic carcinoma in situ
肝脏移植排斥　liver transplant rejection
肝脏移植失败　liver transplant failure
肝增生性结节　hyperplastic liver nodule　[又称]肝局灶性结节增生△
肝占位性病变　occupying lesion of liver
肝诊断性影像异常所见　abnormal finding on diagnostic imaging of liver
肝脂肪瘤　lipoma of liver
肝中度撕裂伤　moderate laceration of liver

肝中心出血性坏死　centrilobular hemorrhagic necrosis of liver　[又称]肝中心性出血性坏死△
肝肿物　hepatic goitre
肝重度撕裂伤　severe laceration of liver
肝自发性破裂出血　spontaneous hemorrhage and rupture of liver　[又称]自发性肝破裂出血△
感染性腹泻　infectious diarrhea
感染性黄疸　infectious jaundice
感染性胰腺炎　infectious pancreatitis　[又称]慢性感染性胰腺炎△
肛窦炎　anal sinusitis
肛管恶性肿瘤　malignant tumor of anal canal
肛管继发恶性肿瘤　secondary malignant tumor of anal canal
肛管良性肿瘤　benign tumor of anal canal
肛管囊肿　cyst of anal canal
肛管息肉　polypi of anal canal
肛管炎　inflammation of anal canal
肛管原位癌　carcinoma in situ of anal canal
肛管直肠恶性肿瘤　malignant tumor of anal canal and rectum　[又称]直肠肛管恶性肿瘤△
肛管肿物　goitre of anal canal
肛裂　anal fissure
肛瘘　anal fistula
肛门闭锁　imperforate anus
肛门恶性黑色素瘤　malignant melanoma of anus
肛门恶性肿瘤　malignant tumor of anus
肛门和直肠出血　hemorrhage of anus and rectum
肛门和直肠内异物　foreign body in anus and rectum　[又称]肛门内异物△
肛门会阴瘘　anoperineal fistula　[又称]肛门闭锁并直肠会阴瘘△
肛门继发恶性肿瘤　secondary malignant tumor of anus
肛门痉挛　anal spasm
肛门括约肌失弛缓症　achalasia of sphincter ani
肛门括约肌松弛　looseness of sphincter ani
肛门良性肿瘤　benign tumor of anus
肛门瘘管　anus fistula
肛门梅毒　syphilis of anus
肛门囊肿　cyst of anus
肛门脓肿　anal abscess
肛门旁皮下脓肿　perianal subcutaneous abscess
肛门脱垂　procidentia of anus
肛门息肉　anal polyp
肛门狭窄　stricture of anus
肛门血管瘤　hemangioma of anus
肛门异物　foreign body in anus
肛门原位癌　carcinoma in situ of anus
肛门直肠恶性肿瘤　malignant tumor of anus and rectum　[又称]直肠肛门恶性肿瘤△
肛门直肠连接处恶性肿瘤　malignant tumor of anorectal junction
肛门直肠瘘　anorectal fistula
肛门直肠脓肿　anorectal abscess
肛乳头肥大　hypertrophy of anal papilla
肛周感染　perianal infection
肛周溃疡　perianal ulcer　[又称]肛门周围溃疡△
肛周脓肿　perianal abscess
肛周肿物　perianal goitre
高位肛瘘　high anal fistula
高胃泌素血症　hypergastrinemia
高脂血症性胰腺炎　pancreatitis due to hyperlipidemia
膈肌粘连　adhesion of musculus diaphragm
膈疝　diaphragmatic hernia
膈疝伴梗阻　diaphragmatic hernia with obstruction
膈下结核性脓肿　subphrenic tuberculous abscess
膈下良性肿瘤　subphrenic benign tumor
膈下脓肿　subphrenic abscess

膈粘连　adhesion of diaphragma

梗阻性化脓性胆管炎　obstructive suppurative cholangitis　［又称］急性梗阻性化脓性胆管炎△

梗阻性黄疸　obstructive jaundice

弓形虫病肝炎　toxoplasma hepatitis　［又称］弓形虫肝炎△

功能性腹痛　functional abdominal pain

功能性腹泻　functional diarrhea

供肝脏者　liver donor

钩虫病　ancylostomiasis

古典生物型霍乱　cholera due to Vibrio cholerae of classic biotype

股疝　femoral hernia　［又称］单侧股疝△

关闭回肠造口　close iliac stoma

关闭结肠造口　close colonic stoma

关闭胃造口　close gastric stoma

关闭消化道人工造口　close archenteric artificial stoma

果糖 -1,6- 二磷酸缺乏　deficiency of fructose-1,6-diphosphate　［又称］果糖 -1,6- 二磷酸酶缺乏症△

果糖代谢紊乱　disorder of fructose metabolism

过敏性肠炎　enteritis anaphylactica　［又称］过敏性结肠炎△

过敏性腹泻　allergic diarrhea

过敏性结肠炎　allergic colitis

黑便　melaena

横结肠恶性肿瘤　malignant tumor of transverse colon

横结肠良性占位　benign occupying lesion of transverse colon

横结肠良性肿瘤　benign tumor of transverse colon

横结肠损伤　transverse colon injury

喉咽反流　reflex of hypopharynx　［又称］咽喉反流△

后天性食管憩室　acquired oesophageal diverticula

后天性食管狭窄　acquired oesophagostenosis

胡桃夹食管　nutcracker esophagus

壶腹交界性肿瘤　borderline tumor of ampulla

壶腹良性肿瘤　benign tumor of ampulla

华支睾吸虫病　clonorchiasis sinensis　［又称］肝吸虫病△

化脓性胆管炎　purulent cholangitis

化脓性腹膜炎　purulent peritonitis　［又称］急性化脓性腹膜炎△

化脓性胰腺炎　purulent pancreatitis　［又称］急性化脓性胰腺炎△

化学毒物肝损害　hepatic lesion due to chemical toxicology　［又称］肝损害△

化学性食管炎　chemical esophagitis

坏疽性腹疝　gangrenous abdominal hernia

坏疽性膈疝　gangrenous diaphragmatic hernia

坏疽性脐疝　gangrenous umbilical hernia　［又称］腹壁疝(脐疝)伴有坏疽△

黄疸　jaundice

回肠恶性肿瘤　malignant tumor of ileum

回肠克罗恩病　Crohn disease of ileum

回肠良性肿瘤　benign tumor of ileum

回肠黏膜脱垂　iliac prolapse of mucosa

回肠破裂　rupture of ileum　［又称］开放性回肠破裂△

回肠损伤　ileum injury

回肠造口术的安装和调整　fitting and adjustment of ileostomy

回肠造口维护　attention to ileostomy

回盲瓣良性肿瘤　benign tumor of ileocecal valve

回盲部恶性肿瘤　malignant tumor of ileocecus　［又称］回盲恶性肿瘤△

回盲部憩室　diverticulum of ileocecus

回盲部肉芽肿　granuloma of ileocecus

回盲部肿物　goitre of ileocecus

蛔虫病　ascariasis

会阴部切口疝　incisional hernia of perineum

会阴痛　perineal pain　［又称］会阴疼痛△

混合型肠道蠕虫病　mixed intestinal helminthiasis

混合痔　compound nevus

霍乱　cholera

霍乱暴发型　cholera explosive type

霍乱轻型　cholera mild type　［又称］轻型霍乱△

霍乱中型　cholera moderate type　［又称］中型霍乱△

霍乱重型　cholera severe type　［又称］重型霍乱△

机械性肠梗阻　mechanical ileus

急腹症　acute abdomen

急性阿米巴痢疾　acute amebic dysentery

急性丙型病毒性肝炎　acute viral hepatitis C

急性肠阿米巴病　acute intestinal amebiasis

急性肠系膜淋巴结炎　acute mesenteric lymphadenitis

急性肠炎　acute enteritis

急性出血坏死性胰腺炎　acute hemorrhagic necrotizing pancreatitis　［又称］急性坏死性胰腺炎,急性出血性胰腺炎△

急性出血性肠炎　acute hemorrhagic enteritis

急性出血性坏死性肠炎　acute hemorrhagic necrotizing enteritis

急性胆管炎　acute cholangitis

急性胆囊炎　acute cholecystitis

急性腹膜炎　acute peritonitis

急性肝衰竭　acute hepatic failure

急性肛裂　acute anal fissure

急性化脓性胆管炎　acute suppurative cholangitis

急性化脓性胆囊炎　acute suppurative cholecystitis

急性化脓性肝胆管炎　acute suppurative hepatocholangeitis

急性化脓性梗阻性胆管炎　acute suppurative obstructive cholangitis

急性化脓性阑尾炎　acute suppurative appendicitis

急性化脓性阑尾炎伴穿孔　acute suppurative appendicitis complicated with perforation

急性化脓性阑尾炎伴腹膜炎　acute suppurative appendicitis complicated with peritonitis

急性化脓性阑尾炎伴阑尾周围脓肿　acute suppurative appendicitis complicated with periappendiceal abscess

急性化脓性阑尾炎伴阑尾周围炎　acute suppurative appendicitis complicated with periappendicitis

急性化脓性弥漫性腹膜炎　acute suppurative diffuse peritonitis

急性坏疽性胆囊炎　acute gangrenous cholecystitis

急性坏疽性阑尾炎　acute gangrenous appendicitis

急性坏疽性阑尾炎伴穿孔　acute gangrenous appendicitis with perforation

急性坏疽性阑尾炎伴穿孔伴弥漫性腹膜炎　acute gangrenous appendicitis with perforation and diffuse peritonitis　［又称］急性阑尾炎穿孔伴局限性腹膜炎△

急性黄疸型戊型肝炎　acute icteric viral hepatitis E

急性黄疸型乙型肝炎　acute icteric viral hepatitis B

急性黄色肝萎缩　acute yellow atrophy of liver

急性结肠炎　acute colitis

急性阑尾炎　acute appendicitis　［又称］急性单纯性阑尾炎,肠痈△

急性阑尾炎伴穿孔　acute perforated appendicitis　［又称］急性穿孔性阑尾炎△

急性阑尾炎伴腹膜炎　acute appendicitis with peritonitis

急性阑尾炎伴腹腔脓肿　acute appendicitis with intra-abdominal abscess　［又称］急性阑尾炎伴腹膜脓肿△

急性阑尾炎伴弥漫性腹膜炎　acute appendicitis with diffuse peritonitis

急性阑尾炎穿孔伴腹膜炎　acute appendicitis perforation with peritonitis

急性阑尾炎及阑尾周围炎　acute appendicitis and periappendicitis

急性弥漫性腹膜炎　acute diffuse peritonitis

急性糜烂性胃炎　acute erosive gastritis

急性轻症胰腺炎　acute mild pancreatitis　［又称］急性胰腺炎轻度△

急性上消化道出血　acute upper gastrointestinal hemorrhage

急性胃肠炎　acute gastroenteritis

急性胃穿孔　acute gastric perforation　［又称］胃穿孔△

急性胃空肠溃疡　acute gastrojejunal ulcer　［又称］胃空肠溃疡△

急性胃溃疡　acute gastric ulcer

急性胃扩张　acute gastric dilatation

急性胃黏膜病变伴出血　acute gastric mucosal lesion with hemorrhage　［又称］急性胃黏膜病变△

急性胃炎　acute gastritis
急性无黄疸型戊型肝炎　acute non-icteric viral hepatitis E
急性无黄疸型乙型肝炎　acute non-icteric viral hepatitis B
急性戊型病毒性肝炎　acute viral hepatitis E　［又称］急性戊型肝炎△
急性细菌性痢疾　acute bacillary dysentery
急性胰腺炎　acute pancreatitis
急性淤胆型乙型肝炎　acute cholestasis viral hepatitis B
急性重型（暴发型）病毒性肝炎　acute severe（fulminant）viral hepatitis
急性重型肝炎　acute severe hepatitis
急性重型戊型肝炎　acute severe hepatitis E
急性重型乙型肝炎　acute severe hepatitis B
急性重症胰腺炎　acute severe pancreatitis
继发性胆汁性肝硬化　secondary biliary cirrhosis　［又称］继发性胆汁型肝硬化△
继发性腹膜炎　secondary peritonitis
继发性乳糖缺乏　secondary lactase deficiency
家族性息肉病　familial polyposis
甲亢性肝损害　hyperthyroid hepatic lesion
甲型病毒性肝炎　virus hepatitis A
贾第虫病　giardiasis
假肛口瘢痕狭窄　cicatricial stricture of false anus opening
假膜性肠炎　pseudomembranous enterocolitis　［又称］伪膜性肠炎△，难辨梭状芽孢杆菌肠炎△
姜片虫病　fasciolopsiasis
降结肠恶性肿瘤　malignant tumor of descending colon
降结肠良性肿瘤　benign tumor of descending colon
降结肠损伤　descending colon injury
降结肠息肉　polypi of descending colon
降结肠乙状结肠恶性肿瘤　malignant tumor of descending colon and sigmoid colon
绞窄性膈疝伴伴梗阻　strangulated diaphragmatic hernia with obstruction
绞窄性疝　strangulated hernia　［又称］绞窄性肠疝△，绞窄性腹股沟疝△
结肠癌伴出血　carcinoma of colon with hemorrhage
结肠多处损伤　multiple lesions of colon
结肠恶性肿瘤　malignant tumor of colon
结肠肝曲恶性肿瘤　malignant tumor of hepatic flexure of colon
结肠肝曲良性肿瘤　benign tumor of hepatic flexure of colon
结肠梗阻　obstruction of colon
结肠功能紊乱　dysfunction of colon
结肠积气　pneumocolon
结肠继发恶性肿瘤　secondary malignant tumor of colon
结肠间皮瘤　mesothelioma of colon
结肠交界性肿瘤　borderline tumor of colon
结肠克罗恩病　Crohn disease of colon
结肠溃疡　colonic ulcer
结肠良性肿瘤　benign tumor of colon
结肠瘘　fistula of colon
结肠内异物　foreign body in colon
结肠扭转　volvulus of colon
结肠脾曲恶性肿瘤　malignant tumor of splenic flexure of colon
结肠脾曲良性肿瘤　benign tumor of splenic flexure of colon
结肠脾曲综合征　splenic flexure syndrome
结肠破裂　rupture of colon　［又称］肠破裂△，创伤性肠破裂△
结肠憩室　colonic diverticula
结肠憩室炎　diverticulitis of colon
结肠松弛　looseness of colon
结肠损伤　colon injury
结肠息肉恶变　polypi canceration of colon
结肠系膜恶性肿瘤　malignant tumor of mesocolon
结肠系膜间皮瘤　mesothelioma of mesocolon
结肠下垂　coloptosis
结肠腺瘤恶变　adenoma canceration of colon
结肠腺瘤样息肉病　adenomatous polyp disease of colon

结肠胸腔瘘　fistula between colon and thorax
结肠血管扩张　hemangiectasis of colon　［又称］结肠血管扩张症△
结肠原位癌　carcinoma in situ of colon
结肠造口黏膜脱垂　prolapse of mucosa of colostomy　［又称］结肠造口脱垂△
结肠造口术后狭窄　stricture of colostomy
结肠造口维护　attention to colostomy
结肠脂肪垂　fat sag of colon
结肠肿物　goitre of colon
结核性腹膜炎　tuberculous peritonitis
结核性腹水　tuberculous ascites
结核性肛瘘　tuberculous anal fistula
结核性食管炎　tuberculous oesophagitis
结核性胃结肠瘘　tuberculous gastrocolic fistula
结核性直肠瘘　tuberculous rectal fistula
结节线虫病　esophagostomiasis
结节性肝硬化　nodular cirrhosis　［又称］肝硬化△
金黄色葡萄球菌肠炎　staphylococcus aureus enteritis
颈部食管挫伤　contusion of cervical esophagus
颈部食管开放性损伤　open injury of cervical esophagus　［又称］开放性颈部食管损伤△
痉挛性肠梗阻　spastic intestinal obstruction　［又称］假性肠梗阻△
痉挛性肛部痛　proctalgia fugax　［又称］肛门痛△
痉挛性结肠　spastic colon
酒精性肝病　alcoholic liver disease
酒精性肝炎　alcoholic hepatitis
酒精性肝硬化　alcoholic cirrhosis
酒精性肝硬化伴食管静脉曲张　alcoholic cirrhosis with esophageal varix　［又称］酒精性肝硬化食管静脉曲张△
酒精性肝硬化伴食管静脉曲张破裂出血　alcoholic cirrhosis with esophageal varix bleeding
酒精性急性胰腺炎　alcoholic acute pancreatitis　［又称］急性酒精性胰腺炎△
酒精性慢性胰腺炎　alcoholic chronic pancreatitis
酒精性胃炎　alcoholic gastritis
酒精性脂肪肝　alcoholic fatty liver
局限性腹膜炎　localized peritonitis
局限性缺血性肠病　localized ischemic bowel disease
巨细胞病毒性肝炎　cytomegalovirus hepatitis
巨细胞病毒性胰腺炎　cytomegalovirus pancreatitis
巨直肠　megarectum
菌痢混合感染　mixed infection of bacillary dysentery
卡塔格纳三联征　Kartagener triad　［又称］卡特金纳综合征△
柯萨奇病毒性肠炎　Coxsackie virus enteritis
可见肠蠕动　visible peristalsis　［又称］可见性蠕动△
空肠恶性肿瘤　jejunal malignant tumor
空肠克罗恩病　jejunal Crohn disease
空肠溃疡伴出血　jejunal ulcer with hemorrhage
空肠溃疡伴出血和穿孔　jejunal ulcer with hemorrhage and perforation
空肠良性肿瘤　jejunal benign tumor
空肠内异物　foreign body in jejunum
空肠破裂　jejunal rupture
空肠憩室　jejunal diverticulum
空肠憩室炎　jejunal diverticulitis
空肠损伤　jejunal injury
口炎性腹泻　celiac sprue
枯否细胞肉瘤　Kupffer cell sarcoma　［又称］Kupffer 细胞肉瘤△
溃疡病穿孔　peptic ulcer perforation
溃疡性结肠炎伴出血　ulcerative colitis with hemorrhage　［又称］溃疡性结肠炎△
溃疡性外痔　ulcerated external hemorrhoid
溃疡性直肠炎　ulcerative proctitis
括约肌内脓肿　abscess in musculus sphincter
拉埃内克肝硬化　Laennec cirrhosis　［又称］Laennec 肝硬化△

蜡样芽孢杆菌食物中毒　bacillus cereus food-poisoning
阑尾包块　appendiceal mass
阑尾残端炎　appendix stump inflammation
阑尾恶性肿瘤　appendiceal malignant tumor
阑尾交界性肿瘤　appendiceal borderline tumor
阑尾结石　appendiceal lithiasis
阑尾良性肿瘤　appendiceal benign tumor
阑尾瘘　appendiceal fistula
阑尾囊肿　appendiceal cyst
阑尾黏液囊肿　appendiceal mucocele
阑尾脓肿　appendiceal abscess
阑尾破裂　rupture of appendix
阑尾憩室　appendiceal diverticulum
阑尾损伤　injury of appendix
阑尾套叠　intussusception of appendix
阑尾炎性假瘤　appendiceal inflammatory pseudotumor
阑尾增生　appendiceal hyperplasia
阑尾周围脓肿　periappendiceal abscess
阑尾周围炎　periappendicitis
狼疮状肝炎　lupus hepatitis　［又称］狼疮性肝炎△
类圆线虫病　strongyloidiasis　［又称］粪类圆线虫病△
痢疾志贺菌　Shigella dysentery
良性非结合性胆红素血症　benign unconjugated bilirubinemia syndrome, Gilbert syndrome　［又称］吉尔伯特综合征△
裂头绦虫病　diphyllobothriasis
裂头蚴病　sparganosis
邻单胞菌肠炎　enteritis due to single cell bacteria
淋球菌性腹膜炎　gonococcal peritonitis
淋球菌性直肠炎　gonococcal proctitis
流行性肠炎　epidemic enteritis
流行性腮腺炎性肝炎　mumps hepatitis
流行性腮腺炎性胰腺炎　mumps pancreatitis
轮状病毒性肠炎　rotaviral enteritis
螺旋状食管　corkscrew esophagus
麻痹性肠梗阻　paralytic ileus
麻疹并发肝炎　measles hepatitis　［又称］麻疹肝炎△
麦克尔憩室　Meckel diverticulum
麦克尔憩室恶性肿瘤　malignant tumor of Meckel diverticulum
曼氏血吸虫病　schistosomiasis mansoni
慢加急性肝衰竭　acute-on-chronic liver failure
慢性丙型病毒性肝炎　chronic viral hepatitis C　［又称］慢性丙型肝炎△
慢性病毒性肝炎　chronic viral hepatitis
慢性病毒性肝炎(轻度)　chronic viral hepatitis(mild)　［又称］慢性病毒性肝炎轻度△
慢性病毒性肝炎(中度)　chronic viral hepatitis(moderate)　［又称］慢性病毒性肝炎中度△
慢性病毒性肝炎(重度)　chronic viral hepatitis(severe)　［又称］慢性病毒性肝炎重度△
慢性肠阿米巴病　chronic intestinal amebiasis　［又称］慢性肠阿米巴痢疾△
慢性肠道血管功能不全　chronic intestinal vascular insufficiency
慢性肠系膜淋巴结炎　chronic mesenteric lymphadenitis　［又称］肠系膜淋巴结炎△
慢性肠炎　chronic enteritis
慢性胆管炎　chronic cholangitis
慢性胆囊炎　chronic cholecystitis
慢性胆囊炎急性发作　acute episode of chronic cholecystitis
慢性复发性肝炎　chronic recurrent hepatitis
慢性腹膜炎　chronic peritonitis
慢性腹泻　chronic diarrhea
慢性肝衰竭　chronic liver failure
慢性肝损害　chronic liver damage　［又称］肝损害△
慢性肝炎　chronic hepatitis

慢性肛管直肠炎　chronic anal proctitis
慢性肛裂　chronic anal fissure
慢性活动性肝炎　chronic active hepatitis
慢性家族性非溶血性黄疸　chronic familial non-hemolytic jaundice, Rotor syndrome　［又称］罗特尔综合征△
慢性间质性肝炎　chronic interstitial hepatitis
慢性结肠炎　chronic colitis
慢性酒精性肝衰竭　chronic alcoholic hepatic failure
慢性阑尾炎　chronic appendicitis
慢性迁延型细菌性痢疾　chronic persistent bacillary dysentery
慢性迁延性肝炎　chronic persistent hepatitis
慢性浅表性胃窦炎　chronic superficial antral gastritis　［又称］慢性浅表性胃炎△
慢性浅表性胃炎　chronic superficial gastritis
慢性浅表性疣状胃炎　chronic superficial verrucous gastritis　［又称］慢性浅表性胃炎△
慢性轻度乙型肝炎　chronic mild hepatitis B
慢性缺血性结肠小肠炎　chronic ischaemic enterocolitis
慢性缺血性结肠炎　chronic ischaemic colitis　［又称］缺血性结肠炎△
慢性缺血性小肠炎　chronic ischaemic enteritis
慢性食管炎　chronic oesophagitis
慢性萎缩性胃炎　chronic atrophic gastritis
慢性胃肠吻合口炎　chronic gastrointestinal anastomositis　［又称］胃肠吻合口炎△
慢性胃肠炎　chronic gastroenteritis
慢性胃底炎　chronic fundic gastritis　［又称］慢性胃炎△
慢性胃窦炎　chronic antral gastritis
慢性胃炎　chronic gastritis
慢性细菌性痢疾　chronic bacillary dysentery
慢性细菌性痢疾急性发作　acute episode of chronic bacillary dysentery
慢性小叶性肝炎　chronic lobular hepatitis
慢性胰腺炎　chronic pancreatitis
慢性胰腺炎急性发作　acute episode of chronic pancreatitis
慢性乙型病毒性肝炎　chronic viral hepatitis B　［又称］慢性乙型肝炎△
慢性乙型丁型(重叠感染)病毒性肝炎　chronic viral hepatitis B overlapping hepatitis D
慢性隐匿型痢疾　chronic latent dysentery
慢性淤胆型乙型肝炎　chronic cholestasis viral hepatitis B
慢性直肠炎　chronic proctitis　［又称］直肠炎△
慢性中度乙型肝炎　chronic moderate hepatitis B
慢性重度乙型肝炎　chronic severe hepatitis B　［又称］慢性重型乙型肝炎△
慢性重型肝炎　chronic severe hepatitis
盲肠恶性肿瘤　malignant tumor of cecum
盲肠腹壁瘘　cecum abdominal fistula　［又称］腹壁盲肠瘘△
盲肠继发恶性肿瘤　secondary malignant tumor of cecum
盲肠溃疡　cecum ulcer
盲肠良性肿瘤　benign tumor of cecum
盲肠脓肿　typhloempyema
盲肠憩室　cecal diverticulum
盲肠憩室炎　cecal diverticulitis
盲肠升结肠恶性肿瘤　malignant tumor of cecum and ascending colon
盲肠损伤　cecum injury
盲肠息肉　cecum polyps
盲肠炎　typhlitis
盲肠淤滞症　cecal stasis syndrome
盲管瘘　cecal fistula
盲袢综合征(非手术性)　blind loop syndrome(non-surgical)　［又称］盲袢综合征△
猫后睾吸虫病　opisthorchiasis felineus　［又称］后睾吸虫病△
毛圆线虫病　trichostrongyliasis
梅毒性腹膜炎　syphilis peritonitis
梅毒性肝病　syphilitic hepatitis
梅腹综合征　syphilitic-peritonitis syndrome

美洲钩虫病　ancylostomiasis americanus
门静脉海绵样变　cavernous transformation of portal vein
门静脉瘤栓　portal vein tumor thrombus
门静脉损伤　portal vein injury
门静脉狭窄　portal vein stenosis
门静脉血栓形成　portal vein thrombosis
门静脉炎　pylephlebitis
门静脉炎性肝脓肿　pyleophlebitis liver abscess
门脉高压　portal hypertension　［又称］门静脉高压△
门脉高压性胃肠病　portal hypertensive gastroenteropathy
门脉性肝硬化　portal cirrhosis
门内特里尔病　Menetrier disease　［又称］胃巨皱襞症△
弥漫性腹膜炎　diffuse peritonitis　［又称］急性弥漫性腹膜炎△
弥漫性食管痉挛　diffuse esophagismus　［又称］原发性弥漫性食管痉挛△
迷走神经切断术后综合征　postvagotomy syndrome
糜烂性食管炎　erosive esophagitis
糜烂性胃炎　erosive gastritis
米瑞兹综合征　Mirrizi syndrome　［又称］Mirrizi 综合征△
膜壳绦虫病　hymenolepiasis
末端性回肠炎　distal ileitis
男性盆腔脓肿　male pelvic abscess
男性盆腔炎　male pelvic inflammatory disease
男性盆腔炎性包块　male pelvic inflammatory mass　［又称］盆腔炎性包块△
囊虫病　cysticercosis　［又称］囊尾蚴病△
囊虫感染　cysticerciasis infection
蛲虫病　enterobiasis
内脏移位　splanchnodiastasis　［又称］内脏异位△
内痔　internal hemorrhoid
黏液便　mucoid stool
牛肉绦虫病　taeniasis bovis　［又称］牛带绦虫病△
脓毒性肠炎　septic enteritis
疟疾性肝炎　malarial hepatitis
诺如病毒性肠炎　Norovirus enteritis
排便困难　difficult defecation
排便习惯改变　change in bowel habit　［又称］大便习惯改变△
疱疹病毒性肝炎　herpes viral hepatitis
疱疹性直肠炎　herpetic rectitis
盆腔腹壁瘘　pelvic-abdominal fistula
盆腔内广泛性肿块　pelvic cavity extensive mass
盆腔疼痛　pelvic pain
盆腔脂肪瘤　pelvic lipoma
盆腔肿物　pelvic mass
苹果皮综合征　the apple skin syndrome
葡萄球菌性食物中毒　staphylococcal food poisoning　［又称］葡萄球菌食物中毒△
葡萄糖及半乳糖吸收不良　glucose and galactose malabsorption　［又称］葡萄糖 - 半乳糖吸收不良△
脐广泛性肿块　umbilical generalized mass　［又称］脐肿物△
脐旁疝　paromphalocele
脐疝　umbilical hernia
脐疝伴梗阻　umbilical hernia with obstruction
脐息肉　umbilical polyp
气胀痛　gas pain
髂窝恶性肿瘤　iliac fossa malignant tumor
髂窝结核　tuberculosis of iliac fossa　［又称］髂窝淋巴结结核△
嵌顿性股疝　incarcerated femoral hernia
嵌顿性脐疝　incarcerated umbilical hernia
倾倒综合征　dumping syndrome　［又称］胃切除术后综合征△
缺血性肠病伴出血　ischemic bowel disease with bleeding　［又称］缺血性肠炎△
缺血性肠坏死　ischemic intestinal necrosis　［又称］急性缺血性肠坏死△,肠坏死△

缺血性肠炎　ischemic enteritis
缺血性结肠炎　ischemic colitis
热带性口炎性腹泻　tropical sprue diarrhea　［又称］热带口炎性腹泻△
热带性脂肪泻　tropical steatorrhea
日本血吸虫病　schistosomiasis Japanica
肉孢子虫病　sarcosporidiasis
肉芽肿性胃炎　granulomatous gastritis
蠕动亢进　hyperperistalsis　［又称］肠蠕动亢进△
乳糜泻　celiac disease
乳糜性腹水　chylous ascites　［又称］乳糜腹△,乳糜腹水△
乳糖不耐受　lactose intolerance　［又称］乳糖耐受不良△,乳糖吸收不良△
色素沉着性结肠息肉　pigmentation of colonic polyps
沙门菌肠炎　salmonella enteritis
沙门菌伦敦血清型肠炎　London serotypes of Salmonella enteritis
沙门菌属食物中毒　salmonella food poisoning　［又称］沙门菌食物中毒△
沙门菌胃肠炎　salmonella gastroenteritis
伤寒并发肠出血　typhoid fever complicated with intestinal bleeding
伤寒并发肠穿孔　typhoid fever complicated with intestinal perforation
伤寒并发胆囊炎　typhoid fever complicated with cholecystitis
伤寒并发腹膜炎　typhoid fever complicated with peritonitis
伤寒并发中毒性肝炎　typhoid fever complicated with toxic hepatitis
上段食管癌　upper esophageal carcinoma
上腹痛　epigastric pain
上消化道出血　hemorrhage of upper gastrointestinal tract
上消化道穿孔　perforation of upper gastrointestinal tract
上中段食管癌　upper and middle esophageal carcinoma
烧心　heartburn
升结肠恶性肿瘤　malignant tumor in ascending colon
升结肠良性肿瘤　benign tumor in ascending colon
升结肠损伤　ascending colon injury
十二指肠白点症　duodenal white spot syndrome
十二指肠动脉破裂　arterial rupture of duodenum
十二指肠动脉压迫综合征　duodenal artery compression syndrome
十二指肠恶性肿瘤　malignant tumor of duodenum
十二指肠梗阻　duodenal ileus
十二指肠钩虫病　ancylostomiasis duodenale
十二指肠继发恶性肿瘤　secondary malignant tumor of duodenum
十二指肠交界性肿瘤　duodenal borderline tumor
十二指肠静脉曲张伴出血　duodenal varix with bleeding
十二指肠克罗恩病　duodenal Crohn disease
十二指肠空肠恶性肿瘤　malignant tumor of duodenum and jejunum
十二指肠空肠连接处继发恶性肿瘤　secondary malignant tumor of duodenum and jejunum junction
十二指肠溃疡　duodenal ulcer
十二指肠溃疡伴出血　duodenal ulcer with hemorrhage
十二指肠溃疡伴穿孔　duodenal ulcer with perforation　［又称］十二指肠溃疡并发穿孔△
十二指肠溃疡伴穿孔和出血　duodenal ulcer with perforation and hemorrhage
十二指肠溃疡伴急性出血　duodenal ulcer with acute bleeding　［又称］十二指肠溃疡伴出血△
十二指肠溃疡伴急性出血和穿孔　duodenal ulcer with acute hemorrhage and perforation　［又称］十二指肠溃疡并发出血和穿孔△
十二指肠溃疡伴急性穿孔　duodenal ulcer with acute perforation　［又称］十二指肠溃疡并发穿孔△
十二指肠良性肿瘤　benign tumor of duodenum
十二指肠瘘　duodenal fistula
十二指肠糜烂出血　bleeding and erosion of duodenum　［又称］十二指肠出血△
十二指肠内异物　foreign body in duodenum
十二指肠憩室　duodenal diverticulum
十二指肠憩室伴穿孔　perforation of duodenal diverticulum

十二指肠憩室梗阻性黄疸综合征　duodenal diverticulum obstructive jaundice syndrome　[又称]Lemmel 综合征△

十二指肠憩室炎　duodenal diverticulitis

十二指肠球变形　deformation of duodenal bulb

十二指肠球部溃疡伴穿孔　duodenal bulbar ulcer with perforation

十二指肠球部溃疡伴急性出血　acute duodenal bulbar ulcer with bleeding

十二指肠球部息肉　duodenal bulbar polyps

十二指肠球炎　duodenal bulb inflammation

十二指肠乳头炎　duodenal papilla inflammation

十二指肠受压　compression of duodenum

十二指肠损伤　duodenal injury

十二指肠息肉　duodenal polyps

十二指肠狭窄　duodenal stenosis

十二指肠腺腺瘤　Brunners gland adenoma　[又称]Brunners 腺瘤△

十二指肠炎　duodenitis

十二指肠淤积　duodenal stasis

十二指肠原位癌　duodenal carcinoma in situ

十二指肠肿物　duodenal tumor

食管白斑　leukoplakia of esophagus

食管贲门连接处恶性肿瘤　malignant tumor of esophagus and cardia junction

食管 - 贲门黏膜撕裂综合征　cardiac mucosal laceration syndrome　[又称]Mallory-Weiss syndrome△

食管 - 贲门黏膜撕裂综合征　Mallory-Weiss syndrome　[又称]马洛里 - 韦斯综合征△

食管上皮化生　esophagus intestinal metaplasia

食管穿孔　esophageal perforation

食管恶性肿瘤　malignant tumor of esophagus　[又称]原发性食管癌△

食管反流　reflux of esophagus

食管腹部恶性肿瘤　malignant tumor of abdominal part of esophagus

食管梗阻　esophageal obstruction

食管功能不全　esophageal dysfunction

食管肌性肥厚　esophageal muscular hypertrophy

食管继发恶性肿瘤　esophageal malignant tumor

食管交界性肿瘤　esophageal borderline tumor　[又称]食管生物学行为不确定的肿瘤△

食管结核　esophageal tuberculosis

食管颈部恶性肿瘤　malignant tumor of cervical part of esophagus　[又称]颈段食管恶性肿瘤△

食管痉挛　oesophageal spasm

食管静脉瘤　esophageal venous dilatation

食管静脉曲张　esophageal varix

食管静脉曲张出血　esophageal varix bleeding　[又称]食管静脉曲张伴出血△

食管克罗恩病　Crohn disease of esophagus

食管空肠吻合口狭窄　esophagojejunal anastomotic stenosis　[又称]食管术后吻合口狭窄△

食管空肠吻合口炎　esophagojejunostomy anastomositis

食管溃疡　esophageal ulcer

食管扩张　esophagectasis

食管良性肿瘤　benign tumor of esophagus

食管裂孔疝　hiatal hernia

食管瘘　esophageal fistula

食管糜烂　esophageal erosion

食管囊肿　esophagus cyst

食管内异物　esophageal foreign body　[又称]食管异物△

食管黏膜剥脱症　esophageal mucosal stripping

食管黏膜不典型增生　atypical hyperplasia of esophageal mucosa

食管念珠菌病　esophageal candidiasis

食管脓肿　esophageal abscess

食管破裂　esophagus rupture

食管破裂出血　esophageal rupture bleeding

食管烧伤　esophageal burn

食管受压　compression of esophagus

食管胃静脉曲张出血　esophageal and gastric varix bleeding　[又称]胃静脉曲张出血△

食管胃连接处恶性肿瘤　malignant tumor of gastro-esophageal junction

食管胃吻合口狭窄　esophagogastric anastomotic stenosis　[又称]食管术后吻合口狭窄△

食管胃吻合口炎　esophagojejunostomy anastomositis

食管息肉　esophageal polyps

食管狭窄　esophageal stenosis

食管血管瘤　esophageal hemangioma

食管炎　esophagitis

食管异位组织　esophageal heterotopic tissue　[又称]食管胃黏膜异位△

食管原位癌　esophageal carcinoma in situ

食管运动障碍　oesophageal dyskinesia

食管脂肪瘤　oesophageal lipoma

食管肿瘤　oesophageal tumor

食管肿瘤破裂出血　oesophageal tumor rupture and bleeding

食管自发性破裂　spontaneous rupture of esophagus　[又称]自发性食管破裂△

嗜水气单胞菌肠炎　aeromonas hydrophila enteritis

嗜酸粒细胞浸润性小肠炎　eosinophilic infiltration enteritis

嗜酸粒细胞性胃肠炎　eosinophilic gastroenteritis　[又称]嗜酸性粒细胞性胃肠炎△

手术后肠道狭窄　postoperative enterostenosis

手术后肠腹壁瘘　postoperative intestinal-abdominal wall fistula

手术后肠梗阻　postoperative intestinal obstruction

手术后肠瘘　postoperative intestinal fistula, postoperative colonic fistula

手术后肠粘连　postoperative intestinal adhesion

手术后大网膜粘连　postoperative omentum majus adhesion

手术后胆管闭锁　postoperative biliary atresia

手术后胆管狭窄　postoperative bile duct stenosis

手术后腹膜粘连　postoperative peritoneal adhesion　[又称]腹膜粘连伴肠梗阻△

手术后肝管狭窄　postoperative hepatic bile duct stenosis

手术后肝外胆管狭窄　postoperative extrahepatic bile duct stenosis

手术后肝总管小肠瘘　postoperative ductuli hepatic communis-small intestinal fistula

手术后急性胃扩张　postoperative acute gastric dilatation

手术后结肠 - 直肠瘘　postoperative colon-rectal fistula

手术后盆腔粘连　postoperative pelvic adhesion　[又称]盆腔粘连△

手术后食管瘘　postoperative esophageal fistula

手术后食管破裂　postoperative rupture of esophagus　[又称]食管破裂△

手术后食管胃瘘　postoperative esophageal and gastric fistula

手术后食管狭窄　postoperative esophagostenosis

手术后食管炎　postoperative esophagitis

手术后胃肠功能紊乱　postoperative gastrointestinal dysfunction

手术后胃结肠瘘　postoperative gastrocolic fistula

手术后胃瘘　postoperative gastric fistula

手术后胃缺血性坏死　postoperative gastric ischemic necrosis

手术后胃小肠瘘　postoperative gastric small intestinal fistula

手术后吸收不良综合征　postoperative malabsorption syndrome　[又称]手术后吸收不良△

手术后小肠瘘　postoperative small intestinal fistula

手术后幽门梗阻　postoperative pyloric obstruction　[又称]幽门梗阻△

手术后造瘘口旁疝　postoperative parastomal hernia

手术后造瘘口狭窄　postoperative stoma stenosis

输入袢内疝　afferent loop internal hernia

鼠伤寒沙门菌肠炎　salmonella typhimurium enteritis

双侧腹股沟疝　bilateral inguinal hernia

双侧腹股沟疝伴梗阻　bilateral inguinal hernia with obstruction　[又称]双侧腹股沟疝伴肠梗阻△

双侧腹股沟疝伴坏疽　bilateral inguinal hernia with gangrene
双侧腹股沟斜疝　bilateral oblique inguinal hernia
双侧腹股沟斜疝伴梗阻　bilateral oblique inguinal hernia with obstruction
双侧腹股沟斜疝伴坏疽　bilateral oblique inguinal hernia with gangrene
双侧腹股沟直疝　bilateral direct inguinal hernia
双侧腹股沟直疝伴梗阻　bilateral direct inguinal hernia with obstruction
双侧腹股沟直疝伴坏疽　bilateral direct inguinal hernia with gangrene
双侧股疝　bilateral femoral hernia
双侧股疝伴坏疽　bilateral femoral hernia with gangrene
水痘并发肝炎　varicella hepatitis
宋内志贺菌痢疾　Shigella sonnei dysentery　［又称］宋内志贺菌细菌性痢疾△
缩窄性法特乳头炎　Vater's constrictive papillitis　［又称］缩窄性十二指肠乳头炎△
糖尿病性腹泻　diabetic diarrhea
糖尿病性肛门直肠功能障碍　diabetic anorectal dysfunction
糖尿病性食管功能障碍　diabetic esophageal dysfunction　［又称］糖尿病性食管功能障碍△
糖尿病性胃轻瘫　diabetic gastric paralysis
绦虫病　taeniasis
特发性门静脉高压　idiopathic portal hypertension
体质性高胆红素血症　constitutional hyperbilirubinemia
铜绿假单胞菌肠炎　enteritis caused by Pseudomonas aeruginosa
脱垂性内痔　prolapse of internal hemorrhoid
外痔　external hemorrhoid
弯曲菌肠炎　campylobacter enteritis
完全性肠梗阻　complete intestinal obstruction
网膜恶性肿瘤　malignant tumor of omentum
网膜间皮瘤　mesothelioma of omentum
网膜良性肿瘤　benign tumor of omentum
网膜裂孔疝　foraminal hernia
网膜囊肿　omental cyst　［又称］大网膜囊肿△
尾肠囊肿　tailgut cyst
胃癌出血　gastric carcinoma with hemorrhage
胃肠道出血　gastrointestinal bleeding
胃肠道恶性肿瘤　malignant tumor of gastrointestinal tract
胃肠道过敏症　gastrointestinal allergy
胃肠道继发恶性肿瘤　secondary malignant tumor of gastrointestinal tract
胃肠功能紊乱　gastrointestinal dysfunction
胃肠手术后呕吐　vomiting after gastrointestinal surgery
胃肠吻合口功能障碍　dysfunction of gastrointestinal anastomosis
胃肠吻合口溃疡出血　gastrointestinal anastomotic ulcer with hemorrhage
胃肠吻合口溃疡穿孔　gastrointestinal anastomotic ulcer with perforation　［又称］胃肠吻合口溃疡伴穿孔△
胃肠吻合口水肿　gastrointestinal anastomosis edema
胃肠吻合口狭窄　gastrointestinal anastomotic stenosis
胃肠吻合口炎　gastric anastomotic inflammation
胃肠吻合术后输袢梗阻　afferent loop obstruction after gastrointestinal anastomosis
胃肠吻合术后输入袢梗阻　inferent loop obstruction after gastrointestinal anastomosis
胃肠型毛霉菌病　gastrointestinal mucormycosis
胃肠型土拉菌病　gastrointestinal tularemia
胃肠炎　gastroenteritis
胃出血性吻合口炎　gastric anastomotic inflammation with bleeding
胃大弯恶性肿瘤　greater gastric curvature malignant tumor
胃底贲门恶性肿瘤　malignant tumor of gastro fundus-cardia
胃底恶性肿瘤　malignant tumor of gastric fundus
胃底继发恶性肿瘤　secondary malignant tumor of gastric fundus
胃底静脉曲张　gastric fundus varix
胃底静脉曲张出血　gastric fundus varix bleeding
胃动脉损伤　gastric artery injury

胃窦恶性肿瘤　antral malignant tumor
胃窦溃疡伴出血　antral ulcer with bleeding
胃窦炎　antral gastritis
胃恶性肿瘤　gastric malignant tumor
胃黄色斑　gastric xanthelasma
胃继发恶性肿瘤　secondary malignant tumor of stomach
胃假性淋巴瘤　gastric pseudolymphoma
胃间皮瘤　gastric mesothelioma
胃交界性肿瘤　gastric borderline tumor
胃结肠瘘　gastrocolic fistula
胃结核　gastric tuberculosis
胃结石　gastrolith
胃痉挛　stomach cramp
胃空肠结肠瘘　gastrojejunocolic fistula
胃空肠溃疡伴急性出血　stomach and jejunum ulcer with acute hemorrhage　［又称］胃空肠溃疡并发出血△
胃空肠溃疡伴急性出血和穿孔　stomach and jejunum ulcer with acute bleeding and perforation　［又称］急性胃十二指肠溃疡伴出血△
胃溃疡　gastric ulcer
胃溃疡伴癌变　malignant change of gastric ulcer　［又称］胃溃疡癌变△
胃溃疡伴穿孔　gastric ulcer with perforation
胃溃疡伴急性出血　gastric ulcer with acute bleeding
胃溃疡伴急性出血和穿孔　gastric ulcer with acute bleeding and perforation　［又称］胃溃疡伴出血和急性穿孔△
胃溃疡伴急性穿孔　gastric ulcer with acute perforation　［又称］胃溃疡伴穿孔△
胃溃疡伴慢性出血　gastric ulcer with chronic hemorrhage
胃溃疡型假性淋巴瘤　gastric ulcerative pseudolymphoma
胃良性肿瘤　benign tumor of stomach
胃淋巴结继发恶性肿瘤　secondary malignant tumor of gastric lymph node
胃麻痹　gastroplegia
胃泌素瘤　gastrinoma　［又称］卓-艾综合征△
胃囊肿　gastric cyst
胃内异物　gastric foreign body
胃黏膜病变伴急性出血　gastric mucosa lesion with acute bleeding
胃黏膜脱垂　stomach mucous prolapse
胃黏膜下恒径动脉破裂出血　Dieulafoy disease　［又称］Dieulafoy病△,杜氏病△
胃破裂　stomach rupture
胃气胀　bloating　［又称］胃肠胀气△
胃憩室　gastric diverticula
胃沙漏状挛缩　hourglass contracture of stomach
胃沙漏状狭窄及缩窄　hourglass stenosis and contraction of stomach
胃烧伤　gastric burn　［又称］胃化学性烧伤△
胃十二指肠动脉损伤　gastroduodenal artery injury
胃十二指肠溃疡伴出血　gastroduodenal ulcer with hemorrhage
胃十二指肠溃疡伴穿孔　perforated duodenal ulcer
胃十二指肠溃疡穿孔伴出血　perforated duodenal ulcer with hemorrhage
胃十二指肠炎　gastroduodenitis
胃石伴梗阻　bezoar obstruction
胃食管反流　gastroesophageal reflux　［又称］胃-食管反流病△
胃食管连接处继发恶性肿瘤　secondary malignant tumor of stomach and esophagus junction
胃手术后综合征　post gastric operation syndrome
胃酸分泌过多　hyperchlorhydria　［又称］胃酸过多△
胃酸缺乏　hypoacidity
胃损伤　gastric injury
胃体、胃窦及胃大弯恶性肿瘤　malignant tumor in the gastric body, antrum and greater curvature
胃体恶性肿瘤　gastric body malignant tumor
胃痛　stomachache
胃吻合口炎伴出血　gastric anastomotic inflammation with hemorrhage　［又称］胃肠吻合口炎△

胃下垂　gastroptosis

胃小弯恶性肿瘤　gastric malignancy located in the lesser curvature

胃小弯结肠瘘　gastro-colonic fistula located in the lesser curvature　［又称］胃结肠瘘△

胃血管扩张　gastric vascular ectasia

胃炎　gastritis

胃炎性假瘤　gastritis pseudotumor

胃原位癌　gastric carcinoma in situ

胃造口维护　maintenance of gastric stoma

胃粘连　gastric adhesion

胃占位性病变　space-occupying lesion of stomach

吻合口溃疡　anastomotic ulcer

吻合口溃疡伴癌变　anastomotic ulcer with malignant change

吻合口溃疡伴梗阻　anastomotic ulcer with obstruction

细菌性肠炎　bacterial enteritis　［又称］细菌性小肠炎△

细菌性腹膜炎　bacterial peritonitis

细菌性结肠炎　bacterial colitis

细菌性食物中毒　bacterial food poisoning

下段食管癌　lower esophageal carcinoma

下腹痛　lower abdominal pain

下消化道出血　lower gastrointestinal bleeding

先天性贲门痉挛　congenital phrenospasm

先天性长结肠　congenital dolichocolon

先天性肠错构瘤　congenital intestinal hamartoma

先天性肠旋转不良　congenital malrotation of intestine　［又称］肠旋转不良△

先天性肠原性囊肿　congenital enterogenous cyst　［又称］肠源性囊肿△

先天性肠粘连　congenital intestinal adhesion

先天性胆管畸形　congenital bile duct abnormality

先天性胆管扩张　congenital cholangiectasis　［又称］先天性胆管扩张症△

先天性胆管狭窄　congenital bile duct stenosis

先天性胆囊分隔畸形　congenital gallbladder deformity　［又称］胆囊分隔△

先天性胆囊缺失　congenital absence of gallbladder

先天性胆总管畸形　congenital common bile duct abnormality

先天性胆总管扩张　congenital common bile duct dilatation

先天性胆总管囊肿　congenital choledochal cyst　［又称］先天性胆总管囊肿扩张症△

先天性胆总管狭窄　congenital common bile duct stenosis　［又称］胆总管狭窄△

先天性胆总管下端闭锁　congenital atresia at the end of common bill duct　［又称］先天性胆总管闭锁△

先天性短食管　congenital short esophagus

先天性多囊肝　congenital polycystic liver disease　［又称］多囊肝△

先天性多囊胰　congenital polycystic pancreas

先天性肥厚性幽门痉挛　congenital hypertrophic pylorospasm　［又称］先天性幽门痉挛△

先天性肥厚性幽门狭窄　congenital hypertrophic pyloric stenosis

先天性腹股沟斜疝　congenital indirect inguinal hernia　［又称］腹股沟斜疝△

先天性腹裂　congenital gastroschisis　［又称］腹裂△

先天性腹腔囊肿　congenital abdominal cyst

先天性肝错构瘤　congenital liver hamartoma　［又称］肝错构瘤△

先天性肝囊肿　congenital hepatic cyst

先天性肝内胆囊　congenital intrahepatic gallbladder

先天性肝脾异位　congenital ectopic liver and spleen　［又称］肝脾异位△

先天性肝纤维化　congenital hepatic fibrosis　［又称］先天性肝纤维化△

先天性肝硬化　congenital cirrhosis

先天性肛瘘　congenital anal fistula　［又称］肛瘘△

先天性肛门闭锁　congenital anal atresia　［又称］肛门闭锁△

先天性肛门闭锁伴有瘘　congenital anals atresia with fistula　［又称］肛门闭锁并直肠尿道瘘△

先天性肛门畸形　congenital anal deformity

先天性高胆红素血症　congenital hyperbilirubinemia　［又称］克 - 纳综合征△

先天性环状胰腺　congenital annular pancreas　［又称］环状胰腺△

先天性回肠闭锁　congenital ileal atresia　［又称］回肠闭锁△

先天性回肠缺如　congenital ileal absence

先天性回肠狭窄　congenital ileal stricture

先天性杰克逊膜　congenital Jackson membrane　［又称］杰克逊发作△

先天性结肠闭锁　congenital colonic atresia

先天性结肠扩张　congenital colonic dilation

先天性结肠旋转异常　congenital colon abnormal rotation

先天性巨结肠　congenital megacolon

先天性巨阑尾　congenital giant appendix

先天性巨十二指肠　congenital giant duodenum

先天性巨胃　congenital gastromegaly

先天性空肠闭锁　congenital atresia of jejunum

先天性空肠不通　congenital barrier of jejunum

先天性空肠缺如　congenital absence of jejunum　［又称］空肠先天性缺如，闭锁和狭窄△

先天性空肠狭窄　congenital stenosis of jejunum

先天性空肠异位　congenital ectopic jejunum

先天性盲肠异位　congenital ectopic cecum　［又称］盲肠异位△

先天性盲袢综合征　congenital blind loop syndrome

先天性脐瘘　congenital umbilical fistula

先天性脐疝　congenital umbilical hernia　［又称］新生儿脐疝△

先天性气管食管瘘　congenital tracheoesophageal fistula　［又称］支气管食管瘘△

先天性乳糖酶缺乏症　congenital lactase deficiency

先天性沙漏状胃　congenital hourglass-like stomach

先天性上消化道畸形　congenital upper gastrointestinal tract malformation

先天性十二指肠闭锁　congenital duodenal atresia　［又称］十二指肠闭锁△

先天性十二指肠缺如　congenital duodenal absence

先天性十二指肠狭窄　congenital duodenal stenosis

先天性食管闭锁　congenital esophageal atresia　［又称］食道闭锁△

先天性食管闭锁伴气管和食管上部瘘　congenital esophageal atresia with trachea-upper esophageal fistula

先天性食管闭锁伴气管和食管下部瘘　congenital esophageal atresia with trachea-lower esophageal fistula

先天性食管闭锁伴气管食管瘘　congenital esophageal atresia with trachea-esophageal fistula　［又称］食管闭锁伴气管食管瘘△

先天性食管畸形　congenital esophageal malformation

先天性食管假性梗阻　congenital esophageal pseudo-obstruction

先天性食管扩张　congenital esophageal dilation

先天性食管裂孔疝　congenital esophageal hiatal hernia

先天性食管囊　congenital esophageal sac

先天性食管囊肿　congenital esophageal cyst

先天性食管蹼　congenital esophageal web

先天性食管憩室　congenital esophageal diverticula　［又称］食管憩室△

先天性食管缺如　congenital esophageal absence

先天性食管狭窄　congenital esophageal stenosis

先天性食管移位　congenital esophageal displacement

先天性双重肠　congenital dual bowel

先天性双重胆管　congenital dual bile tract

先天性双重胆囊　congenital dual gallbladder

先天性双重食管　congenital dual esophagus

先天性双重胃　congenital dual stomach

先天性胃错位　congenital gastric malposition　［又称］先天性胃移位△

先天性胃畸形　congenital gastric malformation　［又称］先天性小胃畸形△

先天性胃扭转　congenital gastric volvulus

先天性胃憩室　congenital gastric diverticulum

先天性无胰腺　congenital absent pancreas

先天性消化道畸形 congenital gastrointestinal tract malformation

先天性小肠闭锁 congenital enteric atresia ［又称］小肠闭锁△

先天性小肠裂孔疝 congenital small intestinal hiatus hernia

先天性小肠黏膜异位 congenital small intestinal mucosa ectopia

先天性小肠缺如 congenital absence of small intestine

先天性小肠狭窄 congenital narrowing of small intestine

先天性小结肠 congenital microcolon

先天性小胃 congenital microgastria

先天性泄殖腔存留 congenital persistent cloaca

先天性胰腺囊肿 congenital pancreatic cyst ［又称］胰腺囊肿△

先天性胰腺异位 congenital pancreatic ectopia

先天性异位肛门 congenital anus praeternaturalis

先天性游离盲肠 congenital dissociative cecum ［又称］游动盲肠△

腺病毒性肠炎 adenoviral enteritis ［又称］腺病毒肠炎△

消化不良 dyspepsia

消化道出血 digestive tract bleeding

消化道穿孔 gastrointestinal tract perforation

消化道恶性肿瘤 gastrointestinal tract malignant tumor

消化道继发恶性肿瘤 secondary gastrointestinal tract malignant tumor

消化道内异物 foreign body in gastrointestinal tract ［又称］消化道异物△

消化道烧伤 gastrointestinal tract burn

消化道诊断性影像异常 gastrointestinal tract diagnostic imaging abnormality

消化器官交界性肿瘤 digestive organ borderliner tumor ［又称］消化器官肿瘤△

消化性溃疡 peptic ulcer

消化性溃疡伴急性穿孔 peptic ulcer with acute perforation ［又称］消化性溃疡伴急性穿孔△

消化性食管炎 peptic esophagitis ［又称］反流性食管炎△

小肠穿孔 small intestinal perforation

小肠多处损伤 multiple small intestinal injuries

小肠恶性肿瘤 small intestinal malignant tumor

小肠继发恶性肿瘤 secondary small intestinal malignant tumor

小肠交界性肿瘤 small intestinal borderliner tumor

小肠克罗恩病 small intestinal Crohn disease

小肠溃疡 small intestinal ulcer

小肠溃疡伴出血 small intestinal ulcer with bleeding

小肠良性肿瘤 small intestinal benign tumor

小肠淋巴瘤伴出血 small intestinal lymphoma with bleeding

小肠毛细血管扩张 small intestinal telangiectasis

小肠内异物 foreign body in small intestine

小肠黏膜糜烂 small intestinal mucosal erosion

小肠破裂 small intestinal rupture ［又称］创伤性小肠破裂△

小肠憩室 small intestinal diverticulum

小肠憩室炎 small intestinal diverticulitis

小肠肉芽肿 small intestinal granuloma

小肠疝 small intestinal hernia

小肠损伤 small intestinal injury

小肠吸收不良综合征(非手术性) small intestinal malabsorption syndrome (non-surgical)

小肠息肉 small intestinal polyp

小肠血管畸形 small intestinal vascular malformation ［又称］先天性小肠血管畸形△

小肠血管瘤 small intestinal hemangioma

小肠炎 enteritis

小肠阴道瘘 small intestinal vaginal fistula

小袋纤毛虫病 balantidiasis

心源性肝硬化 cardiac cirrhosis

胸部食管癌 thoracic esophageal carcinoma

胸部食管损伤 thoracic esophageal injury ［又称］食管损伤△

血栓性内痔 thrombotic internal hemorrhoid

血栓性外痔 thrombotic external hemorrhoid

血栓性痔 thrombotic hemorrhoid

血吸虫病性肝硬化 schistosomiasis cirrhosis of liver ［又称］血吸虫性肝硬化△

血吸虫性肝炎 schistosomiasis hepatitis

血吸虫性门脉高压 schistosomiasis portal hypertension

血源性肝脓肿 haematogenous hepatapostema

亚急性肝衰竭 subacute liver failure

亚急性酒精性肝衰竭 subacute alcoholic liver failure ［又称］急性酒精性肝衰竭△

亚急性阑尾炎 subacute appendicitis

亚急性胰腺炎 subacute pancreatitis

亚急性重型病毒性肝炎 subacute severe viral hepatitis

亚急性重型肝炎 subacute severe hepatitis

亚急性重型戊型肝炎 subacute severe hepatitis E

亚急性重型乙型肝炎 subacute severe hepatitis B ［又称］亚急性重型乙型病毒性肝炎△

咽异感症 paraesthesia pharyngis

严重腹痛伴腹部强直 severe abdominal pain with rigidity

腰肌疝 psoas hernia

腰疝 lumber hernia

药物性肠炎 drug-induced enteritis

药物性肝损害 drug-induced liver injury ［又称］急性药物性肝损伤△

药物性肝炎 drug-induced hepatitis

药物性肝炎伴胆汁淤积 drug-induced hepatitis with cholestasis

药物性肝硬化 drug-induced hepatic sclerosis

药物性急性肝衰竭 drug-induced acute hepatic failure ［又称］药物性肝损伤伴急性肝衰竭△

药物性急性胰腺炎 drug-induced acute pancreatitis ［又称］急性药物性胰腺炎△

药物性慢性肝衰竭 drug-induced chronic hepatic failure

药物性胃炎 drug-induced gastritis

药物性亚急性肝衰竭 drug-induced subacute hepatic failure ［又称］药物性肝病伴亚急性肝衰竭△

耶尔森菌肠炎 Yersinia enteritis

衣原体腹膜炎 chlamydia peritonitis ［又称］腹膜炎△

衣原体性直肠炎 chlamydial proctitis ［又称］直肠衣原体感染△

胰胆管扩张 pancreas and bile duct dilated

胰管恶性肿瘤 malignant tumor of pancreatic duct

胰管梗阻 pancreatemphraxis

胰管痉挛 pancreatic duct spasm

胰管扩张 pancreatic duct dilated

胰管内乳头状黏液肿瘤 intraductal papillary mucinous tumor of pancreatic

胰管损伤 pancreatic duct injury

胰管狭窄 pancreatic duct stenosis

胰坏死 pancreatic thanatosis ［又称］胰腺坏死△

胰结石 pancreatic lithiasis ［又称］胰管结石△

胰颈恶性肿瘤 pancreatic neck malignant tumor

胰瘘 pancreatic fistula

胰十二指肠动静脉畸形 pancreatic duodenal arteriovenous malformation ［又称］胰十二指肠动假性动脉瘤△

胰体恶性肿瘤 malignancy of body of pancreas

胰体损伤 pancreatic body injury

胰头恶性肿瘤 malignancy of head of pancreas

胰头继发恶性肿瘤 secondary malignancy of head of pancreas

胰头损伤 pancreas head injury

胰尾恶性肿瘤 malignancy of tail of pancreas

胰尾损伤 pancreatic tail injury

胰腺癌 pancreatic carcinoma

胰腺癌伴急性胰腺炎 pancreatic carcinoma with acute pancreatitis

胰腺分裂症 pancreas divisum ［又称］胰腺分裂△

胰腺钙化 calcification of pancreas

胰腺和胰管损伤 pancreatic and pancreatic duct injury ［又称］胰损伤△

胰腺继发恶性肿瘤 secondary malignancy of pancreas

胰腺假性囊肿 pancreatic pseudocyst ［又称］胰腺假囊肿△

胰腺交界性肿瘤　pancreatic borderline tumor
胰腺结核　tuberculosis of pancreas
胰腺良性肿瘤　benign tumor of pancreas
胰腺囊腺瘤　pancreatic cystadenoma
胰腺囊性纤维性变　cystic fibrosis of pancreas　［又称］胰腺囊性纤维变性△
胰腺囊肿　pancreatic cyst
胰腺脓肿　pancreatic abscess
胰腺破裂　pancreatic rupture
胰腺肉芽肿　granuloma of pancreatic
胰腺损伤　pancreatic injury
胰腺萎缩　pancreatic atrophy
胰腺血管瘤　hemangioma of pancreas　［又称］胰腺肿瘤△
胰腺肿大　pancreatic enlargement
胰腺肿物　pancreatic goitre
胰移植排斥　pancreas transplant rejection
胰移植失败　pancreas transplant failure
胰原位癌　carcinoma in situ of pancreas　［又称］胰腺原位癌△
胰源性腹泻　pancreatic diarrhea
胰源性门脉高压　pancreatogenic portal hypertension
胰占位性病变　pancreas space-occupying lesion　［又称］胰腺占位性病变△
遗传性果糖耐受不良　fructose intolerance cause of heredity　［又称］遗传性果糖不耐受症△
乙型病毒性肝炎病原携带者　virus hepatitis B carriers
乙状结肠恶性肿瘤　malignant tumor of sigmoid colon
乙状结肠继发恶性肿瘤　secondary malignant tumor of sigmoid colon
乙状结肠交界性肿瘤　borderline tumor of sigmoid colon
乙状结肠良性肿瘤　benign tumor of sigmoid colon
乙状结肠损伤　sigmoid colon injury
乙状结肠息肉　polyp of sigmoid colon
异尖线虫病　anisakiasis
阴道大肠瘘　large intestine-vaginal fistula
饮食性腹泻　dietetic diarrhea
隐孢子虫病　cryptosporidiosis
应激性溃疡　stress ulcer
应激性溃疡伴出血　stress ulcer with hemorrhage
应激性胃溃疡　stress gastric ulcer
应激性胃炎　stress gastritis
应激性消化道出血　stress gastrointestinal hemorrhage
硬化性胆管炎　sclerosing cholangitis
永久性右脐静脉　persistent right umbilical vein
幽门不全梗阻　pyloric partial obstruction
幽门恶性肿瘤　malignant tumor of pylorus
幽门肥大　hypertrophy of pylorus
幽门梗阻　pyloric obstruction
幽门管恶性肿瘤　malignant tumor of pyloric canal
幽门管溃疡　ulcer of pyloric canal　［又称］幽门管溃疡(可并发幽门梗阻)△
幽门痉挛　pylorospasm　［又称］不可分类的幽门痉挛△
幽门溃疡伴出血　ulcer of pylorus with hemorrhage
幽门溃疡伴穿孔　ulcer of pylorus with perforation　［又称］幽门穿孔△
幽门前恶性肿瘤　malignant tumor of prepylorus
幽门狭窄　pyloric stenosis
疣状胃炎　verrucous gastritis　［又称］胃炎△
淤胆戊型肝炎　cholestasis viral hepatitis E
淤胆型乙型肝炎　cholestasis viral hepatitis B
淤积性胆管炎　cholestatic cholangitis
瘀血性肝损害　congestive hepatic injury
原发性胆汁性胆管炎　primary biliary cholangitis
原发性胆汁性肝硬化　primary biliary cirrhosis
原发性胆汁性肝硬化伴食管静脉曲张　primary biliary cirrhosis with esophageal varix　［又称］原发性胆汁性肝硬化伴食管胃静脉曲张△

原发性胆汁性肝硬化伴食管静脉曲张破裂出血　primary biliary cirrhosis with esophageal varix bleeding　［又称］原发性胆汁性肝硬化伴食管胃静脉破裂出血△
原发性腹膜炎　primary peritonitis
原发性小肠吸收不良综合征　primary intestinal malabsorption syndrome
早期胃癌　early gastric carcinoma
早期先天性梅毒性肝炎　early congenital syphilitic hepatitis
造口疝绞窄　strangulation of stoma hernia
造瘘口旁疝　parastomal hernia
粘连性肠梗阻　intestinal adhesion with obstruction
蔗糖酶缺乏　sucrase deficiency　［又称］先天性蔗糖酶 - 异麦芽糖酶缺乏△
真菌性结肠炎　fungal colitis
真菌性食管炎　fungal esophagitis
脂肪肝　fatty liver　［又称］酒精性脂肪肝△,单纯性脂肪肝△,非酒精性脂肪肝△
脂肪吸收不良　fat malabsorption
直肠癌伴出血　rectal carcinoma with hemorrhage
直肠穿孔　perforation of rectum
直肠多处损伤　multiple injuries of rectum
直肠恶性肿瘤　malignant tumor of rectum
直肠和结肠恶性肿瘤　malignant tumor of rectum and colon
直肠壶腹恶性肿瘤　malignant tumor of rectal ampulla　［又称］直肠壶腹部恶性肿瘤△
直肠会阴瘘　rectoperineal fistula
直肠继发恶性肿瘤　secondary rectal malignant tumor
直肠间皮瘤　rectal mesothelioma　［又称］直肠间质瘤△
直肠交界性肿瘤　borderline tumor of rectum　［又称］直肠肿瘤△
直肠静脉曲张破裂　rupture of rectal varix
直肠克罗恩病　Crohn disease of rectum
直肠溃疡　ulcer of rectum
直肠良性肿瘤　benign tumor of rectum
直肠瘘　rectal fistula
直肠囊肿　rectal cyst
直肠内异物　foreign body in rectum
直肠黏膜松弛　relaxation of rectal mucosa
直肠黏膜脱垂　prolapse of rectal mucosa
直肠脓肿　rectal abscess
直肠膀胱阴道瘘　recto-vesico-vaginal fistula　［又称］膀胱、尿道直肠瘘△
直肠皮肤瘘　rectal skin fistula　［又称］直肠阴囊皮肤瘘△
直肠破裂　rupture of rectum　［又称］开放性直肠破裂△
直肠憩室　diverticular disease of rectum
直肠前突　encysted rectum
直肠肉芽肿　granuloma of rectum
直肠损伤　rectal injury
直肠脱垂　rectal prolapse
直肠吻合口瘢痕　rectal stoma scar
直肠息肉　rectal polyp
直肠息肉并出血　rectal polyp with hemorrhage
直肠狭窄　rectal stenosis
直肠炎　rectitis
直肠乙状结肠交界处继发恶性肿瘤　secondary malignant tumor of rectosigmoid junction
直肠乙状结肠交界处交界性肿瘤　borderline tumor of rectosigmoid junction
直肠乙状结肠结合处异物　foreign body in rectosigmoid junction
直肠乙状结肠连接处的良性肿瘤　benign tumor of rectosigmoid junction　［又称］直肠乙状结肠连接处良性肿瘤△
直肠乙状结肠连接处恶性肿瘤　malignant tumor of rectosigmoid junction
直肠乙状结肠连接处原位癌　carcinoma in situ of rectosigmoid junction

直肠阴道瘘　rectovaginal fistula
直肠原位癌　carcinoma in situ of rectum
直肠肿物　rectal mass
直肠周围脓肿　perirectal abscess
直肠赘　rectal tag
直肠子宫内膜异位　endometriosis of rectum
直肠子宫陷凹继发恶性肿瘤　secondary malignant tumor of rectouterine pouch
直肠子宫陷凹交界性肿瘤　borderline tumor of rectouterine pouch
痔　haemorrhoid
中段食管癌　middle esophageal carcinoma　［又称］食管中三分之一的恶性肿瘤△
中下段食管癌　middle and lower esophageal carcinoma　［又称］食管中下段恶性肿瘤△
中毒型细菌性痢疾　toxic bacillary dysentery
中毒型细菌性痢疾脑型　toxic bacillary dysentery of cerebral-type
中毒性腹泻　toxic diarrhoea
中毒性肝病　toxic liver disease　［又称］中毒性肝损伤混合型△
中毒性肝病伴胆汁淤积　toxic liver disease with cholestasis　［又称］中毒性肝损伤淤胆型△
中毒性肝病伴肝衰竭　toxic liver disease with hepatic failure　［又称］中毒性肝损伤伴有肝衰竭△

中毒性肝病伴肝衰竭（慢性轻度）　toxic liver disease with hepatic failure（chronic mild）　［又称］中毒性肝损伤伴有肝衰竭△
中毒性肝病伴肝衰竭（慢性重度）　toxic liver disease with hepatic failure（chronic severe）　［又称］中毒性肝损伤伴有肝衰竭△
中毒性肝病伴急性肝炎　toxic liver disease with acute hepatitis
中毒性肝病伴狼疮状肝炎　toxic liver disease with lupoid hepatitis
中毒性肝病伴慢性活动性肝炎　toxic liver disease with chronic active hepatitis
中毒性肝病伴慢性小叶性肝炎　toxic liver disease with chronic lobular hepatitis
中毒性肝炎　toxic hepatitis
猪带绦虫病　taeniasis suis　［又称］猪肉绦虫病△
猪霍乱沙门菌肠炎　salmonella choleraesuis enteritis
注射后胰腺炎　post-injection pancreatitis
子宫直肠瘘　uterorectal fistula
紫癜样肝病　peliosis hepatis
自身免疫性肝炎　autoimmune hepatitis
自身免疫性肝硬化　autoimmune cirrhosis　［又称］自身免疫性肝炎肝硬化△
自身免疫性胰腺炎　autoimmune pancreatitis
坐骨直肠窝脓肿　ischiorectal abscess　［又称］坐骨直肠脓肿△

7.2 症状体征名词

嗳气　belching
便秘　constipation
便潜血　occult blood in stool
便血　hematochezia
肠鸣音亢进　hyperactive bowel sound
肠鸣音消失　bowel sound absence
肠鸣音异常　bowel sound abnormality
大便失禁　fecal incontinence
大便颜色异常　abnormal stool colour
胆汁尿　choluria
腹强直　abdominal rigidity
腹痛　abdominal pain
肝大　hepatomegaly
肛门痉挛　anal spasm
黑便　melena
会阴疼痛　perineal pain
痉挛性肛部痛　proctalgia fugax
卡塔格纳三联征　Kartagener triad

可见肠蠕动　visible peristalsis
黏液便　mucous stool
呕吐　vomiting
呕血　haematemesis
排便困难　difficult defecation
排便习惯改变　change in bowel habit
盆腔疼痛　pelvic pain
气胀痛　gas pain
蠕动亢进　hyperperistalsis
上腹痛　epigastric pain
食管痉挛　esophagism
吞咽困难　dysphagia
胃气胀　bloating
胃痛　stomachache
胃灼热　heartburn
下腹痛　lower abdominal pain
消化不良　dyspepsia
胰腺肿大　pancreatic enlargement

7.3 手术操作名词

CT 引导下肝脏病变射频消融术　computed tomography guided radiofrequency ablation of hepatic lesion
T 型引流管置换　T-tube drainage replacement
超声内镜检查术　endoscopic ultrasonography
超声内镜下腹腔神经丛阻断术　endoscopic ultrasonography guided celiac plexus neurolysis
超声内镜引导下囊肿引流术（经胃壁）　endoscopic ultrasonography

guided cyst drainage（through gastric wall）
超声内镜引导下细针穿刺活检／抽吸术　endoscopic ultrasonography guided fine-needle biopsy/aspiration
超声内镜引导下胰腺囊肿抽液检查　endoscopic ultrasonography guided pancreatic cyst aspiration
超声内镜引导下胰腺针吸细胞学检查　endoscopic ultrasonography guided pancreatic fine-needle aspiration cytology

超声引导下胆管穿刺引流术　ultrasound guided bile puncture drainage

超声引导下胆囊穿刺引流术　ultrasound guided gallbladder puncture drainage

超声引导下肝活检　ultrasound guided liver biopsy

超声引导下肝脏病变射频消融术　ultrasound guided radiofrequency ablation of hepatic lesion

超声引导下经皮经肝胆管引流术　ultrasound guided percutaneous transhepatic bile drainage

胆管支架取出术　bile duct prosthetic device removal

肝脏病变射频消融术　radiofrequency ablation of hepatic lesion

胶囊内镜检查术　capsule endoscopy

结肠减压术　colonic decompression

结肠镜活检　colonoscopy biopsy

结肠镜下结肠病变电凝术　colonospic electrocoagulation of colonic lesion

结肠镜下球囊扩张术　colonospic balloon dilatation

结肠镜下息肉术　colonospic polypectomy

结肠镜下支架置入术　colonospic stenting

经 T 管窦道胆管支架置入术　bile duct stenting through T-tube

经胆道镜胆管扩张术　cholangioscopic bile duct dilation

经口内镜下肌切断术　peroral endoscopic myotomy，POEM

经内镜腔道的胆道镜检查　choledochoscopy through endoscopic channel

经皮胆道镜取石术　percataneous choledochoscopy lithotomy

经皮胆道扩张术　percataneous bile duct dilation

经皮胆管球囊扩张术　percataneous bile duct balloon dilation

经皮胆管引流术　percataneous cholangio drainage

经皮胆管支架置入术　percataneous bile duct stenting

经皮胆总管结石取出术　percataneous common bile duct lithotomy

经皮胆总管支架去除术　percataneous common bile duct stent removal

经皮肝抽吸术　percataneous hepatic aspiration

经皮肝穿刺胆道支架置入术　percataneous hepatic puncture bile duct stenting

经皮肝穿刺胆管引流术　percataneous transhepatic cholangio drainage

经皮肝穿刺胆总管支架置入术　percataneous hepatic puncture common bile duct stenting

经皮肝穿刺肝胆管引流术　percataneous transhepatic cholangial drainage

经皮肝穿刺活组织检查　percataneous hepatic puncture biopsy

经皮经肝胰胆管造影术　percataneous transhepatic cholangiopancreatography

经皮内镜下空肠造口术　percataneous endoscopic jejunostomy

经皮内镜下胃造口术　percataneous endoscopic gastrostomy

内镜下奥狄括约肌活组织检查　endoscopic Oddi's sphincter biopsy

内镜下奥狄括约肌切开术　endoscopic Oddi's sphincterotomy

内镜下贲门失弛缓气囊扩张术　endoscopic cardia achalasia balloon dilation

内镜下贲门失弛缓肉毒碱注射术　endoscopic cardia achalasia carnitine injection

内镜下贲门失弛缓探条扩张术　endoscopic cardia achalasia bouginage

内镜下鼻胆管引流术　endoscopic nasobiliary drainage

内镜下胆道扩张术　endoscopic bile duct dilation

内镜下胆道内支架成形术　endoscopic intrabiliary duct stent angioplasty

内镜下胆道异物去除术　endoscopic bile duct foreign body removal

内镜下胆管活检　endoscopic bile duct biopsy

内镜下胆管引流术　endoscopic bile duct drainage

内镜下胆管支架置入术　endoscopic bile duct stenting

内镜下胆总管病变切除术　endoscopic resection of common bile duct lesion

内镜下胆总管切开取石术　endoscopic choledocholithotomy

内镜下空肠减压管 / 营养管置入术　endoscopic jejunal decompression/ feeding tube placement

内镜下留置鼻胆引流管　endoscopic nasobiliary drainage placement

内镜下逆行胆管造影　endoscopic retrograde cholangiography，ERC

内镜下逆行胰胆管造影术　endoscopic retrograde cholangiopancreatography，ERCP

内镜下逆行胰管造影　endoscopic retrograde pancreatography，ERP

内镜下黏膜剥离术　endoscopic submucosal dissection

内镜下黏膜切除术　endoscopic mucosal resection

内镜下黏膜下挖除术　endoscopic submucosal excavation

内镜下十二指肠乳头肌切开术　endoscopic sphincterotomy

内镜下十二指肠乳头括约肌切开取石术　endoscopic sphincterotomy lithotomy

内镜下食管活组织检查　endoscopic esophageal biopsy

内镜下食管静脉曲张套扎术　endoscopic variceal ligation

内镜下食管静脉曲张硬化剂注射术　endoscopic injection sclerotherapy

内镜下食管支架取出术　endoscopic esophageal stent removal surgery

内镜下食管支架置入术　endoscopic esophageal stenting

内镜下胃底静脉曲张组织胶注射术　endoscopic gastric varix tissue glue injection

内镜下胃静脉曲张硬化术　endoscopic injection sclerotherapy of gastric varix

内镜下胰管扩张术　endoscopic pancreatic duct dilatation

内镜下胰管支架置入术　endoscopic pancreatic duct stenting

内镜下胰管置管引流术　endoscopic drainage of pancreatic duct

内镜下异物取出术　endoscopic removal of foreign body

去除 T 形引流管　T-tube drainage removal

十二指肠球囊扩张术　duodenal balloon dilatation

十二指肠支架扩张术　duodenal stent dilatation

食管支架调整术　esophageal stent adjust surgery

双 (单) 气囊小肠镜检查术　double/single-balloon enteroscopy

胃病变氩气刀治疗术　argon knife treatment of gastric lesion

胃活组织检查　gastroscopic biopsy

胃镜下十二指肠止血术　gastroscopic duodenal hemostasis

胃镜下食管病变电灼术　gastroscopic fulguration of esophageal lesion

胃镜下食管病变切除术　gastroscopic resection of esophageal lesion

胃镜下食管出血止血术　gastroscopic esophageal bleeding hemostasis

胃镜下食管扩张术　gastroscopic esophageal dilatation

胃镜下胃病变电切术　gastroscopic gastric lesion electrocision

胃镜下胃病变切除术　gastroscopic gastric lesion resection

胃镜下胃病变硬化术　gastroscopic sclerotherapy of gastric lesion

胃镜下胃 - 肠吻合口扩张术　gastroscopic gastro-intestinal anastomotic dilatation

胃镜下胃出血止血术　gastroscopic gastric bleeding hemostasis

胃镜下幽门扩张术　gastroscopic pylorodiosis

胃内球囊去除　gastric balloon removal

胃内球囊置入　gastric balloon placement

胃十二指肠镜下活组织检查　biopsy in gastroscope or duodenoscope

胃十二指肠镜下十二指肠病变切除术　excision of duodenal lesion in gastroscope or duodenoscope

胃十二指肠镜下小肠刷洗活组织检查　intestinal brush biopsy in gastroscope or duodenoscope

胰腺超声内镜检查　pancreatic endoscopic ultrasonography

直肠病变电凝术　electrocoagulation of rectal lesion

直肠病变电切术　electrocision of rectal lesion

直肠病变根治性电凝固术　radical electrocoagulation of rectal lesion

直肠病变激光切除术　laser resection of rectal lesion

直肠活组织检查　rectal biopsy

7.4　临床检查名词

^{13}C 或 ^{14}C- 尿素酶呼气试验　^{13}C/^{14}C-urea breath test

24 小时 pH 监测　24-hour pH monitoring

超声内镜检查　endoscopic ultrasonography

肛门测压　anal manometry

胶囊内镜检查　capsule endoscopy

结肠镜检查　colonoscopy

十二指肠镜检查　duodenoscopy

食管测压　esophageal manometry

双气囊 / 单气囊小肠镜检查　double/single-balloon enteroscopy

胃镜检查　gastroscopy

8. 神经内科

8.1 疾病诊断名词

1 型糖尿病性出汗异常　type 1 diabetic abnormal perspiration　［又称］1 型糖尿病性异常出汗△

1 型糖尿病性单神经病　type 1 diabetic mononeuropathy　［又称］1 型糖尿病单神经病变△

1 型糖尿病性动眼神经麻痹　type 1 diabetic oculomotor paralysis

1 型糖尿病性多发性单神经病　type 1 diabetic mononeuropathy multiplex　［又称］1 型糖尿病多发单神经病变△

1 型糖尿病性多发性神经病　type 1 diabetic polyneuropathy　［又称］1 型糖尿病多发性神经病变△

1 型糖尿病性感觉运动性周围神经病　type 1 diabetic sensory motor neuropathy

1 型糖尿病性颅神经麻痹　type 1 diabetic cranial palsy

1 型糖尿病性神经根病　type 1 diabetic radiculopathy　［又称］1 型糖尿病神经根病变△

1 型糖尿病性神经性水肿　type 1 diabetic neurogenic edema

1 型糖尿病性外展神经麻痹　type 1 diabetic abducens nerve paralysis

1 型糖尿病性小神经纤维神经病　type 1 diabetic small fiber neuropathy

1 型糖尿病性眼肌麻痹　type 1 diabetic ophthalmoplegia

1 型糖尿病性胰岛素相关性神经炎　type 1 diabetic insulin induced neuritis

1 型糖尿病性远端对称性周围神经病　type 1 diabetic distal symmetrical sensory motor neuropathy　［又称］1 型糖尿病远端对称性多发性周围神经病变△

1 型糖尿病性周围神经病　type 1 diabetic neuropathy　［又称］1 型糖尿病周围神经病变△

1 型糖尿病性自主神经病　type 1 diabetic autonomic neuropathy

2 型糖尿病性出汗异常　type 2 diabetic abnormal perspiration　［又称］2 型糖尿病性异常出汗△

2 型糖尿病性单神经病　type 2 diabetic mononeuropathy　［又称］2 型糖尿病单神经病变△

2 型糖尿病性动眼神经麻痹　type 2 diabetic oculomotor paralysis

2 型糖尿病性多发性神经病　type 2 diabetic polyneuropathy　［又称］2 型糖尿病多发性神经病变△

2 型糖尿病性多发性单神经病　type 2 diabetic mononeuropathy multiplex　［又称］2 型糖尿病多发单神经病变△

2 型糖尿病性感觉运动性周围神经病　type 2 diabetic sensory motor neuropathy

2 型糖尿病性脊髓病　type 2 diabetic myelopathy　［又称］2 型糖尿病伴脊髓病△

2 型糖尿病性颅神经麻痹　type 2 diabetic cranial palsy

2 型糖尿病性躯干神经根病　type 2 diabetic truncal radiculopathy

2 型糖尿病性神经根病　type 2 diabetic radiculopathy　［又称］2 型糖尿病神经根病变△

2 型糖尿病性神经性水肿　type 2 diabetic neurogenic edema

2 型糖尿病性外展神经麻痹　type 2 diabetic abducens nerve paralysis

2 型糖尿病性小神经纤维神经病　type 2 diabetic small fiber neuropathy

2 型糖尿病性胸神经根病　type 2 diabetic thoracoabdominal radiculopathy

2 型糖尿病性眼肌麻痹　type 2 diabetic ophthalmoplegia

2 型糖尿病性胰岛素相关性神经炎　type 2 diabetic insulin induced neuritis

2 型糖尿病性远端对称性周围神经病　type 2 diabetic distal symmetrical peripheral neuropathy　［又称］2 型糖尿病远端对称性多发性周围神经病变△

2 型糖尿病性周围神经病　type 2 diabetic neuropathy　［又称］2 型糖尿病周围神经病变△

2 型糖尿病性自主神经病变　type 2 diabetic autonomic neuropathy

4 型胶原蛋白 α_1 相关综合征　collagen type IV alpha 1-associated syndrome

AQP4 抗体阴性的视神经脊髓炎谱系疾病　neuromyelitis optica spectrum disorder without AQP4-IgG　［又称］视神经脊髓炎谱系疾病△

Behcet 病　Behcet's disease

Bell 麻痹　Bell's palsy, facial palsy　［又称］面神经瘫痪△, 贝尔麻痹△

Bickerstaff's 脑炎　Bickerstaff's encephalitis　［又称］Bickerstaff's 脑干脑炎△

Churg-Strauss 综合征　Churg-Strauss syndrome

Emery-Dreifuss 型肌营养不良　Emery-Dreifuss muscular dystrophy, EDMD

Gerstmann-Straussler-Scheinker 病　Gerstmann-Straussler-Scheinker disease

GM$_1$ 神经节苷脂贮积病　GM$_1$ Gangliosidosis　［又称］GM$_1$ 神经节苷脂累积病△, GM$_1$ 神经节苷脂沉积症△

GM$_2$ 神经节苷脂贮积病　GM$_2$ Gangliosidosis　［又称］GM$_2$ 神经节苷脂沉积症△

GM$_3$ 神经节苷脂贮积病　GM$_3$ Gangliosidosis　［又称］GM$_3$ 神经节苷脂沉积症△

IgG4 相关脑病　IgG4 associated encephalopathy

IgG4 相关性疾病　IgG4-related disease　［又称］免疫球蛋白 G4 相关硬化性疾病△

Leber 遗传性视神经病　Leber hereditary optic neurology

Lewis-Sumner 综合征　Lewis-Sumner syndrome

Logopenic 失语　Logopenic aphasia　［又称］原发性进行性失语△

Sneddon 病　Sneddon disease　［又称］Sneddon 综合征△

Wolfram 综合征　Wolfram syndrome

X 连锁肌病伴大量自噬空泡　X-linked myopathy with excessive autophagy

X 连锁隐性遗传肌张力障碍 - 帕金森综合征　X-linked recessive dystonia and Parkinsonism

X 连锁隐性遗传性共济失调　X-linked recessive ataxia

β 受体亢进综合征　beta receptor hypersensitivity syndrome　［又称］β 受体过敏综合征△

阿尔茨海默病　Alzheimer's disease

阿米巴性脑膜炎　Amoebic meningitis

阿米巴性脑脓肿　Amoebic brain abscess

埃可病毒性脑膜炎　ECHO virus meningitis

埃可病毒性脑炎　ECHO virus encephalitis

埃莱尔 - 当洛综合征　Ehlers-Danlos syndrome　［又称］肌挛缩型 Ehlers-Danlos 综合征△,埃勒斯 - 当洛斯综合征△,18- 三体综合征△

癌性脑白质病　cancerous brain white matter disease

癌性脑病　carcinomatous encephalopathy

癌性脑膜炎　meningitis carcinomatosa

艾滋病　acquired immune deficiency syndrome

艾滋病痴呆综合征　AIDS dementia syndrome　［又称］HIV 相关性痴呆△

艾滋病性脑膜脑炎　AIDS meningoencephalitis

艾滋病性脑膜炎　AIDS meningitis

艾滋病性脑炎　AIDS encephalitis

氨基己糖苷 A-B 酶缺乏症　hexosaminidase A and B deficiency disease,Sandhoff disease　［又称］桑德霍夫病△,氨基己糖苷酶 A 和 B 缺乏症△

氨基己糖苷酶缺乏症　hexosaminidase deficiency disease

鞍上蛛网膜囊肿　suprasellar arachnoid cyst

白喉性多神经炎　diphtheritic polyneuritis

白塞病　Behcet's disease　［又称］白塞氏综合征△,Behcet 病△

斑马体肌病　myopathy with zebra body

半卵圆中心脓肿　half egg circle center abscess

伴典型自动症的发作　seizure with typical automatism

伴海马硬化的内侧颞叶癫痫　medial temporal lobe epilepsy with hippocampal sclerosis

伴可变起源灶的家族性局灶性癫痫　familial focal epilepsy with variable origin

伴可逆性胼胝体压部病变的轻度脑炎　mild encephalitis with a reversible splenial lesion,MERS　［又称］感染性边缘叶脑炎△

伴皮层下梗死和白质脑病的常染色体显性遗传性脑动脉病　cerebral autosomal dominant arteriopathy with subcortical infarct and leukoencephalopathy,CADASIL　［又称］伴有皮质下梗死和白质脑病的常染色体显性遗传性脑动脉病△

伴皮层下梗死和白质脑病的常染色体隐性遗传性脑动脉病　cerebral autosomal recessive arteriopathy with subcortical infarct and leukoencephalopathy,CARASIL　［又称］伴有皮质下梗死和白质脑病的常染色体隐性遗传性脑动脉病△

伴有初级感觉症状的发作　seizure with elementary sensory symptom

伴有轻偏瘫的偏侧抽搐状态　lateralized status convulsives with hemiparesis

伴有体验性感觉症状的发作　seizure with experiential sensory symptom

伴有听觉特点的常染色体显性遗传癫痫　autosomal dominant epilepsy with auditory feature,ADEAF

伴中央颞区棘波的良性儿童癫痫　benign childhood epilepsy with centrotemporal spike　［又称］儿童良性癫痫伴中央颞区棘波△

包涵体肌病　inclusion body myositis　［又称］散发性包涵体肌炎△

胞质体肌病　cytoplasmic body myopathy,spheroid body myopathy

贝克肌营养不良　Becker muscular dystrophy　［又称］Becker 型肌营养不良症△,贝氏肌营养不良症△

贝内迪克特综合征　Benedikt syndrome　［又称］顶盖综合征△,红核综合征△,顶盖 - 中脑麻痹综合征△

本体感觉诱发的反射性癫痫　proprioception evoked reflex epilepsy

闭孔神经损伤　lesion of obturator nerve

臂丛神经根炎　brachial radiculitis　［又称］臂丛神经炎△

臂丛神经麻痹　brachial plexus paralysis

臂丛神经损害　lesion of brachial plexus

臂丛神经炎　brachial plexus neuritis

边缘系统性癫痫持续状态　limbic system status epilepticus　［又称］边缘叶癫痫持续状态△

边缘叶癫痫　limbic epilepsy

边缘叶脑炎　limbic encephalitis

变态反应性脑炎　allergic encephalitis

变形杆菌性脑膜炎　proteus meningitis

病毒性肌炎　viral myositis

病毒性脑膜脑炎　viral meningoencephalitis

病毒性脑膜炎　viral meningitis

病毒性脑炎　viral encephalitis

病毒性脑炎后遗症　viral encephalitis sequela

播散性坏死性脑白质病　disseminated necrotising leucoencephalopathy

卟啉病脑病　porphyric encephalopathy

卟啉病神经病　porphyric neuropathy　［又称］血卟啉病性周围神经病△

不安腿综合征　restless legs syndrome　［又称］不宁腿综合征△

不典型失神发作　untypical absence seizure

不规则的睡眠 - 觉醒型　irregular sleep-wake type

布朗 - 塞卡尔综合征　Brown-Sequard syndrome　［又称］脊髓半切综合征△

布氏杆菌多发性神经根神经病　bacterium burgeri polyradiculoneuropathy

布氏杆菌性脑炎　bacterium burgeri encephalitis　［又称］布氏杆菌性脑膜炎△

部分性持续性癫痫状态　partial status epilepticus,Kojewnikow syndrome　［又称］Kojewnikow 综合征△

部分性癫痫持续状态　epilepsia partialis continua

部分性癫痫发作　partial seizure,focal seizure　［又称］局灶性癫痫发作△

部分性发作继发全面性发作　generalized seizure secondary to partial seizure

苍白球黑质红核色素变性　pallido-nigro-luysian degeneration,Hallervorden-Spatz disease　［又称］哈勒沃登 - 施帕茨病△

糙皮病性多神经病　pellagra polyneuropathy

侧窦栓塞　lateral sinus thrombosis

侧窦周围脓肿　lateral sinus surrounding abscess

肠病毒性脑炎　enteric viral encephalitis

肠道病毒性脑膜炎　enterovirus meningitis　［又称］肠病毒性脑膜炎△

肠伤寒所致精神障碍　mental disorder due to ileotyphus

肠系膜上丛交感神经损伤　lesion of superior mesenteric plexus sympathetic nerve

肠系膜下丛交感神经损伤　lesion of inferior mesenteric plexus sympathetic nerve

常染色体显性发作性睡病、肥胖和 2 型糖尿病　autosomal dominant sleep onset disease of obesity and type 2 diabetes

常染色体显性小脑共济失调、耳聋和发作性睡病　autosomal dominant cerebellar ataxia,deafness and relapsing sleep disease

常染色体显性夜发性额叶癫痫　autosomal dominant nocturnal frontal lobe epilepsy,ADNFLE

常染色体显性遗传的多囊肾病　autosomal dominant polycystic kidney disease,ADPKD　［又称］常染色体显性遗传多囊肾病△

常染色体显性遗传性共济失调　autosomal dominant hereditary ataxia

常染色体显性遗传性朊蛋白病　autosomal dominant prion protein disease

常染色体显性遗传性视网膜血管病和脑白质病　autosomal dominant retinal vasculopathy with cerebral leukodystrophy

常染色体隐性遗传性共济失调　autosomal recessive hereditary ataxia

陈旧性结核性脑膜炎　chronic tuberculous meningitis

陈旧性脑梗死　old cerebral infarction

成年型脊髓性肌萎缩　adult onset spinal muscular atrophy

弛缓性偏瘫　flaccid hemiplegia　［又称］周围性偏瘫△

弛缓性瘫痪　flaccid paralysis　［又称］周围性瘫痪△

迟发性尺神经炎　delayed ulnar neuritis

迟发性儿童枕叶癫痫（Gastaut 型）　late onset benign childhood occipital epilepsy（Gastaut type）

迟发性小脑性共济失调　late-onset cerebellar ataxia

迟发性一氧化碳中毒脑病　tardive encephalopathy of carbon monoxide poisoning

迟发性运动障碍　tardive dyskinesia

持续特发性面痛　persistent idiopathic facial pain　［又称］非典型性面部痛△

持续性先兆　aura continua

尺神经麻痹　ulnar nerve palsy

尺神经损害　lesion of ulnar nerve

尺神经炎　ulnar neuritis

齿状核 - 红核 - 苍白球 - 路易体萎缩　dentatorubral-pallidoluysian atrophy, DRPLA　［又称］齿状红核苍白球丘脑底核萎缩症[△]

虫媒病毒性脑炎　arboviral encephalitis

抽动秽语综合征　Gilles de la Tourette syndrome

出血后脑积水　post-hemorrhagic hydrocephalus

出血性痴呆　hemorrhagic dementia

出血性梗死　hemorrhagic infarct　［又称］出血性脑梗死[△]

出血性脊髓血管病　hemorrhagic spinal vascular disease

穿支动脉闭塞　wear the arterial occlusion

穿支动脉狭窄　wear the artery stenosis

创伤后骨萎缩　Sudeck atrophy

创伤后过度睡眠　post-traumatic hypersomnia

丛集性头痛　cluster headache　［又称］丛集性头痛综合征[△]

猝倒发作性睡病但不伴下丘脑分泌素缺乏　narcolepsy with cataplexy, without low hypocretin　［又称］发作性睡病（有猝倒症但无下丘脑分泌素缺乏）[△]

催眠药物依赖性睡眠障碍　hypnotic-dependent sleep disorder

大肠埃希氏菌脑膜炎　Escherichia coli meningitis　［又称］大肠杆菌脑膜炎[△]

大脑大静脉畸形　malformation of great vein of galen

大脑动脉闭塞　cerebral artery occlusion

大脑动脉狭窄　cerebral artery stenosis

大脑动脉血栓性偏瘫　cerebral arterial thrombosis hemiplegia

大脑后动脉闭塞　posterior cerebral artery occlusion

大脑后动脉闭塞和狭窄（未造成脑梗死）　posterior cerebral artery occlusion and stenosis, caused no infarction　［又称］大脑后动脉闭塞和狭窄[△]

大脑后动脉夹层　posterior cerebral artery dissection

大脑后动脉瘤　posterior cerebral artery aneurysm

大脑后动脉瘤破裂　posterior cerebral artery aneurysm rupture

大脑后动脉栓塞　posterior cerebral artery embolism

大脑后动脉狭窄　posterior cerebral artery stenosis

大脑后动脉狭窄性脑梗死　cerebral infarction after posterior cerebral artery stenosis

大脑后动脉血栓形成　posterior cerebral artery thrombosis

大脑后动脉综合征　posterior cerebral artery syndrome

大脑镰下疝　inferior cerebral falx hernia　［又称］扣带回疝[△]

大脑前动脉闭塞　anterior cerebral artery occlusion

大脑前动脉闭塞和狭窄（未造成脑梗死）　anterior cerebral artery occlusion and stenosis, caused no cerebral infarction

大脑前动脉闭塞综合征　anterior cerebral artery occlusive syndrome

大脑前动脉夹层　anterior cerebral artery dissection

大脑前动脉瘤　anterior cerebral artery aneurysm

大脑前动脉瘤破裂　anterior cerebral artery aneurysm rupture

大脑前动脉狭窄　anterior cerebral artery stenosis

大脑前动脉血栓形成　anterior cerebral artery thrombosis

大脑性脑室炎　cerebral ventricle

大脑中动脉闭塞　middle cerebral artery occlusion

大脑中动脉闭塞和狭窄（未造成脑梗死）　middle cerebral artery occlusion and stenosis, caused no cerebral infarction

大脑中动脉夹层　middle cerebral artery dissection

大脑中动脉瘤　middle cerebral artery aneurysm

大脑中动脉瘤破裂　middle cerebral artery aneurysm rupture

大脑中动脉狭窄　middle cerebral artery stenosis

大脑中动脉血栓形成　middle cerebral artery thrombosis

大田原综合征　Ohtahara syndrome　［又称］Ohtahara 综合征[△]，婴儿早期癫痫性脑病[△]

代谢性脊髓病　metabolic myelopathy

代谢性脑病　metabolic encephalopathy

带状疱疹后神经痛　postzoster neuralgia

带状疱疹后坐骨神经痛　postherpetic sciatica　［又称］带状疱疹性坐骨神经痛[△]

带状疱疹性多颅神经麻痹　herpes zoster multiple cranial nerves palsy

带状疱疹性多神经病　postzoster polyneuropathy

带状疱疹性脑膜脑炎　herpes zoster meningoencephalitis　［又称］带状疱疹脑膜炎[△]

带状疱疹性脑膜炎　herpes zoster meningitis

带状疱疹性脑炎　herpes zoster encephalitis　［又称］带状疱疹病毒性脑炎[△]

带状疱疹性神经根脊髓炎　herpes zoster spinal cord inflammation　［又称］带状疱疹神经根脊髓炎[△]

带状疱疹性神经根炎　herpes zoster radiculitis

带状疱疹性膝状神经节炎　postherpetic geniculate ganglionitis

丹迪 - 沃克综合征　Dandy-Walker syndrome

单纯部分性运动性发作伴 Jackson 发作　simple partial seizure with Jackson seizure

单纯疱疹病毒性脑膜炎　herpes simplex virus meningitis

单纯疱疹病毒性脑炎　herpes simplex virus encephalitis

单光子发射电子计算机断层照相术　single photon emission computer tomography

单神经炎　mononeuritis

胆红素脑病　bilirubin encephalopathy

胆碱能神经功能亢进　cholinergic nerve hyperfunction

胆碱能危象　cholinergic crisis

岛叶癫痫　insular lobe epilepsy

倒班工作睡眠障碍　shift work sleep disorder

低钙血症脑病　hypocalcemia encephalopathy

低钾型周期性瘫痪　hypokalemic periodic paralysis, familial hypokalemic periodic paralysis　［又称］低血钾性周期性麻痹[△]，家族性周期性瘫[△]

低颅压性头痛　low cerebrospinal fluid pressure headache

低钠血症脑病　hyponatremia encephalopathy

低血糖后昏迷的脑病　hypoglycemic coma encephalopathy　［又称］低血糖昏迷性脑病[△]

低血糖昏迷　hypoglycemic coma　［又称］低血糖晕厥[△]

低血糖脑病　hypoglycemic encephalopathy　［又称］低血糖性脑病[△]

迪谢内肌营养不良　Duchenne muscular dystrophy

骶神经根囊肿　sacral nerve root cyst

癫痫持续状态　status epilepticus, SE

癫痫性精神病　epileptic psychosis　［又称］癫痫所致精神病[△]

癫痫性脑病　epileptic encephalopathies

典型失神发作　typical absence seizure

淀粉样变性周围神经病　amyloid peripheral neuropathy　［又称］家族性淀粉样变性周围神经病[△]

蝶骨嵴疝　crista sphenoidalis hernia

顶叶出血　parietal lobe hemorrhage

顶叶癫痫　parietal lobe epilepsy

顶叶脓肿　parietal lobe abscess

顶枕叶脑出血　occipital lobe cerebral hemorrhage

东方马脑炎　eastern equine encephalitis　［又称］东部马脑炎[△]

动静脉畸形　arteriovenous malformation

动脉粥样硬化性脑病　atherosclerosis encephalopathy

豆状核出血　lentiform nucleus hemorrhage

毒品 / 药物所致的睡眠障碍　sleep disorder caused by drug

毒素诱发的睡眠障碍　toxin induced sleep disorder

短暂性脑缺血发作　transient ischemic attack, TIA

短暂性全面遗忘　transient global amnesia　［又称］短暂性完全性遗忘[△]

多巴反应性肌张力障碍　dopa-responsive dystonia　［又称］多巴胺反应性肌张力障碍[△]

多重酰基辅酶 A 脱氢酶缺乏症　multiple acyl-Coa dehydrogenase deficiency　［又称］多长链脂酰辅酶 A 脱氢酶缺陷病[△]，MADD（戊二酸尿症 Ⅱ 型）[△]

多处脑叶出血　several brain lobe hemorrhage　［又称］脑叶出血[△]

多发脑梗死性痴呆　cerebral multi-infarction dementia　［又称］脑血管多发梗死性痴呆[△]

多发性大动脉炎　polyarteritis
多发性单神经炎　mononeuritis multiplex
多发性和双侧入脑前动脉综合征　multiple and bilateral the anteromedial into a brain artery syndrome　[又称]多个和双侧入脑前动脉的闭塞和狭窄△
多发性肌炎　multiple myositis, polymyositis, PM
多发性颅神经麻痹　multiple cranial nerves palsy
多发性颅神经损害　disorder of multiple cranial nerves
多发性颅神经炎　polyneuritis cranialis
多发性脑梗死　multiple cerebal infarction
多发性硬化　multiple sclerosis
多发性硬化(复发缓解型)　multiple sclerosis, relapsing remitting
多发性硬化(继发进展型)　multiple sclerosis, secondary progressive
多发性硬化(进展复发型)　multiple sclerosis, progressive relapsing
多发性硬化(原发进展型)　multiple sclerosis, primary progressive
多个大脑动脉闭塞和狭窄　multiple cerebral arteries occlusion and stenosis　[又称]多发性脑动脉闭塞△, 多发性脑动脉狭窄△
多个和双侧脑动脉闭塞和狭窄(未造成脑梗死)　multiple and bilateral cerebral arteries occlusion and stenosis, caused no cerebral infarction
多个和双侧入脑前动脉的闭塞和狭窄(未造成脑梗死)　multiple and double side into cerebral arteries occlusion and stenosis caused no cerebral infarction
多汗症　hyperhidrosis　[又称]多汗△
多神经病　polyneuropathy　[又称]多发性神经病△
多系统萎缩　multiple system atrophy, MSA
多系统萎缩 - 帕金森型　MSA-Parkinsonian phenotype
多系统萎缩 - 小脑型　MSA-cerebellar phenotype　[又称]多系统萎缩 C 型△
多小脑回畸形　microgyria malformation
多灶型肌张力障碍　multifocal dystonia
多灶性运动神经病　multifocal motor neuropathy
多轴空病　multicore disease, minicore disease
额顶叶脑出血　frontal and parietal lobe cerebral hemorrhage
额顶枕叶脑出血　frontal occipital lobe cerebral hemorrhage
额颞顶叶脑出血　temporal and parietal lobe cerebral hemorrhage
额颞顶枕叶脑出血　frontotemporal occipital lobe cerebral hemorrhage
额颞叶变性　frontotemporal lobar degeneration
额颞叶痴呆　frontotemporal dementia
额颞叶出血　the frontal temporal lobe hemorrhage
额叶出血　frontal lobe hemorrhage
额叶癫痫　frontal lobe epilepsy
额叶脓肿　frontal lobe abscess
鳄泪综合征　crocodile tear syndrome
儿童交替性偏瘫　childhood alternating hemiplegia
儿童进行性延髓性麻痹　progressive bulbar palsy of childhood　[又称]少年型Ⅲ型脊髓性肌萎缩△, 少年型脊髓性肌萎缩△
儿童良性阵发性眩晕　childhood benign episodic vertigo
儿童期脑萎缩　childhood brain atrophy
儿童失神癫痫　childhood absence epilepsy, childhood pyknolepsy
儿童周期性综合征　childhood periodic syndrome
耳源性脑积水　otogenic hydrocephalus
耳源性脑膜炎　otogenic meningitis
耳源性脑脓肿　otogenic brain abscess
二期梅毒性脑膜炎　secondary syphilitic meningitis
发笑性发作　gelastic seizure　[又称]痴笑性发作△
发作性丛集性头痛　episodic cluster headache　[又称]慢性丛集性头痛△
发作性肌张力障碍　paroxysmal dystonia
发作性紧张型头痛　episodic tension-type headache　[又称]慢性紧张型头痛△
发作性睡病　narcolepsy
发作性舞蹈手足徐动症　paroxysmal choreoathetosis　[又称]发作性舞蹈 - 手足徐动症△
法布里病　Fabry disease　[又称]Fabry 病△

反复发作性过度睡眠　recurrent excessive sleep
反射性癫痫　reflex epilepsy
反射性虹膜麻痹　Argyll Robertson pupil　[又称]阿·罗瞳孔△
反射性交感神经营养不良　reflex sympathetic dystrophy　[又称]交感反射性营养不良△
反射性膀胱　reflex bladder
反射性晕厥　reflex syncope　[又称]神经介导的反射性晕厥综合征△
放射性多神经病　radioactive polyneuropathy　[又称]放射性多发性周围神经病△
放射性脊髓病　radiation myelopathy
放射性脑病　radiation encephalopathy
放射性周围神经病　radioactive peripheral neuropathy
放线菌脑膜炎　actinomycete meningitis
非 24 小时睡眠觉醒综合征　24-hour sleep-wake syndrome
非对称性强直性发作　asymmetrical tonic seizure
非副肿瘤性边缘叶脑炎　non-pseudotumorous limbic encephalitis
非化脓性海绵窦血栓形成　non suppurative cavernous sinus thrombosis
非化脓性横窦血栓形成　non suppurative transverse sinus thrombosis
非化脓性颈静脉血栓形成　non suppurative jugular vein thrombosis
非化脓性颅内静脉窦血栓形成　non suppurative intracranial venous sinus thrombosis　[又称]颅内静脉窦血栓形成(非化脓性)△
非化脓性颅内静脉血栓形成　non suppurative intracranial venous thrombosis　[又称]大脑静脉非化脓性血栓形成△
非化脓性脑膜炎　non-purulent meningitis
非化脓性矢状窦血栓形成　non suppurative sagittal sinus thrombosis
非化脓性乙状窦血栓形成　non suppurative sigmoid sinus thrombosis
非化脓性直窦血栓形成　non suppurative straight sinus thrombosis
非进行性脑病的肌阵挛持续病　myoclonic status in nonprogressive encephalopathy, MSNE
非快速眼动睡眠觉醒障碍　non-REM sleep arousal disorder
非特异性脑炎　nonspecific encephalitis
非运动诱发性肌张力障碍　paroxysmal nonkinesigenic dyskinesia
肥大性橄榄核变性　hypertrophic olivary degeneration, HOD
肥大性间质神经病　hypertrophic interstitial neuropathy　[又称]德热里纳 - 索塔病△
肥厚性硬脊膜炎　hypertrophic pachymeningitis
腓肠神经损伤　injury of the sural nerve
腓骨肌萎缩　peroneal muscular atrophy, Charcot-Marie-Tooth disease
腓深神经麻痹　deep fibular nerve palsy
腓深神经外侧支末端损伤　injury of the distal end of the deep nerve
腓神经麻痹　peroneal nerve palsy
腓神经损伤　lesion of peroneal nerve　[又称]腓神经损害△
腓总神经麻痹　common peroneal nerve palsy
腓总神经损害　lesion of common peroneal nerve　[又称]腓总神经损伤△
腓总神经损伤　common peroneal nerve injury
肺丛神经损伤　lesion of pulmonary plexus
肺性脑病　pulmonary encephalopathy
肺炎球菌脑膜炎　pneumococcal meningitis　[又称]肺炎球菌性脑膜炎△
肺炎支原体性脑炎　mycoplasma pneumoniae encephalitis　[又称]支原体脑炎△
废用性萎缩　disuse atrophy　[又称]失用性萎缩△, Felty 综合征△
费舍综合征　Miller-Fisher syndrome　[又称]变异型吉兰 - 巴雷综合征△, Miller-Fisher 综合征△
分层蛋白缺乏型先天性肌营养不良　merosin deficient congenital muscular dystrophy　[又称]merosin 缺乏症△
风湿免疫病合并肌病　rheumatic or autoimmune disease complicated with myopathy
风湿性关节炎合并肌病　rheumatic arthritis complicated with myopathy
风湿性舞蹈病　chorea rheumatica
风疹性脑膜脑炎　rubella meningoencephalitis
风疹性脑炎　rubella meningitis

跗管综合征　tarsal tunnel syndrome
弗里德伦德尔肺炎杆菌脑膜炎　Friedleaender pneumoniae meningitis
福山先天性肌营养不良　Fukuyama congenital muscular dystrophy,FCMD　［又称］Fukuyama 型先天性肌营养不良△
负性肌阵挛发作　negative myoclonic seizure
复发性多软骨炎　relapsing polychondritis,RP
复发性淋巴细胞性脑膜炎　recurrent lymphocytic meningitis
复发性脑血管病　recurrent cerebrovascular disease
复杂性局部疼痛综合征　complex regional pain syndrome
复杂性偏头痛　complicated migraine
副蛋白血症相关神经病　neuropathy associated with paraproteinemia
副神经疾病　disease of accessory nerve　［又称］副神经疾患△
副神经损伤　lesion of accessory nerve
副肿瘤相关的周围神经病　peripheral neuropathy in paraneoplastic disease　［又称］副肿瘤性周围神经病△
副肿瘤性边缘性脑炎　paraneoplastic limbic encephalitis
副肿瘤性边缘叶脑炎　paraneoplastic limbic encephalitis　［又称］副肿瘤相关性边缘叶脑炎△
副肿瘤性感觉性神经病　paraneoplastic esthesionosis　［又称］特发性感觉神经元神经病△
副肿瘤性感觉运动性神经病　paraneoplastic sensorimotor peripheral neuropathy
副肿瘤性脑干脑炎　paraneoplastic brainstem encephalitis
副肿瘤性脑脊髓炎　paraneoplastic encephalomyelitis
副肿瘤性小脑变性　paraneoplastic cerebellar degeneration
副肿瘤综合征　paraneoplastic syndrome
腹型偏头痛　abdominal migraine
干燥综合征　Sjogren syndrome　［又称］舍格伦综合征△
干燥综合征合并肌病　Sjogren syndrome complicated with myopathy
肝豆状核变性　Wilson disease　［又称］威尔逊病△
肝性脊髓病　hepatic myelopathy
肝性脑病　hepatic encephalopathy
肝硬化所致精神障碍　cirrhosis caused psychonosema
感觉神经元病　sensory neuron disease
感觉性多发性神经病　sensory polyneuropathy
感觉性共济失调步态　sensory ataxia
感觉障碍性膀胱　sensory paralytic bladder
感染后脑脊髓炎　postinfectious encephalomyelitis
感染后脑炎　postinfectious encephalitis
感染性周围神经病　infectious peripheral neuropathy
橄榄体脑桥小脑变性　olivopontocerebellar degeneration
橄榄体脑桥小脑萎缩伴缓慢眼动　olivopontocerebellar atrophy with slow eye movement
橄榄体脑桥小脑萎缩伴失明　olivopontocerebellar atrophy with blindness
高钙血症脑病　hypercalcemia encephalopathy
高钾型周期性瘫痪　hyperkalemic periodic paralysis　［又称］高血钾性周期性麻痹△,强直性周期性麻痹△
高钠血症性脑病　hypernatremia encephalopathy
高血压脑病　hypertensive encephalopathy
高原性失眠　altitude insomnia
膈神经麻痹　phrenic nerve paralysis
膈神经损伤　phrenic nerve injury
根据特定病因确定的内侧颞叶癫痫　medial temporal lobe epilepsy determined by specific cause
梗阻性脑积水　obstructive hydrocephalus　［又称］非交通性脑积水△
弓形虫脑膜脑炎　toxoplasma meningoencephalitis
弓形虫脑炎　toxoplasma encephalitis
共济失调伴有白内障　ataxia with cataract
共济失调伴有肌阵挛性小脑协同失调　ataxia with myoclonus dyssynergia
共济失调毛细血管扩张症　ataxia telangiectasia　［又称］Louis-Bar 综合征△
共济失调综合征　ataxia syndrome
钩端螺旋体病脑膜脑炎型　leptospirosis meningoencephalitis　［又称］脑膜脑炎型钩端螺旋体病△
钩端螺旋体性脑动脉炎　cerebral leptospirosis arteritis
钩回疝　uncal herniation
股神经麻痹　femoral nerve palsies
股神经损伤　injury of femoral nerve,femoral nerve injury
股外侧皮神经卡压综合征　lateral femoral cutaneous nerve entrapment syndrome,meralgia paresthetica　［又称］感觉异常性股痛△
股外侧皮神经炎　lateral femoral cutaneous neuritis
骨间背侧神经嵌压综合征　posterior interosseous nerve compression syndrome
关岛型肌萎缩侧索硬化 - 帕金森 - 痴呆综合征　Guam amyotrophic lateral sclerosis Parkinson dementia syndrome
关岛型帕金森综合征 - 痴呆综合征　Guamanian Parkinsonism-dementia complex　［又称］关岛肌萎缩侧索硬化 - 帕金森 - 痴呆综合征△
管聚集性肌病　myopathy with tubular aggregate
广州管圆线虫病　angiostrongyliasis cantonensis　［又称］广州血管圆线虫病△
广州管圆线虫病性脑炎　angiostrongyliasis encephalitis
过度换气综合征　hyperventilation syndrome
过度运动发作　hypermotor seizure,hyperkinetic automatism
海绵窦动静脉瘘　arteriovenous fistula of the cavernous sinus
海绵窦脓肿　cavernous sinus abscess
海绵窦血栓形成　cavernous sinus thrombosis
海绵窦血栓性静脉炎　cavernous sinus thrombophlebitis
海绵窦炎　cavernous sinusitis
海绵窦综合征　cavernous sinus syndrome
海绵状脑白质营养不良症　Canavan disease,spongy degeneration of central nervous system　［又称］卡纳万病△,Canavan 病△,中枢神经系统海绵样变性△
海绵状血管瘤　cavernous hemangioma,cavernous angioma
汗足综合征　sweaty feet syndrome
河豚中毒　fugu poisoning
黑色素瘤相关性视网膜病　melanoma associated retinopathy
亨廷顿病　Huntington disease　［又称］亨廷顿舞蹈病△,肌阵挛性肌张力障碍张力失常△
横纹肌溶解　rhabdomyolysis　［又称］横纹肌溶解综合征△
红斑性面痛　erythroprosopalgia
红斑性肢痛症　erythromelalgia　［又称］红斑性肢痛病△
喉部肌张力障碍　laryngeal dystonia　［又称］喉肌麻痹△
喉返神经麻痹　recurrent laryngeal nerve paralysis
喉返神经炎　recurrent laryngeal neuritis
后部皮质萎缩　posterior cortical atrophy
后交通动脉闭塞　posterior communicating artery occlusion
后交通动脉瘤　posterior communicating artery aneurysm
后交通动脉瘤破裂　posterior communicating artery aneurysm rupture　［又称］后交通动脉瘤破裂伴蛛网膜下腔出血△
后交通动脉狭窄　posterior communicating artery stenosis
后颈交感神经综合征　Barre-Lieou syndrome
后循环缺血　posterior circulation ischemia
滑车神经损伤　trochlear nerve injury
化脓性海绵窦血栓形成　suppurative cavernous sinus thrombosis　［又称］海绵窦血栓形成△
化脓性横窦血栓形成　suppurative transverse sinus thrombosis　［又称］横窦血栓形成△
化脓性脊髓炎　suppurative myelitis
化脓性颅内静脉窦血栓形成　pyogenic intracranial venous sinus thrombosis
化脓性脑膜脑炎　purulent meningoencephalitis
化脓性脑膜炎　purulent meningitis
化脓性脑室炎　purulent ventriculitis
化脓性矢状窦血栓形成　suppurative sagittal sinus thrombosis
化脓性乙状窦血栓形成　suppurative sigmoid sinus thrombosis
化脓性直窦血栓形成　suppurative straight sinus thrombosis
化学性多神经病　chemical polyneuropathy

化学性脑膜炎　chemical meningitis

还原体肌病　reducing body myopathy

环境性睡眠障碍　environmental sleep disorder　［又称］睡眠障碍

灰质变性　Alpers syndrome　［又称］阿尔珀斯综合征△

混合型阿尔茨海默病　mixed type of Alzheimer disease

混合型脑膜瘤　mixed meningioma

混合性睡眠呼吸暂停低通气综合征　mixed sleep apnea hypopnea syndrom

混合性周围神经病　mixed peripheral neuropathy

获得性癫痫性失语　acquired aphasia with epilepsy　［又称］获得性失语综合征△，Landau-Kleffner 综合征△

获得性多灶性感觉运动神经病　acquired multifocal sensorymotor neuropathy　［又称］多灶性感觉运动神经病△

获得性脑弓形虫病　acquired cerebral toxoplasmosis

获得性周围神经病　acquired peripheral neuropathy

肌、眼、脑病　muscle-eye-brain disease　［又称］肌 - 眼 - 脑病△

肌病伴有镶边空泡　myopathy with rimmed vacuole

肌病伴有圆柱状螺旋体　myopathy with cylindrical body

肌管性肌病　myotubular myopathy　［又称］肌管肌病△

肌皮神经损伤　injury of musculocutaneous nerve

肌肉活组织检查　muscle biopsy

肌神经疾患　myoneural disorder

肌萎缩侧索硬化　amyotrophic lateral sclerosis

肌营养不良　muscular dystrophy

肌张力障碍　dysmyotonia

肌阵挛 - 猝倒发作的癫痫　myoclonic-atonic epilepsy　［又称］Doose 综合征△

肌阵挛癫痫伴破碎红纤维　myoclonic epilepsy with ragged red fibre　［又称］Merrf 综合征△

肌阵挛发作　myoclonic seizure

肌阵挛失神癫痫　epilepsy with myoclonic absence

肌阵挛失张力发作　epilepsy with myoclonic atonic seizure

肌阵挛小脑性共济失调　myoclonus cerebellar ataxia　［又称］肌阵挛性肌张力障碍张力失常△，拉姆齐·亨特综合征△

肌阵挛性肌张力障碍　myoclonic dystonia

肌阵挛性失神发作　myoclonic absence seizure　［又称］肌阵挛失神△

肌阵挛性小脑协同失调　myoclonic cerebellar dyssynergia

基底动脉闭塞　basilar artery occlusion

基底动脉闭塞和狭窄（未造成脑梗死）　basilar artery occlusion and stenosis without cerebral infarction

基底动脉畸形　basal artery malformation

基底动脉夹层　basal artery dissection

基底动脉尖综合征　top of basilar artery syndrome

基底动脉瘤　basilar artery aneurysm

基底动脉瘤破裂　basilar artery aneurysm rupture　［又称］基底动脉顶端动脉瘤破裂△

基底动脉栓塞　basilar arterial thrombosis

基底动脉狭窄　basilar arterial stenosis

基底动脉血栓形成　vertebrobasilar thrombosis

基底节病变　basal ganglia lesion

基底节出血　basal ganglia hemorrhage　［又称］基底节区出血△

基底节梗死　basal ganglia cerebral infarction

基底节脓肿　basal ganglia abscess

基底型偏头痛　basilar migraine　［又称］基底动脉型偏头痛△

畸胎瘤　teratoma

吉兰 - 巴雷综合征　Guillain-Barre syndrome，acute inflammatory demyelinating polyradiculoneuropathy　［又称］急性感染性多神经炎△，急性炎症性脱髓鞘性多发性神经根神经病△

急性播散性脑脊髓炎　acute disseminated encephalomyelitis

急性播散性脑炎　acute disseminated encephalitis

急性播散性脱髓鞘病　acute disseminated demyelinating disease

急性长节段横贯性脊髓炎　acute longitudinally extensive transverse myelitis

急性出血性脑白质病　acute hemorrhagic leukoencephalopathy

急性泛自主神经病　acute panautonomic neuropathy

急性感觉神经病　acute sensory neuropathy

急性感觉运动神经病　acute sensorymotor neuropathy　［又称］急性运动感觉轴索性神经病△

急性高原病　acute high altitude sickness

急性和亚急性出血性白质脑炎　acute and subacute haemorrhagic leukoencephalitis

急性横贯性脊髓炎　acute transverse myelitis

急性脊髓灰质炎　acute poliomyelitis

急性脊髓炎　acute myelitis

急性脑膜脑炎　acute meningoencephalitis

急性脑膜炎　acute meningitis

急性脑血管病　acute cerebrovascular disease

急性全自主神经障碍　acute complete autonomic nerve disorder

急性上行性脊髓炎　acute accending myelitis

急性神经根脊髓炎　acute myeloradiculitis

急性透析性脑病　acute dialysis encephalopathy

急性外伤后头痛　acute post-traumatic headache

急性小脑炎　acute cerebellitis

急性硬膜下出血　acute subdural hemorrhage

急性运动轴索性神经病　acute motor axonal neuropathy

急性中毒性脑病　acute toxic encephalopathy

急性轴索性运动神经病　acute motor axonal neuropathy　［又称］急性运动轴索性神经病△，急性运动感觉轴索性神经病△

脊神经根损伤　injury of spinal nerve root

脊髓变性　spinal degeneration

脊髓电子神经刺激器引起的机械性并发症　mechanical complication caused by spinal cord electronic nerve stimulator

脊髓动静脉瘘　spinal arteriovenous fistulae　［又称］髓内动静脉瘘△

脊髓多发性硬化　spinal multiple sclerosis

脊髓后侧索综合征　posterolateral spinal symdrome　［又称］脊髓后侧索硬化△，达纳 - 普特南综合征△

脊髓灰质炎顿挫型　abortive type of spodiomyelitis

脊髓灰质炎后遗症　postpoliomyelitis syndrome

脊髓灰质炎瘫痪型　paralytic type of spodiomyelitis

脊髓灰质炎无瘫痪型　non-paralytic type of spodiomyelitis

脊髓交界性肿瘤　borderline spinal neoplasm

脊髓结核瘤　spinal cord tuberculoma

脊髓空洞性夏科关节病　syringomyelia Charcot's arthropathy

脊髓空洞症　syringomyelia

脊髓痨　tabes dorsalis

脊髓囊虫病　spinal cysticercosis

脊髓囊肿　myelocyst

脊髓脓肿　spinal cord abscess

脊髓膨出　spinal protrution

脊髓前动脉瘤　spinal cord ventral aneurysm　［又称］脊髓动脉瘤△

脊髓前动脉瘤破裂　spinal cord ventral aneurysm rupture

脊髓肉芽肿　spinal granuloma

脊髓神经根病　myeloradiculopathy

脊髓神经根炎　myeloradiculitis

脊髓栓系综合征　tethered cord syndrome

脊髓小脑变性　spinal cerebeller degeneration

脊髓小脑性共济失调　spinocerebellar ataxia

脊髓性肌萎缩　spinal muscular atrophy

脊髓性肌萎缩琉球型　Ryukyuan type of spinal muscular atrophy

脊髓血管畸形　vascular malformation of spinal cord

脊髓亚急性联合变性　subacute combined degeneration of spinal cord　［又称］侧索联合变性病△，亚急性脊髓联合变性病△

脊髓延髓肌萎缩症　spinal and bulbar muscular atrophy　［又称］延髓脊髓性肌萎缩△，肯尼迪病△，Kennedy 病△

脊髓炎　myelitis

脊髓炎后遗症　sequelae of myelitis

脊髓粘连　adhesion of the spinal cord　［又称］脊髓蛛网膜粘连△

脊髓蛛网膜炎　spinal arachnoiditis

脊髓纵裂畸形　congenital diastematomyelia　[又称]先天性脊髓纵裂△

脊柱结核　spinal tuberculosis

继发性不安腿综合征　secondary restless legs syndrome

继发性侧索硬化　secondary lateral sclerosis

继发性低血钾性周期性麻痹　secondary periodic paralysis due to hypokalaemia　[又称]继发性低钾型周期性瘫痪△

继发性肌张力障碍　secondary dystonia

继发性脑积水　secondary hydrocephalus

继发性脑室出血　secondary ventricular hemorrhage

继发性帕金森综合征　secondary Parkinsonism

继发性三叉神经痛　secondary trigeminal neuralgia

继发性舌咽神经痛　secondary glossopharyngeal neuralgia

继发性失眠　secondary insomnia

继发于结缔组织病的周围神经病　peripheral neuropathy secondary to connective tissue disease

继发于另一种躯体状况的发作性睡病　secondary to sleep another body condition of relapsing disease

寄生虫病并发肌病　parasitic disease complicated with myopathy　[又称]寄生虫性肌炎△,寄生虫疾病合并肌病△

寄生虫性脑膜炎　parasite meningitis

加利福尼亚脑炎　California encephalitis

家族性阿尔茨海默病性痴呆(晚发性)　late-onset family Alzheimer disease　[又称]晚发型家族性阿尔茨海默病△

家族性阿尔茨海默病性痴呆(早发性)　early-onset family Alzheimer disease　[又称]家族性阿尔茨海默病(早发性)△,早发型阿尔茨海默病△

家族性(常染色体显性遗传)局灶性癫痫　familial (autosomal dominant) focal epilepsy　[又称]家族性局灶性癫痫△

家族性淀粉样变性周围神经病　familial amyloidosis peripheral neuropathy

家族性高血钾性周期性麻痹　familial hyperkalemic periodic paralysis

家族性颞叶癫痫　familial temporal lobe epilepsy

家族性帕金森综合征伴周围神经病　familial Parkinsonism with peripheral neuropathy

家族性偏瘫型偏头痛　familial hemiplegic migraine

家族性特发性基底节钙化症　familial idiopathic basal ganglia calcification　[又称]Fahr病△

家族性震颤　familial tremor

家族性肢带肌无力　familial limb-girdle myasthenia

家族性致死性失眠症　familial fatal insomnia　[又称]家族性致死性失眠△

家族性自主神经功能失调　familial dysautonomia　[又称]家族性植物神经功能失调△

夹层动脉瘤　dissecting aneurysm

甲亢性肌无力综合征　hyperthyreosis myasthenic syndrome

甲亢性周期性瘫痪　hyperthyreosis periodic paralysis　[又称]甲亢性周期性麻痹△

甲状旁腺功能减低合并肌病　infectious disease complicated with myopathy　[又称]甲状旁腺功能减退性肌病△

甲状旁腺功能减退伴肌病　myopathy with hypoparathyroidism　[又称]甲状旁腺功能减退性肌病△

甲状旁腺功能减退脑病　hypoparathyroidism encephalopathy

甲状旁腺功能亢进合并肌病　hyperparathyroidism complicated with myopathy　[又称]甲状腺功能亢进性肌病△

甲状旁腺功能亢进脑病　hyperparathyroidism encephalopathy

甲状腺功能减退脑病　hypothyroidism encephalopathy

甲状腺功能减退所致精神障碍　mental disorder due to hypothyroidism

甲状腺功能减退性肌病　myopathy with hypothyroidism, hypothyroid myopathy　[又称]甲状腺机能减退伴肌病△

甲状腺功能亢进伴眼肌病　ocular myopathy with hyperthyroidism

甲状腺功能亢进所致精神障碍　mental disorder due to hyperthyroidism

甲状腺功能亢进性脑病　hyperthyroidism encephalopathy

甲状腺功能异常眼外肌麻痹　dysthyroid ophthalmoplegia　[又称]甲状腺相关眼病△

假性肌张力障碍　pseudodystonia

假性脑膜炎　meningism

间脑病　diencephalosis

间脑炎　diencephalitis

肩腓型脊髓性肌萎缩　scapuloperoneal form of spinal muscular atrophy

肩和上臂多发性神经损伤　multiple nerves injuries of the shoulder and upper arm　[又称]肩和上臂水平的多神经损伤△

肩和上臂皮感觉神经损伤　cutaneous sensory nerve injury of shoulder and brachium　[又称]肩和上臂水平的皮感觉神经损伤△

肩和上臂神经损伤　shoulder and upper arm nerve injury　[又称]肩和上臂水平的多神经损伤△

肩胛腓型脊髓性肌萎缩　scapularperoneal spinal muscular atrophy

肩胛上神经卡压综合征　suprascapular nerve entrapment syndrome

肩手综合征　shoulder-hand syndrome

减压病　decompression sickness

睑痉挛　blepharospasm　[又称]眼睑痉挛△

睑痉挛-口下颌肌张力障碍　blepharospasm oromandibular dystonia　[又称]Meige's syndrome△

僵人综合征　stiff man syndrome

交感神经链综合征　sympathetic chain syndrome

交感神经炎　sympathetic neuritis

交通脑积水　communicating hydrocephalus

胶原病性神经炎　collagenous neuritis

脚气病性多神经炎　beriberi polyneuritis

觉醒不全综合征　awakening insufficiency syndrome

节段性肌张力障碍　segmental dystonia　[又称]节段型肌张力障碍△

节律性运动障碍　rhythmic movement disorder

结核性脊膜炎　tuberculous meningitis　[又称]结核性脑膜炎后遗症△

结核性脑动脉炎　tuberculous cerebral arteritis

结核性脑膜脑炎　tuberculous meningoencephalitis

结核性脑膜炎　tuberculous meningitis

结核性脑炎　tuberculosis encephalitis

结节伴多发性颅神经麻痹　sarcoidosis with multiple cranial nerves palsy　[又称]结节病性多发脑神经麻痹△

结节性多动脉炎　polyarteritis nodosa

结节性硬化症　tuberous sclerosis

介入治疗后出血　haemorrhage after interventional therapy　[又称]经皮冠状动脉介入治疗后并发症△

紧张性头痛　tension headache　[又称]紧张型头痛△

进食诱发的反射性癫痫　eating induced reflex epilepsy

进行性苍白球变性　Winkelman's disease

进行性多灶性白质脑病　progressive multifocal leukoencephalopathy

进行性多灶性白质脑病伴AIDS　progressive multifocal leucoencephalopathy with AIDS

进行性风疹全脑炎　progressive rubella panencephalitis

进行性核上性麻痹　progressive supranuclear palsy

进行性肌萎缩　progressive muscular atrophy　[又称]进行性肌肉萎缩症△

进行性肌阵挛癫痫　progressive myoclonic epilepsy　[又称]进行性肌阵挛性癫痫△

进行性脊肌萎缩　progressive spinal muscular atrophy　[又称]进行性脊髓性肌萎缩△

进行性小脑共济失调　progressive cerebellar ataxia

进行性延髓麻痹　progressive bulbar palsy　[又称]进行性球麻痹△

进行性婴儿期灰质营养不良　progressive infantile gray matter dystrophy

进行性脂肪营养不良　progressive lipodystrophy　[又称]远心性脂肪营养不良△

惊吓诱发的反射性癫痫　frightening evoked reflex epilepsy　[又称]惊吓性癫痫△

精神发育迟缓　mental retardation

颈臂综合征　cervicobrachial syndrome

颈动脉闭塞和狭窄(未造成脑梗死)　carotid artery occlusion and stenosis, caused no cerebral infarction　[又称]颈动脉闭塞和狭窄△

颈动脉闭塞或狭窄性脑梗死　carotid artery occlusion or stenosis cerebral infarction　[又称]颈动脉闭塞脑梗死△

颈动脉粥样硬化　carotid artery atherosclerosis　[又称]颈动脉硬化△

颈动脉窦性晕厥　carotid sinus syncope, cervical syncope　[又称]颈性晕厥△

颈动脉梗死　carotid artery infarction

颈动脉夹层　carotid dissection

颈动脉狭窄　carotid artery stenosis

颈动脉血栓形成　carotid artery thrombosis

颈静脉球瘤　tumor of glomus jugulare

颈内动脉闭塞　internal carotid artery occlusion

颈内动脉海绵窦瘘　carotid-cavernous fistula

颈内动脉夹层　internal carotid artery dissection

颈内动脉瘤　internal carotid aneurysm

颈内动脉缺血　internal carotid artery ischemia

颈内动脉栓塞　internal carotid artery embolism

颈内动脉狭窄　internal carotid artery stenosis

颈内动脉血栓形成　internal carotid artery thrombosis

颈神经根损害　injury of cervical nerve root

颈神经根炎　cervical radiculitis

颈外动脉夹层　external carotid artery dissection

颈源性头痛　cervicogenic headache　[又称]颈神经后支源性头痛△, 高位神经根性颈椎病△

颈总动脉闭塞　common carotid artery occlusion

颈总动脉夹层　carotid artery dissection

颈总动脉狭窄　carotid arterial stenosis

胫后神经嵌压综合征　posterior tibial nerve compression syndrome　[又称]胫后神经卡压综合征△

胫神经麻痹　tibial never palsies

痉挛　spasm

痉挛性截瘫步态　spastic paraplegic gait

静脉性梗死　venous infarction

静脉血管瘤　venous hemangioma　[又称]静脉性血管瘤△

酒精性痴呆　alcoholic dementia　[又称]酒精中毒性痴呆△

酒精性的神经系统变性　alcoholic neurodegenerative disease

酒精性肌病　alcoholic myopathy　[又称]酒精中毒性肌病△

酒精性脑变性　alcoholic cerebral degeneration

酒精性小脑变性　alcoholic cerebellar degeneration

酒精性小脑共济失调　alcoholic cerebellar ataxia　[又称]酒精中毒性小脑共济失调△

酒精遗忘综合征　alcoholic amnestic syndrome

酒精(乙醇)戒断性发作　alcohol(ethanol)withdrawal seizure

酒精中毒性多神经病　alcoholic polyneuropathy

酒精中毒性科尔萨科夫综合征　Korsakov's syndrome, intoxication in alcohol-induced　[又称]酒精相关性遗忘综合征△

酒精中毒性脑病　alcoholism encephalopathy

酒精中毒性胼胝体病变　alcoholic corpus callosum lesion

酒精中毒性视神经病变　alcoholic toxic optic neuropathy　[又称]中毒性视神经病变△

酒精中毒性周围神经病　alcoholism peripheral neuropathy

局限性颅内压增高　localized increased intracranial pressure　[又称]良性颅内高压△

局限性脑膜炎　limitation of meningitis

局限性脑炎　limitation of encephalitis

局灶负性肌阵挛　focal negative myoclonic seizure　[又称]负性肌阵挛△

局灶型肌张力障碍　focal dystonia

局灶阵挛性发作　focal myoclonic seizure

巨脑症　megalencephaly　[又称]巨脑△, 先天巨脑回△, 先天性巨脑回△

巨细胞病毒性脑炎　cytomegalovirus encephalitis

巨细胞性动脉炎　giant cell arteritis　[又称]巨细胞动脉炎△

巨轴索神经病　giant axonal neuropathy

军团菌性脑炎　legionella bacteria encephalitis

卡恩斯 - 塞尔综合征　Kearns-Sayre syndrome　[又称]眼肌麻痹综合征△, 眼肌麻痹伴房室阻滞△, 眼外肌麻痹 - 色素性视网膜炎 - 心脏传导阻滞综合征△, 慢性进行性眼肌麻痹△

凯 - 弗环　Kayser-Fleischer ring

抗 AMPA 受体脑炎　anti-AMPA receptor encephalitis

抗 amphiphysin 相关脑炎　anti-amphiphysin related encephalitis

抗 CV2 抗体相关脑炎　anti-CV2 antibody related encephalitis

抗 GAD 抗体相关脑炎　anti-GAD antibody related encephalitis

抗 Gly 受体抗体脑炎　anti-Gly receptor antibody encephalitis

抗 Ma_2 相关脑炎　anti-Ma_2 related encephalitis　[又称]抗 Ma_2 脑炎△

抗 mGluR 脑炎　anti-mGlu receptor encephalitis

抗 N- 甲基 -D- 天冬氨酸受体(NMDAR)脑炎　anti-NMDAR antibody encephalitis　[又称]抗 N- 甲基 -D- 门冬氨酸受体脑炎△

抗 Ri 相关脑炎　anti-Ri related encephalitis

抗 SOX_1 相关脑炎　anti-SOX_1 related encephalitis

抗 Yo 抗体相关脑炎　anti-Yo antibody related encephalitis

抗富亮氨酸胶质瘤失活 1 蛋白(LGI_1)相关自身免疫性脑炎　anti-LGI1 related autoimmune encephalitis

抗 - 伽玛 - 氨基丁酸 B(GABA-B)受体脑炎　anti-GABA receptor encephalitis

抗接触蛋白相关蛋白样 2($CASPR_2$)相关脑炎　anti-$CASPR_2$ related encephalitis

柯萨奇病毒性脑膜炎　Coxsackie virus meningitis

柯萨奇病毒性脑炎　Coxsackie virus encephalitis

科布综合征　Cobb syndrome

咳嗽晕厥　cough syncope　[又称]咳嗽性晕厥△

可传播海绵状脑病　transmissible spongiform encephalopathy

可逆性后部白质脑病综合征　reversible posterior leukoencephalopathy syndrome, RPLS　[又称]可逆性后部脑白质脑病△

克莱内 - 莱文综合征　Kleine-Levin syndrome　[又称]Kleine-Levin 综合征△, 周期性嗜睡与病理性饥饿综合征△

克雷伯肺炎杆菌脑膜炎　Klebsiellar meningitis

克罗斯综合征　Cross syndrome　[又称]视交叉综合征△

克 - 雅病　Creutzfeldt-Jakob disease　[又称]克罗伊茨费尔特 - 雅各布病△

刻板症　stereotypia

空泡样脊髓病　vacuolar myelopathy

库鲁病　Kuru disease

快速眼动睡眠相关性窦性停搏　REM sleep-related sinus arrest

快速眼动睡眠行为障碍　REM sleep behavior disorder　[又称]快动眼睡眠行为障碍△

髋部多神经损伤　multiple nerves injuries of the hip

髋部股神经损伤　hip femoral nerve injury　[又称]髋和大腿水平的多神经损伤△, 股神经损伤△

髋部皮感觉神经损伤　cutaneous sensory nerve injury of hip　[又称]髋和大腿水平的皮感觉神经损伤△

髋部神经损伤　hip nerve injury　[又称]髋和大腿水平的多神经损伤△

髋部坐骨神经损伤　injury of sciatic nerve of hip

眶上神经痛　supraorbital neuralgia

眶下神经损伤　infraorbital nerve injury

拉福拉病　Lafora disease　[又称]Lafora 病△

莱姆病　Lyme disease

莱姆病神经病　nervous system Lyme disease　[又称]神经莱姆病△

莱施 - 奈恩综合征　Lesch-Nyhan syndrome　[又称]莱施 - 尼汉综合征△, Lesch-Nyhan 综合征△

兰伯特 - 伊顿肌无力综合征　Lambert-Eaton myasthenic Syndrome　[又称]肌无力综合征△

狼疮脑病　lupus encephalopathy

狼疮性脊髓病变　lupus myeleterosis

狼疮性神经炎　lupus neuritis

狼疮性周围神经病　lupus peripheral neuropathy

老年性舞蹈病　senile chorea

雷诺现象　Raynaud phenomenon

雷诺综合征　Raynaud syndrome

雷特综合征　Rett syndrome　[又称]Rett 综合征△

雷耶综合征　Reye's syndrome　[又称]瑞氏综合征△,脑病合并内脏脂肪变性△

肋间神经病　intercostal neuropathy

肋间神经损伤　intercostal nerve injury

肋间神经痛　intercostal neuralgia　[又称]肋间神经炎△

类风湿性多神经病　rheumatoid polyneuropathy　[又称]类风湿性关节炎伴多神经病△

类固醇激素反应性慢性淋巴细胞性炎症伴脑桥周围血管强化症　chronic lymphocytic inflammation with pontine perivascular enhancement responsive to steroid　[又称]CLIPPERS 综合征△

梨状肌综合征　pyriformis syndrome

李斯特菌脑炎　Listeria encephalitis

李斯特菌性脑膜脑炎　Listeria meningoencephalitis

李斯特菌性脑膜炎　Listeria meningitis

立克次体脑炎　rickettsial encephalitis

镰状细胞病　sickle-cell disease　[又称]镰状细胞疾病△,血红蛋白 S 病△

链球菌性脑膜炎　streptococcal meningitis

良性单肢肌萎缩　benign monomelic amyotrophy

良性复发性脑膜炎　benign recurrent meningitis

良性肌痛性脑脊髓炎　benign myalgic encephalomyelitis

良性家族性新生儿癫痫　benign familial neonatal epilepsy　[又称]良性家族性新生儿惊厥△

良性家族性婴儿癫痫　benign familial infantile epilepsy

良性颅内压增高　benign intracranial hypertension　[又称]特发性颅内压增高综合征△

良性特发性震颤　benign essential tremor　[又称]特发性震颤△

良性新生儿癫痫发作　benign neonatal convulsion　[又称]良性新生儿惊厥△

良性遗传性舞蹈症　benign hereditary chorea　[又称]良性家族性舞蹈病△,良性遗传舞蹈病△

良性婴儿癫痫发作(非家族性)　benign infantile seizure(non-familial)

良性婴儿肌阵挛性癫痫　benign infantile myoclonic epilepsy　[又称]良性婴儿肌阵挛癫痫△

良性早发性儿童枕叶癫痫(Panayiotopoulos 型)　earlyonset benign childhood occipital epilepsy(Panayiotopoulos type)　[又称]早发性良性儿童枕叶癫痫△

临床孤立综合征　clinical isolated syndrome

淋巴瘤样肉芽肿病　lymphomatoid granulomatosis

淋巴细胞脉络丛脑膜炎　lymphocytic choriomeningitis　[又称]淋巴细胞性脉络丛脑膜△

淋球菌性脑膜炎　gonorrheal meningitis

流感嗜血杆菌脑膜炎　haemophilus influenzae meningitis　[又称]流感嗜血杆菌化脓性脑膜炎△

流行性脑脊髓膜炎　epidemic cerebrospinal meningitis　[又称]脑膜炎球菌性脑膜炎△

流行性腮腺炎病毒性脑炎　mumps encephalitis

流行性腮腺炎性多神经病　mumps polyneuropathy

流行性腮腺炎性脑脊髓炎　mumps encephalomyelitis

流行性腮腺炎性脑膜炎　mumps meningitis

流行性眩晕　epidemic vertigo

流行性乙型脑炎　epidemic encephalitis type B

流行性乙型脑炎后遗症　epidemic encephalitis type B sequelae

流行性乙型脑炎极重型　extremely heavy epidemic encephalitis B　[又称]极重型流行性乙型脑炎△

流行性乙型脑炎普通型　epidemic encephalitis B　[又称]普通型流行性乙型脑炎△

流行性乙型脑炎轻型　epidemic light encephalitis B　[又称]轻型流行性乙型脑炎△

流行性乙型脑炎重型　epidemic severe encephalitis B　[又称]重型流行性乙型脑炎△

颅底化脓性脑膜炎　purulent meningitis of skull base　[又称]化脓性脑膜炎△

颅底蛛网膜炎　skull base arachnitis

颅肥厚性硬脑膜炎　hypertrophic cranial pachymeningitis　[又称]特发性肥厚性硬脑膜炎△

颅骨板障内蛛网膜囊肿　skull plate barrier arachnoid cyst

颅内出血后遗症　intracranial hemorrhage sequelae　[又称]脑内出血后遗症△

颅内创伤性动脉瘤　intracranial traumatic aneurysm

颅内动静脉畸形　intracranial arteriovenous malformation　[又称]脑动静脉畸形△

颅内动脉瘤　intracranial aneurysm

颅内多发动脉瘤　multiple intracranial aneurysms

颅内感染　intracranial infection

颅内海绵状血管瘤　intracranial cavernous hemangioma

颅内积气　intracranial pneumatocele,pneumocephalus

颅内交界性肿瘤　borderline intracranial tumor

颅内静脉窦静脉炎　intracranial venous sinus phlebitis

颅内静脉窦血栓形成　intracranial venous sinus thrombosis　[又称]颅内静脉系统血栓形成△,非化脓性颅内静脉窦非脓性血栓形成△

颅内囊肿　intracranial cyst

颅内脓肿　intracranial abscess

颅内、外动脉夹层　intracranial,outside artery dissection

颅内血管瘤　intracranial angioma

颅内炎性肉芽肿　intracranial inflammatory granuloma

颅内硬膜外脓肿　intracranial extradural empyema　[又称]硬膜外脓肿△

颅内硬膜外肉芽肿　intracranial epidural granuloma　[又称]硬脑膜外肉芽肿△

颅内硬膜下脓肿　intracranial subdural abscess

颅内硬膜下肉芽肿　intracranial subdural granuloma　[又称]硬膜下肉芽肿△

颅内占位性病变　intracranial space occupying lesion

颅内脂肪瘤　intracranial lipoma

颅神经麻痹　cranial nerve palsy

颅神经炎　cranial neuritis

颅外动脉夹层　extracranial artery dissection

路易体痴呆　dementia with Lewy body

伦诺克斯 - 加斯托综合征　Lennox-Gastaut syndrome,LGS　[又称]Lennox-Gastaut 综合征△

麻痹性痴呆　general paresis of insane

麻风病神经病　leprosy neuropathy

麻疹并发脑膜炎　measles complicated by meningitis　[又称]麻疹脑膜炎△

麻疹并发脑炎　measles complicated by encephalitis　[又称]麻疹脑炎△

马查多 - 约瑟夫病　Machado-Joseph disease　[又称]脊髓小脑性共济失调 3 型△

马德拉斯型运动神经元病　Madras type motor neuron disease　[又称]马德拉斯运动神经元病△

马方综合征　Marfan syndrome　[又称]马凡综合征△

马尾囊虫病　horsetail cysticercosis

马尾粘连　adhesions of the cauda equina　[又称]脊髓蛛网膜粘连△

马尾综合征　cauda equina syndrome

脉络丛囊肿　choroid plexus cyst

脉络膜前动脉梗死　anterior choroidal artery infarction

脉络膜前动脉夹层　anterior choroidal artery dissection

脉络膜前动脉瘤　anterior choroidal artery aneurysm

脉络膜前动脉瘤破裂蛛网膜下腔出血　anterior choroidal artery aneurysm rupture subarachnoid hemorrhage

慢波睡眠中持续性棘 - 慢复合波癫痫　epilepsy with continuous spike wave during slow wave sleep,epileptic encephalopathy with electrical status epilepticus during slow wave sleep　[又称]慢波睡眠中持续棘慢复合波癫痫△

慢性丛集性头痛　chronic cluster headache

慢性紧张型头痛　chronic tension-type headache

慢性紧张型头痛伴颅骨膜压痛　chronic tension-type headache with pericranium tenderness

慢性紧张型头痛不伴颅骨膜压痛　chronic tension-type headache without pericranium tenderness

慢性进行性部分癫痫持续状态　chronic progressive epilepsia partialis continua　[又称]Rasmussen 综合征△

慢性进行性外眼肌麻痹　chronic progressive external ophthalmoplegia

慢性酒精中毒性神经病　chronic alcoholic neuropathy，chronic alcoholic peripheral neuropathy　[又称]慢性酒精中毒性分裂样精神病△

慢性酒精中毒性神经肌病　chronic alcoholic neuromyopathy

慢性酒精中毒性神经系统损害　chronic alcoholic neurological damage

慢性脑膜炎　chronic meningitis　[又称]脑膜炎△

慢性恰加斯病伴脑膜炎　chronic Chagas disease associated with meningitis

慢性恰加斯病伴脑炎　meningoencephalitis in Chagas disease

慢性透析性脑病　chronic dialysis encephalopathy　[又称]透析相关性脑病△

慢性外伤后头痛　chronic post-traumatic headache　[又称]慢性创伤后头痛△

慢性炎症性脱髓鞘性多发性神经病　chronic inflammatory demyelinating polyneuropathy　[又称]慢性吉兰 - 巴雷综合征△

慢性硬膜下血肿　chronic subdural hematoma

慢性阵发性偏头痛　chronic paroxysmal hemicrania　[又称]慢性偏头痛△

慢性中毒性脑病　chronic toxic encephalopathy

猫抓性脑炎　cat scratch encephalitis

毛细管扩张　telangiectasia

梅毒肉芽肿　syphilis granuloma

梅毒性多神经病　syphilitic polyneuropathy

梅毒性脊膜炎　syphilis myelitis

梅毒性脑动脉炎　syphilitic arteritis brain

梅毒性脑膜脑炎　syphilis meningomyelitis

梅毒性脑膜炎　syphilis meningitis

梅毒性脑炎　syphilis encephalitis

梅毒性神经瘫　syphilitic paralysis

梅毒性视神经萎缩　syphilitic optic atrophy

梅毒性树胶肿　syphilitic gumma

梅毒性血管炎　syphilitic vasculitis

霉变甘蔗中毒　mildew sugar cane poisoning

梦魇　nightmare　[又称]梦魇障碍△

弥漫性颅内压增高　diffuse intracrinial hypertension

弥漫性硬化　diffuse sclerosis　[又称]弥漫性硬皮△，病席尔德病△，Schilder 病△

迷走神经疾病　vagus nerve disease　[又称]迷走神经疾患△

迷走神经亢进　vagus nerve with hyperthyroidism

迷走神经损伤　vagus nerve injury

免疫相关性周围神经病　immune associated peripheral neuropathy

面部偏侧萎缩　facial hemiatrophy，Parry-Romberg syndrome　[又称]面偏侧萎缩症△，帕罗综合征△

面肌痉挛　hemifacial spasm

面肩肱型肌营养不良　facioscapulohumeral muscular dystrophy

面肩肱型脊髓性肌萎缩　facioscapulohumeral form of spinal muscular atrophy

面偏侧肥大　facial hemihypertrophy　[又称]面偏侧肥大症△

面神经功能障碍　facial nerve dysfunction

面神经麻痹　facial nerve paralysis　[又称]面瘫△

面神经炎　facial neuritis

磨牙症　bruxism　[又称]夜磨牙症△

末梢神经退行性改变　peripheral nerve degeneration

莫顿跖痛症　Morton neuralgia　[又称]行军足△，Morton 病△

莫旺病　Morvan syndrome　[又称]Morvan 综合征△

拇指神经损伤　nerve injury of thumb，thumb nerve injury　[又称]拇指指神经损伤△

难治性癫痫　intractable epilepsy

脑白质病　leukoencephalopathy

脑白质营养不良　leukodystrophy

脑包虫病　cerebral echinococcosis　[又称]脑棘球蚴病△

脑并殖吸虫病　cerebral paragonimiasis　[又称]脑肺吸虫病△，肺吸虫病(脑型)△

脑病　encephalopathy

脑病并内脏脂肪变性综合征　encephalopathy with visceral fat degeneration syndrome

脑出血　cerebral hemorrhage

脑出血后遗症　sequelae of cerebral hemorrhage　[又称]脑内出血后遗症△

脑出血恢复期　recovery period of cerebral hemorrhage

脑出血血肿扩大　cerebral hemorrhage hematoma expansion

脑穿通畸形　porencephaly　[又称]先天性脑穿通畸形△

脑挫伤　contusion of brain

脑电子神经刺激器引起的机械性并发症　mechanical complication caused by electronic brain nerve stimulator

脑淀粉样血管病　cerebral amyloid angiopathy

脑动静脉畸形未破裂出血　cerebral arteriovenous malformation without ruptured hemorrhage　[又称]动静脉畸形(任何部位)△，脑动静脉畸形△

脑动脉闭塞性脑梗死　cerebral arterial occlusive cerebral infarction　[又称]大脑动脉闭塞脑梗死△

脑动脉的闭塞或狭窄(未造成脑梗死)　cerebral artery occlusion or stenosis，caused no cerebral infarction

脑动脉供血不足　cerebral arterial insufficiency　[又称]椎基底动脉供血不足△

脑动脉畸形破裂出血　cerebral artery malformation rupture hemorrhage

脑动脉夹层　cerebral artery dissection

脑动脉夹层伴出血　cerebral artery dissection associated with bleeding

脑动脉夹层不伴出血　cerebral artery dissection which is not associated with bleeding　[又称]大脑动脉夹层形成(未破裂)△

脑动脉夹层不伴梗死　cerebral artery dissection is not associated with infarction

脑动脉痉挛　cerebral arterial spasm

脑动脉瘤(非破裂性)　brain aneurysm，non burst　[又称]脑动脉瘤(未破裂)△

脑动脉瘤弹簧圈栓塞术后出血　postoperative bleeding brain aneurysm coil embolism

脑动脉狭窄性脑梗死　cerebral infarction of cerebral artery stenosis　[又称]大脑动脉狭窄脑梗死△

脑动脉炎　cerebral arthritis

脑动脉粥样硬化　cerebral atherosclerosis　[又称]大脑动脉粥样硬化△

脑分水岭梗死　cerebral watershed infarction

脑钙化　cerebral calcification

脑干病变　brainstem lesion

脑干出血　hemorrhage of brain stem　[又称]脑干的脑内出血△

脑干多发性硬化　brainstem multiple sclerosis

脑干梗死　brain stem infarction

脑干功能衰竭　failure of the brainstem function

脑干脑炎　brainstem encephalitis

脑干受压　brainstem compression

脑干水肿　brainstem edema

脑梗死　cerebral infarction

脑梗死后继发出血　secondary bleeding after cerebral infarction　[又称]脑梗死后出血△

脑梗死后继发出血性渗出　hemorrhagic effusion after cerebral infarction

脑梗死后继发血肿　secondary hematoma after cerebral infarction

脑梗死后遗症　cerebral infarction sequela

脑梗死恢复期　recovery period of cerebral infarction

脑弓形虫病　cerebral toxoplasmosis

脑过度灌注综合征　cerebral hyperperfusion syndrome

脑过小　microencephaly

脑海绵状血管瘤　cerebral cavernoma

脑海绵状血管瘤破裂出血　cerebral cavernous hemangioma rupture hemorrhage

脑灰质异位症　gray matter heterotopia　［又称］脑灰质异位△

脑基底动脉瘤　basal brain aneurysm

脑脊膜膨出　meningocele　［又称］先天性脑(脊)膜膨出△，先天性脑脊膜膨出△，脑(脊)膜膨出△

脑脊膜血管梅毒　meninges vascular syphilis

脑脊髓神经病　meninges neuropathy

脑脊髓神经根病　meninges radiculopathy

脑脊髓神经根炎　encephalomyeloradiculitis

脑脊髓炎　encephalomyelitis

脑脊液异常　abnormality of CSF

脑结核瘤　brain tuberculoma

脑静脉闭塞后出血　haemorrhage after cerebral venous occlusion

脑静脉畸形　cerebral venous malformation

脑静脉畸形破裂出血　cerebral venous malformation rupture hemorrhage

脑裂头蚴病　cerebral sparganosis　［又称］脑型裂头蚴病△

脑毛细血管扩张症　brain capillary expansion

脑膜动静脉瘘　meningeal arteriovenous fistula

脑膜脊髓病　meningomyelopathy

脑膜瘤　meningioma

脑膜脑膨出　meningoencephalocele　［又称］先天性脑膜脑膨出△

脑膜脑炎　meningoencephalitis

脑膜炎　meningitis

脑膜炎恢复期　meningitis recovery

脑膜炎球菌感染后关节炎　meningococcal polyarthritis

脑膜炎球菌性关节炎　meningococcal arthritis

脑膜炎球菌性脊髓脊膜炎　meningococcal meningitis the spinal cord

脑膜炎球菌性结膜炎　meningococcal conjunctivitis

脑膜炎球菌性脑膜炎　meningococcal meningitis　［又称］脑膜炎奈瑟菌病△

脑膜炎球菌性脑炎　meningococcal encephalitis

脑膜炎球菌性心包炎　meningococcal pericarditis

脑膜炎球菌性心肌炎　meningococcal myocarditis

脑膜炎球菌性心内膜炎　meningococcal endocarditis

脑膜炎球菌性蛛网膜炎　meningococcal arachnoiditis

脑膜炎型鼠疫　meningitis type plague

脑囊虫病　neurocysticercosis

脑囊肿　perencephaly　［又称］大脑囊肿△

脑内动静脉瘘　intracerebral arteriovenous fistulae　［又称］脑动静脉瘘△

脑脓肿　brain abscess

脑桥出血　pontine hemorrhage

脑桥外髓鞘溶解症　extrapontine myelinosis

脑桥中央髓鞘溶解症　central pontine myelinolysis

脑缺氧症　cerebral anoxia

脑肉芽肿　cerebral granuloma

脑软化　encephalomalacia

脑疝　brain hernia

脑实质出血继发蛛网膜下腔出血　parenchymal hemorrhage secondary subarachnoid hemorrhage

脑视网膜血管瘤病　von Hippel-Lindau disease　［又称］冯希佩尔-林道综合征△，von Hippel-Lindau 综合征△

脑室分流后低颅压　intracranial hypotension after ventriculo-peritoneal shunt

脑室内出血　intraventricular hemorrhage

脑室炎　cerebral ventriculitis

脑栓塞　cerebral embolism

脑栓塞性偏瘫　cerebral embolism hemiplegia

脑萎缩　brain atrophy

脑心综合征　cerebrocardiac syndrome

脑型疟　cerebral malaria

脑旋毛虫病　cerebral trichinosis

脑血管病　cerebrovascular disease

脑血管病后遗症　cerebrovascular sequelae

脑血管病恢复期　cerebral convalescence

脑血管病性偏瘫　cerebrovascular disease hemiplegia

脑血管供血不足　cerebral blood supply insufficient

脑血管畸形　cerebral vascular malformation

脑血管瘤　encephalic angioma

脑血管破裂　cerebral vascular rupture

脑血管狭窄　cerebrovascular stenosis

脑血管炎性脑出血　cerebrovascular inflammatory bleeding in the brain

脑血管造影后脑血管痉挛　cerebral vasospasm after cerebral angiogram

脑血栓形成　cerebral thrombosis

脑血肿　cephalophyma

脑炎　encephalitis

脑炎后帕金森综合征　postencephalitic Parkinsonism

脑炎后遗症　encephalitis sequela

脑炎恢复期　recovery phase of encephalitis

脑炎性假瘤　inflammatory pseudotumor of brain

脑炎性肿块　encephalitis mass

脑叶出血　lobar intracerebral hemorrhage

脑源性晕厥　brain-derived syncope

脑占位性病变　space-occupying lesion in the brain

脑肿瘤卒中　brain tumor stroke

脑卒中(未特指为脑出血或脑梗死)　stroke, especially not for cerebral hemorrhage or cerebral infarction

脑卒中后遗症　sequela of apoplexy　［又称］中风后遗症△

内分泌疾病相关肌无力综合征　endocrine disease associated myasthenic syndrome　［又称］肌无力综合征△

内囊出血　internal capsule hemorrhage

内脏交感神经损伤　viscera sympathetic nerve injury　［又称］交感神经损伤△

黏多糖贮积症Ⅱ型　Hunter syndrome　［又称］拉姆齐-亨特综合征△，Ramsy-Hunt 综合征△，亨特综合征△

黏液性水肿昏迷　myxedema coma

念珠菌性脑膜炎　candidal meningitis

尿毒症脑病　uremic encephalopathy　［又称］尿毒症性神经病变△

尿毒症周围神经病变　uremic peripheral neuropathy

颞叶出血　temporal hemorrhage

颞叶脓肿　temporal lobe abscess

颞枕叶脑出血　temporal occipital lobe cerebral hemorrhage

凝血功能障碍性脑出血　blood coagulation function obstacle cerebral hemorrhage

帕金森病　Parkinson disease　［又称］震颤麻痹△

帕金森综合征　Parkinsonism

排便障碍　dysporia

排尿困难　dysuresia

排尿晕厥　micturition syncope

疱疹后三叉神经痛　postherpetic trigeminal neuralgia　［又称］带状疱疹后三叉神经痛△

皮层发育不良　cortical dysplasia, malformation of cortical development

皮层下动脉硬化性脑病　subcortical arteriosclerotic encephalopathy, Binswanger disease　［又称］皮质下动脉硬化性脑病△

皮层下血管性痴呆　subcortical vascular dementia

皮肤活组织检查　skin biopsy

皮肌炎　dermatomyositis

皮肌炎性周围神经病　dermatomyositis peripheral neuropathy

皮质层状坏死　cortical laminar necrosis

皮质基底节变性　corticobasal degeneration

皮质类固醇肌病　lipid storage disorder　［又称］皮质类固醇性肌病△

皮质盲　cortical blindness

蜱传病毒性脑炎　tick-borne viral encephalitis

偏侧抽搐 - 偏瘫综合征　hemiconvulsion hemiplegia epilepsia syndrome　［又称］偏侧抽搐偏瘫综合征△

偏侧肥大　hemihypertrophy

偏侧肌阵挛发作　lateralized myoclonic seizure　［又称］肌阵挛发作△

偏侧投掷症　hemiballismus

偏侧萎缩　hemiatrophy

偏身感觉异常　hemiparesthesia

偏身舞蹈病　chorea dimidiata

偏身型肌张力障碍　hemidystonia

偏头痛　migraine

偏头痛型梗死　migraine model infarction

偏头痛性先兆　migraine aura　［又称］偏头痛等位症△

偏头痛状态　status migraine

胼胝体发育不全　allosal agenesis　［又称］胼胝体发育不良△

胼胝体脓肿　corpus callosum abscess

胼胝体中心性脱髓鞘　central demyelination of corpus callosum　［又称］胼胝体中枢性脱髓鞘△

破碎红纤维　ragged red fiber, RRF

葡萄球菌性脑膜炎　staphylococcal meningitis　［又称］葡萄球菌脑膜炎△

葡萄牙型淀粉样多发性神经病变　Portugal-amyloid in multiple neuropathy

其他脑动脉闭塞和狭窄（未造成脑梗死）　other cerebral artery occlusion and stenosis, caused no cerebral infarction

其他入脑前动脉的闭塞和狭窄（未造成脑梗死）　other cerebral artery occlusion and stenosis before entering the brain, caused no cerebral infarction

其他视觉刺激诱发的反射性癫痫　other visual stimulation evoked reflex epilepsy

其他视觉敏感性癫痫　other visual sensitivity epilepsy

其他血管性痴呆　other vascular dementia

其他原因所致蛛网膜下腔出血　subarachnoid hemorrhage caused by other reason

器官移植性脑病　organ transplant encephalopathy

前交通动脉闭塞　anterior communicating artery occlusion

前交通动脉瘤　anterior communicating aneurysm

前交通动脉瘤破裂　anterior communicating aneurysm rupture　［又称］前交通脉动脉瘤破裂△

前交通动脉狭窄　anterior communicating artery stenosis

前庭神经元炎　vestibular neuronitis

前斜角肌综合征　anterior scalene muscle syndrome

腔隙性脑梗死　lacunar infarction

强直性肌营养不良症　myotonic dystrophy　［又称］强直性肌营养不良△

强直 - 阵挛发作　tonic-clonic seizure, grand mal　［又称］强直 - 阵挛性发作△

强制入睡性睡眠障碍　forced sleep disorder

桥本脑病　Hashimoto encephalopathy

桥脑脓肿　bridge brain abscess

桥小脑角蛛网膜囊肿　cerebellopontine angle arachnoid cyst, arachnoid cyst of cerebellopontine angle

青霉胺诱发重症肌无力　penicillamine-induced myasthenia gravis

青年上肢远端肌萎缩症　young muscular atrophy of the distal upper limb, hirayama disease　［又称］平山病△

青少年肌阵挛癫痫　juvenile myoclonic epilepsy, JME

青少年失神癫痫　juvenile absence epilepsy, teenager absence epilepsy

丘脑出血　thalamic hemorrhage

丘脑穿支动脉梗死　thalamus perforator artery infarction　［又称］丘脑梗死△

丘脑脓肿　thalamic abscess

丘脑下部出血　hypothalamus bleeding

球孢子病脑膜炎　coccidioidomycosis meningitis

躯体感觉诱发的反射性癫痫　somatosensory evoked reflex epilepsy

去大脑强直　decerebrate rigidity

去皮质综合征　decorticate syndrome

全面性癫痫伴热性惊厥附加症　generalized epilepsy with febrile seizure plus

全面性癫痫持续状态　generalized status epilepticus, GSE

全面性癫痫发作　generalized seizure　［又称］癫痫（全面性发作）△

全面性肌阵挛发作持续状态　generalized myoclonus status epilepticus　［又称］肌阵挛性癫痫持续状态△

全面性强直发作持续状态　generalized tonic status epilepticus, GTSE

全面性强直 - 阵挛持续状态　generalized tonic-clonic status epilepticus, GTCSE　［又称］全面性强直阵挛癫痫持续状态△

全面性强直 - 阵挛性发作癫痫　generalized tonic-clonic seizure　［又称］全面强直阵挛性发作△

全面性阵挛发作持续状态　generalized clonic status epilepticus, GCSE

全身型肌张力障碍　generalized dystonia

全身自主神经功能不全　general autonomic dysfunction

缺血性脊髓血管病　ischemic spinal vascular disease

缺血性脑水肿　ischemic cerebral edema　［又称］脑水肿△

缺血性脑血管病　ischemic cerebrovascular disease　［又称］缺血性脑卒中△

缺血性周围神经病　ischemic peripheral neuropathy

缺氧缺血性脑病　hypoxic ischemic encephalopathy

缺氧缺血性脑病后遗症　hypoxic ischemic encephalopathy sequelae

缺氧性脑损害　anoxic brain injury

桡神经麻痹　radial nerve paralysis

热带痉挛性截瘫　tropical spastic paraplegia

热水刺激诱发的反射性癫痫　hot water evoked reflex epilepsy　［又称］反射性癫痫△

热性癫痫　febrile convulsion, FC　［又称］热性惊厥, 热性惊厥附加症△

任务特异性震颤　task specific tremor

妊娠性舞蹈病　chorea gravidarum

肉毒碱缺乏病　carnitine deficiency

肉毒中毒　botulism　［又称］肉毒杆菌中毒△

肉芽肿性阿米巴脑炎　granulomatous amoebic encephalitis

肉芽肿性血管炎　granulomatous angiitis

肉芽肿性炎症　granulomatous inflammation

入脑前动脉闭塞性脑梗死　cerebral infarction caused by precerebral arterial occlusion

入脑前动脉的闭塞或狭窄（未造成脑梗死）　precerebral arterial occlusion or stenosis, caused no cerebral infarction

入脑前动脉狭窄性脑梗死　cerebral infarction caused by precerebral artery stenosis

入睡相关性障碍　sleep-related disorder

软骨营养不良性肌强直　chondrodystrophic myotonia, Schwartz-Jampel syndrome

软脑膜血管瘤病　leptomeningeal angiomatosis

朊蛋白病　prion disease　［又称］朊病毒病△

三叉神经病　trigeminal neuropathy

三叉神经麻痹　trigeminal nerve paralysis

三叉神经鞘瘤　trigeminal neurinoma

三叉神经损伤　injury of trigeminal nerve

三叉神经痛　trigeminal neuralgia

三叉神经炎　trigeminal nerve inflammation

散发性脑炎　sporadic encephalitis

桑迪弗综合征　Sandifer syndrome

色素沉着、水肿、多发性神经病综合征　pigmentation, edema, polyneuropathy syndrome

森林脑炎　tick-borne encephalitis

沙门菌脑膜炎　salmonella meningitis　［又称］沙门菌性脑膜炎△

筛窦脑膜瘤　ethmoid sinus meningioma

闪光刺激诱发的反射性癫痫　flash evoked reflex epilepsy　［又称］光敏性癫痫△

伤寒并发脑膜炎　typhoid fever complicated with meningitis

上矢状窦血栓形成　superior sagittal sinus thrombosis
上行性脊髓炎　ascending myelitis
上肢单神经病　upper extremity mononeuropathy
少年型Ⅱ型脊髓性肌肉萎缩　juvenile type Ⅱ spinal muscular atrophy　［又称］少年型Ⅱ型脊髓性肌萎缩△，少年型脊髓性肌萎缩△
少年型 GM₂ 神经节苷脂沉积症　juvenile GM₂ Ganliosidosis　［又称］GM₂ 神经节苷脂沉积症△
少年型脊髓性肌萎缩　juvenile spinal muscular atrophy，juvenile type Ⅲ spinal muscular atrophy
少年型帕金森综合征　juvenile Parkinsonism　［又称］青少年帕金森病△
舌下神经疾病　hypoglossal nerve disease
舌下神经麻痹　hypoglossal nerve paralysis
舌咽神经疾病　glossopharyngeal nerve disease
舌咽神经痛　glossopharyngeal neuralgia
舌咽神经痛性晕厥　glossopharyngeal neuralgia syncope
深眠状态　parasomnia
神经氨酸沉积症　neuraminic acid deposition disease
神经贝赫切特综合征　neural Behcet syndrome　［又称］神经贝赫切特病△
神经病伴副蛋白血症　neuropathy secondary to paraproteinemia
神经根炎　radiculitis　［又称］神经根脊髓炎△
神经活组织检查　nerve biopsy
神经肌病　neuromuscular disease
神经节苷脂贮积病　gangliosidosis
神经结节病　neurosarcoidosis
神经麻痹　nerve palsy
神经梅毒　neurosyphilis
神经鞘磷脂沉积病　Sphingomyelin deposition disease，Niemann-Pick disease　［又称］尼曼 - 皮克病△
神经山黧豆中毒　nerve mountain haze bean poisoning
神经损伤　ulnar nerve injury
神经痛　neuralgia
神经痛性肌萎缩　neuralgic amyotrophy　［又称］肩胛带神经炎△
神经系统变性疾病　degenerative disease of nervous system　［又称］神经系统变性病△
神经系统病变　disease of nervous system
神经系统非洲锥虫病　African trypanosomiasis of nervous system
神经系统副肿瘤综合征　paraneoplastic syndrome of nervous system
神经系统钩端螺旋体病　leptospirosis of nervous system
神经系统贾第虫病　giardiasis of nervous system
神经系统莱姆病　Lyme disease of nervous system
神经系统血吸虫病　schistosomiasis of nervous system
神经系统植入的电子刺激器的机械性并发症　mechanical complication caused by implanted electronic stimulator of nervous system
神经性肌强直　neuromyotonia
神经性棘红细胞增多症　neuroacanthocytosis　［又称］舞蹈性棘红细胞增多症△
神经性头痛　headache attributed to psychotic disorder
神经血管性头痛　nerve vascular headache　［又称］血管性头痛△
神经炎　neuritis
神经元蜡样脂褐质沉积症　neuronal ceroid lipofuscinosis，Kufs's disease　［又称］Kufs 病△
神经元铁沉积　neuronal iron deposition
神经轴样营养不良　neuroaxonal dystrophy
神经阻滞剂恶性综合征　neuroleptic malignant syndrome　［又称］抗精神病药物恶性综合征，恶性抗精神病药综合征△
肾上腺脑白质营养不良　adrenoleukodystrophy　［又称］艾迪生 - 席尔德综合征△
肾上腺素功能减退伴肌病　corticosteroid myopathy
肾炎所致精神障碍　mental disorder due to nephritis
渗透性脱髓鞘综合征　osmotic demyelination syndrome
圣路易脑炎　St.Louis encephalitis
失眠　insomnia

失眠障碍(持续性)　persistence insomnia
失眠障碍(复发性)　recurrent insomnia
失眠障碍(间歇性)　intermittent insomnia
失神发作癫痫持续状态　absence status epilepticus　［又称］失神性癫痫持续状态△
失张力发作　atonic seizure
时差变化综合征　time zone change syndrome
食物过敏性失眠　insomnia due to food allergy
视觉刺激诱发的反射性癫痫痉挛　visual evoked reflex epilepsy
视神经脊髓炎　optic neuromyelitis
视网膜型偏头痛　retinal migraine　［又称］普通型偏头痛△，单纯性偏头痛△
室管膜炎　ependymitis　［又称］脑室管膜炎△
嗜酸性细胞性脑膜炎　acidophil meningitis
嗜血杆菌性脑膜炎　haemophilus meningitis
手足徐动症　athetosis　［又称］双侧性手足徐动症△
书写痉挛　writer's cramp
双侧大脑动脉闭塞　bilateral cerebral artery occlusion
双侧大脑动脉狭窄　bilateral cerebral artery stenosis
双干脊髓　diplomyelia
双球菌性脑膜炎　diplococcus of meningitis
水痘性脑膜炎　varicella meningitis　［又称］水痘脑膜炎△
水痘性脑炎　varicella encephalitis　［又称］水痘脑炎△
水通道蛋白 4 抗体阳性的视神经脊髓炎谱系疾病　neuromyelitis optica spectrum disorder with AQP₄-IgG　［又称］视神经脊髓炎谱系疾病△
睡惊症　sleep terror
睡眠不足综合征　insufficient sleep syndrome
睡眠癫痫　epileptic seizure during sleep
睡眠关联性疼痛性阴茎勃起　sleep relevance painful penile erection
睡眠 - 觉醒节律紊乱　disorder of sleep-wake schedule　［又称］睡眠 - 觉醒节律障碍△
睡眠 - 觉醒障碍　sleep-wake disorder
睡眠 - 觉醒转换障碍　sleep-wake transition disorder
睡眠期多汗症　sleep hyperhidrosis
睡眠时相提前综合征　advanced sleep-phase syndrome
睡眠时相延迟综合征　delayed sleep-phase syndrome
睡眠卫生不良　inadequate sleep hygiene
睡眠相关的通气不足　sleep-related ventilatory insufficiency　［又称］睡眠呼吸暂停低通气综合征△
睡眠相关性喉痉挛　sleep-related laryngospasm
睡眠相关性阴茎勃起障碍　sleep correlation penile erectile dysfunction
睡眠性交症　sex somnia
睡眠性头痛　hypnic headache
睡眠遗尿　sleep enuresis　［又称］夜尿症△，遗尿症△
睡眠窒息综合征　sleep choking syndrome
睡瘫症　sleep paralysis
睡行症　sleepwalking
思考诱发的反射性癫痫　thinking evoked reflex epilepsy
松果体功能障碍　pineal gland dysfunction
速发性肌张力障碍　rapid-onset dystonia
髓内动静脉畸形　intramedullary arteriovenous malformation
髓内血管畸形　intramedullary vascular malformation　［又称］脊髓血管畸形△
锁骨下盗血综合征伴锁骨下动脉狭窄　subclavian steal blood syndrome with subclavian artery stenosis
锁骨下动脉闭塞　subclavian artery occlusion
锁骨下动脉盗血综合征　subclavian artery steal syndrome　［又称］锁骨下盗血综合征△
炭疽杆菌性脑膜炎　anthrax bacillus meningitis
糖尿病非酮症高渗昏迷　hyperosmotic nonketotic diabetic coma
糖尿病性出汗异常　diabetic dyshidrosis
糖尿病性单神经病　diabetic mononeuropathy　［又称］糖尿病单神经病变△

糖尿病性动眼神经麻痹　diabetic oculomotor paralysis
糖尿病性多发性单神经病　diabetic mononeuropathy multiplex
糖尿病性多发性神经病　diabetic polyneuropathy　［又称］糖尿病多发性神经病变△
糖尿病性感觉运动性周围神经病　diabetic sensory motor polyneuropathy
糖尿病性股神经病　diabetic femoral neuropathy
糖尿病性颅神经麻痹　diabetic cranial neuropathy
糖尿病性躯干神经根病　diabetic truncal radiculopathy
糖尿病性神经根病　diabetic radiculopathy　［又称］糖尿病神经根病变△
糖尿病性外展神经麻痹　diabetic abducens nerve paralysis
糖尿病性小纤维神经病　diabetic small fiber neuropathy
糖尿病性胸神经根病　diabetic pectoral radiculopathy
糖尿病性血管源性水肿　diabetic angioedema
糖尿病性眼肌麻痹　diabetic ophthalmoplegia
糖尿病性胰岛素相关性神经炎　diabitic insulin induced neuritis
糖尿病性远端对称性周围神经病　diabetic distal symmetrical neuropathy　［又称］糖尿病远端对称性多发性周围神经病△
糖尿病性周围神经病　diabetic neuropathy　［又称］糖尿病周围神经病变△
糖尿病性自主神经病　diabetic autonomic neuropathy
糖尿病腰骶神经根神经丛病　diabetic lumbosacral radiculoplexopathy
糖原贮积症　glycogen storage disease，GSD　［又称］糖原贮积病△
糖原贮积症Ⅱ型　glycogen storage disease type Ⅱ　［又称］2型糖原累积病△
糖原贮积症Ⅲ型　glycogen storage disease type Ⅲ
糖原贮积症Ⅴ型　glycogen storage disease type Ⅴ　［又称］糖原累积病Ⅴ型△，McArdle病△
糖原贮积症Ⅶ型　glycogen storage disease type Ⅶ　［又称］糖原累积病Ⅶ型△，Tarui病△
糖原贮积症Ⅸ型　glycogen storage disease type Ⅸ　［又称］糖原累积病Ⅸ型△，磷酸甘油激酶缺陷病△
糖原贮积症Ⅹ型　glycogen storage disease type Ⅹ
糖原贮积症Ⅺ型　glycogen storage disease type Ⅺ　［又称］糖原累积病Ⅺ型△
特发性臂丛神经痛　idiopathic brachial neuralgia
特发性非家族性肌张力障碍　idiopathic non-familial dystonia
特发性复发性肌红蛋白尿症　idiopathic recurrent proteinuria
特发性光敏性枕叶癫痫　idiopathic photosensitivity occipital lobe epilepsy
特发性过度睡眠过度　idiopathic hypersomnia
特发性肌张力障碍　idiopathic dystonia
特发性家族性肌张力障碍　idiopathic familial dystonia
特发性口面肌张力障碍　idiopathic orofacial dystonia　［又称］口下颌肌张力障碍△
特发性颅内压增高症　idiopathic intracranial hypertension　［又称］特发性颅高压△
特发性扭转性肌张力障碍　idiopathic torsion dystonia　［又称］特发性扭转性肌张力不全△
特发性全面性癫痫　idiopathic generalized epilepsy，IGE
特发性失眠　idiopathic insomnia
特发性婴儿和儿童局灶性癫痫　idiopathic infantile and pediatric focal epilepsy
特发性自主神经病　idiopathic autonomic neuropathy　［又称］急性全自主神经病△
听神经损伤　vestibulocochlear nerve injury
同心圆性硬化　concentric sclerosis　［又称］Balo病△，鲍洛病△
痛性肥胖病　adiposis dolorosa，Dercum's disease　［又称］痛性肥胖症△，痛性脂肪病△，德尔肯病△
痛性趾指多动综合征　painful hyperkinetic syndrome of toe
痛性周围神经病　painful peripheral neuropathy
透明隔囊肿　cyst of pellucid septal cave
吞咽性晕厥　swallow syncope

臀上皮神经卡压综合征　clunial nerve entrapment syndrome，inflammation of superior clunial nerves　［又称］臀上皮神经炎△
臀神经炎　hip neuritis
托德麻痹　Todd paralysis　［又称］Todd麻痹△
脱髓鞘性白质脑病　demyelinating leucoencephalopathy
脱髓鞘性脊髓炎　demyelinating myelitis　［又称］脱髓鞘性脊髓病△
外侧裂蛛网膜囊肿　sylvian arachnoid cyst　［又称］蛛网膜囊肿△
外侧型小脑幕裂孔疝　lateral transtentorial hernia　［又称］小脑幕裂孔疝△
外囊出血　external capsule hemorrhage
外伤后帕金森综合征　post-traumatic Parkinsonism
外伤性臂丛神经痛　traumatic brachial neuralgia
外伤性帕金森综合征　traumatic Parkinsonism
外展神经损伤　abducent nerve injury
晚发型阿尔茨海默病　late onset Alzheimer disease
晚期先天性梅毒性多神经病　late stage congenital syphilitic polyneuropathy
晚期先天性梅毒性脑膜炎　late stage congenital syphilitic meningitis
晚期先天性梅毒性脑炎　late stage congenital syphilitic encephalitis
腕管综合征　carpal tunnel syndrome
微发育不良　microdysgenesis
韦尼克脑病　Wernicke encephalopathy　［又称］急性出血性脑灰质炎△，Wernicke脑病△，威尔尼克脑病△，沃尼克脑病△
韦氏肉芽肿病　Wegener granulomatosis
维生素B₁₂缺乏性贫血性脊髓后侧索硬化症　posterolateral sclerosis secondary to vitamin B12 deficiency　［又称］维生素B₁₂缺乏性贫血性脊髓后侧索硬化△
维生素B₁₂缺乏性周围神经病　vitamin B12 deficiency peripheral neuropathy
维生素B₆缺乏脑病　vitamin B6 deficiency encephalopathy
维生素B缺乏性周围神经病　vitamin B deficiency peripheral neuropathy
维生素E缺乏性脑病　vitamin E deficiency encephalopathy
维生素缺乏性多神经炎　vitamin deficiency polyneuritis
维生素缺乏性周围神经病　vitamin deficiency peripheral neuropathy
尾状核出血　hemorrhage of caudate　［又称］尾状核头出血△
未破裂动脉瘤　unruptured aneurysm
未特指的中枢神经系统脱髓鞘病　demyelinating disease of central nervous system，unspecified　［又称］中枢神经系统脱髓鞘病△
味觉性出汗综合征　gustatory sweating syndrome
纹状体黑质变性　striatonigral degeneration
翁韦里希特-伦德伯格病　Unverricht-Lundborg disease　［又称］Univerricht-Lundborg病△
乌尔里希型先天性肌营养不良　Ullrich congenital muscular dystrophy
无猝倒发作性睡病但伴下丘脑分泌素缺乏　narcolepsy without cataplexy，with lack of hypocretin　［又称］发作性睡病(无猝倒症但有下丘脑分泌素缺乏)△
无菌性脑膜炎　aseptic meningitis
无名动脉盗血综合征　innominate artery steal blood syndrome
无脑回　congenital agyria　［又称］先天性无脑回△
无先兆性偏头痛　pure migraine
无抑制性神经源性膀胱　uninhibited neurogenic bladder
无症状神经梅毒　asymptomatic neurosyphilis
舞蹈症　chorea　［又称］舞蹈病△
西方马脑炎　western equine encephalitis　［又称］西部马脑炎△
西尼罗病毒性脑膜脑炎　West Nile virus meningoencephalitis
西尼罗脑膜炎　West Nile virus meningitis
西尼罗脑炎　West Nile virus encephalitis　［又称］西尼罗河脑炎△
系统性红斑狼疮合并肌病　systemic lupus erythematosus complicated with myopathy
细菌性肌炎　bacterial myositis
细菌性脑膜炎　bacterial meningitis
下丘脑脓肿　hypothalamus abscess
下丘脑性肥胖　hypothalamic obesity

下运动神经元综合征　lower motor neuron syndrome
下肢单神经炎　single lower extremity neuritis
下肢神经损伤　lower extremity nerve injury
下肢神经纤维瘤　lower extremity neurofibroma　［又称］先天性神经纤维瘤病(非恶性)△
先天性大脑囊肿　congenital cerebral cyst
先天性多发性神经纤维瘤病　congenital neurofibromatosis　［又称］多发性神经纤维瘤病△
先天性非进行性共济失调　congenital non-progressive ataxia
先天性共济失调(精神发育迟缓及部分无虹膜)　congenital ataxia, mental retardation and partial aniridia
先天性肌病　congenital myopathy
先天性肌强直症　congenital myotonia syndrome　［又称］先天性肌强直△, Thomsen 病△
先天性肌无力　congenital myasthenia gravis　［又称］先天性重症肌无力△
先天性肌无力综合征　congenital myasthenic syndrome, CMS
先天性肌纤维比例失常　congenital fiber type disproportion　［又称］先天性肌纤维类型不均衡△
先天性肌营养不良症　congenital muscular dystrophy　［又称］先天性肌营养不良△
先天性积水性脑膨出　congenital hydrencephalocele
先天性积水性无脑　congenital hydranencephaly　［又称］水脑畸形△, 积水性无脑畸形△
先天性脊膜脊髓膨出　congenital meningomyelocele　［又称］脊膜脊髓膨出△
先天性脊髓低位症　congenital low spinal disease
先天性脊髓发育不良　congenital myelodysplasia　［又称］脊髓发育不全和发育异常△
先天性脊髓积水　congenital hydromyelia
先天性脊髓畸形　congenital spinal cord deformity
先天性脊髓膨出伴脑积水　congenital myelocele with hydrocephalus
先天性脊柱裂　congenital spina bifida　［又称］脊柱裂△
先天性脊柱裂伴脊膜膨出　congenital spina bifida with myelomeningocele
先天性颈部脊柱裂伴脑积水　congenital neck spinal cleft with hydrocephalus　［又称］颈段脊柱裂伴有脑积水△
先天性颈部脊柱裂不伴脑积水　congenital cervical spinal cleft without hydrocephalus　［又称］颈段脊柱裂不伴有脑积水△
先天性颅脊柱裂　congenital craniorachischisis　［又称］颅脊柱裂△
先天性慢通道综合征　congenital slow channel syndrome
先天性面瘫　congenital facial paralysis
先天性脑动静脉畸形　congenital arteriovenous malformation of brain
先天性脑动静脉瘘　congenital cerebral arteriovenous fistula
先天性脑发育不全　congenital atelencephalia, congenital ateloencephalia, congenital brain cell hypoplasis　［又称］先天性脑细胞发育不全△
先天性脑发育异常　congenital encephalodysplasia
先天性脑弓形虫病　congenital cerebral toxoplasmosis
先天性脑积水　congenital hydrocephalus
先天性脑疝　congenital cerebral hernia
先天性脑萎缩　congenital brain atrophy
先天性平衡失调综合征　congenital disequilibrium syndrome
先天性神经梅毒　congenital neurosyphilis
先天性头颅畸形伴脑积水　congenital skull malformation with hydrocephalus
先天性透明隔异常　congenital septum pellucidum abnormality　［又称］先天性脑透明隔异常△
先天性小脑共济失调双侧瘫痪　congenital cerebellar ataxia diplegia
先天性小脑颗粒细胞发育不全　congenital cerebellum granulosa cell hypoplasia
先天性小脑性共济失调　congenital cerebellar ataxia
先天性小脑蚓部发育不全　congenital cerebellar vermis agenesis
先天性胸部脊柱裂伴脑积水　congenital thoracic spinal bifida with hydrocephalus

先天性腰部脊柱裂伴脑积水　congenital lumbar spine bifida with hydrocephalus
先天性腰部脊柱裂不伴脑积水　congenital lumbar spine bifida without hydrocephalus
先天性腰骶部脊柱裂　congenital lumbosacral spine bifida
先天性隐形脊柱裂　congenital spinal bifida occulta　［又称］隐性脊柱裂△
先天性营养不良性肌强直　congenital myotonic dystrophy, neonatal dystrophia myotonica　［又称］强直性肌营养不良△
先天性硬膜下囊肿　congenital subdural cyst　［又称］硬膜下囊肿△
先天性枕部脑膨出　congenital occipital encephalocele　［又称］先天性闭合性(封闭性)枕骨裂脑露畸形△, 先天性开放性枕骨裂脑露畸形△
先天性枕骨裂脑露畸形　congenital iniencephaly　［又称］先天性闭合性(封闭性)枕骨裂脑露畸形△
先天性中脑导水管狭窄　congenital malformation of aqueduct of Sylvius　［又称］西尔维于斯导水管畸形△, 中脑导水管畸形△
先天性中枢性肺泡低通气综合征　congenital central alveolar hypoventilation syndrome
先天性终板胆碱脂酶受体缺乏　congenital endplate acetylcholinesterase deficiency
先天性蛛网膜囊肿　congenital arachnoid cyst
先天性椎管积水　congenital hydrorachis
纤维肌发育不良　fibromuscular dysplasia
纤维软骨性栓塞　fibrocartilage embolism
线粒体肌病　mitochondrial myopathy　［又称］勒夫特病(线粒体脑肌病)△, 线粒体肌病△
线粒体肌病伴有辅酶 Q 缺乏　mitochondrial myopathy with coenzyme Q deficiency
线粒体肌病伴有复合体 Ⅰ 缺乏　mitochondrial myopathy with complex Ⅰ deficiency
线粒体肌病伴有细胞色素 C 缺乏　mitochondrial myopathy with cytochrome C oxidase deficiency
线粒体脑病　mitochondrial encephalopathy, Luft disease　［又称］勒夫特病△, 线粒体脑肌病△, FASTKD2 相关小儿线粒体脑肌病△
线粒体脑病伴有乳酸血症和卒中发作　mitochondrial encephalopathy, lactic acidosis and stroke-like episodes, MELAS　［又称］MELAS 综合征△, 线粒体脑肌病伴乳酸血症和卒中样发作综合征△
线状体肌病　nemaline myopathy　［又称］杆状体肌病△
腺病毒性脑膜炎　adenoviral meningitis
腺病毒性脑炎　gland viral encephalitis
小脑扁桃体下疝畸形　Arnold-Chiari malformation　［又称］小脑扁桃体下疝△, 阿诺德-希阿里综合征△, Arnold-Chiari 综合征△
小脑扁桃体下疝畸形合并寰枢椎半脱位　Arnold-Chiari malformation merge atlantoaxial subluxation
小脑变性　cerebellar degeneration
小脑出血　cerebellar hemorrhage
小脑动脉闭塞　cerebellar artery occlusion
小脑动脉闭塞和狭窄(未造成脑梗死)　cerebellar artery occlusion and stenosis, caused no cerebral infarction
小脑动脉瘤　cerebellar artery aneurysm
小脑动脉狭窄　cerebellar artery stenosis
小脑梗死　cerebellar infarction
小脑共济失调　cerebellar ataxia
小脑后下动脉闭塞　posterior inferior cerebellar artery occlusion
小脑后下动脉瘤　posterior inferior cerebellar artery aneurysm　［又称］小脑下后动脉瘤破裂△
小脑后下动脉瘤破裂　posterior inferior cerebellar artery aneurysm rupture　［又称］小脑后下动脉瘤破裂蛛网膜下腔出血△
小脑后下动脉狭窄　posterior inferior cerebellar artery stenosis
小脑后下动脉血栓形成　posterior inferior cerebellar artery thrombosis
小脑幕孔上升疝　rise hernia of tentorial hole
小脑幕孔下降疝　decline hernia of tentorial hole

小脑幕裂孔疝　tentorial herniation
小脑脓肿　cerebellar abscess
小脑前下动脉闭塞　anterior inferior cerebellar artery occlusion
小脑前下动脉瘤　anterior inferior cerebellar artery aneurysm　[又称]小脑下前动脉瘤△
小脑前下动脉瘤破裂　anterior inferior cerebellar artery aneurysm rupture　[又称]小脑前下动脉瘤破裂蛛网膜下腔出血△,小脑下前动脉瘤破裂△
小脑前下动脉狭窄　anterior inferior cerebellar artery stenosis
小脑上动脉闭塞　superior cerebellar artery occlusion
小脑上动脉瘤　superior cerebellar artery aneurysm
小脑上动脉瘤破裂　superior cerebellar artery aneurysm rupture　[又称]小脑上动脉瘤破裂蛛网膜下腔出血△
小脑上动脉狭窄　superior cerebellar artery stenosis
小脑性步态　cerebellar gait
小脑性发育不良及发育不全　cerebellum cacoepy and hypoplasia　[又称]小脑发育不良-毯层视网膜变性△
小脑性震颤　cerebellar tremor
小脑炎　parencephalitis
小头畸形　microcephaly　[又称]先天性小头畸形△
小腿神经损伤　calf nerve injury,leg nerve injury
小纤维神经病　small fiber neuropathy
斜视眼阵挛-肌阵挛综合征　opsoclonus-myoclonus syndrome
心丛神经损伤　heart plexus injury
心理生理性失眠　psychophysiological insomnia
心源性晕厥　cardiogenic syncope
新变异克罗伊茨费尔特-雅各布病　new variant Creutzfeldt-Jakob disease
新皮质癫痫　temporal lobe epilepsy(neocortical)　[又称]颞叶癫痫(新皮质)△
新生儿化脓性脑膜炎　neonatal purulent meningitis
新生儿一过性重症肌无力　transient neonatal myasthenia gravis　[又称]短暂性新生儿重症肌无力△
新生儿真菌性脑膜炎　neonatal fungal meningitis
新型隐球菌性脑膜炎　cryptococcus neoformans meningitis
兴奋剂依赖性睡眠障碍　doping dependency sleep disorder
性交性头痛　primary headache associated with sexual activity
胸部周围神经损伤　chest peripheral nerve injury
胸长神经麻痹　long thoracic nerve palsy
胸廓出口综合征　thoracic outlet syndrome,syndrome of chest outlet
胸神经炎　thoracic neuritis
旋前圆肌综合征　pronator teres syndrome
血卟啉病　hematoporphyria　[又称]卟啉病△,血紫质症△
血管迷走性晕厥　vasovagal syncope
血管内中心性淋巴瘤　angiocentric lymphoma　[又称]血管中心性T细胞淋巴瘤△
血管神经性水肿　angioneurotic edema
血管网状细胞瘤　angioreticuloma
血管性痴呆　vascular dementia
血管性帕金森综合征　vascular Parkinsonism
血管性认知功能障碍　vascular cognitive disorder　[又称]血管性认知障碍△
血管炎　vasculitis
血管炎相关神经病　vasculitis related mental derangement　[又称]系统性血管炎相关周围神经病变△
血清病神经病　serum sickness neuropathy
血栓形成　thrombosis
压迫性脊髓病　compression myelopathy
亚急性感觉神经元病　subacute sensory neuropathy,subacute sensory neuronopathy　[又称]亚急性感觉神经病△
亚急性海绵状脑病　subacute spongiform encephalopathy
亚急性坏死性脊髓炎　subacute necrotizing myelitis
亚急性坏死性脑病　subacute necrotizing encephalopathy　[又称]利氏综合征△,Leigh综合征△

亚急性坏死性脑脊髓病　subacute necrotizing encephalomyelopathy
亚急性或慢性感觉运动神经病　subacute or chronic sensorimotor neuropathy
亚急性脊髓后侧索综合征　subacute posterolateral or posterior cord syndrome
亚急性小脑变性　subacute cerebellar degeneration
亚急性硬化性全脑炎　subacute sclerostic panencephalitis
亚临床卒中　subclinical stroke
亚硝酸盐中毒　nitrite poisoning
烟酸缺乏性脑病　nicotinic acid deficiency encephalopathy
烟雾病　moyamoya disease　[又称]脑底异常血管网病△
延髓出血　medulla oblongata bleed
延髓脊髓空洞症　syringobulbia and syringomyelia　[又称]脊髓空洞症和延髓空洞症△
延髓空洞症　syringobulbia
延髓脓肿　medulla oblongata abscess
炎性多神经病　inflammatory polyneuropathy
炎性和中毒性神经病　inflammatory and toxic neuropathy
颜面萎缩症　facial atrophy　[又称]面肌萎缩△
眼动脉瘤　ophthalmic aneurysm
眼动脉瘤破裂　ophthalmic aneurysm rupture
眼肌麻痹型偏头痛　painful ophthalmopegia
眼睑肌阵挛发作　eyelid myoclonic seizure　[又称]眼睑肌阵挛△
眼咽型肌营养不良症　oculopharyngeal muscular dystrophy,OPMD
厌氧细菌性脑膜炎　anaerobic bacterial meningitis
羊跳跃脑炎　sheep jumping encephalitis
腰部和骶部及骨盆交感神经损伤　lumbar sacral and pelvic sympathetic nerve injury　[又称]腰部、骶部和骨盆交感神经损伤△
腰骶丛损害　lumbosacral plexus damage
腰骶丛损伤　injury of lumbosacral plexus
腰骶神经根囊肿　lumbosacral nerve root cyst
腰骶神经根炎　lumbosacral radiculitis
腰骶神经损伤　lumbosacral nerve injury　[又称]腰骶神经根损伤△
腰神经根炎　lumbar nerve root inflammation
腰神经炎　lumbar neuritis
腰神经穿刺术　lumbar puncture
腰椎穿刺术后感染　infection after lumbar puncture
腰椎穿刺术后脑疝　cerebral hernia after lumbar puncture
腰椎穿刺术引起的脑脊液漏　cerebral fluid fistular after lumbar puncture　[又称]腰椎穿刺引起的脑脊液漏△
药物相关的睡眠运动障碍　drug related movement disorder of sleep
药物性动眼危象　drug-induced oculogyric crisis　[又称]药物源性舞蹈病△
药物性肌强直　drug-induced myotonia
药物性舞蹈病　drug-induced chorea
药物性震颤　drug-induced tremor
药物诱导性肌病　drug-induced myopathy　[又称]药物性肌病△
药物源性肌张力障碍　drug-induced dystonia　[又称]药物性肌张力障碍△
药物源性肌阵挛　drug source myoclonus　[又称]药物继发性帕金森综合征△,药物源性帕金森综合征△,药物性肌阵挛△
药物源性精神障碍　drug-induced mental disorder　[又称]药源性精神障碍△
药物源性头痛　drug source have a headache　[又称]药物性头痛△
药物源性周围神经病　drug-induced neuropathy　[又称]药物性周围神经病△
药源性帕金森综合征　drug-induced secondary Parkinsonism　[又称]药物继发性帕金森综合征△,药物源性帕金森综合征△
夜间发作性肌张力障碍张力失常　tension disorder onset dystonia at night
夜间进餐(饮料)综合征　dine at night(drink)syndrome
夜间下肢痛性痉挛　nocturnal leg cramp
腋神经损伤　axillary nerve injury
一氧化碳中毒迟发性脑病　delayed encephalopathy of carbon mono-

xide poisoning

一氧化碳中毒所致精神障碍 mental disorder due to intoxication of carbon monoxide ［又称］一氧化碳所致精神障碍△

一氧化碳中毒性脑病 carbon monoxide toxic encephalopathy

一氧化碳中毒致人格和行为障碍 personality and behavioural disorder due to intoxication of carbon monoxide ［又称］一氧化碳中毒所致人格和行为障碍△

胰性脑病 pancreatic encephalopathy

遗传性感觉神经病 hereditary sensory neuropathy

遗传性感觉自主神经病 hereditary sensory and autonomic neuropathy ［又称］遗传性感觉和自主神经病△

遗传性橄榄体脑桥小脑萎缩 hereditary olivopontocerebellar atrophy

遗传性共济失调 Friedreich ataxia ［又称］弗里德赖希共济失调△

遗传性共济失调伴肌萎缩 hereditary ataxia with muscle atrophy ［又称］鲁西 - 莱维综合征△

遗传性共济失调性多发性神经炎 heredopathia atactica polyneuritis ［又称］植烷酸沉积病△,Refsum 病△

遗传性肌病 inherited myopathy

遗传性痉挛性截瘫 hereditary spastic paraplegia ［又称］Strumpell-Lorrain 病△

遗传性痉挛性截瘫单纯型 hereditary spastic paraplegia pure phenotype

遗传性痉挛性截瘫复杂型 hereditary spastic paraplegia complicated phenotype

遗传性脑血管病 hereditary cerebral vascular disease

遗传性帕金森综合征 hereditary Parkinsonism

遗传性小脑共济失调 hereditary cerebellar ataxia ［又称］Marie 共济失调△

遗传性压迫易感性神经病 hereditary neuropathy with liability to pressure palsies,HNPP ［又称］遗传性压力易感性周围神经病△,腊肠样神经病△

遗传性远端型运动神经病 distal hereditary motor neuropathy

遗传性运动和感觉神经病 hereditary motor and sensory and neuropathy ［又称］遗传性运动感觉神经病△

遗传性运动神经元病 hereditary motor neuron disease

遗传性周围神经病 hereditary peripheral neuropathy

乙醇依赖性睡眠障碍 alcohol dependence of sleep disorder

乙状窦栓塞 sigmoid sinus thrombosis

乙状窦血栓形成 sigmoid sinus thrombosis

乙状窦血栓性静脉炎 thrombophlebitis of sigmoid sinus

异常蛋白血症伴发的脱髓鞘性周围神经病 demyelinating peripheral neuropathy associated with abnormal proteinemia

异染性脑白质营养不良 metachromatic leukodystrophy

异态睡眠综合征 parasomnia syndrome

抑制性运动发作 somatic inhibitory seizure,inhibitory motor seizure

疫苗接种后脑脊髓炎 postvaccinal encephalomyelitis

疫苗接种后脑炎 postvaccinal encephalitis

音乐诱发的反射性癫痫 music evoked reflex epilepsy ［又称］反射性癫痫△

隐球菌性脑炎 cryptococcal encephalitis ［又称］隐球菌脑炎△,隐球菌性脑膜炎△,隐球菌脑膜炎△

婴儿猝死综合征 sudden infant death syndrome

婴儿肥大性神经病 infantile hypertrophic neuropathy

婴儿进行性大脑变性 infantile progressive cerebral degeneration

婴儿痉挛症 infantile spasm ［又称］West 综合征△

婴儿神经轴索营养不良 infantile neuroaxonal dystrophy

婴儿型脊髓性肌萎缩 infantile spinal muscular atrophy

婴儿性偏瘫 infantile hemiplegia

婴儿严重肌阵挛癫痫 severe myoclonic epilepsy in infant ［又称］Dravet 综合征△

婴儿早期游走性部分性发作 early onset infantile migrating partial epilepsy ［又称］婴儿游走性部分性发作△

营养不良所致精神障碍 mental disorder due to dystrophy

营养缺乏性多神经炎 dystrophic polyneuritis

营养缺乏性脑病 dystrophic encephalopathy

营养神经病 nutrition neuropathy

营养性周围神经病 dystrophic peripheral neuropathy

硬脊膜动静脉瘘向脊髓静脉引流 spinal cord venous drainage from spinal dural arteriovenous fistula ［又称］硬脊膜动静脉瘘△

硬脊膜外脓肿 spinal epidural abscess

硬脊膜外肉芽肿 spinal epidural granuloma

硬脊膜下脑膜瘤 subdural meningioma

硬脊膜下脓肿 spinal subdural abscess

硬脊膜下肉芽肿 spinal subdural granuloma ［又称］硬膜下肉芽肿△

硬脊膜下髓周动静脉瘘 spinal subdural perimedullary arteriovenous fistula ［又称］硬脊膜动静脉瘘△

硬膜外脓肿 extradural abscess

硬膜外血肿 epidural hematoma ［又称］硬脑膜外血肿△

硬膜下出血 subdural hemorrhage ［又称］硬脑膜下出血△

硬膜下脓肿 subdural abscess ［又称］硬脑膜下脓肿△

硬膜下炎性肉芽肿 subdural inflammatory granuloma

硬脑膜动静脉瘘 dural arteriovenous fistula ［又称］硬脊膜动静脉瘘△,硬脑膜动静脉瘘出血△

硬脑膜动静脉瘘出血 dural arteriovenous fistula bleeding

硬脑膜横窦血栓形成 dural sinus thrombosis

硬脑膜下积液 subdural effusion

硬脑膜炎 pachymeningitis

硬皮病合并肌病 scleroderma complicated with myopathy

由于入脑前动脉栓塞引起的脑梗死 cerebral infarction due to precerebral artery embolism ［又称］入脑前动脉血栓引起的脑梗死△

有典型先兆的偏头痛 migraine with typical aura ［又称］先兆偏头痛△

有机磷中毒性周围神经病 organophosphorus toxic peripheral neuropathy ［又称］有机磷中毒迟发性神经病△

有迁延性先兆的偏头痛 protracted migraine aura

有先兆急性发作的偏头痛 migraine with aura acute attack

与多巴胺 - β - 羟化酶缺乏相关的交感神经功能障碍 sympathetic dysfunction associated with dopamine- β -hydroxylase deficiency

语义性痴呆 semantic dementia

原发进行性非流利失语 primary progressive non-fluent aphasia

原发书写震颤 primary writing tremor

原发性阿米巴脑膜脑炎 primary amebic meningoencephalitis

原发性不安腿综合征 primary restless legs syndrome

原发性侧索硬化 primary lateral sclerosis ［又称］原发性侧索硬化症△

原发性脑室内出血 primary intraventricular hemorrhage

原发性胼胝体变性 Marchiafava-Bignami disease,primary degeneration of corpus callosum

原发性三叉神经痛 idiopathic trigeminal neuralgia

原发性舌咽神经痛 idiopathic glossopharyngeal neuralgia

原发性阅读性癫痫青少年肌阵挛癫痫 reading of primary epilepsy juvenile myoclonic epilepsy ［又称］原发性阅读性癫痫△

原发性直立性低血压 idiopathic orthostatic hypotension ［又称］直立性低血压△

远端型肌营养不良症 distal muscular dystrophy ［又称］远端型肌营养不良△

远端型脊髓性肌萎缩 distal form of spinal muscular atrophy ［又称］远端型脊髓性肌萎缩症△

远端型肌病 distal myopathy ［又称］肢带型肌营养不良△,远端型肌病△

阅读诱发反射性癫痫 reading evoked reflex epilepsy ［又称］阅读性癫痫△

运动神经元变性病 motor neuron degeneration

运动神经元病 motor neuron disease

运动性周围神经病 motor neuropathy

运动诱发性肌张力障碍 paroxysmal kinesigenic dyskinesia ［又称］发作性运动诱发性运动障碍△

运动障碍性膀胱 motor disturbance bladder

早发型阿尔茨海默病 early onset Alzheimer disease

早发性肌阵挛性脑病　early myoclonic encephalopathy　［又称］早发性肌阵挛脑病△

早发性小脑性共济失调　early onset cerebellar ataxia　［又称］Marinesco-Sjogren 综合征△

粘连性脊髓蛛网膜炎　spinal adhesive arachnoiditis

真菌性肌炎　fungal myositis

真菌性脑膜炎　fungal meningitis

枕大神经痛　greater occipital neuralgia

枕大神经炎　greater occipital neuritis

枕骨大孔疝　cerebellar tonsillar hernia　［又称］小脑扁桃体疝△

枕神经痛　occipital neuralgia

枕小神经痛　lesser occipital neuralgia

枕叶出血　occipital lobe hemorrhage

枕叶癫痫　occipital lobe epilepsy

枕叶脑白质病变　white matter lesion of the occipital lobe

枕叶脓肿　occipital lobe abscess

阵挛发作　clonic seizure

阵挛性半面痉挛　clonicity hemi-facial spasm

正常钾型周期性瘫痪　normal kalemic periodic paralysis　［又称］正常血钾性周期性麻痹△

正中神经麻痹　median nerve palsy

正中神经嵌压综合征　median nerve entrapment syndrome

正中神经损害　median nerve damage

症状性（或可能为症状性）局灶性癫痫　symptomatic (or probably symptomatic) focal epilepsy　［又称］症状性局灶性癫痫△

症状性精神病　symptomatic psychosis

支架植入术　stent implantation

支架植入术后出血　haemorrhage after stent implantation　［又称］支架植入后出血△

肢带型肌营养不良症　limb-girdle muscular dystrophy

肢体麻木　numbness of the limb, numbness

直窦血栓形成　straight sinus thrombosis

直立性低血压性晕厥　orthostatic hypotensive syncope　［又称］体位性低血压性晕厥△

跖趾神经炎　metatarsophalangeal neuritis

指间神经瘤　interdigital neuroma

指纹状体肌病　fingerprint body myopathy

指印体肌病　finger-print myopathy

中脑导水管梗阻　midbrain aqueduct obstruction

中脑脓肿　midbrain abscess

中脑周围出血　around the midbrain hemorrhage　［又称］中脑出血△

中脑周围静脉性蛛网膜下腔出血　midbrain around vein subarachnoid hemorrhage　［又称］中脑周围非动脉瘤性蛛网膜下腔出血△

中枢神经系统 Sjogren 综合征　Sjogren syndrome of the central nervous system

中枢神经系统白血病　central nervous system leukemia

中枢神经系统表面铁沉积症　superfacial siderosis of the central nervous system

中枢神经系统并发症　central nervous system complication

中枢神经系统感染　central nervous system infection

中枢神经系统功能异常　dysfunction of the central nervous system　［又称］中枢神经系统功能检查异常△

中枢神经系统淋巴瘤　central nervous system lymphoma

中枢神经系统淋巴瘤样肉芽肿　lymphomatoid granulomatosis of central nervous system

中枢神经系统慢病毒感染　slow virus infections of central nervous system

中枢神经系统毛霉病　central nervous system mucormycosis

中枢神经系统其他特指的脱髓鞘疾病　other specified demyelinating disease of central nervous system　［又称］中枢神经系统脱髓鞘病△

中枢神经系统曲霉病　central nervous system aspergillosis

中枢神经系统朊粒病　central nervous system prion disease

中枢神经系统血管内淋巴瘤　intravascular lymphoma of the central nervous system, central nervous system intravascular lymphoma

中枢神经系统原发性血管炎　primary angiitis of central nervous system　［又称］原发中枢神经系统血管炎△

中枢性肺泡低通气综合征　central alveolar hypoventilation syndrome

中枢性呼吸衰竭　central respiratory failure

中枢性睡眠呼吸暂停综合征　central sleep apnea syndrome　［又称］中枢型睡眠呼吸暂停△

中枢性协调障碍　centrale coordination disturbance

中心核肌病　centronuclear myopathy

中央轴空病　central core disease

肿瘤相关性视网膜病　tumor associated retinopathy

肿瘤性脑出血　tumor hemorrhage

肿瘤样性脱髓鞘病　tumor-like inflammatory demyelinating disease

中毒性肌病　toxic myopathy　［又称］中毒性肌肉病△

中毒性脑病　toxic encephalopathy

中毒性帕金森综合征　toxic Parkinson syndrome

中毒性神经肌肉病　toxic neuromuscular disease

重症肌无力　myasthenia gravis

重症肌无力伴胸腺瘤　myasthenia gravis with thymoma

周期性共济失调　periodic ataxia　［又称］贝克肌营养不良△, Becker 型肌营养不良症△, 发作性共济失调△

周期性瘫痪　periodic paralysis　［又称］周期性麻痹△

周期性肢体运动障碍　periodic limb movement disorder

周围神经病性震颤　peripheral neuropathy tremor

周围神经电子神经刺激器引起的机械性并发症　mechanical complication caused by peripheral nerve electronic stimulator

周围神经和自主神经系统良性肿瘤　benign tumor of the peripheral nerves and autonomic nervous system

周围神经血管内淋巴瘤　peripheral nerves intravascular lymphomatosis

轴索型腓骨肌萎缩　axonal peroneal muscle atrophy　［又称］腓骨肌萎缩症Ⅱ型△

轴周性脑炎　Schilder disease (Schilder encephalitis)

肘管综合征　cubital tunnel syndrome　［又称］尺神经卡压征△

昼夜节律失调性睡眠障碍　circadian rhythm sleep disorder

蛛网膜囊肿　arachnoid cyst

蛛网膜憩室　arachnoid diverticulum

蛛网膜下腔出血　subarachnoid hemorrhage

蛛网膜下腔出血伴大脑中动脉动脉瘤破裂　subarachnoid hemorrhage associated with middle cerebral artery aneurysm rupture

蛛网膜下腔出血伴后交通动脉动脉瘤破裂　subarachnoid hemorrhage associated with posterior communicating artery aneurysm rupture

蛛网膜下腔出血伴基底动脉动脉瘤破裂　subarachnoid hemorrhage with basilar artery aneurysm rupture

蛛网膜下腔出血伴颈内动脉动脉瘤破裂　subarachnoid hemorrhage associated with internal carotid aneurysm rupture

蛛网膜下腔出血伴脑梗死　subarachnoid hemorrhage associated with cerebral infarction

蛛网膜下腔出血伴前交通动脉动脉瘤破裂　subarachnoid hemorrhage associated with former traffic artery aneurysm rupture

蛛网膜下腔出血伴椎动脉动脉瘤破裂　subarachnoid hemorrhage associated with vertebral artery aneurysm rupture

蛛网膜下腔出血不伴脑梗死　subarachnoid hemorrhage without cerebral infarction

蛛网膜下腔出血后脑积水　hydrocephalus after subarachnoid hemorrhage

蛛网膜下腔出血后遗症　subarachnoid hemorrhage sequelae　［又称］蛛网膜下出血后遗症△

蛛网膜炎　arachnoiditis

蛛网膜粘连　arachnoid's adhesion　［又称］脊髓蛛网膜粘连△

主观性失眠　subjective insomnia

椎动脉闭塞　Avellis syndrome　［又称］阿韦利斯综合征△

椎动脉闭塞和狭窄（未造成脑梗死）　vertebral artery occlusion and stenosis, caused no cerebral infarction　［又称］椎动脉闭塞和狭窄△

椎动脉闭塞或狭窄性脑梗死　vertebral artery occlusion or stenosis

cerebral infarction　［又称］椎脉狭窄脑梗死△,椎动脉闭塞脑梗死△

椎动脉梗死　vertebral artery infarction

椎动脉夹层　vertebral artery dissection

椎动脉瘤　vertebral aneurysm

椎动脉栓塞　vertebral artery embolism

椎动脉狭窄　vertebral artery stenosis

椎动脉血栓形成　vertebral artery thrombogenesis

椎管内脓肿　intraspinal abscess

椎管内肉芽肿　intraspinal granuloma

椎基底动脉扩张延长　extended vertebral basilar artery expansion　［又称］椎基底动脉延长扩张症△

椎 - 基底动脉综合征　vertebral-basilar artery syndrome

椎体海绵状血管畸形　vertebral spongiform vascular malformation

灼痛　causalgia　［又称］灼性神经痛△

子痫　eclampsia

自发性低颅压综合征　spontanous intracranial hypotension　［又称］

原发性低颅压△

自身免疫相关性脑病　autoimmune associated encephalopathy　［又称］自身免疫性脑炎△

自主神经功能紊乱　autonomic nervous system dysfunction

自主神经系统疾患　autonomic nervous system disorder　［又称］自主神经性发作△

自主神经系统良性肿瘤　autonomic nervous system benign tumor

自主性膀胱　autonomic bladder

足底内侧神经损伤　medial plantar nerve injury

阻塞性睡眠呼吸暂停低通气综合征　obstructive sleep apnea hypopnea syndrome

最外囊出血　outside the capsule hemorrhage

坐骨神经损害　sciatic nerve damage

坐骨神经损伤　sciatic nerve injury

坐骨神经痛　sciatica

坐骨神经粘连　sciatic nerve adhesion

8.2　症状体征名词

网状青斑　livedo annularis

无汗症　anhidrosis, adiaphoresis

8.3　手术操作名词

颈动脉内膜切除术　carotid endarterectomy　［又称］颈动脉内膜剥脱术△

取出神经系统治疗装置　take out treatment unit of nervous system

8.4　临床检查名词

24 小时免疫固定电泳　24 hours immunostaining electrophoresis

3Hz 棘慢复合波　3 Hz spike and slow wave complex, petit mal pattern

6Hz 良性棘慢复合波　6 Hz benign spike and slow wave complex, phantom spike and wave

6 和 14Hz 正性棘波　6 Hz and 14 Hz positive spike

CT 血管造影　CT angiography, CTA

CT 值　CT density

F 波　F wave

H 波　H wave

K 复合波　K complex

M 波　M wave

N- 乙酰天冬氨酸磁共振波谱分析　N-acetyl aspartate MRS

PET-CT 检查　PET-CT check

T 波　T wave

Wicket 节律　Wicket rhythm

α 泛化　alpha generalization

α 昏迷　alpha coma

α 节律　alpha rhythm

α 抑制　alpha block

β 昏迷　beta coma

β 节律　beta rhythm

δ 节律　delta rhythm

δ 刷　delta brush

θ 节律　theta rhythm

κ 节律　kappa rhythm

λ 波　lambda wave

爱泼沃斯嗜睡量表　Epworth sleepiness scale, ESS

暴发　burst

暴发抑制　burst suppression

背景活动　background activity

鼻咽电极　nasopharyngeal electrode

表观扩散系数　apparent diffusion coefficient

波幅　amplitude

波间期　interpotential interval

波率　frequency

波形　wave form

波形离散　temporal dispersion

波形衰减　waning discharge

玻片离心法　glass slide centrifugation

不应期　refractory period

参考电极　reference electrode
侧颈部穿刺　lateral cervical puncture
插入电位　insertion activity
颤抖　jitter
长潜伏期躯体感觉诱发电位　long-latency SEP
常春藤征　ivy sign
超极化　hyperpolarization
超强刺激　supramaximal stimulus
沉淀池法　sediment chamber method
成对刺激　paired stimuli
成对放电　paired discharge
成人临床下节律性脑电放电　adult subclinical rhythmic electrographic discharge
迟发反应　late response
持续非节律性 δ 活动　persisted norhythmic delta activity
重叠波　superimposed wave
重复放电　repetitive discharge
重复神经刺激　repetitive nerve stimulation，RNS
传导速度　conduction velocity，CV
传导阻滞　conduction block，CB
纯音测听　pure tone audiometry
磁共振波谱分析　magnetic resonance spectroscopy，MRS
磁共振静脉造影　magnetic resonance venography，MRV
磁共振血管造影　magnetic resonance angiography，MRA
次强刺激　submaximal stimulus
刺激电极　stimulating electrode
刺激区　irritative zone
刺激伪差　artifact
刺激序列　train of stimuli
催眠性超同步化　hypnagogic hypersynchrony
寸移技术　inching technique
大脑后动脉斑块　posterior cerebral artery plaque
大脑前动脉斑块　anterior cerebral artery plaque
大脑中动脉斑块　middle cerebral artery plaque
大脑中动脉高密度征　hyperdense middle cerebral artery sign
单纯相　simple pattern
单光子发射计算机断层显像　single photon emission computed tomography，SPECT
单核样细胞反应　monocytoid cell reaction
单极导联　monopolar recording
单极记录针电极　monopolar needle recording electrode
单纤维肌电图　single-fiber electromyography，SFEMG
单纤维针电极　single-fiber needle electrode
单相波　monophasic wave
单相动作电位　monophasic action potential
单一节律枕区 δ 活动　monorhythmic occipital delta activity
胆碱磁共振波谱分析　choline MRS
蛋白酶学检查　protease study
蛋白细胞分离　albuminocytologic dissociation
导联　montage
低波幅活动　low voltage activity
低电压　low voltage
低频滤波　low-frequency filter
递减反应　decrementing response
递增反应　incrementing response
癫痫伴慢波睡眠期持续棘慢波　epilepsy with slow wave sleep phase for spine slow wave
癫痫募集律　epileptic recruiting rhythm
癫痫样放电　epileptiform discharge
癫痫源病灶　epileptogenic focus，spike focus，sharp wave focus
点燃　kindling
电刺激伪差　electric artifact
电极　electrode
电静息　electric silence

电诊断法　electrodiagnosis
电诊断医学　electrodiagnostic medicine
蝶骨电极　sphenoidal electrode
顶部一过性尖波　vertex sharp transient
定量感觉测定　quantitative sensory testing，QST
定量脑电图　quantitative EEG，QEEG
动态脑电图　ambulatory EEG，AEEG
动作电位　action potential
毒物筛查　toxicology screening
短潜伏期躯体感觉诱发电位　short-latency somatosensory evoked potential，SLSEP
对比度增强　contrast enhancement
对称性　symmetry
对冲　collision
多次睡眠潜伏期试验　multiple sleep latency test，MSLT
多重放电　multiple discharge
多导电极　multielectrode
多导睡眠图　polysomnography，PSG
多棘波　polyspike
多棘慢复合波　polyspike wave complex
多普勒血流图　Doppler blood flow
多相波　polyphasic wave
多相动作电位　polyphasic action potential
多形性波　polymorphic wave
多灶性　multiple foci
额区一过性尖波　frontal sharp transient
额中线 θ 节律　frontal midline theta rhythm，Fm θ
儿童后头部慢波　posterior slow wave of youth
发放间隔　interdischarge interval
发放模式　firing pattern
发放频率　firing rate
发泡实验　foaming experiment
发作间期放电　interictal discharge
发作期放电　ictal discharge
发作起始区　ictal onset zone，pacemaker zone
反应　response
纺锤波形昏迷　spindle coma
放电　discharge
放电频率　discharge frequency
非常浅睡期　very light sleep
非快速眼动睡眠　non-rapid eye movement（NREM）sleep，NREM sleep
非连续图形　trace discontinuous，TD
峰间期　interpeak interval
峰潜伏期　peak latency
蜂鸟征　hummingbird sign
弗洛因综合征　Froin syndrome
复合波　complex wave
复合重复放电　complex repetitive discharge，CRD
复合混合神经动作电位　compound mixed nerve action potential
复合肌肉动作电位　compound muscle action potential，CMAP
复合神经动作电位　compound nerve action potential
复合运动神经动作电位　compound motor nerve action potential
复极化　repolarization
副肿瘤性相关抗体　paraneoplastic antibody
富士山征　Mount Fuji sign
钆对比剂　gadolinium contrast agent
干扰相　interference pattern
感觉神经传导速度　sensory nerve conduction velocity，SNCV
感觉神经定量检测　sensory nerve quantitative detection
感觉神经动作电位　sensory nerve action potential，SNAP
高度节律失调　hypsarrhythmia
高频滤波　high-frequency filter
弓形波　arch wave

功能不应期　functional refractory period
寡克隆区带　oligoclonal band
灌注加权成像　perfusion weighted imaging，PWI
光肌阵挛反应　photo myoclonic response，photo myogenic response
光敏性反应　photosensitivity response，photoparoxysmal response
光驱动　photic driving
广泛性　generalization
轨道征　tram-track sign
过度不连续　excessive discontinuity
过度换气　hyperventilation
含铁血黄素吞噬细胞　phagocyte containing hemosiderin
后电位　after potential
虎眼征　eye of tiger sign
化学位移　chemical shift
回波时间　echo time
回返放电　back firing
混合性细胞反应　mixed cell reaction
肌病性募集相　myopathic recruitment
肌颤搐放电　myokymic discharge
肌电图　electromyogram
肌电图学　electromyography
肌牵张反射　muscle stretch reflex
肌强直放电　myotonic discharge
肌肉超声　muscle ultrasound
肌肉核磁检查　muscle nuclear magnetic examination
肌酸磁共振波谱分析　creatine MRS
肌酸激酶检查　creatine kinase
肌纤维传导速度　muscle fiber conduction velocity
肌纤维动作电位　muscle fiber action potential
肌源性运动单位电位　myopathic motor unit potential
基底动脉斑块　basal artery plaque
基因检查　gene screening
激活型单核样细胞　activated monocytoid cell
极度纺锤　extreme spindle
极化　polarization
棘波　spike
棘波地形图　spike topography
棘波节律　spike rhythm，fast rhythm，fast activity
棘慢复合波　slow spike wave complex，spike wave complex
脊髓造影　myelography
记录电极　recording electrode
甲状腺功能　thyroid function
假性动脉瘤影　false aneurysm shadow
假周期性广泛性癫痫样放电　pseudoperiodic generalized epileptiform discharge，PGED
尖波　sharp wave
尖慢复合波　sharp wave complex
间歇性节律性 δ 活动　intermittent rhythmic delta activity，monorhythmic frontal delta activity
交替性活动　alternating trace
觉醒　awake
觉醒反应　arousal response
接地极　earth electrode，ground electrode
节律　rhythm
节律性爆发　rhythm burst
节律性颞区 θ 活动　rhythmic temporal theta activity
节律性枕区 θ 活动　rhythmic occipital theta activity
近场电位　near-field potential
近端潜伏期　proximal latency
经颅多普勒超声　transcranial Doppler sonography
经颅多普勒超声异常　abnormal transcranial Doppler ultrasound
经颅多普勒检查　transcranial Doppler
精神运动性变异型波　psychomotor variant，rhythmic mid-temporal discharge，rhythmical temporal theta burst

颈动脉彩色多普勒超声　carotid artery color Doppler flow imaging
颈静脉压迫试验　jugular vein compression test
颈内动脉斑块　artery arteriosclerotic plaque
颈总动脉斑块　carotid artery plaque
痉挛性放电　cramp discharge
静脉窦造影　venous sinus angiography
静息膜电位　resting membrane potential
镜像灶　mirror focus
局部电压衰减　focal voltage attenuation，lazy activity
局灶性　focus，location
巨肌电图　macroelectromyography　［又称］巨型肌电图△
巨肌电图针电极　macro-EMG needle electrode　［又称］巨型肌电图针电极△
巨运动单位动作电位　macromotor unit action potential
锯齿样动作电位　serrated action potential
抗 Hu 抗体　anti-Hu antibody
抗链 O　streptococcus O antibody
抗水通道蛋白 4 抗体　anti-aquaporin-4 antibody
抗中性粒细胞胞质抗体　anti-neutrophilic cytoplasmic antibody，ANCA
空三角征　empty delta sign
库欣反应　Cushing response　［又称］柯兴反应△
快波　fast wave
快棘波样纺锤变异型　fast spiky spindle variant
快速眼动密度　REM density
快速眼动期次数　number of REM period
快速眼动睡眠　rapid eye movement（REM）sleep，REM sleep
快速眼动睡眠潜伏期　REM sleep latency
快速自旋回波脉冲序列　fast spin echo，FSE
奎肯施泰特试验　Queckenstedt test　［又称］奎肯斯提特试验△
拉莫尔频率　Larmor frequency
老年人颞部一过性小尖波　temporal minor sharp transient of old age
类风湿因子　rheumatoid factor
裂缝桥脑征　split pons sign
临床肌电图　clinical electromyography
淋巴细胞性脑膜炎　lymphocytic meningitis
淋巴样细胞反应　lymphoidocyte reaction
颅内压　intracranial pressure
录像脑电监测　video-EEG，VEEG
卵圆孔电极　foramen ovale electrode
罗兰多区正相尖波　Rolandic positive sharp wave
慢波　slow wave
门状棘波　wicket spike
弥散加权成像　diffusion weighted imaging，DWI
免疫球蛋白合成率　immunoglobin synthesis rate
磨牙征　molar tooth sign
募集　recruitment
募集间期　recruitment interval
募集频率　recruitment frequency
募集相　recruitment pattern
脑池显像　brain pool imaging
脑磁图　magnetoencephalography，MEG
脑大池穿刺　cisternal puncture
脑电地形图　EEG brain map，brain electrical activity mapping
脑电活动　cerebral electrical activity
脑电静息　electrocerebral inactivity，ECI
脑电图　electroencephalography，EEG
脑电图伪差　electroencephalography artifact
脑电图仪灵敏度　electroencephalography sensitivity
脑电阻尼　electroencephalogram damping
脑干听觉诱发电位　brainstem auditory evoked potential，BAEP
脑灌注显像　cerebral perfusion imaging
脑脊液　cerebrospinal fluid
脑脊液 C 反应蛋白　cerebrospinal fluid C-reactive protein

脑脊液 β₂ 微球蛋白　cerebrospinal fluid β_2 microglobulin

脑脊液白细胞增多　cerebrospinal fluid leukocytosis

脑脊液蛋白　cerebrospinal fluid protein

脑脊液蛋白电泳　cerebrospinal fluid protein electrophoresis

脑脊液蛋白定性检查　qualitative analysis of cerebrospinal fluid protein

脑脊液蛋白商检测　detection of cerebrospinal fluid G/A

脑脊液革兰染色法　cerebrospinal fluid Gram staining

脑脊液化验　cerebrospinal fluid analysis

脑脊液黄变　cerebrospinal fluid xanthochromia

脑脊液浆细胞　cerebrospinal fluid plasma cell

脑脊液抗酸细菌染色法　cerebrospinal fluid acid-fast bacilli stain

脑脊液氯化物　cerebrospinal fluid chloride

脑脊液三管试验　cerebrospinal fluid triple tube test

脑脊液糖含量　cerebrospinal fluid glucose

脑脊液外观　gross appearance of cerebrospinal fluid

脑脊液细胞学　cerebrospinal fluid cytology

脑脊液压力检测　cerebrospinal fluid manometry

脑室液　ventricular fluid

脑室造影　ventriculography

脑诱发电位　cerebral evoked potential

逆向　antidromic

颞区和中央区一过性负相尖波　temporal and central negative sharp transient

偶极子　dipole

偶极子定位　dipole localization method

潘迪试验　Pandy's test

皮层电极　cortical electrode

皮肤交感反应　skin sympathetic response, SSR

匹兹堡睡眠量表　Pittsburgh sleep scale

频率分析　frequency analysis

牵牛花综合征　morning glory syndrome

前头部非节律性慢波　slow anterior dysrhythmia

前头部慢节律　anterior bradyrhythmia

潜伏期　latency

浅睡期　light sleep

强直性收缩　tetanic contraction

鞘内注射　intrathecal injection

丘脑枕征　pulvinar sign

躯体感觉诱发电位　somatosensory evoked potential, SEP

去极化　depolarization

去极化阻滞　depolarization block

去神经电位　denervation potential

缺口节律　breach rhythm, independent temporal alphoid rhythm

缺血性半暗带　ischemic penumbra

容积传导　volume conduction

乳酸　lactic acid

乳酸磁共振波谱分析　lactate MRS

三重放电　triple discharge

三相波　triphasic wave

三相动作电位　triphasic action potential

散发　random

闪光搐搦反应　photic convulsive response

闪光刺激　photic stimulation

上升时间　rise time

深部电极　depth electrode

深睡期　deep sleep

神经超声　nerve ultrasonic

神经传导　nerve conduction

神经传导测定　nerve conduction study, NCS

神经传导速度　nerve conduction velocity, NCV

神经电图学　electroneurography

神经动作电位　nerve action potential, NAP

神经性肌强直放电　neuromyotonic discharge

十字交叉征　hot cross bun sign

时间常数　time constant, TC

时限　duration

时相　phase

事件相关电位　event-related potential

视觉诱发电位　visual evoked potential, VEP

视频脑电监测　video-EEG, VEEG

适应　adaptation

嗜酸性粒细胞性脑膜炎　eosinophic meningitis

手套形波　mitten pattern

束颤电位　fasciculation potential

数字化脑电图　digital EEG

数字减影血管造影　digital substraction angiography, DSA

双重放电　double discharge

双极刺激电极　bipolar stimulating electrode

双极导联　bipolar recording

双极记录针电极　bifilar needle recording electrode

双相波　biphasic wave

双相动作电位　biphasic action potential

睡眠剥夺　sleep deprivation

睡眠纺锤　spindle, sigma rhythm

睡眠呼吸暂停监测　sleep apnea monitoring

睡眠 - 觉醒次数　number of awakening

睡眠阶段转换次数　number of stage shift

睡眠期一过性枕部正性尖波　positive occipital sharp transient of sleep, POSTS

睡眠潜伏期　sleep latency

睡眠始发的快速眼动　sleep-onset REM

睡眠效率　sleep efficiency

顺向　orthodromic

瞬目反射　blink reflex

思睡期　early drowsiness

思睡期慢波活动　drowsing slow activity

髓鞘碱性蛋白　myelin basic protein

损伤电位　injury potential

索带征　cord sign

锁骨下动脉斑块　subclavian artery plaque

调幅调制　modulation

调节　regulation

听觉诱发电位　auditory evoked potential, AEP

同步性　synchrony

同芯园针电极　concentric needle electrode

头颅核磁　brain nuclear magnetic examination

投射性节律　projected rhythm

退化棘慢复合波　rudimentary spike and slow wave complex

吞噬红细胞作用　erythrophagocytosis

瓦达试验　Wada test, intracarotid amobarbital procedure

瓦尔萨尔瓦试验　Valsalva maneuver, Valsalva test

微觉醒　microarousal

微神经电图　microneurography

微栓子监测　microembolism monitoring

伪差　artifact

卫星电位　satellite potential

位相倒置　phase-reversal

卧床时间　time in bed, TIB

无名动脉斑块　anonymous artery plaque

纤颤电位　fibrillation potential

纤维密度　fiber density, FD

陷波滤波　notch filter

相对不应期　relative refractory period

相位　phase

小尖棘波　small sharp spike, benign sporadic sleep spike, benign epileptiform transient of sleep　［又称］良性散发睡眠期棘波△, 良性睡眠期一过性癫痫波△

小脑后下动脉斑块　posterior inferior cerebellar artery plaque
小脑前下动脉斑块　anterior inferior cerebellar artery plaque
小脑上动脉斑块　superior cerebellar artery plaque
小终板电位　miniature end-plate potential，MEPP
谐调频率同步化　harmonic driving
谐调下频率同步化　subharmonic driving
心电图　electrocardiogram
兴奋后衰竭　postactivation exhaustion
兴奋后抑制　postactivation inhibition
兴奋后易化　postactivation facilitation
兴奋后增强　postactivation potentiation
兴奋性突触后电位　excitatory postsynaptic potential，EPSP
血沉　erythrocyte sedimentation rate，ESR
血管造影线样征　angiographic string sign
血尿代谢筛查　hematuria metabolism screening
血性脑脊液　bloody cerebrospinal fluid
压腹试验　Stookey test
压颈动脉窦　carotid sinus compression　［又称］颈动脉窦压迫△
亚甲基蓝试验　methylene blue test　［又称］漏美蓝试验△
亚临床电发作发放　subclinical electrographic seizure discharge
延迟　delay
阳极　anode
阳极阻滞　anodal block
腰椎穿刺　lumbar puncture
腰椎穿刺后头痛　post-lumbar puncture headache
液体衰减反转恢复　fluid attented inversion recovery
一侧性　unilateral activity
一过性融合慢波　slow fused transient
乙酰胆碱受体抗体谱　acetylcholine receptor antibody spectrum
抑制性突触后电位　inhibitory postsynaptic potential
易化　facilitation
阴极　cathode
硬膜尾征　dural tail sign
游走性　shift
诱发电位　evoked potential
阈刺激　threshold stimulus
阈下刺激　subthreshold stimulus
阈值　threshold
远场电位　far-field potential
远端潜伏期　distal latency
运动单位　motor unit
运动单位动作电位　motor unit action potential，MUAP
运动单位范围　motor unit territory
运动单位数目估计　motor unit number estimation，MUNE
运动点　motor point

运动反应　motor response
运动后递增　increment after exercise
运动潜伏期　motor latency
运动神经传导速度　motor nerve conduction velocity，MNCV
运动伪差　movement artifact
运动诱发电位　motor evoked potential，MEP
噪音　noise
占位效应　mass effect
阵发　paroxysmal
睁闭眼诱发试验　eyes-open and eyes-closed test
正电子发射断层显像　positron emission tomography
正锐波　positive sharp wave
正弦波　sinusoidal wave
脂肪吞噬现象　lipophagocytosis
脂肪抑制序列　fat suppression
直角征　Dawson's finger
直立倾斜实验　head upright tilt testing，head-up tilt test，upright tilt-table testing
中潜伏期躯体感觉诱发电位　midlatency SEP
中枢运动传导时间　central motor conduction time
中睡期　moderate sleep
中线 θ 节律　midline theta rhythm
中线棘波　midline spike
中央 μ 节律　central mu rhythm
中央颞区 δ 活动　centrotemporal delta activity
终板电活动　end-plate activity
终板区　end-plate zone
肿瘤标记物　tumor marker
周期性　periodic
周期性单侧癫痫样放电　periodic lateralized epileptiform discharge，PLED
周期性放电　periodic discharge，PD
周期性肢体运动指数　periodic limb movement index
轴索断伤　axonotmesis
转化型淋巴细胞　transformed lymphocyte
转折　turn
椎动脉斑块　vertebral artery plaque
自发电位　spontaneous potential
自旋回波脉冲序列　spin echo pulse sequence
自由感应衰减　free induction decay，FID
总睡眠时间　total sleep time，TST
最大传导速度　maximum conduction velocity
最大刺激　maximum stimulus
作用电极　active electrode

9. 肾内科

9.1 疾病诊断名词

Ⅲ型胶原肾小球病　collagen Ⅲ glomerulopathy　［又称］胶原Ⅲ肾病

ANCA 相关性血管炎肾损害　renal involvement of anti-neutrophil cytoplasmic autoantibodies-associated vasculitis

A 型首次使用综合征　A type first use syndrome

B 型首次使用综合征　B type first use syndrome

C1q 肾病　C1q nephropathy

C3 肾病　C3 nephropathy, C3 glomerulonephritis　［又称］C3 肾小球肾炎△

Castleman 病　Castleman's disease　［又称］卡斯尔曼病△

ESA 抵抗　erythropoiesis stimulating agent resistance　［又称］红细胞生成刺激剂抵抗△

Gitelman 综合征　Gitelman syndrom

Hass 分级Ⅰ型(轻微病变)　Hass grade Ⅰ (mild disease)

Hass 分级Ⅱ型(局灶节段性肾小球硬化样病变)　Hass grade Ⅱ (focal segmental glomerular sclerosis)

Hass 分级Ⅲ型(局灶增生性肾小球病变)　Hass grade Ⅲ (focal proliferative glomerular lesion)

Hass 分级Ⅳ型(弥漫增生性肾小球病变)　Hass grade Ⅳ (diffuse proliferative glomerular lesion)

Hass 分级Ⅴ型(晚期慢性肾小球病变)　Hass grade Ⅴ (advanced chronic glomerular lesion)

IgA 肾病　IgA nephropathy

IgA 肾病牛津分型　the Oxford classification of IgA nephropathy

IgG4 相关膜性肾小球肾炎　IgG4-related membranous glomerulonephritis　［又称］IgG4 相关膜性肾病△

IgG4 相关肾小管间质肾炎　IgG4-related tubulointerstitial nephritis　［又称］IgG4 相关性肾小管间质性肾炎△

IgG4 相关性肾病　IgG4-related kidney disease　［又称］IgG4 相关肾病△

IgM 肾病　IgM nephropathy

Lee 分级Ⅰ级　Lee grade Ⅰ

Lee 分级Ⅱ级　Lee grade Ⅱ

Lee 分级Ⅲ级　Lee grade Ⅲ

Lee 分级Ⅳ级　Lee grade Ⅳ

Lee 分级Ⅴ级　Lee grade Ⅴ

奥尔波特综合征　Alport syndrome　［又称］眼 - 耳 - 肾综合征△，Alport 综合征△

巴特综合征　Bartter syndrome　［又称］Bartter 综合征△，巴特尔综合征△

白塞病肾损害　Behcet disease kidney injury

白细胞趋化因子 2 相关性肾淀粉样变性病　leukocyte chemotactic factor 2 associated renal amyloidosis　［又称］白细胞趋化因子 2 型肾淀粉样变性病△

白血病　leukemia

白血病肾损害　leukemia kidney injury

败血症肾损害　sepsis kidney injury

包裹性腹膜硬化　encapsulating peritoneal sclerosis　［又称］包裹硬化性腹膜炎△

薄基底膜肾病　thin basement membrane nephropathy

丙型肝炎病毒感染　hepatitis C virus infection

丙型肝炎病毒相关性肾小球肾炎　hepatitis C virus associated glomerulonephritis　［又称］丙型肝炎相关性肾炎△

不典型膜性肾病　atypical membranous nephropathy

产后溶血尿毒综合征　postpartum hemolytic uremic syndrome

常染色体显性多囊肾病　autosomal dominant polycystic kidney disease　［又称］常染色体显性遗传性多囊肾△

常染色体隐性多囊肾病　autosomal recessive polycystic kidney disease　［又称］常染色体隐性遗传性多囊肾△

纯红再障　pure red aplastic anemia

促红细胞生成素抵抗　erythropoietin resistance　［又称］EPO 抵抗△，EPO 低反应性△

代谢相关慢性间质性肾炎　metabolic-related chronic interstitial nephritis

单纯性肾囊肿　simple renal cyst

胆固醇结晶栓塞性肾病　cholesterol crystal embolism kidney disease

蛋白质能量营养不良综合征　protein energy malnutrition syndrome

导管相关性尿路感染　catheter-associated urinary tract infection

低磷[酸盐]血性骨软化症　hypophosphatemic osteomalacia

低转化性骨病　low-turnover bone disease

动静脉瘤　arteriovenous aneurysm, pseudoaneurysm　［又称］假性动脉瘤△

动静脉内瘘动脉瘤　arteriovenous fistula aneurysm　［又称］自体动静脉内瘘动脉瘤△

动静脉内瘘感染　arteriovenous fistula infection　［又称］自体动静脉内瘘感染△

动静脉内瘘狭窄　arteriovenous fistula stenosis　［又称］自体动静脉内瘘狭窄△

动静脉内瘘血栓形成　arteriovenous fistula thrombosis　［又称］自体动静脉内瘘血栓形成△

动脉粥样硬化性肾动脉狭窄(左侧 / 右侧 / 双侧)　atherosclerotic renal artery stenosis (left/right/bilateral)

多发性骨髓瘤肾脏损害　multiple myeloma kidney injuries　［又称］多发性骨髓瘤肾病△

多发性肌炎皮肌炎肾损害　polymyositis and dermatomyositis kidney injuries　［又称］多发性肌炎 / 皮肌炎肾损害△

恶性高血压　malignant hypertension

恶性高血压肾损害　malignant hypertension kidney injury

恶性肾小动脉硬化症　malignant renal arteriolosclerosis

二磷酸盐相关性肾脏病　bisphosphonates associated kidney disease

法布里病　Fabry disease, alpha-galactosidase A deficiency, Andeson-Fabry disease　［又称］Fabry 病△，α - 半乳糖苷酶 A 缺乏症△，安德森 - 法布里病△

反流性肾病　reflux nephropathy

放射性肾炎　radiation nephritis

肥胖相关性局灶节段性肾小球硬化症　obesity associated focal seg-

mental glomerular sclerosis

肥胖相关性肾小球病　obesity-related glomerulopathy　［又称］肥胖相关性肾病△

肥胖相关性肾小球肥大症　obesity-associated glomerulomegaly

肺出血肾炎综合征　Goodpasture syndrome　［又称］Goodpasture 综合征△

肺型失衡综合征　pulmonary type disequilibrium syndrome

分流性肾炎　shunt nephritis

复发性多软骨炎肾损害　relapsing polychondritis kidney injury

复发性尿路感染　recurrent urinary tract infection　［又称］尿路感染复发△

腹膜透析导管隧道感染　peritoneal dialysis catheter tunnel infection　［又称］腹膜透析相关隧道感染△

腹膜透析导管外口感染　peritoneal dialysis catheter exit-site infection　［又称］腹膜透析相关外口感染△

腹膜透析相关超滤衰竭　peritoneal dialysis ultrafiltration failure

腹膜透析相关涤纶套脱出　peritoneal dialysis cuff extrusion

腹膜透析相关腹壁渗漏　peritoneal dialysis associated abdominal wall leak

腹膜透析相关腹疝　peritoneal dialysis associated abdominal hernia

腹膜透析相关腹透导管移位　peritoneal dialysis associated catheter migration

腹膜透析相关管周渗漏　peritoneal dialysis associated peri-catheter leak

腹膜透析相关外生殖器水肿　peritoneal dialysis associated genital edema

腹膜透析相关网膜包裹　peritoneal dialysis omental wrapped

腹膜透析相关性腹膜炎　peritoneal dialysis related peritonitis

腹膜透析相关胸腹漏　peritoneal dialysis associated thoracic abdominal leakage

腹膜透析相关引流不畅　peritoneal dialysis associated out flow failure

腹透导管功能障碍　peritoneal dialysis catheter dysfunction

钙化防御　calciphylaxis　［又称］皮肤钙化防御△

钙化性尿毒症性小动脉病　calcific uremic arteriolopathy　［又称］钙性尿毒症性小动脉病△

钙调磷酸酶抑制剂相关肾病　calcineurin inhibitor related kidney disease

干燥综合征性肾小管间质肾炎　Sjogren syndrome related tubulointerstitial nephritis

肝肾综合征　hepatorenal syndrome

肝肾综合征 1 型　hepatorenal syndrome type 1

肝肾综合征 2 型　hepatorenal syndrome type 2

肝性肾小球硬化　hepatic glomerulosclerosis

肝硬化　cirrhosis of liver

肝硬化肾损害　cirrhosis kidney injury

感染相关性急性间质性肾炎　infection-associated acute interstitial nephritis

感染性尿道综合征　infectious urethral syndrome

感染性肾炎　infectious nephritis

感染性心内膜炎肾损害　infective endocarditis kidney injury

高钙血症肾病　hypercalcemic nephropathy

高尿酸肾病　hyperuricemia nephropathy　［又称］高尿酸血症肾病△

高血压　hypertension

高血压性肾损害　hypertensive kidney injury, hypertensive nephropathy　［又称］高血压肾病△

高转化性骨病　high-turnover bone disease

汞中毒　mercury poisoning

汞中毒性肾病　mercury poisoning nephropathy

骨髓瘤管型肾病　myeloma cast nephropathy　［又称］管型肾病△

骨髓移植后移植物抗宿主病　post bone marrow transplantation graft-versus-host disease　［又称］移植物抗宿主病△

骨髓移植后移植物抗宿主病相关肾损害　post bone marrow transplantation graft-versus-host disease associated nephropathy

骨再生不良　bone aplasia, adynamic bone disease　［又称］无动力型骨病△

钴胺素缺乏肾病　cobalamin deficiency nephropathy

寡免疫沉积型新月体性肾小球肾炎　pauci-immune crescentic glomerulonephritis

胱氨酸血症肾病　cystinosis nephropathy

过敏性紫癜性肾炎　Henoch-Schönlein purpura nephritis

过敏性紫癜性肾炎 Ⅰ 型（轻微病变性）　Henoch-Schönlein purpura nephritis grade Ⅰ（mild lesion）

过敏性紫癜性肾炎 Ⅱ 型（系膜增生性）　Henoch-Schönlein purpura nephritis grade Ⅱ（pure mesangial proliferation）

过敏性紫癜性肾炎Ⅲa型（局灶系膜增生伴节段性坏死、血栓、硬化及 <50% 新月体）　Henoch-Schönlein purpura nephritis grade Ⅲa（focal mesangial proliferation with segmental necrotizing, embolism and sclerosis, with <50% crescents）

过敏性紫癜性肾炎Ⅲb型（弥漫系膜增生伴节段性坏死、血栓、硬化及 <50% 新月体）　Henoch-Schönlein purpura nephritis grade Ⅲb（diffuse mesangial proliferation with segmental necrotizing, embolism and sclerosis, with <50% crescents）

过敏性紫癜性肾炎Ⅳ型（系膜增生性伴 50%~75% 的新月体）　Henoch-Schönlein purpura nephritis grade Ⅳ（mesangial proliferation with 50% to 75% crescents）

过敏性紫癜性肾炎Ⅴ型（系膜增生性伴 >75% 的新月体）　Henoch-Schönlein purpura nephritis grade Ⅴ（mesangial proliferation with >75% crescents）

过敏性紫癜性肾炎Ⅵ型（膜增生样）　Henoch-Schönlein purpura nephritis grade Ⅵ（membranoproliferative like glomerulonephritis）

海洛因肾病　heroin nephropathy

华氏巨球蛋白血症　Waldenström macroglobulinemia　［又称］Waldenström 巨球蛋白血症△

华氏巨球蛋白血症肾损害　Waldenström macroglobulinemia kidney injury　［又称］华氏巨球蛋白肾病△

化疗相关性血栓性微血管病肾损害　chemotherapy-related thrombotic microangiopathy kidney injury

化疗药物导致的肾小管间质损伤　chemotherapy-related tubulointerstitial injury

坏死性肾小球肾炎　necrotizing glomerulonephritis

环境性肾损伤　environmental kidney injury

混合性骨病　mixed osteodystrophy

混合性结缔组织病肾损害　mixed connective tissue disease kidney injury

获得性囊性肾病　acquired cystic kidney disease

急进性肾小球肾炎　rapidly progressive glomerulonephritis

急进性肾小球肾炎 Ⅰ 型　rapidly progressive glomerulonephritis type Ⅰ

急进性肾小球肾炎 Ⅱ 型　rapidly progressive glomerulonephritis type Ⅱ

急进性肾小球肾炎Ⅲ型　rapidly progressive glomerulonephritis type Ⅲ

急进性肾炎综合征　rapidly progressive nephritic syndrome

急性感染后肾小球肾炎　acute post infectious glomerulonephritis

急性高尿酸肾病　acute hyperuricemia nephropathy　［又称］急性高尿酸血症肾病△

急性过敏性间质性肾炎　acute allergic interstitial nephritis

急性间质性肾炎　acute interstitial nephritis

急性链球菌感染后肾小球肾炎　acute post streptococcal infectious glomerulonephritis　［又称］急性链球菌感染后肾炎△

急性磷酸盐肾病　acute phosphate nephropathy

急性尿路感染　acute urinary tract infection

急性膀胱炎　acute cystitis

急性肾衰竭（肾前性 / 肾性 / 肾后性）　acute renal failure（pre-renal/renal/post-renal）

急性肾损伤（肾前性 / 肾性 / 肾后性）　acute kidney injury（pre-renal/renal/post-renal）

急性肾损伤 Ⅰ 期　acute kidney injury stage Ⅰ

急性肾损伤 Ⅱ 期　acute kidney injury stage Ⅱ

急性肾损伤Ⅲ期　acute kidney injury stage Ⅲ

急性肾小管坏死　acute tubular necrosis

急性肾小管间质肾炎　acute tubulointerstitial nephritis　［又称］急性肾小管 - 间质肾炎△

急性肾小管损伤　acute tubular injury
急性肾小球肾炎　acute glomerulonephritis
急性肾炎综合征　acute nephritic syndrome
急性肾盂肾炎　acute pyelonephritis
挤压综合征　crush syndrome
继发性范科尼综合征　secondary Fanconi syndrome　[又称]继发性Fanconi综合征△
继发性肾病综合征　secondary nephrotic syndrome
继发性肾淀粉样变性病，AA型肾淀粉样变性病　secondary renal amyloidosis，AA type amyloidosis　[又称]AA型肾淀粉样变性病△
继发性肾损害　secondary kidney injury
寄生虫疾病相关肾损害　parasitic disease related kidney injury
家族性低尿钙性高钙血症　familial hypocalciuric hypercalcemia
甲基丙二酸尿症肾病　methylmalonic aciduria associated nephropathy
假性甲状旁腺功能减退症　pseudohypoparathyroidism
节段性肾小球硬化　segmental glomerulosclerosis
结节病肾损害　renal sarcoidosis
静脉导管血栓形成　venous catheter thrombosis　[又称]透析导管血栓形成△
局灶坏死性肾小球肾炎　focal necrotizing glomerulonephritis
局灶节段性肾小球硬化　focal segmental glomerulosclerosis
局灶节段性肾小球硬化(顶端型)　focal segmental glomerulosclerosis，tip lesion
局灶节段性肾小球硬化(非特指型)　focal segmental glomerulosclerosis，not otherwise specified(FSGS，NOS)
局灶节段性肾小球硬化(门周型)　focal segmental glomerulosclerosis，perihilar
局灶节段性肾小球硬化(塌陷型)　focal segmental glomerulosclerosis，collapsing
局灶节段性肾小球硬化(细胞型)　focal segmental glomerulosclerosis，cellular
局灶性节段性肾小球肾炎　focal segmental glomerulonephritis
局灶性肾小球肾炎　focal glomerulonephritis
局灶硬化性肾小球肾炎　focal sclerosis glomerulonephritis
局灶增生坏死性肾小球肾炎　focal proliferative necrotizing glomerulonephritis
局灶增生性肾小球肾炎　focal proliferative glomerulonephritis
局灶增生硬化性肾小球肾炎　focal proliferative sclerosing glomerulonephritis
抗GBM抗体型新月体性肾小球肾炎　anti-GBM antibody mediated crescent nephritis
抗磷脂综合征肾损害　antiphospholipid syndrome kidney injury
抗肾小球基底膜病　anti-glomerular basement membrane disease
狼疮性肾小管间质病变　lupus tubulointerstitial lesion　[又称]狼疮性肾小管间质肾炎△
狼疮性肾炎　lupus nephritis
狼疮性肾炎Ⅰ型(轻微系膜性)　lupus nephritis type Ⅰ(slight mesangial)
狼疮性肾炎Ⅱ型(系膜增生性)　lupus nephritis type Ⅱ(mesangial proliferative)
狼疮性肾炎Ⅲ(A)型(局灶增生性)　lupus nephritis type Ⅲ(A)(focal proliferative)
狼疮性肾炎Ⅲ(A/C)型(局灶增生硬化性)　lupus nephritis type Ⅲ(A/C)(focal proliferative sclerosing)
狼疮性肾炎Ⅲ(C)型(局灶硬化性)　lupus nephritis type Ⅲ(C)(focal sclerosing)
狼疮性肾炎Ⅲ+Ⅴ型　lupus nephritis type Ⅲ+Ⅴ
狼疮性肾炎Ⅲ型(局灶性)　lupus nephritis type Ⅲ(focal)
狼疮性肾炎Ⅳ+Ⅴ型　lupus nephritis type Ⅳ+Ⅴ
狼疮性肾炎Ⅳ-G(A)型(弥漫性球性增生性)　lupus nephritis type Ⅳ-G(A)(diffuse glomerular hyperplasia)
狼疮性肾炎Ⅳ-G(A/C)型(弥漫性球性增生和硬化性)　lupus nephritis type Ⅳ-G(A/C)(diffuse glomerular hyperplasia and sclerosing)
狼疮性肾炎Ⅳ-G(C)型(弥漫性球性硬化性)　lupus nephritis type Ⅳ-G(C)(diffuse glomerular sclerosing)
狼疮性肾炎Ⅳ-S(A)型(弥漫性节段性增生性)　lupus nephritis type Ⅳ-S(A)(diffuse segmental hyperplasia)
狼疮性肾炎Ⅳ-S(A/C)型(弥漫性节段性增生和硬化性)　lupus nephritis type Ⅳ-S(A/C)(diffuse segmental hyperplasia and sclerosis)
狼疮性肾炎Ⅳ-S(C)型(弥漫性节段性硬化性)　lupus nephritis type Ⅳ-S(C)(diffuse segmental sclerosis)
狼疮性肾炎Ⅳ型(弥漫性)　lupus nephritis type Ⅳ(diffuse)
狼疮性肾炎Ⅴ型(膜性)　lupus nephritis type Ⅴ(membranous)
狼疮性肾炎Ⅵ型(硬化性)　lupus nephritis type Ⅵ(sclerosing)
类风湿关节炎肾损害　rheumatoid arthritis kidney injury
冷球蛋白血症肾损害　cryoglobulinemia kidney injury
冷球蛋白血症性肾小球肾炎　cryoglobulinemic glomerulonephritis
冷球蛋白血症性血管炎　cryoglobulinemic vasculitis
锂相关肾病　lithium-associated nephropathy
镰状细胞肾病　sickle cell nephropathy
良性肾小动脉硬化症　benign renal arteriosclerosis
淋巴瘤肾损害　lymphoma kidney injury
淋菌性尿路感染　gonococcal urinary tract infection
卵磷脂-胆固醇酰基转移酶缺乏肾病　lecithin cholesterol acyltransferase deficiency nephropathy
螺旋体病相关肾损害　leptospirosis related kidney injury
铝相关贫血　aluminium related anemia
铝中毒性骨病　aluminum poisoning osteopathy
马兜铃酸肾病　aristolochic acid nephropathy
慢性高尿酸肾病　chronic hyperuricemia nephropathy　[又称]慢性高尿酸血症肾病△
慢性间质性肾炎　chronic interstitial nephritis
慢性尿路感染　chronic urinary tract infection
慢性肾功能不全急性加重　acute exacerbation of chronic renal insufficiency
慢性肾衰竭　chronic renal failure
慢性肾衰竭(代偿期)　chronic renal failure，compensation
慢性肾衰竭(氮质血症期)　chronic renal failure，azotemia
慢性肾衰竭(尿毒症期)　chronic renal failure，uremia
慢性肾衰竭(失代偿期)　chronic renal failure，decompensation
慢性肾小管间质性肾炎(病)　chronic tubulointerstitial nephritis(nephropathy)　[又称]慢性肾小管-间质肾炎△
慢性肾小球肾炎　chronic glomerulonephritis
慢性肾炎综合征　chronic nephritic syndrome
慢性肾盂肾炎　chronic pyelonephritis
慢性肾脏病　chronic kidney disease
慢性肾脏病Ⅰ期　chronic kidney disease，stage Ⅰ
慢性肾脏病Ⅱ期　chronic kidney disease，stage Ⅱ
慢性肾脏病Ⅲa期　chronic kidney disease，stage Ⅲa
慢性肾脏病Ⅲb期　chronic kidney disease，stage Ⅲb
慢性肾脏病Ⅲ期　chronic kidney disease，stage Ⅲ
慢性肾脏病Ⅳ期　chronic kidney disease，stage Ⅳ
慢性肾脏病Ⅴ期　chronic kidney disease，stage Ⅴ
慢性肾脏病基础上的急性肾损伤　acute kidney injury on chronic kidney disease
慢性肾脏病-矿物质和骨异常　chronic kidney disease-mineral and bone disorder　[又称]慢性肾脏病-骨矿物质代谢异常△
毛细血管内增生性肾小球肾炎　endocapillary proliferative glomerulonephritis
梅毒感染肾损害　syphilis kidney injury
弥漫性系膜增生性肾小球肾炎　diffuse mesangial proliferative glomerulonephritis
弥漫增生性肾小球肾炎　diffuse proliferative glomerulonephritis
免疫触须样肾小球病　immunotactoid glomerulopathy
免疫复合物型新月体性肾小球肾炎　immune complex mediated crescent nephritis
免疫相关慢性间质性肾炎　immune-related chronic interstitial nephri-

tis
膜性肾病　membranous nephropathy
膜性肾病Ⅰ期　membranous nephropathy phase Ⅰ
膜性肾病Ⅱ期　membranous nephropathy phase Ⅱ
膜性肾病Ⅲ期　membranous nephropathy phase Ⅲ
膜性肾病Ⅳ期　membranous nephropathy phase Ⅳ
膜增生性肾小球肾炎　membranoproliferative glomerulonephritis(mesangial capillary glomerulonephritis)［又称］系膜毛细血管性肾小球肾炎△,膜增殖性肾小球肾炎△
膜增生性肾小球肾炎Ⅰ型　membranoproliferative glomerulonephritis type Ⅰ,mesangial capillary glomerulonephritis type Ⅰ［又称］系膜毛细血管性肾小球肾炎Ⅰ型△,膜增殖性肾小球肾炎Ⅰ型△
膜增生性肾小球肾炎Ⅱ型　membranoproliferative glomerulonephritis type Ⅱ,mesangial capillary glomerulonephritis type Ⅱ,dense deposit disease［又称］系膜毛细血管性肾小球肾炎Ⅱ型△,致密物沉积病△,膜增殖性肾小球肾炎Ⅱ型△
膜增生性肾小球肾炎Ⅲ型　membranoproliferative glomerulonephritis type Ⅲ,mesangial capillary glomerulonephritis type Ⅲ［又称］系膜毛细血管性肾小球肾炎Ⅲ型△,膜增殖性肾小球肾炎Ⅲ型△
木村病肾损害　renal involvement in Kimura's disease
囊肿性肾发育不良　cystic renal dysplasia
囊肿性肾脏病　cystic kidney disease
脑型失衡综合征　cerebral type disequilibrium syndrome
内皮细胞病　endothelial cell disease
尿毒症的软组织钙化　uremic soft tissue calcification
尿毒症肺病　uremic lung disease［又称］尿毒症性肺病△
尿毒症性肌病　uremic myopathy
尿毒症性脑病　uremic encephalopathy
尿毒症性神经病变　uremic neuropathy
尿毒症性心包炎　uremic pericarditis
尿毒症性自主神经病　uremic autonomic neuropathy
尿路感染　urinary tract infection［又称］泌尿道感染△
强直性脊柱炎肾损害　ankylosing spondylitis kidney injury
窃血综合征　ischemic steal syndrome
轻度系膜增生性肾小球肾炎　mild mesangial proliferative glomerulonephritis
轻链沉积病　light chain deposition disease［又称］轻链肾病△
轻链近端肾小管病　light chain proximal tubulopathy
轻链 - 重链沉积病　light chain-heavy chain deposition disease［又称］轻重链肾病△
缺血性肾脏病　ischemic kidney disease［又称］缺血性肾病△
人类免疫缺陷病毒相关肾脏病　human immunodeficiency virus-associated kidney disease［又称］HIV 相关性肾病△
人造血管内瘘感染　artificial vascular infection
人造血管内瘘血栓形成　artificial vascular thrombosis
人造血管内瘘动脉瘤　artificial vascular fistula aneurysm
人造血管内瘘狭窄　artificial vascular fistula stenosis
妊娠相关急性肾损伤　pregnancy-related acute kidney injury
妊娠相关肾小球病　pregnancy-associated glomerular disease［又称］妊娠相关性肾病△
溶血 - 尿毒综合征　haemolytic-uraemic syndrome［又称］溶血尿毒综合征△
肉芽肿性间质性肾炎　granulomatous interstitial nephritis
肉芽肿性血管炎(韦格纳肉芽肿)肾损害　granulomatosis with polyangiitis(Wegener granulomatosis)kidney injury［又称］韦格纳肉芽肿伴肾受累△
肾病综合征合并肾炎综合征　nephrotic syndrome complicated with nephritic syndrome
肾动脉大动脉炎(左侧 / 右侧 / 双侧)　renal artery arteritis(left/right/bilateral)［又称］大动脉炎性肾动脉狭窄△
肾动脉栓塞(左侧 / 右侧 / 双侧)　renal artery embolism(left/right/bilateral)
肾动脉狭窄(左侧 / 右侧 / 双侧)　renal artery stenosis(left/right/bilateral)

肾动脉纤维肌性发育不良(左侧 / 右侧 / 双侧)　renal artery fibromuscular dysplasia(left/right/bilateral)
肾动脉血栓形成(左侧 / 右侧 / 双侧)　renal artery thrombosis(left/right/bilateral)
肾动脉硬化　renal atherosclerosis
肾间质纤维化　renal interstitial fibrosis
肾静脉栓塞(左侧 / 右侧 / 双侧)　renal vein embolism(left/right/bilateral)
肾静脉血栓形成(左侧 / 右侧 / 双侧)　renal vein thrombosis(left/right/bilateral)
肾软斑病　renal malakoplakia
肾实质性高血压　renal parenchyma hypertension
肾小管间质性肾炎 - 眼色素膜炎综合征　interstitial nephritis uveitis syndrome,TINU syndrome［又称］TINU 综合征△
肾小管磷酸盐转运障碍　renal tubular phosphate transport disorder
肾小管酸中毒　renal tubular acidosis
肾小管酸中毒Ⅰ型　renal tubular acidosis type Ⅰ,distal tubular acidosis［又称］远端小管酸中毒△
肾小管酸中毒Ⅱ型　renal tubular acidosis type Ⅱ,proximal tubular acidosis［又称］近端小管酸中毒△
肾小管酸中毒Ⅲ　renal tubular acidosis type Ⅲ,mixed renal tubular acidosis［又称］混合型肾小管酸中毒△
肾小管酸中毒Ⅳ型　renal tubular acidosis type Ⅳ,hyperkalemia renal tubular acidosis［又称］高血钾型肾小管酸中毒△
肾小管萎缩　renal tubular atrophy
肾小球轻微病变　minor glomerular lesion
肾小球微小病变　minimal change disease,minimal change nephropathy［又称］微小病变肾病△
肾性高血压　renal hypertension
肾性尿崩症　nephrogenic diabetes insipidus
肾性贫血　renal anemia［又称］慢性肾脏病贫血△
肾性系统性纤维化　renal systemic fibrosis
肾血管性高血压　renal vascular hypertension
肾炎综合征　nephritic syndrome
肾移植后肾小球病变　glomerular lesion after kidney transplant
肾综合征出血热　hemorrhagic fever with renal syndrome［又称］流行性出血热△
渗透性肾病　osmotic nephropathy
失钾性肾病　potassium-losing nephropathy［又称］低钾性肾病△
失盐性肾炎　salt-losing nephritis［又称］失盐综合征△
实体肿瘤肾损害　solid tumor related kidney injury
嗜酸细胞性膀胱炎　eosinophilic cystitis
嗜酸性肉芽肿性多血管炎(Churg-strauss 综合征)肾损害　eosinophilic granulomatosis with polyangiitis(Churg-Strauss syndrome)kidney injury［又称］过敏性肉芽肿性血管炎肾损害△,变应性肉芽肿性血管炎肾损害△
首次使用综合征　first use syndrome
髓质海绵肾　medullary sponge kidney［又称］海绵肾△
糖尿病结节性肾小球硬化症　diabetic nodular glomerular sclerosis
糖尿病弥漫性肾小球硬化症　diabetic diffuse glomerular sclerosis
糖尿病肾病　diabetic nephropathy
糖尿病肾病Ⅰ期　diabetic nephropathy stage Ⅰ
糖尿病肾病Ⅱ期　diabetic nephropathy stage Ⅱ
糖尿病肾病Ⅲ期　diabetic nephropathy stage Ⅲ
糖尿病肾病Ⅳ期　diabetic nephropathy stage Ⅳ
糖尿病肾病Ⅴ期　diabetic nephropathy stage Ⅴ
糖尿病肾病大量蛋白尿期　diabetic nephropathy overt proteinuria stage
糖尿病肾病肾衰竭期　diabetic nephropathy kidney failure
糖尿病肾病微量蛋白尿期　diabetic nephropathy microalbuminuria stage
糖尿病肾病早期　diabetic nephropathy early stage
糖尿病肾小球硬化症　diabetic glomerulosclerosis
糖尿病肾脏病　diabetic kidney disease
特发性范科尼综合征(原发性范科尼综合征)　idiopathic Fanconi syndrome(primary Fanconi syndrome)［又称］特发性 Fanconi 综

合征△,原发性 Fanconi 综合征△

特发性高钙尿症　idiopathic hypercalciuria

特发性急性间质性肾炎　idiopathic acute interstitial nephritis

特发性毛细血管内皮病　idiopathic capillary endotheliosis

透析导管纤维鞘形成　fibrous sheath formation of dialysis catheter

透析失衡综合征　dialysis disequilibrium syndrome

透析相关性低血压　dialysis related hypotension

透析相关性高血压　dialysis related hypertension

透析性脑病　dialysis encephalopathy　[又称]透析相关性脑病△

无菌性尿道综合征　aseptic urethral syndrome

系膜增生　mesangial proliferation

系膜增生性肾小球肾炎　mesangial proliferative glomerulonephritis

系统性血管炎　systemic vasculitis

先天性肾病综合征　congenital nephrotic syndrome

先天性肾单位减少伴代偿肥大　oligomeganephronia　[又称]肾单位稀少巨大症△

纤维连接蛋白肾小球病　fibronectin glomerulopathy

纤维囊性骨炎　osteitis fibrosa cystica

纤维样肾小球病　fibrillary glomerulopathy

显微镜下多血管炎肾损害　microscopic polyangiitis kidney injury

心力衰竭　heart failure

心肾综合征　cardiorenal syndrome

心肾综合征Ⅰ型　cardiorenal syndrome type Ⅰ

心肾综合征Ⅱ型　cardiorenal syndrome type Ⅱ

心肾综合征Ⅲ型　cardiorenal syndrome type Ⅲ

心肾综合征Ⅳ型　cardiorenal syndrome type Ⅳ

心肾综合征Ⅴ型　cardiorenal syndrome type Ⅴ

新生儿型巴特综合征　neonatal Bartter syndrome　[又称]新生儿Bartter 综合征△

新月体性肾小球肾炎　crescentic glomerulonephritis　[又称]新月体型肾小球肾炎△

新月体性肾小球肾炎Ⅰ型　crescentic glomerulonephritis type Ⅰ　[又称]新月体型肾小球肾炎Ⅰ型△

新月体性肾小球肾炎Ⅱ型　crescentic glomerulonephritis type Ⅱ　[又称]新月体型肾小球肾炎Ⅱ型△

新月体性肾小球肾炎Ⅲ型　crescentic glomerulonephritis type Ⅲ　[又称]新月体型肾小球肾炎Ⅲ型△

血管通路感染　vascular access infection

血管通路血栓形成　vascular access thrombosis

血栓性微血管病肾损害　renal injury of thrombotic microangiopathy　[又称]TMA 肾病△

血栓性血小板减少性紫癜肾损害　thrombotic thrombocytopenic purpura kidney injury

亚急性感染性心内膜炎肾损害　subacute infective endocarditis associated kidney injury

亚急性肾小管间质肾病　subacute tubulointerstitial nephropathy

亚急性细菌性心内膜炎肾损害　subacute bacterial endocarditis associated kidney injury

腰痛血尿综合征　loin pain hematuria syndrome

药物、药剂和生物制品诱发的肾损害　kidney injury induced by drug, medication or biological substance

药物相关性急性间质性肾炎　drug-related acute interstitial nephritis

药物相关性慢性间质性肾炎　drug-related chronic interstitial nephritis

药物相关性血栓性微血管病肾损害　drug-related thrombotic microangiopathy kidney injury

药物性肾损害　drug-induced kidney injury

药物中毒　drug poisoning

衣原体感染肾损害　chlamydia infection kidney injury

衣原体尿路感染　chlamydia urinary tract infection

移植血管内瘘感染　graft infection　[又称]移植物内瘘感染△

移植血管内瘘血栓形成　graft thrombosis　[又称]移植物内瘘血栓

形成△

移植血管内瘘动脉瘤　graft fistula arterial aneurysm　[又称]移植物内瘘动脉瘤△

移植血管内瘘狭窄　graft fistula stenosis　[又称]移植物内瘘狭窄△

遗传性肾病　hereditary kidney disease

遗传性肾淀粉样变性病　hereditary renal amyloidosis

遗传性肾小管疾病　hereditary renal tubular disease

乙型肝炎病毒感染　hepatitis B virus infection

乙型肝炎相关性肾炎　hepatitis B virus associated glomerulonephritis　[又称]乙型肝炎病毒相关肾炎△

银屑病肾损害　psoriasis kidney injury

隐匿型肾小球肾炎　latent glomerulonephritis

硬化性肾小球肾炎　sclerosing glomerulonephritis

硬皮病肾损害　scleroderma kidney injury

有机溶剂中毒　organic solvent poisoning

幼年肾单位肾病 - 髓质囊肿病　juvenile nephron renal tuberculosis-medullary cystic disease

原发性低血磷性佝偻病或骨软化症　primary hypophosphatemic rickets or osteomalacia　[又称]低血磷性佝偻病△

原发性干燥综合征肾损害　primary Sjögren syndrome kidney injury

原发性肾病综合征　primary nephrotic syndrome

原发性肾淀粉样变性病　primary renal amyloidosis, AL type amyloidosis　[又称]AL 型肾淀粉样变性病△

原发性肾素增多症　primary reninism

原发性小血管炎肾损害　primary vasculitis kidney injury

造血干细胞移植相关性急性肾损伤　hematopoietic stem cell transplantation related acute kidney injury　[又称]造血干细胞移植相关性急性肾衰竭△

造血干细胞移植相关性慢性肾脏病　hematopoietic stem cell transplantation related chronic kidney disease

造影剂肾病　contrast-induced nephropathy　[又称]对比剂肾病△

增生坏死性肾小球肾炎　proliferative necrotizing glomerulonephritis

增生性肾小球肾炎　proliferative glomerulonephritis

增生硬化性肾小球肾炎　proliferative sclerosing glomerulonephritis

真菌性尿路感染　fungal urinary tract infection

镇痛剂肾病　analgesic nephropathy

支原体感染肾损害　mycoplasma infection kidney injury

支原体尿路感染　mycoplasma urinary tract infection

脂蛋白肾病　lipoprotein nephropathy

职业性肾损伤　occupational kidney injury

指甲 - 髌骨综合征　nail-patella syndrome, hereditary osteo-onychodysplasia　[又称]遗传性骨 - 指(趾)甲营养不良症△

致密物沉积病　dense deposit disease

中度系膜增生性肾小球肾炎　moderate mesangial proliferative glomerulonephritis

中心静脉导管隧道感染　tunnel infection of central venous catheter

中心静脉导管相关菌血症　central venous catheter related bacteriemia

终末期肾脏病　end-stage renal disease

肿瘤溶解综合征　tumor lysis syndrome　[又称]急性肿瘤溶解综合征△,溶瘤综合征△

肿瘤相关性肾小球病　tumor-associated glomerular disease

肿胀手综合征　swelling hand syndrome

中毒性肾病　toxic nephropathy

重度系膜增生性肾小球肾炎　severe mesangial proliferative glomerulonephritis

重金属诱发的肾病　nephropathy induced by heavy metal

重金属中毒　heavy metal poisoning

重链沉积病　heavy chain deposition disease　[又称]重链肾病△

转移性钙化　metastatic calcification

子痫和先兆子痫相关性肾病　preeclampsia and eclampsia associated nephropathy

9.2　症状体征名词

多尿　polyuria
酱油色尿　dark brown colored urine
尿急　urgency
尿路刺激征　urinary irritation
尿频　frequency
尿失禁　urinary incontinence
尿痛　dysuria
尿潴留　urinary retention

排尿困难　dysuria
肉眼血尿　gross hematuria
乳糜尿　chyluria
少尿　oliguria
水肿　edema
无尿　anuria
夜尿增多　nocturia

9.3　手术操作名词

B 超引导下肾穿刺活检术　renal biopsy under B ultrasound guidance
CT 引导下肾穿刺活检术　CT guided percutaneous renal biopsy
半永久血液净化用深（或中心）静脉拔管术　deep（or central）vein tunneled cuffed catheter removal
半永久血液净化用深（或中心）静脉插管术　deep（or central）vein catheterization of tunneled cuffed catheter for blood purification
潮式腹膜透析　tidal peritoneal dialysis，TPD
持续性不卧床腹膜透析　continuous ambulatory peritoneal dialysis，CAPD
床旁血液滤过　bedside hemofiltration
床旁血液透析滤过　bedside hemodiafiltration
动静脉内瘘成形术　arteriovenous fistula angioplasty
腹膜透析　peritoneal dialysis
腹膜透析导管手术法复位术　reposition of peritoneal catheter by surgical technical
腹膜透析导管隧道重建术　tunnel reconstruction for peritoneal dialysis catheter
腹膜透析导丝法置管术　peritoneal dialysis catheter implantation by percutaneous Seldinger technical
腹膜透析腹腔镜法置管术　laparoscopic peritoneal dialysis catheter implantation
腹膜透析手术法拔管术　peritoneal dialysis catheter removal by surgical technical
腹膜透析手术法置管术　peritoneal dialysis catheter implantation by surgical technical
腹膜透析外接短管更换操作　change of peritoneal dialysis transfer（or extension）set
腹膜透析置管导丝复位术　wire-guided peritoneal dialysis catheter reposition
腹膜透析置管腹腔镜法复位术　laparoscopic peritoneal dialysis catheter reposition
腹膜透析置管手术法复位术＋部分大网膜切除术　reposition of peritoneal catheter and partial omentectomy by surgical technical
间歇性腹膜透析　intermittent peritoneal dialysis，IPD
经皮肾穿刺活检术　percutaneous renal biopsy
经皮血管通路球囊扩张术　percutaneous balloon angioplasty of vascular access
经皮血管通路取栓术　percutaneous vascular access embolectomy
经皮血管通路支架术　percutaneous vascular access stenting
连续性肾脏替代治疗　continuous renal replacement therapy
连续循环腹膜透析　continuous cycling peritoneal dialysis，CCPD
临时血液净化用深（或中心）静脉拔管术　deep（or central）vein catheter removal
临时血液净化用深（或中心）静脉插管术　deep（or central）vein catheterization for blood purification
全自动腹膜透析仪腹膜透析　automated peritoneal dialysis
人工操作法腹膜透析　peritoneal dialysis by manual method
人造血管动静脉瘘修补术　artificial arteriovenous fistula repair
人造血管造瘘术　artificial vascular fistulation
日间不卧床腹膜透析　daytime ambulatory peritoneal dialysis，DAPD
肾穿刺活检术　renal biopsy
肾脏替代治疗　renal replacement therapy
双重血浆置换　double filtration plasmapheresis
头静脉动脉化术　cephalic vein arterialization
维持性腹膜透析　maintenance peritoneal dialysis
维持性血液透析　maintenance hemodialysis
血浆灌流　plasma perfusion
血浆吸附　plasma adsorption
血浆置换　plasmapheresis
血液灌流　hemoperfusion
血液滤过　hemofiltration
血液透析　hemodialysis
血液透析滤过　hemodiafiltration
血液吸附　hemoadsorption
夜间间歇性腹膜透析　nocturnal intermittent peritoneal dialysis，NIPD
移植血管动静脉瘘修补术　graft arteriovenous fistula repair
移植血管造瘘术　graft fistulation
在线血液滤过　on-line hemofiltration
在线血液透析滤过　on-line hemodiafiltration
自体血管动静脉瘘修补术　autogenous arteriovenous fistula repair
自体血管动静脉造瘘术　autogenous arteriovenous fistulation

9.4 临床检查名词

本周蛋白尿　Bence Jones proteinuria
持续性血尿　continuous hematuria
代谢性碱中毒　metabolic alkalosis
代谢性酸中毒　metabolic acidosis
单纯性蛋白尿　isolated proteinuria
单纯性血尿　isolated haematuria　［又称］孤立性血尿△
蛋白尿　proteinuria
低比重尿　low specific gravity of urine
低钙血症　hypocalcemia　［又称］低血钙△
低钾血症　hypokalemia　［又称］低血钾△
低磷血症　hypophosphatemia　［又称］低血磷△
低镁血症　hypomagnesemia　［又称］低血镁△
低钠血症　hyponatremia　［又称］低血钠△
复发性血尿　recurrent hematuria
高钙血症　hypercalcemia　［又称］高血钙△
高钾血症　hyperkalemia　［又称］高血钾△
高磷血症　hyperphosphatemia　［又称］高血磷△
高镁血症　hypermagnesemia　［又称］高血镁△
高钠血症　hypernatremia　［又称］高血钠△
功能性蛋白尿　functional proteinuria
孤立肾　solitary kidney
胡桃夹综合征　nutcracker syndrome, left renal vein compression syndrome　［又称］左肾静脉受压综合征△
肌红蛋白尿　myoglobinuria
碱性尿　alkaline urine
镜下血尿　microscopic hematuria

马蹄肾　horseshoe kidney
尿潜血阳性　urine occult blood positive
脓尿　pyuria
肾动脉夹层　renal artery dissection
肾梗死（左侧／右侧／双侧）　renal infarction（left/right/bilateral）
肾静脉血栓　renal vein thrombosis
肾囊肿（左侧／右侧／双侧，单发／多发）　renal cyst（left/right/bilateral, single/multiple）
肾乳头坏死（左侧／右侧／双侧）　renal papillary necrosis（left/right/bilateral）
肾萎缩（左侧／右侧／双侧）　renal atrophy（left/right/double-sided）
肾下垂　nephroptosis
肾性氨基酸尿　renal aminoaciduria
肾性糖尿　renal glucosuria
肾周积液　perirenal effusion
肾周血肿　perirenal hematoma
生理性蛋白尿　physiological proteinuria
酸性尿　acidic urine
糖尿　glucosuria
体位性蛋白尿　orthostatic proteinuria, postural proteinuria
微量白蛋白尿　microalbuminuria
血红蛋白尿　hemoglobinuria
血尿　hematuria
血尿、蛋白尿　hematuria and proteinuria
运动性血尿　exertional hematuria

10. 内分泌科

10.1 疾病诊断名词

17,20 裂解酶缺陷症　17,20-lyase deficiency　［又称］17,20- 裂链酶缺陷症△

17α- 羟化酶 /17,20 裂解酶（CYP17）缺陷症　17α-hydroxylase deficiency/17,20-lyase（CYP17）deficiency

17α- 羟化酶缺乏症　17α-hydroxylase deficiency

17- 羟化酶缺陷症　17-hydroxylase deficiency

18- 羟化酶缺陷症　18-hydroxylase deficiency

18- 氧化酶缺陷症　18-oxidase deficiency

1 型家族性肾上腺皮质激素缺陷症　type 1 familial glucocorticoid deficiency（FGD type 1）

1 型糖尿病　type 1 diabetes

1 型糖尿病伴勃起功能障碍　type 1 diabetes with erectile dysfunction

1 型糖尿病伴动脉粥样硬化　type 1 diabetes with atherosclerosis

1 型糖尿病伴多并发症　type 1 diabetes with multiple complications

1 型糖尿病伴反复低血糖发作　type 1 diabetes with recurrent hypoglycemia

1 型糖尿病伴冠心病　type 1 diabetes with coronary heart disease

1 型糖尿病伴红斑　type 1 diabetes with erythema

1 型糖尿病伴红癣面容　type 1 diabetes with rubeosis faciei

1 型糖尿病伴虹膜红变　type 1 diabetes with rubeosis of iris

1 型糖尿病伴肌病　type 1 diabetes with myopathy

1 型糖尿病伴肌坏死　type 1 diabetes with myonecrosis

1 型糖尿病伴急性胰腺炎　type 1 diabetes with acute pancreatitis

1 型糖尿病伴脊髓病　type 1 diabetes with myelopathy

1 型糖尿病伴甲周毛细血管扩张　type 1 diabetes with periungual telangiectasia

1 型糖尿病伴脑血管疾病　type 1 diabetes with cerebrovascular disease

1 型糖尿病伴逆行射精　type 1 diabetes with retrograde ejaculation

1 型糖尿病伴女性性功能障碍　type 1 diabetes with female sexual dysfunction

1 型糖尿病伴青光眼　type 1 diabetes with glaucoma

1 型糖尿病伴缺血性心肌病　type 1 diabetes with ischemic cardiomyopathy

1 型糖尿病伴乳酸性酸中毒　type 1 diabetes with lactic acidosis

1 型糖尿病伴神经系统并发症　type 1 diabetes mellitus with neurological complication

1 型糖尿病伴肾乳头坏死　type 1 diabetes with renal papillary necrosis

1 型糖尿病伴食管功能障碍　type 1 diabetes with esophageal dysfunction

1 型糖尿病伴糖尿病足　type 1 diabetes with diabetic foot

1 型糖尿病伴体位性低血压　type 1 diabetes with orthostatic hypotension

1 型糖尿病伴外周动脉闭塞症　type 1 diabetes with peripheral arterial occlusive disease

1 型糖尿病伴腕管综合征　type 1 diabetes with carpal tunnel syndrome

1 型糖尿病伴下肢动脉粥样硬化　type 1 diabetes with lower extrem-ity atherosclerosis

1 型糖尿病伴新生血管性青光眼　type 1 diabetes with neovascular glaucoma

1 型糖尿病伴血糖控制不佳　type 1 diabetes with poor glycemic control

1 型糖尿病伴大血管并发症　type 1 diabetes with macrovascular complication

1 型糖尿病低血糖昏迷　type 1 diabetic hypoglycemic coma　［又称］1 型糖尿病性低血糖昏迷△

1 型糖尿病非增殖期糖尿病视网膜病变　type 1 diabetes with non-proliferative diabetic retinopathy

1 型糖尿病高渗性高血糖状态　type 1 diabetes with hyperosmolar hyperglycemic state

1 型糖尿病高血糖状态昏迷　type 1 diabetes hyperglycemia coma　［又称］1 型糖尿病性高血糖状态昏迷△

1 型糖尿病黄斑水肿　type 1 diabetes with macular edema

1 型糖尿病泌尿生殖系统自主神经病变　type 1 diabetes with genitourinary autonomic neuropathy

1 型糖尿病牵拉性视网膜脱离　type 1 diabetes with tractional retinal detachment

1 型糖尿病乳酸性中毒并昏迷　type 1 diabetes with lactic acidosis and coma　［又称］1 型糖尿病伴乳酸性酸中毒并昏迷△

1 型糖尿病神经病变　type 1 diabetes with neuropathy

1 型糖尿病神经根神经丛病变　type 1 diabetes with radiculoplexus neuropathy

1 型糖尿病神经性膀胱　type 1 diabetes with neurogenic bladder

1 型糖尿病肾病　type 1 diabetes with diabetic nephropathy

1 型糖尿病痛性神经病变　type 1 diabetes with painful polyneuropathy

1 型糖尿病胃肠道自主神经病变　type 1 diabetes with gastrointestinal autonomic neuropathy

1 型糖尿病性便秘　type 1 diabetes with constipation

1 型糖尿病性大疱症　type 1 diabetes with bullae

1 型糖尿病性低血糖　type 1 diabetes with hypoglycemia

1 型糖尿病性低血糖性癫痫发作　type 1 diabetes hypoglycemic epileptic seizure　［又称］1 型糖尿病低血糖性癫痫发作△

1 型糖尿病性富尼埃（阴囊）坏疽　type 1 diabetes with Fournier gangrene　［又称］1 型糖尿病性富尼埃氏坏疽△

1 型糖尿病性高渗性高血糖状态昏迷　type 1 diabetes with hyperosmotic hyperglycemia coma　［又称］1 型糖尿病高渗性高血糖状态并昏迷△

1 型糖尿病性坏疽　type 1 diabetes with gangrene

1 型糖尿病性急性皮肤坏疽　type 1 diabetes with acute skin gangrene

1 型糖尿病性急性牙周脓肿　type 1 diabetic with acute periodontal abscess

1 型糖尿病性溃疡　type 1 diabetes ulcer

1 型糖尿病性曼莱尼坏疽　type 1 diabetes with Manley gangrene　［又称］1 型糖尿病性曼莱尼氏坏疽△

1 型糖尿病性皮肤病　type 1 diabetic skin disease

1 型糖尿病性皮肤增厚　type 1 diabetic with thick skin

1 型糖尿病性溶血性坏疽　type 1 diabetic hemolytic gangrene

1 型糖尿病性酮症　type 1 diabetic ketosis　［又称］1 型糖尿病酮症△

1 型糖尿病性酮症酸中毒　type 1 diabetic ketoacidosis　［又称］1 型糖尿病酮症酸中毒△

1 型糖尿病性酮症酸中毒并昏迷　type 1 diabetic ketoacidosis and coma　［又称］1 型糖尿病酮症酸中毒并昏迷△

1 型糖尿病性酮症酸中毒和乳酸性酸中毒并昏迷　type 1 diabetic ketoacidosis and lactic acidosis and coma

1 型糖尿病性细菌性坏疽　type 1 diabetic bacterial gangrene

1 型糖尿病性下肢溃疡　type 1 diabetic lower limb ulcer　［又称］1 型糖尿病性溃疡△

1 型糖尿病性心肌病　type 1 diabetic with cardiomyopathy

1 型糖尿病性心血管自主神经病变　type 1 diabetes with cardiac autonomic neuropathy

1 型糖尿病性硬肿病　type 1 diabetic with scleredema

1 型糖尿病性脂质渐进性坏死　type 1 diabetes with necrobiosis lipoidica

1 型糖尿病性足坏疽　type 1 diabetic foot gangrene

1 型糖尿病性足溃疡和周围神经病　type 1 diabetic foot ulcer and peripheral neuropathy

1 型糖尿病性足溃疡和周围血管病　type 1 diabetic foot ulcer and peripheral vascular disease　［又称］1 型糖尿病性溃疡△

20,22- 碳链酶缺陷症　20,22-desmolase deficiency

21- 羟化酶缺乏症　21-hydroxylase deficiency　［又称］21- 羟化酶缺陷△

2 型家族性糖皮质激素缺陷症　type 2 familial glucocorticoid deficiency, FGD type 2

2 型糖尿病　type 2 diabetes

2 型糖尿病伴勃起功能障碍　type 2 diabetes with erectile dysfunction

2 型糖尿病伴动脉粥样硬化　type 2 diabetes with atherosclerosis

2 型糖尿病伴多并发症　type 2 diabetes with multiple complications

2 型糖尿病伴冠心病　type 2 diabetes with coronary heart disease

2 型糖尿病伴红斑　type 2 diabetes with erythema

2 型糖尿病伴肌病　type 2 diabetes with myopathy

2 型糖尿病伴肌坏死　type 2 diabetes with myonecrosis

2 型糖尿病伴急性胰腺炎　type 2 diabetes with acute pancreatitis

2 型糖尿病伴甲周毛细血管扩张　type 2 diabetes with periungual telangiectasia

2 型糖尿病伴脑血管疾病　type 2 diabetes with cerebrovascular disease

2 型糖尿病伴逆行射精　type 2 diabetes with retrograde ejaculation

2 型糖尿病伴女性性功能障碍　type 2 diabetes with female sexual dysfunction

2 型糖尿病伴青光眼　type 2 diabetes with glaucoma

2 型糖尿病伴乳酸性酸中毒　type 2 diabetes with lactic acidosis

2 型糖尿病伴肾乳头坏死　type 2 diabetes with renal papillary necrosis

2 型糖尿病伴食管功能障碍　type 2 diabetes with esophageal dysfunction

2 型糖尿病伴糖尿病足　type 2 diabetes with diabetic foot

2 型糖尿病伴体位性低血压　type 2 diabetes with orthostatic hypotension

2 型糖尿病伴外周动脉闭塞症　type 2 diabetes with peripheral arterial occlusive disease

2 型糖尿病伴腕管综合征　type 2 diabetes with carpal tunnel syndrome

2 型糖尿病伴下肢动脉粥样硬化　type 2 diabetes with lower extremity atherosclerosis

2 型糖尿病伴新生血管性青光眼　type 2 diabetes with neovascular glaucoma

2 型糖尿病伴血糖控制不佳　type 2 diabetes with poor glycemic control

2 型糖尿病大血管并发症　type 2 diabetes with macrovascular complication

2 型糖尿病单神经病变　type 2 diabetes with mononeuropathy

2 型糖尿病低血糖　type 2 diabetes with hypoglycemia

2 型糖尿病多神经病变　type 2 diabetes with polyneuropathy

2 型糖尿病非增殖期视糖尿病视网膜病变　type 2 diabetes with non-proliferative diabetic retinopathy

2 型糖尿病高渗性高血糖状态　type 2 diabetes with hyperosmolar hyperglycemic state

2 型糖尿病高血糖状态昏迷　type 2 diabetic hyperglycemia coma　［又称］2 型糖尿病性高血糖状态昏迷△

2 型糖尿病黄斑水肿　type 2 diabetes with macular edema

2 型糖尿病泌尿生殖系统自主神经病变　type 2 diabetes with genitourinary autonomic neuropathy

2 型糖尿病牵拉性视网膜脱离　type 2 diabetes with tractional retinal detachment

2 型糖尿病神经病变　type 2 diabetes with neuropathy

2 型糖尿病神经根神经丛病变　type 2 diabetes with radiculoplexus neuropathy

2 型糖尿病神经性膀胱　type 2 diabetes with neurogenic bladder

2 型糖尿病肾病　type 2 diabetes with diabetic nephropathy

2 型糖尿病酮症酸中毒　type 2 diabetes with ketoacidosis

2 型糖尿病痛性神经病变　type 2 diabetes with painful polyneuropathy

2 型糖尿病胃肠道自主神经病变　type 2 diabetic with gastrointestinal autonomic neuropathy

2 型糖尿病性伴缺血性心肌病　type 2 diabetic with ischemic cardiomyopathy

2 型糖尿病性便秘　type 2 diabetic with constipation

2 型糖尿病性大疱症　type 2 diabetic with bullae

2 型糖尿病性低血糖昏迷　type 2 diabetic hypoglycemic coma　［又称］2 型糖尿病低血糖昏迷△

2 型糖尿病性低血糖性癫痫发作　type 2 diabetic hypoglycemic epileptic seizure　［又称］2 型糖尿病低血糖性癫痫发作△

2 型糖尿病性多发性微血管并发症　type 2 diabetic multiple microvascular complications

2 型糖尿病性富尼埃(阴囊)坏疽　type 2 diabetes with Fournier gangrene　［又称］2 型糖尿病性富尼埃氏坏疽△

2 型糖尿病性高渗性高血糖状态昏迷　type 2 diabetic with hyperosmotic hyperglycemia coma　［又称］2 型糖尿病高渗性高血糖状态并昏迷△

2 型糖尿病性黑棘皮病或血脂异常或高胰岛素血症或肥胖症　type 2 diabetes with acanthosis nigricans or dyslipidemia or hyperinsulinemia or obesity

2 型糖尿病性坏疽　type 2 diabetes with gangrene

2 型糖尿病性急性皮肤坏疽　type 2 diabetes with acute skin gangrene

2 型糖尿病性急性牙周脓肿　type 2 diabetic with acute periodontal abscess

2 型糖尿病性溃疡　type 2 diabetic ulcer

2 型糖尿病性曼尼尼坏疽　type 2 diabetes with Manley gangrene

2 型糖尿病性内脏脂肪沉积增加　type 2 diabetic visceral fat deposition

2 型糖尿病性皮肤病　type 2 diabetic dermatosis

2 型糖尿病性皮肤增厚　type 2 diabetic with thick skin

2 型糖尿病性溶血性坏疽　type 2 diabetic hemolytic gangrene

2 型糖尿病性乳酸性酸中毒和昏迷　type 2 diabetic lactic acidosis and coma　［又称］2 型糖尿病伴乳酸性酸中毒并昏迷△

2 型糖尿病性酮症　type 2 diabetic ketosis　［又称］2 型糖尿病酮症△

2 型糖尿病性酮症酸中毒　type 2 diabetic ketoacidosis

2 型糖尿病性酮症酸中毒和昏迷　type 2 diabetic ketoacidosis and coma　［又称］2 型糖尿病酮症酸中毒并昏迷△

2 型糖尿病性酮症酸中毒和乳酸性酸中毒和昏迷　type 2 diabetic ketoacidosis and lactic acidosis and coma

2 型糖尿病性细菌性坏疽　type 2 diabetic bacterial gangrene

2 型糖尿病性下肢感染　type 2 diabetic lower extremity infection

2 型糖尿病性下肢溃疡　type 2 diabetic lower limb ulcer

2 型糖尿病性心肌病　type 2 diabetic cardiomyopathy

2 型糖尿病性心血管自主神经病变　type 2 diabetes with cardiac autonomic neuropathy

2 型糖尿病性胰岛素抵抗　type 2 diabetes insulin resistance

2 型糖尿病性硬肿病　type 2 diabetic with scleredema

2 型糖尿病性脂质渐进性坏死　type 2 diabetes with necrobiosis lipoidica

2 型糖尿病性足坏疽　type 2 diabetic foot gangrene

2 型糖尿病性足溃疡和周围神经病　type 2 diabetic foot ulcer and peripheral neuropathy　［又称］2 型糖尿病周围神经病变△

2 型糖尿病性足溃疡和周围血管病　type 2 diabetic foot ulcer and peripheral vascular disease　［又称］2 型糖尿病性周围血管病变△

2 型糖尿病增殖期糖尿病视网膜病变　type 2 diabetes with proliferative retinopathy

3A 综合征　3A syndrome　［又称］Allgrove 综合征△

3β- 羟类固醇脱氢酶缺陷症　3β-hydroxysteroid dehydrogenase deficiency

3- 甲基戊烯二酸尿症 2 型　3-methyl glutaric aciduria type 2

3- 羟酯酰辅酶 A 脱氢酶缺陷所致的高胰岛素血症　hyperinsulinism due to 3-hydroxylipidol coenzyme A dehydrogenase deficiency

45,XO/46,XY- 混合型性腺发育不良　45,XO/46,XY-mixed gonadal dysgenesis syndrome

45,XO- 特纳综合征　45,XO-Turner syndrome　［又称］女性性腺发育障碍综合征△

46XY 型单纯性性腺发育障碍　46,XY gonadal dysgenesis（Swyer's syndrome）

5α- 还原酶 -2（SRD5A2）缺陷症　5α-reductase-2（SRD5A2）deficiency

ACTH 非依赖性大结节增生　ACTH-independent macronodular hyperplasia

ACTH 非依赖性库欣综合征　ACTH-independent Cushing syndrome

ACTH 依赖性库欣综合征　ACTH-dependent Cushing syndrome

B 型圣菲利浦综合征　B Saint Philip syndrome

C 型圣菲利浦综合征　C Saint Philip syndrome

D 型圣菲利浦综合征　D Saint Philip syndrome　［又称］Hurler 综合征（黏多糖贮积症 IH 型）

Gitelman 综合征　Gitelman syndrome　［又称］吉特曼综合征△

Gordon 综合征　Gordon syndrome　［又称］假性醛固酮减少症△, 戈登综合征△

HCG 相关性甲状腺功能亢进症　HCG associated hyperthyroidism

IgG4 相关甲状腺疾病　IgG4 associated thyroid disease

Jansen 干骺软骨发育不良　Jansen's metaphyseal chondrodysplasia

Kir6.2 缺陷所致二氮嗪抵抗的局灶高胰岛素血症　diazoxide-resistant focal hyperinsulinism due to Kir6.2 deficiency

Laron 综合征　Laron syndrome

McCune-Albright 综合征　McCune-Albright syndrome

Menkes 病[铜发病]　Menkes disease［pathogenesis of copper］［又称］门克病△

Möbius 综合征 - 轴突性神经病 - 低促性腺素性功能减退症　Möbius syndrome-axonal neuropathy-hypogonadotropic hypogonadism

NADH- 辅酶 Q 还原酶缺陷　NADH-CoQ reductase deficiency

P450scc 缺陷症 / 胆固醇侧链裂解酶缺乏症　P450scc deficiency/cholesterol side-chain cleavage enzyme deficiency

P450 氧化还原酶（POR）缺陷症　P450 oxidoreductase（POR）deficiency

Rabson-Mendenhall 综合征　Rabson-Mendenhall syndrome

Rathke 囊肿　Rathke's cyst

SUR1 缺陷所致二氮嗪抵抗的局灶高胰岛素血症　diazoxide-resistant focal hyperinsulinism due to SUR1 deficiency

TSH 受体突变型家族性甲状腺功能亢进症　familial hyperthyroidism due to mutation of TSH receptor

TSH 受体突变致甲状腺功能减退症　hypothyroidism due to TSH receptor mutation

TSH 依赖性甲状腺功能亢进症　TSH dependent hyperthyroidism

Van Buchem 病　Van Buchem's disease

X 连锁低血磷性佝偻病　X-linked hypophosphatemic rickets

X 锁低血磷性骨软化　X-linked hypophosphatemic osteomalacia

X 性连锁肾上腺脑白质营养不良症　X-linked Adrenoleucodystrophy

阿尔斯特雷姆综合征　Alström syndrome

艾迪生病　Addison disease

艾迪生病危象　Addisonian crisis

安德森病　Anderson's disease

鞍区错构瘤　sellar hamartoma

鞍区动脉瘤　sellar aneurysm

鞍区脊索瘤　sellar chordoma

鞍区结核　sellar tuberculosis

鞍区结节病　sellar sarcoidosis

鞍区颗粒细胞瘤　sellar granular cell tumor

鞍区毛细胞型星形细胞瘤　sellar pilocytic astrocytoma

鞍区脓肿　sellar abscess

鞍区神经胶质瘤　sellar glioma

鞍区神经鞘瘤　sellar schwannoma

鞍区占位性质不明　sellar mass of unknown etiology

鞍区转移性肿瘤　sellar metastatic tumor

巴特尔综合征　Bartter syndrome　［又称］先天性醛固酮增多症△, 血管紧张素反应缺乏症△, 肾小球旁器增生症△, 先天性低钾血症△, 肾小管性碱中毒△

白化病　albinism

白内障 - 耳聋 - 性腺功能减退　cataract-deafness-hypogonadism

白内障 - 智力低下 - 性腺功能减退　cataract-intellectual deficit-hypogonadism

伴孤立性的生长激素缺乏的 X 连锁的智力缺陷综合征　X-linked intellectual deficiency syndrome with isolated growth hormone deficiency

伴生殖器异常的 X 连锁无脑回综合征　X-linked lissencephaly syndrome with abnormal genitalia

暴发性 1 型糖尿病　fulminant type 1 diabetes

背部脂肪增多症　back lipomatosis

变形性骨炎伴骨关节炎　Paget's disease with osteoarthritis

变形性骨炎伴骨肉瘤　Paget's disease with osteosarcoma

变形性骨炎伴颅神经受压　Paget's disease with cranial nerve compression

表象性盐皮质激素过多综合征　apparent mineralocorticoid excess syndrome

髌骨后脂肪垫综合征　posterior patellar fat pad syndrome　［又称］Hoffa 综合征△, 霍法综合征△

丙酮酸羧化酶缺乏症　pyruvate carboxylase deficiency syndrome

病态肥胖症　morbid obesity

播散性黄瘤　xanthoma disseminatum

部分性脂肪营养不良　partial fat dystrophy

部分性中枢性尿崩症　partial central diabetes insipidus

参与垂体功能与发育的转录因子缺陷所致的甲状腺功能减退症　hypothyroidism due to deficient of transcription factor involved in pituitary function or development

糙皮病　pellagra　［又称］烟酸缺乏△

产后垂体功能不全综合征　postpartum pituitary dysfunction syndrome　［又称］席恩综合征△

产后垂体前叶功能减退危象　postpartum hypopituitarism crisis

产前良性低磷酸酶症　prenatal benign hypophosphatasia

常染色体显性骨硬化症　autosomal dominant osteopetrosis

常染色体显性甲状旁腺功能亢进症　autosomal dominant hyperparathyroidism

常染色体显性遗传性 Kir6.2 突变所致高胰岛素血症　hyperinsulinism due to autosomal dominant Kir6.2 mutation

常染色体显性遗传性 SUR1 缺陷所致高胰岛素血症　autosomal dominant hyperinsulinism due to SUR1 deficiency

常染色体显性遗传性低血磷性佝偻病　autosomal dominant hypophosphatemic rickets

常染色体显性遗传性低血磷性骨软化　autosomal dominant hypophosphatemic osteomalacia

常染色体隐性骨硬化症　autosomal recessive osteopetrosis

常染色体隐性遗传性 Kir6.2 缺乏所致高胰岛素血症　autosomal recessive hyperinsulinism due to Kir6.2 deficiency

常染色体隐性遗传性 SUR1 缺乏所致高胰岛素血症　autosomal recessive hyperinsulinism due to SUR1 deficiency

常染色体隐性遗传性低血磷性佝偻病　autosomal recessive hypophosphatemic rickets

常染色体隐性遗传性低血磷性骨软化　euchromosome recessive hypophosphatemic osteomalacia

超重　overweight

成骨不全 1 型　osteogenesis imperfecta type Ⅰ

成骨不全 2 型　osteogenesis imperfecta type Ⅱ

成骨不全 3 型　osteogenesis imperfecta type Ⅲ

成骨不全 4 型　osteogenesis imperfecta type Ⅳ

成骨不全 5-15 型　osteopsathyrosis type 5-15

成年脑型肾上腺脑白质营养不良症　adult cerebaral adrenoleukodystrophy

成人迟发自身免疫性糖尿病　late-onset autoimmune diabetes in adult　［又称］成人隐匿性自身免疫糖尿病△

成人低磷酸酶症　adult hypophosphatasia

成人起病型非胰岛素瘤性持续性高胰岛素血症性低血糖症　adult-onset non-insulinoma persistent hyperinsulinemic hypoglycemia

成人隐匿性自身免疫糖尿病　latent autoimmune diabetes in adult, LADA

迟发性孤立型 ACTH 缺乏　late-onset isolated ACTH deficiency　［又称］迟发性孤立型 ACTH 缺乏症△

垂体瘢痕形成　pituitary scar formation

垂体柄阻断综合征　pituitary stalk interruption syndrome

垂体出血　pituitary hemorrhage

垂体促甲状腺激素腺瘤　pituitary TSH secreting tumor

垂体促肾上腺皮质激素分泌癌　adrenocorticotropic hormone-secreting pituitary carcinoma

垂体促肾上腺皮质激素分泌腺瘤　adrenocorticotropic hormone-secreting pituitary adenoma

垂体促肾上腺皮质激素细胞增生　pituitary corticotroph hyperplasia

垂体促性腺激素腺瘤　pituitary gonadotroph adenoma

垂体大腺瘤　pituitary macroadenoma

垂体多激素分泌腺瘤　multi-hormone pituitary adenoma

垂体恶性肿瘤　pituitary malignant tumor　［又称］垂体腺恶性肿瘤△

垂体发育不全　pituitary dysplasia

垂体非朗格罕细胞组织细胞增生症　pituitary non-langerhans cell histocytosis

垂体功能不良　dysfunction of pituitary function

垂体功能低下　hypopituitarism

垂体功能减退 - 身材矮小 - 骨骼异常综合征　hypopituitarism-short stature-skeletal anomaly syndrome

垂体功能减退症　hypopituitarism

垂体功能亢进　hyperpituitarism

垂体管囊肿　pituitary duct cyst

垂体继发恶性肿瘤　secondary malignant tumor of pituitary gland

垂体结核　tuberculosis of pituitary gland

垂体朗格罕细胞组织细胞增生症　pituitary Langerhans cell histocytosis

垂体良性肿瘤　pituitary benign tumor

垂体瘤　pituitary tumor

垂体囊肿　pituitary cyst

垂体脓肿　pituitary abscess

垂体前叶功能减退　anterior hypopituitarism　［又称］垂体前叶功能减退症△

垂体前叶功能减退危象　anterior pituitary hypofunction crisis

垂体肉芽肿　pituitary granuloma

垂体生长激素瘤　pituitary growth hormone tumor

垂体危象　pituitary crisis

垂体微腺瘤　pituitary micro adenoma

垂体微小良性肿瘤　pituitary small benign tumor

垂体萎缩　pituitary atrophy

垂体无功能腺瘤　non-functional pituitary adenoma

垂体无功能性腺瘤　nonfunctional pituitary adenoma　［又称］垂体无功能良性肿瘤△

垂体腺癌　pituitary carcinoma

垂体腺瘤　pituitary adenoma

垂体性肥胖　pituitary obesity

垂体性巨人症　pituitary giant

垂体性库欣综合征　pituitary Cushing syndrome

垂体性嗜碱细胞增生　pituitary basophilism

垂体性侏儒症　pituitary dwarf

垂体炎　pituitary inflammation

垂体增大　pituitary enlargement

垂体增生　pituitary hyperplasia

垂体占位　pituitary occupancy

垂体真菌感染　fungal infection of pituitary

垂体转移癌　pituitary metastasis

垂体卒中　pituitary apoplexy

纯睾丸支持细胞综合征　sertoli-cell-only syndrome　［又称］单纯塞托利细胞综合征△

醇诱发的假库欣综合征　alcohol induced pseudo Cushing syndrome

雌激素分泌肿瘤　estrogen-producing tumor

刺状红细胞增多　acanthocytosis　［又称］棘红细胞增多症△

促甲状腺激素不适当分泌　inappropriate thyrotropin secretion

促甲状腺激素腺瘤　thyrotroph adenoma

促肾上腺皮质激素抵抗综合征　adrenocorticotropic hormone resistance syndrome

促肾上腺皮质激素非依赖性肾上腺皮质大结节样增生　adrenocorticotropic hormone-independent macronodular adrenal hyperplasia, AIMAH

催乳素瘤　prolactinoma　［又称］泌乳素瘤△

催乳素 - 生长激素混合瘤　lactotroph and somatotroph mixed adenoma

大腿脂肪增多症　thigh lipomatosis

呆小病　cretinism　［又称］克汀病△, 呆小症△

代谢性碱中毒伴呼吸性酸中毒　metabolic alkalosis with respiratory acidosis

代谢性酸中毒伴呼吸性碱中毒　metabolic acidosis with respiratory alkalosis

代谢障碍　metabolic disturbance

代谢综合征　metabolic syndrome

单纯性肥胖　simple obesity

单纯性甲状腺肿　simple goiter

单纯性肾上腺早发育　simple premature adrenal gland

单纯性阴毛早发育　simple premature pubarche

胆固醇 7α- 羟化酶缺乏所致的高胆固醇血症　hypercholesterolemia due to cholesterol 7α-hydroxylase deficiency

胆固醇酯转运蛋白缺乏症　cholesteryl ester transfer protein deficiency

胆固醇综合征　cholesterol syndrome

蛋白质 - 能量营养不良后遗症　protein energy malnutrition sequelae

低 α 脂蛋白血症　hypo α lipoproteinemia

低 β 脂蛋白血症　hypo β lipoproteinemia

低促性腺激素性腺功能减退症　hypogonadotropic hypogonadism　［又称］低促性腺激素性腺功能减退△, 低促性腺激素性性功能减退症△

低高密度脂蛋白血症　lower high density lipoprotein cholesterol

低肾素性醛固酮减少症　hyporeninemic hypoaldosteronism

低血磷性骨软化症　hypophosphatemic osteomalacia

低血糖发作　episode of hypoglycemia

低血糖昏迷　hypoglycemic coma　［又称］低血糖晕厥△

低血糖症　hypoglycemia

地方性甲状腺肿　endemic goiter

地方性克汀病　endemic cretinism

第二性征发育不全　secondary sexual character of hypoplasia

典型莫固综合征　typical Morquio's syndrome

碘缺乏相关性(地方性)甲状腺肿　iodine deficiency associated

（endemic）goiter ［又称］碘缺乏相关性甲状腺肿△

碘缺乏相关性多结节性甲状腺肿 iodine deficiency associated with multiple nodular goiter

碘缺乏相关性弥漫性甲状腺肿 iodine deficiency associated with diffuse goiter

碘源性甲状腺功能减退 iodine induced hypothyroidism

碘源性甲状腺功能亢进 iodine induced hyperthyroidism ［又称］碘源性甲状腺功能亢进症△

毒性甲状腺腺瘤 toxic thyroid adenoma

毒性结节性甲状腺肿 toxic nodular goiter

短第五掌骨 - 胰岛素抵抗 short fifth metacarpals-insulin resistance

短暂性桥本甲状腺毒症 transient hashimoto's thyrotoxicosis

短暂性先天性甲状腺功能减退症 transient congenital hypothyroidism

对肾素有反应的醛固酮分泌腺瘤 aldosterone-producing renin-responsive adenoma

多发性干骺 - 骨骺点状硬化症 Multiple epiphyseal-epiphyseal punctate sclerosis

多发性内分泌瘤病 multiple endocrine neoplasia

多发性内分泌腺病 multiple endocrine adenopathy ［又称］自身免疫性多内分泌腺综合征△

多发性神经病 - 智能障碍 - 肢端过小症 - 过早绝经综合征 multiple neuropathy-intellectual deficit-acromicria-premature menopause syndrome

多个营养元素缺乏 multiple nutritional deficiency

多基因性高胆固醇血症 polygenic hypercholesterolemia

多结节甲状腺肿 - 囊性肾 - 多指（趾）畸形 multinodulargoiter-cystic kidney-polydactyly

多结节性甲状腺肿伴有甲状腺毒症 multinodulargoiter with thyrotoxicosis

多囊卵巢综合征代谢性手术后 PCOS post-metabolic surgery

多内分泌腺瘤病 1 型 multiple endocrine neoplasia type 1

多内分泌腺瘤病 2A 型 multiple endocrine neoplasia type 2A

多内分泌腺瘤病 2B 型 multiple endocrine neoplasia type 2B

多内分泌腺瘤病 2 型 multiple endocrine neoplasia type 2

多内分泌腺瘤病 4 型 multiple endocrine neoplasia type 4

多腺体功能亢进 polyglandular hyperfunction

多腺体功能障碍 polyglandular dysfunction

多种垂体激素缺乏症，基因型 multiple pituitary hormones deficiency，genotype

恶性卵巢甲状腺肿 malignant struma ovarii

恶性嗜铬细胞瘤 malignant pheochromocytoma

恶性嗜铬细胞瘤 / 副神经节瘤伴多发转移 malignant pheochromocytoma/paraganglioma with multiple metastases

恶性营养不良 kwashiorkor ［又称］夸希奥科病△

恶性肿瘤体液性高钙血症 malignancy-associated humoral hypercalcemia

儿童脑型肾上腺脑白质营养不良症 childhood cerebral adrenoleukodystrophy

发疹性黄瘤 eruptive xanthoma

法伯综合征 Farber syndrome ［又称］Farber 综合征△

反馈性垂体瘤综合征 feedback pituitary tumor syndrome

反应性低血糖症 reactive hypoglycemia

范康尼综合征 Vanconni's syndrome，Fanconi syndrome ［又称］Fanconi 综合征△

芳香酶过多综合征 aromatase excess syndrome

芳香酶缺陷症 aromatase deficiency

放疗后肾上腺皮质功能减退症 adrenocortical insufficiency due to radiotherapy

放射碘治疗后甲状腺功能减退症 hypothyroidism after radioactive iodine therapy

放射后垂体功能减退症 post radiation hypopituitarism

放射性甲状腺炎 radioactive thyroiditis

放射治疗后甲状旁腺功能减退症 hypoparathyroidism after radiation therapy

放射治疗后甲状腺功能减退 hypothyroidism after radiation therapy ［又称］放射性碘治疗后甲状腺功能减退症△

非毒性单个甲状腺结节 nontoxic single thyroid nodule

非毒性单结节性甲状腺肿 nontoxic single nodular goiter

非毒性多个甲状腺结节 nontoxic multiple thyroid nodules

非毒性多结节性甲状腺肿 nontoxic multinodular goitre

非毒性弥漫性甲状腺肿 nontoxic diffuse goitre

非经典型先天性肾上腺皮质增生症 nonclassical congenital adrenocortical hyperplasia ［又称］迟发型先天性肾上腺皮质增生症△

非糖尿病低血糖性昏迷 nondiabetic hypoglycaemic coma

非糖尿病引起的药物性胰岛素性昏迷 drug-induced insulin coma due to non-diabetes ［又称］胰岛素中毒△

非胰岛素瘤性胰源性低血糖综合征 non-insulinoma pancreatogenous hypoglycemia syndrome

非增殖期糖尿病视网膜病变 non-proliferative diabetic retinopathy

肥胖 obesity ［又称］肥胖症△

肥胖低通气综合征 obesity hypoventilation syndrome ［又称］匹克威克综合征△，Pickwichian 综合征△

肥胖生殖无能综合征 obesity reproductive incompetence syndrome ［又称］肥胖 - 生殖无能综合征△

肥胖相关遗传综合征 genetic syndrome associated with obesity

肥胖症代谢性手术后 postoperative status of obesity metabolic surgery

肥胖症手术治疗后 postoperative status of obesity surgery

废用性骨质疏松症 osteoporosis of disuse

分泌睾酮的卵巢肿瘤 testosterone-producing ovarian tumor

分泌睾酮的肾上腺皮质癌 testosterone-producing adrenal cortical carcinoma

枫糖尿病 maple syrup urine disease ［又称］经典型枫糖尿病△

冯·吉尔克病 Von Gierke disease

福布斯病 Forbes's disease

副神经节瘤伴肠梗阻 paraganglioma with intestinal obstruction

副神经节瘤伴肠缺血 paraganglioma with intestinal ischemia

副神经节瘤伴多种并发症 paraganglioma with multiple complications

副神经节瘤伴儿茶酚胺心肌病 paraganglioma with catecholamine cardiomyopathy

副神经节瘤伴肺水肿 paraganglioma with pulmonary edema

副神经节瘤伴冠心病 paraganglioma with coronary heart disease

副神经节瘤伴慢性肾病 paraganglioma with chronic kidney disease

副神经节瘤伴脑病 paraganglioma with encephalopathy

副神经节瘤伴脑血管病 paraganglioma with cerebrovascular disease

副神经节瘤伴皮肤溃疡 paraganglioma with skin ulcer

副神经节瘤伴视网膜病变 paraganglioma with retinopathy

副神经节瘤伴糖尿病 paraganglioma with diabetic mellitus

副神经节瘤伴主动脉夹层 paraganglioma associated with aortic dissection

副胰腺 accessorypancreas

副中肾管永存综合征 persistent mullerian duct syndrome

腹部脂肪增多症 abdominal fat

钙质沉着症 calcinosis

干骺端发育不良 metaphyseal dysplasia

干脚气 dry beriberi ［又称］脚气病△

甘氨酸尿症 glycinuria ［又称］亚氨基甘氨酸尿症△

甘露糖苷过多症 excess of mannose ［又称］α 甘露糖贮积病△

肝豆状核变性 Wilson disease ［又称］威尔逊病△

肝细胞核因子 1Alpha（HNF1A）基因突变所致的糖尿病 diabetes mellitus caused by hepatocyte nuclear factor-1Alpha（HNF1A）gene mutation

肝细胞核因子 1Beta（HNF1B）基因突变所致的糖尿病 diabetes mellitus caused by hepatocyte nuclear factor-1Beta（HNF1B）gene mutation

肝细胞核因子 4A（HNF4A）基因突变所致的高胰岛素血症 hyperinsulinism caused by hepatocyte nuclear factor 4A（HNF4A）gene mutation

肝性糖尿病 hepatic diabetes

肝脂酶缺乏症 hepatic lipase deficiency

感染导致的糖尿病 infection induced diabetes mellitus

感染后甲状腺功能减退症 postinfectious hypothyroidism

高促腺激素性性功能减退症 hypergonadotropic hypogonadism

高促性腺激素性性腺功能减退 - 白内障综合征 hypergonadotropic hypogonadism-cataract syndrome

高钙尿症 hypercalciuria ［又称]高钙尿△

高钙危象 hypercalcemic crisis

高甘油三酯血症 hypertriglyceridemia

高磷酸酶症 hyperphosphatasia

高密度脂蛋白缺乏症 high density lipoprotein deficiency

高雄激素血症 hyperandrogenism

高血钠性体液容量过多 humoral excess with hypernatremia

高血压伴低血钾原因未明 unknown etiology of hypertension and hypokalemia

高血压原因未明 unknown etiology of hypertension

高胰岛素高血氨低血糖综合征 hyperinsulinism-hyperammonemia and hypoglycemia syndrome ［又称]高胰岛素 - 高血氨综合征△

高脂蛋白 a 血症 elevated plasma lipoprotein(a)

高脂蛋白血症Ⅱa型 hyperlipidemia,type Ⅱa

高脂蛋白血症Ⅱb型 hyperlipidemia,type Ⅱb

高脂蛋白血症Ⅲ型 hyperlipidemia,type Ⅲ

高脂蛋白血症Ⅳ型 hyperlipidemia,type Ⅳ

高脂蛋白血症Ⅴ型 hyperlipidemia,type Ⅴ

睾丸功能减退症 testicular hypofunction

睾丸功能障碍 testicular dysfunction

睾丸女性化 testicular feminization

睾丸退变 testicular degeneration

睾丸消失综合征 vanishing testis syndrome

睾丸性发育障碍 disorder of testicular origin sex development

睾丸雄激素生物合成障碍 testicular androgen biosynthesis disorder ［又称]雄激素合成与作用障碍△

格雷夫斯病 Graves' disease ［又称]弥漫性甲状腺肿伴甲状腺功能亢进△

格雷夫斯皮肤病 Graves' dermopathy

格雷夫斯眼病 Graves' ophthalmopathy

更年期男性乳房发育症 involutional gynecomastia

功能性低促性腺激素性性腺功能减退症 functional hypogonadotropic hypogonadism

功能性低血糖 functional hypoglycemia

功能性非胰岛素性低血糖 functional non-insulin hypoglycemia

共济失调 - 性腺功能减退 - 脉络膜萎缩综合征 ataxia-hypogonadism-choroidal dystrophy syndrome

孤立生长激素缺乏症性身材矮小伴 x 连锁低丙球蛋白血症 short stature due to isolated growth hormone deficiency with x-linked hypogammaglobulinemia

孤立性促甲状腺激素缺乏 isolated thyroid-stimulating hormone deficiency

孤立性促甲状腺激素释放激素缺乏症 isolated thyrotropin-releasing hormone deficiency

孤立性促肾上腺皮质激素缺乏症 isolated adrenocorticotropic hormone deficiency

孤立性黄体生成素缺乏症 isolated luteinizing hormone(IH) deficiency

孤立性卵泡刺激素缺乏症 isolated follicle-stimulating hormone (FSH)deficiency

孤立性生长激素缺乏症ⅠA型 isolated growth hormone deficiency type ⅠA

孤立性生长激素缺乏症ⅠB型 isolated growth hormone deficiency type ⅠB

孤立性生长激素缺乏症Ⅱ型 isolated growth hormone deficiency type Ⅱ

孤立性生长激素缺乏症Ⅲ型 isolated growth hormone deficiency type Ⅲ

孤立性月经早现 isolated premature menarche

谷固醇血症 sitosterolemia

股骨囊性纤维性骨炎 femoral cystic fibrous osteitis

骨肥厚症 hyperostosis ［又称]骨肥大△

骨骺发育不良 epiphyseal dysplasia

骨畸形 bony abnormality

骨纤维异常增殖症(多骨型) fibrous dysplasia of bone(polyostotic)

骨硬化症 osteopetrosis ［又称]骨骼石化症△,石骨症△

哈特纳普病 Hartnup disease ［又称]遗传性烟酸缺乏症△

海蓝组织细胞增生症 sea blue histiocytosis

赫尔病 Hull's disease

赫曼斯基 - 普德拉克综合征 Hermansky-Pudlak syndrome ［又称]赫日曼斯基 - 普德拉克综合征△,Hermansky-Pudlak 综合征△

褐黄病 ochronosis ［又称]褐黄病引起的系统性结缔组织疾患△

黑尿症 black urine disease

亨廷顿病 Huntington disease

后天性碘缺乏性甲状腺功能减退症 acquired iodine deficiency hypothyroidism

呼吸性碱中毒伴代谢性酸中毒 respiratory alkalosis with metabolic acidosis

胡勒 - 沙伊综合征 Hu Le Shai syndrome

胡勒综合征 Hu Le syndrome

琥珀酸 - 辅酶 Q 还原酶缺乏 succinate-coenzyme Q reductase deficiency

化脓性甲状腺炎 suppurative thyroiditis

还原型烟酰胺腺嘌呤二核苷酸 - 辅酶 Q 还原酶缺乏 lack of NADH-coenzyme Q reductase

黄色瘤 xanthoma ［又称]黄瘤△

黄色瘤性垂体炎 xanthomatous hypophysitis

黄体生成素受体突变 IH-receptor mutation

混合型地方性呆小病 mixed endemic cretinism

混合型高脂血症 combined hyperlipidemia

混合型先天性碘缺乏综合征 mixed congenital iodine deficiency syndrome

获得性睾丸功能障碍 acquired testicular dysfunction

获得性甲状腺功能减退症 acquired hypothyroidism

获得性免疫缺陷综合征伴坏死性肾上腺炎 acquired immunodeficiency syndrome associated with necrotic adrenalitis

肌萎缩 - 共济失调 - 色素性视网膜炎 - 糖尿病综合征 syndrome of muscular atrophy-ataxia-retinitis pigmentosa-diabetes mellitus

基础代谢率异常 abnormality of basal metabolic rate ［又称]BMR 异常△

激素合成障碍不伴甲状腺肿 hormone synthesis obstacle without goiter

激素合成障碍性甲状腺肿 dyshormonogenetic goiter

激素失调 hormonal imbalance

极度肥胖症伴小泡性肺换气不足 extreme obesity with alveolar hypoventilation

急性甲状腺炎 acute thyroiditis

急性尿酸肾病 acute uric acid nephropathy

脊柱干骺端发育不良 spondylometaphyseal dysplasia

继发性肥厚性骨关节病 secondary hypertrophic osteoarthropathy

继发性肥胖症 secondary obesity

继发性高尿酸血症 secondary hyperuricemia

继发性甲状旁腺功能减退 secondary hypoparathyroidism ［又称]获得性甲状旁腺功能减退症△

继发性甲状旁腺功能亢进症 secondary hyperparathyroidism

继发性甲状腺功能减退 secondary hypothyroidism ［又称]继发性甲状腺功能减退症△

继发性醛固酮症 secondary aldosteronism

继发性肉碱缺乏症 secondary carnitine deficiency

继发性肾上腺皮质功能减退症 secondary hypoadrenocorticism

继发性肾源性甲状旁腺功能亢进 secondary renal hyperparathyroidism ［又称]继发性肾源性甲状旁腺机能亢进△

继发性糖尿病 secondary diabetes mellitus

继发性痛风 secondary gout

继发性血脂异常　secondary dyslipidemia

继发于蛋白质 - 热能营养不良的发育迟缓　developmental delay secondary to protein thermal dystrophy

寂静性甲状腺炎　silent thyroiditis

家族性矮小症　familial short stature

家族性低 α 脂蛋白血症　familial hypoalphalipoproteinemia

家族性低 β 脂蛋白血症　familial hypobetalipoproteinemia

家族性低尿钙性高钙血症 1 型　familial hypocalciuric hypercalcemia type 1

家族性低尿钙性高钙血症 2 型　familial hypocalciuric hypercalcemia type 2

家族性低尿钙性高钙血症 3 型　familial hypocalciuric hypercalcemia type 3

家族性低血镁高尿钙肾钙质沉着症　familial hypomagnesemia with hypercalciuria and nephrocalcinosis

家族性副神经节瘤　familial paraganglioma

家族性高胆固醇血症　familial hypercholesterolemia

家族性高甘油三脂血症　familial hypertriglyceridemia

家族性高密度脂蛋白缺乏症　familial tangier disease ［又称］丹吉尔病△

家族性高脂血症　familial hyperlipidemia

家族性睾丸毒症　familial testotoxicosis

家族性孤立性甲状旁腺功能亢进症　familial isolated hyperparathyroidism

家族性骨质疏松症　familial osteoporosis

家族性混合型高脂血症　familial combined hyperlipidemia

家族性激素生成障碍性甲状腺肿　familial hormone production disorder goiter

家族性甲状舌管囊肿　familial thyroglossalduct cyst

家族性甲状腺激素生成障碍　familial thyroid dyshormonogenesis

家族性甲状腺髓样癌　familial medullary thyroid carcinoma ［又称］家族性甲状腺髓样癌△

家族性结节性甲状腺肿　familial multinodular goiter

家族性瘤样钙质沉着症　familial tumoral calcinosis

家族性卵巢男胚瘤与甲状腺腺瘤　familial arrhenoblastoma and thyroid adenoma

家族性妊娠期甲状腺毒症　familial gestational thyrotoxicosis

家族性身材矮小症　familial short stature

家族性肾病伴高尿酸血症　familial nephropathy associated with hyperuricemia

家族性肾上腺发育不全伴性腺功能减退症　familial adrenal hypoplasia with hypogonadism

家族性嗜铬细胞瘤　familial pheochromocytoma ［又称］家族性嗜铬细胞细胞瘤△

家族性糖皮质激素缺陷症　familial glucocorticoid deficiency ［又称］家族性糖皮质激素缺乏症△

家族性原发性低镁血症　familial primary hypomagnesemia

家族性原发性醛固酮增多症 I 型　familial primary hyperaldosteronism type I ［又称］糖皮质激素可治性醛固酮增多症△

家族性原发性醛固酮增多症 II 型　familial primary hyperaldosteronism type II

家族性原发性醛固酮增多症 III 型　familial primary hyperaldosteronism type III

家族性载脂蛋白 B100 缺陷症　familial defective apoB100

甲状旁腺癌　parathyroid carcinoma

甲状旁腺出血　parathyroid hemorrhage

甲状旁腺恶性肿瘤　malignant tumor of parathyroid gland

甲状旁腺功能减退　hypoparathyroidism

甲状旁腺功能减退 - 发育不良综合征　hypoparathyroidism-retardation-dysmorphism syndrome

甲状旁腺功能减退症伴低血钙性白内障　hypoparathyroidism with hypocalcemic cataract

甲状旁腺功能减退症伴颅内钙化　hypoparathyroidism with intracranial calcification

甲状旁腺功能亢进危象　hyperparathyroidism crisis

甲状旁腺功能亢进症　hyperparathyroidism

甲状旁腺功能亢进症 - 颌骨肿瘤综合征　hyperparathyroidism-jaw tumor syndrome

甲状旁腺激素升高　parathyroid hormone elevation

甲状旁腺交界性肿瘤　borderline tumor of parathyroid gland

甲状旁腺良性肿瘤　benign tumor of parathyroid gland

甲状旁腺囊肿　parathyroid cyst

甲状旁腺缺失性手足搐搦　lack of parathyroid tetany

甲状旁腺性手足搐搦　parathyroid tetany

甲状旁腺炎　parathyroiditis

甲状旁腺增生　parathyroid hyperplasia

甲状舌骨囊肿　thyroglossal cyst

甲状舌管良性肿瘤　benign tumor of thyroglossal duct

甲状腺 C 细胞增生　thyroid C cell proliferation

甲状腺癌　thyroid cancer

甲状腺癌术后　postoperation of thyroid cancer

甲状腺半叶发育不全　hypoplasia of thyroid hemiphyll

甲状腺出血　thyroid hemorrhage

甲状腺淀粉样变　thyroid amyloidosis

甲状腺毒症　thyrotoxicosis

甲状腺毒症伴肌病　thyrotoxicosis with myopathy

甲状腺毒症伴周期性瘫痪　thyrotoxic periodic paralysis

甲状腺毒症性关节病　thyrotoxic arthritis

甲状腺发育不全伴黏液性水肿　thyroid dysplasia with mucinous edema ［又称］甲状腺发育不全伴粘液性水肿△

甲状腺复发性恶性肿瘤　thyroid recurrent malignant neoplasm

甲状腺钙化验　thyroid calcium assay

甲状腺梗死　thyroid infarction

甲状腺功能减退　hypothyroidism

甲状腺功能减退型地方性呆小病　hypothyroidism type of endemic cretinism

甲状腺功能减退关节炎　hypothyroidism arthritis

甲状腺功能减退性肌病　hypothyroid myopathy ［又称］甲状腺机能减退伴肌病△

甲状腺功能减退症伴假性肌肥大　hypothyroidism with muscular pseudohypertrophy

甲状腺功能减退症伴妊娠　hypothyroidism with pregnancy

甲状腺功能减退症伴心肌病　hypothyroid with cardiomyopathy

甲状腺功能亢进伴重症肌无力　hyperthyroidism with myasthenia gravis

甲状腺功能亢进症　hyperthyroidism

甲状腺功能亢进症伴妊娠　hyperthyroidism with pregnancy

甲状腺功能亢进症合并周期性麻痹　hyperthyroidism complicated with periodic paralysis

甲状腺功能异常　abnormal thyroid function ［又称］甲状腺功能检查结果异常△

甲状腺功能正常的病态综合征　euthyroid sick syndrome ［又称］正常甲状腺病态综合征△

甲状腺功能正常性甲状腺肿　euthyroid goiter

甲状腺激素不敏感综合征　thyroid hormone insensitivity syndrome ［又称］T4 抵抗综合征△

甲状腺激素抵抗综合征　thyroid hormone resistance syndrome

甲状腺激素合成障碍　thyroid dyshormonogenesis

甲状腺继发性恶性肿瘤　thyroid secondary malignant tumor

甲状腺浆液性表面乳头状癌　serous surface papillary carcinoma of thyroid

甲状腺交界性肿瘤　borderline tumor of thyroid gland

甲状腺结核　thyroid tuberculosis

甲状腺开放性损伤　open injury of thyroid gland ［又称］开放性甲状腺损伤△

甲状腺良性肿瘤　benign tumor of thyroid gland

甲状腺良性肿瘤癌变　carcinogenesis of benign thyroid tumor

甲状腺淋巴瘤　thyroid lymphoma

甲状腺滤泡癌　thyroid follicular carcinoma
甲状腺囊肿　thyroid cyst
甲状腺囊肿出血　hemorrhage of thyroid cyst
甲状腺脓肿　thyroid abscess
甲状腺区损伤　thyroid injury
甲状腺缺如　thyroid absence
甲状腺乳头状癌,滤泡性变异　papillary carcinoma of thyroid, follicular variant
甲状腺素结合球蛋白异常　abnormality of thyroxine binding globulin
甲状腺髓样癌伴有淀粉样变　medullary thyroid carcinoma associated with amyloidosis
甲状腺危象　thyroid storm
甲状腺微小恶性肿瘤　thyroid malignant micro-neoplasm
甲状腺微小乳头状癌　papillary microcarcinoma of thyroid
甲状腺萎缩　atrophy of thyroid
甲状腺无包膜硬化性癌　nonencapsulated sclerosing carcinoma of thyroid
甲状腺细粒棘球蚴病　thyroid echinococcosis granulosa
甲状腺纤维化　thyroid fibrosis
甲状腺血管瘤　thyroid hemangioma
甲状腺炎　thyroiditis
甲状腺炎性包块　thyroiditis mass
甲状腺原位癌　thyroid carcinoma in situ
甲状腺肿　goiter
甲状腺肿物　thyroid neoplasm
甲状腺锥体叶　thyroid pyramidal lobe
甲状腺锥体叶代偿性肿大　compensatory enlargement of thyroid gland pyramidal lobe
假性低醛固酮血症　pseudohypoaldosteronism ［又称］假性醛固酮减少症△
假性低醛固酮血症Ⅰ型　pseudohypoaldosteronism type Ⅰ
假性低醛固酮血症Ⅱ型　pseudohypoaldosteronism type Ⅱ ［又称］Gordon 综合征△
假性低醛固酮血症Ⅲ型　pseudohypoaldosteronism type Ⅲ
假性甲状旁腺功能减退症　pseudohypoparathyroidism
假性甲状旁腺功能减退症Ⅰa型　pseudohypoparathyroidism type Ⅰa
假性甲状旁腺功能减退症Ⅰb型　type Ⅰb pseudohypoparathyroidism
假性甲状旁腺功能减退症Ⅰc型　type Ⅰc pseudohypoparathyroidism
假性甲状旁腺功能减退症Ⅱ型　type Ⅱ pseudohypoparathyroidism
假性库欣综合征　pseudo-Cushing syndrome
假性软骨发育不良　pseudoachondroplasia ［又称］假性软骨发育不全△
假性性早熟　pseudo-precocious puberty
坚硬发型门克病　steely hair Menkes disease
间脑综合征　diencephalic syndrome
间歇性库欣综合征　intermittent Cushing syndrome
肩部脂肪增多症　shoulder lipomatosis
睑黄瘤　xanthelasmata
降钙素分泌过多　overproduction of calcitonin
胶性结节甲状腺肿　colloidal nodular goiter
角膜弓　corneal arcus
脚气病　beriberi
结核性艾迪生病　tuberculous Addison's disease ［又称］结核性阿狄森病△
结节病导致的高钙血症　sarcoidosis-associated hypercalcemia
结节性黄瘤　xanthoma tuberosum ［又称］结节性黄色瘤△
结节性甲状腺肿　nodular goiter
结节性甲状腺肿伴甲状腺功能亢进　nodular goiter with hyperthyroidism ［又称］结节性甲状腺肿伴甲状腺功能亢进症△
结节性甲状腺肿累及气管　nodular goiter involving trachea
解偶联蛋白2(UCP2)突变所致的高胰岛素血症　hyperinsulinism caused by UCP2 mutation
进行性脂肪营养不良　progressive lipodystrophy ［又称］远心性脂肪营养不良△

近端肾小管病-糖尿病-小脑性共济失调　proximal tubulopathy-diabetes mellitus-cerebellar ataxia
经典单纯男性化型先天性肾上腺皮质增生症　classic simple masculine congenital adrenal cortical hyperplasia
经典失盐型先天性肾上腺皮质增生症　classic salt-wasting congenital adrenal cortical hyperplasia
精神性多饮　psychogenic polydipsia
颈部脂肪增多症　neck fat
痉挛性截瘫-性早熟　spastic paraplegia-precocious puberty
酒精性糙皮病　alcoholic pellagra ［又称］糙皮病△
酒精性低血糖症　alcoholic hypoglycemia
局部溶骨性高钙血症　local osteolytic hypercalcemia
局部性肥胖症　local obesity ［又称］肥胖症△
卡恩斯-塞尔综合征　Kearns-Sayre Syndrome, KSS
康恩综合征　Conn's syndrome ［又称］Conn 综合征△
抗甲状腺药物不良反应　antithyroid drug adverse reaction
抗利尿激素不恰当分泌综合征　improperly secreted syndrome of antidiuretic hormone ［又称］抗利尿激素不适当分泌综合征△
抗维生素D佝偻病　vitamin D resistant rickets ［又称］维生素D抵抗性佝偻病△
抗雄激素综合征　androgen resistance syndrome
科里病　Cori disease
克罗斯综合征　Cross syndrome ［又称］克罗斯综合△, Cross 综合征△, 视交叉综合征△
克山病　Keshan disease
空蝶鞍综合征　empty sella syndrome
空腹血糖受损　impaired fasting glucose, IFG
库欣综合征　Cushing syndrome
库欣综合征伴低钾血症　Cushing syndrome with hypokalemia
库欣综合征伴多种并发症　Cushing syndrome with multiple complications
库欣综合征伴肺部感染　Cushing syndrome with pulmonary infection
库欣综合征伴感染　Cushing syndrome with infection
库欣综合征伴高雄激素血症　Cushing syndrome with hyperandrogenism
库欣综合征伴高血压　Cushing syndrome with hypertension
库欣综合征伴骨折　Cushing syndrome with fracture
库欣综合征伴骨质疏松　Cushing syndrome with osteoporosis
库欣综合征伴精神障碍　Cushing syndrome with mental disorder
库欣综合征伴皮肤真菌感染　Cushing syndrome with cutaneous fungi infection
库欣综合征伴肾结石　Cushing syndrome with kidney stone
库欣综合征伴糖尿病　Cushing syndrome with diabetes mellitus
库欣综合征伴糖调节受损　Cushing syndrome with impaired glucose regulation
库欣综合征伴性腺功能减退症　Cushing syndrome with hypogonadism
库欣综合征伴血脂异常　Cushing syndrome with dyslipidemia
拉克囊肿　Racke cyst ［又称］拉克氏囊肿△
莱迪希细胞发育不全　Leydig cell dysplasia
莱施-奈恩综合征　Lesch-Nyhan syndrome ［又称］莱施-尼汉综合征△, Lesch-Nyhan 综合征△
赖分斯坦综合征　Reifenstein syndrome ［又称］赖芬斯坦综合征△
朗格汉斯胰岛　Langerhans islet
类癌综合征　carcinoid syndrome ［又称］类癌及类癌综合征△
类固醇激素合成急性调节蛋白缺陷症　steroidogenic acute regulatory protein deficiency
类似莫固综合征　similar Morquio's syndrome
里德尔[木样]甲状腺炎　Liddell [wood kind] thyroiditis ［又称］里德尔甲状腺炎△, 木样甲状腺炎△
锂盐中毒　lithium intoxication
立舍氏瘤/虹膜错构瘤　lisch nodule/iris hamartoma
利德尔综合征　Liddle syndrome ［又称］liddle 综合征△

良性颅咽管瘤　benign craniopharyngioma

临床症状不明显［亚临床］的碘缺乏性甲状腺功能减退症　subclinical Iodine deficiency hypothyroidism

淋巴瘤性甲状腺肿　struma lymphomatosa　［又称］淋巴细胞性甲状腺肿△

淋巴细胞性垂体炎　lymphocytic hypophysitis

流行性腮腺炎并发甲状腺炎　mumps with thyroiditis

瘤样钙质沉着症　tumoral calcinosis

卵巢发育不良　ovarian dysgenesis

卵巢功能衰竭　ovarian functional failure

卵巢功能障碍　ovarian dysfunction

卵巢甲状腺肿　struma-ovarii

卵巢甲状腺肿类癌　struma carcinoid of ovary

卵巢门细胞瘤　hilar cell tumour of ovary

卵睾型性发育异常　ovotesticular disorder of sex development

卵磷脂胆固醇酰基转移酶缺乏症　lecithin cholesterol acyltransferase deficiency

卵泡膜细胞瘤　theca cell tumor

卵泡膜细胞增殖症　hyperthecosis

洛奴瓦 - 邦索德腺脂瘤病　Luonuwa-Bensaude adenolipomatosis

滤泡性甲状腺腺癌　follicular thyroid adenocarcinoma

马德龙病　Madelung's disease

马凡样体型　marfanoid body habitus

麦卡德尔病　Mcardle disease

麦克拉伦型身材矮小症　McClaren type short stature　［又称］特发性身材矮小症△

慢性甲状腺毒症性肌病　chronic thyrotoxic myopathy

慢性甲状腺炎　chronic thyroiditis

慢性甲状腺炎伴短暂性甲状腺毒症　chronic thyroiditis with transient thyrotoxicosis　［又称］慢性甲状腺炎伴有短暂性甲状腺毒症△

慢性淋巴细胞性甲状腺炎　chronic lymphocytic thyroiditis

慢性尿酸肾病　chronic urate nephropathy

慢性侵袭性甲状腺炎　chronic invasive thyroiditis

慢性纤维性甲状腺炎　chronic fibrous thyroiditis

毛发纽结型门克病　hair knot type Menkes disease

免疫介导糖尿病　immune-mediated diabetes

面部脂肪增多症　facial lipomatosis

母体促甲状腺激素结合抑制性抗体通过胎盘所致先天性甲状腺功能减退症　congenital hypothyroidism due to transplacental passage of maternal TSH-binding inhibitory antibody

母体服用抗甲状腺药物所致的先天性甲状腺功能减退症　congenital hypothyroidism due to maternal intake of antithyroid drug

母体甲状腺功能减退症的婴儿　infant born to maternal hypothyroidism

母体甲状腺功能亢进症的婴儿　infant born to maternal hyperthyroidism

母源性先天性肾上腺发育不全　congenital adrenal hypoplasia of maternal cause

纳尔逊综合征　Nelson syndrome

男性迟发性性腺功能减退症　late onset hypogonadism in male

男性骨质疏松症　male osteoporosis

男性化肾上腺肿瘤　virilizing adrenal tumor

男性假两性畸形伴睾丸女性化　male pseudohermaphroditism with testicular feminization　［又称］睾丸女性化综合征△,女性化综合征△

男性肾上腺增生性性早熟　male adrenal hyperplasia with precocious puberty

男性同性性早熟　male isosexual precocious puberty

男性腺功能减退症　male hypogonadism　［又称］性欲减退△

男性腺功能亢进症　male hypergonadism　［又称］性欲亢进△

囊性甲状腺肿　cystic goiter

脑底异常血管病 - 身材矮小症 - 面部畸形 - 低促性腺素性性功能减退症　moyamoya disease-short stature-facial dysmorphism-hypogonadotropic hypogonadism

脑 - 肺 - 甲状腺综合征　brain-lung-thyroid syndrome

脑耗盐综合征　cerebral salt wasting syndrome

脑外伤后尿崩症　diabetes insipidus after cerebral trauma　［又称］继发性中枢性尿崩症△

内分泌 - 大脑 - 骨发育不良综合征　endocrine-cerebro-osteodysplasia syndrome

内分泌失调　endocrine disorder

内分泌腺恶性肿瘤　endocrine gland malignant tumor

内分泌腺交界性肿瘤　endocrine gland borderline tumor

内分泌腺良性肿瘤　endocrine gland benign tumor

黏多糖病性心肌病　glycosaminoglycan disease cardiomyopathy

黏多糖贮积症心脏病　mucopolysaccharide storage heart disease

黏多糖贮积症 IS 型　Scheie syndrome　［又称］黏脂贮积病Ⅰ型△

黏膜神经瘤　mucosal neuroma

黏液水肿型地方性呆小病　myxedema endemic cretinism　［又称］粘液水肿型地方性呆小病△

黏液水肿型先天性碘缺乏综合征　congenital iodine-deficiency syndrome,myxedematous type

黏液性水肿　mucous edema

黏液性水肿昏迷　myxedematous coma

尿崩症　diabetes insipidus

尿崩症 - 糖尿病 - 视神经萎缩 - 耳聋综合征　diabetes insipidus-diabetes mellitus-optic atrophy-deafness syndrome

尿酸性肾病　uric acid renal disease

尿酸性肾石病　uric acid nephrolithiasis

脲环代谢紊乱　metabolic disorder of urea cycle　［又称］尿素循环障碍△

女性肾上腺性假两性畸形　female adrenal pseudohermaphroditism

女性同性性早熟　isosexual precocious puberty in girl

彭德莱综合征　Pendred syndrome　［又称］家族性呆小聋哑症△,Pendred 综合征△

皮质醇抵抗综合征　glucocorticoid resistance syndrome

皮质醇增多症　hypercortisolism

葡萄糖激酶激活突变所致的高胰岛素血症　hyperinsulinism caused by glucokinase-activating mutation

铅性痛风　lead gout　［又称］铅中毒性痛风△

桥本甲状腺炎　Hashimoto thyroiditis

切迪阿克 - 施泰因布林克 - 东综合征　Cheddiak-Steinbrink-east syndrome　［又称］Chediak-Steinbrinck-Higashi 综合征△

侵袭性垂体腺瘤　invasive pituitary adenoma

青春期疾病　disorder of puberty

青期甲状腺肿　adolescent goiter

青春期乳房发育　adolescent mammoplasia

青春期延迟　delayed puberty

青少年白内障 - 小角膜 - 肾性糖尿综合征　syndrome of juvenile cataract-microcornea-renalglucosuria

青少年脑型肾上腺脑白质营养不良症　adolescent cerebral adrenoleukodystrophy

青少年特发性骨质疏松症　juvenile idiopathic osteoporosis

轻度马罗托 - 拉米综合征　mild Maroteau-Lamy syndrome

全垂体功能减退　total pituitary dysfunction　［又称］全垂体功能减退症△

全身纤维囊性骨炎　systemic fibrous cystic osteitis　［又称］纤维囊性骨炎△

全身性甲状腺激素抵抗综合征　generalized resistance to thyroid hormone

醛固酮分泌肾上腺皮质腺癌　aldosterone-producing adrenocortical carcinoma

醛固酮分泌腺瘤　aldosterone-producing adenoma,APA

醛固酮合成酶缺陷症　aldosterone synthase deficiency

醛固酮合成酶缺陷症Ⅰ型　aldosterone synthase deficiency type Ⅰ

醛固酮合成酶缺陷症Ⅱ型　aldosterone synthase deficiency type Ⅱ

醛固酮减少症　hypoaldosteronism

醛固酮增多症　hyperaldosteronism

醛固酮增多症性高血压　hypertension of hyperaldosteronism

妊娠伴甲状腺功能亢进症　pregnancy with hyperthyroidism

妊娠伴甲状腺功能障碍　pregnancy with thyroid dysfunction

妊娠伴甲状腺肿　pregnancy with goiter

妊娠伴亚临床甲状腺功能减退症　pregnancy with subclinical hypothyroidism

妊娠伴亚临床甲状腺功能亢进症　pregnancy with subclinical hyperthyroidism

妊娠哺乳相关骨质疏松症　pregnancy and lactation-associated osteoporosis

绒毛膜促性腺激素分泌肿瘤　human chorionic gonadotropin (HCG) secreting tumor

溶酶体酶翻译后变体缺陷　variant defect after lysosomal translation　[又称]溶酶体酶变性导致的家族性肾淀粉样变△

溶酶体酸性脂肪酶缺乏症　lysosomal acid lipase deficiency

肉芽肿疾病导致的高钙血症　granuloma-induced hypercalcemia

肉芽肿性垂体炎　granulomatous hypophysitis

乳房早发育　premature thelarche　[又称]单纯性乳房早发育△

乳糜微粒贮积 - 遗传性共济失调 - 白内障 - 侏儒 - 智力缺陷综合征　chylous accumulation-hereditary ataxia-cataract-dwarfism-mental deficiency syndrome

乳溢 - 闭经综合征　amenorrhea galactorrhea syndrome

软骨发育不良　hypochondroplasia

软骨发育不良 - 性发育障碍　chondro dysplasia-disorder of sex development

塞托利 - 莱迪希细胞瘤　Sertoli—Leydig cell tumor

三发性甲状腺功能减退症　tertiary hypothyroidism

散发性嗜铬细胞瘤 / 分泌型副神经节瘤　sporadic pheochromocytoma/secretory paraganglioma

色素性视网膜炎 - 垂体功能减退 - 肾结核 - 轻度骨骼发育不良综合征　retinitis pigmentosa-hypopituitarism-nephronophthisis-mild skeletal dysplasia syndrome

沙伊综合征 / 黏多糖贮积症Ⅰ型　Shay's syndrome/mucopolysaccharidosis, type Ⅰ

上肢骨囊性纤维性骨炎　upper limb bone cystic fibrous osteitis　[又称]纤维囊性骨炎△

上肢脂肪增多症　upper limb lipomatosis

社会心理性矮小症　psychosocial dwarfism　[又称]精神社会性矮小症△

摄入食物结构失衡　food intake imbalance　[又称]营养不良△

身材矮小症　short stature

神经病型地方性呆小病　neuropathy type of endemic cretinism

神经病型先天性碘缺乏综合征　neuropathic congenital iodine deficiency syndrome

神经鞘脂贮积症　sphingolipidosis

神经纤维瘤病Ⅰ型　neurofibromatosis Ⅰ

肾功能损害引起的痛风　gout due to impairment of renal function

肾上腺出血　adrenal hemorrhage

肾上腺错构瘤　adrenal hamartoma

肾上腺恶性间质肿瘤　adrenal malignant stromal tumor

肾上腺恶性肿瘤　malignant neoplasm of adrenal gland

肾上腺钙化　adrenal calcification

肾上腺感染　adrenal infection

肾上腺坏死　adrenal necrosis

肾上腺继发恶性肿瘤　secondary malignant neoplasm of adrenal gland

肾上腺假性囊肿　adrenal false cyst

肾上腺交界性肿瘤　borderline tumor of adrenal gland　[又称]肾上腺交界恶性肿瘤△

肾上腺结核病　adrenal tuberculosis　[又称]肾上腺结核△

肾上腺结核致肾上腺皮质功能减退症　hypoadrenalism due to adrenal tuberculosis

肾上腺结节性增生　nodular hyperplasia of adrenal gland　[又称]肾上腺皮质结节样增生△

肾上腺良性肿瘤　benign tumor of adrenal gland

肾上腺囊肿　adrenal cyst

肾上腺囊肿伴囊内出血　adrenal cyst with intracystic hemorrhage

肾上腺脑白质营养不良　adrenoleukodystrophy　[又称]艾迪生 - 席尔德综合征△

肾上腺脓肿　adrenal abscess

肾上腺皮质癌　adrenocortical carcinoma

肾上腺皮质醇分泌腺瘤　cortisol-producing adrenocortical adenoma　[又称]CPA△

肾上腺皮质恶性肿瘤　adrenal cortical carcinoma

肾上腺皮质功能不全　adrenal insufficiency　[又称]肾上腺皮质功能减退症△

肾上腺皮质功能亢进　hyperadrenocorticism　[又称]肾上腺皮质功能亢进症△

肾上腺皮质酮分泌腺癌　adrenal corticosterone adenocarcinoma

肾上腺皮质酮分泌腺瘤　adrenal corticosterone adenoma

肾上腺皮质危象　adrenocortical crisis

肾上腺皮质萎缩　adrenocortical atrophy　[又称]特发性肾上腺萎缩△

肾上腺皮质腺瘤　adrenocortical adenoma

肾上腺皮质增生　adrenocortical hyperplasia　[又称]肾上腺皮质增生症△

肾上腺平滑肌肉瘤　adrenal leiomyosarcoma

肾上腺切除术后醛固酮减少症　hypoaldosteronism after adrenalectomy

肾上腺去氧皮质酮分泌腺癌　deoxycorticosterone-producing adrenocortical adenocarcinoma

肾上腺去氧皮质酮分泌腺瘤　deoxycorticosterone-producing adrenocortical adenoma

肾上腺神经节神经母细胞瘤　adrenal ganglion neuroblastoma

肾上腺神经母细胞瘤　adrenocortical neuroblastoma

肾上腺神经鞘瘤　adrenal schwannoglioma

肾上腺神经纤维瘤　adrenal neurofibroma

肾上腺栓塞　adrenal embolism

肾上腺髓样脂肪瘤　adrenal myelolipoma

肾上腺髓质恶性肿瘤　adrenomedullary carcinoma

肾上腺髓质功能亢进　adrenomedullary hyperfunction

肾上腺髓质神经病　adrenomyeloneuropathy　[又称]AMN△

肾上腺髓质增生症　adrenal medulla hyperplasia　[又称]肾上腺髓质增生△

肾上腺损伤　adrenal injure

肾上腺危象　adrenal crisis

肾上腺无功能皮质癌　nonfunctional adrenocortical carcinoma

肾上腺无功能皮质腺瘤　nonfunctional adrenocortical adenoma

肾上腺性征综合征　adrenogenital syndrome

肾上腺血管瘤　adrenal hemangioma

肾上腺血肿　adrenal hematoma

肾上腺炎　adrenal gland inflammation

肾上腺早发育　premature adrenarche

肾上腺增生　adrenal hyperplasia　[又称]原发性肾上腺增生△，单侧肾上腺增生△

肾上腺脂肪瘤　adrenal lipoma

肾上腺肿物　adrenal mass　[又称]肾上腺占位△

肾上腺转移癌　metastatic adrenal carcinoma

肾小管酸中毒性骨病　renal tubular acidosis osteopathy

肾性糖尿　renal glycosuria

生理性高催乳素血症　physiological hyperprolactinemia

生理性男性乳房发育症　physiological gynecomastia

生长激素不敏感综合征　growth hormone insensitivity syndrome

生长激素缺乏性侏儒症　growth hormone deficiency dwarfism　[又称]生长激素异常致身材矮小△

生长激素缺乏症　growth hormone deficiency

生长激素释放激素瘤　GRFoma　[又称]生长激素释放因子瘤△

生长抑素瘤　somatostatinoma

施密特综合征　Schmidt syndrome　[又称]自身免疫性多内分泌腺

综合征（Ⅱ型）

湿脚气　wet beriberi　［又称］脚气病△

视 - 隔发育不良　septo-optic dysplasia

嗜铬细胞瘤　pheochromocytoma

嗜铬细胞瘤伴肠梗阻　pheochromocytoma associated with intestinal obstruction

嗜铬细胞瘤伴肠缺血　pheochromocytoma associated with intestinal ischemia

嗜铬细胞瘤伴多种并发症　pheochromocytoma associated with multiple complications

嗜铬细胞瘤伴儿茶酚胺心肌病　pheochromocytoma with catecholamine cardiomyopathy

嗜铬细胞瘤伴肺水肿　pheochromocytoma associated with pulmonary edema

嗜铬细胞瘤伴冠心病　pheochromocytoma associated with coronary heart disease

嗜铬细胞瘤伴慢性肾病　pheochromocytoma associated with chronic kidney disease

嗜铬细胞瘤伴脑病　pheochromocytoma associated with cerebropathy

嗜铬细胞瘤伴脑血管病　pheochromocytoma with cerebrovascular disease

嗜铬细胞瘤伴皮肤溃疡　pheochromocytoma associated with cutaneous ulcer

嗜铬细胞瘤伴视网膜病变　pheochromocytoma associated with retinopathy

嗜铬细胞瘤伴糖尿病　pheochromocytoma with diabetic mellitus

嗜铬细胞瘤伴主动脉夹层　pheochromocytoma associated with aortic dissection

嗜铬细胞瘤危象　pheochromocytoma crisis

嗜碱性腺瘤　basophilic adenoma

嗜酸 - 嗜碱性腺瘤　eosinophilic and basophilic adenoma　［又称］混合性嗜酸细胞 - 嗜碱细胞腺瘤△

嗜酸性腺瘤　eosinophilic adenoma　［又称］嗜酸细胞瘤△

手术后垂体功能减退症　postoperative hypopituitarism

手术后低胰岛素血症　postoperative hypoinsulinemia

手术后甲状旁腺功能减退症　postoperative hypoparathyroidism

手术后甲状腺出血　postoperative thyroid hemorrhage

手术后甲状腺功能减退　postoperative hypothyroidism　［又称］手术后甲状腺功能减退症△

手术后甲状腺瘘　postoperative thyroid fistula

手术后尿崩症　postoperative diabetes insipidus

手术后肾上腺皮质功能减退　postoperative adrenal cortical dysfunction　［又称］手术后肾上腺皮质功能减退症△

手术后胰腺外分泌功能不全　postoperative exocrine pancreatic insufficiency

手足搐搦　tetany

术后垂体功能减退症　postprocedural hypopituitarism

术后甲状旁腺功能减退症　postprocedural hypoparathyroidism

术后甲状腺功能减退症　hypothyroidism after operation

术后肾上腺皮质功能减退　hypoadrenocorticism after operation

术后血内胰岛素不足　postprocedural hypoinsulinaemia

酸性脂酶缺乏症　Wolman disease　［又称］Wolman 病△

锁骨下碘缺乏相关性弥漫性甲状腺肿　diffuse goiter associated with subclavian iodine deficiency　［又称］碘缺乏相关性弥漫性锁骨下甲状腺肿△

锁骨下甲状腺肿　subclavian goiter

碳酸酐酶Ⅱ缺乏　carbonic anhydrase Ⅱ deficiency

糖耐量受损伴肥胖型高血压　impaired glucose tolerance with obesity type hypertension

糖耐量受损伴高血压　impaired glucose tolerance with hypertension

糖耐量受损伴黑棘皮病或血脂异常高胰岛素血症或肥胖症　impaired glucose tolerance with acanthosis nigricans or dyslipidemia, or hyperinsulinemia, or obesity　［又称］黑棘皮病 - 胰岛素抵抗 - 肌痉挛 - 肢端肥大△

糖耐量受损伴内脏脂肪沉积增加　impaired glucose tolerance with visceral fat deposition

糖耐量受损伴胰岛素抵抗　impaired glucose tolerance with insulin resistance

糖耐量受损伴周围血管病　impaired glucose tolerance with peripheral vascular disease

糖耐量受损伴周围血管病及坏疽　impaired glucose tolerance with peripheral vascular disease and gangrene

糖尿病　diabetes mellitus

糖尿病伴勃起功能障碍　diabetes with erectile dysfunction

糖尿病伴动脉粥样硬化　diabetes with atherosclerosis

糖尿病伴多并发症　diabetes with multiple complications

糖尿病伴反复低血糖发作　diabetes with recurrent hypoglycemia

糖尿病伴冠心病　diabetes with coronary heart disease

糖尿病伴肌病　diabetes with myopathy

糖尿病伴急性胰腺炎　diabetes with acute pancreatitis

糖尿病伴脊髓病　diabetes with myelopathy

糖尿病伴甲周毛细血管扩张　diabetes with periungual telangiectasia

糖尿病伴面部潮红　diabetes with rubeosis face

糖尿病伴脑血管疾病　diabetes with cerebrovascular disease

糖尿病伴逆行射精　diabetes with retrograde ejaculation

糖尿病伴女性性功能障碍　diabetes with female sexual dysfunction

糖尿病伴青光眼　diabetes with glaucoma

糖尿病伴缺血性心肌病　diabetes with ischemic cardiomyopathy

糖尿病伴乳酸性酸中毒　diabetes with lactic acidosis

糖尿病伴肾乳头坏死　diabetes with renal papillary necrosis

糖尿病伴体位性低血压　orthostatic hypotension in diabetes

糖尿病伴外周动脉闭塞症　diabetes with peripheral arterial occlusive disease

糖尿病伴腕管综合征　diabetes with carpal tunnel syndrome

糖尿病伴下肢动脉粥样硬化　diabetes with lower extremity atherosclerosis

糖尿病伴新生血管性青光眼　diabetes with neovascular glaucoma

糖尿病伴血糖控制不佳　diabetes with poor glycemic control

糖尿病大血管并发症　diabetes with macrovascular complication

糖尿病多发单神经病变　diabetic mononeuropathy multiplex

糖尿病高渗性高血糖状态　diabetes with hyperosmolar hyperglycemic state

糖尿病高渗性高血糖状态并昏迷　diabetes with hyperosmolar hyperglycemic state with coma

糖尿病高血糖状态昏迷　diabetic hyperglycemia coma

糖尿病泌尿生殖系统自主神经病变　diabetic genitourinary autonomic neuropathy

糖尿病牵拉性视网膜脱离　diabetic retinal traction detachment

糖尿病神经根神经丛病变　diabetes with radiculoplexus neuropathy

糖尿病神经性膀胱　diabetic cystopathy

糖尿病酮症　diabetic ketosis

糖尿病酮症酸中毒　diabetic ketoacidosis

糖尿病痛性神经病变　painful diabetic polyneuropathy

糖尿病胃肠道自主神经病变　diabetic gastrointestinal autonomic neuropathy

糖尿病性便秘　diabetic constipation

糖尿病性大疱病　diabetic bullae

糖尿病性低血糖　diabetic hypoglycemia

糖尿病性低血糖昏迷　diabetic hypoglycemic coma

糖尿病性低血糖性癫痫发作　diabetic hypoglycemic epilepsy seizure　［又称］糖尿病低血糖性癫痫发作△

糖尿病性多发性微血管并发症　diabetic multiple microvascular complications

糖尿病性富尼埃（阴囊）坏疽　fournier's（scrotum）gangrene of diabetes

糖尿病性高渗性高血糖状态昏迷　diabetic high blood sugar coma

糖尿病性黑棘皮病或血脂异常或高胰岛素血症或肥胖症　diabetes with acanthosis nigricans or dyslipidemia or hyperinsulinemia or

obesity ［又称］黑棘皮病 - 胰岛素抵抗 - 肌痉挛 - 肢端肥大综合征△

糖尿病性坏疽 diabetic gangrene

糖尿病性黄斑水肿 diatetic macular edema

糖尿病性急性皮肤坏疽 diabetic acute sphaceloderma

糖尿病性溃疡 diabetic ulcer

糖尿病性曼莱尼坏疽 Manley diabetic gangrene

糖尿病性内脏脂肪沉积增加 diabetic increased visceral fat deposition

糖尿病性胚胎病 diabetic embryopathy

糖尿病性溶血性坏疽 diabetic hemolytic gangrene

糖尿病性乳酸性酸中毒和昏迷 diabetic lactic acidosis and coma

糖尿病性视网膜病变 diabetic retinopathy ［又称］糖尿病视网膜病△

糖尿病性酮症酸中毒并昏迷 diabetic ketoacidosis with coma

糖尿病性酮症酸中毒和乳酸性酸中毒和昏迷 diabetic ketoacidosis and lactic acidosis and coma

糖尿病性细菌性坏疽 diabetic bacterial gangrene

糖尿病性下肢溃疡 diabetic lower limb ulcer

糖尿病性心血管自主神经病变 diabetic cardiac autonomic neuropathy

糖尿病性胰岛素抵抗 diabetic insulin resistance ［又称］胰岛素抵抗△

糖尿病性异常出汗 diabetic sudomotor dysfunction

糖尿病性自主神经病变 diabetic autonomic neuropathy

糖尿病性足坏疽 diabetic foot gangrene

糖尿病性足溃疡和周围神经病 diabetic foot ulcer and peripheral neuropathy

糖尿病性足溃疡和周围血管病 diabetic foot ulcer and peripheral vascular disease

糖皮质激素不敏感综合征 glucocorticoid insensitivity syndrome

糖皮质激素撤退综合征 glucocorticoid withdrawal syndrome

糖皮质激素过度敏感综合征 glucocorticoid overly sensitive syndrome

糖皮质激素可抑制醛固酮增多症 glucocorticoid-remediable aldosteronism

糖皮质激素受体缺陷症 glucocorticoid receptor deficiency

糖原累积病 glycogen storage disease ［又称］糖原贮积病△,糖原贮积症△

糖原贮积症Ⅱ型 glucogen storage disease type Ⅱ, acid maltase deficiency, Pompe disease ［又称］糖原累积病Ⅱ型△

特发性1型糖尿病 idiopathic type 1 diabetes

特发性低促性腺激素性性腺功能减退症 idiopathic hypogonadotropic hypogonadism

特发性肺棕色硬结症 idiopathic pulmonary hemosiderosis ［又称］特发性肺含铁血黄素沉积症△

特发性高催乳素血症 idiopathic hyperprolactinemia

特发性高尿酸血症 idiopathic hyperuricemia

特发性甲状旁腺功能减退 idiopathic hypoparathyroidism ［又称］特发性甲状旁腺功能减退症△

特发性男性乳房发育症 idiopathic gynecomastia

特发性醛固酮增多症 idiopathic hyperaldosteronism, IHA

特发性先天甲状腺功能减退症 idiopathic congenital hypothyroidism

特发性中枢性性早熟 idiopathic central precocious puberty

特殊类型糖尿病 specific type of diabetes

体质性巨人症 constitutional giant ［又称］巨人症△

体质性身材矮小症 constitutional short stature

条纹状骨病 osteopathia striata

痛性肥胖病 adiposis dolorosa,Dercum's disease ［又称］痛性肥胖症△,痛性脂肪病△,德尔肯病△

臀部脂肪增多症 hip lipomatosis

外胚层发育不良 - 关节挛缩 - 糖尿病 ectodermaldysplasia-arthrogryposis-diabetes mellitus

外源性物质引起的甲状腺功能减退症 hypothyroidism due to exogenous substance

完全性中枢性尿崩症 complete central diabetes insipidus

维生素A缺乏后遗症 sequelae of vitamin A deficiency ［又称］维生素A缺乏病△

维生素C缺乏后遗症 sequelae of vitamin C deficiency ［又称］维生素C缺乏症△

维生素C缺乏症 vitamin C deficiency,scurvy ［又称］坏血病△

维生素D过多症 hypervitaminosis D

维生素D缺乏 vitamin D deficiency

维生素D缺乏性佝偻病 vitamin D deficiency rickets

维生素D缺乏性骨软化症 vitamin D deficiency osteomalacia

维生素D依赖性佝偻病Ⅰ型 vitamin D dependent rickets type Ⅰ, pseudo vitamin D deficiency rickets

维生素D依赖性佝偻病Ⅱ型 vitamin D dependent rickets type Ⅱ

无β脂蛋白血症 abetalipoproteinemia ［又称］β - 脂蛋白缺乏症△,先天性β - 脂蛋白缺乏症△

无功能性胰岛细胞瘤 nonfunctional islet cell tumor

无甲状腺肿性先天性甲状腺功能减退症 congenital hypothyroidism without goiter

无脉络膜 - 垂体功能减退症 choroideremia-hypopituitarism

无症状性高尿酸血症 asymptomatic hyperuricemia

希恩综合征 Sheehan syndrome ［又称］席汉氏综合征△,垂体梗死△

细胞色素b5(CYB5A)缺陷症 cytochrome b5(CYB5A)deficiency

下颌骨囊性纤维性骨炎 mandibular cystic fibrous osteitis

下丘脑性肥胖 hypothalamic obesity

下丘脑综合征 hypothalamic syndrome

下肢骨囊性纤维性骨炎 lower limb bone cystic fibrous osteitis

先天性垂体发育异常 congenital anomaly of pituitary

先天性垂体异位 congenital ectopic pituitary ［又称］垂体异位△

先天性碘缺乏性甲状腺功能减退症 congenital iodine deficiency hypothyroidism

先天性碘缺乏综合征 congenital iodine deficiency syndrome

先天性碘缺乏综合征,黏液水肿型 congenital iodine deficiency syndrome,myxoedematous type

先天性碘缺乏综合征,神经病型 congenital iodine deficiency syndrome,neuropathic type

先天性非毒性甲状腺肿 congenital non toxic goiter

先天性甲状旁腺功能减退 congenital hypoparathyroidism ［又称］先天性甲状旁腺功能减退症△

先天性甲状舌管瘘 congenital thyroglossal duct fistula

先天性甲状腺错构瘤 congenital thyroid hamartoma ［又称］甲状腺错构瘤△

先天性甲状腺功能减退症 congenital hypothyroidism

先天性甲状腺功能减退症伴弥漫性甲状腺肿 congenital hypothyroidism associated with diffuse goiter ［又称］先天性甲状腺功能减退症伴有弥漫性甲状腺肿△

先天性甲状腺功能减退症不伴甲状腺肿 congenital hypothyroidism without goiter

先天性甲状腺功能亢进症 congenital hyperthyroidism

先天性甲状腺萎缩 congenital atrophy of thyroid gland

先天性甲状腺异位 congenital ectopic thyroid gland ［又称］甲状腺异位△

先天性甲状腺肿 congenital goiter

先天性肾上腺发育不良 congenital adrenal dysplasia ［又称］肾上腺发育不良△

先天性肾上腺发育不良症 congenital adrenal hypoplasia

先天性肾上腺发育不全 adrenal hypoplasia congenita, AHC

先天性肾上腺皮质增生症 congenital adrenal cortical hyperplasia

先天性肾上腺异位 congenital ectopic adrenal gland ［又称］肾上腺异位△

先天性实质的甲状腺肿 congenital parenchymal goiter

先天性胸腺发育不全 congenital thymic dysplasia ［又称］胸腺发育不全△

先天性胸腺异位 congenital ectopic thymus ［又称］胸腺异位△

先天性遗传代谢病 congenital genetic metabolic disease,congenital metabolic defect ［又称］先天性代谢缺陷△

先天性阴茎畸形　congenital malformation of penis
嫌色细胞腺瘤　chromophobe adenoma
线粒体 DNA 缺失　mitochondrial DNA deletion　［又称］线粒体 DNA 缺失综合征，肾小管病△
线粒体糖尿病　chondriosome diabetes
消耗性甲状腺功能减退症　consumptive hypothyroidism
消瘦性恶性营养不良病　wasting malignant malnutrition
小脑性共济失调 - 性腺功能减退　cerebellar ataxia-hypogonadism
小腿局限性肥胖　leg limitation obesity
小腿脂肪增多症　calf lipomatosis
心脏副神经节瘤　cardiac paraganglioma
新生儿短暂性糖尿病　transient neonatal diabetes mellitus
新生儿甲状腺毒症　neonatal thyrotoxicosis
新生儿甲状腺肿　neonatal goitre
新生儿乳房发育　neonatal gynecomastia
新生儿糖尿病　neonatal diabetes mellitus　［又称］自身免疫性低血糖症△
新生儿永久性糖尿病　permanent neonatal diabetes mellitus　［又称］永久性新生儿糖尿病△
新生儿暂时性低血糖症　transient neonatal hypoglycemia
新生儿重症甲状旁腺功能亢进症　neonatal severe hyperparathyroidism
性发育迟缓　sexual developmental delay　［又称］性发育障碍△
性染色体性发育障碍　sex chromosome dysplasia
性染色体异常疾病　sex chromosomal abnormality
性早熟　sexual precosity
胸骨后碘缺乏相关性多结节性甲状腺肿　multiple nodular substernal goiter associated with iodine deficiency　［又称］碘缺乏相关性多结节性胸骨后甲状腺肿△
胸骨后碘缺乏相关性弥漫性甲状腺肿　diffuse substernal goiter associated with iodine deficiency　［又称］碘缺乏相关性弥漫性胸骨后甲状腺肿△
胸骨后甲状腺恶性肿瘤　substernal thyroid malignant neoplasm
胸骨后甲状腺良性肿瘤　benign tumor of substernal thyroid
胸骨后甲状腺囊肿　substernal thyroid cyst
胸骨后甲状腺肿　substernal goiter
胸骨后结节性甲状腺肿　substernal nodular goiter
雄激素不敏感综合征　androgen insensitivity symdrome
嗅觉减退 - 鼻眼发育不全 - 低促性腺激素性腺功能减退综合征　hyposmia-nasal and ocular hypoplasia-hypogonadotropic hypogonadism symdrome
嗅觉缺失 - 性腺功能减退征　olfactory deficiency and gonadal dysfunction syndrome, Calman's syndrome　［又称］卡尔曼综合征△
许特尔细胞甲状腺瘤　Hurthle cell tumor of thyroid
许特尔细胞腺瘤　Huthle cell adenoma
选择性垂体甲状腺激素抵抗综合征　selective pituitary resistance to thyroid hormone symdrome
血管活性肠肽瘤　vasoactive intestinal peptide tumor
亚急性非化脓性甲状腺炎　subacute non suppurative thyroiditis
亚急性甲状腺炎　subacute thyroiditis　［又称］德奎尔万甲状腺炎△
亚急性巨细胞型甲状腺炎　subacute giant cell thyroiditis　［又称］亚急性巨细胞性甲状腺炎△
亚急性肉芽肿型甲状腺炎　subacute granulomatous thyroiditis　［又称］亚急性肉芽肿性甲状腺炎△
亚临床甲状腺功能减退　subclinical hypothyroidism
亚临床甲状腺功能亢进症　subclinical hyperthyroidism
亚临床库欣综合征　subclinical Cushing syndrome
亚硫酸盐氧化酶缺乏症　sulfite oxidase deficiency　［又称］亚硫酸盐氧化酶缺乏△
严重骨质疏松症　severe osteoporosis
严重营养不良　severe malnutrition
岩藻糖苷贮积症　fucosidosis　［又称］岩藻糖苷沉积症△
盐丢失性先天性肾上腺增生　salt lost congenital adrenal hyperplasia　［又称］先天性肾上腺增生△

盐皮质激素抵抗综合征　mineralocorticoid resistance syndrome
眼白化病　ocular albinism
眼睑眶隔脂肪增多症　orbital septal lipomatosis
眼睑蜀黍红斑　pellagra eyelid　［又称］睑糙皮病△
眼 - 脑 - 肾综合征　eye-brain-renal syndrome.　［又称］Lowe综合征△，洛氏综合征△
腰部脂肪增多症　waist lipomatosis
药物导致的高尿酸血症　drug-induced hyperuricemia
药物或化学制剂所致的糖尿病　drug or chemical induced diabetes mellitus
药物所致低血磷性骨软化症　drug-induced hypophosphatemic osteomalacia
药物所致佝偻病　drug-induced rickets
药物相关性高钙血症　drug-associated hypercalcemia
药物性垂体功能减退症　drug-induced hypopituitarism
药物性肥胖　drug-induced obesity
药物性和化学品性甲状腺毒症　drug and chemical induced thyrotoxicosis
药物性和化学品性甲状腺功能亢进　drug and chemical induced hyperthyroidism
药物性甲状腺功能减退　drug-induced hypothyroidism　［又称］药物性甲状腺功能减退症△
药物性甲状腺功能亢进　drug-induced hyperthyroidism　［又称］药物性甲状腺功能亢进症△
药物性甲状腺炎　drug-induced thyroiditis
药物性库欣综合征　drug-induced Cushing syndrome　［又称］药物性柯兴综合征△
药物性痛风　drug-induced gout
药源性低血糖症　drug-induced hypoglycemia
药源性高催乳素血症　drug-induced hyperprolactinemia
药源性甲状腺炎　drug-induced thyroiditis
药源性醛固酮减少症　drug-induced hypoaldosteronism
药源性醛固酮增多症　drug-induced aldosteronism
药源性肾上腺皮质功能减退症　drug-induced adrenocortical hypofunction
腋部脂肪增多症　axillary lipomatosis
医源性垂体功能减退症　Iatrogenic hypopituitarism
医源性甲状腺功能减退　Iatrogenic hypothyroidism　［又称］医源性甲状腺功能减退症△
医源性甲状腺功能亢进症　Iatrogenic hyperthyroidism
医源性甲状腺炎　Iatrogenic thyroiditis
医源性糖尿病　Iatrogenic diabetes mellitus
胰岛 β 细胞增生　islet beta cell hyperplasia
胰岛良性肿瘤　islet benign tumor
胰岛素抵抗综合征 A 型　insulin resistance syndrome type A
胰岛素抵抗综合征 B 型　insulin resistance syndrome type B
胰岛素瘤　insulinoma
胰岛素启动子 -1 基因突变导致的糖尿病　diabetes mellitus caused by insulin promotor-1 genetic mutation
胰岛素受体(INSR) 突变所致的高胰岛素血症　hyperinsulinism caused by INSR mutation
胰岛素样生长因子 1 抵抗导致的生长延迟　growth delay due to insulin-like growth factor 1 resistance
胰岛素样生长因子 1 缺乏导致的生长延迟　growth delay due to insulin-like growth factor 1 deficiency
胰岛素自身免疫综合征　insulin autoimmune syndrome
胰岛细胞瘤　islet cell tumor
胰岛细胞增生症　nesidioblastosis
胰多肽瘤　pancreatic polypeptide-producing tumor
胰升糖素分泌过多　excessive secretion of glucagon
胰腺内分泌细胞增生　pancreatic endocrine cell hyperplasia
胰腺内分泌细胞增生伴胰升糖素过多　pancreatic endocrine cell hyperplasia with glucagon excess
胰腺神经内分泌肿瘤　pancreatic neuroendocrine tumor

胰腺生长激素释放激素分泌过多　excessive secretion of pancreatic growth hormone releasing hormone

胰腺生长抑素分泌过多　excessive secretion of pancreatic somatostatin

胰腺外分泌疾病导致的糖尿病　diabetes induced by disease of exocrine pancreas

胰腺无功能性神经内分泌瘤　nonfunctional pancreatic neuroendocrine tumor

胰腺血管活性肠肽分泌过多　excessive secretion of pancreatic vasoactive intestinal peptide

胰腺胰多肽分泌过多　pancreatic polypeptide secretion excess

遗传性低血磷性佝偻病　hereditary hypophosphatemic rickets

遗传性低血磷性骨软化　hereditary hypophosphatemic osteomalacia

遗传性高磷酸酶症　hereditary hyperphosphatasia

遗传性甲状腺素结合球蛋白异常　inherited abnormality of thyroxine binding globulin

遗传性卵巢癌综合征　hereditary ovarian cancer syndrome

遗传性毛细血管脆性　hereditary capillary fragility

遗传性暂时性先天性甲状腺功能减退症　hereditary transient congenital hypothyroidism

遗传综合征相关糖尿病　hereditary syndrome associated diabetes

异位 ACTH 综合征　ectopic ACTH syndrome

异位 CRH 综合征　ectopic CRH syndrome

异位垂体腺瘤　ectopic pituitary adenoma

异位促甲状腺激素分泌瘤　ectopic thyroid stimulating hormone secreting tumor

异位促肾上腺皮质激素分泌腺瘤　ectopic adrenocorticotropic hormone secreting adenoma

异位促肾上腺皮质激素释放激素综合征　ectopic corticotropin releasing hormone syndrome

异位促肾上腺皮质激素综合征　ectopic adrenocorticotropin syndrome　［又称］ACTH 综合征△

异位促性腺激素腺瘤　ectopic gonadotropic adenoma

异位催乳素综合征　ectopic prolactin syndrome

异位钙化　ectopic calcification

异位激素分泌综合征　ectopic hormone secretion syndrome

异位甲状旁腺功能亢进症　ectopic hyperparathyroidism

异位甲状旁腺良性肿瘤　ectopic parathyroid benign tumor

异位甲状腺恶性肿瘤　ectopic thyroid malignant neoplasm

异位甲状腺功能亢进症　ectopic hyperthyroidism

异位甲状腺良性肿瘤　ectopic thyroid benign tumor

异位甲状腺组织的甲状腺毒症　thyroid toxicity in ectopic thyroid tissue　［又称］异位甲状腺组织致甲状腺毒症△

异位醛固酮分泌腺癌　ectopic aldosterone producing adenocarcinoma

异位醛固酮分泌腺瘤　ectopic aldosterone producing adenoma

异位人绒毛膜促性腺激素分泌肿瘤　ectopic human chorionic gonadotropin（HCG）secreting tumor

异位人绒毛膜促性腺激素综合征　ectopic human chorionic gonadotropin syndrome

异位肾上腺皮质腺癌　ectopic adrenal cortical adenocarcinoma

异位肾上腺皮质腺瘤　ectopic adrenal cortical adenoma

异位生长激素分泌瘤　ectopic growth hormone secreting tumor

异位生长激素释放激素分泌瘤　ectopic growth hormone releasing hormone secreting tumor

异位生长激素释放激素综合征　ectopic growth hormone releasing hormone syndrome

异位生长激素综合征　ectopic growth hormone syndrome

异位生长抑素瘤　ectopic somatostatinoma

异性性早熟　heterosexual precocious puberty

溢乳 - 闭经综合征　galactorrhea-amenorrhea syndrome

婴儿低血糖症　infant hypoglycemia

营养不良　malnutrition

营养不良发育缓慢　slow development of malnutrition　［又称］继发于蛋白质 - 热能营养不良的发育迟缓△

营养不良性身材矮小　malnutrition short stature

营养过度　excessive nutrition

营养过度后遗症　sequelae of hyperalimentation

营养缺乏　nutritional deficiency

营养缺乏后遗症　nutritional deficiency sequelae

营养性水肿　nutritional edema

营养性消瘦　nutritional marasmus

永久性新生儿糖尿病伴胰腺、小脑发育不全　permanent neonatal diabetes mellitus with pancreatic and cerebellar agenesis

幼年期缺碘性甲状腺肿　childhood iodine deficiency goiter

原发性高尿酸血症　primary hyperuricemia

原发性家族性黄瘤病　primary familial xanthomatosis

原发性甲状旁腺功能亢进症　primary hyperparathyroidism

原发性甲状旁腺功能亢进伴高钙危象　primary hyperparathyroidism with hypercalcemia crisis

原发性甲状旁腺功能亢进症伴骨软化　primary hyperparathyroidism with osteomalacia

原发性甲状旁腺功能亢进症伴骨折　primary hyperparathyroidism with fracture

原发性甲状旁腺功能亢进症伴骨质疏松　primary hyperparathyroidism with osteoporosis

原发性甲状旁腺功能亢进症伴肾结石　primary hyperparathyroidism with nephrolithiasis

原发性甲状旁腺功能亢进症伴纤维囊性骨炎　primary hyperparathyroidism with osteitis fibrosa cystica

原发性甲状旁腺功能亢进症伴消化性溃疡　primary hyperparathyroidism with peptic ulcer

原发性甲状旁腺功能亢进症术后一过性甲状旁腺功能减退症　transient hypoparathyroidism after operation of primary hyperparathyroidism

原发性甲状腺功能减退　primary hypothyroidism　［又称］原发性甲状腺功能减退症△

原发性甲状腺功能亢进　primary hyperthyroidism　［又称］原发性甲状腺功能亢进症△

原发性醛固酮增多症　primary aldosteronism　［又称］低肾素性醛固酮增多症△

原发性醛固酮增多症伴多种并发症　primary aldosteronism associated with multiple complications

原发性醛固酮增多症伴慢性肾病　primary aldosteronism with chronic kidney disease

原发性醛固酮增多症伴脑出血　primary aldosteronism with cerebral hemorrhage

原发性醛固酮增多症伴脑梗死　primary aldosteronism with cerebral infarction

原发性醛固酮增多症伴肾结石　primary aldosteronism with kidney stone

原发性醛固酮增多症伴视网膜病变　primary aldosteronism with retinopathy

原发性醛固酮增多症伴糖代谢异常　primary aldosteronism with dysglycaemia

原发性醛固酮增多症合并心肌肥大　primary aldosteronism with myocardial hypertrophy

原发性肉碱缺乏症　primary carnitine deficiency

原发性色素结节性肾上腺病　primary pigmentary nodular adrenal disease

原发性肾上腺皮质功能减退症　primary adrenocortical insufficiency, Addison's disease　［又称］艾迪生病△

原发性戊糖尿症　primary pentosuria　［又称］戊糖尿△

原发性血脂异常　primary dyslipidemia

原发性侏儒　primary dwarf　［又称］原基性侏儒△

远端指骨过短 - 发育畸形　brachy telephalangy-dysmorphism

运动诱发性高胰岛素血症　exercise-induced hyperinsulinism

早发性月经　early menstruation　［又称］月经早初潮△

早老症　progeria

早熟性巨睾症　premature macroorchidism disease　［又称］巨睾症△

真性性早熟　true precocious puberty
正常血钠性性体液容量过多　humoral excess with normal serum sodium level
正确用药所致类固醇性糖尿病　steroid induced diabetes due to correct use of drug　[又称]类固醇性糖尿病△
正确用药所致药物性皮质醇增多症　drug-induced hypercortisolism due to correct use of drug　[又称]皮质醇增多症△, 库欣综合征△
肢端肥大症　acromegaly
肢端肥大症伴高血压　acromegaly associated with hypertension
肢端肥大症伴骨质疏松　acromegaly associated with osteoporosis
肢端肥大症伴糖耐量异常　acromegaly associated with impaired glucose tolerance
肢端肥大症伴糖尿病　acromegaly associated with diabetes
肢端肥大症伴心肌病变　acromegaly associated with cardiomyopathy
肢端肥大症伴心脏病　acromegaly associated with heart disease
肢端肥大症和垂体性巨人症　acromegaly and pituitary gigantism
脂沉积症　lipid storage disease　[又称]神经鞘脂贮积症△
脂蛋白缺乏　lipoprotein deficiency
脂肪堆积　fat accumulation
脂肪过多症　lipomatosis
脂肪肉芽肿病　lipogranulomatosis
脂肪增多症　increased fat disease　[又称]盆腔脂肪综合征△
脂酰辅酶 A 脱氢酶 9 缺陷症　Acyl-CoA dehydrogenase 9 deficiency
脂性乌尔巴赫蛋白沉积症　lipid Uhl Bach protein deposition
致密性成骨不全症　pyknodysostosis
致死性软骨发育不良　thanatophoric cartilaginous dysplasia
中度营养不良　moderate malnutrition　[又称]营养不良(中度)△
中间型 DEND 综合征　intermediate developmental delay, epilepsy and neonatal diabetes(DEND)syndrome
中枢神经病变引起性早熟　precocious puberty due to central nervous system lesion
中枢神经系统神经胶质瘤　central nervous system glioma
中枢性尿崩症　central diabetes insipidus
中枢性性早熟　central precocious puberty
肿瘤溶解综合征　tumor lysis syndrome

肿瘤性骨软化症　tumor-induced osteomalacia
肿瘤性骨软化症伴骨折　tumor-induced osteomalacia with fracture
重度蛋白质 - 热能营养不良　severe-protein energy malnutrition
重度肥胖症　severe obesity
重度肥胖症手术治疗后　postoperative status of severe obesity surgery
重度马罗托 - 拉米综合征　severe Maroteau-Lamy syndrome
重度营养不良伴消瘦　severe malnutrition with weight loss
周期性库欣综合征　periodic Cushing syndrome
周围性性早熟　peripheral sexual precocity
周围性性早熟继发中枢性早熟　peripheral sexual precocity secondary to central sexual precocity
侏儒　dwarfism　[又称]侏儒综合征△
转移性甲状腺乳头状癌　metastatic papillary thyroid carcinoma
转移性甲状腺乳头状癌,滤泡性变异　metastatic papillary thyroid carcinoma, follicular variant
自身免疫性多内分泌腺综合征(Ⅰ型)　autoimmune polyendocrine gland syndrome, type Ⅰ(APS- Ⅰ)
自身免疫性多内分泌腺综合征(Ⅱ型)　autoimmune polyendocrine gland syndrome, type Ⅱ(APS- Ⅱ), Schmidt syndrome　[又称]施密特综合征△
自身免疫性多内分泌腺综合征(Ⅲ型)　autoimmune polyendocrine gland syndrome(type Ⅲ)
自身免疫性多内分泌腺综合征(Ⅳ型)　autoimmune polyendocrine gland syndrome(type Ⅳ)
自身免疫性多腺体衰竭　autoimmune polyglandular failure
自身免疫性甲状旁腺功能减退症　autoimmune hypoparathyroidism
自身免疫性甲状腺炎　autoimmune thyroiditis, Hashimoto disease　[又称]桥本病△
自身免疫性甲状腺炎相关性激素反应性脑病　steroid-responsive encephalopathy associated with autoimmune thyroiditis　[又称]激素反应性脑病伴自身免疫甲状腺炎△
自身免疫性肾上腺炎　autoimmune epinephritis　[又称]自身免疫性肾上腺炎致肾上腺皮质功能减退症△
自主性卵巢滤泡囊肿　autonomous ovarian follicular cyst

10.2 症状体征名词

病态性肥胖　morbid obesity
播散性黄色瘤　xanthomadisseminatum
肥胖　obesity
腹部脂肪增多症　abdominal lipomatosis
钙质沉着症　calcinosis
肝糖原贮积症　glycogen storage disease
激素生成障碍性甲状腺肿　dyshormonogenetic goiter
家族性激素生成障碍性甲状腺肿　familial hormone production disorder goiter
家族性身材矮小症　familial short stature
甲状旁腺性手足搐搦　parathyroid tetany
颈部脂肪增多症　neck lipomatosis
拉伦型身材矮小症　McClaren type short stature

糖尿病高血糖状态昏迷　diabetic hyperglycemia coma　[又称]糖尿病性高血糖状态昏迷△
糖尿病性低血糖昏迷　diabetic hypoglycemic coma
糖尿病性高渗性高血糖状态昏迷　diabetic hyperosmolar hyperglycemic coma
糖尿病性乳酸性酸中毒和昏迷　diabetic lactic acidosis and coma　[又称]糖尿病性乳酸性酸中毒并昏迷△
糖尿病性酮症酸中毒和昏迷　diabetic ketoacidosis and coma　[又称]糖尿病性酮症酸中毒并昏迷△
糖尿病性酮症酸中毒和乳酸性酸中毒和昏迷　diabetic ketoacidosis and lactic acidosis and coma　[又称]糖尿病性酮症酸中毒和乳酸性酸中毒并昏迷△
脱水　dehydration

10.3　临床检查名词

11- 羟化酶缺陷症　11-hydroxylase deficiency

17- 羟化酶缺陷症　17-hydroxylase deficiency

1 型糖尿病乳酸性酸中毒　type 1 diabetes lactic acidosis

1 型糖尿病酮症酸中毒和乳酸性酸中毒　type 1 diabetic ketoacidosis and lactic acidosis

1 型糖尿病性低血糖症　type 1 diabetic hypoglycemia

2 型糖尿病性低血糖症　type 2 diabetic hypoglycemia

2 型糖尿病乳酸性酸中毒　type 2 diabetic lactic acidosis

2 型糖尿病性酮症酸中毒和乳酸性酸中毒　type 2 diabetic ketoacidosis and lactic acidosis

5α 还原酶缺乏(伴男性假两性同体)　5α reductase deficiency(with male pseudohermaphroditism)

A 族高脂血症　A group hyperlipidemia

B 族高脂血症　B group hyperlipidemia

C 族高脂血症　C group hyperlipidemia

D 族高脂血症　D group hyperlipidemia

α_1- 抗胰蛋白酶缺乏　α_1-antitrypsin deficiency　［又称］α_1- 抗胰蛋白酶缺乏症△

β 氨基酸代谢紊乱　β amino acid metabolism disorder

β 葡萄糖醛酸酶缺乏　β glucuronic acid enzyme deficiency

γ 氨基酸代谢紊乱　γ amino acid metabolism disorder

氨基葡聚糖代谢紊乱　amino dextran metabolic disorder

氨基酸代谢紊乱　disorder of amino acid metabolism

氨基酸尿　amino acid urine

氨基酸转移紊乱　disorder of amino-acid transport

鞍区病变　lesion in the saddle area

半乳糖代谢紊乱　disorder of galactose metabolism

半乳糖激酶缺乏　galactose kinase deficiency

半乳糖血症　galactosemia

苯丙酮尿症　phenylketonuria

苯丙酮酸性精神幼稚病　phenylpyruvicoligophrenia

吡哆醇缺乏　pyridoxine deficiency

丙酸血症　propionic acidemia

丙酮尿　acetonuria

丙酮酸缺乏　pyruvate deficiency

丙酮酸脱羧酶缺乏　pyruvate decarboxylase deficiency

丙酮酸盐代谢和糖原异生紊乱　pyruvate metabolism and gluconeogenesis

草酸尿　oxaluria

草酸盐沉积症　oxalosis

肠激素分泌过多　excessive secretion of intestinal hormone

垂体促肾上腺皮质激素分泌过多　pituitary adrenocorticotropic hormone hypersecretion

垂体钙化　pituitary calcification

垂体泌乳素瘤　pituitary prolactinoma

纯高胆固醇血症　pure hypercholesterolaemia

促肾上腺皮质激素生成过多　excessive production of corticotropin

代谢紊乱　metabolic disorder

代谢性碱中毒　metabolic alkalosis

代谢性酸中毒　metabolic acidosis

单纯性高甘油血症　pure hyperglycerolemia

蛋白缺乏　protein deficiency

蛋白质 - 能量失衡　protein energy imbalance

低氨基酸尿症　low amino acid urine

低氨基酸血症　hypoaminoacidemia

低蛋白性营养不良　low protein malnutrition

低蛋白血症　hypoproteinemia

低钙血性惊厥　hypocalcemia convulsion

低钙血症　hypocalcemia

低钾钠氯综合征　low potassium,sodium,chlorine syndrome

低钾性抽搐　low potassium tic

低钾性碱中毒　hypokalemic alkalosis

低钾血症　hypokalaemia

低磷抗 D 性软骨病　anti D low phosphorus rickets

低磷酸酶症　low phosphatase

低磷血症　hypophosphatemia

低氯血症　hypochloraemia

低镁血症　hypomagnesemia

低密度脂蛋白型(LDL)高脂蛋白血症　low density lipoprotein type (LDL) hyperlipoproteinemia　［又称］低密度脂蛋白型高脂蛋白血症△

低钠血症　hyponatremia

低血容量　hypovolemia

低血糖性昏迷　hypoglycemic coma

低血糖症　hypoglycemia

电解质紊乱　electrolyte disorder

蝶鞍扩大　enlargement of the butterfly saddle

儿茶酚胺分泌过多　excessive catecholamine secretion

钒缺乏　vanadium deficiency

反应性低血糖症(餐后低血糖症)　reactive hypoglycemia(postprandial hypoglycemia)

泛酸缺乏　pantothenic acid deficiency

非酮病性高甘氨酸血症　nonketotic hyperglycinemia

弗雷德里克森高脂蛋白血症 I 型　Frederickson type I hyperlipoproteinemia

弗雷德里克森高脂蛋白血症 II a 型　Frederickson type II a hyperlipoproteinemia

弗雷德里克森高脂蛋白血症 II b 型　Frederickson type II b hyperlipoproteinemia

弗雷德里克森高脂蛋白血症 III 型　Frederickson type III hyperlipoproteinemia

弗雷德里克森高脂蛋白血症IV型　Frederickson type IV hyperlipoproteinemia

弗雷德里克森高脂蛋白血症 V 型　Frederickson type V hyperlipoproteinemia

复合维生素 B 缺乏　complex vitamin B deficiency

复合性高脂血症　complex hyperlipidemia

副甲状腺　accessory thyroid gland

钙代谢紊乱　disorder of calcium metabolism

甘油酸代谢紊乱　disorder of glyceric acid metabolism

肝磷酸化酶缺乏　liver phosphorylase deficiency

高 β 脂蛋白血症　high β lipoprotein

高 β 脂蛋白血症伴高前 β 脂蛋白　high β lipoprotein associated with high pre-β lipoprotein

高氨基酸尿症　high amino acid urine

高氨血症　hyperammonemia

高苯丙氨酸血症　hyperphenylalaninemia

高胆固醇血症　hypercholesteremia

高胆固醇血症伴内源性高甘油酯血症　hypercholesteremia with endogenous hyperglyceridemia

高蛋白血症　hyperproteinemia

高钙尿症　hypercalciuria
高钙血症　hypercalcemia
高胱氨酸尿症　hypercystinuria
高胡萝卜素血症　hypercarotenemia
高钾血症　hyperkalemia
高降钙素血症　hypercalcitoninemia
高赖氨酸血症　hyperlysinemia
高酪氨酸血症　hypertyrosinemia
高磷酸盐尿症　hyperphosphaturia
高磷酸盐血症　hyperphosphatemia
高氯血症　hyperchloremia
高镁血症　hypermagnesemia
高泌乳素血症　hyperprolactinemia
高密度脂蛋白缺乏　high density lipoprotein deficiency
高钠血症　hypernatremia
高尿酸血症　hyperuricemia
高脯氨酸血症Ⅰ型　hyperprolinemia type Ⅰ
高脯氨酸血症Ⅱ型　hyperprolinemia type Ⅱ
高前 β 脂蛋白血症　high beta lipoprotein
高羟脯氨酸血症　hyperhydroxyprolinemia
高乳糜微粒血症　hyperchylomicronaemia
高肾素性醛固酮增多症　high renin hyperaldosteronism
高同型半胱氨酸血症　hyperhomocysteinemia
高缬氨酸血症　hypervalinemia
高锌血症　hyperzincemia
高血氯性酸中毒　hyperchloremia acidosis
高胰岛素血症　hyperinsulinism
高脂血症　hyperlipidemia
睾丸激素分泌过多　excessive testosterone secretion
铬缺乏　chromium deficiency
功能性非胰岛素性低血糖　function of insulin hypoglycemia
功能性胰岛素分泌过多　excessive insulin secretion
孤立性促性腺激素缺乏　isolated gonadotropin deficiency
瓜氨酸血症　citrullinaemia
胱氨酸尿症　cystinuria
胱硫醚血症　cystathioninemia
过氧化氢酶缺乏　acatalasia
核黄素缺乏　ariboflavinosis
亨特综合征　Hunter syndrome　［又称］拉姆齐 - 亨特综合征△,Ramsy-Hunt 综合征△
呼吸性碱中毒　respiratory alkalosis
呼吸性酸中毒　respiratory acidosis
混合型高甘油酯血症　mixed type hyperglyceridemia
混合性酸碱平衡失调　mixed disorder of acid-base balance
混合性酸中毒　mixed acidosis
饥饿性酮症　starvation ketosis
肌氨酸血症　muscular acidosis
肌肉肉毒碱棕榈酰转移酶缺乏　carnitine palmitoyltransferase deficiency of muscle
极低密度脂蛋白型高脂蛋白血症　very low density lipoprotein type（VLDL）hyperlipoproteinemia
家族性低钙尿性高钙血症　familial hypocalciurichypercalcemia
家族性低磷酸盐血症　familial hypophosphatemia
家族性高胆固醇血症　familial hypercholesterolemia
家族性混合性高脂血症　familial and mixed hyperlipidemia
甲基丙二酸血症　methylmalonicacidemia
甲硫氨酸血症　methionine
甲状腺降钙素分泌过多　excessive secretion of thyroid calcitonin
甲状腺结合球蛋白异常　abnormal thyroid binding globulin
钾缺乏　potassium deficiency
碱中毒　alkalosis
经典的苯丙酮酸症　classic phenylketonuria
精氨基琥珀酸尿症　arginosuccinicaciduria
精氨酸血症　argininemia

矿物质代谢紊乱　disorder of mineral metabolism
赖氨酸和羟赖氨酸代谢紊乱　disorder of lysine and hydroxylysine metabolism
酪氨酸代谢紊乱症　tyrosinosis
酪氨酸尿症　tyrosinuria
磷代谢紊乱　disorder of phosphorus metabolism
磷酸烯醇丙酮酸羧激酶缺乏症　phosphoenolpyruvate carboxykinase deficiency
硫酸酯酶缺乏症　sulfatase deficiency
卵磷脂胆固醇酰基转移酶缺乏　lecithin cholesterol acyltransferase deficiency
镁代谢紊乱　disorder of magnesium metabolism
镁缺乏　magnesium deficiency
锰缺乏　manganese deficiency
钼缺乏　molybdenum deficiency
男性假两性同体伴雄激素抵抗　male pseudohermaphroditism with androgen resistance
内源性高甘油酯血症　endogenous hyperglyceridemia
黏多糖贮积病Ⅰ型　MPs mucopolysaccharidosis type Ⅰ　［又称］黏多糖贮积病Ⅰ型△,Hurler 综合征△
黏多糖贮积病Ⅱ型　MPs mucopolysaccharidosis type Ⅱ
黏多糖贮积病Ⅲ型　MPs mucopolysaccharidosis type Ⅲ
黏多糖贮积病Ⅳ型　MPs mucopolysaccharidosis type Ⅳ
黏多糖贮积病Ⅵ型　MPs mucopolysaccharidosis type Ⅵ
黏多糖贮积病Ⅶ型　MPs mucopolysaccharidosis type Ⅶ
黏多糖贮积病　mucopolysaccharidosis
黏脂贮积病Ⅱ型（Ⅰ细胞病）　sticky lipid storage disease type Ⅱ［I cell of disease］
黏脂贮积病Ⅲ型（假胡勒多种营养不良）　sticky lipid storage disease type Ⅲ［false huylerpolydystrophy］
鸟氨酸代谢紊乱　disorder of ornithine metabolism
鸟氨酸血症Ⅰ型　type Ⅰ ornithinemia
鸟氨酸血症Ⅱ型　type Ⅱ ornithinemia
尿素循环代谢紊乱　disorder of urea cycle metabolism
皮质醇结合球蛋白异常　abnormality of cortisol binding globulin
嘌呤和嘧啶代谢紊乱　disorder of purine and pyrimidine metabolism
嘌呤核苷磷酸化验酶（PNP）缺乏　purine nucleoside phosphate assay enzyme deficiency　［又称］嘌呤核苷磷酸化酶缺乏△
羟赖氨酸血症　hydroxylysinemia
轻度蛋白质 - 热能营养不良　mild protein heat energy malnutrition
轻度营养不良　mild malnutrition
氰钴胺素缺乏　cyanocobalamin deficiency
全身性脂肪营养不良　ophygeneralized lipodystrophy
热能过度性肥胖　thermal excess obesity
乳酸性酸中毒　lactic acidosis
三甲胺尿症　trimethylaminemia
色氨酸代谢紊乱　tryptophan metabolic disorder
上浮 β 脂蛋白血症　floating β lipoprotein
生物素缺乏　biotin deficiency
生长激素生成过多　excessive growth hormone production
双白蛋白血症　bisalbuminemia
水中毒　water intoxication
酸性磷酸酯酶缺乏　acid phosphatase deficiency　［又称］酸性磷酸脂酶缺乏△
酸中毒　acidosis
碳水化合物代谢紊乱　carbohydrate metabolism disorder
糖蛋白代谢紊乱　disorder of glycoprotein metabolism
糖蛋白递降分解缺陷　defect in glycoprotein degradation
糖耐量异常　impaired glucose tolerance
糖尿病性低血糖症　diabetic hypoglycemia
糖尿病性乳酸性酸中毒　diabetic lactic acidosis
糖尿病性酮症　diabetic ketosis
糖尿病性酮症酸中毒　diabetic ketoacidosis
糖尿病性酮症酸中毒和乳酸性酸中毒　diabetic ketoacidosis and lac-

tic acidosis

特发性高钙尿症　idiopathic hypercalciuria

天冬氨酰葡萄糖胺尿症　aspartylglucosaminuria

铁缺乏　iron deficiency

铜代谢紊乱　disorder of copper metabolism

铜蓝蛋白降低　ceruloplasmin decreased

铜缺乏　copper deficiency

酮尿　ketonuria

酮症　ketosis

维生素 A 过多症　hypervitaminosis A

维生素 A 缺乏　vitamin A deficiency

维生素 B_{12} 缺乏　vitamin B_{12} deficiency

维生素 B_1 缺乏　vitamin B_1 deficiency, thiamine deficiency　［又称］硫胺素缺乏△

维生素 B_6 缺乏　vitamin B_6 deficiency

维生素 B_6 综合征　vitamin B_6 syndrome

维生素 B 缺乏　vitamin B deficiency

维生素 C 缺乏　vitamin C deficiency, ascorbic acid deficiency　［又称］抗坏血酸缺乏△

维生素 D 抵抗性骨软化　vitamin D resistant osteomalacia

维生素 D 缺乏性手足搐搦症　tetany of vitamin D deficiency

维生素 D 依赖性佝偻病　vitamin D dependent rickets

维生素 E 缺乏　vitamin E deficiency

维生素 K 缺乏　vitamin K deficiency

维生素 P 缺乏　vitamin P deficiency

维生素缺乏　vitamin deficiency

戊二酸尿症　glutaric aciduria

戊二酸血症　glutaricacidemia

硒缺乏　selenium deficiency

细胞外液缺失　extracellular fluid loss

腺苷脱氨酶缺乏症　adenosine deaminase deficiency

锌代谢紊乱　disorder of zinc metabolism

锌缺乏　zinc deficiency

血浆容量缺失　loss of plasma volume

血容量减少　hypovolemia

血容量缺失　loss of blood volume

血糖水平升高　elevated blood glucose level　［又称］血糖升高△

血透后失衡综合征　post hemodialysis imbalance syndrome

药物性低血糖　drug induced hypoglycemia

叶酸缺乏　folic acid deficiency

叶酸盐缺乏　folate deficiency

一过性高氨血症　transient hyperammonemia

胰岛素分泌过多伴低血糖性昏迷　excessive insulin secretion with hypoglycemic coma

胰升糖素瘤　glucagonoma

遗传性黄嘌呤尿　hereditary xanthinuria

异位激素分泌　ectopic hormone secretion

异缬氨酸血症　isovalthinemia

饮食性钙缺乏　dietary calcium deficiency

隐性糖尿病　latent diabetes mellitus

营养元素缺乏　nutrient deficiency

幼年性黄色瘤　juvenile xanthoma

幼稚型睾丸　immature testis

幼稚型子宫　infantile uterus

载硫氨基酸代谢紊乱　disorder of sulfur-bearing amino acid metabolism

支链氨基酸代谢紊乱　disorder of branched chain amino acid metabolism

脂蛋白代谢紊乱　lipoprotein metabolism disorder

脂蛋白缺乏　lipoprotein deficiency

脂肪酸代谢紊乱　disorder of fatty-acid metabolism

直链氨基酸代谢障碍　straight chain amino acid metabolism disorder

中度蛋白质 - 热能营养不良　moderate protein energy malnutrition

组氨酸血症　histidinemia

11. 血液科

11.1 疾病诊断名词

（δβ）- 珠蛋白生成障碍性贫血 （δβ）-thalassemia［又称］
（δβ）地中海贫血△

5q- 综合征 5q-syndrome

ALK 阳性的大 B 细胞淋巴瘤 ALK positive large B cell lymphoma

ALK 阳性的间变性大细胞淋巴瘤 anaplastic large cell lymphoma, ALK positive

ALK 阴性的间变性大细胞淋巴瘤 anaplastic large cell lymphoma, ALK negative

B 淋巴母细胞白血病 / 淋巴瘤 B-lymphoblastic leukemia/lymphoma

B 细胞幼稚淋巴细胞白血病 B-cell prolymphocytic leukemia

Diamond-Blackfan 综合征 Diamond-Blackfan syndrome

EB 病毒阳性老年弥漫大 B 细胞淋巴瘤 EB virus positive diffuse large B cell lymphoma of the elderly

Ph 阳性急性淋巴细胞白血病 Ph positive acute lymphoblastic leukemia

Plummer-Vinson 综合征 Plummer-Vinson syndrome［又称］异食癖△

PNH- 再生障碍性贫血综合征 PNH-aplastic anemia syndrome

Rhnull 病 Rhnull disease

Rh 缺乏综合征 Rh deficiency syndrome

T 淋巴母细胞白血病 / 淋巴瘤 T-lymphoblastic leukemia/lymphoma

T 细胞 / 组织细胞富集型大 B 细胞淋巴瘤 T-cell/histiocyte-rich large B cell lymphoma

T 细胞大颗粒淋巴细胞白血病 T-cell large granular lymphocytic leukemia

T 幼淋巴细胞白血病 T-cell prolymphocytic leukemia

Upshaw-Schulman 综合征 Upshaw-Schulman syndrome［又称］先天性微血管病性溶血性贫血△

X 连锁淋巴细胞增殖综合征 X-linked lymphoproliferative syndrome

X 连锁无丙种球蛋白症 X-linked agammaglobulinemia

α 珠蛋白生成障碍性贫血 α thalassemia［又称］α 地中海贫血△

δ 珠蛋白生成障碍性贫血 δ thalassemia［又称］δ 地中海贫血△

εβδ 珠蛋白生成障碍性贫血 εβδ thalassemia［又称］地中海贫血△

白细胞不增多性白血病 aleukemic leukemia

白血病性贫血 leucanaemia

白血病性网状内皮组织增殖 leukemic reticuloendotheliosis

伴 t(1；22)(p13；q13);RBM15-MKL1 的急性髓系白血病 AML with t(1；22)(p13；q13);RBM15-MKL1

伴 t(8；21)(q22；q22);RUNX1-RUNX1T1 的急性髓系白血病 AML with t(8；21)(q22；q22);RUNX1-RUNX1T1

伴 CEBPA 突变的急性髓系白血病 AML with mutated CEBPA

伴 inv(16)(p13；1q22) 或 t(16；16)(p13.1；q22);CBFB-MYH11 的急性髓系白血病 AML with inv(16)(p13；1q22) or t(16；16)(p13.1；q22);CBFB-MYH11

伴 inv(3)(q21；q26.2) 或 t(3；3)(q21；q26.2);RPN1-EV11 的急性髓系白血病 AML with inv(3)(q21；q26.2) or t(3；3)(q21；q26.2);RPN1-EV11

伴 NPM1 突变的急性髓系白血病 AML with mutated NPM1

伴 t(1；19)(q23；p13.3);E2A-PBX1(TCF3-PBX1) 的 B 淋巴母细胞白血病 / 淋巴瘤 B lymphoblastic leukaemia/lymphoma with t(1；19)(q23；p13.3);E2A-PBX1(TCF3-PBX1)

伴 t(12；21)(p13；q22);TEL-AML1(ETV6-RUNX1) 的 B 淋巴母细胞白血病 / 淋巴瘤 B lymphoblastic leukaemia/lymphoma with t(12；21)(p13；q22);TEL-AML1(ETV6-RUNX1)

伴 t(15；17)(q22；q12);PML-RARA 的急性早幼粒细胞白血病 acute promyelocytic leukemia with t(15；17)(q22；q12);PML-RARA

伴 t(5；14)(q31；q32);IL3-IGH 的 B 淋巴母细胞白血病 / 淋巴瘤 B lymphoblastic leukaemia/lymphoma with t(5；14)(q31；q32);IL3-IGH

伴 t(6；9)(p23；q34);DEK-NUP214 的急性髓系白血病 AML with t(6；9)(p23；q34);DEK-NUP214

伴 t(9；11)(p22；q23);MLLT3-MLL 的急性髓系白血病 AML with t(9；11)(p22；q23);MLLT3-MLL

伴 t(9；22)(q34；q11.2);BCR-ABL1 的 B 淋巴母细胞白血病 / 淋巴瘤 B lymphoblastic leukaemia/lymphoma with t(9；22)(q34；q11.2);BCR-ABL1

伴 t(9；22)(q34；q11.2);BCR-ABL1 的急性混合细胞白血病 mixed phenotype acute leukemia with t(9；22)(q34；q11.2);BCR-ABL1

伴 t(v;11q23);MLL 重排的 B 淋巴母细胞白血病 / 淋巴瘤 B lymphoblastic leukaemia/lymphoma with t(v;11q23);MLL rearranged

伴 t(v;11q23);MLL 重排的急性混合细胞白血病 mixed phenotype acute leukemia with t(v;11q23);MLL rearranged

伴超二倍体的 B 淋巴母细胞白血病 / 淋巴瘤 B lymphoblastic leukemia/lymphoma with hyperdiploidy

伴重现遗传学异常的 B 淋巴母细胞白血病 / 淋巴瘤 B lymphoblastic leukemia/lymphoma with recurrent genetic abnormality

伴重现遗传学异常的急性髓系白血病 acute myeloid leukemia with recurrent genetic abnormality

伴多系病态造血的急性髓系白血病 AML with multilineage dysplasia

伴骨髓增生异常相关变化的急性髓系白血病 AML with myelodysplasia-related change

伴嗜酸性粒细胞和 PDGFRA、PDGFRB 或 FGFR1 基因异常的髓系和淋巴组织肿瘤 myeloid and lymphoid neoplasm with eosinophilia and abnormality of PDGFRA, PDGFRB or FGFR1

伴髓系抗原表达的急性淋巴细胞白血病 acute lymphoblastic leukemia with myeloid surface antigen expression

伴亚二倍体的 B 淋巴母细胞白血病 / 淋巴瘤 B lymphoblastic leukemia/lymphoma with hypodiploidy

伴有多系病态造血的难治性血细胞减少症 refractory cytopenia with multilineage dysplasia

丙糖磷酸异构酶缺乏症 triose phosphate isomerase deficiency

丙酮酸激酶缺乏症 pyruvate kinase deficiency

病毒相关性 HPS virus-associated HPS

伯基特淋巴瘤　Burkitt lymphoma
不典型慢性粒细胞白血病　atypical chronic myelogenous leukemia
不典型慢性粒细胞白血病（BCR-ABL1 阴性）　atypical chronic myelogenous leukemia，BCR/ABL negative
不能分类的骨髓增生异常综合征／骨髓增殖性肿瘤　unclassifiable myelodysplastic syndrome/myeloproliferative neoplasm
不能分类的骨髓增殖性肿瘤　unclassifiable myeloproliferative neoplasm；myeloproliferative neoplasm，unclassifiable
不完全血液学反应　incomplete hematologic response
部分缓解　partial remission
部分细胞遗传学反应　partial cytogenetic response
蚕豆病　favism
肠病相关 T 细胞淋巴瘤　enteropathy-associated T cell lymphoma
成人 T 淋巴细胞白血病　adult T-cell leukemia
成熟 B 细胞肿瘤　mature B-cell neoplasm
成熟 T 和 NK 细胞肿瘤　mature T-and NK-cell neoplasm
持续完全缓解　continued complete remission
储铁缺乏　iron deficiency
纯红细胞再生障碍性贫血　pure red cell aplastic anemia，PRCA
大颗粒淋巴细胞白血病　large granular lymphocytic leukemia
大细胞性贫血　macrocytic anemia
单纯小细胞性贫血　simple microcytic anemia
低增生性白血病　hypocellular leukemia
低增生性贫血　hypoplastic anemia
窦性组织细胞增生伴巨大淋巴结病　sinus histiocytosis with massive lymphadenopathy
惰性淋巴瘤　indolent lymphoma
恶性组织细胞增多症　malignant histiocytosis
儿童 EVB 阳性 T 细胞淋巴增殖性疾病　EVB positive T-cell lymphoproliferative disease of childhood
儿童骨髓增生异常综合征　childhood myelodysplastic syndrome
儿童难治性全血细胞减少　children with refractory pancytopenia
二磷酸甘油酸变位酶缺乏症　diphosphoglyceratemutase deficiency ［又称］2,3- 二磷酸甘油酸变位酶缺乏症△
反甲　koilonychia
反应性组织细胞增多　reactive histiocytosis
范科尼贫血　Fanconi anemia
非霍奇金淋巴瘤　non-Hodgkin lymphoma
非清髓性异基因造血干细胞移植　non-myeloablative allogeneic hematopoietic stem cell transplantation
非清髓性造血干细胞移植　non-myeloablative hematopoietic stem cell transplantation
肥大细胞白血病　mast cell leukemia
肥大细胞肉瘤　mast cell sarcoma
肺栓塞　pulmonary embolism
复发　relapse
甘油醛 -3- 磷酸脱氢酶缺乏症　glyceraldehyde-3-phosphate dehydrogenase deficiency
肝脾 T 细胞淋巴瘤　hepatosplenic T-cell lymphoma
肝素诱发的血小板减少症　heparin-induced thrombocytopenia
肝性贫血　hepatic anemia
肝炎相关性再生障碍性贫血　hepatitis associated aplastic anemia
感染相关性噬血细胞综合征　infection-associated hemophagocytic syndrome
高白细胞白血病　hyper leucocytic leukemia
高半胱氨酸血症　hyperhomocysteinemia
高丙种球蛋白血症　hypergammaglobulinaemia
高胆红素血症　hyperbilirubinemia
高度侵袭性淋巴瘤　highly aggressive lymphoma
高磷脂酰胆碱溶血性贫血　high phosphatidylcholine hemolytic anemia
格里塞利综合征　Griscelli's syndrome
梗死　infarction
供体　donor

孤立性浆细胞瘤　solitary plasmacytoma
谷氨酰胺 - 半胱氨酸合成酶缺乏症　glutamylcysteine synthetase deficiency
谷胱甘肽 S 转移酶缺乏症　glutathione S transferase deficiency
谷胱甘肽过氧化物酶缺乏症　glutathione peroxidase deficiency
谷胱甘肽合成酶缺乏症　glutathione synthetase deficiency
谷胱甘肽还原酶缺乏症　glutathione reductase deficiency
骨髓病性贫血　myelopathic anemia
骨髓发育不良　osteomyelodysplasia
骨髓抑制　myelosuppression
骨髓增生异常综合征　myelodysplastic syndrome
骨髓增生异常综合征（未分类）　myelodysplastic syndrome，unclassifiable
骨髓增生异常综合征／骨髓增殖性肿瘤（未分类）　myelodysplastic syndrome/myeloproliferative neoplasm，unclassifiable
骨髓增生异常综合征伴孤立性 5q 缺失　myelodysplastic syndrome with isolated del（5q）
果糖二磷酸醛缩酶缺乏症　fructose-diphosphateal dolase deficiency
含铁血黄素沉着症　hemosiderosis
含铁血黄素尿　urinary siderosis
汗 - 许 - 克病　Hand-Schuler-Christian disease
核黄疸　kernicterus
红细胞无效性生成　ineffective erythropoiesis
环形铁粒幼细胞增多性难治性贫血　refractory anemia with ringed sideroblast
缓解　remission
灰色血小板综合征　grey platelet syndrome
混合淋巴细胞培养　mixed lymphocyte culture
混合细胞型经典霍奇金淋巴瘤　mixed cell type classical Hodgkin lymphoma
混合型卟啉病　variegated porphyria
活化蛋白 C 抵抗　activated protein C resistance
获得性免疫缺陷综合征　acquired immune deficiency syndrome
获得性血友病　acquired hemophilia
急变期　blast crisis
急性 B 细胞 / 髓系混合白血病（非特指）　mixed phenotype acute leukaemia，B-cell/myeloid NOS
急性 T 细胞 / 髓系混合白血病（非特指）　mixed phenotype acute leukaemia，T-cell/myeloid NOS
急性白血病　acute leukemia
急性单核细胞白血病　acute monocytic leukemia
急性非淋巴细胞性白血病　acute nonlymphocytic leukemia
急性红白血病　acute erythroid leukemia
急性混合白血病（非特指 - 少见类型）　mixed phenotype acute leukemia，NOS-rare
急性浆样树突状细胞肿瘤　acute plasmacytoid dendritic cell neoplasm
急性巨核细胞白血病　acute megakaryoblastic leukemia
急性粒 - 单核细胞白血病　acute myelomonocyticleukaemia
急性淋巴细胞白血病　acute lymphoblastic leukemia
急性淋巴细胞性白血病 L1 型　acute lymphoblastic leukemia L1
急性淋巴细胞性白血病 L2 型　acute lymphoblastic leukemia L2
急性淋巴细胞性白血病 L3 型　acute lymphoblastic leukemia L3
急性全髓增殖症伴骨髓纤维化　acute panmyelosis with myelofibrosis
急性嗜碱细胞白血病　acute basophilic leukemia
急性嗜酸粒细胞白血病　acute eosinophilic leukemia
急性双表型白血病　biphenotypic acute leukemia
急性双系列白血病　acute bilineage leukemia
急性髓系白血病　acute myeloid leukemia ［又称］急性髓细胞白血病△
急性髓系白血病部分分化型　acute myeloid leukemia with partial differentiation
急性髓系白血病微分化型　acute myeloid leukemia with minimal differentiation
急性髓系白血病未分化型　acute myeloid leukemia without differen-

tiation

急性髓细胞白血病　acute myeloid leukemia

急性髓细胞白血病(非特指)　acute myeloid leukemia, NOS

急性未分化白血病　acute undifferentiated leukemia

急性移植物抗宿主病　acute graft versus host disease

急性再生障碍性贫血　acute aplastic anemia

急性早幼粒细胞白血病　acute promyelocytic leukemia

棘形红细胞增多症　acanthocytosis

己糖激酶缺乏症　hexokinase deficiency

加速期　accelerated phase

家族性卵磷脂胆固醇酰基转移酶缺乏症　familial lecithin cholesterol acyltransferase deficiency

家族性血小板综合征　familial platelet syndrome

浆母细胞淋巴瘤　plasmablastic lymphoma

浆细胞白血病　plasma cell leukemia

浆细胞肿瘤　plasma cell neoplasm

结节性淋巴细胞为主型的霍奇金淋巴瘤　nodular lymphocyte predominant Hodgkin lymphoma

结节硬化型经典霍奇金淋巴瘤　nodular sclerosis classical Hodgkin lymphoma

结外 NK/T 细胞淋巴瘤(鼻型)　extranodal NK/T cell lymphoma, nasal type

结外黏膜相关淋巴组织边缘区(带淋巴瘤)　extranodal marginal zone lymphoma of mucosa-associated lymphoid

介于 DLBCL 和伯基特淋巴瘤之间的 B 细胞淋巴瘤(无法归类型)　B-cell lymphoma, unclassifiable, with features intermediate between DLBCL and Burkitt lymphoma

经典霍奇金淋巴瘤　classic Hodgkin lymphoma

静脉血栓栓塞　venous thromboembolism

巨红细胞症　macrocythemia

巨噬细胞激活综合征　macrophage activation syndrome

巨幼细胞贫血　megaloblastic anemia

卡氏肺囊虫肺炎　pneumocystis carinii pneumonitis

克隆性髓系疾病　clonal myeloid disease

莱特雷尔 - 西韦病　Letterer-Siwe disease

懒惰性白细胞综合征　lazy leukocyte syndrome

冷抗体性自身免疫性溶血性贫血　cold antibody autoimmune hemolytic anemia

粒细胞缺乏症　agranulocytosis

粒细胞生成障碍　dysgranulopoiesis

镰状细胞贫血　sickle cell anemia

淋巴浆细胞淋巴瘤　lymphoplasma cell lymphoma

淋巴瘤相关嗜血细胞综合征　lymphoma-associated HPS

淋巴瘤样肉芽肿病　lymphomatoid granulomatosis

淋巴细胞减少(症)　lymphocytopenia

淋巴细胞消减型经典霍奇金淋巴瘤　lymphocyte-depleted classical Hodgkin lymphoma

淋巴细胞增多　lymphocytosis

磷酸丙糖异构酶缺乏症　triose phosphate isomerase deficiency

磷酸甘油酸激酶缺乏症　phosphoglycerate kinase deficiency

磷酸果糖激酶缺乏症　phosphofructokinase deficiency

磷酸己糖激酶缺乏症　phosphohexokinase deficiency

磷酸葡萄糖异构酶缺乏症　phosphoglucoisomerase deficiency

颅内压升高　increased intracranial pressure

卵圆形红细胞症　ovalocytosis

绿色瘤　chloroma

滤泡淋巴瘤　follicular lymphoma

慢性 NK 细胞淋巴增殖性疾病　chronic lymphoproliferative disorder of NK cell

慢性病性贫血　anemia of chronic disease

慢性非特异性骨髓纤维化　chronic nonspecific myelofibrosis

慢性骨髓增殖性疾病　chronic myeloproliferative disease

慢性粒单核细胞白血病　chronic myelomonocytic leukemia

慢性淋巴细胞白血病　chronic lymphocytic leukemia

慢性淋巴细胞增殖性疾病　chronic lymphocytic proliferative disease

慢性期　chronic phase

慢性嗜酸性粒细胞白血病　chronic eosinophilic leukemia

慢性嗜酸性粒细胞白血病(非特指)　chronic eosinophilic leukemia, NOS

慢性髓细胞白血病　chronic meylogenous leukemia

慢性髓细胞白血病(BCR-ABL1 阳性)　chronic myelogenous leukemia, BCR/ABL1 positive

慢性特发性骨髓纤维化　chronic idiopathic myelofibrosis

慢性炎症相关弥漫大 B 细胞淋巴瘤　diffuse large B cell lymphoma associated with chronic inflammation

慢性再生障碍性贫血　chronic aplastic anemia

慢性中性粒细胞白血病　chronic neutrophilic leukemia

毛细胞白血病　hairy cell leukemia

弥漫大 B 细胞淋巴瘤(非特指型)　diffuse large B cell lymphoma, NOS

弥散性血管内溶血　disseminated intravascular hemolysis

嘧啶 5'- 核苷酸酶缺乏症　pyrimidine 5'-nucleotide enzyme deficiency

免疫耐受　immunologic tolerance

免疫缺陷　immune deficiency

免疫缺陷相关淋巴增殖性疾病　immunodeficiency associated lymphoproliferative disease

免疫性溶血性贫血　immune hemolytic anemia

免疫性血小板减少症　immune thrombocytopenia

免疫抑制　immunosuppression

难治性白血病　refractory leukemia

难治性贫血　refractory anemia

难治性贫血伴多系增生异常及环形铁粒幼细胞增多　refractory anemia with multilineage dysplasia and ringed sideroblast

难治性贫血伴环形铁粒幼细胞　refractory anemia with ringed sideroblast

难治性贫血伴环形铁粒幼细胞增多伴显著血小板增多　refractory anemia with ringed sideroblast and thrombocytosis

难治性贫血伴原始细胞增多　refractory anemia with excess of blast

难治性血细胞减少伴单系发育异常　refractory cytopenia with unilineage dysplasia

难治性血细胞减少伴多系发育不良　refractory cytopenia with multilineage dysplasia

难治性血小板减少　refractory thrombocytopenia

难治性中性粒细胞减少　refractory neutropenia

凝血酶原缺乏[症]　prothrombin deficiency [syndrome]

排斥反应　reject reaction

皮外肥大细胞瘤　extracutaneous mastocytosis

脾大　splenomegaly

脾隔离症　splenic sequestration

脾功能减退症　hyposplenism

脾脏 B 细胞边缘区淋巴瘤　splenic B cell marginal zone lymphoma

脾脏淋巴瘤 / 白血病(不能归类型)　spleen lymphoma/leukemia, unclassifiable

葡萄糖 -6- 磷酸脱氢酶缺乏症　glucose-6-phosphate dehydrogenase deficiency

葡萄糖磷酸异构酶缺乏症　glucose phosphate isomerase deficiency

普通变异型免疫缺陷病　common variable immunodeficiency disease

其他系别不明白血病　other ambiguous lineage leukemia

脐带血造血干细胞移植　umbilical cord blood hematopoietic stem cell transplantation

起源于 HHV8 相关多中心 Castleman 病相关的大 B 细胞淋巴瘤　large B cell lymphoma arising in HHV8-associated multicentic Castleman disease

侵袭性 NK 细胞白血病　aggressive NK-cell leukemia

侵袭性淋巴瘤　aggressive lymphoma

清髓性造血干细胞移植　myeloablative stem cell transplantation

全血细胞减少症　pancytopenia

醛缩酶缺乏症　aldolase deficiency

缺铁性红细胞生成　iron deficient erythropoiesis

缺铁性贫血　iron deficiency anemia，IDA
溶血　hematolysis
溶血危象　hemolytic crisis
溶血性尿毒综合征　hemolytic uremic syndrome
溶血性贫血　haemolytic anemia
乳酸脱氢酶缺乏症　lactate dehydrogenase deficiency
深部静脉血栓形成　deep venous thrombosis
湿疹 - 血小板减少 - 免疫缺陷综合征　Wiskott-Aldrich syndrome
嗜酸性粒细胞肉芽肿　eosinophilic granuloma
噬血细胞性淋巴组织细胞增生症　hemophagocyticlymphohistiocytosis
噬血细胞综合征　hemophagocytic syndrome
输血后紫癜　post-transfusion purpura
输血相关移植物抗宿主病　transfusion-associated graft-versus-host disease
髓外白血病　extramedullary leukemia
髓外浆细胞瘤　extramedullaryplasmacytoma
髓系肉瘤　myeloid sarcoma
套细胞淋巴瘤　mantle cell lymphoma
特发性高嗜酸性粒细胞综合征　idiopathic hypereosinophilic syndrome
特发性骨髓纤维化　idiopathic myelofibrosis
条件致病菌的感染　opportunistic infection
铁负荷过多性贫血　iron overload anemia
铁粒幼细胞性贫血　sideroblastic anemia
铁缺乏　iron deficiency
同种异体移植物　allograft
椭圆[形]红细胞性贫血　elliptocytosis anemia
外周 T 细胞淋巴瘤(非特指型)　peripheral T cell lymphoma，NOS
完全供体细胞嵌合体　complete donor cell chimeric
完全缓解　complete remission
完全细胞遗传学反应　complete cytogenetic response
完全细胞遗传学缓解　complete cytogenetic remission
完全血液学反应　complete hematologic response
微小残留病变　minimal residual disease
微小细胞遗传学反应　micro cytogenetic response
未分化干细胞白血病　undifferentiated stem cell leukemia
未分类的骨髓增生异常综合征　non classified myelodysplastic syndrome
温抗体性自身免疫性溶血性贫血　warm antibody autoimmune hemolytic anemia
无关供者　unrelated donor
烯醇酶缺乏症　enolase deficiency
系列不明的急性白血病　acute leukaemia of ambiguous lineage
细胞遗传学复发　cytogenetic relapse
先天性 β - 脂蛋白缺乏症　congenital abetalipoproteinemia
先天性非球形红细胞性溶血性贫血　congenital nonspheric hemolytic anemia
先天性红细胞生成异常性贫血　congenital dyserythropoietic anemia
先天性中性粒细胞减少症　congenital neutropenia syndrome
先天性转铁蛋白缺乏症　congenital atransferrinemia
腺苷三磷酸酶缺乏症　adenosine triphosphatase deficiency
腺苷酸激酶缺乏症　adenylate kinase deficiency
相合无关供体　matched unrelated donor
小细胞低色素性贫血　microcytic hypochromic anemia
新生儿溶血病　neonatal hemolytic disease
新生儿同种免疫溶血病　homoimmunity hemolytic disease of newborn
新生儿同种免疫性血小板减少症　neonatal alloimmune thrombocytopenia
行军性血红蛋白尿　march hemoglobinuria
胸腺发育不全　thymic dysgenesis
选择性免疫球蛋白缺陷　selective immunoglobulin deficiency
血管免疫母细胞性 T 细胞淋巴瘤　angioimmunoblastic T-cell lymphoma
血管免疫母细胞性淋巴结病　angioimmunoblastic lymphadenopathy
血管内溶血　intravascular hemolysis

血管外溶血　extra vascular hemolysis
血管性血友病　vascular haemophilia
血红蛋白 C 病　haemoglobin C disease
血红蛋白 D 病　haemoglobin D disease
血红蛋白 E 病　hemoglobin E disease
血红蛋白 H 病　hemoglobin H disease
血红蛋白 lepore 综合征　hemoglobin Lepore syndrome
血红蛋白 M 病　hemoglobin M disease　[又称]镰状细胞疾病△
血红蛋白 S-β 珠蛋白生成障碍性贫血　hemoglobin S-beta thalassemia
血浆置换　plasma exchange
血色病　hemochromatosis
血栓　thrombus
血栓溶解　thrombolysis
血栓栓塞　thrombembolia
血栓形成倾向　thrombophilia
血小板无力症　thrombasthenia
血友病　haemophilia
血友病 A　haemophilia A　[又称]血友病甲△，A 型血友病△
血友病 B　haemophilia B　[又称]血友病乙△，B 型血友病△
荤样霉菌病　mycosis fungoides
严重 ALA 脱水酶缺乏症　severe deficiency of ALA dehydratase
一过性异常髓细胞生成　transient abnormal myelopoiesis
移动性血栓静脉炎　thrombophlebitis migrans
移植物抗白血病　graft versus leukemia
移植物抗肿瘤　graft versus tumor
移植物排斥　graft rejection
遗传性干瘪红细胞增多症　hereditary xerocytosis
遗传性口形红细胞增多症　hereditary stomatocytosis
遗传性联合凝血因子缺乏症　hereditary multiple factors deficiency
遗传性凝血酶原缺陷症　inherited prothrombin deficiency
遗传性凝血因子 V 缺陷症　inherited coagulation factor V deficiency
遗传性凝血因子 VII 缺陷症　inherited coagulation factor VII deficiency
遗传性凝血因子 X 缺陷症　inherited coagulation factor X deficiency
遗传性凝血因子 XII 缺陷症　inherited coagulation factor XII deficiency
遗传性球形红细胞增多症　hereditary spherocytosis，HS　[又称]遗传性球形细胞增多症△
遗传性嗜派洛亨异形红细胞症　hereditary pyropoikilocytosis
遗传性胎儿血红蛋白持存综合征　hereditary persistence of fetal hemoglobin
遗传性椭圆形红细胞增多症　hereditary elliptocytosis，HE　[又称]遗传性椭圆形细胞增多症△
遗传性纤维蛋白原缺陷症　inherited fibrinogen deficiency
遗传性血色病　hereditary hemochromatosis
异常红系造血　dyserythropoiesis
异常纤维蛋白原血症　dysfibrinogenemia
易栓症　thrombophilia
意义未明的单克隆免疫球蛋白血症　monoclonal gammopathy of undetermined significance
意义未明的特发性血细胞减少症　undetermined significance of idiopathic cytopenia
因子 V 和因子 VII 缺乏　factor V and factor VIII deficiency
幼年型粒单核细胞白血病　juvenile myelomonocyticleukemia
幼年型慢性粒单核细胞白血病　juvenile chronic myelomonocyticleukemia
与 Down 综合征相关的髓系白血病　myeloid leukemia associated with Down syndrome
与 Down 综合征相关的髓系增殖　myeloid proliferation related to Down syndrome
原卟啉病　protoporphyria
原发皮肤 CD30 阳性的 T 细胞淋巴增殖性疾病　primary cutaneous CD30 positive T-cell lymphoproliferative disorder
原发皮肤滤泡中心淋巴瘤　primary cutaneous follicle center lymphoma
原发皮肤弥漫大 B 细胞淋巴瘤(腿型)　primary cutaneous diffuse

large B-cell lymphoma, leg type

原发皮肤外周 T 细胞淋巴瘤(罕见类型) primary cutaneous peripheral T-cell lymphoma, rare subtype

原发性骨髓纤维化 primary myelofibrosis

原发性免疫缺陷病 primary immunodeficiency disease

原发性脾中性粒细胞减少症 primary splenic neutropenia

原发性血小板增多症 essential thrombocytosis

原发中枢神经系统弥漫大 B 细胞淋巴瘤 primary central nervous system diffuse large B-cell lymphoma

原发纵隔(胸腺)大 B 细胞淋巴瘤 primary mediastinal(thymic)large B-cell lymphoma

原始细胞增多性难治性贫血 refractory anemia with excess of blast

原位溶血 hemolysis in situ

再生障碍危象 aplastic crisis

再生障碍性贫血 aplastic anaemia, AA

早期前体 B 淋巴细胞白血病 early precursor B-cell acute lymphoblastic leukemia

早期前体 T 淋巴细胞白血病 early precursor T-cell acute lymphoblastic leukemia

增生不良性贫血 dysplastic anemia

增生性贫血 hyperplastic anemia

阵发性冷性血红蛋白尿症 paroxysmal cold hemoglobinuria

阵发性睡眠性血红蛋白尿症 paroxysmal nocturnal hemoglobinuria

正常细胞性贫血 normocytic anemia

治疗相关急性髓系白血病 therapy-related AML

治疗相关急性髓系肿瘤 therapy-related myeloid neoplasm

中枢神经系统白血病 central nervous system leukemia

中性粒细胞减少 neutropenia ［又称]中性粒细胞减少症△

中性粒细胞增多症 neutrophilia

肿瘤相关性 HPS tumor-associated HPS

重链病 heavy chain disease

重型再生障碍性贫血Ⅱ型 chronic severe aplastic anemia type Ⅱ

周期性中性粒细胞减少症 cyclic neutropenia

珠蛋白生成障碍性贫血(地中海贫血) thalassemia

转化型原始细胞增多性难治性贫血 refractory anemia with excess of blast in transformation

自然杀伤细胞白血病 natural killer(NK)-cell leukaemia

自然杀伤细胞淋巴母细胞白血病 / 淋巴瘤 natural killer(NK)-cell lymphoblastic leukemia/lymphoma

自身免疫性溶血性贫血 autoimmune hemolytic anemia, AIHA

自身免疫性血小板减少性紫癜 autoimmune thrombocytopenic purpura

自体干细胞移植术 autologous stem cell transplantation

自体骨髓移植 autologous bone marrow transplantation

自体外周血干细胞移植 autologous peripheral blood stem cell transplantation

自体移植物 autogenous graft

自体造血干细胞移植 autologous hematopoietic stem cell transplantation

组织细胞和树突状细胞肿瘤 histiocytic and dendritic cell neoplasm

组织细胞性髓性网状细胞增多症 histiocytic medullary reticulosis

组织细胞增生症 X histiocytosis X

11.2 症状体征名词

鼻出血 nosebleed

出血 haemorrhage

出血点 hemorrhagic spot

发育不良 maldevelopment

肝大 hepatomegaly

口角干裂 angular cheilosis

皮下血肿 ecchymoma

食欲减退 anorexia

消瘦 marasmus

血疱 bloody bulla

牙龈出血 gum bleeding

11.3 临床检查名词

B2 微球蛋白 B2-microglobulin

Ham 试验 Ham test

Perls 染色 Perls stain

Schilling 试验 Schilling test ［又称]希林试验△

病态造血 dyshaematopoiesis

补体溶血敏感试验 complement lysis sensitivity test

成熟障碍 dysmaturity

单克隆抗体特异性捕获血小板抗原试验 monoclonal antibody-specific immobilization of platelet antigen, MAIPA

蛋白电泳 protein eletrophoresis

电子显微镜 electron microscopy

高效液相色谱法 high performance liquid chromatography, HPLC

骨髓穿刺 bone marrow aspirate

骨髓活组织检查 bone marrow biopsy

过碘酸希夫染色(糖原染色) periodic acid-Schiff stain, PAS

过氧化物酶染色 peroxidase stain

过氧化物免疫酶标法 immunoperoxidase technique

基因组测序 genome sequencing

吉姆萨染色 Giemsa stain

间接抗人球蛋白试验 indirect Coombs test

交叉配血 crossmatching

聚合酶链反应 polymerase chain reaction, PCR

抗人球蛋白试验 Coombs test

狼疮抗凝物质测定 lupus anticoagulant assay

流式细胞术 flow cytometry

罗氏染液 Romanowsky stain

毛细血管脆性实验 capillary fragility test, CFT ［又称]束臂试验△

免疫分型 immunophenotype

免疫固定电泳 immuno-fixed electrophoresis

免疫细胞化学染色 immunocytochemical stain

免疫组织化学染色　immuno-histochemistry stain
凝血酶激活的纤溶抑制物活性测定　activity of thrombin activated fibrinolysis inhibitor assay
凝血因子Ⅷ抑制物试验　coagulation factor Ⅷ inhibitor assay
凝血因子ⅩⅢ定性试验　qualitative test of coagulation factor ⅩⅢ
凝血因子ⅩⅢ亚基抗原测定　coagulation factor ⅩⅢ subunit antigen test
染色体核型分析　chromosome karyotyping
染色体显带　chromosome banding
瑞斯托菌素辅因子测定　ristocetin cofactor assay
瑞斯托霉素诱发血小板凝集反应　ristocetin-induced platelet aggregation, RIPA
蛇毒因子溶血试验　cobra venom factor（CoF）hemolysis test
苏木精 - 伊红染色　haematoxylin and eosin stain　［又称］H & E△
酸化血清溶血试验　Ham test
酸性磷酸酶染色　acid phosphatase stain
糖水溶血试验　sucrose solution hemolysis test
外周血涂片　peripheral blood smear
细胞化学染色　cytochemical stain
细胞遗传学分析　cytogenetic analysis
血（尿）游离轻链定量　serum（urine）free-light chain assay
血常规检查　blood routine test
血红蛋白电泳测定　haemoglobin electrophoresis
血浆 6- 酮 - 前列腺素 F1 a（6-keto-PGF1 a）测定　plasma 6-keto-prostaglandin F1 a test
血浆 D- 二聚体测定　plasma D-dimer test
血浆蛋白 C 活性测定　plasma protein C activity test
血浆抗凝血酶活性测定　plasma antithrombin activity test
血浆硫酸鱼精蛋白副凝固试验　plasma protamine sulfate paracoagulation test
血浆内皮素 -1（endothelin, ET-1）测定　plasma endothelin-1 test

血浆凝血酶 - 抗凝血酶复合物测定　complex of plasma thrombinantithrombin test
血浆凝血酶调节蛋白抗原（thrombomodulin antigen）测定　plasma thrombomodulin antigen test
血浆普通肝素和低分子肝素定量测定　quantitative measurement of plasma heparin and low molecular weight heparin
血浆纤溶酶原活性测定　plasma plasminogen activity test
血浆纤维蛋白（原）降解产物测定　plasma fibrinogen degradation product test
血浆因子Ⅱ、Ⅴ、Ⅶ、Ⅹ促凝活性测定　plasma factor Ⅱ、Ⅴ、Ⅶ、Ⅹ coagulant activity test
血浆因子Ⅷ、Ⅸ、Ⅺ、Ⅻ促凝活性测定　plasma factor Ⅷ、Ⅸ、Ⅺ、Ⅻ coagulant activity test
血浆因子Ⅹ a 抑制试验　plasma factor Ⅹ a inhibition test
血浆游离肝素时间 / 甲苯胺蓝纠正试验　plasma free heparin assay/toluidine blue correction test
血浆组织因子活性测定　plasma tissue factor activity test
血块收缩　clot retraction test, CRT
血清免疫球蛋白定量　serum immunoglobulin quantitative assay
血小板聚集试验　platelet agglutination test
血小板黏附试验　platelet adhesion test
血小板相关抗体特性检测技术　platelet-associated antibody characterization assay
血小板相关免疫球蛋白测定　platelet associated immunoglobulin test
血小板荧光免疫检验法　platelet immunofluorescence test, PIFT
荧光原位杂交　fluorescence in situ hybridization, FISH
原位杂交　in situ hybridization
直接抗人球蛋白实验　direct Coombs test
组织因子途径抑制物活性测定　tissue factor pathway inhibitor activity assay

11.4　手术操作名词

T 细胞去除　T-cell depletion
成分输血　component blood transfusion
干细胞移植　stem cell transplantation
供体淋巴细胞输注　donor lymphocyte infusion
骨髓穿刺　bone marrow aspiration
骨髓移植　bone marrow transplantation
光疗　phototherapy
静脉输注免疫球蛋白　intravenous immune globulin
脐血移植　cord blood transplantation
溶栓疗法　thrombolytic therapy
外周血干细胞移植　peripheral blood stem cell transplantation

无效造血　ineffective hematopoiesis
细胞治疗　cell therapy
细针穿刺　fine needle aspiration, FNA
血小板分离置换法　plateletpheresis
腰穿　lumbar puncture
异基因骨髓移植　allogenic bone marrow transplantation
异基因造血干细胞移植　allogeneic hematopoietic stem cell transplantation
造血干细胞移植　hematopoietic stem cell transplantation, stem cell transplantation
止血　hemostasis

12. 普外科

12.1 疾病诊断名词

2型糖尿病性乳腺纤维化病变　type 2 diabetic fibrous mastopathy　［又称］2型糖尿病伴乳腺纤维化病变△

Ⅰ度压疮　first-degree pressure sore　［又称］Ⅰ度褥疮△

Ⅱ度压疮　second-degree pressure sore　［又称］Ⅱ度褥疮△

Ⅲ度压疮　third-degree pressure sore　［又称］Ⅲ度褥疮△

Ⅳ度压疮　fourth-degree pressure sore　［又称］Ⅳ度褥疮△

背部蜂窝织炎　back cellulitis

肠系膜上动脉损伤　superior mesenteric artery injury

肠系膜上静脉损伤　superior mesenteric vein injury

肠系膜撕裂　mesenteric laceration　［又称］肠系膜裂伤△

肠系膜损伤　mesenteric injury

肠源性感染　enterogenous infection

持续性全身淋巴结肿大综合征　persistent generalized lymphadenopathy

创伤性肠系膜血管损伤　traumatic mesenteric vessel injury

创伤性腹膜后血肿　traumatic retroperitoneal hematoma

创伤性腹主动脉瘤　traumatic abdominal aortic aneurysm

创伤性肝血肿　traumatic hepatic hematoma

创伤性胃破裂　traumatic gastrorrhexis

丹毒　erysipelas

胆管损伤　bile duct injury

多部位继发恶性肿瘤　secondary malignant neoplasm of mutiple sites　［又称］多系统继发恶性肿瘤△

多部位淋巴结继发恶性肿瘤　secondary malignant lymph node of multiple sites　［又称］多处淋巴结继发恶性肿瘤△

分叶脾　lobulated spleen

蜂窝织炎　cellulitis

复杂性腹腔感染　complicated intra-abdominal infection　［又称］腹腔感染△

副脾　accessory spleen

副乳腺恶性肿瘤　malignant neoplasm of accessory breast

副乳腺囊性增生　cystic hyperplasia of accessory breast

副乳腺腺病　adenosis of accessory breast

腹壁蜂窝织炎　cellulitis of abdominal wall

腹壁溃疡　abdominal ulcer

腹部和下背及骨盆多发性血管损伤　injury of multiple blood vessels at abdomen, lower back and pelvis　［又称］在腹、下背和骨盆水平的多处血管损伤△

腹部挤压伤　crush injury of abdomen

腹部开放性损伤　open abdominal injury　［又称］开放性腹部损伤△

腹部开放性损伤伴腹内器官损伤　open wound of abdomen with injury of intra-abdominal organ

腹部血管损伤　injury of blood vessel at abdomen　［又称］腹部多处血管损伤△

腹股沟蜂窝织炎　inguinal cellulitis

腹膜假黏液瘤　pseudomyxoma peritonei

腹膜损伤　peritoneal injury

腹腔动脉损伤　coeliac artery injury

腹腔间室综合征　abdominal compartment syndrome, ACS　［又称］腹腔间隙综合征△

腹腔内多器官损伤　multiple injuries of intra-abdominal organs　［又称］腹腔脏器损伤△

腹腔内器官伴盆腔器官损伤　injury of intra-abdominal and pelvic organ

腹腔内器官损伤　injury of intra-abdominal organ　［又称］闭合性腹部损伤△

肝挫伤　liver contusion

肝动脉损伤　hepatic artery injury

肝静脉损伤　hepatic vein injury

肝撕裂伤　liver laceration

肝损伤　liver injury

颌部蜂窝织炎　jaw cellulitis

颌下降区蜂窝织炎　submandibular cellulitis

横结肠损伤　transverse colon injury

踝蜂窝织炎　ankle cellulitis

坏疽性脓皮病　gangrenous pyoderma

回肠损伤　ileum injury

急性蜂窝织炎　acute cellulitis

急性化脓性阑尾炎　acute suppurative appendicitis

急性化脓性阑尾炎伴穿孔　acute suppurative appendicitis complicated with perforation

急性化脓性阑尾炎伴腹膜炎　acute suppurative appendicitis complicated with peritonitis

急性化脓性阑尾炎伴阑尾周围炎　acute suppurative appendicitis complicated with periappendicitis

急性化脓性阑尾炎伴周围脓肿　acute suppurative appendicitis complicated with periappendiceal abscess

急性坏疽性阑尾炎　acute gangrenous appendicitis

急性阑尾炎　acute appendicitis　［又称］急性单纯性阑尾炎△, 肠痈△

急性阑尾炎伴穿孔　acute perforated appendicitis　［又称］急性穿孔性阑尾炎△

急性乳腺炎　acute mastitis

甲亢性男性乳腺发育　hyperthyroid gynecomastia　［又称］病理性男性乳房发育症△

浆细胞性乳腺炎　plasma cell mastitis

降结肠损伤　descending colon injury

疖　furuncle

结肠多处损伤　multiple injuries of colon

结肠损伤　colon injury

胫蜂窝织炎　cellulitis of shin

静脉导管感染　venous catheter infection　［又称］透析导管感染△

菌血症　bacteremia

空肠破裂　jejunal rupture　［又称］创伤性空肠破裂△

空肠损伤　jejunal injury

髋蜂窝织炎　cellulitis of hip

阑尾恶性肿瘤　appendiceal malignant tumor

阑尾假黏液瘤　appendiceal pseudomyxoma

阑尾类癌　appendiceal carcinoid　［又称］阑尾神经内分泌肿瘤△
阑尾黏液囊肿　appendiceal mucocele
阑尾周围脓肿　periappendiceal abscess
流行性腮腺炎并发乳腺炎　epidemic parotitis complicated with mastitis
慢性囊性乳腺病　chronic cystic breast disease
慢性乳腺炎　chronic mastitis
盲肠脓肿　typhloempyema
盲肠损伤　cecum injury
毛囊炎　folliculitis
门静脉损伤　portal vein injury
面部蜂窝织炎　facial cellulitis
男性乳房恶性肿瘤　male breast cancer
男性乳腺发育　gynecomastia
男性乳腺囊性增生病　male breast cystic hyperplasia
男性乳腺增生　male hyperplasia of mammary glands
脓毒血症　sepsis
皮肤溃疡　skin ulcer
脾包虫病　splenic hydatidosis
脾被膜撕裂　laceration of splenic capsule
脾穿透伤　penetrating splenic injury
脾大　splenomegaly　［又称］脾肿大△,巨脾△
脾动脉瘤　splenic artery aneurysm
脾动脉损伤　splenic artery injury
脾膈韧带　phrenicolienal ligament
脾梗死　infarction of spleen
脾功能亢进　hypersplenism
脾结肠韧带　lienocolic ligament
脾静脉损伤　splenic vein injury
脾囊肿　splenic cyst
脾脓肿　splenic abscess
脾破裂　splenic rupture
脾切除术后凶险性感染　overwhelming postsplenectomy infection, OPSI
脾损伤　splenic injury
脾血肿　splenic hematoma　［又称］创伤性脾血肿△
脾肿瘤　tumor of spleen
破伤风　tetanus
气性坏疽　gas gangrene
髂动脉损伤　iliac arterial injury
髂静脉损伤　iliac vein injury
髂血管损伤　iliac vascular injury
青春期巨大乳房　adolescent macromastia　［又称］青春期乳房肥大△
躯干部蜂窝织炎　cellulitis of the trunk
乳房错构瘤　breast hamartoma　［又称］乳腺错构瘤△
乳房复旧不全(哺乳期)　subinvolution of breast(lactation)　［又称］乳房复旧不全△
乳房后天性缺失　acquired absence of breast　［又称］乳房缺损△
乳房交界性肿瘤　borderline tumor of breast
乳房皮肤良性肿瘤　benign tumor of breast skin
乳房皮肤原位黑色素瘤　melanoma in situ of breast skin　［又称］乳房原位黑素瘤△
乳房软组织原位黑色素瘤　melanoma in situ of breast soft tissue
乳房松弛症　breast ptosis　［又称］乳房下垂△
乳房萎缩　atrophy of breast
乳房先天性畸形　congenital malformations of breast
乳房纤维硬化症　fibrosclerosis of breast　［又称］乳腺硬化性腺病△
乳房小叶原位癌　lobular carcinoma in situ of breast　［又称］乳腺小叶原位癌△
乳房血管瘤　breast hemangioma
乳房血肿　breast hematoma
乳房炎性肿物　inflammatory breast mass
乳房脂肪坏死　fat necrosis of breast
乳房肿物　breast lump　［又称］乳腺肿物△

乳头肥大　hypertrophy of nipple
乳头皲裂　cracked nipple
乳头瘘　fistula of nipple
乳头缺失　absence of nipple　［又称］乳头缺损△
乳头乳晕恶性肿瘤　malignant neoplasm of nipple and areola
乳头炎　papillitis
乳腺癌　breast cancer
乳腺单发囊肿　solitary breast cyst
乳腺导管扩张症　mammary duct ectasia
乳腺导管瘘　mammary duct fistula
乳腺导管原位癌　ductal carcinoma in situ(DCIS)of breast
乳腺窦道　mammary fistula　［又称］乳腺瘘△
乳腺多发囊肿　mutiple breast cysts
乳腺恶性肿瘤　malignant neoplasm of breast
乳腺放线菌病　mammary gland actinomycosis
乳腺钙化　breast calcification
乳腺继发恶性肿瘤　secondary malignant neoplasm of breast
乳腺结核　breast tuberculosis
乳腺良性肿瘤　benign breast tumor
乳腺囊性增生病　breast cystic hyperplasia
乳腺囊肿　breast cyst
乳腺脓肿　breast abscess　［又称］乳房脓肿△
乳腺佩吉特病　Paget's disease of breast
乳腺佩吉特病伴浸润性导管癌　Paget's disease associated with invasive ductal carcinoma of breast
乳腺皮肤继发恶性肿瘤　secondary malignant neoplasm of skin of breast
乳腺血栓性静脉炎　breast thrombophlebitis
乳腺炎　mastitis
乳腺炎性肉芽肿　mammary inflammatory granuloma　［又称］乳腺肉芽肿性炎△
乳腺原位癌　carcinoma in situ of breast
乳腺增生　hyperplasia of mammary gland
上臂蜂窝织炎　cellulitis of upper arm
升结肠损伤　ascending colon injury
十二指肠破裂　duodenal rupture　［又称］创伤性十二指肠破裂△
十二指肠损伤　duodenal injury
嗜酸细胞性蜂窝织炎　eosinophilic cellulitis
手蜂窝织炎　cellulitis of hand
手溃疡　ulcer of hand
手术部位感染　surgical site infection　［又称］手术后切口感染△
糖尿病性乳腺纤维化病变　diabetic fibrous mastopathy
头皮蜂窝织炎　cellulitis of scalp
腿蜂窝织炎　cellulitis of leg
臀部蜂窝织炎　cellulitis of gluteal region
腕部蜂窝织炎　cellulitis of wrist
胃动脉损伤　gastric artery injury
胃脾韧带　gastrolienal ligament
胃十二指肠动脉损伤　gastroduodenal artery injury
胃损伤　injury of stomach
下腹动脉损伤　hypogastric artery injury
下腹静脉损伤　hypogastric vein injury
下腔静脉损伤　inferior vena cava injury
先天性乳房发育不良　congenital breast dysplasia
先天性乳房异位　congenital ectopic of breast
先天性乳头肥大　congenital nipple hypertrophy
先天性乳头内陷　congenital nipple retraction
先天性小乳症　congenital micromastia
小肠多处损伤　multiple small intestinal injuries
小肠破裂　small intestinal rupture　［又称］创伤性小肠破裂△
小肠损伤　small intestinal injury
胸壁蜂窝织炎　cellulitis of chest wall
压疮　pressure sore　［又称］褥疮△
炎性乳腺癌　inflammatory breast cancer

胰管损伤　pancreatic duct injury
胰体损伤　pancreatic body injury
胰头损伤　pancreatic head injury
胰尾损伤　pancreatic tail injury
胰腺和胰管损伤　pancreatic injury and pancreatic duct injury　［又称］胰损伤△
胰腺破裂　pancreatic rupture

胰腺损伤　pancreatic injury
乙状结肠损伤　sigmoid colon injury
痈　carbuncle
游走脾　wandering spleen
直肠多处损伤　multiple injuries of rectum
直肠损伤　rectal injury
重度脓毒症　severe sepsis

12.2　症状体征名词

乳房结节　nodule(s) in breast
乳房痛　mastodynia
乳头回缩　retraction of nipple

乳头内陷　nipple retraction
乳头血性溢液　nipple bloody discharge
乳头溢液　nipple discharge

12.3　手术操作名词

奥狄括约肌扩张术　dilation of Oddi sphincter
奥狄括约肌切开术　incision of Oddi sphincter
拔甲术　nail extraction
半肝切除术　hemihepatectomy
背阔肌移植术　latissimus dorsi transplantation
贲门病损切除术　excision of lesion of cardia
贲门部分切除伴食管 - 胃吻合术　hemicardiectomy with esophagogastrostomy
贲门周围血管离断术　pericardial devascularization
闭孔疝修补术　repair of obturator hernia
残胃切除术　remnant gastrectomy
残余胆囊切除术　remnant cholecystectomy
藏毛囊肿切除术　pilonidal sinus excision
藏毛囊肿切开术　pilonidal sinus incision
侧颈区淋巴结清扫术　lateral neck dissection
查尔斯手术　Charles procedure
肠淋巴干 - 小静脉吻合术　intestinal lymphaticovenular anastomosis
肠外置段的切除术　resection of exteriorized segment of intestine
肠外置术　intestinal exteriorization　［又称］Mikulicz 手术△
肠系膜病损切除术　excision of lesion of mesentery
肠系膜动脉结扎术　mesenteric artery ligation
肠系膜固定术　mesenteric fixation
肠系膜静脉缝合术　mesenteric venorrhaphy
肠系膜静脉 - 下腔静脉分流术　mesenteric vein-inferior vena cava shunt, inferior mesocaval shunt　［又称］肠腔分流术△
肠系膜淋巴管瘤(囊肿)切除术　excision of mesenteric lymphangioma (lymphocyst)
肠系膜淋巴结根治性切除术　radical excision of mesenteric lymph node
肠系膜淋巴结切除术　excision of mesenteric lymph node
肠系膜修补术　surgical repair of mesentery
肠粘连松解术　enterolysis
常温下肝血管隔离无血肝切除术　normothermic hepatic vascular exclusion for bloodless hepatectomy
常温下全肝入肝血流阻断法　normothermic total hepatic vascular inflow exclusion
常温下全肝血流阻断法　normothermic total hepatic vascular exclusion
超声(CT)引导下肝病损冷冻治疗术　ultrasound(CT)-guided cryotherapy of liver lesion
超声(CT)引导下肝病损射频消融术　ultrasound(CT)-guided hepatic radiofrequency ablation of liver lesion
超声(CT)引导下肝病损微波固化术　ultrasound(CT)-guided hepatic microwave coagulation of liver lesion
超声(CT)引导下肝病损无水乙醇注射术　ultrasound(CT)-guided ethanol injection of liver lesion
超声引导下经皮经肝胆管引流术　ultrasound-guided percutanous transhepatic biliary drainage
超声引导下经皮经肝胆囊穿刺引流术　ultrasound-guided percutaneous transhepatic gallbladder drainage, PTGBD　［又称］超声引导下胆囊穿刺引流术△
超声引导下痔结扎术　ultrasound-guided ligation of hemorrhoid
耻骨直肠肌部分切除术　partial resection of the puborectalis muscle
次全结肠切除术　subtotal colectomy
大网膜病损切除术　excision of lesion of great omentum
大网膜部分切除术　partial omentectomy
大网膜动脉结扎术　ligation of great omentum artery
大网膜还纳术　apothesis of great omentum
大网膜移植术　great omentum grafting
大网膜切除术　omentectomy
大网膜修补术　repair of great omentum
带蒂肠片肝管成形术　intestinal pedicled flap hepaticoplasty
单侧 / 双侧乳腺癌根治术　unilateral/bilateral radical mastectomy
单侧腹股沟疝无张力修补术　tension free repair of unilateral inguinal hernia
单侧腹股沟疝修补术　repair of unilateral inguinal hernia
单侧腹股沟斜疝疝囊高位结扎术　high ligation of hernial sac of unilateral indirect inguinal hernia
单侧腹股沟斜疝无张力修补术　tension free repair of unilateral indirect inguinal hernia
单侧腹股沟斜疝修补术　repair of unilateral indirect inguinal hernia
单侧腹股沟直疝合并斜疝无张力修补术　tension free repair of unilateral direct inguinal hernia with indirect inguinal hernia
单侧腹股沟直疝无张力修补术　tension free repair of unilateral direct inguinal hernia
单侧腹股沟直疝修补术　repair of unilateral direct inguinal hernia

单侧腹疝无张力修补术　tension free repair of unilateral ventral hernia

单侧股疝无张力修补术　tension free repair of unilateral femoral hernia

单侧股疝修补术　repair of unilateral femoral hernia

单侧颈淋巴结改良根治性清扫术　unilateral modified radical neck dissection（MRND）

单侧颈淋巴结根治性清扫术　unilateral radical neck dissection（RND）

单侧颈淋巴结扩大根治性清扫术　unilateral extended radical neck dissection

单侧皮下乳房切除术　unilateral subcutaneous mammectomy

单侧乳房改良根治术　unilateral modified radical mastectomy

单侧乳房根治性切除术　unilateral radical mastectomy

单侧乳房假体置入术　unilateral breast implant

单侧乳房扩大根治性切除术　unilateral extended radical mastectomy

单侧乳房切除伴假体置入术　unilateral breast implant after mastectomy

单侧乳房切除伴同侧腋窝淋巴结活检术　unilateral mastectomy accompanied by axillary lymph node biopsy

单侧乳房切除伴同侧腋窝前哨淋巴结活检术　unilateral mastectomy accompanied by axillary sentinel lymph node biopsy

单侧乳房切除术　unilateral mastectomy

单侧乳房缩小成形术　unilateral reduction mammoplasty

单侧乳房注射隆胸术　unilateral injection into breast for augmentation

（单侧）乳腺癌改良根治术后即刻（DIEP）皮瓣乳房重建　（unilateral）immediate breast reconstruction with inferior epigastric artery perforator［DIEP］flap after modified radical mastectomy

（单侧）乳腺癌改良根治术后即刻（GAP）乳房重建　（unilateral）immediate breast reconstruction with gluteal artery perforator［GAP］flap after modified radical mastectomy

（单侧）乳腺癌改良根治术后即刻（SIEA）皮瓣乳房重建　（unilateral）immediate breast reconstruction with superficial inferior epigastric artery［SIEA］flap after modified radical mastectomy

（单侧）乳腺癌改良根治术后即刻（TRAM）皮瓣乳房重建　（unilateral）immediate breast reconstruction with transverse rectus abdominis myocutaneous［TRAM］flap after modified radical mastectomy

（单侧）乳腺癌改良根治术后即刻单囊假体乳房重建　（unilateral）immediate breast reconstruction with single-lumen implant after modified radical mastectomy

（单侧）乳腺癌改良根治术后即刻双囊假体乳房重建　（unilateral）immediate breast reconstruction with double-lumen implants after modified radical mastectomy

单纯淋巴结切除术　simple lymphadenectomy

（单根）选择性乳腺导管切除术　（single）excision of selective mammary duct

胆肠吻合口狭窄扩张术　dilation of biliary enteric anastomotic stricture

胆道镜下胆管碎石取石术　choledochoscopic lithoclasty and cholelithotomy　［又称］胆道镜下碎石取石术△

胆道探查术　biliary tract exploration　［又称］胆道切开探查术△

胆管成形术　cholangioplasty

胆管端端吻合术　end-to-end anastomosis of bile duct　［又称］胆管吻合术△

胆管 - 空肠 Roux-en-Y 吻合术　Roux-en-Y choledochojejunostomy　［又称］胆管 - 空肠吻合术△

胆管囊肿切除术　resection of bile duct cyst

胆管损伤自体组织补片修复术　repair of biliary injury using autologous graft

胆管探查术　bile duct exploration

胆管引流术　biliary drainage

胆管支架置入术　biliary stent placement

胆囊癌根治切除术　radical cholecystectomy　［又称］胆囊根治性切除术△，胆囊癌根治术△

胆囊癌扩大根治术　extended radical cholecystectomy　［又称］胆囊扩大切除术△

胆囊部分切除术　partial cholecystectomy

胆囊 - 空肠吻合术　cholecystojejunostomy

胆囊切除术　cholecystectomy

胆囊 - 十二指肠吻合术　cholecystoduodenostomy

胆囊造口术　cholecystostomy

胆总管 - 空肠吻合术　choledochojejunostomy

胆总管瘘修补术　repair of choledochal fistula

胆总管切开取石术　choledocholithotomy

胆总管切开引流术　choledochotomy and drainage

胆总管球囊扩张术　balloon dilation for common bile duct

胆总管 - 十二指肠吻合术　choledochoduodenostomy

胆总管探查术　common bile duct exploration

胆总管修复术　common bile duct repair　［又称］胆总管修补术△

低温下肝血管隔离无血肝切除术　hypothermic hepatic vascular exclusion for bloodless hepatectomy

低温下全肝血流阻断法　hypothermic total hepatic vascular exclusion

骶部脓肿切开引流术　incision and drainage of sacral abscess

骶丛神经缝合术　sacral plexus suture

骶丛神经探查术　sacral plexus exploration

骶神经刺激　sacral nerve stimulation

骶神经调节　sacral neuromodulation

多普勒超声引导下痔动脉结扎术　ultrasonic doppler-guided transanal hemorrhoidal dearterialization

二期肠外置术（Mikulicz 手术）　second-stage exteriorization of intestine（Mikulicz procedure）

法特壶腹切除术　Vater's ampullary resection

非解剖性肝切除术　nonanatomic liver resection

副脾切除术　resection of accessory spleen

副乳切除术　excision of accessory breast

副乳头切除术　excision of accessory nipple

腹白线疝补片修补术　patch repair of abdominal epigastric henia

腹壁白线疝修补术　epigastric henia repair of abdominal wall

腹壁病损切除术　excision of lesion of abdominal wall

腹壁补片修补术　patch repair of abdominal wall

腹壁窦道切开引流术　incision and drainage of sinus of abdominal wall

腹壁窦道清创（扩创术）　debridement and epluchage of sinus of abdominal wall

腹壁裂伤缝合修补术　suture of laceration of abdominal wall

腹壁淋巴管瘤（囊肿）切除术　excision of lymphangioma（lymphocyst）of abdominal wall

腹壁脓肿切开引流术　incision and drainage of abdominal wall abscess

腹壁切开引流术　incision and drainage of abdominal wall

腹壁切口裂开缝合术　incision of abdominal wall dehiscence suture

腹壁切口疝补片修补术　patch repair of incisional hernia of abdominal wall

腹壁切口疝修补术　repair of incisional and hernia of abdominal wall

腹壁疝修补术　abdominal wall hernia repair

腹壁伤口扩创术　epluchage of abdominal wall wound

腹壁伤口清创术　debridement of abdominal wall wound

腹壁血管结扎术　ligation of abdominal wall vessel

腹壁血肿清除术　evacuation of abdominal wall hematoma

腹壁异物取出术　removal of foreign body from abdominal wall

腹壁造口术　abdominal stoma

腹壁肿瘤切除术　excision of tumor of abdominal wall

腹壁组织结构分离修补术　repair of abdominal wall using component separation technique　［又称］CST 方法修补术△

腹部静脉部分切除伴吻合术　partial excision of abdominal vein with anastomosis

腹部静脉结扎术　ligation of abdominal vein

腹部血肿去除术　evacuation of abdominal hematoma

腹股沟病损切除术　excision of lesion of groin

腹股沟淋巴结根治性切除术　radical excision of inguinal lymph node

腹股沟淋巴结切除术　excision of inguinal lymph node

腹股沟脓肿切开引流术　incision and drainage of groin abscess

腹股沟疝补片修补术后感染补片取出、清创、修补术　infection patch

removal,debridement,repair after repair of inguinal hernia

腹股沟疝修补术后感染清创、修补术　infection debridement and repair after repair of inguinal hernia

腹股沟探查术　exploration of groin

腹会阴联合直肠癌根治术　abdominoperineal resection of the rectum, Miles operation　［又称］迈尔斯手术

腹裂修补术　gastroschisis repair

腹膜病损切除术　excision of peritoneal lesion

腹膜缝合术　suture of peritoneum

腹膜后病损切除术　excision of lesion of retroperitoneum

腹膜后淋巴管横断结扎术　ligation of retroperitoneal lymph vessel

腹膜后淋巴管瘤（囊肿）切除术　excision of retroperitoneal lymphangioma（lymphocyst）

腹膜后淋巴结根治性切除术　radical excision of retroperitoneal lymph node

腹膜后脓肿切开引流术　incision and drainage of retroperitoneal abscess

腹膜切开术　peritoneotomy

腹膜外病损切除术　excision of lesion of extraperitoneum

腹膜外脓肿切开引流术　incision and drainage of extraperitoneal abscess

腹膜外血肿清除术　evacuation of extraperitoneal hematoma

腹膜下血肿切除术　excision of subperitoneal hematoma

腹膜血管结扎术　ligation of peritoneal vessel

腹膜血肿清除术　evacuation of peritoneal hematoma

腹膜粘连松解术　lysis of adhesion of peritoneum

腹膜组织修补术　repair of peritoneal tissue

腹内疝嵌顿松解回纳（复位）加修补术　lysis（reduction）and repair of incarcerated abdominal internal hernia

腹病损氩氦刀靶向冷冻治疗术　targeted cryocare knife cryotherapy of abdominal lesion

腹 - 颈静脉分流术　peritoneojugular shunt

腹 - 静脉分流术　peritoneovenous shunt（PVS）［又称］腹腔 - 静脉转流术△

腹 - 静脉转流泵管置入术　denver peritoneovenous shunt insertion

腹腔镜胆总管囊肿切除 + 胆道空肠吻合术　laparoscopic choledochal cyst excision + choledochojejunostomy

腹腔镜腹膜前疝修补术（TAPP）　laparoscopic transabdominal preperitoneal hernia repair

腹腔镜阑尾切除术　laparoscopic appendectomy

腹腔镜全腹膜外疝修补术（TEP）　laparoscopic total extraperitoneal hernia repair

腹腔镜全结肠切除术　laparoscopic total colectomy

腹腔镜全结直肠切除术　laparoscopic total proctocolectomy

腹腔镜胃旁路术　laparoscopic gastric bypass,LGB

腹腔镜下保留幽门的胰十二指肠切除术　laparoscopic pylorus preserving pancreaticoduodenectomy

腹腔镜下贲门肌层切开术　laparoscopic cardiomyotomy

腹腔镜下闭孔疝无张力修补术　laparoscopic tension free repair of obturator hernia

腹腔镜下肠系膜病损切除术　laparoscopic excision of mesenteric lesion

腹腔镜下肠粘连松解术　laparoscopic enterolysis

腹腔镜下耻骨上疝无张力修补术　laparoscopic tension free repair of suprapubic hernia

腹腔镜下单侧腹股沟疝修补术　laparoscopic repair of unilateral inguinal hernia

腹腔镜下胆管病损切除术　laparoscopic excision of bile duct lesion

腹腔镜下胆囊癌根治术　laparoscopic radical cholecystectomy

腹腔镜下胆囊部分切除术　laparoscopic partial cholecystectomy

腹腔镜下胆囊切除术　laparoscopic cholecystectomy

腹腔镜下胆囊取石术　laparoscopic cholelithotomy

腹腔镜下胆囊造口术　laparoscopic cholecystostomy

腹腔镜下胆总管取石术　laparoscopic choledocholithotomy

腹腔镜下腹壁病损切除术　laparoscopic excision of lesion of abdominal wall

腹腔镜下腹壁切口疝无张力修补术　tension free repair of laparoscopic incisional hernia

腹腔镜下腹股沟疝无张力修补术（腹腔内补片疝修补术）（含单 / 双侧，直疝 / 斜疝）　laparoscopic intraperitoneal onlay mesh inguinal hernia repair

腹腔镜下腹股沟疝无张力修补术（经腹腹膜前补片疝修补术）（含单 / 双侧，直疝 / 斜疝）　laparoscopic transabdominal preperitoneal inguinal hernia repair

腹腔镜下腹股沟疝无张力修补术（全腹膜外腹膜前补片疝修补术）（含单 / 双侧，直疝 / 斜疝）　laparoscopic total extraperitoneal inguinal hernia repair

腹腔镜下腹会阴联合直肠癌根治术　laparoscopic abdominoperineal resection of the rectum

腹腔镜下腹膜病损切除术　laparoscopic excision of peritoneal lesion

腹腔镜下腹膜后病损切除术　laparoscopic excision of retroperitoneal lesion

腹腔镜下腹膜粘连松解术　laparoscopic lysis of peritoneal adhesion

腹腔镜下腹腔病损切除术　laparoscopic excision of coeliac lesion

腹腔镜下腹腔积血清除术　laparoscopic evacuation of hemoperitoneum

腹腔镜下腹腔局部注射　laparoscopic celiac local injection

腹腔镜下腹腔粘连松解术　laparoscopic celiac adhesiolysis

（腹腔镜下）肝Ⅱ段切除术　（laparoscopic）resection of segment 2 of liver

（腹腔镜下）肝Ⅲ段切除术　（laparoscopic）resection of segment 3 of liver

（腹腔镜下）肝Ⅳ段切除术　（laparoscopic）resection of segment 4 of liver

（腹腔镜下）肝Ⅴ段切除术　（laparoscopic）resection of segment 5 of liver

（腹腔镜下）肝Ⅵ段切除术　（laparoscopic）resection of segment 6 of liver

（腹腔镜下）肝被膜下血肿清除术　（laparoscopic）removal of hepatic subcapsular hematoma

（腹腔镜下）肝病损冷冻治疗术（laparoscopic）　cryotherapy of liver lesion

腹腔镜下肝病损切除术　laparoscopic excision of liver lesion

（腹腔镜下）肝病损射频消融术　（laparoscopic）hepatic radiofrequency ablation,（laparoscopic）radiofrequency ablation of liver lesion

（腹腔镜下）肝病损微波固化术　（laparoscopic）hepatic microwave coagulation

腹腔镜下肝部分切除术　laparoscopic partial hepatectomy

（腹腔镜下）肝动脉结扎术　（laparoscopic）hepatic artery ligation

腹腔镜下肝段切除术　laparoscopic segmental hepatectomy

腹腔镜下肝门 - 肠吻合术　laparoscopic portoenterostomy

腹腔镜下肝囊肿开窗引流术　laparoscopic fenestration and drainage of hepatic cyst

（腹腔镜下）肝囊肿切开引流术　（laparoscopic）incision and drainage of hepatic cyst

腹腔镜下肝内无水乙醇注射术　laparoscopic（intrahepatic）ethanol injection therapy（LEIT）

腹腔镜下肝血管瘤切除术　laparoscopic resection of hepatic hemangioma

（腹腔镜下）肝右后叶（6、7 段）切除术　（laparoscopic）right posterior hepatic sectionectomy（segments 6 and 7）

（腹腔镜下）肝右前叶（5、8 段）切除术　（laparoscopic）right anterior hepatic sectionectomy（segments 5 and 8）

（腹腔镜下）肝右三叶切除术　（laparoscopic）left hepatic trisegmentectomy

（腹腔镜下）肝左三叶切除术　（laparoscopic）right hepatic trisegmentectomy

（腹腔镜下）肝左外叶（2、3 段）切除术　（laparoscopic）left lateral hepatic sectionectomy（segments 2 and 3）

腹腔镜下膈疝修补术　laparoscopic repair of diaphragmatic hernia

腹腔镜下根治性全胃切除 + 食管 - 空肠吻合术　laparoscopic radical total gastrectomy + esophagojejunostomy

腹腔镜下根治性直肠前切除术　laparoscopic radical anterior resection of rectum

腹腔镜下供肝切取术　laparoscopic excision of donor liver

腹腔镜下股疝无张力修补术　tension free repair of laparoscopic femoral hernia

腹腔镜下横结肠根治性切除术　laparoscopic radical transverse colec-

tomy

腹腔镜下横结肠切除术　laparoscopic transverse colectomy

腹腔镜下回盲部切除术　laparoscopic ileocecal resection

腹腔镜下结肠病损切除术　laparoscopic resection of colonic lesion

腹腔镜下结肠部分切除术　laparoscopic hemicolectomy

腹腔镜下结肠 - 结肠旁路术　laparoscopic colon-colon bypass

腹腔镜下结肠造口术　laparoscopic colostomy

腹腔镜下结肠止血术　laparoscopic colonic hemostasis

腹腔镜下近端胃切除 + 食管 - 空肠吻合术　laparoscopic proximal gastrectomy + esophagojejunostomy

腹腔镜下巨结肠根治术　laparoscopic radical resection of megacolon

腹腔镜下可调节胃束带去除术　laparoscopic adjustable gastric band removal

腹腔镜下空肠造口术　laparoscopic jejunostomy

腹腔镜下盲肠部分切除术　laparoscopic partial cecal resection

腹腔镜下盆腔病损切除术　laparoscopic resection of pelvic lesion

腹腔镜下盆腔腹膜粘连松解术　laparoscopic lysis of adhesion of pelvic peritoneum

腹腔镜下盆腔淋巴结根治性切除术　laparoscopic radical excision of pelvic lymph node

腹腔镜下盆腔内膜病损电凝术　laparoscopic electrocoagulation of pelvic endometriosis lesion

腹腔镜下盆腔脓肿切开引流术　laparoscopic incision and drainage of pelvic abscess

腹腔镜下盆腔粘连松解术　laparoscopic pelvic adhesiolysis

腹腔镜下脾囊肿开窗术　laparoscopic fenestration of splenic cyst

腹腔镜下脾切除术 / 腹腔镜下脾部分切除术　laparoscopic splenectomy/laparoscopic partial splenectomy

腹腔镜下脐疝无张力修补术　laparoscopic tension free repair of umbilical hernia

腹腔镜下脐疝修补术　laparoscopic repair of umbilical hernia

腹腔镜下全结肠 / 次全结肠切除术　laparoscopic total/subtotal colectomy

腹腔镜下全胃切除 + 食管 - 空肠吻合术　laparoscopic total gastrecomy + esophagojejunostomy

腹腔镜下十二指肠成形术　laparoscopic duodenal plasty

腹腔镜下十二指肠穿孔修补术　laparoscopic repair of duodenal perforation

腹腔镜下十二指肠造口术　laparoscopic duodenostomy

腹腔镜下食管裂孔疝修补术　laparoscopic hiatal hernia repair

腹腔镜下双侧腹股沟疝无张力修补术（一侧直疝一侧斜疝）　laparoscopic tension free repair of bilateral inguinal hernia（one direct and one indirect）

腹腔镜下双侧腹股沟斜疝无张力修补术　laparoscopic tension free repair of bilateral indirect inguinal hernia

腹腔镜下特殊肝段切除术　laparoscopic special segmental hepatectomy

腹腔镜下网膜病损切除术　laparoscopic resection of omentum lesion

腹腔镜下网膜部分切除术　laparoscopic partial resection of omentum

腹腔镜下网膜粘连松解术　laparoscopic omental adhesiolysis

腹腔镜下胃病损切除术　laparoscopic resection of gastric lesion

腹腔镜下胃部分切除术　laparoscopic partial gastrectomy

腹腔镜下胃穿孔修补术　laparoscopic repair of gastric perforation

腹腔镜下胃底折叠术　laparoscopic fundoplication

腹腔镜下胃窦切除 + 胃 - 十二指肠吻合术　laparoscopic antrectomy+ gastroduodenostomy（Billroth Ⅰ operation）

腹腔镜下胃减容术　laparoscopic gastroplasty

腹腔镜下胃 - 空肠吻合术　laparoscopic gastrojejunostomy

腹腔镜下胃束带术　laparoscopic adjustable gastric banding

腹腔镜下小肠病损切除术　laparoscopic excision of small intestinal lesion

腹腔镜下小肠肠段切除术　laparoscopic segmental resection of small intestine

腹腔镜下小肠 - 结肠旁路术　laparoscopic small intestinal-colon bypass

腹腔镜下小肠憩室切除术　laparoscopic resection of small intestinal diverticulum

腹腔镜下小肠 - 小肠旁路术　laparoscopic small-to-small intestinal bypass

腹腔镜下小肠造口术　laparoscopic enterostomy

腹腔镜下小肠肿瘤切除术　laparoscopic resection of small intestinal tumor

腹腔镜下袖状胃切除术　laparoscopic sleeve gastrectomy，LSG

腹腔镜下腰疝无张力修补术　laparoscopic tension free repair of lumbar hernia

腹腔镜下胰十二指肠切除术　laparoscopic pancreaticoduodenectomy

腹腔镜下胰体尾部切除术　laparoscopic resection of body and tail of pancreas/laparoscopic distal pancreatectomy　［又称］远端胰腺切除术△

腹腔镜下胰腺病损切除术　laparoscopic resection of pancreatic lesion

腹腔镜下胰腺部分切除术　laparoscopic partial pancreatectomy

腹腔镜下胰腺中段切除术　laparoscopic medial pancreatectomy

腹腔镜下乙状结肠病损切除术　laparoscopic resection of sigmoid lesion

腹腔镜下乙状结肠根治性切除术　laparoscopic radical sigmoidectomy

腹腔镜下幽门环肌层切开术　laparoscopic pyloromyotomy

（腹腔镜下）右半肝切除术（laparoscopic）　right hemihepatectomy

腹腔镜下右半结肠根治性切除术　laparoscopic radical right hemicolectomy

腹腔镜下右半结肠切除术　laparoscopic right hemicolectomy

腹腔镜下远端胃大部切除 + 胃 - 空肠 Roux-en-Y 吻合术　laparoscopic distal gastrectomy + Roux-en-Y gastrojejunostomy

腹腔镜下远端胃大部切除 + 胃 - 空肠吻合术（Billroth Ⅱ式）　laparoscopic distal gastrectomy with gastrojejunostomy（Billroth Ⅱ operation）

腹腔镜下远端胃大部切除 + 胃 - 十二指肠吻合术（Billroth Ⅰ式）　laparoscopic distal gastrectomy with gastroduodenostomy（Billroth Ⅰ operation）

腹腔镜下造口旁疝无张力修补术　laparoscopic tension free repair of parastomal hernia

腹腔镜下直肠病损切除术　laparoscopic resection of rectal lesion

腹腔镜下直肠经括约肌间切除术　laparoscopic intersphincteric resection of rectum　［又称］ISR 术△

腹腔镜下直肠前切除伴结肠造口术　laparoscopic anterior resection of rectum with colostomy

腹腔镜下直肠前切除术　laparoscopic anterior resection of rectum

腹腔镜下直肠脱垂悬吊术　laparoscopic rectopexy for rectal prolapse

腹腔镜下直肠 - 阴道隔切除术　laparoscopic resection of rectovaginal septum

腹腔镜下直肠子宫陷凹病损切除术　laparoscopic excision of lesion of cul-de-saclesion（the Douglas pounch）

（腹腔镜下）左半肝切除术　（laparoscopic）left hemihepatectomy

腹腔镜下左半结肠根治性切除术　laparoscopic radical left hemicolectomy

腹腔镜下左半结肠切除术　laparoscopic right hemicolectomy

腹腔镜直肠癌根治术　laparoscopic radical proctectomy

腹腔镜中转开腹胆囊切除术　conversion from laparoscopic to open cholecystectomy

腹腔镜左半结肠切除术　laparoscopic left hemicolectomy

腹腔扩容术　intra-abdominal volume increment（IAVI）

腹腔淋巴结根治性切除术　radical excision of celiac lymph node

腹腔淋巴结切除术　excision of celiac lymph node

腹腔内补片植入术　intraperitoneal onlay mesh technique

腹腔内出血止血术　hemostasis of intraperitoneal hemorrhage

腹腔脓肿切开引流术　incision and drainage of peritoneal abscess

腹腔血肿清除术　evacuation of hematoma of abdominal cavity

腹腔异物去除术　removal of foreign body from abdominal cavity

腹腔粘连松解术　lysis of adhesion of abdominal cavity

肝Ⅱ段（尾状叶）切除术　resection of segment 2（caudate lobe）of liver

肝Ⅶ段切除术　resection of segment 7 of liver

肝Ⅷ段切除术　resection of segment 8 of liver

肝病损高强度聚焦超声(海扶)消融术　high-intensity focused ultrasound(HIFU)ablation of liver lesion

肝病损冷冻治疗术　cryotherapy of liver lesion

肝病损离体切除术　extracorporeal excision of liver lesion

肝病损切除术　excision of liver lesion

肝病损射频消融术　radiofrequency ablation of hepatic lesion

肝部分切除术　partial hepatectomy

肝动脉插管术　hepatic artery intubation

肝段切除术　segmental hepatectomy/hepatic segmentectomy

肝管成形术　hepatic ductoplasty

肝管-空肠吻合术　hepatocholangioenterostomy　［又称]肝管-小肠吻合术△

肝管-空肠吻合术　anastomosis of hepatic duct to jejunum/hepaticojejunostomy

肝管切开取石术　hepaticolithotomy

肝管切开引流术　incision and drainage of hepatic duct

肝管支架置入术　hepatic duct stent placement

肝静脉成形术　hepatic venous angioplasty

肝静脉球囊扩张成形术　hepatic venous angioplasty of balloon dilatation

肝局部切除术　local hepatectomy

肝门部胆管癌根治切除术　radical resection of hilar cholangiocarcinoma

肝门部胆管癌扩大根治切除术(扩大根治包括淋巴结神经清扫)　extended radical resection of hilar cholangiocarcinoma

肝囊肿穿刺抽吸术　puncture and aspiration for hepatic cyst

肝内胆管引流术　intrahepatic biliary drainage

肝脓肿穿刺引流术　puncture and drainage for liver abscess

肝脓肿切开引流术　incision and drainage for liver abscess

肝破裂修补术　repair of liver rupture

肝三叶切除术　hepatic trisegmentectomy

肝外胆管切除术　resection of extrahepatic bile duct

肝楔形切除术　wedge hepatectomy

肝叶切除术　hepatic lobectomy

肝胆胰管胰十二指肠切除术　hepatopancreatoduodenectomy

肝总管-空肠吻合术　anastomosis of commom hepatic duct to jejunum

肛窦切除术　anal sinus resection

肛管括约肌成形术　anal sphincteroplasty

肛管括约肌切除术　anal sphincter resection

肛管括约肌切断术　anal sphincterotomy

肛管内括约肌切开术　division of internal anal sphincter

肛管皮肤移植术　anal skin transplantation

肛裂切除术　anal fissure excision

肛裂切开挂线术　anal fissure incision and seton placement

肛瘘闭合术　anal fistula closure

肛瘘挂线疗法　anal fistula seton therapy

肛瘘结扎术　anal fistula ligation

肛瘘切除术　anal fistulectomy

肛门闭锁减压术　decompression of imperforate anus

肛门病损激光切除术　laser excision of anal lesion

肛门隔膜切开术　anal septum incision

肛门后侧括约肌切开术　anal posterior sphincter incision

肛门后切术　posterior resection of anus

肛门环扎术　anal cerclage

肛门扩张术　dilation of anus

肛门括约肌切开术　anal sphincterotomy

肛门括约肌修补术　anal sphincter repair

肛门裂伤缝合术　suture of laceration of anus

肛门切除术　excision of anus

肛门切开异物取出术　anal foreign body extraction

肛门清创术　anal debridement

肛门直肠肌部分切除术　partial excision of rectal muscle

肛门周围组织切除术　anal surrounding tissue excision

肛乳头切除术　anal papilla excision

肛周脓肿穿刺抽吸术　perianal abscess aspiration

肛周脓肿切除术　perianal abscess resection

肛周脓肿切开引流术　incision and drainage of perianal abscess

肛周皮赘切除术　perianal skin tag resection

高选择性迷走神经切断术　highly selective vagotomy

膈疝修补术　repair of diaphragmatic hernia

膈下脓肿切开引流术　incision and drainage of subphrenic abscess

根治性胃切除术　radical gastrectomy

根治性胰十二指肠切除术　radical pancreaticoduodenectomy　［又称]Whipple手术△

股薄肌成形术　graciloplasty

横膈裂伤缝合术　suture of laceration of diaphragm

横结肠-降结肠吻合术　transverse-descending colonic anastomosis

横结肠破裂修补术　repair of transverse colonic rupture

横结肠切除术　transverse colectomy

横结肠乙状结肠吻合术　transverse-sigmoid colonic anastomosis

横结肠造口闭合术　closure of transverse colostomy

横结肠造口重建术　reconstruction of transverse colostomy

横结肠造口还纳术　reversal/takedown of transverse colostomy

横结肠造口修正术　revision of stoma of transverse colostomy

横结肠-直肠吻合术　transverse colonic-rectal anastomosis

后盆腔清扫　posterior pelvic exenteration

回肠部分切除术　partial excision of ileum

回肠代膀胱术　ileal conduit/Bricker operation

回肠代输尿管术　ileal ureteric replacement

回肠-肛管吻合术　ileoanal anastomosis

回肠-横结肠吻合术　ileotransversostomy

回肠-降结肠吻合术　ileum-descending colon anastomosis

回肠-结肠切除术　ileocolectomy

回肠-空肠吻合术　jejunoileostomy

回肠-盲肠吻合术　ileocecostomy

回肠破裂修补术　repair of rupture of ileum

回肠切除术　ileectomy

回肠-升结肠吻合术　ileum-ascending colon anastomosis

回肠外置术　exteriorization of ileum

回肠-乙状结肠吻合术　ileosigmoidostomy

回肠永久性造口术　permanent ileostomy

回肠暂时性造口术　temporary ileostomy

回肠造口闭合术　closure of ileostomy

回肠-直肠吻合术　ileorectal anastomosis

回肠贮袋肛管吻合术　ileal pouch-anal anastomosis

回盲部切除术　ileocecal resection

会阴直肠瘘闭合术　closure of perineorectal fistula

会阴直肠瘘修补术　repair of perineorectal fistula

会阴直肠拖出术　perineal resection of rectal prolapse(Altemeier operation)　［又称]Altemeier手术△

霍曼手术　Homans-Macey procedure

机器人辅助腹腔镜下肝切除术　robot-assisted laparoscopic hepatectomy

机器人辅助直肠癌根治术　robot-assisted radical proctectomy

奇静脉封堵术　azygos vein closure

奇静脉结扎术　azygos vein ligation

计划性腹疝修补术　planned repair of abdominal hernia

甲床清创术　debridement of nail bed

甲床去除术　removal of nail bed

甲根部分去除术　partial removal of nail root

甲下脓肿抽吸术　aspiration of subungual abscess

甲状旁腺切除术　parathyroidectomy

甲状旁腺探查术　parathyroid exploration

甲状旁腺移植术　parathyroid transplantation

甲状舌管囊肿切除术　excision of thyroglossal duct cyst

甲状腺部分切除术　partial thyroidectomy

甲状腺次全切除术　subtotal thyroidectomy

甲状腺近全切除术　near total thyroidectomy

甲状腺切开探查术　incision and exploration of thyroid

甲状腺术后探查止血术　postoperative exploratory hemostasis of thyroid

甲状腺腺叶切除术　thyroid lobectomy

降结肠肛门吻合术　descending colonic-anal anastomosis

降结肠破裂修补术　repair of descending colonic rupture

降结肠 - 乙状结肠吻合术　descending-sigmoid colonic anastomosis

降结肠 - 直肠吻合术　descending colonic-rectal anastomosis

结肠病损高频电凝术　high frequency electrocoagulation of colonic lesion

结肠病损激光烧灼术　laser ablation of colonic lesion

结肠储袋肛管吻合术　colonic pouch-anal anastomosis

结肠动脉栓塞术　colic artery embolization

结肠多节段切除术　multiple segmental resection of colon

结肠隔膜切开术　colonic septum incision

结肠固定术　colon fixation

结肠肌切开术　colomyotomy

结肠瘘修补术　repair of colonic fistula

结肠扭转复位术　colonic volvulus reduction

结肠破裂修补术　colonic rupture repair

结肠切开异物取出术　colonic foreign body extraction

结肠套叠复位术　colonic intussusception reduction

结肠阴道瘘修补术　colovaginal fistula repair

结肠永久性造口术　permanent colostomy

结肠暂时性造口术　transient colostomy

结肠造口闭合术　closure of colostomy

结肠造口扩大术　expansion of colostomy

结肠造口旁疝修补术　repair of paracolostomy hernia

解剖性肝切除术　anatomic liver resection

近期剖腹术后腹腔止血术　abdominal hemostasis after laparotomy in the near future

经 T 管胆道支架置入术　biliary stent placement via T-tube

经骶直肠 - 乙状结肠切除术　transsacral rectosigmoidectomy

经腹盆腔穿刺引流术　transabdominal puncture and drainage of pelvic cavity

经腹腔镜肝切除术　laparoseopic hepatectomy

经腹食管裂孔疝修补术　transabdominal repair of hiatal hernia

(经腹)直肠癌切除、近端造口、远端封闭术（Hartmann 手术）　resection of rectosigmoid colon，with closure of rectal stump and colostomy（Hartmann operation）

经肛门内镜微创手术（TEM 手术）　transanal endoscopic microsurgery（TEM procedure）

经肛门微创手术（TAMIS 手术）　transanal minimally invasive surgery（TAMIS procedure）

经肛门吻合器直肠切除术（STARR 手术）　stapled transanal rectal resection（STARR procedure）

经肛门直肠黏膜环切术　transanal rectal mucosal circumcision

经肛提肌外腹会阴联合直肠癌根治术（ELAPE 手术）　extralevator abdominoperineal excision（ELAPE procedure）

经口内镜下肌切开术　peroral endoscopic myotomy，POEM

经括约肌间瘘管结扎术　intersphincteric fistula ligation（LIFT operation）［又称］LIFT 手术△

经括约肌间切除术（ISR 手术）　intersphincteric resection（ISR procedure）

经内镜 Oddi 括约肌成形术　endoscopic Oddi's sphincteroplasty

经内镜 Oddi 括约肌切开术　endoscopic Oddi's sphincterotomy

经内镜胆总管支架取出术　endoscopic removal of biliary stent ［又称］经皮胆总管支架去除术△

经内镜逆行胰胆管造影术　endoscopic retrograde cholangiopancreatography，ERCP ［又称］胆道镜逆行胰管造影［ ERP ］△

经皮胆道镜下取石术　percutaneous choledochoscopic lithotomy

经皮胆管扩张术　percutaneous biliary tract dilation

经皮胆管球囊扩张术　percutaneous biliary balloon dilatation

经皮胆总管结石取出术　percutaneous extraction of common bile duct stone

经皮腹膜后穿刺引流术　percutaneous retroperitoneal puncture and drainage

经皮腹腔穿刺引流术　percutaneous abdominal puncture and drainage

经皮肝穿刺胆管引流术　percutaneous transhepatic biliary drainage，PTBD

经皮经肝穿刺胆道支架置入术　percutaneous transhepatic biliary stent placement ［又称］经皮肝穿刺胆道支架置入术△

经皮脾病损射频消融术　percataneous radiofrequency ablation of splenic lesion

经十二指肠壶腹括约肌切开术　transduodenal sphincterotomy

经直肠肌鞘结肠拖出术（Soave 手术）　Soave pull-through operation（Soave operation）

局部切除术　local resection

开放腹腔手术　open abdomen

空肠病损切除术　excision of lesion of jejunum

空肠部分切除术　partial excision of jejunum

空肠 - 横结肠吻合术　jejuno-transversostomy

空肠瘘修补术　repair of fistula of jejunum

空肠破裂修补术　repair of rupture of jejunum

空肠切除术　jejunectomy

空肠 - 乙状结肠吻合术　jejuno-sigmoidostomy

空肠造口闭合术　closure of jejunostomy

空肠造口术　jejunostomy

阑尾残端切除术　appendiceal stump excision

阑尾瘘闭合术　appendiceal fistula closure

阑尾内翻包埋术　invagination and purse-string of appendiceal stump

阑尾脓肿引流术　appendix abscess drainage

阑尾切除术　appendectomy

阑尾造口术　appendicostomy

朗格汉胰岛细胞(同种)异体移植术　allotransplantation of cells of islet of Langerhans

朗格汉胰岛细胞自体移植术　autotransplantation of cells of islet of Langerhans

离体肝切除术　extracorporeal hepatectomy

联合肝脏离断和门静脉结扎的二步肝切除术　associating liver partition and portal vein ligation for staged hepatectomy，ALPPS

淋巴干 - 小静脉吻合术　lymphatico-venular anastomosis/anastomosis of lymphatic trunk to venular

淋巴管 - 静脉吻合术　lymphatico-venous anastomosis

淋巴管瘤切除术　resection of lymphangioma

淋巴管瘤注射术　injection of lymphangioma

淋巴管瘘结扎术　ligation of lymphatic fistula

淋巴管瘘切除术　resection of lymphatic fistula

淋巴管瘘粘连术　adhesion of lymphatic fistula

淋巴管探查术　lymphatic exploration

淋巴结扩大性区域性切除术　extended regional lymphadenectomy

淋巴结区域性切除术　regional lymphadenectomy

瘘管切开术　fistulotomy

盲肠固定术　cecopexy

盲肠瘘修补术　repair of cecal fistula

盲肠破裂修补术　repair of cecal rupture

盲肠切除术　cecectomy

盲肠外置术　exteriorization of cecum

盲肠 - 乙状结肠吻合术　cecal-sigmoid anastomosis

盲肠造口闭合术　closure of cecostomy

门静脉部分切除术　partial portal vein resection

门静脉结扎术　portal vein ligation

门静脉探查术　portal vein exploration

门静脉血栓取出术　portal vein thrombectomy

门静脉阻断术　portal vein occlusion

门 - 腔分流术　portacaval shunt ［又称］门静脉 - 腔静脉分流术△

迷走神经干切断术　truncal vagotomy

迷走神经干吻合术　anastomosis of vagal trunk

迷走神经减压术　decompression of vagus nerve

内镜经隧道黏膜下肿块切除术　submucosal tunneling endoscopic resection，STER

内镜下奥狄括约肌扩张术　endoscopic dilation of Oddi sphincter

内镜下奥狄括约肌切开术　endoscopic Oddi's sphincterotomy

内镜下鼻胆管引流术　endoscopic nasobiliary drainage，ENBD

内镜下胆道异物去除术　endoscopic removal of biliary foreign body

内镜下胆管支架置入术　endoscopic biliary stent placement

内镜下胆管置管引流术　endoscopic drainage of biliary duct

内镜下胆总管病损切除术　endoscopic resection of choledochus（common bile duct）lesion

内镜下黏膜剥离术　endoscopic submucosal dissection，ESD

内镜下黏膜切除术　endoscopic mucosal resection

内镜下黏膜切除术　endoscopic mucosal resection，EMR

内镜下胰管支架置入术　endoscopic pancreatic duct stent placement

内镜下胰管置管引流术　endoscopic drainage of pancreatic duct

内乳淋巴结切除术　excision of internal mammary lymph node

内乳淋巴结清扫术　dissection of internal mammary lymph node

盆底疝修补术　repair of pelvic floor hernia

盆腔壁病损切除术　excision of lesion of pelvic wall

盆腔病损冷冻治疗术　cryotherapy of pelvic lesion

盆腔腹膜切除术　resection of pelvic peritoneum

盆腔腹膜粘连松解术　adhesiolysis of pelvic peritoneum

盆腔淋巴结根治性切除术　radical excision of pelvic lymph node

盆腔粘连松解术　pelvic adhesiolysis

皮瓣坏死修复术　repair of flap necrosis

皮肤缝合术　skin suture

皮肤和皮下坏死组织切除清创术　excisional debridement of skin and subcutaneous necrotic tissue

皮肤和皮下组织脓肿抽吸术　abscess aspiration of skin and subcutaneous tissue

皮肤和皮下组织切开探查术　incisional exploration of skin and subcutaneous tissue

皮肤和皮下组织切开异物取出术　foreign body removal of skin and subcutaneous tissue

皮肤和皮下组织切开引流术　incisional drainage of skin and subcutaneous tissue

皮肤和皮下组织清创术　debridement of skin and subcutaneous tissue

皮肤和皮下组织血肿抽吸术　hematoma aspiration of skin and subcutaneous tissue

脾病损切除术　resection of splenic lesion

脾部分切除术　partial splenectomy

脾动脉结扎术　splenic artery ligation

脾动脉栓塞术　splenic artery embolization

脾 - 肺固定术　splenopneumopexy

脾静脉 - 肾静脉分流术　spleno-renal shunt surgery

脾静脉 - 下腔静脉分流术　spleno-caval shunt surgery

脾切除术　splenectomy

脾修补术　splenorrhaphy

脾移植术　splenic transplantation

剖腹探查术　exploratory laparotomy

脐病损切除术　excision of lesion of umbilicus

脐活组织检查术　biopsy of umbilicus

脐脓肿切开引流术　incision and drainage of umbilical abscess

脐膨出修补术　repair of omphalocele

脐切除术　omphalectomy

脐疝补片修补术　patch repair of umbilical hernia

脐疝修补术　repair of umbilical hernia

脐整形术　plasty of umbilicus

髂淋巴结根治性切除术　radical excision of iliac lymph node

前入路肝切除术　anterior approach for hepatectomy

嵌顿疝松解回纳术　lysis and turn back of incarcerated hernia

腔镜甲状腺癌改良根治术　endoscopic modified radical thyroidectomy

腔镜甲状腺部分切除术　endoscopic partial thyroidectomy

腔镜甲状腺次全切除术　endoscopic subtotal thyroidectomy

腔镜甲状腺全切除术　endoscopic total thyroidectomy

腔镜下单侧副乳切除术　endoscopic unilateral excision of accessory breast

腔镜下单侧乳房切除伴同侧腋窝前哨淋巴结活检术　endoscopic unilateral mastectomy accompanied by lateral axillary sentinel lymph node biopsy

腔镜下乳房病损切除术　endoscopic excision of breast lesion

腔镜下乳房肿物切除术　endoscopic excision of breast lump

腔镜下双侧副乳切除术　endoscopic excision of bilateral accessory breast

腔镜下双侧乳房切除术　endoscopic bilateral mastectomy

腔镜下腋窝淋巴结根治性切除术　endoscopic radical excision of axillary lymph node

腔镜下腋窝淋巴结清扫术　endoscopic dissection of axillary lymph node

腔镜下腋窝淋巴结区域性切除术　endoscopic regional axillary lymph node excision

清创性肝切除　debridement hepatectomy

躯干异物去除　removal of foreign body from trunk

全肝切除术　total hepatectomy

全甲状腺切除术　total thyroidectomy

全结肠切除术　total colectomy

全结直肠切除术　total proctocolectomy

全盆腔清扫　total pelvic exenteration（TPE）

全胃切除伴食管 - 空肠吻合术　total gastrectomy with esophagojejunostomy

全胃切除伴食管 - 十二指肠吻合术　total gastrectomy with esophagoduodenostomy

全胃切除术伴空肠间置术　total gastrectomy with jejunum interposition

人工肛门括约肌去除术　artificial anal sphincter removal

人工肛门括约肌修正术　artificial anal sphincter modification

人工肛门括约肌植入术　artificial anal sphincter implantation

乳房病损切除术　excision of breast lesion

乳房病损微创旋切术　Mammotome excision

乳房重建术应用背阔肌肌皮瓣　breast reconstruction with latissimus dorsi myocutaneous flap

乳房重建术应用带蒂横向腹直肌（TRAM）肌皮瓣　breast reconstruction with pedicled transverse rectus abdominis myocutaneous（TRAM）flap

乳房重建术应用游离腹壁下浅动脉（SIEA）皮瓣　breast reconstruction with free superficial inferior epigastric artery（SIEA）flap

乳房重建术应用游离腹壁下深动脉穿支（DIEP）皮瓣　breast reconstruction with free deep inferior epigastric artery perforator（DIEP）flap

乳房重建术应用游离横向腹直肌（TRAM）肌皮瓣　breast reconstruction with free transverse rectus abdominis myocutaneous（TRAM）flap

乳房重建术应用游离臀动脉穿支（GAP）皮瓣　breast reconstruction with free gluteal artery perforator（GAP）flap

乳房重建术应用游离胸大肌　breast reconstruction with free pectoralis major

乳房抽吸术　aspiration of breast

乳房裂伤缝合术　suture of breast laceration

乳房切开引流术　incision and drainage of breast

乳房区段切除术　segmental mastectomy

乳房下垂矫正术　correction of breast ptosis

乳房象限切除术　quadrantectomy of breast

乳房移植组织扩张器取出术　removal of breast transplant tissue expander

乳房移植组织扩张器置入术　insertion of breast tissue expander

乳房异物取出术　removal of foreign matter of breast

乳房植入物取出术　removal of implant of breast

乳房植入物修整术　revision of implant of breast

乳房肿物切除术　lumpectomy

乳房组织穿刺活检术　breast tissue biopsy

乳管镜检查　breast ductoscopy
乳管镜下活检术　breast ductoscopic biopsy
乳头成形术　nipple reconstruction
乳头切除术　excision of nipple
乳头缩小术　nipple reduction
乳头移位术　transposition of nipple
乳腺癌局部扩大切除加带蒂胸背动脉穿支皮瓣成形　breast reconstruction with pedicled thoracodorsal artery perforator（TDAP）flap after lumpectomy
乳腺癌局部扩大切除加游离腺体成形　breast reconstruction with free gland after lumpectomy
乳腺癌局部扩大切除术（lumpectomy 手术）　wide local excision of breast cancer/lumpectomy
乳腺肿物局部扩大切除术　wide local excision of breast lump
乳腺组织切除活检术　excisional breast biopsy
乳晕缩小术　areolar reduction
乳晕再造术　areolar reconstruction
软组织切开异物取出术　incisional removal of foreign body of soft tissue
软组织探查术　soft tissue exploration
软组织治疗性药物局部注射　therapeutic drug injection of soft tissue
伤口止血术　wound hemostasis
升结肠 - 横结肠吻合术　ascending-transverse colonic anastomosis
升结肠 - 降结肠吻合术　ascending-descending colonic anastomosis
升结肠破裂修补术　ascending colonic rupture repair
升结肠切除术　ascending colon resection
升结肠 - 乙状结肠吻合术　ascending-sigmoid colonic anastomosis
生物大网膜移植术　biological great omentum grafting
生物反馈疗法　biofeedback therapy
十二指肠病损破坏术　destruction of lesion of duodenum
十二指肠病损切除术　excision of lesion of duodenum
十二指肠部分切除术　partial duodenectomy
十二指肠成形术　duodenoplasty
十二指肠动脉栓塞术　duodenal artery embolization
十二指肠 - 空肠吻合术　duodenojejunostomy
十二指肠溃疡穿孔修补术　repair of duodenal ulcer perforation
十二指肠括约肌成形术　duodenal sphincteroplasty
十二指肠瘘闭合术　closure of duodenal fistula
十二指肠内异物去除　removal of foreign body in duodenum
十二指肠破裂修补术　repair of duodenal rupture
十二指肠憩室化手术　diverticulectomy of duodenum
十二指肠切除术　duodenectomy
十二指肠切开探查术　incision and exploration of duodenum
十二指肠外置术　exteriorization of duodenum
十二指肠造口术　duodenostomy
食管 - 贲门成形术　cardioplasty of esophagus
食管曲张静脉套扎术　esophageal variceal ligation
手术后肛门出血缝扎止血术　suture ligation of postoperative anal bleeding
手术后伤口止血术　postoperative wound hemostasis
手异物去除　removal of foreign body from hand
手助腹腔镜下肝切除术　hand-assisted laparoscopic hepatectomy
双侧腹股沟疝无张力修补术　tension free repair of bilateral inguinal hernia
双侧腹股沟疝无张力修补术（一侧直疝一侧斜疝）　tension free repair of bilateral inguinal hernia（one direct and one indirect）
双侧腹股沟疝修补术　repair of bilateral inguinal hernia
双侧腹股沟斜疝疝囊高位结扎术　high ligation of hernial sac of bilateral oblique inguinal hernia
双侧腹股沟斜疝无张力修补术　tension free repair of bilateral oblique inguinal hernia
双侧腹股沟斜疝修补术　repair of bilateral oblique inguinal hernia
双侧腹股沟直疝无张力修补术　tension free repair of bilateral direct inguinal hernia

双侧腹股沟直疝 - 斜疝修补术　repair of bilateral direct inguinal hernia-oblique inguinal hernia
双侧腹股沟直疝修补术　repair of bilateral direct inguinal hernia
双侧股疝无张力修补术　tension free repair of bilateral femoral hernia
双侧颈淋巴结根治性清扫术　bilateral radical neck dissection（RND）
双侧皮下乳房切除伴假体置入术　bilateral subcutaneous mastectomy with immediate prosthesis implantation
双侧皮下乳房切除术　bilateral subcutaneous mastectomy
双侧乳房改良根治术　bilateral modified radical mastectomy
双侧乳房根治性切除术　bilateral radical mastectomy
双侧乳房假体置入术　bilateral breast prosthesis implantation
双侧乳房扩大根治性切除术　bilateral extended radical mastectomy
双侧乳房切除术　bilateral mastectomy
双侧乳房缩小成形术　bilateral breast reduction
双侧乳房注射隆胸术　bilateral injection into breast for augmentation
（双侧）乳腺癌改良根治术后即刻（DIEP）皮瓣乳房重建　（bilateral）immediate breast reconstruction with inferior epigastric artery perforator（DIEP）flap after modified radical mastectomy
（双侧）乳腺癌改良根治术后即刻（SIEA）皮瓣乳房重建　（bilateral）immediate breast reconstruction with superficial inferior epigastric artery（SIEA）flap after modified radical mastectomy
（双侧）乳腺癌改良根治术后即刻（TRAM）皮瓣乳房重建　（bilateral）immediate breast reconstruction with transverse rectus abdominis myocutaneous（TRAM）flap after modified radical mastectomy
（双侧）乳腺癌改良根治术后即刻（GAP）乳房重建　（bilateral）immediate breast reconstruction with gluteal artery perforator（GAP）flap after modified radical mastectomy
（双侧）乳腺癌改良根治术后即刻单囊假体乳房重建　（bilateral）immediate breast reconstruction with single-lumen implant after modified radical mastectomy
（双侧）乳腺癌改良根治术后即刻双囊假体乳房重建　（bilateral）immediate breast reconstruction with double-lumen implants after modified radical mastectomy
双侧乳腺切除术伴假体植入　bilateral breast implant after mastectomy
双囊假体重建后注射泵取出术　removal of injection pump after reconstruction using double-capsule implant
汤普森手术　Thompson procedure
头静脉缝合术　suture of cephalic vein
头皮异物去除　removal of foreign body from scalp
网膜病损切除术　excision of lesion of omentum
网膜部分切除术　partial resection of omentum
网膜扭转复位术　reduction of derotation of omental torsion
网膜切除术　omentectomy
网膜切开术　omental detachment
网膜疝修补术　repair of omental hernia
网膜粘连松解术　lysis of omental adhesion
胃癌标准根治术　standard radical gastrectomy
胃癌改良根治术　modified radical gastrectomy
胃 - 贲门成形术　cardioplasty of stomach
胃病损切除术　excision of lesion of stomach
胃部分切除伴空肠转位术　partial gastrectomy with duodenal switch
胃部分切除伴食管 - 胃吻合术　partial gastrectomy with esophagogastrostomy
胃部分切除术　partial gastrectomy
胃 - 肠吻合术　gastroenterostomy
胃大部切除伴胃 - 空肠吻合术（Billroth Ⅱ式）　subtotal gastrectomy with gastrojejunostomy（Billroth Ⅱ operation）
胃大部切除伴胃 - 十二指肠吻合术（Billroth Ⅰ式）　subtotal gastrectomy with gastroduodenostomy（Billroth Ⅰ operation）
胃大部切除伴 Roux-en-Y 型吻合术　subtotal gastrectomy with Roux-en-Y anastomosis
胃底折叠术　fundoplication，Nissen operation　［又称］Nissen 手术△
胃动脉结扎术　ligation of gastric artery

胃动脉栓塞术　gastric artery embolization
胃固定术　gastropexy
胃 - 结肠瘘闭合术　closure of gastrocolic fistula
胃近端切除术　proximal gastrectomy
胃镜下食管、胃底静脉曲张组织液注射术　tissue fluid injection of esophageal and gastric varices under endoscope
胃镜下食管出血止血术　endoscopic hemostasis of esophageal hemorrhage
胃镜下食管静脉曲张结扎术　endoscopic ligation of esophageal varices
胃镜下胃静脉曲张结扎术　endoscopic ligation of gastric varices
胃镜下胃静脉曲张硬化术　endoscopic sclerosis of gastric varices
胃镜下胃造口术　endoscopic gastrostomy
胃 - 空肠吻合口闭合术　closure of gastrojejunostomy
胃溃疡穿孔修补术　repair of gastric ulcer perforation
胃内异物去除　removal of foreign body in stomach
胃扭转复位术　reduction of volvulus of stomach
胃旁路术　gastric bypass
胃破裂修补术　repair of gastric rupture
胃切开探查术　incision and exploration of stomach
胃切开异物取出术　removal of foreign body from stomach by incision
胃切开止血术　incision and hemostasis of stomach
胃十二指肠动脉栓塞术　gastric and duodenal artery embolization
胃十二指肠镜下十二指肠病损切除术　gastroduodenoscopic excision of lesion of duodenum
胃 - 十二指肠吻合口闭合术　closure of gastroduodenostomy
胃 - 十二指肠吻合口修补术　repair of gastroduodenostomy
胃 - 十二指肠吻合术　gastroduodenostomy
胃袖状切除术　sleeve resection of stomach
胃幽门切除术　gastropylorectomy
胃远端切除术　distal gastrectomy
胃造口闭合术　closure of gastrostomy
胃造瘘术　gastrostomosis
喂养性空肠造口术　feeding jejunostomy
吻合器痔上黏膜环切术　procedure for prolapse and hemorrhoid（PPH procedure）
小肠病损切除术　excision of small intestinal lesion
小肠部分切除术　partial resection of small intestine
小肠部分切除用于间置术　partial resection of small intestine for interposition
小肠 - 大肠吻合术　anastomosis of small-to-large intestine
小肠多节段部分切除术　segmental resection of small intestine
小肠 - 结肠切除术　enterocolectomy
小肠 - 结肠吻合术　enterocolostomy
小肠瘘管切除缝合术　resection and suturation of fistula of small intestine
小肠瘘修补术　repair of fistula of small intestine
小肠扭转复位术　reduction of torsion of small intestine
小肠排列术　plication of small intestine
小肠破裂修补术　repair of small intestine rupture
小肠憩室切除术　diverticulectomy of small intestine
小肠切开减压术　decompression of intestine by incision
小肠切开异物取出术　removal of foreign body in small intestine
小肠全部切除术　total resection of small intestine
小肠 - 升结肠吻合术　small intestine-ascending colon anastomosis
小肠套叠复位术　reduction of intussusception of small intestine
小肠外置术　exteriorization of small intestine
小肠吻合修正术　revision of anastomosis of small intestine
小肠 - 小肠端侧吻合术　end to side anastomosis of small intestine
小肠 - 阴道瘘修补术　repair of enterovaginal fistula
小肠造口闭合术　closure of stoma of small intestine
小肠造口术　enterostomy
小肠造口修正术　revision of stoma of small intestine
小肠折叠术　plication of small intestine　［又称］Noble 手术△

小肠 - 直肠吻合术　anastomosis of small intestine to rectum
选择性迷走神经切断术　selective vagotomy
血栓外痔剥离术　excision of external thrombosed hemorrhoid
腰疝、白线疝、半月线疝修补术　repair of lumbar hernia，epigastric hernia，spigelian hernia
腋淋巴结切除术　excision of axillary lymph node
腋下淋巴结根治性切除术　radical excision of axillary lymph node
腋下淋巴结清扫术　dissection of axillary lymph node
胰管 - 空肠吻合术　pancreaticojejunostomy
胰管括约肌切开取石术　pancreatic sphincterotomy and stone removal
胰管支架置入术　pancreatic duct stent placement
胰瘘管切除术　pancreatic fistulectomy
胰切开引流术　drainage after pancreatotomy
胰头伴部分胰体切除术　resection of pancreatic head and partial pancreatic body
胰头伴十二指肠切除术　pancreatic head resection with duodenectomy
胰头部分切除术　partial resection of pancreatic head
胰头切除术　excision of head of pancreas
胰尾伴部分胰体切除术　excision of tail and part of body of pancreas
胰尾部分切除术　excision of part of tail of pancreas
胰尾切除术　excision of tail of pancreas
胰尾修补术　repair of tail of pancreas
胰腺病损切除术　excision of lesion of pancreas
胰腺病损射频消融术　radiofrequency ablation of lesion of pancreas
胰腺部分切除术　partial pancreatectomy
胰腺次全切除术　subtotal pancreatectomy
胰腺根治性切除术　radical pancreatectomy
胰腺 - 空肠吻合术　pancreaticojejunostomy
胰腺囊肿 - 空肠吻合术　pancreatic cystojejunostomy
胰腺囊肿 - 胃吻合术　pancreatic cystogastrostomy
胰腺囊肿引流术　drainage of pancreatic cyst
胰腺囊肿造袋术　marsupialization of pancreatic cyst
胰腺破裂修补术　repair operation of pancreatic rupture
胰腺切开取石术　transpancreatic duct lithotomy
胰腺全部切除术　total pancreatectomy
胰腺 - 十二指肠切除术　pancreaticoduodenectomy
胰腺同种移植术　pancreatic allotransplantation
胰腺 - 胃吻合术　pancreaticogastrostomy
胰腺修补术　surgical repair of pancreas
胰腺异体移植术　pancreatic allotransplantation
胰腺组织再植入术　pancreatic retransplantation
乙状结肠代膀胱术　replacement of bladder with sigmoid
乙状结肠 - 腹壁固定术（Moschowitz 手术）　fixation of sigmoid colon to abdominal wall（Moschowitz procedure）
乙状结肠 - 肛门吻合术　sigmoid colonic-anal anastomosis
乙状结肠瘘修补术　repair of sigmoid colonic fistula
乙状结肠破裂修补术　repair of sigmoid colonic rupture
乙状结肠切除术　sigmoidectomy
乙状结肠切开术　incision of sigmoid colon
乙状结肠造口闭合术　closure of sigmoidostomy
乙状结肠 - 直肠吻合术　sigmoid colon-rectum anastomosis
异位胰腺切除术　excision of ectopic pancreas
幽门成形术　pyloroplasty
幽门肌切开术　pyloromyotomy　［又称］幽门环肌切开术△
幽门切开扩张术　incision and dilation of pylorus
预防性侧颈区淋巴结清扫术　prophylactic lateral neck dissection
预防性中央区淋巴结清扫术　prophylactic central neck dissection
再剖腹探查术　relaparotomy and reexploration
暂时性胃造口术　temporary gastrostomy
造口旁疝修补术　repair of parastomal hernia
择区性颈淋巴结清扫术　selective neck dissection，SND
肢体淋巴管瘤（囊肿）切除术　excision of extremity lymphangioma（lymphocyst）
脂肪垫切除术　excision of fat pad

脂肪切除术　lipectomy
直肠癌根治术　radical proctectomy
直肠代膀胱术　replacement of bladder with rectum
直肠低位前切除术（Dixon 手术）　rectal low anterior resection，LAR ［又称］经腹直肠癌切除术△
直肠骶骨上悬吊术　suspension of rectum to sacrum
直肠腹 - 会阴拖出切除术　abdominoperineal pull-through resection of rectum
直肠固定术　rectopexy/proctopexy
直肠后结肠拖出吻合术（Duhamel 手术）　Duhamel pull-through operation（Duhamel operation）
直肠经骶尾切除术　rectal resection sacrococcygeal approach ［又称］经骶尾入路直肠切除术△
直肠瘘修补术　rectal fistula repair
直肠内结肠拖出吻合术（Swenson 手术）　Swenson pull-through operation（Swenson operation）
直肠内黏膜瓣前移术　endorectal mucosal flap advancement
直肠内拖出切除术　endorectal pull through operation
直肠内异物取出术　removal of rectal foreign body
直肠黏膜环切术　rectal mucosal sleeve resection
直肠 - 膀胱 - 阴道瘘切除术　recto-vesico-vaginal fistulectomy
直肠破裂修补术　rectal rupture repair
直肠前突修补术　rectocele repair ［又称］直肠前膨出修补术△
直肠切除术　proctectomy
直肠切开引流术　rectal incision and drainage
直肠脱垂德洛姆修补术　Delorme repair of rectal prolapse
直肠脱垂复位术　reduction of rectal prolapse
直肠脱垂里普斯坦修补术　Ripstein repair of rectal prolapsed
直肠脱垂注射术　injection treatment of rectal prolapse
直肠息肉切除术　polypectomy of rectum

直肠狭窄切开术　incision of rectal stricture
直肠修补术　repair of rectum
直肠悬吊术　rectal suspension
直肠阴道隔膜切开术　incision of rectovaginal septum
直肠阴道隔切开术　excision of rectovaginal septum
直肠阴道瘘修补术　repair of rectovaginal fistula
直肠造口　proctostomy
直肠造口闭合术　closure of proctostomy
直肠 - 直肠吻合术　rectal-rectal anastomosis
直肠周围瘘管修补术　repair of perirectal fistula
直视下脾组织活检术　orthoptic spleen biopsy
治疗性侧颈区淋巴结清扫术　therapeutic lateral neck dissection
治疗性中央区淋巴结清扫术　therapeutic central neck dissection
痔红外线凝固疗法　infrared coagulation for hemorrhoid
痔胶圈套扎疗法　rubber band ligation for hemorrhoid
痔冷冻疗法　cryosurgery for hemorrhoid
痔切除伴肛门成形术　hemorrhoidectomy and anoplasty
痔切除术　hemorrhoidectomy
痔注射疗法　injection of hemorrhoid
中肝叶（肝 4、5、8 段）切除术　mesohepatectomy（segments 4，5，8）
中央区淋巴结清扫术　central lymph node dissection
主动脉旁淋巴结根治性切除术　radical excision of paraaortic lymph node
自体脂肪移植单侧乳癌术后乳房缺损填充术　unilateral autologous fat transplantation after mastectomy
自体脂肪移植单侧乳房缺损填充术　unilateral autologous fat transplantation of defection
自体脂肪移植双侧乳癌术后乳房缺损填充术　bilateral autologous fat transplantation after mastectomy
自体脂肪移植双侧乳房缺损填充术　bilateral autologous fat transplantation of defection

12.4　临床检查名词

肠系膜活组织检查　mesenteric biopsy
超声引导下肝穿刺活组织检查　ultrasound guided liver biopsy
单侧高频乳腺钼靶检查　unilateral high frequency mammography
单侧乳腺及区域淋巴结超声检查　unilateral breast and regional lymph node ultrasound
胆道镜直视下胆管活组织检查　choledochoscopic biliary biopsy
胆道镜直视下胆囊活组织检查　choledochoscopic cholecystic biopsy
腹壁活组织检查　biopsy of abdominal wall
腹膜后活组织检查　biopsy of retroperitoneum
腹膜活组织检查　biopsy of peritoneum
腹腔病损穿刺活组织检查　needle biopsy of abdominal lesion
腹腔镜检查　laparoscopy
腹腔镜下胆管探查术　laparoscopic bile duct exploration
腹腔镜下胆道造影术　laparoscopic cholangiography
腹腔镜下胆总管探查术　laparoscopic common bile duct exploration
腹腔镜下腹壁活组织检查　laparoscopic biopsy of abdominal wall
腹腔镜下腹膜活组织检查　laparoscopic peritoneal biopsy
腹腔镜下腹腔探查术　laparoscopic abdominal exploration
腹腔镜下肝组织活检术　laparoscopic hepatic/liver biopsy
腹腔镜下淋巴结活组织检查　laparoscopic lymph node biopsy
腹腔镜下网膜活组织检查　laparoscopic omental biopsy
腹腔镜下胰腺探查　laparoscopic pancreas exploration
腹腔内病损穿刺活组织检查　needle biopsy of intraabdominal lesion

肛门活组织检查　anus biopsy
甲状旁腺活组织检查　parathyroid gland biopsy
甲状腺穿刺活组织检查　needle biopsy of thyroid
经皮脾穿刺活组织检查　percutaneous splenic biopsy
淋巴结活组织检查　lymph node biopsy
内镜下奥狄括约肌活组织检查　endoscopic biopsy of Oddi's sphincter
内镜下胆管活组织检查　endoscopic biopsy of bile duct
内镜下逆行胆管造影　endoscopic retrograde cholangiography，ERC
内镜下逆行胰 - 胆管造影　endoscopic retrograde cholangiopancreatography，ERCP
皮肤和皮下组织活组织检查　skin and subcutaneous tissue biopsy
脾穿刺　splenic biopsy
乳头溢液涂片　nipple discharge smear
乳腺粗针穿刺活检　core needle biopsy for breast
乳腺导管内镜检查术（单孔）　mammary ductoscopy（single hole）
乳腺导管内镜检查术（多孔）　mammary ductoscopy （cellular）
乳腺导管造影　galactography
乳腺核磁共振检查　breast MRI
乳腺微创旋切活检术　Mammotome biopsy
术中结肠镜检查　operative colonoscopy
双侧高频乳腺钼靶检查　bilateral high frequency mammography
双侧乳腺及区域淋巴结超声检查　bilateral breast and regional lymph node ultrasound

网膜活组织检查　biopsy of omentum

胃镜下活组织检查　endoscopic biopsy of stomach

胃十二指肠镜下活组织检查　endoscopic biopsy of stomach and duo-
　denum

胰腺超声内镜检查　endoscopic ultrasonography of pancreatic disease

胰腺穿刺活组织检查　needle biopsy of pancreas

直肠周围组织活组织检查　perirectal tissue biopsy

直视下(腹腔镜下)肝活组织检查　orthophoric (laparoscopic) liver
　biopsy

直视下胃活组织检查　biopsy of stomach under direct vision

直视下小肠活组织检查　biopsy of intestine under direct vision

直视下胰腺活组织检查　biopsy of pancreas under direct vision

13. 神经外科

13.1 疾病诊断名词

鞍部脑膜瘤 sellar region meningioma
鞍隔脑膜瘤 diaphragma sellae meningioma
鞍结节脑膜瘤 tuberculum sellae meningioma
鞍区脂肪瘤 sellar region lipoma
鞍上恶性肿瘤 malignant suprasellar tumor
鞍上脑膜瘤 suprasellar meningioma
伴腺状分化型恶性外周神经鞘膜瘤 malignant peripheral nerve sheath tumor with glandular differentiation
伴有间叶分化型恶性外周神经鞘膜瘤 malignant peripheral nerve sheath tumor with mesenchymal differentiation
闭合性颅骨骨折 closed fracture of skull
臂丛神经损伤 brachial plexus injury
表皮样瘤 epidermoidoma
侧脑室囊肿 lateral ventricular cyst
侧脑室脑膜瘤 lateral ventricular meningioma
成熟性畸胎瘤 mature teratoma
创伤后昏迷 post-traumatic coma
创伤后脑综合征 post-traumatic brain syndrome
创伤性脊髓后索综合征 traumatic posterior cord syndrome
创伤性脊髓前索综合征 traumatic anterior cord syndrome
创伤性截瘫 traumatic paraplegia
创伤性颅内出血 traumatic intracranial hemorrhage
创伤性颅内血肿 traumatic intracranial hematoma
创伤性脑出血 traumatic cerebral hemorrhage
创伤性脑干出血 traumatic brainstem hemorrhage
创伤性脑积水 post-traumatic hydrocephalus
创伤性脑内血肿 traumatic intracerebral hematoma
创伤性脑疝 traumatic brain hernia
创伤性脑水肿 traumatic brain edema
创伤性脑损伤 traumatic brain injury
创伤性小脑出血 traumatic cerebellar hemorrhage
创伤性小脑挫伤 traumatic cerebellar contusion
创伤性小脑血肿 traumatic cerebellar hematoma
创伤性硬膜外出血 traumatic epidural hemorrhage
创伤性硬膜下出血 traumatic subdural hemorrhage
创伤性硬膜下血肿 traumatic subdural hematoma
创伤性蛛网膜下腔出血 traumatic subarachnoid hemorrhage, tSAH
垂体上动脉 superior hypophysial artery
垂体细胞瘤 pituicytoma
垂体腺癌 pituitary carcinoma
垂体腺瘤 pituitary adenoma
丛集性头痛 cluster headache
丛状型神经纤维瘤 plexiform neurofibroma
促肾上腺皮质激素腺瘤 adrenocorticotropic hormone adenoma
促纤维增生/结节型髓母细胞瘤 desmoplastic/nodular medulloblastoma
促纤维增生性婴儿星形细胞瘤/神经节胶质细胞瘤 desmoplastic infantile astrocytoma/ganglioglioma

催乳素瘤 prolactinoma ［又称］泌乳素瘤△
错构瘤 hamartoma
大脑大静脉动脉瘤样畸形 vein of Galen aneurysmal malformation
大脑后动脉出血 posterior cerebral artery hemorrhage
大脑后动脉夹层 posterior cerebral artery dissection
大脑后动脉瘤 posterior cerebral artery aneurysm
大脑交界性肿瘤 borderline cerebral tumor
大脑胶质瘤病 gliomatosis cerebri
大脑镰旁脑膜瘤 cerebral falx meningioma
大脑镰下疝 subfalcine herniation ［又称］扣带回疝△
大脑良性肿瘤 benign cerebral tumor
大脑前动脉夹层 anterior cerebral artery dissection
大脑前动脉近侧段(A1)动脉瘤 precommunicating part of anterior cerebral artery（A1）aneurysm
大脑前动脉-前交通动脉动脉瘤 anterior cerebral artery-anterior communicating artery aneurysm
大脑前动脉-前交通动脉动脉瘤 anterior cerebral artery-anterior communicating artery aneurysm
大脑前动脉-前交通动脉动脉瘤破裂 anterior cerebral artery-anterior communicating artery aneurysm rupture
大脑前动脉远侧段(A2-A5)动脉瘤 postcommunicating part of anterior cerebral artery（A2-5）aneurysm
大脑凸面多部位脑膜瘤 multiple cerebral convexity meningiomas
大脑凸面脑膜瘤 cerebral convexity meningioma
大脑中动脉出血 middle cerebral artery hemorrhage
大脑中动脉夹层 middle cerebral artery dissection
大脑中动脉瘤 middle cerebral artery aneurysm
大细胞型髓母细胞瘤 large cell medulloblastoma
带状疱疹后疼痛 postherpetic neuralgia
单发性纤维性肿瘤 solitary fibrous tumor
胆脂瘤术后复发 postoperative recurrence of cholesteatoma
导水管狭窄 aqueduct stenosis
岛叶恶性肿瘤 malignant insular tumor
骶椎神经根袖囊肿 sacral nerve root cyst（Tarlov cyst）
第三脑室的脊索瘤样胶质瘤 chordoid glioma of third ventricle
第四脑室交界性肿瘤 fourth ventricle borderline neoplasm
第四脑室菊形团形成型胶质神经元肿瘤 rosette-forming glioneuronal tumor of the fourth ventricle
第四脑室良性肿瘤 benign fourth ventricular tumor
第四脑室囊肿 fourth ventricle cyst
癫痫 epilepsy
癫痫综合征 epileptic syndrome
蝶鞍旁恶性肿瘤 malignant parasellar tumor
蝶鞍旁良性肿瘤 benign parasellar tumor
蝶鞍区脑膜瘤 sellar region meningioma
蝶鞍区肿瘤 sellar region tumor
蝶鞍上脑膜瘤 suprasellar meningioma
蝶骨嵴脑膜瘤 sphenoid ridge meningioma

蝶骨脑膜瘤　sphenoid bone meningioma
顶骨骨折　fracture of parietal bone
顶骨良性肿瘤　benign parietal bone tumor
顶叶出血　parietal lobe hemorrhage
顶叶恶性肿瘤　malignant parietal tumor
顶叶继发恶性肿瘤　secondary malignant parietal tumor
顶叶交界性肿瘤　borderline parietal tumor
顶叶良性肿瘤　benign parietal tumor
顶叶脑膜瘤　parietal meningioma
顶枕叶恶性肿瘤　malignant parietal-occipital tumor
冬眠瘤　hibernoma
对冲性损伤　contrecoup injury
多发性大脑挫裂伤　multiple cerebral contusions and lacerations
多发性颅骨骨折　multiple fractures of skull
多发性面骨骨折　multiple fractures of facial bone
多发性脑出血　multiple cerebral hemorrhage
多发性小脑挫裂伤　multiple cerebellar contusions and lacerations
多发性小脑血肿　multiple cerebellar hematomas
多形性黄色瘤型星形细胞瘤　pleomorphic xanthoastrocytoma
多形性胶质母细胞瘤　glioblastoma multiforme
额顶骨骨折　fracture of frontal and parietal
额顶叶恶性肿瘤　malignant frontal-parietal tumor
额骨恶性肿瘤　malignant tumor of frontal bone
额骨骨折　fracture of frontal bone
额骨良性肿瘤　benign tumor of frontal bone
额颞岛叶恶性肿瘤　malignant frontal-temporal-insular tumor
额颞顶叶恶性肿瘤　malignant frontal-temporal-parietal tumor
额颞叶恶性肿瘤　malignant frontal-temporal tumor
额叶恶性肿瘤　malignant frontal tumor
额叶继发恶性肿瘤　secondary malignant frontal tumor
额叶交界性肿瘤　borderline frontal tumor
额叶良性肿瘤　benign frontal tumor
额叶脑膜瘤　frontal meningioma
恶性黑色素瘤　malignant melanoma
恶性淋巴瘤　malignant lymphoma
恶性颅咽管瘤　malignant craniopharyngioma
恶性神经束膜瘤　malignant perineurioma
恶性外周神经鞘膜瘤　malignant peripheral nerve sheath tumor,MPNST
恶性纤维组织细胞瘤　malignant fibrous histiocytoma
发作　seizure
非创伤性硬膜外血肿　non-traumatic epidural hematoma
非典型性畸胎瘤/横纹肌样瘤　atypical teratoid/rhabdoid tumor
非典型性脉络丛乳头状瘤　atypical choroid plexus papilloma
非典型性脑膜瘤　atypical meningioma
非破裂性脑动脉夹层　unruptured cerebral artery dissection
肥胖细胞型星形细胞瘤　gemistocytic astrocytoma
分泌型脑膜瘤　secretory meningioma
副神经节交界性肿瘤　borderline paraganglioma
副神经节瘤　paraganglioma
富于淋巴细胞浆细胞型脑膜瘤　lymphoplasmacyte-rich meningioma
高血压脑出血　hypertensive intracerebral hemorrhage
梗阻性脑积水　obstructive hydrocephalus　[又称]非交通性脑积水△
功能性脑病　brain dysfunction
骨瘤　osteoma
骨肉瘤　osteosarcoma
骨软骨瘤　osteochondroma
过渡型(混合性)脑膜瘤　transitional/mixed meningioma
海绵窦脑膜瘤　cavernous sinus meningioma
海绵窦区硬脑膜动静脉瘘　cavernous sinus dural arteriovenous fistula
黑色素细胞瘤　melanocytoma
黑色素型神经鞘瘤　melanotic schwannoma
横窦脑膜瘤　transverse sinus meningioma
横纹肌瘤　rhabdomyoma
横纹肌肉瘤　rhabdomyosarcoma

横纹肌样型脑膜瘤　rhabdoid meningioma
红斑性肢痛症　erythromelalgia
后交通动脉瘤　posterior communicating artery aneurysm
后交通动脉瘤破裂　posterior communicating artery aneurysm rupture
后循环动脉瘤　posterior circulation aneurysm
化生型脑膜瘤　metaplastic meningioma
幻肢痛　phantom limb pain
混合性生殖细胞肿瘤　mixed germ cell tumor
肌张力障碍　dystonia
积水性无脑畸形　hydranencephaly　[又称]水脑畸形△
基底动脉顶端动脉瘤　basilar artery apex aneurysm
基底动脉夹层　basilar artery dissection
基底动脉瘤　basilar artery aneurysm
基底节恶性肿瘤　malignant basal ganglia tumor
畸胎瘤　teratoma
畸胎瘤恶性转化　teratoma with malignant transformation
极性胶质母细胞瘤　spongioblastoma polare
急性脑肿胀　acute brain swelling
急性外伤后头痛　acute post-traumatic headache
急性硬膜下出血　acute subdural hemorrhage
脊膜恶性肿瘤　malignant spinal meningeal tumor
脊膜脊髓膨出　meningomyelocele
脊膜继发恶性肿瘤　secondary malignant spinal meningeal tumor
脊膜交界性肿瘤　borderline spinal meningeal tumor
脊膜瘤　spinal meningioma
脊神经良性肿瘤　benign spinal nerve tumor
脊髓出血　hematomyelia
脊髓挫伤　contusion of spinal cord
脊髓恶性肿瘤　malignant spinal cord tumor
脊髓疾病　disease of spinal cord
脊髓继发恶性肿瘤　secondary malignant spinal cord tumor
脊髓交界性肿瘤　borderline spinal cord tumor
脊髓结核瘤　spinal cord tuberculoma
脊髓良性肿瘤　spinal benign neoplasm
脊髓裂伤　laceration of spinal cord
脊髓梅毒瘤　spinal cord syphiloma
脊髓脓肿　spinal cord abscess
脊髓神经鞘瘤　spinal neurilemmoma
脊髓栓系综合征　tethered cord syndrome
脊髓休克　spinal shock
脊髓圆锥恶性肿瘤　malignant conus medullaris tumor
脊髓圆锥脂肪瘤　conus medullaris lipoma
脊髓占位性病变　space occupying lesion of spinal cord
脊髓真菌性肉芽肿　spinal cord mycotic granuloma
脊髓震荡　concussion of spinal cord
脊髓脂肪瘤　spinal cord lipoma
脊髓蛛网膜炎　spinal cord arachnoiditis
脊索瘤　chordoma
脊索样脑膜瘤　chordoid meningioma
尖头　acrocephaly　[又称]尖头畸形△
间变性(恶性)脑膜瘤　anaplastic/malignant meningioma
间变性少突胶质细胞瘤　anaplastic oligodendroglioma
间变性神经节细胞胶质瘤　anaplastic ganglioglioma
间变性室管膜瘤　anaplastic ependymoma
间变性髓母细胞瘤　anaplastic medulloblastoma
间变性星形细胞瘤　anaplastic astrocytoma
间变性血管外皮细胞瘤　anaplastic hemangiopericytoma
间叶组织肿瘤　mesenchymal tumor
浆细胞瘤　plasmocytoma
交界性颅咽管瘤　borderline craniopharyngioma
交通性脑积水　communicating hydrocephalus　[又称]非梗阻性脑积水△
胶样囊肿　colloid cyst
胶质母细胞瘤　glioblastoma
胶质肉瘤　gliosarcoma

焦虑性障碍　anxiety disorder
截肢痛　stump pain
紧张性疼痛　tension headache
颈动脉海绵窦瘘　carotid cavernous fistula
颈肩痛　neck and shoulder pain
颈静脉球交界性肿瘤　borderline glomus jugular tumor
颈内动脉床突段动脉瘤　clinoid segment of internal carotid artery aneurysm
颈内动脉分叉段动脉瘤　bifurcation segment of internal carotid artery aneurysm
颈内动脉海绵窦段动脉瘤　cavernous segment of internal carotid artery aneurysm
颈内动脉海绵窦瘘　carotid-cavernous sinus fistula
颈内动脉损伤　internal carotid artery injury
颈内动脉眼动脉段动脉瘤　ophthalmic segment of internal carotid artery aneurysm
颈髓恶性肿瘤　malignant cervical spinal cord tumor
颈外动脉损伤　external carotid artery injury
颈椎间盘疾患伴脊髓病　cervical intervertebral disc disease with myelopathy
颈椎间盘疾患伴神经根病　cervical intervertebral disc disease with radiculopathy
颈总动脉损伤　common carotid artery injury
静脉窦血栓形成　thrombosis of venous sinus
局限性发作　focal seizure
局灶性大脑挫伤　focal cerebral contusion
局灶性大脑挫伤伴出血　focal cerebral contusion with hemorrhage
局灶性大脑挫伤伴血肿　focal cerebral contusion with hematoma
局灶性大脑损伤　focal brain injury
局灶性小脑挫伤　focal cerebellar contusion
局灶性小脑挫伤伴出血　focal cerebellar contusion with hemorrhage
局灶性小脑挫伤伴血肿　focal cerebellar contusion with hematoma
局灶性小脑损伤　focal cerebellar injury
巨细胞型胶质母细胞瘤　giant cell glioblastoma
卡波西肉瘤　Kaposi sarcoma　［又称］卡波济肉瘤△
开放性颅骨骨折　open fracture of skull
开放性颅脑损伤　open craniocerebral injury
开放性颅脑损伤伴骨折　open craniocerebral injury with skull fracture
开放性颅脑损伤伴颅内损伤　open craniocerebral injury with intracranial injury
科布综合征　Cobb syndrome
颗粒细胞瘤　granular cell tumor
颗粒细胞肉瘤　granulocytic sarcoma
壳核出血　putamen hemorrhage
空蝶鞍综合征　empty sella syndrome　［又称］空泡蝶鞍综合征△
眶内脑膜瘤　intra-orbital meningioma
淋巴和造血组织肿瘤　lymphomas and haematopoietic neoplasm
颅底恶性肿瘤　malignant skull base tumor
颅底沟通恶性肿瘤　malignant skull base communicating tumor
颅底骨折　fracture of skull base
颅骨凹陷骨折　depressed fracture of skull
颅骨恶性肿瘤　malignant tumor of skull
颅骨粉碎骨折　comminuted fracture of skull
颅骨骨瘤　osteoma of skull
颅骨骨髓炎　osteomyelitis of skull
颅骨骨折　fracture of skull
颅骨海绵状血管瘤　cavernous hemangioma of skull
颅骨和面骨的多发性骨折　multiple fractures of skull and facial bones
颅骨挤压伤　crush injury of skull
颅骨继发恶性肿瘤　secondary malignant tumor of skull
颅骨交界性肿瘤　borderline tumor of skull
颅骨良性肿瘤　benign tumor of skull
颅骨缺损　defect of skull
颅骨生长性骨折　growing fracture of skull
颅骨嗜酸细胞肉芽肿　eosinophilic granuloma of skull

颅骨纤维性结构不良　fibrous dysplasia of skull
颅骨线形骨折　linear fracture of skull
颅骨血管瘤　hemangioma of skull
颅骨脂肪瘤　lipoma of skull
颅后窝骨折　fracture of posterior cranial fossa
颅后窝脑膜瘤　posterior cranial fossa meningioma
颅颈交界处脑膜瘤　craniocervical junction meningioma
颅眶沟通恶性肿瘤　malignant cranio-orbital communicating tumor
颅眶沟通良性肿瘤　benign cranio-orbital communicating tumor
颅裂　cranium bifidum, cranioschisis　［又称］颅裂畸形△
颅面骨恶性肿瘤　malignant craniofacial bone tumor
颅脑损伤　craniocerebral injury
颅脑先天性畸形　congenital craniocerebral malformation
颅内出血　intracranial hemorrhage
颅内创伤性动脉瘤　intracranial traumatic aneurysm
颅内胆脂瘤　intracranial cholesteatoma
颅内动静脉畸形　intracranial arteriovenous malformation
颅内动脉瘤　intracranial aneurysm
颅内动脉硬化性动脉瘤　intracranial arteriosclerotic aneurysm
颅内多发动脉瘤　multiple intracranial aneurysms
颅内恶性肿瘤　malignant intracranial tumor
颅内感染　intracranial infection
颅内感染性动脉瘤　intracranial infected aneurysm
颅内海绵状血管瘤　intracranial cavernous hemangioma
颅内继发恶性肿瘤　secondary malignant intracranial tumor
颅内寄生虫病　intracranial parasitosis
颅内夹层动脉瘤　intracranial dissecting aneurysm
颅内假性动脉瘤　intracranial pseudoaneurysm
颅内颈内动脉夹层　intracranial internal carotid artery dissection
颅内静脉窦继发恶性肿瘤　secondary malignant intracranial venous sinus tumor
颅内静脉畸形　intracranial venous malformation
颅内镜像动脉瘤　intracranial mirror aneurysm
颅内巨大动脉瘤　intracranial giant aneurysm
颅内良性肿瘤　benign intracranial tumor
颅内毛细血管扩张症　intracranial capillary telangiectasia
颅内损伤　intracranial injury
颅内先天性动脉瘤　congenital intracranial aneurysm
颅内血管畸形　intracranial vascular malformation
颅内异物　intracranial foreign body
颅内转移瘤　metastatic intracranial tumor
颅内椎动脉夹层　intracranial vertebral artery dissection
颅前窝底恶性肿瘤　malignant anterior skull base tumor
颅前窝骨折　fracture of anterior cranial fossa
颅前窝脑膜瘤　anterior cranial fossa meningioma
颅窝继发恶性肿瘤　secondary malignant cranial fossa tumor
颅咽管瘤　craniopharyngioma
颅中窝骨折　fracture of middle cranial fossa
颅中窝脑膜瘤　middle cranial fossa meningioma
颅中窝脑膜瘤　middle cranial fossa meningioma
卵黄囊瘤　yolk sac tumor
麻痹性步态　paralytic gait
马尾恶性肿瘤　malignant cauda equina tumor
马尾损伤　cauda equina injury
马尾圆锥良性肿瘤　benign cauda equina and conus medullaris tumor
脉络丛癌　choroid plexus carcinoma
脉络丛恶性肿瘤　malignant choroid plexus tumor
脉络丛乳头状瘤　choroid plexus papilloma
脉络丛肿瘤　choroid plexus tumor
脉络膜前动脉夹层　anterior choroidal artery dissection
脉络膜前动脉瘤　anterior choroidal artery aneurysm
脉络膜前动脉瘤破裂　anterior choroidal artery aneurysm rupture
慢性疼痛　chronic pain
毛细胞黏液型星形细胞瘤　pilomyxoid astrocytoma

毛细胞型星形细胞瘤　pilocytic astrocytoma
弥漫性黑色素细胞增生症　diffuse melanocytosis
弥漫性星形细胞瘤　diffuse astrocytoma
弥散性大脑损伤　diffuse cerebral injury
弥散性大脑损伤伴出血　diffuse cerebral injury with hemorrhage
弥散性小脑损伤　diffuse cerebellar injury
弥散性小脑损伤伴出血　diffuse cerebellar injury with hemorrhage
弥散性轴索损伤　diffuse axonal injury
面部挤压伤　facial crush injury
面肌痉挛　facial spasm
面神经损伤　facial nerve injury
脑白质恶性肿瘤　malignant cerebral white matter tumor
脑白质继发恶性肿瘤　secondary malignant cerebral white matter tumor
脑瘢痕　brain cicatrix
脑穿通畸形　porencephaly
脑挫伤　contusion of brain
脑动静脉畸形破裂出血　cerebral arteriovenous malformation rupture
脑动静脉瘘　cerebral arteriovenous fistula
脑动脉夹层　cerebral artery dissection
脑动脉瘤　cerebral aneurysm
脑动脉瘤破裂　cerebral aneurysm rupture
脑恶性肿瘤　malignant brain tumor
脑干继发恶性肿瘤　secondary malignant brainstem tumor
脑干交界性肿瘤　borderline brainstem tumor
脑干良性肿瘤　benign brainstem tumor
脑干受压　compression of brainstem
脑干损伤　brainstem injury
脑干占位性病变　brainstem occupying lesion
脑梗死　cerebral infarction
脑和脑膜膜继发恶性肿瘤　secondary malignant brain and meningeal tumor
脑脊膜恶性肿瘤　malignant meningeal tumor
脑脊膜交界性肿瘤　borderline meningeal tumor
脑脊膜膨出　meningocele
脑脊液鼻漏　cerebrospinal fluid rhinorrhea
脑脊液耳漏　cerebrospinal fluid otorrhea
脑脊液眼漏　cerebrospinal fluid orbitorrhea
脑继发恶性肿瘤　secondary malignant brain tumor
脑寄生虫病　cerebral parasitosis
脑交界性肿瘤　borderline brain tumor
脑结核瘤　cerebral tuberculoma
脑静脉畸形破裂出血　cerebral venous malformation rupture
脑良性肿瘤　benign brain tumor
脑裂伤　laceration of brain
脑梅毒瘤　cerebral syphiloma
脑面血管瘤病　encephalofacial angiomatosis　［又称］Sturge-Weber 综合征△
脑膜恶性肿瘤　malignant meningeal tumor
脑膜黑色素瘤病　meningeal melanomatosis
脑膜继发恶性肿瘤　secondary malignant meningeal tumor
脑膜交界性肿瘤　borderline meningeal tumor
脑膜良性肿瘤　benign meningeal tumor
脑膜瘤　meningioma
脑膜脑膨出　meningoencephalocele
脑膜上皮细胞型脑膜瘤　meningothelial meningioma
脑膜上皮细胞瘤　tumor of meningothelial cell
脑幕上的良性肿瘤　benign supratentorial tumor
脑幕下的良性肿瘤　benign infratentorial tumor
脑内血肿　intracerebral hematoma
脑脓肿　brain abscess
脑桥出血　pons hemorrhage
脑桥恶性肿瘤　malignant pons tumor
脑桥良性肿瘤　benign pons tumor
脑桥脑膜瘤　pons meningioma
脑桥小脑角脑膜瘤　cerebellopontine angle meningioma

脑桥小脑角脂肪瘤　cerebellopontine angle lipoma
脑桥脂肪瘤　pons lipoma
脑疝　brain hernia
脑神经恶性肿瘤　malignant cranial nerve tumor
脑神经和脊旁神经肿瘤　tumor of cranial and paraspinal nerve
脑神经继发恶性肿瘤　secondary malignant cranial nerve tumor
脑神经交界性肿瘤　borderline cranial nerve tumor
脑神经良性肿瘤　benign cranial nerve tumor
脑室恶性肿瘤　malignant intraventricular tumor
脑室交界性肿瘤　borderline intraventricular tumor
脑室良性肿瘤　benign intraventricular tumor
脑室颅内分流的机械性并发症　ventricular intracranial shunt mechanical complication
脑室内出血　intraventricular hemorrhage
脑室内脑膜瘤　intraventricular meningioma
脑室外神经细胞瘤　extraventricular neurocytoma
脑受压　compression of brain
脑水肿　cerebral edema
脑瘫　cerebral palsy
脑萎缩　brain atrophy
脑血管交界性肿瘤　borderline cerebrovascular tumor
脑与脊髓交界性肿瘤　borderline brain and spinal cord tumor
脑真菌性肉芽肿　mycotic cerebral granuloma
脑震荡　concussion of brain
脑震荡后综合征　postconcussional syndrome
脑蛛网膜炎　cerebral arachnoiditis
脑卒中　stroke
内囊出血　internal capsule hemorrhage
黏液乳头状型室管膜瘤　myxopapillary ependymoma
颞部结缔组织恶性肿瘤　malignant temporal connective tissue tumor
颞部良性肿瘤　benign temporal tumor
颞顶枕叶恶性肿瘤　malignant temporal-parietal-occipital tumor
颞骨恶性肿瘤　malignant tumor of temporal bone
颞骨骨折　fracture of temporal bone
颞骨良性肿瘤　benign tumor of temporal bone
颞骨鳞部骨折　fracture of temporal squama
颞叶出血　temporal hemorrhage
颞叶癫痫　temporal lobe epilepsy
颞叶恶性肿瘤　malignant temporal tumor
颞叶继发恶性肿瘤　secondary malignant temporal tumor
颞叶交界性肿瘤　borderline temporal tumor
颞叶良性肿瘤　benign temporal tumor
颞叶脑膜瘤　temporal meningioma
颞叶外癫痫　extra-temporal lobe epilepsy
帕金森病　Parkinson disease
胚胎发育不良性神经上皮瘤　dysembryoplastic neuroepithelial tumor
胚胎性癌　embryonal carcinoma
胚胎性肿瘤　embryonal tumor
皮样囊肿　dermoid cyst
皮质下出血　subcortical hemorrhage
偏头痛　migraine
胼胝体恶性肿瘤　malignant corpus callosum tumor
平滑肌瘤　leiomyoma
平滑肌肉瘤　leiomyosarcoma
前床突脑膜瘤　anterior clinoidal meningioma
前斜角肌综合征　scalenus anticus syndrome
前循环动脉瘤　anterior circulation aneurysm
强迫症　obsessive-compulsive disorder
丘脑出血　thalamic hemorrhage
丘脑恶性肿瘤　malignant thalamus tumor
去传入性疼痛　deafferent pain
全面强直阵挛性发作　generalized tonic-clonic seizure
全面性癫痫发作　generalized seizure
绒毛膜癌　choriocarcinoma

乳头状胶质神经元肿瘤　papillary glioneuronal tumor
乳头状室管膜瘤　papillary ependymoma
软骨瘤　chondroma
软骨肉瘤　chondrosarcoma
三叉神经痛　trigeminal neuralgia
三角区脑膜瘤　trigonal meningioma
砂粒体型脑膜瘤　psammomatous meningioma
伤害性疼痛　nociceptive pain
上皮样恶性外周神经鞘膜瘤　epithelioid malignant peripheral nerve sheath tumor
上皮样血管内皮瘤　epithelioid hemangioendothelioma
少突胶质细胞肿瘤　oligodendroglial tumor
少突神经胶质瘤　oligodendroglioma
舌咽神经痛　glossopharyngeal neuralgia
伸长细胞型室管膜瘤　tanycytic ependymoma
神经丛损伤　injury of nerve plexus
神经丛损伤性疼痛　pain in plexus injury
神经节瘤　ganglioneuroma
神经节细胞胶质瘤　ganglioglioma
神经鞘瘤　schwannoma　[又称]许旺细胞瘤△
神经上皮瘤　neuroepithelioma
神经上皮组织肿瘤　tumor of neuroepithelial tissue
神经束膜瘤　perineurioma
神经损伤　nerve injury
神经痛　neuralgia
神经纤维瘤　neurofibroma
神经纤维瘤病　neurofibromatosis　[又称]von Recklinghausen病△
神经纤维肉瘤　neurofibrosarcoma
神经性疼痛　neuropathic pain
神经元及混合性神经元-胶质肿瘤　neuronal and mixed neuronal-glial tumor
生长激素腺瘤　growth hormone adenoma
生殖细胞瘤　germinoma
生殖细胞肿瘤　germ cell tumor
失神发作　absence seizure
失张力发作　atonic seizure
矢状窦良性肿瘤　benign sagittal sinus tumor
矢状窦脑膜瘤　sagittal sinus meningioma
矢状窦旁脑膜瘤　parasagittal meningioma
视神经恶性肿瘤　malignant optic nerve tumor
视神经胶质瘤　optic glioma
室管膜瘤　ependymoma
室管膜母细胞瘤　ependymoblastoma
室管膜下巨细胞型星形细胞瘤　subependymal giant cell astrocytoma
室管膜下瘤　subependymoma
室管膜肿瘤　ependymal tumor
手术后颅内积气　postoperative pneumocephalus
手术后马尾神经损伤　postoperative cauda equina injury
手术后脑积水　postoperative hydrocephalus
手术后脑脊液漏　postoperative cerebrospinal fluid leakage
手术后脑膜膨出　postoperative meningocele
手术后瘫痪　postoperative paralysis
手术后肢体功能障碍　postoperative limb dysfunction
书写痉挛　writer's cramp
双干脊髓　diplomyelia　[又称]双脊髓畸形△
松果体恶性肿瘤　malignant pineal gland tumor
松果体继发恶性肿瘤　secondary malignant pineal gland tumor
松果体交界性肿瘤　borderline pineal gland tumor
松果体良性肿瘤　benign pineal gland tumor
松果体瘤　pinealoma
松果体母细胞瘤　pinealoblastoma
松果体囊肿　pineal cyst
松果体区交界性肿瘤　borderline pineal region tumor
松果体区乳头状肿瘤　pineal region papillary tumor

松果体区肿瘤　pineal region tumor
松果体细胞瘤　pinealocytoma
髓母细胞瘤　medulloblastoma
髓母细胞瘤伴广泛结节形成　medulloblastoma with extensive nodularity
髓内动静脉畸形　intramedullary arteriovenous malformation
髓上皮瘤　medulloepithelioma
髓外硬膜外囊肿　extramedullary extradural cyst
髓周动静脉瘘　perimedullary arteriovenous fistula
听神经恶性肿瘤　malignant acoustic nerve tumor
听神经良性肿瘤　benign acoustic nerve tumor
听神经瘤　acoustic neuroma
头皮挫伤　scalp contusion
头皮裂伤　scalp laceration
头皮撕脱伤　scalp avulsion
头皮血肿　scalp hematoma
透明细胞型脑膜瘤　clear cell meningioma(intracranial)
透明细胞型室管膜瘤　clear cell ependymoma
外囊出血　external capsule hemorrhage
外周神经病理性疼痛　peripheral neuropathic pain
顽固性疼痛　intractable pain
微囊型脑膜瘤　microcystic meningioma
未成熟性畸胎瘤　immature teratoma
无脑畸形　anencephaly　[又称]无脑△
细胞型室管膜瘤　cellular ependymoma
细菌性颅内动脉瘤　bacterial intracranial aneurysm
狭颅症　craniostenosis
先天性脑穿通畸形　congenital porencephaly
先天性脑积水　congenital hydrocephalus
先天性脑膜脑膨出　congenital meningoencephalocele
先天性肿瘤　congenital tumor
纤维肉瘤　fibrosarcoma
纤维型(纤维母细胞型)脑膜瘤　fibrous/fibroblastic meningioma
纤维型星形细胞瘤　fibrillary astrocytoma
腺垂体梭形细胞嗜酸细胞瘤　adenohypophysis spindle cell oncocytoma
小脑扁桃体下疝畸形　Arnold-Chiari malformation
小脑出血　cerebellar hemorrhage
小脑动脉瘤　cerebellar aneurysm
小脑恶性肿瘤　malignant cerebellar tumor
小脑发育不良性神经节细胞瘤　dysplastic cerebellar gangliocytoma (Lhermitte-duclos disease)
小脑后下动脉瘤　posterior inferior cerebellar artery aneurysm
小脑继发恶性肿瘤　secondary malignant cerebellar tumor
小脑交界性肿瘤　borderline cerebellar tumor
小脑良性肿瘤　benign cerebellar tumor
小脑幕孔上升疝　ascending transtentorial herniation
小脑幕孔下降疝　descending transtentorial herniation
小脑幕裂孔疝　transtentorial herniation
小脑幕脑膜瘤　tentorial meningioma
小脑脑膜瘤　cerebellar meningioma
小脑前下动脉瘤　anterior inferior cerebellar artery aneurysm
小脑上动脉瘤　superior cerebellar artery aneurysm
小脑蚓部恶性肿瘤　malignant cerebellar vermis tumor
小脑脂肪神经细胞瘤　cerebellar liponeurocytoma
斜坡恶性肿瘤　malignant clivus tumor
斜坡继发恶性肿瘤　secondary malignant clivus tumor
斜坡脑膜瘤　clivus meningioma
星形母细胞瘤　astroblastoma
星形细胞肿瘤　astrocytic tumor
嗅沟脑膜瘤　olfactory groove meningioma
嗅球恶性肿瘤　malignant olfactory bulb tumor
嗅神经恶性肿瘤　malignant olfactory nerve tumor
血管构筑　angioarchitecture
血管瘤　hemangioma

血管瘤型脑膜瘤　angiomatous meningioma
血管母细胞瘤　haemangioblastoma
血管肉瘤　angiosarcoma
血管外皮细胞瘤　haemangiopericytoma
血管网状细胞瘤　angioreticuloma ［又称］血管网织细胞瘤△
血管脂肪瘤　angiolipoma
血管中心型胶质瘤　angiocentric glioma
烟雾病　moyamoya disease ［又称］脑底异常血管网病△
延髓出血　medulla oblongata hemorrhage
延髓恶性肿瘤　malignant medulla oblongata tumor
延髓交界性肿瘤　borderline medulla oblongata tumor
岩骨脑膜瘤　petrosal meningioma
岩骨斜坡脑膜瘤　petroclival meningioma
隐形脊柱裂　occult spinal dysraphism
硬脊膜动静脉瘘　spinal dural arteriovenous fistula
硬脊膜内囊肿　spinal intradural cyst
硬脊膜外恶性肿瘤　malignant spinal epidural tumor
硬脊膜外继发恶性肿瘤　secondary malignant spinal epidural tumor
硬脊膜外良性肿瘤　benign spinal epidural tumor
硬脊膜外囊肿　spinal epidural cyst
硬脊膜外脓肿　spinal epidural abscess
硬脊膜外肉芽肿　spinal epidural granuloma
硬脊膜外血肿　spinal epidural hematoma
硬脊膜下良性肿瘤　benign spinal subdural tumor
硬脊膜下脓肿　spinal subdural abscess
硬脊膜下肉芽肿　spinal subdural granuloma
硬脊膜下血肿　spinal subdural hematoma
硬膜良性肿瘤　benign meningeal tumor
硬膜内外良性肿瘤　benign intradural and epidural tumor
硬膜内脂肪瘤　intradural lipoma
硬膜外恶性肿瘤　malignant epidural tumor
硬膜外继发恶性肿瘤　secondary malignant epidural tumor
硬膜外交界性肿瘤　borderline epidural tumor
硬膜外血管瘤　epidural hemangioma
硬膜外血肿　epidural hematoma
硬膜外粘连　epidural adhesion
硬膜外脂肪瘤　epidural lipoma
硬膜下恶性肿瘤　malignant subdural tumor
硬膜下囊肿　subdural cyst
硬脑膜动静脉瘘　dural arteriovenous fistula
硬脑膜下继发恶性肿瘤　secondary malignant subdural tumor
硬脑膜下水瘤　subdural hygroma
硬脑膜下血肿　subdural hematoma
尤因肉瘤　Ewing's sarcoma

原发性黑色素细胞病变　primary melanocytic lesion
原发性震颤　essential tremor
原浆型星形细胞瘤　protoplasmic astrocytoma
运动障碍病　movement disorder
造釉细胞型颅咽管瘤　adamantinomatous craniopharyngioma
枕大神经痛　greater occipital neuralgia
枕骨　occipital bone
枕骨大孔脑膜瘤　foramen magnum meningioma
枕骨大孔疝　transforaminal herniation ［又称］小脑扁桃体疝△
枕骨良性肿瘤　benign tumor of occipital bone
枕小神经痛　lesser occipital neuralgia
枕叶恶性肿瘤　malignant occipital tumor
枕叶继发恶性肿瘤　secondary malignant occipital tumor
枕叶交界性肿瘤　borderline occipital tumor
枕叶良性肿瘤　benign occipital tumor
枕叶脑膜瘤　occipital meningioma
正常灌注压突破　normal perfusion pressure breakthrough
正常压力脑积水　normal pressure hydrocephalus
脂肪瘤　lipoma
脂肪肉瘤　liposarcoma
中等分化的松果体细胞肿瘤　pineal parenchymal tumor of intermediate differentiation
中脑出血　midbrain hemorrhage
中脑恶性肿瘤　malignant midbrain tumor
中枢敏化综合征　central sensitivity syndrome
中枢神经系统恶性肿瘤　malignant central nervous system tumor
中枢神经系统继发恶性肿瘤　secondary malignant tumor of central nervous system
中枢神经系统神经节神经母细胞瘤　central nervous system ganglio-neuroblastoma
中枢神经系统神经母细胞瘤　central nervous system neuroblastoma
中枢神经系统原始神经外胚层肿瘤　central nervous system primitive neuroectodermal tumor, CNS PNET
中枢神经细胞瘤　central neurocytoma
中枢性疼痛　central pain
中央型小脑幕裂孔疝　central type of transtentorial herniation ［又称］中心疝△
肿瘤引起的脑积水　secondary hydrocephalus caused by tumor
舟状头　scaphocephaly
蛛网膜下腔出血　subarachnoid hemorrhage
转移性肿瘤　metastatic tumor
椎动脉动脉瘤　vertebral artery aneurysm
椎动脉夹层　vertebral artery dissection
椎动脉与基底动脉结合部动脉瘤　basilar-vertebral artery junction aneurysm

13.2　症状体征名词

库欣现象　Cushing phenomenon
颅内压增高　increased intracranial pressure (intracranial hypertension)

视[神经]盘水肿　papilledema

13.3　手术操作名词

L 形切口　L-shaped incision

S 形切口　S-shaped incision

T 形切口　T-shaped incision
X 刀放射治疗　X-knife stereotactic radiosurgery
鞍区病灶切除术　resection of sellar region lesion
鞍上病灶切除术　resection of suprasellar region lesion
半月神经节切除术　gasserian ganglionectomy
半月神经节射频毁损术　radiofrequency ablation of gasserian ganglion
闭合性脑神经活组织检查　closed biopsy of cranial nerve
闭合性周围神经活组织检查　closed biopsy peripheral nerve ［又称］
　周围神经活组织检查△
苍白球切开术　pallidotomy
苍白球射频毁损术　radiofrequency ablation of globus pallidus
侧脑室病灶切除术　resection of lateral ventricular lesion
侧脑室造瘘术　lateral ventriculostomy
侧脑室枕大池分流术　lateral ventriculo-cisterna magna shunt
垂体病灶切除术　resection of pituitary gland lesion
垂体活组织检查　biopsy of pituitary
垂体切除术　hypophysectomy
垂体窝探查术　exploration of hypophyseal fossa
大脑半球病灶切除术　resection of cerebral hemisphere lesion
大脑半球皮质切除术　cerebral hemicorticectomy
大脑半球切除术　cerebral hemispherectomy
大脑病灶切除术　resection of cerebral lesion
大脑镰脑膜病灶切除术　resection of cerebral falx meningeal lesion
大脑皮层粘连松解术　adhesiolysis of cerebral cortex
大脑清创术　debridement of brain
大脑深部病灶切除术　resection of deep brain lesion
导水管扩张术　dilatation of aqueduct
导水管粘连松解术　adhesiolysis of cerebral aqueduct
岛叶病灶切除术　resection of insular lesion
倒钩形切口　reverse hook incision
骶前神经切断术　presacral neurectomy
骶神经刺激术　stimulation of sacral nerve
骶神经电刺激器取出术　removal of sacral nerve electronic stimulator
骶神经电刺激器植入术　implantation of sacral nerve electronic stimulator
骶神经根囊肿穿刺充填术　paracentesis and filling of sacral meningeal cyst
第三脑室病灶切除术　resection of third ventricular lesion
第三脑室造瘘术　thrid ventriculostomy
第四脑室病灶切除术　resection of fourth ventricular lesion
癫痫病灶切除术　resection of epileptic focus
电刺激术　electrostimulation
电凝［固］术　electrocoagulation
蝶鞍旁病灶切除术　resection of parasellar region lesion
蝶骨电极植入术　insertion of sphenoidal electrode
顶部入路　parietal approach
顶叶病灶切除术　resection of parietal lobe lesion
顶枕入路　parieto-occipital approach
顶枕入路脑病灶切除术　resection of cerebral lesion via parieto-occipital approach
动静脉瘘夹闭术　clipping of arteriovenous fistula
动静脉瘘结扎术　ligation of arteriovenous fistula
动静脉瘘切断术　resection of arteriovenous fistula
动脉瘤孤立术　isolation of aneurysm
动脉瘤夹闭术　clipping of aneurysm
动脉瘤破裂夹闭术　clipping of ruptured aneurysm
动脉内化疗　intra-arterial chemotherapy
动脉旁路术　arterial bypass
动脉周围交感神经切除术　periarterial sympathectomy
多个脑室病灶切除术　resection of multiple ventricular lesions
额入路　frontal approach
额入路脑病灶切除术　resection of cerebral lesion via frontal approach
额顶入路　fronto-parietal approach

额骨重建术　reconstruction of frontal bone
额颞岛叶病灶切除术　resection of frontal-temporal-insular lesion
额颞入路　fronto-temporal approach
额下入路　subfrontal approach
额叶病灶切除术　resection of frontal lesion
额叶切除术　frontal lobectomy
腹腔内脊膜膨出修补术　repair of intra-abdominal ［spinal］meningocele
弓形切口　crossbow incision
钩形切口　hook incision
骨骼肌电刺激器取出术　removal of skeletal muscle electrical stimulator
骨骼肌电刺激器植入术　implantation of skeletal muscle electrical stimulator
骨骼肌电刺激器置换术　replacement of skeletal muscle electrical stimulator
钴 -60 放射治疗　Co-60 radiation therapy
冠状切口　coronal incision
光动力学疗法　photodynamic therapy
弧形切口　curved incision
滑车神经撕脱术　avulsion of trochlear nerve
化疗泵植入　implantation of chemotherapy pump
化学治疗药物植入　implantation of chemotherapy drug
寰枕畸形减压术　decompression of atlanto-occipital malformation
火器性脑损伤清创术　debridement of brain firearm wound
基底动脉造影　angiography of basilar artery
激光射频手术　laser and radiofrequency surgery
激光手术　laser surgery
脊膜病灶电凝破坏术　electrocoagulation of spinal meningeal lesion
脊膜松解术　adhesiolysis of spinal meninges
脊神经根切断术　spinal rhizotomy
脊神经根射频消融术　radiofrequency ablation of spinal nerve root
脊神经破坏术　destruction of spinal nerve
脊髓背根入髓区切开术　myelotomy of dorsal root entry zone
脊髓病灶切除术　resection of spinal lesion
脊髓病栓塞术　embolization of spinal lesion
脊髓电刺激器植入术　implantation of spinal electronic stimulator
脊髓 - 腹腔分流术　spinal-peritoneal shunt
脊髓后正中点状切开术　punctate midline myelotomy
脊髓活组织检查　biopsy of spinal cord
脊髓畸形血管切除术　resection of spinal vascular malformation
脊髓脊膜膨出修补术　repair of myelomeningocele
脊髓减压术　decompression of spinal cord
脊髓空洞分流术　syringo shunt
脊髓空洞填塞术　syringo packing
脊髓空洞 - 蛛网膜下腔分流术　syringo-subarachnoid shunt
脊髓膜分流修正术　revision of spinal thecal shunt
脊髓内脓肿切开引流术　incision and drainage of intramedullary abscess
脊髓膨出复位术　reposition of myelocele
脊髓前连合切断术　anterior commissurotomy of spinal cord
脊髓前外侧束切断术　anterolateral cordotomy
脊髓神经根探查术　exploration of spinal nerve root
脊髓栓系松解术　adhesiolysis of tethered spinal cord
脊髓髓内病灶切除术　resection of intramedullary lesion
脊髓探查术　exploration of spinal cord
脊髓外露修补术　repair of exposed spinal cord
脊髓 - 硬膜外分流术　spinal-epidural shunt
脊髓硬膜下腹腔分流术　spinal intradural-peritoneal shunt
脊髓圆锥造瘘术　ostomy of conus medullaris
脊髓造瘘术　spinal ostomy
脊髓粘连松解术　adhesiolysis of spinal cord
脊髓终丝切断术　neurotomy of filum terminale
脊髓 - 蛛网膜下腔分流术　spinal-subarachnoid shunt
脊髓蛛网膜下腔 - 腹腔分流管取出术　removal of spinal subarachnoid-peritoneal shunt catheter

脊髓蛛网膜下腔 - 腹腔分流术　spinal subarachnoid-peritoneal shunt
脊髓蛛网膜下腔 - 输尿管分流术　spinal subarachnoid-ureteral shunt
脊髓蛛网膜粘连松解术　adhesiolysis of spinal arachnoid
脊髓纵裂修补术　neoplasty of diastematomyelia
间质内照射　interstitial irradiation
交感神经手术　operation on sympathetic nervous system
介入治疗　interventional therapy
经鼻入路　transnasal approach
经侧裂入路　transsylvian approach
经大脑半球间入路　interhemispheric approach
经蝶窦脑病灶切除术　transsphenoidal resection of cerebral lesion
经蝶窦入路　transsphenoidal approach
经蝶骨垂体病灶切除术　transsphenoidal resection of pituitary lesion
经蝶骨垂体部分切除术　transsphenoidal partial hypophysectomy
经蝶骨垂体活组织检查　transsphenoidal biopsy of pituitary
经蝶骨垂体全部切除术　transsphenoidal total hypophysectomy
经蝶骨垂体探查术　transsphenoidal exploration of pituitary
经蝶骨入路内镜下垂体部分切除术　endoscopic transsphenoidal partial hypophysectomy
经蝶骨入路内镜下垂体全部切除术　endoscopic transsphenoidal total hypophysectomy
经顶脑病灶切除术　transparietal resection of cerebral lesion
经额垂体病灶切除术　transfrontal resection of pituitary lesion
经额垂体部分切除术　transfrontal partial hypophysectomy
经额垂体活组织检查　transfrontal biopsy of pituitary
经额垂体全部切除术　transfrontal total hypophysectomy
经额脑病灶切除术　transfrontal resection of cerebral lesion
经额叶侧脑室入路　transfrontal lateral ventricle approach
经口鼻蝶窦入路　transoro-naso-sphenoidal approach
经口入路　transoral approach
经眶入路　transorbital approach
经颅后窝面神经减压术　decompression of facial nerve via posterior fossa approach
经颅后窝三叉神经感觉根切断术　sensory rhizotomy of trigeminal nerve via posterior fossa approach
经迷路入路　translabyrinthine approach
经脑室分流导管穿刺术　paracentesis from ventricle shunt catheter
经内听道入路　transmeatal approach
经颞脑病灶切除术　transtemporal resection of cerebral lesion
经颞下三叉神经根切断术　trigeminal rhizotomy via subtemporal (trans-tentorial) approach
经颞叶脑内血肿清除术　transtemporal evacuation of intracerebral hematoma
经皮大脑中动脉球囊扩张血管成形术　percutaneous balloon angioplasty of middle cerebral artery
经皮大脑中动脉支架置入术　percutaneous middle cerebral artery stenting
经皮腹腔神经丛射频消融术　percutaneous radiofrequency ablation of celiac plexus
经皮基底动脉血管成形术　percutaneous basilar artery angioplasty
经皮基底动脉支架置入术　percutaneous basilar artery stenting
经皮脊髓切断术　percutaneous cordotomy
经皮交通动脉血管成形术　percutaneous communicating artery angioplasty
经皮颈动脉支架置入术　percutaneous carotid artery stenting
经皮扣带回切断术　percutaneous cingulotomy
经皮颅内动脉支架置入术　percutaneous intracranial artery stenting
经皮颅内血管成形术　percutaneous intracranial angioplasty
经皮颅内血管支架置入术　percutaneous intracranial vascular stenting
经皮颅内血管粥样斑块切除术　percutaneous intracranial atherosclerotic plaque resection
经皮颅外血管成形术　percutaneous extracranial angioplasty
经皮颅外血管粥样斑块切除术　percutaneous extracranial atherosclerotic plaque resection

经皮脑膜活组织检查　percutaneous biopsy of meninges
经皮椎动脉支架置入术　percutaneous vertebral artery stenting
经胼胝体入路　transcallosal approach
经颧颞入路　transzygomatic temporal approach
经筛蝶窦入路　transethmoid sphenoidal approach
经外侧裂脑内血肿清除术　evacuation of intracerebral hematoma through sylvian fissure
经小脑幕入路　transtentorial approach
经翼点脑病灶切除术　resection of cerebral lesion via pterional approach
经枕脑病灶切除术　transoccipital resection of cerebral lesion
颈动脉部分切除伴吻合术　partial resection of carotid artery with anastomosis
颈动脉结扎术　ligation of carotid artery
颈动脉瘤夹闭术　clipping of carotid aneurysm
颈动脉瘤切除术　resection of carotid aneurysm
颈动脉内膜切除术　carotid endarterectomy
颈动脉球切除术　resection of carotid glomus
颈动脉栓塞术　embolization of carotid artery
颈动脉探查术　exploration of carotid artery
颈动脉体瘤切除术　resection of carotid body tumor
颈动脉血栓切除术　thrombectomy of carotid artery
颈动脉造影　angiography of carotid artery
颈动脉植片修补术　patch angioplasty of carotid artery
颈交感神经[节]切除术　cervical sympathectomy
颈静脉结扎术　ligation of jugular vein
颈静脉孔病灶切除术　resection of jugular foramen lesion
颈静脉扩张切除术　resection of jugular phlebectasia
颈静脉球瘤　resection of glomus jugular tumor
颈内动脉结扎术　ligation of internal carotid artery
颈内动脉瘤破裂止血术　hemostasis of ruptured internal carotid artery aneurysm
颈内动脉瘤切除伴吻合术　resection of internal carotid artery aneurysm with anastomosis
颈内动脉栓塞术　embolization of internal carotid artery
颈内静脉结扎术　ligation of internal jugular vein
颈内静脉血栓切除术　thrombectomy of internal jugular vein
颈前静脉结扎术　ligation of anterior jugular vein
颈神经后根切断术　cervical posterior rhizotomy
颈外动脉结扎术　ligation of external carotid artery
颈外动脉结扎止血术　hemostasis of external carotid artery by ligation
颈外动脉 - 颈内动脉人工血管搭桥术　external carotid artery-internal carotid artery artificial vascular bypass
颈总动脉部分切除伴颈总 - 颈内动脉人工血管搭桥术　partial resection of carotid artery with common carotid-internal carotid artery artificial vascular bypass
静脉窦脑膜病灶切除术　resection of meningeal lesion in venous sinus
开放性脑创伤清创术　debridement of open craniocerebral injury
开放性脑神经活组织检查　open biopsy of cranial nerve
开颅减压术　decompressive craniectomy
开颅三叉神经减压术　decompression of trigeminal ganglion by craniotomy
开颅术　craniotomy
开颅探查术　exploratory craniotomy
开颅蛛网膜剥离术　cerebral arachnoid dissection with craniotomy
可充电单列神经刺激脉冲发生器植入术　implantation of uniserial rechargeable neurostimulator pulse generator
可充电单列神经刺激脉冲发生器置换术　replacement of uniserial rechargeable neurostimulator pulse generator
可充电双列神经刺激脉冲发生器植入术　implantation of biserial rechargeable neurostimulator pulse generator
可充电双列神经刺激脉冲发生器置换术　replacement of biserial rechargeable neurostimulator pulse generator
空蝶鞍填塞术　packing of empty sella
扣带回切开术　cingulotomy

拉特克囊肿切除术　resection of Rathke cyst
肋间神经冷冻镇痛术　intercostal nerve cryoanalgesia
肋间神经切除术　intercostal neurectomy
肋间神经射频消融术　radiofrequency ablation of intercostal nerve
肋间神经移位术　intercostal nerve transfer
肋间神经阻滞术　intercostal nerve block
立体定向 γ 射线放射治疗　gamma ray stereotactic radiotherapy
立体定向放射外科　stereotactic radiosurgery
立体定向放射治疗　stereotactic radiotherapy
立体定向脊髓束切断术　stereotaxic cordotomy
立体定向扣带回切开术　stereotactic cingulotomy
立体定向颅内血肿穿刺引流术　stereotactic puncture and drainage of intracranial hematoma
立体定向脑白质切开术　stereotactic leucotomy
立体定向脑病灶切除术　stereotactic resection of brain lesion
立体定向射频热凝术　stereotactic radiofrequency thermocoagulation
立体定向手术　stereotactic surgery
粒子放射治疗　particle beam radiotherapy
颅底病灶经颅底切除术　resection of skull base lesion via skull base
颅底病灶切除术　resection of skull base lesion
颅底骨病灶切除术　resection of skull base bone lesion
颅缝切开术　opening of cranial suture
颅缝再造术　reconstruction of cranial suture
颅骨凹陷骨折复位术　reduction of depressed skull fracture
颅骨凹陷骨折整复术　elevation of depressed skull fracture
颅骨病灶切除术　resection of skull lesion
颅骨部分切除术　partial resection of skull
颅骨成形术　cranioplasty
颅骨骨瓣修补术　cranioplasty with skull bone flap
颅骨骨膜移植术　periosteal grafting of skull
颅骨移植术　bone grafting of skull
颅骨骨折复位术　reduction of skull fracture
颅骨骨折减压术　decompression of skull fracture
颅骨骨折清创术　debridement of skull fracture
颅骨硅钢修补术　cranioplasty with silicon steel
颅骨硅橡胶板植入术　implantation of skull silicone rubber plate
颅骨环钻术　trephination of skull
颅骨活组织检查　biopsy of skull
颅骨减压术　decompression of skull
颅骨金属板去除术　removal of skull metal plate
颅骨金属板植入术　implantation of skull metal plate
颅骨牵引术　skull traction
颅骨切除减压术　decompressive craniectomy
颅骨切除术　craniectomy
颅骨切开异物取出术　craniectomy for foreign body removal
颅骨清创术　debridement of skull
颅骨肉芽肿切除术　resection of skull granuloma
颅骨手术　skull operation
颅骨死骨切除术　sequestrectomy of skull
颅骨钛板片修补术　cranioplasty with titanium plate
颅骨钛板植入术　installation of skull titanium plate
颅骨原切口再切开　reopening of primary skull incision
颅骨钻孔术　burr hole of skull/sphenotresia
颅骨钻孔探查术　exploratory burr hole
颅后窝病灶切除术　resection of posterior cranial fossa lesion
颅静脉窦切开修补术　incision and repair of cranial venous sinus
颅脑手术　craniocerebral operation
颅脑损伤手术　operation of craniocerebral injury
颅内动静脉畸形切除术　resection of intracranial AVM
颅内动脉瘤包裹术　wrapping of intracranial aneurysm
颅内动脉瘤孤立术　isolation of intracranial aneurysm
颅内动脉瘤夹闭术　clipping of intracranial aneurysm
颅内动脉瘤结扎术　ligation of intracranial aneurysm
颅内动脉瘤切除术　resection of intracranial aneurysm

颅内动脉瘤球囊栓塞术　balloon-assisted embolization of intracranial aneurysm
颅内动脉瘤栓塞术　embolization of intracranial aneurysm
颅内静脉血栓切除术　thrombectomy of intracranial venous
颅内脓肿引流术　drainage of intracranial abscess
颅内神经刺激器去除术　removal of intracranial neurostimulator
颅内神经刺激器植入术　implantation of intracranial neurostimulator
颅内神经刺激器置换术　replacement of intracranial neurostimulator
颅内填塞物取出术　removal of intracranial packing material
颅内血管畸形夹闭术　clipping of intracranial vascular malformation
颅内血管畸形切除术　resection of intracranial vascular malformation
颅内血管栓塞术　embolization of intracranial vessel
颅内血肿清除术　evacuation of intracranial hematoma
颅内血肿硬通道穿刺引流术　puncture and drainage of intracranial hematoma by hard tunnel
颅内压监护探头植入术　implantation of intracranial pressure monitor
颅内肿瘤手术　operation of intracranial tumor
颅钳插入术　installation of crutchfield tongs
颅钳牵引装置去除术　removal of crutchfield tongs
颅钳置换术　replacement of crutchfield tongs
颅神经手术　operation of cranial nerve
颅外 - 颅内动脉吻合术　extra-intracranial artery anastomosis
颅咽管瘤穿刺抽吸术　puncture and aspiration of craniopharyngioma
颅中窝底病灶切除术　resection of middle cranial fossa lesion
马蹄形切口　horseshoe incision
马尾神经切断术　cauda equina neurotomy
马尾神经松解术　cauda equina neurolysis
马尾神经修补术　cauda equina prosthetics
脉络丛切除术　resection of choroid plexus
脉络丛烧灼术　cauterization of choroid plexus
帽状腱膜下血肿穿刺引流术　puncture and drainage of subgaleal hematoma
迷走神经干切断术　truncal vagotomy
迷走神经干吻合术　vagus nerve trunk anastomosis
迷走神经根微血管减压术　microvascular decompression of vagus nerve root
迷走神经根粘连松解术　adhesiolysis of vagus nerve root
迷走神经减压术　decompression of vagus nerve
面 - 副神经吻合术　facial-accessory nerve anastomosis
面 - 膈神经吻合术　facial-phrenico nerve anastomosis
面神经病损切除术　resection of facial nerve lesion
面神经根微血管减压术　microvascular decompression of facial nerve root
面神经根粘连松解术　adhesiolysis of facial nerve root
面神经切断术　facial nerve neurectomy
面神经探查术　exploration of facial nerve
面神经吻合术　facial nerve anastomosis
面神经移植术　facial nerve grafting
面瘫矫正术　surgical correction of facial paralysis
幕上入路　supratentorial approach
脑白质切开术　leucotomy
脑闭合性活组织检查　percutaneous biopsy of brain tissue ［又称］经皮脑活组织检查△
脑池穿刺术　cisternal puncture
脑动脉造影　cerebral arteriography
脑干病灶切除术　resection of brainstem lesion
脑活检　biopsy of brain
脑[脊]膜膨出修补术　repair of [spinal]meningocele
脑[脊]膜疝修补术　repair of [spinal]meningeal hernia
脑脊液鼻漏修补术　repair of cerebrospinal fluid rhinorrhea
脑脊液耳漏修补术　repair of cerebrospinal fluid otorrhea
脑脊液切口漏修补术　repair of cerebrospinal fluid incision leakage
脑减压术　decompression of brain
脑开放性活组织检查　open biopsy of brain

脑立体定向活检　stereotactic biopsy of brain
脑立体定向术　brain stereotactic surgery
脑膜病灶切除术　resection of meningeal lesion
脑膜脓肿切除术　resection of meningeal abscess
脑膜膨出修补术　repair of meningocele
脑膜切开伴硬脑膜下脓肿引流术　meningeal incision with drainage of subdural abscess
脑膜切开伴硬脑膜下腔血肿清除术　meningeal incision with evacuation of subdural hematoma
脑膜切开伴蛛网膜下腔脓肿引流术　meningeal incision with drainage of subarachnoid abscess
脑膜切开伴蛛网膜下腔血肿引流术　meningeal incision with drainage of subarachnoid hematoma
脑膜切开活组织检查　meningeal incision and biopsy
脑膜切开引流术　meningeal incision and drainage
脑膜血管结扎术　ligation of meningeal vessel
脑囊肿切开引流术　incision and drainage of cerebral cyst
脑囊肿造袋术　marsupialization of cerebral cyst　[又称]脑囊肿造瘘术△
脑囊肿 - 蛛网膜下腔分流术　cerebral cyst-subarachnoid shunt
脑内血肿清除术　evacuation of intracranial hematoma
脑内异物取出术　removal of intracranial foreign body
脑脓肿穿刺引流术　puncture and drainage of brain abscess
脑脓肿切除术　resection of brain abscess
脑脓肿切开引流术　incision and drainage of brain abscess
脑脓肿手术　brain abscess operation
脑脓肿引流术　drainage of brain abscess
脑桥小脑角病灶切除术　resection of cerebellopontine angle lesion
脑切开术　cerebrotomy
脑肉芽肿切除术　resection of cranial granulation
脑神经病灶切除术　resection of cranial nerve lesion
脑神经缝合术　cranial neurorrhaphy
脑神经切除术　cranial neurectomy
脑神经切断术　cranial neurotomy
脑神经束切断术　cranial tractotomy
脑神经探查术　exploration of cranial nerve
脑神经吻合术　cranial neuroanastomosis
脑神经修补术后神经调整术　cranial nerve adjustment after repair surgery
脑神经移位术　transposition of cranial nerve
脑神经移植术　cranial nerve grafting
脑室 - 鼻咽分流术　ventriculo-nasopharyngeal shunt
脑室穿刺术　ventriculopuncture
脑室 - 胆囊分流术　ventriculo-cholecystic shunt
脑室导管置换术　replacement of ventricular catheter
脑室分流管冲洗术　irrigation of ventricular shunt catheter
脑室分流管去除术　removal of ventricular shunt catheter
脑室分流管探查术　exploration of ventricular shunt catheter
脑室分流管修正术　revision of ventricular shunt catheter
脑室分流管置换术　replacement of ventricular shunt catheter
脑室 - 腹腔分流管腹腔端调整术　adjustment of ventriculo-peritoneal shunt catheter peritoneal end
脑室 - 腹腔分流管脑室端调整术　adjustment of ventriculo-peritoneal shunt catheter ventricular end
脑室 - 腹腔分流术　ventriculo-peritoneal shunt
脑室 - 腹腔分流修正术　revision of ventriclulo-peritoneal shunt
脑室 - 颈静脉分流术　ventriculo-jugular shunt
脑室 - 颈外静脉分流术　ventriculo-external jugular venous shunt
脑室 - 静脉窦分流术　ventriculo-sinus shunt
脑室 - 静脉分流术　ventriculo-venous shunt
脑室 - 脑池分流术　ventriculo-cisternal shunt
脑室 - 胼胝体周围池分流术　ventriculo-pericallosal cisterna shunt
脑室 - 腔静脉分流术　ventriculo-caval shunt
脑室切开引流术　incision and drainage of ventricle

脑室 - 乳突分流术　ventriculo-mastoidal shunt
脑室 - 矢状窦分流术　ventriculo-sagittal sinus shunt
脑室 - 输尿管分流术　ventriculo-ureteric shunt
脑室 - 小脑延髓池分流术　ventriculo-cerebellomedullary cisternal shunt　[又称]Torkildsen 手术△
脑室 - 心房分流术　ventriculo-atrial shunt
脑室 - 胸导管分流术　ventriculo-thoracic duct shunt
脑室 - 胸腔分流术　ventriculo-pleural shunt
脑室引流术　ventricular drainage
脑室造瘘术　ventriculostomy
脑室 - 蛛网膜下腔分流术　ventriculo-subarachnoid shunt
脑室钻孔引流术　burr-hole drainage of ventricle
脑血管切除伴吻合术　resection of cerebral vessel with anastomosis
脑叶切除术　cerebral lobectomy
脑叶切开术　incision of brain lobe
脑蛛网膜病灶切除术　resection of arachnoid lesion
脑蛛网膜囊肿 - 腹腔分流术　arachnoid cyst-peritoneal shunt
脑蛛网膜下脓肿切开引流术　incision and drainage of subarachnoid abscess
脑蛛网膜下血出血清除术　evacuation of subarachnoid hemorrhage
颞部入路　temporal approach
颞部入路脑病灶切除术　resection of brain lesion via extradural temporopolar approach
颞部硬膜外三叉神经感觉根切断术　trigeminal sensory root rhizotomy via extradural temporopolar approach　[又称]Frazier 手术△
颞骨部分切除术　partial resection of temporal bone
颞肌贴敷术　encephalo-myo-synangiosis（EMS）
颞浅 - 大脑中动脉吻合术　superficial temporal artery-middle cerebral artery anastomosis
颞浅动脉贴敷术　encephalo-duro-arterio-synangiosis（EDAS）
颞浅 - 小脑上动脉吻合术　superficial temporal artery-superior cerebellar artery anastomosis
颞下减压术　subtemporal decompression
颞下入路　subtemporal approach
颞下窝入路　infratemporal fossa approach
颞叶病灶切除术　resection of temporal lobe lesion
颞叶切除术　temporal lobectomy
胼胝体病灶切除术　resection of corpus callosum lesion
胼胝体切开术　corpus callosotomy
胼胝体切开术　corpus callosotomy
前颞叶切除术　anterior temporal lobectomy
前囟门穿刺术　puncture of anterior fontanelle
丘脑病损切除术　resection of hypothalamic lesion
丘脑腹外侧核毁损术　ventrolateral thalamotomy
丘脑核破坏术　destruction of thalamic nuclei
丘脑核射频毁损术　radiofrequency derogation of thalamic nuclei
丘脑化学破坏术　chemothalamectomy
丘脑切开术　thalamotomy
丘脑射频治疗术　radiofrequency therapy of thalamic nuclei
人工硬脑膜补片修补术　dural repair with artificial dura mater patch
溶栓　thrombolysis
乳突后入路　retromastoid approach
三叉神经半月节甘油注射术　glycerol injection of gasserian ganglion
三叉神经半月节射频热凝固术　radiofrequency thermocoagulation of gasserian ganglion
三叉神经感觉根部分切断术　partial sensory rhizotomy of trigeminal nerve
三叉神经感觉根切断术　sensory rhizotomy of trigeminal nerve
三叉神经根减压术　decompression of trigeminal nerve root
三叉神经根微血管减压术　microvacular decompression（MVD）of trigeminal nerve root
三叉神经根粘连松解术　adhesiolysis of trigeminal nerve root
三叉神经减压术　decompression of trigeminal nerve
三叉神经射频消融术　radiofrequency ablation of trigeminal nerve

三叉神经撕脱术　avulsion of trigeminal nerve
三叉神经松解术　trigeminal neurolysis
三叉神经眼枝撕脱术　avulsion of ophthalmic branch of trigeminal nerve
三叉形切口　tripod incision
舌神经根松解术　adhesiolysis of lingual nerve root
舌咽神经根切断术　glossopharyngeal rhizotomy
舌咽神经根微血管减压术　microvascular decompression of glosso-pharyngeal nerve root
舌咽神经减压术　decompression of glossopharyngeal nerve
舌咽神经切断术　glossopharyngeal neurotomy
神经导航下深部脑病灶切除术　neuronavigation-assisted resection of deep brain lesion
神经缝合术　neurorrhaphy
神经感觉支酒精注射术　ethanol injection of sensory branch
神经内镜检查术　neuroendoscopic examination
神经内镜下单侧鼻腔 - 蝶窦入路垂体病灶切除术　neuroendoscopic unilateral trans-nasal-sphenoidal resection of pituitary lesion
神经内镜下第三脑室底造瘘术　neuroendoscopic third ventriculo-tomy
神经内镜下经鼻腔 - 蝶窦垂体病灶切除术　neuroendoscopic trans-nasal-sphenoidal resection of pituitary lesion
神经内镜下经鼻腔脑脊液鼻漏修补术　neuroendoscopic transnasal repairation of cerebrospinal fluid rhinorrhea
神经内镜下经鼻腔视神经管减压术　neuroendoscopic transnasal decom-pression of optic nerve
神经内镜下脑动脉瘤夹闭术　neuroendoscopic clipping of intracranial aneurysm
神经内镜下脑内血肿引流术　neuroendoscopic drainage of intracranial hematoma
神经内镜下脑室内病灶切除术　neuroendoscopic resection of intra-ventricular lesion
神经内镜下椎管内病损切除术　neuroendoscopic resection of intraspi-nal lesion
神经切除术　neurectomy
神经束切断术　tractotomy
神经撕脱术　nerve avulsion
神经松解术　neurolysis
神经吻合术　nerve anastomosis
神经血管造影　neuroangiography
神经移位术　nerve transposition
神经植入术　nerve implantation
矢状窦（或横窦）分流术　sagittal sinus（or transverse sinus）shunt
视频脑电图监测　video electroencephalography monitoring
视神经病损切除术　resection of optic nerve lesion
视神经管减压术　decompression of optic canal
视神经切除术　resection of optic nerve
视神经切开术　incision of optic nerve
视神经阻断术　block of optic nerve
手术入路　operative approach/operative route
术前栓塞术　preoperative embolization
栓塞　embolization
双额减压术　bifrontal decompression
双列神经刺激脉冲发生器植入术　implantation of bilateral nerve-stimulating impulse generator
双列神经刺激脉冲发生器置换术　replacement of bilateral nerve-stimulating impulse generator
斯托基 - 斯卡夫第三脑室造瘘术　Stookey-Scarff third ventriculos-tomy
松果体病灶切除术　resection of pineal lesion
松果体部分切除术　partial resection of pineal gland
松果体活组织检查　biopsy of pineal gland
松果体切开术　incision of pineal gland
松果体全部切除术　total resection of pineal gland

松果体探查术　exploration of pineal gland
梭形切口　fusiform incision
条带状颅骨切除术　strip craniectomy
听神经病灶切除术　resection of auditory nerve lesion
听神经根微血管减压术　microvascular decompression of auditory nerve root
听神经根粘连松解术　adhesiolysis of auditory nerve root
听神经减压术　decompression of auditory nerve
听神经瘤切除术　resection of acoustic neuroma
听神经切断术　neurotomy of auditory nerve
头皮切口　incision of scalp
头皮血肿抽吸术　aspiration of scalp hematoma
头皮异物去除　removal of scalp foreign body
透明隔开窗术　fenestration of septum pellucidum
小脑半球病灶切除术　resection of cerebellar hemisphere lesion
小脑扁桃体部分切除术　partial resection of cerebellar tonsil
小脑病灶切除术　resection of cerebellar lesion
小脑幕脑膜病灶切除术　resection of tentorial meningeal lesion
[小脑] 幕上下联合入路　combined supratentorial-infratentorial approach
[小脑] 幕下入路　infratentorial approach
[小脑] 幕下 - 小脑上入路　subtentorial-supracerebellar approach
小脑脑桥角病损切除术　resection of cerebellopontine angle lesion
小脑延髓池穿刺术　cisterna magna puncture
小脑蚓部病灶切除术　resection of cerebellar vermian lesion
斜坡病损切除术　resection of clival lesion
星状神经节切除术　stellate ganglionectomy
星状神经节阻滞术　stellate ganglion block
杏仁核海马切除术　amygdalohippocampotomy
杏仁核切除术　amygdalotomy
胸交感神经切除术　thoracic sympathectomy
胸腔内脊膜膨出修补术　repair of intra-thoracic [spinal]meningocele
选择性海马杏仁核切除术　selective amygdalohippocampectomy
选择性脊神经后根切断术　selective posterior rhizotomy
血管成形术　angioplasty
血管内神经外科　endovascular neurosurgery
血管内支架　endovascular stent
血管内治疗　endovascular treatment
延髓束切断术　medullary tractotomy
岩斜区病灶切除术　resection of petroclival lesion
腰骶神经后根切断术　lumbosacral posterior rhizotomy
腰交感神经 [节] 切除术　lumbar sympathectomy
腰椎穿刺术　lumbar puncture
腰椎蛛网膜下腔 - 腹腔分流术　lumbar subarachnoid-peritoneal shunt
乙状窦后入路　retrosigmoid approach
乙状窦后入路听神经瘤切除术　resection of acoustic neuroma via retrosigmoid approach
乙状窦前入路　presigmoid approach
翼点入路　pterion approach
影像引导下脊柱内固定术　imaging guided spinal internal fixation
硬脊膜活组织检查　biopsy of spinal dura mater
硬脊膜囊肿造袋术　marsupialization of spinal dural cyst
硬脊膜切除术　resection of spinal dura mater
硬脊膜下髓外病灶切除术　resection of spinal subdural-extramedullary lesion
硬脊膜修补术　repair of spinal dura mater
硬脑膜穿刺引流术　dural puncture and drainage
硬脑膜切开术　dural incision
硬脑膜外血肿清除术　evacuation of epidural hematoma
硬脑膜下脓肿切除术　resection of subdural abscess
硬脑膜下切开脓肿引流术　incision and drainage of subdural abscess
硬脑膜下血肿清除术　evacuation of subdural hematoma
硬脑膜下钻孔引流术　subdural burr-hole drainage
远外侧入路　far lateral approach
枕部入路　occipital approach

枕大孔区病灶切除术　resection of foramen magnum lesion
枕下减压术　suboccipital decompression
枕下入路　suboccipital approach
枕下神经减压术　decompression of suboccipital nerve
枕下小脑幕上入路脑病灶切除术　resection of lesion via suboccipital transtentorial approach
枕下中线入路脑病灶切除术　resection of lesion via suboccipital midline approach
枕 - 小脑后下动脉吻合术　occipital artery-posterior inferior cerebellar artery anastomosis
枕叶病灶切除术　resection of occipital lobe lesion
枕叶切除术　occipital lobectomy
直视下脑活组织检查　biopsy of brain under direct vision
直视下脑膜活组织检查　biopsy of cerebral dura mater under direct vision
直视下脑神经活检术　biopsy of cranial nerve under direct vision
直线切口　linear incision
终板入路　trans-lamina terminalis approach
终板造瘘术　fenestration of lamina terminalis
周围神经刺激器去除术　removal of peripheral nerve stimulator
周围神经刺激器植入术　implantation of peripheral nerve stimulator
周围神经刺激器置换术　replacement of peripheral nerve stimulator
周围神经麻醉　anesthesia of peripheral nerve
周围神经破坏术　destruction of peripheral nerve
周围神经切除术　peripheral neurectomy

周围神经烧灼术　cauterization of peripheral nerve
周围神经手术　operation of peripheral nerve
蛛网膜病灶切除术　resection of arachnoid lesion
蛛网膜下腔 - 腹腔分流管取出术　removal of subarachnoid-peritoneal shunt catheter
椎板切除术　laminectomy
椎动脉结扎术　ligation of vertebral artery
椎动脉造影　vertebral angiography
椎管成形术　laminoplasty
椎管穿刺注药术　drug injection via rachicentesis
椎管内病灶切除术　resection of intraspinal lesion
椎管内导管插入伴药物输注术　intraspinal catheterization with drug perfusion
椎管内畸形血管切除术　resection of intraspinal AVM
椎管内脓肿切开引流术　incision and drainage of intraspinal abscess
椎管内脓肿清除术　evacuation of intraspinal abscess
椎管内神经根切断术　intraspinal rhizotomy
椎管内外病灶切除术　resection of intra-and extra-spinal lesion
椎管内异物去除术　removal of intraspinal foreign body
椎管内硬脊膜外病灶切除术　resection of intraspinal epidural lesion
椎管内肿瘤切除术　resection of intraspinal tumo
椎管探查术　exploration of spinal canal
椎旁神经节阻滞术　paravertebral nerve［ganglion］block

13.4 临床检查名词

靶点　target
参考点　reference point
导向系统　guidance system（navigation system）
立体定向仪　stereotactic apparatus

连合间线　intercommissural line
模拟框架　phantom frame（simulation framework）
坐标　coordinate

14. 胸外科

14.1 疾病诊断名词

包裹性气胸　encapsulated pneumothorax
背部开放性外伤　open wound of back
贲门损伤　cardia injury
闭合性气胸　closed pneumothorax
创伤性膈肌破裂　traumatic rupture of diaphragm
创伤性膈疝　traumatic diaphragmatic hernia
创伤性肋间动脉破裂　traumatic rupture of intercostal artery
创伤性气胸　traumatic pneumothorax
创伤性食管炎　traumatic esophagitis
创伤性心包积血　traumatic hemopericardium
创伤性心脏破裂　traumatic cardiac rupture
创伤性心脏填塞　traumatic cardiac tamponade
创伤性胸腔积液　traumatic pleural effusion
创伤性血气胸　traumatic haemopneumothorax
创伤性血胸　traumatic haemothorax
第一肋骨骨折　the first rib fracture
反流性食管炎　reflux esophagitis
肺挫伤　pulmonary contusion
肺单发毛玻璃样病变　single ground-glass opacity lesion of lung
肺多发毛玻璃样病变　multiple ground-glass opacity lesions of lung
肺结核球　pulmonary tuberculoma ［又称］肺结核瘤△
肺内异物　foreign body in lung
肺破裂　lung rupture
肺血管损伤　injury of pulmonary blood vessel
肺血肿　hematoma of lung
膈神经损伤　phrenic nerve injury
奇静脉损伤　azygos vein injury
肋骨多发性骨折　multiple rib fractures
肋骨多发性骨折伴第一肋骨骨折　multiple rib fractures associated with the first rib fracture
肋骨骨折　rib fracture
肋骨关节脱位　rib joint dislocation
肋骨软骨脱位　rib cartilage dislocation
肋间血管损伤　injury of intercostal blood vessel
连枷胸　flail chest
两根肋骨骨折不伴第一肋骨骨折　two ribs fracture without the first rib fracture
腔静脉损伤　vena cava injury
三根肋骨骨折不伴第一肋骨骨折　three ribs fracture without the first rib fracture
上腔静脉损伤　injury of superior vena cava
食管脓肿　esophageal abscess

手术后食管炎　esophagitis after surgery
四根以上肋骨骨折不伴第一肋骨骨折　four or more rib fracture without the first rib fracture
无名动脉损伤　innominate artery injury
无名静脉损伤　innominate vein injury
胸壁多处开放损伤　multiple open injuries on the chest wall
胸壁结核　tuberculosis of chest wall
胸部刺伤　chest stab wound
胸部多处损伤　multiple injuries of thorax
胸部多处血管损伤　injury of multiple blood vessels of thorax
胸部挤压伤　crushed chest
胸部开放性损伤伴骨折　open chest injury associated with fracture
胸部开放性损伤伴脱位　open chest injury associated with dislocation
胸部开放性损伤伴胸内损伤　open chest injury associated with intra-thoracic injury
胸部开放性外伤　open chest trauma
胸部气管损伤　injury of thoracic trachea
胸部神经损伤　injury of thoracic nerves
胸部食管损伤　chest esophageal injury
胸部血管损伤　injury of blood vessel of thorax
胸导管损伤　alimentary duct injury
胸骨骨折　fracture of sternum
胸后壁开放性损伤　open injury of posterior chest wall
胸内器官多处损伤　multiple injuries of intrathoracic organs
胸内器官损伤　intrathoracic organ injury
胸前壁开放性损伤　open injury of anterior chest wall
胸锁关节脱位　dislocation of sternoclavicular joint
胸腺瘤　thymoma
胸腺损伤　thymus injury
胸腺增生　thymic hyperplasia
胸主动脉损伤　injury of thoracic aorta
液气胸　hydropneumothorax
原发性肺癌　primary lung cancer
原发性食管癌　primary esophageal cancer
张力性气胸　tension pneumothorax
支气管损伤　injury of bronchus
主支气管断裂　main bronchial rupture
自发性气胸　spontaneous pneumothorax
自发性张力性气胸　spontaneous tension pneumothorax
纵隔淋巴结结核　tuberculosis of mediastinal lymph node
纵隔气肿　mediastinal emphysema
纵隔血肿　mediastinal hematoma

14.2　症状体征名词

白黏痰　white phlegm
杵状指　acropachy
喘鸣　stridor
单侧面部无汗　unilateral facial without sweat
单侧上肢肌肉萎缩　unilateral upper limb muscle atrophy
单侧上肢疼痛　unilateral upper limb pain
单侧上肢无力　unilateral upper limb weakness
呃逆　hiccup
恶心　nausea
发绀　cyanosis
发热　fever
反常呼吸运动　paradoxical respiratory movement
反流　regurgitation
反酸　sour regurgitation
浮动胸壁　floating chest wall
复视　diplopia
干咳　dry cough
咯血　hemoptysis
构音障碍　dysarthria
呼吸急促　tachypnea
呼吸困难　dyspnoea
剑突下疼痛　pain below the xiphoid
进行性吞咽困难　progressive dysphagia
咀嚼无力　powerless chew
咳嗽　cough
咳痰　expectoration
面颈部水肿　faciocervical edema
脓痰　purulent sputum

呕吐　vomiting
呕血　haematemesis
泡沫样痰　frothy sputum
皮下气肿　subcutaneous emphysema
皮下淤血　subcutaneous ecchymosis
气短　shortness of breath
上眼睑下垂　ptosis of upper eyelid
声音嘶哑　hoarseness
食物滞留感　food stranded feeling
撕裂样疼痛　tearing pain
四肢无力　weakness of limbs
锁骨上淋巴结肿大　supraclavicular lymph node enlargement
痰中带血　blood-stained sputum
瞳孔增大　pupil diameter enlargement
吞咽哽噎感　feeling of choking when swallowing
吞咽困难　dysphagia
吞咽疼痛　swallow pain
吞咽异物感　swallowed foreign body sensation
误吸　aspiration
胸部饱满　a plump chest
胸部局限性凹陷　chest sunken limitation
胸部局限性隆起　chest swell limitation
胸骨后灼烧感　burning sensation of retrosternal area
胸闷　chest distress
胸痛　chest pain
咽喉部干燥紧缩感　drying and constriction of throat
眼裂缩小　rima oculi shrink
饮水呛咳　choking cough when drinking water

14.3　手术操作名词

Carbol 手术　Carbol operation
CT 引导下肺穿刺术　CT guided pneumocentesis
CT 引导下胸腺肿物射频消融术　CT guided thymus neoplasm radio-frequency ablation
CT 引导下纵隔肿物活检术　CT guided mediastinal mass biopsy
贲门肿物切除术　cardiac neoplasm resection
贲门周围血管结扎术　cardiac peripheral vascular ligation
超声引导下胸腔穿刺术　thoracentesis guided by ultrasound
超声支气管镜气管旁淋巴结穿刺术　paratracheal lymph node centesis by ultrasonic bronchoscopy
持续正压治疗　continuous positive airway pressure，CPAP
磁导航支气管镜检查术　magnetic navigation bronchoscopy
单侧颈淋巴结根治性清扫术　unilateral cervical lymph node radical resection
单纯淋巴结切除术　simple lymphadenectomy
第一肋骨部分切除术　partial resection of the first rib
多根肋骨切除术　multiple rib resections
肺病损切除术　resection of lung lesion
肺穿刺活组织检查　puncture biopsy of lung

肺大疱缝扎术　pulmonary bulla sewing operation
肺大疱切除术　resection of pulmonary bulla
肺动静脉瘘栓塞术　pulmonary arteriovenous fistula embolization
肺动脉病损切除术　resection of pulmonary artery lesion
肺动脉部分切除伴吻合术　pulmonary artery partial resection with anastomosis
肺动脉成形术　pulmonary arterioplasty
肺动脉环缩术　pulmonary artery banding
肺动脉结扎术　pulmonary artery ligation
肺动脉内膜剥脱术　pulmonary endarterectomy
肺动脉球囊扩张成形术　pulmonary artery angioplasty balloon expansion
肺动脉栓塞术　pulmonary artery embolization
肺动脉探查术　pulmonary artery surgical exploration
肺动脉修补术　surgical repair of pulmonary artery
肺动脉血栓切除术　pulmonary thromboendarterectomy
肺段切除伴淋巴结清扫术　segmental resection of lung with systematic mediastinal lymphadenectomy
肺段切除术　pulmonary segmentectomy

肺减容术　lung volume reduction surgery
肺静脉成形术　pulmonary vein angioplasty
肺裂伤修补术　lung laceration repair
肺门淋巴结采样术　hilar lymph node sampling
肺门淋巴结根治性切除术　hilar lymph node radical resection
肺门淋巴结切除术　hilar lymph node resection
肺门胸膜剥除松解术　hilar pleural stripping release
肺内异物取出术　extraction of lung foreign body
肺切除术后全余肺切除术　completion pneumonectomy after pulmonectomy
肺切除术后余肺肺叶切除术　completion lobectomy after pulmonectomy
肺切除术后余肺切除术　completion pulmonectomy after pulmonectomy
肺切除术后余肺楔形切除术　completion wedge resection after pulmonectomy
肺楔形切除伴淋巴结清扫术　pulmonary wedge resection with systematic mediastinal lymphadenectomy
肺楔形切除术　pulmonary wedge resection
肺修补术　lung repair
肺叶伴肺段切除术　pulmonary lobectomy with segmentectomy
肺叶部分切除术　partial resection of lung
肺叶切除术　lobectomy
肺叶切除术伴淋巴结清扫术　pulmonary lobectomy with lymph node dissection
肺粘连松解术　lung adhesion release
肺肿瘤氩氦刀冷冻术　argon-helium knife cryotherapy of lung tumor
复合肺叶切除伴淋巴结清扫术　composite lobectomy with systematic mediastinal lymphadenectomy
复合肺叶切除术　composite lobectomy
腹腔镜下膈疝修补术　laparoscopic repair of diaphragmatic hernia
腹腔镜下食管裂孔疝修补术　thoracoscopic esophageal hiatal hernia repair
改良食管肌层切开术　modified esophageal muscular dissection
膈肌病损切除术　resection of diaphragmatic lesion
膈肌部分切除术　partial resection of diaphragm
膈肌缝合术　suture of diaphragm
膈肌活组织检查　biopsy of diaphragm
膈肌裂伤缝合术　suture of diaphragmatic rupture
膈肌脓肿引流术　diaphragmatic abscess drainage
膈肌修补术　diaphragmatic repair
膈肌折叠术　plication operation of diaphragm
膈神经破坏术　phrenic nerve damage
膈神经压榨术　phrenic crush
关胸术　sternal closure
化疗泵置入　chemotherapy pump placement
化学胸膜固定术　chemical pleurodesis
机器人辅助胸腔镜手术　robot-assisted thoracoscope surgery
鸡胸反 NUSS 钢板取出术　pigeon breast contra-NUSS steel plate removal
鸡胸反 NUSS 手术　pigeon breast contra-NUSS surgery
鸡胸矫正术　diorthosis of pigeon chest
鸡胸胸腔镜反 NUSS 手术　thoracoscopic pigeon breast contra-NUSS surgery
奇静脉结扎术　azygos vein ligation
间歇正压治疗　intermittent positive pressure therapy, IPPB
剑突切除术　xiphoid process resection
近期开胸术后再开胸术　secondary thoracic surgery after recent thoracotomy
近期手术后胸腔内止血术　thoracotomy hemostasis after recent thoracotomy
经电磁导航支气管镜针吸活检术　needle aspiration biopsy via electromagnetic navigation bronchoscopy
经腹膈疝修补术　transperitoneal diaphragmatic hernia repair

经腹食管裂孔疝修补术　transperitoneal esophageal hiatal hernia repair
经气管镜超声引导针吸活检术　endo bronchoscope ultrasound guided tansbronchus needle aspiration, EBUS-TBNA
经胸膈疝修补术　transthoracic diaphragmatic hernia repair
经胸食管裂孔疝修补术　transthoracic esophageal hiatal hernia repair
经支气管超声内镜纵隔淋巴结穿刺活检术　bronchial endoscopic ultrasonography mediastinal lymph node biopsy
颈部食管造口术　cervical esophagostomy
颈肋切除术　resection of cervical rib, cervical rib resection
颈深部淋巴结切除术　lymph node resection of deep neck
开胸肺活组织检查　thoracotomy lung biopsy
开胸探查术　exploratory thoracotomy
开胸心脏按摩术　open cardiac massage
开胸引流术　open thoracic drainage
开胸止血术　thoracotomy hemostasis
空肠瘘修补术　jejunum fistula repair
肋骨病损切除术　resection of rib lesion
肋骨部分切除术　partial rib resection
肋骨钢板内固定术　rib plate fixation
肋骨钢针内固定术　rib steel needle fixation
肋骨骨折闭合复位内固定术　rib fracture closed reduction and internal fixation
肋骨骨折切开复位钢板内固定术　rib fracture open reduction and plate fixation
肋骨骨折切开复位钢针内固定术　rib fracture open reduction and steel needle fixation
肋骨骨折切开复位螺钉内固定术　rib fracture open reduction and screw fixation
肋骨活组织检查　rib biopsy
肋骨畸形矫治术　rib deformity correction
肋骨螺钉内固定术　rib screw fixation
肋骨切除术　costectomy
肋骨取骨术　bone harvesting of rib
肋骨死骨去除术　dead bone removal of rib
肋骨髓内针内固定术　rib intramedullary pin fixation
肋骨外固定术　rib external fixation
肋骨楔形截骨术　wedge osteotomy of rib
肋骨植骨术　bone graft of rib
肋间动脉缝合术　intercostal artery suture
肋间动脉结扎术　intercostal artery ligation
肋间神经节段切除术　intercostal nerve segment resection
肋间神经冷冻术　intercostal nerve cryoanalgesia
肋间神经切除术　intercostal nerve resection
淋巴干 - 小静脉吻合术　lymphatic vessel-small vein anastomosis
淋巴管瘤注射术　lymphangioma injection
淋巴管瘘结扎术　ligation of lymphatic fistula
淋巴管瘘切除术　lymphatic fistula resection
淋巴管瘘粘连术　lymphatic fistula adhesion
淋巴结活组织检查　lymph node biopsy
淋巴结扩大性区域性切除术　lymph node expanding regional resection
淋巴结区域性切除术　lymph node regional resection
隆突病损切除术　resection of carina lesion
隆突成形术　carinaoplasty
漏斗胸 NUSS 钢板取出术　funnel chest NUSS steel plate removal
漏斗胸 NUSS 手术　funnel chest NUSS
漏斗胸矫正术　corrective operation of pectus exca-vatum
气管病损激光烧灼术　electrocauterization or laser of trachea lesion
气管病损切除术　resection of trachea lesion
气管部分切除术　resection of partial trachea
气管插管　tracheal intubation
气管成形伴人工喉重建术　trachea revascularization with artificial throat forming
气管成形术　tracheoplasty

气管重建术　tracheal reconstruction

气管节段切除术　tracheal segmental resection

气管镜下气管病损切除术　resection of trachea lesion under broncho-scope

气管镜下气管人工假体置入术　tracheal artificial implant surgery under bronchoscope

气管裂伤缝合术　suture of laceration of trachea

气管瘘闭合术　tracheal fistula closure

气管内异物去除　tracheal foreign body removal

气管切开闭合术　trachea incision closure

气管切开异物取出术　tracheotomy for foreign body removal

气管人工假体置入术　artificial trachea implant

气管 - 食管瘘闭合术　trachea-esophageal fistula closure

气管狭窄松解术　tracheal stenosis release

气管悬吊术　tracheal suspension

气管造口修正术　revision of tracheostomy

气管支架置换术　tracheal stent replacement

气管支气管裂伤缝合术　tracheal bronchus laceration suture

腔静脉结扎术　vena cava ligation

腔静脉折叠术　vena cava fundoplication

清洁气管造口　clean tracheostomy

全肺切除术　pneumonectomy

全肺切除术伴纵隔淋巴结清扫术　pneumonectomy with mediastinal lymph node resection

全食管切除术　total esophagectomy

人工呼吸　artificial respiration

人工气管(自体 / 异体)重建术　artificial trachea(self/variants) recon-struction

人工食管建造术　construction of artificial esophagus

人工血管置换术　artificial vascular replacement

伤口止血术　wound hemostasis

上腔静脉部分切除伴人工血管置换术　superior vena cava partial resction with artificial vascular replacement

食管 - 贲门成形术　cardioplasty

食管贲门肌层切开术　esophagocardiomyotomy

食管病损切除术　resection of esophageal lesion

食管病损氩气刀治疗术　argon knife resection of esophageal lesion

食管部分切除术　partial esophagectomy

食管肌层切开术　Heller's esophagocardiomyotomy　[又称]Heller 手术△

食管静脉曲张结扎术　ligation of esophageal varices

食管 - 空肠弓上吻合术　esophageal-jejunum anastomosis above aortic arch

食管裂伤缝合术　suture of laceration of esophagus

食管瘘修补术　esophageal fistula repair

食管憩室切除术　diverticulectomy of esophagus

食管憩室外置术　exteriorization of esophageal pouch

食管切开探查术　esophageal incision surgical exploration

食管切开异物取出术　esophageal incision for foreign body removal

食管 - 胃成形术　esophagogastroplasty　[又称]Belsey 手术△

食管狭窄修补术　repair of esophageal stricture

食管永久性置管入术　esophageal permanent tube implant surgery

食管造口闭合术　closure of esophagostomy

食管支撑物置入术　esophageal stent cathelerization

食管 - 支气管瘘修补术　esophageal bronchial fistula repair

手术后伤口止血术　wound hemostasis after operation

双侧颈淋巴结根治性清扫术　bilateral radical cervical lymph node dissection

胃固定术　gastropexy

胃造口闭合术　closure of gastrostomy

限局性胸廓成形术　limit thoracoplasty

小肠外置术　exteriorization of small intestine

心包病损切除术　resection of pericardial lesion

心包剥脱术　pericardiectomy

心包部分切除术　resection of partial pericardium

心包活组织检查　pericardial biopsy

心包开窗术　fenestration of pericardium

心包切开探查术　exploratory pericardiotomy

心包切开引流术　pericardial incision drainage

心包粘连松解术　pericardial adhesion release

心房部分切除术　atrial partial resection

胸壁病损切除术　resection of chest wall lesion

胸壁病损清创缝合术　debridement suture of chest wall lesion

胸壁裂伤缝合术　suture of laceration of chest wall

胸壁切开术　incision of chest wall

胸壁缺损肌皮瓣移植术　chest wall defect myocutaneous flap trans-plantation

胸壁缺损修补术(人工材料)　chest wall defect repair(artificial materi-als)

胸壁缺损修补术(自体材料)　chest wall defect repair(self materials)

胸壁修补术　repair of chest wall

胸壁血管结扎术　vascular ligation of chest wall

胸壁血肿清除术　removal of chest wall hematoma

胸壁异物取出术　chest wall foreign body extraction

胸部食管造口术　thoracic esophagostomy

胸 - 肠瘘管切除术　chest-intestinal fistula resection

胸导管成形术　thoracic duct plasty

胸导管结扎术　ligation of thoracic duct

胸导管 - 颈内静脉吻合术　thoracic duct-internal jugular vein anasto-mosis

胸导管 - 颈外静脉吻合术　thoracic duct-external jugular vein anasto-mosis

胸导管瘘闭合术　closure of fistula of thoracic duct

胸导管套管插入术　cannulation of thoracic duct

胸导管引流术　thoracic duct drainage

胸骨部分切除术　partial ostectomy sternum

胸骨钢板内固定术　chest plate fixation

胸骨钢针内固定术　sternum steel needle fixation

胸骨骨折切开复位钢板内固定术　sternal fracture open reduction and plate fixation

胸骨骨折切开复位螺钉内固定术　sternal fracture open reduction and screw fixation

胸骨螺钉内固定术　sternal fracture screw fixation

胸骨内固定物取出术　extraction of sternum fracture internal fixation

胸骨内固定装置再置入术　implantation of sternum fracture internal fixation

胸骨前食管吻合术伴结肠间置术　antesternal esophageal anastomosis with interposition of colon

胸骨切除术　resection of sternum

胸骨死骨去除术　removal of sternum sequestrum

胸骨外固定架去除术　sternum external fixator removal

胸骨外固定术　sternum external fixation

胸骨楔形截骨术　sternum wedge osteotomy

胸骨折骨术　sternum osteotomy

胸骨植骨术　sternum transplantation

胸廓成形术　thoracoplasty

胸廓出口综合征手术　thoracic outlet syndrome operation

胸廓改良成形术　chest wall improvement plasty

胸廓骨病损切除术　resection of chest wall bone lesion

胸廓畸形矫正术　thoracic deformity diorthosis

胸廓造口闭合术　closure of thoracostomy

胸膜病变切除术　pleural lesion resection

胸膜剥脱术　pleural decortication

胸膜部分切除术　partial pleurectomy

胸膜固定术　pleurodesis

胸膜划痕术　scarification of pleura

胸膜切开探查术　pleural incision surgical exploration

胸膜硬化术　pleurosclerosis

胸膜粘连松解术　pleural adhesion release

胸内结肠代食管术　intrathoracic colon replacing the esophagus

胸内空肠代食管术　intrathoracic jejunum replacing the esophagus

胸内食管 - 食管吻合术　intrathoracic esophageal-esophageal anastomosis

胸内食管 - 胃弓上吻合术　intrathoracic esophageal-stomach anastomosis above aorta

胸内食管 - 胃弓下吻合术　intrathoracic esophageal-stomach anastomosis below aorta

胸内食管 - 胃颈部吻合术　intrathoracic esophageal-stomach anastomosis in neck

胸内食管 - 胃吻合术　intrathoracic esophageal-stomach anastomosis

胸腔闭式引流管调整术　thoracic cavity closed drainage tube to adjust

胸腔闭式引流术　thoracic closed drainage

胸腔病损切除术　resection of thoracic lesion

胸腔穿刺术　thoracentesis

胸腔积液胸 - 腹腔引流术　pleural effusion chest-abdominal cavity drainage

胸腔镜检查　thoracoscopy

胸腔镜下肺病损切除术　thoracoscopic resection of lung lesion

胸腔镜下肺病损射频消融术　thoracoscopic radiofrequency ablation of lung lesion

胸腔镜下肺病损氩氦刀切除术　thoracoscopic argon-helium knife resection of lung lesion

胸腔镜下肺部分切除术　thoracoscopic partial pulmonary resection

胸腔镜下肺大疱缝扎术　thoracoscopic pulmonary bullae sewing operation

胸腔镜下肺大疱切除术　thoracoscopic resection of pulmonary bulla

胸腔镜下肺动脉病损切除术　thoracoscopic resection of pulmonary artery lesion

胸腔镜下肺动脉成形术　thoracoscopic pulmonary arterioplasty

胸腔镜下肺段切除术　thoracoscopic segmental resection of lung

胸腔镜下肺活组织检查　thoracoscopic biopsy of lung

胸腔镜下肺减容术　thoracoscopic lung volume reduction

胸腔镜下肺内异物取出术　thoracoscopic lung foreign body extraction

胸腔镜下肺切开引流术　thoracoscopic lung incision drainage

胸腔镜下肺楔形切除术　thoracoscopic wedge resection of the lung

胸腔镜下肺修补术　thoracoscopic pulmonary neoplasty

胸腔镜下肺叶部分切除术　thoracoscopic partial resection of pulmonary lobe

胸腔镜下肺叶切除术　thoracoscopic lobectomy of lung

胸腔镜下肺肿瘤氩氦刀冷冻术　thoracoscopic ablation of lung tumor by argon-helium knife cryotherapy

胸腔镜下复合肺叶切除术　thoracoscopic composite lobectomy

胸腔镜下膈疝修补术　thoracoscopic diaphragmatic hernia repair

胸腔镜下肋骨切除术　thoracoscopic costectomy

胸腔镜下肋软骨切除术　thoracoscopic costochondrectomy

胸腔镜下淋巴瘘修补术　thoracoscopic lymphatic fistula repair

胸腔镜下漏斗胸 NUSS 手术　thoracoscopic funnel chest NUSS

胸腔镜下脓胸清洗术　thoracoscopic empyema cleaning

胸腔镜下全肺切除术　thoracoscopic pneumonectomy

胸腔镜下全肺切除术伴纵隔淋巴结清扫术　thoracoscopic pneumonectomy with systematic mediastinal lymphadenectomy

胸腔镜下心包活组织检查　thoracoscopic pericardial biopsy

胸腔镜下心包切开引流术　thoracoscopic pericardial incision drainage

胸腔镜下胸壁病损切除术　thoracoscopic excision lesion of chest wall

胸腔镜下胸导管瘘闭合术　thoracoscopic thoracic duct fistula closure

胸腔镜下胸交感神经部分切除术　thoracoscopic thoracic sympathetic partial resection

胸腔镜下胸廓畸形矫正术　thoracoscopic thoracic deformity diorthosis

胸腔镜下胸膜病变切除术　thoracoscopic pleural lesion resection

胸腔镜下胸膜固定术　thoracoscopic pleurodesis

胸腔镜下胸膜活组织检查　thoracoscopic pleural biopsy

胸腔镜下胸膜活组织检查术　thoracoscopic pleural biopsy technique

胸腔镜下胸腔探查术　thoracoscopic thoracic exploration

胸腔镜下胸腔粘连松解术　thoracoscopic pleural adhesion release

胸腔镜下胸腔注气术　thoracoscopic thoracic pneumatic retinopexy

胸腔镜下胸腺病损切除术　thoracoscopic resection of thymus gland lesion

胸腔镜下胸腺部分切除术　thoracoscopic partial thymectomy

胸腔镜下胸腺扩大切除术　thoracoscopic extended thymectomy

胸腔镜下胸腺切除术　thoracoscopic thymectomy

胸腔镜下血管修补术　thoracoscopic angiorrhaphy

胸腔镜下支气管病损切除术　thoracoscopic excision of bronchus lesion

胸腔镜下支气管结扎术　thoracoscopic bronchus ligation

胸腔镜下支气管裂伤缝合术　thoracoscopic bronchus laceration suturing

胸腔镜下支气管切开异物取出术　thoracoscopic bronchial foreign body extraction

胸腔镜下支气管袖式切除术　thoracoscopic bronchus sleeve lobectomy

胸腔镜下支气管造口术　thoracoscopic bronchostomy

胸腔镜下止血术　thoracoscopic hemostasis

胸腔镜下纵隔病损切除术　thoracoscopic resection of mediastinal lesion

胸腔镜下纵隔淋巴结清扫术　thoracoscopic systematic mediastinal lymphadenectomy

胸腔内异物取出术　intrathoracic foreign body removal

胸腔填充术　thoracic filling operation

胸腔粘连松解术　pleural cavity adhesion release

胸腔注气术　thoracic pneumatic retinopexy

胸腺病变切除术　resection of thymus lesion

胸腺部分切除术　partial thymectomy

胸腺固定术　exothymopexy

胸腺活组织检查　biopsy of thymus

胸腺扩大切除术　extended thymectomy

胸腺切除术　thymectomy

胸腺切开探查术　thymus incision surgical exploration

胸腺区探查术　thymus area exploration

血管病损切除术　vascular lesion resection

血管修补术　angiorrhaphy

荧光支气管镜检查术　fluorescence bronchoscope examination

有创呼吸机治疗（大于等于 96 小时）　invasive ventilation（greater than or equal to 96 hours）

有创呼吸机治疗（小于 96 小时）　invasive ventilation（less than 96 hours）

暂时性气管切开术　temporary tracheotomy

脏层胸膜剥除术　visceral pleura decortication

造口腔内异物去除　foreign body removal of stoma cavity

支架象鼻术　stented elephant trunk

支气管病损切除术　excision lesion bronchus

支气管成形术　bronchoplasty

支气管动脉栓塞术　bronchial artery embolization

支气管肺灌洗术　bronchoalveolar lavage

支气管镜下肺活组织检查　lung biopsy under the bronchoscope

支气管镜下肺减容术　bronchoscopic lung volume reduction

支气管镜下支气管病损冷冻术　bronchus lesion cryotherapy under the bronchoscope

支气管镜下支气管病损切除术　bronchus lesion resection under the bronchoscope

支气管镜下支气管活组织检查　bronchial biopsy under the bronchoscope

支气管镜下支气管扩张术　bronchoscopic dilation bronchus

支气管扩张术　dilation bronchus

支气管裂伤缝合术　suture of laceration of bronchus

支气管内异物去除　bronchial foreign body removal

支气管切开异物取出术　removal of bronchial foreign body

支气管楔形切除术　wedge resection of bronchus
支气管 - 胸膜瘘闭合术　bronchial-pleural fistula closure
支气管胸膜瘘修复及大网膜填充术　bronchopleural fistula repair and greater omentum filling
支气管胸膜瘘修复及肌瓣填充术　bronchopleural fistula repair and muscle-flap graft
支气管袖形切除术　bronchial sleeve resection
支气管造口术　bronchostomy
直视下肺肿瘤射频消融术　open lung tumor radiofrequency ablation
中、前斜角肌切断术　former and middle scalene amputation
主动脉旁淋巴结根治性切除术　radical excision of periaortic lymph node
纵隔病损切除术　resection of mediastinal lesion
纵隔活检术　mediastinal biopsy
纵隔镜检查术　mediastinoscopy

纵隔镜下肺组织活检术　mediastinoscopic lung biopsy
纵隔镜下淋巴结活组织检查术　mediastinoscopic lymph node biopsy
纵隔镜下气管病损切除术　mediastinoscopic resection of trachea lesion
纵隔镜下支气管病损切除术　mediastinoscopic resection of bronchus lesion
纵隔淋巴结采样术　mediastinal lymph node sampling
纵隔淋巴结结核病灶清除术　mediastinal lymph node tuberculosis cleaning
纵隔淋巴结清扫术　systematic mediastinal lymphadenectomy
纵隔切开探查术　mediastinal incision surgical exploration
纵隔切开引流术　mediastinal incision drainage
纵隔血肿清除术　removal of mediastinal hematoma
纵隔异物取出术　removal of mediastinal foreign body

14.4　临床检查名词

24 小时食管内 pH 监测　intraesophagus 24h pH monitoring
PET-CT　positron emission tomography-computed tomography
腹部 B 超　abdominal ultrasonography
干啰音　rhonchus
管性呼吸音　tubular breathing sound
呼吸音减弱　diminished respiration
呼吸音增强　exaggerated breath sound
肌电图检查　electromyography
经皮肺穿刺　percutaneous transthoracic needle lung biopsy
经食管腔内超声检查　esophageal lumen ultrasound
经支气管腔内超声检查　bronchial lumen ultrasound
叩诊鼓音　percussive tympany
叩诊清音　percussive resonance
叩诊实音　percussive flatness
叩诊浊音　percussive dullness
全身骨核素显像　nuclide imaging of the whole body bone
上腹部 CT 平扫 + 增强　upper abdominal CT scan + enhancement

上消化道造影　upper gastrointestinal contrast
湿啰音　moist rale
食管拉网细胞学检查　cytologic examination by esophageal abrasive balloon
痰脱落细胞检查　exfoliative cell examination of sputum
头颅 MRI 检查　brain MRI check
胃镜检查　stomachoscopy
哮鸣音　wheezing rale
新斯的明试验　neostigmine test
胸部 CT 平扫 + 增强　chest CT scan + enhancement
胸部 X 射线正侧位　front and lateral chest x ray
胸廓挤压试验　thoracic compression test
胸腔穿刺　thoracocentesis
乙酰胆碱受体抗体检查　acetylcholine receptor antibody test
支气管镜　bronchoscope
支气管造影　bronchography
纵隔镜检查　mediastinoscopy

15. 心血管外科

15.1 疾病诊断名词

1 型糖尿病性多发性微血管并发症 type 1 diabetic microvascular complications ［又称］1 型糖尿病性多种微血管并发症△

1 型糖尿病性周围血管病 type 1 diabetic peripheral angiopathy ［又称］1 型糖尿病伴周围血管病变△

1 型糖尿病性足坏疽 type 1 diabetic foot gangrene

2 型糖尿病性周围血管病 type 2 diabetic peripheral angiopathy ［又称］2 型糖尿病伴周围血管病变△

2 型糖尿病性足坏疽 type 2 diabetic foot gangrene

Kommerell 憩室 Kommerell diverticulum

Leriche's 综合征 Leriche's syndrome

Stanford A Ⅰ型夹层 Stanford type A Ⅰ aortic dissection

Williams 综合征 Williams syndrome

闭塞性动脉炎 arteritis obliterans

闭塞性动脉硬化 arteriosclerosis obliterans ［又称］闭塞性动脉硬化症△

部分性房室隔缺损 partial atrioventricular septal defect

部分性肺静脉异常连接 partial anomalous pulmonary venous connection

餐后低血压 postprandial hypotension

操作后血管内异物残留 endovascular retained foreign body after operation ［又称］在操作中对意外遗留异物的急性反应△

操作中休克 shock during or resulting from a procedure

肠系膜动脉夹层 mesenteric arterial dissection ［又称］肠系膜上动脉夹层动脉瘤△

肠系膜动脉瘤 mesenteric artery aneurysm

肠系膜上动脉瘤 superior mesenteric artery aneurysm

肠系膜上动脉损伤 superior mesenteric artery injury

肠系膜上静脉损伤 superior mesenteric vein injury

肠系膜下动脉损伤 inferior mesenteric artery injury

持续性胎儿循环 persistent fetal circulation

充血性心力衰竭 congestive heart failure

创伤性肠系膜血管损伤 traumatic mesenteric vessel injury

创伤性骶前静脉丛破裂 traumatic anterior sacral venous plexus rupture

创伤性腹主动脉瘤 traumatic abdominal aortic aneurysm

创伤性膈破裂 traumatic diaphragmatic rupture ［又称］创伤性膈肌破裂△

创伤性股动静脉瘘 traumatic femoral arteriovenous fistula

创伤性股动脉假性动脉瘤 traumatic femoral artery pseudoaneurysm

创伤性股动脉瘤 traumatic femoral artery aneurysm

创伤性股动脉血栓形成 traumatic femoral artery thrombosis

创伤性颈动静脉瘘 traumatic carotid arteriovenous fistula

创伤性颈动脉海绵窦瘘 traumatic carotid cavernous fistula

创伤性颈动脉瘤 traumatic carotid aneurysm

创伤性颈动脉瘘 traumatic carotid fistula

创伤性胫后动脉血栓形成 traumatic posterior tibial artery thrombosis

创伤性肋间动脉破裂 traumatic intercostal artery rupture

创伤性脑脂肪栓塞 traumatic cerebral fat embolism ［又称］脂肪栓塞(创伤性)△

创伤性髂总动脉血栓形成 traumatic common iliac artery thrombosis

创伤性心包积血 traumatic hemopericardium

创伤性心脏破裂 traumatic cardiac rupture

创伤性心脏压塞 traumatic cardiac tamponade

创伤性胸椎间盘破裂 traumatic thoracic intervertebral disc rupture ［又称］胸椎间盘创伤性破裂△

创伤性血气胸 traumatic hemopneumothorax

创伤性血胸 traumatic hemothorax

创伤性指动脉破裂 traumatic finger artery rupture

丛状血管瘤 plexiform hemangioma

大动脉炎 Takayasu arteritis

大动脉转位(室间隔缺损型) TGA(transposition of the great artery), VSD(ventricular septal defect)

大动脉转位(室间隔缺损 - 左室流出道狭窄) TGA(transposition of the great artery), VSD(ventricular septal defect) -LVOTO(left ventricular outflow tract obstruction)

大动脉转位(室间隔完整型) TGA(transposition of the great artery), IVS(interventricular septum)

大动脉转位(室间隔完整 - 左室流出道狭窄) TGA(transposition of the great artery), IVS(interventricular septum) -LVOTO(left ventricular outflow tract obstruction)

大腿大隐静脉损伤 injury of great saphenous vein in thigh

大腿多处血管损伤 multiple vascular injuries of thigh

大腿股静脉损伤 femoral vein in thigh injury

大腿血管损伤 thigh vascular injury

大血管恶性肿瘤 malignant tumor of large vessel

大血管良性肿瘤 benign tumor of large vessel

大隐静脉曲张 great saphenous varicose vein

单发右位心 isolated dextroversion of heart ［又称］右旋心△

单心房 single atrium

德戈病 Degos disease, malignant atrophic papulosis ［又称］恶性萎缩性丘疹病△

低心排血量综合征 low cardiac output syndrome

低血容量性休克 hypovolemic shock, hemorrhagic shock ［又称］失血性休克△

电极导线断裂 broken lead

电极导线绝缘层破裂 lead insulation break

电极导线脱位 lead dislocation

动脉导管未闭 patent ductus arteriosus

动脉坏死 necrosis of artery

动脉痉挛 arteriospasm

动脉溃疡 ulcer of artery

动脉瘤 aneurysm

动脉瘘 fistula of artery

动脉内膜炎 endarteritis

动脉栓塞 arterial embolism

动脉狭窄 arterial stenosis

动脉炎 arteritis

动脉移植物引起的机械性并发症　mechanical complication caused by arterial graft
动脉硬化　arteriosclerosis　［又称］主动脉硬化△
动脉支架内血栓形成　arterial in-stent thrombosis
动脉中层硬化症　Monckeberg's arteriosclerosis　［又称］蒙克贝格（中层）硬化症△
动脉粥样硬化　atherosclerosis
多发大动脉炎　multiple Takayasu arteritis
多发性动静脉瘘　multiple arteriovenous fistulas
多发性动脉栓塞　multiple arterial embolisms
多肾动脉　multiple renal arteries
二尖瓣闭式扩张术后再狭窄　restenosis after closed mitral dilatation
二尖瓣反流　mitral regurgitation
二尖瓣关闭不全伴主动脉瓣狭窄　mitral incompetence with aortic stenosis
二尖瓣关闭不全伴主动脉瓣狭窄关闭不全　mitral incompetence with aortic stenosis and incompetence
二尖瓣关闭不全并狭窄　mitral incompetence and mitral stenosis
二尖瓣后叶脱垂　posterior mitral valve prolapse
二尖瓣机械瓣瓣周漏　mechanical mitral perivalvular leakage
二尖瓣及主动脉瓣关闭不全　mitral and aortic incompetence
二尖瓣及主动脉瓣狭窄　mitral and aortic stenosis
二尖瓣及主动脉瓣狭窄伴关闭不全　mitral and aortic stenosis and incompetence
二尖瓣疾病　mitral valve disease
二尖瓣前叶脱垂　anterior mitral valve prolapse
二尖瓣术后狭窄　postoperative mitral stenosis
二尖瓣退行性变　mitral valve degeneration
二尖瓣脱垂　mitral valve prolapse
二尖瓣脱垂伴关闭不全　mitral valve prolapse with insufficiency
二尖瓣脱垂综合征　mitral valve prolapse syndrome
二尖瓣狭窄（瓣下，降落伞型）　mitral stenosis（subvalvar, parachute type）
二尖瓣狭窄（瓣下型）　mitral stenosis（subvalvar）
二尖瓣狭窄（二尖瓣上环型）　mitral stenosis（supravalvar mitral ring）
二尖瓣狭窄伴主动脉瓣关闭不全　mitral stenosis with aortic incompetence
二尖瓣狭窄伴主动脉瓣狭窄关闭不全　mitral stenosis with aortic stenosis and incompetence
二尖瓣狭窄关闭不全伴主动脉瓣关闭不全　mitral stenosis and incompetence with aortic stenosis and incompetence
二尖瓣狭窄关闭不全伴主动脉瓣狭窄　mitral stenosis and incompetence with aortic stenosis
二尖瓣赘生物　mitral valve excrescence
二叶主动脉瓣　bicuspid aortic valve　［又称］主动脉瓣二瓣化畸形△，先天性主动脉瓣二瓣化畸形△
法洛三联症　trilogy of Fallot
法洛四联症　tetralogy of Fallot　［又称］法洛氏四联症△
房间隔缺损　atrial septal defect　［又称］先天性房间隔缺损△
房间隔缺损（单心房型）　atrial septal defect（single atrium）［又称］房间隔缺损△
房间隔缺损（二孔型）　atrial septal defect（secundum）［又称］房间隔缺损△
房间隔缺损（冠状窦型）　atrial septal defect（coronary sinus）［又称］房间隔缺损△
房间隔缺损（静脉窦型）　atrial septal defect（sinus venosus）［又称］房间隔缺损△
房间隔缺损（卵圆孔型）　atrial septal defect（patent foramen ovale）［又称］房间隔缺损△
房室瓣　atrioventricular valve
房室瓣关闭不全　atrioventricular valve incompetence
房室瓣骑跨　overriding of atrioventricular valve
非风湿性二尖瓣伴主动脉瓣关闭不全　non rheumatic mitral versus with aortic valve insufficiency
非风湿性二尖瓣关闭不全　non rheumatic mitral insufficiency

非风湿性二尖瓣关闭不全（轻度）　non rheumatic mitral insufficiency（mild）
非风湿性二尖瓣关闭不全（中度）　non rheumatic mitral insufficiency（moderate）
非风湿性二尖瓣关闭不全（重度）　non rheumatic mitral insufficiency（heavy）
非风湿性二尖瓣关闭不全并主动脉瓣狭窄伴关闭不全　non rheumatic mitral insufficiency and aortic stenosis with insufficiency
非风湿性二尖瓣疾患　non rheumatic mitral valve disease
非风湿性二尖瓣狭窄　non rheumatic mitral stenosis
非风湿性二尖瓣狭窄（轻度）　non rheumatic mitral stenosis（mild）
非风湿性二尖瓣狭窄（中度）　non rheumatic mitral stenosis（moderate）
非风湿性二尖瓣狭窄（重度）　non rheumatic mitral stenosis（heavy）
非风湿性二尖瓣狭窄伴关闭不全　non rheumatic mitral stenosis with insufficiency
非风湿性三尖瓣关闭不全　non rheumatic tricuspid insufficiency
非风湿性三尖瓣关闭不全（轻度）　non rheumatic tricuspid insufficiency（mild）
非风湿性三尖瓣关闭不全（中度）　non rheumatic tricuspid insufficiency（moderate）
非风湿性三尖瓣关闭不全（重度）　non rheumatic tricuspid insufficiency（heavy）
非风湿性三尖瓣狭窄　non rheumatic tricuspid stenosis
非风湿性三尖瓣狭窄（轻度）　non rheumatic tricuspid stenosis（mild）
非风湿性三尖瓣狭窄（中度）　non rheumatic tricuspid stenosis（moderate）
非风湿性三尖瓣狭窄（重度）　non rheumatic tricuspid stenosis（heavy）
非风湿性三尖瓣狭窄伴关闭不全　non rheumatic tricuspid stenosis versus insufficiency
非风湿性主动脉瓣关闭不全　non rheumatic aortic valve insufficiency
非风湿性主动脉瓣关闭不全（轻度）　non reheumatic aortic valve insufficiency（mild）
非风湿性主动脉瓣关闭不全（中度）　non rheumatic aortic valve insufficiency（moderate）
非风湿性主动脉瓣关闭不全（重度）　non rheumatic aortic valve insufficiency（heavy）
非风湿性主动脉瓣狭窄（轻度）　non rheumatic aortic stenosis（mild）
非风湿性主动脉瓣狭窄（中度）　non rheumatic aortic stenosis（moderate）
非风湿性主动脉瓣狭窄（重度）　non rheumatic aortic stenosis（heavy）
非风湿性主动脉瓣狭窄伴关闭不全　non rheumatic aortic valve stenosis versus insufficiency
非冠心病性心肌梗死　non coronary artery heart disease myocardial infarction　［又称］非冠心病心肌梗死△
非丝虫性乳糜胸　non-filarial chylothorax
肥厚型主动脉瓣下狭窄　hypertrophic subaortic stenosis
腓动脉闭塞　peroneal artery occlusion
腓动脉夹层　peroneal artery dissection
腓动脉瘤　peroneal artery aneurysm
腓动脉损伤　injury of peroneal artery
腓动脉狭窄　peroneal artery stenosis
肺动静脉瘘　pulmonary arteriovenous fistula　［又称］肺内静动脉血分流△
肺动脉瓣疾患　pulmonary valve disorders
肺动脉瓣狭窄（瓣下型）　pulmonary stenosis（subvalvar）［又称］肺动脉瓣狭窄△
肺动脉瓣狭窄伴关闭不全　pulmonary stenosis with insufficiency［又称］肺动脉瓣狭窄关闭不全△
肺动脉瓣狭窄并关闭不全　pulmonary stenosis with incompetence
肺动脉瓣赘生物　pulmonary valve vegetation
肺动脉闭锁（室间隔缺损 - 体肺动脉侧支循环）　pulmonary atresia（ventricular septal defect-main aorto-pulmonary collateral artery, VSD-MAPCA）
肺动脉闭锁（室间隔缺损型）　pulmonary atresia（ventricular septal defect, VSD）

肺动脉闭锁(室间隔完整型)　pulmonary atresia(intact ventricular septum, IVS)　[又称]肺动脉闭锁-室间隔完整△

肺动脉吊带　pulmonary artery sling

肺动脉分支狭窄　pulmonary branch stenosis

肺动脉高压　pulmonary hypertension　[又称]肺高血压△

肺动脉扩张　pulmonary artery dilatation

肺动脉瘤　pulmonary artery aneurysm

肺动脉瘘　pulmonary artery fistula

肺动脉漏斗部狭窄　infundibular pulmonary stenosis

肺动脉狭窄　pulmonary artery stenosis

肺动脉炎　pulmonary arteritis

肺动脉肿瘤　pulmonary artery tumor

肺静脉闭塞　pulmonary vein occlusion　[又称]肺静脉闭塞症△

肺静脉闭锁　pulmonary vein atresia

肺静脉连接完全异常　total anomalous pulmonary venous connection

肺静脉狭窄　pulmonary vein stenosis

肺静脉血管畸形　anomaly of pulmonary vein

肺毛细血管瘤　pulmonary capillary hemangiomatosis, pulmonary capillary aneurysm　[又称]肺毛细血管瘤病△

肺破裂　lung rupture　[又称]肺大疱破裂△

肺小静脉炎　pulmonary trichodophlebitis

肺血管畸形　pulmonary vascular malformation

肺血管瘤　pulmonary hemangioma

肺血管损伤　injury of pulmonary blood vessel

肺血管炎　pulmonary vasculitis

风湿性二尖瓣关闭不全　rheumatic mitral incompetence

风湿性二尖瓣关闭不全(轻度)　rheumatic mitral incompetence(mild)

风湿性二尖瓣关闭不全(中度)　rheumatic mitral incompetence(moderate)

风湿性二尖瓣关闭不全(重度)　rheumatic mitral incompetence(severe)

风湿性二尖瓣狭窄　rheumatic mitral stenosis

风湿性二尖瓣狭窄(轻度)　rheumatic mitral stenosis(mild)

风湿性二尖瓣狭窄(中度)　rheumatic mitral stenosis(moderate)

风湿性二尖瓣狭窄(重度)　rheumatic mitral stenosis(severe)

风湿性二尖瓣狭窄伴关闭不全　rheumatic mitral stenosis with insufficiency

风湿性肺动脉瓣关闭不全　rheumatic pulmonary incompetence

风湿性肺动脉瓣关闭不全(轻度)　rheumatic pulmonary valve incompetence(mild)

风湿性肺动脉瓣关闭不全(中度)　rheumatic pulmonary valve incompetence(moderate)

风湿性肺动脉瓣关闭不全(重度)　rheumatic pulmonary valve incompetence(severe)

风湿性肺动脉瓣狭窄　rheumatic pulmonary valve stenosis

风湿性肺动脉瓣狭窄(轻度)　rheumatic pulmonary valve stenosis(mild)

风湿性肺动脉瓣狭窄(中度)　rheumatic pulmonary valve stenosis(moderate)

风湿性肺动脉瓣狭窄(重度)　rheumatic pulmonary valve stenosis(severe)

风湿性联合瓣膜病　rheumatic combined valve disease

风湿性三尖瓣关闭不全　rheumatic tricuspid incompetence

风湿性三尖瓣狭窄　rheumatic tricuspid stenosis

风湿性三尖瓣狭窄(轻度)　rheumatic tricuspid stenosis(mild)

风湿性三尖瓣狭窄(中度)　rheumatic tricuspid stenosis(moderate)

风湿性三尖瓣狭窄(重度)　rheumatic tricuspid stenosis(severe)

风湿性三尖瓣狭窄伴关闭不全　rheumatic tricuspid stenosis with insufficiency

风湿性心脏瓣膜病　rheumatic valvular heart disease

风湿性主动脉瓣关闭不全　rheumatic aortic incompetence

风湿性主动脉瓣关闭不全(轻度)　rheumatic aortic incompetence(mild)

风湿性主动脉瓣关闭不全(中度)　rheumatic aortic incompetence(moderate)

风湿性主动脉瓣关闭不全(重度)　rheumatic aortic incompetence(severe)

风湿性主动脉瓣疾病　rheumatic aortic valve disease

风湿性主动脉瓣狭窄　rheumatic aortic stenosis

风湿性主动脉瓣狭窄(轻度)　rheumatic aortic stenosis(mild)

风湿性主动脉瓣狭窄(中度)　rheumatic aortic stenosis(moderate)

风湿性主动脉瓣狭窄(重度)　rheumatic aortic stenosis(severe)

风湿性主动脉瓣狭窄伴关闭不全　rheumatic aortic stenosis with incompetence

腹壁静脉曲张　varicosity of abdominal wall

腹部和下背及骨盆多处血管损伤　multiple vascular injuries in the abdomen, lower back and pelvis

腹腔动脉闭塞　celiac artery occlusion

腹腔动脉瘤　abdominal aneurysm

腹腔动脉损伤　celiac artery injury

腹腔动脉血栓形成　celiac artery thrombosis

腹腔干动脉夹层动脉瘤　celiac trunk artery dissecting aneurysm

腹腔干动脉假性动脉瘤　celiac trunk artery pseudoaneurysm

腹腔干动脉瘤　celiac trunk artery aneurysm

腹腔干动脉瘤破裂　celiac trunk aneurysm rupture

腹腔干动脉栓塞　celiac trunk artery embolization

腹腔干动脉狭窄　celiac trunk artery stenosis

腹腔干动脉血栓形成　celiac trunk artery thrombosis

腹腔内出血　intraabdominal hemorrhage

腹主动脉闭塞　abdominal aortic occlusion

腹主动脉壁间血肿　abdominal aortic intramural hematoma　[又称]腹主动脉闭内血肿△

腹主动脉-肠瘘　abdominal aortoenteric fistula

腹主动脉继发恶性肿瘤　secondary malignant tumor of the abdominal aorta

腹主动脉夹层　abdominal aortic dissection

腹主动脉假性动脉瘤　abdominal aortic pseudoaneurysm

腹主动脉空肠瘘　abdominal aorta jejunal fistula　[又称]腹主动脉-空肠瘘△

腹主动脉溃疡　abdominal aortic ulcer

腹主动脉扩张　abdominal aortic dilatation

腹主动脉瘤　abdominal aortic aneurysm

腹主动脉瘤破裂　abdominal aortic aneurysm rupture

腹主动脉栓塞　abdominal aortic embolism

腹主动脉损伤　abdominal aorta injury

腹主动脉狭窄　abdominal aortic stenosis

腹主动脉血栓形成　abdominal aortic thrombosis

腹主动脉硬化　abdominal aortosclerosis

腹主动脉支架内血栓形成　stent thrombosis in the abdominal aorta

腹主动脉粥样硬化　atherosclerosis of abdominal aorta

肝动脉假性动脉瘤　hepatic artery pseudoaneurysm

肝动脉栓塞　hepatic artery embolization

肝动脉狭窄　hepatic artery stenosis

肝动脉血栓形成　hepatic artery thrombosis

肝静脉瘤　hepatic venous aneurysm

肝静脉下腔静脉阻塞　hepatic vein and inferior vena cava obstruction　[又称]肝静脉-下腔静脉阻塞△

高血压性心力衰竭　hypertensive heart failure

肱动脉损伤　brachial artery injury

肱动脉狭窄　brachial artery stenosis

肱动脉纡曲　brachial artery tortuosity

肱静脉损伤　brachial vein injury, injury of brachial vein

共同动脉干　truncus arteriosus communis

股动脉闭塞　femoral artery occlusion

股动脉夹层　femoral artery dissection

股动脉假性动脉瘤　femoral artery pseudoaneurysm

股动脉瘤　femoral artery aneurysm

股动脉栓塞　femoral artery embolism

股动脉损伤　femoral artery injury, injury of femoral artery

股动脉狭窄　femoral artery stenosis

股动脉血栓形成　femoral artery thrombosis

股动脉支架内再狭窄　femoral artery in-stent restenosis

股静脉损伤　injury of femoral vein

股静脉血栓形成　femoral vein thrombosis

股浅动脉闭塞　superficial femoral artery occlusion

股浅动脉夹层　superficial femoral artery dissection

股浅动脉瘤　superficial femoral artery aneurysm
股浅动脉损伤　injury of superficial femoral artery　［又称］股动脉损伤△
股浅动脉狭窄　superficial femoral artery stenosis
股深动脉闭塞　deep femoral artery occlusion
股深动脉夹层　deep femoral artery dissection
股深动脉瘤　deep femoral artery aneurysm
股深动脉栓塞　deep femoral artery embolism　［又称］股动脉栓塞△
股深动脉损伤　deep femoral artery injury,injury of deep femoral artery　［又称］股动脉损伤△
股深动脉狭窄　deep femoral artery stenosis
股深动脉血栓形成　deep femoral artery thrombosis
股性动静脉瘘　femoral arteriovenous fistula
冠状动脉肌桥　coronary artery myocardial bridge
冠状动脉瘘　coronary artery fistula　［又称］冠状动脉心腔瘘△
冠状动脉旁路移植术后　post-surgery of coronary artery bypass grafting
冠状动脉起源肺动脉　anomalous origin of coronary artery from pulmonary artery
冠状动脉右室瘘　coronary artery to right ventricle fistula
冠状动脉支架断裂　coronary artery stent fracture
冠状动脉支架移位　coronary artery stent migration
冠状动脉左房瘘　coronary artery to left atrium fistula
冠状血管畸形　malformation of coronary vessel　［又称］先天性冠状动脉畸形△
腘动脉闭塞　popliteal artery occlusion
腘动脉夹层　popliteal artery dissection
腘动脉瘤　popliteal artery aneurysm
腘动脉损伤　injury of popliteal artery
腘动脉狭窄　popliteal artery stenosis
腘动脉陷迫综合征　popliteal artery entrapment syndrome　［又称］腘动脉挤压综合征△
腘静脉损伤　injury of popliteal vein
过渡性房室隔缺损　transitional atrioventricular septal defect
海绵状血管瘤　cavernous hemangioma
红斑性肢痛症　erythromelalgia　［又称］红斑性肢痛病△
后天性动静脉瘘　acquired arteriovenous fistula
后天性腹主动脉畸形　acquired abdominal aortic malformation
化学消融术后　post-chemical ablation
踝足多处血管损伤　injuries of multiple blood vessels at ankle foot　［又称］踝和足水平的多血管损伤△
踝足血管损伤　injury of blood vessel at ankle foot
坏疽　gangrene　［又称］肢端坏死△
机械瓣功能障碍　mechanical valve dysfunction
机械瓣膜置换术后瓣周漏　perivalvular leakage after mechanical valve replacement
奇静脉损伤　injury of azygos vein
急性 ST 段抬高型心肌梗死　acute ST segment elevation myocardial infarction　［又称］急性 ST 段抬高型侧壁心肌梗死△
急性侧壁心肌梗死　acute lateral myocardial infarction
急性侧壁再发心肌梗死　acute and recurrent lateral myocardial infarction
急性侧壁正后壁心肌梗死　acute lateral and posterior myocardial infarction
急性非 Q 波型心肌梗死　acute non Q wave myocardial infarction　［又称］急性非 Q 波心肌梗死△
急性非 ST 段抬高型心肌梗死　acute non-ST segment elevation myocardial infarction
急性肺动脉栓塞　acute pulmonary embolism　［又称］肺动脉栓塞综合征△,Hughes-Stovin 综合征△
急性肺水肿　acute pulmonary oedema
急性风湿性全心炎　acute rheumatic pancarditis
急性风湿性心肌炎　acute rheumatic myocarditis
急性风湿性心内膜炎　acute rheumatic endocarditis

急性高侧壁心肌梗死　acute high lateral myocardial infarction
急性高侧壁再发心肌梗死　acute and recurrent high lateral myocardial infarction
急性膈面心肌梗死　acute diaphragmatic myocardial infarction,acute inferior myocardial infarction　［又称］急性下壁心肌梗死△
急性广泛前壁、高侧壁心肌梗死　acute extensive anterior and high lateral myocardial infarction　［又称］急性广泛前壁＋高侧壁心肌梗死△
急性广泛前壁心肌梗死　acute extensive anterior myocardial infarction
急性后壁心肌梗死　acute posterior myocardial infarction
急性后壁再发心肌梗死　acute and recurrent posterior myocardial infarction　［又称］急性正后壁再发心肌梗死△
急性后间壁再发心肌梗死　acute and recurrent posteroseptal myocardial infarction
急性间壁再发心肌梗死　acute and recurrent septal myocardial infarction
急性前壁侧壁心肌梗死　acute anterior and lateral myocardial infarction
急性前壁下壁心肌梗死　acute inferior and anterior myocardial infarction　［又称］急性前壁＋下壁心肌梗死△
急性前壁心肌梗死　acute anterior myocardial infarction
急性前壁再发心肌梗死　acute and recurrent anterior myocardial infarction
急性前间壁心肌梗死　acute anteroseptal myocardial infarction
急性下壁侧壁正后壁心肌梗死　acute inferior,lateral and posterior myocardial infarction
急性下壁高侧壁心肌梗死　acute inferior and high lateral myocardial infarction　［又称］急性下壁＋高侧壁心肌梗死△
急性下壁高侧壁正后壁心肌梗死　acute inferior,high lateral and posterior myocardial infarction　［又称］急性下壁＋侧壁＋正后壁再发心肌梗死△
急性下壁右心室心肌梗死　acute inferior and right ventricular myocardial infarction　［又称］急性下壁＋右心室心肌梗死△
急性下壁再发心肌梗死　acute and recurrent posterior myocardial infarction
急性下壁正后壁心肌梗死　acute inferior and posterior myocardial infarction　［又称］急性下壁＋正后壁心肌梗死△
急性下侧壁心肌梗死　acute inferolateral myocardial infarction　［又称］急性下壁＋侧壁心肌梗死△
急性下侧壁再发心肌梗死　acute and recurrent inferolateral myocardial infarction　［又称］急性下壁＋侧壁再发心肌梗死△
急性下后壁心肌梗死　acute inferoposterior wall myocardial infarction　［又称］急性下壁＋后壁心肌梗死△
急性下后壁再发心肌梗死　acute and recurrent inferoposterior myocardial infarction
急性小灶心肌梗死　acute small focal myocardial infarction
急性心房心肌梗死　acute atrium myocardial infarction
急性心肌梗死　acute myocardial infarction
急性心肌梗死后乳头肌断裂　rupture of papillary muscle after acute myocardial infarction
急性心肌梗死后室间隔穿孔　perforation of ventricular septum after acute myocardial infarction
急性心尖部心肌梗死　acute apex myocardial infarction
急性心尖-侧壁心肌梗死　acute apex and lateral myocardial infarction　［又称］急性心尖＋侧壁心肌梗死△
急性心力衰竭　acute heart failure
急性心内膜下心肌梗死　acute subendocardial myocardial infarction
急性右心室心肌梗死　acute right ventricular myocardial infarction
急性再发心肌梗死　acute recurrent myocardial infarction
急性正后壁心肌梗死　acute posterior myocardial infarction
急性左心衰竭　acute left heart failure
家族性肺动脉高压　familial pulmonary hypertension　［又称］家族性动脉性肺动脉高压△
家族性胸主动脉瘤　familial thoracic aortic aneurysm

假腱索　false chordae tendineae

假性动脉瘤狭窄　stenosis of pseudoaneurysm

间歇性跛行　intermittent claudication

肩和上臂多处血管损伤　multiple shoulder and upper arm vascular injuries

肩和上臂浅表静脉损伤　superficial venous injury of the shoulder and upper arm ［又称］肩和上臂水平的浅表静脉损伤△

肩和上臂血管损伤　shoulder and upper arm vascular injury ［又称］肩和上臂水平的血管的损伤△

降主动脉夹层　descending aortic dissection

降主动脉假性动脉瘤　descending aortic pseudoaneurysm

降主动脉溃疡　descending aortic ulcer

降主动脉瘤　descending aortic aneurysm

降主动脉狭窄　descending aortic stenosis ［又称］先天性胸部降主动脉狭窄△

交叉心脏　criss-cross heart

结缔组织病相关性肺动脉高压　pulmonary hypertension associated with connective tissue disease

结核性腹主动脉炎　tuberculous abdominal aortitis

结核性乳糜胸　tuberculous chylothorax

经皮球囊扩瓣术后并发症穿刺假性动脉瘤　complication of percutaneous balloon aortic valvuloplasty（PBAV）：post-puncture artery pseudoaneurysm

经皮球囊扩瓣术后并发症穿刺血管血肿　complication of percutaneous balloon aortic valvuloplasty（PBAV）：post-puncture artery hematoma

经皮球囊扩瓣术后并发症动静脉瘘　complication of percutaneous balloon aortic valvuloplasty（PBAV）：arteriovenous fistula

经皮球囊扩瓣术后并发症腹膜后血肿　complication of percutaneous balloon aortic valvuloplasty（PBAV）：retroperitoneal hematoma

颈部血管损伤　injury of carotid blood vessel

颈动脉假性动脉瘤　carotid artery pseudoaneurysm

颈动脉扩张　carotid artery dilation

颈动脉瘤　aneurysm of carotid artery

颈动脉瘤破裂　carotid artery aneurysm rupture

颈动脉损伤　injury of carotid artery

颈动脉体交界性肿瘤　borderline tumor of carotid body

颈动脉体良性肿瘤　benign tumor of carotid body

颈动脉体肿瘤　carotid body tumor

颈静脉扩张　jugular vein dilation

颈静脉体交界性肿瘤　glomus jugulare borderline tumor

颈静脉血管球瘤　glomus jugular tumor

颈静脉血栓形成　jugular vein thrombosis

颈内动脉闭塞　internal carotid artery occlusion

颈内动脉夹层　internal carotid artery dissection

颈内动脉瘤　internal carotid artery aneurysm

颈内动脉瘤破裂　internal carotid artery aneurysm rupture

颈内动脉栓塞　embolic internal carotid artery occlusion

颈内动脉损伤　internal carotid artery injury

颈内动脉狭窄　internal carotid artery stenosis

颈内动脉血栓形成　internal carotid artery thrombosis

颈内动脉支架植入后再狭窄　restenosis after carotid artery stenting

颈内静脉扩张　internal jugular vein dilation

颈内静脉损伤　injury of internal jugular vein

颈外动脉闭塞　external carotid artery occlusion

颈外动脉夹层　external carotid artery dissection

颈外动脉栓塞　external carotid artery embolism

颈外动脉狭窄　external carotid artery stenosis

颈外动脉血栓形成　external carotid artery thrombosis

颈外静脉扩张　external jugular vein dilation

颈外静脉瘤　external jugular venous aneurysm

颈外静脉损伤　injury of external jugular vein

颈总动脉闭塞　common carotid artery occlusion

颈总动脉假性动脉瘤破裂　ruptured common carotid artery pseudoaneurysm

颈总动脉损伤　common carotid artery injury

颈总动脉狭窄　common carotid artery stenosis

颈总静脉瘤　common jugular venous aneurysm

胫动脉夹层　tibial artery dissection

胫动脉瘤　tibial artery aneurysm

胫动脉损伤　injury of tibial artery

胫动脉狭窄　tibial artery stenosis

胫后动脉闭塞　posterior tibial artery occlusion

胫后动脉损伤　injury of posterior tibial artery

胫后动脉狭窄　posterior tibial artery stenosis

胫后血管损伤　posterior tibial vascular injury ［又称］踝和足水平血管的损伤△

胫前动脉闭塞　anterior tibial artery occlusion

胫前动脉损伤　injury of anterior tibial artery

胫前动脉狭窄　anterior tibial artery stenosis

静脉曲张　varicosis

静脉曲张破裂　variceal rupture

静脉栓塞　venous embolism ［又称］静脉血栓△

静脉性血管瘤　venous hemangioma

静脉血栓形成　venous thrombosis

静脉炎　phlebitis

纠正性大动脉转位　corrected transposition of the great artery

开放性心脏穿通伤　open penetrating cardiac injury

开放性心脏破裂　open heart rupture

髋部多处血管损伤　injuries of multiple blood vessels at hip

髋部股静脉损伤　hip femoral vein injury ［又称］髋和大腿水平的股静脉损伤△

髋部血管损伤　hip vascular injury ［又称］髋和大腿水平的多血管损伤△

蓝趾综合征　blue toe syndrome

老年钙化性二尖瓣狭窄　senile calcific mitral stenosis

老年钙化性主动脉瓣狭窄伴关闭不全　senile calcific aortic valve stenosis with insufficiency

老年性动脉炎　senile arteritis

雷诺综合征　Raynaud's syndrome ［又称］肢端动脉痉挛病△，雷诺病△

肋骨多发性骨折　multiple fractures of ribs ［又称］多发性肋骨骨折△

肋骨多发性骨折伴第一肋骨骨折　multiple rib fractures associated with the first rib fracture

肋骨骨折　rib fracture

肋间血管损伤　injury of intercostal blood vessel

类风湿性脉管炎　rheumatoid vasculitis

冷冻消融术后　post-cryoablation

连枷胸　flail chest

良性血管内皮瘤　benign angioendothelioma ［又称］血管内皮瘤病△

两根肋骨骨折不伴第一肋骨骨折　two ribs fractures without the first rib fracture

淋巴管闭塞　lymphatic occlusion

淋巴管肌瘤　lymphangiomyomatosis ［又称］淋巴管瘤（任何部位）△

淋巴管瘤　lymphangioma

淋巴管瘘　lymphatic fistula

淋巴回流障碍　lymphatic obstruction

淋巴水肿　lymphedema ［又称］原发性淋巴水肿△

鲁登巴赫综合征　Lutembacher syndrome ［又称］卢滕巴赫综合征△

卵圆孔未闭　patent foramen ovale

蔓状血管瘤　hemangioma racemosum

慢性肺动脉栓塞　chronic pulmonary embolism ［又称］慢性肺血栓栓塞症△

慢性风湿性心包炎　chronic rheumatic pericarditis

慢性心力衰竭　chronic heart failure

慢性血栓栓塞性肺动脉高压　chronic thromboembolic pulmonary hypertension

慢性左心功能不全　chronic left cardiac insufficiency

毛细血管扩张症　telangiectasis

毛细血管渗漏综合征　capillary leakage syndrome

毛细血管性血管瘤　capillary hemangioma

梅毒性主动脉瘤　syphilitic aortic aneurysm

梅毒性主动脉炎　syphilitic aortitis

迷走右锁骨下动脉　aberrant right subclavian artery

拇指血管损伤　injury of blood vessel of thumb

囊袋感染　pacemaker pocket infection

囊袋破溃　pacemaker pocket erosion

囊袋浅表皮肤与切口感染　pacemaker pocket superficial skin and wound infection

囊袋血肿　pacemaker pocket hematoma

脑血管纤维性肌发育不良　cerebrovascular fibromuscular dysplasia

内乳动脉损伤　injury of internal mammary artery

内乳静脉损伤　injury of internal mammary vein

内脏出血　visceral hemorrhage

颞静脉瘤　temporal venous aneurysm

颞静脉曲张　temporal vein varicosis

颞浅动脉假性动脉瘤　superficial temporal artery pseudoaneurysm

盆腔动静脉瘘　pelvic arteriovenous fistula

盆腔血管瘤　pelvic hemangioma

脾动脉假性动脉瘤　splenic artery pseudoaneurysm

脾动脉栓塞　splenic arterial embolization

平肾（近肾动脉）腹主动脉闭塞　juxtarenal abdominal aorta occlusion

脐动脉畸形　umbilical artery malformation　［又称］先天性脐动脉畸形△

髂动脉闭塞　iliac artery occlusion　［又称］髂内动脉闭塞△

髂动脉畸形　iliac artery malformation

髂动脉夹层　iliac artery dissection

髂动脉假性动脉瘤　iliac artery pseudoaneurysm

髂动脉假性动脉瘤破裂　iliac artery pseudoaneurysm rupture

髂动脉扩张　iliac artery dilation

髂动脉瘤　iliac artery aneurysm

髂动脉瘤破裂　iliac artery aneurysm rupture

髂动脉损伤　iliac artery injury

髂动脉狭窄　iliac artery stenosis

髂动脉硬化　iliac arteriosclerosis

髂动脉迂曲　iliac artery tortuosity

髂动脉支架闭塞　iliac artery stent occlusion

髂动脉支架内再狭窄　iliac artery in-stent restenosis

髂动脉粥样硬化　iliac artery atherosclerosis

髂股静脉炎　iliac femoral phlebitis

髂静脉栓塞　iliac vein embolism

髂静脉损伤　iliac vein injury

髂内动脉狭窄　internal iliac artery stenosis

髂内动脉粥样硬化　internal iliac artery atherosclerosis

髂内静脉栓塞　internal iliac vein embolism

髂内静脉血栓形成　internal iliac vein thrombosis

髂外动脉闭塞　external iliac artery occlusion

髂外动脉夹层　external iliac artery dissection

髂外动脉假性动脉瘤　external iliac artery pseudoaneurysm

髂外动脉瘤　external iliac artery aneurysm

髂外动脉狭窄　external iliac artery stenosis

髂外动脉粥样硬化　external iliac artery atherosclerosis

髂外静脉栓塞　external iliac vein embolism

髂外静脉血栓形成　external iliac vein thrombosis

髂血管继发恶性肿瘤　secondary malignant tumor of iliac blood vessel

髂总动脉假性动脉瘤　common iliac artery pseudoaneurysm

髂总动脉瘤　common iliac artery aneurysm

髂总动脉栓塞　common iliac artery embolism

髂总动脉狭窄　common iliac artery stenosis

髂总动脉血栓形成　common iliac artery thrombosis

髂总静脉狭窄　common iliac vein stenosis

髂总静脉血栓形成　common iliac vein thrombosis

髂总静脉压迫综合征　Cockett syndrome　［又称］Cockett 综合征△，May-Thurner 综合征△，髂静脉压迫综合征△，左髂总静脉压迫综合征△

前臂尺动脉损伤　ulnar artery injury of forearm

前臂动静脉瘘栓塞　arteriovenous fistula embolism of forearm

前臂多处血管损伤　multiple vascular injuries of forearm

前臂静脉损伤　vein injury of forearm

前臂桡动脉损伤　injury of radial artery of forearm

前臂血管损伤　forearm vascular injury

腔静脉瘤栓　vena cava tumor thrombus

腔静脉栓塞　vena cava embolism　［又称］腔静脉栓塞和血栓形成△

腔静脉损伤　injury of vena cava

腔静脉综合征　vena cava syndrome

躯干血管畸形　trunk vascular malformation

全肺静脉异位引流（混合型）　total anomalous pulmonary venous drainage（TAPVD），mixed

全肺静脉异位引流（心内型）　total anomalous pulmonary venous drainage（TAPVD），cardiac

全肺静脉异位引流（心上型）　total anomalous pulmonary venous drainage（TAPVD），supracardiac

全肺静脉异位引流（心下型）　total anomalous pulmonary venous drainage（TAPVD），infracardiac

全心衰竭　whole heart failure

人工瓣膜心内膜炎　prosthetic valve endocarditis

人工动 - 静脉瘘闭塞　artificial arteriovenous fistula occlusion　［又称］人工动静脉瘘闭塞△

人工动 - 静脉瘘狭窄　artificial arteriovenous fistula stenosis

人工动 - 静脉瘘血栓形成　artificial arteriovenous fistula thrombosis　［又称］人工动静脉瘘血栓形成△

人工血管闭塞　artificial blood vessel occlusion

人工血管吻合口狭窄　artificial blood vessel anastomotic stenosis

人工血管血栓形成　artificial blood vessel thrombosis

人造血管破裂　artificial blood vessel rupture

乳糜尿　chyluria

乳糜性腹水　chylous ascites　［又称］乳糜腹△，乳糜腹水△

乳糜性渗出　chylous effusion　［又称］乳糜漏△

乳糜胸　chylothorax　［又称］乳糜胸水△

三房心　cor triatriatum

三根肋骨骨折不伴第一肋骨骨折　three ribs fractures without first rib fracture

三尖瓣发育异常　tricuspid valve dysplasia　［又称］三尖瓣疾病△

三尖瓣关闭不全（轻度）　tricuspid incompetence（mild）

三尖瓣关闭不全（中度）　tricuspid incompetence（moderate）

三尖瓣关闭不全（重度）　tricuspid incompetence（severe）

三尖瓣腱索断裂　tricuspid chordae rupture

三尖瓣狭窄伴关闭不全　tricuspid stenosis with incompetence

三尖瓣赘生物　tricuspid vegetation

上腔静脉闭塞　superior vena cava occlusion

上腔静脉损伤　injury of superior vena cava

上腔静脉阻塞综合征　superior vena caval obstruction syndrome

上下腔静脉回流障碍综合征　superior-inferior vena cava obstruction syndrome

上肢动脉闭塞　upper extremity artery occlusion

上肢动脉穿刺后痉挛　spasm after the upper extremity artery puncture

上肢动脉瘤　aneurysm of upper extremity

上肢动脉栓塞　artery embolism of upper extremity

上肢动脉狭窄　artery stenosis of upper extremity

上肢动脉血栓形成　artery thrombosis of upper extremity

上肢动脉炎　upper extremity arteritis

上肢坏疽　gangrene of upper extremity

上肢假性动脉瘤　pseudoaneurysm of upper extremity

上肢静脉闭塞　venous occlusion of upper extremity　［又称］上肢静脉阻塞△

上肢静脉瘤　venous aneurysm of upper extremity

上肢静脉血栓　venous thrombus of upper extremity

上肢静脉炎　phlebitis of upper extremity

上肢脉管炎　vasculitis of upper extremity

上肢皮肤坏死　skin necrosis of upper extremity　［又称］手术后皮肤坏死△

上肢缺血　ischemia of upper extremity

上肢深静脉血栓形成　deep vein thrombosis of upper extremity

上肢血管畸形　vascular malformation of upper extremity　［又称］先天性上肢血管畸形△

上肢血管损伤　vascular injury of upper extremity

上肢血栓性静脉炎　thrombophlebitis of upper extremity

射频消融术后穿刺假性动脉瘤　puncture pseudoaneurysm after radio-frequency ablation

射频消融术后穿刺血管血肿　puncture vascular hematoma after radio-frequency ablation

射频消融术后动静脉瘘　arteriovenous fistula after radiofrequency ablation

射频消融术后腹膜后血肿　retroperitoneal hematoma after radiofre-quency ablation

肾动脉闭塞　renal artery occlusion

肾动脉夹层　renal artery dissection

肾动脉假性动脉瘤　renal artery pseudoaneurysm

肾动脉瘤　aneurysm of renal artery

肾动脉栓塞　thrombosis of renal artery

肾动脉损伤　renal artery injury

肾动脉狭窄　stenosis of renal artery

肾动脉血栓形成　renal artery thrombosis

肾动脉硬化　renal artery sclerosis

肾动脉粥样硬化　renal artery atherosclerosis　［又称］肾动脉的动脉粥样硬化△

肾下腹主动脉闭塞　infrarenal abdominal aortic occlusion

升主动脉钙化　ascending aorta calcification

升主动脉假性动脉瘤　ascending aorta pseudoaneurysm

升主动脉溃疡　ascending aorta ulcer

升主动脉扩张　ascending aorta dilation　［又称］升主动脉增宽△

升主动脉瘤　ascending aorta aneurysm　［又称］升主动脉动脉瘤△

升主动脉瘤样扩张　ascending aorta aneurysmal dilation

升主动脉狭窄　ascending aorta stenosis

升主动脉狭窄后扩张　poststenotic dilatation of the ascending aorta

升主动脉粥样硬化　ascending aorta atherosclerosis

生物瓣膜失功能　biological valve function loss

生物瓣置换术后瓣周漏　perivalvular leakage after biological valve replacement

室间隔膜部瘤　membranous ventricular septal aneurysm

室间隔膨出瘤　ventricular septal bulging aneurysm

室间隔缺损　ventricular septal defect　［又称］先天性室间隔缺损△

室间隔缺损合并主动脉弓离断　interrupted aortic arch（IAA）and ventricular septal defect（VSD）

室间隔缺损合并主动脉弓缩窄　coarctation of aortic arch（COA）and ventricular septal defect（VSD）

手尺动脉损伤　injury of hand ulnar artery

手桡动脉损伤　injury of hand radial artery

手术后二尖瓣狭窄伴关闭不全　postoperative mitral valve stenosis with insufficiency

手术后发热　postoperative fever

手术后腹主动脉阻塞　postoperative abdominal aortic occlusion

手术后淋巴水肿　postoperative lymphatic oedema

手术后吻合口缝线残留　anastomotic suture residue after operation

手术后心力衰竭伴肺水肿　heart failure with pulmonary edema after surgery

输液泵植入疼痛　infusion pump related pain

输注后空气栓塞　air embolism after infusion　［又称］空气栓塞△

双腔右心室　double chamber of right ventricle

丝虫病性乳糜尿　filarial chyluria　［又称］丝虫性乳糜尿△

丝虫性外阴象皮肿　filarial elephantiasis of vulva

四根以上肋骨骨折不伴第一肋骨骨折　four or more fractured ribs without first rib fracture

四肢动脉栓塞　artery embolism of extremity

四肢动脉粥样硬化伴间歇性跛行　atherosclerosis of extremity with intermittent claudication

四肢动脉粥样硬化伴溃疡　atherosclerosis of extremity with ulcer

四肢动脉粥样硬化伴疼痛　atherosclerosis of extremity with pain

四肢动脉粥样硬化性坏疽　atherosclerotic gangrene of extremity

四肢供血不足　blood deficiency of extremity

锁骨下动静脉瘘　subclavian arteriovenous fistula

锁骨下动脉闭塞　subclavian artery occlusion

锁骨下动脉夹层　subclavian artery dissection

锁骨下动脉假性动脉瘤　subclavian artery pseudoaneurysm

锁骨下动脉瘤　subclavian artery aneurysm

锁骨下动脉损伤　injury of subclavian artery

锁骨下动脉狭窄　subclavian artery stenosis

锁骨下动脉血栓形成　subclavian artery thrombosis

锁骨下静脉损伤　injury of subclavian vein

锁骨下静脉血栓形成　subclavian vein thrombosis

锁骨下静脉压迫综合征　subclavian vein compression syndrome

糖尿病性周围血管病　diabetic peripheral vascular disease　［又称］糖尿病伴周围血管病变△

糖尿病性足坏疽　diabetic foot gangrene

糖尿病足　diabetic foot

特发性肺动脉高压　idiopathic pulmonary arterial hypertension　［曾称］特发性动脉性肺动脉高压*，原发性肺动脉高压*

体肺侧支形成　systemic-pulmonary collateral artery formation

体肺动脉侧支循环　main aorto-pulmonary collateral artery，MAPCA　［又称］体肺侧支形成△

头臂动脉闭塞　brachiocephalic artery occlusion

头臂静脉狭窄　brachiocephalic vein stenosis

透析导管的机械性并发症　dialysis catheter mechanical complica-tion

退行性心脏瓣膜病　degenerative heart valve disease

退行性主动脉瓣疾患　degenerative aortic valve disease

外周动脉硬化闭塞症　peripheral arterial disease

完全型肺静脉异位连接　total anomalous pulmonary venous connec-tion

完全性房室隔缺损　total atrioventricular septal defect

腕尺动脉损伤　wrist ulnar artery injury

腕和手多处血管损伤　injuries of multiple blood vessels at wrist and hand level

腕和手血管损伤　vessel injury of the hand and wrist　［又称］腕和手水平的血管损伤△

腕桡动脉损伤　wrist radial artery injury

胃肠道毛细血管扩张症　gastrointestinal tract telangiectasis

无顶冠状静脉窦综合征　unroofed coronary sinus syndrome　［又称］先天性冠状窦缺损△

无名动脉瘤　innominate artery aneurysm

无名动脉损伤　innominate artery injury

无名动脉狭窄　innominate artery stenosis

无名动脉迂曲　innominate artery tortuosity

无名静脉损伤　innominate vein injury

系统性血管炎　systemic vasculitis

下腹动脉损伤　hypogastric artery injury

下腹静脉损伤　hypogastric vein injury

下腔静脉恶性肿瘤　inferior vena cava malignant tumor

下腔静脉良性肿瘤　inferior vena cava benign tumor

下腔静脉栓塞　inferior vena cava thromboembolism

下腔静脉损伤　inferior vena cava injury

下腔静脉狭窄　inferior vena cava stenosis

下腔静脉血栓形成　inferior vena cava thrombosis

下腔静脉阻塞综合征　inferior vena cava obstruction syndrome　[又称]下腔静脉阻塞△

下肢动静脉瘘　lower limb arteriovenous fistula

下肢动脉瘤　lower limb aneurysm

下肢动脉栓塞　lower limb arterial embolism

下肢动脉狭窄　lower limb arterial stenosis

下肢动脉血栓形成　lower limb arterial thrombosis

下肢动脉炎　lower limb arteritis

下肢动脉粥样硬化闭塞症　lower limb atherosclerotic occlusive disease　[又称]下肢动脉硬化闭塞症△

下肢干性坏疽　lower limb dry gangrene

下肢坏疽　lower limb gangrene

下肢假性动脉瘤　lower limb pseudoaneurysm

下肢静脉闭塞　lower limb venous occlusion

下肢静脉功能不全　lower limb venous insufficiency　[又称]下肢静脉机能不全△

下肢静脉瘤　lower limb venous aneurysm

下肢静脉曲张　varix of lower limb

下肢静脉曲张合并静脉炎　varix of lower limb and phlebitis　[又称]下肢静脉曲张伴静脉炎△

下肢静脉血栓　venous thrombosis of lower limb　[又称]下肢静脉血栓形成△

下肢静脉炎　lower limb phlebitis

下肢静脉阻塞　lower limb vein occlusion

下肢脉管炎　lower limb vasculitis

下肢慢性深静脉炎　chronic lower limb deep phlebitis

下肢皮肤坏死　lower limb cutaneous necrosis

下肢浅静脉炎　lower limb superficial phlebitis

下肢缺血　lower limb ischemia

下肢深部血栓性静脉炎　lower limb deep venous thrombophlebitis　[又称]下肢深静脉血栓性静脉炎△

下肢深静脉栓塞　lower limb deep venous embolism

下肢深静脉血栓形成　deep venous thrombosis in lower limb

下肢深静脉炎　deep venous phlebitis in lower limb

下肢湿性坏疽　lower limb humid gangrene

下肢血管畸形　lower limb vascular malformation　[又称]先天性下肢血管畸形△

下肢血管损伤　lower limb vascular injury　[又称]血管损伤△

下肢血栓性静脉炎　lower limb thrombophlebitis

先天性部分型肺静脉畸形引流　congenital partial anomalous pulmonary venous connection（PAPVC）　[又称]镰刀综合征△，先天性部分型肺静脉异位引流△

先天性部分型心内膜垫缺损　congenital partial endocardial cushion defect

先天性长 QT 间期综合征　congenital long QT interval syndrome

先天性大动脉错位　congenital uncorrected transposition of the great artery　[又称]先天性大动脉转位不当症△

先天性单心室　congenital single ventricle

先天性动静脉瘘　congenital arteriovenous fistula

先天性二尖瓣穿孔　congenital mitral valve perforation

先天性二尖瓣关闭不全　congenital mitral insufficiency

先天性二尖瓣畸形　congenital mitral valve anomaly

先天性二尖瓣腱索缺失　congenital absence of mitral chordae tendineae

先天性二尖瓣裂　congenital mitral valve cleft　[又称]二尖瓣腱索断裂△

先天性二尖瓣脱垂　congenital mitral valve prolapse

先天性二尖瓣狭窄　congenital mitral stenosis

先天性房间隔缺损（Ⅰ型）　congenital atrial septal defect（type Ⅰ）

先天性肺动脉瓣闭锁　congenital pulmonary atresia

先天性肺动脉瓣关闭不全　congenital pulmonary incompetence

先天性肺动脉瓣缺如　congenital absent of pulmonary valve

先天性肺动脉瓣上狭窄　congenital supravalvar pulmonary stenosis

先天性肺动脉瓣狭窄　congenital pulmonary stenosis

先天性肺动脉闭锁　congenital pulmonary atresia　[又称]肺动脉闭锁△

先天性肺动脉高压　congenital pulmonary hypertension

先天性肺动脉起源于升主动脉　congenital anomalous origin of pulmonary artery from ascending aorta　[又称]肺动脉起源异常△

先天性肺动脉缺如　congenital absence of pulmonary artery

先天性高主动脉弓　congenital high aortic arch　[又称]先天性高主动脉弓（主动脉弓折曲）△

先天性共同动脉干瓣膜关闭不全　congenital truncal valve incompetence

先天性骨血管肥大综合征　malposition of great artery　[又称]K-T 综合征△

先天性冠状静脉瘘　congenital coronary arteriovenous fistula

先天性冠状动脉肺动脉瘘　congenital coronary artery-pulmonary artery fistula

先天性冠状动脉瘤　congenital coronary aneurysm

先天性冠状动脉异常（动 - 静脉瘘）　congenital anomaly of coronary artery（arteriovenous fistulas）

先天性冠状动脉异常（异常肺动脉起源）　congenital anomalous origin of coronary artery from pulmonary artery

先天性冠状动脉右房瘘　congenital coronary artery-right atrial fistula

先天性过渡型心内膜垫缺损　congenital intermediate endocardial cushion defect

先天性降主动脉狭窄　congenital descending aorta stenosis

先天性矫正型大动脉转位　congenital corrected transposition of great artery，TGA　[又称]先天性纠正的大动脉转位△

先天性颈总动脉狭窄　congenital common carotid artery stenosis　[又称]颈总动脉狭窄△

先天性静脉扩张　congenital phlebectasia

先天性卵圆孔未闭　congenital patent foramen ovale

先天性门静脉肝动脉瘘　congenital portal vein-hepatic artery fistula　[又称]门静脉 - 肝动脉瘘△

先天性门静脉畸形　congenital portal vein malformation

先天性腔静脉狭窄　congenital stenosis of vena cava

先天性躯干动静脉瘘　congenital body arteriovenous fistula

先天性三尖瓣关闭不全　congenital tricuspid insufficiency

先天性三尖瓣畸胎瘤　congenital teratoma of tricuspid valve

先天性三尖瓣骑跨　congenital tricuspid straddling

先天性三尖瓣缺如　congenital absent tricuspid valve

先天性三尖瓣乳头肌起源异常　congenital anomalous origin of papillary muscle of tricuspid valve

先天性三尖瓣狭窄　congenital tricuspid stenosis

先天性上肢动静脉瘘　congenital upper limb arteriovenous fistula

先天性肾动脉畸形　congenital malformation of renal artery　[又称]肾动脉畸形△

先天性肾动脉狭窄　congenital renal artery stenosis

先天性升主动脉发育不良　congenital ascending aorta dysplasia

先天性双入口心室　congenital double inlet ventricle

先天性双下腔静脉　congenital double inferior vena cava

先天性双主动脉弓　congenital double aortic arch

先天性体肺侧支形成　congenital aortopulmonary collateral artery formation

先天性头臂动脉畸形　congenital brachiocephalic artery deformity

先天性完全型大动脉转位　congenital complete transposition of great artery

先天性完全型肺静脉畸形引流（肺静脉连接全部异常）　congenital complete anomalous pulmonary venous return，CAPVR（anomalous pulmonary vein connections）

先天性完全型心内膜垫缺损　congenital complete endocardial cushion defect

先天性无名静脉异常走行　congenital innominate vein with abnormal route

先天性下腔静脉肝段缺如　congenital absent of hepatic department of inferior vein cava

先天性下腔静脉缺如　congenital absent of inferior vena cava
先天性下腔静脉入左房　congenital inferior vena cava into left atrium
先天性(下)(上)腔静脉狭窄　congenital stenosis of vena cava(inferior)(superior)
先天性下肢动静脉瘘　congenital lower limb arteriovenous fistula
先天性心包囊肿　congenital pericardial cyst
先天性心包缺损　congenital pericardial defect
先天性心耳畸形　congenital atrial appendage malformation
先天性心房异构　congenital atrial isomerism
先天性心肌致密化不全　congenital noncompaction of cardiac muscle
先天性心室反位　congenital inverted transposition
先天性心室肥大　congenital ventricular hypertrophy
先天性心脏病　congenital heart disease
先天性心脏传导阻滞　congenital heart block
先天性腋动静脉瘘　congenital axillary arteriovenous fistula
先天性右冠状动脉发育不良　congenital right coronary artery dysplasia　[又称]先天性冠状动脉发育不良△
先天性右上腔静脉缺如　congenital absent right superior vena cava
先天性右心房憩室　congenital diverticulum of the right atrium
先天性右心室瘘　congenital right ventricle fistula　[又称]冠状动脉-右心室瘘△
先天性右心室憩室　congenital right ventricle diverticulum
先天性右心室双出口　congenital double outlet of right ventricle
先天性主动脉瓣上隔膜　congenital supravalvular aortic membrane
先天性主动脉瓣关闭不全　congenital aortic insufficiency
先天性主动脉瓣上狭窄　congenital supravalvular aortic stenosis
先天性主动脉瓣脱垂　congenital aortic valve prolapse
先天性主动脉闭锁　congenital atresia of aorta　[又称]主动脉闭锁△
先天性主动脉窦动脉瘤　congenital aneurysm of aortic sinus　[又称]主动脉窦动脉瘤△
先天性主动脉窦动脉瘤破裂　congenital aneurysm of aortic sinus ruptured
先天性主动脉窦畸形　congenital aortic sinus malformation
先天性主动脉弓发育不良　congenital hypoplastic aortic arch
先天性主动脉弓离断　congenital interruption of aortic arch, congenital interrupted aortic arch　[又称]先天性主动脉弓断离△
先天性主动脉弓右位　congenital right-sided aortic arch　[又称]右位主动脉弓△
先天性主动脉扩张　congenital aortic dilation
先天性主动脉骑跨　congenital aorta overriding
先天性主动脉右转位　congenital dextro-transposition of aorta
先天性主动脉左房通道　congenital aortic-left aorta tunnel
先天性主动脉左室通道　congenital aortic-left ventricular tunnel
先天性上腔静脉入左房　congenital left superior vena cava connected to the left atrium
先天性左锁骨下动脉畸形　congenital left subclavian artery deformity
先天性左心室瘘　congenital left ventricle fistula
先天性左心室憩室　congenital left ventricle diverticulum
先天性左心室双出口　congenital double outlet of left ventricle
纤维血管瘤　fibroangioma
象皮肿　elephantiasis　[又称]象皮病△
小腿大隐静脉损伤　crus great saphenous vein injury　[又称]小腿水平的大隐静脉损伤△
小腿多处血管损伤　injuries of multiple blood vessels at lower leg level　[又称]小腿水平的多处血管损伤△
小腿血管损伤　calf vascular injury, injury of unspecified blood vessel at lower leg level
小心脏　microcardia
小隐静脉曲张　small saphenous varicose vein
小隐静脉损伤　injury of lesser saphenous vein at lower leg level　[又称]小腿水平的小隐静脉损伤△
心瓣膜钙化　heart valve calcification
心瓣膜破裂　heart valve rupture
心瓣膜炎(慢性)　valvulitis(chronic)

心包恶性肿瘤　malignant tumor of pericardium
心包继发恶性肿瘤　secondary malignant tumor of pericardium
心包间皮瘤　pericardial mesothelioma
心包良性肿瘤　benign tumor of pericardium
心包囊肿　pericardial cyst　[又称]胸膜心包囊肿△
心包切开术后综合征　postpericardiotomy syndrome
心导管检查术后并发症　cardiac catheterization postoperative complication
心导管检查术后穿刺假性动脉瘤　postoperative cardiac catheterization puncture pseudoaneurysm
心导管检查术后穿刺血管血肿　postoperative cardiac catheterization vascular puncture hematoma
心导管检查术后动静脉瘘　postoperative cardiac catheterization arteriovenous fistula
心导管检查术后腹膜后血肿　postoperative cardiac catheterization retroperitoneal hematoma
心导管造影术后并发症　cardiac angiography postoperative complication
心导管造影术后穿刺假性动脉瘤　postoperative cardiac angiography puncture pseudoaneurysm
心导管造影术后穿刺血管血肿　postoperative cardiac angiography vascular puncture hematoma
心导管造影术后动静脉瘘　postoperative cardiac angiography arteriovenous fistula
心导管造影术后腹膜后血肿　postoperative cardiac angiography retroperitoneal hematoma
心导管治疗术后并发症　PCI/PTCA postoperative complication
心导管治疗术后穿刺假性动脉瘤　postoperative cardiac catheterization puncture pseudoaneurysm
心导管治疗术后穿刺血管血肿　postoperative cardiac catheterization vascular puncture hematoma
心导管治疗术后动静脉瘘　postoperative cardiac catheterization arteriovenous fistula
心导管治疗术后腹膜后血肿　postoperative cardiac catheterization retroperitoneal hematoma
心房壁瘤　atrial aneurysm
心房恶性肿瘤　malignant atrial tumor
心房良性肿瘤　benign atrial tumor
心房血栓　atrial thrombus
心功能Ⅱ~Ⅲ级(NYHA分级)　heart function Ⅱ~Ⅲ level(NYHA classification)　[又称]心功能Ⅱ~Ⅲ级△
心功能Ⅱ级(NYHA分级)　heart function Ⅱ level(NYHA classification)　[又称]心功能Ⅱ级△
心功能Ⅲ级(NYHA分级)　heart function Ⅲ level(NYHA classification)　[又称]心功能Ⅲ级△
心功能Ⅳ级(NYHA分级)　heart function Ⅳ level(NYHA classification)　[又称]心功能Ⅳ级△
心功能不全　cardiac insufficiency
心肌良性肿瘤　benign tumor of myocardium
心肌脓肿　myocardial abscess
心力衰竭　heart failure
心内膜良性肿瘤　benign tumor of endocardium
心内膜炎伴主动脉瓣穿孔　endocarditis with aortic valve perforation
心内膜炎伴主动脉瓣关闭不全　endocarditis with aortic valve insufficiency
心内膜炎伴主动脉瓣脱垂　endocarditis with aortic valve prolapse
心内膜炎并二尖瓣穿孔　endocarditis and mitral valve perforation
心肾衰竭　heart and renal failure
心室良性肿瘤　ventricular benign tumor
心室异常肌束　anomalous muscle bundle of ventricle
心外膜良性肿瘤　benign tumor of epicardium
心源性哮喘　cardiac asthma
心源性休克　cardiogenic shock
心脏瓣膜穿孔　perforation of cardiac valve

心脏瓣膜假体引起的感染 infection caused by heart valve prostheses
心脏瓣膜置换术后瓣膜故障 valve failure after heart valve replacement
心脏穿孔（操作中） cardiac perforation（operation）
心脏穿透性损伤 penetrating cardiac trauma
心脏挫伤 contusion of heart
心脏和血管假体装置植入物和移植物的并发症 complication caused by cardiac and vascular prosthesis and transplant
心脏和血管假体装置植入物和移植物引起的出血 hemorrhage caused by cardiac and vascular prosthesis and transplant
心脏和血管假体装置植入物和移植物引起的栓塞 embolism caused by cardiac and vascular prosthesis and transplant
心脏和血管假体装置植入物和移植物引起的疼痛 pain caused by cardiac and vascular prosthesis and transplant
心脏和血管假体装置植入物和移植物引起的纤维性变性 fibrous degeneration caused by cardiac and vascular prosthesis and transplant
心脏和血管假体装置植入物和移植物引起的血管狭窄 vascular stenosis caused by cardiac and vascular prosthesis and transplant
心脏和血管假体装置植入物和移植物引起的血栓形成 thrombosis caused by cardiac and vascular prosthesis and transplant
心脏横纹肌瘤 cardiac rhabdomyoma
心脏横纹肌肉瘤 cardiac rhabdomyosarcoma
心脏滑膜肉瘤 cardiac synoviosarcoma
心脏畸胎瘤 cardiac teratoma
心脏继发恶性肿瘤 secondary malignant tumor of heart
心脏间皮瘤 cardiac mesothelioma
心脏间叶瘤 cardiac mesenchymoma
心脏间叶肉瘤 cardiac mesenchymal sarcoma
心脏淋巴管瘤 cardiac lymphangioma
心脏平滑肌瘤 cardiac liomyoma
心脏平滑肌肉瘤 cardiac leiomyosarcoma
心脏起搏器导线突出 pacemaker wire extrusion
心脏起搏器植入感染 pacemaker implantation infection ［又称］起搏器周围组织感染△
心脏神经丛损伤 injury of cardiac ganglia plexus ［又称］神经丛损伤△
心脏神经纤维瘤 cardiac neurofibroma
心脏神经源性肉瘤 cardiac neurogenic sarcoma
心脏嗜铬细胞瘤 cardiac pheochromocytoma
心脏手术后低心排血量综合征 low cardiac output syndrome after cardiac surgery
心脏手术后功能障碍 dysfunction after cardiac surgery
心脏手术后心力衰竭 heart failure after cardiac surgery
心脏术后 postcardiac surgery ［又称］心脏术后综合征△
心脏术后二尖瓣反流 mitral regurgitation after cardiac surgery
心脏术后肺动脉瓣反流 pulmonary regurgitation after cardiac surgery
心脏术后人工管道失功能 vascular prosthesis failure after cardiac surgery
心脏术后三尖瓣反流 tricuspid regurgitation after cardiac surgery
心脏术后右室流出道梗阻 right ventricular outflow tract obstruction after cardiac surgery
心脏术后主动脉瓣反流 aortic regurgitation after cardiac surgery
心脏术后左室流出道梗阻 left ventricular outflow tract obstruction after cardiac surgery
心脏撕裂伤 laceration of heart
心脏撕裂伤伴心室穿透性损伤 heart laceration and penetrating injury of ventricle ［又称］心脏撕裂伤伴心室穿透△
心脏损伤 injury of heart
心脏弹力纤维瘤 cardiac elastofibroma
心脏纤维瘤 cardiac fibroma
心脏纤维肉瘤 cardiac fibrosarcoma
心脏血管瘤 cardiac hemangioma
心脏血管肉瘤 cardiac hemangiosarcoma

心脏异物 foreign body in heart
心脏脂肪瘤 cardiac lipoma
心脏脂肪肉瘤 cardiac liposarcoma
心脏肿瘤 cardiac tumor
新生儿皮下坏疽 neonatal subcutaneous gangrene
胸壁多处开放损伤 open injuries on the chest wall ［又称］胸壁损伤△
胸壁浅表血栓性静脉炎 Mondor disease ［又称］蒙道尔病△
胸壁外部开放性损伤 open injury of exterior chest
胸部刺伤 stab wound of chest ［又称］胸部损伤△
胸部多处血管损伤 injuries of multiple blood vessels of thorax
胸部分创伤性切断 traumatic amputation of part of thorax
胸部挤压伤 crushed chest
胸部开放性损伤 open injury of chest ［又称］开放性胸部损伤△
胸部开放性损伤伴骨折 open injury of chest and fracture
胸部开放性损伤伴脱位 open injury of chest and dislocation
胸部开放性损伤伴胸内损伤 open injury of chest and intrathoracic injury
胸部气管损伤 injury of thoracic trachea
胸部神经损伤 injury of nerve of thorax ［又称］胸部神经的损伤△
胸部食管损伤 chest esophageal injury ［又称］食管损伤△
胸部血管多处损伤 injuries of multiple blood vessels of thorax
胸部血管损伤 injury of blood vessel of thorax
胸导管断裂 thoracic duct rupture
胸导管梗阻 thoracic duct obstruction
胸导管损伤 thoracic duct injury
胸腹主动脉瘤 thoracoabdominal aortic aneurysm
胸骨骨折 fracture of sternum
胸骨前区开放性损伤 open injury of regio presternalis
胸后壁开放性损伤 open injury of posterior chest
胸廓骨折 thoracic cage fracture ［又称］胸骨骨折△,肋骨骨折△
胸膜损伤 injury of pleura
胸内器官多处损伤 multiple injuries of intrathoracic organ
胸内器官损伤 injury of intrathoracic organ
胸前壁开放性损伤 open injury of anterior chest
胸腔损伤（操作中） thoracic injury,operation
胸腺损伤 thymus injury
胸主动脉夹层 thoracic aortic dissection
胸主动脉假性动脉瘤 thoracic aortic pseudoaneurysm
胸主动脉瘤 thoracic aortic aneurysm
胸主动脉瘤破裂 thoracic aortic aneurysm rupture
胸主动脉损伤 injury of thoracic aorta
胸主动脉狭窄 thoracic aorta stenosis
休克 shock
血管环 vascular ring
血管继发恶性肿瘤 secondary vascular malignant tumor
血管痉挛 vasospasm
血管淋巴管瘤 vascular lymphangioma
血管瘤 hemangioma
血管球瘤 glomus tumor
血管炎 vasculitis ［又称］脉管炎△
血管置换术后状态 postoperation of vascular replacement
血栓闭塞性脉管炎 thromboangiitis obliterans,Buerger disease ［又称］闭塞性血栓性脉管炎△,Buerger 病△,血栓闭塞性血管炎△
血栓性静脉炎 thrombophlebitis
腋动脉夹层 axillary artery dissection ［又称］腋动脉狭窄△
腋动脉瘤 axillary artery aneurysm
腋动脉损伤 axillary artery injury
腋静脉损伤 axillary vein injury ［又称］创伤性腋静脉损伤△
腋静脉血栓形成 axillary vein thrombosis
依赖左向右分流的先天性心脏病 rely on the left to right shunt congenital heart disease
移植肝动脉假性动脉瘤破裂 transplanted hepatic artery pseudoaneurysm ruptured

遗传性出血性毛细血管扩张症 hereditary hemorrhagic telangiectasis ［又称］遗传性毛细血管扩张症△

异位心脏移植术后 post-transplantation of heterotopic heart

永存左上腔静脉 persistent left superior vena cava

游走性血栓性静脉炎 thrombophlebitis migrans

右室流出道异常肌束 anomalous muscle bundle of right ventricular outflow tract

右室室壁瘤 right ventricular aneurysm

右室双出口（大动脉转位型） double outlet of right ventricle（DORV），transposition of great artery（TGA）type

右室双出口（法洛四联症型） double outlet of right ventricle（DORV），tetralogy of fallot（TOF）type

右室双出口（室间隔缺损型） double outlet of right ventricle（DORV），ventricular septal defect（VSD）type

右室双出口（室间隔缺损远离大血管） double outlet of right ventricle（DORV），remote ventricular septal defect（VSD）

右室双出口（室间隔完整型） double outlet of right ventricle（DORV），intact ventricular septum（IVS）type

右位心 dextrocardia

右心发育不良综合征 hypoplastic right heart syndrome ［又称］右心发育不全综合征△

右心房黏液瘤 right atrial myxoma

右心室黏液瘤 right ventricular myxoma

右心室衰竭（继发于左心衰竭） right ventricular failure（secondary to left heart failure）

右心衰竭 right heart failure

瘀斑 ecchymosis

掌浅动静脉弓损伤 superficial metacarpal arteriovenous arch injury

掌深动静脉弓损伤 deep metacarpal arteriovenous arch injury

支架植入术后状态 stent implantation postoperation

支气管动脉 - 肺动脉瘘 bronchial-pulmonary artery fistula

支气管损伤 injury of bronchus

肢端血管功能失调 extremity vascular dysfunction

肢体闭塞性动脉硬化 occlusive arteriosclerosis of the extremity，peripheral arteriosclerosis occlusive disease ［又称］肢体动脉硬化性闭塞症△，肢体动脉硬化△，肢体动脉硬化性闭塞症△

肢体血管瘤 extremity hemangioma

植入型心律转复除颤器植入术后 post implantable cardioverter defibrillator，ICD implantation

指坏疽 finger gangrene

趾动脉粥样硬化性坏疽 toe artery atherosclerotic gangrene

趾坏疽 toe gangrene ［又称］足趾坏疽△

中位心 mesocardia

肿瘤破裂出血 tumor rupture hemorrhage

周围动脉栓塞 peripheral arterial embolism ［又称］动脉栓塞△

周围血管成形术后状态 peripheral angioplasty postoperation

周围血管疾病 peripheral vascular disease

周围血管支架植入术后状态 peripheral vascular stent implantation postoperation

周围循环衰竭 failure of peripheral circulation ［又称］循环衰竭△

主动脉瓣穿孔 aortic valve perforation

主动脉瓣肥厚 aortic valve hypertrophy

主动脉瓣钙化 aortic valve calcification

主动脉瓣关闭不全并狭窄 aortic insufficiency and aortic stenosis

主动脉瓣畸形 aortic valve deformation ［又称］先天性主动脉瓣畸形△

主动脉瓣疾患 aortic valve disease

主动脉瓣狭窄 aortic valve stenosis

主动脉瓣下狭窄 subaortic stenosis

主动脉瓣硬化 aortic valve sclerosis

主动脉瓣周脓肿 aortic perivalvular abscess

主动脉壁间血肿 aortic intramural hematoma

主动脉穿通性溃疡 penetrating aortic ulcer

主动脉窦部假性动脉瘤 pseudoaneurysm of aortic sinus

主动脉窦瘤 aneurysm of aortic sinus

主动脉多发溃疡形成 aortic multiple ulcerations

主动脉发育不良 aortic dysplasia

主动脉肺动脉间隔缺损 aorto-pulmonary septal defect

主动脉分叉综合征 aortic bifurcation syndrome

主动脉钙化 aortic calcification

主动脉根部病变 lesion of aortic root

主动脉根部动脉瘤 aneurysm of aortic root ［又称］主动脉根部瘤△

主动脉根部假性动脉瘤 pseudoaneurysm of aortic root

主动脉根部假性动脉瘤（左室流出道假性动脉瘤） pseudoaneurysm of aortic root（left ventricular outflow tract pseudoaneurysm）

主动脉弓部穿通性溃疡 penetrating aortic arch ulcer

主动脉弓动脉瘤 aneurysm of aortic arch

主动脉弓钙化 aortic arch calcification

主动脉弓假性动脉瘤 pseudoaneurysm of aortic arch

主动脉弓破裂 aortic arch rupture

主动脉弓狭窄 aortic arch stenosis

主动脉管壁弥漫钙化 diffuse calcification of aortic wall

主动脉机械瓣周漏 mechanical aortic valve perivalvular leakage

主动脉夹层 A1C 型 dissection of aorta type A1C

主动脉夹层 A1S 型 dissection of aorta type A1S

主动脉夹层 A2C 型 dissection of aorta type A2C

主动脉夹层 A2S 型 dissection of aorta type A2S

主动脉夹层 A3C 型 dissection of aorta type A3C

主动脉夹层 A3S 型 dissection of aorta type A3S

主动脉夹层 A 型 dissection of aorta type A ［曾称］升主动脉夹层

主动脉夹层 A 型（夹层累及升主动脉） dissection of aorta type A（dissection originates in the ascending aorta）

主动脉夹层 B1C 型 dissection of aorta type B1C

主动脉夹层 B1S 型 dissection of aorta type B1S

主动脉夹层 B2C 型 dissection of aorta type B2C

主动脉夹层 B2S 型 dissection of aorta type B2S

主动脉夹层 B3C 型 dissection of aorta type B3C

主动脉夹层 B3S 型 dissection of aorta type B3S

主动脉夹层 B 型 dissection of aorta type B ［又称］左锁骨下动脉开口远端降主动脉夹层△

主动脉夹层 B 型（夹层累及左锁骨下动脉开口远端的降主动脉） dissection of aorta type B（dissection originates in the descending involved the distal opening of the left subclavian artery）

主动脉夹层（Debakey Ⅰ型） dissection of aorta（Debakey Type Ⅰ）

主动脉夹层（Debakey Ⅱ型） dissection of aorta（Debakey Type Ⅱ）

主动脉夹层（Debakey Ⅲ型） dissection of aorta（Debakey Type Ⅲ）

主动脉夹层动脉瘤破裂 the dissecting aneurysm rupture

主动脉夹层形成 aortic dissection

主动脉溃疡 aortic ulcer

主动脉扩张 vasodilation of aorta

主动脉瘤 aortic aneurysm

主动脉瘤破裂 aortic aneurysm rupture

主动脉脓肿 aortic abscess

主动脉旁淋巴结继发恶性肿瘤 secondary malignant tumor of paraaortic node

主动脉破裂 aorta rupture

主动脉栓塞 aortic embolism

主动脉缩窄 coarctation of aorta

主动脉体瘤 aortic body tumour

主动脉血栓形成 aortic thrombosis

主动脉炎 aortitis

主动脉硬化 aortic induration

主动脉迂曲 aortic tortuosity

主动脉粥样硬化 aortic atherosclerosis

主动脉自发性血栓形成 spontaneous aortic thrombosis ［又称］勒里施氏综合征△

主 - 肺动脉窗 aortic-pulmonary window

主 - 肺动脉狭窄　aortic-pulmonary artery stenosis
注射后静脉炎　phlebitis after infusion
注射后血栓性静脉炎　thrombophlebitis after infusion
椎动脉闭塞　vertebral artery occlusion △
椎动脉梗死　vertebral artery infarction
椎动脉畸形　vertebral artery malformation
椎动脉假性动脉瘤　vertebral artery pseudoaneurysm
椎动脉瘤　vertebral aneurysm
椎动脉栓塞　vertebral artery embolism
椎动脉损伤　vertebral artery injury
椎动脉狭窄　stenosis of vertebral artery
椎动脉狭窄　vertebral artery stenosis
椎动脉血栓形成　vertebral artery thrombosis
椎管内静脉曲张　intraspinal varicosity
子宫旁动静脉瘘　parauterine arteriovenous fistula ［又称］子宫动静脉瘘△
纵隔血肿　mediastinal hematoma ［又称］纵隔肿物△

足背动脉损伤　injury of dorsal artery of foot
足背静脉损伤　injury of dorsal vein of foot
足底动脉损伤　injury of plantar artery
左肾静脉压迫综合征　left renal vein entrapment syndrome ［又称］左肾静脉受压综合征△
左室发育不良综合征　left ventricular dysplasia syndrome
左室流出道狭窄　left ventricular outlet stenosis
左室憩室　left ventricular diverticulum
左室右房通道（Gerbode 缺损）　left ventricular-right atrial communication（Gerbode defect）
左位心　levocardia
左心发育不良综合征　hypoplastic left heart syndrome
左心房黏液瘤　left atrial myxoma
左心室黏液瘤　left ventricular myxoma
左心室双出口　double outlet left ventricle
左心衰竭　left heart failure

15.2　手术操作名词

Bentall 手术　Bentall procedure
Carbol 手术　Carbol procedure
CT 引导下胸腺病损射频消融术　CT-guided thymic lesion radiofrequency ablation
David 手术　David procedure, valve-sparing aortic root replacement ［又称］保留主动脉瓣的主动脉根部置换术△
HYBRID 复合手术胸主动脉覆膜支架置入术（腋 - 腋、腋 - 颈、腋 - 腋 - 颈）　HYBRID thoracic endovascular stent-graft repair（axillary-axillary artery, axillary-carotid artery, axillary-axillary-carotid artery）
Konno 手术　Konno operation
Nikaidoh 手术　Nikaidoh procedure
Norwood 手术　Norwood operation
REV 手术　REV procedure
Ross-Konno 手术　Ross-Konno operation
Ross 手术　Ross procedure
Wheat 手术　Wheat operation, aortic valve and ascending aorta replacement ［又称］主动脉瓣置换伴升主动脉置换术△
艾勃斯坦畸形矫治术　repair of Ebstein deformity ［又称］Ebstein 畸形矫治术△、三尖瓣下移矫治术△
半 Fontan 手术　hemi-Fontan operation
部分型肺静脉异位引流［镰刀综合征］矫治　partial anomalous pulmonary venous drainage（scimitar syndrome）correction
部分主动脉弓人工血管置换术　partial aortic arch prosthetic graft replacement
次全主动脉人工血管置换术　subtotal aortic replacement of artificial blood vessel
大动脉调转（室间隔缺损修补术）　arterial switch operation（surgery repair of ventricular septal defect）
单侧乳内动脉 - 冠状动脉搭桥术　coronary artery bypass surgery with single internal mammary artery graft
单心房矫治术　septation of common atrium
动脉导管结扎术　patent ductus arteriosus（PDA）ligation
动脉导管未闭切断缝合术　division and suture of patent ductus arteriosus
二尖瓣瓣环成形术　mitral valve annuloplasty
二尖瓣瓣上环狭窄矫治术　rectifying of supravalvular mitral annulus stenosis
二尖瓣瓣周漏修补术　repair of perivalvular leakage of mitral valve
二尖瓣闭式扩张术　closed mitral dilatation

二尖瓣成形术　mitral valvoplasty
二尖瓣机械瓣膜置换术　mitral valve replacement with mechanical prosthetic valve
二尖瓣生物瓣膜置换术　mitral valve replacement with biological prosthetic valve
二尖瓣探查术　mitral valve exploration
法洛四联症（肺动脉瓣缺如矫治术）　tetralogy of Fallot（ulmonary valve absence of corrective surgery）p
法洛四联症（心内膜垫缺损矫治术）　tetralogy of Fallot（repair of endocardial cushion defect）
法洛四联症根治（切心室，未跨环补片术）　tetralogy of Fallot（radical operation, cut the ventricle, not transannular patch repair）
法洛四联症根治术　radical operation of tetralogy of Fallot
房间隔部分闭合术　closure of atrial septal section
房间隔开窗闭合术　closure of atrial septum opening
房间隔开窗术　atrial septum opening
房间隔缺损扩大术　atrial septal defect（ASD）enlargement procedure
房间隔缺损修补术　atrial septal defect（ASD）repair procedure
房间隔缺损组织补片修补术　atrial septal defect（ASD）repair with tissue patch
非 -Mustard，非 -Senning 手术　non-Mustard operation, non-Senning operation
肺动静脉瘘栓塞术　pulmonary arteriovenous fistula embolization
肺动脉瓣瓣周漏修补术　correction of pulmonary perivalvular leakage
肺动脉瓣闭式扩张术　closed pulmonary dilatation
肺动脉瓣成形术　pulmonary valvuloplasty
肺动脉瓣机械瓣膜置换术　pulmonary valve replacement with mechanical prosthetic valve
肺动脉瓣生物瓣膜置换术　pulmonary valve replacement with biological prosthetic valve
肺动脉瓣探查术　pulmonary valve exploration
肺动脉闭锁 - 室间隔缺损矫治术　pulmonary artery atresia with ventricular septal defect correction
肺动脉闭锁 - 室间隔缺损 - 体肺动脉侧支循环矫治术　pulmonary artery atresia with ventricular septal defect and systemic-pulmonary artery collateral circulation correction
肺动脉部分切除伴吻合术　partial resection of pulmonary artery with anastomosis

肺动脉吊带矫治术　correction of pulmonary artery sling
肺动脉环束术　pulmonary artery banding
肺动脉环缩去除术　removal of pulmonary artery ring constriction
肺动脉结扎术　ligation of pulmonary artery
肺动脉瘤包裹术　pulmonary artery aneurysm encapsulation
肺动脉瘤切除伴补片修补术　pulmonary artery aneurysm resection with patch repair
肺动脉瘤切除伴肺动脉成形术　pulmonary artery aneurysm resection with pulmonary artery angioplasty
肺动脉瘤切除伴人工血管置换术　pulmonary artery aneurysm resection with artificial blood vessel replacement
肺动脉内膜剥脱术　pulmonary artery intimal stripping
肺动脉起源于升主动脉矫治术　pulmonary artery originated from ascending aorta correction
肺动脉融合术　pulmonary artery fusion
肺动脉 - 上腔静脉分流术　pulmonary artery-superior vena cava shunt
肺动脉栓塞术　pulmonary artery embolization
肺动脉探查术　exploration of pulmonary artery
肺动脉外周分支成形术　pulmonary peripheral branch arthroplasty
肺动脉修补术　pulmonary artery repair
肺动脉血栓切除术　pulmonary artery thromboembolectomy
肺动脉中心分支成形术　pulmonary central branch arthroplasty
肺静脉成形术　pulmonary vein angioplasty
肺静脉狭窄矫治术　correction of pulmonary vein stenosis
丰唐手术　Fontan operation 　［又称］Fontan 手术△,方坦手术△
封堵器取出术　removal of occluder
改良 MORROW 手术　modified MORROW procedure
改良心室成形术　modified ventriculoplasty
冠状动脉成角迂曲病变非药物洗脱支架置入术　coronary artery tortuous angular lesion non drug-eluting stent implantation
冠状动脉成角迂曲病变药物洗脱支架置入术　coronary artery tortuous angular lesion drug-eluting stent implantation
冠状动脉搭桥术后动脉桥血管非药物洗脱支架置入术　non drug eluting stent implantation for arterial bridge after coronary artery bypass graft
冠状动脉搭桥术后动脉桥血管药物洗脱支架置入术　drug eluting stent implantation in arterial graft after coronary artery bypass grafting
冠状动脉搭桥术后静脉桥血管非药物洗脱支架置入术　non drug eluting stent implantation in vein graft after coronary artery bypass graft
冠状动脉搭桥术后静脉桥血管药物洗脱支架置入术　drug eluting stent implantation in vein graft after coronary artery bypass graft
冠状动脉搭桥术后左主干桥血管非药物洗脱支架置入术　non drug eluting stent implantation in the left main coronary artery after coronary artery bypass graft
冠状动脉搭桥术后左主干桥血管药物洗脱支架置入术　drug eluting stent implantation in the left main coronary artery after coronary artery bypass graft
冠状动脉多支弥漫病变非药物洗脱支架置入术　multiple non drug eluting stents implantation for diffuse coronary artery disease
冠状动脉多支弥漫病变药物洗脱支架置入术　multiple drug eluting stents implantation for diffuse coronary artery disease
冠状动脉非药物洗脱支架置入术　intracoronary non-drug eluting stent implantation
冠状动脉分叉病变单个非药物洗脱支架置入术　single non drug eluting stent implantation for bifurcation lesion of coronary artery
冠状动脉分叉病变单个药物洗脱支架置入术　single drug eluting stent implantation for bifurcation lesion of coronary artery
冠状动脉分叉病变两个非药物洗脱支架置入术　two non drug eluting stent implantation for bifurcation lesion of coronary artery
冠状动脉分叉病变两个药物洗脱支架置入术　two drug eluting stent implantation for bifurcation lesion of coronary artery
冠状动脉覆膜支架置入术　coated coronary artery stent implantation
冠状动脉钙化病变非药物洗脱支架置入术　non drug eluting stent implantation in coronary artery calcification

冠状动脉钙化病变药物洗脱支架置入术　drug eluting stent implantation in coronary artery calcification
冠状动脉肌桥切断术　amputation of coronary artery myocardial bridge
冠状动脉结扎术　ligation of coronary artery
冠状动脉开口成形术　angioplasty of coronary artery ostium
冠状动脉瘘修补术　repair of coronary artery fistula
冠状动脉慢性完全闭塞病变非药物洗脱支架置入术　non drug eluting stent implantation for chronic total occlusion of coronary artery disease
冠状动脉慢性完全闭塞病变药物洗脱支架置入术　drug eluting stent implantation for chronic total occlusion of coronary artery disease
冠状动脉内溶栓剂注射　intracoronary injection with thrombolytic
冠状动脉探查术　exploration of coronary artery
冠状动脉药物洗脱支架置入术　intracoronary stent implantation with drug eluting stent
冠状动脉异常起源于肺动脉矫治术　correction of anomalous origin of coronary artery from pulmonary artery
冠状动脉 - 右房瘘封堵术　coronary artery-right atrial fistula occlusion
冠状动脉支架置入术　intracoronary stent implantation
冠状动脉左主干病变单个非药物洗脱支架置入术　single non drug eluting stent implantation with left main coronary artery disease
冠状动脉左主干病变单个药物洗脱支架置入术　single drug eluting stent implantation with left main coronary artery disease
冠状动脉左主干病变两个非药物洗脱支架置入术　two non drug eluting stent implantation with left main coronary artery disease
冠状动脉左主干病变两个药物洗脱支架置入术　two drug eluting stent implantation with left main coronary artery disease
冠状动脉左主干合并多支病变非药物洗脱支架置入术　non drug eluting stent implantation with left main coronary artery combined with multiple branch lesions
冠状动脉左主干合并多支病变药物洗脱支架置入术　drug eluting stent implantation in the left main coronary artery and multivessel lesions
冠状血管动脉瘤修补术　repair of aneurysm of coronary artery
矫正型大动脉转位矫治(室间隔缺损闭合)　corrected transposition of great artery(closure of ventricular septal defect)
矫正型大动脉转位矫治(室间隔缺损闭合 + 左室肺动脉外管道连接)　corrected transposition of the great artery correction(closure of ventricular septal defect + left ventricular pulmonary artery external connection)
矫正型大动脉转位矫治(心房调转 +Rastelli 手术)　corrected transposition of the great artery correction(atrial switch operation +Rastelli operation)
矫正型大动脉转位矫治[心房调转术,大动脉调转(双调转术)]　corrected transposition of the great artery correction,atrial switch operation［arterial switch(double switch operation)］
经皮大脑中动脉支架置入术　percutaneous middle cerebral artery stent implantation
经皮单一房间隔缺损封堵术　percutaneous occlusion of single atrial septal defect
经皮动脉导管未闭封堵术　percutaneous closure of patent doctus arteriosus
经皮二尖瓣球囊扩张成形术　percutaneous mitral balloon dilatation
经皮肺动脉瓣球囊扩张成形术　percutaneous pulmonary balloon dilatation
经皮肺动脉球囊扩张成形术　percutaneous balloon pulmonary valvuloplasty,balloon dilatation of pulmonary artery
经皮股动脉药物洗脱支架置入术　percutaneous transfemoral approach drug eluting stent implantation
经皮冠状动脉瘘封堵术　percutaneous coronary artery fistula occlusion
经皮冠状动脉球囊扩张成形术　percutaneous coronary artery balloon

angioplasty

经皮冠状动脉旋磨术　percutaneous coronary artery rotational atherectomy

经皮冠状动脉血栓抽吸术　percutaneous coronary artery thrombus aspiration

经皮冠状动脉粥样斑块切除术　percutaneous coronary artherosclerotic plaque resection

经皮冠状血管成形术　percutaneous coronary angioplasty

经皮基底动脉血管成形术　percutaneous basilar artery angioplasty

经皮基底动脉支架置入术　percutaneous basilar artery stent implantation

经皮降主动脉药物洗脱支架置入术　percutaneous drug eluting stent implantation in descending aortic

经皮室间隔缺损封堵术　percutaneous occlusion of ventricular septal defect

经皮心脏瓣膜手术　percutaneous heart valve surgery

经皮心脏辅助装置去除术　percutaneous cardiac assist device removal

经皮心脏辅助装置置换术　percutaneous cardiac assist device replacement

经皮心脏辅助装置置入术　percutaneous cardiac assist device implantation

经皮主动脉瓣球囊扩张成形术　percutaneous aortic balloon angioplasty

经皮主动脉瓣植入术　percutaneous aortic valve implantation ［又称］TAVI 手术△

经皮主动脉缩窄支架置入术　percutaneous stent implantation for aortic constriction

经皮左心耳封堵术　percutaneous left atrial appendage occlusion

经皮左心室减容重塑(伞样)装置置入术　percutaneous implantation of left ventricular volume reduction reshaping device(umbrella type)

经心尖主动脉瓣生物瓣膜植入术　biological valve implantation for aortic valve through the apex

经胸动脉导管封堵术　transthoracic closure of patent ductus arteriosus

经胸房间隔缺损闭式伞堵修补术　transthoracic closed umbrella closure of atrial septal defect repair

经胸肺动脉瓣球囊扩张成形术　transthoracic balloon dilatation of the pulmonary artery

经胸肺动脉瓣支架置入术　transthoracic pulmonary artery stent implantation

经胸室间隔缺损闭式伞堵修补术　transthoracic closed umbrella closure of ventricular septal defect repair

经胸心脏辅助装置置换术　transthoracic replacement of heart auxiliary device

经胸心脏射频消融改良迷宫术　transthoracic modified maze procedure with radiofrequency ablation

经胸心脏微波消融术　transthoracic heart microwave ablation

经胸主动脉瓣球囊扩张成形术　transthoracic balloon dilatation of the thoracic aortic valve

经胸主动脉瓣支架置入术　transthoracic aortic valve stent implantation

经胸主动脉瓣植入术　transthoracic aortic valve implantation

经血管心脏化学消融术　transluminal cardiac chemical ablation

经血管心脏冷冻消融术　transluminal vascular cardiac ablation

经血管心脏射频消融术　transluminal cardiac radiofrequency catheter ablation

经血管心脏微波消融术　transluminal cardiac microwave ablation

卵圆孔未闭闭式伞堵修补术　closed umbrella closure of patent foramen ovale

卵圆孔未闭修补术　repair of patent foramen ovale

卵圆孔未闭组织补片修补术　tissue patch repair of patent foramen ovale

马斯塔德手术　Mustard operation ［又称］Mustard 手术△

全人工心脏　total artificial heart

全主动脉弓人工血管置换并支架象鼻手术　total aortic arch artificial vessel replacement combined with stented elephant trunk implantation ［又称］孙氏手术△，Sun 手术△

全主动脉人工血管置换术　total aortic artificial blood vessel replacement

桡动脉支架置入术　radial artery stent implantation

人工动静脉瘘修补术　repair of artificial arteriovenous fistula

人造心脏瓣膜重新缝合术　artificial heart valve resuture surgery

三房心矫正术　correction of cortriatriatum

三尖瓣瓣环成形术　tricuspid annuloplasty

三尖瓣瓣膜切除(非瓣膜置换)　tricuspid valve resection(non valve replacement)

三尖瓣瓣周漏修补术　repair of perivalvular leak of tricuspid valve

三尖瓣闭合(单心室)术　tricuspid valve closed(single ventricle) operation

三尖瓣闭式扩张术　closed tricuspid dilatation

三尖瓣成形术　tricuspid valvuloplasty

三尖瓣机械瓣膜置换术　mechanical tricuspid valve replacement

三尖瓣生物瓣膜置换术　biological tricuspid valve replacement

三尖瓣探查术　exploration for tricuspid valve

三腔永久起搏器置入术　three chamber pacemaker implantation

升主动脉部分切除伴人工血管置换术　partial resection of the ascending aorta with artificial vascular replacement

升主动脉成形术　ascending aortic aortoplasty

升主动脉 - 肺动脉分流术　ascending aorta-pulmonary artery shunt

升主动脉 - 腹主动脉人工血管搭桥术　ascending aorta-abdominal artery artificial vessel bypass

升主动脉 - 股动脉人工血管搭桥术　ascending aorta-femoral artery artificial vessel bypass

升主动脉 - 颈总动脉人工血管搭桥术　ascending aorta-carotid artery artificial vessel bypass

升主动脉 - 双股动脉人工血管搭桥术　ascending aorta-bilateral femoral artery artificial vessel bypass

升主动脉 - 锁骨下动脉人工血管搭桥术　ascending aorta-subclavian artery artificial vessel bypass

升主动脉 - 头臂动脉人工血管搭桥术　ascending aorta-brachiocephalic artery artificial vessel bypass

升主动脉 - 无名动脉人工血管搭桥术　ascending aorta-innominate artery artificial vessel bypass

升主动脉 - 腋动脉人工血管搭桥术　ascending aorta-axillary artery artificial vessel bypass

十二指肠动脉栓塞术　duodenal artery embolization surgery

室壁瘤切除术　resection of ventricular aneurysm

室壁瘤折叠术　plication of ventricular aneurysm

室间隔开窗术　fenestration of ventricular septum

室间隔缺损扩大术　enlargement of ventricular septal defect

室间隔缺损人造补片修补术　repair of ventricular septal defect with artificial patch

室间隔缺损修补术　repair of ventricular septal defect

室间隔缺损组织补片修补术　tissue patch repairment of ventricular septal defect

双侧双向腔静脉肺动脉吻合术　bilateral bidirectional vena cava-pulmonary artery anastomosis ［又称］双侧双向 Glenn 手术△

双带蒂皮瓣移植术　double pedicle skin flap transplantation

双动脉根部调转术　double arterial root switch operation

双腔永久起搏器置换术　dual chamber permanent pacemaker replacement

双腔永久起搏器置入术　dual chamber permanent pacemaker implantation

双向腔静脉肺动脉吻合术　bidirectional anastomosis of vena cava-pulmonary artery ［又称］双向 Glenn 手术△

双心室起搏带心内除颤器置入术　biventricular pacing with intracardiac defibrillator implantation

双心室起搏器置入术　biventricular pacemaker implantation

锁骨下动脉覆膜支架置入术　subclavian artery endovascular stent-

graft repair

体动脉 - 肺动脉分流术　systemic-pulmonary artery shunting

体 - 肺侧支汇聚术　body pulmonary collateral aggregation operation

体 - 肺动脉侧支封堵术　systemic-pulmonary lateral branch closure

体 - 肺动脉侧支结扎术　systemic-pulmonary lateral branch ligation

体 - 肺分流去除术　systemic-pulmonary shunt removal

体 - 肺分流再校正术　systemic-pulmonary shunt correction

体静脉狭窄矫治术　correction of systemic venous stenosis

体静脉异位连接矫治术　correction of systemic venous ectopic connection

体外膜式氧合　extracorporeal membrane oxygenation　［又称]ECMO△

心包病损切除术　excision of lesion of pericardium

心包剥脱术　pericardial stripping

心包部分切除术　partial excision of pericardium

心包穿刺术　pericardiocentesis

心包开窗术　pericardial window

心包切开探查术　incision and exploration of the pericardium

心包切开引流术　pericardiostomy　［又称]心包造口术△

心包修补术　pericardial repair

心包异物取出术　removal of foreign body from the pericardium

心包粘连松解术　lysis of adhesion of the pericardium

心耳结扎术　atrial appendage ligation

心房板障术　atrial diploic surgery　［又称]Mustard or Senning 手术△

心房病损切除术　excision of lesion of atrium

心房切开血栓清除术　atrial incision and thrombus removal

心房折叠术　atrial folding

心房转位术　atrial switch procedure

心肌部分切除术　partial resection of myocardium

心肌激光打孔术　laser myocardial perforation

心肌切开术　incision of myocardium

心肌细胞移植术　transplantation of cardiac muscle cells

心内膜垫缺损假体修补术　repair of endocardial cushion defect with prosthesis

心内膜垫缺损修补术　repair of endocardial cushion defect

心内膜垫缺损组织补片修补术　repair of endocardial cushion defect with tissue patch

心内膜切开术　endocardium incision

心室病损切除术　excision of lesion of ventricle

心室部分切除术　partial ventricular resection

心室减容术　Batista surgery for ventricular volume reduction　［又称]Batista 手术△

心室内隧道修补术　repair of intraventricular tunnel

心室切开术　incision of ventricle

心室修补术　ventricular repair

心室异常肌束切除术　resection of ventricular muscle abnormality

心外膜电极置换术　epicardial electrode replacement

心脏泵置入术　cardiac pump implantation

心脏病损切除术　excision of lesion of heart

心脏除颤器导联置入术　cardiac defibrillator lead implantation

心脏除颤器置入伴心导管检查　cardiac defibrillator implantation and cardiac catheterization

心脏除颤器置入术　cardiac defibrillator implantation

心脏动脉瘤切除术　excision of aneurysm of heart

心脏动脉瘤修补术　cardiac aneurysm repair

心脏辅助装置去除术　removal of cardiac assist device

心脏间隔补片再缝合术　cardiac septal patch resuture

心脏破裂修补术　repair of cardiac rupture

心脏起搏器囊袋修补术　cardiac pacemaker pouch repair

心脏起搏器装置置换　cardiac pacemaker replacement

心脏切开术　incision of heart

心脏乳头肌修补术　repair of papillary muscle of heart

心脏网膜固定术　fixation of cardiac membrane

心脏再同步除颤器脉冲发生器置换术　cardiac resynchronization defibrillator pulse generator replacement

心脏再同步除颤器脉冲发生器置入术　cardiac resynchronization defibrillator pulse generator implantation

心脏再同步起搏器脉冲发生器置换术　replacement of cardiac resynchronization pacemaker pulse generator

心脏再同步起搏器脉冲发生器置入术　implantation of cardiac resynchronization pacemaker pulse generator

心脏赘生物清除术　cardiac neoplasm removal

胸腔镜下开胸探查术　open chest exploration with thoracoscopic surgery

胸腔镜下心包活组织检查　biopsy of pericardial sac with thoracoscopic surgery

胸腔镜下心包切开引流术　pericardial incision and drainage with thoracoscopic surgery

胸腺全部切除术　total thymus excision

胸主动脉部分切除伴人工血管置换术　partial resection of thoracic aorta with artificial blood vessel replacement

胸主动脉覆膜支架腔内隔绝术　endovascular exclusion of thoracic aortic stent graft

胸主动脉夹层动脉瘤开窗术　thoracic aortic dissection aneurysm fenestration

胸主动脉血管内超声　intravascular ultrasound of thoracic aorta

胸主动脉支架置入术　thoracic aortic stent implantation

一个半心室矫治术　one and a half ventricle repair

右室室壁瘤矫治术　right ventricular aneurysm correction

右室双腔心矫治术　right ventricular double chamber heart correction

支架象鼻手术　stented elephant trunk implantation

直视下二尖瓣切开扩张术　mitral valve incision dilatation under direct vision

直视下二尖瓣修补术　repair of mitral valve under direct vision

直视下房间隔缺损人造补片修补术　atrial septal defect artificial patch repair under direct vision

直视下肺动脉瓣成形术　pulmonary valve operation under direct vision

直视下肺动脉瓣切开扩张术　incision and dilatation of pulmonary artery valve under direct vision

直视下冠状动脉内膜切除术　coronary artery intimal resection under direct vision

直视下冠状动脉内膜切除术伴补片移植术　coronary artery intimal resection with patch graft under direct vision

直视下三尖瓣修补术　repair of tricuspid valve under direct vision

直视下主动脉瓣修补术　repair of aortic valve under direct vision

主动脉瓣瓣上狭窄矫治术　supravalvular aortic stenosis correction

主动脉瓣瓣周漏修补术　repair of aortic valve with circumferential fistula

主动脉瓣闭式扩张术　closed aortic valve dilation

主动脉瓣成形术　aortic valvuloplasty

主动脉瓣机械瓣膜置换术　aortic valve replacement surgery with mechanical valve prosthesis

主动脉瓣膜下环切除术　loop excision under the aortic valve

主动脉瓣生物瓣膜置换术　aortic valve replacement with biovalve

主动脉瓣探查术　exploration of aortic valve

主动脉补片修补术　aortic patch repair, patch repair of aorta

主动脉部分切除伴人工血管置换术　partial aortic resection with artificial blood vessel replacement

主动脉部分切除伴吻合术　partial excision of aorta with anastomosis

主动脉成形术　aortic angioplasty

主动脉窦修补术　repair of aortic sinus　［又称]Valsalva 手术△

主动脉 - 多支冠状动脉搭桥术　aortic and multiple coronary arteries bypass graft

主动脉 - 二支冠状动脉搭桥术　aortic and two coronary arteries bypass graft

主动脉 - 肺动脉间隔缺损修补术　repair of aortic and pulmonary septal defect

主动脉 - 肺动脉开窗术　aortic and pulmonary artery fenestration

主动脉覆膜支架腔内隔绝术　endovascular exclusion of aortic stent graft

主动脉弓成形术　aortic arch angioplasty

主动脉弓中断矫治（室间隔缺损修补术）　interrupted aortic arch repair（repair of ventricular septal defect）

主动脉弓中断矫治术　interrupted aortic arch repair

主动脉 - 冠状动脉搭桥术　aorta-coronary artery bypass graft

主动脉 - 颈动脉人工血管搭桥术　aorta-carotid artery artificial vessel bypass graft

主动脉瘤包裹术（非体外）　wrapping of the aorta aneurysm（not in vitro）

主动脉瘤切除伴人工血管置换术　excision of the aortic aneurysm with artificial blood vessel replacement

主动脉瘤切除伴吻合术　excision of aneurysm of aorta with anastomosis

主动脉瘤支架置入术　aortic aneurysm stent implantation

主动脉内膜剥脱术　aortic endarterectomy

主动脉球囊反搏装置置入术　intra-aortic ballon pump implantation　［又称]IABP 手术△

主动脉球囊扩张成形术　intra-aortic balloon pump dilatation

主动脉球囊扩张成形术伴覆膜支架置入术　aortic balloon angioplasty with covered stent implantation

主动脉 - 三支冠状动脉搭桥术　aortic-triple coronary artery bypass graft

主动脉缩窄矫治（动脉补片成形术）　aortic coarctation repair（patch arterioplasty）

主动脉缩窄矫治（端端吻合，延长术）　aortic coarctation repair（end to end, extended anastomosis）

主动脉缩窄矫治（端端吻合术）　aortic coarctation repair（end to end anastomosis）

主动脉缩窄矫治（人工管道置入术）　aortic coarctation repair（artificial interposition graft）

主动脉缩窄矫治（室间隔缺损修补术）　aortic coarctation repair（repair of ventricular septal defect）

主动脉缩窄矫治（锁骨下动脉翻转术）　aortic coarctation repair（reversed subclavian flap）

主动脉 - 锁骨下动脉 - 颈动脉搭桥术　aortic-subclavian-carotid bypass graft

主动脉 - 一支冠状动脉搭桥术　aortic-single coronary artery bypass graft

主肺动脉成形术　main pulmonary artery angioplasty

主肺动脉吻合（无主动脉弓重建术）　creation of aortico-pulmonary anastomosis without arch reconstruction, Damus-Kaye-Stansel procedure　［又称]Damus-Kaye-Stansel 手术△

自动心脏复律器置入术　automatic implantable cardioverter defibrillator implantation　［又称]AICD 置入术△

左室流出道疏通术　left ventricular outflow tract dredging operation

左室室壁瘤矫治术　left ventricular aneurysm correction

左室双出口矫治术　correction of double outlet of left ventricle

左室 - 主动脉隧道修补术　left ventricle-aorta tunnel repair

左心室发育不全综合征双心室矫治术　hypoplastic left heart syndrome（HLHS）biventricular repair

左心室冠状静脉导联置入术　left ventricular coronary vein lead implantation

左心室冠状静脉电极置换术　left ventricular coronary vein electrode replacement

左心室冠状静脉电极置入术　left ventricular coronary vein electrode implantation

左心室尖 - 主动脉分流术　tip of left ventricle-aortic bypass surgery

15.3　临床检查名词

单根导管冠状动脉造影　single catheter coronary angiography

多根导管冠状动脉造影　multiple catheters coronary angiography

肺动脉造影　pulmonary artery angiography

腹主动脉造影　abdominal aortography

冠状动脉搭桥术后桥血管造影　angiography after coronary artery bypass graft

冠状动脉血管内超声　coronary artery intravascular ultrasound

冠状动脉血流储备分数检查　coronary fraction flow reserve（FFR）examination

光学相干断层扫描　optical coherence tomography

急诊单根导管冠状动脉造影　emergency single catheter coronary angiography

急诊多根导管冠状动脉造影　emergency multiple catheters coronary angiography

急诊两根导管冠状动脉造影　emergency double catheters coronary angiography

降主动脉造影　descending aortography

经皮血管镜检查　percutaneous angioscopy

两根导管冠状动脉造影　double catheter coronary angiography

漂浮导管检查　Swan-Ganz catheterization

人工血管造影　artificial vessel angiography

上腔静脉造影　superior vena cavography

升主动脉造影　ascending aortography, ascending aortic angiography

体 - 肺侧支造影　major aortopulmonary collateral artery angiography

下腔静脉造影　inferior vena cavography

心包活组织检查　pericardium biopsy

心脏治疗性超声　therapeutic echocardiography

胸内血管内超声　thoracic intravascular ultrasound

胸腔镜检查　thoracoscopy

胸腺活组织检查　thymus biopsy

胸主动脉造影　thoracic aortography

血管组织活检　vascular biopsy

右心导管检查　right cardiac catheterization

右心房造影　right atrium angiocardiography

右心室造影　right ventricle angiocardiography

主动脉弓造影　aortic arch aortography, aortic arch angiography

纵隔镜检查　mediastinoscopy

左心导管检查　left cardiac catheterization

左心房造影　left atrium angiocardiography

左心室造影　left ventricle angiocardiography

左右心联合导管检查　left and right cardiac catheterization

左右心联合造影　left and right cardiac angiocardiography

16. 泌尿外科

16.1 疾病诊断名词

2 型糖尿病性勃起功能障碍　type 2 diabetic erectile dysfunction　［又称］2 型糖尿病伴勃起功能障碍△

2 型糖尿病性膀胱张力减弱　type 2 diabetic hypotonia of bladder

L 形肾　L shaped kidney

S 形肾　S-shaped kidney

包茎　phimosis

包皮变应性水肿　allergic edema of prepuce

包皮过长　redundant prepuce

包皮结石　calculus of prepuce

逼尿肌反射亢进　detrusor hyperreflexia　［又称］逼尿肌过度活动△

逼尿肌无反射　detrusor areflexia　［又称］逼尿肌无收缩△

变应性膀胱炎　allergic cystitis

变应性前列腺病　allergic prostatosis

病理性肾结核　pathological renal tuberculosis

勃起功能障碍　erectile dysfunction

不射精症　anejaculation

不育　sterility

操作后尿道狭窄　urethral stricture after operation

草酸尿　oxaluria　［又称］高草酸尿症△

充溢性尿失禁　overflow incontinence

重复尿道　duplication of urethra

重复膀胱　duplication of bladder

重复肾　renal duplication

重复肾盂　duplication of pelvis

重复输精管　duplication of vas deferens

重复输尿管　duplication of ureter　［又称］双输尿管△

创伤后尿道狭窄　post-traumatic urethral stricture

创伤性无尿症　traumatic anuria

纯睾丸支持细胞综合征　sertoli-cell-only syndrome　［又称］单纯塞托利细胞综合征△

单纯性肾囊肿　simple cyst of kidney　［又称］肾囊性病变△

单睾症　monorchidism

单乳头肾　unipapillary kidney

低肾素型高血压　low renin hypertension

滴虫性包皮阴茎头炎　trichomonal balanoposthitis

滴虫性尿道膀胱炎　trichomonal urethro-cystitis　［又称］毛滴虫性尿道膀胱炎△

滴虫性前列腺炎　trichomonal prostatitis

迪特尔危象　Dietl crisis

动力性尿路梗阻　dynamic obstruction of urinary tract

多房性囊性肾瘤　multilocular cystic nephroma　［又称］多房性肾囊性变△

多睾症　polyorchidism

多囊肾　polycystic kidney

多尿型肾衰竭　polyuric renal failure

额外肾　supernumerary kidney

发育不良性巨输尿管　dysplastic megaloureter　［又称］成年发病的原发性巨输尿管症△

反流性巨输尿管　reflux megaloureter

放线菌性前列腺炎　actinomycotic prostatitis

非创伤性肾破裂　nontraumatic renal rupture

非梗阻性无精子症　nonobstructive azoospermia

非精原细胞瘤　nonseminoma

非淋菌性尿道炎　nongonococcal urethritis　［又称］非淋球菌性尿道炎△

非肾上腺性女性假两性畸形　nonadrenal female pseudoherma-phroditism

非特异性睾丸炎　nonspecific orchitis

非特异性尿道炎　nonspecific urethritis

非特异性膀胱炎　nonspecific cystitis

非细菌性膀胱炎　nonbacterial cystitis

分叉型肾盂　bifid pelvis

分叉型输尿管　bifid ureter

分娩后尿道狭窄　post-childbirth urethral stricture

附睾恶性肿瘤　malignant tumor of epididymis

附睾睾丸炎　epididymo orchitis　［又称］睾丸附睾炎△

附睾继发性恶性肿瘤　secondary malignant tumor of epididymis

附睾交界性肿瘤　borderline tumor of epididymis

附睾结核　tuberculosis of epididymis

附睾类腺瘤　adenomatoid tumor of epididymis

附睾梅毒　syphilis of epididymis

附睾囊腺瘤　cystadenoma of epididymis

附睾肉瘤　sarcoma of epididymis

附睾腺瘤　adenoma of epididymis

附睾炎　epididymitis

复杂性尿路感染　complexity urinary tract infection

副中肾管综合征　mullerian duct syndrome

腹膜后淋巴囊肿　retroperitoneal lymphocele

腹膜内膀胱破裂　intraperitoneal rupture of bladder

腹膜外膀胱破裂　extraperitoneal rupture of bladder

感染后尿道狭窄　postinfection urethral stricture

高钙尿症　hypercalciuria

高尿酸血症　hyperuricemia

高肾素型高血压　high renin hypertension

睾丸表皮样囊肿　epidermoid cyst of testis

睾丸挫伤　contusion of testis

睾丸恶性肿瘤　malignant tumor of testis

睾丸发育不全　hypoplasia of testis

睾丸非生殖细胞瘤　non-germinal cell tumor of testis　［又称］睾丸非精原细胞瘤△

睾丸附件扭转　torsion of testicular appendage

睾丸畸胎癌　teratocarcinoma of testis　［又称］睾丸畸胎瘤伴恶性转化△

睾丸畸胎瘤　teratoma of testis

睾丸畸形　deformity of testis

睾丸继发性恶性肿瘤　secondary malignant tumor of testis　［又称］睾丸继发性肿瘤△

睾丸间质细胞瘤　Leydig cell tumor
睾丸交界性肿瘤　borderline tumor of testis
睾丸结核　tuberculosis of testis
睾丸精母细胞瘤　spermatocytic seminoma of testis
睾丸精原细胞瘤　seminoma of testis
睾丸离断　testis amputation
睾丸梅毒　syphilis of testis　［又称］梅毒性睾丸炎△
睾丸母细胞瘤　orchioblastoma
睾丸旁横纹肌肉瘤　paratesticular rhabdomyosarcoma
睾丸胚胎癌　embryonal carcinoma of testis　［又称］睾丸胚胎性癌△
睾丸鞘膜积液　hydrocele of testis
睾丸鞘膜纤维瘤　fibroma of testicular tunica
睾丸缺如综合征　absent testis syndrome
睾丸绒毛膜癌　choriocarcinoma of testis
睾丸融合[症]　synorchidism
睾丸生殖细胞瘤　germinal cell tumor of testis
睾丸树胶样瘤　gumma of testis
睾丸损伤　injury of testis
睾丸脱位　dislocation of testis
睾丸网乳头状腺癌　papillary adenocarcinoma of rete testis
睾丸萎缩　atrophy of testis
睾丸下降不全　incomplete orchiocatabasis
睾丸腺癌　adenocarcinoma of testis
睾丸炎　orchitis
睾丸异位　ectopia of testis
睾丸真菌病　mycosis of testis
睾丸支持细胞瘤　sertoli cell tumor
睾丸肿瘤　tumor of testis
梗阻性无精子症　obstructive azoospermia
孤立肾　solitary kidney
海绵肾　medullary sponge kidney　［又称］髓质海绵肾△
海绵体恶性肿瘤　malignant tumor of cavernous
横纹肌溶解　rhabdomyolysis　［又称］横纹肌溶解综合征△
横纹肌样肾母细胞瘤　rhabdomyoid wilm tumor
后尿道损伤　posterior urethral injury
化学性膀胱炎　chemical cystitis
坏疽性膀胱炎　gangrenous cystitis
坏死性肾乳头炎　necrotic renal papillitis
黄嘌呤尿　xanthinuria　［又称］黄嘌呤尿症△
黄色肉芽肿性肾盂肾炎　xanthogranulomatous pyelonephritis
回缩睾丸　retracted testis　［又称］可回缩睾丸△
会阴部恶性肿瘤　perineal malignant tumor
混合型鞘膜积液　combination hydrocele
混合性膀胱破裂　mixed bladder rupture　［又称］混合型膀胱破裂△
机械性尿路梗阻　mechanical obstruction of urinary tract　［又称］尿路梗阻△
畸形精子症　teratospermia
急性尿酸盐肾病　acute urate nephropathy
急性细菌性前列腺炎　acute bacterial prostatitis
挤压后肾衰竭　kidney failure after compression
寄生虫性前列腺炎　parasitic prostatitis
假两性畸形　pseudohermaphroditism
假性尿失禁　false incontinence
间质性膀胱炎　interstitial cystitis
碱性痂块膀胱炎　alkaline incrusted cystitis
交通性鞘膜积液　communicating hydrocele
节段性肾发育不良　segmental renal dysplasia
结晶尿　crystalluria
结石性肾盂肾炎　calculous pyelonephritis
经尿道前列腺切除综合征　transurethral prostatic resection syndrome
精阜炎　verumontanitis
精囊恶性肿瘤　malignant tumor of seminal vesicle
精囊放线菌病　actinomycosis of seminal vesicle
精囊继发性恶性肿瘤　secondary malignant tumor of seminal vesicle

精囊交界性肿瘤　borderline tumor of seminal vesicle
精囊结核　tuberculosis of seminal vesicle
精囊结石　calculus of seminal vesicle
精囊梅毒　syphilis of seminal vesicle
精囊囊肿　cyst of seminal vesicle
精囊损伤　seminal vesicle injure
精囊腺癌　adenocarcinoma of seminal vesicle
精囊炎　seminal vesiculitis
精索恶性肿瘤　malignant tumor of spermatic cord　［又称］精索癌△
精索附睾丝虫病　filariasis of funiculi-epididymis
精索继发性恶性肿瘤　secondary malignant tumor of spermatic cord
精索静脉曲张　varicocele
精索扭转　torsion of spermatic cord
精索皮样囊肿　dermoid cyst of spermatic cord　［又称］精索囊肿△
精索肉瘤　sarcoma of spermatic cord
精索纤维瘤　fibroma of spermatic cord
精索炎　funiculitis
精索脂肪瘤　lipoma of spermatic cord
精索肿瘤　tumor of spermatic cord
精液囊肿　spermatocele
静脉性勃起功能障碍　venous erectile dysfunction
巨大尖锐湿疣　giant condyloma acuminatum　［又称］巨大型尖锐湿疣△
巨大肾积水　giant hydronephrosis
巨尿道　megalourethra
巨肾盏　megacalyx　［又称］先天性巨肾盏△
巨输尿管　megaloureter
巨输尿管 - 巨膀胱综合征　megaloureter-megalocystis syndrome　［又称］巨膀胱 - 巨输尿管综合征△
巨阴茎　megalopenis
颗粒性输尿管炎　ureteritis granulosa
克兰费尔特综合征　Klinefelter syndrome
莱特尔综合征　Reiter syndrome
类脂性肾上腺增生　lipoid adrenal hyperplasia
棱状巨尿道　fusiform megalourethra　［又称］棱状巨尿道△
镰状细胞肾病　sickle cell nephropathy
两性畸形　hermaphroditism
临床肾结核　clinical renal tuberculosis　［又称］肾结核△
淋巴滤泡性膀胱炎　lymphoid follicular cystitis
淋菌性尿道炎　gonococcal urethritis
淋菌性前列腺炎　gonococcal prostatitis
磷酸盐尿　phosphaturia
流行性腮腺炎性睾丸炎　mumps orchitis　［又称］腮腺炎性睾丸炎△
卵巢静脉综合征　ovarian vein syndrome
卵黄囊癌　yolk sac carcinoma
滤泡性膀胱炎　follicular cystitis
马蹄形肾　horseshoe kidney　［又称］马蹄肾△
慢性前列腺纤维化　chronic prostate fibrosis　［又称］前列腺纤维化△
盲端异位输尿管膨出　blind ectopic ureterocele　［又称］输尿管膨出△
梅毒性下疳　syphilitic chancre
泌尿器官恶性肿瘤　malignant tumor of urinary organ　［又称］泌尿系统恶性肿瘤△
泌尿生殖窦　urogenital sinus
泌尿生殖系外伤　genitourinary trauma
泌尿生殖系变应性疾病　allergic disease of genitourinary system
泌尿生殖系滴虫病　trichomoniasis of genito-urinary system　［又称］泌尿生殖道滴虫病△
泌尿生殖系寄生虫病　parasitosis of genitourinary system
泌尿生殖系软斑病　malakoplakia of genitourinary system
泌尿生殖系统交界性肿瘤　borderline tumor of genitourinary system
泌尿系结石　urinary calculus
泌尿系继发恶性肿瘤　secondary malignant tumor of urinary system　［又称］泌尿系统继发性恶性肿瘤△
泌尿系异物　foreign body in urinary system

泌尿系子宫内膜异位症　endometriosis of urinary system

纳尔逊综合征　Nelson syndrome

男假两性畸形　male pseudohermaphroditism　［又称］男性假两性畸形[△]

男性不育症　male infertility

男性化综合征　virilizing syndrome　［又称］肾上腺源性男性化综合征[△]

男性假两性畸形伴睾丸女性化　male pseudohermaphroditism with testicular feminization　［又称］睾丸女性化综合征[△]，女性化综合征[△]

男性泌尿生殖系放线菌病　actinomycosis of male genitourinary system

男性泌尿生殖系结核　tuberculosis of male genito-urinary system

男性泌尿生殖系梅毒　syphilis of male urogenital system

男性生殖器官的皮肤交界性肿瘤　borderline tumor of male reproductive organ skin

男性生殖器官交界性肿瘤　borderline tumor of male reproductive organ

男性性功能障碍　male sexual dysfunction

囊性膀胱炎钙质沉着　cystitis cystic calcinosis

囊性肾盂炎　pyelitis cystica

囊性输尿管炎　ureteritis cystica

逆行射精　retrograde ejaculation　［又称］逆向射精症[△]

念珠菌膀胱炎　candida cystitis

尿道闭锁　atresia of urethra

尿道部分断裂　urethral part fracture

尿道挫伤　urethral contusion

尿道断裂　urethral fracture

尿道恶性肿瘤　urethral malignant tumor　［又称］尿道癌[△]

尿道发育不全　hypoplastic urethra

尿道海绵体部损伤　corpus spongiosum injure

尿道畸形　deformity of urethra　［又称］先天性尿道畸形[△]

尿道继发恶性肿瘤　urethral secondary malignant tumor　［又称］尿道继发性恶性肿瘤[△]

尿道尖锐湿疣　condylomata acuminata of urethra

尿道交界性肿瘤　urethral borderline tumor　［又称］尿道性质未定肿瘤[△]

尿道结核　tuberculosis of urethra

尿道结石　calculus of urethra

尿道口狭窄　meatal stenosis　［又称］尿道外口狭窄

尿道口血管瘤　angioma of urethral meatus

尿道扩张　urethral sounding

尿道瘘　urethral fistula

尿道膜部损伤　membranous urethral injury

尿道内口恶性肿瘤　malignant tumor of internal urethral orifice

尿道内口良性肿瘤　benign tumor of internal urethral orifice

尿道旁腺恶性肿瘤　malignant tumor of paraurethral gland

尿道膨出　urethrocele　［又称］女性尿道膨出[△]

尿道皮肤瘘　urethrocutaneous fistula

尿道憩室　urethral diverticulum

尿道前列腺部损伤　prostatic urethra injury

尿道球部挫裂伤　urethral bulb contusion

尿道球部断裂　urethral bulb rupture

尿道球腺疾病　disease of cowper gland

尿道球腺结核　tuberculosis of cowper gland

尿道球腺囊肿　cyst of cowper gland

尿道球腺脓肿　abscess of cowper gland

尿道球腺腺癌　adenocarcinoma of bulbourethral gland

尿道球腺炎　cowperitis

尿道球腺肿瘤　tumor of cowper gland

尿道肉阜　urethral caruncle

尿道上裂　epispadias

尿道损伤　injury of urethra

尿道完全断裂　urethral rupture completely

尿道息肉　polyp of urethra

尿道狭窄　urethral stricture

尿道下裂　hypospadias

尿道腺癌　adenocarcinoma of urethra

尿道腺瘤　adenoma of urethra

尿道血管瘤　hemangioma of urethra

尿道炎　urethritis

尿道异物　foreign body in urethra

尿道阴道瘘　urethrovaginal fistula

尿道直肠瘘　urethro rectal fistula

尿道周围脓肿　periurethral abscess

尿道综合征　urethral syndrome

尿毒症　uremia

尿瘘　urinary fistula

尿路病变　uropathy

尿路感染　urinary tract infection　［又称］泌尿道感染[△]

尿路梗阻　urinary tract obstruction　［又称］泌尿道梗阻[△]

尿路畸形　urinary tract malformation

尿路软斑症　urinary tract soft spot disease　［又称］软斑症[△]

尿路上皮肿瘤　urothelial tumor

尿失禁　urinary incontinence

尿外渗　urinary extravasation

尿性腹水　urinary ascites

尿性囊肿　urinoma

脓性肾积水　pyohydronephrosis

女性后天性尿道黏膜包涵囊肿　female acquired urethral mucosa inclusion cysts

女性假两性畸形　female pseudohermaphroditism

女性尿道囊肿　female urethral cyst　［又称］尿道囊肿[△]

女性尿道下裂　female hypospadias

女性尿道纤维息肉　female urethral fibrous polyp

女性尿失禁　female incontinence

盘状肾　disk kidney

膀胱、尿道及前列腺恶性肿瘤　malignant tumor of bladder, urethra and prostate

膀胱白斑病　leukoplakia of bladder　［又称］膀胱黏膜白斑[△]

膀胱闭锁　atresia of bladder

膀胱侧壁恶性肿瘤　malignant tumor of bladder lateral wall

膀胱肠瘘　vesico-intestinal fistula

膀胱挫伤　bladder contusion

膀胱淀粉样变性　amyloidosis of bladder

膀胱顶恶性肿瘤　malignant tumor of bladder tip

膀胱恶性肿瘤　malignant tumor of bladder　［又称］膀胱癌[△]

膀胱后壁恶性肿瘤　malignant tumor of bladder posterior wall

膀胱坏疽　gangrene of bladder

膀胱肌瘤　myoma of bladder

膀胱畸形　deformity of bladder　［又称］膀胱先天畸形[△]

膀胱及输尿管恶性肿瘤　malignant tumor of bladder and ureter

膀胱继发恶性肿瘤　secondary malignant tumor of bladder

膀胱假性憩室　false diverticulum of bladder

膀胱间质瘤　mesenchymal tumor of bladder

膀胱交界性肿瘤　borderline tumor of bladder

膀胱结核　bladder tuberculosis

膀胱结石　bladder calculus

膀胱颈恶性肿瘤　malignant tumor of bladder neck

膀胱颈硬化　bladder neck sclerosis

膀胱静脉曲张　varix of bladder

膀胱裂伤　bladder laceration

膀胱淋巴肉瘤　lymphosarcoma of bladder

膀胱鳞状细胞癌　squamous cell carcinoma of bladder

膀胱瘘　bladder fistula

膀胱挛缩　contracture of bladder

膀胱梅毒　syphilis of bladder

膀胱内翻性乳头状瘤　inverted papilloma of bladder

膀胱疱疹　herpes of bladder
膀胱膨出　cystocele
膀胱平滑肌瘤　leiomyoma of bladder
膀胱平滑肌肉瘤　leiomyosarcoma of bladder
膀胱破裂　bladder rupture
膀胱葡萄状肉瘤　botryoid sarcoma of bladder
膀胱憩室　bladder diverticulum
膀胱憩室结石　calculus of bladder diverticulum
膀胱前壁恶性肿瘤　malignant tumor of bladder anterior wall
膀胱缺如　agenesis of bladder
膀胱肉瘤　sarcoma of bladder
膀胱乳头状癌　papillary carcinoma of bladder
膀胱乳头状瘤　papilloma of bladder
膀胱乳头状瘤病　papillomatosis of bladder
膀胱三角及输尿管间嵴肥大　hypertrophy of trigone and interureteric ridge
膀胱三角区恶性肿瘤　malignant tumor of trigone
膀胱三角区炎　trigonitis
膀胱嗜铬细胞瘤　pheochromocytoma of bladder
膀胱输尿管反流　reflux of vesicoureteral
膀胱输尿管瘘　fistula of vesicoureteral
膀胱损伤　injury of bladder
膀胱脱垂　prolapse of bladder
膀胱外翻　exstrophy of bladder
膀胱腺癌　adenocarcinoma of bladder
膀胱腺瘤　adenoma of bladder
膀胱小梁形成　trabeculation of bladder
膀胱血管瘤　hemangioma of bladder
膀胱移行细胞癌　transitional cell carcinoma of bladder
膀胱异物　foreign body of bladder
膀胱阴道瘘　vesicovaginal fistula
膀胱原位癌　carcinoma in situ of bladder
膀胱真菌病　mycosis of bladder
膀胱直肠瘘　vesicorectal fistula
膀胱子宫瘘　vesico-uterine fistula
膀胱子宫内膜异位症　endometriosis vesicae
膀胱紫癜　purpura of bladder
盆腔包虫病　pelvic echinococcosis
盆腔横纹肌肉瘤　pelvic rhabdomyosarcoma
盆腔器官损伤　pelvic organ injure
盆腔肾　pelvic kidney
皮质醇增多症　hypercortisolism，Cushing syndrome　［又称］库欣综合征[△]
葡萄状肉瘤　sarcoma botryoides
蹼状阴茎　webbed penis
脐尿管窦道　umbilical-urachus sinus
脐尿管恶性肿瘤　urachal malignant tumor　［又称］脐尿管癌[△]
脐尿管放线菌病　actinomycosis of urachus
脐尿管疾病　urachal disease
脐尿管结核　urachal tuberculosis
脐尿管瘘　urachal fistula
脐尿管囊肿　urachal cyst
脐尿管憩室　urachal diverticulum　［又称］膀胱脐尿管憩室[△]
脐尿管未闭　urachal patent
脐尿管腺癌　urachal adenocarcinoma
脐尿管肿瘤　urachal tumor
气性膀胱炎　emphysematous cystitis
气性肾盂肾炎　emphysematous pyelonephritis
器质性勃起功能障碍　organic erectile dysfunction
髂动脉后输尿管　retroiliac ureter
前列腺癌肉瘤　carcinosarcoma of prostate
前列腺病　prostatosis
前列腺恶性肿瘤　malignant tumor of prostate　［又称］前列腺癌[△]
前列腺管内腺癌　intraductal adenocarcinoma of prostate

前列腺继发性恶性肿瘤　secondary malignant tumor of prostate
前列腺交界性肿瘤　borderline tumor of prostate　［又称］前列腺性质未定肿瘤[△]
前列腺结核　prostate tuberculosis
前列腺结石　prostatic calculus
前列腺精囊包虫病　echinococcus disease of prostate and seminal vesicle
前列腺淋巴肉瘤　lymphosarcoma of prostate
前列腺梅毒　syphilis of prostate
前列腺囊肿　cyst of prostate
前列腺脓肿　prostatic abscess
前列腺肉瘤　sarcoma of prostate
前列腺损伤　prostatic injury
前列腺痛症　prostatodynia　［又称］前列腺痛[△]
前列腺腺癌　adenocarcinoma of prostate
前列腺腺瘤　prostatic adenoma
前列腺炎　prostatitis
前列腺移行细胞癌　transitional cell carcinoma of prostate
前列腺增生　hyperplasia of prostate　［又称］良性前列腺增生症[△]，良性前列腺增大[△]
前列腺子宫内膜样癌　endometrioid carcinoma of prostate
嵌顿包茎　paraphimosis
腔静脉后输尿管　retrocaval ureter
鞘膜恶性肿瘤　malignant tumor of the tunica vaginalis
鞘膜积脓　pyocele
鞘膜积血　hematocele
穹窿静脉瘘　fornico venous fistula
去梗阻后利尿　postobstructive diuresis
去肾性高血压　renoprival hypertension
融合肾　fused kindey
肉芽肿性前列腺炎　granulomatous prostatitis
乳碱综合征　Burnett syndrome
软下疳　chancroid
弱精子症　asthenospermia
少年胚胎性癌　juvenile embryonal carcinoma
少尿型肾衰竭　oliguric renal failure　［又称］急性肾功能衰竭[△]
少弱精子症　oligoasthenospermia　［又称］少弱畸形精子症[△]
神经源性膀胱　neurogenic bladder　［又称］神经性膀胱[△]
肾出血性囊肿　hemorrhagic cyst of kidney　［又称］肾囊肿[△]
肾穿透伤　penetrating injury of kidney
肾挫伤　contusion of kidney
肾错构瘤　renal hamartoma　［又称］肾血管平滑肌脂肪瘤[△]
肾蒂断裂　rupture of renal pedicle　［又称］肾蒂伤[△]
肾淀粉样变性　renal amyloidosis　［又称］肾淀粉样变性病[△]
肾动静脉瘘　renal arteriovenous fistula
肾动脉瘤　aneurysm of renal artery
肾动脉栓塞　thrombosis of renal artery
肾动脉损伤　injury of renal artery
肾动脉狭窄　stenosis of renal artery
肾动脉纤维增生病　fibroplasia of renal artery
肾窦脂肪瘤样病　renal sinus lipomatosis
肾恶性纤维组织细胞瘤　renal malignant fibrous histiocytoma
肾恶性肿瘤　malignant renal tumor　［又称］肾癌[△]
肾发育不良　renal dysplasia
肾粉碎伤　renal crush injury
肾钙斑　randall plaques
肾钙化囊肿　calcified cyst of kidney
肾梗死　renal infarction
肾和肾盂继发恶性肿瘤　secondary malignant tumor of kidney and kidney pelvis
肾积脓　pyonephrosis
肾积水　hydronephrosis
肾积水伴肾和输尿管结石梗阻　hydronephrosis with renal and ureteral calculi obstruction　［又称］肾和输尿管结石梗阻伴肾积水[△]
肾积水伴肾结石　hydronephrosis with renal calculus　［又称］肾结石

伴肾积水△

肾积水伴输尿管结石 hydronephrosis with ureteral calculus ［又称］肾输尿管结石伴肾积水△

肾积水伴输尿管肾盂连接部梗阻 hydronephrosis with ureteropelvic junction obstruction ［又称］肾盂输尿管连接部梗阻伴肾积水△

肾积水伴输尿管狭窄 hydronephrosis with ureteral stricture

肾畸形 deformity of kidney

肾及输尿管恶性肿瘤 renal and ureteral malignant tumor ［又称］肾输尿管恶性肿瘤△

肾继发恶性肿瘤 renal secondary malignant tumor ［又称］肾继发性恶性肿瘤△

肾假性瘤 pseudotumor of kidney

肾交界性肿瘤 renal borderline tumor

肾绞痛 renal colic

肾结核对侧肾积水 nephrotuberculosis with contralateral hydronephrosis

肾结石 nephrolithiasis

肾静脉栓塞 thrombosis of renal vein ［又称］肾静脉栓塞和血栓形成△

肾静脉损伤 renal vein injury

肾静脉血栓形成 renal venous thrombosis

肾颗粒细胞癌 granular cell carcinoma of kidney

肾良性肿瘤 benign renal tumor

肾裂伤 laceration of kidney ［又称］肾挫裂伤△

肾淋巴瘤 renal lymphoma

肾淋巴母细胞瘤 renal lymphoblastoma

肾淋巴肉瘤 lymphosarcoma of kidney

肾鹿角状结石 staghorn stone of kidney ［又称］鹿角形结石△

肾门脂肪瘤样病 lipomatosis of renal hilus

肾母细胞瘤 nephroblastoma

肾囊肿 cyst of kidney

肾内反流 intrarenal reflux

肾脓肿 renal abscess

肾旁假囊肿 pararenal pseudocyst

肾皮质化脓性感染 renocortical pyogenic infection

肾皮质坏死 cortical necrosis of kidney ［又称］急性肾皮质坏死△

肾皮质脓肿 cortical abscess of kidney

肾皮质腺瘤 renal cortical adenoma

肾平滑肌瘤 leiomyoma of kidney

肾平滑肌肉瘤 renal leiomyosarcoma

肾破裂 rupture of kidney ［又称］创伤性肾破裂△

肾缺如 anephrogenesis

肾肉瘤 sarcoma of kidney

肾乳头坏死 renal papillary necrosis

肾上腺非功能性皮质腺瘤 nonfunctional adrenocortical adenoma

肾上腺剩余肿瘤 adrenal rest tumor

肾上腺髓质增生症 adrenal medulla hyperplasia ［又称］肾上腺髓质增生△

肾上腺损伤 adrenal injure

肾上腺性征综合征 adrenogenital syndrome

肾神经鞘瘤 schwannoma of kidney

肾失用性萎缩 disuse atrophy of kidney

肾实质癌 carcinoma of renal parenchyma

肾嗜酸细胞瘤 renal oncocytoma ［又称］肾嗜酸性细胞瘤△

肾输尿管结石 renal ureteral calculi

肾素瘤 reninoma

肾髓质管扩张 medullary ductal ectasia of kidney

肾髓质坏死 medullary necrosis of kidney

肾髓质囊性病 medullary cystic disease of kidney

肾损伤 injury of kidney

肾透明细胞癌 clear cell carcinoma of kidney

肾外型肾盂 extrarenal pelvis

肾完全性破裂 renal completeness fracture

肾萎缩 renal atrophy

肾细胞癌 renal cell carcinoma

肾下垂 nephroptosis

肾纤维瘤 renal fibroma

肾纤维脂肪瘤样病 renal fibrolipomatosis

肾腺癌 renal adenocarcinoma

肾腺瘤 renal adenoma

肾小管反流 renal tubular backflow

肾小管破裂 tubulorrhexis

肾小管性蛋白尿 tubular proteinuria

肾小管性酸中毒 renal tubular acidosis ［又称］肾小管酸中毒△

肾小球囊肿病 glomerulocystic disease ［又称］肾小球囊性病△

肾小球性蛋白尿 glomerular proteinuria

肾小球性血尿 glomerular hematuria

肾旋转异常 renal malrotation

肾血管瘤 renal hemangioma

肾血管损伤 renal vessel injury

肾血管外皮细胞瘤 renal hemangiopericytoma ［又称］肾血管周细胞瘤△

肾血管性高血压 renal vascular hypertension

肾血肿 renal hematoma ［又称］创伤性肾血肿△

肾异位 renal ectopia

肾痈 renal carbuncle

肾盂白斑病 leukoplakia of renal pelvis

肾盂挫伤 contusion of renal pelvis

肾盂恶性肿瘤 malignant tumor of renal pelvis ［又称］肾盂癌△

肾盂及膀胱恶性肿瘤 malignant tumor of renal pelvis and bladder ［又称］肾盂膀胱恶性肿瘤△

肾盂继发恶性肿瘤 secondary malignant tumor of renal pelvis ［又称］肾盂继发性恶性肿瘤△

肾盂间质反流 pyelointerstitial backflow

肾盂交界性肿瘤 borderline tumor of renal pelvis

肾盂静脉反流 pyelovenous backflow

肾盂静脉曲张 varix of pelvis

肾盂淋巴反流 pyelolymphatic backflow

肾盂鳞状细胞癌 squamous cell carcinoma of renal pelvis

肾盂毛细血管扩张症 telangiectasis of renal pelvis

肾盂旁囊肿 parapelvic cyst

肾盂乳头状癌 papillary carcinoma of renal pelvis

肾盂乳头状瘤 papilloma of renal pelvis

肾盂输尿管连接部恶性肿瘤 malignant tumor of ureteropelvic junction

肾盂输尿管连接部梗阻 ureteropelvic junction obstruction

肾盂输尿管连接部狭窄 ureteropelvic junction stricture ［又称］肾盂输尿管连接处狭窄△

肾盂血管瘤 hemangioma of renal pelvis

肾盂移行细胞癌 transitional cell carcinoma of renal pelvis

肾盂源性囊肿 pyelogenic cyst

肾盏恶性肿瘤 malignant tumor of calyx

肾盏结核 tuberculosis of calyx

肾盏静脉瘘 calyceal-venous fistula

肾盏囊肿 cyst of calyx

肾盏憩室 calyceal diverticulum

肾盏憩室结石 calculi of calyceal diverticulum

肾脂肪瘤 lipoma of kidney

肾脂肪肉瘤 liposarcoma of kidney

肾周围囊肿 perinephric cyst ［又称］肾周囊肿(肾囊性病变)△

肾周血肿 perirenal hematoma

肾轴性旋转 axial rotation of kidney

肾子宫内膜异位症 renal endometriosis

肾紫癜 purpura of kidney ［又称］肾型过敏性紫癜△

肾自截 autonephrectomy ［又称］自截肾△

渗透性利尿 osmotic diuresis

生殖器官继发性恶性肿瘤 malignant tumor of reproductive organ secondary

生殖器疱疹 genital herpes

嗜铬细胞瘤　pheochromocytoma

手术后瘢痕性尿道闭锁　postoperative scar urethral atresia

手术后尿道口畸形　postoperative urethral opening deformity

手术后尿道综合征　postoperative urethral syndrome

输精管畸形　deformity of vas deferens　[又称]输精管发育不良△

输精管结核　tuberculosis of vas deferens

输精管梅毒　syphilis of vas deferens

输精管缺如　absence of vas deferens

输精管损伤　injure of vas deferens

输精管炎　deferentitis

输尿管白斑病　leukoplakia of ureter

输尿管闭锁　atresia of ureter　[又称]输尿管闭锁和狭窄△

输尿管肠瘘　uretero enteric fistula　[又称]输尿管直肠瘘△

输尿管断裂　rupture of ureter

输尿管恶性肿瘤　malignant tumor of ureter

输尿管发育不良　ureteral dysplasia

输尿管发育不全　ureteral hypoplasia

输尿管放线菌病　actinomycosis of ureter

输尿管梗阻　ureteral obstruction

输尿管积水　hydroureter

输尿管畸形　deformity of ureter　[又称]先天性输尿管畸形△

输尿管继发恶性肿瘤　secondary malignant tumor of ureter　[又称]输尿管继发性恶性肿瘤

输尿管交界性肿瘤　borderline tumor of ureter

输尿管结核　tuberculosis of ureter

输尿管结石　calculus of ureter

输尿管口恶性肿瘤　malignant tumor of ureteral orifice

输尿管口良性肿瘤　benign tumor of ureteral orifice

输尿管口狭窄　stricture of ureteral orifice

输尿管口异位　ectopia of ureteral orifice

输尿管扩张　ureterectasis

输尿管瘘　ureteral fistula

输尿管梅毒　ureteral syphilis

输尿管憩室　ureteric diverticulum

输尿管缺如　agenesis of ureter

输尿管乳头状癌　papillary carcinoma of ureter

输尿管乳头状瘤　papilloma of ureter

输尿管损伤　injury of ureter

输尿管脱垂　prolapse of ureter

输尿管息肉　polyp of ureter

输尿管狭窄　stricture of ureter

输尿管下段结石　calculus of lower ureter

输尿管炎　ureteritis

输尿管移行细胞癌　ureteral transitional cell carcinoma

输尿管阴道瘘　uretero vaginal fistula

输尿管周围炎　periureteritis

输尿管子宫内膜异位症　endometriosis of ureter

双叶阴囊　bilobate scrotum

死精症　necrospermia

酸尿　aciduria

糖尿病性膀胱张力减弱　diabetic hypotonia of bladder

特发性逼尿肌协同失调　idiopathic detrusor dyssynergia

特发性不育症　idiopathic infertility　[又称]特发性不育△

特发性腹膜后纤维化　idiopathic retroperitoneal fibrosis

特发性鞘膜积液　idiopathic hydrocele　[又称]睾丸鞘膜积液△

特发性肾积水　idiopathic hydronephrosis　[又称]肾积水△

特发性阴囊坏疽　fournier gangrene of scrotum

体外动静脉短路　external arterio venous shunt

团块肾　lump kidney

外伤性尿道瘘　traumatic urethral fistula　[又称]创伤后尿道瘘△

外生殖器带状疱疹　herpes zoster of external genitalia

外生殖器毒物性皮炎　dermatitis venenata of external genitalia

外生殖器汗腺腺瘤　syringoma of external genitalia

外生殖器红癣　erythrasma of external genitalia

外生殖器挤压伤　crush injury of external genitalia

外生殖器疱疹样皮炎　dermatitis herpetiformis of external genitalia　[又称]疱疹样皮炎△

外生殖器萎缩　atrophy of external genitalia

外生殖器血管角化瘤　angiokeratoma of external genitalia

外生殖器血管神经性水肿　angioneurotic edema of external genitalia

稳定性膀胱　stable bladder

无睾症　anorchidism

无精子症　azoospermia

无性细胞瘤　dysgerminoma

无性腺症　agonadism

无症状性细菌尿　asymptomatic bacteriuria　[又称]无症状菌尿△

细精管发育不全　hypoplasia of seminiferous tubule

细菌性尿道炎　bacterial urethritis　[又称]尿道炎△

细菌性膀胱炎　bacterial cystitis　[又称]膀胱炎△

细菌性前列腺炎　bacterial prostatitis　[又称]前列腺炎△

细菌性肾盂肾炎　bacterial pyelonephritis　[又称]肾盂肾炎△

下疳　chancre

下尿路结石　lower urinary tract calculus

先天性睾丸附睾分离　congenital separation of the testicles and epididymis

先天性梗阻性肾病　congenital obstructive nephropathy

先天性巨输尿管　congenital megaloureter

先天性尿道下裂冠状沟型　congenital coronal sulcus hypospadias type

先天性尿道下裂阴茎型　congenital penile hypospadias type　[又称]阴茎型尿道下裂△

先天性尿道下裂阴囊型　congenital penoscrotal hypospadias type　[又称]阴茎阴囊型尿道下裂△

先天性尿路梗阻　congenital urinary obstruction

先天性膀胱颈挛缩　congenital bladder neck contracture

先天性鞘膜积液　congenital hydrocele

先天性肾积水　congenital hydronephrosis

先天性肾囊性病　congenital renal cystic disease　[又称]囊性肾病△

先天性异位输尿管　congenital ectopic ureter　[又称]异位输尿管△

先天性阴茎缺如　congenital penile agenesis

先天性阴茎弯曲　congenital curvature of penis　[又称]阴茎弯曲△

腺棘皮瘤　adenoacanthoma

腺性膀胱炎　glandular cystitis

腺性肾盂炎　pyelitis glandularis

小阴茎　micropenis

性病性淋巴肉芽肿　venereal lymphogranuloma　[又称]衣原体(性病性)淋巴肉芽肿△

性索间质细胞瘤　sex cord mesenchymal tumor　[又称]睾丸支持-睾丸性间质细胞瘤△

性腺发育不全　gonadal dysgenesis

性腺功能减退　hypogonadism　[又称]性腺功能减退症△

性腺基质细胞瘤　gonadal stromal tumor

性腺缺如　gonadal agenesis

胸内肾　thoracic kidney

血管梗塞性肾切除　angioinfarction-nephrectomy

血管性阳痿　vasculogenic impotence　[又称]静脉性阳痿△

血管运动性肾病　vasomotor nephropathy

血性精液　hemospermia　[又称]血精△

夜间遗尿症　nocturnal enuresis

衣原体性尿道炎　chlamydial urethritis

医源性勃起功能障碍　iatrogenic erectile dysfunction

遗传性黄嘌呤尿症　hereditary xanthinuria

遗精　spermatorrhea

遗尿症　enuresis

乙状结肠膀胱　sigmoid conduit

异位睾丸恶性肿瘤　malignant tumor of ectopic testis

阴道损伤　vaginal injury

阴茎阿米巴病　amoebiasis of penis

阴茎包涵囊肿　inclusion cyst of penis

阴茎勃起 erection of penis
阴茎挫伤 contusion of penis
阴茎恶性肿瘤 malignant tumor of penis
阴茎放线菌病 actinomycosis of penis
阴茎骨化 ossification of penis
阴茎黑色素瘤 melanoma of penis
阴茎坏死 gangrene of penis
阴茎基底细胞癌 basal cell carcinoma of penis
阴茎畸形 deformity of penis
阴茎继发性恶性肿瘤 secondary malignant tumor of penis ［又称］阴茎继发肿瘤△
阴茎假瘤 penile pseudotumor
阴茎绞窄 strangulation of penis ［又称］阴茎绞窄伤△
阴茎结核 tuberculosis of penis
阴茎离断 penis amputation
阴茎淋巴网状组织恶性病 lymphoreticular malignancy of penis
阴茎鳞状细胞癌 squamous cell carcinoma of penis
阴茎鳞状细胞原位癌 squamous cell carcinoma of penis in situ
阴茎梅毒 syphilis of penis
阴茎囊肿 cyst of penis
阴茎黏液样囊肿 penile mucoid cyst
阴茎扭转 distortion of penis
阴茎皮肤撕脱伤 avulsion of penis
阴茎皮样囊肿 dermoid cyst of penis
阴茎皮脂腺囊肿 sebaceous cyst of penis
阴茎前阴囊 prepenile scrotum
阴茎缺失 absence of penis ［又称］阴茎缺如△
阴茎损伤 injury of penis
阴茎体恶性肿瘤 malignant tumor of penile shaft
阴茎头白斑病 leukoplakia of glans penis ［又称］阴茎白斑△
阴茎头恶性肿瘤 malignant tumor of glans penis
阴茎头炎及阴茎头包皮炎 balanitis and balanoposthitis
阴茎脱位 dislocation of penis
阴茎下弯 chordee of penis ［又称］阴茎下弯畸形△
阴茎纤维性海绵体炎 fibrous cavernositis of penis ［又称］阴茎海绵体炎△
阴茎血管瘤 penile angioma
阴茎血肿 hematoma of penis
阴茎异常勃起 priapism
阴茎折断 fracture of penis
阴茎肿瘤 tumor of penis
阴茎转位 translocation of penis
阴囊癌 carcinoma of scrotum
阴囊挫伤 contusion of scrotum
阴囊发育不全 hypoplasia of scrotum

阴囊放线菌病 actinomycosis of scrotum
阴囊钙化性皮脂腺囊肿 calcified sebaceous cyst of scrotum
阴囊坏疽 gangrene of scrotum
阴囊畸形 deformity of scrotum
阴囊继发性恶性肿瘤 scrotal secondary malignant tumor
阴囊角化囊肿 keratomatous cyst of scrotum
阴囊结核 tuberculosis of scrotum
阴囊结石 calculus of scrotum
阴囊离断 scrotum amputation
阴囊脓肿 abscess of scrotum
阴囊佩吉特病 Paget's disease of scrotum ［又称］阴囊湿疹样癌△
阴囊皮肤梅毒 syphilis of scrotal skin
阴囊皮脂腺囊肿 sebaceous cyst of scrotum
阴囊缺如 agenesis of scrotum
阴囊丝虫病 filariasis of scrotum
阴囊损伤 injury of scrotum
阴囊象皮病 elephantiasis scroti ［曾称］阴囊象皮肿 *
阴囊血管瘤 hemangioma of scrotum
阴囊血肿 hematoma of scrotum
阴囊异位 ectopia of scrotum ［又称］阴囊位置异常△
阴囊脂肪瘤 lipoma of scrotum
阴囊肿瘤 tumor of scrotum
阴囊转位 translocation of scrotum
隐睾 cryptorchidism ［又称］隐睾症△
隐睾恶性肿瘤 malignant tumor of undescended testis ［又称］睾丸癌△
隐匿型无精子症 occult azoospermia ［又称］无精子症△
隐匿阴茎 concealed penis
婴儿肾 infantile kidney
硬水综合征 hard water syndrome
游走肾 movable kidney
原发性醛固酮增多症 primary aldosteronism ［又称］低肾素性醛固酮增多症△
圆饼形阴囊 circumcrescent cake like scrotum
远段输尿管不发育 distal ureteral aplasia
早泄 premature ejaculation
真两性畸形 true hermaphroditism
正常位输尿管膨出 orthotopic ureterocele ［又称］输尿管膨出△
症状性精索静脉曲张 symptomatic varicocele ［又称］临床型精索静脉曲张△
支原体性尿道炎 mycoplasmal urethritis
中胚叶肾瘤 mesoblastic nephroma
左肾静脉压迫综合征 left renal vein entrapment syndrome ［又称］左肾静脉受压综合征△

16.2 症状体征名词

包皮垢 smegma
漏尿 leakage of urine
尿流分叉 bifurcation of urination
尿流中断 interruption of urinary stream
尿末滴沥 terminal dribbling

排尿困难 dysuresia
排尿犹豫 hesitancy in urination
剩余尿 residual urine
输尿管绞痛 ureteral colic
针孔状尿道口 pinhole urethral orifice

16.3　手术操作名词

奥克斯福德尿失禁手术　Oxford operation　［又称］Oxford 手术△

包膜下肾切除术　subcapsular nephrectomy

包皮瘢痕切除术　prepuce cicatrix resection

包皮背侧切开术　dorsal prepucotomy

包皮病损切除术　prepuce lesion resection

包皮环切[术]　circumcision

包皮切开术　prepucotomy

变性手术　transsexual operation

残余肾切除术　residual nephrectomy

查尔斯手术　Charles operation　［又称］淋巴水肿矫正 Charles 手术△

肠道新膀胱术　intestinal neobladder operation

肠管代输尿管术　intestinal replace ureter operation

肠扩大膀胱术　intestinal augmentation cystoplasty

肠系膜淋巴管瘤(囊肿)切除术　mesenteric lymphangioma cyst resection

肠系膜淋巴结切除术　mesenteric lymph node resection

肠系膜淋巴结清扫术　mesenteric lymph node dissection

肠系膜上静脉血栓切除术　superior mesenteric vein thrombosis resection

超声碎石术　ultrasonic lithotripsy

超声引导下耻骨上膀胱造口导尿管插入术　ultrasound-guided suprapubic cystostomy catheter catheterization

超声引导下盆腔穿刺术　ultrasound-guided pelvic centesis

超声引导下前列腺穿刺术　ultrasound-guided prostate centesis

超声引导下肾病损射频消融术　ultrasound-guided renal lesion radiofrequency ablation

超声引导下肾穿刺活组织检查　ultrasound-guided renal puncture biopsy

耻骨后尿道悬吊术　retropubic urethral suspension

耻骨后膀胱前前列腺切除术　retropubic prevesical prostatectomy

耻骨后前列腺切除术　retropubic prostatectomy

耻骨后探查术　retropubic exploration

耻骨上膀胱切开取石术　suprapubic cystolithotomy

耻骨上膀胱造口术　suprapubic cystostomy

耻骨上膀胱针刺吸引术　suprapubic needle aspiration of bladder

耻骨上前列腺切除术　suprapubic prostatectomy

耻骨上悬吊膀胱固定术　Marshall-Marchetti-Krantz procedure

耻骨疏韧带悬吊术　pubic comb ligament suspension

重复尿道切除术　duplication urethra resection

重复肾重复输尿管切除术　duplication renal and ureter resection

大网膜输尿管成形术　omentoureteroplasty

单侧睾丸部分切除术　unilateral partial testectomy

单侧睾丸 - 附睾切除术　unilateral testicular-epididymectomy

单侧睾丸切除术　unilateral orchiectomy

单侧根治性睾丸切除术　unilateral radical orchiectomy

单侧肾切除术　unilateral nephrectomy

单侧隐睾切除术　unilateral cryptorchidectomy

单纯淋巴结切除术　simple lymphadenectomy

单源光子放射治疗　monophyletic photon radiotherapy

导尿术　catheterization

骶前病损切除术　presacral lesion resection

骶神经刺激电极取出术　sacral nerve stimulation electrode extraction

骶神经电刺激器置入术　sacral nerve stimulation device implantation

骶尾部病损切除术　sacrococcygeal region lesion resection

碘 -131 放射性核素注射治疗　iodine-131 radionuclide injection therapy

电子膀胱刺激器置入术　electronic bladder stimulator implantation

电子输尿管刺激器去除术　electronic ureter stimulator device removal

电子输尿管刺激器置换术　electronic ureter stimulator device replace-ment

电子输尿管刺激器置入术　electronic ureter stimulator device implantation

电子远距离放射治疗　electron teleradiotherapy

断离性肾盂输尿管成形术　dismembered ureteropelvioplasty

多囊肾减压去顶术　polycystic kidney decortication

多源光子放射治疗　multi-source photons radiotherapy

放射性粒子置入　radioactive particle imbedding

非可膨胀性阴茎假体置入术　nonexpansiveness penile prosthesis implantation

非萎缩性肾切开取石术　anatrophic nephrolithotomy

分钟间隔连续尿路造影[术]　minute-sequence urography

附睾病损切除术　epididymis lesion resection

附睾裂伤缝合术　epididymis laceration suture

附睾囊肿切除术　epididymis cyst resection

附睾切除术　epididymectomy

附睾切开探查术　epididymis incision exploration

附睾 - 输精管吻合术　epididymisvasovasostomy

附睾造影[术]　epididymography

副肾切除术　additional renal resection

副中肾管囊肿切除术　mullerian duct cyst resection　［又称］苗勒管囊肿切除术△

腹壁切口裂开缝合术　disruption of abdominal incision suture

腹壁造口术　abdominal wall colostomy

腹部血肿去除术　abdominal hematoma removal

腹股沟淋巴结切除术　inguinal lymph node resection

腹股沟淋巴结清扫术　inguinal lymph node dissection

腹膜后淋巴管横断结扎术　retroperitoneal lymphatic ligation transection

腹膜后淋巴管瘤(囊肿)切除术　retroperitoneal lymphangioma(cyst) resection

腹膜后淋巴结切除术　retroperitoneal lymphadenectomy

腹膜后淋巴结清扫术　retroperitoneal lymph node dissection

腹膜后注气造影[术]　retroperitoneal pneumography

腹膜切开术　peritoneotomy

腹膜透析　peritoneal dialysis

腹膜透析置管术　peritoneal dialysis catheterization

腹膜下血肿切除术　peritoneal inferior hematoma removal

腹膜血肿清除术　peritoneal hematoma removal

腹膜粘连松解术　peritoneal adhesion lysis

腹腔镜下腹膜粘连松解术　laparoscopic peritoneal adhesion lysis

腹腔镜下淋巴结活组织检查　laparoscopic lymph node biopsy

腹腔淋巴结切除术　abdominal lymph node resection

腹腔淋巴结清扫术　abdominal lymph node dissection

腹腔内出血止血术　intraperitoneal hemorrhage hemostasis

腹腔脓肿切开引流术　abdominal abscess incision drainage

腹腔血肿清除术　abdominal hematoma removal

腹腔粘连松解术　abdominal adhesion lysis

腹主 - 肾动脉造影[术]　abdominal aorto-renal arteriography

伽马刀放射治疗　gamma knife radiotherapy

睾丸病损切除术　testicular lesion resection

睾丸抽吸术　testicular suction

睾丸附件切除术　appendix testis resection

睾丸复位术　testis reduction

睾丸固定术　orchidorrhaphy

睾丸假体置入术　testicular prosthesis implantation
睾丸裂伤缝合术　testis laceration suture
睾丸鞘膜积液抽吸术　testicular hydrocele suction
睾丸鞘膜积液切除术　testicular hydrocele resection
睾丸鞘膜切开引流术　testicular hydrocele incision and drainage
睾丸切除术　orchiectomy
睾丸切开探查术　testis incision and exploration
睾丸修补术　repair of testis
戈 - 弗 - 斯手术　Goeble-Frangenheim-Stoeckel operation
根治性膀胱切除术　radical cystectomy
根治性前列腺切除术　radical prostatectomy
根治性肾切除术　radical nephrectomy
供体肾修整术　donor kidney revision
孤立肾切除术　solitary kidney resection
股淋巴结清扫术　femoral lymph node dissection
化学睾丸切除［术］chemical orchiectomy
回肠膀胱扩大术　ileum augmentation cystoplasty
回肠膀胱尿流改道术　ileal conduit diversion
回肠膀胱术　ileal conduit
回肠造口术　ileostomy
回盲肠皮肤尿流改道术　ileocecal cutaneous diversion
会阴病损切除术　perineal lesion resection
会阴裂伤缝合术　perineal laceration suture
会阴阴囊皮瓣尿道成形术　perineal scrotal flap urethroplasty
脊髓电刺激电极置入术　spinal stimulation electrode implantation
间歇性导尿术　intermittent catheterization
近期剖腹术后腹腔止血术　recent abdominal postoperative peritoneal hemostasis
经腹盆腔穿刺引流术　transabdominal pelvic cavity puncture drainage
经腹腔镜肠道新膀胱术　laparoscopic intestinal neobladder operation
经腹腔镜肠管代输尿管术　laparoscopic intestinal replace ureter operation
经腹腔镜重复肾重复输尿管切除术　laparoscopic repetitive kidney ureteral resection
经腹腔镜单侧肾切除术　laparoscopic unilateral nephrectomy
经腹腔镜单侧隐睾切除术　laparoscopic unilateral cryptorchidism resection
经腹腔镜腹股沟淋巴结清扫术　laparoscopic inguinal lymph node dissection
经腹腔镜腹膜后淋巴结清扫术　laparoscopic retroperitoneal lymph node dissection
经腹腔镜腹腔积血清除术　laparoscopic hemoperitoneum removal
经腹腔镜根治性膀胱切除术　laparoscopic radical cystectomy
经腹腔镜根治性前列腺切除术　laparoscopic radical prostatectomy
经腹腔镜根治性肾切除术　laparoscopic radical nephrectomy
经腹腔镜回肠膀胱术　laparoscopic ileal conduit
经腹腔镜精索静脉高位结扎术　laparoscopic high ligation of spermatic vein
经腹腔镜可控性肠膀胱术　laparoscopic controllable intestinal bladder operation
经腹腔镜男性根治性膀胱全切除术　laparoscopic male radical cystectomy
经腹腔镜男性盆腔脓肿切开引流术　laparoscopic male pelvic abscess incision drainage
经腹腔镜尿道瘘修补术　laparoscopic urethral fistula repair
经腹腔镜女性根治性膀胱全切除术　laparoscopic female radical cystectomy
经腹腔镜膀胱瓣代输尿管术　laparoscopic bladder flap replace ureter operation
经腹腔镜膀胱部分切除术　laparoscopic partial cystectomy
经腹腔镜膀胱颈悬吊术　laparoscopic bladder neck suspension
经腹腔镜膀胱全切除术　laparoscopic total cystectomy
经腹腔镜膀胱阴道瘘修补术　laparoscopic vesicovagina fistula repair
经腹腔镜盆腔病损切除术　laparoscopic pelvic cavity lesion resection

经腹腔镜盆腔腹膜粘连松解术　laparoscopic pelvic cavity peritoneal adhesion lysis
经腹腔镜盆腔淋巴结清扫术　laparoscopic pelvic cavity lymph node dissection
经腹腔镜盆腔粘连松解术　laparoscopic pelvic cavity adhesion lysis
经腹腔镜剖腹探查术　laparoscopic exploratory laparotomy
经腹腔镜脐尿管病损切除术　laparoscopic urachal lesion resection
经腹腔镜前列腺病损切除术　laparoscopic prostate lesion resection
经腹腔镜前列腺射频消融术　laparoscopic prostate radiofrequency ablation
经腹腔镜腔静脉后输尿管整形术　laparoscopic postcaval ureter anaplasty
经腹腔镜鞘状突高位结扎术　laparoscopic processus vaginalis high ligation
经腹腔镜融合肾离断术　laparoscopic fused kidney amputation
经腹腔镜肾病损切除术　laparoscopic kidney lesion resection
经腹腔镜肾部分切除术　laparoscopic partial nephrectomy
经腹腔镜肾固定术　laparoscopic nephropexy
经腹腔镜肾囊肿去顶术　laparoscopic unroofing of renal cyst
经腹腔镜肾实质切开取石术　laparoscopic renal parenchyma lithotomy
经腹腔镜肾 - 输尿管切除术　laparoscopic renal-ureter resection
经腹腔镜肾探查术　laparoscopic renal exploration
经腹腔镜肾盂成形术　laparoscopic nephropyeloplasty
经腹腔镜肾盂切开取石术　laparoscopic pelviolithotomy
经腹腔镜肾盂 - 输尿管成形术　laparoscopic renal pelvis-ureter plasty
经腹腔镜肾盂 - 输尿管吻合术　laparoscopic renal pelvis-ureter anastomosis
经腹腔镜肾盏 - 输尿管吻合术　laparoscopic calyx-ureter anastomosis
经腹腔镜肾折叠术　laparoscopic renal plication
经腹腔镜肾周围淋巴管剥脱术　laparoscopic perirenal lymphatic desquamation
经腹腔镜肾周粘连松解术　laparoscopic perirenal adhesion lysis
经腹腔镜输尿管病损切除术　laparoscopic ureteral lesion resection
经腹腔镜输尿管部分切除术　laparoscopic partial ureterectomy
经腹腔镜输尿管残端切除术　laparoscopic ureteral stump resection
经腹腔镜输尿管成形术　laparoscopic ureteroplasty
经腹腔镜输尿管囊肿造口术　laparoscopic ureteral cyst colostomy
经腹腔镜输尿管 - 膀胱吻合术　laparoscopic ureteral-bladder anastomosis
经腹腔镜输尿管皮肤造口术　laparoscopic cutaneous ureterostomy
经腹腔镜输尿管切开取石术　laparoscope ureterolithotomy
经腹腔镜输尿管损伤修复术　laparoscopic ureteral injury repair
经腹腔镜输尿管狭窄松解术　laparoscopic ureteral stricture lysis
经腹腔镜输尿管乙状结肠吻合术　laparoscopic ureterosigmoidostomy
经腹腔镜双侧肾切除术　laparoscopic bilateral nephrectomy
经腹腔镜双侧隐睾切除术　laparoscopic bilateral cryptorchidectomy
经腹腔镜胃代膀胱术　laparoscopic gastrocystoplasty
经腹腔镜隐睾探查术　laparoscopic exploration of undescended testis
经腹腔镜直肠膀胱术　laparoscopic rectal bladder operation
经股静脉插管　transfemoral catheterization of femoral vein
经回肠膀胱逆行输尿管造影［术］retrograde ileocystoureterography
经会阴活检　transperineal biopsy
经会阴前列腺穿刺活检术　transperineal prostate biopsy
经会阴前列腺冷冻治疗术　transperineal prostate cryotherapy
经会阴前列腺囊肿切除术　transperineal prostate cyst resection
经会阴前列腺切除术　perineal prostatectomy
经会阴前列腺全切除术　total perineal prostatectomy
经内镜尿道结石取出术　endoscopic urethral stone removal
经尿道等离子前列腺切除术　transurethral plasmakinetic prostatectomy
经尿道电切镜输尿管囊肿切开术　transurethral resectoscope ureter cyst incision
经尿道活检　transurethral biopsy
经尿道精囊镜精囊结石碎石术　transurethral seminal vesicle scope

seminal vesicular stone lithotripsy

经尿道精囊镜输精管梗阻疏通术 transurethral seminal vesicle scope vas deferens obstruction dredge

经尿道精囊镜探查术 transurethral seminal vesicle scope exploration

经尿道男性尿道癌切除术 transurethral resection of male urethral carcinoma

经尿道尿道瓣膜切除术 transurethral resection of urethral valve

经尿道尿道狭窄切开术 transurethral urethral stricturotomy

经尿道膀胱病损电切术 transurethral bladder lesion electrotomy

经尿道膀胱病损冷刀切除术 transurethral bladder lesion cold knife resection

经尿道膀胱超声碎石术 transurethral bladder ultrasound lithotripsy

经尿道膀胱活组织检查 transurethral bladder biopsy

经尿道膀胱激光碎石术 transurethral bladder laser lithotripsy

经尿道膀胱颈电切术 transurethral bladder neck electrotomy

经尿道膀胱颈扩张术 transurethral dilation of bladder neck

经尿道膀胱颈切开术 transurethral incision of bladder neck

经尿道膀胱镜电子输尿管镜肿瘤激光切除术 transurethral cystoscope electronic ureteroscope laser resection of tumor

经尿道膀胱镜检查 transurethral cystoscopy

经尿道膀胱镜尿失禁治疗 transurethral cystoscope incontinence treatment

经尿道膀胱镜膀胱病变切除术 transurethral cystoscope resection of bladder lesion

经尿道膀胱镜输尿管导管插入术 transurethral cystoscope ureteral catheterization

经尿道膀胱镜输尿管镜超声碎石术 transurethral cystoscope ureteroscope ultrasound lithotripsy

经尿道膀胱镜输尿管镜激光碎石术 transurethral cystoscope ureteroscope laser lithotripsy

经尿道膀胱镜输尿管镜检查 transurethral cystoscopy ureteroscopy

经尿道膀胱镜输尿管镜膀胱超声碎石术 transurethral cystoscope ureteroscope bladder ultrasound lithotripsy

经尿道膀胱镜输尿管镜膀胱激光碎石术 transurethral cystoscope ureteroscope bladder laser lithotripsy

经尿道膀胱镜输尿管镜膀胱气压弹道碎石术 transurethral cystoscopy ureteroscope bladder pneumatic lithotripsy

经尿道膀胱镜输尿管镜气压弹道碎石术 transurethral cystoscope ureteroscopy pneumatic lithotripsy

经尿道膀胱镜输尿管镜肾结石超声碎石术 transurethral cystoscopy ureteroscopy renal calculus ultrasound lithotripsy

经尿道膀胱镜输尿管镜肾结石气压弹道碎石术 transurethral cystoscopy ureteroscopy renal calculus pneumatic lithotripsy

经尿道膀胱镜输尿管镜输尿管导管插入术 transurethral cystoscopy ureteroscopy ureteral catheterization

经尿道膀胱镜输尿管镜输尿管活组织检查 transurethral cystoscopy ureteroscopy ureter biopsy

经尿道膀胱镜输尿管镜输尿管扩张术 transurethral cystoscopy ureteroscopy ureter dilatation

经尿道膀胱镜输尿管镜输尿管内切开术 transurethral cystoscopy ureteroscopy endoureterotomy

经尿道膀胱镜输尿管镜输尿管取石术 transurethral cystoscopy ureteroscopy ureteral lithotomy

经尿道膀胱镜输尿管镜输尿管支架取出术 transurethral cystoscopy ureteroscopy ureteral stent extraction

经尿道膀胱镜输尿管镜输尿管支架置入术 transurethral cystoscopy ureteroscopy ureteral stent placement

经尿道膀胱镜输尿管镜异物取出术 transurethral cystoscopy ureteroscopy foreign body removal

经尿道膀胱镜输尿管镜肿瘤电切术 transurethral cystoscopy ureteroscopy tumor electrotomy

经尿道膀胱镜输尿管镜肿瘤激光切除术 transurethral cystoscopy ureteroscopy laser resection of tumor

经尿道膀胱镜输尿管扩张术 transurethral cystoscopy ureter dilatation

经尿道膀胱镜输尿管肾结石激光碎石术 transurethral cystoscopy ureteral renal calculus laser lithotripsy

经尿道膀胱镜输尿管支架取出术 transurethral cystoscopy ureteral stent extraction

经尿道膀胱镜输尿管支架置入术 transurethral cystoscopy ureteral stent placement

经尿道膀胱镜碎石术 transurethral cystoscopy lithotripsy

经尿道膀胱镜下膀胱注射 transurethral cystoscopy bladder injection

经尿道膀胱镜纤维输尿管镜肿瘤激光切除术 transurethral cystoscopy fiber ureteroscope laser resection of tumor

经尿道膀胱镜异物取出术 transurethral cystoscopy foreign body removal

经尿道膀胱气压弹道碎石术 transurethral bladder pneumatic lithotripsy

经尿道膀胱腔内粘连松解术 transurethral bladder intracavity adhesion lysis

经尿道膀胱取石术 transurethral bladder lithotomy

经尿道膀胱碎石钳碎石术 transurethral bladder lithotrite lithotripsy

经尿道膀胱血块清除术 transurethral evacuation of bladder hematoma

经尿道膀胱异物取出术 transurethral bladder foreign body removal

经尿道膀胱肿瘤电切治疗 transurethral electric resection of bladder tumor

经尿道膀胱肿瘤电灼治疗 transurethral fulgerize of bladder tumor

经尿道膀胱肿瘤激光切除术 transurethral laser resection of bladder tumor

经尿道膀胱肿瘤切除术 transurethral resection of bladder tumor

经尿道前列腺激光气化术 transurethral laser vaporization of prostate

经尿道前列腺激光切除术 transurethral laser resection of prostate ［又称］TULIP 手术△

经尿道前列腺激光剜治术 transurethral laser enucleation of prostate

经尿道前列腺冷冻治疗 transurethral prostate cryotherapy

经尿道前列腺绿激光汽化术 transurethral green laser vaporization of prostate ［又称］PVP 手术△

经尿道前列腺囊肿切除术 transurethral resection of prostate cyst

经尿道前列腺气化电切术 transurethral electrovaporization of the prostate ［又称］TEVAP 手术△

经尿道前列腺气囊扩张术 transurethral prostate balloon dilatation

经尿道前列腺切除［术］ transurethral prostatectomy

经尿道前列腺切开［术］ transurethral prostatomy

经尿道前列腺射频消融术 transurethral radiofrequency needle ablation of prostate

经尿道球囊前列腺尿道扩张术 transurethral balloon dilation of prostatic urethra

经尿道射精管区域囊肿切开术 transurethral ejaculatory duct area cyst incision

经尿道肾病损激光切除术 transurethral renal lesion laser resection

经尿道输尿管病损电切术 transurethral ureteral lesion electrotomy

经尿道输尿管镜激光碎石术 transurethral ureteroscope laser lithotripsy

经尿道输尿管取石术 transurethral ureteral lithotomy

经尿道输尿管肾盂镜检查术 transurethral ureteropyeloscopy

经尿道外括约肌切开术 transurethral external sphincterotomy

经膀胱镜输尿管病损切除术 cystoscope ureteral lesion resection

经皮耻骨上膀胱造口导尿管插入术 percutaneous suprapubic cystotomy catheterization

经皮电子肾镜激光碎石术 percutaneous electronic nephroscope laser lithotripsy

经皮电子肾镜异物取出术 percutaneous electronic nephroscope foreign body removal

经皮腹膜后穿刺引流术 percutaneous retroperitoneal puncture drainage

经皮腹腔穿刺引流术 percutaneous abdominal puncture drainage

经皮精囊抽吸 percutaneous seminal vesicle suction

经皮膀胱造口术 percutaneous cystostomy

经皮肾病损冷冻治疗术 percutaneous renal lesion cryotherapy

经皮肾穿刺活组织检查 percutaneous renal puncture biopsy

经皮肾动脉造影[术] percutaneous renal artery angiography

经皮肾镜超声气压弹道碎石术 percutaneous nephrolithotomy ultrasound pneumatic lithotripsy

经皮肾镜超声碎石术 percutaneous nephrolithotomy with ultrasonic lithotripsy

经皮肾镜激光碎石术 percutaneous nephrolithotomy with laser lithotripsy

经皮肾镜气压弹道碎石术 percutaneous nephrolithotomy with pneumatic lithotripsy

经皮肾镜取石术 percutaneous nephrolithotomy

经皮肾镜取石术（Ⅰ期） percutaneous nephrolithotomy, Ⅰ period

经皮肾镜取石术（Ⅱ期） percutaneous nephrolithotomy, Ⅱ period

经皮肾镜肾盂病损电切术 percutaneous nephroscope renal pelvis lesion electrotomy

经皮肾镜输尿管活组织检查 percutaneous nephroscope ureter biopsy

经皮肾镜输尿管结石激光碎石术 percutaneous nephroscope ureteral calculi laser lithotripsy

经皮肾镜输尿管内切开术 percutaneous nephroscope endoureterotomy

经皮肾镜异物取出术 percutaneous nephroscope foreign body removal

经皮肾囊肿抽吸术 percutaneous aspiration of renal cyst

经皮脓肿抽吸术 percutaneous aspiration of renal abscess

经皮肾盂造口取石术 percutaneous renal pelvis colostomy lithotomy

经皮肾造瘘术 percutaneous nephrostomy

经皮纤维肾镜激光碎石术 percutaneous fiber nephroscope laser lithotripsy

经皮纤维肾镜异物取出术 percutaneous fiber nephroscope foreign body removal

经输尿管镜弹道碎石术 ureteroscope ballistic lithotripsy

经阴道闭孔无张力尿道中段悬吊术 transvaginal tension-free vaginal tape-obturator ［又称]TVT-O 手术△

经阴道尿道中段湿必克悬吊术 transvaginal middle urethra SPARC suspension ［又称]SPARC 手术△

经阴道膀胱阴道瘘修补术 transvaginal bladder vagina fistula neoplasty

经阴道无张力尿道悬吊术 transvaginal tension-free urethral suspension ［又称]TVT 手术△

经直肠活检 transrectal biopsy

经直肠前列腺穿刺活检术 transrectal prostate biopsy

精囊囊肿切除术 seminal vesicle cyst resection

精囊切除术 spermatocystectomy

精囊切开术 seminal vesicle incision

精囊造影[术] seminal vesiculography

精囊针吸活组织检查 seminal vesicle needle biopsy

精索病损切除术 spermatic cord lesion resection

精索 - 附睾裂伤缝合术 spermatic cord-epididymis laceration suture

精索活组织检查 spermatic cord biopsy

精索结扎术 spermatic cord ligation

精索静脉高位结扎术 high ligation of spermatic vein

精索静脉曲张切除术 varicocelectomy

精索鞘膜高位结扎术 spermatic cord tunica vaginalis high ligation

精索鞘膜积液切除术 spermatic cord hydrocele resection

精索切开术 spermatic cord incision

精索移植术 spermatic cord transplantation

精液囊肿抽吸术 spermatocele suction

精液囊肿切除术 spermatocelectomy

可控性回肠膀胱术 continent ileal reservoir

可膨胀的尿道括约肌去除术 expandable urethral sphincter removal

快速连续尿路造影[术] rapid sequence urography

扩大的肾盂切开取石术 extended pyelolithotomy

阑尾输尿管成形术 appendix ureteroplasty

离体肾取石术 in vitro nephrolithotomy

粒子放射治疗 particle radiotherapy

联合经尿道电切肾盂癌根治术 combined transurethral renal pelvic carcinoma radical resection

淋巴结活组织检查 lymph node biopsy

淋巴结扩大性区域性切除术 lymph node expanding regional resection

淋巴结区域性切除术 lymph node regional resection

淋巴系闪烁造影[术] lymphoscintigraphy

淋巴系造影[术] lymphography

马蹄形肾联合部切开术 horseshoe kidney symphysis incision

盲肠膀胱扩大术 cecal cystoplasty

泌尿生殖系 X 线照相术 roentgenography of genitourinary system

泌尿系结石体外超声碎石术 urinary calculi extracorporeal ultrasonic lithotripsy

泌尿系体外冲击波碎石术 urinary extracorporeal shock wave lithotripsy

男性绝育术 male sterilisation

男性尿道悬吊术 male urethra suspension

男性膀胱根治性全切除术 male bladder radical resection

男性盆腔脓肿切开引流术 male pelvic abscess incision drainage

男性盆腔血肿清除术 male pelvic hematoma removal

逆行尿道造影[术] retrograde urethrography

逆行膀胱造影[术] retrograde cystography

逆行肾盂造影[术] retrograde pyelography

逆引导尿管插入术 retrourethral catheterization

尿道瓣膜切除术 urethral valve resection

尿道病损切除术 urethral lesion resection

尿道部分切除术 partial urethrectomy

尿道成形术 urethroplasty

尿道会师手术 reconstruction of ruptured urethra by Bank method

尿道 - 会阴造口术 urethra-perineal colostomy

尿道建造术 urethral construction

尿道金属支架置入术 implantation of urethral stent

尿道镜检查术 urethroscopy

尿道镜下尿道病损电切术 transurethral resection of urethral lesion

尿道镜下尿道狭窄电切术 transurethral resection of urethral stricture

尿道口病损切除术 urethral orifice lesion resection

尿道口成形术 urethral meatoplasty

尿道口紧缩术 urethral orifice tightening

尿道口前移阴茎头成形术 meatal advancement and glandular plasty

尿道口切开术 urethral meatotomy

尿道扩张术 urethral dilation

尿道良性肿物电灼术 urethral benign tumor electrocautery

尿道良性肿物激光气化切除术 urethral benign tumor laser vaporization resection

尿道裂伤缝合术 repair of urethral laceration

尿道瘘修补术 urethral fistula repair

尿道内切开术 internal urethrotomy

尿道内异物取出 urethral foreign body removal

尿道旁病损切除术 paraurethral lesion resection

尿道旁脓肿切开引流术 paraurethral abscess incision drainage

尿道旁腺病损切除术 paraurethral gland lesion resection

尿道旁悬吊术 paraurethral suspension

尿道 - 膀胱连接处扩张术 urethra-bladder joint dilatation

尿道 - 膀胱连接处折叠术 urethra-bladder joint plication

尿道膀胱吻合[术] urethrovesical anastomosis

尿道膀胱悬吊术 vesico-urethral suspension

尿道膀胱造影[术] urethrocystography

尿道前移术 urethral advancement

尿道切除术 urethrectomy

尿道切开取石术 urethrolithotomy

尿道切开术 urethrotomy

尿道切开异物取出术 urethral incision foreign body removal

尿道上裂修补术 epispadias neoplasty

尿道外切开术 external urethrotomy

尿道吻合术 urethral anastomosis

尿道狭窄扩张术 dilatation of urethral stricture

尿道狭窄切除术　resection of urethral stricture
尿道狭窄松解术　release of urethral stricture
尿道下裂修补术　hypospadias repair
尿道修补术　urethral repair
尿道 - 阴道瘘修补术　urethrovaginal fistula repair
尿道再吻合术　urethral reanastomosis
尿道造口闭合术　urethrostomy closure
尿道造影[术]　urethrography
尿道折叠术　urethral plication
尿道支架取出　urethral stent removal
尿道 - 直肠瘘修补术　urethrorectal fistula repair
尿流改道复原术　urinary undiversion
尿流改道术　urinary diversion
尿路造影[术]　urography
尿失禁修补术　urinary incontinence neoplasty
凝血块肾盂切开取石术　coagulum pyelolithotomy
女性膀胱根治性全切除术　female bladder radical resection
排尿期膀胱尿道造影[术]　voiding cystourethrography
排泄性尿道造影[术]　excretory urethrography
排泄性尿路造影[术]　intravenous pyelography
排泄性膀胱造影[术]　excretory cystography
膀胱 / 直肠 / 阴道人工补片置入　bladder/rectal/vaginal artificial patch imbedding
膀胱 / 直肠 / 阴道同种异体补片植入　bladder/rectal/vaginal allograft patch implantation
膀胱 / 直肠 / 阴道异种补片植入　bladder/rectal/vaginal heterogeneous patch implantation
膀胱 / 直肠 / 阴道自体补片植入　bladder/rectal/vaginal autologous patch implantation
膀胱瓣代输尿管术　bladder disc replace ureter operation
膀胱病损激光切除术　laser surgery of bladder lesion
膀胱病损切除术　resection of bladder lesion
膀胱部分切除术　partial cystectomy
膀胱冲洗法　bladder irrigation
膀胱充气造影[术]　bladder pneumography
膀胱穿刺抽吸　bladder puncture and aspiration
膀胱穿刺造瘘术　bladder puncture ostomy
膀胱灌注　bladder perfusion
膀胱 - 回肠瘘修补术　bladder-ileum fistula neoplasty
膀胱 - 结肠吻合术　bladder-colonic anastomosis
膀胱结石体外冲击波碎石术　bladder calculus extracorporeal shock wave lithotripsy
膀胱颈部 Y-V 成形术　bladder neck Y-V plasty
膀胱颈重建术　bladder neck reconstruction
膀胱颈成形术　bladder neck plasty
膀胱颈切除术　bladder neck resection
膀胱颈悬吊术　bladder neck suspension
膀胱镜检查[术]　cystoscopy
膀胱镜下膀胱病损切除术　cystoscopy resection of bladder lesion
膀胱镜下输尿管口扩张术　cystoscopy ureteral orifice dilatation
膀胱镜下输尿管扩张术　cystoscopy ureteral dilatation
膀胱裂伤缝合术　suture of bladder laceration
膀胱瘘闭合术　bladder fistula closure
膀胱尿道全切除术　bladder urethra total resection
膀胱尿道提肌悬吊固定术　bladder urethra levator suspension fixation
膀胱尿道吻合术　vesicourethral anastomosis
膀胱尿道造影[术]　cystourethrography
膀胱皮肤造口术　cutaneous vesicostomy
膀胱憩室切除术　vesical diverticulectomy
膀胱前列腺切除术　cystoprostatectomy
膀胱切除术　cystectomy
膀胱切开腔内粘连松解术　bladder incision intracavity adhesion lysis
膀胱切开取石术　cystolithectomy
膀胱切开探查术　explorative cystotomy

膀胱切开血块清除术　cystotomy evacuation of blood clot in bladder
膀胱切开异物取出术　cystotomy removal of intravesical foreign body
膀胱切开造瘘术　bladder incision fistulation
膀胱区封闭术　bladder area block
膀胱全切除术　total cystectomy
膀胱三对比造影[术]　triple contrast cystography
膀胱三角区切除术　trigonectomy
膀胱三角区乙状结肠吻合术　trigonosigmoidostomy
膀胱术后出血止血术　bladder postoperative bleeding hemostatic
膀胱双对比造影[术]　double contrast cystography
膀胱碎石洗出术　vesical litholapaxy
膀胱外翻成形术　bladder exstrophy plasty
膀胱外翻修补术　bladder exstrophy neoplasty
膀胱修补术　bladder neoplasty
膀胱袖状切除术　bladder sleeve resection
膀胱悬吊术　bladder suspension
膀胱 - 乙状结肠瘘修补术　bladder-sigmoid colon fistula neoplasty
膀胱 - 阴道瘘修补术　bladder vagina fistula neoplasty
膀胱造口闭合术　closure of cystostomy
膀胱造口导管取出　cystostomy catheter removal
膀胱造口导管置换　replacement of cystostomy tube
膀胱造影[术]　cystography
膀胱支架取出　bladder stent removal
膀胱周围活组织检查　perivesical biopsy
膀胱周围粘连松解术　perivesical adhesion lysis
膀胱周围组织探查术　perivesical tissue exploration
膀胱 - 子宫瘘修补术　bladder-uterine fistula neoplasty
盆骨活组织检查　pelvis biopsy
盆腔病损冷冻治疗术　pelvic cavity lesion cryotherapy
盆腔病损切除术　pelvic cavity lesion resection
盆腔补片术　pelvic cavity patch operation
盆腔腹膜切除术　pelvic cavity peritoneum resection
盆腔腹膜粘连松解术　pelvic cavity peritoneum adhesion lysis
盆腔淋巴结清扫术　pelvic lymph node dissection
盆腔粘连松解术　pelvic cavity adhesion lysis
膨胀性阴茎假体置入术　expansibility penile prosthesis implantation
皮肤病损根治性切除术　skin lesion radical resection
脾肾动脉吻合术　splenorenal arterial anastomosis
剖腹探查术　exploratory laparotomy
剖腰探查术　exploratory lumbotomy
脐尿管病损切除术　urachal lesion resection
脐尿管肿瘤切除术　urachal tumor resection
髂腹股沟淋巴结切除术　ilioinguinal lymphadenectomy
髂淋巴结清扫术　iliac lymph node dissection
前列腺按摩　prostate massage
前列腺被膜切开术　prostate capsule dissection　[又称]TUR-IP 手术△
前列腺病损切除术　prostate lesion resection
前列腺部分切除术　partial prostatectomy
前列腺根治性切除术　radical prostatectomy
前列腺结石切除术　prostate calculus lithotomy
前列腺冷冻术　cryosurgery of prostate
前列腺 - 尿道记忆金属支架置入术　implantation of prostate-urethral memory metal stent
前列腺脓肿引流术　prostatic abscess drainage
前列腺切除术　prostatectomy
前列腺术后止血术　prostate postoperative hemostasis
前列腺微波治疗　microwave therapy of prostate
前列腺修补术　prostate neoplasty
前列腺针刺活组织检查　prostate needle biopsy
前列腺支架取出　prostate stent removal
前列腺周围活组织检查　periprostatic biopsy
前列腺周围脓肿引流术　periprostatic abscess drainage
前列腺周围组织病损切除术　periprostatic tissue lesion resection
腔静脉后输尿管整形术　retrocaval ureter anaplasty

腔静脉结扎术　vena cava ligation
腔静脉折叠术　vena cava plication
鞘膜部分切除术　partial vaginectomy
鞘膜翻转术　subvolution of tunica vaginalis
鞘膜高位结扎术　high ligation of tunica vaginalis
鞘膜囊肿切除术　resection of tunica vaginalis cyst
鞘膜切除术　resection of tunica vaginalis
鞘状突高位结扎术　high ligation of vaginal process
人工尿道括约肌置入术　implantation of artificial urethral sphincter
融合肾离断术　fused kidney dividing
肾包膜剥除术　renal capsular stripping
肾被膜下血肿清除术　clearance of renal subcapsule hematoma
肾病灶清除术　renal cavernostomy
肾部分切除术　partial nephrectomy
肾导管引流术　renal catheter drainage
肾蒂淋巴管剥脱术　stripping of renal lymphatic vessel
肾蒂淋巴管离断术　dividing of renal lymphatic vessel
肾动脉栓塞术　renal artery embolization
肾动脉造影［术］　renal arteriography
肾断层造影［术］　nephrotomography
肾断层造影洗出法　nephrotomography lavation
肾封闭术　renal block
肾固定术　nephropexy
肾结石体外超声碎石术　renal calculus extracorporeal ultrasonic litho-tripsy
肾结石体外冲击波碎石　renal calculus extracorporeal shock wave litho-tripsy
肾静脉 - 下腔静脉吻合术　renal vein-inferior vena cava anastomosis
肾静脉血栓切除术　renal vein thrombectomy
肾静脉造影［术］　renal venography
肾局部灌注　renal local perfusion
肾离体术　renal separation
肾门上淋巴结切除术　suprahilar lymphadenectomy
肾囊肿切除术　renal cystectomy
肾囊肿去顶术　renal cyst unroofing
肾囊肿硬化剂注射　renal cyst sclerosing agent injection
肾 - 膀胱吻合术　renal-bladder anastomosis
肾破裂修补术　renal rupture neoplasty
肾切除术　nephrectomy
肾切开取石术　nephrolithotomy
肾切开术　nephrotomy
肾上腺动脉造影［术］　adrenal arteriography
肾上腺切除术　adrenalectomy
肾上腺血管造影［术］　adrenal angiography
肾 - 肾盂造瘘术　nephropyelostomy
肾实质切开取石术　nephrolithotomy
肾 - 输尿管切除术　nephro-ureterectomy
肾透析　renal dialysis
肾楔形切除术　renal wedge resection
肾修补术　renorrhaphy
肾血管重建术　reno-vascular reconstruction
肾血管造影［术］　renal angiography
肾盂部分切除术　partial pelvectomy
肾盂成形术　nephropyeloplasty
肾盂镜检查术　pyeloscopy
肾盂囊肿切除术　renal pelvic cyst resection
肾盂内 T 管引流术　renal pelvic T tube drainage
肾盂旁囊肿切除术　resection of parapelvic cyst
肾盂切开取石术　pyelolithotomy
肾盂切开术　pyelotomy
肾盂 - 输尿管成形术　renal pelvis-ureter plasty
肾盂 - 输尿管 - 膀胱吻合术　renal pelvis-ureter-bladder anastomosis
肾盂输尿管松解术　pelviureterolysis
肾盂 - 输尿管吻合术　renal pelvis-ureter anastomosis

肾盂输尿管造影［术］　pyeloureterography
肾盂造口闭合术　pyelostomy closure
肾盂造口导管取出　pyelostomy catheter removal
肾盂造口取石术　pyelostomy lithotomy
肾盂造瘘管置换术　renal pelvis fistula replacement
肾盂造瘘术　pyelostomy
肾造口闭合术　nephrostomy closure
肾造瘘管置换术　exchange of nephrostomy tube
肾造瘘术　nephrostomy
肾盏成形术　calicoplasty
肾盏切除术　calycectomy
肾盏 - 输尿管吻合术　renal calices-ureteric anastomosis
肾折叠术　renal plication
肾周病损切除术　perirenal lesion resection
肾周活组织检查　perirenal biopsy
肾周脓肿切开引流术　incisional drainage of perinephric abscess
肾周区域探查术　perirenal area exploration
肾周围淋巴管剥脱术　stripping of perirenal lymphatic vessel
肾周围粘连松解术　perirenal adhesion lysis
手术后伤口止血术　postoperative wound hemostasis
输精管瓣膜去除术　vas deferens valve removal
输精管病损切除术　vas deferens lesion resection
输精管部分切除术　partial vasectomy
输精管附睾吻合术　epididymovasostomy
输精管附睾造影［术］　vasoepididymography
输精管和附睾裂伤缝合术　vas deferens and epididymis laceration suture
输精管结扎去除术　vasectomy removal
输精管结扎术　vasoligation
输精管结扎术后复通　reconstruction after vasoligation
输精管精囊造影［术］　vaso-seminal vesiculography
输精管切除术　vasectomy
输精管切断术　vasosection
输精管探查术　deferent duct exploration
输精管吻合术　vasovasotomy
输精管造口术　vasostomy
输精管造影［术］　vasography
输尿管病损切除术　ureteral lesion resection
输尿管部分切除术　partial ureterectomy
输尿管残端切除术　ureteral stump resection
输尿管 - 肠管吻合口修正术　ureter-intestine anastomotic stoma reconstruction
输尿管 - 肠 - 皮肤尿流改道术　uretero-entero-cutaneous diversion
输尿管成形术　ureteroplasty
输尿管导管取出　ureteral catheter removal
输尿管腹膜包裹术　uretero-peritonization
输尿管固定术　ureteropexy
输尿管管腔内粘连松解术　ureteral intraluminal adhesion lysis
输尿管结肠皮肤尿流改道［术］　ureteroileal cutaneous diversion
输尿管 - 回肠皮肤造口术　ureter-ileal skin ostomy
输尿管 - 回肠皮肤造口修正术　ureter-ileal skin ostomy correction
输尿管 - 回肠吻合术　ureter-ileal anastomosis
输尿管间嵴切除术　interureteric ridge resection
输尿管结肠吻合术　ureterocolic anastomosis
输尿管结石体外超声碎石术　ureteral calculus extracorporeal ultrasonic lithotripsy
输尿管结石体外冲击波碎石　ureteral calculus extracorporeal shock wave lithotripsy
输尿管结扎去除术　ureteral ligation removal
输尿管结扎术　ureteral ligation
输尿管镜检查伴活组织检查　ureteroscopy with biopsy
输尿管镜检查术　ureteroscopy
输尿管空肠皮肤尿流改道术　ureterojejunal cutaneous diversion
输尿管口扩张术　ureteral orifice dilation
输尿管口切开术　ureteral meatotomy

输尿管裂伤缝合术　ureteral laceration suture
输尿管瘘修补术　ureteral fistula neoplasty
输尿管袢造瘘术　loop ureterostomy
输尿管膀胱口扩张术　ureterovesical orifice dilation
输尿管膀胱吻合术　ureteroneocystostomy
输尿管皮肤尿流改道术　uretero-cutaneous diversion
输尿管皮肤造瘘术　cutaneous ureterostomy
输尿管切除术　ureterectomy
输尿管切开导管引流术　ureteral incision catheter drainage
输尿管切开取石术　ureterolithotomy
输尿管切开术　ureterotomy
输尿管切开异物取出术　ureteral incision foreign body removal
输尿管全部切除术　total ureterectomy
输尿管肾盂吻合术　ureteroneopyelostomy
输尿管肾盂造影［术］　ureteropyelography
输尿管输尿管吻合术　ureteroureterostomy
输尿管松解术　ureterolysis
输尿管损伤修复术　ureteral injury mending
输尿管缩短伴再植术　ureteral shortening with replantation
输尿管移植［术］　transplantation of ureter
输尿管乙状结肠吻合术　ureterosigmoidostomy
输尿管 - 阴道瘘修补术　ureter-vagina fistula neoplasty
输尿管造口闭合术　ureterostomy closure
输尿管造口导管取出　ureterostomy catheter removal
输尿管造口导管置换　ureterostomy catheter replacement
输尿管造瘘术　ureterostomy
输尿管支架取出术　ureteral stent extraction
输尿管支架置换术　ureteral stent replacement
输尿管 - 直肠吻合术　ureter-rectum anastomosis
输尿管周围粘连松解术　periureteral adhesion lysis
双侧睾丸 - 附睾切除术　bilateral testis-epididymis resection
双侧睾丸根治性切除术　bilateral testis radical resection
双侧睾丸切除术　bilateral orchiectomy
双侧肾切除术　bilateral nephrectomy
双侧隐睾切除术　bilateral cryptorchiectomy
顺行肾盂造影［术］　antegrade pyelography
斯塔米尿道悬吊术　Stamey urethral suspension
斯塔米膀胱悬吊术　Stamey bladder suspension
碎石洗出术　litholapaxy
套入法尿道成形术　badenoch urethroplasty
体外冲击波碎石术　extracorporeal shock wave lithotripsy
痛性阴茎勃起松解术　painful penis erection lysis
外尿流改道术　external urinary diversion
胃代膀胱术　gastrocystoplasty
下腔静脉血栓切除术　inferior vena cava thrombosis resection
显微睾丸切开取精术　microscopic testicular incision
显微精索静脉曲张结扎术　microscopic varicocele ligation
显微输精管附睾吻合术　microsurgical vas deferens epididymis anastomosis
显微输精管交叉吻合术　microsurgical vas deferens cross anastomosis
显微输精管吻合术　microsurgical vas deferens anastomosis
性腺活检术　gonadal biopsy
性腺静脉造影［术］　gonado-venography
选择性肾动脉造影［术］　selected renal arteriography
血管活组织检查　vascular biopsy
血管内近距离放射治疗　intravascular brachytherapy
压力性尿失禁悬吊术　sling procedure for stress incontinence
延缓性排泄性尿路造影［术］　delayed excretory urography
液电碎石术　electrohydraulic lithotripsy
移植肾囊肿抽吸术　transplanted kidney cyst suction

移植肾切除术　nephrectomy of transplanted kidney
移植肾肾周血肿清除术　transplanted kidney perirenal hematoma evacuation
移植肾 - 输尿管 - 膀胱吻合术　transplanted kidney-ureter-bladder anastomosis
移植肾探查术　exploration of transplanted kidney
乙状结肠膀胱扩大术　sigmoid augmentation cystoplasty
乙状结肠膀胱术　sigmoid bladder
异体肾移植术　allograft renal transplantation
阴茎瘢痕切除术　penis scar resection
阴茎瘢痕松解术　penis scar lysis
阴茎背静脉结扎术　penis dorsal vein ligation
阴茎病损切除术　penis lesion resection
阴茎部分切除术　partial peotomy
阴茎重建术　penis reconstruction
阴茎海绵体断裂修补术　corpus cavernosum fracture neoplasty
阴茎海绵体分流术　corpus cavernosum bypass
阴茎海绵体造影［术］　cavernosography
阴茎活组织检查　penis biopsy
阴茎建造术　penis construction
阴茎矫直术　penis straightening
阴茎截断［术］　penis amputation
阴茎截断再接术　penis truncation reattachment
阴茎裂伤缝合术　penis laceration suture
阴茎内部假体去除术　penis internal prosthesis removal
阴茎切除［术］　penectomy
阴茎切开术　penis incision
阴茎全部切除术　total peotomy
阴茎外部假体安装术　penis external prosthesis installation
阴茎延长术　penis lengthening
阴茎异物取出　penis foreign body removal
阴茎增粗术　penis augmentation
阴茎粘连松解术　penis adhesion lysis
阴囊病损切除术　scrotum lesion resection
阴囊部分切除术　partial scrotectomy
阴囊活组织检查　scrotum biopsy
阴囊裂伤缝合术　scrotum laceration suture
阴囊切开探查术　incision and exploration of scrotum
阴囊切开引流术　incision and drainage of scrotum
阴囊输精管瘘切除术　resection of scrotum-deferens fistula
阴囊象皮病复位术　scrotum elephantiasis reduction
阴囊修补术　scrotum neoplasty
阴囊异物取出术　scrotum foreign body removal
阴囊异物去除　scrotum foreign body removal
约翰松尿道成形术　Johanson urethroplasty
再剖腹探查术　another exploratory laparotomy
造口腔内异物取出　intraoral cavity foreign body removal
正压尿道造影［术］　positive pressure urethrography
直肠膀胱 - 结肠腹壁造口术　rectal bladder and abdominal colostomy
直肠膀胱术　rectal bladder
直肠 - 膀胱 - 阴道瘘切除术　rectal-bladder-vaginal fistula resection
直视下睾丸活组织检查　under direct vision testis biopsy
直视下精囊活组织检查　under direct vision seminal vesicle biopsy
直视下膀胱活组织检查　under direct vision bladder biopsy
直视下前列腺活组织检查　under direct vision prostate biopsy
直视下肾活组织检查　under direct vision renal biopsy
直视下输尿管活组织检查　under direct vision ureter biopsy
治疗性物质注入睾丸　therapeutic substance injection into testis
自体肾移植术　renal autotransplantation

16.4 临床检查名词

充盈性膀胱测压　filling cystometry

放射线核素肾图　radionuclide renogram

放射性核素膀胱输尿管反流试验　radionuclide vesicoureteral reflux test

甲巯丙脯酸肾图　captopril renogram

括约肌测压　sphincterometry

利尿肾图　diuretic renography

泌尿外科检查　urological examination

尿道闭合压力图　urethral closure pressure profile

尿道括约肌测压　urethro-sphincterometry

尿道括约肌肌电图　urethral sphincter electromyogram

尿道抬举试验　Marshall-Marchetti test

尿流动力学检查　urodynamic examination

尿流率测定　uroflowmetry

尿液分段检查　fractional examination of urine

排尿期膀胱测压　voiding cystometry

膀胱测压　bladder pressure

膀胱去神经超过敏试验　denervation supersensitivity test of bladder

三段排尿　triple voiding

肾血管血管内超声　intrarenal vascular ultrasound, IVUS

肾盂压测定　whitaker test

刷拭活检　brush biopsy

夜间阴茎勃起试验　nocturnal penile tumescence test

组织相容性试验　histocompatibility testing

17. 骨科

17.1 疾病诊断名词

1型糖尿病性坏死性筋膜炎 type 1 diabetic necrotizing fasciitis ［又称］1型糖尿病伴坏死性筋膜炎△

1型糖尿病性肌坏死 type 1 diabetic muscle necrosis

1型糖尿病性肌萎缩 type 1 diabetic muscular atrophy

1型糖尿病性肩关节周围炎 type 1 diabetic periarthritis of shoulder ［又称］1型糖尿病伴肩关节周围炎△

1型糖尿病性缺血性肌坏死 type 1 diabetic ischemic muscle necrosis

1型糖尿病性手关节综合征 type 1 diabetic hand syndrome

1型糖尿病性手掌筋膜纤维瘤病 type 1 diabetic fibromatosis（Dupuytren contracture）［又称］1型糖尿病伴掌腱膜挛缩症（Dupuytren挛缩症）△

1型糖尿病性无菌性肌坏死 type 1 diabetic aseptic muscle necrosis

1型糖尿病性夏科关节病 type 1 diabetic Charcot joint（neuropathic arthropathy）［又称］1型糖尿病性夏科氏关节病（神经病性关节病）△

21-三体综合征 trisomy 21 syndrome ［又称］唐恩综合征△,唐氏综合征△

2型糖尿病性坏死性筋膜炎 type 2 diabetic necrotizing fasciitis ［又称］2型糖尿病伴坏死性筋膜炎△

2型糖尿病性肌坏死 type 2 diabetic muscle necrosis

2型糖尿病性肌萎缩 type 2 diabetic muscular atrophy

2型糖尿病性肩关节周围炎 type 2 diabetic periarthritis of shoulder ［又称］2型糖尿病伴肩关节周围炎△

2型糖尿病性缺血性肌坏死 type 2 diabetic ischemic muscle necrosis

2型糖尿病性手关节综合征 type 2 diabetic hand syndrome

2型糖尿病性手掌筋膜纤维瘤病 type 2 diabetic fibromatosis（Dupuytren contracture）［又称］2型糖尿病伴掌腱膜挛缩症（Dupuytren挛缩症）△

2型糖尿病性无菌性肌坏死 type 2 diabetic aseptic muscle necrosis

2型糖尿病性夏科关节病 Charcot arthropathy of type 2 diabetes mellitus（neuropathic arthropathy）［又称］2型糖尿病性夏科氏关节病（神经病性关节病）△

4字试验 Patrick sign

ⅠA亚型 type ⅠA

ⅠB亚型 type ⅠB

ⅠC亚型 type ⅠC

Ⅰ级软骨肉瘤 chondrosarcoma grade Ⅰ

ⅡA亚型 type ⅡA

ⅡB亚型 type ⅡB

Adam弯腰试验 Adam bending test

Amoss征 Amoss sign

ANCA相关性小血管炎 ANCA associated small vessel vasculitis ［又称］ANCA相关性血管炎△

Anghelescu征 Anghelescu sign

Babinski征 Babinski sign ［又称］巴宾斯基征△

Bankart损伤 Bankart injury

Barres试验 Barres test

Beevor试验 Beevor test

Bonnet征 Bonnet sign

Bowen病 Bowen disease ［又称］鲍恩病△

Brissaud征 Brissaud sign

Brudzinski征 Brudzinski sign ［又称］布鲁津斯基征△

Campbell征 Campbell sign

Chaddock征 Chaddock sign ［又称］查多克征△

Chance骨折 Chance fracture

Charcot-Marie-Tooth病 Charcot-Marie-Tooth syndrome

Colles骨折的餐叉样畸形 fork deformity of Colles fracture

Dandy-Walker畸形 Dandy-Walker malformation

Down氏综合征 Down syndrome

Dupuytren骨折 Dupuytren fracture

Duverney骨折 Duverney fracture

Eaten试验 Eaten test

Ely征 Ely sign

Erdheim-chester病 Erdheim-Chester Disease

Erichsen征 Erichsen sign

Essex-Lopresti骨折 Essex-Lopresti fracture

Essex-Lopresti损伤 Essex-Lopresti injury

Fadir试验 Fadir test

Fajerztain征 Fajerztain sign

Fenz试验 Fenz test

Freiberg试验 Freiberg test

Freiberg病 Freiberg disease ［又称］第二跖骨头无菌性坏死△,跖骨头骨软骨炎△,跖骨头坏死△、

Friedreich共济失调 Friedreich ataxia,FRDA

Gardner纤维瘤 Gardner fibroma

Gillespie骨折——胫骨远端骨干骨折 Gillespie fracture-distal tibial shaft fracture

Goldthwait试验 Goldthwait test

Gordon征 Gordon sign ［又称］戈登征△

Haglund畸形 Haglund deformity

Hill-Sachs损伤 Hill-Sachs injury

Hoffa骨折 Hoffa fracture

Jackson试验 Jackson test

Jones骨折 Jones fracture

Kanavel四联征 Kanavel tetralogy

Kaposi肉瘤 Kaposi sarcoma

Kaposi型血管内皮细胞瘤 Kaposiform haemangioendothelioma

Kemp试验 Kemp test

Kemp征 Kemp sign

Kernig征 Kernig sign ［又称］凯尔尼格征△

kirner畸形 Kirner deformity

Kniest's发育不良 Kniest's dysplasia（Pseudometatrophic dysplasia）［又称］假性后生营养性发育不良△

Kocher骨折 Kocher fracture ［又称］科克尔骨折△

Kohler病 Kohler disease

Kornev征 Kornev sign

Larry 试验　Larry test

Lasegue 征　Lasegue sign　［又称］拉塞克征△

Legg-Calvé-Perthes 病　Legg-Calvé-Perthes disease

Lesch-Nyhan 综合征　Lesch-Nyhan syndrome　［又称］莱施 - 奈恩综合征△

Lhermitte 征　Lhermitte sign　［又称］莱尔米特征△

Linburg 综合征　Linburg syndrome

Linder 试验　Linder test

Maisonneuve 骨折　Maisonneuve fracture

Mallet 骨折　Mallet fracture

McBride 试验　McBride test

Merkel 细胞癌　Merkel cell carcinoma

Meyer 综合征　Meyer syndrome

Morel Lavalle 损伤　Morel-Lavalle damage

Morton 神经瘤　Morton neuroma

Morton 趾　Morton toe

Morton 综合征　Morton syndrome

Mueller-Weiss 综合征　Mueller-Weiss syndrome

Muller-Weiss 病　Muller-Weiss disease

Neri 试验　Neri test

Ollier 氏病　Ollier disease

Oppenheim 征　Oppenheim sign　［又称］奥本海姆征△

Parona 腔　Parona cavity

Pilon 骨折　Pilon fracture

Posadas 骨折　Posadas fracture

Pott 骨折　Pott fracture

Preiser 病　Preiser disease

Reiter 综合征　Reiter syndrome　［又称］赖特综合征△，莱特尔综合征△

Risser 征　Risser sign

Rolando 骨折　Rolando fracture　［又称］罗兰多骨折△

Romberg 征　Romberg sign　［又称］龙贝格征△，闭目难立征△

Rosai-Dorfman 病　Rosai-Dorfman disease

Rossolimo 征　Rossolimo sign　［又称］罗索利莫征△

SAPHO 综合征　SAPHO syndrome

Schober 试验　Schober test

Segond 骨折　Segond fracture

Sinding Larison Johanesson 综合征　Sinding Larison Johanesson syndrome

Smiths 骨折　Smiths fracture　［又称］Smith 骨折△

Spurling 试验　Spurling test

Sudeck 骨萎缩　Sudeck atrophy　［又称］创伤后骨萎缩△

T1~T6 水平闭合性骨折伴不完全脊髓病损　closed fracture of T1-T6 level with incomplete spinal cord lesion

T1~T6 水平闭合性骨折伴脊髓完全病损　closed fracture of T1-T6 level with complete lesion of cord

T1~T6 水平闭合性骨折伴其他特指的脊髓损伤　closed fracture of T1-T6 level with other specified spinal cord injury

T1~T6 水平闭合性骨折伴未特指的脊髓损伤　closed fracture of T1-T6 level with unspecified spinal cord injury

T7~T12 水平闭合性骨折伴不完全脊髓病损　closed fracture of T7-T12 level with incomplete spinal cord lesion

T7~T12 水平闭合性骨折伴其他特指的脊髓损伤　closed fracture of T7-T12 level with other specified spinal cord injury

T7~T12 水平闭合性骨折伴完全脊髓病损　closed fracture of T7-T12 level with complete lesion of cord

T7~T12 水平闭合性骨折伴未特指的脊髓损伤　closed fracture of T7-T12 level with unspecified spinal cord injury

Thiele 试验　Thiele test

Tillaux 骨折　Tillaux fracture

T 形骨折　T-shaped fracture

Van Neck 病　Van Neck's disease

Vanjetti 征　Vanjetti sign　［又称］万捷特征△

VATER 综合征　VATER syndrome

Villaret 征　Villaret sign

Volkmann 缺血挛缩　Volkmann ischemic contracture　［又称］福耳克曼氏缺血性挛缩△，福耳克曼缺血性挛缩△

Wagstaffe 骨折　Wagstaffe (LeFort) fracture

Walther 骨折　Walther fracture

Wartenberg 征　Wartenberg sign

Wassermann 征　Wassermann sign

Werdnig-Hoffmann 病　Werdnig-Hoffmann disease　［又称］韦德尼希 - 霍夫曼综合征△

Wright 征　Wright sign

阿佩尔综合征　Apert syndrome

埃莱尔 - 当洛综合征　Ehlers-Danlos syndrome　［又称］肌挛缩型 Ehlers-Danlos 综合征△，埃勒斯 - 当洛斯综合征△，18- 三体综合征△

艾德森氏试验　Adson test　［又称］爱德生试验△

奥本海姆征　Oppenheim sign

奥尔波特综合征　Alport syndrome　［又称］Alport 综合征△，眼 - 耳 - 肾综合征△

奥尔布赖特[麦丘恩 - 施特恩贝格]综合征　Albright MacEwen's syndrome　［又称］奥尔布赖特遗传性骨营养不良△，奥尔布赖特综合征△

奥利埃病　Ollier disease (cartilage dysplasia)　［又称］软骨发育不良△

奥托氏骨盆　Otto pelvis

巴顿骨折　Barton fracture　［又称］巴通骨折△

巴斯强定律　Bastian's law

扳机拇　trigger thumb

扳机指　trigger finger

斑疹性淀粉样变性　macular amyloidosis

瘢痕挛缩　cicatricial contracture

半侧肢体发育不良　idiopathic hematrophy

半侧肢体肥大症　idiopathic hemihypertrophy

半腱肌断裂　rupture of semitendinosus

半膜肌断裂　rupture of semimembranosus

半脱位　subluxation　［又称］亚脱位△

半月板变性　degeneration of meniscus

半月板损伤　injury of meniscus

半月板运动过度　overuse of meniscus

半肢骨骺异样增殖　dysplasia epiphysealis hemimelica

半椎体畸形　hemivertebrae deformity

棒球肘　baseball elbow　［又称］外上髁炎△

包涵体肌炎　inclusion body myositis　［又称］散发性包涵体肌炎△

包涵体性纤维瘤病　inclusion body fibromatosis

爆裂性骨折　burst fracture　［又称］击出性和击入性骨折△

贝赫切特综合征　Behcet syndrome

贝内特骨折　Bennette fracture　［又称］Bennette 骨折△

贝 - 维综合征　Beckwith-Wiedemann syndrome (exomphalos macroglossia gigantism syndrome)　［又称］脐疝 - 巨舌 - 巨人症综合征△

背部单纯脊膜膨出　simple posterior meningocele　［又称］脊膜脊髓膨出△

背部开放性外伤　open back injury　［又称］开放性腰背部损伤△

背部软组织损伤　back soft tissue injury　［又称］腰背部软组织挫伤△

背部损伤　back injury

背部痛　backache　［又称］背痛△

背侧半脱位　dorsal subluxation

被动后伸试验（PLE 征）　passive leg extension test

鼻烟窝　snuff box

闭合性骨折　closed fracture　［又称］闭合骨折△

臂创伤性切断　traumatic amputation of arm

臂丛神经良性肿瘤　brachial plexus benign tumor

臂丛神经麻病　brachial plexus paralysis

臂丛神经损伤　brachial plexus injury

扁平髋　coxa plana

扁平颅底　platybasia

扁平椎体、脊椎畸形性骨软骨炎　compressed vertebral bodies　［又

称]Calvè 病△

扁平足(骨科)　flatfoot　［又称］平足△

变形性脊柱炎　poker back　［又称］强直性脊柱炎伴后凸△

表皮下脓肿　subepidermal abscess　［又称］皮肤脓肿△

表皮样囊肿　epidermoid cyst

髌股关节病　patellofemoral joint disease　［又称］髌股关节骨关节炎△

髌股关节不稳定　patellofemoral joint instability　［又称］人工膝关节置换术后髌股关节不稳定△

髌股关节外侧高压症　lateral patellofemoral joint hypertension

髌股疼痛综合征　patellofemoral pain syndrome　［又称］髌股关节骨关节炎△

髌骨半脱位　subluxation of patella

髌骨剥脱性骨软骨炎　osteochondritis dissecans of patella

髌骨不稳定　patella instability

髌骨初级骨化中心幼年型骨软骨病　juvenile osteochondrosis of primary ossification center of patella

髌骨次级骨化中心幼年型骨软骨病　juvenile osteochondrosis of secondary ossification center of patella

髌骨恶性骨肿瘤　malignant tumor of patella

髌骨骨折　patellar fracture

髌骨肌腱炎　patellar tendinitis　［又称］髌腱炎△

髌骨畸形　deformity of patella

髌骨疾患　disorder of patella

髌骨假体松动　aseptic loosening of patellar component

髌骨交界性骨肿瘤　borderline tumor of patella

髌骨良性骨肿瘤　benign tumor of patella

髌骨前滑囊炎　prepatellar bursitis　［又称］髌前滑囊炎△

髌骨前黏液囊炎　prepatellar bursal synovitis

髌骨缺血坏死　patellar avascular necrosis　［又称］髌骨缺血性坏死△

髌骨软骨骨折　fracture of patellar cartilage　［又称］髌骨骨软骨折△

髌骨软骨软化　chondromalacia patellae　［又称］髌骨软化症△, 髌骨软化△

髌骨软骨损伤　injury of patellar cartilage

髌骨撕脱骨折　avulsion fracture of patella

髌骨脱位　patellar dislocation

髌骨外侧高压综合征　lateral patellar hypertension syndrome

髌骨袖套状骨折　patellar sleeve fracture

髌骨袖套状撕脱骨折　patellar sleeve avulsion treatment

髌骨幼年型骨软骨病　juvenile osteochondrosis of patella

髌后脂肪垫肥大　hypertrophy of post-patellar fat pad

髌腱陈旧性断裂　old rupture of patellar tendon

髌腱断裂　rupture of patellar tendon　［又称］髌韧带裂伤△

髌前水囊瘤　prepatellar hydroma

髌前脂肪垫肥大　hypertrophy of prepatellar fat pad

髌韧带损伤　patellar ligament injury

髌韧带粘连　adhesion of patellar tendon

髌下脂肪垫肥大　hypertrophy of infrapatellar fat pad

髌阵挛　patellar clonus

并指　syndactyly　［又称］并指畸形△

并趾　syndactyly

病毒感染　virus infection

病理反射　pathologic reflex

病理性骨折　pathological fracture

病理性脊椎滑脱　pathologic spondylolisthesis

病理性脱位　pathological dislocation

剥脱性骨软骨炎　osteochondritis dissecans　［又称］分离性骨软骨炎△

搏动感　throbbing

不典型黑色素细胞增生　atypical melanoma cell proliferation

不典型纤维黄色瘤　atypical fibroxanthoma

不全麻痹　paresis

不完全型海豹肢　incomplete phocomelia

不完全性骨折　incomplete fracture

不完全性脊髓损伤　imcomplete spinal cord injury

不完全性血管闭塞　incomplete vascular occlusion　［又称］骨筋膜室

综合征△

布朗氏病　Blount's disease

布鲁菌病脊椎炎　brucella spondylitis　［又称］布氏菌脊柱炎△

布罗迪脓肿　Brodie's abscess　［又称］Brodie 脓肿△

布沙尔结节　Bouchard nodes

布沙尔结节伴关节病　Bouchard nodes with arthropathy

布氏杆菌性关节炎　brucellar arthritis　［又称］布氏杆菌关节炎△

步行负荷试验　gait load test

部分关节内骨折　partial intra-articular fractures

残端综合征　stump syndrome　［又称］幻肢痛△

侧突型椎间盘突出　lateral protrusion lumbar disc herniation

侧隐窝　lateral recess

侧隐窝狭窄症　lateral recess stenosis

查多克征　Chaddock sign

产褥期骨软化　puerperal osteomalacia　［又称］产褥期骨软化症△

产伤骨折　birth fracture

产伤致埃尔布麻痹　Erb's paralysis due to birth trauma

产伤致膈神经麻痹　phrenic nerve palsy due to birth trauma

产伤致新生儿锁骨骨折　neonatal clavicle fracture due to birth trauma

产瘫　birth palsy

长骨病理性骨折　pathological long bone fracture　［又称］病理性骨折△

长骨釉质瘤　adamantinoma　［又称］釉质瘤△

肠病性关节炎　enteropathic arthritis　［又称］炎性肠病性关节炎△

陈旧孟氏骨折　chronic monteggia fracture

陈旧性髌脱位　chronic dislocation of patella

陈旧性尺桡关节脱位　chronic dislocation of ulnoradial joints

陈旧性创伤性指骨坏死　chronic traumatic necrosis of phalanx bone

陈旧性肱骨近端骨折　chronic fracture of proximal humerus

陈旧性股骨颈骨折　chronic fracture of neck of femur

陈旧性骨和关节结核病　chronic bone and joint tuberculosis

陈旧性骨折　chronic fracture

陈旧性后十字韧带损伤　chronic injury of posterior cruciate ligament

陈旧性踝外侧韧带断裂　chronic disruption of lateral collateral ligament of ankle

陈旧性肩关节脱位　chronic dislocation of shoulder

陈旧性内侧半月板后角损伤　chronic injury of posterior horn of medial meniscus

陈旧性内侧半月板前角损伤　chronic injury of anterior horn of medial meniscus

陈旧性桡骨头骨折　chronic fracture of head of radius

陈旧性桡骨头脱位　chronic dislocation of head of radius

陈旧性桶柄状撕裂　chronic bucket handle tear of meniscus of knee

陈旧性腕骨骨折　chronic fracture of carpus

陈旧性腕关节脱位　chronic wrist joint dislocation

陈旧性膝半月板断裂　chronic tear of meniscus　［又称］陈旧性膝半月板撕裂△

陈旧性膝半月板损伤　chronic injury of meniscus of knee

陈旧性膝关节多发韧带损伤　chronic multi-injuries of knee joint

陈旧性膝关节囊韧带损伤　chronic injury of lateral capsular ligament

陈旧性膝关节软骨损伤　chronic injury of cartilage of knee joint

陈旧性膝后交叉韧带断裂　chronic disruption of posterior cruciate ligament of knee

陈旧性膝内侧半月板损伤　chronic injury of medial meniscus of knee

陈旧性膝内侧副韧带断裂　chronic disruption of medial collateral ligament of knee

陈旧性膝内侧副韧带损伤　chronic injury of medial collateral ligament of knee

陈旧性膝前交叉韧带断裂　chronic disruption of anterior cruciate ligament of knee

陈旧性膝韧带撕裂　chronic tear of knee joint ligaments

陈旧性膝韧带损伤　chronic injury of knee joint ligament

陈旧性膝外侧半月板后角损伤　chronic injury of posterior horn of lateral meniscus

陈旧性膝外侧半月板前角损伤　chronic injury of anterior horn of

lateral meniscus

陈旧性膝外侧半月板损伤　chronic injury of lateral meniscus of knee

陈旧性膝外侧副韧带断裂　chronic disruption of lateral collateral ligament of knee

陈旧性膝外侧副韧带损伤　chronic injury of lateral collateral ligament of knee

陈旧性掌骨骨折　chronic fracture of metacarpal bone

陈旧性指骨骨折　chronic fracture of phalanx

陈旧性指关节脱位　chronic dislocation of phalangeal joints

陈旧性肘部骨折　chronic fracture of elbow

陈旧性肘关节脱位　chronic elbow dislocation

晨僵　morning stiffness

成骨不全　osteogenesis imperfecta

成骨肉瘤　osteosarcoma　[又称]骨肉瘤△

成角畸形　angular deformity

成角移位　angular displacement　[又称]角位移△

成人手术后吸收障碍性骨软化　adult postoperative absorption of impaired bone softening

成人腕月骨骨软骨病　adult lunate osteochondrosis

成人型横纹肌瘤　adult rhabdomyoma

成人型纤维肉瘤　adult fibrosarcoma

迟发性尺神经麻痹　delayed ulnar nerve palsy

迟发性尺神经炎　delayed ulnar neuritis

尺侧半肢畸形　ulnar hemimelia

尺侧多指　ulnar polydactyly

尺侧副韧带断裂　rupture of ulnar collateral ligament　[又称]创伤性尺侧副韧带撕裂△

尺侧副韧带扭伤　sprain of ulnar collateral ligament

尺侧副韧带损伤　injury of ulnar collateral ligament

尺侧腕屈肌肌腱炎　tendonitis of flexor carpi ulnaris

尺侧腕伸肌肌腱炎　tendonitis of extensor carpi ulnaris

尺侧移位　ulnar displacement

尺侧纵列缺如　congenital absence of ulna

尺肱关节扭伤　sprain of humeroulnar joint

尺肱关节脱位　dislocation of humeroulnar joint

尺骨变异　ulnar variance

尺骨短缩畸形　ulnar shortening deformity

尺骨恶性骨肿瘤　malignant tumor of ulna

尺骨干恶性骨肿瘤　malignant tumor of ulnar shaft

尺骨干骨折　fracture of ulnar shaft

尺骨干交界性骨肿瘤　borderline tumor of ulnar shaft

尺骨干良性骨肿瘤　benign tumor of ulnar shaft

尺骨骨髓炎　osteomyelitis of ulna

尺骨骨折　fracture of ulna

尺骨骨折不愈合　nonunion of ulnar fracture

尺骨骨折畸形愈合　malunion of ulnar fracture

尺骨冠状突骨折　fracture of ulnar coronoid process　[又称]冠状突骨折△

尺骨交界性骨肿瘤　borderline tumor of ulna

尺骨结核　tuberculosis of ulna

尺骨近端多发性骨折　multiple fractures of proximal ulna

尺骨近端恶性骨肿瘤　malignant tumor of proximal ulna

尺骨近端骨折　proximal ulna fracture

尺骨近端骺早闭　premature physeal closure of proximal ulna

尺骨近端交界性骨肿瘤　borderline tumor of proximal ulna

尺骨近端良性骨肿瘤　benign tumor of proximal ulna

尺骨茎突伴桡骨远端骨折　fracture of distal radius and ulnar styloid

尺骨茎突骨折　ulnar styloid fracture

尺骨良性骨肿瘤　benign tumor of ulna

尺骨头脱位　dislocation of ulnar head

尺骨下端骨骺分离　separation of epiphysis

尺骨下段幼年型骨软骨病　juvenile osteochondrosis of distal ulna

尺骨鹰嘴骨骺分离　epiphyseal separation of olecranon

尺骨鹰嘴骨折　fracture of olecranon process of ulna

尺骨远端恶性骨肿瘤　malignant tumor of distal ulna

尺骨远端骨折　distal ulna fracture

尺骨远端关节脱位　distal ulna joint dislocation

尺骨远端骺早闭　premature physeal closure of distal ulna

尺骨远端交界性骨肿瘤　borderline tumor of distal ulna

尺骨远端良性骨肿瘤　benign tumor of distal ulna

尺骨撞击综合征　ulnar impaction syndrome

尺骨纵向短小缺陷　longitudinal reduction defect of ulna

尺桡骨干双骨折　fracture of both ulnar and radial shaft

尺桡骨骨折畸形愈合　malunion of radius and ulna fracture

尺桡骨融合　radioulnar synostosis

尺桡骨远端骨折　distal radius and ulna fracture

尺神经良性肿瘤　ulnar nerve benign tumor

尺腕韧带断裂　rupture of ligament of ulnocarpal joint

齿状突不愈合　nonfusion of dens

齿状突发育不良　fascia dentata dysplasias　[又称]齿状突发育不全△

齿状突骨折　fracture of odontoid process

耻骨恶性骨肿瘤　malignant tumor of pubis

耻骨软骨病　osteochondropathy of pubis

耻骨骨折　fracture of pubis

耻骨结核　pubic tuberculosis

耻骨联合分离　separation of pubic symphysis　[又称]耻骨联合分离征△

耻骨联合缺血坏死　osteonecrosis of symphysis pubis

耻骨联合损伤　traumatic rupture of symphysis pubis

重叠结缔组织病　overlapping connective tissue disease

重复拇畸形　thumb duplication　[又称]翘拇畸形△,复拇畸形△

出血性痔　hemorrhagic hemorrhoids

创伤后单侧第一腕掌关节病　post-traumatic unilateral first carpometacarpal joint disease

创伤后单侧髋关节病　unilateral post-traumatic hip joint disease

创伤后单侧膝关节病　unilateral post-traumatic knee joint disease

创伤后多关节病　post-traumatic polyarticular disorder

创伤后感染性骨不连　infected nonunion after trauma

创伤后骨膜下骨化　post-traumatic periosteum ossification

创伤后骨质疏松　post-traumatic osteoporosis　[又称]骨质疏松△

创伤后关节病　post-traumatic joint disease

创伤后滑膜炎　post-traumatic synovitis

创伤后脊柱后凸　post-traumatic kyphosis

创伤后双侧第一腕掌关节病　post-traumatic bilateral first carpometacarpal disease

创伤后双侧髋关节病　post-traumatic coxarthrosis　[又称]髋关节创伤性关节炎△

创伤后双侧膝关节病　post-traumatic gonarthrosis　[又称]膝关节创伤性关节炎△

创伤后应激障碍　post-traumatic stress disorder

创伤后趾坏死　post-traumatic toe necrosis

创伤性胆总管破裂　traumatic bile duct rupture

创伤性腹内多器官破裂　traumatic multiple abdominal organ rupture

创伤性冈上肌断裂　traumatic rupture of supraspinatus

创伤性骨关节炎　traumatic osteoarthritis

创伤性骨髓炎　traumatic osteomyelitis

创伤性关节病　traumatic arthropathy

创伤性滑膜炎　traumatic synovitis　[又称]创伤后滑膜炎△

创伤性回肠破裂　traumatic ileum rupture

创伤性肌肉缺血　traumatic muscle ischaemia

创伤性脊髓后索综合征　traumatic spinal posterior cord syndrome　[又称]脊髓后索综合征△

创伤性脊髓前索综合征　traumatic spinal anterolateral syndrome　[又称]脊髓前索综合征△

创伤性脊椎病　traumatic vertebral lesion

创伤性脊椎滑脱　traumatic spondylolisthesis

创伤性肩关节炎　traumatic shoulder arthritis　[又称]肩关节创伤性关节炎△

创伤性截瘫　traumatic paraplegia

创伤性颈椎间盘破裂　traumatic cervical disc rupture　［又称］颈椎间盘创伤性破裂△

创伤性三角肌断裂　traumatic rupture of deltoid

创伤性上升性脊髓缺血损伤　traumatic occlusion upgrade spinal cord ischemia

创伤性上肢骨缺损　defect of traumatic upper limbs

创伤性手指缺如　absence of traumatic fingers

创伤性枢椎滑脱　traumatic spondylolisthesis of axis

创伤性腰椎滑脱骨折　traumatic spondylolisthesis fracture

创伤性肘关节炎　traumatic elbow arthritis　［又称］肘关节创伤性关节炎△

垂体功能减退性肌病　hypopituitary myopathy

垂腕征　drop-wrist sign

垂直不稳定骨盆骨折　vertical unstable pelvic fracture

锤状拇　mallet thumb

锤状指　mallet finger　［又称］槌状指△

锤状趾　mallet toe

次发性骨骺骨软骨病　vertebral osteochondrosis

次骰骨　os cuboideum secundarium

丛状神经纤维瘤　plexiform neurofibroma

丛状纤维组织细胞性肿瘤　plexiform fibrohistiocytic tumor

促结缔组织增生性小圆细胞肿瘤　desmoplastic small round cell tumor

脆性骨折　fragility fracture

错构瘤　hamartoma

打击骨折　strike fracture

打软腿　giving way

大粗隆骨折　fracture of greater trochanter

大动脉先天性畸形　congenital malformation of great arteries

大多角骨骨折　trapezium fracture

大多角骨脱位　trapezium dislocation

大块骨溶解症　massive osteolysis

大腿骨折不愈合　nonunion of thigh fracture

大腿和小腿先天性缺如伴有足的存在　congenital absence of thigh and lower leg with foot present　［又称］先天性大小腿缺失伴足存在△

大腿后部肌腱损伤　injury of tendon of posterior aspect of thigh

大腿肌断裂　rupture of muscle of thigh

大腿肌腱损伤　injury of tendon of thigh

大腿挤压伤　crush injury of thigh

大腿离断伤　traumatic amputation of thigh

大腿内收肌和肌腱扭伤　thigh adductor muscle and tendon sprain

大腿切断　thigh cut

大腿神经损伤　thigh nerve injury

大腿撕脱伤　avulsion injury of thigh

大腿损伤　thigh injury

大腿疼痛　thigh pain

大腿血管损伤　thigh vascular injury

大腿血肿　haematoma of thigh

大腿坐骨神经损伤　injury of sciatic nerve of thigh

代谢性骨病　metabolic bone disease

代谢性骨病性侧凸　scoliosis caused by metabolic osteopathy

代谢性肌病　metabolic myopathy

单侧关节突脱位　unifacetal dislocation

单侧上肢多发性骨折　multiple fractures of unilateral upper limb

单侧上肢多发性开放性骨折　multiple open fractures of unilateral upper limb

单侧下肢多发性骨折　multiple fractures of unilateral lower limb

单侧下肢多发性开放性骨折　multiple open fractures of unilateral lower limb

单侧下肢缺肢畸形　amelia of unilateral lower limb

单侧肢体肌萎缩　unilateral limb muscle atrophy

单纯尺骨脱位　simple ulnar dislocation

单纯腓肠肌挛缩　isolated gastrocnemius contracture

单纯股骨小粗隆隆撕脱骨折　avulsion fracture of lesser trochanter　［又称］股骨小转子撕脱骨折△

单纯劈裂关节内骨折　simple split joint fracture

单纯屈曲压缩型骨折　simple flexion compression fracture

单纯桡骨头脱位　simple dislocation of radial head

单纯性骨囊肿　simple bone cyst

单纯压缩关节内骨折　simple compression joint fracture

单房性骨囊肿　unicameral bone cyst　［又称］单纯性骨囊肿△

单个手指创伤性部分离断　traumatic amputation of single finger （partial）

单个手指创伤性完全离断　traumatic amputation of single finger （complete）

单个足趾的创伤性切断　traumatic amputation of single toe

单骨性骨纤维异样增殖症　single bone fibrous dysplasia

单关节炎　monoarthritis

单腿上抬试验　single leg raise test

单肢发育不良　congenital single limb deficiency

单指不全切断　partial amputation of the single finger

单指完全切断　amputation of the single finger

单趾切断　amputation of the single toe

单足无趾畸形　adactyly of single foot

单足站立试验　trendelenburg sign

低度恶性肌纤维母细胞肉瘤　low grade myofibroblastic sarcoma

低度恶性纤维黏液样肉瘤　low grade fibromyxoid sarcoma

低级别中心性骨肉瘤　low grade central osteosarcoma

低位髌骨　patella baja　［又称］髌骨低位△

低位横断骨折　low transverse fracture

低位神经根综合征　lower radicular syndrome

骶部脊髓损伤　sacral spinal cord injury　［又称］骶部脊髓功能损伤△

骶骨恶性肿瘤　malignant neoplasm of sacrum bone

骶骨发育不全　sacral agenesis

骶骨骨折　sacral fracture

骶骨骨折Ⅰ型　sacral fracture type Ⅰ

骶骨骨折Ⅱ型　sacral fracture type Ⅱ

骶骨骨折Ⅲ型　sacral fracture type Ⅲ

骶骨及尾骨恶性骨肿瘤　malignant tumor of sacrum and coccyx

骶骨及尾骨交界性骨肿瘤　borderline tumor of sacrum and coccyx

骶骨及尾骨良性骨肿瘤　benign tumor of sacrum and coccyx

骶骨疾患　sacral disorder

骶骨结核　sacral tuberculosis

骶骨区开放性损伤　sacral region open injury　［又称］开放性骶骨骨折△

骶骨脱位　dislocation of sacrum

骶骨致密性骨炎　osteitis condensans ilium　［又称］致密性骨炎△，髂骨致密性骨炎△

骶骨肿瘤　neoplasm of sacrum

骶棘肌痉挛　musculus sacrospinalis spasm

骶脊神经根损伤　sacral spinal nerve root injury

骶内脊膜膨出　intrasacral meningocele　［又称］脊膜脊髓膨出△

骶髂关节骨分离　rupture of sacroiliac joint

骶髂关节骨髓炎　sacroiliac joint osteomyelitis

骶髂关节过伸试验　sacroiliac joint hyperextension test

骶髂关节结核　sacroiliac joint tuberculosis

骶髂关节扭伤　sprain of sacroiliac joint

骶髂关节扭转试验　sacroiliac joint torsion test

骶髂关节脱位　dislocation of sacroiliac joint

骶髂关节紊乱　sacroiliac joint disorder

骶髂关节炎　sacroiliitis

骶髂关节致密性骨炎　sacroiliac joint condensing ostitis

骶前脊膜膨出　anterior sacral meningocele

骶尾关节脱位　dislocation of sacrococcygeal joint

骶尾椎脓肿　sacrococcygeal abscess

骶椎陈旧性骨折　old sacral fracture

骶椎发育不全　hypoplasia of sacrum
骶椎骨折脱位　sacral fracture and dislocation
第二颈椎椎弓骨折　hangman fracture　［又称］Hangman 骨折△
第二跖骨头缺血性坏死　ischemic necrosis of the second metatarsal bone
第二跖骨幼年型骨软骨病　the second metatarsal juvenile osteochondrosis　［又称］特指骨软骨病△
第三楔骨结核　tuberculosis of the third cuneiform
第三腰椎横突综合征　the third lumbar processus transversus syndrome
第五掌骨掌骨颈骨折　the fifth metacarpal neck fracture
第五跖骨粗隆骨折　fracture of tuberosity of the fifth metatarsal
第五跖骨基底骨折　fracture of the fifth metatarsal base
第五跖骨基底牵拉性骨骺炎　Iselin disease　［又称］Iselin 病△
第一楔骨第二跖背侧骨　os cuneo Ⅰ metatarsale Ⅱ dorsale
第一楔骨第一跖跖侧骨　os cuneo Ⅰ metatarsale Ⅰ plantare
第一掌骨干骨折　the first metacarpal shaft fracture
第一掌骨骨折　the first metacarpal fracture
第一掌骨骨折不愈合　nonunion of the first metacarpal bone fracture
第一掌骨基底骨折　fracture of the first metacarpal base
第一掌骨颈骨折　the first metacarpal neck fracture
第一掌骨头骨折　the first metacarpal head fracture
第一跖骨籽骨骨折　fracture of sesamoid of the first metatarsal
点状软骨发育不良　chondrodysplasia punctata
淀粉样变关节炎　arthritis of amyloidosis　［又称］淀粉样变性关节病△
淀粉样变性　amyloidosis　［又称］淀粉样变△
淀粉样多发性神经病变　amyloid polyneuropathy　［又称］家族性淀粉样多神经病△
跌倒相关骨折　fall related fracture
叠趾　over-lapped toes
蝶形骨折　butterfly fracture
动静脉瘘　arteriovenous fistula
动静脉性血管瘤　arteriovenous haemangioma　［又称］动静脉血管瘤△
动力源性肘关节功能障碍　power source elbow joint dysfunction
动脉瘤样骨囊肿　aneurysmal bone cyst
动脉栓塞　arterial embolism
动脉循环障碍性溃疡　arterial circulatory disturbance ulcer
冻结肩　frozen shoulder　［又称］肩周炎△
窦道　sinus tract
独眼征　single eye sign　［又称］膝 Cyclops 形成△
短颈畸形　brevicollis
短颈综合征　short neck syndrome　［又称］克利佩尔费尔综合征△
短髋症　short hip　［又称］短髋畸形△
短肋综合征　short rib syndrome
短缩　shortening
短腿步态　short gait
短暂性低位桡神经麻痹　transient low radial nerve palsy
短暂性低位正中神经麻痹　transient low median nerve palsy
短暂性关节病　transient joint disease
短暂性滑膜炎　transient synovitis
短肢畸形　phocomelia
短指畸形　brachydactyly,brachydactylia　［又称］手指过短症△,短趾△,短指△,短趾畸形△
钝伤　blunt injury
多病灶性纤维硬化病　multifocal fibrosclerosis
多部位陈旧性骨折　multiple delayed fractures
多部位骨折不愈合　nonunion of multiple fractures
多部位骨折畸形愈合　malunion of multiple fractures
多部位骨折延迟愈合　delayed union of multiple fractures
多部位关节钙化　multi-calcifications of joints
多部位应力骨折　multiple stress fractures
多部位肿物　multiple site mass
多部位肿胀　multiple site swelling
多处穿刺伤口　multiple puncture wounds
多处创伤性切断　multiple traumatic amputation

多处动物咬伤　multiple animal bite
多处骨折　multiple fractures　［又称］多块骨折△
多处肌肉和肌腱损伤　multiple muscle and tendon injuries
多处挤压伤　multiple crush injuries
多处开放性骨折　multiple open fractures
多处开放性损伤　multiple open injuries
多处扭伤　multiple sprain
多处切割伤　multiple cut injuries　［又称］多发性切割伤△
多处撕裂伤　multiple laceration　［又称］多发性撕裂伤△
多处损伤　multiple injuries
多处脱位　multiple dislocation
多处血管损伤　multiple vascular injuries
多发创伤　multiple trauma
多发骨骺发育不良　multiple epiphyseal dysplasia
多发关节挛缩　multiple arthrogryposis
多发性骨骺发育异常　multiple epiphyseal dysplasia,MED/fairbank disease　［又称］多发性骨骺发育不良△
多发性骨髓炎　multiple osteomyelitis　［又称］多部位骨髓炎△
多发性肌炎　multiple myositis/polymyositis,PM
多发性颈椎闭合性脱位　closed dislocation of multiple cervical vertebrae
多发性颈椎开放性脱位　open dislocation of multiple cervical vertebrae
多发性开放性骨折　multiple open fractures
多发性囊肿性骨结核　multiple cystic bone tuberculosis
多发性软骨瘤病　multiple osteochondromatosis　［又称］多发性内生软骨瘤△
多发性神经根病　polyradiculopathy　［又称］急性多神经根性神经炎△
多发性神经根脊髓病　polyradiculomyelopathy
多发性神经根炎　polyradiculitis　［又称］多神经根炎△
多发性神经损伤　multiple nerve injuries
多发性手屈肌断裂　rupture of multiple flexor muscles of hand
多发性硬化　multiple sclerosis
多发肢体离断　traumatic amputation of upper and lower limbs
多骨性骨纤维结构不良　polyostotic fibrous dysplasia　［又称］多发性骨纤维发育不良△
多关节病　polyarthrosis　［又称］炎性多关节病△
多关节炎　polyarthritis　［又称］幼年型多关节炎△
多汗症　hyperhidrosis　［又称］多汗△
多肌炎　polymyositis,PM　［又称］多发性肌炎△
多脊椎畸形症　polydysspondylism
多脉管重叠综合征　multiple vessel overlap syndrome
多神经病　polyneuropathy　［又称］多发性神经病△
多神经根炎　polyneuroradiculitis,polyradiculitis　［又称］急性多神经根性神经炎△
多形性玻璃样变血管扩张性肿瘤　pleomorphic hyalinizing angiectatic tumor
多形性脂肪瘤　pleomorphic lipoma
多形性脂肪肉瘤　pleomorphic liposarcoma
多指　polydactyly　［又称］多指和并指畸形△
多指(趾)-锁肛-脊柱畸形综合征　polydactyly-imperforate anus-vertebral anomalies syndrome
多指不全切断　partial amputation of multiple fingers
多指和并指　polydactyly and syndactyly　［又称］多指和并指畸形△
多指完全切断　amputation of multiple fingers
多趾　polydactyly of the foot,polydactyly
多趾和并趾　polydactyly and syndactyly of foot
多趾切断　amputation of multiple toes
鹅颈样畸形　swan-neck deformity　［又称］手指鹅颈畸形△
鹅足损伤　pes anserinus injury
鹅足下滑囊炎　anserine bursitis　［又称］鹅足滑囊炎△
恶性高磷酸尿性间叶瘤　malignant phosphaturic mesenchymal tumor
恶性孤立性纤维性肿瘤　malignant solitary fibrous tumor
恶性骨化性纤维黏液样肿瘤　malignant ossifying fibromyxoid tumor

恶性骨巨细胞瘤　malignancy in giant cell tumor
恶性汗腺瘤　malignant hidradenoma
恶性黑色素瘤　malignant melanoma　［又称］恶性黑素瘤△
恶性混合瘤　malignant mixed tumor
恶性间叶瘤　malignant mesenchymoma　［又称］恶性叶状瘤△
恶性腱鞘巨细胞瘤　malignant tenosynovial giant cell tumor
恶性颗粒细胞瘤　malignant granular cell tumor
恶性蝾螈瘤　malignant triton tumor
恶性神经鞘瘤　malignant neurinoma
恶性神经束膜瘤　malignant perineurioma
恶性外周神经鞘膜瘤　malignant peripheral nerve sheath tumor，MPNST
恶性胃肠道间质瘤　malignant gastrointestinal stromal tumor
恶性纤维组织细胞瘤　malignant fibrous histiocytoma
恶性血管球瘤　malignant glomus tumor
恶性血管周上皮样细胞分化的肿瘤　malignant neoplasm with perivascular epithelioid cell differentiation
腭 - 心 - 面综合征　velo-cardio-facial syndrome
儿童及青少年型腰椎间盘突出症　juvenile type lumbar disc herniation
儿童肩关节急性化脓性关节炎　acute suppurative arthritis of shoulder joint in children
儿童慢性关节炎　chronic arthritis in children
儿童慢性血源性骨髓炎　chronic hematogenous osteomyelitis in children　［又称］慢性骨髓炎△
儿童特发性股骨头坏死　idiopathic femoral head necrosis in children
耳腭指综合征　otopalatodigital syndrome
耳痛风石　auricular tophus
二分、三分髌骨　bipartite or tripartite patella　［又称］二分髌骨、三分髌骨△
二分第一楔骨　bipartite first cuneiform
二分舟骨　bipartite scaphoid
二分籽骨　bipartite sesamoid
二期梅毒性骨膜炎　syphilic periostitis
二期梅毒性肌炎　syphilic myositis
二羟焦磷酸钙结晶沉积病　calcium pyrophosphate dihydrate crystal deposition disease　［又称］软骨钙质沉积病△
二头肌腱炎　bicipital tendinitis
发汗试验　perspiration test
发红　redness
发僵　stiff
发育性颈椎管狭窄症　developmental cervical spinal canal stenosis　［又称］颈椎管狭窄症△
发育性髋半脱位　developmental hip sub location
发育性髋关节发育不良　developmental dysplasia of the hip　［又称］髋关节发育不良△
发育性髋内翻　developmental coxa vara
发育性髋脱位　developmental dysplasia of the hip
发育异常性单侧髋关节病　dysplastic unilateral hip joint disease
发育异常性双侧髋关节病　dysplastic bilateral hip joint disease　［又称］髋关节发育不良△
反复扭伤　repetitive strain
反复脱位　repeated dislocation
反桡骨膜反射　radioperiosteal reflex　［又称］桡骨骨膜反射△
反射性交感神经萎缩症　reflex sympathetic dystrophy
反斜形粗隆间骨折　reverse obliquity intertrochanteric fracture　［又称］股骨粗隆间骨折△
反应性穿孔性胶原病　reactive perforated collagen　［又称］家族性反应性穿通性胶原病△
反应性关节炎　adjuvant arthritis
放疗后脊柱畸形　spinal malformation after radiotherapy
放射后脊柱侧凸　post-irradiation scoliosis　［又称］放射后脊柱侧弯△
放射后脊柱后凸　post-irradiation kyphosis
放射线骨坏死　osteoradionecrosis
放射性骨炎　radiation osteitis
放射性脊髓病　radiation myelopathy

放射学松动　radiological loosening
飞靶射击者肩　target shooter shoulder
非创伤性股骨上端骨骺滑脱　slipped capital femoral epiphysis　［又称］股骨头骺分离△
非创伤性肌腱断裂　non-traumatic rupture of tendon
非创伤性肌腱连接点断裂　non-traumatic tear of tendon connection points
非典型分枝杆菌感染　atypical mycobacterial infection
非典型性软骨性肿瘤　atypical cartilaginous tumor
非典型性脂肪瘤性肿瘤　atypical lipomatous tumor
非骨化性纤维瘤　nonossifying fibroma，non ossifying fibroma
非特异性关节炎　non-specific arthritis
非特异性脂肪肉瘤　non-specific liposarcoma
非外伤性寰枢椎脱位　nontraumatic atlanto-axial dislocation　［又称］寰枢椎脱位△
非咬合性 Hill-Sachs 缺损　non occlusive Hill-Sachs injury
非舟骨的腕骨骨折　carpal bone fracture except scaphoid　［又称］腕骨骨折△
肥大性不愈合　hypertrophic nonunion
肥大性肺性骨关节病　hypertrophic pulmonary osteoarthropathy （Marie-Bambey koal disease）　［又称］玛丽 - 贝贝格尔病△
肥大性脊椎炎　hypertrophic spondylitis
肥大性间质性神经炎　hypertrophic interstitial neuritis（Dejerine-Sottas disease）
腓部开放性损伤　open injury of fibula
腓侧肌腱炎　peroneal tendinitis　［又称］腓肠肌内外侧头肌腱炎△
腓侧肌群肌肉和肌腱损伤　injury of fibular muscle and tendon　［又称］腓骨肌腱损伤△
腓侧轴旁半肢　fibular phocomelia
腓肠断裂　rupture of gastrocnemius muscle　［又称］腓骨长肌断裂△
腓肠肌肥大　hypertrophy of gastrocnemius
腓肠肌痉挛　gastrocnemius muscle spasm
腓肠肌瘫痪步态　gastrocnemius paralysis gait
腓肠肌疼痛　gastrocnemius muscle pain
腓肠神经卡压　sural nerve entrapment
腓肠神经损伤　injury of the sural nerve
腓肠神经损伤后遗症　sequelae of injury of the sural nerve
腓动脉损伤　injury of peroneal artery
腓骨长肌滑脱　slippage of peroneus longus tendon　［又称］腓骨肌腱滑脱△
腓骨长肌腱鞘炎　peroneus longus tendon tenosynovitis
腓骨长肌撕裂　peroneus longus tendon tear
腓骨长肌损伤　peroneus longus tendon injury
腓骨短肌断裂　peroneus brevis tendon rupture
腓骨短肌腱鞘炎　peroneus brevis tendon tenosynovitis
腓骨短肌撕裂　peroneus brevis tendon tear
腓骨短肌损伤　peroneus brevis tendon injury
腓骨多发性骨折　multiple fractures of fibula
腓骨干恶性骨肿瘤　malignant tumor of distal fibula
腓骨干骨折　fracture of fibular shaft　［又称］单纯腓骨骨折△
腓骨干交界性骨肿瘤　borderline tumor of distal fibula
腓骨干良性骨肿瘤　benign tumor of distal fibula
腓骨干骨折　fibular diaphyseal fracture
腓骨骨折　fracture of fibula　［又称］单纯腓骨骨折△
腓骨骨折伴踝骨折　fibula fracture with ankle fracture　［又称］踝关节骨折△
腓骨骨折不愈合　fracture nonunion of fibula
腓骨骨折畸形愈合　malunion of fibular fracture
腓骨肌腱半脱位　peroneal tendon subluxation
腓骨肌腱不稳定　instability of tendon of fibula　［又称］膝关节不稳定△
腓骨肌腱疾病　fibular tendon disease
腓骨肌腱腱鞘炎　peroneal tendon tenosynovitis
腓骨肌腱痉挛　peroneal spasm
腓骨肌腱脱位　peroneal tendon dislocation

腓骨肌腱撞击综合征　tendon impingement syndrome

腓骨肌籽骨　fibular sesamoid

腓骨近端恶性骨肿瘤　malignant tumor of proximal fibula

腓骨近端骨折　proximal fibula fracture

腓骨近端骺损伤　proximal fibular physeal fracture

腓骨近端骺早闭　premature physeal closure of proximal fibular

腓骨近端交界性骨肿瘤　borderline tumor of proximal fibula

腓骨近端良性骨肿瘤　benign tumor of proximal fibula

腓骨颈骨折　fracture of neck of fibula

腓骨上端骨折　fracture of proximal fibula

腓骨头骨折　fracture of fibula head

腓骨脱位　dislocation of fibula　［又称］近端胫腓关节脱位△

腓骨远端恶性骨肿瘤　malignant tumor of fibular shaft

腓骨远端骨骺分离　separation of distal fibular epiphysis　［又称］腓骨远端骺损伤△

腓骨远端骨折　distal fibular fracture

腓骨远端骺早闭　premature physeal closure of distal fibular

腓骨远端交界性骨肿瘤　borderline tumor of distal fibular

腓骨远端良性骨肿瘤　benign tumor of distal fibular

腓骨纵向短小缺陷　longitudinal reduction defect of fibula

腓浅神经卡压　superficial peroneal nerve entrapment

腓浅神经损伤　superficial peroneal nerve injury

腓深神经外侧支末端损伤　injury of the distal end of the deep nerve

腓神经麻痹　peroneal nerve palsy

腓神经损伤　lesion of peroneal nerve　［又称］腓神经损害△

腓下骨　os subfibulare

腓籽骨　os peroneum

腓总神经麻痹　common peroneal nerve palsy

腓总神经损伤　common peroneal nerve injury

腓总神经损伤后遗症　sequelae of injury of common peroneal nerve

腓总神经压迫综合征　common peroneal nerve compression syndrome　［又称］腓深神经卡压△

腓总神经综合征　common peroneal nerve syndrome

肺不发生　agenesis of lung

肺的异位组织　ectopic tissue of lung

肺分离　sequestration of lung

肺先天性畸形　congenital malformation of lung

肺炎球菌性多关节炎　pneumococcal multiple arthritis

肺炎球菌性关节炎　pneumococcal arthritis　［又称］感染性关节炎△

废用性骨质疏松　disuse osteoporosis　［又称］废用性骨质疏松症△

废用性骨质疏松伴病理性骨折　disuse osteoporosis with pathological fracture　［又称］病理性骨折△

废用性萎缩　disuse atrophy　［又称］失用性萎缩△，Felty 综合征△

费恩试验　Fanne test

费尔蒂综合征　Felty syndrome

分离型腕关节不稳定　divergence wrist joint instability

粉碎性骨折　comminuted fracture　［又称］粉碎骨折△

风卷样骨盆　wind swept pelvic

风湿病　rheumatism

风湿活动　rheumatic activity

风湿热　rheumatic fever

风湿性多肌痛　polymyalgia rheumatica

风湿性关节炎　rheumatic arthritis

风湿性肌痛症　rheumatic myopathy　［又称］纤维肌痛综合征△

风湿性脊柱炎　rheumatic spondylitis

风疹性关节炎　rubella arthritis

蜂窝织炎　cellulitis

跗骨的肌腱端病　enthesopathy of tarsal bone　［又称］踝肌腱末端病△

跗骨窦综合征　sinus tarsi syndrome

跗骨恶性骨肿瘤　malignant neoplasm of tarsal bone

跗骨骨折　tarsal bone fracture

跗骨联合　tarsal coalition

跗骨韧带扭伤　tarsal ligament sprain

跗骨韧带损伤　tarsal ligament injury

跗骨脱位　tarsal dislocation　［又称］跖跗关节脱位△

跗管综合征　tarsal tunnel syndrome

跗间关节骨折　intertarsal joint fracture　［又称］跗骨骨折△

跗跖关节骨折脱位　tarsometatarsal joint fracture and dislocation　［又称］Lisfranc 骨折脱位△

跗跖关节损伤　tarsometatarsal joint injury　［又称］Lisfranc 骨折脱位△

跗跖关节脱位　dislocation of tarsometatarsal joint　［又称］跖跗关节脱位△

跗跖韧带扭伤　tarsal metatarsal ligament sprain

跗跖韧带损伤　tarsal metatarsal ligament injury

氟骨症　fluorosis of bone　［又称］氟骨病△

浮肩损伤　floating shoulder injury

浮膝　floating knee

浮膝损伤　floating knee injury　［又称］漂浮膝△

福耳克曼缺血性挛缩　Volkmann ischemic contracture　［又称］Volkmann 缺血挛缩△

俯卧屈膝激发试验　prone knee provocation test

复发性髌骨不完全脱位　recurrent subluxation of patella　［又称］复发性髌骨不全脱位△

复发性髌骨脱位　recurrent dislocation of patella

复发性多软骨炎　recurrent polychondritis,RP　［又称］复发性多软骨炎△

复发性寰枢不完全性脱位　recurrent atlantoaxial subluxation　［又称］寰枢椎半脱位症△

复发性寰枢不完全性脱位伴脊髓病　recurrent atlantoaxial subluxation with myelopathy

复发性肩关节不全脱位　recurrent incomplete dislocation of shoulder

复发性肩关节前脱位　recurrent anterior dislocation of shoulder

复发性腰椎间盘突出症　recurrent lumbar disc protrusion　［又称］腰椎间盘突出症△

复合型腕关节不稳定　composite unstable wrist joint　［又称］腕关节不稳定△

复杂骨折　complex fracture

复杂性局部疼痛综合征　complex regional pain syndrome

副腓骨骨折　accessory fibula fracture

副跟骨　accessory calcaneus

副脊索瘤　parachordoma

副拇指　accessory thumb(s)

副指　accessory finger(s)

副趾　accessory toe(s)

腹壁挫伤　contusion of abdominal wall

腹壁反射　abdominal reflex

腹壁开放性损伤　open injury of abdominal wall　［又称］腹壁开放性伤口△

腹壁浅表异物　superficial foreign body of abdominal wall

腹部创伤性横切　abdominal traumatic transection

腹部和下背及骨盆多处开放性损伤　open injury of the abdomen and lower back and pelvis

腹部和下背及骨盆多处损伤　multiple injuries of the abdomen and lower back and pelvis　［又称］腹部、下背和骨盆多处浅表损伤△

腹部和下背及骨盆软组织损伤　soft tissue injury of the abdomen and lower back and pelvis　［又称］腹部、下背和骨盆多处浅表损伤△

腹部和下背及骨盆周围神经损伤　peripheral nerve injury of the abdomen and lower back and pelvis　［又称］腹部、下背和骨盆周围神经损伤△

腹部肌腱损伤　injury of the abdominal tendon　［又称］累及身体多个部位的肌肉和肌腱损伤△

腹部肌肉损伤　abdominal muscle injury

腹部挤压伤　crush injury of the abdomen

腹部金属异物　abdominal metal foreign body

腹部开放性损伤　open abdominal injury　［又称］开放性腹部损伤△

腹部软组织损伤　abdominal soft tissue injury

腹股沟挫伤　contusion of groin

腹膜假黏液瘤　pseudomyxoma peritonei

腹腔间室综合征　abdominal compartment syndrome, ACS　［又称］腹腔间隙综合征△

腹直肌断裂　rectus abdominis rupture

钙化性肌腱炎　calcific tendinitis

钙化性肩袖肌腱炎　calcific tendinitis of rotator cuff　［又称］肩钙化性肌腱炎△

钙化性腱膜纤维瘤　calcifying aponeurotic fibroma

钙化性纤维性肿瘤　calcifying fibrous tumor

盖氏骨折脱位　Galeazzi fracture and dislocation

干骺端软骨发育不良　metaphyseal chondrodysplasia

干燥综合征　Sjogren syndrome　［又称］舍格伦综合征△

干燥综合征性肌病　Sjogren disease with myopathy　［又称］干燥综合征伴肌病△

感觉(四肢、躯体)　sensation(limbs, body)

感觉过敏　hyperesthesia

感觉和运动缺失　anesthecinesia

感染性骨坏死　infectious bone necrosis　［又称］骨坏死△

感染性关节炎　infectious arthritis

感染性滑囊炎　infective bursitis

感染性肌炎　infectious myositis

感染性脊柱侧凸　infectious scoliosis　［又称］脊柱侧弯△

冈上肌肌腱钙化　calcification of supraspinatus tendon

冈上肌肌腱损伤　injury of supraspinatus tendon　［又称］冈上肌综合征△

冈上肌肌肉损伤　injury of supraspinatus　［又称］冈上肌撕裂△

冈上肌破裂　rupture of supraspinatus　［又称］冈上肌撕裂△

冈上肌撕裂　laceration of supraspinatus

冈上肌综合征　supraspinatus syndrome

冈下肌肌腱损伤　injury of infraspinatus tendon　［又称］肩袖肌腱损伤△, 肩胛下肌肌腱损伤△

冈下肌肌肉损伤　injury of infraspinatus　［又称］肩胛下肌肌肉损伤△

冈孟窝囊肿　supraspinatus glenoid notch cyst

肛管赘生物　anal neoplasm

肛门反射　anal reflex

肛门括约肌裂伤　anal sphincter laceration　［又称］创伤性肛括约肌裂伤△

钢板断裂　break of plate

高安病　Takayasu's disease

高度恶性表面型骨肉瘤　high grade surface osteosarcoma

高分化脂肪肉瘤　well differentiated liposarcoma

高弓内翻足　pes cavovarus

高弓足畸形　pes cavus　［又称］高弓足△

高胱氨酸尿症　homocystinuria

高磷酸尿性间叶瘤　benign phosphaturic mesenchymal tumor

高位髌骨　patella alta, high patella　［又称］髌骨高位△

高位横断骨折　high transverse fracture

高位踝扭伤　high ankle sprain　［又称］踝关节扭伤△

高位腰椎间盘突出症　upper lumbar disc herniation　［又称］胸腰椎间盘突出症△

戈登征　Gordon sign　［又称］Gordon 征△

戈谢氏病性骨坏死　osteonecrosis due to Gaucher's disease

歌舞伎面谱综合征　Kabuki syndrome　［又称］Kabuki 综合征△

跟部开放性损伤　open injury of heel

跟腓韧带断裂　rupture of calcaneofibular ligament　［又称］跟腓韧带损伤△

跟腓韧带扭伤　sprain of calcaneofibular ligament　［又称］跟腓韧带损伤△

跟腓韧带损伤　injury of calcaneofibular ligament

跟骨恶性肿瘤　malignant tumor of calcaneus

跟骨骨骺软骨病　osteochondritis of calcaneal epiphysis

跟骨骨骺缺血性坏死　calcaneal epiphyseal ischemic necrosis

跟骨骨骺炎　calcaneal epiphysitis

跟骨骨髓炎　calcaneal osteomyelitis

跟骨骨突炎　calcaneal apophysitis　［又称］踝肌腱末端病△

跟骨骨折　calcaneal fracture, fracture of calcaneus

跟骨骨折不愈合　nonunion of calcaneal fracture　［又称］足骨折不愈合△

跟骨骨折畸形愈合　malunion of calcaneal fracture　［又称］足部骨折畸形愈合△

跟骨骨质增生　calcaneal spur　［又称］跟骨骨刺△

跟骨后滑囊炎　retrocalcaneal bursitis

跟骨滑囊炎　calcaneal bursitis

跟骨结核　calcaneal tuberculosis

跟骨结节骨软骨病　Sever's disease　［又称］Sever 病△

跟骨结节鸟嘴状骨折　calcaneal tuberosity beaklike fracture　［又称］跟骨骨折△

跟骨结节纵形骨折　longitudinal fracture of the calcaneal tuberosity　［又称］跟骨骨折△

跟骨内翻　calcaneal varus

跟骨前端骨折　fracture of the distal end of Calcaneus　［又称］跟骨骨折△

跟骨外翻　calcaneal valgus

跟骨下滑囊炎　subcalcaneal bursitis

跟骨应力反应　stress reaction of calcaneus

跟骨应力骨折　stress fracture of calcaneus

跟骨脂肪垫萎缩　heel fat pad atrophy

跟腱变性　achilles tendinosis

跟腱病　achilles tendon's disease

跟腱断裂　rupture of achilles tendon

跟腱反射　achilles tendon reflex

跟腱滑囊炎　achillobursitis

跟腱肌腱炎　myotenositis of achilles tendon

跟腱挛缩　achilles tendon contracture, contracture of achilles tendon

跟腱损伤　injury of achilles tendon

跟腱痛　pain of achilles tendon

跟腱炎　achilles tendinitis

跟腱止点变性　insertional achilles tendinosis

跟腱止点炎　insertional achilles tendonitis

跟腱周围炎　achilles paratendonitis

跟距跗骨联合　talocalcaneal coalition

跟距骨间韧带损伤　injury of ligaments of interosseous talocalcaneal

跟距骨桥　talocalcaneal bridge

跟痛　heel pain　［又称］跟痛症△, 足跟痛△

跟痛症　calcanodynia, heel pain

跟骰关节骨关节炎　osteoarthritis of calcaneocuboid joint

跟臀试验　Ely test

跟下骨　os subcalcis

跟形外翻足　calcaneovalgus foot　［又称］外翻足△

跟舟跗骨联合　calcaneonavicular coalition

跟舟骨桥　calcaneonavicular bar

跟足　talipes calcaneus

更年期关节炎　menopausal arthritis

弓弦试验　gaensken test

弓形虫肌炎　toxoplasma myositis

弓形复合损伤　arcuate ligament complex injury

弓形足　cavus　［又称］高弓足△

肱尺骨性连接(单侧)　humero-ulnar synostosis, unilateral

肱尺骨性连接(双侧)　humero-ulnar synostosis, bilateral

肱动脉搏动　brachial arterial pulse

肱动脉损伤　brachial artery injury

肱二头肌长头肌腱损伤　injury of biceps tendon(long head)

肱二头肌长头肌腱炎　bicipital tendinitis(long head), myotenositis of long head of biceps brachii

肱二头肌长头肌肉损伤　injury of long head of biceps muscle　［又称］肱二头肌长头肌肉和肌腱损伤△

肱二头肌长头腱止点损伤　long head of biceps tendon insertion injury

肱二头肌断裂　rupture of biceps　［又称］创伤性肱二头肌断裂△

肱二头肌反射　biceps reflex

肱骨大结节骨折　fracture of greater tuberosity of humerus　［又称］肱骨大结节撕脱骨折△

肱骨单髁骨折 fracture of single epicondyle of humerus

肱骨恶性骨肿瘤 malignant tumor of humerus ［又称］肱骨恶性肿瘤△

肱骨发育不全 humeral agenesis/hypoplasia

肱骨发育不全(单侧) humeral agenesis/hypoplasia, unilateral

肱骨发育不全(双侧) humeral agenesis/hypoplasia, bilateral

肱骨干多发性骨折 multiple fractures of humeral shaft ［又称］肱骨干骨折△

肱骨干恶性骨肿瘤 malignant tumor of humeral shaft

肱骨干骨折 humeral shaft fracture, fracture of shaft of humerus

肱骨干交界性骨肿瘤 borderline tumor of humeral shaft

肱骨干良性骨肿瘤 benign tumor of humeral shaft

肱骨骨折 humeral fracture

肱骨骨折不愈合 nonunion of humeral fracture

肱骨骨折畸形愈合 malunion of humeral fracture

肱骨骨折延迟愈合 delayed union of humeral fracture

肱骨后脱位 posterior dislocation of humerus

肱骨滑车骨折 fracture of trochlea of humerus ［又称］肱骨远端骨折△

肱骨交界性骨肿瘤 borderline tumor of humerus

肱骨结核 tuberculosis of humerus

肱骨解剖颈骨折 fracture of anatomical neck of humerus ［又称］肱骨近端骨折△

肱骨近端多发性骨折 multiple fractures of the proximal humerus ［又称］肱骨近端骨折△

肱骨近端恶性骨肿瘤 malignant tumor of the proximal humerus

肱骨近端骨折 proximal humeral fracture

肱骨近端骺损伤 proximal humeral physeal fracture

肱骨近端骺早闭 premature physeal closure of the proximal humerus

肱骨近端交界性骨肿瘤 borderline tumor of the proximal humerus

肱骨近端良性骨肿瘤 benign tumor of the proximal humerus

肱骨颈骨折 fracture of humeral neck

肱骨髁骨折 humeral condylar fracture ［又称］肱骨髁间骨折△

肱骨髁间骨折 humeral intercondylar fracture, intercondylar fracture of humerus

肱骨髁上骨折 humeral supracondylar fracture ［又称］肱骨髁上突骨折△

肱骨良性骨肿瘤 benign tumor of humerus

肱骨内髁骨折 humeral medial condylar fracture

肱骨内上髁骨折 fracture of medial epicondyle of humerus

肱骨内上髁慢性牵拉伤 little league elbow syndrome ［又称］Little League 肘综合征△

肱骨内上髁炎 medial epicondylitis of humerus(golfer's elbow) ［又称］高尔夫球肘△

肱骨前脱位 anterior dislocation of humerus

肱骨上端骨骺分离 separation of upper epiphysis of humerus

肱骨头骨折 humeral head fracture

肱骨头劈裂骨折 humeral head split fracture ［又称］肱骨头骨折△

肱骨头劈裂塌陷骨折 depressed and split fracture of humeral head ［又称］肱骨头骨折△

肱骨头缺血性坏死 ischemic necrosis of humeral head ［又称］肱骨头缺血坏死△

肱骨头塌陷骨折 depressed fracture of humeral head ［又称］肱骨头骨折△

肱骨头无菌性坏死 aseptic necrosis of humeral head

肱骨外科颈骨折 fracture of surgical neck of humerus

肱骨外科颈骨折 fracture of surgical neck of humerus ［又称］肱骨近端骨折△

肱骨外髁骨折 fracture of the external condyle of humerus

肱骨外上髁骨折 fracture of lateral epicondyle of humerus ［又称］肱骨远端骨折△

肱骨外上髁炎 lateral epicondylitis(tennis ellbow), external humeral epicondylitis ［又称］网球肘△

肱骨外上髁炎(网球肘)及分型 lateral epicondylitis of humerus(tennis elbow) and type ［又称］肱骨外上髁炎△

肱骨下端骨骺分离 separation of distal humeral epiphysis ［又称］肱骨远端全骺分离△

肱骨下脱位 inferior dislocation of humerus ［又称］肱尺关节脱位△

肱骨小结节骨折 lesser fracture of humerus ［又称］肱骨小结节撕脱骨折△

肱骨小头骨折 capitellum humeral fracture, capitellum fracture ［又称］肱骨近端骨折△

肱骨小头缺血性坏死 capitellum humeral necrosis ［又称］缺血性坏死△

肱骨小头幼年型骨软骨病 juvenile osteochondrosis of capitellum ［又称］肱骨小头骨软骨病△

肱骨应力骨折 stress fracture of upper limb

肱骨幼年型骨软骨病 juvenile osteochondrosis of humerus

肱骨远端 T 型骨折 type T fracture of distal humerus ［又称］肱骨远端骨折△

肱骨远端的关节面骨折 articular surface fracture of distal humerus ［又称］肱骨远端骨折△

肱骨远端多发性骨折 multiple fractures of distal humerus ［又称］肱骨远端骨折△

肱骨远端恶性骨肿瘤 malignant tumor of distal humerus

肱骨远端骨折 distal humeral fracture

肱骨远端骺早闭 premature physeal closure of distal humerus

肱骨远端交界性骨肿瘤 borderline tumor of distal humerus

肱骨远端良性骨肿瘤 benign tumor of distal humerus

肱肩胛关节炎 periarthritis of humero-scapular joint

肱静脉损伤 brachial vein injury, injury of brachial vein ［又称］前臂水平的多处血管损伤△

肱内翻 humerus varus

肱桡尺骨性连接 humeroradioulnar synostosis

肱桡尺骨性连接(单侧) humeroradioulnar synostosis, unilateral

肱桡尺骨性连接(双侧) humeroradioulnar synostosis, bilateral

肱桡骨性连接 humeroradial synostosis

肱桡骨性连接(单侧) humeroradial synostosis, unilateral

肱桡骨性连接(双侧) humeroradial synostosis, bilateral

肱三头肌陈旧性断裂 chronic rupture of triceps muscle

肱三头肌断裂 rupture of triceps

肱三头肌反射 triceps reflex

肱三头肌腱断裂 rupture of triceps tendon ［又称］创伤性肱三头肌断裂△

肱三头肌腱损伤 injury of triceps tendon ［又称］肱三头肌肉和肌腱损伤△

肱三头肌损伤 injury of triceps muscle ［又称］肱三头肌肉和肌腱损伤△

共济失调 ataxia

共济失调步态 ataxic gait ［又称］运动失调性步态△

佝偻病 rickets, rachitis

佝偻病晚期效应 late stage of rickets

钩骨骨折 hamate fracture ［又称］腕骨骨折△

孤立性局限性神经瘤 solitary circumscribed neuroma

孤立性纤维性肿瘤 solitary fibrous tumor

孤立性腰椎间盘吸收综合征 isolated disc resorption

古特帕斯丘综合征 Goodpasture's disease(pulmonary hemorrhage and nephritis syndrome) ［又称］肺出血 - 肾炎综合征△

股部开放性损伤伴骨折 open injury with fracture of the femoral part ［又称］髋和大腿多处损伤△

股部开放性损伤伴脱位 open injury with dislocation of the femoral part ［又称］髋和大腿多处损伤△

股动脉搏动 femoral arterial pulse

股动脉损伤 femoral artery injury, injury of femoral artery

股骨陈旧性骨折 delayed fracture of thigh

股骨粗隆间骨折 intertrochanteric fracture of femur ［又称］股骨转子间骨折△

股骨粗隆下骨折 subtrochanteric fracture of femur

股骨单髁骨折 fracture of single femur condyle

股骨短缩畸形　shortening deformity of femur

股骨多发性骨折　multiple fractures of femur　[又称]股骨多处骨折△

股骨恶性骨肿瘤　malignant tumor of femur

股骨-腓骨-尺骨综合征　femur-fibula-ulna complex

股骨干恶性骨肿瘤　malignant tumor of femoral shaft

股骨干骨折　femoral shaft fracture, fracture of shaft of femur

股骨干交界性骨肿瘤　borderline tumor of femoral shaft

股骨干良性骨肿瘤　benign tumor of femoral shaft

股骨骨骺损伤　femoral epiphysis injury

股骨骨髓炎　osteomyelitis of femur

股骨骨折　femoral fracture　[又称]股骨干骨折△

股骨骨折不愈合　nonunion of femoral fracture

股骨骨折畸形愈合　malunion of fracture of femur

股骨骨折延迟愈合　delayed union of thigh fracture

股骨关节囊内骨折　intra capsular fracture of femur　[又称]股骨头骨折△

股骨后倾　femoral retroversion

股骨滑车发育不良　femoral trochlear dysplasia

股骨交界性骨肿瘤　borderline tumor of femur

股骨结核　tuberculosis of femur

股骨近端恶性骨肿瘤　malignant tumor of proximal femur

股骨近端发育不全　proximal femoral dysplasia　[又称]股骨近端发育不良△

股骨近端骨折　proximal femoral metaphyseal fracture

股骨近端骺损伤　proximal femoral physeal fracture

股骨近端交界性骨肿瘤　borderline tumor of proximal femur

股骨近端良性骨肿瘤　benign tumor of proximal femur

股骨颈恶性骨肿瘤　malignant tumor of femoral neck

股骨颈骨折　femoral neck fracture, fracture of neck of femur

股骨颈基底骨折　femoral basal neck fracture　[又称]股骨颈骨折△

股骨颈交界性骨肿瘤　overlapping bone neoplasm of femoral neck

股骨颈经颈骨折　transneck fracture of neck of femur　[又称]股骨颈骨折△

股骨颈良性骨肿瘤　benign tumor of femoral neck

股骨颈头下骨折　femoral neck subcapital fracture　[又称]股骨颈骨折△

股骨髁剥脱性骨软骨炎　osteochondritis dissecans of condylus medialis femoris

股骨髁单髁骨折　condylar fracture of femur　[又称]股骨远端骨折△

股骨髁骨折　femoral condylar fracture, fracture of femoral condyle

股骨髁间骨折　femoral intercondylar fracture

股骨髁缺血坏死　osteonecrosis of condylus medialis femoris

股骨髁上骨折　femoral supracondylar fracture, supracondylar fracture of femur　[又称]股骨远端骨折△

股骨髋部骨折　femoral hip fracture　[又称]肱骨近端骨折△

股骨良性骨肿瘤　benign tumor of femur

股骨内翻　femoral varus

股骨内髁骨折　fracture of femoral condyle　[又称]股骨远端骨折△

股骨扭转畸形　torsional deformity of femur

股骨前倾　femoral anteversion

股骨上端骨骺分离　epiphysiolysis of proximal femur　[又称]股骨头骺分离△

股骨头恶性骨肿瘤　malignant tumor of femoral head

股骨头骨骺滑脱　femoral epiphysis　[又称]股骨头骺分离△

股骨头骨折　femoral head fracture

股骨头骺滑脱　slipped capital femoral epiphysis

股骨头骺早闭　premature physeal closure of femoral head

股骨头交界性骨肿瘤　overlapping bone neoplasm of femoral head

股骨头良性骨肿瘤　benign tumor of femoral head

股骨头囊变　cystic degeneration of femoral head

股骨头缺血坏死(创伤性)　osteonecrosis of femoral head(traumatic)

股骨头缺血坏死(激素性)　osteonecrosis of femoral head due to drugs

股骨头缺血坏死(酒精性)　osteonecrosis of femoral head(alcoholic)

股骨头缺血性坏死　osteonecrosis of femoral head, ischemic necrosis of head of femur　[又称]股骨头缺血坏死△

股骨头死骨形成　formation of dead bone of femoral head　[又称]股骨头缺血坏死△

股骨头塌陷　collapse of femoral head　[又称]股骨头缺血坏死△

股骨头无菌性坏死　Legg-Calvé-Perthes disease

股骨头幼年型骨软骨病　juvenile osteochondrosis of femoral head　[又称]特指骨软骨病△

股骨外翻　femoral valgus

股骨外髁剥脱性骨软骨炎　osteochondritis dissecans of condylus lateralis femoris

股骨外髁骨折　fracture of femoral condyle

股骨下端骨骺分离　epiphysiolysis of distal femur　[又称]股骨远端骺损伤△

股骨下端骨折　fracture of lower end of femur　[又称]股骨远端骨折△

股骨纤维结构不良　fibrous dysplasia of femur

股骨旋后　femoral supination　[又称]股骨扭转畸形△

股骨旋前　femoral pronation　[又称]股骨扭转畸形△

股骨应力骨折　stress fracture of thigh

股骨远端恶性骨肿瘤　malignant tumor of distal femur

股骨远端骨梗死　bone infarction of distal femur

股骨远端骨软骨折　osteochondral fracture of distal femur

股骨远端骺早闭　premature physeal closure of distal femur

股骨远端后脱位　posterior dislocation of distal femur

股骨远端交界性骨肿瘤　borderline tumor of distal femur

股骨远端良性骨肿瘤　benign tumor of distal femur

股骨纵向短小缺陷　longitudinal reduction defect of femur

股骨纵向发育不良　longitudinal femoral dysplasia

股静脉损伤　injury of femoral vein　[又称]髋和大腿水平的股静脉损伤△

股面综合征　femoral-facial syndrome

股浅动脉损伤　injury of superficial femoral artery　[又称]股动脉损伤△

股深动脉损伤　deep femoral artery injury, injury of deep femoral artery　[又称]股动脉损伤△

股神经牵拉试验　femoral nerve stretch test, FNST

股神经损伤　injury of femoral nerve, femoral nerve injury　[又称]髋和大腿水平的股神经损伤△

股四头肌陈旧性断裂　chronic rupture of quadriceps femoris

股四头肌挫伤　contusion of quadriceps femoris

股四头肌断裂　rupture of quadriceps femoris

股四头肌和肌腱扭伤　sprain of quadriceps femoris

股四头肌和肌腱损伤　injury of quadriceps femoris

股四头肌肌腱断裂　rupture of quadriceps femoris

股四头肌进行性纤维化　progressive fibrosis of quadriceps femoris

股四头肌内侧头囊肿　cyst of medial head of quadriceps femoris

股四头肌损伤　injury of quadriceps femoris　[又称]股四头肌和肌腱损伤△

股四头肌瘫痪步态　paralysis gait of quadriceps femoris

股外侧皮神经损伤　lateral femoral cutaneous nerve injury　[又称]髋和大腿水平的股神经损伤△

骨Ewing肉瘤　Ewing's tumor, primitive neuroectodermal tumor, PNET　[又称]原始神经外胚瘤△

骨斑点症　osteopoikilosis　[又称]脆弱性骨硬化△

骨病变　bone lesion

骨不连　nonunion of bone

骨不明病变　unknown lesion of bone

骨擦音　bonycrepitus

骨刺　spur

骨促结缔组织增生性纤维瘤　desmoplastic fibroma of bone

骨挫伤　bone bruise

骨岛　fracture bonespot

骨的孤立性浆细胞瘤　solitary plasmacytoma of bone

骨丢失　bone loss

骨恶性高磷酸尿性间叶瘤　malignant phosphaturic mesenchymal tumor of bone

骨恶性黑色瘤　malignant melanoma of bone
骨恶性淋巴瘤　primary non-hodgkin lymphoma of bone
骨恶性神经鞘瘤　malignant schwannoma of bone
骨恶性肿瘤(未分型)　malignant tumor of bone(unclassified)
骨放疗后肉瘤　radiation-induced sarcoma of bone
骨感染　infection of bone
骨干发育不良　diaphyseal dysplasia
骨干续连症　diaphyseal aclasis
骨干炎　diaphysitis　[又称]骨髓炎△
骨高磷酸尿性间叶瘤　phosphaturic mesenchymal tumor of bone　[又称]骨恶性高磷酸尿性间叶瘤△
骨梗死　bone infarction
骨关节炎　osteoarthritis
骨骺分离　epiphyseal separation
骨骺骨折　epiphyseal fracture
骨骺损伤　epiphysis injury
骨骺炎　epiphysitis
骨化性肌炎　myositis ossificans
骨化性纤维黏液样肿瘤　ossifying fibromyxoid tumor
骨坏死　subchondral cyst (intraosseous ganglia), osteonecrosis　[又称]骨梗死△
骨畸形性发育不良　diastrophic dysplasia
骨间掌侧神经受压综合征　interosseous proper palmar digital nerve compression syndrome
骨结核　tuberculosis of bone
骨筋膜室内压　internal pressure of the compartment
骨筋膜室综合征　compartment syndrome
骨巨细胞瘤　giant cell tumor of bone
骨蜡油样病　bone wax like disease　[又称]蜡油样骨病△
骨良性纤维组织细胞瘤/非骨化纤维瘤　benign fibrous histiocytoma of bone/non-ossifying fibroma
骨良性肿瘤(未分型)　benign tumor of bone
骨量减少　osteopenia
骨瘤　osteoma, stony tumor sticking to bone
骨梅毒　osseous syphilis, bone syphilis
骨膜软骨瘤　periosteal chondroma
骨膜型骨肉瘤　periosteal osteosarcoma
骨膜型软骨肉瘤　periosteal chondrosarcoma
骨母细胞瘤　osteoblastoma
骨囊虫病　cysticercosis of bone, bone cysticercosis
骨囊肿　bone cyst
骨内腱鞘囊肿　intraosseous ganglion
骨脓肿　bone abscess
骨旁型骨肉瘤　parosteal osteosarcoma
骨泡型棘球蚴病　echinococciasis multilocularis, bone alveolar echino-coccosis
骨佩吉特病　Paget's disease　[又称]Paget's 病△
骨盆侧方挤压骨折　pelvic lateral compression fracture　[又称]骨盆挤压伤△
骨盆陈旧性骨折　delayed fracture of pelvis
骨盆垂直剪切骨折　vertical shear fracture of pelvis　[又称]骨盆应力骨折△
骨盆恶性骨肿瘤　malignant tumor of pelvis
骨盆骨髓炎　osteomyelitis of pelvic region
骨盆骨折　pelvic fracture　[又称]骨盆多处骨折△
骨盆骨折不稳定型　unstable pelvic fracture　[又称]骨盆多处骨折△
骨盆骨折不愈合　nonunion of pelvic fracture
骨盆骨折侧方挤压型　lateral compression type pelvic fracture　[又称]骨盆挤压伤△
骨盆骨折垂直剪切型　vertical shear type of pelvic fracture　[又称]骨盆多处骨折△
骨盆骨折畸形愈合　malunion of pelvic fracture
骨盆骨折联合损伤型　pelvic fracture combined injury　[又称]骨盆多处骨折△

骨盆骨折前后挤压型　anterior posterior compression pelvic fracture　[又称]骨盆多处骨折△
骨盆骨折延迟愈合　delayed union of pelvic fracture
骨盆环骨折　pelvic ring fracture　[又称]骨盆多处骨折△
骨盆肌腱损伤　pelvic tendon injury　[又称]骨盆肌肉和肌腱损伤△
骨盆肌肉损伤　pelvic muscle injury　[又称]骨盆肌肉和肌腱损伤△
骨盆挤压伤　crushing injury of pelvis
骨盆交界性骨肿瘤　borderline tumor of pelvis
骨盆开放性损伤　open injury of pelvis　[又称]开放性骨盆骨折△
骨盆开放性损伤伴骨折　open pelvic injury with fracture　[又称]开放性骨盆骨折△
骨盆开放性损伤伴脱位　open injury of pelvis with dislocation　[又称]开放性骨盆骨折△
骨盆开书样骨折　open book fracture of pelvis　[又称]骨盆多处骨折△
骨盆离断伤　traumatic amputation of pelvis
骨盆联合体骨折　pelvicassociation fracture　[又称]骨盆多处骨折△
骨盆良性骨肿瘤　benign tumor of pelvis
骨盆脓肿　pelvic abscess　[又称]腹盆腔脓肿△
骨盆疲劳骨折　pelvic fatigue fracture　[又称]骨盆应力骨折△
骨盆切断　pelvic cutoff
骨盆软组织损伤　pelvic soft tissue injury　[又称]骨盆肌肉和肌腱损伤△
骨盆撕脱骨折　avulsion fracture of pelvis　[又称]骨盆多处骨折△
骨盆脱位　pelvic dislocation
骨盆血管损伤　pelvic vascular injury
骨盆幼年型骨软骨病　juvenile osteochondrosis of pelvis　[又称]特指骨软骨病△
骨皮质肥厚　cortical hypertrophy　[又称]发育不良性骨皮质肥厚△
骨皮质增生症　infantile cortical hyperostosis (Caffey's disease)
骨平滑肌瘤　leiomyoma of bone
骨平滑肌肉瘤　leiomyosarcoma of bone
骨桥　bone bridge
骨缺损　bone defect
骨缺血性坏死　ischemic necrosis of bone　[又称]骨坏死△
骨肉芽肿　granuloma of bone
骨软骨病　osteochondrosis　[又称]特指骨软骨病△
骨-软骨分离骨折　fracture of bone and cartilage
骨软骨瘤　osteochondroma
骨软骨瘤病　osteochondromatosis
骨软骨黏液瘤　osteochondral myxoma
骨软骨炎　osteochondritis
骨软化　osteomalacia　[又称]软骨软化△
骨神经鞘瘤　schwannoma of bone
骨水泥病　bone cement disease
骨髓炎　osteomyelitis
骨梭形细胞肉瘤　spindle cell sarcoma of bone
骨痛　osteodynia
骨透明细胞肉瘤　clear cell sarcoma of bone
骨外 Ewing 肉瘤　extraskeletal Ewing sarcoma
骨外骨肉瘤　extraskeletal osteosarcoma
骨外露　bone exposure
骨外黏液样软骨肉瘤　extraskeletal myxoid chondrosarcoma
骨未分化肉瘤　undifferentiated sarcoma of bone
骨细粒棘球蚴病　echinococciasis granulous, bone hydatid disease　[又称]骨细粒棘球蚴感染△
骨纤维结构不良　fibrous dysplasia　[又称]骨性纤维结构不良△
骨纤维肉瘤　fibrosarcoma of bone
骨腺泡状肉瘤　alveolar sarcoma of bone
骨性 Bankart 损伤　skeletal Bankart damage
骨性斜颈　osseous torticollis　[又称]斜颈△
骨延迟愈合　delayed healing of bone
骨样骨瘤　osteoid osteoma
骨隐球菌病　osseous cryptococcosis
骨硬化病　osteopetrosis, marble bone disease, Albers-Schonberg disease

[又称]硬化性骨化病△,大理石骨△

骨与关节结核　bone and joint tuberculosis, tuberculosis of bone and joint

骨愈合　bone union

骨圆细胞肉瘤　round cell sarcoma of bone

骨折　fracture　[又称]骨折病△

骨折不愈合　nonunion of bone　[又称]骨不连△

骨折的特点　fracture characteristics

骨折畸形愈合　malunion of fracture

骨折内固定术后疼痛　postoperative pain after internal fixation of fracture

骨折内固定物置入感染　internal fixity infection

骨折水疱　fracture blister

骨折延迟愈合　delayed union

骨脂肪瘤　lipoma of bone

骨脂肪肉瘤　liposarcoma of bone　[又称]骨质侵蚀△

骨质减少　osteopenia

骨质破坏　bone destruction　[又称]骨质侵蚀△

骨质疏松伴病理性骨折　osteoporosis with pathological fracture　[又称]药物性骨质疏松伴病理性骨折△

骨质疏松相关骨折　osteoporotic fracture

骨质疏松性椎体压缩性骨折　osteoporosis vertebralbody compression fracture, OVCF

骨质疏松症　osteoporosis

骨质增生硬化　bone hyperplasia and sclerosis

骨中间型肿瘤(未分型)　intermediate tumor of bone(unclassified)

骨肿物　bone mass

骨转移性肿瘤　metastases involving bone

骨赘　osteophyte

关节病理性脱位　pathological dislocation of joint　[又称]病理性髋脱位△

关节不稳定　joint instability

关节成角强直　angular ankylosis

关节风湿病　rheumarthrosis

关节复发性不全脱位　recurrent subluxation of joint　[又称]关节习惯性脱位△

关节复发性脱位　recurrent dislocation of joint

关节感染　joint infection

关节感染后遗症　previous joint infection

关节感染性滑膜炎　joint infective synovitis

关节固定术后假关节　false joint after fixation　[又称]融合或关节固定术后假关节△

关节寒性脓肿　tuberculous abscess of joint　[又称]关节结核脓肿△

关节活动性感染　active joint infection

关节积液　joint effusion

关节畸形　joint deformity

关节疾患　joint disease

关节假体引起的感染　infection caused by joint prosthesis　[又称]人工关节置换术后假体周围感染△

关节间隙狭窄　joint space stenosis

关节腱鞘囊肿　joint ganglion　[又称]腱鞘囊肿△

关节僵硬　joint stiffness

关节交锁　locked joint

关节结核　joint tuberculosis

关节痉挛　joint spasm

关节挛缩　arthrogryposis

关节面骨折　articular surface fracture

关节囊炎　articular capsulitis

关节内多块压缩性骨折　multiple compression fracture in the joint

关节内骨折　intra articular fracture

关节盘炎　discitis

关节旁黏液瘤　juxta-articular myxoma

关节强硬　joint stiffness

关节强直　arthroklesis

关节强直性脊椎骨肥厚　ankylosing spinal hyperostosis　[又称]强

直性脊椎骨肥大(症)△

关节渗出　joint effusion

关节松弛　arthrochalasis　[又称]关节松弛症△

关节痛　joint pain, arthralgia

关节突滑膜囊肿　facet synovial cyst　[又称]滑膜囊肿△

关节脱位　dislocation of joint

关节外骨折　extra articular fracture

关节紊乱　joint disorder　[又称]关节习惯性脱位△

关节习惯性不全脱位　habitual incomplete dislocation of joint

关节炎　arthritis

关节游离体　loose body of joints

关节盂唇的撕脱骨折　avulsion fracture of the glenoid lip　[又称]盂唇损伤△

关节盂缘骨折　glenoid rim fracture　[又称]盂唇损伤△

关节粘连　joint adhesion　[又称]关节僵硬△

关节肿瘤　neoplasm of joint

关节肿物　joint masses

关节肿胀　joint swelling

关节周围骨化　periarticular ossification

关节周围炎　periarthritis

关节自发性脱位　spontaneous dislocation of joint　[又称]关节习惯性脱位△

贯穿骨折　penetrating fracture

腘动脉搏动　popliteal arterial pulse

腘动脉损伤　injury of popliteal artery

腘腓韧带损伤　popliteofibular ligament injury

腘滑囊炎　bursal synovitis of popliteal fossa

腘肌腱损伤　popliteus tendon injury

腘间隙滑膜囊肿　synovial cyst of popliteal fossa　[又称]贝克囊肿△

腘静脉损伤　injury of popliteal vein

腘囊肿破裂　popliteal cyst rupture　[又称]贝克囊肿△

腘绳肌紧张　Tight hamstrings

腘窝开放性损伤　popliteal open injury

腘窝囊肿　popliteal cyst

过度活动综合征　hypermobility syndrome

过度牵引　over traction

过度使用膝　overused knee joint

过敏性脉管炎　allergic vasculitis

过伸损伤　hyperextension injury

哈勒曼-斯特雷夫综合征　Hallermann-Streiff syndrome　[又称]Hallermann-Streiff综合征△、眼-下颌-面综合征△

海绵状血管瘤　cavernous hemangioma, cavernous angioma

海洋生物性指头炎　marine biological felon　[又称]化脓性指头炎△

含铁血黄素性纤维脂肪瘤　haemosiderotic fibrolipomatous tumor

寒性脓疡　cold abscess

汉森病　Hansen's disease(leprosy)　[又称]麻风△

汗腺瘤　spiroma

汗腺腺癌　sweat gland adenocarcinoma

赫伯登结节伴关节病　Heberden nodules with joint disease　[又称]赫伯登结节△

黑色素型神经鞘瘤　melanotic schwannoma　[又称]黑色素神经鞘瘤△

黑痣　black mole　[又称]斑痣△

恒定滑囊　constant bursae

横断伴后壁骨折　transverse and posterior wall fractrue　[又称]陈旧性髋臼骨折△

横断骨折　transverse fracture　[又称]横形骨折△

横膈恶性肿瘤　malignant tumor of diaphragm　[又称]膈恶性肿瘤△

横韧带断裂　transverse ligament rupture

横突骨折　transverse process fracture

横纹肌溶解　rhabdomyolysis　[又称]横纹肌溶解综合征△

横纹肌肉瘤　rhabdomyosarcoma

横形骨折　transverse fracture　[又称]横断骨折△

红斑性肢痛症　erythromelalgia　[又称]红斑性肢痛病△

喉上神经损伤　superior laryngeal nerve injury
骺板损伤　epiphyseal plate injury
骺早闭　growth arrest
后壁骨折　posterior wall fracture　［又称］陈旧性髋臼骨折△
后腹膜血肿　retroperitoneal hematoma　［又称］腹膜后血肿△
后脊髓损伤　posterior spinal injury
后脊髓综合征　posterior cord syndrome
后内复合体损伤　posteromedial complex injury
后十字韧带松弛　laxity of posterior cruciate ligament
后天性扁平足　acquired pes planus
后天性锤状趾　acquired hammer toe　［又称］锤状趾△
后天性短跟腱　acquired short achilles tendon
后天性肱骨变形　acquired deformation of humerus
后天性股骨变形　acquired deformation of femur
后天性骨盆变形　acquired deformation of pelvis
后天性踝变形　acquired deformation of ankle
后天性踝内翻　acquired ankle inversion　［又称］踝内翻△
后天性畸形手　acquired hand deformity
后天性畸形足　acquired deformed foot
后天性脊柱变形　acquired spinal deformation
后天性脊柱侧凸　acquired scoliosis　［又称］成人特发性脊柱侧弯△
后天性脊柱后凸　acquired kyphosis　［又称］成人特发性脊柱侧弯△,
　获得性脊柱后凸△
后天性脊柱前凸　acquired lordosis　［又称］成人特发性脊柱侧弯△,
　获得性脊柱前凸△
后天性脊椎滑脱　acquired spondylolisthesis　［又称］脊柱滑脱△,获
　得性脊椎前移△
后天性胫骨变形　acquired deformation of tibia　［又称］胫骨骨折畸
　形愈合△
后天性髋关节变形　acquired deformation of hip
后天性髋关节屈曲挛缩　acquired flexion contracture of hip joint　［又
　称］骨盆发育不良伴随下肢关节挛缩△
后天性髋内翻　acquired coxa vara　［又称］髋内翻△
后天性髋外翻　acquired coxa valgus　［又称］髋外翻△
后天性马蹄内翻足　acquired talipes equinovarus　［又称］马蹄内翻足△
后天性马蹄外翻足　acquired talipes equinovalgus　［又称］外翻足△
后天性踇内翻　acquired hallux varus　［又称］踇内翻△
后天性踇外翻　acquired hallux valgus　［又称］踇外翻△
后天性四肢长度不等　acquired limb length discrepancy
后天性腕关节畸形　acquired wrist deformity　［又称］腕关节僵硬△
后天性膝关节变形　acquired deformation of knee
后天性膝内翻　acquired genu varum
后天性膝外翻　acquired genu valgum
后天性下肢变形　acquired deformation of lower limb
后天性腰椎滑脱　acquired lumbar spondylolisthesis　［又称］腰椎滑
　脱症△
后天性爪形手　acquired claw hand　［又称］爪形趾畸形△,爪状趾△,
　虾爪状手△
后天性爪形趾　acquired claw toe　［又称］爪趾畸形△
后天性爪形足　acquired gampsodactylia　［又称］尺骨发育不良 - 足
　部虾爪样畸形△
后天性指畸形　acquired finger deformity
后天性趾畸形　acquired deformation of digit
后天性肘内翻　acquired cubitus varus　［又称］肘内翻△
后天性肘外翻　acquired cubitus valgus
后天性足变形　acquired deformation of foot
后天性足内翻　acquired strephenopodia　［又称］外翻足△,外翻足畸
　形△,足外翻△
后天性足外翻　acquired strephexopodia　［又称］后足外翻△
后外侧椎间盘突出症　posterolateral prolapse　［又称］腰骶椎间盘突
　出症△
后外交合体损伤　posterolateral complex injury
后柱伴后壁骨折　posterior column and posterior wall fracture　［又
　称］陈旧性髋臼骨折△

后柱骨折　posterior column fracture　［又称］陈旧性髋臼骨折△
后纵韧带骨化　ossification of cervical posterior longitudinal ligament
　［又称］颈椎后纵韧带骨化△
后纵韧带撕裂　posterior ligament tears　［又称］胸椎后方韧带复合
　体损伤△
后足底痛　posterior plantar pain　［又称］跟痛症△
蝴蝶形骨折　butterfly fracture　［又称］蝶形骨折△
滑车内缘经软骨骨折　inner edge of trochlear cartilage fracture　［又
　称］肱骨远端骨软骨骨折△
滑车外缘经软骨骨折　outer edge of trochlear cartilage fracture　［又
　称］肱骨远端骨软骨骨折△
滑膜肥大　synovial hypertrophy　［又称］滑膜增生△
滑膜囊肿　synovial cyst
滑膜囊肿破裂　rupture of synovial cyst　［又称］滑膜囊肿△
滑膜破裂　rupture of synovium
滑膜肉瘤　synovial sarcoma
滑膜软骨瘤病　synovial chondromatosis
滑膜血管瘤　synovial haemangioma　［又称］盂肱关节滑膜破裂△
滑膜炎　synovitis
滑膜炎－痤疮－脓疱疹－骨肥厚－骨炎综合征　synovitis-acne-
　pustulosis-hyperostosis-osteomyelitis syndrome
滑膜增生　synovial hyperplasia
滑膜脂肪疝　synovial fat hernia　［又称］滑膜疝△
滑囊炎　bursitis
化脓性骨髓炎　suppurative osteomyelitis　［又称］骨髓炎△
化脓性滑囊炎　suppurative bursitis　［又称］滑囊炎△
化脓性脊柱炎　pyogenic rachitis　［又称］化脓性脊椎炎△
化脓性腱鞘炎　suppurative tenosynovitis
化脓性纽扣状畸形　suppurative boutonniere deformity
化脓性屈指肌腱腱鞘炎　pyogenic flexor tenosynovitis　［又称］拇长
　屈肌腱腱鞘炎△
化脓性趾头炎　panaris
化学髓核溶解后狭窄症　postchemonucleolysis-stenosis
踝部及足部交界性骨肿瘤　borderline tumor of ankle and foot
踝部及足部良性骨肿瘤　benign tumor of ankle and foot
踝部切断　cut off ankle.
踝部损伤　ankle injury
踝陈旧性骨折　chronic fracture of ankle
踝的肌腱端病　enthesopathy of ankle　［又称］踝肌腱末端病△
踝多处开放性损伤　multiple open injuries of ankle
踝多处损伤　multiple injuries of ankle
踝反射　ankle reflex
踝分离　ankle separation
踝骨骨折　ankle fracture　［又称］踝关节骨折△
踝骨关节病　ankle arthropathy　［又称］踝关节骨关节炎△
踝骨折不愈合　nonunion of ankle fracture
踝骨折延迟愈合　delayed union of ankle fracture
踝关节半脱位　subluxation of ankle joint　［又称］踝关节脱位△
踝关节不稳定　ankle instability
踝关节创伤性关节炎　traumatic arthritis of ankle joint
踝关节骨关节炎　osteoarthritis of ankle
踝关节骨软骨损伤　articular cartilage injury of ankle
踝关节骨髓炎　osteomyelitis of ankle　［又称］踝骨髓炎△
踝关节骨折　ankle fracture
踝关节骨折畸形愈合　ankle fracture malunion　［又称］踝部骨折畸
　形愈合△
踝关节后方撞击综合征　posterior ankle impingement syndrome　［又
　称］踝关节撞击综合征△
踝关节滑膜炎　synovitis of ankle
踝关节化脓性关节炎　pyogenic arthritis of ankle joint
踝关节积血　hemarthrosis of ankle joint
踝关节结核性关节炎　tuberculous arthritis of ankle
踝关节结核性滑膜炎　tuberculous synovitis of ankle
踝关节距后三角骨损伤　injury of os trigonum of ankle joint

踝关节莱姆病性关节炎　arthritis of ankle due to lyme disease

踝关节瘘　ankle joint fistula

踝关节梅毒性关节炎　syphilitic arthritis of ankle

踝关节囊肿　cyst of ankle joint

踝关节内游离体　loose body in ankle　［又称］关节内游离体△

踝关节扭伤　sprain of ankle,sprain of ankle joint

踝关节前方撞击综合征　anterior ankle impingement syndrome　［又称］踝关节撞击综合征△

踝关节强硬　stiffness of ankle　［又称］踝关节僵硬△

踝关节强直步态　rigid gait of ankle joint

踝关节软组织损伤　soft tissue injury of ankle

踝关节色素沉着绒毛结节性滑膜炎　pigmented villonodular synovitis of ankle　［又称］色素沉着绒毛结节性滑膜炎△

踝关节损伤　injury of ankle

踝关节痛　pain in ankle

踝关节痛风性关节炎　gouty arthritis of ankle

踝关节脱位　dislocation of ankle joint

踝关节外侧副韧带损伤（距腓前韧带/跟腓韧带/距腓后韧带）　lateral collateral ligament injury of ankle

踝关节夏科氏关节炎　Charcot's arthropathy of ankle

踝关节血友病性关节炎　hemophilic arthropathy of ankle

踝关节真菌性关节炎　mycotic arthritis of ankle

踝关节置入物　ankle implant

踝关节撞击综合征　ankle impingement syndrome

踝管综合征　tarsal tunnel syndrome　［又称］跗管综合征△

踝和足多处肌肉和肌腱损伤　multiple injuries of muscles and tendons of ankle and foot

踝和足多处开放性损伤　multiple open injuries of ankle and foot

踝和足多处神经损伤　multiple nerve injuries of ankle and foot　［又称］踝和足水平的多神经损伤△

踝和足多处血管损伤　multiple vascular injuries of ankle and foot　［又称］踝和足水平的多血管损伤△

踝和足腓深神经损伤　deep peroneal nerve injury of foot and ankle　［又称］踝和足水平的腓深神经损伤△

踝和足肌肉和肌腱扭伤　muscle and tendon sprain of ankle and foot

踝和足肌肉和肌腱损伤　muscle and tendon injury of ankle and foot

踝和足挤压伤　crush injury of ankle and foot　［又称］踝挤压伤△

踝和足开放性损伤伴骨折　open injury of ankle and foot with fracture

踝和足开放性损伤伴脱位　open injury of ankle and foot with dislocation

踝和足内在肌和肌腱损伤　intrinsic muscle and tendon injury of ankle and foot

踝和足浅表损伤　superficial injury of ankle and foot

踝和足韧带断裂　ankle and foot ligament rupture　［又称］踝和足韧带破裂△

踝和足神经损伤　nerve injury of ankle and foot　［又称］踝和足水平的多神经损伤△

踝和足水平的皮感觉神经损伤　injury of cutaneous sensory nerve at ankle and foot level

踝和足血管损伤　ankle and foot vascular injury　［又称］踝和足水平血管的损伤△

踝和足趾长屈肌和肌腱损伤　flexor digitorum longus tendon injury　［又称］趾长屈肌腱损伤△

踝和足趾长伸肌和肌腱损伤　extensor digitorum longus tendon injury　［又称］趾长伸肌腱损伤△

踝滑囊炎　bursitis of ankle

踝肌痛　myalgia of ankle

踝挤压伤　crush injury of ankle

踝胫骨软骨损伤　injury of articular cartilage of distal tibia　［又称］踝关节骨软骨损伤△

踝距腓前韧带断裂　rupture of anterior tibiofibula ligament　［又称］距腓前韧带损伤△

踝距骨剥脱性骨软骨炎　osteochondritis dissecans of talus　［又称］踝关节骨软骨损伤△,距骨剥脱性骨软骨炎△

踝距骨软骨损伤　injury of articular cartilage of talus　［又称］踝关节骨软骨损伤△

踝开放性损伤　open injury of ankle

踝开放性损伤伴骨折　open injury of ankle with fracture

踝开放性损伤伴脱位　open injury of ankle with dislocation

踝内侧副韧带扭伤　injury of medial collateral ligament of ankle　［又称］踝内侧副韧带损伤△

踝屈肌腱自发性撕裂　spontaneous tear of flexor tendon of ankle

踝韧带断裂　rupture of ankle ligament　［又称］足踝韧带损伤△

踝三角韧带扭伤　sprain of deltoid ligament of ankle　［又称］踝关节三角韧带损伤△

踝三角韧带损伤　injury of deltoid ligament of ankle　［又称］踝关节三角韧带损伤△

踝外翻　ankle valgus

踝应力骨折　stress fracture of ankle

踝阵挛　ankle clonus

踝足部溃疡　foot and ankle ulcer　［又称］足部溃疡△

坏疽性肉芽肿　gangrenous granuloma　［又称］肉芽肿△

坏死性呼吸道肉芽肿病　necrotizing granulomatous disease of respiratory tract

坏死性肌炎　necrotizing myositis　［又称］坏死性肌病△

坏死性筋膜炎　necrotizing fasciitis

坏死性脉管炎　necrotizing vasculitis

坏死性血管炎　necrotizing angitis,necrotizing vasculitis

环形钢丝断裂　annular steel wire break

环枕脱位　atlantooccipital dislocation　［又称］寰枕关节脱位△

寰枢关节先天性脱位　congenital atlantoaxial dislocation　［又称］先天性寰枢脱位△

寰枢椎半脱位　atlantoaxial subluxation,AAS　［又称］寰枢椎脱位△

寰枢(椎)不全半脱位　atlantoaxial subluxation　［又称］寰枢椎脱位△

寰枢椎骨折　atlantoaxial fracture

寰枢(椎)关节旋转脱位　atlantoaxial rotary dislocation　［又称］寰枢椎脱位△

寰枢椎脱臼　atlantoaxial dislocation　［又称］寰枢椎脱位△,寰枢关节脱位△

寰枢椎脱位　atlantoaxial dislocation　［又称］寰枢关节脱位△

寰枢椎旋转半脱位　atlantoaxial rotary subluxation　［又称］寰枢关节旋转半脱位△

寰枢椎自发性半脱位　atlantoaxial spontaneous subluxation　［又称］寰枢椎脱位△

寰枕关节不稳定　atlantooccipital joint instability

寰枕关节脱位　atlantooccipital dislocation

寰枕关节先天性脱位　congenital atlantooccipital dislocation

寰椎发育不良　atlas hypoplasia

寰椎骨折　atlas fracture

寰椎关节骨性关节炎　osteoarthritis of atlantoaxial joint　［又称］寰枢椎不稳定△

寰椎横韧带损伤　atlas transverse ligament injury　［又称］寰枢椎旋转不稳定△

寰椎后弓缺如　congenital absence of posterior atlantal arch

寰椎破裂性骨折　jeffson fracture　［又称］寰椎骨折△

寰椎枕骨化　occipitalization　［又称］寰枕骨生结合△

黄韧带肥厚　hypertrophy of ligament flava

黄韧带骨化　ossification of ligament flava,OLF

挥鞭伤　whiplash injury　［又称］颈椎过伸性损伤△

会阴开放性损伤　open injury of the perineum

会阴损伤　perineal injury

喙肱韧带扭伤　sprain of coracohumeral ligament　［又称］喙锁韧带损伤△

喙锁间骨化　ossification of coracoclavicular joint

喙突骨折　coracoid fracture

喙突下滑囊炎　bursitis of subcoracoid

喙突下脱位　subcoracoid dislocation

喙突撞击综合征　subcoracoid impingement syndrome　［又称］肩撞

击综合征△

混合瘤　mixed tumor

混合型颈椎病　mixed cervical spondylosis

混合性结缔组织病　mixed connective tissue disease

混合性血管内皮细胞瘤　composite haemangioendothelioma

混合性脂肪肉瘤　mixed-type liposarcoma

混合痣　compound nevus

混杂性神经鞘肿瘤　hybrid nerve sheath tumor

活动受限　limitation of activity

活塞型松动　piston type loose

获得性脊柱后凸　acquired kyphosis　［又称］后天性脊柱后凸△

获得性脊柱前凸　acquired lordosis　［又称］后天性脊柱前凸△

获得性脊柱弯曲　acquired curvature of spine

获得性脊椎滑脱　acquired spondylolisthesis　［又称］脊柱滑脱△，后天性脊椎滑脱△

获得性痛觉缺失　acquired analgesia

获得性姿势性脊柱后凸　acquired postural kyphosis　［又称］姿势性脊柱后凸△

获得性姿势性脊柱前凸　acquired postural lordosis　［又称］姿势性脊柱前凸△

霍夫曼征　Hoffman sign

肌电图异常　abnormalities in EMG

肌发育不全　amyoplasia　［又称］肌肉发育不良△

肌间隙综合征　muscle gap syndrome

肌腱端病　enthesopathy

肌腱钙化　calcification of tendon

肌腱滑脱　slipped tendon

肌腱结核　tuberculosis of tendon

肌腱挛缩　tendon contracture

肌腱嵌压　tendon entrapment

肌腱损伤　tendon injury

肌腱炎　tendinitis

肌结核　muscular tuberculosis

肌筋膜炎　myofascitis

肌磷酸化酶缺乏综合征　myophosphatase deficiency syndrome

肌内黏液瘤　intramuscular myxoma

肌内血管瘤　intramuscular angioma

肌强直性肌营养不良　myotonic dystrophy

肌瘢痕　muscle scar

肌肉分离　muscle separation

肌肉结核　muscular tuberculosis　［又称］肌结核△

肌肉劳损　muscle strain

肌肉挛缩　muscle contracture

肌肉麻痹性钙化　muscle paralytic calcification　［又称］肌腱钙化△

肌肉麻痹性骨化　muscle paralytic ossification　［又称］骨化性肌炎△

肌肉囊虫病　muscular cysticercosis　［又称］肌肉囊尾蚴病△

肌肉脓肿　muscle abscess

肌肉缺血性梗死　muscular ischemic infarction

肌肉肉芽肿　muscle granuloma　［又称］肉芽肿△

肌肉损伤　muscular injury

肌肉萎缩　muscular atrophy

肌肉血肿机化　organization of muscle hematoma

肌肉脂肪浸润　muscle fatty infiltration

肌疝　myocele

肌上皮癌　myoepithelial carcinoma

肌上皮瘤　myoepthelioma

肌痛　myosalgia

肌萎缩　amyotrophy

肌萎缩型脊髓侧索硬化症　amyotrophic lateral sclerosis　［又称］肌萎缩侧索硬化△

肌萎缩性颈椎病　Keegan type of cervical spondylosis

肌无力　adynamia

肌纤维变性　muscle fiber degeneration

肌纤维瘤　myofibroma

肌纤维瘤病　myofibromatosis

肌性斜颈　myogenic torticollis

肌性周细胞瘤　myopericytoma　［又称］肌周细胞瘤△

肌炎　myositis

肌营养不良　muscular dystrophy

肌运动迟缓　amyotonia

肌运动失调　amyotaxia

肌震颤　amyostasia

肌钟摆试验　muscle pendulum test

鸡眼　helosis

基底细胞癌　basal cell carcinoma

畸胎瘤　teratoma

畸胎型脱位　teratologic dislocation of the hip　［又称］畸胎型髋脱位△

畸形　malformation

畸形性骨炎　Paget's disease

畸形愈合　malunion

畸形侏儒综合征　metatropic dwarfism

极外侧型椎间盘突出　far lateral type lumbar disc herniation　［又称］极外侧腰椎间盘突出症△

急性不完全性弛缓性瘫痪　acute incomplete flaccid paralysis

急性不完全性痉挛性瘫痪　acute incomplete spastic paralysis

急性弛缓性麻痹　acute flaccid palsy

急性弛缓性瘫痪　acute delay palsy

急性风湿热　acute rheumatic fever

急性风湿性关节炎　acute rheumatic arthritis

急性骨髓炎　acute osteomyelitis

急性挥鞭伤　acute whiplash injury

急性脊髓前部损伤　acute anterior spinal cord injury　［又称］ACASC△

急性脊髓损伤　acute spinal cord injury

急性脊柱关节炎　acute spinal arthritis

急性脊柱椎管狭窄　acute spinal stenosis

急性假痛风　acute pseudogout

急性颈部扭伤　acute cervical spine sprain　［又称］颈部扭伤△

急性颈肌僵硬　acute muscle stiffness of neck

急性颈痛　acute neckache

急性痉挛性瘫痪　acute spastic paralysis

急性前角脊髓灰质炎　acute anterior poliomyelitis

急性撕脱性骨折　acute avulsion fracture

急性痛风性关节炎　acute gouty arthritis

急性完全性弛缓性瘫痪　acute complete flaccid paralysis

急性膝关节软骨撕裂　acute lesion of knee joint cartilage

急性腰痛　acute back pain

急性腰痛症　acute low back pain attack　［又称］急性下腰痛△

急性椎间盘脱出　acute disc prolapse

棘间韧带发育不良　dysplasia of interspinal ligament

棘间韧带损伤　interspinous ligament injury

棘间韧带炎　interspinous syndesmitis

棘上韧带损伤　supraspinous ligament injury

棘上韧带炎　supraspinal syndesmitis

棘突骨折　spinal process fracture

棘突压痛　spine tenderness

挤压性跖痛　compression metatarsalgia

挤压综合征　crush syndrome

脊管闭合不全　spinal dysraphism

脊膜瘤　meningioma

脊神经根受压　compression of spinal nerve root

脊髓半切损伤综合征　Brown-Sequard syndrome　［又称］不完全性脊髓损伤△，布朗 - 塞卡尔综合征△

脊髓病　myelopathy

脊髓挫伤　contusion of spinal cord　［又称］脊髓损伤△

脊髓挫伤与出血　spinal cord contusion and hemorrhage

脊髓动脉血栓形成　spinal artery thrombosis

脊髓断裂　transection of spinal cord

脊髓发育不良　atelomyelia

脊髓后动脉综合征　posterior spinal artery syndrome
脊髓灰质炎后脊柱侧凸　postpoliomyelitis scoliosis　［又称］脊柱侧弯△
脊髓灰质炎后遗症　postpoliomyelitis syndrome
脊髓灰质炎后遗症挛缩　postpoliomyelitis contracture
脊髓火器伤　firearm injury of spinal cord
脊髓畸形　split cord malformation, congenital spinal cord deformity
脊髓脊膜膨出　myelomeningocele
脊髓空洞症　syringomyelia
脊髓痨性关节炎　tabetic arthropathy
脊髓裂　myeloschisis
脊髓前动脉综合征　anterior spinal artery syndrome
脊髓前角灰质炎　anterior poliomyelitis
脊髓缺血再灌注损伤　spinal cord ischemia reperfusion injury
脊髓锐器伤　stab injury of spinal cord
脊髓受压　spinal cord compression
脊髓栓系综合征　tethered cord syndrome
脊髓损伤　spinal cord injury
脊髓萎缩　amyelotrophy
脊髓型颈椎病　cervical spondylotic myelopathy
脊髓休克　spinal shock
脊髓压迫症　compressive myelopathy
脊髓震荡　concussion of spinal cord
脊髓中央损伤综合征　central spinal cord syndrome　［又称］中央脊髓综合征△
脊髓纵裂畸形　congenital diastematomyelia　［又称］先天性脊髓纵裂△
脊索裂隙综合征　split notochord syndrome
脊索瘤　chordoma
脊柱　columna vertebralis
脊柱闭合性骨折　closed fracture of vertebral column
脊柱闭合性脱位　closed dislocation of spine
脊柱不稳定　spinal instability
脊柱布氏杆菌感染　spinal brucellosis
脊柱侧凸　scoliosis　［又称］脊柱后侧凸型△, Ehlers-Danlos 综合征△, 脊柱侧弯△
脊柱侧弯伴 Chiari 畸形　scoliosis associated with Chiari deformity
脊柱侧弯伴马凡综合征　scoliosis associated with Marfan's syndrome
脊柱陈旧性骨折　old spinal fracture
脊柱陈旧性结核　old tuberculosis of spine
脊柱穿刺后头痛　postspinal headache
脊柱多发性骨折　multiple fractures of spine
脊柱多节段恶性骨肿瘤　multi segments malignant tumor of spine
脊柱恶性肿瘤　malignancy tumor of spine
脊柱发育不全　atelor achidia
脊柱粉碎性骨折　burst spinal fracture
脊柱粉碎性骨折伴截瘫　burst spinal fracture with paraplegia
脊柱感染　spinal infection
脊柱骨关节病　joint disease of spine
脊柱骨骺发育不良　epiphyseal agenesis of spine
脊柱骨脓肿　tuberculous abscess of spine　［又称］脊柱结核性脓肿△
脊柱骨折　spinal fracture
脊柱骨折脱位　fracture-dislocation of spine
脊柱后侧凸　kyphoscoliosis　［又称］脊柱后侧凸型△, Ehlers-Danlos 综合征△, 脊柱后凸侧弯△
脊柱后侧凸性骨盆　kyphoscoliorachitic pelvis　［又称］脊柱后侧凸型△, Ehlers-Danlos 综合征△
脊柱后侧凸性心脏病　kyphoscoliotic heart disease
脊柱后凸　ithyokyphosis, kyphosis
脊柱后凸成角　kyphotic angulation　［又称］脊柱后凸△
脊柱后凸畸形　kyphosis　［又称］脊柱后凸△, 腰背倭俯△
脊柱后凸 - 前凸　kyphosis-lordosis
脊柱后凸性骨盆　kyphotic pelvis　［又称］驼背性骨盆△
脊柱后弯　kyphosis　［又称］驼背△　［曾称］脊柱后凸*
脊柱化脓性感染　pyogenic spinal infection
脊柱活动度　spinal mobility

脊柱肌腱端病　spinal enthesopathy
脊柱畸形　spinal deformity
脊柱继发恶性肿瘤　secondary malignancy of spine
脊柱结核　spinal tuberculosis
脊柱结核感染　spinal tuberculosis infection
脊柱结核术后窦道　postoperative tuberculous sinus of spine
脊柱结核性窦道　spinal tuberculous sinus
脊柱结核性截瘫　Pott paraplegia　［又称］波特截瘫△
脊柱结核性脓肿　tuberculous abscess of spine　［又称］脊柱骨脓肿△, 结核性脊柱骨脓肿△
脊柱开放性骨折　open fracture of vertebral column　［又称］脊柱开放骨折△
脊柱类风湿性脊椎炎　spinal rheumatoid spondylitis　［又称］类风湿性关节炎△
脊柱裂　spinal rachischisis
脊柱梅毒感染　spinal syphilis
脊柱囊虫病感染　spinal cysticercosis infection
脊柱内固定物排斥　spinal internal fixation rejection
脊柱内固定物失效　spinal internal fixation failure
脊柱内植物术后感染　spinal internal implant infection
脊柱脓肿　spinal abscess
脊柱旁脊膜膨出　lateral spinal meningocele　［又称］脊膜脊髓膨出△
脊柱前凸　lordosis　［又称］脊柱前弯畸形△
脊柱前凸性蛋白尿　lordotic albuminuria
脊柱前凸性骨盆　lordotic pelvis
脊柱前弯畸形　anterior deformity　［又称］脊柱前凸△
脊柱强直　ankylosis of spine
脊柱软组织损伤　soft tissue injury of spine
脊柱伤寒感染　spinal typhoid fever
脊柱手术后脊椎滑脱　postsurgical spondylolisthesis　［又称］脊柱滑脱△
脊柱完全强直　complete ankylosis of spine　［又称］强直性脊柱炎△
脊柱胸廓发育不全症　Jarcho-Levin syndrome　［又称］亚 - 莱综合征△, Jarcho-Levin 综合征△
脊柱胸腰段　thoracolumbar spine
脊柱压缩性骨折　compression fracture of spine
脊柱压缩性骨折伴截瘫　compression fracture with paraplegia
脊柱隐裂　occult cleft spine　［又称］隐性脊柱裂△
脊柱幼年型骨软骨病　juvenile osteochondrosis of spine　［又称］家族性脊椎骨骺骨软骨病△
脊柱真菌感染　spinal fungal infection
脊柱肿瘤　spinal tumor
脊椎 Paget 病　Paget's disease of spine　［又称］畸形性骨炎△
脊椎关节突脱位　jumped process complex
脊椎骺板发育不良　spondyloepiphyseal dysplasia　［又称］家族性脊椎骨骺骨软骨病△
脊椎滑脱　spondylolisthesis
脊椎滑脱Ⅰ度　grade Ⅰ lumbar spondylolisthesis
脊椎滑脱Ⅱ度　grade Ⅱ lumbar spondylolisthesis
脊椎滑脱Ⅲ度　grade Ⅲ lumbar spondylolisthesis
脊椎滑脱Ⅳ度　grade Ⅳ lumbar spondylolisthesis
脊椎化脓性骨髓炎　pyogenic osteomyelitis of vertebra
脊椎棘突吻合　kissing spine
脊椎交界性肿瘤　spinal borderline tumor
脊椎结核并椎旁脓肿　tuberculosis of spine and paravertebral abscess
脊椎叩击痛　percussion pain of spine
脊椎良性肿瘤　spinal benign tumor
脊椎疲劳性骨折　fatigue fracture of spine
脊椎前下滑脱　anteriorinferior spondylolisthesis
脊椎前移　spondylolisthesis　［又称］脊柱滑脱△
脊椎退行性病变　spinal degeneration
脊椎萎陷　collapse of spine
脊椎楔入　spinal wedge
脊椎炎　spondylitis　［又称］炎性脊椎病△
脊椎应力性骨折　stress fracture of spine　［又称］脊柱压缩性骨折△

脊椎震荡　commotio spinalis　［又称］脊髓损伤△

继发性单侧第一腕掌关节病　secondary unilateral first carpometacarpal joint disease　［又称］第一腕掌关节关节炎△

继发性单侧髋关节病　secondary unilateral coxarthrosis　［又称］髋关节骨关节炎(继发性)△

继发性单侧膝关节病　secondary unilateral gonarthrosis

继发性干燥综合征　secondary Sjogren's syndrome

继发性骨关节炎　secondary arthrosis　［又称］继发性关节病△

继发性骨坏死　secondary bone necrosis

继发性骨肉瘤　secondary osteosarcoma

继发性骨质疏松　secondary osteoporosis

继发性关节病　secondary arthrosis

继发性全身性淀粉样变性　secondary amyloidosis of whole body　［又称］系统性淀粉样变△

继发性软骨肉瘤　secondary chondrosarcoma

继发性双侧第一腕掌关节病　secondary bilateral first carpometacarpal joint disease　［又称］双侧第一腕掌关节创伤后关节炎△

继发性双侧髋关节病　secondary bilateral hip joint disease　［又称］髋关节骨关节炎(继发性)△

继发性双侧膝关节病　secondary bilateral gonarthrosis

继发性退变性脊柱侧凸　secondary degenerative scoliosis　［又称］退行性脊柱侧弯△

寄生虫感染　parasitic infection

家族性韧带松弛　familial ligament relaxation

家族性软骨钙沉着　familial chondrocalcinosis

家族性软骨钙质沉积病　familial chondrocalcinosis　［又称］家族性软骨钙质沉着症△

家族性自主神经功能失调　familial dysautonomia　［又称］家族性植物神经功能失调△, 赖利 - 戴综合征△　［曾称］赖利 - 戴综合征*

家族遗传性淀粉样变性　familial hereditary amyloidosis　［又称］非神经病性家族遗传性淀粉样变性△

甲髌综合征　nail-patella syndrome　［又称］指(趾)甲 - 髌骨综合征△, 骨指甲发育不全△, 遗传性骨甲指甲发育异常△

甲剥离　onycholysis

甲床炎　onychia

甲沟炎　paronychia

甲缺症　anonychia

甲下脓肿　subungual abscess

甲下外生骨疣　subungual exostosis

甲周炎　perionychia

甲状旁腺功能亢进症　hyperparathyroidism　［又称］甲旁亢△, 甲状旁腺功能亢进△

甲状软骨扭伤　sprain of thyroid cartilage

甲状软骨脱位　dislocation of thyroid cartilage

甲状腺减退症　hypothyroidism

假 - 骨关节炎　pseudo osteoarthritis

假关节　pseudarthrosis

假肌源性血管内皮细胞瘤　pseudomyogenic haemangioendothelioma　［又称］上皮样肉瘤样血管内皮细胞瘤△

假 - 类风湿性关节炎　pseudo rheumatoid arthritis

假神经性关节病　pseudo neurarthropathy

假体间脱位　intra-prosthetic dislocation

假体周围骨折　periprosthetic fracture

假痛风　pseudo gout　［又称］假性痛风△

假痛风性关节炎　pseudo gouty arthritis　［又称］其他创伤性关节炎△

假性动脉瘤　false aneurysm

假性肩锁关节脱位　false dislocation of shoulder joint

假髋关节痛　pseudo coxarthropathy

假瘤　pseudotumor

尖颅并指综合征　Apert syndrome, acrocephalosyndactyly

尖头多指畸形　acrocephalo polydactyly

间插型骨质缺损　interstitial bone defect

间皮瘤　mesothelioma　［又称］恶性间皮瘤△

间歇性跛行　intermittent claudication

间歇性关节积液　intermittent hydrarthrosis

间叶瘤　ectomesenchymoma

间叶性软骨肉瘤　mesenchymal chondrosarcoma

间叶组织疾病性侧凸　scoliosis caused by mesenchymal disorder

间质性肌炎　interstitial myositis

肩部骨折不愈合　nonunion of shoulder fracture

肩部骨折畸形愈合　malunion of shoulder fracture

肩部挤压伤　crushing injury of shoulder

肩部开放性损伤　open injury of shoulder

肩部开放性损伤伴骨折　open injury of shoulder with fracture　［又称］开放性肩骨折△

肩部开放性损伤伴脱位　open injury and dislocation of shoulder

肩部纤维肌炎　fibromyositis of shoulder

肩陈旧性骨折　delayed fracture of shoulder

肩多发肌腱损伤　multi-injuries of shoulder tendon

肩峰骨折　acromion fracture

肩峰下滑囊炎　bursitis of subacromion

肩峰撞击综合征　subacromial impingement syndrome

肩钙化性肌腱炎　calcific tendinitis of shoulder

肩钙化性黏液囊　calcific bursa of shoulder

肩肱反射　scapulohumeral reflex

肩骨髓炎　osteomyelitis of shoulder region

肩骨折延迟愈合　delayed union of shoulder fracture

肩关节剥脱性骨软骨炎　osteochondritis dissecans of shoulder joint

肩关节不稳定　shoulder joint instability　［又称］肩关节多向不稳定△

肩关节恶性骨肿瘤　malignant tumor of shoulder joint

肩关节复发性脱位　recurrent dislocation of shoulder joint　［又称］复发性肩关节脱位△

肩关节钙化　calcification of shoulder joint

肩关节钙化性肌腱炎　calcific tendinitis of shoulder joint

肩关节骨性关节炎　osteoarthritis of shoulder joint

肩关节关节病　arthropathy of shoulder joint

肩关节后方不稳定　posterior instability of shoulder joint

肩关节后脱位　posterior dislocation of shoulder joint

肩关节滑膜炎　synovitis of shoulder joint

肩关节滑囊炎　bursitis of shoulder joint　［又称］肩部滑囊炎△

肩关节化脓性关节炎　pyogenic arthritis of shoulder joint

肩关节积血　hemarthrosis of shoulder joint

肩关节积液　effusion of shoulder joint

肩关节僵硬　stiffness of shoulder joint

肩关节交界性骨肿瘤　borderline tumor of shoulder joint

肩关节结核　tuberculosis of shoulder joint

肩关节劳损　strain of shoulder joint

肩关节类风湿性关节炎　rheumatoid arthritis of shoulder joint　［又称］类风湿性肩关节炎△

肩关节良性骨肿瘤　benign tumor of shoulder joint

肩关节囊损伤　injury of capsule of shoulder joint

肩关节囊肿　cyst of shoulder joint

肩关节内游离体　loose body in shoulder joint

肩关节扭伤　sprain of shoulder joint　［又称］肩锁关节扭伤和劳损△

肩关节前脱位　anterior dislocation of shoulder joint

肩关节切断　shoulder joint cut　［又称］肩关节离断伤△

肩关节色素沉着绒毛结节性滑膜炎　pigmented villonodular synovitis of shoulder joint　［又称］肩关节绒毛结节性滑膜炎△

肩关节痛　pain in shoulder joint

肩关节脱位　dislocation of shoulder joint

肩关节游离体　loose body of shoulder joint

肩关节盂唇损伤　SLAP lesion　［又称］肩关节上盂唇损伤△

肩关节盂骨折　glenoid fracture　［又称］肩盂骨折△

肩关节粘连　shoulder joint adhesion

肩关节置入物　shoulder joint implant

肩关节肿胀　swelling of shoulder joint

肩和上臂多处开放性损伤　multiple open injuries of shoulder and upper arm　［又称］开放性肩和上臂特指部位骨折△

肩和上臂多处血管损伤　multiple vascular injuries of shoulder and upper arm

肩和上臂多发性肌腱损伤　multiple tendon injuries of shoulder and upper arm　［又称］肩和上臂水平的多处肌肉和肌腱损伤△

肩和上臂多发性肌肉损伤　multiple muscle injuries of shoulder and upper arm　［又称］肩和上臂水平的多处肌肉和肌腱损伤△

肩和上臂多发性神经损伤　multiple nerve injuries of shoulder and upper arm　［又称］肩和上臂水平的多神经损伤△

肩和上臂多发性损伤　multiple injuries of shoulder and upper arm

肩和上臂肌腱损伤　tendon injury of shoulder and upper arm

肩和上臂肌肉损伤　muscle injury of shoulder and upper arm

肩和上臂浅表静脉损伤　superficial venous injury of shoulder and upper arm　［又称］肩和上臂水平的浅表静脉损伤△

肩和上臂神经损伤　nerve injury of shoulder and upper arm　［又称］肩和上臂水平的多神经损伤△

肩和上臂水平的多发性肌肉和肌腱损伤　injury of multiple muscles and tendons at shoulder and upper arm level

肩和上臂血管损伤　shoulder and upper arm vascular injury　［又称］肩和上臂水平的血管的损伤△

肩和肘之间水平的创伤性离断　traumatic amputation at level between shoulder and elbow

肩回旋肌腱损伤　injury of tendon of rotator cuff of shoulder

肩肌腱损伤　injury of shoulder tendon

肩胛带骨折　fracture of shoulder girdle　［又称］肩胛骨折△

肩胛带开放性损伤　open injury of shoulder girdle　［又称］开放性颈肩部损伤△

肩胛带扭伤　sprain of shoulder girdle

肩胛带脱位　dislocation of shoulder girdle

肩胛肱骨滑囊炎　bursitis of glenohumeral joint

肩胛肱骨肌纤维变性　myofibrosis of humeral-scapular joint

肩胛肱骨肌纤维鞘炎　myofibrositis of humeral-scapular joint

肩胛骨多发性骨折　multiple fractures of shoulder girdle

肩胛骨恶性骨肿瘤　malignant tumor of scapula

肩胛骨骨折　fracture of scapula

肩胛骨和上肢长骨良性肿瘤　benign neoplasm of scapula and long bone of upper limb

肩胛骨交界性骨肿瘤　borderline tumor of scapula

肩胛骨颈和肩关节盂骨折　scapular neck and glenoid fracture

肩胛骨良性骨肿瘤　benign osteoma of scapula

肩胛骨良性肿瘤　benign tumor of scapula

肩胛骨体骨折　fracture of scapula　［又称］肩胛骨骨折△

肩胛骨脱位　dislocation of scapula

肩胛颈骨折　scapular neck fracture

肩胛区开放性损伤　open injury of the shoulder region　［又称］开放性锁骨、肩胛骨和肱骨多处骨折△

肩胛弹响症　scapular snapping syndrome

肩胛痛　pain of scapula

肩胛下肌肌腱损伤　injury of infraspinatus tendon

肩胛下肌损伤　injury of infraspinatus

肩胛盂骨折　glenoid fracture　［又称］肩盂骨折△

肩腱鞘炎　peritenonitis of shoulder

肩黏性肌腱炎　adhesive myotenositis of shoulder

肩皮肤良性肿瘤　benign neoplasm of skin of shoulder

肩区坏死性筋膜炎　necrotizing fascitis of shoulder

肩区肌肉挛缩　muscular contracture of shoulder

肩区肌痛　myalgia of shoulder

肩区结节性筋膜炎　nodular fascitis of shoulder

肩区屈肌腱自发性撕裂　spontaneous tear of shoulder flexor tendon

肩损害　shoulder injury

肩损伤　injury of shoulder

肩锁关节滑膜破裂　synovial rupture of acromioclavicular joint

肩锁关节内扰乱　acromioclavicular joint disturbance　［又称］肩关节紊乱△

肩锁关节扭伤　sprain of acromioclavicular joint　［又称］肩锁关节损伤△

肩锁关节脱位　dislocation of acromioclavicular joint

肩锁韧带扭伤　sprain of acromioclavicular ligament　［又称］肩锁韧带损伤△

肩胸分离　shoulder and chest separation　［又称］肩关节脱位△

肩袖关节囊扭伤　capsule of rotator cuff sprain　［又称］肩袖损伤△

肩袖肌腱损伤　tendon of rotator cuff injury

肩袖撕裂　tear of rotator cuff

肩袖损伤　rotator cuff injury

肩袖损伤后肩关节病　arthropathy of post-injury of rotator cuff

肩以及上臂软组织损伤　soft tissue injury of shoulder and upper limb

肩应力骨折　stress fracture of shoulder

肩周围软组织炎　peripheral soft tissue inflammation of shoulder　［又称］肩周炎△

肩周炎　scapulohumeral periarthritis

肩撞击综合征　shoulder impingement syndrome　［又称］肩关节撞击综合征△

减痛步态　antalgic gait

减压性骨坏死　decompression osteonecrosis, dysbaric osteonecrosis

简单骨折　simple fracture

健侧直腿抬高试验／坐骨神经痛交叉征　Fajersztajn test　［又称］健侧直腿抬高试验△

腱鞘感染　tendon sheath infection　［又称］化脓性腱鞘炎△

腱鞘滑膜结核　synovial tuberculosis　［又称］滑膜结核△

腱鞘巨细胞瘤　giant cell tumor of tendon sheath

腱鞘巨细胞肿瘤(局限型)　tenosynovial giant cell tumor (localized type)

腱鞘巨细胞肿瘤(弥漫型)　tenosynovial giant cell tumor (diffused type)

腱鞘良性肿瘤　benign neoplasm of tendon sheath

腱鞘囊肿　ganglion

腱鞘脓肿　sheath abscess

腱鞘纤维瘤　fibroma of tendon sheath

腱鞘炎　tenosynovitis

浆细胞骨髓瘤　plasma cell sarcoma　［又称］浆细胞性骨髓瘤△

浆细胞肉瘤　plasma cell sarcoma

僵拇　hallux rigidus

交叉韧带松弛　cruciate ligament lax

交叉性偏瘫　alternating paralysis

交叉综合征　intersection syndrome

交感神经型颈椎病　sympathetic type of cervical spondylosis

交界性脊柱后凸　junctional kyphosis

交界痣　junctional nevus

胶原病　collagen disease

焦磷酸钙沉积症　calcium pyrophosphate deposition disease

焦磷酸结晶沉着病　pyrophosphate crystallinosis

焦磷酸性关节病　pyrophosphate arthropathy

角状脊柱后凸　angular kyphosis　［又称］脊柱后凸△

绞刑骨折　hanging fracture

节段性不稳定　segmental instability

节段性功能障碍　segmental dysfunction

节段性骨折　segmental fracture　［又称］Jeffson 骨折△，杰弗逊(氏)骨折△，寰椎破裂性骨折△

结缔组织病　connective tissue disease

结缔组织结核　tuberculosis of connective tissue

结核性风湿病　Poncet's disease　［又称］蓬塞病△

结核性关节炎　tuberculous arthritis

结核性滑膜炎　tuberculous synovitis

结核性脊柱侧凸　tuberculous scoliosis

结核性脊柱后凸　tuberculous kyphosis

结核性脊柱前凸　tuberculous lordosis　［又称］获得性脊柱前凸△

结节病　sarcoidosis

结节病伴关节病　sarcoidosis with joint disease　［又称］结节病性关节病△

结节病伴肌炎　sarcoidosis with myositis　［又称］结节病性肌炎△

结节性多动脉炎　polyarteritis nodosa

结节性腱鞘病　nodular sheath disease

结节性筋膜炎　nodular fasciitis

结晶体性关节病　crystal arthropathies

结晶性关节炎　crystalline arthritis

截断术残端感染　infection of amputation stump, amputation stump infection

截断术残端坏死　amputation stump necrosis

截断术残端挛缩　amputation stump contracture

截断术残端水肿　amputation stump edema

截断术残端血肿　amputation stump hematoma

截骨不愈合　nonunion after osteotomy

截瘫性不动综合征　paraplegia without moving syndrome

截肢术后　after amputation

金属过敏　metal allergy

筋膜室综合征　compartment syndrome　［又称］骨筋膜室综合征△

筋膜炎　fasciitis

仅两个或更多手指创伤性离断　traumatic amputation of two or more fingers alone

进行性骨干发育异常　progressive diaphyseal dysplasia　［又称］进行性骨干发育不良△

进行性骨化性肌炎　myositis ossificans progressiva

进行性骨化性纤维发育不良　fibrodysplasia ossificans progressiva

进行性肌萎缩　progressive muscular atrophy　［又称］进行性肌肉萎缩症△

进行性畸形　progressive deformity

进行性异位骨化　progressive heterotopic calcification and ossification

近侧不稳定　proximal instability

近端跖筋膜炎　proximal plantar fasciitis

近节指骨骨折　proximal phalanx fracture　［又称］指骨骨折△

近指间关节脱位　dislocation of proximal interphalangeal joint

经骶孔骶骨骨折　sacral foramina of sacrum fracture　［又称］骶骨骨折△

经典型骨肉瘤　conventional osteosarcoma

经顶型髋臼骨折　over-top acetabular fracture　［又称］髋臼骨折△

经关节骨折　joint fracture

经舟骨、月骨周围脱位　trans-scaphoid perilunar dislocation　［又称］陈旧性舟骨月骨周围脱位△

颈背综合征　cervicodorsal syndrome, CDS　［又称］颈肩综合征△

颈部多处损伤　neck multiple injury

颈部多发性开放性损伤　neck multiple open injury　［又称］开放性颈肩部损伤△

颈部肌腱扭伤　neck tendon strain　［又称］在颈水平的肌肉和肌腱扭伤△

颈部肌腱损伤　neck tendon injury　［又称］在颈水平的肌肉和肌腱损伤△

颈部肌肉扭伤　neck muscle strain　［又称］颈部肌肉损伤△

颈部肌肉损伤　neck muscle injury　［又称］颈肌劳损△, 颈部肌肉扭伤△

颈部脊髓　cervical spinal cord

颈部脊髓不完全损伤　incomplete injury of cervical spinal cord

颈部脊髓功能损伤　injury of cervical spinal cord

颈部脊髓功能损伤 C1　injury of cervical spinal cord C1

颈部脊髓功能损伤 C2　injury of cervical spinal cord C2

颈部脊髓功能损伤 C3　injury of cervical spinal cord C3

颈部脊髓功能损伤 C4　injury of cervical spinal cord C4

颈部脊髓功能损伤 C5　injury of cervical spinal cord C5

颈部脊髓功能损伤 C6　injury of cervical spinal cord C6

颈部脊髓完全损伤　complete cervical spinal cord injury

颈部脊髓震荡　cervical spinal cord concussion

颈部脊髓中央损伤综合征（不完全的脊髓损伤）　central cervical spinal cord injury syndrome（incomplete spinal cord injury）　［又称］脊髓中央综合征△

颈部开放性损伤　cervical open injury

颈部开放性损伤伴颈椎骨折　cervical open injury with cervical fracture

颈部开放性损伤伴颈椎脱位　cervical open injury with cervical dislocation

颈部前纵韧带扭伤　cervical anterior longitudinal ligament sprain

颈部神经良性肿瘤　cervical nerve benign tumor

颈部水平的创伤性切断　traumatic amputation at neck level

颈部损伤　neck injury　［又称］颈部外伤△

颈部肿物　mass of neck

颈段椎间软骨或椎间盘钙化　calcification of intervertebral cartilage or disc of cervical region　［又称］颈椎间盘钙化△

颈后天性变形　cervical acquired distortion

颈后纵韧带骨化　cervical ossification of posterior longitudinal ligament　［又称］COPLL△　［曾称］颈椎后纵韧带骨化症*

颈脊神经根损伤　cervical spinal nerve root injury　［又称］颈部脊髓损伤△

颈脊髓后索综合征　cervical posterior cord syndrome, cervical spinal posterior cord syndrome　［又称］脊髓后索综合征△

颈脊髓空洞症　cervical syringomyelia　［又称］脊髓空洞症△

颈脊髓前索综合征　cervical spine anterior cord syndrome, cervical spinal anterior column syndrome　［又称］脊髓前索综合征△

颈脊髓受压　cervical spinal cord compression　［又称］颈部脊髓损伤△

颈肩部软组织挫伤　cervical soft tissue contusion

颈牵引征　neck traction sign

颈前纵韧带骨化　cervical ossification of anterior longitudinal ligament, COALL

颈神经根受压　cervical nerve root compression

颈神经根痛　cervical nerve root pain

颈神经根压迫综合征　cervical nerve root compression syndrome

颈神经根炎　cervical radiculitis

颈髓症　cervical myelopathy

颈痛　neck pain

颈纤维瘤病　fibromatosis colli

颈胸段脊髓功能损伤　cervicothoracic spinal cord injury　［又称］颈部脊髓损伤△

颈胸间盘突出症　cervicothoracic disc herniation　［又称］颈胸椎间盘突出症△

颈胸椎半脱位 C7/T1　cervicothoracic subluxation C7/T1　［又称］颈椎脱位△

颈胸椎间盘脱出症　cervicothoracic disc prolapse

颈胸椎脱位 C7/T1　cervicothoracic dislocation C7/T1　［又称］颈椎脱位△

颈腰综合征　cervical lumbar syndrome

颈粘连　ankylodeire, torticollis　［又称］斜颈△

颈椎半脱位　subluxation of cervical vertebra

颈椎半脱位 C2/C3　subluxation of cervical vertebra C2/C3

颈椎半脱位 C3/C4　subluxation of cervical vertebra C3/C4

颈椎半脱位 C4/C5　subluxation of cervical vertebra C4/C5

颈椎半脱位 C5/C6　subluxation of cervical vertebra C5/C6

颈椎半脱位 C6/C7　subluxation of cervical vertebra C6/C7

颈椎半椎体畸形　cervical hemivertebrae　［又称］先天性颈椎半椎体畸形△

颈椎闭合性脱位　closed dislocation of cervical vertebra　［又称］颈椎脱位△

颈椎病　cervical spondylosis　［又称］颈椎综合征△, 颈神经（根）综合征△

颈椎病的颈椎间盘病变期　disc disorder stage of cervical spondylosis

颈椎病性肌萎缩　cervical spondylotic amyotrophy　［又称］脊髓性肌萎缩△

颈椎不稳定　cervical spine instability

颈椎侧块骨折　lateral mass fracture of cervical spine

颈椎陈旧性骨折　old cervical fracture

颈椎多发性骨折　multiple cervical fractures　［又称］颈椎多发骨折△

颈椎多节段恶性骨肿瘤　multi segments malignant tumor of cervical spine

颈椎多节段交界性骨肿瘤　multi segments borderline tumor of cervical

spine
颈椎发育不全 hypoplasia of cervical spine
颈椎附件恶性骨肿瘤 malignant tumor of cervical vertebral appendix
颈椎附件交界性骨肿瘤 borderline tumor of cervical vertebral appendix
颈椎附件良性骨肿瘤 benign tumor of cervical vertebral appendix
颈椎钩突骨折 uncinate process fracture of cervical spine ［又称］上颈椎骨折△
颈椎骨关节病 cervical osteoarthritis ［又称］颈椎病△
颈椎骨结合 cervical vertebrae synostosis
颈椎骨软骨病 cervical osteochondrosis
颈椎骨髓炎 cervical osteomyelitis
颈椎骨脱离 cervical spondylolysis
颈椎骨折 cervical spine fracture，fracture of cervical vertebrae
颈椎骨折 C3 cervical spine fracture C3
颈椎骨折 C4 cervical spine fracture C4
颈椎骨折 C5 cervical spine fracture C5
颈椎骨折 C6 cervical spine fracture C6
颈椎骨折 C7 cervical spine fracture C7
颈椎骨折伴脊髓损伤 cervical spine fracture with spinal cord injury
颈椎骨折完全性脱位伴短缩 complete dislocation and shortening of cervical spine
颈椎关节炎 cervical arthritis
颈椎管狭窄 cervical spinal canal stenosis ［又称］颈椎管狭窄症△
颈椎横突骨折 cervical transverse process fracture
颈椎后方韧带复合体损伤 posterior ligamentous complex injury of cervical spine
颈椎后凸畸形 cervical spine kyphotic deformity ［又称］颈椎后凸△
颈椎后纵韧带骨化 ossification of cervical posterior longitudinal ligament ［又称］颈椎后纵韧带骨化症△,后纵韧带骨化△
颈椎滑脱 cervical spinal spondylolisthesis
颈椎黄韧带骨化 ossification of cervical ligamenta flava ［又称］颈椎黄韧带骨化症△
颈椎肌腱端病 cervical enthesitis ［又称］在颈水平的肌肉和肌腱损伤△
颈椎棘突骨折 cervical spinous process fracture
颈椎棘突吻合 cervical vertebra kissing spine
颈椎间盘变性 degeneration of cervical intervertebral disc ［又称］颈椎间盘钙化△
颈椎间盘感染 infection of cervical intervertebral disc ［又称］化脓性颈椎间盘感染△
颈椎间盘囊肿 cervical disc cyst
颈椎间盘突出症 herniation of cervical disc ［又称］颈椎间盘突出△
颈椎间盘脱出 cervical disc herniation ［又称］颈椎间盘脱出症△
颈椎间盘综合征 cervical disc syndrome
颈椎结核 cervical tuberculosis
颈椎开放性脱位 open dislocation of multiple cervical vertebrae ［又称］多发性颈椎开放性脱位△
颈椎良性肿瘤 cervical benign tumor
颈椎扭伤和劳损 sprain and strain of cervical spine
颈椎脓肿 cervical abscess
颈椎韧带损伤 cervical ligament injury
颈椎退变性小关节炎 cervical degenerative facet arthritis
颈椎退行性病变 degenerative disease of cervical spine ［又称］颈椎病△,颈椎退行性疾病△
颈椎退行性滑脱 cervical degenerative spondylolisthesis ［又称］脊柱滑脱△
颈椎脱位 C2/C3 cervical dislocation C2/C3
颈椎脱位 C3/C4 cervical dislocation C3/C4
颈椎脱位 C4/C5 cervical dislocation C4/C5
颈椎脱位 C5/C6 cervical dislocation C5/C6
颈椎脱位 C6/C7 cervical dislocation C6/C7
颈椎峡部骨折 cervical vertebra pars fracture
颈椎小关节骨折脱位 cervical facet dislocation/fracture

颈椎椎板骨折 cervical laminar fracture
颈椎椎弓骨折 cervical vertebral arch fracture
颈椎椎弓裂 cervical spondylolysis spondyloschisis
颈椎椎关节强硬性脊髓病 cervical spondylitic myelopathy ［又称］脊髓型颈椎病△
颈椎椎体 + 附件恶性骨肿瘤 malignant tumor of cervical vertebrae and adnexa
颈椎椎体 + 附件交界性骨肿瘤 borderline tumor of cervical vertebrae and adnexa
颈椎椎体 + 附件良性骨肿瘤 benign tumor of cervical vertebrae and adnexa
颈椎椎体爆裂骨折 cervical vertebral burst fracture
颈椎椎体恶性骨肿瘤 malignant tumor of cervical vertebral body
颈椎椎体交界性骨肿瘤 borderline tumor of cervical vertebral body
颈椎椎体良性骨肿瘤 benign tumor of cervical vertebral body
颈椎椎体压缩骨折 cervical vertebral compression fracture
胫部开放性损伤 open injury of tibia ［又称］膝和小腿开放性损伤△
胫侧轴旁半肢 tibial hemimelia
胫动脉损伤 injury of tibial artery ［又称］小腿水平的多处血管损伤△
胫腓骨陈旧性骨折 delayed fracture of lower leg
胫腓骨骨髓炎 osteomyelitis of lower leg
胫腓骨骨折不愈合 nonunion of lower leg fracture
胫腓骨骨折畸形愈合 malunion of lower leg fracture
胫腓骨下端骨骺分离 separation of distal epiphysis of tibia and fibula ［又称］胫腓骨下端骨折△
胫腓骨应力骨折 stress fracture of lower leg
胫腓关节脱位 dislocation of tibiofibular joint ［又称］近端胫腓关节脱位△
胫腓肌腱断裂 rupture of tibialis and peroneus tendon
胫腓近端关节扭伤 sprain of upper tibiofibular syndesmosis ［又称］膝关节扭伤△
胫腓近端关节损伤 injury of upper tibiofibular syndesmosis ［又称］膝关节扭伤△
胫腓近端韧带扭伤 sprain of upper tibiofibular ligament ［又称］膝韧带松弛△
胫腓近端韧带损伤 injury of upper tibiofibular ligament ［又称］膝韧带松弛△
胫腓韧带上端撕裂 tear of upper end of tibiofibular ligament
胫腓远端关节脱位 dislocation of distal tibiofibular syndesmosis
胫腓远端韧带扭伤 sprain of distal tibiofibular ligament
胫腓远端韧带撕裂 tear of distal tibiofibular ligament ［又称］胫腓韧带远端撕裂△
胫腓远端韧带损伤 injury of distal tibiofibular ligament
胫骨侧黏液囊炎 tibia side bursitis
胫骨粗隆骨软骨病 Osgood-Schlatter disease ［又称］Osgood-Schlatter 病△
胫骨短缩畸形 tibia shortening ［又称］胫骨纵向短小缺陷△
胫骨恶性骨肿瘤 malignant tumor of tibia
胫骨干恶性骨肿瘤 malignant tumor of tibial shaft
胫骨干骨折 tibial shaft fracture
胫骨干骨折伴腓骨骨折 tibial shaft fracture and fibula fracture ［又称］胫腓骨双骨折△
胫骨干交界性骨肿瘤 borderline tumor of tibial shaft
胫骨干良性骨肿瘤 benign tumor of tibial shaft
胫骨骨髓炎 tibial osteomyelitis
胫骨骨疣 tibial bone warts
胫骨骨折 fracture of tibia
胫骨骨折伴踝骨折 fracture of tibia and ankle fracture ［又称］踝关节骨折△
胫骨骨折不愈合 nonunion of tibial fracture
胫骨滑囊炎 tibial bursitis
胫骨交界性骨肿瘤 borderline tumor of tibia
胫骨结节骨折 tibial tuberosity fracture ［又称］胫骨结节撕脱骨折△
胫骨结节幼年型骨软骨病 juvenile osteochondrosis of tibial tubercle

［又称］特指骨软骨病△

胫骨近端恶性骨肿瘤　malignant tumor of proximal tibia

胫骨近端干骺端骨折　proximal tibial metaphyseal fracture　［又称］胫骨近端骨折△

胫骨近端骨梗死　bone infarction of proximal tibia

胫骨近端骨折　proximal tibia fracture

胫骨近端骨折伴腓骨骨折　proximal tibia fracture and fibula fracture　［又称］胫腓骨双骨折△

胫骨近端骺早闭　premature physeal closure of proximal tibia

胫骨近端后脱位　posterior dislocation of proximal tibia　［又称］近端胫腓关节脱位△

胫骨近端交界性骨肿瘤　borderline tumor of proximal tibia

胫骨近端良性骨肿瘤　benign tumor of proximal tibia

胫骨近端内侧脱位　medial dislocation of proximal tibia　［又称］近端胫腓关节脱位△

胫骨近端疲劳骨折　proximal tibia stress fracture

胫骨近端前脱位　anterior dislocation of proximal tibia　［又称］近端胫腓关节脱位△

胫骨近端外侧脱位　lateral dislocation of proximal tibia　［又称］近端胫腓关节脱位△

胫骨髁骨折　fracture of tibial condyle　［又称］胫骨平台骨折△

胫骨髁间棘骨折　tibial eminence fracture　［又称］胫骨髁间嵴骨折△

胫骨髁间嵴的撕脱　avulsion of tibial eminence

胫骨良性骨肿瘤　benign tumor of tibia

胫骨内翻　tibia vara　［又称］胫内翻△

胫骨内踝缺血性坏死　ischemic necrosis of medial condyle of tibia　［又称］胫骨平台缺血坏死△

胫骨扭转　tibial torsion

胫骨平台伴腓骨骨折　tibial plateau and fibula fracture　［又称］胫骨平台骨折△

胫骨平台伴髁间骨折　tibial plateau and condylar fracture　［又称］胫骨平台骨折△

胫骨平台剥脱性骨软骨炎　osteochondritis dissecans of tibial plateau

胫骨平台骨折　fracture of tibial plateau，tibial plateau fracture　［又称］胫骨近端骨折△

胫骨上端骺分离　separation of epiphysis of upper tibia　［又称］胫骨近端骺损伤△

胫骨头骨折　fracture of tibial head

胫骨外翻　tibia valga　［又称］胫外翻△

胫骨外髁骨折　fracture of lateral condyle of tibia　［又称］胫骨平台骨折△

胫骨下端骺分离　separation of epiphysis of lower tibia　［又称］胫骨远端骺损伤△

胫骨远端恶性骨肿瘤　malignant tumor of distal tibia

胫骨远端骨骺分离骨折　diastatic fracture of distal tibial epiphysis

胫骨远端骨折　Pilon fracture　［又称］Pilon 骨折△

胫骨远端骨折伴腓骨骨折　distal tibia fracture with fibula fracture　［又称］胫骨远端骨折△

胫骨远端骺早闭　premature physeal closure of distal tibia

胫骨远端后缘骨折　distal posterior tibial fracture　［又称］胫骨远端骨折△

胫骨远端交界性骨肿瘤　borderline tumor of distal tibia

胫骨远端良性骨肿瘤　benign tumor of distal tibia

胫后动脉搏动　posterior tibial arterial pulse

胫后动脉损伤　injury of posterior tibial artery

胫后肌腱半脱位　posterior tibial tendon subluxation

胫后肌腱变性　posterior tibial tendon tendinosis

胫后肌腱断裂　posterior tibial tendon rupture

胫后肌腱功能不全　posterior tibial tendon dysfunction

胫后肌腱腱鞘炎　posterior tibial tendon tenosynovitis

胫后肌腱损伤　posterior tibial tendon injury

胫后肌腱脱位　posterior tibial tendon dislocation

胫后肌腱炎　posterior tibial tendinitis

胫后神经损伤　posterior tibial nerve injury　［又称］踝和足水平的多神经损伤△

胫后血管损伤　posterior tibial vascular injury

胫距关节脱位　dislocation of tibiotalar joint　［又称］踝关节脱位△

胫前动脉损伤　injury of anterior tibial artery

胫前肌腱断裂　anterior tibial tendon rupture

胫前肌腱腱鞘炎　anterior tibial tendon tenosynovitis

胫前肌腱撕裂　anterior tibial tendon tear

胫前肌腱损伤　anterior tibial tendon injury

胫前综合征　anterior tibial syndrome

胫神经损伤　injury of tibial nerve

胫下骨　os subtibiale

痉挛步态　spastic gait

静脉曲张　varicosis

静脉性血管瘤　venous hemangioma，venous haemangioma

静态型不稳定　static instability

静止痛　rest pain　［又称］休息痛△

镜影手　mirror hand　［又称］镜像手△

酒精性骨坏死　alcoholic osteonecrosis

鞠躬试验　Neri test

局限性肠炎性关节病　localized inflammatory bowel arthropathy

局限性骨质疏松　localized osteoporosis

局限性脓肿　Brodie's abscess　［又称］Brodie's 脓肿，布罗迪脓肿△

局灶性纤维软骨发育不良　focal fibrocartilaginous dysplasia

巨细胞动脉炎伴风湿性多肌痛　giant cell arteritis and polymyalgia rheumatica　［又称］巨细胞动脉炎伴有风湿性多肌痛△

巨细胞纤维母细胞瘤　giant cell fibroblastoma

巨肢　macromelia

巨指　macrodactyly

巨指畸形　macrodactylia

巨趾　macrodactyly of toes

巨趾畸形　macrodactylia　［又称］巨趾△

距腓前韧带损伤　injury of anterior talofibular ligament

距骨剥脱性骨软骨炎　osteochondritis dissecans of talus　［又称］踝距骨剥脱性骨软骨炎△

距骨骨软骨损伤　osteochondral lesion of talus

距骨骨折　fracture of talus

距骨后突骨折　fracture of posterior process of talus　［又称］距骨骨折△

距骨坏死　osteonecrosis of talus

距骨经软骨骨折　talar cartilage fracture

距骨颈骨折　talar neck fracture　［又称］距骨骨折△

距骨颈体间骨折　fracture between talar neck and body　［又称］距骨骨折△

距骨内翻　talar varus

距骨全脱位　total talar dislocation　［又称］踝关节脱位△

距骨缺血性坏死　ischemic necrosis of talus

距骨体骨折　talar body fracture　［又称］距骨骨折△

距骨脱位　dislocation of talus　［又称］踝关节脱位△

距骨外翻　talar valgus

距骨周围脱位　peritalus dislocation　［又称］踝关节脱位△

距上骨　os supratalare

距下关节骨性关节炎　osteoarthritis of subtalar joint　［又称］距下关节骨关节炎△

距舟背侧骨　os talonaviculare dorsale

距舟关节骨关节炎　osteoarthritis of talonavicular joint

距舟关节脱位　dislocation of talonavicular joint　［又称］足部脱位△

绝经后骨质疏松　postmenopausal osteoporosis　［又称］绝经后骨质疏松症△

绝经后骨质疏松伴病理性骨折　postmenopausal osteoporosis with pathological fracture

军刀状胫骨　saber tibia

卡氏病　Calve disease

卡斯钦-贝克病　Kashin-Beck's disease　［又称］大骨节病△

开放性大网膜破裂　open omental rupture

开放性胆囊损伤　open cystic lesion

开放性胆总管损伤　open common bile duct lesion
开放性骶尾部损伤　open sacral and coccyx injury
开放性第一掌骨骨折　open fracture of first metacarpal bone
开放性多发性掌骨骨折　open multiple fractures of metacarpal bone
开放性多发性指骨骨折　open multiple fractures of phalanges of fingers
开放性腹股沟损伤　open injury of groin
开放性腹内器官损伤　open intra-abdominal organ lesion
开放性肝破裂　open hepatic rupture
开放性骨折　open fracture ［又称］开放骨折△
开放性会阴损伤　open injury of perineum
开放性颈椎骨折　open cervical vertebra fracture
开放性空肠破裂　open jejunum rupture
开放性拇指骨折　open fracture of thumb
开放性伤口　open wound
开放性损伤伴异物　open injury with foreign body ［又称］开书型骨盆骨折△
开放性尾骨骨折　open fracture of coccyx
开放性胸骨骨折　open fracture of sternum
开放性腰骶部脊柱骨折　open fracture of lumbosacral spine
开放性腰椎骨折　open fracture of lumbar vertebra
开放性掌骨骨折　open fracture of metacarpal bone
开放性指骨骨折　open fracture of phalanges of fingers
坎梅尔病　Kummell's disease ［又称］脊柱压缩性骨折△
科雷骨折　Colles fracture ［又称］科雷斯骨折△
颗粒细胞瘤　granular cell tumor
髁骨折　condylar fracture
髁间 T 形骨折　intercondylar T shaped fracture
髁间 Y 形骨折　intercondylar Y shaped fracture
髁上骨折　supracondylar fracture
克 - 特二氏综合征　Klippel-Trénaunay syndrome
克 - 特 - 韦三氏综合征　Klippel-Trénaunay-Weber syndrome
口服活脊髓灰质炎病毒疫苗　oral live poliovirus vaccine, OPV
扣拇畸形　flexion deformity of thumb ［又称］拇内翻△
跨阈步态　steppage gait
髋部伴大腿挤压伤　hip and thigh crush injury ［又称］大腿挤压伤△
髋部大隐静脉损伤　hip saphenous vein injury ［又称］髋和大腿水平的股静脉损伤△
髋部多神经损伤　multiple nerve injuries of hip ［又称］髋和大腿水平的多神经损伤△
髋部多血管损伤　multiple vascular injuries of hip ［又称］髋和大腿水平的多血管损伤△
髋部股静脉损伤　hip femoral vein injury ［又称］髋和大腿水平的股静脉损伤△
髋部股神经损伤　hip femoral nerve injury ［又称］髋和大腿水平的多神经损伤、股神经损伤△
髋部骨折　hip fracture
髋部骨折不愈合　nonunion of hip fracture
髋部和大腿多处损伤　multiple injuries of hip and thigh ［又称］髋和大腿多处损伤△
髋部肌腱端病　enthesopathy of hip ［又称］髋部肌腱末端病△
髋部肌肉和肌腱扭伤　muscle and tendon sprain of hip ［又称］髋部肌肉和肌腱损伤△
髋部肌肉和肌腱损伤　muscle and tendon injury of hip
髋部挤压伤　crushing injury of hip
髋部开放性损伤　open injury of hip
髋部开放性损伤伴骨折　open injury of hip with fracture
髋部开放性损伤伴脱位　open injury and dislocation of hip joint ［又称］髋关节脱位△
髋部切断　hip cut
髋部神经损伤　hip nerve injury ［又称］髋和大腿水平的多神经损伤△
髋部损伤　hip injury
髋部血管损伤　hip vascular injury ［又称］髋和大腿水平的多血管损伤△
髋部坐骨神经损伤　injury of sciatic nerve of hip ［又称］髋和大腿

水平的多神经损伤△
髋骨关节病　coxarthrosis
髋关节半脱位　subluxation of hip joint ［又称］病理性髋关节脱位△
髋关节病理性脱位　pathological dislocation of hip joint ［又称］髋关节脱位△
髋关节不稳定　hip joint instability
髋关节创伤后骨性关节炎 Letournal 分期　Letournal staging of traumatic arthritis of hip joint
髋关节创伤性骨化性肌炎　hip joint traumatic myositis ossificans ［又称］创伤性骨化性肌炎△
髋关节恶性骨肿瘤　malignant tumor of hip joint
髋关节感染后遗症　previous infection of hip joint
髋关节骨髓炎　osteomyelitis of hip joint ［又称］骨髓炎△
髋关节过伸试验　Yeoman sign
髋关节和大腿多处肌肉和肌腱扭伤　multiple muscle and tendon sprain of hip joint and thigh ［又称］髋部肌肉和肌腱损伤△
髋关节和大腿多处肌肉和肌腱损伤　multiple muscle and tendon injuries of hip joint and thigh ［又称］髋部肌肉和肌腱损伤△
髋关节和大腿软组织损伤　soft tissue injury of hip joint and thigh
髋关节和大腿水平多发性肌肉和肌腱损伤　multiple muscle and tendon injuries of hip joint and thigh level
髋关节后脱位　posterior dislocation of hip joint ［又称］髋关节脱位△
髋关节滑膜炎　hip joint synovitis
髋关节化脓性关节炎　pyogenic arthritis of hip joint
髋关节活动性感染　active infection of hip joint
髋关节积血　hemarthrosis of hip joint
髋关节僵硬　stiffness of hip joint
髋关节交界性骨肿瘤　borderline tumor of hip joint
髋关节结核　coxotuberculosis
髋关节结核性滑膜炎　tuberculous synovitis of hip joint
髋关节莱姆病性关节炎　arthritis of hip joint due to Lyme disease
髋关节良性骨肿瘤　benign tumor of hip joint
髋关节瘘　hip joint fistula
髋关节梅毒性关节炎　syphilitic arthritis of hip joint
髋关节囊韧带扭伤　capsular ligament sprain of hip joint ［又称］髋部肌肉和肌腱损伤△
髋关节囊肿　hip joint cyst
髋关节内游离体　loose body in hip joint ［又称］关节内游离体△
髋关节扭伤　hip joint sprain ［又称］髋扭伤△
髋关节前脱位　anterior dislocation of hip joint ［又称］髋关节脱位△
髋关节强硬　tough hip joint ［又称］髋关节僵硬△
髋关节强直　hip joint ankylosis
髋关节软骨损伤　cartilage injury of hip joint ［又称］关节软骨损伤△
髋关节色素沉着绒毛结节性滑膜炎　pigmented villonodular synovitis of hip joint ［又称］髋关节滑膜炎△
髋关节痛　coxarthropathy
髋关节痛风性关节炎　gouty arthritis of hip joint
髋关节脱位　dislocation of hip joint
髋关节旋转试验　hip joint rotation test
髋关节血友病性关节炎　hemophilic arthropathy of hip joint
髋关节一过性滑膜炎　transient synovitis of hip joint ［又称］髋关节滑膜炎△
髋关节异位骨化 Brooker 分型　Brooker typing of heterotopic ossification of hip joint ［又称］髋关节异位骨化△
髋关节异位骨化形成　heterotic ossification of hip joint ［又称］髋关节异位骨化△
髋关节幼年型骨软骨病　juvenile osteochondrosis of hip joint
髋关节盂唇损伤　hip joint labrum injury
髋关节圆韧带损伤　injury of round ligament of hip joint ［又称］股骨头圆韧带损伤△
髋关节真菌性关节炎　mycotic arthritis of hip joint
髋关节置入物　hip joint implant
髋关节周围骨化　ossification around hip joint
髋关节撞击症　hip joint impingement ［又称］髋关节撞击综合征△

髋和大腿的浅表损伤　superficial injury of hip and thigh
髋和大腿多处开放性损伤　multiple open injuries of hip and thigh
髋和大腿多处浅表损伤　multiple superficial injuries of hip and thigh
髋臼单一骨折　single fracture of acetabulum　［又称］髋臼骨折△
髋臼恶性骨肿瘤　malignant tumor of acetabulum
髋臼发育不良　acetabular dysplasia
髋臼复合骨折　complex acetabular fracture　［又称］髋臼骨折△
髋臼股骨撞击症　femoral acetabular impingement　［又称］髋关节撞击综合征△
髋臼骨折　acetabular fracture
髋臼交界性骨肿瘤　borderline tumor of acetabulum
髋臼良性骨肿瘤　benign tumor of acetabulum
髋臼内陷　protrusio acetabuli
髋臼脱位　dislocation of acetabulum　［又称］髋关节脱位△
髋臼陷入症　Otto disease　［又称］髋关节内陷△，Otto 病△
髋臼盂唇损伤　injury of acetabular labrum
髋离断伤　traumatic hip disarticulation
髋内翻　coxa vara
髋扭伤和劳损　sprain and strain of hip
髋外翻　coxa valga
溃疡　ulcer
拉塞克征　Lasegue sign　［又称］Lasegue 征△
拉森综合征　Larson syndrome　［又称］拉森综合征△，扁脸关节脱位足异常综合征△
莱姆病性关节炎　Lyme disease　［又称］莱姆病△
赖利 - 戴综合征　Riley-Day syndrome
赖特综合征　Reiter syndrome　［又称］Reiter 综合征△
蓝痣　blue nevus
朗格汉斯细胞组织细胞增多症　Langerhans cell histiocytosis
老年性骨软化症　senile osteomalacia
老年性骨质疏松　senile osteoporosis　［又称］老年性骨质疏松症△
老年性颈椎病　senile cervical spondylosis，SCS　［又称］颈椎病△
老年性强直性脊柱骨增殖症　senile ankylosing hyperostosis
老年性驼背　senile kyphosis
老年腰椎间盘突出症　senile lumbar disc herniation　［又称］腰椎间盘突出症△
肋骨良性骨肿瘤　benign tumor of rib
肋软骨痛　costochondralgia
肋锁综合征　costoclavicular syndrome
泪滴骨折　teardrop fracture
类癌　carcinoid
类风湿性关节炎　rheumatoid arthritis
类风湿性关节炎伴寰枢椎不稳定　rheumatoid arthritis caused atlantoaxial instability
类风湿性关节炎伴颈椎不稳定　rheumatoid arthritis caused cervical spine instability
类风湿性滑囊炎　rheumatoid synovitis
类风湿性踝关节炎　rheumatoid arthritis of ankle　［又称］踝关节类风湿性关节炎△
类风湿性肩关节炎　rheumatoid arthritis of shoulder　［又称］肩关节类风湿性关节炎△
类风湿性结节　rheumatoid nodule　［又称］类风湿结节△
类风湿性髋关节炎　rheumatoid arthritis of hip　［又称］髋关节类风湿性关节炎△
类风湿性手关节炎　rheumatoid arthritis of hand
类风湿性腕关节炎　rheumatoid arthritis of wrist
类风湿性膝关节炎　rheumatoid arthritis of knee　［又称］膝关节类风湿性关节炎△
类风湿性肘关节炎　rheumatoid arthritis of elbow
类风湿性足关节炎　rheumatoid arthritis of foot　［又称］踝关节类风湿性关节炎△
类风湿足　rheumatoid foot
类骨样钙化　calcific osteoid
类脊髓灰质炎　poliomelitis like disease

累及内脏的类风湿性关节炎　rheumatoid arthritis involving viscera
累及全身的类风湿性关节炎　rheumatoid arthritis involving the whole body
累及身体多个部位的神经损伤　injury of nerve involving multiple body regions
累及身体多个部位的血管损伤　injury of blood vessel involving multiple body regions
梨状肌出口综合征　musculi piriformis syndrome
梨状肌综合征　pyriformis syndrome
力弱　weakness
粒细胞肉瘤　granulocytic sarcoma
痢疾后关节病　postdysenteric arthropathy
连枷膝　flail knee
镰状细胞病性骨坏死　sickle cell disease osteonecrosis
镰状细胞性骨坏死　sickle cell osteonecrosis
链球菌性多关节炎　streptococcal polyarthritis
链球菌性关节炎　streptococcal arthritis
良性脊索细胞瘤　benign notochordal cell tumor
良性蝾螈瘤　benign triton tumor
良性胃肠道间质瘤　benign gastrointestinal stromal tumor
良性血管周上皮样细胞分化的肿瘤　neoplasm with perivascular epithelioid cell differentiation
两点辨别试验　two-point discrimination test
两个或更多足趾的创伤性切断　traumatic amputation of two or more toes
两个手指创伤性部分离断　traumatic amputation of two fingers（partial）
两个手指创伤性完全离断　traumatic amputation of two fingers（complete）
两手同利　ambidexterity
两趾切断　two toe amputation
裂足　cleft foot
邻关节性骨囊肿　adjacent joint bone cyst　［又称］邻关节骨囊肿（骨内腱鞘囊肿）△
临床松动　clinical loosening
淋巴管瘤　lymphangioma
淋巴管肉瘤　lymphangiosarcoma
淋巴细胞浸润血管炎性损伤　lymphocytic vasculitis injury
淋球菌性关节炎　gonococcal arthritis
鳞状上皮癌　squamous cell epithelioma
鳞状细胞癌　squamous cell carcinoma，epidermoid carcinoma
流行性肌痛　epidemic myalgia
流行性腮腺炎性关节炎　mumps arthritis
龙贝格征　Romberg sign
颅骨佩吉特病　Paget's disease of skull　［又称］变形性骨炎△
颅骨锁骨发育不全　cleidocranial dysostosis
颅脑神经损伤伴有颈水平的神经和脊髓损伤　injury of brain and cranial nerve with injury of nerve and spinal cord at neck level
颅腕跗发育不良　craniocarpotarsal dysplasia（Freeman-Sheldon or "whistling face" syndrome）［又称］弗 - 谢二氏综合征△，吹口哨面容综合征△
鲁塞尔 - 西尔弗综合征　Roussel-Silver syndrome
鲁斯特征　Rust's sign
卵巢切除术后骨质疏松　postoophorectomy osteoporosis
卵巢切除术后骨质疏松伴病理性骨折　postoophorectomy osteoporosis with pathological fracture
罗比诺 - 西尔曼 - 史密斯综合征　Robineau-Silverman-Smith syndrome
罗索利莫征　Rossolimo sign
螺丝钉退出　screw exit
螺旋体感染性关节炎　spirochaeta infection caused arthritis
螺旋形骨折　spiral fracture
铝骨病　aluminium bone disease
屡发性肩关节不稳定　recurrent shoulder instability
屡发性髋关节脱位　recurrent dislocation of hip
麻痹性脊柱侧凸　paralytic scoliosis　［又称］脊柱侧弯△
麻痹性脊柱后突　paralytic kyphosis　［又称］脊柱后凸△

麻痹性髋关节脱位　paralytic dislocation of hip joint　［又称］髋关节脱位△

麻痹性髋脱位　paralytic dislocation of hip

麻风　leprosy

马德隆畸形　Madelung deformity

马耳盖尼骨折　Malgaigne fracture　［又称］Malgaigne骨折△

马蹄高弓内翻足　pes equinocavovarus

马蹄高弓足　equinocavus foot

马蹄内翻足　talipes equinovarus

马蹄外翻足　talipes equinovalgus　［又称］外翻足△

马蹄足　equinus

马尾跛行　cauda equine claudication　［又称］马尾损伤△

马尾挫伤　cauda equine contusion　［又称］马尾损伤△

马尾损伤　injury of cauda equina, cauda equina injury

马尾综合征　cauda equina syndrome

迈纳征　Minor sign

慢性弛缓性瘫痪　chronic flaccid paralysis

慢性多病灶性骨髓炎　chronic multifocal osteomyelitis

慢性风湿病后关节病　Jaccoud's syndrome　［又称］雅库综合征△

慢性复发性多灶性骨髓炎　chronic recurrent multifocal osteomyelitis

慢性骨筋膜室综合征　chronic compartment syndrome　［又称］骨筋膜室综合征△

慢性骨髓炎　chronic osteomyelitis

慢性骨髓炎伴引流窦道　chronic osteomyelitis with draining sinus　［又称］慢性骨髓炎伴有引流窦道△

慢性化脓性骨髓炎　chronic suppurative osteomyelisis

慢性脊髓损伤　chronic spinal cord injury　［又称］脊髓损伤△

慢性假痛风　chronic pseudo gout

慢性进行性肌营养不良　Emery-Dreifuss muscular dystrophy　［又称］埃 - 德型肌营养不良△

慢性痉挛性瘫痪　chronic spastic paralysis

慢性痛风性关节炎　chronic gouty arthritis　［又称］痛风性关节炎△

慢性细菌性感染　chronic bacterial infection

慢性幼年型多关节炎　chronic juvenile polyarthritis

毛细血管反应　capillary reaction

毛细血管扩张型骨肉瘤　telangiectatic osteosarcoma

毛细血管性血管瘤　capillary haemangioma

梅毒性关节炎　syphilitic arthritis

梅毒性滑膜炎　syphilitic synovitis

梅毒性肌炎　syphilitic myositis

梅毒性脊椎炎　luetic spondylitis

梅毒性腱鞘炎　syphilitic tenosynovitis

孟氏骨折　Monteggia fracture　［又称］Monteggia骨折脱位△

弥漫性（嗜酸细胞性）筋膜炎　diffuse eosinophilic fasciitis

弥漫性特发性骨肥厚症　diffuse idiopathic hyperostosis

弥漫性特发性骨质增生症　diffuse idiopathic skeletal hyperostosis

免疫后关节病　post immune joint disease

免疫性血管炎　immune vasculitis

面部改变肢端肥大综合征　facial change of acromegaly syndrome

面部挤压伤　face squeeze, facial crush injury

摩顿跖骨痛　Morton metatarsalgia　［又称］跖痛症△

末端骶骨脊膜膨出　terminal sacral meningocele　［又称］脊膜脊髓膨出△

默比乌斯综合征　Mobius syndrome

拇长伸肌肌腱炎　tendonitis of extensor pollicis longus

拇囊炎　bunion　［又称］滑囊肿△

拇指不全离断　partial amputation of thumb　［又称］拇指创伤性不全离断△

拇指创伤性部分切断　traumatic amputation of thumb（partial）

拇指创伤性完全切断　traumatic amputation of thumb（complete）

拇指发育不良　thumb hypoplasia

拇指骺损伤　epiphysis injury of thumb

拇指骨折骨不愈合　nonunion of thumb fracture

拇指挤压伤　thumb crush injury　［又称］手指挤压伤△

拇指近节骨折　proximal phalanx fracture of thumb　［又称］拇指骨折△

拇指开放性损伤　thumb open injury

拇指开放性损伤伴指甲损伤　thumb open injury and nail injury

拇指三关节　three joints thumb

拇指神经损伤　nerve injury of thumb, thumb nerve injury　［又称］拇指指神经损伤△

拇指完全离断　complete amputation of thumb　［又称］拇指完全切断△

拇指腕掌关节脱位　dislocation of carpometacarpal joint of thumb　［又称］陈旧性腕掌关节脱位△

拇指远节骨折　distal phalanx fracture of thumb　［又称］拇指骨折△

拇指掌指关节侧副韧带损伤　rupture of collateral ligament of metacarpophalangeal joint of thumb　［又称］掌指和指间关节处的手指韧带创伤性断裂△

拇指掌指关节脱位　dislocation of metacarpophalangeal joint of thumb　［又称］陈旧性掌指关节脱位△

踇长屈肌腱腱鞘炎　flexor hallucis longus tendon tenosynovitis

踇僵直　hallux rigidus　［又称］踇僵硬症△

踇囊炎　bunion　［又称］滑囊肿△

踇内翻　hallux varus

踇外翻　hallux valgus

踇趾间籽骨　interphalangeal sesamoid of hallux

踇趾屈曲畸形　hallux flexion deformity

脑脊髓膜炎　cerebrospinal meningitis

脑脊液漏　cerebrospinal fluid leakage

脑膜炎球菌感染后关节炎　meningococcal polyarthritis

脑膜炎球菌性关节炎　meningococcal arthritis

脑瘫后遗症　sequela of cerebral palsy

脑性瘫痪　celebral plasty　［又称］脑性瘫痪（截瘫）△

内侧半月板损伤　injury of medial meniscus

内侧副韧带松弛　laxity of medial collateral ligament

内侧上髁炎　medial epicondylitis　［又称］内上髁炎△

内翻型后内侧旋转不稳定损伤　inversion type posterior medial rotation instability injury

内翻足　clubfoot, pes varus, talipes varus　［又称］马蹄内翻足△，先天性马蹄内翻足△

内固定装置引起的感染　internal fixation associated infection　［又称］骨折内固定物植入感染△

内踝骨折　fracture of medial malleolus

内踝扭伤　medial ankle sprain　［又称］踝关节扭伤△

内生软骨瘤　enchondroma　［又称］内生软骨瘤病△

内收足　pes adductus　［又称］跖内收△

能走动的　ambulant

黏液囊钙沉积　calcium deposit in bursa

黏液囊脓肿　bursa abscess

黏液囊肿　mucous cyst　［又称］黏液囊脓肿△

黏液纤维肉瘤　myxofibrosarcoma

黏液炎症性纤维母细胞肉瘤　myxoinflammatory fibroblastic sarcoma

黏液样脂肪肉瘤　myxoid liposarcoma

念珠菌性甲沟炎　candidal paronychia

尿道球海绵体反射　bulbocavernosus reflex　［又称］球海绵体反射△

扭转畸形　torsional deformity

脓性指头炎　felon　［又称］化脓性指头炎△

努恩膝　Nunn knee

虐待骨折　abuse fracture

爬行步态　crawl gait

盘状软骨　discoid meniscus　［又称］先天性盘状半月板△

盘状软骨损伤　discoid meniscus injury

旁中央型椎间盘突出　paracentral disc herniation

疱疹性甲沟炎　herpetic paronychia　［又称］甲沟炎△

胚胎性横纹肌肉瘤　embryonal rhabdomyosarcoma

佩季病　Page's disease, spinal cord concussion　［又称］脊髓震荡△

盆骨肿瘤　neoplasm of pelvic bone

盆骨周软组织挫伤　contusion of buttock and pelvis

劈裂压缩骨折　split compression fracture

劈裂压缩关节内骨折　split compression joint fracture

皮埃尔 - 罗宾综合征　Pierre-Robin Syndrome　［又称］Pierre-Robin 综合征△

皮多肌炎　dermatomyositis　［又称］皮肌炎△

皮肤挫伤　skin contusion

皮肤特发性出血性肉瘤（Kaposi 肉瘤）　idiopathic hemorrhagic sarcoma（Kaposi's sarcoma）of skin

皮肤脱套伤　avulsion injury of skin

皮肤纤维瘤　dermatofibroma

皮肌炎　dermatomyositis

皮隆骨折　Pilon fracture

皮温高　hot warm skin

皮脂腺囊肿　sebaceous cyst

皮质环征　ring sign

皮质空洞　cortical cavity

疲劳性骨折　fatigue fracture

平背综合征　flat back syndrome

平滑肌肉瘤　leiomyosarcoma

平滑肌脂肪瘤　myolipoma

平移　translation

平足　flat foot

平足症　flatfoot deformity

葡萄球菌性多关节炎　staphylococcal polyarthritis　［又称］化脓性关节炎△

葡萄球菌性关节炎　staphylococcal arthritis　［又称］葡萄球菌关节炎△

普拉德 - 威利综合征　Prader-Wiley syndrome

蹼状指　webbing of digits　［又称］蹼指畸形△

蹼状趾　webbing of toes

其他恶性骨肿瘤　malignant neoplasm, unspecified

其他骨病变　other bone disease

其他骨肿瘤　bone neoplasm, unspecified

其他腕骨不愈合　nonunion of other carpal bone fracture

其他腕骨无菌性坏死　other carpal bone aseptic necrosis

其他腕关节韧带损伤　other injury of ligament of wrist joint

奇异性骨旁骨软骨瘤样增生　bizarre parosteal osteochondromatous proliferation

骑跨骨折　straddle fracture

气性坏疽　gas gangrene

髂股韧带扭伤　sprain of iliac femoral ligament　［又称］髋部肌肉和肌腱损伤△

髂骨板穿孔　iliac perforation

髂骨恶性骨肿瘤　malignant tumor of ilium

髂骨交界性骨肿瘤　borderline tumor of ilium

髂骨良性骨肿瘤　benign tumor of ilium

髂骨翼骨折　fracture of iliac wing　［又称］髂骨骨折△

髂骨翼新月样骨折　crescent fracture of iliac wing　［又称］髂骨骨折△

髂骨致密性骨炎　osteitis condensans ilium

髂肌腱炎　psoas tendinitis

髂嵴骨刺　spur of iliac crest

髂嵴幼年型骨软骨病　juvenile osteochondrosis of iliac crest

髂胫束挛缩　contracture of iliotibial tract

髂胫束综合征　iliotibial band syndrome

髂前上棘撕脱骨折　avulsion fracture of anterior superior iliac spine

髂前下棘撕脱骨折　avulsion fracture of anterior inferior iliac spine

髂区开放性损伤　open injury of iliac region

髂血管损伤　iliac vascular injury

髂腰肌腱炎　iliopsoas tendinitis

铅性痛风　lead gout　［又称］铅中毒性痛风△

前壁骨折　anterior wall fracture

前臂陈旧性骨折　delayed fracture of forearm

前臂尺动脉损伤　ulnar artery injury of forearm

前臂尺神经断裂　rupture of ulnar nerve in forearm

前臂尺神经损伤　ulnar nerve injury of forearm　［又称］尺神经损害△

前臂多处骨缺损　multiple bone defects of forearm

前臂多处肌肉缺损　multiple muscle defects of forearm

前臂多处皮肤缺损　multiple skin defects of forearm

前臂多处损伤　multiple forearm injuries

前臂多处血管损伤　multiple vascular injuries of forearm

前臂多发肌肉和肌腱损伤　multiple muscle and tendon injuries of forearm

前臂多发性骨折　multiple fractures of forearm　［又称］前臂多处骨折△

前臂多发性肌肉和肌腱扭伤　multiple sprain of muscle and tendon of forearm

前臂多发性开放性损伤　multiple open injuries of forearm

前臂多神经损伤　multiple nerve injuries of forearm

前臂骨髓炎　osteomyelitis of forearm

前臂骨折　fracture of forearm　［又称］前臂多处骨折△

前臂和手的先天缺如　congenital absence of both forearm and hand　［又称］先天性前臂和手缺失△

前臂肌腱皮肤粘连　skin adhesion of tendon of forearm

前臂肌肉和肌腱扭伤　sprain of muscle and tendon of forearm

前臂肌肉和肌腱损伤　injury of muscle and tendon of forearm

前臂挤压伤　crush injury of forearm

前臂静脉损伤　vein injury of forearm

前臂开放性损伤　open forearm injury

前臂开放性损伤伴骨折　open injury of forearm with fracture

前臂开放性损伤伴脱位　open injury of forearm with dislocation

前臂拇指屈肌腱损伤　injury of flexor pollicis longus tendon of forearm

前臂拇指屈肌扭伤　sprain of flexor pollicis longus muscle of forearm

前臂拇指伸肌扭伤　sprain of extensor pollicis longus muscle of forearm

前臂拇指外展肌扭伤　sprain of abductor pollicis muscle of forearm

前臂内侧皮神经麻痹　medial cutaneous nerve of forearm palsy

前臂切断　forearm cut

前臂屈肌腱断裂　forearm flexor tendon rupture

前臂屈肌扭伤　forearm flexor muscle sprain

前臂桡动脉损伤　injury of radial artery of forearm

前臂桡神经损伤　radial nerve injury of forearm　［又称］前臂水平的多神经损伤△

前臂伸肌扭伤　extensor muscle sprain of forearm

前臂神经损伤　forearm nerve injury

前臂水平的尺动脉损伤　injury of ulnar artery at forearm level

前臂水平的尺神经损伤　injury of ulnar nerve at forearm level

前臂水平的拇指骨缺损　bone defect of thumb at forearm level

前臂水平的拇指肌肉缺损　muscle defect of thumb at forearm level

前臂水平的拇指皮肤缺损　skin defect of thumb at forearm level

前臂水平的拇指伸肌或外展肌和肌腱损伤　injury of extensor and abductor muscle and tendon of thumb at forearm level

前臂水平的皮感觉神经损伤　injury of cutaneous sensory nerve at forearm level

前臂撕脱伤　avulsion injury of forearm

前臂损伤　forearm injury

前臂血管损伤　forearm vascular injury

前臂掌侧间隙感染　parona space infection

前臂正中神经断裂　fracture of median nerve of forearm

前臂正中神经损伤　injury of median nerve of forearm

前臂指屈肌扭伤　forearm flexor sprain

前方伴后方半横形骨折　anterior column（or wall）and posterior hemi-transverse fracture

前跗管综合征　anterior tarsal tunnel syndrome　［又称］跗管综合征△

前后挤压型损伤　anterior posterior compression injury

前滑脱　anterolisthesis

前脊髓损伤　anterior spinal injury　［又称］脊髓损伤△

前脊髓综合征　anterior cord syndrome　［又称］脊髓中央综合征△

前脊椎裂　anterior spine bifida

前路脊椎融合　anterior spinal fusion

前屈旋颈试验　Fenz sign

前十字韧带松弛　laxity of anterior cruciate ligament

前斜角肌综合征　anterior scalene muscle syndrome

前跖痛　anterior metatarsal pain　［又称］跖痛症△

前柱骨折　anterior column fracture

前纵韧带骨化　ossification of anterior longitudinal ligament

前足底痛　anterior plantar pain　［又称］跖痛症△

前足松弛症　anterior foot relaxation

潜伏骨折　latent fracture　［又称］潜在开放骨折△，隐伏骨折△

潜在开放性骨折　potentially open fracture　［又称］潜在开放骨折△

浅表纤维瘤病（掌／跖）　palmar/plantar fibromatosis

嵌插骨折　insert fracture

强直膝　stiff knee　［又称］膝关节僵硬△

强直性脊柱炎　ankylosing spondylitis

强直性脊椎骨肥厚　ankylosing spinal hyperostosis　［又称］关节强直性脊椎骨肥厚△

强直性椎管狭窄　ankylosing spinal stenosis　［又称］颈椎管狭窄症△

羟基磷灰石沉积病　hydroxyapatite deposition disease　［又称］羟磷灰石沉着病△

侵蚀性炎症性骨关节炎　erosive inflammatory bone arthritis

琴键征　piano key test

青年期姿势性脊柱后凸　adolescent postural kyphosis　［又称］脊柱后凸△

青少年骨软骨病　juvenile osteochondrosis　［又称］少年期椎体骺板骨软骨病△

青少年脊柱侧凸　adolescent scoliosis　［又称］青少年脊柱侧弯△

青少年脊柱后凸　adolescent kyphosis　［又称］青少年脊柱后弯△

青少年脊椎骨软骨炎　adolescent spinal osteoarthritis　［又称］少年期椎体骺板骨软骨病△

青少年特发性脊柱侧凸　adolescent idiopathic scoliosis　［又称］青少年特发性脊柱侧弯△

青少年姿势性脊柱后凸　adolescent postural kyphosis　［又称］姿势性脊柱后凸△

青枝骨折　green stick fracture

轻度屈膝畸形　mild flexion deformity

轻瘫试验（上／下肢）　Hoffman test

倾斜距骨　talar tilt

球海绵体反射　bulbocavernosus reflex　［又称］尿道球海绵体反射△

屈肌腱粘连后遗症　sequelae of adhesion of flexor tendon

屈肌腱自发性破裂　spontaneous rupture of flexor tendon

屈拇长肌腱损伤后遗症　sequelae of injury of flexor pollicis longus muscle tendon

屈曲指畸形　flexion deformity of finger　［又称］屈曲畸形△

屈指肌腱损伤后遗症　sequelae of injury of flexor tendon

躯干创伤性切断　traumatic amputation of trunk

躯干多发性骨折　multiple fractures of trunk　［又称］多发性骨折△

躯干多发性开放性骨折　multiple open fractures of trunk　［又称］多发性骨折△

躯干恶性肿瘤　malignant tumor of trunk

躯干关节和韧带扭伤　trunk joint and ligament strain

躯干关节和韧带损伤　trunk joint and ligament injury

躯干关节和韧带脱位　trunk joint and ligament dislocation

躯干肌肉和肌腱扭伤　trunk muscle and tendon sprain

躯干肌肉和肌腱损伤　trunk muscle and tendon injury

躯干肌肉扭伤　trunk muscle sprain

躯干挤压伤　body squeeze

躯干开放性伤口　open wound of trunk

躯干切断　trunk cutting

躯体性功能障碍　somatic dysfunction

去分化脂肪肉瘤　dedifferentiated liposarcoma

全动脉炎　panarteritis

全身性骨关节炎　systematic osteoarthritis，generalized osteoarthritis

全身性硬皮病　systemic scleroderma

全身性硬皮病性肌病　systemic scleroderma myopathy

拳击骨折　boxing fracture

蜷曲趾　curly toe　［又称］卷曲趾△

缺血性骨坏死　avascular necrosis　［又称］骨坏死△

缺血性坏死　ischemic necrosis

缺血性筋膜炎　ischaemic fasciitis　［又称］坏死性筋膜炎△

缺血性挛缩　ischemic contracture

缺指畸形　ectrodactyly

桡侧半肢畸形　radial hemimelia

桡侧副韧带断裂　radial collateral ligament rupture　［又称］创伤性桡侧副韧带撕裂△

桡侧副韧带扭伤　radial collateral ligament sprain　［又称］创伤性桡侧副韧带撕裂△

桡侧腕屈肌腱腱炎　tendonitis of flexor carpi radialis

桡侧腕伸肌腱周围炎　extensor carpi radialis tenosynovitis　［又称］拇长屈肌腱腱鞘炎△

桡侧纵列缺如　congenital absence of radius　［又称］桡侧发育不良△

桡尺骨骨干骨折　fracture of radius and ulna　［又称］尺桡骨双骨折△

桡尺骨骨折不愈合　nonunion of radius and ulna fracture

桡尺骨骨折畸形愈合　malunion of radius and ulna fracture

桡尺骨骨折延迟愈合　delayed union of radius and ulna fracture

桡尺骨应力骨折　radius and ulna stress fracture

桡尺骨远端骨折　fracture of distal radius and ulna　［又称］尺桡骨双骨折△

桡动脉搏动　radial arterial pulse

桡肱关节扭伤　brachioradialis joint sprain

桡肱关节脱位　dislocation of brachioradialis joint　［又称］肱桡关节脱位△

桡骨恶性骨肿瘤　malignant tumor of radius

桡骨干恶性骨肿瘤　malignant tumor of radial shaft

桡骨干骨折　fracture of radial shaft

桡骨干交界性骨肿瘤　borderline tumor of radial shaft

桡骨干良性骨肿瘤　benign tumor of radial shaft

桡骨骨折　fracture of radius

桡骨骨折不愈合　nonunion of radius fracture

桡骨骨折畸形愈合　malunion of radius fracture

桡骨关节内骨折　intra-articular radius fracture

桡骨环状韧带扭伤　radius ring ligament sprain

桡骨交界性骨肿瘤　borderline tumor of radius

桡骨近端多发性骨折　multiple fractures of proximal radius

桡骨近端恶性骨肿瘤　malignant tumor of proximal radius

桡骨近端骨折　proximal radius fracture　［又称］Hutchinson骨折△

桡骨近端骺闭　premature physeal closure of proximal radius

桡骨近端交界性骨肿瘤　borderline tumor of proximal radius

桡骨近端良性骨肿瘤　benign tumor of proximal radius

桡骨茎突骨折　Hutchinson fracture

桡骨茎突狭窄性腱鞘炎　de quervain disease

桡骨颈骨折　fracture of neck of radius

桡骨良性骨肿瘤　benign tumor of radius

桡骨膜反射　radioperiosteal reflex　［又称］反桡骨膜反射△

桡骨上端骨骺分离　separation of upper epiphysis of radius

桡骨头半脱位　subluxation of radial head

桡骨头骨骺损伤　radial head epiphysis injury　［又称］桡骨近端骺损伤△

桡骨头骨折　fracture of radial head

桡骨头脱位　dislocation of radial head　［又称］桡骨头半脱位△

桡骨远端恶性骨肿瘤　malignant tumor of distal radius

桡骨远端骨折　fracture of distal radius

桡骨远端关节脱位　dislocation of distal radius

桡骨远端骺闭　premature physeal closure of distal radius

桡骨远端交界性骨肿瘤　borderline tumor of distal radius

桡骨远端良性骨肿瘤　benign tumor of distal radius

桡管综合征　radial tunnel syndrome

桡神经良性肿瘤　benign neoplasm of radial nerve

桡神经浅支压迫　superficial radial nerve compression　［又称］腕和手水平的桡神经损伤△

桡神经损害　radial nerve injury

桡神经损伤后遗症　sequelae of injury of of radial nerve

桡腕关节扭伤　sprain of radiocarpal joint

桡腕关节脱位　dislocation of radiocarpal joint　［又称］腕关节脱位△

桡腕合并腕中关节不稳定　radiocarpal and midcarpal joint instability　［又称］腕关节不稳定△

桡腕韧带断裂　rupture of ligament of radiocarpal joint　［又称］腕和腕关节韧带创伤性断裂△

热带化脓性肌炎　tropical pyomyositis

人工股骨头置换术后骨折　fracture after artificial femoral head replacement

人工股骨头置换术后假体松动　prosthetic loosening after artificial femoral head replacement　［又称］人工股骨头置换术后不稳定△

人工股骨头置换术后髋臼磨损　acetabular wear after artificial femoral head replacement

人工关节脱位　dislocation of artificial joint

人工关节置换术后　joint replacement

人工关节置换术后不稳定　instability after joint replacement

人工关节置换术后功能不良　disfunction after joint replacement

人工关节置换术后关节松动　prosthetic loosening after joint arthroplasty　［又称］人工关节置换术后不稳定△

人工关节置换术后假体断裂　implant broken after joint replacement

人工关节置换术后假体失效　implant failure after joint replacement

人工关节置换术后双下肢不等长　limbs length discrepancy following joint prosthesis replacement

人工关节置换术后疼痛　pain after joint replacement

人工关节置换术后无菌性松动　aseptic loosening after joint replacement

人工踝关节置换术后　ankle joint replacement

人工踝关节置换术后不稳定　instability after ankle joint replacement

人工踝关节置换术后功能不良　disfunction after ankle joint replacement

人工踝关节置换术后骨溶解　post-operative osteolysis after ankle joint replacement

人工踝关节置换术后假体断裂　implant broken after ankle joint replacement

人工踝关节置换术后假体失效　implant failure after ankle joint replacement

人工踝关节置换术后假体周围骨折　periprosthetic fracture after ankle joint replacement

人工踝关节置换术后疼痛　pain after ankle joint replacement

人工踝关节置换术后脱位　dislocation after ankle joint replacement

人工踝关节置换术后无菌性松动　aseptic loosening after ankle joint replacement

人工肩关节置换术　shoulder joint replacement

人工肩关节置换术后不稳定　instability after shoulder joint replacement

人工肩关节置换术后功能不良　disfunction after shoulder joint replacement

人工肩关节置换术后骨溶解　post-operative osteolysis after shoulder joint replacement

人工肩关节置换术后假体断裂　implant broken after shoulder joint replacement

人工肩关节置换术后假体功能障碍　prosthetic dysfunction after shoulder arthroplasty　［又称］人工肩关节置换术后假体失效△

人工肩关节置换术后假体松动　prosthetic loosening after shoulder arthroplasty　［又称］人工肩关节置换术后无菌性松动△

人工肩关节置换术后假体周围骨折　periprosthetic fracture after shoulder joint replacement

人工肩关节置换术后疼痛　pain after shoulder joint replacement

人工肩关节置换术后脱位　dislocation after shoulder joint replacement

人工髋关节置换术后大腿痛　thigh pain after hip joint replacement

人工髋关节置换术后功能不良　disfunction after hip joint replacement

人工髋关节置换术后骨溶解　post-operative osteolysis after hip joint replacement

人工髋关节置换术后假体功能障碍　prosthetic dysfunction after hip joint replacement　［又称］人工髋关节置换术后假体失效△

人工髋关节置换术后假体周围骨折　periprosthetic fracture after hip joint replacement

人工髋关节置换术后髋臼松动　acetabular prosthesis loosening after hip arthroplasty　［又称］人工髋关节置换术后不稳定△

人工髋关节置换术后内衬磨损　wearing after hip joint replacement

人工髋关节置换术后疼痛　pain after hip joint replacement

人工髋关节置换术后脱位　dislocation after hip joint replacement

人工髋关节置换术后无菌性松动　aseptic loosening after hip joint replacement

人工髋关节置换术后异位骨化　heterotic ossification after total hip arthroplasty　［又称］髋关节异位骨化△

人工髋关节置换术后异响　squeaking after hip joint replacement

人工膝关节置换术　knee joint replacement

人工膝关节置换术后髌骨弹响　patellar clunk after knee joint replacement

人工膝关节置换术后髌骨骨折　patellar fracture after knee joint replacement

人工膝关节置换术后髌骨脱位　patellar dislocation after knee joint replacement

人工膝关节置换术后不稳定　instability after knee joint replacement

人工膝关节置换术后垫片磨损　wearing after knee joint replacement

人工膝关节置换术后骨溶解　post-operative osteolysis after knee joint replacement

人工膝关节置换术后假体断裂　implant broken after knee joint replacement

人工膝关节置换术后假体功能障碍　prosthetic dysfunction after knee joint replacement　［又称］人工膝关节置换术后功能不良△

人工膝关节置换术后假体失效　implant failure after knee joint replacement

人工膝关节置换术后假体松动　prosthetic loosening after knee joint replacement

人工膝关节置换术后假体周围骨折　periprosthetic fracture after knee joint replacement

人工膝关节置换术后疼痛　pain after knee joint replacement

人工膝关节置换术后脱位　dislocation after knee joint replacement

人工肘关节置换术　elbow joint replacement

人工肘关节置换术后不稳定　instability after elbow joint replacement

人工肘关节置换术后功能不良　disfunction after elbow joint replacement

人工肘关节置换术后骨溶解　post-operative osteolysis after elbow joint replacement

人工肘关节置换术后假体断裂　implant broken after elbow joint replacement

人工肘关节置换术后假体失效　implant failure after elbow joint replacement

人工肘关节置换术后假体周围骨折　periprosthetic fracture after elbow joint replacement

人工肘关节置换术后疼痛　pain after elbow joint replacement

人工肘关节置换术后脱位　dislocation after elbow joint replacement

人工肘关节置换术后无菌性松动　aseptic loosening after elbow joint replacement

韧带钙化　ligament calcification

韧带挛缩　ligament contracture

韧带内囊肿　intra-ligamentous cyst

韧带松弛　ligament laxity

韧带样型纤维瘤病　desmoid-type fibromatosis

融合术后假关节　false joint after fusion

柔韧性扁平足　flexible flatfoot　［又称］柔韧性平足△,先天性扁平足△

柔韧性外翻足　talipes calcaneovalgus

乳头状淋巴管内血管内皮细胞瘤　papillary intralymphatic angioendo-thelioma

乳头状血管内皮增生瘤　papillary Endothelial hyperplasia　［又称］Masson 假性血管肉瘤△

乳腺型肌纤维母细胞瘤　mammary-type myofibroblastoma

软骨发生发育不全　achondroplasty

软骨钙质沉着　chondrocalcinosis

软骨骨折　cartilage fracture

软骨间叶错构瘤　chondromesenchymal hamartoma

软骨母细胞瘤　chondroblastoma

软骨黏液样纤维瘤　chondromyxoid fibroma

软骨溶解　chondrolysis

软骨肉瘤　chondrosarcoma

软骨软化　cartilage softening

软骨生成不全　achondrogenesis

软骨退行性变　cartilaginous degeneration　［又称］关节软骨变性△

软骨外胚层发育不全综合征　Ellis-van Creveld syndrome　［又称］软骨外胚层发育不良,Ellis-van Creveld 综合征△

软骨形成发育不全　achondroplasia　［又称］软骨发育不良△,软骨发育不全△

软骨样脂肪瘤　chondroid lipoma

软性扁平足　flexible pes planus　［又称］平足△

软组织恶性淋巴瘤　malignant lymphoma of soft tissue

软组织恶性纤维组织细胞瘤　malignant fibrous histiocytoma of soft tissue

软组织恶性肿瘤(未分型)　malignant tumor of soft tissue(uncertain type)

软组织放疗后肉瘤　radiation-induced sarcoma of soft tissue

软组织风湿　soft tissue rheumatism

软组织感染　soft tissue infection

软组织间叶性软骨肉瘤　soft tissue mesenchymal chondrosarcoma

软组织结核　soft tissue tuberculosis

软组织巨细胞肿瘤　giant cell tumor of soft tissues

软组织良性肿瘤(未分型)　benign neoplasm of soft tissue(uncertain type)

软组织内残留异物　residual foreign body in soft tissue

软组织嵌入　soft tissue embedding

软组织软骨瘤　soft tissue chondroma

软组织软骨肉瘤　soft tissue chondrosarcoma

软组织未分化多形性肉瘤　undifferentiated pleomorphic sarcoma of soft tissue

软组织未分化肉瘤　undifferentiated sarcoma of soft tissue

软组织未分化上皮样肉瘤　undifferentiated epithelioid sarcoma of soft tissue

软组织未分化梭形细胞肉瘤　undifferentiated spindle cell sarcoma of soft tissue

软组织未分化圆细胞肉瘤　undifferentiated round cell sarcoma of soft tissue

软组织腺泡状肉瘤　alveolar sarcoma of soft tissue

软组织血管肉瘤　angiosarcoma of soft tissue

软组织炎症　soft tissue inflammation

软组织中间型肿瘤(未分型)　intermediate tumor of soft tissue(uncertain type)

软组织转移性肿瘤　metastatic malignancy of soft tissue

塞克尔综合征　Seckel syndrome

三角骨　pyramidal bone　［又称］距后三角骨△

三角骨钩骨分离　triquetrohamate dislocation　［又称］腕关节脱位△

三角骨骨折　triquetrum fracture　［又称］腕骨骨折△

三角肌挛缩　deltoid contracture

三角肌下滑囊炎　bursitis of subdeltoid

三角韧带断裂　tear of deltoid ligament

三角韧带扭伤　sprain of deltoid ligament

三节拇畸形　congenital triphalangeal thumb　［又称］三节拇指△

三平面骨折　three planes fracture

散发性包涵体肌炎　sporadic inclusion body myositis

色素沉积病性关节炎　hemochromatosis arthropathy　［又称］血色素沉着型关节病△

色素沉着绒毛结节性滑膜炎　pigmented villonodular synovitis

色素沉着性隆凸性皮肤纤维肉瘤　pigmented dermatofibrosarcoma protuberans　［又称］色素沉着的疾患△

沙门菌骨髓炎　salmonella osteomyelitis

沙门菌关节炎　salmonella arthritis　［又称］感染性关节炎△

扇形足　splay foot

伤口裂开　wound rupture

上臂陈旧性骨折　delayed fracture of upper arm

上臂多发肌腱损伤　multi-injuries of upper arm tendon

上臂多发神经损伤　injury of multiple nerves at upper arm level

上臂骨髓炎　osteomyelitis of upper arm

上臂和前臂先天性缺如伴有手的存在　congenital absence of upper arm and forearm with hand present　［又称]先天性上臂和前臂缺失伴手存在△

上臂挤压伤　crushing injury of upper arm

上臂离断伤　traumatic amputation of upper arm

上臂皮感觉神经损伤　injury of cutaneous sensory nerve at upper arm level

上臂神经损伤　injury of nerve at upper arm level

上臂水平的尺神经损伤　injury of ulnar nerve at upper arm level

上臂水平的桡神经损伤　injury of radial nerve at upper arm level

上臂水平的正中神经损伤　injury of median nerve at upper arm level

上尺桡关节融合　proximal radio-ulnar joint synostosis　［又称］先天性上尺桡融合△

上颈椎脊髓损伤　upper cervical spinal cord injury　［又称]脊髓损伤△

上胫腓关节脱位　dislocation of proximal tibiofibular joint　［又称]近端胫腓关节脱位△

上皮样恶性外周神经鞘膜瘤　epithelioid malignant peripheral nerve sheath tumor

上皮样肉瘤　epithelioid sarcoma

上皮样血管瘤　epithelioid haemangioma

上皮样血管内皮瘤　epithelioid hemangioendothelioma

上运动元瘫痪　upper motor neuron paralysis

上肢(包括肩)恶性软组织肿瘤　malignant soft tissue tumor of upper limb(including shoulder)

上肢长骨良性肿瘤　benign neoplasm of long bone of upper limb

上肢创伤性切断　traumatic amputation of upper limb

上肢短骨良性肿瘤　benign neoplasm of short bone of upper limb

上肢短小缺陷　other reduction defect of upper limb

上肢恶性黑色素瘤　malignant melanoma of upper limb　［又称］上肢恶性黑素瘤△

上肢骨筋膜室综合征　compartment syndrome of upper limb　［又称］上肢骨筋膜室综合征△

上肢骨炎　osteitis of upper limb

上肢骨折　fracture of upper limb

上肢骨肿瘤　neoplasm of bone of upper limb

上肢关节和韧带扭伤　joint and ligament sprain of upper limb

上肢关节和韧带损伤　joint and ligament injury of upper limb

上肢关节和韧带脱位　joint and ligament dislocation of upper limb

上肢关节良性肿瘤　benign neoplasm of upper limb joint

上肢和下肢多处挤压伤　multiple crush injury of upper limb and lower limb

上肢和下肢多处开放性损伤　open injury of upper limb and lower limb

上肢和下肢多处扭伤　multiple sprain of upper limb and lower limb

上肢和下肢多处损伤　multiple injuries of upper limb and lower limb

上肢和下肢多处脱位　multiple dislocation of upper limb and lower limb

上肢肌腱粘连后遗症　tendon adhesion sequelae of upper limb

上肢肌挛缩　muscle contracture of upper limb

上肢肌肉和肌腱扭伤　muscle and tendon sprain of upper limb

上肢肌肉和肌腱损伤　muscle and tendon injury of upper limb　［又称］上肢肌肉和肌腱损伤后遗症△

上肢结缔组织恶性肿瘤　malignant neoplasm of connective and soft tissue of upper limb

上肢开放性骨折　open fracture of upper limb

上肢开放性损伤　open injury of upper limb

上肢皮肤恶性肿瘤　cutaneous malignant neoplasm of upper limb

上肢神经损伤后遗症　nerve injury sequelae of upper limb

上肢撕脱伤　avulsion injury of upper limb

上肢损伤　injury of upper limb　［又称］上肢毁损伤△

上肢先天性完全缺如　congenital complete absence of upper limb

上肢血管损伤　vascular injury of upper limb

上肢肿胀　upper limb swelling

烧伤后肌肉钙化　muscle calcification after burn　［又称］烧伤后软组织钙化和骨化△

烧伤后肌肉骨化　muscle ossification after burn　［又称］烧伤后软组织骨化△

少儿特发性脊柱侧弯　juvenile idiopathic scoliosis　［又称］少儿型特发性脊柱侧凸△

少关节性幼年型关节炎　pauciarticular juvenile arthritis

少年遗传性脊柱性共济失调　juvenile hereditary spinal ataxia　［又称］遗传性脊髓小脑性共济失调△

涉及髂胫束弹响髋　iliotibial band related snapping hip

涉及髂胫束弹响膝　iliotibial band related snapping knee

伸肌腱断裂后遗症　sequelae of injury of extensor tendon　［又称］伸指肌腱损伤后遗症△

伸肌腱粘连后遗症　sequelae of adhesion of extensor tendon

伸肌腱自发性破裂　spontaneous rupture of extensor tendon

伸拇长肌腱损伤后遗症　sequelae of injury of tendon of extensor pollicis longus

伸膝装置断裂　rupture of extensor mechanism

伸膝装置损伤　extensor mechanism injury

伸指肌腱损伤后遗症　sequelae of injury of extensor tendon　［又称］伸肌腱断裂后遗症△

深部感染　deep infection

深反射　deep reflexes

深间隙感染　deep-space infections

深静脉血栓　deep vein thrombosis　［又称］血栓栓塞性疾病(深静脉血栓)△

深静脉血栓形成　deep venous thrombosis

深在的侵袭性血管黏液瘤　deep aggressive angiomyxoma

深在性良性纤维组织细胞瘤　deep benign fibrous histiocytoma

深在性平滑肌瘤　deep leiomyoma

神经断裂　nervous rupture

神经根病　lumbosacral radiculopathy　［又称］腰骶神经根病△

神经根刺激　nerve root involvement

神经根刺激性侧凸　scoliosis caused by nerve root irritation　［又称］青少年特发性脊柱侧弯△

神经根管型椎管狭窄症　nerve root canal stenosis　［又称］腰椎管狭窄症△

神经根囊肿　nerve root cyst

神经根受压综合征　nerve root compression syndrome　［又称］神经根压迫症△

神经根痛　nerve root pain

神经根型颈椎病　cervicalspondylotic radiculopathy

神经根炎　radiculitis　［又称］神经根脊髓炎△

神经功能障碍　neurologic disorder

神经肌肉型脊柱侧凸　neuromuscular scoliosis

神经肌肉性髋脱位　neuromuscular dislocation of hip

神经内分泌性肿瘤　neuroendocrine tumor

神经牵拉试验　nerve stretch test

神经嵌压　nerve entrapment

神经鞘瘤　neurilemmoma

神经束膜瘤　perineurioma

神经疼痛性脊柱侧弯　neuralgic scoliosis　［又称］脊柱侧弯△

神经痛性肌萎缩　neuralgic amyotrophy　［又称］脊髓性肌萎缩△

神经纤维瘤　neurofibroma

神经纤维瘤病　neurofibromatosis　［又称］von Recklinghausen 病△

神经纤维瘤病脊柱侧凸　neurofibromatosis with scoliosis　［又称］脊柱侧弯伴神经纤维瘤病△

神经纤维肉瘤　neurofibrosarcoma

神经性跛行　neurogenic claudication

神经性关节病　arthropathia neurotica，neuroarthropathy

神经性马蹄足内翻　nerve clubfoot　［又称］神经性马蹄内翻足△

神经性外翻　neuropathic valgus

神经源性马蹄高弓足　neurogenic equinocavus foot

神经脂肪瘤病　lipomatosis of nerve

神经走行压痛　nerve pathway tenderness

肾上腺外髓脂肪瘤　extra-adrenal myelolipoma

肾外横纹肌样肿瘤　extrarenal rhabdoid tumor　［又称］肾横纹肌样瘤△

肾外血管平滑肌脂肪瘤　extrarenal angiomyolipoma　［又称］肾上皮样血管平滑肌脂肪瘤△

肾性骨病　renal osteodystrophy　［又称］肾性骨营养不良症△

肾性骨软化　renal osteomalacia　［又称］肾性骨营养不良症，肾性骨软化症△

肾性骨萎缩　renal osteanabrosis　［又称］肾性佝偻病△

肾性骨营养不良　renal osteodystrophy　［又称］肾性骨营养不良症△

生理性脊柱前凸　physiologic lordosis

生理性膝内翻　physiological genu varum

生理性膝外翻　physiological genu valgus

生物力学损害　biomechanical damage

生殖道平滑肌瘤　genital leiomyoma

生殖道型横纹肌瘤　genital rhabdomyoma

拾物试验　pick-up test

史密斯骨折　Smith's fracture

史 - 约综合征　Stephen-Johnson syndrome

适应性腕关节不稳定　adaptive carpal instability　［又称］腕关节不稳定△

嗜酸性淋巴肉芽肿　eosinophilic lymphoid granuloma　［又称］嗜酸细胞性淋巴肉芽肿△

嗜酸性肉芽肿性血管炎　eosinophilic granuloma vasculitis　［又称］嗜酸性肉芽肿性多血管炎△

手部瘢痕　hand scar

手部爆炸伤　hand explosive injury　［又称］爆炸伤△

手部尺动脉损伤　ulnar artery injury of hand　［又称］腕和手水平的尺动脉损伤△

手部尺神经损伤　ulnar nerve injury of hand　［又称］腕和手水平的尺神经损伤△

手部挫裂伤　contusion and laceration of hand

手部恶性肿瘤　malignant neoplasm of hand

手部肌肉断裂　muscular rupture of hand

手部挤压伤　hand crush injury　［又称］手部碾挫伤△

手部结核　tuberculosis of hand

手部开放性损伤　hand open injury

手部开放性损伤伴骨折　hand open injury with fracture

手部开放性损伤伴脱位　hand open injury with dislocation

手部碾挫伤　hand crush injury　［又称］手部挤压伤△

手部皮肤恶性肿瘤　malignant neoplasm of hand skin　［又称］手皮肤恶性肿瘤△

手部桡动脉损伤　radial artery injury of hand　［又称］腕和手水平的桡动脉损伤△

手部桡神经损伤　radial nerve injury of hand　［又称］腕和手水平的桡神经损伤△

手部套脱伤　hand degloving injury　［又称］手套撕脱伤△

手部正中神经损伤　median nerve injury of hand　［又称］腕和手水平的正中神经损伤△

手擦伤　abrasion of skin

手多发浅表损伤　multiple superficial injuries of hand

手关节扭伤　injury of hand joint

手和对侧臂创伤性切断　traumatic amputation of hand and contralateral arm

手和腕开放性损伤　hand and wrist open injury　[又称]腕和手多处开放性伤口△

手和腕开放性损伤伴骨折　hand and wrist open injury with fracture

手和腕开放性损伤伴脱位　hand and wrist open injury with dislocation　[又称]腕和手多处开放性伤口△

手肌腱挛缩后遗症　sequelae of contracture of flexor tendon

手肌腱缺损后遗症　sequelae of defect of flexor tendon

手内在肌挛缩　intrinsic contracture of hand

手内在肌损伤后遗症　sequelae of injury of intrinsic muscle of hand

手浅表损伤　superficial injury of hand

手屈曲畸形　flexion deformity of hand　[又称]屈曲畸形△

手术后败血症　postoperative sepsis

手术后脊柱前凸　postsurgical lordosis

手术后切口不愈合　postoperative poor wound healing

手术后吞咽困难　postoperative dysphagia

手术后吸收障碍性骨质疏松　postsurgical malabsorption osteoporosis

手术后吸收障碍性骨质疏松伴病理性骨折　postsurgical malabsorption osteoporosis with pathological fracture

手外伤　hand injury

手腕离断　amputation of wrist

手幼年型骨软骨病　juvenile osteochondrosis of hand

手掌开放性损伤　palm open injury

手掌韧带断裂　ligament rupture of palm

手指 10 秒屈伸试验　10 seconds finger flexion test

手指挫伤不伴有指甲损害　contusion of finger(s) without damage to nail

手指多处脱位　multiple dislocation of fingers

手指多发性骨折　multiple fractures of fingers

手指恶性黑色素瘤　malignant melanoma of finger

手指肌肉断裂　muscular rupture of finger

手指挤压伤　finger crush injury　[又称]手指碾挫伤△

手指开放性伤口不伴有指甲损害　open wound of finger(s) without damage to nail

手指开放性损伤　finger open injury

手指开放性损伤伴指甲损伤　finger open injury with damage to nail

手指碾挫伤　finger crush injury　[又称]手挫伤△, 手指挤压伤△

手指疱疹感染　herpes infection of fingers

手指偏斜畸形　finger deviation

手指蹼感染　infection of finger web

手指浅表异物　superficial foreign body of finger

手指屈肌肌腱粘连　flexor tendon adhesion of finger

手指损伤　finger injury

手足温度过低　acrohypothermy

守门员骨折　game keeper fracture

守门员拇指　fracture of thumb　[又称]拇指骨折△

枢椎侧块骨折　lateral mass of axis fracture　[又称]枢椎骨折△

枢椎齿状突畸形　anomaly of odontoid　[又称]齿状突发育不全△

枢椎骨折　fracture of second cervical vertebra

双臂创伤性离断　traumatic amputation of both arms

双侧关节突脱位　bifacetal dislocation

双侧髋关节骨性关节炎　bilateral hip osteoarthritis　[又称]髋关节骨关节炎(继发性)△

双侧上肢缺肢畸形　bilateral congenital absence of upper limb

双侧瘫痪　diplegia

双侧腕关节骨性关节炎　bilateral wrist osteoarthritis　[又称]骨关节炎△

双侧膝关节骨性关节炎　bilateral knee osteoarthritis　[又称]膝关节骨关节炎△

双侧下肢缺肢畸形　bilateral congenital absence of lower limb

双侧肢体多发骨折　bilateral multiple fractures of extremities

双踝骨折　double malleolus fracture(pott fracture)　[又称]踝关节骨折△, Pott 骨折△

双上肢不等长　unequal limb length(acquired)

双上肢多发性骨折　multiple fractures of both upper limbs

双上肢多发性开放性骨折　multiple open fractures of both upper limbs

双手创伤性离断　traumatic amputation of both hands

双下肢不等长　inequality of lower extremities

双下肢多发性骨折　multiple fractures of both lower limbs

双下肢多发性开放性骨折　multiple open fracture of both lower limbs

双小腿创伤性离断(任何水平)　traumatic amputation of both shanks (any level)

双小腿创伤性切断　traumatic amputation of both shanks

双柱骨折　both-column fracture

双足部分创伤性切断　partial traumatic amputation of both feet

双足创伤性离断　traumatic amputation of both feet

双足无趾畸形　congenital absence of toes

撕裂伤　laceration, lacerated wound

撕脱骨折　avulsion fracture

死骨　dead bone

四肢创伤性切断　traumatic amputation of all limbs

四肢后天性变形　acquired deformation of extremities

四肢肌力　muscle strength

四肢挛缩　acrocontracture　[又称]四肢不全畸形△

四肢屈曲变形　buckling deformation of extremities

四肢先天性缺如　congenital absence of unspecified limb(s)

松弛性跖痛症　lax plantar pain　[又称]跖痛症△

髓内针插入时股骨干劈裂　femoral shaft fracture when insertion of intramedullary nail

髓内针或锁钉断裂　intramedullary nail or locking screw break　[又称]骨折内固定术后失效△

梭形细胞 / 硬化性横纹肌肉瘤　spindle cell/sclerosing rhabdomyosarcoma

梭形细胞脂肪瘤　spindle cell lipoma

锁定性肩关节脱位　locked dislocation of shoulder

锁骨、肩胛骨和肱骨多处骨折　multi-fractures of clavicle　[又称]锁骨骨折△, 锁骨和肩胛骨及肱骨多发性骨折△

锁骨多发性骨折　multiple fractures of clavicle

锁骨恶性骨肿瘤　malignant tumor of clavicle

锁骨干骨折　fracture of clavicular shaft

锁骨骨膜套袖骨折　periosteal sleeve fracture of clavicle

锁骨骨折　fracture of clavicle

锁骨肩峰端骨折　fracture of acromial of clavicle

锁骨交界性骨肿瘤　borderline tumor of clavicle

锁骨良性骨肿瘤　benign tumor of clavicle

锁骨内侧骨骺损伤　medial clavicular epiphysis injury

锁骨内侧骨骺分离　separation of medial clavicular epiphysis

锁骨上区开放性损伤　open injury of supraclavicular region

锁骨下脱位　dislocation of subclavicle

锁骨胸骨端骨折　fracture of sternal end of clavicle

锁骨远端骨溶解　osteolysis of distal clavicle

锁骨肿瘤　neoplasm of clavicle

瘫痪　paralysis　[又称]麻痹△, 瘫痪病△

弹力纤维瘤　elastofibroma

弹响髋　snap hip

弹响膝　snap knee

糖尿病性关节炎　diabetic arthropathy

糖尿病性坏死性筋膜炎　diabetic necrotizing fasciitis　[又称]糖尿病伴坏死性筋膜炎△

糖尿病性肌坏死　diabetic muscle necrosis

糖尿病性肌萎缩　diabetic muscular atrophy

糖尿病性肩关节周围炎　diabetic periarthritis of shoulder　[又称]糖尿病伴肩关节周围炎△

糖尿病性缺血性肌坏死　diabetic ischemic necrosis

糖尿病性手关节综合征　diabetic hand syndrome

糖尿病性手掌筋膜纤维瘤病　Dupuytren's disease　[又称]糖尿病伴掌腱膜挛缩症△, Dupuytren 挛缩征△

糖尿病性无菌性肌坏死　diabetic aseptic necrosis　[又称]糖尿病伴肌坏死△

糖尿病性夏科关节病　diabetic Charcot joint(neuropathic arthropathy)　[又称]神经病性关节病△

糖尿病足　diabetic foot

糖皮质激素诱导的骨质疏松　glucocorticoid induced osteoporosis　［又称］糖皮质激素所致的骨质疏松症△

糖原贮积病肌病　glycogen storage disease myopathy

特发性骨坏死　idiopathic osteonecrosis

特发性骨溶解症　idiopathic osteolysis　［又称］骨溶解△

特发性骨质疏松　idiopathic osteoporosis　［又称］特发性骨质疏松症△

特发性骨质疏松伴病理性骨折　idiopathic osteoporosis with pathological fracture

特发性脊柱侧凸（弯）　idiopathic scoliosis　［又称］青少年特发性脊柱侧弯△

特发性痛风　idiopathic gout

特发性无菌性骨坏死　idiopathic aseptic necrosis of bone

特发性膝前疼痛　idiopathic anterior knee pain

疼痛　pain

疼痛拒动　move rejection due to pain

提睾反射　cremasteric reflex

体位改变试验　amoss test

剃刀背畸形　rib hump deformity　［又称］脊柱侧弯△

跳线骨折　jumper fracture

跳跃者膝　jumper's knee　［又称］髌腱末端病△,髌腱炎△

通髁骨折　transepicondylar fracture　［又称］踝关节三平面骨折△

同侧肢体多发骨折　multiple fractures of ipsilateral limb

桶柄样骨折　bucket handle fracture

痛风　gout

痛风结节　gout nodules

痛风石　tophus

痛风性关节炎　gout arthritis, gouty arthritis

痛风性滑膜炎　gouty synovitis

痛风性滑囊炎　gouty bursitis

痛风性肾病　gouty nephropathy

痛觉缺失　analgesia　［又称］痛性感觉缺失△

头下型骨折　subcapital fracture

头月骨分离　capitolunate dissociation　［又称］腕关节脱位△

头状骨骨折　capitate fracture　［又称］腕骨骨折△

投掷肩　throwing shoulder

投掷肘　throwing elbow

骰骨骨折　fracture of cuboid　［又称］足骰骨骨折△

透明细胞肉瘤　clear cell sarcoma of soft tissue

透明细胞软骨肉瘤　clear cell chondrosarcoma

突出型椎间盘突出　disc herniation protrusion type　［又称］胸腰椎间盘突出症△

团块　lump

退变性颈椎管狭窄症　degenerative cervical spinal canal stenosis　［又称］颈椎管狭窄症△

退分化软骨肉瘤　dedifferentiated chondrosarcoma

退行性关节病　degenerative joint disease　［又称］退行性关节炎△

退行性脊柱后凸　degenerative kyphosis

退行性脊柱炎　retrograde spondylitis　［又称］强直性脊柱炎△

退行性脊椎滑脱　degenerative spondylolisthesis　［又称］脊柱滑脱△

退行性椎管狭窄　degenerative stenosis　［又称］腰椎管狭窄症△

退行性椎间盘疾病　degenerative disc disease, DDD　［又称］腰椎椎间盘炎△

臀部开放性损伤　open injury of hip　［又称］骨盆以及臀部开放性伤口△

臀大肌瘫痪步态　paralysis gait of gluteus maximus

臀肌腱炎　gluteal tendinitis

臀肌筋膜挛缩　gluteus fascia contracture

臀肌挛缩　gluteus contracture　［又称］臀肌挛缩症△

臀上神经损伤　injury of superior gluteal nerve　［又称］臀丛神经损害△

臀上神经痛　superior gluteal nerve pain

托马斯征　Thomas sign

脱出型椎间盘突出　prolapsed disc herniation

外侧半月板后角损伤　injury of posterior horn of lateral meniscus

外侧半月板前角损伤　injury of anterior horn of lateral meniscus

外侧半月板损伤　injury of lateral meniscus

外侧副韧带松弛　laxity of lateral collateral ligament

外翻趾　toe valgus

外固定架强度不足　external fixing frame strength deficiency　［又称］骨折外固定术后失效△

外固定失效　external fixation failure　［又称］骨折外固定术后失效△

外固定针松动　loosening of external fixation pin　［又称］骨折外固定术后失效△

外踝骨折　lateral malleolus fracture

外踝扭伤　lateral ankle sprain　［又称］踝关节扭伤△

外伤后骨萎缩　post traumatic bone atrophy

外伤性骨化性肌炎　traumatic myositis ossificans　［又称］创伤性骨化性肌炎△

外伤性脊柱侧凸　traumatic scoliosis　［又称］脊柱侧弯△

外伤性髋脱位　traumatic hip dislocation

外生骨疣　epostoma

外周原始神经外胚层肿瘤　peripheral primitive neuroectodermal tumor

弯腰试验　bending test

豌豆骨骨折　pisiform fracture

完全关节内骨折　complete intra articular fracture

完全型海豹肢　complete phocomelia

完全性骨折　complete fracture

完全性脊髓损伤　complete spinal cord injury

完全性脊柱裂　complete spinal rachischisis

晚发先天性骨梅毒　backward congenital skeletal syphilis

万捷特征　Vanjetti sign　［又称］Vanjetti 征△

腕背隆突综合征　carpal bossing syndrome　［又称］第一腕掌关节关节炎△

腕背囊肿　benign neoplasm of dorsal aspect of wrist

腕部尺动脉损伤　ulnar artery injury of wrist　［又称］腕和手水平的尺动脉损伤△

腕部尺神经损伤　ulnar nerve injury of wrist　［又称］腕和手水平的尺神经损伤△

腕部挫伤　contusion of wrist

腕部骨折不愈合　nonunion of wrist fracture

腕部骨折畸形愈合　malunion of wrist fracture

腕部肌肉断裂　muscular rupture of wrist　［又称］腕和手水平的多处屈肌和肌腱断裂△

腕及手部良性骨肿瘤　benign tumor of wrist and hand

腕部挤压伤　wrist crush injury

腕部开放性损伤　wrist open injury

腕部开放性损伤伴骨折　wrist open injury with fracture

腕部开放性损伤伴脱位　wrist open injury with dislocation

腕部扭伤　sprain of wrist　［又称］腕关节扭伤△

腕部桡动脉损伤　radial artery injury of wrist　［又称］腕和手水平的血管损伤△

腕部桡神经损伤　radial nerve injury of wrist　［又称］腕和手水平的桡神经损伤△

腕部正中神经损伤　median nerve injury of wrist　［又称］腕和手水平的正中神经损伤△

腕陈旧性骨折　delayed fracture of wrist

腕的肌腱末端病　enthesis of wrist　［又称］腕和手水平的拇指伸肌和肌腱损伤△

腕骨多发性骨折　multiple carpal bone fractures

腕骨恶性骨肿瘤　malignant neoplasm of wrist bone

腕骨骨髓炎　osteomyelitis of carpal bone

腕骨骨折　carpal bone fracture

腕骨关节病　osteoarthropathy of wrist

腕骨间关节脱位　dislocation of intercarpal joint

腕骨联合　carpal coalition

腕骨良性肿瘤　benign tumor of wrist bone

腕骨囊性变　cystic degeneration of carpal bone

腕骨缺损　carpal bone defect

腕骨脱位　dislocation of carpal bone　［又称］腕关节脱位△

腕骨折不愈合　nonunion of wrist fracture

腕骨折延迟愈合　delayed union of wrist fracture

腕关节尺侧偏移　ulnar translation of carpus

腕关节创伤性离断　traumatic amputation of hand at wrist level

腕关节滑膜炎　synovitis of wrist joint

腕关节化脓性关节炎　pyogenic arthritis of wrist joint

腕关节积血　hematocele of wrist joint

腕关节腱鞘囊肿　ganglion of wrist

腕关节僵硬　stiff of wrist joint

腕关节结核　tuberculosis of wrist

腕关节瘘　fistula of wrist

腕关节内游离体　loose body of wrist joint

腕关节扭伤和劳损　sprain and strain of wrist

腕关节屈曲畸形　flexion deformity of wrist joint

腕关节桡侧偏移　radial translation of carpus

腕关节脱位　dislocation of wrist

腕关节置入物　wrist implant

腕关节肿物　tumor of wrist

腕关节周围炎　periarthritis of wrist joint

腕管综合征　carpal ulnar tunnel syndrome，carpal tunnel syndrome　［又称］腕尺管综合征△

腕和手多处开放性损伤　multiple open injuries of hand and wrist　［又称］腕和手多处开放性伤口△

腕和手多处浅表损伤　multiple superficial injuries of wrist and hand

腕和手多处损伤　multiple injuries of wrist and hand

腕和手多神经损伤　multiple nerve injuries of hand and wrist

腕和手多血管损伤　multiple vessels injuries of hand and wrist　［又称］腕和手水平的血管损伤△

腕和手神经损伤　nerve injury of hand and wrist

腕和手水平的多处屈肌和肌腱多发粘连　multiple adhesions of multiple flexor muscles and tendons at wrist and hand level

腕和手水平的多处屈肌和肌腱缺损　impairment of multiple flexor muscles and tendons at wrist and hand level

腕和手水平的多处屈肌和肌腱粘连　adhesion of multiple flexor muscles and tendons at wrist and hand level

腕和手水平的多处伸肌和肌腱断裂　rupture of multiple extensor muscles and tendons at wrist and hand level

腕和手水平的多处伸肌和肌腱多发粘连　multiple adhesions of multiple extensor muscles and tendons at wrist and hand level

腕和手水平的多处伸肌和肌腱缺损　impairment of multiple extensor muscles and tendons at wrist and hand level

腕和手水平的多处伸肌和肌腱粘连　adhesion of multiple extensor muscles and tendons at wrist and hand level

腕和手水平的拇指长屈肌和肌腱断裂　rupture of long flexor muscle and tendon of thumb at wrist and hand level

腕和手水平的拇指长屈肌和肌腱多发粘连　multiple adhesions of long flexor muscles and tendons of thumb at wrist and hand level

腕和手水平的拇指长屈肌和肌腱缺损　impairment of long flexor muscle and tendon of thumb at wrist and hand level

腕和手水平的拇指长屈肌和肌腱粘连　adhesion of long flexor muscle and tendon of thumb at wrist and hand level

腕和手水平的拇指内肌和肌腱断裂　rupture of adductor muscle and tendon of thumb at wrist and hand level

腕和手水平的拇指内肌和肌腱多发粘连　multiple adhesions of adductor muscles and tendons of thumb at wrist and hand level

腕和手水平的拇指内肌和肌腱缺损　impairment of adductor muscle and tendon of thumb at wrist and hand level

腕和手水平的拇指内肌和肌腱粘连　adhesion of adductor muscle and tendon of thumb at wrist and hand level

腕和手水平的拇指伸肌和肌腱断裂　rupture of extensor muscle and tendon of thumb at wrist and hand level

腕和手水平的拇指伸肌和肌腱多发粘连　multiple adhesions of extensor muscles and tendons of thumb at wrist and hand level

腕和手水平的拇指伸肌和肌腱缺损　impairment of extensor muscle and tendon of thumb at wrist and hand level

腕和手水平的拇指伸肌和肌腱粘连　adhesion of extensor muscle and tendon of thumb at wrist and hand level

腕和手血管损伤　vessel injury of hand and wrist，injury of unspecified blood vessel at wrist and hand level　［又称］腕和手水平的血管损伤△

腕和腕关节韧带断裂　rupture of ligament of wrist joint　［又称］腕和腕关节韧带创伤性断裂△

腕手部多处肌肉和肌腱扭伤　multiple muscles and tendons injuries of hand and wrist

腕手部多处屈肌和肌腱扭伤　multiple flexor muscles and tendons injuries of hand and wrist　［又称］腕和手水平的多处屈肌和肌腱损伤△

腕手部多处伸肌和肌腱扭伤　multiple extensor muscles and tendons injuries of hand and wrist　［又称］腕和手水平的多处伸肌和肌腱损伤△

腕手部拇指多处长屈肌和肌腱扭伤　multiple thumb flexor muscles and tendons injuries at hand and wrist level　［又称］腕和手水平的拇指长屈肌和肌腱损伤△

腕手部拇指多处内在肌和肌腱扭伤　multiple thumb intrinsic muscles and tendons injuries at hand and wrist level　［又称］腕和手水平的拇指内肌和肌腱损伤△

腕手部拇指多处伸肌和肌腱扭伤　multiple thumb extensor muscles and tendons injuries at hand and wrist level

腕手部指多处内在肌和肌腱扭伤　multiple finger intrinsic muscles and tendons injuries at wrist and hand level

腕手部指多处屈肌和肌腱扭伤　multiple finger flexor muscles and tendons injuries at hand and wrist level

腕手部指多处伸肌和肌腱扭伤　multiple finger extensor muscles and tendons injuries at hand and wrist level

腕应力骨折　stress fracture of wrist

腕掌关节扭伤　sprain of carpometacarpal joint　［又称］腕关节扭伤△

腕掌关节脱位　dislocation of carpometacarpal joint

腕掌关节脱位及骨折脱位　dislocation and fracture of carpometacarpal joint

腕掌屈试验　Phalen test

腕中关节不稳定　midcarpal instability

腕中关节后部不稳定　posterior instability of midcarpal joint

腕中关节前部不稳定　anterior instability of midcarpal joint

腕舟骨骨折畸形愈合　malunion of scaphoid

腕舟骨缺血性坏死　avascular necrosis of scaphoid　［又称］舟骨缺血坏死△

腕舟状骨脱位　dislocation of scaphoid

网球腿　tennis leg

网织细胞肉瘤　plasmacytoma

网状血管内皮瘤　retiform haemangioendothelioma

微小骨折　minor fracture

韦萨留斯骨　os Vesalianum

尾部发育不全综合征　caudal regression syndrome

尾骨恶性肿瘤　malignant neoplasm of coccyx

尾骨发育不全　coccygeal hypoplasia

尾骨骨折　coccygeal fracture

尾骨痛　coccydynia　［又称］骶尾痛△

尾骨脱位　dislocation of coccyx

尾痛症　coccygodynia

尾椎陈旧性骨折　old coccygeal fracture

尾椎骨折脱位　coccygeal fracture and dislocation

萎缩性不愈合　atrophic nonunion

未定恶性潜能胃肠道间质瘤　uncertain malignant potential gastrointestinal stromal tumor

未分化高级别多形性肉瘤　undifferentiated high-grade pleomorphic sarcoma

胃静脉曲张　gastric varices

纹形足　skew foot

无放射线检查异常的脊髓损伤　spinal cord injury without radiographic abnormality

无骨折脱位脊髓损伤　spinal cord injury without fracture or dislocation

［又称］脊髓损伤△

无骨折脱位颈脊髓损伤　cervical spinal cord injury without fracture or dislocation

无菌性骨坏死　aseptic necrosis of bone　［又称］特发性无菌性骨坏死△

无脑 - 脊柱裂　anencephaly-spina bifida

无手畸形　acheiria

无手足畸形　acheiropdia

无指畸形　aphalangia　［又称］无指节畸形△

无足畸形　apodia

吸收障碍性成人骨软化　absorption impaired adult osteomalacia　［又称］吸收不良性成人骨软化症△

膝半月板囊肿　cystic meniscus of knee

膝半月板撕裂　tear of meniscus of knee　［又称］膝关节半月板损伤△

膝髌骨外侧过度挤压综合征　lateral patellar compression syndrome　［又称］髌骨外侧过度挤压综合征△

膝部骨折畸形愈合　malunion of knee fracture

膝部切断　knee disarticulation　［又称］膝离断伤△

膝部血肿　hematoma of knee

膝陈旧性骨折　delayed fracture of knee

膝的肌腱末端病　enthesis of knee

膝反屈　genu recurvatum　［又称］膝反屈畸形△

膝股骨剥脱性骨软骨炎　osteochondritis dissecans of knee　［又称］膝关节剥脱性骨软骨炎△

膝股骨内侧骨疣　exostosis of medial distal femur

膝股骨软骨损伤　osteochondral damage of knee　［又称］膝关节盘状软骨损伤△

膝骨关节病　knee osteoarthropathy　［又称］膝关节骨关节炎△

膝骨折延迟愈合　delayed union of knee fracture

膝关节半脱位　subluxation of knee joint

膝关节半月板桶柄状撕裂　bucket handle tear of meniscus of knee

膝关节病理性脱位　pathological dislocation of knee joint　［又称］膝关节脱位△

膝关节剥脱性骨软骨炎　osteochondritis dissecans of knee

膝关节不稳定　knee instability

膝关节多处韧带损伤　multiple ligament injuries of knee　［又称］多发性膝关节损伤△

膝关节多发性损伤　multiple injuries of knee　［又称］多发性膝关节损伤△

膝关节恶性骨肿瘤　malignant tumor of knee

膝关节副韧带断裂　rupture of collateral ligament of knee

膝关节副韧带劳损　strain of collateral ligament of knee

膝关节副韧带扭伤　sprain of collateral ligament of knee

膝关节副韧带损伤　injury of collateral ligament of knee

膝关节感染后遗症　sequelae of knee joint infection

膝关节骨坏死　osteonecrosis of knee joint

膝关节骨软骨炎　osteochondritis of knee

膝关节骨髓炎　osteomyelitis of knee joint

膝关节骨折　fracture of knee

膝关节后十字韧带部分断裂　partial rupture of posterior cruciate ligament of knee　［又称］膝关节后交叉韧带扭伤△

膝关节后十字韧带扭伤　sprain of posterior cruciate ligament of knee　［又称］膝关节后交叉韧带损伤△

膝关节后十字韧带损伤　injury of posterior cruciate ligament of knee　［又称］膝关节后交叉韧带完全断裂△

膝关节后十字韧带完全断裂　rupture of posterior cruciate ligament of knee　［又称］膝关节后交叉韧带部分断裂△

膝关节后外侧复合体损伤　posterolateral complex injury of knee

膝关节滑膜良性肿瘤　synovial benign tumor of knee

膝关节滑膜囊肿　synovial cyst of knee　［又称］滑膜囊肿△

膝关节滑膜嵌顿　synovial interposing of knee

膝关节滑膜疝　synovial hernia of knee　［又称］滑膜疝△

膝关节滑膜炎　synovitis of knee

膝关节滑膜皱襞综合征　Plica syndrome

膝关节滑囊炎　knee bursitis　［又称］膝半膜肌腱滑囊炎△

膝关节化脓性关节炎　suppurative arthritis of knee

膝关节活动性感染　active infection of knee

膝关节积血　hemarthrosis of knee

膝关节急性损伤　acute injury of knee

膝关节假性滑囊炎　pseudo knee bursitis　［又称］膝关节滑膜炎△

膝关节僵硬　stiff knee　［又称］强直膝△

膝关节僵硬　stiffness of knee　［又称］僵硬膝△，膝关节僵直

膝关节交界性骨肿瘤　borderline tumor of knee

膝关节交锁　trick knee

膝关节结核　tuberculosis of knee

膝关节结核性关节炎　tuberculous arthritis of knee

膝关节结核性滑膜炎　tuberculous synovitis of knee

膝关节髁间棘撕脱骨折　avulsion fracture of intercondyloid spine of knee

膝关节莱姆病性关节炎　arthritis of knee due to Lyme disease

膝关节类风湿性关节炎　rheumatoid arthritis of knee

膝关节良性肿瘤　benign tumor of knee　［又称］膝关节良性骨肿瘤△

膝关节瘘　knee joint fistula

膝关节梅毒性关节炎　syphilitic arthritis of knee

膝关节囊韧带松弛　laxity of capsular ligament of knee

膝关节囊肿　cyst of knee

膝关节内侧副韧带部分断裂　partial rupture of medial collateral ligament of knee　［又称］膝关节内侧副韧带损伤△

膝关节内侧副韧带扭伤　spain of medial collateral ligament of knee　［又称］膝关节内侧副韧带损伤△

膝关节内侧副韧带损伤　injury of medial collateral ligament of knee

膝关节内侧副韧带完全断裂　rupture of medial collateral ligament of knee　［又称］膝关节内侧副韧带损伤△

膝关节内紊乱　internal derangement of knee

膝关节内游离体　loose body in knee

膝关节扭伤　knee joint sprain　［又称］膝关节前交叉韧带部分断裂△

膝关节前十字韧带部分断裂　partial rupture of anterior cruciate ligament of knee　［又称］膝关节前交叉韧带扭伤△

膝关节前十字韧带扭伤　sprain of anterior cruciate ligament of knee　［又称］膝关节前交叉韧带损伤△

膝关节前十字韧带损伤　injury of anterior cruciate ligament of knee　［又称］膝关节前交叉韧带完全断裂△

膝关节前十字韧带完全断裂　rupture of anterior cruciate ligament of knee　［又称］膝关节前交叉韧带部分断裂△

膝关节强直　ankylosed knee

膝关节屈曲畸形　flexion deformity of knee

膝关节屈曲挛缩畸形　flexion contracture deformity of knee　［又称］先天性膝关节屈曲畸形△

膝关节软骨撕裂　lesion of knee joint cartilage

膝关节软组织损伤　soft tissue injury of knee

膝关节色素沉着绒毛结节性滑膜炎　pigmented villonodular synovitis of knee　［又称］膝关节滑膜炎△

膝关节十字韧带断裂　rupture of cruciate ligament of knee

膝关节十字韧带劳损　strain of cruciate ligament of knee

膝关节十字韧带扭伤　sprain of cruciate ligament of knee　［又称］膝关节交叉韧带扭伤△

膝关节十字韧带损伤　injury of cruciate ligament of knee　［又称］膝关节交叉韧带损伤△

膝关节损伤　injury of knee　［又称］多发性膝关节损伤△

膝关节痛　knee joint pain

膝关节痛风性关节炎　gouty arthritis of knee

膝关节退行性病变　degeneration of knee

膝关节脱位　dislocation of knee

膝关节外侧副韧带部分断裂　partial rupture of lateral collateral ligament of knee　［又称］外侧副韧带损伤△

膝关节外侧副韧带扭伤　sprain of lateral collateral ligament of knee　［又称］外侧副韧带损伤△

膝关节外侧副韧带损伤　injury of lateral collateral ligament of knee　［又称］外侧副韧带损伤△

膝关节外侧副韧带完全断裂　rupture of lateral collateral ligament of knee　［又称］外侧副韧带损伤△

膝关节夏科关节炎　Charcot's arthropathy of knee

膝关节血友病性关节炎　hemophilic arthritis of knee

膝关节游离体　loose body in knee

膝关节增生性关节炎　hypertrophic arthritis of knee　［又称］膝骨关节炎△

膝关节粘连　adhesion of knee

膝关节真菌性关节炎　mycotic arthritis of knee

膝关节置入物　knee implant

膝关节肿物　knee mass

膝关节自发性骨坏死　spontaneous bone necrosis of knee　［又称］膝关节后外侧复合体损伤△

膝和小腿浅表损伤　superficial injury of lower leg

膝后外复合体损伤　injury of posterolateral corner of knee

膝肌腱末端病　enthesis of knee

膝挤压伤　crushing injury of knee

膝腱反射　knee-jerk reflex　［又称］膝反射△

膝开放性损伤　open injury of knee

膝内部紊乱　internal disorder of knee

膝内侧半月板伴副韧带损伤　injury of medial meniscus and collateral ligament of knee　［又称］膝内侧半月板伴交叉韧带损伤△

膝内侧半月板伴十字韧带损伤　injury of medial meniscus and cruciate ligament of knee　［又称］膝内侧半月板伴交叉韧带损伤△

膝内侧半月板囊肿　medial meniscus cyst of knee　［又称］膝半月板囊肿△

膝内侧半月板撕裂　tear of medial meniscus of knee　［又称］膝内侧半月板损伤△

膝内侧半月板损伤　injury of medial meniscus of knee

膝内侧半月板桶柄状撕裂　bucket handle tear of medial meniscus of knee　［又称］膝内侧半月板损伤△

膝内侧盘状半月板　medial discoid meniscus of knee

膝内侧盘状半月板损伤　injury of medial discoid meniscus of knee　［又称］膝内侧半月板损伤△

膝内翻　genu varum

膝内翻畸形　genu varus deformity　［又称］膝内翻△

膝前内侧旋转不稳定　anteromedial rotatory instability of knee

膝前痛　anterior knee pain

膝韧带囊肿　cyst of knee ligament

膝韧带松弛　laxity of knee ligament

膝外侧半月板伴副韧带损伤　injury of lateral meniscus and collateral ligament of knee　［又称］膝外侧半月板伴交叉韧带损伤△

膝外侧半月板伴十字韧带损伤　injury of lateral meniscus and cruciate ligament of knee　［又称］膝外侧半月板伴交叉韧带损伤△

膝外侧半月板囊肿　lateral meniscus cyst of knee　［又称］膝半月板囊肿△

膝外侧半月板撕裂　lateral meniscus tear of knee　［又称］膝外侧半月板损伤△

膝外侧半月板损伤　lateral meniscus injury of knee

膝外侧半月板桶柄状撕裂　bucket handle tear of lateral meniscus of knee　［又称］膝外侧半月板损伤△

膝外侧半月板紊乱　lateral meniscus disorder of knee　［又称］复发性半月板紊乱△

膝外侧盘状半月板　lateral discoid meniscus of knee　［又称］膝外侧半月板损伤△

膝外侧盘状半月板损伤　lateral discoid meniscus injury of knee　［又称］膝外侧半月板损伤△

膝外翻畸形　genu valgum　［又称］膝外翻△

膝应力骨折　stress fracture of knee

膝与小腿多处骨折　multiple fractures of lower leg and knee

膝与小腿多发损伤　multiple injuries of lower leg and knee

习惯性髌骨脱位　recurrent patellar dislocation

系统性红斑狼疮　systemic lupus erythematosus

系统性硬化病　systemic sclerosis　［又称］系统性硬化症△

细胞型血管纤维瘤　cellular angiofibroma

峡部裂性脊椎滑脱　isthmic spondylolisthesis　［又称］峡部裂性腰椎滑脱症△

峡部裂性腰椎滑脱症　isthmic lumbar spondylolisthesis

狭窄性腱鞘炎　tenosynovitis　［又称］腱鞘炎△

下尺桡关节融合　distal radio-ulnar joint synostosis

下尺桡关节损伤　injury of distal radioulnar joint　［又称］陈旧性下尺桡关节损伤△

下尺桡关节脱位　dislocation of distal radioulnar joint　［又称］尺桡关节脱位△

下颈椎不稳　lower cervical spine instability

下颈椎骨折　lower cervical spine fracture

下颈椎脊髓损伤　lower cervical spinal cord injury

下胫腓联合损伤　syndesmosis injury

下腰椎不稳症　lower lumbar instability

下运动元瘫痪　lower motor neuronal paralysis

下肢创伤性切断　traumatic amputation of lower extremity

下肢短小缺陷　reduction defect of lower extremity

下肢多处挤压伤　multiple crush injuries of lower extremity

下肢多处开放性损伤　multiple open injuries of lower extremity

下肢多处扭伤　multiple sprain of lower extremity

下肢多处损伤　multiple injuries of lower extremity

下肢多处脱位　multiple dislocation of lower extremity

下肢骨筋膜室综合征　lower limb compartment syndrome

下肢骨折　fracture of lower limb

下肢骨肿瘤　bone tumor of lower limbs

下肢关节和韧带扭伤　joint and ligament sprain of lower limb

下肢关节和韧带损伤　joint and ligament injury of lower limb

下肢关节和韧带脱位　dislocation of joint and ligament of lower limb

下肢肌肥厚　muscle hypertrophy of lower limb

下肢肌腱损伤后遗症　sequelae of injury of tendon of lower limbs

下肢肌挛缩　lower limb muscle contracture

下肢肌肉和肌腱扭伤　sprain of muscle and tendon of lower limb

下肢肌肉和肌腱损伤　injury of muscle and tendon of lower limb

下肢肌肉损伤后遗症　sequelae of injury of muscle of lower limbs

下肢肌肉血肿　lower limb muscle hematoma

下肢痉挛性步态　spastic gait of lower limb

下肢开放性骨折　open fracture of lower limb

下肢开放性损伤　open injury of lower limb

下肢轻瘫　paraparesis　［又称］轻截瘫△

下肢神经损伤　lower extremity nerve injury

下肢神经损伤后遗症　sequelae of lower extremity nerve injury

下肢外生骨疣　epostoma of lower limb

下肢先天性完全缺如　congenital complete absence of lower limb

下肢肿胀　lower extremity swelling

夏科关节　Charcot's arthrosis　［又称］夏科关节病△,夏科氏关节炎△

夏科足　Charcot's foot

先天性/发育性椎管狭窄　congenital/developmental spinal stenosis

先天性半脊椎畸形　congenital hemivertebra

先天性半面萎缩　congenital facial atrophy

先天性半胸椎畸形　congenital half-vertebra deformity　［又称］先天性胸椎畸形△

先天性半椎体畸形　congenital malformation of half-vertebral body　［又称］先天性脊柱畸形△

先天性扁平足　flexible flatfoot

先天性髌骨半脱位　congenital patella subluxation

先天性髌骨脱位　congenital patella dislocation

先天性侧弯　congenital scoliosis　［又称］成骨不全△,先天性脊柱侧凸△,先天性脊柱侧弯△

先天性尺骨假关节　congenital pseudarthrosis of ulnar　［又称］先天性尺骨假性骨关节病△

先天性尺桡骨融合　congenital fusion of ulnar and radial

先天性耻骨分离　congenital separation of pubic bone

先天性杵状指　congenital acropachy

先天性垂直距骨　congenital vertical talus
先天性单侧髋关节脱位　congenital unilateral dislocation of hip
先天性单侧上肢肥大症　congenital hypertrophy of unilateral upper limb ［又称］上肢肥大综合征△
先天性单侧下肢肥大症　congenital hypertrophy of unilateral lower limb
先天性单侧下肢完全缺如　congenital complete absence of unilateral lower limb
先天性骶尾椎畸形　congenital sacrococcygeal deformity
先天性骶椎关节突畸形　congenital facet joint deformity of sacrum
先天性骶椎椎体畸形　congenital sacral spine deformity
先天性短股骨　congenital short femur
先天性短股骨综合征　congenital short femur syndrome
先天性短颈综合征　Klippel-Feil syndrome ［又称］Klippel-Feil 综合征△
先天性短下肢　congenital short leg
先天性多发关节挛缩症　congenital multiple arthrogryposis ［又称］多发关节挛缩症△
先天性多发畸形　congenital multiple malformation
先天性多发性骨骺发育不良　congenital multiple epiphyseal dysplasia ［又称］多发性骨骺发育不良△
先天性多发性骨软骨瘤　congenital multiple osteochondroma ［又称］多发性骨软骨瘤△
先天性多发性关节挛缩　congenital arthrogryposis multiple
先天性腓骨假关节　congenital pseudarthrosis of fibula ［又称］先天性腓骨假性关节病△
先天性腓骨结构不良　congenital fibrous dysplasia of fibula
先天性腓骨缺失　congenital absence of fibula ［又称］先天性腓骨缺损症△
先天性分裂足　congenital cleft foot
先天性副舟骨　congenital accessory navicular ［又称］副舟骨△
先天性感觉神经病　congenial sensory neuropathy
先天性高肩胛症　sprengel deformity, high scapula, congenital high scapula
先天性高位肩胛症　congenital sprengel deformity ［又称］高位肩胛△, 高肩胛畸形△
先天性跟腱短缩　congenital short achilles tendon ［又称］跟腱挛缩△
先天性弓形股骨　congenital bowing femur
先天性弓形腿　congenital bowing leg
先天性股骨短缩畸形　congenital shortening deformity of femur
先天性股骨发育不良　congenital dysplasia of femur
先天性股骨近端局灶性缺损　congenital focal defect of proximal femur
先天性股骨颈纤维结构不良　congenital fibrous dysplasia of femoral neck
先天性股骨头缺如　congenital absence of femoral head ［又称］骨形成不全症△, 脆骨病△, 先天性成骨不全△, 先天性骨脆症△
先天性关节畸形　congenital articular malformation
先天性和发育性髋关节发育不良　congenital and developmental dysplasia of hip ［又称］髋关节发育不良△
先天性和发育性髋内翻　congenital and developmental coxa vara ［又称］髋内翻△
先天性踝关节畸形　congenital deformity of ankle joint
先天性踝关节球窝关节　congenital ball and socket ankle joint
先天性寰枢关节融合　congenital atlantoaxial joint fusion
先天性寰枢椎畸形　congenital atlantoaxial deformity
先天性寰枢椎脱位　congenital atlantoaxial dislocation ［又称］寰枢关节先天性脱位△
先天性寰枕关节融合　congenital atlantooccipital fusion
先天性寰枕畸形　congenital atlantooccipital deformity
先天性肌强直　congenital myotonia
先天性肌萎缩　amyotrophia congenita ［又称］肌萎缩△
先天性鸡胸　congenital pigeon chest
先天性脊柱侧凸　congenital scoliosis ［又称］先天性侧弯△, 先天性脊柱侧弯△
先天性脊柱后凸　congenital kyphosis ［又称］先天性脊柱后凸畸形△

先天性脊柱后凸侧弯　congenital kyphoscoliosis
先天性脊柱后凸畸形　congenital kyphosis ［又称］先天性脊柱后凸△
先天性脊柱畸形　congenital spine malformation
先天性脊柱前凸　congenital lordosis
先天性脊柱融合　congenital fusion of spine
先天性脊柱异常　congenital anomaly of spine
先天性脊椎滑脱　congenital spondylolisthesis
先天性脊椎缺如　congenital absence of vertebra
先天性绞窄环综合征　congenital constriction band syndrome
先天性进行性骨化性肌炎　congenital progressive myositis ossificans
先天性颈肋畸形　congenital cervical rib
先天性颈椎扁平椎畸形　congenital vertebra plana deformity of cervical spine
先天性颈椎蝶形椎畸形　congenital butterfly vertebral deformity of cervical spine
先天性颈椎关节突畸形　congenital facet joint deformity of cervical spine
先天性颈椎畸形　congenital cervical spine deformity
先天性颈椎椎板畸形　congenital lamina deformity of cervical spine
先天性颈椎椎体畸形　congenital vertebral deformity of cervical spine
先天性胫骨弓形弯曲　congenital bowing of tibia
先天性胫骨假关节　congenital pseudarthrosis of tibia
先天性胫骨缺失　congenital absence of tibia
先天性胫骨缺损症　congenital defect of tibia
先天性胫骨弯曲　congenital tibial flexure
先天性胫骨纤维结构不良　congenital fibrous dysplasia of tibia
先天性静脉窦缺损　congenital sinus venosus defect
先天性巨趾　congenital macrodactylia
先天性髋关节半脱位　congenital subluxation of hip, congenital subluxation of hip joint ［又称］先天性髋脱位△
先天性髋关节发育不良　congenital dysplasia of hip ［又称］髋关节发育不良△
先天性髋关节滑膜骨软骨瘤病　congenital synovial chondromatosis of hip joint
先天性髋关节脱位　congenital dislocation of hip, congenital dislocation of hip joint ［又称］先天性髋关节脱臼△
先天性髋内翻　congenital coxa vara
先天性髋外翻　congenital coxa valga ［又称］髋外翻△
先天性漏斗胸　congenital funnel chest
先天性马蹄内翻足　congenital talipes equinovarus, congenital club foot varus ［又称］畸形足△, 内翻足△
先天性马蹄外翻足　congenital talipes equinovalgus
先天性马蹄足　congenital talipes equinus ［又称］马蹄足△
先天性弥漫性纤维性骨炎　congenital diffuse fibrous osteitis
先天性踇内翻　congenital hallux varus
先天性踇外翻　congenital hallux valgus
先天性囊性肺　congenital cystic lung
先天性内翻足　congenital inversion foot ［又称］后足内翻△
先天性盘状半月板　congenital discoid meniscus ［又称］先天性平足△
先天性桡骨假关节　congenital pseudarthrosis of radius
先天性桡骨头脱位　congenital dislocation of radial head ［又称］新生儿桡骨头脱位△
先天性上肢畸形　congenital upper limb (extremity) deformity
先天性手畸形　congenital hand deformity
先天性束带综合征　congenital constricting band syndrome
先天性缩窄环综合征　congenital ring constriction syndrome
先天性锁骨假关节　congenital pseudoarthrosis of clavicle ［又称］先天性锁骨假性关节病△
先天性痛觉缺失　congenital insensitivity to pain
先天性外生骨疣　congenital exogenous bone warts
先天性尾椎畸形　congenital coccygeal spine deformity
先天性无痛症　congenital analgesia, congenital absence of pain
先天性无肢　congenital amelia
先天性无趾　congenital adactyly

先天性膝关节发育不良　congenital dysplasia of knee

先天性膝关节滑膜骨软骨瘤病　congenital synovial chondromatosis of knee

先天性膝关节畸形　congenital deformity of knee

先天性膝关节脱位　congenital dislocation of knee

先天性膝内翻　congenital genu varum

先天性膝外翻　congenital genu valgus

先天性狭窄性腱鞘炎　congenital stenosis tenosynovitis

先天性下肢骨假关节　congenital pseudo joint of lower limb bone

先天性下肢畸形　congenital deformity of lower limb

先天性小趾内翻　congenital digitus minimus varus(varus fifth toe)

先天性斜颈　congenital torticollis

先天性胸椎半椎体畸形　hemivertebral deformity of thoracic spine

先天性胸椎扁平椎畸形　congenital vertebra plana deformity of thoracic spine

先天性胸椎蝶形椎畸形　congenital butterfly vertebral deformity of thoracic spine

先天性胸椎关节突畸形　congenital facet joint deformity of thoracic spine

先天性胸椎融合畸形　congenital fusion of thoracic spine

先天性胸椎椎板畸形　congenital lamina deformity of thoracic spine

先天性胸椎体畸形　congenital thoracic spine deformity

先天性仰趾足　congenital talipes calcaneus

先天性腰骶区椎骨脱离　congenital spondylolysis of lumbosacral region

先天性腰椎半椎体畸形　congenital hemivertebral deformity of lumbar spine

先天性腰椎蝶形椎畸形　congenital butterfly vertebral deformity of lumbar spine

先天性腰椎关节突畸形　congenital facet joint deformity of lumbar spine

先天性腰椎融合畸形　congenital fusion of lumbar spine

先天性腰椎椎板畸形　congenial lamina deformity of lumbar spine

先天性腰椎体畸形　congenital lumbar spine deformity

先天性肢体缺如　congenital limb deficiency　[又称]遗传性肢体缺损△

先天性跖内收　congenital metatarsus adductus

先天性趾缺失　congenital absence of toe

先天性趾融合　congenital fusion of toe

先天性肘关节脱位　congenital dislocation of elbow

先天性肘内翻　congenital cubitus varus　[又称]肘内翻△

先天性肘外翻　congenital cubitus valgus　[又称]肘外翻△

先天性椎体畸形　congenital vertebral deformity　[又称]先天性脊柱畸形△

先天性姿势性脊柱前凸　congenital postural lordosis

先天性籽骨缺如　congenital absence of sesamoid

先天性足畸形　congenital deformity of foot

纤维环膨出型椎间盘突出　bulging disc herniation

纤维肌痛　fibromyalgia

纤维结缔组织炎　fibrous connective tissue inflammation

纤维瘤病　fibromatosis,fibrous tumor

纤维肉瘤　fibrosarcoma

纤维肉瘤样隆突性皮肤纤维肉瘤　fibrosarcomatous dermatofibrosarcoma protuberans　[又称]隆突性皮肤纤维肉瘤△

纤维性Bankart损伤　fibrous Bankart lesion

纤维性强直　fibrous ankylosis

纤维织炎　fibrofascitis

显微镜下多脉管炎　microscopic multiple vasculitis　[又称]显性脊椎裂△

显性脊柱裂　spina bifida manifesta　[又称]颈部显性脊柱裂△

腺泡状横纹肌肉瘤　alveolar rhabdomyosarcoma

腺泡状肉瘤　alveolar sarcoma

项韧带肥厚　hypertrophy of nuchal ligament,nuchal ligament hypertrophy

项型纤维瘤　nuchal type fibroma　[又称]纤维瘤△

小粗隆骨折　fracture of lesser trochanter　[又称]股骨粗隆间骨折△

小多角骨骨折　trapezoid fracture

小多角骨脱位　trapezoid dislocation

小骨巨细胞病变　giant cell lesion of the small bone

小脑扁桃体下疝畸形　Arnold-Chiari malformation,Chiari malformation　[又称]Chiari畸形△,Arnoid-Chiari畸形△

小球队员肘　little leaguer's elbow

小腿大隐静脉损伤　crus great saphenous vein injury　[又称]小腿水平的大隐静脉损伤△

小腿多骨折　multiple fractures of calf

小腿多处肌肉和肌腱损伤　multiple muscle and tendon injuries of calf　[又称]小腿软组织损伤△

小腿多处开放性损伤　multiple open injuries of calf

小腿多处损伤　multiple injuries of calf

小腿多神经损伤　multiple nerve injuries of calf　[又称]小腿水平的多神经损伤△

小腿多血管损伤　multiple vascular injuries of calf　[又称]小腿水平的多处血管损伤△

小腿骨筋膜间室综合征　compartment syndrome of calf

小腿骨折　fracture of calf

小腿骨折延迟愈合　delayed union of lower extemity fracture

小腿和足先天性缺如　congenital absence of both lower leg and foot　[又称]先天性小腿和足缺失△

小腿后部肌群肌肉和肌腱损伤　muscle groups and tendon injuries in posterior calf

小腿挤压伤　crush injury of calf

小腿开放性损伤　open injury of calf

小腿开放性损伤伴骨折　open injury of calf with fracture

小腿开放性损伤伴脱位　open injury of calf with dislocation

小腿前部肌群肌肉和肌腱损伤　muscle groups and tendon injuries in anterior calf

小腿切断　calf cut　[又称]小腿离断伤△

小腿神经损伤　calf nerve injury

小腿水平的腓神经损伤　injury of peroneal nerve at lower leg level

小腿水平的胫神经损伤　injury of tibial nerve at lower leg level

小腿水平的皮感觉神经损伤　injury of cutaneous sensory nerve at lower leg level

小腿撕脱伤　avulsion injury of calf

小腿损伤　calf injury

小腿小隐静脉损伤　calf small saphenous vein injury　[又称]小腿水平的小隐静脉损伤△

小腿血管损伤　calf vascular injury,injury of unspecified blood vessel at lower leg level

小细胞骨肉瘤　small cell osteosarcoma

小指伸肌肌腱炎　tendonitis of extensor digiti minimi tendon

小指逃避征　finger escape sign

小趾内翻　bunionette

小趾骑跨　overlapping deformity of fifth toe

楔骨骨折　fracture of cuneiform　[又称]足楔状骨骨折△

楔间骨　os intercuneiforme

楔形骨折　wedge fracture

肋腹开放性损伤　open injury of flank

斜颈　torticollis,wryneck,wry neck　[又称]颈粘连△

斜形骨折　oblique fracture

心间隔先天性畸形　congenital malformation of cardiac septa

心手综合征　Holt-Oram syndrome

新生儿骨折　fracture of newborn

新生儿急性化脓性骨髓炎　neonatal acute pyogenic osteomyclitis　[又称]新生儿急性骨髓炎△

新生儿急性化脓性关节炎　neonatal acute purulent arthritis

新生儿面神经麻痹　neonatal facial nerve paralysis

行走困难　ambulation difficulty

胸伴腹和下背及骨盆及四肢挤压伤　crushing injury involving thorax with abdomen,lower back,pelvis and limb(s)

胸伴腹和下背及骨盆开放性损伤　open injury involving thorax with

abdomen,lower back and pelvis ［又称］腹部、下背和骨盆损伤△

胸伴下背和骨盆及四肢开放性骨折 open fracture of thorax,abdomen, lower back,pelvis and limbs

胸伴下背及骨盆扭伤 sprain of thorax,lower back and pelvis

胸伴下背及骨盆损伤 injury of thorax,lower back and pelvis

胸伴下背及骨盆脱位 dislocation of thorax,lower back and pelvis

胸部闭合性骨折伴脊髓损伤 closed fracture of thoracic region with spinal cord injury ［又称］胸椎骨折伴脊髓损伤△

胸部脊髓水肿 thoracic spinal cord edema

胸部脊髓震荡 concussion of thoracic spinal cord ［又称］胸部脊髓震荡和水肿△

胸部脊髓中央损伤综合征 thoracic central cord syndrome

胸部开放性骨折伴脊髓损伤 open fracture of thoracic region with spinal cord injury ［又称］胸椎开放骨折合并脊髓损伤△

胸部周围神经损伤 chest peripheral nerve injury

胸大肌结核 tuberculosis of pectoralis major

胸大肌缺损并指综合征 Poland syndrome ［又称］波兰综合征△, Poland 综合征△

胸段背痛 back pain

胸骨＋肋骨恶性骨肿瘤 malignant tumor of sternum and rib

胸骨＋肋骨交界性骨肿瘤 borderline tumor of sternum and rib

胸骨＋锁骨恶性骨肿瘤 malignant tumor of sternum and clavicle

胸骨＋锁骨交界性骨肿瘤 borderline tumor of sternum and clavicle

胸骨交界性骨肿瘤 borderline tumor of sternum

胸骨良性骨肿瘤 benign tumor of sternum

胸后纵韧带骨化 ossification of posterior longitudinal ligament

胸脊神经根损伤 thoracic spinal nerve root injury

胸脊髓后柱综合征 thoracic spinal cord posterior column syndrome

胸脊髓前索综合征 thoracic spinal cord anterior cord syndrome

胸脊髓损伤 thoracic spinal cord injury

胸脊髓完全损伤 complete thoracic spinal cord injury

胸廓出口综合征 thoracic outlet syndrome,syndrome of chest outlet

胸廓发育不良综合征 thoracic insufficiency syndrome,TIS ［又称］脑-面-胸廓发育不良△

胸膜异常 anomaly of pleura

胸内器官伴有腹内和盆腔内器官的损伤 injury of intrathoracic organs with intraabdominal and pelvic organs

胸腔脏器损伤 thoracic cavity viscera injury

胸锁关节滑膜破裂 synovial rupture of sternoclavicular joint

胸锁关节炎 arthritis of sternoclavicular joint

胸腰段骨折 thoracolumbar fracture

胸腰椎和骨盆及四肢骨折 fracture involving thoracolumbar spine and pelvis with limb(s)

胸腰椎间盘脱出症 thoracolumbar disc prolapse

胸腰椎脱位 T12/L1 thoracolumbar dislocation T12/L1

胸源性脊柱侧凸 thoracogenic scoliosis

胸椎 Chance 骨折 Chance fracture of thoracic spine

胸椎闭合性脱位 closed dislocation of dorsal vertebra,closed dislocation of thoracic vertebra

胸椎不稳定 thoracic instability

胸椎陈旧性骨折 old thoracic fracture

胸椎多发骨折 multiple fractures of thoracic spine

胸椎多节段恶性骨肿瘤 multi segments malignant tumor of thoracic spine

胸椎多节段交界性骨肿瘤 multi segments borderline tumor of thoracic spine

胸椎恶性肿瘤 malignant tumor of thoracic spine

胸椎附件恶性骨肿瘤 malignant tumor of thoracic vertebral appendix

胸椎附件交界性骨肿瘤 borderline tumor of thoracic vertebral appendix

胸椎附件良性骨肿瘤 benign tumor of thoracic vertebral appendix

胸椎感染 infection of thoracic vertebra

胸椎骨髓炎 thoracic osteomyelitis

胸椎骨脱离 thoracic spondylolysis

胸椎骨折 thoracic fracture

胸椎骨折 T1/T2 thoracic fracture T1/T2

胸椎骨折 T11/T12 thoracic fracture T11/T12

胸椎骨折 T3/T4 thoracic fracture T3/T4

胸椎骨折 T5/T6 thoracic fracture T5/T6

胸椎骨折 T7/T8 thoracic fracture T7/T8

胸椎骨折 T9/T10 thoracic fracture T9/T10

胸椎骨折完全性脱位伴短缩 complete dislocation and shortening of thoracic spine

胸椎关节强硬 thoracic ankylosis

胸椎关节炎 thoracic arthritis ［又称］关节炎△

胸椎管狭窄症 thoracic spinal stenosis,TSS

胸椎横突骨折 thoracic vertebra transverse process fracture

胸椎后凸畸形 thoracic spine kyphotic deformity ［又称］先天性胸椎畸形△

胸椎后纵韧带骨化症 thoracic ossification of posterior longitudinal ligament,TOPLL

胸椎黄韧带骨化 thoracic ossification of ligamenta flava ［又称］胸椎黄韧带骨化症△

胸椎肌腱端病 thoracic enthesitis ［又称］肌腱炎△

胸椎棘突骨折 thoracic spinous process fracture

胸椎棘突吻合 anastomosis of thoracic spinous process

胸椎间盘钙化 thoracic intervertebral disc calcification

胸椎间盘感染 thoracic intervertebral disc infection ［又称］化脓性胸椎间盘感染△

胸椎间盘囊肿 thoracic intervertebral disc cyst

胸椎间盘突出症 thoracic intervertebral disc herniation

胸椎间盘脱出 thoracic intervertebral disc prolapse

胸椎结核 tuberculosis of thoracic vertebra

胸椎开放骨折合并脊髓损伤 open fracture of thoracic region with spinal cord injury

胸椎开放性脱位 open dislocation of thoracic vertebra

胸椎良性肿瘤 thoracic vertebra benign tumor

胸椎脓肿 thoracic vertebral abscess

胸椎前移 thoracic vertebra spondylolisthesis ［又称］先天性脊椎前移症△

胸椎退行性病变 thoracic vertebra degenerative disease

胸椎脱位 dislocation of thoracic vertebra

胸椎脱位 T1/T2 dislocation of thoracic vertebra T1/T2

胸椎脱位 T10/T11 dislocation of thoracic vertebra T10/T11

胸椎脱位 T11/T12 dislocation of thoracic vertebra T11/T12

胸椎脱位 T2/T3 dislocation of thoracic vertebra T2/T3

胸椎脱位 T3/T4 dislocation of thoracic vertebra T3/T4

胸椎脱位 T4/T5 dislocation of thoracic vertebra T4/T5

胸椎脱位 T5/T6 dislocation of thoracic vertebra T5/T6

胸椎脱位 T6/T7 dislocation of thoracic vertebra T6/T7

胸椎脱位 T7/T8 dislocation of thoracic vertebra T7/T8

胸椎脱位 T8/T9 dislocation of thoracic vertebra T8/T9

胸椎脱位 T9/T10 dislocation of thoracic vertebra T9/T10

胸椎峡部骨折 pars interarticularis fracture of thoracic spine

胸椎压缩性骨折 vertebral compression fracture of thoracic spine ［又称］胸椎椎体压缩骨折△

胸椎椎板骨折 lamina fracture of thoracic spine

胸椎椎弓骨折 fracture of thoracic vertebral pedicle

胸椎椎间盘炎 thoracic discitis

胸椎椎体＋附件恶性骨肿瘤 malignant tumor of thoracic vertebrae

胸椎椎体＋附件交界性骨肿瘤 borderline tumor of thoracic vertebrae

胸椎椎体＋附件良性骨肿瘤 benign tumor of thoracic vertebrae

胸椎椎体爆裂骨折 vertebral burst fracture of thoracic spine

胸椎椎体恶性骨肿瘤 malignant tumor of thoracic vertebral body

胸椎椎体后缘骨内软骨结节 thoracic posterior marginal cartilaginous node,TPMN

胸椎椎体后缘离断 thoracic hard disc herniation

胸椎椎体交界性骨肿瘤 borderline tumor of thoracic vertebral body

胸椎椎体良性骨肿瘤　benign tumor of thoracic vertebral body
休门病　Scheuermann's disease
袖管骨折　sleeve fracture
许莫结节　Schmorl's nodes
旋后肌综合征　supinator syndrome
血补体过少性血管炎　low complement vasculitis
血管肌纤维母细胞瘤　angiomyofibroblastoma　[又称]血管母细胞瘤△
血管瘤　hemangioma
血管瘤病　angiomatosis
血管瘤样纤维组织细胞瘤　angiomatoid fibrous histiocytoma
血管内膜肉瘤　intimal sarcoma　[又称]血管肉瘤△
血管内皮瘤　hemangioendothelioma
血管平滑肌瘤　angioleiomyoma, angiomyoma
血管球瘤病　glomus tumor
血管肉瘤　angiosarcoma
血管外周细胞瘤　haemangiopercytoma
血管性间歇性跛行　vascular intermittent claudication　[又称]间歇性跛行△
血管杂音　vascular murmur
血管脂肪瘤　angiolipoma
血红蛋白性骨坏死　osteonecrosis due to haemoglobinopathy
血清反应阳性的类风湿性关节炎　rheumatoid arthritis with positive serum reaction　[又称]血清阳性的类风湿性关节炎△
血清反应阴性的类风湿性关节炎　rheumatoid arthritis with negative serum reaction　[又称]血清阴性性类风湿关节炎△
血清反应阴性幼年型多关节炎　poluarticular juvenile arthritis with negative serum reaction　[又称]血清阴性脊柱关节病△
血清性关节炎　serum arthritis　[又称]血清反应阴性关节炎△,血清阳性的类风湿性关节炎△
血清阴性脊柱关节病　seronegative spondyloanthropathy
血色素沉着型关节病　hemochromatosis arthropathy　[又称]色素沉积性关节病△
血栓性微血管病　thrombotic microangiopathy
血小板减少及无桡骨综合征　thrombocytopenia absent radius syndrome
血友病性关节病　hemophilic arthritis
血源性跟骨骨髓炎　hematogenous calcaneal osteomyelitis
血源性椎间隙感染　blood-derived infection of intervertebral space
压迫性脊髓症　compression myelopathy
压迫性跖痛症　compression plantar pain　[又称]跖痛症△
压缩骨折　compression fracture, crush fracture　[又称]脊柱压缩性骨折△
亚急性骨髓炎　subacute osteomyelitis
亚急性脊髓损伤　subacute spinal cord injury　[又称]脊髓损伤△
亚-莱综合征　Jarcho-Levin syndrome　[又称]Jarcho-Levin综合征△,脊柱胸廓发育不全症△
严重骨质疏松伴骨痛　severe osteoporosis with ostealgia
严重肿胀　severe swelling
炎性多关节病　inflammatory polyarthropathy
炎性肌病　inflammatory myopathy
炎性脊柱关节病　inflammatory spondyloarthropathies　[又称]炎性肠病性脊柱关节病△
炎性脊椎病　spondylitis　[又称]脊椎炎△
炎性肉芽肿　inflammatory granuloma
炎症性肌纤维母细胞性肿瘤　inflammatory myofibroblastic tumor　[又称]炎性肌纤维母细胞瘤△
仰卧挺腹试验　test of supinating and throwing out one's belly
仰趾足　claw toe　[又称]外翻足△,爪形趾△,仰趾畸形△
腰背部软组织挫伤　lumbar soft tissue contusion
腰背肌肉扭伤　lumbar muscle sprain
腰背筋膜炎　back fasciitis　[又称]筋膜炎△
腰背痛　low back pain　[又称]腰痛△
腰部肌腱损伤　tendon injury of lower back
腰部肌肉损伤　muscle injury of lower back

腰部挤压伤　extrusion injury of lower back
腰部脊髓不完全性损伤　incomplete lumbar spinal cord injury
腰部脊髓功能损伤　lumbar spinal cord injury
腰部脊髓功能损伤L1　lumbar spinal cord injury L1
腰部脊髓功能损伤L2　lumbar spinal cord injury L2
腰部脊髓功能损伤L3　lumbar spinal cord injury L3
腰部脊髓功能损伤L4　lumbar spinal cord injury L4
腰部脊髓功能损伤L5　lumbar spinal cord injury L5
腰部脊髓水肿　lumbar spinal cord edema
腰部脊髓损伤　lumbar spinal cord injury　[又称]腰部脊髓功能损伤△
腰部脊髓完全性损伤　complete lumbar spinal cord injury
腰部脊髓震荡　concussion of lumbar spinal cord
腰部开放性损伤　open injury of lower back
腰部开放性损伤伴骨折　open injury with fracture of lower back
腰部开放性损伤伴脱位　open injury with dislocation of lower back
腰部扭伤　sprain of lumbar joint and ligament
腰部切断　lower back cut off
腰部痛　low back pain　[又称]腰背痛△
腰部血管损伤　lower dorsal vascular injury
腰骶丛神经损伤　lumbar sacral plexus injury
腰骶丛损伤　injury of lumbosacral plexus
腰骶发育不全　lumbosacral agenesis　[又称]腰骶椎发育不全△
腰骶关节炎　lumbar and sacral arthritis　[又称]腰和骶[椎]关节炎△
腰骶神经根病　lumbosacral radiculopathy　[又称]神经根病△
腰骶神经根囊肿　lumbosacral nerve root cyst
腰骶神经根痛　lumbosacral nerve root pain
腰骶神经根炎　lumbosacral radiculitis
腰骶椎间盘脱出症　lumbosacral disc prolapse
腰骶椎隐裂　spina bifida occulta　[又称]腰段脊柱裂△,骶段脊柱裂△,隐性脊柱裂△
腰和骶[椎]关节炎　lumbar and sacral arthritis　[又称]腰骶关节炎△
腰和骶椎骨关节炎　lumbar and sacral osteoarthritis　[又称]腰椎关节突关节骨性关节炎△
腰肌劳损　lumbar muscle strain
腰肋椎综合征　lumbocostovertebral syndrome
腰膨大　intumescentia lumbalis
腰痛　osphyalgia
腰痛伴坐骨神经痛　low back pain with sciatica　[又称]坐骨神经痛△
腰腿痛　lumbago and scelalgia
腰椎Chance骨折　Chance fracture of lumbar spine
腰椎Modic改变　lumbar Modic change
腰椎闭合性脱位　closed dislocation of lumbar vertebra　[又称]腰椎和骨盆脱位△
腰椎不稳定　lumbar spinal instability
腰椎侧弯　lumbar scoliosis　[又称]脊柱侧弯△
腰椎陈旧性骨折　old lumbar fracture
腰椎创伤性滑脱　traumatic spondylolisthesis of lumbar spine
腰椎多发性骨折　multiple lumbar fracture　[又称]腰椎多发骨折△
腰椎多节段恶性骨肿瘤　multi segments malignant tumor of lumbar spine
腰椎多节段交界性骨肿瘤　multi segments borderline tumor of lumbar spine
腰椎发育不全　hypoplasia of lumbar spine
腰椎附件恶性骨肿瘤　malignant tumor of lumbar vertebral appendix
腰椎附件交界性骨肿瘤　borderline tumor of lumbar vertebral appendix
腰椎附件良性骨肿瘤　benign tumor of lumbar vertebral appendix
腰椎骨关节炎　osteoarthrosis of lumber spine　[又称]腰椎关节突关节骨性关节炎△
腰椎骨髓炎　lumbar osteomyelitis
腰椎骨脱离　lumbar spondylolysis
腰椎骨折　lumbar fracture
腰椎骨折L1　lumbar fracture L1
腰椎骨折L2　lumbar fracture L2

腰椎骨折 L3　lumbar fracture L3

腰椎骨折 L4　lumbar fracture L4

腰椎骨折 L5　lumbar fracture L5

腰椎骨折伴脊髓损伤　lumbar spine fracture associated with spinal cord injury

腰椎骨折伴神经根损伤　lumbar spine fracture associated with nerve root injury

腰椎骨折伴圆锥损伤　lumbar spine fracture associated with conus medullaris injury

腰椎骨折完全性脱位伴短缩　complete dislocation and shortening of lumbar spine

腰椎关节强硬　lumbar spondylosis

腰椎关节突关节囊肿　lumbar facet joint cyst

腰椎关节突综合征　lumbar facet syndrome　［又称］腰椎关节突关节骨性关节炎△

腰椎管狭窄症　lumbar spinal stenosis

腰椎和骨盆多发性骨折　lumbar and pelvis multiple fractures

腰椎横突骨折　transverse process fracture of lumbar spine

腰椎横突综合征　lumbar processus transversus syndrome

腰椎后方韧带复合体损伤　posterior ligamentous complex injury of lumbar spine

腰椎后凸畸形　lumbar kyphosis　［又称］先天性腰椎畸形△

腰椎后纵韧带骨化　lumbar posterior longitudinal ligament ossification

腰椎滑脱症　lumbar spondylolisthesis　［又称］腰椎前移△

腰椎黄韧带骨化症　lumbar ligamentum flavum ossification

腰椎肌腱端病　lumbar enthesitis　［又称］肌腱炎△

腰椎棘突骨折　fracture of lumbar spinous process

腰椎棘突吻合　anastomosis of lumbar spinous process

腰椎间盘创伤性破裂　traumatic rupture of lumbar intervertebral disc

腰椎间盘创伤性退变　traumatic degeneration of lumbar intervertebral disc

腰椎间盘钙化　lumbar intervertebral disc calcification

腰椎间盘感染　lumbar intervertebral intervertebral disc infection　［又称］化脓性腰椎间盘感染△

腰椎间盘囊肿　lumbar intervertebral disc cyst

腰椎间盘突出　lumbar intervertebral disc herniation

腰椎间盘脱出症　lumbar intervertebral disc prolapse

腰椎间盘移位　intervertebral disk displacement　［又称］胸椎间盘脱出症△,椎间盘移位△

腰椎结核　lumbar spine tuberculosis

腰椎开放性脱位　open dislocation of lumbar spine　［又称］腰椎骨折脱位△

腰椎扭伤和劳损　sprain and strain of lumbar spine

腰椎脓肿　lumbar vertebral abscess

腰椎前移　lumbar spondylolisthesis　［又称］腰椎滑脱症△,先天性腰骶脊椎前移症△

腰椎软骨板破裂症　lumbar cartilage plate rupture

腰椎手术失败综合征　failed back surgery syndrome, FBSS

腰椎退行性病变　degenerated lumbar disorder　［又称］退行性腰椎滑脱症△

腰椎脱位　lumbar spondylolisthesis　［又称］腰椎骨折脱位,腰椎滑脱症△

腰椎脱位 L1/L2　lumbar spondylolisthesis L1/L2

腰椎脱位 L2/L3　lumbar spondylolisthesis L2/L3

腰椎脱位 L3/L4　lumbar spondylolisthesis L3/L4

腰椎脱位 L4/L5　lumbar spondylolisthesis L4/L5

腰椎峡部骨折　pars interarticularis fracture of lumbar spine

腰椎峡部裂　lumbar spondylolysis

腰椎先天性滑脱　congenital lumbar spondylolisthesis

腰椎先天性峡部裂　congenital lumbar spondylolysis

腰椎小关节紊乱　lumbar small joint disturbance

腰椎压缩性骨折　compression fracture of lumbar vertebra　［又称］腰椎椎体压缩骨折△

腰椎椎板骨折　lamina fracture of lumbar spine

腰椎椎体 + 附件恶性骨肿瘤　malignant tumor of lumbar vertebrae and uterine appendages

腰椎椎体 + 附件交界性骨肿瘤　borderline tumor of lumbar vertebrae and uterine appendages

腰椎椎体 + 附件良性骨肿瘤　benign tumor of lumbar vertebrae and uterine appendages

腰椎椎体爆裂骨折　burst fracture of lumbar spine

腰椎椎体恶性骨肿瘤　malignant tumor of lumbar vertebrae

腰椎椎体后缘髁环离断症　posterior bony edge separation of lumbar vertebrate epiphysis　［又称］腰椎椎体后缘离断△

腰椎椎体交界性骨肿瘤　borderline tumor of lumbar vertebrate

腰椎椎体良性骨肿瘤　benign tumor of lumbar vertebrate

摇摆步态　swaying gait

摇动婴儿综合征　shake baby syndrome

摇椅足　rocker bottom foot

咬合性 Hill-Sachs 缺损　occlusal Hill-Sachs defect

咬肌肥大　masseter hypertrophy

药物性成人骨软化症　adult drug-induced osteomalacia in adult

药物性肱骨头坏死　drug induced necrosis of humeral head

药物性股骨坏死　drug induced femoral necrosis　［又称］药物性股骨头坏死△

药物性骨坏死　drug induced bone necrosis

药物性骨质疏松伴病理性骨折　drug induced osteoporosis with pathological fracture　［又称］骨质疏松伴病理性骨折△

药物诱发性骨质疏松　drug induced osteoporosis　［又称］药物性骨质疏松症△

腋动脉损伤　axillary artery injury

腋或肱静脉损伤　injury of axillary or brachial vein

腋神经损伤　axillary nerve injury

腋神经损伤后遗症　sequelae of injury of axillary nerve

一过性滑膜炎　transient synovitis

医源性骨折　iatrogenic fracture

医源性颈椎管狭窄　iatrogenic spinal stenosis　［又称］颈椎管狭窄症△

移位　displacement

移行椎　neutral vertebra　［又称］腰骶部移行椎△

遗传进行性关节眼病　hereditary progressive arthro-ophthalmopathy（Stickler's syndrome）［又称］施提克尔综合征△

遗传性多发性骨软骨瘤　hereditary multiple exostoses　［又称］多发性骨软骨瘤△

遗传性多神经炎性运动失调　heredopathia atactica polyneuritiformis（Refsum's disease）

遗留的半月板　remnant of meniscus

异常活动　abnormal activity

异常神经支配　anomalous innervation

异位骨化　heterotopic ossification

异位脑膜瘤　ectopic meningioma

异位性错构瘤性胸腺瘤　ectopic hamartomatous thymoma

异物存留　foreign body

翼状韧带损伤　alar ligament injury

癔症性侧凸　hysterical scoliosis

银屑病性关节炎　psoriatic arthritis　［又称］银屑病关节炎△

银屑病性幼年型关节炎　psoriatic juvenile arthritis　［又称］幼年型银屑病性关节炎△

隐匿性骨折　occult fracture　［又称］隐形骨折△,不显骨折△

隐神经卡压　saphenous nerve entrapment

隐神经损伤　saphenous nerve injury

隐形脊柱裂　occult spinal dysraphism

婴儿手指纤维瘤　infantile digital fibroma

婴儿纤维性错构瘤　fibrous hamartoma of infancy

婴儿型特发性脊柱侧凸　infantile idiopathic scoliosis　［又称］先天性脊柱侧凸△

婴儿型纤维肉瘤　infantile fibrosarcoma

婴幼儿特发性脊柱侧弯　infantile idiopathic scoliosis

婴幼儿型骨髓炎　infantile osteomyelitis　［又称］婴幼儿上颌骨骨髓炎△

鹰嘴滑囊炎　olecranon bursitis　[又称]尺骨鹰嘴滑囊炎△
营养不良性成人骨软化　innutritional adult halisteresis　[又称]营养不良性成人骨软化症△
营养性佝偻病　nutritional rickets
应激性髋　stress hip
应力性骨折　stress fracture
硬币试验　coin test
硬化型骨髓炎　sclerotic osteomyelitis　[又称]骨髓炎△
硬化性骨髓炎　sclerosing osteomyelitis　[又称]Garre 骨髓炎△
硬化性筋膜炎　sclerotic fasciitis　[又称]筋膜炎△
硬化性上皮样纤维肉瘤　sclerosing epithelioid fibrosarcoma
硬化性纤维母细胞瘤　desmoplastic fibroblastoma
硬鸡眼　hard clavus
硬脊膜破裂　rupture of dura mater
硬膜内型腰椎间盘突出症　intradural lumbar disc herniation　[又称]腰椎间盘突出症△
硬膜外纤维化　epidural fibrosis
硬脑膜炎　pachymeningitis
硬皮病　scleroderma
硬皮病性肺间质纤维化　interstitial lung disease due to scleroderma
硬性平足症　stiff pes planus　[又称]僵硬性平足△
尤文肉瘤　Ewing's sarcoma
由于以前创伤引起的骨坏死　bone necrosis caused by previous trauma　[又称]创伤性骨坏死△
游离体　loose body
幼年期脊柱后凸　juvenile kyphosis　[又称]绍伊尔曼(氏)脊柱后凸△
幼年型玻璃样变纤维瘤病　juvenile hyaline fibromatosis
幼年型关节炎　juvenile arthritis
幼年型炎症性肠病性关节炎　juvenile arthritis in inflammatory bowel disease
瘀斑　ecchymosis
盂唇损伤　labrum lesion
盂肱关节滑膜破裂　synovial rupture of glenohumeral joint
盂肱关节脱位　dislocation of glenohumeral joint
鱼际间隙感染　thenar space infection
原发性单侧第一腕掌关节病　primary unilateral arthrosis of first carpometacarpal joint　[又称]第一腕掌关节关节炎△
原发性单侧髋关节病　primary unilateral arthrosis of hip joint
原发性单侧膝关节病　primary gonarthrosis unilateral
原发性跗骨间关节化脓性关节炎　primary intertarsal joint pyogenic arthritis
原发性骨关节炎　primary osteoarthritis
原发性骨质疏松症　primary osteoporosis
原发性关节病　primary arthrosis
原发性脊髓侧索硬化症　primary lateral sclerosis　[又称]脊髓硬化症△
原发性青少年骨质疏松　primary idiopathic juvenile osteoporosis
原发性全身性骨关节病　primary systemic osteoarthropathy　[又称]原发性肥厚性骨关节病△
原发性软骨肉瘤　primary chondrosarcoma　[又称]软骨肉瘤△
原发性双侧第一腕掌关节病　primary bilateral arthrosis of first carpometacarpal joint　[又称]双侧第一腕掌原发性关节炎△
原发性双侧髋关节病　primary bilateral coxarthrosis　[又称]髋关节骨关节炎(原发性)△
原发性双侧膝关节病　primary bilateral arthrosis of knee joint
原发性痛风　primary gout
原发性阵发性肌红蛋白尿　primary paroxysmal myoglobinuria
圆形细胞脂肪肉瘤　round cell liposarcoma
猿手畸形　ape hand deformity
远端趾间关节骨关节炎　osteoarthritis of distal interphalangeal joint
远节基底骨折　fracture of base of distal phalanx
远节指骨折　distal phalanx fracture
远指间关节脱位及拇指指间关节脱位　dislocation of distal interphalangeal joint and thumb interphalangeal joint　[又称]指间关节脱位△
月骨骨折　lunate fracture

月骨前脱位　anterior dislocation of lunate bone
月骨缺血性坏死　lunate ischemic necrosis
月骨脱位　lunate dislocation
月骨完全脱位　complete lunate dislocation
月骨无菌性坏死　lunate aseptic necrosis
月骨周围脱位　perilunate dislocation
月三角骨分离　triquetrolunate dissociation
月三角韧带损伤　lunotriquetral ligament injury
运动性骨筋膜室综合征　compartment syndrome　[又称]骨筋膜室综合征△
运动员足　athlete foot
载距突骨　sustentaculum tali
载距突骨折　fracture of sustentaculum tali
再骨折　refracture
早发先天性骨梅毒　precocious congenital skeletal syphilis
早发性脊柱侧弯　early onset scoliosis
增生性肌炎　proliferative myositis　[又称]多发性肌炎△
增生性脊柱炎　metaplastic spondylitis
增生性筋膜炎　proliferative fasciitis　[又称]筋膜炎△
粘连性肌腱炎　adhesion of tendinitis
粘连性肩关节囊炎　adhesive capsulitis of shoulder
张力性水疱　tension blister
掌部离断　amputation of palm　[又称]掌指和指间关节处的手指韧带创伤性断裂△
掌侧半脱位　palmar subluxation　[又称]陈旧性腕掌关节脱位△
掌骨多发性骨折　multiple metacarpal fractures
掌骨多发性骨折骨不愈合　nonunion of metacarpal bone multiple fractures
掌骨恶性骨肿瘤　malignant neoplasm of metacarpal bone
掌骨干骨折　metacarpal shaft fracture
掌骨骺损伤　epiphysis injury of metacarpal　[又称]掌骨骺损伤△
掌骨骨髓炎　osteomyelitis of metacarpal
掌骨骨折　metacarpal fracture
掌骨骨折不愈合　nonunion of metacarpal fracture
掌骨骺早闭　premature physeal closure of metacarpal
掌骨基底骨折　fracture of base of metacarpal
掌骨间融合　metacarpal synostosis
掌骨结核　tuberculosis of metacarpal
掌骨颈骨折　metacarpal neck fracture
掌骨良性肿瘤　metacarpal benign tumor
掌骨头骨折　metacarpal head fracture
掌骨头幼年型骨软骨病　juvenile osteochondrosis of metacarpal head
掌腱膜挛缩症　Dupuytren's contracture
掌浅动静脉弓损伤　injury of superficial palmar arch
掌深动静脉弓损伤　injury of deep palmar arch
掌压痛　palm tenderness
掌指关节副韧带断裂　rupture of collateral ligament of metacarpophalangeal joint, metacarpophalangeal joint collateral ligament rupture
掌指关节绞锁　metacarpophalangeal joint locking
掌指关节扭伤　sprain of metacarpophalangeal joint
掌指关节韧带断裂　rupture of ligament of metacarpophalangeal joint, metacarpophalangeal joint ligament rupture
掌指关节脱位　dislocation of metacarpophalangeal joint　[又称]陈旧性掌指关节脱位△
掌中间隙感染　midpalmar space infection
爪粗隆骨折　tuft fracture　[又称]爪形趾畸形, 爪状趾△
爪形手　claw hand deformity
爪形趾　claw toe　[又称]仰趾畸形, 仰趾足△
针道感染　pin tract infection
真菌性感染　fungal infection
真菌性关节炎　arthritis in mycoses
真皮神经鞘黏液瘤　dermal nerve sheath myxoma　[又称]神经鞘黏液瘤△
枕骨寰椎融合症　assimilation of atlas

枕骨髁骨折　occipital condyle fracture
枕骨椎体化　vertebralization of occiput
枕颈部畸形　craniovertebral anomalies
枕髁发育不良　occipital condylar hypoplasia
震颤麻痹　paralysis agitans　[又称]帕金森病△
正中神经良性肿瘤　benign neoplasm of median nerve
症状性炎性肌病　symptomatic inflammatory myopathy　[又称]炎性肌病△
支原体性关节炎　mycoplasma arthritis
肢端肥大症性关节病　acromegaly arthropathy　[又称]肢端肥大症伴关节病△
肢端感觉过敏　acroesthesia
肢端感觉缺失　acroagnosis
肢端感觉异常　acroparesthesia
肢端麻木　acroanesthesia
肢端缺损　terminal deficiency
肢端纤维黏液瘤　acral fibromyxoma　[又称]浅表肢端纤维黏液瘤△
肢体不发育　agenesis
肢体部分缺如　meromelia
肢体感　acrognosis
肢体骨结核　tuberculosis of limb bone
肢体僵硬　stiffness of limb
肢体末端感觉　extremity sensation
肢体末端皮温　extremity temperature
肢体疼痛　pain in limb
肢体弯曲　camptomelia
肢体异物存留　foreign body in limb
肢体诊断性影像异常　diagnostic imaging abnormality
肢体中段缺如　intercalary deficiency
肢体肿物　body mass
肢体肿胀　swelling of limb
肢体纵向缺损　longitudinal deficiency
脂肪垫征　fat pad sign　[又称]膝脂肪垫肥大△
脂肪坏死　fat necrosis
脂肪脊膜膨出　lipomeningocele
脂肪瘤　lipoma　[又称]脂肪瘤病△
脂肪母细胞瘤(病)　lipoblastoma/lipoblastomatosis
脂肪肉瘤　liposarcoma
脂肪疝　fat hernia
脂肪栓塞　fat embolism
脂肪栓塞综合征　fat embolism syndrome　[又称]脂肪栓塞△
脂肪萎缩　fat atrophy
脂肪纤维瘤病　lipofibromatosis　[又称]纤维瘤△
脂肪液化　fat liquefaction
脂肪淤血　fat blood stasis
脂质沉积性肌病　lipid storage disease
直腿抬高加强试验　Bragard sign　[又称]直腿抬高试验△
直线连足行走　tandem gait
跖反射　plantar reflex
跖跗关节骨关节炎　osteoarthritis of tarsometatarsal joint
跖跗关节骨折　tarsometatarsal joint fracture　[又称]跖跗关节骨折脱位△
跖骨恶性骨肿瘤　malignant neoplasm of metatarsal bone
跖骨骨骺损伤　metatarsal epiphysis injury　[又称]跖骨骺损伤△
跖骨骨髓炎　metatarsal bone osteomyelitis
跖骨骨折　metatarsal fracture
跖骨骨折不愈合　nonunion of metatarsal fracture　[又称]足骨折不愈合△
跖骨关节病　metatarsal arthropathy　[又称]骨关节病△
跖骨骺早闭　premature physeal closure of metatarsal
跖骨基底骨折　fracture of metatarsal base　[又称]跖骨骨折△
跖骨慢性骨折　chronic metatarsal fracture　[又称]跖骨骨折△
跖骨痛　metatarsalgia　[又称]跖痛症△,跖头痛△
跖骨痛　metatarsalgia　[又称]跖头痛△

跖骨头骨软骨炎　Freiberg disease　[又称]Freiberg病△,跖骨头坏死△
跖骨头缺血坏死　Freiberg infraction
跖骨脱位　dislocation of metatarsal
跖骨幼年型骨软骨病　juvenile osteochondrosis of metatarsal
跖骨肿物　metatarsal bone mass
跖骨籽骨形成　metatarsal sesamoid formation
跖管综合征　metatarsal tunnel syndrome
跖间骨　os intermetatarseum
跖筋膜骨　os aponeurosis plantaris
跖筋膜炎　plantar fasciitis
跖楔关节骨关节炎　osteoarthritis of metatarsocuneiform joint
跖楔联合　metatarsocuneiform coalition
跖疣　plantar wart
跖趾关节半脱位　subluxation of metatarsophalangeal joint
跖趾关节不稳定　instability of metatarsophalangeal joint
跖趾关节骨性关节炎　metatarsophalangeal joint osteoarthritis　[又称]跖趾关节骨关节炎△
跖趾关节滑膜炎　metatarsophalangeal joint synovitis
跖趾关节结核　tuberculosis of metatarsophalangeal joint
跖趾关节扭伤　sprain of metatarsophalangeal joint
跖趾关节损伤　injury of metatarsophalangeal joint
跖趾关节脱位　dislocation of metatarsophalangeal joint
跖籽关节骨关节炎　osteoarthritis of metatarsosesamoid joint
指(趾)纤维骨性假瘤　fibro osseous pseudotumour of digits
指骨恶性骨肿瘤　malignant neoplasm of phalanx
指骨骨骺损伤　epiphysis injury of phalanx　[又称]指骨骺损伤△
指骨骨髓炎　osteomyelitis of phalanx
指骨骨折　phalangeal fracture
指骨骨折不愈合　nonunion of phalangeal fracture
指骨骨折畸形愈合　malunion of phalangeal fracture
指骨关节病　osteoarthropathy of finger　[又称]骨关节病△
指骨骺早闭　premature physeal closure of phalanx
指骨基底骨折　fracture of base of phalanx　[又称]指骨骨折△
指骨结核　tuberculosis of phalanx
指骨良性肿瘤　benign tumor of phalanx
指关节多处脱位　multiple dislocation of interphalangeal joint
指关节僵硬　stiff of finger joint　[又称]指关节强硬△
指关节内游离体　loose body of finger joint
指关节扭伤　injury of finger joint
指关节强硬　stiff of finger　[又称]指关节僵硬△
指关节强直　finger joint anchylosis
指甲 - 髌骨综合征　nail-patella syndrome
指甲感染　nail infection
指甲下黑色素瘤　subungual melanoma
指间关节侧副韧带损伤　rupture of collateral ligament of interphalangeal joint　[又称]外侧副韧带损伤△
指间关节扭伤　sprain of interphalangeal joint
指间关节融合　fusion of interphalangeal joint
指间关节脱位　dislocation of interphalangeal joint
指痉症(手足徐动型)　athetosis　[又称]手足徐动症△
指钮孔状变形　boutonniere deformity of finger　[又称]手指钮孔畸形△
指屈肌腱狭窄性腱鞘炎　trigger finger　[又称]扳机指△
指融合　symphysodactyly
指伸肌腱粘连后遗症　sequelae of adhesion of extensor tendon
指神经损伤　digital nerve injury　[又称]指神经损伤后遗症△
指天鹅颈状变形　swan-neck deformity of finger　[又称]拇长屈肌腱腱鞘炎△
指血管损伤　injury of digital blood vessel
指总伸肌肌腱炎　tendonitis of extensor digitorum communis
趾长屈肌腱腱断裂　flexor digitorum longus tendon rupture
趾长屈肌腱腱鞘炎　flexor digitorum longus tendon tenosynovitis
趾短伸肌腱腱损伤　extensor digitorum brevis tendon injury
趾骨恶性骨肿瘤　malignant neoplasm of toe bone
趾骨骨骺损伤　phalangeal epiphyseal injury　[又称]趾骨骺损伤△

趾骨骨骺纵向连接　longitudinal connection of phalangeal epiphysis
趾骨骨髓炎　phalangeal osteomyelitis
趾骨骨折　phalangeal fracture
趾骨关节病　phalangeal joint disease　［又称］肌腱炎△
趾骨骺早闭　premature physeal closure of phalanx
趾骨结核　tuberculosis of phalanx
趾骨良性肿瘤　benign tumor of phalanx　［又称］近端趾间关节骨关节炎△
趾骨脱位　dislocation of phalanx
趾骨肿物　phalanx mass
趾肌腱断裂　rupture of tendon of toe
趾挤压伤　toe crush injury　［又称］足趾挤压伤△
趾甲内嵌　embedded toenail
趾甲下黑素瘤　malignant subungual melanoma
趾间关节骨关节炎　osteoarthritis of interphalangeal joint
趾间关节扭伤　sprain of interphalangeal joint　［又称］嵌甲△
趾间关节损伤　injury of interphalangeal joint
趾间关节脱位　dislocation of interphalangeal joint
趾间关节籽骨　sesamoid interphalangeal joint
趾间鸡眼　clavus between toes
趾间神经瘤　Morton neuroma
趾结缔组织良性肿瘤　benign neoplasm of connective tissue of toe
趾筋膜炎　toe fasciitis
趾开放性损伤　open injury of toe
趾开放性损伤伴甲损伤　nail injury and open injury of toe
趾伸肌腱断裂　extensor digitorum tendon rupture
致密性骨发育不全　pycnodysostosis
致密性骨炎　condensing osteitis
致死性中线肉芽肿（鼻部坏疽性肉芽肿）　lethal midline granuloma　［又称］致命性中线肉芽肿△
置入骨科内置物后骨折　fracture after orthopaedic implant insertion
中度屈膝畸形　moderate knee flexion deformity
中跗关节脱位　dislocation of midtarsal joint
中间体或嵌体背伸不稳定　intermediate or inlay dorsiflexion instability
中节指骨骨折　middle phalanx fracture
中颈椎脊髓损伤　middle cervical spinal cord injury
中立位骨折　fracture of neutral position
中位横断骨折　median transverse fracture
中心性脱位　central dislocation
中央管型椎管狭窄症　central canal stenosis
中央脊髓综合征　central cord syndrome
中央型多指　central polydactyly
中央型脊髓损伤　central spinal cord injury　［又称］脊髓中央损伤综合征△
中央型椎间盘突出　central herniation of intervertebral disc
中央纵列缺如（分裂手）　congenital absence of central column（cleft hand）
中央纵列停止（海豹手）　seal hand　［又称］手和手指的先天性缺如△
中足骨关节炎　osteoarthritis of midfoot
终板溃烂　endplate fester
终丝综合征　filum syndrome
肿块　mass
肿瘤相关低磷性佝偻病　tumor-related hypophosphatemic rickets
肿瘤性钙盐沉积　cancerous calcium deposit
肿瘤性脊柱侧凸　neoplastic scoliosis
肿胀　swelling
踵步态　heel gait
中毒性滑膜炎　poisoning synovitis
重度屈膝畸形　severe flexion deformity
舟大小多角骨间关节不稳定　scaphoid-trapezium-trapezoid joint unstable
舟骨背缘碎片骨折　dorsal margin fragmentary fracture of scaphoid bone
舟骨粗隆骨折　scaphoid tuberosity fracture　［又称］舟骨骨折△
舟骨骨折　scaphoid fracture
舟骨骨折不愈合　nonunion of scaphoid fracture
舟骨横断骨折　transverse fracture of scaphoid bone

舟骨结核　scaphoid tuberculosis
舟骨无菌性坏死　aseptic necrosis of scaphoid
舟骨旋转半脱位　rotatory subluxation of scaphoid
舟楔关节骨关节炎　osteoarthritis of naviculocuneiform joint
舟月分离　scapholunate dissociation　［又称］腕关节脱位△
舟月韧带损伤　injury of scapholunate ligament
周期热　periodic fever
周期性负荷导致螺丝钉断裂　periodic loading lead to screw fracture
周围神经炎　peripheral neuritis
轴向压缩屈曲损伤　axial compression flexion injury　［又称］神经炎△
轴向压缩损伤　axial compression injury
肘部骨化性肌炎　elbow myositis ossificans
肘部骨折畸形愈合　malunion of elbow fracture
肘部及前臂正中神经压迫　median nerve compression of elbow and forearm　［又称］肘关节骨化性肌炎△
肘部挤压伤　crushing injury of elbow　［又称］肘挤压伤△
肘部开放性损伤　open elbow injury　［又称］正中神经损害△
肘部切断　elbow cut　［又称］肘部离断伤△
肘陈旧性骨折　delayed fracture of elbow
肘的肌腱端病　enthesopathy of elbow
肘骨关节病　osteoarthrosis of elbow
肘骨折不愈合　nonunion of elbow fracture
肘骨折延迟愈合　delayed union of elbow fracture
肘关节爆裂型脱位　burst dislocation of elbow　［又称］肘关节骨性关节炎△
肘关节剥脱性骨软骨炎　osteochondritis dissecans of elbow　［又称］肱骨小头剥脱性骨软骨炎△
肘关节不稳定　elbow instability
肘关节侧方脱位　lateral dislocation of elbow　［又称］肘关节脱位△
肘关节创伤性关节炎　traumatic arthritis of elbow
肘关节恶性骨肿瘤　malignant tumor of elbow
肘关节复合不稳定　compound instability of elbow
肘关节骨化性肌炎　myositis ossificans of elbow
肘关节骨髓炎　osteomyelitis of elbow joint　［又称］骨髓炎△,肘骨髓炎△
肘关节骨折　fracture of elbow joint
肘关节关节病　arthropathy of elbow
肘关节后脱位　posterior dislocation of elbow joint　［又称］肘关节脱位△
肘关节后外侧旋转不稳定　posterolateral rotational instability of elbow
肘关节滑囊炎　bursitis of elbow　［又称］肘关节滑膜炎△
肘关节化脓性关节炎　pyogenic arthritis of elbow joint
肘关节积血　hemarthrosis of elbow joint
肘关节积液　effusion of elbow
肘关节交界性骨肿瘤　borderline tumor of elbow
肘关节良性骨肿瘤　benign tumor of elbow
肘关节瘘　elbow joint fistula
肘关节囊肿　cyst of elbow
肘关节内脱位　dislocation of elbow joint　［又称］肘关节脱位△
肘关节内游离体　loose body in elbow joint, loose body of elbow　［又称］肘关节游离体△
肘关节扭伤　elbow joint sprain
肘关节扭伤和劳损　sprain and strain of elbow joint
肘关节前脱位　anterior dislocation of elbow joint　［又称］肘关节脱位△
肘关节强硬　stiff elbow　［又称］肘关节僵硬△
肘关节强直　elbow joint stiffness
肘关节屈曲畸形　flexion deformity of elbow　［又称］肘关节僵硬△
肘关节绒毛结节性滑膜炎　villonodular bursitis of elbow
肘关节软骨损伤　injury of articular cartilage of elbow　［又称］屈曲畸形△
肘关节三联征　triad of elbow joint　［又称］肘关节三联症△
肘关节色素沉着绒毛结节性滑膜炎　pigmented villonodular synovitis of elbow　［又称］色素沉着绒毛结节性滑膜炎△
肘关节痛　pain of elbow
肘关节外侧脱位　lateral dislocation of elbow joint

肘关节夏科关节炎　Charcot's arthropathy of elbow
肘关节纤维僵直　fiber stiffness of elbow joint
肘关节置入物　elbow implant
肘关节肿胀　swelling of elbow
肘关节周围骨化　myositis ossification of elbow joint
肘管综合征　cubital tunnel syndrome　［又称］尺神经卡压征△
肘和前臂浅表损伤　superficial injury of forearm and elbow
肘和前臂软组织损伤　soft tissue injury of forearm and elbow
肘和腕关节创伤性切断　traumatic amputation of elbow and wrist　［又称］肘关节僵硬△
肘和腕之间水平的创伤性离断　traumatic amputation between elbow and wrist
肘挤压伤　crushing injury of elbow　［又称］肘部挤压伤△
肘开放性伤口　open wound of elbow
肘内翻　cubitus varus
肘外翻　cubitus valgus
肘窝囊肿　antecubital fossa cyst
肘应力骨折　stress fracture of elbow
皱折征　fold sign
竹节样脊柱　bamboo form spine　［又称］肘关节囊肿△
竹节状骨折　bamboo fracture
转移癌　metastatic carcinoma
转移性跖痛症　transfer metatarsalgia
转子滑囊炎　trochanteric bursitis
转子腱炎　trochanteric aponeurosis　［又称］大粗隆滑囊炎△
椎板骨折　laminar fracture
椎板切除术后脊柱后凸　postlaminectomy kyphosis
椎板切除术后综合征　postlaminectomy syndrome
椎动脉损伤　vertebral artery injury
椎动脉型颈椎病　vertebral artery type of cervical spondylosis
椎弓根螺钉断裂　fracture of pedicle screw
椎弓根侵蚀　pedicle erosion
椎关节强硬　spondylosis
椎关节炎　spondylarthritis
椎管不完全脱位性狭窄　subluxation stenosis of neural canal　［又称］椎管不全脱位性狭窄△
椎管骨性狭窄　osteal spinal stenosis
椎管结缔组织性狭窄　connective tissue spinal stenosis
椎管内骨性中隔　intraspinal bony septum
椎管内脓肿　intraspinal abscess
椎管内炎性肿物　intraspinal inflammatory mass
椎管内中隔　intraspinal septum
椎管内肿瘤　intraspinal tumor
椎管外脓肿　extraspinal abscess
椎管狭窄　spinal stenosis
椎管椎间盘狭窄　discogenic spinal stenosis
椎间钙化症　calcinosis intervertebrails
椎间孔不完全脱位性狭窄　subluxation stenosis of foraminal　［又称］椎间孔骨性和不全脱位性狭窄△
椎间孔分离试验　cervical separation test
椎间孔骨性狭窄　osteal foraminal stenosis
椎间孔结缔组织性狭窄　connective tissue foraminal stenosis　［又称］椎间孔结缔组织和椎间盘狭窄△
椎间孔狭窄症　foraminal stenosis
椎间孔压缩试验　Spurling sign
椎间孔椎间盘狭窄　discogenic foraminal stenosis
椎间盘变性　degeneration of intervertebral disc　［又称］椎间盘退变△
椎间盘病变　intervertebral disc disease
椎间盘钙化　calcification of intervertebral disc
椎间盘钙质沉着　calcinosis intervertebralis
椎间盘感染　intervertebral infection
椎间盘疾患　disease of intervertebral disc
椎间盘囊肿　intervertebral disc cyst
椎间盘内破裂症　internal disc disruption/internal disc derangement,IDD

椎间盘破裂　intervertebral disc rupture
椎间盘突出　protrusion of intervertebral disc
椎间盘退变　degeneration of intervertebral disc　［又称］椎间盘病变△
椎间盘炎　discitis
椎间盘移位　intervertebral disk displacement　［又称］腰椎间盘移位△
椎间盘游离型突出　sequestered disc herniation
椎间盘源性背痛　discogenic back pain
椎间盘源性腰痛　discogenic low back pain
椎间软骨或椎间盘钙化　calcification of intervertebral cartilage or disc
椎间隙感染　intervertebral space infection
椎旁脓肿　paravertebral abscess
椎体感染　vertebral infection
椎体前缘压缩性骨折　vertebral compression fracture
椎体塌陷　collapsed vertebra
椎体形成缺陷　vertebral defect formation
椎体终板炎　endplate inflammation
姿势性背痛　postural back pain
姿势性脊柱前凸　postural lordosis
籽骨半脱位　subluxation of sesamoid
籽骨骨软骨炎　osteochondritis of sesamoid
籽骨骨折　sesamoid fracture
籽骨脱位　sesamoid dislocation
籽骨炎　sesamoiditis
自发性骨溶解症　idiopathic osteolysis
自发性骨折　spontaneous fracture
自发性膝韧带撕裂　spontaneous tear of knee joint ligament
自杀者骨折　suicidal fracture
自身免疫病　autoimmune disease
纵隔先天性囊肿　congenital cyst of mediastinum
纵形骨折　longitudinal fracture
足背部疼痛　dorsalis pedis pain
足背动脉搏动　dorsal arterial pulse
足背动脉损伤　injury of dorsal artery of foot
足背静脉损伤　injury of dorsal vein of foot
足部多处开放性损伤　multiple open injuries of foot
足部多处损伤　multiple injuries of foot　［又称］足软组织损伤△
足部多发性骨折　multiple fractures of foot
足部感染　foot infection
足部骨髓炎　osteomyelitis of foot
足部骨折　fracture of foot　［又称］足多处骨折△
足部骨折脱位　fracture and dislocation of foot
足部结核　tuberculosis of foot
足部皮肤撕裂伤　foot skin laceration
足部脱位　dislocation of foot
足陈旧性骨折　delayed fracture of foot
足底部疼痛　plantar pain
足底穿刺伤　plantar puncture wound
足底动脉损伤　injury of plantar artery of foot
足底外侧神经第一支卡压　entrapment of the first branch of lateral plantar nerve
足底外侧神经损伤　injury of lateral plantar nerve
足副舟骨痛　accessory navicular bone pain
足跟后部疼痛　heel pain
足跟行走　heel walking
足骨折延迟愈合　delayed union of foot fracture
足和对侧小腿创伤性切断　traumatic amputation of foot and contralateral calf
足和趾先天性缺如　congenital absence of foot and toe(s)
足挤压伤　crushing injury of foot
足尖行走　toe walking
足开放性损伤　open injury of foot
足开放性损伤伴骨折　open injury of foot with fracture
足开放性损伤伴脱位　open injury of foot with dislocation
足裂　split foot

足踇长伸肌腱断裂　rupture of extensor hallucis longus tendon of dropped hallux
足内翻　strephenopodia
足屈肌腱自发性撕裂　spontaneous tear of flexor tendon of foot
足韧带断裂　rupture of ligament of foot
足软组织撕脱伤　avulsion injury of soft tissue of foot ［又称］足软组织损伤△
足损伤　foot injury
足套脱伤　degloving injury of foot
足下垂　drop foot ［又称］足楔骨骨折△
足楔状骨骨折　fracture of cuneiform ［又称］足楔骨骨折△
足仰趾畸形　pes calcaneus
足应力骨折　stress fracture of foot
足跖腱膜挛缩　aponeurosis plantaris contracture ［又称］掌腱膜挛缩症△
足趾扭伤　sprain of toe
足趾损伤　toe injury ［又称］足舟状骨骨折△
足趾脱位　dislocation of toe(s)
足舟骨骨软骨炎　osteochondritis of navicular
足舟骨骨折　navicular bone fracture
足舟骨坏死　navicular osteonecrosis

足舟骨畸形愈合　navicular malunion
足舟骨缺血性坏死　ischemic necrosis of navicular bone ［又称］足部骨折畸形愈合△
足舟状骨脱位　navicular dislocation
卒中及脑外伤后上肢功能障碍　upper limb dysfunction after stroke and traumatic brain injury
坐骨病性脊柱侧凸　ischiatic scoliosis
坐骨恶性骨肿瘤　malignant tumor of pubis
坐骨骨折　sciatic fracture, ischial fracture
坐骨滑囊炎　sciatic bursitis ［又称］坐骨结节滑囊炎△
坐骨交界性骨肿瘤　borderline tumor of ischium, borderline tumor of pubis
坐骨结节撕脱骨折　avulsion fracture of ischial tuberosity
坐骨良性骨肿瘤　benign tumor of pubis, benign tumor of ischium
坐骨神经良性肿瘤　benign neoplasm of sciatic nerve
坐骨神经麻痹　sciatic nerve palsy
坐骨神经损伤　sciatic nerve injury
坐骨神经痛　sciatica
坐位压膝试验　Bexmepeb sign

17.2　症状体征名词

4 字试验　Patrick sign
Adam 弯腰试验　Adam bending test
Amoss 征　Amoss sign
Anghelescu 征　Anghelescu sign
Babinski 征　Babinski sign
Barres 试验　Barres test
Beevor 试验　Beevor test
Bonnet 征　Bonnet sign
Brissaud 征　Brissaud sign
Brudzinski 征　Brudzinski sign
Campbell 征　Campbell sign
Chaddock 征　Chaddock sign
Colles 骨折的餐叉样畸形　fork deformity of Colles fracture
Eaten 试验　Eaten test
Ely 征　Ely sign
Erichsen 征　Erichsen sign
Fadir 试验　Fadir test
Fajerztain 征　Fajerztain sign
Fenz 试验　Fenz test
Freiberg 试验　Freiberg test
Goldthwait 试验　Goldthwait test
Gordon 征　Gordon sign
Jackson 试验　Jackson test
Kanavel 四联征　Kanavel tetralogy
Kemp 试验　Kemp test
Kemp 征　Kemp sign
Kernig 征　Kernig sign
Kornev 征　Kornev sign
Larry 试验　Larry test
Lasegue 征　Lasegue sign
Lhermitte 征　Lhermitte sign
Linder 试验　Linder test
McBride 试验　McBride test
Neck traction 征　Neck traction sign
Neri 试验　Neri test

Oppenheim 征　Oppenheim sign
Parona 腔　Parona cavity
Risser 征　Risser sign
Romberg 征　Romberg sign
Rossolimo 征　Rossolimo sign
Schober 试验　Schober test
Spurling 试验　Spurling test
Thiele 试验　Thiele test
Vanjetti 征　Vanjetti sign
Villaret 征　Villaret sign
Wartenberg 征　Wartenberg sign
Wassermann 征　Wassermann sign
Wright 征　Wright sign
艾德森试验　Adson test
奥本海姆征　Oppenheim sign
巴斯强定律　Bastian's law
扳机指　trigger finger
瘢痕挛缩　scar contracture
半脱位　subluxation
被动后伸试验（PLE 征）　passive leg extension test
鼻烟窝　snuff box
闭目难立征　Romberg sign
髌阵挛　patella clonus
病理反射　pathologic reflex
搏动感　throbbing
步行负荷试验　gait load test
查多克征　Chaddoch sign
晨僵　early morning stiffness
尺侧移位　ulnar displacement
耻骨联合分离　separation of pubic symphysis
创伤后应激障碍　posttraumatic stress disorder
垂腕征　drop-wrist sign
打软腿　giving way
大腿痛　thigh pain
单腿上抬试验　single leg raise test

单足站立试验　trendelenburg sign
骶棘肌压痛 / 痉挛　musculus sacrospinalis tenderness/spasm
骶髂关节过伸试验　extension of sacroiliac joint test
骶髂关节扭转试验　signe de Gaenslen
窦道　sinus
短缩　shortening
短腿步态　short gait
鹅颈样畸形　swan-neck deformity
发汗试验　perspiration test
发僵　stiff
反复扭伤　repeated strain
反复脱位　repeated dislocation
腓肠肌痉挛　gastrocnemius muscle spasm
腓肠肌瘫痪步态　gastrocnemius paralysis gait
腓肠肌疼痛　gastrocnemius muscle pain
费恩试验　Fanne test
俯卧屈膝激发试验　prone knee provocation test
腹壁反射　abdominal reflex
感觉(四肢、躯体)　sensation(limbs, somatic)
感觉过敏　hyperesthesia
肛门反射　anal reflex
戈登征　Gordon sign
跟腱反射　achilles tendon reflex
跟臀试验　Ely test
弓弦试验　Gaensken test
肱动脉搏动　brachial arterial pulse
肱二头肌反射　biceps reflex
肱三头肌反射　triceps reflex
股动脉搏动　femoral arterial pulse
股神经牵拉试验　femoral nerve stretch test, FNST
股四头肌瘫痪步态　hand knee gait
骨擦音　bony crepitus
骨桥　bone bridge
骨外露　bone exposure
骨折的特点　fracture characteristics
骨折水疱　fracture blister
骨质减少　bone loss
骨质增生硬化　bone hyperplasia and sclerosis
关节畸形　joint deformity
关节间隙狭窄　joint space stenosis
关节僵硬　joint stiffness
关节交锁　locked joint
关节强直　joint stiffness
关节肿胀　joint swelling
腘动脉搏动　popliteal arterial pulse
红肿　redness
化脓性纽扣状畸形　suppurative boutonniere deformity
踝反射　ankle reflex
踝关节强直步态　rigid gait of ankle joint
踝阵挛　ankle clonus
活动受限　limitation of activity
霍夫曼征　Hoffmann sign
肌肉萎缩　muscular atrophy
肌钟摆试验　muscle pendulum test
畸形　malformation
棘突压痛　spine tenderness
脊髓压迫症　spinal cord compression
脊柱后侧凸性骨盆　rachitic scoliosis, rickets scoliorachitic pelvis, scolio-
　rachitic pelvis　［又称］佝偻病性脊柱后侧凸△, 脊柱后侧凸佝偻病性骨盆△
脊柱后凸　kyphosis, scoliosis rotation　［又称］脊柱后凸旋转△, 脊柱后突△
脊柱后凸 - 前凸　kyphosis-lordosis
脊柱后凸性骨盆 / 驼背性骨盆　kyphotic pelvis

脊柱活动度　spinal mobility
脊柱畸形　spinal deformity
脊椎叩击痛　percussion pain of spine
肩肱反射　scapulohumeral reflex
减痛步态　antalgic gait
健侧直腿抬高试验 / 坐骨神经痛交叉征　Fajersztajn test
交叉综合征　intersection syndrome
近侧不稳定　proximal instability
颈神经根压迫综合征　cervical nerve root compression syndrome
胫后动脉搏动　posterior tibial arterial pulse
痉挛性步态　spastic gait
静脉曲张　varice
鞠躬试验　Neri test
军刀样胫骨　saber tibia
开放性伤口　open wound
跨阈步态　steppage gait
髋关节过伸试验　Yeoman sign
髋关节旋转试验　hip rotation test
髋内翻　coxa vara
髋外翻　coxa valgus
溃疡　ulcer
力弱　weakness
两点辨别试验　two-point discrimination test
两手同利　ambidexterity
鲁斯特征　Rust's sign
罗索利莫征　Rossolimo sign
迈纳征　Minor sign
毛细血管反应　capillary reaction
能走动的　ambulant
尿道球海绵体反射　bulbocavernosus reflex
爬行步态　crawl gait
皮肤挫伤　skin contusion
皮肤脱套伤　avulsion injury of skin
皮温高　skin hyperthermia
皮质环征　cortical rim sign
平移　translation
前屈旋颈试验　Fenz sign
前跖痛　anterior plantar pain
强直膝　ankylosed knee
琴键征　piano key sign
球海绵体反射　bulbocavernosus reflex
桡动脉搏动　radial arterial pulse
桡骨膜反射　radioperiosteal reflex
深反射　deep reflex
神经牵拉试验　nerve stretch test
神经走行压痛　neural going area of tenderness
生理性脊柱前凸　physiologic lordosis
拾物试验　pick-up sign
手指 10 秒屈伸试验　10 seconds finger flexion test
手足温度过低　acrohypothermy
双下肢不等长　inequality of lower extremities
死骨　dead bone
四肢肌力　muscle strength
四肢挛缩　acrocontracture
疼痛　pain
疼痛拒动　pain rejection
提睾反射　cremasteric reflex
体位改变试验　Amoss test
剃刀背畸形　razor back deformity
臀大肌瘫痪步态　paralysis gait of gluteus maximus
臀上神经痛　superior gluteal neuralgia
托马斯征　Thomas sign
弯腰试验　bending test

万捷特征　Vanjetti sign
腕掌屈试验　Phalen test
膝腱反射　knee-jerk reflex　［又称]膝反射△
膝内翻　genu varum
膝外翻　genu valgum
下肢痉挛性步态　spastic gait of lower limb
小指逃避征　finger escape sign
休息痛　rest pain
血管杂音　vascular murmur
严重肿胀　severe swelling
仰卧挺腹试验　test of supinating and throwing out one's belly
摇摆步态　swaying gait
异常活动　abnormal activity
硬币试验　coin test
瘀斑　ecchymosis
猿手畸形　ape-hand deformity
运动失调性步态　ataxic gait
张力性水疱　tension blister
掌压痛　palm tenderness
爪形手畸形　claw hand
肢端感觉过敏　acroesthesia

肢端感觉缺失　acral sensory loss
肢端感觉异常　acroparesthesia
肢端麻木　acroanesthesia
肢体感　acrognosis
肢体末端感觉　extremity sensation
肢体末端皮温　extremity temperature
直腿抬高加强试验　Bragard sign
直腿抬高试验　straight leg raise test, Lasegue sign
直线连足行走　tandem gait
跖反射　plantar reflex
肿块　mass
肿胀　swelling
踵步态　heel gait
皱折征　fold sign
椎间孔分离试验　cervical separation test
椎间孔压缩试验　Spurling sign
足背动脉搏动　dorsal arterial pulse
足跟行走　heel walking
足尖行走　toe walking
坐位压膝试验　Bexmepeb sign

17.3　手术操作名词

Abbott、Fischer 和 Lucas 融合方法　Abbott, Fischer and Lucas's fusion method
Akin 截骨　Akin osteotomy
Amstutz 外展截骨术　Amstutz valgization osteotomy
Arafiles 肘关节融合术　Arafiles' arthrodesis of elbow
Austin Moore 关节成形术　Austin Moore arthroplasty
Benaroch 融合术　Benaroch fusion
Blair 手术　Blair operation
Blatt 手术　Blatt operation
Brackett 球 - 臼截骨术　Brackett ball acetabular osteotomy
Bristow Helfet 术式　Bristow Helfet technique
Bristow 术　Bristow procedure
Brittain 肘关节融合术　Brittain arthrodesis of elbow
Brooks 固定术　Brooks fixation technique
Bryant 牵引　Bryant traction
Calandruccio Ⅱ 型外固定架的踝关节融合术　ankle arthrodesis with Calandruccio Ⅱ device
Canale 截骨术　Canale osteotomy
C-D 手术　cotrel-dubousset instrumentation
Chiari 手术　Chiari operation
Chopart 截肢　Chopart amputation
Clark 截骨术　Clark osteotomy
Clayton-Fowler 跖趾关节成形术　Clayton-Fowler MP arthroplasty
Colonna 髋臼成形术　Colonna acetabuloplasty
Davis 带肌蒂肌瓣的髋关节融合术　Davis procedure　［又称]Davis 手术△
Dillwyn-Evans 手术　Dillwyn-Evans procedure
Dimon/Mughton 粗隆间截骨术　Dimon/Mughton intertrochanteric osteotomy
Dunn-Brittan 三关节融合术　Dunn-Brittan triple arthrodesis
Eden-Hybbinette 手术　Eden-Hybbinette operation
Fenlin 降落伞手术　Fenlin's parachute operation
Fish 截骨术　Fish osteotomy
Funk-wells 截骨手术　Funk-wells osteotomy

Gallie 固定术　Gallie fixation technique
Ganz 三相截骨术　Ganz osteotomy
Girdlestone 手术　Girdlestone operation
Girdlestone 成形术　Girdlestone procedure
Grice-Green 手术　Grice-Green procedure
Gristena/Webb 单球面全肩关节成形术　Gristena/Webb's single spherical total shoulder arthroplasty
Haddad 和 Riordan 侧方入路腕关节融合术　Haddad and Riordan's lateral approach of wrist arthrodesis
Harmon 重建术　Harmon reconstruction
Harrington-Luque 联合手术　Harrington-Luque combined surgery
Harris-Beath 手术　Harris-Beath procedure
Henderson 髋关节融合术　Henderson hip arthrodesis
Hohmann 手术　Hohmann procedure
Hoke 融合手术　Hoke arthrodesis
Hoke 三关节融合术　Hoke triple arthrodesis
Japas 截骨术　Japas osteotomy
Johnson-Corless 截骨手术　Johnson-Corless osteotomy
Kates 跖趾关节成形术　Kates MP arthroplasty
Kelikian 手术　Kelikian procedure
Koitsoglannis 跟骨移位截骨术　Koitsoglannis osteotomy
Kostuik 和 Alexander 融合方法　Kostuik and Alexander's fusion method
Krukenberg 截肢　Krukenberg amputation
Lambrindi 三关节融合术　Lambrindi triple arthrodesis
Langenskiold 外展截骨术　Langenskiold valgization osteotomy
Latarjet 手术　Latarjet procedure
Leslie 关节切开术　Leslie joint incision
Lichtblau 手术　Lichtblau procedure
Lipscomb-McCaslin 手术　Lipscomb-McCaslin procedure
Lisfranc 截肢　Lisfranc amputation
Lorenz 截骨术　Lorenz osteotomy
Louis 方法腕关节融合术　Louis's wrist arthrodesis
Ludloff 切口　Ludloff incision

Magerl 内固定术　Magerl fixation technique

Mann 融合术　Mann arthrodesis

Martin 股骨颈楔形截骨术　Martin wedge osteotomy of femoral neck

McKeever 融合术　McKeever arthrodesis

Meyer 植骨　Meyer bone graft

Micheal Reese 限制性全肩关节成形术　Micheal and Reese's restricted total shoulder arthroplasty

Mitchell 截骨术　Mitchell osteotomy

Morscher 股骨颈截骨延长术　Morscher femoral neck osteotomy and lengthening

Muller 外翻截骨术　Muller valgus osteotomy

Muller 肘关节融合术　Muller elbow arthrodesis

Murrel 和 Fitch 法髋关节融合术　murrel and fitch hip arthrodesis

Neer 非限制性全肩关节成形术　Neer's nonrestricted total shoulder arthroplasty

Neer 人工肱骨头置换术　Neer's humeral head replacement

Ober 后侧入路　Ober posterior approach

Papineau 方法　Papineau method

Pauwels 截骨术　Pauwels osteotomy

Pavlik 吊带　Pavlik harness

Pelet 截骨术　Pelet osteotomy

Phemister 植骨术　Phemister bone graft

Pilon 骨折切开复位内固定术　open reduction and internal fixation for Pilon fracture

Reverdin 截骨术　Reverdin osteotomy

Root/Siegal 髋臼内翻反旋转截骨术　Root/Siegal osteotomy

Russe 植骨术　Russe bone graft

Ryerson 三关节融合术　Ryerson triple arthrodesis

Salter 截骨　Salter osteotomy

Salter 手术　Salter operation

Sarmiento 粗隆间截骨术　Sarmiento intertrochanteric osteotomy

Schanz 截骨术　Schanz osteotomy

Schneider 融合术　Schneider fusion

Siffer-Forester-Nachamie 三关节融合术　Siffer-Forester-Nachamie triple arthrodesis

Sky 骨膨胀器椎体后凸成形术　Sky bone expander kyphoplasty

Smith-Petersen 脊柱截骨术　Smith-Petersen spinal osteotomy

Southwick 二维粗隆截骨术　Southwick osteotomy

Spier 肘关节融合术　Spier's elbow arthrodesis

Staheli 槽式髋臼扩大髋臼造盖术　Staheli acetabuloplasty

Staples 肘关节融合术　Staples' elbow arthrodesis

Steel 三处髋骨截骨　Steel triple innominate osteotomy

Steindler 肘关节融合术　Steindler's elbow arthrodesis

Sugioka 股骨颈旋转截骨术　Sugioka osteotomy

Sutherland-Greenfield 截骨术　Sutherland-Greenfield osteotomy

Syme 截肢　Syme amputation

Tachdjian 外展截骨术　Tachdjian valgization osteotomy

V 形截骨术　V shape osteotomy

Wainwright 帽沿式骨瓣髋臼造盖术　Wainwright acetabuloplasty

Watson 和 Vendor 方法腕关节融合术　Watson and vendor's elbow arthrodesis

Weissman 手术　Weissman procedure

Whitman 股骨粗隆下楔形截骨术　Whitman subtrochanteric wedge osteotomy

Wilson 截骨手术　Wilson osteotomy

艾波特(氏)法　Abbott's method

拔甲术　extraction of nail

瘢痕松解术　lysis of scar

半骨盆截肢术　hemipelvectomy

半髋关节表面置换　partial hip resurfacing arthroplasty

半髋关节置换　hemiarthroplasty of hip

半月板成形术　meniscal plasty

半月板切除术　meniscectomy

半月板切开术　meniscotomy

半月板修整　meniscus repair

半椎板切除术　hemilaminectomy

保残重建　preservation and reconstruction

保留长度开放截肢　open amputation for retention length

保留假体的关节切开清创引流术　prosthesis retained arthrotomy and debridement

背部肌肉病损切除术　excision of lesion of back muscle

背侧入路腕关节融合术　transplantation of latissimus dorsi

背阔肌移植术　transplantation of latissimus dorsi muscle

背阔肌游离移植术　free transplantation of latissimus dorsi muscle

闭合复位　closed reduction

闭合性腱鞘引流　drainage of tendon sheath

闭合性周围神经活组织检查　closed peripheral nerve biopsy

闭孔神经缝合术　suture of obturator nerve

闭孔神经切断术　neurotomy of obturator nerve

闭孔神经吻合术　anastomosis of obturator nerve

闭孔神经移位术　transposition of obturator nerve

闭式冲洗负压吸引疗法　closed negative pressure suction therapy

闭式灌洗引流　closed irrigation and drainage

臂丛神经上、中、下干缝合术　suture of brachial plexus（upper trunk, middle trank, lower trunk）

臂丛神经松解术　neurolysis of brachial plexus

臂丛神经探查术　exploration of brachial plexus

臂丛神经吻合术　suture of brachial plexus

臂丛神经移植术　transplantation of brachial plexus

边缘切除术　marginal resection

编织袋椎体后凸成形术　woven bag of vertebral body

髌股关节置换　patellofemoral joint replacement

髌骨部分切除术　partial excision of patella

髌骨成形术　osteoplasty of patella

髌骨钢板内固定术　patella plate internal fixation

髌骨钢丝减张术　patella wire tension reduction

髌骨钢针内固定术　patella pin internal fixation

髌骨骨折闭合复位空心钉内固定术　internal fixation with closed reduction and internal fixation for patellar fracture

髌骨骨折闭合复位术　closed reduction of patella fracture

髌骨骨折内固定术　internal fixation of patella fracture

髌骨骨折切开复位聚器器内固定术　open reduction and internal fixation of patellar concentrator

髌骨骨折切开复位螺钉内固定术　open reduction and internal fixation for patellar fracture

髌骨骨折切开复位术　open reduction of patella fracture

髌骨骨折切开复位张力带钢丝内固定术　open reduction and tension band fixation for patellar fracture

髌骨固定术　fixation of patella

髌骨开窗引流术　patella drainage fenestration

髌骨开放性骨折清创术　debridement of open patella fracture

髌骨螺钉内固定术　screw internal fixation of patella

髌骨内固定物取出术　removal of internal fixation of patella

髌骨切除术　excision of patella

髌骨人工骨植骨术　patella artificial bone graft

髌骨死骨去除术　removal of dead bone of patella

髌骨稳定术　patellar stabilization

髌骨置换　patella replacement

髌韧带移位术　ligamentum patellae transposition

并指矫正术　correcting of syndactyly

并趾矫正术　correcting of syndactyly of toes

病灶刮除术　lesion curettage

病灶内切除术　intralesional excision

部分表面置换　partial resurfacing arthroplasty

部分髌骨切除术　partial excision of patella

残端修整术　stump revision

残端修正术　residual correction

尺动脉结扎术　ligation of ulnar artery

尺动脉吻合术　anastomosis of ulnar artery
尺肱关节成形术　unlohumeral arthroplasty
尺骨病损切除术　excision of lesion of ulna
尺骨部分切除术　partial excision of ulna
尺骨成形术　ulna plasty
尺骨短缩截骨　ulnar shortening osteotomy
尺骨钢板内固定术　ulna plate fixation
尺骨钢针内固定术　ulna pin internal fixation
尺骨骨骺分离闭合复位术　closed reduction of ulna epiphyseal separation
尺骨骨折闭合复位钢板内固定术　close reduction and plate fixation of ulna fracture
尺骨骨折闭合复位钢针内固定术　closed reduction and pin internal fixation of ulna fracture
尺骨骨折闭合复位螺钉内固定术　closed reduction and screw fixation of ulna fracture
尺骨骨折闭合复位术　closed reduction of ulna fracture
尺骨骨折闭合复位髓内针内固定术　closed reduction and intramedullary nail fixation of ulna fracture
尺骨骨折切开复位钢板内固定术　open reduction and plate internal fixation of ulna fracture
尺骨骨折切开复位钢针内固定术　open reduction and pin fixation of ulna fracture
尺骨骨折切开复位螺钉内固定术　open reduction and internal fixation of ulna fracture
尺骨骨折切开复位术　open reduction of ulna fracture
尺骨骨折切开复位髓内针内固定术　open reduction and intramedullary fixation of ulna fracture
尺骨截骨术　osteotomy of ulna
尺骨开放性骨折清创术　debridement of open ulna fracture
尺骨螺钉内固定术　ulna screw fixation
尺骨内固定物取出术　removal of internal fixation
尺骨切除术　resection of ulna
尺骨取骨术　ulna bone harvesting
尺骨人工骨植骨术　artificial bone grafting in ulna bone
尺骨死骨去除术　removal of dead ulnar bone
尺骨髓内针内固定术　ulnar intramedullary nail fixation
尺骨头切除　resection of ulnar head
尺骨头切除术　excision of ulnar head
尺骨外固定架固定术　external fixation of ulna
尺骨外固定架去除术　external fixator removal of ulna
尺骨延长术　ulnar lengthening
尺骨鹰嘴 V 形截骨术　V shape osteotomy of olecranon
尺骨鹰嘴骨折切开复位内固定术　open reduction and internal fixation of olecranon fracture
尺骨鹰嘴切除术　olecranon resection
尺骨折骨术　ulna osteoclasis
尺骨植骨术　ulna bone grafting
尺桡关节脱位切开复位术　open reduction of dislocation of ulnoradial joint
尺神经部分神经束移位术　partial nerve bundle transposition of ulnar nerve
尺神经缝合术　suture of ulnar nerve
尺神经前置术　anterior transposition of ulnar nerve
尺神经松解术　neurolysis of ulnar nerve
尺神经延迟修补术　delayed repair of ulnar nerve
尺神经移位术　transposition of ulnar nerve
尺神经移植术　transplantation of ulnar nerve
齿状突螺钉固定术　fascia dentata screw fixation
齿状突切除　odontoid resection, odontoidectomy
重建钢板固定术　reconstruction plate fixation
川岛式持续冲洗　Kawashima continuous washing
穿刺活检术　puncture biopsy
穿刺注射术　puncture injection

创面负压封闭引流　wound vacuum sealing drainage, VSD
槌状指矫正术　correction for mallet finger
槌状趾矫正术　correction for mallet toe
粗隆间截骨　intertrochanteric osteotomy
粗隆下杵臼截骨术　subtrochanteric dome osteotomy
打压植骨　impaction bone graft
大粗隆关节成形术　trochanteric arthroplasty
大粗隆前置术　lateral advancement of greater trochanter
大粗隆下移术　distal transfer of greater trochanter
大腿截肢　thigh amputation
大腿截肢术　transfemoral amputation, above knee amputation
大腿离断术　amputation of thigh
大腿再植术　replantation of thigh
大转子前移法　greater trochanter anterior transposition
大转子延长截骨法　extended greater trochanteric osteotomy
带蒂骨移植　vascularized bone graft
带蒂皮瓣断蒂术　pedicle cut of pedicle skin flap
带蒂皮瓣迁徙术　migration of pedicle flap
带蒂皮瓣去脂术　pedicle flap liposculpturing
带蒂皮瓣修整术　pedicle skin flap repair
带蒂皮瓣延迟术　delayed procedure of pedicle skin flap
带蒂皮瓣移植术　transplantation of pedicle skin flap
带肌蒂的骨移植　bone graft with muscle pedicle
带血管的游离腓骨移植　free fibula transplantation with vascular pedicle
带血管的游离骨移植术　free bone transplantation with vascular pedicle
带血管蒂的筋膜瓣或皮瓣移位术　transposition of fascia flap or flap with vascular pedicle
带血管蒂腓骨移植术　vascularized fibula graft
单纯闭式引流　simple closed drainage
单纯骨病灶清除术　simple debridement of bone disease
单髁关节置换　unicompartmental knee arthroplasty
蛋壳手术　eggshell operation
等离子消融髓核成形术　coblation nucleoplasty
骶丛神经缝合术　suture of lumbosacral plexus
骶丛神经探查术　exploration of lumbosacral plexus
骶骨肿瘤切开取活检术　open biopsy of sacrum tumor
骶管注射疗法　sacral canal injection
骶神经松解术　neurolysis of sacral nerve
第一跖骨近端斜楔形截骨　proximal wedge osteotomy of first metatarsal
第一跖骨双截骨术　first metatarsal double osteotomy
第一跖楔关节融合术　first tarsometatarsal arthrodesis
第一跖趾关节融合术　first metatarsalphalangeal arthrodesis
点状接触钢板固定术　point contact plate fixation
电视辅助胸腔镜胸椎间盘摘除术　video assisted thoracoscopic thoracic intervertebral disc resection
碟形手术　saucerization
动静脉瘘夹闭术　clipping of arteriovenous fistula
动静脉瘘结扎术　ligation of arteriovenous fistula
动静脉瘘切除术　resection of arteriovenous fistula
动静脉瘘切断术　amputation of arteriovenous fistula
动力髁部拉力螺钉固定术　dynamic condylar screw fixation
动力髋部拉力螺钉固定术　dynamic hip screw fixation
动脉缝合术　arteriorrhaphy
动态椎间盘造影术　dynamic intervertebral disc contrast
窦道搔刮术　sinus curettage
断层植皮术　split thickness skin graft
多节段脊柱楔形截骨术　multi segmental spinal wedge osteotomy
多指截指术　amputation of polydactyly
二期骨腔植骨术　secondary bone graftting
二期髋关节翻修术　two stage revision total hip arthroplasty
二期膝关节翻修术　two stage revision total knee arthroplasty
翻修术　revision arthroplasty

反式肩关节置换术　reverse shoulder arthroplasty
非骨水泥固定　non cement fixation
腓肠肌退缩术　gastrocnemius recession
腓肠神经吻合术　suture of sural nerve
腓肠神经移植术　transplantation of sural nerve
腓骨病损切除术　excision of lesion of fibula
腓骨部分切除术　partial excision of fibula
腓骨长短肌腱延长术　peroneal tendon lengthening
腓骨段移植　fibula transplantation
腓骨钢板内固定术　plate internal fixation of fibula
腓骨钢针内固定术　pin internal fixation of fibula
腓骨骨折闭合复位钢板内固定术　closed reduction and plate internal fixation of fibula fracture
腓骨骨折闭合复位钢针内固定术　close reduction and pin internal fixation of fibula fracture
腓骨骨折闭合复位螺钉内固定术　closed reduction screw internal fixation of fibula fracture
腓骨骨折闭合复位术　closed reduction of fibula fracture
腓骨骨折闭合复位髓内针内固定术　closed reduction and intramedullary fixation of fibula fracture
腓骨骨折切开复位钢板内固定术　open reduction and plate internal fixation of fibula fracture
腓骨骨折切开复位钢针内固定术　open reduction and pin fixation of fibula fracture
腓骨骨折切开复位螺钉内固定术　open reduction and screw internal fixation of fibula fracture
腓骨骨折切开复位术　open reduction of fibula fracture
腓骨骨折切开复位髓内针内固定术　open reduction and intramedullary nail internal fixation of fibula fracture
腓骨活检术　fibular biopsy
腓骨截骨术　fibular osteotomy
腓骨开放性骨折清创术　debridement of open fibula fracture
腓骨螺钉内固定术　screw internal fixation of fibula
腓骨内固定物取出术　removal of internal fixation of fibula
腓骨切除　removal of fibula
腓骨切除术　excision of fibula
腓骨取骨术　bone harvesting of fibula
腓骨人工骨植骨术　fibular artificial bone graft
腓骨死骨去除术　removal of dead bone of fibula
腓骨髓内针内固定术　intramedullary nail fixation of fibula
腓骨外固定架固定术　external fixation of fibula
腓骨外固定架去除术　removal of external fixation of fibula
腓骨小头切除术　fibular head resection
腓骨延长术　fibular lengthening
腓骨折骨术　osteoclasis of fibula
腓骨支撑骨移植　fibular support bone graft
腓骨植骨术　fibula bone graft
腓浅神经松解术　neurolysis of superficial peroneal nerve
腓深神经松解术　neurolysis of deep peroneal nerve
腓神经缝合术　suture of peroneal nerve
腓神经松解术　neurolysis of peroneal nerve
腓神经吻合术　anastomosis of peroneal nerve
腓神经移植术　transplantation of peroneal nerve
腓总神经松解术　neurolysis of common peroneal nerve
腓总神经探查术　exploration of common peroneal nerve
腓总神经吻合术　anastomosis of common peroneal nerve
腓总神经移植术　transplantation of common peroneal nerve
分期膝关节置换　staged bilateral total knee arthroplasty
缝线编织技术　stitch knitting technology
跗骨病损切除术　excision of lesion of tarsus
跗骨成形术　tarsal plasty
跗骨钢板内固定术　plate fixation of tarsal
跗骨钢针内固定术　pin internal fixation of tarsal
跗骨骨折闭合复位钢针内固定术　tarsal fracture closed reduction

internal fixation pin
跗骨骨折闭合复位螺钉内固定术　tarsal fracture closed reduction and screw fixation
跗骨骨折闭合复位术　tarsal fracture closed reduction
跗骨骨折切开复位钢针内固定术　open reduction and internal pin fixation of tarsal fracture
跗骨骨折切开复位内固定术　open reduction and internal fixation of tarsal fracture
跗骨骨折切开复位术　open reduction of tarsal bone fracture
跗骨骨折切开复位髓内针内固定术　open reduction and intramedullary nail fixation of tarsal fracture
跗骨活组织检查　tarsal bone biopsy
跗骨间关节背侧楔形截骨术　tarsal bone joint dorsal wedge osteotomy
跗骨间融合术　intertarsal fusion
跗骨截骨术　tarsal osteotomy
跗骨开放性骨折清创术　debridement of open tarsal bone fracture
跗骨螺钉内固定术　tarsal bone screw fixation
跗骨内固定物取出术　removal of tarsal internal fixation
跗骨切除术　tarsectomy
跗骨死骨去除术　tarsal dead bone removal
跗骨外固定架固定术　tarsal external fixation
跗骨外固定架去除术　tarsal external fixator removal
跗骨延长术　tarsal bone lengthening
跗骨移除　tarsal bone removal
跗骨折骨术　tarsal bone osteoclasia
跗管松解术　release of tarsal tunnel
跗跖关节融合术　tarsometatarsal arthrodesis
跗跖关节脱位切开复位术　open reduction of dislocation of tarsometatarsal joint
辅助放射疗法　adjuvant radiotherapy
辅助化学疗法　adjuvant chemotherapy
负压辅助创面关闭　vacuum assisted wound closure
复发性肩关节脱位修补术　repair of recurrent shoulder dislocation
复合重建　combined reconstruction
副韧带修补术　repair of collateral ligament
副神经探查术　accessory nerve exploration
副神经移位术　transposition of accessory nerve
腹部埋藏手取出术　abdominal buried hand extraction
腹部全厚皮片移植术　free transplantation of full thickness skin graft for abdomen
腹侧去旋转脊柱固定融合术　ventral derotation spondylodesis
腹膜后入路　retroperitoneal approach
腹腔镜下前路腰椎椎间融合术　laparoscopic anterior lumbar intervertebral fusion
腹直肌缝合术　rectus abdominis reparation
改良 McLaughlin 手术　improved McLaughlin operation
改良 Muller 内翻截骨术　modified Muller varization osteotomy
钢板固定膝关节融合术（Lucas 和 Murray 方法）　knee arthrodesis（Lucas and Murray method）
膈神经探查术　exploration of phrenic nerve
膈神经移位术　transposition of phrenic nerve
跟骨病损切除术　excision of lesion of calcaneus
跟骨部分切除术　partial excision of calcaneus
跟骨骨折闭合复位钢针内固定术　closed reduction and pin fixation of calcaneal fracture
跟骨骨折闭合复位螺钉内固定术　closed reduction and screw internal fixation of calcaneal fracture
跟骨骨折闭合复位术　closed reduction of calcaneal fracture
跟骨骨折切开复位钢板内固定术　open reduction and internal fixation of calcaneal fracture
跟骨骨折切开复位钢针内固定术　open reduction and pin internal fixation for calcaneal fracture
跟骨骨折切开复位螺钉内固定术　open reduction and screw internal fixation of calcaneal fracture

跟骨骨折切开复位术　open reduction of calcaneal fracture
跟骨关节融合术　calcaneal joint fusion
跟骨截骨术　calcaneal osteotomy
跟骨内固定物取出术　removal of internal fixation of calcaneus
跟骨取骨术　calcaneal bone graft
跟骨修补术　calcaneal repair
跟骨植骨术　calcaneal bone grafting
跟腱病损切除术　excision of lesion of achilles tendon
跟腱缝合术　achilles tendon suture
跟腱缩短术　achilles tendon shortening
跟腱修补术　achilles tendon repair
跟腱延长术　achilles tendon lengthening
跟距关节融合术　subtalar joint fusion
肱动脉结扎术　ligation of brachial artery
肱动脉瘤切除伴自体血管移植术　brachial artery aneurysm resection with autologous blood vessel transplantation
肱动脉瘤切除术　brachial artery aneurysm resection
肱二头肌缝合术　musculus biceps brachii suture
肱二头肌腱延长术　musculus biceps brachii tendon lengthening
肱骨病损切除术　excision of lesion of humerus
肱骨部分切除术　partial resection of humerus
肱骨成形术　humerus angioplasty
肱骨干骨折逆行带锁髓内针技术　retrograde rlocking intramedullary nail for humeral shaft fracture
肱骨钢板内固定术　humeral plate internal fixation
肱骨钢针内固定术　humeral pin internal fixation
肱骨骨骺分离闭合复位术　humeral epiphysiolysis closed reduction
肱骨骨折闭合复位钢板内固定术　closed reduction and plate internal fixation of humeral fracture
肱骨骨折闭合复位钢针内固定术　closed reduction pin internal fixation of humeral fracture
肱骨骨折闭合复位螺钉内固定术　closed reduction and screw internal fixation of humeral fracture
肱骨骨折闭合复位术　closed reduction of humeral fracture
肱骨骨折闭合复位髓内针内固定术　closed reduction and intramedullary nail fixation of humeral fracture
肱骨骨折切开复位 TiNi 环抱器内固定术　open reduction and TiNi embracing fixator internal fixation of humeral fracture
肱骨骨折切开复位钢板内固定术　open reduction and plate internal fixation of humeral fracture
肱骨骨折切开复位钢针内固定术　open reduction and pin fixation of humeral fracture
肱骨骨折切开复位空心钉内固定术　open reduction and cannulated screw internal fixation of humeral fracture
肱骨骨折切开复位螺钉内固定术　open reduction and screw internal fixation of humeral fracture
肱骨骨折切开复位术　open reduction of humeral fracture
肱骨骨折切开复位髓内针内固定术　open reduction and intramedullary nail internal fixation of humeral fracture
肱骨活检术　humeral biopsy
肱骨活组织检查　biopsy of humerus
肱骨截骨术　osteotomy of humerus
肱骨近端骨折切开复位内固定术　open reduction and internal fixation of proximal humeral fracture
肱骨开窗引流术　humeral fenestration
肱骨开放性骨折清创术　debridement of open fracture of humerus
肱骨髁部分切除术　partial excision of humeral condyle
肱骨髁间骨折切开复位内固定术　open reduction and internal fixation of humeral intercondylar fracture
肱骨髁上截骨术　supracondylar osteotomy of humerus
肱骨螺钉内固定术　humeral screw fixation
肱骨内固定物取出术　removal of internal fixation of humerus
肱骨内上髁切除术　resection of medial epicondyle of humerus
肱骨取骨术　humeral bone graft

肱骨人工骨植骨术　humeral artificial bone graft
肱骨死骨去除术　removal of dead bone of humerus
肱骨髓内针内固定术　humeral intramedullary nail fixation
肱骨头置换术　humeral head replacement
肱骨外固定架固定术　external fixation of humerus
肱骨外固定架去除术　removal of external fixation of humerus
肱骨延长术　humeral lengthening
肱骨折骨术　humeral osteoclasia
肱骨植骨术　humerus bone graft
肱三头肌缝合术　musculus triceps brachii suture
肱三头肌支移位术　transposition of brachial triceps branches
供体皮肤切除术　donor skin resection
股薄肌移植术　transplantation of gracilis
股二头肌缝合术　suture of musculus biceps brachii
股二头肌腱延长术　biceps femoris tendon lengthening
股骨 V 形截骨术　V shape femoral osteotomy
股骨病损切除术　excision of lesion of femur
股骨部分切除术　partial resection of femur
股骨成形术　femoral angioplasty
股骨粗隆间骨折闭合复位髓内针内固定术　closed reduction and internal fixation of femoral intertrochanteric fracture with intramedullary nail
股骨粗隆间骨折钢板固定术　plate fixation for intertrochanteric fracture
股骨粗隆间内移截骨术　medial displacement intertrochanteric osteotomy
股骨粗隆下外展截骨术　subtrochanteric valgization osteotomy
股骨短缩　shortening of femur
股骨钢板内固定术　femoral plate internal fixation
股骨钢针内固定术　femoral pin internal fixation
股骨骨骺分离闭合复位术　closed reduction of femoral epiphysis separation
股骨骨折闭合复位钢针内固定术　closed reduction and pin fixation of femoral fracture
股骨骨折闭合复位螺钉内固定术　closed reduction and screw internal fixation of femoral fracture
股骨骨折闭合复位术　closed reduction of femur fracture
股骨骨折闭合复位髓内针内固定术　closed reduction and intramedullary nail fixation of femoral fracture
股骨骨折切开复位钢板内固定术　open reduction and plate internal fixation of femoral fracture
股骨骨折切开复位钢丝内固定术　open reduction and wire internal fixation of femoral fracture
股骨骨折切开复位钢针内固定术　open reduction and pin fixation of femoral fracture
股骨骨折切开复位螺钉内固定术　open reduction and screw internal fixation of femoral fracture
股骨骨折切开复位术　open reduction of fracture of femur
股骨骨折切开复位髓内针内固定术　open reduction and intramedullary nail fixation of femoral fracture
股骨活检术　femoral biopsy
股骨活组织检查　fermoal punch biopsy
股骨截骨术　femoral osteotomy
股骨近端截骨术　proximal femoral osteotomy
股骨近端内翻、旋转截骨术　proximal hip varus and rotation osteotomy
股骨颈 U 形截骨、头颈嵌插术　U shape femoral neck osteotomy
股骨颈臼成形术　femoral neck and acetabular arthroplasty
股骨颈开窗引流术　femoral neck fenestration
股骨开窗引流术　femoral fenestration
股骨开放性骨折清创术　debridement of open fracture of femur
股骨髁间骨折切开复位内固定术　open reduction and internal fixation of femoral intercondylar fracture
股骨髁开窗引流术　fenestration of femoral condyle
股骨髁上骨牵引术　femoral supracondylar traction

股骨髁上横行截骨术　transverse osteotomy of femoralsupracondylar

股骨髁上截骨术　femoral supracondylar osteotomy

股骨髁上切骨术　femoral supracondylar osteotomy

股骨髁上楔形截骨术　wedge osteotomy of femoral supracondylar

股骨髁上有控制的旋转截骨术　supracondylar femoral rotational osteotomy with control

股骨螺钉内固定术　screw internal fixation of femur

股骨内固定物取出术　removal of internal fixation of femur

股骨切除术　resection of femur

股骨切骨术　femoral osteotomy

股骨人工骨植骨术　femoral artificial bone graft

股骨上端内翻截骨术　proximal femoral varization osteotomy

股骨上端旋转截骨术　proximal femoral rotating osteotomy

股骨死骨去除术　removal of dead bone of femur

股骨髓内针内固定术　intramedullary nail fixation of femoral fracture

股骨头边缘隆起截除术　marginal uplift of femoral head resection

股骨头表面置换术　surface replacement of femoral head

股骨头重建棒置入术　femoral head reconstruction stick implantation

股骨头颈切除粗隆下截骨术　modified Batchelor procedure　［又称］改良 Batchelor 手术△

股骨头颈切除术　excision of neck and head of femur

股骨头开窗引流术　femoral head fenestration

股骨头切除及粗隆下外展截骨术　femoral head resection and subtrochanteric valgization osteotomy

股骨外固定架固定术　external fixation of femur

股骨外固定架去除术　removal of external fixation of femur

股骨下端截骨术　osteotomy of distal femur

股骨下端内翻截骨术　distal femoral varus osteotomy

股骨下端牵引　Traction of the lower femur

股骨延长术　femoral lengthening

股骨折骨术　femoral fracture osteotomy

股骨植骨术　bone grafting of femur

股骨钻孔减压术　drilling decompression of femur

股骨坐骨移植术　femoral sciatic transplantation

股静脉穿刺　femoral vein puncture

股静脉缝合术　femoral vein suture

股内收肌切断术　thigh adductor amputation

股神经松解术　neurolysis of femoral nerve

股神经探查术　femoral nerve exploration

股神经吻合术　femoral nerve anastomosis

股神经移植术　femoral nerve transplantation

股四头肌成形术　quadricepsplasty

股四头肌缝合术　suture of musculi quadriceps femoris

股直肌瓣转移术　rectus muscle flap transfer

股直肌松解术　rectus muscle relaxation

股直肌远侧前置术　distal anterior transposition of rectus muscle

股直肌远侧转移术　distal transfer of rectus muscle

骨穿刺术　osteostixis

骨骼肌刺激器去除术　removal of skeletal muscle stimulator

骨骼肌电刺激器置换术　skeletal muscle stimulator replacement

骨骼肌电刺激器置入术　skeletal muscle stimulator implantation

骨开窗术　fenestration of bone

骨空隙填补物置入术　bony space filling implantation

骨盆病损切除术　excision of lesion of pelvis

骨盆部分切除术　partial resection of pelvis

骨盆部位肿瘤病灶穿刺活检术　biopsy of pelvic tumor

骨盆重建术　pelvic reconstruction

骨盆钢板内固定术　pelvic plate internal fixation

骨盆钢针内固定术　pelvic pin fixation

骨盆骨折闭合复位术　closed reduction of pelvic fracture

骨盆骨折切开复位钢板内固定术　open reduction and plate internal fixation of pelvic fracture

骨盆骨折切开复位钢针内固定术　open reduction and pin fixation of pelvic fracture

骨盆骨折切开复位螺钉内固定术　open reduction and screw internal fixation of pelvic fracture

骨盆活检术　pelvic biopsy

骨盆截骨术　pelvic osteotomy

骨盆螺钉内固定术　screw internal fixation of pelvic

骨盆内固定物取出术　removal of internal fixation of pelvic

骨盆内移截骨　Chiari osteotomy

骨盆切除术　pelvic resection

骨盆三联截骨术　triple pelvic osteotomy

骨盆髓内针内固定术　pelvic intramedullary nail fixation

骨盆填塞　pelvic packing

骨盆外固定架固定术　external fixation of pelvic fixation

骨盆外固定架去除术　removal of external fixator

骨盆肿瘤切开取活检术　open biopsy of pelvic tumor

骨软骨移植　osteochondral transplantation

骨水泥固定　cement fixation

骨水泥固定型假体的翻修术　revision for cemented arthroplasty

骨外固定术　external fixation of bone

骨延长　bone lengthening

骨移植　bone transplantation

骨运输　bone transport

刮除重建术　curettage and reconstruction

刮除术　curettage

关节成形术　arthroplasty

关节抽吸术　joint aspiration

关节穿刺术　arthrocentesis

关节固定术　joint fixation

关节矫形术　joint orthopedic surgery

关节镜下冲洗清创术　debridement under arthroscopy

关节镜下臀肌挛缩松解术　arthroscopic lysis of gluteus contracture

关节镜下腕管松解术　arthroscopic release of carpal tunnel

关节镜下显微椎间盘切除术　arthroscopic microsurgical resection of intervertebral disc

关节离断术　joint amputation

关节面打磨成形术　joint surface grinding

关节囊固缩术　joint capsule reduction

关节囊盂唇重建　reconstruction of articular labrum

关节内截骨术　intra articular osteotomy

关节切除成形术　resection arthroplasty

关节融合术　joint fusion

关节软骨修复术　repair of articular cartilage

关节松解术　arthrolysis

关节造影术　joint radiography

关节治疗性物质注射　joint therapeutic substance injection

关节置换术　joint replacement

管状皮瓣移植术　transplantation of skin tube flap

灌洗技术　irrigation technique

广泛切除术　wide resection

腘动脉部分切除伴人工血管置换术　partial resection of popliteal artery aneurysm with artificial vascular replacement

腘动脉瘤切除伴人工血管置换术　resection of popliteal artery aneurysm with artificial vascular replacement

腘动脉瘤切除术　popliteal aneurysm resection

腘肌延长术　popliteal muscle lengthening

腘静脉修补术　repair of popliteal vein

腘绳肌切断术　hamstring amputation

腘绳肌松解术　hamstring muscle lysis

腘绳肌延长术　hamstring lengthening

腘绳肌远端松解术　hamstring distal lysis

腘窝囊肿切除术　popliteal cyst excision

海绵骨插入移植　cancellous insert graft

海绵骨骨片移植　cancellous strip graft

颌枕带牵引术　head halter traction

横突间融合术　intertransversebone fusion

横行闭合楔形截骨术　transverse closing wedge osteotomy

横行张开楔形截骨术　transverse opening wedge osteotomy

骺板阻滞术　epiphysiodesis

后关节囊缝合术　posterior capsular suture

后交叉韧带保留型膝关节置换　cruciate retained total knee arthroplasty

后路寰枢椎经关节突关节螺钉内固定术　posterior atlantoaxial transarticular screw fixation/magerl method

后路寰枢椎椎板钩内固定术　posterior atlantoaxial hook fixation

后路间接减压术　posterior indirect decompression

后路经椎弓根入路胸椎间盘突出切除术　posterior trans pedicle thoracic intervertebral disc resection

后路胸廓成形术　posterior convex thoracoplasty

后路腰和腰骶融合术　lumbar and lumbosacral fusion by posterior technique

后路腰椎椎间融合术　posterior lumbar interbody fusion

后路枕颈融合术　posterior occipital cervical fusion

后路枕融合术　posterior occipital fusion

后入路寰枢椎翻修术　posterior atlanto-axial revision

后入路寰枢椎融合术　posterior atlanto-axial fusion

后入路颈椎翻修术　posterior approach cervical revision

后入路颈椎融合术　posterior approach cervical fusion

后入路胸腰椎翻修术　posterior approach thoracic lumbar revision

后入路胸腰椎融合术　posterior approach thoracic lumbar fusion

后入路胸椎翻修术　posterior approach thoracic revision

后入路胸椎间盘切除术　posterior approach thoracic intervertebral disc resection

后入路胸椎融合术　posterior approach thoracic fusion

后入路腰骶翻修术　posterior approach lumbar sacral revision

后入路腰骶融合术　posterior approach lumbar sacral fusion

后入路腰椎翻修术　posterior approach lumbar revision

后入路腰椎间盘切除术　posterior lumbar intervertebral disc resection

后入路腰椎融合术　posterior approach lumbar fusion

后入路枕颈翻修术　posterior occipital cervical revision

后入路枕颈融合术　posterior occipital cervical fusion

后外侧融合术　posterior lateral fusion

后外侧入路颈椎融合术　posterior lateral approach for cervical fusion

后外侧入路胸椎融合术　posterior lateral approach for thoracic fusion

后外侧入路腰骶椎融合术　posterior lateral approach lumbar for sacral fusion

后外侧入路腰椎融合术　posterior lateral approach for lumbar fusion

后稳定型膝关节置换　posterior stablized total knee arthroplasty

厚皮片移植术　thickness skin graft

滑动骨移植的胫距关节融合术（Blair 方法）　Blair procedure

滑膜切除术　excision of synovial membrane

滑囊病损切除术　excision of lesion of bursa

滑行皮瓣移植术　sliding flap transplantation

踝关节病损切除术　excision of lesion of ankle joint

踝关节骨折闭合复位钢针内固定术　closed reduction and pin fixation for fracture of ankle joint

踝关节骨折闭合复位螺钉内固定术　closed reduction screw internal fixation for fracture of ankle joint

踝关节骨折闭合复位髓内针内固定术　closed reduction and intramedullary nail fixation for fracture of ankle joint

踝关节骨折切开复位钢板内固定术　open reduction and plate internal fixation for fracture of ankle joint

踝关节骨折切开复位钢针内固定术　open reduction and pin fixation for fracture of ankle joint

踝关节骨折切开复位螺钉内固定术　open reduction and screw internal fixation for fracture of ankle joint

踝关节骨折切开复位术　open reduction for fracture of ankle joint

踝关节骨折切开复位髓内针内固定术　open reduction screw internal fixation for fracture of ankle joint

踝关节滑膜切除术　ankle joint synovial resection

踝关节活组织检查　biopsy of ankle joint

踝关节假体取出术　ankle prosthesis removal

踝关节镜检查　arthroscopic exploration of ankle

踝关节镜清理术　ankle arthroscopic debridement

踝关节镜下病损切除术　ankle arthroscopic excision of lesion

踝关节镜下跟腱病损切除术　arthroscopic excision of lesion of achilles tendon

踝关节镜下骨赘切除术　arthroscopic resection of osteophyte of ankle

踝关节镜下关节清理术　arthroscopic debridement of ankle

踝关节镜下滑膜切除术　arthroscopic synovectomy of ankle

踝关节镜下踝关节融合术　arthroscopic ankle arthrodesis

踝关节镜下距下关节融合术　arthroscopic subtalar joint arthrodesis

踝关节镜下韧带重建术　arthroscopic reconstruction of ligament of ankle

踝关节镜下韧带修补术　arthroscopic ligament repair of ankle

踝关节镜下软骨成形术　arthroscopic chondroplasty of ankle

踝关节镜下软骨细胞移植术　arthroscopic-assisted chondrocytes transplantation of ankle

踝关节镜下软骨修复术　arthroscopic cartilage repair of ankle

踝关节镜下微骨折术　arthroscopic microfracture of ankle

踝关节镜下异体骨软骨移植术　arthroscopic-assisted osteochondral allograft transplantation of ankle

踝关节镜下游离体取出术　arthroscopic removal of loose body of ankle

踝关节镜下自体骨软骨移植术　arthroscopic-assisted osteochondral autograft transplantation of ankle

踝关节旷置术　ankle joint exclusion

踝关节离断术　ankle disarticulation

踝关节囊缝合术　suture of ankle joint capsule

踝关节囊松解术　ankle joint capsule lysis

踝关节内固定物取出术　removal of internal fixation of ankle joint

踝关节切开术　incision of ankle joint

踝关节切开引流术　incision and drainage of ankle joint

踝关节韧带修补术　ankle ligament repair

踝关节融合术　arthrodesis of ankle joint

踝关节松解术　ankle joint lysis

踝关节脱位闭合复位术　closed reduction of dislocation of ankle joint

踝关节脱位切开复位术　open reduction of dislocation of ankle joint

踝关节外固定架去除术　removal of external fixator of ankle joint

踝关节修补术　ankle joint repair

踝及距下关节后侧融合术（Campbell 方法）　Campbell procedure

踝韧带缝合术　suture of ankle ligament

寰枢椎融合术　atlantoaxial fusion

寰枢椎椎板钩固定术　atlantoaxial laminar hook screw fixation

寰椎侧块螺钉固定术　massa lateralis atlantis screw fixation

寰椎后弓切除术　removal posterior arch of atlas

黄韧带部分切除术　partial excision of yellow ligament

喙肩韧带切断术　resection of coracoacromial ligament

喙突截骨术　coracoid osteotomy

混合型固定（髋关节）　mixed type fixation（hip joint）

混合型固定（膝关节）　mixed type fixation（knee joint）

活体组织检查　biopsy　［又称］活检△

肌瓣填塞　muscle flap packing

肌腱、血管、神经探查术　exploration of tendon, vessel and nerve

肌腱病损切除术　excision of lesion of tendon

肌腱成形术　tendon angioplasty

肌腱打孔术　tendon perforating

肌腱固定术　fixation of tendon

肌腱后徙术　tendon recession

肌腱滑车重建术　pulley reconstruction

肌腱紧缩术　tendon reefing

肌腱切除术　excision of tendon

肌腱探查术　exploration of tendon

肌腱延长术　tendon lengthening

肌腱延迟缝合术　delayed suture of tendon

肌腱移植术　tendon graft

肌腱再接术　tendon reoperation

肌腱转移术　tendon transfer

肌皮瓣移植术　transplantation of muscle flap

肌皮神经缝合术　suture of musculocutaneous nerve

肌皮神经探查术　exploration of musculocutaneous nerve

肌皮神经吻合术　musculocutaneous nerve anastomosis

肌切开术　myotomy

肌肉病损切除术　excision of lesion of muscle

肌肉成形术　myoplasty

肌肉切除术　muscle resection

肌肉切断术　muscle cut

肌肉切开异物取出术　incision and removal of foreign body of muscle

肌肉切开引流术　incision and drainage of muscle

肌肉切取术　muscle dissection

肌肉清创术　debridement of muscle

肌肉松解术　muscle relaxation

肌肉移位术　transposition of muscle

肌肉移植术　transplantation of muscle

肌肉游离移植术　free transplantation of muscle

肌肉再接术　muscle restoration

畸形足松解术　release of foot deformity

极外侧腰椎椎间融合术　extremely lateral lumbar interbody fusion

脊髓空洞分流术　syringomyelia shunt

脊柱骨折开放复位术　open reduction of spinal fracture

脊柱关节切除术　arthrectomy of spine

脊柱关节松解术　release of spinal joint

脊柱及骶骨肿瘤病灶穿刺活检术　biopsy of spine and sacrum tumor

脊柱可调节装置调整术　adjustment of spinal adjustable device

脊柱可调节装置置入术(生长棒)　implantation of spinal adjustable device（growth rod）

脊柱软骨切除术　chondrectomy of spine

脊柱肿瘤切开取活检术　open biopsy of spine tumor

脊椎骨折复位术　reduction of fracture of vertebra

脊椎棘突骨折闭合性复位术　closed reduction of vertebral process fracture

计算机辅助骨科手术　computer assisted orthopedic surgery

计算机辅助脊椎外科手术　computer assisted spine surgery，CASS

计算机辅助手术导航技术　computer assisted surgical navigation technology

加压螺钉固定髋关节融合术（Pagnano 和 Cabanela 方法）　compression screw fixation for hip arthrodesis（Pagnano and Cabanela method）

甲成形术　onychoplasty

甲床清创术　debridement of nail bed

甲床去除术　nail bed removal

甲根部分去除术　partial removal of nail root

甲下脓肿抽吸术　subungual abscess aspiration

甲褶去除术　nail fold removal

假关节切除术　excision of false joint

假体置换　prosthesis replacement

肩峰下滑囊切除术　subacromial bursa excision

肩关节表面置换术　shoulder joint surface replacement

肩关节病损切除术　excision of lesion of shoulder joint

肩关节部置换术　partial replacement of shoulder joint

肩关节成形的翻修术　revision of shoulder arthroplasty

肩关节成形术　shoulder arthroplasty

肩关节翻修术　revision of shoulder joint

肩关节固定术　fixation of shoulder joint

肩关节滑膜切除术　synovectomy of shoulder joint

肩关节喙突截骨移位固定术　osteotomy and transposition of coracoid（Latajet procedure）［又称］Latajet 手术△

肩关节活组织检查　shoulder biopsy

肩关节肌肉成形术　myoplasty of shoulder joint

肩关节假体取出术　prosthesis removal of shoulder

肩关节肩盂植骨固定术　bone grafting and fixation of glenoid recon-

struction

肩关节镜检查　arthroscopic exploration of shoulder

肩关节镜下病损切除术　arthroscopic excision of lesion of shoulder

肩关节镜下肱二头肌肌腱长头固定术　arthroscopic fixation of long head of bicipital tendon

肩关节镜下骨折复位内固定术　arthroscopic-assisted reduction and internal fixation of fracture of shoulder

肩关节镜下关节囊热紧缩术　arthroscopic radiofrequency capsular shrinkage of shoulder

肩关节镜下关节清理术　arthroscopic debridement of shoulder

肩关节镜下关节松解术　arthroscopic release of shoulder

肩关节镜下滑膜切除术　arthroscopic synovectomy of shoulder

肩关节镜下喙锁韧带重建术　arthroscopic reconstruction of coroco-clavicular ligament

肩关节镜下喙突移位术　arthroscopic coracoid transposition

肩关节镜下肩袖修补术　arthroscopic repair of rotator cuff

肩关节镜下囊肿切除术　arthroscopic excision of cyst of shoulder

肩关节镜下游离体取出术　arthroscopic removal of loose body of shoulder

肩关节镜下盂唇固定术　arthroscopic fixation of glenoid labrum of shoulder

肩关节镜下盂唇修补术　arthroscopic repair of glenoid labrum of shoulder

肩关节旷置术　shoulder joint exclusion

肩关节离断　shoulder joint amputation

肩关节离断术　disarticulation of shoulder

肩关节囊修复重建术　shoulder joint capsule repair and reconstruction

肩关节切开术　incision of shoulder joint

肩关节全部置换术　total shoulder replacement

肩关节松解术　shoulder joint lysis

肩关节脱位闭合复位术　closed reduction of dislocation of shoulder joint

肩关节脱位切开复位内固定术　open reduction and internal fixation for dislocation of shoulder joint

肩关节脱位切开复位术　open reduction of dislocation of shoulder joint

肩关节修补术　shoulder joint repair

肩关节盂唇固定术　arthroscopic fixation of glenoid labrum

肩关节盂截骨　glenoid osteotomy

肩胛带截肢术　shoulder girdle amputation

肩胛带离断术　interthoracoscapular amputation

肩胛骨病损切除术　excision of lesion of scapula

肩胛骨部分切除术　partial resection of scapula

肩胛骨成形术　arthroplasty of scapula

肩胛骨钢板内固定术　plate internal fixation of scapula

肩胛骨钢针内固定术　pin internal fixation of scapula

肩胛骨骨折切开复位钢板内固定术　open reduction and internal fixation of fracture of scapula

肩胛骨骨折切开复位钢针内固定术　open reduction and pin internal fixation of scapular fracture

肩胛骨骨折切开复位螺钉内固定术　open reduction and screw internal fixation of fracture of scapula

肩胛骨截骨术　scapular osteotomy

肩胛骨螺钉内固定术　screw internal fixation of scapula

肩胛骨内固定物取出术　removal of internal fixation of scapula

肩胛骨切除术　scapular excision

肩胛骨外固定架固定术　external fixator fixation of scapula

肩胛骨外固定架去除术　removal of external fixation frame of scapula

肩胛上神经探查术　exploration of nerve suprascapularis

肩胛舌骨肌部分切除术　omohyoid muscle partial resection

肩胛下肌短缩术　Putti-Platt operation　［又称］Putti-Platt 术△

肩胛下肌止点外移术　inferior migration of end point of subscapularis muscle

肩锁关节内固定物取出术　removal of internal fixation of acromiocla-

vicular joint

肩锁关节脱位切开复位内固定术　open reduction and internal fixation of dislocation of acromioclavicular joint

肩锁关节脱位切开复位术　open reduction of dislocation of acromio-clavicular joint

肩袖修补术　rotator cuff repair

减伤手术　injury reduction surgery（damage control surgery）

健侧颈 7 神经移位术　contralateral C7 spinal nerve root transposition

腱环法屈肌腱滑车重建术　tendon ring mothod for flexor tendon pulley reconstruction

腱膜切除术　aponeurectomy

腱鞘病损切除术　excision of lesion of tendon sheath

腱鞘缝合术　suture of tendon sheath

腱鞘切除术　tenosynovectomy

腱鞘切开术　tenovaginotomy

腱治疗性药物注射　therapeutic drug injection

铰链式人工膝关节置换术　hinge typed artificial knee joint replacement

接骨术　osteosynthesis

结晶性沉着性关节炎滑膜切除　synvectomy of crystalline arthritis

截骨术　osteotomy

截肢术　amputation

截指术　finger amputation

截趾术　toe amputation

金属对金属大直径球头全髋置换　metal on metal large femoral head total hip arthroplasty

筋膜病损切除术　excision of lesion of fascia

筋膜成形术　fascioplasty

筋膜断蒂术　fascia pedicle amputation

筋膜缝合术　fasciorrhaphy

筋膜间隙切开减压术　incision and decompression of fascia space

筋膜间置式关节成形术　fascia interpositional arthroplasty

筋膜皮瓣移植术　transplantation of fascia flap

筋膜切除术　fasciectomy

筋膜切除术用于移植　fasciectomy for grafting

筋膜切开术　fasciotomy

筋膜移植　fascia graft

筋膜移植术　transplantation of fascia

近节趾骨背伸截骨术　proximal phalangeal dorsiextensionosteotomy

近排腕骨切除　proximal row carpectomy

经粗隆旋转截骨术　transtrochanteric rotating osteotomy

经关节的楔形截骨术　wedge osteotomy through joint

经关节镜踝关节融合术　arthroscopic ankle fusion

经胫骨和腓骨的小腿离断术　amputation of lower leg via tibia and fibula

经胫骨和腓骨踝部的踝离断术　amputation of ankle via tibia and fibula

经口寰枢椎翻修术　transoral atlantoaxial-atlantoaxial revision

经口寰枢椎融合术　transoral atlantoaxial-atlantoaxial fusion

经口枕颈翻修术　transoral occipital-cervical revision

经口枕颈融合术　transoral occipital-cervical fusion

经皮耻骨联合螺钉内固定术　percutaneous screw internal fixation of pubic symphysis

经皮耻骨支螺钉内固定术　percutaneous screw fixation of pubic ramus

经皮穿刺臭氧髓核消融术　percutaneous ozone nucleus pulposus ablation

经皮穿刺椎体成形术　percutaneous vertebroplasty

经皮穿刺椎体后凸成形术　percutaneous kyphoplasty，PKP

经皮穿自动腰椎间盘切除术　automated percutaneous lumber diskectomy，APLD

经皮骶髂关节螺钉内固定术　percutaneous screw fixation of sacroiliac joint

经皮后路椎间融合术　percutaneous posterior lumbar interbody fusion

经皮激光椎间盘减压术　percutaneous laser disk decompression

经皮内固定术　percutaneous internal fixation

经皮髂骨后部螺钉内固定术　percutaneous screw fixation of posterior

iliac bone

经皮微创钢板固定技术　minimally invasive percutaneous plate fixation

经皮腰椎间盘髓核切吸术　percutaneous lumbar diskectomy

经皮椎间盘切除术　percutaneous discectomy，PD

经跖骨截肢术　transmetatarsal amputation

经椎弓根全椎板切除术　Transpedicular total laminectomy

经椎间孔腰椎椎间融合术　transforaminal lumbar interbody fusion

颈丛神经探查术　exploration of cervical plexus

颈丛神经移位术　transposition of cervical plexus

颈前入路椎体融合术　cloward cervical spinal fusion

颈人工椎间盘翻修术　artificial cervical disc revision

颈人工椎间盘假体置换术　artificial cervical disc replacement

颈神经病损切除术　cervical nerve lesion resection

颈神经后根切断术　cervical posterior rhizotomy

颈胸椎体切除术　transthoracic vertebrectomy

颈椎病损切除术　cervical lesion resection

颈椎部分间盘假体置入术　cervical part artificial disc implantation

颈椎侧块螺钉固定术　cervical lateral mass screw fixation

颈椎后路 Z 字形椎管扩大成形术　posterior cervical Z-shape lamino-plasty

颈椎后路半椎板切除减压术　posterior cervical hemilaminectomy decompression

颈椎后路单开门椎管减压术　posterior single-door laminoplasty

颈椎后路单开门椎管扩大成形术　posterior cervical single-door expansive laminoplasty

颈椎后路全椎板切除减压术　posterior cervical laminectomy decom-pression

颈椎后路双开门椎管减压术　posterior double-door laminoplasty

颈椎后路双开门椎管扩大成形术　posterior cervical double-door expansive laminoplasty

颈椎后路髓核摘除术　posterior cervical discectomy

颈椎后路小关节切除术　posterior cervical facet joint excision

颈椎后路椎板扩大减压术　posterior cervical extensive laminectomy decompression

颈椎间盘切除伴半椎板切除术　cervical discectomy with hemi laminec-tomy

颈椎间盘切除伴椎板切除术　cervical discectomy with total laminec-tomy

颈椎间盘髓核切除术　cervical intervertebral disc nucleus pulposus resection

颈椎旁神经封闭术　cervical paravertebral nerve block

颈椎前路侧前方减压术　anterior cervical anterolateral decompression

颈椎前路齿突螺钉内固定　anterior odontoid screw fixation

颈椎前路椎管减压术　anterior cervical decompression

颈椎前路椎间盘切除减压融合术　anterior cervical discectomy and fusion

颈椎前路椎间融合术　anterior cervical intervertebral fusion

颈椎前路椎体次全切除减压融合术　anterior cervical corpectomy and fusion

颈椎全部间盘假体置入术　cervical total artificial disc implantation

颈椎人工骨植骨术　cervical spine bone graft with artificial bone

颈椎融合术　cervical spinal fusion

颈椎神经根减压术　cervical nerve root decompression

颈椎脱位闭合复位术　closed reduction of cervical spine dislocation

颈椎脱位切开复位内固定术　open reduction and internal fixation of cervical dislocation

颈椎脱位切开复位术　open reduction of cervical dislocation

颈椎植骨术　cervical vertebra bone graft

颈椎椎板夹固定术　cervical lamina clamp fixation

颈椎椎板切除术　cervical laminectomy

颈椎椎弓根内固定术　cervical pedicle screw fixation

颈椎椎间盘 X 线摄影［术］　X-ray radiography of cervical intervertebral disc

胫腓骨骺开放术　resection of physeal bar of tibia and fibula

胫跟关节融合术（Graves 方法）　Graves' procedure
胫骨病损切除术　excision of lesion of tibia
胫骨部分切除术　partial excision of tibia
胫骨成形术　tibial angioplasty
胫骨钢板内固定术　tibial plate internal fixation
胫骨钢针内固定术　tibial pin internal fixation
胫骨高位截骨　high tibial osteotomy
胫骨骺分离闭合复位术　closed reduction of tibial epiphyseal separation
胫骨骨折闭合复位钢板内固定术　closed reduction and plate internal fixation of tibial fracture
胫骨骨折闭合复位螺钉内固定术　closed reduction screw internal fixation of tibia fracture
胫骨骨折闭合复位术　closed reduction of fracture of tibia
胫骨骨折闭合复位髓内针内固定术　closed reduction and intramedullary nail fixation of tibial fracture
胫骨骨折切开复位钢板内固定术　open reduction and plate internal fixation of tibial fracture
胫骨骨折切开复位钢针内固定术　open reduction and pin fixation of tibial fracture
胫骨骨折切开复位螺钉内固定术　open reduction and screw internal fixation of tibial fracture
胫骨骨折切开复位术　open reduction of fracture of tibia
胫骨骨折切开复位髓内针内固定术　open reduction and intramedullary nail fixation of tibial fracture
胫骨活检术　tibial biopsy
胫骨结节截骨　tibial tubercle osteotomy
胫骨结节截骨移位术　transposition of tibial tuberosity
胫骨结节内下移位术　medioinferior transposition of tibial tuberosity ［又称］改良 Hauser 手术△
胫骨截骨术　tibial osteotomy
胫骨开窗引流术　tibial fenestration
胫骨开放性骨折清创术　debridement of open fracture of tibia
胫骨螺钉内固定术　screw internal fixation of tibial
胫骨内固定物取出术　removal of internal fixation of tibia
胫骨平台骨折切开复位内固定术　open reduction and internal fixation of tibial plateau fracture
胫骨切除术　excision of tibia
胫骨取骨术　tibial osteotomy
胫骨人工骨植骨术　tibial artificial bone graft
胫骨死骨去除术　removal of dead bone of tibia
胫骨髓内针内固定术　intramedullary nail internal fixation of tibial
胫骨外固定架固定术　external fixation of tibia
胫骨外固定架去除术　removal of external fixation of tibia
胫骨延长术　tibial lengthening
胫骨折骨术　tibial osteoclasia
胫骨植骨术　tibial bone grafting
胫后肌前移术　anterior transposition of tibialis posterior muscle
胫后肌移植术　transplantation of tibialis posterior muscle
胫后神经松解术　neurolysis of posterior tibial nerve
胫距骨融合术　tibial talar fusion
胫前肌缝合术　tibialis anterior muscle suture
胫前肌腱移位术　transposition of tibialis anterior tendon
胫前肌外移术　lateral transposition of tibialis anterior muscle
胫神经缝合术　suture of tibial nerve
胫神经肌支切断术　resection of muscular branch of tibial nerve
胫神经松解术　neurolysis of tibial nerve
胫神经探查术　exploration of tibial nerve
胫神经吻合术　anastomosis of tibial nerve
静脉修补术　repair of vein
镜影手畸形矫正术　correction for mirror hand
局限性腕关节融合　partial arthrodesis of wrist
巨指矫正术　correction for macrodactyly
巨趾畸形矫正术　correction for deformity of great toe

巨趾矫正术　correction for macrodactyly of toe
距骨病损切除术　excision of lesion of talus
距骨骨折闭合复位术　closed reduction of fracture of talus
距骨骨折切开复位钢板内固定术　open reduction and plate internal fixation of talus fracture
距骨骨折切开复位钢针内固定术　open reduction and pin fixation of talus fracture
距骨骨折切开复位螺钉内固定术　open reduction and screw internal fixation of fracture of talus
距骨活组织检查　biopsy of talus
距骨下融合术　subtalar arthrodesis
距下关节囊松解术　capsular release of subtalar joint
距下关节融合术　subtalar joint arthrodesis
卡洛（氏）疗法　Calot's treatment
卡洛（氏）手术　Calot's operation
开放性网状骨移植术　open reticulated bone grafting
开放植骨　open bone graft
髁间窝成形　intercondylar fossa plasty
髁间窝成形术　plastic surgery of condylar fossa
髁切断术　condylar amputation
髁上截肢和髌骨移植术　condylar amputation and patella transplantation
髁上内翻截骨术　supracondylar varus osteotomy
可吸收钉固定术　absorbable pin fixation
可吸收螺钉固定术　absorbable screw fixation
跨关节外架固定术　trans articular external fixator
髋骨骨折切开复位钢板内固定术　open reduction and plate internal fixation of hip fracture
髋骨骨折切开复位钢针内固定术　open reduction and pin internal fixation pin of hip fracture
髋骨骨折切开复位螺钉内固定术　open reduction and screw internal fixation of hip fracture
髋骨人工骨植骨术　artificial bone grafting of hip
髋骨植骨术　hip bone grafting
髋关节病损切除术　excision of lesion of hip joint
髋关节抽吸术　hip joint aspiration
髋关节股骨假体翻修术　revision hip femoral prosthesis
髋关节固定术　fixation of hip joint
髋关节滑膜切除术　synovial resection of hip joint
髋关节活组织检查　hip joint biopsy
髋关节假体翻修术　revision hip arthroplasty
髋关节假体取出术　hip prosthesis removal
髋关节镜检查　arthroscopic exploration of hip joint
髋关节镜下病损切除术　arthroscopic excision of lesion of hip joint
髋关节镜下骨赘切除术　arthroscopic resection of osteophyte of hip joint
髋关节镜下关节清理术　arthroscopic debridement of hip joint
髋关节镜下滑膜切除术　arthroscopic synovectomy of hip joint
髋关节镜下髋关节撞击综合征成形术　arthroscopic trimming for femoroacetabular impingement
髋关节镜下髂腰肌松解术　arthroscopic release of iliopsoas
髋关节镜下软骨成形术　arthroscopic chondroplasty of hip
髋关节镜下游离体取出术　arthroscopic removal of loose body of hip
髋关节镜下盂唇修补术　arthroscopic repair of acetabular labrum of hip
髋关节旷置术　hip joint exclusion
髋关节离断术　hip disarticulation
髋关节囊松解术　lysis of hip joint
髋关节囊周围髂骨截骨术　acetabuloplasty ［又称］髋臼成形术△
髋关节内固定物取出术　removal of internal fixation of hip joint
髋关节切开术　hip arthrotomy
髋关节切开引流术　incision and drainage of hip joint
髋关节融合术　arthrodesis of hip
髋关节松解术　hip arthrolysis
髋关节脱位闭合复位术　close reduction for hip dislocation

髋关节脱位切开复位内固定术　open reduction and internal fixation for hip dislocation

髋关节脱位切开复位术　open reduction for hip dislocation

髋关节修补术　surgical repair of hip

髋关节修正术　revision hip joint

髋臼表面置换术　acetabular surface replacement

髋臼成形术 / 加盖术　acetabuloplasty, acetabular arthroplasty

髋臼骨折切开复位内固定术　open reduction and internal fixation of acetabular fracture

髋臼假体翻修术　acetabulum prosthesis revision

髋臼假体内移　acetabular cup ingression

髋臼内移截骨　Chiari osteotomy

髋臼内移截骨术　acetabular ingression osteotomy

髋臼外侧造盖术　shelf procedure

髋臼旋转中心上移　acetabular rotating center upward moving

髋臼植骨　acetabular bone graft

髋臼置换术　acetabulum replacement

髋臼周围截骨术　periacetabular osteotomy

髋人字石膏　spica cast

扩大刮除术　extensive curettage

阔筋膜部分切除术　partial resection of fascia lata

肋骨椎骨横突切除术　costotransversectomy

肋横突切除术　costotransversectomy

肋间神经切除术　excision of intercostal nerve

肋间神经探查术　exploration of intercostal nerve

肋间神经移位术　transposition of intercostal nerve

连续硬膜外阻滞术　continuous epidural block

连衣挽具　Pavlik harness

联合内外踝缩窄截骨的胫距关节融合术（Stewart 和 Harley 方法）　Stewart-Harley procedure

裂手矫正术　correction for cleft hand

瘤段截除人工假体置换术　tumor segment resection and prosthetic replacement

颅骨牵引术　head halter traction

螺钉胫距关节融合术　Mann procedure　［又称］Mann 方法△

马尾神经缝合术　suture of cauda equina

马尾神经松解术　neurolysis of cauda equina

孟氏截骨术　Monteggia osteotomy

灭活再植术　devitalization and replantation

拇长伸肌腱缝合术　suture of extensor pollicis longus tendon

拇外展功能重建术　thumb abduction reconstruction

拇指重建术　reconstruction of thumb

拇指关节离断术　disarticulation of thumb

拇指截断术　amputation of thumb

拇指再植术　replantation of thumb

拇指整复术　reduction of the thumb

踇长伸肌腱缝合术　suture extensor tendon of great toe

苜蓿叶形钢板固定术　cloverleaf plate fixation

囊病损切除术　capsulectomy

囊缝合术　capsular suture

囊内切除术　intralesional resection

囊切除伴软组织矫正和第一跖骨截骨术　capsulectomy with soft tissue correction and first metatarsal osteotomy

囊切除伴软组织矫正和关节固定术　capsulectomy with soft tissue correction and joint fixation

囊切除术　capsulectomy

内半骨盆切除术　internal hemipelvectomy

内侧骺板钉合术　medial epiphyseal stapling technique

内侧松解术　medial release

内侧楔骨截骨术　medial wedge osteotomy

内固定　internal fixation

内踝固定　medial malleolus fixation

内镜下椎间盘切除术　endoscopic resection of lumbar intervertebral disc

内收肌肌腱切断术　adductor tenotomy

内收肌切断术　adductor amputation

逆向全肩关节置换　reversal total shoulder arthroplasty

黏液囊抽吸　bursal aspiration

黏液囊缝合术　suture of bursa

黏液囊治疗性物质注射　injection of therapeutic substance into bursae

皮瓣清创术　debridement of skin flap

皮瓣修整术　skin flap repair

皮瓣移植　skin flap transplantation

皮瓣预制术　prefabricated flap

皮肤病损切除术　excision of lesion of skin

皮肤缝合术　suture of skin

皮肤和皮下坏死组织切除清创术　excision debridement of skin and subcutaneous necrotic tissue

皮肤和皮下组织非切除性清创　non excision debridement of skin and subcutaneous tissue

皮肤和皮下组织活检　biopsy of skin and subcutaneous tissue

皮肤和皮下组织脓肿抽吸术　skin and subcutaneous tissue abscess aspiration

皮肤和皮下组织切开探查术　incision and exploration of skin and subcutaneous tissue

皮肤和皮下组织切开异物取出术　incision and removal foreign body of skin and subcutaneous tissue

皮肤和皮下组织切开引流术　incision and drainage of skin and subcutaneous tissue

皮肤和皮下组织血肿抽吸术　skin and subcutaneous tissue hematoma aspiration

皮肤蹼状松解术　lysis of web of skin

皮管成形术　skin tube formation

皮片取皮术　harvesting of skin grafts

皮片移植　skin grafting

皮神经缝合术　suture of cutaneous nerve

皮神经延迟修补术　delayed repair of cutaneous nerve

皮下蒂皮瓣移植术　subcutaneous pedicle skin flap transplantation

皮下引流装置取出术　removal of subcutaneous drainage device

皮下脂肪移植术　subcutaneous fat transplantation

皮下组织病损切除术　excision of lesion of subcutaneous tissue

皮下组织扩张器取出术　removal of subcutaneous tissue expander

皮质剥离术　cortical stripping

恰克林脊柱截骨术　Chuck Lin spinal osteotomy

髂骨病损切除术　excision of lesion of ilium

髂骨部分切除术　partial excision of iliac bone

髂骨骨折切开复位钢板内固定术　open reduction and plate internal fixation of iliac fracture

髂骨骨折切开复位钢针内固定术　open reduction and pin internal fixation of iliac fracture

髂骨骨折切开复位螺钉内固定术　open reduction and screw internal fixation of iliac fracture

髂骨及肋骨移植　iliac bone and rib graft

髂骨截骨　ilium osteotomy

髂骨截骨术　iliac bone osteotomy

髂骨切除术　iliac bone resection

髂骨取骨术　iliac bone harvesting

髂骨移植的胫距关节融合（Chuinard-Peterson 方法）　Chuinard-Peterson procedure

髂骨植骨术　iliac bone grafting

髂胫束切断术　amputation of iliotibial band

髂胫束移位术　transposition of iliotibial band

髂腰固定　iliolumbar fixation

髂腰肌腱切断术　amputation of iliopsoas

髂腰肌切断术　amputation of iliopsoas

髂翼移除　removal of iliac wing

迁徙皮瓣移植术　transplantation of migrating skin flap

牵开式关节成形术　distraction arthroplasty

牵拉成骨术　distraction osteogenesis technique

前臂肌缝合术　suture muscle of forearm
前臂肌腱缝合术　suture tendon of upper arm
前臂肌腱松解术　flexor tendon of forearm lysis
前臂肌腱移位术　transposition of tendon of forearm
前臂假肢安装　forearm prosthesis installation
前臂截肢术　forearm amputation
前臂切开减压术　incision and decompression of forearm
前臂束带松解术　band lysis of forearm
前臂再植术　replantation of forearm
前侧肩峰成形术　anterior acromioplasty
前方钢板固定髋关节融合术　hip arthrodesis ［又称］改良 Matta 方法△
前入路颈椎间盘切除术　anterior cervical discectomy
前方入路颈椎体间融合　anterior cervical interbody fusion
前路齿状突螺钉固定术　anterior odontoid screw fixation
前路寰枢椎经关节螺钉内固定术　anterior atlantoaxial facet screw fixation
前路螺钉内固定术　anterior screw fixation
前路腰和腰骶融合术　lumbar and lumbosacral fusion by anterior technique
前路椎间盘切除融合术　anterior discectomy and fusion
前路椎间融合术　anterior interbody fusion
前入路寰枢椎翻修术　anterior atlanto-axis revision
前入路寰枢椎融合术　anterior atlanto-axis fusion
前入路颈椎翻修术　anterior cervical revision
前入路颈椎间盘切除术　anterior cervical discectomy
前入路胸腰椎翻修术　anterior thoracic-lumber revision
前入路胸腰椎融合术　anterior thoracic-lumber fusion
前入路胸椎翻修术　anterior thoracic revision
前入路胸椎融合术　anterior thoracic fusion
前入路胸椎椎体切除术　anterior thoracic vertebral resection
前入路腰骶翻修术　anterior lumbosacral revision
前入路腰骶融合术　anterior lumbosacral fusion
前入路腰椎翻修术　anterior lumber revision
前入路腰椎融合术　anterior lumber fusion
前入路枕颈翻修术　anterior occipital-cervical revision
前外侧减压术　anterolateral decompression
前外侧入路颈椎融合术　anterior-lateral cervical spine fusion
前外侧入路胸腰椎融合术　anterior-lateral thoracic-lumber spine fusion
前外侧入路胸椎融合术　anterior-lateral thoracic spine fusion
前外侧入路腰骶椎融合术　anterior-lateral lumbosacral spine fusion
前外侧入路腰椎融合术　anterior-lateral lumber fusion
桥接钢板固定术　bridging plate fixation
切除重建术　resection and reconstruction
切开复位　open reduction
切开复位内固定　open reduction and internal fixation
清除病灶　debridement
清创术　debridement operation
屈腕肌腱缝合术　suture of flexor tendon of wrist
屈指肌腱缝合术　suture of flexor tendon of finger
屈指浅肌腱近指间关节固定术　flexor digitorum superficialis tendon to fix proximal interphalangeal joint
躯干肌肉病损切除术　excision of lesion of trunk muscle
取自体髂骨植骨术　autogenous iliac bone graft
去除用于肾透析的动静脉搭桥术　removal of arteriovenous bypass for renal dialysis
全髌骨切除术　total patellar resection
全骶骨切除术　total sacrum resection
全肱骨切除术　total humerus resection
全厚皮片移植术　full thickness skin graft
全踝关节置换术　total ankle arthroplasty
全脊椎切除术　vertebrectomy, en bloc resection

全肩关节置换术　total shoulder replacement
全髋关节表面置换术　total hip surface replacement
全髋关节翻修术　revision total hip arthroplasty
全髋关节置换术　total hip arthroplasty
全腕关节融合术　total fusion of wrist
全膝关节表面置换术　total knee arthroplasty
全膝关节翻修术　revision total knee arthroplasty
全膝关节置换术　total knee arthroplasty
全椎板切除术　complete laminectomy
缺血性坏死　avascular necrosis
桡尺关节脱位闭合复位术　closed reduction of dislocation of radioul-nar joint
桡动脉部分切除伴桡尺动脉自体血管移植术　partial excision of radial artery with autologous transplantation of radial ulnar artery
桡动脉结扎术　ligation of radial artery
桡动脉修补术　repair of radial artery
桡骨病损切除术　excision of lesion of bone of radius
桡骨部分切除术　partial excision of radius
桡骨成形术　radial angioplasty
桡骨钢板内固定术　radius plate internal fixation
桡骨钢针内固定术　radial pin fixation
桡骨骨骺分离闭合复位术　radial epiphyseal separation of closed reduction
桡骨骨折闭合复位钢板内固定术　close reduction and plate fixation of radius fracture
桡骨骨折闭合复位钢针内固定术　closed reduction and pin fixation of radius fracture
桡骨骨折闭合复位螺钉内固定术　closed reduction screw internal fixation of radius fracture
桡骨骨折闭合复位术　closed reduction of radius fracture
桡骨骨折闭合复位髓内针内固定术　closed reduction and intramedul-lary nail fixation of radius fracture
桡骨骨折切开复位钢板内固定术　open reduction and plate internal fixation of radius fracture
桡骨骨折切开复位钢针内固定术　open reduction and pin internal of radius fracture
桡骨骨折切开复位螺钉内固定术　open reduction and screw internal fixation of radius fracture
桡骨骨折切开复位术　open reduction of radius fracture
桡骨骨折切开复位髓内针内固定术　open reduction and intramedul-lary nail fixation of radius fracture
桡骨截骨术　radial osteotomy
桡骨茎突切除术　radial styloidectomy
桡骨开放性骨折清创术　debridement of open fracture of radius
桡骨螺钉内固定术　radius screw internal fixation
桡骨内固定物取出术　radial removal of internal fixation
桡骨切除术　excision of radius
桡骨人工骨植骨术　artificial bone grafting of radius
桡骨死骨去除术　removal of dead bone of radius
桡骨髓内针内固定术　radial intramedullary nail internal fixation
桡骨头切除关节成形术　radial head resection arthroplasty
桡骨头切除术　excision of radial head
桡骨外固定架固定术　external fixation of radius
桡骨外固定架去除术　removal of external fixator of radius
桡骨小头切除术　radial head resection
桡骨延长术　radius lengthening
桡骨移植术　radius bone graft
桡骨折骨术　radial osteoclasia
桡骨植骨术　bone grafting of radius
桡神经缝合术　suture of radial nerve
桡神经浅支移位术　transposition of superficial branch of radial nerve
桡神经松解术　neurolysis of radial nerve
桡神经探查术　exploration of radial nerve
桡神经吻合术　radial nerve anastomosis

桡神经延迟修补术　delayed repair of radial nerve
桡神经移植术　transplantation of radial nerve
桡腕关节融合术　arthrodesis of radiocarpal joint
桡舟头韧带紧张术　RSC ligament reefing
人工肱骨头置换术　humeral head replacement
人工股骨头置换术　artificial femoral head replacement
人工关节翻修手术　revision arthroplasty
人工颈椎间盘置换术　cervcal artifical disc replacement
人工皮片移植术　artificial skin graft
人工全膝关节置换术　total knee arthroplasty
人工全肘关节置换　total elbow replacement
人工桡骨头置换术　artificial radial head replacement
人工双动股骨头置换术　bipolar femoral head replacement
人工腕关节置换术　artificial wrist joint replacement
人工膝关节置换　total knee arthroplasty
人工指关节置换术（腕掌关节、掌指关节、指间关节）　artificial finger joint replacement（carpometacarpal joint，metacarpophalangeal and interphalangeal joint）
人工椎间盘置换术　artificial disc replacement
人工椎体取出术　artificial vertebral extraction
人工椎体置换矫正脊柱后凸术　kyphosis correction with artificial vertebral body replacement
刃厚皮片移植术　thinning thickness skin graft
韧带复位技术　ligament reduction technique
韧带修补术　ligament repair
软骨膜移植　perichondrium grafting
软骨细胞移植　chondrocyte transplantation
软骨移植　cartilage graft
软组织病损切除术　excision of lesion of soft tissue
软组织活检　biopsy of soft tissue
软组织切开异物取出术　removal of foreign body in soft tissue
软组织探查术　exploration of soft tissue
软组织治疗性药物局部注射　therapeutic injection of soft tissue
赛姆截肢术　Syme amputation
三角肌重建术　reconstruction of deltoid
三角肌缝合术　repair of deltoid
三期髋关节翻修术　three stage revision total hip arthroplasty
伤口止血术　wound hemostasis
上臂和肩假肢安装　upper arm and shoulder prosthesis
上臂截肢术　amputation of upper arm
上臂离断术　upper arm amputation
上臂再植术　upper arm replantation
上行性椎静脉造影[术]　ascending vertebral venegraphy
上肢动静脉瘘结扎术　ligation of arteriovenous fistula of upper limb
上肢动静脉瘘栓塞术　embolization of arteriovenous fistula of upper limb
上肢关节囊缝合术　capsular suture of upper limb
上肢肌腱缝合术　tendon suture of upper limb
上肢肌腱粘连松解术　tenolysis of upper limb
上肢肌肉病损切除术　excision of lesion of upper limb muscle
上肢韧带缝合术　ligament suture of upper limb
上肢血管病损切除术　excision of lesion of blood vessel of upper limb
上肢血管结扎术　ligation of upper limb artery
上肢异物去除　removal of foreign body of upper limb
伸腕肌腱缝合术　suture of flexor carpal tendon
伸指肌腱侧束缝合术　lateral band suture of extensor tendon
伸指肌腱缝合术　suture of extensor tendon of finger
伸指肌腱中央束重建术（Carroll 法）　central band reconstruction of extensor tendon（Carroll method）
伸指肌腱中央束重建术（Fowler 法）　central band reconstruction of extensor tendon（Fowler method）
伸指肌腱中央束重建术（Matev 法）　central band reconstruction of extensor tendon（Matev method）
伸指肌腱中央束缝合术　central band suture of extensor tendon

伸指总肌腱缝合术　suture of extensor digitorum communis tendon
伸趾肌腱延长术　extensor tendon of toe lengthening
深层软组织肿物局部切除术　deep soft tissue tumor resection
神经根管松解术　neurolysis of spinal nerve root canal
神经移植　nerve graft
生物接骨术　biological osteosynthesis
手部带腱帽异体肌腱移植术　tendon allograft with hood transplantation in hand
手部带鞘管异体肌腱移植术　tendon allograft with sheath transplantation in hand
手部肌腱成形术　tendon plasty of hand
手部肌腱缝合术　tendon suture of hand
手部肌腱固定术　tenodesis of hand
手部肌腱后移术　tendon posterior transposition of hand
手部肌腱前移术　tendon anterior transposition of hand
手部肌腱切断术　tenectomy of hand
手部肌腱延迟性缝合术　delayed repair of tendon of hand
手部肌腱延长术　tendon lengthening of hand
手部肌腱移位术　tendon transposition of hand
手部肌腱移植术　tendon transplantation of hand
手部肌腱止点重建术　tendon insertion reconstruction of hand
手部肌肉病损切除术　excision of lesion of muscle of hand
手部肌肉缝合术　tendon suture of muscle of hand
手部肌肉切除术　excision of muscle of hand
手部肌肉切开减压术　decompression of muscle of hand
手部肌肉松解术　muscle release of hand
手部肌肉移位术　muscle transposition of hand
跖趾关节镜下病损切除术　metatarsophalangeal arthroscopic excision of lesion
跖趾关节镜下关节清理术　metatarsophalangeal arthroscopic debridement
跖趾关节镜下软骨成形术　metatarsophalangeal arthroscopic chondroplasty
跖趾关节镜下软骨修复术　metatarsophalangeal arthroscopic repair of cartilage
跖趾关节镜下游离体取出术　metatarsophalangeal arthroscopic removal of free body
跖趾关节切除术　metatarsophalangeal joint arthrectomy
跖趾关节切开术　incision of metatarsophalangeal joint
跖趾关节融合术　arthrodesis of metatarsophalangeal joint
跖趾关节置换术　replacement of metatarsophalangeal joint
指残端拇化术　stump pollicization
指骨病损切除术　excision of lesion of phalanx bone
指骨部分切除术　partial excision of phalanx bone
指骨短缩术　phalangeal shortening
指骨钢板内固定术　plate fixation of phalanx bone
指骨钢针内固定术　k-wire fixation of phalanx bone
指骨骨折闭合复位钢针内固定术　closed reduction and k-wire fixation of phalanx fracture
指骨骨折闭合复位螺钉内固定术　closed reduction and screw fixation of phalanx fracture
指骨骨折闭合复位术　closed reduction of phalanx fracture
指骨骨折闭合复位髓内针内固定术　closed reduction and bone nail fixation of phalanx fracture
指骨骨折切开复位钢板内固定术　open reduction and plate fixation of phalanx fracture
指骨骨折切开复位钢针内固定术　open reduction and k-wire fixation of phalanx fracture
指骨骨折切开复位螺钉内固定术　open reduction and screw fixation of phalanx fracture
指骨骨折切开复位术　open reduction of phalanx fracture
指骨骨折切开复位髓内针内固定术　open reduction and bone nail fixation of phalanx fracture
指骨活组织检查　biopsy of phalanx bone

指骨截骨术 osteotomy of phalanx bone
指骨开放性骨折清创术 debridement of open fracture of phalanx bone
指骨螺钉内固定术 screw fixation of phalanx fracture
指骨内固定物取出术 removal of internal fixation of phalanx bone
指骨切除术 phalangectomy
指骨人工骨植骨术 artificial phalangeal bone grafting
指骨死骨去除术 dead bone removal of phalanx fracture
指骨髓内针内固定术 bone nail fixation of phalanx fracture
指骨外固定架拆除术 external fixator removal of phalanx fracture
指骨外固定架固定术 external fixator fixation of phalanx fracture
指骨修补术 phalanx repair
指骨延长术 phalanx bone lengthening
指骨植骨术 phalanx bone grafting
指关节病损切除术 excision of lesion of interphalangeal joint
指关节骨折闭合复位外固定术(腕掌关节、掌指关节、指间关节) closed reduction and external fixation of fracture (carpometacarpal joint, metacarpophalangeal and interphalangeal joint)
指关节骨折切开复位内固定术(腕掌关节、掌指关节、指间关节) open reduction and internal fixation of fracture (carpometacarpal joint, metacarpophalangeal and interphalangeal joint)
指关节骨折切开复位外固定术(腕掌关节、掌指关节、指间关节) open reduction and external fixation of fracture (carpometacarpal joint, metacarpophalangeal and interphalangeal joint)
指关节滑膜切除术 synovectomy of interphalangeal joint
指关节活检 biopsy of interphalangeal joint
指关节假体取出术 removal of prosthesis of interphalangeal joint
指关节镜下病损切除术 arthroscopic excision of lesion of interphalangeal joint
指关节镜下滑膜切除术 arthroscopic synovectomy of interphalangeal joint
指关节离断术 amputation of interphalangeal joint
指关节囊缝合术 capsulorrhaphy of interphalangeal joint
指关节囊松解术 arthrolysis of interphalangeal joint
指关节切除术 excision of interphalangeal joint
指关节切开术 incision of interphalangeal joint
指关节软骨重建术 cartilage reconstruction of interphalangeal joint
指关节松解术 arthrolysis of interphalangeal joint
指关节脱位闭合复位术 closed reduction of interphalangeal joint dislocation
指关节脱位切开复位术 open reduction of interphalangeal joint dislocation
指关节置换术 replacement of interphalangeal joint
指间关节侧副韧带重建术 reconstruction of collateral ligament of interphalangeal joint
指间关节侧副韧带缝合术 suture of collateral ligament of interphalangeal joint
指间关节成形术 arthroplasty of interphalangeal joint
指间关节成形伴植入 interphalangeal joint arthroplasty with implantation
指间关节融合术 interphalangeal joint arthrodesis
指列截肢术 finger ray amputation
指皮肤游离移植术 free transplantation of skin graft for finger
指浅屈肌腱替代法屈肌腱滑车重建术 flexor digitorum superficialis tendon replace for pulley reconstruction
指深-浅屈肌腱交叉延长术 cross tendon lengthening for flexor digitorum superficialis tendon and flexor digitorum profundus tendon
指神经切断术 digit nerve amputation
指神经松解术 neurolysis of digital nerve
指神经探查术 digit nerve exploration
指神经吻合术 digit nerve suture
指神经移位术 digit nerve transposition
指赘结扎术 ligation of wart of finger
指赘切除术 excision of wart of finger
趾骨病损切除术 excision of lesion of phalanx bone

趾骨部分切除成形术 Keller procedure ［又称］Keller 手术△
趾骨部分切除术 partial excision of phalanx bone
趾骨短缩术 phalangeal shortening
趾骨钢板内固定术 plate fixation of phalanx bone
趾骨钢针内固定术 k-wire fixation of phalanx bone
趾骨骨折闭合复位钢针内固定术 closed reduction and k-wire fixation of phalanx fracture
趾骨骨折闭合复位术 closed reduction of phalanx fracture
趾骨骨折闭合复位髓内针内固定术 closed reduction and bone nail fixation of phalanx fracture
趾骨骨折切开复位钢针内固定术 open reduction and k-wire fixation of phalanx fracture
趾骨骨折切开复位螺钉内固定术 open reduction and screw fixation of phalanx fracture
趾骨骨折切开复位术 open reduction of phalanx fracture
趾骨骨折切开复位髓内针内固定术 open reduction and bone nail fixation of phalanx fracture
趾骨活组织检查 phalanx biopsy
趾骨矫正术 correction of phalanx bone
趾骨截骨术 osteotomy of phalanx bone
趾骨开放性骨折清创术 debridement of open fracture of phalanx
趾骨螺钉内固定术 screw fixation of phalanx fracture
趾骨内固定物取出术 removal of internal fixation of phalanx
趾骨切除术 phalangectomy
趾骨人工骨植骨术 artificial phalangeal bone grafting
趾骨死骨去除术 dead bone removal of phalanx
趾骨髓内针内固定术 bone nail fixation of phalanx
趾骨外固定架拆除术 external fixator removal of phalanx
趾骨外固定架固定术 external fixator fixation of phalanx
趾骨植骨术 phalanx bone grafting
趾关节病损切除术 excision of lesion of interphalangeal joint
趾关节滑膜切除术 synovectomy of interphalangeal joint
趾关节假体取出术 removal of prosthesis of interphalangeal joint
趾关节镜下滑膜切除术 arthroscopic excision of lesion of interphalangeal joint
趾关节离断术 interphalangeal joint of toe amputation
趾关节切开术 incision of interphalangeal joint
趾关节融合术 arthrodesis of interphalangeal joint
趾关节松解术 arthrolysis of interphalangeal joint
趾关节脱位闭合复位术 closed reduction of interphalangeal joint dislocation
趾关节脱位切开复位术 open reduction of interphalangeal joint dislocation
趾关节置换术 replacement of interphalangeal joint
趾肌腱缝合术 suture tendon of toe
趾甲皮瓣游离移植术 nail flap free transplantation
趾间关节融合术 interphalangeal fusion
趾间神经松解术 neurolysis of plantar nerve
趾截肢术 amputation of toe
趾列截肢术 toe ray amputation
趾神经切断术 digital nerve of foot amputation
趾再植术 toe replantation
趾赘结扎术 ligation of wart of toe
趾赘切除术 excision of wart of toe
中斜角肌部分切除术 partial excision of middle oblique muscle
肿瘤根治切除术 radical resection
肿瘤刮除术 tumorectomy
肿瘤栓塞术 tumor embolization
舟骨、大、小多角骨融合术 arthrodesis of scaphoid, trapezium, trapezoid
周围神经病损切除术 excision of lesion of peripheral nerve
周围神经部分神经束移位术 partial nerve bundle transposition of peripheral nerve
周围神经端侧缝合术 end to side suture of peripheral nerve

周围神经缝合术　suture of peripheral nerve
周围神经肌支探查术　exploration of muscle branch of peripheral nerve
周围神经卡压症松解术　neurolysis of peripheral nerve entrapment syndrome
周围神经破坏术　destruction of peripheral nerve
周围神经切除术　excision of peripheral nerve
周围神经切断术　peripheral nerve amputation
周围神经切取术　peripheral nerve resection
周围神经烧灼术　ablation of peripheral nerve
周围神经松解术　neurolysis of peripheral nerve
周围神经探查术　exploration of peripheral nerve
周围神经调整术　adjustment of peripheral nerve
周围神经外膜缝合术　peripheral nerve suture
周围神经修正术　correction of peripheral nerve
周围神经移位术　transposition of peripheral nerve
周围神经移植术　transplantation of peripheral nerve
周围神经移植通路制备术　preparation of peripheral nerve graft
肘关节病损切除术　excision of lesion of elbow joint
肘关节成形术　elbow arthroplasty
肘关节翻修术　revision of elbow joint
肘关节分叉成形术　elbow fork arthroplasty
肘关节固定术　arthrodesis of elbow
肘关节滑膜切除术　synovectomy of elbow
肘关节假体取出术　removal of elbow prosthesis
肘关节筋膜包裹成形术　elbow interpositional arthroplasty
肘关节镜下病损切除术　arthroscopic excision of lesion of elbow
肘关节镜下关节囊紧缩术　arthroscopic capsular plication of elbow
肘关节镜下关节松解术　arthroscopic release of elbow
肘关节镜下滑膜切除术　arthroscopic synovectomy of elbow
肘关节镜下韧带重建术　arthroscopic reconstruction of ligament of elbow
肘关节镜下韧带修补术　arthroscopic ligament repair of elbow
肘关节镜下软骨成形术　arthroscopic chondroplasty of elbow
肘关节镜下软骨细胞移植术　arthroscopic-assisted chondrocytes transplantation of elbow
肘关节镜下软骨修复术　arthroscopic cartilage repair of elbow
肘关节镜下微骨折术　arthroscopic microfracture of elbow
肘关节镜下异体骨软骨移植术　arthroscopic-assisted osteochondral allograft transplantation of elbow
肘关节镜下游离体取出术　arthroscopic removal of loose body of elbow joint
肘关节镜下自体骨软骨移植术　arthroscopic-assisted osteochondral autograft transplantation of elbow
肘关节旷置术　elbow exclusion
肘关节离断术　elbow disarticulation
肘关节切除成形术　elbow resection arthroplasty
肘关节切开术　arthrotomy of elbow
肘关节切开引流术　incision and drainage of elbow joint
肘关节韧带修补术　ligament repair of elbow
肘关节融合术　arthrodesis of elbow
肘关节三联征切开复位内固定术　open reduction and internal fixation of triad of elbow
肘关节松解术　release of elbow
肘关节脱位闭合复位术　closed reduction of dislocation of elbow
肘关节脱位切开复位内固定术　open reduction and internal fixation of dislocated elbow
肘关节脱位切开复位术　open reduction of dislocated elbow
肘关节外架固定术　external fixator of elbow
肘关节置换术　total elbow arthroplasty
肘管切开术　incision of cubital tunnel
转移皮瓣　transfer flap
椎板开窗术　fenestration of laminectomy
椎板开卷式成形术　open-book laminoplasty

椎板切除减压术　decompression laminectomy
椎板切除术　laminectomy
椎弓根钉内固定术　pedicle screw fixation
椎弓峡部植骨融合固定术　laminar isthmus bone grafting and fixation
椎弓楔形截骨术　vertebral wedge osteotomy
椎骨病损切除术　excision of lesion of vertebra
椎骨截骨术　vertebrae osteotomy
椎骨内固定物取出术　removal of vertebral internal fixator
椎骨内固定修正术　vertebral internal fixation revision
椎骨取骨术　vertebral graft removal
椎骨死骨去除术　sequestrum removal in spine
椎骨外固定架拆除术　vertebral external fixation removal
椎骨外固定术　vertebrae external fixation
椎骨折骨术　diaclasis of vertebra
椎骨植骨术　vertebral bone graft
椎管成形术　laminoplasty
椎管减压术　spinal canal decompression
椎管内异物去除术　intraspinal canal foreign body removal
椎管探查术　spinal canal exploration
椎管钻孔减压术　vertebral canal drilling decompression
椎间孔扩大术　foraminotomy
椎间盘激光减压术　laser decompression of intervertebral disc
椎间盘镜间盘摘除系统　arthroscopic microdiscectomy system
椎间盘镜下后入路颈椎间盘切除术　microendoscopic posterior cervical discectomy
椎间盘镜下后入路胸椎间盘切除术　microendoscopic posterior thoracic discectomy
椎间盘镜下后入路腰椎间盘切除术　microendoscopic posterior lumbar discectomy
椎间盘镜下前入路颈椎间盘切除术　microendoscopic anterior cervical discectomy
椎间盘镜下前入路胸椎间盘切除术　microendoscopic anterior thoracic discectomy
椎间盘镜下前入路腰椎间盘切除术　microendoscopic anterior lumbar discectomy
椎间盘内电热疗法　intradiscal electrothermal therapy
椎间盘射频消融术　intervertebral disc radio frequency catheter ablation
椎间盘髓核化学溶解术　intervertebral chemonucleolysis
椎间融合器融合术　cage interbody fusion
椎间软骨切除术　chondrectomy of intervertebral cartilage
椎体部分切除术　partial excision of vertebral body
椎体成形术　vertebroplasty
自控式经皮腰椎间盘切除术　self controlled percutaneous lumbar disc resection
自体骨移植术　autogenous bone graft
自体皮质骨移植　autogenous cortical bone graft
自体软骨细胞移植　autologous chondrocyte transplantation
自体松质骨　autogenous cancellous bone
自体松质骨移植　autogenous cancellous bone graft
自体移植　autograft
足背动脉修补术　repair of dorsal artery of foot
足背皮瓣游离移植术　free transplantation of dorsal foot flap
足部带蒂皮瓣转移术　pedicle flap transfer of foot
足部骨折闭合复位内固定术　closed reduction and internal fixation of fracture of foot
足部骨折切开复位内固定术　open reduction and internal fixation of fracture of foot
足部骨折外固定术　external fixation of fracture of foot
足部关节融合术　foot joint fusion
足底皮肤重建　plantar skin reconstruction
足底神经探查术　exploration of plantar nerve
足长伸肌腱缝合术　extensor tendon suture of foot
足关节囊缝合术　capsulorrhaphy of foot

足肌腱成形术　tendon plasty of foot
足筋膜切除术　fascia excision of foot
足离断术　amputation of foot
足屈肌腱延长术　flexor tendon lengthening of foot
足韧带缝合术　ligament suture of foot
足三关节融合术　triple arthodesis of foot
足伸肌腱延长术　extensor tendon lengthening of foot
足神经松解术　neurolysis of plantar nerve
足外侧柱延长术　lateral column lengthening of foot
足血管、神经、肌腱探查术　exploration of tendon, vessel and nerve of foot
足异物去除　removal of foreign body of foot
足再植术　foot replantation

足趾关节游离移植术　free toe joint transplantation
足趾肌腱移位术　tendon transposition of toe
足趾游离移植术　free toe transplantation
钻孔减压　drilling decompression
钻孔术　drilling
钻孔引流　trepanation and drainage
坐骨神经病损切除术　excision of lesion of sciatic nerve
坐骨神经切断术　sciatic nerve amputation
坐骨神经松解术　neurolysis of sciatic nerve
坐骨神经探查术　exploration of sciatic nerve
坐骨神经吻合术　suture of sciatic nerve
坐骨神经移植术　transplantation of sciatic nerve

17.4　临床检查名词

18F-FDG PET　18F-FDG PET
99mTc 骨影像　99mTc bone scintigraphy
99m 锝 HMPAO 标记的白细胞扫描　TC 99m HMPAO WBC scan
99m 锝 MDP 骨扫描　technetium 99m MDP bone scan
Cozen 试验　Cozen test
CT 关节造影　CT arthrography
Stagnara 投射法摄片　Stagnara projection radiography
X 射线电影摄影　X-ray film photography
X 射线电子计算机体层成像检查　X-ray computed tomographic imaging
X 射线体层摄影检查　X-ray tomography
病理组织学检查　pathology biopsy
尺骨活组织检查　biopsy of ulna
磁共振成像　magnetic resonance imaging, MRI
磁共振关节造影术　magnetic resonance imaging arthrography
磁共振血管造影术　magnetic resonance angiography, MRA　[又称] MR 血管造影术△
定量 CT 测定法　quantitative CT scan
窦道造影　sinus tract radiography
分层穿刺　layering puncture
跗骨活组织检查　biopsy of tarsal
跟骨活组织检查　biopsy of calcaneus
骨矿物质含量　bone mineral content
骨密度扫描　bone density scan
骨扫描　bone scan
骨闪烁摄影　bone scintigraphy
骨髓成像　bone marrow imaging
关节镜　arthroscopy
关节腔穿刺　joint puncture
关节液分析　synovial fluid analysis
核磁共振影像　magnetic resonance imaging　[又称]MRI△
滑膜活检术　synovial biopsy
脊髓 CT 造影　CT myelography diagnosis
脊柱关节活组织检查　biopsy of spondyloarthropathy
计算机 X 射线断层扫描技术　computed tomography
计算机 X 射线摄影　computer X-ray photography
计算机断层扫描　CT
计算机断层扫描血管造影术　computed tomographic angiography, CTA　[又称]CT 血管造影术△
碱性磷酸酶　alkaline phosphatase, AKP

颈椎椎间盘 X 射线摄影[术]　radiography of cervical intervertebral disc
静脉造影　venography
距骨活组织检查　biopsy of talus
髋关节活组织检查　hip biopsy
类风湿因子　rheumatoid factor
利多卡因注射试验　lidocaine injection test
临床步态分析　gait analysis
免疫组化　immunohistochemistry
柠檬酸镓 -67 造影　radiography of gallium citrate-67
潘氏试验　Perthes test
前路椎动脉造影　anterior spinal artery angiography
屈肘试验　elbow flexion test
桡骨活组织检查　biopsy of radius
数字 X 射线摄影　digital radiography
双能 X 射线吸收测定术　dual energy X-ray absorptiometry
同位素全身骨扫描　isotope bone scan
透视　fluoroscopy
透视图像导航　fluoro navigation
腕关节活组织检查　biopsy of wrist
腕关节镜检查　wrist arthroscopy
腕舟骨抬高试验　scaphoid shift test
膝关节镜检查　knee arthroscopy
选择性神经根封闭(诊断 / 治疗)　selective nerve root block
腰椎间盘造影　lumbar discography
铟 -111 标记的白细胞扫描　indium-111 WBC scan
掌骨活组织检查　biopsy of metacarpal
正电子发射计算机断层显像　positron emission tomography-computed tomography, PET-CT
支撑相　supporting phase
直视下周围神经活组织检查　biopsy of nerve under direct vision
指关节活组织检查　biopsy of interphalangeal joint
指关节镜检查　interphalangeal joint arthroscopy
趾关节镜检查　interphalangeal joint of toe arthroscopy
肘关节活组织检查　biopsy of elbow
肘关节镜检查　elbow arthroscopy
椎骨活组织检查　spine biopsy
左右侧屈位片　bending radiograph

18. 整形外科

18.1 疾病诊断名词

Edwards 综合征　Edwards syndrome　［又称］18-三体综合征△
鼻部表皮样囊肿　epidermoid cyst of nose
鼻部复合痣　compound nevus of nose
鼻部皮肤色素痣　pigmented nevus of nasal skin
鼻部皮脂腺痣　sebaceous nevus of nose
鼻缺如　absence of nose
部分唇缺损　partial lip defect
创伤后伤口感染　wound infection after trauma
槌状趾　mallet toe
唇贯通伤　perforating wound of lip
唇缺损　defect of lip
唇撕裂伤　laceration of lip
唇咬伤　bite wound of lip
大部分唇缺损　majority defect of lip
动脉断裂　vascular rupture（artery）
多发挤压伤　crushing injuries involving multiple body regions
多发开放伤口　open wound involving multiple body regions
多发离断伤　traumatic amputation involving multiple body regions
多发浅表损伤　superficial injuries involving multiple body regions
多发软组织损伤　soft tissue injuries involving multiple body regions
多乳房　polymastia
恶性外周神经鞘瘤　malignant peripheral nerve sheath tumor
耳表皮样囊肿　ear epidermoid cyst
耳部皮下肿物　ear subcutaneous mass
耳郭瘢痕疙瘩　auricular keloids
耳郭皮肤黑痣　auricular melanocytic naevus
耳郭皮肤疣状痣　warty mole of auricular skin
耳郭血管畸形　auricular vascular malformations
耳前肿物伴溃疡　preauricular mass with ulcers
耳外伤　ear injury
耳先天性畸形　congenital deformity of ear
非横纹肌肉瘤型软组织肉瘤　non-rhabdomyosarcoma soft tissue sarcoma
复发痣　recurrent pigmented nevus
复合性霍奇金和非霍奇金淋巴瘤　compound Hodgkin lymphoma and non-Hodgkin lymphoma
副乳畸形　mamma accessoria malformation
腹部恶性软组织肿瘤　malignant soft tissue tumor of abdominal wall
腹部交界性软组织肿瘤　borderline soft tissue tumor of abdominal wall
腹部良性软组织肿瘤　benign soft tissue tumor of abdominal wall
感染性胸壁缺损　infectious chest wall defect
龟头感染性部分缺失　partial defect of balanus due to infection
龟头外伤性部分缺失　partial defect of balanus due to trauma
颌-颅底关系异常　anomalies of jaw-cranial base relationship
后天性颈畸形　acquired malformation of neck
滑膜良性肿瘤　benign tumor of synovial membrane
踝关节离断伤　traumatic amputation of ankle
会阴部溃疡　perineal ulcers
会阴挫伤　perineal contusion

肌腱断伤　traumatic amputation of tendon
肌腱撕裂　tendon laceration
肌肉断伤　traumatic amputation of muscle
肌肉良性肿瘤　benign tumor of muscle
家族性多发性毛发上皮瘤　familial multiple trichoepithelioma
家族性多发性纤维毛囊瘤　familial multiple fibrofolliculoma
甲床角化　onychophosis
甲下骨疣　subungual exostosis
甲下鸡眼　subungual clavus
甲下血管球瘤　subungual glomus tumor
甲下血肿　subungual hematoma
甲下肿瘤　subungual tumor
间变大细胞淋巴瘤　anaplastic large cell lymphoma
肩部瘢痕　scar of shoulder
腱膜纤维瘤　aponeurotic fibroma
仅两个或更多手指创伤性不全离断　traumatic amputation of two or more fingers（partial）
颈部脉管瘤　vascular tumor of neck
颈丛良性肿瘤　benign tumor of cervical plexus
颈后肿物　posterior neck tumor
颈前肿物　anterior neck tumor
静脉断裂　vascular rupture（vein）
巨大先天性色素痣　giant congenital pigmented nevus
开放性耳损伤伴异物　open ear injury with foreign body
眶底、壁缺损　orbital floor and wall defect
肋骨交界性骨肿瘤　borderline tumor of rib
良性乳腺发育不良　benign breast maldevelopment
淋巴管畸形骨肥大综合征　lymphatic vessel malformation and hyperostosis syndrome
隆乳术后乳房畸形　breast malformation after mammaplasty
隆乳术后外形大小不满意　unsatisfied appearance after mammaplasty
泌尿生殖道瘘　urogenital fistula
拇长屈肌腱断裂　flexor halluces longus tendon rupture
拇长屈肌腱损伤　flexor halluces longus tendon injury
拇长伸肌腱损伤　extensor halluces longus tendon injury
拇指部瘢痕　scar of thumb
拇指创伤性离断　traumatic amputation of thumb
男性生殖器官动态未定或动态未知的肿瘤　tumor with uncertain or unknown behavior, virilia
女性生殖道息肉　polyps of female genital tract
排异反应　rejection reaction
膀胱宫颈瘘　vesico-cervical fistula
膀胱宫颈阴道瘘　vesico-cervical-vaginal fistula
膀胱尿道阴道瘘　vesico-urethro-vaginal fistula
盆腔恶性软组织肿瘤　malignant soft tissue tumor of pelvis
盆腔交界性软组织肿瘤　borderline soft tissue tumor of pelvis
盆腔良性软组织肿瘤　benign soft tissue tumor of pelvis

其他软组织肿瘤　other soft tissue tumor
前臂部瘢痕　scar of forearm
前臂溃疡(良性)　forearm ulcers(benign)
前臂离断伤　traumatic amputation of forearm
前庭大腺囊肿　Bartholin cyst
鞘良性肿瘤　sheath benign tumor
切口裂开　incision dehiscence
切口愈合不良　poor wound healing
侵袭性纤维瘤病　aggressive fibromatosis
侵袭性脂肪瘤病　aggressive lipomatosis
躯干恶性软组织肿瘤　malignant soft tissue tumor of trunk
躯干交界性软组织肿瘤　borderline soft tissue tumor of trunk
躯干良性软组织肿瘤　benign soft tissue tumor of trunk
全唇缺损　whole lip defect
全面部骨折　panfacial fracture
全秃　alopecia totalis
颧骨颧弓粉碎性骨折　zygomatic and arch comminuted fracture
颧眶骨折　zygomatic-orbital fracture
人工踝关节置换术后假体周围感染　periprosthetic infection after artificial ankle joint replacement
人工踝关节置换术后浅层感染　superficial infection after artificial ankle joint replacement
人工肩关节置换术后假体周围感染　periprosthetic infection after artificial shoulder joint replacement
人工肩关节置换术后浅层感染　superficial infection after artificial shoulder joint replacement
人工髋关节置换术后假体周围感染　periprosthetic infection after artificial hip joint replacement
人工髋关节置换术后浅层感染　superficial infection after artificial hip joint replacement
人工膝关节置换术后假体周围感染　periprosthetic infection after artificial knee joint replacement
人工膝关节置换术后浅层感染　superficial infection after artificial knee joint replacement
人工肘关节置换术后假体周围感染　periprosthetic infection after artificial elbow joint replacement
人工肘关节置换术后浅层感染　superficial infection after artificial elbow joint replacement
乳房不对称　breast asymmetry
乳房部分缺损　partial defect of breast
乳房假体包膜挛缩　capsule contracture of breast implant
乳房假体覆盖不良　poor coverage of breast implant
乳房假体破裂　rupture of breast implant
乳房假体渗漏　leakage of breast implant
乳房假体外露　exposure of breast implant
乳房假体移位　translocation of breast implant
乳房内人工材料填充后　post-operation of breast artificial material implantation
乳房下皱襞不对称　inframammary fold asymmetry
乳房下皱襞紧缩　inframammary fold contraction
乳头不对称　nipple asymmetry
乳腺脂肪坏死　mammary gland adiponecrosis
乳晕过大　large areola of breast
软组织脓肿　soft tissue abscess
色素性梭形细胞痣　pigmented spindle cell nevus
上臂瘢痕　scar of upper arm
上臂溃疡(良性)　ulcer of upper arm(benign)
上臂撕脱伤　avulsion injury of upper arm
上唇系带撕裂伤　upper labial frenulum laceration
上颌骨外伤性缺损　traumatic defect of maxillary
上肢(包括肩)交界性软组织肿瘤　borderline soft tissue tumor of upper extremity(including shoulder)
上肢(包括肩)良性软组织肿瘤　benign soft tissue tumor of upper extremity(including shoulder)

上肢(包括肩)周围神经恶性肿瘤　malignant tumor of peripheral nerve of upper extremity(including shoulder)
上肢瘢痕　scar of upper extremity
上肢和肩良性肿瘤　benign tumor of upper extremity and shoulder
上肢黑素细胞痣　melanocytic nevus of upper extremity
上肢结缔组织良性肿瘤　connective tissue benign tumor of upper extremity
上肢皮肤良性肿瘤　benign skin tumor of upper extremity
上肢性质未定肿瘤　tumor of uncertain or unknown behaviour of upper extremity
上肢脂肪瘤　lipoma of upper extremity
上肢肿物　upper extremity mass
舌缺损　defect of tongue
涉及乳房整形手术的随诊医疗　follow-up medical treatment involving breast plastic surgery
神经肉瘤　neurosarcoma
神经系统脂肪瘤　lipoma of nervous system
生殖道异物　foreign body in reproductive tract
施坦尔耳郭畸形　Stahl's deformity of auricle
匙状甲　koilonychia
手背部瘢痕　scar of back of hand
手部溃疡(良性)　hand ulcers(benign)
手侵袭性纤维瘤　hand aggressive fibromatosis
手神经纤维瘤　hand neurofibroma
手血管瘤　hand hemangioma
手脂肪瘤　hand lipoma
手指部瘢痕　scar of finger
手指肿物　finger mass
手舟骨骨折　fracture of navicular bone of hand
四肢多发性结缔组织良性肿瘤　multiple connective tissue benign tumor of limbs
锁骨下良性肿瘤　subclavius benign tumor
筒状乳房　cylindrical breast
头部开放性伤口　open wound of head
头面颈部溃疡(良性)　head and neck ulcers(benign)
外伤性外耳道闭锁　traumatic external auditory canal atresia
外伤性外耳道闭锁(单)　traumatic external auditory canal atresia(unilateral)
外伤性牙槽骨缺损　traumatic alveolar bone defect
外阴大汗腺癌　vulval apocrine carcinoma
外阴黑色素瘤　vulval melanoma
外阴鳞状细胞癌　vulval squamous cell carcinoma
外阴脓肿　vulval abscess
外阴派杰病　vulval Paget's disease
外阴胚胎性横纹肌肉瘤　vulval embryonal rhabdomyosarcoma
外阴肉瘤　vulval sarcoma
外阴腺样囊性癌　vulval adenoid cystic carcinoma
顽固性足底胼胝　intractable plantar keratosis
腕部及手部交界性骨肿瘤　borderline tumor of wrist and hand
腕部溃疡(良性)　wrist ulcers(benign)
下颌骨粉碎性骨折　mandibular comminuted fracture
下颌骨冠突骨折　mandibular coronoid process fracture
下颌骨旁正中骨折　mandibular paramedian fracture
下颌骨外伤性缺损　traumatic defect of mandible
下颌骨正中联合骨折　mandibular median fracture
下肢(包括髋)恶性软组织肿瘤　malignant soft tissue tumor of lower extremity(including hip)
下肢(包括髋)交界性软组织肿瘤　borderline soft tissue tumor of lower extremity(including hip)
下肢(包括髋)良性软组织肿瘤　benign soft tissue tumor of lower extremity(including hip)
下肢毁损伤　damage injury of lower extremity
下肢撕脱伤　avulsion injury of lower extremity
下肢肿物　lower extremity mass

先天性贝壳耳畸形　congenital shell ear malformation

先天性纤维肉瘤　congenital and infantile fibrosarcoma　［又称］婴儿期纤维肉瘤△

先天性猩猩耳郭畸形　congenital satyr ear

小耳再造术后皮肤破溃并感染　skin diabrosis and infection after microtia reconstruction

小趾外翻　valgus deformity of fifth toe

胸壁缺损　chest wall defect

胸部恶性软组织肿瘤　malignant soft tissue tumor of chest wall

胸部交界性软组织肿瘤　borderline soft tissue tumor of chest wall

胸部良性软组织肿瘤　benign soft tissue tumor of chest wall

血管瘤　hemangioma

严重尿道下裂　severe hypospadias

眼睑皮肤裂伤　skin laceration of eyelid

眼睑全层裂伤　full-thickness laceration of eyelid

腋部瘢痕　scar of axillary

腋窝溃疡（良性）　axillary ulcers（benign）

腋窝良性肿瘤　axillary benign tumor

移植脂肪坏死结节　necrotic nodule of grafted fat

阴茎癌　carcinoma of penis

阴茎包皮外伤部分缺失　partial defect of penile foreskin due to trauma

阴茎感染性部分缺失　partial defect of penis due to infection

阴茎感染性难愈合创面　penis infectious hard-to-healing wound

阴茎基底样癌　basaloid carcinoma of penis

阴茎淋巴瘤　lymphoma of penis

阴茎皮角　cutaneous horn of glans penis

阴茎肉瘤样癌　sarcomatoid carcinoma of penis

阴茎乳头状癌　papillary carcinoma of penis

阴茎烧伤　burn of penis

阴茎湿疣样癌　condylomatous carcinoma of penis

阴茎外伤性部分缺失　partial defect of penis due to trauma

阴茎外伤性缺失　defect of penis due to trauma

阴茎腺鳞癌　adenosquamous carcinoma of penis

阴茎性质未定肿瘤　neoplasm of uncertain behavior of penis

阴茎阴囊外伤性缺失　penile-scrotal excalation due to trauma

阴茎疣状癌　verrucous carcinoma of penis

阴囊感染性难愈合创面　scrotal infectious hard-to-heal wound

阴囊皮肤恶性肿瘤　malignant tumor of scrotum skin

阴囊皮肤外伤部分缺失　partial defect of scrotal skin due to trauma

阴囊烧伤　burn of scrotum

阴囊性质未定肿瘤　tumor of uncertain behavior of scrotum

硬纤维瘤　desmoid

再造耳郭术后感染　postoperative infection of reconstructed auricle

增生性毛囊囊性肿瘤　proliferating follicular-cystic tumor

跖筋膜撕裂　plantar fascia rupture

指创伤性神经瘤　traumatic neuroma of finger

指皮肤良性肿瘤　benign skin tumor of finger

指韧带损伤后遗症　sequelae of finger ligament injury

肘部瘢痕　scar of elbow

肘部溃疡　elbow ulcers

肘部溃疡（良性）　elbow ulcers（benign）

足部软组织感染　soft tissue infection of foot

足底胼胝　plantar callus

足底纤维瘤病　plantar fibromatosis

足踝多发损伤　multiple injuries of ankle

足离断伤　traumatic amputation of foot

足外伤　foot injury

足肿物　foot mass

18.2　手术操作名词

瘢痕松解术　relaxation of scar

包皮瘢痕切除术　excision of preputial scar

包皮病损切除术　excision of preputial lesion

包皮环切术　circumcision

杯状耳矫正术　correction of cupped ear

背部肌肉病损切除术　excision of lesion of dorsal muscle

背阔肌移植术　transplantation of latissimus dorsi muscle

鼻重建术　reconstruction of nose

鼻唇沟成形术　plasty of nasolabial

鼻唇沟皮瓣鼻成形术　nasolabial flap rhinoplasty

鼻尖成形术　plasty of nasal tip

鼻裂伤缝合术　suture of laceration of nose

鼻内窥镜下鼻甲成形术　plasty of conchae nasales through endoscope

鼻内窥镜下鼻中隔成形术　plasty of nasal septum through endoscope

鼻皮肤病损切除术　excision of skin lesion of nose

鼻小柱成形术　plasty of nasal columella

鼻翼成形术　plasty of wing of nose

鼻植入物取出术　removal of nose implant

鼻中隔成形术　plasty of nasal septum

鼻中隔穿孔修补术　repair of nasal septum perforation

鼻中隔软骨移植术　grafting of nasal septal cartilage

臂部皮瓣鼻再造术　reconstruction of nose with arm flap

超声引导下血管瘤注射术　ultrasound-guided injection in treating hemangioma

重建眉修整术　repair of eyebrow

除毛术　epilation

唇瘢痕松解术　relaxation of lip scar

唇病损广泛切除术　wide excision of lesion of lip

唇病损激光烧灼术　laser cauterization of lip lesion

唇病损切除术　excision of lesion of lip

唇成形术　plasty of lip

唇裂伤缝合术　suture of laceration of lip

唇裂术后继发畸形矫正术　correction of secondary deformity of nose postoperation of cleft lip repair

唇裂术后继发畸形矫正术　correction of secondary deformity postoperation of cleft lip repair

唇裂修复术　repair of cleft lip

唇皮瓣移植术　transplantation of lip flap

大阴唇病损切除术　excision of labium majus lesion

带蒂皮瓣断蒂术　pedicle cutting of pedicled flap

带蒂皮瓣迁徙术　advancement of pedicled flap

带蒂皮瓣去脂术　defatting of pedicled flap

带蒂皮瓣修整术　revision of pedicled flap

带蒂皮瓣延迟术　deferment of pedicled flap

带蒂皮瓣移植术　transplantation of pedicled flap

骶尾部病损切除术　excision of sacrococcygeal lesion

断层皮片取皮术　harvest of split-thickness skin

断层皮片移植术　split thickness skin grafting

多指截指术　polydactyly amputation of finger

额部皮瓣鼻再造术　reconstruction of nose with forehead flap

额骨重建术　reconstruction of frontal bone

额肌悬吊术　frontalis muscle suspension

腭裂术后继发畸形矫正术　correction of secondary deformity postoperation of cleft palate repair

腭瘘管修补术　repair of fistula of palate

腭 - 咽成形术　plasty of palate and pharynx

耳垂畸形矫正术　correction of deformity of ear lobule

耳郭成形术　plasty of auricle

耳郭重建术　reconstruction of auricle

耳郭缺损修补术　repair of auricle defect

耳郭支架取出术　removal of auricle implant

耳郭支架置入术　insertion of auricle implant

耳后病损切除术　excision of post aurem lesion

耳后皮肤扩张器置入术　insertion of post aurem expander

耳甲腔成形术　plasty of cavity of auricular concha

耳前病损切除术　excision of preauricular lesion

耳前窦道切除术　excision of preauricular sinus

耳前瘘管切除术　excision of preauricular sinus

耳前皮肤扩张器入术　insertion of preauricular expander

副耳切除术　excision of accessory auricle

腹壁病损切除术　excision of abdominal wall lesion

腹壁补片修补术　repair of abdominal wall with patch

腹壁窦道扩创术　debridement of abdominal wall sinus

腹壁活组织检查　biopsy of abdominal wall

腹壁裂伤缝合术　suture of laceration of abdominal wall

腹壁脓肿切开引流术　drainage of abdominal wall abscess

腹壁伤口扩创术　epluchage of abdominal wall

腹壁伤口清创术　debridement of abdominal wall

腹壁血肿清除术　hematoma elimination of abdominal wall

腹壁异物取出术　removal of foreign body from abdominal wall

腹股沟病损切除术　excision of inguinal lesion

腹股沟脓肿切开引流术　drainage of inguinal abscess

腹腔镜下肛门成形术　plasty of anus through laparoscope

腹直肌缝合术　suture of rectus abdominis muscle

肛门括约肌成形术　plasty of anal sphincter

肛门裂伤缝合术　suture of laceration of anus

跟腱修补术　repair of achilles tendon

管状皮瓣移植术　transplantation of tube flap

颌骨修整术　repair of jaw

后鼻孔成形术　plasty of narium choana

滑行皮瓣移植术　transplantation of sliding flap

会阴病损切除术　excision of perineum lesion

会阴裂伤缝合术　suture of laceration of perineum

肌腱成形术　tenoplasty

肌腱固定术　tendon fixation

肌腱徙前术　advancement of tendon

肌肉病损切除术　excision of muscle lesion

肌肉成形术　musculoplasty

肌肉切除术　myectomy

肌肉切开异物取出术　foreign body extraction through myotomy

肌肉移植术　transplantation of muscle

颊部除皱术　cheek rhytidectomy

颊肌悬吊术　buccal muscle suspension

假体隆胸术　augmentation mammoplasty with prothesis

睑板重建术　reconstruction of tarsal plate

睑裂增大术　enlargement of palpebral fissure

睑内翻矫正伴睑重建术　correction of entropion with eyelid reconstruction

睑退缩矫正术　correction of lid retraction

睑缘缝合术　tarsorrhaphy

交叉唇瓣断蒂术　cutting of pedicle of cross lip flap

交叉唇瓣转移术　transplantation of cross lip flap

睫毛重建术　reconstruction of eyelashes

筋膜成形术　fascioplasty

筋膜缝合术　suture of fascia

筋膜皮瓣移植术　transplantation of fascia flap

筋膜切除术　fasciectomy

筋膜切开术　fasciotomy

筋膜移植术　transplantation of fascia

颈部皮肤部分切除整形术　plasty by partial cervical skin excision

颈部异物去除　removal of foreign body from neck

颈肌悬吊术　cervical muscle suspension

巨乳缩小术　reduction mammoplasty

颏成形术　mentoplasty

颏硅胶置入增大成形术　augmentation genioplasty with silicone prostheses

颏缩小成形术　reductive genioplasty

颏增大成形术　augmentation genioplasty

口角缝合术　suture of angulus oris

口角开大术　commissurotomy

口轮匝肌功能重建术　functional reconstruction of orbicular muscle of mouth

口形矫正术　correction of mouth

口周瘢痕切除松解术　excision and relaxation of circumoral scar

眶壁骨折切开复位术　open reduction of orbital wall fracture

眶骨骨折闭合复位术　closed reduction of orbital bone fracture

眶骨骨折切开复位术　open reduction of orbital bone fracture

眶骨异质成形物置入术　insertion of alloplastic implant to orbital bone

眶外壁重建术　reconstruction of lateral orbital wall

淋巴干 - 小静脉吻合术　anastomosis of lymphatic trunk and venule

淋巴管 - 静脉吻合术　anastomosis of lymphatic vessel and vein

淋巴管瘤注射术　injection of lymphangioma

淋巴管瘘结扎术　ligation of lymphatic fistula

淋巴管瘘切除术　excision of lymphatic fistula

淋巴管瘘粘连术　adhesion of lymphatic fistula

淋巴管探查术　exploration of lymphatic vessel

淋巴结活组织检查　biopsy of lymph nodes

隆鼻伴耳郭软骨移植术　augmentation rhinoplasty with ear cartilage grafting

隆鼻伴人工假体置入术　augmentation rhinoplasty with prosthesis insertion

隆鼻伴自体鼻软骨移植术　augmentation rhinoplasty with autologous nasal cartilage grafting

隆鼻伴自体甲状软骨移植术　augmentation rhinoplasty with autologous thyroid cartilage grafting

隆鼻伴自体肋软骨移植术　augmentation rhinoplasty with autologous costal cartilage grafting

隆鼻伴自体颅骨外板移植术　augmentation rhinoplasty with autologous skull external lamina grafting

隆鼻伴自体髂骨移植术　augmentation rhinoplasty with autologous iliac bone grafting

隆鼻伴自体组织移植术　augmentation rhinoplasty with autologous tissue grafting

毛发种植术　hair grafting

毛囊种植术　hair follicle grafting

眉部瘢痕切除术　excision of eyebrow scar

眉部病损切除术　excision of eyebrow lesion

眉重建术　reconstruction of eyebrow

眉弓重建术　reconstruction of superciliary arch

眉裂伤缝合术　suture of laceration of eyebrow

面部病损切除术　excision of facial lesion

面部除皱术　facial rhytidectomy

面部皮肤部分切除整形术　plasty by partial facial skin excision

面部生物材料充填术　facial plombage with biomaterial

面骨表面植骨术　bone grafting to facial bone

面骨成形术　osteoplasty of facial bone

面骨骨折切开复位内固定术　open reduction and internal fixation of facial bone fracture

面骨骨折切开复位术　open reduction of facial bone fracture

面骨硅胶假体置入术　insertion of silicone prosthesis to facial bone

面骨合成物置入术　insertion of composite to facial bone

面骨内固定物取出术　removal of internal fixation device from facial bone

面骨人工骨置入术　insertion of artificial bone to facial bone

面骨人工珊瑚置入术　insertion of artificial coral to facial bone

面骨钛网置入术　insertion of titanium mesh to facial bone

面骨自体骨植入术　graft of autologous bone to facial bone

面肌悬吊术　facial muscle suspension

面斜裂矫正术　correction of oblique facial cleft

拇指关节离断术　disarticulation of thumb

拇指截断术　amputation of thumb

内镜辅助下阴道重建术　vagina reconstruction through endoscope

内镜下额皮肤悬吊术　forehead skin suspension through endoscope

内镜下颊皮肤悬吊术　buccal skin suspension through endoscope

内镜下假体隆胸术　augmentation mammoplasty through endoscope

内镜下颈皮肤悬吊术　cervical skin suspension through endoscope

内镜下面部皮肤提升术　endoscopic facial lifting

内镜下颞皮肤悬吊术　temporal skin suspension through endoscope

内眦成形术　medial canthoplasty

内眦赘皮修补术　repair of epicanthus

黏膜瓣移植眼睑重建术　reconstruction of eyelid with mucous membrane flap transplantation

黏膜移植眼睑重建术　reconstruction of eyelid with mucous membrane grafting

颞肌悬吊术　temporal muscle suspension

颞下颌关节治疗性物质注射　injection of therapeutic substance into temporomandibular joint

女性会阴部瘢痕切除术　excision of female perineum scar

女性去势术　female castration

皮瓣清创术　debridement of flap

皮瓣修整术　revision of flap

皮瓣预制术　prefabrication of skin flap

皮肤病损电灼治疗　electrocauterization of skin lesion

皮肤病损激光治疗　laser treatment of skin lesion

皮肤病损冷冻治疗　cryotherapy of skin lesion

皮肤病损切除术　excision of skin lesion

皮肤病损烧灼治疗　cauterization of skin lesion

皮肤病损显微外科手术　microsurgery of skin lesion（Mohs micrographic surgery）

皮肤电解除毛术　epilation of skin by electrolysis

皮肤缝合术　suture of skin

皮肤附件结扎术　ligation of dermal appendage

皮肤和皮下坏死组织切除清创术　debridement of necrotic skin and subcutaneous tissue

皮肤和皮下组织活组织检查　biopsy of skin and subcutaneous tissue

皮肤和皮下组织脓肿抽吸术　abscess aspiration of skin and subcutaneous tissue

皮肤和皮下组织切开探查术　incision and exploration of skin and subcutaneous tissue

皮肤和皮下组织切开引流术　incision and drainage of skin and subcutaneous

皮肤和皮下组织血肿抽吸术　hematoma aspiration of skin and hematoma tissue

皮肤和皮下组织异物切开取出术　incision and removal of skin and subcutaneous foreign body

皮肤扩张器调整术　correction of tissue expander

皮肤扩张器置入术　insertion of tissue expander

皮肤蹼状松解术　relaxation of web contracture of skin

皮肤旋磨术　dermabrasion

皮肤着色　pigmenting of skin

皮管成形术　plasty of tube flap

皮下蒂皮瓣移植术　subcutaneous pedicled flap transplantation

皮下脂肪注射填充术　subcutaneous injection of lipograft

皮下组织病损切除术　excision of subcutaneous tissue lesion

皮下组织扩张器取出术　removal of expander from subcutaneous tissue

脐整形术　plasty of umbilicus

迁徙皮瓣移植术　transplantation of advanced flap

前鼻孔成形术　plasty of anterior naris

前臂减张术　relieving incision of forearm

腔镜下皮下组织病损切除术　endoscopic excision of subcutaneous lesion

躯干肌肉病损切除术　excision of lesion of truncal muscle

躯干异物去除　removal of foreign body from trunk

全厚皮片移植术　full-thickness skin grafting

颧弓降低术　reduction of zygomatic arch

颧骨成形术　malarplasty

颧骨重建术　reconstruction of zygomatic bone

颧骨骨折闭合复位术　closed reduction of zygomatic fracture

颧骨骨折切开复位术内固定术　open reduction and internal fixation of zygomatic fracture

颧骨骨折切开复位术　open reduction of zygomatic fracture

人工皮片移植术　artificial skin graft

乳房重建术　breast reconstruction

乳房带蒂皮瓣移植术　pedicled flap transplantation to breast

乳房断层皮片移植术　split-thickness skin grafting to breast

乳房全厚皮片移植术　full-thickness skin grafting to breast

软腭成形术　plasty of soft palate

软组织活组织检查　biopsy of soft tissue

软组织切开异物取出术　incision and removal of foreign body from soft tissue

软组织探查术　exploration of soft tissue

伤口止血术　hemostasis of wound

上颌 LeFort Ⅰ型分块截骨成形术　LeFort Ⅰ segmental osteoplasty of maxilla

上颌 LeFort Ⅰ型截骨成形术　LeFort Ⅰ osteoplasty of maxilla

上颌 LeFort Ⅱ型分块截骨成形术　LeFort Ⅱ segmental osteoplasty of maxilla

上颌 LeFort Ⅱ型截骨成形术　LeFort Ⅱ osteoplasty of maxilla

上颌骨部分骨成形术　segmental osteoplasty of maxilla

上颌骨重建术　reconstruction of maxilla

上颌骨骨折闭合复位术　closed reduction of maxillary fracture

上颌骨骨折切开复位固定术　open reduction and fixation of maxillary fracture

上颌骨骨折切开复位术　open reduction of maxillary fracture

上颌骨全骨成形术　total osteoplasty of maxilla

上颌骨自体骨植入术　autogenous bone grafting to maxilla

上睑下垂额肌瓣悬吊术　correction of blepharoptosis by frontalis muscle flap suspension operation

上睑下垂缝线悬吊术　correction of blepharoptosis by suture suspension

上睑下垂提上睑肌缩短术　correction of blepharoptosis by shortening of musculus levator palpebrae superioris

上睑下垂异体组织额肌悬吊术　correction of blepharoptosis by frontalis muscle technique with allogenetic tissue suspension

上睑下垂自体组织额肌悬吊术　correction of blepharoptosis by frontalis suspension

上肢肌肉病损切除术　excision of lesion of upper extremity muscle

上肢异物去除　removal of foreign body from upper extremity

舌腭弓延长成形术　palatoglossal arch lengthening

手部软组织病损切除术　excision of lesion of hand soft tissue

手带蒂皮瓣移植术　pedicled flap transplantation to hand

手断层皮片移植术　split-thickness skin grafting to hand

手全厚皮片游离移植术　full-thickness skin grafting to hand

手术后伤口止血术　hemostasis of wound postoperation

手异物去除　removal of foreign body from hand

手指关节离断术　disarticulation of finger

手指截断术　amputation of finger

双带蒂皮瓣移植术　transplantation of double pedicled flap

同种皮肤移植术　homograft of skin
头皮回植术　replantation of scalp
头皮异物去除　removal of foreign body from scalp
歪鼻鼻成形术　rhinoplasty of wry nose
外耳病损电凝术　electrocoagulation of external ear lesion
外耳病损刮除术　curettage of external ear lesion
外耳病损冷冻治疗术　cryosurgery of external ear lesion
外耳病损切除术　excision of external ear lesion
外耳病损烧灼术　cauterization of external ear lesion
外耳成形术　otoplasty of external ear
外耳道病损切除术　excision of external auditory canal lesion
外耳道成形术　canaloplasty of external auditory meatus
外耳道重建术　reconstruction of external auditory canal
外耳裂伤缝合术　suture of laceration of external ear
外阴病损切除术　excision of vulva lesion
外阴病损烧灼术　cauterization of vulva lesion
外阴窦道切除术　excision of vulva sinus
外阴活组织检查　biopsy of vulva
外阴裂伤缝合术　suture of laceration of vulva
外阴血肿清除术　hematoma elimination of vulva
外眦成形术　lateral canthoplasty
吸脂术　liposuction
下颌骨成形术　mandibular osteoplasty
下颌骨重建术　reconstruction of mandible
下颌骨骨折闭合复位术　closed reduction of mandibular fracture
下颌骨骨折切开复位内固定术　open reduction and internal fixation of mandibular fracture
下颌骨骨折切开复位术　open reduction of mandibular fracture
下颌骨内固定物取出术　removal of internal fixation device from mandible
下颌骨缺损修复术　repair of defect mandible
下颌骨人工假体置入术　insertion of artificial prosthesis to mandible
下颌骨钛板置入术　insertion of titanium plate to mandible
下颌骨体骨成形术　osteoplasty of mandibular body
下颌骨自体骨植入术　autogenous bone graft to mandible
下颌角成形术　plasty of mandibular angle
下颌下缘去骨成形术　osteoplasty of inferior margin of mandible
下眼睑皱纹切除术　lower eyelid rhytidectomy
下肢肌肉病损切除术　excision of lesion of lower limb muscle
下肢肌肉成形术　musculoplasty of lower limb
下肢异物去除　removal of foreign body from lower limb
小腿减张术　relieving incision of leg
胸壁病损切除术　excision of chest wall lesion
胸壁清创缝合术　debridement and suturing of chest wall
胸壁修补术　repair of chest wall
胸大肌成形术　musculoplasty of pectoralis major
胸锁乳突肌缝合术　suture of sternocleidomastoid muscle
悬雍垂 - 软腭 - 咽成形术　uvulopalatopharyngoplasty
旋转皮瓣移植术　transplantation of rotation flap
血管瘤注射术　injection for hemangioma
咽腭弓延长成形术　pharyngopalatine arch lengthening
眼袋切除术　lower eyelid rhytidectomy
眼睑瘢痕切除术　excision of eyelid scar
眼睑瘢痕松解术　relaxation of eyelid scar
眼睑板层重建术　reconstruction of eyelid plate
眼睑病损板层切除术　excision of eyelid plate lesion
眼睑病损切除术　excision of eyelid lesion
眼睑病损全层切除术　excision of eyelid lesion, full-thickness
眼睑非全层伴睑缘重建术　reconstruction of partial-thickness eyelid involving palpebral margin
眼睑非全层裂伤修补术　repair of laceration of partial-thickness eyelid

眼睑缝合术　blepharorrhaphy
眼睑缝线去除　removal of eyelid suture
眼睑结膜睑板移植重建术　reconstruction of conjunctiva and tarsal plate through grafting technique
眼睑裂伤缝合术　suture of laceration of eyelid
眼睑内翻睑轮匝肌重叠修补术　correction of entropion by musculus dormitator overlapping
眼睑内翻矫正术　correction of entropion
眼睑全层伴睑缘重建术　reconstruction of full-thickness eyelid involving palpebral margin
眼睑全层及睑缘裂伤修补术　repair of laceration of full-thickness eyelid and palpebral margin
眼睑全层重建术　reconstruction of eyelid, full-thickness
眼睑全层裂伤修补术　repair of laceration of full-thickness eyelid
眼睑外翻矫正伴睑重建术　reconstruction of eyelid with correction of ectropion
眼睑外翻矫正术　correction of ectropion
眼睑外翻楔形切除修补术　correction of ectropion by wedge-shaped excision
眼睑小病损切除术　excision of micro eyelid lesion
腰骶病损切除术　excision of lumbosacral lesion
咬肌部分切除术　partial myectomy of masseter
腋下汗腺切除术　excision of subaxillary sweat glands
异体睑板移植术　allograft of eyelid
异种皮肤移植术　heterograft of skin
阴道重建术　vagina reconstruction
阴茎瘢痕切除术　excision of penis scar
阴茎病损切除术　excision of penis lesion
阴茎重建术　penis reconstruction
阴茎矫直术　straightening of penis
阴茎延长术　elongation of penis（penis lengthening surgery）
阴茎异物去除　removal of foreign body from penis
阴茎增粗术　thickening of penis（penis augmentation）
阴囊病损切除术　excision of scrotum lesion
阴囊部分切除术　partial scrotectomy
阴囊裂伤缝合术　suture of laceration of scrotum
阴囊异物去除　removal of foreign body from scrotum
引流管取出术　removal of drainage tube
隐耳矫正术　correction of cryptotia
硬腭成形术　plasty of hard palate
游离皮瓣移植术　free flap transplantation
游离皮瓣移植眼睑重建术　reconstruction of eyelid with free flap transplantation
再造鼻修整术　revision of reconstructed nose
掌指关节离断术　disarticulation of metacarpo-phalangeal joint
招风耳矫正术　correction of bat ear
脂肪垫切除术　excision of fat pad
脂肪切除术　excision of fat
指皮肤游离移植术　free skin grafting to finger
指赘结扎术　ligation of finger excrescence
指赘切除术　excision of finger excrescence
趾关节离断术　amputation of toe joint
趾赘结扎术　ligation of toe excrescence
趾赘切除术　excision of toe excrescence
周围淋巴管 - 小静脉吻合术　anastomosis of peripheral lymphatic vessel and venule
猪皮肤移植术　porcine skin grafting
自体脂肪隆胸术　augmentation mammoplasty by autologous fat grafting
眦缝合术　canthorrhaphy
眦移位矫正术　canthoplasty
足异物去除　removal of foreign body from foot

19. 烧伤科

19.1 疾病诊断名词

Ⅰ度冻伤　Ⅰ degree frostbite
Ⅰ度放射性烧伤　Ⅰ degree radiation burn
Ⅰ度角膜烧伤　Ⅰ degree burn of cornea
Ⅰ度烧伤　Ⅰ degree burn
Ⅱ度冻伤　Ⅱ degree frostbite
Ⅱ度放射性烧伤　Ⅱ degree radiation burn
Ⅱ度角膜烧伤　Ⅱ degree of cornea burn
Ⅱ度烧伤　Ⅱ degree burn
Ⅲ度冻伤　Ⅲ degree frostbite
Ⅲ度放射性烧伤　Ⅲ degree radiation burn
Ⅲ度角膜烧伤　Ⅲ degree burn of cornea
Ⅲ度烧伤　Ⅲ degree burn
Ⅳ度冻伤　Ⅳ degree frostbite
Ⅳ度放射性烧伤　Ⅳ degree radiation burn
Ⅳ度烧伤　Ⅳ degree burn
氨水烧伤　aqueous ammonia burn
凹陷瘢痕　depressed scar
瘢痕　scar
瘢痕癌　carcinoma of scar
瘢痕感染　scar infection
瘢痕疙瘩　keloid
瘢痕角化过度　scar hyperkeratosis
瘢痕溃疡　scar ulcer
瘢痕挛缩性足下垂　scar contracture foot drop
瘢痕瘙痒［症］　scar pruritus
瘢痕性睑内翻　cicatricial entropion
瘢痕性脱发　cicatricial alopecia　［又称］瘢痕性毛发缺失△
爆震伤　blast injury　［又称］冲击伤△
背部瘢痕　back scar
鼻部瘢痕　nasal scar
鼻尖缺损　nasal tip defect
鼻前孔狭窄　stricture of anterior naris　［又称］鼻孔狭窄△
鼻翼缺损　nasal ala defect
闭合性颅脑损伤　closed craniocerebral injury, closed traumatic brain injury　［又称］重型闭合性颅脑损伤△
闭合性气胸　closed pneumothorax
臂部瘢痕　arm scar
并指(趾)　syndactyly　［又称］并指(趾)畸形△
不全性并指(趾)　partial syndactyly
不稳定性瘢痕　unstable scar
菜花状耳　cauliflower ear
肠充血　congestion of intestine
肠出血　enterorrhagia
肠穿孔　intestinal perforation
肠道真菌感染　fungal enteritis　［又称］真菌性肠炎△
肠系膜上动脉综合征　superior mesentery artery syndrome
肠型放射病　radiation disease with intestinal manifestation
肠源性感染　enterogenous infection

陈旧性耳化学烧伤　oboslete ear chemical burn
陈旧性躯干化学性烧伤　oboslete trunk chemical burn
陈旧性躯干烧伤　oboslete trunk burn
陈旧性上肢烧伤　oboslete upper limb burn
陈旧性食管烧伤　oboslete esophagus burn
陈旧性四肢烧伤　oboslete limbs burn
陈旧性外耳道化学烧伤　oboslete external auditory canal chemical burn
陈旧性下肢烧伤　obsolete lower limb burn
充血区　zone of hyperemia
充血型喉烧伤　congestive laryngeal burn
创面病毒感染　virus wound infection
创面葡萄球菌感染　staphylococcal wound infection
创面铜绿假单胞菌感染　pseudomonas aeruginosa wound infection
创面细菌定植　wound bacterial colonization
创面厌氧菌感染　anaerobic wound infection
创面真菌感染　fungal wound infection
创伤后应激障碍　posttraumatic stress disorder
唇红缺损　vermilion defect
唇外翻　cheilectropion
大腿瘢痕　scar of thigh
大腿坏死性筋膜炎　necrotizing fasciitis of thigh
大腿溃疡(恶性)　ulcer of thigh (malignant)
大腿溃疡(良性)　ulcer of thigh (benign)
大腿皮肤软组织缺损并感染　skin and soft tissue defect of thigh complicated infection
代偿性抗炎症反应综合征　compensatory anti-inflammatory response syndrome
蛋白尿　proteinuria
氮质血症　azotemia
导管相关感染　catheter-related infection　［又称］中心静脉导管出口感染△
低动力型休克　hypodynamic shock
低钙血症　hypocalcemia
低钾血症　hypopotassemia　［又称］低血钾症△
低磷血症　hypophosphatemia
低镁血症　hypomagnesemia
低钠血症　hyponatremia　［又称］低血钠症△
低热烧伤　low-grade hot burn
低血容量性休克　hypovolemic shock　［又称］失血性休克△
低压电烧伤　low voltage electrical burn
电光性眼炎　electric ophthalmia
电弧烧伤　electric arc burn
电击伤　electrical injury　［又称］电损伤△, 电接触烧伤△, 电弧烧伤△
电接触烧伤　electric contact burn
电解质紊乱　electrolyte disorder
电烧伤　electric burn
电休克　electric shock
冻疮　chilblain

冻僵　frozen stiff
冻结性损伤　freezing injury
冻伤　frostbite
窦道　sinus tract
毒血症　toxemia
多发性撕脱伤　avulsion injury of multiple regions
多个部位化学性烧伤　chemical burn of multiple regions
多器官功能衰竭　multiple organs failure
多器官功能障碍综合征　multiple organs dysfunction syndrome
耳垂缺损　defect of ear lobe　［又称］先天性耳垂缺如△
耳郭缺损　auricular defect　［又称］烧伤后耳廓缺损△
耳化学性烧伤　chemical burn of ear
耳缺损　ear defect　［又称］耳缺损畸形△
耳烧伤　auricular burn
二重感染　superinfection
反流性误吸　regurgitating aspiration
放射性核素沾染　radionuclide contamination
放射性溃疡　radiation ulcer　［又称］放射性皮肤溃疡△
放射性皮肤癌　radiation skin cancer
放射性烧伤　radiation burn
飞石伤　fly-rock injury
非冻结性损伤　non-freezing injury
非侵入性创面感染　non-invasive wound infection
非少尿性急性肾功能衰竭　non-oliguric acute renal failure　［又称］急性肾功能衰竭△
腓骨骨髓炎　osteomyelitis of fibula
肺爆震伤　blast injury of lung
肺部气压伤　pulmonary hyperbaric injury
肺泡-动脉氧分压差　alveolar-arterial oxygen difference
肺气肿　emphysema
肺栓塞　pulmonary embolism
肺水肿　pulmonary edema
肺炎　pneumonia
跗骨骨髓炎　osteomyelitis of tarsal bone
复合伤　combined injury
腹部瘢痕　abdominal scar
腹腔间室综合征　abdominal compartment syndrome　［又称］腹腔间隙综合征△
干性坏疽　dry gangrene
肝功能不全　hepatic insufficiency
肝功能衰竭　hepatic failure　［又称］肝衰竭△
肝功能障碍　hepatic dysfunction　［又称］肝功能损害△
感染性休克　infective shock
高动力型休克　hyperdynamic shock
高钙血症　hypercalcemia
高钾血症　hyperpotassemia　［又称］高血钾症△
高磷血症　hyperphosphatemia
高镁血症　hypermagnesemia
高钠血症　hypernatremia　［又称］高血钠症△
高热惊厥　febrile seizure, febrile convulsion
高碳酸血症　hypercapnia
高压电烧伤　high voltage electrical burn
铬酸烧伤　chromic acid burn
肱骨骨髓炎　osteomyelitis of humerus
骨盆区坏死性筋膜炎　necrotizing fasciitis of pelvic region
骨烧伤　burn of bone
骨髓型放射病　radiation disease with bone marrow manifestation
关节僵直　joint stiffness　［又称］关节僵硬△
关节挛缩　arthrogryposis
关节强直　arthrokleisis
关节烧伤　burn of joint
腘部瘢痕　scar of popliteal fossa
腘窝溃疡（恶性）　ulcer of popliteal fossa（malignant）
腘窝溃疡（良性）　ulcer of popliteal fossa（benign）

腘窝皮肤软组织缺损并感染　skin and soft tissue defect of popliteal fossa complicated infection
壕沟足　trench foot　［又称］战壕足△
核爆炸复合伤　combined injury from nuclear explosion
喉和气管化学性烧伤　chemical burn of larynx and trachea
喉烧伤　laryngeal burn　［又称］喉和气管烧伤△
喉阻塞　laryngeal obstruction　［又称］喉梗阻△
呼吸道化学性烧伤　chemical burn of respiratory tract
呼吸功能紊乱　respiratory dysfunction
呼吸机相关肺损伤　ventilator induced lung injury
呼吸机相关性肺炎　ventilator associated pneumonia
呼吸衰竭　respiratory failure
呼吸性碱中毒　respiratory alkalosis
呼吸性酸中毒　respiratory acidosis
呼吸暂停　apnea　［又称］窒息△
虎口挛缩　first web space contracture
化脓性耳软骨炎　purulent auricular chondritis
化学烧伤　chemical burn
化学性肺炎　chemical pneumonia
踝部瘢痕　scar of ankle
踝部溃疡（恶性）　ulcer of ankle（malignant）
踝部溃疡（良性）　ulcer of ankle（benign）
踝部皮肤软组织缺损并感染　skin and soft tissue defect of ankle complicated infection
踝和足Ⅳ度电烧伤合并足或足趾坏死　electric injury of Ⅳ degree of ankle and foot with necrosis of foot or toes
踝和足Ⅳ度化学性烧伤合并足或足趾坏死　chemical burn of Ⅳ degree of ankle and foot with necrosis of foot or toes
踝和足Ⅳ度烧伤合并足或足趾坏死　burn of Ⅳ degree of ankle and foot with necrosis of foot or toes
踝和足电烧伤　electric injury of ankle and foot
踝和足化学性烧伤　chemical burn of ankle and foot
踝和足烧伤　burn of ankle and foot
踝坏死性筋膜炎　necrotizing fasciitis of ankle
坏疽　gangrene　［又称］肢端坏死△
坏死　necrosis
环形深度烧伤　circumferential deep burn
环状瘢痕挛缩　circumferential scar contracture
换药热　dressing induced fever
毁损性烧伤　devastating burn
会阴瘢痕挛缩　scar contracture of perineum　［又称］会阴瘢痕△
会阴部溃疡　perineal ulcers
会阴部皮肤软组织缺损并感染　skin and soft tissue defect of perineum complicated infection
会阴部皮肤撕脱伤　avulsion injury of perineum
会阴部烧伤　burn of perineal region　［又称］会阴烧伤△
会阴电烧伤　electric injury of perineum
会阴化学性烧伤　chemical burn of perineum
机会性感染　opportunistic infection　［又称］条件致病菌感染△
肌红蛋白尿　myoglobinuria
基底细胞癌　basal cell carcinoma
极期　critical phase
急性放射病　acute radiation disease
急性肺损伤　acute lung injury
急性呼吸窘迫综合征　acute respiratory distress syndrome
急性皮肤放射损伤　acute radiation injury of skin
急性上呼吸道梗阻　acute upper airway obstruction
急性肾功能衰竭　acute renal failure
急性肾小管坏死　acute tubular necrosis
继发型多器官功能障碍综合征　secondary multiple organs dysfunction syndrome　［又称］双相迟发型多器官功能障碍综合征（delayed two phase MODS）△
继发性瘢痕挛缩　extrinsic cicatricial contracture
夹心坏死　sandwich like muscle necrosis

假愈期　latent phase

肩和上肢Ⅳ度电烧伤合并肢体坏死　electric injury of Ⅳ degree of shoulder and upper limb with necrosis of limb

肩和上肢Ⅳ度化学性烧伤合并肢体坏死　chemical burn of Ⅳ degree of shoulder and upper limb with necrosis of limb

肩和上肢Ⅳ度烧伤合并肢体坏死　burn of Ⅳ degree of shoulder and upper limb with necrosis of limb

肩和上肢电烧伤（除外腕和手）　electric injury of shoulder and upper limb（except wrist and hand）

肩和上肢化学性烧伤（除外腕和手）　chemical burn of shoulder and upper limb（except wrist and hand）

肩和上肢烧伤（除外腕和手）　burn of shoulder and upper limb（except wrist and hand）

肩胛骨骨髓炎　osteomyelitis of scapula

睑裂闭合不全　lagophthalmos　［又称]眼睑闭合不全△

睑球粘连　symblepharon

睑缺损　palpebral coloboma　［又称]眼睑缺损△

睑缘粘连　ankyloblepharon

碱烧伤　alkali burn

角膜伴结膜化学性烧伤　chemical burn of cornea and conjunctiva

结膜化学性烧伤　chemical burn of conjunctiva

睫毛缺损　loss of eyelashes　［又称]眼睑睫毛缺损△

芥子气烧伤　mustard gas burn

金黄色葡萄球菌肠炎　staphylococcus aureus enteritis

惊厥　convulsion

惊厥持续状态　status convulsion

颈部瘢痕　scar of neck

颈部瘢痕挛缩畸形　neck scar contracture

颈部瘢痕挛缩畸形Ⅰ期　neck scar contracture, type Ⅰ

颈部瘢痕挛缩畸形Ⅱ期　neck scar contracture, type Ⅱ

颈部瘢痕挛缩畸形Ⅲ期　neck scar contracture, type Ⅲ

颈部瘢痕挛缩畸形Ⅳ期　neck scar contracture, type Ⅳ

颈部冻伤伴有组织坏死　neck frostbite with necrosis

颈部烧伤　burn of neck region

颈胸粘连　neck-chest adhesion

菌群失调　dysbacteriosis

菌血症　bacteremia

开放性颅脑损伤　open craniocerebral injury　［又称]开放性局灶性脑损伤△

开放性气胸　open pneumothorax

苛性碱烧伤　caustic alkali burn

颏颈粘连　mental cervical adhesion　［又称]面颈部皮肤瘢痕颏颈粘连△

颏胸粘连　mental sternal adhesion

口部瘢痕　scar of oral area

口和咽化学性烧伤　chemical burn of mouth and pharynx

口角瘢痕挛缩　cicatricial contracture of corner of mouth

口周瘢痕挛缩　perioral cicatricial contracture

口周化学性烧伤　perioral chemical burn

口周烧伤　perioral burn

髋和下肢（除外踝和足）电烧伤　electric injury of hip and lower limb（except ankle and foot）

髋和下肢（除外踝和足）化学性烧伤　chemical burn of hip and lower limb（except ankle and foot）

髋和下肢（除外踝和足）烧伤　burn of hip and lower limb（except ankle and foot）

髋和下肢Ⅳ度电烧伤合并肢体坏死　electric injury of Ⅳ degree of hip and lower limb with necrosis of limb

髋和下肢Ⅳ度化学性烧伤合并肢体坏死　chemical burn of Ⅳ degree of hip and lower limb with necrosis of limb

肋骨骨髓炎　osteomyelitis of rib

累及喉和气管与肺的化学性烧伤　chemical burn involving larynx, trachea and lung

累及身体多个部位的浅表冻伤　superficial frostbite involving multiple parts of body

沥青烧伤　bitumen burn

连指手套状并指　mitten deformity

临时性睑裂缝合　temporary lid occlusion suture

磷烧伤　phosphorus burn

鳞状上皮癌　squamous-cell epithelioma

硫酸化学伤　chemical injury caused by sulfuric acid

瘘管　fistula

挛缩性瘢痕　contracted scar　［又称]瘢痕挛缩△

慢性辐射光敏性皮炎　chronic radiation photosensitive dermatitis

慢性皮肤放射损伤　chronic radiation injury of skin　［又称]放射性损伤△

眉缺损　defect of eyebrow

镁烧伤　magnesium burn

弥散性血管内凝血　disseminated intravascular coagulation　［又称]播散性血管内凝血△,弥漫性血管内凝血△,去纤维蛋白综合征△

泌尿生殖器官内部化学性烧伤　chemical burn of internal genitourinary organs

面部瘢痕　scar of face

面部电烧伤　electric injury of face

面部化学性烧伤　chemical burn of face

面部烧伤　burn of face

面颊部洞穿缺损　through and through cheek defect

面颈部皮肤撕脱伤　avulsion injury of face and neck

男性生殖器瘢痕　scar of male genitalia

脑充血　encephalemia

脑出血　cerebral hemorrhage

脑脓肿　brain abscess

脑疝　brain hernia

脑水肿　cerebral edema

脑型放射病　radiation disease with brain manifestation

内部器官化学性烧伤　chemical burn of internal organ

内部器官烧伤　burn of internal organ

内源性感染　endogenous infection

内眦赘皮　epicanthus　［又称]先天性内眦赘皮△,倒向型内眦赘皮△

尿毒症　uremia

凝固区　zone of coagulation necrosis

脓尿　pyuria

脓皮病　pyoderma

脓细胞　pus cell

脓肿　abscess

女性生殖器官瘢痕　scar of female genitalia

皮瓣移植感染　skin flap transplantation infection

皮肤和皮下组织局部感染　local infection of skin and subcutaneous tissue

葡萄球菌性烫伤样皮肤综合征　staphylococcal scalded skin syndrome　［又称]新生儿剥脱性皮炎△,葡萄球菌型中毒性表皮坏死松解症△

蹼状瘢痕　webbed scar

气管狭窄　tracheal stenosis

气胸　pneumothorax

汽油烧伤　petrol burn

前臂瘢痕　scar of forearm

前臂坏死性筋膜炎　necrotizing fasciitis of forearm

前臂溃疡（恶性）　ulcer of forearm（malignant）

前臂皮肤软组织缺损伴感染　skin and soft tissue defect of forearm complicated infection

浅Ⅱ度烧伤　superficial Ⅱ degree burn

浅度烧伤　superficial burn

桥状瘢痕　bridged scar

侵入性创面感染　invasive wound infection

轻度烧伤　mild burn

轻度吸入性损伤　mild inhalation injury

轻度吸入性损伤（化学性）　mild chemical inhalation injury

氢氟酸烧伤　hydrofluoric acid burn

氢氰酸烧伤　hydrocyanic acid burn
氢氧化钠烧伤　sodium hydroxide burn
屈曲挛缩　flexion contracture
躯干瘢痕　scar of trunk
躯干部皮肤撕脱伤　avulsion injury of trunk
躯干电烧伤　electric injury of trunk
躯干化学性烧伤　chemical burn of trunk
躯干坏死性筋膜炎　necrotizing fasciitis of trunk
躯干皮肤软组织缺损并感染　skin and soft tissue defect of trunk complicated infection
躯干烧伤　burn of trunk
躯干烧伤、化学性烧伤和冻伤后遗症　trunk sequela of burn, chemical injury and frostbite
全身多处瘢痕　scar of multiple regions
全身性磷中毒　systemic phosphorus poisoning　［又称］无机磷中毒△
桡骨骨髓炎　osteomyelitis of radius
热烧伤　thermal burn
热压伤　hot crush injury
日晒红斑　erythema solare　［又称］晒斑△
日晒伤　sunburn　［又称］晒斑△
乳房瘢痕　scar of breast
色素沉着　pigmentation　［又称］牙齿色素沉着△
色素减退　hypopigmentation
色素脱失　depigmentation　［又称］口腔黏膜色素脱失△
伤口收缩　wound contraction
上臂瘢痕　scar of upper arm
上臂坏死性筋膜炎　necrotizing fasciitis of upper arm
上臂溃疡（恶性）　ulcer of upper arm (malignant)
上臂皮肤软组织缺损并感染　skin and soft tissue defect and infection of upper arm
上肢瘢痕　upper limb scar
上肢残端　upper limb residual
上肢烧伤、化学性烧伤和冻伤后遗症　upper limb sequela of burn, chemical injury and frostbite
烧伤　burn　［又称］烫伤△
烧伤、爆震复合伤　combined burn and blast injury　［又称］烧伤、冲击复合伤△
烧伤、放射、爆震复合伤　combined burn, radiation and blast injury　［又称］烧伤、放射、冲击复合伤△
烧伤、放射复合伤　radiation burn injury
烧伤、化学性烧伤和冻伤后遗症　sequela of burn, chemical injury and frostbite
烧伤瘢痕挛缩　burned cicatricial contracture
烧伤创面感染　burn wound infection
烧伤创面脓毒症　burn wound sepsis
烧伤创面修复期　healing period of burn wound
烧伤复合伤　burn combined injury
烧伤后骨赘病　post-burn osteophytosis
烧伤后关节僵硬　post-burn ankylosis
烧伤后获得性免疫功能低下　post-burn hypoimmune response of adaptive immunity
烧伤后肌腱粘连　post-burn adhesion of tendon
烧伤后肌肉萎缩　post-burn muscle atrophy
烧伤后眉毛缺损　post-burn eyebrow defection
烧伤后免疫功能紊乱　post-burn immune dysfunction
烧伤后天然免疫功能亢进　post-burn hyperimmune response of innate immunity
烧伤后休克心　post-burn shock heart
烧伤后胰腺炎　post-burn pancreatitis
烧伤急性感染期　burn acute infection period
烧伤康复期　burn rehabilitation period
烧伤内毒素血症　burn endotoxemia
烧伤水肿　burn edema
烧伤体液渗出期　burn humoral ex-exudative period

烧伤外毒素血症　burn exotoxemia
烧伤休克期　burn shock stage
少尿　oliguria
深Ⅱ度烧伤　deep Ⅱ degree burn
深度烧伤　deep burn
失代偿性炎症反应综合征　decompensatory anti-inflammatory response syndrome
湿性坏疽　moist gangrene
石灰烧伤　lime burn
石炭酸烧伤　carbolic acid burn
食管黏膜出血　esophageal mucosal hemorrhage　［又称］食管出血△
食管黏膜角化　esophageal mucosal keratosis
食管炎　esophagitis
视网膜烧伤　retina burn　［又称］视网膜光损伤、视网膜损伤△
手背瘢痕挛缩　cicatricial contracture of dorsum of hand
手部溃疡（恶性）　ulcer of hand (malignant)
手部烧伤　hand burn injury　［又称］陈旧性手烧伤△
手部撕脱伤　avulsion injury of hand
手坏死性筋膜炎　necrotizing fasciitis of hand
手术后瘢痕　scar after operation
手掌瘢痕挛缩　scar contracture of palm
手指坏疽　gangrene of finger
水浸手　soaking hand
水浸足　soaking foot
水泥烧伤　cement burn
水中毒　water intoxication
水肿回吸收期　absorption period of burn edema
水肿型喉烧伤　edematous laryngeal burn
酸碱平衡紊乱　acid base disturbance
酸烧伤　acid burn
索状瘢痕　cicatricial band
锁骨骨髓炎　osteomyelitis of clavicle
特重烧伤　extremely severe burn
痛性瘢痕　painful scar
头部瘢痕　scar of head
头部冻伤伴组织坏死　frostbite with tissue necrosis of head
头和颈部冻伤　head and neck frostbite
头和颈部烧伤　head and neck burn injury　［又称］头面颈烧伤△
头面颈部溃疡（恶性）　ulcer of head, face and neck (malignant)
头面颈部皮肤软组织缺损并感染　skin and soft tissue defect of head, face and neck complicated infection
头面颈电烧伤　electric injury of head, face and neck
头面颈化学性烧伤　chemical burn of head, face and neck
头面颈烧伤　burn of head, face and neck
头皮烧伤　scalp burn injury
臀部瘢痕　hip scar
脱水　dehydration
瓦斯爆炸伤　gas explosion burn
外耳道瘢痕　scar of external auditory canal
外耳道闭锁　atresia of external auditory canal
外耳道狭窄　stricture of external auditory canal
腕部瘢痕挛缩　scar contracture of wrist　［又称］腕部瘢痕△
腕部溃疡（恶性）　ulcer of wrist (malignant)
腕部皮肤软组织缺损并感染　skin and soft tissue defect of wrist complicated infection
腕和手Ⅳ度电烧伤合并手或手指坏死　Ⅳ degree electric injury of wrist and hand with necrosis of hand or finger
腕和手Ⅳ度化学性烧伤合并手或手指坏死　Ⅳ degree chemical burn of wrist and hand with necrosis of hand or finger
腕和手Ⅳ度烧伤合并手或手指坏死　Ⅳ degree burn of wrist and hand with necrosis of hand or finger
腕和手电烧伤　electric injury of wrist and hand
腕和手化学性烧伤　chemical burn of wrist and hand
腕和手烧伤　burn of wrist and hand

微波烧伤　microwave burn
萎缩性瘢痕　atrophic scar
胃穿孔　gastric perforation
胃黏膜充血　gastric mucosal hyperaemia　［又称］胃黏膜病变△
胃黏膜出血　gastric mucosal hemorrhage　［又称］胃黏膜病变△
胃黏膜糜烂　gastric mucosal erosion　［又称］胃黏膜病变△
稳定性瘢痕　stability scar
无尿　anuria
吸入性肺炎　aspiration pneumonia
吸入性损伤　inhalation injury
膝部瘢痕　scar of knee
膝部溃疡(恶性)　ulcer of knee(malignant)
膝部溃疡(良性)　ulcer of knee(benign)
膝部皮肤软组织缺损并感染　skin and soft tissue defect of knee complicated infection
下肢瘢痕　lower limb scar
下肢皮肤套脱伤　degloving injury of lower limb
下肢烧伤、化学性烧伤和冻伤后遗症　lower limb sequela of burn, chemical injury and frostbite
硝酸烧伤　nitric acid burn
小儿轻度烧伤　pediatric mild burn
小儿烧伤脓毒血症　pediatric sepsis post-burn
小儿烧伤休克　pediatric burn shock
小儿特重烧伤　pediatric extraordinarily severe burn
小儿中度烧伤　pediatric moderate burn
小儿重度烧伤　pediatric severe burn
小口畸形　microstomia
小腿瘢痕　scar of leg
小腿坏死性筋膜炎　necrotizing fasciitis of leg
小腿溃疡(恶性)　ulcer of leg(malignant)
小腿溃疡(良性)　ulcer of leg(benign)
小腿皮肤软组织缺损并感染　skin and soft tissue defect of leg complicated infection
心功能不全　cardiac insufficiency
心源性休克　cardiogenic shock
猩红热样葡萄球菌感染　scarlatiniform staphylococcal infection　［又称］金葡菌猩红热△
胸部瘢痕　chest scar
胸骨骨髓炎　osteomyelitis of sternum
胸腔积液　pleural effusion
休克　shock
血管电损伤　vascular electrical injury
血红蛋白尿　hemoglobinuria
血尿　hematuria
延迟复苏　delayed resuscitation
盐酸烧伤　hydrochloric acid burn
颜面部瘢痕挛缩　cicatricial contracture of face
眼化学性烧伤伴有眼球破裂和破坏　chemical burn with resulting rupture and destruction of eyeball
眼睑瘢痕　scar of eyelid
眼睑烧伤　eyelid burn

氧中毒　oxygen intoxication　［又称］氧气中毒△
腰背部皮肤撕脱伤　avulsion injury of dorsum and waist
药物热　drug fever
腋挛缩　axillary contracture
腋窝瘢痕　scar of axilla
腋窝溃疡(恶性)　ulcer of axilla(malignant)
腋窝皮肤软组织缺损并感染　skin and soft tissue defect of axilla complicated infection
腋窝皮肤撕脱伤　avulsion injury of axilla
一氧化碳中毒　carbon monoxide poisoning
移植皮瓣坏死　skin flap transplantation necrosis
阴茎缺损　penis defect　［又称］阴茎缺如△
隐性代偿性休克　covert compensated shock
应激性高血糖　stress hyperglycemia
应激性溃疡　stress ulcer
淤滞区　zone of stasis
原发型多器官功能障碍综合征　primary multiple organs dysfunction syndrome　［又称］单相速发型多器官功能障碍综合征(rapid single-phase MODS)△
允许性高碳酸血症　permissive hypercapnia
增生性瘢痕　hyperplastic scar
掌指关节过伸畸形　hyperextension deformity of metacarpophalangeal joint
爪形手　claw hand deformity
支气管扩张　bronchiectasis
指间过伸畸形　hyperextension deformity of interphalangeal joint
指蹼粘连　finger web space adhesion　［又称］蹼状指(趾)△,蹼指(趾)畸形△
中度烧伤　moderate burn
中度吸入性损伤　moderate inhalation injury
中毒性脑病　toxic encephalopathy
重度烧伤　severe burn
重度吸入性损伤　severe inhalation injury
重度吸入性损伤(化学性)　severe chemical inhalation injury
肘部瘢痕挛缩　cicatricial contracture of elbow
肘部溃疡(恶性)　ulcer of elbow(malignant)
肘部皮肤软组织缺损并感染　skin and soft tissue defect of elbow complicated infection
赘状瘢痕　pedunculated scar
足背瘢痕挛缩　cicatricial contracture of dorsum of foot
足部瘢痕　foot scar
足部溃疡(恶性)　ulcer of foot(malignant)
足部溃疡(良性)　ulcer of foot(benign)
足部皮肤软组织缺损并感染　skin and soft tissue defect of foot complicated infection
足坏死性筋膜炎　necrotizing fasciitis of foot
足溃疡　ulcer of foot
阻塞性喉烧伤　obstructive laryngeal burn　［又称］喉和气管烧伤△
阻塞性细支气管炎　obstructive bronchiolitis　［又称］闭塞性细支气管炎△

19.2　症状体征名词

创面收缩　wound contraction
痂皮　crust　［又称］痂
夹心坏死　sandwich like muscle necrosis
渐进性坏死　necrobiosis

焦痂　eschar
皮革样外观　leathery
气性坏疽　gas gangrene
溶痂　eschar dissolution

肉芽组织　granulation tissue
声嘶　hoarseness　［又称］声音嘶哑△
失活组织　devitalized tissue
水疱　blister
跳跃式伤口　saltatory wound

脱痂　eschar separation
炎性水肿　inflammatory edema
液化性坏死　liquefactive necrosis
支气管袖口征　bronchial cuff sign
脂肪坏死　fat necrosis

19.3　手术操作名词

Meek 植皮术　Meek graft
W 成形术　W-plasty
Z 成形术　Z-plasty
瘢痕瓣术　scar flap
瘢痕切除缝合术　scar resection, repaired with rhaphy
瘢痕切除松解人工真皮移植术　scar lysis and resection, repaired with artificial dermis graft
瘢痕切除松解脱细胞真皮自体皮移植术　scar lysis and resection, repaired with acellular dermal matrix and autograft
瘢痕切除松解自体大张皮片移植术　scar lysis and resection, repaired with sheet autograft
瘢痕切除松解自体网状皮移植术　scar lysis and resection, repaired with mesh skin autograft
瘢痕切除松解自体邮票皮移植术　scar lysis and resection, repaired with stamp skin autograft
瘢痕秃发扩张皮瓣修复术　scar resection of bald scalp, repaired with expanded flap
瘢痕性拇指内收畸形第二掌骨骨间背侧动脉轴型皮瓣移植术　scar lysis of thumb adduction deformity, repaired with axial pattern flap by second dorsal interossei artery
瘢痕性拇指内收畸形前臂骨间背侧动脉岛状皮瓣移植术　scar lysis of thumb adduction deformity, repaired with island skin flap by dorsal interossei artery of forearm
瘢痕性拇指内收畸形前臂桡动脉岛状皮瓣移植术　scar lysis of thumb adduction deformity, repaired with island skin flap by radial artery of forearm
瘢痕性拇指内收畸形示指背旗状皮瓣移植术　scar lysis of thumb adduction deformity, repaired with flag flap of index finger
瘢痕性拇指内收畸形游离皮瓣移植术　scar lysis of thumb adduction deformity, repaired with free flap
薄中厚皮片移植　thin split thickness skin graft
保留变性真皮的自体皮片移植术　split thickness skin autograft on reserved denatured dermis
背部切痂术　eschar excision of back
背部削痂术　eschar tangential excision of back
背阔肌肌皮瓣　latissimus dorsi myocutaneous flap
鼻唇沟皮瓣术　nasolabial fold skin flap
比目鱼肌肌瓣术　soleus muscle flap
变性真皮　denatured dermis
表皮细胞培养膜片　cultured epidermal membrane
表皮细胞悬液　epidermal cell suspension
剥痂术　denudation of eschar
侧胸壁游离肌皮瓣术　lateral thoracic free myocutaneous flap
侧胸皮瓣术　lateral thoracic skin flap
衬里皮瓣术　inner lining skin flap
尺动脉穿支皮瓣术　ulnar artery branch flap
唇交叉瓣术　cross lip flap
打包包扎［法］　tie-over dressing
大网膜移植术　great omentum graft
带蒂皮瓣断蒂术　pedicle amputation of pedicled skin flap

带蒂皮瓣去脂术　thinning of pedicled skin flap
带蒂皮瓣术　pedicled skin flap
带蒂皮瓣徙前术　prorrhaphy of pedicled skin flap
带蒂皮瓣修整术　trimming of pedicled skin flap
带蒂皮瓣延迟术　pedicle skin flap delay
带蒂皮瓣移植术　pedicled skin flap transfer
带发皮片移植术　hair-bearing free skin graft
带毛囊头皮取皮术　harvest scalp with hair follicle
岛状皮瓣术　island skin flap
第一掌骨拇指化　pollicization of thumb metacarpal
点状皮片移植术　pinch free skin graft
电动取皮机取皮术　skin harvesting with electric dermatome
额部皮瓣术　forehead skin flap
腓长肌肌皮瓣术　gastrocnemius myocutaneous flap
腓骨短肌肌皮瓣术　peroneus brevis myocutaneous flap
肺表面活性物质的替代治疗　pulmonary surfactant replacement
分指（趾）术　correction of syndactyly
分指植皮术　correction of syndactyly and skin graft
缝匠肌肌皮瓣术　sartorius myocutaneous flap
缝线包压法　bolus tie-over dressing
辐照猪皮　irradiated porcine skin
复合人工皮　composite artificial skin
复合组织移植　composite tissue graft
腹壁切开减张术　laparotomy
腹部埋藏手取出术　extraction of hand from abdominal burying
腹股沟皮瓣术　groin skin flap
腹膜透析　peritoneal dialysis
腹直肌肌皮瓣术　rectus abdominis myocutaneous flap
肛门缩窄修复　repaired of stricture in anal region
肛周瘢痕切除局部成形术　scar resection of perianal region, repaired with local dermoplasty
功能训练　functional training
骨移植术　bone graft
鼓式取皮机取皮术　skin harvest with drum dermatome
关节成形术　arthroplasty
关节囊切除术　articular capsulectomy
管状皮瓣术　tubular skin flap
滚轴取皮刀取皮术　skin harvest with humby knife
腘窝瘢痕切除中厚植皮术　scar resection of popliteal fossa, repaired with split-thickness skin graft
厚中厚皮片移植术　thick split-thickness skin graft
虎口瘢痕松解切除术　first web space scar release
虎口成形术　first web space plasty
踝部瘢痕切除中厚植皮术　scar resection of ankle, repaired with split-thickness skin graft
环甲膜穿刺　thyrocricoid puncture
环甲膜切开术　cricothyroidotomy
换药术　wound dressing change
会阴瘢痕切除松解人工真皮移植术　scar lysis and resection of perineum, repaired with artificial dermis graft

会阴瘢痕切除松解脱细胞真皮自体皮移植术　scar lysis and resection of perineum,repaired with acellular dermal matrix and autograft

会阴瘢痕切除松解自体大张皮片移植术　sar lysis and resection of perineum,repaired with sheet autograft

会阴瘢痕松解带蒂皮瓣转移术　scar lysis and resection of perineum,repaired with pedicled skin flap

会阴瘢痕松解游离植皮术　scar lysis and resection of perineum,repaired with skin graft

肌瓣术　muscle flap

肌腱延长术　tendon lengthening

肌腱移植术　tendon graft

肌腱粘连松解术　myotenolysis

肌腱转位术　tendon transfer

肌皮瓣术　myocutaneous flap

加压疗法　compression therapy

肩胛区皮瓣术　scapular skin flap

渐进抗阻训练　progressive resistance training

交错皮瓣术　overlap skin flap

焦痂切除术　escharotomy

焦痂切开减张术　escharotomy

筋膜皮瓣术　fasciocutaneous flap

筋膜皮瓣移植术　fasciocutaneous flap transplantation

筋膜移植术　fascia transplantation

浸浴　immersion bath

颈部瘢痕切除局部皮瓣转移术　scar resection of neck,repaired with local flap

颈部瘢痕切除游离皮瓣移植术　scar resection of neck,repaired with free flap

颈部瘢痕切除植皮术　scar resection of neck,repaired with skin graft

颈部瘢痕切除轴型皮瓣转移修复术　scar resection of neck,repaired with axial pattern flap

颈部焦痂切开减张术　escharotomy of neck for tension reduce

颈肱皮瓣术　humero-cervical skin flap

颈浅动脉皮瓣术　superficial cervical artery flap

局部皮瓣术　local skin flap

局部皮瓣头皮缺损修复术　scalp deformity repaired with local flap

口角开大术　commissurotomy

阔筋膜张肌肌皮瓣术　tensor fascia lata myocutaneous flap

连续Z成形术　continuous Z-plasty

连续缝合[法]　continuous suture

连续肾替代疗法　continuous renal replacement therapy

邻位皮瓣术　adjacent skin flap

邻指皮瓣术　cross finger flap

临时覆盖法　temporary covering

毛发移植术　free hair graft

面部凹陷瘢痕切除皮下组织瓣转移充填皮瓣转移改形术　pitting scar resection of face,filled with subcutaneous tissue flap,repaired with local flap

面部瘢痕切除Z成形术　facial scar resection and Z plasty

面部瘢痕切除缝合术　facial scar resection and suture

面部瘢痕切除局部皮瓣转移术　facial scar resection and local skin flap transplantation

面部瘢痕切除真皮下血管网皮片移植术　scar resection of face,repaired with subdermal vascular plexus free skin graft

面部瘢痕切除植皮术　facial scar resection and skin graft

面部洞穿性缺损修复术　repaired of perforating wound of face

面颈部切痂术　eschar excision of face and neck

面颈部削痂术　eschar tangential excision of face and neck

磨痂术　eschar grinding

跚甲游离皮瓣移植术　transplantation of free skin flap with big toe nail

内嵌植皮术　inlay skin graft

黏膜瓣术　mucosal flap

皮瓣(管)训练[法]　conditioning of skin flap/tubular flap

皮瓣断蒂术　skin flap pedicle division

皮瓣清创术　debridement of skin flap

皮瓣去脂术　thinning of skin flap

皮瓣试样法　planning of skin flap in reverse

皮瓣修整术　revision of skin flap

皮瓣延迟术　skin flap delay

皮瓣移植术　skin flap graft

皮瓣预制术　skin flap prefabrication

皮肤软组织扩张器取出术　extraction of soft tissue expander

皮肤软组织扩张器调整术　adjust operation of soft tissue expander

皮肤软组织扩张器置入术　catheterization of soft tissue expander

皮肤移植术　skin graft

皮浆植皮术　skin pulp graft

皮内缝合[法]　intradermal suture

皮神经营养血管皮瓣术　neurocutaneous vascular flap

皮下组织蒂皮瓣术　subcutis pedicle skin flap

气动取皮机取皮术　skin harvest with air-driven dermatome

气管切开术　tracheotomy

前臂骨间背侧动脉皮瓣术　forearm reverse interosseous posterior artery flap

前臂皮瓣术　forearm skin flap

前臂游离皮瓣术　forearm free skin flap

切痂异体皮移植术　excision of eschar and homograft

切痂植皮术　excision of eschar and skin graft

躯干瘢痕切除局部皮瓣移植术　scar resection of trunk,repaired with local flap

躯干瘢痕切除局部整形术　scar resection of trunk,repaired with local anaplasty

躯干瘢痕切除植皮术　scar resection of trunk,repaired with skin graft

躯干带蒂扩张皮瓣修复颈部瘢痕挛缩术　scar lysis and resection of neck,repaired with pedicled and expanded skin flap of trunk

躯干四肢凹陷瘢痕切除皮下组织瓣充填皮瓣转移术　pitting scar resection of trunk and extremities,filled with subcutaneous tissue flap,repaired with flap transplantation

取皮胶膜取皮术　skin harvest with dermatape

全鼻再造术　total nose reconstruction

全厚皮片移植术　full thickness skin graft

拳形手畸形矫正术　diorthosis of fist hand deformity

人工真皮移植术　artificial dermis graft

刃厚皮片移植术　razor graft,epidermal skin graft

认知疗法　cognitive therapy

褥式缝合[法]　the method of mattress suture

软骨移植术　cartilage graft

软组织扩张术　soft issue expansion

三角推进皮瓣术　triangle advance skin flap

纱布添加物　gauze additive

上臂内侧皮瓣　upper arm medial skin flap

上臂皮瓣术　upper arm skin flap

上唇缺损修复术　repaired of upper lip defect

上肢瘢痕切除局部改形术　scar resection of upper extremity,repaired with local modification

上肢切痂术　eschar excision of upper extremity

上肢削痂术　eschar tangential excision of upper extremity

深度烧伤大关节扩创术　debridement of large joint after deep burn

深度烧伤小关节扩创术　debridement of small joint after deep burn

神经吻合术　nerve anastomosis

神经血管束岛状皮瓣术　neurovascular island skin flap

生物反馈疗法　biofeedback therapy

示指背侧皮瓣术　index finger dorsal skin flap

示指移植拇指再造术　reconstruction of thumb by index finger transfer

手背/掌瘢痕切除松解植皮术　scar lysis and resection of dorsal/palmar hand,repaired with skin graft

手背瘢痕切除植皮术　scar resection of dorsal hand,repaired with skin graft

手部皮肤瘢痕切除术　scar resection of hand,cicatrectomy of hand

手部皮肤瘢痕松解成形术　scar lysis and resection of hand, repaired with dermoplasty
手部切痂术　eschar excision of hand
手部削痂术　eschar tangential excision of hand
手术清创　surgical debridement
手掌瘢痕切除植皮术　scar resection of palm, repaired with skin graft
手掌部分瘢痕切除植皮术　partial scar resection of palm, repaired with skin graft
手指(多指)切痂术　eschar excision of finger(fingers)
手指(多指)削痂术　eschar tangential excision of finger(fingers)
手指瘢痕切除松解植皮术　scar lysis and resection of finger, repaired with skin graft
双叶皮瓣术　bilobate skin flap
水疗法　hydrotherapy
随意型皮瓣术　random pattern skin flap
同种异体皮肤　allogeneic skin, alloskin
同种异体移植　allograft
透析　dialysis
徒手取皮术　free hand excision of skin graft
推进耳轮瓣[术]　advanced helical flap
推进皮瓣术　advancement skin flap
臀大肌肌皮瓣术　gluteus maximus myocutaneous flap
脱细胞真皮基质　acellular dermal matrix
外耳道成形术　external auditory meatoplasty
外嵌植皮术　onlay skin graft
腕部瘢痕切除游离植皮术　scar resection of wrist, repaired with skin graft
网状皮片移植术　mesh free skin graft
网状皮制备　mesh skin preparation
微粒皮移植术　micro free skin graft
五瓣成形术　five-flap plasty
膝部瘢痕切除交腿皮瓣修复术　scar resection of knee, repaired with cross leg skin flap
细胞外基质　extracellular matrix
下唇外翻修复术　repaired of lower lip ectropion
下肢切痂术　eschar excision of lower extremity
下肢削痂术　eschar tangential excision of lower extremity
小腿瘢痕切除交腿皮瓣修复术　scar resection of leg, repaired with cross leg skin flap
斜方肌肌皮瓣术　trapezius myocutaneous flap
胸部切痂术　eschar excision of chest
胸部削痂术　eschar tangential excision of chest
胸大肌肌皮瓣术　pectoralis major myocutaneous flap
胸腔闭式引流　closed thoracic drainage
胸三角皮瓣术　deltopectoral skin flap
胸锁乳突肌肌皮瓣术　sternocleidomastoid myocutaneous flap
旋转截骨术　rotary osteotomy
旋转皮瓣术　rotation skin flap
旋转推进皮瓣　slide-swing flap
削痂术　tangential excision of eschar
血液净化疗法　hemopurification
血液透析　hemodialysis
颜面瘢痕切除松解人工真皮移植术　scar lysis and resection of face, repaired with artificial dermis graft
颜面瘢痕切除松解脱细胞真皮自体皮移植术　scar lysis and resection of face, repaired with acellular dermal matrix and autograft
颜面瘢痕切除松解自体大张皮片移植术　scar lysis and resection of face, repaired with sheet autograft
眼窝再造术　reconstruction of eye socket
羊膜　amniotic membrane
仰趾畸形矫正术　diorthosis of dorsal deformity of toe
药物浴　medicated bath
液氮冻存皮肤　liquid nitrogen preserved skin
腋窝瘢痕切除局部皮瓣移植术　scar resection of axilla, repaired with local flap transplantation
腋窝瘢痕切除游离植皮术　scar resection of axilla, repaired with skin graft
移位皮瓣术　transposition skin flap
异种皮肤　xenoskin
异种移植　xenograft
阴囊再造术　reconstruction of scrotum
音乐疗法　music therapy
隐神经血管轴形皮瓣术　saphenous neurovascular axial skin flap
邮票状皮片移植术　stamp free skin graft
游离耳郭复合组织修复术　repaired with free compound auricular tissues
游离肌皮瓣术　free myocutaneous flap
游离眉毛移植再造睫毛术　reconstruction of eyelashes with free eyebrow graft
游离皮瓣术　free skin flap
游离皮瓣移植术　free skin flap transplantation
游离神经移植术　free nerve graft
游离血管移植术　free vascular graft
远位皮瓣术　distant skin flap
运动疗法　exercise therapy
掌背动脉皮瓣术　dorsal metacarpal arterial skin flap
掌侧手部瘢痕挛缩整形术　anaplasty of scar contracture of palmar hand
爪形手畸形矫正术　diorthosis of claw hand deformity
真皮下血管网皮片移植术　subdermal vascular plexus free skin graft
真皮脂肪瓣术　dermis-fat flap
脂肪移植术　fat transplantation
直接皮瓣术　direct skin flap
跖内侧皮瓣术　metatarsal skin flap
指/趾瘢痕切除植皮术　scar resection of finger/toe, repaired with skin graft
指/趾蹼瘢痕分指(趾)术　division of cicatricial web
指/趾蹼瘢痕切除植皮术　scar resection of finger web/toe web, repaired with skin graft
指/趾蹼瘢痕松解植皮术　lysis of finger web/toe web adhesion, repaired with skin graft
指间关节融合术　arthrodesis of interphalangeal joint of hand
指蹼瘢痕切除局部皮瓣整形术　scar resection of finger web, repaired with local flap
指蹼加深术　web space release
指蹼粘连松解带蒂皮瓣转移术　lysis of finger web adhesion, repaired with pedicled skin flap
指蹼粘连松解局部改形术　lysis of finger web adhesion, repaired with local modification
指蹼粘连松解局部皮瓣转移术　lysis of finger web adhesion, repaired with local flap
指蹼粘连松解游离皮瓣移植血管吻合术　lysis of finger web adhesion, repaired with free flap and anastomosis of blood vessel
指蹼粘连松解游离植皮术　lysis of finger web adhesion, repaired with skin graft
中厚皮片移植术　split-thickness skin graft
轴型皮瓣术　axial pattern skin flap
肘部瘢痕切除植皮术　scar resection of elbow, repaired with skin graft
猪皮移植法　pig skin graft
自体表皮与异体真皮混合植皮术　auto-epidermis and variant dermis graft
自体培养表皮细胞移植　cultured epidermal autograft
自异体混合植皮术　autos and variant skin graft
足背瘢痕切除中厚植皮术　scar resection of dorsum of foot, repaired with split-thickness skin graft
足背皮瓣术　dorsal pedis skin flap
足部切痂术　eschar excision of foot
足部削痂术　eschar tangential excision of foot

足底内侧皮瓣术　plantar medial skin flap
足踝部瘢痕切除交腿皮瓣修复术　scar resection of foot and ankle,
　repaired with cross leg flap

足趾切痂术　eschar excision of phalanges of foot
足趾削痂术　eschar tangential excision of phalanges of foot
作业疗法　occupational therapy

19.4　临床检查名词

^{133}Xe 连续闪烁摄影肺扫描　^{133}Xe consecutive pulmonary scintigraphy
拔毛试验　pluck out hair test
创面微循环检测　microcirculation assay of wound surface
创面温度测定　temperature test of wound surface
肺功能检查　pulmonary function test
红外摄影　infrared photography
基础代谢率　basal metabolic rate
间接测热法　indirect calorimetry
金霉素荧光法　chlorotetracycline fluorescence assay
经皮氧监测　percutaneous oxygen monitoring
每克组织菌量　colony forming unit (cfu) per gram tissue
烧伤痂下组织细菌定量检测　quantitative determination of bacterial

under eschar tissue
烧伤康复评定　rehabilitation evaluation of burn
烧伤组织细菌定量检测　quantitative determination of bacterial of
　burned tissue
徒手肌力评定　manual muscle test
纤维支气管镜检查　bronchofibroscopy
溴酚蓝染色　bromophenol blue staining
血气分析　blood gas analysis
支气管肺泡灌洗　bronchoalveolar lavage
支气管镜检查　bronchoscopy
直接测热法　direct calorimetry

20. 小儿外科

20.1 手术操作名词

Nikaidoh 手术　Nikaidoh operation
闭式二尖瓣交界分离术　closed mitral commissurotomy
闭式三尖瓣交界分离术　closed tricuspid commissurotomy
布莱洛克 - 汉隆手术　Blalock-Hanlon operation　［又称］Blalock-Hanlon 手术△
部分肺静脉异位引流矫正术　correction of partial anomalous pulmonary venous connection
大血管转位矫正术　arterial switch operation, ASO
单侧腹股沟疝无张力修补术　tension-free herniorrhaphy for unilateral inguinal hernia
单侧腹股沟疝修补术　unilateral inguinal hernia repair
单侧腹股沟斜疝修补术　unilateral oblique inguinal hernia repair
单侧腹股沟直疝无张力修补术　tension-free herniorrhaphy for unilateral direct inguinal hernia
单侧腹股沟直疝修补术　unilateral direct inguinal hernia repair
单心房矫治术　surgical correction of single atrium
动脉导管封堵术　device closure of patent ductus arteriosus
动脉导管结扎术　ligation of patent ductus arteriosus
动脉导管未闭切断缝合术　division and suturing of patent ductus arteriosus
二尖瓣瓣环成形术　mitral annuloplasty
二尖瓣瓣周漏修补术　repair of mitral perivalvular leakage
二尖瓣机械瓣膜置换术　mechanical mitral valve replacement
二尖瓣生物瓣膜置换术　bioprosthetic mitral valve replacement
二尖瓣探查术　mitral valve exploration
法洛四联症根治术　total correction of tetralogy of Fallot
方坦手术　Fontan operation　［又称］Fontan 手术△, 丰唐手术△
房间隔缺损闭式封堵修补术　device closure of atrial septal defect
房间隔缺损扩大术　atrioseptomy
房间隔缺损修补术　repair of atrial septal defect
房间隔缺损组织补片修补术　tissue patch repair of atrial septal defect
肺动脉瓣闭式扩张术　closed pulmonary valve commissurotomy
肺动脉瓣机械瓣膜置换术　mechanical pulmonary valve replacement
肺动脉瓣生物瓣膜置换术　bioprosthetic pulmonary valve replacement
肺动脉瓣探查术　pulmonary valve exploration
肺动脉结扎术　ligation of pulmonary artery
腹腔镜下单侧腹股沟疝修补术　unilateral laparoscopic repair of inguinal hernia
腹腔镜下双侧腹股沟疝修补术　bilateral laparoscopic repair of inguinal hernia
腹腔镜下幽门环肌层切开术　laparoscopic pyloromyotomy
高频通气　high frequency ventilation, HFV
冠状动脉结扎术　ligation of coronary artery
冠状血管动脉瘤修补术　coronary vessel aneurysm repair
奇静脉封堵术　occlusion of azygos vein
奇静脉结扎术　ligation of azygos vein
腱索切断术　amputation of chordae tendineae
腱索修补术　repair of chordae tendineae

经鼻持续气道正压通气　nasal continuous positive airway pressure, NCPAP
经胸房间隔缺损闭式封堵修补术　transthoracic device closure of atrial septal defect
经胸室间隔缺损闭式封堵修补术　transthoracic device closure of ventricular septal defect
开胸心脏按摩术　open-chest cardiac massage
卵圆孔未闭闭式封堵修补术　device closure of patent foramen ovale
卵圆孔未闭修补术　repair of patent foramen ovale
卵圆孔未闭组织补片修补术　tissue patch repair of patent foramen ovale
罗斯手术　Ross operation　［又称］Ross 手术△
马斯塔德手术　Mustard operation　［又称］Mustard 手术△
气管插管　tracheal intubation
气管切开　tracheotomy
腔静脉 - 肺动脉分流术　cavopulmonary shunt
人造心脏瓣膜重新缝合术　artificial heart valve prosthesis sewn back operation
三尖瓣瓣环成形术　tricuspid annuloplasty
三尖瓣机械瓣膜置换术　mechanical tricuspid valve replacement
三尖瓣生物瓣膜置换术　bioprosthetic tricuspid valve replacement
三尖瓣探查术　tricuspid valve exploration
三尖瓣下移矫治术　correction of Ebstein anormaly　［又称］埃勃斯坦畸形矫治术△
室间隔缺损闭式封堵修补术　device closure of ventricular septal defect
室间隔缺损人造补片修补术　ventricular septal defect repair with prosthetic patch
室间隔缺损修补术　atrial septal defect repair
室间隔缺损组织补片修补术　tissue patch repair of ventricular septal defect
双侧腹股沟疝无张力修补术　tension-free hernioplasty for bilateral inguinal hernia
双侧腹股沟疝无张力修补术（一侧直疝一侧斜疝）　tension-free hernioplasty for bilateral inguinal hernia, one side is straight hernia and the other side is oblique hernia
双侧腹股沟疝修补术　bilateral inguinal hernia hernioplasty
双侧腹股沟斜疝疝囊高位结扎术　bilateral inguinal hernia sac high ligation
双侧腹股沟斜疝修补术　bilateral inguinal hernia repair
双侧腹股沟直疝无张力修补术　tension-free hernioplasty for bilateral direct inguinal hernia
双侧腹股沟直疝 - 斜疝修补术　bilateral oblique hernia-direct inguinal hernia hernioplasty
双侧腹股沟直疝修补术　bilateral direct inguinal hernia hernioplasty
双水平正压通气　bilevel positive airway pressure, BiPAP
体 - 肺动脉侧支封堵术　occlusion of aortopulmonary collaterals
体 - 肺动脉侧支结扎术　ligation of aortopulmonary collaterals
体外膜式氧合　extracorporeal membrane oxygenation, ECMO
完全动脉干矫正术　correction of persistent truncusarteriosus

完全肺静脉异位引流矫正术　correction of total anomalous pulmonary venous drainage

心包病损切除术　excision of pericardium lesion

心包部分切除术　partial pericardiectomy

心包开窗术　pericardiostomy

心包切开探查术　pericardiostomy with exploration

心包切开引流术　pericardiostomy with drainage

心包粘连松解术　pericardiolysis

心房内调转术　atrial switch operation

心肌切开术　myocardiotomy

心内膜垫缺损假体修补术　endocardial cushion defect prosthesis repair

心内膜垫缺损修补术　endocardial cushion defect repair

心内膜垫缺损组织补片修补术　endocardial cushion defect repair with prosthesis

心内膜切开术　endocardiotomy

心室部分切除术　partial ventriculectomy

心室内隧道修补术　intraventricular tunnel repair, IVR

心室切开术　ventriculotomy

心室水平修复手术　reparationaletageventriculaire procedure　［又称］REV 手术△

心室异常肌束切除术　resection of anomalous muscle bands

心脏间隔补片重新缝合术　cardiac intervals patch sewn back operation

心脏切开术　cardiotomy

心脏乳头肌修补术　papillary muscle repair

胸腔镜下心包切开引流术　thoracoscopicpericardiotomy with drainage

永存动脉干矫正伴室间隔缺损假体置入术　correction of persistent truncusarteriosus with patch repair of ventricular septal defect

幽门肌层切开术　pyloromyotomy

右房右室异常通道修补术　surgical repair of right atrium and ventricular tunnel

右室流出道补片修补术　patch repair of right ventricular outflow tract

右室流出道重建术　right ventricular outflow tract reconstruction

右心室动脉圆锥切除术　resection of infundibulum of right ventricle

右心室 - 肺动脉分流术　right ventricle-pulmonary artery shunt operation, Rastelli operation　［又称］Rastelli 手术△

直视下二尖瓣切开扩张术　mitral commissurotomy with open heart

直视下二尖瓣修补术　mitral valve repair with open heart

直视下房间隔缺损人造补片修补术　artificial patch repair of atrial septal defect under direct vision

直视下肺动脉瓣成形术　pulmonary valvuloplasty under direct vision

直视下肺动脉瓣切开扩张术　pulmonary valve commissurotomy under direct vision

直视下冠状动脉内膜切除术　coronary endarterectomy under direct vision

直视下冠状动脉内膜切除术伴补片移植术　coronary endarterectomy with patch graft under direct vision

直视下三尖瓣修补术　tricuspid valve repair under direct vision

直视下主动脉瓣修补术　aortic valve repair under direct vision

主动脉瓣瓣周漏修补术　repair of aortic perivalvular leakage

主动脉瓣闭式扩张术　closed aortic commissurotomy

主动脉瓣机械瓣膜置换术　mechanical aortic valve replacement

主动脉瓣膜下环切除术　resection of subaortic ring

主动脉瓣生物瓣膜置换术　bioprosthetic aortic valve replacement

主动脉瓣探查术　aortic valve exploration

主动脉窦修补术　aortic sinus repair, Valsalva operation　［又称］Valsalva 手术△

主动脉 - 肺动脉间隔缺损修补术　aortopulmonaryseptal defect repair

左室流出道重建术　left ventricular outflow tract reconstruction

左心耳切除术　resection of left auricular appendage

左心尖 - 主动脉旁路分流术　left ventricular apex-aorta bypass

21. 肿瘤科

21.1 疾病诊断名词

Galen 静脉动脉瘤　vein of Galen aneurysm

T 淋巴母细胞淋巴瘤 / 急性淋巴细胞白血病　T-lymphoblastic lymphoma/acute lymphoblastic leukemia

鞍上区恶性肿瘤　suprasellar region malignancy

臂丛神经恶性肿瘤　malignancy of brachial plexus ［又称]恶性臂丛神经肿瘤△

齿龈良性肿瘤　benign tumor of gingiva

耻骨及坐骨恶性骨肿瘤　pubis and ischium malignant bone tumor

耻骨及坐骨交界性骨肿瘤　pubis and ischium border bone tumor

耻骨及坐骨良性骨肿瘤　pubis and ischium benign bone tumor

垂体促甲状腺激素分泌瘤　pituitary thyroid stimulating hormone-producing tumor

垂体促肾上腺皮质激素分泌腺癌　pituitary adrenocorticotropic hormone-producing adenocarcinoma

垂体催乳素 / 生长激素混合瘤　pituitary prolactin/growth hormone mixed tumor

垂体皮样和表皮样囊肿　pituitary dermoid and epidermoid cyst

促性腺激素腺瘤　gonadotroph adenoma

大涎腺交搭跨越恶性肿瘤的损害　malignant neoplasm of overlapping site of large salivary gland

岛叶恶性肿瘤　insular lobe malignant neoplasm

骶淋巴结继发恶性肿瘤　secondary malignancy of sacral lymph node

骶前恶性肿瘤　presacral malignancy

骶尾部恶性肿瘤　sacral malignancy

骶尾区继发恶性肿瘤　secondary malignancy of sacrococcygeal region ［又称]骶尾部继发恶性肿瘤

骶尾原位癌　sacrococcygeal carcinoma in situ

蝶鞍旁恶性肿瘤　malignant tumor of parasella turcica

顶叶恶性肿瘤　malignant tumor of parietal lobe

顶叶继发恶性肿瘤　secondary malignancy of parietal lobe

顶枕叶恶性肿瘤　malignancy of parietal-occipital lobe

动静脉性血管瘤　arteriovenous haemangioma ［又称]动静脉血管瘤△

多部位继发恶性肿瘤　multi-sites secondary malignancy ［又称]多系统继发恶性肿瘤△

多部位淋巴结继发恶性肿瘤　secondary malignant lymph node of multiple sites ［又称]多处淋巴结继发恶性肿瘤△

多部位原发恶性肿瘤　multi-sites primary malignant tumor

多内分泌腺瘤病 2A 型伴苔藓样皮肤淀粉样变　multiple endocrine neoplasia type 2A with cutaneous lichen amyloidosis

多内分泌腺瘤病 2A 型伴先天性巨结肠症　multiple endocrine neoplasia type 2A with Hirschsprung disease

额顶叶恶性肿瘤　frontal and parietal malignant tumor

额颞顶叶恶性肿瘤　frontal temporal and parietal malignant tumor

额颞叶恶性肿瘤　frontal temporal lobe malignant tumor

额叶恶性肿瘤　frontal malignant tumor

额叶继发恶性肿瘤　secondary malignancy of frontal lobe

恶性肥大细胞瘤　malignant mastocytoma

耳和外耳道黑素细胞痣　ear and external auditory canal melanocytic nevi

非卵巢特异性软组织肿瘤　non-ovarian specific soft tissue tumor

肥大细胞肉瘤　mast cell sarcoma

附睾乳头状囊腺瘤　epididymal papillary cystadenoma

腹股沟恶性肿瘤　malignant tumor of groin

腹股沟继发恶性肿瘤　groin secondary malignancy

腹股沟淋巴结继发恶性肿瘤　secondary malignancy of inguinal lymph node

腹股沟周围神经恶性肿瘤　malignancy of inguinal peripheral nerve ［又称]腹股沟神经恶性肿瘤△

腹膜后错构瘤　retroperitoneal hamartoma ［又称]先天性腹膜后错构瘤△

腹膜后恶性肿瘤　malignant tumor of retroperitoneum

腹膜后淋巴结继发恶性肿瘤　secondary malignancy of retroperitoneal lymph node

腹周围神经恶性肿瘤　malignancy of ventral peripheral nerve ［又称]腹部周围神经恶性肿瘤△

肝门胆管肿瘤　hepatic bile duct tumor

睾丸网状组织腺癌　rete testis adenocarcinoma

肱骨内上髁淋巴结继发恶性肿瘤　secondary malignant tumor of epitrochlear lymph node

宫颈鳞状上皮内瘤变(低级别)　cervical squamous intraepithelial neoplasia low level

宫颈鳞状上皮内瘤变(高级别, Ⅱ - Ⅲ级)　cervical squamous intraepithelial neoplasia high level(grade Ⅱ and Ⅲ)

宫颈腺上皮内瘤变(高级别, Ⅱ - Ⅲ级)　cervical intraepithelial glandular neoplasia high level(grade Ⅱ and Ⅲ)

股神经恶性肿瘤　malignancy of femoral nerve

骨和关节软骨动态未定或动态未知的肿瘤　bone and articular cartilage,tumor with undetected or undetermined

骨盆恶性肿瘤　pelvic malignant tumor

骨盆周围神经恶性肿瘤　malignancy of pelvic peripheral nerve

骨髓继发恶性肿瘤　secondary malignant neoplasm of bone marrow

骨肿瘤　bone tumor

颌淋巴瘤　jaw lymphoma

呼吸系统不明确部位的恶性肿瘤　malignant tumor of ill-defined site within respiratory system

会阴继发恶性肿瘤　secondary malignant tumor of perineum

肌细胞瘤　myocytoma

基底节恶性肿瘤　basal ganglia malignant tumor

急性髓系白血病伴 CBFB-MYH11　acute myeloid leukemia with CBFB-MYH 11

急性髓系白血病伴有 t(8 ;21) (q22 ;q22), (AML1/ETO)　acute myeloid leukemia accompanied with t(8 ;21) (q22 ;q22), (acute myeloid leukemia/ETO)

脊髓恶性肿瘤　malignancy of spinal cord,spinal cord malignancy

脊髓圆锥恶性肿瘤　malignancy of conus medullaris

家族性甲状腺髓样癌伴先天性巨结肠症　familial medullary thyroid cancer with Hirschsprung disease

甲状旁腺交界恶性肿瘤　malignant neoplasm of parathyroid border

甲状腺髓样癌伴有淀粉样间质　medullary thyroid carcinoma associated with amyloid mesenchyme

间皮瘤　mesothelioma　［又称］恶性间皮瘤△

浆液性表面乳头状癌　serous surface papillary carcinoma

交错树突细胞肉瘤　dendritic cell sarcoma

交感神经继发恶性肿瘤　secondary sympathetic malignancy

胶原瘤　collagenoma

结肠内分泌性肿瘤　colon endocrine tumor

睫状体黑色素细胞瘤　ciliary body melanocytoma

颈部周围神经恶性肿瘤　malignancy of cervical peripheral nerve

颈动脉体恶性肿瘤　carotid body malignancy

颈静脉孔区恶性肿瘤　malignancy of jugular foramen

颈静脉孔区继发恶性肿瘤　secondary malignancy of jugular foramen

颈髓恶性肿瘤　cervical malignancy

臼齿后区原位癌　retromolar tumor in situ

卡波西肉瘤　Kaposi sarcoma　［又称］卡波济肉瘤△

阔韧带乳头状囊腺瘤　broad ligament papillary cystadenoma

拉特克囊继发恶性肿瘤　secondary malignant neoplasm of Rathke pouch

莱特勒-西韦病　Letterer-Siwe disease　［又称］Letterer-Siwe 病△

梨状窝良性肿瘤　benign tumor of pyriform fossa

淋巴管恶性肿瘤　malignant neoplasm of lymphatic vessel

淋巴管畸形　lymphatic malformation

淋巴结继发恶性肿瘤　secondary malignant tumor of lymph node

淋巴结卡波西肉瘤　Kaposi sarcoma of lymph node

颅骨动态未定肿瘤　skull dynamic undetermined tumor

颅骨和面骨良性肿瘤　craniofacial benign tumor

颅骨继发恶性肿瘤　secondary cranial malignancy

颅眶沟通恶性肿瘤　cranial orbital communication malignant tumor

颅内恶性肿瘤　intracranial malignant tumor

颅内继发恶性肿瘤　secondary malignant intracranial tumor

颅内静脉窦继发恶性肿瘤　intracranial venous sinus secondary malignant tumor

颅内胚胎性癌　intracranial embryonal carcinoma

颅神经恶性肿瘤　malignancy of cranial nerve

颅窝继发恶性肿瘤　secondary malignancy of cranial fossa

颅咽管恶性肿瘤　malignant neoplasm of craniopharyngeal duct

卵巢 Brener's 瘤　ovarian Brenner tumor

卵巢低级别浆液癌　ovarian low grade serous carcinoma

卵巢高级别浆液癌　ovarian high grade serous carcinoma

卵巢浆液性黏液性肿瘤　ovarian serous and mucinous tumor

卵巢黏液性囊腺瘤　ovarian mucinous vesicle gland tumor

卵巢黏液性腺癌　ovarian mucinous adenocarcinoma

卵巢上皮性恶性肿瘤　ovarian epithelial malignant tumor

卵巢未分化癌　ovarian undifferentiated carcinoma

卵巢索间质肿瘤　ovarian sex gonad stromal tumor

卵巢支持细胞瘤　ovarian sertoli cell tumor

卵巢子宫内膜样腺癌　ovarian endometrioid adenocarcinoma

滤泡性甲状腺腺癌(小梁性)　follicular thyroid adenocarcinoma,trabecular

滤泡性腺癌(高分化的)　follicular adenocarcinoma,well-differentiated

马尾恶性肿瘤　cauda equina malignancy

脉络丛恶性肿瘤　choroid plexus malignant tumor

泌尿器官恶性肿瘤　urinary organ malignant tumor　［又称］泌尿系统恶性肿瘤△

泌尿生殖系统交界性肿瘤　urogenital system borderline tumor

泌尿系统继发恶性肿瘤　urinary system secondary malignant tumor　［又称］泌尿系统继发性恶性肿瘤△

泌尿系统良性肿瘤　benign neoplasm of urinary system

面部淋巴管瘤　facial lymphangioma

面部血管纤维瘤　facial angiofibroma

面部周围神经恶性肿瘤　malignancy of facial peripheral nerve

面骨动态未定肿瘤　facial bone dynamic undetermined tumor

面颈部淋巴管畸形　face and neck lymphatic malformation

纳博特腺继发恶性肿瘤　secondary malignant neoplasm of nabothian gland

脑白质恶性肿瘤　cerebral white matter malignant tumor

脑白质继发恶性肿瘤　cerebral white matter secondary malignant tumor

脑恶性肿瘤　malignant brain tumor

脑干恶性肿瘤　malignancy of brain stem　［又称］脑干恶性肿瘤(包括第四脑室)△

脑干继发恶性肿瘤　brain stem secondary malignant tumor

脑干血管母细胞瘤　hemangioblastoma of brain stem

脑和脑膜继发恶性肿瘤　brain and meninges secondary malignant tumor

脑脊膜恶性肿瘤　meninges tumor

脑脊膜继发恶性肿瘤　meningeal secondary malignant tumor

脑继发恶性肿瘤　secondary malignant brain tumor

脑膜恶性肿瘤　malignant neoplasm of cerebral meninges　［又称］脑膜肿瘤△

脑膜恶性肿瘤　meningeal malignancy

脑膜继发恶性肿瘤　secondary malignancy of meninges

脑桥恶性肿瘤　pons malignant tumor

脑神经继发恶性肿瘤　secondary malignancy of cranial nerve

脑室恶性肿瘤　ventricle malignant tumor

尿道恶性肿瘤　urethral malignant tumor　［又称］尿道癌△

尿道继发恶性肿瘤　urethral secondary malignant tumor　［又称］尿道继发性恶性肿瘤△

尿道交界性肿瘤　urethral borderline tumor　［又称］尿道肿瘤、尿道性质未定肿瘤△

尿道良性肿瘤　benign tumor of urethra,BTU

尿道内口恶性肿瘤　internal urethral orifice malignant tumor

尿道旁腺良性肿瘤　benign neoplasm of paraurethral gland

尿道旁腺体恶性肿瘤　paraurethral gland malignant tumor

尿道原位癌　urethral carcinoma in situ

颞顶枕叶恶性肿瘤　temporal parietal occipital malignant tumor

颞下凹结缔组织良性肿瘤　benign tumor of infratemporal fossa connective tissue

颞叶恶性肿瘤　temporal malignant tumor

颞叶继发恶性肿瘤　temporal secondary malignant tumor

膀胱侧壁恶性肿瘤　bladder lateral wall malignant tumor

膀胱顶部恶性肿瘤　malignancy of vertex vesicae urinariae

膀胱恶性肿瘤　bladder malignant tumor　［又称］膀胱癌△

膀胱副结节瘤　bladder deputy nodule tumor

膀胱后壁恶性肿瘤　bladder posterior wall malignant tumor

膀胱及输尿管恶性肿瘤　bladder and ureter malignant tumor

膀胱继发恶性肿瘤　bladder secondary malignant tumor

膀胱交界性肿瘤　bladder borderline tumor

膀胱颈恶性肿瘤　bladder neck malignant tumor

膀胱颈息肉　polypus of neck of bladder

膀胱良性肿瘤　benign tumor of bladder

膀胱前壁恶性肿瘤　bladder anterior wall malignant tumor

膀胱乳头状息肉　vesical papillary polypus

膀胱三角区恶性肿瘤　trigone malignant tumor

膀胱息肉　vesical polypus

膀胱移行上皮息肉　urinary bladder transitional epithelium polypus　［又称］膀胱纤维上皮息肉△

膀胱原位癌　bladder carcinoma in situ

盆腔恶性肿瘤　pelvic malignancy

盆腔继发恶性肿瘤　secondary malignancy of cavitas pelvis

盆腔淋巴结继发恶性肿瘤　secondary malignant tumor of pelvic lymph node

皮肤黏液瘤　skin myxoma

脾门淋巴结继发恶性肿瘤　secondary malignant tumor of splenic hilar

lymph node

胼胝体恶性肿瘤　corpus callosum malignant tumor

脐尿管恶性肿瘤　urachal malignant tumor　［又称］脐尿管癌△

脐尿管鳞癌　urachal squamous cell carcinoma

气管良恶性未定肿瘤　trachea tumor with undecided malignant potential

气管支气管继发恶性肿瘤　secondary malignant neoplasm of trachea and bronchus

髂淋巴结继发恶性肿瘤　secondary malignant tumor of iliac lymph node

前列腺间质腺瘤恶性潜能未定的间质增生　prostatic stromal tumor with uncertain degree hyperplasia

前列腺尿路上皮癌　prostatic urothelial carcinoma

前颅窝底恶性肿瘤　base of anterior cranial fossa malignant tumor

鞘膜继发恶性肿瘤　secondary malignant tumor of epithelium of guard

丘脑恶性肿瘤　thalamus malignant tumor

球后淋巴瘤　retroocular lymphoma

球后炎性假瘤　eyeball posterior inflammatory pseudotumor

躯干部血管瘤　trunk hemangioma

躯干恶性肿瘤　malignant tumor of trunk

躯干骨继发恶性肿瘤　secondary malignant neoplasm of trunk bone

躯干继发上皮内瘤　secondary malignant tumor of trunk

躯干皮肤继发恶性肿瘤　secondary malignant neoplasm of trunk skin

躯干周围神经恶性肿瘤　malignancy of trunk peripheral nerve

乳房腋尾部恶性肿瘤　malignant neoplasm of breast and axillary tail

乳头恶性肿瘤　malignant neoplasm of papilla

乳头状瘤　papilloma

乳腺癌（双侧）　breast carcinoma（bilateral）

乳腺导管腺瘤　breast ductal adenoma

乳腺导管原位癌（右侧）　mammary duct tumor in situ（right）

乳腺叶状肿瘤　phyllode tumor

软组织卡波西肉瘤　Kaposi sarcoma of soft tissue

鳃裂良性肿瘤　benign neoplasm of branchial cleft

上肢骨继发恶性肿瘤　secondary malignant neoplasm of upper extremity bone

上肢周围神经恶性肿瘤　malignancy of peripheral nerve of upper extremity

肾错构瘤　renal hamartoma　［又称］先天性肾错构瘤△

肾恶性肿瘤　renal malignant neoplasm　［又称］肾癌△

肾和肾盂继发恶性肿瘤　secondary malignancy of kidney and kidney pelvis

肾及输尿管恶性肿瘤　renal and ureteral malignant neoplasm

肾继发恶性肿瘤　renal secondary malignant neoplasm　［又称］肾继发性恶性肿瘤△

肾交界性肿瘤　renal borderline tumor　［又称］肾肿瘤△

肾良性肿瘤　benign renal tumor

肾上腺雌激素分泌腺癌　estrogen-secreting adrenocortical carcinoma

肾上腺雌激素分泌腺瘤　estrogen-secreting adrenocortical adenoma

肾上腺多激素分泌腺癌　adrenal multi hormone-secreting adrenocortical carcinoma

肾上腺多激素分泌腺瘤　adrenal multi hormone-secreting adrenocortical adenoma

肾上腺恶性肿瘤　malignant neoplasm of adrenal gland　［又称］肾上腺周围组织恶性肿瘤△

肾上腺皮质醇分泌腺癌　cortisol-producing adrenocortical carcinoma　［又称］皮质醇分泌肾上腺皮质腺癌△

肾上腺皮质肿瘤　adrenocortical tumor

肾上腺醛固酮分泌腺癌　adrenal aldosterone-producing adenocarcinoma

肾上腺醛固酮分泌腺瘤　adrenal aldosterone-producing adenoma

肾上腺性激素分泌腺癌　adrenal gonadal hormone-secreting adrenocortical carcinoma

肾上腺性激素分泌腺瘤　adrenal gonadal hormone-secreting adrenocortical adenoma

肾上腺雄激素分泌腺癌　androgen-secreting adrenocortical carcinoma

肾上腺雄激素分泌腺瘤　androgen-secreting adrenocortical adenoma

肾上腺肿瘤　adrenal tumor

肾盂恶性肿瘤　renal pelvis malignant neoplasm　［又称］肾盂癌△

肾盂及膀胱恶性肿瘤　renal pelvis and bladder malignant neoplasm　［又称］肾盂膀胱恶性肿瘤△

肾盂继发恶性肿瘤　renal pelvis secondary malignant neoplasm　［又称］肾盂继发性恶性肿瘤△

肾盂交界性肿瘤　renal pelvis borderline tumor　［又称］肾盂肿瘤△

肾盂良性肿瘤　benign renal pelvis tumor

肾盂输尿管连接处恶性肿瘤　malignancy of pelviureteric junction

肾盂原位癌　renal pelvis carcinoma in situ

肾盏恶性肿瘤　calyx malignant neoplasm

生殖器官血管瘤　hemangioma of reproductive organ

湿疹样乳腺癌　eczematoid carcinoma of breast

视盘（乳头）良性肿瘤　benign tumor of optic disc　［又称］乳头良性肿瘤△

视神经恶性肿瘤　optic nerve malignant neoplasm

视神经鞘膜瘤　optic nerve neurinoma

视网膜血管瘤样增生　retinal angiomatous proliferation

视网膜血管母细胞瘤　retinal hemangioblastoma

输卵管上皮内癌　oviduct intraepithelial carcinoma

输尿管恶性肿瘤　ureter malignant neoplasm

输尿管继发恶性肿瘤　ureter secondary malignant neoplasm

输尿管交界性肿瘤　ureter borderline neoplasm　［又称］输尿管肿瘤△

输尿管口恶性肿瘤　ureteric orifice of bladder malignant neoplasm

输尿管良性肿瘤　benign ureteral neoplasm

输尿管膀胱口恶性肿瘤　malignancy of ureteral orifice of urethra

输尿管膀胱口良性肿瘤　benign neoplasm of urinary bladder

输尿管原位癌　carcinoma in situ of ureter

树突细胞肉瘤　dendritic cells sarcoma

四肢皮肤继发恶性肿瘤　secondary malignant neoplasm of limbs skin

松果体恶性肿瘤　pineal gland malignant tumor

松果体继发恶性肿瘤　secondary malignant tumor of pineal gland

听神经恶性肿瘤　malignant neoplasm of acoustic nerve

头、面和颈部淋巴结继发性的恶性肿瘤　secondary malignant neoplasm of head, face and neck lymph node

头部周围神经恶性肿瘤　malignancy of cephalic peripheral nerve

头面颈部皮肤动态未定肿瘤　head, face and neck skin dynamic undetermined tumor

头面颈部皮肤肿瘤　head, face and neck skin tumor

头皮和颈部皮肤良性肿瘤　benign tumor of scalp and neck skin

头皮皮肤原位癌　scalp skin tumor in situ

臀部恶性肿瘤　malignant tumor of buttocks

臀部继发恶性肿瘤　secondary malignant tumor of buttocks

外阴错构瘤　hamartoma of vulva　［又称］先天性外阴错构瘤△

外阴鳞状上皮内瘤变（高级别，Ⅱ～Ⅲ级）　vulvar squamous intraepithelial neoplasia high level（grade Ⅱ and Ⅲ）

下肢骨继发恶性肿瘤　secondary malignant neoplasm of lower limb bone

下肢继发恶性肿瘤　secondary malignant tumor of lower extremity

下肢周围神经恶性肿瘤　malignancy of peripheral nerve of lower extremity　［又称］下肢（包括髋）周围神经恶性肿瘤△

纤维肌瘤　fibromyoma

纤维母细胞性网状细胞肿瘤　fibroblastic reticular cell tumor

小脑恶性肿瘤　malignant neoplasm of cerebellum

小脑继发恶性肿瘤　secondary malignant neoplasm of cerebellum

小脑蚓部恶性肿瘤　cerebellar vermis malignant tumor

斜坡恶性肿瘤　clivus malignant tumor

斜坡继发恶性肿瘤　secondary clivus malignant tumor

心室交界性肿瘤　borderline neoplasm of ventricular

心脏恶性肿瘤　malignant neoplasm of heart

心脏交界性肿瘤　borderline neoplasm of heart

心脏良性肿瘤　benign tumor of heart

心脏黏液瘤　cardiac myxoma
心脏转移瘤　metastatic heart tumor
胸壁错构瘤　hamartoma of chest wall　［又称］先天性胸壁错构瘤△
胸部淋巴结继发恶性肿瘤　secondary malignant tumor of thoracic lymph node
胸导管继发恶性肿瘤　secondary malignant tumor of thoracic duct
胸结缔组织恶性肿瘤　malignant neoplasm of chest connective tissue
胸膜继发恶性肿瘤　secondary malignant neoplasm of pleura
胸腺良恶性未定肿瘤　uncertain behavior neoplasm of thymus
胸周围神经恶性肿瘤　malignancy of peripheral nerve of chest
嗅球恶性肿瘤　olfactory bulb malignant tumor
嗅神经恶性肿瘤　malignant neoplasm of olfactory nerve
延髓恶性肿瘤　bulbus medullae malignant tumor
眼部神经鞘瘤　schwannoma of eye
眼动脉动脉瘤　ophthalmic artery aneurysm
眼睑黄色瘤　xanthoma palpebrarum
眼睑原位癌　eyelid tumor in situ
眼球后良性肿瘤　benign tumor of eyeball posterior
叶状囊肉瘤　phyllode cystosarcoma
腋窝淋巴结继发恶性肿瘤　secondary malignant tumor of axillary lymph node
腋下继发恶性肿瘤　secondary malignant tumor of armpit
腋下淋巴结继发恶性肿瘤　secondary malignant tumor of axillary lymph node
胰腺浆液性囊肿　pancreatic serous cyst
胰腺黏液性囊肿　pancreatic mucous cyst
胰腺神经内分泌微腺瘤　pancreatic neuroendocrine microadenoma
胰腺生长抑素瘤　pancreatic somatostatin tumor
胰腺胃泌素瘤　pancreatic gastrin tumor
胰腺血管活性肽瘤　pancreatic vasoactive peptide tumor
异位促肾上腺皮质激素分泌垂体腺瘤　ectopic adrenocorticotropic hormone-producing pituitary adenoma
异位皮质醇分泌肾上腺腺癌　ectopic cortisol-producing adrenal adenocarcinoma
异位皮质醇分泌肾上腺腺瘤　ectopic cortisol-producing adrenal adenoma
异位肾上腺雌激素分泌腺癌　ectopic estrogen-secreting adrenocortical carcinoma
异位肾上腺雌激素分泌腺瘤　ectopic estrogen-secreting adrenocortical adenoma
异位肾上腺多激素分泌腺癌　ectopic adrenal multi hormone-secreting adrenocortical carcinoma
异位肾上腺多激素分泌腺瘤　ectopic adrenal multi hormone-secreting adrenocortical adenoma
异位肾上腺雄激素分泌腺癌　ectopic androgen-secreting adrenocortical carcinoma
异位肾上腺雄激素分泌腺瘤　ectopic androgen-secreting adrenocortical adenoma

异位无功能肾上腺皮质腺癌　ectopic nonfunctional adrenocortical carcinoma
异位无功能肾上腺皮质腺瘤　ectopic dysfunctional adrenal cortical adenoma
异位性激素分泌腺癌　ectopic sex hormone-producing adenocarcinoma
异位性激素分泌腺瘤　ectopic adrenal gonadal hormone-secreting adenoma
翼腭窝良性肿瘤　benign tumor of pterygopalatine fossa
阴道鳞状上皮内瘤变（低级别）　vagina squamous intraepithelial neoplasia low level
阴道鳞状上皮内瘤变（高级别，Ⅱ～Ⅲ级）　vagina squamous intraepithelial neoplasia high level（grade Ⅱ and Ⅲ）
隐匿性甲状腺恶性肿瘤　latent thyroid malignant neoplasm
硬脊膜外恶性肿瘤　extradural spinal cord malignancy
硬脊膜外继发恶性肿瘤　secondary malignancy of extradural spinal cord
硬膜外恶性肿瘤　epidural malignant tumor
硬膜外继发恶性肿瘤　secondary extradural malignancy
硬膜下恶性肿瘤　subdural malignant tumor
硬脑膜下继发恶性肿瘤　secondary subdural malignancy
右侧乳腺恶性肿瘤　malignant neoplasm of right breast
原发部位不明恶性肿瘤　malignant tumor of unknown primary site
原位癌　carcinoma in situ
枕骨恶性肿瘤　occipital malignant tumor
枕骨继发恶性肿瘤　secondary malignant tumor of occipital lobe
支气管和肺良性肿瘤　benign neoplasm of bronchus and lung
支气管或肺恶性肿瘤　malignant neoplasm of bronchus or lung
支气管继发瘤　secondary malignant neoplasm of bronchus
支气管良恶性未定肿瘤　bronchus benign and malignant tumor of uncertain
指突状树突细胞肉瘤　interdigitating dendritic cell sarcoma（IDCS）
中脑恶性肿瘤　midbrain malignant tumor
中枢神经系统恶性肿瘤　malignant tumor of central nervous system
中枢神经系统畸胎瘤　teratoma of central nervous system
中枢神经系统继发恶性肿瘤　secondary malignant tumor of central nervous system
中枢神经系统内胚窦瘤　yolk sac tumor of central nervous system
肿瘤性骨软化症合并骨折　neoplastic osteomalacia combined fracture
周围神经继发恶性肿瘤　secondary malignancy of peripheral nervous system
主支气管恶性肿瘤　malignant neoplasm of main bronchus
转移性肿瘤　metastatic tumor
椎管内恶性肿瘤　intraspinal malignancy
椎管内继发恶性肿瘤　secondary intraspinal malignancy
自主神经恶性肿瘤　malignancy of central nervous system
眦部恶性肿瘤　malignant neoplasm of canthus
左侧乳腺恶性肿瘤　malignant neoplasm of left breast

21.2　手术操作名词

CT 引导下肝病损射频消融术　CT guided radiofrequency ablation of hepatic lesion
CT 引导下胸腺病损射频消融术　CT guided radiofrequency ablation of thymic lesion
X 刀放射治疗　X-knife radiotherapy
癌症高热治疗　hyperthermia treatment
鞍区病损切除术　excision of lesion of saddle area

包皮病损切除术　excision of lesion of prepuce
背部肌肉病损切除术　excision of lesion of the back muscle
贲门部分切除伴食管 - 胃吻合术　partial resection of the cardia and gastro-esophageal anastomosis
鼻部分切除术　partial excision of nose
鼻唇病损切除术　excision of lesion of nose and lip
鼻皮肤病损切除术　excision of skin lesion of nose

扁桃体病损切除术　excision of amygdala lesion
扁桃体病损射频消融术　radiofrequency ablation of amygdala lesion
髌骨病损切除术　excision of lesion of patella
残留卵巢切除术　remnant ovariectomy
残留输卵管 - 卵巢切除术　remnant salpingo-ovariectomy
残胃切除术　remnant gastrectomy
残余胆囊切除术　remnant cholecystectomy
残余肾切除术　remnant nephrectomy
残余子宫颈切除术　remnant cervicectomy
苍白球切开术　pallidotomy
苍白球射频毁损术　pallidotomy with radiofrequency
侧脑室病损切除术　excision of lesion of lateral ventricle
查尔斯手术　Charles operation　［又称］淋巴水肿矫正 Charles 手术△
肠淋巴干 - 小静脉吻合术　intestinal lymphatico-venous anastomosis
肠外置段切除术　resection of exteriorized segment of large intestine
肠外置术　intestinal exteriorization　［又称］Mikulicz 手术△
肠系膜病损切除术　excision of lesion of mesentery
肠系膜固定术　mesenteriopexy
肠系膜淋巴管瘤（囊肿）切除术　excision of mesenteric cyst
肠系膜淋巴结根治性切除术　radical excision of mesenteric lymph node
肠系膜淋巴结切除术　excision of mesenteric lymph node
肠系膜修补术　repair of mesenteric defect
超声引导下耻骨上膀胱造口导尿管插入术　ultrasonic guidanced suprapubic catheterization
超声引导下胆管穿刺引流术　ultrasonic guidanced biliary drainage
超声引导下肝病损射频消融术　ultrasonic guidanced radiofrequency ablation of liver lesion
超声引导下经皮穿刺术　ultrasonic guidanced percutaneous puncture
超声引导下经皮肝穿刺胆管引流术　ultrasonic guidanced percutaneous transhepatic biliary drainage
超声引导下前列腺穿刺　ultrasonic guidanced prostate puncture
超声引导下肾病损射频消融术　ultrasonic guidanced radiofrequency ablation of renal lesion
超声引导下胸腔穿刺术　ultrasonic guidanced thoracentesis
耻骨病损切除术　excision of lesion of pubis
耻骨后膀胱前前列腺切除术　retropubic prevesical prostatectomy
耻骨后前列腺切除术　retropubic prostatectomy
耻骨后探查术　posterior exploration of pubic bone
耻骨上经膀胱前列腺切除术　suprapubic transvesical prostatectomy
耻骨上膀胱造口导尿管插入术　suprapubic catheterization
唇病损广泛切除术　excision of lesion of lip by wide excision
唇病损激光烧灼术　laser ablation of lip lesion
唇病损切除术　excision of lip lesion
大肠病损破坏术　destruction of lesion of large intestine
大肠病损切除术　excision of lesion of large intestine
大肠多节段切除术　multiple segmental resection of large intestine
大肠扭转复位术　reduction of torsion of large intestine
大肠切开探查术　incision and exploration of large intestine
大肠套叠复位术　reduction of intussusception of large intestine
大肠外置段切除术　resection of exteriorized segment of large intestine
大肠外置术　exteriorization of large intestine
大脑半球切除术　cerebral hemispherectomy
大脑病损切除术　excision of lesion of brain
大脑皮层粘连松解术　lysis of cerebral cortical adhesion
大脑清创术　debridement of brain
大网膜包肝术　excision of packing liver of greater omentum
大网膜包肾术　excision of packing renal of greater omentum
大网膜病损切除术　excision of lesion of greater omentum
大网膜部分切除术　partial excision of greater omentum
大网膜还纳术　greater omentum reposition
大网膜内移植术　great omentum grafting
大网膜切除术　great omentum excision
大网膜修补术　repair of greater omentum

大阴唇病损切除术　excision of lesion of labia majora
单侧睾丸部分切除术　partial excision of unilateral testis
单侧睾丸 - 附睾切除术　unilateral orchido epididymectomy
单侧睾丸切除术　unilateral orchidectomy, UO
单侧颈淋巴结根治性清扫术　radical dissection of unilateral cervical lymph node
单侧卵巢切除术　unilateral ovariectomy, ULO
单侧肾切除术　unilateral nephrectomy
单侧输卵管 - 卵巢切除术　unilateral salpingo-ovariectomy
单侧外阴切除术　unilateral vulvectomy
单纯淋巴结切除术　simple lymphadenectomy
单源光子放射治疗　single source radiation therapy
胆道内假体置换术　prosthesis replacement in bile duct
胆道切开探查术　bile duct incision and exploration
胆道吻合修正术　modified biliary anastomosis
胆管假体装置去除术　removal of prosthesis device of bile duct
胆管 - 空肠吻合术　cholangio-jejunostomy
胆管 - 十二指肠吻合术　cholangio-duodenostomy
胆管探查术　bile duct exploration
胆管 - 胃吻合术　cholangio-gastrostomy
胆管吻合术　biliary anastomosis
胆管引流术　cholangiodrainage
胆管支架置入术　biliary stent implantation
胆囊部分切除术　partial cholecystectomy
胆囊 - 肝管吻合术　gallbladder-hepatic duct anastomosis
胆囊根治性切除术　radical resection of gallbladder
胆囊 - 空肠瘘切除术　excision of gallbladder-jejunum fistula
胆囊 - 空肠吻合术　cholecysto-jejunostomy
胆囊扩大切除术　extensive cholecystectomy
胆囊瘘修补术　repair of gallbladder fistula
胆囊切除术　cholecystectomy（CC）
胆囊 - 十二指肠吻合术　cholecysto-duodenostomy
胆囊 - 胃瘘修补术　repair of gallbladder-gastric fistula
胆囊 - 胃吻合术　cholecysto-gastrostomy
胆总管 - 空肠吻合术　choledocho-jejunostomy
胆总管切开异物取出术　choledochotomy of foreign body
胆总管切开引流术　choledochotomy and drainage
胆总管 - 十二指肠吻合术　choledocho-duodenostomy
胆总管探查术　common bile duct exploration（CBDE）
胆总管 - 胃 - 空肠吻合术　Roux-en-Y anastomosis
胆总管 - 胃吻合术　choledocho-gastrostomy
骶部脓肿切开引流术　incision and drainage of sacral abscess
骶骨病损切除术　excision of lesion of sacrum
骶髂关节病损切除术　excision of lesion of cacroiliac joint
骶前病损切除术　excision of presacral lesion
骶尾部病损切除术　excision of lesion of sacrococcygeal region
骶椎病损切除术　excision of lesion of sacral vertebra
第三脑室病损切除术　excision of lesion of ventriculus tertius
第四脑室病损切除术　excision of lesion of ventriculus quartus
顶叶病损切除术　excision of parietal lobe lesion
额叶病损切除术　resection of frontal lobe lesion
额叶切除术　resection of frontal lobe
恶性腹腔积液灌注治疗　malignant seroperitoneum perfusion
恶性胸腔积液灌注治疗　malignant pleural effusion perfusion
恶性肿瘤的安宁疗护　hospice care of malignant tumor
恶性肿瘤的腹腔灌注治疗　malignant peritoneal cavity perfusion
恶性肿瘤的缓和医疗　palliative care of malignant tumor
恶性肿瘤的激光治疗　laser therapy of malignant tumor
恶性肿瘤的腔内灌注治疗　intracavitary infusion of malignant tumor
恶性肿瘤的热疗　thermotherapy of malignant tumor
恶性肿瘤的栓塞治疗　embolotherapy of malignant tumor
恶性肿瘤的心包灌注治疗　pericardium infusion of malignant tumor
恶性肿瘤的胸腔灌注治疗　thoracic cavity infusion of malignant tumor
恶性肿瘤的血管灌注治疗　blood vessel infusion of malignant tumor

恶性肿瘤的血管栓塞治疗　blood vessel inner embolism of malignant tumor

恶性肿瘤的氩氦刀治疗　cryosurgical therapy of malignant tumor

恶性肿瘤的支持治疗　supportive care of malignant tumor

恶性肿瘤放射治疗　radiotherapy of malignant tumor

恶性肿瘤复发　malignant tumor recurrence

恶性肿瘤介入治疗　interventional therapy of malignant tumor

恶性肿瘤免疫治疗　immunotherapy of malignant tumor

恶性肿瘤内分泌治疗　endocrine therapy of malignant tumor

恶性肿瘤射频治疗　radiofrequency of malignant tumor

恶性肿瘤生物治疗　biotherapy of malignant tumor

恶性肿瘤术后放疗　adjuvant radiotherapy of malignant tumor ［又称］恶性肿瘤辅助放疗△

恶性肿瘤术后分子靶向治疗　postoperative molecular targeted therapy of malignant tumor

恶性肿瘤术后化疗　adjuvant chemotherapy of malignant tumor ［又称］恶性肿瘤辅助化疗△

恶性肿瘤术后免疫治疗　postoperative immunotherapy of malignant tumor

恶性肿瘤术前分子靶向治疗　preoperative molecular targeted therapy of malignant tumor

恶性肿瘤术前化疗　neoadjuvant chemotherapy of malignant tumor ［又称］恶性肿瘤新辅助化疗△

恶性肿瘤术前免疫治疗　preoperative immunotherapy of malignant tumor

恶性肿瘤维持性化学治疗　maintenance chemotherapy of malignant tumor

恶性肿瘤中医治疗　traditional Chinese medicine of malignant tumor

腭垂部分切除术　partial excision of palate

腭垂切除术　staphylectomy ［又称］悬雍垂切除术△

耳郭切除术　excision of auricle

耳后病损切除术　excision of postauricular lesion

耳前病损切除术　excision of preauricular lesion

二期肠外置术　two-stage exteriorization of intestine surgery

放射性粒子植入　radioactive seed implantation

放射治疗　radiotherapy

腓骨病损切除术　excision of fibula lesion

肺病损切除术　excision of lung lesion

肺病损氩氦刀冷冻术　treatment of lung disease by argon-helium knife cryotherapy

肺节段切除术　segmental excision of lung

肺门淋巴结根治性清除术　radical resection of hilar lymph node

肺门淋巴结清除术　resection of hilar lymph node

肺楔形切除术　wedge resection of lung

肺叶伴邻近肺叶节段切除术　lung lobectomy with adjacent segmental resection

肺叶部分切除术　partial lobectomy

肺叶切除术　pulmonary lobectomy

肺叶切除术伴淋巴结清扫术　lobectomy with lymph node dissection

附睾病损切除术　excision of epididymis lesion

附睾切除术　epididymectomy

副脾切除术　excision of accessory spleen

副肾切除术　excision of succenturiate kidney

腹壁病损切除术　excision of abdominal wall lesion

腹壁补片修补术　patch repair of abdominal wall

腹壁窦道清创术　abdominal wall sinus debridement

腹壁窦道切开引流术　incision and drainage of abdominal wall fistula

腹壁裂伤缝合术　suture of abdominal wall laceration

腹壁淋巴管瘤(囊肿)切除术　excision of lymphangioma(cyst) of abdominal wall

腹壁脓肿切开引流术　incision and drainage of abdominal abscess

腹壁切开引流术　incision and drainage of abdominal wall

腹壁伤口扩创术　wound debridement of abdominal wall

腹壁伤口清创术　wound epluchage of abdominal wall

腹壁血肿清除术　debridement of abdominal wall hematoma

腹壁异物取出术　removal of foreign body from abdominal wall

腹壁造口术　abdominal stoma

腹部血肿去除术　removal of abdominal hematoma

腹股沟病损切除术　excision of groin lesion

腹股沟淋巴结根治性清除术　radical excision of inguinal lymph node

腹股沟淋巴结清除术　excision of inguinal lymph node

腹股沟脓肿切开引流术　incision and drainage of groin abscess

腹股沟探查术　inguinal exploration operation

腹 - 会阴拖出术　abdominal-perineal pull through operation

腹 - 会阴联合切除术　combined abdominal perineal rectal resection ［又称］Miles 手术△

腹膜病损切除术　excision of peritoneum lesion

腹膜缝合术　peritoneal suture

腹膜后病损切除术　excision of retroperitoneal lesion

腹膜后淋巴管横断结扎术　ligation of retroperitoneal lymph vessel

腹膜后淋巴管瘤(囊肿)切除术　excision of retroperitoneal lymphangioma(cyst)

腹膜后淋巴结根治性清除术　radical resection of retroperitoneal lymph node

腹膜后脓肿切开引流术　incision and drainage of retroperitoneal abscess

腹膜后清扫术　retroperitoneal dissection

腹膜切开术　peritoneotomy

腹膜外病损切除术　excision of extraperitoneal lesion

腹膜外脓肿切开引流术　extraperitoneal abscess incision and drainage

腹膜外血肿清除术　evacuation of extraperitoneal hematoma

腹膜下血肿切除术　excision of subperitoneal hematoma

腹膜血肿清除术　evacuation of peritoneal hematoma

腹膜组织修补术　repair of peritoneal tissue

腹腔病损氩氦刀靶向冷冻治疗术　targeted argon-helium cryoablation for abdominal lesion

腹腔 - 颈静脉分流术　intraperitoneal jugular shunt

腹腔静脉分流术　peritoneovenous shunt

腹腔 - 静脉转流泵管置入术　abdominal venous bypass tube implantation

腹腔镜辅助经阴道筋膜内子宫切除术　laparoscopic assisted transvaginal intrafascial hysterectomy

腹腔镜辅助经阴道全子宫切除术　laparoscopic assisted vaginal hysterectomy ［又称］LAVH 手术△

腹腔镜辅助经阴道始基子宫切除术　laparoscopic assisted transvaginal rudimentary uterine lesion resection

腹腔镜辅助经阴道子宫病损切除术　laparoscopic assisted transvaginal uterine lesion resection

腹腔镜辅助经阴道子宫次全切除术　laparoscopic assisted transvaginal subtotal hysterectomy

腹腔镜辅助经阴道子宫根治性切除术　laparoscopic assisted transvaginal radical hysterectomy

腹腔镜辅助经阴道子宫扩大切除术　laparoscopic assisted transvaginal extended hysterectomy

腹腔镜辅助子宫颈上子宫切除术　laparoscopic assisted hysterectomy ［又称］LASH 手术△

腹腔镜下残角子宫切除术　laparoscopic residual angular hysterectomy

腹腔镜下残留卵巢切除术　laparoscopic residual ovariectomy

腹腔镜下残留输卵管 - 卵巢切除术　laparoscopic residual salpingo-oophorectomy

腹腔镜下肠系膜病损切除术　laparoscopic excision of mesentery lesion

腹腔镜下单侧卵巢切除术　laparoscopic unilateral ovariectomy

腹腔镜下单侧肾切除术　laparoscopic unilateral nephrectomy

腹腔镜下单侧输卵管 - 卵巢切除术　laparoscopic unilateral salpingo-ovariectomy

腹腔镜下胆道探查术　laparoscopic bile duct exploration

腹腔镜下胆道造影术　laparoscopic bile duct radiography

腹腔镜下胆囊部分切除术　laparoscopic partial cholecystectomy

腹腔镜下胆囊切除术　laparoscopic cholecystectomy

腹腔镜下腹壁病损切除术　laparoscopic abdominal wall lesion resection

腹腔镜下腹 - 会阴 - 直肠联合切除术　laparoscopic combined resection of lower abdomen and perineal rectum

腹腔镜下腹膜病损切除术　laparoscopic peritoneal lesion resection

腹腔镜下腹膜后病损切除术　laparoscopic retroperitoneal lesion resection

腹腔镜下腹腔病损切除术　laparoscopic celiac lesion resection

腹腔镜下腹腔积血清除术　laparoscopic removal of celiac accumulated blood

腹腔镜下肝病损切除术　laparoscopic liver lesion excision

腹腔镜下肝病损射频消融术　laparoscopic radiofrequency ablation of hepatic lesion

腹腔镜下肝部分切除术　laparoscopic partial hepatectomy

腹腔镜下肝门 - 肠吻合术　laparoscopic hepatic portal and intestinal anastomosis

腹腔镜下肝门 - 空肠吻合术　laparoscopic hepatic portal jejunum anastomosis

腹腔镜下宫颈上子宫切除术　laparoscopic supracervical hysterectomy ［又称］LSH 手术△

腹腔镜下结肠病损切除术　laparoscopic excision of colon lesion

腹腔镜下结肠部分切除术　laparoscopic partial resection of colon

腹腔镜下结肠造口术　laparoscopic colon stoma

腹腔镜下结肠止血术　laparoscopic colon hemostasis

腹腔镜下筋膜外子宫切除术　laparoscopic extrafascial hysterectomy

腹腔镜下经腹直肠乙状结肠切除术　laparoscopic transabdominal proctosigmoidectomy

腹腔镜下巨结肠根治术　laparoscopic radical macrosigmoid operation

腹腔镜下空肠造口术　laparoscopic jejunostomy

腹腔镜下卵巢病损切除术　laparoscopic excision of ovary lesion

腹腔镜下卵巢部分切除术　laparoscopic partial excision of ovary

腹腔镜下盲肠部分切除术　laparoscopic partial excision of caecum

腹腔镜下尿道瘘修补术　laparoscopic urethral fistula repair

腹腔镜下膀胱部分切除术　laparoscopic partial resection of bladder

腹腔镜下膀胱根治性切除术　laparoscopic radical resection of bladder

腹腔镜下膀胱全部切除术　laparoscopic resection of whole bladder

腹腔镜下盆腔病损切除术　laparoscopic resection of pelvic lesion

腹腔镜下盆腔淋巴结根治性切除术　laparoscopic radical resection of pelvic lymph node

腹腔镜下盆腔内膜病损电凝术　laparoscopic pelvic endometrial lesion electrocoagulation

腹腔镜下脾切除术　laparoscopic splenectomy

腹腔镜下前列腺病损切除术　laparoscopic excision of prostate lesion

腹腔镜下前列腺根治术　laparoscopic radical prostatectomy

腹腔镜下前列腺切除术　laparoscopic resection of prostate

腹腔镜下全子宫切除术　laparoscopic complete hysterectomy

腹腔镜下肾病损切除术　laparoscopic resection of renal lesion

腹腔镜下肾部分切除术　laparoscopic partial nephrectomy

腹腔镜下肾根治性切除术　laparoscopic radical nephrectomy

腹腔镜下肾 - 输尿管切除术　laparoscopic resection of kidney and ureter

腹腔镜下输尿管 - 膀胱吻合术　laparoscopic anastomosis of ureter and bladder

腹腔镜下输尿管狭窄松解术　laparoscopic release of ureteral stricture

腹腔镜下双侧卵巢切除术　laparoscopic bilateral oophorectomy

腹腔镜下双侧肾切除术　laparoscopic bilateral nephrectomy

腹腔镜下双侧输卵管 - 卵巢切除术　laparoscopic bilateral salpingo oophorectomy

腹腔镜下网膜病损切除术　laparoscopic excision of omentum lesion

腹腔镜下网膜部分切除术　laparoscopic partial resection of the lower part of omentum

腹腔镜下胃部分切除术　laparoscopic partial resection of stomach

腹腔镜下胃大部切除伴胃 - 空肠吻合术　laparoscopic subtotal gastrectomy with gastric jejunum anastomosis ［又称］Billroth 手术△

腹腔镜下胃 - 空肠吻合术　laparoscopic gastric jejunum anastomosis

腹腔镜下胃切除术　laparoscopic gastrectomy

腹腔镜下胃 - 十二指肠吻合术　laparoscopic gastric and duodenal anastomosis

腹腔镜下小肠病损切除术　laparoscopic excision of intestine lesion

腹腔镜下胰体尾部切除术　laparoscopic resection of pancreatic body and tail

腹腔镜下胰腺病损切除术　laparoscopic resection of pancreatic lesion

腹腔镜下胰腺部分切除术　laparoscopic partial resection of pancreas

腹腔镜下乙状结肠病损切除术　laparoscopic resection of sigmoid lesion

腹腔镜下乙状结肠部分切除术　laparoscopic partial excision of sigmoid colon

腹腔镜下乙状结肠根治性切除术　laparoscopic radical resection of sigmoid colon

腹腔镜下乙状结肠永久性造口术　laparoscopic permanent sigmoid colon stoma

腹腔镜下右半结肠切除术　laparoscopic right hemicolectomy

腹腔镜下直肠部分切除术　laparoscopic partial resection of rectum

腹腔镜下直肠根治术　laparoscopic radical resection of rectum

腹腔镜下直肠黏膜下切除术　laparoscopic rectal submucosal resection

腹腔镜下直肠前切除术　laparoscopic anterior resection of rectum

腹腔镜下直肠全系膜切除术　laparoscopic rectum and total mesorectal excision

腹腔镜下直肠 - 乙状结肠部分切除术　laparoscopic partial resection of rectum and sigmoid colon

腹腔镜下直肠子宫陷凹病损切除术　laparoscopic excision of cul-de-sac lesion

腹腔镜下子宫病损切除术　laparoscopic excision of uterus lesion

腹腔镜下子宫改良根治性切除术　laparoscopic modified radical hysterectomy

腹腔镜下子宫根治性切除术　laparoscopic radical hysterectomy ［又称］腹腔镜下子宫扩大切除术△

腹腔镜下子宫颈病损切除术　laparoscopic excision of cervix lesion

腹腔镜下子宫切除术　laparoscopic total hysterectomy

腹腔镜下子宫楔形切除术　laparoscopic wedge resection of uterus

腹腔镜下左半结肠根治性切除术　laparoscopic radical resection of left colon

腹腔镜下左半结肠切除术　laparoscopic left hemicolectomy

腹腔镜中转开腹胆囊切除术　laparoscopic shift to open cholecystectomy

腹腔镜中转剖腹探查术　laparoscope shift to exploratory laparotomy

腹腔淋巴结根治性切除术　radical resection of abdominal lymph node

腹腔淋巴结切除术　excision of abdominal lymph node

腹腔内出血止血术　hemostasis of intraperitoneal hemorrhage

腹腔脓肿切开引流术　incision and drainage of abdominal abscess

腹腔血肿清除术　clearance of hematoma of abdominal cavity

改良食管肌层切开术　modified incision of esophageal muscle

肝 Ⅱ 段切除术　liver segment Ⅱ resection

肝 Ⅲ 段切除术　liver segment Ⅲ resection

肝Ⅳ段切除术　liver segment Ⅳ resection

肝 Ⅴ 段切除术　liver segment Ⅴ resection

肝Ⅵ段切除术　liver segment Ⅵ resection

肝Ⅶ段切除术　liver segment Ⅶ resection

肝Ⅷ段切除术　liver segment Ⅷ resection

肝病损冷冻治疗术　cryoablation for liver lesion

肝病损破坏术　destruction of liver lesion

肝病损切除术　excision of liver lesion

肝病损射频消融术　radiofrequency catheter ablation for liver disease

肝部分切除术　partial hepatectomy

肝胆管 - 空肠吻合术　hepatic bile duct and jejunum anastomosis

肝动脉栓塞术　transcatheter arterial embolization，TAE

肝管 - 空肠吻合术　hepatic duct and jejunum anastomosis
肝管切开引流术　incision and drainage of hepatic duct
肝管 - 十二指肠吻合术　hepatic duct and duodenum anastomosis
肝管 - 胃吻合术　hepatic duct and stomach anastomosis
肝管支架置入术　hepatic duct stent implantation
肝门 - 空肠吻合术　hepatic portal and jejunum anastomosis
肝内胆管空肠吻合术　cholangio-jejunostomy of intrahepatic duct
肝内胆管引流术　intrahepatic biliary drainage
肝楔形切除术　wedge resection of liver
肝叶部分切除术　partial resection of liver lobe
肝叶切除术　hepalobectomy
肝总管 - 空肠吻合术　hepatic duct and jejunum anastomosis
睾丸病损切除术　excision of testis lesion
睾丸附件切除术　excision of appendix of testis
睾丸切开探查术　incision and exploration of testis
膈下脓肿切开引流术　incision and drainage of abscess of diaphragm
根治性胃切除术　radical gastrectomy
根 治 性 胰 十 二 指 肠 切 除 术　radical resection of pancreas and duodenum（Whipple operation）［又称］Whipple 手术△
跟骨病损切除术　excision of calcaneus lesion
跟腱病损切除术　excision of Achilles tendon lesion
宫腔镜下子宫病损切除术　hysteroscopic resection of uterine lesion
宫腔镜下子宫颈病损切除术　hysteroscopic cervical lesion resection
宫腔镜下子宫颈切除术　hysteroscopic cervical resection
宫腔镜下子宫颈锥形切除术　hysteroscopic cervical cone resection
宫腔镜下子宫内膜病损切除术　hysteroscopic endometrial lesion resection
供者骨髓采集术　donor bone marrow collection
孤立肾切除术　solitary kidney excision
股骨病损切除术　excision of femur lesion
腘窝囊肿切除术　popliteal cyst resection
海绵窦病损切除术　excision of cavernous sinus lesion
颌下淋巴结根治性切除术　radical resection of jaw lymph node
颌下淋巴结切除术　excision of jaw lymph node
颌下区病损切除术　excision of submandibular area lesion
颌下腺病损切除术　excision of submandibular gland lesion
颌下腺部分切除术　partial resection of submandibular gland
颌下腺切除术　excision of submaxillary gland
横结肠病损切除术　excision of colon lesion
横结肠部分切除术　transverse colon resection
横结肠 - 降结肠吻合术　transverse-descending colonic anastomosis
横结肠切除术　transverse colon resection
横结肠 - 乙状结肠吻合术　colosigmoidostomy
横结肠 - 直肠吻合术　coloproctostomy
喉镜下舌病损激光烧灼术　laryngoscopic laser ablation of tongue lesion
滑囊病损切除术　excision of bursa lesion
化学治疗　chemotherapy
踝骨病损切除术　excision of ankle lesion
踝关节病损切除术　excision of ankle joint lesion
踝关节镜下病损切除术　ankle arthroscopic lesion resection
缓和医疗　palliative care　［又称］姑息治疗△
回肠部分切除术　partial resection of ileum
回肠 - 肛门吻合术　anastomosis of ileum-anus
回肠 - 横结肠吻合术　anastomosis of ileum-transverse colon
回肠 - 结肠切除术　excision of ileum-colon
回肠 - 结肠吻合术　anastomosis of ileum-colon
回肠 - 空肠吻合术　anastomosis of ileum-jejunum
回肠切除术　resection of ileum
回肠 - 升结肠吻合术　ileum-ascending colon anastomosis
回肠外置术　ileal exteriorization
回肠 - 乙状结肠吻合术　anastomosis of ileum-sigmoid colon
回肠永久性造口术　permanent stoma of ileum
回肠暂时性造口术　transient stoma of ileum
回肠 - 直肠吻合术　anastomosis of ileum-rectum

会阴病损切除术　excision of perineum lesion
会阴 - 直肠拖出术　perineal-rectal pull-through operation（Altemeier surgery）［又称］Altemeier 手术△
肌腱病损切除术　excision of tendon lesion
肌腱切除术　excision of tendon
肌肉病损切除术　excision of muscle lesion
激光光动力治疗　photodynamic therapy
脊髓病损栓塞术　embolization of spinal cord lesion
脊髓电刺激电极置入术　electrical stimulation of spinal cord
脊髓膜分流修正术　spinal membrane shunt revision
脊髓内神经根切断术　spinal nerve root amputation
脊髓前外侧束切断术　anterior lateral spinal cord transection
脊髓神经束切断术　spinal cord transection
脊髓 - 硬膜外分流术　spinal-epidural shunt
脊髓造瘘术　spinal cord fistula
脊髓 - 蛛网膜下腔分流术　spinal-subarachnoid shunt
脊髓蛛网膜下腔 - 腹腔分流术　spinal-subarachnoid peritoneal shunt
脊髓蛛网膜下腔 - 输尿管分流术　spinal-subarachnoid ureteral shunt
脊椎骨折复位术　reduction of vertebral fracture
脊椎骨折修补术　vertebral fracture repair
颊部病损切除术　buccal lesion resection
颊内部病损切除术　excision the lesion of internal cheek
肩关节病损切除术　excision lesion of shoulder joint
肩关节镜下病损切除术　arthroscopic lesion excision
肩胛骨病损切除术　excision of scapula lesion
腱膜切除术　aponeurectomy
腱鞘病损切除术　excision of lesion of tendon sheath
腱鞘切除术　tenosynovectomy
降结肠病损切除术　excision the lesion of colon descendens
降结肠部分切除术　partial excision of descending colon
降结肠 - 肛门吻合术　descending colon-anal anastomosis
降结肠 - 乙状结肠吻合术　descending colon-sigmoid colon anastomosis
降结肠 - 直肠吻合术　descending colon-rectum anastomosis
结肠病损高频电凝术　high frequency electrocoagulation of colon lesion
结肠病损激光烧灼术　laser ablation of colon lesion
结肠病损切除术　excision of colon lesion
结肠部分切除术　partial resection of colon
结肠动脉栓塞术　colic artery embolization
结肠镜下结肠病损电凝术　colonoscopic electrocoagulation of colon lesion
结肠镜下结肠支架置入术　colonoscopic colon stent implantation
结肠镜下乙状结肠切除术　colonoscopic excision of sigmoid colon
结肠全部切除术　total resection of colon
结肠 - 阴道瘘修补术　repair of colon-vaginal fistula
结肠永久性造口术　permanent colon stoma
结肠暂时性造口术　temporary colonic stoma
结肠造口延迟切开术　delayed incision after colostomy
筋膜病损切除术　excision of fascia lesion
筋膜内子宫切除术　excision of uterus fascia（CISH operation）［又称］CISH 手术△
筋膜外全子宫切除术　extrafascial hysterectomy
近期剖腹术后腹腔止血术　abdominal hemostasis in short-term laparotomy
茎突截除术　styloidectomy
经 T 管胆道支架置入术　biliary stent implantation via T tube
经胆道镜胆管扩张术　dilation of bile duct with choledochoscopy
经骶尾直肠切除术　posterior rectal resection
经 骶 直 肠 - 乙 状 结 肠 切 除 术　transsacral excision of rectum and sigmoid colon
经蝶窦脑病损切除术　transsphenoidal resection of brain lesion
经顶脑病损切除术　trans parietal lobe excision of brain lesion
经额脑病损切除术　trans frontal lobe excision of brain lesion
经腹盆腔穿刺引流术　transabdominal pelvic cavity aspiration and drainage

经肛门直肠病损根治术　trans-anal rectal lesion resection
经肛门直肠黏膜环切术　trans-anal circumcision of rectal mucosa
经会阴前列腺冷冻切除术　transperineal cryosurgical ablation of prostate
经会阴前列腺切除术　perineal prostatectomy
经尿道前列腺激光切除术　transurethral laser resection of the prostate ［又称］TULIP 手术△
经尿道前列腺绿激光汽化术　photoselective vaporization of prostate (PVP)［又称］PVP手术△
经尿道前列腺气化电切术　transurethral electrovaporization of prostate (TEVAP)［又称］TEVAP 手术△
经尿道前列腺切除术　transurethral resection of prostate (TURP)［又称］TURP 手术△
经尿道肾病损激光烧灼术　transurethral laser cauterization of renal lesion
经颞脑病损切除术　trans temporal lobe excision of brain lesion
经皮耻骨上膀胱造口导尿管插入术　percutaneous suprapubic cystostomy catheter insertion operation
经皮胆道镜下取石术　percutaneous endoscopic biliary lithotripsy
经皮胆道扩张术　percutaneous biliary dilatation
经皮胆管球囊扩张术　percutaneous balloon dilatation of bile duct
经皮胆管引流术　percutaneous biliary drainage operation
经皮胆管支架置入术　percutaneous biliary stent implantation
经皮胆总管支架去除术　percutaneous removal of bile duct stent
经皮肺病损射频消融术　percutaneous radiofrequency ablation of pulmonary lesion
经皮腹膜后穿刺引流术　percutaneous retroperitoneal puncture drainage
经皮腹腔穿刺引流术　percutaneous peritoneal puncture and drainage
经皮肝穿刺胆道支架置入术　percutaneous transhepatic biliary stent implantation
经皮肝穿刺胆管引流术　percutaneous transhepatic biliary drainage
经皮肝穿刺肝胆管引流术　percutaneous transhepatic bile duct drainage
经皮脊髓切断术　percutaneous cordotomy
经皮经肝胆管支架置入术　percutaneous transhepatic biliary stent implantation
经皮脾病损射频消融术　percutaneous radiofrequency ablation of spleen lesion
经皮肾病损冷冻治疗术　percutaneous cryoablation of renal lesion
经翼点脑病损切除术　excision the lesion of brain via pterional
经阴道单侧输卵管-卵巢切除术　transvaginal unilateral salpingo-oophorectomy
经阴道卵巢病损切除术　transvaginal ovarian lesion excision
经阴道双侧输卵管-卵巢切除术　transvaginal bilateral salpingo-oophorectomy
经阴道子宫病损切除术　transvaginal uterine lesion excision
经阴道子宫次全切除术　transvaginal subtotal hysterectomy
经阴道子宫根治性切除术　transvaginal radical resection of uterus
经阴道子宫切除术　colpohysterectomy
经枕脑病损切除术　excision the lesion of brain via occipital
精索病损切除术　excision the lesion of spermatic cord
颈部食管造口术　cervical esophagostomy
颈静脉孔病损切除术　excision of jugular foramen lesion
颈深部淋巴结清扫术　excision of deep cervical lymph node
颈椎病损切除术　excision of cervical lesion
颈椎后路单开门椎管减压术　single door posterior cervical decompression
颈椎后路双开门椎管减压术　double door posterior cervical decompression
颈椎前路椎管减压术　anterior cervical spinal canal decompression
胫骨病损切除术　excision of tibia lesion
距骨病损切除术　excision of talus lesion
开颅蛛网膜剥离术　craniotomy arachnoid dissection
开胸探查术　open chest exploration
开胸心脏按摩术　heart massage via open chest
颏下病损切除术　excision of submental lesion
空肠病损切除术　excision of jejunum lesion

空肠部分切除术　partial excision of jejunum
空肠-横结肠吻合术　jejunum-transverse colon anastomosis
空肠切除术　excision of jejunum
空肠-乙状结肠吻合术　jejunum-sigmoid anastomosis
空肠造口术　jejunum stoma
口底病损切除术　excision of the lesion of mouth floor
髋关节病损切除术　excision of the lesion of hip joint
髋关节镜下病损切除术　resection of hip arthroscopic lesion
拉德手术　Ladd's surgery［又称］Ladd 手术△
肋骨病损切除术　excision of rib lesion
冷冻治疗　cryotherapy
立体定向脊髓切断术　stereotactic spinal cord transection
立体定向脑病损切除术　stereotactic resection of brain lesion
淋巴干-小静脉吻合术　lymphatic trunk-small vein anastomosis
淋巴管-静脉吻合术　lymphatic vessel-vein anastomosis
淋巴管瘤切除术　excision of lymphangioma
淋巴管瘤注射术　injection of lymphatic tumor
淋巴管瘘结扎术　ligation of lymphatic fistula
淋巴管瘘切除术　excision of lymphatic fistula
淋巴管瘘粘连术　lymphatic fistula adhesion
淋巴管探查术　exploration of lymphatic vessel
淋巴结区域性扩大清扫术　expanded regional lymph node resection
淋巴结区域性清扫术　regional excision of lymph node
淋巴水肿矫正 Homans-Macey 手术　lymphedema correction Homans-Macey operation (Homan operation)［又称］Homan 手术△
淋巴水肿矫正 Thompson 手术　lymphedema correction Thompson operation (Thompson operation)［又称］Thompson 手术△
颅底病损切除术　excision of the lesion of cranial base
颅骨病损切除术　excision of cranium lesion
颅骨部分切除术　partial resection of skull
颅骨清创术　skull debridement
颅骨死骨切除术　excision of dead bone of skull
颅内镜下第三脑室造瘘术　intracranial scopic fistulation of the third ventricle of cerebrum
颅内肉芽肿切除术　excision of intracranial granuloma
颅内神经刺激器置入术　intracranial nerve stimulator implantation
颅中窝底病损切除术　excision the lesion of middle cranial fossa
卵巢病损切除术　excision the lesion of ovary
卵巢部分切除术　partial excision of ovary
马尾神经切断术　cauda equina nerve transection
盲肠病损切除术　excision the lesion of cecum
盲肠外置术　exteriorization of cecum
盲肠-乙状结肠吻合术　anastomosis of colon and sigmoid colon
面部病损切除术　excision of the lesion of facial
脑干病损切除术　excision of the lesion of brain stem
脑膜病损切除术　meningeal lesion resection
脑室-鼻咽分流术　ventriculo-nasopharyngeal shunt
脑室-胆囊分流术　ventriculo-gallbladder shunt
脑室导管置换术　ventricular catheter replacement
脑室分流管去除术　removal of ventricular shunt
脑室分流管修正术　ventricular shunt revision
脑室分流管置换术　ventricular shunt replacement
脑室-腹膜分流管脑室端修正术　ventricular end revision of ventricular peritoneal shunt
脑室-腹腔分流术　ventriculo-peritoneal shunt
脑室-腹腔分流修正术　ventriculo-peritoneal shunt revision
脑室-骨髓分流术　ventricle-bone marrow shunt
脑室-颈外静脉分流术　ventricle-external jugular vein shunt
脑室-静脉窦分流术　ventriculo-sinus shunt
脑室-脑池分流术　ventriculo-cisternal shunt
脑室内病损切除术　intraventricular lesion resection
脑室-腔静脉分流术　ventriculo-caval shunt
脑室-乳突分流术　ventriculo-mastoid shunt
脑室-输尿管分流术　ventriculo-ureteral shunt

脑室 - 小脑延髓池分流术　ventriculo-cisternal shunt（Torkildsen surgery）［又称］Torkildsen 手术△

脑室 - 心房分流术　ventriculo-atrial shunt

脑室 - 胸腔分流术　ventriculo-pleural shunt

脑室 - 蛛网膜下腔分流术　ventriculo-subarachnoid shunt

脑斜坡病损切除术　resection of brain slope lesion

内镜下奥狄括约肌切开术　endoscopic resection of Oddi's sphincter

内镜下鼻胆管引流术　endoscopic nasobiliary drainage

内镜下胆道内支架成形术　endoscopic biliary stent angioplasty

内镜下胆道异物去除术　endoscopic removal of bile duct foreign body

内镜下胆管支架置入术　endoscopic biliary stent implantation

内镜下十二指肠乳头肌切开取石术　endoscopic duodenal sphincter-otomy and lithotomy

内镜下十二指肠乳头肌切开术　endoscopic duodenal sphincterotomy

内镜下胃 - 空肠吻合术　endoscopic gastric-jejunum anastomosis

内镜下胰管支架置入术　endoscopic pancreatic duct stent implantation

内镜下胰管置管引流术　endoscopic catheter drainage of pancreatic duct

内乳淋巴结清扫术　excision of internal mammary lymph node

尿道瘘修补术　repair of urethral fistula

尿道 - 阴道瘘修补术　repair of urethral and vaginal fistula

尿道 - 直肠瘘修补术　repair of urethral and rectal fistula

颞叶切除术　temporal lobectomy

女性盆腔廓清术　female pelvic exenteration

女性去势术　female castration

膀胱病损激光切除术　laser excision of bladder lesion

膀胱病损切除术　excision of the lesion of bladder, excision of bladder lesion

膀胱部分切除术　partial excision of bladder

膀胱根治性切除术　radical resection of bladder

膀胱 - 回肠瘘修补术　repair of bladder and ileum fistula

膀胱 - 结肠吻合术　anastomosis of bladder and colon

膀胱颈切除术　bladder neck resection

膀胱瘘闭合术　closure of bladder fistula

膀胱憩室切除术　excision of bladder diverticulum

膀胱切除伴尿道切除术　bladder resection with urethral resection

膀胱切开探查术　incision and exploration of bladder

膀胱全部切除术　total resection of bladder

膀胱三角区切除术　excision of bladder triangle

膀胱袖状切除术　bladder cuff resection

膀胱 - 乙状结肠瘘修补术　repair of bladder sigmoid fistula

膀胱 - 阴道瘘修补术　repair of bladder and vagina fistula

膀胱造口闭合术　closure of cystostomy

膀胱造口术　cystostomy

膀胱周围组织探查术　exploration of peripheral tissue of bladder

膀胱 - 子宫瘘修补术　repair of bladder-uterine fistula

盆底重建术　pelvic floor reconstruction

盆骨病损切除术　excision of lesion of pelvis

盆腔壁病损切除术　excision of pelvic wall lesion

盆腔病损冷冻治疗术　cryotherapy for pelvic lesion

盆腔病损切除术　pelvic lesion resection

盆腔腹膜切除术　pelvic peritoneum

盆腔淋巴结根治性清扫术　radical resection of pelvic lymph node

皮肤病损根治性切除术　radical excision of skin lesion

皮肤病损切除术　excision of skin lesion

皮肤和皮下坏死组织切除清创术　excision and debridement of skin and subcutaneous necrotic tissue

皮肤和皮下组织切开引流术　incision and drainage of skin and subcutaneous tissue

皮肤和皮下组织异物切开取出术　incision and removal of foreign body in skin and subcutaneous tissue

皮肤及皮下组织清创术　debridement of skin and subcutaneous tissue

皮下淋巴抽吸术　subcutaneous lymph node aspiration

皮下组织病损切除术　excision of subcutaneous tissue lesion

脾病损切除术　excision of spleen lesion

脾部分切除术　partial splenectomy

脾穿刺　splenic puncture

脾动脉结扎术　splenic artery ligation

脾动脉栓塞术　splenic artery embolization

脾动脉支架置入术　splenic artery stenting

脾切除术　splenectomy

脾切开探查术　incision and exploration of spleen

脾修补术　repair of spleen

脾移植术　spleen transplantation

胼胝体病损切除术　excision of corpus callosum lesion

剖腹探查术　exploratory laparotomy

脐病损切除术　excision the lesion of umbilical cord

脐部脓肿切开引流术　incision and drainage of umbilical abscess

脐切除术　excision of umbilicus

髂骨病损切除术　excision of ilium lesion

髂淋巴干结扎术　ligation of iliac lymph trunk

髂淋巴干 - 小静脉吻合术　iliac lymph and small vein anastomosis

髂淋巴结根治性清扫术　radical excision of iliac lymph node

髂窝病损切除术　excision of iliac fossa lesion

髂窝积液清除术　removal of effusion of iliac fossa

髂窝脓肿切开引流术　incision and drainage of abscess of iliac fossa

髂窝血肿切开引流术　incision and drainage of hematoma of iliac fossa

前列腺病损切除术　excision of prostate lesion

前列腺部分切除术　partial prostatectomy

前列腺根治切除术　radical prostatectomy

前列腺切除术　prostatectomy

前庭大腺病损切除术　excision the lesion of Bartholin's gland

前庭大腺切除术　Bartholin's gland resection

腔静脉结扎术　ligation of vena cava

腔静脉折叠术　vena cava folding operation

腔镜下区域性腋窝淋巴结切除术　endoscopic regional axilla lymph node resection

腔镜下腋窝淋巴结根治性切除术　endoscopic radical axillary lymph node resection

丘脑化学破坏术　chemical destruction of thalamus

丘脑切开术　incision of thalamus

丘脑射频毁损术　radiofrequency ablation of thalamus

躯干肌肉病损切除术　excision of trunk muscle lesion

全肺切除术　total pneumonectomy

全肺切除术伴纵隔清扫术　pneumonectomy with mediastinal dissection

全肝切除术　total hepatectomy

全食管切除术　total esophagectomy

全胃切除伴食管 - 空肠吻合术　total gastrectomy with esophageal-jejunum anastomosis

全胃切除伴食管 - 十二指肠吻合术　total gastrectomy with esophageal and duodenal anastomosis

全胃切除术伴空肠间置术　total gastrectomy with jejunal interposition

全子宫切除术　panhysterectomy

桡骨病损切除术　excision of radius lesion

人工食管建造术　construction of artificial esophagus

腮腺病损切除术　excision of parotid gland lesion

腮腺部分切除术　partial parotidectomy

腮腺浅叶切除术　superficial parotidectomy

腮腺切除术　excision of parotid gland

腮腺深叶切除术　deep excision of parotid gland

三角骨病损切除术　triangular bone lesion resection

伤口止血术　wound hemostasis

上腔静脉滤器置入术　superior vena cava filter implantation

上肢肌肉病损切除术　excision of the lesion of upper limb muscle

舌病损切除术　excision of tongue lesion

舌部分切除术　partial glossectomy

舌根治性切除术　radical excision of tongue

舌骨上颈淋巴结清扫术　suprahyoid neck lymph node dissection

舌全部切除术　total glossectomy

舌下腺病损切除术　excision the lesion of sublingual gland

舌下腺部分切除术　partial excision of sublingual gland

舌下腺切除术　excision of sublingual gland

肾病损切除术　excision of renal lesion

肾部分切除术　partial nephrectomy

肾根治性切除术　radical nephrectomy

肾 - 膀胱吻合术　renal-bladder anastomosis

肾 - 输尿管切除术　excision of kidney and ureter

肾楔形切除术　wedge resection of kidney

肾盂部分切除术　partial excision of renal pelvis

肾盂切除术　excision of renal pelvis

肾盏切除术　excision of renal calyx

肾周病损切除术　excision of perirenal lesion

肾周区域探查术　exploration of peripheral area

升结肠病损切除术　excision of the lesion of ascending colon

升结肠 - 横结肠吻合术　ascending colon-transverse colon anastomosis

升结肠 - 降结肠吻合术　ascending colon-descending colon anastomosis

升结肠切除术　ascending colon resection

升结肠 - 乙状结肠吻合术　ascending colon-sigmoid colon anastomosis

生物大网膜移植术　transplantation of biological omentum majus

十二指肠病损破坏术　destruction of lesion of duodenum

十二指肠病损切除术　excision of lesion of duodenum

十二指肠部分切除术　partial excision of duodenum

十二指肠 - 空肠吻合术　duodenum-jejunum anastomosis

十二指肠切除术　resection of duodenum

十二指肠外置术　externalization of duodenal

十二指肠造口术　duodenal stoma operation

食管贲门肌层切开术　incision of esophagus and cardia

食管病损切除术　excision of esophagus lesion

食管病损氩气刀治疗术　argon knife therapy for esophageal lesion

食管部分切除术　partial resection of esophagus

食管肌层切开术　esophageal myotomy（Heller surgery）［又称］Heller 手术[△]

食管 - 空肠弓上吻合术　esophagus-jejunum anastomosis

食管裂伤缝合术　laceration of esophagus

食管瘘修补术　repair of esophageal fistula

食管憩室外置术　exteriorization of esophageal diverticulum

食管狭窄修补术　repair of esophageal stricture

食管永久性管置入术　permanent esophageal tube implantation

食管造口闭合术　closure of esophagostomy

食管支撑物置入术　esophagus support implantation

始基子宫切除术　primordial hysterectomy

手部肌肉病损切除术　excision of the lesion of hand muscle

手部腱鞘病损切除术　excision of the lesion of hand tendon sheath

手部软组织病损切除术　excision of the lesion of soft tissue of hand

手术后伤口止血术　postoperative wound hemostasis

输尿管 - 肠吻合口修正术　ureteral-intestinal canal anastomotic revision

输尿管 - 腹壁造口术　ureteral-abdominal stoma

输尿管 - 回肠皮肤造口术　Bricker operation

输尿管 - 回肠皮肤造口修正术　ureter-ileum stoma skin revision

输尿管 - 回肠吻合术　ureter-ileum anastomosis

输尿管瘘修补术　repair of ureter fistula

输尿管 - 膀胱吻合术　ureter-bladder anastomosis

输尿管 - 输尿管吻合术　ureter-ureter anastomosis

输尿管狭窄松解术　neurolysis of ureteral stricture

输尿管 - 乙状结肠吻合术　ureter-sigmoid colon anastomosis

输尿管 - 阴道瘘修补术　ureter-vaginal fistula repair

输尿管造口闭合术　closure of ureterostomy

输尿管造口术　ureteral stoma

输尿管 - 直肠吻合术　ureter-rectal anastomosis

输尿管周围粘连松解术　lysis of periureteral adhesion

术中胆道镜检查　intraoperative cholangioscopy

术中胆囊活组织检查　intraoperative biopsy of gallbladder

术中小肠内镜检查　intraoperative endoscopy of small intestine

双侧睾丸 - 附睾切除术　bilateral testicular and epididymis resection

双侧睾丸根治性切除术　bilateral radical resection of testis

双侧颈淋巴结根治性清扫术　radical dissection of bilateral cervical lymph node

双侧卵巢切除术　bilateral oophorectomy

双侧肾切除术　bilateral nephrectomy

双侧输卵管 - 卵巢切除术　bilateral salpingo-oophorectomy

双侧外阴切除术　bilateral vulvectomy

索夫直肠黏膜下切除术　Soave surgical resection of rectal mucosa［又称］Soave 手术[△]

锁骨病损切除术　excision of clavicle lesion

锁骨上淋巴结清扫术　excision of clavicle lymph node

外耳病损电凝术　electrocoagulation of external ear lesion

外耳病损刮除术　curettage of external ear lesion

外耳病损冷冻治疗术　cryotherapy for external ear lesion

外耳病损烧灼术　cauterization for external ear lesion

外耳道病损切除术　excision the lesion of external auditory canal

外耳切断术　external ear transection

外阴病损切除术　excision of vulva lesion

外阴病损烧灼术　vulva lesion cauterization

外阴根治性切除术　radical excision of vulva

晚期恶性肿瘤分子靶向治疗　molecular targeted therapy of advanced and recurrent tumor

晚期恶性肿瘤化疗　chemotherapy of advanced and recurrent tumor

晚期恶性肿瘤免疫治疗　immunotherapy of advanced and recurrent tumor

腕骨病损切除术　excision of carpus lesion

腕关节病损切除术　excision of wrist joint lesion

腕关节镜下病损切除术　arthroscopic excision of wrist lesion

网膜病损切除术　excision of omentum lesion

网膜部分切除术　partial excision of omentum

网膜裂伤缝合术　omental laceration suture

网膜扭转复位术　omental torsion reposition

网膜切除术　excision of omentum

胃病损氩气刀治疗术　argon knife treatment of gastric lesion

胃部分切除伴空肠转位术　partial resection of stomach with jejunum transposition

胃部分切除伴食管 - 胃吻合术　partial resection of stomach with esophageal-stomach anastomosis

胃部分切除术　partial resection of stomach

胃 - 肠搭桥吻合术　gastro-intestinal bypass anastomosis

胃大部切除伴胃 - 空肠吻合术　subtotal gastrectomy with gastric-jejunum anastomosis（Billroth Ⅱ Surgery）［又称］Billroth Ⅱ 手术[△]

胃大部切除伴胃 - 十二指肠吻合术　subtotal gastrectomy with gastric-duodenal anastomosis（Billroth Ⅰ Surgery）［又称］Billroth Ⅰ 手术[△]

胃近端切除术　proximal gastric resection

胃镜下贲门病损电切术　gastroscopic electrocision of gastric cardia lesion

胃镜下贲门病损切除术　gastroscopic excision of lesion of gastric cardia

胃镜下食管病损电灼术　gastroscopic fulguration of esophagus lesion

胃镜下食管病损切除术　gastroscopic excision of esophagus lesion

胃镜下胃病损电切术　gastroscopic electrocision of gastric lesion

胃镜下胃病损切除术　gastroscopic resection of gastric lesion

胃镜下胃病损硬化术　gastroscopic sclerosis for gastric lesion

胃镜下胃造口术　gastroscopic gastric stoma

胃切开探查术　incision and exploration of stomach

胃切开异物取出术　gastric incision and foreign body removal

胃 - 十二指肠搭桥吻合术　gastro-duodenal bypass anastomosis

胃十二指肠镜下十二指肠病损切除术　gastroduodenoscopic excision of duodenum lesion

胃袖状切除术　sleeve gastrectomy

胃幽门切除术　pyloric stomach resection

胃远端切除术　distal gastric resection

喂养性空肠造口术 feeding jejunostomy

膝关节病损切除术 excision of lesion of knee joint

膝关节镜下病损切除术 arthroscopic lesion excision

下腔静脉滤器置入术 inferior vena cava filter implantation

下肢动脉探查术 exploration of artery of lower extremity

下肢肌肉病损切除术 excision of lesion of lower extremity muscle

下肢静脉滤器置入术 lower extremity venous filter implantation

纤维结肠镜下结肠息肉切除术 fibercoloscopic excision of colon polyps

项韧带病损切除术 excision of lesion of ligamentum nuchae

小肠病损切除术 excision of small intestine lesion

小肠部分切除术 partial resection of small intestine

小肠 - 大肠吻合术 small intestine-large intestine anastomosis

小肠多节段部分切除术 segmental resection of small intestine

小肠 - 结肠切除术 resection of small intestine and colon

小肠 - 结肠吻合术 anastomosis of small intestine-colon

小肠扭转复位术 reduction of torsion of small intestine

小肠切开减压术 incision and decompression of small intestine

小肠全部切除术 total resection of small intestine

小肠 - 升结肠吻合术 small intestine-ascending colon anastomosis

小肠套叠复位术 intussusception reduction

小肠外置术 exteriorization of small intestine

小肠 - 小肠端侧吻合术 small intestine-small intestine end to side anastomosis

小肠 - 阴道瘘修补术 repair of small intestinal-vagina fistula

小肠造口术 enterostomy

小肠 - 直肠吻合术 anastomosis of small intestine and rectum

小脑半球病损切除术 excise the lesion of cerebellar hemisphere

小脑蚓部病损切除术 excise the lesion of cerebellar vermis

心包病损切除术 excision of pericardium lesion

心包剥脱术 pericardial stripping operation

心包部分切除术 partial pericardial resection

心包开窗术 pericardial fenestration

心包切开探查术 incision and exploration of pericardial sac

心包切开引流术 incision and drainage of pericardial sac

心包粘连松解术 adhesiolysis of pericardial sac

胸壁病损切除术 resection of chest wall lesion

胸壁活组织检查 biopsy of chest wall

胸部食管造口术 thoracic esophageal stoma

胸导管成形术 thoracic duct plasty

胸导管结扎术 ligation of thoracic duct

胸导管 - 颈内静脉吻合术 thoracic duct-internal jugular vein anastomosis

胸导管 - 颈外静脉吻合术 thoracic duct-external jugular vein anastomosis

胸导管瘘闭合术 closure of fistula of thoracic duct

胸导管套管插入术 thoracic duct cannulation

胸导管狭窄扩张术 thoracic duct stenosis dilatation

胸导管造瘘术 fistulization of thoracic duct

胸骨前食管 - 回肠吻合术 anterior esophageal-ileum anastomosis

胸骨前食管 - 结肠吻合术 anterior esophageal-colon anastomosis

胸骨前食管 - 空肠吻合术 anterior esophageal-jejunum anastomosis

胸骨前食管 - 食管吻合术 anterior esophagus-esophagus anastomosis

胸骨前食管 - 胃吻合术 anterior esophageal-gastric anastomosis

胸骨前食管吻合术伴结肠间置术 anterior esophageal anastomosis with colonic interposition

胸骨前食管吻合术伴小肠间置术 anterior esophageal anastomosis with small intestine interposition

胸骨前食管 - 小肠吻合术 anterior esophageal-small intestine anastomosis

胸廓骨病损切除术 thoracic lesion resection

胸膜剥脱术 pleural stripping

胸膜划痕术 pleural scarification（PS）

胸膜硬化术 pleural sclerosis

胸内结肠代食管术 intrathoracic colon replacement of esophagus

胸内空肠代食管术 intrathoracic jejunum replacement of esophagus

胸内食管 - 食管吻合术 intrathoracic esophagus-esophagus anastomosis

胸内食管 - 胃弓上吻合术 intrathoracic esophagus-stomach anastomosis above aortic arch

胸内食管 - 胃弓下吻合术 intrathoracic esophagus-stomach anastomosis under aortic arch

胸内食管 - 胃颈部吻合术 intrathoracic esophagus-stomach cervical part anastomosis

胸内食管 - 胃吻合术 intrathoracic esophagus-stomach anastomosis

胸腔闭式引流术 thoracic closed drainage

胸腔病损切除术 excision of thoracic cavity lesion

胸腔穿刺术 thoracentesis

胸腔结构根治性清扫术 radical thoracic cavity dissection

胸腔镜下肺病损切除术 thoracoscopic resection of pulmonary lesion

胸腔镜下肺部分切除术 thoracoscopic partial pulmonary resection

胸腔镜下肺活组织检查 thoracoscopic lung biopsy

胸腔镜下肺内氩氦刀冷冻术 thoracoscopic pulmonary argon helium cryoablation

胸腔镜下肺楔形切除术 thoracoscopic pulmonary wedge resection

胸腔镜下肺叶部分切除术 thoracoscopic lobectomy resection

胸腔镜下肺叶切除术 thoracoscopic lobectomy of lung

胸腔镜下淋巴瘘修补术 thoracoscopic repair of lymphatic fistula

胸腔镜下全肺切除术 thoracoscopic pneumonectomy

胸腔镜下全肺切除术伴纵隔清扫术 thoracoscopic pneumonectomy with mediastinal dissection

胸腔镜下心包切开引流术 thoracoscopic pericardial incision and drainage

胸腔镜下胸壁病损切除术 thoracoscopic excision of chest wall lesion

胸腔镜下胸腺病损切除术 thoracoscopic excision of thymus lesion

胸腔镜下胸腺部分切除术 thoracoscopic partial thymectomy

胸腔镜下胸腺扩大切除术 thoracoscopic extended thymectomy

胸腔镜下胸腺全部切除术 thoracoscopic total thymectomy

胸腔镜下纵隔病损切除术 thoracoscopic resection of mediastinal lesion

胸腔镜中转开胸探查术 thoracoscope shift to exploratory thoracotomy

胸锁关节病损切除术 excision of sternoclavicular joint lesion

胸腺病损切除术 excision of thymus lesion

胸腺部分切除术 partial resection of thymus

胸腺固定术 fixation of thymus

胸腺扩大切除术 extended thymectomy

胸腺切开探查术 incision and exploration of thymus

胸腺区探查术 thymus area exploration

胸腺全部切除术 total excision of thymus

胸腺修补术 repair of thymus

胸腺移植术 transplantation of thymus

胸椎病损切除术 excision of thoracic vertebrae lesion

胸椎椎板切除减压术 thoracic laminectomy decompression

眼眶病损切除术 orbital lesion resection

腰骶病损切除术 excision of lumbosacral lesion

腰淋巴干 - 小静脉吻合术 lumbar lymphatic trunk-small vein anastomosis

腰椎病损切除术 excision of lumbar spine lesion

腰椎椎板切除减压术 lumbar laminectomy and decompression

腋淋巴结清扫术 excision of axillary lymph node

腋下淋巴结根治性清扫术 radical excision of axillary lymph node

胰管支架置入术 stenting of pancreatic duct

胰近端切除伴十二指肠切除术 proximal pancreatic resection with duodenal resection

胰头伴部分胰体切除术 resection of pancreatic head with partial pancreas

胰头伴十二指肠切除术 head of pancreas with duodenal resection

胰头部分切除术 partial resection of pancreatic head

胰头切除术 resection of pancreatic head

胰尾伴部分胰体切除术 resection of pancreatic tail with partial pancreatic body

胰尾部分切除术 partial resection of pancreatic tail

胰尾切除术 resection of pancreatic tail

胰腺部分切除术　partial resection of pancreas
胰腺次全切除术　subtotal resection of pancreas
胰腺根治性切除术　radical resection of pancreas
胰腺全部切除术　total pancreatic resection
胰腺 - 十二指肠切除术　pancreatic and duodenal resection
移植肾切除术　graft nephrectomy
乙状结肠病损切除术　excision of sigmoid colon lesion
乙状结肠部分切除术　partial resection of sigmoid colon
乙状结肠 - 肛门吻合术　sigmoid colon-anal anastomosis
乙状结肠切除术　resection of sigmoid colon
乙状结肠 - 直肠吻合术　sigmoid colon-rectum anastomosis
阴茎病损切除术　excision of penis lesion
阴茎部分切除术　partial excision of penis
阴茎全部切除术　total resection of penis
硬脊膜切除术　excision of spinal dural
永久性胃造口术　permanent gastric stoma
右半肝切除术　right hemihepatectomy
右半结肠根治性切除术　radical resection of right colon
右半结肠姑息性切除术　palliative resection of right colon
右半结肠切除术　right hemicolectomy
暂时性胃造口术　temporary gastric stoma
掌骨病损切除术　excision of metacarpal bone lesion
枕叶病损切除术　excision of occipital lobe lesion
正电压放射治疗　orthovoltage radiotherapy
支气管根治性清扫术　radical resection of bronchus
肢体淋巴管瘤（囊肿）切除术　excision of limb lymphangioma（cyst）
脂肪垫切除术　fat pad resection
脂肪切除术　lipectomy
直肠部分切除术　partial resection of rectum
直肠 - 腹 - 会阴拖出切除术　pull through resection of rectal-abdominal-perineal
直肠根治术　radical resection of rectum
直肠内拖出切除术　endorectal pull through resection
直肠黏膜下环切术　rectal submucosal circumcision
直肠 - 膀胱 - 阴道瘘切除术　rectal-bladder-vaginal fistula resection
直肠前切除伴结肠造口术　rectal anterior resection with colostomy
直肠前切除术　rectal anterior resection
直肠切除术　resection of rectum（Swenson surgery）［又称］Swenson 手术△
直肠全部切除术　total resection of rectum
直肠 - 乙状结肠部分切除术　partial excision of rectum and sigmoid colon
直肠 - 乙状结肠切除术　excision of rectum and sigmoid colon
直肠 - 阴道瘘修补术　repair of rectal-vaginal fistula
直肠子宫陷凹病损切除术　resection of recto-uterine pouch lesion

直视下肺病损射频消融术　euthyphoria radiofrequency ablation of lung lesion
指关节病损切除术　excision of finger joint lesion
指关节镜下病损切除术　arthroscopic excision of lesion
趾骨病损切除术　excision of phalanx lesion
趾关节病损切除术　excision of metatarsophalangeal joint lesion
周围淋巴管 - 小静脉吻合术　peripheral lymphatic vessel-small vein anastomosis
肘关节病损切除术　excision of elbow joint lesion
肘关节镜下肘关节病损切除术　elbow arthroscopic resection of elbow joint lesion
蛛网膜病损切除术　excision of arachnoid lesion
主动脉旁淋巴结根治性清扫术　radical resection of paraaortic lymph node
椎板切除术部位再切开　laminectomy incision
椎骨病损切除术　excision of vertebrae lesion
椎管成形术　laminoplasty
椎管减压术　decompression of spinal canal
椎管内病损切除术　intraspinal lesion resection
椎管探查术　exploration of spinal canal
椎管钻孔减压术　spinal drilling decompression
椎间孔切开术　laminoforaminotomy
子宫病损切除术　excision of uterus lesion
子宫次广泛切除术　extensive excision of uterine
子宫次全切除术　subtotal hysterectomy
子宫改良根治性切除术　modified radical hysterectomy
子宫根治性切除术　radical resection of uterus
子宫角部分切除术　partial excision of uterine horn
子宫角切除术　excision of uterine horn
子宫颈病损切除术　excision of lesion of cervix
子宫颈根治性切除术　radical resection of uterine cervix
子宫颈切除术　excision of uterine cervix
子宫颈切除术　excision of uterine cervix lesion
子宫颈上子宫切除术　hysterectomy above uterine cervix
子宫颈锥形切除术　endocervicectomy
子宫扩大切除术　extended hysterectomy
子宫内膜病损切除术　excision of endometrium lesion
子宫楔形切除术　wedge resection of uterus
纵隔病损切除术　mediastinal lesion resection
纵隔淋巴结根治性清扫术　radical resection of mediastinal lymph node
纵隔淋巴结清扫术　excision of mediastinal lymph node
足骨病损切除术　excision of foot bone lesion
左半肝切除术　left hemihepatectomy
左半结肠根治性切除术　radical resection of left colon
左半结肠切除术　left hemicolectomy

21.3　临床检查名词

鼻咽活组织检查　biopsy of nasopharynx
肠系膜活组织检查　biopsy of mesentery
超声引导下肝穿刺活组织检查　ultrasonic guidanced liver biopsy
超声引导下肾穿刺活组织检查　ultrasonic guidanced renal biopsy
胆道镜逆行胰管造影　endoscopic retrograde cholangiopancreatography（ERP）
腓骨活组织检查　biopsy of fibula
肺穿刺活组织检查　biopsy of lung
腹壁活组织检查　biopsy of abdominal wall
腹膜后活组织检查　biopsy of peritoneum

腹膜活组织检查　biopsy of peritoneum
腹内病损穿刺活组织检查　biopsy of intra-abdominal lesion
腹腔病损穿刺活组织检查　biopsy of abdominal lesion
腹腔灌洗　peritoneal lavage
腹腔镜下腹壁活组织检查　laparoscopic abdominal biopsy
腹腔镜下腹膜活组织检查　laparoscopic peritoneal biopsy
腹腔镜下肝活组织检查　laparoscopic liver biopsy
腹腔镜下淋巴结活组织检查　laparoscopic lymph node biopsy
腹腔镜下卵巢活组织检查　laparoscopic ovary biopsy
腹腔镜下网膜活组织检查　laparoscopic omentum biopsy

腹腔镜下胰腺探查　laparoscopic pancreatic exploration
腹腔镜下子宫活组织检查　laparoscopic biopsy of uterus
腹腔镜下子宫韧带活组织检查　laparoscopic biopsy of uterine ligament
肱骨活组织检查　biopsy of humerus
宫腔镜下子宫活组织检查　hysteroscopic biopsy of uterus
股骨活组织检查　biopsy of femur
骨髓穿刺活组织检查　bone marrow biopsy
横膈活组织检查　diaphragm biopsy
脊髓活组织检查　biopsy of spinal cord
结肠镜下活组织检查　colonoscopic biopsy of colon
经尿道膀胱活组织检查　transurethral bladder biopsy
经尿道输尿管活组织检查　transurethral ureteral biopsy
经皮抽吸卵巢活组织检查　percutaneous aspiration biopsy of ovary
经皮肝穿刺活组织检查　percutaneous hepatic puncture biopsy
经皮睾丸活组织检查　percutaneous testis biopsy
经皮脾活组织检查　percutaneous biopsy of spleen
经皮肾穿刺活组织检查　percutaneous renal biopsy
经皮输尿管活组织检查　percutaneous ureteral biopsy
经皮针吸肺活组织检查　percutaneous needle aspiration biopsy of lung
精囊针吸活组织检查　needle biopsy of seminal vesicle
精索活组织检查　biopsy of spermatic cord
胫骨活组织检查　biopsy of tibia
肋骨活组织检查　biopsy of rib
淋巴结活组织检查　biopsy of lymph node
内镜下奥狄括约肌活组织检查　endoscopic biopsy of Oddi's sphincter
内镜下胆管活组织检查　endoscopic biliary biopsy
内镜下逆行胆管造影　endoscopic retrograde bile duct radiography
内镜下逆行胰-胆管造影　endoscopic retrograde cholangiopancrea-tography　［又称］ERCP 检查△
尿道镜检查　urethroscopic check
膀胱活组织检查　biopsy of bladder
盆骨活组织检查　biopsy of pelvis
盆腔病损穿刺活组织检查　puncture and biopsy of pelvic lesion
皮肤和皮下组织活组织检查　biopsy of skin and subcutaneous tissue
脐活组织检查　biopsy of umbilicus
髂部病损穿刺活组织检查　iliac lesion biopsy
前列腺针刺活组织检查　needle biopsy of prostate
前列腺周围活组织检查　biopsy of prostate peripheral zone
桡骨活组织检查　biopsy of radius
软组织活组织检查　biopsy of soft tissue
肾周活组织检查　biopsy of perirenal tissue
声门上病损活组织检查　supraglottic lesion biopsy
食管镜下活组织检查　esophagoscopic esophageal biopsy
输尿管镜活组织检查　ureteroscopic biopsy of ureter
锁骨活组织检查　clavicle biopsy
外阴活组织检查　biopsy of vulva
网膜活组织检查　biopsy of omentum
胃镜下活组织检查　gastroscopic biopsy
胃十二指肠镜下活组织检查　gastroduodenoscopic biopsy
胃十二指肠镜下小肠刷洗活组织检查　gastroduodenoscopic brush biopsy of intestinal
心包活组织检查　biopsy of pericardium

心肌活组织检查　myocardial biopsy
胸膜活组织检查　pleural biopsy
胸腔镜检查　thoracoscope check
胸腔镜下心包活组织检查　thoracoscopic pericardial biopsy
胸腔镜下胸膜活组织检查　thoracoscopic pleural biopsy
胸腺活组织检查　biopsy of thymus
血管活组织检查　biopsy of blood vessel
咽部活组织检查　biopsy of pharynx
胰腺超声内镜检查　pancreatic endoscopic ultrasonography
胰腺穿刺活组织检查　biopsy of pancreas
阴道活组织检查　vaginal biopsy
阴茎活组织检查　biopsy of penis
硬脊膜活组织检查　spinal dural biopsy
支气管闭合性活组织检查　bronchial closed biopsy
支气管镜下肺活组织检查　bronchoscopic lung biopsy
直肠活组织检查　rectal biopsy
直肠-乙状结肠镜下直肠活组织检查　rectoromanoscopic biopsy of rectum
直肠-乙状结肠镜下直肠刷洗活组织检查　rectoromanoscopic rectal brushing biopsy
直肠周围组织活组织检查　biopsy of peri-rectal lesion
直肠子宫陷凹活组织检查　biopsy of recto-uterine pouch
直视下胆管活组织检查　euthyphoria bile duct biopsy
直视下胆囊活组织检查　euthyphoria biopsy of gallbladder
直视下肺活组织检查　euthyphoria lung biopsy
直视下肝活组织检查　euthyphoria liver biopsy
直视下睾丸活组织检查　euthyphoria testicular biopsy
直视下精囊活组织检查　euthyphoria biopsy of seminal vesicle
直视下卵巢活组织检查　euthyphoria ovarian biopsy
直视下脑活组织检查　euthyphoria brain biopsy
直视下脑膜活组织检查　euthyphoria meningeal biopsy
直视下膀胱活组织检查　euthyphoria biopsy of bladder
直视下脾活组织检查　euthyphoria biopsy of spleen
直视下前列腺活组织检查　euthyphoria biopsy of prostate
直视下腮腺活组织检查　euthyphoria biopsy of parotid gland
直视下舌活组织检查　euthyphoria biopsy of tongue
直视下肾活组织检查　euthyphoria biopsy of kidney
直视下食管活组织检查　euthyphoria biopsy of esophagus
直视下唾液腺活组织检查　euthyphoria biopsy of salivary gland
直视下胃活组织检查　euthyphoria biopsy of stomach
直视下胰腺活组织检查　euthyphoria biopsy of pancreas
直视下支气管活组织检查　euthyphoria biopsy of bronchus
直视下子宫活组织检查　euthyphoria biopsy of uterus
直视下子宫韧带活组织检查　euthyphoria biopsy of uterine ligament
直视下纵隔活组织检查　euthyphoria biopsy of mediastinum
指骨活组织检查　phalangeal biopsy
椎骨活组织检查　biopsy of vertebrae
子宫颈活组织检查　biopsy of uterine cervix
子宫颈内活组织检查　biopsy of uterine neck
纵隔闭合性活组织检查　mediastinal closed biopsy
纵隔镜检查　mediastinoscopy

22. 放射治疗科

22.1 疾病诊断名词

白细胞减少　leukopenia
鼻咽恶性肿瘤　malignant tumor of nasopharynx
胆道恶性肿瘤　malignant tumor of biliary tract
胆囊恶性肿瘤　malignant tumor of gallbladder
多发性骨髓瘤　multiple myeloma
放射性白内障　radiation cataract
放射性胆囊炎　radiation cholecystitis
放射性肺纤维化　radiation pulmonary fibrosis
放射性肺炎　radiation pneumonitis
放射性骨坏死　radiation bone necrosis
放射性颌骨坏死　radiation maxilla necrosis
放射性喉炎　radiation laryngitis
放射后遗症　radiation sequela
放射性脊髓病　radiation myelopathy
放射性结肠炎　radiation colitis
放射性口腔炎　radiation stomatitis
放射性脑病　radiation encephalopathy
放射性脑坏死　radiation brain necrosis
放射性脑脊髓病　radiation myeloencephalopathy
放射性黏膜炎　radiation mucositis
放射性膀胱炎　radiation cystitis
放射性皮肤烧伤　radiation skin burn
放射性龋齿　radiation dental caries
放射性软组织纤维化　radiation soft tissue fibrosis
放射性神经炎　radiation neuritis
放射性肾病　radiation nephropathy
放射性视网膜病变　radiation retinal injury
放射性嗜酸细胞增多症　radiation eosinophilia
放射性纤维素性胸膜炎　radiation fibrinous pleurisy
放射性小动脉炎　radiation arteriolitis
放射性心包炎　radiation pericarditis
放射性中耳炎　radiation otitis media

放射致老化　radiation-induced aging
急性放射性蜂窝织炎　acute radiation cellulitis
脊髓恶性肿瘤　malignant tumor of spinal cord
甲状腺恶性肿瘤　malignant tumor of thyroid gland
结肠恶性肿瘤　malignant tumor of colon
颈部食管恶性肿瘤　malignant tumor of cervical esophagus
口底恶性肿瘤　malignant tumor at the bottom of mouth
口腔恶性肿瘤　malignant tumor of oral cavity
口咽恶性肿瘤　oropharyngeal malignant tumor
朗格汉斯细胞组织细胞增生症　Langerhans cell histiocytosis
脑恶性肿瘤　malignant tumor of brain
膀胱恶性肿瘤　malignant tumor of bladder
盆腔恶性肿瘤　malignant tumor of pelvis
盆腔继发恶性肿瘤　secondary malignant tumor of pelvis
皮肤恶性肿瘤　malignant tumor of skin
前列腺恶性肿瘤　malignant tumor of prostate
乳腺恶性肿瘤　malignant tumor of breast
舌恶性肿瘤　malignant tumor of tongue
胃恶性肿瘤　malignant tumor of gastric
下咽恶性肿瘤　malignant tumor of hypopharynx
胸上段食管恶性肿瘤　malignant tumor of upper thoracic esophagus
胸下段食管恶性肿瘤　malignant tumor of lower thoracic esophagus
胸腺恶性肿瘤病　thymic malignant tumor
胸中段食管恶性肿瘤　malignant tumor of middle thoracic esophagus
血小板减少　thrombocytopenia
药物性中性粒细胞减少症　drug-induced neutropenia
腋窝淋巴结继发恶性肿瘤　secondary malignant tumor of axillary lymph node
胰腺恶性肿瘤　pancreatic malignant tumor
原发部位不明恶性肿瘤　malignant tumor of unknown primary site
直肠恶性肿瘤　rectal malignant tumor
子宫内膜恶性肿瘤　endometrial malignant tumor

22.2 手术操作名词

CT 扫描定位法　CT scanning localization
DNA 单链断裂　DNA single strand break, SSB
DNA 单链断裂修复　DNA single strand break repair, SSBR
DNA 双链断裂　DNA double strand break, DSB
DNA 双链断裂修复　DNA double strand break repair, DSBR
G_2 阻滞　G_2 block
X 射线　X-ray

X 线球管　X-ray bulb
X 线摄片定位法　radiographic localization
X 线治疗机　X-ray therapy machine
α/β 比值　α/β ratio
α 射线　α-ray
β 射线　β-ray
γ 射线　γ-ray

巴黎剂量学系统　Paris dosimetry system
靶区　target
靶区范围　target area
靶[区]剂量　target dose
靶体积　target volume
百分深度剂量　percent depth dose,PDD
半导体剂量仪　semiconductor dosimeter
半影　penumbra
表浅放射治疗　superficial radiation therapy
布拉格峰　Bragg peak
参考点　reference point
插植　implant
常规放射治疗　conventional radiotherapy
常规分次照射　routine fractionation irradiation
超低剂量率　ultra-low dose rate
超分割放疗　hyperfraction radiotherapy
超高剂量率　ultra-high dose rate
初斜率　initial slope rate
穿射半影　penetration penumbra
单靶多击模式　single target multi-hit model
挡铅托架　lead bracket
倒 Y 照射　inverted Y field irradiation
等剂量分布　isodose distribution
等效　isoeffect
等效剂量　isoeffect dose
等效曲线　isoeffect curve
等中心技术　isocentral technique
低剂量率　low dose rate
低剂量率分次照射　low dose-rate fractionated irradiation
低剂量率照射　low dose-rate irradiation
碘 -125 　^{125}I
电磁辐射　electromagnetic radiation
电离　ionizing
电离辐射　ionizing radiation
电离辐射剂量测量　ionizing dose measurement
电离室　ionization chamber
电子密度　electron density
电子束 X 射线污染　X-ray contamination of electron beam
电子束滤过　electron beam filtering
电子束限光筒　electric beam applicator
电子外照射放射治疗　electronics external beam radiotherapy
电子直线加速器　electron linear accelerator
斗篷照射　mental field irradiation
独立准直器　independent collimator
多分次照射　multiple fractionation radiotherapy
多叶准直器　multi-leaves collimator
乏氧　hypoxia
乏氧细胞　hypoxic cell
反向散射　back scattering
反向散射因子　back scattering factor,BSF
放疗去势　radiation castration
放射病理　radiation pathology
放射防护剂　radioprotector
放射防护系数　radioprotection factor
放射抗拒性　radiation resistance
放射敏感性　radiation sensitivity
放射耐受剂量　radiation tolerance dose
放射耐受性　radiation tolerance
放射生物效应　radiation biological effect
放射损伤　radiation damage
放射损伤修复　repair of radiation damage
放射性活度　radiation activity
放射性粒子植入治疗　implantation of radioactive seed
放射性粒子置入　radioactive particle implantation

放射性衰变　radioactive decay
放射诱导染色单体畸变　radiation-induced chromatid aberration
放射诱导染色体畸变　radiation-induced chromosome aberration
放射源　radiation source
放射源活度　radioactive source activity
放射源强度　radiation source strength
放射源直径　radiation source diameter
放射增敏　radiosensitization
放射增敏剂　radiosensitizer
放射治疗反应　radiotherapy reaction
放射治疗方案　radiotherapy regimen
放射治疗机　radiotherapeutic machine
放射治疗计划　radiotherapy plan
放射致死剂量　radiation lethal dose
放射肿瘤物理学　radiation oncology physics
放射肿瘤学　radiation oncology
非电离辐射　nonionizing radiation
非随机效应　non-stochastic effect
分次剂量　fractional dose
分次剂量因子　fractionated dose factor
分次立体定向放射治疗　fractionated stereotactic radiotherapy
分次照射　fractionated radiation
分段放射治疗　split course radiotherapy
氟化锂剂量仪　lithium fluoride dosimeter
辐射剂量　radiation dose
伽马刀放射治疗　gamma knife radiation therapy
高剂量率　high dose rate
高剂量率近距离治疗　high dose rate brachytherapy
戈瑞　Gray
根治性放疗　radical radiotherapy
姑息性放疗　palliative radiotherapy
钴 -60 　^{60}Co
钴 -60 治疗机　cobalt-60 therapy unit
光子　photon
光子束　photon beam
光子外照射放射治疗　photon external beam radiotherapy
含氧细胞　oxygenated cell
后装治疗　after loading treatment
化放疗　chemoradiotherapy
化学修饰剂　chemical modifier
回旋加速器　cyclotron
几何半影　geometric penumbra
剂量跌落区　dose fall-off region
剂量分布　dose distribution
剂量建成区　dose build-up region
剂量冷点　cold sport
剂量率　dose rate
剂量权重系数　dose weighting factor
剂量 - 效应关系　dose-response relationship
剂量 - 效应曲线　dose-response curve
剂量修饰因子　dose modifying factor,DMF
剂量学　dosimetry
加速超分割放疗　accelerated hyperfraction radiotherapy
加速放疗　accelerated radiotherapy
加速再群体化　accelerated repopulation
间接作用　indirect action
建成效应　build up effect
胶片剂量仪　film dosimeter
近距离(后装)治疗　brachytherapy
近距离治疗机　brachytherapy machine
近距离治疗剂量学　brachytherapy dosimetry
局部灌注加热疗法　local perfusion heating therapy
均匀指数　uniformity index
康普顿效应　Compton effect

快中子　fast neutron
拉德　rad
拉德当量　rem
镭 -226　^{226}Ra
镭施源器　radium applicator
累积剂量　cumulated dose
立体定向放射外科治疗　stereotactic radiosurgery
立体定向放射治疗　stereotactic radiotherapy
粒子放射外科治疗　particle radiosurgery
临床放射治疗学　clinical radiotherapy
临床热疗学　clinical thermology
磷光剂量计　phosphor dosimeter
硫酸钙剂量仪　calcium sulfate dosimeter
硫酸亚铁剂量仪　ferrous sulfate dosimeter
伦琴 - 拉德转换因子　roentgen to rad conversion factor
滤过板　filter
曼彻斯特(p-p)剂量系统　Manchester (Paterson-Parker) system
慢中子　slow neutron
蒙特卡罗法　Monte Carlo method
模拟定位机　simulator
模拟机定位　simulator localization
内照射　internal irradiation
纽约系统　New York system
硼酸锂剂量仪　lithium borate dosimeter
硼中子俘获放射治疗　boron neutron capture radiotherapy
潜在致死损伤　potential lethal damage, PLD
潜在致死损伤修复　potential lethal damage repair
腔内放[射治]疗　intracavitary radiotherapy
腔内热疗　intracavitary thermotherapy
切线照射　tangent irradiation
全腹照射　total abdominal irradiation
全肝照射　total liver irradiation
全淋巴结照射　total node irradiation, TNI
全脑全脊髓照射　craniospinal irradiation
全脑照射　total brain irradiation
全脾照射　total spleen irradiation
全身加热疗法　total body hyperthermia
全身皮肤电子束照射　total skin electron irradiation, TSEI
全身照射　total-body irradiation
热剂量　thermal dose
热剂量当量　thermal dose equivalent
热疗　hyperthermia
热疗生物学　hyperthermia biology
热敏感性　thermal sensitization
热耐受　thermal tolerance, thermotolerance
热释光剂量仪　thermoluminescent dosimeter
热休克蛋白　heat shock protein, HSP
热增强比　thermal enhancement ratio, TER
人体模　human phantom
入射束　incident beam
三维放射治疗　three-dimensional radiotherapy
三维适形放疗(3D-CRT)　three-dimensional conformal radiotherapy (3D-CRT)
散射半影　scattering penumbra
散射空气比　scatter-air ratio, SAR
散射最大剂量　scatter-maximum dose
射野挡块切割机　block cutting unit
射野对称性　radiation field symmetry
射野离轴比　off-axis ratio, OAR
射野平坦度　radiation field flatness
射野验证片　radiation field port film
射野中心轴　radiation field central axis
生物有效剂量　biologically effective dose, BED
施源器　applicator

时间剂量分次　time-dose fractionation
时间剂量公式　time-dose formula
时间剂量关系　time-dose relationship
时间剂量因子　time-dose factor, TDF
时间因子　time factor
时间指数　time index
实体瘤控制　tumor control
适形放射治疗　conformation radiotherapy
输出量因子　output factor, OPF
术后放疗　postoperative radiotherapy
术前放疗　preoperative radiotherapy
术中放疗　intraoperative radiotherapy
水模体　water phantom
斯德哥尔摩系统　Stockholm system
随机效应　stochastic effect
损伤的固定　damage fixation
缩野照射　shrink field irradiation
碳核　carbon nucleus
碳重离子　carbon heavy ion
体表敷贴治疗　surface mold treatment
体表局部加热　superficial local thermotherapy
体部立体定向放射治疗　stereotactic body radiotherapy
体模　phantom
体模散射因子　phantom-scattering factor
填充块　bolus
调强放疗(IMRT)　intensity-modulated radiation therapy (IMRT)
图像引导放疗(IGRT)　image guided radiation therapy (IGRT)
外照射　external irradiation
晚反应组织　late responding tissue
晚期反应　late response
晚期效应　late effect
吸收剂量　absorbed dose
细胞存活曲线参数　cell survival curve parameter
细胞周期　cell cycle
细胞周期时相　cell cycle phase
限束器　beam limiting device
限束筒　applicator
线性二次模式　linear-quadratic model
线性能量传递　linear energy transfer, LET
相对剂量梯度　relative dose gradient
相对生物效应　relative biological effect, RBE
校准点　calibration point
楔形角　wedge angle
楔形因素　wedge factor
修复因子　recovery factor
旋转治疗　rotation therapy
血管内近距离放射治疗　intravascular brachytherapy
亚致死损伤　sublethal damage, SLD
亚致死损伤修复　sublethal damage repair, SLDR
氧固定假说　oxygen fixation hypothesis
氧合状态　oxygenated status
氧合作用　oxygenation
氧效应　oxygen effect
氧增强比　oxygen enhancement ratio, OER
医用加速器　medical accelerator
铱 -192　^{192}Ir
移动条照射　moving strip irradiation
源皮距　source-skin distance, SSD
源轴距　source axis distance, SAD
源准直器距离　source-collimator distance, SCD
远距离放射治疗　teleradiotherapy
再分类　redistribution
再群体化　repopulation
再氧合　reoxygenation

早反应组织　early responding tissue
早期反应　early response
增敏比　sensitization enhancement ratio, SER
照射技术　irradiation technique
照射剂量　irradiation dose
照射体积　irradiated volume
照射野　radiation field
照射野内肿瘤复发　in field tumor recurrence
正常组织放射效应　normal tissue radiation effect
正常组织耐受量　normal tissue tolerance dose
正交摄片法　orthogonal radiography
直接作用　direct action
直线加速器　linear accelerator
质量保证　quality assurance, QA
质量控制　quality control, QC
质子　proton
质子外照射放射治疗　proton external beam radiotherapy
治疗比　therapeutic ratio
治疗体积　treatment volume
治疗增益因子　therapeutic gain factor, TGF
治疗总时间　overall treatment time

致死 - 潜在致死模式（LPL 模式）　lethal-potential lethal model
致死损伤　lethal damage, LD
中子　neutron
中子束　neutron beam
肿瘤放射生物学　tumor radiobiology
肿瘤深度　tumor depth
肿瘤效应　tumor effect
肿瘤组织放射效应　tumor radiation effect
重离子　heavy ion
重离子直线加速器　heavy ion linear accelerator
准阈值剂量　quasi-threshold dose
准直器　collimator
准直器叶片　collimator leaf
组织补偿板　tissue compensator
组织间[加]热疗法　interstitial thermotherapy
组织间插植放[射治]疗　interstitial implant irradiation
组织间插植近距离治疗　interstitial brachytherapy
组织 - 空气比　tissue-air ratio, TAR
组织体模比　tissue-phantom ratio, TPR
组织最大剂量比　tissue-maximum ratio, TMR
最佳剂量　optimum dose

23. 妇科

23.1 疾病诊断名词

46,XX 单纯性腺发育不全　46,XX pure gonadal dysgenesis　[又称] 46,XX 单纯性腺功能不全△

ICSI 受精低下　low fertilization rate after ICSI

ICSI 受精失败　fertilization failure after ICSI

IVF 受精低下　low fertilization rate after IVF

IVF 受精失败　fertilization failure after IVF

阿什曼综合征　Asherman syndrome　[又称]Asherman's 综合征△,子宫腔粘连综合征△

白塞病　Behcet's disease　[又称]白塞综合征△,Behcet 病△

鼻腔子宫内膜异位症　endometriosis of nasal cavity

避孕　contraception

避孕(紧急避孕)　contraception(emergency contraception)

避孕(口服避孕药)　contraception(oral contraceptives)

避孕(皮下埋植)　contraception(subdermal implant)

避孕(外用避孕)　contraception(barrier method)

不明原因性不孕症　unexplained infertility

不全流产　incomplete abortion

不完全医疗性流产并发出血　incomplete medical abortion complicated by haemorrhage

不完全医疗性流产并发弥散性血管内凝血　incomplete medical abortion complicated by disseminated intravascular coagulation

不完全医疗性流产并发盆腔感染　incomplete medical abortion complicated by pelvic infection

不完全医疗性流产并发生殖道感染　incomplete medical abortion complicated by genital tract infection

不完全医疗性流产并发栓塞　incomplete medical abortion complicated by embolism

不完全医疗性流产并发心动过缓　incomplete medical abortion complicated by bradycardia

不完全医疗性流产并发子宫感染　incomplete medical abortion complicated by uterus infection

不完全医疗性流产并发子宫颈裂伤　incomplete medical abortion complicated by cervix laceration

不完全自然流产　incomplete spontaneous abortion

不完全自然流产并发出血　incomplete spontaneous abortion complicated by haemorrhage

不完全自然流产并发盆腔感染　incomplete spontaneous abortion complicated by pelvic infection

不完全自然流产并发盆腔器官损伤　incomplete spontaneous abortion complicated by damage of pelvic organ

不完全自然流产并发肾衰竭　incomplete spontaneous abortion complicated by renal failure

不完全自然流产并发生殖道感染　incomplete spontaneous abortion complicated by genital tract infection

不完全自然流产并发栓塞　incomplete spontaneous abortion complicated by embolism

不完全自然流产并发休克　incomplete spontaneous abortion complicated by shock

不孕症　infertility

部分性葡萄胎　partial hydatidiform mole

残角子宫　rudimentary horn of uterus

残余卵巢综合征　residual ovarian syndrome

操作后尿道狭窄　urethral stricture after operation

操作后肾衰竭　renal failure after operation

肠子宫瘘　intestinouterine fistula

陈旧性处女膜破裂　old rupture of hymen

陈旧性会阴 2 度裂伤　the second-degree old laceration of perineum

陈旧性会阴 3 度裂伤　the third-degree old laceration of perineum

陈旧性会阴 4 度裂伤　the fourth-degree old laceration of perineum

陈旧性会阴裂伤　old perineal laceration　[又称]创伤性会阴裂伤△

陈旧性异位妊娠　chronic ectopic pregnancy　[又称]陈旧性宫外孕△

陈旧性阴道裂伤　old vaginal laceration

出血性卵巢滤泡囊肿　hemorrhagic ovarian follicular cyst

出血性输卵管炎　hemorrhagic salpingitis

处女膜闭锁　imperforate hymen

处女膜环过紧　tight hymenal ring

处女膜损伤　hymen injury

处女膜息肉　hymenopolypus

垂体性闭经　pituitary amenorrhea

大阴唇恶性肿瘤　malignant neoplasm of labium majus

单角子宫　unicornous uterus

低促性腺激素性闭经　hypogonadotropic amenorrhea

滴虫阴道炎　trichomonal vaginitis　[又称]毛滴虫性阴道炎△

抵抗性卵巢综合征　resistant ovary syndrome　[又称]卵巢不敏感综合征△

骶前子宫内膜异位症　presacral endometriosis

骶尾周围神经和自主神经交界性肿瘤　borderline tumor of acrococcygeal peripheral nerve and autonomic nerve

骶周围神经和自主神经交界性肿瘤　borderline tumor of sacral peripheral nerve and autonomic nerve

恶性葡萄胎　malignant mole

反复种植失败　repeated implantation failure

非特异性外阴炎　non-specific vulvitis

非特异性阴道炎　non-specific vaginitis

肺子宫内膜异位症　pulmonary endometriosis

辅助生殖技术后感染　infection after assisted reproductive technology

附件继发恶性肿瘤　secondary malignant tumor of adnexa

附件炎性包块　inflammatory adnexal mass

附件肿物　adnexal mass

复发性流产　recurrent spontaneous abortion

复发性卵巢癌　recurrent ovarian cancer

复发性盆底器官脱垂　recurrent pelvic organ prolapse

复发性外阴阴道念珠菌病　recurrent vulvovaginal candidiasis

副卵巢　supernumerary ovary

副卵管扭转　torsion of accessory fallopian tube

副输卵管　accessory fallopian tube

腹壁子宫内膜异位症　endometriosis of abdominal wall
腹膜后血管损伤　retroperitoneal vascular injury
腹膜后子宫内膜异位症　retroperitoneal endometriosis
腹膜子宫内膜异位症　endometriosis of peritoneum
腹腔妊娠　abdominal pregnancy
腹腔妊娠后胎盘残留　retained placenta following abdominal pregnancy　[又称]胎盘残留△
肝子宫内膜异位症　endometriosis of liver
高促性腺激素性闭经　hypergonadotropic amenorrhea
格拉夫卵泡囊肿　Graff follicular cyst
更年期月经过多　climacteric menorrhagia
更年期综合征　climacteric syndrome
功能失调性子宫出血　dysfunctional uterine bleeding
功能性肿瘤　functioning tumour
宫颈发育不良　dysplasia of cervix uteri　[又称]子宫颈发育不全△
宫颈妊娠　cervical pregnancy　[又称]子宫颈妊娠△
宫内外复合妊娠　heterotopic pregnancy
宫旁良性肿瘤　benign tumor of uterine parametrium
宫腔积脓　pyometra
宫腔粘连　intrauterine adhesion
宫体良性肿瘤　benign tumor of corpus uteri
后天性阴道闭锁　acquired of colpatresia　[又称]阴道闭锁△
后天性子宫萎缩　atrophy of uterus, acquired
黄体功能不足　luteal phase defect
会阴瘢痕　scar of vulva
会阴陈旧性裂伤　old laceration of perineum
会阴囊肿　perineal cyst
会阴切口疝　perineal incisional hernia
会阴撕裂伤　laceration of perineum
混合性瘘　combined fistula
稽留流产　missed abortion
急性卵巢炎　acute oophoritis
急性女性盆腔蜂窝织炎　acute female pelvic cellulitis
急性女性盆腔炎　acute female pelvic inflammation
急性输卵管卵巢炎　acute salpingo-oophoritis
急性输卵管炎　acute salpingitis
急性外阴炎　acute vulvitis
急性外阴阴道炎　acute vulvovaginitis
急性阴道炎　acute vaginitis
急性子宫阔韧带脓肿　acute broad ligament abscess
急性子宫内膜炎　acute endometritis
急性子宫旁脓肿　acute parametrial abscess
继发不孕　secondary infertility　[又称]继发性不孕症△
继发性闭经　secondary amenorrhoea　[又称]继发闭经△
继发性痛经　secondary dysmenorrhea
继发性月经稀少　secondary oligomenorrhea
交界性卵巢上皮细胞肿瘤　borderline ovarian epithelial tumor
交通性腹膜鞘突管积液　communicating of nuck effusion　[又称]交通性努克管积液△
结缔组织继发恶性肿瘤　secondary malignant tumor of connective tissue
结核性外阴溃疡　tuberculous vulval ulcers
结核性直肠阴道瘘　tuberculous rectovaginal fistula
经期过短　shortened menstruation
经期延长　menostaxis
经前紧张征　premenstrual tension syndrome　[又称]经前期紧张综合征△
精神应激性闭经　mental stress amenorrhea
静息型滋养细胞疾病　resting type trophoblastic disease
绝经后出血　postmenopausal bleeding
绝经后卵巢可扪及综合征　postmenopausal ovarian palpable syndrome
绝经期　menopause
绝经期后萎缩性阴道炎　postmenopausal atrophic vaginitis
绝经期子宫不规则出血　menopausal metrorrhagia

绝经前期月经过多　premenopause menorrhagia
绝育后腹痛　abdominal pain after sterilization
开放性膀胱破裂　open rupture of bladder
口服避孕药后血栓形成　thrombogenesis after oral contraceptive
阔韧带恶性肿瘤　malignant neoplasm of broad ligament
阔韧带良性肿瘤　benign tumor of broad ligament
阔韧带囊肿　broad ligament cyst
阔韧带妊娠　broad ligament pregnancy
阔韧带撕裂综合征　Allen Masters syndrome　[又称]艾伦-马斯特斯综合征△
阔韧带息肉　polyp of broad ligament
阔韧带血肿　hematoma of broad ligament
老年性阴道炎　senile vaginitis
淋巴管继发恶性肿瘤　secondary malignant tumor of lymphatic vessel
淋球菌性输卵管炎　gonorrheal salpingitis
流产感染　septic abortion
流产后败血症　post abortion septicemia
流产后肠穿孔　perforation of bowel following abortion
流产后出血　haemorrhage following abortion　[又称]药物流产并发出血△
流产后肺栓塞　pulmonary embolism following abortion
流产后腹痛　abdominal pain following abortion
流产后感染性休克　septic shock following abortion
流产后空气栓塞　air embolism following abortion
流产后阔韧带血肿　haematoma of broad ligament following abortion
流产后卵巢炎　oaritis following abortion
流产后弥散性血管内凝血　disseminated intravascular coagulation following abortion　[又称]自然流产并发弥散性血管内凝血△
流产后脓毒败血病性栓塞　septicopyemic embolism following abortion
流产后脓毒性栓塞　septic embolism following abortion
流产后脓毒症　post-abortion sepsis　[又称]脓毒症△
流产后盆腔感染　pelvic infection following abortion
流产后肾衰竭　renal failure following abortion
流产后肾小管坏死　tubular necrosis following abortion
流产后输卵管卵巢炎　salpingo-oophoritis following abortion
流产后输卵管炎　salpingitis following abortion
流产后循环性虚脱　circulatory collapse following abortion
流产后羊水栓塞　amniotic fluid embolism following abortion　[又称]人工流产并发羊水栓塞△
流产后子宫穿孔　perforation of uterus following abortion　[又称]子宫穿孔△
流产后子宫颈裂伤　cervix laceration following abortion
流产后子宫颈粘连　cervix adhesion following abortion
流产后子宫内膜炎　endometritis following abortion
流产后子宫韧带血肿　haematoma of uterus ligament following abortion
流行性腮腺炎并发卵巢炎　mumps complicated by ovaritis
卵巢癌肉瘤　carcinosarcoma of ovary
卵巢白体囊肿　corpus albicans cyst of ovary
卵巢包涵囊肿　ovarian inclusion cysts
卵巢成熟性畸胎瘤　mature teratoma of ovary
卵巢储备功能低下　decreased ovarian reserve
卵巢单纯性囊肿　simple cyst of ovary　[又称]卵巢单纯囊肿△
卵巢低反应　poor ovarian response
卵巢多房囊肿　multilocular cyst of ovary
卵巢恶性淋巴瘤　ovarian malignant lymphoma
卵巢恶性肿瘤　malignant tumor of ovary
卵巢非特异性软组织瘤　non ovary specific soft tissue tumor
卵巢高反应　high ovarian response
卵巢冠恶性肿瘤　malignant neoplasm of parovarian cyst
卵巢冠良性肿瘤　benign tumor of parovarian cyst
卵巢冠囊肿　cyst of parovarium
卵巢过度刺激综合征　ovarian hyperstimulation syndrome

卵巢坏死　necrosis of ovary

卵巢环管状性索瘤　sex cord tumour with annular tubule of ovary

卵巢黄素化囊肿　ovarian luteinizing cyst

卵巢黄体囊肿　corpus luteum cyst

卵巢黄体囊肿破裂　rupture of corpus luteum cyst

卵巢黄体破裂　corpus luteum rupture

卵巢黄体血肿　corpus luteum haematoma　［又称］出血性黄体囊肿△

卵巢混合型生殖细胞肿瘤　mixed germ cell tumor of ovary

卵巢混合性上皮瘤　mixed epithelial tumor of ovary

卵巢积水　hydrovarium

卵巢浆液性囊腺瘤　ovarian serous cystadenoma

卵巢浆液性囊肿　ovarian serous cyst

卵巢浆液性腺癌　ovarian serous adenocarcinoma

卵巢交界性浆液性肿瘤　borderline ovarian serous tumor

卵巢交界性黏液性肿瘤　borderline ovarian mucinous tumor

卵巢交界性肿瘤　borderline ovarian tumor

卵巢交界性子宫内膜样瘤　borderline ovarian endometrioid tumor

卵巢结核　ovarian tuberculosis

卵巢颗粒细胞瘤　granular cell tumor of ovary

卵巢良性肿瘤　benign tumor of ovary

卵巢两性母细胞瘤　ovarian gynandroblastoma

卵巢瘤样病变　ovarian tumor like condition

卵巢卵泡膜细胞瘤　ovarian theca cell tumor

卵巢滤泡囊肿　follicular cyst of ovary

卵巢慢反应　suboptimal ovarian response

卵巢囊肿　ovarian cyst

卵巢囊肿蒂扭转　torsion of ovarian pedicle

卵巢囊状附件扭转　ovarian vesicular appendage torsion

卵巢内胚窦瘤　ovarian endodermal sinus tumor

卵巢黏液性囊腺瘤　ovarian mucinous cystadenoma

卵巢黏液性囊肿　ovarian mucinous cyst

卵巢扭转　torsion of ovary

卵巢胚胎癌　ovarian embryonal carcinoma

卵巢破裂　ovariorrhexis　［又称］卵巢损伤△

卵巢妊娠　ovarian pregnancy

卵巢妊娠破裂　rupture of ovarian pregnancy

卵巢生殖细胞肿瘤　ovarian germ cell tumor

卵巢输卵管粘连　tuboovarian adhesion

卵巢透明细胞癌　ovarian clear cell carcinoma

卵巢萎缩　ovarian atrophy　［又称］卵巢早衰△

卵巢未成熟畸胎瘤　ovarian immature teratoma

卵巢未发育　ovarian agenesis

卵巢未分类的上皮性肿瘤　unclassified epithelial tumor of ovary

卵巢未分类肿瘤　unclassified ovary tumour

卵巢无性细胞癌　dysgerminoma of ovary

卵巢纤维瘤　fibroma of ovary

卵巢小细胞癌　small cell carcinoma of ovary

卵巢性闭经　ovarian amenorrhea

卵巢炎　oophoritis

卵巢炎性囊肿　inflammatory ovarian cyst

卵巢移行细胞瘤　ovarian transitional cell tumor

卵巢原位癌　ovarian carcinoma in situ

卵巢粘连　ovarian adhesion

卵巢脂质细胞瘤　ovarian lipid cell tumor

卵巢肿物　ovarian mass

卵巢潴留囊肿　ovarian retention cyst

卵巢转移性肿瘤　ovarian metastatic tumor

卵巢子宫内膜样肿瘤　ovarian endometroid tumor

卵巢子宫内膜异位囊肿　ovarian endometriosis cyst　［又称］卵巢巧克力样囊肿△

卵巢子宫内膜异位囊肿伴扭转　torsion of ovarian endometriosis cyst

卵巢子宫内膜异位症　endometriosis of ovary

卵母细胞成熟障碍　oocyte dysmaturity

卵母细胞透明带增厚　thick zona pellucida of oocyte

卵泡发育障碍　follicular development obstacle

卵泡黄素化未破裂综合征　luteinized unruptured follicle syndrome

卵子不植入　ovum un-implanted

氯米芬抵抗　clomiphene citrate-resistant

慢性卵巢炎　chronic oophoritis

慢性盆腔蜂窝织炎　chronic pelvic cellulitis

慢性盆腔痛　chronic pelvic pain　［又称］慢性盆腔疼痛△

慢性输卵管卵巢炎　chronic salpingo-oophoritis

慢性输卵管炎　chronic salpingitis

慢性外阴阴道炎　chronic vulvovaginitis

慢性子宫复旧不全　chronic subinvolution of uterus　［又称］子宫复旧不良△

慢性子宫颈炎　chronic cervicitis　［又称］慢性宫颈炎△

慢性子宫阔韧带脓肿　chronic broad ligament abscess

慢性子宫内膜炎　chronic endometritis

泌尿道外口功能不良　external urethral orifice dysfunction

免疫性不孕　immune infertility

苗勒管发育不全综合征　Mullerian agenesis syndrome

男方弱精症　asthenozoospermia　［又称］弱精子症△

男方少精性不孕　oligospermia infertility

男方无精性不孕　azoospermatism infertility

难免性流产　inevitable abortion

尿道裂伤　laceration of urethra

尿道膨出　urethrocele　［又称］女性尿道膨出△

尿道下移　urethral metastasis

尿道阴道隔肿瘤　urethrovaginal septum tumor

尿道阴道瘘　urethrovaginal fistula

凝血相关疾病所致子宫异常出血　abnormal uterine bleeding caused by coagulation related disease

女性骶前囊肿　female sacral cyst

女性二期梅毒性盆腔炎　female pelvic inflammation- Ⅱ phase syphilis

女性急性盆腔腹膜炎　female acute pelvic peritonitis

女性淋球菌性盆腔炎　female gonorrheal pelvic inflammation

女性慢性盆腔腹膜炎　female chronic pelvic peritonitis

女性盆腔感染　female pelvic infection

女性盆腔积液　female pelvic effusion

女性盆腔假囊肿　female pelvic pseudocyst　［又称］盆腔假囊肿△

女性盆腔结核　female pelvic tuberculosis

女性盆腔脓肿　female pelvic abscess　［又称］盆腔脓肿△

女性盆腔血肿　female pelvic hematoma　［又称］盆腔血肿△

女性盆腔炎　female pelvic inflammation　［又称］盆腔炎性疾病△

女性盆腔粘连　female pelvic adhesion　［又称］盆腔粘连△

女性生殖器官恶性肿瘤　malignant tumor of female genital organ

女性生殖器官交界性肿瘤　borderline tumor of female genital organ

女性生殖器官良性肿瘤　benign tumor of female genital organ

女性生殖器官血囊肿性不孕　female reproductive organ blood cyst infertility

女性生殖器官原位癌　female genital organ carcinoma in situ

女性生殖器皮脂腺囊肿　sebaceous cyst of female genitalia

女性生殖器血管瘤　female genital organ angioma

女性沃尔夫管恶性肿瘤　malignant tumor of female Wolffian duct

女性沃尔夫体恶性肿瘤　malignant tumor of female Wolffian body

女性衣原体性盆腔炎　female chlamydial pelvic inflammation　［又称］衣原体性女性盆腔炎性疾病△

排卵期出血　ovulation bleeding

排卵障碍性出血　abnormal uterine bleeding caused by ovulatory dysfunction

膀胱膨出　cystocele

膀胱膨出伴尿道膨出　urethrocele and cystocele

膀胱阴道瘘　vesicovaginal fistula

膀胱造瘘口狭窄　bladder stomal stricture

膀胱子宫内膜异位症　endometriosis vesicae

泡状附件　appendix vesiculosa

胚胎低质量　poor quality embryo
胚胎转移并发症　embryo transfer complication
盆底肌力障碍　pelvic floor muscle disorder
盆底肌肉陈旧性裂伤　old pelvic floor muscle laceration
盆腔包裹性积液　pelvic encapsulated effusion
盆腔腹膜结核　pelvic peritoneum tuberculosis
盆腔腹膜炎　pelvic peritonitis
盆腔腹膜子宫内膜异位症　endometriosis of pelvic peritoneum
盆腔感染综合征　pelvic infection syndrome
盆腔继发恶性肿瘤　secondary malignant tumor of pelvis
盆腔结缔组织交界性肿瘤　borderline tumor of pelvic connective tissue
盆腔结缔组织炎　pelvic cellulitis
盆腔静脉瘀血综合征　pelvic venous congestion syndrome　[又称]盆腔淤血综合征△
盆腔淋巴囊肿　pelvic lymphatic cyst
盆腔囊肿　pelvic cyst
盆腔器官脱垂量化评分　pelvic organ prolapse-quantitation
盆腔炎后遗症合并肝周围炎　fitz-hugh-curtis syndrome
盆腔炎性肿物　pelvic inflammatory mass　[又称]盆腔炎性包块△
盆腔炎症后遗症　sequela of pelvic inflammation
盆腔异物　pelvic foreign body
盆腔子宫内膜异位症　endometriosis in pelvis cavity
皮肤瘢痕的子宫内膜异位症　endometriosis of cutaneous scar　[又称]皮肤瘢痕子宫内膜异位症△
皮肤子宫内膜异位症　cutaneous endometriosis
破坏性绒毛膜腺瘤　destructive chorionic adenoma
剖宫产瘢痕妊娠　cesarean scar pregnancy　[又称]剖宫产切口妊娠△
葡萄胎　hydatidiform mole
葡萄胎后宫内残留　intrauterine residue following hydatidiform mole
其他原因导致的下丘脑性闭经　other reason of hypothalamus amenorrhoea
企图流产失败　failed attempted abortion
前庭大腺癌　carcinoma of Bartholin gland
前庭大腺恶性肿瘤　malignant neoplasm of Bartholin gland
前庭大腺继发恶性肿瘤　secondary malignant tumor of Bartholin gland
前庭大腺囊肿　Bartholin cyst　[又称]巴氏腺囊肿△
前庭大腺脓肿　abscess of Bartholin gland　[又称]巴氏腺脓肿△
前庭大腺炎　Bartholinitis
强直性处女膜　rigid hymen
侵蚀性葡萄胎　invasive mole
青春期月经过多　pubertal menorrhagia
轻度宫颈发育不良　mild cervical dysplasia
轻度外阴发育不良　mild vulvar dysplasia
取卵术并发肠管损伤　intestinal tract injury complicated with oocyte retrieval
取卵术并发腹腔出血　intraperitoneal hemorrhage complicated with oocyte retrieval
取卵术并发膀胱损伤　bladder injury complicated with oocyte retrieval
取卵术并发阴道损伤　vagina injury complicated with oocyte retrieval
全盆腔器官脱垂　total pelvic organ prolapse
人工绝经后综合征　post-artificial-menopausal syndrome
人工流产后子宫穿孔　induced abortion complicated by perforation
人工流产漏吸　failure of induced abortion
人工流产其他合并症　induced abortion complicated by other co-morbidity
人工流产术后宫腔残留　incomplete of induced abortion　[又称]不全人工流产△
人工流产综合征　induced abortion syndrome
人工授精妊娠　artificial insemination pregnancy
妊娠滋养细胞疾病　gestational trophoblast disease
绒毛膜癌　choriocarcinoma
绒毛膜血管瘤　chorion haemangioma　[又称]绒毛膜血管病△
上皮样滋养细胞肿瘤　epithelioid trophoblastic tumor
深部浸润型子宫内膜异位症　deep-infiltrating endometriosis

生殖道损伤　genital tract injury
生殖器结核　genital tuberculosis
石胎　lithopedion　[又称]胎儿石化△
始基子宫　primordial uterus
手术后瘢痕性尿道闭锁　postoperative scar urethral atresia
手术后大网膜粘连　postoperative omentum majus adhesion
手术后腹膜粘连　postoperative peritoneal adhesion　[又称]腹膜粘连伴肠梗阻△
手术后会阴瘘　postoperative perineal fistula　[又称]手术后尿道会阴瘘△
手术后尿道口畸形　postoperative urethral opening deformity
手术后尿道瘘　postoperative urethral fistula　[又称]尿道瘘△
手术后尿道综合征　postoperative urethral syndrome
手术后尿潴留　postoperative urinary retention
手术后盆腔粘连　postoperative pelvic adhesion　[又称]盆腔粘连△
手术后阴道狭窄　postoperative vaginal stenosis
手术后阴道粘连　postoperative adhesions of vagina
受孕的异常产物　abnormal products of conception　[又称]异常妊娠产物△
输卵管包裹性积液　encapsulated fluid of fallopian tube
输卵管闭锁　atresia of fallopian tube
输卵管闭锁性不孕　fallopian tubal atresia infertility
输卵管出血　hematosalpinx
输卵管恶性肿瘤　malignant neoplasm of fallopian tube
输卵管发育不全　hypoplasia of fallopian tube
输卵管痕迹　rudimentary fallopian tube
输卵壶腹部妊娠　ampullary tubal pregnancy
输卵壶腹部妊娠流产　abortion of ampullary tubal pregnancy
输卵壶腹部妊娠破裂　rupture of ampullary tubal pregnancy
输卵管积脓　pyosalpinx
输卵管积水　hydrosalpinx
输卵管畸胎瘤　teratoma of fallopian tube
输卵管畸形　fallopian tubal abnormality
输卵管及卵巢恶性肿瘤　malignant neoplasm of fallopian tube and ovary
输卵管继发恶性肿瘤　secondary malignant neoplasm of fallopian tube
输卵管间质部妊娠　interstitial tubal pregnancy
输卵管间质部妊娠流产　abortion of interstitial tubal pregnancy
输卵管间质部妊娠破裂　rupture of interstitial tubal pregnancy
输卵管交界性肿瘤　borderline neoplasm of fallopian tube
输卵管结核　tuberculosis of fallopian tube
输卵管良性肿瘤　benign neoplasm of fallopian tube
输卵管卵巢囊肿　cyst of fallopian tube and ovary
输卵管卵巢脓肿　tuboovarian abscess
输卵管卵巢炎　salpingo-oophoritis
输卵管囊肿　cyst of fallopian tube
输卵管扭转　torsion of fallopian tube
输卵管平滑肌瘤　leiomyoma of fallopian tube
输卵管憩室　diverticulum of fallopian tube
输卵管缺失　absence of fallopian tube
输卵管妊娠　tubal pregnancy
输卵管妊娠合并宫内孕　tubal pregnancy complicated with uterus pregnancy
输卵管妊娠流产　tubal pregnancy abortion
输卵管妊娠破裂　rupture of tubal pregnancy
输卵管乳头状瘤　papillary neoplasm of fallopian tube
输卵管伞部妊娠　fimbrial tubal pregnancy
输卵管伞部妊娠流产　abortion of fimbrial tubal pregnancy
输卵管伞部妊娠破裂　rupture of fimbrial tubal pregnancy　[又称]输卵管妊娠破裂△
输卵管上皮增生　epithelial hyperplasia of fallopian tube
输卵管损伤　injury of fallopian tube
输卵管脱垂　prolapse of fallopian tube
输卵管息肉　polyp of fallopian tube
输卵管系膜囊肿　mesosalpinx cyst
输卵管峡部妊娠　isthmic tubal pregnancy

输卵管峡部妊娠流产　abortion of isthmic tubal pregnancy
输卵管峡部妊娠破裂　rupture of isthmic tubal pregnancy
输卵管狭窄性不孕　infertility due to tubal stenosis
输卵管纤维肌瘤　inomyoma of fallopian tube
输卵管血管瘤　hemangioma of fallopian tube
输卵管血肿伴有子宫积血　hematosalpinx with hematometra
输卵管炎　salpingitis
输卵管粘连　salpingian adhesion
输卵管周围炎　perisalpingitis
输卵管子宫内膜异位症　endometriosis of fallopian tube
输卵管阻塞性不孕　fallopian tube obstructive infertility
输尿管膀胱吻合口狭窄　ureter bladder anastomotic stenosis
输尿管阴道瘘　uretero vaginal fistula
输尿管造口狭窄　ureter stomal stricture
输尿管子宫内膜异位症　endometriosis of ureter
双侧卵巢恶性肿瘤　malignant neoplasm of bilateral ovaries
双侧输卵管不全梗阻　incomplete bilateral fallopian tubes obstruction
双侧输卵管恶性肿瘤　malignant neoplasm of bilateral fallopian tubes
双侧输卵管梗阻　bilateral fallopian tubes obstruction
双侧输卵管积水　bilateral hydrosalpinx
双角子宫　bicornuate uterus
双输卵管　duplication of fallopian tubes
双阴道　double vagina
双子宫　double uterus
胎盘交界性肿瘤　borderline tumor of placenta
胎盘良性肿瘤　benign tumor of placenta
胎停育　embryonic development stop
特殊部位子宫平滑肌瘤　special site of uterine leiomyoma
特殊类型子宫平滑肌瘤　special type of uterine leiomyoma
特异性阴道炎　specific vaginitis
外生殖道性闭经　external genitals amenorrhea
外阴瘢痕　scarring of vulva　［又称］会阴部瘢痕△
外阴低级别鳞状上皮内病变　low-grade squamous vulvar intraepithelial neoplasia
外阴顿挫伤　contusion of vulva
外阴恶性肿瘤　malignant neoplasm of vulva
外阴发育不良　dysplasia of vulva
外阴肥大　hypertrophy of vulva
外阴蜂窝织炎　cellulitis of vulva
外阴干皱症　kraurosis of vulvae
外阴高级别鳞状上皮内瘤变　high-grade squamous vulvar intraepithelial neoplasia
外阴汗腺瘤　vulvar syringoma
外阴继发恶性肿瘤　secondary malignant tumor of vulva
外阴角化症　keratosis of vulva
外阴疖　furunculus of vulva
外阴结核　vulval tuberculosis
外阴溃疡　vulval ulcer
外阴良性肿瘤　benign tumor of vulva
外阴鳞状上皮内瘤变　squamous vulvar intraepithelial neoplasia
外阴鳞状上皮增生　squamous hyperplasia of vulva
外阴毛囊炎　vulvar folliculitis
外阴囊肿　vulvar cyst　［又称］先天性外阴囊肿△
外阴脓肿　abscess of vulva
外阴疱疹　vulval herpes
外阴皮赘　vulva skin tag
外阴平滑肌瘤　vulval leiomyoma
外阴乳头瘤　vulvar papilloma
外阴上皮内瘤变（Ⅰ级）　vulvar intraepithelial neoplasia,grade Ⅰ　［又称］外阴鳞状上皮内瘤变低级别△
外阴上皮内瘤变（Ⅱ级）　vulvar intraepithelial neoplasia,grade Ⅱ
外阴上皮内瘤变（Ⅲ级）　vulvar intraepithelial neoplasia,grade Ⅲ　［又称］VIN Ⅲ级△
外阴神经纤维瘤　neurofibroma of vulva

外阴水肿　edema of vulva
外阴萎缩　atrophy of vulva
外阴息肉　polyp of vulva
外阴狭窄　stenosis of vulva
外阴纤维瘤　fibroma of vulva
外阴象皮病　elephantiasis of vulva
外阴血肿　episiohematoma
外阴炎　vulvitis
外阴异物　foreign body of vulva
外阴阴道假丝酵母菌病　vulvovaginal candidiasis　［又称］念珠菌性阴道炎△
外阴硬化性苔藓　vulvar lichen sclerosis
外阴硬化性苔癣合并鳞状上皮增生　vulvar lichen sclerosis associated with squamous cell hyperplasia
外阴原位癌　vulva carcinoma in situ
外阴粘连　adhesion of vulva
外阴肿物　vulva mass
外阴周围神经和自主神经交界性肿瘤　borderline tumor of vulva peripheral nerve and autonomic nerve
外阴子宫内膜异位症　endometriosis of vulva
完全性葡萄胎　complete hydatidiform mole
晚期难免流产　late inevitable abortion
晚期人工流产（计划生育）　late induced abortion（family planning）［又称］晚期流产△
晚期完全自然流产　late complete spontaneous abortion
晚期习惯性流产　late habitual abortion
晚期医疗性流产　late medical abortion
晚期自然流产　late spontaneous abortion
围绝经期综合征　perimenopausal syndrome
萎缩性阴道炎　atrophic vaginitis
无排卵性不孕　anovulatory infertility　［又称］排卵障碍性不孕△,不排卵性不孕△
习惯性流产　habitual abortion
细菌性阴道病　bacterial vaginosis　［又称］细菌性阴道炎△
下丘脑性闭经　hypothalamic amenorrhea
先天性宫颈闭锁　congenital atresia of cervix
先天性无阴道　congenital absence of vagina
先天性无子宫　congenital absence of uterus
小肠阴道瘘　small intestine-vaginal fistula
小肠阴道疝　vaginal enterocele
小阴唇恶性肿瘤　malignant neoplasm of labia minora
斜隔子宫　oblique septum uterus
性唤起障碍　sexual arousal disorder
性交后出血　postcoital bleeding
血栓栓塞性疾病　thromboembolic disease
亚急性外阴炎　subacute vulvitis　［又称］外阴炎△
亚急性外阴阴道炎　subacute vulvovaginitis
药物流产并发感染　medical abortion complicated by infection
药物流产并发药物过敏　medical abortion complicated by drug allergy
药物流产后不全流产　incomplete medical abortion
药物流产失败　failed medical abortion　［又称］医疗性流产失败△
药物性闭经　drug-induced amenorrhea
一个或多个胎儿流产后的继续妊娠　pregnancy after one or more miscarriages
衣原体性输卵管炎　chlamydia salpingitis
衣原体性子宫内膜炎　chlamydia endometritis
医疗性流产　medical abortion
医疗性流产并发出血　medical abortion complicated by haemorrhage　［又称］人工流产并发出血△
医疗性流产并发盆腔感染　medical abortion complicated by pelvic infection
医疗性流产并发肾衰竭　medical abortion complicated by renal failure
医疗性流产并发生殖道感染　medical abortion complicated by genital tract infection

医疗性流产并发栓塞　medical abortion complicated by embolism

医疗性流产并发子宫颈裂伤　medical abortion complicated by cervix laceration

医疗性流产失败并发出血　failed medical abortion complicated by haemorrhage

医疗性流产失败并发代谢紊乱　failed medical abortion complicated by metabolic disorder

医疗性流产失败并发盆腔感染　failed medical abortion complicated by pelvic infection

医疗性流产失败并发栓塞　failed medical abortion complicated by embolism

医疗性流产失败并发休克　failed medical abortion complicated by shock

异常子宫出血　abnormal uterine bleeding　[又称]子宫不规则出血△

异位卵巢　ectopic ovary

异位妊娠　ectopic pregnancy

异位妊娠合并宫内孕　ectopic pregnancy complicated with intrauterine pregnancy

异位妊娠后出血　haemorrhage following ectopic pregnancy

异位妊娠后腹腔内出血　intraperitoneal haemorrhage following ectopic pregnancy

异位妊娠后盆腔感染　pelvic infection following ectopic pregnancy

异位妊娠后休克　shock following ectopic pregnancy

异位妊娠后子宫颈粘连　cervical adhesion following ectopic pregnancy

异位妊娠后子宫破裂　rupture of uterus following ectopic pregnancy

阴唇肥大　hypertrophy of labium

阴唇良性肿瘤　benign tumor of labium

阴唇息肉　polyp of labia

阴道瘢痕　vaginal scar

阴道壁囊肿　cyst of vaginal wall　[又称]阴道囊肿△

阴道壁脓肿　abscess of vaginal wall

阴道壁血管破裂　vaginal vascular wall rupture

阴道壁炎性肉芽肿　inflammatory granuloma of vaginal wall

阴道壁硬结　vaginal wall induration

阴道残端出血　vaginal stump bleeding

阴道残端恶性肿瘤　vaginal stump cancer

阴道残端囊肿　vaginal stump cyst

阴道成形术后阴道短小　vaginal wall short and narrow after vaginoplasty

阴道大肠瘘　large intestine-vaginal fistula

阴道恶性肿瘤　malignant neoplasm of vagina

阴道发育不良　dysplasia of vagina　[又称]部分阴道发育不全△

阴道高级别鳞状上皮内瘤变　high-grade vaginal intraepithelial neoplasia

阴道黑色素瘤　vaginal melanoma

阴道横膈　transverse vaginal septum

阴道后壁脱垂　posterior vaginal wall prolapse

阴道后壁脱垂Ⅰ期　posterior vaginal wall prolapse,stage Ⅰ

阴道后壁脱垂Ⅱ期　posterior vaginal wall prolapse,stage Ⅱ

阴道后壁脱垂Ⅲ期　posterior vaginal wall prolapse,stage Ⅲ

阴道后壁脱垂Ⅳ期　posterior vaginal wall prolapse,stage Ⅳ

阴道后疝　posterior vaginal hernia

阴道会阴瘘　vaginoperineal fistula

阴道畸形性不孕　vaginal malformation infertility

阴道及外阴恶性肿瘤　malignant neoplasm of vulvar and vagina

阴道继发恶性肿瘤　secondary malignant tumor of vagina　[又称]阴道转移性恶性肿瘤△

阴道交界性肿瘤　borderline tumor of vagina

阴道溃疡　vaginal ulcer

阴道良性肿瘤　benign tumor of vagina

阴道鳞状细胞癌　vaginal squamous cell carcinoma

阴道瘘　vaginal fistula

阴道内胚窦瘤　vaginal endodermal sinus tumor

阴道内异物　vaginal foreign body

阴道脓肿　vaginal abscess

阴道排液　vaginal discharge

阴道平滑肌瘤　vaginal leiomyoma

阴道葡萄状肉瘤　vaginal sarcoma botryoides

阴道前壁脱垂　anterior vaginal wall prolapse

阴道前壁脱垂Ⅰ期　anterior vaginal wall prolapse,stage Ⅰ

阴道前壁脱垂Ⅱ期　anterior vaginal wall prolapse,stage Ⅱ

阴道前壁脱垂Ⅲ期　anterior vaginal wall prolapse,stage Ⅲ

阴道前壁脱垂Ⅳ期　anterior vaginal wall prolapse,stage Ⅳ

阴道前后壁脱垂　anterior and posterior vaginal wall prolapse

阴道穹窿脱垂　fornix prolapse

阴道入口过紧　tight introitus

阴道上皮内瘤变Ⅰ级　vaginal intraepithelial neoplasia Ⅰ　[又称]VAIN Ⅰ级△

阴道上皮内瘤变Ⅱ级　vaginal intraepithelial neoplasia Ⅱ　[又称]VAIN Ⅱ级△

阴道上皮内瘤变Ⅲ级　vaginal intraepithelial neoplasia Ⅲ　[又称]VAIN Ⅲ级△

阴道神经纤维瘤　vaginal neurofibroma

阴道透明细胞癌　vaginal clear cell adenocarcinoma

阴道脱垂　vaginal prolapse,vaginocele　[又称]阴道侧壁脱垂△,阴道穹窿脱垂△,阴道顶端脱垂△

阴道息肉　elytropolypus

阴道狭窄　stricture of vagina

阴道纤维肌瘤　vaginal fibromyoma

阴道腺癌　vaginal adenocarcinoma

阴道腺病　vaginal adenosis

阴道小肠膨出　vaginal enterocele

阴道斜隔综合征　oblique vaginal septum syndrome

阴道血管瘤　hemangioma of vagina

阴道血肿　vaginal hematoma

阴道炎　vaginitis

阴道原位癌　vaginal carcinoma in situ

阴道粘连　adhesions of vagina

阴道肿物　vaginal mass

阴道赘生物　vaginal neoplasm

阴道子宫内膜异位症　endometriosis of vagina

阴道子宫托溃疡　pessary ulcer of vagina

阴道纵隔　longitudinal vaginal septum

阴蒂恶性肿瘤　malignant neoplasm of clitoris

阴蒂肥大　hypertrophy of clitoris

阴蒂囊肿　cyst of clitoris

阴蒂血肿　hematoma of clitoris

引产　induced labor

婴幼儿外阴阴道炎　infantile vulvovaginitis

右侧输卵管不全梗阻　incomplete right fallopian tube obstruction

右侧输卵管梗阻　right fallopian tube obstruction

右侧输卵管积水　right hydrosalpinx

幼稚子宫　infantile uterus

与人工授精有关并发症　complication associated with artificial insemination

与人工授精有关特指并发症　specific complication associated with artificial insemination

原发不孕　primary infertility　[又称]原发性不孕症△

原发性闭经　primary amenorrhoea　[又称]原发闭经△

原发性卵巢功能不全　primary ovarian insufficiency

原发性痛经　primary dysmenorrhea

圆韧带恶性肿瘤　malignant neoplasm of round ligament

圆韧带良性肿瘤　benign tumor of round ligament

圆韧带囊肿　cyst of round ligament　[又称]子宫圆韧带囊肿△

月经过多　menorrhagia

月经过少　hypomenorrhea

月经频发　polymenorrhea

月经紊乱　menstrual irregular

月经稀少　oligomenorrhea

运动性闭经　exercise-associated amenorrhea

早期难免流产　early inevitable abortion
早期人工流产(计划生育)　early induced abortion(family planning)
早期完全自然流产　early complete spontaneous abortion
早期习惯性流产　early habitual abortion
早期医疗性流产　early medical abortion
早期自然流产　early spontaneous abortion
真菌性外阴炎　monilial vulvitis
真菌性阴道炎　colpomycosis
直肠膀胱阴道瘘　recto-vesico-vaginal fistula　［又称］膀胱、尿道直肠瘘△
直肠阴道隔继发恶性肿瘤　secondary malignant tumor of recto-vaginal septum
直肠阴道隔子宫内膜异位症　endometriosis of rectovaginal septum
直肠阴道瘘　rectovaginal fistula
直肠子宫内膜异位症　endometriosis of rectum
直肠子宫陷凹子宫内膜异位症　endometriosis of rectouterine excavation
植入受精卵并发症　zygote implantation complication
中度宫颈发育不良　moderate cervical dysplasia
中度外阴发育不良　moderate vulvar dysplasia
中期妊娠引产(计划生育)　second-trimester induced labor(family planning)
中期妊娠引产并发出血　second-trimester induced abortion complicated by hemorrhage
中期妊娠引产并发出血性休克　second-trimester induced abortion complicated by hemorrhagic shock
中期妊娠引产并发感染　second-trimester induced abortion complicated by infection
中期妊娠引产并发感染性休克　second-trimester induced abortion complicated by septic shock
中期妊娠引产并发后穹窿穿孔　second-trimester induced abortion complicated by posterior fornix perforation
中期妊娠引产并发软产道损伤　second-trimester induced abortion complicated by injury of soft birth canal
中期妊娠引产并发完全子宫破裂　second-trimester induced abortion complicated by complete rupture of uterus
中期妊娠引产并发羊水栓塞　second-trimester induced abortion complicated by amniotic fluid embolism
中期妊娠引产并发子宫不全破裂　second-trimester induced abortion complicated by incomplete rupture of uterus
中期妊娠引产并发子宫穿孔　second-trimester induced abortion complicated by uterus perforation
中期妊娠引产其他合并症　second-trimester induced abortion complicated by other complication
中期妊娠引产术后胎盘胎膜残留　placental membrane residue after second-trimester induced abortion
中期妊娠终止妊娠　second-trimester induced abortion　［又称］中期妊娠引产△
重度宫颈发育不良　severe cervical dysplasia
子宫癌肉瘤　uterine carcinosarcoma
子宫不全破裂　incomplete uterine rupture
子宫残角妊娠　pregnancy in rudimentary horn
子宫骶骨韧带恶性肿瘤　malignant neoplasm of uterosacral ligament
子宫骶骨韧带继发恶性肿瘤　secondary malignant tumor of uterosacral ligament
子宫多发性肌瘤　multiple uterine fibroid
子宫恶性肿瘤　malignant neoplasm of uterus
子宫肥大　metrohypertrophy
子宫附件恶性肿瘤　malignant neoplasm of uterine adnexa
子宫附件肿物　adnexauteri mass
子宫腹壁瘘　uterine-abdominal wall fistula
子宫后倾　retroversion of uterus
子宫后屈　retroflexion of uterus
子宫肌壁间肌瘤　intramural fibroid of uterus
子宫肌壁间妊娠　mural pregnancy

子宫肌层恶性肿瘤　malignant neoplasm of myometrium
子宫肌层继发恶性肿瘤　secondary malignant tumor of myometrium
子宫肌瘤　uterine fibroid
子宫肌炎　myometritis
子宫积脓　pyometra,pyometrium
子宫积血　hematometra
子宫畸形　uterine malformation
子宫及卵巢恶性肿瘤　malignant neoplasm of uterus and ovaries
子宫及输卵管恶性肿瘤　malignant neoplasm of uterus and fallopian tube
子宫继发恶性肿瘤　secondary malignant tumor of uterus
子宫浆膜下肌瘤　subserous fibroid of uterus
子宫浆液腺癌　uterine serous carcinoma
子宫交界性肿瘤　borderline tumor of uterus
子宫角继发恶性肿瘤　secondary malignant tumor of cornua uteri
子宫角妊娠　pregnancy in uterine horn
子宫颈白斑　leukoplakia of cervix uteri
子宫颈闭锁　atresia of cervix
子宫颈壁内肌瘤　intramural fibroid of cervix
子宫颈残端恶性肿瘤　malignant neoplasm of cervical stump　［又称］宫颈残端恶性肿瘤△
子宫颈陈旧性裂伤　old laceration of cervix uteri　［又称］宫颈裂伤△
子宫颈低级别鳞状上皮内病变　low-grade squamous intraepithelial lesion of cervix
子宫颈低级别腺上皮内瘤变　low-grade cervical glandular intraepithelial neoplasia
子宫颈窦道　cervical sinus
子宫颈恶性黑色素瘤　cervical malignant melanoma
子宫颈恶性肿瘤　malignant neoplasm of cervix
子宫颈肥大　hypertrophy of cervix uteri　［又称］宫颈肥大△
子宫颈钙化　cervical calcification
子宫颈高级别鳞状上皮内病变　high-grade squamous intraepithelial lesion of cervix
子宫颈高级别腺上皮内瘤变　high-grade glandular intraepithelial neoplasia of cervix
子宫颈功能不全　incompetence of cervix uteri
子宫颈横纹肌肉瘤　rhabdomyosarcoma of cervix
子宫颈肌瘤　cervical fibroid　［又称］宫颈平滑肌瘤△
子宫颈及阴道恶性肿瘤　malignant neoplasm of cervix and vagina
子宫颈继发恶性肿瘤　secondary malignant tumor of cervix
子宫颈结核　tuberculosis of uterine cervix　［又称］宫颈结核△
子宫颈溃疡　ulcer of cervix
子宫颈良性肿瘤　benign tumor of cervix　［又称］宫颈良性肿瘤△
子宫颈鳞状细胞癌　cervical squamous cell carcinoma
子宫颈糜烂　erosion of cervix
子宫颈内膜恶性肿瘤　malignant neoplasm of endocervix
子宫颈内膜炎　endocervicitis
子宫颈黏膜下肌瘤　submucous fibroid of cervix
子宫颈黏液性息肉　cervical mucous polypus
子宫颈膀胱瘘　cervicovesical fistula
子宫颈肉瘤　sarcoma of cervix
子宫颈乳头状瘤　papillary epithelioma of cervix
子宫颈褥疮性溃疡　decubitus ulcer of cervix
子宫颈上皮瘤样病变　cervical intraepithelial neoplasia
子宫颈神经内分泌癌　cervix neuroendocrine carcinoma
子宫颈神经纤维瘤　neurofibroma of cervix uteri
子宫颈水肿　cervical edema
子宫颈透明细胞腺癌　clear cell adenocarcinoma of cervix
子宫颈脱垂　cervix prolapse
子宫颈外翻　eversion of cervix
子宫颈未分化癌　cervical undifferentiated carcinoma
子宫颈息肉　cervical polypus　［又称］宫颈息肉△
子宫颈狭窄　stenosis of cervix uteri　［又称］宫颈狭窄△
子宫颈纤维瘤　cervical fibroma

子宫颈腺癌　adenocarcinoma of uterine cervix

子宫颈腺鳞癌　adenosquamous carcinoma of cervix

子宫颈腺囊肿　Nabothian cyst of cervix　［又称］子宫颈纳包氏囊肿△

子宫颈腺肉瘤　adenosarcoma of cervix

子宫颈腺样基底细胞癌　adenoid basal carcinoma of cervix

子宫颈腺样囊性癌　adenoid cystic carcinoma of cervix

子宫颈小细胞癌　small cell carcinoma of cervix

子宫颈血管瘤　hemangioma of cervix

子宫颈延长　elongation of cervix

子宫颈炎　cervicitis

子宫颈阴道瘘　cervicovaginal fistula

子宫颈营养不良性溃疡　trophic ulcer of cervix

子宫颈原位癌　cervical carcinoma in situ

子宫颈原位腺癌　cervical adenocarcinoma in situ

子宫颈粘连　adhesions of cervix

子宫颈潴留囊肿　retention cyst of cervix　［又称］宫颈腺囊肿△

子宫颈赘生物　cervical neoplasm

子宫颈子宫内膜异位症　endometriosis of cervix

子宫阔韧带继发恶性肿瘤　secondary malignant tumor of uterine broad ligament

子宫良性肿瘤　benign tumor of uterus

子宫瘘　uterus fistula

子宫卵巢韧带继发恶性肿瘤　secondary malignant tumor of uterus and ovary ligament

子宫囊肿　uterine cyst

子宫内翻　inversion of uterus

子宫内节育器残留　intrauterine device residual

子宫内节育器断裂　intrauterine device fracture

子宫内节育器嵌顿　intrauterine device incarceration

子宫内节育器脱落　intrauterine device expulsion

子宫内节育器移位　intrauterine device residual migration

子宫内节育器异位　intrauterine device residual dislocation

子宫内膜不典型性增生　endometrial atypical hyperplasia　［又称］子宫内膜非典型增生△

子宫内膜单纯性增生　endometrial simple hyperplasia

子宫内膜恶性肿瘤　malignant neoplasm of endometrium

子宫内膜发育不全　dysplasia of endometrium

子宫内膜复杂性增生　endometrial complex hyperplasia

子宫内膜继发恶性肿瘤　secondary malignant tumor of endometrium

子宫内膜间质结节　endometrial stromal nodule

子宫内膜间质肉瘤　endometrial stromal sarcoma

子宫内膜交界性肿瘤　borderline tumor of endometrium

子宫内膜结核　endometrial tuberculosis　［又称］结核性子宫内膜炎△

子宫内膜良性增生　benign endometrial hyperplasia

子宫内膜鳞状细胞癌　endometrial squamous cell carcinoma

子宫内膜囊肿　endometrial cyst

子宫内膜黏液性腺癌　endometrial mucous adenocarcinoma

子宫内膜透明细胞癌　clear cell carcinoma of endometrium

子宫内膜萎缩　atrophy of endometrium

子宫内膜未分化癌　endometrial undifferentiated carcinoma

子宫内膜息肉　endometrial polyp

子宫内膜息肉样增生　endometrial polypoid hyperplasia

子宫内膜腺鳞癌　adenosquamous carcinoma of endometrium

子宫内膜小细胞癌　small cell carcinoma of endometrium

子宫内膜炎　endometritis

子宫内膜样腺癌　endometrial adenocarcinoma

子宫内膜移行细胞癌　endometrial transitional cell carcinoma

子宫内膜异位症　endometriosis

子宫内膜异位症分期诊断　staging diagnosis of endometriosis

子宫内膜异位症性不孕症　endometriosis associated infertility

子宫内膜原位癌　endometrial carcinoma in situ

子宫内膜增生　endometrial hyperplasia　［又称］子宫内膜增生症△

子宫内异物　foreign body in uterus

子宫黏膜下肌瘤　submucosal myoma of uterus

子宫黏膜下肌瘤　submucous fibroid of uterus

子宫脓肿　uterine abscess

子宫旁继发恶性肿瘤　secondary malignant tumor of parametrium

子宫旁组织恶性肿瘤　malignant neoplasm of parametrium

子宫膀胱瘘　uterovesical fistula

子宫平滑肌肉瘤　uterine leiomyosarcoma

子宫前倾　anteversion of uterus

子宫腔积液　uterine cavity effusion　［又称］宫腔积液△

子宫腔粘连综合征　Asherman syndrome　［又称］阿希曼综合征△

子宫切除术后阴道穹窿脱垂　vaginal vault prolapse after hysterectomy

子宫切口憩室　uterine incision diverticulum　［又称］子宫瘢痕憩室△

子宫韧带恶性肿瘤　malignant neoplasm of uterine ligament

子宫韧带继发恶性肿瘤　secondary malignant tumor of uterine ligament

子宫韧带良性肿瘤　benign tumor of uterine ligament

子宫韧带囊肿　cyst of uterine ligament

子宫韧带炎　inflammation of uterine ligament

子宫韧带子宫内膜异位症　endometriosis of uterine ligament

子宫输尿管瘘　uteroureteric fistula

子宫损伤　uterine trauma

子宫体恶性肿瘤　malignant neoplasm of corpus uteri

子宫体发育不全　agenesis aplasia of uterine

子宫体横纹肌肉瘤　rhabdomyosarcoma of corpus uteri

子宫体继发恶性肿瘤　secondary malignant tumor of corpus uteri

子宫体良性肿瘤　benign tumor of corpus uteri

子宫脱垂Ⅰ度　uterus prolapse stage Ⅰ

子宫脱垂Ⅰ期　stage Ⅰ of uterine prolapse

子宫脱垂Ⅱ度　uterus prolapse stage Ⅱ

子宫脱垂Ⅱ期　stage Ⅱ of uterine prolapse

子宫脱垂Ⅲ度　uterus prolapse stage Ⅲ

子宫脱垂Ⅲ期　stage Ⅲ of uterine prolapse

子宫脱垂Ⅳ期　stage Ⅳ of uterine prolapse

子宫息肉　metropolypus

子宫下段恶性肿瘤　malignant neoplasm of lower uterine segment

子宫下段继发恶性肿瘤　secondary malignant tumor of lower uterine segment

子宫下段妊娠　lower uterine segment pregnancy

子宫纤维化　fibrosis of uterus

子宫腺肌病　adenomyosis　［又称］子宫肌腺症△

子宫腺肌瘤　adenomyoma of uterus

子宫腺肉瘤　uterine adenosarcoma

子宫腺样囊性癌　adenoid cystic carcinoma of uteri

子宫性闭经　uterine amenorrhea

子宫阴道完全脱垂　complete uterovaginal prolapse

子宫圆韧带继发恶性肿瘤　secondary malignant tumor of uterine round ligament

子宫粘连　metrosynizesis

子宫粘连性不孕　uterus adhesion infertility　［又称］子宫性不孕症△

子宫直肠瘘　uterorectal fistula

子宫周炎　parametritis

自然流产　spontaneous abortion

自然流产并发出血　spontaneous abortion complicated by haemorrhage

自然流产并发感染　spontaneous abortion complicated by infection

自然流产并发盆腔感染　spontaneous abortion complicated by pelvic infection

自然流产并发盆腔器官损伤　spontaneous abortion complicated by damage of pelvic organ

自然流产并发肾衰竭　spontaneous abortion complicated by renal failure

自然流产并发生殖道感染　spontaneous abortion complicated by genital tract infection

自然流产并发栓塞　spontaneous abortion complicated by embolism　［又称］自然流产并发羊水栓塞△

自然流产并发休克　spontaneous abortion complicated by shock　［又

称]自然流产并发出血性休克△
纵隔子宫　septate uterus
左侧输卵管不全梗阻　incomplete left fallopian tube obstruction

左侧输卵管梗阻　left fallopian tube obstruction
左侧输卵管积水　left hydrosalpinx

23.2　症状体征名词

闭经　amenia,amenorrh(o)ea
腹痛　abdominal pain,abdominalgia
继发性渐进性痛经　secondary progressive dysmenorrhea ［又称]继发性痛经△
尿失禁　stress incontinence
停经　menolipsis
同房后阴道出血　vaginal bleeding after intercourse

痛经　dysmenorrhea
性交困难　dyspareunia ［又称]性交痛△
阴道出血　colporrhagia
阴道痉挛　vaginismus,colpismus,vulvismus
阴道排液　vaginal discharge
阴道松弛　vaginal relaxation

23.3　手术操作名词

DSA 引导下髂内动脉栓塞术　iliac artery embolization guided by DSA(digital substraction angiography)
DSA 引导下选择性子宫动脉化疗术　selective uterine arterial chemotherapy guided by DSA(digital substraction angiography)
DSA 引导下选择性子宫动脉栓塞术　selective uterine arterial embolization guided by DSA(digital substraction angiography)
DSA 引导下选择性子宫动脉造影术　selective uterine arteriography guided by DSA(digital substraction angiography)
避孕(经腹输卵管绝育术)　contraception(transabdominal tubal sterilization)
避孕(经阴道输卵管绝育术)　contraception(transvaginal tubal sterilization)
避孕药皮下埋植术　hypodermic implantation of contraceptive
避孕药皮下取出术　hypodermic extraction of contraceptive
残角子宫切除术　excision of rudimentary horn of uterus
残留卵巢切除术　residual oophorectomy
残留输卵管 - 卵巢切除术　residual salpingo-oophorectomy
残留输卵管切除术　residual salpingectomy
残余子宫颈切除术　excision of residual cervix
产后子宫次全切术　postpartum subtotal hysterectomy
超声聚焦腹壁子宫内膜异位病灶消融术　high-intensive focused ultrasound ablation of abdominal wall endometriosis
超声聚焦子宫肌瘤消融术　high-intensive focused ultrasound ablation of uterine fibroid
超声聚焦子宫腺肌瘤消融术　high-intensive focused ultrasound ablation of adenomyoma
超声引导下电吸人流术　electric suction induced abortion under ultrasonic guidance
超声引导下卵巢穿刺取卵术　ultrasound guided follicular puncture
超声引导下输卵管通液术　ultrasound guided hydrotubation
超声引导下子宫纵隔切除术　ultrasound guided incision of uterine septum
陈旧性会阴Ⅲ～Ⅳ度裂伤修补术　repair of Ⅲ - Ⅳ degree old laceration of perineum
耻骨疏韧带悬吊术　dehydrophobic ligament suspension
处女膜缝合术　hymenorrhaphy
处女膜切开成形术　plasty and hymenotomy

处女膜切开术　hymenotomy
处女膜修补术　repair of hymen
大阴唇病损切除术　excision of labia majora lesion
单侧卵巢切除术　unilateral ovariectomy
单侧卵管挤压术　unilateral tubal compression
单侧卵管结扎术　unilateral tubal ligation
单侧输卵管 - 卵巢切除术　unilateral salpingo-oophorectomy
单侧输卵管切除术　unilateral salpingectomy
单侧外阴切除术　unilateral vulvectomy
单纯输卵管切除术　salpingectomy
骶前交感神经切除术　sacral sympathetic nerve transection
骶韧带缩短术　uterosacral ligament shortening
骶韧带悬吊术　uterosacral ligament suspension
电吸刮宫术　electric suction curettage
电吸人流术　electric suction induced abortion
分段诊刮术　fractional curettage
分娩后刮宫术　curettage following delivery
腹股沟淋巴结切除术　inguinal lymphadenectomy
腹腔镜辅助宫腔镜下子宫纵隔切除术　laparoscopic-assisted hysteroscopic incision of uterine septum
腹腔镜辅助经阴道筋膜内子宫切除术　laparoscopic-assisted transvaginal intrafascial hysterectomy
腹腔镜辅助经阴道全子宫切除术　laparoscopic-assisted transvaginal hysterectomy ［又称]LAVH 手术△
腹腔镜辅助经阴道始基子宫切除术　laparoscopic-assisted transvaginal hysterectomy of primordial uterus
腹腔镜辅助经阴道子宫病损切除术　laparoscopic-assisted transvaginal excision of lesion of uterus ［又称]腹腔镜下辅助经阴道子宫病损切除术△
腹腔镜辅助经阴道子宫部分切除术　laparoscopic-assisted transvaginal partial hysterectomy
腹腔镜辅助经阴道子宫次全切除术　laparoscopic-assisted transvaginal subtotal hysterectomy
腹腔镜辅助经阴道子宫广泛性切除术　laparoscopic-assisted transvaginal radical hysterectomy ［又称]腹腔镜辅助经阴道子宫根治性切除术△
腹腔镜辅助经阴道子宫扩大切除术　laparoscopic-assisted transvaginal extensive hysterectomy

腹腔镜辅助人工阴道切除术　laparoscopic-assisted excision artificial vagina

腹腔镜辅助子宫颈上子宫切除术　laparoscopic-assisted supracervical hysterectomy　［又称］经腹腔镜辅助子宫颈上子宫切除术△

腹腔镜下残角子宫切除术　laparoscopic excision of rudimentary horn of uterus

腹腔镜下残留卵巢切除术　laparoscopic residual oophorectomy

腹腔镜下残留输卵管-卵巢切除术　laparoscopic residual salpingo-oophorectomy

腹腔镜下次广泛性子宫切除术　laparoscopic modified radical hysterectomy

腹腔镜下单侧卵巢切除术　laparoscopic unilateral ovariectomy

腹腔镜下单侧输卵管-卵巢切除术　laparoscopic unilateral salpingo-oophorectomy

腹腔镜下单侧输卵管切除术　laparoscopic unilateral salpingectomy

腹腔镜下单纯输卵管切除术　laparoscopic salpingectomy

腹腔镜下骶韧带部分切除术　laparoscopic excision of partial utero-sacral ligament

腹腔镜下骶韧带切断术　laparoscopic uterosacral ligament transection

腹腔镜下骶韧带缩短术　laparoscopic uterosacral ligament shortening

腹腔镜下腹膜代阴道成形术　laparoscopic peritoneal vaginoplasty

腹腔镜下腹腔异位妊娠去除术　laparoscopic removal of abdominal ectopic pregnancy

腹腔镜下根治性宫旁组织切除术　laparoscopic radical (laterally extended) parametrectomy

腹腔镜下宫颈肌瘤切除术　laparoscopic removal of cervical myoma

腹腔镜下广泛性子宫切除术　laparoscopic radical hysterectomy

腹腔镜下回肠代阴道术　laparoscopic vaginoplasty with ileum

腹腔镜下筋膜外子宫切除术　laparoscopic extrafascial hysterectomy

腹腔镜下阔韧带病损切除术　laparoscopic removal of lesion in broad ligament

腹腔镜下阔韧带内肿瘤切除术　laparoscopic excision of intraligamen-tous tumor

腹腔镜下两性畸形剖腹探查术　laparoscopic exploratory laparotomy of hermaphroditism

腹腔镜下卵巢癌分期手术　laparoscopic staging surgery of ovarian cancer

腹腔镜下卵巢病损电凝术　laparoscopic electric coagulation of ovarian lesion

腹腔镜下卵巢病损切除术　laparoscopic resection of ovarian lesion

腹腔镜下卵巢病损烧灼术　laparoscopic cauterization of ovarian lesion

腹腔镜下卵巢部分切除术　laparoscopic partial ovariectomy

腹腔镜下卵巢抽吸术　laparoscopic ovarian suction

腹腔镜下卵巢穿刺取卵术　laparoscopic follicle puncture

腹腔镜下卵巢打孔术　laparoscopic ovarian drilling

腹腔镜下卵巢单纯缝合术　laparoscopic ovarian simple suture

腹腔镜下卵巢电凝术　laparoscopic ovarian electric coagulation

腹腔镜下卵巢固定术　laparoscopic oophoropexy

腹腔镜下卵巢黄体破裂修补术　laparoscopic repair of ovarian corpus luteum rupture

腹腔镜下卵巢黄体破裂止血术　laparoscopic ovarian corpus luteum rupture hemostasis

腹腔镜下卵巢黄体切除术　laparoscopic resection of ovarian corpus luteum

腹腔镜下卵巢黄体血肿清除术　laparoscopic evacuation of luteal hematoma

腹腔镜下卵巢活组织检查　laparoscopic ovarian biopsy　［又称］腹腔镜下卵巢活检术△

腹腔镜下卵巢囊肿穿刺术　laparoscopic ovarian cyst puncture

腹腔镜下卵巢囊肿造袋术　laparoscopic fistulization of ovarian cyst

腹腔镜下卵巢脓肿切开引流术　laparoscopic abscess incision and drainage of ovary

腹腔镜下卵巢切开胚胎清除术　laparoscopic removal of ovary embryo

腹腔镜下卵巢切开探查术　laparoscopic ovarian incision and exploration

腹腔镜下卵巢切开血肿清除术　laparoscopic cleaning operation of ovarian hematoma

腹腔镜下卵巢楔形切除术　laparoscopic ovarian wedge resection

腹腔镜下卵巢修补术　laparoscopic ovarian repairment

腹腔镜下卵巢悬吊术　laparoscopic ovarian suspension

腹腔镜下卵巢再植入　laparoscopic ovarian retransplantation

腹腔镜下卵巢造口术　laparoscopic oophorostomy

腹腔镜下卵巢粘连松解术　laparoscopic lysis of ovarian adhesion, laparoscopic adhesiolysis of ovary

腹腔镜下女性生殖系统肿瘤细胞减灭术　laparoscopic cytoreduction of female reproductive system tumor

腹腔镜下泡状附件电凝术　laparoscopic appendix vesiculosa electro-coagulation

腹腔镜下泡状附件切除术　laparoscopic appendix vesiculosa resection

腹腔镜下盆腹腔粘连松解术　laparoscopic lysis of celiac and pelvic adhesion

腹腔镜下盆腔病损切除术　laparoscopic excision of pelvic lesion

腹腔镜下盆腔淋巴结根治性切除术　laparoscopic radical pelvic lymphadenectomy

腹腔镜下取卵术　laparoscopic oocyte retrieval

腹腔镜下全子宫切除术　laparoscopic total hysterectomy

腹腔镜下深部子宫内膜异位病灶切除术　laparoscopic excision of deep invasive endometriosis

腹腔镜下输卵管病损电凝术　laparoscopic electrocoagulation of sal-pingian lesion

腹腔镜下输卵管病损切除术　laparoscopic fallopian tubal excision lesion

腹腔镜下输卵管部分切除术　laparoscopic tubectomy

腹腔镜下输卵管成形术　laparoscopic salpingoplasty

腹腔镜下输卵管抽吸术　laparoscopic aspiration of hydrosalpinx

腹腔镜下输卵管穿刺术　laparoscopic puncture of fallopian tube

腹腔镜下输卵管导丝复通术　laparoscopic tubal reversal with guide wire

腹腔镜下输卵管甲氨蝶呤注射术（MTX注射术）　laparoscopic tubal methotrexate injection　［又称］腹腔镜下输卵管MTX注射术△

腹腔镜下输卵管扩张术　laparoscopic dilatation of fallopian tube

腹腔镜下输卵管-卵巢成形术　laparoscopic salpingo-ovary plasty

腹腔镜下输卵管-卵巢粘连松解术　laparoscopic lysis of salpingo-ovary adhesion

腹腔镜下输卵管切除伴输卵管妊娠去除术　laparoscopic salpingec-tomy with removal of tubal pregnancy

腹腔镜下输卵管切开引流术　laparoscopic tubal incision drainage

腹腔镜下输卵管妊娠切开去除术　laparoscopic removal of tubal pregnancy

腹腔镜下输卵管妊娠去除伴输卵管造口术　laparoscopic removal of tubal pregnancy and salpingostomy

腹腔镜下输卵管妊娠物切开去除术　laparoscopic removal of tubal pregnancy tissue

腹腔镜下输卵管妊娠物去除伴输卵管造口术　laparoscopic removal of tubal pregnancy tissue and salpingostomy

腹腔镜下输卵管伞端电凝术　laparoscopic tubal fimbria electrocoagu-lation

腹腔镜下输卵管通液术　laparoscopic hydrotubation

腹腔镜下输卵管系膜病损切除术　laparoscopic mesosalpinx excision lesion

腹腔镜下输卵管血肿清除术　laparoscopic evacuation of salpingian hematoma

腹腔镜下输卵管造口术　laparoscopic salpingostomy

腹腔镜下输卵管粘连松解术　laparoscopic lysis of salpingo adhesion

腹腔镜下输卵管注药术　laparoscopic tubal drug injection

腹腔镜下双侧卵巢切除术　laparoscopic bilateral oophorectomy

腹腔镜下双侧输卵管部分切除术　laparoscopic bilateral tubectomy

腹腔镜下双侧输卵管电凝术　laparoscopic electrocoagulation of bilat-eral fallopian tubes

腹腔镜下双侧输卵管激光绝育术　laparoscopic bilateral tubal laser sterilization

腹腔镜下双侧输卵管挤压术　laparoscopic compression of bilateral fallopian tubes

腹腔镜下双侧输卵管结扎和挤压术　laparoscopic bilateral tubal ligation and compression

腹腔镜下双侧输卵管结扎和切断术　laparoscopic bilateral tubal ligation and amputation

腹腔镜下双侧输卵管结扎术　laparoscopic bilateral tubal ligation

腹腔镜下双侧输卵管 - 卵巢切除术　laparoscopic bilateral salpingo-oophorectomy

腹腔镜下双侧输卵管切除术　laparoscopic bilateral salpingectomy

腹腔镜下双角子宫畸形成形术　laparoscopic uteroplasty of bicornate uterus

腹腔镜下移位宫内节育器取出术　laparoscopic removal of displaced intrauterine device

腹腔镜下乙状结肠代阴道术　laparoscopic vaginoplasty with sigmoid colon

腹腔镜下阴道病损切除术　laparoscopic excision of vaginal lesion

腹腔镜下阴道重建术　laparoscopic vaginal reconstruction

腹腔镜下阴道 - 骶棘韧带固定术　laparoscopic sacrospinous ligament colpopexy

腹腔镜下阴道 - 骶前固定术　laparoscopic sacrocolpopexy

腹腔镜下阴道 - 骶韧带高位悬吊术　laparoscopic uterosacral ligament high sacral colpopexy

腹腔镜下阴道后壁修补术　laparoscopic posterior vaginal wall repair

腹腔镜下阴道会阴成形术　laparoscopic colpoperineoplasty

腹腔镜下阴道前壁修补术　laparoscopic anterior vaginal wall repair

腹腔镜下阴道前后壁修补术　laparoscopic anterior and posterior colporrhaphy

腹腔镜下阴道穹隆骶骨悬吊术　laparoscopic vaginal vault sacropexy

腹腔镜下阴道悬吊术　laparoscopic vaginal suspension

腹腔镜下圆韧带缩短术　laparoscopic round ligament shortening

腹腔镜下直肠阴道隔病损切除术　laparoscopic resection of rectovaginal septum lesion

腹腔镜下直肠子宫陷凹病损切除术　laparoscopic excision of lesion of rectouterine pouch

腹腔镜下子宫病损电凝术　laparoscopic electrocoagulation of uterine lesion

腹腔镜下子宫病损激光切除术　laparoscopic laser resection of uterine lesion

腹腔镜下子宫病损切除术　laparoscopic excision of lesion of uterus

腹腔镜下子宫病损射频消融术　laparoscopic radiofrequency ablation of uterine lesion

腹腔镜下子宫陈旧性产科裂伤修补术　laparoscopic repair of old obstetric laceration of uterus

腹腔镜下子宫次全切除术　laparoscopic subtotal hysterectomy

腹腔镜下子宫 - 骶棘韧带固定术　laparoscopic sacrospinous ligament hysteropexy

腹腔镜下子宫 - 骶前固定术　laparoscopic hysterosacropexy

腹腔镜下子宫 - 骶韧带高位悬吊术　laparoscopic uterosacral ligament high sacral hysteropexy

腹腔镜下子宫动脉结扎术　laparoscopic ligation of uterine artery

腹腔镜下子宫动脉栓塞术　laparoscopic uterine artery embolization

腹腔镜下子宫断蒂止血术　laparoscopic control hemorrhage by pedicle division of uterine

腹腔镜下子宫改良广泛性切除术　laparoscopic modified radical hysterectomy

腹腔镜下子宫活组织检查　laparoscopic biopsy of uterus ［又称］腹腔镜下子宫活检术△

腹腔镜下子宫肌壁妊娠去除术　laparoscopic resection of myometrium pregnancy

腹腔镜下子宫肌瘤切除术　laparoscopic hysteromyomectomy

腹腔镜下子宫角部分切除术　laparoscopic partial excision of uterine cornu

腹腔镜下子宫角切除术　laparoscopic cornual resection

腹腔镜下子宫角楔形切除术　laparoscopic wedge angular intrauterine resection

腹腔镜下子宫颈广泛切除术　laparoscopic radical trachelectomy

腹腔镜下子宫颈环扎术　laparoscopic cervical cerclage

腹腔镜下子宫颈上子宫切除术　laparoscopic supracervical hysterectomy ［又称］经腹腔镜宫颈上子宫切除术△，LSH 手术△

腹腔镜下子宫扩大切除术　laparoscopic extensive hysterectomy

腹腔镜下子宫内膜异位病灶切除术　laparoscopic excision of endometriosis lesion

腹腔镜下子宫切开探查术　laparoscopic exploratory hysterectomy

腹腔镜下子宫切开异物取出术　laparoscopic hysterectomy for foreign body extraction

腹腔镜下子宫韧带病损激光烧灼术　laparoscopic ablation of lesion in uterosacral ligament with laser

腹腔镜下子宫韧带病损切除术　laparoscopic removal of lesion in uterine ligaments

腹腔镜下子宫韧带活组织检查　laparoscopic biopsy of uterine ligament ［又称］腹腔镜下子宫韧带活检术△

腹腔镜下子宫腺肌病灶切除术　laparoscopic excision of adenomyosis lesion

腹腔镜下子宫楔形切除术　laparoscopic cuneihysterectomy

腹腔镜下子宫修补术　laparoscopic repair of uterus

腹腔镜下子宫悬吊术　laparoscopic uterine suspension

腹腔妊娠去除术　removal of abdominal pregnancy

宫颈闭锁切开术　incision of cervical atresia

宫颈病损烧灼术　cauterization of lesion of cervix

宫颈扩张术　dilatation of cervix

宫内节育器放置术　intrauterine device insertion ［又称］宫内避孕器置入术△

宫内节育器取出术　removal of intrauterine device

宫腔镜检查　hysteroscopy

宫腔镜取环术　hysteroscopic removal of intrauterine device

宫腔镜下电凝子宫内膜去除术　hysteroscopic electrocoagulation endometrial ablation

宫腔镜下电吸人流　hysteroscopic electric aspiration

宫腔镜下输卵管导丝复通术　hysteroscopic guide wire salpingostomy

宫腔镜下输卵管治疗　hysteroscopic falloscopy treatment

宫腔镜下输卵管栓塞术　hysteroscopic tube-plugged surgery

宫腔镜下输卵管通液术　hysteroscopic hydrotubation

宫腔镜下双侧输卵管插管通液术　hysteroscopic bilateral tubal catheterization hydrotubation

宫腔镜下微波子宫内膜去除术　hysteroscopic microwave endometrial ablation

宫腔镜下阴道横隔切开术　hysteroscopic excision of transverse vaginal septum

宫腔镜下阴道斜隔切开术　hysteroscopic excision of oblique vaginal septum

宫腔镜下阴道纵隔切开术　hysteroscopic exsection of longitudinal vaginal septum

宫腔镜下诊断性刮宫术　diagnostic curettage surgery under hysteroscopy

宫腔镜下子宫病损切除术　hysteroscopic excision of lesion of uterus ［又称］宫腔镜下子宫病损电切术△

宫腔镜下子宫病损射频消融术　hysteroscopic radiofrequency ablation of uterine lesion

宫腔镜下子宫不全中隔切除术　hysteroscopic incision of imcomplete uterine septum

宫腔镜下子宫陈旧性裂伤修补术　hysteroscopic repair of old laceration of uterus

宫腔镜下子宫电凝止血术　hysteroscopic control of hemorrhage by electric coagulation of uterus

宫腔镜下子宫隔膜切除术　uterine septum resection by hysteroscopy

宫腔镜下子宫活检　uterine biopsy by hysteroscopy

宫腔镜下子宫内膜病损切除术　hysteroscopic excision of endometrial lesion

宫腔镜下子宫内膜成形术　hysteroscopic plasty of endometrium

宫腔镜下子宫内膜电切术　hysteroscopic electrotomy of endometrium

宫腔镜下子宫内膜切除术　hysteroscopic endometrial ablation ［又称］宫腔镜下子宫内膜去除术△

宫腔镜下子宫内膜热球去除术　hysteroscopic removal of endometrial hot ball

宫腔镜下子宫内膜息肉切除术　hysteroscopic excision of endometrial polyp

宫腔镜下子宫内膜粘连松解术　lysis of adhesion of endometrium by hysteroscopy

宫腔镜下子宫完全中隔切除术　hysteroscopic incision of complete uterine septum

宫腔镜下子宫修补术　uterine repair by hysteroscopy

宫腔引流术　uterine cavity of drainage

后盆腔重建术　posterior pelvic floor reconstruction

后穹隆穿刺术　culdocentesis

后穹隆穿刺引流术　puncture and drainage of cul-de-sac

后穹隆切开引流术　incision and drainage of cul-de-sac

后穹隆修补术　cul-de-sac neoplasty

会阴Ⅲ～Ⅳ度裂伤缝合　repair of Ⅲ - Ⅳ degree laceration of perineum

会阴病损切除术　excision of lesion of perineum

会阴部扩创术　debridement of perineum

会阴陈旧性产科裂伤修补术　repair of old obstetric laceration of perineum

会阴成形术　perineoplasty

会阴切开术　episiotomy

会阴切开异物取出术　removal of foreign body by perineum incision

会阴切开引流术　incision and drainage of perineum

机器人辅助经阴道子宫广泛性切除术　transvaginal robotic radical hysterectomy

机器人子宫改良广泛性切除术　robotic modified radical hysterectomy

机器人子宫广泛性切除术　robotic radical hysterectomy

结肠 - 阴道瘘修补术　colovaginal fistula repair

筋膜内子宫次全切除术　intrafascial subtotal hysterectomy

筋膜内子宫切除术　intrafascial hysterectomy ［又称］CISH 手术△

筋膜外全子宫切除术　extrafascial hysterectomy

经闭孔尿道中段悬吊术　transoburator tensiong-free midurethral sling

经耻骨后尿道中段悬吊术　retropubic tension-free midurethral sling

经腹次广泛子宫切除术　laparotomy subradical hysterectomy ［又称］子宫次广泛切除术△

经腹腹膜代阴道成形术　abdominal peritoneal vaginoplasty

经腹根治性宫旁组织切除术　abdominal radical（laterally extended）parametrectomy

经腹广泛性子宫切除术　abdominal radical hysterectomy

经腹卵巢癌分期手术　abdominal staging surgery of ovarian cancer

经腹黏膜下肌瘤切除术　abdominal resection of submucous leiomyoma

经腹女性生殖系统肿瘤细胞减灭术　abdominal cytoreduction of female reproductive system tumor

经腹取卵术　abdominal follicle aspiration

经腹双角子宫畸形成形术　abdominal uteroplasty of bicornate uterus

经腹乙状结肠代阴道成形术　abdominal sigmoid colon colpopoiesis

经腹阴道穹隆骶骨悬吊术　abdominal vaginal vault suspension

经腹子宫次全切除术　abdominal subtotal hysterectomy

经腹子宫动脉结扎术　abdominal ligation of uterine artery

经腹子宫颈广泛切除术　abdominal radical trachelectomy

经腹子宫颈环扎术　transabdominal cervical cerclage

经腹子宫腺肌病灶切除术　abdominal excision of adenomyosis

经腹子宫纵隔切除 + 子宫成形术　abdominal incision of uterine septum and uteroplasty

经皮抽吸卵巢活检　percutaneous suction and biopsy of ovary

经皮卵巢囊肿穿刺术　percutaneous puncture of ovarian cyst

经阴道残留卵巢切除术　transvaginal excision of residual ovary

经阴道残留输卵管 - 卵巢切除术　transvaginal excision of tubo-ovarian residue

经阴道次广泛子宫切除术　transvaginal modified radical hysterectomy

经阴道单侧卵巢切除术　transvaginal unilateral oophorectomy

经阴道单侧输卵管 - 卵巢切除术　transvaginal unilateral salpingo-oophorectomy

经阴道宫颈管粘连分离术　transvaginal separation of cervical canal adhesion

经阴道宫颈广泛切除术　transvaginal radical trachelectomy

经阴道宫颈肌瘤剔除术　transvaginal removal of cervical myoma

经阴道宫颈囊肿造袋术　transvaginal cervical cyst pouch

经阴道后穹隆穿刺术　transvaginal puncture of cul-de-sac

经阴道阔韧带内肿瘤切除术　transvaginal excision of intraligamentuous tumor

经阴道卵巢病损切除术　transvaginal resection of ovarian lesion

经阴道卵巢囊肿穿刺术　transvaginal ovarian cyst puncture

经阴道全子宫 + 单附件切除术　transvaginal hysterectomy and unilateral adnexectomy

经阴道全子宫 + 双附件切除术　transvaginal hysterectomy and bilateral adnexectomy

经阴道双侧卵巢切除术　transvaginal bilateral oophorectomy

经阴道双侧输卵管 - 卵巢切除术　transvaginal bilateral salpingo-oophorectomy

经阴道无张力尿道悬带术　tension-free vaginal tape

经阴道药物引产术　vaginal drug induction

经阴道阴道 - 骶棘韧带固定术　transvaginal sacrospinous ligament colpopexy

经阴道阴道 - 骶前固定术　transvaginal sacrocolpopexy

经阴道阴道 - 骶韧带高位悬吊术　transvaginal high uterosacral ligament colpopexy

经阴道子宫病损切除术　transvaginal excision of lesion of uterus

经阴道子宫部分切除术　transvaginal partial hysterectomy

经阴道子宫次全切除术　transvaginal subtotal hysterectomy

经阴道子宫 - 骶棘韧带固定术　transvaginal sacrospinous ligament hysteropexy

经阴道子宫 - 骶前固定术　transvaginal sacrohysteropexy

经阴道子宫 - 骶韧带高位悬吊术　transvaginal high uterosacral ligament sacral hysteropexy

经阴道子宫广泛性切除术　transvaginal radical hysterectomy ［又称］经阴道子宫广泛切除术△，经阴道子宫根治性切除术△

经阴道子宫肌瘤切除术　transvaginal hysteromyomectomy

经阴道子宫颈环扎术　transvaginal cervical cerclage

经阴道子宫切除术　transvaginal hysterectomy

静脉药物引产术　intravenous drug induction

局部黏膜瓣转移阴道直肠瘘修补术　endorectal advancement flap repair of rectovaginal fistula

昆布属植物插入　insertion of laminaria

阔韧带病损切除术　removal of lesion in broad ligament

两性畸形剖腹探查术　laparotomy of hermaphroditism

淋巴结扩大性区域性切除术　resection of expanding regional lymph node

流产后电吸刮宫术　electric suction curettage after abortion

流产后刮宫术　curettage after abortion

卵巢病损电凝术　electric coagulation of ovarian lesion

卵巢病损切除术　resection of ovarian lesion

卵巢病损烧灼术　ablation of ovarian lesion

卵巢部分切除术　partial ovariectomy

卵巢成形术　oophoroplasty

卵巢抽吸术　ovarian suction

卵巢穿刺取卵术　ovarian puncture taking ovums

卵巢打孔术　ovarian drilling

卵巢单纯缝合术　ovarian simple suture

卵巢固定术　ovary fixation

卵巢黄体切除术　resection of ovarian corpus luteum

卵巢黄体血肿清除术　removal of ovarian corpus luteum hematoma

卵巢卵泡穿刺术　follicle puncture

卵巢囊肿穿刺术　ovarian cyst puncture

卵巢囊肿造袋术　fistulization of ovarian cyst
卵巢扭转松解术　ovarian torsion release
卵巢脓肿切开引流术　abscess incision and drainage of ovary
卵巢切开胎胚清除术　removal of ovarian embryo
卵巢切开探查术　incision and exploration of ovary
卵巢切开血肿清除术　removal of ovarian hematoma
卵巢去神经术　ovary denervation
卵巢楔形切除术　ovarian wedge resection
卵巢修补术　repair of ovary
卵巢悬吊术　ovarian suspension
卵巢移植术　ovary transplantation
卵巢造口术　oophorostomy
卵巢粘连松解术　lysis of ovarian adhesion
脉冲泵植入术　implantation of pulse pump
曼彻斯特手术　Mancherster surgery　[又称]Mancherster 手术△
男变女性阴道再造术　vaginal reconstruction of male-to-female transsexuals
内翻子宫手法复位术　manual replacement of inverted uterus
尿道中段悬吊术　mid-urethral sling procedure
女性会阴部瘢痕切除术　ulectomy of female perineum
女性会阴皮肤和皮下坏死组织切除清创术　debridement of excision of female skin of perineum and necrotic hypoderm
女性会阴皮肤和皮下组织非切除性清创术　debridement of non excision of female skin of perineum and hypoderm
女性盆腔廓清术　female pelvic exenteration
女性去势术　female castration
女性外阴皮肤和皮下坏死组织切除清创术　debridement of excision of female skin of vulva and necrotic hypoderm
女性外阴皮肤和皮下组织非切除性清创术　debridement of non excision of female skin of vulva and hypoderm
膀胱/直肠/阴道人工补片置入　insertion of artificial patch of bladder/rectum/vaginal
膀胱/直肠/阴道同种异体补片植入　insertion of allograft of bladder/rectum/vaginal
膀胱/直肠/阴道异种补片植入　insertion of heterograft of bladder/rectum/vaginal
膀胱/直肠/阴道自体补片植入　insertion of autograft of bladder/rectum/vaginal
膀胱膨出修补术　cystocele repair
泡状附件电凝术　electrocoagulation of appendix vesiculosa
泡状附件切除术　resection of appendix vesiculosa
胚胎移植术　embryo transplantation
盆底重建术　reconstruction of pelvic floor
盆腔病损冷冻治疗术　cryotherapy of pelvic lesion
盆腔病损切除术　removal of pelvic lesion
盆腔腹膜切除术　excision of pelvic peritoneum
盆腔淋巴结根治性切除术　radical pelvic lymphadenectomy
盆腔粘连松解术　lysis of pelvic adhesions
前盆底重建术　reconstruction of anterior pelvic floor
前盆腔重建术　reconstruction of anterior pelvic cavity
前庭大腺病损切除术　excision of lesion of bartholin gland
前庭大腺瘘管切除术　fistulectomy of bartholin gland
前庭大腺囊肿抽吸术　aspiration of bartholin gland cyst
前庭大腺囊肿切除术　excision of bartholin gland cyst
前庭大腺囊肿切开术　incision of bartholin gland cyst
前庭大腺囊肿造口术　marsupialization of bartholin gland cyst
前庭大腺脓肿切开引流术　incision and drainage of abscess of bartholin gland
前庭大腺切除术　excision of bartholin gland
前庭大腺造袋术　marsupialization of bartholin gland
前庭大腺造口术　fistulation of bartholin gland
钳夹术　forcep curettage
全盆底重建术　reconstruction of whole pelvic floor　[又称]全盆底重建修补术△
全阴道切除术　total vaginectomy

全子宫切除术　total hysterectomy
人工流产负压吸引术　artificial abortion vacuum aspiration
人工流产钳刮术　artificial abortion forcep curettage
人工授精　artificial insemination
人工阴道成形术　artificial vaginoplasty
妊娠中期选择性减胎术　the second trimester selective multifetal pregnancy reduction
生物补片阴道成形术　vaginoplasty with an acellular dermal matrix（ADM）patch
始基子宫切除术　hysterectomy of primordial uterus
输卵管病损电凝术　tubal lesion electrocoagulation
输卵管病损切除术　tubal lesion excision
输卵管病损烧灼术　tubal lesion ablation
输卵管部分切除术　tubectomy
输卵管成形术　salpingoplasty
输卵管抽吸术　tubal aspiration
输卵管穿刺术　tubal centesis
输卵管单纯缝合术　simple suture of fallopian tube
输卵管活组织检查　tubal biopsy　[又称]输卵管活检术△
输卵管甲氨蝶呤注射术　tubal methotrexate injection　[又称]输卵管MTX 注射术△
输卵管假体去除术　tubal prosthesis ablation
输卵管假体置换术　tubal prosthesis replacement
输卵管假体置入术　tubal prosthesis implantation　[又称]输卵管假体植入术△
输卵管结扎再通术　recanalization of tubal ligation
输卵管镜检查　salpingoscopy
输卵管绝育术　tubal sterilization
输卵管扩张术　tubal dilation
输卵管 - 卵巢成形术　salpingo-ovary plasty
输卵管切除伴输卵管妊娠去除术　salpingectomy with removal of tubal pregnancy
输卵管切断再通术　recanalization of fallotomy
输卵管切开妊娠物去除术　removal of tubal pregnancy tissue
输卵管切开探查术　incision and exploration of fallopian tube
输卵管切开引流术　tubal incision drainage
输卵管妊娠去除伴输卵管开窗术　removal of tubal pregnancy and tubal fenestration
输卵管妊娠物去除伴输卵管造口术　removal of tubal pregnancy tissue and salpingostomy
输卵管 - 输卵管吻合术　salpingosalpingostomy
输卵管通液术　hydrotubation
输卵管系膜病损切除术　mesosalpinx excision lesion
输卵管选择性插管术　selective tubal catheterization
输卵管血肿清除术　removal of tubal hematoma
输卵管移植术　implantation of tube
输卵管造口术　salpingostomy
输卵管粘连松解术　lysis of tubal adhesion
输卵管注气术　gas injection of fallopian tube
输卵管注药术　tubal drug injection
输卵管 - 子宫吻合术　salpingo-uterus anastomosis
双侧卵巢切除术　bilateral oophorectomy
双侧输卵管部分切除术　bilateral tubectomy　[又称]双侧部分输卵管切除术△
双侧输卵管抽芯包埋术　bilateral modified uchida operation
双侧输卵管挤压术　bilateral tubal compression
双侧输卵管结扎和挤压术　bilateral tubal ligation and compression
双侧输卵管结扎和切断术　bilateral tubal ligation and amputation
双侧输卵管结扎术　bilateral tubal ligation
双侧输卵管 - 卵巢切除术　bilateral salpingo-oophorectomy
双侧输卵管切除术　bilateral salpingectomy
双侧输卵管套环绝育术　bilateral tubal silicone ring sterilization
双侧输卵管粘堵术　bilateral tube-plugged surgery
双侧外阴切除术　bilateral vulvectomy

双子宫单个切除术　single hysterectomy of uterus duplex
胎盘植入子宫楔形切除术　wedge resection of uterine placenta increta
体外受精早期胚胎辅助孵化透明带化学削薄术　*in vitro* fertilization early embryonic assisted hatching zona pellucid chemical thinning
体外受精早期胚胎辅助孵化透明带激光打孔术　*in vitro* fertilization early embryonic assisted hatching zona pellucid laser drilling
体外受精早期胚胎辅助孵化透明带激光削薄术　*in vitro* fertilization early embryonic assisted hatching zona pellucid laser thinning
体外受精早期胚胎辅助孵化透明带切割术　*in vitro* fertilization early embryonic assisted hatching zona pellucid cutting
外阴病损电凝术　electrocoagulation of lesion of vulva
外阴病损切除术　excision of lesion of vulva
外阴病损烧灼术　cautery of lesion of vulva
外阴部分切除术　partial excision of vulva
外阴陈旧性产科裂伤修补术　repair of old obstetric laceration of vulva
外阴成形术　episioplasty
外阴窦道切除术　excision of sinus tract of vulva
外阴缝合术　episiorrhaphy
外阴根治性局部扩大切除术　radical expansion local excision of vulva
外阴根治性局部切除术　radical local excision of vulva
外阴根治性切除术　radical resection of vulva
外阴广泛切除成形术　extensive vulvectomy
外阴广泛性切除术　extensive excision of vulva ［又称]外阴广泛切除术△
外阴活检　biopsy of vulva
外阴激光治疗　laser therapy of vulva
外阴冷冻治疗　vulvar cryotherapy
外阴裂伤缝合术　suture of laceration of vulva
外阴裂伤清创缝合术　vulvar laceration debridement and suture
外阴脓肿穿刺术　centesis of vulva abscess
外阴脓肿切开术　incision of vulvar abscess
外阴切开引流术　incision and drainage of vulva
外阴微波治疗　vulvar microwave therapy
外阴血肿切开术　incision of hematoma of vulva
外阴血肿清除术　removal of hematoma of vulva
外阴阴道瘢痕切除术　resection of vulval and vaginal scar
外阴粘连分离术　separation of vulvar adhesion
外阴粘连松解术　lysis of vulvar adhesion
小肠 - 阴道瘘修补术　small intestinal vaginal fistula repair
小阴唇成形术　plasty of labia minus
小阴唇粘连分离术　separation of labia minus adhesion
小阴唇粘连松解术　lysis of of labia minus adhesion
性腺切除术　gonadectomy
腰骶神经后根切断术　lumbosacral dorsal root transection
阴唇成形术　plasty of labia
阴唇黏膜游离移植术　labia mucous transplantation
阴唇粘连松解术　lysis of adhesion of labial
阴道闭合术　colpocleisis
阴道闭锁切开术　section of colpatresia
阴道壁缝合术　vaginal wall suturing
阴道壁血肿切开术　incision of vaginal wall hematoma
阴道病损电切术　electrocision of vaginal lesion
阴道病损切除术　excision of lesion of vagina
阴道部分闭合术　partial obliteration of vaginal vault
阴道部分切除术　partial colpectomy
阴道残端缝合术　suture of vaginal stump
阴道侧壁切开术　incision of vaginal side wall
阴道陈旧性产科裂伤修补术　repair of old obstetric laceration of vagina
阴道成形术　vaginoplasty
阴道成形术——压顶法　vaginoplasty-coping
阴道重建术　vaginal reconstructive surgery
阴道 - 骶棘韧带固定术　vaginal sacrospinous ligament suspension
阴道 - 骶前固定术　vaginal sacrocolpopexy

阴道 - 骶韧带高位悬吊术　high sacral ligament colpopexy
阴道断蒂缝合术　suture of pedicle division of vagina
阴道断蒂止血术　control hemorrhage by pedicle division of vagina
阴道断端骶棘韧带悬吊术　sacrospinous ligament suspension of vaginal cuff
阴道隔切除术　vaginal septum incision
阴道后壁修补术　posterior vaginal wall repair
阴道后壁修补术伴人工补片置入　posterior vaginal wall repair with synthetic mesh
阴道后壁修补术伴生物补片置入　posterior vaginal wall repair with biologic mesh
阴道后穹隆切开引流术　incision and drainage of cul-de-sac
阴道会阴成形术　colpoperineoplasty
阴道紧缩术　vaginal tightening
阴道局部黏膜瓣转移 + 阴道直肠瘘修补术　vaginal local mucosal flap transfer + vaginal rectum fistula repair
阴道扩张术　vaginal dilation
阴道裂伤缝合术　suture of vaginal laceration
阴道黏膜瓣移植术　transplantation of vaginal mucosa flap
阴道黏膜剥脱术　vaginal mucosal stripping
阴道旁修补术　paravaginal repair
阴道前壁修补术　anterior vaginal wall repair
阴道前壁修补术伴合成补片置入　anterior vaginal wall repair with synthetic mesh
阴道前壁修补术伴生物补片置入　anterior vaginal wall repair with biologic mesh
阴道前后壁修补术　anterior and posterior colporrhaphy
阴道前后壁修补术伴合成补片置入　anterior and posterior colporrhaphy with synthetic mesh
阴道前后壁修补术伴生物补片置入　anterior and posterior colporrhaphy with biologic mesh
阴道切除术　vaginectomy
阴道切开术　vaginotomy
阴道切开异物取出术　removal of foreign body by vaginal incision
阴道切开引流术　incision and drainage of vagina
阴道穹隆修补术　repair of vaginal fornix
阴道探查　vagina exploration
阴道完全闭合术　complete colpocleisis
阴道狭窄扩张术　vaginal stenosis dilatation
阴道狭窄切开术　colpostenotomy
阴道悬吊术　vaginal suspension
阴道血肿切开引流术　incision and drainage of vaginal hematoma
阴道延长术　vaginal lengthening ［又称]阴道加长术△
阴道粘连松解术　lysis of adhesion of vagina
阴道直肠瘘修补术　rectovaginal fistula repair
阴道纵隔切除术　exsection of longitudinal vaginal septa
阴蒂成形术　clitoroplasty
阴蒂缩小术　clitoral reduction surgery
阴蒂再造术　clitoris reconstruction surgery
圆韧带病损切除术　removal of lesion in round ligament
圆韧带缩短术　round ligament shortening
圆韧带悬吊术　round ligament suspension
月经抽吸术　menstrual extraction
早孕减胎术　early pregnancy reduction
诊断性刮宫术　diagnostic curettage
直肠膨出修补术　rectocele repair
直肠 - 阴道瘘修补术　rectovaginal fistula repair
直肠子宫陷凹病损切除术　excision of lesion of cul-de-sac
直肠子宫陷凹封闭术　occlusion of rectouterine pouch
直视下卵巢活组织检查　ovarian biopsy under direct vision ［又称]直视下卵巢活检术△
直视下子宫活组织检查　biopsy of uterus under direct vision ［又称]直视下子宫活检术△
直视下子宫韧带活组织检查　biopsy of uterus ligament under direct

vision
终止妊娠刮宫术　curettage for termination pregnancy
主韧带缩短术　cardinal ligament shortening
主韧带悬吊术　cardinal ligament suspension
子宫瘢痕妊娠去除术　removal of uterine scar pregnancy
子宫病损电凝术　electrocoagulation of lesion of uterus
子宫病损切除术　excision of lesion of uterus
子宫病损烧灼术　cauterization of lesion of uterus
子宫病损射频消融术　radiofrequency ablation of uterine lesion
子宫陈旧性裂伤修补术　repair of old laceration of uterus
子宫次全切除术　subtotal hysterectomy
子宫 - 骶棘韧带固定术　sacrospinous ligament hysteropexy
子宫 - 骶前固定术　sacral hysteropexy
子宫 - 骶韧带电凝术　cauterization of uterosacral ligament
子宫 - 骶韧带高位悬吊术　uterosacral ligament high sacral hystero-
　pexy
子宫 - 骶韧带切除术　excision of uterosacral ligament
子宫 - 骶韧带切断术　amputation of uterosacral ligament
子宫 - 骶韧带烧灼术　ablation of uterosacral ligament
子宫动脉栓塞术　uterine artery embolization
子宫动脉弹簧圈栓塞术　uterine artery embolization with spring coil
子宫改良广泛性切除术　modified radical hysterectomy ［又称］子宫
　改良根治性切除术△
子宫隔膜切除术　uterine septum resection
子宫广泛性切除术　radical hysterectomy ［又称］子宫根治性切除术△
子宫肌瘤切除术　hysteromyomectomy
子宫角部分切除术　partial excision of uterine horn
子宫角切除术　resection of horn of uterus
子宫角妊娠切除术　removal of uterine cornual pregnancy
子宫角楔形切除术　wedge resection of uterine horn
子宫颈病损电凝术　electrocoagulation of lesion of cervix
子宫颈病损切除术　excision of lesion of cervix
子宫颈部分切除术　partial excision of cervix
子宫颈陈旧性产科裂伤修补术　repairment of cervical old laceration
子宫颈成形术　cervicoplasty
子宫颈电凝止血术　control of hemorrhage by electric coagulation of
　cervix ［又称］宫颈电凝止血术△
子宫颈电熨治疗　electrocautery of cervix uteri
子宫颈根治性切除术　radical resection of cervix
子宫颈管扩张术　cervical dilatation
子宫颈广泛性切除术　extensive excision of cervix
子宫颈环形电切术　loop electrosurgical excision procedure ［又称］
　LEEP 手术△

子宫颈环扎物去除术　removal of cervical cerclage material
子宫颈活检　biopsy of cervix
子宫颈激光治疗　laser therapy of cervix uteri
子宫颈冷刀锥形切除术　cold knife conization of cervix
子宫颈冷冻治疗　cryosurgery of cervix uteri
子宫颈冷冻锥形电切术　cryoconization of cervix
子宫颈裂伤缝合术　suture of laceration of cervix
子宫颈瘘管修补术　repair of fistula of cervix
子宫颈囊肿造袋术　marsupialization of cervical cyst
子宫颈内膜活检　endometrial biopsy
子宫颈内膜旋切术　rotary excision of endometrium
子宫颈切除伴阴道缝合术　cervicectomy with synchronous colporrha-
　phy
子宫颈切除术　trachelectomy
子宫颈妊娠去除术　removal of cervical pregnancy
子宫颈上子宫切除术　supracervical hysterectomy
子宫颈微波治疗　microwave therapy of cervix
子宫颈息肉切除术　excision of cervical polyp
子宫颈悬吊术　cervix suspension
子宫颈粘连松解术　lysis of adhesion of cervix
子宫颈周围去神经术　cervical nerve denervation
子宫颈锥形切除术　conization of cervix
子宫捆绑术　uterine banding
子宫扩大切除术　extensive hysterectomy
子宫裂伤缝合术　suture of laceration of uterus
子宫瘘管闭合术　closure of fistula of uterus
子宫内膜病损电凝术　electrocoagulation of lesion of endometrium
子宫内膜病损切除术　excision of lesion of endometrium
子宫内膜病损烧灼术　cautery of lesion of endometrium
子宫内膜去除术　endometrial ablation
子宫内膜热球去除术　thermal balloon endometrial ablation
子宫内膜射频消融术　radiofrequency ablation of endometrium
子宫内膜粘连松解术　lysis of adhesion of endometrium
子宫切开探查术　incision and exploration of uterus
子宫切开异物取出术　removal of foreign body by uterine incision
子宫切开终止妊娠　hysterotomy for termination of pregnancy
子宫 - 韧带病损切除术　removal of lesion in uterosacral ligament
子宫韧带妊娠去除术　removal of uterine ligament pregnancy
子宫韧带修补术　repair of uterine ligament
子宫韧带悬吊术　uterine ligament suspension
子宫输卵管造影术　hysterosalpingography
子宫楔形切除术　cuneihysterectomy
子宫修补术　uterine repair

23.4 临床检查名词

HPV 检测　human papillomavirus test
妇科腹部超声检查　gynaecological transabdominal sonography
妇科检查　gynecological examination
妇科内分泌检查　gynaecological endocrine examination
妇科阴道超声检查　gynaecological transvaginal sonography
肛诊　anal digital examination
宫颈细胞学检查　cervical cytological examination
后穹隆镜检查　culdoscopy

三合诊　vagino-recto-abdominal examination
双合诊　bimanual examination
细菌性阴道病检查　bacterial vaginal disease examination
阴道分泌物检查（滴虫、真菌、支原体等）　vaginal secretion examination
　（trichomonas, mold, mycoplasma, etc.）
阴道活检　vaginal biopsy
阴道镜检查　colposcopy
直肠子宫陷凹活检　rectouterine pouch biopsy

24. 产科

24.1 疾病诊断名词

ABO 血型不合　ABO incompatibility

HELLP 综合征　HELLP syndrome

Rh 血型不合　Rh incompatibility

Rh 阴性抗 D 抗体异常　Rh negative resistance D antibody abnormality

边缘性前置胎盘　marginal placenta praevia　［又称］前置胎盘(边缘性)△

扁平骨盆　flat pelvis

变形骨盆　pelvic distortion

病理缩复环　pathological retraction ring

不良孕产史　abnormal pregnancy and negative reproductive history

不完全臀先露　incomplete breech presentation　［又称］臀位(不完全臀)△

不完全性子宫破裂　incomplete uterine rupture

不稳定产式　unstable lie

不协调性子宫收缩过强　incoordinate uterine dysfunction

部分性葡萄胎和胎儿共存　partial hydatidiform mole coexisting fetus, PHMCF　［又称］妊娠合并部分葡萄胎△

部分性前置胎盘　partial placenta praevia　［又称］前置胎盘(部分性)△

残角子宫妊娠破裂　rupture of rudimentary horn of uterus pregnancy

产程和分娩的并发症　complication of labor and delivery

产程中出血　intrapartum hemorrhage

产程中子痫　intrapartum eclampsia

产道裂伤　laceration of birth canal

产道血肿　birth canal hematoma

产后并发急性肺水肿　acute pulmonary edema in puerperium

产后出血　postpartum hemorrhage

产后即时出血　postpartum instant hemorrhage

产后弥散性血管内凝血　postpartum disseminated intravascular coagulation

产后纤维蛋白溶解亢进　postpartum hyperfibrinolysis

产后纤维蛋白原缺乏血症　postpartum afibrinogenemia

产后抑郁　postpartum depression　［又称］产褥期抑郁△, 产褥期抑郁症△, 产后抑郁症△

产科肺栓塞　obstetric pulmonary embolism

产科空气栓塞　obstetric air embolism

产科脓毒性栓塞　obstetric septic embolism

产科脓血性栓塞　obstetric purulent embolism

产科手术或操作后心力衰竭　heart failure after obstetric surgery or operation

产科手术或操作后心脏停搏　cardiac arrest after obstetric surgery or operation

产科休克　obstetric shock

产科脂肪栓塞　obstetric fat embolism

产力异常　abnormal uterine action

产前出血　antepartum hemorrhage

产前出血伴低纤维蛋白原血症　antepartum hemorrhage with low fibrinogenemia

产前出血伴弥散性血管内凝血　antepartum hemorrhage with disseminate intravascular coagulation

产前出血伴纤维蛋白原缺乏血症　antepartum hemorrhage with afibrinogenemia

产前筛查　prenatal screening

产前筛查异常　abnormal finding in prenatal screening

产前子痫　antepartum eclampsia

产钳应用失败　failed trial of forceps

产褥病率　puerperal morbidity

产褥期　puerperium

产褥期病毒性肝炎　puerperal viral hepatitis

产褥期病毒性疾病　puerperal viral disease

产褥期不完全性肠梗阻　incomplete intestinal obstruction in puerperium

产褥期肠梗阻　intestinal obstruction in puerperium

产褥期传染病　puerperal infectious disease

产褥期猝死　puerperal sudden death

产褥期大脑静脉窦血栓形成　puerperal cerebral sinus thrombosis

产褥期大脑静脉血栓形成　puerperal cerebral venous thrombosis

产褥期低蛋白血症　hypoproteinemia in puerperium

产褥期恶性肿瘤　malignant neoplasm in puerperium

产褥期耳和乳突疾病　disease of the ear and mastoid process in puerperium

产褥期发热　puerperal fever

产褥期肺动脉高压　pulmonary hypertension in puerperium

产褥期肺栓塞　puerperal pulmonary embolism

产褥期腹膜炎　puerperal peritonitis

产褥期肝肾综合征　puerperal hepatorenal syndrome

产褥期感染　puerperal infection　［又称］产褥感染△

产褥期股内收肌腱炎　myotenositis of adductor of femur in puerperium

产褥期合并精神障碍　mental disorder in puerperium

产褥期呼吸系统疾病　respiratory disease in puerperium

产褥期化脓性乳腺炎　suppurative mastitis in puerperium

产褥期化脓性乳腺炎哺乳困难　puerperal suppurative mastitis breast-feeding difficulties

产褥期肌肉骨骼系统和结缔组织疾病　disease of the musculoskeletal system and connective tissue in puerperium

产褥期急性肾衰竭　puerperal acute renal failure

产褥期寄生虫病　puerperal parasitic disease

产褥期甲状腺炎　puerperal thyroiditis

产褥期间质性乳腺炎　puerperal interstitial mastitis

产褥期间质性乳腺炎哺乳困难　puerperal interstitial mastitis breast-feeding difficulties

产褥期交界性肿瘤　borderline tumor in puerperium

产褥期结核病　puerperal tuberculosis

产褥期静脉病　puerperal vein disorder　［又称］产褥期静脉并发症△

产褥期静脉炎　puerperal phlebitis

产褥期良性肿瘤　benign neoplasm in puerperium

产褥期淋病　puerperal gonorrhea

产褥期麻醉并发症　puerperal complication of anesthesia

产褥期麻醉相关的肺压力性萎陷　puerperal pulmonary pressure atrophy caused by anesthesia

产褥期麻醉相关的门德尔松综合征　puerperal Mendelsohn's syndrome caused by anesthesia

产褥期麻醉相关的胃内容物或分泌物吸入　puerperal inhalation of gastric contents or secretions caused by anesthesia

产褥期麻醉相关的吸入性肺炎　puerperal inhalation pneumonia caused by anesthesia

产褥期麻醉相关的心力衰竭　puerperal heart failure caused by anesthesia

产褥期麻醉相关的心脏骤停　puerperal cardiac arrest caused by anesthesia

产褥期梅毒　puerperal syphilis

产褥期泌尿生殖道感染　puerperal urinary tract infection

产褥期泌尿生殖系统疾病　disease of the genitourinary system in puerperium

产褥期脑血管病　puerperal cerebrovascular disease

产褥期内分泌、营养和代谢疾病　puerperal endocrine, nutritional and metabolic disease

产褥期脓毒病　puerperal sepsis

产褥期膀胱炎　puerperal cystitis

产褥期盆腔血栓性静脉炎　puerperal pelvic thrombophlebitis

产褥期皮肤和皮下组织疾病　skin and subcutaneous tissue disorder in puerperium

产褥期贫血　puerperal anemia

产褥期轻度贫血　puerperal mild anemia

产褥期乳房淋巴管炎　puerperal breast lymphangitis

产褥期乳房淋巴管炎哺乳困难　puerperal breast lymphangitis breast-feeding difficulty

产褥期乳头感染　puerperal infection of nipple

产褥期乳头感染哺乳困难　puerperal infection of nipple breastfeeding difficulty

产褥期乳头皲裂　puerperal cracked nipple

产褥期乳头皲裂哺乳困难　puerperal cracked nipple breastfeeding difficulty

产褥期乳腺囊肿　puerperal breast cyst

产褥期乳腺囊肿哺乳困难　puerperal breast cyst breastfeeding difficulty

产褥期乳腺脓肿　puerperal breast abscess

产褥期乳腺脓肿哺乳困难　puerperal breast abscess breastfeeding difficulty

产褥期乳腺炎　puerperal mastitis

产褥期乳腺炎哺乳困难　puerperal mastitis breastfeeding difficulty

产褥期乳溢　puerperal galactorrhea

产褥期乳汁淤积　puerperal galactostasis

产褥期伤口血肿　hematoma wound in puerperium

产褥期涉及免疫系统疾患　puerperal disorder involving immune system

产褥期深静脉血栓形成　puerperal deep venous thrombosis

产褥期神经系统疾病　puerperal neurologic disorder

产褥期实质性乳腺炎　puerperal glandular mastitis

产褥期实质性乳腺炎哺乳困难　puerperal glandular mastitis breast-feeding difficulty

产褥期输卵管卵巢炎　puerperal salpingo-oophoritis

产褥期胎盘息肉　puerperal placental polyp

产褥期外阴静脉曲张　vulvar varices in puerperium

产褥期下肢静脉曲张　varicose veins of lower extremity in puerperium

产褥期先天性畸形、变形和染色体异常　congenital malformation, deformation and chromosomal abnormality in puerperium

产褥期消化系统疾病　digestive system disease in puerperium

产褥期心功能不全　cardiac insufficiency in puerperium

产褥期心肌病　puerperal cardiomyopathy

产褥期性传播感染性疾病　sexually transmitted disease in puerperium　［又称］产褥期性传播模式感染△

产褥期血栓形成　puerperal thrombosis

产褥期血栓性静脉炎　thrombophlebitis in puerperium

产褥期血栓性浅静脉炎　superficial thrombophlebitis in puerperium

产褥期血液和造血器官疾病　puerperal blood and hematopoietic disease

产褥期循环系统疾病　disease of the circulatory system in puerperium

产褥期眼和附器疾病　disease of the eye and adnexa in puerperium

产褥期阴道炎　puerperal vaginitis

产褥期原虫病　puerperal protozoal disease

产褥期原位肿瘤　carcinoma in situ in puerperium

产褥期痔　puerperal hemorrhoids

产褥期重度贫血　puerperal severe anemia

产褥期子宫颈炎　puerperal cervicitis

产褥期子宫内翻　puerperal inversion of uterus

产褥期子宫内膜炎　puerperal endometritis

产褥期子痫　puerperal eclampsia

产伤性阴道裂伤　delivery accompanied by vagina laceration　［又称］分娩伴阴道裂伤△

产时出血　obstetric hemorrhage during labor

迟延性产后出血　delayed postpartum hemorrhage

持续性异位妊娠　persistent ectopic pregnancy

持续性枕横位　persistent occipitotransverse position

持续性枕后位　persistent occipitoposterior position

耻骨联合分离　separation of pubic symphysis　［又称］耻骨联合分离征△

初产头浮　floating head in primipara

初产臀位　breech presentation in primipara

穿透性胎盘　placenta percreta　［又称］胎盘植入(穿透型)△

带器妊娠　pregnancy with IUD in situ

单卵双胎　monozygotic twins

单脐动脉　single umbilical artery　［又称］胎儿单脐动脉△

单绒毛膜单羊膜囊双胎　monochorionic monoamniotic twins

单绒毛膜双羊膜囊双胎　monochorionic diamniotic twins

单胎死产　single still birth

单胎头位阴道分娩　single cephalic vaginal delivery

单臀先露　frank breech presentation

单羊膜囊双胎脐带缠绕　cord entanglement of monoamniotic twins

低位产钳术单胎助娩　low forceps singleton delivery

低置胎盘　low-lying placenta

第二产程停滞　arrested second stage of labor

第三产程延长　prolonged third stage of labor

第一产程延长　prolonged first stage of labor

多胎分娩　multiple births

多胎剖宫产分娩　multiple cesarean delivery

多胎妊娠　multiple pregnancy

多胎顺产　natural birth of multiple pregnancy

多胎助产分娩　assisted delivery of multiple pregnancy　［又称］多胎胎吸助产△

多叶胎盘　multilobate placenta

额先露　brow presentation

二次剖宫产　repeated cesarean section

帆状胎盘　velamentous placenta

非免疫性胎儿水肿　non-immunological fetal hydrops

肺结核合并妊娠　tuberculosis complicating pregnancy

分娩伴耻骨联合分离　delivery accompanied by separation of symphysis pubis

分娩伴耻骨联合软骨撕脱　delivery accompanied by avulsion of pubic symphysis cartilage

分娩伴腹直肌分离　delivery accompanied by diastasis recti abdominis　［又称］腹直肌分离征△

分娩伴会阴血肿　delivery accompanied by perineal hematoma

分娩伴阔韧带血肿　delivery accompanied by hematoma of broad ligament

分娩伴泌尿道损伤　delivery accompanied by urinary tract injury

分娩伴尿道损伤　delivery accompanied by urethral injury

分娩伴膀胱损伤　delivery accompanied by bladder injury

分娩伴盆腔器官损伤　delivery accompanied by pelvic organs injury

分娩伴胎儿酸碱平衡紊乱　delivery accompanied by fetal acid-base balance disorder

分娩伴外阴血肿　delivery accompanied by episiohematoma

分娩伴尾骨损伤　delivery accompanied by coccyx injury

分娩伴阴道血肿　delivery accompanied by vaginal hematoma

分娩伴子宫壁血肿　delivery accompanied by uterine wall hematoma

分娩伴子宫颈裂伤　delivery accompanied by cervix laceration

分娩合并病毒性肝炎　delivery combined with viral hepatitis

分娩合并病毒性疾病　delivery combined with viral disease

分娩合并传染病　delivery combined with infectious disease

分娩合并恶性肿瘤 delivery combined with malignant neoplasm

分娩合并耳和乳突疾病 delivery combined with ear and mastoid disease

分娩合并呼吸系统疾病 delivery combined with respiratory disease

分娩合并肌肉骨骼系统和结缔组织疾病 delivery combined with musculoskeletal and connective tissue disease

分娩合并寄生虫病 delivery combined with parasitic disease

分娩合并交界性肿瘤 delivery combined with borderline tumor

分娩合并结核病 delivery combined with tuberculosis

分娩合并精神和行为障碍 delivery combined with mental and behavioral disorder

分娩合并良性肿瘤 delivery combined with benign neoplasm

分娩合并淋病 delivery combined with gonorrhea

分娩合并梅毒 delivery combined with syphilis

分娩合并泌尿生殖系统疾病 delivery combined with genitourinary disease

分娩合并内分泌、营养和代谢疾病 delivery combined with endocrine, nutritional and metabolic disease

分娩合并皮肤和皮下组织疾病 delivery combined with skin and subcutaneous tissue disease

分娩合并贫血 delivery combined with anemia

分娩合并涉及免疫机制疾患 delivery combined with immune system disorder

分娩合并神经系统疾病 delivery combined with neurological disorder

分娩合并先天性畸形、变形和染色体异常 delivery combined with congenital malformation, deformation and chromosomal abnormality

分娩合并性传播感染性疾病 delivery combined with sexually transmitted disease [又称]分娩合并性传播模式感染△

分娩合并血液和造血器官疾病 delivery combined with blood and hematopoietic disease

分娩合并循环系统疾病 delivery combined with circulatory system disease

分娩合并眼和附器疾病 delivery combined with eye and adnexa disease

分娩合并原虫病 delivery combined with protozoal disease

分娩合并原位肿瘤 delivery combined with carcinoma in situ

分娩期败血症 septicemia during delivery [又称]分娩期败血病△

分娩期发热 fever during delivery

分娩期宫内感染 intrauterine infection during delivery

分娩期麻醉并发症 anesthesia complication during delivery

分娩期麻醉相关的门德尔松综合征 Mendelsohn's syndrome caused by anesthesia during delivery

分娩期麻醉相关的吸入性肺炎 inhalation pneumonia caused by anesthesia during delivery

分娩期麻醉相关的心力衰竭 heart failure caused by anesthesia during delivery

分娩期麻醉相关的心脏停搏 cardiac arrest caused by anesthesia during delivery

分娩期弥散性血管内凝血 diffuse intravascular coagulation during delivery

分娩期血尿 hematuria during delivery

分娩期子宫颈水肿 cervical edema during delivery

辐射后的孕产妇医疗 medical care for pregnant woman undergoing radiation

辅助生殖技术后多胎妊娠 multiple pregnancy after assisted reproductive technology

复合先露 compound presentation

副胎盘 succenturiate placenta

腹腔妊娠存活胎儿的单胎分娩 the singleton live birth of the abdominal pregnancy

腹腔妊娠活胎 abdominal pregnancy with live birth

高龄初产妇 elderly primipara [又称]高龄初产△

高龄经产 elderly multipara

高危妊娠 high risk pregnancy

高直后位 posterior sincipital presentation

高直前位 anterior sincipital presentation

梗阻性分娩 obstructed labor

宫缩乏力 uterine inertia

骨盆畸形 pelvic deformity

骨盆入口狭窄 contracted pelvic inlet [又称]骨盆入口平面狭窄△

骨盆异常 abnormal pelvis

骨性骨盆 bony pelvis

过期妊娠 postdate pregnancy

过熟儿 postmaturity

横径狭窄型骨盆 transversely contracted pelvis

横位 transverse position

后不均倾位 posterior asynclitism [又称]后不均倾△

呼吸系统疾病并发于妊娠、分娩和产褥期 respiratory disease during pregnancy, delivery and puerperium

忽略性横位 neglected transverse lie

环状胎盘 ring-shaped placenta

毁胎手术的单胎分娩 singleton delivery by destroying the fetus

会阴Ⅰ度裂伤 perineal laceration grade 1

会阴Ⅱ度裂伤 perineal laceration grade 2

会阴Ⅲ度裂伤 perineal laceration grade 3

会阴Ⅳ度裂伤 perineal laceration grade 4

会阴侧切伤口感染 lateral episiotomy wound infection [又称]会阴切口感染△

会阴侧切伤口愈合不良 poor healing of lateral episiotomy wound [又称]会阴伤口愈合不良△

会阴裂伤 perineal laceration

会阴裂伤累及肛门括约肌 perineal laceration involving the anal sphincter

会阴裂伤累及肛门黏膜 perineal laceration involving the anal mucosa

会阴裂伤累及会阴肌肉 perineal laceration involving perineal muscle

会阴裂伤累及盆底 perineal laceration involving pelvic floor

会阴裂伤累及皮肤 perineal laceration involving the skin

会阴裂伤累及阴唇系带 perineal laceration involving the frenulum of the labia

会阴裂伤累及阴道 perineal laceration involving vagina

会阴裂伤累及阴道肌肉 perineal laceration involving vaginal muscle

会阴裂伤累及阴道直肠隔 perineal laceration involving the vagina and rectum

会阴裂伤累及直肠黏膜 perineal laceration involving rectal mucosa

会阴裂伤伤口感染 wound infection of perineal laceration

会阴裂伤伤口愈合不良 poor wound healing of perineal laceration

会阴黏膜擦伤 perineal mucosal abrasion

会阴-阴道复杂裂伤 perineum-vagina complex laceration

混合型胎盘早剥 mixed bleeding type of placental abruption

活跃期停滞 protracted active phase

活跃期延长 prolonged active phase

活组织检查后的孕产妇医疗 medical care for pregnant woman undergoing biopsy

机械引产失败 induction failure of labor by mechanical method

急产 precipitate labor

急性胎儿宫内窘迫 acute fetal distress

急性羊水过多 acute polyhydramnios

急症剖宫产术的单胎分娩 single birth delivery of emergency cesarean section

继发性无乳 secondary no milk

继发性子宫收缩乏力 secondary uterine atony

肩难产 shoulder dystocia

肩先露 scapular presentation

经剖宫产术的单胎分娩 singleton delivery by cesarean section

镜像综合征 mirror syndrome

巨大胎儿 macrosomia [又称]妊娠合并巨大儿△

巨大胎儿伴头盆不称 macrosomia with cephalopelvic disproportion

具有新生儿死亡史妊娠管理或监测 pregnancy surveillance with history of neonatal mortality

均小骨盆 generally contracted pelvis

颏先露 chin presentation

类人猿型骨盆　anthropoid type pelvis

联体双胎　conjoined twins　［又称］连体婴△,联体儿△

临产　in labor

六胎妊娠　sextuplet pregnancy

漏斗骨盆　funnel shaped pelvis　［又称］骨盆出口平面狭窄△

轮状胎盘　placenta circumvallata　［又称］轮廓状胎盘△

慢性高血压并发子痫前期　chronic hypertension with superimposed preeclampsia

慢性胎儿宫内窘迫　chronic fetal distress

慢性羊水过多　chronic polyhydramnios

免疫性胎儿水肿　immunological fetal hydrops

面先露　face presentation

面先露梗阻性分娩　face presentation obstructed labor

膜状胎盘　membranaceous placenta

母儿血型不合　maternal fetal blood group incompatibility

难产　dystocia

难治性产后出血　intractable postpartum hemorrhage

脑膨出　encephalocele

内分泌及营养代谢疾病并发于妊娠、分娩及产褥期(不包括糖尿病、营养不良、产后甲状腺炎)　endocrine, nutritional and metabolic disease during pregnancy, delivery and puerperium (diabetes, malnutrition, postpartum thyroiditis not included)

尿潴留　urine retention

尿潴留(产后)　postpartum urinary retention　［又称］产后尿潴留△

尿潴留(产前)　prepartum urinary retention

尿潴留(产时)　intrapartum urinary retention

胚胎感染　fetal infection

胚胎减灭术并发出血　hemorrhage with fetal reduction

胚胎减灭术并发感染　infection with fetal reduction

胚胎减灭术并发流产　abortion with fetal reduction

胚胎减灭术急性盆腔炎　acute pelvic infection with fetal reduction

皮肤和皮下组织疾患并发于妊娠、分娩及产褥期(不包括妊娠疱疹)　disease of the skin and subcutaneous tissue during pregnancy, delivery and the puerperium (not including herpes)

贫血并发于妊娠、分娩及产褥期　anaemia during pregnancy, delivery and the puerperium

剖宫产单胎分娩伴子宫切除术　single birth delivery by cesarean section with hysterectomy

剖宫产后腹壁切口感染　abdominal incision infection after cesarean section

剖宫产后腹壁切口愈合不良　poor wound healing of abdominal wall after cesarean section

剖宫产后腹腔内感染　abdominal infection after cesarean section　［又称］剖宫产后腹内感染△

剖宫产后阴道分娩　vaginal birth after cesarean section, VBAC　［又称］前次剖宫后阴道分娩△

剖宫产后子宫切口感染　infection of uterine incision after cesarean section　［又称］剖宫产后切口感染△

剖宫产后子宫切口愈合不良　poor healing of uterine incision after cesarean section

剖宫产史的妊娠　pregnancy with history of cesarean section

其他病毒性疾病并发于妊娠、分娩及产褥期　other viral disease during pregnancy, delivery and the puerperium

其他多胎分娩　other multiple births

脐带并发症　complication of cord

脐带缠绕　cord entanglement

脐带过短　short cord　［又称］新生儿脐带过短△

脐带过长　long cord

脐带假结　false knot of cord

脐带静脉曲张　cord varicose veins

脐带囊肿　cyst of cord

脐带扭转　torsion of cord

脐带水肿　edema of cord

脐带脱垂　prolapse of cord

脐带狭窄　stricture of cord

脐带先露　funis presentation

脐带血管前置　vasa previa

脐带血栓形成　cord thrombosis

脐带血肿　hematoma of cord

脐带真结　true knot of cord

脐动脉血流比值升高　increased ratio of umbilical artery doppler flow

脐血流异常　abnormal umbilical blood flow

前不均倾位　anterior asynclitism　［又称］前不均倾△

前列腺素引产失败　induction failure of labor by prostaglandin

前置胎盘　placenta praevia

前置胎盘伴出血　placenta previa with bleeding

前置胎盘伴植入　placenta previa with placenta increta

前置胎盘(边缘性)伴出血　marginal placenta praevia with bleeding

前置胎盘(部分性)伴出血　partial placenta praevia with bleeding

前置胎盘(完全性)　total placenta previa　［又称］完全性前置胎盘△

前置胎盘(完全性)伴出血　total placenta previa with bleeding

前置血管破裂　abruption of vasa previa

潜伏期延长　prolonged latent phase

强直性子宫收缩　tetanic contraction of uterus

侵入性胎儿手术后的孕产妇医疗　medical care for pregnant woman undergoing invasive fetal surgery

青春期妊娠　teenage pregnancy

球拍状胎盘　battledore placenta

人工授精　artificial insemination

人工授精单胎活产　singleton live birth, artificial insemination

人工授精多胎活产　multiple pregnancy live birth, artificial insemination

韧带内妊娠　ligament pregnancy

妊娠 37 整周以后的假临产　false labor after 37 weeks of pregnancy

妊娠 37 整周之前的假临产　false labor before 37 weeks of pregnancy

妊娠蛋白尿　gestational proteinuria

妊娠高血压　gestational hypertension　［又称］妊娠期高血压△

妊娠合并 1 型糖尿病　type 1 diabetes in pregnancy

妊娠合并 21- 羟化酶缺乏症　pregnancy complicated 21-hydroxylase deficiency

妊娠合并 2 型糖尿病　type 2 diabetes in pregnancy

妊娠合并 Graves 病　pregnancy combined with Graves' disease　［又称］妊娠期甲状腺毒症△

妊娠合并 IgA 肾病　pregnancy combined with IgA nephropathy

妊娠合并艾滋病　pregnancy combined with acquired immune deficiency syndrome

妊娠合并白细胞减少　pregnancy complicated with leukopenia

妊娠合并白血病　pregnancy complicated with leukemia

妊娠合并败血症　pregnancy complicated with sepsis

妊娠合并瓣膜疾病　pregnancy combined with valvular disease

妊娠合并鼻出血　pregnancy combined with epistaxis

妊娠合并鼻炎　pregnancy combined with rhinitis

妊娠合并丙型病毒性肝炎　pregnancy complicated with hepatitis C　［又称］妊娠合并丙型肝炎△

妊娠合并病毒性肝炎　pregnancy combined with viral hepatitis

妊娠合并病毒性疾病　pregnancy combined with viral disease

妊娠合并病毒性脑炎　pregnancy combined with viral encephalitis

妊娠合并残角子宫　pregnancy combined with rudimentary horn of uterus

妊娠合并肠梗阻　pregnancy combined with intestinal obstruction

妊娠合并肠炎　pregnancy combined with enteritis

妊娠合并耻骨联合分离　pregnancy combined with pubic symphysis separation

妊娠合并传染病　pregnancy combined with infectious disease

妊娠合并垂体瘤　pregnancy combined with pituitary adenomas

妊娠合并垂体性侏儒症　pregnancy combined with pituitary dwarf

妊娠合并大动脉炎　pregnancy combined with Takayasu's arteritis

妊娠合并代谢性酸中毒　pregnancy combined with metabolic acidosis

妊娠合并代谢综合征　pregnancy combined with metabolic syndrome

妊娠合并单纯性肥胖　pregnancy combined with simple obesity

妊娠合并单角子宫　pregnancy combined with uterus unicornis
妊娠合并胆囊结石　pregnancy combined with gallstone
妊娠合并胆囊息肉　pregnancy combined with gallbladder polyp
妊娠合并胆囊炎　pregnancy combined with cholecystitis
妊娠合并低蛋白血症　pregnancy combined with hypoproteinemia
妊娠合并低钾血症　pregnancy combined with hypokalemia
妊娠合并低钠血症　pregnancy combined with hyponatremia
妊娠合并低血压症　pregnancy combined with hypotension
妊娠合并滴虫性阴道炎　pregnancy combined with trichomonas vaginitis
妊娠合并地中海贫血　pregnancy combined with mediterranean anemia
妊娠合并癫痫　pregnancy combined with epilepsy
妊娠合并窦性心动过速　pregnancy combined with sinus tachycardia
妊娠合并多发性硬化　pregnancy combined with multiple sclerosis
妊娠合并多囊卵巢　pregnancy combined with polycystic ovarian
妊娠合并恶性肿瘤　pregnancy compbined with malignant neoplasm
妊娠合并耳鸣　pregnancy combined with tinnitus
妊娠合并二尖瓣关闭不全　pregnancy combined with mitral insufficiency ［又称］妊娠合并二尖瓣闭锁不全△
妊娠合并二尖瓣脱垂　pregnancy combined with mitral valve prolapse
妊娠合并肥胖　pregnancy combined with obesity
妊娠合并肺癌　pregnancy combined with lung cancer
妊娠合并肺不张　pregnancy combined with pulmonary atelectasis
妊娠合并肺部感染　pregnancy combined with pulmonary infection
妊娠合并肺动脉高压　pregnancy combined with pulmonary hypertension
妊娠合并肺结核　pregnancy combined with pulmonary tuberculosis
妊娠合并肺毛霉菌病　pregnancy combined with pulmonary mucormycosis
妊娠合并肺栓塞　pregnancy combined with pulmonary embolism
妊娠合并肺水肿　pregnancy combined with pulmonary edema
妊娠合并风湿病　pregnancy combined with rheumatism
妊娠合并风湿性关节炎　pregnancy combined with rheumatic arthritis
妊娠合并风湿性心脏病　pregnancy combined with rheumatic heart disease
妊娠合并风疹　pregnancy combined with rubella
妊娠合并风疹病毒感染　pregnancy combined with rubella virus infection
妊娠合并附件扭转　pregnancy combined with adnexal torsion
妊娠合并附件肿物　pregnancy combined with adnexal tumor
妊娠合并腹股沟疝　pregnancy combined with inguinal hernia
妊娠合并腹膜囊肿　pregnancy combined with peritoneal cyst
妊娠合并腹泻　pregnancy combined with diarrhea
妊娠合并干燥综合征　pregnancy combined with Sjogren's syndrome
妊娠合并肝病　pregnancy combined with liver disease ［又称］妊娠合并肝脏疾病△
妊娠合并肝豆状核变性　pregnancy combined with hepatolenticular degeneration
妊娠合并肝功能衰竭　pregnancy combined with liver function failure
妊娠合并肝囊肿　pregnancy combined with hepatic cyst
妊娠合并肝脓肿　pregnancy combined with hepatic abscess
妊娠合并肝损害　pregnancy combined with liver injury
妊娠合并肝炎　pregnancy combined with hepatitis
妊娠合并肝硬化　pregnancy combined with liver cirrhosis
妊娠合并感染性心包炎　pregnancy combined with infective pericarditis
妊娠合并感染性心内膜炎　pregnancy combined with infective endocarditis
妊娠合并感染性休克　pregnancy combined with septic shock
妊娠合并肛瘘　pregnancy combined with anal fistula
妊娠合并高度近视　pregnancy combined with high myopia
妊娠合并高泌乳素血症　pregnancy combined with hyperprolactinemia
妊娠合并高渗性高血糖　pregnancy combined with hypertonic high blood glucose
妊娠合并高血压心脏病　pregnancy combined with hypertensive heart disease,pregnancy complicating hypertensive heart disease ［又称］妊娠合并高血压性心脏病△
妊娠合并高血压心脏病和肾病　pregnancy combined with hypertensive heart and renal disease
妊娠合并高血压性肾病　pregnancy combined with hypertensive renal

妊娠合并高脂血症　pregnancy combined with hyperlipemia
妊娠合并弓形虫病　pregnancy combined with toxoplasmosis
妊娠合并宫颈癌　pregnancy combined with cervical cancer
妊娠合并宫颈功能不全　pregnancy combined with cervical insufficiency
妊娠合并宫颈上皮内瘤变　pregnancy combined with cervical intraepithelial neoplasia
妊娠合并宫颈息肉　pregnancy combined with cervical polyp
妊娠合并骨关节炎　pregnancy combined with osteoarthritis
妊娠合并骨髓异常增生综合征　pregnancy combined with myelodysplastic syndrome ［又称］妊娠合并骨髓增生异常综合征△
妊娠合并冠状动脉供血不足　pregnancy combined with coronary artery insufficiency
妊娠合并过敏性皮炎　pregnancy combined with allergic dermatitis
妊娠合并过敏性紫癜　pregnancy combined with anaphylactoid purpura
妊娠合并呼吸衰竭　pregnancy combined with respiratory failure
妊娠合并呼吸系统疾病　pregnancy combined with respiratory disease
妊娠合并黄斑水肿　pregnancy combined with macular edema
妊娠合并会阴瘢痕　pregnancy combined with perineal scar
妊娠合并饥饿性酮症酸中毒　pregnancy combined with starvation ketoacidosis
妊娠合并肌肉骨骼系统和结缔组织疾病　pregnancy combined with disease of musculoskeletal system and connective tissue ［又称］妊娠合并肌肉骨骼疾病△
妊娠合并急性肝炎　pregnancy combined with acute hepatitis
妊娠合并急性呼吸窘迫综合征　pregnancy combined with acute respiratory distress syndrome
妊娠合并急性阑尾炎　pregnancy combined with acute appendicitis
妊娠合并急性肾损伤　pregnancy combined with acute kidney injury ［又称］妊娠合并急性肾功能不全△
妊娠合并急性胃肠炎　pregnancy combined with acute gastroenteritis
妊娠合并急性心肌梗死　pregnancy combined with acute myocardial infarction
妊娠合并急性胰腺炎　pregnancy combined with acute pancreatitis
妊娠合并脊髓病　pregnancy combined with myelopathy
妊娠合并脊柱侧弯　pregnancy combined with scoliosis
妊娠合并继发性高血压　pregnancy combined with secondary hypertension
妊娠合并寄生虫病　pregnancy combined with parasitic disease
妊娠合并家族性红细胞增多症　pregnancy combined with familial polycythemia ［又称］妊娠合并红细胞增多症△
妊娠合并夹层动脉瘤　pregnancy combined with dissecting aneurysm
妊娠合并甲型病毒性肝炎　pregnancy combined with hepatitis A ［又称］妊娠合并甲型肝炎△
妊娠合并甲状旁腺功能减退　pregnancy combined with hypoparathyreosis
妊娠合并甲状腺功能减退　pregnancy combined with hypothyroidism
妊娠合并甲状腺功能亢进　pregnancy combined with hyperthyroidism
妊娠合并甲状腺功能障碍　pregnancy combined with thyroid dysfunction
妊娠合并甲状腺炎　pregnancy combined with thyroiditis
妊娠合并甲状腺肿　pregnancy combined with goiter
妊娠合并尖锐湿疣　pregnancy combined with condyloma
妊娠合并交界性心动过速　pregnancy combined with junctional tachycardia
妊娠合并交界性肿瘤　pregnancy combined with borderline tumor
妊娠合并焦虑症　pregnancy combined with anxiety disorder
妊娠合并结核病　pregnancy combined with tuberculosis
妊娠合并结节性红斑　pregnancy combined with erythema nodosum
妊娠合并截瘫　pregnancy combined with paraplegia
妊娠合并精神病　pregnancy combined with psychosis
妊娠合并精神心理疾病　pregnancy combined with mental and psychological disease
妊娠合并精神障碍　pregnancy combined with mental disorder
妊娠合并颈部脓肿　pregnancy combined with neck abscess
妊娠合并颈动脉狭窄　pregnancy combined with carotid artery stenosis
妊娠合并静脉曲张　pregnancy combined with varicosity

妊娠合并静脉血栓形成　pregnancy combined with phlebothrombosis
妊娠合并巨细胞病毒感染　pregnancy combined with cytomegalovirus infection
妊娠合并巨幼细胞贫血　pregnancy combined with megaloblastic anemia
妊娠合并菌血症　pregnancy combined with bacteremia
妊娠合并抗磷脂综合征　pregnancy combined with antiphospholipid syndrome
妊娠合并库欣综合征　pregnancy combined with Cushing syndrome
妊娠合并阑尾炎　pregnancy combined with appendicitis
妊娠合并雷诺病　pregnancy combined with Raynaud disease
妊娠合并类白血病反应　pregnancy combined with leukemoid reaction
妊娠合并类风湿病　pregnancy combined with rheumatoid disease
妊娠合并类风湿关节炎　pregnancy combined with rheumatoid arthritis
妊娠合并李斯特菌感染　pregnancy combined with Listeriosis ［又称］妊娠合并李斯特菌病△
妊娠合并良性肿瘤　pregnancy combined with benign neoplasm
妊娠合并淋巴瘤　pregnancy combined with lymphoma
妊娠合并淋病　pregnancy combined with gonorrhea ［又称］妊娠期淋病△
妊娠合并颅内动脉瘤　pregnancy combined with intracranial aneurysm
妊娠合并卵巢恶性肿瘤　pregnancy combined with malignant tumor of ovary
妊娠合并卵巢黄体囊肿破裂　pregnancy combined with rupture of ovarian corpus luteum cyst
妊娠合并卵巢畸胎瘤　pregnancy combined with ovarian teratoma
妊娠合并卵巢囊肿　pregnancy combined with ovarian cyst
妊娠合并卵巢囊肿蒂扭转　pregnancy combined with pedicle torsion of ovarian cyst ［又称］妊娠合并卵巢囊肿扭转△
妊娠合并卵巢扭转　pregnancy combined with ovary torsion
妊娠合并卵巢肿瘤　pregnancy combined with ovarian tumor
妊娠合并卵巢肿瘤蒂扭转　pregnancy combined with pedicle torsion of ovarian tumor
妊娠合并卵巢子宫内膜异位囊肿　pregnancy combined with ovarian endometriotic cyst ［又称］妊娠合并卵巢巧克力囊肿△
妊娠合并马方综合征　pregnancy combined with Marfan syndrome
妊娠合并慢性高血压　pregnancy combined with chronic hypertension
妊娠合并慢性气管炎　pregnancy combined with chronic bronchitis
妊娠合并慢性肾功能不全　pregnancy combined with chronic renal insufficiency ［又称］妊娠合并慢性肾衰竭△
妊娠合并慢性肾脏病　pregnancy combined with chronic kidney disease
妊娠合并梅毒　pregnancy combined with syphilis
妊娠合并门脉高压　pregnancy combined with portal hypertension
妊娠合并泌尿生殖系统疾病　pregnancy combined with disease of the genitourinary system
妊娠合并免疫系统疾病　pregnancy combined with immune system disorder
妊娠合并免疫性血小板减少症　pregnancy combined with immune thrombocytopenia ［又称］妊娠合并血小板减少症△
妊娠合并面神经麻痹　pregnancy combined with facial nerve palsy
妊娠合并面神经炎　pregnancy combined with facial neuritis
妊娠合并脑白质病　pregnancy combined with leukoencephalopathy
妊娠合并脑出血　pregnancy combined with cerebral hemorrhage
妊娠合并脑梗死　pregnancy combined with cerebral infarction
妊娠合并脑积水　pregnancy combined with hydrocephalus
妊娠合并脑性瘫痪　pregnancy combined with cerebral palsy ［又称］妊娠合并脑瘫△
妊娠合并脑血管病　pregnancy combined with cerebrovascular disease
妊娠合并脑血管栓塞　pregnancy combined with cerebrovascular embolism
妊娠合并脑肿瘤　pregnancy combined with brain tumor
妊娠合并内分泌、营养和代谢疾病　pregnancy combined with endocrine, nutritional and metabolic disease ［又称］妊娠合并内分泌及代谢疾病△
妊娠合并尿崩症　pregnancy combined with diabetes insipidus

妊娠合并尿道结石　pregnancy combined with urethral calculus
妊娠合并尿路感染　pregnancy combined with urinary tract infection
妊娠合并凝血功能异常　pregnancy combined with abnormal coagulation function
妊娠合并脓毒血症　pregnancy combined with pyemia
妊娠合并膀胱膨出　pregnancy combined with cystocele
妊娠合并泡状附件　pregnancy combined with appendix vesiculosa
妊娠合并疱疹病毒感染　pregnancy combined with genital herpes infection ［又称］妊娠疱疹△
妊娠合并盆腔粘连　pregnancy combined with pelvic adhesion
妊娠合并盆腔子宫内膜异位症　pregnancy combined with pelvic endometriosis
妊娠合并皮肤和皮下组织的疾病　pregnancy combined with skin and subcutaneous tissue disease
妊娠合并脾功能亢进　pregnancy combined with hypersplenia
妊娠合并贫血　pregnancy combined with anemia
妊娠合并强迫症　pregnancy combined with obsessive-compulsive disorder
妊娠合并强直性脊柱炎　pregnancy combined with ankylosing spondylitis
妊娠合并轻度贫血　pregnancy combined with mild anemia
妊娠合并全血细胞减少　pregnancy combined with pancytopenia
妊娠合并缺铁性贫血　pregnancy combined with iron deficiency anemia
妊娠合并染色体异常　pregnancy combined with chromosomal abnormality
妊娠合并人类乳头瘤病毒（HPV）感染　pregnancy combined with human papillomavirus（HPV）infection ［又称］妊娠合并人类乳头状瘤病毒感染△
妊娠合并溶血性链球菌感染　pregnancy combined with hemolytic streptococcus infection
妊娠合并溶血性贫血　pregnancy combined with hemolytic anemia
妊娠合并瘙痒性毛囊炎　pregnancy combined with pruritic folliculitis ［又称］妊娠瘙痒性毛囊炎△
妊娠合并沙眼衣原体感染　pregnancy combined with chlamydia trachomatis infection
妊娠合并上呼吸道感染　pregnancy combined with upper respiratory infection
妊娠合并肾病综合征　pregnancy combined with nephrotic syndrome ［又称］妊娠合并肾病△
妊娠合并肾积水　pregnancy combined with hydronephrosis
妊娠合并肾畸形　pregnancy combined with renal anomalies
妊娠合并肾结石　pregnancy combined with calculus of kidney
妊娠合并肾上腺功能减退　pregnancy combined with adrenal dysfunction
妊娠合并肾上腺皮质功能减退　pregnancy combined with adrenal cortical hypofunction
妊娠合并肾上腺肿物　pregnancy combined with adrenal tumor
妊娠合并肾下腔静脉压迫　pregnancy combined with renal inferior vena cava compression
妊娠合并肾小管酸中毒　pregnancy combined with renal tubular acidosis
妊娠合并肾小球肾炎　pregnancy combined with glomerulonephritis
妊娠合并肾性高血压　pregnancy combined with renal hypertension
妊娠合并肾血管疾病　pregnancy combined with renal vascular disease
妊娠合并肾盂积水　pregnancy combined with hydronephrosis
妊娠合并生殖道畸形　pregnancy combined with genital tract malformation
妊娠合并生殖道沙眼衣原体感染　pregancy combined with genital tract infection of chlamydia trachomatis
妊娠合并湿疹　pregnancy combined with eczema
妊娠合并视网膜病　pregnancy combined with retinopathy
妊娠合并视野缺损　pregnancy combined with visual field defect
妊娠合并室上性心动过速　pregnancy combined with supraventricular tachycardia
妊娠合并室性期前收缩　pregnancy combined with premature ventricular contraction
妊娠合并输卵管坏死　pregnancy combined with fallopian tube necrosis
妊娠合并输卵管积水　pregnancy combined with hydrosalpinx

妊娠合并输卵管卵巢囊肿 pregnancy combined with tubal ovarian cyst

妊娠合并输卵管囊肿 pregnancy combined with tubal cyst

妊娠合并输卵管扭转 pregnancy combined with torsion of fallopian tube

妊娠合并输卵管系膜囊肿 pregnancy combined with mesosalpinx cyst

妊娠合并输卵管肿瘤 pregnancy combined with fallopian tube tumor

妊娠合并输尿管结石 pregnancy combined with calculus of ureter

妊娠合并双角子宫 pregnancy combined with uterus bicornis

妊娠合并双阴道畸形 pregnancy combined with double vagina malformation

妊娠合并双子宫 pregnancy combined with uterus didelphys

妊娠合并双子宫双宫颈单阴道 pregnancy combined with uterus didelphys bicollis and simplex vagina

妊娠合并双子宫双宫颈双阴道 pregnancy combined with uterus didelphys bicollis and vagina duplex

妊娠合并水痘 pregnancy combined with chicken pox

妊娠合并酸中毒 pregnancy combined with acidosis

妊娠合并糖尿病 pregnancy combined with diabetes mellitus

妊娠合并糖尿病性酮症 pregnancy combined with diabetic ketosis

妊娠合并特发性肺动脉高压 pregnancy combined with idiopathic pulmonary hypertension

妊娠合并突发性耳聋 pregnancy combined with sudden deafness

妊娠合并外阴白斑 pregnancy combined leukoplakia vulvae

妊娠合并外阴瘢痕 pregnancy combined with vulval scar

妊娠合并外阴畸形 pregnancy combined with vulval malformation

妊娠合并外阴水肿 pregnancy combined with vulval edema

妊娠合并外阴炎 pregnancy combined with vulvitis

妊娠合并外阴营养不良 pregnancy combined with vulval dystrophy

妊娠合并外阴硬化萎缩 pregnancy combined with vulval sclerotic atrophy

妊娠合并腕管综合征 pregnancy combined with carpal tunnel syndrome

妊娠合并胃癌 pregnancy combined with gastric cancer

妊娠合并胃肠炎 pregnancy combined with gastroenteritis

妊娠合并胃穿孔 pregnancy combined with gastric perforation

妊娠合并胃痉挛 pregnancy combined with gastrospasm

妊娠合并胃炎 pregnancy combined with gastritis

妊娠合并戊型病毒性肝炎 pregnancy combined with hepatitis E ［又称］妊娠合并戊型肝炎△

妊娠合并系统性红斑狼疮 pregnancy combined with systemic lupus erythematosus

妊娠合并细菌性痢疾 pregnancy combined with bacillary dysentery

妊娠合并先天性畸形、变形和染色体异常 pregnancy combined with congenital malformation, deformation and chromosomal abnormality

妊娠合并先天性脊柱畸形 pregnancy combined with congenital spinal deformity

妊娠合并先天性脑血管畸形 pregnancy combined with congenital cerebral vascular malformation

妊娠合并先天性肾缺失 pregnancy combined with renal agenesis

妊娠合并先天性肾上腺皮质增生 pregnancy combined with congenital adrenal hyperplasia

妊娠合并先天性心房间隔缺损 pregnancy combined with congenital atrial septal defect

妊娠合并先天性心脏病 pregnancy combined with congenital heart disease

妊娠合并线状 IgM 皮病 pregnancy combined with linear IgM dermatosis ［又称］妊娠线状 IgM 皮病△

妊娠合并消化道出血 pregnancy combined with gastrointestinal bleeding

妊娠合并消化系统疾病 pregnancy combined with digestive system disease

妊娠合并消化性溃疡 pregnancy combined with peptic ulcer

妊娠合并心包积液 pregnancy combined with pericardial effusion

妊娠合并心房颤动 pregnancy combined with atrial fibrillation

妊娠合并心功能不全 pregnancy combined with cardiac insufficiency

妊娠合并心肌病 pregnancy combined with cardiomyopathy

妊娠合并心肌炎 pregnancy combined with myocarditis

妊娠合并心力衰竭 pregnancy combined with heart failure

妊娠合并心律失常 pregnancy combined with arrhythmia

妊娠合并心室肥大 pregnancy combined with ventricular hypertrophy

妊娠合并心血管病 pregnancy combined with cardiovascular disease

妊娠合并心脏病 pregnancy combined with heart disease

妊娠合并心脏扩大 pregnancy combined with cardiac dilatation

妊娠合并心脏性猝死 pregnancy combined with sudden cardiac death

妊娠合并性传播感染性疾病 pregnancy combined with sexual transmission disease ［又称］妊娠合并性传播模式的感染△

妊娠合并胸廓畸形 pregnancy combined with thoracic deformity

妊娠合并胸腔积液 pregnancy combined with pleural effusion

妊娠合并悬垂腹 pregnancy combined with pendulous abdomen

妊娠合并血管瘤 pregnancy combined with hemangioma

妊娠合并血栓性血小板减少 pregnancy combined with thrombotic thrombocytopenia

妊娠合并血小板减少 pregnancy combined with thrombocytopenia ［又称］妊娠相关性血小板减少症△

妊娠合并血小板增多症 pregnancy combined with thrombocythemia

妊娠合并血液和造血器官疾病 pregnancy combined with blood and hematopoietic disease

妊娠合并血友病 pregnancy combined with hemophilia

妊娠合并血友病基因携带者 pregnancy combined with hemophilia gene carrier

妊娠合并荨麻疹 pregnancy combined with urticaria

妊娠合并牙髓炎 pregnancy combined with pulpitis

妊娠合并亚临床甲状腺功能减退 pregnancy combined with subclinical hypothyroidism

妊娠合并亚临床甲状腺功能亢进 pregnancy combined with subclinical hyperthyroidism

妊娠合并咽喉炎 pregnancy combined with pharyngolaryngitis

妊娠合并烟雾病 pregnancy combined with moyamoya disease

妊娠合并眼和附器疾病 pregnancy combined with disease of eye and adnexa ［又称］妊娠合并眼部疾病△

妊娠合并腰椎间盘突出 pregnancy combined with lumbar disc herniation

妊娠合并药物性肝炎 pregnancy combined with drug hepatitis

妊娠合并遗传性肾脏病 pregnancy combined with hereditary renal disease

妊娠合并乙型病毒性肝炎 pregnancy combined with hepatitis B ［又称］妊娠合并乙型肝炎△

妊娠合并阴道横膈 pregnancy combined with transverse vaginal septum

妊娠合并阴道囊肿 pregnancy combined with vaginal cyst

妊娠合并阴道狭窄 pregnancy combined with vaginal stenosis

妊娠合并阴道斜隔 pregnancy combined with oblique vaginal septum

妊娠合并阴道肿瘤 pregnancy combined with vaginal tumor

妊娠合并阴道纵隔 pregnancy combined with longitudinal vaginal septum

妊娠合并阴虱 pregnancy combined with pediculosis pubis

妊娠合并银屑病 pregnancy combined with psoriasis

妊娠合并营养不良性糖尿病 pregnancy combined with malnutrition related diabetes mellitus

妊娠合并硬皮病 pregnancy combined with scleroderma

妊娠合并右束支传导阻滞 pregnancy combined with right bundle branch block

妊娠合并预激综合征 pregnancy combined with preexcitation syndrome

妊娠合并原虫病 pregnancy combined with protozoal disease

妊娠合并原发性醛固酮增多 pregnancy combined with primary aldosteronism

妊娠合并原发性血小板增多症 pregnancy combined with primary thrombocytosis

妊娠合并原位癌 pregnancy combined with carcinoma in situ

妊娠合并再生障碍性贫血 pregnancy combined with aplastic anemia

妊娠合并真菌性外阴炎 pregnancy combined with fungal inflammation of the vulva

妊娠合并真菌性阴道炎 pregnancy combined with fungal vaginitis

妊娠合并支气管扩张症 pregnancy combined with bronchiectasis

妊娠合并支气管炎 pregnancy combined with bronchitis

妊娠合并支原体感染　pregnancy combined with mycoplasma infection
妊娠合并脂肪肝　pregnancy with fatty liver
妊娠合并直肠膨出　pregnancy combined with rectocele
妊娠合并痔　pregnancy combined with hemorrhoids
妊娠合并智力低下　pregnancy combined with mental retardation　［又称］妊娠合并智力障碍△
妊娠合并中度贫血　pregnancy combined with moderate anemia
妊娠合并中耳炎　pregnancy combined with otitis media
妊娠合并重度贫血　pregnancy combined with severe anemia
妊娠合并重症肝炎　pregnancy combined with severe hepatitis
妊娠合并重症肌无力　pregnancy combined with myasthenia gravis
妊娠合并周围神经炎　pregnancy combined with peripheral neuritis
妊娠合并滋养细胞疾病　pregnancy combined with trophoblastic disease
妊娠合并子宫瘢痕　pregnancy combined with uterus scar
妊娠合并子宫不全纵隔　pregnancy combined with incomplete uterine mediastinum
妊娠合并子宫动静脉瘘　pregnancy combined with uterine arteriovenous fistula
妊娠合并子宫后倾　pregnancy combined with retroverted uterus
妊娠合并子宫肌瘤　pregnancy combined with uterine myoma
妊娠合并子宫畸形　pregnancy combined with uterine malformation
妊娠合并子宫颈瘢痕　pregnancy combined with cervical cicatrix
妊娠合并子宫颈功能不全　pregnancy combined with cervical incompetence
妊娠合并子宫颈环扎术后　pregnancy combined with cervical cerclage
妊娠合并子宫颈上皮内瘤样病变　pregnancy combined with cervical intraepithelial neoplasia
妊娠合并子宫颈术后　pregnancy after cervical surgery
妊娠合并子宫颈术后宫颈异常　pregnancy combined with cervical post-operative abnormality
妊娠合并子宫颈水肿　pregnancy combined with cervical edema
妊娠合并子宫颈息肉　pregnancy combined with cervical polyp
妊娠合并子宫颈狭窄　pregnancy combined with cervical stenosis
妊娠合并子宫颈幼稚　pregnancy combined with infantile cervix
妊娠合并子宫颈肿瘤　pregnancy combined with cervical tumor
妊娠合并子宫内膜息肉　pregnancy combined with endometrial polyp
妊娠合并子宫内膜异位症　pregnancy combined with endometriosis
妊娠合并子宫扭转　pregnancy combined with distorsion of uterus
妊娠合并子宫嵌顿　pregnancy combined with uterine incarceration
妊娠合并子宫韧带良性肿瘤　pregnancy combined with benign tumor of uterine ligament
妊娠合并子宫脱垂　pregnancy combined with uterine prolapse
妊娠合并子宫腺肌症　pregnancy combined with adenomyosis
妊娠合并子宫肿瘤　pregnancy combined with uterine tumor　［又称］妊娠合并子宫体肿瘤△
妊娠合并自身免疫性肝炎　pregnancy combined with autoimmune hepatitis
妊娠合并纵隔子宫　pregnancy combined with uterine mediastinum
妊娠合并左束支传导阻滞　pregnancy combined with left bundle branch block
妊娠合并左心衰竭　pregnancy combined with left heart failure
妊娠急性脂肪肝　acute fatty liver of pregnancy　［又称］妊娠期急性脂肪肝△
妊娠剧吐　hyperemesis gravidarum
妊娠期伴糖尿病酮症酸中毒　pregnancy combined with diabetic ketoacidosis
妊娠期大脑静脉血栓形成　cerebral venous thrombosis in pregnancy
妊娠期蛋白尿　proteinuria in pregnancy
妊娠期短暂性高血压　transient hypertension in pregnancy
妊娠期附件炎　adnexitis in pregnancy
妊娠期肝内胆汁淤积症　intrahepatic cholestasis of pregnancy, ICP
妊娠期高血压疾病　hypertensive disorder of pregnancy
妊娠期宫腔感染　intrauterine infection in pregnancy
妊娠期合并支气管哮喘　pregnancy combined with bronchial asthma
妊娠期化脓性乳腺炎　suppurative mastitis in pregnancy

妊娠期会阴静脉曲张　perineum varicosities in pregnancy
妊娠期间质性乳腺炎　interstitial mastitis in pregnancy
妊娠期静脉病　venous disease in pregnancy　［又称］妊娠期静脉并发症△
妊娠期静脉血栓形成　vein thrombosis in pregnancy
妊娠期静脉炎　phlebitis in pregnancy
妊娠期麻醉并发症　complication of anaesthesia in pregnancy
妊娠期麻醉相关的肺压迫性萎陷　pressure collapse of lung due to anaesthesia in pregnancy
妊娠期麻醉相关的分泌物吸入　inhalation of secretion due to anaesthesia in pregnancy
妊娠期麻醉相关的门德尔松综合征　Mendelson's syndrome due to anaesthesia in pregnancy
妊娠期麻醉相关的胃内容物吸入　inhalation of stomach contents due to anaesthesia in pregnancy
妊娠期麻醉相关的吸入性肺炎　aspiration pneumonitis due to anaesthesia in pregnancy
妊娠期麻醉相关的心力衰竭　cardiac failure due to anaesthesia in pregnancy
妊娠期麻醉相关的心脏停搏　cardiac arrest due to anaesthesia in pregnancy
妊娠期泌尿道感染　urinary tract infection in pregnancy
妊娠期泌尿生殖感染　urogenital tract infection in pregnancy
妊娠期尿道感染　urethral infection in pregnancy　［又称］妊娠合并尿道炎△
妊娠期膀胱感染　cystitis in pregnancy　［又称］妊娠合并膀胱炎△
妊娠期疱疹　herpes in pregnancy　［又称］妊娠合并疱疹△
妊娠期盆腔炎　pelvic infection in pregnancy　［又称］妊娠合并盆腔炎△
妊娠期贫血　anemia in pregnancy
妊娠期前庭大腺囊肿　Bartholin cyst in pregnancy
妊娠期前庭大腺脓肿　Bartholinian abscess in pregnancy
妊娠期轻度贫血　mild anemia in pregnancy
妊娠期乳房淋巴管炎　mammary lymphatic inflammation in pregnancy
妊娠期乳头感染　nipple infection in pregnancy
妊娠期乳腺脓肿　breast abscess in pregnancy
妊娠期乳腺炎　pregnancy mastitis
妊娠期深静脉血栓形成　deep vein thrombosis in pregnancy
妊娠期肾感染　renal infection in pregnancy
妊娠期肾盂肾炎　pyelonephritis in pregnancy　［又称］妊娠合并肾盂肾炎△
妊娠期生殖道感染　genital tract infection in pregnancy
妊娠期生殖器静脉曲张　genital varicosis in pregnancy
妊娠期实质性乳腺炎　glandular mastitis in pregnancy
妊娠期输卵管炎　salpingitis in pregnancy
妊娠期糖尿病　gestational diabetes mellitus, GDM
妊娠期特发性血小板减少　idiopathic thrombocytopenia in pregnancy
妊娠期体重增加过低　weight gain below recommendation in pregnancy
妊娠期体重增加过度　weight gain above recommendation in pregnancy
妊娠期外阴静脉曲张　vulvar varicosities in pregnancy
妊娠期外阴炎　vulvitis in pregnancy
妊娠期细菌性阴道病　bacterial vaginosis in pregnancy
妊娠期下肢静脉曲张　varicosities of lower extremities in pregnancy
妊娠期下肢血栓性静脉炎　thrombophlebitis of lower extremities in pregnancy
妊娠期血栓性浅静脉炎　superficial thrombophlebitis in pregnancy
妊娠期阴道静脉曲张　vaginal varicosities in pregnancy
妊娠期阴道炎　vaginitis in pregnancy　［又称］妊娠合并阴道炎△
妊娠期营养不良　malnutrition in pregnancy
妊娠期痔　hemorrhoids in pregnancy
妊娠期痔出血　hemorrhoids bleeding in pregnancy
妊娠期重度贫血　severe anemia during pregnancy
妊娠期子宫颈静脉曲张　cervical varicosities in pregnancy　［又称］外阴静脉曲张△,妊娠期子宫旁静脉曲张△

妊娠期子宫颈炎　cervicitis in pregnancy　［又称］妊娠合并宫颈炎△

妊娠丘疹性皮炎　papular dermatitis of pregnancy　［又称］妊娠合并丘疹性皮炎△

妊娠瘙痒性荨麻疹性丘疹及斑块　pregnancy combined with pruritic urticarial papules and plaques

妊娠水肿　gestational edema

妊娠水肿伴蛋白尿　edema complicating proteinuria in pregnancy

妊娠痒疹　prurigo gestationis　［又称］妊娠合并痒疹△

妊娠状态　state of pregnancy

绒毛膜后血肿　chorionic hematoma

绒毛膜羊膜炎　chorioamnionitis

乳汁过少　too little milk

三次或以上剖宫产　three or more cesarean section

三胎妊娠　triplet pregnancy

生化妊娠　biochemical pregnancy

试产失败　failed trial of labor

试管婴儿单胎活产　in vitro fertilization, single live birth

试管婴儿双胎活产　in vitro fertilization, twins, both live birth

输卵管残端妊娠破裂　rupture of remaining tubal pregnancy

输卵管伞端妊娠破裂　rupture of fimbrial tubal pregnancy　［又称］输卵管妊娠破裂△

双卵双胎　dizygotic twins　［又称］双卵孪生△, 二卵双生△

双绒毛膜双羊膜囊双胎　dichorionic diamniotic twins

双胎反向动脉灌注序列　twin reversed arterial perfusion sequence, TRAPS

双胎交锁　locked twins　［又称］双胎交锁难产△

双胎贫血-红细胞过多序列征　twin anemia-polycythemia sequence, TAPS

双胎剖宫产分娩　twin cesarean delivery

双胎妊娠　twin pregnancy

双胎妊娠一胎死宫内　single fetal death in twin pregnancy　［又称］双胎之一胎死宫内△

双胎输血综合征　twin-twin transfusion syndrome, TTTS　［又称］胎-胎输血综合征△

双胎顺产(头-头位)　twin vaginal delivery (head-head position)

双胎顺产(头-臀位)　twin vaginal delivery (head-breech position)

双胎顺产(臀-头位)　twin vaginal delivery (breech-head position)

双胎死产　twins, both stillborn

双胎选择性生长不一致　growth discordant twins

双胎一胎葡萄胎　twin with a hydatidiform mole

双胎之一畸形　malformation in one of the twins

双胎之一胚胎停育　vanishing twin/early death of one twin

双胎之一死产　twins, one liveborn and one stillborn

双胎之一完全性葡萄胎　complete hydatidiform mole coexisting fetus, CMCF

双胎之一延迟分娩　delayed-interval delivery of the second twin

死产　stillbirth

死胎　fetal death　［又称］胎死宫内△

四胎妊娠　quadruplet pregnancy

缩宫素引产失败　failure of labor induction by oxytocin

胎儿13-三体综合征　fetal trisomy 13 syndrome　［又称］胎儿染色体异常△, Patau 综合征△

胎儿18-三体综合征　fetal trisomy 18 syndrome　［又称］Edwards 综合征△

胎儿21-三体综合征　fetal trisomy 21 syndrome　［又称］Down 综合征△

胎儿 β-地中海贫血　fetal beta thalassemia

胎儿唇腭裂　fetal cheilopalatognathus

胎儿唇裂　fetal lagocheilus

胎儿丹迪-沃克综合征　fetal Dandy-Walker syndrome

胎儿单基因病　fetal monogenic disease　［又称］胎儿基因异常△

胎儿多指　fetal polydactylism

胎儿多趾　fetal polydactyly

胎儿腭裂　fetal palatoschisis

胎儿耳畸形　fetal ear malformation

胎儿肺畸形　fetal lung malformation

胎儿腹裂　fetal celoschisis

胎儿腹腔囊肿　fetal abdominal cyst

胎儿腹水　fetal ascites

胎儿肝占位　fetal liver occupying

胎儿肛门闭锁　fetal anal atresia

胎儿脊髓脊膜膨出　fetal myelomeningocele

胎儿脊柱裂　fetal spina bifida

胎儿结构畸形　fetal malformation　［又称］胎儿畸形△

胎儿颈部囊性淋巴管瘤　cystic lymphangioma of the fetal neck

胎儿窘迫　fetal distress　［又称］胎儿宫内窘迫△

胎儿开放性神经管缺损　fetal open neural tube defect

胎儿马蹄内翻足　fetal talipes equinovarus　［又称］马蹄内翻足△

胎儿脑发育异常　fetal encephalodysplasia

胎儿脑积水　fetal hydrocephalus

胎儿脑脊膜膨出　fetal meningocele

胎儿尿道下裂　fetal hypospadias

胎儿膀胱外翻　fetal extrophy of bladder

胎儿皮下组织增厚　fetal subcutaneous tissue thickening

胎儿脐膨出　fetal omphalocele

胎儿脐血流异常　abnormal fetal umbilical blood flow

胎儿缺趾　fetal ectrodactyly

胎儿染色体异常　fetal chromosomal abnormality

胎儿软骨畸形　fetal cartilage malformation

胎儿肾畸形　fetal kidney malformation

胎儿肾盂积水　fetal nephrydrosis

胎儿肾盂积水(轻度)　fetal nephrydrosis (mild)

胎儿肾盂积水(重度)　fetal nephrydrosis (severe)

胎儿生长受限　fetal growth restriction

胎儿食管闭锁　fetal esophageal atresia

胎儿水肿　hydrops fetalis

胎儿先天性心脏病　fetal congenital heart disease　［又称］先天性心脏病△

胎儿消化道闭锁　fetal digestive tract atresia

胎儿心律失常　fetal arrhythmia　［又称］胎儿心律异常△

胎儿心脏畸形　fetal heart malformation

胎儿胸腔积液　fetal pleural effusion

胎儿遗传代谢病　fetal inherited metabolic disorder

胎儿幽门梗阻　fetal pyloric obstruction

胎儿肢体畸形　fetal limb deformity

胎膜残留　membrane residue

胎膜残留伴出血　postpartum hemorrhage caused by membrane residue

胎膜早破　premature rupture of membrane

胎膜滞留　membrane retention

胎膜滞留伴出血　postpartum hemorrhage caused by retained fetal membrane

胎母输血综合征　fetal maternal blood transfusion syndrome　［又称］胎-母输血综合征△

胎盘边缘血窦破裂　rupture of placental marginal sinus

胎盘变性　the placenta degeneration

胎盘部位滋养细胞肿瘤　placental site trophoblastic tumor

胎盘残留　residual placenta

胎盘残留伴出血　postpartum hemorrhage caused by residual placenta

胎盘低置状态　low placental status

胎盘梗死　placental infarction

胎盘功能障碍　the placenta dysfunction

胎盘老化　placental aging

胎盘囊肿　placental cyst

胎盘嵌顿　placental incarceration

胎盘嵌顿伴出血　postpartum hemorrhage caused by placental incarceration

胎盘纤维化　placental fibrosis

胎盘血窦　placental sinus

胎盘血管瘤　placental angioma
胎盘血肿　placental hematoma
胎盘炎　placentitis
胎盘早剥　placental abruption
胎盘早剥伴出血　placental abruption with bleeding
胎盘早剥伴弥散性血管内凝血　placental abruption with disseminate intravascular coagulation
胎盘早剥伴纤维蛋白原缺乏血症　placental abruption with fibrinogen deficiency　［又称］胎盘早剥伴低纤维蛋白原血症△
胎盘增厚　placenta thickening
胎盘粘连　placenta accreta　［又称］胎盘植入(粘连型)△
胎盘植入(穿透型)伴出血　placenta percreta with bleeding
胎盘植入(植入型)伴出血　placenta increta with bleeding
胎盘滞留　placental retention
胎盘滞留伴出血　postpartum hemorrhage caused by retained placenta
胎头下降停滞　arrested descent
胎头下降延缓　delayed descent
胎臀牵引术的单胎分娩　single child labor for the traction of the hip　［又称］单胎臀牵引助产△
胎心监护异常　abnormal fetal heart monitoring
唐氏高危　high risk for Down syndrome　［又称］唐氏筛查高风险△
特纳综合征　Turner syndrome　［又称］胎儿特纳综合征△
体外授精-胚胎移植妊娠　in vitro fertilization-embryo transfer pregnancy
头盆不称　cephalopelvic disproportion
头位难产　head position dystocia
头位顺产　head position delivery
臀位难产　breech dystocia
臀位助产　assisted breech delivery
臀位助产的单胎分娩　breech midwifery monotocous　［又称］单胎臀位助产△
臀先露　breech presentation　［又称］臀位(完全臀)△, 臀位(不完全臀)△
完全流产　complete abortion
完全臀先露　complete breech presentation　［又称］臀位(完全臀)△
晚期产后出血　late postpartum hemorrhage
围产期心肌病　peripartum cardiomyopathy
围产期抑郁　perinatal depression
未特指助产的单胎分娩　single birth midwifery unspecified
无脑儿　anencephalus　［又称］胎儿无脑畸形△
无乳　no milk
无心双胎　acardiac twins
无羊水　anhydramnios
无张力性产后出血(特指子宫收缩乏力引起的产后出血)　tension-free postpartum hemorrhage(postpartum hemorrhage caused by uterine atony)
无指征剖宫产的单胎分娩　single birth delivery without indication of cesarean section
五胎妊娠　quintuplet pregnancy
吸宫不全　incomplete induced abortion
希恩综合征　Sheehan syndrome　［又称］席汉氏综合征△, 垂体梗死△
膝先露　knee presentation
习惯性流产者的妊娠　pregnancy with habitual miscarriage history
狭窄骨盆　contracted pelvis
先兆临产　threatened labor
先兆流产　threatened miscarriage
先兆早产　preterm labor
先兆子宫破裂　threatened uterine rupture
先兆子痫　preeclampsia
显性胎盘早剥　dominant placental abruption
相对头盆不称　relative cephalopelvic disproportion
协调性子宫收缩过强　coordinate hypertonic uterus
斜位产式　oblique lie
凶险型前置胎盘　pernicious placenta previa
选择性宫内生长受限　selective intrauterine growth retardation, SIUGR

选择性剖宫产术的单胎分娩　single birth delivery by selective cesarean section
血管前置　vasa previa　［又称］前置血管△
严重性产后出血　severe postpartum hemorrhage　［又称］严重产后出血△
羊膜穿刺的产前筛查　prenatal screening of amniocentesis
羊膜穿刺后的孕产妇医疗　medical care for pregnant woman after amniocentesis
羊膜带综合征　amniotic band syndrome
羊膜囊肿　amniotic cyst
羊膜腔感染　amniotic cavity infection
羊膜下血肿　subamniotic hematoma
羊膜粘连　amniotic adhesion
羊水粪染　meconium stained amniotic fluid
羊水过多　polyhydramnios
羊水过少　oligohydramnios
羊水栓塞　amniotic fluid embolism
仰卧位低血压综合征　supine hypotension syndrome
异常胎盘　abnormal placenta
引产失败　failed induction of labor
隐形脐带脱垂　occult prolapse of cord
隐性胎盘早剥　recessive placental abruption
幼女妊娠　precocious pregnancy
原虫病并发于妊娠、分娩及产褥期　protozoal disease complicating pregnancy, childbirth and the puerperium
原发性子宫收缩乏力　primary uterine inertia
孕<5周　smaller than 5 gestational weeks
孕>42周　more than 42 gestational weeks
孕5周　5 gestational weeks
孕6周　6 gestational weeks
孕7周　7 gestational weeks
孕8周　8 gestational weeks
孕9周　9 gestational weeks
孕10周　10 gestational weeks
孕11周　11 gestational weeks
孕12周　12 gestational weeks
孕13周　13 gestational weeks
孕14周　14 gestational weeks
孕15周　15 gestational weeks
孕16周　16 gestational weeks
孕17周　17 gestational weeks
孕18周　18 gestational weeks
孕19周　19 gestational weeks
孕20周　20 gestational weeks
孕21周　21 gestational weeks
孕22周　22 gestational weeks
孕23周　23 gestational weeks
孕24周　24 gestational weeks
孕25周　25 gestational weeks
孕26周　26 gestational weeks
孕27周　27 gestational weeks
孕28周　28 gestational weeks
孕29周　29 gestational weeks
孕30周　30 gestational weeks
孕31周　31 gestational weeks
孕32周　32 gestational weeks
孕33周　33 gestational weeks
孕34周　34 gestational weeks
孕35周　35 gestational weeks
孕36周　36 gestational weeks
孕37周　37 gestational weeks
孕38周　38 gestational weeks
孕39周　39 gestational weeks
孕40周　40 gestational weeks

孕 41 周　41 gestational weeks
孕 42 周　42 gestational weeks
孕产妇低血压综合征　maternal hypotension syndrome
早产　premature delivery
早产伴分娩　premature birth with delivery
早产经剖宫产分娩　premature birth with cesarean delivery
早产经引产分娩　premature birth with odinopoeia
早产胎膜早破　preterm premature rupture of membrane
真空吸引器应用失败　failed trial of vacuum
正常分娩　normal delivery
植入性胎盘　placenta increta　［又称］胎盘植入（植入型）△
纸样胎　fetus papyraceous　［又称］压扁胎△
治疗性无乳　therapeutic no milk
滞产　prolonged labor
中骨盆狭窄　contracted midpelvis　［又称］中骨盆平面狭窄△
中位产钳术伴旋转胎助娩　singleton delivery by midforceps with rotation
中位产钳术单胎助娩　singleton delivery by midforceps
助产的单胎分娩　singleton midwifery

转胎位术伴牵引术的单胎分娩　singleton delivery by rotation with traction
子宫不协调性收缩乏力　incoordinate uterine inertia
子宫复旧不全　subinvolution　［又称］子宫复旧不良△
子宫颈难产　cervical dystocia
子宫痉挛性狭窄环　spastic stricture ring of the uterus
子宫破裂　rupture of uterus
子宫破裂（创伤性）　uterine rupture（traumatic）
子宫破裂（分娩期）　uterine rupture（intrapartum）
子宫破裂（妊娠期）　uterine rupture（in pregnancy）
子宫胎盘卒中　uteroplacental apoplexy　［又称］库弗莱尔子宫△
子宫协调性收缩乏力　coordinated uterine inertia　［又称］子宫收缩乏力△
子痫　eclampsia
子痫前期（轻度）　mild preeclampsia
子痫前期（重度）　severe preeclampsia
自发性早产临产　spontaneous preterm labor
足先露　foot presentation　［又称］（臀位）足先露△
足月胎膜早破　mature rupture of membranes

24.2　症状体征名词

不规律腹痛　irregular abdominal pain
持续性腹痛　persistent abdominal pain
分娩期血尿　hematuria during delivery
胎动减少　decreased fetal movement
胎动频繁　frequent fetal movement

胎动消失　fetal movement disappeared
阴道出血　vaginal bleeding
阴道流水　vaginal flow
阵发性腹痛　paroxysmal abdominal pain

24.3　手术操作名词

剥膜引产术　induction of labor by stripping membranes
产道血肿清除术　birth canal hematoma clearance
产后出血止血　hemostasis of postpartum hemorrhage
产后刮宫术　postpartum uterine curettage
产科会阴伤缝合术　suture of perineal tear
产科会阴阴道裂伤修复术　repair of perineal laceration
产科阴道裂伤缝合术　suture of vaginal tear
产钳旋转胎头　rotated forceps
产钳助产术　forceps delivery
超声引导下胎儿腹水引流术　fetal ascites drainage under ultrasound guidance
超声引导下胎儿胸腔积液引流术　fetal pleural effusion drainage under ultrasound guidance
超声引导下羊水减量术　amnioreduction therapy under ultrasound guidance
耻骨联合切开术　symphysiotomy
出口产钳术　outlet forceps
除脏术　evisceration
穿颅术　craniotomy
促宫颈成熟术（机械性）　mechanical induction of labor
促宫颈成熟术（药物性）　medical induction of labor
导乐分娩　Doula

低位产钳术　low forceps
断臂术　brachiotomy
断颈术　decapitation
分娩后刮宫术　dilatation and curettage after delivery，D & C
分娩镇痛　labor analgesia
腹膜外剖宫产术　extraperitoneal caesarean section
腹主动脉球囊阻断术　abdominal aorta balloon block
高位产钳术　high forceps
宫颈封闭术　cervical injection
宫颈环扎术　cervical cerclage
宫颈裂伤缝合术　repair of cervical laceration
宫颈切开术　cervical incision
宫内输血术　intrauterine transfusion
宫腔球囊填塞术　intrauterine balloon tamponade
宫腔纱条填塞术　intrauterine gauze packing
古典式剖宫产术　classic caesarean section
喉罩气道放置术　laryngeal mask airway placement
后出头产钳术　forceps to aftercoming head
毁胎术　embryotomy　［又称］碎胎术△
会阴切开缝合术　episiotomy and suture
会阴切开缝合术（会阴后侧切）　postero-lateral episiotomy and suture
会阴切开缝合术（会阴正中切）　media episiotomy and suture

会阴阴道Ⅰ度裂伤修复术　repair of 1st degree perineal laceration

会阴阴道Ⅱ度裂伤修复术　repair of 2nd degree perineal laceration

会阴阴道Ⅲ度裂伤修复术　repair of 3rd degree perineal laceration

会阴阴道Ⅳ度裂伤修复术　repair of 4th degree perineal laceration

会阴阴道复杂裂伤修复术　repair of complex perineal laceration

会阴阴道伤口清创缝合术　debridement and suture of perineal vaginal wound

脊柱切断术　spinal amputation

肩难产助产术　shoulder dystocia midwifery

介入性盆腔血管栓塞术　interventional pelvic vascular embolization

紧急宫颈环扎术　emergency cervical cerclage

经腹部宫颈环扎术　transabdominal cervical cerclage

经腹经阴道联合子宫内翻复位术　combined transvaginal and transabdominal replacement of obstetrical inverted uterus

经腹子宫内翻复位术　transabdominal replacement of obstetrical inverted uterus

经皮脐带血采样术　percutaneous umbilical blood sampling

经阴道宫颈环扎术　transvaginal cervical cerclage

经阴道子宫内翻复位术　transvaginal replacement of obstetrical inverted uterus

内倒转术　internal conversion

剖宫产次全子宫切除术　caesarean subtotal hysterectomy

剖宫产后阴道试产　trial of labor after cesarean

剖宫产全子宫切除术　caesarean hysterectomy, Porro operation

剖宫产术　caesarean section

脐静脉导管置入术　umbilical vein catheterization

气管插管　trachea cannula

髂内动脉结扎术　hypogastric artery ligation, internal iliac artery ligation

人工剥离胎盘术　manual removal of placenta

人工破膜术　amniotomy, artificial rupture of the membrane

绒毛活检术（经腹部）　chorionic villi sampling（transabdominal）

绒毛活检术（经阴道）　chorionic villi sampling（transvaginal）

手取胎膜　manual removal of fetal membrane

手转胎头术　manual rotation of fetal head

双胎产钳助产　twins forceps

水囊引产术　induction of labor with water sac

缩宫素点滴引产术　induction of labor with oxytocin

锁骨切断术　cleidotomy

胎儿镜下宫内治疗　fetoscopic intrauterine treatment

胎儿镜下胎儿后尿道瓣膜激光治疗　fetoscopic laser ablation of posturethral valve

胎儿镜下胎儿气管封堵术　fetoscopic occlusion of fetal tracheal tube

胎儿镜下胎盘血管 SOLOMON 激光电凝术　fetoscopic SOLOMON laser photocoagulation

胎儿镜下胎盘血管序贯激光电凝术　fetoscopic sequential laser photocoagulation for placental vasculature

胎儿镜下胎盘血管选择性激光电凝术　fetoscopic selective laser photocoagulation for placental vasculature

胎吸助产术　vacuum delivery　［又称］胎头负压吸引术[△]

头皮牵引术　scalp traction

臀位牵引术　breech traction

臀位助产术　assisted breech delivery

外倒转术　external cephalic version

新生儿窒息复苏　neonatal resuscitation

胸外心脏按压　external chest compression

选择性减胎术（氯化钾等药物）　selective embryo reduction（KCl injection）

选择性减胎术（脐带结扎）　selective embryo reduction（cord ligation）

选择性减胎术（射频）　selective embryo reduction（radio-frequency ablation）

选择性减胎术（双极电凝）　selective embryo reduction（bipolar electrocoagulation）

选择性减胎术（微波）　selective embryo reduction（microwave ablation）

羊膜镜检查术　amnioscopy

羊膜腔穿刺术　amniocentesis

羊膜腔羊水灌注术　amnioinfusion

腰麻硬膜外麻醉联合镇痛　combined spinal epidural anesthesia during labor, CSEA

阴道助产术（单胎）　vaginal delivery（singleton）　［又称］接生（单胎）

阴道助产术（双胎）　vaginal delivery（twins）　［又称］接生（双胎）

硬膜外分娩镇痛　epidural anesthesia during labor

预防性宫颈环扎术　preventive cerclage

正压通气　positive airway pressure ventilation

治疗性宫颈环扎术　treatment cerclage

中位产钳术　midforceps

子宫按摩与压迫术　uterine massage and compression

子宫动脉结扎术　uterine artery ligation

子宫动脉栓塞术　uterine arterial embolization

子宫捆绑术　B-Lynch suture　［又称］B-Lynch 缝合术[△]

子宫内翻复位术　replacement of obstetrical inverted uterus

子宫破裂修补术　uterine rupture reparation

子宫体部横切口剖宫产术　cesarean section with transverse incision on uterine body

子宫体部其他切口剖宫产术　cesarean section with incision other than transverse on uterine body

子宫外产时处理　ex-utero intrapartum treatment, EXIT

子宫下段横切口剖宫产术　cesarean section with transverse incision on lower uterine segment

子宫下段裂伤缝合术　suture of laceration of lower uterine segment

子宫下段剖宫产　lower uterine segment caesarean section

子宫下段其他切口剖宫产术　cesarean section with incision other than transverse on lower uterine segment

子宫下段纵切口剖宫产术　cesarean section with longitudinal incision on lower uterine segment

子宫压迫缝合术　uterine compression suture

24.4　临床检查名词

阿普加评分　Apgar score

产程图　partogram

产钳和胎头吸引器联合助娩　combined forceps and vacuum aspirator monotocous

产钳术单胎助娩　the single birth delivery forceps

电子胎心监护　electronic fetal monitoring

电子胎心监护（内监护）　internal electronic fetal monitoring

宫颈评分　Bishop score

宫缩应激试验　contraction stress test, CST

骨盆测量　pelvic measurement

母儿心电监护　maternal fetal electronic cardiac monitoring

妊娠管理或监测　pregnancy management and surveillance

妊娠子宫超声检查　ultrasound of the pregnant uterus
四步触诊法　four maneuvers of Leopold
缩宫素激惹试验　oxytocin challenge test, OCT
胎儿活组织检查　fetal tissue biopsy
胎儿镜检查　fetoscopy
胎儿生物物理评分　fetal biophysical profile scoring

胎儿头皮血取样　fetal scalp blood sampling
胎儿心电图检查　fetus electrocardiographic examination
胎儿血氧饱和度测定　fetal oxygen saturation evaluation
无应激试验　non stress test, NST
新生儿脐带血取样　neonatal umbilical cord blood sampling

25. 新生儿科

25.1 疾病诊断名词

13- 三体综合征　trisomy 13 syndrome　［又称］Patau 综合征△
18- 三体综合征　trisomy 18 syndrome　［又称］爱德华综合征△
21- 三体综合征　trisomy 21 syndrome　［又称］唐恩综合征△, 唐氏综合征△
EB 病毒感染　EB virus infection
Gilbert 综合征　Gilbert syndrome　［又称］吉尔伯特综合征△, 日尔贝综合征△
GM1 神经节苷脂贮积症　GM1 gangliosidosis　［又称］GM1 神经节苷脂贮积病△
Prader-Willi 综合征　Prader-Willi syndrome　［又称］普瑞德 - 威利综合征△
Rh 因子不相容反应　Rh incompatibility reaction
α_1- 抗胰蛋白酶缺乏症　α_1-antitrypsin deficiency
α 型地中海贫血　α-thalassemia　［又称］α 珠蛋白生成障碍性贫血△
β 型地中海贫血　β-thalassemia　［又称］β 珠蛋白生成障碍性贫血△
δ - β 型地中海贫血　δ - β thalassemia　［又称］δ - β 珠蛋白生成障碍性贫血△
埃可病毒感染　ECHO virus infection
氨基酸代谢病　aminoacidopathy
白化病　albinism
白细胞增多　leukocytosis　［又称］白细胞增多症△
半乳糖代谢病　galactose metabolism disease
半乳糖血症　galactosemia
包裹性脓胸　encapsulated empyema
包裹性胸膜炎　encapsulated pleurisy
杯形耳　cup ear
苯丙酮尿症　phenylketonuria
变形杆菌败血症　proteus septicemia　［又称］变形杆菌脓毒血症△
变形杆菌性肺炎　proteus pneumonia　［又称］变形杆菌肺炎△
变应性荨麻疹　allergic urticaria
病毒性肝炎　viral hepatitis
病毒性肝炎伴肝昏迷　viral hepatitis with hepatic coma
病毒性肝炎乙型急性黄疸型　acute hepatitis B with jaundice　［又称］急性黄疸型乙型肝炎△
病毒性肝炎乙型急性无黄疸型　acute hepatitis B without jaundice　［又称］急性无黄疸型乙型肝炎△
病毒性肝炎乙型急性重型　severe acute hepatitis B
病毒性肝炎乙型亚急性重型　severe subacute hepatitis B
病毒性肝炎乙型淤胆型　hepatitis B with cholestasis
病毒性结膜炎　viral conjunctivitis
病毒性心肌炎　viral myocarditis
病毒性咽结膜炎　viral pharyngo-conjunctivitis
播散性球孢子菌病　disseminated coccidioidomycosis
播散性隐球菌病　disseminated cryptococcosis
不完全性肠梗阻　incomplete ileus
产气荚膜杆菌败血症　clostridium perfringens septicaemia
产气荚膜杆菌性肺炎　clostridium perfringens pneumonia　［又称］产气杆菌性肺炎△

产伤　birth injury
肠重复畸形　duplication of intestine　［又称］肠重复△
肠出血　enterorrhagia
肠道病毒感染　enterovirus infection
肠道念珠菌病　enteric candidiasis
肠梗阻　ileus
肠坏疽　intestinal gangrene
肠坏死　intestinal necrosis
肠绞窄　intestinal strangulation
肠绞窄合并坏死　intestinal strangulation and necrosis
肠麻痹　enteroparalysis
肠破裂　enterorrhexis
肠球菌败血症　enterococcal septicaemia　［又称］肠球菌性脓毒血症△
肠系膜炎　mesenteritis
肠狭窄　intestinal stenosis
肠狭窄坏死　intestinal stenosis and necrosis
超低出生体重儿　extremely low birth weight infant
超未成熟儿　extremely premature infant
成骨不全　osteogenesis imperfecta
迟发型哮喘　late-onset asthma
重复肾　renal duplication
重复输尿管　duplication of ureter　［又称］双输尿管△
出血　haemorrhage
出血性肠梗阻　hemorrhagic ileus
出血性腹膜炎　hemorrhagic peritonitis
出血性脑梗死　hemorrhagic cerebral infarction
出血性膀胱炎　hemorrhagic cystitis
穿孔性腹膜炎　perforated peritonitis
传染性单核细胞增多症　infectious mononucleosis　［又称］腺性热△, 传染性单核细胞增多综合征△
喘息性支气管肺炎　asthmatic bronchopneumonia
创伤性硬膜外血肿　traumatic epidural hematoma
垂体性尿崩症　pituitary diabetes insipidus　［又称］中枢性尿崩症△
唇裂　cleft lip
脆性 X 染色体综合征　fragile X syndrome
错构瘤　hamartoma
大肠埃希氏菌败血症　Escherichia coli septicaemia　［又称］大肠杆菌败血症△
大肠埃希氏菌脑膜炎　Escherichia coli meningitis　［又称］大肠杆菌脑膜炎△
大肠埃希氏菌性肺炎　Escherichia coli pneumonia　［又称］大肠杆菌肺炎△
大疱性表皮松解症　epidermolysis bullosa
大叶性肺炎　lobar pneumonia
大于胎龄儿　large for gestational age infant
代谢性碱中毒　metabolic alkalosis
代谢性酸中毒　metabolic acidosis
带状疱疹　herpes zoster

带状疱疹病毒感染　herpes zoster virus infection
单侧肾不发育　unilateral renal aplasia
单纯疱疹病毒感染　herpes simplex virus infection
胆管闭锁　biliary atresia
蛋白吸收障碍或不耐受　protein absorption disorder or intolerance　［又称］蛋白质吸收不良△
蛋白质能量营养不良　protein malnutrition　［又称］蛋白质营养不良△，低蛋白性营养不良△
低钾性碱中毒　hypokalemic alkalosis
低钾血症　hypopotassemia　［又称］低血钾症△
低磷酸酯酶症　hypophosphatasia　［又称］低磷酸酶症△
低氯血症　hypochloraemia　［又称］低血氯症△
低钠血症　hyponatremia　［又称］低血钠症△
低顺应性膀胱　low compliant bladder
低体重儿　low birth weight infant
低血糖昏迷　hypoglycemic coma　［又称］低血糖晕厥△
骶部脊柱裂不伴脑积水　sacral spina bifida without hydrocephalus
骶椎椎板裂　sacral vertebral lamina bifida
地中海贫血　thalassaemia
地中海贫血伴其他血红蛋白病　thalassaemia with other haemoglobinopathy
电解质紊乱　electrolyte disorder
耵聍栓塞　ceruminal impaction　［又称］耵聍△，外耳道耵聍栓塞△
动脉导管未闭　patent ductus arteriosus
豆状核出血　lenticular nucleus hemorrhage
窦性心动过速　sinus tachycardia
窦性心律不齐　sinus arrhythmia　［又称］窦性心律失常△
短肠综合征　short bowel syndrome　［又称］肠切除后综合征△
多尿　polyuria
腭裂　cleft palate　［又称］先天性腭裂△
二甲-4-羟色胺中毒　psilocin poisoning
法洛四联症　tetralogy of Fallot　［又称］法洛氏四联症△
反流性胆管炎　reflux cholangitis
房间隔缺损　atrial septal defect
房室传导阻滞　atrioventricular block
放射性肠炎　radiation enteritis
放线菌病性败血症　actinomycotic septicemia　［又称］放线菌性败血症△
非创伤性硬膜外血肿　non-traumatic epidural hematoma　［又称］非创伤性硬膜外出血△
非典型性肺炎　atypical pneumonia
非反射性神经病性膀胱　non-reflex neuropathic bladder
非化脓性脑膜炎　non-purulent meningitis
非糖尿病低血糖性昏迷　non-diabetic hypoglycemia coma
非糖尿病引起的胰岛素性昏迷　nondiabetic insulin induced coma
非特异性反应性肝炎　nonspecific reactive hepatitis　［又称］非特异反应性肝炎△
非自身免疫性溶血性贫血　non-autoimmune haemolytic anaemia
肥厚型心肌病　hypertrophic cardiomyopathy
肺孢子虫病　pneumocystosis
肺不张　atelectasis
肺出血　pulmonary haemorrhage
肺大叶气肿　lobar emphysema
肺副球孢子菌病　pulmonary paracoccidioidomycosis
肺隔离症　pulmonary sequestration
肺弓形虫病　pulmonary toxoplasmosis　［又称］弓形虫肺炎△
肺毛霉病　pulmonary mucormycosis　［又称］肺毛霉菌病△
肺念珠菌病　pulmonary candidiasis
肺脓肿　lung abscess
肺泡性肺炎　alveolar pneumonia
肺球孢子菌病　pulmonary coccidioidomycosis
肺曲霉病　pulmonary aspergillosis　［又称］肺曲霉菌病△
肺栓塞　pulmonary embolism
肺透明膜病　pulmonary hyaline membrane disease
肺血管损伤　injury of pulmonary blood vessel

肺血栓　pulmonary thrombosis　［又称］肺血栓形成△
肺芽生菌病　pulmonary blastomycosis
肺炎　pneumonia
肺炎克雷伯杆菌脑膜炎　Klebsiella meningitis
肺炎克雷伯菌败血症　Klebsiella pneumoniae septicaemia　［又称］克雷伯杆菌脓毒血症△
肺炎链球菌性肺炎　pneumococcal pneumonia　［又称］肺炎链球菌肺炎△
肺隐球菌病　pulmonary cryptococcosis
肺组织胞浆菌病　pulmonary histoplasmosis
风疹病毒感染　rubivirus infections　［又称］先天性风疹病毒感染△
风疹性肺炎　rubella pneumonia　［又称］风疹并发肺炎△
风疹性关节炎　rubella arthritis
风疹性脑膜脑炎　rubella meningoencephalitis
风疹性脑膜炎　rubella meningitis
枫糖尿病　maple syrup urine disease　［又称］经典型枫糖尿病△
蜂窝织炎　cellulitis
弗里德伦德尔杆菌脑膜炎　Friedlander bacillus meningitis
氟西汀中毒　fluoxetine poisoning
附加肾　additional kidney
复发性胆管炎　recurrent cholangitis
副球孢子菌病　paracoccidioidomycosis
富马酸喹硫平中毒　quetiapine fumarate poisoning
腹壁膀胱瘘　vesicoabdominal wall fistula　［又称］膀胱腹壁瘘△
腹腔积血　hemoperitoneum
腹主动脉损伤　injury of abdominal aorta
肝功能衰竭　hepatic failure　［又称］肝衰竭△
肝脓肿　liver abscess
肝肾功能衰竭　hepatic and renal failure
肝血管瘤　hepatic hemangioma　［又称］肝脏血管瘤△
肝炎　hepatitis
肝炎综合征　hepatitis syndrome
感染性腹泻　infectious diarrhea
感染性溶血性贫血　infective haemolytic anaemia
感染性肾炎　infective nephritis
感染性心肌炎　infectious myocarditis
感染性心内膜炎　infective endocarditis
感染性休克　infective shock
高氨血症　hyperammonemia
高钙血症　hypercalcemia
高钾血症　hyperpotassemia　［又称］高血钾症△
高氯性酸中毒　hyperchloremia acidosis　［又称］高血氯性酸中毒△
高氯血症　hyperchloraemia　［又称］高血氯症△
高镁血症　hypermagnesemia
高钠血症　hypernatremia　［又称］高血钠症△
高危儿　high-risk infant
高血压　hypertension
睾丸发育不全　hypoplasia of testis
戈谢病Ⅱ型　Gaucher disease typeⅡ　［又称］戈谢病（Ⅱ型）△
革兰阳性杆菌性心内膜炎　gram-positive bacillus endocarditis
革兰阴性杆菌败血症　gram-negative bacteria septicaemia
革兰阴性细菌性肺炎　gram-negative bacteria pneumonia
膈膨升　eventration of diaphragm
膈疝　diaphragmatic hernia
庚型病毒性肝炎　viral hepatitis G
梗阻性胆管炎　obstructive cholangitis
梗阻性化脓性胆管炎　obstructive suppurative cholangitis
弓形虫病　toxoplasmosis　［又称］弓形体病△
骨硬化症　osteopetrosis　［又称］骨质石化病△，石骨症△
鼓膜炎　myringitis
过期产儿　post term infant
喉返神经麻痹　recurrent laryngeal nerve paralyses
喉痉挛　laryngospasm
喉蹼　laryngeal web　［又称］先天性喉蹼△

喉气囊肿　laryngocele　[又称]喉囊肿△
后鼻孔闭锁　atresia of posterior naris　[又称]后孔闭锁△
后尿道瓣膜症　posterior urethral valve　[又称]先天性后尿道瓣△
后天性溶血性贫血　acquired haemolytic anaemia　[又称]获得性溶血性贫血△
后天性纤维蛋白溶解性出血　acquired fibrinolytic hemorrhage
后天性纤维蛋白原缺乏血症　acquired afibrinogenemia
呼吸道合胞病毒肺炎　respiratory syncytial virus pneumonia
呼吸道念珠菌感染　respiratory tract candidiasis infection
呼吸心跳骤停　cardiopulmonary arrest
呼吸性碱中毒　respiratory alkalosis
呼吸性酸中毒　respiratory acidosis
呼吸暂停　apnea
化脓性胆管炎　purulent cholangitis
化脓性腹膜炎　purulent peritonitis
化脓性淋巴结炎　purulent lymphadenitis
化脓性脑膜脑炎　purulent meningoencephalitis
化脓性脑膜炎　purulent meningitis
化脓性胸膜炎　purulent pleurisy
化脓性胰腺炎　purulent pancreatitis
化学性脑膜炎　chemical meningitis
化学性膀胱炎　chemical cystitis
踝蜂窝织炎　ankle cellulitis
环形红斑　annular erythema
黄疸　jaundice
昏迷　coma
混合性酸碱平衡失调　mixed disorder of acid-base balance　[又称]混合性酸碱平衡紊乱△
混合性酸中毒　mixed acidosis
机械性肠梗阻　mechanical ileus
机械性溶血性贫血　mechanical haemolytic anaemia
极低出生体重儿　very low birth weight infant
急进性肾小球病　rapidly progressive glomerular disorder
急进性肾小球肾炎　rapidly progressive glomerulonephritis
急进性肾炎　rapidly progressive nephritis
急进性新月体性肾小球肾炎　rapidly progressive crescentic glomerulonephritis
急性丙型病毒性肝炎　acute viral hepatitis C
急性病毒性肝炎　acute viral hepatitis
急性肠梗阻　acute ileus
急性出血坏死性胰腺炎　acute haemorrhagic necrotizing pancreatitis　[又称]急性坏死性胰腺炎△,急性出血性胰腺炎△
急性出血性结膜炎　acute hemorrhagic conjunctivitis
急性出血性乳突炎　acute hemorrhagic mastoiditis
急性传染性间质肾炎　acute infectious interstitial nephritis
急性胆管炎　acute cholangitis
急性非化脓性中耳炎　acute non suppurative otitis media
急性肺球孢子菌病　acute pulmonary coccidioidomycosis
急性肺栓塞　acute pulmonary embolism
急性肺芽生菌病　acute pulmonary blastomycosis
急性肺组织胞浆菌病　acute pulmonary histoplasmosis
急性腹膜炎　acute peritonitis
急性肝衰竭　acute hepatic failure
急性梗阻性胆管炎　acute obstructive cholangitis
急性颌下淋巴结炎　acute submaxillary lymphadenitis
急性化脓性胆管炎　acute purulent cholangitis
急性化脓性肝胆管炎　acute purulent hepatocholangeitis
急性化脓性梗阻性胆管炎　acute purulent obstructive cholangitis
急性化脓性弥漫性腹膜炎　acute purulent general peritonitis
急性化脓性中耳炎　acute suppurative otitis media
急性坏死性乳突炎　acute necrotising mastoiditis
急性颈淋巴结炎　acute lymphadenitis of neck
急性卡他性结膜炎　acute catarrhal conjunctivitis
急性阑尾炎　acute appendicitis

急性淋巴管炎　acute lymphangitis
急性淋巴结炎　acute lymphadenitis
急性弥漫性腹膜炎　acute general peritonitis
急性膀胱炎　acute cystitis
急性溶血性贫血　acute haemolytic anaemia
急性乳突积脓　acute mastoid empyema　[又称]急性化脓性乳突炎△
急性乳突炎　acute mastoiditis
急性上消化道出血　acute upper gastrointestinal hemorrhage
急性肾病　acute nephropathy
急性肾衰竭　acute renal failure
急性肾衰竭伴肾皮质坏死　acute renal failure with cortical necrosis
急性肾衰竭伴肾髓质坏死　acute renal failure with medullary necrosis
急性肾衰竭伴肾小管坏死　acute renal failure with tubular necrosis
急性肾小管坏死　acute tubular necrosis
急性肾小球病　acute glomerular disorder
急性肾小球肾炎　acute glomerulonephritis
急性肾小球肾炎伴急进型肾小球肾炎　acute glomerulonephritis with rapidly progressive glomerulonephritis
急性肾小球肾炎伴增生性肾小球肾炎　acute glomerulonephritis with proliferative glomerulonephritis
急性肾炎　acute nephritis
急性肾炎伴坏死性肾小球肾炎　acute nephritis with necrotic glomerulonephritis
急性肾炎综合征　acute nephritic syndrome
急性肾盂肾炎　acute pyelonephritis
急性肾盂炎　acute pyelitis
急性失血性贫血　acute hemorrhagic anaemia
急性水肿性胰腺炎　acute edematous pancreatitis
急性髓质乳头状坏死　acute medullary papillary necrosis
急性胃扩张　acute gastric dilatation
急性戊型病毒性肝炎　acute viral hepatitis E　[又称]急性戊型肝炎△
急性细菌性心内膜炎　acute bacterial endocarditis　[又称]急性感染性心内膜炎△
急性腺病毒性滤泡性结膜炎　acute adenoviral follicular conjunctivitis
急性心力衰竭　acute heart failure
急性心内膜炎　acute endocarditis
急性胰腺炎　acute pancreatitis
急性乙型病毒性肝炎　acute viral hepatitis B　[又称]急性乙型肝炎△
急性中毒性脑病　acute toxic encephalopathy
急性重型(暴发型)病毒性肝炎　acute severe(explosive) virus hepatitis
急性左心室衰竭　acute left ventricular failure
脊髓灰质炎　poliomyelitis
脊髓栓系综合征　tethered cord syndrome
脊髓性肌萎缩　spinal muscular atrophy
继发性腹膜炎　secondary peritonitis
继发性甲状旁腺功能减退　secondary hypoparathyroidism
继发性溶血性贫血　secondary haemolytic anaemia
家族性自主神经功能失调　familial dysautonomia　[又称]家族性植物神经功能失调△,赖利-戴综合征△
甲丙氨酯中毒　meprobamate poisoning
甲基丙二酸尿症　methylmalonic aciduria
甲基丙二酸血症　methylmalonic acidemia
甲状旁腺功能减退　hypoparathyroidism　[又称]甲状旁腺功能减退症△
甲状旁腺激素中毒　parathyroid hormone poisoning　[又称]甲状旁腺激素类中毒△
甲状旁腺性手足搐搦　parathyroid tetany
假单胞菌败血症　pseudomonas septicaemia
假单胞菌性心内膜炎　pseudomonas endocarditis
假月经　pseudomenstruation
间歇性预激综合征　intermittent preexcitation syndrome
间质性肺气肿　interstitial emphysema
间质性肾炎　interstitial nephritis　[又称]间质肾炎△
肩部脓肿　shoulder abscess
碱化剂中毒　poisoning by alkalinizing agent

碱中毒　alkalosis

浆液性胸膜炎　serous pleurisy

结肠重复畸形　duplication of colonic

局灶坏死性肾小球肾炎　focal necrotic glomerulonephritis

巨细胞病毒感染　cytomegalovirus infection

巨细胞病毒性单核细胞增多症　cytomegaloviral mononucleosis

巨细胞病毒性肺炎　cytomegaloviral pneumonia

巨细胞病毒性肝炎　cytomegaloviral hepatitis

巨细胞病毒性脑炎　cytomegaloviral encephalitis

巨细胞病毒性胰腺炎　cytomegaloviral pancreatitis

军团菌病　legionnaires disease　［又称］军团病△

军团菌感染　legionella infection

卡波西水痘样疹　Kaposi varicelliform eruption

卡氏肺孢子虫肺炎　pneumocystis carinii pneumonia

抗生素相关性肠炎　antibiotic-associated enteritis

考珀腺脓肿　Cowper gland abscess

柯萨奇病毒感染　Coxsackie virus infection

克雷伯杆菌性肺炎　Klebsiellar pneumonia　［又称］肺炎克雷伯杆菌肺炎△

口腔疱疹　oral herpes

枯草杆菌败血症　bacillus subtilis septicemia　［又称］枯草杆菌脓毒血症△

库利贫血　Cooley's anemia,thalassemia　［又称］地中海贫血△

扩张型心肌病　dilated cardiomyopathy

类白血病反应　leukemoid reaction

联合免疫缺陷病　combined immunodeficiency disease

联体双胎　conjoined twins　［又称］连体婴儿,连体儿△

链球菌败血症　streptococcal septicaemia　［又称］链球菌脓毒血症△

链球菌感染后急性肾小球肾炎　post-streptococcal acute glomerulonephritis　［又称］急性链球菌感染后肾小球肾炎△

链球菌感染后肾小球肾炎　post-streptococcal glomerulonephritis

链球菌性肺炎　streptococcal pneumonia

链球菌性脑膜炎　streptococcal meningitis　［又称］链球菌化脓性脑膜炎△

链球菌性心内膜炎　streptococcal endocarditis

良性惊厥　benign convulsion

良性新生儿家族性惊厥　benign familial neonatal convulsion　［又称］良性家族性新生儿惊厥△

良性新生儿惊厥　benign neonatal convulsion

淋巴管炎　lymphangitis

淋巴结坏死　lymph node necrosis

淋巴源性肝脓肿　lymphogenous liver abscess

淋球菌性结膜炎　gonococcal conjunctivitis

流感嗜血杆菌败血症　haemophilus influenzae septicaemia　［又称］流感嗜血杆菌性脓毒血症△

流感嗜血杆菌性肺炎　haemophilus influenzae pneumonia　［又称］流感嗜血杆菌化脓性肺炎△

流感嗜血杆菌性支气管肺炎　haemophilus influenzae bronchopneumonia

流行性出血性结膜炎　epidemic haemorrhagic conjunctivitis

流行性角膜结膜炎　epidemic cornea conjunctivitis

流行性腮腺炎并发甲状腺炎　mumps with thyroiditis

流行性腮腺炎并发乳腺炎　mumps with mastitis

流行性腮腺炎性睾丸炎　mumps orchitis　［又称］腮腺炎性睾丸炎△

流行性腮腺炎性脑脊髓炎　mumps encephalomyelitis

流行性腮腺炎性脑膜脑炎　mumps meningoencephalitis

流行性腮腺炎性脑膜炎　mumps meningitis

流行性腮腺炎性脑炎　mumps encephalitis

流行性腮腺炎性胰腺炎　mumps pancreatitis

颅底化脓性脑膜炎　purulent meningitis of skull base

颅内出血后脑积水　hydrocephalus after intracranial haemorrhage　［又称］脑积水△

颅内感染　intracranial infection

颅内念珠菌感染　intracranial candidiasis infection

卵黄管囊肿　vitelline cyst

滤泡性膀胱炎　follicular cystitis

麻黄碱中毒　ephedrine poisoning　［又称］麻黄中毒△

麻疹并发肺炎　measles complicated with pneumonia　［又称］麻疹肺炎△

麻疹并发肝炎　measles complicated with hepatitis　［又称］麻疹肝炎△

麻疹并发喉炎　measles complicated with laryngitis　［又称］麻疹喉炎△

麻疹并发角膜结膜炎　measles complicated with cornea conjunctivitis　［又称］麻疹合并角膜结膜炎△

麻疹并发脑膜炎　measles complicated with meningitis　［又称］麻疹脑膜炎△

麻疹并发脑炎　measles complicated with encephalitis　［又称］麻疹脑炎△

麻疹并发心肌炎　measles complicated with myocarditis　［又称］麻疹心肌炎△

麻疹并发支气管炎　measles complicated with bronchitis　［又称］麻疹支气管炎△

麻疹并发中耳炎　measles complicated with otitis media　［又称］麻疹中耳炎△

麦克尔憩室　Meckel diverticulum

慢性胆管炎　chronic cholangitis

慢性肺芽生菌病　chronic pulmonary blastomycosis

慢性肺组织胞浆菌病　chronic pulmonary histoplasmosis

慢性腹膜炎　chronic peritonitis

慢性间质性肾炎　chronic interstitial nephritis　［又称］慢性间质肾炎△

慢性肾小球肾炎伴急进型肾小球性肾炎　chronic glomerulonephritis with rapidly progressive glomerulonephritis　［又称］急进型肾小球肾炎△

慢性肾盂肾炎　chronic pyelonephritis

慢性肾盂炎　chronic pyelitis

慢性心力衰竭　chronic heart failure

慢性硬膜下血肿　chronic subdural hematoma

慢性纵隔炎　chronic mediastinitis　［又称］纵隔炎△

慢性左心功能不全　chronic left cardiac insufficiency

毛霉菌病　mucormycosis

毛细血管扩张性共济失调综合征　ataxia telangiectasia　［又称］共济失调性毛细血管扩张症△

霉样真菌病　allescheriasis

门静脉炎　pylephlebitis

门静脉炎性肝脓肿　pylephlebitis liver abscess

弥漫性腹膜炎　diffuse peritonitis

弥散性血管内凝血　disseminated intravascular coagulation　［又称］播散性血管内凝血△,弥漫性血管内凝血△,去纤维蛋白综合征△

免疫接种后感染　infection after immunization

免疫接种后脓毒症　septicaemia after immunization　［又称］免疫接种后败血症△

免疫球蛋白中毒　immunoglobulin poisoning

免疫制剂中毒　immunologic agent poisoning

面部单纯疱疹　facial herpes simplex

膜增生性肾小球肾炎　membranoproliferative glomerulonephritis

南美仙人掌毒碱中毒　South American mescaline poisoning

囊性纤维瘤伴胎粪性肠梗阻　cystofibroma with meconium ileus

脑穿通畸形　porencephaly　［又称］先天性脑穿通畸形△

脑脊膜膨出　meningocele

脑脊髓膜炎　cerebrospinal meningitis

脑膜脑膨出　meningoencephalocele

脑膜炎　meningitis

脑膜炎球菌性心包炎　meningococcal pericarditis

脑膜炎球菌性心肌炎　meningococcal myocarditis

脑膜炎球菌性心内膜炎　meningococcal endocarditis

内耳发育不全　inner ear dysplasia

尼曼-匹克病　Niemann-Pick disease

念珠菌性唇炎　candidal cheilitis

念珠菌性脑膜炎　candidal meningitis

念珠菌性心内膜炎　candidal endocarditis

尿道缺如　urethral absence

尿道下裂　hypospadias

尿路感染　urinary tract infection　［又称］泌尿道感染△

尿路梗阻　urinary tract obstruction　［又称］泌尿道梗阻△

尿素循环障碍　urea cycle disorder

尿潴留　urine retention

凝固酶阴性葡萄球菌败血症　coagulase negative staphylococcus sepsis　［又称］凝固酶阴性葡萄球菌脓毒血症△

脓毒症　sepsis　［又称］脓毒血症△,败血症△

脓气胸　pyopneumothorax

脓胸　empyema

膀胱输尿管反流　vesicoureteral reflux

膀胱外翻　exstrophy of bladder

膀胱炎　cystitis

疱疹性扁桃体炎　herpetic tonsillitis

疱疹性口炎　herpetic stomatitis　［又称］疱疹病毒性口炎△

疱疹性湿疹　eczema herpeticum

疱疹性咽峡炎　herpangina

皮肤产伤　skin birth injury

皮 - 罗综合征　Pierre-Robin syndrome　［又称］皮埃尔罗宾综合征△,Pierre-Robin 综合征△

皮下气肿　subcutaneous emphysema

破伤风　tetanus

葡萄球菌败血症　staphylococcus septicaemia　［又称］葡萄球菌性脓毒血症△

葡萄球菌性肺炎　staphylococcus pneumonia　［又称］葡萄球菌肺炎△

葡萄球菌性脑膜炎　staphylococcal meningitis　［又称］葡萄球菌脑膜炎△

葡萄球菌性烫伤样皮肤综合征　staphylococcal scalded skin syndrome　［又称］葡萄球菌型中毒性表皮坏死松解症△

葡萄球菌性心内膜炎　staphylococcus endocarditis

葡萄糖 - 半乳糖不耐受　glucose-galactose intolerance

期前收缩　extrasystole

脐肠瘘　omphalo enteric fistula

脐窦　umbilical sinus

脐尿管瘘　urachal fistula　［又称］脐尿瘘△

脐尿管囊肿　urachal cyst

脐膨出　omphalocele

脐膨出 - 大舌 - 巨大儿综合征　omphalocele-macroglossia-macrosomia syndrome（Beckwith-Weidemann syndrome）［又称］伯 - 韦综合征△

脐疝　umbilical hernia

脐疝伴嵌顿　umbilical hernia with obstruction

脐息肉　umbilical polyp

气腹　pneumoperitoneum

气管插管后喉头水肿　laryngeal edema after endotracheal intubation

气胸　pneumothorax

前尿道瓣膜症　anterior urethral valve disease　［又称］前尿道瓣膜△

嵌顿性股疝　incarcerated femoral hernia

嵌顿性脐疝　incarcerated umbilical hernia

青霉病　penicilliosis

青铜症　bronze disease,bronze baby syndrome　［又称］新生儿青铜症△,婴儿青铜综合征△

轻度蛋白质 - 热能营养不良　mild protein-energy malnutrition

轻型地中海贫血　mild thalassaemia

球孢子菌病　coccidioidomycosis

球孢子菌病脑膜炎　coccidioidomycosis meningitis

曲霉病　aspergillosis　［又称］曲霉菌病△,曲菌病△

全身麻醉药中毒　general anaesthetics poisoning

缺血性肠坏死　ischaemic intestinal necrosis　［又称］急性缺血性肠坏死△,肠坏死△

缺血性结肠炎　ischaemic colitis

缺氧缺血性脊髓病　hypoxic ischemic myelopathy

缺氧性脑损害　anoxic brain injury

染色体病　chromosomal disease

热性惊厥　febrile convulsion

人免疫缺陷病毒感染　human immunodeficiency virus infection

溶血 - 尿毒综合征　haemolytic-uraemic syndrome　［又称］溶血尿毒综合征△

溶血性黄疸　haemolytic jaundice

融合肾　fused kidney

乳糜尿　chyluria

乳糜性腹水　chyloperitoneum　［又称］乳糜腹水△

乳糜性心包积液　chylopericardium

乳糜胸　chylothorax　［又称］乳糜胸水△

乳糖不耐受　lactose intolerance　［又称］乳糖耐受不良△,乳糖吸收不良△

乳汁吸入性肺炎　milk aspiration pneumonia

软骨发育不全　achondroplasia

软骨外胚层发育不良　chondro-ectodermal dysplasia　［又称］软骨 - 外胚叶发育不良△

鳃瘘　branchial fistula　［又称］鳃裂瘘管△,先天性鳃裂瘘△,先天性鳃裂瘘管△

三胎儿　triplet infant

色素失禁症　incontinentia pigmenti　［又称］色素失调症△

沙门菌败血症　salmonella septicaemia　［又称］沙门菌脓毒血症△

上肢急性淋巴结炎　acute lymphadenitis of upper limb

神经皮肤综合征　neurocutaneous syndrome

肾发育不全　renal hypoplasia

肾积脓　pyonephrosis　［又称］肾盂积脓△

肾积水　hydronephrosis　［又称］肾盂积水△

肾静脉血栓形成　renal venous thrombosis　［又称］肾静脉血栓△

肾囊性病变　renal cystic lesion

肾胚胎瘤　renal embryoma　［又称］肾原始神经外胚叶瘤△

肾小管病变　renal tubular lesion

肾小管间质病　renal tubular-interstitial lesion

肾小管酸中毒　renal tubule acidosis　［又称］肾小管性酸中毒△

肾血管畸形　renal vascular malformation

肾盂脓肿　renal pelvis abscess

肾盂肾炎　pyelonephritis

肾盂炎　pyelitis

肾盏囊肿　pyelogenic cyst

肾周脓肿　perinephric abscess

渗出性胸膜炎　exudative pleurisy

声带麻痹　vocal cord paralysis

声门麻痹　paralysis of glottis

十二指肠重复畸形　duplication of duodenum

石胎　lithopedion

食道穿孔　esophageal perforation　［又称］食管穿孔△

食道念珠菌病　esophageal candidiasis

食道破裂　oesophagus rupture　［又称］食管破裂△

食道重复畸形　duplication of esophagus　［又称］先天性双重食管△

室管膜炎　ependymitis　［又称］脑室管膜炎△

室间隔动脉瘤　ventricular septum aneurysm

室间隔缺损　ventricular septal defect　［又称］先天性室间隔缺损△

室性心动过速　ventricular tachycardia

嗜酸细胞性蜂窝织炎　eosinophilic cellulitis　［又称］嗜酸性蜂窝织炎△

手足搐搦　tetany

手足口病　hand-foot-mouth disease

输尿管积水　hydroureter

输血传播病毒[TTV]性肝炎　viral hepatitis transmitted by transfusion

输血反应　transfusion reaction

鼠伤寒沙门菌败血症　salmonella typhimurium septicaemia

双侧肾不发育　bilateral renal agenesis

双束支传导阻滞　bifascicular block　［又称］双分支传导阻滞△

双胎儿　twins

双胎输血综合征　twin-twin transfusion syndrome　［又称］胎 - 胎输血综合征△

水痘　varicella

水痘并发肝炎　varicella hepatitis　［又称］水痘肝炎△

水痘并发肾炎　varicella nephritis　[又称]水痘肾炎△

水痘并发心肌炎　varicella myocarditis　[又称]水痘心肌炎△

水痘性肺炎　varicella pneumonia　[又称]水痘肺炎△

水痘性脑膜炎　varicella meningitis　[又称]水痘脑膜炎△

酸化剂中毒　acidifier poisoning

胎儿宫内生长迟缓　fetal intrauterine growth retardation

胎儿脑裂畸形　fetal schizencephaly

胎儿生长迟缓　fetal growth retardation　[又称]胎儿生长受限△

胎儿 - 胎盘输血综合征　fetal-placental transfusion syndrome

胎粪性便秘　meconium constipation　[又称]胎粪阻塞综合征△

胎粪性腹膜炎　meconium peritonitis

胎头水肿　caput succedaneum　[又称]产瘤

糖尿病母亲婴儿　infant of a diabetic mother

糖原累积病　glycogen storage disease　[又称]糖原贮积病△，糖原贮积症△

特发性脊髓疝　idiopathic spinal cord herniation

特发性甲状腺功能减退　idiopathic hypoparathyroidism　[又称]特发性甲状旁腺功能减退症△

同型半胱氨酸尿症　homocysteine urinary disease

铜绿假单胞菌肺炎　pseudomonas aeruginosa pneumonia　[又称]绿脓杆菌(性)肺炎△

铜缺乏症　copper deficiency　[又称]Menkes 病△

脱屑性红皮病　erythroderma desquamativum

外耳湿疹　eczema of external ear

外耳炎　external otitis　[又称]外耳道炎△

完全性房室传导阻滞　complete atrioventricular block　[又称]三度房室传导阻滞△

微量元素缺乏症　trace element deficiency

微血管病性溶血性贫血　microangiopathic hemolytic anemia

围生期脑损伤　perinatal period brain injury

维生素 E 缺乏症　vitamin E deficiency　[又称]维生素 E 缺乏病△

未知出生地点的单胎活产婴儿　single live birth infant with unknown birth place

未知出生地点的多胎活产婴儿　multiplets live birth with unknown birth place

未知出生地点的双胎活产婴儿　twins live birth with unknown birth place

胃肠道出血　gastrointestinal bleeding

胃重复畸形　reduplication of stomach

胃穿孔　gastric perforation

沃 - 弗综合征　Waterhouse-Friderichsen syndrome　[又称]华 - 弗综合征△

乌头碱中毒　aconitine poisoning

无菌性脑膜炎　aseptic meningitis

无脑回　congenital agyria　[又称]先天性无脑回△

无脑畸形　anencephaly　[又称]无脑△

无症状菌尿　asymptomatic bacteriuria　[又称]无症状性细菌尿△

戊二酸血症　glutaric acidemia

吸入性肺炎　aspiration pneumonia

系膜增生性肾小球肾炎　mesangial proliferative glomerulonephritis

细菌性肺炎　bacterial pneumonia

细菌性腹膜炎　bacterial peritonitis

细菌性脑膜炎　bacterial meningitis

细菌性心肌炎　bacterial myocarditis

细菌性心内膜炎　bacterial endocarditis

细菌性支气管肺炎　bacterial bronchopneumonia

细小病毒 B_{19} 感染　parvovirus B_{19} infection　[又称]微小病毒 B_{19} 感染△

下颌瞬目综合征　Marcus Gunn's jaw-winking syndrome　[又称]上睑下垂下颌瞬目综合征△，Marcus Gunn 综合征△

下消化道出血　lower gastrointestinal bleeding

下肢急性淋巴结炎　acute lymphadenitis of lower limb

先天性白内障　congenital cataract

先天性白血病　congenital leukemia

先天性鼻脑膜脑膨出　congenital intranasal meningoencephalocele

先天性臂丛神经移位　congenital brachial plexus displacement

先天性病毒性肝炎　congenital viral hepatitis

先天性肠旋转不良　congenital malrotation of intestine　[又称]肠旋转不良△

先天性大脑囊肿　congenital cerebral cyst

先天性低脊髓畸形　congenital low spinal deformity

先天性第三脑室囊肿　congenital third ventricle cyst

先天性短暂性甲状腺肿　congenital transient goiter

先天性多关节挛缩症　congenital arthrogryposis multiplex congenita　[又称]先天性多关节挛缩△

先天性多囊肾　congenital polycystic kidney　[又称]多囊肾△

先天性额部脑膨出　congenital frontal encephalocele　[又称]额部脑膨出△

先天性恶性疟　congenital falciparum malaria

先天性耳畸形　congenital ear malformation

先天性耳聋　congenital deafness　[又称]先天性聋△

先天性反应低下　congenital decreased response

先天性肥厚性幽门狭窄　congenital hypertrophic pylorostenosis　[又称]先天性肥大性幽门狭窄△

先天性肺发育不良　congenital pulmonary hypoplasia　[又称]肺发育不良△

先天性肺囊肿　congenital pulmonary cyst

先天性风疹肺炎　congenital rubella pneumonia

先天性风疹综合征　congenital rubella syndrome

先天性腹壁肌肉发育不良综合征　congenital abdominal muscular dysplasia syndrome

先天性腹裂　congenital gastroschisis　[又称]腹裂△

先天性肛门狭窄　congenital anal stenosis

先天性高氨血症　congenital hyperammonemia　[又称]高氨血症△

先天性高胰岛素血症　congenital hyperinsulinism

先天性睾丸鞘膜积液　congenital hydrocele　[又称]先天性鞘膜积液△

先天性膈疝　congenital diaphragmatic hernia

先天性弓形虫病　congenital toxoplasmosis

先天性佝偻病　congenital rickets　[又称]佝偻病△

先天性喉喘鸣　congenital laryngeal stridor

先天性喉软骨软化病　congenital laryngeal cartilage softening disease　[又称]喉软骨软化病△

先天性回肠闭锁　congenital ileal atresia　[又称]回肠闭锁△

先天性回肠狭窄　congenital ileal stricture

先天性肌性斜颈　congenital myogenic torticollis

先天性肌张力低下　congenital hypotonia

先天性肌张力增高　congenital hypermyotonia

先天性积水性脑膨出　congenital hydrops cephalocele

先天性积水性无脑畸形　congenital hydranencephaly

先天性脊膜脊髓膨出　congenital meningomyelocele　[又称]脊膜脊髓膨出△

先天性脊髓低位　congenital low spinal cord

先天性脊髓发育不良　congenital myelodysplasia　[又称]脊髓发育不全和发育异常△

先天性脊髓积水　congenital hydromyelia

先天性脊髓畸形　congenital spinal cord deformity

先天性脊髓膨出伴脑积水　congenital myelocele with hydrocephalus

先天性脊髓纵裂　congenital diastematomyelia

先天性脊柱裂　congenital spina bifida　[又称]脊柱裂△

先天性脊柱裂伴脊膜膨出　congenital spina bifida with myelomeningocele

先天性甲状腺功能减退　congenital hypoparathyroidism　[又称]先天性甲状旁腺功能减退症△

先天性结肠闭锁　congenital atresia of colon

先天性结核病　congenital tuberculosis

先天性精索鞘膜积液　congenital funicular hydrocele

先天性颈部脊柱裂伴脑积水　congenital cervical spinal cleft with hydrocephalus　[又称]颈段脊柱裂伴有脑积水△

先天性颈部脊柱裂不伴脑积水　congenital cervical spinal cleft with-

out hydrocephalus　[又称]颈段脊柱裂不伴有脑积水△

先天性巨大色素痣　congenital giant nevus　[又称]先天性巨型色素痣△

先天性巨核细胞增生不良　congenital megakaryocyte dysplasia

先天性巨结肠　congenital megacolon

先天性巨脑回　congenital pachygyria　[又称]先天巨脑回△

先天性巨细胞病毒感染　congenital cytomegalovirus infection

先天性空肠闭锁　congenital jejunal atresia

先天性空肠狭窄　congenital jejunum stenosis

先天性髋关节半脱位　congenital subluxation of hip

先天性髋关节脱位　congenital dislocation of hip　[又称]先天性髋关节脱臼△

先天性淋巴水肿　congenital lymphedema

先天性颅骨缺损　congenital defect of skull

先天性颅脊柱裂　congenital craniorachischisis　[又称]颅脊柱裂△

先天性卵巢发育不全　Turner syndrome　[又称]特纳综合征△,先天性卵巢血管畸形△

先天性马蹄内翻足　congenital talipes equinovarus　[又称]内翻足△

先天性梅毒　congenital syphilis　[又称]胎传梅毒△

先天性面瘫　congenital facial paralysis

先天性脑发育不全　congenital atelencephalia,congenital ateloencephalia　[又称]先天性脑细胞发育不全△

先天性脑发育异常　congenital encephalodysplasia

先天性脑积水　congenital hydrocephalus

先天性脑囊肿　congenital perencephaly

先天性脑缺如　congenital brain absence

先天性脑疝　congenital cerebral hernia

先天性脑萎缩　congenital brain atrophy

先天性内耳畸形　congenital inner ear malformation

先天性尿道闭锁　congenital atresia of urethra

先天性疟疾　congenital malaria

先天性疱疹病毒感染　congenital herpesviral infection

先天性葡萄糖醛酸转移酶缺乏症　Crigler-Najjar syndrome　[又称]Crigler-Najjar 综合征△

先天性脐疝　congenital umbilical hernia

先天性气管软化　congenital tracheomalacia

先天性气管食管瘘　congenital tracheoesophageal fistula

先天性气管狭窄　congenital tracheal stenosis

先天性前脑无裂畸形　congenital holoprosencephaly

先天性青光眼　congenital glaucoma

先天性肾病综合征　congenital nephrotic syndrome

先天性肾上腺皮质增生症　congenital adrenal cortical hyperplasia

先天性肾衰竭　congenital renal failure

先天性肾盂积水　congenital hydronephrosis

先天性肾盂输尿管连接部狭窄　congenital ureteropelvic junction stricture

先天性十二指肠闭锁　congenital duodenal atresia　[又称]十二指肠闭锁△

先天性十二指肠狭窄　congenital duodenal stenosis

先天性食管闭锁　congenital esophageal atresia　[又称]食道闭锁△

先天性食管闭锁伴气管食管瘘　congenital esophageal tracheoesophageal fistula　[又称]食管闭锁伴气管食管瘘△

先天性食管裂孔疝　congenital esophageal hiatal hernia

先天性水痘　congenital varicella,chickenpox

先天性头颅畸形伴脑积水　congenital brain malformation with hydrocephalus

先天性透明隔异常　congenital septum pellucidum abnormality　[又称]先天性脑透明隔异常△

先天性外耳畸形　congenital deformity of external ear

先天性外胚层发育不良　congenital ectodermal dysplasia

先天性无虹膜　congenital aniridia　[又称]无虹膜畸形△

先天性无脊髓　congenital amyelia　[又称]无脊髓畸形△

先天性纤维蛋白原缺乏　congenital fibrinogenopenia

先天性小肠闭锁　congenital intestinal atresia　[又称]小肠闭锁△

先天性小肠狭窄　congenital intestinal narrowing

先天性胸部脊柱裂伴脑积水　congenital thoracic spine fissure with

hydrocephalus

先天性腰部脊柱裂伴脑积水　congenital lumbar spine fissure with hydrocephalus

先天性腰部脊柱裂不伴脑积水　congenital lumbar spine fissure without hydrocephalus

先天性腰骶部脊柱裂　congenital lumbosacral spine fissure

先天性硬膜下囊肿　congenital subdural cyst　[又称]硬膜下囊肿△

先天性鱼鳞病　congenital ichthyosis

先天性枕部脑膨出　congenital occipital encephalocele

先天性枕骨裂脑露畸形　congenital iniencephaly

先天性支气管憩室　congenital bronchial diverticulum

先天性支气管软化　congenital bronchomalacia

先天性直肠狭窄　congenital stricture of rectum

先天性中胚叶肾瘤　congenital mesoblastic nephroma

先天性蛛网膜囊肿　congenital arachnoid cyst

先天性椎管积水　congenital hydrorachis

纤维蛋白溶解药中毒　fibrinolytic drug poisoning

纤维蛋白溶解症　fibrinolysis　[又称]纤维蛋白原溶解症△

限制型心肌病　restrictive cardiomyopathy

线粒体病　mitochondriopathy

线粒体肌病　mitochondrial myopathy　[又称]线粒体脑肌病△

腺性膀胱炎　glandular cystitis

消耗性凝血障碍　consumption coagulation disorder

消化道出血　gastrointestinal hemorrhage

小肠重复畸形　duplication of small intestine

小肠炎　enteritis

小儿肠炎　infantile enteritis

小儿肺炎　infantile pneumonia

小耳畸形　microtia

小头畸形　microcephaly　[又称]先天性小头畸形△

小于胎龄儿　small for gestational age infant

哮喘　asthma　[又称]支气管哮喘△,运动性哮喘△

哮喘性支气管肺炎　asthmatic bronchial pneumonia

心包积气　pneumopericardium

心动过速　tachycardia

心功能不全　cardiac insufficiency

心肌炎　myocarditis

心力衰竭　heart failure

心内膜弹力纤维增生症　endocardial fibroelastosis

心内膜炎　endocarditis

心肾衰竭　cardiorenal failure

心室壁瘤　ventricular aneurysm

心脏瓣膜病　valvular heart disease

心脏呼吸衰竭　heart respiratory failure

心脏停搏　cardiac arrest

锌缺乏症　zinc deficiency

新生儿 ABO 溶血性黄疸　neonatal ABO haemolytic jaundice　[又称]新生儿 ABO 血型不合溶血性黄疸△

新生儿 ABO 血型不合溶血病　neonatal ABO blood type incompatibility haemolysis

新生儿 B 族链球菌败血症　neonatal group B streptococcus sepsis　[又称]新生儿 B 族链球菌脓毒血症△

新生儿 B 族链球菌肺炎　neonatal group B streptococcus pneumonia

新生儿 Rh 血型不合溶血病　neonatal Rh blood type incompatibility haemolysis

新生儿 Rh 血型不合性溶血性贫血　neonatal Rh blood type incompatibility haemolytic anaemia

新生儿埃尔布麻痹　neonatal Erb palsy　[又称]新生儿臂丛麻痹(埃尔布型)△

新生儿败血症　neonatal septicemia

新生儿贲门失弛缓　neonatal achalasia of cardia

新生儿贲门松弛　neonatal cardiochalasia

新生儿鼻出血　neonatal epistaxis

新生儿鼻塞　neonatal rhinocleisis

新生儿臂丛神经损伤　neonatal brachia plexus injury

新生儿病毒性肺炎　neonatal virus pneumonia

新生儿病理性黄疸　neonatal pathologic jaundice

新生儿剥脱性皮炎　neonatal exfoliative dermatitis

新生儿插管后声门下狭窄　neonatal subglottic stenosis after intubation

新生儿颤抖　neonatal jitter

新生儿肠穿孔　neonatal intestinal perforation

新生儿肠麻痹　neonatal enteroparalysis

新生儿肠炎　neonatal enteritis

新生儿持续性肺动脉高压　neonatal persistent pulmonary hypertension

新生儿抽搐　neonatal convulsion

新生儿出血病　neonatal haemorrhage disease

新生儿大肠埃希氏菌败血症　neonatal *Escherichia coli* septicaemia　［又称］新生儿大肠杆菌脓毒血症△

新生儿大肠埃希氏菌肺炎　neonatal *Escherichia coli* pneumonia　［又称］新生儿大肠杆菌肺炎△

新生儿大脑缺血　neonatal cerebral ischaemia

新生儿大疱性脓疱病　neonatal impetigo bullosa

新生儿代谢性酸中毒　neonatal metabolic acidosis

新生儿胆红素脑病　neonatal bilirubin encephalopathy

新生儿胆汁浓缩综合征　neonatal inspissated bile syndrome

新生儿胆汁淤积症　neonatal cholestasis

新生儿低蛋白血症　neonatal hypoproteinemia

新生儿低钙血症　neonatal hypocalcaemia

新生儿低钾血症　neonatal hypokalaemia

新生儿低镁血症　neonatal hypomagnesaemia

新生儿低钠血症　neonatal hyponatraemia

新生儿低体温　neonatal hypothermia

新生儿低血糖症　neonatal hypoglycaemia

新生儿低血压　neonatal hypotension

新生儿低氧血症　neonatal hyoxemia

新生儿癫痫　neonatal epilepsy

新生儿癫痫综合征　neonatal epilepsy syndrome

新生儿电解质紊乱　neonatal electrolyte disturbances

新生儿短暂性肠梗阻　neonatal transient ileus

新生儿短暂性代谢紊乱　neonatal transient metabolic disturbance

新生儿短暂性低血糖症　neonatal transient hypoglycaemia

新生儿短暂性高酪氨酸血症　neonatal transient hypertyrosinemia

新生儿短暂性呼吸过速　neonatal transient tachypnea　［又称］新生儿短暂性呼吸急促△

新生儿短暂性甲状腺功能减退症　neonatal transient hypothyroidism　［又称］新生儿短暂性甲状腺功能减退△

新生儿鹅口疮　neonatal thrush

新生儿非感染性腹泻　neonatal noninfectious diarrhea

新生儿肺不张　neonatal atelectasis

新生儿肺出血　neonatal pulmonary hemorrhage

新生儿肺气肿　neonatal emphysema

新生儿肺水肿　neonatal pulmonary oedema

新生儿肺透明膜病　neonatal hyaline membrane disease

新生儿肺炎　neonatal pneumonia

新生儿肺炎(产时感染)　neonatal pneumonia (during delivery infection)

新生儿肺炎(宫内感染)　neonatal pneumonia (intrauterine infection)

新生儿肺炎(生后感染)　neonatal pneumonia (postnatal infection)

新生儿肺炎克雷伯杆菌肺炎　neonatal klebsiellar pneumonia

新生儿腹泻　neonatal diarrhoea

新生儿肝破裂　neonatal hepatorrhexis

新生儿肝炎　neonatal hepatitis

新生儿肝炎综合征　neonatal hepatitis syndrome

新生儿感染　neonatal infection

新生儿感染性乳腺炎　neonatal infective mastitis

新生儿高胆红素血症　neonatal hyperbilirubinemia

新生儿高钾血症　neonatal hyperkalaemia

新生儿高钠血症　neonatal hypernatraemia

新生儿高铁血红蛋白血症　neonatal methemoglobinemia

新生儿高血糖症　neonatal hyperglycemia

新生儿高血压　neonatal hypertension

新生儿膈神经麻痹　neonatal diaphragmatic paralysis

新生儿梗阻性呼吸暂停　neonatal obstructive apnea

新生儿肱骨骨折　neonatal humeral fracture

新生儿佝偻病　neonatal rickets

新生儿股骨骨折　neonatal femoral fracture

新生儿寒冷损伤综合征　neonatal cold injure syndrome (scleredema neonatorum)　［又称］新生儿硬肿症△

新生儿黑粪症　neonatal melaena

新生儿红斑　neonatal erythema

新生儿红细胞增多症　neonatal polycythemia

新生儿喉返神经麻痹　neonatal recurrent laryngeal nerve paralyses

新生儿后颅凹出血　neonatal posterior cranial fossa hemorrhage

新生儿后天性脑室囊肿　neonatal acquired cerebral ventricular cyst

新生儿后天性脑室周围囊肿　neonatal acquired periventricular cyst

新生儿后天性声门下狭窄　neonatal acquired subglottic stenosis

新生儿呼吸窘迫综合征　respiratory distress syndrome of newborn

新生儿呼吸衰竭　neonatal respiratory failure

新生儿呼吸性酸中毒　neonatal respiratory acidosis

新生儿呼吸暂停　neonatal apnea

新生儿化脓性脑膜炎　neonatal purulent meningitis

新生儿坏死性小肠结肠炎　neonatal necrotizing enterocolitis

新生儿黄疸　neonatal jaundice

新生儿挤压综合征　neonatal crush syndrome

新生儿脊髓损伤　neonatal spinal injury

新生儿脊柱骨折　neonatal spine fracture

新生儿脊柱损伤　neonatal spine injury

新生儿甲状旁腺功能减退　neonatal hypoparathyroidism

新生儿甲状腺功能亢进症　neonatal hyperthyroidism

新生儿假单胞菌肺炎　neonatal pseudomonas pneumonia

新生儿结膜出血　neonatal conjunctival hemorrhage

新生儿结膜下出血　neonatal ophthalmecchymosis　［又称］结膜下出血△

新生儿结膜炎　neonatal conjunctivitis

新生儿金黄色葡萄球菌败血症　neonatal staphylococcus aureus septicaemia　［又称］新生儿金黄色葡萄球菌脓毒血症△

新生儿惊厥　neonatal convulsions

新生儿菌血症　neonatal bacteremia

新生儿克隆普克麻痹　neonatal Klumpke's palsy　［又称］产伤致克隆普克麻痹△

新生儿哭闹　neonatal crying

新生儿宽颅缝　neonatal wide cranial sutures

新生儿溃疡性口炎　neonatal ulcerative stomatitis

新生儿阑尾炎　neonatal appendicitis

新生儿狼疮综合征　neonatal lupus syndrome

新生儿泪囊炎　neonatal dacryocystitis

新生儿李斯特菌败血症　neonatal listerial septicaemia

新生儿链球菌败血症　neonatal streptosepticemia

新生儿流感嗜血杆菌肺炎　neonatal haemophilus influenzae pneumonia

新生儿颅骨骨折　neonatal fracture of skull

新生儿颅骨软化　neonatal craniotabes

新生儿颅内出血　intracranial hemorrhage of newborn

新生儿帽状腱膜下血肿　neonatal subgaleal hematoma

新生儿弥散性血管内凝血　neonatal disseminated intravascular coagulation

新生儿泌尿道感染　neonatal urinary tract infection　［又称］新生儿泌尿系统感染，新生儿尿路感染△

新生儿面部损伤　neonatal facial injury

新生儿面神经损伤　neonatal facial nerve injury

新生儿母乳性黄疸　neonatal breast-feeding jaundice

新生儿脑白质软化　neonatal cerebral leukomalacia

新生儿脑白质损伤　neonatal white matter injury

新生儿脑病　neonatal encephalopathy

新生儿脑出血　neonatal cerebral hemorrhage

新生儿脑梗死　neonatal cerebral infarction

新生儿脑脊膜脊髓损伤　neonatal meninges spinal injury
新生儿脑脊膜脑损伤　neonatal meninges brain injury
新生儿脑室内出血　neonatal intraventricular hemorrhage
新生儿脑室内出血（Ⅰ级）　neonatal intraventricular hemorrhage, grade Ⅰ　［又称］新生儿脑室内出血Ⅰ度△
新生儿脑室内出血（Ⅱ级）　neonatal intraventricular hemorrhage, grade Ⅱ　［又称］新生儿脑室内出血Ⅱ度△
新生儿脑室内出血（Ⅲ级）　neonatal intraventricular hemorrhage, grade Ⅲ　［又称］新生儿脑室内出血Ⅲ度△
新生儿脑室内出血（Ⅳ级）　neonatal intraventricular hemorrhage, grade Ⅳ　［又称］新生儿脑室内出血Ⅳ度△
新生儿脑水肿　neonatal cerebral edema
新生儿念菌病　neonatal candidiasis
新生儿念珠菌脓毒症　neonatal candidiasis sepsis　［又称］新生儿念珠菌脓毒血症△
新生儿尿布皮炎　neonatal diaper dermatitis　［又称］新生儿臀部皮炎△,新生儿臀炎△
新生儿尿毒症　neonatal uraemia
新生儿牛乳性低钙血症　neonatal cow's milk hypocalcaemia
新生儿脓疱病　neonatal impetigo herpetifomis　［又称］新生儿脓疱疮△
新生儿脓皮病　neonatal pyoderma
新生儿皮肤出血　neonatal dermatorrhagia
新生儿皮肤感染　neonatal skin infection
新生儿皮肤念珠菌病　neonatal cutaneous candidiasis
新生儿皮肤真菌感染　neonatal fungal infection of skin
新生儿皮下坏疽　neonatal subcutaneous gangrene
新生儿皮下气肿　neonatal subcutaneous emphysema
新生儿皮下脂肪坏死　neonatal subcutaneous fat necrosis
新生儿脾破裂　neonatal splenic rupture
新生儿贫血　neonatal anaemia
新生儿破伤风　tetanus neonatorum
新生儿葡萄球菌败血症　neonatal staphylococcus septicaemia　［又称］新生儿葡萄球菌脓毒血症△
新生儿葡萄球菌肺炎　neonatal staphylococcus pneumonia
新生儿脐带出血　neonatal umbilical haemorrhage
新生儿脐息肉　neonatal umbilical polyp
新生儿脐炎　neonatal omphalitis
新生儿脐周蜂窝织炎　neonatal periumbilical cellulitis
新生儿脐周脓肿　neonatal empyocele
新生儿气胸　neonatal pneumothorax
新生儿轻度低体温　neonatal mild hypothermia
新生儿轻度窒息　neonatal mild asphyxia
新生儿缺氧缺血性脑病　neonatal hypoxic ischaemic encephalopathy
新生儿桡神经麻痹　neonatal musculospiral paralyses
新生儿溶血　neonatal hematolysis
新生儿溶血性黄疸　neonatal haemolytic jaundice
新生儿溶血性贫血　neonatal haemolytic anemia
新生儿乳腺炎　neonatal mastitis
新生儿肾上腺出血　neonatal adrenal haemorrhage
新生儿肾上腺脑白质营养不良　neonatal adrenoleukodystrophy, Addison-Schilder disease
新生儿生理性腹泻　neonatal physiologic diarrhoea
新生儿生理性黄疸　neonatal physiologic jaundice
新生儿失血性贫血　neonatal hemorrhagic anaemia
新生儿湿肺　neonatal wet lung
新生儿室上性心动过速　neonatal supraventricular tachycardia
新生儿室性心动过速　neonatal ventricular tachycardia
新生儿嗜酸性粒细胞增多症　neonatal hypereosinophilic
新生儿手足搐搦　neonatal tetany
新生儿水肿　edema neonatorum
新生儿死亡　neonatal death
新生儿粟粒疹　neonatal milia
新生儿锁骨骨折　neonatal clavicular fracture
新生儿胎粪吸入　neonatal meconium aspiration

新生儿胎粪吸入性肺炎　neonatal meconium aspiration pneumonia
新生儿胎粪吸入综合征　neonatal meconium aspiration syndrome
新生儿糖尿病　neonatal diabetes mellitus
新生儿铜绿假单胞菌败血症　neonatal pseudomonas aeruginosa septicaemia　［又称］新生儿铜绿假单胞菌脓毒血症△
新生儿头颅血肿　neonatal cephalohematoma
新生儿吞咽动作不协调　neonatal swallowing disharmony
新生儿脱水　neonatal dehydration
新生儿脱水热　neonatal dehydration fever
新生儿晚期代谢性酸中毒　neonatal late metabolic acidosis
新生儿维生素K缺乏性出血症　neonatal vitamin K deficiency hemorrhagic disease
新生儿胃肠道出血　neonatal gastrointestinal haemorrhage
新生儿胃肠气胀　neonatal flatulence
新生儿胃穿孔　neonatal gastric perforation
新生儿胃食管反流　neonatal gastroesophageal reflux
新生儿喂养不当　neonatal improper feeding
新生儿喂养不足　neonatal underfeeding
新生儿喂养过量　neonatal overfeeding
新生儿捂热综合征　neonatal muggy syndrome
新生儿吸入性肺炎　neonatal aspiration pneumonia
新生儿吸入综合征　neonatal aspiration syndrome
新生儿细菌性脓毒症　neonatal bacterial sepsis　［又称］新生儿细菌性脓毒血症△
新生儿消化不良　neonatal dyspepsia
新生儿消化性溃疡　neonatal peptic ulcer　［又称］新生儿消化道溃疡△
新生儿小脑出血　neonatal cerebellar hemorrhage
新生儿小脑幕撕裂　neonatal cerebellum tentorium laceration
新生儿小脑损伤　neonatal cerebellar damage
新生儿斜颈　neonatal torticollis
新生儿心包积气　neonatal pneumopericardium
新生儿心包积液　neonatal pericardial effusion
新生儿心肌损害　neonatal myocardial damage
新生儿心肌炎　neonatal myocarditis
新生儿心力衰竭　neonatal cardiac failure
新生儿心律失常　neonatal cardiac dysrhythmia
新生儿心脏生理性杂音　neonatal cardiac physiologic murmur
新生儿休克　neonatal shock
新生儿血小板减少　neonatal thrombocytopenia　［又称］新生儿血小板减少症△
新生儿血小板减少性紫癜　neonatal thrombocytopenic purpura
新生儿荨麻疹　neonatal urticaria
新生儿循环衰竭　neonatal circulatory failure
新生儿咽部损伤　neonatal pharynx injury
新生儿咽下综合征　neonatal swallowing syndrome
新生儿眼炎　neonatal ophthalmia
新生儿厌氧菌败血症　neonatal anaerobe septicaemia　［又称］新生儿厌氧菌脓毒血症△
新生儿羊水吸入　neonatal amniotic fluid aspiration
新生儿羊水吸入性肺炎　neonatal amniotic fluid aspiration pneumonia
新生儿药物戒断综合征　neonatal drug withdrawal syndrome　［又称］新生儿撤药综合征△
新生儿一过性重症肌无力　neonatal transient myasthenia gravis　［又称］短暂性新生儿重症肌无力△
新生儿衣原体肺炎　neonatal chlamydial pneumonia
新生儿衣原体结膜炎　neonatal chlamydial conjunctivitis
新生儿阴道出血　neonatal vaginal haemorrhage
新生儿硬膜下出血　neonatal subdural hemorrhage
新生儿硬皮病　neonatal scleroderma
新生儿幽门痉挛　neonatal pylorospasm
新生儿有机磷中毒（母体影响）　neonatal organophosphorus poisoning (affected by mother)
新生儿原发性肺不张　neonatal primary atelectasis
新生儿暂时性甲状腺功能亢进症　neonatal transitory hyperthyroi-

dism ［又称］新生儿短暂性甲状腺功能亢进症△

新生儿暂时性心肌缺血 neonatal transient myocardial ischaemia ［又称］新生儿短暂性心肌缺血△

新生儿支气管肺发育不良 neonatal bronchopulmonary dysplasia

新生儿支气管肺炎 neonatal bronchopneumonia

新生儿支原体肺炎 neonatal mycoplasma pneumonia

新生儿直肠出血 neonatal rectal haemorrhage

新生儿窒息 neonatal asphyxia

新生儿中毒性红斑 erythema neonatorum toxicum ［又称］新生儿毒性红斑△

新生儿中耳炎 neonatal otitis media

新生儿中枢神经系统损伤 neonatal central nervous system injury

新生儿中性粒细胞减少症 neonatal neutrophilic granulocytopenia

新生儿重度窒息 neonatal severe asphyxia

新生儿周期性呼吸 neonatal periodic breathing

新生儿蛛网膜下腔出血 neonatal subarachnoid hemorrhage

新生儿纵隔气肿 neonatal pneumomediastinum

新型隐球菌肺炎 cryptococcus neoformans pneumonia

新型隐球菌脑膜炎 cryptococcus neoformans meningitis

胸膜纤维样增生 pleural fibrous hyperplasia

胸膜炎伴积液 pleurisy with effusion

胸膜粘连 pleural adhesion

胸腔积液 pleural effusion

休克 shock

血管紧张素受体抑制剂中毒 angiotensin receptor inhibitor poisoning

血管瘤 hemangioma

血红蛋白病 hemoglobinopathy

血小板减少性紫癜 thrombocytopenic purpura

血性胸水 hemothorax

荨麻疹型药疹 urticarial drug eruption

芽生菌病 blastomycosis

亚急性肝衰竭 subacute liver failure

亚急性肝炎 subacute hepatitis

亚急性感染性心内膜炎 subacute infective endocarditis

亚急性坏死性淋巴结炎 subacute necrotic lymphadenitis

亚急性细菌性心内膜炎 subacute bacterial endocarditis

亚急性硬化性全脑炎 subacute sclerosing panencephalitis

亚急性重型病毒性肝炎 subacute severe viral hepatitis

咽侧壁炎性肿物 pharynx lateral wall inflammatory mass ［又称］咽旁间隙肿物△

咽后和咽旁脓肿 retropharyngeal and parapharyngeal abscess

咽后脓肿 retropharyngeal abscess ［又称］咽后壁脓肿△

咽旁脓肿 parapharyngeal abscess

严重 β 型地中海贫血 severe β-thalassaemia

药物性非自身免疫性溶血性贫血 drug-induced non-autoimmune haemolytic anaemia

药物性肝损害 drug-induced liver injury ［又称］急性药物性肝损伤△

药物性肝炎 drug-induced hepatitis

药物性肝炎伴胆汁淤积 drug-induced hepatitis with cholestasis

药物性肝硬化 drug-induced hepatic cirrhosis

药物性红斑 drug-induced erythema

药物性急性肝衰竭 drug-induced acute hepatic failure ［又称］药物性肝损伤伴急性肝衰竭△

药物性急性胰腺炎 drug-induced acute pancreatitis ［又称］药源性急性胰腺炎△

药物性慢性肝衰竭 drug-induced chronic hepatic failure

药物性酶缺乏性贫血 drug-induced enzyme defect anemia ［又称］药物诱导性酶缺乏性贫血△

药物性皮炎 drug eruption ［又称］药疹△

药物性亚急性肝衰竭 drug-induced subacute hepatic failure ［又称］药物性肝病伴亚急性肝衰竭△

药物中毒 drug poisoning

液气胸 hydropneumothorax

腋脓肿 axillary abscess

腋下急性淋巴结炎 axillary acute lymphadenitis

衣原体肺炎 chlamydia pneumonia

衣原体感染 chlamydia infection

衣原体结膜炎 chlamydial conjunctivitis

医源性新生儿低血糖症 iatrogenic neonatal hypoglycaemia

胰岛素分泌过多伴低血糖性昏迷 excessive insulin secretion with hypoglycemic coma

遗传性胎儿血红蛋白持续存在症 hereditary persistence of fetal haemoglobin ［又称］遗传性胎儿血红蛋白持续存在综合征△

已知病毒的伴胸腔积液性流行性感冒 influenza with pleural effusion caused by known virus

已知病毒的喉炎性流行性感冒 influenza with laryngitis caused by known virus

已知病毒的急性上呼吸道感染性流行性感冒 influenza with acute upper respiratory infection caused by known virus

已知病毒的流行性感冒 influenza caused by known virus

已知病毒的咽炎性流行性感冒 influenza with pharyngitis caused by known virus

异位肾 ectopic kidney

隐睾 cryptorchidism ［又称］隐睾症△

隐球菌病 cryptococcosis

隐球菌性脑炎 cryptococcal encephalitis ［又称］隐球菌脑炎△

婴儿肠炎 infantile enteritis

婴儿持续性高胰岛素血症性低血糖 infantile persistent hypoglycemia caused by hyperinsulinemia

婴儿喘息性支气管肺炎 infantile asthmatic bronchopneumonia

婴儿腹泻 infantile diarrhea

婴儿肝炎综合征 infantile hepatitis syndrome

婴儿骨皮质增生症 infantile cortical hyperostosis ［又称］卡费综合征△

婴儿支气管肺炎 infantile bronchopneumonia

营养不良 malnutrition

蝇疫霉病 entomophthoromycosis ［又称］虫霉病△

应激性胃溃疡 gastric stress ulceration

硬化性胆管炎 sclerosing cholangitis

硬脊膜外脓肿 spinal epidural abscess

硬脊膜外肉芽肿 spinal epidural granuloma

硬脊膜下脓肿 spinal subdural abscess

硬脊膜下肉芽肿 spinal subdural granuloma

硬膜外脓肿 extradural abscess

硬膜下积液 subdural effusion ［又称］硬脑膜下积液△

硬膜下脓肿 subdural abscess

硬膜下炎性肉芽肿 subdural inflammatory granuloma ［又称］硬膜下肉芽肿△

幽门痉挛 pylorospasm

右室室性心动过速 right ventricular tachycardia

幼儿急疹 exanthema subitum ［又称］婴儿玫瑰疹△，Ⅵ型疱疹病毒疹△

淤积性胆管炎 cholestasis cholangitis

预激综合征 preexcitation syndrome ［又称］沃 - 帕 - 怀综合征△

原发性腹膜炎 primary peritonitis

原发性甲状旁腺功能减退 primary hypoparathyroidism ［又称］甲状旁腺功能减退症△

在医院内出生的单胎活产婴儿 single live birth infant born in hospital

在医院内出生的多胎活产婴儿 multiplets live birth infant born in hospital

在医院内出生的双胎活产婴儿 twins live birth infant born in hospital

在医院外出生的单胎活产婴儿 single live birth infant born outside hospital

在医院外出生的多胎活产婴儿 multiplets live birth born infant outside hospital

在医院外出生的双胎活产婴儿 twins live birth born infant outside hospital

早产儿 preterm infant

早产儿（孕期等于或大于 28 整周，但小于 32 整周） preterm infant ≥ 28w,<32w

早产儿(孕期等于或大于32整周,但小于37整周)　preterm infant ≥ 32w,<37w

早产儿代谢性骨病　metabolic bone disease of prematurity

早产儿呼吸暂停　apnea of prematurity

早产儿脑白质损伤　white matter damage of prematurity

早产儿贫血　anemia of prematurity

早产儿视网膜病　retinopathy of prematurity

早发性肌阵挛脑病　early myoclonic encephalopathy

早期婴儿癫痫性脑病伴暴发抑制　early infantile epileptic encephalopathy with outbreak suppression　[又称]大田原综合征△

增生性软骨营养障碍　hyperplastic chondrodystrophy

招风耳　lop ear　[又称]垂耳

折返性室性心律失常　re-entrant ventricular arrhythmia

阵发性寒冷性血红蛋白尿　paroxysmal cold hemoglobinuria　[又称]阵发性冷性血红蛋白尿症△

阵发性室上性心动过速　paroxysmal supraventricular tachycardia

阵发性室性心动过速　paroxysmal ventricular tachycardia

支气管胆管瘘　bronchobiliary fistula　[又称]纵隔支气管瘘△,胆管瘘△,胆管十二指肠瘘△

支气管肺发育不良　broncho-pulmonary dysplasia

支气管肺炎　bronchopneumonia

支气管瘘　bronchial fistula

支气管-胃-结肠瘘　bronchial-gastric-colon fistula

支气管胃瘘　bronchial gastric fistula

支气管哮喘　bronchial asthma

支气管胸膜瘘　bronchopleural fistula

支原体肺炎　mycoplasma pneumonia　[又称]支原体性肺炎△,肺炎支原体肺炎△

支原体感染　mycoplasma infection

脂溢性皮炎　seborrheic dermatitis

蜘蛛指(趾)样综合征　dolichostenomelia　[又称]先天性挛缩性蜘蛛样指综合征△

直肠重复畸形　duplication of rectum

直肠膀胱阴道瘘　recto-vesico-vaginal fistula　[又称]膀胱、尿道直肠瘘△

致死性侏儒症　thanatophoric dwarfism

中度蛋白质-热能营养不良　moderate protein energy malnutrition　[又称]中度蛋白质-能量营养不良△

中度营养不良　moderate malnutrition　[又称]营养不良(中度)△

中耳畸形　congenital middle ear deformity　[又称]先天性中耳畸形△

中间型地中海贫血　thalassemia intermedia

中枢性尿崩症　central diabetes insipidus

中央轴空病　central core disease

肿瘤破裂出血　tumor rupture hemorrhage

中毒性腹泻　toxic diarrhea

中毒性肝病　toxic liver disease　[又称]中毒性肝损伤△

中毒性肝病伴胆汁淤积　toxic hepatopathy with cholestasis　[又称]中毒性肝损伤淤胆型△

中毒性肝病伴肝衰竭　toxic hepatopathy with hepatic failure　[又称]中毒性肝损伤伴肝衰竭△

中毒性肝炎　toxic hepatitis

中毒性红斑　toxic erythema　[又称]毒性红斑△

中毒性脑病　toxic encephalopathy

重度蛋白质-热能营养不良　severe protein energy malnutrition

重型地中海贫血　thalassemia major

重型麻疹　severe measles

周围动脉栓塞　peripheral arterial embolism　[又称]动脉栓塞△

周围循环衰竭　failure of peripheral circulation　[又称]循环衰竭△

主动脉缩窄　coarctation of aorta

纵隔脓肿　mediastinal abscess

纵隔气肿　mediastinal emphysema

足月小样儿　small for term infant

左心室衰竭　left ventricular failure　[又称]左心衰竭△

左心衰竭合并急性肺水肿　left heart failure with acute pulmonary oedema

25.2　症状体征名词

便血　hemafecia

蛋白尿　albuminuria

低体温　hypothermia

多尿　polyuria

腹水　ascites

肝脾大　hepatosplenomegaly

黑便　melena　[又称]黑粪△

呼吸困难　dyspnea

呼吸暂停　apnea

黄疸　jaundice

肌张力低下　hypotonia

惊厥　convulsion

呕血　haematemesis

乳糜性渗出　chylous effusion

少尿　oliguria

水肿　edema

新生儿便秘　neonatal constipation

新生儿便血　neonatal hematochezia

新生儿发热　neonatal fever

新生儿腹胀　neonatal abdominal distention

新生儿昏迷　neonatal coma

新生儿进食缓慢　neonatal slow feeding

新生儿母乳喂养困难　neonatal difficulty in breast feeding

新生儿呕吐　neonatal vomiting

新生儿青紫　neonatal cyanosis

血尿　hematuria

意识障碍　disturbance of consciousness

瘀斑　ecchymoses

25.3　手术操作名词

侧脑室穿刺　lateral ventricle puncture
常频通气　normal frequency ventilation
导尿　catheterization
腹膜透析　peritoneal dialysis
腹腔穿刺　abdominocentesis
高频通气　high frequency ventilation
骨髓穿刺　bone marrow aspiration
灌肠　enema
光照治疗　phototherapy　［又称］光疗法△
换血疗法　exchange transfusion
机械通气　mechanical ventilation
经外周中心静脉置管　peripherally inserted central catheter
脐动脉置管　umbilical artery catheterization
脐静脉置管　umbilical vein catheterization
气管插管　trachea cannula
肾组织穿刺　nephrocentesis

输血　blood transfusion
体外膜肺　extracorporeal membrane oxygenation，ECMO
胃肠减压　gastrointestinal decompression
无创通气　noninvasive ventilation
洗胃　gastric lavage
消化道造影　digestive tract radiography
心包穿刺　pericardiocentesis
心肺复苏　cardio-pulmonary resuscitation
新生儿复苏　neonatal resuscitation
胸腔闭式引流　closed thoracic drainage
胸腔穿刺　thoracentesis
血浆置换　plasmapheresis
血液滤过　hemofiltration
亚低温治疗　therapeutic hypothermia
腰椎穿刺　lumbar puncture
硬膜下穿刺　subdural puncture

25.4　临床检查名词

B 型超声　B-mode ultrasonography
超声心动图　ultrasonic cardiogram
磁共振成像　magnetic resonance imaging
计算机断层扫描（CT）　computed tomography scan
螺旋 CT　spiral computed tomography scan
脑电图　electroencephalogram
脑干听觉诱发电位　brainstem auditory evoked potential，BAEP
听力筛查　hearing screening

胃食管 pH 监测　gastroesophageal pH monitoring
心电图　electrocardiogram
新生儿行为检查　neonatal behavioral examination
胸片　chest X-ray
眼底筛查　retinal screening
振幅整合脑电图　amplitude integration electroencephalogram
支气管镜　bronchoscopy
支气管三维重建　bronchial 3D reconstruction

26. 皮肤科

26.1 疾病诊断名词

13q 部分三体(q21-q)综合征　13q partial trisomy(q21-q)syndrome

13- 三体综合征　trisomy 13 syndrome,Bartholin-Patau syndrome　[又称]帕套综合征△

17 环状染色体综合征　ring chromosome 17 syndrome　[又称]环状染色体 17△

18p 部分单体综合征　18p partial monomer syndrome

18 号染色体长臂缺失综合征　chromosome 18 long arm deletion syndrome

18- 三体综合征　trisomy 18 syndrome,Edwards syndrome　[又称]爱德华综合征△

1q 部分三体综合征　1q partial trisomy syndrome

20 甲营养不良　20 nail dystrophy　[又称]甲营养不良△

21- 三体综合征　trisomy 21 syndrome　[又称]唐恩综合征△,唐氏综合征△

22q 部分缺失综合征　22q partial deletion syndrome

22- 三体综合征　trisomy 22 syndrome

47 XYY 核型综合征　47 XYY syndrome　[又称]47,XYY 综合征△

4p- 综合征　4p-syndrome,Wolfram syndrome　[又称]4p-Wolf-Hirschhor 综合征△

4 号染色体短臂缺乏综合征　Wolf-Hirschhorn syndrome　[又称]Wolf-Hirschhorn 综合征△

Ⅰ度腐蚀伤　Ⅰ degree corrosive burn

Ⅰ度烧伤　Ⅰ degree burn

Ⅰ度压疮　Ⅰ degree of pressure sore　[又称]Ⅰ度褥疮△

Ⅰ型麻风反应　Ⅰ type leprosy reaction

Ⅱ度压疮　Ⅱ degree of pressure sore　[又称]Ⅱ度褥疮△

Ⅱ型麻风反应　Ⅱ type leprosy reaction

Ⅲ度压疮　Ⅲ degree of pressure sore　[又称]Ⅲ度褥疮△

Ⅳ度压疮　Ⅳ degree of pressure sore　[又称]Ⅳ度褥疮△

Ⅵ型疱疹病毒疹　type Ⅵ herpes virus eruption,type Ⅵ herpes simplex virus rash

Ⅶ型疱疹病毒疹　type Ⅶ herpes virus eruption,type Ⅶ herpes simplex virus rash

Ⅷ型疱疹病毒疹　type Ⅷ herpes virus eruption,type Ⅷ herpes simplex virus rash

ACEI 所致血管性水肿　angioedema caused by ACEI

ADULT 综合征　acro-dermato-ungual-lacrimal-tooth syndrome

AEC 综合征　ankyloblepharon,ectodermal defect,cleft of lip and palate syndrome

B 病毒病　B virus disease

B 组链球菌感染　group B streptococcus infection

C2 缺陷　C2 deficiency

C3 缺陷　C3 deficiency

C4 缺陷　C4 deficiency

C5/C6/C7/C8/C9 缺陷　C5/C6/C7/C8/C9 deficiency

Carvajal-Huerta 综合征　Carvajal-Huerta syndrome

CHAND 综合征　CHAND syndrome　[又称]Chandler 综合征△

CHILD 痣　CHILD mole

CHILD 综合征　CHILD syndrome

Clutton 关节肿　Clutton arthrocele

CREST 综合征　CREST syndrome

DF-2 败血症皮肤表现　cutaneous manifestation of DF-2 septicemia

DOOR 综合征　DOOR syndrome

EB 病毒感染　EBV infection

IgA 天疱疮　IgA pemphigus

JK 组棒状杆菌脓毒病　group JK corynebacteria sepsis

Kikuchi 坏死性组织细胞淋巴结炎　Kikuchi histiocytic necrotizing lymphadenitis　[又称]Kikuchi-Fujimoto 病△

LEOPARD 综合征　LEOPARD syndrome

Lipschütz 溃疡　Lipschütz ulcer

Lucio 麻风　Lucio leprosy

Mary Joseph 小结节　sister Mary Joseph nodule

MIDAS 综合征　MIDAS syndrome

MULIBREY 侏儒综合征　MULIBREY Laron syndrome

PAPA 综合征　pyogenic arthritis-pyoderma gangrenosum-acne syndrome　[又称]痤疮综合征△

POEMS 综合征　POEMS syndrome

PUVA 黑子　PUVA lentigines

Q 热　Q fever

SAPHO 综合征　synovitis-acne-pustulosis-hyperostosis-osteomyelitis syndrome,SAPHO syndrome

TAR 综合征　TAR syndrome

X 连锁无丙种球蛋白血症　X-linked agammaglobulinemia

X 连锁鱼鳞病　X-linked ichthyosis　[又称]X 连锁鱼鳞病综合征△

α₁- 抗胰蛋白酶缺陷性脂膜炎　α₁-antitrypsin-deficiency panniculitis

阿拉杰里综合征　Ala Jerry syndrome

阿利什菌病　allescheria disease　[又称]阿利什利菌病△

阿米巴溃疡　amebic ulcer

阿米巴肉芽肿　amebic granuloma

阿米巴性龟头炎　amebic balanitis

阿米巴性阴道炎　amebic vaginitis

阿米斯脆发综合征　Amish's brittle-hair syndrome

阿斯切尔综合征　Ascher syndrome

埃博拉病毒病　Ebola virus disease

埃可病毒疹　ECHO virus eruption

埃利斯 - 范可勒韦德综合征　Ellis-van Creveld syndrome

埃利希病　ehrlichiosis　[又称]埃立克体病△

矮妖精貌样综合征　leprechaunism　[又称]矮妖精貌综合征△

艾斯科格综合征　Aarskog syndrome

艾滋病　acquired immune deficiency syndrome,AIDS

艾滋病痴呆综合征　AIDS dementia syndrome　[又称]HIV 相关性痴呆△

艾滋病相关型卡波西肉瘤　AIDS associated Kaposi sarcoma　[又称]人类免疫缺陷病毒病引起的卡波西肉瘤△

安多格斯综合征　Andogsky syndrome

暗色丝孢霉病　phaeohyphomycosis

奥罗亚热　Oroya fever

奥姆斯特德综合征　Olmsted syndrome

巴尔通体病　bartonellosis

巴格克斯综合征　Bagex syndrome

巴拉那硬皮综合征　Parana hard-skin syndrome

巴西天疱疮　Brazilian pemphigus

白癜风　vitiligo

白痱　miliaria crystallina　［又称］晶形粟粒疹△

白喉疫苗接种反应　vaccine reaction of diphtheria vaccine

白化病　albinism

白甲　leukonychia

白睫毛　white eyelashes

白蛉叮咬　phlebotomus bite

白蛉热　sandfly fever

白眉毛　white eyebrows

白塞综合征　Behcet's disease　［又称］白塞病△, Behcet 病△

白色海绵状痣　white sponge nevus

白色糠疹　pityriasis alba, pityriasis simplex　［又称］单纯糠疹△

白色纤维性丘疹病　white fibrous papulosis

白细胞黏附分子缺乏症　leucocyte adhesion molecule deficiency

白癣　tinea alba

斑驳病　piebaldism

斑块型副银屑病　parapsoriasis enplaques　［又称］斑状副银屑病△, 斑片型副银屑病△

斑块状硬斑病　morphea enplaque　［又称］局限性硬皮病△

斑马样过度色素沉着　zebra like excessive pigmentation

斑蝥黄沉着　canthaxanthin

斑秃　alopecia areata

斑秃后白斑　alopecia areata leukoplakia

斑疹伤寒　typhus fever

斑痣　nevus spilus

斑痣性错构瘤病　phacomatosis

斑状淀粉样变性　macular amyloidosis　［又称］斑疹性淀粉样变性△

斑状萎缩　atrophia maculosa　［又称］皮肤痘疮样斑状萎缩△

瘢痕　scar

瘢痕疙瘩　keloid

瘢痕疙瘩性痤疮　acne keloidalis　［又称］瘢痕性痤疮△

瘢痕性基底细胞癌　cicatricial basal cell carcinoma

瘢痕性交界型大疱性表皮松解症　cicatricial junctional epidermolysis bullosa

瘢痕性类天疱疮　cicatricial pemphigoid　［又称］良性黏膜类天疱疮△

瘢痕性脱发　cicatricial alopecia　［又称］瘢痕性毛发缺失△

板层状鱼鳞病　lamella ichthyosis

半桥粒大疱性表皮松解症　hemidesmosome epidermolysis bullosa

包皮龟头炎　balanoposthitis　［又称］龟头包皮炎△

孢子丝菌病　sporotrichosis

薄甲　thin nail

豹斑状白癜风　leopard vitiligo

鲍恩病　Bowen disease

鲍恩样丘疹病　bowenoid papulosis

暴发性痤疮　acne fulminans

暴发性紫癜　purpura fulminans

贝壳甲综合征　shell nail syndrome

贝 - 维综合征　Beckwith-Wiedemann syndrome　［又称］Beckwith-Wiedemann 综合征△

贝赞克斯综合征　Bazex syndrome

背部感染性窦道　back infective sinus

背部脓肿　back abscess

苯丙酮尿症　phenylketonuria

鼻、眼眶曲霉病　nasal and orbital aspergillosis

鼻孢子菌病　rhinosporidiosis

鼻横沟　transverse nasal groove

鼻红粒病　granulosis rubra nasi

鼻疽　malleus

鼻毛假性毛囊炎　pseudofolliculitis vibrissa

鼻神经胶质瘤　nasal glioma

鼻咽蝇蛆病　nasopharyngeal myiasis

鼻硬结病　rhinoscleroma

鼻赘　pachydermatosis

必需脂肪酸缺乏症　essential fatty acid deficiency

闭塞性干燥性龟头炎　balanitis xerotica obliterans　［又称］干燥闭塞性龟头炎△

边缘性红斑　erythema marginatum

扁平黄瘤　xanthoma planum　［又称］扁平黄色瘤△

扁平甲　platonychia

扁平苔藓　lichen planus

扁平苔藓 - 红斑狼疮重叠综合征　lichen planus-lupus erythematosus overlap syndrome

扁平苔藓样角化病　lichen planus like keratosis　［又称］慢性苔藓样角化病△

扁平苔藓样皮肤念珠菌病　lichen planus like cutaneous candidiasis

扁平疣　verruca planae

变形综合征　Proteus syndrome　［又称］普罗蒂斯综合征△

变异性卟啉病　variegate porphyria　［又称］血紫质症△

变异性红斑角化病　variable erythrokeratoderma

变异性掌跖角化病　variable palmoplantar keratoderma

变应性接触性唇炎　allergic contact cheilitis　［又称］超敏反应性唇炎△

变应性皮肤血管炎　allergic cutaneous vasculitis　［又称］皮肤变应性血管炎△

变应性肉芽肿病　allergic granulomatosis　［又称］变应性肉芽肿 (CSS 综合征)△

变应性血管炎　hypersensitivity angiitis

变应性荨麻疹　allergic urticaria　［又称］荨麻疹△, 变态反应性△

表皮剥脱性痤疮　excoriated acne

表皮囊肿　epidermal cyst　［又称］表皮样囊肿△

表皮内上皮瘤　intra epidermal epithelioma

表皮内嗜中性 IgA 皮病　intraepidermal neutrophilic IgA dermatosis

表皮松解性棘皮病　epidermolytic acanthoma

表皮松解性角化过度症　epidermolytic hyperkeratosis, ELHK

表皮松解性角化过度型鱼鳞病　epidermolytic hyperkeratotic ichthyosis　［又称］表皮溶解性鱼鳞病△

表皮痣综合征　epidermal nevus syndrome

丙酮刺激性接触性皮炎　irritant contact dermatitis due to acetone　［又称］刺激性接触性皮炎(丙酮引起)△

病毒感染性皮肤病　virus infectious dermatosis

病毒性出血热　viral hemorrhagic fever

病毒性疣　viral wart

病毒疹　viral exanthem

病理性髓性多汗症　pathological myeloid hyperhidrosis

波士顿疹病　Boston exanthem disease

波伊茨 - 耶格综合征　Peutz-Jeghers syndrome

玻利维亚出血热　Bolivian hemorrhagic fever　［曾称］马丘波出血热 *

剥脱性唇炎　exfoliative cheilitis

剥脱性角质松解症　exfoliative keratolysis

剥脱性皮炎　exfoliative dermatitis

播散性孢子丝菌病　disseminated sporotrichosis

播散性单纯疱疹　disseminated herpes simplex　［又称］系统性单纯疱疹△

播散性豆状皮肤纤维瘤病　dermatofibrosis lenticularis disseminata

播散性复发性漏斗部毛囊炎　disseminate and recurrent infundibulo-folliculitis, DRIF

播散性汗孔角化病　disseminated porokeratosis　［又称］播散性浅表性光化性汗孔角化症△

播散性淋球菌感染　disseminated gonococcal infection

播散性毛霉病　disseminated mucormycosis

播散性念珠菌病　disseminated candidiasis

播散性盘状红斑狼疮　disseminated discoid lupus erythematosus

播散性浅表光线性汗孔角化病　disseminated superficial actinic porokeratosis
播散性球孢子菌病　disseminated coccidioidomycosis
播散性粟粒性皮肤结核　tuberculosis cutis miliaris disseminata
播散性掌跖角化病伴角膜营养不良　disseminated palmoplantar keratoderma with corneal dystrophy
播散性脂质肉芽肿病　disseminated lipogranulomatosis
播散性组织胞质菌病　disseminated histoplasmosis
伯里奥 - 伯里尔综合征　Bureau-Barrière syndrome
伯特 - 霍格 - 杜布综合征　Birt-Hogg-Dube syndrome　［又称］Birt-Hogg-Dube 综合征△
博氏线　Beau lines
卟啉病　porphyria
补体缺陷综合征　complement deficiency syndrome
不典型细胞性蓝痣　atypical cellular blue nevus
不全性带状疱疹　incomplete herpes zoster　［又称］顿挫性带状疱疹△
布克综合征　Böök syndrome
布朗 - 法尔科 - 马杰斯库综合征　Braun-Falco-Margescu syndrome
布劳尔综合征　Brauer syndrome　［又称］Blauer 综合征△
布卢姆综合征　Bloom syndrome　［又称］Bloom 综合征△
布鲁菌病　brucellosis
部分白化病　partial albinism
部分白化病免疫缺陷综合征　partial albinism immunodeficiency syndrome
擦烂性念珠菌病　intertriginous candidiasis
擦伤　abrasion
残毁型关节病型银屑病　mutilans arthritic psoriasis
藏毛囊肿　pilonidal cyst
糙皮病　pellagra　［又称］陪粒格 / 烟酸缺乏△
茶毛虫皮炎　euproctis pseudoconspersa dermatitis
肠病性肢端皮炎　acrodermatitis enteropathica
常染色体显性型少汗性外胚层发育不良　anhidrotic ectodermal dysplasia-autosomal dominant type
常染色体显性转移性角化病　autosomal dominant metastatic keratosis
常染色体隐性型少汗性外胚层发育不良　anhidrotic ectodermal dysplasia-autosomal recessive type
成骨不全　osteogenesis imperfecta
成年型斯蒂尔病　adult-onset Still disease　［又称］成人 Still 病△
成年型皮肌炎　adult dermatomyositis
成人水痘　adult varicella
成人型泛发性肥大细胞增多症　adult generalized mastocytosis
成人型线状 IgA 大疱性皮病　adult linear IgA bullous dermatosis
成人早老症　adult progeria
成纤维细胞性风湿病　fibroblastic rheumatism
迟发性皮肤卟啉病　porphyria cutanea tarda　［又称］迟发性皮肤型卟啉病△
持久性豆状角化过度病　hyperkeratosis lenticularis perstans　［又称］持久性豆状角化过度症△
持久性发疹性斑疹性毛细血管扩张症　persistent eruptive macular telangiectasia　［又称］持久性发疹性斑状毛细血管扩张症△
持久性光反应　persistent light reaction
持久性隆起性红斑　erythema elevatum diutinum
持久性色素异常性红斑　erythema dyschromicum perstans
冲浪运动员结节　surfer's knot
虫蚀状痤疮　acne vermoulante
虫咬皮炎　insect bite dermatitis
重叠综合征　overlap syndrome
重叠综合征中的皮肌炎　dermatomyositis in overlap syndrome
臭虫叮咬　bedbug bite
臭汗恐怖　bromhidrosiphobia
臭汗症　bromhidrosis
出血性带状疱疹　zoster hemorrhagic herpes zoster
出血性水痘　hemorrhagic varicella
杵状甲　hippocratic nail
杵状指　acropachia　［又称］先天性杵状指△

穿通性环状肉芽肿　perforating granuloma annulare　［又称］穿通性环形肉芽肿△
穿通性毛囊炎　perforating folliculitis
传染性单核细胞增多症　infectious mononucleosis　［又称］腺性热，传染性单核细胞增多综合征△
传染性红斑　erythema infectiosum
传染性毛囊角化病　keratosis follicularis contagiosa
传染性皮炎　contagious dermatitis　［又称］传染性湿疹样皮炎△
传染性软疣　molluscum contagiosum
传染性湿疹样皮炎　infectious eczematoid dermatitis
传染性水疱病　infectious vesicular disease
创伤性神经瘤　traumatic neuroma
创伤性窒息　traumatic asphyxia　［又称］外伤性窒息△
吹号手疣　trumpeter's wart
吹口哨面容综合征　whistling face syndrome　［又称］唇红口哨畸形△
垂体梅毒　pituitary syphilis
唇表皮化　epidermidalization of the lip
唇单纯疱疹　herpes simplex labialis
唇炎　cheilitis
醇类刺激性接触性皮炎　irritant contact dermatitis due to alcohols
刺胞皮炎　nematocyst dermatitis
刺激性接触性皮炎　irritant contact dermatitis　［又称］刺激性皮炎△
丛状神经瘤　plexiform neuroma
丛状神经纤维瘤　plexiform neurofibroma
丛状血管瘤　plexiform hemangioma
醋酸钙不动杆菌感染　acinetobacter calcoaceticus infection
脆发症　trichorrhexis
痤疮　acne
痤疮样皮疹　acneiform rash
痤疮样药疹　acneiform eruption
打猎反应　hunting reaction
大斑块副银屑病　large-plaque parapsoriasis
大汗腺癌　apocrine carcinoma
大汗腺汗孔瘤　apocrine poroma
大汗腺囊腺瘤　apocrine cystadenoma
大汗腺痣　apocrine nevus
大疱性扁平苔藓　bullous lichen planus
大疱性表皮松解坏死型药疹　epidermolysis bullosa type drug eruption
大疱性表皮松解症　epidermolysis bullosa
大疱性带状疱疹　bullous zoster
大疱性淀粉样变病　bullous amyloidosis
大疱性红斑狼疮　bullous lupus erythematosus，BLE
大疱性类天疱疮　bullous pemphigoid
大疱性水痘　bullous varicella
大疱性硬斑病　bullous morphea
大疱性鱼鳞病样红皮病　bullous ichthyosiform erythroderma　［又称］先天性大疱性鱼鳞病样红皮病△，表皮松解性角化过度症△
大细胞棘皮瘤　large cell acanthoma
呆小病　cretinism　［又称］克汀病△，呆小症△
代偿性多汗症　compensatory hyperhidrosis
带状疱疹　herpes zoster
带状疱疹后膝状神经节炎　postherpetic geniculate ganglionitis
带状疱疹后坐骨神经痛　postherpetic sciatica　［又称］带状疱疹性坐骨神经痛△
带状疱疹性多发性颅神经麻痹　herpes zoster multiple cranial nerve palsy
带状疱疹性角膜结膜炎　herpes zoster keratoconjunctivitis
带状疱疹性角膜炎　herpes zoster keratitis
带状疱疹性脑膜脑炎　herpes zoster meningoencephalitis　［又称］带状疱疹脑膜炎△
带状疱疹性脑膜炎　herpes zoster meningitis
带状疱疹性神经根脊髓炎　herpes zoster nerve root myelitis　［又称］带状疱疹神经根脊髓炎△
带状疱疹性神经根炎　herpes zoster radiculitis
带状疱疹性眼炎　herpes zoster ophthalmitis

带状疱疹性运动性麻痹　herpes zoster motor paralysis

带状银屑病　psoriasis zosteriformis

丹毒　erysipelas

丹毒样癌　carcinoma erysipeloides

丹毒样红斑　erysipelas-like erythema

单侧痣样毛细血管扩张　unilateral nevoid telangiectasia

单纯疱疹　herpes simplex

单纯型大疱性表皮松解症　epidermolysis bullosa simplex

单纯型大疱性表皮松解症伴肌营养不良　epidermolysis bullosa simplex disease accompanied with muscular dystrophy

单纯型大疱性表皮松解症伴晚发肌营养不良　epidermolysis bullosa simplex disease accompanied with late onset muscular dystrophy

单纯性汗腺棘皮瘤　hidroacanthoma simplex

单纯性回状红斑　erythema simplex gyratum

单纯性疱疹合并眼部并发症　herpes simplex associated with ocular complication

单纯性痒疹　prurigo simplex

单纯性原发性 IgM 缺陷病　isolated primary IgM deficiency

单纯性紫癜　purpura simplex

单发性神经纤维瘤　solitary neurofibroma

单发性外毛根鞘瘤　solitary tricholemmoma

单克隆丙球蛋白病　monoclonal gammopathy

胆碱能性荨麻疹　cholinergic urticaria　［又称］运动性荨麻疹△

胆汁淤积性瘙痒　pruritus of cholestasis

蛋白酶抑制剂相关性脂肪营养不良　lipodystrophy associated with protease inhibitor

蛋白质能量营养不良　protein malnutrition　［又称］蛋白质营养不良△ ［曾称］低蛋白性营养不良 *

灯芯绒样红斑角化病　corduroy like erythema keratosis

登革热　dengue fever

低钙血症　hypocalcemia

滴虫病　trichomoniasis　［又称］毛滴虫病△

滴虫性尿道炎　trichomonal urethritis　［又称］毛滴虫性尿道炎△

滴虫性前列腺炎　trichomonal prostatitis

滴状银屑病　psoriasis guttata　［又称］点滴型银屑病△

迪格奥尔格综合征　Di-George syndrome　［又称］Di-George 综合征△

地方性斑疹伤寒　endemic typhus

地霉病　geotrichosis

地图舌　geographic tongue　［又称］地图样舌△

地图状银屑病　psoriasis geographica

地中海热　mediterranean fever

第八脑神经内耳梅毒　eighth cranial nerve inner ear syphilis

蒂策综合征　Tietze syndrome　［又称］Tietz 综合征△

点状白甲　leukonychia punctata

点状汗孔角化病　punctate porokeratosis

点状掌跖角化病　keratosis punctata palmoplantaris　［又称］点状掌跖角化病△

电击伤　electric burn　［又称］电损伤△，电接触烧伤△，电弧烧伤△

淀粉肉芽肿　starch granuloma

叠加发育畸形伴先天性皮肤缺乏　superimposable malformation combined with congenital skin defect

叠瓦癣　tinea imbricata

盯聍腺肿瘤　ceruminal gland neoplasm，cerumen gland tumor

顶孢霉病　acremonosis

顶泌汗腺痣　apocrine nevus

冬季瘙痒症　pruritus hiemalis

冬眠瘤　hiberoma

动静脉瘘　arteriovenous fistula

动物疥疮　animal scabies

动物型黑素瘤　animal-type melanoma

冻疮　chilblain

冻疮样狼疮　lupus pernio

冻伤　congelation

痘样痤疮　acne varioliformis　［又称］痘疮样痤疮△

窦状血管瘤　sinusoidal hemangioma

毒马陆蜇伤　toxic millipede sting

毒蛇咬伤　venomous snake bite

毒蜥蜴咬伤　heloderma suspectum bite

毒鱼刺伤　venenous fishes sting

毒蛛中毒　latrodectism

杜克病　Dukes disease　［又称］杜氏病△

对半甲　half and half nail

对称性进行性白斑　symmetrical progressive leucopathy

对称性进行性红斑角化症　erythrokeratoderma progressive symmetrica　［又称］进行性系统性红斑角化症△

多 X 染色体综合征　poly X-chromosomal syndrome　［又称］多 X 综合征△

多尔夫曼 - 钱纳林综合征　Dorfman-Chanarin syndrome

多发性骨髓瘤性紫癜　multiple myeloma purpura

多发性毛囊周围纤维瘤　multiple perifollicular fibroma

多发性梅毒性神经麻痹　multiple syphilitic nerve paralysis

多发性梅毒性硬化症　multiple syphilitic sclerosis

多发性黏膜神经瘤综合征　multiple mucosal neuroma syndrome

多发性脓肿　multiple abscess　［又称］腹腔内多发性脓肿△

多发性外毛根鞘瘤　multiple tricholemmoma

多发性微指状角化过度症　multiple minute digitate hyperkeratosis

多发性脂肪瘤　multiple lipoma

多发性脂肪瘤及血管瘤病　multiple lipoma and angiomatosis

多发性脂囊瘤　steatocystoma multiplex

多汗症　hyperhidrosis　［又称］多汗△

多甲　polyonychia

多毛症　hirsutism

多囊卵巢综合征　polycystic ovary syndrome

多形红斑　erythema multiforme　［又称］多形性红斑△

多形红斑型药疹　erythema multiforme drug eruption

多形性日光疹　polymorphic sun light eruption

多形性脂肪瘤　pleomorphic lipoma

多中心网状组织细胞增生症　multicentric reticulohistiocytosis　［又称］多中心网状组织细胞增多症△

鹅口疮　thrush

蛾茧皮炎　moth cocoon dermatitis

恶丝虫病　dirofilariasis

恶性黑素瘤　malignant melanoma　［又称］恶性黑色素瘤△

恶性肌上皮瘤　malignant myoepithelioma

恶性颗粒细胞瘤　malignant granular cell tumor

恶性蓝痣　malignant blue nevus

恶性梅毒　lues maligna

恶性脓皮病　malignant pyoderma

恶性皮肤混合瘤　cutaneous malignant mixed tumor

恶性雀斑样痣　lentigo maligna

恶性雀斑样痣黑素瘤　lentigo maligna melanoma

恶性神经鞘瘤　malignant neurinoma

恶性萎缩性丘疹病　malignant atrophic papulosis

恶性纤维组织细胞瘤　malignant fibrous histiocytoma

恶性血管内皮细胞瘤　malignant angioendothelioma

恶性圆柱瘤　malignant cylindroma

恶性增生性外毛根鞘瘤　malignant proliferative trichilemmoma

腭部黏膜下纤维化　submucous fibrosis of the palate

腭口线虫病　gnathostomiasis

儿童不对称性曲侧周围疹　asymmetric periflexual exanthema of childhood

儿童急性出血性水肿　acute hemorrhagic edema of childhood

儿童颅前筋膜炎　cranial fasciitis of childhood

儿童皮肌炎　dermatomyositis of childhood　［又称］少年型皮肌炎△

儿童丘疹性肢端皮炎　papular acrodermatitis of childhood

耳部弹性纤维性结节　elastotic nodule of ear

耳带状疱疹　zoster oticus
耳郭钙化　pinnal calcification
耳郭软骨膜炎　perichondritis of auricle
耳后囊肿　posterior auricular cyst
耳 - 甲 - 腓骨综合征　oto-onycho-peroneal syndrome
耳聋伴白癜风及肌肉萎缩　deafness with vitiligo and muscle atrophy
耳梅毒　ear syphilis
耳霉虫霉病　entomophthoromycosis conidiobolae
耳蝇蛆病　aural myiasis
耳真菌病　otomycosis
二期骨梅毒　secondary osseous syphilis
二期梅毒　secondary syphilis
二期梅毒扁平湿疣　secondary syphilis condyloma latum
二期梅毒甲损害　secondary syphilis nail damage
二期梅毒黏膜损害　secondary syphilis mucosal damage　[又称]黏膜二期梅毒△
二期梅毒性扁桃体炎　secondary syphilitic amygdalitis
二期梅毒性骨膜炎　secondary syphilitic periostitis
二期梅毒性骨质疏松症　secondary syphilitic osteoporosis
二期梅毒性虹膜睫状体炎　secondary syphilitic iridocyclitis
二期梅毒性肌炎　secondary syphilitic myositis
二期梅毒性淋巴结肿大　secondary syphilitic lymphadenectasis
二期梅毒性脑膜炎　secondary syphilitic meningitis
二期梅毒性肾病综合征　secondary syphilitic nephrotic syndrome
二期梅毒疹　secondary syphilid
二期内脏梅毒　visceral secondary syphilis
二期眼梅毒　ocular secondary syphilis
发缠结及鸟巢状发　tangling and bird's nest hair
发育不良痣　dysplastic nevus　[又称]发育不良黑素细胞痣△
发疹型汗管瘤　eruptive syringoma
发疹型药疹　exanthematic eruption
发疹性毳毛囊肿　eruptive vellus hair cyst
发疹性黑子病　eruptive lentiginosis
发疹性黄瘤　eruptive xanthoma
发疹性假性血管瘤病　eruptive pseudo angiomatosis
发疹性结核　eruptive tuberculosis
发疹性皮肤胶原瘤　eruptive cutaneous collagenoma
发作性手部血肿　paroxysmal hand hematoma
法韦尔 - 拉库科特综合征　Favre-Racouchot syndrome
番茄红素血症　lycopenemia
钒及其化合物皮肤损伤　skin injury by vanadium and its compound
反甲　koilonychia
反射性交感神经营养不良　reflex sympathetic dystrophy　[又称]交感反射性营养不良△
反向性银屑病　inverse psoriasis
反应性穿通性胶原病　reactive perforating collagenosis　[又称]反应性穿通性胶原纤维病△
反应性血管内皮瘤病　reactive angioendotheliomatosis
反转交界型大疱性表皮松解症　reversal of junctional epidermolysis bullosa
反转型营养不良型大疱性表皮松解症　reverse type of dystrophic epidermolysis bullosa
泛发性白化病　generalized albinism
泛发性扁平苔藓　generalized lichen planus
泛发性带状疱疹　generalized zoster　[又称]播散性带状疱疹△
泛发性多汗症　generalized hyperhidrosis
泛发性肥大细胞增多症　generalized mastocytosis
泛发性黑变病　generalized melanosis
泛发性黑子病　generalized lentiginosis　[又称]黑子病△
泛发性环状肉芽肿　generalized granuloma annulare
泛发性脓疱型药疹　generalized pustular drug eruption　[又称]大疱性药疹△
泛发性脓疱型银屑病　generalized pustular psoriasis
泛发性神经性皮炎　generalized neurodermatitis

泛发性湿疹　generalized eczema
泛发性萎缩性良性大疱性表皮松解症　generalized atrophic benign epidermolysis bullosa
泛发性硬斑病　generalized morphea
范·登博希综合征　Van Den Bosch syndrome
范科尼综合征　Fanconi syndrome　[又称]范可尼综合征△
放射性皮肤癌　radiation induced skin cancer
放射性皮炎　radiodermatitis
放射性纤维瘤病　radiatory fibromatosis
放线菌病　actinomycosis
放线菌病性败血症　actinomycotic septicemia　[又称]放线菌性败血症△
放线菌性足菌肿　actinomycotic mycetoma
非大疱型鱼鳞病样红皮症　nonbullous ichthyosiform erythroderma
非典型分枝杆菌皮肤病　atypical mycobacterium skin disease
非典型麻疹综合征　atypical measles syndrome
非典型息肉样皮肤纤维瘤　atypical polypoid dermatofibroma　[又称]复发性阿弗他口腔炎△,阿弗他口腔炎△
非典型纤维黄瘤　atypical fibroxanthoma
非对称性多汗症　asymmetric hyperhidrosis
非淋菌性尿道炎　non gonococcal urethritis　[又称]非淋球菌性尿道炎△
非神经性多汗症　non-neuronal hyperhidrosis
非遗传性锌缺乏　nonhereditary zinc deficiency
非洲型卡波西肉瘤　African Kaposi sarcoma
非洲锥虫病　African trypanosomiasis
肥大细胞瘤　mastocytoma　[又称]皮肤肥大细胞瘤△
肥大细胞增生病　mastocytosis　[又称]肥大细胞增生症△
肥厚性瘢痕　hypertrophic scar
肥厚性扁平苔藓　hypertrophic lichen planus
肺毛霉病　pulmonary mucormycosis　[又称]肺毛霉菌病△
肺念珠菌病　pulmonary candidiasis　[又称]支气管念珠菌病△
肺诺卡菌病　pulmonary nocardiosis　[又称]肺奴卡菌病△
肺吸虫病　paragonimiasis
肺炎球菌性蜂窝织炎　pneumococcus cellulitis
肺隐球菌病　pulmonary cryptococcosis
痱　miliaria
粉刺 - 白内障综合征　syndrome of acne and cataract
风湿热　rheumatic fever
风湿性环状红斑　erythema annulare rheumaticum　[又称]风湿性环形红斑△
风疹　rubella
蜂窝织炎　cellulitis
弗赖恩 - 埃尔德综合征　Flynn-Aird syndrome
弗朗西斯凯蒂综合征　Franceschetti syndrome
伏格特 - 小柳综合征　Vogt-Koyan-agi-Harada syndrome
匐行性穿通性弹性纤维病　elastosis perforans serpiginosa　[又称]匐行性穿通性弹性纤维病△
匐行性血管瘤　angioma serpiginosum
福克斯 - 福代斯病　Fox-Fordyce disease
复发性单纯疱疹　recurrent herpes simplex
复发性多软骨炎　relapsing polychondritis
复发性二期梅毒　relapsing secondary syphilis
复发性发热性结节性脂膜炎　relapsing febrile nodular panniculitis　[又称]复发性脂膜炎△
复发性风湿病　palindromic rheumatism
复发性坏死性黏膜腺周炎　periadenitis mucosa necrotica recurrens　[又称]复发性坏死性黏膜腺周围炎△
复发性淋巴细胞性脑膜炎　recurrent lymphocytic meningitis
复发性皮肤坏死性嗜酸细胞性血管炎　recurrent cutaneous necrotizing eosinophilic vasculitis
复发性生殖器疱疹　recurrent genital herpes
复发性疼痛性红斑　recurrent painful erythema　[又称]疼痛性足底红斑△
复发性线状棘层松解皮病　relapsing linear acantholytic dermatosis　[又称]棘层松解性皮肤病△

复合型过敏性紫癜　complex anaphylactoid purpura　［又称］混合型
　过敏性紫癜△

副耳　accessory ear　［又称］副耳廓△

副球孢子菌病　paracoccidioidomycosis

副乳房　accessory breast　［又称］副乳△

副乳头　accessory nipple

副银屑病　parapsoriasis

副肿瘤型天疱疮　paraneoplastic pemphigus　［又称］副肿瘤性天疱疮△

富克斯综合征　Fuchs syndrome

腹壁溃疡　abdominal wall ulcer

腹壁脓肿　abdominal wall abscess

腹部放线菌病　abdominal actinomycosis　［又称］肠球菌性脓毒血症△

腹股沟脓肿　inguinal abscess

腹股沟肉芽肿　granuloma inguinale

钙化性腱膜纤维瘤　calcifying aponeurotic fibroma

钙化性纤维瘤　fibroma calcifying

干燥综合征　Sjogren syndrome　［又称］舍格伦综合征△

肝动脉梅毒　syphilis of hepatic artery

肝豆状核变性　hepatolenticular degeneration　［又称］威尔逊病△

肝性红细胞生成性卟啉病　hepatoerythropoietic porphyria

肝炎皮肤表现　cutaneous manifestation of hepatitis

杆菌性血管瘤病　bacillary angiomatosis

感觉过敏　hyperesthesia

感觉减退　hypesthesia

感觉异常　paraesthesia

感觉异常性背痛　notalgia paresthetica

冈比亚锥虫病　Gambian trypanosomiasis

肛门、骶骨部皮肤淀粉样变病　anosacral cutaneous amyloidosis

肛门皮肤良性肿瘤　pruritus cutaneous benign tumor

肛门瘙痒症　pruritus ani

肛周念珠菌病　perianal candidiasis

肛周皮肤恶性肿瘤　perianal cutaneous malignant tumor

肛周皮肤原位癌　perianal Bowen disease

肛周皮炎　perianal dermatitis

肛周湿疹　perianal eczema

高 IgD 综合征　high IgD syndrome　［又称］甲羟戊酸激酶相关的周
　期性发热综合征△

高 IgE 综合征　high IgE syndrome

高安动脉炎　Takayasu arteritis　［又称］高安病△，大动脉炎眼肌纤维化△

高尿酸血症　hyperuricemia

高起鱼鳞病　ichthyosis hystrix gravior

高血压缺血性溃疡　hypertensive ischemic ulcer

高脂蛋白血症　hyperlipoproteinemia

锆肉芽肿　zirconium granuloma

戈登分枝杆菌皮肤感染　Gordon mycobacterium skin infection

戈尔登哈尔综合征　Goldenhar syndrome

戈勒姆综合征　Gorham syndrome

戈特龙综合征　Gottron syndrome

戈谢病　Gaucher disease

革兰阴性菌毛囊炎　gram-negative folliculitis　［又称］革兰阴性菌性
　毛囊炎△

革螨皮炎　gamasid dermatitis

格雷塞尔综合征　Griscelli's syndrome　［又称］Griscelli 综合征△

铬及其化合物皮肤损伤　skin injury by chromium and its compound

弓蛔虫病　toxocariasis

弓形虫病　toxoplasmosis　［又称］弓形体病△

弓形毛细血管扩张性紫癜　arcate purpura annularis telangiectodes

汞及其化合物皮肤损伤　skin injury by mercury and its compound

汞接触性皮炎　contact dermatitis due to mercury

供皮者　skin donor

钩虫皮炎　ancylostomatic dermatitis

钩端螺旋体病　leptospirosis

狗咬伤　dog bite

孤立性扁平苔藓　solitary lichen planus

孤立性局限性神经瘤　solitary circumscribed neuroma

股外侧皮神经炎　lateral femoral cutaneous neuritis

股癣　tinea cruris

骨骼念珠菌病　skeletal candidiasis

骨折性水疱　fracture blister

钴及其化合物皮肤损伤　skin injury by cobalt and its compound

固定型皮肤孢子丝菌病　fixed skin sporotrichosis

固定性药疹　fixed drug eruption

瓜氨酸血症　citrullinemia

关节孢子丝菌病　joint sporotrichosis

关节活动受限和硬皮病样综合征　limited joint mobility and sclero-
　derma-like syndrome

管状大汗腺腺瘤　tubular apocrine adenoma

光变应性接触性皮炎　photoallergic contact dermatitis

光毒性接触性皮炎　phototoxic contact dermatitis

光毒性药疹　phototoxic drug eruption　［又称］药物光毒性反应△

光化性剥脱性唇炎　actinic exfoliative cheilitis　［又称］光化性唇炎△

光化性肉芽肿　actinic granuloma

光面舌　smooth tongue

光敏性皮炎　photosensitive dermatitis

光敏性银屑病　photosensitive psoriasis

光线性扁平苔藓　lichen planus actinicus

光线性角化病　actinic keratosis　［又称］日光性角化病△，老年性角
　化病△

光线性痒疹　actinic prurigo

光泽苔藓　lichen nitidus

龟分枝杆菌皮肤感染　skin infection due to Mycobacterium chelonei

硅及其化合物皮肤损伤　skin injury by silicon and its compound

硅肉芽肿　silica granuloma　［又称］皮肤硅肉芽肿△

过敏性皮疹　allergic rash　［又称］过敏性皮炎△

过敏性休克　anaphylactic shock

过敏性紫癜　anaphylactoid purpura

哈勒曼 - 斯特雷夫综合征　Hallermann-Streiff syndrome　［又称］
　Hallermann-Streiff 综合征△，眼 - 下颌 - 面综合征△

哈钦森三征　Hutchinson triad

海贝皮炎　marine shell dermatitis

海贝咬伤　marine shell bite

海胆刺伤　sea urchin sting

海胆刺伤及海胆肉芽肿　sea urchin sting, sea urchin granuloma

海蝶刺伤　sea butterfly sting

海葵刺伤　sea anemone sting

海绵采集者皮炎　sponge fisher's dermatitis

海绵刺伤　sponge sting

海绵状淋巴管瘤　cavernous lymphangioma　［又称］海绵状淋巴血
　管瘤△

海绵状血管瘤　cavernous angioma

海参皮炎　sea cucumber dermatitis

海水浴者皮疹　seabather's eruption

海蛸皮炎　halecium dermatitis

海星皮炎　starfish dermatitis

海蜇皮炎　jellyfish dermatitis

含铁血黄素性过度色素沉着　hemosiderin hyperpigmentation

寒冷性红斑　cold erythema　［又称］寒冷性多形红斑△

寒冷性荨麻疹　cold urticaria

寒冷性脂膜炎　cold panniculitis

汗管瘤　syringoma

汗管样小汗腺癌　syringoid eccrine carcinoma

汗孔角化病　porokeratosis

汗孔角化样小汗腺孔和真皮导管痣　porokeratotic eccrine ostial and
　dermal duct nevus

汗疱疹　pompholyx

汗腺囊腺瘤　hidrocystadenoma

汗腺腺瘤　hidradenoma

汗腺炎　hidradenitis

核黄素缺乏症　ariboflavinosis　［又称］核黄素缺乏△

颌部蜂窝织炎　jaw cellulitis

赫克斯海默反应　Herxheimer's reaction

赫利茨交界型致死性大疱性表皮松解症　Herlitz lethal borderline epidermolysis bullosa

赫曼斯基 - 普德拉克综合征　Hermansky-Pudlak syndrome　［又称］Hermansky-Pudlak 综合征△

褐黄病　ochronosis

褐甲　brown nail

黑变病　melanosis

黑棘皮病　acanthosis nigricans

黑甲　melanonychia

黑甲和褐甲　melanonychia and brownonychia

黑毛舌　black hairy tongue

黑色萎缩　atrophie noire

黑素细胞基质瘤　melanocytic matricoma

黑素细胞痣　melanocytic nevus

黑头粉刺样痣　nevus comedonicus　［又称］粉刺样痣△

黑头粉刺痣　comedo nevus

黑癣　black dot ringworm

横纹肌间质错构瘤　rhabdomyomatous mesenchymal hamartoma

横纹肌瘤　rhabdomyoma

横纹肌肉瘤　rhabdomyosarcoma

红斑角化病　erythrokeratodermia

红斑角化病伴共济失调　erythrokeratodermia with ataxia

红斑狼疮与扁平苔藓重叠综合征　LE/LP overlap syndrome　［又称］LE/LP overlap 综合征△

红斑期蕈样肉芽肿　erythema stage granuloma fungoides

红斑型天疱疮　pemphigus erythematosus

红斑性扁平苔藓　lichen planus erythematosus

红斑性肢痛症　erythromelalgia　［又称］红斑性肢痛病△

红痱　miliaria rubra

红绀症　erythrocyanosis

红甲　red nail

红皮病　erythroderma

红皮病型药疹　erythrodermic drug eruption

红皮病型银屑病　erythrodermic psoriasis

红皮症性毛囊黏蛋白病　erythrodermic follicular mucinosis

红色甲弧影　red lunulae

红细胞生成性卟啉病　erythropoietic porphyria　［又称］先天性红细胞生成性卟啉症△

红细胞生成性原卟啉病　erythropoietic protoporphyria

红癣　erythrasma

喉 - 甲 - 皮肤综合征　laryngo-ungual-cutaneous syndrome

猴天花病毒病　monkey smallpox virus disease

后天性萎缩　acquired atrophy

呼吸道合胞病毒感染　respiratory syncytial virus infection

弧立性皮肤钙化　solitary calcification of the skin

胡勒尔 - 沙伊综合征　Hurler-Scheie syndrome

胡萝卜素皮肤　carotene skin

胡萝卜素血症　carotenemia

花斑癣　pityriasis versicolor　［又称］花斑糠疹△

化脓性汗腺炎　hidradenitis suppurativa

化脓性甲沟炎　pyogenic paronychia

化脓性皮炎　suppurative dermatitis

化脓性肉芽肿　granuloma pyogenicum　［又称］脓性肉芽肿△

化生性骨化　metaplastic ossification

化学品接触性皮炎　contact dermatitis due to cosmetic

化学烧伤　chemical burn

化学物质诱发的系统性硬皮病　systemic sclerosis induced by chemical substances

化学性变态反应性接触性皮炎　chemical allergic contact dermatitis

化妆品刺激性接触性皮炎　irritant contact dermatitis due to cosmetic

化妆品光感性皮炎　photosensitive dermatitis induced by cosmetic

化妆品甲损害　cosmetic nail damage

化妆品毛发损害　cosmetic hair damage

化妆品皮炎　cosmetic dermatitis

化妆品色素异常　cosmetic pigment abnormally

坏疽性带状疱疹　gangrenous zoster

坏疽性丹毒　gangrenous erysipelas

坏疽性蜂窝织炎　gangrenous cellulitis

坏疽性龟头炎　gangrenous balanitis

坏疽性口炎　gangrenous stomatitis

坏疽性脓皮病　gangrenous pyoderma

坏死杆菌病　necrobacillosis

坏死松解性游走性红斑　necrolytic migratory erythema

坏死性痤疮　acne necrotica　［又称］粟粒坏死性痤疮△

坏死性筋膜炎　necrotizing fasciitis

坏死增生性淋巴结病　necrotizing hyperplastic lymphadenopathy

环形红斑　annular erythema

环形染色体 7 综合征　ring chromosome 7 syndrome

环状扁平苔藓　lichen planus annularis

环状肉芽肿　granuloma annulare

环状弹性组织溶解性巨细胞肉芽肿　annular elastolytic giant cell granuloma

环状银屑病　psoriasis annulata

黄疸钩端螺旋体病　icteric leptospirosis　［又称］黄疸型钩端螺旋体病△

黄貂鱼咬伤　stingray bite

黄褐斑　chloasma

黄甲　xanthonychia

黄甲综合征　yellow nail syndrome

黄瘤病　xanthomatosis　［又称］黄色瘤△

黄瘤性胆汁性肝硬化　xanthomatous biliary cirrhosis

黄热病　yellow fever

黄癣　favus

蝗虫皮炎　locust dermatitis

灰发营养障碍症　trichopoliodystrophy　［又称］灰发△

灰甲　gray nail

灰泥角化病　stucco keratosis　［又称］灰泥角化症△

回肠造口术湿疹　circumileostomy eczema

回归热　relapsing fever

回旋形线状鱼鳞病　ichthyosis linearis circumflexa

回状颅皮　cutis vertices gyrate　［又称］回状头皮△

蛔虫病　ascariasis

会阴脓肿　perineal abscess

混合囊肿　compound cyst

混合型淀粉样变病　mixed amyloidosis

混合性结缔组织病　mixed connective tissue disease

混合性上皮样及梭状细胞黑素瘤　mixed epithelioid and spindle cell melanoma

混合痣　compound nevus

获得性 C1-INH 缺陷与血管性水肿　acquired C1-INH deficiency and angioedema

获得性毳毛增多症　acquired hypertrichosis lanuginosa

获得性大疱性表皮松解症　epidermolysis bullosa acquisita

获得性动静脉瘘　acquired arteriovenous fistula　［又称］后天性动静脉瘘△

获得性多发性血管瘤病　acquired multiple hemangiomatosis

获得性反应性穿通性胶原病　acquired reactive perforating collagenosis　［又称］家族性反应性穿通性胶原病△

获得性特发性网状青斑　acquired idiopathic livedo reticularis

获得性血管性水肿　acquired angioedema

获得性鱼鳞病　acquired ichthyosis

获得性指状纤维角皮瘤　acquired digital fibrokeratoma

霍纳综合征　Horner syndrome　［又称］Horner 综合征△

霍奇金淋巴瘤　Hodgkin's lymphoma

机械性痤疮　acne mechanica

肌念珠菌病　muscle candidiasis

肌上皮瘤　myoepthelioma

鸡眼　helosis

基底鳞状细胞癌　basosquamous cell carcinoma

基底细胞癌　basal cell carcinoma

基底细胞瘤　basalioma

基底细胞样毛囊错构瘤　basaloid follicular hamartoma

激光烧伤　laser burn

激光损伤　laser damage

急性 HIV 感染　acute HIV infection

急性刺激性接触性皮炎　acute irritant contact dermatitis

急性痘疮样苔藓样糠疹　pityriasis lichenoides et varioliformis acuta

急性发热性皮肤黏膜淋巴结综合征　acute febrile mucocutaneous lymph node syndrome, Kawasaki disease　［又称］川崎病△

急性发热性嗜中性皮病　acute febrile neutrophilic dermatosis, Sweet syndrome　［又称］急性发热性嗜中性细胞皮肤病△

急性泛发性扁平苔藓　acute generalized lichen planus

急性泛发性发疹性脓疱病　acute generalized exanthematous pustulosis

急性泛发性脓疱型银屑病　acute generalized pustular psoriasis

急性放射性皮炎　acute radiodermatitis

急性肺组织胞质菌病　acute pulmonary histoplasmosis

急性间歇性卟啉病　acute intermittent porphyria

急性淋球菌性龟头包皮炎　acute gonococcal balanoposthitis

急性脑病及内脏脂肪变性　acute encephalopathy and fatty degeneration of viscera　［又称］瑞氏综合征△, 脑病合并内脏脂肪变性△

急性女阴溃疡　ulcer vulvae acutum

急性皮肤红斑狼疮　acute cutaneous lupus erythematosus

急性视网膜坏死综合征　acute retinal necrosis syndrome

急性荨麻疹　acute urticaria

棘唇虫病　acanthocheilonemiasis

棘球蚴病　hydatid disease

挤奶人结节　milker's nodule　［又称］副牛痘△, 假牛痘△

脊髓结核　spinal cord tuberculosis

脊髓空洞症　syringomyelia

脊髓痨型脑脊髓梅毒　spinal tuberculosis cerebrospinal syphilis

脊髓脑膜血管梅毒　spinal cord meningovascular syphilis

脊柱型关节病型银屑病　spinal arthritic psoriasis

季节性大疱性皮炎　seasonal bullosa dermatitis

季节性接触性皮炎　seasonal contact dermatitis

继发性斑状萎缩　secondary macular atrophy

继发性高脂蛋白血症　secondary hyperlipoproteinemia　［又称］高脂蛋白血症Ⅰ型△

继发性或症状性血小板减少性紫癜　secondary or symptomatic thrombocytopenic purpura　［又称］继发性血小板减少性紫癜△

继发性淋巴水肿　secondary lymphedema

继发性免疫缺陷病　secondary immunodeficiency disease

继发性黏蛋白病　secondary mucinosis

继发性皮肤淀粉样变病　secondary cutaneous amyloidosis

继发性皮肤滤泡中心性淋巴瘤　secondary cutaneous follicular center lymphoma

继发性网状青斑　secondary livedo annularis

继发性系统性淀粉样变病　secondary systemic amyloidosis

寄生虫恐怖　parasitophobia

加德纳 - 戴蒙德综合征　Gardner-Diamond syndrome

加德纳综合征　Gardner syndrome　［又称］Gardner 综合征△

家族性迟发性皮肤卟啉病　familial porphyria cutanea tarda

家族性地中海热　familial mediterranean fever

家族性环状红斑　familial annular erythema

家族性混合性高胆固醇血症　familial mixed hypercholesterolemia

家族性进行性色素沉着症　familial progressive hyperpigmentation　［又称］家族性进行性色素沉着△

家族性眶周过度色素沉着　familial periorbital hyperpigmentation

家族性冷性荨麻疹　familial cold urticaria　［又称］家族性冷荨麻疹△

家族性黏液血管纤维瘤　familial myxo-vascular fibroma

家族性皮肤胶原瘤　familial cutaneous collagenoma

家族性色素性紫癜性疹　familial pigmented purpuric rash

家族性网状内皮细胞增生症伴嗜酸性粒细胞增多　familial reticulo-endotheliosis with eosinophilia

家族性羊毛状发　familial woolly hair

家族性异常 β 脂蛋白血症　familial dysbetalipoproteinemia

家族遗传性淀粉样多神经病　heredofamilial amyloid polyneuropathy　［又称］家族性淀粉样多神经病△

甲板染色　staining of the nail plate

甲苯刺激性接触性皮炎　irritant contact dermatitis due to methylbenzene

甲扁平苔藓　lichen planus of nail

甲 - 髌骨 - 肘综合征　nail-patella-elbow syndrome

甲病　onychosis

甲层裂　splitting into layers, lamellar dystrophy of nail

甲虫皮炎　beetle dermatitis

甲床紫癜　hyponychium purpura

甲反向胬肉　pterygium inversum unguis

甲肥厚　pachyonychia

甲沟炎　paronychia

甲横沟　transverse furrow of nail

甲念珠菌病　oidiomycosis unguium

甲胬肉　pterygium unguis

甲色素沉着　nail pigmentation

甲脱落　onychoptosis

甲萎缩　onychoatrophy

甲下出血　subungual hemorrhage　［又称］指甲下出血△

甲下恶性黑素瘤　subungual malignant melanoma

甲下内生软骨瘤　subungual enchondroma

甲下外生骨疣　subungual exostosis

甲下疣　subungual wart

甲癣　tinea unguium

甲缘逆剥　hang nail

甲周纤维瘤　koenendisease

甲周疣　periungual wart

甲状旁腺功能减退症　hypoparathyroidism

甲状旁腺功能亢进症　hyperparathyroidism

甲状舌管瘘　thyroglossal fistula

甲状舌管囊肿　thyroglossal cyst

甲状腺功能亢进症　hyperthyroidism

甲状腺性杵状指　thyroid acropachy

甲纵沟　longitudinal furrow of nail

甲纵嵴　longitudinal crista of nail

甲纵裂　longitudinal split of nail

假黑棘皮病　pseudo-acanthosis nigricans　［又称］假性黑棘皮病△

假环纹发　pili pseud-annulati

假梅毒性白斑　leucoderma pseudosyphiliticum

假念珠状发　false monilethrix

假腺样鳞状细胞癌　pseudoglandular squamous cell carcinoma

假性卟啉病　pseudoporphyria

假性黑素瘤　pseudomelanoma

假性卡波西肉瘤　pseudo Kaposi sarcoma

假疣性结节　pseudoverrucous nodule

假疣性丘疹　pseudoverrucous papule

尖锐湿疣　condyloma acuminatum

尖头并指(趾)综合征　acrocephalo syndactyly syndrome　［又称］尖头并指(趾)畸形综合征△

尖头并指(趾)综合征Ⅰ型　acrocephalo syndactyly syndrome Ⅰ

尖头并指(趾)综合征Ⅱ型　acrocephalo syndactyly syndrome Ⅱ

尖头并指(趾)综合征Ⅲ型　acrocephalo syndactyly syndrome Ⅲ

尖头并指(趾)综合征Ⅳ型　acrocephalo syndactyly syndrome Ⅳ

尖头并指(趾)综合征Ⅴ型　acrocephalo syndactyly syndrome Ⅴ

间歇性毛囊营养不良　intermittent hair follicle dystrophy

睑黄斑瘤　palpebral xanthelasma

睑内翻　entropion

睑缘炎　blepharitis

碱烧伤　alkali burn

渐进坏死型黄色肉芽肿　necrobiotic xanthogranuloma　［又称］坏死性黄色肉芽肿△

腱黄瘤　xanthoma tendinosum

腱鞘巨细胞瘤　giant cell tumor of tendon sheath

腱鞘纤维瘤　fibroma of tendon sheath

浆细胞性唇炎　plasma-cell cheilitis

浆细胞性龟头炎　balanitis plasma cellularis

交叉偏侧萎缩　crossed hemiatrophy

交界型大疱性表皮松解症　junctional epidermolysis bullosa　［又称］交界性大疱性表皮松解△

交界型大疱性表皮松解症伴幽门闭锁　junctional epidermolysis bullosa with pyloric atresia

交界痣　junctional nevus

胶样粟丘疹　colloid milium

胶样婴儿　colloid baby

胶原纤维瘤　collagenous fibroma

焦油黑变病　tar melanosis　［又称］焦油性黑变病△

角化病伴听力损害　keratoderma with hearing impairment

角化棘皮瘤　keratoacanthoma

角化性传染性软疣　keratosic molluscum contagiosum

角化性基底细胞癌　keratotic basal cell carcinoma

角膜炎 - 鱼鳞病 - 耳聋综合征　keratitis ichthyosis deafness syndrome

角质增生性手部湿疹　hyperkeratotic hand eczema

疖　furuncle　［又称］疖病△

接触性皮炎　contact dermatitis

接触性荨麻疹　contact urticaria

接种性单纯疱疹　inoculation herpes simplex

节段性神经纤维瘤病　segmental neurofibromatosis

节细胞神经瘤　ganglioneuroma

节肢动物蜇伤　arthropod sting　［又称］节肢动物的毒液的毒性效应△

结缔组织增生性和向神经性黑素瘤　desmoplastic and neurotropic melanoma

结缔组织增生性黑素瘤　desmoplastic melanoma

结缔组织增生性毛发上皮瘤　desmoplastic trichoepithelioma

结缔组织增生性毛根鞘瘤　desmoplastic trichilemmoma

结缔组织痣　connective tissue nevus

结合膜痣　conjunctival nevi

结核性树胶肿　tuberculous gumma

结核样型麻风　tuberculoid leprosy

结节病　sarcoidosis

结节或肿胀型淀粉样变病　nodular or swelling type amyloidosis

结节溃疡型基底细胞癌　nodular ulcerative basal cell carcinoma

结节型基底细胞癌　nodular basal cell carcinoma

结节型结核疹　nodular tuberculid

结节性痤疮　acne nodosum

结节性多动脉炎　polyarteritis nodosa

结节性恶性黑素瘤　nodular malignant melanoma

结节性发疹性黄瘤　tuberoeruptive xanthomas

结节性非化脓性脂膜炎　nodular nonsuppurative panniculitis

结节性汗腺瘤　nodular spiroma

结节性红斑　erythema nodosum

结节性黄瘤　xanthoma tuberosum

结节性疥疮　nodular scabies

结节性筋膜炎　nodular fasciitis

结节性类天疱疮　nodular pemphigoid

结节性囊性脂肪坏死　nodular cystic fat necrosis

结节性血管炎　nodular vasculitis

结节性痒疹　prurigo nodularis

结节性硬化症　tuberous sclerosis　［又称］结节性硬化△, 先天性结节性(脑)硬化△

结节性脂肪坏死　nodular fat necrosis

结节样黏液变性　nodular mucinous degeneration

截肢性神经瘤　amputation neuroma　［又称］截断术残端神经瘤△

芥子气腐蚀伤　corrosive burn of mustard gas

疥疮　scabies

金黄色苔藓　lichen aureus

金属引起的口腔黏膜病变　oral mucomembranous lesion due to metal

津巴布韦锥虫病　Zimbabwe trypanosomiasis

筋膜炎　fasciitis

进行性结节性组织细胞增生病　progressive nodular histiocytoma

进行性麻痹性痴呆　progressive general paresis

进行性慢性盘状肉芽肿病　granulomatosis disciformia chronica et progression

进行性色素性紫癜性皮病　progressive pigmented purpuric dermatosis, schamberg disease

进行性特发性皮肤萎缩　progressive idiopathic atrophoderma　［又称］特发性皮肤萎缩△

进行性婴儿纤维瘤病　aggressive infantile fibromatosis　［又称］侵袭性婴儿纤维瘤病△

进行性掌跖角化病　progressive palmoplantar keratoderma　［又称］后天性掌跖角化病△

进行性肢端黑变病　progressive acromelanosis

进行性脂肪营养不良　progressive lipodystrophy　［又称］远心性脂肪营养不良△

进行性指掌角皮症　progressive palmoplantar keratoderma

近端甲下型甲真菌病　proximal subungual onychomycosis

浸渍足　immersion foot

经典型卡波西肉瘤　classic Kaposi sarcoma

经前综合征　premenstrual syndrome　［又称］经前期综合征△

精神性紫癜　psychogenic purpura

精液变态反应　semen allergy

颈部蜂窝织炎　cervical cellulitis　［又称］颈蜂窝织炎△

颈部假性皮萎缩　pseudoatrophoderma colli

颈部疖　cervical furuncle　［又称］颈部皮肤疖△

颈部脓肿　cervical abscess

颈部纤维瘤病　cervical fibromatosis

颈部胸腺囊肿　cervical thymic cyst　［又称］胸腺囊肿△

颈面部放线菌病　cervicofacial actinomycosis

胫前黏液性水肿　pretibial myxedema

静脉湖　venous lake

静脉曲张　varicosis

静脉曲张性溃疡　varicose ulcer

静脉曲张综合征　venous varicose syndrome

静脉性坏疽　venous gangrene

静脉血栓形成　venous thrombosis　［又称］静脉栓塞和血栓形成△

静脉注射药物血管外渗致皮肤坏死　intravenous drug extravasation induced skin necrosis

酒渣鼻　rosacea

局部多汗症　localized hyperhidrosis　［又称］局限性多汗症△

局部全层萎缩　local panatrophy

局限性多毛症　hypertrichosis localis

局限性钙沉着症　calcinosis circumscripta

局限性瘙痒症　local pruritus

局限性神经性皮炎　localized neurodermatitis

局限性特发性脂肪萎缩　localized idiopathic lipoatrophy

局限性血管角化病　angiokeratoma circumscriptum

局限性营养不良型大疱性表皮松解症　localized dystrophic epidermolysis bullosa　［又称］营养不良性大疱性表皮松解症△, 肢端营养不良型大疱性表皮松解症△

局限性硬皮病　localized scleroderma

局限性掌跖角化病　keratosis palmoplantaris circum-scripta

局灶性面部皮肤发育不良　focal-facial-dermal dysplasia

巨大尖锐湿疣　giant condyloma acuminatum　［又称］巨型尖锐湿疣△

巨甲　macronychia

巨球蛋白血症　macroglobulinemia　［又称］Waldenström 巨球蛋白血症△

巨球蛋白血症性紫癜　macroglobulinemia purpura

巨细胞包涵体病　cytomegalic inclusion disease
巨细胞成纤维细胞瘤　cytomegalic fibroblastoma
巨细胞动脉炎　giant cell arteritis
巨细胞血管母细胞瘤　giant cell angioblastoma
巨细胞血管纤维瘤　giant cell angiofibroma
巨血管瘤血小板减少综合征　giant hemangioma thrombocytopenia syndrome,Kasabach-Merritt syndrome,KMS
巨趾偏侧肥大及结缔组织痣综合征　macrodactyly-hemihypertrophy-connective tissue nevi syndrome
具脂肪瘤样痣的褶皱皮肤　folded skin with lipomatous nevus
聚合性痤疮　acne conglobata　［又称］聚合样痤疮△
绝经期前后额纤维化性脱发　postmenopausal frontal fibrosing alopecia
咖啡牛奶斑　cafe au lait spot　［又称］皮肤牛奶咖啡斑△
卡波西肉瘤　Kaposi sarcoma　［又称］卡波济肉瘤△
卡波西水痘样疹　Kaposi varicelliform eruption
卡波西样血管内皮瘤　Kaposi form haemangioendothelioma
卡尼综合征　Carney syndrome　［又称］Carney 综合征△
卡塔格内综合征　Kartagener syndrome　［又称］卡特金纳综合征△
堪萨斯分枝杆菌皮肤感染　skin infection due to Mycobacteria kansasii
坎图综合征　Cantu syndrome
坎扎基病　Kanzaki's disease
抗磷脂综合征　antiphospholipid syndrome
柯冈病　Cogan disease　［又称］Cogan 病△,科根综合征△
柯萨奇病毒疹　Coxsackie virus eruption
柯萨奇湿疹　eczema Coxsackium
口唇疱疹　herpes labialis　［又称］颜面疱疹△
口 - 面 - 指综合征　oral-facial-digital syndrome
口 - 面 - 指综合征Ⅰ型　oral-facial-digital syndrome type Ⅰ
口 - 面 - 指综合征Ⅱ型　oral-facial-digital syndrome type Ⅱ
口 - 面 - 指综合征Ⅲ型　oral-facial-digital syndrome type Ⅲ
口 - 面 - 指综合征Ⅳ型　oral-facial-digital syndrome type Ⅳ
口腔白斑　oral leukoplakia　［又称］口腔白斑症△,口腔黏膜白斑病△,口腔黏膜白病△
口腔扁平苔藓　oral lichen planus　［又称］口腔扁平苔癣△
口腔单纯疱疹　oral herpes simplex
口腔黑变病　oral melanosis
口腔毛状白斑　oral hairy leukoplakia　［又称］毛状白斑△
口腔黏膜黏液囊肿　mucous cyst of oral mucosa
口腔念珠菌病　oral candidiasis　［又称］口腔念珠菌感染△
口腔色素沉着　oral pigmentation　［又称］口腔黏膜外源性色素沉着异常△
口腔鲜红色乳头瘤病　oral florid papillomatosis
口腔灶性上皮增生　oral focal epithelial hyperplasia
口蹄病　foot and mouth disease　［又称］口蹄疫△
口周皮炎　perioral dermatitis
库欣综合征　Cushing syndrome　［又称］皮质醇增多症△
盔甲癌　cancer en cuirasse
溃疡残毁性血管瘤病　ulceromultilating hemangiomatosis
溃疡性扁平苔藓　ulcerative lichen planus
溃疡性狼疮　lupus exulcerans
溃疡性皮肤结核　tuberculosis cutis ulcerosa
扩张孔　dilated pore
扩张型心肌病伴羊毛状发及角化病　dilated cardiomyopathy with woolly hair and keratosis　［又称］皮肤脆弱 - 羊毛发 - 掌跖皮肤角化病综合征△
来自野生动物的副痘病毒感染　parapoxvirus infection from wild animals
莱姆病　Lyme disease
莱特尔综合征　Reiter syndrome
莱泽 - 特雷拉特征　Leser-Trélat sign
蓝甲　blue nail
蓝莓松饼状婴儿　blueberry muffin baby
蓝色白癜风　blue vitiligo
蓝色橡皮疱样痣　blue rubber bleb nevus　［又称］蓝色橡皮泡痣综合症△
蓝痣　blue nevus

朗格汉斯细胞组织细胞增生症　Langerhans cell histiocytosis
劳吉尔 - 亨齐克尔综合征　Laugier-Hunziker syndrome
劳伦斯 - 穆恩 - 比德综合征　Laurence-Moon-Biedl syndrome　［又称］劳伦斯 - 穆恩 - 别德尔综合征△
老年瘙痒症　pruritus senilis
老年性白斑　senile leukoderma
老年性女阴萎缩　senile atrophy of the vulva
老年性皮肤萎缩　atrophia cutis senilis
老年性血管瘤　senile angioma　［又称］樱桃状血管瘤△
老年性紫癜　senile purpura
老年疣　verruca senilis
雷夫叙姆综合征　Refsum syndrome
雷诺病　Raynaud disease　［又称］雷诺综合征△
泪腺 - 耳 - 牙 - 指综合征　lacrimo-auriculo-dental-digital syndrome
类癌综合征　carcinoid syndrome　［又称］类癌及类癌综合征△
类鼻疽　melioidosis
类丹毒　erysipeloid
类风湿嗜中性皮炎　rheumatoid neutrophilic dermatitis
类风湿性血管炎　rheumatoid vasculitis
类热带溃疡　tropicaloid ulcer
类天疱疮　pemphigoid
类天疱疮样扁平苔藓　lichen planus pemphigoides
类圆线虫病　strongyloidiasis
类脂质渐进性坏死　necrobiosis lipoidica　［又称］糖尿病性类脂质渐进性坏死△
累积性刺激性接触性皮炎　cumulative irritant contact dermatitis
冷超敏性皮肤病　dermatosis with cold hypersensitivity
冷凝集素综合征　cold agglutinin syndrome　［又称］冷凝集素病△
冷球蛋白血症　cryoglobulinemia
冷球蛋白血症伴股臀部皮肤血管炎　cryoproteinemia associated with femoro-gluteal cutaneous lesion
冷纤维蛋白原血症　cryofibrinogenaemia
离心性环状红斑　erythema annulare centrifugum
李斯特菌病　Listeriosis
里尔黑变病　Riehl melanosis
立克次体痘　rickettsial pox
利什曼病　Leishmaniasis
蛎壳状银屑病　psoriasis rupioides
连圈状秕糠疹　pityriasis circinata,toyama
连续性肢端皮炎　acrodermatitis continua
臁疮　ecthyma
镰刀菌病　fusaridiosis
镰刀细胞病　sickle cell disease
链格孢病　alternariosis
链尾丝虫病　filariasis due to mansonella streptocerca
良性对称型脂肪过多症　benign symmetrical lipomatosis
良性慢性家族性天疱疮　benign familial chronic pemphigus
良性头部组织细胞增生症　benign cephalic histiocytosis
良性脂肪母细胞瘤　benign lipoblastoma
裂发症　trichaschisis
裂片形出血　splinter hemorrhage
裂头蚴病　sparganosis
裂纹性棘皮瘤　acanthoma fissuratum
裂纹状湿疹　eczema craquele
裂隙性肉芽肿　granuloma fissuratum
淋巴管闭塞　lymphatic obstruction
淋巴管扩张　lymphangiectasis
淋巴管瘤　lymphangioma
淋巴管瘤病　lymphangiomatosis
淋巴管肉瘤　lymphangiosarcoma
淋巴管型孢子丝菌病　lymphocutaneous sporotrichosis
淋巴管炎　lymphangitis
淋巴瘤样丘疹病　lymphomatoid papulosis
淋巴水肿　lymphedema　［又称］原发性淋巴水肿△

淋巴水肿性角化病　lymphoedematous keratoderma
淋病　gonorrhea
淋病病原携带者　neisseria gonorrhoeae carrier
淋病性淋巴结炎　gonococcal lymphadenitis
淋球菌性肺炎　gonococcal pneumonitis　［又称］淋球菌肺炎△
淋球菌性附睾炎　gonococcal epididymitis
淋球菌性腹膜炎　gonococcal peritonitis
淋球菌性睾丸炎　gonococcal orchitis
淋球菌性宫颈炎　gonococcal cervicitis
淋球菌性骨髓炎　gonococcal osteomyelitis
淋球菌性关节炎　gonococcal arthritis
淋球菌性龟头炎　gonococcal balanitis
淋球菌性虹膜睫状体炎　gonococcal iridocyclitis
淋球菌性滑膜炎　gonococcal synovitis
淋球菌性腱鞘炎　gonococcal tenosynovitis
淋球菌性结膜炎　gonococcal conjunctivitis
淋球菌性脑膜炎　gonococcal meningitis
淋球菌性脑脓肿　gonococcal cerebral abscess
淋球菌性尿道炎　gonococcal urethritis
淋球菌性膀胱炎　gonococcal cystitis
淋球菌性盆腔炎　gonococcal pelvic inflammatory disease　［又称］淋球菌盆腔腹膜炎△
淋球菌性皮肤感染　gonococcal skin infection
淋球菌性前庭大腺脓肿　gonococcal bartholinian abscess
淋球菌性前庭大腺炎　gonococcal bartholinitis
淋球菌性心包炎　gonococcal pericarditis
淋球菌性心肌炎　gonococcal myocarditis
淋球菌性心内膜炎　gonococcal endocarditis
淋球菌性咽炎　gonococcal pharyngitis
淋球菌性阴道炎　gonococcal vaginitis
淋球菌性直肠炎　gonococcal proctitis
鳞状毛囊角化病　squamous follicular keratosis
鳞状细胞癌　squamous cell carcinoma
鳞状小汗腺导管癌　squamoid eccrine ductal carcinoma
流感嗜血杆菌性蜂窝织炎　haemophilus influenzae cellulitis
流行性斑疹伤寒　epidemic typhus
流行性出血热　epidemic hemorrhagic fever
流行性痤疮　epidemic acne
流行性水肿　epidemic dropsy
瘤型麻风　lepromatous leprosy
龙线虫病　dracunculiasis
隆突性皮肤纤维肉瘤　dermatofibrosarcoma protuberans
颅神经梅毒　cranial neurosyphilis
颅神经梅毒多发性麻痹　multiple paralysis of cranial neurosyphilis
鲁宾斯坦 - 泰比综合征　Rubinstein-Taybi syndrome　［又称］Rubinstein-Taybi 综合征△
鲁滨逊外胚层发育不良　Robinson ectodermal dysplasia
鲁塞尔 - 西尔弗综合征　Russell-Silver syndrome
罗阿丝虫病　loaiasis
螺杆菌性蜂窝织炎　helicobacter pylori cellulitis　［又称］蜂窝织炎△
螺旋状发　circle or spiral hair
瘰疬分枝杆菌皮肤感染　mycobacterium scrofulaceum skin infection
瘰疬性皮肤结核　scrofuloderma
瘰疬性苔藓　lichen scrofulosorum
落叶型天疱疮　pemphigus foliaceus
吕弗勒综合征　Loeffler's syndrome
绿甲综合征　green nail syndrome
绿色条纹甲　green striped nail
氯痤疮　chloracne
麻风　leprosy
麻风结节性红斑　erythema nodosum leprosum
麻风恐怖　leprophobia
麻疹　measles
马顿神经瘤　Marton neuroma

马尔堡病毒病　Marburg virus disease
马尔克线　Muehrcke's lines
马尔尼菲青霉病　penicilliosis marneffei　［又称］马尔尼菲青霉菌病△
马方综合征　Marfan syndrome　［又称］马凡综合征△
马克尔线　Muchrcke's lines
马拉色菌性毛囊炎　Malassezia folliculitis
马来丝虫性象皮肿　malayan filarial elephantiasis
马里内斯科 - 舍格伦综合征　Marinesco Sjogren syndrome　［又称］原发性舍格伦综合征△
马歇尔 - 怀特综合征　Marshall-White syndrome
螨恐怖　acarophobia
慢性单纯性苔藓　lichen simplex chronicus, neurodermatitis　［又称］神经性皮炎△
慢性儿童大疱病　chronic bullous disease of childhood　［又称］儿童慢性大疱性疾病△
慢性放射性皮炎　chronic radiodermatitis
慢性肺组织胞质菌病　chronic pulmonary histoplasmosis
慢性复发性水疱性手部湿疹　chronic relapsing vesicular hand eczema
慢性光化性皮炎　chronic actinic dermatitis
慢性局限性类天疱疮　chronic localized pemphigoid
慢性链球菌性溃疡　chronic streptococcic ulcer
慢性淋球菌性龟头包皮炎　chronic gonococcal balanoposthitis
慢性皮肤黏膜念珠菌病　chronic mucocutaneous candidiasis
慢性皮肤芽生菌病　chronic cutaneous blastomycosis
慢性潜行性隧道状溃疡　chronic undermining burrowing ulcers, Meleney's gangrene
慢性肉芽肿病　chronic granulomatous disease
慢性乳头状溃疡性脓皮病　pyodermia chronica papillaris et exulcerans
慢性肾上腺皮质功能减退　chronic adrenocortical hypofunction　［又称］肾上腺皮质功能减退症△
慢性荨麻疹　chronic urticaria
慢性痒疹　chronic prurigo
慢性移植物抗宿主病　chronic graft-versus-host disease
慢性游走性红斑　erythema chronicum migrans erythema migrans　［又称］游走性红斑
猫叫综合征　cri du chat syndrome
猫咬伤　cat bite
猫抓病　cat scratch disease
毛孢子菌病　trichosporosis
毛发 - 鼻 - 指 / 趾综合征Ⅰ型　tricho-rhino-phalangeal syndrome type Ⅰ
毛发 - 鼻 - 指 / 趾综合征Ⅱ型　tricho-rhino-phalangeal syndrome type Ⅱ
毛发 - 鼻 - 指 / 趾综合征Ⅲ型　tricho-rhino-phalangeal syndrome type Ⅲ
毛发扁平苔藓　lichen planopilaris
毛发低硫营养不良　trichothiodystrophy　［又称］毛发硫营养障碍症△
毛发管型　hair cast
毛发红糠疹　pityriasis rubra pilaris
毛发 - 甲 - 牙发育不全　tricho-ungual-dento dysplasia　［又称］毛发 - 牙齿 - 指（趾）甲型外胚层发育不良△
毛发角化病　keratosis pilaris
毛发囊肿　pilar cyst
毛发肉芽肿　hair granuloma
毛发上皮瘤　trichoepithelioma
毛发苔藓　lichen pilaris
毛发腺瘤　trichoadenoma
毛发 - 牙 - 骨综合征　hair-teeth-bone syndrome
毛发移植　hair grafting, hair transplantation
毛发纵裂症　trichoptilosis
毛干分叉　pili bifurcate
毛根鞘囊肿　trichilemmal cyst
毛结节菌病　piedra
毛母细胞瘤　trichoblastoma
毛母质癌　pilomatrix carcinoma
毛母质瘤　pilomatrixoma
毛囊闭锁三联征　follicular occlusion triad

毛囊和毛囊旁角化过度症　hyperkeratosis follicularis et parafollicu-laris ［又称］穿通性毛囊及毛囊周角化病△

毛囊角化病　keratosis follicularis，Darier's disease

毛囊瘤　trichofolliculoma

毛囊漏斗部肿瘤　follicular infundibulum tumor

毛囊皮脂腺囊性错构瘤　folliculosebaceous cystic hamartoma

毛囊性扁平苔藓　lichen planus follicularis

毛囊性脓疱疮　follicular impetigo

毛囊性皮肤萎缩　follicular atrophoderma

毛囊性银屑病　psoriasis follicularis

毛囊炎　folliculitis

毛囊鱼鳞病伴秃发及畏光　ichthyosis follicularis with atrichia and photo-phobia syndrome ［又称］毛囊性鱼鳞病 - 脱发 - 畏光综合征△

毛囊痣　hair follicle nevus

毛盘瘤　trichodiscoma

毛鞘癌　trichilemmal carcinoma

毛鞘棘皮瘤　pilar sheath acanthoma

毛细血管动脉瘤　capillary aneurysm

毛细血管或静脉血栓形成　capillary or venous thrombosis

毛细血管扩张性环状紫癜　purpura annularis telangiectosis ［又称］毛细血管扩张性环状紫瘢△

毛细血管扩张性肉芽肿　granuloma telangiectaticum

毛细血管扩张症　telangiectasis

毛细血管瘤　capillary hemangioma

毛细血管炎　trichodangiitis

毛痣　hairy nevus

玫瑰糠疹　pityriasis rosea

梅毒　syphilis

梅毒恐怖　syphilophobia

梅毒性鞍鼻　syphilitic saddle nose

梅毒性白斑　syphilitic leukoderma

梅毒性玻璃体炎　syphilitic vitreocapsulitis

梅毒性大脑动脉炎　syphilitic cerebral arteritis

梅毒性大脑血栓形成　syphilitic cerebral thrombosis

梅毒性单纯主动脉炎　simple syphilitic aortitis ［又称］梅毒性主动脉炎△

梅毒性单瘫　syphilitic monoplegia

梅毒性第八脑神经神经炎　syphilitic eighth nerve neuritis

梅毒性第七脑神经麻痹　syphilitic seventh nerve palsy

梅毒性动脉闭塞病　syphilitic arterial occlusive disease

梅毒性动脉中层炎　syphilitic mesarteritis

梅毒性多发性下疳　multiple syphilitic chancre

梅毒性肺动脉反流　syphilitic pulmonary regurgitation ［又称］梅毒性肺动脉瓣反流△

梅毒性肝炎　syphilitic hepatitis

梅毒性感觉异常　syphilitic paraesthesia

梅毒性骨质疏松症　syphilitic osteoporosis ［又称］继发性骨质疏松症△

梅毒性冠状动脉口狭窄　syphilitic coronary ostial stenosis

梅毒性冠状动脉硬化　syphilitic coronary arteriosclerosis

梅毒性脊髓变性症　syphilitic spinal degeneration

梅毒性脊髓病性膀胱　syphilitic cord bladder

梅毒性脊髓痨型麻痹性痴呆　syphilitic taboparesis

梅毒性脊柱炎　syphilitic spondylitis

梅毒性痉挛性脊髓麻痹　syphilitic spasmodic spinal paralysis

梅毒性利绍尔麻痹　syphilitic Lissauer paralysis

梅毒性麻痹性痴呆　syphilitic general paresis of insane

梅毒性脉络膜视网膜炎　syphilitic chorioretinitis

梅毒性脑脊膜粘连　syphilitic meninges adhesion

梅毒性脑膜脑炎　syphilitic meningoencephalitis

梅毒性脑膜炎　syphilitic meningitis

梅毒性脑桥损害　syphilitic pons damage

梅毒性黏膜斑　syphilitic mucous patch

梅毒性偏侧感觉缺失　syphilitic hemianesthesia

梅毒性偏盲　syphilitic hemiscotosis

梅毒性青光眼　syphilitic glaucoma

梅毒性球后神经炎　syphilitic retrobulbar neuritis

梅毒性全身性麻痹　syphilitic generalized paralysis

梅毒性深层点状角膜炎　syphilitic deep punctate keratitis

梅毒性神经麻痹　syphilitic neural paralysis

梅毒性神经炎　syphilitic neuritis

梅毒性肾小球肾炎　syphilitic glomerulonephritis

梅毒性生殖器下疳　syphilitic genital chancre

梅毒性视神经视网膜炎　syphilitic neuroretinitis

梅毒性视神经萎缩　syphilitic optic atrophy

梅毒性输卵管炎　syphilitic salpingitis

梅毒性树胶肿　syphilitic gumma

梅毒性听神经炎　syphilitic acoustic neuritis

梅毒性脱发　syphilitic alopecia

梅毒性下疳　syphilitic chancre

梅毒性心瓣膜炎　syphilitic valvulitis

梅毒性心包炎　syphilitic pericarditis

梅毒性心动过速　syphilitic tachycardia

梅毒性心房纤颤　syphilitic auricular fibrillation

梅毒性心肌树胶样肿　syphilitic gumma of myocardium

梅毒性心肌炎　syphilitic myocarditis

梅毒性心内膜炎　syphilitic endocarditis

梅毒性延髓麻痹　syphilitic bulboparalysis

梅毒性运动性共济失调　syphilitic locomotor ataxia

梅毒性阵发性心动过速　syphilitic paroxysmal tachycardia

梅毒性蛛网膜粘连　syphilitic arachnoid adhesion

梅毒性主动脉瓣关闭不全　syphilitic aortic insufficiency

梅毒性主动脉瓣狭窄　syphilitic aortic valve stenosis

梅毒性主动脉瓣狭窄伴关闭不全　syphilitic aortic stenosis with insuf-ficiency ［又称］梅毒性主动脉瓣狭窄关闭不全△

梅毒性主动脉反流　syphilitic aortic regurgitation

梅毒性主动脉扩张　syphilitic aortectasia

梅毒性主动脉综合征　syphilitic aortic syndrome

梅尔克松 - 罗森塔尔综合征　Melkersson-Rosenthal syndrome

梅克尔细胞癌　Merkel cell carcinoma ［又称］Merkel 细胞癌△

美洲锥虫病　American trypanosomiasis

门静脉梅毒　syphilis of portal vein

门克斯卷发综合征　Menkes' kinky syndrome ［又称］卷发综合征△

虻叮咬　horse flies bite

蒙古斑　Mongolian spot

蠓虫叮咬　heleidae bite

弥漫性扁平黄瘤病　diffuse plane xanthomatosis

弥漫性表皮松解性掌跖角化病　diffuse epidermolytic palmoplantar keratosis

弥漫性胫前黏液性水肿　diffuse pretibial myxedema

弥漫性皮肤肥大细胞增生病　diffuse cutaneous mastocytosis ［又称］弥漫皮肤肥大细胞增生症△

弥漫性躯体性血管角化瘤　angiokeratoma corporis diffusum

弥漫性神经纤维瘤　diffuse neurofibroma

弥漫性真性静脉扩张症　diffuse genuine phlebectasia

弥散性血管内凝血　disseminated intravascular coagulation ［又称］弥漫性血管内凝血△

糜烂性包皮龟头炎　erosive balanoposthitis

糜烂性扁平苔藓　erosive lichen planus

秘鲁疣　verruga peruana

绵羊疥疮　sheep scabies

免疫缺陷病　immunodeficiency disease

面鼻部纤维性丘疹　fibrous papule of the nose

面部蜂窝织炎　facial cellulitis

面部脓皮病　pyoderma faciale

面部皮肤良性肿瘤　facial skin benign tumor

面部偏侧萎缩　facial hemiatrophy ［又称］面偏侧萎缩症△

面部肉芽肿　granuloma faciale

面部外胚层发育不良　facial ectodermal dysplasia

面部癣　tinea faciei

面部痈　facial carbuncle　[又称]面部皮肤痈△

面颈部毛囊性红斑黑变病　erythromelanosis follicularis of face and neck　[又称]面部毛囊红斑黑变病△

面瘫、耳痛及外耳道疱疹三联征　Ramsay-Hunt syndrome　[又称]拉姆齐-亨特综合征△

面正中黑子病　centrofacial lentiginosis

摩擦黑变病　friction melanosis

摩擦红斑　erythema intertrigo　[又称]擦烂红斑△

摩擦水疱　friction blister

摩擦性苔藓样疹　frictional lichenoid eruption

默尔-托尔综合征　Muir-Torre syndrome

母细胞性浆细胞样树突细胞肿瘤　blastic plasmacytoid dendritic cell neoplasm

木村病　Kimura's disease

囊虫病　cysticercosis　[又称]囊尾蚴病△

囊性基底细胞癌　cystic basal cell carcinoma

囊性淋巴管瘤　cystic lymphangioma

蛲虫病　enterobiasis

脑腱黄瘤病　cerebrotendinous xanthomatosis

脑膜血管梅毒　meningovascular syphilis

脑念珠菌感染　intracranial candidiasis infection

脑着色真菌病　cerebral chromomycosis　[又称]大脑着色真菌病△

内源性非黑色素沉着　endogenous non hyperpigmentation　[又称]内源性非黑素色素沉着△

内脏带状疱疹　visceral zoster

内脏单纯疱疹　visceral herpes simplex

内脏危象　visceral crisis

尼尔森综合征　Nelson syndrome　[又称]Nelson综合征△

尼格利综合征　Naegeli syndrome　[又称]Naegeli综合征△

尼古丁口炎　nicotine stomatitis

尼龙刷斑状淀粉样变病　nylon brush macular amyloidosis

尼曼-皮克病　Niemann-Pick disease

尼泽洛夫综合征　Nezelof syndrome　[又称]Nezelof综合征△

泥螺-日光性皮炎　bullactophotodermatitis

鲇鱼刺伤　catfish sting

黏蛋白性汗管化生　mucinous syringometaplasia

黏蛋白性脱发　alopecia mucinosa

黏多糖病ⅠH/S型　mucopolysaccharidoses ⅠH/S　[又称]Hurler-Scheie综合征(黏多糖贮积症IH-S型)△

黏多糖病ⅠH型　mucopolysaccharidoses ⅠH　[又称]Hurler综合征(黏多糖贮积症IH型)△

黏多糖病ⅠS型　mucopolysaccharidoses ⅠS

黏多糖病Ⅱ型　mucopolysaccharidoses Ⅱ　[又称]黏多糖贮积症Ⅱ型△

黏多糖病ⅢA型　mucopolysaccharidoses ⅢA

黏多糖病ⅢB型　mucopolysaccharidoses ⅢB

黏多糖病ⅢC型　mucopolysaccharidoses ⅢC

黏多糖病ⅢD型　mucopolysaccharidoses ⅢD

黏多糖病Ⅲ型　mucopolysaccharidoses Ⅲ　[又称]黏多糖贮积症Ⅲ型△

黏多糖病ⅣA型　mucopolysaccharidoses ⅣA

黏多糖病ⅣB型　mucopolysaccharidoses ⅣB

黏多糖病Ⅵ型　mucopolysaccharidoses Ⅵ

黏多糖病Ⅶ型　mucopolysaccharidoses Ⅶ　[又称]黏多糖贮积症Ⅶ型△

黏多糖贮积病　mucopolysaccharidoses

黏膜多发性神经瘤　multiple mucosal neuroma

黏膜类天疱疮　mucosal pemphigoid

黏膜类天疱疮性瘢痕性结膜炎　mucosal pemphigoid cicatricial conjunctivitis

黏膜皮肤利什曼病　mucocutaneous leishmaniasis

黏膜雅司　mucosal yaws

黏液瘤　myxoma　[又称](血管)黏液瘤△

黏液肉瘤　myxosarcoma

黏液乳头状室管膜瘤　myxopapillary ependymoma

黏液水肿性苔藓　lichen myxedematosus

黏液性黑素瘤　myxoid melanoma

黏液样囊肿　mucous cyst

黏脂质贮积病　mucolipidosis

黏脂质贮积病Ⅰ型　mucolipidosis Ⅰ

黏脂质贮积病Ⅱ型　mucolipidosis Ⅱ

黏脂质贮积病Ⅲ型　mucolipidosis Ⅲ

捻皮癖　dermatothlasia

念珠菌病　candidiasis

念珠菌性败血症　candidal sepsis　[又称]念珠菌性脓毒血症△

念珠菌性痤疮　candidal acne

念珠菌性龟头包皮炎　candidal balanoposthitis

念珠菌性甲沟炎　candidal paronychia

念珠菌性角膜炎　candidal keratitis

念珠菌性泌尿系感染　candida urinary infection

念珠菌性脑膜炎　candidal meningitis

念珠菌性肉芽肿　candida granuloma

念珠菌性舌炎　candidal glossitis

念珠菌性视神经乳头炎　candidal optic papillitis

念珠菌性心内膜炎　candidal endocarditis

念珠菌性须疮　candidal sycosis

念珠菌疹　candidid

念珠状错构瘤　hamartoma moniliformis

念珠状发　monilethrix

念珠状红苔藓　lichen ruber moniliformis

念珠状链杆菌型鼠咬热　streptobacillus moniliformis rat bite fever

尿布银屑病　napkin psoriasis

尿毒症瘙痒　uremic pruritus　[又称]尿毒症性瘙痒△

尿汗症　uridrosis

啮齿动物咬伤　rodent bite wound

镍及其化合物皮肤损伤　skin injury by nickel and its compound

柠檬色皮肤　citrine skin of Milian

牛痘　vaccinia, cowpox

牛痘样水疱病　hydroa vacciniforme　[又称]种痘样水疱病△

牛疥疮　cattle scabies

牛丘疹性口腔炎病毒感染　bovine papular stomatitis virus infection

脓疱病　impetigo　[又称]脓疱疮△

脓疱性痤疮　pustular acne

脓疱性粟粒疹　pustular miliaria

脓疱性细菌疹　pustular bacterid

脓疱性血管炎　pustular vasculitis

脓皮病　pyoderma

脓性肌炎　pyomyositis　[又称]化脓性肌炎△

脓癣　kerion

脓肿　abscess

努南综合征　Noonan syndrome

疟疾　malaria

诺卡菌病　nocardiosis

女阴干枯病　kraurosis vulvae

女阴假性湿疣　vulva pseudocondyloma, pseudocondyloma of vulvae

女阴瘙痒症　pruritus vulvae, vulvar pruritus　[又称]外阴瘙痒症△

女阴湿疹　pudendum eczema

女阴萎缩　primary vulvar atrophy　[又称]原发性女阴萎缩△

女阴硬化性苔藓　vulvar lichen sclerosus　[又称]外阴硬化性苔癣△

帕皮永-勒菲弗综合征　Papillon-Lefevre syndrome

盘尾丝虫病　onchocerciasis

盘状红斑狼疮　discoid lupus erythematosus

泡沫状发　bubble hair

疱疹性败血症　herpetic septicemia　[又称]疱疹性脓毒血症△

疱疹性瘭疽　herpetic whitlow

疱疹性肝炎　herpetic hepatitis　[又称]疱疹病毒性肝炎△

疱疹性角膜结膜炎　herpetic keratoconjunctivitis

疱疹性角膜炎　herpetic keratitis　[又称]疱疹病毒性角膜炎△

疱疹性结膜炎　herpetic conjunctivitis　[又称]疱疹病毒性结膜炎△

疱疹性脑膜炎　herpetic meningitis　[又称]疱疹病毒性脑膜炎△

疱疹性脑炎　encephalitis herpes

疱疹性神经根病　herpetic radiculopathy

疱疹性湿疹　herpetic eczema

疱疹性须疮　herpetic sycosis

疱疹性咽峡炎　herpangina

疱疹性咽炎　herpetic pharyngitis

疱疹性直肠炎　herpetic proctitis

疱疹样脓疱病　impetigo herpetiformis

疱疹样皮炎　dermatitis herpetiformis

疱疹样天疱疮　pemphigus herpetiformis

佩吉特样网状细胞增生症　pagetoid reticulosis

蓬发综合征　uncombable hair syndrome

皮肤 γ/δT 细胞淋巴瘤　cutaneous γ/δ T-cell lymphoma　［又称］原发皮肤 γ δ T 细胞淋巴瘤△

皮肤阿米巴病　amebiasis cutis

皮肤白喉　cutaneous diphtheria

皮肤白血病　leukemia cutis

皮肤擦伤　skin bruise

皮肤挫伤　skin contusion

皮肤淀粉样变性　amyloidosis cutis　［又称］皮肤淀粉样变△

皮肤恶性肿瘤　cutaneous malignant tumor

皮肤钙沉着症　cutaneous calcinosis

皮肤干燥症　xerodermia

皮肤感觉过敏　cutaneous hypersensitivity

皮肤感觉减退　cutaneous hypoesthesia

皮肤感觉缺失　cutaneous anaesthesia

皮肤感觉异常　cutaneous paresthesia

皮肤感染　skin infection

皮肤感染性窦道　infective dermal sinus

皮肤弓形虫病　cutaneous toxoplasmosis

皮肤垢着病　cutaneous dirtadherent disease

皮肤骨化　cutaneous ossification

皮肤骨瘤　osteoma cutis

皮肤骨外尤因肉瘤　cutaneous extraskeletal Ewing sarcoma

皮肤红斑狼疮　cutaneous lupus erythematosus　［又称］红斑狼疮△

皮肤划痕荨麻疹　dermographic urticaria　［又称］皮肤划痕症△

皮肤霍奇金淋巴瘤　cutaneous Hodgkin's lymphoma

皮肤肌纤维瘤　dermatomyofibroma

皮肤继发恶性肿瘤　cutaneous secondary malignancy

皮肤假性淋巴瘤　cutaneous pseudolymphoma

皮肤疖肿　cutaneous furuncle

皮肤结核　cutaneous tuberculosis

皮肤克罗恩病　cutaneous Crohn's disease

皮肤溃疡　skin ulcer

皮肤利什曼病　cutaneous leishmaniasis

皮肤淋巴管型孢子丝菌病　cutaneous lymphatic vessel type sporotrichosis

皮肤淋巴细胞浸润症　lymphocytic infiltration of skin

皮肤淋巴细胞瘤　lymphocytoma cutis

皮肤淋巴腺瘤　cutaneous lymphadenoma

皮肤鳞状黑素瘤　dermal squamomelanocytic tumor

皮肤瘘管　cutaneous fistula

皮肤毛霉病　cutaneous mucormycosis

皮肤脑脊髓膜血管瘤病　cutaneous meningospinal angiomatosis

皮肤脑膜瘤　cutaneous meningioma

皮肤黏蛋白沉积症　cutaneous mucinosis　［又称］皮肤黏蛋白病△

皮肤黏膜孢子丝菌病　mucocutaneous sporotrichosis

皮肤黏液样囊肿　cutaneous mucinous cyst

皮肤念珠菌病　cutaneous candidiasis

皮肤诺卡菌病　cutaneous nocardiosis　［曾称］皮肤奴卡菌病*

皮肤平滑肌瘤　leiomyoma cutis

皮肤球孢子菌病　cutaneous coccidioidomycosis

皮肤曲霉病　cutaneous aspergillosis

皮肤乳头瘤病　cutaneous papillomatosis

皮肤软骨瘤　cutaneous chondroma，cutaneous cartilaginous tumor

皮肤色素沉着　skin pigmentation　［又称］色素沉着△

皮肤松弛症　cutis laxa　［又称］皮肤松垂症△

皮肤炭疽　cutaneous anthrax

皮肤铜绿假单胞菌感染　cutaneous pseudomonas aeruginosa infection

皮肤脱落　skin shedding

皮肤脱屑　desquamation of skin

皮肤纤毛性囊肿　cutaneous ciliated cyst　［又称］皮肤纤毛囊肿△

皮肤纤维瘤　dermatofibroma

皮肤小血管血管炎　cutaneous small vessel vasculitis

皮肤型肥大细胞增多症　cutaneous mastocytosis　［又称］皮肤肥大细胞增多症△

皮肤芽生菌病　cutaneous blastomycosis

皮肤移植状态　skin transplant status

皮肤异色病　poikiloderma　［又称］皮肤异色症△

皮肤异色病伴色素失调症　poikiloderma with incontinentia pigmenti

皮肤异色症样淀粉样变病　poikilodermalike cutaneous amyloidosis

皮肤隐球菌病　cutaneous cryptococcosis

皮肤蝇蛆病　cutaneous myiasis

皮肤原位癌　cutaneous carcinoma in situ

皮肤着色芽生菌病　cutaneous chromoblastomycosis

皮肤脂肪瘤　cutaneous lipoma　［又称］皮下脂肪瘤△

皮肤转移癌　cutaneous matastases

皮肌炎　dermatomyositis

皮肌炎伴发恶性肿瘤　dermatomyositis associated with malignancy　［又称］肿瘤相关性皮肌炎△

皮角　cutaneous horn

皮内痣　intradermal nevus

皮痛　dermatalgia

皮下 NK 细胞淋巴瘤　subcutaneous Nk cell lymphoma

皮下结节　subcutaneous nodule

皮下囊肿　subcutaneous cyst

皮下气肿　subcutaneous emphysema

皮下型环状肉芽肿　subcutaneous granuloma annulare

皮下脂肪肉芽肿病　lipogranulomatosis subcutanea

皮下脂膜炎样 T 细胞淋巴瘤　subcutaneous panniculitis-like T-cell lymphoma

皮下组织囊虫病　subcutaneous cysticercosis

皮 - 牙发育不良　cutis-dento dysplasia　［又称］皮肤 - 牙发育不良△

皮炎　dermatitis

皮样囊肿　dermoid cyst

皮脂缺乏症　asteatosis

皮脂腺癌　sebaceous gland carcinoma

皮脂腺瘤　steatadenoma

皮脂腺毛囊瘤　sebaceous trichofolliculoma

皮脂腺囊肿　sebaceous cyst

皮脂腺腺瘤　sebaceous adenoma

皮脂腺异位症　Fordyce's disease　［又称］福代斯病△，异位皮脂腺△

皮脂腺增生　sebaceous gland hyperplasia

皮脂腺痣　sebaceous nevus

皮脂溢出　seborrhea　［又称］头皮皮脂溢△

皮赘　skin tag　［又称］赘状瘢痕△

铍及其化合物皮肤损伤　skin injury by beryllium and its compound

铍肉芽肿　beryllium granuloma　［又称］皮肤铍肉芽肿△

脾梅毒　splenic syphilis

蜱叮咬　tick bite

偏瘤型界线类麻风　borderline lepromatous leprosy

胼胝　callus

嘌呤核苷磷酸化酶缺乏症　purine nucleoside phosphorylase deficiency

贫血痣　nevus anemicus　［又称］血量减少痣△

品他疹　pintid

平滑肌错构瘤　smooth muscle hamartoma

平滑肌肉瘤　leiomyosarcoma

匍行疹　creeping eruption　［又称］匍行性回状红斑△

葡萄球菌性烫伤样皮肤综合征　staphylococcal scalded skin syn-

drome　[又称]新生儿剥脱性皮炎[△],葡萄球菌型中毒性表皮坏死松解症[△]

普拉德 - 威利综合征　Prader-Willi syndrome

普秃　alopecia universalis

脐部感染　umbilical infection

脐窝湿疹　umbilical fossa eczema　[又称]湿疹[△]

气球细胞痣　balloon cell nevus

气球状细胞黑素瘤　balloon cell melanoma

气性坏疽　gas gangrene

千足虫蜇伤　millepede sting

牵拉性脱发　traction alopecia　[又称]牵拉性秃发[△]

铅及其化合物皮肤损伤　skin injury by lead and its compound

前庭大腺囊肿　Bartholin cyst

前庭大腺炎　Bartholinitis

钱币状湿疹　nummular eczema　[又称]钱币状皮炎[△]

钱币状银屑病　psoriasis nummularis　[又称]斑块状银屑病[△]

钱币状掌跖角化病　keratosis palmoplantaris nummularis

钳甲　pincer nail　[又称]钳形甲[△]

潜伏梅毒　latent syphilis

潜蚤病　tungiasis　[曾称]沙蚤侵染 *

浅表扩散性恶性黑素瘤　superficial spreading malignant melanoma

浅表扩散性原位恶性黑素瘤　superficial spreading melanoma in situ

浅表型基底细胞癌　superficial basal cell carcinoma

浅表性单纯型大疱性表皮松解症　superficial simple epidermolysis bullosa　[又称]浅表型单纯性大疱性表皮松解症[△]

浅表性脂肪瘤样痣　nevus lipomatosus superficialis　[又称]浅表脂肪瘤样痣[△]

浅表血管黏液瘤　superficial angiomyxoma

浅表肢端纤维黏液瘤　superficial acral fibromyxoma

嵌甲　ingrown nail

切割伤　concis

侵袭播散性曲霉病　disseminated invasive aspergillosis

侵袭性恶性黑素瘤　invasive malignant melanoma

侵袭性曲霉病　invasive aspergillosis

侵袭性血管黏液瘤　aggressive angiomyxoma

侵袭性肢端乳头状腺癌　invasive acral papillary adenoma

青斑血管炎　livedo vasculitis

青斑样皮炎　livedoid dermatitis

青春期前痤疮　preadolescent acne

青少年春季疹　juvenlie spring eruption

鲭亚目鱼中毒　scombroid poisoning

情绪性掌跖多汗症　emotional palmoplantar hyperhidrosis

丘疹坏死性结核疹　papulonecrotic tuberculid

丘疹型血管角化瘤　papular angiokeratoma

丘疹性血管增生　papular angioplasia

丘疹性荨麻疹　papular urticaria

丘疹紫癜性手套和短袜样综合征　papular purpuric gloves and socks syndrome

球孢子菌病　coccidioidomycosis

球孢子菌病脑膜炎　coccidioidomycosis meningitis

球孢子菌性肉芽肿　coccidioidal granuloma

球拍状甲　racket nail

躯干疖　trunk furuncle

躯干皮肤恶性肿瘤　trunk cutaneous malignant tumor

躯干皮肤感染　trunk cutaneous infection

躯干皮肤良性肿瘤　trunk cutaneous benign tumor

躯干皮肤原位癌　trunk Bowen disease

躯干皮下囊肿　subcutaneous cyst of the trunk

曲霉病　aspergillosis　[又称]曲霉菌病[△]　[曾称]曲菌病 *

去纤维蛋白综合征　defibrination syndrome

全白甲　leukonychia totalis

全垂体功能减退症　panhypopituitarism　[又称]全垂体功能减退

全身偏侧萎缩　total hemiatrophy　[又称]偏侧萎缩 - 偏侧帕金森综合征[△]

全身性发疹性组织细胞瘤　generalized eruptive histiocytoma　[又称]泛发型发疹性组织细胞瘤[△]

全身性钙沉着症　calcinosis universalis

全身性瘙痒症　pruritus universalis

全身性血管瘤病　universal angiomatosis

全秃　alopecia totalis

颧部褐青色痣　nevus fuscoceruleus zygomaticus

犬疥疮　canine scabies

缺铁性吞咽困难综合征　sideropenic dysphagia syndrome

缺血性筋膜炎　ischaemic fasciitis

雀斑　freckle

染发性皮炎　hair dye dermatitis　[又称]染发皮炎[△]

染料接触性皮炎　contact dermatitis due to dye

热带扁平苔藓　lichen planus tropicus

热带痤疮　tropical acne

热带减色斑　macular tropical hypochromia

热带溃疡　tropical ulcer

热性荨麻疹　heat urticaria

人工性痤疮　factitious acne

人工荨麻疹　urticaria factitia

人工银屑病　psoriasis factitia

人为皮炎　dermatitis factitia　[又称]人为性皮炎[△]

人为性脂膜炎　factitial panniculitis

人咬伤　human bite injury

韧带样瘤　ligament like tumor

妊娠合并滴虫性阴道炎　pregnancy complicated with trichomonas vaginitis

妊娠合并干燥综合征　pregnancy complicated with Sjogren disease

妊娠合并尖锐湿疣　pregnancy complicated with condylomata acuminata

妊娠合并淋病　pregnancy complicated with gonorrhea

妊娠合并梅毒　pregnancy complicated with syphilis

妊娠合并念珠菌性阴道炎　pregnancy complicated with candidal vaginitis

妊娠合并系统性红斑狼疮　pregnancy complicated with systemic lupus erythematosus

妊娠合并线状 IgM 皮病　pregnancy complicated with linear IgM dermatosis　[又称]妊娠线状 IgM 皮病[△]

妊娠合并银屑病　pregnancy complicated with psoriasis

妊娠疱疹　herpes gestationis

妊娠期肝内胆汁淤积症　intrahepatic cholestasis of pregnancy　[曾称]妊娠瘙痒症 *

妊娠瘙痒性毛囊炎　pruritic folliculitis of pregnancy

妊娠瘙痒性荨麻疹性丘疹及斑块　pruritic urticarial papule and plaque of pregnancy

日光性皮炎　solar dermatitis　[又称]日光皮炎[△]

日光性弹性组织变性综合征　solar elastosis syndrome

日光性荨麻疹　solar urticaria

日晒伤　sunburn　[又称]晒斑[△]

溶剂类接触性皮炎　contact dermatitis due to solvent

溶血性分泌菌感染　hemolytic secreting bacteria infection

溶血性链球菌性坏疽　hemolytic streptococcal gangrene

融合性网状乳头瘤病　confluent and reticulate papillomatosis

肉芽肿　granuloma

肉芽肿性唇炎　granulomatous cheilitis, cheilitis granulomatosa

肉芽肿性酒渣鼻　granulomatous rosacea

肉芽肿性皮肤松弛症　granulomatous slack skin

肉芽肿性色素性紫癜性皮病　granulomatous pigmented purpuric dermatosis

肉样瘤样瘢痕　sarcoid scar　[又称]肉芽肿性瘢痕形成[△]

蠕形螨病　demodicidosis

乳房发育缺陷　breast developmental defect　[又称]先天性乳房发育不良[△]

乳房佩吉特病　mammary Paget disease　[又称]乳房 Paget 病[△]

乳房皮肤原位癌　breast Bowen disease　[又称]乳房原位癌[△]

乳房湿疹　breast eczema

乳房外佩吉特病　extramammary Paget disease　［又称］乳房外 Paget 病△

乳胶变态反应　latex allergy

乳头糜烂性腺瘤病　erosive adenomatosis

乳头乳晕角化过度病　hyperkeratosis of the nipple and areola

乳头腺瘤　papillary adenoma

乳头状汗管囊腺癌　syringocystadenocarcinoma papilliferum

乳头状汗腺瘤　hidroadenoma papilliferum

乳头状小汗腺腺瘤　papillary eccrine adenoma

软骨外胚层发育不良　chondro-ectodermal dysplasia　［又称］软骨 - 外胚叶发育不良△

软骨脂肪瘤　chondroid lipoma, chondrolipoma

软化斑　malacoplakia

软甲　hapalonychia

软下疳　chancroid

软纤维瘤　soft fibroma

软组织感染　soft tissue infection

蚋叮咬　simulium bite

塞扎里综合征　Sezary syndrome

赛普勒综合征　Sipple syndrome

三叉神经带状疱疹　trigeminal nerve herpes zoster

三叉神经营养性损害　trigeminal trophic lesion

三期鼻梅毒　tertiary nasal syphilis

三期扁桃体(舌)梅毒　tertiary amygdala (tongue) syphilis

三期肠梅毒　tertiary intestinal syphilis

三期胆囊梅毒　tertiary gallbladder syphilis

三期腭梅毒　tertiary palate syphilis

三期肺动脉梅毒　tertiary pulmonary artery syphilis

三期副睾丸梅毒　tertiary vice testicular syphilis

三期肝梅毒　tertiary liver syphilis

三期肛门梅毒　tertiary anal syphilis

三期睾丸梅毒　tertiary testicular syphilis

三期宫颈梅毒　tertiary cervical syphilis

三期巩膜梅毒　tertiary scleral syphilis

三期关节梅毒　tertiary joint syphilis

三期虹膜梅毒　tertiary iris syphilis

三期喉梅毒　tertiary laryngeal syphilis

三期呼吸道梅毒　tertiary respiratory syphilis

三期滑膜梅毒　tertiary synovial syphilis

三期会厌梅毒　tertiary epiglottis syphilis

三期肌梅毒　tertiary muscle syphilis

三期脊髓病　tertiary tabes dorsalis

三期甲状腺梅毒　tertiary thyroid syphilis

三期腱鞘梅毒　tertiary tendon sheath syphilis

三期角膜梅毒　tertiary corneal syphilis

三期结肠梅毒　tertiary colon syphilis

三期结节性梅毒疹　tertiary nodular syphilid

三期结膜梅毒　tertiary conjunctivae syphilis

三期睫状体梅毒　tertiary ciliary body syphilis

三期晶状体梅毒　tertiary lens syphilis

三期精囊梅毒　tertiary seminal vesicle syphilis

三期精索梅毒　tertiary spermatic cord syphilis

三期口腔梅毒　tertiary oral syphilis

三期泪道梅毒　tertiary lacrimal duct syphilis

三期卵巢梅毒　tertiary ovarian syphilis

三期梅毒　tertiary syphilis

三期梅毒瘤　tertiary syphiloma

三期梅毒性白斑　tertiary syphilitic white spot

三期梅毒性玻璃体出血　tertiary syphilitic vitreous hemorrhage

三期梅毒性玻璃体混浊　tertiary syphilitic vitreous opacity

三期梅毒性动脉瘤　tertiary syphilitic aneurysm

三期梅毒性多神经病　tertiary syphilitic polyneuropathy

三期梅毒性二尖瓣狭窄　tertiary syphilitic mitral stenosis

三期梅毒性腹膜炎　tertiary syphilitic peritonitis

三期梅毒性巩膜外层炎　tertiary syphilitic episcleritis

三期梅毒性淋巴结炎　tertiary syphilitic lymphadenitis

三期梅毒性麻痹　tertiary syphilitic paralysis

三期梅毒性脉络膜视网膜炎　tertiary syphilitic chorioretinitis

三期梅毒性脑炎　tertiary syphilitic encephalitis　［又称］三期梅毒性脑膜炎△

三期梅毒性贫血　tertiary syphilitic anemia

三期梅毒性球后视神经炎　tertiary syphilitic retrobulbar optic neuritis

三期梅毒性肾盂肾炎　tertiary syphilitic pyelonephritis

三期内脏(腹部)梅毒　tertiary viscera (abdominal) syphilis

三期尿道梅毒　tertiary urethral syphilis

三期女阴梅毒　tertiary vulva syphilis

三期膀胱梅毒　tertiary bladder syphilis

三期气管梅毒　tertiary tracheal syphilis

三期前列腺梅毒　tertiary prostate syphilis

三期鞘膜梅毒　tertiary vaginalis syphilis

三期舌梅毒　tertiary tongue syphilis

三期神经梅毒　tertiary neurosyphilis

三期肾梅毒　tertiary renal syphilis

三期食管梅毒　tertiary esophageal syphilis

三期视网膜梅毒　tertiary retinal syphilis

三期输精管梅毒　tertiary vas deferens syphilis

三期输尿管梅毒　tertiary ureteral syphilis

三期胃梅毒　tertiary gastric syphilis

三期小肠梅毒　tertiary small intestine syphilis

三期胸膜梅毒　tertiary pleural syphilis

三期胸腺梅毒　tertiary thymic syphilis

三期悬雍垂穿孔性梅毒　tertiary uvula perforation syphilis

三期咽梅毒　tertiary pharyngeal syphilis

三期胰腺梅毒　tertiary pancreatic syphilis

三期阴茎梅毒　tertiary penis syphilis

三期阴囊梅毒　tertiary scrotum syphilis

三期支气管梅毒　tertiary bronchial syphilis

三期直肠梅毒　tertiary rectal syphilis

三期子宫梅毒　tertiary uterine syphilis

三期纵隔梅毒　tertiary mediastinal syphilis

桑毛虫皮炎　euproctis similis dermatitis

瘙痒症　pruritus

色氨酸代谢异常综合征　Hartnup syndrome

色汗症　chromhidrosis

色素分界线　pigment boundary

色素杆菌病　chromobacteriosis

色素失禁症　incontinentia pigmenti　［又称］色素失调症△

色素性扁平苔藓　lichen planus pigmentosus

色素性毛表皮痣　pigmented hairy epidermal nevus

色素性毛囊囊肿　pigmented follicular cyst

色素性玫瑰疹　roseola pigmentosa

色素性荨麻疹　urticaria pigmentosa

色素性痒疹　prurigo pigmentosa

色素性紫癜性皮病　pigmentary purpuric dermatosis　［又称］色素性紫癜性皮肤病△

色素性紫癜性苔藓样皮炎　pigmented purpuric lichenoid dermatitis

色素血管性斑痣性错构瘤病　phakomatosis pigmentovascularis

色素痣　pigmented nevus, nevocellular nevus　［又称］色痣△, 痣细胞痣△

沙漠疮　desert sore

鲨鱼咬伤　shark bite

珊瑚割伤　coral cut

珊瑚皮炎　coral dermatitis

伤口蝇蛆病　wound myiasis

上皮样肉瘤　epithelioid sarcoma

上皮样细胞型恶性黑素瘤　epithelioid cell malignant melanoma

上皮样细胞组织细胞瘤　epithelioid cell histiocytoma

上皮样血管内皮瘤　epithelioid hemangioendothelioma

上皮样血管肉瘤　epithelioid angiosarcoma

上肢感染　upper extremity infection
上肢疖　upper limb furuncle
上肢痈　upper limb carbuncle
烧伤　burn
少汗症　hypohidrosis
少牙及甲发育不全　oligodontia with ungual dysplasia
舌痛症　glossodynia　［又称］舌痛△
舌炎　glossitis
蛇咬伤(无毒)　non-toxic snake bite
舍格伦 - 拉松综合征　Sjogren-Larsson syndrome
砷过敏性皮炎　allergic dermatitis by arsenic
砷及其化合物皮肤损伤　skin injury by arsenic and its compound　［又称］砷及其化合物的毒性效应△
砷角化病　arsenical keratosis
砷中毒　arsenic poisoning
深部硬斑病　morphea profunda
深静脉血栓形成　deep venous thrombosis
深在性红斑狼疮　lupus erythematosus profundus
神经瘤　neuroma
神经毛囊错构瘤　nerve follicular hamartoma
神经梅毒　neurosyphilis
神经梅毒性动脉瘤　neurosyphilis aneurysm
神经皮肤黑变病　neurocutaneous melanosis
神经皮肤综合征　neurocutaneous syndrome
神经鞘瘤　neurilemmoma
神经鞘黏液瘤　nerve sheath myxoma
神经束膜瘤　perineurioma
神经肽性肢端感觉异常　neuropepidergic acral dysesthesia
神经痛性营养不良　algoneurodystrophy　［又称］痛性神经营养不良△
神经纤维瘤病　neurofibromatosis
神经纤维瘤病Ⅰ型　neurofibromatosis Ⅰ
神经纤维瘤病Ⅱ型　neurofibromatosis Ⅱ
神经性脱发　nerve alopecia
神经组织肿瘤　nervous tissue tumor
肾上腺梅毒合并皮质功能减退　adrenal syphilis with cortical dysfunction
肾上腺素能性荨麻疹　adrenergic urticaria
渗出性慢性单纯性糠疹　exudative chronic pityriasis simplex
生物素缺乏症　biotin deficiency　［又称］生物素与生物素酶缺乏症△
生长期头发松动　loose anagen hair
生长期脱发　anagen effluvium
生殖器疱疹　genital herpes
虱病　pediculosis
湿疹　eczema
湿疹样皮炎　eczematoid dermatitis
湿疹样紫癜　eczematoid purpura
石蜡瘤　paraffinoma
石棉状糠疹　pityriasis amiantacea
石油及其衍生物性皮病　dermatosis caused by petroleum and their derivatives
食物过敏反应　food-related allergic reaction　［又称］食物过敏症△
嗜毛囊性蕈样肉芽肿　folliculotropic mycosis fungoides,FMF　［又称］亲毛囊性蕈样肉芽肿△
嗜皮菌病　dermatophilosis
嗜酸细胞性蜂窝织炎　eosinophilic cellulitis
嗜酸性筋膜炎　eosinophilic fasciitis
嗜酸性粒细胞增多性皮病　hypereosinophilic dermatosis
嗜酸性粒细胞增多性血管淋巴样增生　angiolymphoid hyperplasia with eosinophilia　［又称］血管淋巴样增生伴嗜酸细胞增多△,伴嗜酸性粒细胞增多性血管淋巴样增生△
嗜酸性肉芽肿　eosinophilic granuloma　［又称］嗜酸细胞性淋巴肉芽肿△,嗜酸细胞肉芽肿△
嗜酸性血管炎　eosinophilic vasculitis
嗜酸性脂膜炎　eosinophilic panniculitis　［又称］嗜酸细胞性脂膜炎△
嗜血分枝杆菌皮肤感染　skin infection due to Mycobacterium hae-

mophilum
嗜中性脂膜炎　neutrophilic panniculitis
手部疖　hand furuncle
手部痈　hand carbuncle
手皮肤感染　hand skin infection
手术后皮下瘘　postoperative subcutaneous fistula
手癣　tinea manum
手指挫伤伴指甲损伤　contusion of finger(s)with damage to nail　［又称］手指挫伤伴有指甲损害△
手指感染　finger infection
手足皲裂　rhagadia manus et pedis
手足口病　hand-foot-mouth disease
手足口病(重症)　hand-foot-mouth disease(severe)　［又称］重症手足口病△
手(足)浅表性大疱性脓皮病　hand(foot)superficial bullous pyoderma
输血反应　transfusion reaction
鼠咬热　rat-bite fever
鼠咬伤　rat-bite wound
鼠疫　plague
鼠疫菌病　plague disease　［又称］耶尔森病△
树胶肿性神经梅毒　gummatous neurosyphilis　［又称］梅毒性树胶样肿△
双行睫毛淋巴水肿综合征　distichiasis-lymphoedema syndrome
水痘　varicella
水痘性肺炎　varicella pneumonia　［又称］水痘肺炎△
水痘性脑膜炎　varicella meningitis　［又称］水痘脑膜炎△
水痘性脑炎　varicella encephalitis　［又称］水痘脑炎△
水疱性远端指炎　blistering distal dactylitis
水痛症　aquadynia
水源性瘙痒症　aquagenic pruritus
水源性水痛症　aquagenic aquadynia
水源性荨麻疹　aquagenic urticaria
水蛭咬伤　leech bite
丝虫病　filariasis
丝状疣　filiform wart
斯蒂克勒综合征　Stickler syndrome
斯帕拉格 - 塔佩纳综合征　Spanlang-Tappeiner syndrome
斯皮茨痣　Spitz nevus　［又称］Spitz 痣△,斯皮茨痣样黑素瘤△,良性幼年黑素瘤△
斯特赖克 - 哈尔贝森综合征　Stryker-Halbeisen syndrome
松毛虫皮炎　dendrolimus dermatitis
粟丘疹　milium
塑料变应性接触性皮炎　allergic contact dermatitis due to plastics
酸烧伤　acid burn
髓性多汗症　myeloid hyperhidrosis
梭形细胞型恶性黑素瘤　spindle cell type malignant melanoma
梭形细胞血管内皮瘤　spindle cell hemangioendothelioma
梭形细胞脂肪瘤　spindle cell lipoma
梭状芽孢杆菌厌氧性蜂窝织炎　clostridial anaerobic cellulitis
塔纳痘病毒病　Tanapox virus disease
胎传梅毒合并脊髓痨　congenital syphilis complicated with tabes dorsalis
胎传梅毒瘤　congenital gummatous syphilid
胎传梅毒性麻痹　congenital syphilitic paralysis
胎传梅毒性黏膜斑　congenital syphilitic mucosa spot
胎传梅毒性树胶肿　congenital syphilitic gumma
胎传梅毒性天疱疮　congenital syphilitic pemphigus
胎传梅毒疹　congenital syphilis rash
胎传脑脊膜血管梅毒　congenital meningovascular syphilis
胎儿酒精综合征　fetal alcohol syndrome
胎毛存留　lanugo retention
苔藓淀粉样变性　lichenoid amyloidosis　［又称］苔藓样淀粉样变性△
苔藓样念珠状疹　morbus moniliformis lichenoides
苔藓样疹型药疹　lichenoid drug eruption　［又称］苔藓样药物反应△
太田痣　nevus of Ota

弹性纤维瘤　elastofibroma

弹性痣　nevus elasticus

炭疽　anthrax

糖尿病性潮红　diabetic rubeosis

糖尿病性感染　diabetic infection

糖尿病性黄瘤　diabetic xanthoma

糖尿病性类脂质渐进性坏死　necrobiosis lipoidica diabeticorum

糖尿病性皮肤病　diabetic dermatopathy

糖尿病性皮肤增厚　diabetic thick skin

糖尿病性瘙痒　diabetic pruritus

糖尿病性神经病变　diabetic neuropathy　［又称］糖尿病神经病变△

糖尿病性手关节病　diabetic hand joint disease

糖尿病性微血管病　diabetic microangiopathy

糖尿病性血管病　diabetic vascular disease　［又称］糖尿病伴周围血管病变△

糖尿病性硬肿病　diabetic scleroderma

糖皮质激素后脂膜炎　glucocorticoid panniculitis

糖皮质激素局部注射引起的皮肤萎缩　skin atrophy caused by local injection of glucocorticoid

糖皮质激素依赖性皮炎　topical corticosteroid dependent dermatitis，corticosteroid addictive dermatitis　［又称］激素依赖性皮炎△

糖皮质激素紫癜　glucocorticoid purpura

套叠性脆发病　trichorrhexis invaginata　［又称］套叠性脆发症△

特发性 CD4+ 淋巴细胞减少症　idiopathic CD4+ lymphocytopenia

特发性迟发性免疫球蛋白缺乏症　idiopathic delayed immunoglobulin deficiency

特发性滴状色素减少症　idiopathic guttate hypomelanosis

特发性多发性斑状色素沉着症　pigmentation macularis multiplex idiopathia

特发性血小板减少性紫癜　idiopathic thrombocytopenic purpura

特发性荨麻疹　idiopathic urticaria

特发性阴囊钙沉着症　idiopathic scrotal calcinosis

特发性周期性水肿　idiopathic cyclic edema

特里甲　Terry's nail

特纳综合征　Turner syndrome

特应性皮炎　atopic dermatitis

特应性皮炎（轻度）　atopic dermatitis（mild）

特应性皮炎（中重度）　atopic dermatitis（moderate to severe）

疼痛性脂肪疝　painful fat herniation

剔甲癖　onychotillomania

体虱　body louse

体癣　tinea corporis　［曾称］钱癣 *

天冬氨酰葡糖胺尿症　aspartylglycosaminuria

天花　smallpox

天蓝甲半月　azure lunulae

天疱疮　pemphigus

天青杀素 -ANCA 阳性坏疽性脓皮病　pyoderma gangrenosum associated with novel antineutrophil cytoplasmic antibody to azurocidin

条纹状汗孔角化病　striate porokeratosis

条纹状苔藓　lichen striatus

条纹状掌跖角化病　striate palmoplantar keratoderma

铁缺乏症　iron deficiency

同型胱氨酸尿症　homocystinuria

同种异质移植型卡波西肉瘤　kaposi sarcoma of allogeneic transplantation

铜绿假单胞菌感染　pseudomonas aeruginosa infection

铜绿假单胞菌毛囊炎　pseudomonas aeruginosa folliculitis

铜绿假单胞菌外耳道炎　pseudomonas aeruginosa external otitis

铜绿假单胞菌趾蹼感染　pseudomonas toeweb infection

痛风　gout

痛风性脂膜炎　gouty panniculitis

痛觉过敏　hyperalgesia

痛性肥胖病　adiposis dolorosa，Dercum's disease　［又称］痛性肥胖症△，痛性脂肪病△，德尔肯病△

痛性脂肿综合征　painful lipedema syndrome

头部疖　head furuncle

头部毛囊周围炎　perifolliculitis of head　［又称］脓肿性头部毛囊周围炎△

头部脓肿性穿掘性毛囊周围炎　perifolliculitis capitis abscedens et suffodiens　［又称］脓肿性穿掘性头部毛囊周围炎△，脓肿性头部毛囊周围炎△

头部皮肤脓肿　head abscess

头部痈　head carbuncle

头皮部扁平苔藓　lichen planus of the scalp

头皮糠疹　pityriasis capitis

头皮糜烂脓疱性皮病　erosive pustular dermatosis of the scalp　［又称］头皮糜烂性脓疱性皮肤病△

头虱　pediculosis capitis

头癣　tinea capitis

透明丝孢霉病　hyalohyphomycosis

透明细胞汗腺癌　clear cell sweat gland carcinoma

透明细胞汗腺瘤　clear cell hidradenoma

透明细胞黑素瘤　clear cell melanoma

透明细胞棘皮瘤　clear cell acanthoma

秃发伴丘疹性损害　alopecia with papular lesion　［又称］毛发缺乏伴丘疹性病损综合征△

秃发性棘状毛囊角化病　keratosis follicularis spinulosa decalvans　［又称］脱发性小棘毛囊角化病△

秃发性毛囊炎　folliculitis decalvans　［又称］脱发性毛囊炎△

图雷恩多发角化病　polykeratosis of Touraine

腿部疖　leg furuncle

腿部痈　leg carbuncle

臀部蜂窝织炎　gluteal cellulitis

臀部脓肿　gluteal abscess

臀部皮肤恶性肿瘤　gluteal cutaneous malignant tumor

脱发　alopecia

脱屑性红皮病　erythroderma desquamativum

瓦特森综合征　Watson syndrome

外胚层发育不良伴白内障及听力缺陷　ectodermal dysplasia with cataract and hearing defect

外胚层发育不良伴扭发及并指　ectodermal dysplasia with twisted hair and syndactyl(e)

外伤性表皮囊肿　traumatic epidermal cyst

外伤性皮下气肿　traumatic subcutaneous emphysema

外伤性脂肪坏死　traumatic fat necrosis

外阴瘢痕　scarring of vulva　［又称］会阴部瘢痕△

外阴黑色素痣　vulval pigmented nevus

外阴尖锐湿疣　vulval condyloma acuminatum

外阴湿疹　vulval eczema

外阴血管瘤　vulval hemangioma

外阴 - 阴道 - 牙龈综合征　vulvo-vaginal-gingival syndrome

外阴脂肪瘤　vulval lipoma

外源性光感性皮炎　exogenous photosensitizing dermatitis

外源性褐黄病　exogenous ochronosis

外源性色素沉着　exogenous pigmentation

晚期骨梅毒　late osseous syphilis

晚期骨膜梅毒　late periosteum syphilis

晚期皮肤梅毒　late cutaneous syphilis

晚期品他　late pinta　［又称］品他晚期损害△

晚期潜伏梅毒　late latent syphilis

晚期胎传梅毒性动脉瘤　late congenital syphilitic aneurysm

晚期胎传梅毒性多神经病　late congenital syphilitic polyneuropathy

晚期胎传梅毒性骨软骨病　late congenital syphilitic osteochondrosis

晚期胎传梅毒性关节病　late congenital syphilitic arthropathy

晚期胎传梅毒性间质性角膜炎　late congenital syphilitic interstitial keratitis

晚期胎传梅毒性脉络膜视网膜炎　late congenital syphilitic chorioretinitis

晚期胎传梅毒性脑膜炎　late congenital syphilitic meningitis

晚期胎传梅毒性脑炎　late congenital syphilitic encephalitis

晚期胎传潜伏梅毒　late congenital latent syphilis　［又称］晚期先天

潜伏梅毒△

晚期胎传神经梅毒 late congenital neurosyphilis

晚期胎传心血管梅毒 late congenital cardiovascular syphilis

腕部蜂窝织炎 cellulitis of wrist ［又称］腕蜂窝织炎△

网状红斑性毛囊炎 folliculitis ulerythematosa reticulata

网状青斑 livedo reticularis

网状色素性皮病 dermatopathia pigmentosa reticularis

网状血管内皮瘤 retiform haemangioendothelioma

网状组织细胞瘤 reticulohistiocytoma

网状组织细胞肉芽肿 reticulohistiocytic granuloma

威斯科特 - 奥尔德里奇综合征 Wiskott-Aldrich syndrome

微波烧伤 microwave burn

微静脉血管瘤 microvenular haemangioma

微囊肿附属器瘤 microcystic adnexal carcinoma

韦格纳肉芽肿病 Wegener granulomatosis ［又称］韦氏肉芽肿病△

围裙样湿疹 apron eczema

维生素 A 过多症 hypervitaminosis A

维生素 A 缺乏伴毛囊角化病 hypovitaminosis A with keratosis follicularis

维生素 A 缺乏伴皮肤干燥病 hypovitaminosis A with xeroderma ［又称］维生素 A 缺乏合并皮肤干燥病△

维生素 A 缺乏症 vitamin A deficiency

维生素 B_{12} 缺乏症 vitamin B_{12} deficiency ［又称］维生素 B_{12} 缺乏△

维生素 B_1 缺乏症 vitamin B_1 deficiency

维生素 B_6 过多症 hypervitaminosis B_6 excess

维生素 B_6 缺乏症 vitamin B_6 deficiency

维生素 C 缺乏症 vitamin C deficiency

维生素 D 过多症 hypervitaminosis D

维生素 D 缺乏症 vitamin D deficiency ［又称］维生素 D 不足△

维生素 E 缺乏症 vitamin E deficiency ［又称］维生素 E 缺乏病△

维生素 K 缺乏症 vitamin K deficiency

萎缩纹 striae atrophicae

萎缩性毛发角化病 keratosis pilaris atrophicans

未定类麻风 indeterminate leprosy

未定类细胞组织细胞增生症 indeterminate cell histiocytosis ［又称］未定类组织细胞增生症△

味觉性多汗症 gustatory hyperhidrosis ［又称］味觉性出汗综合征△

味觉性流泪 gustatory lacrimation

胃肠型荨麻疹 gastrointestinal urticaria

文身 tattoo

蚊叮咬 mosquito bite

涡纹状神经纤维瘤 storiform neurofibroma

窝状角质松解症 pitted keratolysis

无毒昆虫咬伤 non-toxic insect bite

无汗性外胚层发育不 anhidrotic ectodermal dysplasia

无汗性外胚层发育异常并发淋巴水肿及免疫缺陷病 anhidrotic ectodermal dysplasia accompanied with lymphedema and immunodeficiency disease

无汗症 anhidrosis

无肌病皮肌炎 amyopathic dermatomyositis ［又称］无肌病性皮肌炎△

无色素性痣 achromic naevus ［又称］无色素痣△

无萎缩脱毛性毛囊角化病 keratosis pilaris decalvans nonatropicans

无疹性带状疱疹 zoster sine eruptione

无症状 HIV 感染状态 asymptomatic HIV carrier

无症状神经梅毒 asymptomatic neurosyphilis

蜈蚣蜇伤 centipede bite ［又称］蜈蚣咬伤△

五色白癜风 pentachrome vitiligo

西门子大疱性鱼鳞病 ichthyosis bullosa of Siemens

西尼罗热 West Nile fever

西瓦特皮肤异色病 Civatte poikiloderma

吸吮水疱 sucking blister

吸烟斑 smoker's patch

蜥蜴咬伤 lizard bite

习惯性抽动 habitual tic

席纹状胶原瘤 storiform collagenoma

系统性多中心成脂肪细胞增生病 systemic multicenter lipoblast proliferation

系统性红斑狼疮 systemic lupus erythematosus

系统性接触性皮炎 systemic contact dermatitis

系统性毛细血管渗漏综合征 systemic capillary leak syndrome ［又称］毛细血管渗漏综合征△

系统性念珠菌病 systemic candidiasis

系统性弹性组织溶解性肉芽肿病 systemic elastolytic granulomatosis

系统性透明变性病 systemic hyalinosis

系统性芽生菌病 systemic blastomycosis

系统性硬皮病 systemic scleroderma

细胞内分枝杆菌皮肤感染 intracellular mycobacterium skin infection

细胞性蓝痣 cellular blue nevus ［又称］蓝痣△

细胞性血管纤维瘤 cellular angiofibroma

细菌性毛囊炎 bacterial folliculitis

细菌性协同性坏疽 bacterial synergetic gangrene ［又称］手术后进行性协同性坏疽△，Meleney 协同性坏疽△，慢性潜行性隧道性溃疡△，几何图形侵蚀溃疡△

细菌性阴道病 bacterial vaginosis ［又称］细菌性阴道炎△

下疳样脓皮病 chancriform pyoderma

下颌面骨发育不全 mandibulofacial dysplasia ［又称］下颌骨颜面发育不全△

下丘脑性多汗症 hypothalamic hyperhidrosis

下肢溃疡 lower limb ulcer

下肢皮肤感染 lower limb cutaneous infection

下肢软组织感染 lower limb soft tissue infection

夏季痤疮 acne aestivalis

夏季皮炎 dermatitis aestivalis

夏季瘙痒症 pruritus aestivalis

先天头皮缺乏伴表皮痣 congenital scalp defect with epidermal nevus

先天性白甲 congenital leukonychia

先天性杵状甲 congenital hippocratic nail

先天性脆甲 congenital onychorrhexis

先天性毳毛增多症 congenital hypertrichosis lanuginose ［又称］先天性毳毛性多毛症△，先天性毳毛过多△

先天性多发性血管瘤病 congenital multiple hemangiomatosis

先天性耳前瘘 congenital preauricular fistula ［又称］先天性耳前瘘管△，先天性耳瘘△

先天性反甲 congenital koilonychia

先天性泛发性纤维瘤病 congenital generalized fibromatosis ［又称］多发性神经纤维瘤病△

先天性非大疱性鱼鳞病样红皮病 non bullous congenital ichthyosiform erythroderma ［又称］先天性非大疱鱼鳞病样红皮病△

先天性风疹综合征 congenital rubella syndrome

先天性黑棘皮病 congenital acanthosis nigricans

先天性红细胞生成性卟啉病 congenital erythropoietic porphyria

先天性厚甲 I 型 pachyonychia congenita type I

先天性厚甲 II 型 pachyonychia congenita type II

先天性厚甲 III 型 pachyonychia congenita type III

先天性厚甲 IV 型 pachyonychia congenita type IV

先天性灰发 congenital grey hair

先天性甲肥厚 pachyonychia congenita ［又称］先天性甲肥厚△

先天性角化不良 dyskeratosis congenita ［又称］先天性角化不良症△

先天性局限性多毛症 congenital localized hypertrichosis ［又称］局限性多毛症△

先天性毛细血管扩张性大理石样皮肤 cutis marmorata telangiectatica congenita

先天性眉部瘢痕性红斑 congenital ulerythema ophryogenes

先天性梅毒牙 congenital syphilis teeth ［又称］桑葚状磨牙△，桑葚齿△

先天性皮肤发育不全 congenital skin defect ［又称］先天性皮肤缺乏△

先天性皮肤念珠菌病 congenital cutaneous candidiasis

先天性皮肤异色病 poikiloderma congenitale

先天性少汗症伴神经性迷路炎 congenital hypohidrosis with neuro-

genic labyrinthitis

先天性少毛症　congenital hypotrichosis

先天性示指甲发育不良　congenital onychodysplasia of the index finger

先天性外胚层发育不良　congenital ectodermal dysplasia

先天性无丙种球蛋白血症　congenital agammaglobulinemia

先天性无痛症　congenital analgesia, congenital absence of pain

先天性下唇瘘　congenital fistula the lower lip

先天性自愈性网状组织细胞增生症　congenital seif-healing reticulo-histiocytosis

纤维瘤病　fibromatosis, fibrous tumor

纤维毛囊瘤　fibrous hair follicle tumor

纤维肉瘤　fibrosarcoma

纤维上皮瘤　fibroepithelioma

纤维组织细胞性脂肪瘤　fibrohistiocytic lipoma

鲜红斑痣　nevus flammeus　［又称］葡萄酒色痣△

显微镜下多血管炎　microscopic polyangiitis

显性营养不良型大疱性表皮松解症　dominant dystrophic epidermolysis bullosa

显著性下唇动脉　prominent inferior labial artery

限制性皮病　limited skin disease　［又称］致死性限制性皮肤病△

线状 IgA 大疱性皮病　linear IgA bullous dermatosis　［又称］线状 IgA 大疱病△

线状扁平苔藓　lichen planus linearis

线状和旋涡痣样过度黑素沉着病　linear and whorled nevoid hypermelanosis

线状苔藓　lichen striatus

线状硬皮病　linear scleroderma

腺苷酸脱氨酶缺乏症　adenosine deaminase deficiency　［又称］腺苷脱氨基酶缺陷△, 腺苷脱氨酶缺陷△

腺性唇炎　cheilitis glandularis

腺样基底细胞癌　adenoid basal cell carcinoma

镶嵌疣　mosaic wart

向表皮转移性黑素瘤　epidermotropic metastatic melanoma

项部菱形皮肤　cutis rhomboidalis nuchae

小斑块型副银屑病　small plaque parapsoriasis　［又称］小斑块副银屑病△

小汗腺导管癌　eccrine ductal carcinoma

小汗腺汗孔癌　eccrine porocarcinoma

小汗腺汗孔瘤　eccrine poroma

小汗腺汗囊瘤　eccrine hidrocystoma

小汗腺螺旋腺癌　eccrine spiral syringocarcinoma

小汗腺螺旋腺瘤　eccrine spiradenoma

小汗腺血管瘤样错构瘤　eccrine angiomatous hamartoma

小汗腺痣　eccrine nevus

小棘毛壅病　trichostasis spinulosa

小棘苔藓　lichen spinulosus

小甲　microonychia

小螺菌型鼠咬热　spirillum minus rat bite fever

小腿静脉性溃疡　venous ulceration of the legs

小腿慢性毛囊炎　chronic folliculitis of the legs

小腿湿疹　legs eczema

小细胞黑素瘤　small cell melanoma

心 - 面 - 皮肤综合征　cardiofaciocutaneous syndrome

心血管梅毒　cardiovascular syphilis

心血管梅毒瘤　cardiovascular gumma

心血管梅毒性树胶肿　cardiovascular syphilitic gumma

新生儿大疱性脓疱疮　bullous impetigo of the newborn

新生儿附属器息肉　adnexal polyp of neonatal skin

新生儿红斑　neonatal erythema

新生儿红斑狼疮　neonatal lupus erythematosus　［又称］新生儿系统性红斑狼疮△

新生儿淋球菌性眼炎　gonococcal ophthalmia neonatorum　［又称］淋球菌性新生儿眼炎△

新生儿脓疱疮　impetigo neonatorum　［又称］新生儿脓疱病△

新生儿疱疹　neonatal herpes

新生儿皮肤感染　neonatal skin infection

新生儿皮下坏疽　neonatal subcutaneous gangrene

新生儿皮下脂肪坏死　adiponecrosis subcutanea neonatorum

新生儿水痘　neonatal varicella

新生儿水肿　edema neonatorum

新生儿硬化症　sclerema neonatorum

新生儿暂时性大疱性表皮松解症　transient bullous dermolysis of the newborn

新生儿暂时性低丙种球蛋白血症　transient hypogammaglobulinemia of infancy

新生儿暂时性脓疱性黑变病　transient neonatal pustular melanosis

新生儿暂时性萎缩性回状红斑　erythema gyratum atrophicans transiens neonatorum

新生儿紫癜　purpura of newborn

星状自发性假瘢　stellate spontaneous pseudoscars

猩红热　scarlet fever

猩红热样红斑　scarlatiniform erythema

性病性淋巴肉芽肿　venereal lymphogranuloma　［又称］衣原体(性病性)淋巴肉芽肿△

性连锁鱼鳞病　sex-linked ichthyosis

胸部放线菌病　thoracic actinomycosis

胸腹壁血栓性静脉炎　thoracoepigastric thrombophlebitis

雄激素性脱发　androgenetic alopecia

雄激素依赖综合征　androgen-dependent syndrome

休里茨综合征　Huriez syndrome

休止期脱发　telogen effluvium

须部假性毛囊炎　pseudofolliculitis barbae

须癣　tinea barbae

旋毛虫病　trichinelliasis

选择性 IgA 缺乏症　selective IgA deficiency　［又称］选择性 IgA 缺陷△

癣菌性肉芽肿　mycotic granuloma

癣菌疹　dermatophytids　［又称］皮肤癣菌病△

血管骨肥大综合征　angio-osteohypertrophy syndrome

血管角化瘤　angiokeratoma

血管瘤　hemangioma

血管梅毒　vascular syphilis

血管内大 B 细胞淋巴瘤　intravascular large B cell lymphoma

血管内皮瘤病　angioendotheliomatosis

血管内乳头状血管内皮瘤　endovascular papillary angioendothelioma

血管内压增高性紫癜　purpura due to raised intravascular pressure

血管球瘤　glomus tumor

血管外皮细胞瘤　hemangiopericytoma

血管萎缩性皮肤异色病　poikiloderma vasculare atrophicans

血管性水肿　angioedema

血管性水肿型药疹　angioedema type drug eruption

血管脂肪瘤　angiolipoma

血汗症　hematidrosis

血栓闭塞性脉管炎　thromboangiitis obliterans, Buerger disease　［又称］闭塞性血栓性脉管炎△, Buerger 病△, 血栓闭塞性血管炎△

血栓形成后综合征　post thrombotic syndrome

血栓性静脉炎　thrombophlebitis

血栓性血小板减少性紫癜　thrombotic thrombocytopenic purpura

血小板减少性紫癜　thrombocytopenic purpura

寻常痤疮(轻度)　acne vulgaris (mild)

寻常狼疮　lupus vulgaris　［又称］寻常性狼疮△

寻常疣　verruca vulgaris

荨麻疹　urticaria

荨麻疹型药疹　urticarial drug eruption

荨麻疹性血管炎　urticarial vasculitis

压疮　pressure sore　［又称］褥疮△

压力性荨麻疹　pressure urticaria　［又称］压迫性荨麻疹△

压力性脂膜炎　pressure panniculitis

牙 - 甲发育不全伴秃发　odonto-ungual dysplasia with alopecia

牙-甲-皮肤发育不良　odonto-onycho-dermal dysplasia　[又称]毛-牙-甲-皮综合征△

牙-毛-甲-指-掌综合征　odonto-tricho-ungual-digital-palmar syndrome

牙龈瘤　epulis

牙龈纤维瘤病-多毛综合征　gingival fibromatosis and hypertrichosis syndrome　[又称]牙龈纤维瘤病-多毛症△

芽生菌病　blastomycosis

芽生菌病样脓皮病　blastomycosis-like pyoderma

亚急性泛发性扁平苔藓　subacute generalized lichen planus

亚急性结节性游走性脂膜炎　subacute nodular migratory panniculitis

亚急性皮肤红斑狼疮　subacute cutaneous lupus erythematosus

咽鼓管梅毒　eustachian tube syphilis

咽喉疣　throat wart

延迟性急性刺激性接触性皮炎　delayed acute irritant contact dermatitis

岩藻糖苷贮积病　fucosidosis　[又称]岩藻糖苷贮积症,岩藻糖苷沉积症△

炎性线状疣状表皮痣　inflammatory linear verrucose epidermal nevus　[又称]线性炎症疣状表皮痣△

炎症后白斑症　postinflammatory leukoderma

炎症后色素沉着　postinflammatory hyperpigmentation

颜面粟粒性狼疮　lupus miliaris faciei

颜面再发性皮炎　facial recurrent dermatitis

眼部真菌病　ocular fungal disease

眼睑松弛症　blepharochalasis　[又称]眼睑皮肤松弛症△

眼梅毒　ocular syphilis

眼脑皮肤综合征　oculo-cerebro-cutaneous syndrome

眼皮肤白化病　oculocutaneous albinism

眼皮肤白化病Ⅰ型　oculocutaneous albinism typeⅠ

眼皮肤白化病Ⅱ型　oculocutaneous albinism typeⅡ

眼皮肤白化病Ⅳ型　oculocutaneous albinism typeⅣ

眼皮肤白化病Ⅴ型　oculocutaneous albinism typeⅤ

眼-皮肤-耳综合征　Alezzandrini syndrome

眼皮痣　eyelid mole

眼蝇蛆病　ocular myiasis

羊痘　orf

羊毛状发　woolly hair

羊毛状发痣　woolly hair nevus

痒点　itchy points

痒疹　prurigo

痒疹型营养不良型大疱性表皮松解症　prurigo dystrophic epidermolysis bullosa

恙螨皮炎　trombidosis

咬甲癖　onychophagia

药物超敏综合征　drug hypersensitivity syndrome　[又称]药物超敏反应综合征△

药物过敏　drug allergy

药物或化学物质诱发的色素沉着　drug or chemical substance-induced hyperpigmentation

药物热　drug fever

药物性红斑　drug-induced erythema

药物性假淋巴瘤　drug-induced pseudolymphoma

药物性天疱疮　drug-induced pemphigus

药物性血管炎　drug-induced vasculitis

药物性脂膜炎　drug-induced panniculitis

药物性紫癜　drug purpura

药疹　drug eruption　[又称]药物性皮炎△

叶酸缺乏症　folic acid deficiency

夜盲症　nyctalopia

液化性脂膜炎　liquefying panniculitis

腋毛癣　trichomycosis axillaris

腋窝颗粒状角化不全症　axillary granular parakeratosis

一期梅毒　primary syphilis

一期生殖器梅毒　primary genital syphilis

一期雅司　primary yaws

伊藤痣　nevus of Ito,Ito's nevus

衣原体性附睾炎　chlamydial epididymitis

衣原体性睾丸炎　chlamydial orchitis

衣原体性宫颈炎　chlamydial cervicitis

衣原体性膀胱炎　chlamydial cystitis

衣原体性盆腔炎　chlamydia pelvic inflammatory disease

衣原体性输卵管炎　chlamydial salpingitis

衣原体性咽炎　chlamydia pharyngitis

衣原体性阴道炎　chlamydial vaginitis

衣原体性直肠炎　chlamydial proctitis　[又称]直肠衣原体感染△

医源性与创伤性皮肤钙沉着症　iatrogenic and traumatic calcinosis cutis

胰岛素性脂肪营养不良　insulin lipodystrophy　[又称]胰岛素性脂肪萎缩

胰高血糖素瘤综合征　glucagonoma syndrome　[又称]高血糖素瘤△

移植物抗宿主病　graft versus-host disease

遗传性半透明丘疹性肢端角化病　hereditary papulatranslucent acro-keratoderma

遗传性出血性毛细血管扩张症　hereditary hemorrhagic telangiectasis　[又称]遗传性毛细血管扩张症△

遗传性对称性色素异常症　dyschromatosis symmetrica hereditaria　[又称]Dohi肢端色素沉着症△

遗传性多发性外生骨疣　hereditary multiple exostoses　[又称]爱-唐综合征△,外耳道外生骨疣△

遗传性粪卟啉病　hereditary coproporphyria　[又称]遗传性粪卟啉症△

遗传性家族性荨麻疹综合征　hereditary familial urticaria syndrome

遗传性甲畸形　hereditary nail deformity

遗传性进行性黏蛋白性组织细胞增生症　hereditary progressive mucinous histiocytosis

遗传性局限性瘙痒症　hereditary localized pruritus

遗传性良性上皮内角化不良病　hereditary benign intraepithelial dyskeratosis

遗传性淋巴水肿　hereditary lymphedema

遗传性眉毛变异　genetic variation of eyebrows

遗传性黏膜上皮发育不良　hereditary mucosal epithelial dysplasia

遗传性血管性水肿　hereditary angioedema

遗传性羊毛状发　hereditary woolly hair

遗传性硬化性皮肤异色病　hereditary sclerosing poikiloderma　[又称]遗传性硬化性皮肤异色症疲劳型△

遗传性掌跖角化病　hereditary palmoplantar keratoderma　[又称]遗传性掌跖角皮病△,Gamborg-Nielsen型△

蚁蜇伤　ant sting

异色性皮肌炎　poikilodermatomyositis

异位促肾上腺皮质激素综合征　ectopic ACTH syndrome

异位甲　ectopic nail

异物反应　foreign body reaction

异物肉芽肿　foreign body granuloma

易挫伤综合征　easy bruising syndrome

意外粉粒沉着病　accidental tattoos

翼状胬蹼综合征　pterygium syndrome

阴道和尿道蝇蛆病　urethral and vaginal myiasis

阴茎海绵体硬结症　plastic induration penis

阴茎结核疹　penis tuberculid

阴茎淋球菌性淋巴管炎　penis gonococcal lymphangitis

阴茎纤维瘤病　penile fibromatosis

阴茎硬化性淋巴管炎　sclerosing lymphangitis of the penis

阴茎中线囊肿　median raphe cyst of the penis

阴毛稀少综合征　sparse pubic syndrome

阴囊瘙痒症　pruritus scroti

阴囊湿疹　scrotal eczema

阴囊血管角化瘤　angiokeratoma of the scrotum

阴虱　crab louse

阴虱病　pediculosis pubis

银屑病　psoriasis

银屑病性甲 - 皮肤肥厚 - 骨膜炎　psoriatic nail-skin hypertrophy-periostitis

隐翅虫皮炎　paederus dermatitis

隐球菌病　cryptococcosis

隐性雅司　recessive yaws　[又称]潜伏性雅司△

隐性营养不良型大疱性表皮松解症　epidermolysis bullosa dystrophic recessive

印戒细胞黑素瘤　signet ring cell melanoma

婴儿痤疮　infantile acne

婴儿腹部离心性脂肪营养不良　lipodystrophia centrifugalis abdominalis infantilis

婴儿坏疽性皮炎　dermatitis gangrenosa infantum

婴儿肌纤维瘤病　infantile myofibromatosis

婴儿急性出血性水肿　infantile acute hemorrhagic edema

婴儿僵直皮肤综合征　infantile stiff skin syndrome

婴儿皮肤黏蛋白病　cutaneous mucinosis of infancy

婴儿色素性神经外胚叶肿瘤　melanotic neuroectodermal tumor of infancy

婴儿湿疹　infantile eczema

婴儿苔藓　strophulus

婴儿臀部肉芽肿　granuloma gluteale infantum

婴儿纤维性错构瘤　fibrous hamartoma of infancy

婴儿血管瘤（重症）　infantile hemangioma（severe）

婴儿肢端脓疱病　acropustulosis of infancy

婴儿脂溢性皮炎　infantile seborrheic dermatitis

鹦鹉热　psittacosis　[又称]鹦鹉热衣原体感染△

营养不良型大疱性表皮松解症　dystrophic epidermolysis bullosa　[又称]营养不良性大疱性表皮松解症△

营养不良性钙沉着症　dystrophic calcinosis

蝇蛆病　myiasis

硬斑病样或纤维化型基底细胞癌　morphea-like or fibrosis type of basal cell carcinoma

硬红斑　erythema induratum

硬化萎缩性苔藓　lichen sclerosus et atrophicus，white spot disease　[曾称]白点病 *

硬化性纤维瘤　sclerosing fibroma

硬化性脂肪肉芽肿　sclerosing lipogranuloma

硬化性脂膜炎　sclerosing panniculitis

硬结性痤疮　acne indurata

硬皮病　scleroderma

硬肿病　scleredema

痈　carbuncle

油痤疮　oil acne

疣　verruca

疣状癌　verrucous carcinoma

疣状表皮发育不良　epidermodysplasia verruciformis

疣状穿通性胶原瘤　collagenoma perforans verruciforme

疣状红斑狼疮　verrucous lupus erythematosus　[又称]肥厚性或疣状红斑狼疮△

疣状黄瘤　verruciform xanthoma

疣状角化不良瘤　warty dyskeratoma

疣状皮肤结核　tuberculosis cutis verrucosa

疣状血管瘤　verrucous hemangioma

疣状银屑病　psoriasis verrucosa

疣状肢端角化病　acrokeratosis verruciformis　[又称]疣状肢端角化症△

疣状痣　warty mole

蚰蜒皮炎　thereuonema tuberculata dermatitis

游泳池肉芽肿　swimming pool granuloma

游走性血栓性静脉炎　thrombophlebitis migrans

有汗性外胚层发育不良　hidrotic ectodermal dysplasia

幼儿急疹　exanthema subitum　[又称]婴儿玫瑰疹△，Ⅵ型疱疹病毒疹△

幼年黄色肉芽肿　juvenile xanthogranuloma　[又称]幼年性黄色肉芽肿△

幼年型类风湿关节炎　juvenile rheumatoid arthritis　[又称]幼年型类风湿性关节炎△，原发刺激性接触性皮炎△

幼年性透明蛋白纤维瘤病　juvenile hyalin fibromatosis

幼年跖部皮病　juvenile plantar dermatosis　[又称]足前部湿疹△，干燥性足跖湿疹△，趾周围皮病△

淤积性皮炎　stasis dermatitis

淤积性紫癜　stasis purpura

鱼鳞病　ichthyosis

鱼子酱舌　caviar tongue

原发刺激性接触性皮炎　primary irritant contact dermatitis　[又称]原发刺激接触性皮炎△

原发性单纯疱疹　primary herpes simplex

原发性淀粉样变紫癜与多发性骨髓瘤性紫癜　purpura of primary amyloidosis and purpura of myeloma

原发性肺芽生菌病　primary pulmonary blastomycosis

原发性黏液癌　primary mucous carcinoma

原发性皮肤 B 细胞淋巴瘤　primary cutaneous B cell lymphoma　[又称]皮肤 B 细胞淋巴瘤△

原发性皮肤 CD30⁺ 间变性大细胞淋巴瘤　primary cutaneous CD30 positive anaplastic large cell lymphoma

原发性皮肤 CD30⁺ 淋巴细胞增殖性疾病　primary cutaneous CD30 positive lymphoproliferative disease　[又称]原发性 CD30⁺ 淋巴增生性疾病△

原发性皮肤 CD4⁺ 小 / 中多形性 T 细胞淋巴瘤　primary cutaneous CD4 positive small/medium-sized pleomorphic T cell lymphoma　[又称]原发皮肤 CD4⁺ 中小 T 细胞淋巴瘤△

原发性皮肤 T 细胞淋巴瘤　primary cutaneous T cell lymphoma　[又称]蕈样肉芽肿△，皮肤 T 细胞淋巴瘤△

原发性皮肤边缘区 B 细胞淋巴瘤　primary cutaneous marginal zone B cell lymphoma

原发性皮肤浆细胞瘤　primary cutaneous plasmacytoma

原发性皮肤结核　primary cutaneous tuberculosis

原发性皮肤滤泡中心细胞性淋巴瘤　primary cutaneous follicular center cell lymphoma

原发性皮肤弥漫性大 B 细胞淋巴瘤（其他型）　primary cutaneous diffuse large B cell lymphoma（other types）

原发性皮肤侵袭性嗜表皮 CD8⁺T 细胞淋巴瘤　primary cutaneous aggressive epidermotropic CD8 positive T cell lymphoma　[又称]原发性皮肤侵袭性亲表皮 CD8⁺ 细胞毒性 T 细胞淋巴瘤△

原发性皮肤外周 T 细胞淋巴瘤　primary cutaneous peripheral T cell lymphoma

原发性皮肤外周 T 细胞淋巴瘤（非特殊类型）　primary cutaneous peripheral T cell lymphoma（non special type）　[又称]原发性皮肤外周 T 细胞淋巴瘤（未定类）△

原发性生殖器疱疹　primary genital herpes

原发性系统性淀粉样变病　primary systemic amyloidosis　[又称]原发性系统性淀粉样变性△

原发性腺样囊性癌　primary adenoid cystic carcinoma

原发性眼单纯疱疹　primary ocular herpes simplex

原发于眼睑的印戒细胞癌　primary signet ring cell carcinoma of the eyelid

原田病　harada disease

原位黑素瘤　melanoma in situ　[又称]原位恶性黑色素瘤△

圆柱瘤　cylindroma

远端侧位型甲下甲真菌病　distal lateral subungual onychomycosis

远端指 / 趾节间型关节型银屑病　distal interphalangeal arthritic psoriasis　[又称]远端指 / 趾节间银屑病性关节病△

月经疹　menstrual exanthema

晕皮炎　halo dermatitis

晕痣　halo nevus

暂时性和持久性棘层松解性皮病　transient and persistent acantholytic dermatosis　[又称]暂时性棘层松解性皮病△

早年白发综合征　premature canities syndrome　[又称]Book 综合征△，遗传性过早白发综合征△

早期品他　early pinta　[又称]品他一期损害△

早期胎传骨膜梅毒　early congenital periosteum syphilis

早期胎传梅毒　early congenital syphilis
早期胎传梅毒性鼻炎　early congenital syphilitic rhinitis
早期胎传梅毒性肺炎　early congenital syphilitic pneumonia
早期胎传梅毒性骨骺炎　early congenital syphilitic epiphyseal inflammation
早期胎传梅毒性骨软骨炎　early congenital syphilitic osteochondritis
早期胎传梅毒性喉炎　early congenital syphilitic laryngitis
早期胎传梅毒性咽炎　early congenital syphilitic pharyngitis
早期胎传内脏梅毒　early congenital visceral syphilis
早期胎传眼梅毒　early congenital ocular syphilis
早熟性皮脂腺增生　premature sebaceous gland hyperplasia
蚤叮咬　flea bite, pulicosis
增生性表皮囊肿　hyperplastic epidermal cyst
增生性毛囊囊肿　proliferating trichilemmal cyst
增生性脓皮病　hyperplastic pyoderma　［又称］增殖性脓皮病△
增殖型天疱疮　pemphigus vegetans
栅栏状包膜神经瘤　palisaded encapsulated neuroma
战壕热　trench fever
章鱼咬伤　octopus bite
掌黑癣　tinea nigra palmaris
掌红斑　erythema palmare　［又称］遗传性掌红斑△
掌(纹)黄瘤　palmar xanthoma
掌疣　palmar wart
掌跖扁平苔藓　lichen planus of palms and soles
掌跖角化病　palmoplantar keratoderma, keratosis palmaris et plantaris　［又称］掌跖角化症△
掌跖角化病伴食管癌　palmoplantar keratoderma with esophageal cancer
掌跖脓疱病　palmoplantar pustulosis
掌跖脓疱型银屑病　palmoplantar pustular psoriasis
掌跖纤维瘤病　palmoplantar fibromatosis
掌跖疣　palmoplantar wart, inclusion wart, anthill wart　［又称］包涵疣△, 蚁丘疣△
掌皱褶点状角化病　keratosis punctate of the palmar crease
珍珠状阴茎丘疹　pearly penile papule
真菌性足菌肿　eumycotic mycetoma
真皮导管瘤　dermal duct tumor
真皮中层弹性组织溶解症　mid-dermal elastolysis, MDE　［又称］真皮中层弹性组织溶解△
真性红细胞增多症　polycythemia vera
阵发性睡眠性血红蛋白尿症　paroxysmal nocturnal hemoglobinuria　［又称］阵发性睡眠性血红蛋白尿症△
震颤性荨麻疹　vibratory urticaria　［又称］振动荨麻疹△
正中菱形舌炎　median rhomboid glossitis
症状性苔藓样疹　symptomatic lichenoid eruption　［又称］慢性苔藓样糠疹△
症状性血小板减少性紫癜　symptomatic thrombocytopenic purpura　［又称］继发性血小板减少性紫癜△
支气管及肺念珠菌病　bronchial and pulmonary candidiasis
支气管念珠菌病　bronchial candidiasis　［又称］支气管念珠菌病△
支原体所致的皮肤病　skin disease caused by mycoplasma
肢端持续性丘疹性黏蛋白沉积症　acral persistent papular mucinosis
肢端肥大症　acromegaly
肢端黑素瘤　acral melanoma
肢端角化弹性组织变性　acrokeratoelastosis
肢端纤维角皮瘤　acral fibrokeratoma　［又称］获得性指状纤维皮瘤△
肢端小动脉扩张　acral arteriolar ectasia
肢端血管角化瘤　angiokeratoma acroasphyticum
肢端原位黑素瘤　acral melanoma in situ
肢端早老症　acrogeria
肢骨纹状肥厚症　melorheostosis　［又称］肢骨纹状肥大△

脂肪瘤　lipoma　［又称］脂肪瘤病△
脂肪膜性脂肪坏死　lipomembranous fat necrosis
脂肪皮肤硬化症　lipodermatosclerosis　［又称］局限性皮肤系统性硬化症△
脂肪肉瘤　liposarcoma
脂肪萎缩性脂膜炎　lipoatrophic panniculitis
脂肪营养不良　lipodystrophy
脂膜炎　panniculitis
脂溢性角化病　seborrheic keratosis
脂溢性皮炎　seborrheic dermatitis
蜘蛛咬伤　spider bite
蜘蛛状毛细血管扩张症　spider telangiectasia　［又称］蜘蛛痣△
职业感染性皮肤病　occupational infection dermatoses
职业性白斑　occupational leukoderma
职业性变应性接触性皮炎　occupational allergic contact dermatitis
职业性刺激性接触性皮炎　occupational irritant contact dermatitis
职业性痤疮　occupational acne
职业性电光性皮炎　occupational electroflash dermatitis
职业性黑变病　occupational melanosis
职业性浸渍及糜烂　occupational maceration and erosion
职业性毛发改变　occupational hair change
职业性皮肤溃疡　occupational skin ulcer
职业性皮炎　occupational dermatitis
职业性痒疹　occupational prurigo
职业性药疹样皮炎　occupational drug eruption-like dermatitis
职业性疣赘　occupational neoplasm
职业性指甲改变　occupational nail change
植物日光性皮炎　phytophotodermatitis
植物肉芽肿　plant granuloma
植物甾醇血症　phytosterolemia
跖疣　plantar wart
指厚皮症　pachydermodactyly
指环层小体神经瘤　finger pacinian neuroma
指甲沟炎　nail paronychia
指尖湿疹　fingertip eczema
指间念珠菌病　interdigital moniliasis
指节垫　knuckle pad
指节垫 - 白甲及耳聋　knuckle pads-leukonychia and hearing loss　［又称］指节垫 - 白指甲 - 感音神经性耳聋△
指(趾)环层小体神经瘤　digital pacinian neuroma
指(趾)甲银屑病　nail psoriasis　［又称］甲银屑病△
指(趾)黏液样囊肿　digital mucous cyst, DMC
指状疣　verruca digitata
趾环层小体神经瘤　toe pacinian neuroma
趾甲沟炎　toenail paronychia
致残性全硬化性硬斑病　disabling pansclerotic morphea
致死性常染色体隐性单纯型大疱性表皮松解症　lethal autosomal recessive epidermolysis bullosa simplex disease
痣样基底细胞癌综合征　nevoid basal cell carcinoma syndrome (NBCCS), nevoid basalioma syndrome
中耳梅毒　the middle ear syphilis
中间界线类麻风　midborderline leprosy
中期品他　middle pinta
中性脂质贮积病　neutral lipid storage disease
肿瘤期蕈样肉芽肿　tumor stage mycosis fungoides
肿瘤性钙化　tumoral calcinosis
肿胀性(瘤样)狼疮　lupus erythematosus tumidus
中毒性表皮坏死松解症　toxic epidermal necrolysis
中毒性黑变病　toxic melanosis
中毒性红斑　toxic erythema　［又称］毒性红斑△
中毒性休克综合征　toxic shock syndrome
中毒性紫癜　toxic purpura
种痘反应　vaccination reaction
种痘性湿疹　eczema vaccinatum

种痘样水疱病样淋巴瘤　hydroa vacciniforme-like lymphoma
重症多形[性]红斑　Stevens-Johnson syndrome　［又称]Stevens-Johnson 综合征△
重症联合型免疫缺陷病　severe combined immunodeficiency disease　［又称]重症联合免疫缺陷△
重症型多形红斑　severe erythema multiforme　［又称]重症多形红斑△
周围神经梅毒　peripheral nerve syphilis
皱襞舌　lingua plicata, fissured tongue
皱皮综合征　wrinkly skin syndrome
帚霉病　scopulariopsosis
猪疥疮　pig scabies
转变性综合征　transitional syndrome
转移性黑素瘤时全身黑变病　metastatic melanoma of systemic melanosis
椎猎蝽病　triatoma rubrofasciate dermatitis
锥形断发　tapered fracture
灼性神经痛　causalgia　［又称]灼痛△
着色性干皮病　xeroderma pigmentosum, XP
着色性口周红斑　erythrose peribuccale pigmentaire
着色芽生菌病　chromoblastomycosis
着色真菌病　chromomycosis
子宫内感染并发先天性皮肤缺乏　intrauterine infection combined with congenital skin defect
子宫念珠菌病　uterine candidiasis

紫癜　purpura
紫趾综合征　purpuric toe syndrome
自发性周期性低体温 - 多汗综合征　spontaneous periodic hypothermia-hyperhidrosis syndrome
自身免疫性雌激素皮炎　autoimmune estrogen dermatitis
自身免疫性多内分泌腺综合征　autoimmune polyglandular syndrome
自身免疫性多内分泌腺综合征　autoimmune polyglandular syndrome　［又称]多内分泌腺肿瘤病△
自身免疫性环状红斑　autoimmune annular erythema
自身免疫性黄体酮皮炎　autoimmune progesterone dermatitis
自身敏感性湿疹　autosensitization eczema
自愈型火棉胶婴儿　self-healing collodion body
棕蛛中毒　brown recluse spider poisoning
足部疖　foot furuncle
足部湿疹　foot eczema
足部痈　foot carbuncle
足跟压力性疼痛性丘疹　painful piezogenic pedal papule
足菌肿　mycetoma
足癣　tinea pedis
组织胞浆菌病　histoplasmosis
组织细胞吞噬性脂膜炎　histiocytic phagocytic panniculitis
组织样麻风瘤　histoid leproma
坐骨神经损伤　sciatic nerve injury

26.2　症状体征名词

斑块　plaque
斑丘疹　maculopapule
斑疹　macule
瘢痕　scar
大疱　bulla
风团　wheal
黑头粉刺　comedo
痂　crust
结节　nodule
溃疡　ulcer
裂隙　fissure
鳞屑　scale

糜烂　erosion
囊肿　cyst
脓疱　pustule
脓丘疱疹　papulopustule
丘疱疹　papulovesicle
丘疹　papule
水疱　vesicle
苔藓样变　lichenification
萎缩　atrophy
瘀斑　ecchymosis
瘀点　petechia
抓痕　excoriation

26.3　手术操作名词

Z 成形术　Z-plasty
拔甲术　nail extraction
白癜风皮肤移植术　vitiligo skin transplantation
瘢痕畸形纠正术　the scar deformity correction technique
瘢痕激光治疗　scar laser therapy
包皮瘢痕切除术　prepuce cicatrectomy
包皮病损切除术　prepuce lesion resection
鼻部分切除术　nasal partial resection
鼻裂伤缝合术　suture of laceration of nose
鼻皮肤病损切除术　nasal lesion resection
除毛术　hair removal
唇瘢痕松解术　dissolution of lip scar
唇病损广泛切除术　wide excision of lesion of lip

唇病损激光烧灼术　lip lesion laser therapy
唇病损切除术　lip lesion resection
大阴唇病损切除术　labium majus pudendi lesion resection
带血管蒂皮瓣移位术　vascularized skin flap grafting
单侧外阴切除术　unilateral vulvectomy
岛状皮瓣移植术　island flap transplantation
骶部脓肿切开引流术　incision and drainage of sacrococcygeal abscess
骶尾部病损切除术　sacrococcygeal lesion resection
电解脱毛　electrolytic hair removal
电解治疗皮肤肿物　electrolytic treatment of skin lesion
窦道切开引流术　fistula incision and drainage
多源光子放射治疗　multi-source photons radio therapy
耳郭切除术　auricle resection

耳后病损切除术　retroauricular lesion resection
耳前病损切除术　preauricular lesion resection
耳前瘘管切除术　preauricular fistula resection
粉刺挤压术　extrusion of acne
副耳切除术　accessory auricle resection
腹壁病损切除术　abdominal wall lesion resection
腹壁脓肿切开引流术　abdominal wall abscess incision and drainage
腹壁切开引流术　abdominal wall incision and drainage
腹壁伤口扩创术　abdominal wall wound epluchage
腹壁伤口清创术　abdominal wall wound debridement
腹壁血肿清除术　abdominal wall hematoma clearance
腹壁异物取出术　abdominal wall foreign body extraction
腹股沟病损切除术　inguinal lesion resection
腹股沟淋巴结切除术　excision of inguinal lymph node
腹股沟脓肿切开引流术　inguinal abscess incision and drainage
刮疣治疗　curettage treatment for wart
光动力治疗　photodynamic therapy
光化学疗法　photochemical therapy
氦氖（He-Ne）激光照射治疗　Helium Neon（He-Ne）laser irradiation therapy
氦氖激光　Helium Neon laser
红光治疗　red light therapy
滑囊病损切除术　lesion of synovial bursa resection
化学换肤术　chemical peeling
环钻皮肤活检术　skin biopsy by punch
会阴病损切除术　perineal lesion resection
会阴裂伤缝合术　perineal laceration suture
会阴切开术　episiotomy
会阴切开异物取出术　perineal incision and foreign bodies/body extraction
会阴切开引流术　perineal incision and drainage
机械磨削术　mechanical grinding
肌皮瓣游离移植术　free transplantation of muscle flap
肌切开术　myotomy
激光除腋臭术　laser therapy of osmidrosis
激光除皱术　laser rhytidectomy
激光抗皮肤老化治疗　laser anti skin aging treatment
激光磨削术　laser abrasion
激光烧灼术　laser electrocauterization
激光脱毛术　laser hair removal
甲成形术　onychoplasty
甲床清创术　hyponychium debridement
甲床去除术　hyponychium ablation
甲根部分去除术　onychorrhiza portion ablation
甲下脓肿抽吸术　subungual abscess aspiration
甲癣封包治疗　onychomycosis packet
甲褶去除术　nail fold ablation
甲治疗　nail treatment
睑板腺病损切除术　excision of lesion on meibomian gland lesion excision
疖肿切开引流术　furuncle swollen incision and drainage
筋膜病损切除术　fascia lesion excision
筋膜成形术　fascia plasty, fascioplasty
筋膜断蒂术　pedicle division for fascia
筋膜缝合术　fascia suture
筋膜间隙切开减压术　fascial space incision decompression
筋膜切除术　fascia resection
筋膜切开术　fasciotomy, incision of fascia
筋膜移植术　fascia graft
颈部异物去除术　neck foreign body removal
酒渣鼻切割术　rosacea cutting
宽波 UVB　broadband ultraviolet B
蓝光治疗　blue light therapy
淋巴管瘤注射术　injection for lymphangioma
淋巴管瘘结扎术　lymphatic fistula ligation

淋巴管瘘切除术　lymphatic fistula resection
淋巴管瘘粘连术　lymphatic fistula surgery adhesion
淋巴管探查术　lymphatic exploratory operation
毛发移植术　hair transplantation
面部病损切除术　facial lesion excision
面部冷喷治疗　facial cold spray
面部熏蒸　facial fumigation
面部引流术　facial drainage
面膜综合治疗　facial complex treatment
黏液囊切除术　mucocele resection
颞筋膜移植术　transplantation of temporal fascia
女性会阴部瘢痕切除术　cicatrectomy of female perineal region
疱病创面清洁术　wound cleaning for bullous disease
疱液抽取术　blister fluid extraction
盆腔壁病损切除术　excision of lesion of pelvic wall
皮肤病损电灼治疗　cauterization of skin lesion
皮肤病损冷冻治疗　cryotherapy of skin lesion
皮肤病损切除术　excision of skin lesion
皮肤病损烧灼治疗　ablation of skin lesion
皮肤电解除毛术　electrolytic removal of hair
皮肤恶性肿物莫氏（Mohs）手术治疗　Mohs micrographic surgery of skin malignant tumor
皮肤恶性肿物切除术　skin malignant tumor resection
皮肤缝合术　skin suture
皮肤附件结扎术　ligation of dermal appendage
皮肤和皮下组织脓肿抽吸术　abscess aspiration of skin and subcutaneous tissue
皮肤和皮下组织切开探查术　incision and exploration of skin and subcutaneous tissue
皮肤和皮下组织切开引流术　incision and drainage of skin and subcutaneous tissue
皮肤和皮下组织血肿抽吸术　hematoma aspiration of skin and subcutaneous
皮肤和皮下组织血肿清除术　evacuation of skin and subcutaneous tissue hematoma
皮肤和皮下组织异物切开取出术　incision and removal of foreign body in skin and subcutaneous tissue
皮肤溃疡清创术　debridement of skin ulcer
皮肤扩张器置入术　skin dilator implantation
皮肤磨削术　dermabrasion
皮肤赘生物电烧治疗　electrocauterization of neoplasm of skin
皮肤着色　skin staining
皮管成形术　skin tube molding
皮损内注射　intralesional injection
皮下瘘管切除术　subcutaneous fistulectomy
皮下神经刺激器去除术　removal of subcutaneous nerve stimulator
皮下组织病损切除术　excision of lesion of subcutaneous tissue
皮下组织扩张器取出术　removal of subcutaneous tissue dilator
皮脂腺囊肿切除术　sebaceous gland cyst resection
脐病损切除术　excision of lesion of umbilicus
脐部脓肿切开引流术　incision and drainage of umbilical abscess
脐切除术　omphalectomy
浅表良性肿物切除术　superficial benign neoplasm resection
强脉冲光治疗　intense pulsed light therapy
切除皮肤活检术　incision biopsy
躯干异物去除术　dislodgment of foreign body from trunk
全厚游离片移植术　full-thickness skin graft
全身熏蒸治疗　whole-body fumigation therapy
刃厚游离皮片移植术　split-thickness grafting
任意皮瓣成形术　random flap reconstruction
肉毒杆菌毒素除皱　rhytidectomy by botulinum toxin
软组织切开异物取出术　dislodgment of foreign body from soft tissue
软组织探查术　exploratory operation for soft tissue
色素性疾患激光治疗　pigmentary disorder laser treatment

伤口止血术　wound hemostasis

湿敷　wet compress

手部软组织病损切除术　lesion resection of hand soft tissue

手术后肛门出血缝扎止血术　ligation hemostasis of postoperative anal hemorrhage

手术后伤口止血术　postoperative wound hemostasis

手异物去除术　dislodgment of foreign body from hand

双侧外阴切除术　bilateral vulvectomy

粟丘疹去除术　milia removal

锁骨上淋巴结切除术　supraclavicular lymph node resection

填充剂注射　filling agent injection

头皮异物去除术　dislodgment of foreign body from scalp

外耳病损电凝术　electrocoagulation for auricle lesion

外耳病损根治性切除术　radical excision of lesion of external ear

外耳病损刮术　auricle lesion excochleation

外耳病损冷冻治疗术　auricle lesion cryotherapy

外耳病损切除术　auricle lesion resection

外耳病损烧灼术　auricle lesion cauterization

外耳道病损切除术　lesion resection of external auditory canal

外耳切断术　auricle lesion resection, amputation of external ear

外阴病损切除术　vulva lesion resection

外阴病损烧灼术　vulva lesion cauterization

外阴窦道切除术　vulvar sinus tract resection

外阴裂伤缝合术　vulvar laceration sutura

外阴脓肿穿刺术　vulvar abscess puncture

外阴切开引流术　vulvar incision and drainage

外阴血肿清除术　evacuation of vulvar hematoma

微晶磨削术　microcrystal grinding rejuvenation

微小切口腋臭手术　treatment for bromidrosis with a tiny incision

文身切除术　tattoo removal

下肢静脉剥脱术　venectomy of lower extremity

下肢静脉结扎术　lower extremity vein ligation

下肢异物去除术　lower extremity foreign body extraction

胸壁病损切除术　chest wall lesion resection

胸壁清创缝合术　chest wall debridement suture

血管瘤硬化剂注射治疗　hemangioma sclerosing agent injection treatment

血管性疾患激光治疗　laser therapy for vascular disease

眼睑病损切除术　blepharal lesion resection

眼睑小病损切除术　blepharal small lesion resection

腰骶病损切除术　lumbosacral lesion resection

液氮冷冻治疗　cryotherapy with liquid nitrogen

腋臭切除术(传统大切口)　armpit resection (traditional large incision)

腋淋巴结切除术　excision of axillary lymph node

腋下汗腺切除术　axillary sweat gland resection

阴茎瘢痕切除术　penile scar resection

阴茎病损切除术　penile lesion resection

阴囊病损切除术　scrotal lesion resection

阴囊部分切除术　partial scrotectomy

阴囊裂伤缝合术　scrotal laceration suture

阴囊异物去除术　scrotal foreign body extraction

引流管取出术　drainage tube extraction

浴疗　balneotherapy

窄谱 UVB 紫外线治疗　narrow spectrum UVB ultraviolet treatment

脂肪抽吸术　suction lipectomy

脂肪瘤切除术　excision of lipoma

脂肪移植　fat transplantation

指赘结扎术　finger tag ligation

指赘切除术　finger tag resection

趾赘结扎术　toe tag ligation

趾赘切除术　toe osteophyte resection

轴型皮瓣成形术　axis flap plasty

自体黑色素移植治疗白癜风　treatment of vitiligo with autologous melanocytes

足筋膜切除术　excision of fascia of foot

足异物去除术　removal of foreign body of foot

组织工程皮肤移植术　tissue-engineered skin transplantation

26.4　临床检查名词

斑贴试验　patch test

变应原点刺试验　allergen prick test

变应原皮内试验　allergen skin test

卟啉检测　porphyrin detection

醋酸白试验　acetic acid test

腹壁活组织检查　abdominal wall biopsy

腹股沟探查术　inguinal exploratory operation

光斑贴试验　spot patch test

光敏试验　photosensitive test

激光共聚焦显微镜皮肤检查　the laser confocal microscope inspection of the skin

间接免疫荧光　indirect immunofluorescence

淋巴结活组织检查　lymph node biopsy

淋球菌镜检　neisseriagonorrhoeae microscopy

淋球菌培养　neisseriagonorrhoeae cultivation

螺旋体暗视野显微镜检测　treponema test from black-field microscope

毛发检查　hair examination

皮肤 pH 检测分析　skin pH detection analysis

皮肤高频 B 超及多普勒超声检查　high frequency B ultrasound and doppler ultrasound examination of skin

皮肤和皮下组织活组织检查　skin and subcutaneous tissue biopsy

皮肤寄生虫取材检查　skin parasites examination

皮肤镜检查　dermatoscope examination

皮肤皮脂检测分析　skin sebum detection analysis

皮肤色素检测分析　skin color detection analysis

皮肤水分检测分析　skin moisture detection and analysis

皮肤纹理检测分析　skin texture detection and analysis

皮肤直接免疫荧光　direct immunofluorescence test

脐活组织检查　umbilicus biopsy

软组织活组织检查　soft tissue biopsy

外阴活组织检查　vulvar biopsy

问卷皮肤类型诊断　skin type diagnostic questionnaire

伍德灯检查　Wood's lamp

性病检查　STD screening

阴茎活组织检查　penis biopsy

真菌镜检　microscope examination

真菌培养　fungus culture

自体血清内源性过敏源实验　autologous serum endogenous allergen test

27. 精神科

27.1 疾病诊断名词

APC 药物成瘾　APC drug addiction

APC 中毒致精神障碍　mental disorder due to intoxication in APC　［又称］中毒引起的精神障碍△

阿尔茨海默病　Alzheimer's disease

阿片类物质使用障碍　opioid use disorder

阿片类药的有害使用　opioid harmful use　［又称］阿片类物质有害使用△

阿片类药急性中毒　acute intoxication in opioid　［又称］阿片类物质中毒△

阿片类药戒断状态　opioid withdrawal state　［又称］使用阿片类物质引起的戒断状态△

阿片类药所致的残留性和迟发性精神病性障碍　residual and late-onset psychotic disorder due to use of opioid　［又称］使用阿片类物质引起的残留性和迟发性精神病性障碍△

阿片类药所致的精神病性障碍　psychotic disorder due to use of opioid　［又称］使用阿片类物质引起的精神病性障碍△

阿片类药所致的精神和行为障碍　mental and behavioural disorder due to use of opioid　［又称］使用阿片类物质引起的精神和行为障碍△

阿片类药所致的遗忘综合征　amnesic syndrome due to use of opioid　［又称］使用阿片类物质引起的遗忘综合征△

阿片类药依赖综合征　opioid dependence syndrome　［又称］使用阿片类物质引起的依赖综合征△

阿斯伯格综合征　Asperger's syndrome　［又称］Asperger 综合征△

巴比妥类药物成瘾　barbiturate addiction

拔毛狂　trichotillomania　［又称］拔毛癖△

伴有精神病性症状的躁狂发作　mania with psychotic symptom　［又称］伴有精神病性症状的躁狂△

伴有精神病性症状的重度抑郁发作　severe depressive episode with psychotic symptom

伴有精神分裂症状的急性精神病性障碍　acute psychotic disorder with symptom of schizophrenia

伴有精神分裂症症状的急性精神病性障碍(伴有急性应激反应)　acute psychotic disorder with symptom of schizophrenia,with acute stress reaction　［又称］急性精神分裂症样精神病性障碍(伴有急性应激反应)△

伴有精神分裂症症状的急性精神病性障碍(不伴急性应激反应)　acute psychotic disorder with symptom of schizophrenia,without acute stress reaction　［又称］急性精神分裂症样精神病性障碍(不伴急性应激反应)△

伴有躯体症状的轻度抑郁发作　mild depressive episode with physical symptom

伴有躯体症状的中度抑郁发作　moderate depressive episode with physical symptom

伴有谵妄的阿片类药戒断状态　opioid withdrawal state with delirium　［又称］使用阿片类物质引起的戒断状态伴有谵妄△

伴有谵妄的苯丙胺类兴奋剂戒断状态　amphetamine withdrawal state with delirium

伴有谵妄的大麻类物质戒断状态　cannabinoids withdrawal state with delirium　［又称］使用大麻类物质引起的戒断状态伴有谵妄△

伴有谵妄的多种药物和其他精神活性物质戒断状态　multiple drug use and use of other psychoactive substance withdrawal state with delirium

伴有谵妄的挥发性溶剂戒断状态　volatile solvent withdrawal state with delirium　［又称］使用挥发性溶剂引起的戒断状态伴有谵妄△

伴有谵妄的酒精戒断状态　alcohol withdrawal state with delirium

伴有谵妄的可卡因戒断状态　cocaine withdrawal state with delirium　［又称］使用可卡因引起的戒断状态伴有谵妄△

伴有谵妄的氯胺酮戒断状态　ketamine withdrawal state with delirium

伴有谵妄的其他兴奋剂(包括咖啡因)戒断状态　other stimulants,including caffeine withdrawal state with delirium

伴有谵妄的烟草戒断状态　tabacco withdrawal state with delirium　［又称］使用烟草引起的戒断状态伴有谵妄△

伴有谵妄的镇静剂或催眠剂戒断状态　sedative or hypnotic withdrawal state with delirium　［又称］使用镇静剂或催眠剂引起的戒断状态伴有谵妄△

伴有谵妄的致幻剂戒断状态　hallucinogen withdrawal state with delirium　［又称］使用致幻剂引起的戒断状态伴有谵妄△

被动攻击型人格障碍　passive-aggressive personality disorder

苯丙胺类兴奋剂的有害使用　amphetamine harmful use

苯丙胺类兴奋剂急性中毒　acute intoxication in amphetamine

苯丙胺类兴奋剂戒断状态　amphetamine withdrawal state

苯丙胺类兴奋剂所致的残留性和迟发性精神病性障碍　residual and late-onset psychotic disorder due to use of amphetamine　［又称］苯丙胺类兴奋剂引起的残留性和迟发性精神病性障碍△

苯丙胺类兴奋剂所致的精神病性障碍　psychotic disorder due to use of amphetamine　［又称］苯丙胺类中毒性精神病△

苯丙胺类兴奋剂所致的精神和行为障碍　mental and behavioural disorder due to use of amphetamine　［又称］苯丙胺类兴奋剂引起的精神和行为障碍△

苯丙胺类兴奋剂所致的遗忘综合征　amnesic syndrome due to use of amphetamine　［又称］苯丙胺类兴奋剂引起的遗忘综合征△

苯丙胺类兴奋剂依赖综合征　amphetamine dependence syndrome

边缘型人格障碍　borderline personality disorder

边缘叶癫痫　limbic epilepsy

边缘叶脑炎　limbic encephalitis

表达性语言障碍　expressive language disorder

表演性人格障碍　histrionic personality disorder　［又称］表演型人格△

屏气发作　breath holding spell

病理性赌博　pathological gambling

病理性激情　pathological affect

病理性偷窃　pathological stealing　［又称］偷窃狂△

病理性心境恶劣　dysphoria

病理性赘述　circumstantiality

病理性纵火　pathological fire-setting　［又称］纵火狂△

病理性醉酒　pathological drunkenness

不伴有精神病性症状的躁狂发作　mania without psychotic symptom　［又称］不伴有精神病性症状的躁狂△

不伴有精神病性症状的重度抑郁发作　severe depressive episode without psychotic symptom

不伴有精神分裂症状的急性精神病性障碍　acute psychotic disorder without symptom of schizophrenia

不伴有精神分裂症状的急性精神病性障碍(伴有急性应激反应)　acute psychotic disorder without symptom of schizophrenia, with acute stress reaction

不伴有精神分裂症状的急性精神病性障碍(不伴急性应激反应)　acute psychotic disorder without symptom of schizophrenia, without acute stress reaction

不伴有躯体症状的轻度抑郁发作　mild depressive episode without physical symptom

不伴有躯体症状的中度抑郁发作　moderate depressive episode without physical symptom

不典型孤独症　atypical autism　[又称]非典型孤独症△

布里凯综合征　Briquet syndrome

残留型精神分裂症　residual schizophrenia

产褥期精神障碍　puerperal mental disorder

产褥期障碍　puerperal disorder

肠道感染所致精神障碍　mental disorder due to intestinal infection

肠伤寒所致精神障碍　mental disorder due to ileotyphus

成人人格和行为障碍　disorder of adult personality and behaviour

痴呆状态　dementia state

迟发性运动障碍　tardive dyskinesia

持久的妄想性障碍　persistent delusional disorder　[又称]精神偏执症△

持续的躯体形式的疼痛障碍　persistent somatoform pain disorder　[又称]持久的躯体形式的疼痛障碍△

抽搐　tic

抽动秽语综合征　Gilles de la Tourette syndrome

抽动障碍　tic disorder

出神和附体障碍　trance and possession disorder

出血性痴呆　haemorrhagic dementia

创伤后应激障碍　posttraumatic stress disorder

催眠药物成瘾　hypnotic addiction　[又称]安眠药物瘾△

大麻类物质的有害使用　cannabinoids harmful use

大麻类物质急性中毒　acute intoxication in cannabinoids

大麻类物质戒断状态　cannabinoids withdrawal state　[又称]大麻戒断△

大麻类物质滥用　cannabinoids abuse

大麻类物质所致的残留性和迟发性精神病性障碍　residual and late-onset psychotic disorder due to use of cannabinoids　[又称]使用大麻类物质引起的残留性和迟发性精神病性障碍△

大麻类物质所致的精神病性障碍　psychotic disorder due to use of cannabinoids　[又称]使用大麻类物质引起的精神病性障碍△

大麻类物质所致的精神和行为障碍　mental and behavioural disorder due to use of cannabinoids　[又称]使用大麻类物质引起的精神和行为障碍△

大麻类物质所致的遗忘综合征　amnesic syndrome due to use of cannabinoids　[又称]使用大麻类物质引起的遗忘综合征△

大麻类物质依赖综合征　cannabinoids dependence syndrome

单纯恐怖症　simple phobia　[又称]单纯恐怖△

单纯型精神分裂症　simple schizophrenia

单次发作的情感障碍　single mood affective disorder

胆道术后精神障碍　mental disorder due to postoperative bile duct

低血糖所致精神障碍　mental disorder due to glycopenia

癫痫性精神病　epileptic psychosis　[又称]癫痫所致精神病△

电话淫语症　telephone scatologia

动物恐怖　animal phobias

读心症　mind-reading　[又称]妄想性读心症△

对立违抗性障碍　oppositional defiant disorder　[又称]对立违抗障碍△

多动性品行障碍　hyperkinetic conduct disorder

多动性障碍　hyperkinetic disorder

多发脑梗死性痴呆　cerebral multi-infarct dementia　[又称]脑血管多发梗死性痴呆△

多种药物和其他精神活性物质的有害使用　multiple drug use and use of other psychoactive substance harmful use

多种药物和其他精神活性物质急性中毒　acute intoxication in multiple drug use and use of other psychoactive substance

多种药物和其他精神活性物质戒断状态　multiple drug use and use of other psychoactive substance withdrawal state

多种药物和其他精神活性物质所致的残留性和迟发性精神病性障碍　residual and late-onset psychotic disorder due to use of multiple drug use and use of other psychoactive substance

多种药物和其他精神活性物质所致的精神病性障碍　psychotic disorder due to use of multiple drug use and use of other psychoactive substance

多种药物和其他精神活性物质所致的精神和行为障碍　mental and behavioural disorder due to use of multiple drug use and use of other psychoactive substance　[又称]由于多种病因所致的重度神经认知障碍伴行为异常△

多种药物和其他精神活性物质所致的遗忘综合征　amnesic syndrome due to use of multiple drug use and use of other psychoactive substance

多种药物和其他精神活性物质依赖综合征　multiple drug use and use of other psychoactive substance dependence syndrome

额颞痴呆　frontotemporal dementia

恶性综合征　malignant syndrome　[又称]恶性抗精神病药综合征△

儿童和少年社交功能障碍　social functioning disorder of childhood and adolescence　[又称]童年社会功能障碍△

儿童恐惧焦虑障碍　phobic anxiety disorder of childhood　[又称]童年恐怖性焦虑障碍△

儿童期进行性脑病　progressive encephalopathy of childhood

儿童社交焦虑障碍　social anxiety disorder of childhood　[又称]童年社交性焦虑障碍△

儿童住院症　hospitalism in children

发育性失认症　developmental agnosia

烦扰型人格障碍　troublesome personality disorder

反应性精神病　reactive psychosis

反应性依恋障碍　reactive attachment disorder　[又称]童年反应性依恋障碍△

非典型神经性贪食　atypical bulimia nervosa

非典型神经性厌食△　atypical anorexia nervosa　[又称]非典型性神经性厌食

非附加于痴呆的谵妄　delirium not superimposed on dementia

非精神病性脑外伤后综合征　post-traumatic brain syndrome, non psychosis

非器质性失眠症　nonorganic insomnia

非器质性睡眠 - 清醒时相障碍　nonorganic sleep-wake phase disorder　[又称]非器质性睡眠 - 觉醒节律障碍△

非器质性睡眠障碍　nonorganic sleep disorder

非器质性贪睡症　nonorganic hypersomnia　[又称]非器质性睡眠过度△

非器质性遗粪症　nonorganic encopresis

非器质性遗尿症　nonorganic enuresis

非器质性障碍或疾病引起的性功能障碍　sexual dysfunction, not caused by organic disorder or disease

非心因性贪睡症　nonpsychogenic hypersomnia

非致依赖性物质滥用　abuse of non-dependence-producing substance

肺结核所致精神障碍　mental disorder due to lung tuberculosis

肺气肿所致精神障碍　mental disorder due to emphysema

肺炎所致精神障碍　mental disorder due to pneumonia

分离焦虑障碍　separation anxiety disorder

分离性遗忘　dissociative amnesia

分裂情感性障碍　schizoaffective disorder　[又称]分裂情感障碍△

分裂情感性障碍混合发作　schizoaffective disorder, mixed type　[又称]混合型分裂情感性障碍△

分裂情感性障碍抑郁发作　schizoaffective disorder, depressive type　[又称]抑郁型分裂情感性障碍△

分裂情感性障碍躁狂发作　schizoaffective disorder, manic type　[又称]躁狂型分裂情感性障碍△

分裂型障碍　schizotypal disorder

分裂样人格障碍　schizoid personality disorder

分娩恐惧　tocophobia

附加于痴呆的谵妄　delirium superimposed on dementia

复发心境情感障碍　recurrent mood affective disorder

复发性短暂性抑郁障碍　recurrent brief depressive episode　［又称］心境障碍△

复发性抑郁障碍　recurrent depressive disorder

复发性抑郁障碍（目前为伴有精神病性症状的重度发作）　recurrent depressive disorder,current episode severe with psychotic symptom

复发性抑郁障碍（目前为伴有躯体症状的轻度发作）　recurrent depressive disorder,current episode mild with physical symptom

复发性抑郁障碍（目前为伴有躯体症状的中度发作）　recurrent depressive disorder,current episode moderate with physical symptom

复发性抑郁障碍（目前为不伴有精神病性症状的重度发作）　recurrent depressive disorder,current episode severe without psychotic symptom

复发性抑郁障碍（目前为不伴有躯体症状的轻度发作）　recurrent depressive disorder,current episode mild without physical symptom

复发性抑郁障碍（目前为不伴有躯体症状的中度发作）　recurrent depressive disorder,current episode moderate without physical symptom

复发性抑郁障碍（目前为缓解状态）　recurrent depressive disorder,currently in remission

复发性抑郁障碍（目前为轻度发作）　recurrent depressive disorder,current episode mild

复发性抑郁障碍（目前为中度发作）　recurrent depressive disorder,current episode moderate

复发性躁狂发作　recurrent manic episode

甘瑟综合征　Ganser syndrome　［又称］甘塞综合征△

肝硬化所致精神障碍　mental disorder due to cirrhosis

感觉性失语　Wernicke aphasia　［又称］韦尼克失语△

感冒所致精神障碍　mental disorder due to common cold

感受性语言障碍　receptive language disorder

感应性妄想障碍　induced delusional disorder　［又称］感应性妄想性障碍△

高催乳素血症　hyperprolactinemia

高热所致精神障碍　mental disorder due to hyperpyrexia

高血压所致精神障碍　mental disorder due to hypertension

更年期精神病　involutional psychosis

更年期偏执状态　involutional paranoid state

孤独攻击性品行障碍　conduct disorder,solitary aggressive type　［又称］孤独攻击型品行障碍△

孤独症谱系障碍　autism spectrum disorder

广场恐怖症　agoraphobia

广泛性发育障碍　pervasive developmental disorder

广泛性焦虑障碍　generalized anxiety disorder

广泛性恐惧症　panphobia

过度惊吓反应症　hyperekplexia

过敏性紫癜所致精神障碍　mental disorder due to anaphylactoid purpura

海洛因依赖综合征　heroin dependence syndrome　［又称］海洛因药物瘾△

海绵状脑病　spongiform encephalopathy

海绵状脑病痴呆　dementia with spongiform encephalopathy

合霉素中毒致精神障碍　mental disorder due to intoxication in synthomycin　［又称］合霉素中毒引起的精神障碍△

亨廷顿病性痴呆　dementia in Huntington disease　［又称］亨廷顿舞蹈病性痴呆△

挥发性溶剂的有害使用　volatile solvent harmful use

挥发性溶剂急性中毒　acute intoxication in volatile solvent　［又称］使用挥发性溶剂急性中毒引起的精神和行为障碍△

挥发性溶剂戒断状态　volatile solvent withdrawal state　［又称］使用挥发性溶剂引起的戒断状态△

挥发性溶剂使用障碍　volatile solvent use disorder

挥发性溶剂所致的残留性和迟发性精神病性障碍　residual and late-onset psychotic disorder due to use of volatile solvent　［又称］使用

挥发性溶剂引起的残留性和迟发性精神病性障碍△

挥发性溶剂所致的精神病性障碍　psychotic disorder due to use of volatile solvent　［又称］使用挥发性溶剂引起的精神病性障碍△

挥发性溶剂所致的精神和行为障碍　mental and behavioural disorder due to use of volatile solvent　［又称］使用挥发性溶剂引起的精神和行为障碍△

挥发性溶剂所致的遗忘综合征　amnesic syndrome due to use of volatile solvent　［又称］使用挥发性溶剂引起的遗忘综合征△

挥发性溶剂依赖综合征　volatile solvent dependence syndrome　［又称］使用挥发性溶剂引起的依赖综合征△

秽语症　coprolalia

混合型和其他人格障碍　mixed and other personality disorder

混合型人格障碍　mixed personality disorder

混合性分离性障碍　mixed dissociative disorder　［又称］混合性转换性障碍△

混合性焦虑与抑郁障碍　mixed anxiety and depressive disorder

混合性焦虑障碍　mixed anxiety disorder

混合性品行与情感障碍　mixed disorder of conduct and affective disorder　［又称］混合性分离［转换］性障碍△

混合性强迫思维和动作　mixed obsessional thoughts and acts

混合性情感发作　mixed affective episode

混合性特定发育障碍　mixed specific developmental disorder　［又称］混合性特定性发育障碍△

混合性学校技能障碍　mixed scholastic skill disorder　［又称］混合性学习技能障碍△

获得性癫痫性失语　acquired aphasia with epilepsy　［又称］获得性失语综合征△,Landau-Kleffner 综合征△

激越状态　agitation

极重度精神发育迟滞　profound mental retardation

极重度精神发育迟滞无或轻微的行为缺陷　profound mental retardation with the statement of no or minimal impairment of behaviour　［又称］极重度精神发育迟缓（无或轻微行为缺陷的）△

极重度精神发育迟滞显著的行为缺陷（需要加以关注或治疗）　profound mental retardation,significant impairment of behaviour requiring attention or treatment　［又称］极重度精神发育迟缓（需要加以关注或治疗的显著行为缺陷）△

急性多形性精神病性障碍　acute polymorphic psychotic disorder

急性分裂样精神病　acute schizophrenia-like psychosis　［又称］急性精神分裂症样精神病性障碍△

急性精神分裂样精神病性障碍　acute schizophrenia-like psychotic disorder

急性精神分裂样精神病性障碍（伴有急性应激反应）　acute schizophrenia-like psychotic disorder,with acute stress reaction

急性精神分裂样精神病性障碍（不伴急性应激反应）　acute schizophrenia-like psychotic disorder,without acute stress reaction

急性精神分裂症性发作　acute schizophrenic episode

急性酒精中毒　acute alcoholism

急性脑器质性综合征　acute brain organic syndrome　［又称］急性脑病综合征△

急性起病的血管性痴呆　acute onset vascular dementia

急性一过性精神病性障碍　acute and transient psychotic disorder

急性应激反应　acute stress reaction

急性中毒所致精神障碍　mental disorder due to acute intoxication

疾病恐惧症　nosophobia　［又称］疾病焦虑障碍△,疾病恐怖△,癌症恐怖△

计算机成瘾　computer addiction

记忆倒错　paramnesia

记忆广度缩窄　reduction of memory span

记忆障碍　dysmnesia

季节性情感障碍　seasonal affective disorder　［又称］忧郁症△,抑郁症△

甲丙氨酯中毒致精神障碍　mental disorder due to intoxication in meprobamate　［又称］眠尔通中毒引起的精神障碍△

甲状腺功能减退所致精神障碍　mental disorder due to hypothyroidism

甲状腺功能亢进所致精神障碍　mental disorder due to hyperthyroidism

假性神经症　pseudo-neurosis

嫁接性精神病　grafted psychosis

间发性酒狂　dipsomania

间歇性暴发性障碍　intermittent explosive disorder　[又称]间歇性暴怒障碍△

监护室综合征　ICU syndrome

见于儿童和青少年的短暂分离性障碍　brief dissociative disorder with onset to childhood and adolescence

焦虑-回避型人格障碍　anxious-avoidant personality disorder

焦虑性障碍　anxiety disorder

紧张型精神分裂症　catatonic schizophrenia

紧张型木僵　catatonic stupor

紧张症　catatonia

进行性多灶性白质脑病　progressive multifocal leukoencephalopathy

进食障碍　eating disorder

惊恐发作　panic attack

惊恐障碍　panic disorder　[又称]间歇发作性焦虑△

精神病　psychosis

精神病后抑郁　post-psychotic depression

精神病性抑郁症　psychotic depression

精神发育迟缓　mental retardation

精神发育迟滞无或轻微的行为缺陷　mental retardation with the statement of no,or minimal impairment of behaviour

精神发育迟滞显著的行为缺陷(需要加以关注或治疗)　mental retardation,significant impairment of behaviour requiring attention or treatment

精神分裂症　schizophrenia

精神分裂症后抑郁　post-schizophrenic depression

精神分裂症未分化型　undifferentiated schizophrenia　[又称]未分化型精神分裂症△

精神分裂症样精神病　schizophreniform psychosis　[又称]精神分裂症样障碍△

精神障碍　mental disorder

酒或药物所致的残留性和迟发性精神病性障碍　residual and late-onset psychotic disorder due to alcohol or drug

酒精的有害使用　alcohol harmful use

酒精戒断状态　alcohol withdrawal state　[又称]使用酒精引起的戒断状态△

酒精滥用　alcohol abuse

酒精所致的残留性和迟发性精神病性障碍　residual and late-onset psychotic disorder due to use of alcohol　[又称]使用酒精引起的残留性和迟发性精神病性障碍△

酒精所致的精神病性障碍　psychotic disorder due to use of alcohol　[又称]使用酒精引起的精神病性障碍△

酒精所致的精神和行为障碍　mental and behavioural disorder due to use of alcohol　[又称]使用酒精引起的精神和行为障碍△

酒精性痴呆　alcohol dementia　[又称]酒精中毒性痴呆△

酒精中毒　alcoholism　[又称]使用酒精引起的依赖综合征△

酒精中毒性科尔萨科夫综合征　Korsakov′s syndrome,intoxication in alcohol-induced　[又称]酒精相关性遗忘综合征△

局限于家庭品行障碍　conduct disorder confined to the family context　[又称]局限于家庭的品行障碍△

具体思维　concrete thinking

咖啡因的有害使用　caffeine harmful use

咖啡因戒断状态　caffeine withdrawal state

咖啡因所致的残留性和迟发性精神病性障碍　residual and late-onset psychotic disorder due to use of caffeine　[又称]咖啡因引起的残留性和迟发性精神病性障碍△

咖啡因所致的精神病性障碍　psychotic disorder due to use of caffeine　[又称]咖啡因引起的精神病性障碍△

咖啡因所致的精神和行为障碍　mental and behavioural disorder due to use of caffeine　[又称]咖啡因引起的精神和行为障碍△

咖啡因所致的遗忘综合征　amnesic syndrome due to use of caffeine　[又称]咖啡因引起的遗忘综合征△

咖啡因依赖综合征　caffeine dependence syndrome

咖啡因中毒　intoxication in caffeine

可的松中毒致精神障碍　mental disorder due to intoxication in cortisone

可卡因的有害使用　cocaine harmful use

可卡因非成瘾性滥用　cocaine abuse

可卡因急性中毒　acute intoxication in cocaine　[又称]可卡因中毒△

可卡因戒断状态　cocaine withdrawal state　[又称]使用可卡因引起的戒断状态△

可卡因所致的残留性和迟发性精神病性障碍　residual and late-onset psychotic disorder due to use of cocaine　[又称]使用可卡因引起的残留性和迟发性精神病性障碍△

可卡因所致的精神病性障碍　psychotic disorder due to use of cocaine　[又称]使用可卡因引起的精神病性障碍△

可卡因所致的精神和行为障碍　mental and behavioural disorder due to use of cocaine　[又称]使用可卡因引起的精神和行为障碍△

可卡因所致的遗忘综合征　amnesic syndrome due to use of cocaine　[又称]使用可卡因引起的遗忘综合征△

可卡因依赖综合征　cocaine dependence syndrome　[又称]使用可卡因引起的依赖综合征△

刻板型运动障碍　stereotyped movement disorder　[又称]刻板性运动障碍△

恐怖症　phobia

恐怖状态　phobic state

恐高症　acrophobia

快速循环型双相情感障碍　rapid cycling bipolar affective disorder　[又称]快速循环型障碍△

窥阴癖　voyeurism

扩大性自杀　expanded suicide

滥用草药或民间验方　herbal or folk remedy abuse

滥用缓泻剂　laxative abuse

滥用抗酸药　antacid abuse

滥用抗抑郁剂　antidepressant abuse

滥用类固醇或激素　steroid or hormone abuse

滥用维生素　vitamin abuse

雷特综合征　Rett syndrome　[又称]Rett综合征△,脑萎缩性高血氨症△

类自杀　parasuicide

利他性杀人　altruistic homicide

恋尿症　urophilia

恋童癖　paedophilia

恋物癖　fetishism

恋物症的易装症　fetishistic transvestism　[又称]恋物性异装症△

路易体痴呆　dementia with Lewy body

露阴癖　exhibitionism

氯胺酮的有害使用　ketamine harmful use

氯胺酮急性中毒　acute intoxication in ketamine

氯胺酮戒断状态　ketamine withdrawal state

氯胺酮所致的残留性和迟发性精神病性障碍　residual and late-onset psychotic disorder due to use of ketamine　[又称]氯胺酮引起的残留性和迟发性精神病性障碍△

氯胺酮所致的精神病性障碍　psychotic disorder due to use of ketamine　[又称]氯胺酮引起的精神病性障碍△

氯胺酮所致的精神和行为障碍　mental and behavioural disorder due to use of ketamine　[又称]氯胺酮引起的精神和行为障碍△

氯胺酮所致的遗忘综合征　amnesic syndrome due to use of ketamine　[又称]氯胺酮引起的遗忘综合征△

氯胺酮依赖综合征　ketamine dependence syndrome

麻痹性痴呆　general paresis of insane

吗啡型药物依赖　morphine dependence　[又称]吗啡型药物瘾△

慢性酒精性脑综合征　chronic alcohol brain syndrome

慢性皮质下脑白质病　chronic subcortical leukoencephalopathy

慢性运动或发声抽动障碍　chronic motor or vocal tic disorder　[又称]慢性运动或发声性抽动障碍△

梅核气　globus hystericus

梦境焦虑障碍　dream anxiety disorder

梦魇　nightmare　［又称］梦魇障碍△,噩梦之旅△

梦游　sleepwalking　［又称］睡行症△

米帕林中毒致精神障碍　mental disorder due to intoxication in mepacrine　［又称］阿的平中毒引起的精神障碍△

面红恐惧症　erythrophobia

模仿言语　echolalia

摩擦癖　frotteurism

男性勃起功能障碍　male erectile dysfunction

脑病　encephalopathy　［又称］器质性脑病△

脑功能轻微失调　minimal brain dysfunction

脑器质性创伤后遗忘　post-traumatic brain organic amnesic syndrome

脑外伤所致精神障碍　mental disorder due to traumatic brain injury　［又称］颅脑外伤所致精神障碍△

脑血管病所致的人格和行为障碍　personality and behavioural disorder due to encephalopathy of vascular disease

疟疾所致精神障碍　mental disorder due to malaria

女性性唤起障碍　female sexual arousal disorder

排泄障碍　elimination disorder

哌替啶药物依赖　pethidine dependence　［又称］杜冷丁药物瘾△

赔偿神经症　compensation neurosis

皮层下血管性痴呆　subcortical vascular dementia　［又称］皮质下血管性痴呆△

皮质和皮质下混合性血管性痴呆　mixed cortical and subcortical vascular dementia　［又称］混合型皮层和皮层下血管性痴呆△

偏执狂　paranoia

偏执型精神分裂症　paranoid schizophrenia

偏执型人格障碍　paranoid personality disorder

偏执性反应　paranoid reaction

偏执性精神障碍　paranoid disorder　［又称］偏执性精神病△

品行情绪混合障碍　mixed conduct and emotion disorder　［又称］品行和情绪混合性障碍△

品行障碍　conduct disorder

其他兴奋剂急性中毒　acute intoxication in other stimulant

器质性分离性障碍　organic dissociative disorder

器质性幻觉症　organic hallucinosis

器质性混合型情感障碍　organic mixed affective disorder

器质性焦虑障碍　organic anxiety disorder

器质性紧张性障碍　organic catatonic disorder

器质性精神障碍　organic mental disorder

器质性情感障碍　organic affective disorder

器质性情绪不稳定障碍　organic emotionally labile disorder　［又称］器质性情绪虚弱障碍△,器质性情绪衰弱障碍△

器质性人格障碍　organic personality disorder　［又称］器质性人格改变△

器质性双相障碍　organic bipolar affective disorder

器质性妄想障碍　organic delusional disorder

器质性心境障碍　organic mood disorder

器质性抑郁障碍　organic depressive disorder

器质性躁狂障碍　organic manic disorder

铅中毒性脑病　lead encephalopathy

强迫型人格障碍　obsessive-compulsive personality disorder

强迫障碍　obsessive-compulsive disorder　［又称］强迫性障碍△

强迫状态　obsessive state

青春型精神分裂症　hebephrenic schizophrenia

轻度精神发育迟滞　mild mental retardation

轻度精神发育迟滞无或轻微的行为缺陷　mild mental retardation with the statement of no, or minimal impairment of behaviour

轻度精神发育迟滞显著的行为缺陷（需要加以关注或治疗）　mild mental retardation, significant impairment of behaviour requiring attention or treatment

轻度抑郁发作　mild depressive episode

轻躁狂　hypomania

情感高涨　elation　［又称］情绪高涨△

情感性人格障碍　affective personality disorder　［又称］情感性人格△

情绪不稳型人格障碍　emotionally unstable personality disorder

情绪不稳型人格障碍（边缘型）　emotionally unstable personality disorder, borderline type

情绪高涨人格　hyperthymic personality

躯体变形障碍　body dysmorphic disorder

躯体化的多种器官系统自主神经功能障碍　somatization autonomic dysfunction, multiple organ system

躯体化的呼吸系统自主神经功能障碍　somatization autonomic dysfunction, respiratory system

躯体化的泌尿生殖系统自主神经功能障碍　somatization autonomic dysfunction, urogenital system

躯体化的上消化道自主神经功能障碍　somatization autonomic dysfunction, upper gastrointestinal tract

躯体化的下消化道自主神经功能障碍　somatization autonomic dysfunction, lower gastrointestinal tract

躯体化障碍　somatization disorder

躯体症状障碍　somatic symptom disorder

拳击性痴呆　dementia pugilistica

人格障碍　personality disorder

认知障碍　cognitive disorder

色情杀人狂　lust murderer

社会化品行障碍　socialized conduct disorder　［又称］社会化的品行障碍△

社交不良型人格障碍　dissocial personality disorder　［又称］社交紊乱型人格障碍△

社交恐怖症　social phobia　［又称］社交恐怖△

身份障碍　identity disorder

身体觉察障碍　body awareness disorder

深眠状态　parasomnia

神经衰弱　neurasthenia

神经性贪食　bulimia nervosa

神经性厌食　anorexia nervosa

神经症性障碍　neurotic disorder

肾炎所致精神障碍　mental disorder due to nephritis

施虐癖　sadism

施虐受虐症　sadomasochism

施虐型人格障碍　sadistic personality disorder

食粪症　scatophagy

食毛症　trichophagy

适应障碍　adjustment disorder

受虐癖　masochism

衰弱型人格障碍　asthenic personality disorder

双重角色易装症　dual-role transvestism　［又称］双重异装症△

双重人格　double personality

双重抑郁症　double depression

双相 I 型障碍　bipolar I disorder

双相 II 型障碍　bipolar II disorder

双相情感障碍　bipolar affective disorder

双相情感障碍（目前为伴有精神病性症状的躁狂发作）　bipolar affective disorder, current episode manic with psychotic symptom

双相情感障碍（目前为伴有精神病性症状的重度抑郁发作）　bipolar affective disorder, current episode severe depression with psychotic symptom

双相情感障碍（目前为伴有躯体症状的轻度抑郁发作）　bipolar affective disorder, current episode mild depression with physical symptom

双相情感障碍（目前为伴有躯体症状的中度抑郁发作）　bipolar affective disorder, current episode moderate depression with physical symptom

双相情感障碍（目前为不伴有精神病性症状的躁狂发作）　bipolar affective disorder, current episode manic without psychotic symptom

双相情感障碍（目前为不伴有精神病性症状的重度抑郁发作）　bipolar affective disorder, current episode severe depression without psychotic symptom

双相情感障碍（目前为不伴有躯体症状的轻度抑郁发作）bipolar affective disorder, current episode mild depression without physical symptom

双相情感障碍（目前为不伴有躯体症状的中度抑郁发作）bipolar affective disorder, current episode moderate depression without physical symptom

双相情感障碍（目前为缓解状态）bipolar affective disorder, currently in remission

双相情感障碍（目前为混合性发作）bipolar affective disorder, current episode mixed

双相情感障碍（目前为轻度抑郁发作）bipolar affective disorder, current episode mild depression

双相情感障碍（目前为轻躁狂发作）bipolar affective disorder, current episode hypomanic

双相情感障碍（目前为中度抑郁发作）bipolar affective disorder, current episode moderate depression

睡惊症 sleep terrors

睡眠时相后移综合征 delayed sleep-phase syndrome ［又称］睡眠时相延迟综合征△

睡眠时相前移综合征 advanced sleep-phase syndrome

睡瘫症 sleep paralysis

思维播散 thought broadcasting

思维插入 thought insertion

似曾相识感 deja vu

诵读技能障碍 oral reading skill disorder

特定计算能力障碍 specific arithmetical skill disorder ［又称］特定性计算技能障碍△

特定恐惧症 specific phobia ［又称］孤立的恐怖△

特定拼写障碍 specific spelling disorder ［又称］特定性拼写障碍△

特定性阅读障碍 specific reading disorder

特定性运动功能发育障碍 specific developmental disorder of motor function

特定学校技能发育障碍 specific developmental disorder of scholastic skill ［又称］特定性学校技能发育障碍△

特定言语构音障碍 specific speech articulation disorder ［又称］特定性言语构音障碍△

替身综合征 capgras syndrome

通常起病于童年和少年期的行为与情绪障碍 behavioural and emotional disorder with onset usually occurring in childhood and adolescence ［又称］通常在童年和青少年期发病的行为和情绪障碍△

同胞竞争障碍 sibling rivalry disorder

同性恋恐惧症 homophobia

童年反应性依恋障碍 reactive attachment disorder of childhood

童年分裂样障碍 schizoid disorder of childhood

童年情绪障碍 emotional disorder of childhood

童年社会功能障碍 social functioning disorder of childhood

童年脱抑制性依恋障碍 disinhibited attachment disorder of childhood

童年瓦解性障碍 childhood disintegrative disorder

童年性性别认同障碍 gender identity disorder of childhood

网络成瘾 internet addiction disorder ［又称］网络成瘾障碍△, 网瘾△

网络色情成瘾 cyber-sexual addiction

妄想性障碍 delusional disorder

妄想性知觉 delusional perception

韦尼克脑病 Wernicke encephalopathy ［又称］急性出血性脑灰质炎△, Wernicke 脑病△, 威尔尼克脑病△, 沃尼克脑病△

违拗症 negativism

未分化的躯体症状障碍 undifferentiated somatic symptom disorder

未社会化品行障碍 unsocialized conduct disorder ［又称］非社会化的品行障碍△

物质成瘾 substance addiction

物质所致精神病性障碍 substance induced psychotic disorder

习惯与冲动障碍 habit and impulse disorder

系统性红斑狼疮所致的精神障碍 mental disorder due to systemic lupus erythematosus

细菌性痢疾所致精神障碍 mental disorder due to bacillary dysentery

心境恶劣 dysthymia

心境障碍 mood disorder

心理发育障碍 psychological developmental disorder

心因性暴食 psychogenic overeating

心因性耳聋 psychogenic deafness

心因性肌无力 psychogenic amyosthenia

心因性皮肤感觉异常 psychogenic skin paraesthesia

心因性偏执性精神障碍 psychogenic paranoid psychosis

心因性生理功能障碍 psychogenic physiological dysfunction

心因性斜颈 psychogenic torticollis

心因性阳痿 psychogenic impotence

心因性遗忘 psychogenic amnesia

心因性自动症 psychogenic automatism ［又称］癔症△, 癔症性精神病△

心脏病所致精神障碍 mental disorder due to cardiopathy

心脏神经症 cardiac neurosis ［又称］心脏神经官能症△

兴奋剂使用障碍 stimulant use disorder

兴奋状态 excitement state

兴趣缺失 anhedonia

性别认同障碍 gender identity disorder ［又称］性别不清△

性病神经症 venereal neurosis

性成熟障碍 sexual maturation disorder

性成瘾 sexual addiction

性高潮障碍 orgasmic dysfunction ［又称］性高潮功能障碍△

性功能障碍 sexual dysfunction

性关系障碍 sexual relationship disorder

性角色障碍 gender-role disorder ［又称］性身份障碍△

性乐缺乏 lack of sexual enjoyment

性偏好多相障碍 multiple disorder of sexual preference

性偏好障碍 sexual preference disorder

性心理障碍 psychosexual disorder

性厌恶及性乐缺乏 sexual aversion and lack of sexual enjoyment

性欲亢进 hypersexuality

性欲障碍 sexual desire disorder

学习技能发育障碍 developmental disorder of scholastic skill

学校恐惧症 school phobia

血管性痴呆 vascular dementia

血管性认知障碍 vascular cognitive disorder

烟草的有害使用 tabacco harmful use

烟草急性中毒 acute intoxication in tabacco

烟草戒断状态 tabacco withdrawal state ［又称］使用烟草引起的戒断状态△

烟草使用障碍 tobacco use disorder ［又称］烟草的有害使用△

烟草所致的残留性和迟发性精神病性障碍 residual and late-onset psychotic disorder due to use of tabacco

烟草所致的精神病性障碍 psychotic disorder due to use of tabacco ［又称］使用烟草引起的精神病性障碍△

烟草所致的精神和行为障碍 mental and behavioural disorder due to use of tabacco ［又称］使用烟草引起的精神和行为障碍△

烟草所致的遗忘综合征 amnesic syndrome due to use of tabacco ［又称］使用烟草引起的遗忘综合征△

烟草依赖综合征 tabacco dependence syndrome

严重应激反应 severe stress reaction

言语重复 palilalia ［又称］重复言语△

言语和语言发育障碍 developmental disorder of speech and language

咬指甲症 onychophagia ［又称］咬指甲△

药物源性精神障碍 drug-induced mental disorder ［又称］药源性精神障碍△

药源性帕金森综合征 drug-induced secondary parkinsonism ［又称］药物源性帕金森综合征△, 药物继发性帕金森综合征△

夜磨牙症 bruxism ［又称］磨牙症△

一过性抽动障碍 transient tic disorder ［又称］短暂性抽动障碍△

一氧化碳中毒所致精神障碍 mental disorder due to intoxication of carbon monoxide ［又称］一氧化碳所致精神障碍△

一氧化碳中毒致人格和行为障碍 personality and behavioural disor-

der due to intoxication of carbon monoxide [又称]一氧化碳中毒所致人格和行为障碍△

依赖型人格障碍 dependent personality disorder

依恋障碍 attachment disorder

疑病障碍 hypochondriacal disorder

疑病症 hypochondria

以妄想为主的急性精神病性障碍 acute predominantly delusional psychotic disorder

以妄想为主的急性精神病性障碍(伴急性应激反应) acute predominantly delusional psychotic disorder,with acute stress reaction

以妄想为主的急性精神病性障碍(不伴急性应激反应) acute predominantly delusional psychotic disorder,without acute stress reaction

异食癖 pica

抑郁发作 melancholia [又称]忧郁症△,抑郁症△

抑郁性品行障碍 depressive conduct disorder

抑郁性人格障碍 depressive personality disorder [又称]抑郁性人格△

抑郁症 depression [又称]抑郁状态△

易性症 transsexualism [又称]易性癖△

癔症 hysteria [又称]分离[转换]性障碍△

癔症性震颤 hysterical tremor

隐匿性抑郁症 masked depression [又称]隐匿性抑郁△

婴 幼 儿 和 儿 童 进 食 障 碍 feeding disorder of infancy and childhood [又称]婴儿和儿童期的喂养障碍△

婴幼儿和童年异食癖 allotriophagia of infancy or childhood

营养不良所致精神障碍 mental disorder due to dystrophy

幽闭恐怖 claustrophobia

由于脑部疾病、损害和功能障碍引起的器质性人格和行为障碍 organic personality and behavioural disorder due to brain disease,damage and dysfunction

由于脑损害和功能障碍及躯体疾病引起的精神障碍 mental disorder due to brain damage.dysfunction and physical disease

游离[转换]障碍 dissociation/conversion disorder [又称]分离[转换]性障碍△

游离性运动障碍 dissociative motor disorder [又称]分离性运动障碍△

有害气体中毒后精神障碍 mental disorder due to intoxication of toxic gas

愉快木偶综合征 angelman syndrome

与产褥期有关的轻度精神和行为障碍 mild mental and behavioural disorder associated with the puerperium

与产褥期有关的重度精神和行为障碍 severe mental and behavioural disorder associated with the puerperium

与归类在他处的障碍或疾病有关的心理和行为因素 psychological and behavioural factor associated with disorder or disease classified elsewhere

与精神发育迟滞和刻板动作有关的多动障碍 hyperactivity disorder associated with mental retardation and stereotyped movement

语音障碍 phonological disorder

躁狂症 mania

躁狂状态 mania state

躁郁环性气质 cyclothymia [又称]环性心境障碍△

谵妄 delirium

战争神经症 war neurosis [又称]与暴露于战争有关的问题△

针状物恐惧症 needle phobia

震颤性谵妄 delirium tremens

镇静剂或催眠剂的有害使用 sedative or hypnotic harmful use

镇静剂或催眠剂急性中毒 acute intoxication in sedative or hypnotic

镇静剂或催眠剂戒断状态 sedative or hypnotic withdrawal state [又称]使用镇静剂或催眠剂引起的戒断状态△

镇静剂或催眠剂所致的残留性和迟发性精神障碍 residual and late-onset psychotic disorder due to use of sedative or hypnotic [又称]使用镇静剂或催眠剂引起的残留性和迟发性精神病性障碍△

镇静剂或催眠剂所致的精神病性障碍 psychotic disorder due to use of sedative or hypnotic [又称]使用镇静剂或催眠剂引起的精神病性障碍△

镇静剂或催眠剂所致的精神和行为障碍 mental and behavioural disorder due to use of sedative or hypnotic [又称]使用镇静剂或催眠剂引起的精神和行为障碍△

镇静剂或催眠剂所致的遗忘综合征 amnesic syndrome due to use of sedative or hypnotic [又称]使用镇静剂或催眠剂引起的遗忘综合征△

镇静剂或催眠剂依赖综合征 sedative or hypnotic dependence syndrome [又称]使用镇静剂或催眠剂引起的依赖综合征△

镇痛药物成瘾 analgesic addiction

症状性精神障碍 symptomatic mental disorder

止痛剂滥用 analgesic abuse

致幻剂的有害使用 hallucinogen harmful use

致幻剂非成瘾性滥用 hallucinogen non addictive abuse

致幻剂急性中毒 acute intoxication in hallucinogen [又称]致幻药中毒△,致幻剂中毒△

致幻剂戒断状态 hallucinogen withdrawal state [又称]使用致幻剂引起的戒断状态△

致幻剂使用障碍 hallucinogen use disorder

致幻剂所致的残留性和迟发性精神病性障碍 residual and late-onset psychotic disorder due to use of hallucinogen [又称]使用致幻剂引起的残留性和迟发性精神病性障碍△

致幻剂所致的精神病性障碍 psychotic disorder due to use of hallucinogen [又称]使用致幻剂引起的精神病性障碍△

致幻剂所致的精神和行为障碍 mental and behavioural disorder due to use of hallucinogen [又称]使用致幻剂引起的精神和行为障碍△

致幻剂所致的遗忘综合征 amnesic syndrome due to use of hallucinogen [又称]使用致幻剂引起的遗忘综合征△

致幻剂依赖综合征 hallucinogen dependence syndrome [又称]使用致幻剂引起的依赖综合征△

中度精神发育迟滞 moderate mental retardation

中度精神发育迟滞无或轻微的行为缺陷 moderate mental retardation with the statement of no,or minimal impairment of behaviour [又称]中度精神发育迟缓(未提及行为缺陷的)△

中度精神发育迟滞显著的行为缺陷(需要加以关注或治疗) moderate mental retardation,significant impairment of behaviour requiring attention or treatment [又称]中度精神发育迟缓(需要加以关注或治疗的显著行为缺陷)△

中度抑郁发作 moderate depressive episode

中暑伴发精神障碍 summerheat stroke associated mental disorder

钟情妄想 delusion of being loved

重度精神发育迟滞 severe mental retardation

重度精神发育迟滞无或轻微的行为缺陷 severe mental retardation,with the statement of no,or minimal impairment of behaviour [又称]重度精神发育迟缓(无或轻微行为缺陷的)△

重度精神发育迟滞显著的行为缺陷(需要加以关注或治疗) severe mental retardation,significant impairment of behaviour requiring attention or treatment [又称]重度精神发育迟缓(需要加以关注或治疗的显著行为缺陷)△

周期性精神病性障碍 periodic psychosis disorder

注意缺陷多动障碍 attention deficit/hyperkinetic disorder [又称]注意力缺乏多动症△

准自杀 parasuicide

自残 self mutilation

自动症 automatism

自恋型人格障碍 narcissistic personality disorder

自杀 suicide

自杀观念 suicidal ideation

自伤 self-injury

卒中后焦虑 post-stroke anxiety

卒中后抑郁 post-stroke depression

做作性障碍 factitious disorder

27.2　症状体征名词

5- 羟色胺综合征　serotonin syndrome
伴有过度警觉的自主神经过度唤起　autonomic nerve hyperarousal with hypervigilance
暴食　binge eating
悲伤反应　grief reaction
被动服从　passive obedience
被动攻击性人格　passive aggressive personality
被动体验　passivity experience
被洞悉感　feeling of thought being known
被害妄想　delusion of persecution
被监视感　feeling of being watched
被控制感　feeling of being controlled
被控制妄想　delusion of control
被钟情妄想　delusion of being loved
表现焦虑　performance anxiety
表演型人格　histrionic personality
病理象征性思维　pathological symbolic thinking
病理性半醒状态　pathological semi-awakening state
病理性上网　pathological internet use
病理性说谎　pathological lying
病理性囤积　pathological hoarding
不成熟人格　immature personality
不成形幻视　unformed visual hallucination
产后抑郁　postnatal depression
肠易激综合征　irritable bowel syndrome
超价观念　overvalued idea
痴呆　dementia
持久性人格改变　enduring personality change
持续言语　perseveration
抽动　tic
抽象思维困难　difficulty in abstract thinking
词聋　word deafness
错觉　illusion
达科斯塔综合征　Da Costa syndrome
定向障碍　disorientation
动机缺失综合征　amotivational syndrome
对抗性强迫动作　oppositional compulsion act
多重人格　multiple personality
多形性妄想　delusions of polymorphic nature
额叶综合征　frontal lobe syndrome
儿童屏气发作　breath holding spell of children
发育延迟　developmental delay
反射性幻觉　reflex hallucination
非器质性交疼痛　nonorganic dyspareunia
非器质性阴道痉挛　nonorganic vaginismus
非血统妄想　delusion of non-blood relation
非言语性听幻觉　nonverbal auditory hallucination
分离　dissociation
分离性抽搐　dissociative convulsion
分离性感觉缺失　dissociative anaesthesia
分离性幻觉　dissociative hallucination
分离性恍惚　dissociative trance
分离性漫游　dissociative fugue
分离性木僵　dissociative stupor
分离性妄想　dissociative delusion

分离性遗忘　dissociative amnesia
分离症状　dissociative symptom
弗雷格利综合征　Fregoli syndrome
负幻觉　negative hallucination
附体　possession
附体妄想　delusion of possession
复杂性急性醉酒　complicated acute intoxication
感知综合障碍　psychosensory disturbance
格斯特曼综合征　Gerstmann syndrome
功能性幻觉　functional hallucination　［又称］机能性幻觉△
古怪人格　eccentric personality
诡辩性思维　sophistic thinking
过度警觉　hypervigilance
过度饮酒　excessive drinking
过分包涵　over-inclusiveness
幻触　tactile hallucination
幻觉　hallucination
幻视　visual hallucination
幻听　auditory hallucination
幻味　gustatory hallucination
幻想性妄想　fantastic delusion
幻嗅　olfactory hallucination
畸形恐惧　dysmorphophobia
激越　agitation
急性肌张力失常　acute dystonia　［又称］急性肌张力反应△
嫉妒妄想　delusion of jealousy
记忆倒错　paramnesia　［又称］记忆错构△
记忆广度缩窄　reduction of memory span
记忆减退　hypomnesia
记忆增强　hypermnesia
继发性妄想　secondary delusion
假性痴呆　pseudodementia
假性幻觉　pseudo hallucination
僵住　catalepsy
焦虑　anxiety
接触性离题　tangentiality
解释性妄想　explanatory delusion
解体妄想　delusion of derealization
紧张性头痛　tension headache
进行性遗忘　progressive amnesia
经前紧张综合征　premenstrual tension syndrome
精神分裂症性衰退　schizophrenic deterioration
精神科疾病后的持久人格改变　enduring personality change after psychiatric illness
精神衰弱型人格　psychasthenic personality
精神运动性迟滞　psychomotor retardation
精神运动性兴奋　psychomotor excitement
静坐不能　akathisia
具体思维　concrete thinking　［又称］具体化思维△
亢奋　exaltation
科塔尔综合征　Cotard's syndrome
克莱内 - 莱文综合征　Kleine-Levin syndrome
刻板言语　stereotype of speech
空间知觉异常　unusual spatial perception
口吃　stuttering

夸大妄想　delusion of grandeur
快感缺失　anhedonia
狂信型人格　fanatic personality
狂饮　binge drinking
蜡样屈曲　waxy flexibility
联想松弛　loosening of association
逻辑倒错性思维　paralogic thinking
慢性疲劳综合征　chronic fatigue syndrome
矛盾意向　ambitendency
朦胧状态　twilight state
梦样状态　oneiroid state
敏感性关系妄想　sensitive delusion of reference　［又称］敏感的关系妄想△
模仿动作　echopraxia
模仿言语　echolalia　［又称］言语模仿△
漠然处之　belle indifference
木僵　stupor
脑炎后综合征　postencephalitic syndrome
脑震荡后综合征　postconcussional syndrome
内感性不适　senestopathia　［又称］体感异常△
内脏幻觉　visceral hallucination
逆行性遗忘　retrograde amnesia
破坏行为　disruptive behavior
器质性精神综合征　organic psycho syndrome
器质性遗忘综合征　organic amnesic syndrome
牵连观念　idea of reference
强迫思维　obsessional thought
强迫行为　compulsive behavior, anancasm
强迫型人格特点　obsessive-compulsive feature
强迫性上网　compulsive internet use
强制动作　forced act
强制性哭笑　forced laughing and crying
强制性思维　forced thought
轻度认知功能损害　mild cognitive impairment
轻微脑功能失调　minimal brain dysfunction
情感暴发　emotional outburst
情感不稳　liability of affect
情感不协调　incongruity of affect
情感迟钝　affective blunting
情感淡漠　apathy
情感倒错　parathymia
情感平淡　affective flattening
情感增盛　hyperthymia
情景性幻视　scenic visual hallucination
屈从性强迫动作　obedient compulsion act
躯体感觉上的错觉　somatosensory illusion
躯体化　somatization
躯体形式的自主神经功能失调　somatoform autonomic dysfunction
拳击手酩酊样综合征　punch-drunk syndrome
人格解体　depersonalization
人格解体 - 现实解体综合征　depersonalization-derealization syndrome
妊娠妄想　delusion of pregnancy　［又称］受孕妄想△
入睡前幻觉　hypnogogic hallucination
闪回　flashback
深眠状态　parasomnia
神经发育不成熟　neurodevelopmental immaturity
神经循环衰弱　neurocirculatory asthenia
神经症性人格　neurotic personality
神游　fugue state　［又称］漫游状态△
生殖器反应丧失　failure of genital response
受虐儿童综合征　battered child syndrome
兽奸　bestiality
双重定向　double orientation
双重身份　double identity

睡眠感缺失　loss of sleepiness
睡眠障碍　dyssomnias　［又称］睡眠失调△
顺行性遗忘　anterograde amnesia
思维被夺　thought withdrawal　［又称］思维被撤走△
思维奔逸　flight of thought
思维播散　thought broadcasting　［又称］思维被广播△
思维插入　thought insertion　［又称］思维被插入△
思维迟缓　retardation of thought
思维化声　thought echo　［又称］思维回声△
思维内容障碍　thought content disorder
思维贫乏　poverty of thought
思维破裂　splitting of thought
思维松散　looseness of thinking　［又称］思维散漫△, 思维松弛△
思维脱轨　derailment
思维形式障碍　thought form disorder
思维障碍　thought disorder
思维中断　thought blocking
思想被评论　thought commentary
思想被替代妄想　delusion of thought being replaced
随境转移　distractibility
胎儿酒精综合征　fetal alcohol syndrome
替身综合征　Capgras syndrome　［又称］卡普格拉综合征△
脱离现实　dereism
脱抑制　disinhibition
脱抑制性人格　disinhibited personality
外貌变形妄想　delusion of appearance chance
网络关系成瘾　cyber-relational addiction
网络过度使用　internet overuse
网络强迫行为　cyber compulsion
妄想　delusion
妄想观念　delusional idea
妄想记忆　delusional memory
妄想逆行性扩张　retrospective expansion of delusion
妄想气氛　delusional atmosphere
妄想心境　delusional mood
妄想性超常解释　delusional paranormal explanation
妄想性曲解　delusional misinterpretation
妄想性误认　delusional misidentification
妄想性虚构　delusional confabulation
妄想阵发　delusional paroxysm
妄想知觉　delusional perception
物理影响妄想　delusion of physical explanation
习得性无助　learned helplessness
习惯性摩擦综合征　habitual rubbing syndrome
系统化妄想　systemized delusion
现实解体　derealization
现实歪曲　reality distortion
销魂状态　ecstasy state
心境低落　depressed mood
心境协调性幻听　mood-congruent auditory hallucination
心里病态　psychopathy　［又称］精神病态△
心因性过量进食　psychogenic overeating
心因性呕吐　psychogenic vomiting
心因性瘙痒　psychogenic excoriation
心因性妄想　psychogenic delusion
心因性晕厥　psychogenic syncope
心因性周期性呕吐　psychogenic cyclical vomiting
欣快　euphoria
性别认同　gender identity
性冷淡　frigidity
性驱力过强　excessive sexual drive
性厌恶　sexual aversion
性欲减退或缺失　lack or loss of sexual desire
性窒息　autoerotic asphyxiation

宿醉	hangover	意志增强	hyperbulia
虚构	confabulation	阴性症状	negative symptom
虚无妄想	nihilistic delusion	音联	clang association
选择性缄默	selective mutism	语词新作	neologism
选择性遗忘	selective amnesia	语义性痴呆	semantic dementia
血管性认知损害	vascular cognitive impairment	预期焦虑	anticipatory anxiety
言语急促杂乱	cluttering	原发性妄想	primary delusion
言语贫乏	poverty of speech	运动性幻觉	motor hallucination

宿醉　hangover
虚构　confabulation
虚无妄想　nihilistic delusion
选择性缄默　selective mutism
选择性遗忘　selective amnesia
血管性认知损害　vascular cognitive impairment
言语急促杂乱　cluttering
言语贫乏　poverty of speech
言语迫促　pressure of speech
阳性症状　positive symptom
一过性黑矇　amaurosis fugax
遗忘　amnesia
疑病观念　hypochondriacal preoccupation
疑病妄想　hypochondriacal delusion
疑病症　hypochondria ［又称］疑病△
异常患病行为　abnormal illness behavior
抑郁　depression
抑郁性木僵　depressive stupor
易激惹　irritability
意联　punning
意识改变状态　altered state of consciousness
意识混浊　clouding of consciousness
意识模糊性觉醒　confusional arousal
意识障碍　disturbance of consciousness
意向倒错　parabulia
意志被替代妄想　delusion of replacement of will
意志减退　hypobulia
意志缺失　abulia

意志增强　hyperbulia
阴性症状　negative symptom
音联　clang association
语词新作　neologism
语义性痴呆　semantic dementia
预期焦虑　anticipatory anxiety
原发性妄想　primary delusion
运动性幻觉　motor hallucination
灾难经历后的持久人格改变　enduring personality change after cata-strophic experience
早泄　premature ejaculation
躁狂性木僵　manic stupor
知觉减退　dulled perception
知觉增强　heightened perception
致幻剂闪回现象　hallucinogenic flashback
注意涣散　divergence of attention
注意减弱　hypoprosexia
注意狭窄　narrowing of attention
注意增强　hyperprosexia
注意转移　transference of attention
转换症状　conversion symptom
装相　mannerism
锥体外系不良反应　extrapyramidal side effect
自视幻觉　autoscopy
自我排斥的性取向　egodystonic sexual orientation
自罪妄想　delusion of sin
作态　mannerism

27.3　手术操作名词

催眠治疗　hypnotic therapy
重复经颅磁刺激治疗　repetitive transcranial magnetic stimulating therapy
电休克治疗　electronic convulsive therapy
改良电休克治疗　modified ECT
光照疗法　light therapy
行为治疗　behavior therapy
婚姻治疗　marital therapy
家庭治疗　family therapy
渐进性放松训练　progressive relaxation training
解释性心理治疗　interpretative psychotherapy
精神分析　psychoanalysis
精神分析性心理治疗　psychoanalytic psychotherapy
精神外科治疗　psychosurgery treatment
麻醉分析　narcoanalysis
满灌疗法　flooding therapy ［又称］骤进暴露疗法△
迷走神经刺激治疗　vagus nerve stimulation treatment

冥想　meditation
内观治疗　Naikan therapy
人本主义疗法　humanistic therapy ［又称］人本主义治疗△
认知疗法　cognitive therapy ［又称］认知治疗△
认知行为疗法　cognitive-behavioral therapy ［又称］认知行为治疗△
森田治疗　Morita therapy
深部脑刺激治疗　deep brain stimulation treatment
团体治疗　group therapy ［又称］小组治疗△
危机干预　crisis intervention
系统式治疗　systemic therapy
系统脱敏　systematic desensitization
心理治疗　psychotherapy
厌恶疗法　aversion therapy
应用行为分析　applied behavior analysis
装扮游戏　make-believe play
自信训练　assertiveness training ［又称］决断力训练△

27.4　临床检查名词

90 项症状检核表　symptom checklist 90R
阿成贝切儿童行为量表　Achenbach child behavior checklist ［又称］阿肯巴克儿童行为量表△

阿尔茨海默病认知评估量表　Alzheimer's disease assessment scale-cognitive
艾森贝格抗抑郁药副反应量表　Asberg side-effect rating scale for

antidepressant

艾森克人格问卷　Eysenck personality questionnaire

奥尔森婚姻质量问卷　Olson enriching and nurturing relationship issues, communication and happiness scale

半定式检查　semistructured interview　［又称］半结构式访谈△

贝克焦虑问卷　Beck anxiety inventory

贝克抑郁问卷　Beck depression inventory

本德格式塔测验　Bender visual motor gestalt test

本顿视觉保持测定　Benton visual retention test

比奈-西蒙智力量表　Binet Simon Scale of Intelligence　［又称］比奈智力测验△

标准化成就测验　standardized achievement test

不自主运动评定量表　abnormal involuntary movement scale

布雷德痴呆评定量表　Bleied dementia rating scale

长谷川痴呆量表　Hasegawa dementia scale

成人创伤自评量表　trauma assessment for adult

痴呆简易筛查量表　brief screening scale for dementia

迟发运动障碍评定量表　tardive dyskinesia rating scale

持续操作测验　continuous performance test

创伤后应激障碍清单　post traumatic stress disorder checklist

创伤后诊断量表　posttraumatic diagnostic scale

创伤史问卷　trauma history questionnaire

创伤应激源一览表　traumatic stressor schedule

大体评定量表　global assessment scale

丹佛儿童发展筛选测验　Denver development screen test　［又称］丹佛小儿智能发育筛查△

定式检查　structured interview　［又称］结构性访谈△, 结构式访谈△

儿童孤独量表　children's loneliness scale

儿童内外控量表　Nowicki-Strickland locus of control scale for children

儿童期创伤经历访谈　childhood trauma interview

儿童社交焦虑量表　social anxiety scale for child

父母养育方式评价量表　Egma Minnen av bardndosnaupprforstran, EMBU

复合性国际诊断交谈检查表　composite international diagnostic interview

个人与社会表现量表　personal and social performance scale

功能大体评定量表　global assessment of function

孤独症诊断访谈量表　autism diagnostic interview scale

广泛性成就测验修正版　wide range achievement test-revised

汉密尔顿焦虑量表　Hamilton anxiety scale

汉密尔顿抑郁量表　Hamilton depression rating scale

绘人测验　draw a person test　［又称］绘人智力测验△

霍普金斯词语学习测验　Hopkins verbal learning test

基恩创伤后应激障碍量表　Keane PTSD scale

家庭功能评定　family assessment device

家庭环境观察量表　home observation for measurement of environment scale

家庭环境量表　family environment scale

家庭环境筛查问卷　home screening questionnaire

家庭亲密度和适应性量表　family adaptability and cohesion evaluation scale

简明国际神经精神障碍交谈检查表　mini international neuropsychiatric interview

简明精神病评定量表　brief psychiatric rating scale

简明心理状况测验　mini-mental state examination

健康调查量表36　short form 36

焦虑自评量表　self-rating anxiety scale

惊恐相关症状量表　panic-associated symptom scale

惊恐障碍严重度量表　panic disorder severity scale

精神疾病诊断手册定式临床检查　structured clinical interview for diagnostic and statistical manual of mental disorder

精神检查　psychiatric examination

精神现状检查　present state examination

卡特尔16种人格问卷　Cattell 16 personality factor inventory

康奈氏儿童行为量表　Conners child behavior scale

科赫立方体组合测验　Kohs cube composite test

空间广度测验　spatial span test

利博维茨社交焦虑量表　Liebowitz social anxiety scale

临床记忆量表　clinical memory scale

临床用创伤后应激障碍诊断量表　clinician-administered PTSD scale

临床总体印象量表　clinical global impression scale

罗夏墨迹测验　Rorschach inkblot test　［又称］洛夏测验△

慢性精神受检者标准化精神病评定量表　a standard psychiatric assessment scale for rating chronic psychiatric patient

蒙哥马利-艾森贝格抑郁评定量表　Montgomery-Asberg depression rating scale

明尼苏达多相人格问卷　Minnesota multiphasic personality inventory

莫兹利强迫症状问卷　Maudsley obsessional compulsive inventory

皮博迪图片词汇测验　Peabody picture vocabulary test

评价者信度　interrater reliability　［又称］评定者信度△

气质量表　trait scale

情感障碍和精神分裂症检查提纲　schedule for affective disorder and schizophrenia　［又称］情感障碍和精神分裂症评分表△

人格测验　personality test

日常生活能力评定量表　activity of daily living scale

瑞文智力测验　Raven intelligence test

社会功能缺陷筛选量表　social disability screening schedule

社会再适应评定量表　social readjustment rating scale

神经精神量表　neuropsychiatric inventory　［又称］神经精神问卷△

神经精神医学临床评定量表　schedule for clinical assessment in neuropsychiatry

神经心理测验　neuropsychological test

生活质量综合评定问卷　generic quality of life inventory-74

世界卫生组织生存质量问卷　WHO quality of life-100

事件影响量表　impact of event scale

斯坦福催眠感受性量表　Stanford hypnotic susceptibility scale

斯特鲁色词测验　Stroop color-word test

他评量表　examiner-rating scale

威斯康星卡片分类测验　Wisconsin card sorting test

韦克斯勒成人智力量表　Wechsler adult intelligence scale

韦克斯勒儿童智力量表　Wechsler intelligence scale for children

韦克斯勒记忆量表　Wechsler memory scale

韦克斯勒幼儿智力量表　Wechsler preschool and primary scale of intelligence

希恩残疾量表　Sheehan disability scale

现实检验　reality testing

心理教育量表　psychoeducational profile

阳性和阴性精神症状评定　positive and negative syndrome scale

阳性症状评定量表　scale for assessment of positive symptom

杨氏躁狂状态评定量表　Young mania rating scale

药物副作用量表　treatment emergent symptom scale

耶鲁-布朗强迫量表　Yale-Brown obsessive compulsive scale

耶鲁综合抽动严重程度量表　Yale global tic severity scale

一般健康问卷　the general health questionnaire

医院焦虑抑郁量表　hospital anxiety and depression scale

抑郁自评量表　self-rating depression scale

阴性症状评定量表　scale for assessment of negative symptom

应激事件问卷　distressing event questionnaire

诊断量表　diagnostic scale

症状量表　symptomatic scale

智力测验　intelligence test

智力成就责任问卷　intellectual achievement responsibility questionnaire

终生应激源评估　evaluation of lifetime stressor

主题统觉测验　thematic apperception test

住院病人护士观察量表　nurse observation scale for inpatient evaluation　［又称］护士用住院受检者观察量表△

锥体外系副作用评定量表　rating scale for extrapyramidal side effect　［又称］锥体外系副作用量表△

自评量表　self-rating scale

自杀态度问卷　suicide attitude questionnaire

28. 康复科

28.1 疾病诊断名词

Ⅰ级压疮 pressure ulcer sore Ⅰ [又称]Ⅰ度褥疮△
Ⅱ级压疮 pressure ulcer sore Ⅱ [又称]Ⅱ度褥疮△
Ⅲ级压疮 pressure ulcer sore Ⅲ [又称]Ⅲ度褥疮△
Ⅳ级压疮 pressure ulcer sore Ⅳ [又称]Ⅳ度褥疮△
阿尔茨海默病 Alzheimer's disease
臂丛神经损伤 brachial plexus injury
臂丛神经损伤后遗症 sequelae of brachial plexus injury
髌韧带断裂 patellar ligament rupture
髌韧带损伤 patellar ligament injury
不典型孤独症 atypical autism [又称]非典型孤独症△
不完全性单瘫 incomplete monoplegia
不完全性上肢单瘫 incomplete monoplegia of upper extremity
不完全性双上肢瘫 incomplete paralysis of both upper extremities
不完全性瘫痪 incomplete paralysis
不完全性下肢单瘫 incomplete monoplegia of lower extremity
不完全性胸部脊髓损伤 incomplete thoracic spinal cord injury
布朗 - 塞卡综合征 Brown-Sequard syndrome [又称]脊髓半切综合征△
残端综合征 stump syndrome
痴呆状态 dementia state
弛缓性偏瘫 flaccid hemiplegia [又称]周围性偏瘫△
弛缓性四肢瘫 flaccid tetraplegia [又称]周围性四肢瘫△
弛缓性瘫痪 flaccid paralysis [又称]周围性瘫痪△
尺神经损伤后遗症 sequelae of ulnar nerve injury
垂体术后 post-operation of pituitary tumor [又称]垂体瘤术后△
单瘫 monoplegia
低顺应性膀胱 low compliant bladder
低氧血症 hypoxemia
骶部脊髓损伤 sacral spinal cord injury
骶丛神经损伤后遗症 sequelae of sacral plexus injury
骶脊神经根损伤 sacral spinal nerve root injury
骶髂关节扭伤 sprain of sacral iliac joint
第二颈椎椎弓骨折 vertebral arch fracture of axis, Hangman fracture [又称]Hangman 骨折△
定向障碍 disorientation
独自生活 independent living
多发关节挛缩 multiple arthrogryposis
多发性硬化 multiple sclerosis
多肌炎 polymyositis [又称]多发性肌炎△
多疑 suspicious
发育迟滞 developmental delay [又称]生长发育迟缓△
放射治疗后恢复期 recovery phase after radiation therapy
膈神经损伤后遗症 sequelae of diaphragm nerve injury
共济失调型脑性瘫痪 ataxic cerebral palsy [又称]共济失调型脑瘫△
构音障碍 dysarthria
股骨假体周围骨折 periprosthetic femoral fracture
股静脉血栓形成 femoral vein thrombosis
股神经损伤后遗症 sequelae of femoral nerve injury

骨刺激器引起的机械性并发症 mechanical complication due to bone stimulation device
骨固定装置植入术后 post-operation of bone fixation implantation
骨关节病 osteoarthrosis
关节假体引起的感染 infection due to joint prosthesis [又称]人工关节置换术后假体周围感染△
后天性单侧手指缺失 acquired absence of unilateral finger
后天性额部缺损 acquired forehead defect
后天性肱骨缺失 acquired absence of humerus
后天性喉缺失 acquired absence of larynx
后天性颊缺损 acquired buccal defect
后天性拇指缺损 acquired thumb defect
后天性颞部缺损 acquired temporal defect
后天性双侧指缺失 acquired absence of bilateral fingers [又称]双侧指后天性缺失△
后天性双上肢缺失 acquired absence of both upper extremities [又称]双上肢后天性缺失△
后天性双下肢缺失 acquired absence of both lower extremities [又称]双下肢后天性缺失△
后天性四肢缺失 acquired absence of all extremities [又称]四肢后天性缺失△
后天性头部器官缺失 acquired absence of head organ
后天性头骨缺损 acquired skull defect
后天性头皮缺失 acquired absence of scalp
后天性腕以下的上肢缺失 acquired absence of wrist and hand
后天性小腿缺失 acquired absence of leg
后天性指缺损 acquired finger defect [又称]创伤性手指缺如△
呼吸功能障碍 respiratory dysfunction
会阴损伤后遗症 sequelae of perineal injury
混合型脑性瘫痪 mixed cerebral palsy
混合性失语 mixed aphasia
活动过度 overactivity
肌断裂吻合术后 post-operation of muscle rupture anastomosis
肌腱挛缩 tendon contracture
肌肉挛缩 muscle contracture
肌肉萎缩 muscular atrophy
肌炎 myositis
肌营养不良 muscular dystrophy [又称]肌肉萎缩症△
肌张力低下型脑性瘫痪 hypotonic cerebral palsy [又称]肌张力低下型脑瘫△
肌张力障碍 dystonia
基底节性失语 basal ganglion aphasia
急性完全性痉挛性四肢瘫 acute complete spastic tetraplegia [又称]急性完全性痉挛性瘫痪△
急性完全性四肢瘫 acute complete tetraplegia
棘上韧带炎 supraspinal syndesmitis
脊髓灰质炎 poliomyelitis
脊髓灰质炎病史 history of poliomyelitis

脊髓灰质炎恢复期　recovery phase of poliomyelitis
脊髓栓系综合征　tethered cord syndrome
脊髓损伤后体温调节功能障碍　body temperature regulation dysfunction after spinal cord injury
脊髓型颈椎病　cervical spondylotic myelopathy
脊髓炎后遗症　sequelae of myelitis
脊髓纵裂畸形　diastematomyelia　[又称]先天性脊髓纵裂△
脊柱骨关节病　spinal osteoarthrosis
脊柱内固定术后疼痛　postoperative pain following spinal internal fixation
脊柱内固定装置障碍　dysfunction of spinal internal fixation device
继发性帕金森综合征　secondary Parkinsonian syndrome　[又称]帕金森综合征△
假体周围骨折　periprosthetic fracture
肩骨关节病　shoulder osteoarthrosis
肩关节半脱位　shoulder subluxation
肩手综合征　shoulder-hand syndrome
肩锁韧带扭伤　sprain of acromioclavicular ligament　[又称]肩锁韧带损伤△
肩痛　shoulder pain
腱鞘炎术后　post-operation of tenosynovitis
交叉性瘫痪　crossed paralysis
截肢残端感染　amputation stump infection
截肢残端坏死　amputation stump necrosis
截肢残端挛缩　amputation stump contracture
截肢残端神经瘤　amputation stump neuroma
截肢残端水肿　amputation stump edema
截肢残端修整　amputation stump repair
截肢残端血肿　amputation stump hematoma
进行性肌营养不良症　progressive muscular dystrophy　[又称]进行性肌营养不良△
经皮质感觉性失语　transcortical sensory aphasia　[又称]经皮质性失语综合征△
经皮质混合性失语　transcortical mixed aphasia　[又称]经皮质性失语综合征△
经皮质运动性失语　transcortical motor aphasia　[又称]经皮质性失语综合征△
精神发育迟缓　mental retardation
精神发育迟滞(无或轻微的行为缺陷)　mental retardation, with the statement of no, or minimal impairment of behaviour　[又称]轻度精神发育迟缓(无或轻微行为缺陷的)△
精神发育迟滞(显著的行为缺陷,需要加以关注或治疗)　mental retardation, significant impairment of behaviour, requiring attention or treatment　[又称]中度精神发育迟缓(需要加以关注或治疗的显著行为缺陷)△
颈多发性脱位　multiple cervical dislocation
颈部脊髓不完全损伤　incomplete cervical spinal cord injury　[又称]颈部脊髓损伤△
颈部脊髓功能损伤　cervical spinal cord injury　[又称]颈部脊髓损伤△
颈部脊髓功能损伤 C1　cervical spinal cord injury, C1　[又称]颈部脊髓损伤△
颈部脊髓功能损伤 C2　cervical spinal cord injury, C2　[又称]颈部脊髓损伤△
颈部脊髓功能损伤 C3　cervical spinal cord injury, C3　[又称]颈部脊髓损伤△
颈部脊髓功能损伤 C4　cervical spinal cord injury, C4　[又称]颈部脊髓损伤△
颈部脊髓功能损伤 C5　cervical spinal cord injury, C5　[又称]颈部脊髓损伤△
颈部脊髓功能损伤 C6　cervical spinal cord injury, C6　[又称]颈部脊髓损伤△
颈部脊髓功能损伤 C7　cervical spinal cord injury, C7　[又称]颈部脊髓损伤△
颈部脊髓水肿　cervical spinal cord edema

颈部脊髓完全损伤　complete cervical spinal cord injury　[又称]颈部脊髓损伤△
颈部脊髓震荡　cervical spinal cord concussion　[又称]颈部脊髓损伤△
颈部脊髓中央损伤综合征　cervical spinal central cord syndrome　[又称]脊髓中央索综合征△
颈部交感神经损伤　cervical sympathetic nerve injury
颈部损伤后遗症　sequelae of neck injury
颈脊神经根损伤　cervical spinal nerve root injury
颈脊髓后索综合征　cervical spinal posterior cord syndrome　[又称]脊髓后索综合征△
颈脊髓前索综合征　cervical spinal anterior cord syndrome　[又称]脊髓前索综合征△
颈开放性损伤后遗症　sequelae of open neck injury　[又称]颈部开放性损伤△
颈浅表损伤后遗症　sequelae of superficial neck injury
颈椎术后　post-operation of cervical vertebra
胫神经损伤后遗症　sequelae of tibial nerve injury
痉挛 0 级改良 Ashworth 分级　spasticity 0 degree of modified Ashworth scale
痉挛 1+ 级改良 Ashworth 分级　spasticity 1+ degree of modified Ashworth scale
痉挛 1 级改良 Ashworth 分级　spasticity 1 degree of modified Ashworth scale
痉挛 2 级改良 Ashworth 分级　spasticity 2 degree of modified Ashworth scale
痉挛 3 级改良 Ashworth 分级　spasticity 3 degree of modified Ashworth scale
痉挛 4 级改良 Ashworth 分级　spasticity 4 degree of modified Ashworth scale
痉挛步态　spastic gait
痉挛型脑性瘫痪　spastic cerebral palsy　[又称]痉挛性脑瘫△
痉挛型双瘫　spastic diplegia　[又称]痉挛性双侧脑瘫△
痉挛性截瘫　spastic paraplegia　[又称]中枢性截瘫△
静脉曲张术后　post-operation of varicosis
局部多汗症　local hyperhidrosis　[又称]局限性多汗症△
局部水肿　local edema　[又称]局限性水肿△
具有心脏和血管植入物和移植物　implant and transplant of heart and vessel
距下关节骨性关节炎　osteoarthritis of subtalar joint
开放性损伤延期愈合　delayed healing of open injury
开放性损伤延期治疗　delayed treatment of open injury
髋骨关节病　coxarthrosis
髋关节脱位　dislocation of hip joint
髋关节置换术后　post-operation of hip arthroplasty　[又称]人工髋关节置换术后△
髋臼骨折　acetabulum fracture
老年性无力　senile asthenia
老年性虚弱　senile weakness
老年性震颤　senile tremor　[又称]震颤△
雷特综合征　Rett syndrome　[又称]Rett 综合征△,脑萎缩性高氨血症△
颅骨缺损　skull defect
马尔盖涅骨折　Malgaigne fracture　[又称]Malgaigne 骨折△
马尾损伤　cauda equina injury
马尾综合征　cauda equina syndrome
慢性不完全性弛缓性截瘫　chronic incomplete flaccid paraplegia　[又称]慢性不完全性弛缓性瘫痪△
慢性不完全性弛缓性四肢瘫　chronic incomplete flaccid tetraplegia
慢性不完全性截瘫　chronic incomplete paraplegia
慢性不完全性痉挛性截瘫　chronic incomplete spastic paraplegia
慢性不完全性痉挛性四肢瘫　chronic incomplete spastic tetraplegia
慢性不完全性四肢瘫　chronic incomplete tetraplegia
慢性弛缓性截瘫　chronic flaccid paraplegia
慢性弛缓性四肢瘫　chronic flaccid tetraplegia
慢性吉兰 - 巴雷综合征　chronic Guillain-Barre syndrome, chronic

idiopathic demyelinating polyradiculoneuropathy ［又称］慢性炎性脱髓鞘性多发性神经根神经病△

慢性截瘫　chronic paraplegia

慢性痉挛性截瘫　chronic spastic paraplegia

慢性痉挛性四肢瘫　chronic spastic tetraplegia

慢性四肢瘫　chronic tetraplegia

慢性完全性弛缓性截瘫　chronic complete flaccid paraplegia ［又称］慢性完全性弛缓性瘫痪△

慢性完全性弛缓性四肢瘫　chronic complete flaccid tetraplegia ［又称］弛缓性四肢瘫痪△

慢性完全性截瘫　chronic complete paraplegia

慢性完全性痉挛性截瘫　chronic complete spastic paraplegia

慢性完全性痉挛性四肢瘫　chronic complete spastic tetraplegia

慢性完全性四肢瘫　chronic complete tetraplegia

慢性虚弱　chronic weakness

弥漫性发育障碍　diffuse developmental disorder ［又称］广泛性［综合性］发育障碍△

命名性失语　nominal aphasia

脑出血后遗症　sequelae of cerebral hemorrhage ［又称］脑内出血后遗症△

脑出血恢复期　recovery phase of cerebral hemorrhage

脑梗死恢复期　recovery phase of cerebral infarction

脑积水　hydrocephalus

脑积水引流术后　post-operation of hydrocephalus drainage

脑脊膜膨出　meningocele ［又称］先天性脑［脊］膜膨出△,脑［脊］膜膨出△

脑脊髓神经根炎　encephalomyeloradiculitis ［又称］脑脊髓神经根神经炎△

脑脊髓炎　encephalomyelitis

脑瘤术后　post-operation of cerebral tumor

脑外伤后遗症　sequelae of cerebral trauma ［又称］脑外伤后综合征△

脑外伤恢复期　recovery phase of cerebral trauma

脑性瘫痪　cerebral palsy

脑血管病后遗症　sequelae of cerebrovascular disease

脑血管病恢复期　convalescence of cerebrovascular disease

脑血肿清除术后　post-operation of intracerebral hematoma evacuation

脑炎后遗症　sequelae of encephalitis

脑炎恢复期　recovery phase of encephalitis

脑卒中家族史　family history of stroke

讷吃　anarthria ［又称］口吃△

尿道结石　calculus of urethra

帕金森病　Parkinson disease ［又称］震颤麻痹△

帕金森叠加综合征　parkinsonism-plus syndrome

皮肌炎　dermatomyositis

皮神经损伤后遗症　sequelae of cutaneous nerve injury

偏侧痉挛型脑性瘫痪　unilateral spastic cerebral palsy

偏瘫　hemiplegia

髂股静脉血栓形成　iliac femoral vein thrombosis

髂股韧带扭伤　sprain of iliac femoral ligament

髂骨骨折　ilium fracture

髂关节囊韧带扭伤　capsular ligament sprain of iliac joint

髂胫束挛缩　iliotibial tract contracture

髂静脉血栓形成　iliac vein thrombosis

强直型脑性瘫痪　myotonic cerebral palsy ［又称］脑性瘫痪(强直型)△

强直性肌营养不良症　myotonic dystrophy ［又称］强直性肌营养不良△

侵蚀性骨关节病　erosive osteoarthrosis

轻偏瘫　hemiparesis

丘脑性失语　thalamic aphasia

全身性骨关节炎　generalized osteoarthritis

缺血缺氧性脑病恢复期　recovery phase of hypoxic ischemic encephalopathy

染色体异常　chromosome abnormality ［又称］胎儿染色体异常△,性染色体异常疾病△

人工臂安装和调整　installation and adjustment of artificial arm

人工腿安装和调整　installation and adjustment of artificial leg

认知障碍　cognitive disorder

韧带钙化　ligament calcification

韧带挛缩　ligament contracture

韧带松弛　ligament laxity

软瘫　flaccid paralysis ［又称］迟缓性瘫痪△

上肢单瘫　monoplegia of upper extremity

上肢和下肢后天性缺失　acquired absence of upper and lower extremities ［又称］上下肢缺肢畸形△

上肢肌挛缩　muscle contracture of upper extremity

上肢静脉血栓　venous thrombosis of upper extremity

上肢深静脉血栓形成　deep venous thrombosis of upper extremity

神经根型颈椎病　cervical spondylotic radiculopathy

神经痛　neuralgia

神经源性勃起功能障碍　neurogenic erectile dysfunction ［又称］神经性勃起功能障碍△

神经源性肠道功能障碍　neurogenic bowel dysfunction ［又称］神经源性肠梗阻△

神经源性膀胱　neurogenic bladder ［又称］神经性膀胱△

神经源性膀胱过度活动症　neurogenic bladder overactivity ［又称］膀胱过度活动症△

神经源性射精功能障碍　neurogenic ejaculation dysfunction ［又称］射精障碍△

神经源性生育功能障碍　neurogenic reproductive dysfunction

肾功能不全　renal dysfunction

肾结石　nephrolithiasis

肾盂积水　hydronephrosis ［又称］肾积水△

失读　alexia ［又称］失读症△

失写　agraphia ［又称］失写症△

手烧伤后遗症　sequelae of hand burn

手植骨术后　post-operation of hand bone grafting

手指皮瓣术后　post-operation of finger flap

手足徐动症　athetosis

枢椎骨折　fracture of second cervical vertebra

输尿管结石　calculus of ureter

衰弱状态　feeble state

双侧痉挛型脑性瘫痪　bilateral spastic cerebral palsy ［又称］痉挛性瘫痪△

双上肢瘫　paralysis of both upper extremities

双下肢瘫痪　paraplegia (paralysis of both lower extremities) ［又称］截瘫△

水肿　edema

四肢痉挛型脑性瘫痪　spastic cerebral palsy ［又称］痉挛性四肢麻痹性脑瘫△

四肢烧伤后遗症　sequelae of extremities burn

四肢瘫　tetraplegia ［又称］四肢瘫痪△

瘫痪　paralysis ［又称］麻痹△,瘫痪病△

体位性低血压　orthostatic hypotension

体重异常减轻　abnormal weight loss

体重异常增加　abnormal weight gain

童年瓦解性障碍　childhood disintegrative disorder

痛性痉挛　cramp ［又称］痛性肌痉挛△

头部浅表损伤后遗症　sequelae of superficial head injury

头部损伤后遗症　sequelae of head injury ［又称］头部损伤的后遗症△

头颈冻伤后遗症　sequelae of head and neck frostbite ［又称］头和颈烧伤、化学性烧伤和冻伤后遗症△

头颈烧伤后遗症　sequelae of head and neck burn ［又称］头和颈烧伤、化学性烧伤和冻伤后遗症△

吞咽和咀嚼问题个人史　personal history of swallowing and chewing problem

吞咽障碍　dysphagia

臀肌挛缩　gluteus contracture ［又称］臀肌挛缩症△

托德麻痹　Todd paralysis ［又称］Todd 麻痹△

完全性单瘫　complete monoplegia ［又称］脑性瘫痪(单瘫)△

完全性上肢单瘫　complete monoplegia of upper extremity

完全性失语　global aphasia　［又称］失语△

完全性双上肢瘫　complete paralysis of both upper extremities

完全性瘫痪　complete paralysis

完全性下肢单瘫　complete monoplegia of lower extremity

下肢单瘫　monoplegia of lower extremity

下肢肌挛缩　lower extremity muscle contracture

下肢静脉血栓　venous thrombosis of lower extremity　［又称］下肢静脉血栓形成△

下肢深静脉血栓形成　deep venous thrombosis of lower extremity

先天性发育异常　congenital dysplasia

先天性肌营养不良症　congenital muscular dystrophy　［又称］先天性肌营养不良△

先天性脊膜脊髓膨出　congenital meningomyelocele　［又称］脊膜脊髓膨出△

先天性脊髓低位症　congenital low spinal cord

先天性脊髓发育不良　congenital myelodysplasia　［又称］脊髓发育不全和发育异常△

先天性脊髓积水　congenital hydromyelia

先天性脊髓畸形　congenital spinal cord deformity

先天性脊髓膨出伴脑积水　congenital myelocele with hydrocephalus

先天性脊柱裂　congenital spina bifida　［又称］脊柱裂△

先天性脊柱裂伴脊膜膨出　congenital spina bifida with spinal meningocele　［又称］脊柱裂伴有脊髓脊膜膨出△

先天性马蹄内翻足　congenital talipes equinovarus, congenital club foot varus　［又称］畸形足△，内翻足△

先天性脑发育不全　congenital atelencephalia, congenital brain cell hypoplasia　［又称］先天性脑细胞发育不全△

先天性脑积水　congenital hydrocephalus

先天性脑萎缩　congenital brain atrophy　［又称］先天性脑细胞发育不全△

先天性小脑共济失调双侧瘫痪　congenital cerebellar ataxia diplegia

先天性椎管积水　congenital hydrorachis

线粒体脑肌病　mitochondrial encephalopathy, Luft disease　［又称］勒夫特病△，FASTKD2 相关小儿线粒体脑肌病△

项韧带肥厚　hypertrophy of nuchal ligament, nuchal ligament hypertrophy

小脑共济失调　cerebellar ataxia

小头畸形　microcephaly　［又称］先天性小头畸形△

心理上的创伤史　history of psychological trauma　［又称］心理创伤史△

心内膜垫缺损修补术后　post-operation of endocardial cushion defect repairment

心脏搭桥术后　post-operation of coronary artery bypass grafting

胸脊髓损伤后遗症　sequelae of thoracic spinal cord injury

胸腔闭式引流术后　post-operation of closed thoracic drainage

胸椎术后　post-operation of thoracic vertebra

虚弱　weakness

学步延迟　toddler delay

学语延迟　speech delay

压疮　pressure sore　［又称］褥疮△

言语困难　dyslalia

言语障碍　speech disorder　［又称］言语和语言发育障碍△

眼开放性损伤后遗症　sequelae of open eye injury

眼烧伤后遗症　sequelae of eye burn

眼损伤后遗症　sequelae of eye damage　［又称］眼和眶损伤后遗症△

腰丛神经损伤后遗症　sequelae of lumbar plexus injury

腰椎术后　post-operation of lumbar vertebra

药物过敏史　history of drug allergy

遗忘　amnesia

异常步态　abnormal gait　［又称］异常步态和移动△

异位骨化　heterotopic ossification

抑郁状态　depressive state

易激惹婴儿　irritable baby

婴儿性偏瘫　baby hemiplegia

与精神发育迟滞和刻板动作有关的多动障碍　overactive disorder associated with mental retardation and stereotyped movement　［又称］与精神发育迟缓和刻板动作有关的多动障碍△

原发性全身性骨关节病　primary systemic osteoarthropathy　［又称］原发性肥厚性骨关节病△

运动性失语　motor aphasia

掌板侧副韧带损伤后遗症　sequelae of volar plate collateral ligament injury

掌腱膜挛缩　palmar aponeurosis contracture　［又称］掌腱膜挛缩症△

掌筋膜挛缩　Dupuytren's contracture

掌指关节副韧带断裂　rupture of collateral ligament of metacarpophalangeal joint, metacarpophalangeal joint collateral ligament rupture

掌指关节韧带断裂　rupture of ligament of the metacarpophalangeal joint, metacarpophalangeal joint ligament rupture

震颤型脑性瘫痪　cerebral palsy (tremor type)

正中神经损伤后遗症　sequelae of median nerve injury

肢体无力　limb weakness

中毒性脑病后遗症　sequelae of toxic encephalopathy

肘关节韧带损伤后遗症　sequelae of elbow joint ligament injury

蛛网膜下腔出血后遗症　sequelae of subarachnoid hemorrhage　［又称］蛛网膜下出血后遗症△

蛛网膜下腔出血恢复期　recovery phase of subarachnoid hemorrhage

椎间盘脱出伴脊髓病　intervertebral disc prolapse with myelopathy

自主神经功能紊乱　autonomic nervous system dysfunction

自主神经病性膀胱　autonomic neurogenic bladder

足和踝后天性缺失　acquired absence of foot and ankle

足韧带断裂　rupture of the ligament of foot

足跖腱膜挛缩　aponeurosis plantaris contracture

卒中后焦虑　post-stroke anxiety　［又称］器质性游离障碍△

卒中后抑郁　post-stroke depression

坐骨骨折　sciatic fracture, ischial fracture

坐骨神经损伤后遗症　sequelae of sciatic nerve injury

28.2　症状体征名词

逼尿肌无力　underactive detrusor　［又称］膀胱逼尿肌无力△

不适　discomfort　［又称］不适和疲劳△

迟钝　dullness

多饮　polydipsia

乏力　fatigue　［又称］无力△

消瘦　marasmus

28.3　手术操作名词

冰敷　ice
超声波治疗　ultrasonic therapy
超声药物透入治疗　phonophoresis
冲击波治疗　shockwave therapy
磁疗　magnetotherapy
等速运动测定及训练　isokinetic exercise assessment and training
低频电疗　low frequency electrotherapy　［又称］低频电疗法△
短波疗法　short wave therapy
儿童监护　child custody
干扰电疗法　interferential electrotherapy
红外线疗法　infrared therapy
呼吸训练　breathing exercise
间歇气压疗法　intermittent pneumatic compression
减重训练　body weight support training　［又称］减重步行训练△
矫形器　orthosis
经颅磁刺激　transcranial magnetic stimulation
颈椎牵引　cervical traction
酒精康复　alcohol dependence rehabilitation　［又称］戒酒康复△
康复机器人技术　rehabilitation robotics
康复踏车训练　cycle ergometry exercise
康复咨询　rehabilitation counseling
冷疗法　cold therapy
平衡训练　balance training
其他物理治疗　other physical therapy
起立床训练　tilt table training
器械运动训练　instrument training
情景互动康复系统　scene interactive system
认知训练　cognitive training

日常生活活动训练　ADL training
涉及使用其他康复操作的医疗　medical treatment involving other rehabilitation operation
涉及使用未特指康复操作的医疗　medical treatment involving unspecified rehabilitation operation
生物反馈治疗　biofeedback therapy
石蜡疗法　paraffin therapy
视觉生物反馈膀胱功能训练　bladder function training by visual feedback
手法治疗　manipulation　［又称］按摩手法△
手功能训练　hand function training
水疗法　hydrotherapy
吞咽治疗　swallowing treatment
微波疗法　microwave therapy
心理治疗　psychological therapy
言语治疗　speech therapy
腰椎牵引　lumbar traction
药物康复　drug abuse rehabilitation　［又称］戒毒康复△
一对一徒手运动功能训练　one-on-one manual motor function training
肢体功能训练　limb function training
肢体牵引　limb traction
中频电疗　medium frequency electrotherapy　［又称］中频电疗法△
紫外线疗法　ultraviolet therapy
作业职业功能训练　occupational and vocational training　［又称］职业训练△
作业治疗和职业性康复　occupational therapy and vocational rehabilitation

28.4　临床检查名词

步态检查　gait test
关节活动度检查　range of motion test
肌力检查　muscle strength test
肌肉关节疾病的特殊筛选检查　special screening examination of musculoskeletal disorder
尿流动力学检查　urodynamic study
盆底电生理检查　electrophysiologic examination of pelvic floor
平衡检查　balance test
认知评定　cognitive assessment
日常生活活动能力评定　activity of daily living assessment
失用失认评定　apraxia and agnosia assessment　［又称］失用症和失

认症评估△
手功能评定　hand function assessment
疼痛评定　pain assessment
吞咽评定　swallowing assessment
心理评定　psychological assessment
胸部 X 射线检查　chest X-ray
抑郁症的特殊筛选检查　special screening examination of depression
语言能力评定　language assessment　［又称］失语症评估△
运动心肺功能评估　cardiopulmonary exercise test
直肠肛门测压　anorectal manometry　［又称］肛管直肠压力测定△

29. 职业病与中毒科

29.1 疾病诊断名词

3,5,6- 三氯吡啶醇钠中毒 3,5,6-trichloropyridine-2-ol sodium poisoning

α 肾上腺素能受体激动剂中毒 α-adrenoceptor agonist poisoning

α 肾上腺素能受体拮抗剂中毒 α-adrenoceptor antagonist poisoning

β- 萘胺所致职业性膀胱癌 occupational bladder cancer caused by β-naphthylamine exposure

β 内酰胺类抗生素中毒 β-lactam antibiotic poisoning

β 肾上腺素能受体激动剂中毒 β-adrenoceptor agonist poisoning

β 肾上腺素能受体拮抗剂中毒 β-adrenoceptor antagonist poisoning

阿尔卑斯山病 Alpine sickness

阿片样物质受体拮抗剂中毒 opioid receptor antagonist poisoning

阿普唑仑中毒 alprazolanic poisoning ［又称］佳静安定中毒△

阿糖胞苷中毒 cytarabine poisoning

阿托品中毒 atropism poisoning

艾司唑仑中毒 estazolam poisoning ［又称］舒乐安定中毒△

安定剂中毒 tranquilizer poisoning

安乃近药物反应 analginum drug reaction

安乃近中毒 analginum poisoning

安痛定药物反应 antondine drug reaction

氨苄西林过敏反应 ampicillin allergic reaction

氨茶碱药物反应 aminophylline drug reaction

氨茶碱中毒 aminophylline poisoning

氨基比林药物反应 aminopyrine drug reaction ［又称］氨基比林中毒△

氨基甲酸酯类中毒 carbamate pesticide poisoning ［又称］氨基甲酸酯类农药中毒△、氨基甲酸酯类杀虫剂中毒△

氨基糖苷类抗生素药物反应 aminoglycoside antibiotic drug reaction

氨基糖苷类药物中毒 aminoglycosides drug poisoning ［又称］氨基糖苷类中毒△

氨气中毒 ammonia poisoning

螯合剂中毒 chelating agent poisoning ［又称］解毒剂和螯合剂中毒(不可归类在他处者)△

巴比妥类药物反应 barbiturates drug reaction ［又称］巴比妥类药物中毒

巴比妥盐类中毒 barbiturates poisoning ［又称］巴比妥盐药物成瘾△

白斑 leukoplakia ［又称］声带白斑△

背部冻伤 back frostbite

背部冻伤伴组织坏死 back frostbite with tissue necrosis

背部浅表冻伤 superficial back frostbite

被忽视或遗弃综合征 neglected or abandoned syndrome ［又称］被遗弃综合征△

苯胺中毒 anilism poisoning, anilinism ［又称］乙酰苯胺类中毒△

苯巴比妥中毒 phenobarbital poisoning

苯海索中毒 trihexyphenidyl poisoning ［又称］安坦中毒△

苯及其化合物中毒 benzene and its compound poisoning

苯所致白血病 benzene-induced leukemia

苯妥英钠药物反应,中毒 phenytoin sodium drug reaction/poisoning

苯中毒 benzene poisoning

鼻科药物和制剂中毒 drug and preparation of rhinology poisoning

吡唑啉酮衍生物中毒 pyrazolone derivatives poisoning ［又称］吡唑酮类中毒△

蓖麻子中毒 ricinism

避孕药药物反应 contraceptive drug reaction

避孕药中毒 contraceptive poisoning ［又称］口服避孕药中毒△

臂冻伤伴组织坏死 arm frostbite with tissue necrosis ［又称］臂冻伤伴有组织坏死△

臂浅表冻伤 superficial arm frostbite

扁豆中毒 hyacinth bean poisoning

丙基醇中毒 propyl alcohol poisoning ［又称］2- 丙醇的毒性效应△

丙戊酸钠中毒 sodium valproate poisoning

丙戊酸中毒 valproic acid poisoning

病理性药物损害 pathological drug damage

不可吸收性手术材料引起的机械性并发症 mechanical complication induced by non-absorbable surgical materials

布洛芬药物反应 ibuprofen side effection ［又称］布洛芬中毒△

操作后窦道 sinus after operation

操作后瘘 fistula after operation

操作后皮下气肿 aerodermectasia after operation ［又称］手术后皮下气肿△

操作时意外穿透或撕裂 accidental penetration or tear during operation

操作中肠损伤 intestinal injury during operation

操作中胆管损伤 bileduct injury during operation

操作中腹壁血管破裂 abdominal wall vascular rupture during operation

操作中肌腱断裂 tendinous rupture during operation

操作中膀胱撕裂 bladder rupture during operation

操作中膀胱损伤 bladder injury during operation

操作中器官损伤 organ injury during operation

操作中神经损伤 nerve injury during operation ［又称］神经损伤(操作中)△

操作中输尿管损伤 ureteral injury during operation

操作中血管损伤 vessel injury during operation ［又称］血管破裂(操作中)△

插管困难 difficult tracheal intubation

插管失败 failure of tracheal intubation

肠弛缓药中毒 intestinal relaxant poisoning

肠穿孔由于内镜操作 intestinal perforation caused by endoscopic operation ［又称］肠穿孔(操作中)△

肠移植排斥 intestinal graft rejection

肠移植失败 intestinal graft failure

尘肺病 pneumoconiosis ［又称］尘肺△

尘肺合并结核 pneumoconiosis with tuberculosis ［又称］尘肺伴结核△

成人虐待综合征 adult abuse syndrome

冲击波损伤综合征 blast injury syndrome ［又称］冲击伤△

除草剂中毒 herbicide poisoning ［又称］除莠剂中毒△

创伤后复发性出血 recurrent hemorrhage after trauma ［又称］创伤性复发性出血△

创伤后继发性出血 secondary hemorrhage after trauma ［又称］创伤

404

性继发性出血△

创伤性休克　traumatic shock

创伤性血管痉挛综合征　traumatic vasospastic syndrome

垂体前叶激素类药物中毒　anterior pituitary hormones poisoning

雌激素和孕激素药物中毒　estrogen and progesterone poisoning　［又称］雌激素和孕激素中毒△

次声波眩晕　vertigo caused by infrasound　［又称］耳源性眩晕△

刺激性化学物所致慢性阻塞性肺疾病　irritant chemical-induced chronic obstructive pulmonary disease

刺激性气体中毒　irritant gas poisoning

刺激性轻泻药类药物中毒　irritant laxative drug poisoning　［又称］刺激性轻泻剂中毒△

醋硝香豆素中毒　acenocoumarin poisoning

催产剂药物中毒　ocyodinic poisoning　［又称］催产药中毒△

催泪性毒气中毒　lachrymator poisoning　［又称］催泪气体的毒性效应△

催眠药成瘾　hypnotic addiction

催眠药中毒　hypnotic poisoning　［又称］镇静催眠药中毒△

催吐药中毒　emetic poisoning

大环内酯类中毒　macrolides poisoning

胆管假体引起的机械性并发症　mechanical complication caused by bile duct prosthesis

氮氧化物中毒　nitrogen oxides poisoning

氮中毒　nitrogen poisoning

敌敌畏中毒　dichlorvos poisoning

地高辛中毒　digoxin intoxication

地西泮中毒　diazepam poisoning

碘甲烷中毒　iodomethane poisoning

电光性皮炎　electroflash dermatitis

电焊工尘肺　welders' pneumoconiosis

丁基醇中毒　butyl alcohol poisoning

丁酰苯中毒　butyrophenone poisoning　［又称］丁酰苯和硫蒽精神安定剂中毒△

动静脉瘘破裂出血　rupture and hemorrhage of arteriovenous fistula

冻伤伴组织坏死　frostbite with tissue necrosis

冻伤重复　repeated frostbite

毒蕈中毒　mushroom poisoning　［又称］食入毒蘑菇中毒△

短暂性中暑疲劳　heat fatigue, transient

多处冻伤　multiple frostbite　［又称］累及身体多个部位的冻伤△

多处冻伤伴组织坏死　multiple frostbite with tissue necrosis　［又称］累及身体多个部位的冻伤伴有组织坏死△

多处浅表冻伤　multiple superficial frostbite

多塞平中毒　doxepin poisoning

多种药物和其他精神活性物质所致的残留性和迟发性精神障碍　residual and delayed mental disorder caused by multiple drugs and other psychotropic substances

多种药物和其他精神活性物质所致的精神障碍　psychogenia caused by multiple drugs and other psychotropic substances

噁唑烷衍生物类中毒　oxazolidine derivatives poisoning

儿童虐待综合征　child abuse syndrome

儿童受虐综合征　abused-child syndrome

耳科药物和制剂中毒　drug and preparation of otology posioning

二甲苯中毒　xylene poisoning

二硫化碳中毒　carbon disulfide poisoning　［又称］二硫化碳的毒性效应△

二氯乙烷中毒　dichloroethane poisoning

二氧化硫中毒　sulfur dioxide poisoning　［又称］二氧化硫的毒性效应△

二氧化碳中毒　carbon dioxide poisoning　［又称］二氧化碳的毒性效应△

放射病　radiation disease

放射性肿瘤(含矿工高氡暴露所致肺癌)　radiation-induced cancer (lung cancer in high-radon-exposed miner)

飞行员病　pilot disease

非类固醇性消炎药中毒　nonsteroidal anti-inflammatory drug poisoning

酚及其同类物中毒(酚中毒)　phenol and its congeners poisoning

酚噻嗪类安定药中毒　phenothiazine tranquilizer poisoning　［又称］

酚噻嗪抗精神病药和精神安定剂中毒△

奋乃静中毒　perphenazine poisoning

氟化氢化学伤　hydrogen fluoride chemical injury

氟及其化合物中毒　fluorine and its compound poisoning　［又称］含氟氟烃类的毒性效应△

氟哌啶醇中毒　haloperidol poisoning

氟气中毒　fluorine gas poisoning

腐蚀性物质所致化学损伤　chemical injury caused by corrosive substance　［又称］腐蚀性物质的毒性效应△

复方利血平片中毒　compound reserpine tablets poisoning

复方乙酰水杨酸药物成瘾　drug addiction with compound acetyl-salicylic acid

复方乙酰水杨酸中毒所致精神障碍　psychogenia induced by compound acetyl-salicylic acid poisoning

腹壁冻伤伴组织坏死　abdominal wall frostbite with tissue necrosis　［又称］腹壁、下背和骨盆冻伤伴有组织坏死△

腹壁浅表冻伤　superficial abdominal wall frostbite　［又称］腹壁、下背和骨盆浅表冻伤△

腹部冻伤　abdominal frostbite　［又称］腹部、下背和骨盆的冻伤△

腹膜内透析导管引起的机械性并发症　mechanical complication caused by peritoneal dialysis catheter

腹腔化疗泵外露　intraperitoneal chemotherapy pump exposure

钙通道阻滞剂中毒　calcium-channel blocker poisoning

高锰酸钾中毒　potassium permanganate poisoning

高山病　mountain sickness

高原反应　high altitude response

高原性高血压　high altitude hypertension

格鲁米特类中毒　glutethimide poisoning　［又称］导眠能中毒△

镉及其化合物中毒　cadmium and its compound poisoning　［又称］镉及其化合物的毒性效应△

镉中毒　cadmium poisoning

铬鼻病(鼻中隔穿孔)　chromium-induced perforation of nasal septum　［又称］铬鼻病△

铬及其化合物中毒　chromium and its compound poisoning　［又称］铬及其化合物的毒性效应△

铬中毒　chromium poisoning

汞化合物中毒　mercury compound poisoning　［又称］汞及其化合物的毒性效应△

汞利尿药类中毒　mercurial diuretic poisoning

汞中毒　mercury poisoning

股静脉血栓综合征、股动脉闭塞症或淋巴管闭塞症(限于刮研作业人员)　femoral vein thrombosis syndrome, femoral artery occlusion or lymphatic vessel occlusion (limited to the worker with scraping)　［又称］股静脉血栓形成△

骨骼肌松弛剂中毒　skeletal muscle relaxant poisoning　［又称］骨骼肌松弛剂[神经肌肉阻滞剂]中毒△

骨盆冻伤　frostbite in pelvis

骨盆冻伤伴组织坏死　frostbite in pelvis with tissue necrosis

骨盆浅表冻伤　frostbite in superficial pelvis　［又称］腹壁、下背和骨盆浅表冻伤△

骨移植排斥　bone graft rejection　［又称］移植骨排斥反应△

骨移植失败　bone graft failure

胍乙啶中毒　guanethidine poisoning

冠状血管扩张剂中毒　coronary vasodilator poisoning

过敏性肺炎　hypersensitivity pneumonitis

海产品中毒　sea products poisoning　［又称］海产品的毒性效应△

含氯氟烃类中毒　chlorofluorocarbons poisoning　［又称］含氯氟烃类的毒性效应△

航空病　aviation sickness

合霉素中毒致精神障碍　dysphrenia induced by sintomycin poisoning　［又称］合霉素中毒引起的精神障碍△

红霉素中毒　erythromycin poisoning

喉科药物和制剂中毒　drug and preparation of laryngology poisoning　［又称］耳鼻喉科药物和制剂中毒△

琥珀酰亚胺类中毒　succinimide poisoning　［又称］琥珀酰亚胺和噁唑烷二酮类中毒△

滑石尘肺　talc pneumoconiosis　［又称］滑石粉引起的尘肺△

化学性眼部灼伤　chemical eyes burns　［又称］眼和附器部位化学性烧伤△

踝和足冻伤伴组织坏死　frostbite with tissue necrosis of ankle and foot　［又称］踝和足冻伤伴有组织坏死△

踝和足浅表冻伤　superficial frostbite of ankle and foot

环孢素中毒　cyclosporine poisoning

缓和剂中毒　demulcent poisoning

黄曲霉毒素中毒　aflatoxin poisoning　［又称］黄曲霉毒素的毒性效应△

磺胺类药物中毒　sulfa drug poisoning　［又称］磺胺类中毒△

挥发性溶剂所致的残留性和迟发性精神障碍　residual and delayed mental disorder caused by volatile solvent　［又称］使用挥发性溶剂引起的残留性精神病性障碍△

挥发性溶剂所致的精神障碍　psychogenia caused by volatile solvent　［又称］使用挥发性溶剂引起的精神病性障碍△

挥发性溶剂中毒　volatile reagent poisoning

混合型抗癫痫药中毒　mixed antiepileptic drug poisoning　［又称］难以归类的混合型抗癫痫药中毒△

机械性窒息　mechanical asphyxia

激光所致眼损伤　eye injure induced by laser

激素类拮抗剂中毒　hormone antagonist poisoning

加湿器消毒剂中毒　disinfectant for humidifier poisoning

甲苯中毒　toluene poisoning

甲丙氨酯中毒　meprobamate poisoning

甲丙氨酯中毒致精神障碍　psychogenia induced by meprobamate poisoning

甲醇中毒　methanol poisoning

甲酚中毒　cresol poisoning

甲喹酮中毒　methaqualone poisoning　［又称］安眠酮中毒△

甲醛水溶液中毒　formaldehyde aqueous solution poisoning

甲醛中毒　formaldehyde poisoning

甲烷中毒　methane poisoning

甲状腺激素及其衍生物药物中毒　thyroid hormone and derivative poisoning　［又称］甲状腺激素类及其代用品中毒△

间羟胺中毒　metaraminol poisoning

浆果类中毒　berry poisoning　［又称］摄入浆果类的毒性效应△

焦炉逸散物所致肺癌　coke oven emission-induced lung cancer

角质层增生药中毒　keratoplastics poisoning

角质软化剂中毒　keratolytics poisoning

绞窄性窒息　strangulated asphyxia

接触海葵后中毒　poisoning after sea anemone exposure

接触海生动物后中毒　poisoning after sea animals exposure

接触海星后中毒　poisoning after starfish exposure

接触海蜇后中毒　poisoning after jellyfish exposure

接触水生贝壳类动物后中毒　poisoning after shell fish exposure

解毒药中毒　antidote poisoning

解酒药中毒　antialcoholismic drug poisoning

金刚烷胺中毒　amantadine poisoning

金属及其化合物粉尘肺沉着病(锡、铁、锑、钡及其化合物等)　pulmonary thesaurosis caused by tin, iron, antimony, barium and their compound　［又称］铁及其化合物粉尘肺沉着病△

金属烟热　metal fume fever

金属中毒　metal poisoning　［又称］金属的毒性效应△

浸泡手和足　immersion hand and foot

经皮射频消融术后并发症　postoperative complication after percutaneous radiofrequency ablation

精神兴奋剂中毒伴有滥用潜势　psychostimulant poisoning with potential abuse　［又称］精神兴奋剂中毒伴有滥用可能△

精神药物中毒　psychoactive drug poisoning　［又称］抗精神病药和精神安定剂中毒△

颈部冻伤伴组织坏死　frostbite with tissue necrosis of neck　［又称］颈部冻伤伴有组织坏死△

颈部浅表冻伤　superficial frostbite of neck

静脉内麻醉药中毒　intravenous anaesthetics poisoning

局部麻醉药中毒　local anaesthetic poisoning

局部清洗剂中毒　local detergent poisoning　［又称］局部去污剂中毒△

局部收敛剂中毒　local astringent poisoning　［又称］局部收敛药和局部去污剂中毒△

局部牙科用药中毒　local dental drug poisoning　［又称］牙科药物中毒△

局部振动病　local vibration disease

绝食　starvation

皲裂　rhagades

卡马西平中毒　carbamazepine poisoning　［又称］痛可宁中毒△

抗病毒药中毒　antiviral drug poisoning

抗胆碱酯酶剂中毒　anticholinesterase agent poisoning

抗动脉硬化药中毒　anti-atherosclerosis drug poisoning　［又称］抗高脂血症和抗动脉硬化药中毒△

抗分枝杆菌药中毒　anti-mycobacterium drug poisoning

抗风湿药中毒　antirheumatic drug poisoning

抗感冒药中毒　anti-common-cold drug poisoning

抗感染药和抗寄生虫药滥用　anti-infective and anti-parasite drug abuse

抗过敏药和止吐药中毒　antiallergic and antiemetic drug poisoning　［又称］止吐药中毒△

抗甲状腺药中毒　antithyroid drug poisoning

抗静脉曲张药中毒　antivaricose drug poisoning　［又称］抗静脉曲张药(包括硬化剂)中毒△

抗凝拮抗剂中毒　anticoagulant antagonist poisoning　［又称］抗凝拮抗剂、维生素K和其他凝血药中毒△，抗凝血抑制剂中毒△

抗凝血药中毒　anticoagulant drug poisoning　［又称］抗凝剂中毒△

抗生素中毒　antibiotic poisoning

抗酸药和抗胃分泌药类中毒　anti-acid and anti-gastric-secretion drug poisoning　［又称］抗酸药和抗胃分泌药中毒△

抗心律失常药中毒　antiarrhythmia drug poisoning　［又称］抗心律障碍药中毒△

抗原虫药中毒　antiprotozoal drug poisoning　［又称］抗原生动物药中毒△

抗真菌药中毒　antifungal drug poisoning

抗震颤麻痹药中毒　antiparkinsonian agent poisoning

抗肿瘤性抗生素中毒　antitumor antibiotic poisoning

苛性碱化学伤　chemical injury by caustic alkali

可的松中毒致精神障碍　mental disorder caused by cortisone poisoning

可乐定中毒　clonidine poisoning

空气锤综合征　pneumatic hammer syndrome

口服再水化盐类中毒　oral rehydration salt poisoning

苦杏仁中毒　ainygdala poisoning

髋和大腿冻伤伴组织坏死　frostbite with tissue necrosis of hip and thigh　［又称］髋和大腿冻伤伴有组织坏死△

髋和大腿浅表冻伤　superficial frostbite of hip and thigh

扩张器感染　dilator infection

扩张器破裂　dilator rupture

扩张器渗液　dilator exudate

扩张器外露　dilator reveal

扩张器植入术后皮瓣破裂　flap rupture after dilator implantation

来苏中毒　lysol poisoning

雷电休克　shock from lightning

雷击伤　injury by lightning

利福霉素类中毒　rifamycins poisoning

利血平中毒　reserpine poisoning

联苯胺所致膀胱癌　benzidine-induced bladder cancer

链霉素中毒　streptomycin poisoning

莨菪碱(颠茄)类植物中毒　hyosciamine(belladonna)plant poisoning　［又称］莨菪碱类植物中毒△

两栖动物毒液中毒　amphibian venom poisoning　［又称］爬行动物类毒液的毒性效应△

磷及其化合物中毒　phosphorus and its compound poisoning　［又称］

磷化氢、磷化锌、磷化铝中毒△

硫蒽精神安定剂中毒　thioxanthene neuroplegic poisoning　［又称］丁酰苯和硫蒽精神安定剂中毒△

硫化氢中毒　hydrogen sulfide poisoning

硫酸化学伤　chemical injury caused by sulfuric acid

六价铬化合物所致肺癌　lung cancer caused by hexavalent chromium

龙葵果中毒　solanum nigrum poisoning　［又称］野葡萄中毒△

芦荟中毒　aloe poisoning

卤代杀虫剂中毒　halogenated pesticide poisoning　［又称］卤化杀虫剂的毒性效应△

卤水中毒　brine poisoning

卵巢过度刺激　hyperstimulation of ovaries　［又称］卵巢过度刺激综合征△

萝芙木中毒　devilpepper poisoning

铝尘肺　aluminum pneumoconiosis

氯丙嗪中毒　chlorpromazine poisoning

氯氮䓬中毒　chlordiazepoxide poisoning　［又称］利眠宁中毒△

氯氮平中毒　clozapine poisoning

氯化钾中毒　potassium chloride poisoning

氯甲醚、双氯甲醚所致肺癌　(bis)chloromethyl ether-induced lung cancer

氯甲烷中毒　chloromethane poisoning　［又称］二氯甲烷的毒性效应△

氯霉素中毒　chloramphenicol poisoning

氯美扎酮中毒　chlormezanone poisoning

氯气中毒　chlorine poisoning

氯乙酸中毒　chloroacetic acid poisoning　［又称］系统性氯乙酸中毒△

氯乙烯所致肝血管肉瘤　hepatic angiosarcoma induced by vinyl chloride

麻醉后低体温　hypothermia following anaesthesia

麻醉所致的休克　shock due to anaesthesia

麻醉药中毒　anaesthetics poisoning

麻醉引起的恶性高热　malignant hyperthermia due to anaesthesia　［又称］恶性高热△

马兜铃中毒　dutohmanspipe fruit poisoning　［又称］万丈龙中毒△

麦角酸二乙基酰胺中毒　lysergic acid diethylamide poisoning　［又称］二乙麦角酰胺中毒△，LSD中毒△，二乙麦角酰胺中毒△

曼陀罗中毒　stramonium poisoning

毛发治疗的药物和制剂中毒　poisoning caused by drug and preparation of hair treatment　［又称］角质层分离药、角质层增生药和其他毛发治疗的药物和制剂中毒△

毛沸石所致肺癌、胸膜间皮瘤　erionite-induced lung cancer and pleural mesothelioma

煤焦油、煤焦油沥青、石油沥青所致皮肤癌　coal tar, coal tar pith, petroleum asphalt induced skin cancer

煤矿井下工人滑囊炎　underground coal miner's bursitis

煤油中毒　kerosene poisoning

酶类中毒　enzymes poisoning

锰及其化合物中毒　manganese and its compound poisoning

锰中毒　manganese poisoning

醚中毒　aether poisoning

棉尘病　byssinosis

免疫接种后皮疹　rash following immunization

面部冻疮　facial frostbite

面骨骨折　facial bone fracture

灭蟑螂药中毒　cockroach killer poisoning

木材防腐剂中毒　wood preservative poisoning

尼古丁中毒　nicotine poisoning　［又称］烟草和尼古丁的毒性效应△

拟除虫菊酯类中毒　pyrethroid pesticide poisoning

拟副交感神经药(胆碱能药类)中毒　parasympathomimetic (cholinergic agent) poisoning　［又称］拟副交感神经药［胆碱能药］中毒△

溺水　drowning　［又称］淹死△

尿酸代谢药中毒　uric acid metabolic drug poisoning　［又称］影响尿酸代谢的药物中毒△

凝血药中毒　coagulant poisoning　［又称］抗凝拮抗剂、维生素K和其他凝血药中毒△

农药中毒　pesticide poisoning

袢[强效]利尿剂中毒　loop (potent) diuretic poisoning

配偶受虐综合征　spousal abuse syndrome

皮肤移植排斥　skin graft rejection

皮肤移植失败　skin graft failure

铍病　beryllium disease

铍及其化合物中毒　beryllium and its compound poisoning　［又称］铍及其化合物的毒性效应△

铍中毒　berylliosis

漂白剂中毒　bleach poisoning

气雾剂中毒　aerosol poisoning

气压伤　barotrauma

汽油中毒　gasoline poisoning

铅中毒　lead poisoning

潜水员麻痹病　divers' paralysis

潜水员瘫痪　divers' palsy

浅表冻伤　superficial frostbite

羟基喹啉衍生物中毒　hydroxyquinoline derivative poisoning

青霉素类中毒　penicillins poisoning

氢氧化钾化学伤　potassium hydroxide induced chemical injury

氢氧化钾烧伤　potassium hydroxide induced chemical burn

氢氧化钠化学伤　sodium hydroxide induced chemical injury

清洁剂(洗涤剂)中毒　cleaning agent/detergent poisoning　［又称］皂类和洗涤剂的毒性效应△

清漆中毒　varnish poisoning

氰化氢中毒　hydrogen cyanide poisoning

氰化物中毒　cyanide poisoning　［又称］氰化物的毒性效应△

庆大霉素中毒　gentamicin poisoning

驱蠕虫药中毒　anthelminthic poisoning

祛痰剂中毒　expectorant poisoning

躯干冻伤　trunk frostbite

躯干冻伤伴组织坏死　trunk frostbite with tissue necrosis

躯干浅表冻伤　superficial trunk frostbite

躯体虐待综合征　physical abuse syndrome

曲马多中毒　tramadol poisoning

全身性抗真菌性抗生素中毒　systemically used antifungal antibiotic poisoning

缺氧性窒息　hypoxia asphyxia

染料中毒　dyestuff poisoning

热痉挛　heat cramp

热射病　thermoplegia

热晕厥　heat syncope

人工耳蜗植入感染　infection of cochlear implant

润滑剂中毒　lubricant poisoning

赛洛西宾中毒　psilocybine poisoning　［又称］西洛西宾中毒△

三苯氧胺中毒　tamoxifen poisoning

三环和四环抗抑郁药中毒　tricyclic and tetracyclic antidepressant poisoning

三氯甲烷中毒　chloroform poisoning

三氯乙烷中毒　trichloroethane poisoning

三氯乙烯中毒　trichloroethylene poisoning　［又称］三氯乙烯的毒性效应△

三硝基甲苯白内障　trinitrotoluene cataract　［又称］三硝基甲苯性白内障△

三硝基甲苯中毒　trinitrotoluene poisoning

杀虫剂中毒　insecticide poisoning　［又称］杀虫剂的毒性效应△

杀精子药中毒　spermaticide poisoning

杀鼠剂中毒　rodenticide poisoning

沙丁胺醇中毒　salbutamol poisoning

上肢冻伤　upper extremity frostbite　［又称］上肢的冻伤△

蛇毒液中毒　snake venom poisoning　［又称］蛇毒液的毒性效应△

砷化氢中毒　arsine poisoning

砷所致肺癌　arsenic-induced lung cancer

砷所致皮肤癌　arsenic-induced skin cancer

神经节阻滞药中毒　neuroganglion blocker poisoning

肾上腺皮质激素类及其拮抗剂中毒　adrenal cortex hormone and their antagonist poisoning

渗透性轻泻剂中毒　osmotic laxative poisoning　[又称]轻泻剂中毒△

失水引起的中暑虚脱　heatstroke induced by dehydration

失重效应　weightlessness effect

石棉肺　asbestosis　[又称]石棉沉着病△

石棉所致肺癌　asbestos induced lung cancer

石棉所致间皮瘤　asbestos induced mesothelioma

石墨尘肺　graphite pneumoconiosis

石油产品中毒　petroleum products poisoning

石油精中毒　benzine poisoning

食管抗反流装置引起的机械性并发症　mechanical complication caused by esophageal anti reflux device

食物所致的过敏性休克　food induced anaphylactic shock

食物中毒　food poisoning

食欲抑制剂中毒　appetite suppressant poisoning

士的宁及其盐类中毒　strychnine and strychnine salt poisoning　[又称]士的宁及其盐类的毒性效应△

手臂振动病　hand-arm vibration disease

手冻疮　hand frostbite

手术后扁桃体出血　postoperative tonsil hemorrhage　[又称]扁桃体手术后出血△

手术后残留异物　postoperative residual foreign body　[又称]手术后腹内异物遗留△

手术后肠出血　postoperative intestinal hemorrhage

手术后出血　postoperative hemorrhage，hemorrhage after operation

手术后腹壁血管破裂出血　postoperative rupture of blood vessel in abdominal wall

手术后腹腔出血　postoperative intra-abdominal hemorrhage

手术后腹腔内血肿　postoperative intra-abdominal hematoma

手术后肛门出血　postoperative anal hemorrhage

手术后宫颈出血　postoperative cervical hemorrhage

手术后颅内血肿　postoperative intracranial hematoma

手术后尿道出血　postoperative urethral hemorrhage

手术后膀胱出血　postoperative bladder hemorrhage

手术前列腺出血　postoperative prostate hemorrhage

手术后切口出血　postoperative incision hemorrhage

手术后切口血肿　postoperative incision hematoma

手术后伤口裂开　postoperative wound dehiscence

手术后伤口异物　postoperative wound foreign body　[又称]手术切口异物遗留△

手术后胸腔出血　postoperative thoracic hemorrhage

手术后休克　postoperative shock

手术后眼底出血　postoperative fundus hemorrhage

手术后阴道残端出血　postoperative vaginal stump hemorrhage

手术后子宫腔异物　postoperative foreign body in the uterus

手术伤口肉芽肿　surgical wound granuloma　[又称]手术后伤口肉芽肿△

输血时 Rh 因子引起的反应　transfusion reaction induced by Rh factor　[又称]输血反应△

双嘧达莫中毒　dipyridamole poisoning

水泥尘肺　cement pneumoconiosis

水杨酸盐类中毒　salicylates poisoning　[又称]水杨酸盐中毒△

司可巴比妥钠中毒　secobarbital sodium poisoning

四环素类中毒　tetracyclines poisoning

四氯化碳中毒　carbon tetrachloride poisoning

四氯乙烯中毒　perchloroethylene poisoning

四乙基铅中毒　tetraethyl lead poisoning

酸性物质致化学灼伤　acid material induced chemical burn

铊中毒　thallium poisoning

炭黑尘肺　carbon pneumoconiosis

碳酸锂中毒　lithium carbonate poisoning

糖[肾上腺]皮质激素类及其合成的类似物中毒　glucocorticoid（adreno cortico hormone）and its synthetic analogues poisoning

陶工尘肺　ceramic workers' pneumoconiosis

天然气中毒　gas poisoning

调脂药物中毒　lipid-lowering agent poisoning　[又称]抗高脂血症和抗动脉硬化药中毒△

铁及其化合物中毒　iron and its compound poisoning

铜及其化合物中毒　copper and its compound poisoning　[又称]铜及其化合物的毒性效应△

铜中毒　copper poisoning

酮类中毒　ketone poisoning　[又称]酮类的毒性效应△

头孢菌素中毒　cephalosporin poisoning　[又称]头孢类抗菌素中毒△

头部冻伤伴组织坏死　frostbite with tissue necrosis of head　[又称]头部冻伤伴有组织坏死△

头部浅表冻伤　superficial head frostbite

腕和手冻伤伴组织坏死　frostbite with tissue necrosis of wrist and hand　[又称]腕和手冻伤伴有组织坏死△

腕和手浅表冻伤　superficial frostbite of wrist and hand

维拉帕米中毒　verapamil poisoning

维生素 K 中毒　vitamin K poisoning　[又称]抗凝拮抗剂、维生素 K 和其他凝血药中毒△

维生素类中毒　vitamin poisoning　[又称]维生素 A 中毒△，维生素 D 中毒△

胃肠道植入物引起的机械性并发症　mechanical complication caused by gastrointestinal implants

胃黏膜保护剂中毒　gastric mucosal protective agent poisoning

戊醇中毒　amyl alcohol poisoning

吸入性麻醉药中毒　inhaled anaesthetic poisoning

锡及其化合物中毒　tin and its compound poisoning　[又称]锡及其化合物的毒性效应△

锡中毒　tin poisoning

蜥蜴毒液中毒　lizard venom poisoning

膝和小腿冻伤伴组织坏死　frostbite with tissue necrosis of knee and lower leg

膝和小腿浅表冻伤　superficial frostbite of knee and lower leg

下肢冻伤　lower extremity frostbite　[又称]下肢的冻伤△

消毒剂中毒　disinfectant poisoning　[又称]加湿器消毒剂中毒△

硝基苯中毒　nitro-benzene poisoning　[又称]苯中毒△

硝酸甘油中毒　nitroglycerin poisoning

硝酸盐中毒　nitrate poisoning

硝西泮中毒　nitrazepam poisoning　[又称]硝基安定中毒△

小腿冻伤伴组织坏死　lower extremity frostbite with tissue necrosis

小腿浅表冻伤　superficial lower extremity frostbite

蝎子毒液中毒　scorpion venom poisoning

心理虐待综合征　psychological abuse syndrome

辛硫磷中毒　phoxim poisoning

锌及其化合物中毒　zinc and its compound poisoning　[又称]锌及其化合物毒性效应△

锌中毒　zinc poisoning

兴奋药中毒　analeptic drug poisoning　[又称]兴奋药和阿片样物质受体拮抗剂中毒△

性虐待　sexual abuse

胸部冻伤　thorax frostbite

胸部冻伤伴有组织坏死　frostbite with tissue necrosis of thorax

胸部硅胶板植入感染　infecting caused by thoracic silicone plate implant

胸部浅表冻伤　superficial frostbite of thorax

胸骨的金属丝引起的机械性并发症　mechanical complication caused by metal wire of sternum

雄激素类及其合成的同类药中毒　androgens and anabolic congeners poisoning　[又称]雄激素类及其促组成代谢的同类药中毒△

溴吡斯的明中毒　pyridostigmin poisoning　[又称]吡啶斯明中毒△

溴丙烷中毒　bromopropane poisoning

溴甲烷中毒　methyl bromide poisoning

血管紧张素转化酶抑制剂中毒　angiotensin-converting-enzyme inhi-

bitor poisoning

血浆代用品中毒　plasma substitute poisoning

血清过敏性休克　anaphylactic shock due to serum

血液制品中毒　blood products poisoning

亚氨基二苯乙烯类中毒　iminostilbenes poisoning　［又称］二苯乙烯亚胺中毒△

亚硝酸化学伤　chemical injury caused by nitrous acid

亚硝酸盐中毒　nitrite poisoning

烟草所致的残留性和迟发性精神障碍　residual and delayed psychonosema caused by tobacco　［又称］使用烟草引起的残留性精神病性障碍△

烟草所致的精神障碍　tobacco-induced psychonosema　［又称］使用烟草引起的精神病性障碍△

烟草中毒　tabacco poisoning

烟酸中毒　niacin poisoning

盐和水缺失引起的中暑虚脱　heat exhaustion caused by salt and water depletion

盐缺失引起的中暑衰竭　heat exhaustion due to salt depletion

盐酸化学灼伤　hydrochloric acid induced chemical burn

眼科药物和化学制剂中毒　drug and chemical preparation of ophthalmology posioning

洋地黄中毒　digitalis poisoning

药物不良反应　adverse drug reaction

药物过量　drug overdose

药物过敏反应　drug anaphylaxis　［又称］药物性精神障碍△

药物性过敏性休克　shock caused by drug hyper-sensitiveness

液化石油气中毒　liquefied petroleum gas poisoning　［又称］液化气中毒△

医源性高胰岛素血症　iatrogenic hyperinsulinism　［又称］高胰岛素血症△

医源性类固醇性糖尿病　iatrogenic steroid diabetes mellitus　［又称］类固醇性糖尿病△

依赖轮椅　dependence on wheelchair

胰岛素和抗糖尿病药中毒　insulin and antidiabetic poisoning　［又称］胰岛素中毒△

乙醇中毒　alcoholism　［又称］乙醇的毒性效应△,酒精中毒△

乙内酰脲衍生物类中毒　hydantoin derivatives poisoning　［又称］乙内酰脲衍生物中毒△

乙酰胺中毒　acetamide poisoning　［又称］氟乙酰胺中毒△

异丙醇中毒　isopropanol poisoning

异常重力效应　abnormal gravitation effects

异体植皮失败　allo-skin grafted failure

异烟肼中毒　isoniazid poisoning

意外性低体温　accidental hypothermia

铟及其化合物中毒　indium and its compound poisoning

硬金属肺病　hard mental lung disease

硬膜外和硬膜下输注导管引起的机械性并发症　mechanical complication caused by epidural and epidural infusion catheter

永久性缝线引起的机械性并发症　mechanical complication caused by permanent suture

油漆和染料中毒　oil paint and dye poisoning

铀及其化合物中毒　uranium and its compound poisoning

游泳者痉挛　swimmer's cramp

有毒昆虫螫伤　sting by poisonous insect

有毒昆虫咬伤　bite by poisonous insect

有机磷中毒　organophosphorus poisoning　［又称］有机磷农药中毒△

幼儿受虐综合征　infant abuse syndrome

鱼胆中毒　fish bile poisoning

鱼和贝类中毒　fish and shellfish poisoning　［又称］贝类中毒△

鱼肉中毒　ichthyosarcotoxism

云母尘肺　mica pneumoconiosis

杂醇油中毒　fusel oil poisoning　［又称］杂醇油的毒性效应△

皂类中毒　soap poisoning　［又称］皂类和洗涤剂的毒性效应△

诊断性制剂中毒　diagnostic agent poisoning

镇静剂或催眠剂所致的精神障碍　psychogenia caused by sedative-hypnotic drug　［又称］使用镇静剂或催眠剂引起的残留性精神病性障碍△

镇咳剂中毒　antitussive poisoning

正己烷中毒　n-hexane poisoning

脂肪族二元醇类中毒　glycol poisoning　［又称］脂肪族二元醇类的毒性效应△

蜘蛛毒液中毒　spider venom poisoning　［又称］蜘蛛毒液的毒性效应△

职业性艾滋病　occupational AIDS

职业性艾滋病毒感染(限于医疗卫生人员及人民警察)　occupational HIV infection(medical staff and policeman only)

职业性冻伤　occupational frostbite　［又称］冻伤△

职业性放射性疾病　occupational radiation-induced disease　［又称］放射性损伤△

职业性过敏性肺泡炎　occupational allergic alveolitis

职业性慢性化学物中毒性周围神经病　occupational chronic toxic peripheral neuropathy caused by chemical　［又称］中毒性周围神经病△

职业性皮肤病　occupational skin disease

职业性三氯乙烯药疹样皮炎　occupational trichloroethylene-induced epispasis-like dermatitis

职业性森林脑炎　occupational forest encephalitis　［又称］森林脑炎△

职业性炭疽　occupational anthrax infection

职业性牙酸蚀病　occupational dental erosion/acids fume-induced dental erosion　［又称］职业性牙酸蚀△

职业性噪声聋　occupational noise-induced deafness　［又称］噪音性耳聋△

职业性中暑(包括热射病、热痉挛、热衰竭)　occupational heat illness(heat stroke, heat cramps, heat exhaustion)

止泻药中毒　antidiarrhoeal drug poisoning

止痒药中毒　antipruritic poisoning

治疗性二氧化碳中毒　iatrogenic carbon dioxide poisoning

治疗性气体中毒　therapeutic gas poisoning

治疗性氧气中毒　iatrogenic oxygen poisoning　［又称］氧气中毒△

致幻剂所致的残留性和迟发性精神障碍　residual and delayed psychonosema caused by hallucinogen　［又称］药源性精神障碍△

致幻剂所致的精神障碍　hallucinogen-induced psychonosema　［又称］使用致幻剂引起的精神病性障碍△

窒息性气体中毒　asphyxiant gas poisoning

中枢神经系统肌肉张力抑制剂中毒　central nervous system muscle-tension-inhibitor poisoning　［又称］骨骼肌松弛剂[神经肌肉阻滞剂]中毒△

中枢作用和肾上腺素能-神经元-阻滞剂中毒　central-effect and adrenergic-neuron-blocker poisoning

中暑/热水肿　heat oedema

中暑脱水　heat illness with dehydration

中暑虚脱　heat prostration　［又称］晕厥和虚脱△

周围血管扩张剂中毒　peripheral vasodilator poisoning

助消化药类中毒　digestant poisoning　［又称］助消化药中毒△

子宫切除术后出血　hemorrhage after hysterectomy

自体植皮失败　autologous skin graft failure

总烃油蒸气中毒　total hydrocarbon oil vapor poisoning

足冻疮　feet frostbite　［又称］踝和足冻伤伴有组织坏死△

组胺H₂受体拮抗剂中毒　histamine H$_2$-receptor antagonist poisoning

组胺样综合征　syndrome of histamine-like action

30. 感染科

30.1 疾病诊断名词

Ⅰ型麻风反应　type Ⅰ leprosy reaction
Ⅱ型麻风反应　type Ⅱ leprosy reaction
A 族链球菌败血症　septicemia due to streptococcus, group A
B 族链球菌败血症　septicemia due to streptococcus, group B
D 族链球菌败血症　septicemia due to streptococcus, group D
EB 病毒感染　Epstein-Barr virus infection
EB 病毒性肠炎　Epstein-Barr virus enteritis
EB 病毒性肝炎　Epstein-Barr virus hepatitis
Q 热　Q fever
阿罗瞳孔　Argyll Robertson pupil
阿米巴病　amoebiasis
阿米巴肠炎　amoebic colitis
阿米巴感染　amoebic infection
阿米巴龟头炎　amoebic balanitis
阿米巴精囊炎　amoebic seminal vesiculitis
阿米巴阑尾炎　amoebic appendicitis
阿米巴脑脓肿　amoebic brain abscess
阿米巴膀胱炎　amoebic cystitis
阿米巴肉芽肿　amoebic granuloma
埃博拉病毒病　Ebola virus disease
埃博拉出血热　Ebola hemorrhagic fever
埃及血吸虫病　schistosomiasis haematobium
埃可病毒感染　ECHO virus infection
埃可病毒性脑膜炎　ECHO virus meningitis
埃立克体病　ehrlichiosis
艾滋病　acquired immune deficiency syndrome
艾滋病伴病毒感染　AIDS with virus infection
艾滋病伴伯基特淋巴瘤　AIDS with Burkitt lymphoma
艾滋病伴多发性感染　AIDS with multiple infections
艾滋病伴非霍奇金淋巴瘤　AIDS with non-Hodgkin lymphoma
艾滋病伴分枝杆菌感染　AIDS with mycobacterial infection
艾滋病伴寄生虫病　AIDS with parasitic disease
艾滋病伴巨细胞病毒感染　AIDS with cytomegalovirus infection
艾滋病伴卡波西肉瘤　AIDS with Kaposi's sarcoma
艾滋病伴念珠菌病　AIDS with candidosis
艾滋病伴细菌感染　AIDS with bacterial infection
艾滋病伴真菌病　AIDS with mycosis
艾滋病痴呆综合征　AIDS dementia complex
暗色丝孢霉病　phaeohyphomycosis
奥罗普切病毒病　Oropouche virus disease
奥尼昂 - 尼昂热　O'nyong-nyong fever
澳大利亚脑炎　Australian encephalitis
巴贝虫病　babesiasis
巴尔通体病　bartonellosis
巴斯德菌败血症　pasteurella septicemia
巴斯德菌病　pasteurellosis
巴西紫热　Brazilian fever purpuric
白喉　diphtheria

白喉性多神经炎　diphtheritic polyneuritis
白喉性喉气管炎　diphtheritic laryngotracheitis
白喉性结膜炎　diphtheritic conjunctivitis
白喉性心肌炎　diphtheritic myocarditis
白蛉热　sandfly fever
白念珠菌感染　Candida albicans infection
白癣　tinea alba
白质脑炎　leukoencephalitis
百日咳　pertussis
百日咳鲍特菌百日咳　whooping cough due to Bordetella pertussis
百日咳肺炎　pertussis pneumonia
败血症　septicemia
班氏丝虫病　bancroftian filariasis, filariasis bancrofti
斑点性麻风　spotted leprosy
斑疹麻木型麻风　maculoanesthetic leprosy
斑疹伤寒　typhus fever
包裹性脓胸　encapsulated empyema
孢子丝菌病　sporotrichosis
鲍曼不动杆菌感染　acinetobacter baumannii infection
鲍氏志贺菌细菌性痢疾　bacillary dysentery due to shigella boydii
暴发型流行性脑脊髓膜炎　fulminant epidemic cerebrospinal meningitis
暴发型脑膜炎奈瑟菌败血症　fulminant meningococcemia
暴发型脑膜炎奈瑟菌脑膜脑炎　fulminant meningococcal meningoencephalitis
暴发性类鼻疽　fulminant melioidosis
北亚蜱传斑疹伤寒　North Asian tick-borne typhus
鼻病毒感染　rhinovirus infection
鼻大脑毛霉病　rhinocerebral mucormycosis
鼻窦炎　sinusitis
鼻疽　glanders
鼻真菌病　rhinomycosis
比翼线虫病　syngamiasis
鞭虫病　trichuriasis
扁桃体周脓肿　peritonsillar abscess
变形杆菌败血症　bacillus proteus septicemia
变应性支气管肺曲霉病　allergic bronchopulmonary aspergillosis
丙型病毒性肝炎　viral hepatitis C
丙型肝炎病毒相关性肾炎　hepatitis C virus associated nephritis
丙型流行性感冒　influenza C
并殖吸虫病　paragonimiasis
病毒感染　virus infection
病毒肠道感染　viral intestinal infection
病毒性肠炎　viral enteritis
病毒性肺炎　viral pneumonia
病毒性腹泻　viral diarrhea
病毒性肝炎　viral hepatitis
病毒性脑脊髓炎　viral encephalomyelitis
病毒性脑膜脑炎　viral meningoencephalitis

病毒性脑膜炎　viral meningitis
病毒性脑炎　viral encephalitis
病毒性肾炎　viral nephritis
病毒性胃肠炎　viral gastroenteritis
病毒性心肌炎　viral myocarditis
病毒性疣　viral warts
玻利维亚出血热　Bolivian hemorrhagic fever　[又称]马丘波出血热△
播散性副球孢子菌病　disseminated paracoccidioidomycosis
播散性荚膜组织胞浆菌病　disseminated histoplasmosis capsulati
播散性毛霉病　disseminated mucormycosis
播散性念珠菌病　disseminated candidiasis
播散性诺卡菌病　disseminated nocardiosis
播散性青霉病　disseminated penicilliosis
播散性球孢子菌病　disseminated coccidioidomycosis
播散性曲霉病　disseminated aspergillosis
播散性芽生菌病　disseminated blastomycosis
播散性隐球菌病　disseminated cryptococcosis
播散性真菌感染　disseminated fungal infection
不动杆菌败血症　acinetobacter septicemia
布鲁氏菌病　brucellosis
布鲁氏菌病关节炎　brucella arthritis
布鲁氏菌病脊柱炎　brucella spondylitis
布氏冈比亚锥虫病　trypanosoma brucei gambiense trypanosomiasis
布氏姜片虫病　fasciolopsiasis buski
采胶工溃疡　chiclero ulcer
藏毛脓肿　pilonidal abscess
产毒性腹泻　toxigenic diarrhea
产科破伤风　obstetrical tetanus
长膜壳绦虫病　hymenolepiasis diminuta
长期不规则发热　long-term irregular fever
肠阿米巴病　intestinal amoebiasis
肠产毒性大肠埃希菌感染　enterotoxigenic escherichia coli infection
肠出血性大肠埃希菌感染　enterohemorrhagic escherichia coli infection
肠道病毒性脑膜炎　enterovirus meningitis
肠道病毒性脑炎　enterovirus encephalitis
肠道病原性大肠埃希菌感染　enteropathogenic escherichia coli infection
肠道大肠埃希菌感染　enteric escherichia coil infection
肠道钩虫病　intestinal ancylostomiasis
肠道管圆线虫病　intestinal angiostrongyliasis
肠道寄生虫病　intestinal parasitic disease
肠道毛细线虫病　intestinal capillariasis
肠道念珠菌病　enteric candidiasis
肠道球虫病　intestinal coccidiosis
肠道蠕虫病　intestinal helminthiasis
肠道原虫感染　protozoal intestinal infections
肠寄生虫性脓肿　intestinal parasitic abscess
肠侵袭性大肠埃希氏菌感染　enteroinvasive escherichia coli infection
肠球菌败血症　enterococcal septicemia
肠外耶尔森菌病　extraintestinal yersiniosis
肠吸虫病　intestinal trematodiasis
肠蝇蛆病　intestinal myiasis
常现曼森丝虫病　filariasis due to mansonella perstans
城市黄热病　urban yellow fever
虫媒寄生虫病　vector-borne parasitosis
出血性麻疹　hemorrhagic measles
出血性胃炎　hemorrhagic gastritis
出血性胰腺炎　hemorrhagic pancreatitis
初期沙眼　initial stage of trachoma
传染性单核细胞增多症　infectious mononucleosis
传染性红斑　erythema infectiosum
传染性软疣　molluscum contagiosum
创伤性蝇蛆病　traumatic myiasis
垂体霉菌感染　pituitary infection due to mold
纯神经炎麻风　pure neuritic leprosy

唇单纯疱疹　herpes simplex labialis
唇下疳　chancre of lip
唇炎　cheilitis
脆弱双核阿米巴病　dientamoebiasis fragilis
大肠埃希氏菌败血症　septicemia due to escherichia coli
大肠埃希氏菌肠炎　escherichia coil enteritis
大脑隐球菌病　cerebral cryptococcosis
大脑着色真菌病　cerebral chromomycosis
大叶性肺炎　lobar pneumonia
带状疱疹　herpes zoster
带状疱疹后遗症　sequelae of herpes zoster
带状疱疹性虹膜睫状体炎　herpes zoster iridocyclitis
带状疱疹性虹膜炎　herpes zoster iritis
带状疱疹性角膜结膜炎　herpes zoster keratoconjunctivitis
带状疱疹性角膜炎　herpes zoster keratitis
带状疱疹性结膜炎　herpes zoster conjunctivitis
带状疱疹性脑膜脑炎　herpes zoster meningoencephalitis
带状疱疹性脑膜炎　herpes zoster meningitis
带状疱疹性脑炎　herpes zoster encephalitis
带状疱疹性神经根炎　herpes zoster radiculitis
带状疱疹性坐骨神经痛　herpes zoster sciatica
丹毒　erysipelas
丹毒丝菌败血症　erysipelothrix septicemia
单纯疱疹　herpes simplex
单纯疱疹病毒性虹膜睫状体炎　herpes simplex virus iridocyclitis
单纯疱疹病毒性脑膜炎　herpes simplex virus meningitis
单纯疱疹病毒性脑炎　herpes simplex virus encephalitis
单纯疱疹病毒性水疱皮炎　herpes simplex virus vesicular dermatitis
单纯疱疹病毒性眼炎　herpes simplex virus ophthalmia
单纯疱疹性病毒性角膜炎　herpes simplex virus keratitis
单核细胞增多性李斯特菌败血症　listeria monocytogene septicemia
胆道蛔虫病　biliary ascariasis
胆道贾第虫病　biliary giardiasis
胆囊周围脓肿　pericholecystic abscess
胆汁反流性胃炎　bile reflux gastritis
登革出血热　dengue hemorrhagic fever
登革热　dengue fever
登革休克综合征　dengue shock syndrome
等孢球虫病　isosporiasis
地方性斑疹伤寒　endemic typhus
地霉病　geotrichosis　[又称]地丝菌病△
帝汶丝虫病　filariasis due to brugia timori
叠瓦癣　tinea imbricata
丁型病毒性肝炎　viral hepatitis D
东方马脑炎　eastern equine encephalitis
杜波组织胞浆菌病　histoplasmosis duboisii
顿挫性鼠疫　abortive plague
多房棘球蚴病　echinococcosis multilocularis，alveolar echinococcosis　[又称]泡型棘球蚴病△，泡球蚴病△，泡型包虫病△
鹅口疮　thrush
恶丝虫病　dirofilariasis
恶性梅毒　lues maligna
鄂木斯克出血热　Omsk hemorrhagic fever
颚口线虫病　gnathostomiasis
耳曲霉病　auricular aspergillosis
耳蝇蛆病　aural myiasis
耳真菌病　otomycosis
二期梅毒　secondary syphilis
发热伴血小板减少综合征　severe fever with thrombocytopenia syndrome
泛发性带状疱疹　generalized herpes zoster
放线菌病　actinomycosis
放线菌前列腺炎　actinomycotic prostatitis
非典型分枝杆菌病　atypical mycobacteriosis

非结核性分枝杆菌病　non-tuberculous mycobacteriosis
非洲锥虫病　African trypanosomiasis
肺孢子菌肺炎　pneumocystis pneumonia
肺多房棘球蚴病　pulmonary echinococcosis multilocularis
肺放线菌病　pulmonary actinomycosis
肺副球孢子菌病　pulmonary paracoccidioidomycosis
肺弓形虫病　pulmonary toxoplasmosis
肺棘球蚴病　pulmonary echinococcosis　［又称］肺包虫病△
肺结核　pulmonary tuberculosis
肺毛霉菌病　pulmonary mucormycosis
肺梅毒　pulmonary syphilis
肺霉菌病　pulmonary mycosis
肺囊尾蚴病　pulmonary cysticercosis
肺念珠菌病　pulmonary candidiasis
肺脓肿　lung abscess
肺诺卡菌病　pulmonary nocardiosis
肺球孢子菌病　pulmonary coccidioidomycosis
肺曲菌病　pulmonary aspergillosis
肺鼠疫　pneumonic plague
肺炭疽　pulmonary anthrax
肺土拉菌病　pulmonary tularemia
肺吸虫病　pulmonary paragonimiasis
肺型血吸虫病　pulmonary schistosomiasis　［又称］肺血吸虫病△
肺芽生菌病　pulmonary blastomycosis
肺炎克雷伯杆菌感染　Klebsiella pneumoniae infection
肺炎链球菌败血症　septicemia due to streptococcus pneumoniae
肺炎球菌感染　pneumococcal infection
肺隐球菌病　pulmonary cryptococcosis
肺真菌感染　pulmonary fungal infection
肺组织胞浆菌病　pulmonary histoplasmosis
风疹　rubella
风疹性肺炎　rubella pneumonia
风疹性脑膜脑炎　rubella meningoencephalitis
风疹性脑膜炎　rubella meningitis
风疹性脑炎　rubella encephalitis
蜂窝织皮下型鼠疫　cellulocutaneous plague
福氏志贺菌细菌性痢疾　bacillary dysentery due to Shigella flexneri
附红细胞体病　eperythrozoonosis
复发病例　recurrent case
复发性斑疹伤寒　Brill-Zinsser disease
复发性单纯疱疹　recurrent herpes simplex
复孔绦虫病　dipylidiasis
副百日咳鲍特菌百日咳　whooping cough due to Bordetella paraper-
　tussis
副流感病毒感染　parainfluenza virus infection
副牛痘　paravaccinia
副球孢子菌病　paracoccidioidomycosis
副伤寒　paratyphoid fever
副伤寒丙　paratyphoid C
副伤寒甲　paratyphoid A
副伤寒乙　paratyphoid B
腹部管圆线虫病　abdominal angiostrongyliasis
腹部土拉菌病　abdominal tularemia
腹放线菌病　abdominal actinomycosis
腹膜后脓肿　retroperitoneal abscess
腹腔棘球蚴病　intra-abdominal echinococcosis　［又称］腹腔包虫病△
腹腔脓肿　intra-abdominal abscess
腹水型血吸虫病　ascites typical schistosomiasis
腹泻　diarrhea
肝放线菌病　hepatic actinomycosis
肝棘球蚴病　hepatic echinococcosis　［又称］肝包虫病△
肝毛细线虫病　hepatic capillariasis
肝囊尾蚴病　hepatic cysticercosis
肝脓肿　hepatic abscess

肝片吸虫病　fascioliasis hepatica
肝曲霉病　hepatic aspergillosis
肝细粒棘球蚴病　hepatic echinococcosis granulosus
肝性脑病　hepatic encephalopathy
感染　infection
感染后脑脊髓炎　postinfectious encephalomyelitis
感染性腹泻　infectious diarrhea
感染性心内膜炎　infective endocarditis
肛门淋球菌感染　gonococcal infection of anus
肛门衣原体感染　chlamydial infection of anus
肛周念珠菌病　perianal candidiasis
肛周脓肿　perianal abscess
睾丸真菌病　mycosis of testis
膈下脓肿　subphrenic abscess
弓形虫肌炎　toxoplasma myositis
弓形虫脉络膜视网膜炎　toxoplasma chorioretinitis
弓形虫脑膜脑炎　toxoplasma meningoencephalitis
弓形虫脑炎　toxoplasma encephalitis
弓形虫心肌炎　toxoplasma myocarditis
钩虫病　ancylostomiasis
钩虫皮炎　ancylostomatic dermatitis
钩端螺旋体病　leptospirosis
股癣　tinea cruris
骨多房棘球蚴病　echinococciasis multilocularis of bone
骨多房棘球蚴感染　echinococcus multilocularis infection of bone
骨棘球蚴病　skeleton echinococcosis
骨梅毒　osseous syphilis
骨囊尾蚴病　cysticercosis of bone
骨盆直肠窝脓肿　pelvirectal abscess
骨细粒棘球蚴病　echinococcosis granulosus of bone
骨细粒棘球蚴感染　echinococcus granulosus infection of bone
骨隐球菌病　osseous cryptococcosis
冠状病毒感染　coronavirus infection
广州管圆线虫病　angiostrongyliasis cantonensis
广州管圆线虫病性脑炎　angiostrongyliasis cantonensis encephalitis
寒性脓肿　cold abscess
汉坦病毒肺综合征　hantavirus pulmonary syndrome
黑点癣　black dot ringworm
黑尿热　blackwater fever
黑热病后皮肤利什曼病　post-kala-azar dermal leishmaniasis
黑色小孢子菌病　microsporosis nigra
横川后殖吸虫病　metagonimiasis yokogawai
后睾吸虫病　opisthorchiasis
后圆线虫病　metastrongylosis
后殖吸虫病　metagonimiasis
呼吸道合胞病毒性肺炎　respiratory syncytial virus pneumonia
呼吸道合胞病毒性急性细支气管炎　acute bronchiolitis of respiratory
　syncytial virus
花斑癣　pityriasis versicolor
华支睾吸虫病　clonorchiasis sinensis
化脓性鼻窦炎　purulent sinusitis
化脓性脑膜炎　purulent meningitis
坏死性淋巴结炎　necrotizing lymphadenitis
坏死性胰腺炎　necrotizing pancreatitis
黄热病　yellow fever
黄癣　favus
回归热　relapsing fever
蛔虫病　ascariasis
混合型肠道蠕虫病　mixed intestinal helminthiasis
混合型麻风　mixed leprosy
活动期沙眼　active stage of trachoma
霍乱　cholera
机会性寄生虫病　opportunistic parasitosis
肌肉骨骼系统淋球菌感染　gonococcal infection of the musculoskel-

etal system

肌肉囊尾蚴病　muscular cysticercosis　［又称］肌肉囊虫病△
基孔肯雅热　chikungunya fever
吉兰 - 巴雷综合征　Guillain-Barer syndrome
急性丙型肝炎　acute hepatitis C
急性病毒性肝炎　acute viral hepatitis
急性播散性脑脊髓炎　acute disseminated encephalomyelitis
急性肠系膜淋巴结炎　acute mesenteric lymphadenitis
急性出血性胰腺炎　acute hemorrhagic pancreatitis
急性肺荚膜组织胞浆菌病　acute pulmonary histoplasmosis capsulati
急性肺球孢子菌病　acute pulmonary coccidioidomycosis
急性肺芽生菌病　acute pulmonary blastomycosis
急性肝衰竭　acute liver failure
急性和暴发性类鼻疽　acute and fulminant melioidosis
急性坏死性肠炎　acute necrotizing enteritis
急性黄疸型丙型肝炎　acute icteric hepatitis C
急性黄疸型甲型肝炎　acute icteric hepatitis A
急性黄疸型乙型肝炎　acute icteric hepatitis B
急性蛔蚴性肺炎　acute ascaris pneumonia
急性脊髓灰质炎　acute poliomyelitis
急性甲型肝炎　acute hepatitis A
急性类鼻疽　acute melioidosis
急性链球菌龈口炎　acute streptococcal gingivostomatitis
急性麻痹性脊髓灰质炎　acute paralytic poliomyelitis
急性脑膜炎球菌败血症　acute meningococcal septicaemia
急性恰加斯病　acute Chagas disease
急性人类免疫缺陷病毒感染　acute human immunodeficiency virus infection
急性水肿性胰腺炎　acute edematous pancreatitis
急性无黄疸型甲型肝炎　acute anicteric hepatitis A
急性无黄疸型乙型肝炎　acute anicteric hepatitis B
急性细菌性痢疾　acute bacillary dysentery
急性血吸虫病　acute schistosomiasis
急性乙型肝炎　acute hepatitis B
急性淤胆型甲型肝炎　acute cholestatic hepatitis A
急性淤胆型乙型肝炎　acute cholestatic hepatitis B
棘阿米巴病　acanthamoebiasis
棘阿米巴性角膜结膜炎　acanthamoeba keratoconjunctivitis
棘阿米巴性角膜炎　acanthamoeba keratitis
棘阿米巴性结膜炎　acanthamoeba conjunctivitis
棘口吸虫病　echinostomiasis
棘球蚴病　echinococcosis,hydatidosis　［又称］包虫病△
棘球蚴继发感染　secondary infection of echinococcosis
棘球蚴囊肿破裂　echinococcus cystis break
棘头虫病　acanthocephaliasis
脊髓灰质炎　poliomyelitis
脊髓痨　tabes dorsalis
脊髓梅毒瘤　spinal cord syphiloma
脊髓囊尾蚴病　spinal cord cysticercosis
脊髓脓肿　spinal cord abscess
继发性肺结核　secondary pulmonary tuberculosis
寄生虫病　parasitic disease
寄生虫病并发肌病　parasitic disease with myopathy　［又称］寄生虫性肌炎△
寄生虫性虹膜囊肿　parasitic iris cyst
寄生虫性睫状体囊肿　parasitic ciliary body cyst
寄生虫性葡萄膜炎　parasitic uveitis
寄生虫性前房囊肿　parasitic anterior chamber cyst
寄生虫性视网膜囊肿　parasite retinal cyst
寄生虫性眼内炎　parasitic endophthalmitis
加利福尼亚脑炎　California encephalitis
荚膜组织胞浆菌病　histoplasmosis capsulati
甲型 H_1N_1 流行性感冒　influenza A/H_1N_1
甲型 H_3N_2 流行性感冒　influenza A/H_3N_2

甲型病毒性肝炎　viral hepatitis A
甲型流行性感冒　influenza A
甲癣　tinea unguium
甲状腺细粒棘球蚴病　thyroid echinococcosis granulosa
贾第虫病　giardiasis
间插血吸虫病　schistosomiasis intercalatum
间日疟伴脾破裂　tertian malaria with rupture of spleen
间质性肺炎　interstitial pneumonia
姜片虫病　fasciolopsiasis
脚气病　beriberi
接合菌病　zygomycosis
结肠小袋纤毛虫病　balantidiasis coli　［又称］小袋纤毛虫病△
结肠增殖型血吸虫病　colonic granulomatous proliferation of schistosomiasis
结核病　tuberculosis
结核性骶髂关节炎　tuberculous sacro-iliitis
结核性多浆膜炎　tuberculous polyserositis
结核性腹膜炎　tuberculous peritonitis
结核性肛门周围脓肿　tuberculous perianal abscess
结核性宫颈炎　tuberculous cervicitis
结核性巩膜炎　tuberculous scleritis
结核性骨髓炎　tuberculous osteomyelitis
结核性骨炎　tuberculous osteitis
结核性关节炎　tuberculous arthritis
结核性滑膜炎　tuberculous synovitis
结核性脊椎炎　tuberculous spondylitis
结核性腱鞘炎　tuberculous tenosynovitis
结核性结节性红斑　tuberculous erythema nodosum
结核性髋关节炎　tuberculous coxitis
结核性泪囊炎　tuberculous dacryocystitis
结核性脉络膜视网膜炎　tuberculous chorioretinitis
结核性脑膜炎　tuberculous meningitis
结核性葡萄膜炎　tuberculous uveitis
结核性气管炎　tuberculous tracheitis
结核性乳突炎　tuberculous mastoiditis
结核性肾盂肾炎　tuberculous pyelonephritis
结核性肾盂炎　tuberculous pyelitis
结核性心包炎　tuberculous pericarditis
结核性胸膜炎　tuberculous pleuritis
结核性胸腔积液　tuberculous pleural effusion
结核性眼内炎　tuberculous endophthalmitis
结核性支气管扩张　tuberculous bronchiectasis
结核性支气管狭窄　tuberculous bronchostenosis
结核性指(趾)炎　tuberculous dactylitis
结核样型麻风　tuberculoid leprosy
金黄色葡萄球菌败血症　staphylococcus aureus septicemia
近瘤型中间型麻风　borderline lepromatous leprosy
浸润型肺结核　infiltrative pulmonary tuberculosis
精囊放线菌病　actinomycosis of seminal vesicle
精索附睾丝虫病　filariasis of funiculo-epididymis
颈面部放线菌病　cervicofacial actinomycosis
酒精性肝炎　alcoholic hepatitis
巨脾型血吸虫病　advanced megalosplenia schistosomiasis
巨细胞病毒感染　cytomegalovirus infection
巨细胞病毒性肺炎　cytomegalovirus pneumonia
巨细胞病毒性肝炎　cytomegalovirus hepatitis
巨细胞病毒性脑炎　cytomegalovirus encephalitis
巨细胞病毒性胰腺炎　cytomegalovirus pancreatitis
军团病　legionnaires disease
菌血症　bacteremia
卡波西水痘样疹　Kaposi varicelliform eruption
凯萨努森林病　Kyasanur forest disease
抗锑病例　antimony-resistant case
柯萨奇病毒感染　Coxsackie virus infection
柯萨奇病毒性肠炎　Coxsackie virus enteritis

柯萨奇病毒性脑膜炎　Coxsackie virus meningitis
科罗拉多蜱热　Colorado tick fever
克雷伯杆菌败血症　Klebsiella septicemia
克里米亚-刚果出血热　Crimean-Congo haemorrhagic fever
空洞性肺结核　cavitary pulmonary tuberculosis
口腔白斑　oral leukoplakia
口腔毛滴虫感染　oral trichomonas infection
口腔念珠菌病　oral candidiasis
口腔疱疹　oral herpes
口蹄疫　foot and mouth disease
枯草杆菌败血症　bacillus subtilis septicemia
库鲁病　Kuru disease
狂犬病　rabies
溃疡腺型土拉菌病　ulceroglandular tularemia
阔节裂头绦虫病　diphyllobothriasis latum
阔盘吸虫病　eurytremiasis
拉沙热　Lassa fever
莱姆病　Lyme disease
阑尾周围脓肿　periappendiceal abscess
蓝氏甲第鞭毛虫病　giardiasis lamblia
类百日咳综合征　pertussis-like syndrome
类鼻疽　melioidosis
类丹毒　erysipeloid
李斯特菌败血症　Listerial septicemia
李斯特菌病　Listeriosis
李斯特菌脑动脉炎　Listerial cerebral arteritis
李斯特菌脑膜脑炎　Listerial meningoencephalitis
李斯特菌脑膜炎　Listerial meningitis
李斯特菌心内膜炎　Listerial endocarditis
立克次体病　rickettsiosis
立克次体性葡萄膜炎　rickettsial uveitis
利什曼病　leishmaniasis
痢疾　dysentery
蠊缨滴虫病　lophomonas blattarum disease
链球菌败血症　streptococcal septicemia
链球菌病　streptococcicosis
链球菌感染　streptococcus infection
链尾曼森丝虫病　filariasis due to mansonella streptocerca
裂谷热　Rift valley fever
裂头绦虫病　diphyllobothriasis
裂头蚴病　sparganosis
淋巴结病　lymphadenopathy
淋巴结炎　lymphadenitis
淋巴皮肤的孢子丝菌病　lymphocutaneous sporotrichosis
淋巴丝虫病　lymphatic filariasis
淋巴细胞脉络丛脑膜炎　lymphocytic choriomeningitis
淋病　gonorrhea
淋球菌附睾炎　gonococcal epididymitis
淋球菌感染　gonococcal infection
淋球菌睾丸炎　gonococcal orchitis
淋球菌宫颈炎　gonococcal cervicitis
淋球菌骨髓炎　gonococcal osteomyelitis
淋球菌关节炎　gonococcal arthritis
淋球菌虹膜睫状体炎　gonococcal iridocyclitis
淋球菌滑膜炎　gonococcal synovitis
淋球菌滑囊炎　gonococcal bursitis
淋球菌腱鞘炎　gonococcal tenosynovitis
淋球菌结膜炎　gonococcal conjunctivitis
淋球菌尿道炎　gonococcal urethritis
淋球菌女性盆腔炎性疾病　gonococcal female pelvic inflammatory disease
淋球菌膀胱炎　gonococcal cystitis
淋球菌皮炎　gonococcal dermatitis
淋球菌前列腺炎　gonococcal prostatitis
淋球菌前庭大腺脓肿　gonococcal Bartholin gland abscess

淋球菌外阴阴道炎　gonococcal vulvovaginitis
淋球菌新生儿眼炎　gonococcal ophthalmia neonatorum
淋球菌眼炎　gonococcal ophthalmia
淋球菌阴道炎　gonococcal vaginitis
流感嗜血杆菌败血症　haemophilus influenzae septicemia
流感嗜血杆菌感染　haemophilus influenzae infection
流行性斑疹伤寒　epidemic typhus
流行性感冒　influenza
流行性脑脊髓膜炎　epidemic cerebrospinal meningitis
流行性腮腺炎　mumps
流行性腮腺炎性肝炎　mumps hepatitis
流行性腮腺炎性睾丸炎　mumps orchitis
流行性腮腺炎颌下腺炎　mumps submandibular gland inflammation
流行性腮腺炎性结膜炎　mumps conjunctivitis
流行性腮腺炎性脑脊髓炎　mumps encephalomyelitis
流行性腮腺炎性脑膜脑炎　mumps meningoencephalitis
流行性腮腺炎性脑膜炎　mumps meningitis
流行性腮腺炎性脑炎　mumps encephalitis
流行性腮腺炎性心肌炎　mumps myocarditis
流行性乙型脑炎　epidemic encephalitis B
瘤型麻风　lepromatous leprosy
龙线虫病　dracunculiasis
颅内感染　intracranial infection
颅内寄生虫感染　intracranial parasitic infection
轮状病毒性肠炎　rotavirus enteritis
罗阿丝虫病　loaiasis
罗得西亚锥虫病　rhodesiense trypanosomiasis
罗西欧病毒病　Rocio virus disease
洛博芽生菌病　lobomycosis
麻痹性痴呆　general paresis of insane
麻风　leprosy
麻风后遗症　sequelae of leprosy
麻风性穿孔性足溃疡　leprotic perforating plantar ulcer
麻风性点状角膜炎　leprotic punctate keratitis
麻风性脉络膜炎　leprotic choroiditis
麻木型麻风　anesthetic leprosy
麻疹　measles
麻疹性肺炎　measles pneumonia
麻疹性角膜结膜炎　measles keratoconjunctivitis
麻疹性脑膜炎　measles meningitis
麻疹性脑炎　measles encephalitis
麻疹性心肌炎　measles myocarditis
麻疹性中耳炎　measles otitis media
马尔堡病毒病　Marburg virus disease
马尔尼菲青霉病　penicilliosis marneffei
马来丝虫病　malaysia filariasis, filariasis malayi
螨病　acariasis
曼森丝虫病　mansonelliasis
曼氏迭宫绦虫病　spirometriasis mansoni
曼氏裂头蚴病　sparganosis mansoni
曼氏血吸虫病　schistosomiasis mansoni
慢加急性肝衰竭　acute-on-chronic liver failure
慢性丙型肝炎　chronic hepatitis C
慢性病毒性肝炎　chronic viral hepatitis
慢性肺荚膜组织胞浆菌病　chronic pulmonary histoplasmosis capsulati
慢性肺球孢子菌病　chronic pulmonary coccidioidomycosis
慢性肺芽生菌病　chronic pulmonary blastomycosis
慢性肝衰竭　chronic liver failure
慢性黄疸型丙型肝炎　chronic icteric hepatitis C
慢性活动性 EB 病毒感染　chronic active Epstein-Barr virus infection
慢性活动性乙型肝炎　chronic active hepatitis B
慢性结肠血吸虫病　chronic colonic schistosomiasis
慢性类鼻疽　chronic melioidosis
慢性脑膜炎球菌败血症　chronic meningococcal septicaemia

慢性皮肤黏膜念珠菌病　chronic mucocutaneous candidiasis
慢性恰加斯病　chronic Chagas disease
慢性恰加斯病伴脑膜炎　chronic Chagas disease with meningitis
慢性恰加斯病伴脑炎　chronic Chagas disease with encephalitis
慢性恰加斯病伴心肌炎　chronic Chagas disease with myocarditis
慢性迁延型乙型肝炎　chronic persistent hepatitis B
慢性轻度丙型肝炎　chronic mild hepatitis C
慢性轻度乙型肝炎　chronic mild hepatitis B
慢性细菌性痢疾　chronic bacillary dysentery
慢性纤维空洞型肺结核　chronic fibro-cavernous pulmonary tuberculosis
慢性血行播散型肺结核　chronic hematogenous pulmonary tuberculosis
慢性血吸虫病　chronic schistosomiasis
慢性乙型肝炎　chronic hepatitis B
慢性中度丙型肝炎　chronic moderate hepatitis C
慢性中度乙型肝炎　chronic moderate hepatitis B
慢性重度丙型肝炎　chronic severe hepatitis C
慢性重度乙型肝炎　chronic severe hepatitis B
猫抓病　cat scratch disease
毛发真菌病　trichomycosis
毛霉病　mucormycosis
毛圆线虫病　trichostrongyliasis
梅毒　syphilis
梅毒性大脑动脉炎　syphilitic cerebral arteritis
梅毒性动脉瘤　syphilitic aneurysm
梅毒性肝硬化　syphilitic cirrhosis
梅毒性关节病　syphilitic arthropathy
梅毒性角膜炎　syphilitic keratitis
梅毒性脉络膜视网膜炎　syphilitic chorioretinitis
梅毒性葡萄膜炎　syphilitic uveitis
梅毒性肾炎　syphilitic nephritis
梅毒性心包炎　syphilitic pericarditis
梅毒性心肌炎　syphilitic myocarditis
梅毒性心内膜炎　syphilitic endocarditis
梅毒性心脏病　syphilitic heart disease
梅毒性硬下疳　syphilitic chancre
梅毒性主动脉瓣关闭不全　syphilitic aortic insufficiency
梅毒性主动脉动脉瘤　syphilitic aortic aneurysm
梅毒性主动脉炎　syphilitic aortitis
梅毒疹　syphilid
湄公血吸虫病　schistosomiasis mekongi
霉样真菌病　allescheriasis
美洲钩虫病　necatoriasis americanus
美洲锥虫肿　chagoma
糜烂性胃炎　erosive gastritis
泌尿生殖系统蝇蛆病　genitourinary myiasis
面部单纯疱疹　facial herpes simplex
膜壳绦虫病　hymenolepiasis
耐甲氧西林金黄色葡萄球菌感染　methicillin-resistant staphylococcus aureus infection
耐甲氧西林凝固酶阴性葡萄球菌感染　methicillin-resistant coagulase negative staphylococcus infection
男性泌尿生殖系梅毒　syphilis of male urogenital system
囊尾蚴病癫痫　cysticercosis epilepsy
蛲虫病　enterobiasis
脑多房棘球蚴病　cerebral echinococcosis multilocularis ［又称］脑泡型棘球蚴病△, 脑泡型包虫病△
脑弓形虫病　cerebral toxoplasmosis
脑棘球蚴病　cerebral echinococcosis ［又称］脑包虫病△
脑脊髓炎　encephalomyelitis
脑梅毒瘤　brain syphiloma
脑膜脑炎　meningoencephalitis
脑膜血管神经梅毒　meningovascular neurosyphilis
脑膜炎　meningitis ［又称］脑［脊］膜炎△
脑膜炎球菌败血症　meningococcal septicaemia

脑膜炎球菌脑膜炎　meningococcal meningitis
脑膜炎型鼠疫　plague meningitis
脑囊尾蚴病　cerebral cysticercosis
脑脓肿　brain abscess
脑诺卡菌病　cerebral nocardiosis
脑吸虫病　cerebral trematodiasis
脑型并殖吸虫病　cerebral paragonimiasis
脑型裂头蚴病　cerebral sparganosis
脑型疟疾　cerebral malaria
脑型血吸虫病　cerebral schistosomiasis
脑炎　encephalitis
内部水蛭病　internal hirudiniasis
内脏利什曼病　visceral leishmaniasis
尼帕病毒病　Nipah virus disease
黏膜皮肤的巴尔通体病　mucocutaneous bartonellosis
黏膜皮肤利什曼病　mucocutaneous leishmaniasis
念珠菌病　candidiasis
念珠菌龟头炎　candidal balanitis
念珠菌甲沟炎　candidal paronychia
念珠菌口角炎　candidal angular cheilitis
念珠菌脑膜炎　candidal meningitis
念珠菌尿道口炎　candidal urethral meatitis
念珠菌膀胱炎　candida cystitis
念珠菌外阴阴道炎　candidal vulvovaginitis
念珠菌心内膜炎　candidal endocarditis
念珠菌眼内炎　candidal endophthalmitis
念珠菌阴道炎　candidal vaginitis
念珠菌指甲病　candidiasis of nail
念珠菌趾甲病　candidiasis of toenail
念珠菌中耳炎　candidal otitis media
尿道周围脓肿　periurethral abscess
尿路念珠菌病　urinary moniliasis
凝固酶阴性葡萄球菌败血症　coagulase negative staphylococcus septicemia
牛带绦虫病　taeniasis saginata
牛痘　cowpox
脓毒性关节炎　septic arthritis
脓气胸　pyopneumothorax
脓胸　empyema
脓癣　kerion
脓肿　abscess
疟疾　malaria
疟疾复发　malaria relapse
疟疾性肝炎　malarial hepatitis
诺卡菌病　nocardiosis
诺沃克组病毒性胃肠炎　Norwalk agent gastroenteritis
盘尾丝虫病　onchocerciasis
膀胱血吸虫病　vesical schistosomiasis
膀胱真菌病　mycosis of bladder
疱疹　herpes
疱疹病毒性扁桃体炎　herpes virus tonsillitis
疱疹病毒性肝炎　herpes virus hepatitis
疱疹病毒性虹膜炎　herpes virus iritis
疱疹病毒性睑皮炎　herpes virus dermatitis of eyelid
疱疹病毒性角膜结膜炎　herpes virus keratoconjunctivitis
疱疹病毒性结膜炎　herpes virus conjunctivitis
疱疹病毒性口炎　herpes virus stomatitis
疱疹病毒性脑膜脑炎　herpes virus meningoencephalitis
疱疹病毒性脑膜炎　herpes virus meningitis
疱疹病毒性脑炎　herpes virus encephalitis
疱疹病毒性咽扁桃体炎　herpes virus pharyngotonsillitis
疱疹病毒性眼葡萄膜炎　herpes virus uveitis
疱疹病毒性直肠炎　herpes virus proctitis
疱疹后三叉神经痛　postherpetic prosopalgia
疱疹性湿疹　eczema herpeticum

盆腔放线菌病　pelvic cavity actinomycosis
皮肤阿米巴病　cutaneous amoebiasis
皮肤白喉　cutaneous diphtheria
皮肤卡波西肉瘤　cutaneous Kaposi sarcoma
皮肤类丹毒　cutaneous erysipeloid
皮肤李斯特菌病　cutaneous listeriosis
皮肤利什曼病　cutaneous leishmaniasis
皮肤毛霉病　cutaneous mucormycosis
皮肤囊尾蚴病　cutaneous cysticercosis　［又称］皮肤囊虫病△
皮肤念珠菌病　cutaneous candidiasis
皮肤诺卡菌病　cutaneous nocardiosis
皮肤球孢子菌病　cutaneous coccidioidomycosis
皮肤鼠疫　cutaneous plague
皮肤炭疽　cutaneous anthrax
皮肤癣菌病　dermatophytosis
皮肤芽生菌病　cutaneous blastomycosis
皮肤隐球菌病　cutaneous cryptococcosis
皮肤蝇蛆病　cutaneous myiasis
皮肤真菌病　dermatomycosis
皮肤着色真菌病　cutaneous chromomycosis
皮下并殖吸虫病　subcutaneous paragonimiasis
皮下裂头蚴病　subcutaneous sparganosis
皮下囊尾蚴病　subcutaneous cysticercosis
皮下脓肿　subcutaneous abscess
蜱传斑疹伤寒　tick borne typhus
蜱媒回归热　tick-borne recurren
偏结核样型界线类麻风　borderline tuberculoid leprosy
偏瘤型界线类麻风　borderline lepromatous leprosy
片形吸虫病　fascioliasis
品他病　pinta
品他病初期损害　primary lesion of pinta
品他病晚期损害　late lesion of pinta
品他病中期损害　intermediate lesion of pinta
破伤风　tetanus
葡萄球菌败血症　staphylococcus septicemia
葡萄球菌感染　staphylococcus infection
葡萄球菌食物中毒　staphylococcal food poisoning
普通型流行性脑脊髓膜炎　epidemic cerebrospinal meningitis,common type
气球菌感染　aerococcus infection
气性坏疽　gas gangrene
恰加斯病　Chagas disease
髂窝脓肿　iliac abscess
前庭大腺脓肿　abscess of Bartholin gland
钱癣　tinea glabrosa
潜伏性晚期先天性梅毒　latent late congenital syphilis
潜伏性雅司病　latent yaws
潜伏性早期先天性梅毒　latent early congenital syphilis
浅部真菌病　superficial mycosis
侵袭性肺曲霉病　invasive pulmonary aspergillosis
青霉病　penicilliosis
球孢子菌病　coccidioidomycosis
球孢子菌病脑膜炎　coccidioidomycosis meningitis
曲霉病　aspergillosis
曲霉菌肺炎　aspergillus pneumonia
全结肠炎　pancolitis
全身性巴尔通体病　systemic bartonellosis
人单核细胞埃立克体病　human monocytic ehrlichiosis
人感染 H_7N_9 禽流感　human infection with avian influenza H_7N_9
人感染高致病性禽流感 H_5N_1　human infection with highly pathogenic avian influenza A/H_5N_1
人感染禽流感　human infection with avian influenza
人感染猪链球菌病　human streptococcus suis infection
人类免疫缺陷病毒相关脑病　human immunodeficiency virus associated encephalopathy
人类免疫缺陷病毒相关消瘦综合征　human immunodeficiency virus associated wasting syndrome
人类免疫缺陷病毒阳性　human immunodeficiency virus positive
人粒细胞无形体病　human granulocytic anaplasmosis
人毛滴虫病　trichomoniasis intestinalis
人乳头瘤病毒感染　human papilloma virus infection
人芽囊原虫病　blastocystis hominis disease
妊娠期疟疾　gestational malaria
日本海裂头绦虫病　diphyllobothriasis nihonkaiense
日本脑炎　Japanese encephalitis
日本血吸虫病　schistosomiasis Japanica
溶血性链球菌坏疽　hemolytic streptococcal gangrene
肉孢子虫病　sarcosporidiasis
肉毒中毒　botulism
肉芽肿性阿米巴脑炎　granulomatous amoebic encephalitis
蠕虫病　helminthiasis
乳腺放线菌病　mammary actinomycosis
乳腺脓肿　mammary abscess
软下疳　chancroid
瑞列绦虫病　raillietiniasis
三期梅毒　tertiary syphilis
三日疟伴肾病　quartan malaria with nephropathy
三日疟性肾小球肾炎　quartan malaria with glomerulonephritis
森林黄热病　sylvatic yellow fever
森林脑炎　forest encephalitis
沙粒病毒性出血热　arenaviral hemorrhagic fever
沙门菌败血症　salmonella septicemia
沙门菌肠炎　salmonella enteritis
沙门菌肺炎　salmonella pneumonia
沙门菌感染　salmonella infection
沙门菌关节炎　salmonella arthritis
沙门菌脑膜炎　salmonella meningitis
沙门菌胃肠炎　salmonella gastroenteritis
沙眼　trachoma
沙眼性角膜炎　trachomatous keratitis
伤寒　typhoid fever
伤寒杆菌败血症　typhoid septicemia
伤寒性肝炎　typhoid hepatitis
伤寒性脑膜炎　typhoid meningitis
伤口蝇蛆病　wound myiasis
上呼吸道感染　upper respiratory tract infection
舌形虫病　linguatulosis
深部真菌病　deep mycosis
神经梅毒　neurosyphilis
肾诺卡菌病　renal nocardiosis
肾膨结线虫病　dioctophymiasis renale
肾真菌病　renal fungous disease
肾综合征出血热　hemorrhagic fever with renal syndrome　［又称］流行性出血热△
生殖道沙眼衣原体感染　genital chlamydia trachomatis infection, genital tract infection with chlamydia trachomatis
声带曲霉病　vocal cord aspergillosis
圣路易脑炎　St.Louis encephalitis
虱病　pediculosis
虱媒介的回归热　louse-borne relapsing fever
十二指肠钩虫病　ancylostomiasis duodenale
食管念珠菌病　esophageal candidiasis
食源性寄生虫病　food-borne parasitic disease
视神经念珠菌病　candidiasis of optic nerve
视网膜下囊尾蚴病　subretinal cysticercosis
手癣　tinea of hand
手足口病　hand-foot-mouth disease
输尿管放线菌病　actinomycosis of ureter

输血性疟疾　transfusion malaria
鼠伤寒沙门菌肠炎　salmonella typhimurium enteritis
鼠咬热　rat-bite fever
鼠疫　plague
鼠疫败血症　plague septicemia
术后脓胸　postoperative empyema
水痘　varicella
水痘性肺炎　varicella pneumonia　［又称］水痘肺炎△
水痘性脑炎　varicella encephalitis　［又称］水痘脑炎△
水蛭咬伤　leech bite
丝虫病　filariasis
斯氏并殖吸虫病　paragonimiasis skriabini
宋内志贺菌细菌性痢疾　bacillary dysentery due to shigella sonnei
痰涂片阳性肺结核　smear-positive pulmonary tuberculosis
炭疽　anthrax
炭疽败血症　anthrax septicemia
炭疽脑膜炎　anthrax meningitis
体虱病　pediculosis corporis
体癣　tinea corporis
天花　smallpox
铜绿假单胞菌败血症　pseudomonas aeruginosa septicemia
铜绿假单胞菌感染　pseudomonas aeruginosa infection
筒线虫病　gongylonemiasis
头虱病　pediculosis capitis
头癣　tinea capitis
土拉菌病　tularemia　［又称］兔热病△
土源性寄生虫病　soil-transmitted parasitosis
腿象皮肿　elephantiasis of leg　［又称］象皮腿△
外部水蛭病　external hirudiniasis
弯曲菌肠炎　campylobacter enteritis
晚期梅毒　late syphilis
晚期先天性梅毒　late congenital syphilis
晚期先天性神经梅毒　late congenital neurosyphilis
晚期血吸虫病　advanced stage of schistosomiasis
微孢子虫病　microsporidiosis
微球菌性败血症　micrococcus septicemia
微小膜壳绦虫病　hymenolepiasis nana　［又称］短膜壳绦虫病△
韦尼克脑病　Wernicke encephalopathy
尾蚴性皮炎　cercarial dermatitis
委内瑞拉马脑炎　Venezuelan equine encephalitis
卫氏并殖吸虫病　paragonimiasis westermani
未定类麻风　indeterminate leprosy
胃肠毛霉病　gastrointestinal mucormycosis
胃肠念珠菌病　gastrointestinal candidiasis
胃肠炭疽　gastrointestinal anthrax
胃肠土拉菌病　gastrointestinal tularemia
胃钩虫病　stomachic ancylostomiasis
胃炎　gastritis
沃 - 弗综合征　Waterhouse-Friderichsen syndrome
无症状鼠疫　asymptomatic plague
戊型病毒性肝炎　viral hepatitis E
西方马脑炎　western equine encephalitis
吸吮线虫病　thelaziasis
细菌病　bacteriosis
细菌性败血症　bacterial septicemia
细菌性肠炎　bacterial enteritis
细菌性肺炎　bacterial pneumonia
细菌性腹泻　bacterial diarrhea
细菌性肝脓肿　bacterial liver abscess
细菌性痢疾　bacillary dysentery
细菌性脑膜炎　bacterial meningitis
细菌性食物中毒　bacterial food poisoning
细菌性心肌炎　bacterial myocarditis
细菌性心内膜炎　bacterial endocarditis

细粒棘球蚴病　echinococcosis granulosa　［又称］囊型包虫病△,囊型棘球蚴病△
夏科关节病　Charcot's arthrosis
先天性恶性疟　congenital falciparum malaria
先天性梅毒　congenital syphilis
先天性梅毒性脑膜炎　congenital syphilitic meningitis
先天性疟疾　congenital malaria
涎腺放线菌病　salivary gland actinomycosis
腺病毒感染　adenovirus infection
腺病毒性肠炎　adenovirus enteritis
腺病毒性肺炎　adenovirus pneumonia
腺病毒性脑膜炎　adenovirus meningitis
腺病毒性脑炎　adenovirus encephalitis
腺鼠疫　bubonic plague
象皮肿　elephantiasis
小儿蛔虫病　infantile ascariasis
心血管梅毒　cardiovascular syphilis
新生儿败血症　septicemia of newborn
新生儿肠出血性大肠埃希菌肠炎　neonatal enterohemorrhagic Escherichia coli enteritis
新生儿大肠埃希菌肠炎　neonatal Escherichia coil enteritis
新生儿单纯疱疹　neonatal herpes simplex
新生儿破伤风　neonatal tetanus
新型隐球菌败血症　cryptococcus neoformans septicemia
新型隐球菌脑膜炎　cryptococcus neoformans meningitis
猩红热　scarlet fever
胸膜棘球蚴病　pleural echinococcosis　［又称］胸膜包虫病△
须癣　tinea barbae
旋毛虫病　trichinelliasis
癣　tinea
血行播散型肺结核　hematogenous disseminated pulmonary tuberculosis
血吸虫病　schistosomiasis
血吸虫病性肝硬化　schistosomiasis cirrhosis of liver
血吸虫卵肉芽肿　schistosome egg granuloma
血吸虫性肝炎　schistosomiasis hepatitis
芽生菌病　blastomycosis
芽生菌性脓皮病　blastomycetic pyoderma
芽生菌性皮炎　blastomycetic dermatitis
雅司病　yaws
雅司病初发损害　initial lesion of yaws
雅司病角化过度　hyperkeratosis of yaws
亚急性包涵体脑炎　subacute inclusion body encephalitis
亚急性肝衰竭　subacute liver failure
亚急性和慢性类鼻疽　subacute and chronic melioidosis
亚急性类鼻疽　subacute melioidosis
亚急性血行播散型肺结核　subacute hematogenous disseminated pulmonary tuberculosis
亚急性硬化性全脑炎　subacute sclerosing panencephalitis
咽念珠菌感染　pharyngeal candidiasis infection
咽衣原体感染　pharyngeal chlamydial infection
咽真菌病　pharyngomycosis
严重急性呼吸综合征　severe acute respiratory syndrome (SARS)　［又称］传染性非典型肺炎△
严重慢性活动性 EB 病毒感染　severe chronic active Epstein-Barr virus infection
眼弓形虫病　ocular toxoplasmosis
眼睑丹毒　erysipelas palpebrae
眼睑脓肿　palpebral abscess
眼眶寄生虫病　orbital parasitic disease
眼眶脓肿　orbital abscess
眼裂头蚴病　ocular sparganosis
眼囊尾蚴病　ocular cysticercosis
眼鼠疫　ocular plague
眼腺李斯特菌病　oculoglandular listeriosis

眼腺型土拉菌病　oculoglandular tularemia
眼新型隐球菌病　ocular cryptococcosis
眼蝇蛆病　ocular myiasis
眼组织胞浆菌病　ocular histoplasmosis
厌氧菌性败血症　anaerobic septicemia
恙虫病　tsutsugamushi disease
腰大肌脓肿　psoas abscess
一期梅毒　primary syphilis
衣原体(性病性)淋巴肉芽肿　chlamydial lymphogranuloma(venereum)
衣原体病　chlamydiosis
衣原体肺炎　chlamydia pneumonia
衣原体盆腔腹膜感染　chlamydia pelvic peritoneum infection
衣原体性附睾炎　chlamydial epididymitis
衣原体性睾丸炎　chlamydial orchitis
衣原体性宫颈炎　chlamydial cervicitis
衣原体性结膜炎　chlamydial conjunctivitis
衣原体性尿道炎　chlamydial urethritis
衣原体性膀胱炎　chlamydial cystitis
衣原体性外阴阴道炎　chlamydial vulvovaginitis
衣原体性阴道炎　chlamydial vaginitis
胰腺脓肿　pancreatic abscess
胰腺炎　pancreatitis
乙型病毒性肝炎　viral hepatitis B
乙型肝炎病毒相关性肾炎　hepatitis B virus associated nephritis
乙型流行性感冒　influenza B
异尖线虫病　anisakiasis
异位血吸虫病　ectopic schistosomiasis
异形吸虫病　heterophyiasis
异型麻疹　atypical measles
阴道放线菌病　vaginal actinomycosis
阴沟肠杆菌败血症　enterobacter cloacae septicemia
阴茎放线菌病　actinomycosis of penis
阴茎下疳　chancre of penis
阴茎阴囊象皮肿　elephantiasis of penis and scrotum
阴囊放线菌病　actinomycosis of scrotum
阴囊丝虫病　filariasis of scrotum
阴虱病　pediculosis pubis
隐孢子虫病　cryptosporidiosis
隐球菌病　cryptococcosis
隐球菌性脑膜炎　cryptococcal meningitis
隐球菌性脑炎　cryptococcal encephalitis
隐性梅毒　latent syphilis
婴儿腹泻　infantile diarrhea
婴幼儿疟疾　infantile malaria
鹦鹉热　psittacosis
蝇蛆病　myiasis
蝇疫霉病　entomophthoromycosis
硬脊膜外脓肿　spinal epidural abscess
硬脊膜下脓肿　spinal subdural abscess
幽门螺杆菌感染　helicobacter pylori infection
有症状的早期先天性梅毒　early congenital syphilis with symptom
幼儿急疹　exanthema subitum
淤胆型肝炎　cholestatic hepatitis
原虫病　protozoiasis
原虫性葡萄膜炎　protozoal uveitis
原发性阿米巴脑膜脑炎　primary amoebic meningoencephalitis
原发性阿米巴脑膜脑炎　primary amoebic meningoencephalitis
原发性单纯疱疹　primary herpes simplex
原发性肺结核　primary pulmonary tuberculosis

原发性皮肤结核　primary cutaneous tuberculosis
圆孢子虫病　cyclosporiasis
早期梅毒　early syphilis
藻菌病　phycomycosis
战壕热　trench fever
真菌病　mycosis
真菌性蝶窦炎　fungal sphenoiditis
真菌性额窦炎　fungal frontal sinusitis
真菌性腹膜炎　fungal peritonitis
真菌性角膜炎　fungal keratitis
真菌性结膜炎　fungal conjunctivitis
真菌性脑膜炎　fungal meningitis
真菌性尿路感染　fungal urinary tract infection
真菌性葡萄膜炎　mycotic uveitis
真菌性筛窦炎　fungal ethmoiditis
真菌性上颌窦炎　fungal maxillary sinusitis
真菌性食管炎　fungal esophagitis
真菌性外耳道炎　fungal otitis externa
真菌性小肠炎　fungal enteritis
真菌性心包炎　fungal pericarditis
真菌性心肌炎　fungal myocarditis
支气管肺炎　bronchopneumonia
支气管炎　bronchitis
支气管真菌感染　bronchial fungal infection
支原体肺炎　mycoplasma pneumonia
支原体感染　mycoplasma infection
支原体性尿道炎　mycoplasmal urethritis
直肠后脓肿　retrorectal abscess
直肠淋球菌感染　rectal gonococcal infection
直肠衣原体感染　rectal chlamydial infection
直肠周围脓肿　perirectal abscess
志贺痢疾杆菌细菌痢疾　bacillary dysentery due to shigella dysenteriae
中东呼吸综合征　Middle East respiratory syndrome，MERS
中间界线类麻风　midborderline leprosy
中枢神经系统囊尾蚴病　neurocysticercosis
中毒性细菌性痢疾　toxic bacillary dysentery
中毒性心肌炎　toxic myocarditis
中毒性休克综合征　toxic shock syndrome
重型麻疹　severe measles
重症恶性疟　severe subtertian malaria
朱宁出血热　Junin hemorrhagic fever，Argentinian hemorrhagic fever ［又称］阿根廷出血热△
侏儒型血吸虫病　schistosomiasis dwarf
猪带绦虫病　taeniasis solium
猪霍乱沙门菌败血症　salmonella choleraesuis septicemia
猪霍乱沙门菌感染　salmonella choleraesuis infection
猪囊尾蚴病　cysticercosis ［又称］囊尾蚴病△，囊虫病△
蛛网膜炎　arachnoiditis
转移性脓肿　metastatic abscess
椎管内脓肿　intraspinal abscess
着色真菌病　chromomycosis
自溃性脓胸　empyema necessitatis
纵隔棘球蚴病　mediastinal echinococcosis ［又称］纵隔包虫病△
纵隔脓肿　mediastinal abscess
纵隔脓肿　mediastinal abscess
足癣　tinea of feet
组织胞浆菌病　histoplasmosis
组织样麻风瘤　histoid leproma
坐骨直肠窝脓肿　ischiorectal abscess

30.2 症状体征名词

巴氏线　Pastia lines
草莓舌　strawberry tongue
恶性水肿　malignant edema
公牛颈　bull neck
霍乱面容　cholera face
假膜　pseudomembrane
焦痂　eschar
科氏斑　Koplik spot
口周苍白圈　circumoral pallor

苦笑面容　risussardonicus
玫瑰疹　rose spot
米泔水样便　rice-water stool
犬吠样咳嗽　barking cough
三脚架征　tripod sign
无欲貌　torpid appearence
洗衣妇手　washerwoman hand
相对缓脉　relative infrequent pulse
杨梅舌　myrica tongue

中文索引

0.1 秒口腔闭合压　85
0.5 秒用力呼气容积　85
1q 部分三体综合征　362
1 型家族性糖皮质激素缺陷症　139
1 型糖尿病　139
1 型糖尿病伴勃起功能障碍　139
1 型糖尿病伴动脉粥样硬化　139
1 型糖尿病伴多并发症　139
1 型糖尿病伴反复低血糖发作　139
1 型糖尿病伴冠心病　139
1 型糖尿病伴红斑　139
1 型糖尿病伴红癣面容　139
1 型糖尿病伴虹膜红变　139
1 型糖尿病伴坏死性筋膜炎△　225
1 型糖尿病伴肌病　139
1 型糖尿病伴肌坏死　139
1 型糖尿病伴急性胰腺炎　139
1 型糖尿病伴脊髓病　139
1 型糖尿病伴甲周毛细血管扩张　139
1 型糖尿病伴肩关节周围炎△　225
1 型糖尿病伴脑血管疾病　139
1 型糖尿病伴逆行射精　139
1 型糖尿病伴女性性功能障碍　139
1 型糖尿病伴青光眼　139
1 型糖尿病伴缺血性心肌病　139
1 型糖尿病伴乳酸性酸中毒　139
1 型糖尿病伴乳酸性酸中毒并昏迷△　139
1 型糖尿病伴神经系统并发症　139
1 型糖尿病伴肾乳头坏死　139
1 型糖尿病伴食管功能障碍　139
1 型糖尿病伴糖尿病足　139
1 型糖尿病伴体位性低血压　139
1 型糖尿病伴外周动脉闭塞症　139
1 型糖尿病伴腕管综合征　139
1 型糖尿病伴下肢动脉粥样硬化　139
1 型糖尿病伴新生血管性青光眼　139
1 型糖尿病伴血糖控制不佳　139
1 型糖尿病伴有眼的并发症　1
1 型糖尿病伴掌腱膜挛缩症(Dupuytren 挛缩症)△　225
1 型糖尿病伴周围血管病变△　194
1 型糖尿病大血管并发症　139
1 型糖尿病单神经病变△　109
1 型糖尿病低血糖昏迷　139
1 型糖尿病低血糖性癫痫发作△　139
1 型糖尿病多发性单神经病变△　109
1 型糖尿病多发性神经病变△　109
1 型糖尿病非增殖期糖尿病视网膜病变　139

1 型糖尿病高渗性高血糖状态　139
1 型糖尿病高渗性高血糖状态并昏迷△　139
1 型糖尿病高血糖状态昏迷　139
1 型糖尿病黄斑水肿　139
1 型糖尿病泌尿生殖系统自主神经病变　139
1 型糖尿病牵拉性视网膜脱离　139
1 型糖尿病乳酸性酸中毒　154
1 型糖尿病乳酸性中毒并昏迷　139
1 型糖尿病神经病变　139
1 型糖尿病神经根病变△　109
1 型糖尿病神经根神经丛病变　139
1 型糖尿病神经性膀胱　139
1 型糖尿病肾病　139
1 型糖尿病视网膜病变△　1
1 型糖尿病酮症△　140
1 型糖尿病酮症酸中毒　140
1 型糖尿病酮症酸中毒并昏迷△　140
1 型糖尿病酮症酸中毒和乳酸性酸中毒　154
1 型糖尿病痛性神经病变　139
1 型糖尿病胃肠道自主神经病变　139
1 型糖尿病性白内障　1
1 型糖尿病性便秘　139
1 型糖尿病性出汗异常　109
1 型糖尿病性大疱症　139
1 型糖尿病性单神经病　109
1 型糖尿病性低血糖　139
1 型糖尿病性低血糖昏迷△　139
1 型糖尿病性低血糖性癫痫发作　139
1 型糖尿病性低血糖症　154
1 型糖尿病性动眼神经麻痹　109
1 型糖尿病性多发性单神经病　109
1 型糖尿病性多发性神经病　109
1 型糖尿病性多发性微血管并发症　194
1 型糖尿病性多种微血管并发症△　194
1 型糖尿病性富尼埃氏坏疽△　139
1 型糖尿病性富尼埃(阴囊)坏疽　139
1 型糖尿病性腹泻　91
1 型糖尿病性感觉运动性周围神经病　109
1 型糖尿病性肛门直肠功能障碍　91
1 型糖尿病性高渗性高血糖状态昏迷　139
1 型糖尿病性高血糖状态昏迷△　139
1 型糖尿病性虹膜炎　1
1 型糖尿病性坏疽　139
1 型糖尿病性坏死性筋膜炎　225
1 型糖尿病性肌坏死　225
1 型糖尿病性肌萎缩　225
1 型糖尿病性急性皮肤坏疽　139
1 型糖尿病性急性牙周脓肿　139

1 型糖尿病性肩关节周围炎　225
1 型糖尿病性溃疡　139
1 型糖尿病性溃疡　140
1 型糖尿病性颅神经麻痹　109
1 型糖尿病性曼莱尼坏疽　139
1 型糖尿病性皮肤病　140
1 型糖尿病性皮肤增厚　140
1 型糖尿病性缺血性肌坏死　225
1 型糖尿病性溶血性坏疽　140
1 型糖尿病性神经根病　109
1 型糖尿病性神经性水肿　109
1 型糖尿病性食管功能障碍　91
1 型糖尿病性视神经病△　1
1 型糖尿病性视神经病变　1
1 型糖尿病性视网膜病变　1
1 型糖尿病性手关节综合征　225
1 型糖尿病性手掌筋膜纤维瘤病　225
1 型糖尿病性酮症　140
1 型糖尿病性酮症酸中毒　140
1 型糖尿病性酮症酸中毒并昏迷　140
1 型糖尿病性酮症酸中毒和乳酸性酸中毒并昏迷　140
1 型糖尿病性外展神经麻痹　109
1 型糖尿病性胃轻瘫　91
1 型糖尿病性无菌性肌坏死　225
1 型糖尿病性细菌性坏疽　140
1 型糖尿病性下肢溃疡　140
1 型糖尿病性夏科关节病　225
1 型糖尿病性夏科氏关节病(神经病性关节病)△　225
1 型糖尿病性小神经纤维神经病　109
1 型糖尿病性心肌病　140
1 型糖尿病性心血管自主神经病变　140
1 型糖尿病性牙周炎　39
1 型糖尿病性眼肌麻痹　109
1 型糖尿病性胰岛素相关性神经炎　109
1 型糖尿病性异常出汗△　109
1 型糖尿病性硬肿病　140
1 型糖尿病性远端对称性周围神经病　109
1 型糖尿病性增殖性视网膜病　1
1 型糖尿病性脂质渐进性坏死　140
1 型糖尿病性周围神经病　109
1 型糖尿病性周围血管病　194
1 型糖尿病性自主神经病　109
1 型糖尿病性足坏疽　140,194
1 型糖尿病性足溃疡和周围神经病　140
1 型糖尿病性足溃疡和周围血管病　140
1 型糖尿病远端对称性多发性周围神经病

变△ 109
1 型糖尿病增殖期糖尿病视网膜病变△ 1
1 型糖尿病周围神经病变 109
2,3- 二磷酸甘油酸变位酶缺乏症 158
2- 丙醇的毒性效应 404
2 秒用力呼气容积 86
2 型家族性糖皮质激素缺陷症 140
2 型糖尿病 140
2 型糖尿病伴勃起功能障碍 140
2 型糖尿病伴勃起功能障碍△ 210
2 型糖尿病伴动脉粥样硬化 140
2 型糖尿病伴多并发症 140
2 型糖尿病伴冠心病 140
2 型糖尿病伴红斑 140
2 型糖尿病伴虹膜红变症△ 1
2 型糖尿病伴坏死性筋膜炎△ 225
2 型糖尿病伴肌病 140
2 型糖尿病伴肌坏死 140
2 型糖尿病伴急性胰腺炎 140
2 型糖尿病伴脊髓病 140
2 型糖尿病伴甲周毛细血管扩张 140
2 型糖尿病伴肩关节周围炎△ 225
2 型糖尿病伴脑血管疾病 140
2 型糖尿病伴逆行射精 140
2 型糖尿病伴女性性功能障碍 140
2 型糖尿病伴青光眼 140
2 型糖尿病伴乳酸性酸中毒 140
2 型糖尿病伴乳酸性酸中毒并昏迷△ 140
2 型糖尿病伴乳腺纤维化病变△ 163
2 型糖尿病伴肾乳头坏死 140
2 型糖尿病伴食管功能障碍 140
2 型糖尿病伴糖尿病足 140
2 型糖尿病伴体位性低血压 140
2 型糖尿病伴外周动脉闭塞症 140
2 型糖尿病伴腕管综合征 140
2 型糖尿病伴下肢动脉粥样硬化 140
2 型糖尿病伴新生血管性青光眼 140
2 型糖尿病伴血糖控制不佳 140
2 型糖尿病伴掌腱膜挛缩症（Dupuytren 挛缩症）△ 225
2 型糖尿病伴周围血管病变△ 194
2 型糖尿病大血管并发症 140
2 型糖尿病单神经病变 140
2 型糖尿病单神经病变△ 109
2 型糖尿病低血糖 140
2 型糖尿病低血糖昏迷 140
2 型糖尿病低血糖性癫痫发作△ 140
2 型糖尿病多发单神经病变 109
2 型糖尿病多发性神经病变△ 109
2 型糖尿病多神经病变 140
2 型糖尿病非增殖期视糖尿病视网膜病变 140
2 型糖尿病高渗性高血糖状态 140
2 型糖尿病高渗性高血糖状态并昏迷△ 140
2 型糖尿病高血糖状态昏迷 140
2 型糖尿病黄斑水肿 140
2 型糖尿病泌尿生殖系统自主神经病变 140
2 型糖尿病牵拉性视网膜脱离 140
2 型糖尿病神经病变 140
2 型糖尿病神经根病变△ 109
2 型糖尿病神经根神经丛病变 140
2 型糖尿病神经性膀胱 140
2 型糖尿病肾病 140
2 型糖尿病视网膜病变△ 1

2 型糖尿病酮症△ 140
2 型糖尿病酮症酸中毒 140
2 型糖尿病酮症酸中毒并昏迷△ 140
2 型糖尿病痛性神经病变 140
2 型糖尿病胃肠道自主神经病变 140
2 型糖尿病胃内障 1
2 型糖尿病伴缺血性心肌病 140
2 型糖尿病便秘 140
2 型糖尿病性勃起功能障碍 210
2 型糖尿病性出汗异常 109
2 型糖尿病性大疱症 140
2 型糖尿病性单神经病 109
2 型糖尿病性低血糖昏迷 140
2 型糖尿病性低血糖性癫痫发作 140
2 型糖尿病性低血糖症 154
2 型糖尿病性动眼神经麻痹 109
2 型糖尿病性多发神经病变 109
2 型糖尿病性多发性单神经病 109
2 型糖尿病性多发性微血管并发症 140
2 型糖尿病性富尼埃（阴囊）坏疽 140
2 型糖尿病性富尼埃氏坏疽△ 140
2 型糖尿病性腹泻 91
2 型糖尿病性感觉运动性周围神经病 109
2 型糖尿病性肛门直肠功能障碍 91
2 型糖尿病性高渗性高血糖状态昏迷 140
2 型糖尿病性高血糖状态昏迷 140
2 型糖尿病性黑棘皮病或血脂异常或高胰岛素血症或肥胖症 140
2 型糖尿病性虹膜炎 1
2 型糖尿病性坏疽 140
2 型糖尿病性坏死性筋膜炎 225
2 型糖尿病性肌坏死 225
2 型糖尿病性肌萎缩 225
2 型糖尿病性急性皮肤坏疽 140
2 型糖尿病性急性牙周脓肿 140
2 型糖尿病性脊髓病 109
2 型糖尿病性肩关节周围炎 225
2 型糖尿病性溃疡 140
2 型糖尿病性颅神经麻痹 109
2 型糖尿病性曼尼坏疽 140
2 型糖尿病性内脏脂肪沉积增加 140
2 型糖尿病性膀胱张力减弱 210
2 型糖尿病性皮肤病 140
2 型糖尿病性皮肤增厚 140
2 型糖尿病性躯干神经根病 109
2 型糖尿病性缺血性肌坏死 225
2 型糖尿病性溶血性坏疽 140
2 型糖尿病性乳酸性酸中毒 154
2 型糖尿病性乳酸性酸中毒和昏迷 140
2 型糖尿病性乳腺纤维化病变 163
2 型糖尿病性神经根病 109
2 型糖尿病性神经性水肿 109
2 型糖尿病性食管功能障碍 91
2 型糖尿病性视神经病变 1
2 型糖尿病性视网膜病变 1
2 型糖尿病性手关节综合征 225
2 型糖尿病性手掌筋膜纤维瘤病 225
2 型糖尿病性酮症 140
2 型糖尿病性酮症酸中毒 140
2 型糖尿病性酮症酸中毒和昏迷 140
2 型糖尿病性酮症酸中毒和乳酸性酸中毒 154
2 型糖尿病性酮症酸中毒和乳酸性酸中毒和昏迷 140

2 型糖尿病性外展神经麻痹 109
2 型糖尿病性胃轻瘫 91
2 型糖尿病性无菌性肌坏死 225
2 型糖尿病性细菌性坏疽 140
2 型糖尿病性下肢感染 140
2 型糖尿病性下肢溃疡 141
2 型糖尿病性夏科关节病 225
2 型糖尿病性夏科氏关节病（神经性关节病）△ 225
2 型糖尿病性小神经纤维神经病 109
2 型糖尿病性心肌病 141
2 型糖尿病性心血管自主神经病变 141
2 型糖尿病性胸神经根病 109
2 型糖尿病性牙周炎 39
2 型糖尿病性眼肌麻痹 109
2 型糖尿病性胰岛素抵抗 141
2 型糖尿病性胰岛素相关性神经炎 109
2 型糖尿病性异常出汗△ 109
2 型糖尿病性硬肿病 141
2 型糖尿病性远端对称性周围神经病 109
2 型糖尿病性增殖性视网膜牵拉性视网膜病 1
2 型糖尿病性脂肪渐进性坏死 141
2 型糖尿病性周围神经病 109
2 型糖尿病性周围血管病 194
2 型糖尿病性周围血管病变△ 141
2 型糖尿病性自主神经病变 109
2 型糖尿病性足坏疽 141,194
2 型糖尿病性足溃疡和周围神经病 141
2 型糖尿病性足溃疡和周围血管病 141
2 型糖尿病远端对称性多发性周围神经病变△ 109
2 型糖尿病增殖期糖尿病视网膜病变 141
2 型糖尿病增殖期糖尿病视网膜病变△ 1
2 型糖尿病周围神经病变△ 109,141
2 型糖原累积病△ 122
3β- 羟类固醇脱氢酶缺陷症 141
3,5,6- 三氯吡啶醇钠中毒 404
3A 综合征 141
3Hz 棘慢复合波 127
3- 甲基戊烯二酸尿症 2 型 141
3 秒用力呼气容积 86
3- 羟脂酰辅酶 A 脱氢酶缺陷所致的高胰岛素血症 141
4p-Wolf-Hirschhor 综合征△ 362
4p- 综合征 362
4 号染色体短臂缺乏综合征 362
4 型胶原蛋白 α₁ 相关综合征 109
4 字试验 225,269
5α- 还原酶 -2（SRD5A2）缺陷症 141
5α 还原酶缺乏（伴男性假两性同体） 154
5q- 综合征 157
5- 羟色胺综合征 395
6Hz 良性棘慢复合波 127
6 分钟步行试验 72,86
6 和 14Hz 正性棘波 127
6 秒用力呼气容积 86
11- 羟化酶缺陷症 154
¹³C 或 ¹⁴C- 尿素呼气试验 108
13q 部分三体（q21-q）综合征 362
13 三体综合征△ 9
13- 三体综合征 350,362
17α- 羟化酶 /17,20 裂解酶（CYP17）缺陷症 139

17α- 羟化酶缺乏症 139
17,20 裂解酶缺陷症 139
17,20- 裂链酶缺陷症△ 139
17 环状染色体综合征 362
17- 羟化酶缺陷症 139,154
18F-FDG PET 286
18p 部分单体综合征 362
18 号染色体长臂缺失综合征 362
18- 羟化酶缺陷症 139
18- 三体综合征 350,362
18- 三体综合征△ 110,226,287
18- 氧化酶缺陷症 139
20,22- 碳链裂解酶缺陷症 140
20 甲营养不良 362
21- 羟化酶缺乏症 140
21- 羟化酶缺陷△ 140
21- 三体综合征 225,350,362
22q 部分缺失综合征 362
22- 三体综合征 362
24 小时 pH 监测 108
24 小时动态心电图 72
24 小时免疫固定电泳 127
24 小时食管内 pH 监测 193
24 小时血压监测 72
25% 潮气容积呼气流量 85
25% 潮气容积呼气流量与潮气呼气峰流量
    比值 85
30Hz 闪烁光反应 21
45,XO- 特纳综合征 141
45,XO/46,XY- 混合型性腺发育不良 141
46,XX 单纯性腺发育不全 322
46,XX 单纯性腺功能不全△ 322
46XY 型单纯性性腺发育障碍 141
47 XYY 核型综合征 362
47,XYY 综合征△ 362
50% 潮气容积呼气流量 86
75% 潮气容积呼气流量 86
90 项症状检核表 397
99mTc 骨影像 286
99m 锝 HMPAO 标记的白细胞扫描 286
99m 锝 MDP 骨扫描 286
133Xe 连续闪烁摄影肺扫描 301
AA 型肾淀粉样变性病△ 134
Abbott、Fischer 和 Lucas 融合方法 271
ABO 血型不合 337
AC/A 比值测定 21
ACASC 240
ACEI 所致血管性水肿 362
ACTH 非依赖性大结节增生 141
ACTH 非依赖性库欣综合征 141
ACTH 依赖性库欣综合征 141
ACTH 综合征△ 152
Adam 弯腰试验 225,269
ADULT 综合征 362
AEC 综合征 362
AICD 置入术△ 209
AIDS 性视网膜病变 1
Akin 截骨 271
ALK 阳性的大 B 细胞淋巴瘤 157
ALK 阳性的间变性大细胞淋巴瘤 157
ALK 阴性的间变性大细胞淋巴瘤 157
Allgrove 综合征 141
Alport 综合征 1

Alport 综合征△ 132,226
Altemeier 手术△ 169,311
AL 型肾淀粉样变性病△ 136
AMN△ 148
Amoss 征 225,269
Amsler 方格 22
Amstutz 外展截骨术 271
ANCA 相关性小血管炎 225
ANCA 相关性血管炎 225
ANCA 相关性血管炎肾损害 132
Anghelescu 征 225,269
Ankyrin-B 综合征△ 67
APC 药物成瘾 388
APC 中毒致精神障碍 388
AQP4 抗体阴性的视神经脊髓炎谱系疾病
    109
Arafiles 肘关节融合术 271
Argyll-Robertson 瞳孔 1
Arnoid-Chiari 畸形△ 261
Arnoid-Chiari 综合征△ 123
Asherman's 综合征△ 322
Asperger 综合征△ 388
Austin Flint 杂音 70
Austin Moore 关节成形术 271
Axenfeld-Rieger 综合征△ 1
A 型内斜视 1
A 型内斜视综合征△ 1
A 型首次使用综合征 132
A 型外斜视 1
A 型血友病 160
A 型预激综合征△ 69
A 族高脂血症 154
A 族链球菌败血症 410
B2 微球蛋白 161
Babinski 征 225,269
Balo 病△ 122
Bankart 损伤 225
Barres 试验 225,269
Bartter 综合征△ 132
Batista 手术△ 208
Becker 型肌营养不良症△ 110,126
Beckwith-Wiedemann 综合征△ 363
Beevor 试验 225,269
Behcet 病 109
Behcet 病△ 110,322,363
Bell 麻痹 109
Bell 征 31
Belsey 手术△ 191
Benaroch 融合术 271
Bennette 骨折 226
Bentall 手术△ 205
Best disease△ 9
Bickerstaff's 脑干脑炎△ 109
Bickerstaff's 脑炎 109
Bielschowsky 头位倾斜试验 22
Billroth Ⅰ手术△ 314
Billroth Ⅱ手术△ 314
Billroth 手术△ 310
Birt-Hogg-Dube 综合征△ 364
Blair 手术 271
Blalock-Hanlon 手术△ 302
Blatt 手术 271
Blauer 综合征△ 364
Bloom 综合征△ 364

B-Lynch 缝合术△ 348
BMR 异常△ 144
Bonnet 征 225,269
Book 综合征△ 383
Bowen 病 225
Brackett 球 - 臼截骨术 271
Brissaud 征 225,269
Bristow Helfet 术式 271
Bristow 术 271
Brittain 肘关节融合术 271
Brodie's 脓肿,布罗迪脓肿△ 246
Brodie 脓肿△ 227
Brooks 固定术 271
Brown 综合征 1
Brudzinski 征 225,269
Brugada 综合征△ 63
Brunners 腺瘤△ 101
Bryant 牵引 271
Budd-Chiari 综合征△ 91
Buerger 病△ 203,381
B 病毒病 362
B 超引导下肾穿刺活检术 137
B 淋巴母细胞白血病 / 淋巴瘤 157
B 群沙门菌肠炎 91
B 细胞幼稚淋巴细胞白血病 157
B 型超声 361
B 型圣菲利浦综合征 141
B 型首次使用综合征 132
B 型血友病 160
B 型预激综合征△ 69
B 族高脂血症 154
B 族链球菌败血症 410
B 组链球菌感染 362
C1q 肾病 132
C2 缺陷 362
C3 缺陷 362
C3 肾病 132
C3 肾小球肾炎△ 132
C4 缺陷 362
C5/C6/C7/C8/C9 缺陷 362
CABG 术后 63
Calandruccio Ⅱ型外固定架的踝关节融合术
    271
Caldwell Luc 入路(柯 - 陆氏入路,尖牙窝入路)
    32
Caldwell-Luc 手术△ 36
Calvè 病△ 227
Campbell 征 225,269
Canale 截骨术 271
Canavan 病△ 113
Carbol 手术 189,205
Carney 综合征△ 371
Carvajal-Huerta 综合征 362
Castleman 病 132
C-D 手术 271
Chaddock 征 225,269
Chance 骨折 225
Chandler 综合征△ 362
CHAND 综合征 362
Charcot-Marie-Tooth 病 225
Chediak-Steinbrinck-Higashi 综合征△ 147
Chiari 畸形△ 261
Chiari 手术 271

CHILD 痣 362
CHILD 综合征 362
Chopart 截肢 271
Churg-Strauss 综合征 109
CISH 手术△ 311,333
Clark 截骨术 271
Clayton-Fowler 跖趾关节成形术 271
CLIPPERS 综合征 117
Clutton 关节肿 362
Coats 病△ 14
Cockett 综合征△ 199
Cogan-Reese 综合征△ 1
Cogan 病△ 371
Cogan 综合征 1,23
Colles 骨折的餐叉样畸形 225,269
Colonna 髋臼成形术 271
Conn 综合征 146
COPLL△ 244
Cozen 试验 286
CPA△ 148
CREST 综合征 362
Crigler-Najjar 综合征△ 356
Cronkhite-Canada 综合征 91
Cross 综合征 146
CRTD 术后 63
CRTD 置换术△ 71
CRTD 置入术△ 72
CRT 术后 63
CRT 术后电池电量耗竭 63
CRT 术后电池电量下降 63
CRT 置换术△ 71
CRT 置入术△ 71
CST 方法修补术△ 166
CT 肺动脉造影 86
CT 关节造影 286
CT 扫描定位法 318
CT 血管造影 127
CT 血管造影术△ 286
CT 引导下肺穿刺术 189
CT 引导下肝病损射频消融术 307
CT 引导下肝脏病变射频消融术 106
CT 引导下肾穿刺活检术 137
CT 引导下胸腺病损射频消融术 205,307
CT 引导下胸腺肿物射频消融术 189
CT 引导下纵隔肿物活检术 189
CT 值 127
C 群沙门菌肠炎 91
C 型圣菲利浦综合征 141
C 族高脂血症 154
D-15（Farnsworth）色相子试验 22
Damus-Kaye-Stansel 手术△ 209
Dandy-Walker 畸形 225
David 手术 205
Davis 手术△ 271
Davis 带肌蒂肌瓣的髋关节融合术 271
de Quervain 甲状腺炎△ 30
DF-2 败血症皮肤表现 362
Di-George 综合征△ 365
Diamond-Blackfan 综合征 157
Dieulafoy 病△ 102
Dillwyn-Evans 手术 271
Dimon/Mughton 粗隆间截骨术 271
Dix-Hallpike 变位性眼震试验 37
DNA 单链断裂 318

DNA 单链断裂修复 318
DNA 双链断裂 318
DNA 双链断裂修复 318
Dohi 肢端色素沉着症△ 382
DOOR 综合征 362
Doose 综合征 114
Down 氏综合征 225
Down 综合征 345
Down 综合征牙周病损 39
Draf Ⅰ型手术 185
Draf Ⅱa 型手术 32
Draf Ⅱb 型手术 32
Draf Ⅲ型手术 32
Dravet 综合征△ 125
Dressler 综合征△ 69
DSA 引导下髂内动脉栓塞术 330
DSA 引导下选择性子宫动脉化疗术 330
DSA 引导下选择性子宫动脉栓塞术 330
DSA 引导下选择性子宫动脉造影术 330
Duane 眼球后退综合征 1
Dubin-Johnson 综合征 94
Dunn-Brittan 三关节融合术 271
Dupuytren 225
Dupuytren 挛缩征△ 255
Duverney 骨折 225
D 型圣菲利浦综合征 141
D 族高脂血症 154
D 族链球菌败血症 410
Eaten 试验 225,269
Ebstein 畸形矫治术△ 205
EB 病毒肠炎 91
EB 病毒感染 350,362,410
EB 病毒性肠炎△ 410
EB 病毒性肠炎 91
EB 病毒性肝炎 91,410
EB 病毒阳性老年弥漫大 B 细胞淋巴瘤 157
ECMO△ 208
Eden-Hybbinette 手术 271
Edwards 综合征 287
Edwards 综合征△ 345
Ehlers-Danlos 综合征△ 241
Elschnig 斑点 18
Elschnig 珠 18
Ely 征 225,269
Emery-Dreifuss 型肌营养不良 109
EPO 低反应性△ 132
EPO 抵抗△ 132
ERCP 检查△ 317
ERCP 术后胰腺炎 91
Erdheim-chester 病 225
Erichsen 征 225,269
ESA 抵抗 132
Escobar 综合征△ 53
Essex-Lopresti 骨折 225
Essex-Lopresti 损伤 225
F 波 127
Fabry 病△ 112,132
Fadir 试验 225,269
Fahr 病△ 115
Fajerztain 征 225,269
Fanconi 综合征△ 143
Farber 综合征 143
FASTKD2 相关小儿线粒体脑肌病△ 123,402

Felty 综合征△ 112,232
Fenlin 降落伞手术 271
Fenz 试验 225,269
Fish 截骨术 271
Flouren 定律 23
FM-100 色相子试验 22
Fontan 手术△ 206,302
Fordyce 病△ 53
Franconi 综合征 23
Frazier 手术△ 185
Freiberg 试验 225,269
Freiberg 病 225
Freiberg 病△ 266
Friedreich 共济失调 225
Fuchs 角膜内皮营养不良 1
Fuchs 异色性虹膜睫状体炎 1
Fukuyama 型先天性肌营养不良△ 113
Funk-wells 截骨手术 271
G₂ 阻滞 318
Galen 静脉动脉瘤 304
Gallie 固定术 271
Gamborg-Nielsen 型△ 382
Ganz 三相截骨术 271
Gardner 纤维瘤 225
Gardner 综合征△ 369
Garre 骨髓炎 265
Gerstmann-Straussler-Scheinker 病 109
Gilbert 综合征 350
Gillespie 骨折——胫骨远端骨干骨折 225
Girdlestone 手术 271
Girdlestone 成形术 271
Gitelman 综合征 132,141
GM₁ 神经节苷脂沉积症△ 109
GM₁ 神经节苷脂累积症△ 109
GM₁ 神经节苷脂贮积病△ 109
GM₁ 神经节苷脂贮积症△ 350
GM₁ 神经节苷脂贮积症 350
GM₂ 神经节苷脂沉积症△ 109,121
GM₂ 神经节苷脂贮积病 109
GM₃ 神经节苷脂沉积症△ 109
GM₃ 神经节苷脂贮积病 109
Goldmann-Favre 玻璃体视网膜变性（Goldmann-Favre 症） 1
Goldmann 视野计 22
Goldmann 压平眼压计 22
Goldthwait 试验 225,269
Goodpasture 综合征△ 74,133
Gordon 征 225,269
Gordon 征△ 233
Gordon 综合征 141
Gordon 综合征△ 146
Gorlin 综合征△ 45
Graham Steell 杂音△ 70
Grice-Green 手术 271
Griscelli 综合征△ 367
Gristena/Webb 单球面全肩关节成形术 271
H & E△ 162
Haddad 和 Riordan 侧方入路腕关节融合术 271
Haglund 畸形 225
Hallermann-Streiff 综合征△ 237,367
Ham 试验 161
Hangman 骨折 230,399
Hardy-Rand-Rittler 盘 22

Harmon 重建术 271
Harrington-Luque 联合手术 271
Harris-Beath 手术 271
Hass 分级Ⅰ型（轻微病变） 132
Hass 分级Ⅱ型（局灶节段性肾小球硬化样病变） 132
Hass 分级Ⅲ型（局灶增生性肾小球病变） 132
Hass 分级Ⅳ型（弥漫增生性肾小球病变） 132
Hass 分级Ⅴ型（晚期慢性肾小球病变） 132
HCG 相关性甲状腺功能亢进症 141
Heller 手术△ 191,314
HELLP 综合征 337
Helveston 综合征 1
Henderson 髋关节融合术 271
Hermansky-Pudlak 综合征△ 144,368
Hill-Sachs 损伤 225
HIV 感染伴发葡萄膜炎 1
HIV 相关性痴呆△ 110,362
HIV 相关性肾病 135
HIV 相关龈炎 39
HIV 眼病 1
HLA-B27 相关葡萄膜炎 1
Hoffa 骨折 225
Hoffa 综合征 141
Hohmann 手术 271
Hoke 融合手术 271
Hoke 三关节融合术 271
Hollenhorst 斑 18
Homan 手术 312
Horner 综合征△ 5,76,368
HPV 检测 336
Hughes-Stovin 综合征△ 197
Hurler-Scheie 综合征（黏多糖贮积症 IH-S型）△ 374
Hurler 综合征（黏多糖贮积症 IH 型）△ 141,374
Hurler 综合征△ 155
Hutchinson 骨折 251
HYBRID 复合手术胸主动脉覆膜支架置入术（腋 - 腋、腋 - 颈、腋 - 腋 - 颈） 205
H 波 127
IABP 手术△ 209
ICD 电池电量耗竭 63
ICD 电池电量下降 63
ICD 感知功能不良 63
ICD 起搏功能不良 63
ICD 术后 63
ICD 置换术△ 71
ICD 置入术△ 71
ICSI 受精低下 322
ICSI 受精失败 322
IgA 肾病 132
IgA 肾病牛津分型 132
IgA 天疱疮 362
IgG4 相关甲状腺疾病 141
IgG4 相关膜性肾病△ 132
IgG4 相关膜性肾小球肾炎 132
IgG4 相关脑病 109
IgG4 相关肾病 132
IgG4 相关肾小管间质肾炎 132
IgG4 相关性疾病 109
IgG4 相关性肾病 132
IgG4 相关性肾小管间质性肾炎△ 132

IgM 肾病 132
Iselin 病△ 230
Ishihara 色板 22
ISR 术 168
IVF 受精低下 322
IVF 受精失败 322
Jackson 试验 225,269
Jansen 干骺软骨发育不良 141
Japas 截骨术 271
Jarcho-Levin 综合征 241,263
Jeffson 骨折△ 243
JK 组棒状杆菌脓毒病 362
Johnson-Corless 截骨手术 271
Jones 骨折 225
K-T 综合征△ 201
Kabuki 综合征△ 233
Kanavel 四联征 225,269
Kaposi 肉瘤 225
Kaposi 型血管内皮细胞瘤 225
Kates 跖趾关节成形术 271
Kelikian 手术 271
Keller 手术△ 284
Kemp 试验 225,269
Kemp 征 225,269
Kennedy 病△ 114
Kernig 征 225,269
Kikuchi-Fujimoto 病△ 362
Kikuchi 坏死性组织细胞淋巴结炎 362
Killip 心功能Ⅰ级 63
Killip 心功能Ⅱ级 63
Killip 心功能Ⅲ级 63
Killip 心功能Ⅳ级 63
Kir6.2 缺陷所致二氮嗪抵抗的局灶高胰岛素血症 141
kirner 畸形 225
Kleine-Levin 综合征（周期性嗜睡与病理性饥饿综合征）△ 81
Kleine-Levin 综合征 116
Klippel-Feil 综合征△ 260
Kniest's 发育不良 225
Kocher 骨折 225
Kohler 病 225
Koitsoglannis 跟骨移位截骨术 271
Kojewnikow 综合征△ 110
Kommerell 憩室 194
Konno 手术 205
Kornev 征 225,269
Kostuik 和 Alexander 融合方法 271
Krukenberg 截肢 271
Kufs 病△ 121
Kupffer 细胞肉瘤△ 98
K 复合波 127
Ladd 手术△ 312
Laennec 肝硬化△ 98
Lafora 病△ 116
Lambrindi 三关节融合术 271
Landau-Kleffner 综合征 114,390
Langenskiold 外展截骨术 271
Laron 综合征 141
Larry 试验 226,269
Lasegue 征 226,269
Lasegue 征 248
LASH 手术△ 309

Latarjet 手术 271
Latarjet 手术△ 278
LAVH 手术△ 309,330
Le Fort 1 截骨术 32
LE/LP overlap 综合征△ 368
Leber 粟粒状血管囊 14
Leber 遗传性视神经病 109
LEEP 手术△ 336
Lee 分级Ⅰ级 132
Lee 分级Ⅱ级 132
Lee 分级Ⅲ级 132
Lee 分级Ⅳ级 132
Lee 分级Ⅴ级 132
Legg-Calvé-Perthes 病 226
Leigh 综合征△ 124
Lemmel 综合征△ 101
Lennox-Gastaut 综合征△ 117
LEOPARD 综合征 362
Leriche's 综合征 194
Lermoyez 发作 23
Lesch-Nyhan 综合征 226
Lesch-Nyhan 综合征△ 116,146
Leslie 关节切开术 271
Letterer-Siwe 病△ 305
Lewis-Sumner 综合征 109
L-G-L 综合征△ 67
Lhermitte 征 226,269
Lichtblau 手术 271
liddle 综合征△ 147
LIFT 手术△ 170
Linburg 综合征 226
Linder 试验 226,269
Lipschütz 溃疡 362
Lipscomb-McCaslin 手术 271
Lisfranc 骨折脱位△ 232
Lisfranc 截肢 271
Little League 肘综合征△ 234
Logopenic 失语 109
Lorenz 截骨术 271
Louis-Bar 综合征△ 113
Louis 方法腕关节融合术 271
Lowe 综合征△ 151
LSD 中毒△ 407
LSH 手术△ 310,332
Lucio 麻风 362
Ludloff 切口 271
L 形切口 181
L 形肾 210
Mackler 三联征 31
MADD（戊二酸尿症Ⅱ型）△ 111
Magerl 内固定术 272
Maisonneuve 骨折 226
Malgaigne 骨折△ 249,400
Mallet 骨折 226
Mallory-Weiss syndrome△ 101
Mancherster 手术△ 334
Mann 方法△ 281
Mann 融合术 272
Marcus Gunn 综合征△ 13,355
Marie 共济失调△ 109
Marinesco-Sjogren 综合征△ 126
Martin 股骨颈楔形截骨术 272
Mary Joseph 小结节 362

Masson 假性血管肉瘤△ 253
May-Thurner 综合征△ 199
McArdle 病△ 122
McBride 试验 226,269
McCune-Albright 综合征 141
McKeever 融合术△ 272
Meek 植皮术 298
Meige's syndrome△ 115
MELAS 综合征△ 123
Meleney 协同性坏疽△ 380
Menkes 病△ 355
Menkes 病[铜发病] 141
Merkel 细胞癌 226
Merkel 细胞癌△ 373
merosin 缺乏症△ 112
Merrf 综合征△ 114
Messerklinger 技术 32
Meyer 植骨 272
Meyer 综合征 226
Micheal Reese 限制性全肩关节成形术 272
Michel 畸形△ 27
MIDAS 综合征 362
Mikulicz 病△ 45
Mikulicz 手术△ 165,308
Miles 手术△ 309
Miller-Fisher 综合征△ 112
Mirrizi 综合征△ 100
Mitchell 截骨术 272
Moebius 综合征 1
Monteggia 骨折脱位△ 249
Morel Lavalle 损伤 226
Morgagnian 小体 18
Morgagnian 白内障 1
Morscher 股骨颈截骨延长术 272
Morton 病△ 118
Morton 神经瘤 226
Morton 趾 226
Morton 综合征 226
Morvan 综合征△ 118
MRI△ 286
MR 血管造影术△ 286
Mueller-Weiss 综合征 226
MULIBREY 侏儒综合征 362
Muller-Weiss 病 226
Muller 外翻截骨术 272
Muller 肘关节融合术 272
Murrel 和 Fitch 法髋关节融合术 272
Mustard or Senning 手术 208
Mustard 手术△ 207,302
M 波 127
Möbius 综合征 - 轴突性神经病 - 低促性腺素性功能减退症 141
NADH- 辅酶 Q 还原酶缺陷 141
Naegeli 综合征△ 374
Nd+3 :YAG 激光疗法△ 84
Neck traction 征 269
Neer 非限制性全肩关节成形术 272
Neer 人工肱骨头置换术 272
Nelson 综合征△ 374
Neri 试验 226,269
Nezelof 综合征△ 374
Nikaidoh 手术 205,302
Nissen 手术△ 172
Noble 手术△ 173

Norrie 综合征 23
Norwood 手术 205
NSAIDs 相关溃疡△ 94
NYHA 心功能Ⅰ级 63
NYHA 心功能Ⅱ级 63
NYHA 心功能Ⅱ - Ⅲ级 63
NYHA 心功能Ⅲ级 63
NYHA 心功能Ⅳ级 63
N- 乙酰天冬氨酸磁共振波谱分析 127
Ober 后侧入路 272
Ohtahara 综合征 111
Ollier 氏病 226
Oppenheim 征 226,269
Osgood-Schlatter 病△ 245
Otto 病△ 248
Oxford 手术△ 217
P450scc 缺陷症 / 胆固醇侧链裂解酶缺乏症 141
P450 氧化还原酶（POR）缺陷症 141
Paget's 病△ 236
PAPA 综合征 362
Papineau 方法△ 272
Parks-Bielschowsky 三步法 22
Parona 腔 226,269
Patau 综合征 345,350
Pauwels 截骨术 272
Pavlik 吊带 272
PCI 术后 63
Pelet 截骨术 272
Pendred 综合征△ 147
PEO△ 7
perforator（DIEP）flap after modified radical mastectomy 172
Perkins 眼压计 22
Perls 染色 161
PET-CT 193
PET-CT 检查 127
Peter 异常 1
Phemister 植骨术 272
Ph 阳性急性淋巴细胞白血病 157
Pickwichian 综合征△ 74,143
Pierre-Robin 综合征△ 250,354
Pilon 骨折 226
Pilon 骨折△ 246
Pilon 骨折切开复位内固定术 272
Pindborg 瘤△ 52
Piston 修正术 32
Piston 植入术 32
Plummer-Vinson 综合征 157
PNH- 再生障碍性贫血综合征 157
POEMS 综合征 362
Poland 综合征△ 262
Posadas 骨折 226
Pott 骨折 226
Pott 骨折△ 255
Prader-Willi 综合征 350
Preiser 病 226
PTCA 术后 63
Putti-Platt 术△ 278
PUVA 黑子 362
PVP 手术△ 219,312
QT 间期缩短综合征 64
QT 间期延长综合征△ 63
Q 热 362,410

Rabson-Mendenhall 综合征 141
Ramsy-Hunt 综合征△ 119,155
Rasmussen 综合征△ 118
Rastelli 手术△ 303
Rathke 囊肿 141
Refsum 病△ 125
Reiter 综合征 226
Reiter 综合征△ 248
Rett 综合征△ 117,391,400
Reverdin 截骨术 272
REV 手术 205
REV 手术△ 303
Rhnull 病 157
Rh 缺乏综合征 157
Rh 血型不合 337
Rh 因子不相容反应 350
Rh 阴性抗 D 抗体异常 337
Rieger 异常 1
Risser 征 226,269
Rolando 骨折 226
Romberg 征 226,269
Root/Siegal 髋部内翻反旋转截骨术 272
Rosai-Dorfman 病 226
Ross-Konno 手术 205
Rossolimo 征 226,269
Ross 手术 205
Ross 手术△ 302
R-R 长间歇△ 63
Rubinstein-Taybi 综合征△ 372
Russe 植骨术 272
Ryerson 三关节融合术 272
Salter 截骨 272
Salter 手术 272
Salzmann 结节状角膜变性 1
SAPHO 综合征 226,362
Sarmiento 粗隆间截骨术 272
Schanz 截骨术 272
Schilder 病△ 118
Schilling 试验 161
Schiötz 眼压计 22
Schneider 融合术 272
Schober 试验 226,269
Schwartze 征 31
Schwartz's 综合征 1
Segond 骨折 226
Sever 病△ 233
SICD 术后 63
SICD 置入术△ 71
Siegrist 条纹 18
Siffer-Forester-Nachamie 三关节融合术 272
Sinding Larison Johanesson 综合征 226
Sky 骨膨胀器椎体后凸成形术 272
Smith-Petersen 脊柱截骨术 272
Smiths 骨折 226
Smith 骨折△ 226
Sneddon 病 109
Sneddon 综合征△ 109
Soave 手术△ 314
Soemmerring 环 1
Southwick 二维粗隆截骨术 272
SPARC 手术△ 220
Spier 肘关节融合术 272
Spitz 痣△ 378
Spurling 试验 226,269

Stagnara 投射法摄片　286
Staheli 槽式髋臼扩大髋臼造盖术　272
Stanford A Ⅰ型夹层　194
Staples 肘关节融合术　272
Stargardt 病　1
Steel 三处髋骨截骨　272
Steindler 肘关节融合术　272
Stevens-Johnson 综合征△　11,385
Stickler 玻璃体视网膜变性（Stickler 综合征）　1
Strumpell-Lorrain 病△　125
Sturge-Weber 综合征△　179
Sudeck 骨萎缩　226
Sugioka 股骨颈旋转截骨术　272
Sun 手术△　207
SUR1 缺陷所致二氮嗪抵抗的局灶高胰岛素血症　141
Sutherland-Greenfield 截骨术　272
Swenson 手术　316
Syme 截肢　272
S 形切口　181
S 形肾　210
T1~T6 水平闭合性骨折伴不完全脊髓病损　226
T1~T6 水平闭合性骨折伴脊髓完全病损　226
T1~T6 水平闭合性骨折伴其他特指的脊髓损伤　226
T1~T6 水平闭合性骨折伴未特指的脊髓损伤　226
T4 抵抗综合征△　145
T7~T12 水平闭合性骨折伴不完全脊髓病损　226
T7~T12 水平闭合性骨折伴其他特指的脊髓损伤　226
T7~T12 水平闭合性骨折伴完全脊髓病损　226
T7~T12 水平闭合性骨折伴未特指的脊髓损伤　226
Tachdjian 外展截骨术　272
Tako-Tsubo 样心肌病△　70
Tarui 病△　122
TAR 综合征　362
TAVI 手术△　207
Terrien 边缘性角膜变性△　2
TEVAP 手术△　219,312
Thiele 试验　226,269
Thompson 手术△　312
Thomsen 病△　123
Thygeson 点状角膜炎　1
Tietz 综合征△　365
Tillaux 骨折　226
Timothy 综合征△　64
TINU 综合征△　135
TMA 肾病△　136
TNM 分期　73
Todd 麻痹△　122,401
Tono-pen 眼压计　22
Torkildsen 手术△　185,313
TSH 受体突变型家族性甲状腺功能亢进症　141
TSH 受体突变致甲状腺功能减退症　141
TSH 依赖性甲状腺功能亢进症　141
TULIP 手术△　219,312
Tumarkin 耳石危象　23
TUR-IP 手术△　221
TURP 手术△　312

TVT-O 手术△　220
TVT 手术△　220
T 波　127
T 管撤机法　83
T 淋巴母细胞白血病 / 淋巴瘤　157
T 淋巴母细胞淋巴瘤 / 急性淋巴细胞白血病　304
T 细胞 / 组织细胞富集型大 B 细胞淋巴瘤　157
T 细胞大颗粒淋巴细胞白血病　157
T 细胞去除　162
T 形骨折　226
T 形切口　182
T 型引流管置换　106
T 幼淋巴细胞白血病　157
Univerricht-Lundborg 病△　122
Upshaw-Schulman 综合征　157
Urrets-Zavalia 综合征　1
Usher 综合征△　28
VAIN Ⅰ级△　327
VAIN Ⅱ级△　327
VAIN Ⅲ级△　327
Valsalva 手术△　208,303
Van Buchem 病　141
Van Neck 病　226
Vanjetti 征　226,269
Vanjetti 征△　256
VATER 综合征　226
Villaret 征　226,269
VIN Ⅲ级△　326
Virchow 综合征△　44
Volkmann 缺血挛缩　226
Volkmann 缺血挛缩△　232
von Hippel-Lindau 综合征△　119
von Recklinghausen 病△　11,180,254
V 形截骨术　272
V 型内斜视　1
V 型内斜综合征△　1
V 型外斜　1
V 型外斜视　1
Waardenburg 综合征　23
Wagner 玻璃体视网膜变性（Wagner 症）　1
Wagstaffe 骨折　226
Wainwright 帽沿式骨瓣髋臼造盖术　272
Waldenström 巨球蛋白血症△　133,370
Walther 骨折　226
Wartenberg 征　226,269
Warthin 瘤△　45
Wassermann 征　226,269
Watson 和 Vendor 方法腕关节融合术　272
Wegener 肉芽肿伴发葡萄膜炎　1
Weissman 手术　272
Weiss 环　18
Werdnig-Hoffmann 病　226
Wernicke 脑病△　122,393
West 综合征△　125
Wheat 手术　205
Whipple 手术△　169,311
Whitman 股骨粗隆下楔形截骨术　272
Wicket 节律　127
Wigand 技术　32
Williams 综合征　194
Wilson 截骨手术　272
Wolf-Hirschhorn 综合征　362

Wolfram 综合征　109
Wolman 病△　149
W-P-W△　68
Wright 征　226,269
W 成形术　298
X 刀放射治疗　182,307
X 连锁低血磷性佝偻病　141
X 连锁低血磷性骨软化　141
X 连锁肌病伴大量自噬空泡　109
X 连锁淋巴细胞增殖综合征　157
X 连锁青少年型视网膜劈裂　1
X 连锁无丙种球蛋白血症　157,362
X 连锁隐性遗传肌张力障碍 - 帕金森综合征　109
X 连锁隐性遗传性共济失调　109
X 连锁鱼鳞病　362
X 连锁鱼鳞病综合征△　362
X 射线　86,318
X 射线电影摄影　286
X 射线电子计算机体层成像检查　286
X 射线体层摄影检查　286
X 线检查　22
X 线球管　318
X 线摄片定位法　318
X 线头影测量片　59
X 线治疗机　318
X 型内斜视　1
X 型内斜综合征△　1
X 型外斜视　1
X 性连锁肾上腺脑白质营养不良症　141
X 综合征　63
Y 型内斜视　1
Y 型内斜综合征△　1
Y 型外斜视　1
Z 成形术　298,385
Ⅰ A 亚型　225
Ⅰ B 亚型　225
Ⅰ C 亚型　225
Ⅰ度冻伤　293
Ⅰ度放射性烧伤　293
Ⅰ度腐蚀伤　362
Ⅰ度角膜烧伤　293
Ⅰ度褥疮　163,362,399
Ⅰ度烧伤　293,362
Ⅰ度压疮　163,362
Ⅰ级软骨肉瘤　225
Ⅰ级压疮　399
Ⅰ型耳蜗分隔不全　23
Ⅰ型呼吸衰竭　73
Ⅰ型麻风反应　362,410
Ⅱ A 亚型　225
Ⅱ B 亚型　225
Ⅱ度冻伤　293
Ⅱ度放射性烧伤　293
Ⅱ度角膜烧伤　293
Ⅱ度褥疮　163,362,399
Ⅱ度烧伤　293
Ⅱ度压疮　163,362
Ⅱ级压疮　399
Ⅱ期后房型人工晶状体睫状沟缝入术　19
Ⅱ期后房型人工晶状体植入术　19
Ⅱ期前房型人工晶状体植入术　19
Ⅱ型耳蜗分隔不全　23
Ⅱ型麻风反应　362,410

Ⅲ度冻伤　293
Ⅲ度窦房传导阻滞　63
Ⅲ度房室传导阻滞　63
Ⅲ度放射性烧伤　293
Ⅲ度角膜烧伤　293
Ⅲ度褥疮△　163,362,399
Ⅲ度烧伤　293
Ⅲ度压疮　163,362
Ⅲ级压疮　399
Ⅲ型胶原肾小球病　132
Ⅳ度冻伤　293
Ⅳ度放射性烧伤　293
Ⅳ度褥疮△　163,362,399
Ⅳ度烧伤　293
Ⅳ度压疮　163,362
Ⅳ级压疮　399
Ⅵ型疱疹病毒疹　362
Ⅵ型疱疹病毒疹△　359,383
Ⅶ型疱疹病毒疹　362
Ⅷ型疱疹病毒疹　362
α/β 比值　318
α- 半乳糖苷酶 A 缺乏症△　132
α 地中海贫血　157
α 泛化　127
α 甘露糖贮积病△　143
α 昏迷　127
α 节律　127
α₁- 抗胰蛋白酶缺乏　154
α₁- 抗胰蛋白酶缺乏症　73,350
α₁- 抗胰蛋白酶缺乏症△　154
α₁- 抗胰蛋白酶缺陷性脂膜炎　362
α 射线　318
α 肾上腺素能受体激动剂中毒　404
α 肾上腺素能受体拮抗剂中毒　404
α 型地中海贫血　350
α 抑制　127
α 珠蛋白生成障碍性贫血　157
α 珠蛋白生成障碍性贫血△　350
β -D- 葡聚糖检测　86
β 氨基酸代谢紊乱　154
β 昏迷　127
β 节律　127
β - 萘胺所致职业性膀胱癌　404
β 内酰胺类抗生素中毒　404
β 葡萄糖醛酸酶缺乏　154
β 射线　318
β 肾上腺素能受体激动剂中毒　404
β 肾上腺素能受体拮抗剂中毒　404
β 受体过敏综合征△　109
β 受体亢进综合征　109
β 型地中海贫血　350
β - 脂蛋白缺乏症△　150
β 珠蛋白生成障碍性贫血△　350
γ 氨基酸代谢紊乱　154
γ 射线　318
(δβ)- 地中海贫血△　157
(δβ)- 珠蛋白生成障碍性贫血　157
δ - β 型地中海贫血　350
δ - β 珠蛋白生成障碍性贫血△　350
δ 地中海贫血△　157
δ 节律　127
δ 刷　127
δ 珠蛋白生成障碍性贫血　157
εβγδ 地中海贫血　157

εβγδ 珠蛋白生成障碍性贫血　157
θ 节律　127
κ 节律　127
λ 波　127

A

阿成贝切儿童行为量表　397
阿的平中毒引起的精神障碍△　392
阿尔卑斯山病　404
阿尔茨海默病　109,388,399
阿尔茨海默病△　61
阿尔茨海默病认知评估量表　397
阿尔茨海默病性痴呆　61
阿尔珀斯综合征△　114
阿尔斯特雷姆综合征　141
阿弗他口腔炎△　366
阿哥拉沙门菌肠炎　91
阿根廷出血热△　418
阿肯巴克儿童行为量表　397
阿拉杰里综合征　91,362
阿利什菌病　362
阿利什利菌病△　362
阿·罗瞳孔△　112
阿罗瞳孔　410
阿米巴病　410
阿米巴病带菌者　1
阿米巴肠溃疡　91
阿米巴肠炎　91,410
阿米巴非痢疾性结肠炎△　94
阿米巴肺脓肿△　74
阿米巴感染　410
阿米巴龟头炎　410
阿米巴结肠炎△　91
阿米巴精囊炎　410
阿米巴溃疡　362
阿米巴阑尾炎　91,410
阿米巴脑脓肿　410
阿米巴膀胱炎　410
阿米巴肉芽肿　362,410
阿米巴性肝脓肿　91
阿米巴性龟头炎　362
阿米巴性脑膜炎　109
阿米巴性脑脓肿　109
阿米巴性阴道炎　362
阿米卡星中毒　61
阿米斯脆发综合征　362
阿诺德 - 希阿里综合征△　123
阿佩尔综合征　226
阿片类物质使用障碍　388
阿片类物质有害使用△　388
阿片类物质中毒△　388
阿片类药的有害使用　388
阿片类药急性中毒　388
阿片类药戒断状态　388
阿片类药所致的残留性和迟发性精神病性
　障碍　388
阿片类药所致的精神病性障碍　388
阿片类药所致的精神和行为障碍　388
阿片类药所致的遗忘综合征　388
阿片类药依赖综合征　388
阿片类中毒　61
阿片样物质受体拮抗剂中毒　404
阿普加评分　348

阿普唑仑中毒　404
阿什曼综合征　322
阿司匹林三联征　23
阿司匹林哮喘　73
阿斯伯格综合征　388
阿斯切尔综合征　362
阿 - 斯综合征　63
阿糖胞苷中毒　404
阿托品中毒　404
阿韦利斯综合征△　126
阿希曼综合征△　329
埃 - 德型肌营养不良△　249
埃勃斯坦畸形矫治术△　302
埃博拉病毒病　362,410
埃博拉出血热　410
埃布斯坦畸形　67
埃尔托生物型霍乱　91
埃及血吸虫病　410
埃可病毒感染　350,410
埃可病毒性脑膜炎　109,410
埃可病毒性脑炎　109
埃可病毒疹　362
埃莱尔 - 当洛综合征　110,226
埃勒斯 - 当洛斯综合征△　110,226
埃立克体病　410
埃立克体病△　362
埃利斯 - 范可勒韦德综合征　362
埃利希病　362
癌相关性视网膜病变　1
癌性脑白质病　110
癌性脑病　110
癌性脑膜炎　110
癌性心包积液　63
癌症高热治疗　307
癌症恐怖△　390
嗳气　91,106
矮妖精貌样综合征　362
矮妖精貌综合征△　362
艾波特(氏)法　272
艾勃斯坦畸形矫治术　205
艾勃森氏试验　226
艾德森试验　269
艾迪生病　141
艾迪生病△　152
艾迪生 - 席尔德综合征△　121,148
艾迪生病危象　141
艾伦 - 马斯特斯综合征△　323
艾森贝格抑郁药物反应量表　397
艾森克人格问卷　398
艾森克人格问卷△　63
艾森曼格综合征　63
艾森门格综合征　63
艾司唑仑中毒　404
艾斯科格综合征　362
艾滋病　110,362,410
艾滋病伴病毒感染　410
艾滋病伴伯基特淋巴瘤　410
艾滋病伴多发性感染　410
艾滋病伴非霍奇金淋巴瘤　410
艾滋病伴分枝杆菌感染　410
艾滋病伴寄生虫病　410
艾滋病伴巨细胞病毒感染　410
艾滋病伴卡波西肉瘤　410
艾滋病伴念珠菌病　410
艾滋病伴细菌感染　410

艾滋病伴真菌病 410
艾滋病痴呆综合征 110,362,410
艾滋病相关型卡波西肉瘤 362
艾滋病相关牙周炎 39
艾滋病性脑膜脑炎 110
艾滋病性脑膜炎 110
艾滋病性脑炎 110
艾滋病性视神经病变 1
爱德华综合征△ 350,362
爱德生试验 226
爱泼沃斯嗜睡量表 127
爱 - 唐综合征△ 382
安德森病 141
安德森 - 法布里病△ 132
安德森 - 泰维勒综合征 63
安定剂中毒 404
安多格斯综合征 362
安眠酮中毒△ 406
安眠药物瘾△ 389
安乃近药物反应 404
安乃近中毒 404
安氏 Ⅰ 类错𬌗 39
安氏 Ⅱ 类 1 分类错𬌗 39
安氏 Ⅱ 类 1 分类亚类错𬌗 39
安氏 Ⅱ 类 2 分类错𬌗 39
安氏 Ⅱ 类 2 分类亚类错𬌗 39
安氏 Ⅱ 类错𬌗 39
安氏 Ⅲ 类错𬌗 39
安氏 Ⅲ 类亚类错𬌗 39
安氏错𬌗分类 39
安坦中毒△ 404
安痛定药物反应 404
安装义眼 1
氨苄西林过敏反应 404
氨茶碱药物反应 404
氨茶碱中毒 404
氨基比林药物反应 404
氨基比林中毒△ 404
氨基己糖苷 A-B 酶缺乏症 110
氨基己糖苷酶 A 和 B 缺乏症△ 110
氨基己糖苷酶缺乏症 110
氨基甲酸酯类农药中毒△ 404
氨基甲酸酯类中毒 404
氨基甲酸酯杀虫剂中毒△ 404
氨基葡聚糖代谢紊乱 154
氨基酸代谢病 350
氨基酸代谢紊乱 154
氨基酸尿 154
氨基酸转移紊乱 154
氨基糖苷式类中毒△ 404
氨基糖苷类抗生素药物反应 404
氨基糖苷类药物中毒 404
氨氯地平中毒 61
氨气中毒 404
氨水烧伤 293
鞍鼻 23
鞍部脑膜瘤 176
鞍隔脑膜瘤 176
鞍结节脑膜瘤 176
鞍内肿瘤 23
鞍旁肿瘤 23
鞍区病变 154
鞍区病损切除术 307
鞍区病灶切除术 182

鞍区错构瘤 141
鞍区动脉瘤 141
鞍区脊索瘤 141
鞍区结核 141
鞍区结节病 141
鞍区颗粒细胞瘤 141
鞍区毛细胞型星形细胞瘤 141
鞍区脓肿 141
鞍区神经胶质瘤 141
鞍区神经鞘瘤 141
鞍区占位性质不明 141
鞍区脂肪瘤 176
鞍区转移性肿瘤 141
鞍上病灶切除术 182
鞍上恶性肿瘤 176
鞍上脑膜瘤 176
鞍上区恶性肿瘤 304
鞍上肿瘤 23
鞍上蛛网膜囊肿 110
按摩手法△ 403
按需阀送气 83
暗色丝孢霉病 362,410
暗视视网膜电图 22
暗适应视网膜电图 22
凹陷瘢痕 293
凹陷性水肿 82
螯合剂中毒 404
奥本海姆征 226,269
奥本海姆征△ 226
奥狄括约肌痉挛 91
奥狄括约肌扩张术 165
奥狄括约肌切开术 165
奥狄括约肌狭窄 91
奥迪括约肌痉挛(Oddi 括约肌痉挛)△ 91
奥迪括约肌狭窄△ 91
奥尔波特综合征 132,226
奥尔布赖特[麦丘恩 - 施特恩贝格]综合征 226
奥尔布赖特遗传性骨营养不良△ 226
奥尔布赖特综合征△ 226
奥尔森婚姻质量问卷 398
奥克斯福德尿失禁手术 217
奥利埃病 226
奥罗普切病毒病 410
奥罗亚热 363
奥姆斯特德综合征 363
奥尼昂 - 尼昂热 410
奥斯勒结 70
奥斯汀 - 弗林特杂音 70
奥托氏骨盆 226
澳大利亚脑炎 410

B

巴贝虫病 410
巴比妥类药物成瘾 388
巴比妥类药物反应 404
巴比妥类药物中毒 404
巴比妥盐类中毒 404
巴比妥盐药物成瘾△ 404
巴宾斯基征 225
巴德 - 吉亚利综合征 91
巴顿骨折 226
巴尔通体病 363,410

巴格克斯综合征 363
巴拉那硬皮综合征 363
巴雷特食管 91
巴黎剂量学系统 319
巴氏线 419
巴氏腺囊肿△ 325
巴氏腺脓肿△ 325
巴斯德菌败血症 410
巴斯德菌病 410
巴斯强定律 226,269
巴特尔综合征 141
巴特尔综合征△ 132
巴特综合征 132
巴通骨折△ 226
巴西天疱疮 363
巴西紫热 410
拔除引起的牙列缺损或缺失 39
拔甲术 165,272,385
拔毛狂 388
拔毛癣 388
拔毛试验 301
拔牙创出血 39
拔牙创骨组织出血 39
拔牙创软组织出血 39
拔牙术后并发症 39
靶点 187
靶区 319
靶区范围 319
靶[区]剂量 319
靶体积 319
靶向治疗 83
白斑 404
白点病· 383
白点状视网膜变性 1
白点状视网膜营养障碍 1
白癜风 363
白癜风皮肤移植术 385
白痱 363
白喉 410
白喉性多神经炎 110,410
白喉性虹膜麻痹 1
白喉性喉气管炎 410
白喉性结膜炎 1,410
白喉性心肌炎 410
白喉疫苗接种反应 363
白化病 1,141,350,363
白甲 363
白睫毛 1,363
白蛉叮咬 363
白蛉热 363,410
白毛舌 39
白眉毛 1,363
白内障 1
白内障超声乳化摘除 + 人工晶状体植入术 19
白内障超声乳化摘除术 19
白内障 - 耳聋 - 性腺功能减退 141
白内障合并房角狭窄△ 1
白内障合并前房角狭窄 1
白内障截囊吸取术 19
白内障囊内摘除术 19
白内障囊外摘除 + 人工晶状体植入术 19
白内障囊外摘除术 19
白内障术后(大泡性无晶状体的)角膜病

变 1
白内障术后低眼压 1
白内障术后房角粘连△ 1
白内障术后虹膜损伤 1
白内障术后虹膜粘连 1
白内障术后后部玻璃体牵引综合征 1
白内障术后继发青光眼 1
白内障术后角膜病变 1
白内障术后角膜病变△ 1
白内障术后晶状体核残留 1
白内障术后囊样黄斑水肿 1
白内障术后黏弹剂残留 1
白内障术后皮质残留 1
白内障术后前房角粘连 1
白内障术后屈光不正 1
白内障术后人工晶状体混浊 1
白内障术后人工晶状体异常 1
白内障术后人工晶状体植入 2
白内障术后渗出性反应 2
白内障术后瞳孔大小异常 2
白内障术后瞳孔位置异常 2
白内障术后瞳孔异常 2
白内障术后眼内炎 2
白内障术中后囊破裂 2
白内障 - 智力低下 - 性腺功能减退 141
白黏痰 189
白念珠菌感染 410
白塞病 110,322
白塞病△ 363
白塞病肾损害 132
白塞病相关性视神经炎 2
白塞氏病相关性视神经病变 2
白塞氏综合征 110
白塞综合征 363
白塞综合征△ 322
白色海绵状斑痣 39
白色海绵状痣 363
白色糠疹 363
白色泡沫样痰 82
白色水肿 39
白色纤维性丘疹病 363
白细胞不增多性白血病 157
白细胞功能异常牙周病损 39
白细胞减少 318
白细胞黏附分子缺乏症 363
白细胞趋化因子 2 相关性肾淀粉样变性病 132
白细胞趋化因子 2 型肾淀粉样变性病△ 132
白细胞增多 350
白细胞增多症△ 350
白癣 363,410
白血病 132
白血病肾损害 132
白血病相关龈病损 39
白血病性贫血 157
白血病性视神经病变 2
白血病性网状内皮组织增殖 157
白血病眼底改变 2
白质脑炎 410
白皱褶病△ 39
百分深度剂量 319
百日咳 410
百日咳鲍特菌百日咳 410
百日咳肺炎 410

败血症 410
败血症△ 61,78,354
败血症肾损害 132
扳机拇 226
扳机指 226,269
扳机指△ 266
班氏丝虫病 410
班替综合征 91
斑驳病 363
斑点状麻风 410
斑块 385
斑块型副银屑病 363
斑块状角膜营养不良 2
斑块状银屑病 376
斑块状硬斑病 363
斑马体肌病 110
斑样过度色素沉着 363
斑蝥黄沉着 363
斑片型副银屑病△ 363
斑丘疹 385
斑贴试验 387
斑秃 363
斑秃后白斑 363
斑釉牙 39
斑疹 385
斑疹麻木型麻风 410
斑疹伤寒 363,410
斑疹性淀粉样变性 226
斑疹性淀粉样变性△ 363
斑痣 363
斑痣△ 237
斑痣性错构瘤病 2,363
斑状淀粉样变性 363
斑状副银屑病 363
斑状萎缩 363
瘢痕 293,363,385
瘢痕癌 293
瘢痕瓣术 298
瘢痕感染 293
瘢痕疙瘩 293,363
瘢痕疙瘩性痤疮 363
瘢痕畸形纠正术 385
瘢痕激光治疗 385
瘢痕角化过度 293
瘢痕溃疡 293
瘢痕挛缩 226,269
瘢痕挛缩△ 295
瘢痕挛缩性足下垂 293
瘢痕旁肺气肿 73
瘢痕切除缝合术 298
瘢痕切除松解人工真皮移植术 298
瘢痕切除松解脱细胞真皮片移植术 298
瘢痕切除松解自体大张皮片移植术 298
瘢痕切除松解自体网状皮移植术 298
瘢痕切除松解自体邮票皮移植术 298
瘢痕瘙痒[症] 293
瘢痕松解术 272,289
瘢痕秃发扩张皮瓣修复术 298
瘢痕性痤疮△ 363
瘢痕性倒睫 2
瘢痕性肺气肿△ 73
瘢痕性基底细胞癌 363
瘢痕性睑内翻 2,293
瘢痕性睑内翻中厚皮片移植矫正术 19

瘢痕性睑外翻 2
瘢痕性睑外翻鼻唇沟皮瓣矫正术 19
瘢痕性睑外翻轮匝肌皮瓣矫正术 19
瘢痕性睑外翻中厚皮片移植矫正术 19
瘢痕性交界型大疱性表皮松解症 363
瘢痕性类天疱疮 363
瘢痕性毛发缺失 293,363
瘢痕性拇指内收畸形第二掌骨骨间背侧动脉轴型皮瓣移植术 298
瘢痕性拇指内收畸形前臂骨间背侧动脉岛状皮瓣移植术 298
瘢痕性拇指内收畸形前臂桡动脉岛状皮瓣移植术 298
瘢痕性拇指内收畸形示指背旗状皮瓣移植术 298
瘢痕性拇指内收畸形游离皮瓣移植术 298
瘢痕性脱发 293,363
瘢痕性咽狭窄△ 30
瘢痕粘连 39
板层角膜移植术 19
板层状鱼鳞病 363
半 Fontan 手术 205
半侧面部肢体发育不良 39
半侧下颌肥大 39
半侧下颌骨切除术 54
半侧小面畸形△ 39
半侧颜面萎缩 39
半侧颜面萎缩矫正术 54
半侧肢体发育不良 226
半侧肢体肥大症 226
半导体剂量仪 319
半定式检查 398
半肝切除术 165
半骨盆截肢术 272
半固定桥 54
半固定桥连接体 54
半规管轻瘫 23
半规管阻塞术 32
半喉切除术 32
半腱肌断裂 226
半结构式访谈 398
半髋关节表面置换 272
半髋关节置换 272
半卵圆中心脓肿 110
半面痉挛 23
半膜肌断裂 226
半桥粒大疱性表皮松解症 363
半切牙术 54
半乳甘露聚糖抗原试验 86
半乳糖代谢紊乱 154
半乳糖代谢症 350
半乳糖激酶缺乏 154
半乳糖性白内障 2
半乳糖血症 154,350
半舌切除术 54
半脱位 226,269,319
半永久血液净化用深(或中心)静脉拔管术 137
半永久血液净化用深(或中心)静脉插管术 137
半月板变性 226
半月板成形术 272
半月板切除术 272
半月板切开术 272

半月板损伤 226
半月板修整 272
半月板运动过度 226
半月神经节切除术 182
半月神经节射频毁损术 182
半肢骨骺异样增殖 226
半椎板切除术 272
半椎体畸形 226
伴 1 型糖尿病型牙周炎△ 39
伴 2 型糖尿病型牙周炎△ 39
伴 CEBPA 突变的急性髓系白血病 157
伴 inv(16)(p13；1q22) 或 t(16；16)(p13.1；q22)；CBFB-MYH11 的急性髓系白血病 157
伴 inv(3)(q21；q26.2) 或 t(3；3)(q21；q26.2)；RPN1-EV11 的急性髓系白血病 157
伴 NPM1 突变的急性髓系白血病 157
伴 t(1；22)(p13；q13)；RBM15-MKL1 的急性髓系白血病 157
伴 t(1；19)(q23；p13.3)；E2A-PBX1(TCF3-PBX1) 的 B 淋巴母细胞白血病 / 淋巴瘤 157
伴 t(5；14)(q31；q32)；IL3-IGH 的 B 淋巴母细胞白血病 / 淋巴瘤 157
伴 t(6；9)(p23；q34)；DEK-NUP214 的急性髓系白血病 157
伴 t(8；21)(q22；q22)；RUNX1-RUNX1T1 的急性髓系白血病 157
伴 t(9；11)(p22；q23)；MLLT3-MLL 的急性髓系白血病 157
伴 t(9；22)(q34；q11.2)；BCR-ABL1 的 B 淋巴母细胞白血病 / 淋巴瘤 157
伴 t(9；22)(q34；q11.2)；BCR-ABL1 的急性混合细胞白血病 157
伴 t(12；21)(p13；q22)；TEL-AML1(ETV6-RUNX1) 的 B 淋巴母细胞白血病 / 淋巴瘤 157
伴 t(15；17)(q22；q12)；PML-RARA 的急性早幼粒细胞白血病 157
伴 t(v；11q23)；MLL 重排的 B 淋巴母细胞白血病 / 淋巴瘤 157
伴 t(v；11q23)；MLL 重排的急性混合细胞白血病 157
伴超二倍体的 B 淋巴母细胞白血病 / 淋巴瘤 157
伴重现遗传学异常的 B 淋巴母细胞白血病 / 淋巴瘤 157
伴重现遗传学异常的急性髓系白血病 157
伴典型自动症的发作 110
伴多系病态造血的急性髓系白血病 157
伴孤立性的生长激素缺乏的 X 连锁的智力缺陷综合征 141
伴骨髓增生异常相关变化的急性髓系白血病 157
伴海马硬化的内侧颞叶癫痫 110
伴可变起源灶的家族性局灶性癫痫 110
伴可逆性胼胝体压部病变的轻度脑炎 110
伴皮层下梗死和白质脑病的常染色体显性遗传性脑动脉病 110
伴皮层下梗死和白质脑病的常染色体隐性遗传性脑动脉病 110
伴乳突开放术的鼓室成形术 32
伴生殖器异常的 X 连锁无脑回综合征 141

伴嗜酸性粒细胞和 PDGFRA、PDGFRB 或 FGFR1 基因异常的髓系和淋巴组织肿瘤 157
伴嗜酸性粒细胞增多性血管淋巴样增生△ 378
伴髓系抗原表达的急性淋巴细胞白血病 157
伴糖尿病的牙周炎 39
伴腺状分化型恶性外周神经鞘膜瘤 176
伴亚二倍体的 B 淋巴母细胞白血病 / 淋巴瘤 157
伴有初级感觉症状的发作 110
伴有多系病态造血的难治性血细胞减少症 157
伴有过度警觉的自主神经过度唤起 395
伴有间叶分化型恶性外周神经鞘膜瘤 176
伴有精神病性症状的躁狂△ 388
伴有精神病性症状的躁狂发作 388
伴有精神病性症状的重度抑郁发作 388
伴有精神分裂症状的急性精神病性障碍（伴有急性应激反应） 388
伴有精神分裂症状的急性精神病性障碍（不伴有急性应激反应） 388
伴有精神分裂症状的急性精神病性障碍 388
伴有皮质下梗死和白质脑病的常染色体显性遗传性脑动脉病△ 110
伴有皮质下梗死和白质脑病的常染色体隐性遗传性脑动脉病△ 110
伴有轻偏瘫的偏侧抽搐状态 110
伴有躯体症状的轻度抑郁发作 388
伴有躯体症状的中度抑郁发作 388
伴有视网膜下膜的视网膜脱离复位术 19
伴有体验性感觉症状的发作 110
伴有听觉特点的常染色体显性遗传性癫痫 110
伴有增生膜的视网膜脱离复位术 19
伴有谵妄的阿片类药戒断状态 388
伴有谵妄的苯丙胺类兴奋剂戒断状态 388
伴有谵妄的大麻类物质戒断状态 388
伴有谵妄的多种药物和其他精神活性物质戒断状态 388
伴有谵妄的挥发性溶剂戒断状态 388
伴有谵妄的酒精戒断状态 388
伴有谵妄的可卡因戒断状态 388
伴有谵妄的氯胺酮戒断状态 388
伴有谵妄的其他兴奋剂(包括咖啡因)戒断状态 388
伴有谵妄的烟草戒断状态 388
伴有谵妄的镇静剂或催眠剂戒断状态 388
伴有谵妄的致幻剂戒断状态 388
伴中央颞区棘波的良性儿童癫痫 110
瓣膜性心肌病 63
棒球肘 226
包虫病△ 413
包裹性腹膜硬化 132
包裹性脓胸 350,410
包裹性气胸 188
包裹性心包积液 63
包裹性胸膜炎 350
包裹性胸腔积液 73
包裹硬化性腹膜炎△ 132
包涵体肌病 110
包涵体肌炎 226
包涵体性结膜炎 2

包涵体性纤维瘤病 226
包涵疣△ 384
包茎 210
包膜下肾切除术 217
包皮瘢痕切除术 217,289,385
包皮背侧切开术 217
包皮变应性水肿 210
包皮病损切除术 217,289,307,385
包皮垢 216
包皮龟头炎 363
包皮过长 210
包皮环切[术] 217
包皮环切术 289
包皮结石 210
包皮切开术 217
孢子丝菌病 363,410
胞质体肌病 110
保残重建 272
保留变性真皮的自体皮片移植术 298
保留长度开放截肢 272
保留假体的关节切开清创引流术 272
保留主动脉瓣的主动脉根部置换术△ 205
豹斑状白癜风 363
鲍恩病 363
鲍恩病△ 225
鲍恩样丘疹病 363
鲍洛病△ 122
鲍曼不动杆菌感染 410
鲍氏志贺菌痢疾 91
鲍氏志贺菌细菌性痢疾 410
暴发 127
暴发型流行性脑脊髓膜炎 410
暴发型脑膜炎奈瑟菌败血症 410
暴发型脑膜炎奈瑟菌脑膜脑炎 410
暴发性 1 型糖尿病 141
暴发性痤疮 363
暴发性类鼻疽 410
暴发性紫癜 363
暴发抑制 127
暴聋△ 23
暴食 395
爆裂性骨折 39,226
爆裂音 82
爆炸伤△ 254
爆震聋△ 23
爆震伤 293
爆震性聋 23
杯形耳 350
杯状耳 23
杯状耳矫正术 289
悲伤反应 395
北亚蜱传疹伤寒 410
贝尔麻痹△ 109
贝赫切特综合征 226
贝壳甲综合征 363
贝克肌营养不良 110
贝克肌营养不良△ 126
贝克焦虑问卷 398
贝克囊肿△ 237
贝克抑郁问卷 398
贝类中毒△ 409
贝内迪克特综合征 110
贝内特骨折 226
贝氏肌营养不良症△ 110

贝 - 维综合征 226,363
贝赞克斯综合征 363
背部瘢痕 293
背部单纯脊膜膨出 226
背部冻伤 404
背部冻伤伴组织坏死 404
背部蜂窝织炎 163
背部感染性窦道 363
背部肌肉病损切除术 272,289,307
背部开放性外伤 188,226
背部脓肿 363
背部浅表冻伤 404
背部切痂术 298
背部软组织损伤 226
背部痛 226
背部削痂术 298
背部脂肪增多症 141
背侧半脱位 226
背侧入路腕关节融合术 272
背景活动 127
背景型糖尿病视网膜病变 2
背景性视网膜病变和视网膜血管改变 2
背阔肌肌皮瓣 298
背阔肌移植术 165,272,289
背阔肌游离移植术 272
背痛△ 226
被动服从 395
被动攻击型人格障碍 388
被动攻击性人格 395
被动后伸试验(PLE 征) 226,269
被动牵拉试验(复视检查) 22
被动体验 395
被动吸烟 73
被洞悉感 395
被害妄想 395
被忽视或遗弃综合征 404
被监视感 395
被控制感 395
被控制妄想 395
被遗弃综合征△ 404
被钟情妄想 395
奔马律 70
贲门病损切除术 165
贲门部分切除伴食管 - 胃吻合术 165,307
贲门恶性肿瘤 91
贲门梗阻 91
贲门继发恶性肿瘤 91
贲门交界性肿瘤 91
贲门痉挛 91
贲门溃疡 91
贲门良性肿瘤 91
贲门淋巴结继发恶性肿瘤 91
贲门糜烂 91
贲门失弛缓 91
贲门食管连接处继发恶性肿瘤 91
贲门食管连接处原位癌 91
贲门松弛 91
贲门损伤 91,188
贲门狭窄 91
贲门血管瘤 91
贲门炎 91
贲门炎症△ 91
贲门脂肪瘤 91

贲门肿瘤△ 91
贲门肿物切除术 189
贲门周围血管结扎术 189
贲门周围血管离断术 165
本德格兰塔测验 398
本顿视觉保持测定 398
本体感觉诱发的反射性癫痫 110
本周蛋白尿 138
苯胺中毒 404
苯巴比妥中毒 404
苯丙胺类兴奋剂的有害使用 388
苯丙胺类兴奋剂急性中毒 388
苯丙胺类兴奋剂戒断状态 388
苯丙胺类兴奋剂所致的残留性和迟发性精
  神病性障碍 388
苯丙胺类兴奋剂所致的精神病性障碍 388
苯丙胺类兴奋剂所致的精神和行为障碍
  388
苯丙胺类兴奋剂所致的遗忘综合征 388
苯丙胺类兴奋剂依赖综合征 388
苯丙胺类兴奋剂引起的残留性和迟发性精
  神病性障碍 388
苯丙胺类兴奋剂引起的精神和行为障碍△
  388
苯丙胺类兴奋剂引起的遗忘综合征△ 388
苯丙胺类中毒性精神病△ 388
苯丙酮尿症 154,350,363
苯丙酮酸性精神幼稚病 154
苯的毒性效应 61
苯海索中毒 404
苯及其化合物中毒 404
苯及其同类物的氮衍生物和胺衍生物的毒
  性效应 61
苯所致白血病 404
苯同类物的毒性效应 61
苯妥英钠药物反应,中毒 404
苯中毒 404
苯中毒△ 408
泵衰竭 73
逼尿肌反射亢进 210
逼尿肌过度活动△ 210
逼尿肌无反射 210
逼尿肌无力 402
逼尿肌无收缩△ 210
鼻白喉 23
鼻孢子菌病 23,363
鼻背缺损 39
鼻背血管瘤 23
鼻背中线皮样囊肿及瘘管 23
鼻表皮开放性损伤 23
鼻病毒感染 410
鼻部瘢痕 293
鼻部表皮样囊肿 287
鼻部恶性肉芽肿 23
鼻部恶性肿瘤 23
鼻部分切除术 32,307,385
鼻部复合痣 287
鼻部感染 23
鼻部囊肿 23
鼻部脑膜瘤 23
鼻部皮肤恶性肿瘤 23
鼻部皮肤交界性肿瘤 23
鼻部皮肤良性肿瘤 23,39
鼻部皮肤色素痣 287

鼻部皮脂腺痣 287
鼻部痈△ 24
鼻侧切开术 32
鼻重建术 32,289
鼻重建修正术 32
鼻出血 23,161
鼻唇病损切除术 54,307
鼻唇沟成形术 32,289
鼻唇沟恶性肿瘤 23
鼻唇沟良性肿瘤 23
鼻唇沟皮瓣鼻成形术 289
鼻唇沟皮瓣 298
鼻 - 唇瘘管切除术 32
鼻唇囊肿 39
鼻唇皮瓣鼻成形术 32
鼻挫伤 23
鼻错构瘤△ 29,51
鼻大脑毛霉病 410
鼻道狭窄 23,31
鼻电凝止血 32
鼻窦 MRI 检查 37
鼻窦滴漏综合征 23
鼻窦恶性肿瘤 23
鼻窦骨瘤 23
鼻窦冠状位 CT 检查 37
鼻窦梅毒 23
鼻窦脓肿 23
鼻窦气囊肿 23
鼻窦切开异物取出术 32
鼻窦矢状位 CT 检查 37
鼻窦微创手术 32
鼻窦息肉 23
鼻窦炎 23,410
鼻窦造口术 32
鼻恶性黑色素瘤 23
鼻恶性肿瘤△ 23
鼻腭囊肿 23
鼻发育不良 29,51
鼻蜂窝织炎 23
鼻骨恶性肿瘤 23
鼻骨骨折 23
鼻骨骨折闭合复位术 32
鼻骨骨折切开复位术 32
鼻骨结核 23
鼻骨良性肿瘤 23
鼻骨塌陷 23
鼻横沟 363
鼻红粒病 363
鼻后滴漏 31
鼻坏疽 23
鼻坏死 23
鼻继发性畸形 39
鼻颊裂 23
鼻甲部分切除术 32
鼻甲成形术 32
鼻甲恶性肿瘤 23
鼻甲肥大 23
鼻甲激光消融术 32
鼻甲冷冻切除术 32
鼻甲良性肿瘤 23
鼻甲射频消融术 32
鼻甲微波烧灼术 32
鼻甲息肉 23
鼻甲消融术 32

鼻甲粘连　23
鼻尖成形术　32,289
鼻尖过低　23
鼻尖过高　23
鼻尖缺损　293
鼻疖　23
鼻结核　23
鼻睫神经痛　23,31
鼻疽　363,410
鼻开放性损伤　23
鼻科药物和制剂中毒　404
鼻孔狭窄△　293
鼻眶筛骨骨折　2
鼻眶筛骨折　23
鼻溃疡　23
鼻泪管闭锁　2
鼻泪管恶性肿瘤　2
鼻泪管骨性狭窄　2
鼻泪管激光探通插管术　32
鼻泪管狭窄　2
鼻泪管再通术　19
鼻泪管阻塞　2
鼻冷冻止血术　32
鼻良性肿瘤　23
鼻梁压迫感　31
鼻裂　23
鼻裂伤缝合术　289,385
鼻瘘　23
鼻漏　31
鼻颅底沟通性脑膜瘤△　23
鼻颅沟通性脑膜瘤△　23
鼻麻风　23
鼻毛假性毛囊炎　363
鼻霉菌病△　24
鼻囊肿　23
鼻内病损激光烧灼术　32
鼻内病损切除术　32
鼻内镜泪囊鼻腔造口术　32
鼻内镜筛窦纸板径路眶内壁整复术　19
鼻内镜上颌窦根治术　32
鼻内镜上颌窦开放术　32
鼻内镜上颌骨部分切除术　54
鼻内镜下腺样体消融术　32
鼻内窥镜下鼻甲成形术　289
鼻内窥镜下鼻中隔成形术　289
鼻内异物△　24
鼻黏膜切除止血术　32
鼻脓肿　23
鼻衄△　23
鼻疱疹　23
鼻皮肤病损切除术　32,289,307,385
鼻皮样囊肿　23
鼻平滑肌瘤　23
鼻前孔狭窄　293
鼻前庭病损切除术　32
鼻前庭恶性肿瘤　23
鼻前庭良性肿瘤　23
鼻前庭囊肿　23
鼻前庭囊肿切除术　32
鼻前庭湿疹　23
鼻浅表损伤　23
鼻腔鼻窦骨瘤△　23
鼻腔鼻窦活组织检查　37
鼻腔鼻窦继发性恶性肿瘤　23

鼻腔鼻窦瘘　23
鼻腔鼻窦脑膜瘤△　23
鼻腔鼻窦内翻性乳头状瘤　23
鼻腔鼻窦肉芽肿　23
鼻腔鼻窦血管瘤　23
鼻腔鼻窦原位癌　23
鼻腔闭锁　23
鼻腔恶臭　31
鼻腔反流　31
鼻腔及鼻窦异物　23
鼻腔继发恶性肿瘤　23
鼻腔交界性肿瘤　23
鼻腔扩张术　32
鼻腔良性肿瘤　23
鼻腔生物学行为未定肿瘤　39
鼻腔缩窄术　32
鼻腔息肉　23
鼻腔血管瘤　24
鼻腔异物取出术　32
鼻腔原位癌　24
鼻腔粘连松解术　32
鼻腔肿瘤　39
鼻腔子宫内膜异位症　322
鼻切开探查术　32
鼻切开异物取出术　32
鼻切开引流术　32
鼻清创术　32
鼻缺如　287
鼻乳头状瘤　24
鼻软骨恶性肿瘤　24
鼻软骨切开术　32
鼻软骨生物学行为未定肿瘤　39
鼻软骨肿瘤　39
鼻软组织挫伤△　23
鼻塞　31,82
鼻神经官能症　24
鼻神经胶质瘤　363
鼻石　24
鼻死骨切除术　32
鼻损伤　24
鼻痛　31
鼻外入路额窦开放术　32
鼻外伤　24
鼻息肉　24
鼻息肉病　24
鼻小柱成形术　32,289
鼻小柱过宽　31
鼻小柱缺损　24
鼻小柱塌陷　24
鼻性哮喘　24
鼻血肿　39
鼻咽闭锁矫正术　32
鼻咽病损切除术　32
鼻咽部 CT 检查　37
鼻咽部 MRI 检查　37
鼻咽部侧位片检查　37
鼻咽部恶性肿瘤　24
鼻咽部异物　24
鼻咽电极　127
鼻咽淀粉样变△　24
鼻咽淀粉样变性　24
鼻咽恶性肿瘤　318
鼻咽活组织检查　316
鼻咽交界性肿瘤　24

鼻咽扩张术　32
鼻咽瘘管切除术　32
鼻咽囊肿　24
鼻咽息肉　24
鼻咽纤维瘤　24
鼻咽纤维血管瘤△　24
鼻咽血管瘤　24
鼻咽血管纤维瘤　24
鼻咽炎　24
鼻咽异物△　24
鼻咽蝇蛆病　24,363
鼻咽原位癌　24
鼻咽粘连　24
鼻烟窝　226,269
鼻炎　24,73
鼻 - 眼眶曲霉病　363
鼻痒　31
鼻异物　24
鼻翼成形术　32,289
鼻翼恶性肿瘤　24
鼻翼缺损　24,293
鼻硬结病　24,363
鼻痈　24
鼻粘连　31
鼻真菌病　24,410
鼻正中瘘切除术　32
鼻植皮术　32
鼻植入物取出术　32,289
鼻中隔病损激光烧灼术　32
鼻中隔成形术　32,54,289
鼻中隔穿孔　24
鼻中隔穿孔修补术　32,289
鼻中隔恶性肿瘤　24
鼻中隔骨折　24
鼻中隔坏死　24
鼻中隔开放性损伤　24
鼻中隔溃疡　24
鼻中隔良性肿瘤　24
鼻中隔毛细血管瘤　24
鼻中隔脓肿　24
鼻中隔偏曲　24
鼻中隔入路　32
鼻中隔软骨移植术　32,289
鼻中隔脱位　24
鼻中隔息肉　24
鼻中隔血肿　24
鼻中隔粘连　24
鼻赘　24,363
比奥呼吸△　82
比目鱼肌肌瓣术　298
比奈 - 西蒙智力量表　398
比奈智力测验△　398
比气道阻力　86
比顺应性　86
比翼线虫病　410
吡啶斯明中毒△　408
吡哆醇缺乏　154
吡唑啉酮衍生物中毒　404
吡唑酮类中毒△　404
必需脂肪酸缺乏症　363
闭豁反射　59
闭合复位　272
闭合骨折△　226
闭合容积　86

闭合容积曲线 86
闭合容量 86
闭合伤 73
闭合性腹部损伤△ 163
闭合性骨折 226
闭合性喉外伤 24
闭合性腱鞘引流 272
闭合性颅骨骨折 176
闭合性颅脑损伤 293
闭合性脑神经组织检查 182
闭合性气胸 73,188,293
闭合性下颌支骨成形术 54
闭合性周围神经活组织检查 182,272
闭环通气 83
闭经 330
闭孔疝 91
闭孔疝修补术 165
闭孔神经缝合术 272
闭孔神经切断术 272
闭孔神经损伤 110
闭孔神经吻合术 272
闭孔神经移位术 272
闭目难立征 269
闭目难立征△ 226
闭塞性鼻音 31
闭塞性动脉炎 194
闭塞性动脉硬化 194
闭塞性动脉硬化症△ 194
闭塞性干燥性龟头炎 363
闭塞性细支气管炎 73
闭塞性细支气管炎△ 297
闭塞性血栓性脉管炎△ 203,381
闭式冲洗负压吸引疗法 272
闭式二尖瓣交界分离术 302
闭式灌洗引流 272
闭式三尖瓣交界分离术 302
闭锁殆 39
闭锁和狭窄△ 103
闭锁性阑尾 91
蓖麻子中毒 404
壁层胸膜恶性肿瘤△ 80
避孕 322
避孕(紧急避孕) 322
避孕(经腹输卵管绝育术) 330
避孕(经阴道输卵管绝育术) 330
避孕(口服避孕药) 322
避孕(皮下埋植) 322
避孕(外用避孕) 322
避孕药皮下埋植术 330
避孕药皮下取出术 330
避孕药药物反应 404
避孕药中毒 404
臂部瘢痕 293
臂部皮瓣鼻再造术 289
臂创伤性切断 226
臂丛神经恶性肿瘤 304
臂丛神经根炎 110
臂丛神经良性肿瘤 226
臂丛神经麻痹 110,226
臂丛神经上、中、下干缝合术 272
臂丛神经松解术 272
臂丛神经损害 110
臂丛神经损害△ 256
臂丛神经损伤 176,226,399

臂丛神经损伤后遗症 399
臂丛神经探查术 272
臂丛神经吻合术 272
臂丛神经炎 110
臂丛神经炎△ 110
臂丛神经移植术 272
臂冻伤伴有组织坏死△ 404
臂冻伤伴组织坏死 404
臂浅表冻伤 404
边缘切除术 272
边缘系统癫痫持续状态 110
边缘型人格障碍 388
边缘性红斑 363
边缘性角膜变性 2
边缘性角膜溃疡 2
边缘性前置胎盘 337
边缘性龈炎 39
边缘叶癫痫 110,388
边缘叶脑炎 110,388
边缘叶性癫痫持续状态△ 110
编织袋椎体后凸成形术 272
鞭虫病 91,410
扁豆中毒 404
扁脸 46
扁脸关节脱位足异常综合征△ 248
扁平骨盆 337
扁平黄瘤 363
扁平黄色瘤△ 363
扁平甲 363
扁平髋 226
扁平颅底 226
扁平前房 18
扁平苔藓 363
扁平苔藓-红斑狼疮重叠综合征 363
扁平苔藓样角化病 363
扁平苔藓样皮肤念珠菌病 363
扁平胸 82
扁平疣 363
扁平椎体、脊椎畸形性骨软骨炎 226
扁平足(骨科) 227
扁桃残体切除术 32
扁桃体白喉 24
扁桃体瘢痕 24
扁桃体伴腺样体切除术 32
扁桃体病损切除术 33,308
扁桃体病损射频消融术 33,308
扁桃体剥离法 33
扁桃体恶性肿瘤 24
扁桃体肥大 24,39
扁桃体肥大伴有腺样体肥大△ 27
扁桃体活组织检查 37
扁桃体激光切除术 33
扁桃体挤切法 33
扁桃体继发恶性肿瘤△ 30
扁桃体交界性肿瘤 24
扁桃体结核 24
扁桃体结石 24
扁桃体溃疡 24
扁桃体良性肿瘤 24
扁桃体囊肿 24
扁桃体脓肿引流术 33
扁桃体切除术 33
扁桃体手术后出血△ 408
扁桃体鼠疫 24

扁桃体术后出血 33
扁桃体息肉 24
扁桃体炎 24
扁桃体增生 24
扁桃体肿瘤△ 24
扁桃体肿物 24
扁桃体周脓肿 410
扁桃体周围蜂窝织炎 24
扁桃体周围脓肿 24
扁桃体周围脓肿引流术 33
扁周脓肿△ 24
变色牙△ 52
变态反应性△ 363
变态反应性虹膜睫状体炎 2
变态反应性接触性皮炎(毛皮引起)△ 9
变态反应性接触性皮炎(镍引起)△ 9
变态反应性接触性皮炎(染料引起)△ 10
变态反应性接触性皮炎(杀虫剂引起)△ 11
变态反应性接触性皮炎(食物引起)△ 11
变态反应性接触性皮炎(塑料引起)△ 12
变态反应性接触性皮炎(粘贴剂引起)△ 17
变态反应性接触性皮炎(植物引起)△ 18
变态反应性接触性皮炎△ 2
变态反应性脑炎 24
变态反应性气道炎症 73
变形杆菌败血症 350,410
变形杆菌肠炎 91
变形杆菌肺炎△ 350
变形杆菌脓毒血症△ 350
变形杆菌性肺炎 350
变形杆菌性脑膜炎 110
变形骨盆 337
变形鼓膜 24
变形性骨炎△ 248
变形性骨炎伴骨关节炎 141
变形性骨炎伴骨肉瘤 141
变形性骨炎伴颅神经受压 141
变形性脊柱炎 227
变形综合征 363
变性近视 2
变性手术 217
变性型唾液腺肿大症 39
变性真皮 298
变异型吉兰-巴雷综合征△ 112
变异型心绞痛 63
变异性卟啉病 363
变异性红斑角化病 363
变异性心绞痛△ 63
变异性掌跖角化病 363
变应性鼻炎 2
变应性肠炎 91
变应性接触性唇炎 363
变应性接触性皮炎 2
变应性结膜炎 2
变应性咳嗽 73
变应性迷路炎 24
变应性膀胱炎 210
变应性皮肤血管炎 363
变应性荨麻疹 350,363
变应性前列腺病 210
变应性肉芽肿(CSS综合征)△ 363
变应性肉芽肿病 363
变应性肉芽肿性血管炎肾损害△ 135
变应性湿疹 2

变应性胃炎 91
变应性血管炎 363
变应性支气管肺曲霉病 73,410
变应原点刺试验 387
变应原皮内试验 387
便秘 91,106
便潜血 91,106
便血 106,360
杓状软骨半脱位 36
杓状软骨次全切除术 36
杓状软骨内侧切除术 36
杓状软骨切除术 36
杓状软骨全切除术 36
杓状软骨脱位 36
标准肺容积轨迹 86
标准化成就测验 398
标准缓冲碱 86
标准碱剩余 86
标准碳酸盐 86
标准自动视野计 22
表层巩膜炎 2
表层角膜镜片镶嵌术 19
表达性语言障碍 388
表观扩散系数 127
表面活性物质吸入疗法 83
表面肌电描记术 37
表面张力 86
表皮剥脱性痤疮 363
表皮囊肿 363
表皮内上皮瘤 363
表皮内嗜中性 IgA 皮病 363
表皮溶解性鱼鳞病△ 363
表皮松解性棘皮瘤 363
表皮松解性角化过度病 363
表皮松解性角化过度型鱼鳞病 363
表皮松解性角化过度症△ 364
表皮细胞培养膜片 298
表皮细胞悬液 298
表皮下脓肿 227
表皮样瘤 176
表皮样囊肿 227
表皮样囊肿△ 363
表皮痣综合征 363
表浅放射治疗 319
表现焦虑 395
表象性盐皮质激素过多综合征 141
表演型人格 395
表演型人格△ 388
表演型人格障碍 388
髌股关节病 227
髌股关节不稳定 227
髌股关节骨关节炎△ 227
髌股关节外侧高压症 227
髌股关节置换 272
髌股疼痛综合征 227
髌骨半脱位 227
髌骨病损切除术 308
髌骨剥脱性骨软骨炎 227
髌骨不稳定 227
髌骨部分切除术 272
髌骨成形术 272
髌骨初级骨化中心幼年型骨软骨病 227
髌骨次级骨化中心幼年型骨软骨病 227
髌骨低位△ 229

髌骨恶性骨肿瘤 227
髌骨钢板内固定术 272
髌骨钢丝减张术 272
髌骨钢针内固定术 272
髌骨高位△ 233
髌骨骨软骨折△ 227
髌骨骨折 227
髌骨骨折闭合复位空心钉内固定术 272
髌骨骨折闭合复位术 272
髌骨骨折内固定术 272
髌骨骨折切开复位聚髌器内固定术 272
髌骨骨折切开复位螺钉内固定术 272
髌骨骨折切开复位术 272
髌骨骨折切开复位张力带钢丝内固定术 272
髌骨固定术 272
髌骨后脂肪垫综合征 141
髌骨肌腱炎 227
髌骨畸形 227
髌骨疾患 227
髌骨假体松动 227
髌骨交界性骨肿瘤 227
髌骨开窗引流术 272
髌骨开放性骨折清创术 272
髌骨良性骨肿瘤 227
髌骨螺钉内固定术 272
髌骨内固定物取出术 272
髌骨前滑囊炎 227
髌骨前黏液囊炎 227
髌骨切除术 272
髌骨缺血坏死 227
髌骨缺血性坏死△ 227
髌骨人工骨植骨术 272
髌骨软骨骨折 227
髌骨软骨软化 227
髌骨软骨损伤 227
髌骨软化△ 227
髌骨软化症△ 227
髌骨撕脱骨折 227
髌骨死骨去除术 272
髌骨脱位 227
髌骨外侧高压综合征 227
髌骨外侧过度挤压综合征△ 258
髌骨稳定术 272
髌骨袖套状骨折 227
髌骨袖套状撕脱骨折 227
髌骨幼年型骨软骨病 227
髌骨置换 272
髌后脂肪垫肥大 227
髌腱陈旧性断裂 227
髌腱断裂 227
髌腱末端病△ 256
髌腱炎 227,256
髌前滑囊炎△ 227
髌前水囊瘤 227
髌前脂肪垫肥大 227
髌韧带断裂 399
髌韧带损伤△ 227
髌韧带损伤 227,399
髌韧带移位术 272
髌韧带粘连 227
髌下脂肪垫肥大 227
髌阵挛 227,269
冰敷 403
丙基醇中毒 404

丙酸血症 154
丙糖磷酸异构酶缺乏症 157
丙酮刺激性接触性皮炎 2,363
丙酮尿 154
丙酮酸激酶缺乏症 157
丙酮酸缺乏 154
丙酮酸羧化酶缺乏症 141
丙酮酸脱羧酶缺乏 154
丙酮酸盐代谢和糖原异生紊乱 154
丙戊酸钠中毒 404
丙戊酸中毒 404
丙烯酸酯甲冠 54
丙烯酸酯填塞 54
丙烯酸酯牙 54
丙型病毒性肝炎 410
丙型肝炎病毒感染 132
丙型肝炎病毒相关肾小球肾炎 132
丙型肝炎病毒相关性肾炎 410
丙型肝炎病毒携带者 91
丙型肝炎肝硬化 61
丙型肝炎相关性肾病 91
丙型肝炎相关性肾炎△ 132
丙型流行性感冒 410
屏气发作 63,388
屏气时间 86
屏气试验 86
并发性白内障 2
并殖吸虫病 410
并指 227
并指(趾) 293
并指(趾)畸形△ 293
并指畸形△ 227
并指矫正术 272
并趾 227
并趾矫正术 272
病毒感染 227,410
病毒感染性皮肤病 363
病毒相关性 HPS 158
病毒性肠道感染 410
病毒性肠炎 91,410
病毒性出血热 363
病毒性肺炎 73,410
病毒性腹泻 410
病毒性肝炎 350,410
病毒性肝炎伴肝昏迷 350
病毒性肝炎丙型急性黄疸型 91
病毒性肝炎丙型急性无黄疸型 91
病毒性肝炎丙型急性淤胆型 91
病毒性肝炎丙型急性重型 91
病毒性肝炎丙型慢性轻度 91
病毒性肝炎丙型慢性淤胆型 91
病毒性肝炎丙型慢性中度 91
病毒性肝炎丙型慢性重度 91
病毒性肝炎丙型慢性重型 91
病毒性肝炎丙型亚急性重型 91
病毒性肝炎并发肝昏迷 91
病毒性肝炎重叠感染 91
病毒性肝炎后遗症 91
病毒性肝炎甲型急性黄疸型 91
病毒性肝炎甲型急性无黄疸型 91
病毒性肝炎甲型急性重型 91
病毒性肝炎甲型亚急性重型 91
病毒性肝炎甲型淤胆型 91
病毒性肝炎慢性轻度 91

病毒性肝炎慢性中度 91
病毒性肝炎慢性重度 91
病毒性肝炎三重感染(三重以上) 91
病毒性肝炎三重感染(三重以上,慢性轻度) 91
病毒性肝炎三重感染(三重以上,慢性中度) 92
病毒性肝炎三重感染(三重以上,慢性重度) 92
病毒性肝炎三重感染(三重以上,慢性重型) 92
病毒性肝炎双重感染(同时感染) 92
病毒性肝炎未分型急性黄疸型 92
病毒性肝炎未分型急性无黄疸型 92
病毒性肝炎未分型急性淤胆型 92
病毒性肝炎未分型急性重型(暴发型) 92
病毒性肝炎未分型慢性轻度 92
病毒性肝炎未分型慢性淤胆型 92
病毒性肝炎未分型慢性中度 92
病毒性肝炎未分型慢性重度 92
病毒性肝炎未分型慢性重型 92
病毒性肝炎未分型亚急性重型 92
病毒性肝炎乙型丁型(同时感染)急性黄疸型 92
病毒性肝炎乙型丁型(同时感染)急性无黄疸型 92
病毒性肝炎乙型丁型(同时感染)急性重型 92
病毒性肝炎乙型丁型(同时感染)亚急性重型 92
病毒性肝炎乙型丁型(重叠感染)慢性轻度 92
病毒性肝炎乙型丁型(重叠感染)慢性中度 92
病毒性肝炎乙型丁型(重叠感染)慢性重度 92
病毒性肝炎乙型丁型(重叠感染)慢性重型 92
病毒性肝炎乙型丁型(同时感染)淤胆型 92
病毒性肝炎乙型急性黄疸型 350
病毒性肝炎乙型急性无黄疸型 350
病毒性肝炎乙型急性重型 350
病毒性肝炎乙型亚急性重型 350
病毒性肝炎乙型淤胆型 350
病毒性肌炎 110
病毒性角膜炎 2
病毒性结膜炎 2,350
病毒性脑脊髓炎 410
病毒性脑膜脑炎 110,410
病毒性脑膜炎 110,411
病毒性脑炎 110,410
病毒性脑炎后遗症 110
病毒性前葡萄膜炎 2
病毒性肾炎 411
病毒性胃肠炎 92,411
病毒性小肠炎 92
病毒性心包炎 63
病毒性心肌心包炎 63
病毒性心肌炎 63,350,411
病毒性心肌炎后遗症 63
病毒性咽结膜炎 2,350
病毒性咽炎 24
病毒性疣 363,411
病毒疹 363
病理反射 227,269
病理活组织检查 286
病理缩复环 337
病理象征性思维 395

病理性半醒状态 395
病理性赌博 388
病理性分流 73
病理性骨折 227
病理性骨折△ 227,232
病理性激情 388
病理性脊椎滑脱 227
病理性近视 2
病理性髋关节脱位△ 247
病理性髋脱位△ 237
病理性男性乳房发育症△ 163
病理性上网 395
病理性肾结核 210
病理性说谎 395
病理性髓多汗症 363
病理性偷窃 388
病理性囤积 395
病理性脱位 227
病理性心境恶劣 388
病理性药物损害 404
病理性远视 2
病理性赘述 388
病理性纵火 388
病理性醉酒 388
病态窦房结综合征 63
病态肥胖症 141
病态性肥胖 153
病态造血 161
病席尔德病△ 118
病灶刮除术 272
病灶内切除术 272
病灶性扁桃体炎 24
波幅 127
波间期 127
波兰综合征△ 262
波利策法 37
波率 127
波士顿疹病 363
波特截瘫△ 241
波形 127
波形离散 127
波形衰减 127
波形图监测 86
波伊茨-耶格综合征 363
玻璃膜疣 2
玻璃体变性 2
玻璃体抽液术 19
玻璃体淀粉样变性 2
玻璃体后脱离 2
玻璃体后脱离合并玻璃体积血 2
玻璃体后脱离合并视网膜出血 2
玻璃体后脱离合并视网膜裂孔 2
玻璃体黄斑牵拉综合征 2
玻璃体黄斑牵引△ 2
玻璃体混浊 2,18
玻璃体积血 2
玻璃体疾患 2
玻璃体囊肿 2
玻璃体内结晶沉积 2
玻璃体脓肿 2
玻璃体劈裂 2
玻璃体气体漏 2
玻璃体腔穿刺术 19
玻璃体腔内猪囊尾蚴切除取出术 19

玻璃体切除术 19
玻璃体切除+眼内填充术 19
玻璃体切除术后白内障超声乳化摘除+人工晶状体植入术 19
玻璃体切除术后视网膜脱离 2
玻璃体疝 2
玻璃体视网膜变性(星状体) 2
玻璃体视网膜机化 2
玻璃体视网膜手术后 2
玻璃体视网膜手术联合白内障超声乳化摘除(人工晶状体植入或不联合人工晶状体植入) 19
玻璃体视网膜手术联合晶体切除(人工晶状体植入或不联合人工晶状体植入) 19
玻璃体视网膜粘连 2
玻璃体脱出 2
玻璃体先天性畸形 2
玻璃体炎 2
玻璃体再积血 2
玻璃体增生 2
玻利维亚出血热 363,411
玻片离心法 128
剥痂术 298
剥膜引产术 347
剥脱性唇炎 363
剥脱性骨软骨炎 227
剥脱性角质松解症 363
剥脱性皮炎 363
剥脱性食管炎 24
剥脱性龈炎 39
播散型类圆线虫病 92
播散性孢子丝菌病 363
播散性带状疱疹△ 366
播散性单纯疱疹 363
播散性豆状皮肤纤维瘤病 363
播散性复发性漏斗部毛囊炎 363
播散性副球孢子菌病 411
播散性汗孔角化病 363
播散性坏死性脑白质病 110
播散性黄瘤 141
播散性黄色瘤 153
播散性荚膜组织胞浆菌病 411
播散性类圆线虫病△ 92
播散性淋球菌感染 363
播散性脉络膜视网膜炎 2
播散性脉络膜炎 2
播散性毛霉病 363,411
播散性念珠菌病 363,411
播散性诺卡菌病 411
播散性盘状红斑狼疮 363
播散性浅表光线性汗孔角化病 364
播散性浅表性光化性汗孔角化症△ 363
播散性青霉病 411
播散性球孢子菌病 350,364,411
播散性曲霉病 411
播散性视网膜炎 2
播散性粟粒性皮肤结核 364
播散性血管内凝血△ 295,353
播散性芽生菌病 411
播散性隐球菌病 350,411
播散性掌跖角化病伴角膜营养不良 364
播散性真菌感染 411
播散性脂质肉芽肿病 364
播散性组织胞质菌病 364

伯基特淋巴瘤　158
伯里奥 - 伯里尔综合征　364
伯特 - 霍格 - 杜布综合征　364
伯 - 韦综合征△　354
勃起功能障碍　210
博格评分　86
博氏线　364
搏动感　227,269
薄基底膜肾病　132
薄甲　363
薄中厚皮片移植　298
卟啉病　364
卟啉病△　124
卟啉病脑病　110
卟啉病神经病　110
卟啉检测　387
补偿曲线　59
补偿曲线曲度　59
补呼气量　86
补体缺陷综合征　364
补体溶血敏感试验　161
补吸气量　86
不安腿综合征　110
不伴乳突开放术的鼓室成形术　33
不伴有精神病性症状的躁狂△　388
不伴有精神病性症状的躁狂发作　388
不伴有精神病性症状的重度抑郁发作　389
不伴有精神分裂症症状的急性精神病障碍　389
不伴有精神分裂症症状的急性精神病性障碍（伴有急性应激反应）　389
不伴有精神分裂症症状的急性精神病性障碍（不伴急性应激反应）　389
不伴有躯体症状的轻度抑郁发作　389
不伴有躯体症状的中度抑郁发作　389
不成熟人格　395
不成形幻视　395
不典型孤独症　389,399
不典型黑色素细胞增生　227
不典型慢性粒细胞白血病　158
不典型慢性粒细胞白血病（BCR-ABL1 阴性）　158
不典型膜性肾病　132
不典型失神发作　110
不典型细胞性蓝痣　364
不典型纤维黄色瘤　227
不典型心房扑动　63
不定型心肌病　63
不定型志贺菌痢　92
不动杆菌败血症　411
不动杆菌肺炎　73
不对称鼻尖　24
不复位瓣　54
不规律腹痛　347
不规则的睡眠 - 觉醒型　110
不规则散光　2
不规则眼运动　2
不可分类的幽门痉挛△　105
不可复性关节盘移位　39
不可吸收性手术材料引起的机械性并发症　404
不良习惯性牙磨损　39
不良孕产史　337
不明原因性不孕症　322

不能分类的骨髓增生异常综合征 / 骨髓增殖性肿瘤　158
不能分类的骨髓增殖性肿瘤　158
不宁腿综合征　73
不宁腿综合征△　110
不排卵性不孕　326
不全流产　322
不全麻痹　227
不全人工流产△　325
不全性并指(趾)　293
不全性带状疱疹　364
不射精症　210
不适　402
不适和疲劳△　402
不完全可逆性气流受限　73
不完全臀先露　337
不完全型海豹肢　227
不完全性肠梗阻　92,350
不完全性单瘫　399
不完全性腭裂　39
不完全性骨折　227
不完全性脊髓损伤　227
不完全性脊髓损伤△　240
不完全性上肢单瘫　399
不完全性双上肢瘫　399
不完全性瘫痪　399
不完全性下肢单瘫　399
不完全性胸部脊髓损伤　399
不完全性血管闭塞　227
不完全性右束支传导阻滞　63
不完全性子宫破裂　337
不完全性左束支传导阻滞　63
不完全血液学反应　158
不完全医疗性流产并发出血　322
不完全医疗性流产并发弥散性血管内凝血　322
不完全医疗性流产并发盆腔感染　322
不完全医疗性流产并发生殖感染　322
不完全医疗性流产并发栓塞　322
不完全医疗性流产并发心动过缓　322
不完全医疗性流产并发子宫感染　322
不完全医疗性流产并发子宫颈裂伤　322
不完全自然流产　322
不完全自然流产并发出血　322
不完全自然流产并发盆腔感染　322
不完全自然流产并发盆腔器官损伤　322
不完全自然流产并发肾衰竭　322
不完全自然流产并发生殖道感染　322
不完全自然流产并发栓塞　322
不完全自然流产并发休克　322
不完善牙髓治疗　39
不稳定产式　337
不稳定型心绞痛　61
不稳定性瘢痕　293
不稳定性心绞痛　63
不吸收缝线并发症　2
不显骨折△　264
不协调性子宫收缩过强　337
不应期　128
不育　210
不孕症　322
不自主运动评定量表　398
布 - 加综合征△　91
布克综合征　364

布拉格峰　319
布莱洛克 - 汉隆手术　302
布朗 - 法尔科 - 马杰斯库综合征　364
布朗 - 塞卡尔综合征　110
布朗 - 塞卡尔综合征△　240
布朗 - 塞卡尔综合征　399
布朗氏病　227
布劳尔综合征　364
布雷德痴呆评定量表　398
布里凯综合征　389
布卢姆综合征　364
布鲁加达综合征　63
布鲁津斯基征△　225
布鲁菌病　2,364
布鲁菌病脊椎炎　227
布鲁菌病葡萄膜炎　2
布鲁氏菌病　411
布鲁氏菌病关节炎　411
布鲁氏菌病脊柱炎　411
布罗迪脓肿　227
布洛芬药物反应　404
布洛芬中毒△　404
布沙尔结节　227
布沙尔结节伴关节病　227
布氏杆菌病△　2
布氏杆菌多发性神经根神经病　110
布氏杆菌关节炎△　227
布氏杆菌性关节炎　227
布氏杆菌性脑膜炎△　110
布氏杆菌性脑炎　110
布氏冈比亚锥虫病　411
布氏姜片虫病　411
布氏菌脊柱炎△　227
步态检查　403
步行负荷试验　227,269
部分白化病　364
部分白化病免疫缺陷综合征　364
部分表面置换　272
部分髌骨切除术　272
部分肠外营养　83
部分唇缺损　287
部分肺静脉异位引流矫正术　302
部分关节内骨折　227
部分冠　54
部分缓解　158
部分人工听骨植入术　33
部分调节性内斜视　2
部分脱出　39
部分细胞遗传学反应　158
部分型肺静脉异位引流 [镰刀综合征] 矫治　205
部分性持续性癫痫状态　110
部分性癫痫持续状态　110
部分性癫痫发作　110
部分性发作继发全面性发作　110
部分性房室隔缺损　194
部分性肺静脉异常连接　194
部分性葡萄胎　322
部分性葡萄胎和胎儿共存　337
部分性前置胎盘　337
部分性脂肪营养不良　141
部分性中枢性尿崩症　141
部分咽切除术　33
部分液体通气　83

部分阴道发育不全△ 327
部分主动脉弓人工血管置换术 205

C

擦烂红斑△ 61,374
擦烂性念珠菌病 364
擦伤 364
采胶工溃疡 411
菜花状耳 293
参考点 187,319
参考电极 128
参与垂体功能与发育的转录因子缺陷所致
　的甲状腺功能减退症 141
餐后低血压 194
残窦综合征（胃切除术后） 92
残端修整术 272
残端修正术 272
残端综合征 227,399
残根 39
残根埋伏 39
残冠 39
残毁型关节病型银屑病 364
残角子宫 322
残角子宫切除术 330
残角子宫妊娠破裂 337
残留胆囊管炎 92
残留卵巢切除术 308,330
残留输卵管 - 卵巢切除术 308,330
残留输卵管切除术 330
残留型精神分裂症 389
残留牙根△ 52
残片 39
残气量 86
残髓炎 39
残胃恶性肿瘤 92
残胃溃疡 92
残胃溃疡癌变伴出血 92
残胃溃疡伴出血 92
残胃切除术 165,308
残胃炎 92
残胃炎伴出血 92
残余胆囊结石 92
残余胆囊切除术 165,308
残余喉切除术 33
残余甲状腺切除术 33
残余近视 2
残余卵巢综合征 322
残余囊肿 39
残余屈光不正 2
残余散光 2
残余肾切除术 217,308
残余性内斜视 2
残余性青光眼 2
残余性外斜视 2
残余牙根囊肿△ 39
残余牙根脓肿 39
残余远视 2
残余子宫颈切除术 308,330
残总气量百分比 86
蚕豆病 158
蚕蚀性角膜溃疡 2
苍白球黑质红核色素变性 110
苍白球切开术 182,308

苍白球射频毁损术 182,308
藏毛囊肿 364
藏毛囊肿切除术 165
藏毛囊肿切开术 165
藏毛脓肿 411
操作后窦道 404
操作后瘘 404
操作后尿道狭窄 210,322
操作后皮下气肿 404
操作后肾衰竭 322
操作后血管内异物残留 194
操作时意外穿透或撕裂 404
操作中肠损伤 404
操作中胆管损伤 404
操作中腹壁血管破裂 404
操作中肌腱断裂 404
操作中膀胱撕裂 404
操作中膀胱损伤 404
操作中器官损伤 404
操作中神经损伤 404
操作中输尿管损伤 404
操作中休克 194
操作中血管损伤 404
糙皮病 141,364
糙皮病△ 146
糙皮病性多神经病 110
草莓舌 419
草莓状胆囊 92
草酸尿 154,210
草酸盐沉积症 154
侧壁开眶内肿物摘除术 19
侧壁再发心肌梗死 63
侧窦栓塞 110
侧窦周围脓肿 110
侧方殆 59
侧方殆平衡 59
侧方加压 54
侧方髁导斜度 59
侧方髁道斜度 59
侧方平衡殆 59
侧方移位 39
侧方运动 59
侧殆颌位 59
侧颈部穿刺 128
侧颈区淋巴结清扫术 165
侧颅底肿瘤切除术 33
侧貌描记器 59
侧脑室病损切除术 308
侧脑室病灶切除术 182
侧脑室穿刺 361
侧脑室囊肿 176
侧脑室脑膜瘤 176
侧脑室造瘘术 182
侧脑室枕大池分流术 182
侧索联合变性病△ 114
侧突型椎间盘突出 227
侧位肺功能 86
侧卧位通气 83
侧向滑动瓣 54
侧胸壁游离肌皮瓣术 298
侧胸皮瓣术 298
侧隐窝 227
侧隐窝狭窄症 227
层间积液综合征 2

插管困难 404
插管失败 404
插入电位 128
插入性室性期前收缩△ 66
插植 319
茶苯海明中毒 61
茶毛虫皮炎 364
查多克征 227,269
查多克征△ 225
查尔斯手术 33,165,217,308
差异性发绀 70
产程和分娩的并发症 337
产程图 348
产程中出血 337
产程中子痫 337
产道裂伤 337
产道血肿 337
产道血肿清除术 347
产毒性腹泻 411
产后并发急性肺水肿 337
产后出血 337
产后出血止血 347
产后垂体功能不全综合征 141
产后垂体前叶功能减退危象 141
产后刮宫术 347
产后即时出血 337
产后弥散性血管内凝血 337
产后尿潴留△ 340
产后溶血尿毒综合征 132
产后纤维蛋白溶解亢进 337
产后纤维蛋白原缺乏血症 337
产后抑郁 337,395
产后抑郁症△ 395
产后子宫次全切术 330
产科肺栓塞 337
产科会阴裂伤缝合术 347
产科会阴阴道裂伤修复术 347
产科空气栓塞 337
产科脓毒性栓塞 337
产科脓血性栓塞 337
产科破伤风 411
产科手术或操作后心力衰竭 337
产科手术或操作后心脏停搏 337
产科休克 337
产科阴道裂伤缝合术 347
产科脂肪栓塞 337
产力异常 337
产瘤 355
产气杆菌肠炎 92
产气杆菌性肺炎△ 350
产气荚膜杆菌败血症 350
产气荚膜杆菌性肺炎 350
产前出血 337
产前出血伴低纤维蛋白原血症 337
产前出血伴弥散性血管内凝血 337
产前出血伴纤维蛋白原缺乏血症 337
产前良性低磷酸酶症 141
产前筛查 337
产前筛查异常 337
产前子痫 337
产钳和胎头吸引器联合助娩 348
产钳术单胎助娩 348
产钳旋转胎头 347
产钳应用失败 337

产钳助产术 347
产褥病率 337
产褥感染△ 337
产褥期 337
产褥期病毒性肝炎 337
产褥期病毒性疾病 337
产褥期不完全性肠梗阻 337
产褥期肠梗阻 337
产褥期传染病 337
产褥期猝死 337
产褥期大脑静脉窦血栓形成 337
产褥期大脑静脉血栓形成 337
产褥期低蛋白血症 337
产褥期恶性肿瘤 337
产褥期耳和乳突疾病 337
产褥期发热 337
产褥期肺动脉高压 337
产褥期肺栓塞 337
产褥期腹膜炎 337
产褥期肝肾综合征 337
产褥期感染 337
产褥期股内收肌腱炎 337
产褥期骨软化 227
产褥期骨软化症△ 227
产褥期合并精神障碍 337
产褥期呼吸系统疾病 337
产褥期化脓性乳腺炎 337
产褥期化脓性乳腺炎哺乳困难 337
产褥期肌肉骨骼系统和结缔组织疾病 337
产褥期急性肾衰竭 337
产褥期寄生虫病 337
产褥期甲状腺炎 337
产褥期间质性乳腺炎 337
产褥期间质性乳腺炎哺乳困难 337
产褥期交界性肿瘤 337
产褥期结核病 337
产褥期精神障碍 389
产褥期静脉并发症△ 337
产褥期静脉病 337
产褥期静脉炎 337
产褥期良性肿瘤 337
产褥期淋病 337
产褥期麻醉并发症 337
产褥期麻醉相关的肺压力性萎陷 337
产褥期麻醉相关的门德尔松综合征 337
产褥期麻醉相关的胃内容物或分泌物吸入
    338
产褥期麻醉相关的吸入性肺炎 338
产褥期麻醉相关的心力衰竭 338
产褥期麻醉相关的心脏停搏 338
产褥期梅毒 338
产褥期泌尿生殖道感染 338
产褥期泌尿生殖系统疾病 338
产褥期脑血管病 338
产褥期内分泌、营养和代谢疾病 338
产褥期脓毒病 338
产褥期膀胱炎 338
产褥期盆腔血栓性静脉炎 338
产褥期皮肤和皮下组织疾病 338
产褥期贫血 338
产褥期轻度贫血 338
产褥期乳房淋巴管炎 338
产褥期乳房淋巴管炎哺乳困难 338
产褥期乳头感染 338

产褥期乳头感染哺乳困难 338
产褥期乳头皲裂 338
产褥期乳头皲裂哺乳困难 338
产褥期乳腺囊肿 338
产褥期乳腺囊肿哺乳困难 338
产褥期乳腺脓肿 338
产褥期乳腺脓肿哺乳困难 338
产褥期乳腺炎 338
产褥期乳腺炎哺乳困难 338
产褥期乳溢 338
产褥期乳汁淤积 338
产褥期伤口血肿 338
产褥期涉及免疫系统疾患 338
产褥期深静脉血栓形成 338
产褥期神经系统疾病 338
产褥期实质性乳腺炎 338
产褥期实质性乳腺炎哺乳困难 338
产褥期输卵管卵巢炎 338
产褥期胎盘息肉 338
产褥期外阴静脉曲张 338
产褥期下肢静脉曲张 338
产褥期先天性畸形、变形和染色体异常
    338
产褥期消化系统疾病 338
产褥期心功能不全 338
产褥期心肌病 338
产褥期性传播感染性疾病 338
产褥期性传播模式感染△ 338
产褥期血栓形成 338
产褥期血栓性静脉炎 338
产褥期血栓性浅静脉炎 338
产褥期血液和造血器官疾病 338
产褥期循环系统疾病 338
产褥期眼和附器疾病 338
产褥期抑郁△ 337
产褥期抑郁症△ 337
产褥期阴道炎 338
产褥期原虫病 338
产褥期原位肿瘤 338
产褥期障碍 389
产褥期痔 338
产褥期重度贫血 338
产褥期子宫颈炎 338
产褥期子宫内翻 338
产褥期子宫内膜炎 338
产褥期子痫 338
产伤 350
产伤骨折 227
产伤性阴道裂伤 338
产伤致埃尔布麻痹 227
产伤致膈神经麻痹 227
产伤致克隆普克麻痹△ 357
产伤致新生儿锁骨骨折 227
产时出血 338
产瘫 227
颤抖 128
猖獗龋 39
长 QT 综合征 63
长 RR 间期 63
长程持续性房颤 63
长程氧疗 83
长谷川痴呆量表 398
长骨病理性骨折 227
长骨釉质瘤 227

长面综合征 39
长膜壳绦虫病 411
长期不规则发热 411
长潜伏期躯体感觉诱发电位 128
长头(畸形) 39
肠阿米巴病 92,411
肠病毒感染△ 92
肠病毒性脑膜炎△ 110
肠病毒性脑炎 110
肠病相关 T 细胞淋巴瘤 158
肠病性关节炎 227
肠病性肢端皮炎 364
肠产毒性大肠埃希菌感染 411
肠弛缓药中毒 404
肠充血 293
肠重复△ 92,350
肠重复畸形 92,350
肠出血 92,293,350
肠出血性大肠埃希菌感染 411
肠出血性大肠埃希氏菌肠炎 92
肠穿孔 293
肠穿孔△ 94
肠穿孔(操作中)△ 404
肠穿孔由于内镜操作 404
肠道病毒感染 92,350
肠道病毒性脑膜炎 110,411
肠道病毒性脑炎 411
肠道病原性大肠埃希菌感染 411
肠道大肠埃希菌感染 411
肠道滴虫病 92
肠道恶性肿瘤 92
肠道感染 92
肠道感染所致精神障碍 389
肠道钩虫病 92,411
肠道管圆线虫病 411
肠道寄生虫病 92,411
肠道菌群失调 92
肠道类圆线虫病 92
肠道慢性缺血性综合征 92
肠道毛滴虫病△ 92
肠道毛细线虫病 92,411
肠道念珠菌病 92,350,411
肠道球虫病 92,411
肠道蛲虫病 92,411
肠道新膀胱术 217
肠道血管圆线虫病 92
肠道厌氧菌感染 92
肠道原虫感染 411
肠道真菌感染 92,293
肠毒性大肠埃希氏菌肠炎 92
肠二糖酶缺乏及二糖吸收不良 92
肠梗阻 92,350
肠梗阻伴粘连 92
肠功能紊乱 92
肠管代输尿管术 217
肠坏疽 92,350
肠坏死 92,350
肠坏死△ 100,354
肠蛔虫病 92
肠激素分泌过多 154
肠寄生虫性脓肿 411
肠交界性肿瘤 92
肠绞窄 92,350
肠绞窄合并坏死 350

肠绞窄坏死 92
肠结核 92
肠结石 92
肠痉挛 92
肠扩大膀胱术 217
肠扩张 92
肠淋巴干 - 小静脉吻合术 165,308
肠淋巴管扩张 92
肠瘘 92
肠麻痹 92,350
肠鸣音亢进 92,106
肠鸣音消失 92,106
肠鸣音异常 92,106
肠内营养 83
肠黏附性大肠埃希氏菌肠炎 92
肠扭转 92
肠脓肿 92
肠破裂 92,350
肠破裂△ 98
肠嵌塞 92
肠腔分流术△ 165
肠切除后综合征△ 94,351
肠侵袭性大肠埃希氏菌肠炎 92
肠侵袭性大肠埃希氏菌感染 411
肠球菌败血症 350,411
肠球菌性脓毒血症△ 350,367
肠缺血梗死 92
肠蠕动亢进△ 100
肠伤寒所致精神障碍 110,389
肠上皮化生 92
肠鼠疫 92
肠炭疽 92
肠绦虫病 92
肠套叠 92
肠外耶尔森菌病 411
肠外营养 83
肠外置段的切除术 165
肠外置段切除术 308
肠外置术 165,308
肠吻合口狭窄 92
肠吸虫病 411
肠吸收不良 92
肠吸收障碍△ 92
肠系膜病损切除术 165,308
肠系膜动脉供血不足 92
肠系膜动脉夹层 194
肠系膜动脉结扎术 165
肠系膜动脉瘤 194
肠系膜动脉栓塞 92
肠系膜动脉栓塞伴肠坏死 92
肠系膜动脉狭窄 92
肠系膜动脉血栓形成 92
肠系膜动脉炎 92
肠系膜动脉硬化 93
肠系膜恶性肿瘤 93
肠系膜钙化 93
肠系膜固定术 165,308
肠系膜坏疽 93
肠系膜活组织检查 174,316
肠系膜继发恶性肿瘤 93
肠系膜间皮瘤 93
肠系膜交界性肿瘤 93
肠系膜结核 93
肠系膜静脉 - 下腔静脉分流术 165

肠系膜静脉缝合术 165
肠系膜静脉畸形 93
肠系膜静脉血栓形成 93
肠系膜静脉血栓形成伴肠坏死 93
肠系膜良性肿瘤 93
肠系膜裂孔疝 93
肠系膜裂伤△ 93,163
肠系膜淋巴管瘤(囊肿)切除术 165,217,
  308
肠系膜淋巴结根治性切除术 165,308
肠系膜淋巴结继发恶性肿瘤 93
肠系膜淋巴结结核 93
肠系膜淋巴结切除术 165,217,308
肠系膜淋巴结清扫术 217
肠系膜淋巴结炎 93
肠系膜淋巴结炎△ 99
肠系膜囊肿 93
肠系膜扭转 93
肠系膜脓肿 93
肠系膜乳糜囊肿 93
肠系膜丛交感神经损伤 110
肠系膜上动脉夹层 93
肠系膜上动脉夹层动脉瘤△ 93,194
肠系膜上动脉瘤 194
肠系膜上动脉损伤 163,194
肠系膜上动脉综合征 93,293
肠系膜上静脉损伤 163,194
肠系膜上静脉血栓 93
肠系膜上静脉血栓切除术 217
肠系膜撕裂 93,163
肠系膜损伤 93,163
肠系膜下丛交感神经损伤 110
肠系膜下静脉损伤 194
肠系膜修补术 165,308
肠系膜血管瘤 93
肠系膜炎 93,350
肠系膜粘连 93
肠系膜脂肪瘤 93
肠系膜肿物 93
肠狭窄 93,350
肠狭窄坏死 93,350
肠纤维脂肪瘤 93
肠消化不良 93
肠型放射病 293
肠旋转不良△ 103,355
肠血管畸形 93
肠血管扩张 93
肠血管瘤 93
肠血管增生 93
肠移植排斥 404
肠移植失败 404
肠易激综合征 93,395
肠蝇蛆病 93,411
肠瘘△ 97,163
肠源性感染 73,163,293
肠源性囊肿 73
肠源性囊肿△ 103
肠源性脂肪代谢障碍 93
肠造瘘术后功能障碍 93
肠粘连 93
肠粘连松解术 165
肠粘连性狭窄 93
肠胀气 93

肠脂肪瘤 93
肠致病性大肠埃希氏菌肠炎 93
肠 - 子宫瘘 93
肠子宫瘘 322
常春藤征 128
常规潮气量 83
常规潮气容积△ 83
常规潮气容积机械通气 83
常规放射治疗 319
常规分次照射 319
常规机械通气 83
常年性过敏性结膜炎 2
常频通气 361
常染色体显性多囊肾病 132
常染色体显性发作性睡病、肥胖和 2 型糖尿
  病 110
常染色体显性骨硬化症 141
常染色体显性甲状旁腺功能亢进症 141
常染色体显性小脑共济失调、耳聋和发作性
  睡病 110
常染色体显性型少汗性外胚层发育不良 364
常染色体显性夜发性额叶癫痫 110
常染色体显性遗传的多囊肾病 110
常染色体显性遗传多囊肾病△ 110
常染色体显性遗传性 Kir6.2 突变所致高胰
  岛素血症 141
常染色体显性遗传性 SUR1 缺陷所致高胰
  岛素血症 141
常染色体显性遗传性低血磷性佝偻病 141
常染色体显性遗传性低血磷性骨软化 141
常染色体显性遗传性多囊肾△ 132
常染色体显性遗传性共济失调 110
常染色体显性遗传性肌蛋白病 110
常染色体显性遗传性视网膜血管病和脑白
  质病 110
常染色体显性遗传性牙龈纤维瘤病△ 52
常染色体显性转移性角化病 364
常染色体隐性多囊肾病 132
常染色体隐性骨硬化症 142
常染色体隐性型少汗性外胚层发育不良
  364
常染色体隐性遗传性 Kir6.2 缺乏所致高胰
  岛素血症 142
常染色体隐性遗传性 SUR1 缺乏所致高胰
  岛素血症 142
常染色体隐性遗传性低血磷性佝偻病 142
常染色体隐性遗传性低血磷性骨软化 142
常染色体隐性遗传性多囊肾△ 132
常染色体隐性遗传性共济失调 110
常染色体隐性遗传性聋 24
常温下肝血管隔离无血肝切除术 165
常温下全肝入肝血流阻断法 165
常温下全肝血流阻断法 165
常现曼森丝虫病 411
超低出生体重儿 350
超低剂量率 319
超分割放疗 319
超高剂量率 319
超极化 128
超价观念 395
超敏反应性唇炎△ 363
超强刺激 128
超声(CT)引导下肝病损冷冻治疗术 165
超声(CT)引导下肝病损射频消融术 165

超声(CT)引导下肝病损微波固化术 165
超声(CT)引导下肝病损无水乙醇注射术 165
超声波(声像图)检查 22
超声波治疗 403
超声洁治术 54
超声聚焦腹壁子宫内膜异位病灶消融术 330
超声聚焦子宫肌瘤消融术 330
超声聚焦子宫腺肌瘤消融术 330
超声内镜检查 108
超声内镜检查术 106
超声内镜下腹腔神经丛阻断术 106
超声内镜引导下囊肿引流术(经胃壁) 106
超声内镜引导下细针穿刺活检/抽吸术 106
超声内镜引导下胰腺囊肿抽液检查 106
超声内镜引导下胰腺针吸细胞学检查 106
超声生物显微镜 22
超声声门图检查 37
超声碎石术 217
超声心动图 72,361
超声药物透入治疗 403
超声引导下耻骨上膀胱造口导尿管插入术 217,308
超声引导下胆管穿刺引流术 107,308
超声引导下胆囊穿刺引流术 107
超声引导下胆囊穿刺引流术△ 165
超声引导下电吸人流术 330
超声引导下肝病损射频消融术 308
超声引导下肝穿刺活组织检查 174,316
超声引导下肝活检 107
超声引导下肝脏病变射频消融术 107
超声引导下经皮穿刺术 308
超声引导下经皮肝穿刺胆管引流术 308
超声引导下经皮经肝胆管引流术 107,165
超声引导下经皮经肝胆囊穿刺引流术 165
超声引导下卵巢穿刺取卵术 330
超声引导下盆腔穿刺术 217
超声引导下前列腺穿刺 217,308
超声引导下肾病损射频消融术 217,308
超声引导下肾穿刺活组织检查 217,316
超声引导下输卵管通液术 330
超声引导下胎儿腹水引流术 347
超声引导下胎儿胸腔积液引流术 347
超声引导下胸腔穿刺术 62,189,308
超声引导下血管瘤注射术 289
超声引导下羊水减量术 347
超声引导下痔结扎术 165
超声引导下子宫纵隔切除术 330
超声支气管镜气管旁淋巴结穿刺术 189
超未成熟儿 350
超重 142
潮气呼气峰流量 86
潮气呼吸流量-容积曲线 86
潮气量 86
潮式腹膜透析 137
潮式呼吸 73,82
撤机 83
撤机方法 83
尘肺△ 74,404
尘肺伴结核△ 76,404
尘肺病 404
尘肺合并结核 404

沉淀池法 128
陈旧孟氏骨折 227
陈旧性髌骨脱位 227
陈旧性玻璃体磁性异物 2
陈旧性玻璃体非磁性异物 2
陈旧性侧壁、后壁心肌梗死△ 63
陈旧性侧壁后壁心肌梗死 63
陈旧性侧壁心肌梗死 63
陈旧性肠结核 93
陈旧性肠系膜淋巴结结核 93
陈旧性尺桡关节脱位 227
陈旧性处女膜破裂 322
陈旧性创伤性指骨坏死 227
陈旧性耳化学烧伤 293
陈旧性非 ST 段抬高性心肌梗死 63
陈旧性肺结核 73
陈旧性腹腔结核 93
陈旧性高侧壁心肌梗死 63
陈旧性肱骨近端骨折 227
陈旧性宫外孕△ 322
陈旧性巩膜磁性异物 2
陈旧性巩膜非磁性异物 2
陈旧性股骨颈骨折 227
陈旧性骨和关节结核病 227
陈旧性骨折 227
陈旧性广泛前壁、高侧壁、下壁心肌梗死△ 63
陈旧性广泛前壁高侧壁心肌梗死 63
陈旧性广泛前壁下壁高侧壁心肌梗死 63
陈旧性广泛前壁下壁心肌梗死 63
陈旧性广泛前壁心肌梗死 63
陈旧性颌骨骨折 39
陈旧性虹膜磁性异物 2
陈旧性虹膜非磁性异物 2
陈旧性虹膜睫状体炎 2
陈旧性虹膜睫状体炎△ 2,3,4,9,15
陈旧性后壁心肌梗死 63
陈旧性后十字韧带损伤 227
陈旧性踝外侧韧带断裂 227
陈旧性会阴 2 度裂伤 322
陈旧性会阴 3 度裂伤 322
陈旧性会阴 4 度裂伤 322
陈旧性会阴Ⅲ～Ⅳ度裂伤修补术 330
陈旧性会阴裂伤 322
陈旧性肩关节脱位 227
陈旧性结核性脑膜炎 110
陈旧性睫状体磁性异物 2
陈旧性睫状体非磁性异物 2
陈旧性晶状体磁性异物 2
陈旧性晶状体非磁性异物 2
陈旧性颈淋巴结核 24
陈旧性颈淋巴结结核 39
陈旧性颏部骨折 39
陈旧性髁突骨折 39
陈旧性髋臼骨折△ 237,238
陈旧性眶骨骨折 2
陈旧性泪小管断裂 2
陈旧性颅骨骨折 39
陈旧性脉络膜视网膜炎 2
陈旧性面骨骨折 39
陈旧性面神经损伤 39
陈旧性脑梗死 110
陈旧性内侧半月板后角损伤 227
陈旧性内侧半月板前角损伤 227

陈旧性颞下颌关节脱位 39
陈旧性葡萄膜炎 2
陈旧性前壁高侧壁心肌梗死 63
陈旧性前壁下壁高侧壁心肌梗死 63
陈旧性前壁下壁心肌梗死 63
陈旧性前壁心肌梗死 63
陈旧性前侧壁心肌梗死 63
陈旧性前房磁性异物存留 2
陈旧性前间壁高侧壁心肌梗死 63
陈旧性前间壁下壁心肌梗死 63
陈旧性前间壁心肌梗死 63
陈旧性躯干化学性烧伤 293
陈旧性躯干烧伤 293
陈旧性颧弓颧骨骨折 39
陈旧性桡骨头骨折 227
陈旧性桡骨头脱位 227
陈旧性上肢烧伤 293
陈旧性食管烧伤 293
陈旧性视网膜脱离 2
陈旧性手烧伤△ 296
陈旧性四肢烧伤 293
陈旧性桶柄状撕裂 227
陈旧性外耳道化学烧伤 293
陈旧性腕骨骨折 227
陈旧性腕关节脱位 227
陈旧性腕掌关节脱位△ 249,265
陈旧性膝半月板断裂 227
陈旧性膝半月板撕裂△ 227
陈旧性膝半月板损伤 227
陈旧性膝关节多发韧带损伤 227
陈旧性膝关节囊韧带损伤 227
陈旧性膝关节软骨损伤 227
陈旧性膝后交叉韧带断裂 227
陈旧性膝内侧半月板损伤 227
陈旧性膝内侧副韧带断裂 227
陈旧性膝内侧副韧带损伤 227
陈旧性膝前交叉韧带断裂 227
陈旧性膝韧带撕裂 227
陈旧性膝韧带损伤 227
陈旧性膝外侧半月板后角损伤 227
陈旧性膝外侧半月板前角损伤 227
陈旧性膝外侧半月板损伤 228
陈旧性膝外侧副韧带断裂 228
陈旧性膝外侧副韧带损伤 228
陈旧性下壁高侧壁心肌梗死 64
陈旧性下壁高侧壁正后壁心肌梗死 64
陈旧性下壁后壁心肌梗死 64
陈旧性下壁后壁右心室心肌梗死 64
陈旧性下壁心肌梗死 64
陈旧性下壁右心室心肌梗死 64
陈旧性下壁正后壁心肌梗死 64
陈旧性下尺桡关节损伤△ 259
陈旧性下颌骨骨折 39
陈旧性下肢烧伤 293
陈旧性心肌梗死 64
陈旧性心内膜下心肌梗死 64
陈旧性胸膜结核 73
陈旧性眼睑损伤 2
陈旧性眼睑异物 2
陈旧性眼内磁性异物 2
陈旧性眼内磁性异物△ 16
陈旧性眼内非磁性异物 2
陈旧性眼内非磁性异物△ 16
陈旧性眼前房非磁性异物 2

陈旧性眼球后壁磁性异物 2
陈旧性眼烧伤 3
陈旧性眼损伤 3
陈旧性异位妊娠 322
陈旧性阴道裂伤 322
陈旧性右心室心肌梗死 64
陈旧性掌骨骨折 228
陈旧性掌指关节脱位△ 249,265
陈旧性正后壁心肌梗死 64
陈旧性支气管淋巴结核 73
陈旧性指骨骨折 228
陈旧性指关节脱位 228
陈旧性舟骨月骨周围脱位△ 244
陈旧性肘部骨折 228
陈旧性肘关节脱位 228
陈 - 施式呼吸△ 73
晨僵 228,269
衬里皮瓣术 298
成比例通气 83
成对刺激 128
成对放电 128
成分输血 162
成骨不全 228,350,364
成骨不全△ 259
成骨不全 1 型 142
成骨不全 2 型 142
成骨不全 3 型 142
成骨不全 4 型 142
成骨不全 5-15 型 142
成骨肉瘤 228
成角畸形 228
成角移位 228
成年发病的原发性巨输尿管症△ 210
成年脑白质肾上腺脑白质营养不良症 142
成年型脊髓性肌萎缩 110
成年型斯蒂尔病 364
成人 Still 病△ 364
成人 T 淋巴细胞白血病 158
成人迟发自身免疫性糖尿病 142
成人创伤自评量表 398
成人低磷酸酶症 142
成人肥厚性幽门狭窄 93
成人肺透明膜病 73
成人临床下节律性脑电放电 128
成人虐待综合征 404
成人皮肌炎 364
成人起病型非胰岛素瘤性持续性高胰岛素
　血症性低血糖症 142
成人人格和行为障碍 389
成人手术后吸收障碍性骨软化 228
成人水痘 364
成人特发性脊柱侧弯△ 238
成人腕月骨软骨病 228
成人型泛发性肥大细胞增多症 364
成人型横纹肌瘤 228
成人型纤维肉瘤 228
成人龈囊肿 39
成人隐匿性自身免疫糖尿病 142
成人隐匿性自身免疫糖尿病△ 142
成人早老症 364
成熟 B 细胞肿瘤 158
成熟 T 和 NK 细胞肿瘤 158
成熟性畸胎瘤 176

成熟障碍 161
成纤维细胞性风湿病 364
成牙本质细胞层空泡性变 39
成牙骨质细胞瘤△ 45
成釉细胞癌 39
成釉细胞瘤 39
成釉细胞肉瘤 39
成釉细胞纤维瘤 39
成釉细胞纤维肉瘤 39
成釉细胞纤维牙瘤 40
成釉细胞牙瘤 40
成釉细胞牙肉瘤 40
城市黄热病 411
痴呆 395
痴呆简易筛查量表 398
痴呆状态 389,399
痴笑性发作△ 112
弛缓性偏瘫 110,399
弛缓性四肢瘫 399
弛缓性四肢瘫痪△ 401
弛缓性瘫痪 110,399
迟钝 402
迟发反应 128
迟发相哮喘反应 73
迟发型倾倒综合征 93
迟发型先天性肾上腺皮质增生症△ 143
迟发型哮喘 350
迟发性尺神经麻痹 228
迟发性尺神经炎 110,228
迟发性儿童枕叶癫痫（Gastaut 型） 110
迟发性孤立型 ACTH 缺乏 142
迟发性孤立型 ACTH 缺乏症△ 142
迟发性近视 3
迟发性膜迷路积水 24
迟发性皮肤卟啉病 364
迟发性皮肤型卟啉病 364
迟发性小脑性共济失调 110
迟发性一氧化碳中毒脑病 110
迟发性运动障碍 110,389
迟发运动障碍评定量表 398
迟缓性瘫痪△ 401
迟萌 40
迟延性产后出血 338
持久的躯体形式的疼痛障碍△ 389
持久的妄想性障碍 389
持久性豆状角化过度病 364
持久性豆状角化过度症△ 364
持久性发疹性斑疹性毛细血管扩张症 364
持久性发疹性斑状毛细血管扩张症△ 364
持久性光反应 364
持久性隆起性红斑 364
持久性人格改变 395
持久性色素异常性红斑 364
持续操作测验 398
持续的躯体形式的疼痛障碍 389
持续低流量氧疗 83
持续非节律性 δ 活动 128
持续负压通气 83
持续气道正压 83
持续气流送气 83
持续特发性面痛 110
持续完全缓解 158
持续不卧床腹膜透析 137
持续性房颤 64

持续性腹痛 347
持续性角膜上皮缺损 3
持续性呕吐致牙酸蚀 40
持续性全身淋巴结肿大综合征 163
持续性室性心动过速 64
持续性胎儿循环 194
持续性先兆 110
持续性心房颤动 63,64
持续性血尿 138
持续性异位妊娠 338
持续性枕横位 338
持续性枕后位 338
持续言语 395
持续正压通气 83
持续正压治疗 189
持续指令通气 83
匙状甲 288
尺侧半肢畸形 228
尺侧多指 228
尺侧副韧带断裂 228
尺侧副韧带扭伤 228
尺侧副韧带损伤 228
尺侧腕屈肌肌腱炎 228
尺侧腕伸肌肌腱炎 228
尺侧移位 228,269
尺侧纵列缺如 228
尺动脉穿支皮瓣术 298
尺动脉结扎术 272
尺动脉吻合术 273
尺肱关节成形术 273
尺肱关节扭伤 228
尺肱关节脱位 228
尺骨变异 228
尺骨病损切除术 273
尺骨部分切除术 273
尺骨成形术 273
尺骨短缩畸形 228
尺骨短缩截骨 273
尺骨恶性骨肿瘤 228
尺骨发育不良 - 足部虾爪样畸形△ 238
尺骨干恶性骨肿瘤 228
尺骨干骨折 228
尺骨干交界性骨肿瘤 228
尺骨干良性骨肿瘤 228
尺骨钢板内固定术 273
尺骨钢针内固定术 273
尺骨骨骺分离闭合复位术 273
尺骨骨髓炎 228
尺骨骨折 228
尺骨骨折闭合复位钢板内固定术 273
尺骨骨折闭合复位钢针内固定术 273
尺骨骨折闭合复位螺钉内固定术 273
尺骨骨折闭合复位术 273
尺骨骨折闭合复位髓内针内固定术 273
尺骨骨折不愈合 228
尺骨骨折畸形愈合 228
尺骨骨折切开复位钢板内固定术 273
尺骨骨折切开复位钢针内固定术 273
尺骨骨折切开复位螺钉内固定术 273
尺骨骨折切开复位术 273
尺骨骨折切开复位髓内针内固定术 273
尺骨冠状突骨折 228
尺骨活组织检查 286
尺骨交界性骨肿瘤 228

尺骨结核 228
尺骨截骨术 273
尺骨近端多发性骨折 228
尺骨近端恶性骨肿瘤 228
尺骨近端骨折 228
尺骨近端骺早闭 228
尺骨近端交界性骨肿瘤 228
尺骨近端良性骨肿瘤 228
尺骨茎突伴桡骨远端骨折 228
尺骨茎突骨折 228
尺骨开放性骨折清创术 273
尺骨良性骨肿瘤 228
尺骨螺钉内固定术 273
尺骨内固定物取出术 273
尺骨切除术 273
尺骨取骨术 273
尺骨人工骨植骨术 273
尺骨死骨去除术 273
尺骨髓内针内固定术 273
尺骨头切除 273
尺骨头切除术 273
尺骨头脱位 228
尺骨外固定架固定术 273
尺骨外固定架去除术 273
尺骨下端骨骺分离 228
尺骨下段幼年型骨软骨病 228
尺骨延长术 273
尺骨鹰嘴 V 形截骨术 273
尺骨鹰嘴骨骺分离 228
尺骨鹰嘴骨折 228
尺骨鹰嘴骨折切开复位内固定术 273
尺骨鹰嘴滑囊炎△ 265
尺骨鹰嘴切除术 273
尺骨远端恶性骨肿瘤 228
尺骨远端骨折 228
尺骨远端关节脱位 228
尺骨远端骺早闭 228
尺骨远端交界性骨肿瘤 228
尺骨远端良性骨肿瘤 228
尺骨折骨术 273
尺骨植骨术 273
尺骨撞击综合征 228
尺骨纵向短小缺陷 228
尺桡骨骨干双骨折 228
尺桡骨骨折畸形愈合 228
尺桡骨融合 228
尺桡骨双骨折△ 251
尺桡骨远端骨折 228
尺桡关节脱位△ 259
尺桡关节脱位切开复位术 273
尺神经部分神经束移位术 273
尺神经缝合术 273
尺神经卡压征△ 126,268
尺神经良性肿瘤 228
尺神经麻痹 111
尺神经前置术 273
尺神经松解术 273
尺神经损害 111
尺神经损害△ 250
尺神经损伤后遗症 399
尺神经延迟修补术 273
尺神经炎 111
尺神经移位术 273
尺神经移植术 273

尺腕韧带断裂 228
齿痕舌 54
齿轮呼吸音 73,82
齿龈继发恶性肿瘤 24
齿龈交界性肿瘤 24
齿龈良性肿瘤 304
齿状核 - 红核 - 苍白球 - 路易体萎缩 111
齿状红核苍白球丘脑底核萎缩症△ 111
齿状突不愈合 228
齿状突发育不良 228
齿状突发育不全△ 228,255
齿状突骨折 228
齿状突螺钉固定术 273
齿状突切除 273
耻骨病损切除术 308
耻骨恶性骨肿瘤 228
耻骨骨软骨病 228
耻骨骨折 228
耻骨后尿道悬吊术 217
耻骨后膀胱前前列腺切除术 217,308
耻骨后前列腺切除术 217,308
耻骨后探查术 217,308
耻骨及坐骨恶性骨肿瘤 304
耻骨及坐骨交界性骨肿瘤 304
耻骨及坐骨良性骨肿瘤 304
耻骨结核 228
耻骨联合分离 228,269,338
耻骨联合分离征△ 228,338
耻骨联合切开术 347
耻骨联合缺血坏死 228
耻骨联合损伤 228
耻骨上经膀胱前列腺切除术 308
耻骨上膀胱切开取石术 217
耻骨上膀胱造口导尿管插入术 308
耻骨上膀胱造口术 217
耻骨上膀胱针刺吸引术 217
耻骨上前列腺切除术 217
耻骨上悬吊尿道膀胱固定术 217
耻骨疏韧带悬吊术 217,330
耻骨直肠肌部分切除术 165
耻骨直肠肌肥厚症 93
充填体缺损（牙髓治疗后） 40
充血区 293
充血型喉烧伤 293
充血性心力衰竭 64,194
充溢性尿失禁 210
充盈性膀胱测压 224
冲击波损伤综合征 404
冲击波治疗 403
冲击伤 73
冲击伤△ 293,404
冲浪运动员结节 364
虫媒病毒性脑炎 111
虫媒寄生虫病 411
虫霉病△ 359
虫蚀状痤疮 364
虫咬皮炎 364
重叠波 128
重叠结缔组织病 228
重叠综合征 73,364
重叠综合征中的皮肌炎 364
重复放电 128
重复经颅磁刺激治疗 397
重复拇畸形 228

重复尿道 210
重复尿道切除术 217
重复膀胱 210
重复神经刺激 128
重复肾 210,350
重复肾重复输尿管切除术 217
重复肾盂 210
重复输精管 210
重复输尿管 210,350
重复言语 393
重睑成形术 - 缝线法 19
重睑成形术 - 埋线法 19
重睑成形术 - 切开法 19
重睑术后修整 + 上睑颗粒脂肪注射术 19
重睑术后修整术 19
重建钢板固定术 273
重建眉修整术 289
抽搐 389
抽动 395
抽动秽语综合征 111,389
抽动障碍 389
抽象思维困难 395
臭鼻症 24
臭虫叮咬 364
臭汗恐怖 364
臭汗症 364
出汗 70
出口部位感染 73
出口产钳术 347
出神和附体障碍 389
出血 161,350
出血点 161
出血后脑积水 111
出血性肠梗阻 350
出血性痴呆 111,389
出血性大疱性鼓膜炎 24
出血性带状疱疹 364
出血性腹膜炎 93,350
出血性梗死 111
出血性黄体囊肿△ 324
出血性脊髓血管病 111
出血性结肠炎 93
出血性卵巢滤泡囊肿 322
出血性麻疹 411
出血性脉络膜脱离 3
出血性脑梗死 350
出血性脑梗死△ 111
出血性内痔 93
出血性膀胱炎 350
出血性输卵管炎 322
出血性水痘 364
出血性外痔 93
出血性胃炎 411
出血性胰腺炎 411
出血性直肠炎 93
出血性痔 228
出血指数 59
出牙综合征 40
初产头浮 338
初产臀位 338
初期沙眼 3,411
初斜率 319
除草剂中毒 404
除毛术 289,385

除莠剂中毒△ 404
除脏术 347
杵状甲 364
杵状指 70,189,364
储铁缺乏 158
处女膜闭锁 322
处女膜缝合术 330
处女膜环过紧 322
处女膜切开成形术 330
处女膜切开术 330
处女膜损伤 322
处女膜息肉 322
处女膜修补术 330
触发时间 86
川岛式持续冲洗 273
川崎病△ 67,369
穿刺活检术 273
穿刺注射术 273
穿孔性腹膜炎 350
穿颅术 347
穿黏膜种植体 54
穿入伤 73
穿射半影 319
穿通伤白内障 3
穿通性环形肉芽肿△ 364
穿通性环状肉芽肿 364
穿通性毛囊及毛囊周角化病△ 373
穿通性毛囊炎 364
穿透性角膜移植术 19
穿透性胎盘 338
穿下颌种植体 54
穿支动脉闭塞 111
穿支动脉狭窄 111
穿支皮瓣制备术 54
传导速度 128
传导性角膜成形术 19
传导阻滞 128
传染性单核细胞增多症 350,364,411
传染性单核细胞增多综合征△ 350,364
传染性非典型肺炎△ 417
传染性红斑 364,411
传染性毛囊角化病 364
传染性皮炎 364
传染性软疣 364,411
传染性湿疹样皮炎 364
传染性湿疹样皮炎△ 364
传染性水疱病 364
传统性牙磨损 40
喘鸣 189
喘息 70
喘息性支气管肺炎 73,350
喘息性支气管炎△ 77
床旁血液滤过 137
床旁血液透析滤过 137
创面病毒感染 293
创面负压封闭引流 273
创面葡萄球菌感染 293
创面收缩 297
创面铜绿假单胞菌感染 293
创面微循环检测 301
创面温度测定 301
创面细菌定植 293
创面厌氧菌感染 293
创面真菌感染 293

创伤痂 40
创伤后鼻畸形 40
创伤后鼻缺损 40
创伤后唇畸形 40
创伤后单侧第一腕掌关节病 228
创伤后单侧髋关节病 228
创伤后单侧膝关节病 228
创伤后多关节病 228
创伤后复发性出血 404
创伤后感染性骨不连 228
创伤后骨膜下骨化 228
创伤后骨萎缩 111
创伤后骨萎缩△ 226
创伤后骨质疏松 228
创伤后过度睡眠 111
创伤后颌骨畸形 40
创伤后颌面部瘢痕 40
创伤后滑膜炎 228
创伤后滑膜炎△ 228
创伤后昏迷 176
创伤后脊柱后凸 228
创伤后继发性出血 404
创伤后脑综合征 176
创伤后尿道瘘△ 215
创伤后尿道狭窄 210
创伤后伤口感染 287
创伤后双侧第一腕掌关节病 228
创伤后双侧髋关节病 228
创伤后双侧膝关节病 228
创伤后眼睑畸形 40
创伤后眼睑缺损 40
创伤后应激障碍 228,269,293,389
创伤后应激障碍清单 398
创伤后诊断量表 398
创伤后趾坏死 228
创伤史问卷 398
创伤性鼻切断 40
创伤性玻璃体疝 3
创伤性肠破裂△ 98
创伤性肠系膜血管损伤 163,194
创伤性尺侧副韧带撕裂△ 228
创伤性胆总管破裂 228
创伤性骶前静脉丛破裂 194
创伤性腭裂 40
创伤性腭瘘 40
创伤性肺水肿 73
创伤性复发性出血△ 404
创伤性腹膜后血肿 163
创伤性腹内多脏器破裂 228
创伤性腹主动脉瘤 163,194
创伤性肝血肿 93,163
创伤性冈上肌断裂 228
创伤性肛括约肌裂伤△ 233
创伤性膈肌破裂 188
创伤性膈肌破裂△ 194
创伤性膈破裂 194
创伤性膈疝 73,188
创伤性肱二头肌断裂△ 233
创伤性肱三头肌断裂△ 234
创伤性股动静脉瘘 194
创伤性股动脉假性动脉瘤 194
创伤性股动脉瘤 194
创伤性股动脉血栓形成 194

创伤性骨关节炎 228
创伤性骨化性肌炎 247,256
创伤性骨坏死△ 265
创伤性骨髓炎 228
创伤性关节病 228
创伤性虹膜睫状体炎 3
创伤性虹膜嵌顿 3
创伤性虹膜脱垂 3
创伤性喉膜△ 29
创伤性滑膜炎 228
创伤性回肠破裂 228
创伤性会阴裂伤 322
创伤性肌肉缺血 228
创伤性脊髓后索综合征 176,228
创伤性脊髓前索综合征 176,228
创伤性脊椎病 228
创伤性脊椎滑脱 228
创伤性继发性出血△ 404
创伤性肩关节炎 228
创伤性睫状体脱垂 3
创伤性截瘫 176,228
创伤性晶状体脱位 3
创伤性颈动静脉瘘 194
创伤性颈动脉海绵窦瘘 194
创伤性颈动脉瘤 194
创伤性颈动脉瘘 194
创伤性颈椎间盘破裂 229
创伤性胫后动脉血栓形成 194
创伤性空肠破裂△ 163
创伤性空气栓塞 73
创伤性口腔黏膜溃疡△ 40
创伤性溃疡 40
创伤性肋间动脉破裂 188,194
创伤性颅内出血 176
创伤性颅内血肿 176
创伤性脉络膜视网膜病 3
创伤性脑出血 61,176
创伤性脑干出血 176
创伤性脑积水 176
创伤性脑内血肿 176
创伤性脑疝 176
创伤性脑水肿 176
创伤性脑损伤 176
创伤性脑脂肪栓塞 194
创伤性脾血肿△ 164
创伤性气胸 73,188
创伤性髂总动脉血栓形成 194
创伤性前房积血 3
创伤性翻眶畸形 40
创伤性桡侧副韧带撕裂△ 251
创伤性三角肌断裂 229
创伤性上升性脊髓缺血损伤 229
创伤性上肢骨缺损 229
创伤性神经瘤 364
创伤性肾破裂△ 214
创伤性肾血肿△ 214
创伤性失明 3
创伤性湿肺 73
创伤性十二指肠破裂△ 164
创伤性食管狭窄 93
创伤性食管炎 93,188
创伤性视网膜裂孔 3
创伤性手指缺如 229
创伤性手指缺如△ 399

创伤性枢椎滑脱　229
创伤性胃破裂　93,163
创伤性无尿症　210
创伤性小肠破裂△　104,164
创伤性小脑出血　176
创伤性小脑挫伤　176
创伤性小脑血肿　176
创伤性心包积血　188,194
创伤性心脏破裂　188,194
创伤性心脏填塞　188
创伤性心脏压塞　194
创伤性胸腔积液　73,188
创伤性胸椎间盘破裂　194
创伤性休克　405
创伤性血管痉挛综合征　405
创伤性血疱　40
创伤性血气胸　188,194
创伤性血胸　188,194
创伤性血胸△　77
创伤性腰椎滑脱骨折　229
创伤性腋静脉损伤△　203
创伤性蝇蛆病　411
创伤性硬膜外出血　176
创伤性硬膜外血肿　350
创伤性硬膜下出血　176
创伤性硬膜下血肿　176
创伤性脂肪栓塞　73
创伤性指动脉破裂　194
创伤性窒息　73,364
创伤性肘关节炎　229
创伤性蛛网膜下腔出血　176
创伤性眦距过宽内眦韧带复位固定术　19
创伤应激源一览表　398
吹号手疣　364
吹口哨面容综合征　364
吹口哨面容综合征△　248
垂耳△　360
垂体瘢痕形成　142
垂体柄阻断综合征　142
垂体病灶切除术　182
垂体出血　142
垂体促甲状腺激素分泌瘤　304
垂体促甲状腺激素腺瘤　142
垂体促肾上腺皮质激素分泌癌　142
垂体促肾上腺皮质激素分泌过多　154
垂体促肾上腺皮质激素分泌腺癌　304
垂体促肾上腺皮质激素分泌腺瘤　142
垂体促肾上腺皮质激素细胞增生　142
垂体促性腺激素瘤　142
垂体催乳素／生长激素混合瘤　304
垂体大腺瘤　142
垂体多激素分泌腺瘤　142
垂体恶性肿瘤　142
垂体发育不全　142
垂体非朗格罕细胞组织细胞增生症　142
垂体钙化　154
垂体梗死△　150,346
垂体功能不良　142
垂体功能低下　142
垂体功能减退 - 身材矮小 - 骨骼异常综合征
　142
垂体功能减退性肌病　229
垂体功能减退症　142
垂体功能亢进　142

垂体管囊肿　142
垂体活组织检查　182
垂体继发恶性肿瘤　142
垂体结核　142
垂体朗格罕细胞组织细胞增生症　142
垂体良性肿瘤　142
垂体瘤　142
垂体瘤术后△　399
垂体梅毒　364
垂体霉菌感染　411
垂体泌乳素瘤　154
垂体囊肿　24,142
垂体脓肿　142
垂体皮样和表皮样囊肿　304
垂体前叶功能减退　142
垂体前叶功能减退危象　142
垂体前叶功能减退症△　142
垂体前叶激素类药物中毒　405
垂体切除术　182
垂体肉芽肿　142
垂体上动脉　176
垂体生长激素瘤　142
垂体受累症状　31
垂体术后　399
垂体危象　142
垂体微腺瘤　142
垂体微小良性肿瘤　142
垂体萎缩　142
垂体窝探查术　182
垂体无功能良性肿瘤△　142
垂体无功能腺瘤　142
垂体无功能性腺瘤　142
垂体细胞瘤　176
垂体腺癌　142,176
垂体腺恶性肿瘤△　142
垂体腺瘤　142,176
垂体性闭经　322
垂体性肥胖　142
垂体性巨人症　142
垂体性库欣综合征　142
垂体性尿崩症　350
垂体性嗜碱细胞增生　142
垂体性侏儒症　142
垂体炎　142
垂体异位△　150
垂体增大　142
垂体增生　142
垂体占位　142
垂体真菌感染　142
垂体转移癌　142
垂体卒中　142
垂腕征　229,269
垂直不稳定骨盆骨折　229
垂直喉切除术　33
垂直截骨术　54
垂直距离　59
垂直向松弛切口翻瓣术　54
垂直斜视　3
垂直轴　59
垂直阻生　40
槌状指△　229
槌状指矫正术　273
槌状趾　287
槌状趾矫正术　273

锤骨固定　24
锤造冠　54
锤造金属全冠　54
锤状拇　229
锤状指　229
锤状趾　229
锤状趾△　238
春季卡他性角结膜炎　3
春季卡他性结膜炎　3
纯高胆固醇血症　154
纯睾丸支持细胞综合征　142,210
纯红细胞再生障碍性贫血　158
纯红再障　158
纯神经炎麻风　411
纯音测听　37,128
唇、口腔和咽生物学行为未定肿瘤　40
唇癌　40
唇瘢痕　40
唇瘢痕松解术　54,289,385
唇表皮化　364
唇病损广泛切除术　54,289,308,385
唇病损激光烧灼术　54,289,308,385
唇病损切除术　54,289,308,385
唇部淋巴管畸形　40
唇部淋巴管瘤　40
唇部肿物　40
唇成形术　54,289
唇挫伤　40
唇单纯疱疹　364,411
唇单纯疱疹△　40
唇窦△　40
唇读　31
唇恶性黑色素瘤　24,40
唇恶性黑素瘤△　24,40
唇恶性肿瘤　24,40
唇腭裂△　51
唇腭裂术后颌骨发育不全　40
唇腭裂术后上颌骨发育不全　40
唇肥厚　40
唇蜂窝织炎　40
唇贯通伤　287
唇过长　40
唇过短　40
唇和口腔开放性伤口△　44
唇和口腔浅表损伤　40
唇黑色素细胞痣　24,40
唇黑素细胞痣△　24,40
唇红口哨畸形△　364
唇红缺损　293
唇红缘交界性肿瘤　24,40
唇红缘良性肿瘤　40
唇红缘原位癌　40
唇畸形　40
唇疾病　40
唇继发恶性肿瘤　24,40
唇颊沟延伸术　54
唇交叉瓣术　298
唇交界性肿瘤　24,40
唇结核　40
唇皲裂　40
唇开放性外伤　40
唇溃疡　40
唇连合恶性肿瘤　40
唇良性肿瘤　40

唇裂 40,350
唇裂△ 51
唇裂伤 40
唇裂伤缝合术 54,289
唇裂术后鼻畸形 40
唇裂术后继发鼻畸形矫正术 289
唇裂术后继发畸形矫正术 289
唇裂修复术 54,289
唇裂再修复术 54
唇鳞状上皮增生 40
唇瘘 40
唇瘘管修补术 54
唇囊肿 40
唇内面恶性肿瘤 40
唇内面颊侧面恶性肿瘤 40
唇内面口腔面恶性肿瘤 40
唇内面良性肿瘤 40
唇内面黏膜恶性肿瘤 40
唇内面系带恶性肿瘤 40
唇黏膜良性肿瘤 40
唇黏液囊肿 40
唇疱疹 40
唇皮瓣移植术 54,289
唇皮肤恶性肿瘤 24
唇皮肤良性肿瘤 40
唇皮肤原位癌 24,40
唇全厚皮片移植术 54
唇缺损 287
唇缺损修复术 54
唇肉芽肿 40
唇舌水肿及面瘫综合征△ 46
唇撕裂伤 287
唇损伤 40
唇疼 40
唇外翻 293
唇窝 - 唇裂与腭裂综合征△ 41
唇息肉 40
唇系带附件异常 40
唇系带过短△ 51
唇系带良性肿瘤 40
唇系带切断术 54
唇下疳 411
唇陷窝 - 唇裂△ 41
唇腺自体移植术 54
唇血管畸形 40
唇血管瘤 40
唇炎 364,411
唇咬伤 287
唇龈沟恶性肿瘤 40
唇原位癌 40
唇原位黑(色素)瘤△ 40
唇原位黑色素瘤 40
唇中厚植皮术 54
醇的毒性效应 61
醇类刺激性接触性皮炎 3,364
醇诱发的假库欣综合征 142
词聋 395
瓷牙 54
磁导航支气管镜检查术 189
磁共振波谱分析 128
磁共振成像 22,86,286,361
磁共振关节造影术 286
磁共振静脉造影 128
磁共振血管造成像 22

磁共振血管造影 128
磁共振血管造影术 286
磁疗 403
雌激素分泌肿瘤 142
雌激素和孕激素药物中毒 405
雌激素和孕激素中毒△ 405
次大面积肺栓塞 73
次发性骨骺骨软骨病 229
次强刺激 128
次全结肠切除术 165
次全主动脉人工血管置换术 205
次声波眩晕 405
次骰骨 229
刺胞皮炎 364
刺激电极 128
刺激区 128
刺激伪差 128
刺激性化学物所致慢性阻塞性肺疾病 405
刺激性接触性皮炎(丙酮引起)△ 2,363
刺激性接触性皮炎(化妆品引起)△ 5
刺激性接触性皮炎(尼龙引起)△ 9
刺激性接触性皮炎(去污剂引起)△ 10
刺激性接触性皮炎(食物引起)△ 11
刺激性接触性皮炎 3,364
刺激性皮炎 3,364
刺激性气体中毒 405
刺激性轻泻剂中毒 405
刺激性轻泻药类药物中毒 405
刺激序列 128
刺状红细胞增多 142
丛集性头痛 111,176
丛集性头痛综合征△ 111
丛状神经瘤 364
丛状神经纤维瘤 229,364
丛状纤维组织细胞性肿瘤 229
丛状型釉细胞瘤 40
丛状型神经纤维瘤 176
丛状血管瘤 194,364
粗隆间截骨 273
粗隆下杵臼截骨术 273
粗湿啰音 82
促宫颈成熟术(机械性) 347
促宫颈成熟术(药物性) 347
促红细胞生成素抵抗 132
促甲状腺激素不适当分泌 142
促甲状腺激素腺瘤 142
促结缔组织增生性小圆细胞肿瘤 229
促肾上腺皮质激素抵抗综合征 142
促肾上腺皮质激素非依赖性肾上腺皮质大
　结节样增生 142
促肾上腺皮质激素生成过多 154
促肾上腺皮质激素腺瘤 176
促胃液素分泌异常 93
促纤维增生 / 结节型髓母细胞瘤 176
促纤维增生性婴儿星形细胞瘤 / 神经节胶
　质细胞瘤 176
促性腺激素腺瘤 304
猝倒发作性睡病但伴无下丘脑分泌素缺乏△
　74
猝倒发作性睡病但不伴下丘脑分泌素缺乏
　111
猝死 70
醋酸白试验 387
醋酸钙不动杆菌感染 364

醋硝香豆素中毒 61,405
催产剂药物中毒 405
催产药中毒△ 405
催泪气体的毒性效应 3
催泪气体的毒性效应△ 405
催泪性毒气中毒 405
催眠性超同步化 128
催眠药成瘾 405
催眠药物成瘾 389
催眠药物依赖性睡眠障碍 111
催眠药中毒 61,405
催眠治疗 397
催乳素瘤 142,176
催乳素 - 生长激素混合瘤 142
催吐药中毒 405
脆发症 364
脆骨病△ 260
脆弱双核阿米巴病 411
脆弱性骨硬化 235
脆性 X 染色体综合征 350
脆性骨折 229
脆性哮喘 73
存在颌面修复体 44
存在口腔修复体(完全 / 部分)△ 44
存在牙根和下颌骨植体 44
存在牙科辅助性修复体△ 44
存在牙种植体 44
存在牙种植修复体(完全 / 部分)△ 44
寸移技术 128
痤疮 364
痤疮样皮疹 364
痤疮样药疹 364
痤疮综合征△ 362
挫入 40
错构瘤 176,229,350
错𬌗 40
错𬌗畸形△ 40
错觉 395
错听 24
错位牙 40

D

达峰容积 86
达峰容积比 86
达峰时间 86
达峰时间比 86
达科斯塔综合征 395
达纳 - 普特南综合征△ 114
打包包扎［法］ 298
打鼾 31
打击骨折 229
打猎反应 364
打软腿 229,269
打压植骨 273
大斑块副银屑病 364
大便失禁 93,106
大便习惯改变△ 100
大便颜色异常 93,106
大部分唇缺损 287
大肠埃希氏菌败血症 350,411
大肠埃希氏菌肠炎 93,411
大肠埃希氏菌脑膜炎 111,350
大肠埃希氏菌性肺炎 350

大肠癌伴出血　93
大肠病损破坏术　308
大肠病损切除术　308
大肠多节段切除术　308
大肠杆菌败血症△　350
大肠杆菌肺炎△　350
大肠杆菌脑膜炎△　111,350
大肠和小肠克罗恩病　93
大肠和直肠继发恶性肿瘤　93
大肠克罗恩病　93
大肠扭转复位术　308
大肠憩室　93
大肠憩室伴穿孔　93
大肠切开探查术　308
大肠套叠复位术　308
大肠外置段切除术　308
大肠外置术　308
大肠血管瘤　93
大潮气容积　83
大潮气容积机械通气　83
大粗隆骨折　229
大粗隆关节成形术　273
大粗隆滑囊炎△　268
大粗隆前置术　273
大粗隆下移术　273
大动脉调转(室间隔缺损修补术)　205
大动脉先天性畸形　229
大动脉炎　3,64,194
大动脉炎性肾动脉狭窄△　135
大动脉炎眼底改变　3
大动脉炎眼肌纤维化△　367
大动脉转位(室间隔缺损 - 左室流出道狭窄)　194
大动脉转位(室间隔缺损型)　194
大动脉转位(室间隔完整 - 左室流出道狭窄)　194
大动脉转位(室间隔完整型)　194
大多角骨骨折　229
大多角骨脱位　229
大骨节病△　246
大汗腺癌　364
大汗腺汗孔瘤　364
大汗腺囊腺瘤　364
大汗腺痣　364
大环内酯类中毒　405
大颗粒淋巴细胞白血病　158
大口畸形　40
大块骨溶解症　229
大理石骨△　237
大量白色泡沫样痰　82
大量粉红色泡沫样痰　82
大量咯血　82
大量稀水样痰　82
大麻尘肺　73
大麻肺△　73
大麻戒断△　389
大麻类(衍生物)中毒　61
大麻类物质的有害使用　389
大麻类物质急性中毒　389
大麻类物质戒断状态　389
大麻类物质滥用　389
大麻类物质所致的残留性和迟发性精神病性障碍　389
大麻类物质所致的精神病性障碍　389

大麻类物质所致的精神和行为障碍　389
大麻类物质所致的遗忘综合征　389
大麻类物质依赖综合征　389
大面积肺栓塞　64,73
大脑半球病灶切除术　182
大脑半球皮质切除术　182
大脑半球切除术　182,308
大脑病损切除术　308
大脑病灶切除术　182
大脑大静脉动脉瘤样畸形　176
大脑大静脉畸形　111
大脑动脉闭塞　111
大脑动脉闭塞脑梗死△　118
大脑动脉夹层形成(未破裂)△　118
大脑动脉狭窄△　118
大脑动脉狭窄脑梗死△　118
大脑动脉血栓性偏瘫　111
大脑动脉粥样硬化△　118
大脑后动脉斑块　128
大脑后动脉闭塞　111
大脑后动脉闭塞和狭窄△　111
大脑后动脉闭塞和狭窄(未造成脑梗死)　111
大脑后动脉出血　176
大脑后动脉夹层　111,176
大脑后动脉瘤　111,176
大脑后动脉瘤破裂　111
大脑后动脉栓塞　111
大脑后动脉狭窄△　111
大脑后动脉狭窄性脑梗死　111
大脑后动脉血栓形成　111
大脑后动脉综合征　111
大脑交界性肿瘤　176
大脑胶质瘤病　176
大脑脚综合征△　62
大脑静脉非化脓性血栓形成△　112
大脑镰脑膜病灶切除术　182
大脑镰旁脑膜瘤　176
大脑镰下疝　111,176
大脑良性肿瘤　176
大脑囊肿△　111
大脑皮层粘连松解术　182,308
大脑前动脉斑块　128
大脑前动脉闭塞　111
大脑前动脉闭塞和狭窄(未造成脑梗死)　111
大脑前动脉闭塞综合征　111
大脑前动脉夹层　111,176
大脑前动脉近侧段(A1)动脉瘤　176
大脑前动脉瘤　111
大脑前动脉瘤破裂　111
大脑前动脉 - 前交通动脉动脉瘤　176
大脑前动脉 - 前交通动脉动脉瘤破裂　176
大脑前动脉狭窄　111
大脑前动脉血栓形成　111
大脑前动脉远侧段(A2-A5)动脉瘤　176
大脑清创术　182,308
大脑深部病灶切除术　182
大脑凸面多部位脑膜瘤　176
大脑凸面脑膜瘤　176
大脑性脑室炎　111
大脑隐球菌病　411
大脑中动脉斑块　128
大脑中动脉闭塞　111
大脑中动脉闭塞和狭窄(未造成脑梗死)

111
大脑中动脉出血　176
大脑中动脉高密度征　128
大脑中动脉夹层　111,176
大脑中动脉瘤　111,176
大脑中动脉瘤破裂　111
大脑中动脉狭窄　111
大脑中动脉血栓形成　111
大脑着色真菌病　411
大脑着色真菌病△　374
大炮音　70
大泡性肺气肿　73
大泡性视网膜脱离　3
大疱　385
大疱性扁平苔藓　364
大疱性表皮松解坏死型药疹　364
大疱性表皮松解症　350,364
大疱性带状疱疹　364
大疱性淀粉样变病　364
大疱性红斑狼疮　364
大疱性类天疱疮　364
大疱性水痘　364
大疱性药疹△　366
大疱性硬斑病　364
大疱性鱼鳞病样红皮症　364
大气道狭窄　73
大气道陷闭　73
大气二氧化碳分压　86
大气二氧化碳浓度　86
大气性缺氧　73
大前庭水管综合征　24
大体评定量表　398
大田原综合征　111
大田原综合征△　360
大瞳孔　18
大头畸形　40
大腿瘢痕　293
大腿大隐静脉损伤　194
大腿多处血管损伤　194
大腿股静脉损伤　194
大腿骨折不愈合　229
大腿和小腿先天性缺如伴有足的存在　229
大腿后部肌肉损伤　229
大腿坏死性筋膜炎　293
大腿肌断裂　229
大腿肌腱损伤　229
大腿挤压伤　229
大腿挤压伤△　247
大腿截肢　273
大腿截肢术　273
大腿溃疡(恶性)　293
大腿溃疡(良性)　293
大腿离断伤　229
大腿离断术　273
大腿内收肌和肌腱扭伤　229
大腿皮肤软组织缺损并感染　293
大腿切断　273
大腿神经损伤　229
大腿撕脱伤　229
大腿损伤　229
大腿疼痛　229
大腿痛　269
大腿血管损伤　194,229
大腿血肿　229

大腿再植术 273
大腿脂肪增多症 142
大腿坐骨神经损伤 229
大唾液腺恶性肿瘤 24,40
大唾液腺交界性肿瘤 40
大唾液腺良性肿瘤 40
大网膜包肝术 308
大网膜包肾术 308
大网膜病损切除术 165,308
大网膜部分切除术 165,308
大网膜动脉结扎术 165
大网膜坏死 93
大网膜还纳术 165,308
大网膜继发恶性肿瘤 93
大网膜囊肿△ 102
大网膜内移植术 165,308
大网膜切除术 165,308
大网膜输尿管成形术 217
大网膜修补术 165,308
大网膜移植术 298
大网膜粘连 93
大细胞癌 73
大细胞棘皮瘤 364
大细胞型髓母细胞瘤 176
大细胞性贫血 158
大涎腺恶性肿瘤△ 24,40
大涎腺交搭跨越恶性肿瘤的损害 304
大涎腺交界性肿瘤△ 40
大涎腺良性肿瘤△ 40
大血管恶性肿瘤 194
大血管良性肿瘤 194
大血管转位矫正术 302
大眼球 3
大叶性肺炎 73,350,411
大阴唇病损切除术 289,308,330,385
大阴唇恶性肿瘤 322
大隐静脉曲张 194
大于胎龄儿 350
大转子前移法 273
大转子延长截骨法 273
呆小病 142,364
呆小症△ 142,364
代偿性多汗症 364
代偿性肺过度充气 73
代偿性肺气肿 73
代偿性碱中毒 73
代偿性抗炎症反应综合征 73,293
代偿性酸中毒 73
代谢当量 86
代谢调理 83
代谢紊乱 154
代谢相关慢性间质性肾炎 132
代谢性白内障 3
代谢性骨病 229
代谢性骨病性侧凸 229
代谢性肌病 229
代谢性脊髓病 111
代谢性碱中毒 73,138,154,350
代谢性碱中毒伴呼吸性碱中毒 76
代谢性碱中毒伴呼吸性酸中毒 142
代谢性老年性聋 24
代谢性脑病 111
代谢性酸中毒 73,138,154,350
代谢性酸中毒伴呼吸性碱中毒 142

代谢性酸中毒伴呼吸性酸中毒 76
代谢性心肌病 64
代谢障碍 142
代谢支持 83
代谢综合征 142
带蒂肠片肝管成形术 165
带蒂骨移植 273
带蒂皮瓣断蒂术 33,273,289,298
带蒂皮瓣迁徙术 273,289
带蒂皮瓣前徙术 54
带蒂皮瓣去脂术 54,273,289,298
带蒂皮瓣术 298
带蒂皮瓣徙前术 33,298
带蒂皮瓣修复术 54
带蒂皮瓣修整术 54,273,289,298
带蒂皮瓣延迟术 273,289,298
带蒂皮瓣移植术 33,55,273,289,298
带发皮片移植术 298
带肌蒂的骨移植 273
带毛囊头皮取皮术 298
带血管的游离腓骨移植 273
带血管的游离骨移植术 273
带血管蒂的筋膜瓣或皮瓣移位术 273
带血管蒂腓骨移植术 273
带血管蒂皮瓣移位术 385
带状角膜变性 3
带状疱疹 350,364,411
带状疱疹病毒感染 351
带状疱疹病毒性脑炎△ 111
带状疱疹后三叉神经痛△ 119
带状疱疹后神经痛 111
带状疱疹后疼痛 176
带状疱疹后膝状神经节炎 364
带状疱疹后遗症 411
带状疱疹后坐骨神经痛 111,364
带状疱疹脑膜炎△ 111,364
带状疱疹神经根脊髓炎△ 111,364
带状疱疹性多发性颅神经麻痹 364
带状疱疹性多颅神经麻痹 111
带状疱疹性多神经炎 111
带状疱疹性虹膜睫状体炎 3,411
带状疱疹性虹膜炎 3,411
带状疱疹性角膜结膜炎 3,364,411
带状疱疹性角膜炎 3,364,411
带状疱疹性结膜炎 3,411
带状疱疹性脑膜脑炎 111,364,411
带状疱疹性脑膜炎 111,364,411
带状疱疹性脑炎 111,411
带状疱疹性神经根脊髓炎 111,364
带状疱疹性神经根炎 111,364,411
带状疱疹性膝状神经节炎 111
带状疱疹性眼炎 364
带状疱疹性眼炎△ 15
带状疱疹性运动性麻痹 365
带状疱疹性坐骨神经痛 411
带状疱疹性坐骨神经痛△ 111,364
带状疱疹眼病 3
带状银屑病 365
袋感染 73
袋状瓣 55
丹迪 - 沃克综合征 111
丹毒 163,365,411
丹毒丝菌败血症 411

丹毒样癌 365
丹毒样红斑 365
丹佛儿童发展筛选测验 398
丹佛小儿智能发育筛查△ 398
丹吉尔病△ 145
单靶多击模式 319
单鼻窦炎 24
单侧不完全唇裂 40
单侧不完全喉麻痹 24
单侧不完全声带麻痹 24
单侧不完全性牙槽突裂 40
单侧唇裂 40
单侧肺气肿 73
单侧腹股沟疝 93
单侧腹股沟疝伴梗阻△ 95
单侧腹股沟疝伴坏疽 93
单侧腹股沟疝无张力修补术 165,302
单侧腹股沟疝修补术 165,302
单侧腹股沟斜疝 93
单侧腹股沟斜疝伴坏疽 93
单侧腹股沟斜疝合并直疝△ 95
单侧腹股沟斜疝囊高位结扎术 165
单侧腹股沟斜疝无张力修补术 165
单侧腹股沟斜疝修补术 165,302
单侧腹股沟直疝 93
单侧腹股沟直疝伴坏疽 93
单侧腹股沟直疝合并斜疝无张力修补术 165
单侧腹股沟直疝无张力修补术 165,302
单侧腹股沟直疝修补术 165,302
单侧腹疝无张力修补术 166
单侧高频乳腺钼靶检查 174
单侧睾丸部分切除术 217,308
单侧睾丸 - 附睾切除术 217,308
单侧睾丸切除术 217,308
单侧根治性睾丸切除术 217
单侧股疝△ 97
单侧股疝伴梗阻 93
单侧股疝伴坏疽 93
单侧股疝无张力修补术 166
单侧股疝修补术 166
单侧关节突脱位 229
单侧冠状缝早闭 40
单侧眈平衡 59
单侧甲状腺部分切除术 33
单侧甲状腺次全切除术 33
单侧甲状腺切除术 33
单侧绞窄性腹股沟疝 93
单侧绞窄性股疝 93
单侧近中错𬌗△ 39
单侧颈淋巴结改良根治性清扫术 166
单侧颈淋巴结根治性清扫术 55,166,189,308
单侧颈淋巴结扩大根治性清扫术 166
单侧髁突发育不全 40
单侧髁突增生 40
单侧卵巢切除术 308,330
单侧面部无汗 189
单侧面横裂 40
单侧面斜裂 40
单侧难复性腹股沟疝 93
单侧皮下乳房切除术 166
单侧嵌顿性腹股沟疝 93
单侧嵌顿性腹股沟疝伴梗阻 93
单侧嵌顿性腹股沟斜疝 93

单侧人字缝早闭 40
单侧乳房改良根治术 166
单侧乳房根治性切除术 166
单侧乳房假体置入术 166
单侧乳房扩大根治性切除术 166
单侧乳房切除伴假体置入术 166
单侧乳房切除伴同侧腋窝淋巴结活检术 166
单侧乳房切除伴同侧腋窝前哨淋巴结活检术 166
单侧乳房切除术 166
单侧乳房缩小成形术 166
单侧乳房注射隆胸术 166
单侧乳内动脉-冠状动脉搭桥术 205
(单侧)乳腺癌改良根治术后即刻(DIEP)皮瓣乳房重建 166
(单侧)乳腺癌改良根治术后即刻(GAP)乳房重建 166
(单侧)乳腺癌改良根治术后即刻(SIEA)皮瓣乳房重建 166
(单侧)乳腺癌改良根治术后即刻(TRAM)皮瓣乳房重建 166
(单侧)乳腺癌改良根治术后即刻单囊假体乳房重建 166
(单侧)乳腺癌改良根治术后即刻双囊假体乳房重建 166
单侧乳腺及区域淋巴结超声检查 174
单侧上肢多发性骨折 229
单侧上肢多发性开放性骨折 229
单侧上肢肌肉萎缩 189
单侧上肢缺肢畸形 40
单侧上肢疼痛 189
单侧上肢无力 189
单侧肾不发育 351
单侧肾切除术 217,308
单侧肾上腺增生△ 148
单侧声带炎 24
单侧视网膜色素变性△ 12
单侧输卵管-卵巢切除术 308,330
单侧输卵管挤压术 330
单侧输卵管结扎术 330
单侧输卵管切除术 330
单侧/双侧乳腺癌根治术 165
单侧透明肺 73
单侧外阴切除术 308,330,385
单侧完全腭裂 24
单侧完全喉麻痹 24
单侧完全声带麻痹 24
单侧完全性腭裂△ 24
单侧完全性牙槽突裂 40
单侧下肢多发性骨折 229
单侧下肢多发性开放性骨折 229
单侧下肢缺肢畸形 229
单侧小下颌畸形 40
单侧牙槽突隐裂 40
单侧隐睾切除术 217
单侧隐形唇裂 40
单侧肢体肌萎缩 229
单侧痣样毛细血管扩张 365
单纯闭式引流 273
单纯部分性运动性发作伴 Jackson 发作 111
单纯超滤 83
单纯尺骨脱位 229
单纯腓肠肌挛缩 229

单纯腓骨骨折△ 231
单纯肺炎旁胸腔积液 73
单纯股骨小粗隆撕脱骨折 229
单纯骨病灶清除术 273
单纯鼾症 73
单纯糠疹 363
单纯恐怖 389
单纯恐怖症 389
单纯淋巴结切除术 33,55,166,189,217,308
单纯疱疹 40,365,411
单纯疱疹病毒肺炎 73
单纯疱疹病毒感染 351
单纯疱疹病毒性虹膜睫状体炎 3,411
单纯疱疹病毒性脑膜炎 111,411
单纯疱疹病毒性脑炎 111,411
单纯疱疹病毒性水疱皮炎 411
单纯疱疹病毒性眼病 3
单纯疱疹病毒性眼炎 411
单纯疱疹性病毒性角膜炎 411
单纯疱疹性眼炎 3
单纯劈裂关节内骨折 229
单纯屈曲压缩型骨折 229
单纯桡骨头脱位 229
单纯乳突开放术 33
单纯塞托利细胞综合征△ 142,210
单纯收缩期高血压 64
单纯输卵管切除术 330
单纯相 128
单纯小细胞性贫血 158
单纯型大疱性表皮松解症 365
单纯型大疱性表皮松解症伴肌营养不良 365
单纯型大疱性表皮松解症伴晚发肌营养不良 365
单纯型精神分裂症 389
单纯性鼻炎 24
单纯性蛋白尿 138
单纯性肥胖 142
单纯性高甘油血症 154
单纯性巩膜外层炎 3
单纯性骨囊肿 229
单纯性骨囊肿△ 229
单纯性汗腺棘皮瘤 365
单纯性回状红斑 365
单纯性甲状腺肿 142
单纯性近视 3
单纯性疱疹合并眼部并发症 365
单纯性偏头痛 121
单纯性乳房早发育△ 148
单纯性肾囊肿 132,210
单纯性肾上腺早发育 142
单纯性血尿 138
单纯性牙周炎 40
单纯性痒疹 365
单纯性阴毛早发育 142
单纯性原发性 IgM 缺陷病 365
单纯性脂肪肝△ 105
单纯性紫癜 365
单纯压缩关节内骨折 229
单次发作的情感障碍 389
单端固定骨折 229
单发性神经纤维瘤 365
单发性外毛根鞘瘤 365
单发性纤维性肿瘤 176

单发右位心 64,194
单房性骨囊肿 229
单睾症 210
单个手指创伤性部分离断 229
单个手指创伤性完全离断 229
单个足趾的创伤性切断 229
单导管导管冠状动脉造影 209
(单根)选择性乳腺导管切除术 166
单骨性骨纤维异样增殖症 229
单关节炎 229
单光子发射电子计算机断层照相术 111
单光子发射计算机断层显像 128
单核细胞增多性李斯特菌败血症 411
单核样细胞反应 128
单颌全口义齿 55
单极导联 128
单极记录针电极 128
单睑 3
单角子宫 322
单克隆丙球蛋白病 365
单克隆抗体特异性捕获血小板抗原试验 161
单卵双胎 338
单脐动脉 338
单腔永久起搏器置入术 71
单绒毛膜单羊膜囊双胎 338
单绒毛膜双羊膜囊双胎 338
单乳头肾 210
单神经炎 111
单胎死产 338
单胎头阴道分娩 338
单胎臀牵引助产△ 346
单胎臀位助产△ 346
单瘫 399
单腿上抬试验 229,269
单臀先露 338
单纤维肌电图 128
单纤维针电极 128
单相波 128
单相动作电位 128
单相速发型多器官功能障碍综合征(rapid single-phase MODS)△ 297
单心房 64,194
单心房矫治术 205,302
单心室△ 68
单形室性心动过速△ 64
单形性室性心动过速 64
单形性腺瘤 24,40
单眼两条直肌移位联结术 19
单眼性复视 18
单羊膜囊双胎脐带缠绕 338
单一节律枕区 δ 活动 128
单源光子放射治疗 217,308
单肢发育不良 229
单指不全切断 229
单指完全切断 229
单趾切断 229
单足无趾畸形 229
单足站立试验 229,270
胆肠吻合口狭窄扩张术 166
胆道闭锁 93
胆道出血 93
胆道恶性肿瘤 318
胆道感染 93

胆道蛔虫病 93,411
胆道贾第虫病 411
胆道镜逆行胰管造影 316
胆道镜逆行胰管造影[ERP]△ 170
胆道镜下胆管碎石取石术 166
胆道镜下碎石取石术△ 166
胆道镜直视下胆管活组织检查 174
胆道镜直视下胆囊活组织检查 174
胆道内假体置换术 308
胆道切开探查术 308
胆道切开探查术△ 166
胆道术后残留结石 93
胆道术后精神障碍 389
胆道探查术 166
胆道吻合修正术 308
胆道原位癌 93
胆道诊断性影像异常 93
胆固醇7α-羟化酶缺乏所致的高胆固醇血症 142
胆固醇肺炎 73
胆固醇结晶栓塞性肾病 132
胆固醇性肉芽肿 24
胆固醇性胸膜炎 73
胆固醇酯转运蛋白缺乏症 142
胆固醇综合征 142
胆管-空肠Roux-en-Y吻合术 166
胆管-空肠吻合术 308
胆管-空肠吻合术△ 166
胆管-十二指肠吻合术 308
胆管-胃吻合术 308
胆管闭锁 351
胆管成形术 166
胆管穿孔 93
胆管端端吻合术 166
胆管恶性肿瘤 93
胆管梗阻 93
胆管继发恶性肿瘤 93
胆管假体引起的机械性并发症 405
胆管假体装置去除术 308
胆管结石 93
胆管结石△ 94
胆管结石伴胆管炎 93
胆管结石伴急性胆囊炎 93
胆管结石伴慢性胆囊炎 93
胆管溃疡 93
胆管扩张 93
胆管良性肿瘤 93
胆管瘘 93
胆管瘘△ 360
胆管囊肿切除术 166
胆管破裂 93
胆管十二指肠瘘△ 360
胆管十二指肠吻合口狭窄 93
胆管损伤 93,163
胆管损伤自体组织补片修复术 166
胆管探查术 166,308
胆管吻合术 308
胆管吻合术△ 166
胆管狭窄 93
胆管炎 93
胆管炎△ 95
胆管炎性肝脓肿 93
胆管引流术 166,308
胆管支架取出术 107

胆管支架置入术 166,308
胆管肿瘤 93
胆管周围炎 93
胆红素脑病 111
胆红素排泄障碍 93
胆碱磁共振波谱分析 128
胆碱能神经功能亢进 111
胆碱危象 111
胆碱能象 111
胆碱能性荨麻疹 365
胆绞痛
胆囊癌根治切除术 166
胆囊癌根治术△ 166
胆囊癌扩大根治术 166
胆囊病变 94
胆囊部分切除术 166,308
胆囊肠瘘 94
胆囊出血 94
胆囊穿孔 94
胆囊胆固醇沉着症 94
胆囊恶性肿瘤 94,318
胆囊肥大 94
胆囊分隔△ 103
胆囊钙化 94
胆囊-肝管吻合术 308
胆囊根治性切除术 308
胆囊根治性切除术△ 166
胆囊梗阻 94
胆囊功能障碍 94
胆囊管恶性肿瘤 94
胆囊管梗阻 94
胆囊管结石 94
胆囊坏疽 94
胆囊积脓 94
胆囊积液 94
胆囊继发恶性肿瘤 94
胆囊交界性肿瘤 94
胆囊绞痛(复发性) 94
胆囊结肠瘘 94
胆囊结核 94
胆囊结石 94
胆囊结石伴胆囊炎 94
胆囊结石伴坏疽性胆囊炎 94
胆囊结石伴急性胆囊炎 94
胆囊结石伴急性化脓性胆囊炎 94
胆囊结石伴慢性胆囊炎 94
胆囊结石伴慢性胆囊炎急性发作 94
胆囊结石嵌顿 94
胆囊-空肠瘘切除术 308
胆囊空肠吻合口狭窄 94
胆囊-空肠吻合术 166,308
胆囊扩大切除术 308
胆囊扩大切除术△ 166
胆囊良性肿瘤 94
胆囊瘘 94
胆囊瘘修补术 308
胆囊黏液囊肿 94
胆囊扭转 94
胆囊破裂 94
胆囊切除术 166,308
胆囊切除术后粘连 94
胆囊切除术后综合征 94
胆囊肉芽肿 94
胆囊十二指肠瘘 94
胆囊-十二指肠吻合术 166,308

胆囊损伤 94
胆囊胃瘘 94
胆囊-胃瘘修补术 308
胆囊-胃吻合术 308
胆囊萎缩 94
胆囊息肉 94
胆囊腺肌症 94
胆囊血管畸形 94
胆囊炎 94
胆囊原位癌 94
胆囊造口术 166
胆囊占位性病变 94
胆囊肿物 94
胆囊周围脓肿 94,411
胆囊周围炎△ 94
胆囊周炎 94
胆石性肠梗阻 94
胆石症 94
胆小管炎性肝炎 94
胆源性胰腺炎 94
胆汁反流 94
胆汁反流性胃炎 411
胆汁尿 94,106
胆汁性腹膜炎 94
胆汁性肝硬化 94
胆汁性胸膜炎 73
胆汁淤积 94
胆汁淤积性肝炎 94
胆汁淤积性瘙痒 365
胆脂瘤术后复发 176
胆脂瘤型中耳炎 24
胆总管残余结石 94
胆总管恶性肿瘤 94
胆总管梗阻 94
胆总管结石 94
胆总管结石伴急性胆管炎 94
胆总管结石伴急性胆囊炎 94
胆总管结石伴急性化脓性胆管炎△ 94
胆总管结石伴慢性胆囊炎 94
胆总管结石合并急性化脓性胆管炎 94
胆总管痉挛 94
胆总管空肠吻合口狭窄 94
胆总管-空肠吻合术 166,308
胆总管扩张 94
胆总管瘘修补术 166
胆总管囊肿 94
胆总管切开取石术 166
胆总管切开异物取出术 308
胆总管切开引流术 166,308
胆总管球囊扩张术 166
胆总管十二指肠瘘 94
胆总管-十二指肠吻合术 166,308
胆总管探查术 166,308
胆总管-胃-空肠吻合术 308
胆总管-胃吻合术 308
胆总管狭窄 94
胆总管狭窄△ 103
胆总管修补术△ 166
胆总管修复术 166
胆总管炎 94
诞生牙△ 49
蛋白电泳 161
蛋白丢失性肠病 94
蛋白丢失性胃肠病△ 94

蛋白酶学检查　128
蛋白酶抑制剂相关性脂肪营养不良　365
蛋白尿　138,293,360
蛋白缺乏　154
蛋白吸收障碍或不耐受　351
蛋白细胞分离　128
蛋白质呼吸商　86
蛋白质 - 能量失衡　154
蛋白质能量营养不良　73,351,365
蛋白质 - 能量营养不良后遗症　142
蛋白质能量营养不良综合征　132
蛋白质吸收不良△　351
蛋白质营养不良△　73,351,365
蛋壳手术　273
氮浓度Ⅲ相斜率　86
氮氧化物中毒　405
氮质血症　293
氮中毒　405
挡铅托架　319
导管定植　73
导管内乳头状瘤　40
导管乳头状瘤　40
导管相关感染　293
导管相关性败血症△　73
导管相关性尿路感染　132
导管相关性血流感染　73
导乐分娩　347
导联　128
导眠能中毒△　405
导尿　361
导尿术　217
导水管扩张术　182
导水管狭窄　176
导水管粘连松解术　182
导向系统　187
岛叶病灶切除术　182
岛叶癫痫　111
岛叶恶性肿瘤　176,304
岛瓣转移眼窝再造术　19
岛状皮瓣术　298
岛状皮瓣移植术　385
倒 Y 型内斜视　3
倒 Y 型内斜综合征△　3
倒 Y 型外斜视　3
倒 Y 照射　319
倒班工作睡眠障碍　111
倒钩形切口　182
倒睫拔除治疗　19
倒睫电解治疗　19
倒向型内眦赘皮　3
倒向型内眦赘皮△　295
倒置阻生　40
盗汗　82
道格拉斯气袋法　86
德尔肯病△　122,150,379
德戈病　194
德奎尔万甲状腺炎△　30,151
德雷斯勒综合征△　69
德热里纳 - 索塔病△　112
灯芯绒样红斑角化病　365
登革出血热　411
登革热　365,411
登革休克综合征　411
等孢球虫病　94,411

等孢子球虫病△　94
等二氧化碳过度通气激发试验　86
等剂量分布　319
等离子消融髓核成形术　273
等容积压力 - 流量曲线　86
等容量性低钠血症　73
等渗性脱水　73
等渗压　86
等速运动测定及训练　403
等效　319
等效剂量　319
等效曲线　319
等中心技术　319
镫骨底板开窗术　33
镫骨撼动术　33
镫骨切除术　33
镫井喷　24
低 α 脂蛋白血症　142
低 β 脂蛋白血症　142
低氨基酸尿症　154
低氨基酸血症　154
低比重尿　138
低波幅活动　128
低促性腺激素性闭经　322
低促性腺激素性腺功能减退△　142
低促性腺激素性性功能减退症△　142
低促性腺激素性性腺功能减退症　142
低蛋白性营养不良　154
低蛋白性营养不良 *　365
低蛋白性营养不良△　73,351
低蛋白血症　154
低电压　128
低调干啰音　73,82
低动力型休克　293
低度恶性肌纤维母细胞肉瘤　229
低度恶性纤维黏液样肉瘤　229
低钙化釉质生长不全△　53
低钙血性惊厥　154
低钙血症　73,138,154,293,365
低钙血症脑病　111
低高密度脂蛋白血症　142
低级别中心性骨肉瘤　229
低剂量率　319
低剂量率分次照射　319
低剂量率照射　319
低钾钠氯综合征　154
低钾型周期性瘫痪　111
低钾性抽搐　154
低钾性碱中毒　73,154,351
低钾性肾病△　135
低钾血症　73,351,138,154,293
低磷抗 D 性软骨病　154
低磷酸酶症　154
低磷酸酶症△　351
低磷[酸盐]血性骨软化症　132
低磷酸酯酶症　351
低磷血症　73,138,154,293
低龄儿童龋　40
低颅压性头痛　111
低氯性碱中毒　73
低氯血症　73,154,351
低镁血症　73,138,154,293
低镁血症△　77

低密度脂蛋白型(LDL)高脂蛋白血症　154
低密度脂蛋白型高脂蛋白血症△　154
低钠血症　73,138,154,293,351
低钠血症脑病　111
低浓度氧疗　83
低频电疗　403
低频电疗法△　403
低频滤波　128
低频疲劳　73
低热烧伤　293
低容量性低钠血症　73
低容量性高钠血症　73
低肾素型高血压　210
低肾素性醛固酮减少症　142
低肾素性醛固酮增多症　69,152,216
低渗性脱水　73
低渗压　86
低水平呼气末正压　83
低顺应性膀胱　351,399
低碳酸血症　73
低体温　360
低体重儿　351
低危　64
低位骶骨　229
低位产钳术　347
低位产钳术单胎助娩　338
低位肛瘘　94
低位拐点　86
低位拐点容积　86
低位拐点压力　86
低位横断骨折　229
低位平坦段　86
低位乳牙　40
低位神经根综合征　229
低温下肝血管隔离无血肝切除术　166
低温下全肝血流阻断法　166
低心排血量综合征　194
低血钙△　138
低血钾△　138
低血钾性周期性麻痹△　111
低血钾症△　293,351
低血磷△　138
低血磷性佝偻病　136
低血磷性骨软化症　142
低血氯症△　351
低血镁△　138
低血钠△　138
低血钠症△　293,351
低血容量　154
低血容量性休克　64,73,194,293
低血糖发作　142
低血糖后昏迷的脑病　111
低血糖昏迷　111,142,351
低血糖昏迷性脑病△　111
低血糖脑病　111
低血糖所致精神障碍　389
低血糖性昏迷　154
低血糖性脑病△　111
低血糖晕厥△　111,142,351
低血糖症　142,154
低血压　64
低压电烧伤　293
低压性缺氧　73
低眼压　18

低眼压症 3
低氧激发试验 86
低氧通气应答 86
低氧脱习服 73
低氧相关性肺动脉高压△ 74
低氧血症 73,399
低氧血症相关性肺动脉高压 73
低氧血症型呼吸衰竭 74
低增生性白血病 158
低增生性贫血 158
低张力胃 94
低张性缺氧 74
低置胎盘 338
低转化性骨病 132
滴虫病 365
滴虫性包皮阴茎头炎 210
滴虫性尿道膀胱炎 210
滴虫性尿道炎 365
滴虫性前列腺炎 210,365
滴虫阴道炎 322
滴状银屑病 365
迪格奥尔格综合征 365
迪特尔危象 210
迪谢内肌营养不良 111
敌敌畏中毒 405
抵抗性卵巢综合征 322
底向外三棱镜试验 22
骶部脊髓功能损伤△ 229
骶部脊髓损伤 229,399
骶部脊柱裂不伴脑积水 351
骶部脓肿切开引流术 166,308,385
骶丛神经缝合术 166,273
骶丛神经损伤后遗症 399
骶丛神经探查术 166,273
骶段脊柱裂△ 263
骶骨病损切除术 308
骶骨恶性肿瘤 229
骶骨发育不全 229
骶骨骨折 229
骶骨骨折△ 244
骶骨骨折Ⅰ型 229
骶骨骨折Ⅱ型 229
骶骨骨折Ⅲ型 229
骶骨及尾骨恶性骨肿瘤 229
骶骨及尾骨交界性骨肿瘤 229
骶骨及尾骨良性骨肿瘤 229
骶骨疾患 229
骶骨结核 229
骶骨区开放性损伤 229
骶骨脱位 229
骶骨致密性骨炎 229
骶骨肿瘤 229
骶骨肿瘤切开取活检术 273
骶管注射疗法 273
骶棘肌痉挛 229
骶棘肌压痛/疼挛 270
骶脊神经根损伤 229,399
骶淋巴结继发恶性肿瘤 304
骶内脊膜膨出 229
骶髂关节病损切除术 308
骶髂关节分离 229
骶髂关节骨髓炎 229
骶髂关节过伸试验 229,270
骶髂关节结核 229

骶髂关节扭伤 229,399
骶髂关节扭转试验 229,270
骶髂关节脱位 229
骶髂关节紊乱 229
骶髂关节炎 229
骶髂关节致密性骨炎 229
骶前病损切除术 217,308
骶前恶性肿瘤 304
骶前脊膜膨出 229
骶前交感神经切除术 330
骶前囊肿 94
骶前神经切断术 182
骶前子宫内膜异位症 322
骶韧带缩短术 330
骶韧带悬吊术 330
骶神经刺激 166
骶神经刺激电极取出术 217
骶神经刺激术 182
骶神经电刺激器取出术 182
骶神经电刺激器植入术 182
骶神经电刺激器置入术 217
骶神经电刺激术 182
骶神经根囊肿 111
骶神经根囊肿穿刺充填术 182
骶神经松解术 273
骶神经调节 166
骶尾部病损切除术 217,289,308,385
骶尾部恶性肿瘤 304
骶尾关节脱位 229
骶尾区继发恶性肿瘤 304
骶尾痛△ 257
骶尾原位癌 304
骶尾周围神经和自主神经交界性肿瘤 322
骶尾椎脓肿 182
骶周围神经和自主神经交界性肿瘤 322
骶椎病损切除术 308
骶椎陈旧性骨折 229
骶椎发育不全 230
骶椎骨折脱位 230
骶椎神经根袖囊肿 176
骶椎椎板裂 351
地方性斑疹伤寒 365,411
地方性甲状腺肿 24,142
地方性克汀病 142
地高辛中毒 405
地霉病 365,411
地丝菌病△ 411
地丝菌口炎 40
地图舌 40,365
地图样舌 40,365
地图状银屑病 365
地中海贫血 351
地中海贫血△ 353
地中海贫血伴其他血红蛋白病 351
地中海热 365
帝莫西综合征 64
帝汶丝虫病 411
递减反应 128
递增反应 128
第1秒用力呼气容积 86
第1秒用力呼气容积下降20%激发剂量 86
第1秒用力呼气容积下降20%激发浓度 86
第八脑神经内耳梅毒 365

第二产程停滞 338
第二颈椎椎弓骨折 230,399
第二心音 70
第二性征发育不全 142
第二跖骨头缺血性坏死 230
第二跖骨头无菌性坏死 225
第二跖骨幼年型骨软骨病 230
第三产程延长 338
第三颅神经麻痹 3
第三脑室病损切除术 308
第三脑室病灶切除术 182
第三脑室的脊索瘤样胶质瘤 176
第三脑室造瘘术 182
第三楔骨结核 230
第三心音 70
第三腰椎横突综合征 230
第四白齿△ 40
第四磨牙 40
第四脑室病损切除术 308
第四脑室病灶切除术 182
第四脑室交界性肿瘤 176
第四脑室菊形团形成型胶质神经元肿瘤 176
第四脑室良性肿瘤 176
第四脑室囊肿 176
第四心音 70
第五掌骨掌骨颈骨折 230
第五跖骨粗隆骨折 230
第五跖骨基底骨折 230
第五跖骨基底牵拉性骨骺炎 230
第一产程延长 338
第一恒磨牙异位萌出 40
第一肋骨部分切除术 189
第一肋骨骨折 188
第一腕掌关节关节炎△ 242,256,265
第一楔第二跖背侧骨 230
第一楔第一跖跖侧骨 230
第一心音 70
第一掌骨干骨折 230
第一掌骨骨折 230
第一掌骨骨折骨不愈合 230
第一掌骨基底骨折 230
第一掌骨颈骨折 230
第一掌骨拇指化 298
第一掌骨头骨折 230
第一跖骨近端斜楔形截骨 273
第一跖骨双截骨术 273
第一跖骨籽骨骨折 230
第一跖楔关节融合术 273
第一跖趾关节融合术 273
蒂策综合征 365
蒂策综合征△ 77
癫痫 176
癫痫(全面性发作)△ 120
癫痫伴慢波睡眠期持续棘慢波 128
癫痫病灶切除术 182
癫痫持续状态 111
癫痫募集节律 128
癫痫所致精神障碍△ 111,389
癫痫性精神病 111,389
癫痫性脑病 111
癫痫样放电 128
癫痫源病灶 176
癫痫综合征 176
典型莫固综合征 143

典型失神发作　111
点滴型银屑病△　365
点燃　128
点隙窝沟龋△　50
点状白甲　365
点状汗孔角化病　365
点状接触钢板固定术　273
点状内层脉络膜病变　3
点状皮片移植术　298
点状软骨发育不良　230
点状掌跖角化病　365
点状掌跖角皮病△　365
碘　319
碘 -131 放射性核素注射治疗　217
碘剂过敏　3
碘甲烷中毒　405
碘缺乏相关性(地方性)甲状腺肿　143
碘缺乏相关性多结节性甲状腺肿　143
碘缺乏相关性多结节性胸骨后甲状腺肿△　151
碘缺乏相关性甲状腺肿△　143
碘缺乏相关性弥漫性甲状腺肿　143
碘缺乏相关性弥漫性锁骨下甲状腺肿△　149
碘缺乏相关性弥漫性胸骨后甲状腺肿△　151
碘源性甲状腺功能减退　143
碘源性甲状腺功能亢进　143
碘源性甲状腺功能亢进症△　143
电除颤　71
电除颤术后　64
电磁辐射　319
电刺激术　182
电刺激伪差　128
电动取皮机取皮术　298
电复律　71
电光性皮炎　405
电光性眼炎　3,293
电焊工尘肺　405
电弧烧伤　293
电弧烧伤△　293,365
电话淫语症　389
电击伤　293,365
电击性白内障　3
电极　128
电极导线断裂　194
电极导线绝缘层破裂　194
电极导线脱位　194
电接触烧伤　293
电接触烧伤△　293,365
电解脱毛　385
电解质紊乱　154,293,351
电解治疗皮肤赘物　385
电静息　128
电离　319
电离辐射　319
电离辐射剂量测量　319
电离室　319
电凝[固]术　182
电烧伤　293
电生理检测　22
电声门描记[法]　37
电视辅助胸腔镜胸椎间盘摘除术　273
电损伤△　293,365
电味觉测定[法]　37
电吸刮宫术　330

电吸人流术　330
电休克　293
电休克治疗　397
电诊断法　128
电诊断医学　128
电子鼻咽镜检查　37
电子密度　319
电子膀胱刺激器置入术　217
电子输尿管刺激器去除术　217
电子输尿管刺激器置换术　217
电子输尿管刺激器置入术　217
电子束 X 射线污染　319
电子束滤过　319
电子束限光筒　319
电子胎心监护　348
电子胎心监护(内监护)　348
电子外照射放射治疗　319
电子显微镜　161
电子远距离放射治疗　217
电子支气管镜　86
电子直线加速器　319
垫底　55
淀粉肉芽肿　365
淀粉样变　74,230
淀粉样变肺损害　74,81
淀粉样变关节炎　230
淀粉样变性　74,230
淀粉样变性关节病△　230
淀粉样变性周围神经病　111
淀粉样多发性神经病变　230
调幅调制　130
调节　130
调节不足　13
调节疾患　13
调节痉挛　13
调节麻痹　13
调节性内斜视　13
调节性内斜视合并间歇性外斜视　13
调节滞后　13
调磨　57
调强放疗(IMRT)　320
调脂药物中毒　408
跌倒相关骨折　230
叠加发育畸形伴先天性皮肤缺乏　365
叠瓦癣　365,411
叠趾　230
碟形手术　273
蝶鞍扩大　154
蝶鞍旁病灶切除术　182
蝶鞍旁恶性肿瘤　176,304
蝶鞍旁良性肿瘤　176
蝶鞍区脑膜瘤　176
蝶鞍区肿瘤　176
蝶鞍上脑膜瘤　176
蝶窦恶性肿瘤　41
蝶窦开放术　33
蝶窦囊肿　24
蝶窦脓肿　24
蝶窦息肉　24
蝶腭神经节切除术　33
蝶腭神经痛　31
蝶骨电极　128
蝶骨电极植入术　182
蝶骨恶性肿瘤　41

蝶骨骨折　41
蝶骨嵴脑膜瘤　176
蝶骨嵴疝　111
蝶骨良性肿瘤　24
蝶骨脑膜瘤　177
蝶形骨折　230
蝶形骨折△　238
丁基醇中毒　405
丁酰苯和硫蒽精神安定剂中毒△　405,407
丁酰苯中毒　405
丁型病毒性肝炎　411
钉板型种植体　55
钉嵌体　55
盯聍△　351
盯聍栓塞　351
盯聍腺肿瘤　365
顶孢霉病　365
顶部入路　182
顶部一过性尖波　128
顶盖 - 中脑麻痹综合征△　110
顶盖综合征△　110
顶骨恶性肿瘤　41
顶骨骨折　177
顶骨良性肿瘤　177
顶泌汗腺痣　365
顶叶病损切除术　308
顶叶病灶切除术　182
顶叶出血　111,177
顶叶癫痫　111
顶叶恶性肿瘤　177,304
顶叶继发恶性肿瘤　177,304
顶叶交界性肿瘤　177
顶叶良性肿瘤　177
顶叶脑膜瘤　177
顶叶脓肿　111
顶枕入路　182
顶枕入路脑病灶切除术　182
顶枕叶恶性肿瘤　177,304
顶枕叶脑出血　111
定量 CT 测定法　286
定量感觉测定　128
定量脑电图　128
定容型反比通气　83
定容型模式　83
定时触发　83
定式检查　398
定位平面　59
定位平面斜度　59
定向障碍　395,399
定压通气　83
定压型持续指令通气　83
定压型反比通气　83
定压型模式　83
定压型同步持续指令通气　83
东部马脑炎△　111
东方马脑炎　111,411
冬季瘙痒症　365
冬眠瘤　177,365
动机缺失综合征　395
动静脉畸形　111
动静脉畸形(任何部位)△　118
动静脉瘤　132
动静脉瘘　230,365
动静脉瘘夹闭术　182,273

动静脉瘘结扎术 182,273
动静脉瘘破裂出血 305
动静脉瘘切除术 273
动静脉瘘切断术 182,273
动静脉内瘘成形术 137
动静脉内瘘动脉瘤 132
动静脉内瘘感染 132
动静脉内瘘狭窄 132
动静脉内瘘血栓形成 132
动静脉性血管瘤 230,304
动静脉血管瘤 230,304
动力髁部拉力螺钉固定术 273
动力髋部拉力螺钉固定术 273
动力性尿路梗阻 210
动力源性肘关节功能障碍 230
动脉 - 混合静脉血氧含量差 86
动脉 - 静脉血氧含量差 86
动脉导管封堵术 71,302
动脉导管封堵术后 64
动脉导管结扎术 205,302
动脉导管未闭 64,194,351
动脉导管未闭切断缝合术 205,302
动脉断裂 287
动脉缝合术 273
动脉坏死 194
动脉痉挛 194
动脉溃疡 194
动脉瘤 194
动脉瘤孤立术 182
动脉瘤夹闭术 182
动脉瘤破裂夹闭术 182
动脉瘤样骨囊肿 3,230
动脉瘤样骨囊肿△ 42
动脉瘘 194
动脉内化疗 182
动脉内膜炎 194
动脉旁路术 182
动脉栓塞 194,230
动脉栓塞△ 204,360
动脉狭窄 194
动脉型肺动脉高压 74
动脉血二氧化碳分压 86
动脉血气 86
动脉血气分析 72,86
动脉血气体总压 86
动脉血酮体比 86
动脉血氧饱和度 86
动脉血氧分压 86
动脉血氧含量 86
动脉血氧运输量 86
动脉循环障碍性溃疡 230
动脉炎 64,194
动脉炎性缺血性视神经病变△ 7
动脉移植物引起的机械性并发症 195
动脉硬化 195
动脉支架内血栓形成 195
动脉中层硬化症 195
动脉周围交感神经切除术 182
动脉粥样硬化 64,195
动脉粥样硬化性脑病 111
动脉粥样硬化性肾动脉狭窄(左侧 / 右侧 /
　双侧) 132
动脉粥样硬化性心血管病 64
动态肺过度充气 74

动态肺顺应性 86
动态呼吸环 86
动态呼吸系统顺应性 86
动态脑电图 128
动态声门图检查 37
动态顺应性 86
动态顺应性 20 86
动态顺应性 40 86
动态顺应性 60 86
动态心电图 72
动态心电图 72
动态血压监测 72
动态椎间盘造影术 273
动物疥疮 365
动物恐怖 389
动物型黑素瘤 365
动眼神经恶性肿瘤 3
动眼神经良性肿瘤 3
动眼神经麻痹(oculomotor palsy)△ 3
动眼神经损伤 3
动眼神经炎 3
动眼神经异常再生 3
动作电位 128
冻疮 293,365
冻疮样狼疮 365
冻僵 294
冻结肩 230
冻结性损伤 294
冻伤 294,365
冻伤△ 409
冻伤伴组织坏死 405
冻伤重复 405
斗篷照射 319
豆状核出血 111,351
痘疮样痤疮△ 365
痘样痤疮 365
窦道 82,230,270,294
窦道切开引流术 385
窦道搔刮术 273
窦道造影 286
窦房传导阻滞 64
窦房结变时功能不全 64
窦房结 - 心房内游走性心律 64
窦房结游走性心律 64
窦房折返性心动过速 64
窦性静止 64
窦性停搏 64
窦性心动过缓 64
窦性心动过速 64,351
窦性心律不齐 64,351
窦性心律失常△ 351
窦性组织细胞增生伴巨大淋巴结病 158
窦状血管瘤 365
毒马陆蜇伤 365
毒品 / 药物所致的睡眠障碍 111
毒蛇咬伤 365
毒素诱发的睡眠障碍 111
毒物筛查 128
毒蜥蜴咬伤 365
毒性红斑△ 360,384
毒性甲状腺腺瘤 143
毒性结节性甲状腺肿 143
毒性弥漫性甲状腺肿 24

毒性眼前节综合征 3
毒血症 294
毒蕈中毒 405
毒鱼刺伤 365
毒蛛中毒 365
独立准直器 319
独眼征 230
独自生活 399
读心症 389
杜宾 - 约翰逊综合征 94
杜波组织胞浆菌病 411
杜克病 365
杜冷丁药物瘾△ 392
杜氏病△ 102,365
端坐呼吸 70,82
短 Q-T 间期综合征△ 64
短 QT 综合征 64
短波长自动视野检查 22
短波疗法 403
短肠综合征 94,351
短程氧疗 83
短第五掌骨 - 胰岛素抵抗 143
短颈畸形 230
短颈综合征 230
短髋畸形 230
短髋症 230
短肋综合征 230
短面综合征 41
短膜壳绦虫病△ 417
短潜伏期躯体感觉诱发电位 128
短缩 230,270
短头畸形 41
短腿步态 230,270
短暂性抽动障碍△ 393
短暂性低位桡神经麻痹 230
短暂性低位正中神经麻痹 230
短暂性关节病 230
短暂性滑膜炎 230
短暂性脑缺血发作 61,111
短暂性桥本甲状腺毒症 143
短暂性全面遗忘 111
短暂性视力丧失 18
短暂性视网膜动脉阻塞 3
短暂性完全性遗忘△ 111
短暂性先天性甲状腺功能减退症 143
短暂性新生儿重症肌无力△ 124,358
短暂性中暑疲劳 405
短阵房性心动过速 64
短阵室性心动过速 64
短肢畸形 230
短指△ 230
短指畸形 230
短趾△ 230
短趾畸形△ 230
断臂术 347
断层皮片取皮术 289
断层皮片移植术 289
断层植皮术 273
断耳再植术 33
断根 41
断颈术 347
断离性肾盂输尿管成形术 217
对半甲 365
对比度增强 128

对比剂肾病△ 136
对称性 128
对称性进行性白斑 365
对称性进行性白斑角化病 365
对冲 128
对冲性损伤 177
对抗性强迫动作 395
对立违抗性障碍 389
对立违抗障碍△ 389
对刃龅 59
对肾素有反应的醛固酮分泌腺瘤 143
钝挫伤性白内障 3
钝伤 230
钝性伤 74
顿挫性带状疱疹△ 364
顿挫性鼠疫 411
多 X 染色体综合征 365
多 X 综合征△ 365
多巴胺反应性肌张力障碍△ 111
多巴反应性肌张力障碍 111
多病灶性纤维硬化病 230
多部位陈旧性骨折 230
多部位骨髓炎△ 230
多部位骨折不愈合 230
多部位骨折畸形愈合 230
多部位骨折延迟愈合 230
多部位关节钙化 230
多部位继发恶性肿瘤 163,304
多部位淋巴结继发恶性肿瘤 163,304
多部位应力骨折 230
多部位原发恶性肿瘤 304
多部位肿物 230
多部位肿胀 230
多长链脂酰辅酶 A 脱氢酶缺陷病△ 111
多重放电 128
多重人格 395
多重酰基辅酶 A 脱氢酶缺乏症 111
多处穿刺伤口 230
多处创伤性切断 230
多处动物咬伤 230
多处冻伤 405
多处冻伤伴组织坏死 405
多处骨折 230
多处肌肉和肌腱损伤 230
多处挤压伤 230
多处开放性骨折 230
多处开放性损伤 230
多处淋巴结继发恶性肿瘤△ 163,304
多处脑叶出血 111
多处扭伤 230
多处浅表冻伤 405
多处切割伤 230
多处撕裂伤 230
多处损伤 230
多处脱位 230
多处血管损伤 230
多次睡眠潜伏期试验 128
多导电极 128
多导睡眠监测 37,72
多导睡眠图 86,128
多动性品行障碍 389
多动性障碍 389
多尔夫曼 - 钱纳林综合征 365
多发创伤 230

多发大动脉炎 195
多发骨骺发育不良 230
多发关节挛缩 230,399
多发关节挛缩症△ 260
多发挤压伤 287
多发开放伤口 287
多发离断伤 287
多发脑梗死性痴呆 111,389
多发浅表损伤 287
多发龋 41
多发软组织损伤 287
多发性大动脉炎 64,112
多发性大脑挫裂伤 177
多发性单神经炎 112
多发性动静脉瘘 195
多发性动脉栓塞 195
多发性干骺 - 骨骺点状硬化症 143
多发性骨骺发育不良△ 230,260
多发性骨骺发育异常 230
多发性骨软骨瘤△ 260,264
多发性骨髓瘤骨病△ 132
多发性骨髓瘤肾脏损害 132
多发性骨髓瘤性紫癜 365
多发性骨髓炎 318
多发性骨髓炎 230
多发性骨纤维发育不良△ 230
多发性骨折△ 251
多发性和双侧入脑前动脉综合征 112
多发性虹膜囊肿 3
多发性肌炎 112,230
多发性肌炎△ 230,265,399
多发性肌炎 / 皮肌炎肾损害△ 132
多发性肌炎皮肌炎肾损害 132
多发性浆膜腔积液 94
多发性浆膜炎 94
多发性睫状体囊肿 3
多发性颈椎闭合性脱位 230
多发性颈椎开放性脱位 230
多发性颈椎开放性脱位△ 245
多发性开放性骨折 230
多发性溃疡 94
多发性溃疡伴出血 94
多发性肋骨骨折△ 198
多发性颅骨骨折 177
多发性颅神经麻痹 112
多发性颅神经损害 112
多发性颅神经炎 112
多发性毛囊周围纤维瘤 365
多发性梅毒性神经麻痹 365
多发性梅毒性硬化症 365
多发性面骨骨折 177
多发性囊肿性骨结核 230
多发性脑出血 177
多发性脑动脉闭塞△ 112
多发性脑动脉狭窄△ 112
多发性脑梗死 112
多发性内分泌瘤病 143
多发性内分泌腺病 143
多发性内生软骨瘤△ 230
多发性黏膜神经瘤综合征 365
多发性脓肿 365
多发性切割伤△ 230
多发性软骨瘤病 230
多发性神经病△ 112,230

多发性神经病 - 智能障碍 - 肢端过小症 - 过
  早绝经综合征 143
多发性神经根病 230
多发性神经根脊髓病 230
多发性神经根炎 230
多发性神经损伤 230
多发性神经纤维瘤病△ 123,380
多发性手屈肌断裂 230
多发性撕裂伤△ 230
多发性撕脱伤 294
多发性外毛根鞘瘤 365
多发性微指状角化过度症 365
多发性膝关节损伤△ 258
多发性纤维上皮增生 41
多发性小脑挫裂伤 177
多发性小脑血肿 177
多发性眼眶异物 3
多发性一过性视网膜白点综合征 3
多发性翼状胬肉综合征 53
多发性硬化 3,112,230,399
多发性硬化(复发缓解型) 112
多发性硬化(继发进展型) 112
多发性硬化(进展复发型) 112
多发性硬化(原发进展型) 112
多发性硬化伴发葡萄膜炎 3
多发性硬化相关性视神经炎 3
多发性脂肪瘤 365
多发性脂肪瘤及血管瘤病 365
多发性脂囊瘤 365
多发肢体离断 230
多房棘球蚴病 411
多房囊性肾瘤 210
多房性肾囊性变△ 210
多分次照射 319
多睾症 210
多个部位化学烧伤 294
多个大脑动脉闭塞和狭窄 112
多个和双侧脑动脉闭塞和狭窄(未造成脑梗
  死) 112
多个和双侧入脑前动脉的闭塞和狭窄(未造
  成脑梗死) 112
多个和双侧入脑前动脉的闭塞和狭窄△ 112
多个脑室病灶切除术 182
多个营养元素缺乏 143
多根导管冠状动脉造影 209
多根肋骨切除术 189
多功能声门图 37
多骨性骨纤维结构不良 230
多关节病 230
多关节炎 230
多汗 112,230,365
多汗症 112,230,365
多肌炎 230,399
多肌炎伴肺间质纤维化 74
多基因性高胆固醇血症 143
多棘波 128
多棘慢复合波 128
多脊椎畸形症 230
多甲 365
多浆膜腔积液△ 94
多浆膜炎△ 94
多焦视网膜电图 22
多节段脊柱楔形截骨术 273
多结节甲状腺肿 - 囊性肾 - 多指(趾)畸形 143

多结节性甲状腺肿伴有甲状腺毒症 143
多局灶性脉络膜视网膜炎 3
多块骨折△ 230
多脉管炎重叠综合征 230
多毛症 365
多囊肺 74
多囊肝△ 103
多囊卵巢综合征 365
多囊卵巢综合征代谢性手术后 143
多囊肾 210
多囊肾△ 355
多囊肾减压去顶术 217
多内分泌腺瘤病1型 143
多内分泌腺瘤病2型 143
多内分泌腺瘤病2A型 143
多内分泌腺瘤病2A型伴苔藓样皮肤淀粉
   样变 304
多内分泌腺瘤病2A型伴先天性巨结肠症 304
多内分泌腺瘤病2B型 143
多内分泌腺瘤病4型 143
多内分泌腺肿瘤病△ 385
多尿 137,351,360
多尿型肾衰竭 210
多普勒超声引导下痔动脉结扎术 166
多普勒血流图 128
多器官功能衰竭 294
多器官功能障碍评分 86
多器官功能障碍综合征 74,294
多乳房 287
多塞平中毒 405
多神经病 112,230
多神经根炎 230
多神经根炎△ 230
多肾动脉 195
多生牙 41
多胎分娩 338
多胎剖宫产分娩 338
多胎妊娠 338
多胎顺产 338
多胎胎吸助产△ 338
多胎助产分娩 338
多系统继发恶性肿瘤△ 163,304
多系统萎缩 112
多系统萎缩-帕金森型 112
多系统萎缩-小脑型 112
多系统萎缩C型△ 112
多涎 41
多腺体功能亢进 143
多腺体功能障碍 143
多相波 128
多相动作电位 128
多小脑回畸形 112
多形红斑 365
多形红斑型药疹 365
多形性波 128
多形性玻璃样变血管扩张性肿瘤 230
多形性低度恶性腺癌 41
多形性红斑△ 365
多形性黄色瘤型星形细胞瘤 177
多形性胶质母细胞瘤 177
多形性日光疹 365
多形性室速△ 64
多形性室性心动过速 64
多形性妄想 395

多形性腺瘤 41
多形性脂肪瘤 230,365
多形性脂肪肉瘤 230
多叶胎盘 338
多叶准直器 319
多疑 399
多因素分级系统 74
多饮 402
多源光子放射治疗 217,385
多源性房速 64
多源性房性心动过速 64
多灶型肌张力障碍 112
多灶性 128
多灶性感觉运动神经病△ 114
多灶性脉络膜炎 3
多灶性运动神经病 112
多指 230
多指不全切断 230
多指和并指 230
多指和并指畸形△ 230
多指截指术 273,289
多指完全切断 230
多趾 230
多趾和并趾 230
多趾切断 230
多指(趾)-锁肛-脊柱畸形综合征 230
多中心网状组织细胞增多症△ 365
多中心网状组织细胞增生症 365
多种垂体激素缺乏症,基因型 143
多种药物和其他精神活性物质的有害使用
   389
多种药物和其他精神活性物质急性中毒
   389
多种药物和其他精神活性物质戒断状态
   389
多种药物和其他精神活性物质所致的残留
   性和迟发性精神病性障碍 389
多种药物和其他精神活性物质所致的残留
   性和迟发性精神障碍 405
多种药物和其他精神活性物质所致的精神
   病性障碍 389
多种药物和其他精神活性物质所致的精神
   和行为障碍 389
多种药物和其他精神活性物质所致的精神
   障碍 405
多种药物和其他精神活性物质所致的遗忘
   综合征 389
多种药物和其他精神活性物质依赖综合征
   389
多轴空病 112
惰性淋巴瘤 158

E

鹅颈样畸形 230,270
鹅口疮 365,411
鹅足滑囊炎△ 230
鹅足损伤 230
鹅足下滑囊炎 230
蛾茧皮炎 365
额部脑膨出△ 355
额部皮瓣鼻重建术 33
额部皮瓣鼻再造术 289
额部皮瓣术 298

额部皮肤恶性肿瘤 41
额部入路 182
额部入路脑病灶切除术 182
额部血肿 3
额顶骨骨折 177
额顶入路 182
额顶叶恶性肿瘤 177,304
额顶叶脑出血 112
额顶枕叶脑出血 112
额窦病损切除术 33
额窦恶性肿瘤 41
额窦骨折 41
额窦脓肿 24
额窦区痛 31
额窦炎 24
额缝早闭 41
额骨重建术 55,182,289
额骨恶性肿瘤 24,41,177
额骨粉碎性骨折 41
额骨骨折 3,177
额骨良性肿瘤 24,177
额骨外伤性缺损 41
额肌筋膜瓣悬吊上睑下垂矫正术 19
额肌悬吊术 289
额颞痴呆 389
额颞岛叶病灶切除术 182
额颞岛叶恶性肿瘤 177
额颞顶叶恶性肿瘤 177,304
额颞顶叶脑出血 112
额颞顶枕叶脑出血 112
额颞-眶颧入路 33
额颞入路 182
额颞叶变性 112
额颞叶痴呆 112
额颞叶出血 112
额颞叶恶性肿瘤 177,304
额区一过性尖波 128
额外鼻孔△ 28
额外肾 210
额外心音 70
额外牙△ 41
额下入路 182
额先露 338
额叶病损切除术 308
额叶病灶切除术 182
额叶出血 112
额叶癫痫 112
额叶恶性肿瘤 177,304
额叶继发恶性肿瘤 177,304
额叶交界性肿瘤 177
额叶良性肿瘤 177
额叶脑膜瘤 177
额叶脓肿 112
额叶切除术 182,308
额叶综合征 395
额中线θ节律 128
呃逆 189
噁唑烷衍生物类中毒 405
恶化劳力型心绞痛 64
恶丝虫病 365,411
恶心 70,94,189
恶心、呕吐 31
恶性臂丛神经肿瘤△ 304
恶性成釉细胞瘤 41

恶性多形性腺瘤 41
恶性肥大细胞瘤 304
恶性副神经节瘤 24
恶性腹膜间皮瘤△ 95
恶性腹腔积液灌注治疗 308
恶性腹水 94
恶性高磷酸尿性间叶瘤 230
恶性高热 407
恶性高血压 64,132
恶性高血压肾损害 132
恶性孤立性纤维性肿瘤 230
恶性骨化性纤维黏液样瘤 230
恶性骨巨细胞瘤 231
恶性汗腺瘤 231
恶性黑色素瘤 177,231
恶性黑色素瘤△ 365
恶性黑素瘤 365
恶性黑素瘤△ 231
恶性混合瘤 231
恶性混合瘤 41
恶性肌上皮瘤 365
恶性间皮瘤△ 242,305
恶性间叶瘤 231
恶性腱鞘巨细胞瘤 231
恶性抗精神病药综合征△ 121,389
恶性颗粒细胞瘤 231,365
恶性蓝痣 365
恶性淋巴瘤 177
恶性颅咽管瘤 177
恶性卵巢甲状腺肿 143
恶性梅毒 365,411
恶性脓皮病 365
恶性皮肤混合瘤 365
恶性葡萄胎 322
恶性雀斑样痣 365
恶性雀斑样痣黑素瘤 365
恶性蝾螈瘤 231
恶性神经鞘瘤 231,365
恶性神经束膜瘤 177,231
恶性肾小动脉硬化症 132
恶性室性快速型心律失常 64
恶性室性心律失常 64
恶性嗜铬细胞瘤 143
恶性嗜铬细胞瘤/副神经节瘤伴多发转移 143
恶性水肿 419
恶性外周神经鞘瘤 287
恶性外周神经鞘膜瘤 177,231
恶性胃肠道间质瘤 231
恶性萎缩性丘疹病 365
恶性萎缩性丘疹病△ 194
恶性纤维组织细胞瘤 177,231,365
恶性胸腔积液 74
恶性胸腔积液灌注治疗 308
恶性血管内皮细胞瘤 365
恶性血管球瘤 231
恶性血管周上皮样细胞分化的肿瘤 231
恶性叶状瘤△ 231
恶性营养不良 143
恶性圆柱瘤 231
恶性增生性外毛根鞘瘤 365
恶性肿瘤(外下唇)△ 50
恶性肿瘤的安宁疗护 308
恶性肿瘤的腹腔灌注治疗 308

恶性肿瘤的缓和医疗 308
恶性肿瘤的激光治疗 308
恶性肿瘤的腔内灌注治疗 308
恶性肿瘤的热疗 308
恶性肿瘤的栓塞治疗 308
恶性肿瘤的心包灌注治疗 308
恶性肿瘤的胸腔灌注治疗 308
恶性肿瘤的血管灌注治疗 308
恶性肿瘤的血管栓塞治疗 309
恶性肿瘤的氩氦刀治疗 309
恶性肿瘤的支持治疗 309
恶性肿瘤放射治疗 309
恶性肿瘤辅助放疗△ 309
恶性肿瘤辅助化疗△ 309
恶性肿瘤复发 309
恶性肿瘤介入治疗 309
恶性肿瘤免疫治疗 309
恶性肿瘤内分泌治疗 309
恶性肿瘤射频治疗 309
恶性肿瘤生物治疗 309
恶性肿瘤术后放疗 309
恶性肿瘤术后分子靶向治疗 309
恶性肿瘤术后化疗 309
恶性肿瘤术后免疫治疗 309
恶性肿瘤术前分子靶向治疗 309
恶性肿瘤术前化疗 309
恶性肿瘤术前免疫治疗 309
恶性肿瘤体液性高钙血症 143
恶性肿瘤维持性化学治疗 309
恶性肿瘤新辅助化疗△ 309
恶性肿瘤支持治疗 61
恶性肿瘤中医治疗 309
恶性综合征 121
恶性组织细胞增多症 158
鄂木斯克出血热 411
腭白斑 41
腭扁桃体恶性肿瘤 41
腭部瘢痕组织 41
腭部恶性肿瘤 41
腭部骨折△ 41
腭部活组织检查 37
腭部溃疡 41
腭部黏膜下纤维化 365
腭部炎性假瘤 41
腭垂病损切除术 55
腭垂部分切除术 55,309
腭垂恶性肿瘤 41
腭垂肥大 41
腭垂活组织检查 55
腭垂继发恶性肿瘤 41
腭垂良性肿瘤 41
腭垂裂△ 51
腭垂裂修补术 55
腭垂囊肿 41
腭垂切除术 55,309
腭垂切开术 55
腭垂-软腭-咽成形术 55
腭垂-软腭成形术 55
腭垂息肉 41
腭大孔注射法 55
腭恶性肿瘤 41
腭骨骨折 41
腭骨结核 41
腭骨囊肿 41

腭后天畸形 41
腭继发恶性肿瘤 24,41
腭交界性肿瘤 24,41
腭卡波西肉瘤 41
腭开放性损伤 41
腭口线虫病 365
腭溃疡穿孔 41
腭良性肿瘤 41
腭裂 41,351
腭裂△ 51
腭裂伤缝合术 55
腭裂术后继发畸形矫正术 290
腭裂系列治疗 55
腭裂修复术 55
腭裂修复术伴腭垂修复术 55
腭隆凸 41
腭瘘△ 51
腭瘘管修补术 55,290
腭黏膜角化不良 41
腭黏膜息肉 41
腭黏膜炎 41
腭切开探查术 55
腭乳头囊肿 41
腭舌弓恶性肿瘤 24,41
腭生物学行为未定肿瘤 41
腭-心-面综合征 231
腭血肿 41
腭咽闭合不良 41
腭咽闭合不全△ 41
腭-咽成形术 55,290
腭咽弓延长成形术 33
腭咽手术 33
腭移植皮瓣坏死 41
腭正中囊肿 41
颚口线虫病 411
噩梦之旅△ 392
鳄泪综合征 112
儿茶酚胺分泌过多 154
儿茶酚胺敏感性多形性室性心动过速 64
儿童 EBV 阳性 T 细胞淋巴增殖性疾病 158
儿童屏气发作 395
儿童不对称性曲侧周围疹 365
儿童高血压 64
儿童孤独量表 398
儿童骨髓增生异常综合征 158
儿童和少年社交功能障碍 389
儿童后头部慢波 128
儿童及青少年型腰椎间盘突出症 231
儿童急性出血性水肿 365
儿童肩关节急性化脓性关节炎 231
儿童监护 403
儿童交替性偏瘫 112
儿童进行性延髓性麻痹 112
儿童恐惧焦虑障碍 389
儿童良性癫痫伴中央颞区棘波△ 110
儿童良性阵发性眩晕 112
儿童颅部筋膜炎 365
儿童慢性大疱性疾病△ 372
儿童慢性关节炎 231
儿童慢性血源性骨髓炎 231
儿童难治性全血细胞减少 158
儿童脑型肾上腺脑白质营养不良症 143
儿童内外控量表 398
儿童虐待综合征 405

儿童皮肌炎 365
儿童期创伤经历访谈 398
儿童期进行性脑病 389
儿童期脑萎缩 112
儿童期哮喘 74
儿童丘疹性肢端皮炎 365
儿童社交焦虑量表 398
儿童社交焦虑障碍 389
儿童失神癫痫 112
儿童视神经炎 3
儿童受虐综合征 405
儿童特发性股骨头坏死 231
儿童周期性综合征 112
儿童住院症 389
耳鼻喉科药物和制剂中毒△ 405
耳表皮样囊肿 287
耳部骨瘤 24
耳部结缔组织良性肿瘤 41
耳部皮肤交界性肿瘤 24
耳部皮下肿物 287
耳部弹性纤维性结节 365
耳部肿物 41
耳垂畸形矫正术 290
耳垂缺损 294
耳大神经吻合术 55
耳带状疱疹 24,366
耳毒性聋 25
耳腭指综合征 231
耳郭瘢痕疙瘩 287
耳郭成形术 33,290
耳郭重建术 290
耳郭发育不全 25
耳郭钙化 366
耳郭化脓性软骨膜炎 25
耳郭浆液性软骨膜炎 25
耳郭皮肤黑痣 287
耳郭皮肤疣状痣 287
耳郭切除术 309,385
耳郭缺损 294
耳郭缺损修补术 290
耳郭软骨膜炎 366
耳郭损伤 41
耳郭血管畸形 287
耳郭支架取出术 290
耳郭支架置入术 290
耳郭肿瘤 25
耳和外耳道黑素细胞痣 304
耳黑素细胞痣 41
耳后病损切除术 290,309,386
耳后骨膜下脓肿 25
耳后瘘管 25
耳后囊肿 366
耳后皮肤扩张器置入术 290
耳化学性烧伤 294
耳及前庭性眼球震颤 3
耳-甲-腓骨综合征 366
耳甲腔成形术 290
耳结缔组织恶性肿瘤 25
耳结缔组织生物学行为未定肿瘤 41
耳结缔组织肿瘤 41
耳科药物和制剂中毒 405
耳淋巴结继发恶性肿瘤 41
耳聋 25
耳聋伴白癜风及肌肉萎缩 366

耳聋进行性骨化性肌炎综合征 25
耳聋-蓝巩膜-骨脆综合征 25
耳聋-心电图异常综合征 25
耳聋侏儒色素性视网膜炎综合征△ 7
耳漏 31
耳轮结节性软骨皮炎 25
耳毛霉菌病 25
耳梅毒 366
耳霉虫霉病 366
耳闷 31
耳鸣 31
耳鸣习服疗法 37
耳颞神经综合征△ 50
耳皮肤恶性肿瘤 25
耳皮肤原位癌 41
耳前病损切除术 290,309,386
耳前窦道切除术 290
耳前瘘管切除术 290,386
耳前皮肤扩张器置入术 290
耳前肿物伴溃疡 287
耳浅表损伤 41
耳曲霉病 411
耳缺损 294
耳缺损畸形△ 294
耳烧伤 294
耳痛 31
耳痛风石 231
耳外伤 287
耳蜗电图 37
耳蜗球囊切开术 33
耳蜗未发育 25
耳蜗性或迷路性耳硬化症 25
耳息肉 25
耳先天性畸形 287
耳痒 31
耳蝇蛆病 366,411
耳语音增强 74,82
耳源性脑积水 112
耳源性脑膜炎 112
耳源性脑脓肿 25,112
耳源性颞骨内并发症 25
耳源性眩晕△ 405
耳真菌病 366,411
铒激光白内障摘除+人工晶状体植入术 19
二苯乙烯亚胺中毒△ 409
二次剖宫产 338
二重感染 294
二度Ⅰ型房室传导阻滞△ 64
二度窦房传导阻滞Ⅰ型 64
二度窦房传导阻滞Ⅱ型 64
二度房室传导阻滞Ⅰ型 64
二度房室传导阻滞Ⅱ型 64
二度呼吸困难 31
二分髌骨、三分髌骨△ 231
二分第一楔骨 231
二分、三分髌骨 231
二分舟骨 231
二分籽骨 231
二甲-4-羟色胺中毒 351
二甲苯中毒 405
二尖瓣瓣环成形术 205,302
二尖瓣瓣上环狭窄矫治术 205
二尖瓣瓣周漏修补术 205,302

二尖瓣闭式扩张术 205
二尖瓣闭式扩张术后再狭窄 195
二尖瓣成形术 205
二尖瓣反流 195
二尖瓣关闭不全伴主动脉瓣狭窄 195
二尖瓣关闭不全伴主动脉瓣狭窄关闭不全 195
二尖瓣关闭不全并狭窄 195
二尖瓣后叶脱垂 195
二尖瓣机械瓣膜置换术 205,302
二尖瓣机械瓣周漏 195
二尖瓣及主动脉瓣关闭不全 195
二尖瓣及主动脉瓣狭窄 195
二尖瓣及主动脉瓣狭窄伴关闭不全 195
二尖瓣疾病 195
二尖瓣腱索断裂△ 201
二尖瓣面容 70
二尖瓣前叶脱垂 195
二尖瓣上隔膜△ 68
二尖瓣生物瓣膜置换术 205,302
二尖瓣术后狭窄 195
二尖瓣探查术 205,302
二尖瓣退行性变 195
二尖瓣脱垂 195
二尖瓣脱垂伴关闭不全 195
二尖瓣脱垂综合征 195
二尖瓣狭窄(瓣下,降落伞型) 195
二尖瓣狭窄(瓣下型) 195
二尖瓣狭窄(二尖瓣上环型) 195
二尖瓣狭窄伴主动脉瓣关闭不全 195
二尖瓣狭窄伴主动脉瓣狭窄关闭不全 195
二尖瓣狭窄关闭不全伴主动脉瓣关闭不全 195
二尖瓣狭窄关闭不全伴主动脉瓣狭窄 195
二尖瓣赘生物 195
二联律 70
二磷酸甘油酸变位酶缺乏症 158
二磷酸盐相关性肾脏病 132
二硫化碳刺激性接触性皮炎 3
二硫化碳的毒性效应△ 405
二硫化碳中毒 405
二氯甲烷的毒性效应△ 407
二氯乙烷中毒 405
二卵双生△ 345
二期鼻梅毒 25
二期肠外置术 309
二期肠外置术(Mikulicz手术) 166
二期耳郭成形术 33
二期骨梅毒 366
二期骨腔植骨术 273
二期髋关节翻修术 273
二期梅毒 366,411
二期梅毒扁平湿疣 366
二期梅毒甲损害 366
二期梅毒黏膜损害 366
二期梅毒性扁桃体炎 366
二期梅毒性肝炎 94
二期梅毒性骨膜炎 231,366
二期梅毒性骨质疏松症 366
二期梅毒性虹膜睫状体炎 3,366
二期梅毒性肌炎 231,366
二期梅毒性淋巴结肿大 366
二期梅毒性脉络膜视网膜炎 3
二期梅毒性脑膜炎 112,366

二期梅毒性葡萄膜炎　3
二期梅毒性肾病综合征　366
二期梅毒性眼病　3
二期梅毒疹　366
二期内脏梅毒　366
二期膝关节翻修术　273
二期眼梅毒　366
二期愈合前庭成形术　55
二羟焦磷酸钙结晶沉积病　231
二头肌腱炎　231
二氧化硫的毒性效应△　405
二氧化硫中毒　405
二氧化硫中毒效应　61
二氧化碳波形图　86
二氧化碳产生量　86
二氧化碳的毒性效应△　405
二氧化碳解离曲线　86
二氧化碳排出量　86
二氧化碳通气当量　86
二氧化碳中毒　405
二叶主动脉瓣　195
二乙麦角酰胺中毒△　407
二乙麦角酰胺中毒△　407

F

发缠结及鸟巢状发　366
发放间隔　128
发放模式　128
发放频率　128
发绀　70,82,189
发汗试验　231,270
发红　231
发僵　231,270
发泡实验　128
发热　189
发热伴血小板减少综合征　411
发声过强　31
发声过弱　31
发声困难　31
发声无力　31
发笑性发作　112
发音重建术　33
发音含糊不清　31
发音障碍　25
发音震颤　31
发育不良　161
发育不良黑素细胞痣△　366
发育不良性骨皮质肥厚△　236
发育不良性巨输尿管　210
发育不良痣　366
发育迟滞　399
发育性白内障　3
发育性颌骨疾患　41
发育性颈椎管狭窄症　231
发育性髋半脱位　231
发育性髋关节发育不良　231
发育性髋内翻　231
发育性髋脱位　231
发育性失认症　389
发育性牙变色　41
发育性牙源性囊肿　41
发育延迟　395
发育异常性单侧髋关节病　231

发育异常性双侧髋关节病　231
发疹型汗管瘤　366
发疹型药疹　366
发疹性毳毛囊肿　366
发疹性黑子病　366
发疹性黄瘤　143,366
发疹性假性血管瘤病　366
发疹性结核　366
发疹性皮肤胶原瘤　366
发作　177
发作间期放电　128
发作期放电　128
发作起始区　128
发作性丛集性头痛　112
发作性共济失调△　126
发作性肌张力障碍　112
发作性紧张型头痛　112
发作性手部血肿　366
发作性睡病(无猝倒症但有下丘脑分泌素缺乏)△　122
发作性睡病(有猝倒症但无下丘脑分泌素缺乏)△　111
发作性睡病　74,112
发作性舞蹈-手足徐动症△　112
发作性舞蹈手足徐动症　112
发作性运动诱发性运动障碍△　125
乏力　70,402
乏氧　319
乏氧细胞　319
法伯综合征　143
法布里病　112,132
法恩斯沃思色相配列试验△　22
法兰克福平面　59
法洛三联症　195
法洛氏四联症△　64,195,351
法洛四联症　64,195,351
法洛四联症(肺动脉瓣缺如矫治术)　205
法洛四联症(心内膜垫缺损矫治术)　205
法洛四联症根治(切心室,未跨环补片术)　205
法洛四联症根治术　205,302
法特壶腹恶性肿瘤　94
法特壶腹交界性肿瘤　94
法特壶腹切除术　166
法特壶腹原位癌　94
法韦尔-拉库科特综合征　366
帆状胎盘　338
番茄红素血症　366
翻修术　273
钒及其化合物皮肤损伤　366
钒缺乏　154
烦扰型人格障碍　389
樊尚咽峡炎　25
反比通气　83
反常呼吸　74,82
反常呼吸运动　189
反常呼吸运动△　82
反常性碱性尿　74
反常性酸性尿　74
反复发作性过度睡眠　112
反复扭伤　231,270
反复脱位　231,270
反复种植失败　322
反骀　41

反横殆曲线　59
反甲　158,366
反馈性垂体瘤综合征　143
反流　189
反流性胆管炎　351
反流性巨输尿管　210
反流性肾病　132
反流性食管炎　94,188
反流性食管炎△　104
反流性胃炎　94
反流性误吸　294
反桡膜反射　231
反桡骨膜反射△　251
反射性癫痫　112
反射性癫痫△　120,125
反射性虹膜麻痹　112
反射性幻觉　395
反射性交感神经萎缩症　231
反射性交感神经营养不良　112,366
反射性咳嗽　31
反射性膀胱　112
反射性晕厥　112
反式肩关节置换术　274
反酸　94,189
反向散射　319
反向散射因子　319
反向银屑病　366
反斜形粗隆间骨折　231
反咬合△　41
反应　128
反应性穿孔性胶原病　231
反应性穿通性胶原病　366
反应性穿通性胶原纤维病△　366
反应性低血糖症　143
反应性低血糖症(餐后低血糖症)　154
反应性关节炎　231
反应性精神病　389
反应性气道功能障碍综合征　74
反应性血管内皮瘤病　366
反应性依恋障碍　389
反应性组织细胞增多　158
反转交界型大疱性表皮松解症　366
反转型营养不良型大疱性表皮松解症　366
泛发型发疹性组织细胞瘤△　376
泛发性白化病　366
泛发性扁平苔藓　366
泛发性带状疱疹　366,411
泛发性多汗症　366
泛发性肥大细胞增多症　366
泛发性黑变病　366
泛发性黑子病　366
泛发性环状肉芽肿　366
泛发性脓疱型药疹　366
泛发性脓疱型银屑病　366
泛发性神经性皮炎　366
泛发性湿疹　366
泛发性萎缩性良性大疱性表皮松解症　366
泛发性硬斑病　366
泛酸缺乏　154
范·登博希综合征　366
范德沃德综合征　41
范康尼综合征　143
范科尼贫血　158
范科尼综合征　366

范可尼综合征△ 366
方颅畸形 41
方坦手术 302
方坦手术△ 206
芳香酶过多综合征 143
芳香酶缺陷症 143
芳香族烃的其他卤素衍生物的毒性效应 61
房间隔部分闭合术 205
房间隔穿孔 64
房间隔开窗闭合术 205
房间隔开窗术 205
房间隔缺损（Ⅰ型）64
房间隔缺损（Ⅱ型）64
房间隔缺损（单心房型）195
房间隔缺损（二孔型）195
房间隔缺损（冠状窦型）195
房间隔缺损（静脉窦型）195
房间隔缺损（卵圆孔型）195
房间隔缺损 195,351
房间隔缺损△ 195
房间隔缺损闭式封堵修补术 302
房间隔缺损封堵术 71
房间隔缺损封堵术后 64
房间隔缺损扩大术 205,302
房间隔缺损修补术 205,302
房间隔缺损组织补片修补术 205,302
房角后退性青光眼 3
房角新生血管△ 10
房角粘连△ 10
房室瓣 195
房室瓣关闭不全 195
房室瓣骑跨 195
房室传导阻滞 64,351
房室交界区性心律 64
房室交界区性逸搏 64
房室交界性期前收缩 64
房室结内折返性心动过速 64
房室结三径路 64
房室结双径路 64
房室折返性心动过速 64
房水引流物置入术 19
房性期前收缩 61,64
房性心动过速 64
房性心律失常 64
房性早搏△ 61,64
纺锤波形昏迷 128
放电 128
放电频率 128
放疗后脊柱畸形 231
放疗后肾上腺皮质功能减退症 143
放疗去势 319
放射病 405
放射病理 319
放射碘治疗后甲状腺功能减退症 143
放射防护剂 319
放射防护系数 319
放射后垂体功能减退症 143
放射后脊柱侧凸 231
放射后脊柱侧弯△ 231
放射后脊柱后凸 231
放射抗拒性 319
放射敏感性 319
放射耐受剂量 319
放射耐受性 319

放射生物效应 319
放射损伤 319
放射损伤修复 319
放射痛 82
放射线核素肾图 224
放射线性骨坏死 231
放射性白内障 3,318
放射性肠炎 94,351
放射性胆囊炎 94
放射性碘治疗后甲状腺功能减退症△ 143
放射性多发性周围神经病△ 112
放射性多神经病 112
放射性肺纤维化 74,318
放射性肺炎 74,318
放射性骨坏死 318
放射性骨炎 231
放射性核素膀胱输尿管反流试验 224
放射性核素沾染 294
放射性颌骨骨坏死 41
放射性颌骨骨髓炎 41
放射性颌骨坏死 318
放射性颌骨坏死△ 41
放射性喉炎 318
放射性后遗症 318
放射性活度 319
放射性脊髓病 112,231,318
放射性甲状腺炎 143
放射性结肠炎 318
放射性口腔黏膜炎△ 41
放射性口腔炎 318
放射性口炎 41
放射性溃疡 294
放射性泪道阻塞 3
放射性粒子植入 309
放射性粒子植入治疗 319
放射性粒子置入 55,217,319
放射性脑病 112,318
放射性脑坏死 318
放射性脑脊髓病 318
放射性黏膜炎 318
放射性膀胱炎 318
放射性皮肤癌 294,366
放射性皮肤溃疡△ 294
放射性皮肤烧伤 318
放射性皮炎 366
放射性龋齿 41
放射性软组织纤维化 318
放射性烧伤 294
放射性神经炎 318
放射性肾病 318
放射性肾炎 132
放射性食管炎 94
放射性视神经病变 3
放射性视网膜病变 318
放射性嗜酸细胞增多症 318
放射性衰变 319
放射性损伤△ 295,409
放射性纤维瘤病 366
放射性纤维素性胸膜炎 318
放射性小动脉炎 318
放射性心包炎 64,318
放射性牙釉质病 41
放射性咽炎 25,41
放射性直肠炎 94

放射性中耳炎 318
放射性肿瘤（含矿工高氡暴露所致肺癌）405
放射性周围神经病 112
放射学松动 231
放射诱导染色单体畸变 319
放射诱导染色体畸变 319
放射源 319
放射源活度 319
放射源强度 319
放射源直径 319
放射增敏 319
放射增敏剂 319
放射治疗 83,309
放射治疗反应 319
放射治疗方案 319
放射治疗后恢复期 399
放射治疗后甲状旁腺功能减退症 143
放射治疗后甲状腺功能减退 143
放射治疗机 319
放射治疗计划 319
放射治疗诱发性口腔黏膜炎△ 41
放射致老化 319
放射致死剂量 319
放射肿瘤物理学 319
放射肿瘤学 319
放线菌病 366,411
放线菌病性败血症 351,366
放线菌脑膜炎 112
放线菌前列腺炎 411
放线菌性败血症△ 351,366
放线菌性前列腺炎 210
放线菌性足菌肿 366
飞靶射击者肩 231
飞秒激光角膜切削术 19
飞秒激光角膜切削术△ 19
飞秒激光术＋白内障超声乳化摘除术＋人工晶状体植入术 19
飞石伤 294
飞蚊症 18
飞行员病 405
非 -Mustard,非 -Senning 手术 205
非 24 小时睡眠觉醒综合征 112
非阿片样镇痛药、解热药和抗风湿药中毒 61
非阿片样镇痛药和解热药中毒 61
非阿片样镇痛药中毒 61
非凹陷性水肿 82
非瘢痕性睑内翻缝线矫正术 19
非瘢痕性睑内翻矫正术 19
非瘢痕性睑外翻材料植入矫正术 19
非变应性鼻炎伴嗜酸细胞增多综合征 25
非变应性哮喘 74
非常浅睡期 128
非持续性室性心动过速 64
非穿透小梁手术 19
非创伤性肠穿孔 94
非创伤性股骨上端骨骺滑脱 231
非创伤性肌腱断裂 231
非创伤性肌腱连接点断裂 231
非创伤性肾破裂 210
非创伤性硬膜外出血△ 351
非创伤性硬膜外血肿 177,351
非大疱型鱼鳞病样红皮症 366
非蛋白呼吸商 86
非典型病原体肺炎 74

非典型分枝杆菌病 411
非典型分枝杆菌感染 231
非典型分枝杆菌皮肤病 366
非典型孤独症△ 389,399
非典型麻疹综合征 366
非典型神经性贪食 389
非典型神经性厌食 389
非典型息肉样皮肤纤维瘤 366
非典型纤维黄瘤 366
非典型性肺炎 351
非典型性畸胎瘤/横纹肌样瘤 177
非典型性脉络丛乳头状瘤 177
非典型性面部痛△ 110
非典型性脑膜瘤 177
非典型性软骨性肿瘤 231
非典型性神经性厌食 389
非典型性视网膜色素变性△ 12
非典型性脂肪瘤性肿瘤 231
非电离辐射 319
非动脉炎性前部缺血性视神经病变 3
非动脉炎性缺血性视神经病变 3
非冻结性损伤 294
非毒性单个甲状腺结节 143
非毒性单结节性甲状腺肿 143
非毒性多个甲状腺结节 143
非毒性多结节性甲状腺肿 143
非毒性弥漫性甲状腺肿 143
非对称性多汗症 366
非对称性强直性发作 112
非反射性神经病性膀胱 351
非肺炎的军团病 74
非风湿性二尖瓣伴主动脉瓣关闭不全 195
非风湿性二尖瓣关闭不全 195
非风湿性二尖瓣关闭不全(轻度) 195
非风湿性二尖瓣关闭不全(重度) 195
非风湿性二尖瓣关闭不全并主动脉瓣狭窄
　伴关闭不全 195
非风湿性二尖瓣疾患 195
非风湿性二尖瓣狭窄 195
非风湿性二尖瓣狭窄(轻度) 195
非风湿性二尖瓣狭窄(中度) 195
非风湿性二尖瓣狭窄(重度) 195
非风湿性二尖瓣狭窄伴关闭不全 195
非风湿性三尖瓣关闭不全 195
非风湿性三尖瓣关闭不全(轻度) 195
非风湿性三尖瓣关闭不全(中度) 195
非风湿性三尖瓣关闭不全(重度) 195
非风湿性三尖瓣狭窄 195
非风湿性三尖瓣狭窄(轻度) 195
非风湿性三尖瓣狭窄(中度) 195
非风湿性三尖瓣狭窄(重度) 195
非风湿性三尖瓣狭窄伴关闭不全 195
非风湿性主动脉瓣关闭不全 195
非风湿性主动脉瓣关闭不全(轻度) 195
非风湿性主动脉瓣关闭不全(中度) 195
非风湿性主动脉瓣关闭不全(重度) 195
非风湿性主动脉瓣狭窄(轻度) 195
非风湿性主动脉瓣狭窄(中度) 195
非风湿性主动脉瓣狭窄(重度) 195
非风湿性主动脉瓣狭窄伴关闭不全 195
非附加于痴呆的谵妄 389
非副肿瘤性边缘叶脑炎 112
非肝硬化性门脉高压 94

非感染性腹泻 61,94
非梗阻性肥厚型心肌病 64
非梗阻性脑积水△ 177
非梗阻性无精子症 210
非骨化性纤维瘤 231
非骨水泥固定 274
非冠心病心肌梗死△ 195
非冠心病心肌梗死 64,195
非冠状动脉堵塞性心肌梗死△ 64
非过敏性哮喘 86
非横纹肌肉瘤型软组织肉瘤 287
非化脓性海绵窦血栓形成 112
非化脓性横窦血栓形成 112
非化脓性颈静脉血栓形成 112
非化脓性颅内静脉窦非脓性血栓形成 117
非化脓性颅内静脉窦血栓形成 112
非化脓性颅内静脉血栓形成 112
非化脓性脑膜炎 112,351
非化脓性矢状窦血栓形成 112
非化脓性乙状窦血栓形成 112
非化脓性直窦血栓形成 112
非霍奇金淋巴瘤 158
非交通性脑积水△ 113,177
非接触镜 22
非接触式眼压计 22
非结核性分枝杆菌病 412
非解剖性肝切除术 166
非进行性脑病的肌阵挛持续病 112
非经典型先天性肾上腺皮质增生症 143
非精神病性脑外伤后综合征 389
非精原细胞瘤 210
非酒精性脂肪肝△ 105
非酒精性脂肪性肝纤维化和肝硬化△ 94
非酒精性脂肪性肝炎 94
非酒精性脂肪性肝炎相关肝硬化 94
非可膨胀性阴茎假体置入术 217
非快速眼动睡眠 128
非快速眼动睡眠唤醒障碍 112
非类固醇性消炎药中毒 405
非痢疾性阿米巴结肠炎 94
非连续图形 128
非淋菌性尿道炎 210,366
非淋球菌性尿道炎△ 210,366
非流行性腮腺炎假影 25,41
非卵巢特异性软组织肿瘤 304
非免疫性胎儿水肿 338
非频率依赖性动态顺应性 86
非破裂性脑动脉夹层 177
非器质性失眠症 389
非器质性睡眠过度△ 389
非器质性睡眠-觉醒节律障碍△ 389
非器质性睡眠-清醒时相障碍 389
非器质性睡眠障碍 389
非器质性贪睡症 389
非器质性性交疼痛 395
非器质性遗粪症 389
非器质性遗尿症 389
非器质性阴道痉挛 395
非器质性障碍或疾病引起的性功能障碍 389
非侵入性创面感染 294
非侵袭性真菌性鼻窦炎 25
非清髓性基因造血干细胞移植 158
非清髓性造血干细胞移植 158
非龋性牙体缺损 41

非热带性口炎性腹泻 94
非肉芽肿性葡萄膜炎 3
非少尿性急性肾功能衰竭 294
非社会化的品行障碍 393
非神经病性家族遗传性淀粉样变性△ 242
非神经性多汗症 366
非肾上腺性女性假两性畸形 210
非生理性视觉丧失 3
非水平肌加强术 19
非水平肌减弱术 19
非丝虫性乳糜胸 74,195
非随机效应 319
非碳酸盐缓冲碱 86
非糖尿病低血糖性昏迷 143,351
非糖尿病引起的药物性胰岛素性昏迷 143
非糖尿病引起的胰岛素性昏迷 351
非特异反应性肝炎△ 351
非特异性低血压值 70
非特异性反应性肝炎 351
非特异性睾丸炎 210
非特异性关节炎 231
非特异性间质性肺炎 74
非特异性脑病 112
非特异性尿道炎 210
非特异性膀胱炎 210
非特异性室内传导阻滞 64
非特异性外阴炎 322
非特异性心包炎 64
非特异性阴道炎 322
非特异性支气管激发试验 86
非特异性脂肪肉瘤 231
非调节性内斜视 3
非同步电复律 71
非酮病性高甘氨酸血症 154
非外伤性寰枢椎脱位 231
非萎缩肾切开取石术 217
非细菌性膀胱炎 210
非小细胞肺癌 74
非斜视性双眼视觉功能异常 3
非心因性贪睡症 389
非心源性肺水肿 74
非新生儿高胆红素血症 94
非血栓性肺栓塞 74
非血统妄想 395
非牙源性牙痛 41
非言语性听幻觉 395
非咬合性 Hill-Sachs 缺损 231
非胰岛素瘤性胰源性低血糖综合征 143
非胰岛素依赖型糖尿病伴有眼的并发症 3
非遗传性锌缺乏 154
非硬化性门脉高压症△ 94
非运动诱发性肌张力障碍 112
非甾体类抗炎药相关性溃疡 94
非增殖期糖尿病视网膜病变 143
非阵发性房室交界区性心动过速 64
非真性血管瘤,血管畸形 41
非正中关系 59
非正中殆 59
非正中殆位关系 59
非正中殆位记录 59
非致依赖性物质滥用 389
非舟骨的腕骨骨折 231
非洲型卡波西肉瘤 366
非洲锥虫病 366,412

非自身免疫性溶血性贫血 351
肥大细胞白血病 158
肥大细胞瘤 366
肥大细胞肉瘤 158,304
肥大细胞增生病 366
肥大细胞增生症△ 366
肥大性不愈合 231
肥大性肺性骨关节病 231
肥大性橄榄核变性 112
肥大性脊柱炎 231
肥大性间质神经病 112
肥大性间质性神经炎 231
肥厚型心肌病 64,351
肥厚型主动脉瓣下狭窄 195
肥厚性瘢痕 366
肥厚性鼻炎 25
肥厚性扁平苔藓 366
肥厚性非梗阻型心肌病△ 64
肥厚性梗阻型心肌病△ 65
肥厚性喉炎△ 27
肥厚性或疣状红斑狼疮△ 383
肥厚性硬脊膜炎 112
肥胖 143,153
肥胖 - 生殖无能综合征△ 143
肥胖低通气综合征 74,143
肥胖生殖无能综合征 143
肥胖细胞型星形细胞瘤 177
肥胖相关性局灶节段性肾小球硬化症 132
肥胖相关性肾病△ 133
肥胖相关性肾小球病 133
肥胖相关性肾小球肥大症 133
肥胖相关遗传综合征 143
肥胖症△ 143,146
肥胖症代谢性手术后 143
肥胖症手术治疗后 143
腓部开放性损伤 231
腓侧肌腱炎 231
腓侧肌群肌肉和肌腱损伤 231
腓侧轴旁半肢 231
腓长肌肌皮瓣术 298
腓肠肌断裂 231
腓肠肌肥大 231
腓肠肌痉挛 231,270
腓肠肌内外侧头肌腱炎△ 231
腓肠肌瘫痪步态 231,270
腓肠肌疼痛 231,270
腓肠肌退缩术 274
腓肠神经卡压 231
腓肠神经损伤 112,231
腓肠神经损伤后遗症 231
腓肠神经吻合术 274
腓肠神经移植术 274
腓动脉闭塞 195
腓动脉夹层 195
腓动脉瘤 195
腓动脉损伤 195,231
腓动脉狭窄 195
腓骨病损切除术 274,309
腓骨部分切除术 274
腓骨长短肌腱延长术 274
腓骨长肌断裂△ 231
腓骨长肌滑脱 231
腓骨长肌腱鞘炎 231
腓骨长肌撕裂 231

腓骨长肌损伤 231
腓骨短肌断裂 231
腓骨短肌肌皮瓣术 298
腓骨短肌腱鞘炎 231
腓骨短肌撕裂 231
腓骨短肌损伤 231
腓骨段移植 274
腓骨多发性骨折 231
腓骨干恶性骨肿瘤 231
腓骨干骨折 231
腓骨干交界性骨肿瘤 231
腓骨干良性骨肿瘤 231
腓骨钢板内固定术 274
腓骨钢针内固定术 274
腓骨骨干骨折 231
腓骨骨肌皮瓣制备术 55
腓骨骨髓炎 294
腓骨骨折 231
腓骨骨折伴踝骨折 231
腓骨骨折闭合复位钢板内固定术 274
腓骨骨折闭合复位钢针内固定术 274
腓骨骨折闭合复位螺钉内固定术 274
腓骨骨折闭合复位术 274
腓骨骨折闭合复位髓内针内固定术 274
腓骨骨折不愈合 231
腓骨骨折畸形愈合 231
腓骨骨折切开复位钢板内固定术 274
腓骨骨折切开复位钢针内固定术 274
腓骨骨折切开复位螺钉内固定术 274
腓骨骨折切开复位术 274
腓骨骨折切开复位髓内针内固定术 274
腓骨活检术 274
腓骨活组织检查 316
腓骨肌腱半脱位 231
腓骨肌腱不稳定 231
腓骨肌腱滑脱△ 231
腓骨肌腱疾病 231
腓骨肌腱腱鞘炎 231
腓骨肌腱痉挛 231
腓骨肌腱损伤△ 231
腓骨肌腱脱位 231
腓骨肌腱撞击综合征 232
腓骨肌萎缩 112
腓骨肌萎缩症Ⅱ型△ 126
腓骨肌籽骨 232
腓骨截骨术 274
腓骨近端恶性骨肿瘤 232
腓骨近端骨折 232
腓骨近端骺损伤 232
腓骨近端骺早闭 232
腓骨近端交界性骨肿瘤 232
腓骨近端良性骨肿瘤 232
腓骨颈骨折 232
腓骨开放性骨折清创术 274
腓骨螺钉内固定术 274
腓骨内固定物取出术 274
腓骨切除 274
腓骨切除术 274
腓骨取骨术 274
腓骨人工植骨术 274
腓骨上端骨折 232
腓骨死骨去除术 274
腓骨髓内针内固定术 274
腓骨头骨折 232

腓骨脱位 232
腓骨外固定架固定术 274
腓骨外固定架去除术 274
腓骨小头切除术 274
腓骨延长术 274
腓骨远端恶性骨肿瘤 232
腓骨远端骨骺分离 232
腓骨远端骨折 232
腓骨远端骺损伤 232
腓骨远端骺早闭 232
腓骨远端交界性骨肿瘤 232
腓骨远端良性骨肿瘤 232
腓骨折骨术 274
腓骨支撑骨移植 274
腓骨植骨术 274
腓骨纵向短小缺陷 232
腓浅神经卡压 232
腓浅神经松解术 274
腓浅神经损伤 232
腓深神经卡压△ 232
腓深神经麻痹 112
腓深神经松解术 274
腓深神经外侧支末端损伤 112,232
腓神经缝合术 274
腓神经麻痹 112,232
腓神经松解术 274
腓神经损害△ 112,232
腓神经损伤 112,232
腓神经吻合术 274
腓神经移植术 274
腓下骨 232
腓籽骨 232
腓总神经麻痹 112,232
腓总神经松解术 274
腓总神经损害 112,232
腓总神经损伤 112,232
腓总神经损伤△ 112
腓总神经损伤后遗症 232
腓总神经探查术 274
腓总神经吻合术 274
腓总神经压迫综合征 232
腓总神经移植术 274
腓总神经综合征 232
肺阿米巴病 74
肺癌的化学治疗 83
肺癌的治疗 83
肺瘢痕癌 74
肺包虫病 74
肺包虫病△ 412
肺孢子虫病 74,351
肺孢子虫病△ 74
肺孢子菌肺炎 74,412
肺孢子菌肺炎△ 75
肺保护性通气策略 83
肺爆震伤 294
肺表面活性物质的替代治疗 298
肺病 74
肺病损切除术 189,309
肺病损氩氦刀冷冻术 309
肺不发生 232
肺不张 74,351
肺不张△ 79,80,81
肺部感染 74
肺部气压伤 294

肺部阴影 74
肺尘埃沉着症 74
肺出血 74,351
肺出血 - 肾炎综合征△ 234
肺出血肾炎综合征 74,133
肺出血型钩端螺旋体病 74
肺穿刺活组织检查 189,316
肺丛神经损伤 112
肺挫伤 74,188
肺错构瘤 74
肺大疱 61,74
肺大疱缝扎术 189
肺大疱破裂 74
肺大疱破裂△ 196
肺大疱切除术 189
肺大叶气肿 351
肺单发毛玻璃样病变 188
肺的异位组织 232
肺淀粉样变 74
肺静脉畸形 74
肺静脉畸形△ 74
肺静脉瘘 74,195
肺动静脉瘘栓塞术 189,205
肺动脉瓣瓣周漏修补术 205
肺动脉瓣闭式扩张术 205,302
肺动脉瓣成形术 205
肺动脉瓣关闭不全 64
肺动脉瓣机械瓣膜置换术 205,302
肺动脉瓣疾患 195
肺动脉瓣漏斗部狭窄△ 69
肺动脉瓣生物瓣膜置换术 205,302
肺动脉瓣探查术 205,302
肺动脉瓣狭窄 64
肺动脉瓣狭窄△ 195
肺动脉瓣狭窄伴关闭不全 195
肺动脉瓣狭窄（瓣下型） 195
肺动脉瓣狭窄并关闭不全 195
肺动脉瓣狭窄关闭不全△ 195
肺动脉瓣赘生物 195
肺动脉闭塞 74
肺动脉闭锁（室间隔缺损 - 体肺动脉侧支循环） 195
肺动脉闭锁 - 室间隔缺损 - 体肺动脉侧支循环矫治术 205
肺动脉闭锁 - 室间隔缺损矫治术 205
肺动脉闭锁（室间隔缺损型） 195
肺动脉闭锁（室间隔完整型） 196
肺动脉闭锁 - 室间隔完整△ 196
肺动脉闭锁△ 68,201
肺动脉病损切除术 189
肺动脉不发育 74
肺动脉部分切除伴吻合术 189,205
肺动脉成形术 189
肺动脉吊带 64,196
肺动脉吊带矫治术 206
肺动脉发育不全△ 74
肺动脉分支球囊扩张术 71
肺动脉分支狭窄 196
肺动脉分支狭窄△ 68
肺动脉高压 64,74,196
肺动脉高压△ 68,69,74,79
肺动脉高压危象 64
肺动脉高压中度△ 69
肺动脉高压重度△ 69

肺动脉环束术 206
肺动脉环缩去除术 206
肺动脉环缩术 189
肺动脉夹层 64
肺动脉结扎术 189,206,302
肺动脉介入治疗术后 64
肺动脉扩张 64,196
肺动脉瘤 74,196
肺动脉瘤包裹术 206
肺动脉瘤切除伴补片修补术 206
肺动脉瘤切除伴肺动脉成形术 206
肺动脉瘤切除伴人工血管置换术 206
肺动脉瘘 196
肺动脉漏斗部狭窄 196
肺动脉内膜剥脱术 189,206
肺动脉平均压 86
肺动脉起源异常△ 68,201
肺动脉起源于升主动脉矫治术 206
肺动脉嵌入压监测 72
肺动脉球囊扩张成形术 189
肺动脉球囊扩张术 71
肺动脉融合术 206
肺动脉 - 上腔静脉分流术 206
肺动脉收缩压 86
肺动脉舒张压 86
肺动脉栓塞术 189,206
肺动脉栓塞综合征△ 197
肺动脉探查术 189,206
肺动脉外周分支成形术 206
肺动脉狭窄 64,196
肺动脉楔压 86
肺动脉修补术 189,206
肺动脉血栓切除术 189,206
肺动脉压 86
肺动脉压监测 72
肺动脉炎 196
肺动脉造影 71,209
肺动脉中心分支成形术 206
肺动脉肿瘤 196
肺段切除伴淋巴结清扫术 189
肺段切除术 189
肺多发毛玻璃样病变 188
肺多房棘球蚴病 412
肺恶性肿瘤 74
肺二氧化碳弥散量 86
肺发育不良 74
肺发育不良 355
肺发育不全和发育异常△ 74
肺发育未成熟 74
肺放线菌病 74,412
肺非结核分枝杆菌病 74
肺分离 232
肺复张方法 83
肺副球孢子菌病 74,351,412
肺高血压△ 74,196
肺高压 64
肺隔离症 74,351
肺梗死 64,74
肺弓形虫病 74,351,412
肺功能 86
肺功能不全 74
肺功能参数异常△ 74
肺功能参数正常△ 74
肺功能检查 86,301

肺功能检查仪 86
肺功能异常 74
肺功能正常 74
肺钩虫病 74
肺惯性阻力 86
肺灌注显像 86
肺过度充气 74
肺过度通气△ 74
肺厚壁空洞 74
肺化学感受器瘤 74
肺坏疽 74
肺坏疽△ 76
肺坏疽和坏死△ 76
肺坏死 74
肺换气量减少 74
肺活量 86
肺活量减少 74
肺疾病和 / 或低氧血症相关性肺动脉高压 74
肺棘球蚴病 412
肺棘球蚴病△ 74
肺继发恶性肿瘤 74
肺寄生虫病 74
肺荚膜组织胞浆菌病 74
肺假性淋巴瘤 74
肺间质负压 86
肺间质纤维化 61
肺间质纤维化（炎症后） 74
肺间质压 86
肺剪（切）应力伤 74
肺减容术 83,190
肺交界性肿瘤 74
肺节段切除术 309
肺结核 412
肺结核（培养证实） 74
肺结核（涂片阳性） 74
肺结核（细菌学和组织学检查为阴性） 74
肺结核（显微镜检证实） 74
肺结核（组织学证实） 74
肺结核病 74
肺结核合并妊娠 338
肺结核瘤△ 74,188
肺结核球 74,188
肺结核所致精神障碍 389
肺结核原发综合征△ 75
肺静脉闭塞 74,196
肺静脉闭塞症△ 74,196
肺静脉闭锁 196
肺静脉成形术 190,206
肺静脉连接完全异常 196
肺静脉连接完全异常△ 68
肺静脉狭窄 64,196
肺静脉狭窄矫治术 206
肺静脉血管畸形 196
肺静脉压 86
肺开放策略 83
肺康复 83
肺扩张力损伤 74
肺类癌 74
肺良性肿瘤 74
肺量计法 86
肺裂伤修补术 190
肺淋巴管平滑肌瘤病 74
肺铝土纤维化 74

肺毛霉病 74,351,366
肺毛霉菌病 412
肺毛霉菌病△ 74,351,366
肺毛细血管静水压 86
肺毛细血管跨壁压 86
肺毛细血管临界开放压 86
肺毛细血管瘤 64,74,196
肺毛细血管瘤病 74,196
肺毛细血管血氧饱和度 86
肺毛细血管血氧分压 86
肺毛细血管血氧含量 86
肺梅毒 412
肺梅毒△ 77
肺霉菌病 412
肺门恶性肿瘤 74
肺门淋巴结采样术 190
肺门淋巴结根治性切除术 190
肺门淋巴结根治性清除术 309
肺门淋巴结继发恶性肿瘤 74
肺门淋巴结结核 74
肺门淋巴结结核(细菌学和组织学证实) 74
肺门淋巴结切除术 190
肺门淋巴结清除术 309
肺门淋巴结炎 74
肺门淋巴肿大 74
肺门胸膜剥除松解术 190
肺门增大 74
肺弥散量 86
肺囊尾蚴病 412
肺囊性纤维化 74
肺囊肿 74
肺内静动脉血分流△ 74,195
肺内异物 74,188
肺内异物取出术 190
肺黏液瘤 74
肺念珠菌病 75,351,366,412
肺脓肿 75,351,412
肺脓肿不伴有肺炎△ 76
肺奴卡菌病△ 75,366
肺诺卡菌病 75,366,412
肺泡表面张力 86
肺泡出血△ 75
肺泡出血综合征 75
肺泡蛋白沉积症 75
肺泡低通气综合征 75
肺泡 - 动脉血氧分压差 86
肺泡 - 动脉氧分压差 294
肺泡呼吸音 75,82
肺泡气二氧化碳分压 86
肺泡气二氧化碳浓度 87
肺泡通气量 87
肺泡通气量 - 动脉血二氧化碳分压关系曲
　线 87
肺泡微结石症 75
肺泡微石症△ 75
肺泡性肺炎 351
肺泡压 87
肺泡氧分压 87
肺泡氧浓度 87
肺泡引流 83
肺膨出 75
肺破裂 188,196
肺气压伤 75
肺气肿 75,294

肺气肿所致精神障碍 389
肺切除术后全余肺切除术 190
肺切除术后余肺肺叶切除术 190
肺切除术后余肺切除术 190
肺切除术后余肺楔形切除术 190
肺球孢子菌病 351,412
肺球形阴影 75
肺曲菌病 412
肺曲菌球△ 75
肺曲霉病 75,351
肺曲霉菌病△ 75,351
肺曲霉球 75
肺缺如 75
肺容积伤 75
肺肉瘤 75
肺上沟瘤 75
肺上皮样血管内皮瘤 75
肺生物伤 75
肺实变 75
肺嗜酸性粒细胞浸润症 75
肺嗜酸性粒细胞增多症△ 75,79
肺鼠疫 412
肺衰竭 75
肺栓塞 64,75,158,294,351
肺栓塞△ 67
肺水肿 75,294
肺顺应性 87
肺损伤△ 74
肺弹性阻力 87
肺炭疽 412
肺铁末沉着病 75
肺通气功能正常 75
肺通气显像 87
肺透明膜病 351
肺土拉菌病 412
肺萎陷伤 75
肺吸虫病(脑型)△ 118
肺吸虫病 75,366,412
肺下积液 75
肺先天性畸形 232
肺纤维化△ 74
肺纤维瘤 75
肺小静脉炎 196
肺楔形切除伴淋巴结清扫术 190
肺楔形切除术 190,309
肺型孢子丝菌病 75
肺型失衡综合征 133
肺型土拉菌病 75
肺型血吸虫病 75,412
肺性发绀 82
肺性脑病 75,112
肺修补术 190
肺血管病 64
肺血管畸形 196
肺血管瘤 196
肺血管内压 87
肺血管损伤 188,196,351
肺血管外压力 87
肺血管炎 75,196
肺血管阻力 87
肺血流量 87
肺血容积 87
肺血栓 351
肺血栓栓塞症 75

肺血栓形成△ 351
肺血吸虫病△ 412
肺血肿 75,188
肺压力 - 容积曲线 87
肺芽生菌病 75,351,412
肺炎 75,294,351
肺炎并感染性休克 75
肺炎克雷伯杆菌肺炎△ 353
肺炎克雷伯杆菌感染 412
肺炎克雷伯杆菌脑膜炎 351
肺炎克雷伯杆菌性肺炎△ 75
肺炎克雷伯菌败血症 351
肺炎链球菌败血症 412
肺炎链球菌肺炎 75
肺炎链球菌肺炎△ 351
肺炎链球菌性肺炎 351
肺炎旁胸腔积液 75
肺炎球菌感染 412
肺炎球菌脑膜炎 112
肺炎球菌性多关节炎 232
肺炎球菌性蜂窝织炎 366
肺炎球菌性关节炎 232
肺炎球菌性脑膜炎△ 112
肺炎所致精神障碍 389
肺炎性假瘤 75
肺炎衣原体肺炎 75
肺炎支原体肺炎 75
肺炎支原体肺炎△ 360
肺炎支原体性脑炎 112
肺氧弥散量 87
肺叶伴肺段切除术 190
肺叶伴邻近肺叶节段切除术 309
肺叶部分切除术 190,309
肺叶切除术 190,309
肺叶切除术伴淋巴结清扫术 190,309
肺一氧化碳弥散量 87
肺移植 83
肺移植排斥 75
肺移植失败 75
肺隐球菌病 75,351,366,412
肺硬化 75
肺原发性结核性综合征 75
肺原发性淋巴瘤 75
肺源性呼吸困难 31,82
肺源性心脏病 64,75
肺脏介入技术 87
肺粘连松解术 190
肺诊断性影像异常 75
肺真菌感染 412
肺中叶综合征 82
肺肿瘤氩氦刀冷冻术 190
肺转移性肿瘤△ 74
肺子宫内膜异位症 322
肺总量 87
肺阻力 87
肺组织胞浆菌病 351,412
肺组织胞浆菌病△ 80
肺组织黏性阻力 87
废用性骨质疏松 232
废用性骨质疏松伴病理性骨折 232
废用性骨质疏松症 143
废用性骨质疏松症△ 232
废用性萎缩 112,232
费恩试验 232,270

费尔蒂综合征 232
费舍综合征 112
痱 366
分侧肺功能 87
分侧肺通气 83
分层穿刺 286
分层蛋白缺乏型先天性肌营养不良 112
分叉型肾盂 210
分叉型输尿管 210
分次肺活量 87
分次剂量 319
分次剂量因子 319
分次立体定向放射治疗 319
分次照射 319
分段放射治疗 319
分段截骨术 55
分段印模 59
分段诊刮术 330
分开不足 3
分开过强 3
分离 395
分离焦虑障碍 389
分离型腕关节不稳定 232
分离性垂直斜视 3
分离性感觉缺失 395
分离性骨软骨炎△ 227
分离性幻觉 395
分离性恍惚 395
分离性漫游 395
分离性木僵 395
分离性妄想 395
分离性眼球震颤 3
分离性遗忘 389,395
分离性运动障碍△ 394
分离症状 395
分离[转换]性障碍△ 394
分裂情感性障碍 389
分裂情感性障碍混合发作 389
分裂情感性障碍抑郁发作 389
分裂情感性障碍躁狂发作 389
分裂情感障碍△ 389
分裂型障碍 390
分裂样人格障碍 390
分流性肾炎 133
分泌睾酮的卵巢肿瘤 143
分泌睾酮的肾上腺皮质癌 143
分泌型脑膜瘤 177
分娩伴膀胱损伤 338
分娩伴耻骨联合分离 338
分娩伴耻骨联合软骨撕脱 338
分娩伴腹直肌分离 338
分娩伴会阴血肿 338
分娩伴阔韧带血肿 338
分娩伴泌尿道损伤 338
分娩伴尿道损伤 338
分娩伴盆腔器官损伤 338
分娩伴胎儿酸碱平衡紊乱 338
分娩伴外阴血肿 338
分娩伴尾骨损伤 338
分娩伴阴道裂伤△ 338
分娩伴阴道血肿 338
分娩伴子宫壁血肿 338
分娩伴子宫颈裂伤 338

分娩合并病毒性肝炎 338
分娩合并病毒性疾病 338
分娩合并传染病 338
分娩合并恶性肿瘤 339
分娩合并耳和乳突疾病 339
分娩合并呼吸系统疾病 339
分娩合并肌肉骨骼系统和结缔组织疾病 339
分娩合并寄生虫病 339
分娩合并交界性肿瘤 339
分娩合并结核病 339
分娩合并精神和行为障碍 339
分娩合并良性肿瘤 339
分娩合并淋病 339
分娩合并梅毒 339
分娩合并泌尿生殖系统疾病 339
分娩合并内分泌、营养和代谢疾病 339
分娩合并皮肤和皮下组织疾病 339
分娩合并贫血 339
分娩合并涉及免疫机制疾患 339
分娩合并神经系统疾病 339
分娩合并先天性畸形、变形和染色体异常 339
分娩合并性传播感染性疾病 339
分娩合并性传播模式感染△ 339
分娩合并血液和造血器官疾病 339
分娩合并循环系统疾病 339
分娩合并眼和附器疾病 339
分娩合并原虫病 339
分娩合并原位肿瘤 339
分娩后刮宫术 330,347
分娩后尿道狭窄 210
分娩恐惧 390
分娩期败血症 339
分娩期败血病△ 339
分娩期发热 339
分娩期宫内感染 339
分娩期麻醉并发症 339
分娩期麻醉相关的门德尔松综合征 339
分娩期麻醉相关的吸入性肺炎 339
分娩期麻醉相关的心力衰竭 339
分娩期麻醉相关的心脏停搏 339
分娩期弥散性血管内凝血 339
分娩期血尿 339,347
分娩期子宫颈水肿 339
分娩镇痛 347
分期膝关节置换 274
分期性手术 83
分牙术 55
分叶脾 163
分支型室速△ 64
分支型室性心动过速 64
分指植皮术 298
分指(趾)术 298
分钟间隔连续尿路造影[术] 217
酚及其同类物中毒(酚中毒) 405
酚噻嗪抗精神病药和精神安定剂中毒△ 405
酚噻嗪类安定药中毒 405
粉刺-白内障综合征 366
粉刺挤压术 386
粉刺样痣△ 368
粉红色泡沫样痰 82
粉碎骨折△ 232
粉碎性骨折 232
奋乃静中毒 405
粪便嵌塞 94

粪便潴留 94
粪类圆线虫病△ 99
丰唐手术 206
丰唐手术△ 302
风卷样骨盆 232
风湿病 232
风湿活动 232
风湿免疫病合并肌病 112
风湿热 232,366
风湿性多肌痛 232
风湿性二尖瓣关闭不全 196
风湿性二尖瓣关闭不全(轻度) 196
风湿性二尖瓣关闭不全(中度) 196
风湿性二尖瓣关闭不全(重度) 196
风湿性二尖瓣狭窄 196
风湿性二尖瓣狭窄(轻度) 196
风湿性二尖瓣狭窄(中度) 196
风湿性二尖瓣狭窄(重度) 196
风湿性二尖瓣狭窄伴关闭不全 196
风湿性肺动脉瓣关闭不全 196
风湿性肺动脉瓣关闭不全(轻度) 196
风湿性肺动脉瓣关闭不全(中度) 196
风湿性肺动脉瓣关闭不全(重度) 196
风湿性肺动脉瓣狭窄 196
风湿性肺动脉瓣狭窄(轻度) 196
风湿性肺动脉瓣狭窄(中度) 196
风湿性肺动脉瓣狭窄(重度) 196
风湿性关节炎 232
风湿性关节炎合并肌病 112
风湿性环形红斑△ 366
风湿性环状红斑 366
风湿性肌痛症 232
风湿性脊柱炎 232
风湿性联合瓣膜病 196
风湿性三尖瓣关闭不全 196
风湿性三尖瓣狭窄 196
风湿性三尖瓣狭窄(轻度) 196
风湿性三尖瓣狭窄(中度) 196
风湿性三尖瓣狭窄(重度) 196
风湿性三尖瓣狭窄伴关闭不全 196
风湿性舞蹈病 112
风湿性心肌炎 64
风湿性心脏瓣膜病 196
风湿性心脏病 64
风湿性主动脉瓣关闭不全 196
风湿性主动脉瓣关闭不全(轻度) 196
风湿性主动脉瓣关闭不全(中度) 196
风湿性主动脉瓣关闭不全(重度) 196
风湿性主动脉瓣疾病 196
风湿性主动脉瓣狭窄 196
风湿性主动脉瓣狭窄(轻度) 196
风湿性主动脉瓣狭窄(中度) 196
风湿性主动脉瓣狭窄(重度) 196
风湿性主动脉瓣狭窄伴关闭不全 196
风团 385
风疹 366,412
风疹并发肺炎△ 75,351
风疹病毒感染 351
风疹性肺炎 75,351,412
风疹性关节炎 232,351
风疹性脑膜脑炎 112,351,412
风疹性脑膜炎 112,351,412
风疹性脑炎 412
枫糖尿病 143,351

封堵器取出术 206
峰间期 128
峰潜伏期 128
蜂鸟征 128
蜂窝织皮下型鼠疫 412
蜂窝织炎 163,232,351,366
蜂窝织炎△ 372
冯·吉尔克病 143
冯希佩尔 - 林道综合征△ 119
缝匠肌肌皮瓣术 298
缝线包压法 298
缝线编织技术 274
麸质肠病 95
跗骨病损切除术 274
跗骨成形术 274
跗骨的肌腱端病 232
跗骨窦综合征 232
跗骨恶性骨肿瘤 232
跗骨钢板内固定术 274
跗骨钢针内固定术 274
跗骨骨髓炎 294
跗骨骨折 232
跗骨骨折△ 232
跗骨骨折闭合复位钢针内固定术 274
跗骨骨折闭合复位螺钉内固定术 274
跗骨骨折闭合复位术 274
跗骨骨折切开复位钢针内固定术 274
跗骨骨折切开复位内固定术 274
跗骨骨折切开复位术 274
跗骨骨折切开复位髓内针内固定术 274
跗骨活组织检查 274,286
跗骨间关节背侧楔形截骨术 274
跗骨间融合术 274
跗骨截骨术 274
跗骨开放骨折清创术 274
跗骨联合 232
跗骨螺钉内固定术 274
跗骨内固定物取出术 274
跗骨切除术 274
跗骨韧带扭伤 232
跗骨韧带损伤 232
跗骨死骨去除术 274
跗骨脱位 232
跗骨外固定架固定术 274
跗骨外固定架去除术 274
跗骨延长术 274
跗骨移除 274
跗骨折骨术 274
跗管松解术 274
跗管综合征 113,232
跗管综合征△ 239,250
跗间关节骨折 232
跗跖关节骨折脱位 232
跗跖关节融合术 274
跗跖关节损伤 232
跗跖关节脱位 232
跗跖关节脱位切开复位术 274
跗跖韧带扭伤 232
跗跖韧带损伤 232
弗赖恩 - 埃尔德综合征 366
弗朗西斯凯蒂综合征 366
弗雷德里克森高脂蛋白血症 I 型 154
弗雷德里克森高脂蛋白血症 II a 型 154
弗雷德里克森高脂蛋白血症 II b 型 154

弗雷德里克森高脂蛋白血症 III 型 154
弗雷德里克森高脂蛋白血症 IV 型 154
弗雷德里克森高脂蛋白血症 V 型 154
弗雷格利综合征 395
弗雷综合征 25
弗雷综合征△ 50
弗里德赖希共济失调 125
弗里德伦德尔肺炎杆菌脑膜炎 113
弗里德伦德尔杆菌脑膜炎 351
弗洛因综合征 128
弗 - 谢二氏综合征 248
伏格特 - 小柳综合征 366
伏格特 - 小柳综合征△ 14
氟斑牙△ 41
氟骨病△ 232
氟骨症 232
氟化锂剂量仪 319
氟化氢化学伤 405
氟及其化合物中毒 405
氟哌啶醇中毒 405
氟气中毒 405
氟碳化合物 83
氟西汀中毒 351
氟牙症 41
氟乙酰胺中毒△ 409
浮动胸壁 189
浮肩损伤 232
浮膝 232
浮膝损伤 232
浮游物 18
匐行性穿通性弹性纤维病 366
匐行性回状红斑△ 375
匐行性血管瘤 366
辐射后的孕产妇医疗 339
辐射剂量 319
辐照猪皮 298
福布斯病 143
福代斯病 46,375
福耳克曼缺血性挛缩 232
福耳克曼缺血性挛缩△ 226
福耳克曼氏缺血性挛缩 226
福克斯 - 福代斯病 366
福山先天性肌营养不良 113
福氏志贺菌痢疾 95
福氏志贺菌细菌性痢疾 412
俯卧屈膝激发试验 232,270
俯卧位通气 83
辅助放射治疗 274
辅助化学治疗法 274
辅助 - 控制通气 83
辅助生殖技术后多胎妊娠 339
辅助生殖技术后感染 322
辅助通气 83
辅助性化疗 83
腐蚀伤伴有导致眼球破裂和破坏 3
腐蚀性碱和碱样物质的毒性效应 61
腐蚀性食管炎 25
腐蚀性物质的毒性效应△ 405
腐蚀性物质致化学损伤 405
腐蚀性有机化合物的毒性效应 61
父母养育方式评价量表 398
负幻觉 395
负性肌阵挛△ 116
负性肌阵挛发作 113

负性心尖搏动 70
负压辅助创面关闭 274
负压通气 83
妇科腹部超声检查 336
妇科检查 336
妇科内分泌检查 336
妇科阴道超声检查 336
附睾病损切除术 217,309
附睾恶性肿瘤 210
附睾睾丸炎 210
附睾继发性恶性肿瘤 210
附睾交界性肿瘤 210
附睾结核 210
附睾类腺瘤 210
附睾裂伤缝合术 217
附睾梅毒 210
附睾囊腺瘤 210
附睾囊肿切除术 217
附睾切除术 217,309
附睾切开探查术 217
附睾肉瘤 210
附睾乳头状囊腺瘤 304
附睾 - 输精管吻合术 217
附睾腺瘤 210
附睾炎 210
附睾造影［术］ 217
附红细胞体病 412
附加肾 351
附加音 82
附加于痴呆的谵妄 390
附件继发恶性肿瘤 322
附件炎性包块 322
附件肿物 322
附体 395
附体妄想 395
复发 158
复发病例 412
复发心境情感障碍 390
复发性阿弗他口腔炎△ 366
复发性阿弗他口炎△ 41
复发性阿弗他溃疡 41
复发性斑疹伤寒 412
复发性半月板紊乱△ 259
复发性髌骨不全脱位△ 232
复发性髌骨不完全脱位 232
复发性髌骨脱位 232
复发性唇疱疹△ 40
复发性单纯疱疹 366,412
复发性胆管绞痛 95
复发性胆管炎 95,351
复发性短暂性抑郁障碍 390
复发性多发性软骨炎伴发葡萄膜炎 3
复发性多软骨炎 25,75,113,232,366
复发性多软骨炎△ 232
复发性多软骨炎肾损害 133
复发性二期梅毒 366
复发性发热性结节性脂膜炎 366
复发性风湿病 366
复发性虹膜睫状体炎 3
复发性坏死性黏膜腺周围炎 41
复发性坏死性黏膜腺周围炎△ 366
复发性坏死性黏膜腺周炎 366
复发性寰枢不完全性脱位 232
复发性寰枢不完全性脱位伴脊髓病 232

复发性急性胰腺炎△ 95
复发性肩关节不全脱位 232
复发性肩关节前脱位 232
复发性肩关节脱位△ 242
复发性肩关节脱位修补术 274
复发性角膜上皮糜烂 3
复发性颈淋巴结转移癌切除术 55
复发性口疮△ 41
复发性口腔溃疡△ 41
复发性阑尾炎△ 95
复发性淋巴细胞性脑膜炎 113,366
复发性流产 322
复发性卵巢癌 322
复发性脑血管病 113
复发性尿路感染 133
复发性疱疹性口炎△ 40
复发性盆底器官脱垂 322
复发性皮肤坏死性嗜酸细胞性血管炎 366
复发性前葡萄膜炎 3
复发性前庭病 25
复发性生殖器疱疹 366
复发性视网膜脱离 3
复发性疼痛性红斑 366
复发性外阴阴道念珠菌病 322
复发性线状棘层松解皮病 366
复发性血尿 138
复发性腰椎间盘突出症 232
复发性胰腺炎 95
复发性抑郁障碍 390
复发性抑郁障碍(目前为伴有精神病性症状
　的重度发作) 390
复发性抑郁障碍(目前为伴有躯体症状的轻
　度发作) 390
复发性抑郁障碍(目前为伴有躯体症状的中
　度发作) 390
复发性抑郁障碍(目前为不伴有精神病性症
　状的重度发作) 390
复发性抑郁障碍(目前为不伴有躯体症状的
　轻度发作) 390
复发性抑郁障碍(目前为不伴有躯体症状的
　中度发作) 390
复发性抑郁障碍(目前为缓解状态) 390
复发性抑郁障碍(目前为轻度发作) 390
复发性抑郁障碍(目前为中度发作) 390
复发性翼状胬肉 3
复发性躁狂发作 390
复发性脂膜炎△ 366
复发痣 287
复方利血平片中毒 405
复方乙酰水杨酸药物成瘾 405
复方乙酰水杨酸中毒所致精神障碍 405
复合波 128
复合重复放电 128
复合重建 274
复合肺叶切除伴淋巴结清扫术 190
复合肺叶切除术 190
复合固定桥 55
复合混合神经动作电位 128
复合肌肉动作电位 128
复合人工皮 298
复合伤 294
复合神经动作电位 128
复合维生素 B 缺乏 154
复合先露 339

复合型过敏性紫癜 367
复合型腕关节不稳定 232
复合性高脂血症 154
复合性国际诊断交谈检查表 398
复合性霍奇金和非霍奇金淋巴瘤 287
复合性溃疡 95
复合性溃疡伴出血 95
复合运动神经动作电位 128
复合转换 83
复合组织移植 298
复极化 128
复孔绦虫 95,412
复拇畸形△ 228
复视 3,18,31,189
复听 31
复杂肺炎旁胸腔积液 75
复杂骨折 232
复杂冠根折 41
复杂性腹腔感染 163
复杂性急性醉酒 395
复杂性局部疼痛综合征 113,232
复杂性尿路感染 210
复杂性偏头痛 113
复杂性遗传性视神经病变 3
复杂眼睑裂伤缝合术 19
复张性肺水肿 75
副百日咳鲍特菌百日咳 412
副百日咳博德特杆菌性百日咳△ 75
副百日咳杆菌百日咳 75
副鼻窦肿瘤 41
副蛋白血症相关神经病 113
副耳 25,367
副耳廓△ 367
副耳切除术 290,386
副腓骨骨折 232
副跟骨 232
副脊索瘤 232
副甲状腺 154
副交感神经抑制剂和解痉药中毒 61
副流感病毒肺炎 75
副流感病毒感染 412
副流感病毒急性支气管炎△ 75
副流感病毒性肺炎 75
副流感病毒性急性支气管炎 75
副卵巢 322
副卵管扭转 322
副拇指 232
副牛痘 412
副牛痘△ 369
副脾 163
副脾切除术 166,309
副球孢子菌病 351,367,412
副韧带修补术 274
副溶血弧菌肠炎 95
副溶血性弧菌食物中毒 95
副乳△ 367
副乳房 367
副乳畸形 287
副乳切除术 166
副乳头 367
副乳头切除术 166
副乳腺恶性肿瘤 163
副乳腺囊性增生 163
副乳腺腺病 163

副腮腺病损切除术 55
副腮腺切除术 55
副伤寒 412
副伤寒丙 412
副伤寒甲 412
副伤寒乙 412
副神经疾病 113
副神经疾患 113
副神经节交界性肿瘤 177
副神经节瘤 25,177
副神经节瘤伴肠梗阻 143
副神经节瘤伴肠缺血 143
副神经节瘤伴多种并发症 143
副神经节瘤伴儿茶酚胺心肌病 143
副神经节瘤伴肺水肿 143
副神经节瘤伴冠心病 143
副神经节瘤伴慢性肾病 143
副神经节瘤伴脑病 143
副神经节瘤伴脑血管病 143
副神经节瘤伴皮肤溃疡 143
副神经节瘤伴视网膜病变 143
副神经节瘤伴糖尿病 143
副神经节瘤伴主动脉夹层 143
副神经 - 舌下神经吻合术 33,55
副神经损伤 113
副神经探查术 274
副神经移位术 274
副肾切除术 217,309
副输卵管 322
副胎盘 339
副胰腺 143
副银屑病 367
副指 232
副趾 232
副中肾管囊肿切除术 217
副中肾管永存综合征 143
副中肾管综合征 210
副肿瘤相关的周围神经病 113
副肿瘤相关性边缘叶脑炎△ 113
副肿瘤型天疱疮 367
副肿瘤性边缘性脑炎 113
副肿瘤性边缘叶脑炎 113
副肿瘤性感觉性神经病 113
副肿瘤性感觉运动性神经病 113
副肿瘤性脑干脑炎 113
副肿瘤性脑脊髓炎 113
副肿瘤性视网膜病变 3
副肿瘤性天疱疮△ 367
副肿瘤相关抗体 128
副肿瘤性小脑变性 113
副肿瘤性周围神经病△ 113
副肿瘤综合征 75,113
副舟骨△ 260
富含糖原腺癌△ 48
富克斯综合征 367
富马酸喹硫平中毒 351
富士山征 128
富于淋巴细胞浆细胞型脑膜瘤 177
腹白线疝 95
腹白线疝补片修补术 166
腹壁、下背和骨盆冻伤伴有组织坏死△ 405
腹壁、下背和骨盆浅表冻伤△ 405
腹壁白线疝修补术 166
腹壁病损切除术 166,290,309,386

腹壁补片修补术　166,290,309
腹壁肠瘘　95
腹壁挫伤　232
腹壁冻伤伴组织坏死　405
腹壁窦道扩创术　290,309
腹壁窦道切开引流术　166,309
腹壁窦道清创(扩创术)　166
腹壁反射　232,270
腹壁蜂窝织炎　163
腹壁活组织检查　174,290,316,387
腹壁静脉曲张　196
腹壁开放性伤口△　232
腹壁开放性损伤　232
腹壁溃疡　163,367
腹壁裂伤缝合术　290,309
腹壁裂伤缝合修补术　166
腹壁淋巴管瘤(囊肿)切除术　166,309
腹壁瘘管　95
腹壁盲肠瘘△　99
腹壁脓肿　367
腹壁脓肿切开引流术　166,290,309,386
腹壁膀胱瘘　351
腹壁浅表冻伤　405
腹壁浅表异物　232
腹壁嵌顿疝△　95
腹壁切开减张术　298
腹壁切开引流术　166,309,386
腹壁切口裂开缝合术　166,217
腹壁切口疝补片修补术　166
腹壁切口疝修补术　166
腹壁疝△　95
腹壁疝(脐疝)伴有坏疽△　97
腹壁疝修补术　166
腹壁伤口扩创术　166,290,309,386
腹壁伤口清创术　166,290,309,386
腹壁血管结扎术　166
腹壁血肿清除术　166,290,309,386
腹壁异物取出术　166,290,309,386
腹壁造口术　166,217,309
腹壁粘连　95
腹壁肿瘤切除术　166
腹壁子宫内膜异位症　323
腹壁组织结构分离修补术　166
腹部B超　193
腹部、下背和骨盆的冻伤△　405
腹部、下背和骨盆多处浅表损伤△　232
腹部、下背和骨盆损伤△　262
腹部、下背和骨盆周围神经损伤△　232
腹部瘢痕　294
腹部超声检查　62
腹部创伤性横切　232
腹部冻伤　405
腹部多处血管损伤△　163
腹部恶性软组织肿瘤　287
腹部放线菌病　367
腹部管圆线虫病　412
腹部和下背及骨盆多处开放性损伤　232
腹部和下背及骨盆多处损伤　232
腹部和下背及骨盆多处血管损伤　196
腹部和下背及骨盆多发性血管损伤　163
腹部和下背及骨盆软组织损伤　232
腹部和下背及骨盆周围神经损伤　232
腹部肌腱损伤　232
腹部肌肉损伤　232

腹部挤压伤　163,232
腹部交界性软组织肿瘤　287
腹部金属异物　232
腹部静脉部分切除伴吻合术　166
腹部静脉结扎术　166
腹部开放性损伤　163,232
腹部开放性损伤伴腹内器官损伤　163
腹部良性软组织肿瘤　287
腹部埋藏手取出术　274,298
腹部全厚皮片移植术　274
腹部软组织损伤　232
腹部土拉菌病　412
腹部血管超声检查　62
腹部血管损伤　163
腹部血肿去除术　166,217,309
腹部诊断影像异常所见　95
腹部脂肪增多症　143,153
腹部肿物　95
腹部肿胀　95
腹部周围神经恶性肿瘤△　304
腹侧去旋转脊柱固定融合术　274
腹放线菌病　95,412
腹股沟病损切除术　166,290,309,386
腹股沟挫伤　232
腹股沟恶性肿瘤　304
腹股沟蜂窝织炎　163
腹股沟环松弛　95
腹股沟继发恶性肿瘤　304
腹股沟淋巴结根治性切除术　166
腹股沟淋巴结根治性清除术　309
腹股沟淋巴结继发恶性肿瘤　304
腹股沟淋巴结切除术　166,217,330,386
腹股沟淋巴结清除术　309
腹股沟淋巴结清扫术　217
腹股沟脓肿　367
腹股沟脓肿切开引流术　166,290,309,386
腹股沟皮瓣术　298
腹股沟肉芽肿　367
腹股沟疝补片修补术后感染补片取出、清创、修补术　166
腹股沟疝修补术后感染清创、修补术　167
腹股沟神经恶性肿瘤△　304
腹股沟探查术　167,309,387
腹股沟斜疝△　103
腹股沟斜疝合并直疝　95
腹股沟周围神经恶性肿瘤　304
腹会阴联合直肠癌根治术　167
腹-会阴拖出术　309
腹-会阴-直肠联合切除术　309
腹肌强直△　95
腹茧症　95
腹裂△　103,355
腹裂修补术　167
腹膜壁层恶性肿瘤　95
腹膜壁层间皮瘤　95
腹膜病损切除术　167,309
腹膜恶性肿瘤　95
腹膜缝合术　167,309
腹膜骨盆恶性肿瘤　95
腹膜后病损切除术　167,309
腹膜后错构瘤　304
腹膜后恶性肿瘤　304
腹膜后感染　95
腹膜后和腹膜继发恶性肿瘤　95

腹膜后活组织检查　174,316
腹膜后间皮瘤　95
腹膜后交界性肿瘤　95
腹膜后良性肿瘤　95
腹膜后淋巴管横断结扎术　167,217,309
腹膜后淋巴管瘤(囊肿)切除术　167,217,309
腹膜后淋巴结根治性切除术　167
腹膜后淋巴结根治性清除术　309
腹膜后淋巴结继发恶性肿瘤　304
腹膜后淋巴结结核　95
腹膜后淋巴结切除术　217
腹膜后淋巴结清扫术　217
腹膜后淋巴囊肿　210
腹膜后囊肿　95
腹膜后脓肿　412
腹膜后脓肿切开引流术　167,309
腹膜后清扫术　309
腹膜后入路　274
腹膜后血管瘤　95
腹膜后血管损伤　323
腹膜后血肿　95
腹膜后血肿△　238
腹膜后脂肪瘤　95
腹膜后肿瘤△　95
腹膜后肿物　95
腹膜后注气造影[术]　217
腹膜后子宫内膜异位症　323
腹膜活组织检查　174,316
腹膜继发恶性肿瘤　95
腹膜假黏液瘤　163,232
腹膜间皮瘤　95
腹膜交界性肿瘤　95
腹膜结核　95
腹膜良性肿瘤　95
腹膜内膀胱破裂　210
腹膜内透析导管引起的机械性并发症　405
腹膜脓肿　95
腹膜切开术　167,217,309
腹膜损伤　95,163
腹膜透析　137,217,298,361
腹膜透析导管手术法复位术　137
腹膜透析导管隧道重建术　137
腹膜透析导管隧道感染　133
腹膜透析导管外口感染　133
腹膜透析导丝法置管术　137
腹膜透析腹膜炎　95
腹膜透析腹腔镜法置管术　137
腹膜透析手术法拔管术　137
腹膜透析手术法置管术　137
腹膜透析外接短管更换操作　137
腹膜透析相关超滤衰竭　133
腹膜透析相关涤纶套脱出　133
腹膜透析相关腹壁渗漏　133
腹膜透析相关腹疝　133
腹膜透析相关腹透导管移位　133
腹膜透析相关管周渗漏　133
腹膜透析相关隧道感染△　133
腹膜透析相关外口感染△　133
腹膜透析相关外生殖器水肿　133
腹膜透析相关网膜包裹　133
腹膜透析相关性腹膜炎　133
腹膜透析相关胸腹漏　133
腹膜透析相关引流不畅　133

腹膜透析置管导丝复位术 137
腹膜透析置管腹腔镜法复位术 137
腹膜透析置管手术法复位术＋部分大网膜
　切除术 137
腹膜透析置管术 217
腹膜外病损切除术 167,309
腹膜外脓肿切开引流术 167,309
腹膜外膀胱破裂 210
腹膜外剖宫产术 347
腹膜外血肿清除术 167,309
腹膜下血肿切除术 167,217,309
腹膜血管结扎术 167
腹膜血肿清除术 167,217,309
腹膜炎 95
腹膜炎△ 104
腹膜粘连 95
腹膜粘连伴肠梗阻△ 101,325
腹膜粘连松解术 167,217
腹膜子宫内膜异位症 323
腹膜组织修补术 167,309
腹内病损穿刺活组织检查 316
腹内多器官损伤 95
腹内淋巴结继发恶性肿瘤 95
腹内器官损伤 95
腹内疝伴肠梗阻 95
腹内疝伴坏疽 95
腹内疝嵌顿松解回纳（复位）加修补术 167
腹盆腔脓肿△ 236
腹嵌顿疝 95
腹腔包虫病△ 412
腹腔病损穿刺活组织检查 174,316
腹腔病损氩氦刀靶向冷冻治疗术 167,309
腹腔穿刺 361
腹腔动脉闭塞 196
腹腔动脉畸形 95
腹腔动脉瘤 196
腹腔动脉损伤 163,196
腹腔动脉血栓形成 196
腹腔动脉压迫综合征 95
腹腔恶性肿瘤 95
腹腔干动脉夹层动脉瘤 196
腹腔干动脉假性动脉瘤 196
腹腔干动脉瘤 196
腹腔干动脉瘤破裂 196
腹腔干动脉栓塞 196
腹腔干动脉狭窄 196
腹腔干动脉血栓形成 196
腹腔感染 95
腹腔感染△ 163
腹腔灌洗 316
腹腔灌洗 316
腹腔广泛性肿块 95
腹腔广泛性肿胀 95
腹腔化疗泵外露 405
腹腔积血 95,351
腹腔棘球蚴病 95,412
腹腔继发恶性肿瘤 95
腹腔假性囊肿 95
腹腔间室综合征 163,233,294
腹腔间隙综合征△ 163,233,294
腹腔结核 95
腹腔 - 颈静脉分流术 167,309
腹腔 - 静脉分流术 167
腹腔静脉分流术 309
腹腔 - 静脉转流泵管置入术 167,309

腹腔 - 静脉转流术△ 167
腹腔镜胆总管囊肿切除＋胆道空肠吻合术
　167
腹腔镜辅助宫腔镜下子宫纵隔切除术 330
腹腔镜辅助经阴道筋膜内子宫切除术
　309,330
腹腔镜辅助经阴道全子宫切除术 309,330
腹腔镜辅助经阴道始基子宫切除术 309,
　330
腹腔镜辅助经阴道子宫病损切除术 309,
　330
腹腔镜辅助经阴道子宫部分切除术 330
腹腔镜辅助经阴道子宫次全切除术 309,
　330
腹腔镜辅助经阴道子宫根治性切除术 309
腹腔镜辅助经阴道子宫根治性切除术△
　330
腹腔镜辅助经阴道子宫广泛性切除术 330
腹腔镜辅助经阴道子宫扩大切除术 309,
　330
腹腔镜辅助人工阴道切除术 331
腹腔镜辅助子宫颈上子宫切除术 309,331
腹腔镜腹膜前疝修补术（TAPP） 167
腹腔镜检查 174
腹腔镜阑尾切除术 167
腹腔镜全腹膜外疝修补术（TEP） 167
腹腔镜全结肠切除术 167
腹腔镜全结直肠切除术 167
腹腔镜胃旁路术 167
（腹腔镜下）肝Ⅱ段切除术 167
（腹腔镜下）肝Ⅲ段切除术 167
（腹腔镜下）肝Ⅳ段切除术 167
（腹腔镜下）肝Ⅴ段切除术 167
（腹腔镜下）肝Ⅵ段切除术 167
（腹腔镜下）肝被膜下血肿清除术 167
（腹腔镜下）肝病损冷冻治疗术（laparoscopic）
　167
（腹腔镜下）肝病损射频消融术 167
（腹腔镜下）肝病损微波固化术 167
（腹腔镜下）肝动脉结扎术 167
（腹腔镜下）肝囊肿切开引流术 167
（腹腔镜下）肝右后叶（6、7段）切除术 167
（腹腔镜下）肝右前叶（5、8段）切除术 167
（腹腔镜下）肝右三叶切除术 167
（腹腔镜下）肝左三叶切除术 167
（腹腔镜下）肝左外叶（2、3段）切除术 167
（腹腔镜下）右半肝切除术（laparoscopic） 168
（腹腔镜下）左半肝切除术 168
腹腔镜下保留幽门的胰十二指肠切除术
　167
腹腔镜下贲门肌层切开术 167
腹腔镜下闭孔疝无张力修补术 167
腹腔镜下残角子宫切除术 309,331
腹腔镜下残留卵巢切除术 309,331
腹腔镜下残留输卵管 - 卵巢切除术 309,331
腹腔镜下肠系膜病损切除术 167,309
腹腔镜下肠粘连松解术 167
腹腔镜下耻骨上疝无张力修补术 167
腹腔镜下次广泛子宫切除术 331
腹腔镜下单侧腹股沟疝修补术 167,302
腹腔镜下单侧卵巢切除术 309,331
腹腔镜下单侧肾切除术 167
腹腔镜下单侧输卵管 - 卵巢切除术 309,
　331

腹腔镜下单侧输卵管切除术 331
腹腔镜下单纯输卵管切除术 331
腹腔镜下胆道探查术 174,309
腹腔镜下胆道造影术 174,309
腹腔镜下胆管病损切除术 167
腹腔镜下胆囊癌根治术 167
腹腔镜下胆囊部分切除术 167,310
腹腔镜下胆囊切除术 167,310
腹腔镜下胆囊取石术 167
腹腔镜下胆囊造口术 167
腹腔镜下胆总管取石术 167
腹腔镜下胆总管探查术 174
腹腔镜下骶韧带部分切除术 331
腹腔镜下骶韧带切断术 331
腹腔镜下骶韧带缩短术 331
腹腔镜下辅助经阴道子宫病损切除术△ 330
腹腔镜下腹壁病损切除术 167,310
腹腔镜下腹壁组织活检查 174,316
腹腔镜下腹壁切口疝无张力修补术 167
腹腔镜下腹股沟疝无张力修补术（腹腔内
　补片疝修补术）（含单／双侧,直疝／斜疝）
　167
腹腔镜下腹股沟疝无张力修补术（经腹腹膜
　前补片疝修补术）（含单／双侧,直疝／斜
　疝） 167
腹腔镜下腹股沟疝无张力修补术（全腹膜外
　腹膜前补片疝修补术）（含单／双侧,直疝／
　斜疝） 167
腹腔镜下腹会阴联合直肠癌根治术 167
腹腔镜下腹 - 会阴 - 直肠联合切除术 310
腹腔镜下腹膜病损切除术 167,310
腹腔镜下腹膜代阴道成形术 331
腹腔镜下腹膜后病损切除术 167,310
腹腔镜下腹膜活组织检查 174,316
腹腔镜下腹膜粘连松解术 167,217
腹腔镜下腹腔病损切除术 167,310
腹腔镜下腹腔积血清除术 167,310
腹腔镜下腹腔局部注射 167
腹腔镜下腹腔探查术 174
腹腔镜下腹腔异位妊娠去除术 331
腹腔镜下腹腔粘连松解术 167
腹腔镜下肝病损切除术 167,310
腹腔镜下肝病损射频消融术 310
腹腔镜下肝部分切除术 167,310
腹腔镜下肝段切除术 167
腹腔镜下肝活组织检查 316
腹腔镜下肝门 - 肠吻合术 167,310
腹腔镜下肝门 - 空肠吻合术 310
腹腔镜下肝囊肿开窗引流术 167
腹腔镜下肝内无水乙醇注射术 167
腹腔镜下肝血管瘤切除术 167
腹腔镜下肝组织活检术 174
腹腔镜下肛门成形术 290
腹腔镜下膈疝修补术 167,190
腹腔镜下根治性旁组织切除术 331
腹腔镜下根治性全胃切除术＋食管 - 空肠吻
　合术 167
腹腔镜下根治性直肠前切除术 167
腹腔镜下供肝切除术 167
腹腔镜下宫颈肌瘤切除术 331
腹腔镜下宫颈上子宫切除术 310
腹腔镜下股疝无张力修补术 167
腹腔镜下广泛子宫切除术 331
腹腔镜下横结肠根治性切除术 167

腹腔镜下横结肠切除术 168
腹腔镜下回肠代阴道术 331
腹腔镜下回盲部切除术 168
腹腔镜下结肠 - 结肠旁路术 168
腹腔镜下结肠病损切除术 168,310
腹腔镜下结肠部分切除术 168,310
腹腔镜下结肠造口术 168,310
腹腔镜下结肠止血术 168,310
腹腔镜下筋膜外子宫切除术 310,331
腹腔镜下近端胃切除 + 食管 - 空肠吻合术 168
腹腔镜下经腹直肠乙状结肠切除术 310
腹腔镜下巨结肠根治术 168,310
腹腔镜下可调节胃束带占除术 168
腹腔镜下空肠造口术 168,310
腹腔镜下阔韧带病损切除术 331
腹腔镜下阔韧带内肿瘤切除术 331
腹腔镜下两性畸形剖腹探查术 331
腹腔镜下淋巴结活组织检查 174,217,316
腹腔镜下卵巢癌分期手术 331
腹腔镜下卵巢病损电凝术 331
腹腔镜下卵巢病损切除术 310,331
腹腔镜下卵巢病损烧灼术 331
腹腔镜下卵巢部分切除术 310,331
腹腔镜下卵巢抽吸术 331
腹腔镜下卵巢穿刺取卵术 331
腹腔镜下卵巢打孔术 331
腹腔镜下卵巢单纯缝合术 331
腹腔镜下卵巢电凝术 331
腹腔镜下卵巢固定术 331
腹腔镜下卵巢黄体破裂修补术 331
腹腔镜下卵巢黄体破裂止血术 331
腹腔镜下卵巢黄体切除术 331
腹腔镜下卵巢黄体血肿清除术 331
腹腔镜下卵巢活检术△ 331
腹腔镜下卵巢活组织检查 316,331
腹腔镜下卵巢囊肿穿刺术 331
腹腔镜下卵巢囊肿造袋术 331
腹腔镜下卵巢脓肿切开引流术 331
腹腔镜下卵巢切开胚胎清除术 331
腹腔镜下卵巢切开探查术 331
腹腔镜下卵巢切开血肿清除术 331
腹腔镜下卵巢楔形切除术 331
腹腔镜下卵巢修补术 331
腹腔镜下卵巢悬吊术 331
腹腔镜下卵巢再植入 331
腹腔镜下卵巢造口术 331
腹腔镜下卵巢粘连松解术 331
腹腔镜下盲肠部分切除术 168,310
腹腔镜下尿道瘘修补术 310
腹腔镜下女性生殖系统肿瘤细胞减灭术 331
腹腔镜下膀胱部分切除术 310
腹腔镜下膀胱根治性切除术 310
腹腔镜下膀胱全部切除术 310
腹腔镜下泡状附件电凝术 331
腹腔镜下泡状附件切除术 331
腹腔镜下盆腹腔粘连松解术 331
腹腔镜下盆腔病损切除术 168,310,331
腹腔镜下盆腔腹膜粘连松解术 168
腹腔镜下盆腔淋巴结根治性切除术 168,310,331
腹腔镜下盆腔内膜病损电凝术 168,310
腹腔镜下盆腔脓肿切开引流术 168
腹腔镜下盆腔粘连松解术 168

腹腔镜下脾囊肿开窗术 168
腹腔镜下脾切除术 310
腹腔镜下脾切除术 / 腹腔镜下脾部分切除术 168
腹腔镜下脐疝无张力修补术 168
腹腔镜下脐疝修补术 168
腹腔镜下前列腺病损切除术 310
腹腔镜下前列腺根治切除术 310
腹腔镜下前列腺切除术 310
腹腔镜下前路腰椎椎间融合术 274
腹腔镜下取卵术 331
腹腔镜下全结肠 / 次全结肠切除术 168
腹腔镜下全胃切除 + 食管 - 空肠吻合术 168
腹腔镜下全子宫切除术 310,331
腹腔镜下深部子宫内膜异位病灶切除术 331
腹腔镜下肾病损切除术 310
腹腔镜下肾部分切除术 310
腹腔镜下肾根治性切除术 310
腹腔镜下肾 - 输尿管切除术 310
腹腔镜下十二指肠成形术 168
腹腔镜下十二指肠穿孔修补术 168
腹腔镜下十二指肠造口术 168
腹腔镜下食管裂孔疝修补术 168,190
腹腔镜下输卵管 MTX 注射术△ 331
腹腔镜下输卵管病损电凝术 331
腹腔镜下输卵管病损切除术 331
腹腔镜下输卵管部分切除术 331
腹腔镜下输卵管成形术 331
腹腔镜下输卵管抽吸术 331
腹腔镜下输卵管穿刺术 331
腹腔镜下输卵管导丝复通术 331
腹腔镜下输卵管甲氨蝶呤注射术(MTX 注射术) 331
腹腔镜下输卵管扩张术 331
腹腔镜下输卵管 - 卵巢成形术 331
腹腔镜下输卵管 - 卵巢粘连松解术 331
腹腔镜下输卵管切除伴输卵管妊娠去除术 331
腹腔镜下输卵管切开引流术 331
腹腔镜下输卵管妊娠切开去除术 331
腹腔镜下输卵管妊娠去除伴输卵管造口术 331
腹腔镜下输卵管妊娠物切开去除术 331
腹腔镜下输卵管妊娠物去除伴输卵管造口术 331
腹腔镜下输卵管伞端电凝术 331
腹腔镜下输卵管通液术 331
腹腔镜下输卵管系膜病损切除术 331
腹腔镜下输卵管血肿清除术 331
腹腔镜下输卵管造口术 331
腹腔镜下输卵管粘连松解术 331
腹腔镜下输卵管注药术 331
腹腔镜下输尿管 - 膀胱吻合术 310
腹腔镜下输尿管狭窄松解术 310
腹腔镜下双侧腹股沟疝无张力修补术(一侧直疝一侧斜疝) 168
腹腔镜下双侧腹股沟疝修补术 302
腹腔镜下双侧腹股沟斜疝无张力修补术 168
腹腔镜下双侧卵巢切除术 310,331
腹腔镜下双侧肾切除术 310
腹腔镜下双侧输卵管部分切除术 331

腹腔镜下双侧输卵管电凝术 331
腹腔镜下双侧输卵管激光绝育术 331
腹腔镜下双侧输卵管挤压术 332
腹腔镜下双侧输卵管结扎和挤压术 332
腹腔镜下双侧输卵管结扎和切断术 332
腹腔镜下双侧输卵管结扎术 332
腹腔镜下双侧输卵管 - 卵巢切除术 310,332
腹腔镜下双侧输卵管切除术 332
腹腔镜下双角子宫畸形成形术 332
腹腔镜下特殊肝段切除术 168
腹腔镜下网膜病损切除术 168,310
腹腔镜下网膜部分切除术 168,310
腹腔镜下网膜组织检查 174,316
腹腔镜下网膜粘连松解术 168
腹腔镜下胃病损切除术 168
腹腔镜下胃部分切除术 168,310
腹腔镜下胃穿孔修补术 168
腹腔镜下胃大部切除伴胃 - 空肠吻合术 310
腹腔镜下胃底折叠术 168
腹腔镜下胃窦切除 + 胃 - 十二指肠吻合术 168
腹腔镜下胃减容术 168
腹腔镜下胃 - 空肠吻合术 168,310
腹腔镜下胃切除术 310
腹腔镜下胃 - 十二指肠吻合术 310
腹腔镜下胃束带术 168
腹腔镜下小肠病损切除术 168,310
腹腔镜下小肠肠段切除术 168
腹腔镜下小肠 - 结肠旁路术 168
腹腔镜下小肠憩室切除术 168
腹腔镜下小肠 - 小肠旁路术 168
腹腔镜下小肠造口术 168
腹腔镜下小肠肿瘤切除术 168
腹腔镜下袖状胃切除术 168
腹腔镜下腰疝无张力修补术 168
腹腔镜下胰十二指肠切除术 168
腹腔镜下胰体尾部切除术 168,310
腹腔镜下胰腺病损切除术 168,310
腹腔镜下胰腺部分切除术 168,310
腹腔镜下胰腺探查 174,317
腹腔镜下胰腺中段切除术 168
腹腔镜下移位宫内节育器取出术 332
腹腔镜下乙状结肠病损切除术 168,310
腹腔镜下乙状结肠部分切除术 310
腹腔镜下乙状结肠代阴道术 332
腹腔镜下乙状结肠根治性切除术 168,310
腹腔镜下乙状结肠永久性造口术 310
腹腔镜下阴道病损切除术 332
腹腔镜下阴道重建术 332
腹腔镜下阴道 - 骶棘韧带固定术 332
腹腔镜下阴道 - 骶前固定术 332
腹腔镜下阴道 - 骶韧带高位悬吊术 332
腹腔镜下阴道后壁修补术 332
腹腔镜下阴道会阴成形术 332
腹腔镜下阴道前壁修补术 332
腹腔镜下阴道前后壁修补术 332
腹腔镜下阴道穹窿骶骨悬吊术 332
腹腔镜下阴道悬吊术 332
腹腔镜下幽门环肌层切开术 168,302
腹腔镜下右半结肠根治性切除术 168
腹腔镜下右半结肠切除术 168,310
腹腔镜下圆韧带缩短术 332

腹腔镜下远端胃大部切除＋胃 - 空肠 Roux-
　en-Y 吻合术　168
腹腔镜下远端胃大部切除＋胃 - 空肠吻合
　术（Billroth Ⅱ式）　168
腹腔镜下远端胃大部切除＋胃 - 十二指肠
　吻合术（Billroth Ⅰ式）　168
腹腔镜下造口旁疝无张力修补术　168
腹腔镜下直肠病损切除术　168
腹腔镜下直肠部分切除术　310
腹腔镜下直肠根治术　310
腹腔镜下直肠经括约肌间切除术　168
腹腔镜下直肠黏膜下切除术　310
腹腔镜下直肠前切除伴肠造口术　168
腹腔镜下直肠前切除术　168,310
腹腔镜下直肠全系膜切除术　310
腹腔镜下直肠脱垂悬吊术　168
腹腔镜下直肠 - 乙状结肠部分切除术　310
腹腔镜下直肠阴道隔病损切除术　332
腹腔镜下直肠 - 阴道隔切除术　168
腹腔镜下直肠子宫陷凹病损切除术　168,
　310,332
腹腔镜下子宫病损电凝术　332
腹腔镜下子宫病损激光切除术　332
腹腔镜下子宫病损切除术　310,332
腹腔镜下子宫病损射频消融术　332
腹腔镜下子宫陈旧性产科裂伤修补术　332
腹腔镜下子宫次全切除术　332
腹腔镜下子宫 - 骶棘韧带固定术　332
腹腔镜下子宫 - 骶前固定术　332
腹腔镜下子宫 - 骶韧带高位悬吊术　332
腹腔镜下子宫动脉结扎术　332
腹腔镜下子宫动脉栓塞术　332
腹腔镜下子宫断蒂止血术　332
腹腔镜下子宫改良根治性切除术　310
腹腔镜下子宫改良广泛性切除术　332
腹腔镜下子宫根治性切除术　310
腹腔镜下子宫活检术△　332
腹腔镜下子宫活组织检查　317,332
腹腔镜下子宫肌壁妊娠去除术　332
腹腔镜下子宫肌瘤切除术　332
腹腔镜下子宫角部分切除术　332
腹腔镜下子宫角切除术　332
腹腔镜下子宫角楔形切除术　332
腹腔镜下子宫颈病损切除术　310
腹腔镜下子宫颈广泛切除术　332
腹腔镜下子宫颈环扎术　332
腹腔镜下子宫颈上子宫切除术　332
腹腔镜下子宫扩大切除术　310
腹腔镜下子宫扩大切除术△　310
腹腔镜下子宫内膜异位病灶切除术　332
腹腔镜下子宫切除术　310
腹腔镜下子宫切开探查术　332
腹腔镜下子宫切开异物取出术　332
腹腔镜下子宫韧带病损激光烧灼术　332
腹腔镜下子宫韧带病损切除术　332
腹腔镜下子宫韧带活检术△　332
腹腔镜下子宫韧带活组织检查　317,332
腹腔镜下子宫腺肌病灶切除术　332
腹腔镜下子宫楔形切除术　310,332
腹腔镜下子宫修补术　332
腹腔镜下子宫悬吊术　332
腹腔镜下左半结肠根治性切除术　168,310
腹腔镜下左半结肠切除术　310
腹腔镜右半结肠切除术　168

腹腔镜直肠癌根治术　168
腹腔镜中转开腹胆囊切除术　168,310
腹腔镜中转剖腹探查术　310
腹腔镜左半结肠切除术　168
腹腔扩容术　168
腹腔良性肿瘤　95
腹腔淋巴管瘤　95
腹腔淋巴结根治性切除术　168,310
腹腔淋巴结继发恶性肿瘤　95
腹腔淋巴结结核　95
腹腔淋巴结切除术　168,217,310
腹腔淋巴结清扫术　217
腹腔囊肿　95
腹腔内病损穿刺活组织检查　174
腹腔内补片植入术　168
腹腔内出血　196
腹腔内出血止血术　168,217,310
腹腔内多发性脓肿△　365
腹腔内多器官损伤　163
腹腔内脊膜膨出修补术　182
腹腔内器官伴盆腔器官损伤　163
腹腔内器官良性脂肪瘤样肿瘤△　95
腹腔内器官损伤　163
腹腔脓肿　95,412
腹腔脓肿切开引流术　168,217,310
腹腔妊娠　323
腹腔妊娠存活胎儿的单胎分娩　339
腹腔妊娠后胎盘残留　323
腹腔妊娠活胎　339
腹腔妊娠去除术　332
腹腔血管瘤　95
腹腔血肿清除术　168,217,310
腹腔异物去除术　168
腹腔脏器损伤△　163
腹腔粘连　95
腹腔粘连松解术　168,217
腹腔脂肪瘤　95
腹强直　95,106
腹疝　95
腹疝伴梗阻　95
腹式呼吸　75,82
腹水　360
腹水型血吸虫病　412
腹痛　106,330
腹透导管功能障碍　133
腹泻　412
腹型偏头痛　113
腹直肌断裂　233
腹直肌分离征△　338
腹直肌缝合术　274,290
腹直肌肌皮瓣术　298
腹周围神经恶性肿瘤　304
腹主动脉壁内血肿△　196
腹主动脉闭塞　196
腹主动脉壁间血肿　196
腹主动脉 - 肠瘘　196
腹主动脉继发恶性肿瘤　196
腹主动脉夹层　196
腹主动脉假性动脉瘤　196
腹主动脉空肠瘘　196
腹主动脉 - 空肠瘘△　196
腹主动脉溃疡　196
腹主动脉扩张　196
腹主动脉瘤　196

腹主动脉瘤破裂　196
腹主动脉旁良性肿瘤　95
腹主动脉球囊阻断术　347
腹主动脉栓塞　196
腹主动脉损伤　196,351
腹主动脉狭窄　196
腹主动脉血栓形成　196
腹主动脉硬化　196
腹主动脉造影　209
腹主动脉支架内血栓形成　196
腹主动脉粥样硬化　196
腹主 - 肾动脉造影［术］　217
覆盖　54
覆盖义齿　55
覆𬌗　54
覆合覆盖关系异常　41

G

钆对比剂　128
伽马刀放射治疗　217,319
改良 Batchelor 手术△　276
改良 Hauser 手术△　280
改良 Matta 方法△　282
改良 McLaughlin 手术　274
改良 MORROW 手术　206
改良 Muller 内翻截骨术　274
改良电休克治疗　397
改良根治性颈淋巴结清扫术　55
改良乳突根治术　33
改良食管肌层切开术　190,310
改良威德曼翻瓣术　55
改良心室成形术　206
改善组织供氧　83
钙代谢紊乱　154
钙调磷酸酶抑制剂相关肾病　133
钙化防御　133
钙化性肌腱炎　233
钙化性肩袖肌腱炎　233
钙化性腱膜纤维瘤　233,367
钙化性尿毒症性小动脉病　133
钙化性纤维瘤　367
钙化性纤维性肿瘤　233
钙通道阻滞剂中毒　405
钙性尿毒症性小动脉病△　133
钙质沉着症　143,153
盖嵴式桥体　55
盖氏骨折脱位　233
盖髓　55
干槽症　41
干骺端发育不良　143
干骺端软骨发育不良　233
干脚气　143
干咳　189
干酪性鼻炎　25,75
干酪性肺炎△　77
干酪样肺炎　75
干啰音　82,193
干扰电疗法　403
干扰相　128
干髓术　55
干髓后牙　41
干细胞移植　162
干性坏疽　294

干性咳嗽 82
干性年龄相关性黄斑变性△ 13
干眼 3
干燥闭塞性龟头炎△ 363
干燥性鼻炎 75
干燥性喉炎 25
干燥性咽炎 25
干燥性足跖湿疹△ 383
干燥综合征 3,25,113,233,367
干燥综合征△ 48
干燥综合征伴肺间质纤维化△ 75
干燥综合征伴肌病△ 233
干燥综合征伴有肺部受累△ 75
干燥综合征合并肌病 113
干燥综合征相关性视神经炎 3
干燥综合征性肺病变 75
干燥综合征性肌病 233
干燥综合征性角膜结膜炎 3
干燥综合征性肾小管间质肾炎 133
甘氨酸尿症 143
甘露糖苷过多症 143
甘塞综合征△ 390
甘瑟综合征△ 390
甘油醛-3-磷酸脱氢酶缺乏症 158
甘油酸代谢紊乱 154
杆菌性血管瘤病 367
杆状体肌病△ 123
肝Ⅱ段(尾状叶)切除术 168
肝Ⅱ段切除术 310
肝Ⅲ段切除术 310
肝Ⅳ段切除术 310
肝Ⅴ段切除术 310
肝Ⅵ段切除术 310
肝Ⅶ段切除术 168,310
肝Ⅷ段切除术 169,310
肝阿米巴病△ 91
肝癌破裂出血 95
肝包虫病△ 95,412
肝病损高强度聚焦超声(海扶)消融术 169
肝病损冷冻治疗术 169,310
肝病损离体切除术 169
肝病损破坏术 310
肝病损切除术 169,310
肝病损射频消融术 169,310
肝部分切除术 169,310
肝出血 95
肝挫伤 95,163
肝错构瘤△ 103
肝大 106,161
肝胆管结石伴胆囊炎△ 96
肝胆管-空肠吻合术 310
肝胆管扩张△ 96
肝胆管狭窄△ 96
肝胆管炎 95
肝胆支气管瘘 75
肝动脉插管术 169
肝动脉动脉瘤 95
肝动脉假性动脉瘤 196
肝动脉瘤△ 95
肝动脉梅毒 367
肝动脉栓塞 196
肝动脉栓塞术 310
肝动脉损伤 95,163
肝动脉狭窄 196

肝动脉血栓形成 196
肝豆状核变性 113,143,367
肝段切除术 169
肝多发性再生肥大结节 95
肝恶性肿瘤 95
肝放线菌病 412
肝肺综合征 75,95
肝钙化灶 95
肝梗死 95
肝功能不全 95,294
肝功能衰竭 95,294,351
肝功能损害△ 294
肝功能异常 95
肝功能障碍 294
肝管成形术 169
肝管出血 95
肝管恶性肿瘤 95
肝管蛔虫病 95
肝管结石 95
肝管结石伴慢性胆囊炎 95
肝管空肠吻合口狭窄 95
肝管-空肠吻合术 169,311
肝管切开取石术 169
肝管切开引流术 169,311
肝管-十二指肠吻合术 311
肝管-胃吻合术 311
肝管息肉 95
肝管狭窄 95
肝管-小肠吻合术△ 169
肝管支架置入术 169,311
肝含铁血黄素沉着症 95
肝坏死 95
肝昏迷 95
肝棘球蚴病 95,412
肝继发恶性肿瘤 95
肝交界性肿瘤 95
肝结核 95
肝颈静脉回流征 70
肝静脉闭塞性病 95
肝静脉成形术 169
肝静脉瘤 196
肝静脉球囊扩张成形术 169
肝静脉损伤 95,163
肝静脉狭窄 95
肝静脉下腔静脉阻塞 196
肝静脉-下腔静脉阻塞△ 196
肝局部切除术 169
肝局灶性结节增生△ 96
肝巨噬细胞肉瘤 95
肝良性肿瘤 95
肝磷酸化酶缺乏 154
肝毛细血管虫病 95,412
肝门部胆管癌根治切除术 169
肝门部胆管癌扩大根治切除术(扩大根治包括淋巴结神经清扫) 169
肝门胆管恶性肿瘤 95
肝门胆管肿瘤 304
肝门-空肠吻合术 311
肝门淋巴结继发恶性肿瘤 95
肝门淋巴结结核 96
肝门淋巴结肿大 96
肝门血管畸形 96
肝母细胞瘤 96
肝囊虫病 96

肝囊尾蚴病 412
肝囊肿 96
肝囊肿穿刺抽吸术 169
肝内胆管恶性肿瘤 96
肝内胆管蛔虫病 95
肝内胆管交界性肿瘤 96
肝内胆管结石 96
肝内胆管结石伴慢性胆囊炎 96
肝内胆管空肠吻合术 311
肝内胆管扩张 96
肝内胆管良性肿瘤 96
肝内胆管狭窄 96
肝内胆管炎 96
肝内胆管引流术 169,311
肝内胆管肿瘤△ 96
肝内钙化灶 96
肝脓肿 96,351,412
肝脓肿穿刺引流术 169
肝脓肿切开引流术 169
肝泡状棘球蚴病 96
肝脾T细胞淋巴瘤 158
肝脾大 96,360
肝脾异位△ 103
肝脾肿大△ 96
肝片吸虫病 96,412
肝破裂出血△ 95
肝破裂修补术 169
肝轻度撕裂伤 96
肝曲霉病 412
肝肉芽肿 96
肝三叶切除术 169
肝肾功能衰竭 351
肝肾综合征 96,133
肝肾综合征1型 133
肝肾综合征2型 133
肝衰竭△ 95,294,351
肝撕裂伤 96,163
肝素诱发的血小板减少症 158
肝损害△ 97,99
肝损伤 96,163
肝损伤△ 95
肝糖原贮积症 153
肝外胆管恶性肿瘤 96
肝外胆管良性肿瘤 96
肝外胆管切除术 169
肝萎缩 96
肝吸虫病 97
肝细胞癌 96
肝细胞核因子1Alpha(HNF1A)基因突变所致的糖尿病 143
肝细胞核因子1Beta(HNF1B)基因突变所致的糖尿病 143
肝细胞核因子4A(HNF4A)基因突变所致的高胰岛素血症 143
肝细胞性黄疸 96
肝细粒棘球蚴病 96,412
肝细粒棘球蚴感染△ 96
肝下垂 96
肝纤维化 96
肝小静脉闭塞 96
肝小静脉闭塞病△ 96
肝楔形切除术 169,311
肝性红细胞生成性卟啉病 367
肝性脊髓病 113

肝性脑病　113,412
肝性脑病△　95
肝性贫血　158
肝性肾病　96
肝性肾小球硬化　133
肝性糖尿病　143
肝胸膜瘘　75
肝血管瘤　96,351
肝血管肉瘤　96
肝血肿　96
肝炎　96,351
肝炎后肝硬化　96
肝炎后高胆红素血症　96
肝炎后黄疸　96
肝炎皮肤表现　367
肝炎相关性再生障碍性贫血　158
肝炎性假瘤　96
肝炎性肿块　96
肝炎综合征　351
肝叶部分切除术　311
肝叶切除术　169,311
肝移植状态　96
肝硬化　96,133
肝硬化△　98
肝硬化伴食管静脉曲张　96
肝硬化伴食管静脉曲张破裂出血　96
肝硬化肾损害　133
肝硬化所致精神障碍　113,390
肝原位癌　96
肝脏病变射频消融术　107
肝脏胆管胰十二指肠切除术　169
肝脏纤维化△　96
肝脏血管瘤△　96,351
肝脏移植排斥　96
肝脏移植失败　96
肝增生性结节　96
肝占位性病变　96
肝诊断性影像异常所见　96
肝脂肪瘤　96
肝脂酶缺乏症　143
肝中度撕裂伤　96
肝中心出血性坏死　96
肝中心性出血性坏死△　96
肝肿物　96
肝重度撕裂伤　96
肝子宫内膜异位症　323
肝自发性破裂出血　96
肝总管 - 空肠吻合术　169,311
感觉过敏　233,270,367
感觉和运动缺失　233
感觉减退　367
感觉神经传导速度　128
感觉神经定量检测　128
感觉神经动作电位　128
感觉神经元病　113
感觉(四肢、躯体)　233,270
感觉性多发性神经病　113
感觉性共济失调步态　113
感觉性失语　390
感觉异常　367
感觉异常性背痛　367
感觉异常性股痛△　113
感觉障碍性膀胱　113
感冒后咳嗽　75

感冒所致精神障碍　390
感染　412
感染导致的糖尿病　144
感染后甲状腺功能减退症　144
感染后脑脊髓炎　113,412
感染后脑炎　113
感染后尿道狭窄　210
感染相关性急性间质性肾炎　133
感染相关性视神经炎　3
感染相关性噬血细胞综合征　158
感染性鼻咽炎　25
感染性边缘叶脑炎△　110
感染性腹泻　96,351,412
感染性骨坏死　233
感染性关节炎　233
感染性关节炎△　232,253
感染性喉炎　25
感染性滑囊炎　233
感染性黄疸　96
感染性肌炎　3,233
感染性脊柱侧凸　233
感染性口角炎　41
感染性尿道综合征　133
感染性贫血　61
感染性溶血性贫血　351
感染性肾　133,351
感染性心包炎　64
感染性心肌炎　351
感染性心内膜炎　64,351,412
感染性心内膜炎肾损害　133
感染性心内膜赘生物　64
感染性胸壁缺损　287
感染性休克　294,351
感染性眼内炎　3
感染性胰腺炎　96
感染性周围神经病　113
感受性语言障碍　390
感音神经性聋　25
感应性妄想性障碍△　390
感应性妄想障碍　390
感知综合障碍　395
橄榄体脑桥小脑变性　113
橄榄体脑桥小脑萎缩伴缓慢眼动　113
橄榄体脑桥小脑萎缩伴失明　113
橄榄体脑桥小脑萎缩合并视网膜营养障碍　3
冈比亚锥虫病　367
冈上肌肌腱钙化　233
冈上肌肌腱损伤　233
冈上肌肌肉损伤　233
冈上肌破裂　233
冈上肌撕裂　233
冈上肌撕裂△　233
冈上肌综合征　233
冈上肌综合征△　233
冈下肌肌腱损伤　233
冈下肌肌肉损伤　233
冈盂窝囊肿　233
肛窦切除术　169
肛窦炎　96
肛管恶性肿瘤　96
肛管继发恶性肿瘤　96
肛管括约肌成形术　169
肛管括约肌切除术　169
肛管括约肌切断术　169

肛管良性肿瘤　96
肛管囊肿　96
肛管内括约肌切开术　169
肛管皮肤移植术　169
肛管息肉　96
肛管炎　96
肛管原位癌　96
肛管直肠恶性肿瘤　96
肛管直肠压力测定△　403
肛管肿物　96
肛管赘生物　233
肛裂　96
肛裂切除术　169
肛裂切开挂线术　169
肛瘘　96
肛瘘△　103
肛瘘闭合术　169
肛瘘挂线疗法　169
肛瘘结扎术　169
肛瘘切除术　169
肛门、骶骨部皮肤淀粉样变病　367
肛门闭锁　96
肛门闭锁△　103
肛门闭锁并直肠会阴瘘△　96
肛门闭锁并直肠尿道瘘△　103
肛门闭锁减压术　169
肛门病损激光切除术　169
肛门测压　108
肛门恶性黑色素瘤　96
肛门恶性肿瘤　96
肛门反射　233,270
肛门隔膜切开术　169
肛门和直肠出血　96
肛门和直肠内异物　96
肛门后侧括约肌切开术　169
肛门后切术　169
肛门环扎术　169
肛门会阴瘘　96
肛门活组织检查　174
肛门继发恶性肿瘤　96
肛门痉挛　96,106
肛门扩张术　169
肛门括约肌成形术　290
肛门括约肌裂伤　233
肛门括约肌切开术　169
肛门括约肌失弛缓症　96
肛门括约肌松弛　96
肛门括约肌修补术　169
肛门良性肿瘤　96
肛门裂伤缝合术　169,290,412
肛门瘘管　96
肛门梅毒　96
肛门囊肿　96
肛门内异物△　96
肛门脓肿　96
肛门旁皮下脓肿　96
肛门皮肤良性肿瘤　367
肛门切除术　169
肛门切开异物取出术　169
肛门清创术　169
肛门瘙痒症　367
肛门缩窄修复　298
肛门痛△　98
肛门脱垂　96

肛门息肉 96
肛门狭窄 96
肛门血管瘤 96
肛门衣原体感染 412
肛门异物 96
肛门原位癌 96
肛门直肠恶性肿瘤 96
肛门直肠肌部分切除术 169
肛门直肠连接处恶性肿瘤 96
肛门直肠瘘 96
肛门直肠脓肿 96
肛门周围溃疡△ 96
肛门周围组织切除术 169
肛乳头肥大 96
肛乳头切除术 169
肛诊 336
肛周瘢痕切除局部成形术 298
肛周感染 96
肛周溃疡 96
肛周念珠菌病 367,412
肛周脓肿 96,412
肛周脓肿穿刺抽吸术 169
肛周脓肿切除术 169
肛周脓肿切开引流术 169
肛周皮肤恶性肿瘤 367
肛周皮肤原位癌 367
肛周皮炎 367
肛周皮赘切除术 169
肛周湿疹 367
肛周肿物 96
钢板断裂 233
钢板固定膝关节融合术（Lucas 和 Murray
　方法） 274
高 AC/A 调节性内斜视 4
高 AG 型代谢性酸中毒 75
高 IgD 综合征 367
高 IgE 综合征 367
高 β 脂蛋白血症 154
高 β 脂蛋白血症伴高前 β 脂蛋白 154
高安病 233
高安病△ 367
高安动脉炎 367
高氨基酸尿症 154
高氨血症 154,351
高氨血症△ 355
高白细胞白血病 158
高半胱氨酸血症 158
高苯丙氨酸血症 154
高丙种球蛋白血症 158
高草酸尿症△ 210
高侧壁再发心肌梗死 64
高促性腺激素性闭经 323
高促性腺激素性性功能减退症 144
高促性腺激素性性腺功能减退 - 白内障综
　合征 144
高催乳素血症 390
高胆固醇血症 154
高胆固醇血症伴内源性高甘油酯血症 154
高胆红素血症 158
高蛋白血症 154
高调干啰音 82
高动力型休克 294
高度恶性表面型骨肉瘤 233
高度房室传导阻滞 64

高度节律失调 128
高度近视 4
高度近视并发后巩膜葡萄肿 4
高度近视相关性内斜视 4
高度近视性脉络膜视网膜病变(后巩膜葡萄
　肿) 4
高度近视性脉络膜视网膜病变 4
高度近视性脉络膜视网膜病变△ 17
高度侵袭性淋巴瘤 158
高度远视 4
高尔夫球肘△ 234
高二氧化碳通气应答 87
高肺容积呼吸衰竭 75
高分化脂肪肉瘤 233
高脯氨酸血症Ⅰ型 155
高脯氨酸血症Ⅱ型 155
高钙尿△ 144
高钙尿症 144,155,210
高钙危象 144
高钙血症 75,138,155,294,351
高钙血症脑病 113
高钙血症肾病 133
高甘油三酯血症 144
高弓内翻足 233
高弓足△ 233
高弓足畸形 233
高胱氨酸尿症 155,233
高海拔习服 75
高胡萝卜素血症 155
高剂量率 319
高剂量率近距离治疗 319
高钾型周期性瘫痪 113
高钾性酸中毒 75
高钾血症 75,,138,155,294,351
高肩胛畸形△ 260
高降钙素血症 155
高赖氨酸血症 155
高酪氨酸血症 155
高磷酸酶症 144
高磷酸尿性间叶瘤 233
高磷酸盐尿症 155
高磷酸盐血症 155
高磷血症 75,138,294
高磷脂酰胆碱溶血性贫血 158
高龄初产△ 339
高龄初产妇 339
高龄经产 339
高流量氧疗 83
高氯性酸中毒 75,351
高氯血症 75,155,351
高镁血症 75,138,155,294,351
高锰酸钾中毒 405
高泌乳素血症 155
高密度脂蛋白缺乏 155
高密度脂蛋白缺乏症 144
高钠血症 75,138,155,294,351
高钠血症性脑病 113
高尿酸肾病 133
高尿酸血症 155,210,367
高尿酸血症肾病△ 133
高浓度氧疗 83
高频电疗法 83
高频呼吸机 84
高频滤波 129

高频喷射呼吸机 84
高频喷射通气 84
高频疲劳 75
高频气流阻断式高频振荡 84
高频通气 84,302,361
高频胸壁振荡 84
高频振荡通气 84
高频正压通气 84
高起鱼鳞病 367
高前 β 脂蛋白血症 155
高嵌体 55
高羟脯氨酸血症 155
高热惊厥 294
高热所致精神障碍 390
高容量性低钠血症 75
高容量性高钠血症 75
高乳糜微粒血症 155
高乳酸时间 87
高乳酸血症 75
高山病 405
高肾素型高血压 210
高肾素性醛固酮增多症 155
高渗性脱水 75
高渗盐水激发试验 87
高水平呼气末正压 84
高碳酸血症 75,294
高碳酸血症后碱中毒 75
高碳酸血症型呼吸衰竭 75
高铁血红蛋白血症 75
高通气综合征 75
高同型半胱氨酸血症 155
高危 65
高危儿 351
高危妊娠 339
高位髌骨 233
高位产钳术 347
高位肛瘘 96
高位拐点 87
高位拐点容积 87
高位拐点压力 87
高位横断骨折 233
高位踝扭伤 233
高位肩胛△ 260
高位埋伏阻生上颌第三磨牙 41
高位平坦段 87
高位神经根性颈椎病△ 116
高位腰椎间盘突出症 233
高胃泌素血症 96
高效液相色谱法 161
高缬氨酸血症 155
高锌血症 155
高雄激素血症 144
高选择性迷走神经切断术 169
高血钙△ 138
高血钾△ 138
高血钾型肾小管酸中毒△ 135
高血钾性周期性麻痹 113
高血钾症△ 294,351
高血磷△ 138
高血氯性酸中毒 155
高血氯性酸中毒△ 351
高血氯症△ 75,351
高血镁△ 138
高血钠△ 138

高血钠性体液容量过多 144
高血钠症△ 294,351
高血糖素瘤 382
高血压 65,133,351
高血压1级 61,65
高血压2级 61,65
高血压3级 61,65
高血压伴低血钾原因未明 144
高血压病1级△ 61,65
高血压病1级(低危) 65
高血压病1级(高危) 65
高血压病1级(极高危) 65
高血压病2级△ 61,65
高血压病2级(低危) 65
高血压病2级(高危) 65
高血压病2级(极高危) 65
高血压病2级(中危) 65
高血压病3级△ 61,65
高血压病3级(高危) 65
高血压病3级(极高危) 65
高血压次急症△ 65
高血压急症 65
高血压脑病 113
高血压脑出血 177
高血压缺血性溃疡 367
高血压肾病 133
高血压所致精神障碍 390
高血压危象 65
高血压性肾损害 133
高血压性视网膜病变 4
高血压性心力衰竭 196
高血压性心脏病 65
高血压亚急症 65
高血压原因未明 144
高压电烧伤 294
高压神经综合征 75
高压氧 84
高压氧疗 84
高眼压症 4
高胰岛素高血氨低血糖综合征 144
高胰岛素-高血氨综合征△ 144
高胰岛素血症 155
高胰岛素血症△ 409
高原反应 405
高原肺水肿 75
高原性高血压 405
高原性缺氧 75
高原性失眠 113
高脂蛋白a血症 144
高脂蛋白血症 367
高脂蛋白血症Ⅰ型△ 369
高脂蛋白血症Ⅱa型 144
高脂蛋白血症Ⅱb型 144
高脂蛋白血症Ⅲ型 144
高脂蛋白血症Ⅳ型 144
高脂蛋白血症Ⅴ型 144
高脂血症 65,155
高脂血症性胰腺炎 96
高直后位 339
高直前位 339
高转化性骨病 133
睾丸癌△ 216
睾丸表皮样囊肿 210

睾丸病损切除术 217,311
睾丸抽吸术 217
睾丸挫伤 210
睾丸恶性肿瘤 210
睾丸发育不全 210,351
睾丸非精原细胞瘤 210
睾丸非生殖细胞瘤 210
睾丸附睾炎△ 210
睾丸附件扭转 210
睾丸附件切除术 217,311
睾丸复位术 217
睾丸功能减退症 144
睾丸功能障碍 144
睾丸固定术 217
睾丸畸胎癌 210
睾丸畸胎瘤 210
睾丸畸胎瘤伴恶性转化△ 210
睾丸畸形 210
睾丸激素分泌过多 155
睾丸继发性恶性肿瘤 210
睾丸继发性肿瘤△ 210
睾丸假体置入术 218
睾丸间质细胞瘤 211
睾丸交界性肿瘤 211
睾丸结核 211
睾丸精母细胞瘤 211
睾丸精原细胞瘤 211
睾丸离断 211
睾丸裂伤缝合术 218
睾丸梅毒 211
睾丸母细胞瘤 211
睾丸女性化 144
睾丸女性化综合征△ 147,212
睾丸旁横纹肌肉瘤 211
睾丸胚胎癌 211
睾丸胚胎性癌△ 211
睾丸鞘膜积液 211
睾丸鞘膜积液△ 215
睾丸鞘膜积液抽吸术 218
睾丸鞘膜积液切除术 218
睾丸鞘膜切开引流术 218
睾丸鞘膜纤维瘤 211
睾丸切除术 218
睾丸切开探查术 218,311
睾丸缺如综合征 211
睾丸绒毛膜癌 211
睾丸融合[症] 211
睾丸生殖细胞瘤 211
睾丸损伤 211
睾丸树胶样瘤 211
睾丸退变 144
睾丸脱位 211
睾丸网乳头状腺瘤 211
睾丸网状组织腺癌 304
睾丸萎缩 211
睾丸下降不全 211
睾丸腺癌 211
睾丸消失综合征 144
睾丸性发育障碍 144
睾丸雄激素生物合成障碍 144
睾丸修补术 218
睾丸炎 211
睾丸异位 211
睾丸真菌病 211,412

睾丸支持-睾丸性间质细胞瘤△ 215
睾丸支持细胞瘤 211
睾丸肿瘤 211
锆肉芽肿 367
戈登分枝杆菌皮肤感染 367
戈登征 233,270
戈登征△ 225
戈登综合征△ 141
戈尔登哈尔综合征 367
戈-弗-斯手术 218
戈勒姆综合征 367
戈瑞 319
戈特龙综合征 367
戈谢病 367
戈谢病Ⅱ型 351
戈谢病(Ⅱ型)△ 351
戈谢氏病性骨坏死 233
鸽子饲养员的肺部疾病△ 79
歌舞伎面谱综合征 233
革兰阳性杆菌性心内膜炎 351
革兰阴性杆菌败血症 351
革兰阴性菌性毛囊炎 367
革兰阴性菌菌性毛囊炎 367
革兰阴性细菌性肺炎 351
革螨皮炎 367
格拉夫卵泡囊肿 323
格拉斯哥昏迷量表 87
格雷厄姆-斯蒂尔杂音 70
格雷夫斯病 4,144
格雷夫斯病△ 24
格雷夫斯病继发青光眼 4
格雷夫斯皮肤病 144
格雷夫斯眼病 144
格雷塞尔综合征 367
格里塞利综合征 158
格鲁米特类中毒 405
格斯特曼综合征 395
格子样变性 4
格子状角膜营养不良 4
膈恶性肿瘤△ 237
膈肌病损切除术 190
膈肌部分切除术 190
膈肌缝合术 190
膈肌活组织检查 190
膈肌肌电图 87
膈肌裂伤缝合术 190
膈肌麻痹 75
膈肌耐受时间 87
膈肌脓肿引流术 190
膈肌膨出 75
膈肌修补术 190
膈肌粘连 96
膈肌张力时间指数 87
膈肌折叠术 190
膈肌肿瘤 75
膈继发恶性肿瘤 75
膈膨升 75,351
膈缺如 75
膈疝 75,96,351
膈疝伴梗阻 96
膈疝修补术 169
膈上淋巴结继发恶性肿瘤 75
膈神经麻痹 113
膈神经破坏术 190

膈神经损伤 113,188
膈神经损伤后遗症 399
膈神经探查术 274
膈神经压榨术 190
膈神经移位术 274
膈下结核性脓肿 96
膈下良性肿瘤 96
膈下脓肿 96,412
膈下脓肿切开引流术 169,311
膈粘连 97
镉及其化合物的毒性效应△ 405
镉及其化合物中毒 405
镉中毒 405
个别恒牙的釉质发育不全△ 49
个别乳磨牙早失 41
个人与社会表现量表 398
个体化上皮角膜切割准分子激光矫正手术 19
个体化准分子激光屈光性角膜切削术 19
个体化准分子激光上皮瓣下角膜磨削术 19
个体化准分子激光原位角膜磨削术 19
各类屈光手术后合并白内障 4
各频率音叉粗测听力检查 37
铬鼻病△ 405
铬鼻病(鼻中隔穿孔) 405
铬变应性接触性皮炎 4
铬及其化合物的毒性效应△ 405
铬及其化合物皮肤损伤 367
铬及其化合物中毒 405
铬缺乏 155
铬酸烧伤 294
铬中毒 405
根侧牙周囊肿 41
根分叉病变 41
根分歧病变 41
根管闭塞 59
根管封闭 55
根管封药 55
根管预备 55
根管治疗术 55
根管治疗牙 41
根尖脓肿△ 41
根尖片 59
根尖切除术 55
根尖肉芽肿△ 41
根尖下截骨术 55
根尖诱导成形术 55
根尖周囊肿 41
根尖周脓肿 41
根尖周脓肿伴窦道 41
根尖周脓肿伴有窦道△ 41
根尖周脓肿伴有黏膜窦道 41
根尖周脓肿伴有皮肤窦道 41
根尖周脓肿不伴有窦道 41
根尖周肉芽肿 41
根尖周牙骨质结构不良△ 41
根尖周牙骨质异常增生 41
根尖周炎 41
根尖周致密性骨炎 41
根间截骨术 55
根据特定病因确定的内侧颞叶癫痫 113
根裂△ 41
根面平整术 55

根内固位体 55
根龋 41
根向复位瓣术 55
根折△ 41
根治性放疗 84,319
根治性化疗 84
根治性颈清扫术 33,55
根治性膀胱切除术 218
根治性前列腺切除术 218
根治性舌切除术 33
根治性肾切除术 218
根治手术 33,84
根治性胃切除术 169,311
根治性胰十二指肠切除术 169,311
根纵裂 41
跟部开放性损伤 233
跟腓韧带断裂 233
跟腓韧带扭伤 233
跟腓韧带损伤 233
跟腓韧带损伤△ 233
跟骨病损切除术 274,311
跟骨部分切除术 274
跟骨恶性肿瘤 233
跟骨骨刺 233
跟骨骨骺骨软骨病 233
跟骨骨骺缺血性坏死 233
跟骨骨骺炎 233
跟骨骨髓炎 233
跟骨骨突炎 233
跟骨骨折 233
跟骨骨折△ 233
跟骨骨折闭合复位钢针内固定术 274
跟骨骨折闭合复位螺钉内固定术 274
跟骨骨折闭合复位术 274
跟骨骨折不愈合 233
跟骨骨折畸形愈合 233
跟骨骨折切开复位钢板内固定术 274
跟骨骨折切开复位钢针内固定术 274
跟骨骨折切开复位螺钉内固定术 274
跟骨骨折切开复位术 275
跟骨骨质增生 233
跟骨关节融合术 275
跟骨后滑囊炎 233
跟骨滑囊炎 233
跟骨活组织检查 286
跟骨结核 233
跟骨结节骨软骨病 233
跟骨结节鸟嘴骨折 233
跟骨结节纵形骨折 233
跟骨截骨术 275
跟骨内翻 233
跟骨内固定物取出术 275
跟骨前端骨折 233
跟骨取骨术 275
跟骨外翻 233
跟骨下滑囊炎 233
跟骨修补术 275
跟骨应力反应 233
跟骨应力骨折 233
跟骨脂肪垫萎缩 233
跟骨植骨术 275
跟骨变性 233
跟腱病 233
跟腱病损切除术 275,311

跟腱断裂 233
跟腱反射 233,270
跟腱缝合术 275
跟腱滑囊炎 233
跟腱肌腱炎 233
跟腱挛缩 233
跟腱挛缩△ 260
跟腱损伤 233
跟腱缩短术 275
跟腱痛 233
跟腱修补术 275,290
跟腱延长术 275
跟腱炎 233
跟腱止点变性 233
跟腱止点炎 233
跟腱周围炎 233
跟距附骨联合 233
跟距骨间韧带损伤 233
跟距骨桥 233
跟距关节融合术 275
跟痛 233
跟痛症 233
跟痛症△ 233,238
跟骰关节骨关节炎 233
跟臀试验 233,270
跟下骨 233
跟形外翻足 233
跟舟蹠骨联合 233
跟舟骨桥 233
跟足 233
更换心脏起搏器 71
更换心脏起搏器脉冲发生器 71
更年期关节炎 233
更年期精神病 390
更年期男性乳房发育症 144
更年期偏执状态 390
更年期月经过多 323
更年期综合征 323
庚型病毒性肝炎 351
梗死 158
梗死前综合征 65
梗阻性胆管炎 351
梗阻性肥厚型心肌病 65
梗阻性分娩 339
梗阻性化脓性胆管炎 97,351
梗阻性黄疸 97
梗阻性脑积水 113,177
梗阻性睡眠呼吸暂停综合征△ 54
梗阻性无精子症 211
工作侧 59
弓蛔虫病 367
弓蛔虫病性葡萄膜炎 4
弓蛔虫眼病 4
弓弦试验 233,270
弓形波 129
弓形虫病 351,367
弓形虫病肝炎 97
弓形虫肺炎△ 74,351
弓形虫肝炎△ 97
弓形虫肌炎 233,412
弓形虫脉络膜视网膜炎 412
弓形虫脑膜脑炎 113,412
弓形虫脑炎 113,412
弓形虫心肌炎 412

弓形复合损伤 233
弓形毛细血管扩张性紫癜 367
弓形切口 182
弓形体病△ 351,367
弓形体脉络膜视网膜炎 4
弓形体性虹膜睫状体炎 4
弓形足 233
公牛颈 419
功能不应期 129
功能残气量 87
功能残气量肺总量百分比 87
功能大体评定量表 398
功能失调性子宫出血 323
功能性鼻内镜鼻窦手术 33
功能性蛋白尿 138
功能性低促性腺激素性性腺功能减退症 144
功能性低血糖 144
功能性发声障碍 25
功能性发音障碍△ 25
功能性非胰岛素性低血糖 144,155
功能性分流 75
功能性腹痛 97
功能性腹泻 97
功能性殆平面 59
功能性幻觉 395
功能性颈淋巴结清扫术 55
功能性颈清扫术 55
功能性脑病 177
功能性视觉丧失△ 3
功能性心脏杂音 70
功能性血流动力学监测 87
功能性胰岛素分泌过多 155
功能性肿瘤 323
功能训练 298
供肝脏者 97
供角膜者 4
供皮者 367
供体 158
供体淋巴细胞输注 162
供体皮肤切除术 275
供体肾修整术 218
供者骨髓采集术 311
肱尺骨性连接(单侧) 233
肱尺骨性连接(双侧) 233
肱尺关节脱位△ 234
肱动脉搏动 233,270
肱动脉结扎术 275
肱动脉瘤切除伴自体血管移植术 275
肱动脉瘤切除术 275
肱动脉损伤 196,233
肱动脉狭窄 196
肱动脉纤曲 196
肱二头肌长头肌腱损伤 233
肱二头肌长头肌腱炎 233
肱二头肌长头肌肉和肌腱损伤△ 233
肱二头肌长头肌肉损伤 233
肱二头肌长头腱止点损伤 233
肱二头肌断裂 233
肱二头肌反射 233,270
肱二头肌缝合术 275
肱二头肌腱延长术 275
肱骨病损切除术 275
肱骨部分切除术 275
肱骨成形术 275

肱骨大结节骨折 233
肱骨大结节撕脱骨折△ 233
肱骨单髁骨折 234
肱骨恶性骨肿瘤 234
肱骨恶性肿瘤△ 234
肱骨发育不全 234
肱骨发育不全(单侧) 234
肱骨发育不全(双侧) 234
肱骨干多发性骨折 234
肱骨干恶性骨肿瘤 234
肱骨干骨折 234
肱骨干骨折△ 234
肱骨干骨折逆行带锁髓内针技术 275
肱骨干交界性骨肿瘤 234
肱骨干良性骨肿瘤 234
肱骨钢板内固定术 275
肱骨钢针内固定术 275
肱骨骨骺分离闭合复位术 275
肱骨骨髓炎 294
肱骨骨折 234
肱骨骨折闭合复位钢板内固定术 275
肱骨骨折闭合复位钢针内固定术 275
肱骨骨折闭合复位螺钉内固定术 275
肱骨骨折闭合复位术 275
肱骨骨折闭合复位髓内针内固定术 275
肱骨骨折不愈合 234
肱骨骨折畸形愈合 234
肱骨骨折切开复位 TiNi 环抱器内固定术 275
肱骨骨折切开复位钢板内固定术 275
肱骨骨折切开复位钢针内固定术 275
肱骨骨折切开复位空心钉内固定术 275
肱骨骨折切开复位螺钉内固定术 275
肱骨骨折切开复位术 275
肱骨骨折切开复位髓内针内固定术 275
肱骨骨折延迟愈合 234
肱骨后脱位 234
肱骨滑车骨折 234
肱骨活检术 275,317
肱骨活组织检查 275,317
肱骨交界性骨肿瘤 234
肱骨结核 234
肱骨截骨术 275
肱骨解剖颈骨折 234
肱骨近端多发性骨折 234
肱骨近端恶性骨肿瘤 234
肱骨近端骨折 234
肱骨近端骨折△ 234,235
肱骨近端骨折切开复位内固定术 275
肱骨近端骨骺损伤 234
肱骨近端骨骺早闭 234
肱骨近端交界性骨肿瘤 234
肱骨近端良性骨肿瘤 234
肱骨颈骨折 234
肱骨开窗引流术 275
肱骨开放性骨折清创术 275
肱骨髁骨折 234
肱骨髁间骨折 234
肱骨髁间骨折△ 234
肱骨髁间骨折切开复位内固定术 275
肱骨髁上骨折 234
肱骨髁上截骨术 275
肱骨髁上突骨折△ 234
肱骨良性骨肿瘤 234

肱骨螺钉内固定术 275
肱骨内固定物取出术 275
肱骨内髁骨折 234
肱骨内上髁骨折 234
肱骨内上髁淋巴结继发恶性肿瘤 304
肱骨内上髁慢性牵拉伤 234
肱骨内上髁切除术 275
肱骨内上髁炎 234
肱骨前脱位 234
肱骨取骨术 275
肱骨人工骨植骨术 275
肱骨上端骨骺分离 234
肱骨死骨去除术 275
肱骨髓内针内固定术 275
肱骨头骨折 234
肱骨头骨折△ 234
肱骨头劈裂骨折 234
肱骨头劈裂塌陷骨折 234
肱骨头缺血坏死△ 234
肱骨头缺血性坏死 234
肱骨头塌陷骨折 234
肱骨头无菌性坏死 234
肱骨头置换术 275
肱骨外固定架固定术 275
肱骨外固定架去除术 275
肱骨外科颈骨折 234
肱骨外髁骨折 234
肱骨外上髁骨折 234
肱骨外上髁炎 234
肱骨外上髁炎△ 234
肱骨外上髁炎(网球肘)及分型 234
肱骨下端骨骺分离 234
肱骨下脱位 234
肱骨小结节骨折 234
肱骨小结节撕脱骨折△ 234
肱骨小头剥脱性骨软骨炎△ 267
肱骨小头骨软骨病△ 234
肱骨小头骨折 234
肱骨小头缺血性坏死 234
肱骨小头幼年型骨软骨病 234
肱骨延长术 275
肱骨应力骨折 234
肱骨幼年型骨软骨病 234
肱骨远端 T 型骨折 234
肱骨远端的关节面骨折 234
肱骨远端多发性骨折 234
肱骨远端恶性骨肿瘤 234
肱骨远端骨软骨骨折△ 238
肱骨远端骨折 234
肱骨远端骨折△ 234
肱骨远端骨骺早闭 234
肱骨远端交界性骨肿瘤 234
肱骨远端良性骨肿瘤 234
肱骨远端全骺分离△ 234
肱骨折骨术 275
肱骨植骨术 275
肱肩胛关节周炎 234
肱静脉损伤 196,234
肱内翻 234
肱桡尺骨性连接 234
肱桡尺骨性连接(单侧) 234
肱桡尺骨性连接(双侧) 234
肱桡骨性连接 234
肱桡骨性连接(单侧) 234

肱桡骨性连接(双侧) 234
肱桡关节脱位△ 251
肱三头肌陈旧性断裂 234
肱三头肌断裂 234
肱三头肌反射 234,270
肱三头肌缝合术 275
肱三头肌腱断裂 234
肱三头肌腱损伤 234
肱三头肌肉和肌腱损伤△ 234
肱三头肌损伤 234
肱三头肌支移位术 275
宫颈闭锁切开术 332
宫颈病损烧灼术 332
宫颈残端恶性肿瘤△ 328
宫颈电凝止血术△ 336
宫颈发育不良 323
宫颈肥大△ 328
宫颈封闭术 347
宫颈环扎术 347
宫颈结核△ 328
宫颈扩张术 332
宫颈良性肿瘤△ 328
宫颈裂伤 328
宫颈裂伤缝合术 347
宫颈鳞状上皮内瘤变(低级别) 304
宫颈鳞状上皮内瘤变(高级别,Ⅱ-Ⅲ级) 304
宫颈平滑肌瘤△ 328
宫颈评分 348
宫颈切开术 347
宫颈妊娠 323
宫颈息肉△ 328
宫颈细胞学检查 336
宫颈狭窄△ 328
宫颈腺囊肿△ 329
宫颈腺上皮内瘤变(高级别,Ⅱ-Ⅲ级) 304
宫内避孕器置入术△ 332
宫内节育器放置术 332
宫内节育器取出术 332
宫内输血术 347
宫内外复合妊娠 323
宫旁良性肿瘤 323
宫腔积脓 323
宫腔积液△ 329
宫腔镜检查 332
宫腔镜取环术 332
宫腔镜下电凝子宫内膜去除术 332
宫腔镜下电吸人流 332
宫腔镜下输卵管导丝复通术 332
宫腔镜下输卵管镜治疗 332
宫腔镜下输卵管栓塞术 332
宫腔镜下输卵管通液术 332
宫腔镜下双侧输卵管插管通液术 332
宫腔镜下微波子宫内膜去除术 332
宫腔镜下阴道横隔切开术 332
宫腔镜下阴道斜隔切开术 332
宫腔镜下阴道纵隔切开术 332
宫腔镜下诊断性刮宫术 332
宫腔镜下子宫病损电切术△ 332
宫腔镜下子宫病损切除术 311,332
宫腔镜下子宫病损射频消融术 332
宫腔镜下子宫不全中隔切除术 332
宫腔镜下子宫陈旧性裂伤修补术 332
宫腔镜下子宫电凝止血术 332
宫腔镜下子宫隔膜切除术 332

宫腔镜下子宫活检 332
宫腔镜下子宫活组织检查 317
宫腔镜下子宫颈病损切除术 311
宫腔镜下子宫颈切除术 311
宫腔镜下子宫颈锥形切除术 311
宫腔镜下子宫内膜病损切除术 311,332
宫腔镜下子宫内膜成形术 332
宫腔镜下子宫内膜电切术 333
宫腔镜下子宫内膜切除术 333
宫腔镜下子宫内膜去除术△ 333
宫腔镜下子宫内膜热球去除术 333
宫腔镜下子宫内膜息肉切除术 333
宫腔镜下子宫内膜粘连松解术 333
宫腔镜下子宫完全中隔切除术 333
宫腔镜下子宫修补术 333
宫腔球囊填塞术 347
宫腔纱条填塞术 347
宫腔引流术 333
宫腔粘连 323
宫缩乏力 339
宫缩应激试验 348
宫体良性肿瘤 323
巩膜充血 18
巩膜穿通伤 4
巩膜挫伤 4
巩膜钙化 4
巩膜黑变病 4
巩膜后兜带术 19
巩膜坏死 4
巩膜环扎带障碍 4
巩膜疾患 4
巩膜结核 4
巩膜扣带术 19
巩膜溃疡 4
巩膜裂伤 4
巩膜瘘 4
巩膜囊肿 4
巩膜内加压术 19
巩膜脓肿 4
巩膜葡萄膜炎 4
巩膜葡萄肿 4
巩膜缺损 4
巩膜肉芽肿 4
巩膜烧伤 4
巩膜损伤 4
巩膜缩短术 20
巩膜外层炎 4
巩膜外加压术 20
巩膜压痛 18
巩膜炎 4
巩膜炎继发葡萄膜炎△ 4
巩膜炎继发青光眼 4
巩膜异物 4
汞化合物中毒 405
汞及其化合物的毒性效应△ 405
汞及其化合物皮肤损伤 367
汞接触性皮炎 367
汞利尿药类中毒 405
汞中毒 133,405
汞中毒性肾病 133
共济失调 31,234
共济失调伴有白内障 113
共济失调伴有肌阵挛性小脑协同失调 113
共济失调步态 234

共济失调毛细血管扩张症 113
共济失调型脑性瘫痪 399
共济失调性毛细血管扩张症△ 353
共济失调性脑瘫△ 399
共济失调-性腺功能减退-脉络膜萎缩综合征 144
共济失调综合征 113
共焦激光扫描检眼镜 22
共焦生物显微镜 22
共同动脉干 65,196
共同动脉干(Ⅰ型)△ 65
共同腔畸形 25
共同性内斜视 4
共同性外斜视 4
共同性斜视 4
佝偻病 234
佝偻病△ 355
佝偻病晚期效应 234
佝偻病性脊柱后侧凸△ 270
佝偻病胸 75,82
沟纹舌△ 45
钩虫病 97,412
钩虫皮炎 367,412
钩端螺旋体病 367,412
钩端螺旋体病脑膜脑炎型 113
钩端螺旋体性脑动脉炎 113
钩骨骨折 234
钩回疝 113
钩突切除术 33
钩形切口 182
狗咬伤 367
构音障碍 189,399
姑息性放疗 84,319
姑息性化疗 84
姑息性手术 84
姑息治疗 311
孤独攻击型品行障碍△ 390
孤独攻击性品行障碍 390
孤独症谱系障碍 390
孤独症诊断访谈量表 398
孤立的恐怖△ 393
孤立肾 138,211
孤立肾切除术 218,311
孤立生长激素缺乏症性身材矮小伴 x 连锁低丙球蛋白血症 144
孤立性扁平苔藓 367
孤立性促甲状腺激素缺乏症 144
孤立性促甲状腺激素释放激素缺乏症 144
孤立性促肾上腺皮质激素缺乏症 144
孤立性促性腺激素缺乏 155
孤立性黄体生成素缺乏症 144
孤立性浆细胞瘤 158
孤立性局限性神经瘤 234,367
孤立性卵泡刺激素缺乏症 144
孤立性气管结核 75
孤立性气管支气管结核 75
孤立性生长激素缺乏症ⅠA型 144
孤立性生长激素缺乏症ⅠB型 144
孤立性生长激素缺乏症Ⅱ型 144
孤立性生长激素缺乏症Ⅲ型 144
孤立性纤维性肿瘤 234
孤立性心室反位△ 68
孤立性血尿 138
孤立性腰椎间盘吸收综合征 234

孤立性月经早现 144
古典生物型霍乱 97
古典式剖宫产术 347
古怪人格 395
古特帕斯丘综合征 234
谷氨酰胺 - 半胱氨酸合成酶缺乏症 158
谷固醇血症 144
谷胱甘肽 S 转移酶缺乏症 158
谷胱甘肽过氧化物酶缺乏症 158
谷胱甘肽合成酶缺乏症 158
谷胱甘肽还原酶缺乏症 158
股薄肌成形术 169
股薄肌移植术 275
股部开放性损伤伴骨折 234
股部开放性损伤伴脱位 234
股动脉闭塞 196
股动脉搏动 234,270
股动脉夹层 196
股动脉假性动脉瘤 196
股动脉瘤 196
股动脉栓塞 196
股动脉栓塞△ 197
股动脉损伤 196,234
股动脉损伤△ 197,235
股动脉狭窄 196
股动脉血栓形成 196
股动脉支架内再狭窄 196
股二头肌缝合术 275
股二头肌肌腱延长术 275
股骨 V 形截骨术 275
股骨病损切除术 275,311
股骨部分切除术 275
股骨陈旧性骨折 234
股骨成形术 275
股骨粗隆间骨折 234
股骨粗隆间骨折△ 231,261
股骨粗隆间骨折闭合复位髓内针内固定术 275
股骨粗隆间骨折钢板固定术 275
股骨粗隆间内移截骨术 275
股骨粗隆下骨折 234
股骨粗隆下外展截骨术 275
股骨单髁骨折 234
股骨短缩 275
股骨短缩畸形 235
股骨多处骨折△ 235
股骨多发性骨折 235
股骨恶性骨肿瘤 235
股骨 - 腓骨 - 尺骨综合征 235
股骨干恶性骨肿瘤 235
股骨干骨折 235
股骨干骨折△ 235
股骨干交界性骨肿瘤 235
股骨干良性骨肿瘤 235
股骨钢板内固定术 275
股骨钢针内固定术 275
股骨骨骺分离闭合复位术 275
股骨骨骺损伤 235
股骨骨髓炎 235
股骨骨折 235
股骨骨折闭合复位钢针内固定术 275
股骨骨折闭合复位螺钉内固定术 275
股骨骨折闭合复位术 275
股骨骨折闭合复位髓内针内固定术 275

股骨骨折不愈合 235
股骨骨折畸形愈合 235
股骨骨折切开复位钢板内固定术 275
股骨骨折切开复位钢丝内固定术 275
股骨骨折切开复位钢针内固定术 275
股骨骨折切开复位螺钉内固定术 275
股骨骨折切开复位术 275
股骨骨折切开复位髓内针内固定术 275
股骨骨折延迟愈合 235
股骨关节囊内骨折 235
股骨后倾 235
股骨滑车发育不良 235
股骨活检术 275
股骨活组织检查 275,317
股骨假体周围骨折 399
股骨交界性骨肿瘤 235
股骨结核 235
股骨截骨术 275
股骨近端恶性骨肿瘤 235
股骨近端发育不良△ 235
股骨近端发育不全 235
股骨近端骨折 235
股骨近端骨骺损伤 235
股骨近端交界性骨肿瘤 235
股骨近端截骨术 275
股骨近端良性骨肿瘤 235
股骨近端内翻、旋转截骨术 275
股骨颈 U 形截骨、头颈嵌插术 275
股骨颈恶性骨肿瘤 235
股骨颈骨折 235
股骨颈骨折△ 235
股骨颈基底骨折 235
股骨颈交界性骨肿瘤 235
股骨颈经颈骨折 235
股骨颈臼成形术 275
股骨颈开窗引流术 275
股骨颈良性骨肿瘤 235
股骨颈头下骨折 235
股骨开窗引流术 275
股骨开放性骨折清创术 275
股骨髁剥脱性骨软骨炎 235
股骨髁单髁骨折 235
股骨髁骨折 235
股骨髁间骨折 235
股骨髁间骨折切开复位内固定术 275
股骨髁开窗引流术 275
股骨髁缺血坏死 235
股骨髁上骨牵引术 275
股骨髁上骨折 235
股骨髁上横行截骨术 276
股骨髁上截骨术 276
股骨髁上楔形截骨术 276
股骨髁上有控制的旋转截骨术 276
股骨髋部骨折 235
股骨良性骨肿瘤 235
股骨螺钉内固定术 276
股骨囊性纤维性骨炎 144
股骨内翻 235
股骨内固定物取出术 276
股骨内髁骨折 235
股骨扭转畸形 235
股骨扭转畸形△ 235
股骨前倾 235

股骨切除术 276
股骨切骨术 276
股骨人工骨植骨术 276
股骨上端骨骺分离 235
股骨上端外翻截骨术 276
股骨上端旋转截骨术 276
股骨死骨去除术 276
股骨髓内针内固定术 276
股骨头边缘隆起截除术 276
股骨头表面置换术 276
股骨头重建棒置入术 276
股骨头恶性骨肿瘤 235
股骨头骨骺滑脱 235
股骨头骨折 235
股骨头骨折△ 235
股骨头骨骺分离△ 231,235
股骨头骨骺滑脱 235
股骨头骨骺早闭 235
股骨头交界性骨肿瘤 235
股骨头颈切除粗隆下截骨术 276
股骨头颈切除术 276
股骨头开窗引流术 276
股骨头良性骨肿瘤 235
股骨头囊变 235
股骨头切除及粗隆下外展截骨术 276
股骨头缺血坏死(创伤性) 235
股骨头缺血坏死(激素性) 235
股骨头缺血坏死(酒精性) 235
股骨头缺血坏死△ 235
股骨头缺血性坏死 235
股骨头死骨形成 235
股骨头塌陷 235
股骨头无菌性坏死 235
股骨头幼年型骨软骨病 235
股骨头圆韧带损伤△ 247
股骨外翻 235
股骨外固定架固定术 276
股骨外固定架去除术 276
股骨外髁剥脱性骨软骨炎 235
股骨外髁骨折 235
股骨下端骨骺分离 235
股骨下端骨折 235
股骨下端截骨术 276
股骨下端内翻截骨术 276
股骨下端牵引 276
股骨纤维结构不良 235
股骨小转子撕脱骨折△ 229
股骨旋后 235
股骨旋前 235
股骨延长术 276
股骨应力骨折 235
股骨远端恶性骨肿瘤 235
股骨远端骨梗死 235
股骨远端骨软骨折 235
股骨远端骨折△ 235
股骨远端骨骺损伤△ 235
股骨远端骨骺早闭 235
股骨远端后脱位 235
股骨远端交界性骨肿瘤 235
股骨远端良性骨肿瘤 235
股骨折骨术 276
股骨植骨术 276
股骨转子间骨折△ 234
股骨纵向短小缺陷 235

股骨纵向发育不良 235
股骨钻孔减压术 276
股骨坐骨移植术 276
股静脉穿刺 276
股静脉穿刺置管术 62
股静脉缝合术 276
股静脉损伤 196,235
股静脉血栓形成 196,399
股静脉血栓形成△ 405
股静脉血栓综合征、股动脉闭塞症或淋巴管
　闭塞症（限于刮研作业人员）405
股淋巴结清扫术 218
股面综合征 235
股内收肌切断术 276
股前外侧皮瓣制备术 55
股浅动脉闭塞 196
股浅动脉夹层 196
股浅动脉瘤 197
股浅动脉损伤 197,235
股浅动脉狭窄 197
股疝 97
股深动脉闭塞 197
股深动脉夹层 197
股深动脉瘤 197
股深动脉栓塞 197
股深动脉损伤 197,235
股深动脉狭窄 197
股深动脉血栓形成 197
股神经恶性肿瘤 304
股神经麻痹 113
股神经牵拉试验 235,270
股神经松解术 276
股神经损伤 113,235
股神经损伤△ 116
股神经损伤后遗症 399
股神经探查术 276
股神经吻合术 276
股神经移植术 276
股四头肌陈旧性断裂 235
股四头肌成形术 276
股四头肌挫伤 235
股四头肌断裂 235
股四头肌缝合术 276
股四头肌和肌腱扭伤 235
股四头肌和肌腱损伤 235
股四头肌和肌腱损伤△ 235
股四头肌肌腱断裂 235
股四头肌进行性纤维化 235
股四头肌内侧头囊肿 235
股四头肌损伤 235
股四头肌瘫痪步态 235,270
股外侧皮神经卡压综合征 113
股外侧皮神经损伤 235
股外侧皮神经炎 113,367
股性动静脉瘘 197
股癣 367,412
股直肌瓣转移术 276
股直肌松解术 276
股直肌远侧前置术 276
股直肌远侧转移术 276
骨 Ewing 肉瘤 235
骨斑点症 235
骨病变 235
骨不连 235

骨不连△ 237
骨不明病变 235
骨擦音 235,270
骨成形瓣 55
骨穿刺术 276
骨刺 235
骨刺激器引起的机械性并发症 399
骨促结缔组织增生性纤维瘤 235
骨挫伤 235
骨岛 235
骨的孤立性浆细胞瘤 235
骨丢失 235
骨多房棘球蚴病 412
骨多房棘球蚴感染 412
骨恶性高磷酸尿性间叶瘤 235
骨恶性高磷酸尿性间叶瘤△ 236
骨恶性黑色素瘤 236
骨恶性淋巴瘤 236
骨恶性神经鞘瘤 236
骨恶性肿瘤（未分型）236
骨放疗后肉瘤 236
骨肥大△ 144
骨肥厚症 144
骨感染 236
骨干发育不良 236
骨干续连症 236
骨干炎 236
骨高磷酸尿性间叶瘤 236
骨骼肌刺激器去除术 276
骨骼肌电刺激器取出术 182
骨骼肌电刺激器植入术 182
骨骼肌电刺激器置换术 182,276
骨骼肌电刺激器置入术 276
骨骼肌松弛剂[神经肌肉阻滞剂]中毒△
　405,409
骨骼肌松弛剂中毒 405
骨骼念珠菌病 367
骨骼石化症△ 144
骨梗死 236
骨梗死△ 236
骨固定装置植入术后 399
骨关节病 399
骨关节病△ 266
骨关节炎 236
骨关节炎△ 255
骨和骨髓继发性恶性肿瘤 41
骨和关节软骨动态未定或动态未知的肿瘤 304
骨骺发育不良 144
骨骺分离 236
骨骺骨折 236
骨骺损伤 236
骨骺炎 236
骨化性肌炎 236
骨化性肌炎△ 240
骨化性纤维瘤 41
骨化性纤维黏液样肿瘤 236
骨坏死 236
骨坏死△ 233,236,251
骨畸形 144
骨畸形性发育不良 236
骨棘球蚴病 412
骨间背侧神经嵌压综合征 113
骨间掌侧神经受压综合征 236
骨结核 236

骨筋膜室内压 236
骨筋膜室综合征 236
骨筋膜室综合征△ 227,244,249,265
骨巨细胞瘤 236
骨开窗 41
骨开窗术 276
骨开裂 41
骨空隙填补物置入术 276
骨矿物质含量 286
骨蜡油样病 236
骨良性纤维组织细胞瘤/非骨化纤维瘤 236
骨良性肿瘤（未分型）236
骨量减少 236
骨瘤 177,236
骨锚式助听器植入术 33
骨梅毒 236,412
骨密度扫描 286
骨膜软骨瘤 236
骨膜上浸润麻醉 55
骨膜下浸润麻醉 55
骨膜下种植体 55
骨膜型骨肉瘤 236
骨膜型软骨肉瘤 236
骨母细胞瘤 236
骨囊虫病 236
骨囊尾蚴病 412
骨囊肿 236
骨内袋 59
骨内固定器种植体 55
骨内腱鞘囊肿 236
骨内叶状闭口种植体 55
骨内叶状开口种植体 55
骨内种植术 55
骨脓肿 236
骨旁型骨肉瘤 236
骨泡型棘球蚴病 236
骨佩吉特病 236
骨病损切除术 276
骨盆部分切除术 276
骨盆部位肿瘤病灶穿刺活检术 276
骨盆侧方挤压骨折 236
骨盆测量 348
骨盆陈旧性骨折 236
骨盆重建术 276
骨盆出口平面狭窄△ 340
骨盆垂直剪切骨折 236
骨盆冻伤 405
骨盆冻伤伴组织坏死 405
骨盆多处骨折△ 236
骨盆恶性骨肿瘤 236
骨盆恶性肿瘤 304
骨盆发育不良伴随下肢关节挛缩△ 238
骨盆钢板内固定术 276
骨盆钢针内固定术 276
骨盆骨髓炎 236
骨盆骨折 236
骨盆骨折闭合复位术 276
骨盆骨折不稳定型 236
骨盆骨折不愈合 236
骨盆骨折侧方挤压型 236
骨盆骨折垂直剪切型 236
骨盆骨折畸形愈合 236
骨盆骨折联合损伤型 236
骨盆骨折前后挤压型 236

骨盆骨折切开复位钢板内固定术 276
骨盆骨折切开复位钢针内固定术 276
骨盆骨折切开复位螺钉内固定术 276
骨盆骨折延迟愈合 236
骨盆环骨折 236
骨盆活检术 276
骨盆肌腱损伤 236
骨盆肌肉和肌腱损伤△ 236
骨盆肌肉损伤 236
骨盆畸形 339
骨盆挤压伤 236
骨盆挤压伤△ 236
骨盆交界性骨肿瘤 236
骨盆截骨术 276
骨盆开放性损伤 236
骨盆开放性损伤伴骨折 236
骨盆开放性损伤伴脱位 236
骨盆开书样骨折 236
骨盆离断伤 236
骨盆联合体骨折 236
骨盆良性骨肿瘤 236
骨盆螺钉内固定术 276
骨盆内固定物取出术 276
骨盆内移截骨 276
骨盆脓肿 236
骨盆疲劳骨折 236
骨盆浅表冻伤 405
骨盆切除术 276
骨盆切断 236
骨盆区坏死性筋膜炎 294
骨盆入口平面狭窄△ 339
骨盆入口狭窄 339
骨盆软组织损伤 236
骨盆三联截骨术 276
骨盆撕脱骨折 236
骨盆髓内针内固定术 276
骨盆填塞 276
骨盆脱位 236
骨盆外固定架固定术 276
骨盆外固定架去除术 276
骨盆血管损伤 236
骨盆以及臀部开放性伤口△ 256
骨盆异常 339
骨盆应力骨折△ 236
骨盆幼年型骨软骨病 236
骨盆直肠窝脓肿 412
骨盆肿瘤切开取活检术 276
骨盆周围神经恶性肿瘤 304
骨皮质肥厚 236
骨皮质增生症 236
骨平滑肌瘤 236
骨平滑肌肉瘤 236
骨牵拉延长器置入术 55
骨桥 236,270
骨桥植入术 33
骨缺损 236
骨缺血性坏死 236
骨溶解△ 256
骨肉瘤 4,177
骨肉瘤△ 228
骨肉芽肿 236
骨软骨病 236
骨 - 软骨分离骨折 236
骨软骨瘤 177,236

骨软骨瘤病 236
骨软骨黏液瘤 236
骨软骨炎 236
骨软骨移植 276
骨软化 236
骨扫描 286
骨闪烁摄影 286
骨烧伤 294
骨神经鞘瘤 236
骨水泥病 236
骨水泥固定 276
骨水泥固定型假体的翻修术 276
骨髓病性贫血 158
骨髓成像 286
骨髓穿刺 161,162,361
骨髓穿刺组织检查 317
骨髓发育不良 158
骨髓活组织检查 161
骨髓继发恶性肿瘤 304
骨髓瘤管型肾病 133
骨髓型放射病 294
骨髓炎 236
骨髓炎 236,238,247,265,267
骨髓移植 162
骨髓移植后移植物抗宿主病 133
骨髓移植后移植物抗宿主病相关肾害 133
骨髓抑制 158
骨髓增生异常综合征(未分类) 158
骨髓增生异常综合征 / 骨髓增生性肿瘤(未分类) 158
骨髓增生异常综合征 158
骨髓增生异常综合征伴孤立性 5q 缺失 158
骨梭形细胞肉瘤 236
骨痛 236
骨透明细胞肉瘤 236
骨外 Ewing 肉瘤 236
骨外成釉细胞瘤 41
骨外骨肉瘤 236
骨外固定术 276
骨外露 236,270
骨外黏液样软骨肉瘤 236
骨未分化肉瘤 236
骨细粒棘球蚴病 236,412
骨细粒棘球蚴感染 412
骨细粒棘球蚴感染△ 236
骨下袋 59
骨下袋植骨术 55
骨纤维结构不良 236
骨纤维肉瘤 236
骨纤维性结构不良△ 25
骨纤维性结构不良(单骨性) 4
骨纤维性结构不良综合征 4
骨纤维异常增殖症 25
骨纤维异常增殖症(多骨型) 144
骨腺泡状肉瘤 236
骨形成不全症△ 260
骨性 I 类畸形 42
骨性 II 类畸形 42
骨性 III 类畸形 42
骨性 Bankart 损伤 236
骨性骨盆 339
骨性近中错𬌗△ 42
骨性颞下颌关节强直 42
骨性强直△ 42

骨性纤维结构不良△ 236
骨性斜颈 236
骨性远中错𬌗△ 42
骨性中性错𬌗△ 42
骨延长 276
骨延迟愈合 236
骨样骨瘤 236
骨样牙本质 42
骨移植 276
骨移植排斥 405
骨移植失败 405
骨移植术 298
骨隐球菌病 236,412
骨硬化病 236
骨硬化症 144,351
骨与关节结核 237
骨愈合 237
骨圆细胞肉瘤 237
骨运输 276
骨再生不良 133
骨折 237
骨折病△ 237
骨折不愈合 237
骨折的特点 237,270
骨折畸形愈合 237
骨折内固定术后失效△ 255
骨折内固定术后疼痛 237
骨折内固定物植入感染△ 249
骨折内固定物置入感染 237
骨折水疱 237,270
骨折外固定术后失效△ 256
骨折性水疱 367
骨折延迟愈合 237
骨脂肪瘤 237
骨脂肪肉瘤 237
骨指甲发育不全△ 242
骨质减少 237,270
骨质破坏 237
骨质侵蚀△ 237
骨质石化病 351
骨质疏松△ 228
骨质疏松伴病理性骨折 237
骨质疏松伴病理性骨折△ 264
骨质疏松相关骨折 237
骨质疏松性椎体压缩性骨折 237
骨质疏松症 237
骨质增生硬化 237,270
骨中间型肿瘤(未分型) 237
骨肿瘤 304
骨肿物 237
骨转移性肿瘤 237
骨赘 237
钴 -60 319
钴 -60 放射治疗 182
钴 -60 治疗机 319
钴胺素缺乏肾病 133
钴及其化合物皮肤损伤 367
鼓膜成形术 33
鼓膜充血 31
鼓膜穿刺术 33
鼓膜钙化 25
鼓膜霉菌病 25
鼓膜切开术 33
鼓膜切开置管术 33

鼓膜外伤性破裂 25
鼓膜炎 351
鼓膜造孔术 33
鼓膜增厚 31
鼓膜置管取出术 33
鼓式取皮机取皮术 298
鼓室成形术 33
鼓室副神经节瘤 25
鼓室积血 25
鼓室入路颈静脉球体瘤切除术 33
鼓室探查术 33
鼓室体瘤 25
鼓音 82
固定连接体 55
固定桥 55
固定型皮肤孢子丝菌病 367
固定性大气道狭窄 75
固定性内斜视 4
固定性上斜视 4
固定性外斜视 4
固定性下斜视 4
固定性药疹 367
固定修复术 55
固连牙 42
瓜氨酸血症 155,367
刮除重建术 276
刮除术 276
刮疣治疗 386
胍乙啶中毒 405
寡克隆区带 129
寡免疫沉积型新月体性肾小球肾炎 133
关闭回肠造口 97
关闭结肠造口 97
关闭胃造口 97
关闭消化道人工造口 97
关岛肌萎缩侧索硬化 - 帕金森 - 痴呆综合征△ 113
关岛型肌萎缩侧索硬化 - 帕金森 - 痴呆综合征 113
关岛型帕金森综合征 - 痴呆综合征 113
关节孢子丝菌病 367
关节病理性脱位 237
关节不稳定 237
关节成角强直 237
关节成形术 276,298
关节抽吸术 276
关节穿刺术 276
关节风湿病 237
关节复发性不全脱位 237
关节复发性脱位 237
关节感染 237
关节感染后遗症 237
关节感染性滑膜炎 237
关节骨软骨损伤△ 247
关节固定术 276
关节固定术后假关节 237
关节寒性脓肿 237
关节活动度检查 403
关节活动受限和硬皮病样综合征 367
关节活动性感染 237
关节积液 237
关节畸形 237,270
关节疾患 237
关节假体引起的感染 237,399

关节间隙狭窄 237,270
关节腱鞘囊肿 237
关节僵硬 237,270
关节僵硬△ 237,294
关节僵直 294
关节交锁 237,270
关节矫形术 276
关节结核 237
关节结核脓肿△ 237
关节痉挛 237
关节镜 286
关节镜下冲洗清创术 276
关节镜下臀肌挛缩松解术 276
关节镜下腕管松解术 276
关节镜下显微椎间盘切除术 276
关节离断术 276
关节挛缩 237,294
关节面打磨成形术 276
关节面骨折 237
关节囊扩张伴关节盘附着松弛 42
关节囊切除术 298
关节囊炎 237
关节囊盂唇重建 276
关节内多块压缩性骨折 237
关节内骨折 237
关节内截骨术 276
关节内游离体△ 239,247
关节盘穿孔、破裂 42
关节盘炎 237
关节旁黏液瘤 237
关节腔穿刺 286
关节强硬 237
关节强直 237,270,294
关节强直性脊椎骨肥厚 237
关节强直性脊椎骨肥厚△ 251
关节切除成形术 276
关节融合术 276
关节软骨变性△ 253
关节软骨修复术 276
关节烧伤 294
关节渗出 237
关节松弛 237
关节松弛症△ 237
关节松解术 276
关节痛 237
关节突滑膜囊肿 237
关节脱位 237
关节外骨折 237
关节紊乱 237
关节习惯性不全脱位 237
关节习惯性脱位△ 237
关节炎 237
关节炎△ 262
关节液分析 286
关节游离体 237
关节盂唇的撕脱骨折 237
关节盂缘骨折 237
关节造影术 276
关节粘连 237
关节治疗性物质注射 276
关节置换术 276
关节肿瘤 237
关节肿物 237

关节肿胀 237,270
关节周围骨化 237
关节周围炎 237
关节自发性脱位 237
关胸术 190
观测线 59
冠 - 根比例异常 42
冠内固位体 55
冠向复位瓣 55
冠折露髓（复杂冠折） 42
冠周脓肿 42
冠周炎 42
冠状病毒感染 412
冠状动脉 CT 显像 72
冠状动脉 CT 造影△ 72
冠状动脉闭塞 65
冠状动脉成角迂曲病变非药物洗脱支架置入术 206
冠状动脉成角迂曲病变药物洗脱支架置入术 206
冠状动脉成形术后再狭窄 65
冠状动脉穿孔 65
冠状动脉搭桥术后△ 63
冠状动脉搭桥术后动脉桥血管非药物洗脱支架置入术 206
冠状动脉搭桥术后动脉桥血管药物洗脱支架置入术 206
冠状动脉搭桥术后静脉桥血管非药物洗脱支架置入术 206
冠状动脉搭桥术后静脉桥血管药物洗脱支架置入术 206
冠状动脉搭桥术后桥血管造影 209
冠状动脉搭桥术后左主干桥血管非药物洗脱支架置入术 206
冠状动脉搭桥术后左主干桥血管药物洗脱支架置入术 206
冠状动脉窦动脉瘤 65
冠状动脉多支弥漫病变非药物洗脱支架置入术 206
冠状动脉多支弥漫病变药物洗脱支架置入术 206
冠状动脉非药物洗脱支架置入术 206
冠状动脉分叉病变单个非药物洗脱支架置入术 206
冠状动脉分叉病变单个药物洗脱支架置入术 206
冠状动脉分叉病变两个非药物洗脱支架置入术 206
冠状动脉分叉病变两个药物洗脱支架置入术 206
冠状动脉覆膜支架置入术 206
冠状动脉钙化病变非药物洗脱支架置入术 206
冠状动脉钙化病变药物洗脱支架置入术 206
冠状动脉供血不足 65
冠状动脉光学相干断层扫描检查 71
冠状动脉肌桥 197
冠状动脉肌桥切断术 206
冠状动脉夹层 65
冠状动脉结扎术 206,302
冠状动脉介入术后△ 63
冠状动脉介入治疗术后 65
冠状动脉介入治疗术后心肌梗死 65
冠状动脉痉挛 65

冠状动脉痉挛性心绞痛　65
冠状动脉开口成形术　206
冠状动脉扩张　65
冠状动脉瘤　65
冠状动脉瘘　197
冠状动脉瘘修补术　206
冠状动脉慢性完全闭塞病变非药物洗脱支
　　架置入术　206
冠状动脉慢性完全闭塞病变药物洗脱支架
　　置入术　206
冠状动脉慢血流　65
冠状动脉内溶栓剂注射　206
冠状动脉旁路术后心肌梗死　65
冠状动脉旁路移植术后　197
冠状动脉旁路移植术相关性心肌梗死　65
冠状动脉破裂　65
冠状动脉起源肺动脉　197
冠状动脉起源异常　65
冠状动脉腔内旋磨术　71
冠状动脉球囊扩张术后△　63
冠状动脉缺血　65
冠状动脉栓塞　65
冠状动脉探查术　206
冠状动脉狭窄　65
冠状动脉心腔瘘△　197
冠状动脉性心脏病　65
冠状动脉旋磨术后　65
冠状动脉血管内超声　71,209
冠状动脉血流储备分数检查　209
冠状动脉血栓抽吸术　71
冠状动脉血栓抽吸术后　65
冠状动脉血栓栓塞　65
冠状动脉血栓形成　65
冠状动脉炎　65
冠状动脉药物洗脱支架置入术　71,206
冠状动脉异常起源于肺动脉矫治术　206
冠状动脉 - 右心房瘘△　68
冠状动脉 - 右房瘘封堵术　206
冠状动脉右室瘘　197
冠状动脉右室瘘△　68
冠状动脉 - 右心室瘘△　202
冠状动脉造影　71
冠状动脉支架断裂　197
冠状动脉支架内血栓形成　65
冠状动脉支架内再狭窄△　65
冠状动脉支架移位　197
冠状动脉支架植入术后并发慢血流　65
冠状动脉支架植入术后并发无复流　65
冠状动脉支架植入术后再狭窄　65
冠状动脉支架植入术后状态　61
冠状动脉支架置入术　71,206
冠状动脉粥样硬化　65
冠状动脉粥样硬化性心脏病　65
冠状动脉左房瘘　197
冠状动脉左室瘘△　68
冠状动脉左主干病变单个非药物洗脱支架
　　置入术　206
冠状动脉左主干病变单个药物洗脱支架置
　　入术　206
冠状动脉左主干病变两个非药物洗脱支架
　　置入术　206
冠状动脉左主干病变两个药物洗脱支架置
　　入术　206
冠状动脉左主干合并多支病变非药物洗脱

支架置入术　206
冠状动脉左主干合并多支病变药物洗脱支
　　架置入术　206
冠状切口　182
冠状突骨折△　228
冠状血管动脉瘤修补术　206,302
冠状血管畸形　197
冠状血管扩张剂中毒　405
管聚集性肌病　113
管型肾病　133
管性呼吸音　193
管状鼻　25
管状大汗腺腺瘤　367
管状皮瓣术　298
管状皮瓣移植术　33,55,276,290
管状腺瘤　42
贯穿骨折　237
贯声门癌　25
贯通伤△　73
灌肠　361
灌洗技术　276
灌注加权成像　129
光斑贴试验　387
光变应性接触性皮炎　367
光动力疗法　20
光动力学疗法　84,182
光动力治疗　386
光毒性接触性皮炎　367
光毒性药疹　367
光滑舌△　50
光化性剥脱性唇炎　367
光化性唇炎　42
光化性唇炎△　367
光化性肉芽肿　367
光化学疗法　386
光肌阵挛反应　129
光疗　162
光疗法△　361
光面舌　367
光敏试验　387
光敏性癫痫△　120
光敏性反应　129
光敏性皮炎　367
光敏性银屑病　367
光驱动　129
光声门图检查　37
光线性扁平苔藓　367
光线性角化病　367
光线性痒疹　367
光相干断层扫描　22
光学相干断层扫描　209
光泽苔藓　367
光照疗法　397
光照治疗　361
光子　319
光子束　319
光子外照射放射治疗　319
胱氨酸尿症　155
胱氨酸血症肾病　133
胱硫醚血症　155
广场恐怖症　390
广泛肺静脉或毛细血管受累疾病相关性肺
　　动脉高压　75
广泛坏死性口底蜂窝织炎　42

广泛切除术　276
广泛性　129
广泛性成就测验修正版　398
广泛性发育障碍　390
广泛性焦虑障碍　390
广泛性恐惧症　390
广泛性脉络膜营养障碍　4
广泛性翼状胬肉　53
广泛性[综合性]发育障碍△　401
广州管圆线虫病　113,412
广州管圆线虫病性脑炎　113,412
广州血管圆线虫病△　113
龟分枝杆菌皮肤感染　367
龟头包皮炎△　363
龟头感染性部分缺失　287
龟头外伤性部分缺失　287
规则散光　4
硅沉着病　75
硅沉着病(硅肺)Ⅰ期　75
硅沉着病(硅肺)Ⅱ期　75
硅沉着病(硅肺)Ⅲ期　76
硅沉着病结核　76
硅沉着病性肺纤维化　76
硅肺病(硅肺)二期△　75
硅肺病(硅肺)三期△　76
硅肺病(硅肺)一期△　75
硅肺病△　75
硅及其化合物皮肤损伤　367
硅肉芽肿　367
硅油充填眼　4
硅油取出术　20
硅油填充眼　4
硅油填充眼硅油乳化　4
硅油填充眼硅油入前房　4
硅油填充眼继发性青光眼　4
轨道征　129
诡辩性思维　395
滚轴取皮刀取皮术　298
腘动脉闭塞　197
腘动脉搏动　237,270
腘动脉部分切除伴人工血管置换术　276
腘动脉挤压综合征△　197
腘动脉夹层　197
腘动脉瘤　197
腘动脉瘤切除伴人工血管置换术　276
腘动脉瘤切除术　276
腘动脉损伤　197,237
腘动脉狭窄　197
腘动脉陷迫综合征　197
腘腓韧带损伤　237
腘滑囊炎　237
腘肌腱损伤　237
腘肌延长术　276
腘间隙滑膜囊肿　237
腘静脉损伤　197,237
腘静脉修补术　276
腘囊肿破裂　237
腘绳肌紧张　237
腘绳肌切断术　276
腘绳肌松解术　276
腘绳肌延长术　276
腘绳肌远端松解术　276
腘窝瘢痕　294
腘窝瘢痕切除中厚植皮术　298

腘窝开放性损伤 237
腘窝溃疡(恶性) 294
腘窝溃疡(良性) 294
腘窝囊肿 237
腘窝囊肿切除术 276,311
腘窝皮肤软组织缺损并感染 294
果糖 -1,6- 二磷酸酶缺乏症△ 97
果糖 -1,6- 二磷酸缺乏 97
果糖代谢紊乱 97
果糖二磷酸醛缩酶缺乏症 158
过大牙△ 44
过碘酸希夫染色(糖原染色) 161
过度不连续 129
过度换气 129
过度换气综合征 113
过度活动综合征 237
过度惊吓反应症 390
过度警觉 395
过度牵引 237
过度使用膝 237
过度饮酒 395
过度运动发作 113
过渡型(混合性)脑膜瘤 177
过渡性房室隔缺损 197
过渡义齿△ 58
过分包涵 395
过敏性鼻炎△ 73
过敏性鼻炎伴哮喘△ 24
过敏性鼻 - 支气管炎 25
过敏性肠炎 97
过敏性肺炎 405
过敏性肺炎［外源性过敏性肺泡炎］△ 79
过敏性腹泻 97
过敏性接触性口炎 42
过敏性结肠炎 97
过敏性结肠炎△ 97
过敏性结膜炎 4
过敏性口炎 42
过敏性脉管炎 237
过敏性皮炎△ 367
过敏性皮疹 367
过敏性肉芽肿性血管炎肾损害△ 135
过敏性休克 76,367
过敏性咽喉炎 25
过敏性紫癜 367
过敏性紫癜所致精神障碍 390
过敏性紫癜性肾炎 133
过敏性紫癜性肾炎 I 型(轻微病变性) 133
过敏性紫癜性肾炎 II 型(系膜增生性) 133
过敏性紫癜性肾炎 IIIa 型(局灶系膜增生伴
    节段性坏死、血栓、硬化及 <50% 新月体)
    133
过敏性紫癜性肾炎 IIIb 型(弥漫系膜增生伴
    节段性坏死、血栓、硬化及 <50% 新月体)
    133
过敏性紫癜性肾炎 IV 型(系膜增生性伴 50%~
    75% 的新月体) 133
过敏性紫癜性肾炎 V 型(系膜增生性伴
    >75% 的新月体) 133
过敏性紫癜性肾炎 VI 型(膜增生样) 133
过期产儿 351
过期妊娠 339
过清音 82
过伸损伤 237

过熟儿 339
过小牙△ 51
过氧化氢酶缺乏 155
过氧化物酶染色 161
过氧化物免疫酶标法 161

H

哈勒曼 - 斯特雷夫综合征 237,367
哈勒沃登 - 施帕茨病△ 110
哈钦森三征 367
哈特纳普病 144
海贝皮炎 367
海贝咬伤 367
海产品的毒性效应△ 405
海产品中毒 405
海胆刺伤 367
海胆刺病及海胆肉芽肿 367
海蝶刺伤 367
海葵刺伤 367
海蓝组织细胞增生症 144
海洛因肾病 133
海洛因药物瘾△ 390
海洛因依赖综合征 390
海洛因中毒 61
海绵采集者皮炎 367
海绵刺伤 367
海绵窦损切除术 311
海绵窦动静脉瘘 113
海绵窦及相关综合征(多条眼球运动神经麻
    痹) 4
海绵窦脑膜瘤 177
海绵窦脑膜瘤切除术 33
海绵窦脓肿 113
海绵窦区硬脑膜动静脉瘘 177
海绵窦入路 33
海绵窦血栓形成 113
海绵窦血栓形成△ 113
海绵窦血栓性静脉炎 113
海绵窦炎 113
海绵窦综合征 4,113
海绵窦综合征△ 4
海绵骨插入移植 276
海绵骨骨片移植 276
海绵肾 211
海绵肾△ 135
海绵体恶性肿瘤 211
海绵状淋巴管瘤 367
海绵状淋巴血管瘤△ 367
海绵状脑白质营养不良症 113
海绵状脑病 390
海绵状脑病痴呆 390
海绵状血管瘤 4,113,197,237,367
海参皮炎 367
海水浴者皮疹 367
海螅皮炎 367
海星皮炎 367
海洋生物性指头炎 237
海蜇皮炎 367
氦氖(He-Ne) 激光照射治疗 386
氦氖激光 386
氦 - 氧混合气通气 84
氦氧流量 - 容积曲线 87
鼾音△ 82

含氯氟烃类的毒性效应△ 405
含氯氟烃类中毒 405
含铁血黄素沉着症 158
含铁血黄素尿 158
含铁血黄素吞噬细胞 129
含铁血黄素性过度色素沉着 367
含铁血黄素性纤维脂肪瘤 237
含牙囊肿 25,42
含氧细胞 319
寒冷性多形红斑△ 367
寒冷性红斑 367
寒冷性荨麻疹 367
寒冷性脂膜炎 367
寒性脓疡 237
寒性脓肿 412
汉密尔顿焦虑量表 398
汉密尔顿抑郁量表 398
汉森病 237
汉坦病毒肺综合征 412
汗管瘤 367
汗管样小汗腺癌 367
汗孔角化病 367
汗孔角化样小汗腺孔和真皮导管痣 367
汗疱疹 367
汗腺瘤 237
汗腺囊腺瘤 367
汗腺腺癌 237
汗腺腺瘤 367
汗腺炎 367
汗 - 许 - 克病 158
汗足综合征 113
航空病 405
航空性聋 25
壕沟足 294
好鸟者肺△ 79
合成的麻醉品中毒 61
合霉素中毒引起的精神障碍△ 390,405
合霉素中毒致精神障碍 390,405
河豚中毒 113
核爆炸复合伤 294
核磁共振影像 286
核黄疸 158
核黄素缺乏 155
核黄素缺乏△ 368
核黄素缺乏症 368
核间性眼肌麻痹 4
核间性眼肌瘫痪 4
核间性眼外肌瘫痪 4
核素心肌灌注显像 72
核性麻痹性斜视 4
核医学检查 22
核桩冠 55
龉重建 55
龉垫 55
龉干扰 42,54
龉紊乱 42
龉片 59
龉平面 59
龉平面导板 59
龉平面规 59
颌部蜂窝织炎 163,368
颌骨闭合异常 42
颌骨病损刮治术 55
颌骨不对称 42

颌骨出血性囊肿　42
颌骨大小畸形　42
颌骨动脉瘤性骨囊肿△　42
颌骨动脉瘤性囊肿　42
颌骨动脉瘤样骨囊肿　42
颌骨多发性骨髓瘤　42
颌骨恶性肿瘤　25
颌骨发育不足　42
颌骨放线菌病　42
颌骨骨髓炎　42
颌骨骨纤维异常增殖症修整术　55
颌骨骨炎△　42
颌骨骨移植后组织瓣坏死　42
颌骨骨质增生　42
颌骨含牙囊肿　42
颌骨后天畸形　42
颌骨坏死　42
颌骨畸形　42
颌骨疾病　42
颌骨继发恶性肿瘤　25,42
颌骨交界性肿瘤　25,42
颌骨结缔组织恶性肿瘤　42
颌骨结缔组织继发恶性肿瘤　42
颌骨结核　25,42
颌骨巨细胞肉芽肿△　42
颌骨巨细胞修复性肉芽肿　42
颌骨瘤样纤维组织增生　42
颌骨囊肿　42
颌骨潜伏性骨囊肿　42
颌骨缺损　42
颌骨肉芽肿　42
颌骨始基囊肿△　49
颌骨死骨　42
颌骨外生骨疣　42
颌骨先天畸形　42
颌骨纤维结构不良△　42
颌骨纤维性发育不良　42
颌骨纤维异常增殖症　42
颌骨修整术　55,290
颌骨血管畸形　42
颌骨血外渗性囊肿　42
颌骨牙源性角化囊肿　42
颌骨牙源性囊肿　42
颌骨炎性窦道　42
颌骨炎性增生　42
颌骨原发性鳞癌△　42
颌骨中心性癌　42
颌骨中心性巨细胞病变　42
颌骨肿物　42
颌间垂直关系　59
颌间固定　55
颌间间隙　42
颌间结扎　55
颌间距离　59
颌间挛缩　42
颌间牵引　55
颌间水平关系　59
颌结缔组织继发恶性肿瘤　25
颌开放性损伤　25
颌裂　42
颌淋巴瘤　304
颌 - 颅底关系异常　287
颌面部爆炸伤　42
颌面部恶性肿瘤　25

颌面部放线菌病△　42
颌面部骨动脉瘤性骨囊肿　42
颌面部骨恶性肿瘤　42
颌面部骨良性肿瘤　42
颌面部骨生物学行为未定肿瘤　42
颌面部骨源性恶性肿瘤　42
颌面部核武器伤　42
颌面部化学武器伤　42
颌面部间隙感染　42
颌面部淋巴瘤　42
颌面部脓肿切开引流术　55
颌面部枪弹伤　42
颌面部软组织恶性肿瘤　42
颌面部软组织缺损　42
颌面部烧伤　42
颌面部战伤　42
颌面间隙引流术　55
颌面磨损　42
颌面缺损　42
颌肉芽肿△　42
颌位　59
颌位关系　59
颌位关系记录　59
颌下感染　50
颌下降区蜂窝织炎　163
颌下良性肿瘤　25
颌下淋巴结根治性切除术　55,311
颌下淋巴结结核　25
颌下淋巴结切除术　55,311
颌下淋巴结清扫术　33
颌下淋巴结肿大　42
颌下慢性淋巴结炎　25
颌下区病损切除术　311
颌下腺病损切除术　311
颌下腺部分切除术　311
颌下腺导管结石　25
颌下腺恶性肿瘤　25
颌下腺肥大　25
颌下腺混合瘤　25
颌下腺继发恶性肿瘤　25
颌下腺结核　25
颌下腺良性增生　25
颌下腺良性肿瘤　25
颌下腺淋巴管瘤　25
颌下腺瘘　25
颌下腺囊肿　25
颌下腺黏液囊肿　25
颌下腺脓肿　25
颌下腺切除术　311
颌下腺炎　25
颌下腺造影侧位投影术　55
颌下引流术　55
颌下肿物　25
颌枕带牵引术　276
赫伯登结节△　237
赫伯登结节伴关节病　237
赫尔病　144
赫克斯海默反应　368
赫利茨交界型致死性大疱性表皮松解症　368
赫鲁比前置镜　22
赫曼斯基 - 普德拉克综合征　144,368
赫日曼斯基 - 普德拉克综合征△　144
褐黄病　144,368

褐黄病引起的系统性结缔组织疾患△　144
褐甲　368
黑斑息肉综合征△　47
黑变病　368
黑便　97,106,360
黑点癣　412
黑粪△　360
黑福特　53
黑棘皮病　368
黑棘皮病 - 胰岛素抵抗 - 肌痉挛 - 肢端肥大△　149
黑棘皮病 - 胰岛素抵抗 - 肌痉挛 - 肢端肥大综合征△　150
黑甲　368
黑甲和褐甲　368
黑毛舌　42,368
黑矇　4
黑尿热　412
黑尿症　144
黑热病后皮肤利什曼病　412
黑色素瘤相关性视网膜病　113
黑色素神经鞘瘤　237
黑色素神经外胚瘤　42
黑色素细胞瘤　177
黑色素型神经鞘瘤　177,237
黑色萎缩　368
黑色小孢子菌病　412
黑素细胞基质瘤　368
黑素细胞痣　368
黑头粉刺　385
黑头粉刺样痣　368
黑头粉刺痣　368
黑癣　368
黑痣　237
黑子病　366
很高危△　65
亨特综合征　155
亨特综合征△　119
亨廷顿病　113,144
亨廷顿病性痴呆　390
亨廷顿舞蹈病△　113
亨廷顿舞蹈病性痴呆△　390
恒定滑囊　237
横川后殖吸虫病　412
横窦脑膜瘤　177
横窦血栓形成△　113
横断伴后壁骨折　237
横断骨折　237
横断骨折△　237
横膈恶性肿瘤　237
横膈活组织检查　317
横膈裂伤缝合术　169
横结肠病损切除术　311
横结肠部分切除术　311
横结肠恶性肿瘤　97
横结肠 - 降结肠吻合术　169,311
横结肠良性占位　97
横结肠良性肿瘤　97
横结肠破裂修补术　169
横结肠切除术　169,311
横结肠损伤　97,163
横结肠 - 乙状结肠吻合术　311
横结肠乙状结肠吻合术　169
横结肠 - 直肠吻合术　169,311

横结肠造口闭合术 169
横结肠造口重建术 169
横结肠造口还纳术 169
横结肠造口修正术 169
横径狭窄型骨盆 339
横韧带断裂 237
横突骨折 237
横突间融合术 276
横位 339
横纹肌间质错构瘤 368
横纹肌瘤 177,368
横纹肌溶解 113,211,237
横纹肌溶解综合征△ 113,211,237
横纹肌肉瘤 177,237,368
横纹肌样肾母细胞瘤 211
横纹肌样型脑膜瘤 177
横行闭合楔形截骨术 277
横行张开楔形截骨术 277
横形骨折 237
横形骨折△ 237
红斑痤疮性角膜炎 4
红斑角化病 368
红斑角化病伴共济失调 368
红斑狼疮△ 375
红斑狼疮相关性视神经病变△ 4
红斑狼疮相关性视神经炎 4
红斑狼疮与扁平苔藓重叠综合征 368
红斑期蕈样肉芽肿 368
红斑型天疱疮 368
红斑性扁平苔藓 368
红斑性面痛 113
红斑性肢痛病△ 113,197,237,368
红斑性肢痛症 113,177,197,237,368
红痱 368
红绀症 368
红光治疗 386
红核综合征△ 110
红甲 368
红霉素中毒 405
红皮病 368
红皮病型药疹 368
红皮病型银屑病 368
红皮症性毛囊黏蛋白病 368
红色甲弧影 368
红色盲 4
红色弱 4
红色增殖性病变△ 44
红杉锯屑肺 76
红外摄影 301
红外线疗法 403
红外线性白内障 4
红细胞生成刺激剂抵抗△ 132
红细胞生成性卟啉病 368
红细胞生成性原卟啉病 368
红细胞无效性生成 158
红细胞增多症眼底改变 4
红癣 368
红肿 270
虹膜变性 4
虹膜出血 4
虹膜穿通伤 4
虹膜恶性肿瘤 4
虹膜根部断离 4
虹膜根部离断 20

虹膜和睫状体变性 4
虹膜和睫状体疾患 4
虹膜红变 4
虹膜后粘连 4
虹膜睫状体和前房囊肿 4
虹膜睫状体炎 4
虹膜睫状体炎继发青光眼 4
虹膜良性肿瘤 4
虹膜裂伤 4
虹膜囊肿 4
虹膜囊肿切除术 20
虹膜脓肿 4
虹膜前增殖膜 4
虹膜前粘连 4
虹膜缺如 4
虹膜缺损 4
虹膜色素痣 4
虹膜损伤 4
虹膜铁质沉着症 4
虹膜脱出 4
虹膜萎缩 4
虹膜新生血管 18
虹膜异色性白内障 4
虹膜粘连 4
虹膜震颤 18
虹膜肿物 4
喉癌前病变 25
喉白喉 25
喉瘢痕性狭窄 25
喉闭锁△ 25
喉病损切除术 33
喉部 CT 检查 37
喉部 MRI 检查 37
喉部刺痛、烧灼感 31
喉部分切除术 33
喉部肌张力障碍 113
喉插管术 33
喉插管损伤 25
喉成形术 33
喉喘鸣 31
喉垂直部分切除术 33
喉次全切除术 33
喉挫伤 25
喉单纯扩张术 33
喉电描记［法］ 37
喉淀粉样变 25
喉动态镜／频闪喉镜检查 37
喉额侧部分切除术 33
喉返神经解剖术 33
喉返神经麻痹 25,113,351
喉返神经切断术 33
喉返神经松解术 55
喉返神经探查术 33
喉返神经炎 113
喉蜂窝织炎 25
喉腐蚀伤 25
喉感觉过敏 25
喉感觉麻痹 25
喉梗阻 31
喉梗阻△ 294
喉和气管化学性烧伤 294
喉和气管及肺烧伤 76
喉和气管烧伤△ 294,297
喉坏死 25

喉环状软骨上部分切除术 33
喉肌电图检查 37
喉肌麻痹△ 113
喉肌无力 25
喉挤压伤 25
喉 - 甲 - 皮肤综合征 368
喉甲状软骨修补术 33
喉交界性肿瘤 25
喉角化不全症 25
喉角化症 25
喉结核 25
喉近全切除术 33
喉痉挛 351
喉镜检查［法］ 37
喉镜下舌病损激光烧灼术 311
喉开放性损伤 25
喉科药物和制剂中毒 405
喉扩大垂直部分切除术 33
喉扩大声门上水平部分切除术 33
喉裂开声带切除术 33
喉裂开术 33
喉淋巴管瘤 25
喉鳞状细胞癌 25
喉瘘闭合术 33
喉麻痹 25
喉面杓状会厌褶原位癌 25
喉描记［法］ 37
喉囊肿 25
喉囊肿△ 352
喉囊肿造袋术 33
喉内异物取出术 33
喉黏液囊肿 25
喉蹼 25,351
喉气管闭锁 25
喉气管成形术 33
喉气管挤压伤 25
喉 - 气管瘘管切除术 33
喉气管支气管炎 25
喉气囊肿 352
喉切除术 33
喉切开术 33
喉切开探查术 33
喉全切除伴根治性淋巴结清扫术 33
喉全切除术 33
喉肉芽肿 25
喉软骨恶性肿瘤 25
喉软骨骨折 25
喉软骨骨折修补术 33
喉软骨固定术 33
喉软骨瘤 25
喉软骨膜炎 25
喉软骨切除术 33
喉软骨软化病△ 355
喉上神经麻痹 25
喉上神经损伤 238
喉上神经痛 31
喉上神经阻滞 37
喉烧伤 294
喉声门上水平部分切除术 33
喉室肥厚 25
喉室脱垂 25
喉室小囊 25
喉水平垂直部分切除术 33
喉水肿 26

喉损伤　26
喉痛　31
喉外恶性肿瘤　26
喉外伤　26
喉息肉　26
喉狭窄　26
喉下垂　31
喉纤维瘤　26
喉腺瘤　26
喉小囊黏液囊肿　26
喉血管瘤　26
喉咽部狭窄△　29
喉咽恶性肿瘤　26
喉咽反流　97
喉咽切除术　33
喉咽肿瘤　42
喉炎　76
喉炎△　26
喉炎性肿物　26
喉异感症　31
喉异物　26
喉蝇蛆病　26
喉晕厥　26
喉罩气道放置术　347
喉支架调整术　33
喉支架取出术　33
喉支架置换术　33
喉支架置入术　33
喉肿物　26
喉阻塞　31,294
猴天花病毒病　368
髋板损伤　238
髋板阻滞术　277
髋早闭　238
后备通气　84
后鼻滴流综合征△　23
后鼻孔闭锁　26,352
后鼻孔成形术　290
后鼻孔填塞止血　33
后鼻孔息肉　26
后壁骨折　238
后壁再发心肌梗死　65
后不均倾△　339
后不均倾位　339
后部皮质萎缩　113
后出头产钳术　347
后电位　129
后发性白内障　4
后腹膜血肿　238
后睾吸虫病　412
后睾吸虫病△　99
后巩膜加固术　20
后巩膜炎　4
后鼓室切开术　33
后关节囊缝合术　277
后极白内障　4
后脊髓损伤　238
后脊髓综合征　238
后睑缘炎　4
后交叉韧带保留型膝关节置换　277
后交通动脉瘤　113,177
后交通动脉瘤破裂　113,177

后交通动脉瘤破裂伴蛛网膜下腔出血△　113
后交通动脉狭窄　113
后睫状体炎　4
后颈交感神经综合征　113
后孔闭锁△　352
后路寰枢椎经关节突关节螺钉内固定术　277
后路寰枢椎椎板钩内固定术　277
后路间接减压术　277
后路经椎弓根入路胸椎间盘突出切除术　277
后路胸廓成形术　277
后路腰和腰骶融合术　277
后路腰椎椎间融合术　277
后路枕颈融合术　277
后路枕融合术　277
后内复合体损伤　238
后尿道瓣膜症　352
后尿道损伤　211
后盆腔重建术　333
后盆腔清扫　169
后葡萄膜炎　4
后穹隆穿刺术　333
后穹隆穿刺引流术　333
后穹隆镜检查　336
后穹隆切开引流术　333
后穹隆修补术　333
后入路寰枢椎翻修术　277
后入路寰枢椎融合术　277
后入路颈椎翻修术　277
后入路颈椎融合术　277
后入路胸腰椎翻修术　277
后入路胸腰椎融合术　277
后入路胸椎翻修术　277
后入路胸椎融合术　277
后入路胸椎间盘切除术　277
后入路腰骶椎翻修术　277
后入路腰骶椎融合术　277
后入路腰椎翻修术　277
后入路腰椎间盘切除术　277
后入路腰椎融合术　277
后入路枕颈翻修术　277
后入路枕颈融合术　277
后十字韧带松弛　238
后弹力层脱离　4
后天获得性梅毒性眼病　4
后天(获得)性麻痹性斜视　4
后天性扁平足　238
后天性锤状趾　238
后天性单侧手指缺失　399
后天性碘缺乏性甲状腺功能减退症　144
后天性动静脉瘘　197
后天性动静脉瘘△　368
后天性短跟腱　238
后天性额部缺损　399
后天性额骨畸形　42
后天性腹主动脉畸形　197
后天性肱骨变形　238
后天性肱骨缺失　399
后天性股骨变形　238
后天性骨盆变形　238
后天性冠状动脉静脉瘘　65
后天性冠状动脉动静脉瘘△　65
后天性喉缺失　399
后天性踝变形　238
后天性踝内翻　238

后天性畸形手　238
后天性畸形足　238
后天性脊柱变形　238
后天性脊柱侧凸　238
后天性脊柱后凸　238
后天性脊柱后凸△　240
后天性脊柱前凸　238
后天性脊柱前凸△　240
后天性脊椎滑脱　238
后天性脊椎滑脱△　240
后天性颊畸形　42
后天性颊缺损　399
后天性颈畸形　287
后天性胫骨变形　238
后天性颏畸形　42
后天性髋关节变形　238
后天性髋关节屈曲挛缩　238
后天性髋内翻　238
后天性髋外翻　238
后天性颅骨畸形　42
后天性马蹄内翻足　238
后天性马蹄外翻足　238
后天性面部畸形　42
后天性拇指缺损　399
后天性踇内翻　238
后天性内眦畸形　4
后天性颞部缺损　399
后天性前额畸形　42
后天性溶血性贫血　352
后天性食管憩室　97
后天性食管狭窄　97
后天性双侧指缺失　399
后天性双上肢缺失　399
后天性双下肢缺失　399
后天性四肢长度不等　238
后天性四肢缺失　399
后天性头部器官缺失　399
后天性头骨缺损　399
后天性头皮缺失　399
后天性外耳道闭锁　26
后天性踇外翻　238
后天性腕关节畸形　238
后天性腕以下的上肢缺失　399
后天性萎缩　368
后天性膝关节变形　238
后天性膝内翻　238
后天性膝外翻　238
后天性下肢变形　238
后天性纤维蛋白溶解性出血　352
后天性纤维蛋白原缺乏血症　352
后天性小口畸形　42
后天性小腿缺失　399
后天性眼睑大于1/2缺损　4
后天性眼睑后层缺损　4
后天性眼睑畸形　4
后天性眼睑前层缺损　4
后天性眼睑全层缺损　5
后天性眼睑缺损　5
后天性眼睑小于1/2缺损　5
后天性腰椎滑脱　238
后天性阴道闭锁　323
后天性掌跖角化病△　370
后天性爪形手　238
后天性爪形趾　238

后天性爪形足 238
后天性支气管憩室 76
后天性指畸形 238
后天性指缺损 399
后天性趾畸形 238
后天性肘内翻 238
后天性肘外翻 238
后天性子宫萎缩 323
后天性足变形 238
后天性足内翻 238
后天性足外翻 238
后天牙列缺失 Ⅰ 类 42
后天牙列缺失 Ⅱ 类 42
后天牙列缺失 Ⅲ 类 42
后天牙列缺失 Ⅳ 类 42
后天牙列缺损 Ⅰ 类 42
后天牙列缺损 Ⅱ 类 42
后天牙列缺损 Ⅲ 类 42
后天牙列缺损 Ⅳ 类 42
后推术 55
后退接触位 59
后外侧融合术 277
后外侧入路颈椎融合术 277
后外侧入路胸椎融合术 277
后外侧入路腰骶椎融合术 277
后外侧入路腰椎融合术 277
后外侧椎间盘突出症 238
后外交合体损伤 238
后稳定型膝关节置换 277
后循环动脉瘤 177
后循环缺血 113
后牙开𬌗 42
后牙锁𬌗 42
后圆线虫病 412
后殖吸虫病 412
后柱伴后壁骨折 238
后柱骨折 238
后装治疗 319
后纵韧带骨化 238
后纵韧带骨化△ 245
后纵韧带撕裂 238
后足底痛 238
后足内翻△ 260
后足外翻△ 238
厚皮片移植术 277
厚中厚皮片移植术 298
呼气潮气容积 87
呼气负压技术 87
呼气过程同步 84
呼气流量 - 容积曲线 87
呼气末屏气 84
呼气末二氧化碳分压 87
呼气末二氧化碳浓度 87
呼气末肺容量 87
呼气末负压 84
呼气末氧分压 87
呼气末氧浓度 87
呼气末正压 84
呼气气流受限 76
呼气时间 87
呼气相间歇性分流 76
呼气相气道阻力 87
呼气相时间 87
呼气相压力 87

呼气性喘鸣 31
呼气性呼吸困难 31,82
呼气压力坡度 87
呼气中期流量 87
呼吸波形 87
呼吸储备 87
呼吸道梗阻 76
呼吸道合胞病毒肺炎 76,352
呼吸道合胞病毒感染 368
呼吸道合胞病毒性肺炎 412
呼吸道合胞病毒性急性细支气管炎 412
呼吸道化学性烧伤 294
呼吸道内异物 76
呼吸道念珠菌感染 352
呼吸道烧伤 76
呼吸短促 82
呼吸功 87
呼吸功能紊乱 294
呼吸功能障碍 399
呼吸过缓 82
呼吸机相关肺损伤 294
呼吸机相关性肺炎 76,294
呼吸机依赖 76
呼吸肌麻痹 76
呼吸肌疲劳 76
呼吸肌无力 76
呼吸急促 82,189
呼吸减慢 82
呼吸节律 82
呼吸困难 31,70,82,189,360
呼吸困难指数 87
呼吸频率 82
呼吸气体交换率 87
呼吸商 87
呼吸时吹哨声 31
呼吸时胸痛 70
呼吸衰竭 76,294
呼吸系统不明确部位的恶性肿瘤 304
呼吸系统动态阻力 87
呼吸系统惯性阻力 87
呼吸系统疾病并发于妊娠、分娩和产褥期 339
呼吸系统静态阻力 87
呼吸系统黏性阻力 87
呼吸系统躯体化的自主神经功能障碍 76
呼吸系统顺应性 87
呼吸系统弹性阻力 87
呼吸系统压力 - 容积曲线 87
呼吸系统引流 84
呼吸心跳骤停 65,352
呼吸形式 87
呼吸性合并代谢性酸碱失衡 76
呼吸性碱中毒 76,155,294,352
呼吸性碱中毒伴代谢性酸中毒 144
呼吸性碱中毒合并代谢性碱中毒 76
呼吸性缺氧 76
呼吸性酸中毒 76,155,294,352
呼吸性酸中毒伴代谢性碱中毒△ 76
呼吸性酸中毒合并代谢性碱中毒 76
呼吸性酸中毒合并代谢性酸中毒 76
呼吸循环衰竭 65
呼吸训练 403
呼吸音 82
呼吸音减弱 193

呼吸音增强 193
呼吸运动 82
呼吸暂停 76,294,352,360
呼吸增强 82
呼吸支持技术 84
呼吸指数 87
呼吸周期 87
呼吸总阻抗 87
忽略性横位 339
弧立性皮肤钙化 368
弧形切口 182
胡佛征 82
胡勒尔 - 沙伊综合征 368
胡勒 - 沙伊综合征 144
胡勒综合征 144
胡萝卜素皮肤 368
胡萝卜素血症 368
胡桃夹食管 97
胡桃夹综合征 138
壶腹交界性肿瘤 97
壶腹良性肿瘤 97
壶腹原位癌△ 94
蝴蝶形骨折 238
虎口瘢痕松解切除术 298
虎口成形术 277
虎口挛缩 294
虎眼征 129
琥珀酸 - 辅酶 Q 还原酶缺乏 144
琥珀酰亚胺和噁唑烷二酮类中毒△ 406
琥珀酰亚胺类中毒 406
护理院获得性肺炎 76
护士用住院受检者观察量表△ 398
花斑糠疹△ 368
花斑癣 368,412
花粉病△ 26
花粉症 26
华 - 弗综合征△ 355
华氏巨球蛋白肾病△ 133
华氏巨球蛋白血症 133
华氏巨球蛋白血症肾损害 133
华支睾吸虫病 97,412
滑车内缘经软骨骨折 238
滑车神经恶性肿瘤 5
滑车神经良性肿瘤 5
滑车神经麻痹 5
滑车神经撕脱术 182
滑车神经损伤 5,113
滑车外缘经软骨骨折 238
滑动骨移植的胫距关节融合术（Blair 方法） 277
滑膜肥大 238
滑膜活检术 286
滑膜结核△ 243
滑膜良性肿瘤 287
滑膜囊肿 238
滑膜囊肿△ 237,238,258
滑膜囊肿破裂 238
滑膜破裂 238
滑膜切除术 277
滑膜肉瘤 238
滑膜软骨瘤病 238
滑膜疝△ 238,258
滑膜血管瘤 238
滑膜炎 238

滑膜炎—痤疮—脓疱疹—骨肥厚—骨炎综合征 238
滑膜增生 238
滑膜增生△ 238
滑膜脂肪疝 238
滑囊病损切除术 277,311,386
滑囊炎 238
滑囊炎△ 238
滑囊肿△ 249
滑石尘肺 406
滑石粉尘肺 76
滑石粉引起的尘肺 76,406
滑行截骨术 55
滑行皮瓣移植术 277,290
化放疗 319
化疗泵植入 182
化疗泵置入 190
化疗相关性血栓性微血管病肾损害 133
化疗药物导致的肾小管间质损伤 133
化脓性鼻窦炎 412
化脓性鼻炎 26
化脓性胆管炎 97,352
化脓性耳廓软骨膜炎△ 25
化脓性耳软骨炎 294
化脓性腹膜炎 97,352
化脓性骨髓炎 238
化脓性关节炎△ 250
化脓性海绵窦血栓形成 113
化脓性汗腺炎 368
化脓性颌骨骨髓炎 42
化脓性横窦血栓形成 113
化脓性喉炎 26
化脓性滑囊炎 238
化脓性肌炎△ 374
化脓性脊髓炎 113
化脓性脊柱炎 238
化脓性脊椎炎 238
化脓性甲沟炎 368
化脓性甲状腺炎 144
化脓性腱鞘炎 238
化脓性腱鞘炎△ 243
化脓性角膜炎 5
化脓性颈椎间盘感染△ 245
化脓性淋巴结炎 352
化脓性颅内静脉窦血栓形成 113
化脓性脉络膜脱离 5
化脓性脑膜脑炎 113,352
化脓性脑膜炎 113,352,412
化脓性脑膜炎△ 117
化脓性脑室炎 113
化脓性纽扣状畸形 238,270
化脓性皮炎 368
化脓性屈指肌腱鞘炎 238
化脓性肉芽肿 368
化脓性腮腺炎 26,42
化脓性矢状窦血栓形成 113
化脓性心包炎 65
化脓性胸膜炎 76,352
化脓性胸椎间盘感染△ 262
化脓性牙髓炎 42
化脓性牙龈炎 42
化脓性牙龈炎△ 53
化脓性眼内炎 5
化脓性腰椎间盘感染△ 264

化脓性胰腺炎 97,352
化脓性乙状窦血栓形成 113
化脓性直窦血栓形成 113
化脓性指头炎△ 237,249
化脓性趾头炎 238
化生型脑膜瘤 177
化生性骨化 368
化学毒物肝损害 97
化学睾丸切除[术] 218
化学换肤术 386
化学结合二氧化碳 87
化学品接触性皮炎 368
化学伤结膜囊冲洗 20
化学烧伤 294,368
化学髓核溶解后狭窄症 238
化学位移 129
化学物诱发的系统性硬皮病 368
化学消融术△ 71
化学消融术后 197
化学性变态反应性接触性皮炎 368
化学性多神经病 113
化学性肺水肿 76
化学性肺炎 294
化学性肺炎 77
化学性急性牙周损伤 42
化学性脑膜炎 114,352
化学性膀胱炎 211,352
化学性食管炎 97
化学性胸浆膜炎 76
化学性眼部灼伤 406
化学性支气管炎△ 76
化学胸膜固定术 190
化学修饰剂 319
化学制剂、气体、烟雾和蒸气引起的支气管炎和肺炎 79
化学治疗 311
化学治疗药物植入 182
化妆品刺激性接触性皮炎 368
化妆品光感性皮炎 368
化妆品甲损害 368
化妆品毛发损害 368
化妆品皮炎 368
化妆品色素异常 368
化妆品引起的变应性接触性皮炎 5
化妆品引起的刺激性接触性皮炎 5
化妆品引起的接触性皮炎 5
化妆品中毒 61
踝部瘢痕 294
踝部瘢痕切除中厚植皮术 298
踝部骨折畸形愈合△ 238
踝部及足部交界性骨肿瘤 238
踝部及足部良性骨肿瘤 238
踝部溃疡(恶性) 294
踝部溃疡(良性) 294
踝部皮肤软组织缺损并感染 294
踝部切断 238
踝部损伤 238
踝陈旧性骨折 238
踝的肌腱端病 238
踝多处开放性损伤 238
踝多处损伤 238
踝反射 238,270
踝分离 238
踝蜂窝织炎 163,352

踝肱指数 72
踝骨病损切除术 311
踝骨骨折 238
踝骨关节病 238
踝骨髓炎△ 238
踝骨折不愈合 238
踝骨折延迟愈合 238
踝关节半脱位 238
踝关节病损切除术 277,311
踝关节不稳定 238
踝关节创伤性关节炎 238
踝关节骨关节炎 238
踝关节骨关节炎△ 238
踝关节骨软骨损伤 238
踝关节骨软骨损伤△ 239
踝关节骨髓炎 238
踝关节骨折 238
踝关节骨折△ 231,238,245,255
踝关节骨折闭合复位钢针内固定术 277
踝关节骨折闭合复位螺钉内固定术 277
踝关节骨折闭合复位髓内针内固定术 277
踝关节骨折畸形愈合 238
踝关节骨折切开复位钢板内固定术 277
踝关节骨折切开复位钢针内固定术 277
踝关节骨折切开复位螺钉内固定术 277
踝关节骨折切开复位术 277
踝关节骨折切开复位髓内针内固定术 277
踝关节后方撞击综合征 238
踝关节滑膜切除术 277
踝关节滑膜炎 238
踝关节化脓性关节炎 238
踝关节活组织检查 277
踝关节积血 238
踝关节假体取出术 277
踝关节僵硬 239
踝关节结核性关节炎 238
踝关节结核性滑膜炎 238
踝关节镜检查 277
踝关节镜清理术 277
踝关节镜下病损切除术 277,311
踝关节镜下跟腱病损切除术 277
踝关节镜下骨赘切除术 277
踝关节镜下关节清理术 277
踝关节镜下滑膜切除术 277
踝关节镜下踝关节融合术 277
踝关节镜下距下关节融合术 277
踝关节镜下韧带重建术 277
踝关节镜下韧带修补术 277
踝关节镜下软骨成形术 277
踝关节镜下软骨细胞移植术 277
踝关节镜下软骨修复术 277
踝关节镜下微骨折术 277
踝关节镜下异体骨软骨移植术 277
踝关节镜下游离体取出术 277
踝关节镜下自体骨软骨移植术 277
踝关节距后三角骨损伤 238
踝关节旷置术 277
踝关节莱姆病性关节炎 239
踝关节类风湿性关节炎△ 248
踝关节离断伤 287
踝关节离断术 277
踝关节瘘 239
踝关节梅毒性关节炎 239
踝关节囊缝合术 277

踝关节囊松解术 277
踝关节囊肿 239
踝关节内固定物取出术 277
踝关节内游离体 239
踝关节扭伤 239
踝关节扭伤△ 233,249,256
踝关节前方撞击综合征 239
踝关节强硬 239
踝关节强直步态 239,270
踝关节切开术 277
踝关节切开引流术 277
踝关节韧带修补术 277
踝关节融合术 277
踝关节软组织损伤 239
踝关节三角韧带损伤△ 239
踝关节三平面骨折△ 256
踝关节色素沉着绒毛结节性滑膜炎 239
踝关节松解术 277
踝关节损伤 239
踝关节痛 239
踝关节痛风性关节炎 239
踝关节脱位 239
踝关节脱位△ 238,246
踝关节脱位闭合复位术 277
踝关节脱位切开复位术 277
踝关节外侧副韧带损伤（距腓前韧带/跟腓韧带/距腓后韧带） 239
踝关节外固定架去除术 277
踝关节夏科氏关节炎 239
踝关节修补术 277
踝关节血友病性关节炎 239
踝关节真菌性关节炎 239
踝关节置人物 239
踝关节撞击综合征 239
踝关节撞击综合征△ 238,239
踝管综合征 239
踝和足Ⅳ度电烧伤合并足或足趾坏死 294
踝和足Ⅳ度化学性烧伤合并足或足趾坏死 294
踝和足Ⅳ度烧伤合并足或足趾坏死 294
踝和足电烧伤 294
踝和足冻伤伴有组织坏死△ 406,409
踝和足冻伤伴组织坏死 406
踝和足多处肌肉和肌腱损伤 239
踝和足多处开放性损伤 239
踝和足多处神经损伤 239
踝和足多处血管损伤 239
踝和足腓深神经损伤 239
踝和足化学性烧伤 294
踝和足肌肉和肌腱扭伤 239
踝和足肌肉和肌腱损伤 239
踝和足挤压伤 239
踝和足开放性损伤伴骨折 239
踝和足开放性损伤伴脱位 239
踝和足内在肌和肌腱损伤 239
踝和足浅表冻伤 406
踝和足浅表损伤 239
踝和足韧带断裂 239
踝和足韧带破裂△ 239
踝和足烧伤 294
踝和足神经损伤 239
踝和足水平的多神经损伤△ 239,246
踝和足水平的多血管损伤△ 197,239
踝和足水平的腓深神经损伤△ 239

踝和足水平的皮感觉神经损伤 239
踝和足水平血管的损伤△ 198,239
踝和足血管损伤 239
踝和足趾长屈肌和肌腱损伤 239
踝和足趾长伸肌和肌腱损伤 239
踝滑囊炎 239
踝坏死性筋膜炎 294
踝肌腱末端病△ 232,233,238
踝肌痛 239
踝及距下关节后侧融合术（Campbell方法） 277
踝挤压伤 239
踝挤压伤△ 239
踝胫骨软骨损伤 239
踝距腓前韧带断裂 239
踝距骨剥脱性骨软骨炎 239
踝距骨剥脱性骨软骨炎△ 246
踝距骨软骨损伤 239
踝开放性损伤 239
踝开放性损伤伴骨折 239
踝开放性损伤伴脱位 239
踝内侧副韧带扭伤 239
踝内侧副韧带损伤△ 239
踝内翻△ 238
踝屈肌腱自发性撕裂 239
踝韧带断裂 239
踝韧带缝合术 277
踝三角韧带扭伤 239
踝三角韧带损伤 239
踝外翻 239
踝应力骨折 239
踝阵挛 239,270
踝足部溃疡 239
踝足多处血管损伤 197
踝足血管损伤 197
坏疽 197,294
坏疽性鼻炎 26
坏疽性带状疱疹 368
坏疽性丹毒 368
坏疽性肺炎 76
坏疽性肺炎△ 74
坏疽性蜂窝织炎 368
坏疽性腹疝 97
坏疽性膈疝 97
坏疽性龟头炎 368
坏疽性口炎 368
坏疽性脓皮病 163,368
坏疽性膀胱炎 211
坏疽性脐炎 97
坏疽性肉芽肿 239
坏死 294
坏死杆菌病 368
坏死松解性游走性红斑 368
坏死性痤疮 368
坏死性巩膜炎 5
坏死性呼吸道肉芽肿病 239
坏死性黄色肉芽肿△ 370
坏死性肌病△ 239
坏死性肌炎 239
坏死性结节病样肉芽肿病 76
坏死性筋膜炎 239,368
坏死性筋膜炎△ 251
坏死性溃疡性口炎 42
坏死性淋巴结炎 412
坏死性脉管炎 239

坏死性迷路炎 26
坏死性肉芽肿性血管炎 76
坏死性肾乳头炎 211
坏死性肾小球肾炎 133
坏死性唾液腺化生 42
坏死性涎腺化生△ 42
坏死性血管炎 239
坏死性胰腺炎 412
坏死性龈口炎△ 43
坏死增生性淋巴结病 368
坏血病△ 150
还原体肌病 114
还原型烟酰胺腺嘌呤二核苷酸-辅酶Q还原酶缺乏 144
环孢素中毒 406
环后癌 26
环后区恶性肿瘤△ 26
环甲膜穿刺 84,298
环甲膜切开术 33,84,298
环境性肾损伤 133
环境性睡眠障碍 114
环绕颧骨结扎术 55
环绕下颌结扎术 55
环形钢丝断裂 239
环形红斑 352,368
环形龋 42
环形染色体7综合征 368
环形深度烧伤 294
环形铁粒幼细胞增多性难治性贫血 158
环性心境障碍△ 394
环咽肌切开术 33
环咽肌失弛缓症 26
环咽憩室 26
环咽憩室切除术 33
环枕脱位 239
环状瘢痕挛缩 294
环状扁平苔藓 368
环状染色体17△ 362
环状肉芽肿 368
环状软骨断裂△ 42
环状软骨骨折 33,42
环状软骨上喉部分切除术 33
环状软骨舌骨固定术 33
环状软骨舌骨会厌固定术 33
环状视网膜炎 5
环状胎盘 339
环状弹性组织溶解性巨细胞肉芽肿 368
环状胰腺△ 103
环状银屑病 368
环钻皮肤活检术 386
寰枢关节脱位△ 239
寰枢关节先天性脱位 239
寰枢关节先天性脱位△ 260
寰枢关节旋转半脱位△ 239
寰枢椎半脱位 239
寰枢椎半脱位症△ 232
寰枢（椎）不全半脱位 239
寰枢椎不稳定△ 239
寰枢椎骨折 239
寰枢（椎）关节旋转脱位 239
寰枢椎融合术 277
寰枢椎脱白 239
寰枢椎脱位 239
寰枢椎脱位△ 231,239

寰枢椎旋转半脱位　239
寰枢椎旋转不稳定△　239
寰枢椎椎板钩固定术　277
寰枢椎自发性半脱位　239
寰枕骨生结合△　239
寰枕关节不稳定　239
寰枕关节脱位　239
寰枕关节脱位△　239
寰枕关节先天性脱位　239
寰枕畸形减压术　182
寰椎侧块螺钉固定术　277
寰椎发育不良　239
寰椎骨折　239
寰椎骨折△　239
寰椎关节骨性关节炎　239
寰椎横韧带损伤　239
寰椎后弓切除术　277
寰椎后弓缺如　239
寰椎破裂性骨折　239
寰椎破裂性骨折△　243
寰椎枕骨化　239
缓冲碱　87
缓和剂中毒　406
缓和医疗　311
缓解　158
缓慢连续性超滤　84
缓慢心室率房颤　65
幻触　395
幻觉　395
幻视　5,18,395
幻听　395
幻味　395
幻想性妄想　395
幻嗅　395
幻肢痛　177
幻肢痛△　227
换气功能障碍　76
换气过度　76
换血疗法　361
换药热　294
换药术　298
黄斑变性　5
黄斑部激光光凝术　20
黄斑出血　5
黄斑和后极变性　5
黄斑裂孔　5
黄斑裂孔封闭术　20
黄斑裂孔性视网膜脱离　5
黄斑裂孔性视网膜脱离复位术　20
黄斑劈裂　5
黄斑起皱　5
黄斑前膜剥除术　20
黄斑视网膜前膜　5
黄斑水肿　5
黄斑下膜取出术　20
黄斑中心凹旁毛细血管扩张症　5
黄斑转位术　20
黄疸　97,352,360
黄疸钩端螺旋体病　368
黄疸型钩端螺旋体病△　368
黄貂鱼咬伤　368
黄褐斑　368
黄甲　368
黄甲综合征　368

黄瘤△　144
黄瘤病　368
黄瘤性胆汁性肝硬化　368
黄毛舌　42
黄嘌呤尿　211
黄嘌呤尿症△　211
黄曲霉毒素的毒性效应△　406
黄曲霉毒素中毒　406
黄热病　368,412
黄韧带部分切除术　277
黄韧带肥厚　239
黄韧带骨化　239
黄色瘤　70,144
黄色瘤△　368
黄色瘤性垂体炎　144
黄色肉芽肿性肾盂肾炎　211
黄体功能不足　323
黄体生成素受体突变　144
黄癣　368,412
蝗虫皮炎　368
磺胺类药物中毒　406
磺胺类中毒△　406
灰发　368
灰发营养障碍症　368
灰甲　368
灰泥角化病　368
灰泥角化症△　368
灰色血小板综合征　158
灰质变性　114
挥鞭伤　239
挥发性溶剂的有害使用　390
挥发性溶剂急性中毒　390
挥发性溶剂戒断状态　390
挥发性溶剂使用障碍　390
挥发性溶剂所致的残留性和迟发性精神
　性障碍　390
挥发性溶剂所致的残留性和迟发性精神障
　碍　406
挥发性溶剂所致的精神病性障碍　390
挥发性溶剂所致的精神和行为障碍　390
挥发性溶剂所致的精神障碍　406
挥发性溶剂所致的遗忘综合征　390
挥发性溶剂依赖综合征　390
挥发性溶剂中毒　406
回波时间　129
回肠闭锁△　103,355
回肠部分切除术　169,311
回肠代膀胱术　169
回肠代输尿管术　169
回肠恶性肿瘤　97
回肠 - 肛管吻合术　169
回肠 - 肛门吻合术　311
回肠 - 横结肠吻合术　169,311
回肠 - 降结肠吻合术　169
回肠 - 结肠切除术　169,311
回肠 - 结肠吻合术　311
回肠克罗恩病　97
回肠 - 空肠吻合术　169,311
回肠良性肿瘤　97
回肠 - 盲肠吻合术　169
回肠黏膜脱垂　97
回肠膀胱扩大术　218
回肠膀胱尿流改道术　218
回肠膀胱术　218

回肠破裂　97
回肠破裂修补术　169
回肠切除术　169,311
回肠 - 升结肠吻合术　169,311
回肠损伤　97,163
回肠外置术　169,311
回肠 - 乙状结肠吻合术　169,311
回肠永久性造口术　169,311
回肠暂时性造口术　169,311
回肠造口闭合术　169
回肠造口术　218
回肠造口术的安装和调整　97
回肠造口术湿疹　368
回肠造口维护　97
回肠 - 直肠吻合术　169,311
回肠贮袋肛管吻合术　169
回返放电　129
回归热　368,412
回盲瓣良性肿瘤　97
回盲部恶性肿瘤　97
回盲部憩室　97
回盲部切除术　169
回盲部肉芽肿　97
回盲部肿物　97
回盲肠皮肤尿流改道术　218
回盲恶性肿瘤△　97
回缩睾丸　211
回旋加速器　319
回旋形脉络膜萎缩　5
回旋形线状鱼鳞病　368
回旋状脉络膜视网膜萎缩　5
回状颅皮　368
回状头皮△　368
蛔虫病　97,368,412
会聚性共同性斜视　5
会厌病损切除术　33
会厌分叉　31
会厌过长　31
会厌交界性肿瘤　26
会厌良性肿瘤　26
会厌囊肿　26
会厌脓肿　26
会厌切除术　33
会厌缺失　31
会厌肉芽肿　26
会厌炎　26
会阴Ⅰ度裂伤　339
会阴Ⅱ度裂伤　339
会阴Ⅲ度裂伤　339
会阴Ⅲ ~ Ⅳ度裂伤缝合　333
会阴Ⅳ度裂伤　339
会阴瘢痕　323
会阴瘢痕△　294
会阴瘢痕挛缩　294
会阴瘢痕切除松解人工真皮移植术　298
会阴瘢痕切除松解脱细胞真皮自体皮移植
　术　299
会阴瘢痕切除松解自体大张皮片移植术　299
会阴瘢痕松解带蒂皮瓣转移术　299
会阴瘢痕松解游离植皮术　299
会阴病损切除术　218,290,311,333,386
会阴部瘢痕　326,379
会阴部恶性肿瘤　211
会阴部溃疡　287,294

会阴部扩创术 333
会阴部皮肤软组织缺损并感染 294
会阴部皮肤撕脱伤 294
会阴部切口疝 97
会阴部烧伤 294
会阴侧切伤口感染 339
会阴侧切伤口愈合不良 339
会阴陈旧性产科裂伤修补术 333
会阴陈旧性裂伤 323
会阴成形术 333
会阴挫伤 287
会阴电烧伤 294
会阴化学性烧伤 294
会阴继发恶性肿瘤 304
会阴开放性损伤 239
会阴裂伤 339
会阴裂伤缝合术 218,290,386
会阴裂伤累及肛门括约肌 339
会阴裂伤累及肛门黏膜 339
会阴裂伤累及会阴肌肉 339
会阴裂伤累及盆底 339
会阴裂伤累及皮肤 339
会阴裂伤累及阴唇系带 339
会阴裂伤累及阴道 339
会阴裂伤累及阴道肌肉 339
会阴裂伤累及阴道直肠隔 339
会阴裂伤累及直肠黏膜 339
会阴裂伤伤口感染 339
会阴裂伤伤口愈合不良 339
会阴囊肿 323
会阴黏膜擦伤 339
会阴脓肿 368
会阴切开缝合术(会阴后侧切) 347
会阴切开缝合术(会阴正中切) 347
会阴切开术 347
会阴切开异物取出术 333,386
会阴切开引流术 333,386
会阴切口感染△ 339
会阴切口疝 323
会阴伤口愈合不良△ 339
会阴烧伤△ 294
会阴撕裂伤 323
会阴损伤 239
会阴损伤后遗症 399
会阴疼痛 106
会阴疼痛△ 97
会阴痛 97
会阴阴道Ⅰ度裂伤修复术 348
会阴阴道Ⅱ度裂伤修复术 348
会阴阴道Ⅲ度裂伤修复术 348
会阴阴道Ⅳ度裂伤修复术 348
会阴 - 阴道复杂裂伤 339
会阴阴道复杂裂伤修复术 348
会阴阴道伤口清创缝合术 348
会阴阴囊皮瓣尿道成形术 218
会阴直肠瘘闭合术 169
会阴直肠瘘修补术 169
会阴 - 直肠拖出术 311
会阴直肠拖出术 169
绘人测验 398
绘人智力测验△ 398
秽语症 390
喙肱韧带扭伤 239

喙肩韧带切断术 277
喙锁间骨化 239
喙锁韧带损伤△ 239
喙突骨折 42,239
喙突后注射法 55
喙突截骨术 277
喙突下滑囊炎 239
喙突下脱位 239
喙突撞击综合征 239
毁损肺△ 77
毁损性烧伤 294
毁胎手术的单胎分娩 339
毁胎术 347
昏迷 352
婚姻治疗 397
混合充血 18
混合呼出气二氧化碳分压 87
混合呼出气二氧化碳浓度 87
混合呼出气氧分压 87
混合呼出气氧浓度 87
混合呼吸商 87
混合静脉血氧饱和度 87
混合静脉血氧分压 87
混合静脉血氧含量 87
混合淋巴细胞培养 158
混合瘤 240
混合瘤△ 41
混合囊肿 368
混合室法 87
混合细胞型经典霍奇金淋巴瘤 158
混合型阿尔茨海默病 114
混合型卟啉病 158
混合型肠道蠕虫病 97,412
混合型地方性呆小病 144
混合型淀粉样变病 368
混合型分裂情感性障碍△ 389
混合型高甘油酯血症 155
混合型高脂血症 144
混合型固定(髋关节) 277
混合型固定(膝关节) 277
混合型过敏性紫癜 367
混合型和其他人格障碍 390
混合型颈椎病 240
混合型抗癫痫药中毒 406
混合型麻风 412
混合型脑膜瘤 114
混合型脑性瘫痪 399
混合型膀胱破裂△ 211
混合型皮层和皮层下血管性痴呆 △ 392
混合型鞘膜积液 211
混合型人格障碍 390
混合型肾小管酸中毒△ 135
混合型胎盘早剥 339
混合型先天性碘缺乏综合征 144
混合型心绞痛 65
混合性白内障 5
混合性调节性内斜视 5
混合性发绀 82
混合性分离性障碍 390
混合性分离[转换]性障碍 390
混合性骨病 133
混合性呼吸困难 31,82
混合性焦虑与抑郁障碍 390
混合性焦虑障碍 390

混合性结缔组织病 240,368
混合性结缔组织病肾损害 133
混合性瘘 323
混合性膀胱破裂 211
混合性品行与情感障碍 390
混合性强迫思维和动作 390
混合性青光眼 5
混合性情感发作 390
混合性上皮样及梭状细胞黑素瘤 368
混合性生殖细胞肿瘤 177
混合性失语 399
混合性嗜碱细胞 - 嗜碱细胞腺瘤△ 149
混合性睡眠呼吸暂停 76
混合性睡眠呼吸暂停低通气综合征 114
混合性酸碱平衡失调 155,352
混合性酸碱平衡紊乱△ 78,352
混合性酸中毒 155,352
混合性特定发育障碍 390
混合性特定性发育障碍△ 390
混合性通气功能障碍 76
混合性细胞反应 129
混合性心绞痛 65
混合性学习技能障碍△ 390
混合性学校技能障碍 390
混合性血管内皮细胞瘤 240
混合性牙瘤 43
混合性脂肪肉瘤 240
混合性周围神经病 114
混合性转换性障碍△ 390
混合痔 97
混合痣 240,368
混杂性神经鞘肿瘤 240
活动过度 399
活动连接术 55
活动耐量下降 70
活动期沙眼 412
活动受限 240,270
活动性义眼台置入术 20
活化蛋白 C 抵抗 158
活检△ 277
活塞型松动 240
活体组织检查 277
活跃期停滞 339
活跃期延长 339
活组织检查后的孕产妇医疗 339
火器性脑损伤清创术 182
火焰状出血 18
钬激光巩膜切除术 20
获得性 C1-INH 缺陷与血管性水肿 368
获得性长 QT 综合征 65
获得性毳毛增多症 368
获得性大疱性表皮松解症 368
获得性癫痫性失语 114,390
获得性动静脉瘘 368
获得性多发性血管瘤病 368
获得性多灶性感觉运动神经病 114
获得性反应性穿通性胶原病 368
获得性睾丸功能障碍 144
获得性脊柱后凸 240
获得性脊柱后凸△ 238
获得性脊柱前凸 240
获得性脊柱前凸△ 238,243
获得性脊柱弯曲 240
获得性脊椎滑脱 240

获得性脊椎前移△ 238
获得性甲状旁腺功能减退症△ 144
获得性甲状腺功能减退症 144
获得性结膜黑变病 5
获得性麻痹性斜视△ 4
获得性免疫缺陷综合征 158
获得性免疫缺陷综合征伴坏死性肾上腺炎 144
获得性囊性肾病 133
获得性脑弓形虫病 114
获得性溶血性贫血△ 352
获得性失语综合征△ 114,390
获得性特发性网状青斑 368
获得性痛觉缺失 240
获得性血管性水肿 368
获得性血友病 158
获得性牙列缺损 43
获得性鱼鳞病 368
获得性指状纤维角皮瘤 368
获得性指状纤维角皮瘤△ 384
获得性周围神经病 114
获得性姿势性脊柱后凸 240
获得性姿势性脊柱前凸 240
霍法综合征△ 141
霍夫曼征 240,270
霍乱 97,412
霍乱暴发型 97
霍乱面容 419
霍乱轻型 97
霍乱中型 97
霍乱重型 97
霍曼手术 169
霍纳综合征 5,76,368
霍普金斯词语学习测验 398
霍奇金淋巴瘤 368

J

击出性和击入性骨折△ 39,226
饥饿性酮症 155
机化性肺炎 76
机会性感染 294
机会性寄生虫病 412
机能性幻觉△ 395
机器人辅助腹腔镜下肝切除术 169
机器人辅助经阴道子宫广泛性切除术 333
机器人辅助胸腔镜手术 190
机器人辅助直肠癌根治术 169
机器人子宫改良广泛性切除术 333
机器人子宫广泛性切除术 333
机械瓣功能障碍 197
机械瓣膜置换术后瓣周漏 197
机械磨削术 386
机械通气 84,361
机械通气监测 87
机械通气频率 87
机械通气相关性电解质紊乱 76
机械通气相关性肺水肿 76
机械通气相关性肺损伤 76
机械通气相关性膈肌功能障碍 76
机械通气相关性酸碱失衡 76
机械通气氧疗 84
机械性肠梗阻 97,352
机械性痤疮 368

机械性尿路梗阻 211
机械性溶血性贫血 352
机械性上睑下垂 5
机械性窒息 406
机械引产失败 339
肌、眼、脑病 114
肌氨酸血症 155
肌瓣术 299
肌瓣填塞 277
肌病伴有镶边空泡 114
肌病伴有圆柱状螺旋体 114
肌病性呼吸困难 31
肌病性募集相 129
肌颤搐放电 129
肌电检测 37
肌电图 129
肌电图检查 193
肌电图学 129
肌电图异常 240
肌断裂吻合术后 399
肌发育不全 240
肌管肌病△ 114
肌管性肌病 114
肌红蛋白尿 138,294
肌间隙综合征 240
肌腱、血管、神经探查术 277
肌腱病损切除术 277,311
肌腱成形术 277,290
肌腱打孔术 277
肌腱端病 240
肌腱断伤 287
肌腱钙化 240
肌腱钙化△ 240
肌腱固定术 277,290
肌腱后徙术 277
肌腱滑车重建术 277
肌腱滑脱 240
肌腱结核 240
肌腱紧缩术 277
肌腱挛缩 240,399
肌腱嵌压 240
肌腱切除术 277,311
肌腱撕裂 287
肌腱损伤 240
肌腱探查术 277
肌腱徙前术 290
肌腱延长术 277,299
肌腱延迟缝合术 277
肌腱炎 240
肌腱移位术 262,264,267
肌腱移植术 277,299
肌腱再接术 278
肌腱粘连松解术 299
肌腱转位术 299
肌腱转移术 278
肌结核 240
肌结核△ 240
肌筋膜疼痛 43
肌筋膜痛△ 43
肌筋膜炎 240
肌力检查 403
肌磷酸化酶缺乏综合征 240
肌挛缩型 Ehlers-Danlos 综合征△ 110,226
肌内黏液瘤 240

肌内血管瘤 240
肌念珠菌病 368
肌皮瓣术 299
肌皮瓣移植术 278
肌皮瓣游离移植术 386
肌神经缝合术 278
肌神经损伤 114
肌神经探查术 278
肌神经吻合术 278
肌牵张反射 129
肌强直放电 129
肌强直性肌营养不良 240
肌切开术 278,386
肌肉瘢痕 240
肌肉病损切除术 278,290,311
肌肉超声 129
肌肉成形术 278,290
肌肉断伤 287
肌肉发育不良△ 240
肌肉分离 240
肌肉骨骼系统淋球菌感染 412
肌肉关节疾病的特殊筛选检查 403
肌肉核磁检查 129
肌肉活组织检查 114
肌肉结核 240
肌肉劳损 240
肌肉良性肿瘤 287
肌肉挛缩 240,399
肌肉麻痹性钙化 240
肌肉麻痹性骨化 240
肌肉囊虫病 240
肌肉囊虫病△ 413
肌肉囊尾蚴病 413
肌肉囊尾蚴病△ 240
肌肉脓肿 240
肌肉切除术 278,290
肌肉切断术 278
肌肉切开异物取出术 278,290
肌肉切开引流术 278
肌肉切取术 278
肌肉清创术 278
肌肉缺血性梗死 240
肌肉肉毒碱棕榈酰转移酶缺乏 155
肌肉肉芽肿 240
肌肉松解术 278
肌肉损伤 240
肌肉位 59
肌肉萎缩 240,270,399
肌肉萎缩症△ 399
肌肉血肿钙化 240
肌肉移位术 278
肌肉移植术 278,290
肌肉游离移植术 278
肌肉再接术 278
肌肉脂肪浸润 240
肌疝 240
肌上皮癌 43,240
肌上皮岛 43
肌上皮瘤 43,240,369
肌神经疾患 114
肌酸磁共振波谱分析 129
肌酸激酶检查 129
肌痛 240
肌萎缩 240

肌萎缩△ 260
肌萎缩侧索硬化 114
肌萎缩侧索硬化△ 240
肌萎缩 - 共济失调 - 色素性视网膜炎 - 糖尿病综合征 144
肌萎缩型脊髓侧索硬化症 240
肌萎缩性颈椎病 240
肌无力 240
肌无力综合征 116,119
肌细胞瘤 304
肌纤维变性 240
肌纤维传导速度 129
肌纤维动作电位 129
肌纤维瘤 240
肌纤维瘤病 240
肌性斜颈 240
肌性周细胞瘤 240
肌炎 5,240,399
肌 - 眼 - 脑病△ 114
肌营养不良 5,114,240,399
肌源性运动单位电位 129
肌运动迟缓 240
肌运动失调 240
肌张力低下 360
肌张力低下型脑瘫△ 399
肌张力低下型脑性瘫痪 399
肌张力障碍 114,177,399
肌阵挛 - 猝倒发作的癫痫 114
肌阵挛癫痫伴破碎红纤维 114
肌阵挛发作 114
肌阵挛发作△ 120
肌阵挛失神 114
肌阵挛失神癫痫 114
肌阵挛失张力发作 114
肌阵挛失张力共济失调 114
肌阵挛性小脑共济失调 114
肌阵挛性癫痫持续状态△ 120
肌阵挛性肌张力障碍 114
肌阵挛性肌张力障碍张力失常 113,114
肌阵挛性失神发作 114
肌阵挛性小脑协同失调 114
肌震颤 240
肌钟摆试验 240,270
肌周细胞瘤△ 240
鸡胸 82
鸡胸反 NUSS 钢板取出术 190
鸡胸反 NUSS 手术 190
鸡胸矫正术 190
鸡胸胸腔镜反 NUSS 手术 190
鸡眼 240,369
积水性无脑畸形 177
积水性无脑畸形△ 123
积液 76
基础代谢率 301
基础代谢率异常 144
基础肺容积 87
基础肺容量 87
基底动脉斑块 129
基底动脉闭塞 114
基底动脉闭塞和狭窄（未造成脑梗死） 114
基底动脉顶端动脉瘤 177
基底动脉顶端动脉瘤破裂△ 114
基底动脉畸形 114
基底动脉夹层 114,177
基底动脉尖综合征 114

基底动脉瘤 114,177
基底动脉瘤破裂 114
基底动脉栓塞 114
基底动脉狭窄 114
基底动脉型偏头痛 114
基底动脉血栓形成 114
基底动脉造影 182
基底节病变 114
基底节出血 114
基底节恶性肿瘤 177,304
基底节脑梗死 114
基底节脓肿 114
基底节区出血△ 114
基底节性失语 399
基底鳞状细胞癌 369
基底细胞癌 43,240,294,369
基底细胞瘤 369
基底细胞腺癌 43
基底细胞腺瘤 43
基底细胞型成釉细胞瘤 43
基底细胞样毛囊错构瘤 369
基底型偏头痛 114
基恩创伤后应激障碍量表 398
基孔肯雅热 413
基因检查 129
基因组测序 161
基质层和深层角膜炎 5
畸变耳声发射 37
畸胎瘤 114,177,240
畸胎瘤恶性转化 177
畸胎型髋脱位△ 240
畸胎型脱位 240
畸形 240,270
畸形精子症 211
畸形恐惧 395
畸形舌侧尖 43
畸形舌侧窝 43
畸形舌沟 43
畸形舌尖△ 43
畸形性骨炎 240
畸形性骨炎△ 241
畸形愈合 240
畸形中央尖 43
畸形侏儒综合征 240
畸形足△ 260,402
畸形足松解术 278
奇静脉封堵术 71,169,302
奇静脉结扎术 169,190,302
奇静脉损伤 188,197
稽留流产 323
激光除腋臭术 386
激光除皱术 386
激光共聚焦显微镜皮肤检查 387
激光光动力治疗 311
激光抗皮肤老化治疗 386
激光泪道探通术 20
激光磨削术 386
激光烧伤 369
激光烧灼术 386
激光射频手术 182
激光手术 182
激光损伤 369
激光所致眼损伤 406
激光瞳孔成形术 20

激光脱毛术 386
激光周边虹膜成形术 20
激光周边虹膜切开术 20
激活型单核样细胞 129
激素反应性脑病伴自身免疫甲状腺炎△ 153
激素合成障碍不伴甲状腺炎 144
激素合成障碍性甲状腺肿 144
激素类及其合成代用品中毒 61
激素类拮抗剂中毒 406
激素生成障碍性甲状腺肿 153
激素失调 144
激素依赖性皮炎△ 379
激越 395
激越状态 390
吉尔伯特综合征△ 99,350
吉兰 - 巴雷综合征 114,413
吉姆萨染色 161
吉特曼综合征△ 141
极低出生体重儿 352
极低密度脂蛋白型高脂蛋白血症 155
极度纺锤 129
极度肥胖症伴小泡性肺换气不足 144
极高危 65
极化 129
极期 294
极外侧型椎间盘突出 240
极外侧腰椎间盘突出症△ 240
极外侧腰椎椎间融合术 278
极性胶质母细胞瘤 177
极重度精神发育迟缓（无或轻微行为缺陷的）△ 390
极重度精神发育迟缓（需要加以关注或治疗的显著行为缺陷）△ 390
极重度精神发育迟滞 390
极重度精神发育迟滞无或轻微的行为缺陷 390
极重度精神发育迟滞显著的行为缺陷（需要加以关注或治疗） 390
极重型流行性乙型脑炎△ 117
即刻义齿 55
急变期 158
急产 339
急腹症 97
急进性肾小球病 352
急进性肾小球肾炎 133,352
急进型肾小球肾炎△ 353
急进性肾小球肾炎Ⅰ型 133
急进性肾小球肾炎Ⅱ型 133
急进性肾小球肾炎Ⅲ型 133
急进性肾炎 352
急进性肾炎综合征 133
急进性新月体性肾小球肾炎 352
急性 B 细胞 / 髓系混合白血病（非特指） 158
急性 HIV 感染 369
急性 ST 段抬高型侧壁心肌梗死△ 65,197
急性 ST 段抬高型心肌梗死 65,197
急性 T 细胞 / 髓系混合白血病（非特指） 158
急性阿米巴痢疾 97
急性白血病 158
急性鼻窦脓肿 26
急性鼻窦炎 76
急性鼻咽炎 76
急性扁桃体炎 26,76
急性变应性结膜炎 5

急性丙型病毒性肝炎 97,352
急性丙型肝炎 413
急性病毒性肝炎 352,413
急性播散性脑脊膜炎 5
急性播散性脑脊髓炎 114,413
急性播散性脑炎 114
急性播散性脱髓鞘 114
急性不完全性弛缓性瘫痪 240
急性不完全性痉挛性瘫痪 240
急性侧壁心肌梗死 65,197
急性侧壁再发心肌梗死 197
急性侧壁再发心肌梗死△ 63
急性侧壁正后壁心肌梗死 65,197
急性侧壁正后壁再发心肌梗死 65
急性长节段横贯性脊髓炎 114
急性肠阿米巴病 97
急性肠梗阻 352
急性肠系膜淋巴结炎 97,413
急性肠炎 97
急性弛缓性麻痹 240
急性弛缓性瘫痪 240
急性出血坏死性胰腺炎 97,352
急性出血性肠炎 97
急性出血性坏死性肠炎 97
急性出血性结膜炎 5,352
急性出血性脑白质病 114
急性出血性脑灰质炎△ 122,393
急性出血性乳突炎 352
急性出血性胰腺炎 413
急性出血性胰腺炎 97,352
急性穿孔性阑尾炎 97,163
急性传染性间质肾炎 352
急性次大面积肺栓塞 76
急性刺激性接触性皮炎 369
急性大面积肺栓塞 65,76
急性单纯性阑尾炎 97,163
急性单核细胞白血病 158
急性胆管炎 97,352
急性胆囊炎 97
急性胆囊炎伴胆囊结石△ 94
急性低风险性肺栓塞 76
急性低容量性低钠血症 76
急性低容量性高钠血症 76
急性低氧通气反应 76
急性蝶窦炎 26
急性痘疮样苔藓样糠疹 369
急性多发性龈脓肿 43
急性多发神经根性神经炎 230
急性多形性精神病性障碍 390
急性发热性皮肤黏膜淋巴结综合征 369
急性发热性嗜中性皮病 369
急性发热性嗜中性细胞皮肤病△ 369
急性泛发性扁平苔藓 369
急性泛发性发疹性脓疱病 369
急性泛发性脓疱型银屑病 369
急性泛自主神经病 114
急性放射病 294
急性放射性蜂窝织炎 318
急性放射性皮炎 369
急性非Q波心肌梗死△ 65,197
急性非Q波型心肌梗死 65,197
急性非ST段抬高型心肌梗死 65,197
急性非化脓性中耳炎 352
急性非淋巴细胞性白血病 158

急性非特异性龈炎 43
急性肺动脉栓塞 197
急性肺荚膜组织胞浆菌病 76,413
急性肺球孢子菌病 352,413
急性肺栓塞 65,352
急性肺水肿 65,197
急性肺损伤 76,294
急性肺血栓栓塞症 65
急性肺芽生菌病 76,352,413
急性肺源性心脏病 65,76
急性肺组织胞浆菌病 352
急性肺组织质菌病 369
急性分裂症样精神病 390
急性风湿热 240
急性风湿性关节炎 240
急性风湿性全心炎 197
急性风湿性心肌炎 197
急性风湿性心内膜炎 197
急性风湿性心脏病 65
急性蜂窝织炎 163
急性腹膜炎 97,352
急性肝衰竭 97,352,413
急性感觉神经病 114
急性感觉运动神经病 114
急性感染后肾小球肾炎 133
急性感染后多神经病△ 114
急性感染性心内膜炎 65
急性感染性心内膜炎△ 352
急性感染性咽炎 26
急性肛裂 97
急性高侧壁心肌梗死 65,197
急性高侧壁再发心肌梗死 197
急性高侧壁正后壁心肌梗死 65
急性高钾血症 76
急性高尿酸肾病 133
急性高尿酸血症肾病△ 133
急性高容量性低钠血症 76
急性高容量性高钠血症 76
急性高山病 76
急性高原病 114
急性高原反应 76
急性膈面心肌梗死 197
急性根尖周炎 43
急性梗阻性胆管炎 352
急性梗阻性喉炎 26,76
急性梗阻性化脓性胆管炎△ 97
急性共济性内斜 5
急性骨髓炎 240
急性冠脉综合征 65
急性冠状动脉供血不足 65
急性冠状动脉支架内血栓形成 65
急性光化性外耳炎 43
急性广泛前壁+高侧壁心肌梗死△ 197
急性广泛前壁、高侧壁、下壁心肌梗死△ 65
急性广泛前壁、高侧壁、下壁再发心肌梗死△ 65
急性广泛前壁、高侧壁心肌梗死 197
急性广泛前壁、下壁心肌梗死△ 65
急性广泛前壁高侧壁下壁心肌梗死 65
急性广泛前壁高侧壁心肌梗死 65
急性广泛前壁下壁高侧壁再发心肌梗死 65
急性广泛前壁下壁心肌梗死 65
急性广泛前壁心肌梗死 65,197
急性广泛前壁再发心肌梗死 65

急性过敏性间质性肾炎 133
急性海绵窦血栓性静脉炎 5
急性和暴发性类鼻疽 413
急性和亚急性出血性白质脑炎 114
急性和亚急性虹膜睫状体炎 5
急性颌创伤 43
急性颌下淋巴结炎 352
急性横贯性脊髓炎 114
急性红白血病 158
急性喉气管炎 26,76
急性喉炎 26,76
急性后壁心肌梗死 65,197
急性后壁再发心肌梗死 197
急性后极部多发性鳞状色素上皮病变 5
急性后间壁再发心肌梗死 197
急性呼吸窘迫综合征 294
急性呼吸窘迫综合征△ 76
急性呼吸衰竭 76
急性呼吸碱中毒 76
急性呼吸酸中毒 76
急性化脓性边缘性颌骨骨髓炎 43
急性化脓性扁桃体炎 26
急性化脓性胆管炎 97,352
急性化脓性胆囊炎 97
急性化脓性胆囊炎伴胆囊结石△ 94
急性化脓性腹膜炎△ 97
急性化脓性肝胆管炎 97,352
急性化脓性根尖周炎 43
急性化脓性梗阻性胆管炎 97,352
急性化脓性甲状腺炎 26
急性化脓性阑尾炎 97,163
急性化脓性阑尾炎伴穿孔 97,163
急性化脓性阑尾炎伴腹膜炎 97,163
急性化脓性阑尾炎伴阑尾周围脓肿 97
急性化脓性阑尾炎伴阑尾周围炎 97,163
急性化脓性阑尾炎伴周围脓肿 163
急性化脓性弥漫性腹膜炎 97,352
急性化脓性乳突炎△ 352
急性化脓性腮腺炎 26,43
急性化脓性胰腺炎△ 97
急性化脓性中耳炎 26,352
急性化脓性中央性颌骨骨髓炎 43
急性化学性支气管炎 76
急性坏疽性胆囊炎 97
急性坏疽性阑尾炎 97,163
急性坏疽性阑尾炎伴穿孔 97
急性坏疽性阑尾炎伴穿孔伴弥漫性腹膜炎 97
急性坏死溃疡性龈炎 43
急性坏死性肠炎 413
急性坏死性溃疡性龈口炎 43
急性坏死性溃疡性龈炎△ 43
急性坏死性乳突炎 352
急性坏死性胰腺炎 97,352
急性坏死性中耳炎 26
急性黄疸型丙型肝炎 413
急性黄疸型丙型肝炎△ 91
急性黄疸型甲型肝炎 413
急性黄疸型戊型肝炎 97
急性黄疸型乙型肝炎 97,413
急性黄疸型乙型肝炎△ 350
急性黄色肝萎缩 97
急性挥鞭伤 240
急性蛔蚴性肺炎 76,413

急性会厌炎 76
急性混合白血病(非特指 - 少见类型) 158
急性肌张力反应△ 395
急性肌张力失常 395
急性脊髓灰质炎 114,413
急性脊髓前部损伤 240
急性脊髓损伤 240
急性脊髓炎 114
急性脊柱关节炎 240
急性脊柱椎管狭窄 240
急性甲型肝炎 413
急性甲状腺炎 144
急性假痛风 240
急性间壁再发心肌梗死 197
急性间歇性卟啉病 369
急性间质性肺炎 76
急性间质性肾炎 133
急性睑腺炎 5
急性浆样树突状细胞肿瘤 158
急性浆液性根尖周炎 43
急性浆液性牙髓炎 43
急性结肠炎 97
急性结膜炎 5
急性精神分裂样精神病性障碍 390
急性精神分裂样精神病性障碍(伴有急性应激反应) 390
急性精神分裂样精神病性障碍(不伴急性应激反应) 390
急性精神分裂症性发作 390
急性精神分裂症样精神病性障碍△ 390
急性精神分裂症样精神病性障碍(伴有急性应激反应)△ 388
急性精神分裂症样精神病性障碍(不伴急性应激反应)△ 388
急性颈部扭伤 240
急性颈肌僵硬 240
急性颈淋巴结炎 352
急性颈痛 240
急性痉挛性瘫痪 240
急性酒精性肝衰竭△ 104
急性酒精性胰腺炎△ 98
急性酒精中毒 390
急性巨核细胞白血病 158
急性卡他性扁桃体炎 26
急性卡他性结膜炎 352
急性咳嗽 76
急性溃疡性扁桃体炎 26
急性阑尾炎 97,163,352
急性阑尾炎伴穿孔 97,163
急性阑尾炎伴腹膜脓肿△ 97
急性阑尾炎伴腹膜炎 97
急性阑尾炎伴腹腔脓肿 97
急性阑尾炎伴弥漫性腹膜炎 97
急性阑尾炎穿孔伴腹膜炎 97
急性阑尾炎穿孔伴局限性腹膜炎△ 97
急性阑尾炎及阑尾周围炎 97
急性泪囊炎 5
急性泪腺炎 5
急性泪小管炎 5
急性类鼻疽 413
急性粒 - 单核细胞白血病 158
急性链球菌感染后肾小球肾炎 133
急性链球菌感染后肾小球肾炎△ 353
急性链球菌感染后肾炎△ 133

急性链球菌性龈口炎 43
急性链球菌龈口炎 413
急性淋巴管炎 352
急性淋巴结炎 352
急性淋巴细胞性白血病 158
急性淋巴细胞性白血病 L1 型 158
急性淋巴细胞性白血病 L2 型 158
急性淋巴细胞性白血病 L3 型 158
急性淋球菌性龟头包皮炎 369
急性磷酸盐肾病 144
急性滤泡性扁桃体炎 26
急性卵巢炎 323
急性麻痹性脊髓灰质炎 413
急性弥漫性腹膜炎 97,352
急性弥漫性腹膜炎△ 100
急性糜烂性胃炎 97
急性脑病及内脏脂肪变性 369
急性脑病综合征△ 390
急性脑膜脑炎 114
急性脑膜炎 114
急性脑膜炎球菌败血症 413
急性脑器质性综合征 390
急性脑血管炎 114
急性脑肿胀 177
急性尿路感染 133
急性尿酸肾病 144
急性尿酸盐肾病 211
急性脓胸 76
急性女性盆腔蜂织炎 323
急性女性盆腔炎 323
急性女阴溃疡 369
急性膀胱炎 133,352
急性疱疹性龈口炎△ 40
急性皮肤放射损伤 294
急性皮肤红斑狼疮 369
急性气管炎 76
急性气管 - 支气管炎 76
急性气管支气管炎△ 76
急性起病的血管性痴呆 390
急性恰加斯病 413
急性荨麻疹 369
急性前壁 + 下壁心肌梗死△ 197
急性前壁、高侧壁、下壁心肌梗死△ 65
急性前壁、高侧壁心肌梗死△ 65
急性前壁、下壁心肌梗死△ 65
急性前壁、下壁再发心肌梗死△ 65
急性前壁侧壁心肌梗死 65,197
急性前壁高侧壁下壁心肌梗死 65
急性前壁高侧壁心肌梗死 65
急性前壁高侧壁再发心肌梗死 65
急性前壁下壁心肌梗死 65,197
急性前壁下壁再发心肌梗死 65
急性前壁心肌梗死 65,197
急性前壁再发心肌梗死 66,197
急性前侧壁下壁心肌梗死 66
急性前侧壁心肌梗死 66
急性前间壁高侧壁心肌梗死 66
急性前间壁 + 高侧壁心肌梗死△ 65
急性前间壁高侧壁再发心肌梗死 66
急性前间壁下壁心肌梗死 66
急性前间壁下壁再发心肌梗死 66
急性前间壁心肌梗死 66,197
急性前间壁再发心肌梗死 66
急性前角脊髓灰质炎 240

急性前葡萄膜炎 5
急性侵袭性真菌性鼻窦炎 26
急性轻症胰腺炎 97
急性区域性隐匿性外层视网膜病变 5
急性全髓增殖症伴骨髓纤维化 158
急性全自主神经病△ 122
急性全自主神经障碍 114
急性缺钾性低钾血症 76
急性缺血性肠坏死 100,354
急性人类免疫缺陷病毒感染 413
急性溶血性贫血 352
急性乳突积脓 352
急性乳突炎 352
急性乳腺炎 163
急性腮腺炎 43
急性色素上皮炎 5
急性筛窦炎 26
急性上颌窦炎 26
急性上呼吸道感染 76
急性上呼吸道梗阻 294
急性上消化道出血 97,352
急性上行性脊髓炎 114
急性神经根脊髓炎 114
急性肾病 352
急性肾功能衰竭 294
急性肾功能衰竭△ 213,294
急性肾皮质坏死△ 214
急性肾衰竭(肾前性 / 肾性 / 肾后性) 133
急性肾衰竭 352
急性肾衰竭伴肾皮质坏死 352
急性肾衰竭伴肾髓质坏死 352
急性肾衰竭伴肾小管坏死 352
急性肾损伤(肾前性 / 肾性 / 肾后性) 133
急性肾损伤Ⅰ期 133
急性肾损伤Ⅱ期 133
急性肾损伤Ⅲ期 133
急性肾小管 - 间质肾炎△ 133
急性肾小管坏死 133,294,352
急性肾小管间质肾炎 133
急性肾小管损伤 134
急性肾小球病 352
急性肾小球肾炎 134,352
急性肾小球肾炎伴急进型肾小球肾炎 352
急性肾小球肾炎伴增生性肾小球肾炎 352
急性肾炎 352
急性肾炎伴坏死性肾小球肾炎 352
急性肾炎综合征 134,352
急性肾盂肾炎 134,352
急性肾盂炎 352
急性渗出性胸膜炎△ 76
急性生理学和慢性健康状况评价 87
急性生理学和慢性健康状况评价Ⅰ 87
急性生理学和慢性健康状况评价Ⅱ 87
急性生理学和慢性健康状况评价Ⅲ 87
急性生理学和慢性健康状况评价Ⅳ 87
急性声门下喉炎 26
急性失血性贫血 352
急性视网膜坏死 5
急性视网膜坏死综合征 369
急性嗜碱细胞白血病 158
急性嗜酸粒细胞白血病 158
急性嗜酸粒细胞性肺炎 76
急性手术后胰腺炎△ 91
急性输卵管卵巢炎 323

急性输卵管炎 323
急性双表型白血病 158
急性双系列白血病 158
急性水肿性喉炎△ 28
急性水肿性咽炎 26
急性水肿性胰腺炎 352,413
急性撕脱性骨折 240
急性髓系白血病 158
急性髓系白血病伴 CBFB-MYH11 304
急性髓系白血病伴有 t(8;21)(q22;q22),
　(AML1/ETO) 304
急性髓系白血病部分分化型 158
急性髓系白血病微分化型 158
急性髓系白血病未分化型 159
急性髓细胞白血病 159
急性髓细胞白血病△ 158
急性髓细胞白血病(非特指) 159
急性髓质乳头状坏死 352
急性胎儿宫内窘迫 339
急性痛风性关节炎 240
急性透析性脑病 114
急性外耳道炎 43
急性外伤后头痛 114,177
急性外阴炎 323
急性外阴阴道炎 323
急性完全性弛缓性瘫痪 240
急性完全性痉挛性四肢瘫 399
急性完全性痉挛性瘫痪△ 399
急性完全性四肢瘫 399
急性未分化白血病 159
急性胃肠炎 61,97
急性胃穿孔 97
急性胃空肠溃疡 97
急性胃溃疡 97
急性胃扩张 97,352
急性胃黏膜病变△ 97
急性胃黏膜病变伴出血 97
急性胃十二指肠溃疡伴出血△ 102
急性胃炎 98
急性无黄疸型丙型肝炎△ 91
急性无黄疸型甲型肝炎 413
急性无黄疸型戊型肝炎 98
急性无黄疸型乙型肝炎 98,413
急性无黄疸型乙型肝炎△ 350
急性戊型病毒性肝炎 98,352
急性戊型肝炎△ 98,352
急性膝关节软骨撕裂 240
急性细菌性痢疾 98,413
急性细菌性前列腺炎 211
急性细菌性心肌炎 66
急性细菌性心内膜炎 352
急性细支气管炎 76
急性下壁＋侧壁＋正后壁再发心肌梗死△
　197
急性下壁＋侧壁心肌梗死△ 197
急性下壁＋侧壁再发心肌梗死△ 197
急性下壁＋高侧壁心肌梗死△ 197
急性下壁＋后壁心肌梗死△ 197
急性下壁＋右心室心肌梗死△ 197
急性下壁＋正后壁心肌梗死△ 197
急性下壁、侧壁、正后壁再发心肌梗死△ 66
急性下壁、侧壁心肌梗死△ 66
急性下壁、高侧壁心肌梗死△ 66
急性下壁、右心室心肌梗死△ 66

急性下壁、正后壁心肌梗死△ 66
急性下壁、正后壁再发心肌梗死△ 66
急性下壁侧壁心肌梗死 66
急性下壁侧壁正后壁心肌梗死 66,197
急性下壁侧壁正后壁再发心肌梗死 66
急性下壁高侧壁心肌梗死 66,197
急性下壁高侧壁再发心肌梗死 66
急性下壁高侧壁正后壁心肌梗死 66,197
急性下壁高侧壁正后壁再发心肌梗死 66
急性下壁心肌梗死 66
急性下壁心肌梗死△ 197
急性下壁右心室心肌梗死 66,197
急性下壁右心室再发心肌梗死 66
急性下壁再发心肌梗死△ 197
急性下壁正后壁心肌梗死 66,197
急性下壁正后壁再发心肌梗死 66
急性下侧壁心肌梗死 66,197
急性下侧壁再发心肌梗死△ 197
急性下颌下淋巴结炎 43
急性下后壁、右心室心肌梗死△ 66
急性下后壁心肌梗死△ 66
急性下后壁右心室心肌梗死 66
急性下后壁再发心肌梗死△ 197
急性下腰痛△ 240
急性腺病毒性滤泡性结膜炎 5,352
急性腺样体炎 26
急性小脑炎 114
急性小灶心肌梗死 197
急性心包积液 66
急性心包炎 66
急性心房心肌梗死 66,197
急性心肌梗死 66,197
急性心肌梗死 1 型 66
急性心肌梗死 2 型 66
急性心肌梗死 3 型 66
急性心肌梗死 4a 型 66
急性心肌梗死 4b 型 66
急性心肌梗死 4c 型 66
急性心肌梗死 5 型 66
急性心肌梗死后腱索断裂 66
急性心肌梗死后乳头肌断裂 66,197
急性心肌梗死后乳头肌功能失调 66
急性心肌梗死后室间隔穿孔 66,197
急性心肌梗死后心室附壁血栓形成 66
急性心肌梗死后心脏破裂 66
急性心肌梗死后心脏破裂伴心包积血 66
急性心肌缺血 66
急性心肌心包炎 66
急性心肌炎 66
急性心尖部心肌梗死 66,197
急性心尖＋侧壁心肌梗死△ 197
急性心尖-侧壁心肌梗死 66,197
急性心力衰竭 66,197,352
急性心内膜下心肌梗死 66,197
急性心内膜炎 352
急性血吸虫病 413
急性血行播散型肺结核 76
急性牙槽骨骨炎 43
急性牙髓炎 43
急性咽喉炎 76
急性咽炎 26,76
急性炎症性脱髓鞘性多发性神经根神经病△
　114
急性眼外肌炎 5

急性羊水过多 339
急性腰痛 240
急性腰痛症 240
急性药物性肺病 76
急性药物性肝损伤△ 104,359
急性药物性胰腺炎△ 104
急性一过性精神病性障碍 390
急性胰腺炎 98,352
急性胰腺炎轻度 97
急性移植物抗宿主病 159
急性乙型病毒性肝炎 352
急性乙型肝炎 413
急性乙型肝炎△ 352
急性阴道炎 323
急性龈乳头炎 43
急性龈乳头炎△ 53
急性应激反应 390
急性硬膜下出血 114,177
急性右心室心肌梗死 66,197
急性右心室再发心肌梗死 66
急性右心衰竭 66
急性淤胆型丙型肝炎△ 91
急性淤胆型甲型肝炎 413
急性淤胆型乙型肝炎 98,413
急性运动感觉轴索性神经病△ 114
急性运动轴索性神经病 114
急性运动轴索性神经病△ 114
急性再发心肌梗死 66,197
急性再生障碍性贫血 159
急性早幼粒细胞白血病 159
急性正后壁心肌梗死 197
急性正后壁再发心肌梗死 66
急性正后壁再发心肌梗死△ 197
急性支气管炎 76
急性中毒所致精神障碍 390
急性中毒性脑病 114,352
急性肿瘤溶解综合征△ 136
急性重型(暴发型)病毒性肝炎 98,352
急性重型肝炎 98
急性重型戊型肝炎 98
急性重型乙型肝炎 98
急性重症胰腺炎 98
急性轴索性运动神经病 114
急性转移性高钾血症 76
急性椎间盘脱出 240
急性子宫阔韧带脓肿 323
急性子宫内膜炎 323
急性子宫旁脓肿 323
急性纵隔炎 76
急性左心室衰竭 352
急性左心衰竭 66,197
急诊单根导管冠状动脉造影 209
急诊多根导管冠状动脉造影 209
急诊两根导管冠状动脉造影 209
急症剖宫产术的单胎分娩 339
疾病焦虑障碍 390
疾病恐怖△ 390
疾病恐惧症 390
棘阿米巴病 5,413
棘阿米巴性角结膜炎 5
棘阿米巴性角膜结膜炎 413
棘阿米巴性角膜炎 413
棘阿米巴性结膜炎 5,413
棘波 129

棘波地形图 129
棘波节律 129
棘层松解性皮肤病△ 366
棘唇虫病 369
棘红细胞增多症△ 142
棘间韧带发育不良 240
棘间韧带损伤 240
棘间韧带炎 240
棘口吸虫病 413
棘慢复合波 129
棘皮瘤型成釉细胞瘤 43
棘球蚴病 369,413
棘球蚴病继发感染 413
棘球蚴囊肿破裂 413
棘上韧带损伤 240
棘上韧带炎 240,399
棘头虫病 413
棘突骨折 240
棘突压痛 240,270
棘形红细胞增多症 159
集合不全和过强△ 5
集合不足 5
集合不足和过强 5
集合分开功能异常 5
集合功能异常 5
集合过强 5
集合性共同性斜视 5
集束性头痛 5
嫉妒妄想 395
几何半影 319
几何图形侵蚀溃疡△ 380
己糖激酶缺乏症 159
己烯雌酚中毒 61
挤奶人结节 369
挤压后肾衰竭 211
挤压性跖痛 240
挤压综合征 134,240
脊管闭合不全 240
脊膜病灶电凝破坏术 182
脊膜恶性肿瘤 177
脊膜脊髓膨出 177
脊膜脊髓膨出△ 123,226,229,241,249,
  355,402
脊膜继发恶性肿瘤 177
脊膜交界性肿瘤 177
脊膜瘤 177,240
脊膜松解术 182
脊神经根切断术 182
脊神经根射频消融术 182
脊神经根受压 240
脊神经根损伤 114
脊神经良性肿瘤 177
脊神经破坏术 182
脊髓 CT 造影 286
脊髓半切损伤综合征 240
脊髓半切综合征△ 110,399
脊髓背根入髓区切开术 182
脊髓变性 114
脊髓病 240
脊髓病损栓塞术 311
脊髓病灶切除术 182
脊髓病灶栓塞术 182
脊髓出血 177
脊髓挫伤 177,240

脊髓挫伤与出血 240
脊髓电刺激电极置入术 218,311
脊髓电刺激器植入术 182
脊髓电子神经刺激器引起的机械性并发症
  114
脊髓动静脉瘘 114
脊髓动脉瘤 114
脊髓动脉血栓形成 240
脊髓断裂 240
脊髓多发性硬化 114
脊髓恶性肿瘤 177,304,318
脊髓发育不良 240
脊髓发育不全和发育异常△ 123,355,402
脊髓 - 腹腔分流术 182
脊髓后侧索硬化△ 114
脊髓后侧索综合征 114
脊髓后动脉综合征 241
脊髓后索综合征△ 228,244,400
脊髓后正中点状切开术 182
脊髓灰质炎 352,399,413
脊髓灰质炎史 399
脊髓灰质炎顿挫型 114
脊髓灰质炎后脊柱侧凸 241
脊髓灰质炎后遗症 114,241
脊髓灰质炎后遗症挛缩 241
脊髓灰质炎恢复期 400
脊髓灰质炎瘫痪型 114
脊髓灰质炎无瘫痪型 114
脊髓活组织检查 182,317
脊髓火器伤 241
脊髓畸形 241
脊髓畸形血管切除术 182
脊髓疾病 177
脊髓脊膜膨出 241
脊髓脊膜膨出修补术 182
脊髓继发恶性肿瘤 177
脊髓减压术 182
脊髓交界性肿瘤 114,177
脊髓结核 369
脊髓结核瘤 114,177
脊髓空洞分流术 182,278
脊髓空洞填塞术 182
脊髓空洞性夏科关节病 114
脊髓空洞症 114,241,369
脊髓空洞症△ 244
脊髓空洞症和延髓空洞症△ 124
脊髓空洞 - 蛛网膜下腔分流术 182
脊髓痨 114,413
脊髓痨型脑脊髓梅毒 369
脊髓痨性关节炎 241
脊髓良性肿瘤 177
脊髓裂 241
脊髓裂伤 177
脊髓梅毒瘤 177,413
脊髓膜分流修正术 182,311
脊髓囊虫病 114
脊髓囊尾蚴病 413
脊髓囊肿 114
脊髓脑膜血管梅毒 369
脊髓内脓肿切开引流术 182
脊髓内神经根切断术 311
脊髓脓肿 114,177,413
脊髓膨出 114
脊髓膨出复位术 182

脊髓前动脉瘤 114
脊髓前动脉瘤破裂 114
脊髓前动脉综合征 241
脊髓前角灰质炎 241
脊髓前连合断术 182
脊髓前索综合征△ 228,244,400
脊髓前外侧束切断术 182,311
脊髓缺血再灌注损伤 241
脊髓肉芽肿 114
脊髓锐器伤 241
脊髓神经根病 114
脊髓神经根探查术 182
脊髓神经根炎 114
脊髓神经鞘瘤 177
脊髓神经束切断术 311
脊髓受压 241
脊髓栓系松解术 182
脊髓栓系综合征 114,177,241,352,400
脊髓髓内病灶切除术 182
脊髓损伤 241
脊髓损伤△ 240,242,249,250,253,258,263
脊髓损伤后体温调节功能障碍 400
脊髓探查术 182
脊髓外露修补术 182
脊髓萎缩 241
脊髓小脑变性 114
脊髓小脑性共济失调 114
脊髓小脑性共济失调 3 型△ 117
脊髓型颈椎病 241,400
脊髓型颈椎病△ 245
脊髓性肌萎缩 114,352
脊髓性肌萎缩△ 244,254
脊髓性肌萎缩琉球型 114
脊髓休克 177,241
脊髓血管畸形 114
脊髓血管畸形△ 121
脊髓压迫症 241,270
脊髓亚急性联合变性 114
脊髓延髓肌萎缩症 114
脊髓炎 114
脊髓炎后遗症 114,400
脊髓硬化症△ 265
脊髓 - 硬膜外分流术 182,311
脊髓硬膜下腹腔分流术 182
脊髓圆锥恶性肿瘤 177,304
脊髓圆锥造瘘术 182
脊髓圆锥脂肪瘤 177
脊髓造瘘术 182,311
脊髓造影 129
脊髓粘连 114
脊髓粘连松解术 182
脊髓占位性病变 177
脊髓真菌性肉芽肿 177
脊髓震荡 177,241
脊髓震荡△ 250
脊髓脂肪瘤 177
脊髓中央损伤综合征 241
脊髓中央损伤综合征△ 267
脊髓中央索综合征△ 400
脊髓中央综合征△ 244,250
脊髓终丝切断术 182
脊髓蛛网膜下腔分流术 182,311
脊髓蛛网膜下腔 - 腹腔分流管取出术 182
脊髓蛛网膜下腔 - 腹腔分流术 183,311

脊髓蛛网膜下腔-输尿管分流术 183,311
脊髓蛛网膜炎 114,177
脊髓蛛网膜粘连 114,117,126
脊髓蛛网膜粘连松解术 183
脊髓纵裂畸形 115,241,400
脊髓纵裂修补术 183
脊索裂隙综合征 241
脊索瘤 26,177,241
脊索样脑膜瘤 177
脊柱 241
脊柱闭合性骨折 241
脊柱闭合性脱位 241
脊柱不稳定 241
脊柱布氏杆菌感染 241
脊柱侧凸(弯)△ 82
脊柱侧凸 82,241
脊柱侧弯△ 233,241,248,254,256,263
脊柱侧弯伴 Chiari 畸形 241
脊柱侧弯伴马凡综合征 241
脊柱侧弯伴神经纤维瘤病△ 254
脊柱陈旧性骨折 241
脊柱陈旧性结核 241
脊柱穿刺后头痛 241
脊柱多发性骨折 241
脊柱多节段恶性肿瘤 241
脊柱恶性肿瘤 241
脊柱发育不全 241
脊柱粉碎性骨折 241
脊柱粉碎性骨折伴截瘫 241
脊柱干骺端发育不良 144
脊柱感染 241
脊柱骨关节病 241,400
脊柱骨骺发育不良 241
脊柱骨脓肿 241
脊柱骨脓肿△ 241
脊柱骨折 241
脊柱骨折开放复位术 278
脊柱骨折脱位 241
脊柱关节活组织检查 286
脊柱关节切除术 278
脊柱关节松解术 278
脊柱后侧凸 241
脊柱后侧凸佝偻病性骨盆△ 270
脊柱后侧凸型 241
脊柱后侧凸性骨盆 241,270
脊柱后侧凸性心脏病 241
脊柱后凸 82,241,270
脊柱后凸△ 241
脊柱后凸 241,243,248,251
脊柱后凸侧弯△ 241
脊柱后凸成角 241
脊柱后凸畸形 241
脊柱后凸-前凸 241,270
脊柱后凸性骨盆/驼背性骨盆 270
脊柱后凸性骨盆 241
脊柱后凸旋转△ 82,270
脊柱后突 82,270
脊柱后弯 241
脊柱滑脱 238,240,241,245,256
脊柱化脓性感染 241
脊柱活动度 241,270
脊柱肌腱端病 241
脊柱畸形 241,270
脊柱及骶骨肿瘤病灶穿刺活检术 278

脊柱继发恶性肿瘤 241
脊柱结核 115,241
脊柱结核感染 241
脊柱结核术后窦道 241
脊柱结核性窦道 241
脊柱结核性截瘫 241
脊柱结核性脓肿 241
脊柱结核性脓肿△ 241
脊柱开放性骨折△ 241
脊柱开放性骨折 241
脊柱可调节装置调整术 278
脊柱可调节装置置入术(生长棒) 278
脊柱类风湿性脊椎炎 241
脊柱裂 241
脊柱裂△ 123,355,402
脊柱裂伴有脊髓脊膜膨出△ 402
脊柱梅毒感染 241
脊柱囊虫病感染 241
脊柱内固定术后疼痛 400
脊柱内固定物排斥 241
脊柱内固定物失效 241
脊柱内固定装置障碍 400
脊柱内植物术后感染 241
脊柱脓肿 241
脊柱旁脊膜膨出 241
脊柱前凸 82,241
脊柱前凸△ 241
脊柱前凸性蛋白尿 241
脊柱前凸性骨盆 241
脊柱前弯畸形 241
脊柱前弯畸形△ 241
脊柱强直 241
脊柱切断术 348
脊柱软骨切除术 278
脊柱软组织损伤 241
脊柱伤寒感染 241
脊柱手术后脊椎滑脱 241
脊柱完全强直 241
脊柱型关节病型银屑病 369
脊柱胸廓发育不全症 241
脊柱胸廓发育不全症△ 263
脊柱胸腰段 241
脊柱压缩性骨折 241
脊柱压缩性骨折△ 241,247,263
脊柱压缩性骨折伴截瘫 241
脊柱隐裂 241
脊柱幼年型骨软骨病 241
脊柱真菌感染 241
脊柱肿瘤 241
脊柱肿瘤切开取活检术 278
脊椎 Paget 病 241
脊椎骨折复位术 278,311
脊椎骨折修补术 311
脊椎关节突脱位 241
脊椎骺板发育不良 241
脊椎滑脱 241
脊椎滑脱 I 度 241
脊椎滑脱 II 度 241
脊椎滑脱 III 度 241
脊椎滑脱 IV 度 241
脊椎化脓性骨髓炎 241
脊椎棘突骨折闭合性复位术 278
脊椎棘突吻合 241
脊椎交界性肿瘤 241

脊椎结核并椎旁脓肿 241
脊椎叩击痛 241,270
脊椎良性肿瘤 241
脊椎疲劳性骨折 241
脊椎前下滑脱 241
脊椎前移 241
脊椎退行性病变 241
脊椎萎陷 241
脊椎楔入 241
脊椎炎 241
脊椎炎△ 263
脊椎应力性骨折 241
脊椎震荡 242
计划性腹疝修补术 169
计算机 X 射线断层扫描技术 286
计算机 X 射线摄影 286
计算机成瘾 390
计算机断层扫描 286
计算机断层扫描(CT) 361
计算机断层扫描血管造影术 286
计算机断层摄影术 22
计算机辅助骨科手术 278
计算机辅助脊椎外科手术 278
计算机辅助内镜鼻窦手术 33
计算机辅助手术导航技术 278
计算机体层摄影 87
记录电极 129
记忆错构△ 395
记忆倒错 390,395
记忆广度缩窄 390,395
记忆减退 395
记忆增强 395
记忆障碍 390
季节性大疱性皮炎 369
季节性过敏性结膜炎 5
季节性接触性皮炎 369
季节性情感障碍 390
剂量跌落区 319
剂量分布 319
剂量建成区 319
剂量冷点 319
剂量率 319
剂量权重系数 319
剂量-效应关系 319
剂量-效应曲线 319
剂量修饰因子 319
剂量学 319
继发闭经△ 323
继发不孕 323
继发孔型房间隔缺损△ 64
继发龋 43
继发型多器官功能障碍综合征 294
继发性 Fanconi 综合征 134
继发性 QT 间期延长 66
继发性斑状萎缩 369
继发性瘢痕挛缩 294
继发性闭经 323
继发性不安腿综合征 115
继发性不孕症△ 323
继发性侧索硬化 115
继发性单侧第一腕掌关节病 242
继发性单侧髋关节病 242
继发性单侧膝关节病 242
继发性胆汁型肝硬化△ 98

继发性胆汁性肝硬化　98
继发性低钾型周期性瘫痪△　115
继发性低血钾性周期性麻痹　115
继发性短肠综合征△　94
继发性范科尼综合征　134
继发性肥厚性骨关节病　144
继发性肥胖症　144
继发性肺动脉高压　66
继发性肺间质纤维化　74
继发性肺结核　413
继发性肺结核［病理(+)]△　74
继发性肺结核［培(-)和病理(-)]△　74
继发性肺结核病　76
继发性肺脓肿　76
继发性腹膜炎　98,352
继发性干燥综合征　242
继发性高尿酸血症　144
继发性高血压　66
继发性高脂蛋白血症　369
继发性骨关节炎　242
继发性骨坏死　242
继发性骨肉瘤　242
继发性骨质疏松　242
继发性骨质疏松症△　373
继发性关节病　242
继发性关节病△　242
继发性黄斑裂孔　5
继发性黄斑前膜　5
继发性或症状性血小板减少性紫癜　369
继发性肌张力障碍　115
继发性甲状旁腺功能减退　144,352
继发性甲状旁腺功能亢进症　144
继发性甲状腺功能减退　144
继发性甲状腺功能减退症△　144
继发性渐进性痛经　330
继发性角膜扩张　5
继发性淋巴水肿　369
继发性脉络膜新生物　5
继发性免疫缺陷病　369
继发性脑积水　115
继发性脑室出血　115
继发性内斜视　5
继发性黏蛋白病　369
继发性帕金森综合征　115,400
继发性皮肤淀粉样变病　369
继发性皮肤滤泡中心性淋巴瘤　369
继发性贫血　61
继发性葡萄膜炎　5
继发性气管肿瘤　26
继发性青光眼　5
继发性全身性淀粉样变性　242
继发性醛固酮症　144
继发性溶血性贫血　352
继发性肉碱缺乏症　144
继发性乳糖缺乏　98
继发性软骨肉瘤　242
继发性三叉神经痛　115
继发性舌咽神经痛　115
继发性肾病综合征　134
继发性肾淀粉样变性病　134
继发性肾上腺皮质功能减退症　144
继发性肾损害　134
继发性肾源性甲状旁腺功能亢进　144
继发性肾源性甲状旁腺机能亢进△　144

继发性失眠　76,115
继发性视神经萎缩　5
继发性视网膜病变　5
继发性视网膜色素变性　5
继发性视网膜脱离　5
继发性双侧第一腕掌关节病　242
继发性双侧髋关节病　242
继发性双侧膝关节病　242
继发性糖尿病　145
继发性痛风　145
继发性痛经　323
继发性痛经△　330
继发性退变性脊柱侧凸　242
继发性外斜视　5
继发性网状青斑　369
继发性妄想　395
继发性无乳　339
继发性系统性淀粉样变病　369
继发性心肌病　66
继发性血小板减少性紫癜△　369,384
继发性血脂异常　145
继发性眼球震颤　5
继发性月经稀少　323
继发性中枢性尿崩症△　147
继发性子宫收缩乏力　339
继发于蛋白质-热能营养不良的发育迟缓　145
继发于蛋白质-热能营养不良的发育迟缓△　152
继发于结缔组织病的周围神经病　115
继发于另一种躯体状况的发作性睡病　115
继发于内分泌疾患高血压△　67
继发于眼部炎症的青光眼　5
继发于眼外伤的青光眼　5
寄生虫病　413
寄生虫病并发肌病　115,413
寄生虫感染　242
寄生虫疾病合并肌病△　115
寄生虫疾病相关肾损害　134
寄生虫恐怖　369
寄生虫性虹膜囊肿　5,413
寄生虫性肌炎△　115,413
寄生虫性睫状体囊肿　5,413
寄生虫性脑膜炎　115
寄生虫性葡萄膜炎　413
寄生虫性前房囊肿　413
寄生虫性前列腺炎　211
寄生虫性视网膜囊肿　413
寄生虫性眼内炎　5,413
寄生物性耳炎　26
寂静性甲状腺炎　145
加德纳-戴蒙德综合征　369
加德纳综合征　369
加利福尼亚脑炎　115,413
加湿器肺　76
加湿器消毒剂中毒　406
加湿器消毒剂中毒△　408
加速超分割放疗　319
加速放疗　319
加速期　159
加速性室性自主心律　66
加速再群体化　319
加压疗法　299
加压螺钉固定髋关节融合术(Pagnano 和

Cabanela 方法)　278
夹层动脉瘤　115
夹心坏死　294,297
佳静安定中毒△　404
痂　385
痂皮　297
家庭功能评定　398
家庭环境观察量表　398
家庭环境量表　398
家庭环境筛查问卷　398
家庭亲密度和适应性量表　398
家庭氧疗　84
家庭治疗　397
家庭自测血压　72
家族性阿尔茨海默病(早发性)△　115
家族性阿尔茨海默病性痴呆(晚发性)　115
家族性阿尔茨海默病性痴呆(早发性)　115
家族性矮小症　145
家族性白色皱襞黏膜增生　39
家族性(常染色体显性遗传)局灶性癫痫　115
家族性迟发性皮肤卟啉病　369
家族性呆小聋哑症△　147
家族性低 α 脂蛋白血症　145
家族性低 β 脂蛋白血症　145
家族性低钙尿性高钙血症　155
家族性低磷酸盐血症　155
家族性低尿钙性高钙血症　134
家族性低尿钙性高钙血症 1 型　145
家族性低尿钙性高钙血症 2 型　145
家族性低尿钙性高钙血症 3 型　145
家族性低血镁高尿钙肾钙质沉着症　145
家族性地中海热　369
家族性淀粉样变性心脏病　66
家族性淀粉样变性周围神经病　115
家族性淀粉样变性周围神经病△　111
家族性淀粉样多神经病　230,369
家族性动脉性肺动脉高压△　66,76,197
家族性多发性毛发上皮瘤　287
家族性多发性纤维毛囊瘤　287
家族性反应性穿通性胶原病△　231,368
家族性肺动脉高压　66,76,197
家族性副神经节瘤　145
家族性高胆固醇血症　145,155
家族性高甘油三脂血症　145
家族性高密度脂蛋白缺乏症　145
家族性高血钾性周期性麻痹　115
家族性高脂血症　145
家族性睾丸毒症　145
家族性孤立性甲状旁腺功能亢进症　145
家族性骨质疏松症　145
家族性和周期性白细胞缺乏症牙周病损　43
家族性环状红斑　369
家族性混合型高脂血症　145
家族性混合性高胆固醇血症　369
家族性混合性高脂血症　155
家族性激素生成障碍性甲状腺肿　145,153
家族性脊椎骨骺骨软骨病△　241
家族性甲状舌管囊肿　145
家族性甲状腺激素生成障碍　145
家族性甲状腺髓样癌　145
家族性甲状腺髓样癌△　145
家族性甲状腺髓样癌伴先天性巨结肠症　305
家族性结节性甲状腺肿　145
家族性进行性色素沉着△　369

家族性进行性色素沉着症　369
家族性局灶性癫痫△　115
家族性巨颌症　43
家族性眶周过度色素沉着　369
家族性扩张型心肌病△　69
家族性冷荨麻疹△　369
家族性冷性荨麻疹　369
家族性瘤样钙质沉着症　145
家族性卵巢男胚瘤与甲状腺腺瘤　145
家族性卵磷脂胆固醇酰基转移酶缺乏症　159
家族性黏液血管纤维瘤　369
家族性颞叶癫痫　115
家族性帕金森综合征伴周围神经病　115
家族性皮肤胶原瘤　369
家族性偏瘫型偏头痛　115
家族性韧带松弛　242
家族性妊娠期甲状腺毒症　145
家族性软骨钙沉着　242
家族性软骨钙质沉积病　242
家族性软骨钙质沉着症△　242
家族性色素性紫癜性疹　369
家族性身材矮小症　145,153
家族性肾病伴高尿酸血症　145
家族性肾上腺发育不全伴性腺功能减退症　145
家族性渗出性玻璃体视网膜病△　5
家族性渗出性玻璃体视网膜病变　5
家族性嗜铬细胞瘤　145
家族性嗜铬细胞细胞瘤△　145
家族性糖皮质激素缺乏症△　145
家族性糖皮质激素缺陷症　145
家族性特发性基底节钙化症　115
家族性网状内皮细胞增生症伴嗜酸性粒细胞增多　369
家族性息肉病　98
家族性胸主动脉瘤　197
家族性血小板综合征　159
家族性羊毛状发　369
家族性异常β脂蛋白血症　369
家族性原发性低镁血症　145
家族性原发性醛固酮增多症Ⅰ型　145
家族性原发性醛固酮增多症Ⅱ型　145
家族性原发性醛固酮增多症Ⅲ型　145
家族性载脂蛋白B100缺陷症　145
家族性震颤　115
家族性肢带肌无力　115
家族性植物神经功能失调△　115,242,352
家族性致死性失眠△　115
家族性致死性失眠症　115
家族性周期性瘫△　111
家族性自主神经功能失调　115,242,352
家族遗传性淀粉样变性　242
家族遗传性淀粉样多神经病　369
家族遗传性视神经萎缩　5
荚膜组织胞浆菌病　413
颊白斑　43
颊部病损切除术　55,311
颊部除皱术　290
颊部穿透伤　43
颊部恶性肿瘤　43
颊部交界性肿瘤　26,43
颊部良性肿瘤　26,43
颊部瘘管　43
颊部囊肿△　43

颊部脓肿△　43
颊部软组织缺损　43
颊部血管畸形　43
颊部血管瘤　26
颊部炎性假瘤　43
颊部肿物　43
颊侧牙龈恶性肿瘤　43
颊洞穿性缺损修复术　55
颊恶性肿瘤△　43
颊沟后天畸形　43
颊和唇咬伤　43
颊和颞下颌区开放性伤口△　43
颊和下颌区开放性损伤　26
颊肌悬吊术　290
颊间隙感染　43
颊间隙感染伴脓肿　43
颊开放性损伤　43
颊溃疡　43
颊囊肿　43
颊内部病损切除术　311
颊黏膜恶性肿瘤　26,43
颊黏膜继发恶性肿瘤　26,43
颊黏膜良性肿瘤　26,43
颊黏膜脓肿　43
颊黏膜原位癌　43
颊系带附着异常　43
颊系带切开术　55
颊向阻生　43
颊咬伤△　53
颊移植皮瓣坏死　43
颊龈沟恶性肿瘤　26
颊原位癌　43
颊脂垫修复术　55
颊组织部分缺损　43
颊组织洞穿性缺损　43
颊组织撕脱伤　43
甲板染色　369
甲苯刺激性接触性皮炎　5,369
甲苯中毒　406
甲扁平苔藓　369
甲-髌骨-肘综合征　369
甲髌综合征　242
甲丙氨酯中毒　352,406
甲丙氨酯中毒致精神障碍　390,406
甲病　369
甲剥离　242
甲层裂　369
甲成形术　278,386
甲虫皮炎　369
甲床角化　287
甲床清创术　169,278,386
甲床去除术　169,278,386
甲床炎　242
甲床紫癜　369
甲醇的毒性效应　61
甲醇中毒　406
甲醇中毒性视神经病变　5
甲反向胬肉　369
甲肥厚　369
甲酚中毒　406
甲根部分去除术　169,278,386
甲沟炎　242,369
甲沟炎△　249
甲冠　55

甲横沟　369
甲基丙二酸尿症　352
甲基丙二酸尿症肾病　134
甲基丙二酸血症　155,352
甲亢性肝损害　98
甲亢性肌无力综合征　115
甲亢性男性乳腺发育　163
甲亢性周期性麻痹　115
甲亢性周期性瘫痪　115
甲喹酮中毒　61,406
甲硫氨酸血症　155
甲念珠菌病　369
甲胬肉　369
甲旁亢△　242
甲羟戊酸激酶相关的周期性发热综合征△　367
甲巯丙脯酸肾图　224
甲醛的毒性效应　61
甲醛水溶液中毒　406
甲醛中毒　406
甲缺症　369
甲色素沉着　369
甲脱落　369
甲烷中毒　406
甲萎缩　369
甲下出血　369
甲下恶性黑素瘤　369
甲下骨疣　287
甲下鸡眼　287
甲下内生软骨瘤　369
甲下脓肿　242
甲下脓肿抽吸术　169,278,386
甲下外生骨疣　242,369
甲下血管球瘤　287
甲下血肿　287
甲下疣　369
甲下肿瘤　287
甲型H₁N₁流感　76
甲型H₁N₁流行性感冒　413
甲型H₃N₂流行性感冒　413
甲型病毒性肝炎　98,413
甲型流行性感冒　413
甲癣　369,413
甲癣封包治疗　386
甲氧氯普胺中毒　61
甲银屑病△　384
甲营养不良　362
甲缘逆剥　369
甲褶去除术　278,386
甲治疗　386
甲周纤维瘤　369
甲周炎　242
甲周疣　369
甲状旁腺癌　145
甲状旁腺病损切除术　33
甲状旁腺部分切除术　33
甲状旁腺出血　145
甲状旁腺恶性肿瘤　145
甲状旁腺功能减低合并肌病　115
甲状旁腺功能减退　145,352
甲状旁腺功能减退伴肌病　115
甲状旁腺功能减退-发育不良综合征　145
甲状旁腺功能减退脑病　115
甲状旁腺功能减退性肌病△　115

甲状旁腺功能减退症　369
甲状旁腺功能减退症△　352,359
甲状旁腺功能减退症伴低血钙性白内障　145
甲状旁腺功能减退症伴颅内钙化　145
甲状旁腺功能亢进△　242
甲状旁腺功能亢进合并肌病　115
甲状旁腺功能亢进脑病　115
甲状旁腺功能亢进危象　145
甲状旁腺功能亢进症　145,242,369
甲状旁腺功能亢进症 - 颌骨肿瘤综合征　145
甲状旁腺活组织检查　174
甲状旁腺激素类中毒△　352
甲状旁腺激素升高　145
甲状旁腺激素中毒　352
甲状腺交界恶性肿瘤　305
甲状腺交界性肿瘤　145
甲状腺良性肿瘤　145
甲状旁腺囊肿　26,145
甲状旁腺切除术　33
甲状旁腺全部切除术　33
甲状旁腺缺失性手足搐搦　145
甲状旁腺探查术　33,169
甲状旁腺腺瘤　26
甲状旁腺性手足搐搦　145,153,352
甲状旁腺炎　145
甲状旁腺移植术　169
甲状旁腺增生　145
甲状旁腺自体移植术　33
甲状软骨成形术　33
甲状软骨断裂△　43
甲状软骨骨折　43
甲状软骨扭伤　242
甲状软骨脱位　242
甲状舌骨囊肿　145
甲状舌管病损切除术　55
甲状舌管良性肿瘤　145
甲状舌管瘘　369
甲状舌管瘘闭合术　55
甲状舌管瘘切除术　33
甲状舌管囊肿　43,369
甲状舌管囊肿切除术　169
甲状舌管切除术　33,55
甲状腺 C 细胞增生　145
甲状腺癌　145
甲状腺癌术后　145
甲状腺半叶发育不全　145
甲状腺病灶切除术　33
甲状腺部分切除术　169
甲状腺超声检查　37
甲状腺出血　145
甲状腺穿刺活组织检查　174
甲状腺次全切除术　169
甲状腺错构瘤△　150
甲状腺淀粉样变　145
甲状腺动脉结扎术　33
甲状腺毒性心肌病　66
甲状腺毒症　145
甲状腺毒症伴肌病　145
甲状腺毒症伴周期性瘫痪　145
甲状腺毒症性关节病　145
甲状腺恶性肿瘤　318
甲状腺发育不全伴黏液性水肿　145
甲状腺发育不全伴粘液性水肿△　145

甲状腺复发性恶性肿瘤　145
甲状腺改良根治术　33
甲状腺钙化验　145
甲状腺高功能腺瘤　26
甲状腺根治术　34
甲状腺梗死　145
甲状腺功能　129
甲状腺功能检查结果异常△　145
甲状腺功能减退　145
甲状腺功能减退脑病　115
甲状腺功能减退所致精神障碍　115,390
甲状腺功能减退型地方性呆小病　145
甲状腺功能减退性关节炎　145
甲状腺功能减退性肌病　115,145
甲状腺功能减退性心脏病　66
甲状腺功能减退症伴假性肌肥大　145
甲状腺功能减退症伴妊娠　145
甲状腺功能减退症伴心肌病　145
甲状腺功能减退症伴心脏病△　66
甲状腺功能亢进伴心脏病　66
甲状腺功能亢进伴眼肌病　115
甲状腺功能亢进伴重症肌无力　145
甲状腺功能亢进所致精神障碍　115,390
甲状腺功能亢进性肌病△　115
甲状腺功能亢进性脑病　115
甲状腺功能亢进性心脏病　66
甲状腺功能亢进症　145,369
甲状腺功能亢进症伴妊娠　145
甲状腺功能亢进症合并周期性麻痹　145
甲状腺功能异常　145
甲状腺功能异常眼外肌麻痹　115
甲状腺功能障碍性肌病　5
甲状腺功能正常的病态综合征　145
甲状腺功能正常性甲状腺肿　145
甲状腺机能减退伴肌病△　115,145
甲状腺激素不敏感综合征　145
甲状腺激素抵抗综合征　145
甲状腺激素合成障碍　145
甲状腺激素及其衍生物药物中毒　406
甲状腺激素类及其代用品中毒△　406
甲状腺继发性恶性肿瘤　145
甲状腺减退症　242
甲状腺浆液性表面乳头状癌　145
甲状腺降钙素分泌过多　155
甲状腺交界性肿瘤　145
甲状腺结合球蛋白异常　155
甲状腺结核　145
甲状腺结节切除术　34
甲状腺近全切除术　169
甲状腺开放性损伤　145
甲状腺良性肿瘤　145
甲状腺良性肿瘤癌变　146
甲状腺淋巴瘤　146
甲状腺滤泡癌　146
甲状腺滤泡状癌　26
甲状腺囊肿　26,146
甲状腺囊肿出血　146
甲状腺脓肿　146
甲状腺切开探查术　34,170
甲状腺切开引流术　34
甲状腺区损伤　146
甲状腺全切术　34
甲状腺缺如　146
甲状腺乳头状癌,滤泡性变异　146

甲状腺术后探查止血术　34,170
甲状腺素结合球蛋白异常　146
甲状腺髓样癌伴有淀粉样变　146
甲状腺髓样癌伴有淀粉样间质　305
甲状腺危象　146
甲状腺微小恶性肿瘤　146
甲状腺微小乳头状癌　146
甲状腺未分化癌　26
甲状腺萎缩　146
甲状腺无包膜硬化性癌　146
甲状腺细粒棘球蚴病　146,413
甲状腺峡部横断术　34
甲状腺峡部切除术　34
甲状腺纤维化　146
甲状腺腺瘤　26
甲状腺叶次全切除术　34
甲状腺叶切除伴甲状腺峡部切除术　34
甲状腺叶切除术　34,170
甲状腺相关性眼病　5
甲状腺相关眼病△　115
甲状腺性杵状指　369
甲状腺血管瘤　146
甲状腺炎　146
甲状腺炎性包块　146
甲状腺异位△　150
甲状腺原位癌　146
甲状腺肿　146
甲状腺肿物　146
甲状腺锥体叶　146
甲状腺锥体叶代偿性肿大　146
甲状腺自体移植术　34
甲纵沟　369
甲纵嵴　369
甲纵裂　369
贾第虫病　98,413
钾缺乏　155
假单胞菌败血症　352
假单胞菌性肺炎△　79
假单胞菌性心内膜炎　352
假肛口瘢痕狭窄　98
假 - 骨关节炎　242
假关节　242
假关节切除术　278
假关节形成　43
假黑棘皮病　369
假环纹发　369
假肌源性血管内皮细胞瘤　242
假腱索　198
假晶体眼调节不足　5
假 - 类风湿性关节炎　242
假两性畸形　211
假梅毒性白斑　369
假膜　419
假膜性肠炎　98
假念珠状发　369
假牛痘△　369
假神经性关节病　242
假声带恶性肿瘤　26
假体间脱位　242
假体隆胸术　290
假体置换　278
假体周围骨折　242,400
假痛风　242
假痛风性关节炎　242

假腺样鳞状细胞癌 369
假性卟啉病 369
假性肠梗阻△ 98
假性痴呆 395
假性低钠血症 76
假性低醛固酮血症 146
假性低醛固酮血症Ⅰ型 146
假性低醛固酮血症Ⅰ型 146
假性低醛固酮血症Ⅲ型 146
假性动脉瘤 26,242
假性动脉瘤△ 132
假性动脉瘤狭窄 198
假性动脉瘤影 129
假性高血压 66
假性黑棘皮病△ 369
假性黑素瘤 369
假性后生营养性发育不良△ 225
假性幻觉 395
假性肌张力障碍 115
假性集合不足 5
假性甲状旁腺功能减退症 134,146
假性甲状旁腺功能减退症Ⅰa型 146
假性甲状旁腺功能减退症Ⅰb型 146
假性甲状旁腺功能减退症Ⅰc型 146
假性甲状旁腺功能减退症Ⅱ型 146
假性肩锁关节脱位 242
假性晶状体囊膜剥脱综合征 5
假性卡波西肉瘤 369
假性库欣综合征 146
假性髋关节痛 242
假性瘤 242
假性脑膜炎 115
假性尿失禁 211
假性醛固酮减少症△ 141,146
假性软骨发育不良 146
假性软骨发育不全△ 146
假性神经症 391
假性视盘水肿 5
假性视乳头水肿△ 5
假性室壁瘤△ 70
假性痛风△ 242
假性性早熟 146
假性翼状胬肉 5
假疣性结节 369
假疣性丘疹 369
假愈期 295
假月经 352
假周期性广泛性癫痫样放电 129
嫁接性精神病 391
尖波 129
尖端扭转型室性心动过速 66
尖颅并指综合征 242
尖慢复合波 129
尖锐湿疣 369
尖头 177
尖头并指(趾)畸形综合征△ 369
尖头并指(趾)综合征 369
尖头并指(趾)综合征Ⅰ型 369
尖头并指(趾)综合征Ⅱ型 369
尖头并指(趾)综合征Ⅲ型 369
尖头并指(趾)综合征Ⅳ型 369
尖头并指(趾)综合征Ⅴ型 369
尖头多指畸形 242
尖头多趾并趾畸形 43

尖头畸形△ 177
尖牙保护𬌗 59
坚硬发型门克病 146
间壁再发心肌梗死 66
间变大细胞淋巴瘤 287
间变性(恶性)脑膜瘤 177
间变性少突胶质细胞瘤 177
间变性神经节细胞胶质瘤 177
间变性室管膜瘤 177
间变性髓母细胞瘤 177
间变性星形细胞瘤 177
间变性血管外皮细胞瘤 177
间插型骨质缺损 242
间插血吸虫病 413
间断停机法 84
间发性酒狂 391
间接测定肺容量 87
间接测热法 301
间接盖髓术 55
间接喉镜检查 37
间接检眼镜 22
间接抗人球蛋白试验 161
间接免疫荧光 387
间接设置潮气容积 84
间接眼底镜视网膜光凝术 20
间接作用 319
间脑病 115
间脑炎 115
间脑综合征 146
间皮瘤 242,305
间羟胺中毒 406
间日疟伴脾破裂 413
间停呼吸 82
间位性室性期前收缩 66
间歇发作性焦虑△ 391
间歇负压通气 84
间歇气压疗法 403
间歇性暴发性障碍 391
间歇性暴怒障碍 391
间歇性跛行 198,242
间歇性跛行△ 263
间歇性导尿术 218
间歇性分流 76
间歇性腹膜透析 137
间歇性关节积液 242
间歇性喉部疼痛 31
间歇性节律性δ活动 129
间歇性库欣综合征 146
间歇性毛囊营养不良 369
间歇性内斜视 5
间歇性声嘶 31
间歇性外斜视 5
间歇性斜视 5
间歇性预激综合征 66,352
间歇正压通气 84
间歇正压治疗 190
间歇指令通气 84
间叶瘤 242
间叶性软骨肉瘤 242
间叶组织疾病性侧凸 242
间叶组织肿瘤 177
间质内照射 183
间质肾炎 352
间质性肺病 61

间质性肺气肿 76,352
间质性肺炎 76,413
间质性肌炎 242
间质性膀胱炎 211
间质性肾炎 352
间质性肾炎葡萄膜炎综合征 5
肩部瘢痕 287
肩部骨折不愈合 242
肩部骨折畸形愈合 242
肩部滑囊炎△ 242
肩部挤压伤 242
肩部开放性损伤 242
肩部开放性损伤伴骨折 242
肩部开放性损伤伴脱位 242
肩部脓肿 352
肩部纤维肌炎 242
肩部脂肪增多症 146
肩陈旧性骨折 242
肩多发肌腱损伤 242
肩腓型脊髓性肌萎缩 115
肩峰骨折 242
肩峰下滑囊切除术 278
肩峰下滑囊炎 242
肩峰撞击综合征 242
肩钙化性肌腱炎 242
肩钙化性肌腱炎△ 233
肩钙化性黏液囊 242
肩肱反射 242,270
肩骨关节病 400
肩骨髓炎 242
肩骨折延迟愈合 242
肩关节半脱位 400
肩关节表面置换术 278
肩关节部分切除术 278
肩关节剥脱性骨软骨炎 242
肩关节不稳定 242
肩关节部分置换术 278
肩关节成形的翻修术 278
肩关节成形术 278
肩关节创伤性关节炎△ 228
肩关节多向不稳定△ 242
肩关节恶性骨肿瘤 242
肩关节翻修术 278
肩关节钙化 242
肩关节钙化性肌腱炎 242
肩关节骨性关节炎 242
肩关节固定术 278
肩关节关节病 242
肩关节后方不稳定 242
肩关节后脱位 242
肩关节滑膜切除术 278
肩关节滑膜炎 242
肩关节滑囊炎 242
肩关节化脓性关节炎 242
肩关节喙突截骨移位固定术 278
肩关节活组织检查 278
肩关节肌肉成形术 278
肩关节积血 242
肩关节积液 242
肩关节假体取出术 278
肩关节肩盂植骨固定术 278
肩关节僵硬 242
肩关节交界性骨肿瘤 242

肩关节结核 242
肩关节镜检查 278
肩关节镜下病损切除术 278,311
肩关节镜下肱二头肌肌腱长头固定术 278
肩关节镜下骨折复位内固定术 278
肩关节镜下关节囊热紧缩术 278
肩关节镜下关节清理术 278
肩关节镜下关节松解术 278
肩关节镜下滑膜切除术 278
肩关节镜下喙锁韧带重建术 278
肩关节镜下喙突移位术 278
肩关节镜下肩袖修补术 278
肩关节镜下囊肿切除术 278
肩关节镜下游离体取出术 278
肩关节镜下盂唇固定术 278
肩关节镜下盂唇修补术 278
肩关节旷置术 278
肩关节劳损 242
肩关节类风湿性关节炎 242
肩关节类风湿性关节炎△ 248
肩关节离断 278
肩关节离断伤△ 242
肩关节离断术 278
肩关节良性骨肿瘤 242
肩关节囊损伤 242
肩关节囊修复重建术 278
肩关节囊肿 242
肩关节内游离体 242
肩关节扭伤 242
肩关节前脱位 242
肩关节切断 242
肩关节切开术 278
肩关节全部置换术 278
肩关节绒毛结节性滑膜炎△ 242
肩关节色素沉着绒毛结节性滑膜炎 242
肩关节上盂唇损伤△ 242
肩关节松解术△ 242
肩关节痛 242
肩关节脱位 242
肩关节脱位△ 243
肩关节脱位闭合复位术 278
肩关节脱位切开复位内固定术 278
肩关节脱位切开复位术 278
肩关节紊乱△ 243
肩关节修补术 278
肩关节游离体 242
肩关节盂唇固定术 278
肩关节盂唇损伤 242
肩关节盂骨折 242
肩关节盂截骨 278
肩关节粘连 242
肩关节置入物 242
肩关节肿胀 242
肩关节撞击综合征△ 243
肩和上臂多处开放性损伤 242
肩和上臂多处血管损伤 198,243
肩和上臂多发性肌腱损伤 243
肩和上臂多发性肌肉损伤 243
肩和上臂多发性神经损伤 115,243
肩和上臂多发性损伤 243
肩和上臂肌腱损伤 243
肩和上臂肌肉损伤 243
肩和上臂皮感觉神经损伤 115
肩和上臂浅表静脉损伤 198,243

肩和上臂神经损伤 115,243
肩和上臂水平的多处肌肉和肌腱损伤△ 243
肩和上臂水平的多发性肌肉和肌腱损伤 243
肩和上臂水平的多神经损伤△ 115,243
肩和上臂水平的皮感觉神经损伤△ 115
肩和上臂水平的浅表静脉损伤△ 198,243
肩和上臂水平的血管的损伤△ 198,243
肩和上臂血管损伤 198,243
肩和上肢Ⅳ度电烧伤合并肢体坏死 295
肩和上肢Ⅳ度化学性烧伤合并肢体坏死 295
肩和上肢Ⅳ度烧伤合并肢体坏死 295
肩和上肢电烧伤(除外腕和手) 295
肩和上肢化学性烧伤(除外腕和手) 295
肩和上肢烧伤(除外腕和手) 295
肩和肘之间水平的创伤性离断 243
肩回旋肌腱损伤 243
肩肌腱损伤 243
肩胛带骨折 243
肩胛带截肢术 278
肩胛带开放性损伤 243
肩胛带离断术 278
肩胛带扭伤 243
肩胛带神经炎△ 121
肩胛带脱位 243
肩胛腓型脊髓性肌萎缩 115
肩胛肱骨滑囊炎 243
肩胛肱骨肌纤维变性 243
肩胛肱骨肌纤维鞘炎 243
肩胛骨病损切除术 278,311
肩胛骨部分切除术 278
肩胛骨成形术 278
肩胛骨多发性骨折 243
肩胛骨恶性骨肿瘤 243
肩胛骨钢板内固定术 278
肩胛骨钢针内固定术 278
肩胛骨骨髓炎 295
肩胛骨骨折 243
肩胛骨骨折△ 243
肩胛骨骨折切开复位钢板内固定术 278
肩胛骨骨折切开复位钢针内固定术 278
肩胛骨骨折切开复位螺钉内固定术 278
肩胛骨和上肢长骨良性肿瘤 243
肩胛骨交界性骨肿瘤 243
肩胛骨截骨术 278
肩胛骨颈和肩关节盂骨折 243
肩胛骨良性骨肿瘤 243
肩胛骨良性肿瘤 243
肩胛骨螺钉内固定术 278
肩胛骨内固定物取出术 278
肩胛骨切除术 278
肩胛骨体骨折 243
肩胛骨脱位 243
肩胛骨外固定架固定术 278
肩胛骨外固定架去除术 278
肩胛颈骨折 243
肩胛区开放性损伤 243
肩胛区皮瓣术 299
肩胛上神经卡压综合征 115
肩胛上神经探查术 278
肩胛舌骨肌部分切除术 278
肩胛舌骨肌上颈淋巴结清扫术 55
肩胛弹响症 243
肩胛痛 243
肩胛下肌短缩术 278

肩胛下肌肌腱损伤 243
肩胛下肌肌腱损伤△ 233
肩胛下肌肌腱损伤 243
肩胛下肌肌肉损伤 243
肩胛下肌肌肉损伤△ 233
肩胛下肌止点外移术 278
肩胛盂骨折 243
肩腱鞘炎 243
肩难产 339
肩难产助产术 348
肩黏性肌腱炎 243
肩皮肤良性肿瘤 243
肩区坏死性筋膜炎 243
肩区肌肉挛缩 243
肩区肌痛 243
肩区结节性筋膜炎 243
肩区屈肌腱自发性撕裂 243
肩手综合征 115,400
肩损害 243
肩损伤 243
肩锁关节滑膜破裂 243
肩锁关节内固定物取出术 278
肩锁关节内扰乱 243
肩锁关节扭伤 243
肩锁关节扭伤和劳损△ 242
肩锁关节损伤△ 243
肩锁关节脱位 243
肩锁关节脱位切开复位内固定术 279
肩锁关节脱位切开复位术 279
肩锁韧带扭伤 243,400
肩锁韧带损伤△ 243,400
肩痛 400
肩先露 339
肩胸分离 243
肩袖关节囊扭伤 243
肩袖肌腱损伤 243
肩袖肌腱损伤△ 233
肩袖撕裂 243
肩袖损伤 243
肩袖损伤△ 243
肩袖损伤后肩关节病 243
肩袖修补术 279
肩以及上臂软组织损伤 243
肩应力骨折 243
肩盂骨折 242,243
肩周围软组织炎 243
肩周炎 243
肩周炎△ 230,243
肩撞击综合征 243
肩撞击综合征△ 239
监测潮气容积 87
监护室综合征 391
检眼镜 22
检影法 22
减伤手术 279
减痛步态 243,270
减压病 76,115
减压性骨坏死 243
减重步行训练△ 403
减重训练 403
睑凹陷畸形假体置入矫正术 20
睑凹陷畸形矫正术 20
睑板重建术 290
睑板腺癌 5
睑板腺病损切除术 386

睑板腺恶性肿瘤 5
睑板腺功能障碍 5
睑板腺囊肿 5
睑板腺囊肿切除术 20
睑部泪腺切除术 20
睑糙皮病△ 151
睑和眼周区腐蚀伤 5
睑和眼周区化学性烧伤△ 5
睑黄斑瘤 369
睑黄瘤 146
睑结膜假膜去除冲洗 20
睑痉挛 115
睑痉挛 - 口下颌肌张力障碍 115
睑裂斑 5
睑裂闭合不全 295
睑裂狭小 5
睑裂狭小△ 14
睑裂增大术 290
睑内翻 5,369
睑内翻和倒睫 5
睑内翻矫正伴睑重建术 290
睑球粘连 5,295
睑缺损 295
睑退缩矫正术 20,290
睑外翻 5
睑腺炎 5
睑缘缝合术 290
睑缘结膜炎 5
睑缘炎 5,369
睑缘炎相关角结膜炎 5
睑缘粘连 5,295
睑缘粘连分离术 20
睑缘粘连术 20
睑脂肪变性 5
简单骨折 243
简单冠根折 43
简明国际神经精神障碍交谈检查表 398
简明急性生理学评分 87
简明精神病评定量表 398
简明心理状况测验 398
碱刺激性接触性皮炎 5
碱化剂中毒 352
碱烧伤 295,370
碱剩余 87
碱性痂块膀胱炎 211
碱性磷酸酶 286
碱性尿 138
碱血症 76
碱中毒 76,155,353
见于儿童和青少年的短暂分离性障碍 391
建成效应 399
剑突切除术 190
剑突下疼痛 189
健侧颈 7 神经移位术 279
健侧直腿抬高试验 / 坐骨神经痛交叉征 243, 270
健侧直腿抬高试验△ 243
健康调查量表 36 398
渐进坏死型黄色肉芽肿 370
渐进抗阻训练 299
渐进性放松训练 397
渐进性坏死 297
腱环法屈肌腱滑车重建术 279
腱黄瘤 370

腱膜切除术 279,311
腱膜纤维瘤 287
腱鞘病损切除术 279,311
腱鞘缝合术 279
腱鞘感染 243
腱鞘滑膜结核 243
腱鞘巨细胞瘤 243,370
腱鞘巨细胞肿瘤(局限型) 243
腱鞘巨细胞肿瘤(弥漫型) 243
腱鞘良性肿瘤 243
腱鞘囊肿 243
腱鞘囊肿△ 237
腱鞘脓肿 243
腱鞘切除术 279,311
腱鞘切开术 279
腱鞘纤维瘤 243,370
腱鞘炎 243
腱鞘炎△ 259
腱鞘炎术后 400
腱索断裂 66
腱索切断术 302
腱索修补术 302
腱治疗性药物注射 279
姜片虫病 98,413
浆果类中毒 406
浆母细胞淋巴瘤 159
浆细胞白血病 159
浆细胞骨髓瘤 243
浆细胞瘤 26,177
浆细胞肉瘤 243
浆细胞性唇炎 370
浆细胞性骨髓瘤△ 243
浆细胞性龟头炎 370
浆细胞性乳腺炎 163
浆细胞性龈炎△ 43
浆细胞龈炎 43
浆细胞肿瘤 159
浆液纤维蛋白性胸膜炎 76
浆液性表面乳头状癌 305
浆液性迷路炎 26
浆液性视网膜脱离 5
浆液性胸膜炎 353
僵拇 243
僵人综合征 115
僵硬膝△ 258
僵硬性平足△ 265
僵住 395
降钙素分泌过多 146
降结肠病损切除术 311
降结肠部分切除术 311
降结肠恶性肿瘤 98
降结肠 - 肛门吻合术 311
降结肠肛门吻合术 170
降结肠良性肿瘤 98
降结肠破裂修补术 170
降结肠损伤 98,163
降结肠息肉 98
降结肠乙状结肠恶性肿瘤 98
降结肠 - 乙状结肠吻合术 170,311
降结肠 - 直肠吻合术 170,311
降主动脉夹层 198
降主动脉假性动脉瘤 198
降主动脉溃疡 198
降主动脉瘤 198

降主动脉狭窄 198
降主动脉造影 71,209
酱油色尿 137
交叉唇瓣断蒂术 55,290
交叉唇瓣转移术 55,290
交叉配血 161
交叉偏侧萎缩 370
交叉韧带松弛 243
交叉心脏 198
交叉性偏瘫 243
交叉性瘫痪 400
交叉综合征 243,270
交错皮瓣术 299
交错树突细胞肉瘤 305
交感反射性营养不良△ 112,366
交感神经继发恶性肿瘤 305
交感神经链综合征 115
交感神经手术 183
交感神经损伤△ 119
交感神经型颈椎病 243
交感神经炎 115
交感性眼炎 6
交界型大疱性表皮松解症 370
交界型大疱性表皮松解症伴幽门闭锁 370
交界性大疱性表皮松解△ 370
交界性脊柱后凸 243
交界性颅咽管瘤 177
交界性卵巢上皮细胞肿瘤 323
交界性期前收缩△ 64
交界性心动过速 66
交界性逸搏心律 66
交界性早搏△ 64
交界痣 243,370
交替性活动 129
交替性内斜视 6
交替性外斜视 6
交通性腹膜鞘突管积液 323
交通性脑积水 115,177
交通性努克管积液△ 323
交通性气胸 76
交通性鞘膜积液 211
胶耳 26
胶囊内镜检查 108
胶囊内镜检查术 107
胶片剂量仪 319
胶体渗透压 87
胶性结节甲状腺肿 146
胶样囊肿 177
胶样粟丘疹 370
胶样婴儿 370
胶原Ⅲ肾病△ 132
胶原病 243
胶原病性神经炎 115
胶原瘤 305
胶原纤维瘤 370
胶质母细胞瘤 177
胶质肉瘤 177
焦痂 297,419
焦痂切除术 299
焦痂切开减张术 299
焦磷酸钙沉积症 243
焦磷酸结晶沉着病 243
焦磷酸性关节病 243
焦炉逸散物所致肺癌 406

焦虑 395
焦虑 - 回避型人格障碍 391
焦虑性障碍 178,391
焦虑自评量表 398
焦油黑变病 370
焦油性黑变病△ 370
角巩膜囊肿 6
角化病伴听力损害 370
角化棘皮瘤 370
角化性传染性软疣 370
角化性基底细胞癌 370
角结膜干燥症 6
角结膜增生 6
角膜白斑 6
角膜白斑染色术 20
角膜斑翳 6
角膜瘢痕 6,18
角膜瘢痕和混浊 6
角膜伴结膜化学性烧伤 295
角膜伴结膜酸性烧伤 6
角膜瓣移位 6
角膜瓣异常 6
角膜变性 6
角膜擦伤 6
角膜层间积液 6
角膜沉着物 6
角膜穿孔 6
角膜穿通伤 6
角膜穿通伤伴玻璃体嵌顿 6
角膜穿通伤伴虹膜嵌顿 6
角膜穿通伤伴虹膜脱垂 6
角膜穿通伤伴晶状体嵌顿 6
角膜挫伤 6
角膜带状变性 6
角膜地形图 22
角膜碘沉着 6
角膜恶性肿瘤 6
角膜缝线外露 6
角膜弓 146
角膜和结合膜囊腐蚀伤 6
角膜和结合膜囊化学性烧伤△ 6
角膜和结合膜囊烧伤 6
角膜和结膜烧伤 6
角膜黑变病 6
角膜后沉着物 18
角膜后弹力层膨出 6
角膜后弹力层破裂 6
角膜化学性烧伤 6
角膜混浊 18
角膜基质环置入术 20
角膜疾患 6
角膜碱性烧伤 6
角膜胶原交联术后 6
角膜胶原交联术后残余散光 6
角膜结核 6
角膜结膜炎 6
角膜捐献者△ 4
角膜溃疡 6
角膜溃疡性穿孔 6
角膜溃疡灼烙术 20
角膜老年环 6
角膜良性肿瘤 6
角膜裂伤 6
角膜鳞状细胞癌 6

角膜瘘 6
角膜囊肿 6
角膜内皮镜 22
角膜内皮细胞功能失代偿 6
角膜内皮炎 6
角膜内皮移植术 20
角膜脓肿 6
角膜皮样瘤 6
角膜葡萄膜炎 6
角膜葡萄肿 6
角膜浅层异物 6
角膜切口瘘 6
角膜曲率测量 22
角膜屈光手术后光学异常 6
角膜色素沉着和沉着物 6
角膜上皮基底膜营养不良 6
角膜上皮缺损 6
角膜上皮植入 6
角膜烧伤 6
角膜深层异物 6
角膜塑性后视觉异常 6
角膜酸性烧伤 6
角膜损伤 6
角膜透镜残留 6
角膜透镜混浊 6
角膜透镜偏心 6
角膜雾样混浊△ 6
角膜雾状混浊 6
角膜新血管形成 6
角膜血管翳 6
角膜炎 6
角膜炎 - 鱼鳞病 - 耳聋综合征 370
角膜移植片感染 6
角膜移植片移位 6
角膜移植术后 6
角膜移植术后继发青光眼 6
角膜移植术后免疫排斥 6
角膜移植术后青光眼△ 6
角膜移植状态 6
角膜异物 6
角膜营养不良 6
角膜原位癌 6
角膜缘干细胞功能障碍 6
角膜源性不规则散光 6
角膜源性规则散光 6
角膜源性屈光性近视 6
角膜云翳 6
角膜知觉检查 22
角膜知觉减退 6
角膜脂质变性 6
角膜肿物 6
角位移△ 228
角质层分离药、角质层增生药和其他毛发治
  疗的药物和制剂中毒△ 407
角质层增生药中毒 406
角质软化剂中毒 406
角质增生性手部湿疹 370
角状脊柱后凸 243
绞刑骨折 243
绞窄性肠疝△ 98
绞窄性腹股沟疝△ 98
绞窄性膈疝伴梗阻 98
绞窄性疝 98
绞窄性窒息 406

铰链式人工膝关节置换术 279
铰链位 59
铰链运动 59
铰链轴 59
铰链轴点 59
矫形器 403
矫正型大动脉转位矫治(室间隔缺损闭合)
  206
矫正型大动脉转位矫治(室间隔缺损闭合 +
  左室肺动脉外管道连接) 206
矫正型大动脉转位矫治(心房调转 +Rastelli
  手术) 206
矫正型大动脉转位矫治[心房调转术,大动
  脉调转(双调转术)] 206
脚气病 146,413
脚气病△ 143,149
脚气病性多神经炎 115
校准点 320
阶梯试验 87
疖 163,370
疖病△ 370
疖肿切开引流术 386
接触海葵后中毒 406
接触海生动物后中毒 406
接触海星后中毒 406
接触海蜇后中毒 406
接触水生贝壳类动物后中毒 406
接触性变应性口炎 43
接触性口炎△ 43
接触性离题 395
接触性皮炎 6,370
接触性皮炎(化妆品引起)△ 5
接触性皮炎(食物引起)△ 11
接触性皮炎(植物引起的,除外食物)△ 18
接触性荨麻疹 370
接地极 129
接骨术 279
接合菌病 413
接生(单胎) 348
接生(双胎) 348
接种性单纯疱疹 370
节段型肌张力障碍△ 115
节段性不稳定 243
节段性功能障碍 243
节段性骨折 243
节段性虹膜切除术 20
节段性肌张力障碍 115
节段性神经纤维瘤病 370
节段性肾发育不良 211
节段性肾小球硬化 134
节律 129
节律性爆发 129
节律性颞区 θ 活动 129
节律性运动障碍 115
节律性枕区 θ 活动 129
节细胞神经瘤 370
节肢动物的毒液的毒性效应△ 370
节肢动物蜇伤 370
杰弗逊(氏)骨折 243
杰克逊发作△ 103
洁治术 55
结肠癌伴出血 98
结肠病损高频电凝术 170,311
结肠病损激光烧灼术 170,311

结肠病损切除术 311
结肠部分切除术 311
结肠重复畸形 353
结肠储袋肛管吻合术 170
结肠动脉栓塞术 170,311
结肠多处损伤 98,163
结肠多节段切除术 170
结肠恶性肿瘤 98,318
结肠肝曲恶性肿瘤 98
结肠肝曲良性肿瘤 98
结肠隔膜切开术 170
结肠梗阻 98
结肠功能紊乱 98
结肠固定术 170
结肠肌切开术 170
结肠积气 98
结肠继发性肿瘤 98
结肠间皮瘤 98
结肠减压术 107
结肠交界性肿瘤 98
结肠镜活检 107
结肠镜检查 108
结肠镜下活组织检查 317
结肠镜下结肠病变电凝术 107
结肠镜下结肠病损电凝术 311
结肠镜下结肠支架置入术 311
结肠镜下球囊扩张术 107
结肠镜下息肉切除术 107
结肠镜下乙状结肠切除术 311
结肠镜下支架置入术 107
结肠克罗恩病 98
结肠溃疡 98
结肠良性肿瘤 98
结肠瘘 98
结肠瘘修补术 170
结肠内分泌性肿瘤 305
结肠内异物 98
结肠扭转 98
结肠扭转复位术 170
结肠脾曲恶性肿瘤 98
结肠脾曲良性肿瘤 98
结肠脾曲综合征 98
结肠破裂 98
结肠破裂修补术 170
结肠憩室 98
结肠憩室炎 98
结肠切开异物取出术 170
结肠全部切除术 311
结肠松弛 98
结肠损伤 98,163
结肠套叠复位术 170
结肠息肉恶变 98
结肠系膜恶性肿瘤 98
结肠系膜间皮瘤 98
结肠下垂 98
结肠腺瘤恶变 98
结肠腺瘤样息肉病 98
结肠小袋纤毛虫病 413
结肠胸腔瘘 98
结肠血管扩张 98
结肠血管扩张症△ 98
结肠-阴道瘘修补术 311,333
结肠阴道瘘修补术 170
结肠永久性造口术 170,311

结肠原位癌 98
结肠暂时性造口术 170,311
结肠造口闭合术 170
结肠造口扩大术 170
结肠造口黏膜脱垂 98
结肠造口旁疝修补术 170
结肠造口术后狭窄 98
结肠造口脱垂△ 98
结肠造口维护 98
结肠造口延迟切开术 311
结肠增殖型血吸虫病 413
结肠脂肪垂 98
结肠肿物 98
结缔组织病 243
结缔组织病所致间质性肺病△ 77
结缔组织病相关性肺动脉高压 198
结缔组织病性弥漫性实质性肺疾病 77
结缔组织病胸膜炎 77
结缔组织继发恶性肿瘤 323
结缔组织结核 243
结缔组织增生性和向神经性黑素瘤 370
结缔组织增生性黑素瘤 370
结缔组织增生性毛发上皮瘤 370
结缔组织增生性毛根鞘瘤 370
结缔组织痣 370
结构参数图 87
结构式访谈△ 398
结构性访谈 398
结合膜痣 370
结合牙 43
结合氧 87
结核病 413
结核菌素试验 87
结核菌素试验异常 77
结核性阿狄森病△ 146
结核性艾迪生病 146
结核性包裹性脓胸 77
结核性大咯血 77
结核性骶髂关节炎 413
结核性多浆膜炎 413
结核性肺瘘 77
结核性肺纤维变性 77
结核性肺炎 77
结核性风湿病 243
结核性腹膜炎 98,413
结核性腹水 98
结核性腹主动脉炎 198
结核性肛瘘 98
结核性肛门周围脓肿 413
结核性宫颈炎 413
结核性巩膜炎 413
结核性骨髓炎 413
结核性骨炎 413
结核性关节炎 243,413
结核性虹膜睫状体炎 6
结核性滑膜炎 243,413
结核性脊膜炎 115
结核性脊柱侧凸 243
结核性脊柱骨脓肿△ 241
结核性脊柱后凸 243
结核性脊柱前凸 243
结核性脊椎炎 413
结核性腱鞘炎 413
结核性结节性红斑 413

结核性髋关节炎 413
结核性泪囊炎 413
结核性脉络膜视网膜炎 413
结核性脑动脉炎 115
结核性脑膜脑炎 115
结核性脑膜炎 115,413
结核性脑膜炎后遗症△ 115
结核性脑炎 115
结核性葡萄膜炎 6,413
结核性气管炎 413
结核性气胸 77
结核性乳糜胸 77,198
结核性乳突炎 413
结核性肾盂肾炎 413
结核性肾盂炎 413
结核性食管炎 98
结核性视神经脉络膜炎 6
结核性视网膜脉络膜炎 6
结核性树胶肿 370
结核性损毁肺 77
结核性外阴溃疡 323
结核性胃结肠瘘 98
结核性心包炎 413
结核性胸膜炎 77,413
结核性胸腔积液 413
结核性眼内炎 413
结核性支气管扩张 77,413
结核性支气管淋巴瘘 77
结核性支气管狭窄 77,413
结核性直肠瘘 98
结核性直肠阴道瘘 323
结核性指(趾)炎 413
结核性子宫内膜炎△ 329
结核样型麻风 370,413
结节 385
结节病 77,243,370
结节病伴多发性颅神经麻痹 115
结节病伴关节病 243
结节病伴肌炎 243
结节病伴心肌炎 66
结节病导致的高钙血症 146
结节病肾损害 134
结节病性多发脑神经麻痹△ 115
结节病性关节病△ 243
结节病性肌炎△ 243
结节病性葡萄膜炎 6
结节或肿胀型淀粉样变病 370
结节溃疡型基底细胞癌 370
结节型基底细胞癌 370
结节型结核疹 370
结节性白斑 43
结节性痤疮 370
结节性多动脉炎 115,243,370
结节性恶性黑素瘤 370
结节性发疹性黄瘤 370
结节性非化脓性脂膜炎 370
结节性肝硬化 98
结节性巩膜炎 6
结节性汗腺瘤 370
结节性红斑 370
结节性黄瘤 146,370
结节性黄色瘤 146
结节性甲状腺肿 26,146

结节性甲状腺肿伴甲状腺功能亢进 146
结节性甲状腺肿伴甲状腺功能亢进症△ 146
结节性甲状腺肿累及气管 146
结节性腱鞘病 244
结节性疥疮 370
结节性筋膜炎 244,370
结节性类天疱疮 370
结节性淋巴细胞为主型的霍奇金淋巴瘤 159
结节性脉络膜炎 6
结节性囊性脂肪坏死 370
结节性血管炎 370
结节性痒疹 370
结节性硬化△ 370
结节性硬化症 115,370
结节性脂肪坏死 370
结节样黏液变性 370
结节硬化型经典霍奇金淋巴瘤 159
结晶尿 211
结晶体性关节病 244
结晶性沉着性关节炎滑膜切除 279
结晶性关节炎 244
结晶样视网膜病变(Bietti 症) 6
结膜瘢痕 6
结膜变性 6
结膜变性和沉着物 6
结膜沉着物 6
结膜充血 6,18
结膜出血 6
结膜动脉瘤 6
结膜恶性肿瘤 6
结膜黑变病 6
结膜黑色素瘤 6
结膜化学性烧伤 295
结膜疾患 6
结膜结核 6
结膜结石取出治疗 20
结膜溃疡 6
结膜良性肿瘤 6
结膜裂伤 6
结膜淋巴管扩张 6
结膜淋巴管切除术 20
结膜淋巴瘤 6
结膜鳞状细胞癌 6
结膜瘢痕修复 6
结膜囊成形术 20
结膜囊畸形 6
结膜囊挛缩 6
结膜囊烧伤 6
结膜囊异物 6
结膜囊肿 6
结膜皮样瘤 7
结膜皮脂瘤 7
结膜缺损 6
结膜肉芽肿 7
结膜乳头状瘤 7
结膜入路下睑袋整形术 20
结膜色素痣 7
结膜水肿 7
结膜松弛症 7
结膜酸性烧伤 7
结膜损伤和角膜擦伤(未提及异物) 7
结膜损伤和角膜擦伤 7

结膜天疱疮△ 7
结膜天疱疹 7
结膜铁质沉着症 7
结膜脱垂 7
结膜息肉 7
结膜下出血 7
结膜下出血△ 357
结膜血管瘤 7
结膜血管增生 7
结膜异物 7
结膜银质沉着症 7
结膜肿物 7
结膜肿物切除联合组织移植术 20
结膜肿物切除术 20
结石残留△ 93
结石性肾盂肾炎 211
结外 NK/T 细胞淋巴瘤(鼻型) 159
结外黏膜相关淋巴组织边缘区(带淋巴瘤) 159
结性心动过速 66
结性心律 66
结性逸搏 66
睫毛重建术 290
睫毛缺损 295
睫状充血 18
睫状体变性 7
睫状体出血 7
睫状体穿刺玻璃体(抽吸、眼内注药术) 20
睫状体断离复位术 20
睫状体恶性肿瘤 7
睫状体分离术 20
睫状体黑色素瘤 7
睫状体黑色素细胞瘤 305
睫状体冷凝术 20
睫状体离断 7
睫状体良性肿瘤 7
睫状体裂伤 7
睫状体脉络膜上腔放液术 20
睫状体囊肿 7
睫状体平滑肌瘤 7
睫状体神经鞘瘤 7
睫状体神经纤维瘤 7
睫状体髓上皮瘤 7
睫状体脱离 7
睫状体新生血管 7
截断术残端感染 244
截断术残端坏死 244
截断术残端挛缩 244
截断术残端神经瘤△ 370
截断术残端水肿 244
截断术残端血肿 244
截根术 55
截骨不愈合 244
截骨术 279
截瘫△ 401
截瘫性不动综合征 244
截肢残端感染 400
截肢残端坏死 400
截肢残端挛缩 400
截肢残端神经瘤 400
截肢残端水肿 400
截肢残端修整 400
截肢残端血肿 400
截肢术 279

截肢术后 244
截肢痛 178
截肢性神经瘤 370
截指术 279
截趾术 279
解毒剂和螯合剂中毒(不可归类在他处者)△ 404
解毒药中毒 406
解酒药中毒 406
解偶联蛋白 2(UCP2)突变所致的高胰岛素血症 146
解剖分流 77
解剖性肝切除术 170
解热药中毒 61
解释性妄想 395
解释性心理治疗 397
解体妄想 395
介入性盆腔血管栓塞术 348
介入治疗 84,183
介入治疗后出血 115
介于 DLBCL 和伯基特淋巴瘤之间的 B 细胞淋巴瘤(无法归类型) 159
戒毒康复△ 403
戒酒康复△ 403
芥子气腐蚀伤 370
芥子气烧伤 295
疥疮 370
金刚烷胺中毒 406
金黄色葡萄球菌败血症 413
金黄色葡萄球菌肠炎 98,295
金黄色苔藓 370
金霉素荧光法 301
金葡菌猩红热△ 297
金属的毒性效应△ 406
金属对金属大直径球头全髋置换 279
金属过敏 244
金属及其化合物粉尘肺沉着病(锡、铁、锑、钡及其化合物等) 406
金属烟热 406
金属音调咳嗽 82
金属引起的变态反应性接触性皮炎△ 7
金属引起的变应性接触性皮炎 7
金属引起的口腔黏膜病变 370
金属中毒 406
津巴布韦锥虫病 370
筋膜病损切除术 279,311,386
筋膜成形术 279,290,386
筋膜断蒂术 279,386
筋膜缝合术 279,290,386
筋膜间隙切开减压术 279,386
筋膜间置式关节成形术 279
筋膜内子宫次全切除术 333
筋膜内子宫切除术 311,333
筋膜皮瓣术 299
筋膜皮瓣移植术 34,55,279,290,299
筋膜切除术 279,290,386
筋膜切除术用于移植 279
筋膜切开术 279,290,386
筋膜室综合征 244
筋膜外全子宫切除术 311,333
筋膜炎 244,370
筋膜炎△ 263,265
筋膜移植 279
筋膜移植术 279,290,299,386

仅两个或更多手指创伤性不全离断　287
仅两个或更多手指创伤性离断　244
紧急宫颈环扎术　348
紧急气管切开术　34
紧张型精神分裂症　391
紧张型头痛△　115
紧张性木僵　391
紧张性疼痛　178
紧张性头痛　115,395
紧张症　391
进食诱发的反射性癫痫　115
进食障碍　391
进行性苍白球变性　115
进行性多灶性白质脑病　115,391
进行性多灶性白质脑病伴 AIDS　115
进行性风疹全脑炎　115
进行性骨干发育不良△　244
进行性骨干发育异常　244
进行性骨化性肌炎　244
进行性骨化性纤维发育不良　244
进行性核上性麻痹　115
进行性核上性麻痹［斯蒂尔 - 里查森 - 奥尔
　谢夫斯基综合征］　7
进行性肌肉萎缩症△　115,244
进行性肌萎缩　115,244
进行性肌营养不良　7
进行性肌营养不良　400
进行性肌营养不良症　400
进行性肌阵挛癫痫　115
进行性肌阵挛性癫痫△　115
进行性畸形　244
进行性脊肌萎缩　115
进行性脊髓性肌萎缩△　115
进行性结节性组织细胞增生病　370
进行性麻痹性痴呆　370
进行性慢性盘状肉芽肿病　370
进行性球麻痹△　115
进行性色素性紫癜性皮病　370
进行性特发性皮肤萎缩　370
进行性吞咽困难　189
进行性系统性红斑角化症△　365
进行性小脑共济失调　115
进行性心脏传导缺陷　66
进行性延髓麻痹　115
进行性眼睑萎缩　7
进行性眼外肌麻痹　7
进行性遗忘　395
进行性异位骨化　244
进行性婴儿期灰质营养不良　115
进行性婴儿纤维瘤病　370
进行性掌跖角化病　370
进行性肢端黑变病　370
进行性脂肪营养不良　115,146,370
进行性指掌角皮症　370
近侧不稳定　244,270
近场电位　129
近端甲下型甲真菌病　370
近端胫腓关节脱位△　232,245,246,253
近端潜伏期　129
近端肾小管病 - 糖尿病 - 小脑性共济失调
　146
近端小管酸中毒△　135
近端跖筋膜炎　244
近端趾间关节骨关节炎△　267

近节指骨骨折　244
近节趾骨背伸截骨术　279
近距离（后装）治疗　319
近距离治疗机　319
近距离治疗剂量学　319
近瘤型中间型麻风　413
近排腕骨切除　279
近期开胸术后再开胸术　190
近期剖腹术后腹腔止血术　170,218,311
近期手术后胸腔内止血术　190
近视　7
近指间关节脱位　244
近中错𬌗△　39
近中埋伏下颌第三磨牙　43
近中［向］阻生　43
浸泡手和足　406
浸润型肺结核　413
浸浴　299
浸渍足　370
茎突过长　31
茎突截除术　55,311
经 T 管胆道支架置入术　170,311
经 T 管窦道胆管支架置入术　107
经鼻持续气道正压通气　302
经鼻内镜眶减压术　20
经鼻内镜筛窦纸板径路眶内异物取出术　
　20
经鼻内镜筛窦纸板径路眶内肿瘤切除术　
　20
经鼻内镜下改良 Lothrop 术　34
经鼻气管插管　84
经鼻气管插管机械通气　84
经鼻气管插管术　84
经鼻入路　183
经鼻入路垂体瘤切除术　34
经鼻罩无创正压通气　84
经闭孔尿道中段悬吊术　333
经侧裂入路　183
经耻骨后尿道中段悬吊术　333
经粗隆旋转截骨术　279
经大脑半球间入路　183
经胆道镜胆管扩张术　107,311
经导管卵圆孔未闭封堵术　71
经导管心肌射频消融术　71
经骶孔骶骨骨折　244
经骶尾入路直肠切除术△　174
经骶尾直肠切除术　311
经骶直肠 - 乙状结肠切除术　170,311
经典单纯男性化型先天性肾上腺皮质增生
　症　146
经典的苯丙酮尿症　155
经典霍奇金淋巴瘤　159
经典失盐型先天性肾上腺皮质增生症　146
经典型枫糖尿病△　143,351
经典型骨肉瘤　244
经典型卡波西肉瘤　370
经电磁导航支气管镜针吸活检术　190
经蝶窦脑病损切除术　311
经蝶窦脑病灶切除术　183
经蝶窦入路　34,183
经蝶骨垂体病灶切除术　183
经蝶骨垂体部分切除术　183
经蝶骨垂体活组织检查　183

经蝶骨垂体全部切除术　183
经蝶骨垂体探查术　183
经蝶骨入路内镜下垂体部分切除术　183
经蝶骨入路内镜下垂体全部切除术　183
经顶脑病损切除术　311
经顶脑病灶切除术　183
经顶型髋臼骨折　244
经额垂体病灶切除术　183
经额垂体部分切除术　183
经额垂体活组织检查　183
经额垂体全部切除术　183
经额脑病损切除术　311
经额脑病灶切除术　183
经额叶侧脑室入路　183
经耳囊入路　34
经腹部宫颈环扎术　348
经腹次广泛子宫切除术　333
经腹腹膜代阴道成形术　333
经腹膈疝修补术　190
经腹根治性宫旁组织切除术　333
经腹广泛性子宫切除术　333
经腹经阴道联合子宫内翻复位术　348
经腹卵巢癌分期手术　333
经腹黏膜下肌瘤切除术　333
经腹女性生殖系统肿瘤细胞减灭术　333
经腹盆腔穿刺引流术　170,218,311
经腹腔镜肠道新膀胱术　218
经腹腔镜肠管代输尿管术　218
经腹腔镜重复肾重复输尿管切除术　218
经腹腔镜单侧肾切除术　218
经腹腔镜单侧隐睾切除术　218
经腹腔镜辅助子宫颈上子宫切除术△　331
经腹腔镜腹股沟淋巴结清扫术　218
经腹腔镜腹膜后淋巴结清扫术　218
经腹腔镜腹腔积血清除术　218
经腹腔镜肝切除术　170
经腹腔镜根治性膀胱切除术　218
经腹腔镜根治性前列腺切除术　218
经腹腔镜根治性肾切除术　218
经腹腔镜宫颈上子宫切除术△　332
经腹腔镜回肠膀胱术　218
经腹腔镜精索静脉高位结扎术　218
经腹腔镜可控性肠膀胱术　218
经腹腔镜男性根治性膀胱全切除术　218
经腹腔镜男性盆腔脓肿切开引流术　218
经腹腔镜尿道瘘修补术　218
经腹腔镜女性根治性膀胱全切除术　218
经腹腔镜膀胱瓣代输尿管术　218
经腹腔镜膀胱部分切除术　218
经腹腔镜膀胱颈悬吊术　218
经腹腔镜膀胱全部切除术　218
经腹腔镜膀胱阴道瘘修补术　218
经腹腔镜盆腔病损切除术　218
经腹腔镜盆腔腹膜粘连松解术　218
经腹腔镜盆腔淋巴结清扫术　218
经腹腔镜盆腔粘连松解术　218
经腹腔镜剖腹探查术　218
经腹腔镜脐尿管病损切除术　218
经腹腔镜前列腺病损切除术　218
经腹腔镜前列腺射频消融术　218
经腹腔镜腔静脉后输尿管整形术　218
经腹腔镜鞘状突高位结扎术　218
经腹腔镜融合肾离断术　218
经腹腔镜肾病损切除术　218

经腹腔镜肾部分切除术 218
经腹腔镜肾固定术 218
经腹腔镜肾囊肿去顶术 218
经腹腔镜肾实质切开取石术 218
经腹腔镜肾 - 输尿管切除术 218
经腹腔镜肾探查术 218
经腹腔镜肾盂成形术 218
经腹腔镜肾盂切开取石术 218
经腹腔镜肾盂 - 输尿管成形术 218
经腹腔镜肾盂 - 输尿管吻合术 218
经腹腔镜肾盏 - 输尿管吻合术 218
经腹腔镜肾折叠术 218
经腹腔镜肾周围淋巴管剥脱术 218
经腹腔镜肾周围粘连松解术 218
经腹腔镜输尿管病损切除术 218
经腹腔镜输尿管部分切除术 218
经腹腔镜输尿管残端切除术 218
经腹腔镜输尿管成形术 218
经腹腔镜输尿管囊肿造口术 218
经腹腔镜输尿管 - 膀胱吻合术 218
经腹腔镜输尿管皮肤造口术 218
经腹腔镜输尿管切开取石术 218
经腹腔镜输尿管损伤修复术 218
经腹腔镜输尿管狭窄松解术 218
经腹腔镜输尿管乙状结肠吻合术 218
经腹腔镜双侧肾切除术 218
经腹腔镜双侧隐睾切除术 218
经腹腔镜胃代膀胱术 218
经腹腔镜隐睾探查术 218
经腹腔镜直肠膀胱术 218
经腹取卵术 333
经腹食管裂孔疝修补术 170,190
经腹双角子宫畸形成形术 333
经腹乙状结肠代阴道成形术 333
经腹阴道穹窿骶骨悬吊术 333
(经腹)直肠癌切除、近端造口、远端封闭术
　(Hartmann 手术) 170
经腹直肠癌切除术△ 174
经腹子宫次全切除术 333
经腹子宫动脉结扎术 333
经腹子宫颈广泛切除术 333
经腹子宫颈环扎术 333
经腹子宫内翻复位术 348
经腹子宫腺肌病灶切除术 333
经腹子宫纵隔切除＋子宫成形术 333
经肛门内镜微创手术（TEM 手术） 170
经肛门微创手术（TAMIS 手术） 170
经肛门吻合器直肠切除术（STARR 手术）
　170
经肛门直肠病损根治术 312
经肛门直肠黏膜环切术 170,312
经肛提肌外腹会阴联合直肠癌根治术
　（ELAPE 手术） 170
经巩膜葡萄膜肿物切除术 20
经股静脉插管 218
经关节的楔形截骨术 279
经关节骨折 244
经关节镜踝关节融合术 279
经回肠膀胱逆行输尿管造影［术］ 218
经会阴活检 218
经会阴前列腺穿刺活检术 218
经会阴前列腺冷冻切除术 312
经会阴前列腺冷冻治疗术 218
经会阴前列腺囊肿切除术 218

经会阴前列腺切除术 218,312
经会阴前列腺全切除术 218
经肌肉声带切除术 34
经结膜微创玻璃体切割术 20
经胫骨和腓骨的小腿离断术 279
经胫骨和腓骨踝部的踝离断术 279
经口鼻蝶窦入路 183
经口寰枢椎翻修术 279
经口寰枢椎融合术 279
经口内镜下肌切断术 107
经口内镜下肌切开术 170
经口气管插管 84
经口气管插管机械通气 84
经口气管插管术 84
经口腔入路 34
经口入路 183
经口枕颈翻修术 279
经口枕颈融合术 279
经眶入路 183
经括约肌间瘘管结扎术 170
经括约肌间切除术（ISR 手术） 170
经颅磁刺激 403
经颅多普勒超声 129
经颅多普勒超声异常 129
经颅多普勒检查 129
经颅后窝面神经减压术 183
经颅后窝三叉神经感觉根切断术 183
经迷路入路 34,183
经面入路 34
经面入路面中部揭翻术 34
经面罩无创正压通气 84
经脑室分流导管穿刺术 183
经内镜 Oddi 括约肌成形术 170
经内镜 Oddi 括约肌切开术 170
经内镜胆总管支架取出术 170
经内镜逆行胰胆管造影 170
经内镜腔道的胆道镜检查 107
经内听道入路 183
经内眼葡萄膜肿物切除术 20
经尿道等离子前列腺切除术 218
经尿道电切镜输尿管囊肿切开术 218
经尿道活检 218
经尿道精囊镜精囊结石碎石术 218
经尿道精囊镜输精管梗阻疏通术 219
经尿道精囊镜探查术 219
经尿道男性尿道瘤切除术 219
经尿道尿道瓣膜切除术 219
经尿道尿道狭窄切开术 219
经尿道膀胱病损切除术 219
经尿道膀胱病损钬刀切除术 219
经尿道膀胱超声碎石术 219
经尿道膀胱活组织检查 219,317
经尿道膀胱激光碎石术 219
经尿道膀胱颈电切术 219
经尿道膀胱颈扩张术 219
经尿道膀胱颈切开术 219
经尿道膀胱镜电子输尿管镜肿瘤激光切除
　术 219
经尿道膀胱镜检查 219
经尿道膀胱镜膀胱失禁治疗 219
经尿道膀胱镜膀胱病变切除术 219
经尿道膀胱镜输尿管导管插入术 219
经尿道膀胱镜输尿管镜超声碎石术 219

经尿道膀胱镜输尿管镜激光碎石术 219
经尿道膀胱镜输尿管镜检查 219
经尿道膀胱镜输尿管镜膀胱超声碎石术
　219
经尿道膀胱镜输尿管镜膀胱激光碎石术
　219
经尿道膀胱镜输尿管镜膀胱气压弹道碎石
　术 219
经尿道膀胱镜输尿管镜气压弹道碎石术
　219
经尿道膀胱镜输尿管镜肾结石超声碎石术
　219
经尿道膀胱镜输尿管镜肾结石气压弹道碎
　石术 219
经尿道膀胱镜输尿管镜输尿管导管插入术
　219
经尿道膀胱镜输尿管镜输尿管活组织检查
　219
经尿道膀胱镜输尿管镜输尿管扩张术 219
经尿道膀胱镜输尿管镜输尿管内切开术
　219
经尿道膀胱镜输尿管镜输尿管取石术 219
经尿道膀胱镜输尿管镜输尿管支架取出术
　219
经尿道膀胱镜输尿管镜输尿管支架置入术
　219
经尿道膀胱镜输尿管镜异物取出术 219
经尿道膀胱镜输尿管镜肿瘤电切术 219
经尿道膀胱镜输尿管镜肿瘤激光切除术
　219
经尿道膀胱镜输尿管扩张术 219
经尿道膀胱镜输尿管肾结石激光碎石术
　219
经尿道膀胱镜输尿管支架取出术 219
经尿道膀胱镜输尿管支架置入术 219
经尿道膀胱镜下膀胱注射 219
经尿道膀胱镜纤维输尿管镜肿瘤激光切除
　术 219
经尿道膀胱镜异物取出术 219
经尿道膀胱气压弹道碎石术 219
经尿道膀胱腔内粘连松解术 219
经尿道膀胱取石术 219
经尿道膀胱碎石钳碎石术 219
经尿道膀胱血块清除术 219
经尿道膀胱异物取出术 219
经尿道膀胱肿瘤电切治疗 219
经尿道膀胱肿瘤电灼治疗 219
经尿道膀胱肿瘤激光切除术 219
经尿道膀胱肿瘤切除术 219
经尿道前列腺激光气化术 219
经尿道前列腺激光切除术 219,312
经尿道前列腺激光剜除术 219
经尿道前列腺冷冻治疗 219
经尿道前列腺绿激光汽化术 219,312
经尿道前列腺囊肿切除术 219
经尿道前列腺气化电切术 219,312
经尿道前列腺气囊扩张术 219
经尿道前列腺切除［术］ 219
经尿道前列腺切除术 312
经尿道前列腺切除综合征 211
经尿道前列腺切开［术］ 219
经尿道前列腺射频消融术 219
经尿道球囊前列腺尿道扩张术 219

经尿道射精管区域囊肿切开术　219
经尿道肾病损激光切除术　219
经尿道肾病损激光烧灼术　312
经尿道输尿管病损电切术　219
经尿道输尿管组织检查　317
经尿道输尿管镜激光碎石术　219
经尿道输尿管取石术　219
经尿道输尿管肾盂镜检查术　219
经尿道外括约肌切开术　219
经颞脑病损切除术　312
经颞脑病灶切除术　183
经颞下三叉神经根切断术　183
经颞下窝入路颈静脉球体瘤切除术　34
经颞叶脑内血肿清除术　183
经膀胱输尿管病损切除术　219
经皮耻骨联合螺钉内固定术　279
经皮耻骨上膀胱造口导尿管插入术　219，312
经皮耻骨支螺钉内固定术　279
经皮抽吸卵巢活检　333
经皮抽吸卵巢活组织检查　317
经皮穿刺臭氧髓核消融术　279
经皮穿刺肺活检术　87
经皮穿刺椎体成形术　279
经皮穿刺椎体后凸成形术　279
经皮穿自动腰椎间盘切除术　279
经皮大脑中动脉球囊扩张血管成形术　183
经皮大脑中动脉支架置入术　183，206
经皮单一房间隔缺损封堵术　206
经皮胆道镜下取石术　107，170，312
经皮胆道扩张术　107，170，312
经皮胆管球囊扩张术　107，170，312
经皮胆管引流术　107，312
经皮胆管支架置入术　107，312
经皮胆总管结石取出术　107，170
经皮胆总管支架去除术　107，312
经皮胆总管支架去除术△　170
经皮骶髂关节螺钉内固定术　279
经皮电子肾镜激光碎石术　219
经皮电子肾镜异物取出术　219
经皮动脉导管未闭封堵术　206
经皮动脉血氧饱和度　87
经皮动脉血氧分压　87
经皮二尖瓣球囊扩张成形术　206
经皮肺病损射频消融术　312
经皮肺穿刺　193
经皮肺动静脉瘘栓塞术后再通　66
经皮肺动脉瓣球囊扩张成形术　206
经皮肺动脉瓣射频打孔术　71
经皮肺动脉介入治疗术后△　64
经皮肺动脉球囊扩张成形术　206
经皮肺动脉支架置入术　71
经皮腹膜后穿刺引流术　170，219，312
经皮腹腔穿刺引流术　170，219，312
经皮腹腔神经丛射频消融术　183
经皮肝抽吸术　107
经皮肝穿刺胆道支架置入术　107，312
经皮肝穿刺胆道支架置入术△　170
经皮肝穿刺胆管引流术　107，170，312
经皮肝穿刺胆总管支架置入术　107
经皮肝穿刺肝胆管引流术　107，312
经皮肝穿刺活组织检查　107，317
经皮睾丸活组织检查　317
经皮股动脉药物洗脱支架置入术　206

经皮冠脉介入术相关性心肌梗死　66
经皮冠状动脉介入治疗后并发症△　115
经皮冠状动脉介入治疗后△　65
经皮冠状动脉瘘封堵术　206
经皮冠状动脉球囊扩张成形术　207
经皮冠状动脉球囊扩张术后△　63
经皮冠状动脉旋磨术　207
经皮冠状动脉旋磨术后△　65
经皮冠状动脉血栓抽吸术　207
经皮冠状动脉血栓抽吸术后△　65
经皮冠状动脉粥样斑块切除术　207
经皮后路椎间融合术　279
经皮基底动脉血管成形术　183，207
经皮基底动脉支架置入术　183，207
经皮激光椎间盘减压术　279
经皮脊髓切断术　183，312
经皮降主动脉药物洗脱支架置入术　207
经皮交通动脉血管成形术　183
经皮经肝穿刺胆道支架置入术　170
经皮经肝胆管支架置入术　312
经皮经肝胰胆管造影术　107
经皮精囊抽吸　219
经皮颈动脉支架置入术　183
经皮扣带回切断术　183
经皮扩张气管造口术　84
经皮颅内动脉支架置入术　183
经皮颅内血管成形术　183
经皮颅内血管支架置入术　183
经皮颅内血管粥样斑块切除术　183
经皮颅外血管成形术　183
经皮颅外血管粥样斑块切除术　183
经皮卵巢囊肿穿刺术　333
经皮脑活组织检查△　184
经皮脑膜活组织检查　183
经皮内固定术　279
经皮内镜下空肠造口术　84，107
经皮内镜下胃造口术　84，107
经皮膀胱造口术　219
经皮脾病损射频消融术　170，312
经皮脾穿刺活组织检查　174
经皮脾组织检查　317
经皮脐带血采样术　348
经皮髂骨后部螺钉内固定术　279
经皮腔内冠状动脉成形术　71
经皮腔内冠状动脉内溶栓　71
经皮腔内金属裸支架置入术　71
经皮腔内球囊肺动脉成形术　71
经皮腔内球囊肺动脉瓣成形术后　66
经皮腔内球囊主动脉瓣成形术　71
经皮腔内球囊主动脉瓣成形术后　66
经皮腔内生物可吸收支架置入术　71
经皮腔内药物洗脱球囊肺动脉成形术　71
经皮球囊扩瓣术后并发症穿刺假性动脉瘤　198
经皮球囊扩瓣术后并发症穿刺血管血肿　198
经皮球囊扩瓣术后并发症动静脉瘘　198
经皮球囊扩瓣术后并发症腹膜后血肿　198
经皮球囊主动脉成形术　71
经皮射频消融术后并发症　406
经皮肾病损冷冻治疗术　219，312
经皮肾穿刺活检术　137
经皮肾穿刺活组织检查　219，317

经皮肾动脉造影［术］　220
经皮肾镜超声气压弹道碎石术　220
经皮肾镜超声碎石术　220
经皮肾镜激光碎石术　220
经皮肾气压弹道碎石术　220
经皮肾镜取石术　220
经皮肾镜取石术（Ⅰ期）　220
经皮肾镜取石术（Ⅱ期）　220
经皮肾镜肾盂病损电切术　220
经皮肾镜输尿管活组织检查　220
经皮肾镜输尿管结石激光碎石术　220
经皮肾镜输尿管内切开术　220
经皮肾镜异物取出术　220
经皮肾囊肿抽吸术　220
经皮肾脓肿抽吸术　220
经皮肾盂造口取石术　220
经皮肾造瘘术　220
经皮室间隔缺损封堵术　207
经皮输尿管活组织检查　317
经皮微波凝固疗法　84
经皮微创钢板固定技术　279
经皮下睑袋整形术　20
经皮纤维肾镜激光碎石术　220
经皮纤维肾镜异物取出术　220
经皮心脏瓣膜手术　207
经皮心脏辅助装置去除术　207
经皮心脏辅助装置换术　207
经皮心脏辅助装置置入术　207
经皮心肌化学消融术　71
经皮血管镜检查　209
经皮血管通路球囊扩张术　137
经皮血管通路取栓术　137
经皮血管通路支架术　137
经皮血氧饱和度监测　72
经皮氧监测　301
经皮腰椎间盘髓核切吸术　279
经皮针吸肺活组织检查　317
经皮质感觉性失语　400
经皮质混合性失语　400
经皮质性失语综合征△　400
经皮质运动性失语　400
经皮主动脉瓣球囊扩张成形术　207
经皮主动脉瓣植入术　207
经皮主动脉缩窄支架置入术　207
经皮椎动脉支架置入术　183
经皮椎间盘切除术　279
经皮左心耳封堵术　71，207
经皮左心室减容重塑（伞样）装置置入术　207
经胼胝体入路　183
经剖宫产术的单胎分娩　339
经期过短　323
经期延长　323
经气管插管机械通气　84
经气管镜超声引导针吸活检术　190
经气管切开机械通气　84
经前紧张征　323
经前紧张综合征　395
经前期紧张综合征△　323
经前期综合征△　370
经前综合征　370
经颧颞入路　183
经筛蝶窦入路　183
经筛窦及扩大经筛窦　34

经十二指肠壶腹括约肌切开术 170
经食道超声心动图 72
经食道心电图 72
经食道心房调搏 72
经食道心脏电生理检查 72
经食管腔内超声检查 193
经输尿管镜弹道碎石术 220
经瞳孔视网膜光动力治疗术 20
经瞳孔视网膜激光光凝术 20
经瞳孔视网膜阈下光凝术 20
经外侧裂脑内血肿清除术 183
经外周中心静脉置管 361
经小脑幕入路 183
经心尖主动脉瓣生物瓣膜植入术 207
经胸壁针吸活检术 87
经胸动脉导管封堵术 207
经胸房间隔缺损闭式封堵修补术 302
经胸房间隔缺损闭式伞堵修补术 207
经胸肺动脉瓣球囊扩张成形术 207
经胸肺动脉瓣支架置入术 207
经胸膈疝修补术 190
经胸食管裂孔疝修补术 190
经胸室间隔缺损闭式封堵修补术 302
经胸室间隔缺损闭式伞堵修补术 207
经胸心脏辅助装置置换术 207
经胸心脏射频消融改良迷宫术 207
经胸心脏微波消融术 207
经胸主动脉瓣球囊扩张成形术 207
经胸主动脉瓣支架置入术 207
经胸主动脉瓣植入术 207
经血管心脏化学消融术 207
经血管心脏冷冻消融术 207
经血管心脏射频消融术 207
经血管心脏微波消融术 207
经翼点脑病损切除术 312
经翼点脑病灶切除术 183
经阴道闭孔无张力尿道中段悬吊术 220
经阴道残留卵巢切除术 333
经阴道残留输卵管 - 卵巢切除术 333
经阴道次广泛子宫切除术 333
经阴道单侧卵巢切除术 333
经阴道单侧输卵管 - 卵巢切除术 312,333
经阴道宫颈管粘连分离术 333
经阴道宫颈广泛切除术 333
经阴道宫颈环扎术 348
经阴道宫颈肌瘤剜除术 333
经阴道宫颈囊肿造袋术 333
经阴道广泛子宫切除术△ 333
经阴道后穹隆穿刺术 333
经阴道阔韧带内肿瘤切除术 333
经阴道卵巢病损切除术 312,333
经阴道卵巢囊肿穿刺术 333
经阴道尿道中段湿必克悬吊术 220
经阴道膀胱阴道瘘修补术 220
经阴道全子宫 + 单附件切除术 333
经阴道全子宫 + 双附件切除术 333
经阴道双侧卵巢切除术 333
经阴道双侧输卵管 - 卵巢切除术 312,333
经阴道无张力尿道悬吊带术 333
经阴道无张力尿道悬吊术 220
经阴道药物引产术 333
经阴道阴道 - 骶棘韧带固定术 333
经阴道阴道 - 骶前固定术 333
经阴道阴道 - 骶韧带高位悬吊术 333

经阴道子宫病损切除术 312,333
经阴道子宫部分切除术 333
经阴道子宫次全切除术 312,333
经阴道子宫 - 骶棘韧带固定术 333
经阴道子宫 - 骶前固定术 333
经阴道子宫 - 骶韧带高位悬吊术 333
经阴道子宫根治性切除术 312
经阴道子宫根治性切除术△ 333
经阴道子宫广泛性切除术 333
经阴道子宫肌瘤切除术 333
经阴道子宫颈环扎术 333
经阴道子宫内翻复位术 348
经阴道子宫切除术 312,333
经枕脑病损切除术 312
经枕脑病灶切除术 183
经支气管超声内镜纵隔淋巴结穿刺活检术 190
经支气管镜肺活检术 87
经支气管镜活检术 87
经支气管镜腔内超声 87
经支气管镜腔内介入治疗术 84
经支气管镜针吸活检术 87
经支气管腔内超声检查 193
经直肠活检 220
经直肠肌鞘结肠拖出术(Soave 手术) 170
经直肠前列腺穿刺活检术 220
经跗骨截肢术 279
经中鼻道上颌窦开放术 34
经舟骨、月骨周围脱位 244
经椎弓根全椎板切除术 279
经椎间孔腰椎椎间融合术 279
惊厥 295,360
惊厥持续状态 295
惊恐发作 391
惊恐相关症状量表 398
惊恐障碍 391
惊恐障碍严重度量表 398
惊吓性癫痫△ 115
惊吓诱发的反射性癫痫 115
晶体渗透压 87
晶形粟粒疹△ 363
晶状体半脱位白内障超声乳化摘除 + 人工
  晶状体植入术 20
晶状体病变 7
晶状体穿通伤 7
晶状体挫伤 7
晶状体过敏性青光眼 7
晶状体后囊膜破裂 7
晶状体混浊 18
晶状体疾患 7
晶状体囊袋张力环植入术 20
晶状体前囊破裂 7
晶状体全脱位 7
晶状体缺如 7
晶状体缺损 7
晶状体溶解性青光眼 7
晶状体损伤 7
晶状体铁质沉着症 7
晶状体铜锈沉着症 7
晶状体脱位 7,18
晶状体脱位性继发性青光眼 7
晶状体脱位性青光眼△ 7
晶状体相关性葡萄膜炎 7
晶状体相关性葡萄膜炎△ 7

晶状体异物 7
晶状体诱发性虹膜睫状体炎 7
晶状体源性不规则散光 7
晶状体源性规则散光 7
晶状体源性屈光性近视 7
精氨基琥珀酸尿症 155
精氨酸血症 155
精阜炎 211
精囊恶性肿瘤 211
精囊放线菌病 211,413
精囊继发性恶性肿瘤 211
精囊交界性肿瘤 211
精囊结核 211
精囊结石 211
精囊梅毒 211
精囊囊肿 211
精囊囊肿切除术 220
精囊切除术 220
精囊切开术 220
精囊损伤 211
精囊腺癌 211
精囊炎 211
精囊造影[术] 220
精囊针吸活组织检查 220,317
精神病 391
精神病后抑郁 391
精神病态△ 396
精神病性抑郁症 391
精神发育迟缓 115,391,400
精神发育迟滞(无或轻微的行为缺陷) 400
精神发育迟滞(显著的行为缺陷,需要加以
  关注或治疗) 400
精神发育迟滞无或轻微的行为缺陷 391
精神发育迟滞显著的行为缺陷(需要加以关
  注或治疗) 391
精神分裂症 391
精神分裂症后抑郁 391
精神分裂症未分化型 391
精神分裂性衰退 395
精神分裂症样精神病 391
精神分裂症样障碍△ 391
精神分析 397
精神分析性心理治疗 397
精神疾病诊断手册定式临床检查 398
精神检查 398
精神科疾病后的持久人格改变 395
精神偏执症△ 389
精神社会性矮小症△ 148
精神衰弱型人格 395
精神外科治疗 397
精神现状检查 398
精神兴奋剂中毒伴有滥用可能△ 406
精神兴奋剂中毒伴有滥用潜势 406
精神性多饮 146
精神性紫癜 370
精神药物中毒 406
精神应激性闭经 323
精神运动性变异型波 129
精神运动性迟滞 395
精神运动性兴奋 395
精神障碍 391
精索癌△ 211
精索病损切除术 220,312
精索恶性肿瘤 211

精索 - 附睾裂伤缝合术　220
精索附睾丝虫病　211,413
精索活组织检查　220,317
精索继发性恶性肿瘤　211
精索结扎术　220
精索静脉高位结扎术　220
精索静脉曲张　211
精索静脉曲张切除术　220
精索囊肿△　211
精索扭转　211
精索皮样囊肿　211
精索鞘膜高位结扎术　220
精索鞘膜积液切除术　220
精索切开术　220
精索肉瘤　211
精索纤维瘤　211
精索炎　211
精索移植术　220
精索脂肪瘤　211
精索肿瘤　211
精液变态反应　370
精液囊肿　211
精液囊肿抽吸术　220
精液囊肿切除术　220
颈背综合征　244
颈臂综合征　116
颈部瘢痕　295
颈部瘢痕挛缩畸形　295
颈部瘢痕挛缩畸形Ⅰ期　295
颈部瘢痕挛缩畸形Ⅱ期　295
颈部瘢痕挛缩畸形Ⅲ期　295
颈部瘢痕挛缩畸形Ⅳ期　295
颈部瘢痕切除局部皮瓣转移术　299
颈部瘢痕切除游离皮瓣移植术　299
颈部瘢痕切除植皮术　299
颈部瘢痕切除轴型皮瓣转移修复术　299
颈部包块　31
颈部包块超声检查　37
颈部表皮样囊肿　43
颈部冻伤伴有组织坏死　295
颈部冻伤伴有组织坏死△　406
颈部冻伤伴组织坏死　406
颈部多处浅表损伤　43
颈部多处损伤　244
颈部多发性开放性损伤　244
颈部多发性脱位　400
颈部多间隙感染　43
颈部恶性黑色素瘤　43
颈部恶性肿瘤　43
颈部蜂窝织炎　26,370
颈部坏死性筋膜炎　43
颈部肌腱扭伤　244
颈部肌腱损伤　244
颈部肌肉扭伤　244
颈部肌肉扭伤△　244
颈部肌肉损伤　244
颈部肌肉损伤△　244
颈部脊髓　244
颈部脊髓不完全损伤　244,400
颈部脊髓功能损伤　244,400
颈部脊髓功能损伤C1　244,400
颈部脊髓功能损伤C2　244,400
颈部脊髓功能损伤C3　244,400
颈部脊髓功能损伤C4　244,400

颈部脊髓功能损伤C5　244,400
颈部脊髓功能损伤C6　244,400
颈部脊髓功能损伤C7　400
颈部脊髓水肿　400
颈部脊髓损伤△　244,400
颈部脊髓完全损伤　244,400
颈部脊髓震荡　244,400
颈部脊髓中央损伤综合征(不完全的脊髓损伤)　244
颈部脊髓中央损伤综合征　400
颈部继发恶性肿瘤　43
颈部继发性恶性肿瘤△　43
颈部假性皮萎缩　370
颈部间隙感染　43
颈部间隙感染伴脓肿　43
颈部交感神经损伤　400
颈部焦痂切开减张术　299
颈部疖　370
颈部结缔组织恶性肿瘤　43
颈部结缔组织良性肿瘤　43
颈部结缔组织生物学行为未定肿瘤　43
颈部结缔组织肿瘤　43
颈部局部肿物　43
颈部开放性损伤　244
颈部开放性损伤△　400
颈部开放性损伤伴颈椎骨折　244
颈部开放性损伤伴颈椎脱位　244
颈部良性肿瘤　26,43
颈部淋巴管畸形　43
颈部淋巴管瘤　43
颈部淋巴结超声检查　37
颈部淋巴结继发恶性肿瘤　26,43
颈部淋巴结结核　26,43
颈部脉管瘤　287
颈部囊性水瘤　26
颈部扭伤△　240
颈部脓肿　370
颈部皮肤部分切除术　34
颈部皮肤部分切除整形术　55,290
颈部皮肤恶性肿瘤　43
颈部皮肤疖△　370
颈部皮肤脓肿　43
颈部皮肤原位癌△　26,43
颈部皮下气肿　26
颈部皮脂腺囊肿　43
颈部气管软骨骨折　26,43
颈部前纵韧带扭伤　244
颈部浅表冻伤　406
颈部烧伤　295
颈部神经良性肿瘤　244
颈部神经鞘膜瘤　26
颈部神经损伤　43
颈部食管挫伤　98
颈部食管恶性肿瘤　318
颈部食管开放性损伤　98
颈部食管造口术　34,190,312
颈部水平的创伤性切断　244
颈部损伤　244
颈部损伤后遗症　400
颈部探查术　34,55
颈部外伤△　244
颈部纤维瘤病　370
颈部显性脊柱裂△　261
颈部胸腺囊肿　370

颈部血管畸形　43
颈部血管瘤　43
颈部血管损伤　198
颈部异物取出术　34
颈部异物去除　55,290
颈部异物去除术　386
颈部原位黑(色)素瘤△　53
颈部脂肪瘤　43
颈部脂肪增多症　146,153
颈部肿物　244
颈部周围神经恶性肿瘤　305
颈部纵隔镜术　34
颈丛良性肿瘤　287
颈丛神经探查术　279
颈丛神经移位术　279
颈动脉闭塞和狭窄△　116
颈动脉闭塞和狭窄(未造成脑梗死)　116
颈动脉闭塞或狭窄性脑梗死　116
颈动脉闭塞脑梗死△　116
颈动脉部分切除伴吻合术　34,55,183
颈动脉彩色多普勒超声　129
颈动脉超声　22
颈动脉动脉硬化　116
颈动脉窦性晕厥　66,116
颈动脉窦压迫△　131
颈动脉副神经节瘤△　26
颈动脉梗死　116
颈动脉海绵窦瘘　7,178
颈动脉夹层　116
颈动脉假性动脉瘤　198
颈动脉结扎术　183
颈动脉扩张　198
颈动脉瘤　26,198
颈动脉瘤夹闭术　183
颈动脉瘤破裂　198
颈动脉瘤切除术　183
颈动脉内膜剥脱术△　127
颈动脉内膜切除术　127,183
颈动脉球切除术　183
颈动脉栓塞术　183
颈动脉损伤　43,198
颈动脉探查术　55,183
颈动脉体恶性肿瘤　305
颈动脉体副神经节瘤　26
颈动脉体交界性肿瘤　198
颈动脉体良性肿瘤　198
颈动脉体肿瘤切除术　183
颈动脉体肿瘤　198
颈动脉狭窄　116
颈动脉血管内超声　55
颈动脉血栓切除术　55,183
颈动脉血栓形成　116
颈动脉异常搏动　70
颈动脉硬化　61
颈动脉硬化△　116
颈动脉造影　183
颈动脉植片修补术　183
颈段脊柱裂伴有脑积水△　123,355
颈段脊柱裂不伴有脑积水△　123,356
颈段食管癌　26
颈段食管恶性肿瘤△　26,101
颈段椎间软骨或椎间盘钙化　244
颈蜂窝织炎　26,370
颈改良性清扫术　34

颈功能型清扫术 34
颈肱皮瓣术 299
颈后天性变形 244
颈后肿物 287
颈后纵韧带骨化 244
颈肌劳损△ 244
颈肌悬吊术 290
颈脊神经根损伤 244,400
颈脊髓后索综合征 244,400
颈脊髓空洞症 244
颈脊髓前索综合征 244,400
颈脊髓受压 244
颈肩部软组织挫伤 244
颈肩痛 178
颈肩综合征△ 244
颈交感神经[节]切除术 183
颈交感神经切断术 34
颈交界性肿瘤 26,43
颈结缔组织良性肿瘤△ 43
颈静脉充盈 70
颈静脉交界性肿瘤 43
颈静脉结扎术 34,183
颈静脉孔损切除术 34,312
颈静脉孔病灶切除术 183
颈静脉孔区恶性肿瘤 305
颈静脉孔区继发恶性肿瘤 305
颈静脉扩张 198
颈静脉扩张切除术 183
颈静脉瘤切除术 34
颈静脉怒张 70
颈静脉球副神经瘤 26
颈静脉球交界性肿瘤 43,178
颈静脉球瘤 26,116,183
颈静脉球性质未定肿瘤△ 43
颈静脉体交界性肿瘤 198
颈静脉血管球瘤 198
颈静脉血栓形成 198
颈静脉压迫试验 129
颈开放性损伤后遗症 400
颈肋切除术 190
颈淋巴结根治性清扫术 34
颈淋巴结结核△ 26,43
颈面部放线菌病 370,413
颈囊性水瘤△ 26
颈内动脉斑块 129
颈内动脉闭塞 116,198
颈内动脉成形术 34
颈内动脉床突段动脉瘤 178
颈内动脉分叉段动脉瘤 178
颈内动脉供血不足 7
颈内动脉海绵窦段动脉瘤 178
颈内动脉海绵窦瘘 116,178
颈内动脉夹层 116,198
颈内动脉结扎术 34,183
颈内动脉瘤 116,198
颈内动脉瘤破裂 198
颈内动脉瘤破裂止血术 34,183
颈内动脉瘤切除伴吻合术 183
颈内动脉缺血 116
颈内动脉栓塞 116,198
颈内动脉栓塞术 34
颈内动脉损伤 178,198
颈内动脉狭窄 116,198
颈内动脉血栓形成 116,198

颈内动脉眼动脉段动脉瘤 178
颈内动脉支架植入后再狭窄 198
颈内静脉结扎术 34,183
颈内静脉扩张 198
颈内静脉损伤 198
颈内静脉血栓切除术 183
颈皮肤原位癌 26,43
颈蹼 43
颈牵引征 244
颈前静脉结扎术 34,183
颈前入路椎体融合术 279
颈前肿物 287
颈前纵韧带骨化 244
颈浅表损伤后遗症 400
颈浅动脉皮瓣术 299
颈区域性清扫术 34
颈人工椎间盘翻修术 279
颈人工椎间盘假体置换术 279
颈深部淋巴结切除术 34,56,190
颈深部淋巴结清扫术 312
颈神经病损切除术 34,56,279
颈神经根受压 244
颈神经根损害 116
颈神经根痛 244
颈神经根压迫综合征 244,270
颈神经根炎 116,244
颈神经(根)综合征△ 244
颈神经后根切断术 183,279
颈神经后支源性头痛△ 116
颈髓恶性肿瘤 178,305
颈髓症 244
颈痛 244
颈外动脉闭塞 198
颈外动脉夹层 116,198
颈外动脉结扎术 34,183
颈外动脉结扎止血术 34,56,183
颈外动脉-颈内动脉人工血管搭桥术 183
颈外动脉栓塞 198
颈外动脉损伤 178
颈外动脉狭窄 198
颈外动脉血栓形成 198
颈外静脉扩张 198
颈外静脉瘤 198
颈外静脉损伤 198
颈纤维瘤病 244
颈性眩晕 26
颈性晕厥 66,116
颈胸段脊髓功能损伤 244
颈胸间盘突出症 244
颈胸粘连 295
颈胸椎半脱位 C7/T1 244
颈胸椎间盘突出症△ 244
颈胸椎间盘脱出症 244
颈胸椎体切除术 279
颈胸椎脱位 C7/T1 244
颈-眼-耳三联征 26
颈-眼-听神经综合征 7
颈腰综合征 244
颈源性头痛 116
颈粘连 244
颈粘连△ 261
颈椎半脱位 244
颈椎半脱位 C2/C3 244
颈椎半脱位 C3/C4 244

颈椎半脱位 C4/C5 244
颈椎半脱位 C5/C6 244
颈椎半脱位 C6/C7 244
颈椎半椎体畸形 244
颈椎闭合性脱位 244
颈椎病 244
颈椎病△ 245,248
颈椎病的颈椎间盘病变期 244
颈椎病损切除术 279,312
颈椎病性肌萎缩 244
颈椎不稳定 244
颈椎部分间盘假体置入术 279
颈椎侧块骨折 244
颈椎侧块螺钉固定术 279
颈椎陈旧性骨折 244
颈椎多发性骨折△ 244
颈椎多发性骨折 244
颈椎多节段恶性骨肿瘤 244
颈椎多节段交界性骨肿瘤 244
颈椎发育不全 245
颈椎附件恶性骨肿瘤 245
颈椎附件交界性骨肿瘤 245
颈椎附件良性骨肿瘤 245
颈椎钩突骨折 245
颈椎骨关节病 245
颈椎骨结合 245
颈椎骨软骨病 245
颈椎骨髓炎 245
颈椎骨脱离 245
颈椎骨折 245
颈椎骨折 C3 245
颈椎骨折 C4 245
颈椎骨折 C5 245
颈椎骨折 C6 245
颈椎骨折 C7 245
颈椎骨折伴脊髓损伤 245
颈椎骨折完全性脱位伴短缩 245
颈椎关节炎 245
颈椎管狭窄 245
颈椎管狭窄症△ 231,245,251,256,264
颈椎过伸性损伤△ 239
颈椎横突骨折 245
颈椎后方韧带复合体损伤 245
颈椎后路Z字形椎管扩大成形术 279
颈椎后路半椎板切除减压术 279
颈椎后路单开门椎管减压术 279,312
颈椎后路单开门椎管扩大成形术 279
颈椎后路全椎板切除减压术 279
颈椎后路双开门椎管减压术 279,312
颈椎后路双开门椎管扩大成形术 279
颈椎后路髓核摘除术 279
颈椎后路小关节切除术 279
颈椎后路椎板扩大减压术 279
颈椎后凸△ 245
颈椎后凸畸形 245
颈椎后纵韧带骨化 245
颈椎后纵韧带骨化△ 238
颈椎后纵韧带骨化症 · 244
颈椎后纵韧带骨化症△ 245
颈椎滑脱 245
颈椎黄韧带骨化 245
颈椎黄韧带骨化症△ 245
颈椎肌腱端病 245
颈椎棘突骨折 245

颈椎棘突吻合　245
颈椎间盘变性　245
颈椎间盘创伤性破裂△　229
颈椎间盘钙化△　244,245
颈椎间盘感染　245
颈椎间盘疾患伴脊髓病　178
颈椎间盘疾患伴神经根病　178
颈椎间盘囊肿　245
颈椎间盘切除伴半椎板切除术　279
颈椎间盘切除伴椎板切除术　279
颈椎间盘髓核切除术　279
颈椎间盘突出△　245
颈椎间盘突出症　245
颈椎间盘脱出　245
颈椎间盘脱出症△　245
颈椎间盘综合征　245
颈椎结核　245
颈椎开放性脱位　245
颈椎良性肿瘤　245
颈椎扭伤和劳损　245
颈椎脓肿　245
颈椎旁神经封闭术　279
颈椎牵引　403
颈椎前路侧前方减压术　279
颈椎前路齿突螺钉内固定　279
颈椎前路椎管减压术　279,312
颈椎前路椎间盘切除减压融合术　279
颈椎前路椎间融合术　279
颈椎前路椎体次全切除减压融合术　279
颈椎全部间盘假体置入术　279
颈椎人工骨植骨术　279
颈椎韧带损伤　245
颈椎融合术　279
颈椎神经根减压术　279
颈椎术后　400
颈椎退变性小关节炎　245
颈椎退行性病变　245
颈椎退行性滑脱　245
颈椎退行性疾病△　245
颈椎脱位 C2/C3　245
颈椎脱位 C3/C4　245
颈椎脱位 C4/C5　245
颈椎脱位 C5/C6　245
颈椎脱位 C6/C7　245
颈椎脱位△　244
颈椎脱位闭合复位术　279
颈椎脱位切开复位内固定术　279
颈椎脱位切开复位术　279
颈椎峡部骨折　245
颈椎小关节骨折脱位　245
颈椎植骨术　279
颈椎椎板骨折　245
颈椎椎板夹固定术　279
颈椎椎板切除术　279
颈椎椎弓根内固定术　279
颈椎椎弓骨折　245
颈椎椎弓裂　245
颈椎椎关节强硬性脊髓病　245
颈椎椎间盘 X 射线摄影［术］　286
颈椎椎间盘 X 线摄影［术］　279
颈椎椎体 + 附件恶性骨肿瘤　245
颈椎椎体 + 附件交界性骨肿瘤　245
颈椎椎体 + 附件良性骨肿瘤　245
颈椎椎体爆裂骨折　245

颈椎椎体恶性骨肿瘤　245
颈椎椎体交界性骨肿瘤　245
颈椎椎体良性骨肿瘤　245
颈椎椎体压缩骨折　245
颈椎综合征△　244
颈总动脉斑块　129
颈总动脉闭塞　116,198
颈总动脉部分切除伴颈总 - 颈内动脉人工
　血管搭桥术　34,183
颈总动脉夹层　116
颈总动脉假性动脉瘤破裂　198
颈总动脉结扎术　34
颈总动脉损伤　178,198
颈总动脉狭窄　116,198
颈总动脉狭窄△　201
颈总静脉瘤　198
净齿剂牙磨损　43
净止龋　43
胫部开放性损伤　245
胫侧轴旁半肢　245
胫动脉夹层　198
胫动脉瘤　198
胫动脉损伤　198,245
胫动脉狭窄　198
胫腓骨陈旧性骨折　245
胫腓骨骨髓炎　245
胫腓骨骨折不愈合　245
胫腓骨骨折畸形愈合　245
胫腓骨骺开放术　279
胫腓骨双骨折△　245,246
胫腓骨下端骨骺分离　245
胫腓骨下端骨折△　245
胫腓骨应力骨折　245
胫腓关节脱位　245
胫腓肌腱断裂　245
胫腓近端关节扭伤　245
胫腓近端关节损伤　245
胫腓近端韧带扭伤　245
胫腓近端韧带损伤　245
胫腓韧带上端撕裂　245
胫腓韧带远端撕裂　245
胫腓远端关节脱位　245
胫腓远端韧带扭伤　245
胫腓远端韧带撕裂　245
胫腓远端韧带损伤　245
胫蜂窝织炎　163
胫跟关节融合术（Graves 方法）　280
胫骨病损切除术　280,312
胫骨部分切除术　280
胫骨侧黏液囊炎　245
胫骨成形术　280
胫骨粗隆骨软骨病　245
胫骨短缩畸形　245
胫骨恶性骨肿瘤　245
胫骨干恶性骨肿瘤　245
胫骨干骨折　245
胫骨干骨折伴腓骨骨折　245
胫骨干交界性骨肿瘤　245
胫骨干良性骨肿瘤　245
胫骨钢板内固定术　280
胫骨钢针内固定术　280
胫骨高位截骨术　280
胫骨骨骺分离闭合复位术　280
胫骨骨髓炎　245

胫骨骨疣　245
胫骨骨折　245
胫骨骨折伴踝骨折　245
胫骨骨折闭合复位钢板内固定术　280
胫骨骨折闭合复位螺钉内固定术　280
胫骨骨折闭合复位术　280
胫骨骨折闭合复位髓内针内固定术　280
胫骨骨折不愈合　245
胫骨骨折畸形愈合△　238
胫骨骨折切开复位钢板内固定术　280
胫骨骨折切开复位钢针内固定术　280
胫骨骨折切开复位螺钉内固定术　280
胫骨骨折切开复位术　280
胫骨骨折切开复位髓内针内固定术　280
胫骨滑囊炎　245
胫骨活检术　280
胫骨活组织检查　317
胫骨交界性骨肿瘤　245
胫骨结节骨折　245
胫骨结节截骨　280
胫骨结节截骨移位术　280
胫骨结节内下移位术　280
胫骨结节撕脱骨折△　245
胫骨结节幼年型骨软骨病　245
胫骨截骨术　280
胫骨近端恶性骨肿瘤　246
胫骨近端干骺端骨折　246
胫骨近端骨梗死　246
胫骨近端骨折　246
胫骨近端骨折△　246
胫骨近端骨折伴腓骨骨折　246
胫骨近端骺损伤△　246
胫骨近端骺早闭　246
胫骨近端后脱位　246
胫骨近端交界性骨肿瘤　246
胫骨近端良性骨肿瘤　246
胫骨近端内侧脱位　246
胫骨近端疲劳骨折　246
胫骨近端前脱位　246
胫骨近端外侧脱位　246
胫骨开窗引流术　280
胫骨开放性骨折清创术　280
胫骨髁骨折　246
胫骨髁间棘骨折　246
胫骨髁间嵴的撕脱　246
胫骨髁间嵴骨折△　246
胫骨良性骨肿瘤　246
胫骨螺钉内固定术　280
胫骨内翻　246
胫骨内固定物取出术　280
胫骨内踝缺血性坏死　246
胫骨扭转　246
胫骨平台伴腓骨骨折　246
胫骨平台伴髁间骨折　246
胫骨平台剥脱性骨软骨炎　246
胫骨平台骨折　246
胫骨平台骨折△　246
胫骨平台骨折切开复位内固定术　280
胫骨平台缺血坏死△　246
胫骨切除术　280
胫骨取骨术　280
胫骨人工骨植骨术　280
胫骨上端骨骺分离　246
胫骨死骨去除术　280

胫骨髓内针内固定术　280
胫骨头骨折　246
胫骨外翻　246
胫骨外固定架固定术　280
胫骨外固定架去除术　280
胫骨外髁骨折　246
胫骨下端骨骺分离　246
胫骨延长术　280
胫骨远端恶性骨肿瘤　246
胫骨远端骨骺分离骨折　246
胫骨远端骨折　246
胫骨远端骨折△　246
胫骨远端骨折伴腓骨骨折　246
胫骨远端骨骺损伤△　246
胫骨远端骨骺早闭　246
胫骨远端后缘骨折　246
胫骨远端交界性骨肿瘤　246
胫骨远端良性骨肿瘤　246
胫骨折骨术　280
胫骨植骨术　280
胫骨纵向短小缺陷△　245
胫后动脉闭塞　198
胫后动脉搏动　246,270
胫后动脉损伤　198,246
胫后动脉狭窄　198
胫后肌腱半脱位　246
胫后肌腱变性　246
胫后肌腱断裂　246
胫后肌腱功能不全　246
胫后肌腱腱鞘炎　246
胫后肌腱损伤　246
胫后肌腱脱位　246
胫后肌腱炎　246
胫后肌前移术　280
胫后肌移植术　280
胫后神经卡压综合征△　116
胫后神经嵌压综合征　116
胫后神经松解术　280
胫后神经损伤　246
胫后血管损伤　198,246
胫距骨融合术　280
胫距关节脱位　246
胫内翻△　246
胫前动脉闭塞　198
胫前动脉损伤　198,246
胫前动脉狭窄　198
胫前肌缝合术　280
胫前肌腱断裂　246
胫前肌腱腱鞘炎　246
胫前肌腱撕裂　246
胫前肌腱损伤　246
胫前肌腱移位术　280
胫前肌外移术　280
胫前黏液性水肿　370
胫前综合征　246
胫神经缝合术　280
胫神经肌支切断术　280
胫神经麻痹　116
胫神经松解术　280
胫神经损伤　246
胫神经损伤后遗症　400
胫神经探查术　280
胫神经吻合术　280
胫外翻△　246

胫下骨　246
痉挛 0 级改良 Ashworth 分级　400
痉挛 1+ 级改良 Ashworth 分级　400
痉挛　116
痉挛 1 级改良 Ashworth 分级　400
痉挛 2 级改良 Ashworth 分级　400
痉挛 3 级改良 Ashworth 分级　400
痉挛 4 级改良 Ashworth 分级　400
痉挛步态　246,400
痉挛型脑性瘫痪　400
痉挛型双瘫　400
痉挛性步态　270
痉挛性肠梗阻　98
痉挛性发声困难　31
痉挛性发音　31
痉挛性放电　129
痉挛性肛部痛　98,106
痉挛性呼吸困难　31
痉挛性睑内翻　7
痉挛性结肠　98
痉挛性截瘫　400
痉挛性截瘫步态　116
痉挛性截瘫 - 性早熟　146
痉挛性脑瘫△　400
痉挛性双侧脑瘫△　400
痉挛性四肢麻痹性脑瘫△　401
痉挛性瘫痪△　401
痉挛性斜视　7
静动脉血分流　77
静动脉血分流率　87
静脉穿刺术　62
静脉导管感染　163
静脉导管血栓形成　134
静脉窦脑膜病灶切除术　183
静脉窦血栓形成　7,178
静脉窦造影　129
静脉断裂　287
静脉湖　370
静脉畸形　44
静脉内麻醉药中毒　406
静脉曲张　198,246,270,370
静脉曲张破裂　198
静脉曲张术后　400
静脉曲张性溃疡　370
静脉曲张综合征　370
静脉输注免疫球蛋白　162
静脉栓塞　198
静脉栓塞和血栓形成△　370
静脉型肺动脉高压　77
静脉性勃起功能障碍　211
静脉性梗死　116
静脉性坏疽　370
静脉性血管瘤　7,198,246
静脉性血管瘤△　116
静脉性阳痿△　215
静脉修补术　280
静脉血管瘤　116
静脉血栓△　198
静脉血栓栓塞　159
静脉血栓栓塞症　77
静脉血栓形成　198,370
静脉血氧饱和度　87
静脉血氧分压　87
静脉血氧含量　87

静脉炎　77,198
静脉药物引产术　333
静脉药瘾者心内膜炎　66
静脉造影　286
静脉置管术　62
静脉注射药物血管外渗致皮肤坏死　370
静态肺过度充气　77
静态肺顺应性　87
静态呼吸系统顺应性　87
静态顺应性　88
静态型不稳定　246
静态胸廓顺应性　88
静息肺血管张力　88
静息肺血管阻力　88
静息每分钟通气量　88
静息膜电位　129
静息型心绞痛　66
静息型滋养细胞疾病　323
静息血管张力　88
静止痛　246
静坐不能　395
镜面右位心　66
镜下血尿　138
镜像手△　246
镜像右位心△　66
镜像灶　129
镜像综合征　339
镜影手　246
镜影手畸形矫正术　280
纠正性大动脉转位　198
酒或药物所致的残留性和迟发性精神病性
　障碍　391
酒精的有害使用　391
酒精戒断状态　391
酒精康复　403
酒精滥用　391
酒精所致的残留性和迟发性精神病性障碍
　391
酒精所致的精神病性障碍　391
酒精所致的精神和行为障碍　391
酒精相关性遗忘综合征△　116,391
酒精性糙皮病　146
酒精性痴呆　116,391
酒精性的神经系统变性　116
酒精性低血糖症　146
酒精性肝病　98
酒精性肝炎　98,413
酒精性肝硬化　98
酒精性肝硬化伴食管静脉曲张　98
酒精性肝硬化伴食管静脉曲张破裂出血　98
酒精性肝硬化食管静脉曲张△　98
酒精性骨坏死　246
酒精性肌病　116
酒精性急性胰腺炎　98
酒精性慢性胰腺炎　98
酒精性脑变性　116
酒精性胃炎　98
酒精性小脑变性　116
酒精性小脑共济失调　116
酒精性心肌病　66
酒精性脂肪肝　98
酒精性脂肪肝△　105
酒精遗忘综合征　116
酒精（乙醇）戒断性发作　116

酒精中毒 61,391
酒精中毒△ 409
酒精中毒性痴呆△ 116,391
酒精中毒性多神经病 116
酒精中毒性肌病△ 116
酒精中毒性科尔萨科夫综合征 116,391
酒精中毒性脑病 116
酒精中毒性胼胝体病变 116
酒精中毒性视神经病变 116
酒精中毒性小脑共济失调△ 116
酒精中毒性周围神经病 116
酒渣鼻 26,370
酒渣鼻切割术 386
酒渣鼻性角膜炎 7
臼齿后区原位癌 305
鞠躬试验 246,270
局部电压衰减 129
局部多汗症 370,400
局部灌注加热疗法 319
局部化疗 84
局部麻醉药中毒 406
局部黏膜瓣转移阴道直肠瘘修补术 333
局部皮瓣术 299
局部皮瓣头皮缺损修复术 299
局部皮瓣转移眼窝再造术 20
局部切除术 170
局部清洗剂中毒 406
局部去污剂中毒△ 406
局部全层萎缩 370
局部溶骨性高钙血症 146
局部视网膜电图 22
局部视网膜激光光凝术 20
局部收敛药和局部去污剂中毒 406
局部收敛药中毒 406
局部水肿 400
局部肥胖症 146
局部牙科用药中毒 406
局部牙周引起的牙列缺损或缺失 44
局部振动病 406
局部制剂中毒 61
局限性肠炎性关节病 246
局限性多汗症△ 370,400
局限性多毛症 370
局限性多毛症△ 380
局限性发作 178
局限性腹膜炎 98
局限性钙沉着症 370
局限性骨质疏松 246
局限性淋巴结增大 44
局限性颅内压增高 116
局限性迷路炎 26
局限性脑膜炎 116
局限性脑炎 116
局限性脓胸 77
局限性脓肿 246
局限性皮肤系统性硬化症△ 384
局限性缺血性肠病 98
局限性瘙痒症 370
局限性神经性皮炎 370
局限性视网膜脱离 7
局限性水肿 77,82
局限性水肿△ 400
局限性特发性脂肪萎缩 370
局限性腕关节融合 280

局限性胸膜间皮瘤 77
局限性血管角化瘤 370
局限性牙槽骨骨炎 44
局限性营养不良型大疱性表皮松解症 370
局限性硬皮病 7,370
局限性硬皮病△ 363
局限性掌跖角化病 370
局限于家庭的品行障碍△ 391
局限于家庭品行障碍 391
局灶负性肌阵挛 116
局灶坏死性肾小球肾炎 134,353
局灶节段性肾小球硬化(顶端型) 134
局灶节段性肾小球硬化(非特指型) 134
局灶节段性肾小球硬化(门周型) 134
局灶节段性肾小球硬化(塌陷型) 134
局灶节段性肾小球硬化(细胞型) 134
局灶节段性肾小球硬化 134
局灶型肌张力障碍 116
局灶性 129
局灶性大脑挫伤 178
局灶性大脑挫伤伴出血 178
局灶性大脑挫伤伴血肿 178
局灶性大脑损伤 178
局灶性癫痫发作△ 110
局灶性节段性肾小球肾炎 134
局灶性脉络膜视网膜炎 7
局灶性脉络膜炎 7
局灶性面部皮肤发育不良 370
局灶性上皮增生 44
局灶性肾小球肾炎 134
局灶性视网膜炎 7
局灶性纤维软骨发育不良 246
局灶性小脑挫伤 178
局灶性小脑挫伤伴出血 178
局灶性小脑挫伤伴血肿 178
局灶性小脑损伤 178
局灶硬化性肾小球肾炎 134
局灶增生坏死性肾小球肾炎 134
局灶增生性肾小球肾炎 134
局灶增生硬化性肾小球肾炎 134
局灶阵挛性发作 116
咀嚼肌结核 44
咀嚼肌群痉挛 44
咀嚼无力 189
巨鼻 26
巨唇 44
巨大尖锐湿疣 211,370
巨大裂孔性视网膜脱离复位术 20
巨大淋巴结增生症 77
巨大肾积水 211
巨大视网膜裂孔 18
巨大胎儿 339
巨大胎儿伴头盆不称 339
巨大先天性色素痣 287
巨大型肺动静脉畸形 77
巨大型尖锐湿疣△ 211,370
巨大牙骨质瘤 44
巨睾症△ 153
巨颌 44
巨红细胞症 159
巨肌电图 129
巨肌电图针电极 129
巨甲 370
巨脑△ 116

巨脑畸形 - 颌骨囊肿△ 42
巨脑症 116
巨尿道 211
巨膀胱 - 巨输尿管综合征△ 211
巨脾 164
巨脾型血吸虫病 413
巨气管支气管症 77
巨球蛋白血症 370
巨球蛋白血症性紫癜 370
巨人症 150
巨乳缩小术 290
巨乳头性角结膜炎 7
巨舌 44
巨舌畸形矫正术 56
巨舌症 44
巨肾盏 211
巨噬细胞激活综合征 159
巨输尿管 - 巨膀胱综合征 211
巨输尿管 211
巨头畸形 40
巨头畸形△ 42
巨细胞包涵体病 371
巨细胞病毒肺炎 77
巨细胞病毒感染 353,413
巨细胞病毒性单核细胞增多症 353
巨细胞病毒性肺炎 353,413
巨细胞病毒性肺炎△ 77
巨细胞病毒性肝炎 98,353,413
巨细胞病毒性脑炎 116,353,413
巨细胞病毒性视网膜炎 7
巨细胞病毒性视网膜眼病 7
巨细胞病毒性胰腺炎 98,353,413
巨细胞成纤维细胞瘤 371
巨细胞动脉炎 371
巨细胞动脉炎△ 116
巨细胞动脉炎伴风湿性多肌痛 246
巨细胞动脉炎伴有风湿性多肌痛△ 246
巨细胞动脉炎性前部缺血性视神经病变 7
巨细胞间质性肺炎 77
巨细胞肉芽肿 44
巨细胞透明血管病 44
巨细胞纤维母细胞瘤 246
巨细胞型胶质母细胞瘤 178
巨细胞性动脉炎 116
巨细胞性牙龈瘤 44
巨细胞性牙龈瘤△ 47
巨细胞血管母细胞瘤 371
巨细胞血管纤维瘤 371
巨型肌电图△ 129
巨型肌电图针电极△ 129
巨血管瘤血小板减少综合征 371
巨牙症 44
巨阴茎 211
巨幼细胞贫血 159
巨运动单位动作电位 129
巨肢 246
巨直肠 98
巨指 246
巨指畸形 246
巨指矫正术 280
巨趾 246
巨趾△ 246
巨趾畸形 246
巨趾畸形矫正术 280
巨趾矫正术 280

巨趾偏侧肥大及结缔组织痣综合征 371
巨轴索神经病 116
具体化思维△ 395
具体思维 391,395
具有颌面赝复体 44
具有口腔修复体(完全/部分) 44
具有人工眼 7
具有心脏和血管植入物和移植物 400
具有新生儿死亡史妊娠管理或监测 339
具有牙根和颌骨植入物 44
具有牙科辅助性修复体 44
具有牙种植体植入物 44
具有牙种植体修复体(完全/部分) 44
具有眼镜和接触镜 7
具脂肪瘤样痣的褶皱皮肤 371
距腓前韧带损伤 246
距腓前韧带损伤△ 239
距骨病损切除术 280,312
距骨剥脱性骨软骨炎 246
距骨剥脱性骨软骨炎△ 239
距骨骨软骨损伤 246
距骨骨折 246
距骨骨折△ 246
距骨骨折闭合复位术 280
距骨骨折切开复位钢板内固定术 280
距骨骨折切开复位钢针内固定术 280
距骨骨折切开复位螺钉内固定术 280
距骨后突骨折 246
距骨坏死 246
距骨活组织检查 280,286
距骨经软骨骨折 246
距骨颈骨折 246
距骨颈体间骨折 246
距骨内翻 246
距骨全脱位 246
距骨缺血性坏死 246
距骨体骨折 246
距骨脱位 246
距骨外翻 246
距骨下融合术 280
距骨周围脱位 246
距后三角骨△ 253
距上骨 246
距下关节骨关节炎 246
距下关节骨性关节炎 246,400
距下关节囊松解术 280
距下关节融合术 280
距舟背侧骨 246
距舟关节骨关节炎 246
距舟关节脱位 246
锯齿样动作电位 129
锯齿缘离断 7
锯齿缘囊肿 7
聚合酶链反应 161
聚合性痤疮 371
聚合样痤疮△ 371
卷发综合征 373
卷曲趾△ 251
决断力训练△ 397
觉醒 129
觉醒不全综合征 115
觉醒反应 129
绝经后出血 323
绝经后骨质疏松 246

绝经后骨质疏松伴病理性骨折 246
绝经后骨质疏松症△ 246
绝经后卵巢可扪及综合征 323
绝经期 323
绝经期前额纤维化性脱发 371
绝经期后萎缩性阴道炎 323
绝经期子宫不规则出血 323
绝经前期月经过多 323
绝食 406
绝育后腹痛 323
嚼肌肥大 44
军刀样胫骨 270
军刀状胫骨 246
军团病 413
军团病△ 353
军团菌病 353
军团菌肺炎 77
军团菌感染 77,353
军团菌性脑炎 116
均小骨盆 339
均匀指数 319
均质性白斑 44
菌斑性龈炎 44
菌斑指数 59
菌痢混合感染 98
菌群失调 295
菌血症 77,163,295,413
皲裂 406

K

卡波济肉瘤△ 178,305,371
卡波西肉瘤 178,305,371
卡波西水痘样疹 353,371,413
卡波西样血管内皮瘤 371
卡恩斯-塞尔综合征 116,146
卡尔曼综合征△ 151
卡费综合征△ 359
卡哈切迹 31
卡洛(氏)疗法 280
卡洛(氏)手术 280
卡马西平中毒 406
卡纳万病△ 113
卡尼综合征 371
卡普格拉综合征△ 396
卡氏病 246
卡氏肺孢子虫肺炎 353
卡氏肺囊虫肺炎 159
卡斯尔曼病△ 77,132
卡斯钦-贝克病 246
卡他性喉炎 26
卡塔格纳三联征 98,106
卡塔格内综合征 77,371
卡特尔16种人格问卷 398
卡特金纳综合征△ 77,98,371
咖啡肺 77
咖啡牛奶斑 371
咖啡因的有害使用 391
咖啡因戒断状态 391
咖啡因所致的残留性和迟发性精神病性障碍 391
咖啡因所致的精神病性障碍 391
咖啡因所致的精神和行为障碍 391
咖啡因所致的遗忘综合征 391

咖啡因依赖综合征 391
咖啡因引起的残留性和迟发性精神病性障碍△ 391
咖啡因引起的精神病性障碍△ 391
咖啡因引起的精神和行为障碍△ 391
咖啡因引起的遗忘综合征△ 391
咖啡因中毒 391
咯血 70,82,189
开瓣音 70
开放腹腔手术 170
开放骨折△ 247
开放伤 77
开放式氙稀释法 88
开放式氙稀释法开单次呼吸法 88
开放式氙稀释法开重复呼吸法 88
开放式乳突改良根治术 34
开放性鼻部损伤△ 23
开放性鼻音 31
开放性唇部损伤 44
开放性大网膜破裂 246
开放性胆囊损伤 246
开放性胆总管损伤 247
开放性骶骨骨折△ 229
开放性骶尾部损伤 247
开放性第一掌骨骨折 247
开放性多发性掌骨骨折 247
开放性多发性指骨骨折 247
开放性额骨骨折 7
开放性耳后损伤伴异物 44
开放性耳损伤伴异物 287
开放性腹部损伤△ 95,163,232
开放性腹股沟损伤 247
开放性腹内器官损伤 247
开放性肝破裂 247
开放性骨盆骨折 236
开放性骨折 247
开放性回肠破裂△ 97
开放性会阴损伤 247
开放性甲状腺损伤△ 145
开放性肩部骨折△ 242
开放性肩和上臂特指部位骨折△ 242
开放性颈部食管损伤△ 98
开放性颈肩部损伤△ 243,244
开放性颈椎骨折 247
开放性局灶性脑损伤△ 295
开放性空肠破裂 247
开放性眶底骨折 7
开放性眶骨骨折 44
开放性颅骨骨折 178
开放性颅脑损伤 178,295
开放性颅脑损伤伴骨折 178
开放性颅脑损伤伴颅内损伤 178
开放性面部损伤△ 46
开放性拇指骨折 247
开放性脑创伤清创术 183
开放性脑神经活组织检查 183
开放性颞下颌损伤△ 46
开放性膀胱破裂 323
开放性气管软骨断裂△ 43
开放性气管损伤 27,47
开放性气胸 295
开放性气胸△ 76
开放性颧骨骨折 44
开放性腮腺管断裂 44

开放性伤口　247,270
开放性损伤伴异物　247
开放性损伤延期愈合　400
开放性损伤延期治疗　400
开放性外耳道损伤　44
开放性网状骨移植术　280
开放性尾骨骨折　247
开放性下颌骨骨折△　50
开放性下颌支骨成形术　56
开放性心脏穿通伤　198
开放性心脏破裂　198
开放性胸部损伤△　203
开放性胸骨骨折　247
开放性血气胸　77
开放性血胸　77
开放性牙槽骨骨折　44
开放性咽部损伤△　26,30
开放性咽损伤　26
开放性眼睑异物　7
开放性腰背部损伤△　226
开放性腰骶部脊柱骨折　247
开放性腰椎骨折　247
开放性掌骨骨折　247
开放性直肠破裂△　105
开放性指骨骨折　247
开放植骨　280
开𬌗畸形　44
开颅减压术　183
开颅三叉神经减压术　183
开颅术　183
开颅探查术　183
开颅蛛网膜剥离术　183,312
开面冠　56
开书型骨盆骨折△　247
开胸肺活组织检查　190
开胸探查术　190,312
开胸心脏按摩术　190,302,312
开胸引流术　190
开胸止血术　190
凯尔尼格征△　225
凯-弗环　116
凯萨努森病　413
堪萨斯分枝杆菌感染　77
堪萨斯分枝杆菌皮肤感染　371
坎梅尔病　247
坎图综合征　371
坎扎基病　371
康恩综合征　146
康复机器人技术　403
康复踏车训练　403
康复咨询　403
康奈氏儿童行为量表　398
康普顿效应　319
亢奋　395
抗 AMPA 受体脑炎　116
抗 amphiphysin 相关脑炎　116
抗 CV2 抗体相关脑炎　116
抗 GAD 抗体相关脑炎　116
抗 GBM 抗体型新月体性肾小球肾炎　134
抗 Gly 受体抗体脑炎　116
抗 Hu 抗体　129
抗 Ma₂ 脑炎△　116
抗 Ma₂ 相关脑炎　116

抗 mGluR 脑炎　116
抗 N- 甲基 -D- 门冬氨酸受体脑炎△　116
抗 N- 甲基 -D- 天冬氨酸受体（NMDAR）脑
　　炎　116
抗 Ri 相关脑炎　116
抗 SOX₁ 相关脑炎　116
抗 Yo 抗体相关脑炎　116
抗病毒药中毒　406
抗促性腺激素类药、抗雌激素类药、抗雄激
　　素类药中毒△　146
抗胆碱能药、抗毒蕈碱药和解痉药中毒△
　　61
抗胆碱酯酶剂中毒　406
抗癫痫药和镇静催眠药中毒　61
抗动脉硬化药中毒　406
抗分枝杆菌药中毒　406
抗风湿药中毒　406
抗富亮氨酸胶质瘤失活 1 蛋白（LGI-₁）相关
　　自身免疫性脑炎　116
抗 - 伽玛 - 氨基丁酸 B（GABA-B）受体脑炎
　　116
抗感冒药中毒　406
抗感染药和抗寄生虫药滥用　406
抗高血压药中毒　61
抗高脂血症和抗动脉硬化药中毒△　406,408
抗过敏药和止吐药中毒　406
抗坏血酸缺乏△　156
抗甲状腺药物不良反应　146
抗甲状腺药中毒　406
抗接触蛋白相关蛋白样 2（CASPR₂）相关脑
　　炎　116
抗精神病药和精神安定剂中毒　406
抗精神病药物恶性综合征△　121
抗静脉曲张药（包括硬化剂）中毒△　406
抗静脉曲张药中毒　406
抗利尿激素不恰当分泌综合征　146
抗利尿激素不适当分泌综合征△　146
抗链 O　129
抗磷脂综合征　371
抗磷脂综合征肾损害　134
抗凝剂中毒△　406
抗凝拮抗剂、维生素 K 和其他凝血药中毒△
　　406,407,408
抗凝拮抗剂中毒　406
抗凝血药中毒　406
抗凝血抑制剂中毒△　406
抗疟疾和对其他血液原虫有作用的药中毒△
　　61
抗帕金森病药和其他中枢神经系统肌肉张
　　力抑制剂中毒△　61
抗青光眼术后　7
抗青光眼术后低眼压　7
抗青光眼术后虹膜异位　7
抗青光眼术后浅前房　7
抗青光眼术后下垂滤过泡　7
抗人球蛋白试验　161
抗肾小球基底膜病　134
抗生素相关性肠炎　353
抗生素中毒　406
抗水通道蛋白 4 抗体　129
抗酸药和抗胃分泌药类中毒　406
抗酸药和抗胃分泌药中毒△　406
抗锑病例　413
抗维生素 D 佝偻病　146

抗心律失常药中毒　406
抗心律障碍药中毒△　406
抗雄激素综合征　146
抗原虫药中毒　406
抗原生动物药中毒△　406
抗真菌药中毒　406
抗震颤麻痹药中毒　406
抗中性粒细胞质抗体　129
抗肿瘤性抗生素中毒　406
考珀腺脓肿　353
烤瓷熔附金属修复体　56
苛性碱化学灼　406
苛性碱烧伤　295
柯冈病　371
柯萨奇病毒感染　353,413
柯萨奇病毒性肠炎　98,413
柯萨奇病毒性脑膜炎　116,414
柯萨奇病毒性脑炎　116
柯萨奇病毒疹　371
柯萨奇湿疹　371
柯兴反应△　129
科布综合征　116,178
科根综合征　371
科赫立方体组合测验　398
科凯恩综合征　7
科克尔骨折　225
科雷骨折　247
科雷斯骨折△　247
科里病　146
科罗拉多蜱热　414
科氏斑　419
科塔尔综合征　395
颏部畸形　44
颏成形术　56,290
颏垂直向发育不足　44
颏垂直向发育过度　44
颏硅胶置入增大成形术　56,290
颏后缩　44
颏后缩畸形△　44
颏继发恶性肿瘤　26,44
颏颈粘连　295
颏前后向发育不足　44
颏前后向发育过度　44
颏前突　44
颏水平向发育不足　44
颏水平向发育过度　44
颏缩小成形术　56,290
颏下病损切除术　56,312
颏下恶性肿瘤　44
颏下间隙感染　44
颏下间隙感染伴脓肿　44
颏下淋巴结结核　26,44
颏下慢性淋巴结炎　26,44
颏先露　339
颏胸粘连　295
颏增大成形术　56,290
颗粒细胞瘤　178,247
颗粒细胞肉瘤　178
颗粒细胞型成釉细胞瘤　44
颗粒性输尿管炎　211
颗粒性咽炎　26
颗粒状角膜营养不良△　7
髁槽　59
髁导　59

髁导斜度 59
髁道 59
髁道斜度 59
髁骨折 247
髁间 T 形骨折 247
髁间 Y 形骨折 247
髁间窝成形 280
髁间窝成形术 280
髁颈下骨折 44
髁切断术 280
髁上骨折 247
髁上截肢和髌骨移植术 280
髁上内翻截骨术 280
髁突陈旧性骨折复位内固定术 56
髁突粉碎性骨折 44
髁突高位切除术 56
髁突骨瘤△ 44
髁突骨炎 44
髁突骨折 44
髁突基部骨折 44
髁突间距离 59
髁突颈部骨折 44
髁突良性肿瘤 44
髁突囊内骨折 44
髁突囊肿 44
髁突下截骨术 56
髁突运动 59
壳核出血 178
壳状牙 44
咳嗽 70,82,189
咳嗽变异型哮喘 77
咳嗽变异性哮喘△ 77
咳嗽激发试验 77
咳嗽性晕厥△ 116
咳嗽晕厥 116
咳嗽 - 晕厥综合征 77
咳痰 82,189
可充电单列神经刺激脉冲发生器植入术 183
可充电单列神经刺激脉冲发生器置换术 183
可充电双列神经刺激脉冲发生器植入术 183
可充电双列神经刺激脉冲发生器置换术 183
可传播海绵状脑病 116
可的松中毒致精神障碍 391,406
可复性盘移位 44
可复性牙髓炎 44
可回缩睾丸△ 211
可见肠蠕动 98,106
可见性蠕动△ 98
可卡因的有害使用 391
可卡因非成瘾性滥用 391
可卡因急性中毒 391
可卡因戒断状态 391
可卡因所致的残留性和迟发性精神病性障
    碍 391
可卡因所致的精神病性障碍 391
可卡因所致的精神和行为障碍 391
可卡因所致的遗忘综合征 391
可卡因依赖综合征 391
可卡因中毒△ 391
可控性回肠膀胱术 220
可乐定中毒 406
可逆性后部白质脑病综合征 116
可逆性后部脑白质脑病△ 116
可逆性气流受限 88

可膨胀的尿道括约肌去除术 220
可食入性有毒物质 61
可吸收钉固定术 280
可吸收螺钉固定术 280
可疑青光眼 7
可疑青光眼观察 7
可摘局部义齿 56
克莱内 - 莱文综合征 116,395
克兰费尔特综合征(核型 47,XXY) 7
克兰费尔特综合征 211
克雷伯肺炎杆菌脑膜炎 116
克雷伯杆菌败血症 414
克雷伯杆菌脓毒血症△ 351
克雷伯杆菌性肺炎 353
克里米亚 - 刚果出血热 414
克利佩尔费尔综合征△ 230
克隆性髓系疾病 159
克鲁宗综合征 44
克罗斯综合△ 146
克罗斯综合征 116,146
克罗伊茨费尔特 - 雅各布病△ 116
克 - 纳综合征△ 103
克山病 146
克 - 特 - 韦三氏综合征 247
克 - 特二氏综合征 247
克汀病△ 142,364
克 - 雅病 116
刻板型运动障碍 391
刻板性运动障碍△ 391
刻板言语 395
刻板症 116
客观性耳鸣 31,37
肯尼迪病△ 114
空肠病损切除术 170,312
空肠部分切除术 170,312
空肠恶性肿瘤 98
空肠 - 横结肠吻合术 170,312
空肠克罗恩病 98
空肠溃疡伴出血 98
空肠溃疡伴出血和穿孔 98
空肠良性肿瘤 98
空肠瘘修补术 170,190
空肠内异物 98
空肠破裂 98,163
空肠破裂修补术 170
空肠憩室 98
空肠憩室炎 98
空肠切除术 170,312
空肠损伤 98,163
空肠先天性缺如 103
空肠 - 乙状结肠吻合术 170,312
空肠造口闭合术 170
空肠造口术 170,312
空调肺 77
空蝶鞍填塞术 34,183
空蝶鞍综合征 146,178
空洞性肺结核 77,414
空腹血糖受损 146
空间广度测验 398
空间知觉异常 395
空泡蝶鞍综合征△ 178
空泡样脊髓病 116
空气锤综合征 406
空气栓塞 77

空气栓塞△ 200
空三角征 129
空瓮音 82
孔源性视网膜脱离(多发裂孔) 7
孔源性视网膜脱离(巨大裂孔) 7
孔源性视网膜脱离(锯齿缘离断) 7
孔源性视网膜脱离 7
恐怖症 391
恐怖状态 391
恐高症 391
控制通气 84
控制性肺膨胀 84
控制性氧疗 84
口鼻瘘△ 51
口部瘢痕 295
口吃 31,395
口吃△ 401
口臭 44,54
口唇疱疹 371
口底病损切除术 56,312
口底多间隙感染 44
口底多间隙感染脓肿切开引流术 56
口底恶性肿瘤 44,318
口底交界性肿瘤 44
口底良性肿瘤 44
口底皮样囊肿 44
口底前部恶性肿瘤 44
口底炎性假瘤 44
口底移植皮瓣坏死 44
口底引流术 56
口底原位癌 44
口顶恶性肿瘤△ 41
口蜂窝织炎和脓肿 44
口服避孕药后血栓形成 323
口服避孕药中毒 404
口服活脊髓灰质炎病毒疫苗 247
口服再水化盐类中毒 406
口干 54
口干燥症 44
口和咽化学性烧伤 295
口和咽烧伤 44
口呼吸习惯 44
口角瘢痕挛缩 295
口角缝合术 56,290
口角干裂 161
口角开大术 290,299
口角炎 44
口轮匝肌功能重建术 56,290
口 - 面 - 指综合征 371
口 - 面 - 指综合征 I 型 371
口 - 面 - 指综合征 II 型 371
口 - 面 - 指综合征 III 型 371
口 - 面 - 指综合征 IV 型 371
口内脓肿切开引流术 56
口内异物 44
口前庭恶性肿瘤 44
口腔白斑 371,414
口腔白斑△ 53
口腔白斑病 44
口腔白斑症△ 371
口腔白角化病△ 44
口腔白色角化症 44
口腔扁平苔藓 371
口腔扁平苔癣△ 371

口腔表皮样囊肿 44
口腔病损激光烧灼术 56
口腔病灶感染 44
口腔不良习惯 44
口腔单纯疱疹 371
口腔动静脉畸形 44
口腔恶性肿瘤 26,44,318
口腔发育性(非牙源性)囊肿 44
口腔感染 44
口腔颌面部蜂窝织炎和脓肿 44
口腔黑斑 44
口腔黑斑症△ 44
口腔黑变病 371
口腔红斑 44
口腔继发恶性肿瘤 26,44
口腔颊黏膜恶性肿瘤 44
口腔结核 44
口腔静脉畸形 44
口腔良性肿瘤 44
口腔淋巴管畸形△ 44
口腔淋巴管瘤△ 44
口腔淋巴上皮囊肿 44
口腔瘘管 44
口腔毛滴虫感染 414
口腔毛状白斑 371
口腔囊肿 44
口腔内淋巴管畸形 44
口腔内淋巴管瘤 44
口腔内脓肿 44
口腔内血管增生 44
口腔黏膜白斑病△ 371
口腔黏膜白白病△ 371
口腔黏膜病损切除术 56
口腔黏膜出血 44
口腔黏膜恶性肿瘤 26,44
口腔黏膜感觉异常△ 54
口腔黏膜过度角化 44
口腔黏膜化脓性肉芽肿 44
口腔黏膜浆细胞肉芽肿 44
口腔黏膜结节病 44
口腔黏膜开放性损伤 44
口腔黏膜溃疡 44
口腔黏膜黏液囊肿 371
口腔黏膜肉芽肿和类肉芽肿损害 44
口腔黏膜色素脱失△ 296
口腔黏膜色素异常 45
口腔黏膜色素痣 45
口腔黏膜色素痣△ 45
口腔黏膜嗜酸性肉芽肿 45
口腔黏膜外源性色素沉着异常△ 371
口腔黏膜下纤维化△ 45
口腔黏膜下纤维性变 45
口腔黏膜炎(溃疡性)△ 44
口腔黏膜炎性增生 45
口腔黏膜疣状黄瘤△ 53
口腔黏液囊肿△ 45
口腔黏液腺囊肿 45
口腔念珠菌病 45,371,414
口腔念珠菌感染△ 45,371
口腔脓肿△ 44
口腔疱疹 353,414
口腔皮肤瘘 45
口腔皮样囊肿 45
口腔前庭恶性肿瘤△ 44

口腔浅表损伤 45
口腔区囊肿△ 44
口腔区域发育性(非牙源性)囊肿 44
口腔软组织移植皮瓣坏死 45
口腔软组织异物 45
口腔色素沉着 371
口腔上颌窦瘘 26,45
口腔生物学行为未定肿瘤 45
口腔鲜红色乳头瘤病 371
口腔修复体边缘不良 45
口腔修复体导致的过敏 45
口腔修复体美观缺陷 45
口腔修复体外形不良 45
口腔修复体悬突 45
口腔修复体折裂 45
口腔血管畸形 45
口腔血管瘤 45
口腔血管瘤失 45
口腔炎性肿块△ 45
口腔原位癌 45
口腔灶性上皮增生 371
口腔肿物 45
口腔周围浆细胞增多综合征 45
口蹄病 371
口蹄疫 414
口蹄疫△ 371
口下颌肌张力障碍△ 122
口形矫正术 56,290
口咽癌 45
口咽侧壁恶性肿瘤 45
口咽恶性肿瘤 45,318
口咽后壁恶性肿瘤 45
口咽连接部恶性肿瘤 45
口咽良性肿瘤 45
口炎 45
口炎性腹泻 98
口周瘢痕挛缩 295
口周瘢痕切除松解术 290
口周苍白圈 419
口周化学性烧伤 295
口周皮炎 371
口周烧伤 295
叩诊鼓音 193
叩诊清音 193
叩诊实音 193
叩诊浊音 193
扣带回切开术 183
扣带回疝△ 111,176
扣拇畸形 247
枯草杆菌败血症 353,414
枯草杆菌脓毒血症△ 353
枯否细胞肉瘤 98
苦笑面容 419
苦杏仁中毒 406
库弗莱尔子宫△ 347
库利贫血 353
库鲁病 116,414
库斯莫尔呼吸△ 82
库欣反应 129
库欣现象 181
库欣综合征 66,146,371
库欣综合征△ 153,213
库欣综合征伴低钾血症 146
库欣综合征伴多种并发症 146
库欣综合征伴肺部感染 146

库欣综合征伴感染 146
库欣综合征伴高雄激素血症 146
库欣综合征伴高血压 146
库欣综合征伴骨折 146
库欣综合征伴骨质疏松 146
库欣综合征伴精神障碍 146
库欣综合征伴皮肤真菌感染 146
库欣综合征伴肾结石 146
库欣综合征伴糖调节受损 146
库欣综合征伴糖尿病 146
库欣综合征伴性腺功能减退症 146
库欣综合征伴血脂异常 146
库欣综合征肌病 7
夸大妄想 396
夸希奥科病△ 143
跨壁压 88
跨肺压 88
跨膈压 88
跨关节外架固定术 280
跨气道压 88
跨胸壁压 88
跨胸压 88
跨阈步态 247,270
快波 129
快动眼睡眠行为障碍△ 116
快感缺失 396
快棘波样纺锤变异型 129
快慢综合征△ 68
快速连续尿路造影[术] 220
快速循环型双相情感障碍 391
快速循环型障碍△ 391
快速眼动密度 129
快速眼动期次数 129
快速眼动睡眠 129
快速眼动睡眠潜伏期 129
快速眼动睡眠相关性窦性停搏 116
快速眼动睡眠行为障碍 77,116
快速自旋回波脉冲序列 129
快中子 320
宽QRS心动过速 67
宽波UVB 386
髋部伴大腿挤压伤 247
髋部大隐静脉损伤 247
髋部多处血管损伤 198
髋部多神经损伤 116,247
髋部多血管损伤 247
髋部股静脉损伤 198,247
髋部股神经损伤 116,247
髋部骨折 247
髋部骨折不愈合 247
髋部和大腿多处损伤 247
髋部肌腱端病 247
髋部肌腱末端病△ 247
髋部肌肉和肌腱扭伤 247
髋部肌肉和肌腱损伤 247
髋部肌肉和肌腱损伤△ 247,250
髋部挤压伤 247
髋部开放性损伤 247
髋部开放性损伤伴骨折 247
髋部开放性损伤伴脱位 247
髋部皮感觉神经损伤 116
髋部切断 247
髋部神经损伤 116,247
髋部损伤 247

髋部血管损伤　198,247
髋部坐骨神经损伤　116,247
髋蜂窝织炎　163
髋骨骨折切开复位钢板内固定术　280
髋骨骨折切开复位钢针内固定术　280
髋骨骨折切开复位螺钉内固定术　280
髋骨关节病　247,400
髋骨人工骨植骨术　280
髋骨植骨术　280
髋关节半脱位　247
髋关节病理性脱位　247
髋关节病损切除术　280,312
髋关节不稳定　247
髋关节抽吸术　280
髋关节创伤后骨性关节炎 Letournal 分期　247
髋关节创伤性骨化性肌炎　247
髋关节创伤性关节炎△　228
髋关节恶性骨肿瘤　247
髋关节发育不良△　231,260
髋关节感染后遗症　247
髋关节股骨假体翻修术　280
髋关节骨关节炎（继发性）△　242,255
髋关节骨关节炎（原发性）△　265
髋关节骨髓炎　247
髋关节固定术　280
髋关节过伸试验　247,270
髋关节和大腿多处肌肉和肌腱扭伤　247
髋关节和大腿多处肌肉和肌腱损伤　247
髋关节和大腿软组织损伤　247
髋关节和在大腿水平多发性肌肉和肌腱损伤　247
髋关节后脱位　247
髋关节滑膜切除术　280
髋关节滑膜炎　247
髋关节滑膜炎△　247
髋关节化脓性关节炎　247
髋关节活动性感染　247
髋关节活组织检查　280,286
髋关节积血　247
髋关节假体翻修术　280
髋关节假体取出术　280
髋关节僵硬　247
髋关节僵硬△　247
髋关节交界性骨肿瘤　247
髋关节结核　247
髋关节结核性滑膜炎　247
髋关节镜检查　280
髋关节镜下病损切除术　280,312
髋关节镜下骨赘切除术　280
髋关节镜下关节清理术　280
髋关节镜下滑膜切除术　280
髋关节镜下髋关节撞击综合征成形术　280
髋关节镜下髂腰肌松解术　280
髋关节镜下软骨成形术　280
髋关节镜下游离体取出术　280
髋关节镜下盂唇修补术　280
髋关节旷置术　280
髋关节莱姆病性关节炎　247
髋关节类风湿性关节炎△　248
髋关节离断术　280
髋关节良性骨肿瘤　247
髋关节瘘　247
髋关节梅毒性关节炎　247

髋关节囊韧带扭伤　247
髋关节囊松解术　280
髋关节囊肿　247
髋关节囊周围髂骨截骨术　280
髋关节内固定物取出术　280
髋关节内陷△　248
髋关节内游离体　247
髋关节扭伤　247
髋关节前脱位　247
髋关节强直　247
髋关节强直　247
髋关节切开术　280
髋关节切开引流术　280
髋关节融合术　280
髋关节软骨损伤　247
髋关节色素沉着绒毛结节性滑膜炎　247
髋关节松解术　280
髋关节痛　247
髋关节痛风性关节炎　247
髋关节脱位　247,400
髋关节脱位△　247,248,249
髋关节脱位闭合复位术　280
髋关节脱位切开复位内固定术　281
髋关节脱位切开复位术　281
髋关节修补术　281
髋关节修正术　281
髋关节旋转试验　247,270
髋关节血友病性关节炎　247
髋关节一过性滑膜炎　247
髋关节异位骨化△　247,252
髋关节异位骨化 Brooker 分型　247
髋关节异位骨化形成　247
髋关节幼年型骨软骨病　247
髋关节盂唇损伤　247
髋关节圆韧带损伤　247
髋关节真菌性关节炎　247
髋关节置换术后　400
髋关节置入物　247
髋关节周围骨化　247
髋关节撞击症　247
髋关节撞击综合征△　247,248
髋和大腿的浅表损伤　248
髋和大腿冻伤伴有组织坏死△　406
髋和大腿冻伤伴组织坏死　406
髋和大腿多处开放性损伤　248
髋和大腿多处浅表损伤　248
髋和大腿多处损伤△　234,247
髋和大腿浅表冻伤　406
髋和大腿水平的多神经损伤、股神经损伤△　247
髋和大腿水平的多神经损伤△　116,247
髋和大腿水平的多血管损伤△　198,247
髋和大腿水平的股静脉损伤△　198,235,247
髋和大腿水平的股神经损伤△　235
髋和大腿水平的皮感觉神经损伤△　116
髋和下肢Ⅳ度电烧伤合并肢体坏死　295
髋和下肢Ⅳ度化学性烧伤合并肢体坏死　295
髋和下肢（除外踝和足）电烧伤　295
髋和下肢（除外踝和足）化学性烧伤　295
髋和下肢（除外踝和足）烧伤　295
髋臼表面置换术　281
髋臼成形术 / 加盖术　281

髋臼成形术△　280
髋臼单一骨折　248
髋臼恶性骨肿瘤　248
髋臼发育不良　248
髋臼复合骨折　248
髋臼股骨撞击症　248
髋臼骨折　248,400
髋臼骨折△　244,248
髋臼骨折切开复位内固定术　281
髋臼假体翻修术　281
髋臼假体内移　281
髋臼交界性骨肿瘤　248
髋臼良性骨肿瘤　248
髋臼内陷　248
髋臼内移截骨　281
髋臼内移截骨术　281
髋臼脱位　248
髋臼外侧造盖术　281
髋臼陷入症　248
髋臼旋转中心上移　281
髋臼盂唇损伤　248
髋臼植骨　281
髋臼置换术　281
髋臼周围截骨术　281
髋离断伤　248
髋内翻　248,270
髋内翻△　238,260
髋扭伤△　247
髋扭伤和劳损　248
髋人字石膏　281
髋外翻　248,270
髋外翻△　238,260
狂犬病　414
狂信型人格　396
狂饮　396
矿物质代谢紊乱　155
眶壁爆裂性骨折　7
眶壁重建术　56
眶壁骨折　7
眶壁骨折切开复位术　290
眶部裂伤　7
眶穿通伤　7
眶创伤感染　7
眶底、壁缺损　287
眶底骨折　7
眶动静脉瘘　7
眶恶性神经鞘瘤　7
眶恶性肿瘤　8
眶蜂窝织炎　8
眶隔前蜂窝织炎　8
眶隔修补术　20
眶隔脂肪整形术　20
眶骨恶性肿瘤　8,26,45
眶骨骨折　8
眶骨骨折闭合复位术　290
眶骨骨折切开复位术　290
眶骨良性肿瘤　8
眶骨缺损修复人工材料植入＋眼球内陷矫正术　20
眶骨异质成形物置入术　290
眶骨肿瘤　8
眶贯通伤伴有或不伴有异物　8
眶尖综合征　8
眶结缔组织恶性肿瘤　8

眶距过宽征　45
眶颅沟通性异物　8
眶颅沟通性肿物　8
眶颅联合伤　8
眶绿色瘤　8
眶面裂　8
眶内动脉瘤　8
眶内继发恶性肿瘤　8
眶内良性肿瘤△　16
眶内脑膜瘤　178
眶内黏液囊肿　8
眶内皮样囊肿　8
眶内容摘除术　20
眶内下壁骨折　8
眶内血栓性静脉炎　8
眶内血肿　8
眶内血肿穿刺引流术　20
眶内异物　8
眶内异物取出术　20
眶内肿物　8
眶内转移性肿瘤　8
眶气肿　8
眶切开术伴眶植入物植入术　34
眶区浅表损伤　8
眶颧骨折复位内固定术　20
眶软组织损伤　8
眶上裂综合征　8
眶上神经损伤　45
眶上神经痛　8,31,116
眶神经鞘瘤　8
眶神经纤维瘤　8
眶外壁重建术　290
眶外侧壁切开术　34
眶外下方骨折　8
眶下间隙感染　45
眶下间隙感染伴脓肿　45
眶下孔［管］注射法　56
眶下裂后方注射法　56
眶下神经损伤　8,116
眶下淤血　31
眶缘骨折畸形　8
眶缘内上方骨折　8
眶缘外上方骨折　8
眶周骨折修复术　20
眶周神经恶性肿瘤　8
眶周神经良性肿瘤　8
眶周神经肿瘤　8
眶周肿物　8
盔甲癌　371
窥阴癖　391
奎肯施泰特试验　129
奎肯斯提特试验△　129
奎来特红斑△　44
溃疡　248,270,385
溃疡病穿孔　98
溃疡残毁性血管病　371
溃疡腺型土拉菌病　414
溃疡性白斑　45
溃疡性扁平苔藓　371
溃疡性结肠炎△　98
溃疡性结肠炎伴出血　98
溃疡性口炎　45
溃疡性狼疮　371
溃疡性皮肤结核　371

溃疡性外痔　98
溃疡性龈炎　45
溃疡性直肠炎　98
昆布属植物插入　333
扩大的肾盂切开取石术　220
扩大额下入路　34
扩大刮除术　281
扩大后鼓室切开术　34
扩大经蝶窦入路　34
扩大迷路后入路　34
扩大乳突根治术　34
扩大性自杀　391
扩张孔　371
扩张器感染　406
扩张器破裂　406
扩张器渗液　406
扩张器外露　406
扩张器植入术后皮瓣破裂　406
扩张型心肌病　67,353
扩张性心肌病△　67
扩张型心肌病伴羊毛状发及角化病　371
括约肌测压　224
括约肌内脓肿　98
阔鼻　26
阔节裂头绦虫病　414
阔筋膜部分切除术　281
阔筋膜张肌肌皮瓣术　299
阔盘吸虫病　414
阔韧带损切除术　333
阔韧带恶性肿瘤　323
阔韧带良性肿瘤　323
阔韧带囊肿　323
阔韧带妊娠　323
阔韧带乳头状囊腺瘤　305
阔韧带撕裂综合征　323
阔韧带息肉　323
阔韧带血肿　323

L

拉埃内克肝硬化　98
拉德　320
拉德当量　320
拉德手术　312
拉福拉病　116
拉克囊肿　146
拉克氏囊肿△　146
拉伦型身材矮小症　153
拉莫尔频率　129
拉姆齐 - 亨特综合征△　119,155,374
拉姆齐·亨特综合征△　114
拉塞克征　248
拉塞克征△　226
拉森综合征　248
拉森综合征△　248
拉沙热　414
拉特克囊继发恶性肿瘤　305
拉特克囊肿切除术　184
腊肠样神经病△　125
蜡样屈曲　396
蜡样芽孢杆菌食物中毒　99
蜡油样骨病△　236
来苏中毒　406
来自野生动物的副痘病毒感染　371

莱迪希细胞发育不全　146
莱尔米特征△　226
莱姆病　8,116,371,414
莱姆病△　248
莱姆病神经病　116
莱姆病性关节炎　248
莱施 - 奈恩综合征　116,146
莱施 - 奈恩综合征△　226
莱施 - 尼汉综合征　116,146
莱特尔综合征　211,371
莱特尔综合征△　226
莱特勒 - 西韦病　305
莱特雷尔 - 西韦病　159
莱泽 - 特雷拉特征　371
赖氨酸和羟赖氨酸代谢紊乱　155
赖分斯坦综合征　146
赖芬斯坦综合征△　146
赖利 - 戴综合征　248
赖利 - 戴综合征·　242
赖利 - 戴综合征△　242,352
赖特综合征　248
赖特综合征△　226
兰伯特 - 伊顿肌无力综合征　116
阑尾包块　99
阑尾闭锁　91
阑尾残端切除术　170
阑尾残端炎　99
阑尾恶性肿瘤　99,163
阑尾假黏液瘤　163
阑尾交界性肿瘤　99
阑尾结石　99
阑尾类癌　164
阑尾良性肿瘤　99
阑尾瘘　99
阑尾瘘闭合术　170
阑尾内翻包埋术　170
阑尾黏液囊肿　99,164
阑尾脓肿　99
阑尾脓肿引流术　170
阑尾破裂　99
阑尾憩室　99
阑尾切除术　170
阑尾神经内分泌肿瘤△　164
阑尾输尿管成形术　220
阑尾损伤　99
阑尾套叠　99
阑尾炎　95
阑尾炎性假瘤　99
阑尾造口术　170
阑尾增生　99
阑尾周围脓肿　99,164,414
阑尾周围炎　99
蓝鼓膜　26
蓝鼓膜综合征△　26
蓝光治疗　386
蓝甲　371
蓝莓松饼状婴儿　371
蓝色白癜风　371
蓝色巩膜　8
蓝色盲　8
蓝色弱　8
蓝色橡皮泡痣综合症△　371
蓝色橡皮疱样痣　371

蓝氏甲第鞭毛虫病 414
蓝趾综合征 198
蓝痣 248,371
蓝痣△ 380
懒惰性白细胞综合征 159
滥用草药或民间验方 391
滥用缓泻剂 391
滥用抗酸药 391
滥用抗抑郁剂 391
滥用类固醇或激素 391
滥用维生素 391
莨菪碱(颠茄)类植物中毒 406
莨菪碱类植物中毒△ 406
狼疮抗凝物质测定 161
狼疮脑病 116
狼疮性肺病变 77
狼疮性肺部疾病△ 77
狼疮性肺炎 77
狼疮性肝炎△ 99
狼疮性脊髓病变 116
狼疮性神经炎 116
狼疮性肾小管间质病变 134
狼疮性肾小管间质肾炎△ 134
狼疮性肾炎 134
狼疮性肾炎Ⅰ型(轻微系膜性) 134
狼疮性肾炎Ⅱ型(系膜增生性) 134
狼疮性肾炎Ⅲ型(局灶性) 134
狼疮性肾炎Ⅲ(A)型(局灶增生性) 134
狼疮性肾炎Ⅲ(A/C)型(局灶增生硬化性)
　134
狼疮性肾炎Ⅲ(C)型(局灶硬化性) 134
狼疮性肾炎Ⅲ+Ⅴ型 134
狼疮性肾炎Ⅳ型(弥漫性) 134
狼疮性肾炎Ⅳ-G(A)型(弥漫性球性增生性)
　134
狼疮性肾炎Ⅳ-G(A/C)型(弥漫性球性增生
　和硬化性) 134
狼疮性肾炎Ⅳ-G(C)型(弥漫性球性硬化性)
　134
狼疮性肾炎Ⅳ-S(A)型(弥漫性节段性增生
　性) 134
狼疮性肾炎Ⅳ-S(A/C)型(弥漫性节段性增
　生和硬化性) 134
狼疮性肾炎Ⅳ-S(C)型(弥漫性节段性硬化
　性) 134
狼疮性肾炎Ⅳ+Ⅴ型 134
狼疮性肾炎Ⅴ型(膜性) 134
狼疮性肾炎Ⅵ型(硬化性) 134
狼疮性视网膜病变 8
狼疮性心包炎 67
狼疮性心肌病 67
狼疮性周围神经病 116
狼疮状肝炎 99
朗格汉斯细胞组织细胞增多症 248
朗格汉斯细胞组织细胞增生症 77,318,
　371
朗格汉胰岛 146
朗格汉胰岛细胞(同种)异体移植术 170
朗格汉胰岛细胞自体移植术 170
劳恩-加农-莱文综合征 67
劳吉尔-亨齐克尔综合征 371
劳力型心绞痛 67
劳力性呼吸困难 70
劳力性心绞痛△ 67

劳伦斯-穆恩-比德综合征 371
劳伦斯-穆恩-别德尔综合征△ 371
老年钙化性二尖瓣狭窄 198
老年钙化性主动脉瓣狭窄伴关闭不全 198
老年核性白内障 8
老年聋△ 26
老年人颞部一过性小尖波 129
老年瘙痒症 371
老年收缩期高血压△ 64
老年性白斑 371
老年性白内障莫干尼型 8
老年性白内障皮质型 8
老年性玻璃体劈裂 8
老年性动脉炎 198
老年性肺气肿 77
老年性骨软化症 248
老年性骨质疏松 248
老年性骨质疏松症△ 248
老年性睑内翻 8
老年性睑外翻 8
老年性角化病△ 367
老年性颈椎病 248
老年性聋 26
老年性女阴萎缩 371
老年性皮肤萎缩 371
老年性强直性脊柱骨增殖症 248
老年性上睑下垂 8
老年性驼背 248
老年性无力 400
老年性舞蹈病 116
老年性虚弱 400
老年性血管瘤 371
老年性阴道炎 323
老年性震颤 400
老年性紫癜 371
老年腰椎间盘突出症 248
老年疣 371
老视 8
酪氨酸代谢紊乱症 155
酪氨酸尿症 155
勒夫特病△ 123,402
勒夫特病(线粒体脑肌病)△ 123
勒里施氏综合征△ 204
雷电休克 406
雷夫叙姆综合征 371
雷击伤 406
雷诺病 371
雷诺病△ 198
雷诺现象 117
雷诺综合征 117,198
雷诺综合征△ 371
雷特综合征 117,391,400
雷耶综合征 117
镭-226 320
镭施源器 320
肋膈沟 77,82
肋骨病损切除术 190,312
肋骨部分切除术 190
肋骨串珠 77,82
肋骨多发性骨折 188,198
肋骨多发性骨折伴第一肋骨骨折 188,198
肋骨分叉-基底细胞痣-颌骨囊肿综合征
　45
肋骨钢板内固定术 190

肋骨钢针内固定术 190
肋骨骨髓炎 295
肋骨骨折 77,188,198
肋骨骨折△ 203
肋骨骨折闭合复位内固定术 190
肋骨骨折切开复位钢板内固定术 190
肋骨骨折切开复位钢针内固定术 190
肋骨骨折切开复位螺钉内固定术 190
肋骨关节脱位 188
肋骨活组织检查 190,317
肋骨畸形矫治术 190
肋骨交界性骨肿瘤 287
肋骨良性骨肿瘤 248
肋骨良性肿瘤 77
肋骨螺钉内固定术 190
肋骨切除术 190
肋骨取骨术 190
肋骨软骨脱位 188
肋骨死骨去除术 190
肋骨髓内针内固定术 190
肋骨外固定术 190
肋骨楔形截骨术 190
肋骨植骨术 190
肋骨椎骨横突切除术 281
肋横突切除术 281
肋间动脉缝合术 190
肋间动脉结扎术 190
肋间神经病 117
肋间神经节段切除术 190
肋间神经冷冻术 190
肋间神经冷冻镇痛术 184
肋间神经切除术 184,190,281
肋间神经射频消融术 184
肋间神经损伤 117
肋间神经探查术 281
肋间神经痛 117
肋间神经炎 117
肋间神经移位术 184,281
肋间神经阻滞术 184
肋间血管损伤 188,198
肋软骨耳郭成形术 34
肋软骨痛 248
肋软骨炎 77
肋锁综合征 248
肋与肋软骨连接处综合征 77
泪道成形术 20
泪道冲洗 20
泪道多形性腺瘤 8
泪道恶性肿瘤 8
泪道关闭不全 8
泪道肌细胞瘤 8
泪道急性炎症 8
泪道良性肿瘤 8
泪道鳞状细胞癌 8
泪道慢性炎症 8
泪道乳头状瘤 8
泪道嗜酸细胞瘤 8
泪道损伤 8
泪道探通术 20
泪道狭窄和关闭不全 8
泪道腺癌 8
泪道腺样囊性癌 8
泪道炎症 8
泪道移行细胞癌 8

泪道异物　8
泪道阻塞　8
泪道阻塞术后复发　8
泪滴骨折　248
泪点闭塞　8
泪点内异物　8
泪点外翻　8
泪点息肉　8
泪点狭窄　8
泪阜肿瘤切除术　20
泪管肉芽肿　8
泪膜破裂时间　22
泪囊鼻腔吻合术　34
泪囊恶性肿瘤　8
泪囊结膜囊吻合术　20
泪囊良性肿瘤　8
泪囊瘘　8
泪囊瘘管切除术　20
泪囊囊肿　8
泪囊脓肿　8
泪囊破裂　8
泪囊憩室　8
泪囊摘除术　20
泪囊肿物　8
泪器缺如或发育不全　8
泪器系疾患　8
泪腺多形性腺瘤　8
泪腺恶性混合瘤　8
泪腺恶性肿瘤　8
泪腺 - 耳 - 牙 - 指综合征　371
泪腺和泪道恶性肿瘤　8
泪腺和泪道良性肿瘤　8
泪腺和唾液腺发育不全症△　51
泪腺肌上皮瘤　8
泪腺良性淋巴上皮病变　8
泪腺良性肿瘤　8
泪腺淋巴瘤　8
泪腺囊肿　8
泪腺黏液表皮样癌　8
泪腺脱垂矫正术　20
泪腺 - 唾液腺肥大综合征　46
泪腺 - 唾液腺肥大综合征△　9,27
泪腺萎缩　8
泪腺腺癌　8
泪腺腺样囊性癌△　8
泪腺炎　8
泪腺炎性假瘤　8
泪腺肿瘤术后复发　8
泪小点成形术　20
泪小点扩张治疗　20
泪小点外翻矫正术　20
泪小点狭窄△　8
泪小管断裂　8
泪小管瘘　8
泪小管撕裂　8
泪小管填塞术　20
泪小管吻合术　20
泪小管狭窄　8
泪小管阻塞　8
泪液分泌试验　22
泪总管断裂　8
泪总管狭窄　8
泪总管阻塞　8
类癌　248

类癌及类癌综合征△　146,371
类癌综合征　146,371
类白血病反应　353
类百日咳综合征　414
类鼻疽　371,414
类鼻疽肺炎　77
类丹毒　371,414
类风湿关节炎肾损害　134
类风湿结节△　248
类风湿嗜中性皮炎　371
类风湿性多神经病　117
类风湿性肺病　77
类风湿性关节炎　248
类风湿性关节炎△　241
类风湿性关节炎伴多神经病△　117
类风湿性关节炎伴寰枢椎不稳定　248
类风湿性关节炎伴颈椎不稳定　248
类风湿性滑囊炎　248
类风湿性踝关节炎　248
类风湿性肩关节炎　248
类风湿性肩关节炎△　242
类风湿性结节　248
类风湿性髋关节炎　248
类风湿性脉管炎　198
类风湿性手关节炎　248
类风湿性腕关节炎　248
类风湿性膝关节炎　248
类风湿性心包炎　67
类风湿性心肌病　67
类风湿性心肌炎　67
类风湿性心内膜炎　67
类风湿性血管炎　371
类风湿性肘关节炎　248
类风湿性足关节炎　248
类风湿因子　129,286
类风湿足　248
类骨样钙化　248
类固醇激素反应性慢性淋巴细胞性炎症伴
　脑桥周围血管强化症　117
类固醇激素合成急性调节蛋白缺陷症　146
类固醇性糖尿病　153,409
类脊髓灰质炎　248
类热带溃疡　371
类人猿型骨盆　340
类似莫固综合征　146
类天疱疮　371
类天疱疮样扁平苔藓　371
类圆线虫病　99,371
类脂性肾上腺增生　211
类脂质渐进性坏死　371
类自杀　391
累积剂量　320
累积性刺激性接触性皮炎　371
累及喉和气管及肺的化学性烧伤　295
累及内脏的类风湿性关节炎　248
累及全身的类风湿性关节炎　248
累及身体多个部位的冻伤△　405
累及身体多个部位的冻伤伴有组织坏死△　405
累及身体多个部位的肌肉和肌腱损伤△　232
累及身体多个部位的浅表冻伤　295
累及身体多个部位的神经损伤　248
累及身体多个部位的血管损伤　248
棱状巨尿道　211
冷超敏性皮肤病　371

冷冻疗法　84
冷冻消融术后　198
冷冻治疗　312
冷抗体性自身免疫性溶血性贫血　159
冷疗法　403
冷凝集素病△　371
冷凝集素综合征　371
冷球蛋白血症　371
冷球蛋白血症肾损害　134
冷球蛋白血症性股臀部皮肤血管炎　371
冷球蛋白血症性肾小球肾炎　134
冷球蛋白血症性血管炎　134
冷纤维蛋白原血症　371
离体肝切除术　170
离体肾取石术　220
离心性环状红斑　371
梨状窦恶性肿瘤　45
梨状肌出口综合征　248
梨状肌综合征　117,248
梨状窝癌△　26
梨状窝恶性肿瘤　26
梨状窝良性肿瘤　305
犁骨恶性肿瘤　45
李弗特Ⅰ型骨折　45
李弗特Ⅱ型骨折　45
李弗特Ⅲ型骨折　45
李斯特菌败血症　414
李斯特菌病　371,414
李斯特菌脑动脉炎　414
李斯特菌脑膜脑炎　414
李斯特菌脑膜炎　117
李斯特菌脑炎　117
李斯特菌心内膜炎　414
李斯特菌性脑膜脑炎　117
李斯特菌性脑膜炎　117
里德尔甲状腺炎△　146
里德尔［木样］甲状腺炎　146
里尔黑变病　371
里格尔异常△　1
理化损伤性白内障　8
理化因素所致肺炎　77
锂相关肾病　134
锂盐中毒　146
力弱　248,270
立克次体病　414
立克次体痘　371
立克次体肺炎　77
立克次体脑炎　117
立克次体性葡萄膜炎　414
立舍氏瘤 / 虹膜错构瘤　147
立体定向 γ 射线放射治疗　184
立体定向放射外科　184
立体定向放射外科治疗　320
立体定向放射治疗　184,320
立体定向脊髓切断术　312
立体定向脊髓束切断术　184
立体定向扣带回切开术　184
立体定向颅内血肿穿刺引流术　184
立体定向脑白质切开术　184
立体定向脑损毁切除术　312
立体定向脑病灶切除术　184
立体定向射频热凝术　184
立体定向手术　184
立体定向仪　187

利博维茨社交焦虑量表 398
利德尔综合征 147
利多卡因注射试验 286
利福霉素类中毒 406
利眠宁中毒△ 407
利尿肾图 224
利什曼病 371,414
利氏综合征△ 124
利他性杀人 391
利血平中毒 406
沥青烧伤 295
蛎壳状银屑病 371
粒细胞缺乏症 159
粒细胞缺乏症牙周病损 45
粒细胞肉瘤 248
粒细胞生成障碍 159
粒子放射外科治疗 320
粒子放射治疗 56,184,220
痢疾 414
痢疾后关节病 248
痢疾志贺菌 99
连合间线 187
连枷膝 248
连枷胸 77,188,198
连圈状秕糠疹 371
连体儿△ 353
连体婴△ 340,353
连续 Z 成形术 299
连续缝合［法］ 299
连续气流通气 84
连续肾替代疗法 299
连续小环结扎术 56
连续性动 - 静脉血液滤过 84
连续性动 - 静脉血液透析 84
连续性动 - 静脉血液透析滤过 84
连续性静脉 - 静脉血液滤过 84
连续性静脉 - 静脉血液透析 84
连续性内斜视 8
连续性肾脏替代治疗 137
连续性外斜视 8
连续性血液净化 84
连续性杂音 70
连续性肢端皮炎 371
连续血氧饱和度监测 72
连续循环腹膜透析 137
连续硬膜外阻滞术 281
连衣挽具 281
连指手套状并指 295
联苯胺所致膀胱癌 406
联合肝脏离断和门静脉结扎的二步肝切除
术 170
联合经尿道电切肾盂癌根治术 220
联合免疫缺陷病 353
联合内外踝缩窄截骨的胫距关节融合术
（Stewart 和 Harley 方法）281
联体儿△ 340
联体双胎 340,353
联想松弛 396
朦疮 371
镰刀菌病 371
镰刀细胞病 371
镰刀综合征△ 68,201
镰状细胞病 117
镰状细胞病性骨坏死 248

镰状细胞疾病△ 117,160
镰状细胞贫血 159
镰状细胞肾病 134,211
镰状细胞性骨坏死 248
镰状细胞血红蛋白异常眼底改变 8
蠕缨滴虫病 414
脸颊内部开放性损伤 26
恋尿症 391
恋童癖 391
恋物癖 391
恋物性异装症△ 391
恋物症的易装症 391
链格孢病 371
链霉素中毒 406
链球菌败血症 353,414
链球菌病 414
链球菌感染 414
链球菌感染后急性肾小球肾炎 353
链球菌感染后肾小球肾炎 353
链球菌化脓性脑膜炎△ 353
链球菌脓毒血症△ 353
链球菌性扁桃体炎 26
链球菌性多关节炎 248
链球菌性肺炎 353
链球菌性关节炎 248
链球菌性喉痛 26
链球菌性喉炎 26
链球菌性脑膜炎 117,353
链球菌性心内膜炎 353
链球菌性咽峡炎 26
链尾曼森丝虫病 414
链尾丝虫病 371
良性成牙骨质细胞瘤 45
良性单肢肌萎缩 117
良性对称型脂肪过多症 371
良性非结合性胆红素血症 99
良性复发性脑膜炎 117
良性高血压 67
良性肌痛性脑脊髓炎 117
良性脊索细胞瘤 248
良性家族性舞蹈病 117
良性家族性新生儿癫痫 117
良性家族性新生儿惊厥△ 117,353
良性家族性婴儿癫痫 117
良性惊厥 353
良性淋巴上皮病变 45
良性颅内高压△ 116
良性颅内压增高 117
良性颅咽管瘤 147
良性慢性家族性天疱疮 371
良性黏膜类天疱疮△ 363
良性前列腺增大△ 213
良性前列腺增生症△ 213
良性蝶鞍瘤 248
良性乳腺发育不良 287
良性散发睡眠期棘波△ 130
良性肾小动脉硬化症 134
良性睡眠期一过性癫痫波△ 130
良性特发性震颤 117
良性头部组织细胞增生症 371
良性胃肠道间质瘤 248
良性新生儿癫痫发作 117
良性新生儿家族性惊厥 353

良性新生儿惊厥 353
良性新生儿惊厥△ 117
良性血管内皮瘤 198
良性血管周上皮样细胞分化的肿瘤 248
良性遗传性舞蹈病 117
良性遗传性舞蹈症 117
良性婴儿癫痫发作（非家族性）117
良性婴儿肌阵挛癫痫△ 117
良性婴儿肌阵挛性癫痫 117
良性幼年黑素瘤△ 378
良性早发性儿童枕叶癫痫（Panayiotopoulos
型）117
良性脂肪瘤样肿瘤 45
良性脂肪母细胞瘤 371
两点辨别试验 248,270
两个或更多足趾的创伤性切断 248
两个手指创伤性部分离断 248
两个手指创伤性完全离断 248
两根导管冠状动脉造影 209
两根肋骨骨折不伴第一肋骨骨折 188,198
两栖动物毒液中毒 406
两手同利 248,270
两性畸形 211
两性畸形剖腹探查术 333
两趾切断 248
裂发症 371
裂缝桥脑征 129
裂谷热 414
裂片形出血 371
裂手矫正术 281
裂头绦虫病 99,414
裂头蚴病 99,371,414
裂纹舌 45
裂纹性棘皮瘤 371
裂纹状湿疹 371
裂隙 385
裂隙性肉芽肿 371
裂足 248
邻单胞菌肠炎 99
邻关节骨囊肿（骨内腱鞘囊肿）△ 248
邻关节性骨囊肿 248
邻面磨损 45
邻位皮瓣术 299
邻指皮瓣术 299
临产 340
临床步态分析 286
临床放射治疗学 320
临床肺部感染评分 88
临床孤立综合征 8,117
临床肌电图 129
临床记忆量表 398
临床热疗学 320
临床肾结核 211
临床松动 248
临床型精索静脉曲张△ 216
临床牙冠过短 45
临床用创伤后应激障碍诊断量表 398
临床症状不明显［亚临床］的碘缺乏性甲状
腺功能减退症 147
临床总体印象量表 398
临界性高血压△ 69
临时覆盖法 299
临时起搏导管插入术 71
临时性睑裂缝合 295

临时血液净化用深(或中心)静脉拔管术 137
临时血液净化用深(或中心)静脉插管术 137
淋巴干 - 小静脉吻合术 34,170,190,290,312
淋巴管 - 静脉吻合术 34,170,290,312
淋巴管闭塞 198,371
淋巴管恶性肿瘤 305
淋巴管肌瘤 198
淋巴管畸形 305
淋巴管畸形 - 骨肥大综合征 287
淋巴管继发恶性肿瘤 323
淋巴管扩张 371
淋巴管瘤 26,198,248,371
淋巴管瘤(任何部位)△ 198
淋巴管瘤病 371
淋巴管瘤切除术 170,312
淋巴管瘤注射术 34,56,170,190,290,312,386
淋巴管瘘 198
淋巴管瘘结扎术 34,56,170,190,290,312,386
淋巴管瘘切除术 34,56,170,190,290,312,386
淋巴管瘘粘连术 34,56,170,190,290,312,386
淋巴管肉瘤 248,371
淋巴管探查术 170,290,312,386
淋巴管型孢子丝菌病 371
淋巴管炎 353,371
淋巴和造血组织肿瘤 178
淋巴回流障碍 198
淋巴浆细胞淋巴瘤 159
淋巴结病 414
淋巴结坏死 353
淋巴结活组织检查 37,56,174,190,220,290,317,387
淋巴结继发恶性肿瘤 305
淋巴结卡波西肉瘤 305
淋巴结扩大性区域性切除术 56,170,190,220,333
淋巴结区域性扩大清扫术 312
淋巴结区域性切除术 56,170,190,220
淋巴结区域性清扫术 312
淋巴结炎 414
淋巴瘤 61
淋巴瘤肾损害 134
淋巴瘤相关性噬血细胞综合征 159
淋巴瘤性甲状腺肿 147
淋巴瘤性乳头状囊腺瘤 45
淋巴瘤眼底改变 8
淋巴瘤样丘疹病 371
淋巴瘤样肉芽肿病 117,159
淋巴滤泡性膀胱炎 211
淋巴皮肤的孢子丝菌病 414
淋巴水肿 198,371
淋巴水肿矫正 Charles 手术△ 217,308
淋巴水肿矫正 Homans-Macey 手术 312
淋巴水肿矫正 Thompson 手术 312
淋巴水肿矫正术△ 33
淋巴水肿性角化病 372
淋巴丝虫病 414
淋巴系闪烁造影[术] 220
淋巴系造影[术] 220
淋巴细胞减少(症) 159
淋巴细胞浸润血管炎性损伤 248
淋巴细胞脉络丛脑膜炎 117,414

淋巴细胞消减型经典霍奇金淋巴瘤 159
淋巴细胞性垂体炎 147
淋巴细胞性甲状腺肿△ 147
淋巴细胞性间质性肺炎 77
淋巴细胞性脉络丛脑膜△ 117
淋巴细胞性脑膜炎 129
淋巴细胞增多 159
淋巴胸管损伤 77
淋巴样细胞反应 129
淋巴源性肝脓肿 353
淋病 372,414
淋病病原携带者 372
淋病性淋巴结炎 372
淋菌性尿道炎 211
淋菌性尿路感染 134
淋菌性前列腺炎 211
淋球菌肺炎△ 372
淋球菌附睾炎 414
淋球菌感染 414
淋球菌睾丸炎 414
淋球菌宫颈炎 414
淋球菌骨髓炎 414
淋球菌关节炎 414
淋球菌虹膜睫状体炎 414
淋球菌滑膜炎 414
淋球菌滑囊炎 414
淋球菌腱鞘炎 414
淋球菌结膜炎 414
淋球菌镜检 387
淋球菌尿道炎 414
淋球菌女性盆腔炎性疾病 414
淋球菌膀胱炎 414
淋球菌培养 387
淋球菌皮炎 414
淋球菌前列腺炎 414
淋球菌前庭大腺脓肿 414
淋球菌外阴阴道炎 414
淋球菌新生儿眼炎 414
淋球菌性肺炎 372
淋球菌性附睾炎 372
淋球菌性腹膜炎 99,372
淋球菌性睾丸炎 372
淋球菌性宫颈炎 372
淋球菌性骨髓炎 372
淋球菌性关节炎 248,372
淋球菌性龟头炎 372
淋球菌性虹膜睫状体炎 8,372
淋球菌性滑膜炎 372
淋球菌性腱鞘炎 372
淋球菌性结膜炎 8,353,372
淋球菌性脑膜炎 117,372
淋球菌性脑脓肿 372
淋球菌性尿道炎 372
淋球菌性膀胱炎 372
淋球菌性盆腔腹膜炎 372
淋球菌性盆腔炎 372
淋球菌性皮肤感染 372
淋球菌性前庭大腺脓肿 372
淋球菌性前庭大腺炎 372
淋球菌性输卵管炎 323
淋球菌性心包炎 372
淋球菌性心肌炎 372
淋球菌性心内膜炎 372
淋球菌性新生儿眼炎 9

淋球菌性新生儿眼炎△ 381
淋球菌性咽炎 372
淋球菌性阴道炎 372
淋球菌性直肠炎 99,372
淋球菌眼炎 414
淋球菌阴道炎 414
磷代谢紊乱 155
磷光剂量计 320
磷化氢、磷化锌、磷化铝中毒△ 407
磷及其化合物中毒 406
磷烧伤 295
磷酸丙糖异构酶缺乏症 159
磷酸甘油激酶缺陷病△ 122
磷酸甘油酸激酶缺乏症 159
磷酸果糖激酶缺乏症 159
磷酸己糖激酶缺乏症 159
磷酸葡糖异构酶缺乏症 159
磷酸烯醇丙酮酸羧激酶缺乏症 155
磷酸盐尿 211
鳞屑 385
鳞状毛囊角化病 372
鳞状上皮癌 248,295
鳞状细胞癌 77,248,372
鳞状细胞乳头状瘤 45
鳞状小汗腺导管癌 372
流产感染 323
流产后败血症 323
流产后肠穿孔 323
流产后出血 323
流产后电吸刮宫术 333
流产后肺栓塞 323
流产后腹痛 323
流产后感染性休克 323
流产后刮宫术 333
流产后空气栓塞 323
流产后阔韧带血肿 323
流产后卵巢炎 323
流产后弥散性血管内凝血 323
流产后脓毒败血病性栓塞 323
流产后脓毒性栓塞 323
流产后脓毒症 323
流产后盆腔感染 323
流产后肾衰竭 323
流产后肾小管坏死 323
流产后输卵管卵巢炎 323
流产后输卵管炎 323
流产后循环性虚脱 323
流产后羊水栓塞 323
流产后子宫穿孔 323
流产后子宫颈裂伤 323
流产后子宫颈粘连 323
流产后子宫内膜炎 323
流产后子宫韧带血肿 323
流出道室性心动过速 67
流感伴肺炎(病毒未明确)△ 79
流感伴胸腔积液△ 77
流感病毒肺炎 77
流感(病毒未明确)△ 62
流感嗜血杆菌败血症 353,414
流感嗜血杆菌肺炎 77
流感嗜血杆菌感染 414
流感嗜血杆菌化脓性肺炎△ 77,353
流感嗜血杆菌化脓性脑膜炎△ 117
流感嗜血杆菌脑膜炎 117

流感嗜血杆菌性肺炎 353
流感嗜血杆菌性蜂窝织炎 372
流感嗜血杆菌性脓毒血症△ 353
流感嗜血杆菌性支气管肺炎 353
流感性心肌炎 67
流泪 18
流量波形 88
流量触发 84
流量计法 88
流量监测 88
流量流容积波形 88
流量 - 容积曲线 88
流量适应容积控制通气 84
流量受限指数 88
流量限制 84
流量限制时间转换 84
流量型体积描记仪 88
流量转换 84
流脓涕 31
流式细胞术 161
流涎 45,54
流涎症△ 45
流行性斑疹伤寒 372,414
流行性肠炎 99
流行性出血热 372
流行性出血热△ 135,416
流行性出血性结膜炎 9,353
流行性痤疮 372
流行性感冒 77,414
流行性感冒胸膜炎 77
流行性肌痛 248
流行性角膜结膜炎 9,353
流行性脑脊髓膜炎 117,414
流行性腮腺炎 45,414
流行性腮腺炎并发甲状腺炎 147,353
流行性腮腺炎并发卵巢炎 323
流行性腮腺炎并发乳腺炎 164,353
流行性腮腺炎并发下颌下腺炎 45
流行性腮腺炎性病毒性脑炎 117
流行性腮腺炎性多神经病 117
流行性腮腺炎性肝炎 99,414
流行性腮腺炎性睾丸炎 211,353,414
流行性腮腺炎性关节炎 248
流行性腮腺炎性颌下腺炎 414
流行性腮腺炎性结膜炎 9,414
流行性腮腺炎性脑脊髓炎 117,353,414
流行性腮腺炎性脑膜脑炎 353,414
流行性腮腺炎性脑膜炎 117,353,414
流行性腮腺炎性脑炎 353,414
流行性腮腺炎性心肌炎 414
流行性腮腺炎性胰腺炎 99,353
流行性水肿 372
流行性眩晕 117
流行性乙型脑炎 117,414
流行性乙型脑炎后遗症 117
流行性乙型脑炎极重型 117
流行性乙型脑炎普通型 117
流行性乙型脑炎轻型 117
流行性乙型脑炎重型 117
硫胺素缺乏△ 156
硫蒽精神安定剂中毒 407
硫化氢的毒性效应 61
硫化氢中毒 407
硫化血红蛋白血症 77

硫酸钙剂量仪 320
硫酸化学伤 295,407
硫酸亚铁剂量仪 320
硫酸酯酶缺乏症 155
瘤段截除人工假体置换术 281
瘤型麻风 372,414
瘤样钙质沉着症 147
六氟化硫稀释法 88
六价铬化合物所致肺癌 407
六胎妊娠 340
龙贝格征 248
龙贝格征△ 226
龙葵果中毒 407
龙线虫病 372,414
笼状种植体 56
隆鼻伴耳郭软骨移植术 56,290
隆鼻伴人工假体置入术 56,290
隆鼻伴自体鼻软骨移植术 56,290
隆鼻伴自体甲状软骨移植术 290
隆鼻伴自体肋骨移植术 290
隆鼻伴自体颅骨外板移植术 290
隆鼻伴自体髂骨移植术 290
隆鼻伴自体组织移植术 290
隆乳术后乳房畸形 287
隆乳术后外形大小不满意 287
隆突病损切除术 190
隆突成形术 190
隆突性皮肤纤维肉瘤 372
隆突性皮肤纤维肉瘤△ 261
瘘管 295
瘘管切开术 170
瘘管试验 37
漏斗骨盆 340
漏斗胸 70,82
漏斗胸 NUSS 钢板取出术 190
漏斗胸 NUSS 手术 190
漏斗胸矫正术 190
漏美蓝试验△ 131
漏尿 216
卢滕巴赫综合征△ 198
芦荟中毒 407
颅底病损切除术 56,312
颅底病灶经颅底切除术 184
颅底病灶切除术 184
颅底重建 34
颅底恶性肿瘤 178
颅底沟通恶性肿瘤 178
颅底骨病灶切除术 184
颅底骨折 178
颅底化脓性脑膜炎 117,353
颅底脑脊液瘘 45
颅底蛛网膜炎 117
颅肥厚性硬脑膜炎 117
颅缝切开术 184
颅缝再造术 184
颅缝早闭 45
颅骨凹陷骨折 178
颅骨凹陷骨折复位术 184
颅骨凹陷骨折整复术 184
颅骨板障内蛛网膜囊肿 117
颅骨病损切除术 312
颅骨病灶切除术 184
颅骨部分切除术 184,312
颅骨成形术 184

颅骨动态未定肿瘤 305
颅骨恶性肿瘤 26,45,178
颅骨粉碎骨折 178
颅骨缝早闭△ 45
颅骨骨瓣修补术 184
颅骨骨瘤 178
颅骨骨膜瓣移植术 56
颅骨骨膜移植术 184
颅骨骨髓炎 178
颅骨骨移植术 184
颅骨骨折 178
颅骨骨折复位术 184
颅骨骨折减压术 184
颅骨骨折清创术 184
颅骨硅钢修补术 184
颅骨硅橡胶修补入术 184
颅骨海绵状血管瘤 178
颅骨和颌面部骨恶性肿瘤 45
颅骨和面部骨的多发性骨折 178
颅骨和面部骨良性肿瘤 305
颅骨环钻术 184
颅骨活组织检查 184
颅骨挤压伤 178
颅骨继发恶性肿瘤 178,305
颅骨减压术 184
颅骨交界性肿瘤 45,178
颅骨金属板去除术 184
颅骨金属板植入术 184
颅骨良性肿瘤 27,45,178
颅骨佩吉特病 248
颅骨牵引术 184,281
颅骨切除减压术 184
颅骨切除术 184
颅骨切开术 34
颅骨切开异物取出术 184
颅骨清创术 184,312
颅骨缺损 178,400
颅骨肉芽肿切除术 184
颅骨生长性骨折 178
颅骨嗜酸细胞肉芽肿 178
颅骨手术 184
颅骨死骨切除术 184,312
颅骨锁骨发育不全 248
颅骨钛板片修补术 184
颅骨钛板植入术 184
颅骨纤维性结构不良 178
颅骨线形骨折 178
颅骨血管畸形 45
颅骨血管瘤 27,45,178
颅骨原切口再切开 184
颅骨脂肪瘤 27,45,178
颅骨钻孔术 184
颅骨钻孔探查术 184
颅颌面联合切除手术 34
颅后窝病灶切除术 184
颅后窝骨折 178
颅后窝脑膜瘤 178
颅脊柱裂 123,356
颅颈交界处脑膜瘤 178
颅静脉窦切开修补术 184
颅眶沟通恶性肿瘤 178,305
颅眶沟通良性肿瘤 178
颅眶骨折 9
颅眶颧入路 34

颅裂　178
颅裂畸形△　178
颅面骨恶性肿瘤　45,178
颅面骨发育不全　9
颅面骨性结合发育不良△　9
颅面囊肿　27
颅脑神经损伤伴有有颈水平的神经和脊髓损伤　248
颅脑手术　184
颅脑损伤　178
颅脑损伤手术　184
颅脑外伤所致精神障碍△　392
颅脑先天性畸形　178
颅内出血　129
颅内出血后脑积水　353
颅内出血后遗症　117
颅内创伤性动脉瘤　117,178
颅内胆脂瘤　178
颅内动静脉畸形　117,178
颅内动静脉畸形切除术　184
颅内动脉瘤　117,178
颅内动脉瘤包裹术　184
颅内动脉瘤孤立术　184
颅内动脉瘤夹闭术　184
颅内动脉瘤结扎术　184
颅内动脉瘤切除术　184
颅内动脉瘤球囊栓塞术　184
颅内动脉瘤栓塞术　184
颅内动脉硬化性动脉瘤　178
颅内多发动脉瘤　117,178
颅内恶性肿瘤　178,305
颅内感染　117,178,353,414
颅内感染性动脉瘤　178
颅内海绵状血管瘤　117,178
颅内积气　117
颅内继发恶性肿瘤　178,305
颅内寄生虫病　178
颅内寄生虫感染　414
颅内夹层动脉瘤　178
颅内假性动脉瘤　178
颅内交界性肿瘤　117
颅内颈内动脉夹层　178
颅内静脉窦继发恶性肿瘤　178,305
颅内静脉窦静脉炎　117
颅内静脉窦血栓形成(非化脓性)△　112
颅内静脉窦血栓形成　117
颅内静脉畸形　178
颅内静脉系统血栓形成△　117
颅内静脉血栓切除术　184
颅内镜下第三脑室造瘘术　312
颅内镜像动脉瘤　178
颅内巨大动脉瘤　178
颅内良性肿瘤　178
颅内毛细血管扩张症　178
颅内囊肿　117
颅内念珠菌感染　353
颅内脓肿　117
颅内脓肿引流术　184
颅内胚胎性癌　305
颅内肉芽肿切除术　312
颅内神经刺激器去除术　184
颅内神经刺激器植入术　184
颅内神经刺激器置换术　184
颅内神经刺激器置入术　312

颅内损伤　178
颅内填塞物取出术　184
颅内、外动脉夹层　117
颅内先天性动脉瘤　178
颅内血管畸形　178
颅内血管畸形夹闭术　184
颅内血管畸形切除术　184
颅内血管瘤　117
颅内血管栓塞术　184
颅内血肿清除术　184
颅内血肿硬通道穿刺引流术　184
颅内压　129
颅内压监护探头植入术　184
颅内压升高　159
颅内压增高　181
颅内炎性肉芽肿　117
颅内异物　178
颅内硬膜外脓肿　117
颅内硬膜外肉芽肿　117
颅内硬膜下脓肿　117
颅内硬膜下肉芽肿　117
颅内占位性病变　117
颅内脂肪瘤　117
颅内肿瘤手术　184
颅内转移瘤　178
颅内椎动脉夹层　178
颅前窝底恶性肿瘤　178
颅前窝骨折　178
颅前窝脑膜瘤　178
颅钳插入术　184
颅钳牵引装置去除术　184
颅钳置换术　184
颅神经恶性肿瘤　305
颅神经麻痹　117
颅神经梅毒　372
颅神经梅毒多发性麻痹　372
颅神经手术　184
颅神经炎　117
颅外动脉夹层　117
颅外 - 颅内动脉吻合术　184
颅腕跗发育不良　248
颅窝继发恶性肿瘤　178,305
颅咽管恶性肿瘤　305
颅咽管瘤　178
颅咽管瘤穿刺抽吸术　184
颅中窝底病损切除术　312
颅中窝底病灶切除术　184
颅中窝骨折　178
颅中窝脑膜瘤　178
颅中窝入路　34
颅中窝入路前庭神经支切断术　34
卤代杀虫剂中毒　407
卤化杀虫剂的毒性效应△　407
卤水中毒　407
鲁宾斯坦 - 泰比综合征　372
鲁滨逊外胚层发育不良　372
鲁登巴赫综合征　198
鲁塞尔 - 西尔弗综合征　248,372
鲁斯特征　248,270
鲁西 - 莱维综合征△　125
录像脑电监测　129
鹿角形结石△　214
路易体痴呆　117,391
滤过板　320

滤过泡漏　9
滤过泡下垂△　7
滤过泡相关性眼内炎　9
滤过泡炎　9
滤泡淋巴瘤　159
滤泡型成釉细胞瘤　45
滤泡性甲状腺癌(小梁性)　305
滤泡性甲状腺腺癌　147
滤泡性膀胱炎　211,353
滤泡性腺癌(高分化的)　305
露阴癖　391
吕弗勒综合征　77,372
铝尘肺　407
铝尘肺△　74
铝骨病　248
铝相关贫血　134
铝中毒性骨病　134
屡发性肩关节不稳定　248
屡发性髋关节脱位　248
绿甲综合征　372
绿脓杆菌(性)肺炎△　79,355
绿色瘤　159
绿色盲　9
绿色弱　9
绿色条纹甲　372
氯胺酮的有害使用　391
氯胺酮急性中毒　391
氯胺酮戒断状态　391
氯胺酮所致的残留性和迟发性精神病性障碍　391
氯胺酮所致的精神病性障碍　391
氯胺酮所致的精神和行为障碍　391
氯胺酮所致的遗忘综合征　391
氯胺酮依赖综合征　391
氯胺酮引起的残留性和迟发性精神病性障碍△　391
氯胺酮引起的精神病性障碍△　391
氯胺酮引起的精神和行为障碍△　391
氯胺酮引起的遗忘综合征△　391
氯丙嗪性白内障　9
氯丙嗪中毒　407
氯痤疮　372
氯氮平中毒　407
氯氰草中毒　407
氯仿的毒性效应　61
氯化钾中毒　407
氯化亚汞中毒　61
氯甲醚、双氯甲醚所致肺癌　407
氯甲烷中毒　407
氯霉素中毒　407
氯美扎酮中毒　61,407
氯米芬抵抗　324
氯气的毒性效应　61
氯气中毒　407
氯乙酸中毒　407
氯乙烯所致肝血管肉瘤　407
挛缩性瘢痕　295
卵巢 Brener's 瘤　305
卵巢癌肉瘤　323
卵巢白体囊肿　323
卵巢包涵囊肿　323
卵巢病损电凝术　333
卵巢病损切除术　312,333
卵巢病损烧灼术　333

卵巢不敏感综合征△　322
卵巢部分切除术　312,333
卵巢成熟性畸胎瘤　323
卵巢成形术　333
卵巢抽吸术　333
卵巢储备功能低下　323
卵巢穿刺取卵术　333
卵巢打孔术　333
卵巢单纯缝合术　333
卵巢单纯囊肿△　323
卵巢单纯性囊肿　323
卵巢低反应　323
卵巢低级别浆液癌　305
卵巢多房囊肿　323
卵巢恶性淋巴瘤　323
卵巢恶性肿瘤　323
卵巢发育不良　147
卵巢非特异性软组织瘤　323
卵巢高反应　323
卵巢高级别浆液性癌　305
卵巢功能衰竭　147
卵巢功能障碍　147
卵巢固定术　333
卵巢冠恶性肿瘤　323
卵巢冠良性肿瘤　323
卵巢冠囊肿　323
卵巢过度刺激　407
卵巢过度刺激综合征　323
卵巢过度刺激综合征△　407
卵巢坏死　324
卵巢环管状性索瘤　324
卵巢黄素化囊肿　324
卵巢黄体囊肿　324
卵巢黄体囊肿破裂　324
卵巢黄体破裂　324
卵巢黄体切除术　333
卵巢黄体血肿　324
卵巢黄体血肿清除术　333
卵巢混合型生殖细胞肿瘤　324
卵巢混合性上皮肿瘤　324
卵巢积水　324
卵巢甲状腺肿　147
卵巢甲状腺肿类癌　147
卵巢浆液性囊腺瘤　324
卵巢浆液性囊肿　324
卵巢浆液性黏液性肿瘤　305
卵巢浆液性腺癌　324
卵巢交界性浆液性肿瘤　324
卵巢交界性黏液性肿瘤　324
卵巢交界性肿瘤　324
卵巢交界性子宫内膜样肿瘤　324
卵巢结核　324
卵巢静脉综合征　211
卵巢颗粒细胞瘤　324
卵巢良性肿瘤　324
卵巢两性母细胞瘤　324
卵巢瘤样病变　324
卵巢滤泡囊肿　324
卵巢卵泡穿刺术　333
卵巢卵泡膜细胞瘤　324
卵巢慢反应　324
卵巢门细胞瘤　147
卵巢囊肿　324
卵巢囊肿穿刺术　333
卵巢囊肿蒂扭转　324

卵巢囊肿造袋术　334
卵巢囊状附件扭转　324
卵巢内胚窦瘤　324
卵巢黏液性囊腺瘤　324
卵巢黏液性囊腺肿瘤　305
卵巢黏液性囊肿　324
卵巢黏液性腺癌　305
卵巢扭转　324
卵巢扭转松解术　334
卵巢脓肿切开引流术　334
卵巢胚胎癌　324
卵巢破裂　324
卵巢巧克力样囊肿△　324
卵巢切除术后骨质疏松　248
卵巢切除术后骨质疏松伴病理性骨折　248
卵巢切开胚胎清除术　334
卵巢切开探查术　334
卵巢切开血肿清除术　334
卵巢去神经术　334
卵巢妊娠　324
卵巢妊娠破裂　324
卵巢上皮性恶性肿瘤　305
卵巢生殖细胞肿瘤　324
卵巢输卵管粘连　324
卵巢损伤△　324
卵巢透明细胞癌　324
卵巢未成熟畸胎瘤　324
卵巢未发育　324
卵巢未分化癌　305
卵巢未分类的上皮性肿瘤　324
卵巢未分类肿瘤　324
卵巢萎缩　324
卵巢无性细胞瘤　324
卵巢纤维瘤　324
卵巢小细胞癌　324
卵巢楔形切除术　334
卵巢性闭经　324
卵巢性索间质肿瘤　305
卵巢修补术　334
卵巢悬吊术　334
卵巢炎　324
卵巢炎性囊肿　324
卵巢移行细胞瘤　324
卵巢移植术　334
卵巢原位癌　324
卵巢早衰△　324
卵巢造口术　334
卵巢粘连　324
卵巢粘连松解术　334
卵巢支持细胞瘤　305
卵巢脂质细胞瘤　324
卵巢肿物　324
卵巢潴留囊肿　324
卵巢转移性肿瘤　324
卵巢子宫内膜样腺癌　305
卵巢子宫内膜样肿瘤　324
卵巢子宫内膜异位囊肿　324
卵巢子宫内膜异位囊肿伴扭转　324
卵巢子宫内膜异位症　324
卵睾型性发育异常　147
卵黄管囊肿　353
卵黄囊癌　211
卵黄囊瘤　178
卵黄性视网膜营养障碍　9

卵黄样黄斑营养不良症　9
卵磷脂胆固醇酰基转移酶缺乏　155
卵磷脂-胆固醇酰基转移酶缺乏肾病　134
卵磷脂胆固醇酰基转移酶缺乏症　147
卵母细胞成熟障碍　324
卵母细胞透明带增厚　324
卵泡发育障碍　324
卵泡黄素化未破裂综合征　324
卵泡膜细胞瘤　147
卵泡膜细胞增殖症　147
卵圆孔电极　129
卵圆孔未闭　198
卵圆孔未闭闭式封堵修补术　302
卵圆孔未闭闭式伞堵修补术　207
卵圆孔未闭修补术　207,302
卵圆孔未闭组织补片修补术　207,302
卵圆孔注射法　56
卵圆形红细胞症　159
卵子不植入　324
伦诺克斯-加斯托综合征　117
伦琴-拉德转换因子　320
轮廓状胎盘△　340
轮状病毒性肠炎　99,414
轮状胎盘　340
罗阿丝虫病　372,414
罗比诺-西尔弗曼-史密斯综合征　248
罗得西亚锥虫病　414
罗兰多骨折△　226
罗兰多区正相尖波　129
罗森米窝恶性肿瘤　45
罗氏染液　161
罗斯手术　302
罗索利莫征　248,270
罗索利莫征△　226
罗特尔综合征△　99
罗西欧病毒病　414
罗夏墨迹测验　398
萝芙木中毒　407
啰音　82
逻辑倒错性思维　396
螺钉胫距关节融合术　281
螺杆菌性蜂窝织炎　372
螺丝钉退出　248
螺旋CT　361
螺旋体暗视野显微镜检测　387
螺旋体病相关肾损害　134
螺旋体感染性关节炎　248
螺旋形骨折　248
螺旋状发　372
螺旋状食管　99
瘰疬分枝杆菌皮肤感染　372
瘰疬性皮肤结核　372
瘰疬性苔藓　372
洛博芽生菌病　414
洛奴瓦-邦索德腺脂瘤病　147
洛氏综合征△　151
洛夏测验△　398
落日征　18
落叶型天疱疮　372

M

麻痹△　255,401
麻痹性步态　178
麻痹性肠梗阻　99

麻痹性痴呆 117,391,414
麻痹性脊柱侧凸 248
麻痹性脊柱后突 248
麻痹性睑外翻 9
麻痹性髋关节脱位 249
麻痹性髋脱位 249
麻痹性斜视 9
麻风 249,372,414
麻风△ 237
麻风病神经病 117
麻风后遗症 414
麻风结节性红斑 372
麻风恐怖 372
麻风性穿孔性足溃疡 414
麻风性点状角膜炎 414
麻风性脉络膜炎 414
麻黄碱中毒 353
麻黄中毒△ 353
麻木型麻风 414
麻疹 372,414
麻疹并发肺炎 353
麻疹并发肝炎 99,353
麻疹并发喉炎 353
麻疹并发角膜结膜炎 353
麻疹并发脑膜炎 117,353
麻疹并发脑炎 117,353
麻疹并发心肌炎 353
麻疹并发支气管炎 27,353
麻疹并发中耳炎 353
麻疹病毒肺炎 77
麻疹肺炎△ 77,353
麻疹肝炎 99,353
麻疹合并角膜结膜炎△ 353
麻疹喉炎△ 353
麻疹脑膜炎△ 117,353
麻疹脑炎△ 117,353
麻疹心肌炎△ 353
麻疹性肺炎 414
麻疹性角膜结膜炎 414
麻疹性脑膜炎 414
麻疹性脑炎 414
麻疹性心肌炎 414
麻疹性中耳炎 414
麻疹支气管炎△ 27,353
麻疹中耳炎△ 353
麻醉分析 397
麻醉后低体温 407
麻醉品中毒 61
麻醉所致的休克 407
麻醉药中毒 407
麻醉引起的恶性高热 407
马查多 - 约瑟夫病 117
马德拉斯型运动神经元病 117
马德拉斯运动神经元病△ 117
马德龙病 147
马德隆畸形 249
马兜铃酸肾病 134
马兜铃中毒 407
马顿神经瘤 372
马尔堡病毒病 372,414
马尔盖涅骨折 400
马尔克线 372
马尔尼菲青霉病 372,414

马尔尼菲青霉菌病△ 372
马耳盖尼骨折 249
马凡样体型 147
马凡综合征 67
马凡综合征△ 117,372
马方综合征 117,372
马克尔线 372
马拉色菌毛囊炎 372
马来丝虫病 414
马来丝虫性象皮肿 372
马里兰桥 56
马里内斯科 - 舍格伦综合征 372
马洛里 - 韦斯综合征△ 101
马丘波出血热 363
马丘波出血热△ 411
马氏杆试验 22
马斯塔德手术 207,302
马蹄高弓内翻足 249
马蹄高弓足 249
马蹄内翻足 249
马蹄内翻足△ 238,249,345
马蹄肾 138
马蹄肾△ 211
马蹄外翻足 249
马蹄形裂孔 18
马蹄形切口 184
马蹄形肾 211
马蹄形肾联合部切开术 220
马蹄足 249
马蹄足△ 260
马尾跛行 249
马尾挫伤 249
马尾恶性肿瘤 178,305
马尾囊虫病 117
马尾神经缝合术 281
马尾神经切断术 184,312
马尾神经松解术 184,281
马尾神经修补术 184
马尾损伤 178,249,400
马尾损伤△ 249
马尾圆锥良性肿瘤 178
马尾粘连 117
马尾综合征 117,249,400
马歇尔 - 怀特综合征 372
玛丽 - 班贝格尔病△ 231
吗啡型药物依赖 391
吗啡型药物瘾△ 391
吗啡中毒 61
埋伏牙 45
迈尔斯手术 167
迈纳征 249,270
麦角酸二乙基酰胺中毒 407
麦卡德尔病 147
麦克尔憩室 99,353
麦克尔憩室恶性肿瘤 99
麦克拉伦型身材矮小症 147
麦芽肺 77
麦芽工人肺△ 77
脉搏短绌 70
脉冲泵植入术 334
脉冲振荡技术 88
脉管炎△ 203
脉络丛癌 178

脉络丛恶性肿瘤 178,305
脉络丛囊肿 117
脉络丛切除术 184
脉络丛乳头状瘤 178
脉络丛烧灼术 184
脉络丛肿瘤 178
脉络膜变性 9
脉络膜出血和破裂 9
脉络膜骨瘤 9
脉络膜黑色素瘤 9
脉络膜疾患 9
脉络膜结核 9
脉络膜结核瘤 9
脉络膜良性肿瘤 9
脉络膜淋巴瘤 9
脉络膜毛细血管萎缩 9
脉络膜平滑肌瘤 9
脉络膜破裂 9
脉络膜前动脉梗死 117
脉络膜前动脉夹层 117,178
脉络膜前动脉瘤 117,178
脉络膜前动脉瘤破裂 178
脉络膜前动脉瘤破裂蛛网膜下腔出血 117
脉络膜嵌顿 9
脉络膜缺损 9
脉络膜缺血 9
脉络膜上腔出血 9
脉络膜视网膜瘢痕 9
脉络膜视网膜变性 9
脉络膜视网膜炎 9
脉络膜视网膜炎△ 4,12
脉络膜水肿 9
脉络膜撕脱 9
脉络膜脱离 9
脉络膜萎缩 9
脉络膜先天性畸形 9
脉络膜新生血管 9
脉络膜血管瘤 9
脉络膜炎 9
脉络膜硬化 9
脉络膜占位性病变 9
满灌疗法 397
螨病 414
螨恐怖 372
曼彻斯特(p-p)剂量系统 320
曼彻斯特手术 334
曼森丝虫病 414
曼氏迭宫绦虫病 414
曼氏裂头蚴病 414
曼氏血吸虫病 99,414
曼陀罗中毒 407
蔓状血管瘤 198
慢波 129
慢波睡眠中持续棘慢复合波癫痫△ 117
慢波睡眠中持续性棘 - 慢复合波癫痫 117
慢加急性肝衰竭 99,414
慢 - 快综合征△ 68
慢性 NK 细胞淋巴增殖性疾病 159
慢性鼻窦炎 27,77
慢性鼻咽炎 77
慢性鼻炎 27,77
慢性闭角型青光眼 9
慢性闭锁性牙髓炎 45

慢性扁桃体炎△ 27
慢性扁桃体炎伴腺样体增生 27
慢性丙型病毒性肝炎 99
慢性丙型肝炎 414
慢性丙型肝炎△ 99
慢性病毒性肝炎 99,414
慢性病毒性肝炎(轻度) 99
慢性病毒性肝炎(中度) 99
慢性病毒性肝炎(重度) 99
慢性病毒性肝炎轻度△ 99
慢性病毒性肝炎中度△ 99
慢性病毒性肝炎重度△ 99
慢性病性贫血 159
慢性不完全性弛缓性截瘫 400
慢性不完全性弛缓性四肢瘫 400
慢性不完全性弛缓性瘫痪△ 400
慢性不完全性截瘫 400
慢性不完全性痉挛性截瘫 400
慢性不完全性痉挛性四肢瘫 400
慢性不完全性四肢瘫 400
慢性肠阿米巴病 99
慢性肠阿米巴痢疾△ 99
慢性肠道血管功能不全 99
慢性肠系膜淋巴结炎 99
慢性肠炎 99
慢性弛缓性截瘫 400
慢性弛缓性四肢瘫 400
慢性弛缓性瘫痪 249
慢性喘息性支气管炎 77
慢性创伤后头痛△ 118
慢性唇炎 45
慢性丛集性头痛 117
慢性丛集性头痛△ 112
慢性单纯性鼻炎 77
慢性单纯性苔藓 372
慢性单纯性咽炎 27
慢性胆管炎 99,353
慢性胆囊炎 99
慢性胆囊炎急性发作 99
慢性低血压 67
慢性多病灶性骨髓炎 249
慢性儿童大疱病 372
慢性放射性皮炎 372
慢性非特异性唇炎△ 45
慢性非特异性骨髓纤维化 159
慢性肥厚性鼻炎 27,77
慢性肥厚性喉炎 27
慢性肥厚性咽炎 27
慢性肺动脉栓塞 198
慢性肺荚膜组织胞浆菌病 414
慢性肺球孢子菌病 414
慢性肺栓塞 67
慢性肺血栓栓塞急性再发 67
慢性肺血栓栓塞症△ 198
慢性肺芽生菌病 353,414
慢性肺源性心脏病 67,77
慢性肺组织胞浆菌病 353
慢性肺组织胞质菌病 372
慢性风湿病后关节病 249
慢性风湿性心包炎 198
慢性风湿性心脏病 67
慢性辐射光敏性皮炎 295
慢性复发性多灶性骨髓炎 249

慢性复发性肝炎 99
慢性复发性腮腺炎 45
慢性复发性水疱性手部湿疹 372
慢性腹膜炎 99,353
慢性腹泻 99
慢性肝衰竭 99,414
慢性肝损害 99
慢性肝炎 99
慢性感染性胰腺炎△ 96
慢性肛管直肠炎 99
慢性肛裂 99
慢性高尿酸肾病 134
慢性高尿酸血症肾病△ 134
慢性高山病 77
慢性高血压并发子痫前期 340
慢性根尖周炎 45
慢性宫颈炎△ 324
慢性骨筋膜室综合征 249
慢性骨髓炎 249
慢性骨髓炎△ 231
慢性骨髓炎伴引流窦道 249
慢性骨髓炎伴有引流窦道△ 249
慢性骨髓增殖性疾病 159
慢性冠状动脉供血不足 67
慢性光化性皮炎 372
慢性颌下腺炎 27
慢性颌下腺炎△ 45
慢性虹膜睫状体炎 9
慢性喉气管支气管炎 27
慢性喉痛 27
慢性喉炎 27,77
慢性呼吸衰竭 61,77
慢性呼吸衰竭急性加重 77
慢性呼吸性碱中毒 77
慢性呼吸性酸中毒 77
慢性化脓性边缘性颌骨骨髓炎 45
慢性化脓性骨髓炎 249
慢性化脓性上颌窦炎 27
慢性化脓性缩窄性心包炎 67
慢性化脓性中央性颌骨骨髓炎 45
慢性黄疸型丙型肝炎 414
慢性活动性 EB 病毒感染 414
慢性活动性肝炎 99
慢性活动性乙型肝炎 414
慢性吉兰 - 巴雷综合征 400
慢性吉兰 - 巴雷综合征△ 118
慢性脊髓损伤 249
慢性家族性非溶血性黄疸 99
慢性甲状腺毒症性肌病 147
慢性甲状腺炎 147
慢性甲状腺炎伴短暂性甲状腺毒症 147
慢性甲状腺炎伴有短暂性甲状腺毒症△ 147
慢性假痛风 249
慢性间质肾病△ 353
慢性间质性肝炎 99
慢性间质性肾炎 134,353
慢性结肠血吸虫病 414
慢性结肠炎 99
慢性结膜炎 9
慢性截瘫 401
慢性紧张型头痛 118
慢性紧张型头痛△ 112
慢性紧张型头痛伴颅骨膜压痛 118
慢性紧张型头痛不伴颅骨膜压痛 118

慢性进行性部分癫痫持续状态 118
慢性进行性肌营养不良 249
慢性进行性外眼肌麻痹 118
慢性进行性眼肌麻痹△ 116
慢性进行性眼外肌麻痹 9
慢性精神受检者标准化精神病评定量表 398
慢性颈淋巴结炎 27,45
慢性颈淋巴结炎急性发作 45
慢性颈淋巴结炎急性发作伴脓肿 45
慢性痉挛性截瘫 401
慢性痉挛性四肢瘫 401
慢性痉挛性瘫痪 249
慢性酒精性肝衰竭 99
慢性酒精性脑综合征 391
慢性酒精中毒分裂样精神病△ 118
慢性酒精中毒性神经病 118
慢性酒精中毒性神经肌病 118
慢性酒精中毒性神经系统损害 118
慢性局限性类天疱疮 372
慢性颏下淋巴结炎△ 26,44
慢性颏下淋巴结炎急性发作 45
慢性颏下淋巴结炎急性发作伴脓肿 45
慢性咳嗽 77
慢性溃疡性牙髓炎 45
慢性阑尾炎 99
慢性泪囊炎 9
慢性泪腺炎 9
慢性泪小管炎 9
慢性类鼻疽 414
慢性粒单核细胞白血病 159
慢性链球菌性溃疡 372
慢性淋巴细胞白血病 159
慢性淋巴细胞性甲状腺炎 27,147
慢性淋巴细胞增殖性疾病 159
慢性淋球菌性龟头包皮炎 372
慢性卵巢炎 324
慢性囊性乳腺病 164
慢性脑膜炎 9
慢性脑膜炎球菌败血症 414
慢性尿路感染 134
慢性尿酸肾病 147
慢性脓胸 77
慢性盆腔蜂窝织炎 324
慢性盆腔疼痛△ 324
慢性盆腔痛 324
慢性皮肤放射损伤 295
慢性皮肤黏膜念珠菌病 372,415
慢性皮肤芽生菌病 372
慢性皮质下脑白质病 391
慢性疲劳综合征 396
慢性偏头痛△ 118
慢性葡萄膜炎 9
慢性期 159
慢性恰加斯病 415
慢性恰加斯病伴脑膜炎 118,415
慢性恰加斯病伴脑炎 118,415
慢性恰加斯病伴心肌炎 415
慢性迁延型细菌性痢疾 99
慢性迁延型乙型肝炎 415
慢性迁延性肝炎 99
慢性荨麻疹 372
慢性前列腺纤维化 211
慢性前庭神经炎 27
慢性潜行性隧道性溃疡 380

慢性潜行性隧道状溃疡 372
慢性浅表性胃窦炎 99
慢性浅表性胃炎 99
慢性浅表性胃炎△ 99
慢性浅表性疣状胃炎 99
慢性侵袭性甲状腺炎 147
慢性侵袭性真菌性鼻窦炎 27
慢性轻度丙型肝炎 415
慢性轻度乙型肝炎 99,415
慢性缺钾性低钾血症 77
慢性缺血性结肠小肠炎 99
慢性缺血性结肠炎 99
慢性缺血性小肠炎 99
慢性肉芽性鼓膜炎△ 27
慢性肉芽肿病 372
慢性乳头状溃疡性脓皮病 372
慢性乳腺炎 164
慢性腮腺淋巴结炎 45
慢性腮腺淋巴结炎急性发作 45
慢性腮腺淋巴结炎急性发作伴脓肿 45
慢性腮腺炎 27,45
慢性筛窦炎 27
慢性舌扁桃体炎 27
慢性舌下腺炎 27,45
慢性肾功能不全急性加重 134
慢性肾上腺皮质功能减退 372
慢性肾衰竭 134
慢性肾衰竭（代偿期） 134
慢性肾衰竭（氮质血症期） 134
慢性肾衰竭（尿毒症期） 134
慢性肾衰竭（失代偿期） 134
慢性肾衰竭尿毒症期 61
慢性肾小管 - 间质肾炎△ 134
慢性肾小管间质肾炎（病） 134
慢性肾小管肾炎 134
慢性肾小球肾炎 134
慢性肾小球肾炎伴急进型肾小球性肾炎 353
慢性肾炎综合征 134
慢性肾盂肾炎 134,353
慢性肾盂炎 353
慢性肾脏病 134
慢性肾脏病 - 骨矿物质代谢异常△ 134
慢性肾脏病 - 矿物质和骨异常 134
慢性肾脏病Ⅰ期 134
慢性肾脏病Ⅱ期 134
慢性肾脏病Ⅲ期 134
慢性肾脏病Ⅲa期 134
慢性肾脏病Ⅲb期 134
慢性肾脏病Ⅳ期 134
慢性肾脏病基础上的急性肾损伤 134
慢性肾脏病贫血△ 135
慢性食管炎 99
慢性嗜酸性粒细胞白血病（非特指） 159
慢性嗜酸性粒细胞白血病 159
慢性嗜酸性粒细胞性肺炎 77
慢性输卵管卵巢炎 324
慢性输卵管炎 324
慢性四肢瘫 401
慢性髓细胞白血病（BCR-ABL1阳性） 159
慢性髓细胞白血病 159
慢性胎儿宫内窘迫 340
慢性苔藓样角化病△ 363
慢性苔藓样糠疹△ 384
慢性特发性骨髓纤维化 159

慢性疼痛 178
慢性痛风性关节炎 249
慢性透析性脑病 118
慢性唾液腺炎 45
慢性外耳道炎 45
慢性外伤后头痛 118
慢性外阴阴道炎 324
慢性完全性弛缓性截瘫 401
慢性完全性弛缓性四肢瘫 401
慢性完全性弛缓性瘫痪△ 401
慢性完全性截瘫 401
慢性完全性痉挛性截瘫 401
慢性完全性痉挛性四肢瘫 401
慢性完全性四肢瘫 401
慢性胃肠吻合口炎 99
慢性胃肠炎 99
慢性胃底炎 99
慢性胃窦炎 99
慢性胃炎 99
慢性胃炎△ 99
慢性萎缩性喉炎 27
慢性萎缩性胃炎 99
慢性萎缩性咽炎 27
慢性细菌感染 249
慢性细菌性痢疾 99,415
慢性细菌性痢疾急性发作 99
慢性下颌下淋巴结炎△ 50
慢性下颌下淋巴结炎急性发作 45
慢性下颌下淋巴结炎急性发作伴脓肿 45
慢性下颌下腺炎 45
慢性下颌下腺炎△ 27
慢性纤维空洞型肺结核 415
慢性纤维性扁桃体炎 27
慢性纤维性甲状腺炎 27,147
慢性涎腺炎 45
慢性小叶性肝炎 99
慢性心包炎 67
慢性心功能不全急性加重 67
慢性心肌缺血 67
慢性心力衰竭 67,198,353
慢性胸膜炎 77
慢性虚弱 401
慢性血栓栓塞性肺动脉高压 67,77,198
慢性血吸虫病 415
慢性血行播散型肺结核 77,415
慢性牙髓炎 45
慢性牙龈炎△ 45
慢性牙龈炎 45
慢性牙周炎 45
慢性咽喉炎 27,77
慢性咽炎 27,77
慢性炎性脱髓鞘性多发性神经根神经病△ 401
慢性炎症相关弥漫大B细胞淋巴瘤 159
慢性炎症性脱髓鞘多发性神经病 118
慢性羊水过多 340
慢性痒疹 372
慢性药物性肺病 77
慢性胰腺炎 99
慢性胰腺炎急性发作 99
慢性移植物抗宿主病 372
慢性乙型病毒性肝炎 99
慢性乙型丁型（重叠感染）病毒性肝炎 99
慢性乙型肝炎 415

慢性乙型肝炎△ 99
慢性隐匿型痢疾 99
慢性隐窝性扁桃体炎 27
慢性硬膜下血肿 118,353
慢性游走性红斑 372
慢性幼年型多关节炎 249
慢性淤胆型乙型肝炎 99
慢性原发性闭角型青光眼 9
慢性运动或发声抽动障碍 391
慢性运动或发声性抽动障碍△ 391
慢性再生障碍性贫血 159
慢性增生性扁桃体炎 27
慢性增生性牙髓炎 45
慢性粘连性渗出性心包炎 67
慢性阵发性偏头痛 118
慢性支气管炎 61,77
慢性支气管炎急性发作△ 77
慢性支气管炎急性加重期 77
慢性支气管炎临床缓解期 77
慢性支气管炎慢性迁延期 77
慢性直肠炎 99
慢性中毒性脑病 118
慢性中度丙型肝炎 415
慢性中度乙型肝炎 99,415
慢性中耳炎 27
慢性中性粒细胞白血病 159
慢性重度丙型肝炎 415
慢性重度乙型肝炎 99,415
慢性重型肝炎 99
慢性重型乙型肝炎△ 99
慢性子宫复旧不全 324
慢性子宫颈炎 324
慢性子宫阔韧带脓肿 324
慢性子宫内膜炎 324
慢性纵隔炎 77,353
慢性阻塞性肺疾病Ⅰ级 77
慢性阻塞性肺疾病Ⅱ级 77
慢性阻塞性肺疾病Ⅲ级 77
慢性阻塞性肺疾病Ⅳ级 77
慢性阻塞性肺疾病急性发作△ 61,77
慢性阻塞性肺疾病急性加重期 61,77
慢性阻塞性肺疾病稳定期 77
慢性阻塞性肺气肿 77
慢性阻塞性腮腺炎 45
慢性左心功能不全 67,198,353
慢支△ 61,77
慢中子 320
漫游状态△ 396
芒图试验异常 88
盲 9
盲（双眼） 9
盲肠病损切除术 312
盲肠恶性肿瘤 99
盲肠腹壁瘘 99
盲肠固定术 170
盲肠继发恶性肿瘤 99
盲肠溃疡 99
盲肠良性肿瘤 99
盲肠瘘修补术 170
盲肠脓肿 99,164
盲肠膀胱扩大术 220
盲肠破裂修补术 170
盲肠憩室 99
盲肠憩室炎 99

盲肠切除术　170
盲肠升结肠恶性肿瘤　99
盲肠损伤　99,164
盲肠外置术　170,312
盲肠息肉　99
盲肠炎　99
盲肠-乙状结肠吻合术　170,312
盲肠异位△　103
盲肠淤滞症　99
盲肠造口闭合术　170
盲端异位输尿管膨出　211
盲法气管插管　84
盲法线锯髁突截开术　56
盲管瘘　99
盲和视力丧失家族史　9
盲祥综合征△　99
盲祥综合征(非手术性)　99
猫后睾吸虫病　99
猫叫综合征　372
猫咬伤　372
猫抓病　372,415
猫抓性脑炎　118
毛孢子菌病　372
毛滴虫病△　365
毛滴虫性尿道膀胱炎△　210
毛滴虫性尿道炎△　365
毛滴虫性阴道炎△　322
毛发-鼻-指/趾综合征Ⅰ型　372
毛发-鼻-指/趾综合征Ⅱ型　372
毛发-鼻-指/趾综合征Ⅲ型　372
毛发扁平苔藓　372
毛发低硫营养不良　372
毛发管型　372
毛发红糠疹　372
毛发-甲-牙发育不全　372
毛发检查　387
毛发角化病　372
毛发硫营养障碍症△　372
毛发囊肿　372
毛发纽结型门克病　147
毛发缺乏伴丘疹性病损综合征△　379
毛发肉芽肿　372
毛发上皮瘤　372
毛发苔藓　372
毛发腺瘤　372
毛发-牙-骨综合征　372
毛发-牙齿-指(趾)甲型外胚层发育不良△　372
毛发移植　372
毛发移植术　299,386
毛发真菌病　415
毛发治疗的药物和制剂中毒　407
毛发种植术　290
毛发纵裂症　372
毛沸石所致肺癌、胸膜间皮瘤　407
毛干分叉　372
毛根鞘囊肿　372
毛结节菌病　372
毛霉病　415
毛霉菌病　353
毛母细胞瘤　372
毛母质癌　372
毛母质瘤　372
毛囊闭锁三联征　372

毛囊和毛囊旁角化过度症　373
毛囊角化病　373
毛囊瘤　373
毛囊漏斗部肿瘤　373
毛囊皮脂腺囊性错构瘤　373
毛囊性扁平苔藓　373
毛囊性脓疱疮　373
毛囊性皮肤萎缩　373
毛囊性银屑病　373
毛囊性鱼鳞病-脱发-畏光综合征△　373
毛囊炎　164,373
毛囊鱼鳞病伴秃发及畏光　373
毛囊痣　373
毛囊种植术　290
毛盘瘤　373
毛皮变应性接触性皮炎　9
毛鞘癌　373
毛鞘棘皮瘤　373
毛舌　45
毛-牙-甲-皮综合征△　382
毛细胞白血病　159
毛细胞黏液型星形细胞瘤　178
毛细胞型星形细胞瘤　179
毛细管扩张　118
毛细血管脆性实验　161
毛细血管动脉瘤　373
毛细血管反应　249,270
毛细血管或静脉血栓形成　373
毛细血管静水压　88
毛细血管跨壁压　88
毛细血管扩张型骨肉瘤　249
毛细血管扩张性共济失调综合征　353
毛细血管扩张性环状紫癜△　373
毛细血管扩张性环状紫癜　373
毛细血管扩张性肉芽肿　373
毛细血管扩张症　9,70,199,373
毛细血管内增生性肾小球肾炎　134
毛细血管渗漏综合征　77,199
毛细血管渗漏综合征△　380
毛细血管性血管瘤　199,249
毛细血管血氧饱和度　88
毛细血管血氧分压　88
毛细血管血氧含量　88
毛细血管炎　373
毛圆线虫病　99,415
毛痣　373
毛状白斑　46
毛状白斑△　371
矛盾意向　396
锚状骨内种植体　56
帽状腱膜下血肿穿刺引流术　184
玫瑰糠疹　373
玫瑰疹　419
眉部瘢痕切除术　290
眉部病损切除术　290
眉部良性肿瘤　9
眉部损伤　9
眉弓挫伤　9
眉弓恶性肿瘤　9
眉弓裂伤　9
眉弓重建术　290
眉裂伤缝合术　290
眉毛缺损　9
眉缺损　295

眉重建术　290
梅毒　373,415
梅毒肺　77
梅毒感染肾损害　134
梅毒恐怖　373
梅毒肉芽肿　118
梅毒性鞍鼻　373
梅毒性白斑　373
梅毒性玻璃体炎　373
梅毒性大脑动脉炎　373,415
梅毒性大脑血栓形成　373
梅毒性单纯主动脉炎　373
梅毒性单瘫　373
梅毒性第八脑神经神经炎　373
梅毒性第七脑神经麻痹　373
梅毒性动脉闭塞病　373
梅毒性动脉瘤　415
梅毒性动脉中层炎　373
梅毒性多发性下疳　373
梅毒性多神经病　118
梅毒性肺动脉瓣反流△　373
梅毒性肺动脉反流　373
梅毒性腹膜炎　99
梅毒性肝病　99
梅毒性肝炎　373
梅毒性肝硬化　415
梅毒性感觉异常　373
梅毒性睾丸炎△　211
梅毒性骨质疏松症　373
梅毒性关节病　415
梅毒性关节炎　249
梅毒性冠状动脉口狭窄　373
梅毒性冠状动脉硬化　373
梅毒性滑膜炎　249
梅毒性肌炎　249
梅毒性脊膜炎　118
梅毒性脊髓变性症　373
梅毒性脊髓病性膀胱　373
梅毒性脊髓痨型麻痹性痴呆　373
梅毒性脊柱炎　373
梅毒性脊椎炎　249
梅毒性腱鞘炎　249
梅毒性角膜炎　9,415
梅毒性痉挛性脊髓麻痹　373
梅毒性利绍尔麻痹　373
梅毒性麻痹性痴呆　373
梅毒性脉络膜视网膜炎　373,415
梅毒性脑动脉炎　118
梅毒性脑脊膜粘连　373
梅毒性脑膜脑炎　118,373
梅毒性脑膜炎　118,373
梅毒性脑桥损害　373
梅毒性脑炎　118
梅毒性黏膜斑　373
梅毒性偏侧感觉缺失　373
梅毒性偏盲　373
梅毒性葡萄膜炎　9,415
梅毒性青光眼　373
梅毒性球后神经炎　373
梅毒性全身性麻痹　373
梅毒性深层点状角膜炎　373
梅毒性神经麻痹　373
梅毒性神经炎　118,373
梅毒性肾小球肾炎　373

梅毒性肾炎 415
梅毒性生殖器下疳 373
梅毒性视神经病变 9
梅毒性视神经视网膜炎 373
梅毒性视神经萎缩 118,373
梅毒性输卵管炎 373
梅毒性树胶样肿△ 378
梅毒性树胶肿 118,373
梅毒性听神经炎 373
梅毒性脱发 373
梅毒性下疳 211,373
梅毒性心瓣膜炎 373
梅毒性心包炎 373,415
梅毒性心动过速 373
梅毒性心房纤颤 373
梅毒性心肌树胶样肿 373
梅毒性心肌炎 67,373,415
梅毒性心内膜炎 373,415
梅毒性心脏病 415
梅毒性血管炎 118
梅毒性延髓麻痹 373
梅毒性眼病 9
梅毒性硬下疳 415
梅毒性运动性共济失调 373
梅毒性阵发性心动过速 373
梅毒性蛛网膜粘连 373
梅毒性主动脉瓣关闭不全 373,415
梅毒性主动脉瓣狭窄 373
梅毒性主动脉瓣狭窄伴关闭不全 373
梅毒性主动脉瓣狭窄关闭不全△ 373
梅毒性主动脉动脉瘤 415
梅毒性主动脉反流 373
梅毒性主动脉扩张 373
梅毒性主动脉瘤 199
梅毒性主动脉炎 199,415
梅毒性主动脉炎 373
梅毒性主动脉综合征 373
梅毒疹 415
梅尔克松 - 罗森塔尔综合征 373
梅腹综合征 99
梅格斯综合征 77
梅核气 27,391
梅克尔细胞癌 373
梅 - 罗综合征 46
梅尼埃病 27,61
湄公血吸虫病 415
煤工尘肺 77
煤焦油、煤焦油沥青、石油沥青所致皮肤癌 407
煤矿井下工人滑囊炎 407
煤矽肺△ 79
煤油中毒 407
酶类中毒 407
霉变甘蔗中毒 118
霉样真菌病 353,415
每搏氧耗量 88
每克组织菌量 301
每千克体重氧耗量 88
每升肺泡容积的一氧化碳弥散量 88
美尼尔综合征△ 61
美沙酮中毒 61
美洲钩虫病 100,415
美洲锥虫病 373
美洲锥虫肿 415

镁代谢紊乱 155
镁缺乏 77,155
镁烧伤 295
门静脉部分切除术 170
门静脉高压△ 100
门静脉 - 肝动脉瘘△ 201
门静脉海绵样变 100
门静脉结扎术 170
门静脉瘤栓 100
门静脉梅毒 373
门静脉 - 腔静脉分流术△ 170
门静脉损伤 100,164
门静脉探查术 170
门静脉狭窄 100
门静脉血栓取出术 170
门静脉血栓形成 100
门静脉炎 100,353
门静脉炎性肝脓肿 100,353
门静脉阻断术 170
门克病△ 141
门克斯卷发综合征 373
门脉高压 100
门脉高压性胃肠病 100
门脉性肝硬化 100
门内特里尔病 100
门 - 腔分流术 170
门状棘波 129
虹叮咬 373
萌出期囊肿 46
萌出性囊肿△ 46
萌出性龈炎 46
朦胧状态 396
蒙道尔病△ 203
蒙哥马利 - 艾森贝格抑郁评定量表 398
蒙古斑 373
蒙克贝格(中层)硬化症△ 195
蒙特卡罗法 320
锰及其化合物的毒性效应 61
锰及其化合物中毒 407
锰缺乏 155
锰中毒 407
蠓虫叮咬 373
孟氏骨折 249
孟氏截骨术 281
梦境焦虑障碍 391
梦魇 118,392
梦魇障碍△ 118,392
梦样状态 396
梦游 392
弥漫大 B 细胞淋巴瘤(非特指型) 159
弥漫皮肤肥大细胞增生症△ 373
弥漫性扁平黄瘤病 373
弥漫性表皮松解性掌跖角化病 373
弥漫性层间角膜炎 9
弥漫性恶性胸膜间皮瘤 78
弥漫性发育障碍 401
弥漫性泛细支气管炎 78
弥漫性肺间质疾病 61,78
弥漫性肺间质纤维化 78
弥漫性肺损伤 78
弥漫性腹膜炎 100,353
弥漫性巩膜炎 9
弥漫性黑色素细胞增生症 179
弥漫性甲状腺肿伴甲状腺功能亢进△ 144

弥漫性胫前黏液性水肿 373
弥漫性颅内压增高 118
弥漫性皮肤肥大细胞增生病 373
弥漫性躯体性血管角化瘤 373
弥漫性神经纤维瘤 373
弥漫性实质性肺疾病 78
弥漫性食管痉挛 100
弥漫性(嗜酸细胞性)筋膜炎 249
弥漫性特发性骨肥厚症 249
弥漫性特发性骨质增生症 249
弥漫性外耳道炎 27
弥漫性系膜增生性肾小球肾炎 134
弥漫性星形细胞瘤 179
弥漫性血管内凝血△ 295,353,373
弥漫性硬化 118
弥漫性硬皮△ 118
弥漫性真性静脉扩张症 373
弥漫增生性肾小球肾炎 134
弥散加权成像 129
弥散系数 88
弥散性大脑损伤 179
弥散性大脑损伤伴出血 179
弥散性小脑损伤 179
弥散性小脑损伤伴出血 179
弥散性血管内凝血 295,353,373
弥散性血管内凝血眼底改变 9
弥散性血管内溶血 159
弥散性轴索损伤 179
弥散障碍 78
迷路窗膜破裂 27
迷路后入路 34
迷路后入路前庭神经支切断术 34
迷路后性聋 27
迷脂症△ 53
迷走神经刺激治疗 397
迷走神经干切断术 170,184
迷走神经干吻合术 170,184
迷走神经根微血管减压术 184
迷走神经根粘连松解术 184
迷走神经核激惹症状 27
迷走神经疾病 118
迷走神经疾患△ 118
迷走神经减压术 170,184
迷走神经亢进 118
迷走神经切断术后综合征 100
迷走神经损伤 118
迷走锁骨下动脉畸形 27
迷走右锁骨下动脉 199
醚中毒 407
糜烂 385
糜烂性包皮龟头炎 373
糜烂性扁平苔藓 373
糜烂性食管炎 100
糜烂性胃炎 100,415
米泔水样便 419
米库利奇病 9,27,46
米库利奇综合征△ 27
米库利兹综合征△ 9
米帕林中毒致精神障碍 392
米瑞兹综合征 100
米歇尔畸形 27
泌尿道感染△ 61,135,212,354
泌尿道梗阻 212,354
泌尿道外口功能不良 324

泌尿器官恶性肿瘤　211,305
泌尿生殖道滴虫病△　211
泌尿生殖道瘘　287
泌尿生殖窦　211
泌尿生殖器官内部化学性烧伤　295
泌尿生殖器外伤　211
泌尿生殖系 X 线照相术　220
泌尿生殖系变应性疾病　211
泌尿生殖系滴虫病　211
泌尿生殖系寄生虫病　211
泌尿生殖系软斑病　211
泌尿生殖系统交界性肿瘤　211,305
泌尿生殖系统蝇蛆病　415
泌尿外科检查　224
泌尿系结石　211
泌尿系结石体外超声碎石术　220
泌尿系体外冲击波碎石术　220
泌尿系统恶性肿瘤△　211,305
泌尿系统继发恶性肿瘤　211,305
泌尿系统继发性恶性肿瘤△　211,305
泌尿系统良性肿瘤　305
泌尿系异物　211
泌尿系子宫内膜异位症　212
泌乳素瘤△　142,176
秘鲁疣　373
密闭式氮稀释法　88
密闭式氮稀释法 - 单次呼吸法　88
密闭式氮稀释法 - 重复呼吸法　88
密闭式氮稀释法　88
密闭式氮稀释法 - 单次呼吸法　88
密闭式氮稀释法 - 重复呼吸法　88
嘧啶 5′- 核苷酸酶缺乏症　159
眠尔通中毒引起的精神障碍△　390
绵羊疥疮　373
棉尘病　407
棉酚中毒　61
棉絮斑　18
免疫触须样肾小球病　134
免疫分型　161
免疫复合物型新月体性肾小球肾炎　134
免疫固定电泳　162
免疫后关节病　249
免疫接种后败血症△　353
免疫接种后感染　353
免疫接种后脓毒症　353
免疫接种后皮疹　407
免疫介导糖尿病　147
免疫耐受　159
免疫球蛋白 G4 相关硬化性疾病△　109
免疫球蛋白合成率　129
免疫球蛋白中毒　353
免疫缺陷　159
免疫缺陷病　373
免疫缺陷相关淋巴增殖性疾病　159
免疫吸附　84
免疫细胞化学染色　162
免疫相关慢性间质性肾炎　134
免疫相关性视神经炎　9
免疫相关性周围神经病　118
免疫性不孕　324
免疫性溶血性贫血　159
免疫性胎儿水肿　340
免疫性血管炎　249
免疫性血小板减少症　159

免疫抑制　159
免疫制剂中毒　353
免疫治疗　84
免疫组化　286
免疫组织化学染色　162
面鼻部纤维性丘疹　373
面部凹陷瘢痕切除皮下组织瓣转移充填皮瓣转移改形术　299
面部瘢痕　295
面部瘢痕切除 Z 成形术　299
面部瘢痕切除缝合术　299
面部瘢痕切除局部皮瓣转移术　299
面部瘢痕切除真皮下血管网皮片移植术　299
面部瘢痕切除植皮术　299
面部病损切除术　56,290,312,386
面部除皱术　290
面部挫伤　46
面部单纯疱疹　353,415
面部电烧伤　295
面部冻疮　407
面部洞穿性缺损修复术　299
面部恶性肿瘤　46
面部蜂窝织炎　164,373
面部改变肢端肥大综合征　249
面部骨折切开复位内固定术　56
面部化学性烧伤　295
面部及外鼻畸形　27
面部挤压伤　179,249
面部矫形术后畸形　46
面部结缔组织恶性肿瘤　46
面部结缔组织良性肿瘤　46
面部结缔组织生物学行为未定肿瘤　46
面部冷喷治疗　386
面部良性肿瘤　46
面部裂伤　46
面部淋巴管瘤　305
面部淋巴结继发性肿瘤　46
面部毛囊红斑黑变病△　374
面部脓皮病　373
面部皮肤部分切除整形术　56,290
面部皮肤恶性黑色素瘤　27,46
面部皮肤恶性肿瘤　27,46
面部皮肤继发恶性肿瘤　46
面部皮肤疖　46
面部皮肤良性肿瘤　373
面部皮肤脓肿　46
面部皮肤痈　46
面部皮肤疣△　374
面部皮样囊肿　46
面部皮脂腺囊肿　46
面部偏侧萎缩　118,373
面部浅表异物　46
面部清创缝合术　56
面部肉芽肿　373
面部软组织挫伤　46
面部烧伤　295
面部生物材料充填术　290
面部损伤　46
面部特指部位的原位黑色素瘤　46
面部外胚层发育不良　373
面部癣　374
面部血管瘤　46
面部血管纤维瘤　305

面部熏蒸　386
面部移位入路　34
面部引流术　56,386
面部痈　374
面部原位黑色素瘤　46
面部原位黑（色素）瘤△　46
面部脂肪瘤　46
面部脂肪增多症　147
面部肿物　46
面部周围神经恶性肿瘤　305
面 - 副神经吻合术　184
面 - 膈神经吻合术　184
面骨表面植骨术　290
面骨病损局部切除术　56
面骨部分切除术　56
面骨成形术　56,290
面骨动态未定肿瘤　305
面骨骨全部切除伴重建术　56
面骨骨全部切除术　56
面骨骨折　407
面骨骨折切开复位内固定术　290
面骨骨折切开复位术　290
面骨骨质增生　46
面骨硅胶假体置入术　290
面骨合成物置入术　291
面骨活组织检查　37,56
面骨继发恶性肿瘤　46
面骨良性肿瘤　46
面骨内固定物取出术　291
面骨切开术　56
面骨人工骨置入术　291
面骨人工珊瑚置入术　291
面骨死骨切除术　56
面骨钛网置入术　291
面骨自体骨植入术　291
面和颈近中囊肿　46
面横裂　46
面横裂矫正术　56
面红恐惧症　392
面肌电图检查　37
面肌痉挛　118,179
面肌萎缩△　124
面肌纤维颤搐　46
面肌悬吊术　291
面继发恶性肿瘤　46
面颊部洞穿缺损　295
面颊部恶性肿瘤△　47
面颊麻木、酸胀　31
面肩肱型肌营养不良　118
面肩肱型脊髓性肌萎缩　118
面交界性肿瘤　46
面结缔组织肿瘤　46
面颈部瘢痕挛缩伴鼻移位　46
面颈部瘢痕挛缩伴唇外翻　46
面颈部瘢痕挛缩伴唇移位　46
面颈部瘢痕挛缩伴眼睑外翻　46
面颈部动静脉畸形　46
面颈部静脉畸形　46
面颈部淋巴管畸形　305
面颈部毛囊性红斑黑变病　374
面颈部皮肤瘢痕颏颈粘连△　295
面颈部皮肤瘢痕粘连　46
面颈部皮肤瘘　46
面颈部皮肤撕脱伤　295

面颈部皮样囊肿　46
面颈部切痂术　299
面颈部水肿　189
面颈部微血管畸形△　49
面颈部削痂术　299
面裂囊肿　27,46
面淋巴结核　46
面膜综合治疗　386
面皮肤交界性肿瘤　46
面皮肤原位癌　46
面偏侧肥大　118
面偏侧肥大症△　118
面偏侧萎缩症△　118,373
面 - 舌下神经吻合术　34
面神经病损切除术　34,56,184
面神经低垂　27
面神经断裂　9
面神经恶性肿瘤　9
面神经发育不良　27
面神经 - 副神经吻合术　34,56
面神经根微血管减压术　184
面神经根粘连松解术　184
面神经功能障碍　118
面神经减压术　34
面神经解剖术　56
面神经良性肿瘤　9
面神经麻痹　118
面神经切断术　34,56,184
面神经手术　34
面神经损伤　9,27,46,179
面神经瘫痪△　109
面神经探查术　34,56,184
面神经吻合术　34,56,184
面神经炎　118
面神经移位术　34
面神经移植术　34,184
面受压　46
面瘫△　118
面瘫、耳痛及外耳道疱疹三联征　374
面瘫矫正术　56,184
面先露　340
面先露梗阻性分娩　340
面斜裂　46
面斜裂矫正术　56,291
面正中黑子病　374
面中部骨折　27
苗勒管发育不全综合征　324
苗勒管囊肿切除术△　217
灭活再植术　281
灭蟑螂药中毒　407
敏感性关系妄想　396
敏感的关系妄想△　396
明尼苏达多相人格问卷　398
明适应视网膜电图　22
冥想　397
命名性失语　401
模仿动作　396
模仿言语　392,396
模拟定位机　320
模拟机定位　320
模拟框架　187
膜蛋白 B 综合征　67
膜壳绦虫病　100,415
膜迷路积水△　27,61

膜性白内障　9
膜性肾病　135
膜性肾病 I 期　135
膜性肾病 II 期　135
膜性肾病 III 期　135
膜性肾病 IV 期　135
膜龈异常　46
膜增生性肾小球肾炎　135,353
膜增殖性肾小球肾炎△　135
膜增生性肾小球肾炎 I 型　135
膜增殖性肾小球肾炎 I 型△　135
膜增生性肾小球肾炎 II 型　135
膜增殖性肾小球肾炎 II 型△　135
膜增生性肾小球肾炎 III 型　135
膜增殖性肾小球肾炎 III 型△　135
膜状胎盘　340
摩擦黑变病　374
摩擦红斑　61,374
摩擦癣　392
摩擦水疱　374
摩擦性苔藓样疹　374
摩擦阻力　88
摩顿跖骨痛　249
磨耗小平面　46
磨痂术　299
磨牙半切术　56
磨牙后区病损切除术　56
磨牙后区恶性肿瘤　56
磨牙后区继发恶性肿瘤　46
磨牙后区良性肿瘤　46
磨牙征　129
磨牙症　46,78,118
磨牙症△　393
蘑菇肺　78
蘑菇工人肺△　78
末端骶骨脊膜膨出　249
末端性回肠炎　100
末端种植体　56
末梢神经退行性改变　118
莫顿跖痛症　118
莫氏 I 型房室传导阻滞　67
莫氏 II 型房室传导阻滞　67
莫旺病　118
莫兹利强迫症状问卷　398
漠然处之　396
默比茨传导阻滞 I 型△　67
默比茨传导阻滞 II 型△　67
默比乌斯综合征　249
默尔 - 托尔综合征　374
母儿心电监护　348
母儿血型不合　340
母体促甲状腺激素结合抑制性抗体通过胎
　盘所致先天性甲状腺功能减退症　147
母体服用抗甲状腺药物所致的先天性甲
　状腺功能减退症　147
母体甲状腺功能减退症的婴儿　147
母体甲状腺功能亢进症的婴儿　147
母细胞性浆细胞样树突细胞肿瘤　374
母源性先天性肾上腺发育不全　147
拇长屈肌腱断裂　287
拇长屈肌腱腱鞘炎△　238,251,266
拇长屈肌腱损伤　287
拇长伸肌肌腱炎　249
拇长伸肌腱缝合术　281

拇长伸肌腱腱损伤　287
拇囊炎　249
拇内翻　247
拇外展功能重建术　281
拇指不全离断　249
拇指部瘢痕　287
拇指重建术　281
拇指创伤性不全离断△　249
拇指创伤性部分切断　249
拇指创伤性离断　287
拇指创伤性完全切断　249
拇指发育不良　249
拇指骨骺损伤　249
拇指骨折△　249,255
拇指骨折骨不愈合　249
拇指关节离断术　281,291
拇指挤压伤　249
拇指截断术　291
拇指近节骨折　249
拇指开放性损伤　249
拇指开放性损伤伴指甲损伤　249
拇指离断术　281
拇指三关节　249
拇指神经损伤　118,249
拇指完全离断　249
拇指完全切断△　249
拇指腕掌关节脱位　249
拇指血管伤　199
拇指远节骨折　249
拇指再植术　281
拇指掌指关节侧副韧带损伤　249
拇指掌指关节脱位　249
拇指整复术　281
拇指指神经损伤△　118,249
跗长屈肌腱腱鞘炎　249
跗长伸肌腱缝合术　281
跗甲游离皮瓣移植术　299
跗僵症△　249
跗僵直　249
跗囊炎　249
跗内翻　249
跗内翻△　238
跗外翻　249
跗外翻△　238
跗趾间籽骨　249
跗趾屈曲畸形　249
木材防腐剂中毒　407
木村病　374
木村病肾损害　135
木僵　396
木样甲状腺炎△　146
苜蓿叶形钢板固定术　281
钼缺乏　155
募集　129
募集间期　129
募集频率　129
募集相　129
幕上入路　184

N

纳博特腺继发恶性肿瘤　305
纳差　70
纳尔逊综合征　147,212

耐甲氧西林金黄色葡萄球菌感染 415
耐甲氧西林凝固酶阴性葡萄球菌感染 415
男变女性阴道再造术 334
男方弱精症 324
男方少精性不孕 324
男方无精性不孕 324
男假两性畸形 212
男性勃起功能障碍 392
男性不育症 212
男性迟发性性腺功能减退症 147
男性骨质疏松症 147
男性化肾上腺肿瘤 147
男性化综合征 212
男性假两性畸形△ 212
男性假两性畸形伴睾丸女性化 147,212
男性假两性同体伴雄激素抵抗 155
男性绝育术 220
男性泌尿生殖系放线菌病 212
男性泌尿生殖系结核 212
男性泌尿生殖系梅毒 212,415
男性尿道悬吊术 220
男性女声 31
男性膀胱根治性全切除术 220
男性盆腔脓肿 100
男性盆腔脓肿切开引流术 220
男性盆腔血肿清除术 220
男性盆腔炎 100
男性盆腔炎性包块 100
男性乳房恶性肿瘤 164
男性乳腺发育 164
男性乳腺囊性增生病 164
男性乳腺增生 164
男性肾上腺增生性性早熟 147
男性生殖器瘢痕 295
男性生殖器官的皮肤交界性肿瘤 212
男性生殖器官动态未定或动态未知的肿瘤 287
男性生殖器官交界性肿瘤 212
男性同性性早熟 147
男性性功能障碍 212
男性性腺功能减退症 147
男性性腺功能亢进症 147
南美仙人掌毒碱中毒 353
难辨梭状芽孢杆菌肠炎△ 98
难产 340
难萌牙 46
难免性流产 324
难以归类的混合型抗癫痫药中毒△ 406
难治性白血病 159
难治性产后出血 340
难治性癫痫 118
难治性高血压 67
难治性慢性鼻窦炎 27
难治性贫血 159
难治性贫血伴多系增生异常及环形铁粒幼细胞增多 159
难治性贫血伴环形铁粒幼细胞 159
难治性贫血伴环形铁粒幼细胞增多伴显著血小板增多 159
难治性贫血伴原始细胞增多 159
难治性青光眼滤过手术 20
难治性哮喘 78
难治性血细胞减少伴单系发育异常 159
难治性血细胞减少伴多系发育不良 159

难治性血小板减少 159
难治性牙周炎 46
难治性中性粒细胞减少 159
囊病损切除术 281
囊虫病 100,374
囊虫病△ 418
囊虫感染 100
囊袋感染 199
囊袋破溃 199
囊袋浅表皮肤与切口感染 199
囊袋收缩综合征 9
囊袋血肿 199
囊袋阻滞继发青光眼 9
囊袋阻滞综合征 9
囊缝合术 281
囊内切除术 281
囊切除伴软组织矫正和第一跖骨截骨术 281
囊切除伴软组织矫正和关节固定术 281
囊切除术 281
囊尾蚴病△ 100,374,418
囊尾蚴病癫痫 415
囊型包虫病△ 417
囊型棘球蚴病△ 417
囊性成釉细胞瘤 46
囊性肺纤维化△ 74
囊性基底细胞癌 374
囊性甲状腺肿 147
囊性淋巴管瘤 374
囊性膀胱炎钙质沉着 212
囊性肾病△ 215
囊性肾盂炎 212
囊性输尿管炎 212
囊性纤维化 78
囊性纤维化伴肺部病变 78
囊性纤维瘤伴混合性病变 78
囊性纤维瘤伴胎粪性肠梗阻 353
囊样黄斑水肿 9
囊肿 78,385
囊肿性肾发育不良 135
囊肿性肾脏病 135
囊状眼球 9
囊状支气管扩张 78
蛲虫病 100,374,415
脑白质病 118
脑白质恶性肿瘤 179,305
脑白质继发恶性肿瘤 179,305
脑白质切开术 184
脑白质营养不良 118
脑瘢痕 179
脑包虫病 118
脑包虫病△ 415
脑闭合性活组织检查 184
脑并殖吸虫病 118
脑病 118,392
脑病并内脏脂肪变性综合征 118
脑病合并内脏脂肪变性△ 117,369
脑池穿刺术 184
脑池显像 129
脑充血 295
脑出血 118,295
脑出血后遗症 118,401
脑出血恢复期 118,401
脑出血血肿扩大 118

脑穿通畸形 118,179,353
脑磁图 129
脑挫伤 118,179
脑大池穿刺 129
脑底异常血管网病-身材矮小症-面部畸形-低促性腺素性性功能减退症 147
脑底异常血管网病△ 124,181
脑电地形图 129
脑电活动 129
脑电静息 129
脑电图 129,361
脑电图伪差 129
脑电图仪灵敏度 129
脑电子神经刺激器引起的机械性并发症 118
脑电阻尼 129
脑淀粉样血管病 118
脑动静脉畸形△ 117,118
脑动静脉畸形破裂出血 179
脑动静脉畸形未破裂出血 118
脑动静脉瘘 179
脑动静脉瘘△ 119
脑动脉闭塞性脑梗死 118
脑动脉的闭塞或狭窄(未造成脑梗死) 118
脑动脉供血不足 118
脑动脉畸形破裂出血 118
脑动脉夹层 118,179
脑动脉夹层伴出血 118
脑动脉夹层不伴出血 118
脑动脉夹层不伴梗死 118
脑动脉痉挛 118
脑动脉瘤 179
脑动脉瘤(非破裂性) 118
脑动脉瘤(未破裂)△ 118
脑动脉瘤弹簧圈栓塞术后出血 118
脑动脉瘤破裂 179
脑动脉狭窄性脑梗死 118
脑动脉炎 118
脑动脉造影 184
脑动脉粥样硬化 118
脑多房棘球蚴病 415
脑恶性肿瘤 179,305,318
脑-肺-甲状腺综合征 147
脑膜吸虫病△ 415
脑分水岭梗死 118
脑钙化 118
脑干病变 118
脑干病损切除术 312
脑干病灶切除术 184
脑干出血 118
脑干的脑内出血△ 118
脑干多发性硬化 118
脑干恶性肿瘤 305
脑干恶性肿瘤(包括第四脑室) 305
脑干梗死 118
脑干功能衰竭 118
脑干继发恶性肿瘤 179,305
脑干交界性肿瘤 179
脑干良性肿瘤 179
脑干脑炎 118
脑干受压 118,179
脑干受压症状 31
脑干水肿 118
脑干损伤 179

脑干听觉诱发电位 129,361
脑干血管母细胞瘤 305
脑干占位性病变 179
脑梗死 118,179
脑梗死后出血△ 118
脑梗死后继发出血 118
脑梗死后继发出血性渗出 118
脑梗死后继发血肿 118
脑梗死后遗症 118
脑梗死恢复期 118,401
脑弓形虫病 118,415
脑功能轻微失调 392
脑灌注显像 129
脑过度灌注综合征 118
脑过小 118
脑海绵状血管瘤 119
脑海绵状血管瘤破裂出血 119
脑耗盐综合征 147
脑和脑膜继发恶性肿瘤 179,305
脑灰质异位△ 119
脑灰质异位症 119
脑回舌△ 45
脑活检 184
脑积水 401
脑积水△ 353
脑积水引流术后 401
脑基底动脉瘤 119
脑棘球蚴病 415
脑棘球蚴病△ 118
脑脊膜恶性肿瘤 179,305
脑脊膜继发恶性肿瘤 305
脑脊膜交界性肿瘤 179
脑脊膜膨出 119,179,353,401
脑(脊)膜膨出△ 119
脑[脊]膜膨出△ 401
脑[脊]膜膨出修补术 184
脑[脊]膜疝修补术 184
脑脊膜血管梅毒 119
脑[脊]膜炎△ 415
脑脊髓膜炎 249,353
脑脊髓神经病 119
脑脊髓神经根病 119
脑脊髓神经根神经炎△ 401
脑脊髓神经根炎 119,401
脑脊髓炎 119,401,415
脑脊液 130
脑脊液C反应蛋白 130
脑脊液β₂微球蛋白 130
脑脊液白细胞增多 130
脑脊液鼻漏 27,179
脑脊液鼻漏修补术 34,184
脑脊液蛋白 130
脑脊液蛋白电泳 130
脑脊液蛋白定性检查 130
脑脊液蛋白商检测 130
脑脊液耳鼻漏 27
脑脊液耳漏 27,179
脑脊液耳漏修补术 34,184
脑脊液革兰染色法 130
脑脊液化验 130
脑脊液黄变 130
脑脊液浆细胞 130
脑脊液抗酸细菌染色法 130
脑脊液漏 249

脑脊液氯化物 130
脑脊液切口漏修补术 184
脑脊液三管试验 130
脑脊液糖含量 130
脑脊液外观 130
脑脊液细胞学 130
脑脊液压力检测 130
脑脊液眼漏 179
脑脊液异常 119
脑继发恶性肿瘤 179,305
脑寄生虫病 179
脑减压术 184
脑腱黄瘤病 374
脑交界性肿瘤 179
脑结核瘤 119,179
脑静脉闭塞后出血 119
脑静脉畸形 119
脑静脉畸形破裂出血 119,179
脑开放性活组织检查 184
脑立体定向活检 185
脑立体定向术 185
脑良性肿瘤 179
脑裂伤 179
脑裂头蚴病 119
脑瘤术后 401
脑毛细血管扩张症 119
脑梅毒瘤 179,415
脑-面-胸廓发育不良△ 262
脑面血管瘤病 179
脑膜病损切除术 312
脑膜病灶切除术 185
脑膜动静脉瘘 119
脑膜恶性肿瘤 179,305
脑膜黑色素瘤病 179
脑膜脊髓病 119
脑膜继发恶性肿瘤 179,305
脑膜交界性肿瘤 179
脑膜良性肿瘤 179
脑膜瘤 27,119,179
脑膜脑膨出 27,119,179,353
脑膜脑炎 119,415
脑膜脑炎型钩端螺旋体病△ 113
脑膜脓肿切除术 185
脑膜膨出修补术 185
脑膜切开伴硬脑膜下脓肿引流术 185
脑膜切开伴硬脑膜下腔血肿清除术 185
脑膜切开伴蛛网膜下腔脓肿引流术 185
脑膜切开伴蛛网膜下腔血肿引流术 185
脑膜切开活组织检查 185
脑膜切开引流术 185
脑膜上皮细胞型脑膜瘤 179
脑膜上皮细胞肿瘤 179
脑膜血管结扎术 185
脑膜血管梅毒 374
脑膜血管神经梅毒 415
脑膜炎 119,353,415
脑膜炎△ 119
脑膜炎恢复期 119
脑膜炎奈瑟菌病△ 119
脑膜炎球菌败血症 415
脑膜炎球菌感染后关节炎 119,249
脑膜炎球菌脑膜炎 415
脑膜炎球菌性关节炎 119,249
脑膜炎球菌性脊髓脊膜炎 119

脑膜炎球菌性结膜炎 9,119
脑膜炎球菌性脑膜炎 119
脑膜炎球菌性脑膜炎△ 117
脑膜炎球菌性脑炎 119
脑膜炎球菌性心包炎 119,353
脑膜炎球菌性心肌炎 119,353
脑膜炎球菌性心内膜炎 119,353
脑膜炎球菌性蛛网膜炎 119
脑膜炎型鼠疫 119,415
脑膜肿瘤△ 305
脑幕上的良性肿瘤 179
脑幕下的良性肿瘤 179
脑囊虫病 119
脑囊尾蚴病 415
脑囊肿 119
脑囊肿-蛛网膜下腔分流术 185
脑囊肿切开引流术 185
脑囊肿造袋术 185
脑囊肿造瘘术△ 185
脑内出血后遗症△ 117,118,401
脑内动静脉瘘 119
脑内血肿 179
脑内血肿清除术 185
脑内异物取出术 185
脑念珠菌感染 374
脑脓肿 119,179,295,415
脑脓肿穿刺引流术 185
脑脓肿切除术 185
脑脓肿切开引流术 185
脑脓肿手术 185
脑脓肿引流术 185
脑诺卡菌病 415
脑泡型包虫病△ 415
脑泡型棘球蚴病△ 415
脑膨出 340
脑器质性创伤后遗忘 392
脑桥出血 119,179
脑桥恶性肿瘤 179,305
脑桥良性肿瘤 179
脑桥脑膜瘤 179
脑桥外髓鞘溶解症 119
脑桥小脑角病灶切除术 185
脑桥小脑角脑膜瘤 179
脑桥小脑角脂肪瘤 179
脑桥脂肪瘤 179
脑桥中央髓鞘溶解症 119
脑切开术 185
脑缺氧症 119
脑肉芽肿 119
脑肉芽肿切除术 185
脑软化 119
脑疝 119,179,295
脑神经病灶切除术 185
脑神经恶性肿瘤 179
脑神经缝合术 185
脑神经和脊旁神经肿瘤 179
脑神经继发恶性肿瘤 179,305
脑神经交界性肿瘤 179
脑神经良性肿瘤 179
脑神经切除术 185
脑神经切断术 185
脑神经束切断术 185
脑神经探查术 185
脑神经吻合术 185

脑神经修补术后神经调整术　185
脑神经移位术　185
脑神经移植术　185
脑实质出血继发蛛网膜下腔出血　119
脑视网膜血管瘤病　119
脑室 - 鼻咽分流术　185,312
脑室穿刺术　185
脑室 - 胆囊分流术　185,312
脑室导管置换术　185,312
脑室恶性肿瘤　179,305
脑室分流管冲洗术　185
脑室分流管去除术　185,312
脑室分流管探查术　185
脑室分流管修正术　185,312
脑室分流管置换术　185,312
脑室分流后低颅压　119
脑室 - 腹膜分流管脑室端修正术　312
脑室 - 腹腔分流管腹腔端调整术　185
脑室 - 腹腔分流管脑室端调整术　185
脑室 - 腹腔分流术　185,312
脑室 - 腹腔分流修正术　185,312
脑室 - 骨髓分流术　312
脑室管膜炎△　121,354
脑室交界性肿瘤　179
脑室 - 颈静脉分流术　185
脑室 - 颈外静脉分流术　185,312
脑室 - 静脉窦分流术　185,312
脑室 - 静脉分流术　185
脑室良性肿瘤　179
脑室颅内分流的机械性并发症　179
脑室 - 脑池分流术　185,312
脑室内病损切除术　312
脑室内出血　119,179
脑室内脑膜瘤　179
脑室 - 胼胝体周围池分流术　185
脑室 - 腔静脉分流术　185,312
脑室切开引流术　185
脑室 - 乳突分流术　185,312
脑室 - 矢状窦分流术　185,312
脑室 - 输尿管分流术　185,312
脑室外神经细胞瘤　179
脑室 - 小脑延髓池分流术　185,313
脑室 - 心房分流术　185,313
脑室 - 胸导管分流术　185
脑室 - 胸腔分流术　185,313
脑室炎　119
脑室液　130
脑室引流术　185
脑室造瘘术　185
脑室造影　130
脑室 - 蛛网膜下腔分流术　185,313
脑室钻孔引流术　185
脑受压　179
脑栓塞　119
脑栓塞性偏瘫　119
脑水肿　179,295
脑水肿△　120
脑瘫　179
脑瘫后遗症　249
脑外伤后尿崩症　147
脑外伤后遗症　401
脑外伤后综合征△　401
脑外伤恢复期　401
脑外伤所致精神障碍　392

脑萎缩　119,179
脑萎缩性高氨血症△　400
脑萎缩性高血氨症△　391
脑吸虫病　415
脑斜坡病损切除术　313
脑心综合征　119
脑型并殖吸虫病　415
脑型放射病　295
脑型裂头蚴病　415
脑型裂头蚴病△　119
脑型疝　119
脑型疟疾　415
脑型失衡综合征　135
脑型血吸虫病　415
脑性瘫痪　249,401
脑性瘫痪（单瘫）△　401
脑性瘫痪（截瘫）△　249
脑性瘫痪（强直型）△　401
脑旋毛虫病　119
脑血管病　119
脑血管病后遗症　119,401
脑血管病恢复期　119,401
脑血管病所致的人格和行为障碍　392
脑血管病性偏瘫　119
脑血管多发梗死性痴呆△　111,389
脑血管供血不足　119
脑血管畸形　119
脑血管交界性肿瘤　179
脑血管瘤　9,119
脑血管破裂　119
脑血管切除伴吻合术　185
脑血管狭窄　119
脑血管纤维性肌发育不良　199
脑血管炎性脑出血　119
脑血管造影后脑血管痉挛　119
脑血栓形成　119
脑血肿　119
脑血肿清除术后　401
脑炎　119,415
脑炎后帕金森综合征　119
脑炎后遗症　119,401
脑炎后综合征　396
脑炎恢复期　119,401
脑炎性假瘤　119
脑炎性肿块　119
脑叶出血　119
脑叶出血△　111
脑叶切除术　185
脑叶切开术　185
脑诱发电位　130
脑与脊髓交界性肿瘤　179
脑源性晕厥　119
脑占位性病变　119
脑真菌性肉芽肿　179
脑震荡　9,179
脑震荡后综合征　179,396
脑肿瘤卒中　119
脑蛛网膜病灶切除术　185
脑蛛网膜囊肿 - 腹腔分流术　185
脑蛛网膜下脓肿切开引流术　185
脑蛛网膜下腔出血清除术　185
脑蛛网膜炎　179
脑着色真菌病　374
脑卒中（未特指为脑出血或脑梗死）　119

脑卒中　179
脑卒中后遗症　119
脑卒中家族史　401
讷吃　401
内半骨盆切除术　281
内部器官化学性烧伤　295
内部器官烧伤　295
内部水蛭病　415
内侧半月板损伤　249
内侧副韧带松弛　249
内侧髌板钉合术　281
内侧上髁炎　249
内侧松解术　281
内侧楔骨截骨术　281
内倒转术　348
内耳 MRI 水成像检查　37
内耳道肿瘤　27
内耳恶性肿瘤　27
内耳发育不全　353
内耳继发恶性肿瘤　27
内翻型后内侧旋转不稳定损伤　249
内翻性导管乳头状瘤　46
内翻子宫手法复位术　334
内翻足　249
内翻足△　260,356,402
内分泌 - 大脑 - 骨发育不良综合征　147
内分泌及营养代谢疾病并发于妊娠、分娩及
　　产褥期（不包括糖尿病、营养不良、产后甲
　　状腺炎）　340
内分泌疾病相关肌无力综合征　119
内分泌失调　147
内分泌失调性鼻炎　27
内分泌腺恶性肿瘤　147
内分泌腺交界性肿瘤　147
内分泌腺良性肿瘤　147
内感性不适　396
内固定　281
内固定装置引起的感染　249
内踝骨折　249
内踝固定　281
内踝扭伤　249
内镜辅助下阴道重建术　291
内镜经鼻入路　34
内镜经隧道黏膜下肿块切除术　171
内镜视神经管减压术　34
内镜手术　34
内镜下奥狄括约肌活组织检查　107,174,
　　317
内镜下奥狄括约肌扩张术　171
内镜下奥狄括约肌切开术　107,171,313
内镜下贲门失弛缓气囊扩张术　107
内镜下贲门失弛缓肉毒碱注射术　107
内镜下贲门失弛缓探条扩张术　107
内镜下鼻胆管引流术　107,171,313
内镜下鼻窦活组织检查　34
内镜下鼻甲部分切除术　34
内镜下鼻甲成形术　34
内镜下鼻甲切除术　34
内镜下鼻泪管吻合术　34
内镜下鼻内病损切除术　34
内镜下鼻腔鼻窦内翻性乳头状瘤切除术
　　34

内镜下鼻腔粘连松解术 34
内镜下鼻微波烧灼止血术 34
内镜下鼻息肉切除术 34
内镜下鼻咽血管纤维瘤切除术 34
内镜下鼻中隔鼻成形术 34
内镜下鼻中隔黏膜划痕术 34
内镜下鼻中隔黏膜下部分切除术 34
内镜下鼻中隔黏膜下切除术 34
内镜下扁桃体切除术 34
内镜下残余腺样体切除术 34
内镜下单侧甲状腺切除术 34
内镜下胆道扩张术 107
内镜下胆道内支架成形术 107,313
内镜下胆道异物去除术 107,171,313
内镜下胆管活检 107
内镜下胆管活组织检查 174,317
内镜下胆管引流术 107
内镜下胆管支架置入术 107,171,313
内镜下胆管置管引流术 171
内镜下胆总管病变切除术 107
内镜下胆总管病损切除术 171
内镜下胆总管切开取石术 107
内镜下电凝止血术 35
内镜下蝶窦病损切除术 35
内镜下蝶窦开窗术 35
内镜下多个鼻窦开窗术 35
内镜下额窦病损切除术 35
内镜下额窦开放术 35
内镜下额皮肤悬吊术 291
内镜下肺减容术 84
内镜下钩突切除术 35
内镜下颊皮肤悬吊术 291
内镜下甲状旁腺病损切除术 35
内镜下甲状腺病损切除术 35
内镜下甲状腺部分切除术 35
内镜下甲状腺次全切除术 35
内镜下假体隆胸术 291
内镜下经鼻额窦开放术 35
内镜下经蝶窦翼管神经切断术 35
内镜下颈皮肤悬吊术 291
内镜下空肠减压管/营养管置入术 107
内镜下泪囊鼻腔吻合术 35
内镜下泪前隐窝人路上颌窦病损切除术 35
内镜下泪前隐窝人路上颌窦开放术 35
内镜下留置鼻胆引流管 107
内镜下面部皮肤提升术 291
内镜下逆行胆管造影 107,174,317
内镜下逆行胰-胆管造影 174,317
内镜下逆行胰胆管造影术 107
内镜下逆行胰管造影 107
内镜下黏膜剥离术 107,171
内镜下黏膜切除术 107,171
内镜下黏膜下挖除术 107
内镜下颞皮肤悬吊术 291
内镜下颞皮肤悬吊术 291
内镜下气管支气管异物取出术 35
内镜下全组鼻窦开窗术 35
内镜下筛窦病损切除术 35
内镜下筛窦开放术 35
内镜下上颌窦病损切除术 35
内镜下上颌窦根治术 35
内镜下上颌窦开放术 35
内镜下上颌骨部分切除术 35

内镜下上颌骨骨折闭合复位术 35
内镜下声带切除术 35
内镜下十二指肠乳头肌切开取石术 313
内镜下十二指肠乳头肌切开术 107,313
内镜下十二指肠乳头括约肌切开取石术 107
内镜下食管活组织检查 107
内镜下食管静脉曲张套扎术 107
内镜下食管静脉曲张硬化剂注射术 107
内镜下食管支架取出术 107
内镜下食管支架置入术 107
内镜下视神经管减压术 35
内镜下胃底静脉曲张组织胶注射术 107
内镜下胃-空肠吻合术 313
内镜下胃静脉曲张硬化术 107
内镜下腺样体切除术 35
内镜下腺样体消融术 35
内镜下胰管扩张术 107
内镜下胰管支架置入术 107,171,313
内镜下胰管置管引流术 107,171,313
内镜下异物取出术 107
内镜下支气管异物取出术 35
内镜下椎间盘切除术 281
内淋巴囊分流术 35
内淋巴囊减压术 35
内淋巴囊肿瘤 27
内囊出血 119,179
内皮细胞病 135
内嵌植皮术 299
内乳动脉损伤 199
内乳静脉损伤 199
内乳淋巴结切除术 171
内乳淋巴结清扫术 171,313
内上髁炎△ 249
内生软骨瘤 249
内生软骨瘤病△ 249
内收肌肌腱切断术 281
内收肌切断术 281
内收足 249
内斜视 9
内隐斜 9
内源性非黑色素沉着 374
内源性非黑素色沉着△ 374
内源性感染 295
内源性高甘油酯血症 155
内源性呼气末正压 84
内脏出血 199
内脏带状疱疹 374
内脏单纯疱疹 374
内脏幻觉 396
内脏交感神经损伤 119
内脏利什曼病 415
内脏危象 374
内脏移位 100
内脏异位△ 100
内照射 320
内痔 100
内眦成形术 20,291
内眦韧带断裂 9
内眦韧带断裂修复术 20
内眦移位矫正局部整形术 20
内眦赘皮 295
内眦赘皮矫治术 20

内眦赘皮修补术 291
能走动的 249,270
尼尔森综合征 374
尼格利综合征 374
尼古丁口炎 374
尼古丁替代疗法 84
尼古丁中毒 407
尼龙刺激性接触性皮炎 9
尼龙刷斑状淀粉样变病 374
尼曼-皮克病 374
尼曼-皮克病△ 121
尼曼-匹克病 353
尼帕病毒病 415
尼泽洛夫综合征 374
泥螺-日光性皮炎 374
拟除虫菊酯类中毒 407
拟副交感神经药(胆碱能药类)中毒 407
拟副交感神经药[胆碱能药]中毒△ 407
逆白大衣性高血压 67
逆规性散光 9
逆向 130
逆向全肩关节置换 281
逆向射精症△ 212
逆行尿道造影[术] 220
逆行膀胱造影[术] 220
逆行气管插管 84
逆行射精 212
逆行肾盂造影[术] 220
逆行性牙髓炎 46
逆行性遗忘 396
逆引导尿管插入术 220
溺水 407
年龄相关性白内障 9
年龄相关性白内障(成熟期) 9
年龄相关性白内障(初发期) 9
年龄相关性白内障(过熟期) 9
年龄相关性白内障(后囊下型) 9
年龄相关性白内障(皮质型) 9
年龄相关性白内障(未成熟期) 9
年龄相关性核性白内障 9
年龄相关性核性白内障△ 8
年龄相关性黄斑变性 9
年龄相关性混合型白内障 9
年龄相关性混合型白内障△ 8
年龄相关性皮质型白内障△ 8
鲇鱼刺伤 374
黏蛋白性汗管化生 374
黏蛋白性脱发 374
黏多糖病ⅠH/S型 374
黏多糖病ⅠH型 374
黏多糖病ⅠS型 374
黏多糖病Ⅱ型 374
黏多糖病ⅢA型 374
黏多糖病ⅢB型 374
黏多糖病ⅢC型 374
黏多糖病ⅢD型 374
黏多糖病Ⅲ型 374
黏多糖病ⅣA型 374
黏多糖病ⅣB型 374
黏多糖病Ⅵ型 374
黏多糖病Ⅶ型 374
黏多糖病性心肌病 147
黏多糖贮积病 374
黏多糖贮积病Ⅰ型 155

黏多糖贮积病Ⅰ型△ 155
黏多糖贮积病Ⅱ型 155
黏多糖贮积病Ⅲ型 155
黏多糖贮积病Ⅳ型 155
黏多糖贮积病Ⅵ型 155
黏多糖贮积病Ⅶ型 155
黏多糖贮积性心脏病 147
黏多糖贮积症 155
黏多糖贮积症 IS 型 147
黏多糖贮积症Ⅱ型 119
黏多糖贮积症Ⅱ型△ 374
黏多糖贮积症Ⅲ型△ 374
黏多糖贮积症Ⅶ型△ 374
黏附性大肠埃希氏菌肠炎△ 92
黏膜瓣 56
黏膜瓣术 299
黏膜瓣移植眼睑重建术 291
黏膜病毒性感染 46
黏膜多发性神经瘤 374
黏膜二期梅毒△ 366
黏膜高反应性鼻病 27
黏膜黑斑△ 44
黏膜类天疱疮 374
黏膜类天疱疮性瘢痕性结膜炎 374
黏膜良性淋巴组织增生△ 46
黏膜良性淋巴组织增生病 46
黏膜囊肿 27
黏膜皮肤的巴尔通体病 415
黏膜皮肤利什曼病 374,415
黏膜神经瘤 147
黏膜下腭裂 46
黏膜下腭裂△ 51
黏膜下浸润麻醉 56
黏膜下前庭成形术 56
黏膜下种植体 56
黏膜型孢子丝菌病 46
黏膜雅司 374
黏膜移植眼睑重建术 291
黏液便 100,106
黏液表皮样癌 46
黏液瘤 374
黏液囊抽吸 281
黏液囊缝合术 281
黏液囊钙沉积 249
黏液囊脓肿 249
黏液囊脓肿△ 249
黏液囊切除术 386
黏液囊治疗性物质注射 281
黏液囊肿 46,249
黏液脓性结膜炎 9
黏液脓性痰 82
黏液肉瘤 374
黏液乳头状室管膜瘤 374
黏液乳头状型室管膜瘤 179
黏液水肿型地方性呆小病 147
黏液水肿型先天性碘缺乏综合征 147
黏液水肿性苔藓 374
黏液纤维肉瘤 249
黏液腺癌 46
黏液性黑素瘤 374
黏液性囊腺瘤 46
黏液性水肿 147
黏液性水肿昏迷 119,147
黏液性痰 82

黏液炎症性纤维母细胞肉瘤 249
黏液样囊肿 374
黏液样脂肪肉瘤 249
黏脂质贮积病 374
黏脂质贮积病Ⅰ型 374
黏脂质贮积病Ⅱ型 374
黏脂质贮积病Ⅲ型 374
黏脂贮积病Ⅰ型△ 147
黏脂贮积病Ⅱ型（Ⅰ细胞病） 155
黏脂贮积病Ⅲ型（假胡勒多种营养不良） 155
捻发音 82
捻皮癣 374
念珠菌病 374,415
念珠菌龟头炎 415
念珠菌甲沟炎 415
念珠菌口角炎 415
念珠菌脑膜炎 415
念珠菌尿道口炎 415
念珠菌膀胱炎 212,415
念珠菌外阴阴道炎 415
念珠菌心内膜炎 415
念珠菌性败血症 374
念珠菌性唇炎 46,353
念珠菌性痤疮 374
念珠菌性龟头包皮炎 374
念珠菌性甲沟炎 249,374
念珠菌性角膜炎 374
念珠菌性泌尿系感染 374
念珠菌性脑膜炎 119,353,374
念珠菌性脓毒血症△ 374
念珠菌性肉芽肿 374
念珠菌性舌炎 374
念珠菌性视神经乳头炎 374
念珠菌性心内膜炎 353,374
念珠菌性须疮 374
念珠菌性眼内炎 9
念珠菌性阴道炎△ 326
念珠菌眼内炎 415
念珠菌阴道炎 415
念珠菌疹 374
念珠菌指甲炎 415
念珠菌趾甲炎 415
念珠菌中耳炎 415
念珠状错构瘤 374
念珠状发 374
念珠状红苔藓 374
念珠状链杆菌型鼠咬热 374
鸟氨酸代谢紊乱 155
鸟氨酸血症Ⅰ型 155
鸟氨酸血症Ⅱ型 155
鸟-胞内分枝杆菌组感染 78
鸟枪弹样视网膜脉络膜病变 9
尿崩症-糖尿病-视神经萎缩-耳聋综合征 147
尿崩症 147
尿布银屑病 374
尿道癌△ 212,305
尿道瓣膜切除术 220
尿道闭合压力图 224
尿道闭锁 212
尿道病损切除术 220
尿道部分断裂 212
尿道部分切除术 220
尿道成形术 220

尿道挫伤 212
尿道断裂 212
尿道恶性肿瘤 212,305
尿道发育不全 212
尿道海绵体部损伤 212
尿道会师手术 220
尿道-会阴造口术 220
尿道畸形 212
尿道继发恶性肿瘤 212,305
尿道继发性恶性肿瘤△ 212,305
尿道尖锐湿疣 212
尿道建造术 220
尿道交界性肿瘤 212,305
尿道结核 212
尿道结石 212,401
尿道金属支架置入术 220
尿道镜检查 317
尿道镜检查术 220
尿道镜下尿道病损电切术 220
尿道镜下尿道狭窄电切术 220
尿道口病损切除术 220
尿道口成形术 220
尿道口紧缩术 220
尿道口前移阴茎头成形术 220
尿道口切开术 220
尿道口狭窄 212
尿道口血管瘤 212
尿道扩张 212
尿道扩张术 220
尿道括约肌测压 224
尿道括约肌肌电图 224
尿道良性肿瘤 305
尿道良性肿物电灼术 220
尿道良性肿物激光气化切除术 220
尿道裂伤 324
尿道裂伤缝合术 220
尿道瘘 212
尿道瘘△ 325
尿道瘘修补术 220,313
尿道膜部损伤 212
尿道囊肿△ 212
尿道内口恶性肿瘤 212,305
尿道内口良性肿瘤 212
尿道内切开术 220
尿道内异物取出 220
尿道旁病损切除术 220
尿道旁脓肿切开引流术 220
尿道旁腺病损切除术 220
尿道旁腺恶性肿瘤 212
尿道旁腺良性肿瘤 305
尿道旁腺体恶性肿瘤 305
尿道旁悬吊术 220
尿道-膀胱连接处扩张术 220
尿道-膀胱连接处折叠术 220
尿道膀胱吻合[术] 220
尿道膀胱悬吊术 220
尿道膀胱造影[术] 220
尿道膨出 212,324
尿道皮肤瘘 212
尿道憩室 212
尿道前列腺部损伤 212
尿道前移术 220
尿道切除术 220
尿道切开取石术 220

尿道切开术　220
尿道切开异物取出术　220
尿道球部挫伤　212
尿道球部断裂　212
尿道球海绵体反射　249,270
尿道球海绵体反射△　251
尿道球腺疾病　212
尿道球腺结核　212
尿道球腺囊肿　212
尿道球腺脓肿　212
尿道球腺腺癌　212
尿道球腺炎　212
尿道球腺肿瘤　212
尿道缺如　353
尿道肉阜　212
尿道上裂　212
尿道上裂修补术　220
尿道损伤　212
尿道抬举试验　224
尿道外口狭窄　212
尿道外切开术　220
尿道完全断裂　212
尿道吻合术　220
尿道息肉　212
尿道狭窄　212
尿道狭窄扩张术　220
尿道狭窄切除术　221
尿道狭窄松解术　221
尿道下裂　212,354
尿道下裂修补术　221
尿道下移　324
尿道腺癌　212
尿道腺瘤　212
尿道性质未定肿瘤△　212
尿道修补术　221
尿道血管瘤　212
尿道炎　212
尿道炎△　215
尿道 - 眼 - 关节综合征　9
尿道异物　212
尿道阴道隔肿瘤　324
尿道阴道瘘　212,324
尿道 - 阴道瘘修补术　221,313
尿道原位癌　305
尿道再吻合术　221
尿道造口闭合术　221
尿道造影［术］　221
尿道折叠术　221
尿道支架取出　221
尿道直肠瘘　212
尿道 - 直肠瘘修补术　221,313
尿道中段悬吊术　334
尿道肿瘤、尿道性质未定肿瘤△　305
尿道周围脓肿　212,415
尿道综合征　212
尿毒症　212,295
尿毒症的软组织钙化　135
尿毒症肺病　135
尿毒症脑病　119
尿毒症瘙痒　374
尿毒症性肺病△　135
尿毒症性肌病　135
尿毒症性脑病　135
尿毒症性瘙痒△　374

尿毒症性神经病变　135
尿毒症性神经病变△　119
尿毒症性心包炎　135
尿毒症性心肌病　67
尿毒症性心肌炎　67
尿毒症性自主神经病　135
尿毒症周围神经病变　119
尿汗症　374
尿急　137
尿流动力学检查　224,403
尿流分叉　216
尿流改道复原术　221
尿流改道术　221
尿流率测定　224
尿流中断　216
尿瘘　212
尿路病变　212
尿路刺激征　137
尿路感染　61,135,212,354
尿路感染复发△　133
尿路梗阻　212,354
尿路梗阻△　211
尿路畸形　212
尿路念珠菌病　415
尿路软斑症　212
尿路上皮肿瘤　212
尿路造影［术］　221
尿末滴沥　216
尿频　137
尿潜血阳性　138
尿失禁　137,212,330
尿失禁修补术　221
尿素循环代谢紊乱　155
尿素循环障碍　354
尿素循环障碍△　147
尿酸代谢药中毒　407
尿酸性肾病　147
尿酸性肾石病　147
尿痛　137
尿外渗　212
尿性腹水　212
尿性囊肿　212
尿液分段检查　224
尿潴留　137,340,354
尿潴留（产后）　340
尿潴留（产前）　340
尿潴留（产时）　340
脲环代谢紊乱　147
啮齿动物咬伤　374
镍变应性接触性皮炎　9
镍及其化合物皮肤损伤　374
颞部横纹肌肉瘤　27
颞部结缔组织恶性肿瘤　27,46,179
颞部良性肿瘤　46,179
颞部皮肤恶性肿瘤　27,46
颞部入路　185
颞部入路脑病灶切除术　185
颞部软骨母细胞瘤　27
颞部硬膜外三叉神经感觉根切断术　185
颞顶枕叶恶性肿瘤　179,305
颞骨 CT 检查　37
颞骨部分 / 次全 / 全切除术　35
颞骨部分切除术　185
颞骨恶性肿瘤　27,46,179

颞骨骨纤维异常增殖症　27
颞骨骨折　179
颞骨巨细胞瘤　27
颞骨良性肿瘤　46,179
颞骨鳞部骨折　179
颞骨全切除术　35
颞骨岩部次全切除术　35
颞颌关节混合型强直　46
颞肌瓣填塞术　35
颞肌筋膜瓣切取术　56
颞肌贴敷术　185
颞肌悬吊术　291
颞间隙感染　46
颞间隙感染伴脓肿　46
颞筋膜瓣转移眼睑闭合不全矫治术　20
颞筋膜悬吊上睑下垂矫正术　20
颞筋膜移植术　35,386
颞静脉瘤　199
颞静脉曲张　199
颞浅 - 大脑中动脉吻合术　185
颞浅动脉岛状瓣转移睑外翻矫正术　20
颞浅动脉假性动脉瘤　199
颞浅动脉贴敷术　185
颞浅 - 小脑上动脉吻合术　185
颞区和中央区一过性负相尖波　130
颞下凹结缔组织良性肿瘤　305
颞下颌关节病损切除术　56
颞下颌关节侧位体层片　56
颞下颌关节成形术　56
颞下颌关节创伤性关节炎　46
颞下颌关节骨关节病　46
颞下颌关节滑膜软骨瘤病　46
颞下颌关节滑膜炎　46
颞下颌关节化脓性关节炎　46
颞下颌关节急性滑膜炎　46
颞下颌关节疾患△　46
颞下颌关节镜手术治疗　56
颞下颌关节类风湿关节炎　46
颞下颌关节扭伤和劳损　46
颞下颌关节盘复位固定术　56
颞下颌关节盘摘除术　56
颞下颌关节前脱位　46
颞下颌关节强直　46
颞下颌关节松解术　56
颞下颌关节损伤　46
颞下颌关节脱位闭合复位术　56
颞下颌关节脱位切开复位术　56
颞下颌关节外耳道疝　46
颞下颌关节紊乱病　46
颞下颌关节炎性疾病　46
颞下颌关节药物注射　56
颞下颌关节造影术　56
颞下颌关节治疗性物质注射　291
颞下颌关节置换术　56
颞下间隙感染　46
颞下间隙感染伴脓肿　46
颞下减压术　56
颞下入路　35,185
颞下窝入路　35,185
颞下窝入路颈静脉球体瘤切除术　35
颞叶病灶切除术　185
颞叶出血　119,179
颞叶癫痫（新皮质）△　124
颞叶癫痫　179

颞叶恶性肿瘤　179,305
颞叶继发恶性肿瘤　179,305
颞叶交界性肿瘤　179
颞叶良性肿瘤　179
颞叶脑膜瘤　179
颞叶脓肿　119
颞叶切除术　185,313
颞叶外癫痫　179
颞枕叶脑出血　119
柠檬色皮肤　374
柠檬酸镓-67造影　286
凝固酶阴性葡萄球菌败血症　354,415
凝固酶阴性葡萄球菌脓毒血症△　354
凝固区　295
凝血功能障碍性脑出血　119
凝血块肾盂切开取石术　221
凝血酶激活的纤溶抑制物活性测定　162
凝血酶原缺乏［症］　159
凝血相关疾病所致子宫异常出血　324
凝血药中毒　407
凝血因子Ⅷ抑制物试验　162
凝血因子定性试验　162
凝血因子亚基抗原测定　162
牛带绦虫病　415
牛带绦虫病△　100
牛痘　374,415
牛痘样角膜炎　9
牛痘样水疱病　374
牛肝菌中毒　61
牛疥疮　374
牛丘疹性口腔炎病毒感染　374
牛肉绦虫病　100
牛牙样牙　46
扭转错位　46
扭转畸形　249
纽约系统　320
钮形鼻　27
农民肺　78
农药中毒　407
浓缩性高钾血症　78
脓毒性肠炎　100
脓毒性关节炎　415
脓毒性休克　78
脓毒性咽峡炎　27
脓毒血症　61,78,164
脓毒血症△　354
脓毒症　354
脓毒症△　61,78,81,323
脓毒症复苏集束化策略　84
脓毒症集束化治疗策略　84
脓毒症相关性器官功能衰竭评价　88
脓毒症休克△　61,78
脓尿　138,295
脓疱　385
脓疱病　374
脓疱疮△　374
脓疱性痤疮　374
脓疱性粟粒疹　374
脓疱性细菌疹　374
脓疱性血管炎　374
脓皮病　295,374
脓气胸　354,415
脓丘疱疹　385
脓痰　82,189

脓细胞　295
脓性肌炎　374
脓性肉芽肿△　368
脓性肾积水　212
脓性指头炎　249
脓胸　354,415
脓胸△　77
脓胸伴瘘　78
脓胸伴有瘘△　78
脓癣　374,415
脓肿　295,374,415
脓肿性穿掘性头部毛囊周围炎△　379
脓肿性头部毛囊周围炎△　379
努恩膝　249
努南综合征　374
女性骶前囊肿　324
女性二期梅毒性盆腔炎　324
女性后天性尿道黏膜包涵囊肿　212
女性化综合征△　147,212
女性会阴部瘢痕切除术　291,334,386
女性会阴皮肤及皮下坏死组织切除清创术　334
女性会阴皮肤和皮下组织非切除性清创术　334
女性急性盆腔腹膜炎　324
女性假两性畸形　212
女性淋球菌性盆腔炎　324
女性慢性盆腔腹膜炎　324
女性男声　31
女性尿道囊肿　212
女性尿道膨出△　212,324
女性尿道下裂　212
女性尿道纤维息肉　212
女性尿失禁　212
女性膀胱根治性全切除术　221
女性盆腔感染　324
女性盆腔积液　324
女性盆腔假囊肿　324
女性盆腔结核　324
女性盆腔廓清术　313,334
女性盆腔脓肿　324
女性盆腔血肿　324
女性盆腔炎　324
女性盆腔粘连　324
女性去势术　291,313,334
女性肾上腺性假两性畸形　147
女性生殖道息肉　287
女性生殖器官瘢痕　295
女性生殖器官恶性肿瘤　324
女性生殖器官交界性肿瘤　324
女性生殖器官良性肿瘤　324
女性生殖器官血囊肿性不孕　324
女性生殖器官原位癌　324
女性生殖器皮脂腺囊肿　324
女性生殖器血管瘤　324
女性同性性早熟　147
女性外阴皮肤和皮下坏死组织切除清创术　334
女性外阴皮肤和皮下组织非切除性清创术　334
女性沃尔夫管恶性肿瘤　324
女性沃尔夫体恶性肿瘤　324
女性性唤起障碍　392
女性性腺发育障碍综合征△　141

女性衣原体性盆腔炎　324
女阴干枯病　374
女阴假性湿疣　374
女阴瘙痒症　374
女阴湿疹　374
女阴萎缩　374
女阴硬化性苔藓　374
钕钇铝石榴子石激光疗法　84
疟疾　374,415
疟疾复发　415
疟疾所致精神障碍　392
疟疾性肝炎　100,415
虐待骨折　249
诺卡菌病　374,415
诺如病毒性肠炎　100
诺沃克组病毒性胃肠炎　415

O

呕吐　70,106,189
呕血　106,189,360
偶发房性期前收缩　67
偶发房早△　67
偶发室性期前收缩　67
偶发性室性早搏△　67
偶极子　130
偶极子定位　130

P

爬行步态　249,270
爬行动物类毒液的毒性效应△　406
帕金森病　61,119,179,401
帕金森病△　266
帕金森叠加综合征　401
帕金森综合征　119
帕金森综合征△　400
帕罗综合征△　118
帕皮永-勒菲弗综合征　374
帕套综合征　9
帕套综合征△　362
排便困难　100,106
排便习惯改变　100,106
排便障碍　119
排斥反应　159
排卵期出血　324
排卵障碍性不孕△　326
排卵障碍性出血　324
排尿困难　119,137,216
排尿期膀胱测压　224
排尿期膀胱尿道造影［术］　221
排尿犹豫　216
排尿晕厥　119
排泄性尿道造影［术］　221
排泄性尿路造影［术］　221
排泄性膀胱造影［术］　221
排泄障碍　392
排异反应　287
哌替啶药物依赖　392
哌替啶中毒　61
潘迪试验　130
潘氏试验　286
盘尾丝虫病　374,415
盘状红斑狼疮　374

盘状软骨 249
盘状软骨损伤 249
盘状肾 212
祥[强效]利尿剂中毒 407
庞蒂亚克热△ 74
旁中央型椎间盘突出 249
膀胱/直肠/阴道人工补片置入 221,334
膀胱/直肠/阴道同种异体补片植入 221,334
膀胱/直肠/阴道异种补片植入 221,334
膀胱/直肠/阴道自体补片植入 221,334
膀胱、尿道及前列腺恶性肿瘤 212
膀胱、尿道直肠瘘△ 105,328,360
膀胱癌△ 212,305
膀胱白斑病 212
膀胱瓣代输尿管术 221
膀胱逼尿肌无力△ 402
膀胱闭锁 212
膀胱病损激光切除术 221,313
膀胱病损切除术 221,313
膀胱部分切除术 221,313
膀胱侧壁恶性肿瘤 212,305
膀胱测压 224
膀胱肠瘘 212
膀胱充气造影[术] 221
膀胱冲洗法 221
膀胱穿刺抽吸 221
膀胱穿刺造瘘术 221
膀胱挫伤 212
膀胱淀粉样变性 212
膀胱顶部恶性肿瘤 305
膀胱顶恶性肿瘤 212
膀胱恶性肿瘤 212,305,318
膀胱副结节瘤 305
膀胱腹壁瘘△ 351
膀胱根治性切除术 313
膀胱宫颈瘘 287
膀胱宫颈阴道瘘 287
膀胱灌注 221
膀胱过度活动症△ 401
膀胱后壁恶性肿瘤 212,305
膀胱坏疽 212
膀胱-回肠瘘修补术 221,313
膀胱活组织检查 317
膀胱肌瘤 212
膀胱畸形 212
膀胱及输尿管恶性肿瘤 212,305
膀胱继发恶性肿瘤 212,305
膀胱假性憩室 212
膀胱间质瘤 212
膀胱交界性肿瘤 212,305
膀胱-结肠吻合术 221,313
膀胱结核 212
膀胱结石 212
膀胱结石体外冲击波碎石术 221
膀胱颈部Y-V成形术 221
膀胱颈成形术 221
膀胱颈恶性肿瘤 212,305
膀胱颈切除术 221,313
膀胱颈息肉 305
膀胱颈悬吊术 221
膀胱颈硬化 212
膀胱颈重建术 221
膀胱静脉曲张 212

膀胱镜检查[术] 221
膀胱镜下膀胱病损切除术 221
膀胱镜下输尿管口扩张术 221
膀胱镜下输尿管扩张术 221
膀胱良性肿瘤 305
膀胱裂伤 212
膀胱裂伤缝合术 221
膀胱淋巴肉瘤 212
膀胱鳞状细胞癌 212
膀胱瘘 212
膀胱瘘闭合术 221,313
膀胱挛缩 212
膀胱梅毒 212
膀胱内翻性乳头状瘤 212
膀胱黏膜白斑△ 212
膀胱尿道全切除术 221
膀胱尿道提肌悬吊固定术 221
膀胱尿道吻合术 221
膀胱尿道阴道瘘 287
膀胱尿道造影[术] 221
膀胱疱疹 213
膀胱膨出 213,324
膀胱膨出伴尿道膨出 324
膀胱膨出修补术 334
膀胱皮肤造口术 221
膀胱平滑肌瘤 213
膀胱平滑肌肉瘤 213
膀胱破裂 213
膀胱葡萄状肉瘤 213
膀胱脐尿管憩室△ 213
膀胱憩室 213
膀胱憩室结石 213
膀胱憩室切除术 221,313
膀胱前壁恶性肿瘤 213,305
膀胱前列腺切除术 221
膀胱切除伴尿道切除术 313
膀胱切除术 221
膀胱切开腔内粘连松解术 221
膀胱切开取石术 221
膀胱切开探查术 221,313
膀胱切开血块清除术 221
膀胱切开异物取出术 221
膀胱切开造瘘术 221
膀胱区封闭术 221
膀胱去神经超过敏试验 224
膀胱全部切除术 313
膀胱全切除术 221
膀胱缺如 213
膀胱肉瘤 213
膀胱乳头状癌 213
膀胱乳头状瘤 213
膀胱乳头状瘤病 213
膀胱乳头状息肉 305
膀胱三对比造影[术] 221
膀胱三角及输尿管间嵴肥大 213
膀胱三角区恶性肿瘤 213,305
膀胱三角区切除术 221,313
膀胱三角区炎 213
膀胱三角区乙状结肠吻合术 221
膀胱嗜铬细胞瘤 213
膀胱输尿管反流 213,354
膀胱输尿管瘘 213
膀胱术后出血止血术 221
膀胱双对比造影[术] 221

膀胱碎石洗出术 221
膀胱损伤 213
膀胱脱垂 213
膀胱外翻 213,354
膀胱外翻成形术 221
膀胱外翻修补术 221
膀胱息肉 305
膀胱先天畸形△ 212
膀胱纤维上皮息肉△ 305
膀胱腺癌 213
膀胱腺瘤 213
膀胱小梁形成 213
膀胱修补术 221
膀胱袖状切除术 221,313
膀胱悬吊术 221
膀胱血管瘤 213
膀胱血吸虫病 415
膀胱炎 354
膀胱炎△ 215
膀胱移行上皮息肉 305
膀胱移行细胞癌 213
膀胱-乙状结肠瘘修补术 221,313
膀胱异物 213
膀胱阴道瘘 213,324
膀胱-阴道瘘修补术 221,313
膀胱原位癌 213,305
膀胱造口闭合术 221,313
膀胱造口导管取出 221
膀胱造口导管置换 221
膀胱造口术 313
膀胱造瘘口狭窄 324
膀胱造影[术] 221
膀胱真菌病 213,415
膀胱支架取出 221
膀胱直肠瘘 213
膀胱周围活组织检查 221
膀胱周围粘连松解术 221
膀胱周围组织探查术 221,313
膀胱子宫瘘 213
膀胱-子宫瘘修补术 221,313
膀胱子宫内膜异位症 213,324
膀胱紫癜 213
泡沫样痰 189
泡沫状发 374
泡球蚴病△ 411
泡型包虫病△ 411
泡型棘球蚴病△ 411
泡性角膜结膜炎 9
泡性结膜炎 9
泡状附件 324
泡状附件电凝术 334
泡状附件切除术 334
疱病创面清洁术 386
疱液抽取术 386
疱疹 415
疱疹病毒 9
疱疹病毒性扁桃体炎 415
疱疹病毒性肝炎 100,415
疱疹病毒性肝炎△ 374
疱疹病毒性虹膜炎 9,415
疱疹病毒性睑皮炎 415
疱疹病毒性角膜结膜炎 9,415
疱疹病毒性角膜炎 9
疱疹病毒性角膜炎△ 374

疱疹病毒性结膜炎 9,415
疱疹病毒性结膜炎△ 374
疱疹病毒性口炎 415
疱疹病毒性口炎△ 354
疱疹病毒性脑膜脑炎 415
疱疹病毒性脑膜炎 415
疱疹病毒性脑膜炎△ 374
疱疹病毒性脑炎 415
疱疹病毒性葡萄膜炎 9
疱疹病毒性咽扁桃体炎 415
疱疹病毒性眼睑皮炎 9
疱疹病毒性眼葡萄膜炎 415
疱疹病毒性直肠炎 415
疱疹后三叉神经痛 119,415
疱疹性败血症 374
疱疹性扁桃体炎 354
疱疹性瘰疬 374
疱疹性肝炎 374
疱疹性甲沟炎 249
疱疹性角膜结膜炎 374
疱疹性角膜炎 374
疱疹性结膜炎 374
疱疹性口炎 354
疱疹性脑膜炎 374
疱疹性脑炎 375
疱疹性脓毒血症△ 374
疱疹性神经根病 375
疱疹性湿疹 354,375,415
疱疹性须疮 375
疱疹性咽峡炎 46,354,375
疱疹性咽炎 27,375
疱疹性眼炎 9
疱疹性龈口炎 46
疱疹性直肠炎 100,375
疱疹样阿弗他口炎 46
疱疹样口炎△ 46
疱疹样脓疱病 375
疱疹样皮炎 375
疱疹样皮炎△ 215
疱疹样天疱疮 375
胚胎低质量 325
胚胎发育不良性神经上皮瘤 179
胚胎感染 340
胚胎减灭术并发出血 340
胚胎减灭术并发感染 340
胚胎减灭术并发流产 340
胚胎减灭术急性盆腔炎 340
胚胎性癌 179
胚胎性横纹肌肉瘤 249
胚胎性肿瘤 179
胚胎移植术 334
胚胎转移并发症 325
陪粒格 / 烟酸缺乏△ 364
赔偿神经症 392
佩戴眼镜 10
佩戴眼镜或接触镜状态 10
佩吉特样网状细胞增生症 375
佩季病 250
配偶受虐综合征 407
喷嚏 31
盆底电生理检查 403
盆底肌力障碍 325
盆底肌肉陈旧性裂伤 325
盆底疝△ 91

盆底疝修补术 171
盆底重建术 313,334
盆骨病损切除术 313
盆骨活组织检查 221,317
盆骨肿瘤 250
盆骨周软组织挫伤 250
盆腔包虫病 213
盆腔包裹性积液 325
盆腔壁病损切除术 171,313,386
盆腔病损穿刺活组织检查 317
盆腔病损冷冻治疗术 171,221,313,334
盆腔病损切除术 221,313,334
盆腔补片术 221
盆腔动静脉瘘 199
盆腔恶性软组织肿瘤 287
盆腔恶性肿瘤 305,318
盆腔放线菌病 416
盆腔腹壁瘘 100
盆腔腹膜结核 325
盆腔腹膜切除术 171,221,313,334
盆腔腹膜炎 325
盆腔腹膜粘连松解术 171,221
盆腔腹膜子宫内膜异位症 325
盆腔感染综合征 325
盆腔横纹肌肉瘤 213
盆腔继发恶性肿瘤 305,318,325
盆腔假囊肿△ 324
盆腔交界性软组织肿瘤 287
盆腔结缔组织交界性肿瘤 325
盆腔结缔组织炎 325
盆腔静脉淤血综合征 325
盆腔良性软组织肿瘤 287
盆腔淋巴结根治性切除术 171,334
盆腔淋巴结根治性清扫术 313
盆腔淋巴结继发恶性肿瘤 305
盆腔淋巴结清扫术 221
盆腔淋巴囊肿 325
盆腔囊肿 325
盆腔内广泛性肿块 100
盆腔脓肿△ 324
盆腔器官损伤 213
盆腔器官脱垂量化评分 325
盆腔肾 213
盆腔疼痛 100,106
盆腔血管瘤 199
盆腔血肿△ 324
盆腔炎后遗症合并肝周围炎 325
盆腔炎性包块△ 100,325
盆腔炎性疾病△ 324
盆腔炎性肿物 325
盆腔炎症后遗症 325
盆腔异物 325
盆腔淤血综合征△ 325
盆腔粘连△ 101,324,325
盆腔粘连松解术 171,221,334
盆腔脂肪瘤 100
盆腔脂肪综合征△ 153
盆腔肿物 100
盆腔肿瘤 100
盆腔子宫内膜异位症 325
彭德莱综合征 147
蓬发综合征 375
硼酸锂剂量仪 320
硼中子俘获放射治疗 320
篷塞病△ 243

膨胀性阴茎假体置入术 221
铍病 407
铍病△ 78
铍及其化合物的毒性效应△ 407
铍及其化合物皮肤损伤 375
铍及其化合物中毒 407
铍肉芽肿 375
铍中毒 407
铍中毒肺 78
劈裂压缩骨折 250
劈裂压缩关节内骨折 250
皮 - 罗综合征 354
皮 - 牙发育不良 375
皮埃尔 - 罗综合征 250
皮埃尔罗宾综合征△ 354
皮瓣断蒂术 299
皮瓣(管)训练［法］ 299
皮瓣坏死修复术 171
皮瓣清创术 35,56,281,291,299
皮瓣去脂术 299
皮瓣试样法 299
皮瓣修整术 56,281,291,299
皮瓣延迟术 299
皮瓣移植 281
皮瓣移植感染 295
皮瓣移植术 299
皮瓣预制术 56,281,291,299
皮博迪图片词汇测验 398
皮层电极 130
皮层发育不良 119
皮层下动脉硬化性脑病 119
皮层下血管性痴呆 119,392
皮层性聋 27
皮多肌炎 250
皮肤 B 细胞淋巴瘤△ 383
皮肤 pH 检测分析 387
皮肤 T 细胞淋巴瘤△ 383
皮肤 γ/δ T 细胞淋巴瘤 375
皮肤阿米巴病 375,416
皮肤白喉 375,416
皮肤白血病 375
皮肤瘢痕的子宫内膜异位症 325
皮肤瘢痕子宫内膜异位症△ 325
皮肤变应性血管炎△ 363
皮肤病损电灼治疗 291,386
皮肤病损根治性切除术 56,221,313
皮肤病损激光治疗 291
皮肤病损冷冻治疗 291,386
皮肤病损切除术 35,56,281,291,313,386
皮肤病损烧灼治疗 291,386
皮肤病损显微外科手术 291
皮肤擦伤 375
皮肤产伤 354
皮肤脆弱 - 羊毛发 - 掌跖皮肤角化病综合征△
 371
皮肤挫伤 250,270,375
皮肤点刺实验检查(变态反应) 37
皮肤电解除毛术 291,386
皮肤淀粉样变 375
皮肤淀粉样变性 375
皮肤动态未定或动态未知的肿瘤△ 46
皮肤痘疮样斑状萎缩△ 363
皮肤恶性肿瘤 318,375
皮肤恶性肿物莫氏(Mohs)手术治疗 386

皮肤恶性肿物切除术 386
皮肤肥大细胞瘤△ 366
皮肤肥大细胞增多症△ 375
皮肤缝合术 35,171,281,291,386
皮肤附件结扎术 291,386
皮肤钙沉着症 375
皮肤钙化防御△ 133
皮肤干燥症 375
皮肤感觉过敏 375
皮肤感觉减退 375
皮肤感觉缺失 375
皮肤感觉异常 375
皮肤感染 375
皮肤感染性窦道 375
皮肤高频 B 超及多普勒超声检查 387
皮肤弓形虫病 375
皮肤垢着病 375
皮肤骨化 375
皮肤骨瘤 375
皮肤骨外尤因肉瘤 375
皮肤硅肉芽肿 367
皮肤和皮下坏死组织切除清创术 35,171,
   281,291,313
皮肤和皮下组织的毛囊囊肿 46
皮肤和皮下组织非切除性清创 281
皮肤和皮下组织活检 281
皮肤和皮下组织活组织检查 174,291,317,
   387
皮肤和皮下组织疾患并发于妊娠、分娩及产
   褥期(不包括妊娠疱疹) 340
皮肤和皮下组织局部感染 295
皮肤和皮下组织脓肿抽吸术 171,281,
   291,386
皮肤和皮下组织切开探查术 171,281,
   291,386
皮肤和皮下组织切开异物取出术 171,281
皮肤和皮下组织切开引流术 35,171,281,
   291,313,386
皮肤和皮下组织清创术 171
皮肤和皮下组织血肿抽吸术 171,281,
   291,386
皮肤和皮下组织血肿清除术 386
皮肤和皮下组织异物切开取出术 35,291,
   313,386
皮肤红斑狼疮 375
皮肤划痕荨麻疹 375
皮肤划痕症△ 375
皮肤活组织检查 119
皮肤霍奇金淋巴瘤 375
皮肤肌纤维瘤 375
皮肤及皮下组织清创术 35,313
皮肤继发恶性肿瘤 375
皮肤继发性恶性肿瘤 46
皮肤寄生虫取材检查 387
皮肤假性淋巴瘤 375
皮肤交感反应 130
皮肤疖肿 375
皮肤结核 375
皮肤镜检查 387
皮肤卡波西肉瘤 416
皮肤克罗恩病 375
皮肤溃疡 164,375
皮肤溃疡清创术 386
皮肤扩张器调整术 35,291

皮肤扩张器置入术 35,291,386
皮肤类丹毒 416
皮肤李斯特菌病 416
皮肤利什曼病 375,416
皮肤淋巴管型孢子丝菌病 375
皮肤淋巴细胞浸润症 375
皮肤淋巴细胞瘤 375
皮肤淋巴腺瘤 375
皮肤鳞状黑素瘤 375
皮肤瘘管 375
皮肤毛霉病 375,416
皮肤磨削术 386
皮肤囊虫病△ 416
皮肤囊尾蚴病 416
皮肤脑脊髓膜血管瘤病 375
皮肤脑膜瘤 375
皮肤黏蛋白病△ 375
皮肤黏蛋白沉积症 375
皮肤黏膜孢子丝菌病 375
皮肤黏膜淋巴结综合征 67
皮肤黏液瘤 305
皮肤黏液样囊肿 375
皮肤念珠菌病 375,416
皮肤牛奶咖啡斑△ 371
皮肤脓肿△ 227
皮肤奴卡菌病* 375
皮肤诺卡菌病 375,416
皮肤铍肉芽肿△ 375
皮肤皮脂检测分析 387
皮肤平滑肌瘤 375
皮肤蹼状松解术 281,291
皮肤球孢子菌病 375,416
皮肤曲霉病 375
皮肤乳头瘤病 375
皮肤软骨瘤 375
皮肤软组织扩张器调整术 299
皮肤软组织扩张器取出术 299
皮肤软组织扩张器置入术 299
皮肤色素沉着 375
皮肤色素检测分析 387
皮肤鼠疫 416
皮肤水分检测分析 387
皮肤松弛症 375
皮肤松垂症△ 375
皮肤炭疽 375,416
皮肤特发性出血性肉瘤(Kaposi 肉瘤) 250
皮肤铜绿假单胞菌感染 375
皮肤脱落 375
皮肤脱套伤 250,270
皮肤脱屑 375
皮肤纹理检测分析 387
皮肤纤毛囊肿△ 375
皮肤纤毛性囊肿 375
皮肤纤维瘤 250,375
皮肤小血管血管炎 375
皮肤型肥大细胞增多症 375
皮肤旋磨术 291
皮肤癣菌病 416
皮肤癣菌病△ 381
皮肤血管瘤 46
皮肤 - 牙发育不良△ 375
皮肤芽生菌病 375,416
皮肤移植排斥 407
皮肤移植失败 407

皮肤移植术 299
皮肤移植状态 375
皮肤异色病 375
皮肤异色病伴色素失调症 375
皮肤异色病样淀粉样变病 375
皮肤异色症△ 375
皮肤隐球菌病 375,416
皮肤蝇蛆病 375,416
皮肤原位癌 375
皮肤真菌病 416
皮肤脂肪瘤 375
皮肤直接免疫荧光 387
皮肤转移癌 375
皮肤赘生物电烧治疗 386
皮肤着色 291,386
皮肤着色芽生菌病 375
皮肤着色真菌病 416
皮肤子宫内膜异位症 325
皮革样外观 297
皮管成形术 281,291,386
皮肌炎 119,250,375,401
皮肌炎△ 250
皮肌炎伴发恶性肿瘤 375
皮肌炎性周围神经病 119
皮浆植皮术 299
皮角 375
皮隆骨折 250
皮毛肺 78
皮内缝合[法] 299
皮内痣 375
皮片取皮术 281
皮片移植 281
皮神经缝合术 281
皮神经损伤后遗症 401
皮神经延迟修补术 281
皮神经营养血管皮瓣术 299
皮损内注射 386
皮痛 375
皮外肥大细胞瘤 159
皮温高 250,270
皮下 NK 细胞淋巴瘤 375
皮下并殖吸虫病 416
皮下带蒂皮瓣移植 35,56
皮下蒂皮瓣移植术 281,291
皮下结节 375
皮下裂头蚴病 416
皮下淋巴抽吸术 313
皮下瘘管切除术 386
皮下囊尾蚴病 416
皮下囊肿 375
皮下脓肿 416
皮下气肿 78,82,189,354,375
皮下神经刺激器去除术 386
皮下型环状肉芽肿 375
皮下血肿 161
皮下引流装置取出术 281
皮下淤血 189
皮下脂肪瘤△ 375
皮下脂肪肉芽肿病 375
皮下脂肪移植术 281
皮下脂肪注射填充术 56,291
皮下脂膜炎样 T 细胞淋巴瘤 375
皮下植入型心律转复除颤器术后△ 63
皮下组织并血吸虫病 78

皮下组织病损切除术 56,281,291,313,386
皮下组织蒂皮瓣术 299
皮下组织扩张器取出术 281,291,386
皮下组织囊虫病 375
皮炎 375
皮样囊肿 179,375
皮脂淋巴腺瘤△ 46
皮脂缺乏症 375
皮脂腺癌 375
皮脂腺淋巴腺瘤 46
皮脂腺瘤 375
皮脂腺毛囊瘤 375
皮脂腺囊肿 250,375
皮脂腺囊肿△ 46
皮脂腺囊肿切除术 386
皮脂腺瘤 375
皮脂腺异位症 46,375
皮脂腺增生 375
皮脂腺痣 375
皮脂溢出 375
皮质剥离术 281
皮质层状坏死 119
皮质醇抵抗综合征 147
皮质醇分泌肾上腺皮质腺癌△ 306
皮质醇结合球蛋白异常 155
皮质醇增多症 147,213
皮质醇增多症△ 66,153,371
皮质和皮质下混合性血管性痴呆 392
皮质环征 250,270
皮质基底节变性 119
皮质空洞 250
皮质类固醇肌病 119
皮质类固醇性肌病 10
皮质类固醇性肌病△ 119
皮质盲 10,120
皮质下出血 179
皮质下动脉硬化性脑病△ 119
皮质下血管性痴呆△ 392
皮赘 375
疲劳性骨折 250
脾包虫病 164
脾被膜撕裂 164
脾病损切除术 171,313
脾部分切除术 171,313
脾穿刺 174,313
脾穿透伤 164
脾大 159,164
脾动脉假性动脉瘤 199
脾动脉结扎术 171,313
脾动脉瘤 164
脾动脉栓塞 199
脾动脉栓塞术 171,313
脾动脉损伤 164
脾动脉支架置入术 313
脾 - 肺固定术 171
脾隔离症 159
脾膈韧带 164
脾梗死 164
脾功能减退症 159
脾功能亢进 61,164
脾结肠韧带 164
脾静脉 - 肾静脉分流术 171
脾静脉损伤 164
脾静脉 - 下腔静脉分流术 171

脾梅毒 375
脾门淋巴结继发恶性肿瘤 305
脾囊肿 164
脾脓肿 164
脾破裂 164
脾切除术 171,313
脾切除术后凶险性感染 164
脾切开探查术 313
脾肾动脉吻合术 221
脾损伤 164
脾修补术 171,313
脾血肿 164
脾移植术 171,313
脾脏 B 细胞边缘区淋巴瘤 159
脾脏淋巴瘤 / 白血病(不能归类型) 159
脾肿大△ 164
脾肿瘤 164
蜱传斑疹伤寒 416
蜱传病毒性脑炎 120
蜱叮咬 375
蜱媒回归热 416
匹克威克综合征△ 143
匹兹堡睡眠量表 130
片形吸虫病 416
偏侧抽搐 - 偏瘫综合征 120
偏侧抽搐偏瘫综合征△ 120
偏侧肥大 120
偏侧肌阵挛发作 120
偏侧痉挛型脑性瘫痪 401
偏侧咀嚼习惯 46
偏侧投掷症 120
偏侧萎缩 120
偏侧萎缩 - 偏侧帕金森综合征△ 376
偏颌畸形 46
偏结核样型界线类麻风 416
偏瘤型界线类麻风 375,416
偏盲 10
偏身感觉异常 120
偏身舞蹈病 120
偏身型肌张力障碍 120
偏瘫 401
偏头痛 10,120,179
偏头痛等位症△ 120
偏头痛型梗死 120
偏头痛性先兆 120
偏头痛状态 120
偏心切削 10
偏执狂 392
偏执型精神分裂症 392
偏执型人格障碍 392
偏执性反应 392
偏执性精神病△ 392
偏执性精神障碍 392
胼胝 375
胼胝体病损切除术 313
胼胝体病灶切除术 185
胼胝体恶性肿瘤 179,306
胼胝体发育不良△ 120
胼胝体发育不全 120
胼胝体脓肿 120
胼胝体切开术 185
胼胝体中枢性脱髓鞘△ 120
胼胝体中心性脱髓鞘 120
漂白剂中毒 407

漂浮导管检查 72,209
漂浮膝△ 232
嘌呤和嘧啶代谢紊乱 155
嘌呤核苷磷酸化酶缺乏症 375
嘌呤核苷磷酸化验酶(PNP)缺乏 155
嘌呤核苷磷酸化验酶缺乏△ 155
贫血并发于妊娠、分娩及产褥期 340
贫血性缺氧 78
贫血眼底改变 10
贫血痣 375
频发房早△ 67
频发性房性期前收缩 67
频发性室性期前收缩 67
频发性室性早搏△ 67
频率分析 130
频率依赖性动态顺应性 88
频谱分析图 88
频谱微分均值图 88
品他病 416
品他病初期损害 416
品他病晚期损害 416
品他病中期损害 416
品他晚期损害△ 379
品他一期损害△ 383
品他疹 375
品行和情绪混合性障碍 392
品行情绪混合障碍 392
品行障碍 392
平凹镜 22
平板运动试验 72
平背综合征 250
平衡砣 59
平衡侧 59
平衡检查 403
平衡训练 403
平滑肌错构瘤 375
平滑肌瘤 179
平滑肌肉瘤 179,250,375
平滑肌脂肪瘤 250
平滑面龋 46
平均参考电极 130
平均气道压 88
平均吸气流量 88
平山病△ 120
平肾(近肾动脉)腹主动脉闭塞 199
平台压 88
平坦部睫状体炎 10
平头畸形△ 41
平移 250,270
平足 250
平足△ 227,253
平足症 250
评定者信度△ 398
评价者信度 398
苹果皮综合征 100
破坏行为 396
破坏性绒毛膜腺瘤 325
破伤风 164,354,416
破碎红纤维 120
剖腹探查术 171,221,313
剖宫产瘢痕妊娠 325
剖宫产次全子宫切除术 348
剖宫产单胎分娩伴子宫切除术 340
剖宫产后腹壁切口感染 340

剖宫产后腹壁切口愈合不良　340
剖宫产后腹内感染△　340
剖宫产后腹腔内感染　340
剖宫产后切口感染△　340
剖宫产后阴道分娩　340
剖宫产后阴道试产　348
剖宫产后子宫切口感染　340
剖宫产后子宫切口愈合不良　340
剖宫产切口妊娠△　325
剖宫产全子宫切除术　348
剖宫产史的妊娠　340
剖宫产术　348
剖胸探查　88
剖腰探查术　221
匍行性穿通性弹性纤维病△　366
匍行疹　375
葡萄酒色痣△　381
葡萄膜恶性肿瘤　10
葡萄膜黑色素瘤　10
葡萄膜结核　10
葡萄膜良性肿瘤　10
葡萄膜脑膜炎　10
葡萄膜渗漏综合征　10
葡萄膜炎 - 青光眼 - 前房积血综合征　10
葡萄膜转移性肿瘤　10
葡萄球菌败血症　354,416
葡萄球菌肺炎△　354
葡萄球菌感染　416
葡萄球菌关节炎△　250
葡萄球菌脑膜炎△　120,354
葡萄球菌食物中毒　416
葡萄球菌食物中毒△　100
葡萄球菌型中毒性表皮坏死松解症△　295,
　354,376
葡萄球菌性多关节炎　250
葡萄球菌性肺炎　78,354
葡萄球菌性关节炎　250
葡萄球菌性脑膜炎　120,354
葡萄球菌性脓毒血症△　354
葡萄球菌性食物中毒　100
葡萄球菌性烫伤样皮肤综合征　295,354,
　375
葡萄球菌性心内膜炎　354
葡萄胎　325
葡萄胎后宫内残留　325
葡萄糖 -6- 磷酸脱氢酶缺乏症　159
葡萄糖 - 半乳糖不耐受　354
葡萄糖 - 半乳糖吸收不良△　100
葡萄糖激酶激活突变所致的高胰岛素血症
　147
葡萄糖及半乳糖吸收不良　100
葡萄糖磷酸异构酶缺乏症　159
葡萄牙型淀粉样多发性神经病变　120
葡萄状肉瘤　213
普拉德 - 威利综合征　250,376
普罗蒂斯综合征△　363
普瑞德 - 威利综合征△　350
普通变异型免疫缺陷病　159
普通型间质性肺炎　78
普通型流行性脑脊髓膜炎　416
普通型流行性乙型脑炎△　117
普通型偏头痛△　121
普秃　376
蹼指(趾)畸形△　297

蹼指畸形　250
蹼状瘢痕　295
蹼状阴茎　213
蹼状指(趾)△　297
蹼状指　250
蹼状趾　250

Q

期前收缩　67,354
其他病毒性疾病并发于妊娠、分娩及产褥期
　340
其他创伤性关节炎△　242
其他多胎分娩　340
其他恶性骨肿瘤　250
其他骨病变　250
其他骨肿瘤　250
其他脑动脉闭塞和狭窄(未造成脑梗死)
　120
其他入脑前动脉的闭塞和狭窄(未造成脑
　死)　120
其他软组织肿瘤　288
其他舌疾病　47
其他视觉刺激诱发的反射性癫痫　120
其他视觉敏感性癫痫　120
其他腕骨不愈合　250
其他腕骨无菌性坏死　250
其他腕关节韧带损伤　250
其他物理治疗　403
其他系别不明白血病　159
其他兴奋剂急性中毒　392
其他血管性痴呆　120
其他原因导致的下丘脑性闭经　325
其他原因所致蛛网膜下腔出血　120
奇异性骨旁骨软骨瘤样增生　250
脐病损切除术　171,313,386
脐部感染　376
脐部脓肿切开引流术　313,386
脐肠瘘　354
脐带并发症　340
脐带缠绕　340
脐带过长　340
脐带过短　340
脐带假结　340
脐带静脉曲张　340
脐带囊肿　340
脐带扭转　340
脐带水肿　340
脐带脱垂　340
脐带狭窄　340
脐带先露　340
脐带血管前置　340
脐带血栓形成　340
脐带血造血干细胞移植　159
脐带血肿　340
脐带真结　340
脐动脉畸形　199
脐动脉血流比值升高　340
脐动脉置管　361
脐窦　354
脐广泛性肿块　100
脐活组织检查　317,387
脐活组织检查术　171

脐静脉导管置入术　348
脐静脉置管　361
脐尿管癌△　213,306
脐尿管病损切除术　221
脐尿管窦道　213
脐尿管恶性肿瘤　213,306
脐尿管放线菌病　213
脐尿管疾病　213
脐尿管结核　213
脐尿管鳞癌　306
脐尿管瘘　213,354
脐尿管囊肿　213,354
脐尿管憩室　213
脐尿管未闭　213
脐尿管腺癌　213
脐尿管肿瘤　213
脐尿管肿瘤切除术　221
脐尿瘘△　354
脐脓肿切开引流术　171
脐旁疝　100
脐膨出　354
脐膨出 - 大舌 - 巨大儿综合征　354
脐膨出修补术　171
脐切除术　171,313,386
脐疝　100,354
脐疝伴梗阻　100,354
脐疝补片修补术　171
脐疝 - 巨舌 - 巨人症综合征△　226
脐疝修补术　171
脐窝湿疹　376
脐息肉　100,354
脐血流异常　340
脐血移植　162
脐整形术　171,291
脐肿物△　100
骑跨骨折　250
气道传导率　88
气道弹性阻力　88
气道二氧化碳分压　88
气道二氧化碳浓度　88
气道反应性　88
气道峰压　88
气道峰压与平台压差　88
气道高反应性　88
气道惯性阻力　88
气道内支架植入术　84
气道顺应性　88
气道陷闭　78
气道压　88
气道压力释放通气　84
气道氧分压　88
气道氧浓度　88
气道阻力　88
气道阻塞　78
气动取皮机取皮术　299
气动眼压计　22
气短　70,189
气腹　354
气管瘢痕　78
气管病损激光烧灼术　35,190
气管病损切除术　35,190
气管部分切除术　35,190
气管插管　35,56,84,190,302,348,361
气管插管后喉水肿　27,47

气管插管后喉头水肿 354
气管插管术 84
气管成形伴人工喉重建术 35,190
气管成形术 35,190
气管重建术 35,191
气管挫伤 78
气管恶性肿瘤 78
气管梗阻 78
气管喉切开术 35
气管挤压伤 78
气管继发恶性肿瘤 78
气管假性淋巴瘤 78
气管交界性肿瘤 78
气管角化病 78
气管节段切除术 191
气管镜下气管病损切除术 35,191
气管镜下气管人工假体置入术 191
气管开放性损伤 27,47
气管良恶性未定肿瘤 306
气管良性肿瘤 78
气管裂开术 35
气管裂伤缝合术 191
气管裂伤修复术 35
气管瘘闭合术 191
气管瘘口狭窄 78
气管瘘修补术 35
气管内吹气 84
气管内吹氧 84
气管内滴入法 37
气管内喷射 84
气管内氧疗 84
气管内异物去除 191
气管脓肿 78
气管憩室 78
气管切开 302
气管切开闭合术 191
气管切开窦道 78
气管切开术 35,299
气管切开术后拔管困难 47
气管切开术后出血 27
气管切开术后气道阻塞 47
气管切开套管拔除术 35
气管切开异物取出术 35,191
气管人工假体置入术 35,191
气管肉芽肿 78
气管软化 78
气管软化症△ 78
气管 - 舌骨固定术 35
气管 - 舌骨 - 会厌固定术 35
气管食管瘘 78
气管 - 食管瘘闭合术 35,191
气管 - 食管造口术 35
气管受压 78
气管损伤△ 78
气管套管拔除 78
气管痛 31
气管无名动脉瘘 78
气管息肉 78
气管狭窄 78,295
气管狭窄松解术 35,191
气管悬吊术 35,191
气管炎 78
气管引流 84
气管造口封闭术 35

气管造口术后气管食管瘘 27
气管造口修正术 191
气管造瘘口狭窄 27
气管支架置换术 191
气管支架置入术 35
气管支气管淀粉样变△ 81
气管支气管继发恶性肿瘤 78,306
气管支气管裂伤缝合术 191
气管支气管软化症 78
气管支气管炎 78
气管支气管异物取出术 35
气流传导比值 88
气流传导比值下降 35% 激发剂量 88
气流传导比值下降 35% 激发浓度 88
气流受限 78
气流阻力呈流量依赖性 88
气流阻力呈面积依赖性 88
气囊漏气试验 88
气球菌感染 416
气球细胞痣 376
气球状细胞黑素瘤 376
气速指数 88
气体、烟雾和蒸气的毒性效应 61
气体分析法 88
气体弥散速率 88
气体陷闭 78
气体陷闭容积 88
气雾剂中毒 407
气性坏疽 164,250,297,376,416
气性膀胱炎 213
气性肾盂肾炎 213
气胸 78,295,354
气压伤 407
气压损伤性中耳炎 27
气胀痛 100,106
气质量表 398
企图流产失败 325
汽油烧伤 295
汽油中毒 407
起搏器程控 71
起搏器导线移位 67
起搏器感知功能不良 67
起搏器起搏功能不良 67
起搏器去除术 71
起搏器植入术后△ 69
起搏器周围组织感染△ 203
起立床训练 403
起源于 HHV8 相关多中心 Castleman 病相
    关的大 B 细胞淋巴瘤 159
器官功能障碍逻辑性评分 88
器官性发声不良 31
器官移植性脑病 120
器械相关性心内膜炎 67
器械运动训练 403
器质性勃起功能障碍 213
器质性分离性障碍 392
器质性幻觉症 392
器质性混合型情感障碍 392
器质性焦虑障碍 392
器质性紧张性障碍 392
器质性精神障碍 392
器质性精神综合征 396
器质性脑病△ 392
器质性情感障碍 392

器质性情绪不稳定障碍 392
器质性情绪衰弱障碍△ 392
器质性情绪虚弱障碍△ 392
器质性人格改变△ 392
器质性人格障碍 392
器质性双相障碍 392
器质性妄想障碍 392
器质性心境障碍 392
器质性遗忘综合征 396
器质性抑郁障碍 392
器质性游离障碍△ 402
器质性躁狂障碍 392
恰加斯病 416
恰克林脊柱截骨术 281
髂部病损穿刺活组织检查 317
髂动脉闭塞 199
髂动脉后输尿管 213
髂动脉畸形 199
髂动脉夹层 199
髂动脉假性动脉瘤 199
髂动脉假性动脉瘤破裂 199
髂动脉扩张 199
髂动脉瘤 199
髂动脉瘤破裂 199
髂动脉损伤 164,199
髂动脉狭窄 199
髂动脉硬化 199
髂动脉迂曲 199
髂动脉支架闭塞 199
髂动脉支架内再狭窄 199
髂动脉粥样硬化 199
髂腹股沟淋巴结切除术 221
髂股静脉血栓形成 401
髂股静脉炎 199
髂股韧带扭伤 250,401
髂股板穿孔 250
髂骨瓣制备术 56
髂骨病损切除术 281,313
髂骨部分切除术 281
髂骨恶性骨肿瘤 250
髂骨骨折 401
髂骨骨折△ 250
髂骨骨折切开复位钢板内固定术 281
髂骨骨折切开复位钢针内固定术 281
髂骨骨折切开复位螺钉内固定术 281
髂骨及肋骨移植 281
髂骨交界性骨肿瘤 250
髂骨截骨 281
髂骨截骨术 281
髂骨良性骨肿瘤 250
髂骨切除术 281
髂骨取骨术 281
髂骨移植的胫距关节融合（Chuinard-Peterson
    方法） 281
髂骨翼骨折 250
髂骨翼新月样骨折 250
髂骨植骨术 281
髂骨致密性骨炎 250
髂骨致密性骨炎△ 229
髂关节囊韧带扭伤 401
髂肌腱炎 250
髂峰骨刺 250
髂峰幼年型骨软骨病 250
髂胫束挛缩 250,401

髂胫束切断术 281
髂胫束移位术 281
髂胫束综合征 250
髂静脉栓塞 199
髂静脉损伤 164,199
髂静脉血栓形成 401
髂静脉压迫综合征△ 199
髂淋巴干结扎术 313
髂淋巴干 - 小静脉吻合术 313
髂淋巴结根治性切除术 171
髂淋巴结根治性清扫术 313
髂淋巴结继发恶性肿瘤 306
髂淋巴结清扫术 221
髂内动脉闭塞△ 199
髂内动脉结扎术 348
髂内动脉狭窄 199
髂内动脉粥样硬化 199
髂内静脉栓塞 199
髂内静脉血栓形成 199
髂前上棘撕脱骨折 250
髂前下棘撕脱骨折 250
髂区开放性损伤 250
髂外动脉闭塞 199
髂外动脉夹层 199
髂外动脉假性动脉瘤 199
髂外动脉瘤 199
髂外动脉狭窄 199
髂外动脉粥样硬化 199
髂外静脉栓塞 199
髂外静脉血栓形成 199
髂窝病损切除术 313
髂窝恶性肿瘤 100
髂窝积液清除术 313
髂窝结核 100
髂窝淋巴结结核△ 100
髂窝脓肿 416
髂窝脓肿切开引流术 313
髂窝血肿切开引流术 313
髂血管继发恶性肿瘤 199
髂血管损伤 164,250
髂腰固定 281
髂腰肌腱切断术 281
髂腰肌腱炎 250
髂腰肌腱切断术 281
髂翼移除 281
髂总动脉假性动脉瘤 199
髂总动脉瘤 199
髂总动脉栓塞 199
髂总动脉狭窄 199
髂总动脉血栓形成 199
髂总静脉狭窄 199
髂总静脉血栓形成 199
髂总静脉压迫综合征 199
千足虫蜇伤 376
迁徙皮瓣移植术 281,291
牵开式关节成形术 281
牵拉成骨术 281
牵拉性秃发△ 376
牵拉性脱发 376
牵连观念 396
牵牛花综合征 10,130
铅及其化合物的毒性效应 61
铅及其化合物皮肤损伤 376
铅性痛风 147,250

铅中毒 407
铅中毒性脑病 392
铅中毒性痛风△ 147,250
前鼻孔闭锁 27
前鼻孔成形术 35,56,291
前鼻孔填塞止血 35
前鼻孔狭窄 27
前壁骨折 250
前臂瘢痕 295
前臂部瘢痕 288
前臂陈旧性骨折 250
前臂尺动脉损伤 199,250
前臂尺神经断裂 250
前臂尺神经损伤 250
前臂动静脉瘘栓塞 199
前臂多处骨缺损 250
前臂多处骨折△ 250
前臂多处肌肉缺损 250
前臂多处皮肤缺损 250
前臂多处损伤 250
前臂多处血管损伤 199,250
前臂多发肌肉和肌腱损伤 250
前臂多发性骨折 250
前臂多发性肌肉和肌腱扭伤 250
前臂多发性开放性损伤 250
前臂多神经损伤 250
前臂骨间背侧动脉皮瓣术 299
前臂骨髓炎 250
前臂骨折 250
前臂和手的先天缺如 250
前臂坏死性筋膜炎 295
前臂肌缝合术 282
前臂肌腱缝合术 282
前臂肌腱皮肤粘连 250
前臂肌腱松解术 282
前臂肌腱移位术 282
前臂肌肉和肌腱扭伤 250
前臂肌肉和肌腱损伤 250
前臂挤压伤 250
前臂假肢安装 282
前臂减张术 291
前臂截肢术 282
前臂静脉损伤 199,250
前臂开放性损伤 250
前臂开放性损伤伴骨折 250
前臂开放性损伤伴脱位 250
前臂溃疡（恶性） 295
前臂溃疡（良性） 288
前臂离断伤 288
前臂拇指屈肌腱损伤 250
前臂拇指屈肌扭伤 250
前臂拇指伸肌扭伤 250
前臂拇指外展肌扭伤 250
前臂内侧皮神经麻痹 250
前臂皮瓣术 299
前臂皮瓣制备术（供区切取） 56
前臂皮肤软组织缺损并感染 295
前臂切断 250
前臂切开减压术 282
前臂屈肌腱断裂 250
前臂屈肌扭伤 250
前臂桡动脉损伤 199,250
前臂桡神经损伤 250
前臂伸肌扭伤 250

前臂神经损伤 250
前臂束带松解术 282
前臂水平的尺动脉损伤 250
前臂水平的尺神经损伤 250
前臂水平的多处血管损伤△ 234
前臂水平的多神经损伤△ 250
前臂水平的拇指骨缺损 250
前臂水平的拇指肌肉缺损 250
前臂水平的拇指皮肤缺损 250
前臂水平的拇指伸肌或外展肌和肌腱损伤 250
前臂水平的皮感觉神经损伤 250
前臂撕脱伤 250
前臂损伤 250
前臂血管损伤 199,250
前臂游离皮瓣术 299
前臂再植术 282
前臂掌侧间隙感染 250
前臂正中神经断裂 250
前臂正中神经损伤 250
前臂指屈肌扭伤 250
前扁桃体柱恶性肿瘤 47
前不均倾△ 340
前不均倾位 340
前侧肩峰成形术 282
前床突脑膜瘤 179
前次剖宫后阴道分娩△ 340
前额面喉切除术 35
前方伴后方半横形骨折 250
前方钢板固定骶关节融合术 282
前方入路颈椎间盘切除术 282
前方入路颈椎体间融合 282
前房成形术 20
前房冲洗术 20
前房穿刺冲洗术 20
前房积脓 10,18
前房积脓性虹膜睫状体炎 10
前房积脓性角膜溃疡 10
前房积血 10,18
前房角后退 10
前房角镜检查 22
前房角可疑关闭 10
前房角破裂 10
前房角狭窄 10
前房角新生血管 10
前房角粘连 10
前房角粘连分离术 20
前房囊肿 10
前房植入硅管阻塞 10
前房注气术 20
前跗管综合征 250
前后挤压型损伤 250
前后牙反𬌗 47
前滑脱 250
前极白内障 10
前脊髓损伤 250
前脊髓综合征 250
前脊椎裂 251
前睑缘炎 10
前交通动脉闭塞 120
前交通动脉动脉瘤破裂△ 120
前交通动脉瘤 120
前交通动脉瘤破裂 120
前交通动脉狭窄 120

前连合喉切除术 35
前列腺癌△ 213
前列腺癌肉瘤 213
前列腺按摩 221
前列腺被膜切开术 221
前列腺病 213
前列腺病损切除术 221,313
前列腺部分切除术 221,313
前列腺恶性肿瘤 213,318
前列腺根治切除术 313
前列腺根治性切除术 221
前列腺管内腺癌 213
前列腺继发性恶性肿瘤 213
前列腺间质瘤恶性潜能未定的间质增生 306
前列腺交界性肿瘤 213
前列腺结核 213
前列腺结石 213
前列腺结石切除术 221
前列腺精囊包虫病 213
前列腺冷冻术 221
前列腺淋巴肉瘤 213
前列腺梅毒 213
前列腺囊肿 213
前列腺 - 尿道记忆金属支架置入术 221
前列腺尿路上皮癌 306
前列腺脓肿 213
前列腺脓肿引流术 221
前列腺切除术 221,313
前列腺肉瘤 213
前列腺术后 61
前列腺术后止血术 221
前列腺素引产失败 340
前列腺损伤 213
前列腺痛△ 213
前列腺痛症 213
前列腺微波治疗 221
前列腺纤维化△ 211
前列腺腺癌 213
前列腺腺瘤 213
前列腺性质未定肿瘤△ 213
前列腺修补术 221
前列腺炎 213
前列腺炎△ 215
前列腺移行细胞癌 213
前列腺增生 213
前列腺针刺活组织检查 221,317
前列腺支架取出 221
前列腺周围活组织检查 221,317
前列腺周围脓肿引流术 221
前列腺周围组织病损切除术 221
前列腺子宫内膜样癌 213
前颅窝底恶性肿瘤 306
前路齿状突螺钉固定术 282
前路寰枢椎经关节螺钉内固定术 282
前路脊椎融合 251
前路眶内肿物摘除术 20
前路螺钉内固定术 282
前路腰和腰骶融合术 282
前路椎动脉造影 286
前路椎间盘切除融合术 282
前路椎间融合术 282
前囊膜混浊 10
前尿道瓣膜△ 354
前尿道瓣膜症 354

前颞叶切除术 185
前盆底重建术 334
前盆腔重建术 334
前葡萄膜炎 10
前屈旋颈试验 251,270
前入路肝切除术 171
前入路寰枢椎翻修术 282
前入路寰枢椎融合术 282
前入路颈椎翻修术 282
前入路颈椎间盘切除术 282
前入路颈椎融合术 282
前入路胸腰椎翻修术 282
前入路胸腰椎融合术 282
前入路胸椎翻修术 282
前入路胸椎融合术 282
前入路胸椎椎体切除术 282
前入路腰骶翻修术 282
前入路腰骶融合术 282
前入路腰椎翻修术 282
前入路腰椎融合术 282
前入路枕颈翻修术 282
前伸𬌗 59
前伸𬌗颌位 59
前伸髁导斜度 59
前伸平衡𬌗 59
前伸𬌗平衡 59
前伸运动 59
前十字韧带松弛 251
前庭成形术 56
前庭窗畸形 27
前庭大腺癌 325
前庭大腺病损切除术 313,334
前庭大腺恶性肿瘤 325
前庭大腺继发恶性肿瘤 325
前庭大腺瘘管切除术 334
前庭大腺囊肿 288,325,376
前庭大腺囊肿抽吸术 334
前庭大腺囊肿切除术 334
前庭大腺囊肿切开术 334
前庭大腺囊肿造口术 334
前庭大腺脓肿 325,416
前庭大腺脓肿切开引流术 334
前庭大腺切除术 313,334
前庭大腺炎 325,376
前庭大腺造袋术 334
前庭大腺造口术 334
前庭功能检查 37
前庭沟过浅△ 50
前庭沟扩展术 56
前庭神经切断术 35
前庭神经炎 27
前庭神经元炎 120
前庭神经元炎△ 27
前庭水管扩大症△ 24
前庭 - 外半规管发育不全 27
前庭药物中毒 27
前庭中枢性眩晕 31
前庭周围性眩晕 31
前头部非节律性慢波 130
前头部慢节律 130
前外侧减压术 282
前外侧入路颈椎融合术 282
前外侧入路胸腰椎融合术 282
前外侧入路胸椎融合术 282

前外侧入路腰骶椎融合术 282
前外侧入路腰椎融合术 282
前斜角肌综合征 120,179,251
前囟门穿刺术 185
前胸壁痛 70
前循环动脉瘤 179
前牙反𬌗 47
前牙开𬌗 47
前跖痛 251,270
前置胎盘 340
前置胎盘伴出血 340
前置胎盘伴植入 340
前置胎盘(边缘性)△ 337
前置胎盘(边缘性)伴出血 340
前置胎盘(部分性)△ 337
前置胎盘(部分性)伴出血 340
前置胎盘(完全性)伴出血 340
前置胎盘(完全性) 340
前置血管△ 346
前置血管破裂 340
前柱骨折 251
前纵隔交界性肿瘤 78
前纵隔良性肿瘤 78
前纵韧带骨化 251
前足底痛 251
前足松弛症 251
钱币状皮炎△ 376
钱币状湿疹 376
钱币状银屑病 376
钱币状掌跖角化病 376
钱癣 416
钱癣 379
钳夹术 334
钳甲 376
钳形甲△ 376
潜伏骨折 251
潜伏梅毒 376
潜伏期 130
潜伏期延长 340
潜伏性晚期先天性梅毒 416
潜伏性雅司△ 383
潜伏性雅司病 416
潜伏性早期先天性梅毒 416
潜水员麻痹病 407
潜水员瘫痪 407
潜行性甲 47
潜在开放骨折△ 251
潜在开放性骨折 251
潜在致死损伤 320
潜在致死损伤修复 320
潜蚤病 376
浅Ⅱ度烧伤 295
浅表冻伤 407
浅表扩散性恶性黑素瘤 376
浅表扩散性原位恶性黑素瘤 376
浅表良性肿物切除术 386
浅表纤维瘤病(掌/跖) 251
浅表型单纯性大疱性表皮松解症△ 376
浅表型基底细胞癌 376
浅表性单纯型大疱性表皮松解症 376
浅表性脂肪瘤样痣 376
浅表血管黏液瘤 376
浅表肢端纤维黏液瘤 376
浅表肢端纤维黏液瘤△ 266

浅表脂肪瘤样痣△　376
浅部真菌病　416
浅层点状角膜炎　10
浅层巩膜炎△　2
浅层角膜结膜炎　10
浅层角膜异物剔除术　20
浅度烧伤　295
浅前房　18
浅龋　47
浅睡期　130
嵌插骨折　251
嵌顿包茎　213
嵌顿疝松解回纳术　171
嵌顿性股疝　100,354
嵌顿性脐疝　100,354
嵌甲　376
嵌甲△　267
嵌体　56
呛咳　82
腔静脉 - 肺动脉分流术　302
腔静脉后输尿管　213
腔静脉后输尿管整形术　221
腔静脉结扎术　191,222,313
腔静脉瘤栓　199
腔静脉栓塞　199
腔静脉栓塞和血栓形成△　199
腔静脉损伤　188,199
腔静脉型房间隔缺损　67
腔静脉折叠术　191,222,313
腔静脉综合征　199
腔镜甲状腺癌改良根治术　171
腔镜甲状腺部分切除术　171
腔镜甲状腺次全切除术　171
腔镜甲状腺全切除术　171
腔镜下单侧副乳切除术　171
腔镜下单侧乳房切除伴同侧腋窝前哨淋巴
　结活检术　171
腔镜下皮下组织病损切除术　291
腔镜下区域性腋窝淋巴结切除术　313
腔镜下乳房病损切除术　171
腔镜下乳房肿物切除术　171
腔镜下双侧副乳切除术　171
腔镜下双侧乳房切除术　171
腔镜下腋窝淋巴结根治性切除术　171,313
腔镜下腋窝淋巴结清扫术　171
腔镜下腋窝淋巴结区域性切除术　171
腔内放［射治］疗　320
腔内近距离治疗　84
腔内热疗　320
腔隙性脑梗死　120
强脉冲光治疗　386
强迫思维　396
强迫行为　396
强迫型人格特点　396
强迫型人格障碍　392
强迫性上网　396
强迫性障碍△　392
强迫障碍　392
强迫症　179
强迫状态　392
强直膝　251,270
强直膝△　258
强直型脑性瘫痪　401
强直性背椎骨肥大(症)△　237

强直性处女膜　325
强直性肌营养不良　120,123,401
强直性肌营养不良症　120,401
强直性脊柱炎　251
强直性脊柱炎△　241,256
强直性脊柱炎伴发葡萄膜炎　10
强直性脊柱炎伴后凸△　227
强直性脊柱炎肾损害　135
强直性脊椎骨肥厚　251
强直性收缩　130
强直 - 阵挛发作　120
强直 - 阵挛性发作△　120
强直性周期性麻痹　113
强直性椎管狭窄　251
强直性子宫收缩　340
强制动作　396
强制入睡性睡眠障碍　120
强制性哭笑　396
强制性思维　396
羟基喹啉衍生物中毒　407
羟基磷灰石沉积病　251
羟赖氨酸血症　155
羟磷灰石沉着病△　251
跷跷板型眼球震颤　10
桥本病△　153
桥本甲状腺炎　147
桥本脑病　120
桥接钢板固定术　282
桥脑脓肿　120
桥小脑角蛛网膜囊肿　120
桥状瘢痕　295
翘拇畸形　228
鞘良性肿瘤　288
鞘膜部分切除术　222
鞘膜恶性肿瘤　213
鞘膜翻转术　222
鞘膜高位结扎术　222
鞘膜积脓　213
鞘膜积血　213
鞘膜继发恶性肿瘤　306
鞘膜囊肿切除术　222
鞘膜切除术　222
鞘内注射　130
鞘状突高位结扎术　222
切除重建术　282
切除皮肤活检术　386
切除性牙周膜新附着术　56
切导　59
切导盘　59
切导斜度　59
切道　59
切道斜度　59
切迪阿克 - 施泰因布林克 - 东综合征　147
切割伤　376
切痂异体皮移植术　299
切痂植皮术　299
切开复位　282
切开复位内固定　282
切口裂开　288
切口愈合不良　288
切线照射　320
切牙管囊肿　47
切牙孔注射法　56
窃血综合征　135

侵入性创面感染　295
侵入性肺曲霉病　78
侵入性胎儿手术后的孕产妇医疗　340
侵蚀性骨关节病　401
侵蚀性葡萄胎　325
侵蚀性炎症性骨关节炎　251
侵袭播散性曲霉病　376
侵袭性 NK 细胞白血病　159
侵袭性垂体腺瘤　147
侵袭性恶性黑素瘤　376
侵袭性肺曲霉病　416
侵袭性肺曲霉菌病△　78
侵袭性淋巴瘤　159
侵袭性曲霉病　376
侵袭性纤维瘤病　288
侵袭性血管黏液瘤　376
侵袭性牙周炎　47
侵袭性婴儿纤维瘤病△　370
侵袭性真菌性鼻窦炎　27
侵袭性肢端乳头状腺癌　376
侵袭性脂肪瘤病　288
亲毛囊性蕈样肉芽肿△　378
琴键征　251,270
青斑血管炎　376
青斑样皮炎　376
青春期疾病　147
青春期甲状腺肿　147
青春期巨大乳房　164
青春期前痤疮　376
青春期妊娠　340
青春期乳房发育　147
青春期乳房肥大△　164
青春期延迟　147
青春期月经过多　325
青春型精神分裂症　392
青光眼　10
青光眼包裹性滤过泡修补术　20
青光眼合并先天异常　10
青光眼睫状体炎综合征　10
青光眼绝对期　10
青光眼滤过泡分离术　20
青光眼滤过泡修补术　20
青光眼术后滤过泡漏　10
青光眼术后滤过泡漏△　9
青光眼术后浅前房　10
青光眼术后无前房　10
青光眼性白内障　10
青光眼引流物暴露　10
青睫综合征△　10
青霉胺诱发重症肌无力　120
青霉病　354,416
青霉素类中毒　407
青年期姿势性脊柱后凸　251
青年上肢远端肌萎缩症　120
青少年白内障 - 小角膜 - 肾性糖尿综合征
　147
青少年春季疹　376
青少年高血压　67
青少年骨软骨病　251
青少年肌阵挛癫痫　120
青少年脊柱侧凸　251
青少年脊柱侧弯　251
青少年脊柱后凸　251
青少年脊柱后弯△　251

青少年脊椎骨软骨炎 251
青少年近视 10
青少年脑型肾上腺脑白质营养不良症 147
青少年帕金森病△ 121
青少年失神癫痫 120
青少年特发性骨质疏松症 147
青少年特发性关节炎伴发葡萄膜炎 10
青少年特发性脊柱侧凸 251
青少年特发性脊柱侧弯△ 251,254,256
青少年型青光眼 10
青少年型姿势性脊柱后凸 251
青铜症 354
青枝骨折 251
轻度蛋白质 - 热能营养不良 155,354
轻度肺动脉高压 67
轻度高碳酸血症 78
轻度宫颈发育不良 325
轻度近视 10
轻度精神发育迟缓(无或轻微行为缺陷的)△ 400
轻度精神发育迟滞 392
轻度精神发育迟滞无或轻微的行为缺陷 392
轻度精神发育迟滞显著的行为缺陷(需要加以关注或治疗) 392
轻度马罗托 - 拉米综合征 147
轻度屈膝畸形 251
轻度认知功能损害 396
轻度烧伤 295
轻度水肿 82
轻度通气功能障碍 78
轻度外阴发育不良 325
轻度吸入性损伤 295
轻度吸入性损伤(化学性) 295
轻度吸烟 78
轻度系膜增生性肾小球肾炎 135
轻度抑郁发作 392
轻度营养不良 155
轻度远视 10
轻截瘫△ 259
轻链沉积病 135
轻链近端肾小管病 135
轻链肾病△ 135
轻链 - 重链沉积病 135
轻偏瘫 401
轻瘫试验(上 / 下肢) 251
轻微脑功能失调 396
轻泻剂中毒△ 408
轻型地中海贫血 354
轻型霍乱△ 97
轻型流行性乙型脑炎△ 117
轻躁狂 392
轻重链肾病△ 135
氢氟酸烧伤 295
氢氰酸烧伤 296
氢氧化钾化学伤 407
氢氧化钾烧伤 407
氢氧化钠化学伤 407
氢氧化钠烧伤 296
倾倒综合征 100
倾斜距骨 251
清除病灶 282
清创术 282
清创性肝切除 171

清洁剂(洗涤剂)中毒 407
清洁气管造口 191
清漆中毒 407
清髓性造血干细胞移植 159
清音 82
鲭亚目鱼中毒 376
情感暴发 396
情感不稳 396
情感不协调 396
情感迟钝 396
情感淡漠 396
情感倒错 396
情感高涨 392
情感平淡 396
情感性人格△ 392
情感性人格障碍 392
情感增盛 396
情感障碍和精神分裂症检查提纲 398
情感障碍和精神分裂症评分表△ 398
情景互动康复系统 403
情景性幻视 396
情绪不稳型人格障碍 392
情绪不稳型人格障碍(边缘型) 392
情绪高涨△ 392
情绪高涨人格 392
情绪性掌跖多汗症 376
氰钴胺素缺乏 155
氰化氢中毒 407
氰化物的毒性效应△ 407
氰化物中毒 407
庆大霉素中毒 407
穹窿静脉瘘 213
穹窿狭窄 213
丘脑病损切除术 185
丘脑出血 120,179
丘脑穿支动脉梗死 120
丘脑恶性肿瘤 179,306
丘脑腹外侧核毁损术 185
丘脑梗死△ 120
丘脑核破坏术 185
丘脑核射频毁损术 185
丘脑化学破坏术 185,313
丘脑脓肿 120
丘脑切开术 185,313
丘脑射频毁损术 313
丘脑射频治疗术 185
丘脑下部出血 120
丘脑性失语 401
丘脑枕征 130
丘疱疹 385
丘疹 385
丘疹坏死性结核疹 376
丘疹型血管角化瘤 376
丘疹性荨麻疹 376
丘疹性血管增生 376
丘疹紫癜性手套和短袜样综合征 376
球孢子菌病 354,376,416
球孢子菌病脑膜炎 120,354,376,416
球孢子菌性肉芽肿 376
球壁异物取出术 10
球海绵体反射 251,270
球海绵体反射 249
球后恶性肿瘤 10
球后良性肿瘤 10

球后淋巴瘤 306
球后视神经炎 10
球后炎性假瘤 306
球后注射 20
球结膜瓣覆盖术 20
球结膜放射状切开冲洗术 20
球结膜下注射 20
球菌性口炎 47
球囊造瘘术 35
球内磁性异物取出术 20
球内非磁性异物取出术 20
球内贯通伤伴有异物 10
球拍状甲 376
球拍状胎盘 340
球旁注射 20
球上颌囊肿△ 47
球形角膜 10
球形晶状体 10,18
球形晶状体 - 短矮畸形综合征 10
球周注射 20
球状上颌囊肿 47
曲菌病* 376
曲菌病△ 354
曲马多中毒 407
曲霉病 354,376,416
曲霉菌病△ 354,376
曲霉菌肺炎 416
曲面断层 X 射线片 59
曲张型支气管扩张 78
驱动压 88
驱蛲虫药中毒 407
屈从性强迫动作 396
屈光不正 10
屈光不正合并白内障 10
屈光不正性弱视 10
屈光参差 10
屈光参差和不等像视△ 10
屈光参差和影像不等 10
屈光参差性弱视 10
屈光调节性内斜视 10
屈光手术后光学异常 10
屈光手术术后 10
屈光性近视 10
屈光指数性近视 10
屈肌腱粘连后遗症 251
屈肌腱自发性破裂 251
屈拇长肌腱损伤后遗症 251
屈曲畸形 251,255,267
屈曲挛缩 296
屈曲指畸形 251
屈腕肌腱缝合术 282
屈指肌腱缝合术 282
屈指肌腱损伤后遗症 251
屈指浅肌腱近指间关节固定术 282
屈肘试验 286
祛痰剂中毒 407
躯干瘢痕 296
躯干瘢痕切除局部皮瓣移植术 299
躯干瘢痕切除局部整形术 299
躯干瘢痕切除植皮术 299
躯干部蜂窝织炎 164
躯干部皮肤撕脱伤 296
躯干部血管瘤 306
躯干创伤性切断 251

躯干带蒂扩张皮瓣修复颈部瘢痕挛缩术 299
躯干电烧伤 296
躯干冻伤 407
躯干冻伤伴组织坏死 407
躯干多发性骨折 251
躯干多发性开放性骨折 251
躯干恶性软组织肿瘤 288
躯干恶性肿瘤 251,306
躯干骨继发恶性肿瘤 306
躯干关节和韧带扭伤 251
躯干关节和韧带损伤 251
躯干关节和韧带脱位 251
躯干化学性烧伤 296
躯干坏死性筋膜炎 296
躯干肌肉病损切除术 282,291,313
躯干肌肉和肌腱扭伤 251
躯干肌肉和肌腱损伤 251
躯干肌肉扭伤 251
躯干挤压伤 251
躯干继发恶性肿瘤 306
躯干交界性软组织肿瘤 288
躯干疖 376
躯干开放性伤口 251
躯干良性软组织肿瘤 288
躯干皮肤恶性肿瘤 376
躯干皮肤感染 376
躯干皮肤继发恶性肿瘤 306
躯干皮肤良性肿瘤 376
躯干皮肤软组织缺损并感染 296
躯干皮肤原位癌 376
躯干皮下囊肿 376
躯干浅表冻伤 407
躯干切断 251
躯干烧伤 296
躯干烧伤、化学性烧伤和冻伤后遗症 296
躯干四肢凹陷瘢痕切除皮下组织瓣充填皮瓣转移术 299
躯干血管畸形 199
躯干异物去除 171,291
躯干异物去除术 386
躯干周围神经恶性肿瘤 306
躯体变形障碍 392
躯体感觉上的错觉 396
躯体感觉诱发的反射性癫痫 120
躯体感觉诱发电位 130
躯体化 396
躯体化的多种器官系统自主神经功能障碍 392
躯体化的呼吸系统自主神经功能障碍 392
躯体化的泌尿生殖系统自主神经功能障碍 392
躯体化的上消化道自主神经功能障碍 392
躯体化的下消化道自主神经功能障碍 392
躯体化障碍 392
躯体虐待综合征 407
躯体形式的自主神经功能失调 396
躯体性功能障碍 251
躯体症状障碍 392
取出神经系统治疗装置 127
取卵术并发肠管损伤 325
取卵术并发腹腔出血 325
取卵术并发膀胱损伤 325
取卵术并发阴道损伤 325
取皮胶膜取皮术 299

取自体髂骨植骨术 282
龋 47
龋失补 47
龋失补牙 47
龋失补牙面 47
龋源性露髓 47
去除 T 形引流管 107
去除用于肾透析的动静脉搭桥术 282
去传入性疼痛 179
去大脑强直 120
去分化脂肪肉瘤 251
去梗阻后利尿 213
去极化 130
去极化阻滞 130
去皮质综合征 120
去神经电位 130
去肾性高血压 213
去污剂引起的刺激性接触性皮炎 10
去纤维蛋白综合征 376
去纤维蛋白综合征△ 295,353
全白甲 376
全鼻窦炎 27
全鼻再造术 299
全髌骨切除术 282
全部人工听骨植入术 35
全部眼外肌麻痹 10
全垂体功能减退 147
全垂体功能减退△ 376
全垂体功能减退症 376
全垂体功能减退症△ 147
全唇缺损 288
全瓷冠 56
全骶骨切除术 282
全动脉炎 251
全肺恶性肿瘤 78
全肺静脉异位引流(混合型) 199
全肺静脉异位引流(心内型) 199
全肺静脉异位引流(心上型) 199
全肺静脉异位引流(心下型) 199
全肺切除术 191,313
全肺切除术伴纵隔淋巴结清扫术 191
全肺切除术伴纵隔清扫术 313
全腹照射 320
全肝切除术 171,313
全肝照射 320
全肱骨切除术 282
全冠 56
全颌种植体 56
全厚瓣 56
全厚皮片移植术 35,56,282,291,299
全厚游离片移植术 386
全踝关节置换术 282
全脊椎切除术 282
全甲状腺切除术 171
全肩关节置换术 282
全结肠切除术 171
全结肠炎 416
全结直肠切除术 171
全口义齿 56
全髋关节表面置换术 282
全髋关节翻修术 282
全髋关节置换术 282
全淋巴结照射 320
全面部骨折 288

全面强直阵挛性发作 179
全面强直阵挛性发作△ 120
全面性癫痫伴热性惊厥附加症 120
全面性癫痫持续状态 120
全面性癫痫发作 120,179
全面性肌阵挛发作持续状态 120
全面性强直发作持续状态 120
全面性强直 - 阵挛持续状态 120
全面性强直阵挛癫痫持续状态△ 120
全面性强直 - 阵挛性发作癫痫 120
全面性阵挛发作持续状态 120
全脑全脊髓照射 320
全脑照射 320
全脏胸 78
全盆底重建术 334
全盆底重建修补术△ 334
全盆腔器官脱垂 325
全盆腔清扫 171
全皮下除颤器置入术 71
全皮下心脏复律除颤器置入术△ 71
全脾照射 320
全人工心脏 207
全色盲 10
全身多处瘢痕 296
全身骨核素显像 193
全身加热疗法 320
全身麻醉药中毒 354
全身皮肤电子束照射 320
全身偏侧萎缩 376
全身纤维囊性骨炎 147
全身型肌张力障碍 120
全身性巴尔通体病 416
全身性发疹性组织细胞瘤 376
全身性钙沉着症 376
全身性骨关节炎 251,401
全身及血液学药物中毒 61
全身性甲状腺激素抵抗综合征 147
全身性抗感染药和抗寄生虫药中毒 62
全身性抗生素中毒 62
全身性抗真菌药抗生素中毒 407
全身性磷中毒 296
全身性瘙痒症 376
全身性水肿 82
全身性血管瘤病 376
全身性硬皮病 251
全身性硬皮病伴有肺部受累△ 78
全身性硬皮病性肺病变 78
全身性硬皮病性肌病 251
全身性脂肪营养不良 155
全身熏蒸治疗 386
全身炎症反应综合征 78
全身照射 320
全身自主神经功能不全 120
全食管切除术 35,191,313
全视网膜激光光凝术 20
全秃 288,376
全腕关节融合术 282
全胃切除伴食管 - 空肠吻合术 171,313
全胃切除伴食管 - 十二指肠吻合术 171,313
全胃切除术伴空肠间置术 171,313
全膝关节表面置换术 282
全膝关节翻修术 282
全膝关节置换术 282

全腺泡型肺气肿△ 78
全小叶肺气肿 78
全心扩大△ 71
全心衰竭 199
全心炎 67
全心增大△ 71
全血碱剩余 88
全血细胞减少症 159
全眼球炎 10
全叶性肺气肿△ 78
全液体通气 84
全阴道切除术 334
全主动脉弓人工血管置换并支架象鼻手术 207
全主动脉人工血管置换术 207
全椎板切除术 282
全子宫切除术 313,334
全自动腹膜透析仪腹膜透析 137
全自动视野计 22
全组蝶窦筛窦开放术及相关步骤 35
拳击骨折 10
拳击手酩酊样综合征 396
拳击性痴呆 392
拳形手畸形矫正术 299
蜷曲趾 251
醛固酮分泌肾上腺皮质腺癌 147
醛固酮分泌腺瘤 147
醛固酮合成酶缺陷症 147
醛固酮合成酶缺陷症Ⅰ型 147
醛固酮合成酶缺陷症Ⅱ型 147
醛固酮减少症 148
醛固酮增多症 148
醛固酮增多症性高血压 148
醛缩酶缺乏症 159
颧部褐青色痣 376
颧弓骨折 47
颧弓降低术 57,291
颧弓位投照术 59
颧骨成形术 57,291
颧骨重建术 57,291
颧骨恶性肿瘤 47
颧骨肥大 47
颧骨骨折 10,47
颧骨骨折闭合复位术 57,291
颧骨骨折切开复位内固定术 57,291
颧骨骨折切开复位术 291
颧骨过低 47
颧骨过宽 47
颧骨过窄 47
颧骨结核 47
颧骨良性肿瘤 27,47
颧骨颧弓粉碎性骨折 288
颧骨三点骨折 10
颧骨上颌骨联合体骨折 47
颧眶复合体骨折 10
颧眶骨折 288
颧颞入路 35
犬吠样咳嗽 419
犬疥疮 376
缺钾性低钾血症 78
缺口节律 130
缺铁性红细胞生成 160
缺铁性贫血 160
缺铁性吞咽困难综合征 27,376

缺血缺氧性脑病恢复期 401
缺血性半暗带 130
缺血性肠病△ 100
缺血性肠病伴出血 100
缺血性肠病坏死 100,354
缺血性肠炎 100
缺血性骨坏死 251
缺血性坏死 251,282
缺血性坏死△ 234
缺血性脊髓血管病 120
缺血性结肠炎 100,354
缺血性结肠炎△ 99
缺血性筋膜炎 251,376
缺血性挛缩 251
缺血性脑水肿 120
缺血性脑血管病 120
缺血性脑卒中△ 120
缺血性缺氧 78
缺血性肾病△ 135
缺血性肾脏病 135
缺血性视神经病变 10
缺血性心肌病 67
缺血性心脏病 67
缺血性周围神经病 120
缺血性周围性发绀 82
缺牙间隙 54
缺牙引起的颌骨牙槽嵴中度萎缩 47
缺氧 78
缺氧发作 70
缺氧缺血性脊髓病 354
缺氧缺血性脑病 120
缺氧缺血性脑病后遗症 120
缺氧性肺血管收缩 78
缺氧性脑损害 120,354
缺氧性窒息 407
缺指畸形 251
雀斑 376

R

染发皮炎△ 376
染发性皮炎 376
染料接触性皮炎 376
染料引起的变应性接触性皮炎 10
染料中毒 407
染色体病 354
染色体核型分析 162
染色体显带 162
染色体异常 401
桡侧半肢畸形 251
桡侧发育不良△ 251
桡侧副韧带断裂 251
桡侧副韧带扭伤 251
桡侧腕屈肌肌腱炎 251
桡侧腕伸肌腱周围炎 251
桡侧纵列缺如 251
桡尺骨干骨折 251
桡尺骨骨折不愈合 251
桡尺骨骨折畸形愈合 251
桡尺骨骨折延迟愈合 251
桡尺骨应力骨折 251
桡尺骨远端骨折 251
桡尺关节脱位闭合复位术 282
桡动脉搏动 251,270

桡动脉部分切除伴桡尺动脉自体血管移植术 282
桡动脉结扎术 282
桡动脉修补术 282
桡动脉支架置入术 207
桡肱关节扭伤 251
桡肱关节脱位 251
桡骨病损切除术 282,313
桡骨部分切除术 282
桡骨成形术 282
桡骨恶性骨肿瘤 251
桡骨干恶性骨肿瘤 251
桡骨干骨折 251
桡骨干交界性骨肿瘤 251
桡骨干良性骨肿瘤 251
桡骨钢板内固定术 282
桡骨钢针内固定术 282
桡骨骨骺分离闭合复位术 282
桡骨骨膜反射△ 231
桡骨骨髓炎 296
桡骨骨折 251
桡骨骨折闭合复位钢板内固定术 282
桡骨骨折闭合复位钢针内固定术 282
桡骨骨折闭合复位螺钉内固定术 282
桡骨骨折闭合复位术 282
桡骨骨折闭合复位髓内针内固定术 282
桡骨骨折不愈合 251
桡骨骨折畸形愈合 251
桡骨骨折切开复位钢板内固定术 282
桡骨骨折切开复位钢针内固定术 282
桡骨骨折切开复位螺钉内固定术 282
桡骨骨折切开复位术 282
桡骨骨折切开复位髓内针内固定术 282
桡骨关节内骨折 251
桡骨环状韧带扭伤 251
桡骨活组织检查 286,317
桡骨交界性骨肿瘤 251
桡骨截骨术 282
桡骨近端多发性骨折 251
桡骨近端恶性骨肿瘤 251
桡骨近端骨折 251
桡骨近端骨骺损伤△ 251
桡骨近端骨骺早闭 251
桡骨近端交界性骨肿瘤 251
桡骨近端良性骨肿瘤 251
桡骨茎突骨折 251
桡骨茎突切除术 282
桡骨茎突狭窄性腱鞘炎 251
桡骨颈骨折 251
桡骨开放性骨折清创术 282
桡骨良性骨肿瘤 251
桡骨螺钉内固定术 282
桡骨膜反射 251,270
桡骨内固定物取出术 282
桡骨切除术 282
桡骨人工骨植骨术 282
桡骨上端骨骺分离 251
桡骨死骨去除术 282
桡骨髓内针内固定术 282
桡骨头半脱位 251
桡骨头半脱位△ 251
桡骨头骨骺损伤 251
桡骨头骨折 251
桡骨头切除关节成形术 282

桡骨头切除术　282
桡骨头脱位　251
桡骨外固定架固定术　282
桡骨外固定架去除术　282
桡骨小头切除术　282
桡骨延长术　282
桡骨移植术　282
桡骨远端恶性骨肿瘤　251
桡骨远端骨折　251
桡骨远端关节脱位　251
桡骨远端骺早闭　251
桡骨远端交界性骨肿瘤　251
桡骨远端良性骨肿瘤　251
桡骨折骨术　282
桡骨植骨术　282
桡管综合征　251
桡神经缝合术　282
桡神经良性肿瘤　252
桡神经麻痹　120
桡神经浅支压迫　252
桡神经浅支移位术　282
桡神经松解术　282
桡神经损害　252
桡神经损伤后遗症　252
桡神经探查术　282
桡神经吻合术　282
桡神经延迟修补术　283
桡神经移植术　283
桡腕关节扭伤　252
桡腕关节融合术　283
桡腕关节脱位　252
桡腕合并腕中关节不稳定　252
桡腕韧带断裂　252
桡舟头韧带紧张术　283
绕核性白内障　10
绕视盘型脉络膜萎缩　10
热带扁平苔藓　376
热带痤疮　376
热带化脓性肌炎　252
热带减色斑　376
热带痉挛性截瘫　120
热带口炎性腹泻△　100
热带溃疡　376
热带性肺嗜酸粒细胞增多症△　78
热带性肺嗜酸性粒细胞增多症　78
热带性口炎性腹泻　100
热带性脂肪泻　100
热剂量　320
热剂量当量　320
热疗　320
热疗生物学　320
热敏感性　320
热耐受　320
热能过度性肥胖　155
热烧伤　296
热射病　407
热释光剂量仪　320
热水刺激诱发的反射性癫痫　120
热性癫痫　120
热性惊厥　354
热性惊厥△　120
热性惊厥附加症△　120
热性荨麻疹　376

热休克蛋白　320
热压伤　296
热晕厥　407
热增强比　320
人本主义疗法　397
人本主义治疗△　397
人单核细胞埃立克体病　416
人感染 H7N9 禽流感　416
人感染高致病性禽流感　78
人感染高致病性禽流感 H5N1　416
人感染禽流感　416
人感染猪链球菌病　416
人格测验　398
人格解体-现实解体综合征　396
人格解体　396
人格障碍　392
人工瓣膜心内膜炎　199
人工臂安装和调整　401
人工玻璃体异常　10
人工剥离胎盘术　348
人工材料植入眼球内陷矫正术　21
人工材料置入眼窝再造术　21
人工操作法腹膜透析　137
人工动-静脉瘘闭塞　199
人工动静脉瘘闭塞△　199
人工动-静脉瘘狭窄　199
人工动静脉瘘修补术　207
人工动-静脉瘘血栓形成　199
人工动静脉瘘血栓形成△　199
人工耳蜗植入感染　407
人工耳蜗植入术　35
人工耳蜗装置取出术　35
人工肛门括约肌去除术　171
人工肛门括约肌修正术　171
人工肛门括约肌植入术　171
人工肱骨头置换术　283
人工股骨头置换术　283
人工股骨头置换术后不稳定△　252
人工股骨头置换术后骨折　252
人工股骨头置换术后假体松动　252
人工股骨头置换术后髋臼磨损　252
人工关节翻修手术　283
人工关节脱位　252
人工关节置换后　252
人工关节置换术后不稳定　252
人工关节置换术后不稳定△　252
人工关节置换术后功能不良　252
人工关节置换术后关节松动　252
人工关节置换术后假体断裂　252
人工关节置换术后假体失效　252
人工关节置换术后假体周围感染　237,
　399
人工关节置换术后双下肢不等长　252
人工关节置换术后疼痛　252
人工关节置换术后无菌性松动　252
人工虹膜隔植入术　21
人工呼吸　84,191
人工踝关节置换术后　252
人工踝关节置换术后不稳定　252
人工踝关节置换术后功能不良　252
人工踝关节置换术后骨溶解　252
人工踝关节置换术后假体断裂　252
人工踝关节置换术后假体失效　252
人工踝关节置换术后假体周围感染　288

人工踝关节置换术后假体周围骨折　252
人工踝关节置换术后浅层感染　288
人工踝关节置换术后疼痛　252
人工踝关节置换术后脱位　252
人工踝关节置换术后无菌性松动　252
人工肩关节置换后　252
人工肩关节置换术后不稳定　252
人工肩关节置换术后功能不良　252
人工肩关节置换术后骨溶解　252
人工肩关节置换术后假体断裂　252
人工肩关节置换术后假体功能障碍　252
人工肩关节置换术后假体失效△　252
人工肩关节置换术后假体松动　252
人工肩关节置换术后假体周围感染　288
人工肩关节置换术后假体周围骨折　252
人工肩关节置换术后浅层感染　288
人工肩关节置换术后疼痛　252
人工肩关节置换术后脱位　252
人工肩关节置换术后无菌性松动△　252
人工晶体术后高眼压　10
人工晶体术后拱高异常　10
人工晶体术后虹膜囊肿　10
人工晶体术后瞳孔异常　10
人工晶体术后透镜异位　10
人工晶状体部分脱位　10
人工晶状体调位术　21
人工晶状体毒性综合征　10
人工晶状体偏位　10
人工晶状体全脱位　10
人工晶状体术后青光眼　10
人工晶状体损伤　10
人工晶状体瞳孔夹持　10
人工晶状体眼　10
人工晶状体瞳孔夹持　10
人工晶状体植入术后　10
人工晶状体置换术　21
人工颈椎间盘置换术　283
人工绝经后综合征　325
人工髋关节置换术后△　400
人工髋关节置换术后不稳定△　252
人工髋关节置换术后大腿痛　252
人工髋关节置换术后功能不良　252
人工髋关节置换术后骨溶解　252
人工髋关节置换术后假体功能障碍　252
人工髋关节置换术后假体失效△　252
人工髋关节置换术后假体周围感染　288
人工髋关节置换术后假体周围骨折　252
人工髋关节置换术后髋臼松动　252
人工髋关节置换术后内衬磨损　252
人工髋关节置换术后浅层感染　288
人工髋关节置换术后疼痛　252
人工髋关节置换术后脱位　252
人工髋关节置换术后无菌性松动　252
人工髋关节置换术后异位骨化　252
人工髋关节置换术后异响　252
人工泪管取出术　21
人工流产并发出血△　326
人工流产并发羊水栓塞△　323
人工流产负压吸引术　334
人工流产子宫穿孔　325
人工流产漏吸　325
人工流产其他合并症　325
人工流产钳刮术　334
人工流产术后宫腔残留　325
人工流产综合征　325

人工尿道括约肌置入术 222
人工皮片移植术 35,57,283,291
人工破膜术 348
人工气道 84
人工气道机械通气 84
人工气管(自体/异体)重建术 191
人工气胸 78
人工荨麻疹 376
人工全膝关节置换术 283
人工全肘关节置换 283
人工桡骨头置换术 283
人工食管建造术 35,191,313
人工授精 334,340
人工授精单胎活产 340
人工授精多胎活产 340
人工授精妊娠 325
人工双动股骨头置换术 283
人工腿安装和调整 401
人工腕关节置换术 283
人工膝关节置换 283
人工膝关节置换术 252
人工膝关节置换术后髌股关节不稳定△ 227
人工膝关节置换术后髌骨弹响 252
人工膝关节置换术后髌骨骨折 252
人工膝关节置换术后髌骨脱位 252
人工膝关节置换术后不稳定 252
人工膝关节置换术后垫片磨损 252
人工膝关节置换术后功能不良△ 252
人工膝关节置换术后骨溶解 252
人工膝关节置换术后假体断裂 252
人工膝关节置换术后假体功能障碍 252
人工膝关节置换术后假体失效 252
人工膝关节置换术后假体松动 252
人工膝关节置换术后假体周围感染 288
人工膝关节置换术后假体周围骨折 252
人工膝关节置换术后浅层感染 288
人工膝关节置换术后疼痛 252
人工膝关节置换术后脱位 252
人工性痤疮 376
人工血管闭塞 199
人工血管吻合口狭窄 199
人工血管血栓形成 199
人工血管造影 209
人工血管置换术 191
人工眼△ 7
人工眼的安装和调整 10
人工眼植入术后 10
人工阴道成形术 334
人工银屑病 376
人工硬脑膜补片修补术 185
人工真皮移植术 299
人工指关节置换术(腕掌关节、掌指关节、指间关节) 283
人工肘关节置换术 252
人工肘关节置换术后不稳定 252
人工肘关节置换术后功能不良 252
人工肘关节置换术后骨溶解 252
人工肘关节置换术后假体断裂 252
人工肘关节置换术后假体失效 252
人工肘关节置换术后假体周围感染 288
人工肘关节置换术后假体周围骨折 252
人工肘关节置换术后浅层感染 288
人工肘关节置换术后疼痛 252
人工肘关节置换术后脱位 252

人工肘关节置换术后无菌性松动 252
人工椎间盘置换术 283
人工椎体取出术 283
人工椎体置换矫正脊柱后凸术 283
人机对抗 84
人机同步 84
人类免疫缺陷病毒病引起的卡波西肉瘤△ 362
人类免疫缺陷病毒相关脑病 416
人类免疫缺陷病毒相关肾脏病 135
人类免疫缺陷病毒相关消瘦综合征 416
人类免疫缺陷病毒阳性 416
人粒细胞无形体病 416
人毛滴虫病 416
人免疫缺陷病毒感染 354
人乳头瘤病毒感染 416
人体模 320
人为皮炎 376
人为性皮炎△ 376
人为性脂膜炎 376
人芽囊原虫病 416
人咬伤 376
人造心脏瓣膜重新缝合术 207,302
人造血管动静脉瘘修补术 137
人造血管内瘘感染 135
人造血管内瘘血栓形成 135
人造血管内瘘动脉瘤 135
人造血管内瘘狭窄 135
人造血管破裂 199
人造血管造瘘术 137
刃厚皮片移植术 283,299
刃厚游离皮片移植术 386
认知疗法 299,397
认知评定 403
认知行为疗法 397
认知行为治疗△ 397
认知训练 403
认知障碍 392,401
认知治疗△ 397
任务特异性震颤 120
任意皮瓣成形术 386
韧带复位技术 283
韧带钙化 252,401
韧带挛缩 252,401
韧带内囊肿 252
韧带内妊娠 340
韧带松弛 252,401
韧带修补术 283
韧带样瘤 376
韧带样型纤维瘤病 252
妊娠 37 整周以后的假临产△ 340
妊娠 37 整周之前的假临产 340
妊娠伴甲状腺功能亢进症 148
妊娠伴甲状腺功能障碍 148
妊娠伴甲状腺肿 148
妊娠伴亚临床甲状腺功能减退症 148
妊娠伴亚临床甲状腺功能亢进症 148
妊娠哺乳相关骨质疏松症 148
妊娠蛋白尿 340
妊娠高血压 340
妊娠管理或监测 348
妊娠合并 1 型糖尿病 340
妊娠合并 21- 羟化酶缺乏症 340
妊娠合并 2 型糖尿病 340

妊娠合并 Graves 病 340
妊娠合并 IgA 肾病 340
妊娠合并艾滋病 340
妊娠合并白细胞减少 340
妊娠合并白血病 340
妊娠合并败血症 340
妊娠合并瓣膜疾病 340
妊娠合并鼻出血 340
妊娠合并鼻炎 340
妊娠合并丙型病毒性肝炎 340
妊娠合并丙型肝炎△ 340
妊娠合并病毒性肝炎 340
妊娠合并病毒性疾病 340
妊娠合并病毒性脑炎 340
妊娠合并部分葡萄胎△ 337
妊娠合并残角子宫 340
妊娠合并肠梗阻 340
妊娠合并肠炎 340
妊娠合并耻骨联合分离 340
妊娠合并传染病 340
妊娠合并垂体瘤 340
妊娠合并垂体性侏儒症 340
妊娠合并大动脉炎 340
妊娠合并代谢性酸中毒 340
妊娠合并代谢综合征 340
妊娠合并单纯性肥胖 340
妊娠合并单角子宫 341
妊娠合并胆囊结石 341
妊娠合并胆囊息肉 341
妊娠合并胆囊炎 341
妊娠合并低蛋白血症 341
妊娠合并低钾血症 341
妊娠合并低钠血症 341
妊娠合并低血压症 341
妊娠合并滴虫性阴道炎 341,376
妊娠合并地中海贫血 341
妊娠合并癫痫 341
妊娠合并窦性心动过速 341
妊娠合并多发性硬化 341
妊娠合并多囊卵巢 341
妊娠合并恶性肿瘤 341
妊娠合并耳鸣 341
妊娠合并二尖瓣闭锁不全△ 341
妊娠合并二尖瓣关闭不全 341
妊娠合并二尖瓣脱垂 341
妊娠合并肥胖 341
妊娠合并肺癌 341
妊娠合并肺不张 341
妊娠合并肺部感染 341
妊娠合并肺动脉高压 341
妊娠合并肺结核 341
妊娠合并肺毛霉菌病 341
妊娠合并肺栓塞 341
妊娠合并肺水肿 341
妊娠合并风湿病 341
妊娠合并风湿性关节炎 341
妊娠合并风湿性心脏病 341
妊娠合并风疹 341
妊娠合并风疹病毒感染 341
妊娠合并附件扭转 341
妊娠合并附件肿物 341
妊娠合并腹股沟疝 341
妊娠合并腹膜囊肿 341
妊娠合并腹泻 341

妊娠合并干燥综合征 341,376
妊娠合并肝病 341
妊娠合并肝豆状核变性 341
妊娠合并肝功能衰竭 341
妊娠合并肝囊肿 341
妊娠合并肝脓肿 341
妊娠合并肝损害 341
妊娠合并肝炎 341
妊娠合并肝硬化 341
妊娠合并肝脏疾病△ 341
妊娠合并感染性心包炎 341
妊娠合并感染性心内膜炎 341
妊娠合并感染性休克 341
妊娠合并肛瘘 341
妊娠合并高度近视 341
妊娠合并高泌乳素血症 341
妊娠合并高渗性高血糖 341
妊娠合并高血压心脏病 341
妊娠合并高血压心脏病和肾病 341
妊娠合并高血压性肾病 341
妊娠合并高血压性心脏病△ 341
妊娠合并高脂血症 341
妊娠合并弓形虫病 341
妊娠合并宫颈癌 341
妊娠合并宫颈功能不全 341
妊娠合并宫颈上皮内瘤变 341
妊娠合并宫颈息肉 341
妊娠合并宫颈炎△ 345
妊娠合并骨关节炎 341
妊娠合并骨髓异常增生综合征 341
妊娠合并骨髓增生异常综合征△ 341
妊娠合并冠状动脉供血不足 341
妊娠合并过敏性皮炎 341
妊娠合并过敏性紫癜 341
妊娠合并红细胞增多症△ 341
妊娠合并呼吸衰竭 341
妊娠合并呼吸系统疾病 341
妊娠合并黄斑水肿 341
妊娠合并会阴瘢痕 341
妊娠合并饥饿性酮症酸中毒 341
妊娠合并肌肉骨骼疾病△ 341
妊娠合并肌肉骨骼系统和结缔组织疾病 341
妊娠合并急性肝炎 341
妊娠合并急性呼吸窘迫综合征 341
妊娠合并急性阑尾炎 341
妊娠合并急性肾功能不全△ 341
妊娠合并急性肾损伤 341
妊娠合并急性胃肠炎 341
妊娠合并急性心肌梗死 341
妊娠合并急性胰腺炎 341
妊娠合并脊髓病 341
妊娠合并脊柱侧弯 341
妊娠合并继发性高血压 341
妊娠合并寄生虫病 341
妊娠合并夹层动脉瘤 341
妊娠合并家族性红细胞增多症 341
妊娠合并甲型病毒性肝炎 341
妊娠合并甲型肝炎△ 341
妊娠合并甲状旁腺功能减退 341
妊娠合并甲状腺功能减退 341
妊娠合并甲状腺功能亢进 341
妊娠合并甲状腺功能障碍 341
妊娠合并甲状腺炎 341
妊娠合并甲状腺肿 341

妊娠合并尖锐湿疣 341,376
妊娠合并交界性心动过速 341
妊娠合并交界性肿瘤 341
妊娠合并焦虑症 341
妊娠合并结核病 341
妊娠合并结节性红斑 341
妊娠合并截瘫 341
妊娠合并精神心理疾病 341
妊娠合并精神障碍 341
妊娠合并颈部脓肿 341
妊娠合并颈动脉狭窄 341
妊娠合并静脉曲张 341
妊娠合并静脉血栓形成 342
妊娠合并巨大儿△ 339
妊娠合并巨细胞病毒感染 342
妊娠合并巨幼细胞贫血 342
妊娠合并菌血症 342
妊娠合并抗磷脂综合征 342
妊娠合并库欣综合征 342
妊娠合并阑尾炎 342
妊娠合并雷诺病 342
妊娠合并类白血病反应 342
妊娠合并类风湿病 342
妊娠合并类风湿关节炎 342
妊娠合并李斯特菌病△ 342
妊娠合并李斯特菌感染 342
妊娠合并良性肿瘤 342
妊娠合并淋巴瘤 342
妊娠合并淋病 342,376
妊娠合并颅内动脉瘤 342
妊娠合并卵巢恶性肿瘤 342
妊娠合并卵巢黄体囊肿破裂 342
妊娠合并卵巢畸胎瘤 342
妊娠合并卵巢囊肿 342
妊娠合并卵巢囊肿蒂扭转 342
妊娠合并卵巢囊肿扭转△ 342
妊娠合并卵巢扭转 342
妊娠合并卵巢巧克力囊肿△ 342
妊娠合并卵巢肿瘤 342
妊娠合并卵巢肿瘤蒂扭转 342
妊娠合并卵巢子宫内膜异位囊肿 342
妊娠合并马方综合征 342
妊娠合并慢性高血压 342
妊娠合并慢性气管炎 342
妊娠合并慢性肾功能不全 342
妊娠合并慢性肾衰竭 342
妊娠合并慢性肾脏病 342
妊娠合并梅毒 342,376
妊娠合并门脉高压 342
妊娠合并泌尿生殖系统疾病 342
妊娠合并免疫系统疾病 342
妊娠合并免疫性血小板减少症 342
妊娠合并面神经麻痹 342
妊娠合并面神经炎 342
妊娠合并脑白质病 342
妊娠合并脑出血 342
妊娠合并脑梗死 342
妊娠合并脑积水 342
妊娠合并脑瘫 342
妊娠合并脑性瘫痪 342
妊娠合并脑血管病 342
妊娠合并脑血管栓塞 342
妊娠合并脑肿瘤 342

妊娠合并内分泌、营养和代谢疾病 342
妊娠合并内分泌及代谢疾病△ 342
妊娠合并念珠菌性阴道炎 376
妊娠合并尿崩症 342
妊娠合并尿道结石 342
妊娠合并尿道炎 344
妊娠合并尿路感染 342
妊娠合并凝血功能异常 342
妊娠合并脓毒血症 342
妊娠合并膀胱膨出 342
妊娠合并膀胱炎△ 344
妊娠合并泡状附件 342
妊娠合并疱疹△ 344
妊娠合并疱疹病毒感染 342
妊娠合并盆腔炎△ 344
妊娠合并盆腔粘连 342
妊娠合并盆腔子宫内膜异位症 342
妊娠合并皮肤和皮下组织的疾病 342
妊娠合并脾功能亢进 342
妊娠合并贫血 342
妊娠合并荨麻疹 343
妊娠合并强迫症 342
妊娠合并强直性脊柱炎 342
妊娠合并轻度贫血 342
妊娠合并丘疹性皮炎△ 345
妊娠合并全血细胞减少 342
妊娠合并缺铁性贫血 342
妊娠合并染色体异常 342
妊娠合并人类乳头瘤病毒(HPV)感染 342
妊娠合并人类乳头状瘤病毒感染△ 342
妊娠合并溶血性链球菌感染 342
妊娠合并溶血性贫血 342
妊娠合并瘙痒性毛囊炎 342
妊娠合并沙眼衣原体感染 342
妊娠合并上呼吸道感染 342
妊娠合并肾病△ 342
妊娠合并肾病综合征 342
妊娠合并肾积水 342
妊娠合并肾畸形 342
妊娠合并肾结石 342
妊娠合并肾上腺功能减退 342
妊娠合并肾上腺皮质功能减退 342
妊娠合并肾上腺肿物 342
妊娠合并肾下腔静脉压迫 342
妊娠合并肾小管酸中毒 342
妊娠合并肾小球肾炎 342
妊娠合并肾性高血压 342
妊娠合并肾血管疾病 342
妊娠合并肾盂积水 342
妊娠合并肾盂肾炎△ 344
妊娠合并生殖道畸形 342
妊娠合并生殖道沙眼衣原体感染 342
妊娠合并湿疹 342
妊娠合并视网膜病 342
妊娠合并视网膜剥离 10
妊娠合并视野缺损 342
妊娠合并室上性心动过速 342
妊娠合并室性期前收缩 342
妊娠合并输卵管坏死 342
妊娠合并输卵管积水 342
妊娠合并输卵管卵巢囊肿 343
妊娠合并输卵管囊肿 343
妊娠合并输卵管扭转 343
妊娠合并输卵管系膜囊肿 343

妊娠合并输卵管肿瘤 343
妊娠合并输尿管结石 343
妊娠合并双角子宫 343
妊娠合并双阴道畸形 343
妊娠合并双子宫 343
妊娠合并双子宫双宫颈单阴道 343
妊娠合并双子宫双宫颈双阴道 343
妊娠合并水痘 343
妊娠合并酸中毒 343
妊娠合并糖尿病 343
妊娠合并糖尿病性酮症 343
妊娠合并特发性肺动脉高压 343
妊娠合并突发性耳聋 343
妊娠合并外阴白斑 343
妊娠合并外阴瘢痕 343
妊娠合并外阴畸形 343
妊娠合并外阴水肿 343
妊娠合并外阴炎 343
妊娠合并外阴营养不良 343
妊娠合并外阴硬化萎缩 343
妊娠合并腕管综合征 343
妊娠合并胃癌 343
妊娠合并胃肠炎 343
妊娠合并胃穿孔 343
妊娠合并胃痉挛 343
妊娠合并胃炎 343
妊娠合并戊型病毒性肝炎 343
妊娠合并戊型肝炎△ 343
妊娠合并系统性红斑狼疮 343,376
妊娠合并细菌性痢疾 343
妊娠合并先天性畸形、变形和染色体异常
　　343
妊娠合并先天性脊柱畸形 343
妊娠合并先天性脑血管畸形 343
妊娠合并先天性肾缺失 343
妊娠合并先天性肾上腺皮质增生 343
妊娠合并先天性心房间隔缺损 343
妊娠合并先天性心脏病 343
妊娠合并线状 IgM 皮病 343,376
妊娠合并消化道出血 343
妊娠合并消化系统疾病 343
妊娠合并消化性溃疡 343
妊娠合并心包积液 343
妊娠合并心房颤动 343
妊娠合并心功能不全 343
妊娠合并心肌病 343
妊娠合并心肌炎 343
妊娠合并心力衰竭 343
妊娠合并心律失常 343
妊娠合并心室肥大 343
妊娠合并心血管病 343
妊娠合并心脏病 343
妊娠合并心脏扩大 343
妊娠合并心脏性猝死 343
妊娠合并性传播感染性疾病 343
妊娠合并性传播模式的感染△ 343
妊娠合并胸廓畸形 343
妊娠合并胸腔积液 343
妊娠合并悬垂腹 343
妊娠合并血管瘤 343
妊娠合并血栓性血小板减少 343
妊娠合并血小板减少 343
妊娠合并血小板减少症△ 342
妊娠合并血小板增多症 343

妊娠合并血液和造血器官疾病 343
妊娠合并血友病 343
妊娠合并血友病基因携带者 343
妊娠合并牙髓炎 343
妊娠合并亚临床甲状腺功能减退 343
妊娠合并亚临床甲状腺功能亢进 343
妊娠合并咽喉炎 343
妊娠合并烟雾病 343
妊娠合并眼部疾病△ 10,343
妊娠合并眼和附器疾病 343
妊娠合并眼疾病 10
妊娠合并痒疹△ 345
妊娠合并腰椎间盘突出 343
妊娠合并药物性肝炎 343
妊娠合并遗传性肾脏病 343
妊娠合并乙型病毒性肝炎 343
妊娠合并乙型肝炎△ 343
妊娠合并阴道横隔 343
妊娠合并阴道囊肿 343
妊娠合并阴道狭窄 343
妊娠合并阴道斜隔 343
妊娠合并阴道炎△ 344
妊娠合并阴道肿瘤 343
妊娠合并阴道纵隔 343
妊娠合并阴虱 343
妊娠合并银屑病 343,376
妊娠合并营养不良性糖尿病 343
妊娠合并硬皮病 343
妊娠合并右束支传导阻滞 343
妊娠合并预激综合征 343
妊娠合并原虫病 343
妊娠合并原发性醛固酮增多 343
妊娠合并原发性血小板增多症 343
妊娠合并原位癌 343
妊娠合并再生障碍性贫血 343
妊娠合并真菌性外阴炎 343
妊娠合并真菌性阴道炎 343
妊娠合并支气管扩张症 343
妊娠合并支气管炎 343
妊娠合并支原体感染 344
妊娠合并脂肪肝 344
妊娠合并直肠膨出 344
妊娠合并痔 344
妊娠合并智力低下 344
妊娠合并智力障碍△ 344
妊娠合并中度贫血 344
妊娠合并中耳炎 344
妊娠合并重度贫血 344
妊娠合并重症肝炎 344
妊娠合并重症肌无力 10,344
妊娠合并周围神经炎 344
妊娠合并滋养细胞疾病 344
妊娠合并子宫瘢痕 344
妊娠合并子宫不全纵隔 344
妊娠合并子宫动静脉瘘 344
妊娠合并子宫后倾 344
妊娠合并子宫肌瘤 344
妊娠合并子宫畸形 344
妊娠合并子宫颈瘢痕 344
妊娠合并子宫颈功能不全 344
妊娠合并子宫颈环扎术后 344
妊娠合并子宫颈上皮内瘤样病变 344
妊娠合并子宫颈术后 344
妊娠合并子宫颈术后宫颈异常 344

妊娠合并子宫颈水肿 344
妊娠合并子宫颈息肉 344
妊娠合并子宫颈狭窄 344
妊娠合并子宫颈幼稚 344
妊娠合并子宫颈肿瘤 344
妊娠合并子宫内膜息肉 344
妊娠合并子宫内膜异位症 344
妊娠合并子宫扭转 344
妊娠合并子宫嵌顿 344
妊娠合并子宫韧带良性肿瘤 344
妊娠合并子宫体肿瘤△ 344
妊娠合并子宫脱垂 344
妊娠合并子宫腺肌症 344
妊娠合并子宫肿瘤 344
妊娠合并自身免疫性肝炎 344
妊娠合并纵隔子宫 344
妊娠合并左束支传导阻滞 344
妊娠合并左心衰竭 344
妊娠急性脂肪肝 344
妊娠剧吐 344
妊娠疱疹 376
妊娠疱疹△ 342
妊娠期伴糖尿病酮症酸中毒 344
妊娠期鼻肉芽肿 27
妊娠期鼻炎 27
妊娠期大脑静脉血栓形成 344
妊娠期蛋白尿 344
妊娠期短暂性高血压 344
妊娠期附件炎 344
妊娠期肝内胆汁淤积症 344,376
妊娠期高血压△ 340
妊娠期高血压疾病 344
妊娠期宫腔感染 344
妊娠期合并支气管哮喘 344
妊娠期化脓性乳腺炎 344
妊娠期会阴静脉曲张 344
妊娠期急性脂肪肝△ 344
妊娠期甲状腺毒症△ 340
妊娠期间质性乳腺炎 344
妊娠期静脉并发症△ 344
妊娠期静脉病 344
妊娠期静脉血栓形成 344
妊娠期静脉炎 344
妊娠期淋病△ 342
妊娠期麻醉并发症 344
妊娠期麻醉相关的肺压迫性萎陷 344
妊娠期麻醉相关的分泌物吸入 344
妊娠期麻醉相关的门德尔松综合征 344
妊娠期麻醉相关的胃内容物吸入 344
妊娠期麻醉相关的吸入性肺炎 344
妊娠期麻醉相关的心力衰竭 344
妊娠期麻醉相关的心脏停搏 344
妊娠期泌尿道感染 344
妊娠期泌尿生殖道感染 344
妊娠期尿道感染 344
妊娠期疟疾 416
妊娠期膀胱感染 344
妊娠期疱疹 344
妊娠期盆腔炎 344
妊娠期贫血 344
妊娠期前庭大腺囊肿 344
妊娠期前庭大腺脓肿 344
妊娠期轻度贫血 344
妊娠期乳房淋巴管炎 344

妊娠期乳头感染　344
妊娠期乳腺脓肿　344
妊娠期乳腺炎　344
妊娠期深静脉血栓形成　344
妊娠期肾感染　344
妊娠期肾盂肾炎　344
妊娠期生殖道感染　344
妊娠期生殖器静脉曲张　344
妊娠期实质性乳腺炎　344
妊娠期输卵管炎　344
妊娠期糖尿病　344
妊娠期特发性血小板减少　344
妊娠期体重增加过低　344
妊娠期体重增加过度　344
妊娠期外阴静脉曲张　344
妊娠期外阴炎　344
妊娠期吸烟　78
妊娠期细菌性阴道病　344
妊娠期下肢静脉曲张　344
妊娠期下肢血栓性静脉炎　344
妊娠期血栓性浅静脉炎　344
妊娠期阴道静脉曲张　344
妊娠期阴道炎　344
妊娠期龈炎　47
妊娠期营养不良　344
妊娠期痔　344
妊娠期痔出血　344
妊娠期重度贫血　344
妊娠期子宫颈静脉曲张　344
妊娠期子宫颈炎　345
妊娠期子宫旁静脉曲张△　344
妊娠丘疹性皮炎　345
妊娠瘙痒性毛囊炎　376
妊娠瘙痒性毛囊炎△　342
妊娠瘙痒性荨麻疹性丘疹及斑块　376
妊娠瘙痒性荨麻疹性丘疹及斑块　345
妊娠瘙痒症＊　376
妊娠水肿　345
妊娠水肿伴蛋白尿　345
妊娠妄想　396
妊娠线状 IgM 皮病△　343,376
妊娠相关急性肾损伤　135
妊娠相关肾小球病　135
妊娠相关性肾病△　135
妊娠相关性血小板减少症△　343
妊娠性舞蹈病　120
妊娠痒疹　345
妊娠中期选择性减胎术　334
妊娠状态　345
妊娠滋养细胞病　325
妊娠子宫超声检查　349
日本海裂头绦虫病　416
日本脑炎　416
日本血吸虫病　100,416
日常生活活动能力评定　403
日常生活活动训练　403
日常生活能力评定量表　398
日尔贝综合征△　350
日光皮炎△　376
日光性唇炎△　42
日光性角化病△　367
日光性皮炎　376
日光性荨麻疹　376
日光性视网膜病　10

日光性弹性组织变性综合征　376
日间不卧床腹膜透析　137
日晒红斑　296
日晒伤　296,376
绒毛活检术(经腹部)　348
绒毛活检术(经阴道)　348
绒毛膜癌　179,325
绒毛膜促性腺激素分泌肿瘤　148
绒毛膜后血肿　345
绒毛膜血管病△　325
绒毛膜血管瘤　325
绒毛膜羊膜炎　345
容积波形　84
容积触发　84
容积传导　130
容积辅助 - 控制通气　84
容积辅助通气　84
容积监测　88
容积控制间歇指令通气　84
容积控制通气　84
容积控制同步间歇指令通气　84
容积控制同步间歇指令通气加压力支持通
　气　84
容积限制　84
容积限制容积转换　84
容积限制时间转换　84
容积支持通气　84
容积转换　84
溶剂类刺激性接触性皮炎　10
溶剂类接触性皮炎　376
溶痂　297
溶解二氧化碳　88
溶解系数　88
溶解氧　88
溶瘤综合征△　136
溶酶体酶变性导致的家族性肾淀粉样变△
　148
溶酶体酶翻译后变体缺陷　148
溶酶体酸性脂肪酶缺乏症　148
溶栓　185
溶栓疗法　162
溶血　160
溶血 - 尿毒综合征　135,354
溶血尿毒综合征△　135,354
溶血危象　160
溶血性分泌菌感染　376
溶血性黄疸　354
溶血性链球菌坏疽　416
溶血性链球菌性坏疽　376
溶血性尿毒综合征　160
溶血性贫血　160
溶血性青光眼　10
融合或关节固定术后假关节△　237
融合肾　213,354
融合肾离断术　222
融合后假关节　252
融合性网状乳头瘤病　376
融合牙　47
柔韧性扁平足　252
柔韧性平足△　252
柔韧性外翻足　253
肉孢子虫病　100,416
肉毒杆菌毒素除皱　386
肉毒杆菌素眼部注射　21

肉毒杆菌中毒△　120
肉毒碱缺乏病　120
肉毒中毒　120,416
肉芽性骨炎　47
肉芽性鼓膜炎　27
肉芽肿　376
肉芽肿△　239,240
肉芽肿疾病导致的高钙血症　148
肉芽肿所致弥漫性实质性肺疾病　78
肉芽肿性阿米巴脑炎　120,416
肉芽肿性瘢痕形成△　376
肉芽肿性垂体炎　148
肉芽肿性唇炎　47,376
肉芽肿性多血管炎△　76
肉芽肿性间质性肾炎　135
肉芽肿性酒渣鼻　376
肉芽肿性淋巴结炎△　47
肉芽肿性皮肤松弛症　376
肉芽肿性葡萄膜炎　10
肉芽肿性前列腺炎　213
肉芽肿性色素性紫癜性皮病　376
肉芽肿性胃炎　100
肉芽肿性心肌炎　67
肉芽肿性血管炎(韦格纳肉芽肿)肾损害　135
肉芽肿性血管炎　120
肉芽肿性牙龈瘤　47
肉芽肿性炎症　120
肉芽组织　298
肉眼血尿　137
肉样瘤样瘢痕　376
蛔虫病　416
蠕动亢进　100,106
蠕形螨病　376
乳齿过早脱落　47
乳房 Paget 病△　376
乳房瘢痕　296
乳房病损切除术　171
乳房病损微创旋切术　171
乳房不对称　288
乳房部分缺损　288
乳房重建术　291
乳房重建术应用背阔肌肌皮瓣　171
乳房重建术应用带蒂横向腹直肌(TRAM)
　肌皮瓣　171
乳房重建术应用游离腹壁下浅动脉(SIEA)
　皮瓣　171
乳房重建术应用游离腹壁下深动脉穿支
　(DIEP)皮瓣　171
乳房重建术应用游离横向腹直肌(TRAM)
　肌皮瓣　171
乳房重建术应用游离臀动脉穿支(GAP)皮
　瓣　171
乳房重建术应用游离胸大肌　171
乳房抽吸术　171
乳房错构瘤　164
乳房带蒂皮瓣移植术　291
乳房断层皮片移植术　291
乳房恶性肿瘤病史△　62
乳房发育缺陷　376
乳房肥大　164
乳房复旧不全△　164
乳房复旧不全(哺乳期)　164
乳房后天性缺失　164
乳房假体包膜挛缩　288

乳房假体覆盖不良　288
乳房假体破裂　288
乳房假体渗漏　288
乳房假体外露　288
乳房假体移位　288
乳房交界性肿瘤　164
乳房结节　165
乳房裂伤缝合术　171
乳房内人工材料填充后△　288
乳房脓肿△　164
乳房佩吉特病　376
乳房皮肤良性肿瘤　164
乳房皮肤原位癌　376
乳房皮肤原位黑色素瘤　164
乳房切开引流术　171
乳房区段切除术　171
乳房全厚皮片移植术　291
乳房缺损△　164
乳房软组织原位黑色素瘤　164
乳房湿疹　377
乳房松弛症　164
乳房痛　165
乳房外 Paget 病△　377
乳房外佩吉特病　377
乳房萎缩　164
乳房下垂△　164
乳房下垂矫正术　171
乳房下皱襞不对称　288
乳房下皱襞紧缩　288
乳房先天性畸形　164
乳房纤维硬化症　164
乳房象限切除术　171
乳房小叶原位癌　164
乳房血管瘤　164
乳房血肿　164
乳房炎性肿物　164
乳房腋尾部恶性肿瘤　306
乳房移植组织扩张器取出术　171
乳房移植组织扩张器置入术　171
乳房异物取出术　171
乳房原位癌△　376
乳房原位黑素瘤△　164
乳房早发育　148
乳房脂肪坏死　164
乳房植入物取出术　171
乳房植入物修整术　171
乳房肿物　164
乳房肿物切除术　171
乳房组织穿刺活检术　171
乳管镜检查　172
乳管镜下活检术　172
乳碱综合征　213
乳胶变态反应　377
乳糜腹△　100,199
乳糜腹水△　100,199,354
乳糜漏△　199
乳糜尿　137,199,354
乳糜微粒贮积 - 遗传性共济失调 - 白内障 -
　侏儒 - 智力缺陷综合征　148
乳糜泻　100
乳糜性腹水　100,199,354
乳糜性渗出　199,360
乳糜性心包积液　354
乳糜性胸水　78

乳糜胸　78,199,354
乳糜胸水△　78,199,354
乳酸　130
乳酸磁共振波谱分析　130
乳酸清除率　88
乳酸脱氢酶缺乏症　160
乳酸性酸中毒　78,155
乳糖不耐受　100,354
乳糖耐受不良△　100,354
乳糖吸收不良△　100,354
乳头不对称　288
乳头成形术　172
乳头恶性肿瘤　306
乳头肥大　164
乳头回缩　165
乳头肌功能不全　67
乳头皲裂　164
乳头良性肿瘤△　306
乳头瘘　164
乳头糜烂性腺瘤病　377
乳头内陷　165
乳头切除术　172
乳头缺失　164
乳头缺损△　164
乳头乳晕恶性肿瘤　164
乳头乳晕角化过度病　377
乳头缩小术　172
乳头腺瘤　377
乳头血性溢液　165
乳头炎　164
乳头移位术　172
乳头溢液　165
乳头溢液涂片　174
乳头状汗管囊腺癌　377
乳头状汗腺瘤　377
乳头状胶质神经元肿瘤　180
乳头状淋巴管内血管内皮细胞瘤　253
乳头状瘤　306
乳头状囊腺癌　47
乳头状囊腺瘤　47
乳头状室管膜瘤　180
乳头状唾液腺瘤　47
乳头状小汗腺瘤　377
乳头状血管内皮增生症　253
乳头状增生　47
乳突恶性肿瘤　47
乳突改良根治术　35
乳突根治术　35
乳突后入路　185
乳突开放探查术　35
乳突良性肿瘤　47
乳突脓肿　27
乳突腔填塞术　35
乳突凿开术　35
乳突植皮术　35
乳腺癌（双侧）　306
乳腺癌　164
乳腺癌局部扩大切除加带蒂胸背动脉穿支
　皮瓣成形　172
乳腺癌局部扩大切除加游离腺体成形　172
乳腺癌局部扩大切除术（lumpectomy 手术）
　172
乳腺粗针穿刺活检　174
乳腺错构瘤△　164

乳腺单发囊肿　164
乳腺导管扩张症　164
乳腺导管瘘　164
乳腺导管内镜检查术（单孔）　174
乳腺导管内镜检查术（多孔）　174
乳腺导管腺瘤　306
乳腺导管原位癌（右侧）　306
乳腺导管原位癌　164
乳腺导管造影　174
乳腺窦道　164
乳腺多发囊肿　164
乳腺恶性肿瘤　164,318
乳腺恶性肿瘤史　62
乳腺放线菌病　164,416
乳腺钙化　164
乳腺核磁共振检查　174
乳腺继发恶性肿瘤　164
乳腺结核　164
乳腺良性肿瘤　164
乳腺瘘△　164
乳腺囊性增生病　164
乳腺囊肿　164
乳腺脓肿　164,416
乳腺佩吉特病　164
乳腺佩吉特病伴浸润性导管癌　164
乳腺皮肤继发恶性肿瘤　164
乳腺肉芽肿性炎△　164
乳腺微创旋切活检术　174
乳腺小叶原位癌△　164
乳腺型肌纤维母细胞瘤　253
乳腺血栓性静脉炎　164
乳腺炎　164
乳腺炎性肉芽肿　164
乳腺叶状肿瘤　306
乳腺硬化性腺病△　164
乳腺原位癌　164
乳腺增生　164
乳腺脂肪坏死　288
乳腺肿物△　164
乳腺肿物局部扩大切除术　172
乳腺组织切除活检术　172
乳牙拔除　57
乳牙外伤　47
乳牙未萌△　40
乳牙早失　47
乳牙滞留　47
乳牙中龋　47
乳溢 - 闭经综合征　148
乳晕过大　288
乳晕缩小术　172
乳晕再造术　172
乳汁过少　345
乳汁吸入性肺炎　78,354
入脑前动脉闭塞性脑梗死　120
入脑前动脉的闭塞或狭窄（未造成脑梗死）
　120
入脑前动脉狭窄性脑梗死　120
入脑前动脉血栓引起的脑梗死△　125
入射束　320
入睡前幻觉　396
入睡相关性障碍　120
褥疮△　164,381,402
褥式缝合[法]　299
软斑症△　212

软腭鼻咽侧恶性肿瘤 27
软腭病损切除术 57
软腭病损射频消融术 57
软腭成形术 57,291
软腭穿孔△ 51
软腭穿通伤 47
软腭的鼻咽后面恶性肿瘤 47
软腭的鼻咽上面恶性肿瘤 47
软腭恶性肿瘤 47
软腭发育不全△ 51
软腭肥厚 47
软腭活组织检查 37,57
软腭激光消融术 57
软腭裂△ 51
软腭脓肿 47
软腭肿瘤放疗后畸形 47
软垢指数 59
软骨发生发育不全 253
软骨发育不良 148
软骨发育不良 226,253
软骨发育不良 - 性发育障碍 148
软骨发育不全 354
软骨发育不全△ 253
软骨钙质沉积病△ 231
软骨钙质沉着 253
软骨骨折 253
软骨间叶错构瘤 253
软骨瘤 180
软骨膜移植 283
软骨母细胞瘤 253
软骨黏液样纤维瘤 253
软骨溶解 253
软骨肉瘤 10,180,253
软骨肉瘤△ 265
软骨软化 253
软骨软化△ 236
软骨生成不全 253
软骨退行性变 253
软骨外胚层发育不良,Ellis-van Creveld 综合征 253
软骨外胚层发育不良 354,377
软骨外胚层发育不全综合征 253
软骨 - 外胚叶发育不良△ 354,377
软骨细胞移植 283
软骨形成发育不全 253
软骨样脂肪瘤 253
软骨移植 283
软骨移植术 299
软骨营养不良性肌强直 120
软骨脂肪瘤 377
软骨肿瘤 10
软化斑 377
软化牙本质 47
软甲 377
软木尘肺 78
软木沉着病△ 78
软脑膜血管瘤病 120
软瘫 401
软下疳 213,377,416
软纤维瘤 377
软性白斑△ 39
软性扁平足 253
软组织病损切除术 283
软组织恶性淋巴瘤 253

软组织恶性纤维组织细胞瘤 253
软组织恶性肿瘤(未分型) 253
软组织放疗后肉瘤 253
软组织风湿 253
软组织感染 253,377
软组织活检 283
软组织活组织检查 291,317,387
软组织间叶性软骨肉瘤 253
软组织结核 253
软组织巨细胞瘤 253
软组织卡波西肉瘤 306
软组织扩张术 299
软组织良性肿瘤(未分型) 253
软组织内残留异物 253
软组织脓肿 288
软组织嵌入 253
软组织切开异物取出术 172,283,291,386
软组织软骨瘤 253
软组织软骨肉瘤 253
软组织探查术 172,283,291,386
软组织未分化多形性肉瘤 253
软组织未分化肉瘤 253
软组织未分化上皮样肉瘤 253
软组织未分化梭形细胞肉瘤 253
软组织未分化圆细胞肉瘤 253
软组织腺泡状肉瘤 253
软组织血管肉瘤 253
软组织炎症 253
软组织治疗性药物局部注射 172,283
软组织中间型肿瘤(未分型) 253
软组织转移性肿瘤 253
朊病毒病△ 120
朊蛋白病 120
蚋叮咬 377
瑞列绦虫病 416
瑞氏综合征△ 117,369
瑞斯托菌素辅因子测定 162
瑞斯托霉素诱发血小板凝集反应 162
瑞文智力测验 398
润滑剂中毒 407
润滑药、缓和药和保护剂中毒 62
弱精子症 213
弱精子症△ 324
弱视 10
弱视△ 11

S

腮腺 / 唾液腺潴留 27
腮腺 CT 检查 37
腮腺 MRI 检查 37
腮腺包块 31
腮腺病损切除术 35,57,313
腮腺部分切除术 35,57,313
腮腺超声检查 37
腮腺导管结石 27,47
腮腺导管瘘 47
腮腺导管瘘修补术 57
腮腺导管损伤 47
腮腺导管探查 57
腮腺导管探查术 35
腮腺导管再通术 35,57
腮腺多形性腺瘤 27
腮腺恶性肿瘤 47

腮腺肥大 47
腮腺管口移植术 57
腮腺管扩张 47
腮腺管吻合术 35,57
腮腺混合瘤 27
腮腺混合瘤恶变 27
腮腺继发恶性肿瘤 27,47
腮腺交界性肿瘤 27,47
腮腺结核 47
腮腺良性肿瘤 27,47
腮腺淋巴管畸形 47
腮腺淋巴管瘤 47
腮腺淋巴结继发恶性肿瘤 27,47
腮腺淋巴结结核 27,47
腮腺淋巴瘤△ 47
腮腺淋巴上皮囊肿 47
腮腺瘘 27
腮腺瘘△ 47
腮腺囊肿 27,47
腮腺脓肿△ 43
腮腺浅叶切除术 35,57,313
腮腺切除术 35,57,313
腮腺切开引流术 35,57
腮腺肉芽肿性淋巴结炎 27,47
腮腺深叶切除术 35,57,313
腮腺生物学行为未定肿瘤△ 47
腮腺损伤 47
腮腺唾液潴留 47
腮腺涎腺潴留△ 47
腮腺腺体结石 47
腮腺腺体瘘 47
腮腺腺样囊性癌 27
腮腺血管畸形 47
腮腺血管瘤 27,47
腮腺炎 47
腮腺炎性睾丸炎△ 211,353
腮腺炎性假瘤 25,41
腮腺原位癌 27
腮腺脂肪浸润 27
腮腺脂肪瘤 27,47
腮腺肿瘤 47
塞克尔综合征 253
塞托利 - 莱迪希细胞瘤 148
塞扎里综合征 377
鳃弓综合征 47
鳃裂恶性肿瘤 27,47
鳃裂良性肿瘤 306
鳃裂瘘管△ 47,354
鳃裂瘘管切除术 35,57
鳃裂囊肿 47
鳃裂囊肿切除术 36,57
鳃瘘 47,354
赛贝畸形 27
赛洛西宾中毒 407
赛姆截肢术 283
赛普勒综合征 377
三凹征 31,82
三苯氧胺中毒 407
三壁骨下袋 59
三叉神经半月节甘油注射术 185
三叉神经半月节射频热凝固术 185
三叉神经病 120
三叉神经带状疱疹 377
三叉神经恶性肿瘤 10

三叉神经感觉根部分切断术 185
三叉神经感觉根切断术 185
三叉神经根减压术 185
三叉神经根微血管减压术 185
三叉神经根粘连松解术 185
三叉神经减压术 36,185
三叉神经良性肿瘤 10
三叉神经瘤 27
三叉神经麻痹 120
三叉神经鞘瘤 120
三叉神经射频消融术 36,185
三叉神经撕脱术 186
三叉神经松解术 186
三叉神经损伤 10,120
三叉神经痛 10,120,180
三叉神经纤维瘤 27
三叉神经炎 120
三叉神经眼枝撕脱术 186
三叉神经营养性损害 377
三叉形切口 186
三重放电 130
三重酸碱失衡 78
三次或以上剖宫产 345
三度窦房阻滞△ 63
三度房室传导阻滞△ 67,355
三度呼吸困难 31
三段排尿 224
三发性甲状腺功能减退症 148
三房心 67,199
三房心矫正术 207
三分支传导阻滞△ 67
三分支阻滞 67
三根肋骨骨折不伴第一肋骨骨折 188,199
三合诊 336
三环和四环抗抑郁药中毒 407
三甲胺尿症 155
三尖瓣环成形术 207,302
三尖瓣瓣膜切除(非瓣膜置换) 207
三尖瓣瓣周漏修补术 207
三尖瓣闭合(单心室)术 207
三尖瓣闭式扩张术 207
三尖瓣闭锁△ 68
三尖瓣成形术 207
三尖瓣发育异常 199
三尖瓣关闭不全(轻度) 199
三尖瓣关闭不全(中度) 199
三尖瓣关闭不全(重度) 199
三尖瓣机械瓣膜置换术 207,302
三尖瓣疾病△ 199
三尖瓣腱索断裂 199
三尖瓣生物瓣膜置换术 207,302
三尖瓣探查术 207,302
三尖瓣狭窄伴关闭不全 199
三尖瓣下移 67
三尖瓣下移畸形△ 67
三尖瓣下移矫治术 302
三尖瓣下移矫治术△ 205
三尖瓣赘生物 199
三角骨 253
三角骨病损切除术 313
三角骨钩骨分离 253
三角骨骨折 253
三角肌缝合术 283
三角肌挛缩 253

三角肌下滑囊炎 253
三角肌重建术 283
三角区脑膜瘤 180
三角韧带断裂 253
三角韧带扭伤 253
三角头畸形 47
三角推进皮瓣术 299
三脚架征 419
三脚架种植体 57
三节拇畸形 253
三节拇指△ 253
三联律 70
三氯甲烷中毒 407
三氯乙烷中毒 407
三氯乙烯的毒性效应△ 407
三氯乙烯中毒 407
三平面骨折 253
三期鼻梅毒 27,377
三期扁桃体(舌)梅毒 377
三期肠梅毒 377
三期胆囊梅毒 377
三期腭梅毒 377
三期肺动脉梅毒 377
三期副睾丸梅毒 377
三期肝梅毒 377
三期肛门梅毒 377
三期睾丸梅毒 377
三期宫颈梅毒 377
三期巩膜梅毒 377
三期关节梅毒 377
三期虹膜梅毒 377
三期喉梅毒 377
三期呼吸道梅毒 377
三期滑膜梅毒 377
三期会厌梅毒 377
三期肌梅毒 377
三期脊髓痨 377
三期甲状腺梅毒 377
三期腱鞘梅毒 377
三期角膜梅毒 377
三期结肠梅毒 377
三期结节性梅毒疹 377
三期结膜梅毒 377
三期睫状体梅毒 377
三期晶状体梅毒 377
三期精囊梅毒 377
三期精索梅毒 377
三期口腔梅毒 377
三期髋关节翻修术 283
三期泪道梅毒 377
三期卵巢梅毒 377
三期梅毒 377,416
三期梅毒疹 377
三期梅毒性白斑 377
三期梅毒性玻璃体出血 377
三期梅毒性玻璃体混浊 377
三期梅毒性动脉瘤 377
三期梅毒性多神经病 377
三期梅毒性二尖瓣狭窄 377
三期梅毒性腹膜炎 377
三期梅毒性巩膜外层炎 377
三期梅毒性淋巴结炎 377
三期梅毒性麻痹 377
三期梅毒性脉络膜视网膜炎 377

三期梅毒性脑膜炎△ 377
三期梅毒性脑炎 377
三期梅毒性贫血 377
三期梅毒性葡萄膜炎 10
三期梅毒性球后视神经炎 377
三期梅毒性肾盂肾炎 377
三期梅毒性视网膜炎 11
三期内脏(腹部)梅毒 377
三期尿道梅毒 377
三期女阴梅毒 377
三期膀胱梅毒 377
三期气管梅毒 377
三期前列腺梅毒 377
三期鞘膜梅毒 377
三期舌梅毒 377
三期神经梅毒 377
三期肾梅毒 377
三期食管梅毒 377
三期视网膜梅毒 377
三期输精管梅毒 377
三期输尿管梅毒 377
三期胃梅毒 377
三期小肠梅毒 377
三期胸膜梅毒 377
三期胸腺梅毒 377
三期悬雍垂穿孔性梅毒 377
三期咽梅毒 377
三期胰腺梅毒 377
三期阴茎梅毒 377
三期阴囊梅毒 377
三期支气管梅毒 377
三期直肠梅毒 377
三期子宫梅毒 377
三期纵隔梅毒 377
三腔起搏除颤器置换术△ 71
三腔起搏除颤器置入术△ 72
三腔永久起搏器置入术 71,207
三日疟伴肾病 416
三日疟性肾小球肾炎 416
三胎儿 354
三胎妊娠 345
三维放射治疗 320
三维适形放疗(3D-CRT) 320
三相波 130
三相动作电位 130
三硝基甲苯白内障 407
三硝基甲苯性白内障△ 407
三硝基甲苯中毒 407
三叶头畸形 47
三音律 70
散发 130
散发性包涵体肌炎 253
散发性包涵体肌炎△ 110,226
散发性脑炎 120
散发性嗜铬细胞瘤/分泌型副神经节瘤 148
散光 11
散光性角膜切开术 21
散开性共同性斜视 11
散射半影 320
散射空气比 320
散射最大剂量 320
桑德霍夫病△ 110
桑迪弗综合征 120
桑毛虫皮炎 377

桑葚齿△　51,380
桑葚状磨牙△　380
噪音障碍指数　37
瘙痒症　377
色氨酸代谢紊乱　155
色氨酸代谢异常综合征　377
色汗症　377
色觉缺陷　11
色觉障碍△　11
色盲　11
色情杀人狂　392
色视症　18
色素沉积病性关节炎　253
色素沉积病性关节炎△　263
色素沉着　296
色素沉着△　375
色素沉着、水肿、多发性神经病综合征　120
色素沉着的疾患△　253
色素沉着绒毛结节性滑膜炎　253
色素沉着绒毛结节性滑膜炎△　239,267
色素沉着息肉综合征　47
色素沉着性结肠息肉　100
色素沉着性隆凸性皮肤纤维肉瘤　253
色素分界线　377
色素杆菌病　377
色素减退　296
色素膜炎性白内障　11
色素失调症△　354,377
色素失禁症　354,377
色素脱失　296
色素性扁平苔藓　377
色素性疾患激光治疗　386
色素性毛表皮痣　377
色素性毛囊囊肿　377
色素性玫瑰疹　377
色素性荨麻疹　377
色素性青光眼　11
色素性视网膜炎 - 垂体功能减退 - 肾结核 -
　轻度骨骼发育不良综合征　148
色素性视网膜营养障碍　11
色素性梭形细胞痣　288
色素性痒疹　377
色素性紫癜性皮病　377
色素性紫癜性皮肤病△　377
色素性紫癜性苔藓样皮炎　377
色素血管性斑痣性错构瘤病　377
色素痣　377
色痣△　377
森林黄热病　416
森林脑炎　120,416
森林脑炎△　409
森田治疗　397
杀虫剂变应性接触性皮炎　11
杀虫剂的毒性效应△　407
杀虫剂中毒　407
杀精子药中毒　407
杀鼠剂中毒　407
沙丁胺醇中毒　407
沙粒病毒性出血热　416
沙门菌败血症　354,416
沙门菌肠炎　100,416
沙门菌肺炎　78,416
沙门菌感染　416
沙门菌骨髓炎　253

沙门菌关节炎　253,416
沙门菌伦敦血清型肠炎　100
沙门菌脑膜炎　120,416
沙门菌脓毒血症△　354
沙门菌食物中毒　100
沙门菌胃肠炎　100,416
沙门菌性脑膜炎　120
沙门菌属食物中毒　100
沙漠疮　377
沙眼　11,416
沙眼后遗症　11
沙眼活动期　11
沙眼性角膜炎　11,416
沙眼性结膜炎　11
沙眼性血管翳　11
沙伊综合征 / 黏多糖贮积症Ⅰ型　148
沙蚤侵染·　376
纱布添加物　299
砂粒体型脑膜瘤　180
鲨鱼咬伤　377
筛窦恶性肿瘤　28,47
筛窦骨折　47
筛窦脑膜瘤　120
筛窦内异物　28,47
筛窦炎　28
筛窦异物△　28,47
筛骨恶性肿瘤　47
筛骨良性肿瘤　28
筛前神经痛　31
晒斑△　296,376
山豆根中毒　62
珊瑚割伤　377
珊瑚皮炎　377
闪光搐搦反应　130
闪光刺激　130
闪光刺激诱发的反射性癫痫　120
闪光感　18
闪光视网膜电图　22
闪辉性玻璃体液化　11
闪回　396
扇形足　253
伤害性疼痛　180
伤寒　416
伤寒并发肠出血　100
伤寒并发肠穿孔　100
伤寒并发胆囊炎　100
伤寒并发肺炎　78
伤寒并发腹膜炎　100
伤寒并发脑膜炎　121
伤寒并发支气管炎　78
伤寒并发中毒性肝炎　100
伤寒杆菌败血症　416
伤寒性肺炎△　78
伤寒性肝炎　416
伤寒性脑膜炎　416
伤口裂开　253
伤口收缩　296
伤口蝇蛆病　377,416
伤口止血术　57,172,191,283,291,313,387
上臂瘢痕　288,296
上臂陈旧性骨折　253
上臂多发肌腱损伤　253
上臂多发神经损伤　253
上臂蜂窝织炎　164

上臂骨髓炎　253
上臂和肩假肢安装　283
上臂和前臂先天性缺如伴有手的存在　253
上臂坏死性筋膜炎　296
上臂挤压伤　253
上臂截肢术　283
上臂溃疡（恶性）　296
上臂溃疡（良性）　288
上臂离断伤　253
上臂离断术　283
上臂内侧皮瓣　299
上臂皮瓣术　299
上臂皮肤软组织缺损伴感染　296
上臂皮感觉神经损伤　253
上臂神经损伤　253
上臂水平的尺神经损伤　253
上臂水平的桡神经损伤　253
上臂水平的正中神经损伤　253
上臂撕脱伤　288
上臂外侧皮瓣制备术　57
上臂再植术　283
上尺桡关节融合　253
上唇唇红缘恶性肿瘤　47
上唇恶性肿瘤　47
上唇内面黏膜恶性肿瘤△　47
上唇黏膜恶性肿瘤　47
上唇缺损修复术　299
上唇系带恶性肿瘤　47
上唇系带撕裂伤　288
上段食管癌　100
上腭穿孔　47
上腭开放性损伤△　41
上腭炎性肿物　47
上颚开放性损伤　28
上浮 β 脂蛋白血症　155
上腹部 CT 平扫 + 增强　193
上腹痛　100,106
上鼓室胆脂瘤　28
上鼓室切开术　36
上鼓室炎　28
上颌 LeFort Ⅰ型分块截骨成形术　291
上颌 LeFort Ⅰ型截骨成形术　291
上颌 LeFort Ⅱ型分块截骨成形术　291
上颌 LeFort Ⅱ型截骨成形术　291
上颌侧位体层片　59
上颌低位阻生第三磨牙　47
上颌动脉结扎术　36
上颌动脉结扎止血术　57
上颌窦病损切除术　36,57
上颌窦穿刺冲洗术　36
上颌窦底提升术　36
上颌窦恶性肿瘤　47
上颌窦根治术　36,57
上颌窦骨折　47
上颌窦后鼻孔息肉　28
上颌窦继发恶性肿瘤　28,47
上颌窦开放术　36
上颌窦良性肿瘤　28,47
上颌窦瘘修补术　36
上颌窦囊肿　47
上颌窦内异物　28,47
上颌窦脓肿　47
上颌窦探查术　36,57
上颌窦提升术　57

上颌窦痛　31
上颌窦息肉　47
上颌窦炎　28
上颌窦异物△　28,47
上颌窦占位性病变　28
上颌窦肿物　28,47
上颌恶性肿瘤　48
上颌高位阻生第三磨牙　47
上颌骨LeFort Ⅰ型骨折　47
上颌骨部分骨成形术　57,291
上颌骨部分切除伴人工骨置入术　57
上颌骨部分切除伴植骨术　57
上颌骨部分切除术　36,57
上颌骨重建术　57,291
上颌骨垂直向发育不足　47
上颌骨垂直向发育过度　47
上颌骨次全切除术　57
上颌骨恶性肿瘤　48
上颌骨发育不全△　51
上颌骨发育不足△　51
上颌骨发育过度　48
上颌骨粉碎性骨折　48
上颌骨(高位)横断骨折△　45
上颌骨骨纤维异常增殖症△　48
上颌骨骨折　48
上颌骨骨折闭合复位术　36,57,291
上颌骨骨折切开复位固定术　57,291
上颌骨骨折切开复位术　36,291
上颌骨畸形　48
上颌骨继发恶性肿瘤　28,48
上颌骨扩大切除术　36
上颌骨良性肿瘤　28,48
上颌骨囊肿　48
上颌骨囊肿△　42
上颌骨前后向发育不足　48
上颌骨前后向发育过度　48
上颌骨切除+眶内容摘除术　21
上颌骨切除术　36
上颌骨全部切除术　36,57
上颌骨全骨成形术　57,291
上颌骨人工假体移植术　57
上颌骨矢状骨折　48
上颌骨水平向发育不足　48
上颌骨水平向发育过度　48
上颌骨死骨切除术　57
上颌骨外伤性缺损　288
上颌骨纤维增生　48
上颌骨血管畸形　48
上颌骨血管瘤　28,48
上颌骨(牙槽突)水平骨折△　45
上颌骨(中央)锥体骨折△　45
上颌骨自体骨移植物　57
上颌骨自体骨植入术　291
上颌后前体层片　59
上颌后缩　48
上颌后缩伴下颌前突　48
上颌结节成形术　57
上颌结节肥大　48
上颌结节注射法　57
上颌巨颌症　48
上颌开放性损伤　48
上颌梨状孔发育不良　48
上颌李弗特Ⅰ型分块截骨成形术　57
上颌李弗特Ⅰ型截骨成形术　57

上颌李弗特Ⅱ型分块截骨成形术　57
上颌李弗特Ⅱ型截骨成形术　57
上颌李弗特Ⅲ型截骨术　57
上颌前部多生牙　48
上颌前部截骨术　57
上颌前部埋伏牙　48
上颌前部阻生牙　48
上颌前突　48
上颌前突伴下颌后缩　48
上颌前突伴下颌后缩畸形△　48
上颌无牙区牙槽嵴轻度萎缩　48
上颌无牙区牙槽嵴中度萎缩　48
上颌无牙区牙槽嵴重度萎缩　48
上颌牙弓狭窄　48
上颌中位阻生第三磨牙　48
上呼吸道淀粉样变性　78
上呼吸道恶性肿瘤　28
上呼吸道感染　416
上呼吸道消化道恶性肿瘤　48
上颊沟恶性肿瘤　28
上睑皮肤松弛　11
上睑提肌缩短上睑下垂矫正术　21
上睑退缩　11
上睑下垂　11
上睑下垂额肌瓣悬吊术　291
上睑下垂缝线悬吊术　291
上睑下垂矫正联合重睑整形术　21
上睑下垂术后过矫　11
上睑下垂术后欠矫　11
上睑下垂提上睑肌缩短术　291
上睑下垂下颌瞬目综合征　11
上睑下垂下颌瞬目综合征△　13,355
上睑下垂异体组织额肌悬吊术　291
上睑下垂自体组织额肌悬吊术　291
上颈椎骨折△　245
上颈椎脊髓损伤　253
上胫腓关节脱位　253
上皮-肌上皮癌　48
上皮性角膜营养不良　11
上皮样恶性外周神经鞘膜瘤　180,253
上皮样肉瘤　253,377
上皮样肉瘤样血管内皮细胞瘤△　242
上皮样细胞型恶性黑素瘤　377
上皮样细胞组织细胞瘤　377
上皮样血管瘤　377
上皮样血管内皮瘤　180,253,377
上皮样血管肉瘤　377
上皮样滋养细胞肿瘤　325
上气道咳嗽综合征　78
上气道阻力综合征　28,78
上腔静脉闭塞　199
上腔静脉部分切除伴人工血管置换术　191
上腔静脉滤器置入术　313
上腔静脉损伤　188,199
上腔静脉造影　71,209
上腔静脉阻塞综合征　78,199
上升时间　130
上矢状窦血栓形成　121
上下颌齿槽前突畸形　48
上下颌前突畸形　48
上下腔静脉回流障碍综合征　199
上下肢缺损畸形△　401
上消化道出血　100
上消化道穿孔　100

上消化道造影　193
上斜肌功能亢进　11
上斜肌缺如　11
上斜视　11
上行性脊髓炎　121
上行性椎静脉造影[术]　283
上牙龈恶性肿瘤　48
上眼睑下垂　189
上隐斜　11
上运动元瘫痪　253
上肢瘢痕　288,296
上肢瘢痕切除局部改形术　299
上肢(包括肩)恶性软组织肿瘤　253
上肢(包括肩)交界性软组织肿瘤　288
上肢(包括肩)良性软组织肿瘤　288
上肢(包括肩)周围神经恶性肿瘤　288
上肢残端　296
上肢长骨良性肿瘤　253
上肢创伤性切断　253
上肢单神经病　121
上肢单瘫　401
上肢的冻伤△　407
上肢动静脉瘘结扎术　283
上肢动静脉瘘栓塞术　283
上肢动脉闭塞　199
上肢动脉穿刺后痉挛　199
上肢动脉瘤　199
上肢动脉栓塞　199
上肢动脉狭窄　199
上肢动脉血栓形成　199
上肢动脉炎　199
上肢冻伤　407
上肢短骨良性肿瘤　253
上肢短小缺陷　253
上肢恶性黑色素瘤　253
上肢恶性黑素瘤△　253
上肢肥大综合征△　260
上肢感染　378
上肢骨继发恶性肿瘤　306
上肢骨筋膜室综合征　253
上肢骨筋膜室综合征△　253
上肢骨囊性纤维性骨炎　148
上肢骨炎　253
上肢骨折　253
上肢骨肿瘤　253
上肢关节和韧带扭伤　253
上肢关节和韧带损伤　253
上肢关节和韧带脱位　253
上肢关节良性肿瘤　253
上肢关节囊缝合术　283
上肢和肩良性肿瘤　288
上肢和下肢多处挤压伤　253
上肢和下肢多处开放性损伤　253
上肢和下肢多处扭伤　253
上肢和下肢多处损伤　253
上肢和下肢多处脱位　253
上肢和下肢后天性缺失　401
上肢黑素细胞痣　288
上肢坏疽　199
上肢毁损伤△　254
上肢肌腱缝合术　283
上肢肌腱粘连后遗症　253
上肢肌腱粘连松解术　283
上肢肌挛缩　253,401

上肢肌肉病损切除术　283,291,313
上肢肌肉和肌腱扭伤　253
上肢肌肉和肌腱损伤　253
上肢肌肉和肌腱损伤后遗症△　253
上肢急性淋巴结炎　354
上肢假性动脉瘤　199
上肢疖　378
上肢结缔组织恶性肿瘤　254
上肢结缔组织良性肿瘤　288
上肢静脉闭塞　199
上肢静脉瘤　200
上肢静脉血栓　200,401
上肢静脉炎　200
上肢静脉阻塞△　199
上肢开放性骨折　254
上肢开放性损伤　254
上肢脉管炎　200
上肢皮肤恶性肿瘤　254
上肢皮肤坏死　200
上肢皮肤良性肿瘤　288
上肢切痂术　299
上肢缺血　200
上肢韧带缝合术　283
上肢烧伤、化学性烧伤和冻伤后遗症　296
上肢深静脉血栓形成　200,401
上肢神经损伤后遗症　254
上肢撕脱伤　254
上肢损伤　254
上肢先天性完全缺如　254
上肢削痂术　299
上肢性质未定肿瘤　288
上肢血管病损切除术　283
上肢血管畸形　200
上肢血管结扎术　283
上肢血管损伤　200,254
上肢血栓性静脉炎　200
上肢异物去除　283,291
上肢痈　378
上肢脂肪瘤　288
上肢脂肪增多症　148
上肢肿物　288
上肢肿胀　254
上肢周围神经恶性肿瘤　306
上中段食管癌　100
烧伤　296,378
烧伤、爆震复合伤　296
烧伤、冲击复合伤　296
烧伤、放射、爆震复合伤　296
烧伤、放射、冲击复合伤　296
烧伤、放射复合伤　296
烧伤、化学性烧伤和冻伤后遗症　296
烧伤瘢痕挛缩　296
烧伤伴眼球破裂　11
烧伤伴有(导致)眼球破裂和破坏　11
烧伤创面感染　296
烧伤创面脓毒症　296
烧伤创面修复期　296
烧伤复合伤　296
烧伤后唇畸形　48
烧伤后耳廓缺损△　294
烧伤后骨赘病　296
烧伤后关节僵硬　296
烧伤后获得性免疫功能低下　296
烧伤后肌腱粘连　296

烧伤后肌肉钙化　254
烧伤后肌肉骨化　254
烧伤后肌肉萎缩　296
烧伤后眉毛缺损　296
烧伤后免疫功能紊乱　296
烧伤后软组织钙化和骨化△　254
烧伤后软组织骨化△　254
烧伤后天然免疫功能亢进　296
烧伤后休克心　296
烧伤后胰腺炎　296
烧伤急性感染期　296
烧伤痂下组织细菌定量检测　301
烧伤康复评定　301
烧伤康复期　296
烧伤内毒素血症　296
烧伤水肿　296
烧伤体液渗出期　296
烧伤外毒素血症　296
烧伤休克期　296
烧伤组织细菌定量检测　301
烧心　100
少儿特发性脊柱侧弯　254
少儿型特发性脊柱侧凸△　254
少关节性幼年型关节炎　254
少汗症　378
少年胚胎性癌　213
少年期椎体骺板骨软骨病△　251
少年型GM$_2$神经节苷脂沉积症　121
少年型Ⅱ型脊髓性肌肉萎缩　121
少年型Ⅱ型脊髓性肌萎缩△　121
少年型Ⅲ型脊髓性肌萎缩△　112
少年型脊髓性肌萎缩　121
少年型脊髓性肌萎缩△　112,121
少年型帕金森综合征　121
少年型皮肌炎　365
少年遗传性脊柱性共济失调　254
少尿　70,137,296,360
少尿型肾衰竭　213
少弱畸形精子症△　213
少弱精子症　213
少突胶质细胞肿瘤　180
少突神经胶质瘤　180
少牙及甲发育不全　378
绍伊尔曼(氏)脊柱后凸△　265
舌、口底恶性肿瘤△　48
舌癌△　48
舌白斑　48
舌白色水肿　48
舌瘢痕　48
舌背恶性肿瘤　48
舌扁桃体恶性肿瘤　28,48
舌扁桃体良性肿瘤　48
舌扁桃体切除术　36
舌病损切除术　57,313
舌部分切除术　57,313
舌部甲状腺切除术　57
舌侧反殆△　42
舌出血　48
舌创伤性溃疡　48
舌挫裂伤　48
舌淀粉样变　48
舌恶性淋巴瘤　48
舌恶性肿瘤　48,318

舌肥大　48
舌缝合术　57
舌腹恶性肿瘤　48
舌感觉异常△　54
舌根、咽部、喉部恶性肿瘤　48
舌根癌　48
舌根肥大　48
舌根交界性肿瘤　48
舌根淋巴结肿大　48
舌根射频消融术　57
舌根腺瘤　28
舌根治性切除术　313
舌沟延伸术　57
舌骨上进路舌根部肿物切除术　57
舌骨上颈淋巴结清扫术　57,313
舌贯通伤　48
舌后三分之一恶性肿瘤　48
舌会厌褶恶性肿瘤　48
舌会厌皱襞恶性肿瘤△　48
舌活动部分恶性肿瘤　48
舌畸形　48
舌及口底开放性损伤　48
舌继发恶性肿瘤　48
舌甲状腺切除术　36
舌尖恶性肿瘤　48
舌尖及侧缘的恶性肿瘤　48
舌尖瘘管　48
舌结核　48
舌筋膜悬吊术　57
舌-口底恶性肿瘤　48
舌口涎腺血管瘤　28
舌溃疡　48
舌扩大性切除术　57
舌良性过度角化症　48
舌良性肿瘤　48
舌裂△　45,51
舌淋巴管畸形　48
舌淋巴管瘤　48
舌淋巴组织增生　48
舌鳞状上皮增生　48
舌囊肿　48
舌脓肿　48
舌全部切除术　57,313
舌缺损　288
舌肉芽肿　48
舌乳头肥大　48
舌乳头肥大△　53
舌乳头萎缩　48
舌乳头炎　48
舌神经断裂　48
舌神经根松解术　57,186
舌损伤　48
舌体断裂伤　48
舌痛△　378
舌痛症　378
舌痛症△　54
舌系带成形术　57
舌系带过短　48
舌系带切除术　57
舌系带损伤　48
舌系带延长术　57
舌下间隙感染　48
舌下间隙感染伴脓肿　48
舌下静脉曲张　48

舌下神经断裂　48
舌下神经疾病　121
舌下神经麻痹　121
舌下神经 - 面神经吻合术　57
舌下神经损伤　48
舌下腺病损切除术　57,314
舌下腺部分切除术　57,314
舌下腺恶性肿瘤　28,48
舌下腺混合瘤　28
舌下腺继发恶性肿瘤　28,48
舌下腺良性肿瘤　28
舌下腺囊肿　28,48
舌下腺切除术　36,57,314
舌下腺切开引流术　36,57
舌下腺炎　28
舌下腺原位癌　48
舌向埋伏上颌第三磨牙　48
舌向阻生　48
舌形虫病　416
舌修补术　57
舌血管畸形　48
舌血管瘤　28,48
舌咽神经根切断术　186
舌咽神经根微血管减压术　186
舌咽神经疾病　121
舌咽神经减压术　186
舌咽神经麻痹　11
舌咽神经切断术　186
舌咽神经损伤　48
舌咽神经痛　121,180
舌咽神经痛性晕厥　121
舌炎　378
舌炎性肿块　48
舌叶乳头增生　48
舌异物　48
舌原位癌　48
舌缘恶性肿瘤　48
舌粘连松解术　57
舌脂肪瘤　48
舌肿物　48
蛇毒液的毒性效应△　407
蛇毒液中毒　407
蛇毒因子溶血试验　162
蛇咬伤(无毒)　378
舍格伦 - 拉松综合征　378
舍格伦综合征　48
舍格伦综合征△　3,25,113,233,367
社会功能缺陷筛选量表　398
社会化的品行障碍△　392
社会化品行障碍　392
社会心理性矮小症　148
社会再适应评定量表　398
社交不良型人格障碍　392
社交恐怖△　392
社交恐怖症　392
社交紊乱型人格障碍△　392
社区获得性肺炎　78
社区牙周指数　59
射精障碍△　401
射频喉部病变切除术　36
射频消融△　71
射频消融术后　67
射频消融术后穿刺假性动脉瘤　200
射频消融术后穿刺血管血肿　200

射频消融术后动静脉瘘　200
射频消融术后腹膜后血肿　200
射野挡块切割机　320
射野对称性　320
射野离轴比　320
射野平坦度　320
射野验证片　320
射野中心轴　320
涉及髂胫束弹响髋　254
涉及髂胫束弹响膝　254
涉及乳房整形手术的随诊医疗　288
涉及使用其他康复操作的医疗　403
涉及使用未特指康复操作的医疗　403
摄入浆果类的毒性效应△　406
摄入食物结构失衡　148
摄氧量　88
伸长细胞型室管膜瘤　180
伸肌腱断裂后遗症　254
伸肌腱断裂后遗症△　254
伸肌腱粘连后遗症　254
伸肌腱自发性破裂　254
伸拇长肌腱损伤后遗症　254
伸腕肌腱缝合术　283
伸膝装置断裂　254
伸膝装置损伤　254
伸指肌腱侧束缝合术　283
伸指肌腱缝合术　283
伸指肌腱损伤后遗症　254
伸指肌腱损伤后遗症△　254
伸指肌腱中央束重建术(Carroll 法)　283
伸指肌腱中央束重建术(Fowler 法)　283
伸指肌腱中央束重建术(Matev 法)　283
伸指肌腱中央束缝合术　283
伸指总肌腱缝合术　283
伸趾肌腱延长术　283
身材矮小症　148
身份障碍　392
身体觉察障碍　392
砷过敏性皮炎　378
砷化氢中毒　407
砷及其化合物的毒性效应△　378
砷及其化合物皮肤损伤　378
砷角化病　378
砷所致肺癌　407
砷所致皮肤癌　407
砷中毒　378
深Ⅱ度烧伤　296
深板层角膜移植术　21
深部电极　130
深部感染　254
深部浸润型子宫内膜异位症　325
深部静脉血栓形成　160
深部脑刺激治疗　397
深部硬斑病　378
深部真菌病　416
深层角膜炎　11
深层角膜异物取出术　21
深层软组织肿物局部切除术　283
深度烧伤　296
深度烧伤大关节扩创术　299
深度烧伤小关节扩创术　299
深反射　254,270
深覆盖　48
深覆𬌗　48

深间隙感染　254
深静脉血栓　254
深静脉血栓形成　78,254,378
深眠状态　121,392
深眠状态　396
深龋　48
深睡期　130
深窝沟　48
深吸气量　88
深在的侵袭性血管黏液瘤　254
深在性红斑狼疮　378
深在性良性纤维组织细胞瘤　254
深在性平滑肌瘤　254
神经氨酸沉积症　121
神经贝赫切特病△　121
神经贝赫切特综合征　121
神经病伴副蛋白血症　121
神经病型地方性呆小病　148
神经病型先天性碘缺乏综合征　148
神经病性关节病　255
神经超声　130
神经传导　130
神经传导测定　130
神经传导速度　130
神经丛损伤　180
神经丛损伤△　203
神经丛损伤性疼痛　180
神经导航下深部脑病灶切除术　186
神经电图学　130
神经调节辅助通气　84
神经动作电位　130
神经断裂　254
神经发育不成熟　396
神经缝合术　186
神经感觉支酒精注射术　186
神经根病　254
神经根病△　263
神经根刺激　254
神经根刺激性侧凸　254
神经根管松解术　283
神经根管型椎管狭窄症　254
神经根脊髓炎△　121,254
神经根囊肿　254
神经根受压综合征　254
神经根痛　254
神经根型颈椎病　254,401
神经根压迫症△　254
神经根炎　121,254
神经功能障碍　254
神经活组织检查　121
神经肌病　121
神经肌肉型脊柱侧凸　254
神经肌肉性髋脱位　254
神经节苷脂贮积病　121
神经节瘤　180
神经节细胞胶质瘤　180
神经节阻滞药中毒　407
神经结节病　121
神经介导的反射性晕厥综合征　112
神经精神量表　398
神经精神问卷△　398
神经精神医学临床评定量表　398
神经莱姆病△　116
神经瘤　378
神经麻痹　11,121

神经麻痹性角膜炎 11
神经毛囊错构瘤 378
神经梅毒 11,121,378,416
神经梅毒性动脉瘤 378
神经内分泌性肿瘤 254
神经内镜检查术 186
神经内镜下单侧鼻腔 - 蝶窦入路垂体病灶
　切除术 186
神经内镜下第三脑室底造瘘术 186
神经内镜下经鼻腔 - 蝶窦垂体病灶切除术
　186
神经内镜下经鼻腔脑脊液鼻漏修补术 186
神经内镜下经鼻腔视神经管减压术 186
神经内镜下脑动脉瘤夹闭术 186
神经内镜下脑内血肿引流术 186
神经内镜下脑室内病灶切除术 186
神经内镜下椎管内病损切除术 186
神经皮肤黑变病 378
神经皮肤综合征 354,378
神经牵拉试验 254,270
神经嵌压 254
神经鞘磷脂沉积病 121
神经鞘瘤 180,254,378
神经鞘黏液瘤 378
神经鞘黏液瘤△ 265
神经鞘脂贮积症 148
神经鞘脂贮积症△ 153
神经切除术 186
神经肉瘤 288
神经山黧豆中毒 121
神经上皮瘤 180
神经上皮组织肿瘤 180
神经束膜瘤 180,254,378
神经束切断术 186
神经衰弱 392
神经撕脱术 186
神经松解术 186
神经损伤 121,180
神经损伤(操作中)△ 404
神经肽性肢端感觉异常 378
神经疼痛性脊柱侧弯 254
神经痛 121,180,401
神经痛性肌萎缩 121,254
神经痛性营养不良 378
神经吻合术 186,299
神经系统变性病△ 121
神经系统变性疾病 121
神经系统病变 121
神经系统非洲锥虫病 121
神经系统副肿瘤综合征 121
神经系统钩端螺旋体病 121
神经系统贾第虫病 121
神经系统莱姆病 121
神经系统血吸虫病 121
神经系统脂肪瘤 288
神经系统植入的电子刺激器的机械性并发
　症 121
神经纤维瘤 180,254
神经纤维瘤病 11,28,180,254,378
神经纤维瘤病Ⅰ型 148,378
神经纤维瘤病Ⅱ型 378
神经纤维瘤病脊柱侧凸 254
神经纤维肉瘤 180,254

神经心理测验 398
神经性勃起功能障碍△ 401
神经性跛行 254
神经性关节病 254
神经性呼吸困难 31,82
神经性肌强直 121
神经性肌强直放电 130
神经性棘红细胞增多症 121
神经性马蹄内翻足△ 254
神经性马蹄足内翻 254
神经性膀胱△ 213,401
神经性皮炎△ 372
神经性上睑下垂 11
神经性贪食 392
神经性疼痛 180
神经性头痛 121
神经性脱发 378
神经性外翻足 254
神经性厌食 392
神经血管束岛状皮瓣术 299
神经血管性头痛 121
神经血管造影 186
神经循环衰弱 396
神经炎 121
神经炎△ 267
神经移位术 186
神经移植 283
神经营养性角膜结膜炎 11
神经元及混合性神经元 - 胶质肿瘤 180
神经元腊样脂褐质沉积症 121
神经元铁沉积 121
神经源性勃起功能障碍 401
神经源性肠道功能障碍 401
神经源性肠梗阻△ 401
神经源性马蹄高弓足 254
神经源性膀胱 213,401
神经源性膀胱过度活动症 401
神经源性射精功能障碍 401
神经源性生育功能障碍 401
神经源性直立性低血压 67
神经症性人格 396
神经症性障碍 392
神经脂肪瘤病 254
神经植入术 186
神经轴样营养不良 121
神经走行压痛 254,270
神经阻滞剂恶性综合征 121
神经组织肿瘤 378
神游 396
肾癌△ 213,306
肾包膜剥除术 222
肾被膜下血肿清除术 222
肾病损切除术 314
肾病灶清除术 222
肾病综合征合并肾炎综合征 135
肾部分切除术 222,314
肾出血性囊肿 213
肾穿刺活检术 137
肾穿透伤 213
肾挫裂伤△ 214
肾挫伤 213
肾错构瘤 213,306
肾单位稀少巨大症△ 136

肾导管引流术 222
肾蒂断裂 213
肾蒂淋巴管剥脱术 222
肾蒂淋巴管离断术 222
肾蒂伤△ 213
肾淀粉样变性 213
肾淀粉样变性病△ 213
肾动静脉瘘 213
肾动脉闭塞 200
肾动脉大动脉炎(左侧 / 右侧 / 双侧) 135
肾动脉的动脉粥样硬化 200
肾动脉畸形△ 201
肾动脉夹层 138,200
肾动脉假性动脉瘤 200
肾动脉瘤 200,213
肾动脉栓塞(左侧 / 右侧 / 双侧) 135
肾动脉栓塞 200,213
肾动脉栓塞术 222
肾动脉损伤 200,213
肾动脉狭窄 200,213
肾动脉狭窄(左侧 / 右侧 / 双侧) 135
肾动脉纤维肌性发育不良(左侧 / 右侧 / 双
　侧) 135
肾动脉纤维增生病 213
肾动脉血栓形成(左侧 / 右侧 / 双侧) 135
肾动脉血栓形成 200
肾动脉硬化 135,200
肾动脉造影[术] 222
肾动脉粥样硬化 200
肾窦脂肪瘤样病 213
肾断层造影[术] 222
肾断层造影洗出法 222
肾恶性纤维组织细胞瘤 213
肾恶性肿瘤 213,306
肾发育不良 213
肾发育不全 354
肾粉碎伤 213
肾封闭术 222
肾钙斑 213
肾钙化囊肿 213
肾根治性切除术 314
肾梗死 213
肾梗死(左侧 / 右侧 / 双侧) 138
肾功能不全 401
肾功能损害引起的痛风 148
肾固定术 222
肾和肾盂继发恶性肿瘤 213,306
肾和输尿管结石梗阻伴肾积水△ 213
肾横纹肌样瘤△ 254
肾积脓 213,354
肾积水 213,354
肾积水△ 215,401
肾积水伴肾和输尿管结石梗阻 213
肾积水伴肾结石 213
肾积水伴输尿管结石 214
肾积水伴输尿管肾盂连接部梗阻 214
肾积水伴输尿管狭窄 214
肾畸形 214
肾及输尿管恶性肿瘤 214,306
肾继发恶性肿瘤 214,306
肾继发性恶性肿瘤△ 214,306
肾假性瘤 214
肾间质纤维化 135

肾交界性肿瘤 214,306
肾绞痛 214
肾结核△ 211
肾结核对侧肾积水 214
肾结石 214,401
肾结石伴肾积水△ 213
肾结石体外超声碎石术 222
肾结石体外冲击波碎石 222
肾静脉栓塞 214
肾静脉栓塞(左侧/右侧/双侧) 135
肾静脉栓塞和血栓形成△ 214
肾静脉损伤 214
肾静脉-下腔静脉吻合术 222
肾静脉血栓 138
肾静脉血栓△ 354
肾静脉血栓切除术 222
肾静脉血栓形成 214,354
肾静脉血栓形成(左侧/右侧/双侧) 135
肾静脉造影［术］ 222
肾局部灌注 222
肾颗粒细胞癌 214
肾离体术 222
肾良性肿瘤 214,306
肾裂伤 214
肾淋巴瘤 214
肾淋巴母细胞瘤 214
肾淋巴肉瘤 214
肾鹿角状结石 214
肾门上淋巴结切除术 222
肾门脂肪瘤样病 214
肾母细胞瘤 214
肾囊性病变 354
肾囊性病变△ 210
肾囊肿 214
肾囊肿△ 213
肾囊肿切除术 222
肾囊肿去顶术 222
肾囊肿硬化剂注射 222
肾囊肿(左侧/右侧/双侧,单发/多发) 138
肾内反流 214
肾脓肿 214
肾诺卡菌病 416
肾旁假囊肿 214
肾-膀胱吻合术 222,314
肾胚胎瘤 354
肾膨结线虫病 416
肾皮质化脓性感染 214
肾皮质坏死 214
肾皮质脓肿 214
肾皮质腺瘤 214
肾平滑肌瘤 214
肾平滑肌肉瘤 214
肾破裂 214
肾破裂修补术 222
肾切除术 222
肾切开取石术 222
肾切开术 222
肾缺如 214
肾肉瘤 214
肾乳头坏死 214
肾乳头坏死(左侧/右侧/双侧) 138
肾软斑病 135
肾上皮样血管平滑肌脂肪瘤△ 254

肾上腺出血 148
肾上腺雌激素分泌腺癌 306
肾上腺雌激素分泌腺瘤 306
肾上腺错构瘤 148
肾上腺动脉造影［术］ 222
肾上腺多激素分泌腺癌 306
肾上腺多激素分泌腺瘤 306
肾上腺恶性间质肿瘤 148
肾上腺恶性肿瘤 148,306
肾上腺发育不良△ 150
肾上腺非功能性皮质腺瘤 214
肾上腺钙化 148
肾上腺感染 148
肾上腺坏死 148
肾上腺继发恶性肿瘤 148
肾上腺假性囊肿 148
肾上腺交界恶性肿瘤△ 148
肾上腺交界性肿瘤 148
肾上腺结核△ 148
肾上腺结核病 148
肾上腺结核致肾上腺皮质功能减退症 148
肾上腺结节性增生 148
肾上腺良性肿瘤 148
肾上腺梅毒合并皮质功能减退 378
肾上腺囊肿 148
肾上腺囊肿伴囊内出血 148
肾上腺脑白质营养不良 121,148
肾上腺脓肿 148
肾上腺皮质癌 148
肾上腺皮质醇分泌腺癌 306
肾上腺皮质醇分泌腺瘤 148
肾上腺皮质醇增多症性高血压 67
肾上腺皮质恶性肿瘤 148
肾上腺皮质功能不全 148
肾上腺皮质功能减退症△ 148,372
肾上腺皮质功能亢进 148
肾上腺皮质功能亢进症△ 148
肾上腺皮质激素类及其拮抗剂中毒 408
肾上腺皮质结节样增生△ 148
肾上腺皮质酮分泌腺癌 148
肾上腺皮质酮分泌腺瘤 148
肾上腺皮质危象 148
肾上腺皮质萎缩 148
肾上腺皮质腺瘤 148
肾上腺皮质增生 148
肾上腺皮质增生症△ 148
肾上腺皮质肿瘤 306
肾上腺平滑肌肉瘤 148
肾上腺切除术 222
肾上腺切除术后醛固酮减少症 148
肾上腺去氧皮质酮分泌腺癌 148
肾上腺去氧皮质酮分泌腺瘤 148
肾上腺醛固酮分泌腺癌 306
肾上腺醛固酮分泌腺瘤 306
肾上腺神经节神经母细胞瘤 148
肾上腺神经母细胞瘤 148
肾上腺神经鞘瘤 148
肾上腺神经纤维瘤 148
肾上腺剩余肿瘤 214
肾上腺栓塞 148
肾上腺素功能减退伴肌病 121
肾上腺素能性荨麻疹 378
肾上腺髓样脂肪瘤 148

肾上腺髓质恶性肿瘤 148
肾上腺髓质功能亢进 148
肾上腺髓质神经病 148
肾上腺髓质增生△ 148,214
肾上腺髓质增生性高血压 67
肾上腺髓质增生症 148,214
肾上腺损伤 148,214
肾上腺外髓脂肪瘤 254
肾上腺危象 148
肾上腺无功能皮质癌 148
肾上腺无功能皮质腺瘤 148
肾上腺性激素分泌腺癌 306
肾上腺性激素分泌腺瘤 306
肾上腺性征综合征 148,214
肾上腺雄激素分泌腺瘤 306
肾上腺血管瘤 148
肾上腺血管造影［术］ 222
肾上腺血肿 148
肾上腺炎 148
肾上腺异位△ 150
肾上腺源性男性化综合征△ 212
肾上腺早发育 148
肾上腺增生 148
肾上腺占位△ 148
肾上腺脂肪瘤 148
肾上腺肿瘤 306
肾上腺肿物 148
肾上腺周围组织恶性肿瘤△ 306
肾上腺转移癌 148
肾神经鞘瘤 214
肾-肾盂造瘘术 222
肾失用性萎缩 214
肾实质癌 214
肾实质切开取石术 222
肾实质性高血压 67,135
肾嗜酸细胞瘤 214
肾嗜酸性细胞瘤△ 214
肾输尿管恶性肿瘤△ 214
肾输尿管结石 214
肾输尿管结石伴肾积水△ 214
肾-输尿管切除术 222,314
肾素瘤 214
肾髓质管扩张 214
肾髓质坏死 214
肾髓质囊性病 214
肾损伤 214
肾透明细胞癌 214
肾透析 222
肾外横纹肌样肿瘤 254
肾外型肾盂 214
肾外血管平滑肌脂肪瘤 254
肾完全性破裂 214
肾萎缩 214
肾萎缩(左侧/右侧/双侧) 138
肾细胞癌 214
肾下垂 138,214
肾下腹主动脉闭塞 200
肾纤维瘤 214
肾纤维脂肪瘤样病 214
肾腺癌 214
肾腺瘤 214
肾小管病变 354

肾小管反流　214
肾小管间质病　354
肾小管间质性肾炎 - 眼色素膜炎综合征　135
肾小管磷酸盐转运障碍　135
肾小管破裂　214
肾小管酸中毒　135,354
肾小管酸中毒△　214
肾小管酸中毒Ⅰ型　135
肾小管酸中毒Ⅱ型　135
肾小管酸中毒Ⅲ　135
肾小管酸中毒Ⅳ型　135
肾小管酸中毒性骨病　148
肾小管萎缩　135
肾小管性蛋白尿　214
肾小管性碱中毒△　141
肾小管性酸中毒　214
肾小管性酸中毒△　354
肾小球囊性病△　214
肾小球囊肿病　214
肾小球旁器增生症△　141
肾小球轻微病变　135
肾小球微小病变　135
肾小球性蛋白尿　214
肾小球性血尿　214
肾楔形切除术　222,314
肾型过敏性紫癜△　214
肾性氨基酸尿　138
肾性高血压　67,135
肾性佝偻病△　254
肾性骨病　254
肾性骨软化　254
肾性骨软化症△　254
肾性骨萎缩　254
肾性骨营养不良　254
肾性骨营养不良症△　254
肾性尿崩症　135
肾性贫血　135
肾性视网膜病　11
肾性糖尿　138,148
肾性系统性纤维化　135
肾修补术　222
肾旋转异常　214
肾血管重建术　222
肾血管畸形　354
肾血管瘤　214
肾血管平滑肌脂肪瘤△　213
肾血管损伤　214
肾血管外皮细胞瘤　214
肾血管性高血压　67,135,214
肾血管血管内超声　224
肾血管造影［术］　222
肾血管周细胞瘤△　214
肾血肿　214
肾炎所致精神障碍　121,392
肾炎综合征　135
肾移植后肾小球病变　135
肾异位　214
肾痈　214
肾盂癌△　214,306
肾盂白斑病　214
肾盂部分切除术　222,314
肾盂成形术　222
肾盂挫伤　214

肾盂恶性肿瘤　214,306
肾盂积脓　354
肾盂积水　401
肾盂积水△　354
肾盂及膀胱恶性肿瘤　214,306
肾盂继发恶性肿瘤　214,306
肾盂继发性恶性肿瘤△　214,306
肾盂间质反流　214
肾盂交界性肿瘤　214,306
肾盂静脉反流　214
肾盂静脉曲张　214
肾盂镜检查术　222
肾盂良性肿瘤　306
肾盂淋巴反流　214
肾盂鳞状细胞癌　214
肾盂毛细血管扩张症　214
肾盂囊肿切除术　222
肾盂内 T 管引流术　222
肾盂脓肿　354
肾盂旁囊肿　214
肾盂旁囊肿切除术　222
肾盂膀胱恶性肿瘤　214,306
肾盂切除术　314
肾盂切开取石术　222
肾盂切开术　222
肾盂乳头状癌　214
肾盂乳头状瘤　214
肾盂肾炎　354
肾盂肾炎△　215
肾盂 - 输尿管成形术　222
肾盂输尿管连接部恶性肿瘤　214
肾盂输尿管连接部梗阻　214
肾盂输尿管连接部梗阻伴肾积水△　214
肾盂输尿管连接部狭窄　214
肾盂输尿管连接处恶性肿瘤　306
肾盂输尿管连接处狭窄△　214
肾盂 - 输尿管 - 膀胱吻合术　222
肾盂输尿管松解术　222
肾盂 - 输尿管吻合术　222
肾盂输尿管造影［术］　222
肾盂血管瘤　214
肾盂压测定　224
肾盂炎　354
肾盂移行细胞癌　214
肾盂原位癌　306
肾盂源性囊肿　214
肾盂造口闭合术　222
肾盂造口导管取出　222
肾盂造口取石术　222
肾盂造瘘管更换术　222
肾盂造瘘术　222
肾盂肿瘤△　306
肾原始神经外胚叶瘤△　354
肾脏替代治疗　137
肾造口闭合术　222
肾造瘘管更换术　222
肾造瘘术　222
肾盏成形术　222
肾盏恶性肿瘤　214,306
肾盏结核　214
肾盏静脉瘘　214
肾盏囊肿　214,354
肾盏憩室　214

肾盏憩室结石　214
肾盏切除术　222,314
肾盏 - 输尿管吻合术　222
肾折叠术　222
肾真菌病　416
肾脂肪瘤　214
肾脂肪肉瘤　214
肾肿瘤△　306
肾周病损切除术　222,314
肾周活组织检查　222,317
肾周积液　138
肾周囊肿（肾囊性病变）△　214
肾周脓肿　354
肾周脓肿切开引流术　222
肾区域探查术　222,314
肾周围淋巴管剥脱术　222
肾周围囊肿　214
肾周围粘连松解术　222
肾周血肿　138,214
肾轴性旋转　214
肾子宫内膜异位症　214
肾紫癜　214
肾自截　214
肾综合征出血热　135,416
肾组织穿刺　361
渗出型（湿性）年龄相关性黄斑变性　11
渗出性扁桃体炎　28
渗出性虹膜囊肿　11
渗出性睫状体囊肿　11
渗出性脉络膜脱离　11
渗出性脉络膜炎　11
渗出性慢性单纯性糠疹　378
渗出性视网膜脱离　11
渗出性胸膜炎　354
渗出液　88
渗透性利尿　214
渗透性轻泻剂中毒　408
渗透性肾病　135
渗透性脱髓鞘综合征　121
渗透压　88
升结肠病损切除术　314
升结肠恶性肿瘤　100
升结肠 - 横结肠吻合术　172,314
升结肠 - 降结肠吻合术　172,314
升结肠良性肿瘤　100
升结肠破裂修补术　172
升结肠切除术　172,314
升结肠损伤　100,164
升结肠 - 乙状结肠吻合术　172,314
升主动脉部分切除伴人工血管置换术　207
升主动脉成形术　207
升主动脉动脉瘤△　200
升主动脉 - 肺动脉分流术　207
升主动脉 - 腹主动脉人工血管搭桥术　207
升主动脉钙化　200
升主动脉 - 股动脉人工血管搭桥术　207
升主动脉夹层　204
升主动脉假性动脉瘤　200
升主动脉 - 颈总动脉人工血管搭桥术　207
升主动脉溃疡　200
升主动脉扩张　200
升主动脉瘤　200
升主动脉瘤样扩张　200

升主动脉 - 双股动脉人工血管搭桥术 207
升主动脉 - 锁骨下动脉人工血管搭桥术 207
升主动脉 - 头臂动脉人工血管搭桥术 207
升主动脉 - 无名动脉人工血管搭桥术 207
升主动脉狭窄 200
升主动脉狭窄后扩张 200
升主动脉 - 腋动脉人工血管搭桥术 207
升主动脉造影 71,209
升主动脉增宽△ 200
升主动脉粥样硬化 200
生长发育迟缓△ 399
生长激素不敏感综合征 148
生长激素缺乏性侏儒症 148
生长激素缺乏症 148
生长激素生成过多 155
生长激素释放激素瘤 148
生长激素释放因子瘤△ 148
生长激素腺瘤 180
生长激素异常致身材矮小△ 148
生长期头发松动 378
生长期脱发 378
生长抑素瘤 149
生化妊娠 345
生活质量综合评定问卷 398
生理盲点扩大 11
生理性大视杯 11
生理性蛋白尿 138
生理性分流 78
生理性高催乳素血症 148
生理性脊柱前凸 254,270
生理性男性乳房发育症 148
生理性膝内翻 254
生理性膝外翻 254
生物瓣膜失功能 200
生物瓣膜换术后瓣周漏 200
生物补片阴道成形术 334
生物大网膜移植术 172,314
生物反馈疗法 172,299
生物反馈治疗 403
生物接骨术 283
生物力学损害 254
生物素缺乏 155
生物素缺乏症 378
生物素与生物素酶缺乏症△ 378
生物有效剂量 320
生殖道平滑肌瘤 254
生殖道沙眼衣原体感染 416
生殖道损伤 325
生殖道型横纹肌瘤 254
生殖道异物 288
生殖器反应丧失 396
生殖器官继发性恶性肿瘤 214
生殖器官血管瘤 306
生殖器结核 325
生殖器疱疹 214,378
生殖细胞瘤 180
生殖细胞肿瘤 180
声带癌 28
声带白斑 28
声带白斑△ 404
声带病损切除术 36
声带部分切除术 36
声带超窄缘显微外科技术 36

声带成形术 36
声带出血 28
声带淀粉样变 28
声带恶性肿瘤 28
声带肥厚 28
声带蜂窝织炎 28
声带固定术 36
声带继发恶性肿瘤 28
声带角化症 28
声带接触性肉芽肿 28
声带结节 28
声带溃疡 28
声带扩大切除术 36
声带良性肿瘤 28
声带鳞状上皮不典型性增生 28
声带麻痹 354
声带囊肿 28
声带黏膜白斑病 28
声带黏膜表皮剥脱术 36
声带黏膜下注射术 36
声带脓肿 28
声带切除术 36
声带曲霉病 416
声带肉芽肿 28
声带上皮下切除术 36
声带上移固定术 36
声带水肿 28
声带松弛 28
声带突撕脱 28
声带完全切除术 36
声带息肉 28
声带下憩室 28
声带小结 28
声带原位癌 28
声带粘连 28
声带粘连松解术 36
声带注射填充喉成形术 36
声带转位术 36
声导抗 37
声反射 37
声门恶性肿瘤 28
声门后部狭窄 28
声门扩大术 36
声门麻痹 28,354
声门描记[法] 37
声门前部狭窄 28
声门区狭窄 28
声门上病损活组织检查 317
声门上喘鸣 28
声门上恶性肿瘤 28
声门上喉切除术 36
声门上水肿 28
声门上狭窄 28
声门水肿 28
声门图 37
声门完全性狭窄 28
声门下病损烧灼术 36
声门下水肿 28
声门下血管瘤注药术 36
声门性喘鸣 28
声谱描记[法] 37
声谱图 37
声嘶 298

声损伤性聋 28
声图 37
声音嘶哑 189
声音嘶哑△ 298
圣路易脑炎 121,416
剩余尿 216
剩余牙槽嵴萎缩 48
失代偿性碱中毒 78
失代偿性酸中毒 78
失代偿性炎症反应综合征 296
失读 401
失读症△ 401
失活组织 298
失钾性肾病 135
失眠 121
失眠障碍(持续性) 121
失眠障碍(复发性) 121
失眠障碍(间歇性) 121
失神发作 180
失神发作癫痫持续状态 121
失神性癫痫持续状态△ 121
失声 31
失水引起的中暑虚脱 408
失髓牙△ 50
失写 401
失写症△ 401
失血性休克△ 73,194,293
失盐性肾炎 135
失盐综合征 135
失用失认评定 403
失用性弱视 11
失用性萎缩 112,232
失用症和失认症评估△ 403
失语△ 402
失语症评估△ 403
失张力发作 121,180
失重效应 408
虱病 378,416
虱媒介的回归热 416
施密特综合征 149
施密特综合征△ 153
施虐癖 392
施虐受虐症 392
施虐型人格障碍 392
施坦尔耳郭畸形 288
施提克尔综合征 264
施源器 320
湿敷 387
湿化疗法 84
湿脚气 149
湿啰音 70,82,193
湿性坏疽 296
湿性咳嗽 82
湿性年龄相关性黄斑变性△ 11
湿疹 378
湿疹△ 376
湿疹 - 血小板减少 - 免疫缺陷综合征 160
湿疹样皮炎 378
湿疹样乳腺癌 306
湿疹样紫癜 378
十二指肠 - 空肠吻合术 172,314
十二指肠白点症 100
十二指肠闭锁△ 103,356

十二指肠病损破坏术 172,314
十二指肠病损切除术 172,314
十二指肠部分切除术 172,314
十二指肠成形术 172
十二指肠出血△ 100
十二指肠动脉破裂 100
十二指肠动脉栓塞术 172,207
十二指肠动脉压迫综合征 100
十二指肠恶性肿瘤 100
十二指肠梗阻 100
十二指肠钩虫病 100,416
十二指肠继发恶性肿瘤 100
十二指肠交界性肿瘤 100
十二指肠静脉曲张伴出血 100
十二指肠镜检查 108
十二指肠克罗恩病 100
十二指肠空肠恶性肿瘤 100
十二指肠空肠连接处继发恶性肿瘤 100
十二指肠溃疡 100
十二指肠溃疡伴出血 100
十二指肠溃疡伴出血△ 100
十二指肠溃疡伴穿孔 100
十二指肠溃疡伴穿孔和出血 100
十二指肠溃疡伴急性出血 100
十二指肠溃疡伴急性出血和穿孔 100
十二指肠溃疡伴急性穿孔 100
十二指肠溃疡并发出血和穿孔△ 100
十二指肠溃疡并发穿孔△ 100
十二指肠溃疡穿孔修补术 172
十二指肠括约肌成形术 172
十二指肠良性肿瘤 100
十二指肠瘘 100
十二指肠瘘闭合术 172
十二指肠糜烂出血 100
十二指肠内异物 100
十二指肠内异物去除 172
十二指肠破裂 164
十二指肠破裂修补术 172
十二指肠憩室 100
十二指肠憩室伴穿孔 100
十二指肠憩室梗阻性黄疸综合征 101
十二指肠憩室化手术 172
十二指肠憩室炎 101
十二指肠切除术 172,314
十二指肠切开探查术 172
十二指肠球变形 101
十二指肠球部溃疡伴穿孔 101
十二指肠球部溃疡伴急性出血 101
十二指肠球部息肉 101
十二指肠球囊扩张术 107
十二指肠球炎 101
十二指肠乳头炎 101
十二指肠受压 101
十二指肠损伤 101,164
十二指肠外置术 172,314
十二指肠息肉 101
十二指肠狭窄 101
十二指肠腺腺瘤 101
十二指肠炎 101
十二指肠淤积 101
十二指肠原位癌 101
十二指肠造口术 172,314
十二指肠支架扩张术 107

十二指肠肿物 101
十二指肠重复畸形 354
十字交叉心 67
十字交叉征 130
石骨症△ 144,351
石灰烧伤 296
石蜡疗法 403
石蜡瘤 378
石棉沉着病△ 78,408
石棉肺 78,408
石棉所致肺癌 408
石棉所致间皮瘤 408
石棉状糠疹 378
石墨尘肺 408
石墨尘肺△ 78
石墨纤维化性肺 78
石胎 325,354
石炭酸烧伤 296
石油产品中毒 408
石油及其衍生物性皮病 378
石油精中毒 408
时差变化综合征 121
时间常数 130
时间剂量分次 320
时间剂量公式 320
时间剂量关系 320
时间剂量因子 320
时间限制 84
时间因子 320
时间用力呼气容积 88
时间指数 320
时间转换 84
时限 130
时相 130
实际呼吸频率 88
实际缓冲碱 88
实际碱剩余 88
实际碳酸氢盐 88
实际吸呼时间比 88
实际吸气时间分数 88
实体瘤控制 320
实体肿瘤肾损害 135
实音 82
拾物试验 254,270
食道闭锁△ 103,356
食道穿孔 354
食道念珠菌病 354
食道破裂 354
食粪症 392
食管白斑 101
食管-贲门成形术 172,191
食管贲门肌层切开术 191,314
食管贲门连接处恶性肿瘤 101
食管贲门连接处恶性肿瘤△ 91
食管-贲门黏膜撕裂综合征 101
食管闭锁伴气管食管瘘△ 103,356
食管病损切除术 191,314
食管病损氩气刀治疗术 191,314
食管部分切除术 191,314
食管测压 108
食管肠上皮化生 101
食管重复畸形 354
食管重建术 36

食管出血△ 296
食管穿孔 101
食管穿孔△ 354
食管穿孔修补术 36
食管恶性肿瘤 101
食管反流 101
食管腐蚀伤 28
食管腹部恶性肿瘤 101
食管梗阻 101
食管功能不全 101
食管喉切除术 36
食管化学性腐蚀伤△ 28
食管化学灼伤 28
食管肌层切开术 191,314
食管肌性肥厚 101
食管继发恶性肿瘤 101
食管交界性肿瘤 101
食管结核 101
食管颈部恶性肿瘤 101
食管痉挛 101,106
食管静脉瘤 101
食管静脉曲张 101
食管静脉曲张伴出血△ 101
食管静脉曲张出血 101
食管静脉曲张的硬化剂注射或压迫止血法 37
食管静脉曲张结扎术 191
食管镜检查[法] 37
食管镜下活体组织检查 317
食管镜下食管探条扩张术 36
食管抗反流装置引起的机械性并发症 408
食管克罗恩病 101
食管-空肠弓上吻合术 191,314
食管空肠吻合口狭窄 101
食管空肠吻合口炎 101
食管溃疡 101
食管扩张 101
食管扩张术 36
食管拉网细胞学检查 193
食管良性肿瘤 101
食管裂孔疝 78,101
食管裂伤缝合术 191,314
食管瘘 101
食管瘘修补术 191,314
食管糜烂 101
食管囊肿 101
食管内压 88
食管内异物 101
食管逆行性循环扩张术 36
食管黏膜剥脱症 101
食管黏膜不典型增生 101
食管黏膜出血 296
食管黏膜角化 296
食管念珠菌病 101,416
食管脓肿 101,188
食管破裂 101
食管破裂△ 101,354
食管破裂出血 101
食管气管瘘 78
食管憩室 28
食管憩室 103
食管憩室冲洗术 37
食管憩室切除术 191

食管憩室外置术 191,314
食管切开探查术 191
食管切开异物取出术 191
食管曲张静脉套扎术 172
食管烧伤 101
食管生物学行为不确定的肿瘤△ 101
食管受压 101
食管术后气管食管瘘△ 28
食管术后吻合口狭窄△ 101
食管损伤 104,203
食管-胃成形术 191
食管胃静脉曲张出血 101
食管胃连接处恶性肿瘤 101
食管胃黏膜异位△ 101
食管胃吻合口狭窄 101
食管胃吻合口炎 101
食管息肉 101
食管狭窄 101
食管狭窄修补术 191,314
食管胸膜瘘 78
食管血管瘤 101
食管循环扩张术 36
食管炎 101,296
食管异位组织 101
食管异物 28
食管异物△ 101
食管永久性管置入术 191,314
食管原位癌 101
食管运动障碍 101
食管造口闭合术 191,314
食管支撑物置入术 191,314
食管支架调整术 107
食管支气管瘘 78
食管-支气管瘘修补术 191
食管脂肪瘤 101
食管中三分之一的恶性肿瘤△ 106
食管中下段恶性肿瘤△ 106
食管肿瘤 101
食管肿瘤破裂出血 101
食管自发性破裂 101
食毛症 392
食入毒蘑菇中毒△ 405
食物残渣 59
食物过敏反应 378
食物过敏性失眠 121
食物过敏症△ 378
食物接触皮肤引起的变应性接触性皮炎 11
食物接触皮肤引起的刺激性接触性皮炎 11
食物接触皮肤引起的接触性皮炎 11
食物嵌塞 54
食物所致的过敏性休克 408
食物滞留感 189
食物中毒 408
食欲减退 161
食欲抑制剂中毒 408
食源性寄生虫病 416
史蒂文斯-约翰逊综合征 11
史密斯骨折 254
史-约综合征 254
矢状窦(或横窦)分流术 186
矢状窦良性肿瘤 180
矢状窦脑膜瘤 180

矢状窦旁脑膜瘤 180
矢状缝早闭 49
矢状截骨术 57
矢状劈开截骨术 57
使用阿片物质引起的残留性和迟发性精神病性障碍△ 388
使用阿片类物质引起的戒断状态△ 388
使用阿片类物质引起的戒断状态伴有谵妄△ 388
使用阿片类物质引起的精神病性障碍△ 388
使用阿片类物质引起的精神和行为障碍 388
使用阿片类物质引起的依赖综合征△ 388
使用阿片类物质引起的遗忘综合征△ 388
使用大麻类物质引起的残留性和迟发性精神病性障碍△ 389
使用大麻类物质引起的戒断状态伴有谵妄△ 388
使用大麻类物质引起的精神病性障碍△ 389
使用大麻类物质引起的精神和行为障碍 389
使用大麻类物质引起的遗忘综合征△ 389
使用挥发性溶剂急性中毒引起的精神和行为障碍△ 390
使用挥发性溶剂引起的残留性和迟发性精神病性障碍 390
使用挥发性溶剂引起的残留性精神病性障碍△ 406
使用挥发性溶剂引起的戒断状态△ 390
使用挥发性溶剂引起的戒断状态伴有谵妄△ 388
使用挥发性溶剂引起的精神病性障碍△ 390,406
使用挥发性溶剂引起的精神和行为障碍△ 390
使用挥发性溶剂引起的依赖综合征△ 390
使用挥发性溶剂引起的遗忘综合征△ 390
使用酒精引起的残留性和迟发性精神病性障碍△ 391
使用酒精引起的戒断状态△ 391
使用酒精引起的精神病性障碍△ 391
使用酒精引起的精神和行为障碍△ 391
使用酒精引起的依赖综合征△ 61,391
使用可卡因引起的残留性和迟发性精神病性障碍△ 391
使用可卡因引起的戒断状态△ 391
使用可卡因引起的戒断状态伴有谵妄△ 388
使用可卡因引起的精神病性障碍△ 391
使用可卡因引起的精神和行为障碍△ 391
使用可卡因引起的依赖综合征△ 391
使用可卡因引起的遗忘综合征△ 391
使用烟草引起的残留性精神病性障碍△ 409
使用烟草引起的戒断状态△ 393
使用烟草引起的戒断状态伴有谵妄△ 388
使用烟草引起的精神病性障碍△ 393,409
使用烟草引起的精神和行为障碍 393
使用烟草引起的依赖综合征△ 80
使用烟草引起的遗忘综合征△ 393
使用镇静剂或催眠剂引起的残留性和迟发

性精神病性障碍△ 394
使用镇静剂或催眠剂引起的残留性精神病性障碍△ 409
使用镇静剂或催眠剂引起的戒断状态△ 394
使用镇静剂或催眠剂引起的戒断状态伴有谵妄△ 388
使用镇静剂或催眠剂引起的精神病性障碍△ 394
使用镇静剂或催眠剂引起的精神和行为障碍△ 394
使用镇静剂或催眠剂引起的依赖综合征△ 394
使用镇静剂或催眠剂引起的遗忘综合征△ 394
使用致幻剂引起的残留性和迟发性精神病性障碍△ 394
使用致幻剂引起的戒断状态△ 394
使用致幻剂引起的戒断状态伴有谵妄△ 388
使用致幻剂引起的精神病性障碍△ 394,409
使用致幻剂引起的精神和行为障碍△ 394
使用致幻剂引起的依赖综合征△ 394
使用致幻剂引起的遗忘综合征△ 394
始基囊肿 49
始基子宫 325
始基子宫切除术 314,334
士的宁及其盐类的毒性效应△ 408
士的宁及其盐类中毒 408
示指背侧皮瓣术 299
示指移植拇指再造术 299
世界卫生组织生存质量问卷 398
事件相关电位 130
事件影响量表 398
试产失败 345
试戴 57
试管婴儿单胎活产 345
试管婴儿双胎活产 345
视-隔发育不良 149
视交叉疾患 11
视交叉综合征 11
视交叉综合征 116,146
视觉刺激诱发的反射性癫痫痉挛 121
视觉代替装置 11
视觉激发电位异常 11
视觉检查 11
视觉敏感性癫痫 11
视觉生物反馈膀胱功能训练 403
视觉性昏厥 11
视觉诱发电位 22,130
视觉障碍 11,31
视力丧失 31
视力下降 18
视路疾患 11
视能矫正训练△ 12
视盘玻璃膜疣 11
视盘发育不良 11
视盘黑色素细胞瘤 11
视盘前膜 11
视盘缺损 11
视盘(乳头)良性肿瘤 306
视盘水肿 11,18

视盘萎缩　18
视盘小凹　11
视盘星形细胞错构瘤　11
视盘血管瘤　11
视盘血管炎　11
视盘血管炎Ⅰ型　11
视盘血管炎Ⅱ型　11
视盘炎　11
视盘有髓神经纤维　11
视盘肿物　11
视盘周围葡萄肿　11
视皮层疾患　11
视疲劳　18
视频脑电监测　130
视频脑电图监测　186
视丘反应综合征　11
视乳头炎△　11
视乳头肿物△　11
视神经病变△　10
视神经病损切除术　186
视神经挫伤　11
视神经恶性肿瘤　11,180,306
视神经发育不全　11
视神经管骨折　11
视神经管减压术　186
视神经和视路损伤　11
视神经脊髓炎　11,121
视神经脊髓炎谱系疾病△　109,121
视神经减压术　36
视神经胶质瘤　11,180
视神经结核　11
视神经良性肿瘤　11
视神经脑膜瘤　11
视神经念珠菌病　416
视神经念珠菌病△　11
视神经念珠菌感染　11
视［神经］盘水肿　181
视神经盘先天性畸形　11
视神经鞘瘤　306
视神经鞘脑膜瘤　11
视神经切除术　186
视神经切开术　186
视神经视网膜炎　11
视神经受压　11
视神经损害△　18
视神经萎缩　11
视神经炎　11
视神经周围炎　11
视神经转移性恶性肿瘤　11
视神经转移性肿瘤　11
视神经阻断术　186
视网膜瘢痕　11
视网膜半侧静脉阻塞　11
视网膜变性（静脉旁色素型）　11
视网膜病　11
视网膜病变△　11
视网膜层分离　11
视网膜出血　11,18
视网膜电图异常　11
视网膜动脉闭塞　11
视网膜动脉大动脉瘤　11
视网膜动脉供血不足　11
视网膜动脉合并静脉阻塞　11

视网膜动脉炎　11
视网膜动脉炎伴多发性瘤样动脉扩张　11
视网膜动脉粥样硬化　11
视网膜恶性肿瘤　11
视网膜发育不良　11
视网膜分支动脉阻塞　11
视网膜分支静脉阻塞　11
视网膜分支静脉阻塞伴玻璃体积血　12
视网膜光损伤　12
视网膜光损伤、视网膜损伤△　296
视网膜海绵状血管瘤　12
视网膜黑变病　12
视网膜坏死　12
视网膜疾患　12
视网膜寄生虫性囊肿　12
视网膜结核　12
视网膜睫状动脉阻塞　12
视网膜静脉炎　12
视网膜静脉周围炎　12
视网膜静脉周围炎（非结核性）△　12
视网膜静脉周围炎（结核性）　12
视网膜静脉阻塞（黄斑分支）　12
视网膜静脉阻塞　12
视网膜孔　12
视网膜良性肿瘤　12
视网膜裂孔　12
视网膜裂孔（外伤性）　12
视网膜裂孔不伴有脱离　12
视网膜淋巴瘤　12
视网膜脉络膜炎　12
视网膜蔓状血管瘤　12
视网膜毛细血管瘤　12
视网膜毛细血管瘤样增生　12
视网膜母细胞瘤　12
视网膜囊肿　12
视网膜劈裂症　12
视网膜劈裂症及视网膜囊肿　12
视网膜前出血　12
视网膜前膜　12
视网膜嵌顿　12
视网膜缺损　12
视网膜色素变性　12
视网膜色素变性（代谢异常性）　12
视网膜色素变性（单侧）　12
视网膜色素变性多趾肥胖生殖器异常综合
　征　12
视网膜色素变性（非典型性）　12
视网膜色素变性 - 感音神经性耳聋综合征
　12
视网膜色素变性 - 聋哑综合征　28
视网膜色素变性（扇形）　12
视网膜色素变性（无色素型）　12
视网膜色素变性（小动脉旁型）　12
视网膜色素变性（原发性）　12
视网膜色素变性（中心性）　12
视网膜色素上皮脱离（出血性）　12
视网膜色素上皮脱离（浆液性）　12
视网膜色素上皮脱离　12
视网膜烧伤　296
视网膜渗出　18
视网膜水肿　18
视网膜损伤　18
视网膜铁质沉着病　12

视网膜脱离（出血性）　12
视网膜脱离（混合性）　12
视网膜脱离（渗出性）　12
视网膜脱离（无晶状体眼）　12
视网膜脱离伴视网膜孔　12
视网膜脱离伴视网膜裂孔　12
视网膜脱离伴增生性玻璃体视网膜病　12
视网膜脱离合并脉络膜脱离　12
视网膜脱离术后视网膜复位　12
视网膜脱离术后视网膜复位△　12
视网膜脱离修复术后　12
视网膜网状变性　12
视网膜微动脉瘤　12
视网膜微囊样变性　12
视网膜萎缩　12,18
视网膜下出血　12
视网膜下囊尾蚴病　416
视网膜先天性畸形　12
视网膜新生血管　12
视网膜星形细胞瘤　12
视网膜型偏头痛　121
视网膜性偏头痛　12
视网膜血管病变　12
视网膜血管痉挛　12
视网膜血管瘤　12
视网膜血管瘤样增生　306
视网膜血管母细胞瘤　306
视网膜血管曲张　12
视网膜血管炎　12
视网膜血管增生样瘤　12
视网膜血管阻塞　12
视网膜炎　12
视网膜营养障碍　12
视网膜再脱离　12
视网膜震荡　12
视网膜中央动脉阻塞　12
视网膜中央静脉阻塞　12
视网膜周边变性　12
视网膜周边变性△　18
视物变大　18
视物变形　18
视物模糊　18
视物显多症　18
视物显小症　18
视野缺损　18
视轴矫正训练　12
视锥细胞营养障碍　12
适形放射治疗　320
适应　130
适应性腕关节不稳定　254
适应性支持通气　84
适应障碍　392
室壁瘤△　70
室壁瘤切除术　207
室壁瘤折叠术　207
室管膜瘤　180
室管膜母细胞瘤　180
室管膜下巨细胞型星形细胞瘤　180
室管膜下瘤　180
室管膜炎　121,354
室管膜肿瘤　180
室间隔穿孔　67
室间隔动脉瘤　354

室间隔肥厚　67
室间隔开窗术　207
室间隔膜部瘤　67,200
室间隔膨出瘤　200
室间隔缺损　67,200,354
室间隔缺损闭式封堵修补术　302
室间隔缺损封堵术　71
室间隔缺损封堵术后　67
室间隔缺损合并主动脉弓离断　200
室间隔缺损合并主动脉弓缩窄　200
室间隔缺损扩大术　207
室间隔缺损人造补片修补术　207,302
室间隔缺损修补术　207,302
室间隔缺损组织补片修补术　207,302
室内差异性传导　67
室内传导阻滞　67
室上性心动过速　67
室性并行心律　67
室性并行心律性心动过速　67
室性期前收缩　67
室性心动过速　67,354
室性心律失常　67
室性逸搏　67
室性早搏△　67
室性自搏性心动过速　67
嗜肺军团菌肺炎　78
嗜铬细胞瘤　67,149,215
嗜铬细胞瘤伴肠梗阻　149
嗜铬细胞瘤伴肠缺血　149
嗜铬细胞瘤伴多种并发症　149
嗜铬细胞瘤伴儿茶酚胺心肌病　149
嗜铬细胞瘤伴肺水肿　149
嗜铬细胞瘤伴冠心病　149
嗜铬细胞瘤伴慢性肾衰　149
嗜铬细胞瘤伴脑病　149
嗜铬细胞瘤伴脑血管病　149
嗜铬细胞瘤伴皮肤溃疡　149
嗜铬细胞瘤伴视网膜病变　149
嗜铬细胞瘤伴糖尿病　149
嗜铬细胞瘤伴主动脉夹层　149
嗜铬细胞瘤危象　149
嗜碱性腺瘤　149
嗜毛囊性蕈样肉芽肿　378
嗜皮菌病　378
嗜水气单胞菌肠炎　101
嗜酸粒细胞性浸润性小肠炎　101
嗜酸粒细胞性胃肠炎　101
嗜酸 - 嗜碱性腺瘤　149
嗜酸细胞瘤△　149
嗜酸细胞肉芽肿△　378
嗜酸细胞性肺炎△　77
嗜酸细胞性蜂窝织炎　164,354,378
嗜酸细胞性淋巴肉芽肿△　254,378
嗜酸细胞性膀胱炎　135
嗜酸细胞性脂膜炎△　378
嗜酸细胞增多性非变应性鼻炎　78
嗜酸性蜂窝织炎△　354
嗜酸性筋膜炎　378
嗜酸性粒细胞肉芽肿　160
嗜酸性粒细胞肉芽肿△　78
嗜酸性粒细胞性淋巴肉芽肿△　78
嗜酸性粒细胞性脑膜炎　130
嗜酸性粒细胞性胃肠炎△　101

嗜酸性粒细胞性支气管炎　78
嗜酸性粒细胞增多性非变应性鼻炎△　78
嗜酸性粒细胞增多性皮病　378
嗜酸性粒细胞增多性血管淋巴样增生　378
嗜酸性淋巴肉芽肿　254
嗜酸性肉芽肿　78,378
嗜酸性肉芽肿性多血管炎　78
嗜酸性肉芽肿性多血管炎△　254
嗜酸性肉芽肿性多血管炎 (Churg-strauss 综
　合征) 肾损害　135
嗜酸性肉芽肿性血管炎　254
嗜酸性细胞性脑膜炎　121
嗜酸性腺癌　49
嗜酸性腺瘤　28,49,149
嗜酸性血管炎　378
嗜酸性脂膜炎　378
嗜血分枝杆菌皮肤感染　378
嗜血杆菌性脑膜炎　121
嗜中性脂膜炎　378
噬血细胞性淋巴组织细胞增生症　160
噬血细胞综合征　160
收缩期杂音　70
收缩早期喷射音　70
收缩中、晚期咯喇音　70
手背 / 掌瘢痕切除松解植皮术　299
手背瘢痕挛缩　296
手背瘢痕切除植皮术　299
手背部瘢痕　288
手臂振动病　408
手部瘢痕　254
手部爆炸伤　254
手部尺动脉损伤　254
手部尺神经损伤　254
手部挫裂伤　254
手部带腱帽异体肌腱移植术　283
手部带鞘管异体肌腱移植术　283
手部恶性肿瘤　254
手部肌腱成形术　283
手部肌腱缝合术　283
手部肌腱固定术　283
手部肌腱后移术　283
手部肌腱前移术　283
手部肌腱切断术　283
手部肌腱延长术　283
手部肌腱延迟性缝合术　283
手部肌腱移位术　283
手部肌腱移植术　283
手部肌腱止点重建术　283
手部肌肉病损切除术　283,314
手部肌肉断裂　254
手部肌肉缝合术　283
手部肌肉切除术　283
手部肌肉切开减压术　283
手部肌肉松解术　283
手部肌肉移位术　283
手部挤压伤　254
手部挤压伤△　254
手部腱鞘病损切除术　314
手部疖　378
手部结核　254
手部开放性损伤　254
手部开放性损伤伴骨折　254
手部开放性损伤伴脱位　254

手部溃疡 (恶性)　296
手部溃疡 (良性)　288
手部碾挫伤　254
手部碾挫伤△　254
手部皮肤瘢痕切除术　299
手部皮肤瘢痕松解成形术　300
手部皮肤恶性肿瘤　254
手部切痂术　300
手部桡动脉损伤　254
手部桡神经损伤　254
手部软组织病损切除术　291,314,387
手部烧伤　296
手部撕脱伤　296
手部套脱伤　254
手部削痂术　300
手部痈　378
手部正中神经损伤　254
手擦伤　254
手尺动脉损伤　200
手挫伤△　255
手带蒂皮瓣移植术　291
手冻疮　408
手断层皮片移植术　291
手多发浅表损伤　254
手法治疗　403
手蜂窝织炎　164
手功能评定　403
手功能训练　403
手关节扭伤　254
手和对侧臂创伤性切断　255
手和指的先天性缺如△　267
手和腕开放性损伤　255
手和腕开放性损伤伴骨折　255
手和腕开放性损伤伴脱位　255
手坏死性筋膜炎　296
手肌腱挛缩后遗症　255
手肌腱缺损后遗症　255
手溃疡　164
手内在肌挛缩　255
手内在肌损伤后遗症　255
手皮肤恶性肿瘤△　254
手皮肤感染　378
手浅表损伤　255
手侵袭性纤维瘤　288
手屈曲畸形　255
手取胎膜　348
手全厚皮片游离移植术　291
手桡动脉损伤　200
手烧伤后遗症　401
手神经纤维瘤　288
手术部位感染　164
手术后败血症　255
手术后瘢痕　296
手术后瘢痕性尿道闭锁　215,325
手术后扁桃体出血　408
手术后残留异物　408
手术后肠出血　408
手术后肠道狭窄　101
手术后肠腹壁瘘　101
手术后肠梗阻　101
手术后肠瘘　101
手术后肠粘连　101
手术后出血　408

手术后垂体功能减退症 149
手术后大网膜粘连 101,325
手术后胆管闭锁 101
手术后胆管狭窄 101
手术后低胰岛素血症 149
手术后恶性肿瘤化学治疗 49
手术后二尖瓣狭窄伴关闭不全 200
手术后发热 200
手术后肺功能不全 78
手术后腹壁血管破裂出血 408
手术后腹膜粘连 101,325
手术后腹内异物遗留△ 408
手术后腹腔出血 408
手术后腹腔内血肿 408
手术后腹主动脉阻塞 200
手术后肝管狭窄 101
手术后肝外胆管狭窄 101
手术后肝总管小肠瘘 101
手术后肛门出血 408
手术后肛门出血缝扎止血术 172,387
手术后宫颈出血 408
手术后巩膜坏死 12
手术后虹膜嵌顿 12
手术后虹膜脱垂 12
手术后喉粘连 28
手术后会阴瘘 325
手术后急性胃扩张 101
手术后脊柱前凸 255
手术后甲状旁腺功能减退症 149
手术后甲状腺出血 149
手术后甲状腺功能减退 149
手术后甲状腺功能减退症△ 149
手术后甲状腺瘘 149
手术后结肠 - 直肠瘘 101
手术后结膜瘘 12
手术后进行性协同性坏疽△ 380
手术后淋巴水肿 200
手术后颅内积气 180
手术后颅内血肿 180
手术后马尾神经损伤 180
手术后脉络膜视网膜瘢痕 12
手术后脉络膜脱离 12
手术后慢性肺功能不全△ 78
手术后慢性呼吸功能不全△ 78
手术后脑积水 180
手术后脑脊液漏 180
手术后脑膜膨出 180
手术后尿崩症 149
手术后尿道出血 408
手术后尿道会阴瘘△ 325
手术后尿道口畸形 215,325
手术后尿道瘘 325
手术后尿道综合征 215,325
手术后尿潴留 325
手术后膀胱出血 408
手术后盆腔粘连 101,325
手术后皮肤坏死△ 200
手术后皮下瘘 378
手术后皮下气肿△ 404
手术后葡萄膜炎 12
手术后气管瘘 28
手术后气管食管瘘 28
手术后气管狭窄 78

手术后气胸 78
手术后前列腺出血 408
手术后切口不愈合 255
手术后切口出血 408
手术后切口感染△ 164
手术后切口血肿 408
手术后伤口裂开 408
手术后伤口肉芽肿△ 408
手术后伤口异物 408
手术后伤口止血术 57,387,172,191,222,291,314
手术后肾上腺皮质功能减退 149
手术后肾上腺皮质功能减退症△ 149
手术后声带麻痹 28
手术后声带粘连 28
手术后食管瘘 101
手术后食管破裂 101
手术后食管胃瘘 101
手术后食管狭窄 101
手术后食管炎 101,188
手术后视网膜瘢痕 12
手术后视网膜出血 12
手术后瘫痪 180
手术后吞咽困难 255
手术后胃肠功能紊乱 101
手术后胃结肠瘘 101
手术后胃瘘 101
手术后胃缺血性坏死 101
手术后胃小肠瘘 101
手术后吻合口缝线残留 200
手术后吸收不良△ 101
手术后吸收不良综合征 101
手术后吸收障碍性骨质疏松 255
手术后吸收障碍性骨质疏松伴病理性骨折 255
手术后小肠瘘 101
手术后心肌梗死 67
手术后心力衰竭伴肺水肿 200
手术后胸腔出血 408
手术后胸腔积液 78
手术后休克 408
手术后咽瘘 28
手术后眼底出血 408
手术后眼前房积血 12
手术后胰腺外分泌功能不全 149
手术后阴道残端出血 408
手术后阴道狭窄 325
手术后阴道粘连 325
手术后幽门梗阻 101
手术后造瘘口旁疝 101
手术后造瘘口狭窄 101
手术后支气管胸膜瘘 79
手术后肢体功能障碍 180
手术后子宫内异物 408
手术前恶性肿瘤化学治疗 49
手术切口异物遗留△ 408
手术清创 300
手术入路 186
手术伤口肉芽肿 408
手术治疗 84
手套撕脱伤△ 254
手套形波 130
手外伤 255

手腕离断 255
手癣 378,416
手血管瘤 288
手异物去除 172,291
手异物去除术 387
手幼年型骨软骨病 255
手掌瘢痕挛缩 296
手掌瘢痕切除植皮术 300
手掌部分瘢痕切除植皮术 300
手掌开放性损伤 255
手掌韧带断裂 255
手脂肪瘤 288
手植骨术后 401
手指 10 秒屈伸试验 255,270
手指瘢痕切除松解植皮术 300
手指部瘢痕 288
手指挫伤伴有指甲损害△ 378
手指挫伤伴指甲损伤 378
手指挫伤不伴有指甲损害 255
手指多处脱位 255
手指多发性骨折 255
手指(多指)切痂术 300
手指(多指)削痂术 300
手指鹅颈畸形△ 230
手指恶性黑色素瘤 255
手指感染 378
手指关节离断术 291
手指过短症△ 230
手指坏疽 296
手指肌肉断裂 255
手指挤压伤 255
手指挤压伤△ 249,255
手指截断术 291
手指开放性伤口不伴有指甲损害 255
手指开放性损伤 255
手指开放性损伤伴指甲损伤 255
手指碾挫伤 255
手指碾挫伤△ 255
手指钮孔畸形△ 266
手指疱疹感染 255
手指皮瓣术后 401
手指偏斜畸形 255
手指瘲感染 255
手指浅表异物 255
手指屈肌肌腱粘连 255
手指损伤 255
手指肿物 288
手舟骨骨折 288
手助腹腔镜下肝切除术 172
手转胎头术 348
手足搐搦 149,354
手足皲裂 378
手足口病 354,378,416
手足口病(重症) 378
手(足)浅表性大疱性脓皮病 378
手足温度过低 255,270
手足徐动症 121,401
手足徐动症△ 266
守门员骨折 255
守门员拇指 255
首次使用综合征 135
首诊房颤 67
受虐儿童综合征 396

受虐癖 392
受孕的异常产物 325
受孕妄想△ 396
兽奸 396
书写痉挛 121,180
枢椎侧块骨折 255
枢椎齿状突畸形 255
枢椎骨折 255,401
枢椎骨折△ 255
舒乐安定中毒△ 404
舒张期杂音 70
舒张晚期奔马律 70
舒张性心力衰竭 67
舒张早期奔马律 70
输出潮气容积 88
输出量因子 320
输精管瓣膜去除术 222
输精管病损切除术 222
输精管部分切除术 222
输精管发育不良△ 215
输精管附睾吻合术 222
输精管附睾造影［术］ 222
输精管和附睾裂伤缝合术 222
输精管畸形 215
输精管结核 215
输精管结扎去除术 222
输精管结扎术 222
输精管结扎术后复通 222
输精管精囊造影［术］ 222
输精管梅毒 215
输精管切除术 222
输精管切断术 222
输精管缺如 215
输精管损伤 215
输精管探查术 222
输精管吻合术 222
输精管炎 215
输精管造口术 222
输精管造影［术］ 222
输卵管 MTX 注射术△ 334
输卵管包裹性积液 325
输卵管闭锁 325
输卵管闭锁性不孕 325
输卵管病损电凝术 334
输卵管病损切除术 334
输卵管病损烧灼术 334
输卵管部分切除术 334
输卵管残端妊娠破裂 345
输卵管成形术 334
输卵管抽吸术 334
输卵管出血 325
输卵管穿刺术 334
输卵管单纯缝合术 334
输卵管恶性肿瘤 325
输卵管发育不全 325
输卵管痕迹 325
输卵管壶腹部妊娠 325
输卵管壶腹部妊娠流产 325
输卵管壶腹部妊娠破裂 325
输卵管活检术△ 334
输卵管活组织检查 334
输卵管积脓 325
输卵管积水 325

输卵管畸胎瘤 325
输卵管畸形 325
输卵管及卵巢恶性肿瘤 325
输卵管继发恶性肿瘤 325
输卵管甲氨蝶呤注射术 334
输卵管假体去除术 334
输卵管假体植入术△ 334
输卵管假体置换术 334
输卵管假体置入术 334
输卵管间质部妊娠 325
输卵管间质部妊娠流产 325
输卵管间质部妊娠破裂 325
输卵管交界性肿瘤 325
输卵管结核 325
输卵管结扎再通术 334
输卵管镜检查 334
输卵管绝育术 334
输卵管扩张术 334
输卵管良性肿瘤 325
输卵管 - 卵巢成形术 334
输卵管卵巢囊肿 325
输卵管卵巢脓肿 325
输卵管卵巢炎 325
输卵管囊肿 325
输卵管扭转 325
输卵管平滑肌瘤 325
输卵管憩室 325
输卵管切除伴输卵管妊娠去除术 334
输卵管切断再通术 334
输卵管切开妊娠物去除术 334
输卵管切开探查术 334
输卵管切开引流术 334
输卵管缺失 325
输卵管妊娠 325
输卵管妊娠合并宫内孕 325
输卵管妊娠流产 325
输卵管妊娠破裂 325
输卵管妊娠破裂△ 325,345
输卵管妊娠去除伴输卵管开窗 334
输卵管妊娠物去除伴输卵管造口术 334
输卵管乳头状瘤 325
输卵管伞部妊娠 325
输卵管伞部妊娠流产 325
输卵管伞部妊娠破裂 325
输卵管伞端妊娠破裂 345
输卵管上皮内癌 306
输卵管上皮增生 325
输卵管 - 输卵管吻合术 334
输卵管损伤 325
输卵管通液术 334
输卵管脱垂 325
输卵管息肉 325
输卵管系膜病损切除术 334
输卵管系膜囊肿 325
输卵管峡部妊娠 325
输卵管峡部妊娠流产 326
输卵管峡部妊娠破裂 326
输卵管狭窄性不孕 326
输卵管纤维肌瘤 326
输卵管选择性插管术 334
输卵管血管瘤 326
输卵管血肿伴有子宫积血 326
输卵管血肿清除术 334

输卵管炎 326
输卵管移植术 334
输卵管造口术 334
输卵管粘连 326
输卵管粘连松解术 334
输卵管周围炎 326
输卵管注气术 334
输卵管注药术 334
输卵管子宫内膜异位症 326
输卵管 - 子宫吻合术 334
输卵管阻塞性不孕 326
输尿管白斑病 215
输尿管闭锁 215
输尿管闭锁和狭窄△ 215
输尿管病损切除术 222
输尿管部分切除术 222
输尿管残端切除术 222
输尿管 - 肠管吻合口修正术 222,314
输尿管肠瘘 215
输尿管 - 肠 - 皮肤尿流改道术 222
输尿管成形术 222
输尿管导管取出 222
输尿管断裂 215
输尿管恶性肿瘤 215,306
输尿管发育不良 215
输尿管发育不全 215
输尿管放线菌病 215,416
输尿管 - 腹壁造口术 314
输尿管腹膜包裹术 222
输尿管梗阻 215
输尿管固定术 222
输尿管管腔内粘连松解术 222
输尿管回肠皮肤尿流改道道［术］ 222
输尿管 - 回肠皮肤造口术 222,314
输尿管 - 回肠皮肤造口修正术 222,314
输尿管 - 回肠吻合术 222,314
输尿管积水 215,354
输尿管畸形 215
输尿管继发恶性肿瘤 215,306
输尿管继发性恶性肿瘤 215
输尿管间嵴切除术 222
输尿管交界性肿瘤 215,306
输尿管绞痛 216
输尿管结肠吻合术 222
输尿管结核 215
输尿管结石 215,401
输尿管结石体外超声碎石术 222
输尿管结石体外冲击波碎石 222
输尿管结扎去除术 222
输尿管结扎术 222
输尿管镜活组织检查 317
输尿管镜检查伴活组织检查 222
输尿管镜检查术 222
输尿管空肠皮肤尿流改道术 222
输尿管口恶性肿瘤 215,306
输尿管口扩张术 222
输尿管口良性肿瘤 215
输尿管口切开术 222
输尿管口狭窄 215
输尿管口异位 215
输尿管扩张 215
输尿管良性肿瘤 306
输尿管裂伤缝合术 223

输尿管瘘　215
输尿管瘘修补术　223,314
输尿管梅毒　215
输尿管祥造瘘术　223
输尿管膀胱口恶性肿瘤　306
输尿管膀胱口扩张术　223
输尿管膀胱口良性肿瘤　306
输尿管膀胱吻合口狭窄　326
输尿管膀胱吻合术　223
输尿管 - 膀胱吻合术　314
输尿管膨出△　211,216
输尿管皮肤尿流改道术　223
输尿管皮肤造瘘术　223
输尿管憩室　215
输尿管切除术　223
输尿管切开导管引流术　223
输尿管切开取石术　223
输尿管切开术　223
输尿管切开异物取出术　223
输尿管全部切除术　223
输尿管缺如　215
输尿管乳头状癌　215
输尿管乳头状瘤　215
输尿管肾盂吻合术　223
输尿管肾盂造影［术］　223
输尿管输尿管吻合术　223
输尿管 - 输尿管吻合术　314
输尿管松解术　223
输尿管损伤　215
输尿管损伤修复术　223
输尿管缩短伴再植术　223
输尿管脱垂　215
输尿管息肉　215
输尿管狭窄　215
输尿管狭窄松解术　314
输尿管下段结石　215
输尿管炎　215
输尿管移行细胞癌　215
输尿管移植［术］　223
输尿管乙状结肠吻合术　223
输尿管 - 乙状结肠吻合术　314
输尿管阴道瘘　215,326
输尿管 - 阴道瘘修补术　223,314
输尿管原位癌　306
输尿管造口闭合术　223,314
输尿管造口导管取出　223
输尿管造口导管置换　223
输尿管造口术　314
输尿管造口狭窄　326
输尿管造瘘术　223
输尿管支架取出术　223
输尿管支架置换术　223
输尿管直肠瘘△　215
输尿管 - 直肠吻合术　223,314
输尿管肿瘤△　306
输尿管周围炎　215
输尿管周围粘连松解术　223,314
输尿管子宫内膜异位症　215,326
输入袢内疝　101
输血　361
输血传播病毒［TTV］性肝炎　354
输血反应　354,378
输血反应△　408

输血后紫癜　160
输血时 Rh 因子引起的反应　408
输血相关移植物抗宿主病　160
输血性疟疾　417
输液泵植入疼痛　200
输注后空气栓塞　200
输注液相关血流感染　79
鼠伤寒沙门菌败血症　354
鼠伤寒沙门菌肠炎　101,417
鼠咬热　378,417
鼠咬伤　378
鼠疫　378,417
鼠疫败血症　417
鼠疫菌病　378
术后垂体功能减退症　149
术后放疗　320
术后甲状旁腺功能减退症　149
术后甲状腺功能减退　149
术后脓胸　417
术后肾上腺皮质功能减退　149
术后血内胰岛素不足　149
术前放疗　320
术前栓塞术　186
术中胆道镜检查　314
术中胆囊活组织检查　314
术中放疗　320
术中结肠镜检查　174
术中小肠内镜检查　314
束臂试验△　161
束颤电位　130
束支传导阻滞　67
束支折返性室性心动过速　67
束状角膜炎　12
树胶肿性神经梅毒　378
树突细胞肉瘤　306
树枝状角膜炎　12
数字 X 射线摄影　286
数字化脑电图　130
数字减影血管造影　130
刷拭活检　224
刷牙磨损△　43
衰弱型人格障碍　392
衰弱状态　401
栓塞　186
双白蛋白血症　155
双鼻畸形　28
双臂创伤性离断　255
双侧不完全喉麻痹　28
双侧不完全声带麻痹　28
双侧不完全性牙槽突裂　49
双侧部分输卵管切除术△　334
双侧部分硬腭裂　49
双侧唇裂　49
双侧大脑动脉闭塞　121
双侧大脑动脉狭窄　121
双侧第一腕掌关节创伤后关节炎△　242
双侧第一腕掌原发性关节炎△　265
双侧腹股沟疝　101
双侧腹股沟疝伴肠梗阻△　101
双侧腹股沟疝伴梗阻　101
双侧腹股沟疝伴坏疽　102
双侧腹股沟疝无张力修补术（一侧直疝一侧
　斜疝）　172,302

双侧腹股沟疝无张力修补术　172,302
双侧腹股沟疝修补术　172,302
双侧腹股沟斜疝　102
双侧腹股沟斜疝伴梗阻　102
双侧腹股沟斜疝伴坏疽　102
双侧腹股沟斜疝疝囊高位结扎术　172,302
双侧腹股沟斜疝无张力修补术　172
双侧腹股沟斜疝修补术　172,302
双侧腹股沟直疝　102
双侧腹股沟直疝 - 斜疝修补术　172,302
双侧腹股沟直疝伴梗阻　102
双侧腹股沟直疝伴坏疽　102
双侧腹股沟直疝无张力修补术　172,302
双侧腹股沟直疝修补术　172,302
双侧高频乳腺钼靶检查　174
双侧睾丸 - 附睾切除术　223,314
双侧睾丸根治性切除术　223,314
双侧睾丸切除术　223
双侧股疝　102
双侧股疝伴坏疽　102
双侧股疝无张力修补术　172
双侧关节突脱位　255
双侧冠状缝早闭　49
双侧殆平衡　59
双侧混合型唇裂　49
双侧甲状腺叶部分切除术　36
双侧颈淋巴结根治性清扫术　36,57,172,191,
　314
双侧痉挛型脑性瘫痪　401
双侧髋关节骨性关节炎　255
双侧卵巢恶性肿瘤　326
双侧卵巢切除术　314,334
双侧面横裂　49
双侧面斜裂　49
双侧颞下颌关节强直　49
双侧皮下乳房切除伴假体置入术　172
双侧皮下乳房切除术　172
双侧乳房改良根治术　172
双侧乳房根治性切除术　172
双侧乳房假体置入术　172
双侧乳房扩大根治性切除术　172
双侧乳房切除术　172
双侧乳房缩小成形术　172
双侧乳房注射隆胸术　172
（双侧）乳腺癌改良根治术后即刻（DIEP）皮
　瓣乳房重建　172
（双侧）乳腺癌改良根治术后即刻（GAP）乳
　房重建　172
（双侧）乳腺癌改良根治术后即刻（SIEA）皮
　瓣乳房重建　172
（双侧）乳腺癌改良根治术后即刻（TRAM）
　皮瓣乳房重建　172
（双侧）乳腺癌改良根治术后即刻单囊假体
　乳房重建　172
（双侧）乳腺癌改良根治术后即刻双囊假体
　乳房重建　172
双侧乳腺及区域淋巴结超声检查　174
双侧乳腺切除术伴假体植入　172
双侧上肢缺肢畸形　255
双侧肾不发育　354
双侧肾切除术　223,314
双侧输卵管不全梗阻　326
双侧输卵管部分切除术　334

双侧输卵管抽芯包埋术　334
双侧输卵管恶性肿瘤　326
双侧输卵管梗阻　326
双侧输卵管积水　326
双侧输卵管挤压术　334
双侧输卵管结扎和挤压术　334
双侧输卵管结扎和切断术　334
双侧输卵管结扎术　334
双侧输卵管 - 卵巢切除术　314,334
双侧输卵管切除术　334
双侧输卵管套环绝育术　334
双侧输卵管粘堵术　334
双侧双向 Glenn 手术△　207
双侧双向腔静脉肺动脉吻合术　207
双侧瘫痪　255
双侧外阴切除术　314,334,387
双侧完全腭裂　28
双侧完全性腭裂伴有唇裂及牙槽嵴裂　49
双侧完全性牙槽突裂　49
双侧腕关节骨性关节炎　255
双侧膝关节骨性关节炎　255
双侧下肢缺肢畸形　255
双侧性手足徐动症△　121
双侧牙槽突隐裂　49
双侧隐睾切除术　223
双侧肢体多发骨折　255
双侧指后天性缺失△　399
双唇［症］　49
双重代谢性酸碱紊乱　79
双重定向　396
双重放电　130
双重角色易装症　392
双重控制模式　84
双重人格　392
双重身份　396
双重酸碱紊乱△　79
双重血浆置换　137
双重异装症△　392
双重抑郁症　392
双带蒂皮瓣移植术　57,207,291
双（单）气囊小肠镜检查术　107
双动脉根部调转术　207
双端固定桥　57
双额减压术　186
双分支传导阻滞　67
双分支传导阻滞△　354
双干脊髓　121,180
双行睫　12
双行睫矫正术　21
双行睫毛淋巴水肿综合征　378
双合诊　336
双颌后缩畸形　49
双颌前突　49
双颌前突畸形　49
双踝骨折　255
双极刺激电极　130
双极导联　130
双极记录针电极　130
双脊髓畸形△　180
双角子宫　326
双列神经刺激脉冲发生器植入术　186
双列神经刺激脉冲发生器置换术　186

双卵孪生△　345
双卵双胎　345
双嘧达莫中毒　408
双目间接检眼镜　22
双囊假体重建后注射泵取出术　172
双能 X 射线吸收测定术　286
双颞侧偏盲　12
双期杂音　70
双歧鼻尖　28
双气囊 / 单气囊小肠镜检查　108
双腔起搏器置入术　71
双腔永久起搏器换术　207
双腔永久起搏器置入术　207
双腔右心室　67,200
双球菌性脑膜炎　121
双绒毛膜双羊膜囊双胎　345
双乳头瓣　57
双上肢不等长　255
双上肢多发性骨折　255
双上肢多发性开放性骨折　255
双上肢后天性缺失△　399
双上肢瘫　401
双上转肌麻痹　12
双生牙　49
双手创伤性离断　255
双输卵管　326
双输尿管△　210,350
双束支传导阻滞　354
双水平正压通气　302
双胎产钳助产　348
双胎儿　354
双胎反向动脉灌注序列　345
双胎交锁　345
双胎交锁难产△　345
双胎贫血 - 红细胞过多序列征　345
双胎剖宫产分娩　345
双胎妊娠　345
双胎妊娠一胎胎死宫内　345
双胎输血综合征　345,354
双胎顺产（头 - 头位）　345
双胎顺产（头 - 臀位）　345
双胎顺产（臀 - 头位）　345
双胎死产　345
双胎选择性生长不一致　345
双胎一胎葡萄胎　345
双胎之一畸形　345
双胎之一胚胎停育　345
双胎之一死产　345
双胎之一胎死宫内△　345
双胎之一完全性葡萄胎　345
双胎之一延迟分娩　345
双凸间接镜　22
双突颌畸形　49
双吸气　82
双下肢不等长　255,270
双下肢多发性骨折　255
双下肢多发性开放性骨折　255
双下肢后天性缺失△　399
双下肢水肿　70
双下肢瘫痪　401
双下转肌麻痹　12
双相 I 型障碍　392
双相 II 型障碍　392

双相波　130
双相迟发型多器官功能障碍综合征（delayed
　two phase MODS）△　294
双相动作电位　130
双相气道正压　84
双相情感障碍　392
双相情感障碍（目前为伴有精神病性症状的
　躁狂发作）　392
双相情感障碍（目前为伴有精神病性症状的
　重度抑郁发作）　392
双相情感障碍（目前为伴有躯体症状的轻度
　抑郁发作）　392
双相情感障碍（目前为伴有躯体症状的中度
　抑郁发作）　392
双相情感障碍（目前为不伴有精神性症状
　的躁狂发作）　392
双相情感障碍（目前为不伴有精神性症状
　的重度抑郁发作）　392
双相情感障碍（目前为不伴有躯体症状的轻
　度抑郁发作）　393
双相情感障碍（目前为不伴有躯体症状的中
　度抑郁发作）　393
双相情感障碍（目前为缓解状态）　393
双相情感障碍（目前为混合性发作）　393
双相情感障碍（目前为轻度抑郁发作）　393
双相情感障碍（目前为轻躁狂发作）　393
双相情感障碍（目前为中度抑郁发作）　393
双相性喘鸣　28
双向 Glenn 手术△　207
双向腔静脉肺动脉吻合术　207
双向性室性心动过速　67
双小腿创伤性离断（任何水平）　255
双小腿创伤性切断　255
双心室起搏伴心内除颤器置入术　207
双心室起搏器置入术　207
双心室增大　70
双眼视觉抑制　12
双眼水平垂直直肌后徙缩短术　21
双眼水平注视麻痹合并进行性脊柱侧弯
　12
双眼运动功能障碍　12
双眼运动疾患　12
双叶皮瓣术　300
双叶阴囊　215
双叶状种植体　57
双阴道　326
双柱骨折　255
双子宫　326
双子宫单个切除术　335
双足部分创伤性切断　255
双足创伤性离断　255
双足无趾畸形　255
霜样树枝状视网膜血管炎　12
水痘　354,378,417
水痘并发肝炎　102,354
水痘并发肾炎　355
水痘并发心肌炎　355
水痘 - 带状疱疹病毒肺炎　79
水痘肺炎△　79,355,378,417
水痘肝炎△　354
水痘脑膜炎△　121,355,378
水痘脑炎△　121,378,417
水痘肾炎△　355

水痘心肌炎△ 355
水痘性肺炎 79,355,378,417
水痘性脑膜脑炎 121,355,378
水痘性脑炎 121,378,417
水浸手 296
水浸足 296
水疗法 300,403
水模体 320
水囊引产术 348
水脑畸形△ 123,177
水泥变应性接触性皮炎 12
水泥尘肺 408
水泥烧伤 296
水疱 298,385
水疱性远端指炎 378
水平复位瓣 57
水平截骨术 57
水平直肌加强术 21
水平直肌减弱术 21
水平阻生牙 49
水通道蛋白 4 抗体阳性的视神经脊髓炎谱
　系疾病 121
水痛症 378
水尾现象 18
水杨酸盐类中毒 408
水杨酸盐中毒△ 408
水源性荨麻疹 378
水源性瘙痒症 378
水源性水痛症 378
水蛭咬伤 378,417
水中毒 79,155,296
水肿 70,79,82,137,360,401
水肿回吸收期 296
水肿型喉烧伤 296
水肿性喉炎 28
睡惊症 121,393
睡眠剥夺 130
睡眠不足综合征 121
睡眠打鼾 31
睡眠低通气 79
睡眠低通气综合征 79
睡眠癫痫 79,121
睡眠纺锤 130
睡眠感缺失 396
睡眠关联性疼痛性阴茎勃起 121
睡眠呼吸暂停 79
睡眠呼吸暂停低通气指数 79
睡眠呼吸暂停低通气综合征 49,79
睡眠呼吸暂停低通气综合征△ 121
睡眠呼吸暂停监测 130
睡眠呼吸暂停综合征 49
睡眠呼吸暂停综合征继发性高血压 67
睡眠呼吸障碍 28,79
睡眠阶段转换次数 130
睡眠节律性运动异常 79
睡眠 - 觉醒次数 130
睡眠 - 觉醒节律紊乱 121
睡眠 - 觉醒节律障碍△ 121
睡眠 - 觉醒障碍 121
睡眠 - 觉醒转换障碍 121
睡眠期多汗症 121
睡眠期一过性枕部正性尖波 130
睡眠潜伏期 130

睡眠失调△ 396
睡眠时相后移综合征 79,393
睡眠时相前移综合征 79,393
睡眠时相提前综合征 121
睡眠时相延迟综合征 121
睡眠时相延迟综合征△ 393
睡眠始发的快速眼动 130
睡眠卫生不良 121
睡眠相关的通气不足 121
睡眠相关性喉痉挛 121
睡眠相关性阴茎勃起障碍 121
睡眠效率 130
睡眠性交症 121
睡眠性头痛 121
睡眠遗尿 121
睡眠障碍 12,79,396
睡眠障碍△ 114
睡眠窒息综合征 121
睡瘫症 121,393
睡行症 121
睡行症△ 392
吮指习惯 49
顺规性散光 12
顺向 130
顺行肾盂造影［术］ 223
顺行性遗忘 396
顺应性 88
瞬目反射 130
瞬态声诱发耳声发射 37
司可巴比妥钠中毒 408
司可巴比妥中毒 62
丝虫病 378,417
丝虫病性乳糜尿 200
丝虫性乳糜尿△ 200
丝虫性外阴象皮肿 200
丝状角膜炎 12
丝状疣 378
思考诱发的反射性癫痫 121
思睡期 130
思睡期慢波活动 130
思维被插入△ 396
思维被撤走△ 396
思维被夺 396
思维被广播△ 396
思维奔逸 396
思维播散 393
思维播散 396
思维插入 393,396
思维迟缓 396
思维化声 396
思维回声△ 396
思维内容障碍 396
思维贫乏 396
思维破裂 396
思维散漫△ 396
思维松弛△ 396
思维松散 396
思维脱轨 396
思维形式障碍 396
思维障碍 396
思维中断 396
思想被评论 396
思想被替代妄想 396

斯德哥尔摩系统 320
斯蒂克勒综合征 378
斯帕拉格 - 塔佩纳综合征 378
斯皮茨痣 378
斯皮茨痣样黑素瘤△ 378
斯氏并殖吸虫病 417
斯塔夫尼囊肿 49
斯塔米尿道悬吊术 223
斯塔米膀胱悬吊术 223
斯坦福催眠感受性量表 398
斯特赖克 - 哈尔贝森综合征 378
斯特鲁色词测验 398
斯特奇 - 卡利舍 - 韦伯综合征 12
斯托基 - 斯卡夫第三脑室造瘘术 186
撕裂伤 255
撕裂样疼痛 189
撕脱骨折 255
死产 345
死骨 255,270
死精症 215
死胎 345
四凹征 31
四步触诊法 349
四度呼吸困难 31
四分之三冠 57
四根以上肋骨骨折不伴第一肋骨骨折 188,
　200
四环素类中毒 408
四环素牙 49
四氯化碳的毒性效应 62
四氯化碳中毒 408
四氯乙烯的毒性效应 62
四氯乙烯中毒 408
四胎妊娠 345
四乙基铅中毒 408
四音律 70
四肢不全畸形△ 255
四肢创伤性切断 255
四肢动脉栓塞 200
四肢动脉粥样硬化伴间歇性跛行 200
四肢动脉粥样硬化伴溃疡 200
四肢动脉粥样硬化伴疼痛 200
四肢动脉粥样硬化性坏疽 200
四肢多发性结缔组织良性肿瘤 288
四肢供血不足 200
四肢后天性变形 255
四肢后天性缺失△ 399
四肢肌力 255,270
四肢痉挛型脑性瘫痪 401
四肢挛缩 255,270
四肢皮肤继发恶性肿瘤 306
四肢屈曲变形 255
四肢烧伤后遗症 401
四肢瘫 401
四肢瘫痪△ 401
四肢无力 189
四肢先天性缺如 255
似曾相识感 393
伺服阀送气 84
伺鸽者肺 79
伺鸟者肺 79
松弛嵴 49
松弛性跖痛症 255

松弛压　88
松动牙固定术　57
松果体病灶切除术　186
松果体部分切除术　186
松果体恶性肿瘤　180,306
松果体功能障碍　121
松果体组织检查　186
松果体继发恶性肿瘤　180,306
松果体交界性肿瘤　180
松果体良性肿瘤　180
松果体瘤　180
松果体母细胞瘤　180
松果体囊肿　180
松果体切开术　186
松果体区交界性肿瘤　180
松果体区乳头状肿瘤　180
松果体区肿瘤　180
松果体全部切除术　186
松果体探查术　186
松果体细胞瘤　180
松毛虫皮炎　378
松脂刺激性接触性皮炎　12
宋内志贺菌痢疾　102
宋内志贺菌细菌性痢疾　417
宋内志贺菌细菌性痢疾△　102
送气时间　88
诵读技能障碍　393
苏木精 - 伊红染色　162
速发相哮喘反应　79
速发性肌张力障碍　121
宿醉　397
粟粒坏死性痤疮△　368
粟粒性结核　79
粟丘疹　378
粟丘疹去除术　387
塑化术后牙齿　49
塑料变应性接触性皮炎　12,378
酸化剂中毒　355
酸化血清溶血试验　162
酸碱平衡紊乱　79,296
酸类刺激性接触性皮炎　12
酸尿　215
酸烧伤　296,378
酸蚀　57
酸性磷酸酶染色　162
酸性磷酸酯酶缺乏　155
酸性磷酸酯酶缺乏△　155
酸性尿　138
酸性物质致化学灼伤　408
酸性物质中毒　62
酸性脂酶缺乏症　149
酸血症　79
酸中毒　79,155
酸中毒大呼吸　82
随机效应　320
随境转移　396
随意呼吸　82
随意型皮瓣术　300
髓母细胞瘤　180
髓母细胞瘤伴广泛结节形成　180
髓内动静脉畸形　121,180
髓内动静脉瘘△　114
髓内血管畸形　121

髓内针插入时股骨干劈裂　255
髓内针或锁钉断裂　255
髓腔闭锁　49
髓腔狭窄　49
髓鞘碱性蛋白　130
髓上皮瘤　180
髓石△　52
髓外白血病　160
髓外浆细胞瘤　160
髓外硬膜外囊肿　180
髓系肉瘤　160
髓性多汗症　378
髓样肉瘤　12
髓质海绵肾　135
髓质海绵肾　211
髓周动静脉瘘　180
碎石洗出术　223
碎胎术△　347
孙氏手术△　207
损伤的固定　320
损伤电位　130
损伤性食管穿孔　28
梭菌螺旋体性咽炎　28
梭形切口　186
梭形细胞 / 硬化性横纹肌肉瘤　255
梭形细胞型恶性黑素瘤　378
梭形细胞血管内皮瘤　378
梭形细胞脂肪瘤　255,378
梭状巨尿道△　211
梭状芽孢杆菌厌氧性蜂窝织炎　378
缩唇呼气　82
缩宫素点滴引产术　348
缩宫素激惹试验　349
缩宫素引产失败　345
缩瞳剂性白内障　13
缩野照射　320
缩窄性法特乳头炎　102
缩窄性十二指肠乳头炎△　102
缩窄性心包炎　67
索带征　130
索夫直肠黏膜下切除术　314
索状瘢痕　296
锁𬘡△　39
锁定性肩关节脱位　255
锁骨、肩胛骨和肱骨多处骨折　255
锁骨病损切除术　314
锁骨多发性骨折　255
锁骨恶性骨肿瘤　255
锁骨干骨折　255
锁骨骨膜套袖骨折　255
锁骨骨髓炎　296
锁骨骨折　255
锁骨骨折△　255
锁骨和肩胛骨及肱骨多发性骨折△　255
锁骨活组织检查　317
锁骨肩峰端骨折　255
锁骨交界性骨肿瘤　255
锁骨良性骨肿瘤　255
锁骨良性肿瘤　79
锁骨内侧骨骺损伤　255
锁骨内侧骺分离　255
锁骨切断术　348
锁骨上继发恶性肿瘤△　49

锁骨上淋巴结继发恶性肿瘤　49
锁骨上淋巴结切除术　57,387
锁骨上淋巴结清扫术　314
锁骨上淋巴结肿大　189
锁骨上区开放性损伤　255
锁骨下盗血综合征△　121
锁骨下盗血综合征伴锁骨下动脉狭窄　121
锁骨下碘缺乏相关性弥漫性甲状腺肿　149
锁骨下动静脉瘘　200
锁骨下动脉斑块　130
锁骨下动脉闭塞　121,200
锁骨下动脉盗血综合征　121
锁骨下动脉覆膜支架置入术　208
锁骨下动脉夹层　200
锁骨下动脉假性动脉瘤　200
锁骨下动脉瘤　200
锁骨下动脉损伤　200
锁骨下动脉狭窄　200
锁骨下动脉血栓形成　200
锁骨下甲状腺肿　149
锁骨下静脉损伤　200
锁骨下静脉血栓形成　200
锁骨下静脉压迫综合征　200
锁骨下良性肿瘤　288
锁骨下脱位　255
锁骨胸骨端骨折　255
锁骨远端骨溶解　255
锁骨肿瘤　255

T

他评量表　398
铊中毒　408
塔纳痘病毒病　378
胎传梅毒△　356
胎传梅毒合并脊髓痨　378
胎传梅毒瘤　378
胎传梅毒性麻痹　378
胎传梅毒性黏膜斑　378
胎传梅毒性树胶肿　378
胎传梅毒性天疱疮　378
胎传梅毒疹　378
胎传脑脊膜血管梅毒　378
胎动减少　347
胎动频繁　347
胎动消失　347
胎儿 13- 三体综合征　345
胎儿 18- 三体综合征　345
胎儿 21- 三体综合征　345
胎儿 β - 地中海贫血　345
胎儿唇腭裂　345
胎儿唇裂　345
胎儿丹迪 - 沃克综合征　345
胎儿单基因病　345
胎儿单脐动脉△　338
胎儿多指　345
胎儿多趾　345
胎儿腭裂　345
胎儿耳畸形　345
胎儿肺畸形　345
胎儿腹裂　345
胎儿腹腔囊肿　345
胎儿腹水　345

胎儿肝占位 345
胎儿肛门闭锁 345
胎儿宫内窘迫△ 345
胎儿宫内生长迟缓 355
胎儿活组织检查 349
胎儿基因异常△ 345
胎儿畸形△ 345
胎儿脊髓脊膜膨出 345
胎儿脊柱裂 345
胎儿结构畸形 345
胎儿颈部囊性淋巴管瘤 345
胎儿镜检查 349
胎儿镜下宫内治疗 348
胎儿镜下胎儿后尿道瓣膜激光治疗 348
胎儿镜下胎儿气管封堵术 348
胎儿镜下胎盘血管 SOLOMON 激光电凝术 348
胎儿镜下胎盘血管序贯激光电凝术 348
胎儿镜下胎盘血管选择性激光电凝术 348
胎儿窘迫 345
胎儿酒精综合征 378,396
胎儿开放性神经管缺损 345
胎儿马蹄内翻足 345
胎儿脑发育异常 345
胎儿脑积水 345
胎儿脑脊膜膨出 345
胎儿脑裂畸形 355
胎儿尿道下裂 345
胎儿膀胱外翻 345
胎儿皮下组织增厚 345
胎儿脐膨出 345
胎儿脐血流异常 345
胎儿缺趾 345
胎儿染色体异常 345
胎儿染色体异常△ 345,401
胎儿软骨畸形 345
胎儿肾畸形 345
胎儿肾盂积水 345
胎儿肾盂积水(轻度) 345
胎儿肾盂积水(重度) 345
胎儿生长迟缓 355
胎儿生长受限 345
胎儿生长受限△ 355
胎儿生物物理评分 349
胎儿石化△ 325
胎儿食管闭锁 345
胎儿水肿 345
胎儿 - 胎盘输血综合征 355
胎儿特纳综合征△ 346
胎儿头皮血取样 349
胎儿无脑畸形△ 346
胎儿先天性心脏病 345
胎儿消化道闭锁 345
胎儿心电图检查 349
胎儿心律失常 345
胎儿心律异常△ 345
胎儿心脏畸形 345
胎儿胸腔积液 345
胎儿血氧饱和度测定 349
胎儿眼附器畸形 13
胎儿遗传代谢病 345
胎儿幽门梗阻 345
胎儿肢体畸形 345

胎粪性便秘 355
胎粪性腹膜炎 355
胎粪阻塞综合征△ 355
胎毛存留 378
胎膜残留 345
胎膜残留伴出血 345
胎膜早破 345
胎膜滞留 345
胎膜滞留伴出血 345
胎母输血综合征 345
胎 - 母输血综合征△ 345
胎盘边缘血窦破裂 345
胎盘变性 345
胎盘部位滋养细胞肿瘤 345
胎盘残留 345
胎盘残留△ 323
胎盘残留伴出血 345
胎盘低置状态 345
胎盘梗死 345
胎盘功能障碍 345
胎盘交界性肿瘤 326
胎盘老化 345
胎盘良性肿瘤 326
胎盘囊肿 345
胎盘嵌顿 345
胎盘嵌顿伴出血 345
胎盘纤维化 345
胎盘血窦 345
胎盘血管瘤 346
胎盘血肿 346
胎盘炎 346
胎盘早剥 346
胎盘早剥伴出血 346
胎盘早剥伴低纤维蛋白原血症△ 346
胎盘早剥伴弥散性血管内凝血 346
胎盘早剥伴纤维蛋白原缺乏血症 346
胎盘增厚 346
胎盘粘连 346
胎盘植入(穿透型)△ 338
胎盘植入(穿透型)伴出血 346
胎盘植入(粘连型)△ 346
胎盘植入(植入型)△ 347
胎盘植入(植入型)伴出血 346
胎盘植入子宫楔形切除术 335
胎盘滞留 346
胎盘滞留伴出血 346
胎生牙 346
胎死宫内△ 345
胎 - 胎输血综合征△ 345,354
胎停育 326
胎头负压吸引术△ 348
胎头水肿 355
胎头下降停滞 346
胎头下降延缓 346
胎臀牵引术的单胎分娩 346
胎吸助产术 348
胎心监护异常 346
苔藓淀粉样变性 378
苔藓样变 385
苔藓样反应 49
苔藓样念珠疹 378
苔藓样药物反应△ 378
苔藓样疹型药疹 378

苔藓样淀粉样变性△ 378
太田痣 378
瘫痪 255,401
瘫痪病△ 255,401
弹力纤维瘤 255
弹响髋 255
弹响膝 255
弹性纤维瘤 379
弹性痣 379
弹性阻力 88
痰涂片阳性肺结核 417
痰脱落细胞检查 193
痰中带血 189
毯样视网膜营养障碍 13
叹气样通气 84
叹息样呼吸 82
炭肺 79
炭黑尘肺 408
炭疽 379,417
炭疽败血症 417
炭疽肺炎 79
炭疽杆菌性脑膜炎 121
炭疽脑膜炎 417
碳核 320
碳末沉着病 79
碳末石末沉着病 79
碳水化合物代谢紊乱 155
碳水化合物呼吸商 88
碳酸酐酶Ⅱ缺乏 149
碳酸锂中毒 408
碳酸氢盐 88
碳酸脱水酶抑制剂、苯并噻二嗪类和其他利尿剂中毒 62
碳酸盐 88
碳酸盐缓冲碱 88
碳种植体 57
碳重离子 320
汤普森手术 172
唐恩综合征△ 225,350,362
唐氏高危 346
唐氏筛查高风险△ 346
唐氏综合征 79
唐氏综合征△ 225,350,362
糖蛋白代谢紊乱 155
糖蛋白递降分解缺陷 155
糖耐量受损伴肥胖型高血压 149
糖耐量受损伴高血压 149
糖耐量受损伴黑棘皮病或血脂异常高胰岛素血症或肥胖症 149
糖耐量受损伴内脏脂肪沉积增加 149
糖耐量受损伴胰岛素抵抗 149
糖耐量受损伴周围血管病 149
糖耐量受损伴周围血管病及坏疽 149
糖耐量异常 155
糖尿 138
糖尿病 149
糖尿病伴勃起功能障碍 149
糖尿病伴动脉粥样硬化 149
糖尿病伴多并发症 149
糖尿病伴发葡萄膜炎 13
糖尿病伴反复低血糖发作 149
糖尿病伴冠心病 149
糖尿病伴坏死性筋膜炎△ 255

糖尿病伴肌病 149
糖尿病伴肌坏死△ 255
糖尿病伴急性胰腺炎 149
糖尿病伴脊髓病 149
糖尿病伴甲周毛细血管扩张 149
糖尿病伴肩关节周围炎△ 255
糖尿病伴面部潮红 149
糖尿病伴脑血管疾病 149
糖尿病伴逆行射精 149
糖尿病伴女性性功能障碍 149
糖尿病伴青光眼 149
糖尿病伴缺血性心肌病 149
糖尿病伴乳酸性酸中毒 149
糖尿病伴肾乳头坏死 149
糖尿病伴食管功能障碍△ 102
糖尿病伴体位性低血压 149
糖尿病伴外周动脉闭塞症 149
糖尿病伴腕管综合征 149
糖尿病伴下肢动脉粥样硬化 149
糖尿病伴新生血管性青光眼 149
糖尿病伴血糖控制不佳 149
糖尿病伴牙周炎△ 49
糖尿病伴有神经的并发症 13
糖尿病伴有眼的并发症 13
糖尿病伴掌腱膜挛缩症△ 255
糖尿病伴周围血管病变△ 200,379
糖尿病大血管并发症 149
糖尿病单神经病变△ 121
糖尿病低血糖性癫痫发作△ 149
糖尿病多发单神经病变 149
糖尿病多发性神经病变 122
糖尿病非酮症高渗昏迷 121
糖尿病高渗性高血糖状态 149
糖尿病高渗性高血糖状态并昏迷 149
糖尿病高血糖状态昏迷 149,153
糖尿病结节性肾小球硬化症 135
糖尿病弥漫性肾小球硬化症 135
糖尿病泌尿生殖系统自主神经病变 149
糖尿病母亲婴儿 355
糖尿病牵拉性视网膜脱离 149
糖尿病神经病变△ 379
糖尿病神经根病变△ 122
糖尿病神经根神经丛病变 149
糖尿病神经性膀胱 149
糖尿病肾病 135
糖尿病肾病△ 62
糖尿病肾病Ⅰ期 135
糖尿病肾病Ⅱ期 135
糖尿病肾病Ⅲ期 135
糖尿病肾病Ⅳ期 135
糖尿病肾病Ⅴ期 135
糖尿病肾病大量蛋白尿期 135
糖尿病肾病肾衰竭期 135
糖尿病肾病微量蛋白尿期 135
糖尿病肾病早期 135
糖尿病肾小球硬化症 135
糖尿病肾脏病 135
糖尿病视神经病变 13
糖尿病视网膜病变△ 150
糖尿病视网膜病合并局灶性黄斑水肿 13
糖尿病视网膜病合并弥漫黄斑水肿 13
糖尿病视网膜病合并缺血性黄斑病变 13
糖尿病酮症 149

糖尿病酮症酸中毒 149
糖尿病痛性神经病变 149
糖尿病胃肠道自主神经病变 149
糖尿病性白内障 13
糖尿病性便秘 149
糖尿病性潮红 379
糖尿病性出汗异常 121
糖尿病性大疱病 149
糖尿病性单神经病 121
糖尿病性低血糖 149
糖尿病性低血糖昏迷 149,153
糖尿病性低血糖性癫痫发作 149
糖尿病性低血糖症 155
糖尿病性动眼神经麻痹 122
糖尿病性多发性单神经病 122
糖尿病性多发性神经病 122
糖尿病性多发性微血管并发症 149
糖尿病性富尼埃(阴囊)坏疽 149
糖尿病性腹泻 102
糖尿病性感觉运动性周围神经病 122
糖尿病性感染 379
糖尿病性肛门直肠功能障碍 102
糖尿病性高渗性高血糖状态昏迷 149,153
糖尿病性高血糖状态昏迷△ 153
糖尿病性高血压 67
糖尿病性股神经病 122
糖尿病性关节炎 255
糖尿病性黑棘皮病或血脂异常或高胰岛素
　血症或肥胖症 150
糖尿病性虹膜红变 13
糖尿病性坏疽 150
糖尿病性坏死性筋膜炎 255
糖尿病性黄斑水肿 150
糖尿病性黄瘤 379
糖尿病性肌坏死 255
糖尿病性肌萎缩 255
糖尿病性急性皮肤坏疽 150
糖尿病性急性牙周脓肿 49
糖尿病性肩关节周围炎 255
糖尿病性角膜病变 13
糖尿病性溃疡 150
糖尿病性类脂质渐进性坏死 379
糖尿病性类脂质渐进性坏死△ 371
糖尿病性颅神经麻痹 122
糖尿病性曼莱尼坏疽 150
糖尿病性内脏脂肪沉积增加 150
糖尿病性膀胱张力减弱 215
糖尿病性胚胎病 150
糖尿病性皮肤病 379
糖尿病性皮肤增厚 379
糖尿病性躯干神经根病 122
糖尿病性缺血性肌坏死 255
糖尿病性溶血性坏疽 150
糖尿病性乳酸性酸中毒 155
糖尿病性乳酸性酸中毒并昏迷△ 153
糖尿病性乳酸性酸中毒和昏迷 150,153
糖尿病性乳腺纤维化病变 164
糖尿病性瘙痒 379
糖尿病性神经病变 379
糖尿病性神经根病 122
糖尿病性肾病 62
糖尿病性食管功能障碍 102
糖尿病性视神经病变△ 13

糖尿病性视网膜病变 150
糖尿病性手关节病 379
糖尿病性手关节综合征 255
糖尿病性手掌筋膜纤维瘤病 255
糖尿病性酮症 155
糖尿病性酮症酸中毒 155
糖尿病性酮症酸中毒并昏迷 150
糖尿病性酮症酸中毒并昏迷△ 153
糖尿病性酮症酸中毒和昏迷 153
糖尿病性酮症酸中毒和乳酸性酸中毒 155
糖尿病性酮症酸中毒和乳酸性酸中毒并昏
　迷△ 153
糖尿病性酮症酸中毒和乳酸性酸中毒和昏
　迷 150,153
糖尿病性外展神经麻痹 122
糖尿病性微血管病 379
糖尿病性胃轻瘫 102
糖尿病性无菌性肌坏死 255
糖尿病性细菌性坏疽 150
糖尿病性下肢溃疡 150
糖尿病性夏科关节病 255
糖尿病性小纤维神经病 122
糖尿病性心肌病 67
糖尿病性心肌病变△ 67
糖尿病性心血管自主神经病变 150
糖尿病性胸神经根病 122
糖尿病性血管病 379
糖尿病性血管源性水肿 122
糖尿病性牙周脓肿 49
糖尿病性牙周炎 49
糖尿病性眼肌麻痹 122
糖尿病性眼球运动障碍 13
糖尿病性胰岛素抵抗 150
糖尿病性胰岛素相关性神经炎 122
糖尿病性异常出汗 150
糖尿病性硬肿病 379
糖尿病性远端对称性周围神经病 122
糖尿病性周围神经病 62,122
糖尿病性周围血管病 200
糖尿病性自主神经病 122
糖尿病性自主神经病变 150
糖尿病性足坏疽 150,200
糖尿病性足溃疡和周围神经病 150
糖尿病性足溃疡和周围血管病 150
糖尿病腰骶神经根神经丛病 122
糖尿病远端对称性多发性周围神经病△
　122
糖尿病周围神经病变△ 62,122
糖尿病足 200,256
糖皮质激素不敏感综合征 150
糖皮质激素撤退综合征 150
糖皮质激素过度敏感综合征 150
糖皮质激素后脂膜炎 379
糖皮质激素局部注射引起的皮肤萎缩 379
糖皮质激素可抑制醛固酮增多症 150
糖皮质激素可治性醛固酮增多症△ 145
糖皮质激素受体缺陷症 150
糖皮质激素所致的骨质疏松症△ 256
糖皮质激素性白内障 13
糖皮质激素性青光眼 13
糖皮质激素依赖性皮炎 379
糖皮质激素诱导的骨质疏松 256
糖皮质激素紫癜 379

糖[肾上腺]皮质激素类及其合成的类似物
　　中毒 408
糖水溶血试验 162
糖原累积病 150,355
糖原累积病Ⅱ型△ 150
糖原累积病Ⅴ型△ 122
糖原累积病Ⅶ型△ 122
糖原累积病Ⅸ型△ 122
糖原累积病Ⅺ型△ 122
糖原贮积病 122,150,355
糖原贮积病肌病 256
糖原贮积症 122
糖原贮积症 150,355
糖原贮积症Ⅱ型 122,150
糖原贮积症Ⅲ型 122
糖原贮积症Ⅴ型 122
糖原贮积症Ⅶ型 122
糖原贮积症Ⅸ型 122
糖原贮积症Ⅹ型 122
糖原贮积症Ⅺ型 122
烫伤△ 296
绦虫病 102
陶瓷修复 57
陶工尘肺 408
套叠性脆发病 379
套叠性脆发症△ 379
套入法尿道成形术 223
套细胞淋巴瘤 160
特定呼吸频率顺应性 88
特定计算能力障碍 393
特定恐惧症 393
特定拼写障碍 393
特定性计算技能障碍△ 393
特定性拼写障碍△ 393
特定性学校技能发育障碍 393
特定性言语构音障碍△ 393
特定性阅读障碍 393
特定性运动功能发育障碍 393
特定学校技能发育障碍 393
特定言语构音障碍 393
特发黄斑前膜 13
特发性1型糖尿病 150
特发性CD4+淋巴细胞减少症 379
特发性Fanconi综合征△ 135
特发性逼尿肌协同失调 215
特发性鼻炎 28
特发性臂丛神经痛 122
特发性不育△ 215
特发性不育症 215
特发性迟发性免疫球蛋白缺乏症 379
特发性低促性腺激素性性腺功能减退症
　　150
特发性低血压 67
特发性滴状色素减少症 379
特发性动脉性肺动脉高压* 200
特发性动脉性肺动脉高压△ 79
特发性多发性斑状色素沉着症 379
特发性范科尼综合征(原发性范科尼综合征)
　　135
特发性非家族性肌张力障碍 122
特发性肥厚性硬脑膜炎△ 117
特发性肺动脉高压 67,79,200
特发性肺含铁血黄素沉积症△ 150

特发性肺含铁血黄素沉着症 79
特发性肺纤维化 79
特发性肺棕色硬结症 150
特发性复发性肌红蛋白尿症 122
特发性腹膜后纤维化 215
特发性感觉神经元神经病 113
特发性高催乳素血症 150
特发性高钙尿症 136,156
特发性高尿酸血症 150
特发性高嗜酸性粒细胞综合征 160
特发性高血压 67
特发性骨坏死 256
特发性骨溶解症 256
特发性骨髓纤维化 160
特发性骨质疏松 256
特发性骨质疏松伴病理性骨折 256
特发性骨质疏松症△ 256
特发性鼓膜炎 28
特发性光敏性枕叶癫痫 122
特发性过度睡眠过度 122
特发性虹膜萎缩 13
特发性黄斑裂孔 13
特发性黄斑裂孔(Ⅰ期)孔前期 13
特发性黄斑裂孔(Ⅱ期) 13
特发性黄斑裂孔(Ⅲ期) 13
特发性黄斑裂孔(Ⅳ期) 13
特发性黄斑前膜△ 13
特发性肌炎△ 14
特发性肌张力障碍 122
特发性急性间质性肾炎 136
特发性急性嗜酸性粒细胞性肺炎 76
特发性脊髓疝 355
特发性脊柱侧凸(弯) 256
特发性家族性肌张力障碍 122
特发性甲状旁腺功能减退 150,355
特发性甲状旁腺功能减退症△ 150,355
特发性口面肌张力障碍 122
特发性颅高压 122
特发性颅内压增高症 122
特发性颅内压增高综合征△ 117
特发性脉络膜出血 13
特发性毛细血管内皮病 136
特发性门静脉高压 102
特发性弥漫性肺间质纤维化△ 79
特发性男性乳房发育症 150
特发性扭转性肌张力不全△ 122
特发性扭转性肌张力障碍 122
特发性皮肤萎缩△ 370
特发性荨麻疹 379
特发性鞘膜积液 215
特发性全面性癫痫 122
特发性醛固酮增多症 150
特发性身材矮小症 147
特发性肾积水 215
特发性肾上腺萎缩 148
特发性失眠 122
特发性室性心动过速 67
特发性嗜睡 79
特发性痛风 256
特发性突聋 28
特发性脱髓鞘性视神经炎 13
特发性无菌性骨坏死 256
特发性无菌性骨坏死△ 258

特发性膝前疼痛 256
特发性先天甲状腺功能减退症 150
特发性心肌病 67
特发性心室颤动 67
特发性胸腔积液 79
特发性血鼓室 28
特发性血小板减少性紫癜 379
特发性牙酸蚀 49
特发性眼球震颤△ 14
特发性阴囊钙沉着症 379
特发性阴囊坏疽 215
特发性婴儿和儿童局灶性癫痫 122
特发性震颤 117
特发性中枢性性早熟 150
特发性周期性水肿 379
特发性自主神经病 122
特里甲 379
特纳牙 49
特纳综合征 13,346,379
特纳综合征△ 356
特殊部位子宫平滑肌瘤 326
特殊类型糖尿病 150
特殊类型子宫平滑肌瘤 326
特异性免疫治疗 79
特异性阴道炎 326
特异性支气管激发试验 88
特应性角结膜炎 13
特应性皮炎(轻度) 379
特应性皮炎(中重度) 379
特应性皮炎 379
特应性哮喘 79
特指骨软骨病△ 230,235,236,246
特指角膜水肿 13
特重烧伤 296
疼痛 256,270
疼痛拒动 256,270
疼痛评定 403
疼痛性脂肪疝 379
疼痛性足底红斑△ 366
剔甲癣 379
提睾反射 256,270
体表敷贴治疗 320
体表局部加热 320
体部立体定向放射治疗 320
体动脉-肺动脉分流术 208
体肺侧支封堵术 71
体-肺侧支汇聚术 208
体肺侧支形成 200
体肺侧支形成△ 200
体肺侧支造影 71
体-肺侧支造影 209
体-肺动脉侧支封堵术 208,302
体-肺动脉侧支结扎术 208,302
体肺动脉侧支循环 200
体-肺分流去除术 208
体-肺分流再校正术 208
体感异常 396
体积描记法 88
体静脉狭窄矫治术 208
体静脉异位连接矫治术 208
体模 320
体模散射因子 320
体虱 379

体虱病 417
体外冲击波碎石术 223
体外动静脉短路 215
体外二氧化碳去除 84
体外膜肺 361
体外膜式氧合 208,302
体外授精 - 胚胎移植妊娠 346
体外受精早期胚胎辅助孵化透明带化学削薄术 335
体外受精早期胚胎辅助孵化透明带激光打孔术 335
体外受精早期胚胎辅助孵化透明带激光削薄术 335
体外受精早期胚胎辅助孵化透明带切割术 335
体位改变试验 256,270
体位性蛋白尿 138
体位性低血压 401
体位性低血压性晕厥△ 126
体位引流 84
体癣 379,417
体循环压力 88
体质性高胆红素血症 102
体质性巨人症 150
体质性身材矮小症 150
体重异常减轻 401
体重异常增加 401
剃刀背畸形 256,270
替身综合征 393,396
天冬氨酰葡萄糖胺尿症 156,379
天花 379,417
天蓝甲半月 379
天疱疮 379
天青杀素 -ANCA 阳性坏疽性脓皮病 379
天然气中毒 408
填充剂注射 387
填充块 320
条带状颅骨切除术 186
条件致病菌的感染 160
条件致病菌感染△ 294
条纹状骨病 150
条纹状汗孔角化病 379
条纹状苔藓 379
条纹状掌跖角化病 379
跳线骨折 256
跳跃式伤口 298
跳跃者膝 256
铁代谢紊乱 13
铁负荷过多性贫血 160
铁过载△ 13
铁及其化合物粉尘肺沉着病△ 75,406
铁及其化合物中毒 408
铁粒幼细胞性贫血 160
铁缺乏 156,160
铁缺乏症 379
铁锈色痰 82
听骨链重建术 36
听觉多频稳态诱发电位 37
听觉过敏 31
听觉诱发电位 130
听力筛查 361
听力下降 31
听神经病 / 听神经谱系障碍 28

听神经病灶切除术 186
听神经恶性肿瘤 180,306
听神经根微血管减压术 186
听神经根粘连松解术 186
听神经减压术 186
听神经良性肿瘤 180
听神经瘤 28,180
听神经瘤切除术 186
听神经切断术 186
听神经损伤 122
听性脑干反应 37
停经 330
通常起病于童年和少年期的行为与情绪障碍 393
通常在童年和青少年期发病的行为和情绪障碍△ 393
通髁骨折 256
通气参数 85
通气储量 88
通气储量百分比 88
通气代偿 79
通气功能障碍 79
通气模式 85
通气失代偿 79
通气失控 88
通气限制 88
通气血流比例 89
通气血流比例失调 79
通气压力 85
通气应答 89
同胞竞争障碍 393
同步 85
同步持续指令通气 85
同步电复律 71
同步电复律 71
同步间歇指令通气撤机法 85
同步间歇指令通气加压力支持通气 85
同步间歇指令通气加压力支持通气撤机法 85
同步时间 85
同步性 130
同侧偏盲 13
同侧肢体多发骨折 256
同房后阴道出血 330
同位素全身骨扫描 286
同向性注视麻痹 13
同心圆性硬化 122
同芯园针电极 130
同型半胱氨酸尿症 355
同型胱氨酸尿症 379
同性恋恐惧症 393
同种皮肤移植术 292
同种牙移植术 57
同种异体皮肤 300
同种异体移植 300
同种异体移植物 160
同种异质移植型卡波西肉瘤 379
铜代谢紊乱 13,156
铜及其化合物的毒性效应△ 408
铜及其化合物中毒 408
铜蓝蛋白降低 156
铜绿假单胞菌败血症 417
铜绿假单胞菌肠炎 102

铜绿假单胞菌肺炎 79,355
铜绿假单胞菌感染 379,417
铜绿假单胞菌毛囊炎 379
铜绿假单胞菌外耳道炎 379
铜绿假单胞菌趾蹼感染 379
铜缺乏 156
铜缺乏症 355
铜缺乏症综合征 13
铜中毒 408
童年反应性依恋障碍 393
童年反应性依恋障碍△ 389
童年分裂样障碍 393
童年恐怖性焦虑障碍△ 389
童年情绪障碍 393
童年社会功能障碍 393
童年社会功能障碍△ 389
童年社交性焦虑障碍△ 389
童年脱抑制性依恋障碍 393
童年瓦解性障碍 393,401
童年性别认同障碍 393
酮类的毒性效应△ 408
酮类中毒 408
酮尿 156
酮症 156
瞳孔闭锁 13
瞳孔成形术 21
瞳孔功能异常 13
瞳孔后粘连 13
瞳孔开大 13
瞳孔膜 13
瞳孔移位 13
瞳孔缘变性 13
瞳孔增大 189
瞳孔直接对光反射 18
桶柄样骨折 256
桶状胸 82
筒线虫病 417
筒状乳房 288
痛风 256,379
痛风结节 256
痛风石 256
痛风性关节炎 256
痛风性关节炎△ 249
痛风性滑膜炎 256
痛风性滑囊炎 256
痛风性肾病 256
痛风性脂膜炎 379
痛经 330
痛觉过敏 379
痛觉缺失 256
痛可宁中毒△ 406
痛性瘢痕 296
痛性肥胖病 122,150,379
痛性肥胖症△ 122,150,379
痛性感觉缺失△ 256
痛性肌痉挛△ 401
痛性痉挛 401
痛性神经营养不良△ 378
痛性眼肌麻痹 13
痛性阴茎勃起松解术 223
痛性脂肪病△ 122,150,379
痛性脂肿综合征 379
痛性趾指多动综合征 122

痛性周围神经病　122
偷窃狂△　388
头、面和颈部淋巴结继发性的恶性肿瘤　306
头孢菌素中毒　408
头孢类抗菌素中毒△　408
头臂动脉闭塞　200
头臂静脉狭窄　200
头部瘢痕　296
头部冻伤伴有组织坏死△　408
头部冻伤伴组织坏死　296,408
头部多处浅表损伤　49
头部多处软组织刺伤　49
头部多处软组织挫裂伤　49
头部多处软组织切割伤　49
头部多处软组织撕脱伤　49
头部多处软组织外伤性缺损　49
头部多处软组织异物嵌入　49
头部恶性肿瘤　28
头部继发恶性肿瘤　28,49
头部疖　379
头部结缔组织恶性肿瘤　49
头部结缔组织生物学行为未定肿瘤　49
头部结缔组织肿瘤　49
头部局部肿物　49
头部开放性伤口　288
头部良性肿瘤　28
头部毛囊周围炎　379
头部脓肿性穿掘性毛囊周围炎　379
头部皮肤继发恶性肿瘤　49
头部皮肤脓肿　379
头部浅表冻伤　408
头部浅表损伤　49
头部浅表损伤后遗症　401
头部损伤的后遗症△　401
头部损伤后遗症　401
头部血管瘤　13
头部血管治疗性超声　57
头部痈　379
头部脂肪瘤　28,49
头部周围神经恶性肿瘤　306
头和颈部冻伤　296
头和颈部烧伤　296
头和颈烧伤、化学性烧伤和冻伤后遗症△　401
头结缔组织良性肿瘤　28,49
头颈部瘢痕　49
头颈部恶性淋巴瘤　28
头颈部恶性肿瘤　49
头颈部良性肿瘤　49
头颈部淋巴管瘤　28
头颈部囊肿　49
头颈部血管畸形　28,49
头颈冻伤后遗症　401
头颈皮肤恶性肿瘤　28,49
头颈烧伤后遗症　401
头静脉动脉化术　137
头静脉缝合术　172
头颅MRI检查　193
头颅核磁　130
头面部结缔组织良性肿瘤　28
头面部皮肤擦伤　49
头面部皮肤色素沉着　49

头面部浅表血管损伤　49
头面部深部血管损伤　49
头面部深部组织异物嵌入　49
头面和颈部淋巴结继发性恶性肿瘤△　28
头面颈部溃疡(恶性)　296
头面颈部溃疡(良性)　288
头面颈部淋巴管畸形　49
头面颈部淋巴管瘤　49
头面颈部皮肤动态未定肿瘤　306
头面颈部皮肤软组织缺损并感染　296
头面颈部皮肤肿瘤　306
头面颈部血管瘤　28
头面颈部脂肪瘤　28
头面颈部周围神经生物学行为未定肿瘤　49
头面颈部自主神经生物学行为未定肿瘤　49
头面颈电烧伤　296
头面颈化学性烧伤　296
头面颈淋巴结继发恶性肿瘤　28
头面颈烧伤　296
头面颈烧伤△　296
头面血管畸形　49
头面血管瘤　28,49
头盆不称　346
头皮部扁平苔藓　379
头皮擦伤　49
头皮挫伤　180
头皮恶性黑色素瘤　28,49
头皮恶性肿瘤　28,49
头皮蜂窝织炎　164
头皮和颈部皮肤良性肿瘤　306
头皮和颈部原位黑色素瘤　28
头皮和颈部原位黑素瘤△　28
头皮黑色素痣　49
头皮回植术　292
头皮交界性肿瘤　28,49
头皮开放性伤口　49
头皮糠疹　379
头皮良性肿瘤　49
头皮裂伤　180
头皮糜烂脓疱性皮病　379
头皮糜烂性脓疱性皮肤病△　379
头皮皮肤原位癌　306
头皮皮脂溢△　375
头皮牵引术　348
头皮浅表损伤　49
头皮切口　186
头皮烧伤　296
头皮撕脱伤　180
头皮血管畸形　28,49
头皮血肿　180
头皮血肿抽吸术　186
头皮异物　49
头皮异物去除　172,186,292
头皮异物去除术　387
头皮游离移植睫毛再造术　21
头皮原位癌　29,49
头皮原位黑(色)素瘤△　29
头皮原位黑(色素)瘤△　49
头皮原位黑色素瘤　29,49
头皮肿物　49
头虱　379

头虱病　417
头痛　70
头位难产　346
头位顺产　346
头下型骨折　256
头癣　379,417
头影描绘图　59
头月骨分离　256
头晕　31,70
头状骨骨折　256
投射性节律　130
投掷肩　256
投掷肘　256
骰骨骨折　256
透明隔开窗术　186
透明隔囊肿　122
透明丝孢霉病　379
透明细胞汗腺癌　379
透明细胞汗腺瘤　379
透明细胞黑素瘤　379
透明细胞棘皮瘤　379
透明细胞肉瘤　256
透明细胞软骨肉瘤　256
透明细胞型脑膜瘤　180
透明细胞型室管膜瘤　180
透明样边缘性角膜变性　13
透视　286
透视图像导航　286
透析　300
透析导管的机械性并发症　200
透析导管感染△　163
透析导管纤维鞘形成　136
透析导管血栓形成△　134
透析失衡综合征　136
透析相关性低血压　136
透析相关性高血压　136
透析相关性脑病△　118,136
透析性脑病　136
透照法　22
凸耳　49
秃发伴丘疹性损害　379
秃发性棘状毛囊角化病　379
秃发性毛囊炎　379
突出型椎间盘突出　256
突发性聋△　28
突然视力丧失　13
突眼性情况　13
图雷恩多发角化病　379
图像引导放疗(IGRT)　320
图形视网膜电图　22
徒手肌力评定　301
徒手取皮术　300
涂碳种植体　57
土拉菌病　417
土拉菌病肺炎△　75
土源性寄生虫病　417
吐舌习惯　49,54
兔热病△　417
兔眼˙　15
团块　256
团块肾　215
团体治疗　397
推进耳轮瓣[术]　300

推进皮瓣术 300
腿部疖 379
腿部痈 379
腿蜂窝织炎 164
腿象皮肿 417
退变性颈椎管狭窄症 256
退分化软骨肉瘤 256
退化棘慢复合波 130
退行性关节病 256
退行性关节炎△ 256
退行性脊柱侧弯△ 242
退行性脊柱后凸 256
退行性脊柱炎 256
退行性脊椎滑脱 256
退行性心脏瓣膜病 200
退行性腰椎滑脱症△ 264
退行性主动脉瓣疾患 200
退行性椎管狭窄 256
退行性椎间盘疾病 256
吞噬红细胞作用 130
吞涎症 49
吞咽哽噎感 189
吞咽和咀嚼问题个人史 401
吞咽困难 31,106,189
吞咽评定 403
吞咽疼痛 189
吞咽性晕厥 122
吞咽异物感 189
吞咽障碍 401
吞咽治疗 403
臀部瘢痕 296
臀部恶性肿瘤 306
臀部蜂窝织炎 164,379
臀部继发恶性肿瘤 306
臀部开放性损伤 256
臀部脓肿 379
臀部皮肤恶性肿瘤 379
臀部脂肪增多症 150
臀大肌肌皮瓣术 300
臀大肌瘫痪步态 256,270
臀肌腱炎 256
臀肌筋膜挛缩 256
臀肌挛缩 256,401
臀肌挛缩症△ 256,401
臀上皮神经卡压综合征 122
臀上皮神经炎△ 122
臀上神经损伤 256
臀上神经痛 256,270
臀神经炎 122
臀位(不完全臀)△ 337,346
臀位难产 346
臀位牵引术 348
臀位(完全臀)△ 346
臀位助产 346
臀位助产的单胎分娩 346
臀位助产术 348
(臀位)足先露△ 347
臀先露 346
托德麻痹 122,401
托马斯征 256,270
脱出型椎间盘突出 256
脱垂性内痔 102
脱发 379

脱发性毛囊炎△ 379
脱发性小棘毛囊角化病△ 379
脱痂 298
脱离现实 396
脱落脉 70
脱水 79,153,296
脱水试验 37
脱髓鞘性白质脑病 122
脱髓鞘性脊髓病△ 122
脱髓鞘性脊髓炎 122
脱细胞真皮基质 300
脱屑性红皮病 355,379
脱屑性间质性肺炎 79
脱抑制 396
脱抑制性人格 396
驼背△ 241
驼背性骨盆 241
椭圆[形]红细胞性贫血 160
唾液分泌紊乱 49
唾液分泌障碍△ 49
唾液外溢症△ 41
唾液腺病 49
唾液腺病△ 29
唾液腺导管癌 49
唾液腺导管结石 49
唾液腺导管扩张 49
唾液腺导管瘘 49
唾液腺导管切开术 36,57
唾液腺导管修补术 57
唾液腺导管炎 49
唾液腺导管阻塞 49
唾液腺恶性肿瘤 49
唾液腺恶性肿瘤△ 29
唾液腺肥大 49
唾液腺分泌抑制 49
唾液腺缝合术 57
唾液腺管扩张 49
唾液腺管扩张△ 49
唾液腺坏死性肉芽肿 49
唾液腺交界性肿瘤 49
唾液腺结石病△ 51
唾液腺良性淋巴上皮损害 49
唾液腺瘘 49
唾液腺瘘修补术 57
唾液腺囊肿 49
唾液腺黏液囊肿 49
唾液腺脓肿 49
唾液腺切除术 57
唾液腺切开术 57
唾液腺切开引流术 57
唾液腺萎缩 57
唾液腺下颌骨舌侧陷入 50
唾液腺炎 50
唾液腺炎△ 30
唾液腺造袋术 36,57
唾液腺造影术 57,59
唾液腺肿大症 50
唾液腺肿瘤△ 50
唾液腺肿物 50

W

瓦达试验 130

瓦登伯格综合征 13
瓦尔代尔扁桃体环恶性肿瘤 50
瓦尔萨尔瓦动作 70
瓦尔萨尔瓦试验 130
瓦斯爆炸伤 296
瓦特森综合征 379
歪鼻 29
歪鼻鼻成形术 36,292
外半规管开窗术 36
外鼻鲍恩病 29
外鼻鲍文病△ 29
外鼻恶性肿瘤 29
外鼻畸形 31
外鼻缺损 29
外部水蛭病 417
外侧半月板后角损伤 256
外侧半月板前角损伤 256
外侧半月板损伤 256
外侧副韧带松弛 256
外侧副韧带损伤 258,259,266
外侧裂蛛网膜囊肿 122
外侧颞骨切除 36
外侧型小脑幕裂孔疝 122
外倒转术 348
外耳病损电凝术 292,314,387
外耳病损根治性切除术 387
外耳病损刮除术 292,314,387
外耳病损冷冻治疗术 292,314,387
外耳病损切除术 292,387
外耳病损烧灼术 292,314,387
外耳成形术 292
外耳挫伤 29
外耳带状疱疹 50
外耳丹毒 29
外耳道瘢痕 296
外耳道闭锁 296
外耳道病损切除术 292,314,387
外耳道成形术 292,300
外耳道重建术 292
外耳道胆脂瘤 29
外耳道耵聍栓塞△ 351
外耳道封闭术 36
外耳道蜂窝织炎 50
外耳道骨瘤 29
外耳道黑色素瘤 29
外耳道黑色素细胞痣 29
外耳道黑色素痣 50
外耳道黑素瘤△ 29
外耳道后壁重建术 36
外耳道坏死 50
外耳道角化症△ 50
外耳道疖 29
外耳道流脓 31
外耳道脓肿 50
外耳道皮肤恶性肿瘤 29
外耳道皮肤原位癌 29
外耳道曲霉病 50
外耳道肉芽肿 50
外耳道乳头状瘤 29
外耳道瘙痒 31
外耳道湿疹 29
外耳道探查术 36
外耳道外生骨疣 29

外耳道外生骨疣△　382
外耳道狭窄　29,296
外耳道腺瘤　29
外耳道腺样囊性癌　29
外耳道血性分泌物　31
外耳道炎△　50,355
外耳道异物　29
外耳道痈　50
外耳道原位癌　29
外耳道原位黑(色)素瘤△　29
外耳道原位黑色素瘤　29
外耳道肿物　29
外耳(道)阻塞性角化病　50
外耳继发性感染　50
外耳裂伤缝合术　292
外耳切断术　314,387
外耳湿疹　29,355
外耳炎　50,355
外耳痈△　50
外翻趾　256
外翻足　233,238,249,263
外翻足畸形△　238
外固定架强度不足　256
外固定失效　256
外固定针松动　256
外踝骨折　256
外踝扭伤　256
外淋巴瘘　29
外路经巩膜激光睫状体光凝术　21
外貌变形妄想　396
外囊出血　122,180
外尿流改道术　223
外胚层发育不良 - 关节挛缩 - 糖尿病　150
外胚层发育不良伴白内障及听力缺陷　379
外胚层发育不良伴扭发及并指　379
外嵌植皮术　300
外伤后骨萎缩　256
外伤后帕金森综合征　122
外伤性白内障　13
外伤性臂丛神经痛　122
外伤性表皮囊肿　379
外伤性玻璃体脱出　13
外伤性低眼压综合征　13
外伤性房角后退　13
外伤性骨化性肌炎　256
外伤性虹膜睫状体炎△　3
外伤性虹膜嵌顿△　3
外伤性虹膜疝　13
外伤性喉蹼　29
外伤性黄斑裂孔　13
外伤性急性牙周损伤　50
外伤性脊柱侧凸　256
外伤性睑裂闭合不全　13
外伤性睫状体离断　13
外伤性睫状体脱垂△　3
外伤性晶状体脱位△　3
外伤性髋脱位　256
外伤性脉络膜视网膜病　13
外伤性脉络膜视网膜病变△　13
外伤性脉络膜脱离　13
外伤性尿道瘘　215
外伤性帕金森综合征　122
外伤性皮下气肿　379

外伤性青光眼　13
外伤性上睑下垂　13
外伤性视神经病变　13
外伤性视网膜病变　13
外伤性视网膜脱离　13
外伤性瞳孔散大　13
外伤性外耳道闭锁(单)　288
外伤性外耳道闭锁　288
外伤性无光感　13
外伤性牙槽骨缺损　288
外伤性牙齿缺失　50
外伤性牙齿折断　50
外伤性增殖性视网膜病变　13
外伤性展神经麻痹　13
外伤性脂肪坏死　379
外伤性窒息△　73,364
外伤引起的牙列缺损或缺失△　50
外上唇红缘恶性肿瘤△　47
外上唇恶性肿瘤△　47
外上髁炎△　226
外生骨疣　256
外生殖道性闭经　326
外生殖器带状疱疹　215
外生殖器毒物性皮炎　215
外生殖器汗腺腺瘤　215
外生殖器红癣　215
外生殖器挤压伤　215
外生殖器疱疹样皮炎　215
外生殖器萎缩　215
外生殖器血管角化瘤　215
外生殖器血管神经性水肿　215
外下唇恶性肿瘤　50
外斜视　13
外因性哮喘　79
外阴瘢痕　326,379
外阴病损电凝术　335
外阴病损切除术　292,314,335,387
外阴病损烧灼术　292,314,335,387
外阴部分切除术　335
外阴陈旧性产科裂伤修补术　335
外阴成形术　335
外阴错构瘤　326
外阴大汗腺癌　288
外阴低级别鳞状上皮内病变　326
外阴窦道切除术　292,335,387
外阴顿挫伤　326
外阴恶性肿瘤　326
外阴发育不良　326
外阴肥大　326
外阴蜂窝织炎　326
外阴缝合术　335
外阴干皱症　326
外阴高级别鳞状上皮内瘤变　326
外阴根治性局部扩大切除术　335
外阴根治性局部切除术　335
外阴根治性切除术　314,335
外阴广泛切除成形术　335
外阴广泛切除术△　335
外阴广泛性切除术　335
外阴汗腺瘤　326
外阴黑色素瘤　288
外阴黑色素痣　379
外阴活检　335

外阴活组织检查　292,317,387
外阴激光治疗　335
外阴继发恶性肿瘤　326
外阴尖锐湿疣　379
外阴角化症　326
外阴疖　326
外阴结核　326
外阴静脉曲张△　344
外阴溃疡　326
外阴冷冻治疗　335
外阴良性肿瘤　326
外阴裂伤缝合术　292,335,387
外阴裂伤清创缝合术　335
外阴鳞状上皮内瘤变(高级别,Ⅱ～Ⅲ级)　306
外阴鳞状上皮内瘤变　326
外阴鳞状上皮内瘤变低级别△　326
外阴鳞状上皮增生　326
外阴鳞状细胞癌　288
外阴毛囊炎　326
外阴囊肿　326
外阴脓肿　288,326
外阴脓肿穿刺术　335,387
外阴脓肿切开术　335
外阴派杰病　288
外阴疱疹　326
外阴胚胎性横纹肌肉瘤　288
外阴皮赘　326
外阴平滑肌瘤　326
外阴切开引流术　335,387
外阴肉瘤　288
外阴乳头瘤　326
外阴瘙痒症△　374
外阴上皮内瘤变(Ⅰ级)　326
外阴上皮内瘤变(Ⅱ级)　326
外阴上皮内瘤变(Ⅲ级)　326
外阴神经纤维瘤　326
外阴湿疹　379
外阴水肿　326
外阴微波治疗　335
外阴萎缩　326
外阴息肉　326
外阴狭窄　326
外阴纤维瘤　326
外阴腺样囊性癌　288
外阴象皮病　326
外阴血管瘤　379
外阴血肿　326
外阴血肿切开术　335
外阴血肿清除术　292,335,387
外阴炎　326
外阴炎△　326
外阴异物　326
外阴阴道瘢痕切除术　335
外阴阴道假丝酵母菌病　326
外阴 - 阴道 - 牙龈综合征　379
外阴硬化性苔藓　326
外阴硬化性苔癣△　374
外阴硬化性苔癣合并鳞状上皮增生　326
外阴原位癌　326
外阴粘连　326
外阴粘连分离术　335
外阴粘连松解术　335

外阴脂肪瘤 379
外阴肿物 326
外阴周围神经和自主神经界性肿瘤 326
外阴子宫内膜异位症 326
外隐斜 13
外源性肺泡炎 79
外源性光感性皮炎 379
外源性褐黄病 379
外源性色素沉着 379
外源性物质引起的甲状腺功能减退症 150
外源性哮喘 79
外源性釉质发育不全 50
外展神经恶性肿瘤 13
外展神经良性肿瘤 13
外展神经麻痹△ 13
外展神经损伤 122
外展神经脱髓鞘性病变 13
外展神经炎 13
外照射 320
外痔 102
外周 T 细胞淋巴瘤(非特指型) 160
外周动脉硬化闭塞症 200
外周前庭自发性眼震 29
外周神经病理性疼痛 180
外周性成釉细胞瘤△ 41
外周性疲劳 79
外周血干细胞移植 162
外周血涂片 162
外周原始神经外胚层肿瘤 256
外周阻力 89
外眦成形术 21,292
外眦韧带断裂 13
弯曲菌肠炎 102,417
弯曲牙 50
弯腰试验 256,270
豌豆骨骨折 256
完壁式乳突改良根治术 36
完全肠外营养 85
完全动脉干矫正术 302
完全肺静脉异位引流矫正术 303
完全供体细胞嵌合体 160
完全关节内骨折 256
完全缓解 160
完全流产 346
完全臀先露 346
完全细胞遗传学反应 160
完全细胞遗传学缓解 160
完全型肺静脉异位连接 200
完全型海豹肢 256
完全性肠梗阻 102
完全性大动脉转位△ 68
完全性单瘫 401
完全性房室传导阻滞 67,355
完全性房室隔缺损 200
完全性肺静脉异位引流(混合型) 67
完全性肺静脉异位引流(心内型) 67
完全性肺静脉异位引流(心上型) 67
完全性肺静脉异位引流(心下型) 67
完全性骨折 256
完全性脊髓损伤 256
完全性脊柱裂 256
完全性颈瘘 29
完全性葡萄胎 326

完全性前置胎盘△ 340
完全性上肢单瘫 402
完全性失语 402
完全性双上肢瘫 402
完全性瘫痪 402
完全性下肢单瘫 402
完全性中枢性尿崩症 150
完全血液学反应 160
顽固性高血压 67
顽固性疼痛 180
顽固性足底胼胝 288
晚发先天性骨梅毒 256
晚发型阿尔茨海默病 122
晚发型家族性阿尔茨海默病△ 115
晚反应组织 320
晚期产后出血 346
晚期恶性肿瘤分子靶向治疗 314
晚期恶性肿瘤化疗 314
晚期恶性肿瘤免疫治疗 314
晚期反应 320
晚期骨梅毒 379
晚期骨膜梅毒 379
晚期冠状动脉支架内血栓形成 67
晚期流产△ 326
晚期梅毒 417
晚期难免流产 326
晚期皮肤梅毒 379
晚期品他 379
晚期潜伏梅毒 379
晚期人工流产(计划生育) 326
晚期胎传梅毒性动脉瘤 379
晚期胎传梅毒性多神经病 379
晚期胎传梅毒性骨软骨病 379
晚期胎传梅毒性关节病 379
晚期胎传梅毒性间质性角膜炎 379
晚期胎传梅毒性脉络膜视网膜炎 379
晚期胎传梅毒性脑膜炎 379
晚期胎传梅毒性脑炎 379
晚期胎传潜伏梅毒 379
晚期胎传神经梅毒 380
晚期胎传心血管梅毒 380
晚期完全自然流产 326
晚期习惯性流产 326
晚期先天潜伏梅毒△ 379
晚期先天性梅毒 417
晚期先天性梅毒性多神经病 122
晚期先天性梅毒性脉络膜视网膜炎 13
晚期先天性梅毒性脑膜炎 122
晚期先天性梅毒性脑炎 122
晚期先天性梅毒性眼病 13
晚期先天性神经梅毒 417
晚期效应 320
晚期血吸虫病 417
晚期医疗性流产 326
晚期自然流产 326
万捷特征 256,271
万瘦特征△ 226
万丈龙中毒△ 407
腕背隆突综合征 256
腕背囊肿 256
腕部瘢痕△ 296
腕部瘢痕挛缩 296
腕部瘢痕切除游离植皮术 300

腕部尺动脉损伤 256
腕部尺神经损伤 256
腕部挫伤 256
腕部蜂窝织炎 164,380
腕部骨折不愈合 256
腕部骨折畸形愈合 256
腕部肌肉断裂 256
腕部及手部交界性骨肿瘤 288
腕部及手部良性骨肿瘤 256
腕部挤压伤 256
腕部开放性损伤 256
腕部开放性损伤伴骨折 256
腕部开放性损伤伴脱位 256
腕部溃疡(恶性) 296
腕部溃疡(良性) 288
腕部扭伤 256
腕部皮肤软组织缺损并感染 296
腕部桡动脉损伤 256
腕部桡神经损伤 256
腕部正中神经损伤 256
腕陈旧性骨折 256
腕尺动脉损伤 200
腕尺管综合征△ 257
腕的肌腱末端病 256
腕蜂窝织炎△ 380
腕骨病损切除术 314
腕骨多发性骨折 256
腕骨恶性骨肿瘤 256
腕骨骨髓炎 256
腕骨骨折 256
腕骨骨折△ 231,234,253,256
腕骨关节病 256
腕骨间关节脱位 256
腕骨联合 256
腕骨良性肿瘤 256
腕骨囊性变 256
腕骨缺损 256
腕骨脱位 256
腕骨折不愈合 257
腕骨折延迟愈合 257
腕关节病损切除术 314
腕关节不稳定△ 232,252,254
腕关节尺侧偏移 257
腕关节创伤性离断 257
腕关节滑膜炎 257
腕关节化脓性关节炎 257
腕关节活组织检查 286
腕关节积血 257
腕关节腱鞘囊肿 257
腕关节僵硬 257
腕关节僵硬△ 238
腕关节结核 257
腕关节镜检查 286
腕关节镜下病损切除术 314
腕关节瘘 257
腕关节内游离体 257
腕关节扭伤 256,257
腕关节扭伤和劳损 257
腕关节屈曲畸形 257
腕关节桡侧偏移 257
腕关节脱位 257
腕关节脱位△ 252,253,256,267
腕关节置入物 257

腕关节肿物 257
腕关节周围炎 257
腕管综合征 122,257
腕和手Ⅳ度电烧伤合并或手指坏死 296
腕和手Ⅳ度化学性烧伤合并或手指坏死 296
腕和手Ⅳ度烧伤合并或手指坏死 296
腕和手电烧伤 296
腕和手冻伤伴有组织坏死△ 408
腕和手冻伤伴组织坏死 408
腕和手多处开放性伤口△ 255,257
腕和手多处开放性损伤 257
腕和手多处浅表损伤 257
腕和手多处损伤 257
腕和手多处血管损伤 200
腕和手多神经损伤 257
腕和手多血管损伤 257
腕和手化学性烧伤 296
腕和手浅表冻伤 408
腕和手烧伤 296
腕和手神经损伤 257
腕和手水平的尺动脉损伤△ 254,256
腕和手水平的尺神经损伤△ 254,256
腕和手水平的多处屈肌和肌腱断裂△ 256
腕和手水平的多处屈肌和肌腱多发粘连 257
腕和手水平的多处屈肌和肌腱缺损 257
腕和手水平的多处屈肌和肌腱损伤△ 257
腕和手水平的多处屈肌和肌腱粘连 257
腕和手水平的多处伸肌和肌腱断裂 257
腕和手水平的多处伸肌和肌腱多发粘连 257
腕和手水平的多处伸肌和肌腱缺损 257
腕和手水平的多处伸肌和肌腱损伤△ 257
腕和手水平的多处伸肌和肌腱粘连 257
腕和手水平的拇指长屈肌和肌腱断裂 257
腕和手水平的拇指长屈肌和肌腱多发粘连 257
腕和手水平的拇指长屈肌和肌腱缺损 257
腕和手水平的拇指长屈肌和肌腱损伤△ 257
腕和手水平的拇指长屈肌和肌腱粘连 257
腕和手水平的拇指内肌和肌腱断裂 257
腕和手水平的拇指内肌和肌腱多发粘连 257
腕和手水平的拇指内肌和肌腱缺损 257
腕和手水平的拇指内肌和肌腱损伤△ 257
腕和手水平的拇指内肌和肌腱粘连 257
腕和手水平的拇指伸肌和肌腱断裂 257
腕和手水平的拇指伸肌和肌腱多发粘连 257
腕和手水平的拇指伸肌和肌腱缺损 257
腕和手水平的拇指伸肌和肌腱损伤△ 256
腕和手水平的拇指伸肌和肌腱粘连 257
腕和手水平的桡动脉损伤△ 254
腕和手水平的桡神经损伤△ 252,254,256
腕和手水平的血管损伤△ 200,256,257
腕和手水平的正中神经损伤△ 254,256
腕和手血管损伤 200,257
腕和腕关节韧带创伤性断裂△ 252,257
腕和腕关节韧带断裂 257
腕桡动脉损伤 200
腕手部多处肌肉和肌腱扭伤 257

腕手部多处屈肌和肌腱扭伤 257
腕手部多处伸肌和肌腱扭伤 257
腕手部拇指多处屈肌和肌腱扭伤 257
腕手部拇指多处内在肌和肌腱扭伤 257
腕手部拇指多处伸肌和肌腱扭伤 257
腕手部指多处内在肌和肌腱扭伤 257
腕手部指多处屈肌和肌腱扭伤 257
腕手部指多处伸肌和肌腱扭伤 257
腕应力骨折 257
腕掌关节扭伤 257
腕掌关节脱位 257
腕掌关节脱位及骨折脱位 257
腕掌屈试验 257,271
腕中关节不稳定 257
腕中关节后部不稳定 257
腕中关节前部不稳定 257
腕舟骨骨折畸形愈合 257
腕舟骨缺血性坏死 257
腕舟骨抬高试验 286
腕舟状骨脱位 257
网络成瘾 393
网络成瘾障碍△ 393
网络关系成瘾 396
网络过度使用 396
网络强迫行为 396
网络色情成瘾 393
网膜病损切除术 172,314
网膜部分切除术 172,314
网膜恶性肿瘤 102
网膜活组织检查 175,317
网膜间皮瘤 102
网膜良性肿瘤 102
网膜裂孔疝 102
网膜裂伤缝合术 314
网膜囊肿 102
网膜扭转复位术 172,314
网膜切除术 172,314
网膜切开术 172
网膜疝修补术 172
网膜粘连松解术 172
网球腿 257
网球肘△ 234
网瘾 393
网织细胞肉瘤 257
网状红斑性毛囊炎 380
网状皮片移植术 300
网状皮制备 300
网状青斑 127,380
网状色素性皮病 380
网状血管内皮瘤 257,380
网状组织细胞瘤 380
网状组织细胞肉芽肿 380
往返活塞泵式高频振荡通气 85
妄想 396
妄想观念 396
妄想记忆 396
妄想逆行性扩张 396
妄想气氛 396
妄想心境 396
妄想性超常解释 396
妄想性读心症△ 389
妄想性曲解 396
妄想性误认 396

妄想性虚构 396
妄想性障碍 393
妄想性知觉 393
妄想阵发 396
妄想知觉 396
危机干预 397
威尔尼克脑病△ 122,393
威尔逊 - 米基迪综合征 13
威尔逊病△ 113,143,367
威斯康星卡片分类测验 398
威斯科特 - 奥尔德里奇综合征 380
微孢子虫病 417
微波疗法 403
微波烧伤 297,380
微波性白内障 13
微波治疗 85
微发育不良 122
微晶磨削术 387
微静脉血管瘤 380
微觉醒 130
微粒皮移植术 300
微量白蛋白尿 138
微量元素缺乏症 355
微囊型脑膜瘤 180
微囊肿附属器癌 380
微气管造口术 85
微球菌性败血症 417
微神经电图 130
微栓子监测 130
微小病变肾病△ 135
微小病毒 B_{19} 感染△ 355
微小残留病变 160
微小骨折 257
微小膜壳绦虫病 417
微小内斜视 13
微小切口腋臭手术 387
微小细胞遗传学反应 160
微小斜视 13
微小型肺动静脉畸形 79
微型混合室法 89
微血管病性溶血性贫血 355
微血管畸形 50
微血管性心肌缺血 67
韦伯综合征 62
韦德尼希 - 霍夫曼综合征△ 226
韦格纳肉芽肿伴肾受累△ 135
韦格纳肉芽肿病 13,380
韦克斯勒成人智力量表 398
韦克斯勒儿童智力量表 398
韦克斯勒记忆量表 398
韦克斯勒幼儿智力量表 398
韦尼克脑病 122,393,417
韦尼克失语 390
韦萨留斯骨 257
韦氏肉芽肿病 122
韦氏肉芽肿病△ 13,380
违拗症 393
围产期心肌病 346
围产期心肌病△ 68
围产期抑郁 346
围绝经期综合征 326
围裙样湿疹 380
围生期脑损伤 355

围生期心肌病 68
围手术期高血压 68
围手术期心肌梗死 68
维持性腹膜透析 137
维持性血液透析 137
维拉帕米中毒 408
维生素 A 过多症 156,380
维生素 A 缺乏 156
维生素 A 缺乏伴毛囊角化病 380
维生素 A 缺乏伴皮肤干燥病 380
维生素 A 缺乏病 13
维生素 A 缺乏病△ 150
维生素 A 缺乏病伴有比托斑点及结膜干燥症 13
维生素 A 缺乏病伴有角膜干眼性瘢痕 13
维生素 A 缺乏病伴有角膜干燥症 13
维生素 A 缺乏病伴有角膜溃疡和干燥症 13
维生素 A 缺乏病伴有角膜软化症 13
维生素 A 缺乏病伴有结膜干燥症 13
维生素 A 缺乏病伴有夜盲症 13
维生素 A 缺乏合并皮肤干燥病△ 380
维生素 A 缺乏合并眼睑皮肤干燥病 13
维生素 A 缺乏后遗症 150
维生素 A 缺乏所致的眼干燥症△ 15
维生素 A 缺乏症 380
维生素 A 中毒△ 408
维生素 B 缺乏 156
维生素 B 缺乏性周围神经病 122
维生素 B₁ 缺乏 156
维生素 B₁ 缺乏症 380
维生素 B₂ 缺乏症 50
维生素 B₆ 过多症 380
维生素 B₆ 缺乏 156
维生素 B₆ 缺乏脑病 122
维生素 B₆ 缺乏症 380
维生素 B₆ 综合征 156
维生素 B₁₂ 缺乏 156
维生素 B₁₂ 缺乏症△ 380
维生素 B₁₂ 缺乏性贫血性脊髓后侧索硬化△ 122
维生素 B₁₂ 缺乏性贫血性脊髓后侧索硬化症 122
维生素 B₁₂ 缺乏性周围神经病 122
维生素 B₁₂ 缺乏症 380
维生素 C 缺乏 156
维生素 C 缺乏后遗症 150
维生素 C 缺乏症 150,380
维生素 C 缺乏症△ 150
维生素 D 不足△ 380
维生素 D 抵抗性佝偻病△ 146
维生素 D 抵抗性骨软化 156
维生素 D 过多症 150,380
维生素 D 缺乏 150
维生素 D 缺乏性佝偻病 150
维生素 D 缺乏性骨软化症 150
维生素 D 缺乏性手足搐搦症 156
维生素 D 缺乏症 380
维生素 D 依赖性佝偻病 156
维生素 D 依赖性佝偻病 I 型 150
维生素 D 依赖性佝偻病 II 型 150
维生素 D 中毒△ 408
维生素 E 缺乏 156

维生素 E 缺乏病△ 355,380
维生素 E 缺乏性脑病 122
维生素 E 缺乏症 355,380
维生素 K 缺乏 156
维生素 K 缺乏症 380
维生素 K 中毒 408
维生素 P 缺乏 156
维生素类中毒 408
维生素缺乏 156
维生素缺乏性多神经炎 122
维生素缺乏性周围神经病 122
卫生桥 57
卫氏并殖吸虫病 417
卫星电位 130
未测定阳离子 89
未测定阴离子 89
未成熟性畸胎瘤 180
未定恶性潜能胃肠道间质瘤 257
未定类麻风 380,417
未定类细胞组织细胞增生症 380
未定类组织细胞增生症△ 380
未分化的躯体症状障碍 393
未分化干细胞白血病 160
未分化高级别多形性肉瘤 257
未分化型精神分裂症△ 391
未分类的骨髓增生异常综合征 160
未破裂动脉瘤 122
未社会化品行障碍 393
未特指的中枢神经系统脱髓鞘病 122
未特指助产的单胎分娩 346
未知病毒的流感性感冒 62
未知病毒的流行性感冒伴肺炎 79
未知出生地点的单胎活产婴儿 355
未知出生地点的多胎活产婴儿 355
未知出生地点的双胎活产婴儿 355
伪差 130
伪聋 29
伪盲 13
伪膜性肠炎△ 98
位相倒置 130
位置性眩晕 29
位置性眼震检查 29
尾部发育不全综合征 257
尾肠囊肿 102
尾骨恶性肿瘤 257
尾骨发育不全 257
尾骨骨折 257
尾骨痛 257
尾骨脱位 257
尾痛症 257
尾蚴性皮炎 417
尾状核出血 122
尾状核头出血△ 122
尾椎陈旧性骨折 257
尾椎骨折脱位 257
味觉检查 37
味觉性出汗综合征 50,122
味觉性出汗综合征△ 380
味觉性多汗症 380
味觉性流泪 380
委内瑞拉马脑炎 417
胃癌标准根治术 172
胃癌出血 102

胃癌改良根治术 172
胃 - 贲门成形术 172
胃病变氩气刀治疗术 107
胃病损切除术 172
胃病损氩气刀治疗术 314
胃部分切除伴空肠转位术 172,314
胃部分切除伴食管 - 胃吻合术 172,314
胃部分切除术 172,314
胃 - 肠搭桥吻合术 314
胃肠道出血 102,355
胃肠道恶性肿瘤 102
胃肠道过敏症 102
胃肠道继发恶性肿瘤 102
胃肠道毛细血管扩张症 200
胃肠道植入物引起的机械性并发症 408
胃肠功能紊乱 102
胃肠减压 361
胃肠毛霉病 417
胃肠念珠菌病 417
胃肠手术后呕吐 102
胃肠炭疽 417
胃肠土拉菌病 417
胃肠吻合口功能障碍 102
胃肠吻合口溃疡伴穿孔△ 102
胃肠吻合口溃疡出血 102
胃肠吻合口溃疡穿孔 102
胃肠吻合口水肿 102
胃肠吻合口狭窄 102
胃肠吻合口炎 102
胃肠吻合口炎△ 99,102
胃 - 肠吻合术 172
胃肠吻合术后输出袢梗阻 102
胃肠吻合术后输入袢梗阻 102
胃肠型毛霉菌病 102
胃肠型荨麻疹 380
胃肠型土拉菌病 102
胃肠炎 102
胃肠胀气△ 102
胃重复畸形 355
胃出血性吻合口炎 102
胃穿孔 297,355
胃穿孔△ 97
胃大部切除伴胃 - 空肠吻合术(Billroth II 式) 172
胃大部切除伴胃 - 空肠吻合术 314
胃大部切除伴胃 - 十二指肠吻合术(Billroth I 式) 172
胃大部切除伴胃 - 十二指肠吻合术 314
胃大部切除术伴 Roux-en-Y 型吻合术 172
胃大弯恶性肿瘤 102
胃代膀胱术 223
胃底贲门恶性肿瘤 102
胃底恶性肿瘤 102
胃底继发恶性肿瘤 102
胃底静脉曲张 102
胃底静脉曲张出血 102
胃底折叠术 172
胃动脉结扎术 172
胃动脉栓塞术 173
胃动脉损伤 102,164
胃恶性肿瘤 102
胃窦溃疡伴出血 102
胃窦炎 102

胃恶性肿瘤 102,318
胃钩虫病 417
胃固定术 173,191
胃化学性烧伤△ 102
胃黄色斑 102
胃继发恶性肿瘤 102
胃假性淋巴瘤 102
胃间皮瘤 102
胃交界性肿瘤 102
胃结肠瘘 102
胃结肠瘘△ 81,103
胃 - 结肠瘘闭合术 173
胃结核 102
胃结石 102
胃近端切除术 173,314
胃痉挛 102
胃静脉曲张 257
胃静脉曲张出血△ 101
胃镜检查 108,193
胃镜下贲门病损电切术 314
胃镜下贲门病损切除术 314
胃镜下活组织检查 107,175,317
胃镜下十二指肠止血术 107
胃镜下食管、胃底静脉曲张组织液注射术 173
胃镜下食管病变电灼术 107
胃镜下食管病变切除术 107
胃镜下食管病损电灼术 314
胃镜下食管病损切除术 314
胃镜下食管出血止血术 107,173
胃镜下食管静脉曲张结扎术 173
胃镜下食管扩张术 107
胃镜下胃病变电切术 107
胃镜下胃病变切除术 107
胃镜下胃病变硬化术 107
胃镜下胃病损电切术 314
胃镜下胃病损切除术 314
胃镜下胃病损硬化术 314
胃镜下胃 - 肠吻合口扩张术 107
胃镜下胃出血止血术 107
胃镜下胃静脉曲张结扎术 173
胃镜下胃静脉曲张硬化术 173
胃镜下胃造口术 173,314
胃镜下幽门扩张术 107
胃巨皱襞症△ 100
胃空肠结肠瘘 102
胃空肠溃疡△ 97
胃空肠溃疡伴急性出血 102
胃空肠溃疡伴急性出血和穿孔 102
胃空肠溃疡并发出血△ 102
胃 - 空肠吻合口闭合术 173
胃溃疡 102
胃溃疡癌变△ 102
胃溃疡伴癌变 102
胃溃疡伴出血和急性穿孔△ 102
胃溃疡伴穿孔 102
胃溃疡伴穿孔△ 102
胃溃疡伴急性出血 102
胃溃疡伴急性出血和穿孔 102
胃溃疡伴急性穿孔 102
胃溃疡伴慢性出血 102
胃溃疡穿孔修补术 173
胃溃疡型假性淋巴瘤 102

胃良性肿瘤 102
胃淋巴结继发恶性肿瘤 102
胃麻痹 102
胃泌素瘤 102
胃囊肿 102
胃内球囊去除 107
胃内球囊置入 107
胃内异物 102
胃内异物去除 173
胃黏膜保护剂中毒 408
胃黏膜病变△ 297
胃黏膜病变伴急性出血 102
胃黏膜充血 297
胃黏膜出血 297
胃黏膜糜烂 297
胃黏膜脱垂 102
胃黏膜下恒径动脉破裂出血 102
胃扭转复位术 173
胃旁路术 173
胃脾韧带 164
胃破裂 102
胃破裂修补术 173
胃气胀 102,106
胃憩室 102
胃切除术后综合征△ 100
胃切开探查术 173,314
胃切开异物取出术 173,314
胃切开止血术 173
胃沙漏状挛缩 102
胃沙漏状狭窄及缩窄 102
胃烧伤 102
胃 - 十二指肠搭桥吻合术 314
胃十二指肠动脉栓塞术 173
胃十二指肠动脉损伤 102,164
胃十二指肠镜下活组织检查 107,175,317
胃十二指肠镜下十二指肠病变切除术 107
胃十二指肠镜下十二指肠病损切除术 173,314
胃十二指肠镜下小肠刷洗活组织检查 107,317
胃十二指肠溃疡伴出血 102
胃十二指肠溃疡伴穿孔 102
胃十二指肠溃疡穿孔伴出血 102
胃 - 十二指肠吻合口闭合术 173
胃 - 十二指肠吻合口修补术 173
胃 - 十二指肠吻合术 173
胃十二指肠炎 102
胃石伴梗阻 102
胃食管 pH 监测 361
胃食管反流 102
胃 - 食管反流病△ 102
胃食管反流性咳嗽 79
胃食管连接处继发恶性肿瘤 102
胃食管癔球 29
胃手术后综合征 102
胃酸分泌过多 102
胃酸过多△ 102
胃酸缺乏 102
胃损伤 102,164
胃体、胃窦及胃大弯恶性肿瘤 102
胃体恶性肿瘤 102
胃痛 102,106
胃吻合口炎伴出血 102

胃下垂 103
胃小弯恶性肿瘤 103
胃小弯结肠瘘 103
胃袖状切除术 173,314
胃血管扩张 103
胃炎 103,417
胃炎△ 94,105
胃炎性假瘤 103
胃幽门切除术 173,314
胃原位癌 103
胃远端切除术 173,314
胃造口闭合术 173,191
胃造口维护 103
胃造瘘术 173
胃粘连 103
胃占位性病变 103
胃灼热 106
萎缩 385
萎缩纹 380
萎缩性瘢痕 297
萎缩性鼻炎 29,79
萎缩性不愈合 257
萎缩型(干性)年龄相关性黄斑变性 13
萎缩性喉炎 29
萎缩性毛发角化病 380
萎缩性舌炎 50
萎缩性咽炎 29
萎缩性阴道炎 326
喂养性空肠造口术 173,315
温抗体性自身免疫性溶血性贫血 160
文身 380
文身切除术 387
文氏型房室传导阻滞 68
文氏阻滞△ 68
纹形足 257
纹状体黑质变性 122
蚊叮咬 380
吻合口溃疡 103
吻合口溃疡伴癌变 103
吻合口溃疡伴梗阻 103
吻合器痔上黏膜环切术 173
紊乱性房性心动过速 68
紊乱性房性心律 68
稳定型心绞痛 68
稳定性瘢痕 297
稳定性膀胱 215
问卷皮肤类型诊断 387
翁韦里希特 - 伦德伯格病 122
涡纹状神经纤维瘤 380
窝沟龋 50
窝状角质松解症 380
蜗窗闭锁 29
蜗窗畸形 29
沃尔夫 - 帕金森 - 怀特综合征△ 68
沃 - 弗综合征 355,417
沃克斯综合征 50
沃尼克脑病△ 122,393
沃 - 帕 - 怀综合征 68
沃 - 帕 - 怀综合征△ 69,359
卧床时间 130
卧位型心绞痛 68
卧位性心绞痛△ 68
乌尔里希型先天性肌营养不良 122

乌头碱中毒 355
无 β 脂蛋白血症 150
无鼻畸形 29
无创持续气道正压 85
无创呼吸机辅助通气 62
无创机械通气 85
无创脉搏氧饱和度法 89
无创通气 361
无创正压通气 85
无猝倒发作性睡病但伴下丘脑分泌素缺乏 122
无顶冠状静脉窦综合征 68,200
无动力型骨病△ 133
无毒昆虫咬伤 380
无放射线检查异常的脊髓损伤 257
无缝壳冠 57
无睾症 215
无功能性胰岛细胞瘤 150
无骨折脱位脊髓损伤 257
无骨折脱位颈脊髓损伤 258
无关供者 160
无汗性外胚层发育不良 380
无汗性外胚层发育异常并发淋巴水肿及免疫缺陷病 380
无汗症△ 127,380
无虹膜畸形△ 356
无虹膜青光眼 13
无呼吸氧疗 85
无混合室法 89
无机磷中毒△ 296
无机物毒性效应 62
无肌病皮肌炎 380
无肌病性皮肌炎△ 380
无脊髓畸形△ 356
无甲状腺肿性先天性甲状腺功能减退症 150
无晶体△ 7
无晶状体性青光眼 13
无晶状体眼 13
无晶状体眼调节不足 13
无精子症 215
无精子症△ 216
无菌性骨坏死 258
无菌性脑膜炎 122,355
无菌性尿道综合征 136
无力△ 402
无脉络膜 - 垂体功能减退症 150
无脉络膜症 13
无名动脉斑块 130
无名动脉盗血综合征 122
无名动脉瘤 200
无名动脉损伤 188,200
无名动脉狭窄 200
无名动脉迂曲 200
无名静脉损伤 188,200
无脑△ 180,355
无脑儿 346
无脑回 122,355
无脑畸形 180,355
无脑 - 脊柱裂 258
无尿 70,137,297
无排卵性不孕 326
无乳 346
无色素性痣 380

无色素痣△ 380
无舌症△ 51
无手畸形 258
无手足畸形 258
无髓牙 50
无萎缩脱毛性毛囊角化病 380
无先兆性偏头痛 122
无效咳嗽 79,82
无效腔气量与潮气量比值 89
无效腔通气量 89
无效造血 162
无心双胎 346
无性细胞瘤 215
无性腺症 215
无牙颌△ 52
无牙区带蒂移植瓣 57
无羊水 346
无氧阈 89
无抑制性神经源性膀胱 122
无应激试验 349
无欲貌 419
无张力性产后出血(特指子宫收缩乏力引起的产后出血) 346
无疹性带状疱疹 380
无症状 HIV 感染状态 380
无症状菌尿 355
无症状菌尿△ 215
无症状神经梅毒 122,380
无症状鼠疫 417
无症状性低钠血症 79
无症状性高尿酸血症 150
无症状性细菌尿 215
无症状性细菌尿△ 355
无症状性心肌缺血 68
无指畸形 258
无指节畸形△ 258
无指征剖宫产的单胎分娩 346
无足畸形 258
蜈蚣咬伤 380
蜈蚣蜇伤 380
五瓣成形术 300
五色白癜风 380
五胎妊娠 346
伍德灯检查 387
舞蹈病△ 122
舞蹈性棘红细胞增多症△ 121
舞蹈症 122
戊醇中毒 408
戊二酸尿症 156
戊二酸血症 156,355
戊糖尿△ 152
戊型病毒性肝炎 417
物理影响妄想 396
物质成瘾 393
物质毒性效应 62
物质所致精神病性障碍 393
误吸 189
雾化治疗 85
雾视法 22

X

西部马脑炎△ 122

西尔维于斯导水管畸形△ 123
西方马脑炎 122,417
西洛西宾中毒△ 407
西门子大疱性鱼鳞病 380
西尼罗病毒性脑膜脑炎 122
西尼罗河脑炎△ 122
西尼罗脑膜炎 122
西尼罗脑炎 122
西尼罗热 380
西瓦特皮肤异色病 380
吸纯氧时的肺泡 - 动脉血氧分压差 89
吸宫不全 346
吸呼气时间比 89
吸呼气转换 85
吸呼气转换同步 85
吸空气时的肺泡 - 动脉血氧分压差 89
吸气潮气容积 89
吸气触发 85
吸气触发同步 85
吸气肺活量 89
吸气峰流量 89
吸气过程同步 85
吸气流量 89
吸气末屏气 85
吸气末肺容量 89
吸气末正压 85
吸气气流受限 89
吸气时间 89
吸气时间分数 89
吸气相气道阻力 89
吸气相时间 89
吸气相压力 89
吸气性喘鸣 31,82
吸气性呼吸困难 31,82
吸气性软组织凹陷 31
吸气压力坡度 89
吸入气二氧化碳分压 89
吸入气二氧化碳浓度 89
吸入气氧分压 89
吸入气氧流量 89
吸入气氧浓度 89
吸入性肺脓肿 79
吸入性肺炎 79,297,355
吸入性肺炎△ 78
吸入性麻醉药中毒 408
吸入性损伤 79,297
吸入血引起的肺炎 79
吸入油引起的肺炎 79
吸入有毒气体性肺炎 79
吸收不良性成人骨软化症△ 258
吸收剂量 320
吸收性肺不张 79
吸收障碍性成人骨软化 258
吸吮水疱 380
吸吮线虫病 417
吸痰术 85
吸烟斑 380
吸烟指数 79
吸脂术 292
希恩残疾量表 398
希恩综合征 150,346
希林试验△ 161
希氏束电图 72

息肉样鼻炎 29
息肉样脉络膜血管病变 13
硒缺乏 156
烯醇酶缺乏症 160
稀释性低钾血症 79
锡尘肺 79
锡及其化合物的毒性效应△ 408
锡及其化合物粉尘肺沉着病△ 79
锡及其化合物中毒 408
锡中毒 408
蜥蜴毒液中毒 408
蜥蜴咬伤 380
膝 Cyclops 形成△ 230
膝半膜肌腱滑囊炎△ 258
膝半月板囊肿 258
膝半月板囊肿△ 259
膝半月板撕裂 258
膝髌骨外侧过度挤压综合征 258
膝部瘢痕 297
膝部瘢痕切除交腿皮瓣修复术 300
膝部骨折畸形愈合 258
膝部溃疡(恶性) 297
膝部溃疡(良性) 297
膝部皮肤软组织缺损并感染 297
膝部切断 258
膝部血肿 258
膝陈旧性骨折 258
膝的肌腱末端病 258
膝反屈 258
膝反屈畸形△ 258
膝反射△ 259,271
膝股骨剥脱性骨软骨炎 258
膝股骨内侧骨疣 258
膝股骨软骨损伤 258
膝骨关节病 258
膝骨关节炎△ 259
膝骨折延迟愈合 258
膝关节半脱位 258
膝关节半月板损伤△ 258
膝关节半月板桶柄状撕裂 258
膝关节病理性脱位 258
膝关节病损切除术 315
膝关节剥脱性骨软骨炎 258
膝关节剥脱性骨软骨炎△ 258
膝关节不稳定 258
膝关节不稳定△ 231
膝关节创伤性关节炎△ 228
膝关节多处韧带损伤 258
膝关节多发性损伤 258
膝关节恶性骨肿瘤 258
膝关节副韧带断裂 258
膝关节副韧带劳损 258
膝关节副韧带扭伤 258
膝关节副韧带损伤 258
膝关节感染后遗症 258
膝关节骨关节炎 255,258
膝关节骨坏死 258
膝关节骨软骨炎 258
膝关节骨髓炎 258
膝关节骨折 258
膝关节后交叉韧带部分断裂△ 258
膝关节后交叉韧带扭伤△ 258
膝关节后交叉韧带损伤△ 258

膝关节后交叉韧带完全断裂△ 258
膝关节后十字韧带部分断裂 258
膝关节后十字韧带扭伤 258
膝关节后十字韧带损伤 258
膝关节后十字韧带完全断裂 258
膝关节后外侧复合体损伤 258
膝关节后外侧复合体损伤△ 259
膝关节滑膜良性肿瘤 258
膝关节滑膜囊肿 258
膝关节滑膜嵌顿 258
膝关节滑膜疝 258
膝关节滑膜炎 258
膝关节滑膜炎△ 258
膝关节滑膜皱襞综合征 258
膝关节滑囊炎 258
膝关节化脓性关节炎 258
膝关节活动性感染 258
膝关节积血 258
膝关节急性损伤 258
膝关节假性滑囊炎 258
膝关节僵硬 258
膝关节僵硬△ 251
膝关节僵直△ 258
膝关节交叉韧带扭伤△ 258
膝关节交叉韧带损伤△ 258
膝关节交界性骨肿瘤 258
膝关节交锁 258
膝关节结核 258
膝关节结核性关节炎 258
膝关节结核性滑膜炎 258
膝关节镜检查 286
膝关节镜下病损切除术 315
膝关节髁间棘撕脱骨折 258
膝关节莱姆病性关节炎 258
膝关节类风湿性关节炎 258
膝关节类风湿性关节炎△ 248
膝关节良性骨肿瘤△ 258
膝关节良性肿瘤 258
膝关节瘘 258
膝关节梅毒性关节炎 258
膝关节囊韧带松弛 258
膝关节囊肿 258
膝关节内侧副韧带部分断裂 258
膝关节内侧副韧带扭伤 258
膝关节内侧副韧带损伤 258
膝关节内侧副韧带损伤△ 258
膝关节内侧副韧带完全断裂 258
膝关节内紊乱 258
膝关节内游离体 258
膝关节扭伤 258
膝关节扭伤△ 245
膝关节盘状软骨损伤△ 258
膝关节前交叉韧带部分断裂△ 258
膝关节前交叉韧带扭伤△ 258
膝关节前交叉韧带损伤△ 258
膝关节前交叉韧带完全断裂△ 258
膝关节前十字韧带部分断裂 258
膝关节前十字韧带扭伤 258
膝关节前十字韧带损伤 258
膝关节前十字韧带完全断裂 258
膝关节强直 258
膝关节屈曲畸形 258
膝关节屈曲挛缩畸形 258

膝关节软骨撕裂 258
膝关节软组织损伤 258
膝关节色素沉着绒毛结节性滑膜炎 258
膝关节十字韧带断裂 258
膝关节十字韧带劳损 258
膝关节十字韧带扭伤 258
膝关节十字韧带损伤 258
膝关节损伤 258
膝关节痛 258
膝关节痛风性关节炎 258
膝关节退行性病变 258
膝关节脱位 258
膝关节脱位△ 258
膝关节外侧副韧带部分断裂 258
膝关节外侧副韧带扭伤 258
膝关节外侧副韧带损伤 258
膝关节外侧副韧带完全断裂 259
膝关节夏科关节炎 259
膝关节血友病性关节炎 259
膝关节游离体 259
膝关节增生性关节炎 259
膝关节粘连 259
膝关节真菌性关节炎 259
膝关节置入物 259
膝关节肿物 259
膝关节自发性骨坏死 259
膝和小腿冻伤伴组织坏死 408
膝和小腿开放性损伤△ 245
膝和小腿浅表冻伤 408
膝和小腿浅表损伤 259
膝后外复合体损伤 259
膝肌腱末端病 259
膝挤压伤 259
膝腱反射 259,271
膝开放性损伤 259
膝离断伤△ 258
膝内部紊乱 259
膝内侧半月板伴副韧带损伤 259
膝内侧半月板伴交叉韧带损伤△ 259
膝内侧半月板伴十字韧带损伤 259
膝内侧半月板囊肿 259
膝内侧半月板撕裂 259
膝内侧半月板损伤 259
膝内侧半月板损伤△ 259
膝内侧半月板桶柄状撕裂 259
膝内侧盘状半月板 259
膝内侧盘状半月板损伤 259
膝内翻 259,271
膝内翻△ 259
膝内翻畸形 259
膝前内侧旋转不稳定 259
膝前痛 259
膝韧带囊肿 259
膝韧带松弛 259
膝韧带松弛△ 245
膝外侧半月板伴副韧带损伤 259
膝外侧半月板伴交叉韧带损伤△ 259
膝外侧半月板伴十字韧带损伤 259
膝外侧半月板囊肿 259
膝外侧半月板撕裂 259
膝外侧半月板损伤 259
膝外侧半月板损伤△ 259
膝外侧半月板桶柄状撕裂 259

膝外侧半月板紊乱 259
膝外侧盘状半月板 259
膝外侧盘状半月板损伤 259
膝外翻 271
膝外翻△ 259
膝外翻畸形 259
膝先露 346
膝应力骨折 259
膝与小腿多处骨折 259
膝与小腿多发损伤 259
膝脂肪垫肥大△ 266
习得性无助 396
习惯性髌骨脱位 259
习惯性抽动 380
习惯性流产 326
习惯性流产者的妊娠 346
习惯性摩擦综合征 396
习惯性牙磨损 50
习惯与冲动障碍 393
席恩综合征△ 141
席汉氏综合征△ 150,346
席纹状胶原瘤 380
洗奶酪肺 79
洗胃 361
洗衣妇手 419
系带切断术 57
系带形态功能异常 50
系列不明的急性白血病 160
系膜毛细血管性肾小球肾炎△ 135
系膜毛细血管性肾小球肾炎Ⅰ型△ 135
系膜毛细血管性肾小球肾炎Ⅱ型△ 135
系膜毛细血管性肾小球肾炎Ⅲ型△ 135
系膜增生 136
系膜增生性肾小球肾炎 136,355
系统化妄想 396
系统式治疗 397
系统脱敏 397
系统性单纯疱疹△ 363
系统性淀粉样变△ 242
系统性多中心成脂肪细胞增生病 380
系统性红斑狼疮 13,259,380
系统性红斑狼疮伴发葡萄膜炎 13
系统性红斑狼疮合并肌病 122
系统性红斑狼疮所致的精神障碍 393
系统性接触性皮炎 380
系统性氯乙酸中毒△ 407
系统性毛细血管渗漏综合征 380
系统性念珠菌病 380
系统性气栓塞 79
系统性弹性组织溶解性肉芽肿病 380
系统性透明变性病 380
系统性血管炎 136,200
系统性血管炎相关周围神经病变△ 124
系统性芽生菌病 380
系统性硬化病 259
系统性硬化症△ 259
系统性硬皮病 259
细胞存活曲线参数 320
细胞化学染色 162
细胞内分枝杆菌皮肤感染 380
细胞色素 b5（CYB5A）缺陷症 150
细胞损伤评分 89
细胞外基质 300

细胞外液碱剩余 89
细胞外液缺失 156
细胞型室管膜瘤 180
细胞型血管纤维瘤 259
细胞性蓝痣 380
细胞性血管纤维瘤 380
细胞遗传学分析 162
细胞遗传学复发 160
细胞治疗 162
细胞周期 320
细胞周期时相 320
细精管发育不全 215
细菌病 417
细菌性败血症 417
细菌性肠炎 103,417
细菌性肺炎 79,355,417
细菌性腹膜炎 103,355
细菌性腹泻 417
细菌性肝脓肿 417
细菌性肌炎 122
细菌性角膜溃疡 13
细菌性角膜炎 13
细菌性结肠炎 103
细菌性结膜炎 13
细菌性痢疾 417
细菌性痢疾所致精神障碍 393
细菌性颅内动脉瘤 180
细菌性脑膜炎 122,355,417
细菌性尿道炎 215
细菌性膀胱炎 215
细菌性前列腺炎 215
细菌性肾盂肾炎 215
细菌性食物中毒 103,417
细菌性小肠炎△ 103
细菌性协同性坏疽 380
细菌性心包炎 68
细菌性心肌炎 355,417
细菌性心内膜炎 68,355,417
细菌性眼内炎△ 16
细菌性阴道病 326,380
细菌性阴道病检查 336
细菌性阴道炎△ 326,380
细菌性支气管肺炎 79,355
细粒棘球蚴病 417
细湿啰音 82
细小病毒 B_{19} 感染 355
细针穿刺 162
细支气管恶性肿瘤 79
细支气管肺泡癌 79
细支气管扩张症 79
细支气管内异物 79
细支气管异物 79
虾爪状手△ 238
峡部裂性脊椎滑脱 259
峡部裂性腰椎滑脱症 259
峡部裂性腰椎滑脱症△ 259
狭颅症 180
狭颅综合征△ 44
狭窄骨盆 346
狭窄性腱鞘炎 259
下壁再发心肌梗死 68
下侧壁再发心肌梗死 68

下沉牙△ 52
下尺桡关节融合 259
下尺桡关节损伤 259
下尺桡关节脱位 259
下唇癌 50
下唇内面黏膜恶性肿瘤△ 50
下唇黏膜恶性肿瘤 50
下唇外翻修复术 300
下段食管癌 103
下腹动脉损伤 164,200
下腹静脉损伤 164,200
下腹痛 103,106
下疳 215
下疳样脓皮病 380
下颌倒置埋伏第三磨牙 50
下颌发育不全 50
下颌高位阻生第三磨牙 50
下颌根尖下截骨成形术 57
下颌骨部分切除术 36,57
下颌骨侧位投照术 59
下颌骨成形术 57,292
下颌骨成釉细胞瘤 50
下颌骨重建板修复术 57
下颌骨重建术 57,292
下颌骨齿釉质瘤 29
下颌骨垂直向发育不足 50
下颌骨垂直向发育过度 50
下颌骨多发骨折△ 50
下颌骨恶性肿瘤 29,50
下颌骨发育不全 50
下颌骨发育过度 50
下颌骨粉碎性骨折 288
下颌骨复合性骨折 50
下颌骨坏死 50
下颌骨骨折 50
下颌骨骨折闭合复位术 36,57,292
下颌骨骨折切开复位内固定术 57,292
下颌骨骨折切开复位术 292
下颌骨骨质增生△ 50
下颌骨冠突骨折 288
下颌骨后前位投照术 59
下颌骨继发恶性肿瘤 29,50
下颌骨结核 50
下颌骨局限坏死 50
下颌骨开放性骨折 50
下颌骨髁突骨折△ 44
下颌骨髁突骨折切开复位内固定术 58
下颌骨良性肿瘤 29,50
下颌骨囊性纤维性骨炎 150
下颌骨囊肿 50
下颌骨囊肿△ 42
下颌骨内固定物取出术 36,58,292
下颌骨旁正中骨折 288
下颌骨劈开术 58
下颌骨前后向发育不足 50
下颌骨前后向发育过度 50
下颌骨全部切除伴骨重建术 58
下颌骨全部切除术 58
下颌骨缺损修复术 58,292
下颌骨人工假体移植术 58
下颌骨人工假体置入术 292
下颌骨升支骨折切开复位内固定术 58
下颌骨水平向发育不足 50

下颌骨水平向发育过度　50
下颌骨死骨切除术　58
下颌骨钛板置入术　292
下颌骨体骨成形术　58,292
下颌骨体骨骨折　50
下颌骨外伤性缺损　288
下颌骨颜面发育不全　50
下颌骨颜面发育不全△　380
下颌骨增生　50
下颌骨正中联合骨折　288
下颌骨自体骨移植术　58
下颌骨自体骨植入术　292
下颌后缩　50
下颌畸形　50
下颌角成形术　58,292
下颌角肥大　50
下颌角肥大伴嚼肌肥大　50
下颌角肥大伴咬肌肥大　50
下颌角骨折　50
下颌结核　29
下颌开放性损伤　29
下颌髁突切除术　58
下颌隆凸　50
下颌面骨发育不全　380
下颌偏斜　50
下颌前庭沟过浅　50
下颌前突　50
下颌神经阻滞麻醉　58
下颌升支侧位体层片　59
下颌升支骨折　50
下颌升支切线位投照术　59
下颌升支矢状劈开截骨术　58
下颌瞬目综合征　13,355
下颌无牙区牙槽嵴轻度萎缩　50
下颌无牙区牙槽嵴中度萎缩　50
下颌无牙区牙槽嵴重度萎缩　50
下颌下间隙感染　50
下颌下间隙感染伴脓肿　50
下颌下淋巴结结核　50
下颌下淋巴结炎　50
下颌下瘘管　50
下颌下慢性淋巴结炎　50
下颌下皮肤恶性肿瘤　50
下颌下区病损切除术　58
下颌下区恶性肿瘤　50
下颌下区肉芽肿　50
下颌下腺病损切除术　58
下颌下腺部分切除术　58
下颌下腺导管结石　50
下颌下腺导管结石取出术　58
下颌下腺导管口转位术　58
下颌下腺恶性肿瘤　50
下颌下腺肥大　50
下颌下腺继发恶性肿瘤　50
下颌下腺结核　50
下颌下腺良性增生△　25
下颌下腺良性肿瘤　50
下颌下腺淋巴管瘤　50
下颌下腺瘘　50
下颌下腺瘘△　25
下颌下腺囊肿　50
下颌下腺囊肿△　25
下颌下腺黏液囊肿　50

下颌下腺黏液囊肿△　25
下颌下腺脓肿　50
下颌下腺切除术　58
下颌下腺腺体结石　50
下颌下腺炎　50
下颌下腺移植术后导管重建术　58
下颌下腺原位癌　50
下颌下腺脂肪瘤　50
下颌下腺肿物△　25
下颌下腺自体移植术　58
下颌下腺自体移植腺体减量术　58
下颌下缘去骨成形术　58,292
下颌牙弓狭窄　50
下颌圆枕　50
下颌正中囊肿　50
下颌支截骨术　58
下颌支支架种植体　58
下颌中位阻生第三磨牙　50
下颌姿势位　59
下颌姿势位垂直距离　59
下后壁再发心肌梗死　68
下颊沟恶性肿瘤　50
下睑袋切除术后修整术　21
下睑皮肤松弛　14
下睑退缩　14
下颈椎不稳　259
下颈椎骨折　259
下颈椎脊髓损伤　259
下胫腓联合损伤　259
下尿路结石　215
下腔静脉恶性肿瘤　200
下腔静脉肝段缺如△　68
下腔静脉良性肿瘤　200
下腔静脉滤器置入术　315
下腔静脉栓塞　200
下腔静脉损伤　164,200
下腔静脉狭窄　200
下腔静脉血栓切除术　223
下腔静脉血栓形成　200
下腔静脉造影　71,209
下腔静脉阻塞△　201
下腔静脉阻塞综合征　201
下穹窿成形术　21
下丘脑脓肿　122
下丘脑性闭经　326
下丘脑性多汗症　380
下丘脑性肥胖　123,150
下丘脑综合征　150
下消化道出血　103,355
下斜肌功能亢进　14
下斜视　14
下牙槽神经阻滞麻醉　58
下牙龈恶性肿瘤　50
下咽癌　29
下咽病损切除术　36
下咽部分切除术　36
下咽部良性肿瘤　29
下咽成形术　36
下咽恶性肿瘤　318
下咽后壁癌　29
下咽后壁恶性肿瘤　29
下咽后壁继发性恶性肿瘤　29
下咽继发恶性肿瘤　29

下咽良性肿瘤△　29
下咽切除术　36
下咽狭窄　29
下咽原位癌　29
下眼睑皱纹切除术　292
下腰椎不稳症　259
下运动神经元综合征　123
下运动元瘫痪　259
下瘢痕　297
下肢(包括髋)恶性软组织肿瘤　288
下肢(包括髋)交界性软组织肿瘤　288
下肢(包括髋)良性软组织肿瘤　288
下肢(包括髋)周围神经恶性肿瘤△　306
下肢创伤性切断　259
下肢单神经炎　123
下肢单瘫　402
下肢的冻疮△　408
下肢动静脉瘘　201
下肢动脉瘤　201
下肢动脉栓塞　201
下肢动脉探查术　315
下肢动脉狭窄　201
下肢动脉血栓形成　201
下肢动脉炎　201
下肢动脉硬化闭塞症△　201
下肢动脉粥样硬化闭塞症　201
下肢冻伤　408
下肢短小缺陷　259
下肢多处挤压伤　259
下肢多处开放性损伤　259
下肢多处扭伤　259
下肢多处损伤　259
下肢多处脱位　259
下肢干性坏疽　201
下肢骨继发恶性肿瘤　306
下肢骨筋膜室综合征　259
下肢骨囊性纤维性骨炎　150
下肢骨折　259
下肢骨肿瘤　259
下肢关节和韧带扭伤　259
下肢关节和韧带损伤　259
下肢关节和韧带脱位　259
下肢坏疽　201
下肢毁损伤　288
下肢肌肥厚　259
下肢肌腱损伤后遗症　259
下肢肌挛缩　259,402
下肢肌肉病损切除术　292,315
下肢肌肉成形术　292
下肢肌肉和肌腱扭伤　259
下肢肌肉和肌腱损伤　259
下肢肌肉损伤后遗症　259
下肢肌肉血肿　259
下肢急性淋巴结炎　355
下肢继发恶性肿瘤　306
下肢假性动脉瘤　201
下肢痉挛性步态　259,271
下肢静脉闭塞　201
下肢静脉剥脱术　387
下肢静脉功能不全　201
下肢静脉机能不全△　201
下肢静脉结扎术　387
下肢静脉瘤　201

下肢静脉滤器置入术 315
下肢静脉曲张 201
下肢静脉曲张伴静脉炎△ 201
下肢静脉曲张合并静脉炎 201
下肢静脉血栓 201,402
下肢静脉血栓形成△ 201,402
下肢静脉炎 201
下肢静脉阻塞 201
下肢开放性骨折 259
下肢开放性损伤 259
下肢溃疡 380
下肢脉管炎 201
下肢慢性深静脉炎 201
下肢皮肤感染 380
下肢皮肤坏死 201
下肢皮肤套脱伤 297
下肢浅静脉炎 201
下肢切痂术 300
下肢轻瘫 259
下肢缺血 201
下肢软组织感染 380
下肢烧伤、化学性烧伤和冻伤后遗症 297
下肢深部血栓性静脉炎 201
下肢深静脉栓塞 201
下肢深静脉血栓形成 201,402
下肢深静脉血栓性静脉炎△ 201
下肢深静脉炎 201
下肢神经损伤 123,259
下肢神经损伤后遗症 259
下肢神经纤维瘤 123
下肢湿性坏疽 201
下肢撕脱伤 288
下肢外生骨疣 259
下肢先天性完全缺如 259
下肢削痂术 300
下肢血管畸形 201
下肢血管损伤 201
下肢血栓性静脉炎 201
下肢异物去除 292
下肢异物去除术 387
下肢肿物 288
下肢肿胀 259
下肢周围神经恶性肿瘤 306
下直肌缺如 14
夏季痤疮 380
夏季皮炎 380
夏季瘙痒症 380
夏科关节 259
夏科关节病 417
夏科关节病△ 259
夏科氏关节炎△ 259
夏科足 259
先天巨脑回 116,356
先天头皮缺乏伴表皮痣 380
先天性/发育性椎管狭窄 259
先天性β-脂蛋白缺乏症 160
先天性β-脂蛋白缺乏症△ 150
先天性白甲 380
先天性白内障 14,355
先天性白内障摘除+1期后囊切开+前部玻璃体切除+人工晶状体植入术 21

先天性白血病 355
先天性半侧颜面发育不全畸形 50
先天性半侧颜面肥大畸形 50
先天性半脊椎畸形 259
先天性半面萎缩 259
先天性半胸椎畸形 259
先天性半椎体畸形 259
先天性杯盘比大 14
先天性贝壳耳畸形 289
先天性贲门痉挛 103
先天性鼻部错构瘤 29,51
先天性鼻窦壁异常 29,51
先天性鼻发育不良 29,51
先天性鼻肥大 29,51
先天性鼻畸形 29,51
先天性鼻尖畸形 29
先天性鼻尖畸形△ 28
先天性鼻泪管缺如 14
先天性鼻脑膜脑膨出 355
先天性鼻切迹 29,51
先天性鼻缺失 51
先天性鼻咽闭锁 79
先天性鼻翼畸形 51
先天性鼻赘 29
先天性闭合性(封闭性)枕骨裂脑露畸形△ 123
先天性臂丛神经移位 355
先天性扁平角膜 14
先天性扁平足 259
先天性扁平足△ 252
先天性髌骨半脱位 259
先天性髌骨脱位 259
先天性病毒性肝炎 355
先天性玻璃体发育异常 14
先天性玻璃体混浊 14
先天性薄唇 51
先天性部分型肺静脉畸形引流 68,201
先天性部分型肺静脉异位引流 68,201
先天性部分型心内膜垫缺损 68,201
先天性侧弯 259
先天性侧弯△ 260
先天性叉状肋 79
先天性长QT间期综合征 201
先天性长QT综合征 68
先天性长结肠 103
先天性肠错构瘤 103
先天性肠旋转不良 103,355
先天性肠原性囊肿 103
先天性肠粘连 103
先天性成骨不全△ 260
先天性尺骨假关节 259
先天性尺骨假性骨关节病△ 259
先天性尺桡骨融合 259
先天性耻骨分离 259
先天性重唇 51
先天性重症△ 49
先天性重症肌无力△ 123
先天性杵状甲 380
先天性杵状指 259
先天性杵状指△ 364
先天性垂体发育异常 150
先天性垂体异位 150
先天性垂直距骨 260

先天性唇腭裂 51
先天性唇畸形 51
先天性唇裂 51
先天性唇裂继发畸形 51
先天性唇瘘 51
先天性唇系带缩短 51
先天性脆甲 380
先天性毳毛过多△ 380
先天性毳毛性多毛症△ 380
先天性毳毛增多症 380
先天性大动脉错位 201
先天性大动脉转位不当症△ 201
先天性大角膜 14
先天性大脑囊肿 123,355
先天性大疱性鱼鳞病样红皮病△ 364
先天性大小腿缺失伴足存在△ 229
先天性代谢缺陷△ 151
先天性单侧唇裂 51
先天性单侧髋关节脱位 260
先天性单侧软腭裂 51
先天性单侧上肢肥大症 260
先天性单侧下肢肥大症 260
先天性单侧下肢完全缺如 260
先天性单心室 68,201
先天性胆管瘤 103
先天性胆管扩张 103
先天性胆管扩张症△ 103
先天性胆管狭窄 103
先天性胆囊分隔畸形 103
先天性胆囊缺失 103
先天性胆囊血管畸形△ 94
先天性胆脂瘤 29
先天性胆总管闭锁△ 103
先天性胆总管畸形 103
先天性胆总管扩张 103
先天性胆总管囊肿 103
先天性胆总管囊肿扩张症△ 103
先天性胆总管狭窄 103
先天性胆总管下端闭锁 103
先天性倒睫 14
先天性倒睫△ 15
先天性低脊髓畸形 355
先天性低钾血症△ 141
先天性骶尾椎畸形 260
先天性骶椎关节突畸形 260
先天性骶椎椎体畸形 260
先天性第三脑室囊肿 355
先天性点状白内障 14
先天性碘缺乏性甲状腺功能减退症 150
先天性碘缺乏综合征,黏液水肿型 150
先天性碘缺乏综合征,神经病型 150
先天性碘缺乏综合征 150
先天性动静脉瘘 201
先天性短股骨 260
先天性短股骨综合征 260
先天性短颈综合征 260
先天性短食管 103
先天性短下肢 260
先天性短暂性甲状腺肿 355
先天性多发关节挛缩症 260
先天性多发畸形 260
先天性多发性骨骺发育不良 260
先天性多发性骨软骨瘤 260

先天性多发性关节挛缩　260
先天性多发性神经纤维瘤病　123
先天性多发性血管瘤病　380
先天性多关节挛缩△　355
先天性多关节挛缩症　355
先天性多囊肝　103
先天性多囊肾　355
先天性多囊胰　103
先天性额部脑膨出　355
先天性恶性疟　355,417
先天性腭垂裂　51
先天性腭裂　51
先天性腭裂△　41,351
先天性腭瘘　51
先天性腭咽闭合不全　51
先天性腭咽闭合功能不全△　51
先天性腭咽闭合过度　51
先天性腭隐裂　51
先天性耳垂缺如△　294
先天性耳郭瘘　51
先天性耳郭囊肿　51
先天性耳后瘘　51
先天性耳畸形　355
先天性耳聋　355
先天性耳瘘　51,380
先天性耳前瘘　51,380
先天性耳前瘘管△　51,380
先天性耳前囊肿　51
先天性二度腭裂　51
先天性二尖瓣上狭窄　68
先天性二尖瓣闭锁　68
先天性二尖瓣穿孔　68,201
先天性二尖瓣关闭不全　201
先天性二尖瓣畸形　201
先天性二尖瓣腱索缺失　201
先天性二尖瓣裂　201
先天性二尖瓣脱垂　68,201
先天性二尖瓣狭窄　68,201
先天性发育异常　402
先天性反甲　380
先天性反应低下　355
先天性泛发性纤维瘤病　380
先天性房间隔瘤　68
先天性房间隔缺损　68
先天性房间隔缺损△　195
先天性房间隔缺损（Ⅰ型）　201
先天性非大疱性鱼鳞病样红皮病　380
先天性非大疱鱼鳞病样红皮病△　380
先天性非毒性甲状腺肿　150
先天性非进行性共济失调　123
先天性非球形红细胞溶血性贫血　160
先天性肥大性幽门狭窄△　355
先天性肥厚性幽门痉挛　103
先天性肥厚性幽门狭窄　103,355
先天性腓骨假关节　260
先天性腓骨假性关节病△　260
先天性腓骨结构不良　260
先天性腓骨缺失　260
先天性腓骨缺损症△　260
先天性肺动静脉畸形　79
先天性肺动静脉瘘　68
先天性肺动脉瓣闭锁　68,201
先天性肺动脉瓣关闭不全　68,201

先天性肺动脉瓣畸形　68
先天性肺动脉瓣缺如　68,201
先天性肺动脉瓣上狭窄　68,201
先天性肺动脉瓣狭窄　68,201
先天性肺动脉瓣下狭窄　68
先天性肺动脉闭锁　68,201
先天性肺动脉发育不全　68
先天性肺动脉发育异常　79
先天性肺动脉分支狭窄　68
先天性肺动脉高压　68,201
先天性肺动脉扩张　68
先天性肺动脉起源异常　68
先天性肺动脉起源于升主动脉　68,201
先天性肺动脉缺如　201
先天性肺动脉狭窄　68
先天性肺发育不良　79,355
先天性肺发育异常△　79
先天性肺隔离症△　74
先天性肺囊肿　79,355
先天性分裂足　260
先天性风疹病毒感染△　351
先天性风疹肺炎　355
先天性风疹综合征　14,355,380
先天性缝合白内障　14
先天性副鼻　29
先天性副耳垂　51
先天性副耳郭　51
先天性副肺叶　79
先天性副泪腺　14
先天性副舟骨　260
先天性腹壁肌肉发育不良综合征　355
先天性腹股沟斜疝　103
先天性腹裂　103,355
先天性腹膜后错构瘤△　304
先天性腹腔动脉畸形　95
先天性腹腔囊肿　103
先天性肝错构瘤　103
先天性肝囊肿　103
先天性肝内胆囊　103
先天性肝脾异位　103
先天性肝纤维化　103
先天性肝纤维化△　103
先天性肝血管畸形△　96
先天性肝硬化　103
先天性感觉神经病　260
先天性肛瘘　103
先天性肛门闭锁　103
先天性肛门闭锁伴有瘘　103
先天性肛门畸形　103
先天性肛门狭窄　355
先天性高氨血症　355
先天性高胆红素血症　103
先天性高肩胛症　260
先天性高位肩胛症　260
先天性高胰岛素血症　355
先天性高主动脉弓　201
先天性高主动脉弓（主动脉弓折曲）△　201
先天性睾丸附睾分离　215
先天性睾丸鞘膜积液　355
先天性膈畸形　79
先天性膈疝　79,355
先天性跟腱短缩　260
先天性梗阻性肾病　215

先天性弓形虫病　355
先天性弓形股骨　260
先天性弓形腿　260
先天性宫颈闭锁　326
先天性共济失调（精神发育迟缓及部分无虹膜）　123
先天性共同动脉干瓣膜关闭不全　201
先天性佝偻病　355
先天性股骨短缩畸形　260
先天性股骨发育不良　260
先天性股骨近端局灶性缺损　260
先天性股骨颈纤维结构不良　260
先天性股骨头缺如　260
先天性骨脆症△　260
先天性骨血管肥大综合征　201
先天性关节畸形　260
先天性冠状白内障·　14
先天性冠状动静脉瘘　201
先天性冠状动脉发育不良△　202
先天性冠状动脉肺动脉瘘　201
先天性冠状动脉畸形△　197
先天性冠状动脉瘤　201
先天性冠状动脉异常（动 - 静脉瘘）　201
先天性冠状动脉异常（异常肺动脉起源）　201
先天性冠状动脉右房瘘　68,201
先天性冠状动脉右室瘘　68
先天性冠状动脉左室瘘　68
先天性冠状动窦缺损△　68,200
先天性过渡型心内膜垫缺损　68,201
先天性和发育性髋关节发育不良　260
先天性和发育性髋内翻　260
先天性核性白内障　14
先天性黑棘皮病　380
先天性红唇缺失　51
先天性红细胞生成性卟啉病　380
先天性红细胞生成性卟啉症△　368
先天性红细胞生成异常性贫血　160
先天性虹膜缺如　14
先天性虹膜缺损　14
先天性喉闭锁　29
先天性喉喘鸣　355
先天性喉发育不全　51
先天性喉角化症　29
先天性喉结突出　51
先天性喉裂　29
先天性喉囊肿　29,51
先天性喉蹼△　25,351
先天性喉软骨畸形　29
先天性喉软骨软化病　51,355
先天性喉狭窄　29
先天性喉小囊囊肿　29
先天性后鼻孔闭锁　29
先天性后鼻孔狭窄　51
先天性后尿道瓣△　352
先天性厚唇　51
先天性厚甲Ⅰ型　380
先天性厚甲Ⅱ型　380
先天性厚甲Ⅲ型　380
先天性厚甲Ⅳ型　380
先天性花冠状白内障　14
先天性踝关节畸形　260
先天性踝关节球窝关节　260

先天性环形白内障 14
先天性环状软骨后裂 29
先天性环状胰腺 103
先天性寰枢关节融合 260
先天性寰枢椎畸形 260
先天性寰枢椎脱位 260
先天性寰枢椎脱位△ 239
先天性寰枕关节融合 260
先天性寰枕畸形 260
先天性灰发 380
先天性回肠闭锁 103,355
先天性回肠缺如 103
先天性回肠狭窄 103,355
先天性会厌裂 29
先天性肌病 123
先天性肌强直 14,260
先天性肌强直△ 123
先天性肌强直症 123
先天性肌萎缩 260
先天性肌无力 123
先天性肌无力综合征 123
先天性肌纤维比例失常 123
先天性肌纤维类型不均衡△ 123
先天性肌性斜颈 62,355
先天性肌营养不良△ 123,402
先天性肌营养不良症 123,402
先天性肌张力低下 355
先天性肌张力增高 355
先天性鸡胸 260
先天性积水性脑膨出 123,355
先天性积水性无脑 123
先天性积水性无脑畸形 355
先天性极性白内障 14
先天性脊膜脊髓膨出 123,355,402
先天性脊髓低位 355
先天性脊髓低位症 123,402
先天性脊髓发育不良 123,355,402
先天性脊髓积水 123,355,402
先天性脊髓畸形 123,355,402
先天性脊髓膨出伴脊膜积水 123,355,402
先天性脊髓纵裂 355
先天性脊髓纵裂△ 115,241,400
先天性脊柱侧凸 260
先天性脊柱侧凸△ 259,264
先天性脊柱侧弯△ 259,260
先天性脊柱后凸 260
先天性脊柱后凸△ 260
先天性脊柱后凸侧弯 260
先天性脊柱后凸畸形 260
先天性脊柱后凸畸形△ 260
先天性脊柱畸形 260
先天性脊柱畸形 259,261
先天性脊柱裂 123,355,402
先天性脊柱裂伴脊膜膨出 123,355,402
先天性脊柱前凸 260
先天性脊柱融合 260
先天性脊柱异常 260
先天性脊椎滑脱 260
先天性脊椎前移症△ 262
先天性脊椎缺失 260
先天性甲肥厚 380
先天性甲肥厚△ 380
先天性甲状旁腺功能减退 150,355

先天性甲状旁腺功能减退症△ 150,355
先天性甲状舌管瘘 150
先天性甲状腺错构瘤 150
先天性甲状腺功能减退症 150
先天性甲状腺功能减退症伴弥漫性甲状腺肿 150
先天性甲状腺功能减退症伴有弥漫性甲状腺肿△ 150
先天性甲状腺功能减退症不伴甲状腺肿 150
先天性甲状腺功能亢进症 150
先天性甲状腺萎缩 150
先天性甲状腺异位 150
先天性甲状腺肿 150
先天性尖头 51
先天性尖头并指(趾)畸形综合征△ 44
先天性睑裂狭小 14
先天性睑内翻 14
先天性睑外翻 14
先天性降主动脉狭窄 201
先天性角化不良 380
先天性角化不良症△ 380
先天性角膜白斑 14
先天性角膜混浊 14
先天性角膜畸形 14
先天性角膜内皮营养不良 14
先天性角膜异常 14
先天性绞窄环综合征 260
先天性矫正型大动脉转位 68
先天性矫正性大动脉转位 201
先天性杰克逊膜 103
先天性结肠闭锁 103,355
先天性结肠扩张 103
先天性结肠旋转异常 103
先天性结核病 355
先天性结节性(脑)硬化△ 370
先天性进行性骨化性肌炎 260
先天性晶状体畸形 14
先天性晶状体移位 14
先天性精索鞘膜积液 355
先天性颈部脊柱裂伴脑积水 123,355
先天性颈部脊柱裂不伴脑积水 123,355
先天性颈肋畸形 260
先天性颈瘘 29
先天性颈前瘘管 51
先天性颈椎半椎体畸形△ 244
先天性颈椎扁平椎畸形 260
先天性颈椎蝶形椎畸形 260
先天性颈椎关节突畸形 260
先天性颈椎畸形 260
先天性颈椎椎板畸形 260
先天性颈椎椎体畸形 260
先天性颈总动脉狭窄 201
先天性胫骨弓形弯曲 260
先天性胫骨假关节 260
先天性胫骨缺失 260
先天性胫骨缺损症 260
先天性胫骨弯曲 260
先天性胫骨纤维结构不良 260
先天性静脉窦缺损 260
先天性静脉扩张 201
先天性静止性夜盲症 14
先天性纠正的大动脉转位△ 68,201

先天性局限性多毛症 380
先天性巨唇 51
先天性巨大色素痣 356
先天性巨核细胞增生不良 356
先天性巨结肠 103,356
先天性巨口畸形 51
先天性巨阑尾 103
先天性巨脑回 356
先天性巨脑回△ 116
先天性巨肾盏 211
先天性巨十二指肠 103
先天性巨输尿管 215
先天性巨胃 103
先天性巨细胞病毒感染 356
先天性巨型色素痣△ 356
先天性巨趾 260
先天性开放性枕骨裂脑露畸形△ 123
先天性空肠闭锁 103,356
先天性空肠不通 103
先天性空肠缺如 103
先天性空肠狭窄 103,356
先天性空肠异位 103
先天性口鼻瘘 51
先天性髋关节半脱位 260,356
先天性髋关节发育不良 260
先天性髋关节滑膜骨软骨瘤病 260
先天性髋关节脱白△ 260,356
先天性髋关节脱位 260,356
先天性髋内翻 260
先天性髋脱位△ 260
先天性髋外翻 260
先天性肋骨畸形 79
先天性肋骨缺失 79
先天性肋骨融合 79
先天性肋骨外翻 79
先天性泪道发育不全 14
先天性泪道畸形 14
先天性泪点缺失 14
先天性泪管狭窄 14
先天性泪囊鼻管狭窄 14
先天性泪囊鼻泪管狭窄△ 14
先天性泪小点闭锁 14
先天性淋巴水肿 356
先天性淋球菌性角膜炎 14
先天性聋△ 355
先天性漏斗胸 260
先天性颅骨凹陷 51
先天性颅骨缺损 356
先天性颅脊柱裂 123,356
先天性颅眶面骨发育畸形 14
先天性颅面畸形 51
先天性挛缩性蜘蛛样指综合征△ 360
先天性卵巢发育不全 356
先天性卵巢血管畸形 356
先天性卵圆孔未闭 68,201
先天性麻痹性斜视 14
先天性马蹄内翻足 260,356,402
先天性马蹄内翻足△ 249
先天性马蹄外翻足 260
先天性马蹄足 14
先天性脉络膜缺损 14
先天性脉络膜缺损合并视网膜脱离 14
先天性慢通道综合征 123

先天性盲肠异位　103
先天性盲袢综合征　103
先天性毛细血管扩张性大理石样皮肤　380
先天性眉部瘢痕性红斑　380
先天性眉畸形　14
先天性梅毒　356,417
先天性梅毒性脑膜炎　417
先天性梅毒牙　380
先天性梅毒牙△　51
先天性门静脉肝动脉瘘　201
先天性门静脉畸形　201
先天性弥漫性纤维性骨炎　260
先天性面部错构瘤　29,51
先天性面瘫　123,356
先天性囊性白内障　14
先天性囊性肺　260
先天性囊肿眼　14
先天性脑穿通畸形　180
先天性脑穿通畸形△　118,353
先天性脑动静脉畸形　123
先天性脑动静脉瘘　123
先天性脑发育不全　123,356,402
先天性脑发育异常　123,356
先天性脑弓形虫病　123
先天性脑积水　123,180,356,402
先天性脑［脊］膜膨出　401
先天性脑（脊）膜膨出△　119
先天性脑脊膜膨出　119
先天性脑膜脑膨出　180
先天性脑膜脑膨出△　119
先天性脑囊肿　356
先天性脑缺如　356
先天性脑疝　123,356
先天性脑透明隔异常　123,356
先天性脑萎缩　123,356,402
先天性脑细胞发育不全△　123,356,402
先天性内耳畸形　29,356
先天性内翻　260
先天性内翻足　260
先天性内斜视　14
先天性内眦赘皮　14
先天性内眦赘皮△　295
先天性尿道闭锁　356
先天性尿道畸形△　212
先天性尿道下裂冠状沟型　215
先天性尿道下裂阴茎型　215
先天性尿道下裂阴囊型　215
先天性尿路梗阻　215
先天性疟疾　356,417
先天性盘状白内障　14
先天性盘状半月板　260
先天性盘状半月板△　249
先天性膀胱颈挛缩　215
先天性疱疹病毒感染　356
先天性皮肤发育不全　380
先天性皮肤念珠菌病　380
先天性皮肤缺乏△　380
先天性皮肤异色病　380
先天性皮样囊肿和瘘管　29
先天性平衡失调综合征　123
先天性平足△　260
先天性葡萄糖醛酸转移酶缺乏症　356
先天性脐动脉畸形△　199

先天性脐瘘　103
先天性脐疝　103,356
先天性气管闭锁　29
先天性气管发育异常△　79
先天性气管畸形　29
先天性气管扩张　29
先天性气管软化　51,356
先天性气管食管瘘　103,356
先天性气管狭窄　29,356
先天性气管支气管发育不全　79
先天性前臂和手缺失　250
先天性前脑无裂畸形　356
先天性腔静脉狭窄　201
先天性鞘膜积液　215
先天性鞘膜积液△　355
先天性青光眼　14,356
先天性球形角膜伴青光眼　14
先天性躯干动静脉瘘　201
先天性全白内障　14
先天性醛固酮增多症△　141
先天性缺牙　51
先天性桡骨假关节　260
先天性桡骨头脱位　260
先天性绕核性白内障　14
先天性乳房发育不良　164
先天性乳房发育不良△　376
先天性乳房异位　164
先天性乳糖酶缺乏症　103
先天性乳头肥大　164
先天性乳头内陷　164
先天性软腭穿孔　51
先天性软腭发育不全　51
先天性软腭裂　51
先天性软腭裂伴单侧唇裂　51
先天性软腭裂伴双侧唇裂　51
先天性鳃裂窦　51
先天性鳃裂畸形　51
先天性鳃裂瘘△　47,354
先天性鳃裂瘘管　29
先天性鳃裂瘘管△　47,354
先天性鳃裂囊肿△　47
先天性三度腭裂　51
先天性三尖瓣闭锁　68
先天性三尖瓣关闭不全　68,201
先天性三尖瓣畸胎瘤　201
先天性三尖瓣骑跨　68,201
先天性三尖瓣缺如　201
先天性三尖瓣乳头肌起源异常　201
先天性三尖瓣狭窄　68,201
先天性桑葚状磨牙　51
先天性沙漏状胃　103
先天性珊瑚状白内障　14
先天性上臂和前臂缺失伴手存在△　253
先天性上尺桡融合△　253
先天性上睑下垂　14
先天性上消化道畸形　103
先天性上肢动静脉瘘　201
先天性上肢畸形　260
先天性上肢血管畸形△　200
先天性少汗症伴神经性迷路炎　380
先天性少毛症　381
先天性舌发育不全　51
先天性舌根囊肿　29

先天性舌系带短缩　48
先天性舌血管畸形△　48
先天性舌粘连　51
先天性神经梅毒　123
先天性神经纤维瘤病(非恶性)△　123
先天性肾病综合征　136,356
先天性肾错构瘤△　306
先天性肾单位减少伴代偿肥大　136
先天性肾动脉畸形　201
先天性肾动脉狭窄　201
先天性肾积水　215
先天性肾囊性病　215
先天性肾上腺发育不良　150
先天性肾上腺发育不良症　150
先天性肾上腺发育不全　150
先天性肾上腺皮质增生症　150,356
先天性肾上腺异位　150
先天性肾上腺增生△　151
先天性肾衰竭　356
先天性肾盂积水　356
先天性肾盂输尿管连接部狭窄　356
先天性升主动脉发育不良　201
先天性声门下狭窄　29,51
先天性声门下血管瘤　29
先天性失牙△　51
先天性十二指肠闭锁　103,356
先天性十二指肠缺如　103
先天性十二指肠狭窄　103,356
先天性实质的甲状腺肿　150
先天性食管闭锁　103,356
先天性食管闭锁伴气管和食管上部瘘　103
先天性食管闭锁伴气管和食管下部瘘　103
先天性食管闭锁伴气管食管瘘　103,356
先天性食管闭锁或狭窄　29
先天性食管畸形　103
先天性食管假性梗阻　103
先天性食管扩张　103
先天性食管裂孔疝　103,356
先天性食管囊　103
先天性食管囊肿　103
先天性食管蹼　103
先天性食管憩室　103
先天性食管缺如　103
先天性食管狭窄　103
先天性食管移位　103
先天性示指甲发育不良　381
先天性视盘发育不全　14
先天性视盘倾斜综合征　14
先天性视盘缺损　14
先天性视网膜动脉瘤　14
先天性视网膜劈裂　14
先天性视网膜劈裂合并黄斑变性　14
先天性视网膜色素变性　14
先天性视网膜血管扩张症　14
先天性室间隔缺损△　67,200,354
先天性手畸形　260
先天性输尿管畸形△　215
先天性束带综合征　260
先天性双侧唇裂　51
先天性双侧二度腭裂　51
先天性双侧三度唇裂　51
先天性双侧三度腭裂　51
先天性双重肠　103

先天性双重胆管　103
先天性双重胆囊　103
先天性双重食管　103
先天性双重食管△　354
先天性双重胃　103
先天性双行睫　14
先天性双入口心室　201
先天性双上腔静脉　68
先天性双下腔静脉　201
先天性双主动脉弓　68,201
先天性水痘　356
先天性缩窄环综合征　260
先天性锁骨假关节　260
先天性锁骨假性关节病△　260
先天性特发性眼球震颤　14
先天性体肺侧支形成　68,201
先天性瞳孔闭锁　14
先天性瞳孔异位　14
先天性痛觉缺失　260
先天性头臂动脉畸形　201
先天性头颈部动静脉瘘　29,51
先天性头颈部血管畸形△　49
先天性头颅畸形伴脑积水　123,356
先天性透明隔异常　123,356
先天性唾液腺畸形　51
先天性唾液腺缺失　51
先天性歪鼻　51
先天性外鼻畸形　29
先天性外鼻缺损　29
先天性外耳道闭锁　29
先天性外耳畸形　356
先天性外翻　260
先天性外胚层发育不良　356,381
先天性外生骨疣　260
先天性外斜视　14
先天性外错构瘤△　306
先天性外阴囊肿　326
先天性外眦赘皮　14
先天性完全型大动脉转位　68,201
先天性完全型肺静脉畸形引流(肺静脉连接全部异常)　201
先天性完全型肺静脉畸形引流　68
先天性完全型心内膜垫缺损　68,201
先天性微血管病性溶血性贫血△　157
先天性尾椎畸形　260
先天性胃错位　103
先天性胃畸形　103
先天性胃扭转　103
先天性胃憩室　103
先天性胃移位△　103
先天性无丙种球蛋白血症　381
先天性无腭垂　51
先天性无肺叶　79
先天性无虹膜　356
先天性无脊髓　356
先天性无晶状体　14
先天性无名静脉异常走行　201
先天性无脑回△　122,355
先天性无舌　51
先天性无痛症　260,381
先天性无下颌并耳畸形　51
先天性无悬雍垂△　51
先天性无牙症　51

先天性无眼球　14
先天性无胰腺　103
先天性无阴道　326
先天性无肢　260
先天性无趾　260
先天性无子宫　326
先天性膝关节发育不良　261
先天性膝关节滑膜骨软骨瘤病　261
先天性膝关节畸形　261
先天性膝关节屈曲畸形　258
先天性膝关节脱位　261
先天性膝内翻　261
先天性膝外翻　261
先天性狭窄性腱鞘炎　261
先天性下唇瘘　381
先天性下腔静脉肝段缺如　68,201
先天性下腔静脉缺如　202
先天性下腔静脉入左房　202
先天性(下)(上)腔静脉狭窄　202
先天性下肢动静脉瘘　202
先天性下肢骨假关节　261
先天性下肢畸形　261
先天性下肢血管畸形△　201
先天性纤维蛋白原缺乏　356
先天性纤维肉瘤　289
先天性腺瘤样肺囊肿　79
先天性消化道畸形　104
先天性小肠闭锁　104,356
先天性小肠裂孔疝　104
先天性小肠黏膜异位　104
先天性小肠缺如　104
先天性小肠狭窄　104,356
先天性小肠血管畸形△　104
先天性小唇　51
先天性小喉　29
先天性小睑裂综合征　14
先天性小结肠　104
先天性小口畸形　51
先天性小脑共济失调双侧瘫痪　123,402
先天性小脑颗粒细胞发育不全　123
先天性小脑性共济失调　123
先天性小脑蚓部发育不全　123
先天性小乳症　164
先天性小舌　51
先天性小头畸形△　124,356,402
先天性小腿和足缺失△　261
先天性小胃　104
先天性小胃畸形△　103
先天性小眼球　14
先天性小眼球合并眼眶囊肿　14
先天性小趾内翻　261
先天性斜颈　261
先天性泄殖腔存留　104
先天性心包囊肿　202
先天性心包缺损　202
先天性心耳畸形　202
先天性心房异构　68,202
先天性心肌病　68
先天性心肌致密化不全　68,202
先天性心室反位　68,202
先天性心室肥大　202
先天性心脏病　68,202
先天性心脏病△　345

先天性心脏传导阻滞　202
先天性心脏憩室　68
先天性猩猩耳郭畸形　289
先天性胸壁错构瘤△　307
先天性胸部脊柱裂伴脑积水　123,356
先天性胸部降主动脉狭窄△　198
先天性胸骨畸形　79
先天性胸锁乳突肌性斜颈　51
先天性胸腺发育不全　150
先天性胸腺异位　150
先天性胸椎半椎体畸形　261
先天性胸椎扁平椎畸形　261
先天性胸椎蝶形椎畸形　261
先天性胸椎关节突畸形　261
先天性胸椎畸形△　259,262
先天性胸椎融合畸形　261
先天性胸椎椎板畸形　261
先天性胸椎椎体畸形　261
先天性牙槽嵴裂　51
先天性牙列缺损　51
先天性牙龈畸形　51
先天性牙龈瘤　51
先天性咽囊　29
先天性眼睑畸形　14
先天性眼睑缺如　14
先天性眼睑缺损　14
先天性眼外肌缺如　14
先天性眼外肌纤维化　14
先天性眼眦畸形　14
先天性仰趾足　261
先天性腰部脊柱裂伴脑积水　123,356
先天性腰部脊柱裂不伴脑积水　123,356
先天性腰骶部脊柱裂　123,356
先天性腰骶脊椎前移症△　264
先天性腰骶区椎骨脱离　261
先天性腰椎半椎体畸形　261
先天性腰椎蝶形椎形　261
先天性腰椎关节突畸形　261
先天性腰椎畸形△　264
先天性腰椎融合畸形　261
先天性腰椎椎板畸形　261
先天性腰椎椎体畸形　261
先天性腋动静脉瘘　202
先天性一度腭裂　51
先天性胰腺囊肿　104
先天性胰腺异位　104
先天性遗传代谢病　151
先天性异位肛门　104
先天性异位输尿管　215
先天性阴茎畸形　151
先天性阴茎缺如　215
先天性阴茎弯曲　215
先天性龈瘤△　51
先天性隐形脊柱裂　123
先天性隐眼综合征　14
先天性营养不良性肌强直　123
先天性硬腭裂伴软腭裂　51
先天性硬膜下囊肿　123,356
先天性幽门痉挛△　103
先天性游走盲肠　104
先天性右冠状动脉发育不良　202
先天性右上腔静脉缺如　202
先天性右位主动脉弓　68

先天性右心房憩室 202
先天性右心室瘘 202
先天性右心室憩室 202
先天性右心室双出口 68,202
先天性鱼鳞病 356
先天性圆锥晶状体 14
先天性蔗糖酶-异麦芽糖酶缺乏△ 105
先天性枕部脑膨出 123,356
先天性枕骨裂脑露畸形 123,356
先天性正中唇裂 51
先天性支气管错构瘤 79
先天性支气管畸形 79
先天性支气管憩室 356
先天性支气管软化 356
先天性肢体缺如 261
先天性直肠狭窄 356
先天性跖内收 261
先天性趾缺失 261
先天性趾融合 261
先天性中耳畸形△ 360
先天性中耳缺失 51
先天性中脑导水管狭窄 123
先天性中胚叶肾瘤 356
先天性中枢性肺泡低通气综合征 123
先天性中性粒细胞减少症 160
先天性中央粉尘状白内障 14
先天性终板胆碱脂酶受体缺乏 123
先天性肿瘤 180
先天性舟状颅畸形(眶窝浅) 14
先天性肘关节脱位 261
先天性肘内翻 261
先天性肘外翻 261
先天性蛛网膜囊肿 123,356
先天性主动瓣闭锁 68
先天性主动脉瓣瓣上隔膜 68,202
先天性主动脉瓣二瓣化畸形△ 70,195
先天性主动脉瓣关闭不全 68,202
先天性主动脉瓣畸形△ 204
先天性主动脉瓣上狭窄 68,202
先天性主动脉瓣脱垂 68,202
先天性主动脉瓣狭窄 68
先天性主动脉瓣下隔膜 68
先天性主动脉瓣下狭窄 68
先天性主动脉闭锁 202
先天性主动脉窦动脉瘤 202
先天性主动脉窦动脉瘤破裂 202
先天性主动脉窦畸形 202
先天性主动脉弓断离△ 68,202
先天性主动脉弓发育不良 68,202
先天性主动脉弓离断 68,202
先天性主动脉弓右位 202
先天性主动脉扩张 202
先天性主动脉骑跨 68,202
先天性主动脉憩室 68
先天性主动脉缩窄 68
先天性主动脉右转位 202
先天性主动脉左房通道 202
先天性主动脉左室通道 68,202
先天性转铁蛋白缺乏症 160
先天性椎管积水 123,356,402
先天性椎体畸形 261
先天性姿势性脊柱前凸 261
先天性籽骨缺如 261

先天性自愈性网状组织细胞增生症 381
先天性眦角畸形 14
先天性纵隔囊肿 79
先天性足畸形 261
先天性左冠状动脉异常起源于肺动脉 68
先天性左上腔静脉入左房 202
先天性左锁骨下动脉畸形 202
先天性左心室瘘 202
先天性左心室憩室 202
先天性左心室双出口 68,202
先兆临产 346
先兆流产 346
先兆偏头痛△ 125
先兆早产 346
先兆子宫破裂 346
先兆子痫 346
纤颤电位 130
纤维鼻咽喉镜下鼻咽部肿物活组织检查 37
纤维鼻咽喉镜下咽喉部肿物活组织检查 37
纤维蛋白溶解药中毒 356
纤维蛋白溶解症 356
纤维蛋白性胸膜炎 79
纤维蛋白性支气管炎 79
纤维蛋白原溶解症△ 356
纤维喉镜检查 38
纤维环膨出型椎间盘突出 261
纤维肌发育不良 123
纤维肌瘤 306
纤维肌痛 261
纤维肌痛综合征△ 232
纤维结肠镜下结肠息肉切除术 315
纤维结缔组织炎 261
纤维连接蛋白肾小球病 136
纤维瘤△ 261,266
纤维瘤病 261,381
纤维毛囊瘤 381
纤维密度 130
纤维母细胞性网状细胞肿瘤 306
纤维囊性骨病 136
纤维囊性骨炎△ 147,148
纤维肉瘤 180,261,381
纤维肉瘤样隆突性皮肤纤维肉瘤 261
纤维软骨性栓塞 123
纤维上皮瘤 381
纤维食管镜检查 38
纤维型(纤维母细胞型)脑膜瘤 180
纤维型星形细胞瘤 180
纤维性 Bankart 损伤 261
纤维性颞下颌关节强直 51
纤维性强直 261
纤维性强直△ 51
纤维性牙龈瘤 51
纤维胸 79
纤维血管瘤 202
纤维样肾小球病 136
纤维支气管镜 89
纤维支气管镜检查 301
纤维织炎 261
纤维组织细胞性脂肪瘤 381
纤支镜引导气管插管 85
鲜红斑痣 381

涎管成形术 58
涎瘘△ 49
涎石病 29,51
涎石摘除术 58
涎石症△ 29
涎腺病 29
涎腺病△ 49
涎腺导管癌 29
涎腺导管结石 29
涎腺导管瘘 29
涎腺导管阻塞 29
涎腺导管阻塞△ 49
涎腺恶性混合瘤 29
涎腺恶性淋巴上皮病变 29
涎腺恶性肿瘤 29
涎腺放线菌病 417
涎腺肥大△ 49
涎腺管扩张 29
涎腺管扩张△ 49
涎腺坏死性肉芽肿 29
涎腺坏死性肉芽肿△ 49
涎腺混合瘤 29
涎腺交界性肿瘤 29
涎腺良性肥大 29
涎腺良性淋巴上皮损害△ 49
涎腺良性肿瘤 29
涎腺瘘 29,49
涎腺囊肿 29
涎腺黏液表皮样癌 29
涎腺黏液囊肿△ 49
涎腺脓肿△ 49
涎腺乳头状囊腺癌 29
涎腺上皮-肌上皮癌 29
涎腺萎缩 29
涎腺萎缩△ 50
涎腺腺癌 29
涎腺腺泡细胞癌 29
涎腺腺样囊性癌 30
涎腺炎 30
涎腺炎△ 50
涎腺肿物 50
涎液分泌过少 32
嫌色细胞腺瘤 151
显微睾丸切开取精术 223
显微喉镜下二氧化碳激光手术 36
显微精索静脉曲张结扎术 223
显微镜下多脉管炎 261
显微镜下多血管炎 79,381
显微镜下多血管炎肾损害 136
显微镜下角膜拆线 21
显微镜下经颅眶肿物切除术 21
显微输精管附睾吻合术 223
显微输精管交叉吻合术 223
显微输精管吻合术 223
显性脊柱裂 261
显性脊椎裂△ 261
显性胎盘早剥 346
显性眼球震颤 14
显性遗传性视神经病变△ 14
显性遗传性视神经萎缩 14
显性营养不良型大疱性表皮松解症 381
显性远视 14
显著性下唇动脉 381

现实检验 398
现实解体 396
现实歪曲 396
限定于器官的淀粉样变 14
限局性胸廓成形术 191
限束器 320
限束筒 320
限制型心肌病 68,356
限制性垂直性斜视 14
限制性内斜视 14
限制性皮病 381
限制性通气功能障碍 79
限制性外斜视 14
线粒体 DNA 缺失 151
线粒体 DNA 缺失综合征,肾小管病△ 151
线粒体病 356
线粒体肌病 123,356
线粒体肌病伴有辅酶 Q 缺乏 123
线粒体肌病伴有复合体 I 缺乏 123
线粒体肌病伴有细胞色素 C 缺乏 123
线粒体脑病 123
线粒体脑病伴有乳酸血症和卒中发作 123
线粒体脑肌病 402
线粒体脑肌病 123,356
线粒体脑肌病伴乳酸血症和卒中样发作综
    合征△ 123
线粒体糖尿病 151
线粒体眼外肌病 14
线性二次模式 320
线性功率递增试验 89
线性能量传递 320
线性炎症疣状表皮痣△ 382
线状 IgA 大疱病△ 381
线状 IgA 大疱性皮病 381
线状扁平苔藓 381
线状和旋涡状痣样过度黑素沉着病 381
线状苔藓 381
线状体肌病 123
线状硬皮病 381
陷波滤波 130
腺癌 79
腺病毒肠炎△ 104
腺病毒感染 417
腺病毒性肠炎 104,417
腺病毒性肺炎 79,417
腺病毒性角膜结膜炎 14
腺病毒性结膜炎 14
腺病毒性脑膜炎 123,417
腺病毒性脑炎 123,417
腺垂体梭形细胞嗜酸细胞瘤 180
腺苷三磷酸酶缺乏症 160
腺苷酸激酶缺乏症 160
腺苷酸脱氨酶缺乏症 381
腺苷脱氨基酶缺陷△ 381
腺苷脱氨酶缺乏症 156
腺苷脱氨酶缺陷△ 381
腺肌上皮瘤 48
腺棘皮瘤 215
腺鳞癌 79
腺泡细胞癌 51
腺泡周围型肺气肿 79
腺泡状横纹肌肉瘤 261
腺泡状肉瘤 261

腺鼠疫 417
腺性唇炎 51,381
腺性膀胱炎 215,356
腺性热△ 350,364
腺性肾盂炎 215
腺样基底细胞癌 381
腺样囊性癌 51
腺样体恶性肿瘤 30
腺样体肥大 30
腺样体面容 32
腺样体切除术 36
腺样体组织检查 38
腺周口疮△ 41
相对不应期 130
相对缓脉 419
相对剂量梯度 320
相对肾上腺皮质功能不全 79
相对生物效应 320
相对头盆不称 346
相对性瞳孔传入障碍 19
相关因素所致肺动脉高压 79
相合无关供体 160
相位 130
镶嵌疣 381
向表皮转移性黑素瘤 381
项部菱形皮肤 381
项韧带病损切除术 315
项韧带肥厚 261,402
项型纤维瘤 261
象皮病△ 202
象皮腿 417
象皮肿 202,417
橡胶变应性接触性皮炎 14
橡皮鼻 30
橡皮膏变应性接触性皮炎 14
削痂术 300
消毒剂中毒 408
消耗性甲状腺功能减退症 151
消耗性凝血障碍 356
消化不良 104,106
消化道出血 104,356
消化道穿孔 104
消化道恶性肿瘤 104
消化道继发恶性肿瘤 104
消化道内异物 104
消化道烧伤 104
消化道异物△ 104
消化道造影 361
消化道诊断性影像异常 104
消化器官交界性肿瘤 104
消化器官肿瘤△ 104
消化性溃疡 104
消化性溃疡伴穿孔△ 104
消化性溃疡伴急性穿孔 104
消化性食管炎 104
消瘦 161,402
消瘦性恶性营养不良病 151
硝基安定中毒 408
硝基苯中毒 408
硝酸甘油中毒 408
硝酸及酯类毒性效应 62
硝酸烧伤 297
硝酸盐中毒 408

硝西泮中毒 408
销魂状态 396
小斑块副银屑病△ 381
小斑块型副银屑病 381
小肠闭锁 104,356
小肠病损切除术 173,315
小肠部分切除术 173,315
小肠部分切除用于间置术 173
小肠重复畸形 356
小肠穿孔 104
小肠 - 大肠吻合术 173,315
小肠多处损伤 104,164
小肠多节段部分切除术 173,315
小肠恶性肿瘤 104
小肠继发恶性肿瘤 104
小肠交界性肿瘤 104
小肠 - 结肠切除术 173,315
小肠 - 结肠吻合术 173,315
小肠克罗恩病 104
小肠溃疡 104
小肠溃疡伴出血 104
小肠良性肿瘤 104
小肠淋巴瘤伴出血 104
小肠瘘管切除缝合术 173
小肠瘘修补术 173
小肠毛细血管扩张 104
小肠内异物 104
小肠黏膜糜烂 104
小肠扭转复位术 173,315
小肠排列术 173
小肠破裂 104,164
小肠破裂修补术 173
小肠 - 升结肠吻合术 173,315
小肠憩室 104
小肠憩室切除术 173
小肠憩室炎 104
小肠切开减压术 173,315
小肠切开异物取出术 173
小肠全部切除术 173,315
小肠肉芽肿 104
小肠疝 104
小肠损伤 104,164
小肠套叠复位术 173,315
小肠外置术 173,191,315
小肠吻合修正术 173
小肠吸收不良综合征(非手术性) 104
小肠息肉 104
小肠 - 小肠端侧吻合术 173,315
小肠血管畸形 104
小肠血管瘤 104
小肠炎 104,356
小肠阴道瘘 104,326
小肠 - 阴道瘘修补术 173,315,335
小肠阴道疝 326
小肠造口闭合术 173
小肠造口术 173,315
小肠造口修正术 173
小肠折叠术 173
小肠 - 直肠吻合术 173,315
小潮气量 85
小潮气量机械通气 85
小唇△ 51
小粗隆骨折 261

小袋纤毛虫病　104
小袋纤毛虫病△　413
小多角骨骨折　261
小多角骨脱位　261
小儿肠炎　356
小儿肺炎　79,356
小儿蛔虫病　417
小儿急性喉炎　30
小儿轻度烧伤　297
小儿烧伤脓毒血症　297
小儿烧伤休克　297
小儿特重烧伤　297
小儿中度烧伤　297
小儿重度烧伤　297
小耳畸形　356
小耳再造术后皮肤破溃并感染　289
小骨巨细胞病变　261
小汗腺导管癌　381
小汗腺汗孔癌　381
小汗腺汗孔瘤　381
小汗腺汗囊瘤　381
小汗腺螺旋腺癌　381
小汗腺螺旋腺瘤　381
小汗腺血管瘤样错构瘤　381
小汗腺痣　381
小颌畸形　51
小环结扎术　58
小混合室法　89
小棘毛壅病　381
小棘苔藓　381
小甲　381
小尖棘波　131
小额畸形　51
小口畸形　297
小口畸形△　51
小泪囊　14
小梁切除术　21
小梁切开术　21
小量咯血　82
小柳原田病　14
小螺菌型鼠咬热　381
小脑半球病病灶除术　186
小脑半球病损切除术　315
小脑扁桃体部分切除术　186
小脑扁桃体疝　126,181
小脑扁桃体下疝△　123
小脑扁桃体下疝畸形　123,180,261
小脑扁桃体下疝畸形合并寰枢椎半脱位　123
小脑变性　123
小脑病病灶除术　186
小脑出血　123,180
小脑动脉闭塞　123
小脑动脉闭塞和狭窄（未造成脑梗死）　123
小脑动脉瘤　123,180
小脑动脉狭窄　123
小脑恶性肿瘤　180,306
小脑发育不良性神经节细胞瘤　180
小脑发育不良-毯层视网膜变性△　124
小脑梗死　123
小脑共济失调　123,402
小脑后下动脉斑块　131
小脑后下动脉闭塞　123

小脑后下动脉瘤　123,180
小脑后下动脉瘤破裂　123
小脑后下动脉瘤破裂蛛网膜下腔出血△　123
小脑后下动脉狭窄　123
小脑后下动脉血栓形成　123
小脑继发恶性肿瘤　180,306
小脑交界性肿瘤　180
小脑良性肿瘤　180
小脑幕孔上疝　123,180
小脑幕孔下降疝　124,180
小脑幕裂孔疝　124,180
小脑幕裂孔疝△　122
小脑幕脑膜病病灶除术　186
小脑幕脑膜瘤　180
[小脑]幕上下联合入路　186
[小脑]幕下-小脑上入路　186
[小脑]幕下入路　186
小脑脑膜瘤　180
小脑脑桥角病损切除术　186
小脑脓肿　124
小脑前动脉斑块　131
小脑前动脉闭塞　124
小脑前动脉瘤　124,180
小脑前动脉瘤破裂　124
小脑前下动脉瘤破裂蛛网膜下腔出血△　124
小脑前下动脉狭窄　124
小脑上动脉斑块　131
小脑上动脉闭塞　124
小脑上动脉瘤　124,180
小脑上动脉瘤破裂　124
小脑上动脉瘤破裂蛛网膜下腔出血△　124
小脑上动脉狭窄　124
小脑下后动脉瘤破裂△　123
小脑下前动脉瘤△　124
小脑下前动脉瘤破裂△　124
小脑性步态　124
小脑性发育不良及发育不全　124
小脑性共济失调-性腺功能减退　151
小脑性震颤　124
小脑炎　124
小脑延髓池穿刺术　186
小脑蚓部病损切除术　315
小脑蚓部病灶除术　186
小脑蚓部恶性肿瘤　180,306
小脑脂肪神经细胞瘤　180
小气道病变　79
小气道功能障碍　79
小气道陷闭　79
小球队员肘　261
小上颌　51
小瞳孔　19
小瞳孔白内障超声乳化摘除+人工晶状体植入术　21
小头畸形　124,356,402
小腿瘢痕　297
小腿瘢痕切除交腿皮瓣修复术　300
小腿大隐静脉损伤　202,261
小腿冻伤伴组织坏死　408
小腿多处骨折　261
小腿多处肌肉和肌腱损伤　261
小腿多处开放性损伤　261

小腿多处损伤　261
小腿多处血管损伤　202
小腿多神经损伤　261
小腿多血管损伤　261
小腿骨筋膜间室综合征　261
小腿骨折　261
小腿骨折延迟愈合　261
小腿和足先天性缺如　261
小腿后部肌群肌肉和肌腱损伤　261
小腿坏死性筋膜炎　297
小腿挤压伤　261
小腿减张术　292
小腿静脉性溃疡　381
小腿局限性肥胖　151
小腿开放性损伤　261
小腿开放性损伤伴骨折　261
小腿开放性损伤伴脱位　261
小腿溃疡（恶性）　297
小腿溃疡（良性）　297
小腿离断伤△　261
小腿慢性毛囊炎　381
小腿皮肤软组织缺损并感染　297
小腿前部肌群肌肉和肌腱损伤　261
小腿浅表冻伤　408
小腿切断　261
小腿软组织损伤△　261
小腿神经损伤　124,261
小腿湿疹　381
小腿水平的大隐静脉损伤　202,261
小腿水平的多处血管损伤　202,245,261
小腿水平的多神经损伤△　261
小腿水平的腓神经损伤　261
小腿水平的胫神经损伤　261
小腿水平的皮感觉神经损伤　261
小腿水平的小隐静脉损伤　202,261
小腿撕脱伤　261
小腿损伤　261
小腿小隐静脉损伤　261
小腿血管损伤　202,261
小腿脂肪增多症　151
小唾液腺恶性肿瘤　51
小唾液腺交界性肿瘤　51
小细胞低色素性贫血　160
小细胞肺癌　79
小细胞骨肉瘤　261
小细胞黑素瘤　381
小下颌畸形△　51
小纤维神经病　124
小涎（唾液）腺生物学行为未定肿瘤　51
小涎（唾液）腺肿物　51
小涎腺恶性肿瘤　30
小涎腺混合瘤　30
小涎腺交界性肿瘤　30
小心脏　202
小牙症　51
小眼畸形　14
小眼畸形矫正术　21
小叶癌　41
小叶中央型肺气肿△　81
小阴唇成形术　335
小阴唇恶性肿瘤　326
小阴唇粘连分离术　335
小阴唇粘连松解术　335

小阴茎 215
小隐静脉曲张 202
小隐静脉损伤 202
小于胎龄儿 356
小指伸肌肌腱炎 261
小指逃避征 261,271
小趾内翻 261
小趾骑跨 261
小趾外翻 289
小终板电位 131
小组治疗△ 397
哮喘 356
哮喘持续状态包括重症哮喘发作△ 81
哮喘完全控制 79
哮喘未控制 79
哮喘性肺嗜酸细胞浸润症 79
哮喘性支气管肺炎 356
哮鸣 82
哮鸣音 193
笑气镇静 58
楔骨骨折 261
楔间骨 261
楔形骨折 261
楔形角 320
楔形因素 320
楔状缺损△ 52
蝎子毒液中毒 408
协调性子宫收缩过强 346
胁腹开放性损伤 261
斜方肌皮瓣术 300
斜隔子宫 326
斜颈 261
斜颈△ 236,244
斜坡病损切除术 186
斜坡恶性肿瘤 180,306
斜坡继发恶性肿瘤 180,306
斜坡脑膜瘤 180
斜视 14
斜视性弱视 14
斜视眼阵挛-肌阵挛综合征 124
斜位产式 346
斜行截骨术 58
斜形骨折 261
斜形头 51
斜轴散光 14
谐调频率同步化 131
谐调下频率同步化 131
心瓣膜钙化 202
心瓣膜破裂 202
心瓣膜炎(慢性) 202
心包病损切除术 191,208,303,315
心包剥脱术 191,208,315
心包部分切除术 191,208,303,315
心包穿刺 361
心包穿刺术 71,208
心包恶性肿瘤 202
心包钙化 68
心包活组织检查 191,209,317
心包积气 356
心包积血 68
心包积液 68
心包继发恶性肿瘤 202
心包间皮瘤 202

心包开窗术 191,208,303,315
心包良性肿瘤 202
心包囊肿 79,202
心包破裂 68
心包气肿 79
心包切开术后综合征 202
心包切开探查术 191,208,303,315
心包切开引流术 191,208,303,315
心包填塞△ 69
心包修补术 208
心包压塞术△ 69
心包炎△ 69
心包异物取出术 208
心包造口术△ 208
心包粘连 68
心包粘连松解术 191,208,303,315
心丛神经损伤 124
心导管检查术后并发症 202
心导管检查术后穿刺假性动脉瘤 202
心导管检查术后穿刺血管血肿 202
心导管检查术后动静脉瘘 202
心导管检查术后腹膜后血肿 202
心导管造影后并发症 202
心导管造影术后穿刺假性动脉瘤 202
心导管造影术后穿刺血管血肿 202
心导管造影术后动静脉瘘 202
心导管造影术后腹膜后血肿 202
心导管治疗术后并发症 202
心导管治疗术后穿刺假性动脉瘤 202
心导管治疗术后穿刺血管血肿 202
心导管治疗术后动静脉瘘 202
心导管治疗术后腹膜后血肿 202
心电监测 72
心电图 72,131,361
心动过缓 70
心动过速-心动过缓综合征 68
心动过速 70,356
心动过速性心肌病 68
心耳结扎术 208
心耳异构 68
心房板障术 208
心房壁瘤 202
心房病损切除术 208
心房部分切除术 191
心房颤动 62,68
心房颤动伴缓慢心室率△ 65
心房恶性肿瘤 202
心房肥大 68
心房复律 71
心房扩大△ 68
心房良性肿瘤 202
心房内调转术 303
心房内折返性心动过速 68
心房扑动 68
心房切开血栓清除术 208
心房纤颤△ 62
心房血栓 202
心房折叠术 208
心房转位术 208
心肺复苏 71,361
心功能Ⅰ级(NYHA 分级) 62
心功能Ⅰ级△ 62,63
心功能Ⅱ级(NYHA 分级) 62,202

心功能Ⅱ级△ 62,63,202
心功能Ⅱ~Ⅲ级△ 63,202
心功能Ⅱ~Ⅲ级(NYHA 分级) 202
心功能Ⅲ级(NYHA 分级) 62,202
心功能Ⅲ级△ 62,63,202
心功能Ⅳ级(NYHA 分级) 202
心功能Ⅳ级(NYHA 分级) 62
心功能Ⅳ级△ 62,63,202
心功能不全 68,202,297,356
心肌部分切除术 208
心肌淀粉样变性△ 69
心肌肥大 69
心肌梗死后心绞痛 69
心肌梗死后综合征 69,79
心肌梗死恢复期 69
心肌功能不全 69
心肌供血不足 69
心肌活组织检查 317
心肌激光打孔术 208
心肌肌桥 69
心肌劳损 69
心肌良性肿瘤 202
心肌囊肿 69
心肌脓肿 202
心肌切开术 208,303
心肌损害 69
心肌细胞移植术 208
心肌炎 69,356
心肌炎后心肌病 69
心肌炎后遗症 69
心肌脂肪变性 69
心肌致密化不全△ 68
心悸 70
心尖部血栓 69
心尖肥厚型心肌病 69
心尖球形综合征△ 70
心间隔先天性畸形 261
心绞痛 69
心境低落 396
心境恶劣 393
心境协调性幻听 396
心境障碍 393
心境障碍△ 390
心里病态 396
心理创伤史△ 402
心理发育障碍 393
心理教育量表 398
心理虐待综合征 408
心理评定 403
心理上的创伤史 402
心理生理性失眠 124
心理治疗 397,403
心力衰竭 69,136,202,356
心律不齐△ 70
心律失常 69,70
心律失常电风暴 69
心-面-皮肤综合征 381
心内电生理检查△ 71
心内膜垫缺损 69
心内膜垫缺损假体修补术 208,303
心内膜垫缺损修补术 208,303
心内膜垫缺损修补术后 402
心内膜垫缺损组织补片修补术 208,303

心内膜良性肿瘤 202
心内膜切开术 208,303
心内膜弹力纤维增生症 69,356
心内膜心肌纤维化 69
心内膜炎 356
心内膜炎伴主动脉瓣穿孔 202
心内膜炎伴主动脉瓣关闭不全 202
心内膜炎伴主动脉瓣脱垂 202
心内膜炎并二尖瓣穿孔 202
心前区隆起 70
心前区疼痛 70
心前区震颤 70
心肾衰竭 202,356
心肾综合征 136
心肾综合征Ⅰ型 136
心肾综合征Ⅱ型 136
心肾综合征Ⅲ型 136
心肾综合征Ⅳ型 136
心肾综合征Ⅴ型 136
心室壁瘤 356
心室病损切除术 208
心室部分切除术 208,303
心室颤动 69
心室颤动△ 67
心室肥大 69
心室肥厚△ 69
心室减容术 208
心室交界性肿瘤 306
心室扩大 69
心室良性肿瘤 202
心室内隧道修补术 208,303
心室扑动 69
心室切开术 208,303
心室水平修复手术 303
心室修补术 208
心室血栓 69
心室异常肌束 202
心室异常肌束切除术 208,303
心室预激 69
心手综合征 261
心输出量 89
心跳过快 70
心跳过慢 70
心外按压 71
心外膜电极置换术 208
心外膜良性肿瘤 202
心血管磁共振成像 72
心血管封堵器移位 69
心血管梅毒 381,417
心血管梅毒瘤 381
心血管梅毒性树胶肿 381
心血管硬化 69
心因性暴食 393
心因性耳聋 393
心因性过量进食 396
心因性肌无力 393
心因性咳嗽 83
心因性呕吐 396
心因性皮肤感觉异常 393
心因性偏执性精神障碍 393
心因性瘙痒 396
心因性生理功能障碍 393
心因性妄想 396

心因性斜颈 393
心因性阳痿 393
心因性遗忘 393
心因性晕厥 396
心因性周期性呕吐 396
心因性自动症 393
心音分裂 70
心源性猝死△ 69
心源性发绀 83
心源性肺水肿 79
心源性肝硬化 104
心源性呼吸困难 32,83
心源性水肿 70
心源性哮喘 69,202
心源性休克 69,202,297
心源性晕厥 124
心脏CT检查 72
心脏PET△ 72
心脏X线检查 72
心脏瓣膜病 356
心脏瓣膜穿孔 202
心脏瓣膜假体引起的感染 203
心脏瓣膜置换后瓣膜故障 203
心脏泵置入术 208
心脏病损切除术 208
心脏病所致精神障碍 393
心脏搏动异常 70
心脏除颤器导联置入术 208
心脏除颤器置换术 71
心脏除颤器置入伴心导管检查 208
心脏除颤器置入术 71,208
心脏穿孔(操作中) 203
心脏穿透性损伤 203
心脏传导系统退行性变 69
心脏磁共振 72
心脏挫伤 203
心脏搭桥术后 402
心脏电生理检查 71
心脏淀粉样变性 69
心脏动脉瘤切除术 208
心脏动脉瘤修补术 208
心脏恶性肿瘤 306
心脏肥大△ 69
心脏辅助装置去除术 208
心脏复律除颤器置换术△ 71
心脏复律除颤器置入术△ 71
心脏副神经节瘤 151
心脏和血管假体装置植入物和移植物的并发症 203
心脏和血管假体装置植入物和移植物引起的出血 203
心脏和血管假体装置植入物和移植物引起的栓塞 203
心脏和血管假体装置植入物和移植物引起的疼痛 203
心脏和血管假体装置植入物和移植物引起的纤维性变性 203
心脏和血管假体装置植入物和移植物引起的血管狭窄 203
心脏和血管假体装置植入物和移植物引起的血栓形成 203
心脏横纹肌瘤 203
心脏横纹肌肉瘤 203

心脏呼吸衰竭 356
心脏滑膜肉瘤 203
心脏化学消融术△ 71
心脏畸胎瘤 203
心脏继发恶性肿瘤 203
心脏间隔补片再缝合术 208
心脏间隔补片重新缝合术 303
心脏间皮瘤 203
心脏间叶瘤 203
心脏间叶肉瘤 203
心脏交界性肿瘤 306
心脏扩大 69
心脏扩大△ 71
心脏良性肿瘤 306
心脏淋巴管瘤 203
心脏黏液瘤 307
心脏排出量监测(用热稀释法) 72
心脏平滑肌瘤 203
心脏平滑肌肉瘤 203
心脏破裂修补术 208
心脏起搏器导线突出 203
心脏起搏器电池电量耗竭 69
心脏起搏器电池电量下降 69
心脏起搏器电极功能异常 69
心脏起搏器电极移位 69
心脏起搏器功能检查 72
心脏起搏器囊袋修补术 71,208
心脏起搏器植入感染 203
心脏起搏装置置换 208
心脏起搏器状态 62
心脏切开术 208,303
心脏乳头肌断裂 69
心脏乳头肌修补术 208,303
心脏射频消融术△ 71
心脏神经丛损伤 203
心脏神经官能症 69,393
心脏神经纤维瘤 203
心脏神经源性肉瘤 203
心脏神经症 69,393
心脏嗜铬细胞瘤 203
心脏手术后低心排血量综合征 203
心脏手术后功能障碍 203
心脏手术后心力衰竭 203
心脏术后 203
心脏术后二尖瓣反流 203
心脏术后肺动脉瓣反流 203
心脏术后人工管道失功能 203
心脏术后三尖瓣反流 203
心脏术后右室流出道梗阻 203
心脏术后主动脉瓣反流 203
心脏术后综合征△ 203
心脏术后左室流出道梗阻 203
心脏撕裂伤 203
心脏撕裂伤伴心室穿透△ 203
心脏撕裂伤伴心室穿透性损伤 203
心脏损伤 203
心脏弹力纤维瘤 203
心脏停搏 69,356
心脏停搏复苏成功 69
心脏网膜固定术 208
心脏纤维瘤 203
心脏纤维肉瘤 203
心脏性猝死 69

心脏血管瘤　203
心脏血管肉瘤　203
心脏压塞　69
心脏异物　203
心脏杂音　70
心脏再同步除颤器脉冲发生器置换术　208
心脏再同步除颤器脉冲发生器置入术　208
心脏再同步化起搏器置换术　71
心脏再同步化起搏器置入术△　71
心脏再同步化治疗　71
心脏再同步化治疗复律除颤器换术　71
心脏再同步化治疗复律除颤器置入术　72
心脏再同步起搏器脉冲发生器置换术　208
心脏再同步起搏器脉冲发生器置入术　208
心脏再同步治疗后电池电量耗竭△　63
心脏再同步治疗后电池电量下降△　63
心脏再同步治疗术后△　63
心脏增大　71
心脏正电子发射断层显像　72
心脏脂肪瘤　203
心脏脂肪肉瘤　203
心脏治疗性超声　209
心脏肿瘤　203
心脏转移瘤　307
心脏赘生物清除术　208
辛硫磷中毒　408
欣快　396
锌代谢紊乱　156
锌及其化合物毒性效应△　408
锌及其化合物中毒　408
锌缺乏　156
锌缺乏症　356
锌中毒　408
新变异性克罗伊茨费尔特 - 雅各布病　124
新皮质癫痫　124
新生儿 ABO 溶血性黄疸　356
新生儿 ABO 血型不合溶血病　356
新生儿 ABO 血型不合溶血性黄疸△　356
新生儿 Bartter 综合征　136
新生儿 B 族链球菌败血症　356
新生儿 B 族链球菌肺炎　356
新生儿 B 族链球菌脓毒血症△　356
新生儿 Rh 血型不合溶血病　356
新生儿 Rh 血型不合性溶血性贫血　356
新生儿埃尔布麻痹　356
新生儿败血症　356,417
新生儿贲门失弛缓　356
新生儿贲门松弛　356
新生儿鼻出血　356
新生儿鼻塞　356
新生儿臂丛麻痹 (埃尔布型)△　356
新生儿臂丛神经损伤　357
新生儿便秘　360
新生儿便血　360
新生儿病毒性肠炎　357
新生儿病理性黄疸　357
新生儿剥脱性皮炎　357
新生儿剥脱性皮炎△　295,376
新生儿插管后声门下狭窄　357
新生儿颤抖　357
新生儿肠出血性大肠埃希菌肠炎　417
新生儿肠穿孔　357
新生儿肠麻痹　357

新生儿肠炎　357
新生儿撤药综合征△　358
新生儿持续性肺动脉高压　80,357
新生儿抽搐　357
新生儿出血病　357
新生儿大肠埃希菌肠炎　417
新生儿大肠埃希氏菌败血症　357
新生儿大肠埃希氏菌肺炎　357
新生儿大肠杆菌肺炎△　357
新生儿大肠杆菌脓毒血症△　357
新生儿大脑缺血　357
新生儿大疱性脓疱病　357
新生儿大疱性脓疱疮　381
新生儿代谢性酸中毒　357
新生儿单纯疱疹　417
新生儿胆红素脑病　357
新生儿胆汁浓缩综合征　357
新生儿胆汁淤积症　357
新生儿低蛋白血症　357
新生儿低钙血症　357
新生儿低钾血症　357
新生儿低镁血症　357
新生儿低钠血症　357
新生儿低体温　357
新生儿低血糖症　357
新生儿低血压　357
新生儿低氧血症　357
新生儿癫痫　357
新生儿癫痫综合征　357
新生儿电解质紊乱　357
新生儿毒性红斑△　359
新生儿短暂性肠梗阻　357
新生儿短暂性代谢紊乱　357
新生儿短暂性低血糖症　357
新生儿短暂性高酪氨酸血症　357
新生儿短暂性呼吸过速　357
新生儿短暂性呼吸急促△　357
新生儿短暂性甲状腺功能减退△　357
新生儿短暂性甲状腺功能减退症　357
新生儿短暂性甲状腺功能亢进症△　359
新生儿短暂性糖尿病　151
新生儿短暂性心肌缺血△　359
新生儿鹅口疮　357
新生儿发热　360
新生儿非感染性腹泻　357
新生儿非感染性腹泻△　94
新生儿肺不张　357
新生儿肺出血　357
新生儿肺气肿　357
新生儿肺水肿　357
新生儿肺透明膜病　357
新生儿肺炎　357
新生儿肺炎 (产时感染)　357
新生儿肺炎 (宫内感染)　357
新生儿肺炎 (生后感染)　357
新生儿肺炎克雷伯杆菌肺炎　357
新生儿肺附属器息肉　381
新生儿复苏　361
新生儿腹泻　357
新生儿腹胀　360
新生儿肝破裂　357
新生儿肝炎　357
新生儿肝炎综合征　357

新生儿感染　357
新生儿感染性乳腺炎　357
新生儿高胆红素血症　357
新生儿高钾血症　357
新生儿高钠血症　357
新生儿高铁血红蛋白血症　357
新生儿高血糖症　357
新生儿高血压　357
新生儿膈神经麻痹　357
新生儿梗阻性呼吸暂停　357
新生儿肱骨骨折　357
新生儿佝偻病　357
新生儿股骨骨折　357
新生儿骨折　261
新生儿寒冷损伤综合征　357
新生儿颌骨骨髓炎　51
新生儿黑粪症　357
新生儿红斑　357,381
新生儿红斑狼疮　381
新生儿红细胞增多症　357
新生儿喉返神经麻痹　357
新生儿后颅凹出血　357
新生儿后天性脑室囊肿　357
新生儿后天性脑室周围囊肿　357
新生儿后天性声门下狭窄　357
新生儿呼吸窘迫综合征　357
新生儿呼吸衰竭　357
新生儿呼吸性酸中毒　357
新生儿呼吸暂停　357
新生儿化脓性脑膜炎　124,357
新生儿坏死性小肠结肠炎　357
新生儿黄疸　357
新生儿昏迷　360
新生儿急性骨髓炎△　261
新生儿急性化脓性骨髓炎　261
新生儿急性化脓性关节炎　261
新生儿挤压综合征　357
新生儿脊髓损伤　357
新生儿脊柱骨折　357
新生儿脊柱损伤　357
新生儿甲状旁腺功能减退　357
新生儿甲状腺毒症　151
新生儿甲状腺功能亢进症　357
新生儿甲状腺肿　151
新生儿假单胞菌肺炎　357
新生儿睑缘炎　14
新生儿结膜出血　357
新生儿结膜下出血　357
新生儿结膜炎　357
新生儿结膜炎△　14
新生儿结膜炎和泪囊炎　14
新生儿金黄色葡萄球菌败血症　357
新生儿金黄色葡萄球菌脓毒血症△　357
新生儿进食缓慢　360
新生儿惊厥　357
新生儿菌血症　357
新生儿克隆普克麻痹　357
新生儿哭闹　357
新生儿宽颅缝　357
新生儿溃疡性口炎　357
新生儿阑尾炎　357
新生儿狼疮综合征　357
新生儿泪囊炎　14,357

新生儿李斯特菌败血症 357
新生儿链球菌败血症 357
新生儿淋球菌性眼炎 381
新生儿流感嗜血杆菌肺炎 357
新生儿颅骨骨折 357
新生儿颅骨软化 357
新生儿颅内出血 357
新生儿慢性肺疾病 80
新生儿帽状腱膜下血肿 357
新生儿弥散性血管内凝血 357
新生儿泌尿道感染 357
新生儿泌尿系统感染△ 357
新生儿面部损伤 357
新生儿面神经麻痹 261
新生儿面神经损伤 357
新生儿母乳喂养困难 360
新生儿母乳性黄疸 357
新生儿脑白质软化 357
新生儿脑白质损伤 357
新生儿脑病 357
新生儿脑出血 357
新生儿脑梗死 357
新生儿脑脊膜脊髓损伤 358
新生儿脑脊膜脑损伤 358
新生儿脑室内出血 358
新生儿脑室内出血（Ⅰ级） 358
新生儿脑室内出血（Ⅱ级） 358
新生儿脑室内出血（Ⅲ级） 358
新生儿脑室内出血（Ⅳ级） 358
新生儿脑室内出血Ⅰ度△ 358
新生儿脑室内出血Ⅱ度△ 358
新生儿脑室内出血Ⅲ度△ 358
新生儿脑室内出血Ⅳ度△ 358
新生儿脑水肿 358
新生儿念珠菌病 358
新生儿念珠菌脓毒血症△ 358
新生儿念珠菌脓毒症 358
新生儿尿布皮炎 358
新生儿尿毒症 358
新生儿尿路感染△ 357
新生儿牛乳性低钙血症 358
新生儿脓疱病 358
新生儿脓疱病△ 381
新生儿脓疱疮 381
新生儿脓疱疮△ 358
新生儿脓皮病 358
新生儿呕吐 360
新生儿疱疹 381
新生儿皮肤出血 358
新生儿皮肤感染 358,381
新生儿皮肤念珠菌病 358
新生儿皮肤真菌感染 358
新生儿皮下坏疽 203,358,381
新生儿皮下气肿 358
新生儿皮下脂肪坏死 358,381
新生儿脾破裂 358
新生儿贫血 358
新生儿破伤风 358,417
新生儿葡萄球菌败血症 358
新生儿葡萄球菌肺炎 358
新生儿葡萄球菌脓毒血症△ 358
新生儿脐带出血 358
新生儿脐带过短△ 340

新生儿脐带血取样 349
新生儿脐疝△ 103
新生儿脐息肉 358
新生儿脐炎 358
新生儿脐周蜂窝织炎 358
新生儿脐周脓肿 358
新生儿气管炎 80
新生儿气胸 358
新生儿荨麻疹 358
新生儿青光眼 14
新生儿青铜症△ 354
新生儿青紫 360
新生儿轻度低体温 358
新生儿轻度窒息 358
新生儿缺氧缺血性脑病 358
新生儿桡骨头脱位△ 260
新生儿桡神经麻痹 358
新生儿溶血 358
新生儿溶血病 160
新生儿溶血性黄疸 358
新生儿溶血性贫血 358
新生儿乳房发育 151
新生儿乳腺炎 358
新生儿肾上腺出血 358
新生儿肾上腺脑白质营养不良 358
新生儿生理性腹泻 358
新生儿生理性黄疸 358
新生儿失血性贫血 358
新生儿湿肺 358
新生儿视网膜出血 14
新生儿室上性心动过速 358
新生儿室性心动过速 358
新生儿嗜酸性粒细胞增多症 358
新生儿手足搐搦 358
新生儿水痘 381
新生儿水肿 358,381
新生儿死亡 358
新生儿粟粒疹 358
新生儿锁骨骨折 358
新生儿胎粪吸入 358
新生儿胎粪吸入性肺炎 358
新生儿胎粪吸入综合征 358
新生儿糖尿病 151,358
新生儿通气机肺 80
新生儿同种免疫溶血病 160
新生儿同种免疫性血小板减少症 160
新生儿铜绿假单胞菌败血症 358
新生儿铜绿假单胞菌脓毒血症△ 358
新生儿头颅血肿 358
新生儿吞咽动作不协调 358
新生儿臀部皮炎△ 358
新生儿臀炎△ 358
新生儿脱水 358
新生儿脱水热 358
新生儿晚期代谢性酸中毒 358
新生儿维生素K缺乏性出血症 358
新生儿胃肠道出血 358
新生儿胃肠气胀 358
新生儿胃穿孔 358
新生儿胃食管反流 358
新生儿喂养不当 358
新生儿喂养不足 358
新生儿喂养过量 358

新生儿捂热综合征 358
新生儿吸入性肺炎 358
新生儿吸入综合征 358
新生儿系统性红斑狼疮△ 381
新生儿细菌性脓毒血症△ 358
新生儿细菌性脓毒症 358
新生儿先天性肺纤维化 80
新生儿消化不良 358
新生儿消化道溃疡△ 358
新生儿消化性溃疡 358
新生儿小脑出血 358
新生儿小脑幕撕裂 358
新生儿小脑损伤 358
新生儿斜颈 358
新生儿心包积气 358
新生儿心包积液 358
新生儿心肌损害 358
新生儿心肌炎 358
新生儿心力衰竭 358
新生儿心律失常 358
新生儿心脏生理性杂音 358
新生儿行为检查 361
新生儿型巴特综合征 136
新生儿休克 358
新生儿血小板减少 358
新生儿血小板减少性紫癜 358
新生儿血小板减少症△ 358
新生儿循环衰竭 358
新生儿牙 51
新生儿咽部损伤 358
新生儿咽下综合征 358
新生儿眼炎 358
新生儿厌氧菌败血症 358
新生儿厌氧菌脓毒血症△ 358
新生儿羊水吸入 358
新生儿羊水吸入性肺炎 358
新生儿药物戒断综合征 358
新生儿一过性重症肌无力 124,358
新生儿衣原体肺炎 358
新生儿衣原体结膜炎 358
新生儿衣原体性结膜炎 14
新生儿阴道出血 358
新生儿硬化症 381
新生儿硬膜下出血 358
新生儿硬皮病 358
新生儿硬肿症△ 357
新生儿永久性糖尿病 151
新生儿幽门痉挛 358
新生儿有机磷中毒（母体影响） 358
新生儿原发性肺不张 358
新生儿暂时性大疱性表皮松解症 381
新生儿暂时性低丙种球蛋白血症 381
新生儿暂时性低血糖症 151
新生儿暂时性甲状腺功能亢进症 358
新生儿暂时性脓疱性黑变病 381
新生儿暂时性萎缩性回状红斑 381
新生儿暂时性心肌缺血 359
新生儿真菌性脑膜炎 124
新生儿支气管肺发育不良 80,359
新生儿支气管肺炎 80,359
新生儿支原体肺炎 359
新生儿直肠出血 359
新生儿窒息 359

新生儿窒息复苏 348
新生儿中毒性红斑 359
新生儿中耳炎 359
新生儿中枢神经系统损伤 359
新生儿中性粒细胞减少症 359
新生儿重度窒息 359
新生儿重症甲状旁腺功能亢进症 151
新生儿周期性呼吸 359
新生儿蛛网膜下腔出血 359
新生儿紫癜 381
新生儿纵隔气肿 359
新生物 14
新生血管性青光眼 14
新斯的明试验 193
新型隐球菌败血症 417
新型隐球菌肺炎 80,359
新型隐球菌脑膜炎 124,359,417
新月体型肾小球肾炎△ 136
新月体型肾小球肾炎Ⅰ型△ 136
新月体型肾小球肾炎Ⅱ型△ 136
新月体型肾小球肾炎Ⅲ型△ 136
新月体性肾小球肾炎 136
新月体性肾小球肾炎Ⅰ型 136
新月体性肾小球肾炎Ⅱ型 136
新月体性肾小球肾炎Ⅲ型 136
兴奋后衰竭 131
兴奋后抑制 131
兴奋后易化 131
兴奋后增强 131
兴奋剂使用障碍 393
兴奋剂依赖性睡眠障碍 124
兴奋性突触后电位 131
兴奋药和阿片样物质受体拮抗剂中毒△ 408
兴奋药中毒 408
兴奋状态 393
兴趣缺失 393
星形母细胞瘤 180
星形细胞肿瘤 180
星状神经节切除术 186
星状神经节阻滞术 186
星状神经切除术 36
星状自发性假瘢 381
猩红热 381,417
猩红热样红斑 381
猩红热样葡萄球菌感染 297
行军性血红蛋白尿 160
行军足△ 118
行为测听 38
行为治疗 397
行走困难 261
形觉剥夺性弱视 15
杏仁核海马切除术 186
杏仁核切除术 186
性别不清△ 393
性别认同 396
性别认同障碍 393
性病检查 387
性病神经症 393
性病性淋巴肉芽肿 215,381
性成熟障碍 393
性成瘾 393
性发育迟缓 151
性发育障碍△ 151

性高潮功能障碍△ 393
性高潮障碍 393
性功能障碍 393
性关系障碍 393
性唤起障碍 326
性交后出血 326
性交困难 330
性交痛△ 330
性交性头痛 124
性角色障碍 393
性乐缺乏 393
性冷淡 396
性连锁鱼鳞病 381
性虐待 408
性偏好多相障碍 393
性偏好障碍 393
性驱力过强 396
性染色体性发育障碍 151
性染色体异常疾病 151
性染色体异常疾病△ 401
性身份障碍△ 393
性索间质细胞瘤 215
性腺发育不全 215
性腺功能减退 215
性腺功能减退症△ 215
性腺活检术 223
性腺基质细胞瘤 215
性腺静脉造影[术] 223
性腺切除术 335
性腺缺如 215
性心理障碍 393
性厌恶 396
性厌恶及性乐缺乏 393
性欲减退△ 147
性欲减退或缺失 396
性欲亢进 393
性欲亢进△ 147
性欲障碍 393
性早熟 151
性窒息 396
凶险型前置胎盘 346
胸伴腹和下背及骨盆及四肢挤压伤 261
胸伴腹和下背及骨盆开放性损伤 261
胸伴下背和骨盆及四肢开放性骨折 262
胸伴下背及骨盆扭伤 262
胸伴下背及骨盆损伤 262
胸伴下背及骨盆脱位 262
胸壁病损切除术 191,292,315,387
胸壁病损清创缝合术 191
胸壁错构瘤 307
胸壁窦道 80
胸壁多处开放伤 188,203
胸壁恶性肿瘤 80
胸壁蜂窝织炎 164
胸壁活组织检查 315
胸壁继发恶性肿瘤 80
胸壁结核 80,188
胸壁裂伤缝合术 191
胸壁淋巴结结核 80
胸壁前凸畸形(鸡胸) 71
胸壁浅表血栓性静脉炎 203
胸壁切开术 191
胸壁清创缝合术 292,387

胸壁缺损 289
胸壁缺损肌皮瓣移植术 191
胸壁缺损修补术(人工材料) 191
胸壁缺损修补术(自体材料) 191
胸壁术后软化 80
胸壁损伤△ 203
胸壁外部开放性损伤 203
胸壁修补术 191,292
胸壁血管结扎术 191
胸壁血肿清除术 191
胸壁异物取出术 191
胸部CT检查 72,89
胸部CT平扫+增强 193
胸部X射线检查 403
胸部X射线正侧位 193
胸部X线检查 62,72,89
胸部X线摄影△ 72
胸部瘢痕 297
胸部饱满 189
胸部闭合性骨折伴脊髓损伤 262
胸部超声检查 89
胸部磁共振成像 89
胸部刺伤 188,203
胸部冻伤 408
胸部冻伤伴有组织坏死 408
胸部多处损伤 188
胸部多处血管损伤 188,203
胸部恶性软组织肿瘤 289
胸部恶性肿瘤 80
胸部放线菌病 381
胸部分创伤性切断 203
胸部硅胶板植入感染 408
胸部挤压伤 188,203
胸部脊髓水肿 262
胸部脊髓震荡 262
胸部脊髓震荡和水肿△ 262
胸部脊髓中央损伤综合征 262
胸部交界性软组织肿瘤 289
胸部局限性凹陷 189
胸部局限性隆起 189
胸部开放性骨折伴脊髓损伤 262
胸部开放性损伤 203
胸部开放性损伤伴骨折 188,203
胸部开放性损伤伴脱位 188,203
胸部开放性损伤伴胸内伤 188,203
胸部开放性外伤 188
胸部良性软组织肿瘤 289
胸部淋巴管瘤 80
胸部淋巴管损伤△ 77
胸部淋巴结继发恶性肿瘤 307
胸部气管损伤 188,203
胸部浅表冻伤 408
胸部切痂术 300
胸部神经的损伤△ 203
胸部神经损伤 188,203
胸部食管癌 104
胸部食管损伤 104,188,203
胸部食管造口术 191,315
胸部损伤 80
胸部损伤△ 203
胸部削痂术 300
胸部血管CT显像 72
胸部血管多处损伤 203

胸部血管损伤　188,203
胸部周围神经损伤　124,262
胸长神经麻痹　124
胸 - 肠瘘管切除术　191
胸大肌成形术　292
胸大肌肌皮瓣术　300
胸大肌结核　262
胸大肌缺损并指综合征　262
胸导管成形术　191,315
胸导管断裂　203
胸导管梗阻　80,203
胸导管继发性恶性肿瘤　307
胸导管结扎术　191,315
胸导管 - 颈内静脉吻合术　191,315
胸导管 - 颈外静脉吻合术　191,315
胸导管瘘闭合术　191,315
胸导管损伤　80,188,203
胸导管套管插入术　191,315
胸导管狭窄扩张术　315
胸导管引流术　191
胸导管造瘘术　315
胸段背痛　262
胸腹壁血栓性静脉炎　381
胸腹矛盾呼吸　83
胸腹主动脉瘤　203
胸骨 + 肋骨恶性骨肿瘤　262
胸骨 + 肋骨交界性骨肿瘤　262
胸骨 + 锁骨恶性骨肿瘤　262
胸骨 + 锁骨交界性骨肿瘤　262
胸骨部分切除术　191
胸骨的金属丝引起的机械性并发症　408
胸骨钢板内固定术　191
胸骨钢针内固定术　191
胸骨骨髓炎　297
胸骨骨折　188,203
胸骨骨折△　203
胸骨骨折切开复位钢板内固定术　191
胸骨骨折切开复位螺钉内固定术　191
胸骨后碘缺乏相关性多结节性甲状腺肿　151
胸骨后碘缺乏相关性弥漫性甲状腺肿　151
胸骨后甲状腺恶性肿瘤　151
胸骨后甲状腺良性肿瘤　151
胸骨后甲状腺囊肿　151
胸骨后甲状腺肿　151
胸骨后结节性甲状腺肿　151
胸骨后灼烧感　189
胸骨交界性骨肿瘤　262
胸骨良性骨肿瘤　262
胸骨良性肿瘤　80
胸骨螺钉内固定术　191
胸骨内固定物取出术　191
胸骨内固定装置再置入术　191
胸骨旁膈疝　80
胸骨旁纵隔镜检查　36
胸骨前区开放性损伤　203
胸骨前食管 - 回肠吻合术　315
胸骨前食管 - 结肠吻合术　315
胸骨前食管 - 空肠吻合术　315
胸骨前食管 - 食管吻合术　315
胸骨前食管 - 胃吻合术　315
胸骨前食管吻合术伴结肠间置术　36,191,
　315

胸骨前食管吻合术伴小肠间置术　315
胸骨前食管 - 小肠吻合术　315
胸骨切除术　191
胸骨死骨去除术　191
胸骨外固定架去除术　191
胸骨外固定术　191
胸骨楔形截骨术　191
胸骨折骨术　191
胸骨植骨术　191
胸后壁开放性损伤　188,203
胸后纵韧带骨化　262
胸脊神经根损伤　262
胸脊髓后柱综合征　262
胸脊髓前索综合征　262
胸脊髓损伤　262
胸脊髓损伤后遗症　402
胸脊髓完全损伤　262
胸交感神经切除术　186
胸结缔组织恶性肿瘤　307
胸廓成形术　191
胸廓出口综合征　124,262
胸廓出口综合征手术　191
胸廓发育不良综合征　262
胸廓改良成形术　191
胸廓骨病损切除术　191,315
胸廓骨折　203
胸廓惯性阻力　89
胸廓畸形　83
胸廓畸形矫正术　191
胸廓挤压试验　193
胸廓扩张度　83
胸廓内非固定性大气道阻塞　80
胸廓黏性阻力　89
胸廓顺应性　89
胸廓弹性阻力　89
胸廓外持续负压　85
胸廓外非固定性大气道阻塞　80
胸廓压力 - 容积曲线　89
胸廓造口闭合术　191
胸闷　71,83,189
胸膜斑伴石棉沉着病　80
胸膜包虫病△　417
胸膜壁层恶性肿瘤　80
胸膜病变　80
胸膜病变切除术　191
胸膜剥除术　315
胸膜剥脱术　191
胸膜部分切除术　191
胸膜肥厚　80
胸膜钙化　80
胸膜固定术　191
胸膜划痕术　191,315
胸膜活检术　89
胸膜活组织检查　317
胸膜疾病　80
胸膜棘球蚴病　80,417
胸膜继发性恶性肿瘤　80,307
胸膜间皮瘤　80
胸膜交界性肿瘤　80
胸膜结核瘤　80
胸膜良恶性未定肿瘤△　80
胸膜良性肿瘤　80
胸膜摩擦感　83

胸膜摩擦音　83
胸膜腔穿刺术　89
胸[膜]腔负压　89
胸膜腔积液△　80
胸膜腔内压　89
胸膜切开探查术　191
胸膜损伤　203
胸膜纤维化△　80
胸膜纤维样增生　80,359
胸膜心包囊肿△　79,202
胸膜炎　80
胸膜炎伴积液　80,359
胸膜异常　262
胸膜硬化术　191,315
胸膜粘连　80,359
胸膜粘连术　85
胸膜粘连松解术　192
胸膜脂肪瘤　80
胸内继发恶性肿瘤　80
胸内结肠代食管术　192,315
胸内空肠代食管术　192,315
胸内淋巴结继发恶性肿瘤　80
胸内淋巴结结核　80
胸内气体容量　89
胸内器官伴有腹内和盆腔内器官的损伤　262
胸内器官多处损伤　188,203
胸内器官损伤　188,203
胸内肾　215
胸内食管 - 食管吻合术　192,315
胸内食管 - 胃弓上吻合术　192,315
胸内食管 - 胃弓下吻合术　192,315
胸内食管 - 胃颈部吻合术　192,315
胸内食管 - 胃吻合术　192,315
胸内血管内超声　209
胸片　361
胸前壁开放性损伤　188,203
胸腔闭式引流　85,300,361
胸腔闭式引流管调整术　192
胸腔闭式引流术　192,315
胸腔闭式引流术后　402
胸腔病损切除术　192,315
胸腔穿刺　193,361
胸腔穿刺术　192,315
胸腔恶性肿瘤　80
胸腔负压闭式引流　85
胸腔感染　80
胸腔鼓音　83
胸腔积液　80,297,359
胸腔积液△　78
胸腔积液胸 - 腹腔引流术　192
胸腔继发性恶性肿瘤　80
胸腔交界性肿瘤　80
胸腔结构根治性清扫术　315
胸腔镜检查　89,192,209,317
胸腔镜下肺病损切除术　192,315
胸腔镜下肺病损射频消融术　192
胸腔镜下肺病损氩氦刀切除术　192
胸腔镜下肺部分切除术　192,315
胸腔镜下肺大疱缝扎术　192
胸腔镜下肺大疱切除术　192
胸腔镜下肺动脉病损切除术　192
胸腔镜下肺动脉成形术　192
胸腔镜下肺段切除术　192

胸腔镜下肺活组织检查　192,315
胸腔镜下肺减容术　192
胸腔镜下肺内氩氦刀冷冻术　315
胸腔镜下肺内异物取出术　192
胸腔镜下肺切开引流术　192
胸腔镜下肺楔形切除术　192,315
胸腔镜下肺修补术　192
胸腔镜下肺叶部分切除术　192,315
胸腔镜下肺叶切除术　192,315
胸腔镜下肺肿瘤氩氦刀冷冻术　192
胸腔镜下复合肺叶切除术　192
胸腔镜下膈疝修补术　192
胸腔镜下开胸探查术　208
胸腔镜下肋骨切除术　192
胸腔镜下肋软骨切除术　192
胸腔镜下淋巴瘘修补术　192,315
胸腔镜下漏斗胸 NUSS 手术　192
胸腔镜下脓胸清除术　192
胸腔镜下全肺切除术　192,315
胸腔镜下全肺切除术伴纵隔淋巴结清扫术　192
胸腔镜下全肺切除术伴纵隔清扫术　315
胸腔镜下心包活组织检查　192,208,317
胸腔镜下心包切开引流术　192,208,303,315
胸腔镜下胸壁病损切除术　192,315
胸腔镜下胸导管瘘闭合术　192
胸腔镜下胸交感神经部分切除术　192
胸腔镜下胸廓畸形矫正术　192
胸腔镜下胸膜病变切除术　192
胸腔镜下胸膜固定术　192
胸腔镜下胸膜活组织检查　192,317
胸腔镜下胸膜活组织检查术　192
胸腔镜下胸腔探查术　192
胸腔镜下胸腔粘连松解术　192
胸腔镜下胸腔注气术　192
胸腔镜下胸腺病损切除术　192,315
胸腔镜下胸腺部分切除术　192,315
胸腔镜下胸腺扩大切除术　192,315
胸腔镜下胸腺切除术　192
胸腔镜下胸腺全部切除术　315
胸腔镜下血管修补术　192
胸腔镜下支气管病损切除术　192
胸腔镜下支气管结扎术　192
胸腔镜下支气管裂伤缝合术　192
胸腔镜下支气管切开异物取出术　192
胸腔镜下支气管袖式切除术　192
胸腔镜下支气管造口术　192
胸腔镜下止血术　192
胸腔镜下纵隔病损切除术　192,315
胸腔镜下纵隔淋巴结清扫术　192
胸腔镜中转开胸探查术　315
胸腔淋巴管瘤△　80
胸腔漏出液　80
胸腔内脊膜膨出修补术　186
胸腔内器官的良性肿瘤　80
胸腔内器官良性肿瘤△　80
胸腔内异物取出术　192
胸腔烧伤　80
胸腔损伤(操作中)　203
胸腔填充术　192
胸腔异常敲击音　83
胸腔引流　85

胸腔脏器损伤　262
胸腔粘连松解术　192
胸腔占位性病变　80
胸腔脂肪瘤　80
胸腔肿物　80
胸腔注气术　192
胸三角皮瓣术　300
胸上段食管恶性肿瘤　318
胸神经炎　124
胸式呼吸　83
胸锁关节病损切除术　315
胸锁关节滑膜破裂　262
胸锁关节脱位　80,188
胸锁关节炎　262
胸锁乳突肌缝合术　292
胸锁乳突肌肌皮瓣术　300
胸锁乳突肌先天性变形　51
胸痛　71,83,189
胸外心脏按压　348
胸下段食管恶性肿瘤　318
胸腺癌　80
胸腺病变切除术　192
胸腺病损切除术　315
胸腺部分切除术　192,315
胸腺恶性肿瘤病　318
胸腺发育不全　160
胸腺发育不全△　150
胸腺固定术　192,315
胸腺活组织检查　192,209,317
胸腺扩大切除术　192,315
胸腺良恶性未定肿瘤　307
胸腺淋巴管瘤　80
胸腺瘤　80,188
胸腺囊肿　80
胸腺囊肿△　370
胸腺切除术　192
胸腺切开探查术　192,315
胸腺区探查术　192,315
胸腺全部切除术　208,315
胸腺损伤　188,203
胸腺修补术　315
胸腺移植术　315
胸腺异位△　150
胸腺增生　188
胸腰段骨折　262
胸腰椎和骨盆及四肢骨折　262
胸腰椎间盘突出症△　233,256
胸腰椎间盘脱出症　262
胸腰椎脱位 T12/L1　262
胸语音　80,83
胸源性脊柱侧凸　262
胸中段食管恶性肿瘤　318
胸周围神经恶性肿瘤　307
胸主动脉部分切除伴人工血管置换术　208
胸主动脉覆膜支架腔内隔绝术　208
胸主动脉夹层　203
胸主动脉夹层动脉瘤开窗术　208
胸主动脉假性动脉瘤　203
胸主动脉瘤　203
胸主动脉瘤破裂　203
胸主动脉损伤　188,203
胸主动脉狭窄　203
胸主动脉血管内超声　208

胸主动脉造影　72,209
胸主动脉支架置入术　208
胸椎 Chance 骨折　262
胸椎闭合性脱位　262
胸椎病损切除术　315
胸椎不稳定　262
胸椎陈旧性骨折　262
胸椎多发骨折　262
胸椎多节段恶性骨肿瘤　262
胸椎多节段交界性骨肿瘤　262
胸椎恶性肿瘤　262
胸椎附件恶性骨肿瘤　262
胸椎附件交界性骨肿瘤　262
胸椎附件良性骨肿瘤　262
胸椎感染　262
胸椎骨髓炎　262
胸椎骨脱离　262
胸椎骨折　262
胸椎骨折 T1/T2　262
胸椎骨折 T3/T4　262
胸椎骨折 T5/T6　262
胸椎骨折 T7/T8　262
胸椎骨折 T9/T10　262
胸椎骨折 T11/T12　262
胸椎骨折伴脊髓损伤　262
胸椎骨折完全性脱位伴骨短缩　262
胸椎关节强硬　262
胸椎关节炎　262
胸椎管狭窄症　262
胸椎横突骨折　262
胸椎后方韧带复合体损伤△　238
胸椎后凸畸形　262
胸椎后纵韧带骨化症　262
胸椎黄韧带骨化　262
胸椎黄韧带骨化症△　262
胸椎肌腱端病　262
胸椎棘突骨折　262
胸椎棘突吻合　262
胸椎间盘创伤性破裂△　194
胸椎间盘钙化　262
胸椎间盘感染　262
胸椎间盘囊肿　262
胸椎间盘突出症　262
胸椎间盘脱出　262
胸椎间盘脱出症△　264
胸椎结核　262
胸椎开放骨折合并脊髓损伤　262
胸椎开放骨折合并脊髓损伤△　262
胸椎开放性脱位　262
胸椎良性肿瘤　262
胸椎脓肿　262
胸椎前移　262
胸椎术后　402
胸椎退行性病变　262
胸椎脱位　262
胸椎脱位 T1/T2　262
胸椎脱位 T2/T3　262
胸椎脱位 T3/T4　262
胸椎脱位 T4/T5　262
胸椎脱位 T5/T6　262
胸椎脱位 T6/T7　262
胸椎脱位 T7/T8　262
胸椎脱位 T8/T9　262

胸椎脱位 T9/T10　262
胸椎脱位 T10/T11　262
胸椎脱位 T11/T12　262
胸椎峡部骨折　262
胸椎压缩性骨折　262
胸椎椎板骨折　262
胸椎椎板切除减压术　315
胸椎椎弓骨折　262
胸椎椎间盘炎　262
胸椎椎体 + 附件恶性骨肿瘤　262
胸椎椎体 + 附件交界性骨肿瘤　262
胸椎椎体 + 附件良性骨肿瘤　262
胸椎椎体爆裂骨折　262
胸椎椎体恶性骨肿瘤　262
胸椎椎体后缘骨内软骨结节　262
胸椎椎体后缘离断　262
胸椎椎体交界性骨肿瘤　262
胸椎椎体良性骨肿瘤　263
胸椎椎体压缩骨折△　262
雄激素不敏感综合征　151
雄激素合成与作用障碍△　144
雄激素类及其促组成代谢的同类药中毒△
　408
雄激素类及其合成的同类药中毒　408
雄激素性脱发　381
雄激素依赖综合征　381
休克　69,203,297,359
休里茨综合征　381
休门病　263
休息痛　271
休息痛△　246
休止期脱发　381
修复体脱落　51
修复因子　320
修正性内镜鼻窦手术　36
修正性人工耳蜗植入术　36
袖管骨折　263
溴吡斯的明中毒　408
溴丙烷中毒　408
溴酚蓝染色　301
溴甲烷中毒　408
溴氰菊酯中毒　62
须部假性毛囊炎　381
须癣　381,417
虚构　397
虚弱　402
虚脱　71
虚无妄想　397
许勒位　59
许莫结节　263
许特尔细胞甲状腺瘤　151
许特尔细胞腺瘤　151
许旺细胞△　180
序列拔牙　58
嗅沟脑膜瘤　180
嗅觉倒错　32
嗅觉过敏　32
嗅觉检查　38
嗅觉减退　32
嗅觉减退 - 鼻眼发育不全 - 低促性腺激素性
　腺功能减退综合征　151
嗅觉缺失 - 性腺功能减退征　151
嗅觉丧失　32

嗅球恶性肿瘤　180,307
嗅神经恶性肿瘤　180,307
嗅神经母细胞瘤　30
悬雍垂恶性肿瘤　30
悬雍垂恶性肿瘤△　41
悬雍垂腭咽成形术　36
悬雍垂肥大△　41
悬雍垂缝合术　36
悬雍垂过长　32
悬雍垂继发恶性肿瘤　30
悬雍垂继发恶性肿瘤△　41
悬雍垂良性肿瘤　30
悬雍垂良性肿瘤△　41
悬雍垂裂　32,51
悬雍垂囊肿△　41
悬雍垂切除术　36
悬雍垂切除术△　309
悬雍垂 - 软腭 - 咽成形术　292
悬雍垂息肉△　41
悬雍垂下垂　32
旋后肌综合征　263
旋毛虫病　381,417
旋前圆肌综合征　124
旋转截骨术　300
旋转皮瓣术　300
旋转皮瓣移植术　58,292
旋转斜视　15
旋转试验　38
旋转皮瓣　300
旋转推进术　300
旋转治疗　320
选色　58
选择性 IgA 缺乏症　381
选择性 IgA 缺陷△　381
选择性垂体甲状腺激素抵抗综合征　151
选择性宫内生长受限　346
选择性海马杏仁核切除术　186
选择性激光小梁成形术　21
选择性脊神经后根切断术　186
选择性缄默　397
选择性减胎术(氯化钾等药物)　348
选择性减胎术(脐带结扎)　348
选择性减胎术(射频)　348
选择性减胎术(双极电凝)　348
选择性减胎术(微波)　348
选择性迷走神经切断术　173
选择性免疫球蛋白缺陷　160
选择性剖宫产术的单胎分娩　346
选择性神经根封闭(诊断 / 治疗)　286
选择性肾动脉造影[术]　223
选择性遗忘　397
癣　417
癣菌性肉芽肿　381
癣菌疹　381
眩晕　30,71
学步延迟　402
学习技能发育障碍　393
学校恐惧症　393
学语延迟　402
血卟啉病　124
血卟啉病性周围神经病△　110
血补体过少性血管炎　263
血常规检查　162
血沉　131

血鼓室　30
血管病损切除术　192
血管成形术　186
血管电损伤　297
血管梗塞性肾切除　215
血管构筑　180
血管骨肥大综合征　381
血管环　203
血管活性肠肽瘤　151
血管活组织检查　38,223,317
血管肌纤维母细胞瘤　263
血管继发恶性肿瘤　203
血管角化瘤　381
血管紧张素反应缺乏症△　141
血管紧张素受体抑制剂中毒　359
血管紧张素转化酶抑制剂中毒　408
血管痉挛　203
血管淋巴管瘤　15,203
血管淋巴样增生伴嗜酸粒细胞增多　378
血管瘤　30,180,203,263,289,359,381
血管瘤病　263
血管瘤型脑膜瘤　181
血管瘤样纤维组织细胞瘤　263
血管瘤硬化剂注射治疗　387
血管瘤注射术　292
血管梅毒　381
血管迷走性晕厥　69,124
血管免疫母细胞性 T 细胞淋巴瘤　160
血管免疫母细胞性淋巴结病　160
血管母细胞瘤　181
血管母细胞瘤△　263
血管内大 B 细胞淋巴瘤　381
血管内近距离放射治疗　223,320
血管内膜肉瘤　263
血管内皮瘤　263
血管内皮瘤病　381
血管内皮瘤病△　198
血管内溶血　160
血管内乳头状血管内皮瘤　381
血管内神经外科　186
血管内压增高性紫癜　381
血管内支架　186
血管内治疗　186
血管内中心性淋巴瘤　124
(血管)黏液瘤△　374
血管平滑肌瘤　263
血管破裂(操作中)△　404
血管前置　346
血管球瘤　203,381
血管球瘤病　263
血管肉瘤　181,263
血管肉瘤△　263
血管神经性水肿　124
血管损伤△　201
血管通路感染　136
血管通路血栓形成　136
血管外皮细胞瘤　181,381
血管外溶血　160
血管外周细胞瘤　263
血管网织细胞瘤　181
血管网状细胞瘤　124,181
血管萎缩性皮肤异色病　381
血管性痴呆　124,393

血管性耳鸣 30
血管性疾患激光治疗 387
血管性间歇性跛行 263
血管性帕金森综合征 124
血管性认知功能障碍 124
血管性认知损害 397
血管性认知障碍 393
血管性认知障碍△ 124
血管性声带炎 30
血管性水肿 381
血管性水肿型药疹 381
血管性头痛 121
血管性血友病 160
血管性阳痿 215
血管修补术 192
血管血压 89
血管炎 124,203
血管炎△ 79
血管炎肺损害 80
血管炎相关神经病 124
血管运动性鼻炎 80
血管运动性肾病 215
血管杂音 263,271
血管造影线样征 131
血管张力 89
血管脂肪瘤 181,263,381
血管置换术后状态 203
血管中心型胶质瘤 181
血管中心性 T 细胞淋巴瘤△ 124
血管组织活检 209
血汗症 381
血红蛋白 C 病 160
血红蛋白 D 病 160
血红蛋白 E 病 160
血红蛋白 H 病 160
血红蛋白 lepore 综合征 160
血红蛋白 M 病 160
血红蛋白 S-β 珠蛋白生成障碍性贫血 160
血红蛋白 S 病△ 117
血红蛋白病 80,359
血红蛋白电泳测定 162
血红蛋白尿 138,297
血红蛋白性骨坏死 263
血红蛋白氧饱和度 89
血红蛋白氧含量 89
血红蛋白氧容量 89
血浆 6- 酮 - 前列腺素 F1 a（6-keto-PGF1 a ）测定 162
血浆 D- 二聚体测定 162
血浆代用品中毒 409
血浆蛋白 C 活性测定 162
血浆二氧化碳总量 89
血浆灌流 137
血浆抗凝血酶活性测定 162
血浆硫酸鱼精蛋白副凝固试验 162
血浆内皮素 -1（endothelin, ET-1）测定 162
血浆凝血酶 - 抗凝血酶复合物测定 162
血浆凝血酶调节蛋白抗原（thrombomodulin antigen）测定 162
血浆普通肝素和低分子肝素定量测定 162
血浆容量缺失 156
血浆渗透压间隙 89
血浆吸附 137

血浆纤溶酶原活性测定 162
血浆纤维蛋白(原)降解产物测定 162
血浆因子 Ⅱ、Ⅴ、Ⅶ、Ⅹ 促凝活性测定 162
血浆因子Ⅷ、Ⅸ、Ⅺ、Ⅻ促凝活性测定 162
血浆因子 Ⅹ a 抑制试验 162
血浆游离肝素时间 / 甲苯胺蓝纠正试验 162
血浆置换 85,137,160,361
血浆组织因子活性测定 162
血精 215
块收缩 162
血量减少痣 375
血流储备分数检查 72
血流感染 80
血流量 89
血尿 138,297,360
血尿、蛋白尿 138
血尿代谢筛查 131
血(尿)游离轻链定量 162
血疱 161
血气 89
血气分析 89,301
血气胸 80
血清病神经病 124
血清反应阳性的类风湿性关节炎 263
血清反应阴性的类风湿性关节炎 263
血清反应阴性关节炎△ 263
血清反应阴性脊柱关节炎△ 263
血清反应阴性幼年型多关节炎 263
血清过敏性休克 409
血清免疫球蛋白定量 162
血清性关节炎 263
血清阳性的类风湿性关节炎△ 263
血清阴性脊柱关节病 263
血清阴性脊柱关节病△ 263
血容积 89
血容量减少 156
血容量缺失 156
血色病 160
血色素沉着型关节病 263
血色素沉着型关节病△ 253
血栓 160
血栓闭塞性脉管炎 203,381
血栓闭塞性血管炎△ 203,381
血栓溶解 160
血栓栓塞 160
血栓栓塞性疾病(深静脉血栓)△ 254
血栓栓塞性疾病 326
血栓外痔剥离术 173
血栓形成 124
血栓形成后综合征 381
血栓形成倾向 160
血栓性静脉炎 203,381
血栓性内痔 104
血栓性外痔 104
血栓性微血管病 263
血栓性微血管病肾损害 136
血栓性血小板减少性紫癜 381
血栓性血小板减少性紫癜肾损害 136
血栓性痔 104
血痰△ 32
血糖升高△ 156
血糖水平升高 156

血铁质沉着性青光眼 15
血透后失衡综合征 156
血吸虫病 417
血吸虫病性肝硬化 104,417
血吸虫卵肉芽肿 417
血吸虫性肝炎 104,417
血吸虫性肝硬化 104
血吸虫性门脉高压 104
血小板分离置换法 162
血小板减少 318
血小板减少及无桡骨综合征 263
血小板减少性紫癜 359,381
血小板减少性紫癜眼底改变 15
血小板聚集试验 162
血小板黏附试验 162
血小板无力症 160
血小板相关抗体特性检测技术 162
血小板相关免疫球蛋白测定 162
血小板荧光免疫检验法 162
血行播散型肺结核 80,417
血行性迷路炎 30
血性精液 215
血性脑脊液 131
血性痰 32,83
血性心包积液△ 68
血性胸水 80,359
血胸 80
血压 83
血压晨峰现象 69
血压值上升 71
血氧饱和度 50% 时的氧分压 89
血氧饱和度 89
血氧含量 89
血氧容量 89
血液灌流 85,137
血液净化 85
血液净化疗法 300
血液滤过 85,137,361
血液透析 62,85,137,300
血液透析滤过 137
血液吸附 137
血液性缺氧 80
血液制品中毒 409
血友病 160
血友病 A 160
血友病 B 160
血友病甲△ 160
血友病性关节病 263
血友病乙△ 160
血源性肝脓肿 104
血源性跟骨骨髓炎 263
血源性呼吸困难 32
血源性椎间隙感染 263
血紫质症△ 124,363
寻常痤疮(轻度) 381
寻常狼疮 381
寻常性狼疮△ 381
寻常疣 381
荨麻疹 381
荨麻疹△ 363
荨麻疹型药疹 359,381
荨麻疹性血管炎 381
循环衰竭△ 69,204,360

循环性缺氧 80
蕈样霉菌病 160
蕈样肉芽肿△ 383

Y

压扁鼻 51
压扁胎△ 347
压疮 164,381,402
压疮性溃疡 51
压腹试验 131
压颈动脉窦 131
压颈试验 38
压力波形 89
压力触发 85
压力调节容积控制通气 85
压力放大 85
压力辅助 - 控制通气 85
压力辅助通气 85
压力监测 89
压力控制间歇指令通气 85
压力控制通气 85
压力控制同步间歇指令通气 85
压力控制同步间歇指令通气加压力支持通
  气 85
压力坡度 89
压力 - 容积波形 89
压力限制 85
压力限制流量转换 85
压力限制时间转换 85
压力限制通气 85
压力限制压力转换 85
压力型体积描记仪 89
压力性尿失禁悬吊术 223
压力性荨麻疹 381
压力性脂膜炎 381
压力支持通气 85
压力支持通气撤机法 85
压力转换 85
压迫性肺不张 80
压迫性脊髓病 124
压迫性脊髓症 263
压迫性荨麻疹△ 381
压迫性跖痛症 263
压缩骨折 263
压缩容积指数 89
牙拔除术 58
牙本质发育不良△ 51
牙本质发育不全 51
牙本质钙化不全 52
牙本质过敏症 52
牙本质过敏[症]△ 52
牙本质瘤 52
牙本质龋 52
牙本质生成不全△ 52
牙变色 52
牙病理性吸收 52
牙病理性移位 52
牙槽病损切除术 58
牙槽部分切除术 58
牙槽成形术 58
牙槽出血 52
牙槽骨骨尖 52

牙槽骨骨炎△ 52
牙槽骨骨疣 52
牙槽骨骨折 52
牙槽骨骨折闭合性复位固定术 58
牙槽骨骨折切开复位内固定术 58
牙槽骨切除术 58
牙槽骨轻度缺损 52
牙槽骨缺损 52
牙槽骨修整术 58
牙槽骨炎 52
牙槽骨中度缺损 52
牙槽骨重度缺损 52
牙槽嵴垂直向骨缺损 52
牙槽嵴裂△ 51
牙槽嵴水平向骨缺损 52
牙槽嵴延展术 58
牙槽嵴增大 52
牙槽嵴增高术 58
牙槽良性肿瘤 52
牙槽裂 52
牙槽脓肿 52
牙槽切开术 58
牙槽神经探查术 58
牙槽神经吻合术 58
牙槽突不齐 52
牙槽突切除术 58
牙槽突萎缩 52
牙槽突隐裂 52
牙槽窝出血 52
牙槽正中囊肿 52
牙槽植骨成形术 58
牙成釉细胞瘤 52
牙齿迟萌△ 40
牙齿大小和形状异常 52
牙齿色素沉着△ 296
牙齿松动[度] 52
牙齿楔状缺损 52
牙齿早萌△ 54
牙齿折断 50
牙齿震荡△ 53
牙发育不全△ 51
牙根拔除术 58
牙根残留拔除术 58
牙根发育不良 52
牙根敏感 52
牙根囊肿 30
牙根囊肿△ 53
牙根外吸收 52
牙根滞留 52
牙弓关系异常 52
牙弓中线偏离 52
牙垢 52
牙骨粘连△ 42
牙骨质发育不全症 52
牙骨质化纤维瘤 30
牙骨质化纤维瘤△ 53
牙骨质瘤 52
牙骨质龋 52
牙骨质撕裂 52
牙骨质增生 52
牙关紧闭 54
牙冠延长术 58
牙过度磨损 52

牙颌面畸形 52
牙 - 甲发育不全伴秃发 381
牙 - 甲 - 皮肤发育不良 382
牙尖高度 59
牙尖交错牙合 59
牙尖交错位 59
牙尖斜度 59
牙颈部龋 52
牙菌斑控制 58
牙科药物中毒 406
牙列不齐 52
牙列间隙 52
牙列缺失 52
牙列缺损 52
牙列拥挤 52
牙邻面磨耗△ 45
牙瘤 52
牙 - 毛 - 甲 - 指 - 掌综合征 382
牙萌出前冠内病损 52
牙萌出障碍 52
牙面功能异常 52
牙面上沉积物 52
牙磨耗 52
牙磨损△ 52
牙内钉 58
牙内 - 骨内种植体 58
牙内吸收 52
牙内陷 52
牙内源性着色 52
牙旁囊肿 52
牙钳拔牙 58
牙生长不全 52
牙石 54
牙石指数 59
牙酸蚀症 52
牙髓变性 52
牙髓变性△ 52
牙髓充血 52
牙髓钙化 52
牙髓钙化△ 52
牙髓和根尖周组织疾病 52
牙髓化生 52
牙髓坏疽 52
牙髓坏死 52
牙髓脓肿 52
牙髓腔异常 52
牙髓切断术 58
牙髓失活 58
牙髓石 52
牙髓塑化治疗 58
牙髓网状萎缩 52
牙髓息肉 54
牙髓纤维性变 52
牙髓炎 52
牙髓炎△ 45
牙髓异常硬组织形成 52
牙髓摘除[术] 58
牙髓治疗并发症 52
牙碎片△ 39
牙体缺损 52
牙痛 54
牙脱位 52
牙外吸收△ 52

牙外源性着色 52
牙完全脱位 52
牙下沉 52
牙形成障碍 52
牙移位 52
牙移位软组织损害 52
牙异位 52
牙龈按摩 58
牙龈白斑 52
牙龈病切除术 58
牙龈成形术 58
牙龈出血 54,161
牙龈出血指数 59
牙龈恶性肿瘤 30,52
牙龈肥大 52
牙龈缝合术 58
牙龈和无牙区牙槽嵴疾患 52
牙龈黑斑 52
牙龈化脓性肉芽肿 52
牙龈继发恶性肿瘤 52
牙龈交界性肿瘤 52
牙龈结核 52
牙龈开放性损伤 52
牙龈溃疡 52
牙龈良性肿瘤△ 52
牙龈裂伤 52
牙龈瘤 52,382
牙龈瘤△ 51
牙龈瘘管 52
牙龈囊肿 52
牙龈脓肿 52
牙龈脓肿切开术 58
牙龈退缩 52
牙龈外伤△ 52
牙龈外伤性缺损△ 52
牙龈息肉 52
牙龈纤维瘤病 52
牙龈纤维瘤病 - 多毛症△ 53,382
牙龈纤维瘤病 - 多毛综合征 382
牙龈颜色异常 52
牙龈增生 52
牙龈指数 59
牙龈肿物 52
牙隐裂 52
牙硬组织萌出后颜色改变 52
牙釉质发育不全△ 53
牙釉质龋 52
牙源性钙化囊性瘤△ 52
牙源性钙化囊肿 52
牙源性钙化上皮瘤 52
牙源性颌骨病损切除术 58
牙源性角化囊性瘤△ 52
牙源性角化囊肿 52
牙源性鳞状细胞瘤 52
牙源性面部皮肤瘘△ 52
牙源性面部皮肤瘘管 52
牙源性囊肿 30,52
牙源性黏液瘤 53
牙源性上皮性肿瘤 53
牙源性透明细胞瘤 53
牙源性纤维瘤 53
牙源性纤维肉瘤 53
牙源性腺样瘤 53

牙源性肿瘤 53
牙粘连 53
牙折 53
牙折裂△ 53
牙震荡 53
牙中牙 53
牙种植非特异性并发症 53
牙种植术 58
牙种植体骨结合丧失 53
牙种植体骨结合失败 53
牙种植体机械并发症 53
牙种植体上部结构的安装与调整 53
牙种植体周围黏膜炎 53
牙种植体周围黏膜增生 53
牙种植修复后随访 53
牙种植修复体的安装与调整 53
牙周变性△ 53
牙周病 53
牙周病拔牙后软硬组织损害 53
牙周病指数 59
牙周创伤 53
牙周袋 59
牙周翻瓣术 58
牙周巨细胞肉芽肿 53
牙周膜浸润麻醉 58
牙周脓肿 53
牙周塞治术 58
牙周萎缩 53
牙周牙髓联合病变 53
牙周牙髓联合治疗 58
牙周牙髓综合征 53
牙周再附着 58
牙周指数 59
芽生菌病 359,382,417
芽生菌样脓皮病 382
芽生菌性脓皮病 417
芽生菌性皮炎 417
雅库综合征△ 249
雅司病 417
雅司病初发损害 417
雅司病角化过度 417
亚氨基二苯乙烯类中毒 409
亚氨基甘氨酸尿症△ 143
亚低温治疗 361
亚急性包涵体脑炎 417
亚急性泛发性扁平苔藓 382
亚急性非化脓性甲状腺炎 151
亚急性肝衰竭 104,359,417
亚急性肝炎 359
亚急性感觉神经元病△ 124
亚急性感觉神经元病 124
亚急性感染性心内膜炎 69,359
亚急性感染性心内膜炎肾损害 136
亚急性骨髓炎 263
亚急性冠状动脉支架内血栓形成 69
亚急性海绵状脑病 124
亚急性和慢性类鼻疽 417
亚急性虹膜睫状体炎 15
亚急性坏死性脊髓炎 124
亚急性坏死性淋巴结炎 359
亚急性坏死性脑病 124
亚急性坏死性脑脊髓病 124
亚急性或慢性感觉运动神经病 124

亚急性脊髓后侧索综合征 124
亚急性脊髓联合变性病△ 114
亚急性脊髓损伤 263
亚急性甲状腺炎 30,151
亚急性结节性游走性脂膜炎 382
亚急性酒精性肝衰竭 104
亚急性巨细胞型甲状腺炎 151
亚急性巨细胞性甲状腺炎△ 151
亚急性咳嗽 80
亚急性阑尾炎 104
亚急性类鼻疽 417
亚急性皮肤红斑狼疮 382
亚急性肉芽肿型甲状腺炎 151
亚急性肉芽肿性甲状腺炎△ 151
亚急性肾小管间质肾病 136
亚急性粟粒性肺结核 80
亚急性外阴炎 326
亚急性外阴阴道炎 326
亚急性细菌性心内膜炎 69,359
亚急性细菌性心内膜炎肾损害 136
亚急性小脑变性 124
亚急性血行播散型肺结核 80,417
亚急性药物性肺疾病 80
亚急性胰腺炎 104
亚急性硬化性全脑炎 124,359,417
亚急性重型病毒性肝炎 104,359
亚急性重型肝炎 104
亚急性重型戊型肝炎 104
亚急性重型乙型病毒性肝炎△ 104
亚急性重型乙型肝炎 104
亚甲基蓝试验 131
亚 - 莱综合征 263
亚 - 莱综合征△ 241
亚临床电发作发放 131
亚临床甲状腺功能减退 151
亚临床甲状腺功能亢进症 151
亚临床库欣综合征 151
亚临床卒中 124
亚硫酸盐氧化酶缺乏△ 151
亚硫酸盐氧化酶缺乏症 151
亚麻肺 80
亚麻清铲工病△ 80
亚脱位△ 39,226
亚硝酸化学伤 409
亚硝酸盐中毒 124,409
亚致死损伤 320
亚致死损伤修复 320
氩等离子体凝固术 85
氩激光瞳孔成形术 21
咽、喉、鼻腔血管瘤 30
咽白喉 30
咽瘢痕性狭窄 30
咽闭锁 30
咽扁桃体恶性肿瘤 30
咽扁桃体环恶性肿瘤△ 50
咽扁桃体继发恶性肿瘤 30
咽部病损激光烧灼术 36
咽部病损切除术 36
咽部出血 32
咽部感觉减退 32
咽部活组织检查 317
咽部交界性肿瘤 30
咽部淋巴结肿大 30

咽部脓肿切开引流术 36
咽部切开探查术 36
咽部血管瘤 30
咽部肿物 30
咽部灼伤 30
咽侧壁炎性肿物 359
咽成形术 36,58
咽挫伤 30
咽淀粉样变性 30
咽恶性肿瘤 30
咽腭弓延长成形术 58,292
咽鼓管癌 30
咽鼓管成形术 36
咽鼓管吹张法 38
咽鼓管恶性肿瘤 53
咽鼓管功能不良 30
咽鼓管继发恶性肿瘤 30
咽鼓管开放症△ 30
咽鼓管开口恶性肿瘤 53
咽鼓管梅毒 382
咽鼓管球囊扩张术 36
咽鼓管探查术 36
咽鼓管异常开放症 30
咽喉部干燥紧缩感 189
咽喉挫伤 30
咽喉反流△ 97
咽喉挤压伤△ 25
咽喉继发恶性肿瘤 30
咽喉镜引导气管插管 85
咽喉溃疡 30
咽喉食管全切除术 36
咽喉食管全切除咽胃吻合术 36
咽喉炎 30
咽喉疣 382
咽后壁瓣 58
咽后壁恶性肿瘤 30
咽后壁脓肿△ 359
咽后壁修补术 36
咽后和咽旁脓肿 359
咽后继发恶性肿瘤 30
咽后间隙感染 53
咽后脓肿 359
咽化学性烧伤△ 30
咽肌痉挛 30
咽肌麻痹 30
咽继发恶性肿瘤 30
咽角化症 30
咽结膜热 15,30
咽开放性损伤 30
咽扩张术 36
咽良性肿瘤 30
咽瘘缝合术 36
咽瘘切开引流术 36
咽瘘修补术 36
咽麻痹 30
咽门扁桃体恶性肿瘤 53
咽囊囊肿△ 29
咽囊肿 30
咽内异物 30
咽念珠菌感染 417
咽脓肿 30
咽病损切除术 36
咽旁间隙病损切除术 36

咽旁间隙感染△ 30,53
咽旁间隙感染伴脓肿 53
咽旁间隙结缔组织良性肿瘤 53
咽旁间隙肿物△ 359
咽旁颞下良性肿瘤 30
咽旁脓肿 30,53,359
咽旁脓肿引流术 36
咽旁隙感染 30,53
咽憩室 30
咽憩室切除术 36
咽切开术 36
咽 - 食管瘘切除术 36
咽神经症 30
咽撕裂缝合术 36
咽痛 32,53,54
咽峡炎 30
咽下部囊肿 30
咽腺型土拉菌病 30
咽炎 30,80
咽衣原体感染 417
咽异感症 104
咽异物感 32
咽隐窝恶性肿瘤 30
咽隐窝恶性肿瘤△ 45
咽原位癌 30
咽真菌病 30,417
咽中线隐窝囊肿 30
烟斑 53
烟草尘(Shafer's 征) 19
烟草的有害使用 393
烟草的有害使用△ 393
烟草和尼古丁的毒性效应△ 407
烟草急性中毒 393
烟草戒断状态 393
烟草控制 85
烟草使用障碍 393
烟草所致的残留性和迟发性精神病性障碍 393
烟草所致的残留性和迟发性精神障碍 409
烟草所致的精神病性障碍 393
烟草所致的精神和行为障碍 393
烟草所致的精神障碍 409
烟草所致的遗忘综合征 393
烟草依赖 80
烟草依赖综合征 393
烟草中毒 409
烟草中毒性弱视 15
烟碱性口炎 53
烟酸缺乏△ 141
烟酸缺乏性脑病 124
烟酸中毒 409
烟雾病 124,181
淹死△ 407
延迟 131
延迟复苏 297
延迟时间 85
延迟性急性刺激性接触性皮炎 382
延缓性排泄性尿路造影[术] 223
延髓出血 181
延髓出血 124
延髓恶性肿瘤 181,307
延髓脊髓空洞症 124
延髓脊髓性肌萎缩△ 114

延髓交界性肿瘤 181
延髓空洞症 124
延髓脓肿 124
延髓束切断术 186
严重 β 型地中海贫血 359
严重 ALA 脱水酶缺乏症 160
严重产后出血△ 346
严重腹痛伴腹部强直 104
严重骨质疏松伴骨痛 263
严重骨质疏松症 151
严重急性呼吸综合征 80,417
严重慢性活动性 EB 病毒感染 417
严重尿道下裂 289
严重性产后出血 346
严重应激反应 393
严重营养不良 151
严重肿胀 263,271
言语重复 393
言语含糊不清 32
言语和语言发育障碍 393
言语和语言发育障碍△ 402
言语急促杂乱 397
言语困难 402
言语模仿 396
言语贫乏 397
言语迫促 397
言语识别率 38
言语障碍 402
言语治疗 403
岩骨脑膜瘤 181
岩骨斜坡脑膜瘤 181
岩尖综合征 32
岩斜区病灶切除术 186
岩藻糖苷沉积症△ 151,382
岩藻糖苷贮积病 382
岩藻糖苷贮积症 151
岩藻糖苷贮积症△ 382
岩锥炎 30
炎性肠病性关节炎△ 227
炎性肠病性脊柱关节病△ 263
炎性多关节病 263
炎性多关节病△ 230
炎性多神经病 124
炎性根旁囊肿 53
炎性和中毒性神经病 124
炎性肌病 263
炎性肌病△ 266
炎性肌纤维母细胞瘤△ 263
炎性脊柱关节病 263
炎性脊椎病 263
炎性脊椎病△ 241
炎性假瘤 15
炎性肉芽肿 263
炎性乳腺癌 164
炎性水肿 298
炎性线状疣状表皮痣 382
炎症后白斑症 382
炎症后肺间质纤维化△ 75
炎症后色素沉着 382
炎症性肌纤维母细胞性肿瘤 263
炎症性损毁肺 80
盐丢失性先天性肾上腺增生 151
盐和水缺失引起的中暑虚脱 409

盐皮质激素抵抗综合征 151
盐缺失引起的中暑衰竭 409
盐水和渗透性轻泻剂中毒 62
盐酸化学灼伤 409
盐酸烧伤 297
颜面瘢痕切除松解人工真皮移植术 300
颜面瘢痕切除松解脱细胞真皮自体皮移植术 300
颜面瘢痕切除松解自体大张皮片移植术 300
颜面不对称 53
颜面部瘢痕挛缩 297
颜面部移植皮瓣坏死 53
颜面疱疹△ 371
颜面缺损△ 42
颜面粟粒性狼疮 382
颜面萎缩症 124
颜面再发性皮炎 382
眼阿米巴病 15
眼白化病 15,151
眼表重建术 21
眼表恶性新生物 15
眼表刮片细胞学检查 22
眼表良性肿瘤 15
眼表浅脓肿切开引流术 21
眼表印迹细胞学检查 22
眼表转移性肿瘤 15
眼部超声 22
眼部冷冻治疗 21
眼部伤口裂开 15
眼部神经鞘瘤 307
眼部手术后继发性青光眼 15
眼部手术后青光眼△ 15
眼部胀痛 32
眼部照相 22
眼部真菌病 382
眼部肿瘤继发青光眼 15
眼挫伤 15
眼带状疱疹 15
眼袋 15
眼袋切除术 292
眼胆固醇结晶沉着症△ 2
眼的产伤 15
眼底出血 15
眼底缺损 15
眼底筛查 361
眼电图 22
眼电图异常 15
眼动脉动脉瘤 307
眼动脉瘤 15,124
眼动脉瘤破裂 124
眼动脉缺血 15
眼动脉狭窄 15
眼动脉血流 22
眼恶性肿瘤 15
眼-耳郭发育不全 15
眼-耳-肾综合征△ 132,226
眼发育不全 15
眼发育不全 15
眼干燥症 15
眼弓形虫病 417
眼弓形体病 15
眼硅胶排斥反应 15
眼和耳疾患的特殊筛查 15

眼和耳疾患家族史 15
眼和附器部位腐蚀伤 15
眼和附器部位化学性烧伤△ 406
眼和附器部位烧伤 15
眼和附器操作后疾患 15
眼和附器复合性恶性肿瘤的损害 15
眼和附器疾患 15
眼和附器交搭跨越恶性肿瘤的损害 15
眼和眶的损伤 15
眼和眶损伤后遗症 15
眼和眶损伤后遗症△ 402
眼和视力检查 15
眼红 19
眼化学性烧伤伴有眼球破裂和破坏 297
眼肌麻痹伴房室阻滞△ 116
眼肌麻痹型偏头痛 124
眼肌麻痹综合征△ 116
眼肌纤维化 15
眼疾患特殊筛查 15
眼继发恶性肿瘤 15
眼检查 15
眼睑白斑 15
眼睑瘢痕 297
眼睑瘢痕畸形 15
眼睑瘢痕切除术 292
眼睑瘢痕松解术 292
眼睑(包括眦)恶性黑色素瘤 15
眼睑(包括眦)黑素细胞痣△ 15
眼睑(包括眦)皮肤恶性肿瘤 15
眼睑(包括眦)皮肤良性肿瘤 15
眼睑(包括眦)皮肤原位癌 15
眼睑(包括眦)色素痣 15
眼睑(包括眦)原位黑色素瘤 15
眼睑板层重建术 292
眼睑闭合不全 15
眼睑闭合不全△ 295
眼睑闭锁 15
眼睑变应性皮炎 15
眼睑病损板层切除术 292
眼睑病损切除术 292,387
眼睑病损全层切除术 292
眼睑充血 19
眼睑出血 15
眼睑挫伤 15
眼睑带状疱疹 15
眼睑丹毒 417
眼睑倒睫 15
眼睑的非感染性皮肤病 15
眼睑淀粉样变性 15
眼睑多毛症 15
眼睑恶性肿瘤 15
眼睑发育不全 15
眼睑非全层伴睑缘重建术 292
眼睑非全层裂伤修补术 292
眼睑分裂痣 15
眼睑分裂痣切除游离植皮术 21
眼睑缝合术 292
眼睑缝线去除 292
眼睑干皮病 15
眼睑和眼周区挫伤 15
眼睑和眼周区开放性伤口 15
眼睑和眼周区烧伤 15
眼睑黑变病 15

眼睑黑色素瘤 15
眼睑红斑狼疮 15
眼睑化学烧伤 15
眼睑坏死 15
眼睑黄褐斑 15
眼睑黄色瘤 15,307
眼睑肌麻痹 15
眼睑肌阵挛△ 124
眼睑肌阵挛发作 124
眼睑基底细胞癌 15
眼睑疾患 15
眼睑角化病 15
眼睑角化棘皮瘤 15
眼睑疖肿 15
眼睑接触性皮炎 15
眼睑结膜睑板移植重建术 292
眼睑结膜裂伤缝合术 21
眼睑睫毛缺损 15
眼睑睫毛缺损△ 295
眼睑痉挛 15
眼睑痉挛△ 115
眼睑眶隔脂肪增多症 151
眼睑良性肿瘤 15
眼睑裂伤 15
眼睑裂伤伴泪小管断裂 15
眼睑裂伤缝合术 292
眼睑裂伤累及提上睑肌 15
眼睑裂伤累及眦角 15
眼睑鳞状细胞癌 15
眼睑瘘 15
眼睑囊肿 15
眼睑内翻睑轮匝肌重叠修补术 292
眼睑内翻矫正术 292
眼睑脓肿 15,417
眼睑皮肤裂伤 289
眼睑皮肤松弛症 15
眼睑皮肤松弛症△ 382
眼睑皮下淤血 15
眼睑皮炎 15
眼睑皮脂腺癌 15
眼睑皮脂腺囊肿 15
眼睑全层伴睑缘重建术 292
眼睑全层及睑缘裂伤修补术 292
眼睑全层裂伤 289
眼睑全层裂伤修补术 292
眼睑全层重建术 292
眼睑缺损 15
眼睑缺损△ 14,295
眼睑热烧伤 15
眼睑肉芽肿 15
眼睑乳头状瘤 15
眼睑色素痣 15
眼睑烧伤 15,297
眼睑湿疹性皮炎 15
眼睑手术后畸形 53
眼睑蜀黍红斑 151
眼睑术后畸形 53
眼睑水肿 15,19
眼睑撕裂伤累及泪道 15
眼睑松弛症 382
眼睑退缩 16
眼睑外翻矫正伴睑重建术 292
眼睑外翻矫正术 292

眼睑外翻楔形切除修补术　292
眼睑萎缩　16
眼睑细胞组织增生症　16
眼睑小病损切除术　292,387
眼睑新生物　16
眼睑血管畸形　16
眼睑血管瘤　16
眼睑血肿　16
眼睑炎性假瘤　16
眼睑炎症　16
眼睑异物　16
眼睑硬皮病　16
眼睑疣　16
眼睑淤血　16
眼睑原位癌　307
眼睑粘连性瘢痕　16
眼睑脂肪填充术　21
眼睑植入材料暴露　16
眼睑肿物切除术　21
眼睑肿物切除整形术　21
眼浆细胞瘤　16
眼结核　16
眼开放性损伤后遗症　402
眼科药物和化学制剂中毒　409
眼眶病损切除术　315
眼眶出血　16
眼眶淀粉样变性　16
眼眶动静脉畸形　16
眼眶动脉畸形　16
眼眶恶性骨肿瘤　16
眼眶恶性肿瘤△　8
眼眶复合性骨折　16
眼眶骨膜炎　16
眼眶骨髓炎　16
眼眶骨折术后感染　16
眼眶贯通伤后残留(陈旧性)异物　16
眼眶畸胎瘤　16
眼眶畸形　16
眼眶急性炎症　16
眼眶疾患　16
眼眶寄生虫病　16,417
眼眶减压术　21
眼眶浆液性囊肿　16
眼眶结核　16
眼眶结节病　16
眼眶静脉曲张　16
眼眶良性肿瘤　16
眼眶淋巴瘤　16
眼眶慢性炎性疾患　16
眼眶梅毒　16
眼眶囊肿　16
眼眶脑膜膨出　16
眼眶内脓肿　16
眼眶内肉芽肿　16
眼眶脓肿　417
眼眶肉芽肿△　16
眼眶软组织挫伤　16
眼眶水肿　16
眼眶外伤　16
眼眶萎缩　16
眼眶先天性畸形　16
眼眶血管恶性肿瘤　16
眼眶血管良性肿瘤　16

眼眶血管炎　16
眼眶炎性假瘤　16
眼眶炎症　16
眼眶植入性囊肿　16
眼眶肿物　16
眼裂伤不伴有眼内组织脱出或缺失　16
眼裂缩小　189
眼裂头蚴病　417
眼淋球菌感染　16
眼轮匝肌整形术　21
眼梅毒　382
眼囊尾蚴病　417
眼脑皮肤综合征　382
眼 - 脑 - 肾综合征　151
眼 - 脑综合征　16
眼内残留(陈旧性)磁性异物　16
眼内残留(陈旧性)非磁性异物　16
眼内出血　16
眼内出血继发青光眼　16
眼内孤立病灶冷凝术　21
眼内睫状体光凝术　21
眼内睫状体激光光凝术　21
眼内容摘除 + 义眼台植入术　21
眼内容摘除术　21
眼内视网膜激光治疗术　21
眼内透镜的机械性并发症　16
眼内性假瘤　16
眼内炎　16
眼内炎(细菌性)　16
眼内炎性假瘤△　16
眼内蝇蛆病　16
眼内直肌麻痹　16
眼内置入物取出术　21
眼内肿物放射敷贴器取出术　21
眼内肿物放射敷贴器置入术　21
眼内转移性肿瘤　16
眼拟组织胞质菌病综合征　16
眼脓肿　16
眼皮肤白化病　16,382
眼皮肤白化病 I 型　382
眼皮肤白化病 II 型　382
眼皮肤白化病 IV 型　382
眼皮肤白化病 V 型　382
眼 - 皮肤 - 耳综合征　382
眼 - 皮痣　382
眼前段先天性畸形　16
眼前节毒性反应综合征　16
眼球变性性病变　16
眼球穿通伤　16
眼球穿通伤伴异物△　16
眼球贯通伤伴有异物　16
眼球贯通伤不伴有异物　16
眼球和眶组织挫伤　16
眼球后良性肿瘤　307
眼球后退综合征△　1
眼球疾患　16
眼球碱性烧伤　16
眼球筋膜炎　16
眼球痨　16
眼球良性肿瘤　16
眼球裂伤伴眼内组织脱出　16
眼球裂伤和破裂伤伴有眼内组织脱出或缺失　16

眼球裂伤探查缝合术　21
眼球内陷　16,19,32
眼球内异物　16
眼球破裂伴有眼内组织缺失　16
眼球烧伤　16
眼球酸性烧伤　16
眼球突出　16,19
眼球脱位　16
眼球萎缩　16
眼球原位癌　16
眼球运动障碍　16
眼球摘除 + 义眼台植入术　21
眼球摘除术　21
眼球摘除术后状态　16
眼球摘除术后综合征　16
眼球粘连分离术　21
眼球震颤　16,19
眼球震颤阻滞综合征　16
眼球肿物　16
眼曲霉病　16
眼缺损种植体置入术　21
眼缺血综合征　16
眼色素层腮腺炎　53
眼上斜肌麻痹　16
眼上直肌麻痹　16
眼烧伤后遗症　402
眼深部脓肿切开引流术　21
眼鼠疫　417
眼撕脱伤　16
眼损伤　16
眼损伤后遗症　402
眼天疱疹　16
眼天疱疮△　16
眼铁质沉着病　16
眼铜屑沉着病　16
眼痛　16,19
眼外肌恶性肿瘤　16
眼外肌发育不良　16
眼外肌发育不全　16
眼外肌继发恶性肿瘤　16
眼外肌良性肿瘤　16
眼外肌麻痹 - 色素性视网膜炎 - 心脏传导阻滞综合征△　116
眼外肌麻痹　16
眼外肌肉瘤　16
眼外肌探查 + 斜视矫正术　21
眼外肌纤维变性　17
眼外肌炎　17
眼外肌异物　17
眼外肌营养不良　17
眼外肌肿瘤　17
眼外肌转移性肿瘤　17
眼外伤继发青光眼　17
眼外直肌麻痹　17
眼微生物检查　22
眼窝填充术　21
眼窝再造术　300
眼下颌发育不全　17
眼 - 下颌 - 面综合征△　237,367
眼下斜肌麻痹　17
眼下直肌麻痹　17
眼先天性畸形　17
眼腺李斯特菌病　417

眼腺型土拉菌病 418
眼新型隐球菌病 418
眼压升高 19
眼咽型肌营养不良症 17,124
眼咽性肌营养不良△ 17
眼炎后青光眼 17
眼痒 19
眼隐球菌病 17
眼蝇蛆病 382,418
眼原位癌 17
眼震荡 17
眼植入物排斥反应 17
眼周脉络膜营养障碍 17
眼周区挫伤 17
眼周区烧伤 17
眼组织胞浆菌病 418
眼座暴露 17
眼座外露△ 17
厌恶疗法 397
厌氧菌性败血症 418
厌氧细菌性脑膜炎 124
扬氏综合征△ 80
羊痘 382
羊毛状发 382
羊毛状发痣 382
羊鸣音 83
羊膜 300
羊膜穿刺的产前筛查 346
羊膜穿刺后的孕产妇医疗 346
羊膜带综合征 346
羊膜镜检查术 348
羊膜囊肿 346
羊膜腔穿刺术 348
羊膜腔感染 346
羊膜腔羊水灌注术 348
羊膜下血肿 346
羊膜移植术 21
羊膜粘连 346
羊水粪染 346
羊水过多 346
羊水过少 346
羊水栓塞 80,346
羊跳跃脑炎 124
阳极 131
阳极阻滞 131
阳性和阴性精神症状评定 398
阳性症状 397
阳性症状评定量表 398
杨梅舌 419
杨氏躁狂状态评定量表 398
杨氏综合征 80
洋地黄中毒 409
仰卧挺腹试验 263,271
仰卧位低血压综合征 346
仰趾畸形△ 263,265
仰趾畸形矫正术 300
仰趾足 263
仰趾足△ 265
氧分压 89
氧分压梯度分布 89
氧固定假说 320
氧耗量 89
氧合指数 89

氧合状态 320
氧合作用 320
氧化氮类的毒性效应 62
氧化铝种植体 58
氧解离曲线 89
氧气疗法 85
氧气中毒 297,409
氧通气当量 89
氧效应 320
氧增强比 320
氧中毒 297
痒点 382
痒疹 382
痒疹型营养不良型大疱性表皮松解症 382
恙虫病 418
恙螨皮炎 382
腰背部皮肤撕脱伤 297
腰背部软组织挫伤 263
腰背部软组织挫伤△ 226
腰背肌肉扭伤 263
腰背筋膜炎 263
腰背偻俯 241
腰背痛 263
腰背痛△ 263
腰部、骶部和骨盆交感神经损伤△ 124
腰部和骶部及骨盆交感神经损伤 124
腰部肌腱损伤 263
腰部肌肉损伤 263
腰部挤压伤 263
腰部脊髓不完全性损伤 263
腰部脊髓功能损伤 263
腰部脊髓功能损伤 L1 263
腰部脊髓功能损伤 L2 263
腰部脊髓功能损伤 L3 263
腰部脊髓功能损伤 L4 263
腰部脊髓功能损伤 L5 263
腰部脊髓功能损伤△ 263
腰部脊髓水肿 263
腰部脊髓损伤 263
腰部脊髓完全性损伤 263
腰部脊髓震荡 263
腰部开放性损伤 263
腰部开放性损伤伴骨折 263
腰部开放性损伤伴脱位 263
腰部扭伤 263
腰部切断 263
腰部痛 263
腰部血管损伤 263
腰部脂肪增多症 151
腰穿 162
腰丛神经损伤后遗症 402
腰大肌脓肿 418
腰骶病损切除术 292,315,387
腰骶部移行椎△ 264
腰骶丛神经损伤 263
腰骶丛损害 124
腰骶丛损伤 124,263
腰骶发育不全 263
腰骶关节炎 263
腰骶关节炎△ 263
腰骶神经根病 263
腰骶神经根病△ 254
腰骶神经根囊肿 124,263

腰骶神经根损伤△ 124
腰骶神经根痛 263
腰骶神经根炎 124,263
腰骶神经后根切断术 186,335
腰骶神经损伤 124
腰骶椎发育不全△ 263
腰骶椎间盘突出症△ 238
腰骶椎间盘脱出症 263
腰骶椎隐裂 263
腰段脊柱裂△ 263
腰和骶椎骨关节炎 263
腰和骶[椎]关节炎 263
腰和骶[椎]关节炎△ 263
腰肌劳损 263
腰肌疝 104
腰交感神经[节]切除术 186
腰肋椎综合征 263
腰淋巴干 - 小静脉吻合术 315
腰麻硬膜外麻醉联合镇痛 348
腰膨大 263
腰疝 104
腰疝、白线疝、半月线疝修补术 173
腰神经根炎 124
腰神经炎 124
腰痛 263
腰痛△ 263
腰痛伴坐骨神经痛 263
腰痛血尿综合征 136
腰腿痛 263
腰椎 Chance 骨折 263
腰椎 Modic 改变 263
腰椎闭合性脱位 263
腰椎病损切除术 315
腰椎不稳定 263
腰椎侧弯 263
腰椎陈旧性骨折 263
腰椎穿刺 131,361
腰椎穿刺后头痛 131
腰椎穿刺术 124,186
腰椎穿刺术后感染 124
腰椎穿刺术后脑疝 124
腰椎穿刺术引起的脑脊液漏 124
腰椎穿刺引起的脑脊液漏△ 124
腰椎创伤性滑脱 263
腰椎多发骨折△ 263
腰椎多发性骨折 263
腰椎多节段恶性骨肿瘤 263
腰椎多节段交界性骨肿瘤 263
腰椎发育不全 263
腰椎附件恶性骨肿瘤 263
腰椎附件交界性骨肿瘤 263
腰椎附件良性骨肿瘤 263
腰椎骨关节炎 263
腰椎骨髓炎 263
腰椎骨脱离 263
腰椎骨折 263
腰椎骨折 L1 263
腰椎骨折 L2 263
腰椎骨折 L3 264
腰椎骨折 L4 264
腰椎骨折 L5 264
腰椎骨折伴脊髓损伤 264
腰椎骨折伴神经根损伤 264

腰椎骨折伴圆锥损伤　264
腰椎骨折脱位,腰椎滑脱症△　264
腰椎骨折脱位△　264
腰椎骨折完全性脱位伴短缩　264
腰椎关节强硬　264
腰椎关节突关节骨性关节炎△　263,264
腰椎关节突关节囊肿　264
腰椎关节突综合征　264
腰椎管狭窄症　264
腰椎管狭窄症△　254,256
腰椎和骨盆多发性骨折　264
腰椎和骨盆脱位△　263
腰椎横突骨折　264
腰椎横突综合征　264
腰椎后方韧带复合体损伤　264
腰椎后凸畸形　264
腰椎后纵韧带骨化　264
腰椎滑脱症　264
腰椎滑脱症△　238,264
腰椎黄韧带骨化症　264
腰椎肌腱端病　264
腰椎棘突骨折　264
腰椎棘突吻合　264
腰椎间盘创伤性破裂　264
腰椎间盘创伤性退变　264
腰椎间盘钙化　264
腰椎间盘感染　264
腰椎间盘囊肿　264
腰椎间盘突出　264
腰椎间盘突出症△　232,248,265
腰椎间盘脱出症　264
腰椎间盘移位　264
腰椎间盘移位△　268
腰椎间盘造影　286
腰椎结核　264
腰椎开放性脱位　264
腰椎扭伤和劳损　264
腰椎脓肿　264
腰椎牵引　403
腰椎前移　264
腰椎前移△　264
腰椎软骨板破裂症　264
腰椎手术失败综合征　264
腰椎术后　402
腰椎退行性病变　264
腰椎脱位　264
腰椎脱位 L1/L2　264
腰椎脱位 L2/L3　264
腰椎脱位 L3/L4　264
腰椎脱位 L4/L5　264
腰椎峡部骨折　264
腰椎峡部裂　264
腰椎先天性滑脱　264
腰椎先天性峡部裂　264
腰椎小关节紊乱　264
腰椎压缩性骨折　264
腰椎蛛网膜下腔 - 腹腔分流术　186
腰椎椎板骨折　264
腰椎椎板切除减压术　315
腰椎椎间盘炎　264
腰椎椎体 + 附件恶性骨肿瘤　264
腰椎椎体 + 附件交界性骨肿瘤　264
腰椎椎体 + 附件良性骨肿瘤　264

腰椎椎体爆裂骨折　264
腰椎椎体恶性骨肿瘤　264
腰椎椎体后缘骺环离断症　264
腰椎椎体后缘离断△　264
腰椎椎体交界性骨肿瘤　264
腰椎椎体良性骨肿瘤　264
腰椎椎体压缩骨折△　264
摇摆步态　264,271
摇动婴儿综合征　264
摇椅足　264
咬龈创伤　53
咬唇症　53
咬合创伤△　53
咬合垂直距离　59
咬合性 Hill-Sachs 缺损　264
咬肌部分切除术　292
咬肌肥大　264
咬肌肥大△　44
咬肌间隙感染　53
咬肌间隙感染伴脓肿　53
咬颊症　53
咬甲癖　382
咬物习惯　53
咬龈异常　53
咬指甲△　393
咬指甲症　393
药物、药剂和生物制品诱发的肾损害　136
药物、药剂和生物制品中毒　62
药物不良反应　409
药物超敏反应综合征△　382
药物超敏综合征　382
药物导致的高尿酸血症　151
药物毒性眼底病变　17
药物负荷试验　72
药物副作用量表　398
药物光毒性反应△　367
药物过量　409
药物过敏　382
药物过敏反应　409
药物过敏史　402
药物过敏性口炎　53
药物和毒物相关性肺动脉高压　80
药物或化学物质诱发的色素沉着　382
药物或化学制剂所致的糖尿病　151
药物继发性帕金森综合征△　15,124,393
药物接触皮肤引起的变应性接触性皮炎　17
药物接触皮肤引起的刺激性接触性皮炎　17
药物接触皮肤引起的接触性皮炎　17
药物康复　403
药物流产并发出血△　323
药物流产并发感染　326
药物流产并发药物过敏　326
药物流产后不全流产　326
药物流产失败　326
药物热　297,382
药物所致低血磷性骨软化症　151
药物所致佝偻病　151
药物所致尖端扭转型室速　69
药物相关的睡眠运动障碍　124
药物相关性高钙血症　151
药物相关性急性间质性肾炎　136

药物相关性慢性间质性肾炎　136
药物相关性血栓性微血管病肾损害　136
药物性白内障　17
药物性鼻炎　30,80
药物性闭经　326
药物性肠炎　104
药物性成人骨软化症　264
药物性垂体功能减退症　151
药物性低血糖　156
药物性低血压　69
药物性动眼危象　124
药物性耳聋△　25
药物性非自身免疫性溶血性贫血　359
药物性肥胖　151
药物性肺动脉高压△　80
药物性肺疾病　80
药物性肝病伴亚急性肝衰竭△　104,359
药物性肝损害　104,359
药物性肝损伤伴急性肝衰竭△　104,359
药物性肝炎　104,359
药物性肝炎伴胆汁淤积　104,359
药物性肝硬化　104,359
药物性高血压　69
药物性肱骨头坏死　264
药物性股骨坏死　264
药物性股骨头坏死△　264
药物性骨坏死　264
药物性骨质疏松伴病理性骨折　264
药物性骨质疏松伴病理性骨折△　237
药物性骨质疏松症△　264
药物性过敏性休克　409
药物性和化学品性甲状腺毒症　151
药物性和化学品性甲状腺功能亢进　151
药物性红斑　359,382
药物性肌病△　124
药物性肌强直　124
药物性肌张力障碍△　124
药物性肌阵挛△　124
药物性急性肝衰竭　104,359
药物性急性胰腺炎　104,359
药物性甲状腺功能减退　151
药物性甲状腺功能减退症△　151
药物性甲状腺功能亢进　151
药物性甲状腺功能亢进症△　151
药物性甲状腺炎　151
药物性假淋巴瘤　382
药物性间质性肺疾病△　80
药物性角膜结膜炎　17
药物性精神障碍△　409
药物性柯兴综合征△　151
药物性库欣综合征　151
药物性慢性肝衰竭　104,359
药物性酶缺乏性贫血　359
药物性弥漫性实质性肺疾病　80
药物性皮炎　359
药物性皮炎△　17,382
药物性葡萄膜炎　17
药物性青光眼△　17
药物性肾损害　136
药物性视网膜病变　17
药物性天疱疮　382
药物性痛风　151
药物性头痛△　124

药物性胃炎 104
药物性舞蹈病 124
药物性哮喘 80
药物性心肌病 69
药物性心肌炎 69
药物性血管炎 382
药物性牙酸蚀 53
药物性牙龈肥大△ 53
药物性牙龈增生 53
药物性亚急性肝衰竭 104,359
药物性震颤 124
药物性支气管哮喘 80
药物性脂膜炎 382
药物性中性粒细胞减少症 318
药物性周围神经病△ 124
药物性紫癜 382
药物诱导性肌病 124
药物诱导性酶缺乏性贫血 359
药物诱发性骨质疏松 264
药物浴 300
药物源性高血压△ 69
药物源性肌张力障碍 124
药物源性肌阵挛 124
药物源性精神障碍 124,393
药物源性帕金森综合征△ 124,393
药物源性头痛 124
药物源性舞蹈病△ 124
药物源性周围神经病 124
药物中毒 136,359
药物中毒性视神经病变 17
药源性低血糖症 151
药源性高催乳素血症 151
药源性急性胰腺炎△ 359
药源性甲状腺炎 151
药源性精神障碍△ 124,393,409
药源性帕金森综合征 124,393
药源性帕金森综合征△ 15
药源性醛固酮减少症 151
药源性醛固酮增多症 151
药源性肾上腺皮质功能减退症 151
药疹 382
药疹△ 359
要素饮食 85
耶尔森菌病△ 378
耶尔森菌肠炎 104
耶鲁-布朗强迫量表 398
耶鲁综合抽动严重程度量表 398
野葡萄中毒△ 407
叶间积液 80
叶酸缺乏 156
叶酸缺乏症 382
叶酸盐缺乏 156
叶状囊肉瘤 307
叶状乳头肥大 53
叶状乳头炎 53
夜间发作性肌张力障碍张力失常 124
夜间间歇性腹膜透析 137
夜间进餐(饮料)综合征 124
夜间下肢痛性痉挛 124
夜间遗尿症 215
夜间阴茎勃起试验 224
夜间阵发性呼吸困难 71,80,83
夜盲 17,19

夜盲症 382
夜磨牙习惯 53
夜磨牙症 393
夜磨牙症△ 46,78,118
夜尿增多 137
夜尿症△ 137
液氮冻存皮肤 300
液氮冷冻治疗 387
液电碎石术 223
液化气中毒△ 409
液化石油气中毒 409
液化性坏死 298
液化性脂膜炎 382
液气胸 80,188,359
液体复苏 85
液体衰减反转恢复 131
液体通气 85
腋部瘢痕 289
腋部脂肪增多症 151
腋臭切除术(传统大切口) 387
腋动脉夹层 203
腋动脉瘤 203
腋动脉损伤 203,264
腋动脉狭窄△ 203
腋恶性肿瘤 80
腋或肱静脉损伤 264
腋静脉损伤 203
腋静脉血栓形成 203
腋淋巴结切除术 173,387
腋淋巴结清扫术 315
腋挛缩 297
腋毛癣 382
腋脓肿 359
腋神经损伤 124,264
腋神经损伤后遗症 264
腋窝瘢痕 297
腋窝瘢痕挛缩局部皮瓣移植术 300
腋窝瘢痕切除游离植皮术 300
腋窝恶性肿瘤 80
腋窝颗粒状角化不全症 382
腋窝溃疡(恶性) 297
腋窝溃疡(良性) 289
腋窝良性肿瘤 289
腋窝淋巴结继发恶性肿瘤 307,318
腋窝皮肤软组织缺损并感染 297
腋窝皮肤撕脱伤 297
腋下汗腺切除术 292,387
腋下急性淋巴结炎 359
腋下继发恶性肿瘤 307
腋下淋巴结根治性切除术 173
腋下淋巴结根治性清扫术 315
腋下淋巴结继发恶性肿瘤 307
腋下淋巴结清扫术 173
一般健康问卷 398
一侧性 131
一度窦房传导阻滞 69
一度窦房阻滞△ 69
一度房室传导阻滞 69
一度房室阻滞△ 69
一度呼吸困难 32
一对一徒手运动功能训练 403
一个半心室矫治术 208
一个或多个胎儿流产后的继续妊娠 326

一过性抽动障碍 393
一过性高氨血症 156
一过性黑矇 17,19,397
一过性黑蒙△ 17
一过性滑膜炎 264
一过性融合慢波 131
一过性视网膜动脉痉挛 17
一过性异常髓细胞生成 160
一口气接一口气法 89
一秒率 89
一期鼻梅毒 30
一期梅毒 382,418
一期生殖器梅毒 382
一期雅司 382
一氧化氮吸入疗法 85
一氧化碳弥散量测定 89
一氧化碳弥散量测定-单次呼吸法 89
一氧化碳弥散量测定-恒定状态法 89
一氧化碳弥散量测定-重复呼吸法 89
一氧化碳弥散量下降 80
一氧化碳所致精神障碍△ 125,393
一氧化碳中毒 80,297
一氧化碳中毒迟发性脑病 125
一氧化碳中毒所致精神障碍 125,393
一氧化碳中毒所致人格和行为障碍△ 394
一氧化碳中毒所致人格和行为障碍 125
一氧化碳中毒性脑病 125
一氧化碳中毒致人格和行为障碍 125,393
伊藤痣 382
衣原体病 418
衣原体肺炎 359,418
衣原体肺炎△ 75
衣原体腹膜炎 104
衣原体感染 359
衣原体感染肾损害 136
衣原体结膜炎 359
衣原体尿路感染 136
衣原体盆腔腹膜感染 418
衣原体(性病性)淋巴肉芽肿 418
衣原体(性病性)淋巴肉芽肿△ 215,381
衣原体性附睾炎 382,418
衣原体性睾丸炎 382,418
衣原体性宫颈炎 382,418
衣原体性结膜炎 17,418
衣原体性尿道炎 215,418
衣原体性女性盆腔炎性疾病△ 324
衣原体性膀胱炎 382,418
衣原体性盆腔炎 382
衣原体性输卵管炎 326,382
衣原体性外阴阴道炎 418
衣原体性咽炎 382
衣原体性阴道炎 382,418
衣原体性直肠炎 104,382
衣原体性子宫内膜炎 326
医疗性流产 326
医疗性流产并发出血 326
医疗性流产并发盆腔感染 326
医疗性流产并发肾衰竭 326
医疗性流产并发生殖道感染 326
医疗性流产并发栓塞 327
医疗性流产并发子宫颈裂伤 327
医疗性流产失败△ 326
医疗性流产失败并发出血 327

医疗性流产失败并发代谢紊乱 327
医疗性流产失败并发盆腔感染 327
医疗性流产失败并发栓塞 327
医疗性流产失败并发休克 327
医用加速器 320
医源性勃起功能障碍 215
医源性垂体功能减退症 151
医源性的声门下狭窄 30
医源性高血压 69
医源性高胰岛素血症 409
医源性骨折 264
医源性急性牙周损伤 53
医源性甲状腺功能减退 151
医源性甲状腺功能减退症△ 151
医源性甲状腺功能亢进症 151
医源性甲状腺炎 151
医源性颈椎管狭窄 264
医源性类固醇性糖尿病 409
医源性气胸 80
医源性糖尿病 151
医源性新生儿低血糖症 359
医源性与创伤性皮肤钙沉着症 382
医院获得性肺炎 80
医院焦虑抑郁量表 398
依赖轮椅 409
依赖型人格障碍 394
依赖左向右分流的先天性心脏病 203
依恋障碍 394
依姆多中毒 62
铱-192 320
胰胆管扩张 104
胰岛 β 细胞增生 151
胰岛良性肿瘤 151
胰岛素抵抗△ 150
胰岛素抵抗综合征 A 型 151
胰岛素抵抗综合征 B 型 151
胰岛素分泌过多伴低血糖性昏迷 156,359
胰岛素和抗糖尿病药中毒 409
胰岛素和口服降糖(抗糖尿病)药中毒 62
胰岛素瘤 151
胰岛素启动子 -1 基因突变导致的糖尿病 151
胰岛素受体(INSR)突变所致的高胰岛素血症 151
胰岛素性脂肪萎缩 382
胰岛素性脂肪营养不良 382
胰岛素样生长因子 1 抵抗导致的生长延迟 151
胰岛素样生长因子 1 缺乏导致的生长延迟 151
胰岛素中毒△ 143,409
胰岛素自身免疫综合征 151
胰岛细胞瘤 151
胰岛细胞增生症 151
胰多肽瘤 151
胰高血糖素瘤综合征 382
胰管恶性肿瘤 104
胰管梗阻 104
胰管结石 104
胰管痉挛 104
胰管 - 空肠吻合术 173
胰管扩张 104
胰管括约肌切开取石术 173

胰管内乳头状黏液肿瘤 104
胰管损伤 104,165
胰管狭窄 104
胰管支架置入术 173,315
胰坏死 104
胰结石 104
胰近端切除伴十二指肠切除术 315
胰颈恶性肿瘤 104
胰瘘 104
胰瘘管切除术 173
胰切开引流术 173
胰升糖素分泌过多 151
胰升糖素瘤 156
胰十二指肠动静脉畸形 104
胰十二指肠动脉假性动脉瘤△ 104
胰损伤△ 104,165
胰体恶性肿瘤 104
胰体损伤 104,165
胰头伴部分胰体切除术 173,315
胰头伴十二指肠切除术 173,315
胰头部分切除术 173,315
胰头恶性肿瘤 104
胰头继发恶性肿瘤 104
胰头切除术 173,315
胰头损伤 104,165
胰尾伴部分胰体切除术 173,315
胰尾部分切除术 173,315
胰尾恶性肿瘤 104
胰尾切除术 173,315
胰尾损伤 104,165
胰尾修补术 173
胰腺癌 104
胰腺癌伴急性胰腺炎 104
胰腺病损切除术 173
胰腺病损射频消融术 173
胰腺部分切除术 173,316
胰腺超声内镜检查 107,175,317
胰腺穿刺活组织检查 175,317
胰腺次全切除术 173,316
胰腺恶性肿瘤 318
胰腺分裂△ 104
胰腺分裂症 104
胰腺钙化 104
胰腺根治性切除术 173,316
胰腺和胰管损伤 104,165
胰腺坏死△ 104
胰腺继发恶性肿瘤 104
胰腺假囊肿△ 104
胰腺假性囊肿 104
胰腺浆液性囊肿 307
胰腺交界性肿瘤 105
胰腺结核 105
胰腺 - 空肠吻合术 173
胰腺良性肿瘤 105
胰腺囊腺瘤 105
胰腺囊性纤维变性△ 105
胰腺囊性纤维化变 105
胰腺囊肿 105
胰腺囊肿 104
胰腺囊肿 - 空肠吻合术 173
胰腺囊肿 - 胃吻合术 173
胰腺囊肿引流术 173
胰腺囊肿造袋术 173

胰腺内分泌细胞增生 151
胰腺内分泌细胞增生伴胰升糖素过多 151
胰腺黏液性囊肿 307
胰腺脓肿 105,418
胰腺破裂 105,165
胰腺破裂修补术 173
胰腺切开取石术 173
胰腺全部切除术 173,316
胰腺肉芽肿 105
胰腺神经内分泌微腺瘤 307
胰腺神经内分泌肿瘤 152
胰腺生长激素释放激素分泌过多 152
胰腺生长抑素分泌过多 152
胰腺生长抑素瘤 307
胰腺 - 十二指肠切除术 173,316
胰腺损伤 105,165
胰腺同种移植术 173
胰腺外分泌疾病导致的糖尿病 152
胰腺胃泌素瘤 307
胰腺 - 胃吻合术 173
胰腺萎缩 105
胰腺无功能性神经内分泌肿瘤 152
胰腺修补术 173
胰腺血管活性肠肽分泌过多 152
胰腺血管活性肽瘤 307
胰腺血管瘤 105
胰腺炎 418
胰腺胰多肽分泌过多 152
胰腺异体移植术 173
胰腺原位癌△ 105
胰腺占位性病变△ 105
胰腺肿大 105,106
胰腺肿瘤△ 105
胰腺肿物 105
胰腺组织再植入术 173
胰性脑病 125
胰移植排斥 105
胰移植失败 105
胰原位癌 105
胰源性腹泻 105
胰源性门脉高压 105
胰占位性病变 105
移动条照射 320
移动性血栓静脉炎 160
移位 264
移位耳 30
移位皮瓣术 300
移行椎 264
移植肝动脉假性动脉瘤破裂 203
移植骨排斥反应△ 405
移植角膜排斥反应 17
移植皮瓣坏死 297
移植肾囊肿抽吸术 223
移植肾切除术 223,316
移植肾肾周血肿清除术 223
移植肾 - 输尿管 - 膀胱吻合术 223
移植肾探查术 223
移植物抗白血病 160
移植物抗宿主病 382
移植物抗宿主病△ 133
移植物抗宿主反应 17
移植物抗肿瘤 160
移植物内瘘动脉瘤△ 136

移植物内瘘感染△ 136
移植物内瘘狭窄△ 136
移植物内瘘血栓形成△ 136
移植物排斥 160
移植血管动静脉瘘修补术 137
移植血管内瘘感染 136
移植血管内瘘血栓形成 136
移植血管内瘘动脉瘤 136
移植血管内瘘狭窄 136
移植血管造瘘术 137
移植脂肪坏死结节 289
遗传进行性关节眼病 264
遗传性半透明丘疹性肢端角化病 382
遗传性玻璃体视网膜变性 17
遗传性玻璃体视网膜病变 17
遗传性出血性毛细血管扩张症 80,204,
　382
遗传性低血磷性佝偻病 152
遗传性低血磷性骨软化 152
遗传性对称性色素异常症 382
遗传性多发性骨软骨瘤 264
遗传性多发性外生骨疣 382
遗传性多神经炎性运动失调 264
遗传性肺动脉高压 80
遗传性粪卟啉病 382
遗传性粪卟啉症△ 382
遗传性干瘪红细胞增多症 160
遗传性感觉和自主神经病△ 125
遗传性感觉性神经病 125
遗传性感觉自主神经病 125
遗传性橄榄体脑桥小脑萎缩 125
遗传性高磷酸酶症 152
遗传性共济失调 125
遗传性共济失调伴肌萎缩 125
遗传性共济失调性多发性神经炎 125
遗传性骨指甲发育异常△ 242
遗传性骨 - 指(趾)甲营养不良症△ 136
遗传性果糖不耐受症△ 105
遗传性果糖耐受不良 105
遗传性过早白发综合征 383
遗传性后部多形性角膜营养不良 17
遗传性黄斑缺损综合征 17
遗传性黄斑营养不良症 17
遗传性黄嘌呤尿 156
遗传性黄嘌呤尿症 215
遗传性肌病 125
遗传性脊髓小脑性共济失调△ 254
遗传性家族性荨麻疹综合征 382
遗传性甲畸形 382
遗传性甲状腺素结合球蛋白异常 152
遗传性角膜营养不良 17
遗传性进行性黏蛋白性组织细胞增生症
　382
遗传性痉挛性截瘫 125
遗传性痉挛性截瘫单纯型 125
遗传性痉挛性截瘫复杂型 125
遗传性局限性痒疹症 382
遗传性口形红细胞增多症 160
遗传性联合凝血因子缺乏症 160
遗传性良性上皮内角化不良病 382
遗传性淋巴水肿 382
遗传性聋 30
遗传性卵巢癌综合征 152

遗传性脉络膜营养障碍 17
遗传性毛细血管脆性 152
遗传性毛细血管扩张症△ 204,382
遗传性眉毛变异 382
遗传性脑血管病 125
遗传性黏膜上皮发育不良 382
遗传性凝血酶原缺陷症 160
遗传性凝血因子Ⅴ缺陷症 160
遗传性凝血因子Ⅶ缺陷症 160
遗传性凝血因子Ⅹ缺陷症 160
遗传性凝血因子Ⅻ缺陷症 160
遗传性帕金森综合征 125
遗传性青少年性角膜上皮营养不良△ 17
遗传性球形红细胞增多症 160
遗传性球形细胞增多症△ 160
遗传性乳光牙本质 53
遗传性肾病 136
遗传性肾淀粉样变性病 136
遗传性肾小管疾病 136
遗传性视神经病 17
遗传性视神经病变△ 17
遗传性视网膜变性 17
遗传性视网膜营养障碍 17
遗传性嗜派洛宁异形红细胞症 160
遗传性胎儿血红蛋白持续综合征 160
遗传性胎儿血红蛋白持续存在症 359
遗传性胎儿血红蛋白持续存在综合征△
　359
遗传性椭圆形红细胞增多症 160
遗传性椭圆形细胞增多症△ 160
遗传性纤维蛋白原缺陷症 160
遗传性小脑共济失调 125
遗传性心肌病 69
遗传性心律失常疾病 69
遗传性心脏离子通道疾病 69
遗传性血管性水肿 382
遗传性血色病 160
遗传性压力易感性周围神经病△ 125
遗传性压迫易感性神经病 125
遗传性牙本质发育不全△ 53
遗传性牙本质发育不全 53
遗传性牙龈纤维瘤病△ 53
遗传性牙釉质发育不全 53
遗传性烟酸缺乏症△ 144
遗传性羊毛状发 382
遗传性龈纤维瘤病 53
遗传性硬化性皮肤异色病 382
遗传性硬化性皮肤异色症疲劳型 382
遗传性釉质发育不全△ 53
遗传性釉质发育异常 53
遗传性远端型运动神经病 125
遗传性运动感觉神经病△ 125
遗传性运动和感觉神经病 125
遗传性运动神经元病 125
遗传性暂时性先天性甲状腺功能减退症
　152
遗传性掌红斑△ 384
遗传性掌跖角化病 382
遗传性掌跖角皮病△ 382
遗传性肢体缺损△ 261
遗传性周围神经病 125
遗传综合征相关糖尿病 152
遗精 215

遗留的半月板 264
遗尿症 215
遗尿症△ 121
遗忘 397,402
疑病 397
疑病观念 397
疑病妄想 397
疑病障碍 394
疑病症△ 394,397
乙胺丁醇中毒性视神经病变 17
乙醇的毒性效应 409
乙醇依赖性睡眠障碍 125
乙醇中毒 409
乙内酰脲衍生物类中毒 409
乙内酰脲衍生物中毒△ 409
乙酰胺中毒 409
乙酰苯胺类中毒△ 404
乙酰胆碱受体抗体检查 193
乙酰胆碱受体抗体谱 131
乙型病毒性肝炎 418
乙型病毒性肝炎病原携带者 105
乙型肝炎病毒感染 136
乙型肝炎病毒相关肾炎△ 136
乙型肝炎病毒相关性肾炎 418
乙型肝炎病毒相关性肾炎 136
乙型流行性感冒 418
乙状窦骨壁缺损 30
乙状窦骨壁修补术 36
乙状窦后入路 36,186
乙状窦后入路面神经 / 位听神经 / 舌咽神经
　减压术 36
乙状窦后入路听神经瘤切除术 186
乙状窦憩室 30
乙状窦憩室还纳术 36
乙状窦前入路 186
乙状窦栓塞 125
乙状窦血栓形成 125
乙状窦血栓性静脉炎 30,125
乙状结肠损伤切除术 316
乙状结肠部分切除术 316
乙状结肠代膀胱术 173
乙状结肠恶性肿瘤 105
乙状结肠 - 腹壁固定术(Moschowitz 手术)
　173
乙状结肠 - 肛门吻合术 173,316
乙状结肠继发恶性肿瘤 105
乙状结肠交界性肿瘤 105
乙状结肠良性肿瘤 105
乙状结肠瘘修补术 173
乙状结肠膀胱 215
乙状结肠膀胱扩大术 223
乙状结肠膀胱术 223
乙状结肠破裂修补术 173
乙状结肠切除术 173,316
乙状结肠切开术 173
乙状结肠损伤 105,165
乙状结肠息肉 105
乙状结肠造口闭合术 173
乙状结肠 - 直肠吻合术 173,316
已知病毒的伴胸腔积液性流行性感冒 359
已知病毒的喉炎性流行性感冒 359
已知病毒的急性上呼吸道感染性流行性感
　冒 359

已知病毒的流行性感冒 359
已知病毒的咽炎性流行性感冒 359
以妄想为主的急性精神病性障碍 394
以妄想为主的急性精神病性障碍(伴急性应激反应) 394
以妄想为主的急性精神病性障碍(不伴急性应激反应) 394
蚁丘疣△ 384
蚁蜇伤 382
义齿的安装和调整 58
义齿性口腔痛 53
义齿性口炎 53
义齿性增生 53
义耳植入术 36
义眼 17
义眼眶治疗 21
义眼座植入术后感染 17
异丙醇中毒 409
异常步态 402
异常步态和移动△ 402
异常肠鸣音△ 92
异常唇习惯△ 53
异常蛋白血症伴发的脱髓鞘性周围神经病 125
异常肺泡呼吸音 83
异常颌闭合△ 42
异常红系造血 160
异常呼吸音 83
异常患病行为 397
异常活动 264,271
异常妊娠产物△ 325
异常神经支配 264
异常神经支配眼球运动异常 17
异常视网膜对应 17
异常胎盘 346
异常吞咽习惯△ 49
异常纤维蛋白原血症 160
异常支气管肺泡呼吸音 83
异常支气管呼吸音 83
异常重力效应 409
异常子宫出血 327
异基因骨髓移植 162
异基因造血干细胞移植 162
异尖线虫病 105,418
异染性脑白质营养不良 125
异色性皮肌炎 382
异食癖 394
异食癖△ 157
异态睡眠综合征 125
异体睑板移植术 292
异体肾移植术 223
异体植入失败 409
异位 ACTH 综合征 152
异位 CRH 综合征 152
异位垂体腺瘤 152
异位促甲状腺激素分泌瘤 152
异位促肾上腺皮质激素分泌垂体腺瘤 307
异位促肾上腺皮质激素分泌腺瘤 152
异位促肾上腺皮质激素释放激素综合征 152
异位促肾上腺皮质激素综合征 152,382
异位促性腺激素腺瘤 152
异位催乳素综合征 152

异位钙化 152
异位睾丸恶性肿瘤 215
异位骨化 264,402
异位激素分泌 156
异位激素分泌综合征 152
异位甲 382
异位甲状旁腺功能亢进症 152
异位甲状旁腺良性肿瘤 152
异位甲状旁腺切除术 36
异位甲状腺 30
异位甲状腺恶性肿瘤 152
异位甲状腺功能亢进症 152
异位甲状腺良性肿瘤 152
异位甲状腺切除术 36
异位甲状腺组织的甲状腺毒症 152
异位甲状腺组织致甲状腺毒症△ 152
异位卵巢 327
异位埋伏牙 53
异位脑膜瘤 264
异位皮脂腺 53
异位皮脂腺△ 46,375
异位皮质醇分泌肾上腺癌 307
异位皮质醇分泌肾上腺瘤 307
异位醛固酮分泌腺癌 152
异位醛固酮分泌腺瘤 152
异位人绒毛膜促性腺激素分泌肿瘤 152
异位人绒毛膜促性腺激素综合征 152
异位妊娠 327
异位妊娠合并宫内孕 327
异位妊娠后出血 327
异位妊娠后腹腔内出血 327
异位妊娠后盆腔感染 327
异位妊娠后休克 327
异位妊娠后子宫颈粘连 327
异位妊娠后子宫破裂 327
异位肾 359
异位肾上腺雌激素分泌腺癌 307
异位肾上腺雌激素分泌腺瘤 307
异位肾上腺多激素分泌腺癌 307
异位肾上腺多激素分泌腺瘤 307
异位肾上腺皮质腺癌 152
异位肾上腺皮质腺瘤 152
异位肾上腺雄激素分泌腺癌 307
异位肾上腺雄激素分泌腺瘤 307
异位生长激素分泌瘤 152
异位生长激素释放激素分泌瘤 152
异位生长激素释放激素综合征 152
异位生长激素综合征 152
异位生长抑素瘤 152
异位输尿管△ 215
异位唾液腺 53
异位无功能肾上腺皮质腺癌 307
异位无功能肾上腺皮质腺瘤 307
异位心脏移植术后 204
异位性错构瘤性胸腺瘤 264
异位性激素分泌腺癌 307
异位性激素分泌腺瘤 307
异位血吸虫病 418
异位胰腺切除术 173
异位阻生牙 53
异物存留 264
异物反应 382
异物肉芽肿 382

异物性食管穿孔 30
异缬氨酸血症 156
异形吸虫病 418
异型麻疹 418
异性性早熟 152
异烟肼中毒 409
异种皮肤 300
异种皮肤移植术 292
异种牙移植术 58
异种移植 300
抑郁 397
抑郁发作 394
抑郁型分裂情感性障碍△ 389
抑郁性木僵 397
抑郁性品行障碍 394
抑郁性人格△ 394
抑郁性人格障碍 394
抑郁症 394
抑郁症△ 390,394
抑郁症的特殊筛选检查 403
抑郁状态 402
抑郁状态△ 394
抑郁自评量表 398
抑制性呼吸 83
抑制性弱视 17
抑制性突触后电位 131
抑制性运动发作 125
易挫伤综合征 382
易化 131
易激惹 397
易激惹婴儿 402
易栓症 160
易性癖△ 394
易性症 394
疫苗接种后脑脊髓炎 125
疫苗接种后脑炎 125
意联 397
意识改变状态 397
意识混浊 397
意识模糊性觉醒 397
意识障碍 71,360,397
意外粉粒沉着病 382
意外性低体温 409
意外氧中毒 62
意向倒错 397
意义未明的单克隆免疫球蛋白血症 160
意义未明的特发性血细胞减少症 160
意志被替代妄想 397
意志减退 397
意志缺失 397
意志增强 397
溢泪 17
溢乳 - 闭经综合征 152
翼点入路 186
翼腭管注射法 58
翼腭窝恶性肿瘤 30,53
翼腭窝结缔组织和软组织恶性肿瘤△ 53
翼腭窝良性肿瘤 307
翼腭窝综合征 53
翼钩过长 53
翼管神经切除术 36
翼上颌延伸种植体 58
翼外肌功能亢进 53

翼外肌痉挛　53
翼下颌间隙感染　53
翼下颌间隙感染伴脓肿　53
翼下颌注射法　58
翼状颈皮综合征　53
翼状胬肉　17
翼状胬肉切除术　21
翼状胬肉切除组织移植术　21
翼状韧带损伤　264
翼状赘蹼综合征　382
铽铝石榴石(YAG)激光联合氩激光周边虹膜切除术　21
铽铝石榴石(YAG)激光瞳孔括约肌切开术　21
铽铝石榴石(YAG)激光周边虹膜切除术　21
铽铝石榴石激光晶状体后囊膜+玻璃体前界膜切开术　21
铽铝石榴石激光前节治疗　21
癔症　394
癔症△　393
癔症性侧凸　264
癔症性呼吸困难　32
癔症性精神病△　393
癔症性失明　17
癔症性失声　32
癔症性失语△　32
癔症性视觉模糊　17
癔症性震颤　394
因子Ⅴ和因子Ⅷ缺乏　160
阴唇成形术　335
阴唇肥大　327
阴唇良性肿瘤　327
阴唇黏膜游离移植术　335
阴唇息肉　327
阴唇粘连松解术　335
阴道瘢痕　327
阴道闭合术　335
阴道闭锁△　323
阴道闭锁切开术　335
阴道壁缝合术　335
阴道壁囊肿　327
阴道壁脓肿　327
阴道壁血管破裂　327
阴道壁血肿切开术　335
阴道壁炎性肉芽肿　327
阴道壁硬结　327
阴道病损电切术　335
阴道病损切除术　335
阴道部分闭合术　335
阴道部分切除术　335
阴道残端出血　327
阴道残端恶性肿瘤　327
阴道残端缝合术　335
阴道残端囊肿　327
阴道侧壁切开术　335
阴道侧壁脱垂△　327
阴道陈旧性产科裂伤修补术　335
阴道成形术　335
阴道成形术——压顶法　335
阴道成形术后阴道短小　327
阴道重建术　292,335
阴道出血　330,347

阴道大肠瘘　105,327
阴道-骶棘韧带固定术　335
阴道-骶前固定术　335
阴道-骶韧带高位悬吊术　335
阴道顶端脱垂△　327
阴道断蒂缝合术　335
阴道断蒂止血术　335
阴道断端骶棘韧带悬吊术　335
阴道恶性肿瘤　327
阴道发育不良　327
阴道放线菌病　418
阴道分泌物检查(滴虫、真菌、支原体等)　336
阴道高级别鳞状上皮内瘤变　327
阴道隔切除术　335
阴道蝇蛆病　382
阴道黑色素瘤　327
阴道横膈　327
阴道后壁脱垂　327
阴道后壁脱垂Ⅰ期　327
阴道后壁脱垂Ⅱ期　327
阴道后壁脱垂Ⅲ期　327
阴道后壁脱垂Ⅳ期　327
阴道后壁修补术　335
阴道后壁修补术伴人工补片置入　335
阴道后壁修补术伴生物补片置入　335
阴道后穹窿切开引流术　335
阴道后疝　327
阴道会阴成形术　335
阴道会阴瘘　327
阴道活检　336
阴道活组织检查　317
阴道畸形性不孕　327
阴道及外阴恶性肿瘤　327
阴道继发恶性肿瘤　327
阴道加长术△　335
阴道交界性肿瘤　327
阴道紧缩术　335
阴道痉挛　330
阴道镜检查　336
阴道局部黏膜瓣转移+阴道直肠瘘修补术　335
阴道溃疡　327
阴道扩张术　335
阴道良性肿瘤　327
阴道裂伤缝合术　335
阴道鳞状上皮内瘤变(低级别)　307
阴道鳞状上皮内瘤变(高级别,Ⅱ~Ⅲ级)　307
阴道鳞状细胞癌　327
阴道流水　347
阴道瘘　327
阴道囊肿△　327
阴道内胚窦瘤　327
阴道内异物　327
阴道黏膜瓣移植术　335
阴道黏膜剥脱术　335
阴道脓肿　327
阴道排液　327,330
阴道旁修补术　335
阴道平滑肌瘤　327
阴道葡萄状肉瘤　327
阴道前壁脱垂　327

阴道前壁脱垂Ⅰ期　327
阴道前壁脱垂Ⅱ期　327
阴道前壁脱垂Ⅲ期　327
阴道前壁脱垂Ⅳ期　327
阴道前壁修补术　335
阴道前壁修补术伴合成补片置入　335
阴道前壁修补术伴生物补片置入　335
阴道前后壁脱垂　327
阴道前后壁修补术　335
阴道前后壁修补术伴合成补片置入　335
阴道前后壁修补术伴生物补片置入　335
阴道切除术　335
阴道切开术　335
阴道切开异物取出术　335
阴道切开引流术　335
阴道穹窿脱垂　327
阴道穹窿脱垂△　327
阴道穹窿修补术　335
阴道入口过紧　327
阴道上皮内瘤变Ⅰ级　327
阴道上皮内瘤变Ⅱ级　327
阴道上皮内瘤变Ⅲ级　327
阴道神经纤维瘤　327
阴道松弛　330
阴道损伤　215
阴道探查　335
阴道透明细胞癌　327
阴道脱垂　327
阴道完全闭合术　335
阴道息肉　327
阴道狭窄　327
阴道狭窄扩张术　335
阴道狭窄切开术　335
阴道纤维肌瘤　327
阴道腺癌　327
阴道腺病　327
阴道小肠膨出　327
阴道斜隔综合征　327
阴道悬吊术　335
阴道血管瘤　327
阴道血肿　327
阴道血肿切开引流术　335
阴道延长术　335
阴道炎　327
阴道原位癌　327
阴道粘连　327
阴道粘连松解术　335
阴道直肠瘘修补术　335
阴道肿物　327
阴道助产术(单胎)　348
阴道助产术(双胎)　348
阴道转移性恶性肿瘤△　327
阴道赘生物　327
阴道子宫内膜异位症　327
阴道子宫托溃疡　327
阴道纵隔　327
阴道纵隔切除术　335
阴蒂成形术　335
阴蒂恶性肿瘤　327
阴蒂肥大　327
阴蒂囊肿　327
阴蒂缩小术　335
阴蒂血肿　327

阴蒂再造术　335
阴沟肠杆菌败血症　418
阴沟杆菌性肺炎　80
阴极　131
阴茎阿米巴病　215
阴茎癌　289
阴茎白斑△　216
阴茎瘢痕切除术　223,292,387
阴茎瘢痕松解术　223
阴茎包涵囊肿　215
阴茎包皮外伤性部分缺失　289
阴茎背静脉结扎术　223
阴茎病损切除术　223,292,316,387
阴茎勃起　216
阴茎部分切除术　223,316
阴茎重建术　223,292
阴茎挫伤　216
阴茎恶性肿瘤　216
阴茎放线菌病　216,418
阴茎感染性部分缺失　289
阴茎感染性难愈合创面　289
阴茎骨化　216
阴茎海绵体断裂修补术　223
阴茎海绵体分流术　223
阴茎海绵体炎△　216
阴茎海绵体硬结症　382
阴茎海绵体造影［术］　223
阴茎黑色素瘤　216
阴茎坏死　216
阴茎活组织检查　223,317,387
阴茎基底细胞癌　216
阴茎基底样癌　289
阴茎畸形　216
阴茎继发性恶性肿瘤　216
阴茎继发肿瘤△　216
阴茎假瘤　216
阴茎建造术　223
阴茎绞窄　216
阴茎绞窄伤△　216
阴茎矫直术　223,292
阴茎结核　216
阴茎结核疹　382
阴茎截断［术］　223
阴茎截断再接术　223
阴茎离断　216
阴茎裂伤缝合术　223
阴茎淋巴瘤　289
阴茎淋巴网状组织恶性病　216
阴茎淋球菌性淋巴管炎　382
阴茎鳞状细胞癌　216
阴茎鳞状细胞原位癌　216
阴茎梅毒　216
阴茎囊肿　216
阴茎内部假体去除术　223
阴茎黏液样囊肿　216
阴茎扭转　216
阴茎皮肤撕脱伤　216
阴茎皮角　289
阴茎皮样囊肿　216
阴茎皮脂腺囊肿　216
阴茎前阴囊　216
阴茎切除［术］　223
阴茎切开术　223

阴茎全部切除术　223,316
阴茎缺如△　216,297
阴茎缺失　216
阴茎缺损　297
阴茎肉瘤样癌　289
阴茎乳头状癌　289
阴茎烧伤　289
阴茎湿疣样癌　289
阴茎损伤　216
阴茎体恶性肿瘤　216
阴茎头白斑病　216
阴茎头恶性肿瘤　216
阴茎头炎及阴茎头包皮炎　216
阴茎脱位　216
阴茎外部假体安装术　223
阴茎外伤性部分缺失　289
阴茎外伤性缺失　289
阴茎弯曲△　215
阴茎下疳　418
阴茎下弯　216
阴茎下弯畸形△　216
阴茎纤维瘤病　382
阴茎纤维性海绵体炎　216
阴茎腺鳞癌　289
阴茎型尿道下裂△　215
阴茎性质未定肿瘤　289
阴茎血管瘤　216
阴茎血肿　216
阴茎延长术　223,292
阴茎异常勃起　216
阴茎异物取出　223
阴茎异物去除　292
阴茎阴囊外伤性缺失　289
阴茎阴囊象皮肿　418
阴茎阴囊型尿道下裂△　215
阴茎硬化性淋巴管炎　382
阴茎疣状癌　289
阴茎增粗术　223,292
阴茎粘连松解术　223
阴茎折断　216
阴茎中线囊肿　382
阴茎肿瘤　216
阴茎转位　216
阴离子隙　89
阴毛稀少综合征　382
阴囊癌　216
阴囊病损切除术　223,292,387
阴囊部分切除术　223,292,387
阴囊挫伤　216
阴囊发育不全　216
阴囊放线菌病　216,418
阴囊钙化性皮脂腺囊肿　216
阴囊感染性难愈合创面　289
阴囊坏疽　216
阴囊活组织检查　223
阴囊畸形　216
阴囊继发性恶性肿瘤　216
阴囊角化囊肿　216
阴囊结核　216
阴囊结石　216
阴囊离断　216
阴囊裂伤缝合术　223,292,387
阴囊脓肿　216

阴囊佩吉特病　216
阴囊皮肤恶性肿瘤　289
阴囊皮肤梅毒　216
阴囊皮肤外伤部分缺失　289
阴囊皮脂腺囊肿　216
阴囊切开探查术　223
阴囊切开引流术　223
阴囊缺如　216
阴囊瘙痒症　382
阴囊烧伤　289
阴囊湿疹　382
阴囊湿疹样癌△　216
阴囊输精管瘘切除术　223
阴囊丝虫病　216,418
阴囊损伤　216
阴囊位置异常△　216
阴囊象皮病　216
阴囊象皮病复位术　223
阴囊象皮肿·　216
阴囊性质未定肿瘤　289
阴囊修补术　223
阴囊血管角化瘤　382
阴囊血管瘤　216
阴囊血肿　216
阴囊异位　216
阴囊异物取出术　223
阴囊异物去除　223,292
阴囊异物去除术　387
阴囊再造术　300
阴囊脂肪瘤　216
阴囊肿瘤　216
阴囊转位　216
阴虱　382
阴虱病　382,418
阴性症状　397
阴性症状评定量表　398
音乐疗法　300
音乐诱发的反射性癫痫　125
音联　397
铟-111标记的白细胞扫描　286
铟及其化合物中毒　409
银汞沉着症　53
银屑病　382
银屑病关节炎△　264
银屑病肾损害　136
银屑病性关节炎　264
银屑病性甲-皮肤肥厚-骨膜炎　383
银屑病性幼年型关节炎　264
龈瓣　58
龈袋　59
龈沟继发性恶性肿瘤　30
龈沟赘生物　53
龈颊沟恶性肿瘤　53
龈颊沟继发恶性肿瘤　53
龈瘤△　52
龈切除术　58
龈乳头炎　53
龈上牙石　53
龈下刮治术　58
龈下牙石　53
龈纤维瘤病多毛综合征　53
龈炎　53
引产　327

引产失败　346
引流　85
引流管取出术　292,387
吲哚菁绿血管造影术　22
饮食性腹泻　105
饮食性钙缺乏　156
饮水呛咳　189
隐孢子虫病　105,418
隐翅虫皮炎　383
隐耳　30
隐耳矫正术　292
隐伏骨折△　251
隐睾　216,359
隐睾恶性肿瘤　216
隐睾症△　216,359
隐匿型肾小球肾炎　136
隐匿型无精子症　216
隐匿性高血压　69
隐匿性骨折　264
隐匿性冠状动脉粥样硬化性心脏病　69
隐匿性甲状腺恶性肿瘤　307
隐匿性迷路炎　30
隐匿性乳突炎　30
隐匿性抑郁△　394
隐匿性抑郁症　394
隐匿阴茎　216
隐球菌病　359,383,418
隐球菌抗原乳胶凝集试验　89
隐球菌脑膜炎△　125
隐球菌脑炎　125,359
隐球菌性脑膜炎　418
隐球菌性脑膜炎△　125
隐球菌性脑炎　125,359,418
隐神经卡压　264
隐神经损伤　264
隐神经血管轴形皮瓣术　300
隐斜△　17
隐斜视　17
隐形骨折△　264
隐形脊柱裂　181,264
隐形脐带脱垂　346
隐性扁桃体结核　30
隐性唇裂　30
隐性代偿性休克　297
隐性脊柱裂△　123,241,263
隐性梅毒　418
隐性水肿　83
隐性胎盘早剥　346
隐性糖尿病　156
隐性雅司　383
隐性眼球颤　17
隐性营养不良型大疱性表皮松解症　383
隐性远视　17
隐眼　17
隐源性机化性肺炎　80
印戒细胞黑素瘤　383
应激事件问卷　398
应激性高血糖　80,297
应激性髋　105
应激性溃疡　80,105,297
应激性溃疡伴出血　105
应激性胃溃疡　105,359
应激性胃炎　105

应激性消化道出血　105
应激性心肌病　69
应激性心肌病△　70
应力副承托区　59
应力性骨折　265
应用行为分析　397
婴儿、幼年和老年前期白内障　17
婴儿肠炎　359
婴儿持续性高胰岛素血症性低血糖　359
婴儿喘息性支气管肺炎　80,359
婴儿猝死综合征　125
婴儿痤疮　383
婴儿低血糖症　152
婴儿肥大性神经病　125
婴儿腹部离心性脂肪营养不良　383
婴儿腹泻　359,418
婴儿肝炎综合征　359
婴儿骨皮质增生症　359
婴儿和儿童期的喂养障碍△　394
婴儿喉痉挛　30
婴儿坏疽性皮炎　383
婴儿肌纤维瘤病　383
婴儿急性出血性水肿　383
婴儿僵直皮肤综合征　383
婴儿进行性大脑变性　125
婴儿痉挛症　125
婴儿玫瑰疹　359,383
婴儿皮肤黏蛋白病　383
婴儿期白内障　17
婴儿期纤维肉瘤△　289
婴儿青铜综合征△　354
婴儿色素性神经外胚叶肿瘤　383
婴儿神经轴索营养不良　125
婴儿肾　216
婴儿湿疹　383
婴儿手指纤维瘤　264
婴儿苔藓　383
婴儿臀部肉芽肿　383
婴儿纤维性错构瘤　264,383
婴儿型会厌　32
婴儿型脊髓性肌萎缩　125
婴儿型内斜视　17
婴儿型特发性脊柱侧凸　264
婴儿型外斜视△　14
婴儿型纤维肉瘤　264
婴儿性偏瘫　125,402
婴儿血管瘤（重症）　383
婴儿严重肌阵挛癫痫　125
婴儿游走性部分性发作△　125
婴儿早期癫痫性脑病△　111
婴儿早期游走性部分性发作　125
婴儿支气管肺炎　80,359
婴儿支气管炎　80
婴儿肢端脓疱病　383
婴儿脂溢性皮炎　383
婴幼儿和儿童进食障碍　394
婴幼儿和童年异食癖　394
婴幼儿喉喘鸣　32
婴幼儿疟疾　418
婴幼儿上颌骨骨髓炎△　264
婴幼儿特发性脊柱侧弯　264
婴幼儿外阴阴道炎　327
婴幼儿型骨髓炎　264

婴幼儿型青光眼　17
樱桃红点　19
樱桃状血管瘤△　371
鹦鹉热　383,418
鹦鹉热肺炎　80
鹦鹉热衣原体感染△　383
鹦鹉头综合征△　44
鹰钩鼻　30
鹰嘴滑囊炎　265
荧光光度测定法　22
荧光素染色试验　22
荧光素眼底血管造影　22
荧光原位杂交　162
荧光支气管镜　89
荧光支气管镜检查术　192
营养不良（中度）△　153,360
营养不良　152,359
营养不良△　148
营养不良所致精神障碍　125,394
营养不良相关性糖尿病伴有眼的并发症　17
营养不良型大疱性表皮松解症　383
营养不良性成人骨软化　265
营养不良性成人骨软化症△　265
营养不良性大疱性表皮松解症△　370,383
营养不良性发育缓慢　152
营养不良性钙沉着症　383
营养不良性身材矮小　152
营养不良性眼病　17
营养过度　152
营养过度后遗症　152
营养缺乏　152
营养缺乏后遗症　152
营养缺乏性多神经炎　125
营养缺乏性脑病　125
营养神经病　125
营养性佝偻病　265
营养性水肿　152
营养性消瘦　152
营养性心肌病　69
营养性周围神经病　125
营养元素缺乏　156
蝇蛆病　383,418
蝇疫霉病　359,418
影响呼吸系统的物质中毒　62
影响尿酸代谢的药物中毒△　407
影像引导下脊柱内固定术　186
硬斑病△　7
硬斑病样或纤维化型基底细胞癌　383
硬币试验　265,271
硬币征　83
硬腭病损广泛切除术　36
硬腭病损局部切除术　58
硬腭成形术　58,292
硬腭穿孔　53
硬腭恶性肿瘤　30,53
硬腭活组织检查　58
硬腭裂　53
硬腭囊肿　53
硬腭脓肿　53
硬腭原位癌　53
硬红斑　383
硬化萎缩性苔藓　383

硬化型骨髓炎 265
硬化性胆管炎 105,359
硬化性骨化病△ 237
硬化性骨髓炎 265
硬化性角膜炎 17
硬化性筋膜炎 265
硬化性上皮样纤维肉瘤 265
硬化性肾小球肾炎 136
硬化性纤维瘤 383
硬化性纤维母细胞瘤 265
硬化性涎(唾液)腺炎 53
硬化性脂肪肉芽肿 383
硬化性脂膜炎 383
硬鸡眼 265
硬脊膜动静脉瘘 181
硬脊膜动静脉瘘△ 125
硬脊膜动静脉瘘向脊髓静脉引流 125
硬脊膜活组织检查 186,317
硬脊膜囊肿造袋术 186
硬脊膜内囊肿 181
硬脊膜破裂 265
硬脊膜切除术 186,316
硬脊膜外恶性肿瘤 181,307
硬脊膜外继发恶性肿瘤 181,307
硬脊膜外良性肿瘤 181
硬脊膜外囊肿 181
硬脊膜外脓肿 125,181,359,418
硬脊膜外肉芽肿 125,181,359
硬脊膜外血肿 181
硬脊膜下良性肿瘤 181
硬脊膜下脑膜瘤 125
硬脊膜下脓肿 125,181,359,418
硬脊膜下肉芽肿 125,181,359
硬脊膜下髓外病灶切除术 186
硬脊膜下髓周动静脉瘘 125
硬脊膜下血肿 181
硬脊膜修补术 186
硬结性痤疮 383
硬金属肺病 409
硬膜良性肿瘤 181
硬膜内外良性肿瘤 181
硬膜内型腰椎间盘突出症 265
硬膜内脂肪瘤 181
硬膜外恶性肿瘤 181,307
硬膜外分娩镇痛 348
硬膜外和硬膜下输注导管引起的机械性并
    发症 409
硬膜外继发恶性肿瘤 181,307
硬膜外交界性肿瘤 181
硬膜外脓肿 125,359
硬膜外脓肿△ 117
硬膜外纤维化 265
硬膜外血管瘤 181
硬膜外血肿 125,181
硬膜外粘连 181
硬膜外脂肪瘤 181
硬膜尾征 131
硬膜下出血 125
硬膜下穿刺 361
硬膜下恶性肿瘤 181,307
硬膜下积液 359
硬膜下囊肿 181
硬膜下囊肿△ 123,356

硬膜下脓肿 125,359
硬膜下肉芽肿△ 117,125,359
硬膜下炎性肉芽肿 125,359
硬脑膜穿刺引流术 186
硬脑膜动静脉瘘 125,181
硬脑膜动静脉瘘出血 125
硬脑膜动静脉瘘出血△ 125
硬脑膜横窦血栓形成 125
硬脑膜切开术 186
硬脑膜外肉芽肿 117
硬脑膜外血肿 125
硬脑膜外血肿清除术 186
硬脑膜下出血 125
硬脑膜下积液 125
硬脑膜下积液△ 359
硬脑膜下继发恶性肿瘤 181,307
硬脑膜下脓肿△ 125
硬脑膜下脓肿切除术 186
硬脑膜下切开脓肿引流术 186
硬脑膜下水瘤 181
硬脑膜下血肿 181
硬脑膜下血肿清除术 186
硬脑膜下钻孔引流术 186
硬脑膜炎 125,265
硬皮病 265,383
硬皮病合并肌病 125
硬皮病肾损害 136
硬皮病性肺间质纤维化 265
硬水综合征 216
硬纤维瘤 289
硬性耳镜下外耳道、鼓膜检查 38
硬性平足症 265
硬性食管镜食管探查/异物取出术 37
硬质支气管镜 89
硬肿病 383
痈 165,383
永存动脉干矫正伴室间隔缺损假体置入术
    303
永存瞳孔膜 17
永存原始玻璃体增生症 17
永存左上腔静脉 69,204
永久充填 58
永久起搏器置换术 72
永久起搏器置入术 72
永久起搏器置入术后 69
永久性房颤 69
永久性缝线引起的机械性并发症 409
永久性气管切开术 37
永久性胃造口术 316
永久性心房颤动△ 69
永久性新生儿糖尿病△ 151
永久性新生儿糖尿病伴胰腺、小脑发育不全
    152
永久性右脐静脉 105
永久性种植体 58
用力肺活量 89
用力呼出25%肺活量的呼气流量 89
用力呼出50%肺活量的呼气流量 89
用力呼出50%肺活量的呼气流量与吸气流
    量比值 89
用力呼出75%肺活量的呼气流量 89
用力吸气肺活量 89
用力依赖部分 89

忧郁症△ 390,394
幽闭恐怖 394
幽门不全梗阻 105
幽门成形术 173
幽门穿孔△ 105
幽门恶性肿瘤 105
幽门肥大 105
幽门梗阻 105
幽门梗阻△ 101
幽门管恶性肿瘤 105
幽门管溃疡(可并发幽门梗阻)△ 105
幽门管溃疡 105
幽门环肌切开术△ 173
幽门肌层切开术 303
幽门肌切开术 173
幽门痉挛 105,359
幽门溃疡伴出血 105
幽门溃疡伴穿孔 105
幽门螺杆菌感染 418
幽门前恶性肿瘤 105
幽门切开扩张术 173
幽门狭窄 105
尤文肉瘤 265
尤因肉瘤 181
由高度近视导致的脉络膜视网膜病变(黄斑
    出血) 17
由高度近视导致的脉络膜视网膜病变(继发
    脉络膜新生血管) 17
由高度近视导致的脉络膜视网膜病变(漆裂
    纹) 17
由于多种病因所致的重度神经认知障碍伴
    行为异常△ 389
由于脑部疾病、损害和功能障碍引起的器质
    性人格和行为障碍 394
由于脑损害和功能障碍及躯体疾病引起的
    精神障碍 394
由于入脑前动脉栓塞引起的脑梗死 125
由于以前创伤引起的骨坏死 265
邮票状皮片移植术 300
油痤疮 383
油和植物精油引起的肺炎△ 79
油漆和染料中毒 409
疣 383
疣状癌 383
疣状白斑 53
疣状表皮发育不良 383
疣状穿通性胶原瘤 383
疣状红斑狼疮 383
疣状黄瘤 53,383
疣状角化不良瘤 383
疣状皮肤结核 383
疣状胃炎 105
疣状血管瘤 383
疣状银屑病 383
疣状增生 53
疣状肢端角化病 383
疣状肢端角化症△ 383
疣状痣 383
铀及其化合物中毒 409
蚰蜓皮炎 383
游动盲肠 104
游离耳郭复合组织修复术 300
游离肌皮瓣术 300

游离眉毛移植再造睫毛术 300
游离皮瓣术 300
游离皮瓣移植术 292,300
游离皮瓣移植眼睑重建术 292
游离皮瓣移植眼窝再造术 21
游离皮片移植眼窝再造术 21
游离前臂皮瓣鼻重建术 37
游离神经移植术 300
游离体 265
游离性运动障碍 394
游离血管移植术 300
游离植皮睑外翻矫正术 21
游离[转换]障碍 394
游泳池肉芽肿 383
游泳者痉挛 409
游走脾 165
游走肾 216
游走性 131
游走性红斑 372
游走性舌炎 53
游走性舌炎△ 40
游走性血栓性静脉炎 204,383
有创呼吸机治疗(大于等于 96 小时) 192
有创呼吸机治疗(小于 96 小时) 192
有创通气大于等于 96 小时 62
有创通气小于 96 小时 62
有创无创序贯通气 85
有典型先兆的偏头痛 125
有毒昆虫螫伤 409
有毒昆虫咬伤 409
有害气体中毒后精神障碍 394
有汗性外胚层发育不良 383
有机磷农药中毒△ 409
有机磷中毒 409
有机磷中毒迟发性神经病△ 125
有机磷中毒性周围神经病 125
有机溶剂中毒 136
有晶状体眼人工晶状体植入术 21
有迁延性先兆的偏头痛 125
有先兆急性发作的偏头痛 125
有效咳嗽 83
有效顺应性 89
有症状的早期先天性梅毒 418
有症状性神经梅毒 17
右半肝切除术 316
右半结肠根治性切除术 316
右半结肠姑息性切除术 316
右半结肠切除术 316
右侧乳腺恶性肿瘤 307
右侧输卵管不全梗阻 327
右侧输卵管梗阻 327
右侧输卵管积水 327
右房舒张末压 89
右房右室异常通道修补术 303
右肺恶性肿瘤 80
右肺上叶恶性肿瘤 80
右肺下叶恶性肿瘤 80
右肺中上叶恶性肿瘤 80
右肺中下叶恶性肿瘤 80
右肺中叶恶性肿瘤 80
右分支传导阻滞△ 69
右室扩大 69
右室流出道补片修补术 303

右室流出道室性心动过速△ 67
右室流出道狭窄 69
右室流出道重建术 303
右室流出道异常肌束 204
右室室壁瘤 69,204
右室室壁瘤矫治术 208
右室室性心动过速 69,204
右室双出口(大动脉转位型) 204
右室双出口(法洛四联症型) 204
右室双出口(室间隔缺损型) 204
右室双出口(室间隔缺损远离大血管) 204
右室双出口(室间隔完整型) 204
右室双腔心矫治术 208
右束支传导阻滞 69
右位心 69,204
右位心△ 64
右位主动脉弓△ 202
右心导管检查 72,209
右心发育不良综合征 69,204
右心发育不全综合征 69,204
右心房黏液瘤 204
右心房造影 72,209
右心房增大 71
右心室动脉圆锥切除术 303
右心室 - 肺动脉分流术 303
右心室跨壁压 89
右心室黏液瘤 204
右心室衰竭(继发于左心衰竭) 204
右心室造影 72,209
右心室增大 71
右心衰竭 204
右旋心△ 194
右支阻滞△ 69
右主支气管恶性肿瘤 80
幼儿急疹 359,383,418
幼儿受虐综合征 409
幼儿黄色肉芽肿 383
幼年期白内障△ 17
幼年期脊柱后凸 265
幼年期缺碘性甲状腺肿 152
幼年肾单位肾痨 - 髓质囊肿病 136
幼年型玻璃样变纤维瘤病 265
幼年型多关节炎△ 230
幼年型关节炎 265
幼年型喉乳头状瘤 30
幼年型类风湿关节炎 383
幼年型类风湿性关节炎△ 383
幼年型粒单核细胞白血病 160
幼年型慢性粒单核细胞白血病 160
幼年型炎症性肠病性关节炎 265
幼年型银屑病性关节炎△ 264
幼年性白内障 17
幼年性黄色瘤 156
幼年性黄色肉芽肿△ 383
幼年性透明蛋白纤维瘤病 383
幼年牙周变性 53
幼年跖部皮病 383
幼女妊娠 346
幼稚型睾丸 156
幼稚型子宫 156
幼稚子宫 327
诱发电位 131
釉牙本质裂(非复杂牙冠裂) 53

釉质白垩斑 53
釉质发育不全 53
釉质钙化不全 53
釉质裂(非复杂牙冠裂) 45
釉质裂纹 53
釉质瘤△ 227
釉质脱矿 53
釉质 - 牙本质折断(简单冠折) 53
釉质早期龋△ 53
釉质折断(简单冠折) 53
釉珠 53
淤胆型肝炎 418
淤胆型肝炎△ 94
淤胆型戊型肝炎 105
淤胆型乙型肝炎 105
淤积性胆管炎 105,359
淤积性皮炎 383
淤积性紫癜 383
淤血性缺氧 80
淤血性周围性发绀 83
淤滞区 297
瘀斑 71,204,265,271,360,385
瘀点 71,385
瘀血性肝损害 105
余留牙槽骨萎缩△ 48
盂唇损伤 265
盂唇损伤△ 237
盂肱关节滑膜破裂 265
盂肱关节滑膜破裂△ 238
盂肱关节脱位 265
鱼胆中毒 409
鱼和贝类中毒 409
鱼际间隙感染 265
鱼鳞病 383
鱼肉中毒 409
鱼食肺 80
鱼子酱舌 383
愉快木偶综合征 394
与 Down 综合征相关的髓系白血病 160
与 Down 综合征相关的髓系增殖 160
与暴露于战争有关的问题 62
与产褥期有关的轻度精神和行为障碍 394
与产褥期有关的重度精神和行为障碍 394
与创伤有关的牙龈和无牙区牙槽嵴损害 53
与多巴胺 - β - 羟化酶缺乏相关的交感神经功能障碍 125
与归类在他处的障碍或疾病有关的心理和行为因素 394
与精神发育迟缓和刻板动作有关的多动障碍△ 402
与精神发育迟滞和刻板动作有关的多动障碍 394,402
与人工授精有关并发症 327
与人工授精有关特指并发症 327
与有毒动物接触的毒性效应 62
语词新作 397
语后聋 30
语声描记[法] 38
语声商数 38
语言能力评定 403
语义性痴呆 125,397
语音改变 53

语音共振 83
语音障碍 53,394
语音震颤 83
语音治疗 58
浴疗 387
预成冠 58
预防性侧颈区淋巴结清扫术 173
预防性宫颈环扎术 348
预防性中央区淋巴结清扫术 173
预激综合征 69,359
预激综合征△ 68
预激综合征 A 型 69
预激综合征 B 型 69
预期焦虑 397
预设潮气容积 85
预设呼吸频率 85
预设吸呼气时间比 85
预设吸气时间分数 85
阈刺激 131
阈下刺激 131
阈值 131
原卟啉病 160
原虫病 418
原虫病并发于妊娠、分娩及产褥期 346
原虫性葡萄膜炎 418
原发闭经△ 327
原发不孕 327
原发部位不明恶性肿瘤 307,318
原发刺激接触性皮炎△ 383
原发刺激性接触性皮炎 383
原发进行性非流利失语 125
原发孔型房间隔缺损△ 64
原发皮肤 CD30 阳性的 T 细胞淋巴增殖性
　疾病 160
原发皮肤 CD4+ 中小 T 细胞淋巴瘤△ 383
原发皮肤 γδT 细胞淋巴瘤△ 375
原发皮肤滤泡中心淋巴瘤 160
原发皮肤弥漫大 B 细胞淋巴瘤(腿型) 161
原发皮肤外周 T 细胞淋巴瘤(罕见类型)
　161
原发书写震颤 125
原发型多器官功能障碍综合征 297
原发型肺结核 80
原发性 CD30+ 淋巴增生性疾病△ 383
原发性 Fanconi 综合征 136
原发性阿米巴脑膜脑炎 125,418
原发性闭角型青光眼 17
原发性闭经 327
原发性不安腿综合征 125
原发性不孕症△ 327
原发性侧索硬化 125
原发性侧索硬化症△ 125
原发性打鼾 32
原发性单侧第一腕掌关节病 265
原发性单侧髋关节病 265
原发性单侧膝关节病 265
原发性单纯疱疹 383,418
原发性胆汁性胆管炎 105
原发性胆汁性肝硬化 105
原发性胆汁性肝硬化伴食管静脉曲张 105
原发性胆汁性肝硬化伴食管静脉曲张破裂
　出血 105
原发性胆汁性肝硬化伴食管胃静脉破裂出

血△ 105
原发性胆汁性肝硬化伴食管胃静脉曲张△
　105
原发性低颅压△ 127
原发性低血磷性佝偻病或骨软化症 136
原发性淀粉样变紫癜与多发性骨髓瘤性紫
　癜 383
原发性肥厚性骨关节病△ 265,402
原发性肺癌 188
原发性肺动脉高压 69
原发性肺动脉高压* 200
原发性肺结核 418
原发性淋巴瘤 75
原发性肺泡低通气综合征 80
原发性肺芽生菌病 383
原发性肺组织胞浆菌病 80
原发性跗骨间关节化脓性关节炎 265
原发性腹膜炎 105,359
原发性干燥综合征肾损害 136
原发性高尿酸血症 152
原发性高血压 69
原发性骨关节炎 265
原发性骨髓纤维化 161
原发性骨质疏松症 265
原发性关节病 265
原发性黑色素细胞病变 181
原发性急性闭角型青光眼 17
原发性脊髓侧索硬化症 265
原发性家族性黄瘤病 152
原发性甲状旁腺功能减退 359
原发性甲状旁腺功能亢进症 152
原发性甲状旁腺功能亢进症伴高钙危象
　152
原发性甲状旁腺功能亢进症伴骨软化 152
原发性甲状旁腺功能亢进症伴骨折 152
原发性甲状旁腺功能亢进伴骨质疏松
　152
原发性甲状旁腺功能亢进伴肾结石 152
原发性甲状旁腺功能亢进症伴纤维囊性骨
　炎 152
原发性甲状旁腺功能亢进症伴消化性溃疡
　152
原发性甲状旁腺功能亢进症术后一过性甲
　状旁腺功能减退症 152
原发性甲状腺功能减退 152
原发性甲状腺功能减退症△ 152
原发性甲状腺功能亢进 152
原发性甲状腺功能亢进症△ 152
原发性进行性失语△ 109
原发性颈部黑色素瘤 53
原发性开角型青光眼 17
原发性淋巴水肿 198,371
原发性卵巢功能不全 327
原发性弥漫性食管痉挛△ 100
原发性免疫缺陷病 161
原发性脑室内出血 125
原发性黏液癌 383
原发性女阴萎缩△ 374
原发性疱疹性口炎△ 40
原发性皮肤 B 细胞淋巴瘤 383
原发性皮肤 CD30+ 间变性大细胞淋巴瘤
　383
原发性皮肤 CD30+ 淋巴细胞增殖性疾病

383
原发性皮肤 CD4+ 小/中多形性 T 细胞淋巴
　瘤 383
原发性皮肤 T 细胞淋巴瘤 383
原发性皮肤边缘区 B 细胞淋巴瘤 383
原发性皮肤浆细胞瘤 383
原发性皮肤结核 383,418
原发性皮肤滤泡中心细胞性淋巴瘤 383
原发性皮肤弥漫性大 B 细胞淋巴瘤(其他型)
　383
原发性皮肤侵袭性亲表皮 CD8+ 细胞毒性 T
　细胞淋巴瘤△ 383
原发性皮肤侵袭性嗜表皮 CD8+T 细胞淋巴
　瘤 383
原发性皮肤外周 T 细胞淋巴瘤(非特殊类型)
　383
原发性皮肤外周 T 细胞淋巴瘤(未定类)△
　383
原发性皮肤外周 T 细胞淋巴瘤 383
原发性脾中性粒细胞减少症 161
原发性胼胝体变性 125
原发性气管肿瘤 30
原发性青少年骨质疏松 265
原发性全身性骨关节病 265,402
原发性醛固酮增多症 69,152,216
原发性醛固酮增多症伴多种并发症 152
原发性醛固酮增多症伴慢性肾病 152
原发性醛固酮增多症伴脑出血 152
原发性醛固酮增多症伴脑梗死 152
原发性醛固酮增多症伴肾结石 152
原发性醛固酮增多症伴视网膜病变 152
原发性醛固酮增多症伴糖代谢异常 152
原发性醛固酮增多症合并心肌肥大 152
原发性肉碱缺乏症 152
原发性软骨肉瘤 265
原发性三叉神经痛 125
原发性色素结节性肾上腺病 152
原发性上斜肌功能亢进 17
原发性舌咽神经痛 125
原发性舍格伦综合征△ 372
原发性肾病综合征 136
原发性肾淀粉样变性病 136
原发性肾上腺皮质功能减退症 152
原发性肾上腺增生△ 148
原发性肾素增多症 136
原发性生殖器疱疹 383
原发性食管癌 188
原发性食管癌△ 101
原发性视神经瘤 17
原发性视网膜色素变性△ 12
原发性视网膜脱离 17
原发性双侧第一腕掌关节病 265
原发性双侧髋关节病 265
原发性双侧膝关节病 265
原发性痛风 265
原发性痛经 327
原发性妄想 397
原发性戊糖尿病 152
原发性系统性淀粉样变病 383
原发性系统性淀粉样变性△ 383
原发性下斜肌功能亢进 17
原发性纤毛运动不良症 81
原发性腺样囊性癌 383

原发性小肠吸收不良综合征　105
原发性小血管炎肾损害　136
原发性血小板增多症　161
原发性血脂异常　152
原发性眼单纯疱疹　383
原发性眼内淋巴瘤　17
原发性阅读性癫痫△　125
原发性阅读性癫痫青少年肌阵挛癫痫　125
原发性阵发性肌红蛋白尿　265
原发性震颤　181
原发性支气管淀粉样变　81
原发性支气管肺癌　81
原发性支气管肺淀粉样变　81
原发性直立性低血压　125
原发性侏儒　152
原发性子宫收缩乏力　346
原发于眼睑的印戒细胞癌　383
原发中枢神经系统弥漫大 B 细胞淋巴瘤　161
原发中枢神经系统血管炎△　126
原发纵隔(胸腺)大 B 细胞淋巴瘤　161
原基性侏儒△　152
原浆型星形细胞瘤　181
原始神经外胚瘤△　235
原始细胞增多性难治性贫血　161
原田病　383
原位癌　307
原位恶性黑色素瘤△　383
原位黑素瘤　383
原位溶血　161
原位杂交　162
圆孢子虫病　418
圆饼形阴囊　216
圆韧带病损切除术　335
圆韧带恶性肿瘤　327
圆韧带良性肿瘤　327
圆韧带囊肿　327
圆韧带缩短术　335
圆韧带悬吊术　335
圆形细胞脂肪肉瘤　265
圆柱瘤　30,383
圆锥角膜　17
圆锥角膜视力矫正不佳　17
猿耳　30
猿手畸形　265,271
源皮距　320
源轴距　320
源准直器距离　320
远场电位　131
远达性视网膜病　17
远端侧位型甲下甲真菌病　383
远端潜伏期　131
远端小管酸中毒△　135
远端型肌病△　125
远端型肌营养不良△　125
远端型肌营养不良症　125
远端型脊髓性肌萎缩　125
远端型脊髓性肌萎缩症△　125
远端性肌病　125
远端胰腺切除术△　168
远端指／趾节间型关节型银屑病　383
远端指／趾节间银屑病性关节病△　383
远端指骨过短 - 发育畸形　152

远端趾间关节骨关节炎　265
远段输尿管不发育　216
远节基底骨折　265
远节指骨骨折　265
远距离放射治疗　320
远视　17
远外侧入路　186
远位皮瓣术　300
远心性脂肪营养不良△　115,146,370
远指间关节脱位及拇指指间关节脱位　265
远中殆　53
远中错殆　39
远中错殆伴单侧上切牙唇倾△　39
远中错殆伴单侧上切牙舌倾△　39
远中错殆伴上切牙唇倾△　39
远中错殆伴上切牙舌倾△　39
远中埋伏下颌第三磨牙　54
远中楔形瓣　58
远中阻生　54
约翰松尿道成形术　223
月骨骨折　265
月骨前脱位　265
月骨缺血性坏死　265
月骨脱位　265
月骨完全脱位　265
月骨无菌性坏死　265
月骨周围脱位　265
月经抽吸术　335
月经过多　327
月经过少　327
月经频发　327
月经期支气管哮喘　81
月经紊乱　327
月经稀少　327
月经性气胸　81
月经早初潮△　152
月经疹　383
月三角骨分离　265
月三角韧带损伤　265
阅读性癫痫△　125
阅读诱发反射性癫痫　125
云母尘肺　409
允许性低热卡策略　85
允许性高碳酸血症　81,297
孕 <5 周　346
孕 5 周　346
孕 6 周　346
孕 7 周　346
孕 8 周　346
孕 9 周　346
孕 10 周　346
孕 11 周　346
孕 12 周　346
孕 13 周　346
孕 14 周　346
孕 15 周　346
孕 16 周　346
孕 17 周　346
孕 18 周　346
孕 19 周　346
孕 20 周　346
孕 21 周　346
孕 22 周　346

孕 23 周　346
孕 24 周　346
孕 25 周　346
孕 26 周　346
孕 27 周　346
孕 28 周　346
孕 29 周　346
孕 30 周　346
孕 31 周　346
孕 32 周　346
孕 33 周　346
孕 34 周　346
孕 35 周　346
孕 36 周　346
孕 37 周　346
孕 38 周　346
孕 39 周　346
孕 40 周　346
孕 41 周　347
孕 42 周　347
孕 >42 周　346
孕产妇低血压综合征　347
运动单位　131
运动单位动作电位　131
运动单位范围　131
运动单位数目估计　131
运动点　131
运动反应　131
运动负荷　89
运动负荷试验　72
运动后递增　131
运动激发试验　89
运动疗法　300
运动潜伏期　131
运动神经传导速度　131
运动神经元变性病　125
运动神经元病　125
运动失调性步态　271
运动失调性步态△　234
运动伪差　131
运动心肺功能测试　89
运动心肺功能评估　403
运动性闭经　327
运动性骨筋膜室综合征　265
运动性幻觉　397
运动性荨麻疹△　365
运动性失语　402
运动性哮喘　81
运动性哮喘△　81,356
运动性血尿　138
运动性支气管哮喘　81
运动性周围神经病　125
运动诱发电位　131
运动诱发性高胰岛素血症　152
运动诱发性肌张力障碍　125
运动员心脏综合征　69
运动员足　265
运动障碍病　181
运动障碍性膀胱　125
晕厥　71
晕厥和虚脱△　409
晕厥前期　71
晕厥前兆△　71

晕皮炎 383
晕痣 383

Z

杂醇油的毒性效应△ 409
杂醇油中毒 409
灾难经历后的持久人格改变 397
载距突骨 265
载距突骨折 265
载硫氨基酸代谢紊乱 156
再分类 320
再骨折 265
再剖腹探查术 173,223
再群体化 320
再生障碍危象 161
再生障碍性贫血 161
再氧合 320
再造鼻修整术 292
再造耳郭术后感染 289
在操作中对意外遗留异物的急性反应△ 194
在腹、下背和骨盆水平的多处血管损伤△ 163
在颈水平的肌肉和肌腱扭伤△ 244
在颈水平的肌肉和肌腱损伤△ 244,245
在颈水平的血管损伤 54
在线血液滤过 137
在线血液透析滤过 137
在医院内出生的单胎活产婴儿 359
在医院内出生的多胎活产婴儿 359
在医院内出生的双胎活产婴儿 359
在医院外出生的单胎活产婴儿 359
在医院外出生的多胎活产婴儿 359
在医院外出生的双胎活产婴儿 359
暂时充填 58
暂时性和持久性棘层松解性皮病 383
暂时性棘层松解性皮病△ 383
暂时性气管切开术 37,58,192
暂时性胃造口术 173,316
暂时性义齿 58
脏层胸膜剥除术 192
脏层胸膜恶性肿瘤△ 81
脏胸膜恶性肿瘤 81
早搏 67
早产 347
早产伴分娩 347
早产儿(孕期等于或大于 28 整周,但小于 32 整周) 359
早产儿(孕期等于或大于 32 整周,但小于 37 整周) 360
早产儿 359
早产儿代谢性骨病 360
早产儿呼吸暂停 360
早产儿脑白质损伤 360
早产儿贫血 360
早产儿视网膜病 360
早产儿视网膜病变 17
早产经剖宫产分娩 347
早产经阴引产分娩 347
早产胎膜早破 347
早发先天性梅毒 265
早发型阿尔茨海默病 126

早发型阿尔茨海默病△ 115
早发性肌阵挛脑病 360
早发性肌阵挛脑病△ 126
早发性肌阵挛性脑病 126
早发性脊柱侧弯 265
早发性近视 17
早发性良性儿童枕叶癫痫△ 117
早发性小脑性共济失调 126
早发性月经 152
早反应组织 321
早复极综合征△ 69
早接触 59
早老性白内障 17
早老症 153
早萌 54
早年白发综合征 383
早期反应 321
早期复极综合征 69
早期梅毒 418
早期梅毒性视网膜炎 17
早期目标指导治疗 85
早期难免流产 328
早期品他 383
早期前体 B 淋巴细胞白血病 161
早期前体 T 淋巴细胞白血病 161
早期人工流产(计划生育) 328
早期胎传骨膜梅毒 383
早期胎传梅毒 384
早期胎传梅毒性鼻炎 384
早期胎传梅毒性肺炎 384
早期胎传梅毒性骨骺炎 384
早期胎传梅毒性骨软骨炎 384
早期胎传梅毒性喉炎 384
早期胎传梅毒性咽炎 384
早期胎传内脏梅毒 384
早期胎传眼梅毒 384
早期完全自然流产 328
早期胃癌 105
早期习惯性流产 328
早期先天性梅毒性肝炎 105
早期先天性梅毒性脉络膜视网膜炎 17
早期医疗性流产 328
早期婴儿癫痫性脑病伴暴发抑制 360
早期自然流产 328
早熟性巨睾症 153
早熟性皮脂腺增生 384
早泄 216,397
早孕减胎术 335
蚤叮咬 384
藻菌病 418
皂类和洗涤剂的毒性效应△ 407,409
皂类中毒 409
灶性肺气肿 81
造口旁疝修补术 173
造口腔内异物取出 223
造口腔内异物去除 192
造口疝绞窄 105
造瘘口旁疝 173
造血干细胞移植 162
造血干细胞移植相关性急性肾衰竭△ 136
造血干细胞移植相关性急性肾损伤 136
造血干细胞移植相关性慢性肾脏病 136
造影剂肾病 136

造釉细胞型颅咽管瘤 181
噪声性聋 30
噪音 131
噪音性耳聋△ 28;30,409
躁狂型分裂情感性障碍 389
躁狂性木僵 397
躁狂症 394
躁狂状态 394
躁郁环性气质 394
择区性颈淋巴结清扫术 173
增敏比 321
增生不良性贫血 161
增生坏死性肾小球肾炎 136
增生性瘢痕 297
增生性表皮囊肿 384
增生性玻璃体病变△ 17
增生性玻璃体视网膜病伴视网膜脱离 17
增生性玻璃体视网膜病变 17
增生性肌炎 265
增生性脊柱炎 265
增生性筋膜炎 265
增生性毛囊囊性肿瘤 289
增生性毛鞘囊肿 384
增生性脓皮病 384
增生性贫血 161
增生性软骨营养障碍 360
增生性肾小球肾炎 136
增生性牙龈炎△ 53,54
增生性龈炎 54
增生硬化性肾小球肾炎 136
增殖期糖尿病视网膜病变△ 17
增殖前期糖尿病视网膜病 17
增殖型肺结核 81
增殖型糖尿病视网膜病 17
增殖型糖尿病视网膜病合并玻璃体积血 17
增殖型糖尿病视网膜病合并牵拉性视网膜脱离 17
增殖型糖尿病视网膜病合并视网膜牵引 17
增殖型糖尿病视网膜病合并视网膜前出血 17
增殖型天疱疮 384
增殖性玻璃体病变 17
增殖性红斑△ 44
增殖性结核性肺纤维变性△ 77
增殖性脓皮病△ 384
增殖性脓性口炎 54
增殖性视网膜病 17
眨眼症 17
栅栏状包膜神经瘤 384
窄 QRS 心动过速 69
窄谱 UVB 紫外线治疗 387
粘结固定桥 58
粘连性肠梗阻 105
粘连性肺不张 81
粘连性肌腱炎 265
粘连性脊髓蛛网膜炎 126
粘连性肩关节囊炎 265
粘连性角膜白斑 17
粘连性中耳炎 30
粘贴剂引起的变应性接触性皮炎 17
粘液水肿型地方性呆小病△ 147

詹韦病损 71
谵妄 394
展神经损伤 18
占位效应 131
战壕热 384,418
战壕足△ 294
战争神经症 394
张口、咀嚼时跳动性耳痛 32
张口呼吸 32
张力性气胸 81,188
张力性水疱 265,271
章鱼咬伤 384
掌板侧副韧带损伤后遗症 402
掌背动脉皮瓣术 300
掌部离断 265
掌侧半脱位 265
掌侧手部瘢痕挛缩整形术 300
掌骨病损切除术 316
掌骨多发性骨折 265
掌骨多发性骨折骨不愈合 265
掌骨恶性骨肿瘤 265
掌骨干骨折 265
掌骨骨骺损伤 265
掌骨骨髓炎 265
掌骨骨折 265
掌骨骨折不愈合 265
掌骨骺损伤△ 265
掌骨骺早闭 265
掌骨活组织检查 286
掌骨基底骨折 265
掌骨间融合 265
掌骨结核 265
掌骨颈骨折 265
掌骨良性肿瘤 265
掌骨头骨折 265
掌骨头幼年型骨软骨病 265
掌黑癣 384
掌红斑 384
掌腱膜挛缩 402
掌腱膜挛缩症 265
掌腱膜挛缩症△ 269,402
掌筋膜挛缩 402
掌浅动静脉弓损伤 204,265
掌深动静脉弓损伤 204,265
掌(纹)黄瘤 384
掌压痛 265,271
掌疣 384
掌跖扁平苔藓 384
掌跖角化病 384
掌跖角化病 - 牙周破坏综合征△ 54
掌跖角化病伴食管癌 384
掌跖角化牙周病综合征 54
掌跖角化症△ 384
掌跖脓疱病 384
掌跖脓疱型银屑病 384
掌跖纤维瘤病 384
掌跖疣 384
掌指关节副韧带断裂 265,402
掌指关节过伸畸形 297
掌指关节绞锁 265
掌指关节离断术 292
掌指关节扭伤 265
掌指关节韧带断裂 265,402

掌指关节脱位 265
掌指和指间关节处的手指韧带创伤性断裂△ 249,265
掌中间隙感染 265
掌皱褶点状角化病 384
招风耳 30,360
招风耳矫正术 292
爪粗隆骨折 265
爪形手 265,297
爪形手畸形 271
爪形手畸形矫正术 300
爪形趾 265
爪形趾△ 263
爪形趾畸形 238,265
爪趾畸形△ 238
爪状趾△ 238,265
照射技术 321
照射剂量 321
照射体积 321
照射野 321
照射野内肿瘤复发 321
折返性室性心律失常 360
蔗尘沉着病 81
蔗尘肺△ 81
蔗糖酶缺乏 105
阵发 131
阵发性房颤 69
阵发性房室结内折返性心动过速 69
阵发性房室折返性心动过速 69
阵发性房性心动过速 69
阵发性腹痛 347
阵发性寒冷性血红蛋白尿 360
阵发性交界性心动过速 69
阵发性冷性血红蛋白尿症 161
阵发性冷性血红蛋白尿症△ 360
阵发性室上性心动过速 69,360
阵发性室性心动过速 69,360
阵发性睡眠性血红蛋白尿症 161,384
阵发性睡眠性血红蛋白尿症△ 384
阵发性心房颤动△ 69
阵发性心房扑动 69
阵挛发作 126
阵挛性半面痉挛 126
阵挛性半面痉挛△ 23
针道感染 265
针孔状尿道口 216
针状物恐惧症 394
诊断量表 398
诊断性刮宫术 335
诊断性手术 85
诊断性胸腔穿刺术 89
诊断性制剂中毒 409
诊室血压 72
枕部、额部胀痛 32
枕部入路 186
枕大孔区病灶切除术 187
枕大神经痛 126,181
枕大神经炎 126
枕骨 181
枕骨大孔脑膜瘤 181
枕骨大孔疝 126,181
枕骨恶性肿瘤 54,307
枕骨寰椎融合症 265

枕骨继发恶性肿瘤 307
枕骨髁骨折 266
枕骨良性肿瘤 30,181
枕骨椎体化 266
枕颈部畸形 266
枕髁发育不良 266
枕神经痛 126
枕下减压术 187
枕下入路 187
枕下神经减压术 187
枕下小脑幕上入路脑病灶切除术 187
枕下中线入路脑病灶切除术 187
枕 - 小脑后下动脉吻合术 187
枕小神经痛 126,181
枕叶病损切除术 316
枕叶病灶切除术 187
枕叶出血 126
枕叶癫痫 126
枕叶恶性肿瘤 181
枕叶继发恶性肿瘤 181
枕叶交界性肿瘤 181
枕叶良性肿瘤 181
枕叶脑白质病变 126
枕叶脑膜瘤 181
枕叶脓肿 126
枕叶切除术 187
珍珠状阴茎丘疹 384
真菌病 30
真菌毒素污染食物毒性效应 62
真菌肺炎 81
真菌镜检 387
真菌培养 387
真菌球 30
真菌性鼻窦炎 30
真菌性肠炎 92,293
真菌性蝶窦炎 418
真菌性额窦炎 418
真菌性肺炎 81
真菌性腹膜炎 418
真菌性感染 265
真菌性关节炎 265
真菌性肌炎 126
真菌性角膜炎 18,418
真菌性结肠炎 105
真菌性结膜炎 418
真菌性脑膜炎 126,418
真菌性尿路感染 136,418
真菌性葡萄膜炎 418
真菌性筛窦炎 418
真菌性上颌窦炎 418
真菌性食管炎 105,418
真菌性外耳道炎 418
真菌性外阴炎 328
真菌性小肠炎 418
真菌性心包炎 418
真菌性心肌炎 418
真菌性眼内炎 18
真菌性阴道炎 328
真菌性足菌肿 384
真空吸引器应用失败 347
真两性畸形 216
真皮导管瘤 384
真皮神经鞘黏液瘤 265

真皮下血管网皮片移植术 300
真皮脂肪瓣术 300
真皮中层弹性组织溶解△ 384
真皮中层弹性组织溶解症 384
真性红细胞增多症 384
真性晶状体囊膜剥脱综合征 18
真性小眼球 18
真性性早熟 153
砧骨固定 30
砧骨畸形 30
振动荨麻疹△ 384
振动声桥植入术 37
振幅整合脑电图 361
震颤△ 400
震颤麻痹 266
震颤麻痹△ 61,119,401
震颤型脑性瘫痪 402
震颤性荨麻疹 384
震颤性谵妄 394
镇静催眠药中毒△ 405
镇静剂或催眠剂的有害使用 394
镇静剂或催眠剂急性中毒 394
镇静剂或催眠剂戒断状态 394
镇静剂或催眠剂所致的残留性和迟发性精
　神障碍 394
镇静剂或催眠剂所致的精神病性障碍 394
镇静剂或催眠剂所致的精神和行为障碍
　394
镇静剂或催眠剂所致的精神障碍 409
镇静剂或催眠剂所致的遗忘综合征 394
镇静剂或催眠剂依赖综合征 394
镇咳剂中毒 409
镇痛剂肾病 136
镇痛药物成瘾 394
镇痛与镇静 85
睁闭眼诱发试验 131
蒸馏水或高渗盐水激发试验 89
蒸馏水激发试验 89
正常肺容积呼吸衰竭 81
正常分娩 347
正常高值血压 69
正常灌注压突破 181
正常呼吸音 83
正常呼吸运动 83
正常甲状腺病态综合征△ 145
正常钾型周期性瘫痪 126
正常容量性高钠血症 81
正常位输尿管膨出 216
正常细胞性贫血 161
正常血钾性周期性麻痹△ 126
正常血钠性体液容量过多 153
正常压力脑积水 181
正常眼压性青光眼 18
正常组织放射效应 321
正常组织耐受量 321
正电压放射治疗 316
正电子发射断层显像 131
正电子发射计算机断层显像 286
正电子发射体层成像 89
正己烷中毒 409
正交摄片法 321
正确用药所致类固醇性糖尿病 153
正确用药所致药物性皮质醇增多症 153

正锐波 131
正弦波 131
正压尿道造影［术］ 223
正压通气 85,348
正压通气连接 85
正中骀 60
正中唇裂 54
正中挡 59
正中关系骀 59
正中关系弧 59
正中关系位 60
正中颌位记录 60
正中进路舌根部肿物切除术 58
正中菱形舌炎 54,384
正中骀平衡 60
正中神经良性肿瘤 266
正中神经麻痹 126
正中神经嵌压性综合征 126
正中神经损害 126
正中神经损害△ 267
正中神经损伤后遗症 402
正中锁 60
正中牙间隙 54
正中自由区 60
症状量表 398
症状性（或可能为症状性）局灶性癫痫 126
症状性精神病 126
症状性精神障碍 394
症状性精索静脉曲张 216
症状性局灶性癫痫△ 126
症状性苔藓样疹 384
症状性血小板减少性紫癜 384
症状性炎性肌病 266
支撑喉镜检查法 38
支撑喉镜下喉病损切除术 37
支撑喉镜下喉成形术 37
支撑喉镜下喉扩张术 37
支撑喉镜下喉切开引流术 37
支撑喉镜下环杓关节复位术 37
支撑喉镜下会厌病损激光烧灼术 37
支撑喉镜下会厌病损切除术 37
支撑喉镜下舌病损激光烧灼术 37
支撑喉镜下声带病损激光烧灼术 37
支撑喉镜下声带病损切除术 37
支撑喉镜下声带切除术 37
支撑喉镜下声带粘连松解术 37
支撑喉镜下声门病损切除术 37
支撑喉镜下咽部病损切除术 37
支撑相 286
支架内血栓相关性心肌梗死 69
支架象鼻手术 208
支架象鼻术 192
支架植入后出血△ 126
支架植入术 126
支架植入术后出血 126
支架植入术后状态 204
支链氨基酸代谢紊乱 156
支气管败血性杆菌百日咳 81
支气管鼻窦炎 30
支气管闭合性活组织检查 317
支气管病损切除术 192
支气管成形术 192
支气管胆管瘘 81,360

支气管动脉 - 肺动脉瘘 204
支气管动脉栓塞术 192
支气管肺发育不良 360
支气管肺灌洗术 192
支气管肺淋巴结继发恶性肿瘤△ 81
支气管肺泡灌洗 301
支气管肺泡灌洗术 89
支气管肺泡灌洗液 89
支气管肺泡呼吸音 83
支气管肺炎 81,360,418
支气管 - 肺真菌病 81
支气管肺真菌病△ 81
支气管钙化 81
支气管根治性清扫术 316
支气管灌洗术 38
支气管和肺良性肿瘤 307
支气管呼吸音 83
支气管化脓性肉芽肿 81
支气管或肺恶性肿瘤 307
支气管激发试验 89
支气管及肺念珠菌病 384
支气管及肺脂肪瘤 81
支气管继发恶性肿瘤 81
支气管继发瘤 307
支气管交界性肿瘤 81
支气管结石 81
支气管静脉曲张 30
支气管镜 193,361
支气管镜检查 301
支气管镜检查［法］ 38
支气管镜检查术 89
支气管镜下肺活组织检查 192,317
支气管镜下肺减容术 192
支气管镜下支气管病损冷冻术 192
支气管镜下支气管病损切除术 192
支气管镜下支气管活组织检查 192
支气管镜下支气管扩张术 192
支气管溃疡 81
支气管扩张 297
支气管扩张△ 81
支气管扩张伴感染△ 81
支气管扩张伴咯血△ 81
支气管扩张试验 89
支气管扩张术 192
支气管扩张症 81
支气管扩张症伴咯血 81
支气管扩张症合并感染 81
支气管良恶性未定肿瘤 307
支气管良性肿瘤 81
支气管裂伤缝合术 192
支气管淋巴结继发恶性肿瘤 81
支气管淋巴结结核 81
支气管瘘 81,360
支气管瘘△ 81
支气管囊肿 81
支气管内出血 81
支气管内膜结核 81
支气管内异物去除 192
支气管黏膜纤维组织增生 81
支气管黏液表皮样癌 81
支气管念珠菌病 384
支气管念珠菌病△ 75,81,366,384
支气管念珠菌感染病 81

支气管平滑肌瘤 81
支气管憩室△ 76
支气管切开异物取出术 192
支气管热成形术 85
支气管肉芽肿△ 81
支气管乳头状瘤 81
支气管软骨继发恶性肿瘤 81
支气管软骨瘤 81
支气管软化△ 78
支气管三维重建 361
支气管食管瘘△ 78,103
支气管损伤 188,204
支气管胃结肠瘘 81
支气管 - 胃 - 结肠瘘 360
支气管胃瘘 81,360
支气管息肉 81
支气管狭窄 81
支气管腺样囊性癌 81
支气管哮喘 81,360
支气管哮喘△ 356
支气管哮喘(部分控制) 81
支气管哮喘急性发作(轻度) 81
支气管哮喘急性发作(危重) 81
支气管哮喘急性发作(中度) 81
支气管哮喘急性发作(重度) 81
支气管哮喘(间歇发作) 81
支气管哮喘(慢性持续期) 81
支气管哮喘(轻度持续) 81
支气管哮喘(中度持续) 81
支气管哮喘(重度持续) 81
支气管楔形切除术 193
支气管胸膜瘘 81,360
支气管 - 胸膜瘘闭合术 193
支气管胸膜瘘修复及大网膜填充术 193
支气管胸膜瘘修复及肌瓣填充术 193
支气管袖口征 298
支气管袖形切除术 193
支气管炎 81,418
支气管炎性肿物 81
支气管异物取出术 37
支气管语音 83
支气管原位癌 81
支气管造口术 193
支气管造影 193
支气管真菌感染 81,418
支气管脂肪瘤 81
支气管中心性肉芽肿病 81
支气管周围炎 81
支原体肺炎 81,360,418
支原体感染 360,418
支原体感染肾损害 136
支原体脑炎△ 112
支原体尿路感染 136
支原体所致的皮肤病 384
支原体性肺炎△ 81,360
支原体性关节炎 266
支原体性尿道炎 216,418
知觉减退 397
知觉性内斜视 18
知觉性外斜视 18
知觉性眼球震颤 18
知觉增强 397
肢带型肌营养不良△ 125

肢带型肌营养不良症 126
肢端持续性丘疹性黏蛋白沉积症 384
肢端动脉痉挛病△ 198
肢端肥大症 153,384
肢端肥大症伴高血压 153
肢端肥大症伴骨质疏松 153
肢端肥大症伴关节病△ 266
肢端肥大症伴糖耐量异常 153
肢端肥大症伴糖尿病 153
肢端肥大症伴心肌病变 153
肢端肥大症伴心脏病 153
肢端肥大症和垂体性巨人症 153
肢端肥大症性关节病 266
肢端感觉过敏 266,271
肢端感觉缺失 266,271
肢端感觉异常 266,271
肢端黑素瘤 384
肢端坏死△ 197,294
肢端角化弹性组织变性 384
肢端麻木 266,271
肢端缺损 266
肢端纤维角皮瘤 384
肢端纤维黏液瘤 266
肢端小动脉扩张 384
肢端血管功能失调 204
肢端血管角化瘤 384
肢端营养不良型大疱性表皮松解症 370
肢端原位黑素瘤 384
肢端早老症 384
肢骨纹状肥大△ 384
肢骨纹状厚症 384
肢体闭塞性动脉硬化 204
肢体不发育 266
肢体部分缺如 266
肢体动脉硬化△ 204
肢体动脉硬化性闭塞症△ 204
肢体感 266,271
肢体功能训练 403
肢体骨结核 266
肢体僵硬 266
肢体淋巴管瘤(囊肿)切除术 173,316
肢体麻木 126
肢体末端感觉 266,271
肢体末端皮温 266,271
肢体牵引 403
肢体疼痛 266
肢体弯曲 266
肢体无力 402
肢体血管瘤 204
肢体异物存留 266
肢体诊断性影像异常 266
肢体中段缺如 266
肢体肿物 266
肢体肿胀 266
肢体纵向缺损 266
脂沉积症 153
脂蛋白代谢紊乱 156
脂蛋白缺乏 153,156
脂蛋白肾病 136
脂肪抽吸术 387
脂肪垫切除术 173,292,316
脂肪垫征 266
脂肪堆积 153

脂肪肝 105
脂肪过多症 153
脂肪呼吸商 89
脂肪坏死 266,298
脂肪脊膜膨出 266
脂肪瘤 181,266,384
脂肪瘤病 266,384
脂肪瘤切除术 387
脂肪膜性脂肪坏死 384
脂肪母细胞瘤(病) 266
脂肪皮肤硬化症 384
脂肪切除术 174,292,316
脂肪肉瘤 181,266,384
脂肪肉芽肿病 153
脂肪疝 266
脂肪栓塞 266
脂肪栓塞△ 81,266
脂肪栓塞(创伤性)△ 73,194
脂肪栓塞综合征 81,266
脂肪酸代谢紊乱 156
脂肪吞噬现象 131
脂肪萎缩 266
脂肪萎缩性脂膜炎 384
脂肪吸收不良 105
脂肪纤维瘤病 266
脂肪液化 266
脂肪移植 387
脂肪移植术 300
脂肪抑制序列 131
脂肪营养不良 384
脂肪淤血 266
脂肪增多症 153
脂肪族二元醇类的毒性效应△ 409
脂肪族二元醇类中毒 409
脂环烃的其他卤素衍生物的毒性效应 62
脂环烃和芳香族烃的卤素衍生物的毒性效应 62
脂膜炎 384
脂酰辅酶 A 脱氢酶 9 缺陷症 153
脂性乌尔巴赫蛋白沉积症 153
脂溢性角化病 384
脂溢性皮炎 360,384
脂质沉积性肌病 266
蜘蛛毒液的毒性效应△ 409
蜘蛛毒液中毒 409
蜘蛛样趾 71
蜘蛛咬伤 384
蜘蛛指(趾)样综合征 360
蜘蛛痣△ 384
蜘蛛状毛细血管扩张症 384
直背综合征 71
直肠癌伴出血 105
直肠癌根治术 174
直肠病变电凝术 107
直肠病变电切术 107
直肠病变根治性电凝固术 107
直肠病变激光切除术 107
直肠部分切除术 316
直肠重复畸形 360
直肠穿孔 105
直肠代膀胱术 174
直肠低位前切除术(Dixon 手术) 174
直肠骶骨上悬吊术 174

直肠多处损伤　105,165
直肠恶性肿瘤　105,318
直肠腹 - 会阴拖出切除术　174
直肠 - 腹 - 会阴拖出切除术　316
直肠肛管恶性肿瘤△　96
直肠肛门测压　403
直肠肛门恶性肿瘤△　96
直肠根治术　316
直肠固定术　174
直肠和结肠恶性肿瘤　105
直肠后结肠拖出吻合术（Duhamel 手术）　174
直肠后脓肿　418
直肠壶腹部恶性肿瘤△　105
直肠壶腹部恶性肿瘤　105
直肠会阴瘘　105
直肠活组织检查　107,317
直肠继发恶性肿瘤　105
直肠间皮瘤　105
直肠间质瘤△　105
直肠交界性肿瘤　105
直肠经骶尾部切除术　174
直肠静脉曲张破裂　105
直肠克罗恩病　105
直肠溃疡　105
直肠良性肿瘤　105
直肠淋球菌感染　418
直肠瘘　105
直肠瘘修补术　174
直肠囊肿　105
直肠内结肠拖出吻合术（Swenson 手术）　174
直肠内黏膜瓣前移术　174
直肠内拖出切除术　174,316
直肠内异物　105
直肠内异物取出术　174
直肠黏膜环切术　174
直肠黏膜松弛　105
直肠黏膜脱垂　105
直肠黏膜下环切术　316
直肠脓肿　105
直肠膀胱 - 结肠腹壁造口术　223
直肠膀胱术　223
直肠膀胱阴道瘘　105,328,360
直肠 - 膀胱 - 阴道瘘切除术　174,223,316
直肠膨出修补术　335
直肠皮肤瘘　105
直肠破裂　105
直肠破裂修补术　174
直肠憩室　105
直肠前膨出修补术△　174
直肠前切除伴结肠造口术　316
直肠前切除术　316
直肠前突　105
直肠前突修补术　174
直肠切除术　174,316
直肠切开引流术　174
直肠全部切除术　316
直肠肉芽肿　105
直肠损伤　105,165
直肠脱垂　105
直肠脱垂德洛姆修补术　174
直肠脱垂复位术　174
直肠脱垂里普斯坦修补术　174

直肠脱垂注射术　174
直肠吻合口瘢痕　105
直肠息肉　105
直肠息肉并出血　105
直肠息肉切除术　174
直肠狭窄　105
直肠狭窄切开术　174
直肠修补术　174
直肠悬吊术　174
直肠炎　105
直肠炎△　99
直肠衣原体感染　418
直肠衣原体感染△　104,382
直肠 - 乙状结肠部分切除术　316
直肠乙状结肠交界处继发恶性肿瘤　105
直肠乙状结肠交界处交界性肿瘤　105
直肠乙状结肠结合处异物　105
直肠 - 乙状结肠镜下直肠活组织检查　317
直肠 - 乙状结肠镜下直肠刷洗活组织检查　317
直肠乙状结肠连接处的良性肿瘤　105
直肠乙状结肠连接处恶性肿瘤　105
直肠乙状结肠连接处良性肿瘤△　105
直肠乙状结肠连接处原位癌　105
直肠 - 乙状结肠切除术　316
直肠阴道隔继发恶性肿瘤　328
直肠阴道隔膜切开术　174
直肠阴道隔膜切除术　174
直肠阴道隔子宫内膜异位症　328
直肠阴道瘘　106,328
直肠阴道瘘修补术　174
直肠 - 阴道瘘修补术　316,335
直肠阴囊皮肤瘘△　105
直肠原位癌　106
直肠造口　174
直肠造口闭合术　174
直肠 - 直肠吻合术　174
直肠肿瘤△　105
直肠肿物　106
直肠周围瘘管修补术　174
直肠周围脓肿　106,418
直肠周围组织活组织检查　175,317
直肠赘　106
直肠子宫内膜异位　106
直肠子宫内膜异位症　328
直肠子宫陷凹病损切除术　316,335
直肠子宫陷凹封闭术　335
直肠子宫陷凹活检　336
直肠子宫陷凹活组织检查　317
直肠子宫陷凹继发恶性肿瘤　106
直肠子宫陷凹交界性肿瘤　106
直肠子宫陷凹子宫内膜异位症　328
直窦血栓形成　126
直肌缝线调整　21
直肌减弱联合眶壁固定术　21
直角征　131
直接测定肺容量　89
直接测热法　301
直接肺泡通气　85
直接喉镜检查　38
直接检眼镜检查法　22
直接抗人球蛋白实验　162
直接皮瓣术　300

直接设置潮气容积　85
直接停机法　85
直接作用　321
直立倾斜实验　131
直立倾斜试验　72
直立性低血压　69
直立性低血压△　125
直立性低血压性晕厥　126
直链氨基酸代谢障碍　156
直流电复律　72
直视下（腹腔镜下）肝活组织检查　175
直视下胆管活组织检查　317
直视下胆囊活组织检查　317
直视下二尖瓣切开扩张术　208,303
直视下二尖瓣修补术　208,303
直视下房间隔缺损人造补片修补术　208,303
直视下肺病损射频消融术　316
直视下肺动脉瓣成形术　208,303
直视下肺动脉瓣切开扩张术　208,303
直视下肺活组织检查　317
直视下肺肿瘤射频消融术　193
直视下肝活组织检查　317
直视下睾丸活组织检查　223,317
直视下冠状动脉内膜切除术　208,303
直视下冠状动脉内膜切除术伴补片移植术　208,303
直视下喉活组织检查　38
直视下甲状腺活组织检查　38
直视下精囊活组织检查　223,317
直视下卵巢活检术△　335
直视下卵巢活组织检查　317,335
直视下脑活组织检查　187,317
直视下脑膜活组织检查　187,317
直视下脑神经活检术　187
直视下膀胱活组织检查　223,317
直视下脾活组织检查　317
直视下脾组织活检术　174
直视下气管活组织检查　38
直视下前列腺活组织检查　223,317
直视下腮腺活组织检查　38,58,317
直视下三尖瓣修补术　208,303
直视下舌活组织检查　58,317
直视下肾活组织检查　223,317
直视下食管活组织检查　317
直视下输尿管活组织检查　223
直视下唾液腺活组织检查　38,58,317
直视下胃活组织检查　175,317
直视下小肠活组织检查　175
直视下胰腺活组织检查　175,317
直视下支气管活组织检查　317
直视下周围神经活组织检查　286
直视下主动脉瓣修补术　208,303
直视下子宫活检术△　335
直视下子宫活组织检查　317,335
直视下子宫韧带活组织检查　317,335
直视下纵隔活组织检查　317
直腿抬高加强试验　266,271
直腿抬高试验　271
直腿抬高试验　266
直线加速器　321
直线连足行走　266,271
直线切口　187

职业感染性皮肤病　384
职业性艾滋病　409
职业性艾滋病毒感染(限于医疗卫生人员及
　人民警察)　409
职业性白斑　384
职业性鼻炎　30
职业性变应性接触性皮炎　384
职业性刺激性接触性皮炎　384
职业性痤疮　384
职业性电光性皮炎　384
职业性冻伤　409
职业性放射性疾病　409
职业性过敏性肺泡炎　409
职业性黑变病　384
职业性喉炎　30
职业性浸渍及糜烂　384
职业性慢性化学物中毒性周围神经病　409
职业性毛发改变　384
职业性皮肤病　409
职业性皮肤溃疡　384
职业性皮炎　384
职业性三氯乙烯药疹样皮炎　409
职业性森林脑炎　409
职业性肾损伤　136
职业性炭疽　409
职业性哮喘　81
职业性牙磨损　54
职业性牙酸蚀　409
职业性牙酸蚀病　409
职业性痒疹　384
职业性药疹样皮炎　384
职业性疣赘　384
职业性噪声聋　409
职业性指甲改变　384
职业性中暑(包括热射病、热痉挛、热衰竭)
　409
职业训练△　403
植入式循环心电记录　72
植入受精卵并发症　328
植入型心律转复除颤器电池电量耗竭△　63
植入型心律转复除颤器电池电量下降△　63
植入型心律转复除颤器感知功能不良△　63
植入型心律转复除颤器起搏功能不良△　63
植入型心律转复除颤器术后△　63
植入型心律转复除颤器植入术后　204
植入性虹膜囊肿　18
植入性睫状体囊肿　18
植入性前房囊肿　18
植入性胎盘　347
植烷酸沉积病△　125
植物日光性皮炎　384
植物肉芽肿　384
植物引起的变应性接触性皮炎(除外食物)
　18
植物引起的刺激性接触性皮炎(除外食物)
　18
植物引起的接触性皮炎(除外食物)　18
植物甾醇血症　384
跖反射　266,271
跖跗关节骨关节炎　266
跖跗关节骨折　266
跖跗关节骨折脱位△　266
跖跗关节脱位△　232

跖骨恶性骨肿瘤　266
跖骨骨骺损伤　266
跖骨骨髓炎　266
跖骨骨折　266
跖骨骨折△　266
跖骨骨折不愈合　266
跖骨关节病　266
跖骨骺损伤△　266
跖骨骺早闭　266
跖骨基底骨折　266
跖骨慢性骨折　266
跖骨痛　266
跖骨头骨软骨炎　266
跖骨头骨软骨炎△　225
跖骨头坏死△　225,266
跖骨头缺血坏死　266
跖骨脱位　266
跖骨幼年型骨软骨病　266
跖骨肿物　266
跖骨籽骨形成　266
跖管综合征　266
跖间骨　266
跖筋膜骨　266
跖筋膜撕裂　289
跖筋膜炎　266
跖内侧皮瓣术　300
跖内收△　249
跖痛症△　249,251,255,263,266
跖头痛△　266
跖楔关节骨关节炎　266
跖楔联合　266
跖疣　266,384
跖趾关节半脱位　266
跖趾关节不稳定　266
跖趾关节骨关节炎△　266
跖趾关节骨性关节炎　266
跖趾关节滑膜炎　266
跖趾关节结核　266
跖趾关节镜下病损切除术　283
跖趾关节镜下关节清理术　283
跖趾关节镜下软骨成形术　283
跖趾关节镜下软骨修复术　283
跖趾关节镜下游离体取出术　283
跖趾关节扭伤　266
跖趾关节切除术　283
跖趾关节切开术　283
跖趾关节融合术　283
跖趾关节损伤　266
跖趾关节脱位　266
跖趾关节置换术　283
跖趾神经炎　126
跖籽关节骨关节炎　266
止痛剂滥用　394
止吐药中毒△　406
止泻药中毒　409
止血　162
止痒药中毒　409
纸样胎　347
指/趾瘢痕切除植皮术　300
指/趾蹼瘢痕分指(趾)术　300
指/趾蹼瘢痕切除植皮术　300
指/趾蹼瘢痕松解植皮术　300
指残端拇化术　283

指触眼压测量　22
指创伤性神经瘤　289
指骨病损切除术　283
指骨部分切除术　283
指骨短缩术　283
指骨恶性骨肿瘤　266
指骨钢板内固定术　283
指骨钢针内固定术　283
指骨骨骺损伤　266
指骨骨髓炎　266
指骨骨折　266
指骨骨折△　244,266
指骨骨折闭合复位钢针内固定术　283
指骨骨折闭合复位螺钉内固定术　283
指骨骨折闭合复位术　283
指骨骨折闭合复位髓内针内固定术　283
指骨骨折不愈合　266
指骨骨折畸形愈合　266
指骨骨折切开复位钢板内固定术　283
指骨骨折切开复位钢针内固定术　283
指骨骨折切开复位螺钉内固定术　283
指骨骨折切开复位术　283
指骨骨折切开复位髓内针内固定术　283
指骨关节病　266
指骨骺损伤△　266
指骨骺早闭　266
指骨活组织检查　283,317
指骨基底骨折　266
指骨结核　266
指骨截骨术　284
指骨开放性骨折清创术　284
指骨良性肿瘤　266
指骨螺钉内固定术　284
指骨内固定物取出术　284
指骨切除术　284
指骨人工骨植骨术　284
指骨死骨去除术　284
指骨髓内针内固定术　284
指骨外固定架拆除术　284
指骨外固定架固定术　284
指骨修补术　284
指骨延长术　284
指骨植骨术　284
指关节病损切除术　284,316
指关节多处脱位　266
指关节骨折闭合复位外固定术(腕掌关节、
　掌指关节、指间关节)　284
指关节骨折切开复位内固定术(腕掌关节、
　掌指关节、指间关节)　284
指关节骨折切开复位外固定术(腕掌关节、
　掌指关节、指间关节)　284
指关节滑膜切除术　284
指关节活检　284
指关节活组织检查　286
指关节假体取出术　284
指关节僵硬　266
指关节僵硬△　266
指关节镜检查　286
指关节镜下病损切除术　284,316
指关节镜下滑膜切除术　284
指关节离断术　284
指关节囊缝合术　284
指关节囊松解术　284

指关节内游离体　266
指关节扭伤　266
指关节强硬　266
指关节强硬△　266
指关节强直　266
指关节切除术　284
指关节切开术　284
指关节软骨重建术　284
指关节松解术　284
指关节脱位闭合复位术　284
指关节脱位切开复位术　284
指关节置换术　284
指厚皮症　384
指坏疽　204
指环层小体神经瘤　384
指甲-髌骨综合征　136,266
指甲感染　266
指甲沟炎　384
指甲下出血△　369
指甲下黑色素瘤　266
指尖湿疹　384
指间关节侧副韧带缝合术　284
指间关节侧副韧带损伤　266
指间关节侧副韧带重建术　284
指间关节成形术　284
指间关节成形术伴植入　284
指间关节扭伤　266
指间关节融合　266
指间关节融合术　284,300
指间关节脱位　266
指间关节脱位△　265
指间过伸畸形　297
指间念珠菌病　384
指间神经瘤　126
指节垫　384
指节垫-白甲及耳聋　384
指节垫-白指甲-感音神经性耳聋△　384
指痉症(手足徐动型)　266
指列截肢术　284
指令分钟通气　85
指钮孔状变形　266
指皮肤良性肿瘤　289
指皮肤游离移植术　284,292
指蹼瘢痕切除局部皮瓣整形术　300
指蹼加深术　300
指蹼粘连　297
指蹼粘连松解带蒂皮瓣转移术　300
指蹼粘连松解局部改形术　300
指蹼粘连松解局部皮瓣转移术　300
指蹼粘连松解游离皮瓣移植血管吻合术　300
指蹼粘连松解游离植皮术　300
指浅屈肌腱替代法屈肌腱滑车重建术　284
指屈肌腱狭窄性腱鞘炎　266
指韧带损伤后遗症　289
指融合　266
指伸肌腱粘连后遗症　266
指深-浅屈肌腱交叉延长术　284
指神经切断术　284
指神经松解术　284
指神经损伤　266
指神经损伤后遗症△　266
指神经探查术　284

指神经吻合术　284
指神经移位术　284
指天鹅颈状变形　266
指突状树突细胞肉瘤　307
指纹状体肌病　126
指血管损伤　266
指印体肌病　126
指状疣　384
指赘结扎术　284,292,387
指赘切除术　284,292,387
指总伸肌肌腱炎　266
趾长屈肌腱腱断裂　266
趾长屈肌腱腱鞘炎　266
趾长屈肌腱腱损伤△　239
趾长伸肌腱腱损伤△　239
趾动脉粥样硬化性坏疽　204
趾短伸肌腱腱损伤　266
趾骨病损切除术　284,316
趾骨部分切除成形术　284
趾骨部分切除术　284
趾骨短缩术　284
趾骨恶性骨肿瘤　266
趾骨钢板内固定术　284
趾骨钢针内固定术　284
趾骨骨骺损伤　266
趾骨骨骺纵向连接　267
趾骨骨髓炎　267
趾骨骨折　267
趾骨骨折闭合复位钢针内固定术　284
趾骨骨折闭合复位术　284
趾骨骨折闭合复位髓内针内固定术　284
趾骨骨折切开复位钢针内固定术　284
趾骨骨折切开复位螺钉内固定术　284
趾骨骨折切开复位术　284
趾骨骨折切开复位髓内针内固定术　284
趾骨关节病　267
趾骨骺损伤△　266
趾骨骺早闭　267
趾骨活组织检查　284
趾骨矫正术　284
趾骨结核　267
趾骨截骨术　284
趾骨开放性骨折清创术　284
趾骨良性肿瘤　267
趾骨螺钉内固定术　284
趾骨内固定物取出术　284
趾骨切除术　284
趾骨人工骨植骨术　284
趾骨死骨去除术　284
趾骨髓内针内固定术　284
趾骨脱位　267
趾骨外固定架拆除术　284
趾骨外固定架固定术　284
趾骨植骨术　284
趾骨肿物　267
趾关节病损切除术　284,316
趾关节滑膜切除术　284
趾关节假体取出术　284
趾关节镜检查　286
趾关节镜下滑膜切除术　284
趾关节离断术　284,292
趾关节切开术　284
趾关节融合术　284

趾关节松解术　284
趾关节脱位闭合复位术　284
趾关节脱位切开复位术　284
趾关节置换术　284
趾坏疽　204
趾环层小体神经瘤　384
趾肌腱断裂　267
趾肌腱缝合术　284
趾挤压伤　267
趾甲沟炎　384
趾甲内嵌　384
趾甲皮瓣游离移植术　284
趾甲下黑色素瘤　267
趾间关节骨关节炎　267
趾间关节扭伤　267
趾间关节融合术　284
趾间关节损伤　267
趾间关节脱位　267
趾间关节籽骨　267
趾间鸡眼　267
趾间神经瘤　267
趾间神经松解术　284
趾结缔组织良性肿瘤　267
趾截肢术　284
趾筋膜炎　267
趾开放性损伤　267
趾开放性损伤伴趾甲损伤　267
趾列截肢术　284
趾伸肌腱断裂　267
趾神经切断术　284
趾再植术　284
指(趾)环层小体神经瘤　384
指(趾)甲-膑骨综合征△　242
指(趾)甲银屑病　384
指(趾)黏液样囊肿　384
指(趾)纤维骨性假瘤　266
趾周围皮病△　383
趾赘结扎术　284,292,387
趾赘切除术　284,292,387
志贺痢疾杆菌细菌痢疾　418
质量保证　321
质量控制　321
质子　321
质子外照射放射治疗　321
治疗比　321
治疗体积　321
治疗相关急性髓系白血病　161
治疗相关急性髓系肿瘤　161
治疗性侧颈区淋巴结清扫术　174
治疗性二氧化碳中毒　409
治疗性宫颈环扎术　348
治疗性气体中毒　409
治疗性无乳　347
治疗性物质注入睾丸　223
治疗性胸腔穿刺术　89
治疗性氧气中毒　409
治疗性中央区淋巴结清扫术　174
治疗增益因子　321
治疗总时间　321
致病性大肠埃希氏菌肠炎△　93
致残性全硬化性硬斑病　384
致幻剂的有害使用　394
致幻剂非成瘾性滥用　394

致幻剂急性中毒 394
致幻剂戒断状态 394
致幻剂闪回现象 397
致幻剂使用障碍 394
致幻剂所致的残留性和迟发性精神病性障碍 394
致幻剂所致的残留性和迟发性精神障碍 409
致幻剂所致的精神病性障碍 394
致幻剂所致的精神和行为障碍 394
致幻剂所致的精神障碍 409
致幻剂所致的遗忘综合征 394
致幻剂依赖综合征 394
致幻剂中毒△ 394
致幻药中毒 62
致幻药中毒△ 394
致密物沉积病 136
致密物沉积病△ 135
致密性成骨不全症 153
致密性骨发育不全 267
致密性骨炎 267
致密性骨炎△ 229
致命性中线肉芽肿△ 267
致死 - 潜在致死模式(LPL 模式) 321
致死损伤 321
致死性常染色体隐性单纯型大疱性表皮松解症 384
致死性软骨发育不良 153
致死性限制性皮肤病△ 381
致死性中线肉芽肿(鼻部坏疽性肉芽肿) 267
致死性侏儒症 360
致纤维化肺泡炎 81
致心律失常性右室心肌病 69
致心律失常性右心室发育不良 69
致心律失常性左室心肌病 69
痔 106
痔红外线凝固疗法 174
痔胶圈套扎疗法 174
痔冷冻疗法 174
痔切除伴肛门成形术 174
痔切除术 174
痔注射疗法 174
窒息△ 76,294
窒息性气体中毒 409
智力测验 398
智力成就责任问卷 398
痣细胞痣△ 377
痣样基底细胞癌综合征 384
痣样基底细胞癌综合征△ 45
滞产 347
置入骨科内置物后骨折 267
中、前斜角肌切断术 193
中等分化的松果体细胞肿瘤 181
中等量咯血 83
中等水平呼气末正压 85
中东呼吸综合征 418
中度蛋白质 - 能量营养不良△ 360
中度蛋白质 - 热能营养不良 156,360
中度肺动脉高压 69
中度高碳酸血症 81
中度宫颈发育不良 328
中度近视 18

中度精神发育迟缓(未提及行为缺陷的)△ 394
中度精神发育迟缓(需要加以关注或治疗的显著行为缺陷)△ 394,400
中度精神发育迟滞 394
中度精神发育迟滞无或轻微的行为缺陷 394
中度精神发育迟滞显著的行为缺陷(需要加以关注或治疗) 394
中度贫血 62
中度屈膝畸形 267
中度烧伤 297
中度水肿 83
中度通气功能障碍 81
中度外阴发育不良 328
中度吸入性损伤 297
中度吸烟 81
中度系膜增生性肾小球肾炎 136
中度抑郁发作 394
中度营养不良 153,360
中度远视 18
中段食管癌 106
中耳癌 30
中耳胆脂瘤△ 24
中耳活组织检查 38
中耳积液 32
中耳畸形 30,360
中耳继发恶性肿瘤 30
中耳交界性肿瘤 30
中耳梅毒 384
中耳息肉△ 25
中耳异物 54
中耳原位癌 30
中风后遗症△ 119
中跗关节脱位 267
中肝叶(肝 4、5、8 段)切除术 174
中骨盆平面狭窄△ 347
中骨盆狭窄 347
中厚皮片移植术 37,58,300
中间界线类麻风 384,418
中间葡萄膜炎 18
中间体或嵌体背伸不稳定 267
中间型 DEND 综合征 153
中间型地中海贫血 360
中节指骨骨折 267
中颈椎脊髓损伤 267
中立位骨折 267
中脑出血 181
中脑出血△ 126
中脑导水管梗阻 126
中脑导水管畸形 123
中脑恶性肿瘤 181,307
中脑脓肿 126
中脑周围出血 126
中脑周围非动脉瘤性蛛网膜下腔出血△ 126
中脑周围静脉性蛛网膜下腔出血 126
中浓度氧疗 85
中胚叶肾瘤 216
中频电疗 403
中频电疗法△ 403
中期品他 384
中期妊娠引产△ 328

中期妊娠引产(计划生育) 328
中期妊娠引产并发出血 328
中期妊娠引产并发出血性休克 328
中期妊娠引产并发感染 328
中期妊娠引产并发感染性休克 328
中期妊娠引产并发后穹隆穿孔 328
中期妊娠引产并发软产道损伤 328
中期妊娠引产并发完全子宫破裂 328
中期妊娠引产并发羊水栓塞 328
中期妊娠引产并发子宫不全破裂 328
中期妊娠引产并发子宫穿孔 328
中期妊娠引产其他合并症 328
中期妊娠引产术后胎盘胎膜残留 328
中期妊娠终止妊娠 328
中潜伏期躯体感觉诱发电位 131
中蝻 54
中湿啰音 83
中枢敏化综合征 181
中枢神经病变引起性早熟 153
中枢神经系统 Sjogren 综合征 126
中枢神经系统白血病 126,161
中枢神经系统表面铁沉积症 126
中枢神经系统并发症 126
中枢神经系统肠源性囊肿 81
中枢神经系统恶性肿瘤 181,307
中枢神经系统感染 126
中枢神经系统功能检查异常△ 126
中枢神经系统功能异常 126
中枢神经系统海绵样变性 113
中枢神经系统肌肉张力抑制剂中毒 409
中枢神经系统畸胎瘤 307
中枢神经系统继发恶性肿瘤 181,307
中枢神经系统淋巴瘤 126
中枢神经系统淋巴瘤样肉芽肿 126
中枢神经系统慢病毒感染 126
中枢神经系统毛霉病 126
中枢神经系统囊尾蚴病 418
中枢神经系统内胚窦瘤 307
中枢神经系统其他特指的脱髓鞘疾病 126
中枢神经系统曲霉病 126
中枢神经系统肮粒病 126
中枢神经系统神经胶质瘤 153
中枢神经系统神经节神经母细胞瘤 181
中枢神经系统神经母细胞瘤 181
中枢神经系统脱髓鞘病 122,126
中枢神经系统血管内淋巴瘤 126
中枢神经系统原发性血管炎 126
中枢神经系统原始神经外胚层肿瘤 181
中枢神经细胞瘤 181
中枢型睡眠呼吸暂停△ 54,81,126
中枢性低通气综合征 81
中枢性发绀 71
中枢性肺泡低通气综合征 81,126
中枢性喉麻痹 30
中枢性呼吸衰竭 126
中枢性截瘫△ 400
中枢性面瘫 30
中枢性尿崩症 153,360
中枢性尿崩症△ 350
中枢性疲劳 126
中枢性睡眠呼吸暂停综合征 54,81,126
中枢性疼痛 181
中枢性协调障碍 126

中枢性性早熟　153
中枢性自发性眼震　30
中枢运动传导时间　131
中枢作用和肾上腺素能 - 神经元 - 阻滞剂中毒　409
中睡期　131
中危　69
中位产钳术　348
中位产钳术伴旋转单胎助娩　347
中位产钳术单胎助娩　347
中位横断骨折　267
中位心　69,204
中位阻生异位埋伏牙　54
中下段食管癌　106
中线 θ 节律　131
中线棘波　131
中斜角肌部分切除术　284
中心凹视网膜电图　22
中心凹性脉络膜营养障碍　18
中心核肌病　126
中心静脉导管出口感染△　293
中心静脉导管隧道感染　136
中心静脉导管相关菌血症　136
中心静脉跨壁压　90
中心静脉压　90
中心静脉压监测　72
中心疝　181
中心性发绀　83
中心性浆液性脉络膜视网膜病变　18
中心性角膜溃疡　18
中心性巨细胞肉芽肿　54
中心性视网膜色素变性△　12
中心性脱位　267
中心叶性肺气肿　81
中心阻力　90
中型霍乱△　97
中性错殆△　39
中性粒细胞减少　161
中性粒细胞减少症△　161
中性粒细胞增多症　161
中性区　60
中性脂质贮积病　384
中央 μ 节律　131
中央管型椎管狭窄症　267
中央脊髓综合征　267
中央脊髓综合征△　241
中央颞区 δ 活动　131
中央区淋巴结清扫术　174
中央型多指　267
中央型肺癌　81
中央型脊髓损伤　267
中央型小脑幕裂孔疝　181
中央型椎间盘突出　267
中央晕轮状脉络膜萎缩　18
中央轴空病　126,360
中央纵列缺如(分裂手)　267
中央纵列停止(海豹手)　267
中叶性肺炎　81
中子　321
中子束　321
中足骨关节炎　267
中毒型细菌性痢疾　106
中毒型细菌性痢疾脑型　106

中毒性表皮坏死松解症　384
中毒性肺炎　81
中毒性腹泻　106,360
中毒性肝病　106,360
中毒性肝病伴胆汁淤积　106,360
中毒性肝病伴肝衰竭(慢性轻度)　106
中毒性肝病伴肝衰竭(慢性重度)　106
中毒性肝病伴肝衰竭　106,360
中毒性肝病伴急性肝炎　106
中毒性肝病伴狼疮状肝炎　106
中毒性肝病伴慢性活动性肝炎　106
中毒性肝病伴慢性小叶性肝炎　106
中毒性肝损伤△　360
中毒性肝损伤伴肝衰竭△　360
中毒性肝损伤伴有肝衰竭△　106
中毒性肝损伤混合型△　106
中毒性肝损伤淤胆型△　106,360
中毒性肝炎　106,360
中毒性黑变病　384
中毒性红斑　360,384
中毒性呼吸困难　32,83
中毒性滑膜炎　267
中毒性黄斑病变　18
中毒性肌病　126
中毒性肌肉病△　126
中毒性脑病　126,297,360
中毒性脑病后遗症　402
中毒性帕金森综合征　126
中毒性弱视　18
中毒性神经肌肉病　126
中毒性肾病　136
中毒性视神经病变△　116
中毒性视神经损害　18
中毒性细菌性痢疾　418
中毒性心肌炎　418
中毒性休克综合征　384,418
中毒性眩晕　30
中毒性周围神经病△　409
中毒性紫癜　384
中毒引起的精神障碍△　388
中暑伴发精神障碍　394
中暑 / 热水肿　409
中暑脱水　409
中暑虚脱　409
终板电活动　131
终板溃烂　267
终板区　131
终板入路　187
终板造瘘术　187
终末导管癌△　41
终末期肾脏病　136
终生应激源评估　398
终丝综合征　267
终止妊娠刮宫术　336
钟情妄想　394
肿块　267,271
肿瘤标记物　131
肿瘤标记物升高　81
肿瘤放射生物学　321
肿瘤根治切除术　284
肿瘤刮除术　284
肿瘤破裂出血　204,360
肿瘤期蕈样肉芽肿　384

肿瘤溶解综合征　136,153
肿瘤深度　321
肿瘤栓塞术　284
肿瘤相关低磷性佝偻病　267
肿瘤相关性 HPS　161
肿瘤相关性皮肌炎　375
肿瘤相关性肾小球病　136
肿瘤相关性视网膜病　126
肿瘤效应　321
肿瘤性病理性骨折　54
肿瘤性钙化　384
肿瘤性钙盐沉积　267
肿瘤性骨软化症　153
肿瘤性骨软化症伴骨折　153
肿瘤性骨软化症合并骨折　307
肿瘤性脊柱侧凸　267
肿瘤性脑出血　126
肿瘤性心包炎　69
肿瘤样炎性脱髓鞘病　126
肿瘤引起的脑积水　181
肿瘤组织放射效应　321
肿胀　267,271
肿胀手综合征　136
肿胀性(瘤样)狼疮　384
种痘反应　384
种痘性湿疹　384
种痘样水疱病△　374
种痘样水疱病样淋巴瘤　385
种植体支持的固定桥　58
种植义齿　58
蹱步态　267,271
重度蛋白质 - 热能营养不良　153,360
重度低龄儿童龋　54
重度肥胖症　153
重度肥胖症手术治疗后　153
重度肺动脉高压　69
重度高碳酸血症　81
重度宫颈发育不良　328
重度精神发育迟缓(无或轻微行为缺陷的)△　394
重度精神发育迟缓(需要加以关注或治疗的显著行为缺陷)△　394
重度精神发育迟滞　394
重度精神发育迟滞无或轻微的行为缺陷　394
重度精神发育迟滞显著的行为缺陷(需要加以关注或治疗)　394
重度马罗托 - 拉米综合征　153
重度脓毒症　81,165
重度贫血　62
重度屈膝畸形　267
重度烧伤　297
重度视力缺损(双眼)　18
重度水肿　83
重度通气功能障碍　81
重度吸入性损伤　297
重度吸入性损伤(化学性)　297
重度吸烟　81
重度系膜增生性肾小球肾炎　136
重度营养不良伴消瘦　153
重金属诱发的肾病　136
重金属中毒　136
重离子　321

重离子直线加速器 321
重链病 161
重链沉积病 136
重链肾病△ 136
重型闭合性颅脑损伤△ 293
重型地中海贫血 360
重型复发性阿弗他溃疡△ 41
重型霍乱△ 97
重型流行性乙型脑炎△ 117
重型麻疹 360,418
重型再生障碍性贫血Ⅱ型 161
重症多形红斑△ 385
重症多形[性]红斑 385
重症恶性疟 418
重症肺炎 81
重症肌无力 18,126
重症肌无力Ⅰ型(眼肌型)△ 18
重症肌无力伴胸腺瘤 126
重症联合免疫缺陷△ 385
重症联合型免疫缺陷病 385
重症社区获得性肺炎 81
重症手足口病△ 378
重症哮喘 81
重症哮喘急性发作△ 81
重症心肌炎 69
重症型多形红斑 385
舟大小多角骨间关节不稳定 267
舟骨、大、小多角骨融合术 284
舟骨背缘碎片骨折 267
舟骨粗隆骨折 267
舟骨骨折 267
舟骨骨折△ 267
舟骨骨折不愈合 267
舟骨横断骨折 267
舟骨结核 267
舟骨缺血坏死△ 257
舟骨无菌性坏死 267
舟骨旋转半脱位 267
舟楔关节骨关节炎 267
舟月分离 267
舟月韧带损伤 267
舟状头 181
周边虹膜切除术 21
周边脉络膜视网膜变性 18
周边疲劳△ 79
周边视网膜(非压迫白) 18
周边视网膜冷凝术 21
周期热 267
周期性 131
周期性单侧癫痫样放电 131
周期性动眼神经麻痹 18
周期性放电 131
周期性负荷导致螺丝钉断裂 267
周期性共济失调 126
周期性精神病性障碍 394
周期性库欣综合征 153
周期性麻痹△ 126
周期性内斜视 18
周期性嗜睡 81
周期性嗜睡与病理性饥饿综合征△ 116
周期性瘫痪 126
周期性眼外肌麻痹 18
周期性肢体运动障碍 126

周期性肢体运动指数 131
周期性中性粒细胞减少症 161
周期动脉栓塞 204,360
周期淋巴管-小静脉吻合术 292,316
周围神经病损切除术 284
周围神经病性震颤 126
周围神经部分神经束移位术 284
周围神经刺激器去除术 187
周围神经刺激器植入术 187
周围神经刺激器置换术 187
周围神经电子神经刺激器引起的机械性并发症 126
周围神经调整术 285
周围神经端侧缝合术 284
周围神经缝合术 285
周围神经和自主神经系统良性肿瘤 126
周围神经活组织检查△ 182
周围神经肌支探查术 285
周围神经继发恶性肿瘤 307
周围神经卡压症松解术 285
周围神经麻醉 187
周围神经梅毒 385
周围神经破坏术 187,285
周围神经切除术 187,285
周围神经切断术 285
周围神经切取术 285
周围神经烧灼术 187,285
周围神经手术 187
周围神经松解术 285
周围神经探查术 285
周围神经外膜缝合术 285
周围神经修正术 285
周围神经血管内淋巴瘤 126
周围神经炎 267
周围神经移位术 285
周围神经移植术 285
周围神经移植通路制备术 285
周围型肺癌 81
周围性发绀 71,83
周围性喉麻痹 30
周围性面瘫 30
周围性偏瘫△ 110,399
周围性视网膜变性 18
周围性四肢瘫△ 399
周围性瘫痪△ 110,399
周围性性早熟 153
周围性性早熟继发中枢性性早熟 153
周围血管成形术后状态 204
周围血管疾病 204
周围血管扩张剂中毒 409
周围血管支架植入术后状态 204
周围循环衰竭 69,204,360
轴索断伤 131
轴索型腓骨肌萎缩 126
轴向压缩屈曲损伤 267
轴向压缩损伤 267
轴型皮瓣成形术 387
轴型皮瓣术 300
轴性近视 18
轴周性脑炎 126
肘部瘢痕 289
肘部瘢痕挛缩 297
肘部瘢痕切除植皮术 300

肘部骨化性肌炎 267
肘部骨折畸形愈合 267
肘部及前臂正中神经压迫 267
肘部挤压伤 267
肘部挤压伤△ 268
肘部开放性损伤 267
肘部溃疡 289
肘部溃疡(恶性) 297
肘部溃疡(良性) 289
肘部离断伤△ 267
肘部皮肤软组织缺损并感染 297
肘部切断 267
肘陈旧性骨折 267
肘的肌腱端病 267
肘骨关节病 267
肘骨髓炎△ 267
肘骨折不愈合 267
肘骨折延迟愈合 267
肘关节爆裂型脱位 267
肘关节病损切除术 285,316
肘关节剥脱性骨软骨炎 267
肘关节不稳定 267
肘关节侧方脱位 267
肘关节成形术 285
肘关节创伤性关节炎 267
肘关节创伤性关节炎△ 229
肘关节恶性骨肿瘤 267
肘关节翻修术 285
肘关节分叉成形术 285
肘关节复合不稳定 267
肘关节骨化性肌炎 267
肘关节骨化性肌炎△ 267
肘关节骨髓炎 267
肘关节骨性关节炎△ 267
肘关节骨折 267
肘关节固定术 285
肘关节关节病 267
肘关节后脱位 267
肘关节后外侧旋转不稳定 267
肘关节滑膜切除术 285
肘关节滑膜炎△ 267
肘关节滑囊炎 267
肘关节化脓性关节炎 267
肘关节活组织检查 286
肘关节积血 267
肘关节积液 267
肘关节假体取出术 285
肘关节僵硬△ 267,268
肘关节交界性骨肿瘤 267
肘关节筋膜包裹成形术 285
肘关节镜检查 286
肘关节镜下病损切除术 285
肘关节镜下关节囊紧缩术 285
肘关节镜下关节松解术 285
肘关节镜下滑膜切除术 285
肘关节镜下韧带修补术 285
肘关节镜下韧带重建术 285
肘关节镜下软骨成形术 285
肘关节镜下软骨细胞移植术 285
肘关节镜下软骨修复术 285
肘关节镜下微骨折术 285
肘关节镜下异体骨软骨移植术 285
肘关节镜下游离体取出术 285

肘关节镜下肘关节病损切除术 316
肘关节镜下自体骨软骨移植术 285
肘关节旷术 285
肘关节离断术 285
肘关节良性骨肿瘤 267
肘关节瘘 267
肘关节囊肿 267
肘关节囊肿△ 268
肘关节内脱位 267
肘关节内游离体 267
肘关节扭伤 267
肘关节扭伤和劳损 267
肘关节前脱位 267
肘关节强硬 267
肘关节强直 267
肘关节切除成形术 285
肘关节切开术 285
肘关节切开引流术 285
肘关节屈曲畸形 267
肘关节韧带损伤后遗症 402
肘关节韧带修补术 285
肘关节绒毛结节性滑膜炎 267
肘关节融合术 285
肘关节软骨损伤 267
肘关节三联征 267
肘关节三联症△ 267
肘关节三联征切开复位内固定术 285
肘关节色素沉着绒毛结节性滑膜炎 267
肘关节松解术 285
肘关节痛 267
肘关节脱位△ 267
肘关节脱位闭合复位术 285
肘关节脱位切开复位内固定术 285
肘关节脱位切开复位术 285
肘关节外侧脱位 267
肘关节外架固定术 285
肘关节夏科关节炎 268
肘关节纤维僵直 268
肘关节游离体△ 267
肘关节置换术 285
肘关节置入物 268
肘关节肿胀 268
肘关节周围骨化 268
肘管切开术 285
肘管综合征 126,268
肘和前臂浅表损伤 268
肘和前臂软组织损伤 268
肘和腕关节创伤性切断 268
肘和腕之间水平的创伤性离断 268
肘挤压伤 268
肘挤压伤△ 267
肘开放性伤口 268
肘内翻 268
肘内翻△ 238,261
肘外翻 268
肘外翻△ 261
肘窝囊肿 268
肘应力骨折 268
帚霉病 385
昼盲 18,19
昼夜节律失调性睡眠障碍 126
皱襞舌 385
皱襞舌△ 45

皱皮综合征 385
皱折征 268,271
骤进暴露疗法△ 397
朱宁出血热 418
侏儒 153
侏儒型血吸虫病 418
侏儒综合征△ 153
珠蛋白生成障碍性贫血(地中海贫血) 161
猪带绦虫病 106,418
猪霍乱沙门菌败血症 418
猪霍乱沙门菌肠炎 106
猪霍乱沙门菌感染 418
猪疥疮 385
猪囊尾蚴病 418
猪皮肤移植术 292
猪皮移植法 300
猪肉绦虫病△ 106
蛛网膜病损切除术 316
蛛网膜病灶切除术 187
蛛网膜囊肿 126
蛛网膜囊肿△ 122
蛛网膜憩室 126
蛛网膜下出血后遗症△ 126,402
蛛网膜下腔出血 126,181
蛛网膜下腔出血伴大脑中动脉动脉瘤破裂 126
蛛网膜下腔出血伴后交通动脉动脉瘤破裂 126
蛛网膜下腔出血伴基底动脉动脉瘤破裂 126
蛛网膜下腔出血伴颈内动脉动脉瘤破裂 126
蛛网膜下腔出血伴脑梗死 126
蛛网膜下腔出血伴前交通动脉动脉瘤破裂 126
蛛网膜下腔出血伴椎动脉动脉瘤破裂 126
蛛网膜下腔出血不伴脑梗死 126
蛛网膜下腔出血后脑积水 126
蛛网膜下腔出血后遗症 126,402
蛛网膜下腔出血恢复期 402
蛛网膜下腔出血治疗后随诊检查 18
蛛网膜下腔-腹腔分流管取出术 187
蛛网膜炎 126,418
蛛网膜粘连 126
竹节样脊柱 268
竹节状骨折 268
主动脉瓣瓣上狭窄矫治术 208
主动脉瓣瓣周漏修补术 208,303
主动脉瓣闭式扩张术 208,303
主动脉瓣成形术 208
主动脉瓣穿孔 204
主动脉瓣二瓣化畸形 70
主动脉瓣二瓣化畸形△ 195
主动脉瓣肥厚 204
主动脉瓣钙化 204
主动脉瓣关闭不全并狭窄 204
主动脉瓣机械瓣膜置换术 208,303
主动脉瓣畸形 204
主动脉瓣疾患 204
主动脉瓣膜下环切除术 208,303
主动脉瓣生物瓣膜置换术 208,303
主动脉瓣探查术 208,303
主动脉瓣狭窄 70,204

主动脉瓣下狭窄 204
主动脉瓣硬化 204
主动脉瓣置换伴升主动脉置换术△ 205
主动脉瓣周脓肿 204
主动脉瓣赘生物 204
主动脉闭锁△ 202
主动脉壁间血肿 204
主动脉补片修补术 208
主动脉部分切除伴人工血管置换术 208
主动脉部分切除伴吻合术 208
主动脉成形术 208
主动脉穿通性溃疡 204
主动脉窦部假性动脉瘤 204
主动脉窦部动脉瘤△ 202
主动脉窦瘤 204
主动脉窦瘤修补术 208,303
主动脉多发溃疡形成 204
主动脉-多支冠状动脉搭桥术 208
主动脉-二支冠状动脉搭桥术 208
主动脉发育不良 204
主动脉肺动脉间隔缺损 204
主动脉-肺动脉间隔缺损修补术 208,303
主动脉-肺动脉开窗术 209
主动脉分叉综合征 204
主动脉覆膜支架腔内隔绝术 209
主动脉钙化 204
主动脉根部病变 204
主动脉根部动脉瘤 204
主动脉根部假性动脉瘤 204
主动脉根部瘤△ 204
主动脉弓部穿通性溃疡 204
主动脉弓成形术 209
主动脉弓动脉瘤 204
主动脉弓钙化 204
主动脉弓假性动脉瘤 204
主动脉弓破裂 204
主动脉弓狭窄 204
主动脉弓造影 72,209
主动脉弓中断矫治术 209
主动脉管壁弥漫钙化 204
主动脉-冠状动脉瓣搭桥术 209
主动脉机械瓣周漏 204
主动脉夹层 A 型 204
主动脉夹层 A 型(夹层累及升主动脉) 204
主动脉夹层 A1C 型 204
主动脉夹层 A1S 型 204
主动脉夹层 A2C 型 204
主动脉夹层 A2S 型 204
主动脉夹层 A3C 型 204
主动脉夹层 A3S 型 204
主动脉夹层 B 型 204
主动脉夹层 B 型(夹层累及左锁骨下动脉开口远端的降主动脉) 204
主动脉夹层 B1C 型 204
主动脉夹层 B1S 型 204
主动脉夹层 B2C 型 204
主动脉夹层 B2S 型 204
主动脉夹层 B3C 型 204
主动脉夹层 B3S 型 204
主动脉夹层(Debakey Ⅰ型) 204
主动脉夹层(Debakey Ⅱ型) 204
主动脉夹层(Debakey Ⅲ型) 204
主动脉夹层动脉瘤破裂 204

主动脉夹层形成 204
主动脉 - 颈动脉人工血管搭桥术 209
主动脉溃疡 204
主动脉扩张 204
主动脉瘤 204
主动脉瘤包裹术（非体外） 209
主动脉瘤破裂 204
主动脉瘤切除伴人工血管置换术 209
主动脉瘤切除伴吻合术 209
主动脉瘤支架置入术 209
主动脉内膜剥脱术 209
主动脉内球囊反搏术 72
主动脉脓肿 204
主动脉旁淋巴结根治性切除术 174,193
主动脉旁淋巴结根治性清扫术 316
主动脉旁淋巴结继发恶性肿瘤 204
主动脉破裂 204
主动脉球囊反搏装置置入术 209
主动脉球囊扩张成形术 209
主动脉球囊扩张成形术伴覆膜支架置入术 209
主动脉 - 三支冠状动脉搭桥术 209
主动脉栓塞 204
主动脉缩窄 204,360
主动脉缩窄矫治（动脉补片成形术） 209
主动脉缩窄矫治（端端吻合，延长术） 209
主动脉缩窄矫治（端端吻合术） 209
主动脉缩窄矫治（人工管道置入术） 209
主动脉缩窄矫治（室间隔缺损修补术） 209
主动脉缩窄矫治（锁骨下动脉翻转术） 209
主动脉 - 锁骨下动脉 - 颈动脉搭桥术 209
主动脉体瘤 204
主动脉血栓形成 204
主动脉炎 204
主动脉 - 一支冠状动脉搭桥术 209
主动脉硬化 204
主动脉硬化△ 195
主动脉迂曲 204
主动脉支架植入术 72
主动脉粥样硬化 204
主动脉自发性血栓形成 204
主动吸烟 81
主肺动脉成形术 209
主 - 肺动脉窗 70,204
主肺动脉吻合（无主动脉弓重建术） 209
主 - 肺动脉狭窄 205
主观视觉障碍 18
主观性耳鸣 32
主观性失眠 126
主韧带缩短术 336
主韧带悬吊术 336
主题统觉测验 398
主要为全身性和血液学物质中毒 62
主要影响胃肠系统的其他制剂中毒 62
主要影响胃肠系统的物质中毒 62
主要影响心血管系统的物质中毒 62
主要影响自主神经系统药物中毒 62
主支气管断裂 188
主支气管恶性肿瘤 307
主支气管良性肿瘤 81
主支气管旁良性肿瘤 81
助产的单胎分娩 347
助消化药类中毒 409

助消化药中毒△ 409
住院病人护士观察量表 398
注气性视网膜复位术 21
注射后静脉炎 205
注射后血栓性静脉炎 205
注射后胰腺炎 106
注意涣散 397
注意减弱 397
注意力缺乏多动症△ 394
注意缺陷多动障碍 394
注意狭窄 397
注意增强 397
注意转移 397
柱型支气管扩张 81
铸工尘肺 81
铸造冠 58
抓痕 385
转变性综合征 385
转化型淋巴细胞 131
转化型原始细胞增多性难治性贫血 161
转换症状 397
转门法 37
转胎位术伴牵引术的单胎分娩 347
转移癌 268
转移皮瓣 285
转移性低钾血症 81
转移性低钠血症 81
转移性钙化 136
转移性高钾血症 81
转移性黑素瘤时全身黑变病 385
转移性甲状腺乳头状癌 153
转移性甲状腺乳头状癌,滤泡性变异 153
转移性脓肿 418
转移性眼内炎 18
转移性距痛症 268
转移性肿瘤 181,307
转折 131
转子滑囊炎 268
转子腱炎 268
桩冠 58
装扮游戏 397
装相 397
椎 - 基底动脉综合征 127
椎板骨折 268
椎板开窗术 285
椎板开卷式成形术 285
椎板切除减压术 285
椎板切除术 187,285
椎板切除术部位再切开 316
椎板切除术后脊柱后凸 268
椎板切除术后综合征 268
椎动脉斑块 131
椎动脉闭塞 126,205
椎动脉闭塞和狭窄△ 126
椎动脉闭塞和狭窄（未造成脑梗死） 126
椎动脉闭塞或狭窄性脑梗死 127
椎动脉闭塞脑梗死△ 127
椎动脉动脉瘤 181
椎动脉梗死 127,205
椎动脉畸形 205
椎动脉夹层 127,181
椎动脉假性动脉瘤 205
椎动脉结扎术 187

椎动脉瘤 127,205
椎动脉栓塞 127,205
椎动脉损伤 205,268
椎动脉狭窄 127,205
椎动脉型颈椎病 268
椎动脉血栓形成 127,205
椎动脉与基底动脉结合部动脉瘤 181
椎动脉造影 187
椎弓根钉内固定术 285
椎弓根螺钉断裂 268
椎弓根侵蚀 268
椎弓峡部植骨融合固定术 285
椎弓楔形截骨术 285
椎骨病损切除术 285,316
椎骨活组织检查 286,317
椎骨截骨术 285
椎骨内固定物取出术 285
椎骨内固定修正术 285
椎骨取骨术 285
椎骨死骨去除术 285
椎骨外固定架拆除术 285
椎骨外固定术 285
椎骨折骨术 285
椎骨植骨术 285
椎关节强硬 268
椎关节炎 268
椎管不全脱位性狭窄△ 268
椎管不完全脱位性狭窄 268
椎管成形术 187,285,316
椎管穿刺注药术 187
椎管骨性狭窄 268
椎管减压术 285,316
椎管结缔组织性狭窄 268
椎管内病损切除术 316
椎管内病灶切除术 187
椎管内导管插入伴药物输注术 187
椎管内恶性肿瘤 307
椎管内骨性中隔 268
椎管内畸形血管切除术 187
椎管内继发恶性肿瘤 307
椎管内静脉曲张 205
椎管内脓肿 127,268,418
椎管内脓肿切开引流术 187
椎管内脓肿清除术 187
椎管内肉芽肿 127
椎管内神经根切断术 187
椎管内外病灶切除术 187
椎管内炎性肿物 268
椎管内异物去除术 187,285
椎管内硬脊膜外病灶切除术 187
椎管内中隔 268
椎管内肿瘤 268
椎管内肿瘤切除术 187
椎管探查术 187,285,316
椎管外脓肿 268
椎管狭窄 268
椎管椎间盘狭窄 268
椎管钻孔减压术 285,316
椎基底动脉供血不足 18
椎基底动脉供血不足△ 118
椎基底动脉扩张延长 127
椎基底动脉延长扩张症△ 127
椎间钙化症 268

椎间孔不完全脱位性狭窄　268
椎间孔分离试验　268,271
椎间孔骨性和不全脱位性狭窄△　268
椎间孔骨性狭窄　268
椎间孔结缔组织和椎间盘狭窄△　268
椎间孔结缔组织性狭窄　268
椎间孔扩大术　285
椎间孔切开术　316
椎间孔狭窄症　268
椎间孔压缩试验　268,271
椎间孔椎间盘狭窄　268
椎间盘变性　268
椎间盘病变　268
椎间盘病变△　268
椎间盘钙化　268
椎间盘钙质沉着　268
椎间盘感染　268
椎间盘激光减压术　285
椎间盘疾患　268
椎间盘镜间盘摘除系统　285
椎间盘镜下后入路颈椎间盘切除术　285
椎间盘镜下后入路胸椎间盘切除术　285
椎间盘镜下后入路腰椎间盘切除术　285
椎间盘镜下前入路颈椎间盘切除术　285
椎间盘镜下前入路胸椎间盘切除术　285
椎间盘镜下前入路腰椎间盘切除术　285
椎间盘囊肿　268
椎间盘内电热疗法　285
椎间盘内破裂症　268
椎间盘破裂　268
椎间盘射频消融术　285
椎间盘髓核化学溶解术　285
椎间盘突出　268
椎间盘退变　268
椎间盘退变△　268
椎间盘脱出伴脊髓病　402
椎间盘炎　268
椎间盘移位　268
椎间盘移位△　264
椎间盘游离型突出　268
椎间盘源性背痛　268
椎间盘源性腰痛　268
椎间融合器融合术　285
椎间软骨或椎间盘钙化　268
椎间软骨切除术　285
椎间隙感染　268
椎猎蜱病　385
椎脉狭窄脑梗死△　127
椎旁脓肿　268
椎旁神经节阻滞术　187
椎体部分切除术　285
椎体成形术　285
椎体感染　268
椎体海绵状血管畸形　127
椎体前缘压缩性骨折　268
椎体塌陷　268
椎体形成缺陷　268
椎体终板炎　268
锥体外系不良反应　397
锥体外系副作用量表△　398
锥体外系副作用评定量表　398
锥形断发　385
锥形牙　54

坠积性肺不张　81
坠积性肺炎　81
赘状瘢痕　297
赘状瘢痕△　375
准分子激光屈光性角膜切削术　21
准分子激光原位角膜磨镶术　21
准分子激光治疗性角膜切削术　21
准阈值剂量　321
准直器　321
准直器叶片　321
准自杀　394
卓 - 艾综合征△　102
灼口综合征　54
灼痛　127
灼痛△　385
灼性神经痛　385
灼性神经痛△　127
浊音　83
着色性干皮病　385
着色性口周红斑　385
着色芽生菌病　385
着色真菌病　385,418
姿势性背痛　268
姿势性脊柱后凸△　240,251
姿势性脊柱前凸　268
姿势性脊柱前凸△　240
子宫癌肉瘤　268
子宫按摩与压迫术　348
子宫瘢痕憩室△　329
子宫瘢痕妊娠去除术　336
子宫病损电凝术　336
子宫病损切除术　316,336
子宫病损烧灼术　336
子宫病损射频消融术　336
子宫不规则出血△　327
子宫不全破裂　328
子宫不协调性收缩乏力　347
子宫残角妊娠　328
子宫陈旧性裂伤修补术　336
子宫穿孔　323
子宫次广泛切除术　316
子宫次广泛切除术△　333
子宫次全切除术　316,336
子宫骶骨韧带恶性肿瘤　328
子宫骶骨韧带继发恶性肿瘤　328
子宫 - 骶棘韧带固定术　336
子宫 - 骶前固定术　336
子宫 - 骶韧带电凝术　336
子宫 - 骶韧带高位悬吊术　336
子宫 - 骶韧带切除术　336
子宫 - 骶韧带切断术　336
子宫 - 骶韧带烧灼术　336
子宫动静脉瘘△　205
子宫动脉弹簧圈栓塞术　336
子宫动脉结扎术　348
子宫动脉栓塞术　336,348
子宫多发性肌瘤　328
子宫恶性肿瘤　328
子宫肥大　328
子宫附件恶性肿瘤　328
子宫附件肿物　328
子宫复旧不良△　324,347
子宫复旧不全　347

子宫腹壁瘘　328
子宫改良根治性切除术　316
子宫改良根治性切除术△　336
子宫改良广泛性切除术　336
子宫隔膜切除术　336
子宫根治性切除术　316
子宫根治性切除术△　336
子宫广泛性切除术　336
子宫后倾　328
子宫后屈　328
子宫肌壁间肌瘤　328
子宫肌壁间妊娠　328
子宫肌层恶性肿瘤　328
子宫肌层继发恶性肿瘤　328
子宫肌瘤　328
子宫肌瘤切除术　336
子宫肌腺症△　329
子宫肌炎　328
子宫积脓　328
子宫积血　328
子宫畸形　328
子宫及卵巢恶性肿瘤　328
子宫及输卵管恶性肿瘤　328
子宫继发恶性肿瘤　328
子宫浆膜下肌瘤　328
子宫浆液腺癌　328
子宫交界性肿瘤　328
子宫角部分切除术　316,336
子宫角继发恶性肿瘤　328
子宫角切除术　316,336
子宫角妊娠　328
子宫角妊娠切除术　336
子宫角楔形切除术　336
子宫颈白斑　328
子宫颈闭锁　328
子宫颈壁内肌瘤　328
子宫颈病损电凝术　336
子宫颈病损切除术　316,336
子宫颈部分切除术　336
子宫颈残端恶性肿瘤　328
子宫颈陈旧性产科裂伤修补术　336
子宫颈陈旧性裂伤　328
子宫颈成形术　336
子宫颈低级别鳞状上皮内病变　328
子宫颈低级别腺上皮内瘤变　328
子宫颈电凝止血术　336
子宫颈电熨治疗　336
子宫颈窦道　328
子宫颈恶性黑色素瘤　328
子宫颈恶性肿瘤　328
子宫颈发育不全△　323
子宫颈肥大　328
子宫颈钙化　328
子宫颈高级别鳞状上皮内病变　328
子宫颈高级别腺上皮内瘤变　328
子宫颈根治性切除术　316,336
子宫颈功能不全　328
子宫颈管扩张术　336
子宫颈广泛性切除术　336
子宫颈横纹肌肉瘤　328
子宫颈环形电切术　336
子宫颈环扎物去除术　336
子宫颈活检　336

子宫颈活组织检查　317
子宫颈肌瘤　328
子宫颈激光治疗　336
子宫颈及阴道恶性肿瘤　328
子宫颈继发恶性肿瘤　328
子宫颈结核　328
子宫颈溃疡　328
子宫颈冷刀锥形切除术　336
子宫颈冷冻治疗　336
子宫颈冷冻锥形电切术　336
子宫颈良性肿瘤　328
子宫颈裂伤缝合术　336
子宫颈鳞状细胞癌　328
子宫颈瘘管修补术　336
子宫颈糜烂　328
子宫颈纳包氏囊肿△　329
子宫颈难产　347
子宫颈囊肿造袋术　336
子宫颈内活组织检查　317
子宫颈内膜恶性肿瘤　328
子宫颈内膜活检　336
子宫颈内膜旋切术　336
子宫颈内膜炎　328
子宫颈黏膜下肌瘤　328
子宫颈黏液性息肉　328
子宫颈膀胱瘘　328
子宫颈切除伴阴道缝合术　336
子宫颈切除术　316,336
子宫颈妊娠△　323
子宫颈妊娠去除术　336
子宫颈肉瘤　328
子宫颈乳头状瘤　328
子宫颈褥疮性溃疡　328
子宫颈上皮瘤样病变　328
子宫颈上子宫切除术　316,336
子宫颈神经内分泌癌　328
子宫颈神经纤维瘤　328
子宫颈水肿　328
子宫颈透明细胞腺癌　328
子宫颈脱垂　328
子宫颈外翻　328
子宫颈微波治疗　336
子宫颈未分化癌　328
子宫颈息肉　328
子宫颈息肉切除术　336
子宫颈狭窄　328
子宫颈纤维瘤　328
子宫颈腺癌　329
子宫颈腺鳞癌　329
子宫颈腺囊肿　329
子宫颈腺肉瘤　329
子宫颈腺样基底细胞癌　329
子宫颈腺样囊性癌　329
子宫颈小细胞癌　329
子宫颈悬吊术　336
子宫颈血管瘤　329
子宫颈延长　329
子宫颈炎　329
子宫颈阴道瘘　329
子宫颈营养不良性溃疡　329
子宫颈原位癌　329
子宫颈原位腺癌　329
子宫颈粘连　329

子宫颈粘连松解术　336
子宫颈周围去神经术　336
子宫颈潴留囊肿　329
子宫颈锥形切除术　316,336
子宫颈赘生物　329
子宫颈子宫内膜异位症　329
子宫痉挛性狭窄环　347
子宫捆绑术　336,348
子宫扩大切除术　316,336
子宫阔韧带继发恶性肿瘤　329
子宫良性肿瘤　329
子宫裂伤缝合术　336
子宫瘘　329
子宫瘘管闭合术　336
子宫卵巢韧带继发恶性肿瘤　329
子宫囊肿　329
子宫内翻　329
子宫内翻复位术　348
子宫内感染并发先天性皮肤缺乏　385
子宫内节育器残留　329
子宫内节育器断裂　329
子宫内节育器嵌顿　329
子宫内节育器脱落　329
子宫内节育器移位　329
子宫内节育器异位　329
子宫内膜病损电凝术　336
子宫内膜病损切除术　316,336
子宫内膜病损烧灼术　336
子宫内膜不典型性增生　329
子宫内膜单纯性增生　329
子宫内膜恶性肿瘤　318,329
子宫内膜发育不全　329
子宫内膜非典型增生△　329
子宫内膜复杂性增生　329
子宫内膜继发恶性肿瘤　329
子宫内膜间质结节　329
子宫内膜间质肉瘤　329
子宫内膜交界性肿瘤　329
子宫内膜结核　329
子宫内膜良性增生　329
子宫内膜鳞状细胞癌　329
子宫内膜囊肿　329
子宫内膜黏液性腺癌　329
子宫内膜去除术　336
子宫内膜热球去除术　336
子宫内膜射频消融术　336
子宫内膜透明细胞癌　329
子宫内膜未分化癌　329
子宫内膜萎缩　329
子宫内膜息肉　329
子宫内膜息肉样增生　329
子宫内膜腺鳞癌　329
子宫内膜小细胞癌　329
子宫内膜炎　329
子宫内膜样腺癌　329
子宫内膜移行细胞癌　329
子宫内膜异位症　329
子宫内膜异位症分期诊断　329
子宫内膜异位症性不孕症　329
子宫内膜原位癌　329
子宫内膜增生　329
子宫内膜增生症△　329
子宫内膜粘连松解术　336

子宫内异物　329
子宫黏膜下肌瘤　329
子宫念珠菌病　385
子宫脓肿　329
子宫旁动静脉瘘　205
子宫旁继发恶性肿瘤　329
子宫旁组织恶性肿瘤　329
子宫膀胱瘘　329
子宫平滑肌肉瘤　329
子宫破裂　347
子宫破裂（创伤性）　347
子宫破裂（分娩期）　347
子宫破裂（妊娠期）　347
子宫破裂修补术　348
子宫前倾　329
子宫腔积液　329
子宫腔粘连综合征　329
子宫腔粘连综合征△　322
子宫切除术后出血　409
子宫切除术后阴道穹窿脱垂　329
子宫切开探查术　336
子宫切开异物取出术　336
子宫切开终止妊娠　336
子宫切口憩室　329
子宫-韧带病损切除术　336
子宫韧带恶性肿瘤　329
子宫韧带继发恶性肿瘤　329
子宫韧带良性肿瘤　329
子宫韧带囊肿　329
子宫韧带妊娠去除术　336
子宫韧带修补术　336
子宫韧带悬吊术　336
子宫韧带炎　329
子宫韧带子宫内膜异位症　329
子宫收缩乏力△　347
子宫输卵管造影术　336
子宫输尿管瘘　329
子宫损伤　329
子宫胎盘卒中　347
子宫体部横切口剖宫产术　348
子宫体部其他切口剖宫产术　348
子宫体恶性肿瘤　329
子宫体发育不全　329
子宫体横纹肌肉瘤　329
子宫体继发恶性肿瘤　329
子宫体良性肿瘤　329
子宫脱垂Ⅰ度　329
子宫脱垂Ⅰ期　329
子宫脱垂Ⅱ度　329
子宫脱垂Ⅱ期　329
子宫脱垂Ⅲ度　329
子宫脱垂Ⅲ期　329
子宫脱垂Ⅳ期　329
子宫外产时处理　348
子宫息肉　329
子宫下段恶性肿瘤　329
子宫下段横切口剖宫产术　348
子宫下段继发恶性肿瘤　329
子宫下段裂伤缝合术　348
子宫下段剖宫产　348
子宫下段其他切口剖宫产术　348
子宫下段妊娠　348
子宫下段纵切口剖宫产术　348

子宫纤维化　329
子宫腺肌病　329
子宫腺肌瘤　329
子宫腺肉瘤　329
子宫腺样囊性癌　329
子宫楔形切除术　316,336
子宫协调性收缩乏力　347
子宫性闭经　329
子宫性不孕症△　329
子宫修补术　336
子宫压迫缝合术　348
子宫阴道完全脱垂　329
子宫圆韧带继发恶性肿瘤　329
子宫圆韧带囊肿△　327
子宫粘连　329
子宫粘连性不孕　329
子宫直肠瘘　106,329
子宫周炎　329
子痫　127,347
子痫和先兆子痫相关性肾病　136
子痫前期(轻度)　347
子痫前期(重度)　347
籽骨半脱位　268
籽骨骨软骨炎　268
籽骨骨折　268
籽骨脱位　268
籽骨炎　268
紫癜　71,385
紫癜样肝病　106
紫绀△　70
紫外线疗法　403
紫趾综合征　385
自残　394
自动持续气道正压　85
自动导管补偿　85
自动气流　85
自动心脏复律除颤器置入术△　71
自动心脏复律器置入术　209
自动验光仪　22
自动症　394
自发电位　131
自发型心绞痛△　70
自发性低颅压综合征　127
自发性肝破裂出血△　96
自发性骨溶解症　268
自发性骨折　268
自发性气胸　81,188
自发性食管破裂△　101
自发性膝韧带撕裂　268
自发性心绞痛　70
自发性眼震　32
自发性早产临产　347
自发性张力性气胸　188
自发性周期性低体温-多汗综合征　385
自截肾△　214
自觉鼻与鼻咽部干燥　32
自控式经皮腰椎间盘切除术　285
自溃性脓胸　418
自恋型人格障碍　394
自律性房性心动过速　70
自评量表　398
自然呼吸　85
自然流产　329

自然流产并发出血　329
自然流产并发出血性休克△　330
自然流产并发感染　329
自然流产并发弥散性血管内凝血△　323
自然流产并发盆腔感染　329
自然流产并发盆腔器官损伤　329
自然流产并发肾衰竭　329
自然流产并发生殖道感染　329
自然流产并发栓塞　329
自然流产并发休克　329
自然流产并发羊水栓塞△　329
自然杀伤细胞白血病　161
自然杀伤细胞淋巴母细胞白血病/淋巴瘤　161
自杀　394
自杀观念　394
自杀态度问卷　398
自杀者骨折　268
自伤　394
自身免疫病　268
自身免疫相关性脑病　127
自身免疫相关性眼病　18
自身免疫性雌激素皮炎　385
自身免疫性低血糖症△　151
自身免疫性多内分泌腺综合征　385
自身免疫性多内分泌腺综合征△　143
自身免疫性多内分泌腺综合征(Ⅰ型)　153
自身免疫性多内分泌腺综合征(Ⅱ型)　148,153
自身免疫性多内分泌腺综合征(Ⅲ型)　153
自身免疫性多内分泌腺综合征(Ⅳ型)　153
自身免疫性多腺体衰竭　153
自身免疫性肝炎　106
自身免疫性肝炎肝硬化△　106
自身免疫性肝硬化　106
自身免疫性环状红斑　385
自身免疫性黄体酮皮炎　385
自身免疫性甲状旁腺功能减退症　153
自身免疫性甲状腺炎　153
自身免疫性甲状腺炎相关性激素反应性脑病　153
自身免疫性聋　31
自身免疫性脑炎△　127
自身免疫性溶血性贫血　161
自身免疫性肾上腺炎　153
自身免疫性肾上腺炎致肾上腺皮质功能减退症△　153
自身免疫性心包炎　70
自身免疫性血小板减少性紫癜　161
自身免疫性胰腺炎　106
自身敏感性湿疹　385
自视幻觉　397
自体表皮与异体真皮混合植皮术　300
自体动静脉内瘘动脉瘤△　132
自体动静脉内瘘感染△　132
自体动静脉内瘘狭窄△　132
自体动静脉内瘘血栓形成△　132
自体干细胞移植术　161
自体骨髓移植　161
自体骨移植术　285
自体骨移植眼球内陷矫正术　21
自体黑色素移植治疗白癜风　387
自体甲状旁腺移植术　37

自体培养表皮细胞移植　300
自体皮质骨移植　285
自体软骨细胞移植　285
自体肾移植术　223
自体松质骨　285
自体松质骨移植　285
自体外周血干细胞移植　161
自体血管动静脉瘘修补术　137
自体血管动静脉造瘘术　137
自体血清内源性过敏源实验　387
自体牙根种植体　58
自体牙移植术　58
自体移植　285
自体移植物　161
自体造血干细胞移植　161
自体脂肪隆胸术　292
自体脂肪移植单侧乳癌术后乳房缺损填充术　174
自体脂肪移植单侧乳房缺损填充术　174
自体脂肪移植双侧乳癌术后乳房缺损填充术　174
自体脂肪移植双侧乳房缺损填充术　174
自体植皮失败　409
自听增强　32
自我排斥的性取向　397
自信训练　397
自旋回波脉冲序列　131
自异体混合植皮术　300
自由感应衰减　131
自愈型火棉胶婴儿　385
自主触发　85
自主呼吸　85
自主呼吸频率　83
自主呼吸试验　90
自主神经恶性肿瘤　307
自主神经功能紊乱　127,402
自主神经系统疾患　127
自主神经系统良性肿瘤　127
自主神经性发作△　127
自主限制　85
自主性卵巢滤泡囊肿　153
自主性膀胱　127
自主性神经病性膀胱　402
自主转换　85
自罪妄想　397
眦部恶性肿瘤　307
眦部睑裂缝合术　21
眦部原位癌　18
眦恶性黑色素瘤　18
眦恶性肿瘤　18
眦缝合术　292
眦皮肤良性肿瘤　18
眦移位矫正术　292
纵隔包虫病△　418
纵隔闭合性活组织检查　317
纵隔病损切除术　193,316
纵隔恶性肿瘤　81
纵隔活检术　193
纵隔畸胎瘤　81
纵隔棘球蚴病　418
纵隔继发恶性肿瘤　81
纵隔交界性肿瘤　81
纵隔结核瘤　82

纵隔镜检查 193,209,317
纵隔镜检查术 90,193
纵隔镜下肺组织活检术 193
纵隔镜下淋巴结活组织检查术 193
纵隔镜下气管病损切除术 193
纵隔镜下支气管病损切除术 193
纵隔淋巴管瘤 82
纵隔淋巴结采样术 193
纵隔淋巴结根治性清扫术 316
纵隔淋巴结继发恶性肿瘤 82
纵隔淋巴结结核 82,188
纵隔淋巴结结核病灶清除术 193
纵隔淋巴结清扫术 193,316
纵隔脓肿 360,418
纵隔气肿 188,360
纵隔切开探查术 193
纵隔切开引流术 193
纵隔先天性囊肿 268
纵隔心包炎 70
纵隔血管瘤 82
纵隔血肿 188,205
纵隔血肿清除术 193
纵隔炎△ 77,353
纵隔异物取出术 193
纵隔阴影 82
纵隔支气管瘘△ 360
纵隔脂肪瘤 82
纵隔肿物△ 205
纵隔子宫 330
纵火狂△ 388
纵形骨折 268
总呼气末压力 90
总呼吸频率 90
总睡眠时间 131
总烃油蒸气中毒 409
综合征性聋 31
综合治疗 85
棕蛛中毒 385
走马疳 54
足背瘢痕挛缩 297
足背瘢痕切除中厚植皮术 300
足背部疼痛 268
足背动脉搏动 268,271
足背动脉损伤 205,268
足背动脉修补术 285
足背静脉损伤 205,268
足背皮瓣术 300
足背皮瓣游离移植术 285
足部瘢痕 297
足部带蒂皮瓣转移术 285
足部多处开放性损伤 268
足部多处损伤 268
足部多发性骨折 268
足部感染 268
足部骨髓炎 268
足部骨折 268
足部骨折闭合复位内固定术 285
足部骨折畸形愈合△ 233,269
足部骨折切开复位内固定术 285
足部骨折脱位 268
足部骨折外架固定术 285
足部关节融合术 285
足部疖 385

足部结核 268
足部溃疡 239
足部溃疡（恶性） 297
足部溃疡（良性） 297
足部皮肤软组织缺损并感染 297
足部皮肤撕裂伤 268
足部切痂术 300
足部软组织感染 289
足部湿疹 385
足部脱位 268
足部脱位△ 246
足部削痂术 300
足部痈 385
足长伸肌腱缝合术 285
足陈旧性骨折 268
足底部疼痛 268
足底穿刺伤 268
足底动脉损伤 205,268
足底内侧皮瓣术 301
足底内侧神经损伤 127
足底皮肤重建 285
足底胼胝 289
足底神经探查术 285
足底外侧神经第一支卡压 268
足底外侧神经损伤 268
足底纤维瘤病 289
足冻疮 409
足多处骨折△ 268
足副舟骨痛 268
足跟后部疼痛 268
足跟痛△ 233
足跟行走 268,271
足跟压力性疼痛性丘疹 385
足骨病损切除术 316
足骨折不愈合△ 233,266
足骨折延迟愈合 268
足关节囊缝合术 285
足和对侧小腿创伤性切断 268
足和踝后天性缺失 402
足和趾先天性缺如 268
足踝部瘢痕切除交腿皮瓣修复术 301
足踝部水肿 71
足踝多发损伤 289
足踝韧带损伤△ 239
足坏死性筋膜炎 297
足肌腱成形术 286
足挤压伤 268
足尖行走 268,271
足筋膜切除术 286,387
足菌肿 385
足开放性损伤 268
足开放性损伤伴骨折 268
足开放性损伤伴脱位 268
足溃疡 297
足离断伤 289
足离断术 286
足裂 409
足蹈长伸肌腱断裂 269
足内翻 269
足前部湿疹△ 383
足屈肌腱延长术 286
足屈肌腱自发性撕裂 269
足韧带断裂 269,402

足韧带缝合术 286
足软组织撕脱伤 269
足软组织损伤△ 268,269
足三关节融合术 286
足伸肌腱延长术 286
足神经松解术 286
足损伤 269
足套脱伤 269
足骰骨骨折△ 256
足外侧柱延长术 286
足外翻 238
足外伤 289
足下垂 269
足先露 347
足楔骨骨折△ 269
足楔状骨骨折 269
足楔状骨骨折△ 261
足癣 385,418
足血管、神经、肌腱探查术 286
足仰趾畸形 269
足异物去除 286,292
足异物去除术 387
足应力骨折 269
足月胎膜早破 347
足月小样儿 360
足再植术 286
足跖腱膜挛缩 269,402
足趾关节游离移植术 286
足趾坏疽△ 204
足趾肌腱移位术 286
足趾挤压伤△ 267
足趾扭伤 269
足趾切痂术 301
足趾损伤 269
足趾脱位 269
足趾削痂术 301
足趾游离移植术 286
足肿物 289
足舟骨软骨炎 269
足舟骨骨折 269
足舟骨坏死 269
足舟骨畸形愈合 269
足舟骨缺血性坏死 269
足舟状骨骨折△ 269
足舟状骨脱位 269
卒中后焦虑 394,402
卒中后抑郁 394,402
卒中及脑外伤后上肢功能障碍 269
阻抗潮气呼吸图 90
阻抗容积图 90
阻力时间 90
阻塞器缺损 54
阻塞型睡眠呼吸暂停低通气综合征 31
阻塞性鼻窦炎 31
阻塞性颌下腺炎 54
阻塞性喉烧伤 297
阻塞性气管支气管曲霉病 82
阻塞性气管支气管真菌病△ 82
阻塞性腮腺炎 31
阻塞性睡眠呼吸暂停低通气综合征 127
阻塞性睡眠呼吸暂停低通气综合征△ 49
阻塞性睡眠呼吸暂停综合征 54
阻塞性通气功能障碍 82

阻塞性细支气管炎 297
阻生齿△ 54
阻生牙 54
阻生牙拔除术 58
阻生牙翻瓣拔除术 58
组氨酸血症 156
组胺 H₂ 受体拮抗剂中毒 409
组胺样综合征 409
组合性牙瘤 54
组牙功能殆 60
组织 - 空气比 321
组织胞浆菌病 18,385,418
组织补偿板 321
组织工程皮肤移植术 387
组织间插植放［射治］疗 321
组织间插植近距离治疗 321
组织间［加］热疗法 321
组织面 60
组织体模比 321
组织细胞和树突状细胞肿瘤 161
组织细胞吞噬性脂膜炎 385
组织细胞性髓性网状细胞增多症 161
组织细胞增生症 X 161
组织相容性试验 224
组织性缺氧 82
组织样麻风瘤 385,418
组织因子途径抑制物活性测定 162
组织最大剂量比 321
钻孔减压 286
钻孔术 286
钻孔引流 286
最大传导速度 131
最大刺激 131
最大二氧化碳产生量 90
最大二氧化碳排出量 90
最大呼气流量 - 容积曲线 90
最大呼气流量 90
最大呼气压 90
最大咳嗽流量 90
最大跨膈压 90
最大流量 - 容积曲线 90
最大每千克体重耗氧量 90
最大平台压 90
最大通气量计算值 90
最大吸气流量 - 容积曲线 90
最大吸气流量 90
最大吸气压 90
最大心率储备 90
最大牙尖交错殆 60
最大氧耗量 90
最大运动通气量 90
最大自主通气量 90
最低平台压 90

最佳呼气末正压 85
最佳剂量 321
最外囊出血 127
左半肝切除术 316
左半结肠根治性切除术 316
左半结肠切除术 316
左侧乳腺恶性肿瘤 307
左侧输卵管不全梗阻 330
左侧输卵管梗阻 330
左侧输卵管积水 330
左房舒张末压 90
左肺恶性肿瘤 82
左肺上叶恶性肿瘤 82
左肺下叶恶性肿瘤 82
左冠状动脉起源于肺动脉△ 68
左后分支传导阻滞 70
左后分支阻滞 70
左髂总静脉压迫综合征△ 199
左前分支传导阻滞 70
左前分支阻滞 70
左肾静脉受压综合征△ 138,205,216
左肾静脉压迫综合征 205,216
左室发育不良综合征 205
左室扩大 70
左室流出道疏通术 209
左室流出道狭窄 70,205
左室流出道重建术 303
左室憩室 205
左室室壁瘤矫治术 209
左室室性心动过速 70
左室舒张功能减低 70
左室双出口矫治术 209
左室心尖部气球样变 70
左室右房通道（Gerbode 缺损） 205
左束支传导阻滞 70
左束支阻滞△ 70
左室 - 主动脉隧道修补术 209
左锁骨下动脉开口远端降主动脉夹层△ 204
左位心 70,205
左心导管检查 72,209
左心耳封堵术 71
左心耳封堵术后 71
左心耳切除术 303
左心发育不良综合征 70,205
左心房黏液瘤 205
左心房造影 72,209
左心房增大 71
左心疾病相关性肺动脉高压 82
左心尖 - 主动脉旁路分流术 303
左心人工瓣膜心内膜炎 70
左心室发育不全综合征双心室矫治术 209
左心室附壁血栓 70
左心室冠状静脉导联置入术 209

左心室冠状静脉电极置换术 209
左心室冠状静脉电极置入术 209
左心室假性室壁瘤形成 70
左心室尖 - 主动脉分流术 209
左心室跨壁压 90
左心室黏液瘤 205
左心室室壁瘤形成 70
左心室衰竭 360
左心室双出口 205
左心室造影 72,209
左心室增大 71
左心衰竭 70,205
左心衰竭△ 360
左心衰竭合并急性肺水肿 360
左心自体瓣膜性心内膜炎 70
左右侧屈位片 286
左右心联合导管检查 209
左右心联合造影 72,209
左主支气管恶性肿瘤 82
作态 397
作业疗法 301
作业职业功能训练 403
作业治疗和职业性康复 403
作用电极 131
作用于肌肉的物质中毒 62
坐标 187
坐骨病损性脊柱侧凸 269
坐骨恶性骨肿瘤 269
坐骨骨折 269,402
坐骨滑囊炎 269
坐骨交界性骨肿瘤 269
坐骨结节滑囊炎△ 269
坐骨结节撕脱骨折 269
坐骨良性骨肿瘤 269
坐骨神经病损切除术 286
坐骨神经良性肿瘤 269
坐骨神经麻痹 269
坐骨神经切断术 286
坐骨神经松解术 286
坐骨神经损害 127
坐骨神经损伤 127,269,385
坐骨神经损伤后遗症 402
坐骨神经探查术 286
坐骨神经痛 127,269
坐骨神经痛△ 263
坐骨神经吻合术 286
坐骨神经移植术 286
坐骨神经粘连 127
坐骨直肠脓肿△ 106
坐骨直肠窝脓肿 106,418
坐位压膝试验 269,271
做作性障碍 394

英文索引

α -adrenoceptor agonist poisoning　404

α -adrenoceptor antagonist poisoning　404

α -ray　318

α -thalassemia　350

α / β ratio　318

α 1-antitrypsin deficiency　73, 154, 350

α 1-antitrypsin-deficiency panniculitis　362

α thalassemia　157

β amino acid metabolism disorder　154

β glucuronic acid enzyme deficiency　154

β -adrenoceptor agonist poisoning　404

β -adrenoceptor antagonist poisoning　404

β -D-glucan test　86

β -lactam antibiotic poisoning　404

β -ray　318

β -thalassemia　350

γ amino acid metabolism disorder　154

γ -ray　318

δ thalassemia　157

（ δ β ）　157

δ - β thalassemia　350

ε β γ δ thalassemia　157

Ⅰ degree burn　293, 362

Ⅰ degree burn of cornea　293

Ⅰ degree corrosive burn　362

Ⅰ degree frostbite　293

Ⅰ degree of pressure sore　362

Ⅰ degree radiation burn　293

Ⅰ type leprosy reaction　362

Ⅱ degree burn　293

Ⅱ degree frostbite　293

Ⅱ degree of cornea burn　293

Ⅱ degree of pressure sore　362

Ⅱ degree radiation burn　293

Ⅱ type leprosy reaction　362

Ⅲ degree burn　293

Ⅲ degree burn of cornea　293

Ⅲ degree frostbite　293

Ⅲ degree of pressure sore　362

Ⅲ degree radiation burn　293

Ⅲ -phase slope of nitrogen concentration　86

Ⅳ degree burn　293

Ⅳ degree burn of wrist and hand with necrosis of hand or finger　296

Ⅳ degree chemical burn of wrist and hand with necrosis of hand or finger　296

Ⅳ degree electric injury of wrist and hand

with necrosis of hand or finger　296

Ⅳ degree frostbite　293

Ⅳ degree of pressure sore　362

Ⅳ degree radiation burn　293

1q partial trisomy syndrome　362

3 Hz spike and slow wave complex, petit mal pattern　127

3-methyl glutaric aciduria type 2　141

3, 5, 6-trichloropyridine-2-ol sodium poisoning　404

3A syndrome　141

3 β -hydroxysteroid dehydrogenase deficiency　141

4p-syndrome　362

5 gestational weeks　346

5 α reductase deficiency (with male pseudo-hermaphroditism)　154

5 α -reductase-2 (SRD5A2) deficiency　141

5q-syndrome　157

6 gestational weeks　346

6 Hz and 14 Hz positive spike　127

6 Hz benign spike and slow wave complex　127

6 minutes walk test　72

7 gestational weeks　346

8 gestational weeks　346

9 gestational weeks　346

10 gestational weeks　346

10 seconds finger flexion test　255, 270

11 gestational weeks　346

11-hydroxylase deficiency　154

12 gestational weeks　346

^{13}C/^{14}C-urea breath test　108

13 gestational weeks　346

13q partial trisomy (q21-q) syndrome　362

14 gestational weeks　346

15 gestational weeks　346

16 gestational weeks　346

17 gestational weeks　346

17-hydroxylase deficiency　139, 154

17, 20-lyase deficiency　139

17 α -hydroxylase deficiency　139

17 α -hydroxylase deficiency/17, 20-lyase (CYP17) deficiency　139

18 gestational weeks　346

18-hydroxylase deficiency　139

18-oxidase deficiency　139

18p partial monomer syndrome　362

18F-FDG PET　286

19 gestational weeks　346

20 gestational weeks　346

20 nail dystrophy　362

20, 22-desmolase deficiency　140

21 gestational weeks　346

21-hydroxylase deficiency　140

22 gestational weeks　346

22q partial deletion syndrome　362

23 gestational weeks　346

24 gestational weeks　346

24 hours ambulatory electrocardiogram　72

24 hours blood pressure monitoring　72

24 hours immunostaining electrophoresis　127

24-hour pH monitoring　108

24-hour sleep-wake syndrome　112

25 gestational weeks　346

26 gestational weeks　346

27 gestational weeks　346

28 gestational weeks　346

29 gestational weeks　346

30 gestational weeks　346

30Hz flicker response　21

31 gestational weeks　346

32 gestational weeks　346

33 gestational weeks　346

34 gestational weeks　346

35 gestational weeks　346

36 gestational weeks　346

37 gestational weeks　346

38 gestational weeks　346

39 gestational weeks　346

40 gestational weeks　346

41 gestational weeks　347

42 gestational weeks　347

45, XO-Turner syndrome　141

45, XO/46, XY-mixed gonadal dysgenesis syndrome　141

46, XX pure gonadal dysgenesis　322

46, XY gonadal dysgenesis (Swyer's syndrome)　141

47 XYY syndrome　362

^{60}Co　319

99mTc bone scintigraphy　286

^{125}I　319

^{133}Xe consecutive pulmonary scintigraphy　301

192Ir 320
226Ra 320

A

A group hyperlipidemia 154
a plump chest 189
a standard psychiatric assessment scale for rating chronic psychiatric patient 398
A type first use syndrome 132
A-pattern esotropia 1
A-pattern exotropia 1
Aarskog syndrome 362
Abbott's method 272
Abbott, Fischer and Lucas's fusion method 271
abdominal abscess 95
abdominal abscess incision drainage 217
abdominal actinomycosis 95, 367
abdominal adhesion 95
abdominal adhesion lysis 217
abdominal aneurysm 196
abdominal angiostrongyliasis 412
abdominal aorta balloon block 347
abdominal aorta injury 196
abdominal aorta jejunal fistula 196
abdominal aortic aneurysm 196
abdominal aortic aneurysm rupture 196
abdominal aortic dilatation 196
abdominal aortic dissection 196
abdominal aortic embolism 196
abdominal aortic intramural hematoma 196
abdominal aortic occlusion 196
abdominal aortic pseudoaneurysm 196
abdominal aortic stenosis 196
abdominal aortic thrombosis 196
abdominal aortic ulcer 196
abdominal aorto-renal arteriography 217
abdominal aortoenteric fistula 196
abdominal aortography 209
abdominal aortosclerosis 196
abdominal breathing 75
abdominal buried hand extraction 274
abdominal cocoon 95
abdominal compartment syndrome 294
abdominal compartment syndrome, ACS 163, 233
abdominal cyst 95
abdominal cytoreduction of female reproductive system tumor 333
abdominal excision of adenomyosis 333
abdominal extensive mass 95
abdominal extensive swell 95
abdominal fat 143
abdominal fistula 95
abdominal follicle aspiration 333
abdominal frostbite 405
abdominal hemangioma 95
abdominal hematoma removal 217
abdominal hemostasis after laparotomy in the near future 170
abdominal hemostasis in short-term laparotomy 311
abdominal hernia 95
abdominal hydatidosis 95

abdominal incarcerated hernia 95
abdominal incision infection after cesarean section 340
abdominal incision of uterine septum and uteroplasty 333
abdominal infection 95
abdominal infection after cesarean section 340
abdominal internal hernia with gangrene 95
abdominal internal hernia with ileus 95
abdominal intestinal fistula 95
abdominal ligation of uterine artery 333
abdominal lipoma 95
abdominal lipomatosis 153
abdominal lymph node dissection 217
abdominal lymph node resection 217
abdominal lymphangioma 95
abdominal mass 95
abdominal metal foreign body 232
abdominal migraine 113
abdominal muscle injury 232
abdominal pain 106, 330
abdominal pain after sterilization 323
abdominal pain following abortion 323
abdominal pain, abdominalgia 330
abdominal peritoneal vaginoplasty 333
abdominal pregnancy 323
abdominal pregnancy with live birth 339
abdominal pseudoabscess 95
abdominal radical hysterectomy 333
abdominal radical trachelectomy 333
abdominal radical (laterally extended) parametrectomy 333
abdominal reflex 232, 270
abdominal resection of submucous leiomyoma 333
abdominal respiration 82
abdominal rigidity 95, 106
abdominal scar 294
abdominal sigmoid colon colpopoiesis 333
abdominal soft tissue injury 232
abdominal staging surgery of ovarian cancer 333
abdominal stoma 166, 309
abdominal subtotal hysterectomy 333
abdominal swelling 95
abdominal traumatic transection 232
abdominal tuberculosis 95
abdominal tularemia 412
abdominal ulcer 163
abdominal ultrasonography 62, 193
abdominal uteroplasty of bicornate uterus 333
abdominal vaginal vault suspension 333
abdominal vascular ultrasonography 62
abdominal venous bypass tube implantation 309
abdominal wall abscess 367
abdominal wall abscess incision and drainage 386
abdominal wall biopsy 387
abdominal wall colostomy 217
abdominal wall foreign body extraction 386
abdominal wall frostbite with tissue necrosis 405
abdominal wall hematoma clearance 386
abdominal wall hernia repair 166

abdominal wall incision and drainage 386
abdominal wall lesion resection 386
abdominal wall sinus debridement 309
abdominal wall ulcer 367
abdominal wall vascular rupture during operation 404
abdominal wall wound debridement 386
abdominal wall wound epluchage 386
abdominal-perineal pull through operation 309
abdominal actinomycosis 412
abdominalgia 330
abdominocentesis 361
abdominoperineal pull-through resection of rectum 174
abdominoperineal resection of the rectum 167
abducens nerve demyelinating lesion 13
abducens neuritis 13
abducent nerve injury 122
aberrant right subclavian artery 199
abetalipoproteinemia 150
ablation of ovarian lesion 333
ablation of peripheral nerve 285
ablation of skin lesion 386
ablation of uterosacral ligament 336
abnormal activity 264, 271
abnormal attachment of labial frenum 40
abnormal breath sound 83
abnormal bronchial breath sound 83
abnormal bronchovesicular breath sound 83
abnormal central cusp 43
abnormal chest percussion sound 83
abnormal electrooculogram 15
abnormal electroretinogram 11
abnormal fetal heart monitoring 346
abnormal fetal umbilical blood flow 345
abnormal finding in prenatal screening 337
abnormal finding on diagnostic imaging of abdomen 95
abnormal finding on diagnostic imaging of bile duct 93
abnormal finding on diagnostic imaging of liver 96
abnormal gait 402
abnormal gravitation effects 409
abnormal hard tissue formation in pulp 52
abnormal illness behavior 397
abnormal innervation of eye movement abnormality 17
abnormal involuntary movement scale 398
abnormal jaw closure 42
abnormal morphology and function of frenum 50
abnormal occlusion 53
abnormal oculomotor nerve regeneration 3
abnormal of artificial vitreous 10
abnormal pelvis 339
abnormal placenta 346
abnormal position of teeth 52
abnormal pregnancy and negative reproductive history 337
abnormal products of conception 325
abnormal pulmonary diagnostic imaging 75
abnormal pulmonary function parameter 74

abnormal pulsation of carotid artery 70
abnormal pupil position after cataract surgery 2
abnormal pupil size after cataract surgery 2
abnormal reaction to tuberculin test 77
abnormal result of Mantoux test 88
abnormal retinal correspondence 17
abnormal stool colour 93, 106
abnormal thyroid binding globulin 155
abnormal thyroid function 145
abnormal transcranial Doppler ultrasound 129
abnormal umbilical blood flow 340
abnormal uterine action 337
abnormal uterine bleeding 327
abnormal uterine bleeding caused by coagula-
   tion related disease 324
abnormal uterine bleeding caused by ovula-
   tory dysfunction 324
abnormal vesicular breath sound 83
abnormal weight gain 401
abnormal weight loss 401
abnormalities in EMG 240
abnormality bowel sound 92
abnormality of basal metabolic rate 144
abnormality of cortisol binding globulin 155
abnormality of CSF 119
abnormality of heart beat 70
abnormality of size and form of teeth 52
abnormality of thyroxine binding globulin
   146
ABO incompatibility 337
abortion of ampullary tubal pregnancy 325
abortion of fimbrial tubal pregnancy 325
abortion of interstitial tubal pregnancy 325
abortion of isthmic tubal pregnancy 326
abortion with fetal reduction 340
abortive plague 411
abortive type of spodiomyelitis 114
abrasion 364
abrasion of skin 254
abrasion of skin of head and face 49
abruption of vasa previa 340
abscess 295, 374, 415
abscess aspiration of skin and subcutaneous
   tissue 171, 291, 386
abscess in musculus sphincter 98
abscess incision and drainage of ovary 334
abscess of Bartholin gland 325, 416
abscess of cowper gland 212
abscess of epiglottis 26
abscess of facial cutaneous 46
abscess of intestine 92
abscess of maxillary sinus 47
abscess of mesentery 93
abscess of nasal septum 24
abscess of parotid gland 43
abscess of scrotum 216
abscess of skin of neck 43
abscess of submandibular gland 42
abscess of submaxillary gland 50
abscess of vaginal wall 327
abscess of vulva 326
absence and agenesis of lacrimal system 8
absence bowel sound 92
absence of diaphragm 75

absence of fallopian tube 325
absence of iris 4
absence of nipple 164
absence of nose 287
absence of penis 216
absence of superior oblique 11
absence of traumatic fingers 229
absence of vas deferens 215
absence seizure 180
absence status epilepticus 121
absent epiglottis 31
absent testis syndrome 211
absolute stage of glaucoma 10
absorbable pin fixation 280
absorbable screw fixation 280
absorbed dose 320
absorption impaired adult osteomalacia 258
absorption period of burn edema 296
abulia 397
abuse fracture 249
abuse of non-dependence-producing substance
   389
abused-child syndrome 405
acanthamoeba conjunctivitis 5, 413
acanthamoeba keratitis 413
acanthamoeba keratoconjunctivitis 5, 413
acanthamoebiasis 5, 413
acanthocephaliasis 413
acanthocheilonemiasis 369
acanthocytosis 142, 159
acanthoma fissuratum 371
acanthomatous ameloblastoma 43
acanthosis nigricans 368
acardiac twins 346
acariasis 414
acarophobia 372
acatalasia 155
accelerated hyperfraction radiotherapy 319
accelerated idioventricular rhythm 66
accelerated phase 159
accelerated radiotherapy 319
accelerated repopulation 319
accessory auricle 25
accessory auricle resection 386
accessory breast 367
accessory calcaneus 232
accessory ear 367
accessory fallopian tube 322
accessory fibula fracture 232
accessory finger(s) 232
accessory navicular bone pain 268
accessory nerve exploration 274
accessory nipple 367
accessory spleen 163
accessory thumb(s) 232
accessory thyroid gland 154
accessory toe(s) 232
accessory-hypoglossal anastomosis 33
accessorypancreas 143
accidental hypothermia 409
accidental penetration or tear during operation
   404
accidental tattoos 382
accommodation insufficiency of aphakic eye 13

accommodative convergence/accommodation
   ratio 21
accommodative esotropia 13
accommodative esotropia associated with
   intermittent exotropia 13
accommodative lag 13
acellular dermal matrix 300
acenocoumarin poisoning 405
acenocoumarol poisoning 61
acetabular arthroplasty 281
acetabular bone graft 281
acetabular cup ingression 281
acetabular dysplasia 248
acetabular fracture 248
acetabular ingression osteotomy 281
acetabular prosthesis loosening after hip
   arthroplasty 252
acetabular rotating center upward moving 281
acetabular surface replacement 281
acetabular wear after artificial femoral head
   replacement 252
acetabuloplasty 280, 281
acetabulum fracture 400
acetabulum prosthesis revision 281
acetabulum replacement 281
acetamide poisoning 409
acetic acid test 387
acetonuria 154
acetylcholine receptor antibody spectrum 131
acetylcholine receptor antibody test 193
achalasia of cardia 91
achalasia of cricopharyngeus muscle 26
achalasia of sphincter ani 96
acheiria 258
acheiropdia 258
Achenbach child behavior checklist 397
achilles paratendonitis 233
achilles tendinitis 233
achilles tendinosis 233
achilles tendon contracture 233
achilles tendon lengthening 275
achilles tendon reflex 233, 270
achilles tendon repair 275
achilles tendon shortening 275
achilles tendon suture 275
achilles tendon's disease 233
achillobursitis 233
achondrogenesis 253
achondroplasia 253, 354
achondroplasty 253
achromatopsia(rod monochromatism) 10
achromic naevus 380
acid base disturbance 79, 296
acid burn 296, 378
acid burn of corneal 6
acid burn of eye 16
acid etching 57
acid maltase deficiency 150
acid material induced chemical burn 408
acid phosphatase deficiency 155
acid phosphatase stain 162
acid regurgitation 94
acidaemia 79
acidic burn of conjunctiva 7

acidic burn of corneal conjunctival 6
acidic urine 138
acidifier poisoning 355
acidoid poisoning 62
acidophil meningitis 121
acidosis 79, 155
aciduria 215
acinar cell carcinoma of salivary gland 29
acinetobacter baumannii infection 410
acinetobacter calcoaceticus infection 364
acinetobacter pneumonia 73
acinetobacter septicemia 411
acinic cell carcinoma 51
acne 364
acne aestivalis 380
acne conglobata 371
acne fulminans 363
acne indurata 383
acne keloidalis 363
acne mechanica 368
acne necrotica 368
acne nodosum 370
acne varioliformis 365
acne vermoulante 364
acne vulgaris(mild) 381
acneiform eruption 364
acneiform rash 364
aconitine poisoning 355
acoustic immittance 37
acoustic neuroma 28, 180
acoustic reflection 37
acquired abdominal aortic malformation 197
acquired absence of all extremities 399
acquired absence of bilateral fingers 399
acquired absence of both lower extremities 399
acquired absence of both upper extremities 399
acquired absence of breast 164
acquired absence of foot and ankle 402
acquired absence of head organ 399
acquired absence of humerus 399
acquired absence of larynx 399
acquired absence of leg 399
acquired absence of scalp 399
acquired absence of unilateral finger 399
acquired absence of upper and lower extremities 401
acquired absence of wrist and hand 399
acquired afibrinogenemia 352
acquired analgesia 240
acquired angioedema 368
acquired ankle inversion 238
acquired aphasia with epilepsy 114, 390
acquired arteriovenous fistula 197, 368
acquired atresia of external auditory canal 26
acquired atrophy 368
acquired bronchial diverticulum 76
acquired buccal defect 399
acquired buccal deformity 42
acquired C1-INH deficiency and angioedema 368
acquired canthus deformity 4
acquired cerebral toxoplasmosis 114
acquired chin deformity 42

acquired claw hand 238
acquired claw toe 238
acquired conjunctival melanosis 5
acquired coronary arteriovenous fistula 65
acquired coxa valgus 238
acquired coxa vara 238
acquired cubitus valgus 238
acquired cubitus varus 238
acquired curvature of spine 240
acquired cystic kidney disease 133
acquired defect of the anterior eyelid 4
acquired defect of the posterior eyelid 4
acquired deformation of digit 238
acquired deformation of extremities 255
acquired deformation of foot 238
acquired deformation of knee 238
acquired deformation of lower limb 238
acquired deformed foot 238
acquired deformity of buccal groove 43
acquired deformity of forehead 42
acquired deformity of jaw 42
acquired deformity of nose 39
acquired deformity of palate 41
acquired dentition defect 43
acquired digital fibrokeratoma 368
acquired edentulous jaw,class I 42
acquired edentulous jaw,class II 42
acquired edentulous jaw,class III 42
acquired edentulous jaw,class IV 42
acquired eyelid defect 5
acquired eyelid defect greater than 1/2 4
acquired eyelid defect less than 1/2 5
acquired eyelid deformity 4
acquired facial deformity 42
acquired fibrinolytic hemorrhage 352
acquired finger defect 399
acquired finger deformity 238
acquired forehead defect 399
acquired frontal bone deformity 42
acquired full-thickness eyelid defect 5
acquired gampsodactylia 238
acquired genu valgum 238
acquired genu varum 238
acquired haemolytic anaemia 352
acquired hallux valgus 238
acquired hallux varus 238
acquired hammer toe 238
acquired hand deformity 238
acquired hemophilia 158
acquired hypertrichosis lanuginosa 368
acquired hypothyroidism 144
acquired ichthyosis 368
acquired idiopathic livedo reticularis 368
acquired immune deficiency syndrome 110, 158, 362, 410
acquired immunodeficiency syndrome associated with necrotic adrenalitis 144
acquired iodine deficiency hypothyroidism 144
acquired kyphosis 238, 240
acquired limb length discrepancy 238
acquired long QT syndrome 65
acquired lordosis 238, 240
acquired lumbar spondylolisthesis 238

acquired malformation of neck 287
acquired microstomia 42
acquired multifocal sensorymotor neuropathy 114
acquired multiple hemangiomatosis 368
acquired oesophageal diverticula 97
acquired oesophagostenosis 97
acquired of colpatresia 323
acquired partial edentulous jaw,class I 42
acquired partial edentulous jaw,class II 42
acquired partial edentulous jaw,class III 42
acquired partial edentulous jaw,class IV 42
acquired peripheral neuropathy 114
acquired pes planus 238
acquired postural kyphosis 240
acquired postural lordosis 240
acquired reactive perforating collagenosis 368
acquired scoliosis 238
acquired skull defect 399
acquired skull deformity 42
acquired spinal deformation 238
acquired spondylolisthesis 238, 240
acquired strephenopodia 238
acquired strephexopodia 238
acquired syphilis ocular disease 4
acquired talipes equinovalgus 238
acquired talipes equinovarus 238
acquired temporal defect 399
acquired testicular dysfunction 144
acquired thumb defect 399
acquired wrist deformity 238
acquried deformation of ankle 238
acquried deformation of femur 238
acquried deformation of hip 238
acquried deformation of humerus 238
acquried deformation of pelvis 238
acquried deformation of tibia 238
acquried flexion contracture of hip joint 238
acquried short achilles tendon 238
acral arteriolar ectasia 384
acral fibrokeratoma 384
acral fibromyxoma 266
acral melanoma 384
acral melanoma in situ 384
acral persistent papular mucinosis 384
acral sensory loss 271
acremonosis 365
acro-dermato-ungual-lacrimal-tooth syndrome 362
acroagnosis 266
acroanesthesia 266, 271
acrocephalo polydactyly 242
acrocephalo syndactyly syndrome 369
acrocephalo syndactyly syndrome I 369
acrocephalo syndactyly syndrome II 369
acrocephalo syndactyly syndrome III 369
acrocephalo syndactyly syndrome IV 369
acrocephalo syndactyly syndrome V 369
acrocephalosyndactyly 242
acrocephaly 177
acrocontracture 255, 270
acrodermatitis continua 371
acrodermatitis enteropathica 364
acroesthesia 266, 271

acrogeria 384
acrognosis 266, 271
acrohypothermy 255, 270
acrokeratoelastosis 384
acrokeratosis verruciformis 383
acromegaly 153, 384
acromegaly and pituitary gigantism 153
acromegaly arthropathy 266
acromegaly associated with cardiomyopathy 153
acromegaly associated with diabetes 153
acromegaly associated with heart disease 153
acromegaly associated with hypertension 153
acromegaly associated with impaired glucose tolerance 153
acromegaly associated with osteoporosis 153
acromioclavicular joint disturbance 243
acromion fracture 242
acropachia 70, 364
acropachy 189
acroparesthesia 266, 271
acrophobia 391
acropustulosis of infancy 383
acrylic jacket crown 54
acrylic resin packing 54
acrylic tooth 54
ACTH-dependent Cushing syndrome 141
ACTH-independent Cushing syndrome 141
ACTH-independent macronodular hyperplasia 141
actinic cheilitis 42
actinic exfoliative cheilitis 367
actinic granuloma 367
actinic keratosis 367
actinic prurigo 367
actinomycete meningitis 112
actinomycosis 366, 411
actinomycosis of male genitourinary system 212
actinomycosis of penis 216, 418
actinomycosis of scrotum 216, 418
actinomycosis of seminal vesicle 211, 413
actinomycosis of urachus 213
actinomycosis of ureter 215, 416
actinomycotic mycetoma 366
actinomycotic prostatitis 210, 411
actinomycotic septicemia 351, 366
action potential 128
activated monocytoid cell 129
activated protein C resistance 158
active electrode 131
active infection of hip joint 247
active infection of knee 258
active joint infection 237
active smoking 81
active stage of trachoma 11, 412
activity of daily living assessment 403
activity of daily living scale 398
activity of thrombin activated fibrinolysis inhibitor assay 162
actual base excess 88
actual bicarbonate 88
actual breathing frequency 88
actual buffer base 88
actual fractional inspiratory time 88

actual I/E ratio 88
acute abdomen 97
acute accending myelitis 114
acute actinic otitis externa 43
acute adenoiditis 26
acute adenoviral follicular conjunctivitis 5, 352
acute alcoholism 390
acute allergic conjunctivitis 5
acute allergic interstitial nephritis 133
acute amebic dysentery 97
acute anal fissure 97
acute and fulminant melioidosis 413
acute and recurrent anterior myocardial infarction 197
acute and recurrent high lateral myocardial infarction 197
acute and recurrent inferolateral myocardial infarction 197
acute and recurrent inferoposterior myocardial infarction 197
acute and recurrent lateral myocardial infarction 197
acute and recurrent posterior myocardial infarction 197
acute and recurrent posteroseptal myocardial infarction 197
acute and recurrent septal myocardial infarction 197
acute and subacute haemorrhagic leukoencephalitis 114
acute and subacute iridocyclitis 5
acute and transient psychotic disorder 390
acute anicteric hepatitis A 413
acute anicteric hepatitis B 413
acute anterior and high lateral myocardial infarction 65
acute anterior and inferior wall myocardial infarction 65
acute anterior and lateral myocardial infarction 65, 197
acute anterior myocardial infarction 65, 197
acute anterior poliomyelitis 240
acute anterior spinal cord injury 240
acute anterior uveitis 5
acute anterior, high lateral and inferior myocardial infarction 65
acute anterolateral and inferior myocardial infarction 66
acute anterolateral myocardial infarction 66
acute anteroseptal and high lateral myocardial infarction 66
acute anteroseptal and inferior myocardial infarction 66
acute anteroseptal myocardial infarction 66, 197
acute apex and lateral myocardial infarction 197
acute apex myocardial infarction 197
acute apical periodontitis 43
acute aplastic anemia 159
acute appendicitis 97, 163, 352
acute appendicitis and periappendicitis 97
acute appendicitis perforation with peritonitis 97
acute appendicitis with diffuse peritonitis 97

acute appendicitis with intra-abdominal abscess 97
acute appendicitis with peritonitis 97
acute ascaris lumbricoides pneumonia 76
acute ascaris pneumonia 413
acute atrium myocardial infarction 66, 197
acute avulsion fracture 240
acute back pain 240
acute bacillary dysentery 98, 413
acute bacterial endocarditis 352
acute bacterial myocarditis 66
acute bacterial prostatitis 211
acute basophilic leukemia 158
acute bilineage leukemia 158
acute brain organic syndrome 390
acute brain swelling 177
acute broad ligament abscess 323
acute bronchiolitis 76
acute bronchiolitis of respiratory syncytial virus 412
acute bronchitis 76
acute broncho-bronchitis 76
acute canaliculitis 5
acute cardiac apex and lateral myocardial infarction 66
acute cardiac apex myocardial infarction 66
acute catarrhal conjunctivitis 352
acute catarrhal tonsillitis 26
acute cavernous sinus thrombophlebitis 5
acute cellulitis 163
acute cerebellitis 114
acute cerebrovascular disease 114
acute cervical spine sprain 240
acute Chagas disease 413
acute chemical bronchitis 76
acute cholangitis 97, 352
acute cholecystitis 97
acute cholestasis viral hepatitis B 98
acute cholestasis viral hepatitis C 91
acute cholestasis viral hepatitis undetermined type 92
acute cholestatic hepatitis A 413
acute cholestatic hepatitis B 413
acute colitis 97
acute complete autonomic nerve disorder 114
acute complete flaccid paralysis 240
acute complete spastic tetraplegia 399
acute complete tetraplegia 399
acute concomitant esotropia 5
acute conjunctivitis 5, 352
acute cor pulmonale 65, 76
acute coronary insufficiency 65
acute coronary stent thrombosis 65
acute coronary syndrome 65
acute cough 76
acute cutaneous lupus erythematosus 369
acute cystitis 133, 352
acute dacryoadenitis 5
acute dacryocystitis 5
acute delay palsy 240
acute dialysis encephalopathy 114
acute diaphragmatic myocardial infarction 197
acute diffuse peritonitis 97
acute disc prolapse 240

acute disseminated demyelinating disease 114

acute disseminated encephalitis 114

acute disseminated encephalomyelitis 114, 413

acute disseminated meningitis 5

acute drug-induced pulmonary disease 76

acute duodenal bulbar ulcer with bleeding 101

acute dystonia 395

acute edematous pancreatitis 352, 413

acute edematous pharyngitis 26

acute encephalopathy and fatty degeneration of viscera 369

acute endocarditis 352

acute endometritis 323

acute enteritis 97

acute eosinophilic leukemia 158

acute eosinophilic pneumonia 76

acute epiglottitis 76

acute episode of chronic bacillary dysentery 99

acute episode of chronic cholecystitis 99

acute episode of chronic pancreatitis 99

acute erosive gastritis 97

acute erythroid leukemia 158

acute ethmoiditis 26

acute exacerbation of chronic bronchitis 77

acute exacerbation of chronic obstructive pulmonary disease 61, 77

acute exacerbation of chronic renal insufficiency 134

acute exacerbation of chronic respiratory failure 77

acute extensive anierior, high lateral and inferior myocardial infarction 65

acute extensive anterior and high lateral myocardial infarction 65, 197

acute extensive anterior and inferior myocardial infarction 65

acute extensive anterior myocardial infarction 65, 197

acute fatty liver of pregnancy 344

acute febrile mucocutaneous lymph node syndrome 369

acute febrile neutrophilic dermatosis 369

acute female pelvic cellulitis 323

acute female pelvic inflammation 323

acute fetal distress 339

acute flaccid palsy 240

acute follicular tonsillitis 26

acute gangrenous appendicitis 97, 163

acute gangrenous appendicitis with perforation 97

acute gangrenous appendicitis with perforation and diffuse peritonitis 97

acute gangrenous cholecystitis 97

acute gastric dilatation 97, 352

acute gastric mucosal lesion with hemorrhage 97

acute gastric perforation 97

acute gastric ulcer 97

acute gastritis 98

acute gastroenteritis 61, 97

acute gastrojejunal ulcer 97

acute general peritonitis 352

acute generalized exanthematous pustulosis 369

acute generalized lichen planus 369

acute generalized pustular psoriasis 369

acute glomerular disorder 352

acute glomerulonephritis 134, 352

acute glomerulonephritis with proliferative glomerulonephritis 352

acute glomerulonephritis with rapidly progressive glomerulonephritis 352

acute gonococcal balanoposthitis 369

acute gouty arthritis 240

acute graft versus host disease 159

acute gravis hepatitis A 91

acute gravis hepatitis C 91

acute gravis viral hepatitis B and D concurrent-infection 92

acute gravis viral hepatitis undetermined type（fulminant） 92

acute haemolytic anaemia 352

acute haemorrhagic necrotizing pancreatitis 352

acute heart failure 66, 197, 352

acute hematogenous disseminated pulmonary tuberculosis 76

acute hemorrhagic anaemia 352

acute hemorrhagic conjunctivitis 5, 352

acute hemorrhagic edema of childhood 365

acute hemorrhagic enteritis 97

acute hemorrhagic leukoencephalopathy 114

acute hemorrhagic mastoiditis 352

acute hemorrhagic necrotizing enteritis 97

acute hemorrhagic necrotizing pancreatitis 97

acute hemorrhagic pancreatitis 413

acute hepatic failure 97, 352

acute hepatitis A 413

acute hepatitis B 413

acute hepatitis B with jaundice 350

acute hepatitis B without jaundice 350

acute hepatitis C 413

acute high altitude reaction 76

acute high altitude sickness 114

acute high lateral and posterior myocardial infarction 65

acute high lateral myocardial infarction 65, 197

acute HIV infection 369

acute hordeolum 5

acute human immunodeficiency virus infection 413

acute hyperkalemia 76

acute hyperuricemia nephropathy 133

acute hypervolemic hypernatremia 76

acute hypervolemic hyponatremia 76

acute hypovolemic hypernatremia 76

acute hypovolemic hyponatremia 76

acute hypoxic ventilatory response 76

acute icteric hepatitis A 413

acute icteric hepatitis B 413

acute icteric hepatitis C 413

acute icteric viral hepatitis A 91

acute icteric viral hepatitis B 97

acute icteric viral hepatitis B and D concurrent-infection 92

acute icteric viral hepatitis C 91

acute icteric viral hepatitis E 97

acute icteric viral hepatitis undetermined type 92

acute ileus 352

acute incomplete flaccid paralysis 240

acute incomplete spastic paralysis 240

acute infectious interstitial nephritis 352

acute infective endocarditis 65

acute infective pharyngitis 26

acute inferior and anterior myocardial infarction 197

acute inferior and high lateral myocardial infarction 66, 197

acute inferior and lateral myocardial infarction 66

acute inferior and posterior myocardial infarction 66, 197

acute inferior and right ventricular myocardial infarction 66, 197

acute inferior myocardial infarction 66, 197

acute inferior, high lateral and posterior myocardial infarction 66, 197

acute inferior, lateral and posterior myocardial infarction 66, 197

acute inferolateral myocardial infarction 66, 197

acute inferoposterior and right ventricular myocardial infarction 66

acute inferoposterior wall myocardial infarction 197

acute inflammation of lacrimal duct 8

acute inflammatory demyelinating polyradiculoneuropathy 114

acute injury of knee 258

acute intermittent porphyria 369

acute interstitial nephritis 133

acute interstitial pneumonia 76

acute intestinal amebiasis 97

acute intoxication in amphetamine 388

acute intoxication in cannabinoids 389

acute intoxication in cocaine 391

acute intoxication in hallucinogen 394

acute intoxication in ketamine 391

acute intoxication in multiple drug use and use of other psychoactive substance 389

acute intoxication in opioid 388

acute intoxication in other stimulant 392

acute intoxication in sedative or hypnotic 394

acute intoxication in tabacco 393

acute intoxication in volatile solvent 390

acute invasive fungal sinusitis 26

acute irritant contact dermatitis 369

acute kidney injury on chronic kidney disease 134

acute kidney injury stage I 133

acute kidney injury stage II 133

acute kidney injury stage III 133

acute kidney injury（pre-renal/renal/post-renal） 133

acute laryngitis 26, 76

acute laryngitis in children 30

acute laryngotracheitis 26, 76

acute lateral and posterior myocardial infarction 65, 197

acute lateral myocardial infarction　65, 197
acute left heart failure　66, 197
acute left ventricular failure　352
acute lesion of knee joint cartilage　240
acute leukaemia of ambiguous lineage　160
acute leukemia　158
acute liver failure　413
acute longitudinally extensive transverse myelitis　114
acute low back pain attack　240
acute lung injury　76, 294
acute lymphadenitis　352
acute lymphadenitis of lower limb　355
acute lymphadenitis of neck　352
acute lymphadenitis of upper limb　354
acute lymphangitis　352
acute lymphoblastic leukemia　158
acute lymphoblastic leukemia L1　158
acute lymphoblastic leukemia L2　158
acute lymphoblastic leukemia L3　158
acute lymphoblastic leukemia with myeloid surface antigen expression　157
acute massive pulmonary embolism　65, 76
acute mastitis　163
acute mastoid empyema　352
acute mastoiditis　352
acute maxillary sinusitis　26
acute mediastinitis　76
acute medullary papillary necrosis　352
acute megakaryoblastic leukemia　158
acute melioidosis　413
acute meningitis　114
acute meningococcal septicaemia　413
acute meningoencephalitis　114
acute mesenteric lymphadenitis　97, 413
acute mild pancreatitis　97
acute monocytic leukemia　158
acute motor axonal neuropathy　114
acute mountain sickness　76
acute multiple gingival abscess　43
acute muscle stiffness of neck　240
acute myelitis　114
acute myeloid leukemia　158, 159
acute myeloid leukemia accompanied with t (8 ;21) (q22 ;q22), (acute myeloid leukemia1/ETO)　304
acute myeloid leukemia with CBFB-MYH 11　304
acute myeloid leukemia with minimal differentiation　158
acute myeloid leukemia with partial differentiation　158
acute myeloid leukemia with recurrent genetic abnormality　157
acute myeloid leukemia without differentiation　158
acute myeloid leukemia, NOS　159
acute myelomonocyticleukaemia　158
acute myeloradiculitis　114
acute myocardial infarction　66, 197
acute myocardial infarction, type 1　66
acute myocardial infarction, type 2　66
acute myocardial infarction, type 3　66
acute myocardial infarction, type 4a　66

acute myocardial infarction, type 4b　66
acute myocardial infarction, type 4c　66
acute myocardial infarction, type 5　66
acute myocardial ischemia　66
acute myocardial pericarditis　66
acute myocarditis　66
acute nasopharyngitis　76
acute neckache　240
acute necrotising mastoiditis　352
acute necrotizing enteritis　413
acute necrotizing otitis media　26
acute necrotizing ulcerative gingivitis　43
acute necrotizing ulcerative gingivostomatitis　43
acute nephritic syndrome　134, 352
acute nephritis　352
acute nephritis with necrotic glomerulonephritis　352
acute nephropathy　352
acute non Q wave myocardial infarction　65, 197
acute non suppurative otitis media　352
acute non-icteric viral hepatitis A　91
acute non-icteric viral hepatitis B　98
acute non-icteric viral hepatitis B and D concurrent-infection　92
acute non-icteric viral hepatitis C　91
acute non-icteric viral hepatitis E　98
acute non-icteric viral hepatitis undetermined type　92
acute non-specific gingivitis　43
acute non-ST segment elevation myocardial infarction　65, 197
acute nonlymphocytic leukemia　158
acute obstructive cholangitis　352
acute obstructive laryngitis　26, 76
acute occlusal trauma　43
acute occurrence of chronic cervical lymphadenitis　45
acute occurrence of chronic cervical lymphadenitis with abscess　45
acute occurrence of parotid gland chronic lymphadenitis　45
acute occurrence of parotid gland chronic lymphadenitis, followed with abscess　45
acute occurrence of submandibular chronic lymphadenitis　45
acute occurrence of submandibular chronic lymphadenitis, followed with abscess　45
acute occurrence of submental chronic lymphadenitis　45
acute occurrence of submental chronic lymphadenitis, followed with abscess　45
acute ocular myosistis　5
acute onset vascular dementia　390
acute oophoritis　323
acute osteomyelitis　240
acute otitis externa　43
acute panautonomic neuropathy　114
acute pancreatitis　98, 352
acute panmyelosis with myelofibrosis　158
acute papillary gingivitis　43
acute paralytic poliomyelitis　413
acute parametrial abscess　323

acute parotitis　43
acute pelvic infection with fetal reduction　340
acute perforated appendicitis　97, 163
acute pericardial effusion　66
acute pericarditis　66
acute periodontal disease of iatrogenic　53
acute peritonitis　97, 352
acute pharyngitis　26, 76
acute pharyngolaryngitis　76
acute phosphate nephropathy　133
acute physiology and chronic health evaluation　87
acute physiology and chronic health evaluation I　87
acute physiology and chronic health evaluation II　87
acute physiology and chronic health evaluation III　87
acute physiology and chronic health evaluation IV　87
acute pigment epithelitis　5
acute plasmacytoid dendritic cell neoplasm　158
acute poliomyelitis　114, 413
acute polyhydramnios　339
acute polymorphic psychotic disorder　390
acute post infectious glomerulonephritis　133
acute post streptococcal infectious glomerulonephritis　133
acute post-traumatic headache　114, 177
acute posterior multifocal placoid pigment epitheliopathy　5
acute posterior myocardial infarction　197
acute posterior wall myocardial infarction　65
acute potassium-deficit hypokalemia　76
acute predominantly delusional psychotic disorder　394
acute predominantly delusional psychotic disorder, with acute stress reaction　394
acute predominantly delusional psychotic disorder, without acute stress reaction　394
acute promyelocytic leukemia　159
acute promyelocytic leukemia with t(15 ;17)(q22 ;q12);PML-RARA　157
acute pseudogout　240
acute psychotic disorder with symptom of schizophrenia　388
acute psychotic disorder with symptom of schizophrenia, with acute stress reaction　388
acute psychotic disorder with symptom of schizophrenia, without acute stress reaction　388
acute psychotic disorder without symptom of schizophrenia　389
acute psychotic disorder without symptom of schizophrenia, with acute stress reaction　389
acute psychotic disorder without symptom of schizophrenia, without acute stress reaction　389
acute pulmonary blastomycosis　76, 352, 413
acute pulmonary coccidioidomycosis　352, 413

acute pulmonary edema 65
acute pulmonary edema in puerperium 337
acute pulmonary embolism 65, 197, 352
acute pulmonary embolism with low risk 76
acute pulmonary histoplasmosis 76, 352, 369
acute pulmonary histoplasmosis capsulati 413
acute pulmonary oedema 197
acute pulmonary thromboembolism 65
acute pulpitis 43
acute purulent cholangitis 352
acute purulent general peritonitis 352
acute purulent hepatocholangeitis 352
acute purulent obstructive cholangitis 352
acute purulent parotitis, acute suppurative parotitis 26
acute pyelitis 352
acute pyelonephritis 134, 352
acute pyogenic parotitis 43
acute pyothorax 76
acute radiation cellulitis 318
acute radiation disease 294
acute radiation injury of skin 294
acute radiodermatitis 369
acute recurrence of chronic pulmonary thromboembolism 67
acute recurrent myocardial infarction 197
acute renal failure 294, 352
acute renal failure with cortical necrosis 352
acute renal failure with medullary necrosis 352
acute renal failure with tubular necrosis 352
acute renal failure (pre-renal/renal/post-renal) 133
acute respiratory acidosis 76
acute respiratory alkalosis 76
acute respiratory distress syndrome 294
acute respiratory failure 76
acute retinal necrosis 5
acute retinal necrosis syndrome 369
acute rheumatic arthritis 240
acute rheumatic endocarditis 197
acute rheumatic fever 240
acute rheumatic heart disease 65
acute rheumatic myocarditis 197
acute rheumatic pancarditis 197
acute rhinosinusitis 76
acute right heart failure 66
acute right ventricular myocardial infarction 66, 197
acute salpingitis 323
acute salpingo-oophoritis 323
acute schistosomiasis 413
acute schizophrenia-like psychosis 390
acute schizophrenia-like psychotic disorder 390
acute schizophrenia-like psychotic disorder, with acute stress reaction 390
acute schizophrenia-like psychotic disorder, without acute stress reaction 390
acute schizophrenic episode 390
acute sensory neuropathy 114
acute sensorymotor neuropathy 114
acute serous apical periodontitis 43
acute serous pulpitis 43
acute severe hepatitis 98

acute severe hepatitis B 98
acute severe hepatitis E 98
acute severe pancreatitis 98
acute severe (explosive) virus hepatitis 352
acute severe (fulminant) viral hepatitis 98
acute shifted hyperkalemia 76
acute sinus abscess 26
acute small focal myocardial infarction 197
acute spastic paralysis 240
acute sphenoid sinusitis 26
acute spinal arthritis 240
acute spinal cord injury 240
acute spinal stenosis 240
acute ST segment elevation myocardial infarction 65, 197
acute streptococcal gingivostomatitis 43, 413
acute stress reaction 390
acute subdural hemorrhage 114, 177
acute subendocardial myocardial infarction 66, 197
acute subglottic laryngitis 26
acute submassive pulmonary embolism 76
acute submaxillary lymphadenitis 43, 352
acute suppurative apical periodontitis 43
acute suppurative appendicitis 97, 163
acute suppurative appendicitis complicated with perforation 97, 163
acute suppurative appendicitis complicated with periappendiceal abscess 97, 163
acute suppurative appendicitis complicated with periappendicitis 97, 163
acute suppurative appendicitis complicated with peritonitis 97, 163
acute suppurative arthritis of shoulder joint in children 231
acute suppurative central osteomyelitis of jaw 43
acute suppurative cholangitis 97
acute suppurative cholecystitis 97
acute suppurative diffuse peritonitis 97
acute suppurative hepatocholangeitis 97
acute suppurative marginal osteomyelitis of jaw 43
acute suppurative obstructive cholangitis 97
acute suppurative otitis media 26, 352
acute suppurative thyroiditis 26
acute suppurative tonsillitis 26
acute synovitis of TMJ 46
acute thyroiditis 144
acute tonsillitis 26, 76
acute toxic encephalopathy 114, 352
acute tracheitis 76
acute transverse myelitis 114
acute tubular injury 134
acute tubular necrosis 133, 294, 352
acute tubulointerstitial nephritis 133
acute ulcerative tonsillitis 26
acute undifferentiated leukemia 159
acute upper airway obstruction 294
acute upper gastrointestinal hemorrhage 97, 352
acute upper respiratory infection 76
acute urate nephropathy 211

acute uric acid nephropathy 144
acute urinary tract infection 133
acute urticaria 369
acute vaginitis 323
acute viral hepatitis 352, 413
acute viral hepatitis B 352
acute viral hepatitis C 97, 352
acute viral hepatitis E 98, 352
acute vulvitis 323
acute vulvovaginitis 323
acute whiplash injury 240
acute yellow atrophy of liver 97
acute zonal occult outer retinopathy 5
acute-on-chronic liver failure 99, 414
Acyl-CoA dehydrogenase 9 deficiency 153
adactyly of single foot 229
Adam bending test 225, 269
adamantinoma 227
adamantinomatous craniopharyngioma 181
Adams-Stokes syndrome 63
adaptation 130
adaptive carpal instability 254
adaptive support ventilation 84
Addison disease 141
Addisonian crisis 141
additional kidney 351
additional renal resection 217
adductor amputation 281
adductor tenotomy 281
adenoacanthoma 215
adenocarcinoma 79
adenocarcinoma of bladder 213
adenocarcinoma of bulbourethral gland 212
adenocarcinoma of lacrimal duct 8
adenocarcinoma of prostate 213
adenocarcinoma of seminal vesicle 211
adenocarcinoma of testis 211
adenocarcinoma of urethra 212
adenocarcinoma of uterine cervix 329
adenohypophysis spindle cell oncocytoma 180
adenoid basal carcinoma of cervix 329
adenoid basal cell carcinoma 381
adenoid biopsy 38
adenoid cystic carcinoma 51
adenoid cystic carcinoma of cervix 329
adenoid cystic carcinoma of external auditory canal 29
adenoid cystic carcinoma of lacrimal duct 8
adenoid cystic carcinoma of parotid 27
adenoid cystic carcinoma of uteri 329
adenoid cystocarcinoma of salivary gland 30
adenoid face 32
adenoid hypertrophy 30
adenoid malignant tumor 30
adenoidectomy 36
adenoidectomy and tonsillectomy 32
adenoma canceration of colon 98
adenoma of bladder 213
adenoma of epididymis 210
adenoma of external auditory canal 29
adenoma of larynx 26
adenoma of parathyroid 26
adenoma of tongue root 28
adenoma of urethra 212

adenomatoid odontogenic tumor 53
adenomatoid tumor of epididymis 210
adenomatous polyp disease of colon 98
adenomyoma of uterus 329
adenomyomatosis of gallbladder 94
adenomyosis 329
adenosarcoma of cervix 329
adenosine deaminase deficiency 156, 381
adenosine triphosphatase deficiency 160
adenosis of accessory breast 163
adenosquamous carcinoma 79
adenosquamous carcinoma of cervix 329
adenosquamous carcinoma of endometrium 329
adenosquamous carcinoma of penis 289
adenoviral enteritis 104
adenoviral meningitis 123
adenoviral pneumonia 79
adenovirus encephalitis 417
adenovirus enteritis 417
adenovirus infection 417
adenovirus meningitis 417
adenovirus pneumonia 417
adenylate kinase deficiency 160
adherent leukoma of cornea 17
adhesiolysis of auditory nerve root 186
adhesiolysis of cerebral aqueduct 182
adhesiolysis of cerebral cortex 182
adhesiolysis of facial nerve root 184
adhesiolysis of lingual nerve root 186
adhesiolysis of pelvic peritoneum 171
adhesiolysis of pericardial sac 315
adhesiolysis of spinal cord 182
adhesiolysis of spinal meninges 182
adhesiolysis of spinal arachnoid 183
adhesiolysis of tethered spinal cord 182
adhesiolysis of trigeminal nerve root 185
adhesiolysis of vagus nerve root 184
adhesion fixed bridge 58
adhesion of abdominal wall 95
adhesion of adductor muscle and tendon of thumb at wrist and hand level 257
adhesion of diaphragma 97
adhesion of extensor muscle and tendon of thumb at wrist and hand level 257
adhesion of eyelid scar 16
adhesion of great epiploon 93
adhesion of knee 259
adhesion of long flexor muscle and tendon of thumb at wrist and hand level 257
adhesion of lymphatic fistula 170, 290
adhesion of multiple extensor muscles and tendons at wrist and hand level 257
adhesion of multiple flexor muscles and tendons at wrist and hand level 257
adhesion of musculus diaphragm 96
adhesion of nasal septum 24
adhesion of patellar tendon 227
adhesion of postcholecystectomy 94
adhesion of tendinitis 265
adhesion of the spinal cord 114
adhesion of vulva 326
adhesions of cervix 329
adhesions of the cauda equina 117

adhesions of vagina 327
adhesive atelectasis 81
adhesive capsulitis of shoulder 265
adhesive myotenositis of shoulder 243
adhesive otitis media 30
adhesive stenosis of intestine 93
adiaphoresis 127
adiponecrosis subcutanea neonatorum 381
adiposis dolorosa 122, 150, 379
adjacent joint bone cyst 248
adjacent skin flap 299
adjust operation of soft tissue expander 299
adjustment disorder 392
adjustment of peripheral nerve 285
adjustment of spinal adjustable device 278
adjustment of ventriculo-peritoneal shunt catheter peritoneal end 185
adjustment of ventriculo-peritoneal shunt catheter ventricular end 185
adjuvant arthritis 231
adjuvant chemotherapy 83, 274
adjuvant chemotherapy of malignant tumor 309
adjuvant radiotherapy 274
adjuvant radiotherapy of malignant tumor 309
ADL training 403
adnexal mass 322
adnexal polyp of neonatal skin 381
adnexauteri mass 328
adnexitis in pregnancy 344
adolescent cerebral adrenoleukodystrophy 147
adolescent goiter 147
adolescent hypertension 67
adolescent idiopathic scoliosis 251
adolescent kyphosis 251
adolescent macromastia 164
adolescent mammoplasia 147
adolescent postural kyphosis 251
adolescent scoliosis 251
adolescent spinal osteoarthritis 251
adrenal abscess 148
adrenal aldosterone-producing adenocarcinoma 306
adrenal aldosterone-producing adenoma 306
adrenal angiography 222
adrenal arteriography 222
adrenal calcification 148
adrenal cortex hormone and their antagonist poisoning 408
adrenal cortical carcinoma 148
adrenal corticosterone adenocarcinoma 148
adrenal corticosterone adenoma 148
adrenal crisis 148
adrenal cyst 148
adrenal cyst with intracystic hemorrhage 148
adrenal embolism 148
adrenal false cyst 148
adrenal ganglion neuroblastoma 148
adrenal gland inflammation 148
adrenal gonadal hormone-secreting adrenocortical adenoma 306
adrenal gonadal hormone-secreting adrenocortical carcinoma 306
adrenal hamartoma 148

adrenal hemangioma 148
adrenal hematoma 148
adrenal hemorrhage 148
adrenal hypercortisolism hypertension 67
adrenal hyperplasia 148
adrenal hypoplasia congenita, AHC 150
adrenal infection 148
adrenal injure 148, 214
adrenal insufficiency 148
adrenal leiomyosarcoma 148
adrenal lipoma 148
adrenal malignant stromal tumor 148
adrenal mass 148
adrenal medulla hyperplasia 148, 214
adrenal medulla hyperplasia hypertension 67
adrenal multi hormone-secreting adrenocortical adenoma 306
adrenal multi hormone-secreting adrenocortical carcinoma 306
adrenal myelolipoma 148
adrenal necrosis 148
adrenal neurofibroma 148
adrenal rest tumor 214
adrenal schwannoglioma 148
adrenal syphilis with cortical dysfunction 378
adrenal tuberculosis 148
adrenal tumor 306
adrenalectomy 222
adrenergic urticaria 378
adrenocortical adenoma 148
adrenocortical atrophy 148
adrenocortical carcinoma 148
adrenocortical crisis 148
adrenocortical hyperplasia 148
adrenocortical insufficiency due to radiotherapy 143
adrenocortical neuroblastoma 148
adrenocortical tumor 306
adrenocorticotropic hormone adenoma 176
adrenocorticotropic hormone resistance syndrome 142
adrenocorticotropic hormone-independent macronodular adrenal hyperplasia, AIMAH 142
adrenocorticotropic hormone-secreting pituitary adenoma 142
adrenocorticotropic hormone-secreting pituitary carcinoma 142
adrenogenital syndrome 148, 214
adrenoleukodystrophy 121, 148
adrenomedullary carcinoma 148
adrenomedullary hyperfunction 148
adrenomyeloneuropathy 148
Adson test 226, 269
adult abuse syndrome 404
adult cerebaral adrenoleukodystrophy 142
adult dermatomyositis 364
adult drug-induced osteomalacia in adult 264
adult fibrosarcoma 228
adult generalized mastocytosis 364
adult hyaline membrane disease 73
adult hypertrophic pyloric stenosis 93
adult hypophosphatasia 142
adult linear IgA bullous dermatosis 364

adult lunate osteochondrosis 228
adult onset spinal muscular atrophy 110
adult postoperative absorption of impaired bone softening 228
adult progeria 364
adult rhabdomyoma 228
adult subclinical rhythmic electrographic discharge 128
adult T-cell leukemia 158
adult varicella 364
adult-onset non-insulinoma persistent hyperinsulinemic hypoglycemia 142
adult-onset Still disease 364
advanced helical flap 300
advanced megalosplenia schistosomiasis 413
advanced sleep-phase syndrome 79, 121, 393
advanced stage of schistosomiasis 417
advancement of pedicled flap 289
advancement of tendon 290
advancement skin flap 300
adventitious sound 82
adverse drug reaction 409
adynamia 240
adynamic bone disease 133
aerococcus infection 416
aerodermectasia after operation 404
aeromonas hydrophila enteritis 101
aerosol poisoning 407
aerotitis media 27
aether poisoning 407
affective blunting 396
affective flattening 396
affective personality disorder 392
afferent loop internal hernia 101
afferent loop obstruction after gastrointestinal anastomosis 102
aflatoxin poisoning 406
African Kaposi sarcoma 366
African trypanosomiasis 366, 412
African trypanosomiasis of nervous system 121
after amputation 244
after anti-glaucoma surgery 7
after artificial eye implantation 10
after cornea collagen cross-linking 6
after corneal transplantation 6
after loading treatment 319
after potential 129
after reattachment surgery 12
after refractive surgery 10
after treatment disorder of eye and adnexa 15
after vitreoretinal surgery 2
after-cataract 4
age-related cataract 9
age-related cataract (cortical type) 9
age-related cataract (hypermature stage) 9
age-related cataract (immature stage) 9
age-related cataract (incipient stage) 9
age-related cataract (mature stage) 9
age-related cataract (posterior capsule type) 9
age-related macular degeneration 9
age-related mixed cataract 9
age-related nuclear cataract 9
agenesis 266

agenesis aplasia of uterine 329
agenesis of bladder 213
agenesis of lung 232
agenesis of pulmonary artery 74
agenesis of scrotum 216
agenesis of ureter 215
agent poisoning primarily acting on muscle 62
agent poisoning primarily acting on respiratory system 62
aggressive angiomyxoma 376
aggressive fibromatosis 288
aggressive infantile fibromatosis 370
aggressive lipomatosis 288
aggressive lymphoma 159
aggressive NK-cell leukemia 159
aggressive periodontitis 47
agitation 390, 395
agonadism 215
agoraphobia 390
agranulocytosis 159
agranulocytosis associated with periodontal damage 45
agraphia 401
AIDS associated Kaposi sarcoma 362
AIDS dementia complex 410
AIDS dementia syndrome 110, 362
AIDS encephalitis 110
AIDS meningitis 110
AIDS meningoencephalitis 110
AIDS retinopathy 1
AIDS with bacterial infection 410
AIDS with Burkitt lymphoma 410
AIDS with candidosis 410
AIDS with cytomegalovirus infection 410
AIDS with Kaposi's sarcoma 410
AIDS with multiple infections 410
AIDS with mycobacterial infection 410
AIDS with mycosis 410
AIDS with non-Hodgkin lymphoma 410
AIDS with parasitic disease 410
AIDS with virus infection 410
ainygdala poisoning 406
air craft deafness 25
air embolism 77
air embolism after infusion 200
air embolism following abortion 323
air injection to anterior chamber 20
air trapping 78
air trapping volume 88
air velocity index 88
air-analysis method 88
air-conditioner lung 77
air-puff (non-contact) tonometer 22
airflow limitation 78
airtight helium dilution method 88
airtight helium dilution-rebreathing method 88
airtight helium dilution-single breath method 88
airtight nitrogen dilution 88
airtight nitrogen dilution-rebreathing method 88
airtight nitrogen dilution-single breath method 88
airway compliance 88
airway conductance 88
airway elastance 88

airway hyperresponsiveness 88
airway inertial resistance 88
airway obstruction 78
airway obstruction after tracheotomy 47
airway pressure 88
airway pressure release ventilation 84
airway resistance 88
airway resistance at expiratory phase 87
airway resistance at inspiratory phase 89
airway responsiveness 88
akathisia 395
Akin osteotomy 271
Ala Jerry syndrome 91, 362
alar ligament injury 264
Albers-Schonberg disease 236
albescent punctate degeneration of retina 1
albescent punctate retinal dystrophy 1
albinism 1, 141, 350, 363
Albright MacEwen's syndrome 226
albuminocytologic dissociation 128
albuminuria 360
alcohol abuse 391
alcohol dementia 391
alcohol dependence of sleep disorder 125
alcohol dependence rehabilitation 403
alcohol harmful use 391
alcohol induced pseudo Cushing syndrome 142
alcohol toxic effect 61
alcohol withdrawal state 391
alcohol withdrawal state with delirium 388
alcoholic acute pancreatitis 98
alcoholic amnestic syndrome 116
alcoholic cardiomyopathy 66
alcoholic cerebellar ataxia 116
alcoholic cerebellar degeneration 116
alcoholic cerebral degeneration 116
alcoholic chronic pancreatitis 98
alcoholic cirrhosis 98
alcoholic cirrhosis with esophageal varix 98
alcoholic cirrhosis with esophageal varix bleeding 98
alcoholic corpus callosum lesion 116
alcoholic dementia 116
alcohol (ethanol) withdrawal seizure 116
alcoholic fatty liver 98
alcoholic gastritis 98
alcoholic hepatitis 98, 413
alcoholic hypoglycemia 146
alcoholic liver disease 98
alcoholic myopathy 116
alcoholic neurodegenerative disease 116
alcoholic osteonecrosis 246
alcoholic pellagra 146
alcoholic polyneuropathy 116
alcoholic toxic optic neuropathy 116
alcoholism 61, 391, 409
alcoholism encephalopathy 116
alcoholism peripheral neuropathy 116
aldolase deficiency 159
aldosterone synthase deficiency 147
aldosterone synthase deficiency type I 147
aldosterone synthase deficiency type II 147
aldosterone-producing adenoma, APA 147
aldosterone-producing adrenocortical carci-

noma 147
aldosterone-producing renin-responsive adenoma 143
aleukemic leukemia 157
alexia 401
Alezzandrini syndrome 382
algoneurodystrophy 378
alimentary duct injury 188
ALK positive large B cell lymphoma 157
alkalemia 76
alkali burn 295, 370
alkali burn of corneal 6
alkaline burn of eye 16
alkaline incrusted cystitis 211
alkaline phosphatase, AKP 286
alkaline urine 138
alkalosis 76, 155, 353
all kinds of refractive surgery with cataract 4
all-ceramic crown 56
Allen Masters syndrome 323
allergen prick test 387
allergen skin test 387
allergic airway inflammation 73
allergic bronchopulmonary aspergillosis 73, 410
allergic colitis 97
allergic conjunctivitis 2, 4
allergic contact cheilitis 363
allergic contact dermatitis 2
allergic contact dermatitis caused by drug 17
allergic contact dermatitis due to adhesive 17
allergic contact dermatitis due to adhesive plaster 14
allergic contact dermatitis due to cement 12
allergic contact dermatitis due to chromium 4
allergic contact dermatitis due to cosmetics 5
allergic contact dermatitis due to dyes 10
allergic contact dermatitis due to food in contact with skin 11
allergic contact dermatitis due to fur 9
allergic contact dermatitis due to insecticide 11
allergic contact dermatitis due to metal 7
allergic contact dermatitis due to nickel 9
allergic contact dermatitis due to plant, except food 18
allergic contact dermatitis due to plastic 12
allergic contact dermatitis due to plastics 378
allergic contact dermatitis due to rubber 14
allergic contacted stomatitis 42
allergic cough 73
allergic cutaneous vasculitis 363
allergic cystitis 210
allergic dermatitis by arsenic 378
allergic diarrhea 97
allergic disease of genitourinary system 211
allergic eczema 2
allergic edema of prepuce 210
allergic encephalitis 110
allergic enteritis 91
allergic gastritis 91
allergic granulomatosis 363

allergic iridocyclitis 2
allergic labyrinthitis 24
allergic medicamentosus stomatitis 53
allergic pharyngolaryngitis 25
allergic prostatosis 210
allergic rash 367
allergic rhinitis 73
allergic rhinobronchitis 25
allergic stomatitis 42
allergic urticaria 350, 363
allergic vasculitis 237
allergy to existing dental restoration 45
allergy to iodine 3
allescheria disease 362
allescheriasis 353, 415
allo-skin grafted failure 409
allogeneic hematopoietic stem cell transplantation 162
allogeneic skin, alloskin 300
allogenic bone marrow transplantation 162
allogenic tooth transplantation 58
allograft 160, 300
allograft of eyelid 292
allograft renal transplantation 223
allosal agenesis 120
allotransplantation of cells of islet of Langerhans 170
allotriophagia of infancy or childhood 394
aloe poisoning 407
alopecia 379
alopecia areata 363
alopecia areata leukoplakia 363
alopecia mucinosa 374
alopecia totalis 288, 376
alopecia universalis 376
alopecia with papular lesion 379
Alpers syndrome 114
alpha block 127
alpha coma 127
alpha generalization 127
alpha rhythm 127
alpha-galactosidase A deficiency 132
Alpine sickness 404
Alport syndrome 1, 132, 226
alprazolanic poisoning 404
Alström syndrome 141
AL type amyloidosis 136
altered state of consciousness 397
alternariosis 371
alternating paralysis 243
alternating trace 129
alternative esotropia 6
alternative exotropia 6
altitude insomnia 113
altruistic homicide 391
aluminium bone disease 248
aluminium related anemia 134
aluminum oxide implant 58
aluminum pneumoconiosis 407
aluminum poisoning osteopathy 134
alveolar abscess 52
alveolar benign tumor 52
alveolar bone defect 52
alveolar bone graft 58

alveolar cleft 52
alveolar echinococcosis 411
alveolar exostosis 52
alveolar haemorrhage syndrome, AHS 75
alveolar hydatid disease of liver 96
alveolar hypoventilation syndrome 75
alveolar nerve anastomosis 58
alveolar nerve exploration 58
alveolar osteitis 52
alveolar oxygen partial pressure 87
alveolar pneumonia 351
alveolar pressure 87
alveolar process atrophy 52
alveolar proteinosis 75
alveolar rhabdomyosarcoma 261
alveolar ridge augmentation 58
alveolar ridge extension 58
alveolar ridge horizontal bone defect 52
alveolar ridge vertical bone defect 52
alveolar sarcoma 261
alveolar sarcoma of bone 236
alveolar sarcoma of soft tissue 253
alveolar surface tension 86
alveolar tip 52
alveolar ventilation volume 87
alveolar ventilation-partial pressure of carbon dioxide in arterial blood curve 87
alveolar-arterial oxygen difference 294
alveolar-artery oxygen partial pressure gradient 86
alveolar-artery oxygen partial pressure gradient when breathing air 89
alveolar-artery oxygen partial pressure gradient when breathing oxygen 89
alveolectomy 58
alveoloplasty 58
alveolotomy 58
Alzheimer's disease 61, 109, 388, 399
Alzheimer's disease assessment scale-cognitive 397
amalgam pigmentation 53
amantadine poisoning 406
amaurosis 4
amaurosis fugax 17, 19, 397
ambidexterity 248, 270
ambitendency 396
amblyopia 10
ambulant 249, 270
ambulation difficulty 261
ambulatory blood pressure monitoring 72
ambulatory EEG, AEEG 128
ambulatory electrocardiogram 72
amebiasis cutis 375
amebic appendicitis 91
amebic balanitis 362
amebic colitis 91
amebic granuloma 362
amebic intestinal ulcer 91
amebic liver abscess 91
amebic lung abscess 74
amebic nondysenteric colitis 94
amebic ulcer 362
amebic vaginitis 362
amelia of unilateral lower limb 229

ameloblastic carcinoma 39
ameloblastic fibro-odontoma 40
ameloblastic fibroma 39
ameloblastic fibrosarcoma 39
ameloblastic odontoma 40
ameloblastic odontosarcoma 40
ameloblastic sarcoma 39
ameloblastoma 39
amenia 330
amenorrh(o)ea 330
amenorrhea galactorrhea syndrome 148
American trypanosomiasis 373
ametropia after cataract surgery 1
ametropia combined with cataract 10
ametropia, refractive error 10
ametropic amblyopia 10
amikacin poisoning 61
amino acid urine 154
amino dextran metabolic disorder 154
aminoacidopathy 350
aminoglycoside antibiotic drug reaction 404
aminoglycosides drug poisoning 404
aminophylline drug reaction 404
aminophylline poisoning 404
aminopyrine drug reaction 404
Amish's brittle-hair syndrome 362
AML with inv(3)(q21;q26.2) or t(3;3)
 (q21;q26.2);RPN1-EV11 157
AML with inv(16)(p13;1q22) or t(16;16)
 (p13.1;q22);CBFB-MYH11 157
AML with multilineage dysplasia 157
AML with mutated CEBPA 157
AML with mutated NPM1 157
AML with myelodysplasia-related change 157
AML with t(1;22)(p13;q13);RBM15-
 MKL1 157
AML with t(6;9)(p23;q34);DEK-NUP214
 157
AML with t(8;21)(q22:q22);RUNX1-
 RUNX1T1 157
AML with t(9;11)(p22:q23);MLLT3-MLL
 157
amlodipine poisoning 61
ammonia poisoning 404
amnesia 397,402
amnesic syndrome due to use of amphetamine
 388
amnesic syndrome due to use of caffeine
 391
amnesic syndrome due to use of cannabinoids
 389
amnesic syndrome due to use of cocaine 391
amnesic syndrome due to use of hallucinogen
 394
amnesic syndrome due to use of ketamine 391
amnesic syndrome due to use of multiple drug
 use and use of other psychoactive substance
 389
amnesic syndrome due to use of opioid 388
amnesic syndrome due to use of sedative or
 hypnotic 394
amnesic syndrome due to use of tabacco 393
amnesic syndrome due to use of volatile sol-
 vent 390

amniocentesis 348
amnioinfusion 348
amnioreduction therapy under ultrasound
 guidance 347
amnioscopy 348
amniotic adhesion 346
amniotic band syndrome 346
amniotic cavity infection 346
amniotic cyst 346
amniotic fluid embolism 80,346
amniotic fluid embolism following abortion 323
amniotic membrane 300
amniotic membrane transplantation 21
amniotomy, artificial rupture of the membrane
 348
amoebiasis 410
amoebiasis of penis 215
amoebic appendicitis 410
amoebic balanitis 410
Amoebic brain abscess 109
amoebic brain abscess 410
amoebic colitis 410
amoebic cystitis 410
amoebic granuloma 410
amoebic infection 410
Amoebic meningitis 109
amoebic seminal vesiculitis 410
Amoss sign 225,269
amoss test 256
Amoss test 270
amotivational syndrome 395
amphetamine dependence syndrome 388
amphetamine harmful use 388
amphetamine withdrawal state 388
amphetamine withdrawal state with delirium
 388
amphibian venom poisoning 406
amphoric rale 82
ampicillin allergic reaction 404
amplitude 127
amplitude integration electroencephalogram 361
ampullary tubal pregnancy 325
amputation 279
amputation neuroma 370
amputation of ankle via tibia and fibula 279
amputation of arteriovenous fistula 273
amputation of chordae tendineae 302
amputation of coronary artery myocardial
 bridge 206
amputation of finger 291
amputation of foot 286
amputation of iliopsoas 281
amputation of iliotibial band 281
amputation of interphalangeal joint 284
amputation of lower leg via tibia and fibula 279
amputation of multiple fingers 230
amputation of multiple toes 230
amputation of palm 265
amputation of polydactyly 273
amputation of the single finger 229
amputation of the single toe 229
amputation of thigh 273
amputation of thumb 281,291
amputation of toe 284

amputation of toe joint 292
amputation of upper arm 283
amputation of uterosacral ligament 336
amputation of wrist 255
amputation stump contracture 244,400
amputation stump edema 244,400
amputation stump hematoma 244,400
amputation stump infection 244,400
amputation stump necrosis 244,400
amputation stump neuroma 400
amputation stump repair 400
Amsler grid 22
Amstutz valgization osteotomy 271
amyelotrophy 241
amygdalohippocampotomy 186
amygdalotomy 186
amyl alcohol poisoning 408
amyloid degeneration of eyelid 15
amyloid peripheral neuropathy 111
amyloid polyneuropathy 230
amyloidosis 74,230
amyloidosis cutis 375
amyloidosis of bladder 212
amyloidosis of larynx 25
amyloidosis of pharynx 30
amyloidosis of upper respiratory tract 78
amyopathic dermatomyositis 380
amyoplasia 240
amyostasia 240
amyotaxia 240
amyotonia 240
amyotrophia congenita 260
amyotrophic lateral sclerosis 114,240
amyotrophy 240
anaemia during pregnancy,delivery and the
 puerperium 340
anaemia related fundus change 10
anaerobic bacterial meningitis 124
anaerobic septicemia 418
anaerobic threshold 89
anaerobic wound infection 293
anaesthetics poisoning 407
anagen effluvium 378
anal abscess 96
anal cerclage 169
anal debridement 169
anal digital examination 336
anal fissure 96
anal fissure excision 169
anal fissure incision and seton placement 169
anal fistula 96
anal fistula closure 169
anal fistula ligation 169
anal fistula seton therapy 169
anal fistulectomy 169
anal foreign body extraction 169
anal manometry 108
anal neoplasm 233
anal papilla excision 169
anal polyp 96
anal posterior sphincter incision 169
anal reflex 233,270
anal septum incision 169
anal sinus resection 169

anal sinusitis 96

anal skin transplantation 169

anal spasm 96, 106

anal sphincter laceration 233

anal sphincter repair 169

anal sphincter resection 169

anal sphincteroplasty 169

anal sphincterotomy 169

anal surrounding tissue excision 169

analeptic drug poisoning 408

analgesia 256

analgesia and sedation 85

analgesic abuse 394

analgesic addiction 394

analgesic nephropathy 136

analginum drug reaction 404

analginum poisoning 404

anancasm 396

anaphylactic shock 76, 367

anaphylactic shock due to serum 409

anaphylactoid purpura 367

anaplastic astrocytoma 177

anaplastic ependymoma 177

anaplastic ganglioglioma 177

anaplastic hemangiopericytoma 177

anaplastic large cell lymphoma 287

anaplastic large cell lymphoma, ALK negative 157

anaplastic large cell lymphoma, ALK positive 157

anaplastic medulloblastoma 177

anaplastic oligodendroglioma 177

anaplastic/malignant meningioma 177

anaplasty of scar contracture of palmar hand 300

anarthria 401

anastomosis lacrimal sac conjunctival sac 20

anastomosis of accessory nerve and hypoglossal nerve 55

anastomosis of bladder and colon 313

anastomosis of colon and sigmoid colon 312

anastomosis of commom hepatic duct to jejunum 169

anastomosis of common peroneal nerve 274

anastomosis of facial nerve and accessory nerve 56

anastomosis of hypoglossal nerve and facial nerve 57

anastomosis of ileum-anus 311

anastomosis of ileum-colon 311

anastomosis of ileum-jejunum 311

anastomosis of ileum-rectum 311

anastomosis of ileum-sigmoid colon 311

anastomosis of ileum-transverse colon 311

anastomosis of lumbar spinous process 264

anastomosis of lymphatic trunk and venule 290

anastomosis of lymphatic vessel and vein 290

anastomosis of obturator nerve 272

anastomosis of parotid duct 35, 57

anastomosis of peripheral lymphatic vessel and venule 292

anastomosis of peroneal nerve 274

anastomosis of small intestine and rectum 315

anastomosis of small intestine to rectum 173

anastomosis of small intestine-colon 315

anastomosis of small-to-large intestine 173

anastomosis of thoracic spinous process 262

anastomosis of tibial nerve 280

anastomosis of ulnar artery 273

anastomosis of vagal trunk 170

anastomosis of hepatic duct to jejunum/hepaticojejunostomy 169

anastomotic suture residue after operation 200

anastomotic ulcer 103

anastomotic ulcer with malignant change 103

anastomotic ulcer with obstruction 103

anatomic liver resection 170

anatomic shunt 77

anatrophic nephrolithotomy 217

ANCA associated small vessel vasculitis 225

anchor endosteal implant 56

ancylostomatic dermatitis 367, 412

ancylostomiasis 97, 412

ancylostomiasis americanus 100

ancylostomiasis duodenale 100, 416

ancylostomiasis of lung 74

Andersen-Tawil Syndrome 63

Anderson's disease 141

Andeson-Fabry disease 132

Andogsky syndrome 362

androgen insensitivity symdrome 151

androgen resistance syndrome 146

androgen-dependent syndrome 146

androgen-secreting adrenocortical adenoma 306

androgen-secreting adrenocortical carcinoma 306

androgenetic alopecia 381

androgens and anabolic congeners poisoning 408

androglossia 31

anejaculation 210

anemia in pregnancy 344

anemia of chronic disease 159

anemia of prematurity 360

anemic anoxia 78

anencephalus 346

anencephaly 180, 355

anencephaly-spina bifida 258

anephrogenesis 214

anesthecinesia 233

anesthesia complication during delivery 339

anesthesia of peripheral nerve 187

anesthetic leprosy 414

aneurysm 194

aneurysm of aortic arch 204

aneurysm of aortic root 204

aneurysm of aortic sinus 204

aneurysm of carotid artery 26, 198

aneurysm of hepatic artery 95

aneurysm of membranous ventricular septum 67

aneurysm of renal artery 200, 213

aneurysm of upper extremity 199

aneurysmal bone cyst 3, 230

aneurysmal bone cyst of jaw 42

aneurysmal bone cyst of maxillofacial bone 42

aneurysmal cyst of jaw 42

angelman syndrome 394

Anghelescu sign 225, 269

angina 30

angina decubitus 68

angina of gallbladder (recurrent) 94

angina pectoris 69

angina pectoris with coronary spasm 65

angio-osteohypertrophy syndrome 381

angioarchitecture 180

angiocentric glioma 181

angiocentric lymphoma 124

angioedema 381

angioedema caused by ACEI 362

angioedema type drug eruption 381

angioendotheliomatosis 381

angiofollicular lymph node hyperplasia 77

angiographic string sign 131

angiography after coronary artery bypass graft 209

angiography of basilar artery 182

angiography of carotid artery 183

angiography of right and left heart 72

angioimmunoblastic lymphadenopathy 160

angioimmunoblastic T-cell lymphoma 160

angioinfarction-nephrectomy 215

angiokeratoma 381

angiokeratoma acroasphyticum 384

angiokeratoma circumscriptum 370

angiokeratoma corporis diffusum 373

angiokeratoma of external genitalia 215

angiokeratoma of the scrotum 382

angioleiomyoma, angiomyoma 263

angiolipoma 181, 263, 381

angiolymphoid hyperplasia with eosinophilia 378

angioma of urethral meatus 212

angioma serpiginosum 366

angiomatoid fibrous histiocytoma 263

angiomatosis 263

angiomatous meningioma 181

angiomyofibroblastoma 263

angioneurotic edema 124

angioneurotic edema of external genitalia 215

angioplasty 186

angioplasty of coronary artery ostium 206

angioreticuloma 124, 181

angiorrhaphy 192

angiosarcoma 181, 263

angiosarcoma of soft tissue 253

angiostrongyliasis cantonensis 113, 412

angiostrongyliasis cantonensis encephalitis 412

angiostrongyliasis encephalitis 113

angiotensin receptor inhibitor poisoning 359

angiotensin-converting-enzyme inhibitor poisoning 408

Angle classification of malocclusion 39

angular ankylosis 237

angular cheilitis 44

angular cheilosis 161

angular deformity 228

angular displacement 228

angular kyphosis 243

anhedonia 393, 396

anhidrosis 127, 380

anhidrotic ectodermal dysplasia 380

anhidrotic ectodermal dysplasia accompanied

with lymphedema and immunodeficiency disease 380
anihidrotic ectodermal dysplasia-autosomal dominant type 364
anihidrotic ectodermal dysplasia-autosomal recessive type 364
anhydramnios 346
anilinism 404
anilism poisoning 404
animal phobias 389
animal scabies 365
animal-type melanoma 365
ankle and foot ligament rupture 239
ankle and foot vascular injury 239
ankle arthrodesis with Calandruccio Ⅱ device 271
ankle arthropathy 238
ankle arthroscopic debridement 277
ankle arthroscopic excision of lesion 277
ankle arthroscopic lesion resection 311
ankle brachial index, ABI 72
ankle cellulitis 163, 352
ankle clonus 239, 270
ankle disarticulation 277
ankle fracture 238
ankle fracture malunion 238
ankle impingement syndrome 239
ankle implant 239
ankle injury 238
ankle instability 238
ankle joint capsule lysis 277
ankle joint exclusion 277
ankle joint fistula 239
ankle joint lysis 277
ankle joint repair 277
ankle joint replacement 252
ankle joint synovial resection 277
ankle ligament repair 277
ankle prosthesis removal 277
ankle reflex 238, 270
ankle separation 238
ankle swelling 71
ankle valgus 239
ankyloblepharon 5, 295
ankyloblepharon, ectodermal defect, cleft of lip and palate syndrome 362
ankylodeire 244
ankyloglossia 48
ankylosed knee 258, 270
ankylosed tooth 42
ankylosing spinal hyperostosis 237, 251
ankylosing spinal stenosis 251
ankylosing spondylitis 251
ankylosing spondylitis associated with uveitis 10
ankylosing spondylitis kidney injury 135
ankylosis of bilateral temporomandibular joint 49
ankylosis of spine 241

ankylosis of tooth 53
ankylotomy 57
Ankyrin-B syndrome 67
annular elastolytic giant cell granuloma 368
annular erythema 352, 368
annular steel wire break 239
anodal block 131
anode 131
anomalies of jaw-cranial base relationship 287
anomalous innervation 264
anomalous muscle bundle of right ventricular outflow tract 204
anomalous muscle bundle of ventricle 202
anomalous origin of coronary artery from pulmonary artery 197
anomalous origin of pulmonary artery from ascending aorta 68
anomaly of crown-root ratio 42
anomaly of dental arch relationship 52
anomaly of jaw size 42
anomaly of mandibular 50
anomaly of odontoid 255
anomaly of overjet and overbite 41
anomaly of pleura 262
anomaly of pulmonary vein 196
anonychia 242
anonymous artery plaque 130
anoperineal fistula 96
anophthalmic implant placement 21
anorchidism 215
anorectal abscess 96
anorectal dysfunction due to type 1 diabetes mellitus 91
anorectal dysfunction due to type 2 diabetes mellitus 91
anorectal fistula 96
anorectal manometry 403
anorexia 161
anorexia nervosa 392
anosacral cutaneous amyloidosis 367
anosmia 32
another exploratory laparotomy 223
anovulatory infertility 326
anoxic brain injury 120, 354
anoxic spell 70
anserine bursitis 230
ant sting 382
antacid abuse 391
antalgic gait 243, 270
antecubital fossa cyst 268
antegrade pyelography 223
antepartum eclampsia 337
antepartum hemorrhage 337
antepartum hemorrhage with afibrinogenemia 337
antepartum hemorrhage with disseminate intravascular coagulation 337
antepartum hemorrhage with low fibrinogenemia 337
anterior acromioplasty 282
anterior and posterior colporrhaphy 335
anterior and posterior colporrhaphy with biologic mesh 335
anterior and posterior colporrhaphy with syn-

thetic mesh 335
anterior and posterior deficiency of chin 44
anterior and posterior hypergenesis of chin 44
anterior and posterior mandibular deficiency 50
anterior and posterior mandibular hypergenesis 50
anterior and posterior vaginal wall prolapse 327
anterior ankle impingement syndrome 239
anterior approach for hepatectomy 171
anterior asynclitism 340
anterior atlanto-axis fusion 282
anterior atlanto-axis revision 282
anterior atlantoaxial facet screw fixation 282
anterior blepharitis 10
anterior bradyrhythmia 130
anterior capsule opacification 10
anterior capsule rupture 7
anterior cerebral artery aneurysm 111
anterior cerebral artery aneurysm rupture 111
anterior cerebral artery dissection 111, 176
anterior cerebral artery occlusion 111
anterior cerebral artery occlusion and stenosis, caused no cerebral infarction 111
anterior cerebral artery occlusive syndrome 111
anterior cerebral artery plaque 128
anterior cerebral artery stenosis 111
anterior cerebral artery thrombosis 111
anterior cerebral artery-anterior communicating artery aneurysm 176
anterior cerebral artery-anterior communicating artery aneurysm rupture 176
anterior cervical anterolateral decompression 279
anterior cervical corpectomy and fusion 279
anterior cervical decompression 279
anterior cervical discectomy 282
anterior cervical discectomy and fusion 279
anterior cervical interbody fusion 282
anterior cervical intervertebral fusion 279
anterior cervical revision 282
anterior cervical spinal canal decompression 312
anterior cervical vertebral fusion 282
anterior chamber angle narrowing 10
anterior chamber angle recession 10
anterior chamber angle suspicious closed 10
anterior chamber cyst 10
anterior chamber hypopyon 18
anterior chamber lavage 20
anterior chamber plasty 20
anterior chest-wall pain 70
anterior choroidal artery aneurysm 117, 178
anterior choroidal artery aneurysm rupture 178
anterior choroidal artery aneurysm rupture subarachnoid hemorrhage 117
anterior choroidal artery dissection 117, 178
anterior choroidal artery infarction 117
anterior circulation aneurysm 179
anterior clinoidal meningioma 179
anterior column fracture 251
anterior column (or wall) and posterior hemitransverse fracture 250
anterior commissure laryngectomy 35
anterior commissurotomy of spinal cord 182
anterior communicating aneurysm 120

anterior communicating aneurysm rupture 120
anterior communicating artery occlusion 120
anterior communicating artery stenosis 120
anterior congenital malformation 16
anterior cord syndrome 250
anterior cranial fossa meningioma 178
anterior cross bite 47
anterior deformity 241
anterior discectomy and fusion 282
anterior dislocation of elbow joint 267
anterior dislocation of hip joint 247
anterior dislocation of humerus 234
anterior dislocation of lunate bone 265
anterior dislocation of proximal tibia 246
anterior dislocation of shoulder joint 242
anterior dislocation of TMJ 46
anterior esophageal anastomosis with colonic interposition 315
anterior esophageal anastomosis with small intestine interposition 315
anterior esophageal-gastric anastomosis 315
anterior esophageal-ileum anastomosis 315
anterior esophageal-jejunum anastomosis 315
anterior esophageal-small intestine anastomosis 315
anterior esophagus-colon anastomosis 315
anterior esophagus-esophagus anastomosis 315
anterior ethmoidal neuralgia 31
anterior foot relaxation 251
anterior frontal laryngectomy 35
anterior glottic stenosis 28
anterior hypopituitarism 142
anterior inferior cerebellar artery aneurysm 124, 180
anterior inferior cerebellar artery aneurysm rupture 124
anterior inferior cerebellar artery occlusion 124
anterior inferior cerebellar artery plaque 131
anterior inferior cerebellar artery stenosis 124
anterior instability of midcarpal joint 257
anterior interbody fusion 282
anterior knee pain 259
anterior lateral spinal cord transection 311
anterior lumber fusion 282
anterior lumber revision 282
anterior lumbosacral fusion 282
anterior lumbosacral revision 282
anterior mandibularsubapical osteotomy 57
anterior maxillary osteotomy 57
anterior mediastinum benign tumour 78
anterior mediastinum borderline tumour 78
anterior membrane of optic disc 11
anterior metatarsal pain 251
anterior mitral valve prolapse 195
anterior nasal packing hemostasis 35
anterior nasal plasty 35
anterior nasal surgery 56
anterior neck tumor 287
anterior occipital-cervical revision 282
anterior odontoid screw fixation 279, 282
anterior open bite 47
anterior orbital tumor removal 20

anterior pituitary hormones poisoning 405
anterior pituitary hypofunction crisis 142
anterior plantar pain 251, 270
anterior polar cataract 10
anterior poliomyelitis 241
anterior posterior compression injury 250
anterior posterior compression pelvic fracture 236
anterior proliferative membrane of the iris 4
anterior sacral meningocele 229
anterior scalene muscle syndrome 120, 251
anterior screw fixation 282
anterior segment toxicity syndrome 16
anterior sincipital presentation 339
anterior spinal artery angiography 286
anterior spinal artery syndrome 241
anterior spinal fusion 251
anterior spinal injury 250
anterior spine bifida 251
anterior synechia 4
anterior tarsal tunnel syndrome 250
anterior temporal lobectomy 185
anterior thoracic fusion 282
anterior thoracic revision 282
anterior thoracic vertebral resection 282
anterior thoracic-lumber fusion 282
anterior thoracic-lumber revision 282
anterior tibial artery occlusion 198
anterior tibial artery stenosis 198
anterior tibial syndrome 246
anterior tibial tendon injury 246
anterior tibial tendon rupture 246
anterior tibial tendon tear 246
anterior tibial tendon tenosynovitis 246
anterior transposition of tibialis posterior muscle 280
anterior transposition of ulnar nerve 273
anterior urethral valve disease 354
anterior uveitis 10
anterior vaginal wall prolapse 327
anterior vaginal wall prolapse, stage I 327
anterior vaginal wall prolapse, stage II 327
anterior vaginal wall prolapse, stage III 327
anterior vaginal wall prolapse, stage IV 327
anterior vaginal wall repair 335
anterior vaginal wall repair with biologic mesh 335
anterior vaginal wall repair with synthetic mesh 335
anterior wall fracture 250
anterior-lateral cervical spine fusion 282
anterior-lateral lumber fusion 282
anterior-lateral lumbosacral spine fusion 282
anterior-lateral thoracic spine fusion 282
anterior-lateral thoracic-lumber spine fusion 282
anterior/posterior crossbite 47
anteriorinferior spondylolisthesis 241
anterograde amnesia 396
anterolateral cordotomy 182
anterolateral decompression 282
anterolishthesis 250
anteromedial rotatory instability of knee 259
antesternal esophageal anastomosis with interposition of colon 36, 191

anteversion of uterus 329
anthelminthic poisoning 407
anthill wart 384
anthracosilicosis 79
anthracosis 79
anthrax 379, 417
anthrax bacillus meningitis 121
anthrax meningitis 417
anthrax pneumonia 79
anthrax septicemia 417
anthropoid type pelvis 340
anti D low phosphorus rickets 154
anti-acid and anti-gastric-secretion drug poisoning 406
anti-AMPA receptor encephalitis 116
anti-amphiphysin related encephalitis 116
anti-aquaporin-4 antibody 129
anti-atherosclerosis drug poisoning 406
anti-CASPR2 related encephalitis 116
anti-common-cold drug poisoning 406
anti-CV2 antibody related encephalitis 116
anti-GABA receptor encephalitis 116
anti-GAD antibody related encephalitis 116
anti-GBM antibody mediated crescent nephritis 134
anti-glomerular basement membrane disease 134
anti-Gly receptor antibody encephalitis 116
anti-Hu antibody 129
anti-infective and anti-parasite drug abuse 406
anti-LGI1 related autoimmune encephalitis 116
anti-Ma2 related encephalitis 116
anti-mGlu receptor encephalitis 116
anti-mycobacterium drug poisoning 406
anti-neutrophilic cytoplasmic antibody, ANCA 129
anti-NMDAR antibody encephalitis 116
anti-Ri related encephalitis 116
anti-SOX1 related encephalitis 116
anti-Yo antibody related encephalitis 116
antialcoholismic drug poisoning 406
antiallergic and antiemetic drug poisoning 406
antiarrhythmia drug poisoning 406
antibiotic poisoning 406
antibiotic-associated enteritis 353
anticholinesterase agent poisoning 406
anticipatory anxiety 397
anticoagulant antagonist poisoning 406
anticoagulant drug poisoning 406
antidepressant abuse 391
antidiarrhoeal drug poisoning 409
antidote poisoning 406
antidromic 130
antiepileptic and sedative hypnotic toxic 61
antifungal drug poisoning 406
antigonadotrophin, antiestrogen, antiandrogen poisoning 61
antihypertensive drug poisoning 61
antimalarial and drug acting on other blood protozoa poisoning 61
antimony-resistant case 413
antiparkinsonian agent poisoning 406
antiparkinsonism drug and other muscle-tone

depressant of central nervous system poisoning 61
antiphospholipid syndrome 371
antiphospholipid syndrome kidney injury 134
antiprotozoal drug poisoning 406
antipruritic poisoning 409
antipyretic poisoning 61
antirheumatic drug poisoning 406
antithyroid drug adverse reaction 146
antithyroid drug poisoning 406
antitumor antibiotic poisoning 406
antitussive poisoning 409
antivaricose drug poisoning 406
antiviral drug poisoning 406
antondine drug reaction 404
antral gastritis 102
antral malignant tumor 102
antral polyp 47
antral ulcer with bleeding 102
antro-choanal polyp 28
antrodynia 31
anuria 70, 137, 297
anus biopsy 174
anus fistula 96
anxiety 395
anxiety disorder 178, 391
anxious-avoidant personality disorder 391
aorta rupture 204
aorta-carotid artery artificial vessel bypass graft 209
aorta-coronary artery bypass graft 209
aortic abscess 204
aortic and multiple coronary arteries bypass graft 208
aortic and pulmonary artery fenestration 208
aortic and two coronary arteries bypass graft 208
aortic aneurysm 204
aortic aneurysm rupture 204
aortic aneurysm stent implantation 209
aortic angioplasty 208
aortic arch angiography 72, 209
aortic arch angioplasty 209
aortic arch aortography 209
aortic arch calcification 204
aortic arch rupture 204
aortic arch stenosis 204
aortic arteritis fundus change 3
aortic atherosclerosis 204
aortic balloon angioplasty with covered stent implantation 209
aortic bifurcation syndrome 204
aortic body tumour 204
aortic calcification 204
aortic coarctation repair (artificial interposition graft) 209
aortic coarctation repair (end to end anastomosis) 209
aortic coarctation repair (end to end, extended anastomosis) 209
aortic coarctation repair (patch arterioplasty) 209
aortic coarctation repair (repair of ventricular septal defect) 209
aortic coarctation repair (reversed subclavian flap) 209

aortic dissection 204
aortic dysplasia 204
aortic embolism 204
aortic endarterectomy 209
aortic induration 204
aortic insufficiency and aortic stenosis 204
aortic intramural hematoma 204
aortic multiple ulcerations 204
aortic patch repair 208
aortic perivalvular abscess 204
aortic regurgitation after cardiac surgery 203
aortic sinus repair 303
aortic stent implantation 72
aortic thrombosis 204
aortic tortuosity 204
aortic ulcer 204
aortic valve calcification 204
aortic valve deformation 204
aortic valve disease 204
aortic valve exploration 303
aortic valve hypertrophy 204
aortic valve perforation 204
aortic valve repair under direct vision 303
aortic valve replacement surgery with mechanical valve prosthesis 208
aortic valve replacement with biovalve 208
aortic valve sclerosis 204
aortic valve stenosis 70, 204
aortic valve vegetation 204
aortic valvuloplasty 208
aortic-pulmonary artery stenosis 205
aortic-pulmonary window 204
aortic-single coronary artery bypass graft 209
aortic-subclavian-carotid bypass graft 209
aortic-triple coronary artery bypass graft 209
aortitis 204
aorto-pulmonary septal defect 204
aorto-pulmonary window 70
aortopulmonary collateral artery angiography 71
aortopulmonary collateral artery occlusion 71
aortopulmonaryseptal defect repair 303
apathy 396
APC drug addiction 388
ape hand deformity 265
ape-hand deformity 271
Apert syndrome 226, 242
apexification 55, 242
Apgar score 348
aphakia 7, 13
aphakic glaucoma 13
aphalangia 258
aphonia 31
apical hypertrophic cardiomyopathy 69
apical paradentitis 41
apical periodontitis 41
apically repositioned flap surgery 55
apicoectomy 55
aplasia of optic nerve 11
aplastic anaemia, AA 161
aplastic crisis 161
apnea 76, 294, 352, 360
apnea of prematurity 360
apnea-hypopnea index 79

apocrine carcinoma 364
apocrine cystadenoma 364
apocrine nevus 364, 365
apocrine poroma 364
apodia 258
aponeurectomy 279, 311
aponeurosis plantaris contracture 269, 402
aponeurotic fibroma 287
apothesis of great omentum 165
apparent diffusion coefficient 127
apparent mineralocorticoid excess syndrome 141
appendectomy 170
appendiceal abscess 99
appendiceal atresia 91
appendiceal benign tumor 99
appendiceal borderline tumor 99
appendiceal carcinoid 164
appendiceal cyst 99
appendiceal diverticulum 99
appendiceal fistula 99
appendiceal fistula closure 170
appendiceal hyperplasia 99
appendiceal inflammatory pseudotumor 99
appendiceal lithiasis 99
appendiceal malignant tumor 99, 163
appendiceal mass 99
appendiceal mucocele 99, 164
appendiceal pseudomyxoma 163
appendiceal stump excision 170
appendicostomy 170
appendix abscess drainage 170
appendix stump inflammation 99
appendix testis resection 217
appendix ureteroplasty 220
appendix vesiculosa 324
appetite suppressant poisoning 408
applicator 320
applied behavior analysis 397
apraxia and agnosia assessment 403
apron eczema 380
aquadynia 378
aquagenic aquadynia 378
aquagenic pruritus 378
aquagenic urticaria 378
aqueduct stenosis 176
aqueous ammonia burn 293
aquiline nose 30
arachnodactyly 71
arachnoid cyst 126
arachnoid cyst of cerebellopontine angle 120
arachnoid cyst-peritoneal shunt 185
arachnoid diverticulum 126
arachnoid's adhesion 126
arachnoiditis 126, 418
Arafiles' arthrodesis of elbow 271
arboviral encephalitis 111
arcate purpura annularis telangiectodes 367
arch abnormality after intraocular lens implantation 10
arch wave 128
arcuate ligament complex injury 233
area dependency of airflow resistance 88
arenaviral hemorrhagic fever 416
areolar reconstruction 172

areolar reduction 172
Argentinian hemorrhagic fever 418
argininemia 155
arginosuccinicaciduria 155
argon knife resection of esophageal lesion 191
argon knife therapy for esophageal lesion 314
argon knife treatment of gastric lesion 107, 314
argon laser pupilloplasty 21
argon-helium knife cryotherapy of lung tumor 190
argon-plasma coagulation 85
Argyll Robertson pupil 112, 410
Argyll-Robertson's pupil 1
arhinia 29
ariboflavinosis 155, 368
aristolochic acid nephropathy 134
arm frostbite with tissue necrosis 404
arm scar 293
armpit resection(traditional large incision) 387
Arnold-Chiari malformation 123, 180, 261
Arnold-Chiari malformation merge atlantoaxial subluxation 123
aromatase deficiency 143
aromatase excess syndrome 143
around the midbrain hemorrhage 126
arousal response 129
arrested caries 43
arrested descent 346
arrested second stage of labor 338
arrhythmia 69, 70
arrhythmia electronic storm 69
arrhythmogenic left ventricular cardiomyopathy(ALVC) 69
arrhythmogenic right ventricular cardiomyopathy(ARVC) 69
arrhythmogenic right ventricular dysplasia 69
arsenic poisoning 378
arsenic-induced lung cancer 407
arsenic-induced skin cancer 407
arsenical keratosis 378
arsine poisoning 407
arterial blood gas 86
arterial blood gas analysis 72, 86
arterial bypass 182
arterial circulatory disturbance ulcer 230
arterial embolism 194, 230
arterial in-stent thrombosis 195
arterial ketone body ratio 86
arterial oxygen saturation 86
arterial partial pressure of oxygen 86
arterial rupture of duodenum 100
arterial stenosis 194
arterial switch operation(surgery repair of ventricular septal defect) 205
arterial switch operation, ASO 302
arterio-mixed venous oxygen content difference 86
arterio-venous oxygen content difference 86
arteriorrhaphy 273
arteriosclerosis 195
arteriosclerosis obliterans 194
arteriospasm 194
arteriovenous aneurysm 132

arteriovenous fistula 230, 365
arteriovenous fistula after radiofrequency ablation 200
arteriovenous fistula aneurysm 132
arteriovenous fistula angioplasty 137
arteriovenous fistula embolism of forearm 199
arteriovenous fistula infection 132
arteriovenous fistula of the cavernous sinus 113
arteriovenous fistula stenosis 132
arteriovenous fistula thrombosis 132
arteriovenous haemangioma 230, 304
arteriovenous malformation 111
arteriovenous malformation of face and neck 46
arteriovenous malformation of oral cavity 44
arteritis 64, 194
arteritis obliterans 194
artery arteriosclerotic plaque 129
artery embolism of extremity 200
artery embolism of upper extremity 199
artery stenosis of upper extremity 199
artery thrombosis of upper extremity 199
arthralgia 237
arthrectomy of spine 278
arthritis 237
arthritis in mycoses 265
arthritis of amyloidosis 230
arthritis of ankle due to lyme disease 239
arthritis of hip joint due to Lyme disease 247
arthritis of knee due to Lyme disease 258
arthritis of sternoclavicular joint 262
arthrocentesis 276
arthrochalasis 237
arthrodesis of ankle joint 277
arthrodesis of elbow 285
arthrodesis of hip 280
arthrodesis of interphalangeal joint 284
arthrodesis of interphalangeal joint of hand 300
arthrodesis of metatarsophalangeal joint 283
arthrodesis of radiocarpal joint 283
arthrodesis of scaphoid, trapezium, trapezoid 284
arthrogryposis 237, 294
arthrokleisis 294
arthroklesis 237
arthrolysis 276
arthrolysis of interphalangeal joint 284
arthropathia neurotica 254
arthropathy of elbow 267
arthropathy of post-injury of rotator cuff 243
arthropathy of shoulder joint 242
arthroplasty 276, 298
arthroplasty of interphalangeal joint 284
arthroplasty of scapula 278
arthropod sting 370
arthroscopic ankle arthrodesis 277
arthroscopic ankle fusion 279
arthroscopic capsular plication of elbow 285
arthroscopic cartilage repair of ankle 277
arthroscopic cartilage repair of elbow 285
arthroscopic chondroplasty of ankle 277
arthroscopic chondroplasty of elbow 285
arthroscopic chondroplasty of hip 280
arthroscopic coracoid transposition 278
arthroscopic debridement of ankle 277

arthroscopic debridement of hip joint 280
arthroscopic debridement of shoulder 278
arthroscopic excision of cyst of shoulder 278
arthroscopic excision of lesion 316
arthroscopic excision of lesion of achilles tendon 277
arthroscopic excision of lesion of elbow 285
arthroscopic excision of lesion of hip joint 280
arthroscopic excision of lesion of interphalangeal joint 284
arthroscopic excision of lesion of shoulder 278
arthroscopic excision of wrist lesion 314
arthroscopic exploration of ankle 277
arthroscopic exploration of hip joint 280
arthroscopic exploration of shoulder 278
arthroscopic fixation of glenoid labrum 278
arthroscopic fixation of glenoid labrum of shoulder 278
arthroscopic fixation of long head of bicipital tendon 278
arthroscopic lesion excision 311, 315
arthroscopic ligament repair of ankle 277
arthroscopic ligament repair of elbow 285
arthroscopic lysis of gluteus contracture 276
arthroscopic microdiscectomy system 285
arthroscopic microfracture of ankle 277
arthroscopic microfracture of elbow 285
arthroscopic microsurgical resection of intervertebral disc 276
arthroscopic radiofrequency capsular shrinkage of shoulder 278
arthroscopic reconstruction of corococlavicular ligament 278
arthroscopic reconstruction of ligament of ankle 277
arthroscopic reconstruction of ligament of elbow 285
arthroscopic release of carpal tunnel 276
arthroscopic release of elbow 285
arthroscopic release of iliopsoas 280
arthroscopic release of shoulder 278
arthroscopic removal of loose body of ankle 277
arthroscopic removal of loose body of elbow joint 285
arthroscopic removal of loose body of hip 280
arthroscopic removal of loose body of shoulder 278
arthroscopic repair of acetabular labrum of hip 280
arthroscopic repair of glenoid labrum of shoulder 278
arthroscopic repair of rotator cuff 278
arthroscopic resection of osteophyte of ankle 277
arthroscopic resection of osteophyte of hip joint 280
arthroscopic subtalar joint arthrodesis 277
arthroscopic surgery for treatment of temporomandibular joint 56
arthroscopic synovectomy of ankle 277
arthroscopic synovectomy of elbow 285
arthroscopic synovectomy of hip joint 280
arthroscopic synovectomy of interphalangeal

joint 284
arthroscopic synovectomy of shoulder 278
arthroscopic trimming for femoroacetabular impingement 280
arthroscopic-assisted chondrocytes transplantation of ankle 277
arthroscopic-assisted chondrocytes transplantation of elbow 285
arthroscopic-assisted osteochondral allograft transplantation of ankle 277
arthroscopic-assisted osteochondral allograft transplantation of elbow 285
arthroscopic-assisted osteochondral autograft transplantation of ankle 277
arthroscopic-assisted osteochondral autograft transplantation of elbow 285
arthroscopic-assisted reduction and internal fixation of fracture of shoulder 278
arthroscopy 286
arthrotomy of elbow 285
articular capsulectomy 298
articular capsulitis 237
articular cartilage injury of ankle 238
articular surface fracture 237
articular surface fracture of distal humerus 234
artifact 128, 130
artificial abortion forcep curettage 334
artificial abortion vacuum aspiration 334
artificial airway 84
artificial anal sphincter implantation 171
artificial anal sphincter modification 171
artificial anal sphincter removal 171
artificial arteriovenous fistula occlusion 199
artificial arteriovenous fistula repair 137
artificial arteriovenous fistula stenosis 199
artificial arteriovenous fistula thrombosis 199
artificial blood vessel anastomotic stenosis 199
artificial blood vessel occlusion 199
artificial blood vessel rupture 199
artificial blood vessel thrombosis 199
artificial bone grafting in ulna bone 273
artificial bone grafting of hip 280
artificial bone grafting of radius 282
artificial cervical disc replacement 279
artificial cervical disc revision 279
artificial dermis graft 299
artificial disc replacement 283
artificial femoral head replacement 283
artificial finger joint replacement (carpometacarpal joint, metacarpophalangeal and interphalangeal joint) 283
artificial heart valve prosthesis sewn back operation 302
artificial heart valve resuture surgery 207
artificial insemination 334, 340
artificial insemination pregnancy 325
artificial iris diaphragm implantation 21
artificial lacrimal duct extraction 21
artificial material enophthalmos correction 21
artificial material implantation orbital reconstruction 21
artificial patch repair of atrial septal defect under direct vision 303
artificial phalangeal bone grafting 284

artificial pneumothorax 78
artificial prosthesis implantation of maxilla 57
artificial radial head replacement 283
artificial respiration 84, 191
artificial skin graft 283, 291
artificial skin grafting 35, 57
artificial trachea implant 191
artificial trachea (self/variants) reconstruction 191
artificial vaginoplasty 334
artificial vascular fistula aneurysm 135
artificial vascular fistula stenosis 135
artificial vascular fistulation 137
artificial vascular infection 135
artificial vascular replacement 191
artificial vascular thrombosis 135
artificial vertebral extraction 283
artificial vessel angiography 209
artificial wrist joint replacement 283
arytenoid dislocation 36
arytenoid subluxation 36
arytenoidectomy 36
Asberg side-effect rating scale for antidepressant 397
asbestos induced lung cancer 408
asbestos induced mesothelioma 408
asbestosis 78, 408
ascariasis 97, 368, 412
ascending aorta aneurysm 200
ascending aorta aneurysmal dilation 200
ascending aorta angiography 71
ascending aorta atherosclerosis 200
ascending aorta calcification 200
ascending aorta dilation 200
ascending aorta pseudoaneurysm 200
ascending aorta stenosis 200
ascending aorta ulcer 200
ascending aorta-abdominal artery artificial vessel bypass 207
ascending aorta-axillary artery artificial vessel bypass 207
ascending aorta-bilateral femoral artery artificial vessel bypass 207
ascending aorta-brachiocephalic artery artificial vessel bypass 207
ascending aorta-carotid artery artificial vessel bypass 207
ascending aorta-femoral artery artificial vessel bypass 207
ascending aorta-innominate artery artificial vessel bypass 207
ascending aorta-pulmonary artery shunt 207
ascending aorta-subclavian artery artificial vessel bypass 207
ascending aortic aortoplasty 207
ascending aortography, ascending aortic angiography 209
ascending colon injury 100, 164
ascending colon resection 172, 314
ascending colon-descending colon anastomosis 314
ascending colon-sigmoid colon anastomosis 314

ascending colon-transverse colon anastomosis 314
ascending colonic rupture repair 172
ascending myelitis 121
ascending transtentorial herniation 180
ascending vertebral venegraphy 283
ascending-descending colonic anastomosis 172
ascending-sigmoid colonic anastomosis 172
ascending-transverse colonic anastomosis 172
Ascher syndrome 362
ascites 360
ascites typical schistosomiasis 412
aseptic loosening after ankle joint replacement 252
aseptic loosening after elbow joint replacement 252
aseptic loosening after hip joint replacement 252
aseptic loosening after joint replacement 252
aseptic loosening of patellar component 227
aseptic meningitis 122, 355
aseptic necrosis of bone 258
aseptic necrosis of humeral head 234
aseptic necrosis of scaphoid 267
aseptic urethral syndrome 136
Asherman syndrome 322, 329
aspartylglucosaminuria 156
aspartylglycosaminuria 379
Asperger's syndrome 388
aspergilloma 75
aspergillosis 354, 376, 416
aspergillus pneumonia 416
asphyxiant gas poisoning 409
aspiration 189
aspiration lung abscess 79
aspiration of bartholin gland cyst 334
aspiration of breast 171
aspiration of scalp hematoma 186
aspiration of subungual abscess 169
aspiration pneumonia 79, 297, 355
aspiration pneumonitis due to anaesthesia in pregnancy 344
aspirin triad 23
aspirin-induced asthma 73
assertiveness training 397
assimilation of atlas 265
assist-control ventilation 83
assisted breech delivery 346, 348
assisted delivery of multiple pregnancy 338
assisted ventilation 83
associated pulmonary arterial hypertention 79
associating liver partition and portal vein ligation for staged hepatectomy, ALPPS 170
asteatosis 375
asthenic personality disorder 392
asthenopia 18
asthenospermia 213
asthenozoospermia 324
asthma 356
asthmatic bronchial pneumonia 356
asthmatic bronchopneumonia 73, 350
asthmatic pulmonary eosinophilia 79

astigmatic keratotomy 21
astigmatism 11
astigmatism against rule 9
astigmatism with rule 12
astroblastoma 180
astrocytic tumor 180
asymmetric hyperhidrosis 366
asymmetric periflexual exanthema of child-
  hood 365
asymmetrical nasal tip 24
asymmetrical tonic seizure 112
asymptomatic bacteriuria 215, 355
asymptomatic HIV carrier 380
asymptomatic hyperuricemia 150
asymptomatic hyponatremia 79
asymptomatic myocardial ischemia 68
asymptomatic neurosyphilis 122, 380
asymptomatic plague 417
ataxia 31, 234
ataxia syndrome 113
ataxia telangiectasia 113, 353
ataxia with cataract 113
ataxia with myoclonus dyssynergia 113
ataxia-hypogonadism-choroidal dystrophy
  syndrome 144
ataxic cerebral palsy 399
ataxic gait 234, 271
atelectasis 74, 351
atelomyelia 240
atelor achidia 241
atherosclerosis 64, 195
atherosclerosis encephalopathy 111
atherosclerosis of abdominal aorta 196
atherosclerosis of extremity with intermittent
  claudication 200
atherosclerosis of extremity with pain 200
atherosclerosis of extremity with ulcer 200
atherosclerotic cardiovascular disease 64
atherosclerotic gangrene of extremity 200
atherosclerotic renal artery stenosis (left/right/
  bilateral) 132
athetosis 121, 266, 401
athlete foot 265
athlete's heart syndrome 69
atlantoaxial dislocation 239
atlantoaxial fracture 239
atlantoaxial fusion 277
atlantoaxial laminar hook screw fixation 277
atlantoaxial rotary dislocation 239
atlantoaxial rotary subluxation 239
atlantoaxial spontaneous subluxation 239
atlantoaxial subluxation 239
atlantoaxial subluxation, AAS 239
atlantooccipital dislocation 239
atlantooccipital dislocation 239
atlantooccipital joint instability 239
atlas fracture 239
atlas hypoplasia 239
atlas transverse ligament injury 239
atmospheric hypoxia 73
atonic seizure 121, 180
atopic asthma 79
atopic dermatitis 379
atopic dermatitis (mild) 379

atopic dermatitis (moderate to severe) 379
atopic keratoconjunctivitis 13
atresia of anterior naris 27
atresia of bladder 212
atresia of cervix 328
atresia of external auditory canal 296
atresia of fallopian tube 325
atresia of posterior naris 26, 352
atresia of pulp cavity 49
atresia of ureter 215
atresia of urethra 212
atrial aneurysm 202
atrial appendage ligation 208
atrial arrhythmia 64
atrial cardioversion 71
atrial diploic surgery 208
atrial fibrillation with slow ventricular rate 65
atrial fibrillation 62, 68
atrial flutter 68
atrial folding 208
atrial hypertrophy 68
atrial incision and thrombus removal 208
atrial partial resection 191
atrial premature beat 61, 64
atrial septal defect 195, 351
atrial septal defect artificial patch repair under
  direct vision 208
atrial septal defect repair 302
atrial septal defect (ASD) enlargement proce-
  dure 205
atrial septal defect (ASD) repair procedure 205
atrial septal defect (ASD) repair with tissue
  patch 205
atrial septal defect (coronary sinus) 195
atrial septal defect (patent foramen ovale) 195
atrial septal defect (secundum) 195
atrial septal defect (single atrium) 195
atrial septal defect (sinus venosus) 195
atrial septal defect (type I) 64
atrial septal defect (type II) 64
atrial septal perforation 64
atrial septum opening 205
atrial switch operation 303
atrial switch procedure 208
atrial tachycardia 64
atrial thrombus 202
atrioseptomy 302
atrioventricular block 64, 351
atrioventricular block Mobitz type I 67
atrioventricular block Mobitz type II 67
atrioventricular block, first degree 69
atrioventricular block, second degree, type I
  64
atrioventricular block, second degree, type II
  64
atrioventricular block, third degree 63
atrioventricular junctional escape beat 64
atrioventricular junctional premature beat 64
atrioventricular junctional rhythm 64
atrioventricular nodal reentrant tachycardia,
  AVNRT 64
atrioventricular reentrant tachycardia, AVRT 64
atrioventricular valve 195
atrioventricular valve incompetence 195

atrophia cutis senilis 371
atrophic (dry) age-related macular degenera-
  tion 13
atrophia maculosa 363
atrophic glossitis 50
atrophic laryngitis 29
atrophic nonunion 257
atrophic pharyngitis 29
atrophic rhinitis 29, 79
atrophic scar 297
atrophic vaginitis 326
atrophie noire 368
atrophy 385
atrophy of breast 164
atrophy of endometrium 329
atrophy of external genitalia 215
atrophy of eyeball 16
atrophy of gallbladder 94
atrophy of salivary gland 29
atrophy of testis 211
atrophy of thyroid 146
atrophy of tongue papillae 48
atrophy of uterus, acquired 323
atrophy of vulva 326
atropism poisoning 404
attachment disorder 394
attention deficit/hyperkinetic disorder 394
attention to colostomy 98
attention to ileostomy 97
attic cholesteatoma 28
atticitis 28
atticotomy 36
atypical anorexia nervosa 389
atypical atrial flutter 63
atypical autism 389, 399
atypical bulimia nervosa 389
atypical cartilaginous tumor 231
atypical cellular blue nevus 364
atypical choroid plexus papilloma 177
atypical chronic myelogenous leukemia 158
atypical chronic myelogenous leukemia, BCR/
  ABL negative 158
atypical fibroxanthoma 227, 366
atypical hyperplasia of esophageal mucosa 101
atypical hyperplasia of vocal cord squamous
  epithelium 28
atypical lipomatous tumor 231
atypical measles 418
atypical measles syndrome 366
atypical melanoma cell proliferation 227
atypical membranous nephropathy 132
atypical meningioma 177
atypical mycobacterial infection 231
atypical mycobacteriosis 411
atypical mycobacterium skin disease 366
atypical pneumonia 74, 351
atypical polypoid dermatofibroma 366
atypical teratoid/rhabdoid tumor 177
auditory brainstem response 37
auditory evoked potential, AEP 130
auditory hallucination 395
auditory multiple-frenquency steady state
  evoked response, ASSR 37
auditory neuropathy spectrum disorder, ANSD 28

augmentation genioplasty 290
augmentation genioplasty with silicone implantation 56
augmentation genioplasty with silicone prostheses 290
augmentation mammoplasty by autologous fat grafting 292
augmentation mammoplasty through endoscope 291
augmentation mammoplasty with prothesis 290
augmentation mentoplasty 56
augmentation rhinoplasty with artificial prosthesis implantation 56
augmentation rhinoplasty with auricular cartilage transplantation 56
augmentation rhinoplasty with autogenous nasal cartilage grafting 56
augmentation rhinoplasty with autologous costal cartilage grafting 290
augmentation rhinoplasty with autologous iliac bone grafting 290
augmentation rhinoplasty with autologous nasal cartilage grafting 290
augmentation rhinoplasty with autologous skull external lamina grafting 290
augmentation rhinoplasty with autologous thyroid cartilage grafting 290
augmentation rhinoplasty with autologous tissue grafting 290
augmentation rhinoplasty with ear cartilage grafting 290
augmentation rhinoplasty with prosthesis insertion 290
aura continua 110
aural fullness 31
aural myiasis 366, 411
auricle lesion cauterization 387
auricle lesion cryotherapy 387
auricle lesion excochleation 387
auricle lesion resection 387
auricle lesion resection, amputation of external ear 387
auricle resection 385
auricular aspergillosis 411
auricular burn 294
auricular defect 294
auricular keloids 287
auricular melanocytic naevus 287
auricular tophus 231
auricular vascular malformations 287
Austin Flint murmur 70
Austin Moore arthroplasty 271
Australian encephalitis 410
autism diagnostic interview scale 398
autism spectrum disorder 390
auto-continuous positive airway pressure 85
auto-epidermis and variant dermis graft 300
autoerotic asphyxiation 396
autoflow 85
autogenous arteriovenous fistula repair 137
autogenous arteriovenous fistulation 137
autogenous bone graft 285
autogenous bone graft of mandible 58

autogenous bone graft of maxilla 57
autogenous bone graft to mandible 292
autogenous bone grafting for enophthalmos correction 21
autogenous bone grafting to maxilla 291
autogenous cancellous bone 285
autogenous cancellous bone graft 285
autogenous cortical bone graft 285
autogenous graft 161
autogenous iliac bone graft 282
autogenous lip gland 54
autograft 285
autoimmune annular erythema 385
autoimmune associated encephalopathy 127
autoimmune cirrhosis 106
autoimmune deafness 31
autoimmune disease 268
autoimmune epinephritis 153
autoimmune estrogen dermatitis 385
autoimmune hemolytic anemia, AIHA 161
autoimmune hepatitis 106
autoimmune hypoparathyroidism 153
autoimmune pancreatitis 106
autoimmune pericarditis 70
autoimmune polyendocrine gland syndrome, type I (APS- I) 153
autoimmune polyendocrine gland syndrome, type II (APS- II), Schmidt syndrome 153
autoimmune polyendocrine gland syndrome (type III) 153
autoimmune polyendocrine gland syndrome (type IV) 153
autoimmune polyglandular failure 153
autoimmune polyglandular syndrome 385
autoimmune progesterone dermatitis 385
autoimmune thrombocytopenic purpura 161
autoimmune thyroiditis 153
autoimmune-related eye disease 18
autologous bone marrow transplantation 161
autologous chondrocyte transplantation 285
autologous hematopoietic stem cell transplantation 161
autologous peripheral blood stem cell transplantation 161
autologous root implant 58
autologous serum endogenous allergen test 387
autologous skin graft failure 409
autologous stem cell transplantation 161
autologous transplantation of parathyroid 37
autologous transplantation of thyroid gland 34
automated percutaneous lumber diskectomy, APLD 279
automated perimetry 22
automated peritoneal dialysis 137
automatic atrial tachycardia (AAT) 70
automatic implantable cardioverter defibrillator implantation 209
automatic tube compensation 85
automatism 394
autonephrectomy 214
autonomic bladder 127
autonomic nerve hyperarousal with hypervigilance 395

autonomic nervous system benign tumor 127
autonomic nervous system disorder 127
autonomic nervous system dysfunction 127, 402
autonomic neurogenic bladder 402
autonomous ovarian follicular cyst 153
autonomous trigger 85
autophonia 32
autorefractomer 22
autos and variant skin graft 300
autoscopy 397
autosensitization eczema 385
autosomal dominant cerebellar ataxia, deafness and relapsing sleep disease 110
autosomal dominant epilepsy with auditory feature, ADEAF 110
autosomal dominant hereditary ataxia 110
autosomal dominant hyperinsulinism due to SUR1 deficiency 141
autosomal dominant hyperparathyroidism 141
autosomal dominant hypophosphatemic osteomalacia 141
autosomal dominant hypophosphatemic rickets 141
autosomal dominant metastatic keratosis 364
autosomal dominant nocturnal frontal lobe epilepsy, ADNFLE 110
autosomal dominant osteopetrosis 141
autosomal dominant polycystic kidney disease 132
autosomal dominant polycystic kidney disease, ADPKD 110
autosomal dominant prion protein disease 110
autosomal dominant retinal vasculopathy with cerebral leukodystrophy 110
autosomal dominant sleep onset disease of obesity and type 2 diabetes 110
autosomal recessive hereditary ataxia 110
autosomal recessive hereditary deafness 24
autosomal recessive hyperinsulinism due to Kir6.2 deficiency 142
autosomal recessive hyperinsulinism due to SUR1 deficiency 142
autosomal recessive hypophosphatemic rickets 142
autosomal recessive osteopetrosis 142
autosomal recessive polycystic kidney disease 132
autotransplant of submandibular gland 58
autotransplantation of cells of islet of Langerhans 170
autotransplantation of tooth 58
avascular necrosis 251, 282
avascular necrosis of scaphoid 257
Avellis syndrome 126
average reference electrode 130
aversion therapy 397
aviation sickness 405
avulsion fracture 255
avulsion fracture of anterior inferior iliac spine 250
avulsion fracture of anterior superior iliac

spine 250
avulsion fracture of intercondyloid spine of knee 258
avulsion fracture of ischial tuberosity 269
avulsion fracture of lesser trochanter 229
avulsion fracture of patella 227
avulsion fracture of pelvis 236
avulsion fracture of the glenoid lip 237
avulsion injury of axilla 297
avulsion injury of buccal tissue 43
avulsion injury of calf 261
avulsion injury of dorsum and waist 297
avulsion injury of face and neck 295
avulsion injury of forearm 250
avulsion injury of hand 296
avulsion injury of lower extremity 288
avulsion injury of multiple regions 294
avulsion injury of perineum 294
avulsion injury of skin 250, 270
avulsion injury of soft tissue of foot 269
avulsion injury of thigh 229
avulsion injury of trunk 296
avulsion injury of upper arm 288
avulsion injury of upper limb 254
avulsion of eye 16
avulsion of ophthalmic branch of trigeminal nerve 186
avulsion of penis 216
avulsion of tibial eminence 246
avulsion of trigeminal nerve 186
avulsion of trochlear nerve 182
awake 129
awakening insufficiency syndrome 115
Axenfeld-Rieger syndrome 1
axial compression flexion injury 267
axial compression injury 267
axial myopia 18
axial pattern skin flap 300
axial rotation of kidney 214
axillary abscess 359
axillary acute lymphadenitis 359
axillary artery aneurysm 203
axillary artery dissection 203
axillary artery injury 203, 264
axillary benign tumor 289
axillary contracture 297
axillary granular parakeratosis 382
axillary lipomatosis 151
axillary malignant tumor 80
axillary nerve injury 124, 264
axillary sweat gland resection 387
axillary ulcers (benign) 289
axillary vein injury 203
axillary vein thrombosis 203
axis flap plasty 387
axonal peroneal muscle atrophy 126
axonotmesis 131
azoospermatism infertility 324
azoospermia 215
azotemia 293
azure lunulae 379
azygos vein closure 169
azygos vein injury 188

azygos vein ligation 169, 190
azygos vein occlusion 71

B

B group hyperlipidemia 154
B lymphoblastic leukaemia/lymphoma with t (1 ; 19) (q23 ; p13.3); E2A-PBX1 (TCF3-PBX1) 157
B lymphoblastic leukaemia/lymphoma with t (12 ; 21) (p13 ; q22); TEL-AML1 (ETV6-RUNX1) 157
B lymphoblastic leukemia/lymphoma with hyperdiploidy 157
B lymphoblastic leukemia/lymphoma with hypodiploidy 157
B lymphoblastic leukemia/lymphoma with recurrent genetic abnormality 157
B lymphoblastic leukemia/lymphoma with t (5 ; 14) (q31 ; q32); IL3-IGH 157
B lymphoblastic leukemia/lymphoma with t (9 ; 22) (q34 ; q11.2); BCR-ABL1 157
B lymphoblastic leukemia/lymphoma with t (v; 11q23); MLL rearranged 157
B Saint Philip syndrome 141
B type first use syndrome 132
B virus disease 362
B-cell lymphoma, unclassifiable, with features intermediate between DLBCL and Burkitt lymphoma 159
B-cell prolymphocytic leukemia 157
B-lymphoblastic leukemia/lymphoma 157
B-Lynch suture 348
B-mode ultrasonography 361
B₂-microglobulin 161
babesiasis 410
Babinski sign 225, 269
baby bronchitis 80
baby hemiplegia 402
bacillary angiomatosis 367
bacillary dysentery 417
bacillary dysentery due to shigella boydii 410
bacillary dysentery due to Shigella flexneri 95, 412
bacillary dysentery due to shigella sonnei 417
bacillary dysentery due to shigella dysenteriae 418
bacillus cereus food-poisoning 99
bacillus parapertussis whooping cough 75
bacillus proteus septicemia 410
bacillus subtilis septicemia 353, 414
back abscess 363
back cellulitis 163
back fasciitis 263
back firing 129
back frostbite 404
back frostbite with tissue necrosis 404
back infective sinus 363
back injury 226
back lipomatosis 141
back pain 262
back scar 293
back scattering 319

back scattering factor, BSF 319
back soft tissue injury 226
backache 226
background activity 127
background diabetic retinopathy 2
background retinopathy and retinal vascular change 2
backup ventilation 84
backward congenital skeletal syphilis 256
bacteremia 77, 163, 295, 413
bacterial bronchopneumonia 79, 355
bacterial colitis 103
bacterial conjunctivitis 13
bacterial corneal ulcer 13
bacterial cystitis 215
bacterial diarrhea 417
bacterial endocarditis 68, 355, 417
bacterial enteritis 103, 417
bacterial folliculitis 380
bacterial food poisoning 103, 417
bacterial intracranial aneurysm 180
bacterial keratitis 13
bacterial liver abscess 417
bacterial meningitis 122, 355, 417
bacterial myocarditis 355, 417
bacterial myositis 122
bacterial pericarditis 68
bacterial peritonitis 103, 355
bacterial pneumonia 79, 355, 417
bacterial prostatitis 215
bacterial pyelonephritis 215
bacterial septicemia 417
bacterial synergetic gangrene 380
bacterial urethritis 215
bacterial vaginal disease examination 336
bacterial vaginosis 326, 380
bacterial vaginosis in pregnancy 344
bacteriosis 417
bacterium burgeri encephalitis 110
bacterium burgeri polyradiculoneuropathy 110
badenoch urethroplasty 223
bagassosis 81
Bagex syndrome 363
balance test 403
balance training 403
balanced occlusion 59
balancing side 59
balanitis and balanoposthitis 216
balanitis plasma cellularis 370
balanitis xerotica obliterans 363
balanoposthitis 363
balantidiasis 104
balantidiasis coli 413
balloon cell melanoma 376
balloon cell nevus 376
balloon dilatation of pulmonary artery 71, 206
balloon dilatation of pulmonary artery branch 71
balloon dilation for common bile duct 166
balloon dilation of eustachian tube 36
balloon-assisted embolization of intracranial aneurysm 184
balneotherapy 387

bamboo form spine 268
bamboo fracture 268
bancroftian filariasis 410
band lysis of forearm 282
band-shaped degeneration of cornea 6
band-shaped keratopathy 3
Bankart injury 225
Banti's syndrome 91
barbiturate addiction 388
barbiturates drug reaction 404
barbiturates poisoning 404
barking cough 419
barotrauma 407
Barre-Lieou syndrome 113
barrel chest 82
Barres test 225, 269
Barrett esophagus 91
Bartholin cyst 288, 325, 376
Bartholin cyst in pregnancy 344
Bartholin-Patau syndrome 362
Bartholin's gland resection 313
Bartholinian abscess in pregnancy 344
Bartholinitis 325, 376
Barton fracture 226
bartonellosis 363, 410
Bartter syndrome 132, 141
basal artery dissection 114
basal artery malformation 114
basal artery plaque 129
basal brain aneurysm 119
basal cell adenocarcinoma 43
basal cell adenoma 43
basal cell carcinoma 43, 240, 294, 369
basal cell carcinoma of eyelid 15
basal cell carcinoma of penis 216
basal cell type of ameloblastoma 43
basal ganglia abscess 114
basal ganglia cerebral infarction 114
basal ganglia hemorrhage 114
basal ganglia lesion 114
basal ganglia malignant tumor 304
basal ganglion aphasia 399
basal lung capacity 87
basal lung volume 87
basal metabolic rate 301
basalioma 369
basaloid carcinoma of penis 289
basaloid follicular hamartoma 369
base excess 87
base of anterior cranial fossa malignant tumor 306
base-out prism test 22
baseball elbow 226
basilar arterial stenosis 114
basilar arterial thrombosis 114
basilar artery aneurysm 114, 177
basilar artery aneurysm rupture 114
basilar artery apex aneurysm 177
basilar artery dissection 177
basilar artery occlusion 114
basilar artery occlusion and stenosis without cerebral infarction 114
basilar migraine 114
basilar-vertebral artery junction aneurysm 181

basophilic adenoma 149
basosquamous cell carcinoma 369
Bastian's law 226, 269
Batista surgery for ventricular volume reduction 208
battered child syndrome 396
battledore placenta 340
Bazex syndrome 363
beam limiting device 320
beating ear pain when mouth chewing 32
Beau lines 364
Beck anxiety inventory 398
Beck depression inventory 398
Becker muscular dystrophy 110
Beckwith-Wiedemann syndrome 363
Beckwith-Wiedemann syndrome (exomphalos macroglossia gigantism syndrome) 226
bedbug bite 364
bedside hemodiafiltration 137
bedside hemofiltration 137
beetle dermatitis 369
Beevor test 225, 269
behavior therapy 397
behavioural and emotional disorder with onset usually occurring in childhood and adolescence 393
behavioural audiometry 38
Behcet disease kidney injury 132
Behcet syndrome 226
Behcet's disease 109, 110, 322, 363
Behcet's disease-related optic neuritis 2
belching 91, 106
Bell's sign 31
Bell's palsy, facial palsy 109
belle indifference 396
Benaroch fusion 271
Bence Jones proteinuria 138
Bender visual motor gestalt test 398
bending radiograph 286
bending test 256, 270
Benedikt syndrome 110
benign acoustic nerve tumor 180
benign angioendothelioma 198
benign atrial tumor 202
benign brain tumor 179
benign breast maldevelopment 287
benign breast tumor 164
benign cauda equina and conus medullaris tumor 178
benign cementoblastoma 45
benign cephalic histiocytosis 371
benign cerebellar tumor 180
benign cerebral tumor 176
benign childhood epilepsy with centrotemporal spike 110
benign convulsion 353
benign cranio-orbital communicating tumor 178
benign craniopharyngioma 147
benign endometrial hyperplasia 329
benign essential tremor 117
benign familial chronic pemphigus 371
benign familial infantile epilepsy 117
benign familial neonatal convulsion 353
benign familial neonatal epilepsy 117

benign fibrous histiocytoma of bone/non-ossifying fibroma 236
benign fourth ventricular tumor 176
benign frontal tumor 177
benign gastrointestinal stromal tumor 248
benign hereditary chorea 117
benign hyperkeratosis of tongue 48
benign hypertension 67
benign infantile myoclonic epilepsy 117
benign infantile seizure (non-familial) 117
benign infratentorial tumor 179
benign intracranial hypertension 117
benign intracranial tumor 178
benign intradural and epidural tumor 181
benign intrathoracic tumor 80
benign lipoblastoma 371
benign lipomatous tumor 45
benign lymphadenosis of mucosa 46
benign lymphoepithelial lesion 45
benign lymphoepithelial lesion of salivary gland 49
benign meningeal tumor 179, 181
benign monomelic amyotrophy 117
benign myalgic encephalomyelitis 117
benign neonatal convulsion 117, 353
benign neoplasm in puerperium 337
benign neoplasm of branchial cleft 306
benign neoplasm of bronchus and lung 307
benign neoplasm of connective tissue of ear 41
benign neoplasm of connective tissue of head and face 28
benign neoplasm of connective tissue of parapharyngeal space 53
benign neoplasm of connective tissue of toe 267
benign neoplasm of dorsal aspect of wrist 256
benign neoplasm of fallopian tube 325
benign neoplasm of inner surface of lip 40
benign neoplasm of long bone of upper limb 253
benign neoplasm of maxillary bone 28
benign neoplasm of maxillofacial bone 42
benign neoplasm of median nerve 266
benign neoplasm of palate 41
benign neoplasm of paraurethral gland 305
benign neoplasm of parotid 27
benign neoplasm of radial nerve 252
benign neoplasm of retina 12
benign neoplasm of retromolar area 46
benign neoplasm of scalp 49
benign neoplasm of scapula and long bone of upper limb 243
benign neoplasm of sciatic nerve 269
benign neoplasm of short bone of upper limb 253
benign neoplasm of skin of nose 39
benign neoplasm of skin of shoulder 243
benign neoplasm of soft tissue (uncertain type) 253
benign neoplasm of tendon sheath 243
benign neoplasm of upper limb joint 253
benign neoplasm of urinary bladder 306
benign neoplasm of urinary system 305
benign notochordal cell tumor 248
benign occipital tumor 181
benign occupying lesion of transverse colon 97

benign osteoma of scapula 243
benign parasellar tumor 176
benign parietal bone tumor 177
benign parietal tumor 177
benign phosphaturic mesenchymal tumor 233
benign pineal gland tumor 180
benign recurrent meningitis 117
benign renal arteriosclerosis 134
benign renal pelvis tumor 306
benign renal tumor 214, 306
benign skin tumor of finger 289
benign skin tumor of upper extremity 288
benign soft tissue tumor of abdominal wall 287
benign soft tissue tumor of chest wall 289
benign soft tissue tumor of lower extremity
　(including hip) 288
benign soft tissue tumor of pelvis 287
benign soft tissue tumor of trunk 288
benign soft tissue tumor of upper extremity
　(including shoulder) 288
benign spinal epidural tumor 181
benign spinal nerve tumor 177
benign spinal subdural tumor 181
benign supratentorial tumor 179
benign symmetrical lipomatosis 371
benign temporal tumor 179
benign triton tumor 248
benign tumor adjacent to the main bronchus
　81
benign tumor in ascending colon 100
benign tumor of abdominal cavity 95
benign tumor of abducens nerve 13
benign tumor of acetabulum 248
benign tumor of adrenal gland 148
benign tumor of ampulla 97
benign tumor of anal canal 96
benign tumor of ankle and foot 238
benign tumor of anus 96
benign tumor of bile duct 93
benign tumor of bladder 305
benign tumor of bone 236
benign tumor of breast skin 164
benign tumor of broad ligament 323
benign tumor of buccal mucosa 26, 43
benign tumor of cardia 91
benign tumor of carotid body 198
benign tumor of cecum 99
benign tumor of cervical plexus 287
benign tumor of cervical vertebrae and adnexa
　245
benign tumor of cervical vertebral appendix 245
benign tumor of cervical vertebral body 245
benign tumor of cervix 328
benign tumor of cheek 26
benign tumor of ciliary body 7
benign tumor of clavicle 255
benign tumor of colon 98
benign tumor of corpus uteri 323, 329
benign tumor of dacryocyst 8
benign tumor of descending colon 98
benign tumor of distal femur 235
benign tumor of distal fibula 231
benign tumor of distal fibular 232
benign tumor of distal humerus 234

benign tumor of distal radius 251
benign tumor of distal tibia 246
benign tumor of distal ulna 228
benign tumor of duodenum 100
benign tumor of elbow 267
benign tumor of endocardium 202
benign tumor of epicardium 202
benign tumor of esophagus 101
benign tumor of extrahepatic bile duct 96
benign tumor of eye 16
benign tumor of eyeball posterior 307
benign tumor of eyelid 15
benign tumor of eyelid, including canthus 15
benign tumor of facial bone 46
benign tumor of female genital organ 324
benign tumor of femoral head 235
benign tumor of femoral neck 235
benign tumor of femoral shaft 235
benign tumor of femur 235
benign tumor of floor of mouth 44
benign tumor of frontal bone 177
benign tumor of gallbladder 94
benign tumor of gingiva 304
benign tumor of head and neck 49
benign tumor of heart 306
benign tumor of hepatic flexure of colon 98
benign tumor of hip joint 247
benign tumor of humeral shaft 234
benign tumor of humerus 234
benign tumor of hypopharynx 29
benign tumor of ileocecal valve 97
benign tumor of ileum 97
benign tumor of ilium 250
benign tumor of infratemporal fossa connec-
　tive tissue 305
benign tumor of internal urethral orifice 212
benign tumor of intrahepatic bile duct 96
benign tumor of ischium 269
benign tumor of knee 258
benign tumor of labial mucosa 40
benign tumor of labium 327
benign tumor of lacrimal duct 8
benign tumor of lacrimal gland 8
benign tumor of lacrimal gland and lacrimal
　duct 8
benign tumor of large vessel 194
benign tumor of lingual tonsil 48
benign tumor of liver 95
benign tumor of lumbar vertebrae 264
benign tumor of lumbar vertebrae and uterine
　appendages 264
benign tumor of lumbar vertebral appendix
　263
benign tumor of lung 74
benign tumor of major salivary gland 40
benign tumor of mastoid process 47
benign tumor of maxilla 48
benign tumor of mesentery 93
benign tumor of muscle 287
benign tumor of myocardium 202
benign tumor of nasal cavity 23
benign tumor of nasal septum 24
benign tumor of occipital bone 30, 181
benign tumor of oculomotor nerve 3

benign tumor of omentum 102
benign tumor of optic disc 306
benign tumor of oropharynx 45
benign tumor of ovary 324
benign tumor of pancreas 105
benign tumor of para-abdominal aorta 95
benign tumor of parathyroid gland 145
benign tumor of parovarian cyst 323
benign tumor of patella 227
benign tumor of pelvis 236
benign tumor of pericardium 202
benign tumor of peritoneum 95
benign tumor of phalanx 266, 267
benign tumor of pharynx 30
benign tumor of placenta 326
benign tumor of pleural 80
benign tumor of proximal femur 235
benign tumor of proximal fibula 232
benign tumor of proximal radius 251
benign tumor of proximal tibia 246
benign tumor of proximal ulna 228
benign tumor of pterygopalatine fossa 307
benign tumor of pubis 269
benign tumor of pyriform fossa 305
benign tumor of radial shaft 251
benign tumor of radius 251
benign tumor of rectosigmoid junction 105
benign tumor of rectum 105
benign tumor of retroperitoneum 95
benign tumor of rib 77, 248
benign tumor of round ligament 327
benign tumor of sacrum and coccyx 229
benign tumor of salivary gland 29
benign tumor of scalp and neck skin 306
benign tumor of scapula 243
benign tumor of shoulder joint 242
benign tumor of sigmoid colon 105
benign tumor of skull 27, 45, 178
benign tumor of splenic flexure of colon 98
benign tumor of sternum 262
benign tumor of stomach 102
benign tumor of substernal thyroid 151
benign tumor of synovial membrane 287
benign tumor of temporal bone 46, 179
benign tumor of the peripheral nerves and
　autonomic nervous system 126
benign tumor of the proximal humerus 234
benign tumor of thoracic vertebrae 262
benign tumor of thoracic vertebral appendix
　262
benign tumor of thoracic vertebral body 263
benign tumor of thyroglossal duct 145
benign tumor of thyroid gland 145
benign tumor of tibia 246
benign tumor of tibial shaft 245
benign tumor of tonsil 24
benign tumor of transverse colon 97
benign tumor of ulna 228
benign tumor of ulnar shaft 228
benign tumor of upper extremity and shoulder
　288
benign tumor of ureteral orifice 215
benign tumor of urethra, BTU 305
benign tumor of uterine ligament 329

benign tumor of uterine parametrium 323
benign tumor of uterus 329
benign tumor of uvula 30
benign tumor of vagina 327
benign tumor of vermilion border 40
benign tumor of vocal cord 28
benign tumor of vulva 326
benign tumor of wrist and hand 256
benign tumor of wrist bone 256
benign unconjugated bilirubinemia syndrome 99
benign ureteral neoplasm 306
benign brainstem tumor 179
benign cranial nerve tumor 179
benign intraventricular tumor 179
benign pons tumor 179
benign sagittal sinus tumor 180
Bennette fracture 226
Bentall procedure 205
Benton visual retention test 398
benzene and its compound poisoning 404
benzene poisoning 404
benzene toxic effect 61
benzene-induced leukemia 404
benzidine-induced bladder cancer 406
benzine poisoning 408
beriberi 146, 413
beriberi polyneuritis 115
berry poisoning 406
berylliosis 407
beryllium and its compound poisoning 407
beryllium disease 407
beryllium granuloma 375
beryllium lung disease 78
bestiality 396
beta coma 127
beta receptor hypersensitivity syndrome 109
beta rhythm 127
Bexmepeb sign 269, 271
bezoar obstruction 102
bicarbonate 88
bicarbonate buffer base 88
biceps femoris tendon lengthening 275
biceps reflex 233, 270
bicipital tendinitis 231
bicipital tendinitis(long head) 233
Bickerstaff's encephalitis 109
biconvex indirect lens 22
bicornuate uterus 326
bicuspid aortic valve 70, 195
bicuspidization 55
bidirectional anastomosis of vena cava-pulmonary artery 207
bidirectional ventricular tachycardia 67
Bielschowsky sign 22
bifacetal dislocation 255
bifascicular block 67, 354
bifid epiglottis 31
bifid nose 23
bifid pelvis 210
bifid rib-basal cell nevus-jaw cyst syndrome 45
bifid tip 28
bifid ureter 210

bifid uvula 32
bifilar needle recording electrode 130
bifrontal decompression 186
bifurcation of urination 216
bifurcation segment of internal carotid artery aneurysm 178
bigeminy 70
bilateral) immediate breast reconstruction with double-lumen implants after modified radical mastectomy 172
(bilateral) immediate breast reconstruction with gluteal artery perforator(GAP) flap after modified radical mastectomy 172
(bilateral) immediate breast reconstruction with inferior epigastric artery 172
(bilateral) immediate breast reconstruction with single-lumen implant after modified radical mastectomy 172
(bilateral) immediate breast reconstruction with superficial inferior epigastric artery (SIEA) flap after modified radical mastectomy 172
(bilateral) immediate breast reconstruction with transverse rectus abdominis myocutaneous (TRAM) flap after modified radical mastectomy 172
bilateral injection into breast for augmentation 172
bilateral autologous fat transplantation after mastectomy 174
bilateral autologous fat transplantation of defection 174
bilateral bidirectional vena cava-pulmonary artery anastomosis 207
bilateral breast and regional lymph node ultrasound 174
bilateral breast implant after mastectomy 172
bilateral breast prosthesis implantation 172
bilateral breast reduction 172
bilateral cerebral artery occlusion 121
bilateral cerebral artery stenosis 121
bilateral cleft lip 49
bilateral complete alveolar cleft 49
bilateral complete cleft of palate associated with cleft lip and alveolus 49
bilateral complete cleft palates 28
bilateral congenital absence of lower limb 255
bilateral congenital absence of upper limb 255
bilateral coronal synostosis 49
bilateral cryptorchiectomy 223
bilateral direct inguinal hernia 102
bilateral direct inguinal hernia hernioplasty 302
bilateral direct inguinal hernia with gangrene 102
bilateral direct inguinal hernia with obstruction 102
bilateral extended radical mastectomy 172
bilateral fallopian tubes obstruction 326
bilateral femoral hernia 102
bilateral femoral hernia with gangrene 102
bilateral high frequency mammography 174
bilateral hip osteoarthritis 255

bilateral hydrosalpinx 326
bilateral incomplete alveolar cleft 49
bilateral incomplete laryngeal paralysis 28
bilateral incomplete vocal cord paralysis 28
bilateral inguinal hernia 101
bilateral inguinal hernia hernioplasty 302
bilateral inguinal hernia repair 302
bilateral inguinal hernia sac high ligation 302
bilateral inguinal hernia with gangrene 102
bilateral inguinal hernia with obstruction 101
bilateral knee osteoarthritis 255
bilateral laparoscopic repair of inguinal hernia 302
bilateral mastectomy 172
bilateral microform alveolar cleft 49
bilateral mixed cleft lip 49
bilateral modified radical mastectomy 172
bilateral modified uchida operation 334
bilateral multiple fractures of extremities 255
bilateral nephrectomy 223, 314
bilateral oblique facial cleft 49
bilateral oblique hernia-direct inguinal hernia hernioplasty 302
bilateral oblique inguinal hernia 102
bilateral oblique inguinal hernia with gangrene 102
bilateral oblique inguinal hernia with obstruction 102
bilateral occlusion balance 59
bilateral oophorectomy 314, 334
bilateral orchiectomy 223
bilateral part cleft of hard palate 49
bilateral radical cervical lymph node dissection 191
bilateral radical cervical lymph nodes dissection 36
bilateral radical dissection of neck lymph node 57
bilateral radical mastectomy 172
bilateral radical neck dissection(RND) 172
bilateral radical resection of testis 314
bilateral renal agenesis 354
bilateral salpingectomy 334
bilateral salpingo-oophorectomy 314, 334
bilateral spastic cerebral palsy 401
bilateral subcutaneous mastectomy 172
bilateral subcutaneous mastectomy with immediate prosthesis implantation 172
bilateral testicular and epididymis resection 314
bilateral testis radical resection 223
bilateral testis-epididymis resection 223
bilateral transverse facial cleft 49
bilateral tubal compression 334
bilateral tubal ligation 334
bilateral tubal ligation and amputation 334
bilateral tubal ligation and compression 334
bilateral tubal silicone ring sterilization 334
bilateral tube-plugged surgery 334
bilateral tubectomy 334
bilateral vulvectomy 314, 334, 387
bilateral wrist osteoarthritis 255
bile duct exploration 166, 308

bile duct incision and exploration 308
bile duct injury 93, 163
bile duct prosthetic device removal 107
bile duct stenting through T-tube 107
bile duct tumor 93
bile pleuritis 73
bile reflux gastritis 411
bileduct injury during operation 404
bilevel positive airway pressure, BiPAP 302
biliary anastomosis 308
biliary ascariasis 93, 411
biliary atresia 93, 351
biliary cirrhosis 94
biliary drainage 166
biliary giardiasis 411
biliary pancreatitis 94
biliary peritonitis 94
biliary regurgitation 94
biliary stent implantation 308
biliary stent implantation via T tube 311
biliary stent placement 166
biliary stent placement via T-tube 170
biliary tract exploration 166
bilirubin acatharsia 93
bilirubin encephalopathy 111
bilobate scrotum 215
bilobate skin flap 300
bimanual examination 336
bimaxillary dentoalveolar protrusion 48
bimaxillary osteotomy 57
bimaxillary protrusion 48, 49
bimaxillary retrognathism 49
Binet Simon Scale of Intelligence 398
binge drinking 396
binge eating 395
binocular horizontal gaze paralysis combined with progressive scoliosis 12
binocular horizontal vertical rectus retraction shortening surgery 21
binocular indirect ophthalmoscope 22
binocular vision inhibition 12
Binswanger disease 119
biochemical pregnancy 345
biofeedback therapy 172, 299, 403
biological great omentum grafting 172
biological osteosynthesis 283
biological tricuspid valve replacement 207
biological valve function loss 200
biological valve implantation for aortic valve through the apex 207
biologically effective dose, BED 320
biomechanical damage 254
bioprosthetic aortic valve replacement 303
bioprosthetic mitral valve replacement 302
bioprosthetic pulmonary valve replacement 302
bioprosthetic tricuspid valve replacement 302
biopsy 277
biopsy in gastroscope or duodenoscope 107
biopsy of abdominal lesion 316
biopsy of abdominal wall 174, 290, 316
biopsy of ankle joint 277
biopsy of bladder 317
biopsy of blood vessel 38, 317

biopsy of brain 184
biopsy of brain under direct vision 187
biopsy of calcaneus 286
biopsy of cerebral dura mater under direct vision 187
biopsy of cervix 336
biopsy of chest wall 315
biopsy of cranial nerve under direct vision 187
biopsy of diaphragm 190
biopsy of elbow 286
biopsy of facial bone 56
biopsy of femur 317
biopsy of fibula 316
biopsy of humerus 275, 317
biopsy of interphalangeal joint 284, 286
biopsy of intestine under direct vision 175
biopsy of intra-abdominal lesion 316
biopsy of laryngopharyngeal mass under fibronasopharyngeal laryngoscope 37
biopsy of lung 316
biopsy of lymph node 56, 317
biopsy of lymph nodes 290
biopsy of mesentery 316
biopsy of metacarpal 286
biopsy of nasal sinus tissue 37
biopsy of nasopharyngeal mass under fibronasopharyngeal laryngoscope 37
biopsy of nasopharynx 316
biopsy of nerve under direct vision 286
biopsy of omentum 175, 317
biopsy of palatine uvula 55
biopsy of pancreas 317
biopsy of pancreas under direct vision 175
biopsy of parotid gland under direct vision 58
biopsy of pelvic tumor 276
biopsy of pelvis 317
biopsy of penis 317
biopsy of peri-rectal lesion 317
biopsy of pericardial sac with thoracoscopic surgery 208
biopsy of pericardium 317
biopsy of perirenal tissue 317
biopsy of peritoneum 174, 316
biopsy of phalanx bone 283
biopsy of pharynx 317
biopsy of pineal gland 186
biopsy of pituitary 182
biopsy of prostate peripheral zone 317
biopsy of radius 286, 317
biopsy of recto-uterine pouch 317
biopsy of retroperitoneum 174
biopsy of rib 317
biopsy of salivary gland under direct vision 58
biopsy of skin and subcutaneous tissue 281, 291, 317
biopsy of skull 184
biopsy of soft palate 57
biopsy of soft tissue 283, 291, 317
biopsy of spermatic cord 317
biopsy of spinal cord 182, 317
biopsy of spinal dura mater 186
biopsy of spine and sacrum tumor 278
biopsy of spondyloarthropathy 286
biopsy of stomach under direct vision 175

biopsy of talus 280, 286
biopsy of tarsal 286
biopsy of thymus 192, 317
biopsy of tibia 317
biopsy of tongue under direct vision 58
biopsy of ulna 286
biopsy of umbilicus 171, 317
biopsy of uterine cervix 317
biopsy of uterine ligament under direct vision 335
biopsy of uterine neck 317
biopsy of uterus under direct vision 335
biopsy of vertebrae 317
biopsy of vulva 292, 317, 335
biopsy of wrist 286
Biot breathing 82
biotherapy of malignant tumor 309
biotin deficiency 155, 378
bipartite first cuneiform 231
bipartite or tripartite patella 231
bipartite scaphoid 231
bipartite sesamoid 231
biphasic action potential 130
biphasic positive airway pressure 84
biphasic stridor 28
biphasic wave 130
biphenotypic acute leukemia 158
bipolar I disorder 392
bipolar II disorder 392
bipolar affective disorder 392
bipolar affective disorder, current episode hypomanic 393
bipolar affective disorder, current episode manic with psychotic symptom 392
bipolar affective disorder, current episode manic without psychotic symptom 392
bipolar affective disorder, current episode mild depression 393
bipolar affective disorder, current episode mild depression with physical symptom 392
bipolar affective disorder, current episode mild depression without physical symptom 393
bipolar affective disorder, current episode mixed 393
bipolar affective disorder, current episode moderate depression 393
bipolar affective disorder, current episode moderate depression with physical symptom 392
bipolar affective disorder, current episode moderate depression without physical symptom 393
bipolar affective disorder, current episode severe depression with psychotic symptom 392
bipolar affective disorder, current episode severe depression without psychotic symptom 392
bipolar affective disorder, currently in remission 393
bipolar femoral head replacement 283
bipolar recording 130

bipolar stimulating electrode 130
bird fancier's lung 79
birdshot chorioretinopathy 9
Birt-Hogg-Dube syndrome 364
birth canal hematoma 337
birth canal hematoma clearance 347
birth fracture 227
birth injury 350
birth injury to eye 15
birth palsy 227
(bis) chloromethyl ether-induced lung cancer 407
bisalbuminemia 155
Bishop score 348
bisphosphonates associated kidney disease 132
bite by poisonous insect 409
bite wound of lip 287
bitemporal hemianopsia 12
biting habit 53
bitumen burn 295
biventricular enlargement 70
biventricular pacemaker implantation 207
biventricular pacing with intracardiac defibrillator implantation 207
bizarre parosteal osteochondromatous proliferation 250
black dot ringworm 368, 412
black hairy tongue 42, 368
black mole 237
black urine disease 144
blackwater fever 412
bladder and ureter malignant tumor 305
bladder anterior wall malignant tumor 305
bladder area block 221
bladder borderline tumor 305
bladder calculus 212
bladder calculus extracorporeal shock wave lithotripsy 221
bladder carcinoma in situ 305
bladder contusion 212
bladder cuff resection 313
bladder deputy nodule tumor 305
bladder disc replace ureter operation 221
bladder diverticulum 213
bladder exstrophy neoplasty 221
bladder exstrophy plasty 221
bladder fistula 212
bladder fistula closure 221
bladder function training by visual feedback 403
bladder incision fistulation 221
bladder incision intracavity adhesion lysis 221
bladder injury complicated with oocyte retrieval 325
bladder injury during operation 404
bladder irrigation 221
bladder laceration 212
bladder lateral wall malignant tumor 305
bladder malignant tumor 305
bladder neck malignant tumor 305
bladder neck plasty 221
bladder neck reconstruction 221
bladder neck resection 221, 313

bladder neck sclerosis 212
bladder neck suspension 221
bladder neck Y-V plasty 221
bladder neoplasty 221
bladder perfusion 221
bladder pneumography 221
bladder posterior wall malignant tumor 305
bladder postoperative bleeding hemostatic 221
bladder pressure 224
bladder puncture and aspiration 221
bladder puncture ostomy 221
bladder resection with urethral resection 313
bladder rupture 213
bladder rupture during operation 404
bladder secondary malignant tumor 305
bladder sleeve resection 221
bladder stent removal 221
bladder stomal stricture 324
bladder suspension 221
bladder tuberculosis 212
bladder urethra levator suspension fixation 221
bladder urethra total resection 221
bladder vagina fistula neoplasty 221
bladder-colonic anastomosis 221
bladder-ileum fistula neoplasty 221
bladder-sigmoid colon fistula neoplasty 221
bladder-uterine fistula neoplasty 221
bladder/rectal/vaginal allograft patch implantation 221
bladder/rectal/vaginal artificial patch imbedding 221
bladder/rectal/vaginal autologous patch implantation 221
bladder/rectal/vaginal heterogeneous patch implantation 221
Blair operation 271
Blair procedure 277
Blalock-Hanlon operation 302
blast crisis 158
blast injury 73, 293
blast injury of lung 294
blast injury syndrome 404
blastic plasmacytoid dendritic cell neoplasm 374
blastocystis hominis disease 416
blastomycetic dermatitis 417
blastomycetic pyoderma 417
blastomycosis 359, 382, 417
blastomycosis-like pyoderma 382
Blatt operation 271
bleach poisoning 407
bleeding after tonsillectomy 33
bleeding and erosion of duodenum 100
bleeding gum 54
bleeding index, BI 59
bleeding of extraction wound 39
bleeding of ruptured hepatic carcinoma 95
Bleied dementia rating scale 398
blepharal lesion resection 387
blepharal small lesion resection 387
blepharitis 5, 369
blepharitis associated keratoconjunctivitis 5
blepharochalasis 15, 382
blepharocoloboma 15

blepharoconjunctivitis 5
blepharoedema 15
blepharophimosis 5
blepharorrhaphy 292
blepharospasm 15, 115
blepharospasm oromandibular dystonia 115
blind ectopic ureterocele 211
blind endotracheal intubation 84
blind Gigli saw condylotomy 56
blind loop syndrome (non-surgical) 99
blindness 9
blindness, binocular 9
blink 17
blink reflex 130
blister 298
blister fluid extraction 386
blistering distal dactylitis 378
bloating 102, 106
block anesthesia of inferior alveolar nerve 58
block cutting unit 320
block of optic nerve 186
blood aspiration pneumonia 79
blood base excess 88
blood coagulation function obstacle cerebral hemorrhage 119
blood deficiency of extremity 200
blood flow 89
blood gas 89
blood gas analysis 89, 301
blood oxygen capacity 89
blood oxygen content 89
blood oxygen saturation 89
blood pressure 83
blood pressure morning surge 69
blood pressure of blood vesse 89
blood products poisoning 409
blood purification 85
blood routine test 162
blood transfusion 361
blood vessel infusion of malignant tumor 308
blood vessel inner embolism of malignant tumor 309
blood volume 89
blood-derived infection of intervertebral space 263
blood-stained sputum 189
blooded labyrinthitis 30
bloodstream infection 80
bloody bulla 161
bloody cerebrospinal fluid 131
bloody hydrothorax 80
bloody sputum 32, 83
Bloom syndrome 364
Blount's disease 227
blow-out fracture 39
blue drum 26
blue light therapy 386
blue nail 371
blue nevus 248, 371
blue rubber bleb nevus 371
blue sclera 8
blue toe syndrome 198
blue vitiligo 371
blueberry muffin baby 371

blunt injury 230
blunt trauma 74
blurred vision 18
body awareness disorder 392
body dysmorphic disorder 392
body louse 379
body mass 266
body of tongue rupture 48
body plethysmography 88
body pulmonary collateral aggregation opera-
tion 208
body squeeze 251
body temperature regulation dysfunction after
spinal cord injury 400
body weight support training 403
bolete poisoning 61
Bolivian hemorrhagic fever 363, 411
bolus 320
bolus tie-over dressing 298
bone abscess 236
bone alveolar echinococcosis 236
bone anchored hearing aid implantation 33
bone and articular cartilage, tumor with unde-
tected or undetermined 304
bone and joint tuberculosis 237
bone aplasia 133
bone bridge 236, 270
bone bridge implantation 33
bone bruise 235
bone cement disease 236
bone cyst 236
bone cysticercosis 236
bone defect 236
bone defect of thumb at forearm level 250
bone density scan 286
bone destruction 237
bone exposure 236, 270
bone graft 298
bone graft failure 405
bone graft of rib 190
bone graft rejection 405
bone graft with muscle pedicle 273
bone grafting and fixation of glenoid recon-
struction 278
bone grafting for infrabony pocket 55
bone grafting of femur 276
bone grafting of radius 282
bone grafting of skull 184
bone grafting to facial bone 290
bone harvesting of fibula 274
bone harvesting of rib 190
bone hydatid disease 236
bone hyperplasia and sclerosis 237, 270
bone infarction 236
bone infarction of distal femur 235
bone infarction of proximal tibia 246
bone lengthening 276
bone lesion 235
bone loss 235, 270
bone marrow aspirate 161
bone marrow aspiration 162, 361
bone marrow biopsy 161, 317
bone marrow imaging 286
bone marrow transplantation 162

bone mass 237
bone mineral content 286
bone nail fixation of phalanx 284
bone nail fixation of phalanx fracture 284
bone necrosis caused by previous trauma 265
bone neoplasm, unspecified 250
bone scan 286
bone scintigraphy 286
bone tissue bleeding of extraction wound 39
bone transplantation 276
bone transport 276
bone tumor 304
bone tumor of lower limbs 259
bone union 237
bone wax like disease 236
Bonnet sign 225, 269
bony abnormality 144
bony ankylosis of TMJ 42
bony crepitus 270
bony pelvis 339
bony space filling implantation 276
bony stenosis of nasolacrimal duct 2
bonycrepitus 235
Böök syndrome 364
borderline brain tumor 179
borderline brain and spinal cord tumor 179
borderline cerebellar tumor 180
borderline cerebral tumor 176
borderline cerebrovascular tumor 179
borderline craniopharyngioma 177
borderline epidural tumor 181
borderline frontal tumor 177
borderline glomus jugular tumor 178
borderline intracranial tumor 117
borderline lepromatous leprosy 375, 416
borderline medulla oblongata tumor 181
borderline meningeal tumor 179
borderline neoplasm of fallopian tube 325
borderline neoplasm of heart 306
borderline neoplasm of skull 45
borderline neoplasm of ventricular 306
borderline occipital tumor 181
borderline ovarian endometrioid tumor 324
borderline ovarian epithelial tumor 323
borderline ovarian mucinous tumor 324
borderline ovarian serous tumor 324
borderline ovarian tumor 324
borderline paraganglioma 177
borderline parietal tumor 177
borderline personality disorder 388
borderline pineal gland tumor 180
borderline pineal region tumor 180
borderline soft tissue tumor of abdominal wall
287
borderline soft tissue tumor of chest wall 289
borderline soft tissue tumor of lower extre-
mity(including hip) 288
borderline soft tissue tumor of pelvis 287
borderline soft tissue tumor of trunk 288
borderline soft tissue tumor of upper extre-
mity(including shoulder) 288
borderline spinal cord tumor 177
borderline spinal meningeal tumor 177
borderline spinal neoplasm 114

borderline temporal tumor 179
borderline tuberculoid leprosy 416
borderline tumor in puerperium 337
borderline tumor of 228
borderline tumor of acetabulum 248
borderline tumor of acrococcygeal peripheral
nerve and autonomic nerve 322
borderline tumor of adrenal gland 148
borderline tumor of ampulla 97
borderline tumor of ampulla of Vater 94
borderline tumor of ankle and foot 238
borderline tumor of bladder 212
borderline tumor of breast 164
borderline tumor of cardia 91
borderline tumor of carotid body 198
borderline tumor of cervical vertebrae and
adnexa 245
borderline tumor of cervical vertebral appen-
dix 245
borderline tumor of cervical vertebral body
245
borderline tumor of cheek 26, 43
borderline tumor of clavicle 255
borderline tumor of colon 98
borderline tumor of distal femur 235
borderline tumor of distal fibula 231
borderline tumor of distal fibular 232
borderline tumor of distal humerus 234
borderline tumor of distal radius 251
borderline tumor of distal tibia 246
borderline tumor of distal ulna 228
borderline tumor of ear skin 24
borderline tumor of elbow 267
borderline tumor of endometrium 329
borderline tumor of epididymis 210
borderline tumor of face 46
borderline tumor of female genital organ
324
borderline tumor of femoral shaft 235
borderline tumor of femur 235
borderline tumor of gallbladder 94
borderline tumor of genitourinary system 211
borderline tumor of hip joint 247
borderline tumor of humeral shaft 234
borderline tumor of humerus 234
borderline tumor of ilium 250
borderline tumor of intestine 92
borderline tumor of intrahepatic bile duct 96
borderline tumor of ischium 269
borderline tumor of jaw 25, 42
borderline tumor of jugular 43
borderline tumor of jugular bulb 43
borderline tumor of knee 258
borderline tumor of larynx 25
borderline tumor of lip 24, 40
borderline tumor of liver 95
borderline tumor of lumbar vertebrae 264
borderline tumor of lumbar vertebrae and
uterine appendages 264
borderline tumor of lumbar vertebral appendix
263
borderline tumor of lung 74
borderline tumor of major salivary gland 40
borderline tumor of male reproductive organ 212

borderline tumor of male reproductive organ skin 212
borderline tumor of mediastinum 81
borderline tumor of mesentery 93
borderline tumor of middle ear 30
borderline tumor of minor salivary gland 51
borderline tumor of nasal cavity 23
borderline tumor of neck 26, 43
borderline tumor of palate 24, 41
borderline tumor of parathyroid gland 145
borderline tumor of parotid 27
borderline tumor of parotid gland 47
borderline tumor of patella 227
borderline tumor of pelvic connective tissue 325
borderline tumor of pelvis 236
borderline tumor of peritoneum 95
borderline tumor of pharynx 30
borderline tumor of placenta 326
borderline tumor of prostate 213
borderline tumor of proximal femur 235
borderline tumor of proximal fibula 232
borderline tumor of proximal radius 251
borderline tumor of proximal tibia 246
borderline tumor of pubis 269
borderline tumor of radial shaft 251
borderline tumor of radius 251
borderline tumor of rectosigmoid junction 105
borderline tumor of rectouterine pouch 106
borderline tumor of rectum 105
borderline tumor of renal pelvis 214
borderline tumor of retroperitoneum 95
borderline tumor of rib 287
borderline tumor of sacral peripheral nerve and autonomic nerve 322
borderline tumor of sacrum and coccyx 229
borderline tumor of salivary gland 29, 49
borderline tumor of scapula 243
borderline tumor of seminal vesicle 211
borderline tumor of shoulder joint 242
borderline tumor of sigmoid colon 105
borderline tumor of skull 178
borderline tumor of sternum 262
borderline tumor of sternum and clavicle 262
borderline tumor of sternum and rib 262
borderline tumor of testis 211
borderline tumor of the proximal humerus 234
borderline tumor of thoracic vertebrae 262
borderline tumor of thoracic vertebral appendix 262
borderline tumor of thoracic vertebral body 262
borderline tumor of thyroid gland 145
borderline tumor of tibia 245
borderline tumor of tibial shaft 245
borderline tumor of tongue root 48
borderline tumor of ulna 228
borderline tumor of ulnar shaft 228
borderline tumor of ureter 215
borderline tumor of uterus 328
borderline tumor of vagina 327
borderline tumor of vermilion border 24, 40
borderline tumor of vulva peripheral nerve and autonomic nerve 326

borderline tumor of wrist and hand 288
borderline brainstem tumor 179
borderline cranial nerve tumor 179
borderline intraventricular tumor 179
borderline lepromatous leprosy 413
Borg scale 86
boron neutron capture radiotherapy 320
Boston exanthem disease 363
both-column fracture 255
botryoid sarcoma of bladder 213
botulinum injection 21
botulism 120, 416
Bouchard nodes 227
Bouchard nodes with arthropathy 227
bougienage under esophagoscope 36
bound carbon dioxide 87
boutonniere deformity of finger 266
bovine papular stomatitis virus infection 374
bowel sound abnormality 106
bowel sound absence 106
Bowen disease 225, 363
Bowen disease of external nose 29
bowenoid papulosis 363
boxing fracture 251
brachial arterial pulse 233, 270
brachial artery aneurysm resection 275
brachial artery aneurysm resection with autologous blood vessel transplantation 275
brachial artery injury 196, 233
brachial artery stenosis 196
brachial artery tortuosity 196
brachial plexus benign tumor 226
brachial plexus injury 176, 226, 399
brachial plexus neuritis 110
brachial plexus paralysis 110, 226
brachial radiculitis 110
brachial vein injury 196, 234
brachiocephalic artery occlusion 200
brachiocephalic vein stenosis 200
brachioradialis joint sprain 251
brachiotomy 347
brachy telephalangy-dysmorphism 152
brachycephaly 41
brachydactylia 230
brachydactyly 230
brachytherapy 319
brachytherapy dosimetry 319
brachytherapy machine 319
Brackett ball acetabular osteotomy 271
bradycardia 70
bradypnea 82
Bragard sign 266, 271
Bragg peak 319
brain abscess 119, 179, 295, 415
brain abscess operation 185
brain and meninges secondary malignant tumor 305
brain aneurysm, non burst 118
brain atrophy 119, 179
brain capillary expansion 119
brain cicatrix 179
brain dysfunction 177
brain electrical activity mapping 129
brain hernia 119, 179, 295

brain MRI check 193
brain nuclear magnetic examination 130
brain pool imaging 129
brain stem infarction 118
brain stem secondary malignant tumor 305
brain stereotactic surgery 185
brain syphiloma 415
brain tuberculoma 119
brain tumor stroke 119
brain-derived syncope 119
brain-lung-thyroid syndrome 147
brainstem auditory evoked potential, BAEP 129, 361
brainstem compression 118
brainstem edema 118
brainstem encephalitis 118
brainstem injury 179
brainstem lesion 118
brainstem multiple sclerosis 118
brainstem occupying lesion 179
brainstem pressing symptom 31
branch retinal artery occlusion 11
branch retinal vein occlusion 11
branch retinal vein occlusion with vitreous hemorrhage 12
branchial arch syndrome 47
branchial cleft cyst 47
branchial fistula 47, 354
branchial fistula resection 57
brassy cough 82
Brauer syndrome 364
Braun-Falco-Margescu syndrome 364
Brazilian fever purpuric 410
Brazilian pemphigus 363
breach rhythm, independent temporal alphoid rhythm 130
break of plate 233
breaking up time 22
breast abscess 164
breast abscess in pregnancy 344
breast asymmetry 288
breast Bowen disease 376
breast calcification 164
breast cancer 164
breast carcinoma (bilateral) 306
breast cyst 164
breast cystic hyperplasia 164
breast developmental defect 376
breast ductal adenoma 306
breast ductoscopic biopsy 172
breast ductoscopy 172
breast eczema 377
breast hamartoma 164
breast hemangioma 164
breast hematoma 164
breast lump 164
breast malformation after mammaplasty 287
breast MRI 174
breast ptosis 164
breast reconstruction 291
breast reconstruction with free deep inferior epigastric artery perforator (DIEP) flap 171
breast reconstruction with free gland after

lumpectomy 172
breast reconstruction with free gluteal artery perforator(GAP)flap 171
breast reconstruction with free pectoralis major 171
breast reconstruction with free superficial inferior epigastric artery(SIEA)flap 171
breast reconstruction with free transverse rectus abdominis myocutaneous(TRAM)flap 171
breast reconstruction with latissimus dorsi myocutaneous flap 171
breast reconstruction with pedicled thoracodorsal artery perforator(TDAP)flap after lumpectomy 172
breast reconstruction with pedicled transverse rectus abdominis myocutaneous(TRAM) flap 171
breast thrombophlebitis 164
breast tissue biopsy 171
breast tuberculosis 164
breath by breath method 89
breath holding spell 63, 388
breath holding spell of children 395
breath holding test 86
breath holding time 86
breath sound 82
breathing exercise 82, 403
breathing pattern 87
breathing reserve 87
breathing support technique 84
breech dystocia 346
breech midwifery monotocous 346
breech presentation 346
breech presentation in primipara 338
breech traction 348
brevicollis 230
Bricker operation 314
bridge brain abscess 120
bridged scar 295
bridging plate fixation 282
brief dissociative disorder with onset to childhood and adolescence 391
brief psychiatric rating scale 398
brief screening scale for dementia 398
bright-flash electroretinogram 22
Brill-Zinsser disease 412
brine poisoning 407
Briquet syndrome 389
Brissaud sign 225, 269
Bristow Helfet technique 271
Bristow procedure 271
Brittain arthrodesis of elbow 271
brittle asthma 73
broad ligament cyst 323
broad ligament papillary cystadenoma 305
broad ligament pregnancy 323
broad zygomatic bone 47
broadband ultraviolet B 386
Brodie's abscess 227, 246
broken lead 194
bromhidrosiphobia 364
bromhidrosis 364

bromophenol blue staining 301
bromopropane poisoning 408
bronchial 3D reconstruction 361
bronchial adenoid cystic carcinoma 81
bronchial and pulmonary candidiasis 384
bronchial artery embolization 192
bronchial asthma 81, 360
bronchial asthma(chronic duration) 81
bronchial asthma exacerbation(critical) 81
bronchial asthma exacerbation(mild) 81
bronchial asthma exacerbation(moderate) 81
bronchial asthma exacerbation(severe) 81
bronchial asthma(intermittent episodes) 81
bronchial asthma menstrual period 81
bronchial asthma(mild persistent) 81
bronchial asthma(moderate persistent) 81
bronchial asthma(partial control) 81
bronchial asthma(severe persistent) 81
bronchial benign tumor 81
bronchial biopsy under the bronchoscope 192
bronchial borderline tumor 81
bronchial breath sound 83
bronchial calcification 81
bronchial candidiasis 81, 384
bronchial carcinoma in situ 81
bronchial cartilage secondary malignant tumor 81
bronchial chondroma 81
bronchial closed biopsy 317
bronchial cuff sign 298
bronchial endoscopic ultrasonography mediastinal lymph node biopsy 190
bronchial fistula 81, 360
bronchial foreign body removal 192
bronchial fungal infection 81, 418
bronchial gastric fistula 360
bronchial hemorrhage 81
bronchial lavage 38
bronchial leiomyoma 81
bronchial lipoma 81
bronchial lumen ultrasound 193
bronchial lymph node secondary malignant tumor 81
bronchial lymph node tuberculosis 81
bronchial mucosa fibrosis 81
bronchial papilloma 81
bronchial polyp 81
bronchial provocation test 89
bronchial pyogenic granuloma 81
bronchial septic bacillus pertussis 81
bronchial sleeve resection 193
bronchial stenosis 81
bronchial thermoplasty 85
bronchial ulceration 81
bronchial venous varix 30
bronchial-gastric-colon fistula 360
bronchial-pleural fistula closure 193
bronchial-pulmonary artery fistula 204
bronchial-pulmonary mycosis 81
bronchiectasis 81, 297
bronchiectasis with hemoptysis 81
bronchiectasis with infection 81

bronchiole malignant tumor 79
bronchiolectasis 79
bronchioloalveolar carcinoma 79
bronchitis 81, 418
bronchitis of mass 81
broncho-pulmonary dysplasia 360
bronchoalveolar lavage 89, 192, 301
bronchoalveolar lavage fluid 89
bronchobiliary fistula 81, 360
bronchocentric granulomatosis 81
bronchodilator test 89
bronchofibroscopy 301
bronchogastric fistula 81
bronchogenic cyst 81
bronchography 193
broncholithiasis 81
bronchophony 83
bronchoplasty 192
bronchopleural fistula 81, 360
bronchopleural fistula repair and greater omentum filling 193
bronchopleural fistula repair and muscle-flap graft 193
bronchopneumonia 81, 360, 418
bronchoscope 193
bronchoscopic dilation bronchus 192
bronchoscopic lung biopsy 317
bronchoscopic lung volume reduction 192
bronchoscopy 38, 89, 301, 361
bronchosinusitis 30
bronchostomy 193
bronchovesicular breath sound 83
bronchus benign and malignant tumor of uncertain 307
bronchus lesion cryotherapy under the bronchoscope 192
bronchus lesion resection under the bronchoscope 192
bronchus secondary malignant tumor 81
bronze baby syndrome 354
bronze disease 354
Brooker typing of heterotopic ossification of hip joint 247
Brooks fixation technique 271
brow presentation 338
brown nail 368
brown recluse spider poisoning 385
Brown syndrome 1
Brown-Sequard syndrome 110, 240, 399
brucella arthritis 411
brucella spondylitis 227, 411
brucellar arthritis 227
brucellosis 2, 364, 411
brucellosis uveitis 2
Brudzinski sign 225, 269
Brugada syndrome 63
Brunners gland adenoma 101
brush biopsy 224
bruxism 46, 78, 118, 393
bruxism habit 53
Bryant traction 271
bubble hair 374
bubonic plague 417
buccal benign tumor 43

buccal cyst 43
buccal fistula 43
buccal frenum attachment abnormality 43
buccal gingival malignant tumor 43
buccal lesion resection 55, 311
buccal malignant tumor 43
buccal mucosa abscess 43
buccal mucosa malignant neoplasm 26, 43
buccal muscle suspension 290
buccal open injury 43
buccal skin suspension through endoscope 291
buccal soft tissue defect 43
buccal space infection 43
buccal space infection with abscess 43
buccal tissue perforating defect 43
buccal vascular malformation 43
buccoangular impaction 43
bucket handle fracture 256
bucket handle tear of lateral meniscus of knee 259
bucket handle tear of medial meniscus of knee 259
bucket handle tear of meniscus of knee 258
bucking 82
buckling deformation of extremities 255
Budd-Chiari syndrome 91
Buerger disease 203, 381
buffer base 87
buffer base except bicarbonate 86
build up effect 319
bulbocavernosus reflex 249, 251, 270
bulbus medullae malignant tumor 307
bulging disc herniation 261
bulimia nervosa 392
bull neck 419
bulla 385
bullactophotodermatitis 374
bullae 74
bullae of lung 61
bullae rupture 74
bullous amyloidosis 364
bullous emphysema 73
bullous ichthyosiform erythroderma 364
bullous impetigo of the newborn 381
bullous lichen planus 364
bullous lupus erythematosus, BLE 364
bullous morphea 364
bullous pemphigoid 364
bullous retinal detachment 3
bullous varicella 364
bullous zoster 364
bundle branch block 67
bundle branch reentrant ventricular tachycardia 67
bunion 249
bunionette 261
Bureau-Barrière syndrome 364
Burkitt lymphoma 158
burn 296, 378
burn acute infection period 296
burn combined injury 296
burn edema 296
burn endotoxemia 296
burn exotoxemia 296

burn humoral ex-exudative period 296
burn involving larynx and trachea with lung 76
burn of Ⅳ degree of ankle and foot with necrosis of foot or toes 294
burn of Ⅳ degree of shoulder and upper limb with necrosis of limb 295
burn of ankle and foot 294
burn of bone 294
burn of cornea and conjunctival sac 6
burn of corneal and conjunctival 6
burn of eye and adnexa 15
burn of eyelid and periocular area 15
burn of face 295
burn of head, face and neck 296
burn of hip and lower limb (except ankle and foot) 295
burn of internal organ 295
burn of joint 294
burn of mouth and pharynx 44
burn of neck region 295
burn of penis 289
burn of perineal region 294
burn of pharynx 30
burn of scrotum 289
burn of shoulder and upper limb (except wrist and hand) 295
burn of trunk 296
burn of wrist and hand 296
burn rehabilitation period 296
burn shock stage 296
burn with eyeball rupture 11
burn with/induce rupture and destruction of eyeball 11
burn wound infection 296
burn wound sepsis 296
burned cicatricial contracture 296
Burnett syndrome 213
burning mouth syndrome (glossodynia) 54
burning sensation of retrosternal area 189
burr hole of skull/sphenotresia 184
burr-hole drainage of ventricle 185
bursa abscess 249
bursal aspiration 281
bursal synovitis of popliteal fossa 237
bursitis 238
bursitis of ankle 239
bursitis of elbow 267
bursitis of glenohumeral joint 243
bursitis of shoulder joint 242
bursitis of subacromion 242
bursitis of subcoracoid 239
bursitis of subdeltoid 253
burst 127
burst dislocation of elbow 267
burst fracture 226
burst fracture of lumbar spine 264
burst spinal fracture 241
burst spinal fracture with paraplegia 241
burst suppression 127
butterfly fracture 230, 238
button-like nose 27
butyl alcohol poisoning 405
butyrophenone poisoning 405

byssinosis 407

C

C group hyperlipidemia 154
C Saint Philip syndrome 141
C1q nephropathy 132
C2 deficiency 362
C3 deficiency 362
C3 glomerulonephritis 132
C3 nephropathy 132
C4 deficiency 362
C5/C6/C7/C8/C9 deficiency 362
cadmium and its compound poisoning 405
cadmium poisoning 405
caesarean hysterectomy 348
caesarean section 348
caesarean subtotal hysterectomy 348
cafe au lait spot 371
caffeine dependence syndrome 391
caffeine harmful use 391
caffeine withdrawal state 391
cage implant 56
cage interbody fusion 285
calcaneal apophysitis 233
calcaneal bone graft 275
calcaneal bone grafting 275
calcaneal bursitis 233
calcaneal epiphyseal ischemic necrosis 233
calcaneal epiphysitis 233
calcaneal fracture 233
calcaneal joint fusion 275
calcaneal osteomyelitis 233
calcaneal osteotomy 275
calcaneal repair 275
calcaneal spur 233
calcaneal tuberculosis 233
calcaneal tuberosity beaklike fracture 233
calcaneal valgus 233
calcaneal varus 233
calcaneonavicular bar 233
calcaneonavicular coalition 233
calcaneovalgus foot 233
calcanodynia 233
calcific bursa of shoulder 242
calcific osteoid 248
calcific tendinitis 233
calcific tendinitis of rotator cuff 233
calcific tendinitis of shoulder 242
calcific tendinitis of shoulder joint 242
calcific uremic arteriolopathy 133
calcification focus of liver 95
calcification of gallbladder 94
calcification of intervertebral cartilage or disc 268
calcification of intervertebral cartilage or disc of cervical region 244
calcification of intervertebral disc 268
calcification of pancreas 104
calcification of shoulder joint 242
calcification of supraspinatus tendon 233
calcification of tendon 240
calcification of tympanic membrane 25
calcified cyst of kidney 213
calcified sebaceous cyst of scrotum 216

calcify of mesentery 93
calcifying aponeurotic fibroma 233, 367
calcifying epithelial odontogenic tumor 52
calcifying fibrous tumor 233
calcifying odontogenic cyst 52
calcineurin inhibitor related kidney disease 133
calcinosis 143, 153
calcinosis circumscripta 370
calcinosis intervertebrails 268
calcinosis intervertebralis 268
calcinosis universalis 376
calciphylaxis 133
calcium deposit in bursa 249
calcium pyrophosphate deposition disease 243
calcium pyrophosphate dihydrate crystal deposition disease 231
calcium sulfate dosimeter 320
calcium-channel blocker poisoning 405
calculated value of maximal voluntary ventilation 90
calculi of calyceal diverticulum 214
calculous pyelonephritis 211
calculus incarceration of gallbladder 94
calculus index, CI 59
calculus of bile duct 93
calculus of bile duct with acute cholecystitis 93
calculus of bile duct with cholangitis 93
calculus of bile duct with chronic cholecystitis 93
calculus of bladder diverticulum 213
calculus of cystic duct 94
calculus of gallbladder 94
calculus of gallbladder with acute cholecystitis 94
calculus of gallbladder with acute suppurative cholecystitis 94
calculus of gallbladder with cholecystitis 94
calculus of gallbladder with chronic cholecystitis 94, 261
calculus of gallbladder with chronic cholecystitis acute attack 94
calculus of gallbladder with gangrenous cholecystitis 94
calculus of hepatic duct 95
calculus of hepatic duct with chronic cholecystitis 95
calculus of intrahepatic bile duct 96
calculus of intrahepatic bile duct with chronic cholecystitis 96
calculus of lower ureter 215
calculus of prepuce 210
calculus of scrotum 216
calculus of seminal vesicle 211
calculus of ureter 215, 401
calculus of urethra 212, 401
Caldwell Luc approach 32
calf cut 261
calf injury 261
calf lipomatosis 151
calf nerve injury 124, 261
calf small saphenous vein injury 261
calf vascular injury 202, 261
calibration point 320

calicoplasty 222
California encephalitis 115, 413
callus 375
Calman's syndrome 151
Calot's operation 280
Calot's treatment 280
Calve disease 246
calyceal diverticulum 214
calyceal-venous fistula 214
calycectomy 222
calyx malignant neoplasm 306
Campbell procedure 277
Campbell sign 225, 269
camptomelia 266
campylobacter enteritis 102, 417
canal paresis 23
Canale osteotomy 271
canalicular adenoma 42
canalicular fistula 8
canaloplasty of external auditory meatus 292
Canavan disease, spongy degeneration of central nervous system 113
cancellous insert graft 276
cancellous strip graft 276
cancer en cuirasse 371
cancer-associated retinopathy 1
canceration of ulcer of remanet stomach with hemorrhage 92
cancerous brain white matter disease 110
cancerous calcium deposit 267
cancerous pericardial effusion 63
cancrum nasi 23
cancrum oris 54
Candida albicans infection 410
candida cystitis 212, 415
candida granuloma 374
candida urinary infection 374
candidal acne 374
candidal angular cheilitis 415
candidal balanitis 415
candidal balanoposthitis 374
candidal cheilitis 46, 353
candidal endocarditis 353, 374, 415
candidal endophthalmitis 9, 415
candidal glossitis 374
candidal keratitis 374
candidal meningitis 119, 353, 374, 415
candidal optic papillitis 374
candidal otitis media 415
candidal paronychia 249, 374, 415
candidal sepsis 374
candidal sycosis 374
candidal urethral meatitis 415
candidal vaginitis 415
candidal vulvovaginitis 415
candidiasis 374, 415
candidiasis of nail 415
candidiasis of optic nerve 11, 416
candidiasis of toenail 415
candidid 374
canine scabies 376
cannabinoids abuse 389
cannabinoids dependence syndrome 389
cannabinoids harmful use 389

cannabinoids withdrawal state 389
cannabinoids withdrawal state with delirium 388
cannabinosis 73
cannabis (derivatives) poisoning 61
cannon sound 70
cannulation of thoracic duct 191
canthal palpebral fissure suture 21
canthaxanthin 363
canthoplasty 292
canthorrhaphy 292
canthus skin benign tumor 18
cantilever fixed bridge 55
Cantu syndrome 371
capgras syndrome 393
Capgras syndrome 396
capillariasis hepatica 95
capillary aneurysm 373
capillary fragility test, CFT 161
capillary haemangioma 249
capillary hemangioma 199, 373
capillary hemangioma of nasal septum 24
capillary hydrostatic pressure 88
capillary leakage syndrome 77, 199
capillary or venous thrombosis 373
capillary reaction 249, 270
capitate fracture 256
capitellum fracture 234
capitellum humeral fracture 234
capitellum humeral necrosis 234
capitolunate dissociation 256
capnogram 86
capsular block syndrome 9
capsular ligament sprain of hip joint 247
capsular ligament sprain of iliac joint 401
capsular release of subtalar joint 280
capsular suture 281
capsular suture of upper limb 283
capsular systolic syndrome 9
capsule contracture of breast implant 288
capsule endoscopy 107, 108
capsule of rotator cuff sprain 243
capsulectomy 281
capsulectomy with soft tissue correction and first metatarsal osteotomy 281
capsulectomy with soft tissue correction and joint fixation 281
capsulorrhaphy of foot 285
capsulorrhaphy of interphalangeal joint 284
captopril renogram 224
caput succedaneum 355
carbamate pesticide poisoning 404
carbamazepine poisoning 406
carbohydrate metabolism disorder 155
Carbol operation 189
Carbol procedure 205
carbolic acid burn 296
carbon coated implant 57
carbon dioxide discharge 86
carbon dioxide dissociation curve 86
carbon dioxide laser surgery under microsurgical laryngoscope 36
carbon dioxide output 86
carbon dioxide poisoning 405

carbon disulfide poisoning 405
carbon heavy ion 320
carbon implant 57
carbon monoxide poisoning 80, 297
carbon monoxide toxic encephalopathy 125
carbon nucleus 320
carbon pneumoconiosis 408
carbon tetrachloride poisoning 408
carbon tetrachloride toxic effect 62
carbonate 88
carbonic anhydrase Ⅱ deficiency 149
carbuncle 165, 383
carbuncle of facial cutaneous 46
carcinogenesis of benign thyroid tumor 145
carcinoid 248
carcinoid syndrome 146, 371
carcinoma erysipeloides 365
carcinoma in situ 307
carcinoma in situ in puerperium 338
carcinoma in situ of ampulla of Vater 94
carcinoma in situ of anal canal 96
carcinoma in situ of anus 96
carcinoma in situ of bile duct 93
carcinoma in situ of bladder 213
carcinoma in situ of breast 164
carcinoma in situ of canthus 18
carcinoma in situ of cheek 43
carcinoma in situ of cheek mucosa 43
carcinoma in situ of colon 98
carcinoma in situ of esophagus cardia junction 91
carcinoma in situ of eye 16, 17
carcinoma in situ of eyelid, including canthus 15
carcinoma in situ of floor of mouth 44
carcinoma in situ of gallbladder 94
carcinoma in situ of hard palate 53
carcinoma in situ of lip 40
carcinoma in situ of middle ear 30
carcinoma in situ of nasal cavity 24
carcinoma in situ of pancreas 105
carcinoma in situ of parotid 27
carcinoma in situ of rectosigmoid junction 105
carcinoma in situ of rectum 106
carcinoma in situ of skin of ear 41
carcinoma in situ of sublingual gland 48
carcinoma in situ of submandibular gland 50
carcinoma in situ of tongue 48
carcinoma in situ of ureter 306
carcinoma in situ of vermilion border 40
carcinoma of Bartholin gland 325
carcinoma of colon with hemorrhage 98
carcinoma of meibomian gland 5
carcinoma of penis 289
carcinoma of renal parenchyma 214
carcinoma of scar 293
carcinoma of scrotum 216
carcinoma of tongue root 48
carcinomatous encephalopathy 110
carcinosarcoma of ovary 323
carcinosarcoma of prostate 213
cardia inflammation 91
cardia injury 91, 188

cardiac amyloidosis 69
cardiac aneurysm repair 208
cardiac angiography postoperative complication 202
cardiac apical thrombus 69
cardiac arrest 69, 356
cardiac arrest after obstetric surgery or operation 337
cardiac arrest caused by anesthesia during delivery 339
cardiac arrest due to anaesthesia in pregnancy 344
cardiac arrest with successful resuscitation 69
cardiac asthma 69, 202
cardiac catheterization postoperative complication 202
cardiac cirrhosis 104
cardiac compression 71
cardiac computed tomography 72
cardiac conduction degeneration 69
cardiac defibrillator implantation 208
cardiac defibrillator implantation and cardiac catheterization 208
cardiac defibrillator lead implantation 208
cardiac dyspnea 32, 83
cardiac edema 70
cardiac elastofibroma 203
cardiac electrophysiology examination, intracardiac electrophysiology examination 71
cardiac enlargement 71
cardiac failure due to anaesthesia in pregnancy 344
cardiac fibroma 203
cardiac fibrosarcoma 203
cardiac function insufficiency 68
cardiac function, Killip class Ⅰ 63
cardiac function, Killip class Ⅱ 63
cardiac function, Killip class Ⅲ 63
cardiac function, Killip class Ⅳ 63
cardiac function, NYHA class Ⅰ 63
cardiac function, NYHA class Ⅱ 63
cardiac function, NYHA class Ⅱ - Ⅲ 63
cardiac function, NYHA class Ⅲ 63
cardiac function, NYHA class Ⅳ 63
cardiac functional class Ⅰ (NYHA classification) 62
cardiac functional class Ⅱ (NYHA classification) 62
cardiac functional class Ⅲ (NYHA classification) 62
cardiac functional class Ⅳ (NYHA classification) 62
cardiac hemangioma 203
cardiac hemangiosarcoma 203
cardiac insufficiency 202, 297, 356
cardiac insufficiency in puerperium 338
cardiac intervals patch sewn back operation 303
cardiac leiomyosarcoma 203
cardiac liomyoma 203
cardiac lipoma 203
cardiac liposarcoma 203
cardiac lymphangioma 203

cardiac magnetic resonance 72
cardiac mesenchymal sarcoma 203
cardiac mesenchymoma 203
cardiac mesothelioma 203
cardiac mucosal laceration syndrome 101
cardiac myxoma 307
cardiac neoplasm removal 208
cardiac neoplasm resection 189
cardiac neurofibroma 203
cardiac neurogenic sarcoma 203
cardiac neurosis 69, 393
cardiac output 89
cardiac output monitoring (by thermodilution) 72
cardiac pacemaker pouch repair 208
cardiac pacemaker replacement 208
cardiac pacemaker status 62
cardiac paraganglioma 151
cardiac perforation (operation) 203
cardiac peripheral vascular ligation 189
cardiac pheochromocytoma 203
cardiac positron emission tomography 72
cardiac pump implantation 208
cardiac resynchronization defibrillator pulse generator implantation 208
cardiac resynchronization defibrillator pulse generator replacement 208
cardiac resynchronization therapy, CRT implantation 71
cardiac rhabdomyoma 203
cardiac rhabdomyosarcoma 203
cardiac rupture post-acute myocardial infarction 66
cardiac rupture with hemopericardium postacute myocardial infarction 66
cardiac septal patch resuture 208
cardiac synoviosarcoma 203
cardiac tamponade 69
cardiac teratoma 203
cardiac tumor 203
cardiac vascular sclerosis 69
cardiac X-ray inspection 72
cardinal ligament shortening 336
cardinal ligament suspension 336
cardio-pulmonary resuscitation 71, 361
cardiochalasia 91
cardiofaciocutaneous syndrome 381
cardiogenic cyanosis 83
cardiogenic pulmonary edema 79
cardiogenic shock 69, 202, 297
cardiogenic syncope 124
cardiomegaly 69
cardioplasty 191
cardioplasty of esophagus 172
cardioplasty of stomach 172
cardiopulmonary arrest 65, 352
cardiopulmonary exercise test 89, 403
cardiorenal failure 356
cardiorenal syndrome 136
cardiorenal syndrome type Ⅰ 136
cardiorenal syndrome type Ⅱ 136
cardiorenal syndrome type Ⅲ 136
cardiorenal syndrome type Ⅳ 136
cardiorenal syndrome type Ⅴ 136

cardiotomy 303
cardiovascular gumma 381
cardiovascular magnetic resonance imaging 72
cardiovascular occluder displacement 69
cardiovascular syphilis 381, 417
cardiovascular syphilitic gumma 381
Carhart notch 31
caries 47
caries with pulp exposure 47
carinaoplasty 190
Carney syndrome 371
carnitine deficiency 120
carnitine palmitoyltransferase deficiency of muscle 155
carotene skin 368
carotenemia 368
carotid arterial stenosis 116
carotid artery aneurysm rupture 198
carotid artery atherosclerosis 116
carotid artery color Doppler flow imaging 129
carotid artery dilation 198
carotid artery dissection 116
carotid artery infarction 116
carotid artery intravascular ultrasound 55
carotid artery occlusion and stenosis, caused no cerebral infarction 116
carotid artery occlusion or stenosis cerebral infarction 116
carotid artery plaque 129
carotid artery pseudoaneurysm 198
carotid artery stenosis 116
carotid artery thrombectomy 55
carotid artery thrombosis 116
carotid atherosclerosis 61
carotid body malignancy 305
carotid body paraganglioma 26
carotid body tumor 198
carotid cavernous fistula 7, 178
carotid dissection 116
carotid endarterectomy 127, 183
carotid sinus compression 131
carotid sinus syncope 66, 116
carotid ultrasound 22
carotid-cavernous fistula 116
carotid-cavernous sinus fistula 178
carpal bone defect 256
carpal bone fracture 256
carpal bone fracture except scaphoid 231
carpal bossing syndrome 256
carpal coalition 256
carpal tunnel syndrome 122, 257
carpal ulnar tunnel syndrome 257
Carpenter syndrome 43
carrier of Amoeba 1
cartilage fracture 253
cartilage graft 283, 299
cartilage injury of hip joint 247
cartilage reconstruction of interphalangeal joint 284
cartilage softening 253
cartilage tumor 10
cartilaginous degeneration 253
Carvajal-Huerta syndrome 362

caseous pneumonia 75
caseous rhinitis 25, 75
caseous tuberculosis 75
cast crown 58
caster pneumoconiosis 81
Castleman's disease 77, 132
cat bite 372
cat scratch disease 372, 415
cat scratch encephalitis 118
catalepsy 395
catamenial pneumothorax 81
cataract 1
cataract combined with anterior chamber angle stenosis 1
cataract-deafness-hypogonadism 141
cataract-intellectual deficit-hypogonadism 141
catarrhal laryngitis 26
catatonia 391
catatonic schizophrenia 391
catatonic stupor 391
catecholaminergic polymorphic ventricular tachycardia 64
catfish sting 374
catheter colonization 73
catheter related blood stream infection 73
catheter-associated urinary tract infection 132
catheter-related infection 293
catheterization 217, 361
catheterization of soft tissue expander 299
cathode 131
Cattell 16 personality factor inventory 398
cattle scabies 374
cauda equina injury 178, 249, 400
cauda equina malignancy 305
cauda equina nerve transection 312
cauda equina neurolysis 184
cauda equina neurotomy 184
cauda equina prosthetics 184
cauda equina syndrome 117, 249, 400
cauda equine claudication 249
cauda equine contusion 249
caudal regression syndrome 257
cauliflower ear 293
causalgia 127, 385
caustic alkali burn 295
cauterization for external ear lesion 314
cauterization of choroid plexus 184
cauterization of external ear lesion 292
cauterization of lesion of cervix 332
cauterization of lesion of uterus 336
cauterization of peripheral nerve 187
cauterization of skin lesion 291, 386
cauterization of uterosacral ligament 336
cauterization of vulva lesion 292
cautery of lesion of endometrium 336
cautery of lesion of vulva 335
cavernosography 223
cavernous angioma 4, 113, 237, 367
cavernous hemangioma 197
cavernous hemangioma of retinal 12
cavernous hemangioma of skull 178
cavernous hemangioma 4, 113, 237
cavernous lymphangioma 367

cavernous segment of internal carotid artery aneurysm 178
cavernous sinus abscess 113
cavernous sinus and related syndrome (multiple oculomotor nerves palsy) 4
cavernous sinus approach 33
cavernous sinus dural arteriovenous fistula 177
cavernous sinus meningioma 177
cavernous sinus syndrome 4, 113
cavernous sinus thrombophlebitis 113
cavernous sinus thrombosis 113
cavernous sinusitis 113
cavernous transformation of portal vein 100
caviar tongue 383
cavitary pulmonary tuberculosis 77, 414
cavopulmonary shunt 302
cavus 233
cecal cystoplasty 220
cecal diverticulitis 99
cecal diverticulum 99
cecal fistula 99
cecal stasis syndrome 99
cecal-sigmoid anastomosis 170
cecectomy 170
cecopexy 170
cecum abdominal fistula 99
cecum injury 99, 164
cecum polyps 99
cecum ulcer 99
celebral plasty 249
celiac artery compression syndrome 95
celiac artery injury 196
celiac artery occlusion 196
celiac artery thrombosis 196
celiac disease 100
celiac sprue 98
celiac trunk aneurysm rupture 196
celiac trunk artery aneurysm 196
celiac trunk artery dissecting aneurysm 196
celiac trunk artery embolization 196
celiac trunk artery pseudoaneurysm 196
celiac trunk artery stenosis 196
celiac trunk artery thrombosis 196
cell cycle 320
cell cycle phase 320
cell survival curve parameter 320
cell therapy 162
cellular angiofibroma 259, 380
cellular blue nevus 380
cellular ependymoma 180
cellular injury score 89
cellulitis 163, 232, 351, 366
cellulitis of abdominal wall 163
cellulitis of chest wall 164
cellulitis of floor of mouth 44
cellulitis of gluteal region 164
cellulitis of hand 164
cellulitis of hip 163
cellulitis of larynx 25
cellulitis of leg 164
cellulitis of scalp 164
cellulitis of shin 163
cellulitis of the trunk 164
cellulitis of upper arm 164

cellulitis of vulva 326
cellulitis of wrist 164, 380
cellulocutaneous plague 412
cement burn 296
cement fixation 276
cement pneumoconiosis 408
cemental hypoplasia 52
cemental tear 52
cementifying fibroma 30
cementoma 52
cementum caries 52
centesis of vulva abscess 335
centipede bite 380
central alveolar hypoventilation syndrome 81, 126
central areolar choroidal atrophy 18
central band reconstruction of extensor tendon (Carroll method) 283
central band reconstruction of extensor tendon (Fowler method) 283
central band reconstruction of extensor tendon (Matev method) 283
central band suture of extensor tendon 283
central bronchogenic carcinoma 81
central canal stenosis 267
central carcinoma of jaw 42
central cervical spinal cord injury syndrome (incomplete spinal cord injury) 244
central cord syndrome 267
central core disease 126, 360
central corneal ulcer 18
central cyanosis 71, 83
central demyelination of corpus callosum 120
central diabetes insipidus 153, 360
central dislocation 267
central facial paralysis 30
central fatigue 81
central fovea choroidal dystrophy 18
central giant cell granuloma 54
central giant cell lesions of jaw 42
central herniation of intervertebral disc 267
central hypoventilation syndrome 81
central laryngeal paralysis 30
central lobe emphysema 81
central lymph node dissection 174
central motor conduction time 131
central mu rhythm 131
central nervous system aspergillosis 126
central nervous system complication 126
central nervous system ganglioneuroblastoma 181
central nervous system glioma 153
central nervous system infection 126
central nervous system intravascular lymphoma 126
central nervous system leukemia 126, 161
central nervous system lymphoma 126
central nervous system mucormycosis 126
central nervous system muscle-tension-inhibitor poisoning 409
central nervous system neuroblastoma 181
central nervous system primitive neuroectodermal tumor, CNS PNET 181
central nervous system prion disease 126

central neurocytoma 181
central pain 181
central polydactyly 267
central pontine myelinolysis 119
central precocious puberty 153
central resistance 90
central respiratory failure 126
central retinal artery occlusion 12
central retinal vein occlusion 12
central sensitivity syndrome 181
central serous chorioretinopathy 18
central sleep apnea syndrome 54, 81, 126
central spinal cord injury 267
central spinal cord syndrome 241
central spontaneous nystagmus 30
central type of transtentorial herniation 181
central venous catheter related bacteriemia 136
central venous pressure 90
central venous pressure monitoring 72
central venous transmural pressure 90
central vestibular vertigo 31
central-effect and adrenergic-neuron-blocker poisoning 409
centrale coordination disturbance 126
centric freed area 60
centric lock 60
centric occlusion balance 60
centric occlusion, central occlusion 60
centric relation 59
centric relation arc 59
centric relation occlusion 59
centric relation position 60
centric stop 59
centrilobular hemorrhagic necrosis of liver 96
centrofacial lentiginosis 374
centronuclear myopathy 126
centrotemporal delta activity 131
cephalic vein arterialization 137
cephalometric roentgenogram 59
cephalometric tracing 59
cephalopelvic disproportion 346
cephalophyma 119
cephalosporin poisoning 408
ceramic restoration 57
ceramic workers' pneumoconiosis 408
cercarial dermatitis 417
cerebellar abscess 124
cerebellar aneurysm 180
cerebellar artery aneurysm 123
cerebellar artery occlusion 123
cerebellar artery occlusion and stenosis, caused no cerebral infarction 123
cerebellar artery stenosis 123
cerebellar ataxia 123, 402
cerebellar ataxia-hypogonadism 151
cerebellar degeneration 123
cerebellar gait 124
cerebellar hemorrhage 123, 180
cerebellar infarction 123
cerebellar liponeurocytoma 180
cerebellar meningioma 180
cerebellar tonsillar hernia 126
cerebellar tremor 124

cerebellar vermis malignant tumor 306
cerebellopontine angle arachnoid cyst 120
cerebellopontine angle lipoma 179
cerebellopontine angle meningioma 179
cerebellum cacoepy and hypoplasia 124
cerebral amyloid angiopathy 118
cerebral aneurysm 179
cerebral aneurysm rupture 179
cerebral anoxia 119
cerebral arachnoid dissection with craniotomy 183
cerebral arachnoiditis 179
cerebral arterial insufficiency 118
cerebral arterial occlusive cerebral infarction 118
cerebral arterial spasm 118
cerebral arterial thrombosis hemiplegia 111
cerebral arteriography 184
cerebral arteriovenous fistula 179
cerebral arteriovenous malformation rupture 179
cerebral arteriovenous malformation without ruptured hemorrhage 118
cerebral artery dissection 118, 179
cerebral artery dissection associated with bleeding 118
cerebral artery dissection is not associated with infarction 118
cerebral artery dissection which is not associated with bleeding 118
cerebral artery malformation rupture hemorrhage 118
cerebral artery occlusion 111
cerebral artery occlusion or stenosis, caused no cerebral infarction 118
cerebral artery stenosis 111
cerebral arthritis 118
cerebral atherosclerosis 118
cerebral autosomal dominant arteriopathy with subcortical infarct and leukoencephalopathy, CADASIL 110
cerebral autosomal recessive arteriopathy with subcortical infarct and leukoencephalopathy, CARASIL 110
cerebral blood supply insufficient 119
cerebral calcification 118
cerebral cavernoma 119
cerebral cavernous hemangioma rupture hemorrhage 119
cerebral chromomycosis 374, 411
cerebral convalescence 119
cerebral convexity meningioma 176
cerebral cryptococcosis 411
cerebral cyst-subarachnoid shunt 185
cerebral cysticercosis 415
cerebral echinococcosis 118, 415
cerebral echinococcosis multilocularis 415
cerebral edema 179, 295
cerebral electrical activity 129
cerebral embolism 119
cerebral embolism hemiplegia 119
cerebral evoked potential 130
cerebral falx meningioma 176
cerebral fluid fistular after lumbar punc-

ture 124
cerebral granuloma 119
cerebral hemicorticectomy 182
cerebral hemispherectomy 182, 308
cerebral hemorrhage 118, 295
cerebral hemorrhage hematoma expansion 118
cerebral hernia after lumbar puncture 124
cerebral hyperperfusion syndrome 118
cerebral infarction 118, 179
cerebral infarction after posterior cerebral artery stenosis 111
cerebral infarction caused by precerebral arterial occlusion 120
cerebral infarction caused by precerebral artery stenosis 120
cerebral infarction due to precerebral artery embolism 125
cerebral infarction of cerebral artery stenosis 118
cerebral infarction sequela 118
cerebral leptospirosis arteritis 113
cerebral lobectomy 185
cerebral malaria 119, 415
cerebral multi-infarct dementia 389
cerebral multi-infarction dementia 111
cerebral nocardiosis 415
cerebral palsy 179, 401
cerebral palsy (tremor type) 402
cerebral paragonimiasis 118, 415
cerebral parasitosis 179
cerebral perfusion imaging 129
cerebral salt wasting syndrome 147
cerebral schistosomiasis 415
cerebral sparganosis 119, 415
cerebral syphiloma 179
cerebral thrombosis 119
cerebral toxoplasmosis 118, 415
cerebral trematodiasis 415
cerebral trichinosis 119
cerebral type disequilibrium syndrome 135
cerebral vascular malformation 119
cerebral vascular rupture 119
cerebral vasospasm after cerebral angiogram 119
cerebral venous malformation 119
cerebral venous malformation rupture 179
cerebral venous malformation rupture hemorrhage 119
cerebral venous thrombosis in pregnancy 344
cerebral ventricle 111
cerebral ventriculitis 119
cerebral watershed infarction 118
cerebral white matter malignant tumor 305
cerebral white matter secondary malignant tumor 305
cerebral tuberculoma 179
cerebrocardiac syndrome 119
cerebrospinal fluid 129
cerebrospinal fluid β_2 microglobulin 130
cerebrospinal fluid acid-fast bacilli stain 130
cerebrospinal fluid analysis 130
cerebrospinal fluid C-reactive protein 129
cerebrospinal fluid chloride 130
cerebrospinal fluid cytology 130
cerebrospinal fluid glucose 130

cerebrospinal fluid Gram staining 130
cerebrospinal fluid leak of base of skull 45
cerebrospinal fluid leakage 249
cerebrospinal fluid leukocytosis 130
cerebrospinal fluid manometry 130
cerebrospinal fluid orbitorrhea 179
cerebrospinal fluid otorrhea 179
cerebrospinal fluid plasma cell 130
cerebrospinal fluid protein 130
cerebrospinal fluid protein electrophoresis 130
cerebrospinal fluid rhinorrhea 179
cerebrospinal fluid triple tube test 130
cerebrospinal fluid xanthochromia 130
cerebrospinal meningitis 249, 353
cerebrospinal oto-rhinorrhea 27
cerebrospinal otorrhea 27
cerebrospinal rhinorrhea 27
cerebrotendinous xanthomatosis 374
cerebrotomy 185
cerebrovascular disease 119
cerebrovascular disease hemiplegia 119
cerebrovascular fibromuscular dysplasia 199
cerebrovascular inflammatory bleeding in the brain 119
cerebrovascular sequelae 119
cerebrovascular stenosis 119
cerneal dystrophy 6
ceruloplasmin decreased 156
cerumen gland tumor 365
ceruminal gland neoplasm 365
ceruminal impaction 351
cervcal artifical disc replacement 283
cervical abscess 245, 370
cervical acquired distortion 244
cervical adenocarcinoma in situ 329
cervical adhesion following ectopic pregnancy 327
cervical anterior jugular vein ligation 34
cervical anterior longitudinal ligament sprain 244
cervical arthritis 245
cervical benign tumor 26, 43, 245
cervical calcification 328
cervical carcinoma in situ 329
cervical caries 52
cervical cellulitis 26, 370
cervical cerclage 347
cervical cystic hydroma 26
cervical cytological examination 336
cervical degenerative facet arthritis 245
cervical degenerative spondylolisthesis 245
cervical dilatation 336
cervical disc cyst 245
cervical disc herniation 245
cervical disc syndrome 245
cervical discectomy with hemi laminectomy 279
cervical discectomy with total laminectomy 279
cervical dislocation C2/C3 245
cervical dislocation C3/C4 245
cervical dislocation C4/C5 245
cervical dislocation C5/C6 245
cervical dislocation C6/C7 245
cervical dystocia 347
cervical edema 328
cervical edema during delivery 339

cervical enthesitis 245
cervical esophageal cancer 26
cervical esophagostomy 34, 190, 312
cervical exploration 55
cervical facet dislocation/fracture 245
cervical fibroid 328
cervical fibroma 328
cervical fibromatosis 370
cervical furuncle 370
cervical hemangioma 43
cervical hemivertebrae 244
cervical incision 347
cervical injection 347
cervical intervertebral disc disease with myelopathy 178
cervical intervertebral disc disease with radiculopathy 178
cervical intervertebral disc nucleus pulposus resection 279
cervical intraepithelial glandular neoplasia high level (grade II and III) 304
cervical intraepithelial neoplasia 328
cervical lamina clamp fixation 279
cervical laminar fracture 245
cervical laminectomy 279
cervical lateral mass screw fixation 279
cervical lesion resection 279
cervical ligament injury 245
cervical lumbar syndrome 244
cervical lymph node ultrasonic inspection 37
cervical lymphangioma 43
cervical lymphoid tuberculosis 26
cervical malignancy 305
cervical malignant melanoma 328
cervical mass 31
cervical mass ultrasonic inspection 37
cervical mediastinoscopy 34
cervical mucous polypus 328
cervical muscle suspension 290
cervical myelopathy 244
cervical neoplasm 329
cervical nerve benign tumor 244
cervical nerve denervation 336
cervical nerve injury 43
cervical nerve lesion resection 279
cervical nerve root compression 244
cervical nerve root compression syndrome 244, 270
cervical nerve root decompression 279
cervical nerve root pain 244
cervical neurilemmoma 26
cervical open injury 244
cervical open injury with cervical dislocation 244
cervical open injury with cervical fracture 244
cervical ossification of anterior longitudinal ligament, COALL 244
cervical ossification of posterior longitudinal ligament 244
cervical osteoarthritis 245
cervical osteochondrosis 245
cervical osteomyelitis 245
cervical paravertebral nerve block 279
cervical part artificial disc implantation 279

cervical pedicle screw fixation　279
cervical polypus　328
cervical posterior cord syndrome　244
cervical posterior rhizotomy　279
cervical pregnancy　323
cervical radiculitis　116, 244
cervical rib resection　190
cervical separation test　268, 271
cervical sinus　328
cervical skin suspension through endoscope　291
cervical soft tissue contusion　244
cervical spinal anterior column syndrome　244
cervical spinal anterior cord syndrome　400
cervical spinal canal stenosis　245
cervical spinal central cord syndrome　400
cervical spinal cord　244
cervical spinal cord compression　244
cervical spinal cord concussion　244, 400
cervical spinal cord edema　400
cervical spinal cord injury　400
cervical spinal cord injury, C1　400
cervical spinal cord injury, C2　400
cervical spinal cord injury, C3　400
cervical spinal cord injury, C4　400
cervical spinal cord injury, C5　400
cervical spinal cord injury, C6　400
cervical spinal cord injury, C7　400
cervical spinal cord injury without fracture or dislocation　258
cervical spinal fusion　279
cervical spinal nerve root injury　244, 400
cervical spinal posterior cord syndrome　244, 400
cervical spinal spondylolisthesis　245
cervical spine anterior cord syndrome　244
cervical spine bone graft with artificial bone　279
cervical spine fracture C3　245
cervical spine fracture C4　245
cervical spine fracture C5　245
cervical spine fracture C6　245
cervical spine fracture C7　245
cervical spine fracture with spinal cord injury　245
cervical spine fracture　245
cervical spine instability　244
cervical spine kyphotic deformity　245
cervical spinous process fracture　245
cervical spondylitic myelopathy　245
cervical spondylolysis　245
cervical spondylolysis spondyloschisis　245
cervical spondylosis　244
cervical spondylotic amyotrophy　244
cervical spondylotic myelopathy　241, 400
cervical spondylotic radiculopathy　401
cervical squamous cell carcinoma　328
cervical squamous intraepithelial neoplasia low level　304
cervical squamous intraepithelial neoplasia high level (grade Ⅱ and Ⅲ)　304
cervical subcutaneous emphysema　26
cervical sympathectomy　183
cervical sympathetic nerve injury　400

cervical syncope　66, 116
cervical syringomyelia　244
cervical thymic cyst　370
cervical total artificial disc implantation　279
cervical tracheal cartilage fracture　26, 43
cervical traction　403
cervical transverse process fracture　245
cervical tuberculosis　245
cervical undifferentiated carcinoma　328
cervical varicosities in pregnancy　344
cervical vertebra bone graft　279
cervical vertebra kissing spine　245
cervical vertebra pars fracture　245
cervical vertebrae synostosis　245
cervical vertebral arch fracture　245
cervical vertebral burst fracture　245
cervical vertebral compression fracture　245
cervical vertigo　26
cervical-ophthalmic-acoustic nerve syndrome　7
cervical posterior rhizotomy　183
cervicalspondylotic radiculopathy　254
cervicectomy with synchronous colporrhaphy　336
cervicitis　329
cervicitis in pregnancy　345
cervico-oculo-acoustic triad　26
cervicobrachial syndrome　116
cervicodorsal syndrome, CDS　244
cervicofacial actinomycosis　370, 413
cervicogenic headache　116
cervicoplasty　336
cervicothoracic disc herniation　244
cervicothoracic disc prolapse　244
cervicothoracic dislocation C7/T1　244
cervicothoracic spinal cord injury　244
cervicothoracic subluxation C7/T1　244
cervicovaginal fistula　329
cervicovesical fistula　328
cervix adhesion following abortion　323
cervix laceration following abortion　323
cervix neuroendocrine carcinoma　328
cervix prolapse　328
cervix suspension　336
cesarean scar pregnancy　325
cesarean section with incision other than transverse on lower uterine segment　348
cesarean section with incision other than transverse on uterine body　348
cesarean section with longitudinal incision on lower uterine segment　348
cesarean section with transverse incision on lower uterine segment　348
cesarean section with transverse incision on uterine body　348
Chaddoch sign　269
Chaddock sign　225, 227, 269
Chagas disease　416
chagoma　415
chalazion　5
chalcosis of lens　7
Chance fracture　225
Chance fracture of lumbar spine　263
Chance fracture of thoracic spine　262

chancre　215
chancre of lip　411
chancre of penis　418
chancriform pyoderma　380
chancroid　213, 377, 416
CHAND syndrome　362
change in bowel habit　100, 106
change of peritoneal dialysis transfer (or extension) set　137
chaotic atrial rhythm　68
chaotic atrial tachycardia　68
Charcot arthropathy of type 2 diabetes mellitus (neuropathic arthropathy)　225
Charcot-Marie-Tooth disease　112
Charcot-Marie-Tooth syndrome　225
Charcot's arthropathy of ankle　239
Charcot's arthropathy of elbow　268
Charcot's arthropathy of knee　259
Charcot's arthrosis　259, 417
Charcot's foot　259
Charles operation　217, 308
Charles procedure　165
Charles surgery　33
Cheddiak-Steinbrink-east syndrome　147
cheek biting　53
cheek internal open injury　26
cheek numbness and swelling　31
cheek rhytidectomy　290
cheese-washer's lung　79
cheilectropion　293
cheilitis　364, 411
cheilitis glandularis　51, 381
cheilitis granulomatosa　47, 376
cheilorrhaphy　54
chelating agent poisoning　404
chemical acute periodontal disease　42
chemical allergic contact dermatitis　368
chemical burn　294, 368
chemical burn involving larynx, trachea and lung　295
chemical burn of Ⅳ degree of ankle and foot with necrosis of foot or toes　294
chemical burn of Ⅳ degree of hip and lower limb with necrosis of limb　295
chemical burn of Ⅳ degree of shoulder and upper limb with necrosis of limb　295
chemical burn of ankle and foot　294
chemical burn of conjunctiva　295
chemical burn of cornea and conjunctiva　295
chemical burn of corneal　6
chemical burn of ear　294
chemical burn of esophagus　28
chemical burn of eyelid　15
chemical burn of face　295
chemical burn of head, face and neck　296
chemical burn of hip and lower limb (except ankle and foot)　295
chemical burn of internal genitourinary organs　295
chemical burn of internal organ　295
chemical burn of larynx and trachea　294
chemical burn of mouth and pharynx　295
chemical burn of multiple regions　294

chemical burn of perineum　294
chemical burn of respiratory tract　294
chemical burn of shoulder and upper limb
　(except wrist and hand)　295
chemical burn of trunk　296
chemical burn of wrist and hand　296
chemical burn with resulting rupture and
　destruction of eyeball　297
chemical cystitis　211, 352
chemical destruction of thalamus　313
chemical esophagitis　97
chemical eyes burns　406
chemical injury by caustic alkali　406
chemical injury caused by corrosive substance
　405
chemical injury caused by nitrous acid　409
chemical injury caused by sulfuric acid　295,
　407
chemical injury conjunctival sac irrigation　20
chemical meningitis　114, 352
chemical modifier　319
chemical orchiectomy　218
chemical peeling　386
chemical pleural serositis　76
chemical pleurodesis　190
chemical pneumonia　294
chemical polyneuropathy　113
chemical pulmonary edema　76
chemical shift　129
chemical treatment of lung cancer　83
chemical weapon injury of maxillofacial
　region　42
chemoradiotherapy　319
chemothalamectomy　185
chemotherapy　311
chemotherapy of advanced and recurrent
　tumor　314
chemotherapy pump placement　190
chemotherapy-related thrombotic microan-
　giopathy kidney injury　133
chemotherapy-related tubulointerstitial injury
　133
cherry-red spot　19
cherubism　43
chest burn　80
chest computed tomographic angiography　72
chest computed tomography　72, 89
chest CT scan + enhancement　193
chest distress　71, 189
chest drainage　85
chest esophageal injury　188, 203
chest infection　80
chest magnetic resonance imaging　89
chest pain　71, 83, 189
chest peripheral nerve injury　124, 262
chest plate fixation　191
chest radiography　72
chest scar　297
chest stab wound　188
chest sunken limitation　189
chest swell limitation　189
chest ultrasound　89
chest wall compliance　89
chest wall debridement suture　387

chest wall defect　289
chest wall defect myocutaneous flap trans-
　plantation　191
chest wall defect repair(artificial materials)　191
chest wall defect repair(self materials)　191
chest wall elastance　89
chest wall foreign body extraction　191
chest wall improvement plasty　191
chest wall inertial resistance　89
chest wall lesion resection　387
chest wall malignancy　80
chest wall viscous resistance　89
chest X-ray　62, 72, 89, 361, 403
chest-intestinal fistula resection　191
Cheyne-Stokes respiration　73
Chiari malformation　261
Chiari operation　271
Chiari osteotomy　276, 281
chickenpox　356
chiclero ulcer　411
chikungunya fever　413
chilblain　293, 365
child abuse syndrome　405
child custody　403
CHILD mole　362
CHILD syndrome　362
childhood absence epilepsy　112
childhood alternating hemiplegia　112
childhood asthma　74
childhood benign episodic vertigo　112
childhood brain atrophy　112
childhood cerebral adrenoleukodystrophy　143
childhood disintegrative disorder　393, 401
childhood iodine deficiency goiter　152
childhood myelodysplastic syndrome　158
childhood periodic syndrome　112
childhood pyknolepsy　112
childhood trauma interview　398
children optic neuritis　3
children with refractory pancytopenia　158
children's loneliness scale　398
chin malformation　44
chin presentation　339
chin protrusion　44
chin retrusion　44
chin secondary malignant neoplasm　26, 44
chlamydia endometritis　326
chlamydia infection　359
chlamydia infection kidney injury　136
chlamydia pelvic inflammatory disease　382
chlamydia pelvic peritoneum infection　418
chlamydia peritonitis　104
chlamydia pharyngitis　382
chlamydia pneumonia　359, 418
chlamydia salpingitis　326
chlamydia urinary tract infection　136
chlamydial cervicitis　382, 418
chlamydial conjunctivitis　17, 359, 418
chlamydial cystitis　382, 418
chlamydial epididymitis　382, 418
chlamydial infection of anus　412
chlamydial orchitis　382, 418
chlamydial pneumonia　75
chlamydial proctitis　104, 382

chlamydial salpingitis　382
chlamydial urethritis　215, 418
chlamydial vaginitis　382, 418
chlamydial vulvovaginitis　418
chlamydial lymphogranuloma(venereum)　418
chlamydiosis　418
chloasma　368
chloasma of eyelid　15
chloracne　372
chloramphenicol poisoning　407
chlordiazepoxide poisoning　407
chlorine gas toxic effect　61
chlorine poisoning　407
chlormezanone poisoning　61, 407
chloroacetic acid poisoning　407
chlorofluorocarbons poisoning　405
chloroform poisoning　407
chloroform toxic effect　61
chloroma　159
chloromethane poisoning　407
chlorotetracycline fluorescence assay　301
chlorpromazine cataract　9
chlorpromazine poisoning　407
choanal polyp　26
choking cough when drinking water　189
cholangiectasis　93
cholangio-duodenostomy　308
cholangio-gastrostomy　308
cholangio-jejunostomy　308
cholangio-jejunostomy of intrahepatic duct　311
cholangiodrainage　308
cholangiolitic hepatitis　94
cholangioplasty　166
cholangioscopic bile duct dilation　107
cholangitic hepatapostema　93
cholangitis　93
cholecystalgia　94
cholecystectomy　166, 308
cholecystic tuberculosis　94
cholecystitis　94
cholecysto-duodenostomy　308
cholecysto-gastrostomy　308
cholecysto-jejunostomy　308
cholecystoduodenal fistula　94
cholecystoduodenostomy　166
cholecystoenteric fistula　94
cholecystogastric fistula　94
cholecystojejunostomy　166
cholecystostomy　166
choledoch obstruction　94
choledochal cyst　94
choledochectasia　94
choledochitis　94
choledocho-duodenostomy　308
choledocho-gastrostomy　308
choledocho-jejunostomy　308
choledochoduodenal fistula　94
choledochoduodenostomy　166
choledochojejunostomy　166
choledocholithiasis　94
choledocholithiasis with acute cholangitis
　94
choledocholithiasis with acute cholecystitis
　94

choledocholithiasis with acute suppurative cholangitis 94
choledocholithiasis with chronic cholecystitis 94
choledocholithotomy 166
choledochoscopic biliary biopsy 174
choledochoscopic cholecystic biopsy 174
choledochoscopic lithoclasty and cholelithotomy 166
choledochoscopy through endoscopic channel 107
choledochotomy and drainage 166, 308
choledochotomy of foreign body 308
cholelithiasis 94
cholera 97, 412
cholera due to Vibrio cholerae of classic biotype 97
cholera due to Vibrio cholerae, ELTor biotype 91
cholera explosive type 97
cholera face 419
cholera mild type 97
cholera moderate type 97
cholera severe type 97
cholestasis 94
cholestasis cholangitis 359
cholestasis hepatitis 94
cholestasis viral hepatitis A 91
cholestasis viral hepatitis B 105
cholestasis viral hepatitis B and D concurrent-infection 92
cholestasis viral hepatitis E 105
cholestatic cholangitis 105
cholestatic hepatitis 418
cholesteatoma of external auditory canal 29
cholesteatoma of middle ear 24
cholesterin granuloma 24
cholesterol crystal embolism kidney disease 132
cholesterol pleurisy 73
cholesterol pneumonia 73
cholesterol syndrome 142
cholesterolosis of gallbladder 94
cholesteryl ester transfer protein deficiency 142
choline MRS 128
cholinergic crisis 111
cholinergic nerve hyperfunction 111
cholinergic urticaria 365
choluria 94, 106
chondrectomy of intervertebral cartilage 285
chondrectomy of spine 278
chondriosome diabetes 151
chondro dysplasia-disorder of sex development 148
chondro-ectodermal dysplasia 354, 377
chondroblastoma 253
chondroblastoma of temporal chondroblastoma 27
chondrocalcinosis 253
chondrocyte transplantation 283
chondrodermatitis nodularis helicis 25
chondrodysplasia punctata 230
chondrodystrophic myotonia 120

chondroid lipoma 253, 377
chondrolipoma 377
chondrolysis 253
chondroma 180
chondroma of larynx 25
chondromalacia patellae 227
chondromesenchymal hamartoma 253
chondromyxoid fibroma 253
chondrosarcoma 10, 180, 253
chondrosarcoma grade I 225
Chopart amputation 271
chordee of penis 216
chordoid glioma of third ventricle 176
chordoid meningioma 177
chordoma 26, 177, 241
chorea 122
chorea dimidiata 120
chorea gravidarum 120
chorea rheumatica 112
chorioamnionitis 345
choriocarcinoma 179, 325
choriocarcinoma of testis 211
chorion haemangioma 325
chorionic hematoma 345
chorionic villi sampling (transabdominal) 348
chorionic villi sampling (transvaginal) 348
chorioretinal degeneration 9
chorioretinal scar 9
chorioretinitis 9
chorioretinopathy due to high myopia (lacquer cracks) 17
chorioretinopathy due to high myopic (macular hemorrhage) 17
chorioretinopathy due to high myopia (secondary choroidal neovascularization) 17
choroid plexus carcinoma 178
choroid plexus cyst 117
choroid plexus malignant tumor 305
choroid plexus tumor 178
choroid plexus papilloma 178
choroidal angioma 9
choroidal atrophy 9
choroidal avulsion 9
choroidal benign tumor 9
choroidal capillary atrophy 9
choroidal degeneration 9
choroidal disease 9
choroidal edema 9
choroidal hemorrhage and rupture 9
choroidal incarceration 9
choroidal ischemia 9
choroidal leiomyoma 9
choroidal lymphoma 9
choroidal melanoma 9
choroidal neovascularization 9
choroidal occupying lesion 9
choroidal osteoma 9
choroidal rupture 9
choroidal sclerosis 9
choroidal tuberculoma 9
choroidal tuberculosis 9
choroideremia 13
choroideremia-hypopituitarism 150
choroiditis 9

chromatopsia 18
chromhidrosis 377
chromic acid burn 294
chromium and its compound poisoning 405
chromium deficiency 155
chromium poisoning 405
chromium-induced perforation of nasal septum 405
chromobacteriosis 377
chromoblastomycosis 385
chromomycosis 385, 418
chromophobe adenoma 151
chromosomal disease 354
chromosome 18 long arm deletion syndrome 362
chromosome abnormality 401
chromosome banding 162
chromosome karyotyping 162
chronic actinic dermatitis 372
chronic active Epstein-Barr virus infection 414
chronic active hepatitis 99
chronic active hepatitis B 414
chronic adhensive exudative pericarditis 67
chronic adrenocortical hypofunction 372
chronic alcohol brain syndrome 391
chronic alcoholic hepatic failure 99
chronic alcoholic neurological damage 118
chronic alcoholic neuromyopathy 118
chronic alcoholic neuropathy 118
chronic alcoholic peripheral neuropathy 118
chronic anal fissure 99
chronic anal proctitis 99
chronic angle-closure glaucoma 9
chronic antral gastritis 99
chronic aplastic anemia 159
chronic appendicitis 99
chronic arthritis in children 231
chronic asthmatic bronchitis 77
chronic atrophic gastritis 99
chronic atrophic laryngitis 27
chronic atrophic pharyngitis 27
chronic bacillary dysentery 99, 415
chronic bacterial infection 249
chronic bone and joint tuberculosis 227
chronic broad ligament abscess 324
chronic bronchitis 61, 77
chronic bucket handle tear of meniscus of knee 227
chronic bullous disease of childhood 372
chronic canaliculitis 9
chronic cardiac insufficiency acute exacerbation 67
chronic cervical lymphadenitis 27, 45
chronic cervicitis 324
chronic Chagas disease 415
chronic Chagas disease associated with meningitis 118
chronic Chagas disease with encephalitis 415
chronic Chagas disease with meningitis 415
chronic Chagas disease with myocarditis 415
chronic cheilitis 45
chronic cholangitis 99, 353

chronic cholecystitis 99
chronic cholestasis viral hepatitis B 99
chronic cholestasis viral hepatitis C 91
chronic cholestasis viral hepatitis undetermined type 92
chronic closed pulpitis 45
chronic cluster headache 117
chronic colitis 99
chronic colonic schistosomiasis 414
chronic compartment syndrome 249
chronic complete flaccid paraplegia 401
chronic complete flaccid tetraplegia 401
chronic complete paraplegia 401
chronic complete spastic paraplegia 401
chronic complete spastic tetraplegia 401
chronic complete tetraplegia 401
chronic conjunctivitis 9
chronic coronary insufficiency 67
chronic cough 77
chronic cutaneous blastomycosis 372
chronic cystic breast disease 164
chronic dacryoadenitis 9
chronic dacryocystitis 9
chronic dialysis encephalopathy 118
chronic diarrhea 99
chronic dislocation of head of radius 227
chronic dislocation of patella 227
chronic dislocation of phalangeal joints 228
chronic dislocation of shoulder 227
chronic dislocation of ulnoradial joints 227
chronic disruption of anterior cruciate ligament of knee 227
chronic disruption of lateral collateral ligament of ankle 227
chronic disruption of lateral collateral ligament of knee 228
chronic disruption of medial collateral ligament of knee 227
chronic disruption of posterior cruciate ligament of knee 227
chronic drug-induced pulmonary disease 77
chronic ectopic pregnancy 322
chronic elbow dislocation 228
chronic empyema 77
chronic endometritis 324
chronic enteritis 99
chronic eosinophilic leukemia 159
chronic eosinophilic leukemia, NOS 159
chronic eosinophilic pneumonia 77
chronic ethmoidal sinusitis 27
chronic extension of chronic bronchitis 77
chronic external otitis 45
chronic familial non-hemolytic jaundice 99
chronic fatigue syndrome 396
chronic fetal distress 340
chronic fibro-cavernous pulmonary tuberculosis 415
chronic fibrous thyroiditis 27, 147
chronic fibrous tonsillitis 27
chronic flaccid paralysis 249
chronic flaccid paraplegia 400
chronic flaccid tetraplegia 400
chronic folliculitis of the legs 381
chronic fracture 227

chronic fracture of ankle 238
chronic fracture of carpus 227
chronic fracture of elbow 228
chronic fracture of head of radius 227
chronic fracture of metacarpal bone 228
chronic fracture of neck of femur 227
chronic fracture of phalanx 228
chronic fracture of proximal humerus 227
chronic fundic gastritis 99
chronic gastritis 99
chronic gastroenteritis 99
chronic gastrointestinal anastomositis 99
chronic gingivitis 45
chronic glomerulonephritis 134
chronic glomerulonephritis with rapidly progressive glomerulonephritis 353
chronic gonococcal balanoposthitis 372
chronic gouty arthritis 249
chronic graft-versus-host disease 372
chronic granulomatous disease 372
chronic gravis hepatitis C 91
chronic gravis viral hepatitis B and D superinfection 92
chronic gravis viral hepatitis due to triple infection 92
chronic gravis viral hepatitis undetermined type 92
chronic Guillain-Barre syndrome 400
chronic heart failure 67, 198, 353
chronic hematogenous osteomyelitis in children 231
chronic hematogenous pulmonary tuberculosis 77, 415
chronic hepatitis 99
chronic hepatitis B 415
chronic hepatitis C 414
chronic hyperplastic pulpitis 45
chronic hyperplastic tonsillitis 27
chronic hypertension with superimposed preeclampsia 340
chronic hypertrophic laryngitis 27
chronic hypertrophic pharyngitis 27
chronic hypertrophic rhinitis 27, 77
chronic hyperuricemia nephropathy 134
chronic hypotension 67
chronic icteric hepatitis C 414
chronic idiopathic demyelinating polyradiculoneuropathy 400
chronic idiopathic myelofibrosis 159
chronic incomplete flaccid paraplegia 400
chronic incomplete flaccid tetraplegia 400
chronic incomplete paraplegia 400
chronic incomplete spastic paraplegia 400
chronic incomplete spastic tetraplegia 400
chronic incomplete tetraplegia 400
chronic inflammation of lacrimal duct 8
chronic inflammatory demyelinating polyneuropathy 118
chronic inflammatory disease of orbital 16
chronic injury of anterior horn of lateral meniscus 227
chronic injury of anterior horn of medial meniscus 227
chronic injury of cartilage of knee joint 227

chronic injury of knee joint ligament 227
chronic injury of lateral capsular ligament 227
chronic injury of lateral collateral ligament of knee 228
chronic injury of lateral meniscus of knee 228
chronic injury of medial collateral ligament of knee 227
chronic injury of medial meniscus of knee 227
chronic injury of meniscus of knee 227
chronic injury of posterior cruciate ligament 227
chronic injury of posterior horn of lateral meniscus 227
chronic injury of posterior horn of medial meniscus 227
chronic interstitial hepatitis 99
chronic interstitial nephritis 134, 353
chronic intestinal amebiasis 99
chronic intestinal vascular insufficiency 99
chronic invasive fungal sinusitis 27
chronic invasive thyroiditis 147
chronic iridocyclitis 9
chronic ischaemia syndrome of intestine 92
chronic ischaemic colitis 99
chronic ischaemic enteritis 99
chronic ischaemic enterocolitis 99
chronic juvenile polyarthritis 249
chronic kidney disease 134
chronic kidney disease, stage I 134
chronic kidney disease, stage II 134
chronic kidney disease, stage III 134
chronic kidney disease, stage III a 134
chronic kidney disease, stage III b 134
chronic kidney disease, stage IV 134
chronic kidney disease, stage V 134
chronic kidney disease-mineral and bone disorder 134
chronic lacunar tonsillitis 27
chronic laryngalgia 27
chronic laryngitis 27, 77
chronic laryngotracheobronchitis 27
chronic latent dysentery 99
chronic left cardiac insufficiency 198, 353
chronic left ventricular dysfunction 67
chronic lingual tonsillitis 27
chronic liver damage 99
chronic liver failure 99, 414
chronic lobular hepatitis 99
chronic localized pemphigoid 372
chronic lower limb deep phlebitis 201
chronic lung disease of newborn 80
chronic lymphocytic inflammation with pontine perivascular enhancement responsive to steroid 117
chronic lymphocytic leukemia 159
chronic lymphocytic proliferative disease 159
chronic lymphocytic thyroiditis 27, 147
chronic lymphoproliferative disorder of NK cell 159
chronic mastitis 164
chronic mediastinitis 77, 353
chronic melioidosis 414
chronic meningitis 118

chronic meningococcal septicaemia 414
chronic mesenteric lymphadenitis 99
chronic metatarsal fracture 266
chronic meylogenous leukemia 159
chronic mild hepatitis B 99, 415
chronic mild hepatitis C 91, 415
chronic mild hepatitis due to triple infection 91
chronic mild viral hepatitis 91
chronic mild viral hepatitis B and D superinfection 92
chronic mild viral hepatitis undetermined type 92
chronic moderate hepatitis B 99, 415
chronic moderate hepatitis C 91, 415
chronic moderate hepatitis due to triple infection 92
chronic moderate viral hepatitis 91
chronic moderate viral hepatitis B and D superinfection 92
chronic moderate viral hepatitis undetermined type 92
chronic monteggia fracture 227
chronic motor or vocal tic disorder 391
chronic mountain sickness 77
chronic mucocutaneous candidiasis 372, 415
chronic multi-injuries of knee joint 227
chronic multifocal osteomyelitis 249
chronic myelogenous leukemia, BCR/ABL1 positive 159
chronic myelomonocytic leukemia 159
chronic myeloproliferative disease 159
chronic myocardial ischemia 67
chronic nasopharyngitis 77
chronic nephritic syndrome 134
chronic neutrophilic leukemia 159
chronic nonspecific myelofibrosis 159
chronic obstructive parotitis 45
chronic obstructive pulmonary disease grade I 77
chronic obstructive pulmonary disease grade II 77
chronic obstructive pulmonary disease grade III 77
chronic obstructive pulmonary disease grade IV 77
chronic obstructive pulmonary emphysema 77
chronic oesophagitis 99
chronic oophoritis 324
chronic osteomyelitis 249
chronic osteomyelitis with draining sinus 249
chronic otitis media 27
chronic pain 178
chronic pancreatitis 99
chronic paraplegia 401
chronic parotid lymph node phlogistic 45
chronic parotitis 27, 45
chronic paroxysmal hemicrania 118
chronic pelvic cellulitis 324
chronic pelvic pain 324
chronic periapical periodontitis 45
chronic pericarditis 67
chronic periodontitis 45

chronic peritonitis 99, 353
chronic persistent bacillary dysentery 99
chronic persistent hepatitis 99
chronic persistent hepatitis B 415
chronic pharyngitis 27, 77
chronic pharyngolaryngitis 27, 77
chronic phase 159
chronic pleurisy 77
chronic polyhydramnios 340
chronic post-traumatic headache 118
chronic potassium-deficit hypokalemia 77
chronic primary angle-closure glaucoma 9
chronic proctitis 99
chronic progressive epilepsia partialis continua 118
chronic progressive external ophthalmoplegia 9, 118
chronic prostate fibrosis 211
chronic prurigo 372
chronic pseudo gout 249
chronic pulmonary blastomycosis 353, 414
chronic pulmonary coccidioidomycosis 414
chronic pulmonary embolism 67, 198
chronic pulmonary heart disease 67, 77
chronic pulmonary histoplasmosis 353, 372
chronic pulmonary histoplasmosis capsulati 414
chronic pulpitis 45
chronic pyelitis 353
chronic pyelonephritis 134, 353
chronic pyogenic central maxilla osteomyelitis 45
chronic pyogenic marginal osteomyelitis of jaw 45
chronic radiation injury of skin 295
chronic radiation photosensitive dermatitis 295
chronic radiodermatitis 372
chronic recurrent hepatitis 99
chronic recurrent multifocal osteomyelitis 249
chronic recurrent parotitis 45
chronic relapsing vesicular hand eczema 372
chronic renal failure 134
chronic renal failure, azotemia 134
chronic renal failure, compensation 134
chronic renal failure, decompensation 134
chronic renal failure, uremia 134
chronic renal failure with uremia 61
chronic respiratory acidosis 77
chronic respiratory alkalosis 77
chronic respiratory failure 61, 77
chronic rheumatic heart disease 67
chronic rheumatic pericarditis 198
chronic rhinitis 27, 77
chronic rhinosinusitis 27
chronic rupture of quadriceps femoris 235
chronic rupture of triceps muscle 234
chronic salpingitis 324
chronic salpingo-oophoritis 324
chronic schistosomiasis 415
chronic severe aplastic anemia type II 161
chronic severe hepatitis 99
chronic severe hepatitis B 99, 415

chronic severe hepatitis C 91, 415
chronic severe viral hepatitis 91
chronic severe viral hepatitis B and D superinfection 92
chronic severe viral hepatitis due to triple infection 92
chronic severe viral hepatitis undetermined type 92
chronic sialadenitis 45
chronic simple pharyngitis 27
chronic simple rhinitis 77
chronic sinusitis 77
chronic spastic paralysis 249
chronic spastic paraplegia 401
chronic spastic tetraplegia 401
chronic spinal cord injury 249
chronic streptococcic ulcer 372
chronic subcortical leukoencephalopathy 391
chronic subdural hematoma 118, 353
chronic subinvolution of uterus 324
chronic sublingual gland inflammation 27, 45
chronic submaxillaritis 27, 45
chronic superficial antral gastritis 99
chronic superficial gastritis 99
chronic superficial verrucous gastritis 99
chronic suppurative constrictive pericarditis 67
chronic suppurative maxillary sinusitis 27
chronic suppurative osteomyelisis 249
chronic tear of knee joint ligaments 227
chronic tear of meniscus 227
chronic tension-type headache 118
chronic tension-type headache with pericranium tenderness 118
chronic tension-type headache without pericranium tenderness 118
chronic tetraplegia 401
chronic thromboembolic pulmonary hypertension 67, 77, 198
chronic thyroiditis 147
chronic thyroiditis with transient thyrotoxicosis 147
chronic thyrotoxic myopathy 147
chronic tonsillitis and adenoid hyperplasia 27
chronic toxic encephalopathy 118
chronic traumatic necrosis of phalanx bone 227
chronic tuberculous meningitis 110
chronic tubulointerstitial nephritis (nephropathy) 134
chronic ulcerative pulpitis 45
chronic undermining burrowing ulcers 372
chronic urate nephropathy 147
chronic urinary tract infection 134
chronic urticaria 372
chronic uveitis 9
chronic vestibular neuritis 27
chronic viral hepatitis 99, 414
chronic viral hepatitis B 99
chronic viral hepatitis B overlapping hepatitis D 99

chronic viral hepatitis C　99
chronic viral hepatitis（mild）　99
chronic viral hepatitis（moderate）　99
chronic viral hepatitis（severe）　99
chronic vulvovaginitis　324
chronic weakness　401
chronic wrist joint dislocation　227
Chuck Lin spinal osteotomy　281
Chuinard-Peterson procedure　281
Churg-Strauss syndrome　109
chylopericardium　354
chyloperitoneum　354
chylothorax　78, 199, 354
chylous accumulation-hereditary ataxia-cata-
　ract-dwarfism-mental deficiency syndrome
　148
chylous ascites　100, 199
chylous effusion　199, 360
chylous hydrothorax　78
chyluria　137, 199, 354
cicatrectomy of female perineal region　386
cicatrectomy of hand　299
cicatricial adhesion　39
cicatricial adhesion of skin of facial and neck　46
cicatricial alopecia　293, 363
cicatricial band　296
cicatricial basal cell carcinoma　363
cicatricial contracture　226
cicatricial contracture of corner of mouth　295
cicatricial contracture of dorsum of foot　297
cicatricial contracture of dorsum of hand
　296
cicatricial contracture of elbow　297
cicatricial contracture of face　297
cicatricial ectropion　2
cicatricial entropion　2, 293
cicatricial junctional epidermolysis bullosa
　363
cicatricial pemphigoid　363
cicatricial stricture of false anus opening　98
cicatricial stricture of larynx　25
cicatricial stricture of pharynx　30
cicatricial trichiasis　2
cicatrix of tonsil　24
cigarette smoking index　79
ciliary body cyst　7
ciliary body detachment　7
ciliary body laceration　7
ciliary body leiomyoma　7
ciliary body melanocytoma　305
ciliary body melanoma　7
ciliary body neurofibroma　7
ciliary body schwannoma　7
ciliary congestion　18
cingulotomy　183
circadian rhythm sleep disorder　126
circle or spiral hair　372
circulatory collapse following abortion　323
circulatory hypoxia　80
circumcision　217, 289
circumcrescent cake like scrotum　216
circumferential deep burn　294
circumferential scar contracture　294
circumileostomy eczema　368

circummandibular wiring　55
circumoral pallor　419
circumscribed labyrinthitis　26
circumstantiality　388
circumzygomatic wiring　55
cirrhosis caused psychonosema　113
cirrhosis kidney injury　133
cirrhosis of liver　133
cirrhosis with esophageal varix bleeding　96
cirrhosis with varix of esophagus　96
cisterna magna puncture　186
cisternal puncture　129, 184
citrine skin of Milian　374
citrullinaemia　155
citrullinemia　367
Civatte poikiloderma　380
clang association　397
Clark osteotomy　271
class Ⅰ malocclusion, Angle class Ⅰ maloc-
　clusion　39
class Ⅱ malocclusion, Angle class Ⅱ maloc-
　clusion　39
class Ⅲ malocclusion, Angle class Ⅲ maloc-
　clusion　39
class Ⅱ division 1 malocclusion　39
class Ⅱ division 2 malocclusion　39
class Ⅱ division 2 subdivision malocclusion　39
class Ⅱ division 1 subdivision malocclusion　39
class Ⅲ subdivision malocclusion　39
classic caesarean section　347
classic Hodgkin lymphoma　159
classic Kaposi sarcoma　370
classic phenylketonuria　155
classic salt-wasting congenital adrenal cortical
　hyperplasia　146
classic simple masculine congenital adrenal
　cortical hyperplasia　146
claustrophobia　394
clavicle biopsy　317
clavus between toes　267
claw hand　271
claw hand deformity　265, 297
claw toe　263, 265
Clayton-Fowler MP arthroplasty　271
clean tracheostomy　191
cleaning agent/detergent poisoning　407
clear cell acanthoma　379
clear cell adenocarcinoma of cervix　328
clear cell carcinoma of endometrium　329
clear cell carcinoma of kidney　214
clear cell chondrosarcoma　256
clear cell ependymoma　180
clear cell hidradenoma　379
clear cell melanoma　379
clear cell meningioma（intracranial）　180
clear cell odontogenic tumor　53
clear cell sarcoma of bone　236
clear cell sarcoma of soft tissue　256
clear cell sweat gland carcinoma　379
clearance of hematoma of abdominal cavity　310
clearance of lactic acid　88
clearance of renal subcapsule hematoma　222
cleft foot　248
cleft hard palate　53

cleft jaw　42
cleft lip　40, 350
cleft palate　41, 351
cleft palate team approach　55
cleft uvula　51
cleidocranial dysostosis　248
cleidotomy　348
climacteric menorrhagia　323
climacteric syndrome　323
clinical electromyography　129
clinical global impression scale　398
clinical isolated syndrome　8, 117
clinical loosening　248
clinical memory scale　398
clinical pulmonary infection score　88
clinical radiotherapy　320
clinical remission of chronic bronchitis　77
clinical renal tuberculosis　211
clinical thermology　320
clinician-administered PTSD scale　398
clinoid segment of internal carotid artery
　aneurysm　178
clipping of aneurysm　182
clipping of arteriovenous fistula　182, 273
clipping of carotid aneurysm　183
clipping of intracranial aneurysm　184
clipping of intracranial vascular malformation
　184
clipping of ruptured aneurysm　182
clitoral reduction surgery　335
clitoris reconstruction surgery　335
clitoroplasty　335
clivus malignant tumor　306
clivus meningioma　180
clomiphene citrate-resistant　324
clonal myeloid disease　159
clonic seizure　126
clonicity hemi-facial spasm　126
clonidine poisoning　406
clonorchiasis sinensis　97, 412
close archenteric artificial stoma　97
close bite　39
close colonic stoma　97
close gastric stoma　97
close iliac stoma　97
close reduction and pin internal fixation of
　fibula fracture　274
close reduction and plate fixation of radius
　fracture　282
close reduction and plate fixation of ulna frac-
　ture　273
close reduction for hip dislocation　280
closed aortic commissurotomy　303
closed aortic valve dilation　208
closed biopsy of cranial nerve　182
closed biopsy peripheral nerve　182
closed craniocerebral injury, closed traumatic
　brain injury　293
closed dislocation of cervical vertebra　244
closed dislocation of dorsal vertebra, closed
　dislocation of thoracic vertebra　262
closed dislocation of lumbar vertebra　263
closed dislocation of multiple cervical verte-
　brae　230

closed dislocation of spine 241
closed fracture 226
closed fracture of skull 176
closed fracture of T1-T6 level with complete lesion of cord 226
closed fracture of T1-T6 level with incomplete spinal cord lesion 226
closed fracture of T1-T6 level with other specified spinal cord injury 226
closed fracture of T1-T6 level with unspecified spinal cord injury 226
closed fracture of T7-T12 level with complete lesion of cord 226
closed fracture of T7-T12 level with incomplete spinal cord lesion 226
closed fracture of T7-T12 level with other specified spinal cord injury 226
closed fracture of T7-T12 level with unspecified spinal cord injury 226
closed fracture of thoracic region with spinal cord injury 262
closed fracture of vertebral column 241
closed injury 73
closed irrigation and drainage 272
closed loop ventilation 83
closed mitral commissurotomy 302
closed mitral dilatation 205
closed modified radical mastoidectomy 36
closed negative pressure suction therapy 272
closed occlusal reflex 59
closed osteoplasty of mandibular ramus 54
closed peripheral nerve biopsy 272
closed pneumothorax 73, 188, 293
closed pulmonary dilatation 205
closed pulmonary valve commissurotomy 302
closed reduction 272
closed reduction and bone nail fixation of phalanx fracture 283, 284
closed reduction and external fixation of fracture(carpometacarpal joint, metacarpophalangeal and interphalangeal joint) 284
closed reduction and fixation of alveolar bone fracture 58
closed reduction and internal fixation of femoral intertrochanteric fracture with intramedullary nail 275
closed reduction and internal fixation of fracture of foot 285
closed reduction and intramedullary fixation of fibula fracture 274
closed reduction and intramedullary nail fixation for fracture of ankle joint 277
closed reduction and intramedullary nail fixation of femoral fracture 275
closed reduction and intramedullary nail fixation of humeral fracture 275
closed reduction and intramedullary nail fixation of radius fracture 282
closed reduction and intramedullary nail fixation of tibial fracture 280
closed reduction and intramedullary nail fixation of ulna fracture 273
closed reduction and k-wire fixation of phalanx fracture 283, 284

closed reduction and pin fixation for fracture of ankle joint 277
closed reduction and pin fixation of calcaneal fracture 274
closed reduction and pin fixation of femoral fracture 275
closed reduction and pin fixation of radius fracture 282
closed reduction and pin internal fixation of ulna fracture 273
closed reduction and plate internal fixation of fibula fracture 274
closed reduction and plate internal fixation of humeral fracture 275
closed reduction and plate internal fixation of tibial fracture 280
closed reduction and screw fixation of phalanx fracture 283
closed reduction and screw fixation of ulna fracture 273
closed reduction and screw internal fixation of calcaneal fracture 274
closed reduction and screw internal fixation of femoral fracture 275
closed reduction and screw internal fixation of humeral fracture 275
closed reduction of calcaneal fracture 274
closed reduction of cervical spine dislocation 279
closed reduction of dislocation of ankle joint 277
closed reduction of dislocation of elbow 285
closed reduction of dislocation of radioulnar joint 282
closed reduction of dislocation of shoulder joint 278
closed reduction of dislocation of temporomandibular joint 56
closed reduction of femoral epiphysis separation 275
closed reduction of femur fracture 275
closed reduction of fibula fracture 274
closed reduction of fracture of talus 280
closed reduction of fracture of tibia 280
closed reduction of fracture of zygoma 57
closed reduction of humeral fracture 275
closed reduction of interphalangeal joint dislocation 284
closed reduction of jaw fracture, closed reduction of mandibular fracture 57
closed reduction of mandibular fracture 36, 292
closed reduction of maxillary fracture 36, 57, 291
closed reduction of orbital bone fracture 290
closed reduction of patella fracture 272
closed reduction of pelvic fracture 276
closed reduction of phalanx fracture 283, 284
closed reduction of radius fracture 282
closed reduction of tibial epiphyseal separation 280
closed reduction of ulna epiphyseal separation 273

closed reduction of ulna fracture 273
closed reduction of vertebral process fracture 278
closed reduction of zygomatic fracture 291
closed reduction pin internal fixation of humeral fracture 275
closed reduction screw internal fixation for fracture of ankle joint 277
closed reduction screw internal fixation of fibula fracture 274
closed reduction screw internal fixation of radius fracture 282
closed reduction screw internal fixation of tibia fracture 280
closed reduction surgery of nasal bone fracture 32
closed rhinolalia 31
closed thoracic drainage 85, 300, 361
closed trauma of larynx 24
closed tricuspid commissurotomy 302
closed tricuspid dilatation 207
closed umbrella closure of patent foramen ovale 207
closing capacity 86
closing volume 86
closing volume curve 86
clostridial anaerobic cellulitis 378
clostridium perfringens pneumonia 350
clostridium perfringens septicaemia 350
clostridium spiral pharyngitis 28
closure of atrial septal section 205
closure of atrial septum opening 205
closure of bladder fistula 313
closure of cecostomy 170
closure of colostomy 170
closure of cystostomy 221, 313
closure of duodenal fistula 172
closure of esophagostomy 191, 314
closure of fistula of larynx 33
closure of fistula of thoracic duct 191, 315
closure of fistula of uterus 336
closure of gastrocolic fistula 173
closure of gastroduodenostomy 173
closure of gastrojejunostomy 173
closure of gastrostomy 173, 191
closure of ileostomy 169
closure of jejunostomy 170
closure of perineorectal fistula 169
closure of proctostomy 174
closure of sigmoidostomy 173
closure of stoma of small intestine 173
closure of thoracostomy 191
closure of thyroglossal fistula 55
closure of trachea and esophagus fistula 35
closure of transverse colostomy 169
closure of ureterostomy 314
clot retraction test, CRT 162
clouding of consciousness 397
cloverleaf plate fixation 281
cloverleaf skull deformity 47
cloward cervical spinal fusion 279
clozapine poisoning 407
clubfoot 249
clunial nerve entrapment syndrome 122

cluster headache 5, 111, 176
cluttering 397
Clutton arthrocele 362
CO diffusion capacity test 89
CO diffusion capacity test-rebreathing method 89
CO diffusion capacity test-single breath method 89
CO diffusion capacity test-steady state method 89
Co-60 radiation therapy 182
coagulant poisoning 407
coagulase negative staphylococcus sepsis 354
coagulase negative staphylococcus septicemia 415
coagulation factor subunit antigen test 162
coagulation factor Ⅷ inhibitor assay 162
coagulum pyelolithotomy 221
coal tar, coal tar pith, petroleum asphalt induced skin cancer 407
coal worker's pneumoconiosis, CWP 77
coarctation of aorta 204, 360
coarctation of aortic arch (COA) and ventricular septal defect (VSD) 200
coarse rale 82
coated coronary artery stent implantation 206
cobalamin deficiency nephropathy 133
cobalt-60 therapy unit 319
Cobb syndrome 116, 178
coblation nucleoplasty 273
cobra venom factor (CoF) hemolysis test 162
cocaine abuse 391
cocaine dependence syndrome 391
cocaine harmful use 391
cocaine withdrawal state 391
cocaine withdrawal state with delirium 388
coccidioidal granuloma 376
coccidioidomycosis 354, 376, 416
coccidioidomycosis meningitis 120, 354, 376, 416
coccigenic stomatitis 47
coccydynia 257
coccygeal fracture 257
coccygeal fracture and dislocation 257
coccygeal hypoplasia 257
coccygodynia 257
cochlea incomplete partition type Ⅰ 23
cochlea incomplete partition type Ⅱ 23
cochlear aplasia 25
cochlear implantation 35
cochlear or labyrinthine otosclerosis 25
cochlear remove 35
cochleosacculotomy 33
Cockayne syndrome 7
Cockett syndrome 199
cockroach killer poisoning 407
coeliac artery injury 163
coffee-worker's lung 77
Cogan syndrome 1, 23
Cogan disease 371
cognitive assessment 403
cognitive disorder 392, 401
cognitive therapy 299, 397

cognitive training 403
cognitive-behavioral therapy 397
cogwheel breath sound 73, 82
coin lesion of lung 75
coin sign 83
coin test 265, 271
coke oven emission-induced lung cancer 406
cold abscess 237, 412
cold agglutinin syndrome 371
cold antibody autoimmune hemolytic anemia 159
cold erythema 367
cold knife conization of cervix 336
cold panniculitis 367
cold sport 319
cold therapy 403
cold urticaria 367
colic artery embolization 170, 311
collagen Ⅲ glomerulopathy 132
collagen disease 243
collagen type Ⅳ alpha 1-associated syndrome 109
collagenoma 305
collagenoma perforans verruciforme 383
collagenous fibroma 370
collagenous neuritis 115
collapse 71
collapse of airway 78
collapse of femoral head 235
collapse of large airway 73
collapse of nasal columella 24
collapse of small airway 79
collapse of spine 241
collapsed vertebra 268
collar bone benign tumor 79
Colles fracture 247
collimator 321
collimator leaf 321
collision 128
colloid baby 370
colloid cyst 177
colloid milium 370
colloid osmotic pressure 87
colloidal nodular goiter 146
coloboma iridis 4
coloboma of choroid 9
coloboma of fundus 15
coloboma of lens 7
coloboma of optic disc 11
colomyotomy 170
colon endocrine tumor 305
colon fixation 170
colon injury 98, 163
colonic decompression 107
colonic diverticula 98
colonic foreign body extraction 170
colonic granulomatous proliferation of schistosomiasis 413
colonic intussusception reduction 170
colonic pouch-anal anastomosis 170
colonic rupture repair 170
colonic septum incision 170
colonic ulcer 98

colonic volvulus reduction 170
Colonna acetabuloplasty 271
colonoscopic biopsy of colon 317
colonoscopic colon stent implantation 311
colonoscopic electrocoagulation of colon lesion 311
colonoscopic excision of sigmoid colon 311
colonoscopy 108
colonoscopy biopsy 107
colonospic balloon dilatation 107
colonospic electrocoagulation of colonic lesion 107
colonospic polypectomy 107
colonospic stenting 107
colony forming unit (cfu) per gram tissue 301
coloproctostomy 311
coloptosis 98
color blindness 11
color vision defect 11
Colorado tick fever 414
colorectal cancer with hemorrhage 93
colosigmoidostomy 311
colour change during tooth formation 41
colovaginal fistula repair 170, 333
colpismus 330
colpocleisis 335
colpohysterectomy 312
colpomycosis 328
colpoperineoplasty 335
colporrhagia 330
colposcopy 336
colpostenotomy 335
columna vertebralis 241
coma 352
combination hydrocele 211
combined abdominal perineal rectal resection 309
combined burn and blast injury 296
combined burn, radiation and blast injury 296
combined craniomaxillofacial resection 34
combined cycling 83
combined fistula 323
combined forceps and vacuum aspirator monotocous 348
combined hyperlipidemia 144
combined immunodeficiency disease 353
combined injury 294
combined injury from nuclear explosion 294
combined oxygen 87
combined periodonto-endodontic therapy 58
combined reconstruction 274
combined spinal epidural anesthesia during labor, CSEA 348
combined supratentorial-infratentorial approach 186
combined transurethral renal pelvic carcinoma radical resection 220
combined transvaginal and transabdominal replacement of obstetrical inverted uterus 348
comedo 385
comedo nevus 368
comminuted condylar fracture 44

comminuted fracture 232
comminuted fracture of frontal bone 41
comminuted fracture of skull 178
commissurotomy 290, 299
common bile duct exploration 166
common bile duct exploration(CBDE) 308
common bile duct repair 166
common carotid artery injury 178, 198
common carotid artery ligation 34
common carotid artery occlusion 116, 198
common carotid artery stenosis 198
common cavity deformity 25
common iliac artery aneurysm 199
common iliac artery embolism 199
common iliac artery pseudoaneurysm 199
common iliac artery stenosis 199
common iliac artery thrombosis 199
common iliac vein stenosis 199
common iliac vein thrombosis 199
common jugular venous aneurysm 198
common peroneal nerve compression syndrome 232
common peroneal nerve injury 112, 232
common peroneal nerve palsy 112, 232
common peroneal nerve syndrome 232
common variable immunodeficiency disease 159
commotio retinae 12
commotio spinalis 242
communicating hydrocele 211
communicating hydrocephalus 115, 177
communicating of nuck effusion 323
community acquired pneumonia 78
community periodontal index, CPI 59
compartment syndrome 236, 244, 265
compartment syndrome of calf 261
compartment syndrome of upper limb 253
compensated ventilation 79
compensating curve 59
compensating pulmonary hyperinflation 73
compensation neurosis 392
compensatory acidosis 73
compensatory alkalosis 73
compensatory anti-inflammatory response syndrome 73, 293
compensatory emphysema 73
compensatory enlargement of thyroid gland pyramidal lobe 146
compensatory hyperhidrosis 364
complement deficiency syndrome 364
complement lysis sensitivity test 161
complete abortion 346
complete amputation of thumb 249
complete ankylosis of spine 241
complete atrioventricular block 67, 355
complete breech presentation 346
complete central diabetes insipidus 150
complete cervical spinal cord injury 244, 400
complete colpocleisis 335
complete control of asthma 79
complete cytogenetic remission 160
complete cytogenetic response 160
complete denture, full denture 56

complete dislocation and shortening of cervical spine 245
complete dislocation and shortening of lumbar spine 264
complete dislocation and shortening of thoracic spine 262
complete dislocation of tooth 52
complete donor cell chimeric 160
complete fistula cervicalis 29
complete fracture 256
complete glottic stenosis 28
complete hematologic response 160
complete hydatidiform mole 326
complete hydatidiform mole coexisting fetus, CMCF 345
complete implant 56
complete intestinal obstruction 102
complete intra articular fracture 256
complete laminectomy 282
complete lumbar spinal cord injury 263
complete lunate dislocation 265
complete luxation of lens 7
complete monoplegia 401
complete monoplegia of lower extremity 402
complete monoplegia of upper extremity 402
complete paralysis 402
complete paralysis of both upper extremities 402
complete parathyroidectomy 33
complete phocomelia 256
complete remission 160
complete spinal cord injury 256
complete spinal rachischisis 256
complete thoracic spinal cord injury 262
complete uterovaginal prolapse 329
completion lobectomy after pulmonectomy 190
completion pneumonectomy after pulmonectomy 190
completion pulmonectomy after pulmonectomy 190
completion wedge resection after pulmonectomy 190
complex acetabular fracture 248
complex anaphylactoid purpura 367
complex eyelid suturing 19
complex fracture 232
complex hereditary optic neuropathy 3
complex hyperlipidemia 154
complex malignant tumor lesion of eye and adnexa 15
complex odontoma 42
complex of plasma thrombin-antithrombin test 162
complex regional pain syndrome 113, 232
complex repetitive discharge, CRD 128
complex vitamin B deficiency 154
complex wave 128
complexity urinary tract infection 210
compliance 88
complicated acute intoxication 395
complicated cataract 2
complicated crown-root fracture 41

complicated intra-abdominal infection 163
complicated migraine 113
complicated parapneumonic effusion 75
complication associated with artificial insemination 327
complication caused by cardiac and vascular prosthesis and transplant 203
complication of anaesthesia in pregnancy 344
complication of cord 340
complication of endodontic treatment 52
complication of labor and delivery 337
complication of nonabsorbable suture 2
complication of percutaneous balloon aortic valvuloplasty(PBAV):arteriovenous fistula 198
complication of percutaneous balloon aortic valvuloplasty(PBAV):post-puncture artery hematoma 198
complication of percutaneous balloon aortic valvuloplasty(PBAV):post-puncture artery pseudoaneurysm 198
complication of percutaneous balloon aortic valvuloplasty(PBAV):retroperitoneal hematoma 198
complication of post-extraction 39
component blood transfusion 162
composite artificial skin 298
composite haemangioendothelioma 240
composite international diagnostic interview 398
composite lobectomy 190
composite lobectomy with systematic mediastinal lymphadenectomy 190
composite tissue graft 298
composite unstable wrist joint 232
compound cyst 368
compound fixed bridge 55
compound Hodgkin lymphoma and non-Hodgkin lymphoma 287
compound instability of elbow 267
compound mixed nerve action potential 128
compound motor nerve action potential 128
compound muscle action potential, CMAP 128
compound nerve action potential 128
compound nevus 97, 240, 368
compound nevus of nose 287
compound odontoma 54
compound presentation 339
compound reserpine tablets poisoning 405
compound ulcer 95
compound ulcer with hemorrhage 95
comprehensive treatment 85
compressed vertebral bodies 226
compressible volume factor 89
compression facies 46
compression fracture 263
compression fracture of lumbar vertebra 264
compression fracture of spine 241
compression fracture with paraplegia 241
compression metatarsalgia 240
compression myelopathy 124, 263
compression of brain 179
compression of brainstem 179

compression of duodenum　101
compression of esophagus　101
compression of optic nerve　11
compression of spinal nerve root　240
compression plantar pain　263
compression pulmonary atelectasis　80
compression screw fixation for hip arthrodesis（Pagnano and Cabanela method）278
compression therapy　299
compressive myelopathy　241
Compton effect　319
compulsive behavior　396
compulsive internet use　396
computed tomographic angiography,CTA 286
computed tomographic pulmonary angiography　86
computed tomography　87,286
computed tomography guided radiofrequency ablation of hepatic lesion　106
computed tomography scan　361
computer addiction　390
computer assisted orthopedic surgery　278
computer assisted spine surgery,CASS　278
computer assisted surgical navigation technology　278
computer tomography　22
computer X-ray photography　286
computer-aided endoscopic sinus surgery　33
concealed coronary atherosclerotic heart disease　69
concealed penis　216
concentrated hyper-kalemia　78
concentric needle electrode　130
concentric sclerosis　122
concis　376
concomitant convergent strabismus　5
concomitant esotropia　4
concomitant exotropia　4
concomitant strabismus　4
concrescence of tooth　43
concrete thinking　391,395
concussion of brain　9,179
concussion of eye　17
concussion of lumbar spinal cord　263
concussion of spinal cord　177,241
concussion of thoracic spinal cord　262
condensing osteitis　267
conditioning of skin flap/tubular flap　299
conduct disorder　392
conduct disorder confined to the family context　391
conduct disorder,solitary aggressive type　390
conduction block,CB　128
conduction velocity,CV　128
conductive keratoplasty　19
condylar amputation　280
condylar amputation and patella transplantation　280
condylar axis　59
condylar base fracture　44
condylar cyst　44
condylar fracture　247
condylar fracture of femur　235

condylar guidance　59
condylar guidance inclination　59
condylar neck fracture　44
condylar slot　59
condyle benign tumor　44
condyle fracture　44
condyle movement　59
condyle path　59
condyle path inclination　59
condyloma acuminatum　369
condylomata acuminata of urethra　212
condylomatous carcinoma of penis　289
cone dystrophy　12
cone-shaped tooth　54
confabulation　397
confluent and reticulate papillomatosis　376
confocal biological microscope　22
confocal scanning laser ophthalmoscope　22
conformation radiotherapy　320
confusional arousal　397
congelation　365
congenial lamina deformity of lumbar spine　261
congenial sensory neuropathy　260
congenita head-neck arteriovenous fistula　29
congenital abdominal cyst　103
congenital abdominal muscular dysplasia syndrome　355
congenital abetalipoproteinemia　160
congenital abnormal origin of pulmonary artery　68
congenital abnormal origin or developmental abnormaly of pulmonary artery　79
congenital abnormal sinus wall　29
congenital absence of both forearm and hand　250
congenital absence of both lower leg and foot　261
congenital absence of central column（cleft hand）267
congenital absence of extraocular muscle　14
congenital absence of eyelid　14
congenital absence of femoral head　260
congenital absence of fibula　260
congenital absence of foot and toe（s）268
congenital absence of gallbladder　103
congenital absence of iris　14
congenital absence of jejunum　103
congenital absence of lung lobe　79
congenital absence of mandibule with synotia　51
congenital absence of middle ear　51
congenital absence of mitral chordae tendineae　201
congenital absence of nasolacrimal duct　14
congenital absence of pain　260,381
congenital absence of posterior atlantal arch　239
congenital absence of pulmonary artery　201
congenital absence of pulmonary valve　68
congenital absence of radius　251
congenital absence of rib　79
congenital absence of salivary gland　51
congenital absence of sesamoid　261

congenital absence of small intestine　104
congenital absence of thigh and lower leg with foot present　229
congenital absence of tibia　260
congenital absence of toe　261
congenital absence of toes　255
congenital absence of tongue　51
congenital absence of ulna　228
congenital absence of unspecified limb(s)　255
congenital absence of upper arm and forearm with hand present　253
congenital absence of uterus　326
congenital absence of uvula　51
congenital absence of vagina　326
congenital absence of vermilion　51
congenital absence of vertebra　260
congenital absent of hepatic department of inferior vein cava　201
congenital absent of inferior vena cava　202
congenital absent of pulmonary valve　201
congenital absent pancreas　103
congenital absent right superior vena cava　202
congenital absent tricuspid valve　201
congenital acanthosis nigricans　380
congenital accessory auricle　51
congenital accessory earlobe　51
congenital accessory lacrimal gland　14
congenital accessory lobe of lung　79
congenital accessory nasal　29
congenital accessory navicular　260
congenital acrocephalia　51
congenital acropachy　259
congenital adrenal cortical hyperplasia　150,356
congenital adrenal dysplasia　150
congenital adrenal hypoplasia　150
congenital adrenal hypoplasia of maternal cause　147
congenital agammaglobulinemia　381
congenital agyria　122,355
congenital alveolar cleft　51
congenital amelia　260
congenital amyelia　356
congenital anal atresia　103
congenital anal deformity　103
congenital anal fistula　103
congenital anal stenosis　355
congenital analgesia　260,381
congenital anals atresia with fistula　103
congenital and developmental coxa vara　260
congenital and developmental dysplasia of hip　260
congenital and infantile fibrosarcoma　289
congenital aneurysm of aortic sinus　202
congenital aneurysm of aortic sinus ruptured　202
congenital aniridia　356
congenital annular cataract　14
congenital annular pancreas　103
congenital anodontia　51
congenital anomalous origin of coronary artery from pulmonary artery　201
congenital anomalous origin of left coronary

artery from pulmonary artery 68
congenital anomalous origin of papillary muscle of tricuspid valve 201
congenital anomalous origin of pulmonary artery from ascending aorta 201
congenital anomaly of coronary artery(arteriovenous fistulas) 201
congenital anomaly of nasal sinus wall 51
congenital anomaly of pituitary 150
congenital anomaly of spine 260
congenital anophthalmia 14
congenital anterior cervical fistula 51
congenital anus praeternaturalis 104
congenital aorta overriding 202
congenital aortic dilation 202
congenital aortic diverticulum 68
congenital aortic insufficiency 68, 202
congenital aortic ride across 68
congenital aortic sinus malformation 202
congenital aortic valve atresia 68
congenital aortic valve prolapse 68, 202
congenital aortic valve stenosis 68
congenital aortic-left aorta tunnel 202
congenital aortic-left ventricular tunnel 202
congenital aorto-left ventricular tunnel 68
congenital aortopulmonary collateral artery formation 201
congenital aphakia 14
congenital appendage of nose 29
congenital arachnoid cyst 123, 356
congenital arteriovenous fistula 201
congenital arteriovenous malformation of brain 123
congenital arthrogryposis multiple 260
congenital arthrogryposis multiplex congenita 355
congenital articular malformation 260
congenital ascending aorta dysplasia 201
congenital ataxia,mental retardation and partial aniridia 123
congenital atelencephalia 123, 356, 402
congenital ateloencephalia 123,356
congenital atlantoaxial deformity 260
congenital atlantoaxial dislocation 239, 260
congenital atlantoaxial joint fusion 260
congenital atlantooccipital deformity 260
congenital atlantooccipital dislocation 239
congenital atlantooccipital fusion 260
congenital atransferrinemia 160
congenital atresia at the end of common bill duct 103
congenital atresia of aorta 202
congenital atresia of cervix 326
congenital atresia of colon 355
congenital atresia of esophagus 29
congenital atresia of external auditory canal 29
congenital atresia of jejunum 103
congenital atresia of larynx 29
congenital atresia of posterior naris 29
congenital atresia of trachea 29
congenital atresia of urethra 356
congenital atrial appendage malformation 202
congenital atrial isomerism 68, 202
congenital atrial septal aneurysm 68

congenital atrial septal defect 68
congenital atrial septal defect(type Ⅰ) 201
congenital atrophy of thyroid gland 150
congenital axillary arteriovenous fistula 202
congenital ball and socket ankle joint 260
congenital barrier of jejunum 103
congenital bilateral cleft lip 51
congenital bile duct abnormality 103
congenital bile duct stenosis 103
congenital bladder neck contracture 215
congenital blepharocoloboma 14
congenital blepharophimosis 14
congenital blepharophimosis syndrome 14
congenital blind loop syndrome 103
congenital body arteriovenous fistula 201
congenital bowing femur 260
congenital bowing leg 260
congenital bowing of tibia 260
congenital brachial plexus displacement 355
congenital brachiocephalic artery deformity 201
congenital brain absence 356
congenital brain atrophy 123, 356, 402
congenital brain cell hypoplasia 402
congenital brain cell hypoplasis 123
congenital brain malformation with hydrocephalus 356
congenital branchial cleft 51
congenital branchial cleft sinus 51
congenital branchial fistula 29
congenital breast dysplasia 164
congenital bronchial diverticulum 356
congenital bronchial hamartoma 79
congenital bronchomalacia 356
congenital brow deformity 14
congenital butterfly vertebral deformity of cervical spine 260
congenital butterfly vertebral deformity of lumbar spine 261
congenital canthus deformity 14
congenital capsular cataract 14
congenital cardial diverticulum 68
congenital cardiomyopathy 68
congenital cataract 14, 355
congenital central alveolar hypoventilation syndrome 123
congenital central dust-like cataract 14
congenital cerebellar ataxia 123
congenital cerebellar ataxia diplegia 123, 402
congenital cerebellar vermis agenesis 123
congenital cerebellum granulosa cell hypoplasia 123
congenital cerebral arteriovenous fistula 123
congenital cerebral cyst 123, 355
congenital cerebral hernia 123, 356
congenital cerebral toxoplasmosis 123
congenital cervical fistula 29
congenital cervical rib 260
congenital cervical spinal cleft with hydrocephalus 355
congenital cervical spinal cleft without hydrocephalus 123, 355
congenital cervical spine deformity 260
congenital cholangiectasis 103

congenital choledochal cyst 103
congenital cholesteatoma 29
congenital cirrhosis 103
congenital cleft foot 260
congenital cleft larynx 29
congenital cleft lip 51
congenital cleft lip and palate 51
congenital cleft palate 51
congenital cleft soft palate 51
congenital club foot varus 260, 402
congenital coarctation of aorta 68
congenital coccygeal spine deformity 260
congenital coloboma of choroid 14
congenital coloboma of choroid with retinal detachment 14
congenital coloboma of iris 14
congenital coloboma of optic disc 14
congenital colon abnormal rotation 103
congenital colonic atresia 103
congenital colonic dilation 103
congenital common bile duct abnormality 103
congenital common bile duct dilatation 103
congenital common bile duct stenosis 103
congenital common carotid artery stenosis 201
congenital complete absence of lower limb 259
congenital complete absence of unilateral lower limb 260
congenital complete absence of upper limb 254
congenital complete anomalous pulmonary venous drainage 68
congenital complete anomalous pulmonary venous return,CAPVR (anomalous pulmonary vein connections) 201
congenital complete cataract(total cataract) 14
congenital complete endocardial cushion defect 68, 201
congenital complete transposition of great artery 201
congenital complete transposition of the great artery 68
congenital conical lens 14
congenital constricting band syndrome 260
congenital constriction band syndrome 260
congenital coralliform cataract 14
congenital cornea plana 14
congenital corneal abnormality 14
congenital corneal endothelial dystrophy 14
congenital corneal leukoma 14
congenital corneal malformation 14
congenital corneal opacity 14
congenital coronal sulcus hypospadias type 215
congenital coronary aneurysm 201
congenital coronary arteriovenous fistula 201
congenital coronary artery-left ventricle fistula 68
congenital coronary artery-pulmonary artery fistula 201

congenital coronary artery-right atrial fistula 68, 201

congenital coronary artery-right ventricle fistula 68

congenital coronary cataract 14

congenital corrected transposition of great artery 68, 201

congenital coxa valga 260

congenital coxa vara 260

congenital cranio-orbital surface bone deformity 14

congenital craniocerebral malformation 178

congenital craniofacial deformity 51

congenital craniorachischisis 123, 356

congenital cryptophthalmos syndrome 14

congenital cubitus valgus 261

congenital cubitus varus 261

congenital curvature of penis 215

congenital cutaneous candidiasis 380

congenital cyst of auricle 51

congenital cyst of laryngeal saccule 29

congenital cyst of mediastinum 79, 268

congenital cystic eye 14

congenital cystic lung 260

congenital cytomegalovirus infection 356

congenital deafness 355

congenital decreased response 355

congenital defect of external nose 29

congenital defect of hepatic segment of inferior vena cava 68

congenital defect of skull 356

congenital defect of tibia 260

congenital deformity of ankle joint 260

congenital deformity of ear 287

congenital deformity of external ear 356

congenital deformity of foot 261

congenital deformity of knee 261

congenital deformity of lower limb 261

congenital deformity of sternocleidomastoid muscle 51

congenital deformity of trachea 29

congenital depression in skull 51

congenital dermoid cyst and fistula 29

congenital descending aorta stenosis 201

congenital dextro-transposition of aorta 202

congenital dextroposition of aorticarch 68

congenital diaphragmatic hernia 79, 355

congenital diastematomyelia 115, 241, 355

congenital diffuse fibrous osteitis 260

congenital digitus minimus varus (varus fifth toe) 261

congenital dilatation of trachea 29

congenital discoid cataract 14

congenital discoid meniscus 260

congenital disequilibrium syndrome 123

congenital dislocation of elbow 261

congenital dislocation of hip 260, 356

congenital dislocation of hip joint 260

congenital dislocation of knee 261

congenital dislocation of radial head 260

congenital displacement of lens 14

congenital dissociative cecum 104

congenital diverticulum of the right atrium 202

congenital dolichocolon 103

congenital double aortic arch 68, 201

congenital double cilia 14

congenital double inferior vena cava 201

congenital double inlet ventricle 201

congenital double lip 51

congenital double outlet of left ventricle 68, 202

congenital double outlet of right ventricle 68, 202

congenital double superior vena cava 68

congenital dual bile tract 103

congenital dual bowel 103

congenital dual esophagus 103

congenital dual gallbladder 103

congenital dual stomach 103

congenital duodenal absence 103

congenital duodenal atresia 103, 356

congenital duodenal stenosis 103, 356

congenital dyserythropoietic anemia 160

congenital dysplasia 402

congenital dysplasia of femur 260

congenital dysplasia of hip 260

congenital dysplasia of knee 261

congenital ear malformation 355

congenital ectodermal dysplasia 356, 381

congenital ectopic adrenal gland 150

congenital ectopic cecum 103

congenital ectopic jejunum 103

congenital ectopic liver and spleen 103

congenital ectopic of breast 164

congenital ectopic pituitary 150

congenital ectopic thymus 150

congenital ectopic thyroid gland 150

congenital ectopic ureter 215

congenital ectropion 14

congenital encephalodysplasia 123, 356

congenital endplate acetylcholinesterase deficiency 123

congenital enteric atresia 104

congenital enterogenous cyst 103

congenital entropion 14

congenital epicanthus 14

congenital epulis 51

congenital erythropoietic porphyria 380

congenital esophageal absence 103

congenital esophageal atresia 103, 356

congenital esophageal atresia with trachea-esophageal fistula 103

congenital esophageal atresia with trachea-lower esophageal fistula 103

congenital esophageal atresia with trachea-upper esophageal fistula 103

congenital esophageal cyst 103

congenital esophageal dilation 103

congenital esophageal displacement 103

congenital esophageal diverticula 103

congenital esophageal hiatal hernia 103, 356

congenital esophageal malformation 103

congenital esophageal pseudo-obstruction 103

congenital esophageal sac 103

congenital esophageal stenosis 103

congenital esophageal tracheo-esophageal fistula 356

congenital esophageal web 103

congenital esotropia 14

congenital excessive velopharyngeal closure 51

congenital exogenous bone warts 260

congenital exotropia 14

congenital extraocular muscle fibrosis 14

congenital eyelid deformity 14

congenital facet joint deformity of cervical spine 260

congenital facet joint deformity of lumbar spine 261

congenital facet joint deformity of sacrum 260

congenital facet joint deformity of thoracic spine 261

congenital facial atrophy 259

congenital facial hamartoma 29, 51

congenital facial paralysis 123, 356

congenital falciparum malaria 355, 417

congenital fiber type disproportion 123

congenital fibrinogenopenia 356

congenital fibrous dysplasia of femoral neck 260

congenital fibrous dysplasia of fibula 260

congenital fibrous dysplasia of tibia 260

congenital fissure of epiglottis 29

congenital fistula of auricle 51

congenital fistula the lower lip 381

congenital focal defect of proximal femur 260

congenital frontal encephalocele 355

congenital funicular hydrocele 355

congenital funnel chest 260

congenital fusion of lumbar spine 261

congenital fusion of spine 260

congenital fusion of thoracic spine 261

congenital fusion of toe 261

congenital fusion of ulnar and radial 259

congenital gallbladder deformity 103

congenital gastric diverticulum 103

congenital gastric malformation 103

congenital gastric malposition 103

congenital gastric volvulus 103

congenital gastrointestinal tract malformation 104

congenital gastromegaly 103

congenital gastroschisis 103, 355

congenital generalized fibromatosis 380

congenital genetic metabolic disease 150

congenital genu valgus 261

congenital genu varum 261

congenital giant appendix 103

congenital giant duodenum 103

congenital giant nevus 356

congenital glaucoma 14, 356

congenital goiter 150

congenital gonococcal keratitis 14

congenital grey hair 380

congenital gummatous syphilid 378

congenital half-vertebra deformity 259

congenital hallux valgus 260

congenital hallux varus 260

congenital hand deformity 260

congenital hard palate cleft with soft palate cleft 51

congenital head-neck arteriovenous fistula 51

congenital heart block 202

congenital heart disease 68, 202

congenital hemifacial macrognathia 50

congenital hemifacial microsomia 50

congenital hemivertebra 259

congenital hemivertebral deformity of lumbar spine 261

congenital hepatic cyst 103

congenital hepatic fibrosis 103

congenital herniation of laryngeal prominence 51

congenital herpesviral infection 356

congenital high aortic arch 201

congenital high scapula 260

congenital hippocratic nail 380

congenital holoprosencephaly 356

congenital hourglass-like stomach 103

congenital hydranencephaly 123, 355

congenital hydrencephalocele 123

congenital hydrocele 215, 355

congenital hydrocephalus 123, 180, 356, 402

congenital hydromyelia 123, 355, 402

congenital hydronephrosis 215, 356

congenital hydrops cephalocele 355

congenital hydrorachis 123, 356, 402

congenital hyperammonemia 355

congenital hyperbilirubinemia 103

congenital hyperinsulinism 355

congenital hypermyotonia 355

congenital hyperthyroidism 150

congenital hypertrichosis lanuginose 380

congenital hypertrophic pyloric stenosis 103

congenital hypertrophic pylorospasm 103

congenital hypertrophic pylorostenosis 355

congenital hypertrophy of nose 29, 51

congenital hypertrophy of unilateral lower limb 260

congenital hypertrophy of unilateral upper limb 260

congenital hypohidrosis with neurogenic labyrinthitis 380

congenital hypoparathyroidism 150, 355

congenital hypoplastic aortic arch 68, 202

congenital hypothyroidism 150

congenital hypothyroidism associated with diffuse goiter 150

congenital hypothyroidism due to maternal intake of antithyroid drug 147

congenital hypothyroidism due to transplacental passage of maternal TSH-binding inhibitory antibody 147

congenital hypothyroidism without goiter 150

congenital hypotonia 355

congenital hypotrichosis 381

congenital ichthyosis 356

congenital idiopathic nystagmus 14

congenital ileal absence 103

congenital ileal atresia 103, 355

congenital ileal stricture 103, 355

congenital indirect inguinal hernia 103

congenital inferior vena cava into left atrium 202

congenital iniencephaly 123, 356

congenital inner ear malformation 29, 356

congenital innominate vein with abnormal route 201

congenital insensitivity to pain 260

congenital intermediate endocardial cushion defect 68, 201

congenital interrupted aortic arch 68, 202

congenital interruption of aortic arch 202

congenital intestinal adhesion 103

congenital intestinal atresia 356

congenital intestinal hamartoma 103

congenital intestinal narrowing 356

congenital intracranial aneurysm 178

congenital intrahepatic gallbladder 103

congenital intranasal meningoencephalocele 355

congenital inversion foot 260

congenital inverted transposition 68, 202

congenital iodine deficiency hypothyroidism 150

congenital iodine deficiency syndrome 150

congenital iodine deficiency syndrome, myxoedematous type 150

congenital iodine deficiency syndrome, neuropathic type 150

congenital iodine-deficiency syndrome, myxedematous type 147

congenital Jackson membrane 103

congenital jaw malformation 42

congenital jejunal atresia 356

congenital jejunum stenosis 356

congenital keratoglobus with glaucoma 14

congenital koilonychia 380

congenital kyphoscoliosis 260

congenital kyphosis 260

congenital lacrimal duct deformity 14

congenital lacrimal duct hypoplasia 14

congenital lacrimal puncta absence 14

congenital lacrimal puncta atresia 14

congenital lacrimal stenosis 14

congenital lactase deficiency 103

congenital lamina deformity of cervical spine 260

congenital lamina deformity of thoracic spine 261

congenital large cup and disc ratio 14

congenital laryngeal cartilage softening disease 51, 355

congenital laryngeal cyst 29, 51

congenital laryngeal dysplasia 51

congenital laryngeal keratosis 29

congenital laryngeal stridor 355

congenital lateral canthus epicanthus 14

congenital left subclavian artery deformity 202

congenital left superior vena cava connected to the left atrium 202

congenital left ventricle diverticulum 202

congenital left ventricle fistula 202

congenital lens malformation 14

congenital leukemia 355

congenital leukonychia 380

congenital limb deficiency 261

congenital lingual cyst 29

congenital lip deformity 51

congenital lip fistula 51

congenital liver hamartoma 103

congenital localized hypertrichosis 380

congenital long QT interval syndrome 201

congenital long QT syndrome 68

congenital lordosis 260

congenital low spinal cord 355, 402

congenital low spinal deformity 355

congenital low spinal disease 123

congenital lower limb arteriovenous fistula 202

congenital lumbar spine bifida with hydrocephalus 123

congenital lumbar spine bifida without hydrocephalus 123

congenital lumbar spine deformity 261

congenital lumbar spine fissure with hydrocephalus 356

congenital lumbar spine fissure without hydrocephalus 356

congenital lumbar spondylolisthesis 264

congenital lumbar spondylolysis 264

congenital lumbosacral spine bifida 123

congenital lumbosacral spine fissure 356

congenital lymphedema 356

congenital macrocheilia 51

congenital macrodactylia 260

congenital macrostomia deformity 51

congenital major aortopulmonary collateral artery 68

congenital malaria 356, 417

congenital malformation of apex nasi 29

congenital malformation of aqueduct of Sylvius 123

congenital malformation of bronchial 79

congenital malformation of cardiac septa 261

congenital malformation of choroid 9

congenital malformation of diaphragm 79

congenital malformation of external nose 29

congenital malformation of great arteries 229

congenital malformation of half-vertebral body 259

congenital malformation of laryngeal cartilage 29

congenital malformation of lung 232

congenital malformation of nose 51

congenital malformation of optic disc 11

congenital malformation of orbit 16

congenital malformation of penis 151

congenital malformation of renal artery 201

congenital malformation of retina 12

congenital malformation of rib 79

congenital malformation of salivary gland 51

congenital malformation of sternum 79

congenital malformation of vitreous 2

congenital malformation, deformation and chromosomal abnormality in puerperium 338

congenital malformations of breast 164
congenital malrotation of intestine 103, 355
congenital median cleft lip 51
congenital megacolon 103, 356
congenital megakaryocyte dysplasia 356
congenital megalocornea 14
congenital megaloureter 215
congenital meningoencephalocele 180
congenital meningomyelocele 123, 355, 402
congenital meningovascular syphilis 378
congenital mesoblastic nephroma 356
congenital metabolic defect 150
congenital metatarsus adductus 261
congenital microcheilia 51
congenital microcolon 104
congenital microgastria 104
congenital microglossia 51
congenital micromastia 164
congenital microphthalmia 14
congenital microphthalmos with orbital cyst 14
congenital microstomia 51
congenital middle ear deformity 360
congenital mitral atresia 68
congenital mitral insufficiency 201
congenital mitral stenosis 68, 201
congenital mitral valve anomaly 201
congenital mitral valve cleft 201
congenital mitral valve perforation 68, 201
congenital mitral valve prolapse 68, 201
congenital multiple arthrogryposis 260
congenital multiple epiphyseal dysplasia 260
congenital multiple hemangiomatosis 380
congenital multiple malformation 260
congenital multiple osteochondroma 260
congenital muscular dystrophy 123, 402
congenital muscular torticollis 62
congenital myasthenia gravis 123
congenital myasthenic syndrome, CMS 123
congenital myelocele with hydrocephalus 123, 355, 402
congenital myelodysplasia 123, 355, 402
congenital myogenic torticollis 355
congenital myopathy 123
congenital myotonia 260
congenital myotonia syndrome 123
congenital myotonic dystrophy 123
congenital narrowing of small intestine 104
congenital nasal dysplasia 29, 51
congenital nasal hamartoma 29, 51
congenital nasal incisure 29, 51
congenital nasopharynx atresia 79
congenital neck spinal cleft with hydrocephalus 123
congenital nephrotic syndrome 136, 356
congenital neurofibromatosis 123
congenital neurosyphilis 123
congenital neutropenia syndrome 160
congenital nipple hypertrophy 164
congenital nipple retraction 164
congenital non toxic goiter 150
congenital non-compaction of myocardium 68

congenital non-progressive ataxia 123
congenital noncompaction of cardiac muscle 202
congenital nonspherocytic hemolytic anemia 160
congenital nose deformity 29, 51
congenital nuclear cataract 14
congenital obstructive nephropathy 215
congenital occipital encephalocele 123, 356
congenital onychodysplasia of the index finger 381
congenital onychorrhexis 380
congenital optic disc hypoplasia 14
congenital oronasal fistula 51
congenital pachygyria 356
congenital palatal fistula 51
congenital pancreatic cyst 104
congenital pancreatic ectopia 104
congenital paralytic strabismus 14
congenital parenchymal goiter 150
congenital partial anomalous pulmonary venous connection (PAPVC) 201
congenital partial anomalous pulmonary venous drainage (PAPVD), scimitar 68
congenital partial endocardial cushion defect 68, 201
congenital patella dislocation 259
congenital patella subluxation 259
congenital patent foramen ovale 68, 201
congenital penile agenesis 215
congenital penile hypospadias type 215
congenital penoscrotal hypospadias type 215
congenital perencephaly 356
congenital pericardial cyst 202
congenital pericardial defect 202
congenital perinuclear cataract 14
congenital persistent cloaca 104
congenital pharyngeal pouch 29
congenital phlebectasia 201
congenital phrenospasm 103
congenital pigeon chest 260
congenital polar cataract 14
congenital polycystic kidney 355
congenital polycystic liver disease 103
congenital polycystic pancreas 103
congenital porencephaly 180
congenital portal vein malformation 201
congenital portal vein-hepatic artery fistula 201
congenital posterior cleft of cricoid cartilage 29
congenital posterior fistula 51
congenital postural lordosis 261
congenital preauricular cyst 51
congenital preauricular fistula 51, 380
congenital progressive myositis ossificans 260
congenital pseudarthrosis of fibula 260
congenital pseudarthrosis of radius 260
congenital pseudarthrosis of tibia 260
congenital pseudarthrosis of ulnar 259
congenital pseudo joint of lower limb bone 261

congenital pseudoarthrosis of clavicle 260
congenital ptosis 14
congenital pulmonary adenomatoid cyst 79
congenital pulmonary anomaly 68
congenital pulmonary arterial dilation 68
congenital pulmonary arteriovenous malformation 79
congenital pulmonary artery atresia 68
congenital pulmonary artery branch stenosis 68
congenital pulmonary artery hypoplasia 68
congenital pulmonary artery stenosis 68
congenital pulmonary artery-venous fistula 68
congenital pulmonary atresia 68, 201
congenital pulmonary cyst 79, 355
congenital pulmonary hamartoma 74
congenital pulmonary hypertension 68, 201
congenital pulmonary hypoplasia 79, 355
congenital pulmonary incompetence 68, 201
congenital pulmonary stenosis 68, 201
congenital punctate cataract 14
congenital pupil atresia 14
congenital pupil ectopic 14
congenital renal artery stenosis 201
congenital renal cystic disease 215
congenital renal failure 356
congenital retinal aneurysm 14
congenital retinal telangiectasia 14
congenital retinitis pigmentosa 14
congenital retinoschisis 14
congenital retinoschisis with macular degeneration 14
congenital rhinophyma 29
congenital rib bifurcation 79
congenital rib eversion 79
congenital rib fusion 79
congenital rickets 355
congenital right coronary artery dysplasia 202
congenital right ventricle diverticulum 202
congenital right ventricle fistula 202
congenital right-sided aortic arch 202
congenital ring constriction syndrome 260
congenital rubella pneumonia 355
congenital rubella syndrome 14, 355, 380
congenital sacral spine deformity 260
congenital sacrococcygeal deformity 260
congenital satyr ear 289
congenital scalp defect with epidermal nevus 380
congenital scaphocephaly 14
congenital scoliosis 259, 260
congenital second-degree cleft palate 51
congenital seif-healing reticulohistiocytosis 381
congenital separation of pubic bone 259
congenital separation of the testicles and epididymis 215
congenital septum pellucidum abnormality 123, 356
congenital shell ear malformation 289
congenital short achilles tendon 260
congenital short esophagus 103
congenital short femur 260

congenital short femur syndrome 260
congenital short leg 260
congenital shortening deformity of femur 260
congenital single limb deficiency 229
congenital single ventricle 68, 201
congenital sinus venosus defect 260
congenital skin defect 380
congenital skull malformation with hydrocephalus 123
congenital slow channel syndrome 123
congenital small intestinal hiatus hernia 104
congenital small intestinal mucosa ectopia 104
congenital small larynx 29
congenital soft palate cleft 51
congenital soft palate cleft with bilateral cleft lip 51
congenital soft palate cleft with unilateral cleft lip 51
congenital soft palate hypoplasia 51
congenital soft palate perforation 51
congenital spina bifida 123, 355, 402
congenital spina bifida with myelomeningocele 123, 355
congenital spina bifida with spinal meningocele 402
congenital spinal bifida occulta 123
congenital spinal cord deformity 123, 241, 355, 402
congenital spine malformation 260
congenital spondylolisthesis 260
congenital spondylolysis of lumbosacral region 261
congenital sprengel deformity 260
congenital stationary night blindness 14
congenital stenosis and lacrimal duct 14
congenital stenosis of esophagus 29
congenital stenosis of jejunum 103
congenital stenosis of larynx 29
congenital stenosis of trachea 29
congenital stenosis of vena cava 201
congenital stenosis of vena cava (inferior) (superior) 202
congenital stenosis tenosynovitis 261
congenital sternomastoid torticollis 51
congenital stricture of posterior naris 51
congenital stricture of rectum 51
congenital subaortic membrane 68
congenital subaortic stenosis 68
congenital subdural cyst 123, 356
congenital subglottic hemangioma 29
congenital subglottic stenosis 29, 51
congenital subluxation of hip 260, 356
congenital subluxation of hip joint 260
congenital submucous cleft palate 51
congenital subpulmonary stenosis 68
congenital supravalvar pulmonary stenosis 201
congenital supravalvular aortic membrane 68, 202
congenital supravalvular aortic stenosis 68, 202
congenital supravalvular mitral stenosing ring 68

congenital supravalvular pulmonary stenosis 68
congenital sutural cataract 14
congenital synovial chondromatosis of hip joint 260
congenital synovial chondromatosis of knee 261
congenital syphilis 356, 417
congenital syphilis complicated with tabes dorsalis 378
congenital syphilis rash 378
congenital syphilis teeth 380
congenital syphilitic gumma 378
congenital syphilitic meningitis 417
congenital syphilitic mucosa spot 378
congenital syphilitic paralysis 378
congenital syphilitic pemphigus 378
congenital talipes calcaneus 261
congenital talipes equinovalgus 260
congenital talipes equinovarus 260, 356, 402
congenital talipes equinus 260
congenital teratoma of tricuspid valve 201
congenital thick lip 51
congenital thin lip 50
congenital third ventricle cyst 355
congenital thoracic spinal bifida with hydrocephalus 123
congenital thoracic spine deformity 261
congenital thoracic spine fissure with hydrocephalus 356
congenital thymic dysplasia 150
congenital thyroglossal duct fistula 150
congenital thyroid hamartoma 150
congenital tibial flexure 260
congenital tilted optic disc syndrome 14
congenital tongue adhesion 51
congenital tongue hypoplasia 51
congenital torticollis 261
congenital toxoplasmosis 355
congenital tracheal stenosis 356
congenital tracheobronchial hypoplasia 79
congenital tracheoesophageal fistula 103, 356
congenital tracheomalacia 51, 356
congenital transient goiter 355
congenital trichiasis 14
congenital tricuspid insufficiency 68, 201
congenital tricuspid stenosis 68, 201
congenital tricuspid straddling 68, 201
congenital tricuspid valve atresia 68
congenital triphalangeal thumb 253
congenital truncal valve incompetence 201
congenital tuberculosis 355
congenital tumor 180
congenital ulerythema ophryogenes 380
congenital umbilical fistula 103
congenital umbilical hernia 103, 356
congenital uncorrected transposition of the great artery 201
congenital unilateral cleft lip 51
congenital unilateral dislocation of hip 260
congenital upper gastrointestinal tract malformation 103
congenital upper limb arteriovenous fistula 201

congenital upper limb (extremity) deformity 260
congenital ureteropelvic junction stricture 356
congenital urinary obstruction 215
congenital uvula crack 51
congenital varicella 356
congenital velopharyngeal incompetence 51
congenital ventricular hypertrophy 202
congenital vertebra plana deformity of cervical spine 260
congenital vertebra plana deformity of thoracic spine 261
congenital vertebral deformity 261
congenital vertebral deformity of cervical spine 260
congenital vertical talus 260
congenital viral hepatitis 355
congenital vitreous dysplasia 14
congenital vitreous opacity 14
congenital wry nose 51
congenital/developmental spinal stenosis 259
congenitally absence of nose 51
congenitally missing teeth 51
congential adactyly 260
congential butterfly vertebral deformity of thoracic spine 261
congential hypothyroidism without goiter 150
congential mulberry molar 51
congestion of eyelid 16
congestion of intestine 293
congestive heart failure 64, 194
congestive hepatic injury 105
congestive hypoxia 80
congestive laryngeal burn 293
congestive peripheral cyanosis 83
conization of cervix 336
conjoined twins 340, 353
conjunctival aneurysm 6
conjunctival angioma 7
conjunctival approach lower eyelid blepharoplasty 20
conjunctival benign tumor 6
conjunctival congestion 6, 18
conjunctival cyst 7
conjunctival defect 7
conjunctival degeneration 6
conjunctival degeneration and deposit 6
conjunctival deposit 6
conjunctival dermoid 7
conjunctival disorder 6
conjunctival edema 7
conjunctival flap cover surgery 20
conjunctival granuloma 7
conjunctival hemorrhage 6
conjunctival injury and corneal abrasion 7
conjunctival injury and corneal abrasion without mention of foreign body 7
conjunctival laceration 6
conjunctival lymphangiectasis 6
conjunctival lymphangiectomy 20
conjunctival malignant neoplasm 6

conjunctival mass　7
conjunctival melanoma　6
conjunctival nevi　370
conjunctival polyp　7
conjunctival prolapse　7
conjunctival radial section for lavage　20
conjunctival sac burn　7
conjunctival sac contracture　7
conjunctival sac deformity　6
conjunctival sac scar repair　6
conjunctival scar　6
conjunctival siderosis　7
conjunctival silver syndrome　7
conjunctival squamous cell carcinoma　6
conjunctival suturing of eyelid　21
conjunctival tumor resection　20
conjunctival tumor resection combined with tissue transplantation　20
conjunctival ulcer　6
conjunctival vascular proliferation　7
conjunctivitis due to adenovirus　14
conjunctivochalasis　7
Conn's syndrome　146
connection of positive pressure ventilation　85
connective tissue benign tumor of neck　43
connective tissue benign tumor of upper extremity　288
connective tissue disease　243
connective tissue foraminal stenosis　268
connective tissue malignant tumor of jaw　42
connective tissue nevus　370
connective tissue spinal stenosis　268
Conners child behavior scale　398
consciously dry nose and nasopharynx　32
consolidation of lung　75
constant bursae　237
constant flow ventilation　84
constant volume inverse ratio ventilation　83
constipation　91, 106
constitutional giant　150
constitutional hyperbilirubinemia　102
constitutional short stature　150
constriction surgery of nasal cavity　32
constrictive pericarditis　67
construction of artificial esophagus　35, 191, 313
consumption coagulation disorder　356
consumptive hypothyroidism　151
contact allergic stomatitis　43
contact dermatitis　6, 370
contact dermatitis caused by drug　17
contact dermatitis due to cosmetic　5, 368
contact dermatitis due to dye　376
contact dermatitis due to food in contact with skin　11
contact dermatitis due to mercury　367
contact dermatitis due to plant, except food　18
contact dermatitis due to solvent　376
contact granuloma of vocal cord　28
contact urticaria　370
contagious dermatitis　364
continent ileal reservoir　220
continued complete remission　158

continuous ambulatory peritoneal dialysis, CAPD　137
continuous arterio-venous hemodiafiltration　84
continuous arterio-venous hemodialysis　84
continuous arterio-venous hemofiltration　84
continuous blood oxygen saturation monitoring　72
continuous blood purification　84
continuous cycling peritoneal dialysis, CCPD　137
continuous epidural block　281
continuous esotropia　8
continuous exotropia　8
continuous flow air feed　83
continuous hematuria　138
continuous loop wiring　56
continuous low-flow oxygen therapy　83
continuous mandatory ventilation　83
continuous murmur　70
continuous negative external pressure　85
continuous negative pressure ventilation　83
continuous performance test　398
continuous positive airway pressure　83
continuous positive airway pressure, CPAP　189
continuous positive pressure ventilation　83
continuous renal replacement therapy　137, 299
continuous suture　299
continuous veno-venous hemodialysis　84
continuous veno-venous hemofiltration　84
continuous Z-plasty　299
contraception　322
contraception(barrier method)　322
contraception(emergency contraception)　322
contraception(oral contraceptives)　322
contraception(subdermal implant)　322
contraception(transabdominal tubal sterilization)　330
contraception(transvaginal tubal sterilization)　330
contraceptive drug reaction　404
contraceptive poisoning　404
contracted midpelvis　347
contracted pelvic inlet　339
contracted pelvis　346
contracted scar　295
contraction stress test, CST　348
contracture of achilles tendon　233
contracture of bladder　212
contracture of iliotibial tract　250
contralateral C7 spinal nerve root transposition　279
contrast enhancement　128
contrast-induced nephropathy　136
contrecoup injury　177
control hemorrhage by pedicle division of vagina　335
control of hemorrhage by electric coagulation of cervix　336
control ventilation　84
controlled oxygen therapy　84
contusion and laceration of hand　254

contusion and laceration of tongue　48
contusion cataract　3
contusion of abdominal wall　232
contusion of auricle　29
contusion of brain　118, 179
contusion of buttock and pelvis　250
contusion of cervical esophagus　98
contusion of eyeball and orbital tissue　16
contusion of eyelid and periocular area　15
contusion of face　46
contusion of finger(s) with damage to nail　378
contusion of finger(s) without damage to nail　255
contusion of groin　232
contusion of heart　203
contusion of kidney　213
contusion of laryngopharynx　30
contusion of larynx　25
contusion of orbital soft tissue　16
contusion of penis　216
contusion of pharynx　30
contusion of quadriceps femoris　235
contusion of renal pelvis　214
contusion of scrotum　216
contusion of soft tissue of face　46
contusion of spinal cord　177, 240
contusion of testis　210
contusion of vulva　326
contusion of wrist　256
conus medullaris lipoma　177
convalescence of cerebrovascular disease　401
conventional mechanical ventilation　83
conventional osteosarcoma　244
conventional radiotherapy　319
conventional tidal volume mechanical ventilation　83
convergence excess　5
convergence function exception　5
convergence insufficiency　5
convergence insufficiency and excess　5
convergence separation function exception　5
convergent concomitant strabismus　5
conversion from laparoscopic to open cholecystectomy　168
conversion symptom　397
convulsion　295, 360
Cooley's anemia　353
Coombs test　161
coordinate　187
coordinate hypertonic uterus　346
coordinated uterine inertia　347
copper and its compound poisoning　408
copper deficiency　156, 355
copper deficiency syndrome　13
copper poisoning　408
coprolalia　390
cor pulmonale　64, 75
cor triatriatum　67, 199
coracoid fracture　239
coracoid osteotomy　277
coracoid process fracture　42
coral cut　377
coral dermatitis　377

cord blood transplantation 162
cord entanglement 340
cord entanglement of monoamniotic twins 338
cord sign 130
cord thrombosis 340
cord varicose veins 340
cordectomy 36
cordectomy via laryngofissure 33
corduroy like erythema keratosis 365
core needle biopsy for breast 174
Cori disease 146
corkscrew esophagus 99
cornea arcus senilis 6
cornea donor 4
cornea suture extraction under microscope 21
corneal abrasion 6
corneal abscess 6
corneal arcus 146
corneal benign tumor 6
corneal burn 6
corneal carcinoma in situ 6
corneal contusion 6
corneal cyst 6
corneal degeneration 6
corneal deposit 6
corneal dermoid 6
corneal disease 6
corneal elastic layer bulging 6
corneal elastic layer rupture 6
corneal endothelial cell function decompensation 6
corneal endotheliitis 6
corneal epithelial basement membrane malnutrition 6
corneal epithelial defect 6
corneal epithelium implantation 6
corneal fistula 6
corneal flap abnormality 6
corneal flap shift 6
corneal foreign body 6
corneal graft displacement 6
corneal haze 6
corneal hypoesthesia 6
corneal incision fistula 6
corneal injury 6
corneal interstitial fluid 6
corneal iodine deposition 6
corneal laceration 6
corneal lens eccentric 6
corneal lens opacity 6
corneal lens residue 6
corneal lesion after cataract surgery (bullous aphakic) 1
corneal leukoma 6
corneal leukoma staining 20
corneal limbal stem cell dysfunction 6
corneal lipid degeneration 6
corneal macula 6
corneal mass 6
corneal melanosis 6
corneal nebula 6
corneal neovascularization 6

corneal opacity 18
corneal pannus 6
corneal penetrating injury with iris incarceration 6
corneal penetrating injury with iris prolapse 6
corneal penetrating injury with lens incarceration 6
corneal penetrating injury with vitreous incarceration 6
corneal pigmentation and deposit 6
corneal refractive myopia 6
corneal scar 6, 18
corneal scarring and opacity 6
corneal sensitivity examination 22
corneal squamous cell carcinoma 6
corneal staphyloma 6
corneal stromal ring implantation 20
corneal topography 22
corneal transplant status 6
corneal ulcer 6
corneal ulcer burning radical surgery 20
corneal ulcer perforation 6
corneal uveitis 6
corneoscleral cyst 6
coronal incision 182
coronal nasal sinus CT examination 37
coronally repositioned flap 55
coronary aneurysm 65
coronary angiography 71
coronary arteritis 65
coronary artery bypass grafting related myocardial infarction 65
coronary artery bypass surgery with single internal mammary artery graft 205
coronary artery dissection 65
coronary artery ectasias 65
coronary artery fistula 197
coronary artery intimal resection under direct vision 208
coronary artery intimal resection with patch graft under direct vision 208
coronary artery intravascular ultrasound 209
coronary artery myocardial bridge 197
coronary artery origin anomaly (CAOA) 65
coronary artery perforation 65
coronary artery spasm 65
coronary artery stenosis 65
coronary artery stent fracture 197
coronary artery stent implantation state 61
coronary artery stent migration 197
coronary artery thromboembolism 65
coronary artery to left atrium fistula 197
coronary artery to right ventricle fistula 197
coronary artery tortuous angular lesion drug-eluting stent implantation 206
coronary artery tortuous angular lesion non drug-eluting stent implantation 206
coronary artery-right atrial fistula occlusion 206
coronary atherosclerosis 65
coronary atherosclerotic heart disease 65
coronary computed tomographic angiography 72
coronary embolism 65

coronary endarterectomy under direct vision 303
coronary endarterectomy with patch graft under direct vision 303
coronary fraction flow reserve (FFR) examination 209
coronary heart disease 65
coronary in-stent restenosis 65
coronary insufficiency 65
coronary ischemia 65
coronary no reflow after stent implantation 65
coronary occlusion 65
coronary rotational atherectomy, CRA 71
coronary sinus aneurysm 65
coronary slow flow 65
coronary slow flow after stent implantation 65
coronary stent thrombosis 65
coronary thrombosis 65
coronary vasodilator poisoning 405
coronary vessel aneurysm repair 302
coronavirus infection 412
corpus albicans cyst of ovary 323
corpus callosotomy 185
corpus callosum abscess 120
corpus callosum malignant tumor 306
corpus cavernosum bypass 223
corpus cavernosum fracture neoplasty 223
corpus luteum cyst 324
corpus luteum haematoma 324
corpus luteum rupture 324
corpus spongiosum injure 212
corrected transposition of great artery (closure of ventricular septal defect) 206
corrected transposition of the great artery 198
corrected transposition of the great artery correction (atrial switch operation +Rastelli operation) 206
corrected transposition of the great artery correction (closure of ventricular septal defect + left ventricular pulmonary artery external connection) 206
corrected transposition of the great artery correction, atrial switch operation [arterial switch (double switch operation)] 206
correcting of syndactyly 272
correcting of syndactyly of toes 272
correction for cleft hand 281
correction for deformity of great toe 280
correction for macrodactyly 280
correction for macrodactyly of toe 280
correction for mallet finger 273
correction for mallet toe 273
correction for microphthalmia 21
correction for mirror hand 280
correction of anomalous origin of coronary artery from pulmonary artery 206
correction of bat ear 292
correction of blepharoptosis by frontalis muscle flap suspension operation 291
correction of blepharoptosis by frontalis muscle technique with allogenetic tissue suspension 291

correction of blepharoptosis by frontalis sus-pension 291

correction of blepharoptosis by shortening of musculus levator palpebrae superioris 291

correction of blepharoptosis by suture suspen-sion 291

correction of breast ptosis 171

correction of cicatricial ectropion with nasola-bial flap 19

correction of cicatricial ectropion with orbicu-larisoculi flap 19

correction of cicatricial ectropion with split skin graft 19

correction of cicatricial entropion with split skin graft 19

correction of cortriatriatum 207

correction of cryptotia 292

correction of cupped ear 289

correction of deformity of ear lobule 290

correction of double outlet of left ventricle 209

correction of Ebstein anormaly 302

correction of ectropion 292

correction of ectropion by wedge-shaped exci-sion 292

correction of ectropion with free skin graft 21

correction of entropion 292

correction of entropion by musculus dormita-tor overlapping 292

correction of entropion with eyelid reconstruc-tion 290

correction of facial paralysis 56

correction of hemifacial atrophy 54

correction of levator palpebrae shortening for blepharoptosis 21

correction of lid retraction 290

correction of local canthal shift 20

correction of macroglossia 56

correction of mouth 290

correction of nasopharyngeal atresia 32

correction of oblique facial cleft 56, 291

correction of partial anomalous pulmonary venous connection 302

correction of peripheral nerve 285

correction of persistent truncusarteriosus 302

correction of persistent truncusarteriosus with patch repair of ventricular septal defect 303

correction of phalanx bone 284

correction of ptosis combined with canthal plastic surgery 21

correction of pulmonary artery sling 206

correction of pulmonary perivalvular leakage 205

correction of pulmonary vein stenosis 206

correction of secondary deformity of nose postoperation of cleft lip repair 289

correction of secondary deformity postopera-tion of cleft lip repair 289

correction of secondary deformity postopera-tion of cleft palate repair 290

correction of sunken eyelid 20

correction of syndactyly 298

correction of syndactyly and skin graft 298

correction of systemic venous ectopic connec-tion 208

correction of systemic venous stenosis 208

correction of tissue expander 291

correction of total anomalous pulmonary venous drainage 303

correction of transverse facial cleft 56

corrective operation of pectus exca-vatum 190

corrosion of cornea and conjunctival sac 6

corrosion of eye and adnexa 15

corrosion of eyelid and periocular area 5

corrosive alkali and alkali like substance toxic effect 61

corrosive burn of mustard gas 370

corrosive esophageal burn 28

corrosive esophagitis 25

corrosive injury associated with eye rupture and destruction 3

corrosive injury of larynx 25

corrosive organic compounds poisoning 61

cortical abscess of kidney 214

cortical blindness 10, 119

cortical cavity 250

cortical dysplasia, malformation of cortical development 119

cortical electrode 130

cortical hearing loss 27

cortical hypertrophy 236

cortical laminar necrosis 119

cortical necrosis of kidney 214

cortical rim sign 270

cortical stripping 281

corticobasal degeneration 119

corticosteroid addictive dermatitis 379

corticosteroid myopathy 10, 121

cortisol-producing adrenocortical adenoma 148

cortisol-producing adrenocortical carcinoma 306

cosmetic dermatitis 368

cosmetic hair damage 368

cosmetic nail damage 368

cosmetic pigment abnormally 368

cosmetic poisoning 61

costal cartilage auricle plasty 34

costal chondritis 77

costectomy 190

costochondral junction syndrome 77

costochondralgia 248

costoclavicular syndrome 248

costotransversectomy 281

Cotard's syndrome 395

cotrel-dubousset instrumentation 271

cotton-wool spot 18

cough 70, 82, 189

cough provocative test 77

cough syncope 116

cough variant asthma 77

cough-syncope syndrome 77

counter bite 41

covert compensated shock 297

Cowper gland abscess 353

cowperitis 212

cowpox 374, 415

coxa plana 226

coxa valga 248

coxa valgus 270

coxa vara 248, 270

coxarthropathy 247

coxarthrosis 247, 400

coxotuberculosis 247

Coxsackie virus encephalitis 116

Coxsackie virus enteritis 98, 413

Coxsackie virus eruption 371

Coxsackie virus infection 353, 413

Coxsackie virus meningitis 116, 414

Cozen test 286

crab louse 382

cracked nipple 164

cracked tooth 52

cramp 401

cramp discharge 129

cranial fasciitis of childhood 365

cranial nerve adjustment after repair surgery 185

cranial nerve grafting 185

cranial nerve palsy 117

cranial neurectomy 185

cranial neuritis 117

cranial neuroanastomosis 185

cranial neurorrhaphy 185

cranial neurosyphilis 372

cranial neurotomy 185

cranial orbital communication malignant tumor 305

cranial tractotomy 185

craniectomy 184

craniectomy for foreign body removal 184

cranio-facial cyst 27

cranio-orbital fracture 9

cranio-orbito-zygomatic approach 34

craniocarpotarsal dysplasia (Freeman-Sheldon or "whistling face" syndrome) 248

craniocerebral injury 178

craniocerebral operation 184

craniocervical junction meningioma 178

craniofacial benign tumor 305

craniofacial bone malignant neoplasm 45

craniofacial dysostosis 9

craniopharyngioma 178

cranioplasty 184

cranioplasty with silicon steel 184

cranioplasty with skull bone flap 184

cranioplasty with titanium plate 184

cranioschisis 178

craniospinal irradiation 320

craniostenosis 180

craniosynostosis 45

craniotomy 34, 183, 347

craniotomy arachnoid dissection 312

craniovertebral anomalies 266

cranium bifidum 178

crawl gait 249, 270

creatine kinase 129

creatine MRS 129

creation of aortico-pulmonary anastomosis

without arch reconstruction 209
creeping eruption 375
cremasteric reflex 256, 270
crepitus 82
crescent fracture of iliac wing 250
crescentic glomerulonephritis 136
crescentic glomerulonephritis type I 136
crescentic glomerulonephritis type II 136
crescentic glomerulonephritis type III 136
cresol poisoning 406
CREST syndrome 362
cretinism 142, 364
Creutzfeldt-Jakob disease 116
cri du chat syndrome 372
cricoarytenoid joint reposition under suspension laryngoscope 37
cricoid cartilage hyoepiglottic fixation 33
cricoid cartilage hyoid bone fixation 33
cricopharyngeal diverticulectomy 33
cricopharyngeal diverticulum 26
cricopharyngeal myotomy 33
cricothyroid laryngotomy 33
cricothyroidotomy 298
Crigler-Najjar syndrome 356
Crimean-Congo haemorrhagic fever 414
crisis intervention 397
criss-cross heart 67, 198
crista sphenoidalis hernia 111
critical phase 294
crocodile tear syndrome 112
Crohn disease of colon 98
Crohn disease of esophagus 101
Crohn disease of ileum 97
Crohn disease of large intestine 93
Crohn disease of large intestine and small intestine 93
Crohn disease of rectum 105
Cronkhite-Canada syndrome 91
cross bite 41
cross finger flap 299
cross lip flap 298
Cross syndrome 116, 146
cross tendon lengthening for flexor digitorum superficialis tendon and flexor digitorum profundus tendon 284
cross-lip flap transplantation 55
cross-lip flap division 55
crossbow incision 182
crossed hemiatrophy 370
crossed paralysis 400
crossmatching 161
Crouzon's syndrome 44
crowding of dentition 52
crown fracture with pulp involving (complicated crown fracture) 42
crown lengthening surgery 58
CRTD implantation 72
cruciate ligament lax 243
cruciate retained total knee arthroplasty 277
crus great saphenous vein injury 202, 261
crush fracture 263
crush injury of abdomen 163
crush injury of ankle 239
crush injury of ankle and foot 239

crush injury of calf 261
crush injury of external genitalia 215
crush injury of forearm 250
crush injury of skull 178
crush injury of the abdomen 232
crush injury of thigh 229
crush syndrome 134, 240
crushed chest 188, 203
crushing injuries involving multiple body regions 287
crushing injury involving thorax with abdomen, lower back, pelvis and limb(s) 261
crushing injury of elbow 267, 268
crushing injury of foot 268
crushing injury of hip 247
crushing injury of knee 259
crushing injury of larynx 25
crushing injury of pelvis 236
crushing injury of shoulder 242
crushing injury of upper arm 253
crust 297, 385
cryoablation for liver lesion 310
cryoconization of cervix 336
cryofibrinogenaemia 371
cryoglobulinemia 371
cryoglobulinemia kidney injury 134
cryoglobulinemic glomerulonephritis 134
cryoglobulinemic vasculitis 134
cryoproteinemia associated with femoro-gluteal cutaneous lesion 371
cryosurgery for hemorrhoid 174
cryosurgery of cervix uteri 336
cryosurgery of external ear lesion 292
cryosurgery of prostate 221
cryosurgical therapy of malignant tumor 309
cryotherapy 84, 312
cryotherapy for external ear lesion 314
cryotherapy for pelvic lesion 313
cryotherapy of eye 21
cryotherapy of liver lesion 167, 169
cryotherapy of pelvic lesion 171, 334
cryotherapy of skin lesion 291, 386
cryotherapy with liquid nitrogen 387
cryptococcal antigen latex agglutination test 89
cryptococcal encephalitis 125, 359, 418
cryptococcal meningitis 418
cryptococcosis 359, 383, 418
cryptococcus neoformans meningitis 124, 359, 417
cryptococcus neoformans pneumonia 80, 359
cryptococcus neoformans septicemia 417
cryptogenic organizing pneumonia 80
cryptophthalmos 17
cryptorchidism 216, 359
cryptosporidiosis 105, 418
cryptotia 30
crystal arthropathies 244
crystal osmotic pressure 87
crystalline arthritis 244
crystalline retinopathy 6
crystalluria 211
CT 286

CT angiography, CTA 127
CT arthrography 286
CT density 127
CT guided mediastinal mass biopsy 189
CT guided percutaneous renal biopsy 137
CT guided pneumocentesis 189
CT guided radiofrequency ablation of hepatic lesion 307
CT guided radiofrequency ablation of thymic lesion 307
CT guided thymus neoplasm radiofrequency ablation 189
CT myelography diagnosis 286
CT scanning localization 318
CT-guided thymic lesion radiofrequency ablation 205
cubital tunnel syndrome 126, 268
cubitus valgus 268
cubitus varus 268
cuff leak trial 88
cul-de-sac neoplasy 333
culdocentesis 333
culdoscopy 336
cultured epidermal autograft 300
cultured epidermal membrane 298
cumulated dose 320
cumulative irritant contact dermatitis 371
cuneihysterectomy 336
cup ear 23, 350
curettage 276
curettage after abortion 333
curettage and reconstruction 276
curettage following delivery 330
curettage for termination pregnancy 336
curettage of external ear lesion 292, 314
curettage of jaw lesion 55
curettage treatment for wart 386
curly toe 251
curved incision 182
Cushing phenomenon 181
Cushing response 129
Cushing syndrome 66, 146, 213, 371
Cushing syndrome myopathy 7
Cushing syndrome with cutaneous fungi infection 146
Cushing syndrome with diabetes mellitus 146
Cushing syndrome with dyslipidemia 146
Cushing syndrome with fracture 146
Cushing syndrome with hyperandrogenism 146
Cushing syndrome with hypertension 146
Cushing syndrome with hypogonadism 146
Cushing syndrome with hypokalemia 146
Cushing syndrome with impaired glucose regulation 146
Cushing syndrome with infection 146
Cushing syndrome with kidney stone 146
Cushing syndrome with mental disorder 146
Cushing syndrome with multiple complications 146
Cushing syndrome with osteoporosis 146
Cushing syndrome with pulmonary infection 146

cuspid-protected occlusion 59
cut off ankle. 238
cutaneous γ/δ T-cell lymphoma 375
cutaneous amoebiasis 416
cutaneous anaesthesia 375
cutaneous anthrax 375, 416
cutaneous aspergillosis 375
cutaneous blastomycosis 375, 416
cutaneous calcinosis 375
cutaneous candidiasis 375, 416
cutaneous carcinoma in situ 375
cutaneous cartilaginous tumor 375
cutaneous chondroma 375
cutaneous chromoblastomycosis 375
cutaneous chromomycosis 416
cutaneous ciliated cyst 375
cutaneous coccidioidomycosis 375, 416
cutaneous Crohn's disease 375
cutaneous cryptococcosis 375, 416
cutaneous cysticercosis 416
cutaneous diphtheria 375, 416
cutaneous dirtadherent disease 375
cutaneous endometriosis 325
cutaneous erysipeloid 416
cutaneous extraskeletal Ewing sarcoma 375
cutaneous fistula 375
cutaneous furuncle 375
cutaneous Hodgkin's lymphoma 375
cutaneous horn 375
cutaneous horn of glans penis 289
cutaneous hypersensitivity 375
cutaneous hypoesthesia 375
cutaneous Kaposi sarcoma 416
cutaneous leishmaniasis 375, 416
cutaneous lipoma 375
cutaneous listeriosis 416
cutaneous lupus erythematosus 375
cutaneous lymphadenoma 375
cutaneous lymphatic vessel type sporotricho-
    sis 375
cutaneous malignant mixed tumor 365
cutaneous malignant neoplasm of external
    auditory canal 29
cutaneous malignant neoplasm of upper limb
    254
cutaneous malignant tumor 375
cutaneous manifestation of DF-2 septicemia
    362
cutaneous manifestation of hepatitis 367
cutaneous mastocytosis 375
cutaneous matastases 375
cutaneous meningioma 375
cutaneous meningospinal angiomatosis 375
cutaneous mucinosis 375
cutaneous mucinosis of infancy 383
cutaneous mucinous cyst 375
cutaneous mucormycosis 375, 416
cutaneous myiasis 375, 416
cutaneous nocardiosis 375, 416
cutaneous ossification 375
cutaneous papillomatosis 375
cutaneous paresthesia 375
cutaneous plague 416
cutaneous pseudolymphoma 375

cutaneous pseudomonas aeruginosa infection
    375
cutaneous secondary malignancy 375
cutaneous sensory nerve injury of hip 116
cutaneous sensory nerve injury of shoulder
    and brachium 115
cutaneous small vessel vasculitis 375
cutaneous toxoplasmosis 375
cutaneous tuberculosis 375
cutaneous ureterostomy 223
cutaneous vesicostomy 221
cutis laxa 375
cutis marmorata telangiectatica congenita
    380
cutis rhomboidalis nuchae 381
cutis vertices gyrate 368
cutis-dento dysplasia 375
cutting of pedicle of cross lip flap 290
cyanide poisoning 407
cyanocobalamin deficiency 155
cyanosis 70, 82, 189
cyber compulsion 396
cyber-relational addiction 396
cyber-sexual addiction 393
cycle ergometry exercise 403
cyclic neutropenia 161
cyclical esotropia 18
cyclocryosurgery of ciliary body 20
cyclodialysis 7, 20
cyclosporiasis 418
cyclosporine poisoning 406
cyclothymia 394
cyclotron 319
cyclotropia 15
cylindrical breast 288
cylindrical bronchiectasis 81
cylindroma 30, 383
cyst 78, 385
cyst of anal canal 96
cyst of ankle joint 239
cyst of anterior chamber with alloplastic
    implant 18
cyst of anus 96
cyst of calyx 214
cyst of ciliary body with alloplastic implant 18
cyst of clitoris 327
cyst of cord 340
cyst of cowper gland 212
cyst of elbow 267
cyst of epiglottis 26
cyst of fallopian tube 325
cyst of fallopian tube and ovary 325
cyst of head and neck 49
cyst of iris ciliary body and anterior cham-
    ber 4
cyst of jaw 42
cyst of kidney 214
cyst of knee 258
cyst of knee ligament 259
cyst of lacrimal gland 8
cyst of medial head of quadriceps femoris
    235
cyst of ora serrata 7
cyst of parovarium 323

cyst of pellucid septal cave 122
cyst of penis 216
cyst of pharyngeal median line recess 30
cyst of prostate 213
cyst of round ligament 327
cyst of seminal vesicle 211
cyst of shoulder joint 242
cyst of uterine ligament 329
cyst of uvula 41
cyst of vaginal wall 327
cystadenoma of epididymis 210
cystathioninemia 155
cystectomy 221
cystic ameloblastoma 46
cystic basal cell carcinoma 374
cystic bronchiectasis 78
cystic degeneration of carpal bone 256
cystic degeneration of femoral head 235
cystic eyeball 9
cystic fibrosis 78
cystic fibrosis of pancreas 105
cystic fibrosis with combined manifestation
    78
cystic fibrosis with pulmonary manifestation
    78
cystic goiter 147
cystic hyperplasia of accessory breast 163
cystic kidney disease 135
cystic lymphangioma 374
cystic lymphangioma of the fetal neck 345
cystic meniscus of knee 258
cystic renal dysplasia 135
cysticerciasis infection 100
cysticercosis 100, 374, 418
cysticercosis epilepsy 415
cysticercosis of bone 236, 412
cysticocolic fistula 94
cystinosis nephropathy 133
cystinuria 155
cystitis 354
cystitis cystic calcinosis 212
cystitis in pregnancy 344
cystocele 213, 324
cystocele repair 334
cystofibroma with meconium ileus 353
cystography 221
cystoid macular edema 9
cystolithectomy 221
cystoprostatectomy 221
cystoscope ureteral lesion resection 219
cystoscopy 221
cystoscopy resection of bladder lesion 221
cystoscopy ureteral dilatation 221
cystoscopy ureteral orifice dilatation 221
cystostomy 313
cystostomy catheter removal 221
cystotomy evacuation of blood clot in bladder
    221
cystotomy removal of intravesical foreign
    body 221
cystourethrography 221
cytarabine poisoning 404
cytochemical stain 162
cytochrome b5 (CYB5A) deficiency 150

cytogenetic analysis 162
cytogenetic relapse 160
cytologic examination by esophageal abrasive balloon 193
cytomegalic fibroblastoma 371
cytomegalic inclusion disease 371
cytomegaloviral encephalitis 353
cytomegaloviral hepatitis 353
cytomegaloviral mononucleosis 353
cytomegaloviral pancreatitis 353
cytomegaloviral pneumonia 353
cytomegaloviral retinitis 7
cytomegaloviral retinopathy 7
cytomegalovirus encephalitis 116, 413
cytomegalovirus hepatitis 98, 413
cytomegalovirus infection 353, 413
cytomegalovirus pancreatitis 98, 413
cytomegalovirus pneumonia 77, 413
cytoplasmic body myopathy 110
olfactory groove meningioma 180

D

D group hyperlipidemia 154
D Saint Philip syndrome 141
Da Costa syndrome 395
dacryoadenitis 8
dacryoadenitis pseudotumor 8
dacryorhinocystostomy 34
Dagalas bag method 86
damage fixation 320
damage injury of lower extremity 288
Damus-Kaye-Stansel procedure 209
Dandy-Walker malformation 225
Dandy-Walker syndrome 111
Darier's disease 373
dark brown colored urine 137
dark-adapted electroretinogram 22
dauricine poisoning 62
David procedure 205
Davis procedure 271
Dawson's finger 131
daytime ambulatory peritoneal dialysis, DAPD 137
de quervain disease 251
dead bone 255, 270
dead bone removal of phalanx 284
dead bone removal of phalanx fracture 284
dead bone removal of rib 190
dead space ventilation 89
deafferent pain 179
deafness 25
deafness and electrocardiogram abnormal syndrome 25
deafness with vitiligo and muscle atrophy 366
debridement 282
debridement and epluchage of sinus of abdominal wall 166
debridement and suture of face 56
debridement and suture of perineal vaginal wound 348
debridement and suturing of chest wall 292
debridement hepatectomy 171

debridement of abdominal wall 290
debridement of abdominal wall hematoma 309
debridement of abdominal wall sinus 290
debridement of abdominal wall wound 166
debridement of brain 182, 308
debridement of brain firearm wound 182
debridement of excision of female skin of perineum and necrotic hypoderm 334
debridement of excision of female skin of vulva and necrotic hypoderm 334
debridement of flap 56, 291
debridement of large joint after deep burn 299
debridement of muscle 278
debridement of nail bed 169, 278
debridement of necrotic skin and subcutaneous tissue 291
debridement of non excision of female skin of perineum and hypoderm 334
debridement of non excision of female skin of vulva and hypoderm 334
debridement of nose 32
debridement of open craniocerebral injury 183
debridement of open fibula fracture 274
debridement of open fracture of femur 275
debridement of open fracture of humerus 275
debridement of open fracture of phalanx 284
debridement of open fracture of phalanx bone 284
debridement of open fracture of radius 282
debridement of open fracture of tibia 280
debridement of open patella fracture 272
debridement of open tarsal bone fracture 274
debridement of open ulna fracture 273
debridement of perineum 333
debridement of skin and subcutaneous tissue 171, 313
debridement of skin flap 281, 299
debridement of skin ulcer 386
debridement of skull 184
debridement of skull fracture 184
debridement of small joint after deep burn 299
debridement operation 282
debridement suture of chest wall lesion 191
debridement under arthroscopy 276
debris index, DI 59
decapitation 347
decayed, missing and filled 47
decayed, missing and filled surface 47
decayed, missing and filled tooth 47
decerebrate rigidity 120
decline hernia of tentorial hole 123
decompensated ventilation 79
decompensatory anti-inflammatory response syndrome 296
decompression laminectomy 285
decompression of atlanto-occipital malformation 182
decompression of auditory nerve 186
decompression of brain 184
decompression of facial nerve via posterior fossa approach 183
decompression of facial nerve/vestibulocochlear nerve/glossopharyngeal nerve by

retrosigmoid approach 36
decompression of glossopharyngeal nerve 186
decompression of imperforate anus 169
decompression of intestine by incision 173
decompression of muscle of hand 283
decompression of optic canal 186
decompression of orbital 21
decompression of skull 184
decompression of skull fracture 184
decompression of spinal canal 316
decompression of spinal cord 182
decompression of suboccipital nerve 187
decompression of trigeminal ganglion by craniotomy 183
decompression of trigeminal nerve 185
decompression of trigeminal nerve root 185
decompression of vagus nerve 170, 184
decompression osteonecrosis, dysbaric osteonecrosis 243
decompression sickness 76, 115
decompressive craniectomy 183, 184
decorticate syndrome 120
decreased diffusion capacity of carbon monoxide 80
decreased fetal movement 347
decreased ovarian reserve 323
decreased pulmonary ventilation capacity 74
decreased vital capacity 74
decrementing response 128
decubital ulcer 51
decubitus ulcer of cervix 328
dedifferentiated chondrosarcoma 256
dedifferentiated liposarcoma 251
deep Ⅱ degree burn 296
deep aggressive angiomyxoma 254
deep benign fibrous histiocytoma 254
deep brain stimulation treatment 397
deep burn 296
deep corneal foreign body removal surgery 21
deep excision of parotid gland 313
deep femoral artery aneurysm 197
deep femoral artery dissection 197
deep femoral artery embolism 197
deep femoral artery injury, injury of deep femoral artery 197, 235
deep femoral artery occlusion 197
deep femoral artery stenosis 197
deep femoral artery thrombosis 197
deep fibular nerve palsy 112
deep infection 254
deep keratitis 11
deep lamellar keratoplasty 21
deep leiomyoma 254
deep metacarpal arteriovenous arch injury 204
deep mycosis 416
deep neck lymph node excision 34
deep (or central) vein catheter removal 137
deep (or central) vein catheterization for blood purification 137
deep (or central) vein catheterization of tunneled cuffed catheter for blood purification 137
deep (or central) vein tunneled cuffed catheter removal 137

deep overbite　48

deep overjet　48

deep peroneal nerve injury of foot and ankle　239

deep pit and fissure　48

deep reflex　270

deep reflexes　254

deep sleep　130

deep soft tissue tumor resection　283

deep vein thrombosis　254

deep vein thrombosis in pregnancy　344

deep vein thrombosis of upper extremity　200

deep venous phlebitis in lower limb　201

deep venous thrombosis　78, 160, 254, 378

deep venous thrombosis in lower limb　201

deep venous thrombosis of lower extremity　402

deep venous thrombosis of upper extremity　401

deep vessel injury of head and face　49

deep-infiltrating endometriosis　325

deep-space infections　254

deepening of buccolabial　54

defatting of pedicled flap　289

defect in glycoprotein degradation　155

defect of ear lobe　294

defect of external nose　29

defect of eyebrow　295

defect of filling (after endodontic treatment)　40

defect of lip　287

defect of nasal ala　24

defect of obturator　54

defect of penis due to trauma　289

defect of skull　178

defect of tongue　288

defect of traumatic upper limbs　229

defect or loss of dentition due to extraction　39

defect or loss of denture due to local periodontal disease　44

deferent duct exploration　222

deferentitis　215

deferment of pedicled flap　289

defibrination syndrome　376

deficiency of fructose-1,6-diphosphate　97

deflection of nasal septum　24

deformation of duodenal bulb　101

deformity after eyelid surgery　15

deformity of bladder　212

deformity of kidney　214

deformity of orbit　16

deformity of patella　227

deformity of penis　216

deformity of scrotum　216

deformity of testis　210

deformity of ureter　215

deformity of urethra　212

deformity of vas deferens　215

deformity secondary to congenital cleft lip　51

degenerated lumbar disorder　264

degeneration of cervical intervertebral disc　245

degeneration of ciliary body　7

degeneration of eyeball lesion　16

degeneration of intervertebral disc　268

degeneration of iris and ciliary body　4

degeneration of knee　258

degeneration of macula　5

degeneration of macula and posterior pole　5

degeneration of meniscus　226

degeneration of pupil　13

degenerative aortic valve disease　200

degenerative cervical spinal canal stenosis　256

degenerative disc disease, DDD　256

degenerative disease of cervical spine　245

degenerative disease of nervous system　121

degenerative heart valve disease　200

degenerative joint disease　256

degenerative kyphosis　256

degenerative myopia　2

degenerative sialosis　39

degenerative spondylolisthesis　256

degenerative stenosis　256

degloving injury of foot　269

degloving injury of lower limb　297

Degos disease　194

degree Ⅰ dyspnea　32

degree Ⅱ dyspnea　31

degree Ⅲ dyspnea　31

degree Ⅳ dyspnea　31

dehiscence　41

dehydration　79, 153, 296

dehydration test　37

dehydrophobic ligament suspension　330

deja vu　393

delay　131

delay time　85

delayed acute irritant contact dermatitis　382

delayed descent　346

delayed dumping syndrome　93

delayed encephalopathy of carbon monoxide poisoning　124

delayed endolymphatic hydrops　24

delayed eruption of tooth　40

delayed excretory urography　223

delayed fracture of elbow　267

delayed fracture of foot　268

delayed fracture of forearm　250

delayed fracture of knee　258

delayed fracture of lower leg　245

delayed fracture of pelvis　236

delayed fracture of shoulder　242

delayed fracture of thigh　234

delayed fracture of upper arm　253

delayed fracture of wrist　256

delayed healing of bone　236

delayed healing of open injury　400

delayed incision after colostomy　311

delayed myopia　3

delayed postpartum hemorrhage　338

delayed procedure of pedicle skin flap　273

delayed puberty　147

delayed repair of cutaneous nerve　281

delayed repair of radial nerve　283

delayed repair of tendon of hand　283

delayed repair of ulnar nerve　273

delayed resuscitation　297

delayed sleep-phase syndrome　79, 121, 393

delayed suture of tendon　277

delayed treatment of open injury　400

delayed ulnar nerve palsy　228

delayed ulnar neuritis　110, 228

delayed union　237

delayed union of ankle fracture　238

delayed union of elbow fracture　267

delayed union of foot fracture　268

delayed union of humeral fracture　234

delayed union of knee fracture　258

delayed union of lower extemity fracture　261

delayed union of multiple fractures　230

delayed union of pelvic fracture　236

delayed union of radius and ulna fracture　251

delayed union of shoulder fracture　242

delayed union of thigh fracture　235

delayed union of wrist fracture　257

delayed-interval delivery of the second twin　345

deleterious oral habit　44

delirium　394

delirium not superimposed on dementia　389

delirium superimposed on dementia　390

delirium tremens　394

delivery accompanied by avulsion of pubic symphysis cartilage　338

delivery accompanied by bladder injury　338

delivery accompanied by cervix laceration　338

delivery accompanied by coccyx injury　338

delivery accompanied by diastasis recti abdominis　338

delivery accompanied by episiohematoma　338

delivery accompanied by fetal acid-base balance disorder　338

delivery accompanied by hematoma of broad ligament　338

delivery accompanied by pelvic organs injury　338

delivery accompanied by perineal hematoma　338

delivery accompanied by separation of symphysis pubis　338

delivery accompanied by urethral injury　338

delivery accompanied by urinary tract injury　338

delivery accompanied by uterine wall hematoma　338

delivery accompanied by vagina laceration　338

delivery accompanied by vaginal hematoma　338

delivery combined with anemia　339

delivery combined with benign neoplasm　339

delivery combined with blood and hematopoietic disease　339

delivery combined with borderline tumor　339

delivery combined with carcinoma in situ 339

delivery combined with circulatory system disease 339

delivery combined with congenital malformation, deformation and chromosomal abnormality 339

delivery combined with ear and mastoid disease 339

delivery combined with endocrine, nutritional and metabolic disease 339

delivery combined with eye and adnexa disease 339

delivery combined with genitourinary disease 339

delivery combined with gonorrhea 339

delivery combined with immune system disorder 339

delivery combined with infectious disease 338

delivery combined with malignant neoplasm 339

delivery combined with mental and behavioral disorder 339

delivery combined with musculoskeletal and connective tissue disease 339

delivery combined with neurological disorder 339

delivery combined with parasitic disease 339

delivery combined with protozoal disease 339

delivery combined with respiratory disease 339

delivery combined with sexually transmitted disease 339

delivery combined with skin and subcutaneous tissue disease 339

delivery combined with syphilis 339

delivery combined with tuberculosis 339

delivery combined with viral disease 338

delivery combined with viral hepatitis 338

Delorme repair of rectal prolapse 174

delta brush 127

delta rhythm 127

deltamethrin poisoning 62

deltoid contracture 253

deltopectoral skin flap 300

delusion 396

delusion of appearance chance 396

delusion of being loved 394, 395

delusion of control 395

delusion of derealization 395

delusion of grandeur 396

delusion of jealousy 395

delusion of non-blood relation 395

delusion of persecution 395

delusion of physical explanation 396

delusion of possession 395

delusion of pregnancy 396

delusion of replacement of will 397

delusion of sin 397

delusion of thought being replaced 396

delusional atmosphere 396

delusional confabulation 396

delusional disorder 393

delusional idea 396

delusional memory 396

delusional misidentification 396

delusional misinterpretation 396

delusional mood 396

delusional paranormal explanation 396

delusional paroxysm 396

delusional perception 393, 396

delusions of polymorphic nature 395

demand valve air feed 83

dementia 395

dementia in Huntington disease 390

dementia pugilistica 392

dementia state 389, 399

dementia with Lewy body 117, 391

dementia with spongiform encephalopathy 390

demodicidosis 376

demulcent poisoning 406

demyelinating disease of central nervous system, unspecified 122

demyelinating leucoencephalopathy 122

demyelinating myelitis 122

demyelinating peripheral neuropathy associated with abnormal proteinemia 125

den in dente 53

den invaginatus 52

denatured dermis 298

dendritic cell sarcoma 305

dendritic cells sarcoma 306

dendritic keratitis 12

dendrolimus dermatitis 378

denervation potential 130

denervation supersensitivity test of bladder 224

dengue fever 365, 411

dengue hemorrhagic fever 411

dengue shock syndrome 411

dense deposit disease 135, 136

dental abrasion due to bad habit 39

dental abrasion due to dentifrice 43

dental calculus 54

dental debris 52

dental defect 52

dental exogenous coloring, extrinsic stain of tooth 52

dental extraction, extractus dentalis, tooth extraction 58

dental fluorosis, mottled enamel 41

dental hypersensitiveness, DH 52

dental plaque control 58

dental restoration failure of margin 45

dentatorubral-pallidoluysian atrophy, DRPLA 111

denticle 52

dentigerous cyst 25, 42

dentigerous cyst of jaw 42

dentin caries 52

dentin hypocalcification 52

dentinogenesis imperfecta 51

dentinogenesis imperfecta 53

dentinoma 52

dentition defect 52

dentition loss 52

dentofacial deformity 52

dentofacial functional abnormality 52

denture hyperplasia 53

denture sore mouth 53

denture stomatitis 53

denudation of eschar 298

Denver development screen test 398

denver peritoneovenous shunt insertion 167

deoxycorticosterone-producing adrenocortical adenocarcinoma 148

deoxycorticosterone-producing adrenocortical adenoma 148

dependence on wheelchair 409

dependent personality disorder 394

depersonalization 396

depersonalization-derealization syndrome 396

depigmentation 296

depolarization 130

depolarization block 130

deposit on teeth 52

depressed and split fracture of humeral head 234

depressed fracture of humeral head 234

depressed fracture of skull 178

depressed mood 396

depressed scar 293

depression 394, 397

depressive conduct disorder 394

depressive personality disorder 394

depressive state 402

depressive stupor 397

depth electrode 130

derailment 396

Dercum's disease 122, 150, 379

derealization 396

dereism 396

dermabrasion 291, 386

dermal duct tumor 384

dermal nerve sheath myxoma 265

dermal squamomelanocytic tumor 375

dermatalgia 375

dermatitis 375

dermatitis aestivalis 380

dermatitis factitia 376

dermatitis gangrenosa infantum 383

dermatitis herpetiformis 375

dermatitis herpetiformis of external genitalia 215

dermatitis venenata of external genitalia 215

dermatofibroma 250, 375

dermatofibrosarcoma protuberans 372

dermatofibrosis lenticularis disseminata 363

dermatomycosis 416

dermatomyofibroma 375

dermatomyositis 119, 250, 375, 401

dermatomyositis associated with malignancy 375

dermatomyositis in overlap syndrome 364

dermatomyositis of childhood 365

dermatomyositis peripheral neuropathy 119

dermatopathia pigmentosa reticularis 380

dermatophilosis 378

dermatophytids 381

dermatophytosis 416
dermatoscope examination 387
dermatosis caused by petroleum and their derivatives 378
dermatosis with cold hypersensitivity 371
dermatothlasia 374
dermis-fat flap 300
dermographic urticaria 375
dermoid cyst 179, 375
dermoid cyst of floor of mouth 44
dermoid cyst of oral and neck 46
dermoid cyst of penis 216
dermoid cyst of spermatic cord 211
dermolipoma of conjunctiva 7
descemet membrane detachment 4
descending aorta angiography 71
descending aortic aneurysm 198
descending aortic dissection 198
descending aortic pseudoaneurysm 198
descending aortic stenosis 198
descending aortic ulcer 198
descending aortography 209
descending colon injury 98, 163
descending colon-anal anastomosis 311
descending colon-rectum anastomosis 311
descending colon-sigmoid colon anastomosis 311
descending colonic-anal anastomosis 170
descending colonic-rectal anastomosis 170
descending transtentorial herniation 180
descending-sigmoid colonic anastomosis 170
desert sore 377
desmoid 289
desmoid-type fibromatosis 252
desmoplastic and neurotropic melanoma 370
desmoplastic fibroblastoma 265
desmoplastic fibroma of bone 235
desmoplastic infantile astrocytoma/ganglio-glioma 176
desmoplastic melanoma 370
desmoplastic small round cell tumor 229
desmoplastic trichilemmoma 370
desmoplastic trichoepithelioma 370
desmoplastic/nodular medulloblastoma 176
desquamation of skin 375
desquamative gingivitis 39
desquamative interstitial pneumonia 79
destruction of lesion of duodenum 172, 314
destruction of lesion of large intestine 308
destruction of liver lesion 310
destruction of peripheral nerve 187, 285
destruction of spinal nerve 182
destruction of thalamic nuclei 185
destructive chorionic adenoma 325
detachment of choroid 9
detection of cerebrospinal fluid G/A 130
detrusor areflexia 210
detrusor hyperreflexia 210
deuteranomalia 9
deuteranopia 9
devastating burn 294
developmental agnosia 389
developmental cataract 3

developmental cervical spinal canal stenosis 231
developmental coxa vara 231
developmental delay 395, 399
developmental delay secondary to protein thermal dystrophy 145
developmental disorder of jaw 41
developmental disorder of scholastic skill 393
developmental disorder of speech and language 393
developmental dysplasia of the hip 231
developmental hip sub location 231
developmental odontogenic cyst 41
deviated nose rhinoplasty 36
device closure of atrial septal defect 302
device closure of patent ductus arteriosus 302
device closure of patent foramen ovale 302
device closure of ventricular septal defect 302
device-related endocarditis 67
devilpepper poisoning 407
devitalization and replantation 281
devitalization of dental pulp 58
devitalized tissue 298
dextrocardia 69, 204
Di-George syndrome 365
diabetes associated with eye complication 13
diabetes associated with neurological complication 13
diabetes associated with uveitis 13
diabetes induced by disease of exocrine pancreas 152
diabetes insipidus 147
diabetes insipidus after cerebral trauma 147
diabetes insipidus-diabetes mellitus-optic atrophy-deafness syndrome 147
diabetes mellitus 149
diabetes mellitus cardiomyopathy 67
diabetes mellitus caused by hepatocyte nuclear factor-1Alpha (HNF1A) gene mutation 143
diabetes mellitus caused by hepatocyte nuclear factor-1Beta (HNF1B) gene mutation 143
diabetes mellitus caused by insulin promotor-1 genetic mutation 151
diabetes mellitus hypertension 67
diabetes with acanthosis nigricans or dyslipidemia or hyperinsulinemia or obesity 149
diabetes with acute pancreatitis 149
diabetes with atherosclerosis 149
diabetes with carpal tunnel syndrome 149
diabetes with cerebrovascular disease 149
diabetes with coronary heart disease 149
diabetes with erectile dysfunction 149
diabetes with female sexual dysfunction 149
diabetes with glaucoma 149
diabetes with hyperosmolar hyperglycemic state 149
diabetes with hyperosmolar hyperglycemic state with coma 149
diabetes with ischemic cardiomyopathy 149
diabetes with lactic acidosis 149

diabetes with lower extremity atherosclerosis 149
diabetes with macrovascular complication 149
diabetes with multiple complications 149
diabetes with myelopathy 149
diabetes with myopathy 149
diabetes with neovascular glaucoma 149
diabetes with peripheral arterial occlusive disease 149
diabetes with periungual telangiectasia 149
diabetes with poor glycemic control 149
diabetes with radiculoplexus neuropathy 149
diabetes with recurrent hypoglycemia 149
diabetes with renal papillary necrosis 149
diabetes with retrograde ejaculation 149
diabetes with rubeosis face 149
diabetic abducens nerve paralysis 122
diabetic acute periodontal abscess 49
diabetic acute sphaceloderma 150
diabetic angioedema 122
diabetic anorectal dysfunction 102
diabetic arthropathy 255
diabetic aseptic necrosis 255
diabetic autonomic neuropathy 122, 150
diabetic bacterial gangrene 150
diabetic bullae 149
diabetic cardiac autonomic neuropathy 150
diabetic cataract 13
diabetic Charcot joint (neuropathic arthropathy) 255
diabetic constipation 149
diabetic cranial neuropathy 122
diabetic cystopathy 149
diabetic dermatopathy 379
diabetic diarrhea 102
diabetic diffuse glomerular sclerosis 135
diabetic distal symmetrical neuropathy 122
diabetic dyshidrosis 121
diabetic embryopathy 150
diabetic esophageal dysfunction 102
diabetic eye movement disorder 13
diabetic femoral neuropathy 122
diabetic fibrous mastopathy 164
diabetic foot 200, 256
diabetic foot gangrene 150, 200
diabetic foot ulcer and peripheral neuropathy 150
diabetic foot ulcer and peripheral vascular disease 150
diabetic gangrene 150
diabetic gastric paralysis 102
diabetic gastrointestinal autonomic neuropathy 149
diabetic genitourinary autonomic neuropathy 149
diabetic glomerulosclerosis 135
diabetic hand joint disease 379
diabetic hand syndrome 255
diabetic hemolytic gangrene 150
diabetic high blood sugar coma 149
diabetic hyperglycemia coma 149, 153
diabetic hyperosmolar hyperglycemic coma 153
diabetic hypoglycemia 149, 155

diabetic hypoglycemic coma 149, 153
diabetic hypoglycemic epilepsy seizure 149
diabetic hypotonia of bladder 215
diabetic increased visceral fat deposition 150
diabetic infection 379
diabetic insulin resistance 150
diabetic ischemic necrosis 255
diabetic keratopathy 13
diabetic ketoacidosis 149, 155
diabetic ketoacidosis and coma 153
diabetic ketoacidosis and lactic acidosis 155
diabetic ketoacidosis and lactic acidosis and coma 150, 153
diabetic ketoacidosis with coma 150
diabetic ketosis 149, 155
diabetic kidney disease 135
diabetic kidney disease, DKD 62
diabetic lactic acidosis 155
diabetic lactic acidosis and coma 150, 153
diabetic lower limb ulcer 150
diabetic lumbosacral radiculoplexopathy 122
diabetic microangiopathy 379
diabetic mononeuropathy 121
diabetic mononeuropathy multiplex 122, 149
diabetic multiple microvascular complications 149
diabetic muscle necrosis 255
diabetic muscular atrophy 255
diabetic necrotizing fasciitis 255
diabetic nephropathy 135
diabetic nephropathy early stage 135
diabetic nephropathy kidney failure 135
diabetic nephropathy microalbuminuria stage 135
diabetic nephropathy overt proteinuria stage 135
diabetic nephropathy stage I 135
diabetic nephropathy stage II 135
diabetic nephropathy stage III 135
diabetic nephropathy stage IV 135
diabetic nephropathy stage V 135
diabetic neuropathy 122, 379
diabetic nodular glomerular sclerosis 135
diabetic oculomotor paralysis 122
diabetic ophthalmoplegia 122
diabetic optic neuropathy 13
diabetic pectoral radiculopathy 122
diabetic periarthritis of shoulder 255
diabetic periodontitis 49
diabetic peripheral neuropathy 62
diabetic peripheral vascular disease 200
diabetic polyneuropathy 122
diabetic pruritus 379
diabetic radiculopathy 122
diabetic retinal traction detachment 149
diabetic retinopathy 150
diabetic retinopathy with diffuse macular edema 13
diabetic retinopathy with focal macular edema 13
diabetic retinopathy with ischemic maculopathy 13

diabetic rubeosis 379
diabetic rubeosis iridis 13
diabetic scleroderma 379
diabetic sensory motor polyneuropathy 122
diabetic small fiber neuropathy 122
diabetic sudomotor dysfunction 150
diabetic thick skin 379
diabetic truncal radiculopathy 122
diabetic ulcer 150
diabetic vascular disease 379
diabetic xanthoma 379
diabitic insulin induced neuritis 122
diaclasis of vertebra 285
diagnostic agent poisoning 409
diagnostic curettage 335
diagnostic curettage surgery under hysteroscopy 332
diagnostic imaging abnormality 266
diagnostic scale 398
diagnostic surgery 85
diagnostic thoracentesis 89
dialysis 300
dialysis catheter mechanical complication 200
dialysis disequilibrium syndrome 136
dialysis encephalopathy 136
dialysis of ora serrata 7
dialysis related hypertension 136
dialysis related hypotension 136
Diamond-Blackfan syndrome 157
diaphoresis 70
diaphragm biopsy 317
diaphragma sellae meningioma 176
diaphragmatic abscess drainage 190
diaphragmatic electromyogram 87
diaphragmatic EMG 87
diaphragmatic hernia 75, 96, 351
diaphragmatic hernia with obstruction 96
diaphragmatic muscle endurance time 87
diaphragmatic paralysis 75
diaphragmatic repair 190
diaphragmatic tension-time index 87
diaphyseal aclasis 236
diaphyseal dysplasia 236
diaphysitis 236
diarrhea 412
diarrhea due to type 1 diabetes mellitus 91
diarrhea due to type 2 diabetes mellitus 91
diastatic fracture of distal tibial epiphysis 246
diastema of teeth 52
diastematomyelia 400
diastolic heart failure 67
diastolic murmur 70
diastrophic dysplasia 236
diatetic macular edema 150
diazepam poisoning 405
diazoxide-resistant focal hyperinsulinism due to Kir6.2 deficiency 141
diazoxide-resistant focal hyperinsulinism due to SUR1 deficiency 141
dichloroethane poisoning 405
dichlorvos poisoning 405
dichorionic diamniotic twins 345
diencephalic syndrome 146
diencephalitis 115

diencephalosis 115
dientamoebiasis fragilis 411
dietary calcium deficiency 156
dietetic diarrhea 105
diethylstilbestrol poisoning 61
Dietl crisis 210
Dieulafoy disease 102
difference between peak airway pressure and plateau pressure 88
differential cyanosis 70
difficult decannulation after tracheotomy 47
difficult defecation 100, 106
difficult tracheal intubation 404
difficulty in abstract thinking 395
diffuse astrocytoma 179
diffuse axonal injury 179
diffuse calcification of aortic wall 204
diffuse cerebellar injury 179
diffuse cerebellar injury with hemorrhage 179
diffuse cerebral injury 179
diffuse cerebral injury with hemorrhage 179
diffuse cutaneous mastocytosis 373
diffuse developmental disorder 401
diffuse eosinophilic fasciitis 249
diffuse epidermolytic palmoplantar keratosis 373
diffuse esophagismus 100
diffuse genuine phlebectasia 373
diffuse goiter 24
diffuse goiter associated with subclavian iodine deficiency 149
diffuse idiopathic hyperostosis 249
diffuse idiopathic skeletal hyperostosis 249
diffuse interstitial lung disease 78
diffuse interstitial pulmonary fibrosis 78
diffuse intracrinial hypertension 118
diffuse intravascular coagulation during delivery 339
diffuse lamellar keratitis 9
diffuse large B cell lymphoma, NOS 159
diffuse large B cell lymphoma associated with chronic inflammation 159
diffuse lung injury 78
diffuse lung interstitial disease 61
diffuse malignant pleural mesothelioma 78
diffuse melanocytosis 179
diffuse mesangial proliferative glomerulonephritis 134
diffuse neurofibroma 373
diffuse panbronchiolitis 78
diffuse parenchymal lung disease association with connective tissue disease 77
diffuse parenchymal lung disease due to granuloma 78
diffuse parenchymal lung disease, DPLD 78
diffuse peritonitis 100, 353
diffuse plane xanthomatosis 373
diffuse pretibial myxedema 373
diffuse proliferative glomerulonephritis 134
diffuse scleritis 9
diffuse sclerosis 118
diffuse substernal goiter associated with iodine deficiency 151
diffusion capacity for carbon monoxide per

liter of alveolar volume 88
diffusion capacity of carbon dioxide of lung
  86
diffusion capacity of carbon monoxide of lung
  87
diffusion capacity of lung 86
diffusion capacity of oxygen of lung 87
diffusion coefficient 88
diffusion disorder 78
diffusion weighted imaging, DWI 129
digestant poisoning 409
digestive organ borderliner tumor 104
digestive system disease in puerperium 338
digestive tract bleeding 104
digestive tract radiography 361
digit nerve amputation 284
digit nerve exploration 284
digit nerve suture 284
digit nerve transposition 284
digital EEG 130
digital mucous cyst, DMC 384
digital nerve injury 266
digital nerve of foot amputation 284
digital pacinian neuroma 384
digital radiography 286
digital substraction angiography, DSA 130
digital tonometry 22
digitalis poisoning 409
digoxin intoxication 405
dilaceration of tooth 50
dilatation and curettage after delivery, D & C
  347
dilatation of aqueduct 182
dilatation of cervix 332
dilatation of intestine 92
dilatation of joint capsule with laxity of
  attachment of articular disc 42
dilatation of nasal cavity 32
dilatation of urethral stricture 220
dilated cardiomyopathy 353
dilated cardiomyopathy(DCM) 67
dilated cardiomyopathy with woolly hair and
  keratosis 371
dilated pore 371
dilation bronchus 192
dilation of anus 169
dilation of bile duct with choledochoscopy 311
dilation of biliary enteric anastomotic stricture
  166
dilation of esophagus 36
dilation of intrahepatic bile duct 96
dilation of Oddi sphincter 165
dilation of pharynx 36
dilation of salivary gland duct 49
dilator exudate 406
dilator infection 406
dilator reveal 406
dilator rupture 406
Dillwyn-Evans procedure 271
dilutional hypokalemia 79
dimenhydrinate poisoning 61
diminished respiration 193
Dimon/Mughton intertrochanteric osteotomy
  271

dine at night(drink)syndrome 124
dioctophymiasis renale 416
diorthosis of claw hand deformity 300
diorthosis of dorsal deformity of toe 300
diorthosis of fist hand deformity 299
diorthosis of pigeon chest 190
diphosphoglyceratemutase deficiency 158
diphtheria 410
diphtheria of tonsil 24
diphtheric conjunctivitis 1
diphtheric iris paralysis 1
diphtheritic conjunctivitis 410
diphtheritic laryngotracheitis 410
diphtheritic myocarditis 410
diphtheritic polyneuritis 110, 410
diphyllobothriasis 99, 414
diphyllobothriasis latum 414
diphyllobothriasis nihonkaiense 416
diplacusia 31
diplegia 255
diplococcus of meningitis 121
diplomyelia 121, 180
diplopia 3, 18, 31, 189
dipole 130
dipole localization method 130
dipsomania 391
dipylidiasis 95, 412
dipyridamole poisoning 408
direct action 321
direct alveolar ventilation 85
direct calorimetry 301
direct Coombs test 162
direct discontinuing ventilatory support 85
direct immunofluorescence test 387
direct laryngoscopy 38
direct ophthalmoscopic examination 22
direct preset tidal volume 85
direct response in pupillary reaction to light 18
direct skin flap 300
direct-current electrical cardioversion 72
directly measured lung volume 89
dirhinus 28
dirofilariasis 365, 411
disabling pansclerotic morphea 384
disarticulation of finger 291
disarticulation of metacarpo-phalangeal joint
  292
disarticulation of shoulder 278
disarticulation of thumb 281, 291
disc disorder stage of cervical spondylosis
  244
disc herniation protrusion type 256
discharge 128
discharge frequency 128
discission and aspiration of cataract 19
discitis 237, 268
discogenic back pain 268
discogenic foraminal stenosis 268
discogenic low back pain 268
discogenic spinal stenosis 268
discoid lupus erythematosus 374
discoid meniscus 249
discoid meniscus injury 249
discomfort 402

disease of accessory nerve 113
disease of cowper gland 212
disease of intervertebral disc 268
disease of lacrimal system 8
disease of lip 40
disease of nervous system 121
disease of pulp and periapical tissue 52
disease of spinal cord 177
disease of the circulatory system in puerpe-
  rium 338
disease of the ear and mastoid process in puer-
  perium 337
disease of the eye and adnexa in puerperium
  338
disease of the genitourinary system in puerpe-
  rium 338
disease of the musculoskeletal system and
  connective tissue in puerperium 337
disease of the skin and subcutaneous tissue
  during pregnancy, delivery and the puerpe-
  rium(not including herpes) 340
disfunction after ankle joint replacement 252
disfunction after elbow joint replacement
  252
disfunction after hip joint replacement 252
disfunction after joint replacement 252
disfunction after shoulder joint replacement
  252
disinfectant for humidifier poisoning 406
disinfectant poisoning 408
disinhibited attachment disorder of childhood
  393
disinhibited personality 396
disinhibition 396
disk kidney 212
dislocation after ankle joint replacement 252
dislocation after elbow joint replacement 252
dislocation after hip joint replacement 252
dislocation after knee joint replacement 252
dislocation after shoulder joint replacement
  252
dislocation and fracture of carpometacarpal
  joint 257
dislocation of acetabulum 248
dislocation of acromioclavicular joint 243
dislocation of ankle joint 239
dislocation of artificial joint 252
dislocation of brachioradialis joint 251
dislocation of carpal bone 256
dislocation of carpometacarpal joint 257
dislocation of carpometacarpal joint of thumb
  249
dislocation of coccyx 257
dislocation of distal interphalangeal joint and
  thumb interphalangeal joint 265
dislocation of distal radioulnar joint 259
dislocation of distal radius 251
dislocation of distal tibiofibular syndesmosis 245
dislocation of elbow joint 267
dislocation of fibula 232
dislocation of foot 268
dislocation of glenohumeral joint 265
dislocation of hip joint 247, 400
dislocation of humeroulnar joint 228

dislocation of intercarpal joint 256

dislocation of interphalangeal joint 266, 267

dislocation of joint 237

dislocation of joint and ligament of lower limb 259

dislocation of knee 258

dislocation of metacarpophalangeal joint 265

dislocation of metacarpophalangeal joint of thumb 249

dislocation of metatarsal 266

dislocation of metatarsophalangeal joint 266

dislocation of midtarsal joint 267

dislocation of nasal septum 24

dislocation of penis 216

dislocation of phalanx 267

dislocation of proximal interphalangeal joint 244

dislocation of proximal tibiofibular joint 253

dislocation of radial head 251

dislocation of radiocarpal joint 252

dislocation of restoration 51

dislocation of sacrococcygeal joint 229

dislocation of sacroiliac joint 229

dislocation of sacrum 229

dislocation of scaphoid 257

dislocation of scapula 243

dislocation of shoulder girdle 243

dislocation of shoulder joint 242

dislocation of sternoclavicular joint 188

dislocation of subclavicle 255

dislocation of talonavicular joint 246

dislocation of talus 246

dislocation of tarsometatarsal joint 232

dislocation of testis 211

dislocation of thoracic vertebra 262

dislocation of thoracic vertebra T1/T2 262

dislocation of thoracic vertebra T2/T3 262

dislocation of thoracic vertebra T3/T4 262

dislocation of thoracic vertebra T4/T5 262

dislocation of thoracic vertebra T5/T6 262

dislocation of thoracic vertebra T6/T7 262

dislocation of thoracic vertebra T7/T8 262

dislocation of thoracic vertebra T8/T9 262

dislocation of thoracic vertebra T9/T10 262

dislocation of thoracic vertebra T10/T11 262

dislocation of thoracic vertebra T11/T12 262

dislocation of thorax, lower back and pelvis 262

dislocation of thyroid cartilage 242

dislocation of tibiofibular joint 245

dislocation of tibiotalar joint 246

dislocation of toe(s) 269

dislocation of tooth 52

dislocation of ulnar head 228

dislocation of wrist 257

dislodgment of foreign body from hand 387

dislodgment of foreign body from scalp 387

dislodgment of foreign body from soft tissue 386

dislodgment of foreign body from trunk 386

dismembered ureteropelvioplasty 217

disorder of accommodation 13

disorder of adult personality and behaviour 389

disorder of amino acid metabolism 154

disorder of amino-acid transport 154

disorder of binocular movement 12

disorder of branched chain amino acid metabolism 156

disorder of calcium metabolism 154

disorder of copper metabolism 13, 156

disorder of eye globe 16

disorder of eyelid 15

disorder of fatty-acid metabolism 156

disorder of fructose metabolism 97

disorder of galactose metabolism 154

disorder of gingiva and edentulous alveolar ridge 52

disorder of glossopharyngeal nerve 11

disorder of glyceric acid metabolism 154

disorder of glycoprotein metabolism 155

disorder of iris and ciliary body 4

disorder of iron metabolism 13

disorder of lysine and hydroxylysine metabolism 155

disorder of magnesium metabolism 155

disorder of mineral metabolism 155

disorder of multiple cranial nerves 112

disorder of orbit 16

disorder of ornithine metabolism 155

disorder of patella 227

disorder of phosphorus metabolism 155

disorder of puberty 147

disorder of purine and pyrimidine metabolism 155

disorder of sclera 4

disorder of scleral encircling band 4

disorder of sleep-wake schedule 121

disorder of sulfur-bearing amino acid metabolism 156

disorder of testicular origin sex development 144

disorder of urea cycle metabolism 155

disorder of visual cortex 11

disorder of visual pathway 11

disorder of zinc metabolism 156

disorientation 395, 399

displaced ear 30

displacement 264

disruption of abdominal incision suture 217

disruptive behavior 396

dissecting aneurysm 115

dissection of aorta(Debakey Type Ⅰ) 204

dissection of aorta(Debakey Type Ⅱ) 204

dissection of aorta(Debakey Type Ⅲ) 204

dissection of aorta type A 204

dissection of aorta type A(dissection originates in the ascending aorta) 204

dissection of aorta type A1C 204

dissection of aorta type A1S 204

dissection of aorta type A2C 204

dissection of aorta type A2S 204

dissection of aorta type A3C 204

dissection of aorta type A3S 204

dissection of aorta type B 204

dissection of aorta type B(dissection originates in the descending involved the distal opening of the left subclavian artery) 204

dissection of aorta type B1C 204

dissection of aorta type B1S 204

dissection of aorta type B2C 204

dissection of aorta type B2S 204

dissection of aorta type B3C 204

dissection of aorta type B3S 204

dissection of axillary lymph node 173

dissection of internal mammary lymph node 171

dissection of superior mesenteric artery 93

disseminate and recurrent infundibulofolliculitis,DRIF 363

disseminated aspergillosis 411

disseminated blastomycosis 411

disseminated candidiasis 363, 411

disseminated chorioretinitis 2

disseminated choroiditis 2

disseminated coccidioidomycosis 350, 364, 411

disseminated cryptococcosis 350, 411

disseminated discoid lupus erythematosus 363

disseminated fungal infection 411

disseminated gonococcal infection 363

disseminated herpes simplex 363

disseminated histoplasmosis 364

disseminated histoplasmosis capsulati 411

disseminated intravascular coagulation 295, 353, 373

disseminated intravascular coagulation following abortion 323

disseminated intravascular hemolysis 159

disseminated invasive aspergillosis 376

disseminated lipogranulomatosis 364

disseminated mucormycosis 363, 411

disseminated necrotising leucoencephalopathy 110

disseminated nocardiosis 411

disseminated palmoplantar keratoderma with corneal dystrophy 364

disseminated paracoccidioidomycosis 411

disseminated penicilliosis 411

disseminated porokeratosis 363

disseminated retinitis 2

disseminated sporotrichosis 363

disseminated strongyloidiasis 92

disseminated superficial actinic porokeratosis 364

dissocial personality disorder 392

dissociated nystagmus 3

dissociated vertical deviation 3

dissociation 395

dissociation/conversion disorder 394

dissociative amnesia 389, 395

dissociative anaesthesia 395

dissociative convulsion 395

dissociative delusion 395

dissociative fugue 395

dissociative hallucination 395

dissociative motor disorder 394

dissociative stupor 395

dissociative symptom 395

dissociative trance 395

dissolution of lip scar　385
dissolved carbon dioxide　88
dissolved oxygen　88
distal anterior transposition of rectus muscle　276
distal femoral varus osteotomy　276
distal fibular fracture　232
distal form of spinal muscular atrophy　125
distal gastrectomy　173
distal gastric resection　314
distal hereditary motor neuropathy　125
distal humeral fracture　234
distal ileitis　100
distal interphalangeal arthritic psoriasis　383
distal latency　131
distal lateral subungual onychomycosis　383
distal muscular dystrophy　125
distal myopathy　125
distal phalanx fracture　265
distal phalanx fracture of thumb　249
distal posterior tibial fracture　246
distal radio-ulnar joint synostosis　259
distal radius and ulna fracture　228
distal tibia fracture with fibula fracture　246
distal transfer of greater trochanter　273
distal transfer of rectus muscle　276
distal ulna fracture　228
distal ulna joint dislocation　228
distal ureteral aplasia　216
distal wedge flap　58
distant retinopathy　17
distant skin flap　300
distichiasis　12
distichiasis correction surgery　21
distichiasis-lymphoedema syndrome　378
distilled water or hypertonic saline provocation test　89
distilled water provocation test　89
distoangular embedded mandibular third molar　53
distoangular impaction　54
distoclusion　53
distorted drum　24
distortion of penis　216
distortion product otoacoustic emission　37
distractibility　396
distraction arthroplasty　281
distraction osteogenesis technique　281
distressing event questionnaire　398
disturbance in tooth eruption　52
disturbance in tooth formation　52
disturbance of consciousness　71, 360, 397
disuse amblyopia　11
disuse atrophy　112, 232
disuse atrophy of kidney　214
disuse osteoporosis　232
disuse osteoporosis with pathological fracture　232
diuretic renography　224
divergence excess　3
divergence insufficiency　3
divergence of attention　397
divergence wrist joint instability　232
divergent concomitant strabismus　11

divers' palsy　407
divers' paralysis　407
diverticular disease of large intestine　93
diverticular disease of large intestine with perforation　93
diverticular disease of rectum　105
diverticulectomy of duodenum　172
diverticulectomy of esophagus　191
diverticulectomy of small intestine　173
diverticulitis of colon　98
diverticulum below the vocal cord　28
diverticulum of esophagus　28
diverticulum of fallopian tube　325
diverticulum of ileocecus　97
divided eyelid nevus excision and skin graft　21
divided nevus of eyelid　15
dividing of renal lymphatic vessel　222
division and suture of patent ductus arteriosus　205
division and suturing of patent ductus arteriosus　302
division of cicatricial web　300
division of internal anal sphincter　169
Dix-Hallpike maneuver　37
dizygotic twins　345
dizziness　31, 70
DNA double strand break repair, DSBR　318
DNA double strand break, DSB　318
DNA single strand break repair, SSBR　318
DNA single strand break, SSB　318
dog bite　367
dolichostenomelia　360
dominant dystrophic epidermolysis bullosa　381
dominant hereditary optic atrophy　14
dominant nystagmus　14
dominant placental abruption　346
donor　158
donor bone marrow collection　311
donor kidney revision　218
donor lymphocyte infusion　162
donor skin resection　275
DOOR syndrome　362
dopa-responsive dystonia　111
doping dependency sleep disorder　124
Doppler blood flow　128
Dorfman-Chanarin syndrome　365
dorsal arterial pulse　268, 271
dorsal margin fragmentary fracture of scaphoid bone　267
dorsal metacarpal arterial skin flap　300
dorsal pedis skin flap　300
dorsal prepucotomy　217
dorsal subluxation　226
dorsalis pedis pain　268
dose build-up region　319
dose distribution　319
dose fall-off region　319
dose modifying factor, DMF　319
dose of bronchoconstrictor trigger which causes a fall of 20% in FEV1　86
dose rate　319
dose weighting factor　319

dose-response curve　319
dose-response relationship　319
dosimetry　319
double arterial root switch operation　207
double blade implant　57
double catheter coronary angiography　209
double chamber of right ventricle　67, 200
double contrast cystography　221
double depression　392
double depressor paralysis　12
double discharge　130
double door posterior cervical decompression　312
double elevator paralysis　12
double eyelid plasty-embedding method　19
double eyelid plasty-incision method　19
double eyelid plasty-suture method　19
double eyelid postoperative dressing and upper eyelid granule fat injection　19
double eyelid repair surgery　19
double filtration plasmapheresis　137
double identity　396
double inspiration　82
double lip　49
double malleolus fracture (pott fracture)　255
double metabolic acid-base disorder　79
double orientation　396
double outlet left ventricle　205
double outlet of right ventricle (DORV), intact ventricular septum (IVS) type　204
double outlet of right ventricle (DORV), remote ventricular septal defect (VSD)　204
double outlet of right ventricle (DORV), tetralogy of fallot (TOF) type　204
double outlet of right ventricle (DORV), transposition of great artery (TGA) type　204
double outlet of right ventricle (DORV), ventricular septal defect (VSD) type　204
double papillae flap　57
double pedicle skin flap transplantation　57, 207
double personality　392
double phase murmur　70
double uterus　326
double vagina　326
double/single-balloon enteroscopy　107, 108
Doula　347
Down syndrome　79, 225
Down syndrome with periodontal lesion　39
downward displacement of tricuspid　67
doxepin poisoning　405
dracunculiasis　372, 414
Draf I surgery　32
Draf II a surgery　32
Draf II b surgery　32
Draf III surgery　32
drainage　85
drainage after pancreatotomy　173
drainage of abdominal wall abscess　290
drainage of abscess of tonsil　33
drainage of alveolus　83
drainage of brain abscess　185
drainage of floor of mouth　56
drainage of inguinal abscess　290

drainage of intracranial abscess 184
drainage of maxillofacial space 55
drainage of pancreatic cyst 173
drainage of parapharyngeal abscess 36
drainage of peritonsillar abscess 33
drainage of respiratory system 84
drainage of tendon sheath 272
drainage of trachea 84
drainage tube extraction 387
draw a person test 398
dream anxiety disorder 391
dressing induced fever 294
drilling 286
drilling decompression 286
drilling decompression of femur 276
driving pressure 88
drop foot 269
drop-wrist sign 229, 269
dropped pulse 70
drowning 407
drowsing slow activity 130
drug abuse rehabilitation 403
drug abusing endocarditis 66
drug addiction with compound acetyl-salicylic acid 405
drug allergy 382
drug anaphylaxis 409
drug and chemical induced hyperthyroidism 151
drug and chemical induced thyrotoxicosis 151
drug and chemical preparation of ophthalmology posioning 409
drug and preparation of laryngology poisoning 405
drug and preparation of otology posioning 405
drug and preparation of rhinology poisoning 404
drug and toxin associated pulmonary hypertension 80
drug diffuse parenchymal lung disease 80
drug eluting stent implantation for chronic total occlusion of coronary artery disease 206
drug eluting stent implantation in arterial graft after coronary artery bypass grafting 206
drug eluting stent implantation in coronary artery calcification 206
drug eluting stent implantation in the left main coronary artery after coronary artery bypass graft 206
drug eluting stent implantation in the left main coronary artery and multivessel lesions 206
drug eluting stent implantation in vein graft after coronary artery bypass graft 206
drug eruption 359, 382
drug fever 297, 382
drug hypersensitivity syndrome 382
drug induced bone necrosis 264
drug induced femoral necrosis 264
drug induced hypoglycemia 156
drug induced necrosis of humeral head 264
drug induced osteoporosis 264
drug induced osteoporosis with pathological

fracture 264
drug injection of temporomandibular joint 56
drug injection via rachicentesis 187
drug or chemical induced diabetes mellitus 151
drug or chemical substance-induced hyperpigmentation 382
drug overdose 409
drug poisoning 136, 359
drug purpura 382
drug related movement disorder of sleep 124
drug source have a headache 124
drug source myoclonus 124
drug stress testing 72
drug toxic retinopathy 17
drug-associated hypercalcemia 151
drug-induced acute hepatic failure 104, 359
drug-induced acute pancreatitis 104, 359
drug-induced adrenocortical hypofunction 151
drug-induced aldosteronism 151
drug-induced amenorrhea 326
drug-induced asthma 80
drug-induced bronchial asthma 80
drug-induced cardiomyopathy 69
drug-induced cataract 17
drug-induced chorea 124
drug-induced chronic hepatic failure 104, 359
drug-induced Cushing syndrome 151
drug-induced dystonia 124
drug-induced enteritis 104
drug-induced enzyme defect anemia 359
drug-induced erythema 359, 382
drug-induced gastritis 104
drug-induced gingival hyperplasia 53
drug-induced glaucoma 17
drug-induced gout 151
drug-induced hepatic cirrhosis 359
drug-induced hepatic sclerosis 104
drug-induced hepatitis 104, 359
drug-induced hepatitis with cholestasis 104, 359
drug-induced hypercortisolism due to correct use of drug 153
drug-induced hyperprolactinemia 151
drug-induced hypertension 69
drug-induced hyperthyroidism 151
drug-induced hyperuricemia 151
drug-induced hypoaldosteronism 151
drug-induced hypoglycemia 151
drug-induced hypophosphatemic osteomalacia 151
drug-induced hypopituitarism 151
drug-induced hypotension 69
drug-induced hypothyroidism 151
drug-induced insulin coma due to non-diabetes 143
drug-induced keratoconjunctivitis 17
drug-induced kidney injury 136
drug-induced liver injury 104, 359
drug-induced lung disease 80
drug-induced mental disorder 124, 393
drug-induced myocarditis 69

drug-induced myopathy 124
drug-induced myotonia 124
drug-induced neuropathy 124
drug-induced neutropenia 318
drug-induced non-autoimmune haemolytic anaemia 359
drug-induced obesity 151
drug-induced oculogyric crisis 124
drug-induced panniculitis 382
drug-induced pemphigus 382
drug-induced pseudolymphoma 382
drug-induced retinopathy 17
drug-induced rickets 151
drug-induced secondary Parkinsonism 124
drug-induced secondary parkinsonism 393
drug-induced subacute hepatic failure 104, 359
drug-induced thyroiditis 151
drug-induced torsade de pointes 69
drug-induced toxic optic neuropathy 17
drug-induced tremor 124
drug-induced uveitis 17
drug-induced vasculitis 382
drug-related acute interstitial nephritis 136
drug-related chronic interstitial nephritis 136
drug-related thrombotic microangiopathy kidney injury 136
drug, medicament and biological substance poisoning 62
drusen 2
drusen of optic disc 11
dry beriberi 143
dry cough 82, 189
dry eye 3
dry gangrene 294
dry mouth 54
dry socket 41
drying and constriction of throat 189
dual atrioventricular nodal pathway 64
dual chamber permanent pacemaker implantation 207
dual chamber permanent pacemaker replacement 207
dual control mode 84
dual energy X-ray absorptiometry 286
dual-role transvestism 392
Duane retraction syndrome 1
Dubin-Johnson syndrome 94
Duchenne muscular dystrophy 111
duct papilloma 40
ductal carcinoma in situ (DCIS) of breast 164
ductal ectasia of salivary gland 49
Duhamel pull-through operation (Duhamel operation) 174
Dukes disease 365
dulled perception 397
dullness 83, 402
dumping syndrome 100
Dunn-Brittan triple arthrodesis 271
duodenal artery compression syndrome 100
duodenal artery embolization 172
duodenal artery embolization surgery 207
duodenal balloon dilatation 107
duodenal borderline tumor 100

duodenal bulb inflammation 101
duodenal bulbar polyps 101
duodenal bulbar ulcer with perforation 101
duodenal carcinoma in situ 101
duodenal Crohn disease 100
duodenal diverticulitis 101
duodenal diverticulum 100
duodenal diverticulum obstructive jaundice syndrome 101
duodenal fistula 100
duodenal ileus 100
duodenal injury 101, 164
duodenal papilla inflammation 101
duodenal polyps 101
duodenal rupture 164
duodenal sphincteroplasty 172
duodenal stasis 101
duodenal stenosis 101
duodenal stent dilatation 107
duodenal stoma operation 314
duodenal tumor 101
duodenal ulcer 100
duodenal ulcer with acute bleeding 100
duodenal ulcer with acute hemorrhage and perforation 100
duodenal ulcer with acute perforation 100
duodenal ulcer with hemorrhage 100
duodenal ulcer with perforation 100
duodenal ulcer with perforation and hemorrhage 100
duodenal varix with bleeding 100
duodenal white spot syndrome 100
duodenectomy 172
duodenitis 101
duodenojejunostomy 172
duodenoplasty 172
duodenoscopy 108
duodenostomy 172
duodenum-jejunum anastomosis 314
duplication of bladder 210
duplication of colonic 353
duplication of duodenum 354
duplication of esophagus 354
duplication of fallopian tubes 326
duplication of intestine 92, 350
duplication of pelvis 210
duplication of rectum 360
duplication of small intestine 356
duplication of ureter 210, 350
duplication of urethra 210
duplication of vas deferens 210
duplication renal and ureter resection 217
duplication urethra resection 217
Dupuytren fracture 225
Dupuytren's contracture 265, 402
Dupuytren's disease 255
dural arteriovenous fistula 125, 181
dural arteriovenous fistula bleeding 125
dural incision 186
dural puncture and drainage 186
dural repair with artificial dura mater patch 185
dural sinus thrombosis 125
dural tail sign 131
duration 130

dutohmanspipe fruit poisoning 407
Duverney fracture 225
dwarfism 153
dyestuff poisoning 407
dynamic chest wall compliance 86
dynamic compliance 86
dynamic compliance of respiratory system 86
dynamic condylar screw fixation 273
dynamic glottography 37
dynamic hip screw fixation 273
dynamic intervertebral disc contrast 273
dynamic lung compliance 86
dynamic lung compliance at 20 times per minute of respiratory frequency 86
dynamic lung compliance at 40 times per minute of respiratory frequency 86
dynamic lung compliance at 60 times per minute of respiratory frequency 86
dynamic lung compliance at certain respiratory frequency 88
dynamic obstruction of urinary tract 210
dynamic pulmonary hyperinflation 74
dynamic respiratory loop 86
dysarthria 189, 399
dysbacteriosis 295
dyschromatosis symmetrica hereditaria 382
dyscrinic rhinitis 27
dysembryoplastic neuroepithelial tumor 179
dysentery 414
dyserythropoiesis 160
dysfibrinogenemia 160
dysfunction after cardiac surgery 203
dysfunction of binocular movement 12
dysfunction of colon 98
dysfunction of eustachian tube 30
dysfunction of gallbladder 94
dysfunction of gastrointestinal anastomosis 102
dysfunction of meibomian gland 5
dysfunction of papillary muscle post-acute myocardial infarction 66
dysfunction of pituitary function 142
dysfunction of spinal internal fixation device 400
dysfunction of the central nervous system 126
dysfunctional uterine bleeding 323
dysgerminoma 215
dysgerminoma of ovary 324
dysgranulopoiesis 159
dyshaematopoiesis 161
dyshormogenetic goiter 153
dyshormonogenetic goiter 144
dyskeratosis congenita 380
dyskeratosis of palatine mucosa 41
dyslalia 402
dysmaturity 161
dysmenorrhea 330
dysmnesia 390
dysmorphophobia 395
dysmorphosis of external nose 31
dysmyotonia 114
dysopia 31
dyspareunia 330

dyspepsia 104, 106
dysphagia 31, 106, 189, 401
dysphonia 31
dysphoria 388
dysphrenia induced by sintomycin poisoning 405
dysplasia epiphysealis hemimelica 226
dysplasia of auricle 25
dysplasia of cervix uteri 323
dysplasia of endometrium 329
dysplasia of interspinal ligament 240
dysplasia of vagina 327
dysplasia of vulva 326
dysplastic anemia 161
dysplastic bilateral hip joint disease 231
dysplastic cerebellar gangliocytoma (Lhermitte-duclos disease) 180
dysplastic megaloureter 210
dysplastic nevus 366
dysplastic unilateral hip joint disease 231
dyspnea 31, 70, 82, 360
dyspnea index 87
dyspneoneurosis 31, 82
dyspnoea 189
dysporia 119
dyssomnias 396
dysthymia 393
dysthyroid ophthalmoplegia 115
dystocia 340
dystonia 177, 399
dystrophic calcinosis 383
dystrophic encephalopathy 125
dystrophic epidermolysis bullosa 383
dystrophic peripheral neuropathy 125
dystrophic polyneuritis 125
dysuresia 119, 216
dysuria 137

E

ear and external auditory canal melanocytic nevi 304
ear and vestibular nystagmus 3
ear defect 294
ear epidermoid cyst 287
ear injury 287
ear itching 31
ear subcutaneous mass 287
ear syphilis 366
early childhood caries, ECC 40
early complete spontaneous abortion 328
early congenital ocular syphilis 384
early congenital periosteum syphilis 383
early congenital syphilis 384
early congenital syphilitic chori-oretinitis 17
early congenital syphilitic epiphyseal inflammation 384
early congenital syphilitic hepatitis 105
early congenital syphilitic laryngitis 384
early congenital syphilitic osteochondritis 384
early congenital syphilitic pharyngitis 384
early congenital syphilitic pneumonia 384
early congenital syphilitic rhinitis 384

early congenital visceral syphilis　384
early drowsiness　130
early gastric carcinoma　105
early goal-directed therapy　85
early habitual abortion　328
early induced abortion(family planning)　328
early inevitable abortion　328
early infantile epileptic encephalopathy with outbreak suppression　360
early medical abortion　328
early menstruation　152
early morning stiffness　269
early myoclonic encephalopathy　126, 360
early onset Alzheimer disease　125
early onset cerebellar ataxia　126
early onset infantile migrating partial epilepsy　125
early onset of myopia　17
early onset scoliosis　265
early pinta　383
early precursor B-cell acute lymphoblastic leukemia　161
early precursor T-cell acute lymphoblastic leukemia　161
early pregnancy reduction　335
early repolarization syndrome　69
early responding tissue　321
early response　321
early spontaneous abortion　328
early syphilis　418
early syphilitic retinitis　17
early systolic ejection sound　70
early-onset family Alzheimer disease　115
early congenital syphilis with symptom　418
earlyonset benign childhood occipital epilepsy (Panayiotopoulos type)　117
earth electrode　129
eastern equine encephalitis　111, 411
easy bruising syndrome　382
Eaten test　225, 269
eating disorder　391
eating induced reflex epilepsy　115
EB virus infection　350
EB virus positive diffuse large B cell lymphoma of the elderly　157
Ebola hemorrhagic fever　410
Ebola virus disease　362, 410
EBV infection　362
eccentric cutting　10
eccentric occlusion　59
eccentric personality　395
eccentric relation　59
ecchymoma　161
ecchymoses　360
ecchymosis　71, 204, 265, 271, 385
ecchymosis of eyelid　15
eccrine angiomatous hamartoma　381
eccrine ductal carcinoma　381
eccrine hidrocystoma　381
eccrine nevus　381
eccrine porocarcinoma　381
eccrine poroma　381
eccrine spiradenoma　381

eccrine spiral syringocarcinoma　381
echinococciasis granulous　236
echinococciasis multilocularis　236
echinococciasis multilocularis of bone　412
echinococcosis　413
echinococcosis granulosa　417
echinococcosis granulosus of bone　412
echinococcosis multilocularis　411
echinococcosis of liver　95
echinococcus cystis break　413
echinococcus disease of prostate and seminal vesicle　213
echinococcus granulosus infection of bone　412
echinococcus granulosus infection of liver　96
echinococcus multilocularis infection of bone　412
echinostomiasis　413
echo time　129
ECHO virus encephalitis　109
ECHO virus eruption　362
ECHO virus infection　350, 410
ECHO virus meningitis　109, 410
echocardiography　72
echolalia　392, 396
echopraxia　396
eclampsia　127, 347
ecstasy state　396
ecthyma　371
ectodermal dysplasia with cataract and hearing defect　379
ectodermal dysplasia with twisted hair and syndactyl(e)　379
ectodermaldysplasia-arthrogryposis-diabetes mellitus　150
ectomesenchymoma　242
ectopia of scrotum　216
ectopia of testis　211
ectopia of ureteral orifice　215
ectopic ACTH syndrome　152, 382
ectopic adrenal cortical adenocarcinoma　152
ectopic adrenal cortical adenoma　152
ectopic adrenal gonadal hormone-secreting adenoma　307
ectopic adrenal multi hormone-secreting adrenocortical adenoma　307
ectopic adrenal multi hormone-secreting adrenocortical carcinoma　307
ectopic adrenocorticotropic hormone secreting adenoma　152
ectopic adrenocorticotropic hormone-producing pituitary adenoma　307
ectopic adrenocorticotropin syndrome　152
ectopic aldosterone producing adenocarcinoma　152
ectopic aldosterone producing adenoma　152
ectopic androgen-secreting adrenocortical adenoma　307
ectopic androgen-secreting adrenocortical carcinoma　307
ectopic calcification　152
ectopic corticotropin releasing hormone syndrome　152
ectopic cortisol-producing adrenal adenocarcinoma　307

ectopic cortisol-producing adrenal adenoma　307
ectopic CRH syndrome　152
ectopic dysfunctional adrenal cortical adenoma　307
ectopic estrogen-secreting adrenocortical adenoma　307
ectopic estrogen-secreting adrenocortical carcinoma　307
ectopic gonadotropic adenoma　152
ectopic growth hormone releasing hormone secreting tumor　152
ectopic growth hormone releasing hormone syndrome　152
ectopic growth hormone secreting tumor　152
ectopic growth hormone syndrome　152
ectopic hamartomatous thymoma　264
ectopic hormone secretion　156
ectopic hormone secretion syndrome　152
ectopic human chorionic gonadotropin syndrome　152
ectopic human chorionic gonadotropin(HCG) secreting tumor　152
ectopic hyperparathyroidism　152
ectopic hyperthyroidism　152
ectopic kidney　359
ectopic meningioma　264
ectopic nail　382
ectopic nonfunctional adrenocortical carcinoma　307
ectopic ovary　327
ectopic parathyroid benign tumor　152
ectopic parathyroidectomy　36
ectopic pituitary adenoma　152
ectopic pregnancy　327
ectopic pregnancy complicated with intrauterine pregnancy　327
ectopic prolactin syndrome　152
ectopic schistosomiasis　418
ectopic sebaceous gland　53
ectopic sex hormone-producing adenocarcinoma　307
ectopic somatostatinoma　152
ectopic thyroid　30
ectopic thyroid benign tumor　152
ectopic thyroid gland excision　36
ectopic thyroid malignant neoplasm　152
ectopic thyroid stimulating hormone secreting tumor　152
ectopic tissue of lung　232
ectrodactyly　251
ectropion　5
eczema　378
eczema Coxsackium　371
eczema craquele　371
eczema herpeticum　354, 415
eczema of external auditory canal　29
eczema of external ear　29, 355
eczema vaccinatum　384
eczematoid carcinoma of breast　306
eczematoid dermatitis　378
eczematoid purpura　378
edema　70, 82, 137, 360, 401

edema complicating proteinuria in pregnancy 345
edema neonatorum 358, 381
edema of both lower extremities 70
edema of cord 340
edema of lower limbs 70
edema of the larynx 26
edema of vulva 326
edematous laryngeal burn 296
Eden-Hybbinette operation 271
edentulous space 54
edentulous-area grafts flap 57
edge-to-edge occlusion 59
Edwards syndrome 287, 362
EEG brain map 129
effective compliance 89
effective cough 83
efferent tidal volume 88
effort-dependent part 89
effusion 76
effusion of elbow 267
effusion of shoulder joint 242
eggshell operation 273
Egma Minnen av bardndosnauppforstran, EMBU 398
egodystonic sexual orientation 397
egophony 83
Ehlers-Danlos syndrome 110, 226
ehrlichiosis 362, 410
eighth cranial nerve inner ear syphilis 365
Eisenmenger syndrome 63
elastic resistance 88
elastofibroma 255, 379
elastosis perforans serpiginosa 366
elastotic nodule of ear 365
elation 392
elbow arthroplasty 285
elbow arthroscopic resection of elbow joint lesion 316
elbow arthroscopy 286
elbow cut 267
elbow disarticulation 285
elbow exclusion 285
elbow flexion test 286
elbow fork arthroplasty 285
elbow implant 268
elbow instability 267
elbow interpositional arthroplasty 285
elbow joint fistula 267
elbow joint replacement 252
elbow joint sprain 267
elbow joint stiffness 267
elbow myositis ossificans 267
elbow resection arthroplasty 285
elbow ulcers 289
elbow ulcers(benign) 289
elderly multipara 339
elderly primipara 339
electric arc burn 293
electric artifact 128
electric beam applicator 319
electric burn 293, 365
electric cataract 3
electric coagulation for nasal hemostasis 32
electric coagulation of ovarian lesion 333
electric contact burn 293
electric injury of IV degree of ankle and foot with necrosis of foot or toes 294
electric injury of IV degree of hip and lower limb with necrosis of limb 295
electric injury of IV degree of shoulder and upper limb with necrosis of limb 295
electric injury of ankle and foot 294
electric injury of face 295
electric injury of head, face and neck 296
electric injury of hip and lower limb(except ankle and foot) 295
electric injury of perineum 294
electric injury of shoulder and upper limb (except wrist and hand) 295
electric injury of trunk 296
electric injury of wrist and hand 296
electric ophthalmia 3, 293
electric shock 293
electric silence 128
electric suction curettage 330
electric suction curettage after abortion 333
electric suction induced abortion 330
electric suction induced abortion under ultrasonic guidance 330
electrical cardioversion 71
electrical defibrillation 71
electrical injury 293
electrical stimulation of spinal cord 311
electrocardiogram 72, 131, 361
electrocardiographic monitoring 72
electrocauterization of neoplasm of skin 386
electrocauterization of skin lesion 291
electrocauterization or laser of trachea lesion 190
electrocautery of cervix uteri 336
electrocerebral inactivity, ECI 129
electrocision of rectal lesion 107
electrocision of vaginal lesion 335
electrocoagulation 182
electrocoagulation for auricle lesion 387
electrocoagulation of appendix vesiculosa 334
electrocoagulation of external ear lesion 292, 314
electrocoagulation of lesion of cervix 336
electrocoagulation of lesion of endometrium 336
electrocoagulation of lesion of uterus 336
electrocoagulation of lesion of vulva 335
electrocoagulation of rectal lesion 107
electrocoagulation of spinal meningeal lesion 182
electrocochleogram 37
electrode 128
electrodiagnosis 128
electrodiagnostic medicine 128
electroencephalogram 361
electroencephalogram damping 129
electroencephalography artifact 129
electroencephalography sensitivity 129
electroencephalography, EEG 129
electroflash dermatitis 405
electroglottography 37
electrogustometry 37
electrohydraulic lithotripsy 223
electrolaryngography 37
electrolyte disorder 154, 293, 351
electrolytic hair removal 385
electrolytic removal of hair 386
electrolytic treatment of skin lesion 385
electromagnetic radiation 319
electromyogram 129
electromyography 129, 193
electron beam filtering 319
electron density 319
electron linear accelerator 319
electron microscopy 161
electron teleradiotherapy 217
electroneurography 130
electronic bladder stimulator implantation 217
electronic bronchoscope 86
electronic convulsive therapy 397
electronic fetal monitoring 348
electronic nasopharyngoscopy 37
electronic ureter stimulator device implantation 217
electronic ureter stimulator device removal 217
electronic ureter stimulator device replacement 217
electronics external beam radiotherapy 319
electrooculogram 22
electrophysiologic examination of pelvic floor 403
electrophysiologic testing 22
electrostimulation 182
elemental diet 85
elephantiasis 202, 417
elephantiasis of leg 417
elephantiasis of penis and scrotum 418
elephantiasis of vulva 326
elephantiasis scroti 216
elevated blood glucose level 156
elevated blood-pressure reading 71
elevated intraocular pressure 19
elevated plasma lipoprotein(a) 144
elevated tumor marker 81
elevation of depressed skull fracture 184
elimination disorder 392
elliptocytosis anemia 160
Ellis-van Creveld syndrome 253, 362
elongated styloid process 31
elongated uvula 32
elongation of cervix 329
elongation of penis(penis lengthening surgery) 292
Elschnig's spot 18
Elschnig's pearl 18
Ely sign 225, 269
Ely test 233, 270
elytropolypus 327
embedded maxillary third molar of high site 41
embedded residual root 39
embedded teeth of maxillary anterior site 48
embedded toenail 267

embedded tooth 45

embolic internal carotid artery occlusion 198

embolism caused by cardiac and vascular prosthesis and transplant 203

embolization 186

embolization of arteriovenous fistula of upper limb 283

embolization of carotid artery 183

embolization of internal carotid artery 183

embolization of intracranial aneurysm 184

embolization of intracranial vessel 184

embolization of spinal cord lesion 311

embolization of spinal lesion 182

embolotherapy of malignant tumor 308

embryo transfer complication 325

embryo transplantation 334

embryonal carcinoma 179

embryonal carcinoma of testis 211

embryonal rhabdomyosarcoma 249

embryonal tumor 179

embryonic development stop 326

embryotomy 347

emergency cervical cerclage 348

emergency double catheters coronary angiography 209

emergency multiple catheters coronary angiography 209

emergency single catheter coronary angiography 209

emergency tracheotomy 34

Emery-Dreifuss muscular dystrophy 249

Emery-Dreifuss muscular dystrophy, EDMD 109

emetic poisoning 405

emollient, demulcent and protectant poisoning 62

emoral fracture osteotomy 276

emotional disorder of childhood 393

emotional outburst 396

emotional palmoplantar hyperhidrosis 376

emotionally unstable personality disorder 392

emotionally unstable personality disorder, borderline type 392

emphysema 75, 294

emphysematous cystitis 213

emphysematous pyelonephritis 213

empty delta sign 129

empty sella packing 34

empty sella syndrome 146, 178

empyema 354, 415

empyema necessitatis 418

empyema of gallbladder 94

enamel caries 52

enamel crack 53

enamel demineralization 53

enamel fracture (uncomplicated crown fracture) 53

enamel hypocalcification 53

enamel hypoplasia 53

enamel opaque spot 53

enamel pearl 53

enamel-dentin fracture (uncomplicated crown fracture) 53

enamel-dentinfracture (uncomplicated crown fracture) 53

encapsulated empyema 350, 410

encapsulated fluid of fallopian tube 325

encapsulated pericardial effusion 63

encapsulated pleural effusion 73

encapsulated pleurisy 350

encapsulated pneumothorax 188

encapsulating peritoneal sclerosis 132

encephalemia 295

encephalic angioma 9, 119

encephalitis 119, 415

encephalitis herpes 375

encephalitis mass 119

encephalitis sequela 119

encephalo-duro-arterio-synangiosis (EDAS) 185

encephalo-myo-synangiosis (EMS) 185

encephalocele 340

encephalofacial angiomatosis 179

encephalomalacia 119

encephalomyelitis 119, 401, 415

encephalomyeloradiculitis 119, 401

encephalopathy 118, 392

encephalopathy with visceral fat degeneration syndrome 118

enchondroma 249

encysted rectum 105

end to side anastomosis of small intestine 173

end to side suture of peripheral nerve 284

end-expiratory hold 84

end-expiratory lung volume 87

end-inspiratory hold 85

end-inspiratory volume 89

end-plate activity 131

end-plate zone 131

end-stage renal disease 136

end-to-end anastomosis of bile duct 166

end-to-end occlusion 59

endarteritis 194

endemic cretinism 142

endemic goiter 24, 142

endemic typhus 365, 411

endo bronchoscope ultrasound guided tansbronchus needle aspiration, EBUS-TBNA 190

endobronchial therapy 84

endobronchial tuberculosis 81

endobronchial ultrasonography 87

endocapillary proliferative glomerulonephritis 134

endocardial cushion defect 69

endocardial cushion defect prosthesis repair 303

endocardial cushion defect repair 303

endocardial cushion defect repair with prosthesis 303

endocardial fibroelastosis 69, 356

endocardiotomy 303

endocarditis 356

endocarditis and mitral valve perforation 202

endocarditis with aortic valve insufficiency 202

endocarditis with aortic valve perforation 202

endocarditis with aortic valve prolapse 202

endocardium incision 208

endocervicectomy 316

endocervicitis 328

endocrine disease associated myasthenic syndrome 119

endocrine disorder 147

endocrine gland benign tumor 147

endocrine gland borderline tumor 147

endocrine gland malignant tumor 147

endocrine therapy of malignant tumor 309

endocrine-cerebro-osteodysplasia syndrome 147

endocrine, nutritional and metabolic disease during pregnancy, delivery and puerperium (diabetes, malnutrition, postpartum thyroiditis not included) 340

endodontic endosseous implant 58

endodontic pin 58

endogenous hyperglyceridemia 155

endogenous infection 295

endogenous non hyperpigmentation 374

endolymphatic sac decompression 35

endolymphatic sac drainage 35

endolymphatic sac tumor 27

endometrial ablation 336

endometrial adenocarcinoma 329

endometrial atypical hyperplasia 329

endometrial biopsy 336

endometrial carcinoma in situ 329

endometrial complex hyperplasia 329

endometrial cyst 329

endometrial hyperplasia 329

endometrial malignant tumor 318

endometrial mucous adenocarcinoma 329

endometrial polyp 329

endometrial polypoid hyperplasia 329

endometrial simple hyperplasia 329

endometrial squamous cell carcinoma 329

endometrial stromal nodule 329

endometrial stromal sarcoma 329

endometrial transitional cell carcinoma 329

endometrial tuberculosis 329

endometrial undifferentiated carcinoma 329

endometrioid carcinoma of prostate 213

endometriosis 329

endometriosis associated infertility 329

endometriosis in pelvis cavity 325

endometriosis of abdominal wall 323

endometriosis of cervix 329

endometriosis of cutaneous scar 325

endometriosis of fallopian tube 326

endometriosis of liver 323

endometriosis of nasal cavity 322

endometriosis of ovary 324

endometriosis of pelvic peritoneum 325

endometriosis of peritoneum 323

endometriosis of rectouterine excavation 328

endometriosis of rectovaginal septum 328

endometriosis of rectum 106, 328

endometriosis of ureter 215, 326

endometriosis of urinary system 212

endometriosis of uterine ligament 329

endometriosis of vagina 327

endometriosis of vulva 326

endometriosis vesicae 213, 324

endometritis 329
endometritis following abortion 323
endomyocardial fibrosis 69
endonasal 34
endophthalmitis 16
endophthalmitis after cataract surgery 2
endophthalmitis(bacterial) 16
endophthalmos 19
endophytic pseudotumor 16
endorectal advancement flap repair of recto-
vaginal fistula 333
endorectal mucosal flap advancement 174
endorectal pull through resection 316
endorectal pull through operation 174
endoscopic adenoid ablation 35
endoscopic adenoidectomy 35
endoscopic anastomosis of nasolacrimal duct 34
endoscopic approach 34
endoscopic bilateral mastectomy 171
endoscopic bile duct biopsy 107
endoscopic bile duct dilation 107
endoscopic bile duct drainage 107
endoscopic bile duct foreign body removal 107
endoscopic bile duct stenting 107
endoscopic biliary biopsy 317
endoscopic biliary stent angioplasty 313
endoscopic biliary stent implantation 313
endoscopic biliary stent placement 171
endoscopic biopsy of bile duct 174
endoscopic biopsy of Oddi's sphincter 174, 317
endoscopic biopsy of stomach 175
endoscopic biopsy of stomach and duodenum 175
endoscopic bronchial foreign body removal 35
endoscopic cardia achalasia balloon dilation 107
endoscopic cardia achalasia bouginage 107
endoscopic cardia achalasia carnitine injection 107
endoscopic catheter drainage of pancreatic duct 313
endoscopic choledocholithotomy 107
endoscopic closed reduction of maxillary bone fracture 35
endoscopic cordectomy 35
endoscopic decompression of optic nerve canal 34
endoscopic decompression of orbit 35
endoscopic decompression surgery of optic canal 35
endoscopic dilation of Oddi sphincter 171
endoscopic dissection of axillary lymph node 171
endoscopic drainage of biliary duct 171
endoscopic drainage of pancreatic duct 107, 171
endoscopic duodenal sphincterotomy 313
endoscopic duodenal sphincterotomy and lithotomy 313
endoscopic electric coagulation hemostasis surgery 35
endoscopic esophageal biopsy 107

endoscopic esophageal stent removal surgery 107
endoscopic esophageal stenting 107
endoscopic ethmoidal sinus lesion resection surgery 35
endoscopic ethmoidostomy 35
endoscopic excision of bilateral accessory breast 171
endoscopic excision of breast lesion 171
endoscopic excision of breast lump 171
endoscopic excision of lesion of parathyroid gland 35
endoscopic excision of lesion of thyroid gland 35
endoscopic excision of residual adenoid 34
endoscopic excision of subcutaneous lesion 291
endoscopic facial lifting 291
endoscopic frontal sinus fenestration surgery 35
endoscopic frontal sinus lesion resection surgery 35
endoscopic gastric varix tissue glue injection 107
endoscopic gastric-jejunum anastomosis 313
endoscopic gastrostomy 173
endoscopic hemostasis of esophageal hemorrhage 173
endoscopic injection sclerotherapy 107
endoscopic injection sclerotherapy of gastric varix 107
endoscopic intrabiliary duct stent angioplasty 107
endoscopic jejunal decompression/feeding tube placement 107
endoscopic ligation of esophageal varices 173
endoscopic ligation of gastric varices 173
endoscopic lung volume reduction 84
endoscopic maxillary sinus lesion resection surgery 35
endoscopic maxillary sinus lesion resection via anterior lacrimal crypt approach 35
endoscopic maxillary sinusotomy 35
endoscopic maxillary sinusotomy via anterior lacrimal crypt approach 35
endoscopic microwave nasal burning hemostasis 34
endoscopic modified radical thyroidectomy 171
endoscopic mucosal resection 107, 171
endoscopic mucosal scratch surgery of nasal septum 34
endoscopic multiple sinuses fenestration surgery 35
endoscopic nasal adhesiolysis 34
endoscopic nasal polypectomy 34
endoscopic nasobiliary drainage 107, 313
endoscopic nasobiliary drainage placement 107
endoscopic nasobiliary drainage,ENBD 171
endoscopic Oddi's sphincter biopsy 107
endoscopic Oddi's sphincteroplasty 170
endoscopic Oddi's sphincterotomy 107, 170, 171
endoscopic pancreatic duct dilatation 107
endoscopic pancreatic duct stent implanta-

tion 313
endoscopic pancreatic duct stent placement 171
endoscopic pancreatic duct stenting 107
endoscopic pansinuses fenestration surgery 35
endoscopic partial resection of maxilla 35
endoscopic partial resection of turbinate 34
endoscopic partial thyroidectomy 35, 171
endoscopic plasty of nasal septum 34
endoscopic plasty of turbinate 34
endoscopic radical axillary lymph node resection 313
endoscopic radical excision of axillary lymph node 171
endoscopic radical maxillary sinusectomy 35
endoscopic regional axilla lymph node resection 313
endoscopic regional axillary lymph node excision 171
endoscopic removal of bile duct foreign body 313
endoscopic removal of biliary foreign body 171
endoscopic removal of biliary stent 170
endoscopic removal of foreign body 107
endoscopic removal of foreign body in trachea and bronchus 35
endoscopic resection of choledochus(common bile duct)lesion 171
endoscopic resection of common bile duct lesion 107
endoscopic resection of lumbar intervertebral disc 281
endoscopic resection of nasal lesions 34
endoscopic resection of nasopharyngeal angiofibroma 34
endoscopic resection of Oddi's sphincter 313
endoscopic resection of turbinate 34
endoscopic retrograde bile duct radiography 317
endoscopic retrograde cholangiography,ERC 107, 174
endoscopic retrograde cholangiopancreatography 107, 170 ,174, 316, 317
endoscopic retrograde pancreatography,ERP 107
endoscopic sclerosis of gastric varices 173
endoscopic septorhinoplasty surgery 34
endoscopic sinus biopsy 34
endoscopic sphenoid sinus fenestration surgery 35
endoscopic sphenoid sinus lesion resection surgery 35
endoscopic sphincterotomy 107
endoscopic sphincterotomy lithotomy 107
endoscopic submucosal dissection 107, 171
endoscopic submucosal excavation 107
endoscopic submucosal partial resection of nasal septum 34
endoscopic submucosal resction surgery of nasal septum 34
endoscopic subtotal thyroidectomy 35, 171
endoscopic surgery 34

endoscopic surgery of nasal and paranasal sinus inverted papilloma 34
endoscopic tonsillectomy 34
endoscopic total thyroidectomy 171
endoscopic transnasal dacryocystorhinostomy 35
endoscopic transsphenoidal partial hypophysectomy 183
endoscopic transsphenoidal total hypophysectomy 183
endoscopic transsphenoidal vidian neurectomy 35
endoscopic turbinoplasty 34
endoscopic ultrasonography 106, 108
endoscopic ultrasonography guided celiac plexus neurolysis 106
endoscopic ultrasonography guided cyst drainage (through gastric wall) 106
endoscopic ultrasonography guided fine-needle biopsy/aspiration 106
endoscopic ultrasonography guided pancreatic cyst aspiration 106
endoscopic ultrasonography guided pancreatic fine-needle aspiration cytology 106
endoscopic ultrasonography of pancreatic disease 175
endoscopic uncinate resection surgery 35
endoscopic unilateral excision of accessory breast 171
endoscopic unilateral mastectomy accompanied by lateral axillary sentinel lymph node biopsy 171
endoscopic unilateral thyroidectomy 34
endoscopic urethral stone removal 218
endoscopic variceal ligation 107
endosseous implantation 55
endosseous stabilizer implant 55
endosteal blade vent implant 55
endosteal blade-close implant 55
endosteal implant 55
endothelial cell disease 135
endothelial keratoplasty 20
endotracheal intubation 84
endotracheal stent implantation 84
endotracheal tube 84
endovascular exclusion of aortic stent graft 209
endovascular exclusion of thoracic aortic stent graft 208
endovascular neurosurgery 186
endovascular papillary angioendothelioma 381
endovascular retained foreign body after operation 194
endovascular stent 186
endovascular treatment 186
endplate fester 267
endplate inflammation 268
enduring personality change 395
enduring personality change after catastrophic experience 397
enduring personality change after psychiatric illness 395
enema 361
enlarged lymph node of base of submandibular 42
enlargement of alveolar ridge 52
enlargement of palpebral fissure 290
enlargement of the butterfly saddle 154
enlargement of ventricular septal defect 207
enolase deficiency 160
enophthalmos 16, 32
enteral nutrition 83
enteric candidiasis 350, 411
enteric escherichia coil infection 411
enteric viral encephalitis 110
enteritis 104, 356
enteritis anaphylactica 97
enteritis caused by Pseudomonas aeruginosa 102
enteritis due to enterobacter aerogenes 92
enteritis due to Epstein-Barr virus 91
enteritis due to Escherichia Coli 93
enteritis due to group B Salmonella 91
enteritis due to group C Salmonella 91
enteritis due to proteus 91
enteritis due to Salmonella agona 91
enteritis due to single cell bacteria 99
enteritis due to vibrio parahaemolyticus 95
enteroadherent Escherichia Coli enteritis 92
enterobacter cloacae pneumonia 80
enterobacter cloacae septicemia 418
enterobiasis 100, 374, 415
enterococcal septicaemia 350
enterococcal septicemia 411
enterocolectomy 173
enterocolostomy 173
enterogenic infection 73
enterogenic lipodystrophia 93
enterogenous cyst 73
enterogenous cyst of central nervous system 81
enterogenous infection 163, 293
enterohemorrhagic escherichia coli enteritis 92
enterohemorrhagic escherichia coli infection 411
enteroinvasive Escherichia Coli enteritis 92
enteroinvasive escherichia coli infection 411
enterolysis 165
enteroparalysis 92, 350
enteropathic arthritis 227
enteropathogenic Escherichia Coli enteritis 93
enteropathogenic escherichia coli infection 411
enteropathy-associated T cell lymphoma 158
enterorrhagia 92, 293, 350
enterorrhexis 92, 350
enterostomy 173, 315
enterostomy malfunction 93
enterotoxigenic Escherichia Coli enteritis 92
enterotoxigenic escherichia coli infection 411
enteroviral infection 92
enterovirus encephalitis 411
enterovirus infection 350
enterovirus meningitis 110, 411
enthesis of knee 258, 259
enthesis of wrist 256
enthesopathy 240
enthesopathy of ankle 238
enthesopathy of elbow 267
enthesopathy of hip 247
enthesopathy of tarsal bone 232
entomophthoromycosis 359, 418
entomophthoromycosis conidiobolae 366
entrapment of the first branch of lateral plantar nerve 268
entropion 5, 369
entropion and trichiasis 5
enucleation and implantation of prosthesis 21
enucleation syndrome 16
enuresis 215
envelope flap 55
environmental kidney injury 133
environmental sleep disorder 114
enzymes poisoning 407
eosinophic meningitis 130
eosinophilic adenoma 28, 149
eosinophilic and basophilic adenoma 149
eosinophilic bronchitis 78
eosinophilic cellulitis 164, 354, 378
eosinophilic cystitis 135
eosinophilic fasciitis 378
eosinophilic gastroenteritis 101
eosinophilic granuloma 78, 160, 378
eosinophilic granuloma of oral mucosa 45
eosinophilic granuloma of skull 178
eosinophilic granuloma vasculitis 254
eosinophilic granulomatosis with polyangiitis 78
eosinophilic granulomatosis with polyangiitis (Churg-Strauss syndrome) kidney injury 135
eosinophilic infiltration enteritis 101
eosinophilic lymphoid granuloma 254
eosinophilic nonallergic rhinitis 25, 78
eosinophilic panniculitis 378
eosinophilic vasculitis 378
ependymal tumor 180
ependymitis 121, 354
ependymoblastoma 180
ependymoma 180
eperythrozoonosis 412
ephedrine poisoning 353
epicanthus 295
epicanthus correction surgery 20
epicardial electrode replacement 208
epidemic acne 372
epidemic cerebrospinal meningitis 117, 414
epidemic cerebrospinal meningitis, common type 416
epidemic cornea conjunctivitis 353
epidemic dropsy 372
epidemic encephalitis B 117, 414
epidemic encephalitis type B 117
epidemic encephalitis type B sequelae 117
epidemic enteritis 99
epidemic haemorrhagic conjunctivitis 353
epidemic hemorrhagic conjunctivitis 9
epidemic hemorrhagic fever 372
epidemic keratoconjunctivitis 9
epidemic light encephalitis B 117
epidemic myalgia 248

epidemic parotitis 45
epidemic parotitis and submandibular sialadenitis 45
epidemic parotitis complicated with mastitis 164
epidemic severe encephalitis B 117
epidemic typhus 372, 414
epidemic vertigo 117
epidermal cell suspension 298
epidermal cyst 363
epidermal nevus syndrome 363
epidermal skin graft 299
epidermidalization of the lip 364
epidermodysplasia verruciformis 383
epidermoid carcinoma 77, 248
epidermoid cyst 227
epidermoid cyst of neck 43
epidermoid cyst of nose 287
epidermoid cyst of testis 210
epidermoidoma 176
epidermolysis bullosa 350, 364
epidermolysis bullosa acquisita 368
epidermolysis bullosa dystrophic recessive 383
epidermolysis bullosa simplex 365
epidermolysis bullosa simplex disease accompanied with late onset muscular dystrophy 365
epidermolysis bullosa simplex disease accompanied with muscular dystrophy 365
epidermolysis bullosa type drug eruption 364
epidermolytic acanthoma 363
epidermolytic hyperkeratosis,ELHK 363
epidermolytic hyperkeratotic ichthyosis 363
epidermotropic metastatic melanoma 381
epididymal papillary cystadenoma 304
epididymectomy 217, 309
epididymis cyst resection 217
epididymis incision exploration 217
epididymis laceration suture 217
epididymis lesion resection 217
epididymisvasovasostomy 217
epididymitis 210
epididymo orchitis 210
epididymography 217
epididymovasostomy 222
epidural adhesion 181
epidural anesthesia during labor 348
epidural fibrosis 265
epidural hemangioma 181
epidural hematoma 125, 181
epidural lipoma 181
epidural malignant tumor 307
epigastric henia repair of abdominal wall 166
epigastric pain 100, 106
epiglottic benign tumor 26
epiglottidectomy 33
epiglottis borderline tumor 26
epiglottis granuloma 26
epiglottis mecism 31
epiglottitis 26
epilation 289
epilation of skin by electrolysis 291

epilepsia partialis continua 110
epilepsy 176
epilepsy with continuous spike wave during slow wave sleep 117
epilepsy with myoclonic absence 114
epilepsy with myoclonic atonic seizure 114
epilepsy with slow wave sleep phase for spine slow wave 128
epileptic encephalopathies 111
epileptic encephalopathy with electrical status epilepticus during slow wave sleep 117
epileptic psychosis 111, 389
epileptic recruiting rhythm 128
epileptic seizure during sleep 121
epileptic syndrome 176
epileptiform discharge 128
epileptogenic focus 128
epiphora 17
epiphyseal agenesis of spine 241
epiphyseal dysplasia 144
epiphyseal fracture 236
epiphyseal plate injury 238
epiphyseal separation 236
epiphyseal separation of olecranon 228
epiphysiodesis 277
epiphysiolysis of distal femur 235
epiphysiolysis of proximal femur 235
epiphysis injury 236
epiphysis injury of metacarpal 265
epiphysis injury of phalanx 266
epiphysis injury of thumb 249
epiphysitis 236
epiretinal membrane 12
episcleritis 2, 4
episiohematoma 326
episioplasty 335
episiorrhaphy 335
episiotomy 333, 386
episiotomy and suture 347
episode of hypoglycemia 142
episodic cluster headache 112
episodic tension-type headache 112
epispadias 212
epispadias neoplasty 220
epistaxis 23
epithelial hyperplasia of fallopian tube 325
epithelial kerato dystrophy 11
epithelial myoepithelial carcinoma of salivary gland 29
epithelial odontogenic tumor 53
epithelial-myoepithelial carcinoma 48
epithelioid angiosarcoma 377
epithelioid cell histiocytoma 377
epithelioid cell malignant melanoma 377
epithelioid haemangioma 253
epithelioid hemangioendothelioma 180, 253, 377
epithelioid malignant peripheral nerve sheath tumor 180, 253
epithelioid sarcoma 253, 377
epithelioid trophoblastic tumor 325
epluchage of abdominal wall 290
epluchage of abdominal wall wound 166
epostoma 256

epostoma of lower limb 259
Epstein-Barr virus enteritis 410
Epstein-Barr virus hepatitis 91, 410
Epstein-Barr virus infection 410
epulis 52, 382
epulis fibromatosa 51
epulis granulomatosa 47
Epworth sleepiness scale,ESS 127
equinocavus foot 249
equinus 249
Erb's paralysis due to birth trauma 227
erbium laser cataract extraction and intraocular lens implantation 19
Erdheim-Chester Disease 225
erectile dysfunction 210
erection of penis 216
Erichsen sign 225, 269
erionite-induced lung cancer and pleural mesothelioma 407
erosion 385
erosion of cardia 91
erosion of cervix 328
erosion of teeth 52
erosion of teeth due to drug 53
erosive adenomatosis 377
erosive balanoposthitis 373
erosive esophagitis 100
erosive gastritis 100, 415
erosive inflammatory bone arthritis 251
erosive lichen planus 373
erosive osteoarthrosis 401
erosive pustular dermatosis of the scalp 379
eruption cyst 46
eruption gingivitis 46
eruptive cutaneous collagenoma 366
eruptive lentiginosis 366
eruptive pseudo angiomatosis 366
eruptive syringoma 366
eruptive tuberculosis 366
eruptive vellus hair cyst 366
eruptive xanthoma 143, 366
erysipelas 163, 365, 411
erysipelas of auricle 29
erysipelas palpebrae 417
erysipelas-like erythema 365
erysipeloid 371, 414
erysipelothrix septicemia 411
erythema acne keratitis 4
erythema annulare centrifugum 371
erythema annulare rheumaticum 366
erythema chronicum migrans erythema migrans 372
erythema dyschromicum perstans 364
erythema elevatum diutinum 364
erythema gyratum atrophicans transiens neonatorum 381
erythema induratum 383
erythema infectiosum 364, 411
erythema intertrigo 61, 374
erythema marginatum 363
erythema multiforme 365
erythema multiforme drug eruption 365
erythema neonatorum toxicum 359
erythema nodosum 370

erythema nodosum leprosum　372
erythema palmare　384
erythema simplex gyratum　365
erythema solare　296
erythema stage granuloma fungoides　368
erythrasma　368
erythrasma of external genitalia　215
erythrocyanosis　368
erythrocyte sedimentation rate,ESR　131
erythrocytosis fundus change　4
erythroderma　368
erythroderma desquamativum　355, 379
erythrodermic drug eruption　368
erythrodermic follicular mucinosis　368
erythrodermic psoriasis　368
erythrokeratoderma progressive symmetrica　365
erythrokeratodermia　368
erythrokeratodermia with ataxia　368
erythromelalgia　113, 177, 197, 237, 368
erythromelanosis follicularis of face and neck　374
erythromycin poisoning　405
erythrophagocytosis　130
erythrophobia　392
erythropoiesis stimulating agent resistance　132
erythropoietic porphyria　368
erythropoietic protoporphyria　368
erythropoietin resistance　132
erythroprosopalgia　113
erythrose peribuccale pigmentaire　385
eschar　297, 419
eschar dissolution　297
eschar excision of back　298
eschar excision of chest　300
eschar excision of face and neck　299
eschar excision of finger(fingers)　300
eschar excision of foot　300
eschar excision of hand　300
eschar excision of lower extremity　300
eschar excision of phalanges of foot　301
eschar excision of upper extremity　299
eschar grinding　299
eschar separation　298
eschar tangential excision of back　298
eschar tangential excision of chest　300
eschar tangential excision of face and neck　299
eschar tangential excision of finger(fingers)　300
eschar tangential excision of foot　300
eschar tangential excision of hand　300
eschar tangential excision of lower extremity　300
eschar tangential excision of phalanges of foot　301
eschar tangential excision of upper extremity　299
escharotomy　299
escharotomy of neck for tension reduce　299
Escherichia coil enteritis　411
Escherichia coli meningitis　111, 350
Escherichia coli pneumonia　350

Escherichia coli septicaemia　350
esophageal abscess　101, 188
esophageal and gastric varix bleeding　101
esophageal borderline tumor　101
esophageal bronchial fistula repair　191
esophageal burn　101
esophageal candidiasis　101, 354, 416
esophageal carcinoma in situ　101
esophageal cyclic dilatation　36
esophageal dysfuction due to type 2 diabetes mellitus　91
esophageal dysfunction　101
esophageal dysfunction due to type 1 diabetes mellitus　91
esophageal erosion　101
esophageal fistula　101
esophageal fistula repair　191
esophageal foreign body　101
esophageal hemangioma　101
esophageal heterotopic tissue　101
esophageal incision for foreign body removal　191
esophageal incision surgical exploration　191
esophageal lumen ultrasound　193
esophageal malignant tumor　101
esophageal manometry　108
esophageal mucosal hemorrhage　296
esophageal mucosal keratosis　296
esophageal mucosal stripping　101
esophageal muscular hypertrophy　101
esophageal myotomy(Heller surgery)　314
esophageal obstruction　101
esophageal perforation　101, 354
esophageal perforation by foreign body　30
esophageal permanent tube implant surgery　191
esophageal polyps　101
esophageal pressure　88
esophageal reconstruction　36
esophageal retrogressive cyclic dilatation　36
esophageal rupture bleeding　101
esophageal stenosis　101
esophageal stent adjust surgery　107
esophageal stent cathelerization　191
esophageal tuberculosis　101
esophageal ulcer　101
esophageal variceal ligation　172
esophageal varix　101
esophageal varix bleeding　101
esophageal venous dilatation　101
esophageal-jejunum anastomosis above aortic arch　191
esophagectasis　101
esophagism　106
esophagitis　101, 296
esophagitis after surgery　188
esophago-tracheal fistula　78
esophagobronchial fistula　78
esophagocardiomyotomy　191
esophagogastric anastomotic stenosis　101
esophagogastroplasty　191
esophagojejunal anastomotic stenosis　101
esophagojejunostomy anastomositis　101
esophagolaryngectomy　36
esophagopleural fistula　78

esophagoscopic esophageal biopsy　317
esophagoscopy　37
esophagostomiasis　98
esophagus cyst　101
esophagus intestinal metaplasia　101
esophagus rupture　101
esophagus support implantation　314
esophagus-jejunum anastomosis　314
esophoria　9
esotropia　9
essential fatty acid deficiency　363
essential hypertension　69
essential thrombocytosis　161
essential tremor　181
Essex-Lopresti fracture　225
Essex-Lopresti injury　225
estazolam poisoning　404
estrogen and progesterone poisoning　405
estrogen-producing tumor　142
estrogen-secreting adrenocortical adenoma　306
estrogen-secreting adrenocortical carcinoma　306
ethambutol toxic optic neuropathy　17
ethanol injection of sensory branch　186
ethmoid bone benign neoplasm　28
ethmoid bone malignant neoplasm　47
ethmoid sinus foreign body　47
ethmoid sinus meningioma　120
ethmoiditis　28
euchromosome recessive hypophosphatemic osteomalacia　142
eumycotic mycetoma　384
euphoria　396
euproctis pseudoconspersa dermatitis　364
euproctis similis dermatitis　377
eurytremiasis　414
eustachian tube cancer　53
eustachian tube inflation　38
eustachian tube malignant neoplasm　30
eustachian tube opening malignancy　53
eustachian tube syphilis　382
eustachian tuboplasty　36
euthyphoria bile duct biopsy　317
euthyphoria biopsy of bladder　317
euthyphoria biopsy of bronchus　317
euthyphoria biopsy of esophagus　317
euthyphoria biopsy of gallbladder　317
euthyphoria biopsy of kidney　317
euthyphoria biopsy of mediastinum　317
euthyphoria biopsy of pancreas　317
euthyphoria biopsy of parotid gland　317
euthyphoria biopsy of prostate　317
euthyphoria biopsy of salivary gland　317
euthyphoria biopsy of seminal vesicle　317
euthyphoria biopsy of spleen　317
euthyphoria biopsy of stomach　317
euthyphoria biopsy of tongue　317
euthyphoria biopsy of uterine ligament　317
euthyphoria biopsy of uterus　317
euthyphoria brain biopsy　317
euthyphoria liver biopsy　317
euthyphoria lung biopsy　317
euthyphoria meningeal biopsy　317

euthyphoria ovarian biopsy 317
euthyphoria radiofrequency ablation of lung lesion 316
euthyphoria testicular biopsy 317
euthyroid goiter 145
euthyroid sick syndrome 145
evacuation of abdominal hematoma 166
evacuation of abdominal wall hematoma 166
evacuation of epidural hematoma 186
evacuation of extraperitoneal hematoma 167, 309
evacuation of hematoma of abdominal cavity 168
evacuation of intracerebral hematoma through sylvian fissure 183
evacuation of intracranial hematoma 184, 185
evacuation of intraspinal abscess 187
evacuation of peritoneal hematoma 167, 309
evacuation of skin and subcutaneous tissue hematoma 386
evacuation of subarachnoid hemorrhage 185
evacuation of subdural hematoma 186
evacuation of vulvar hematoma 387
evaluation of lifetime stressor 398
EVB positive T-cell lymphoproliferative disease of childhood 158
event-related potential 130
eventration of diaphragm 75, 351
eversion of cervix 328
eversion of lacrimal puncture 8
evisceration 21, 347
evisceration and implantation of prosthesis 21
evisceration of eyeball 21
evoked potential 131
Ewing's tumor 235
Ewing's sarcoma 181, 265
ex-utero intrapartum treatment, EXIT 348
exacerbated exertional angina pectoris 64
exaggerated breath sound 193
exaltation 395
examination of external auditory canal and tympanic membrane by rigid otic endoscope 38
examination of eye and visual acuity 15
examiner-rating scale 398
exanthema subitum 359, 383, 418
exanthematic eruption 366
excess of mannose 143
excessive catecholamine secretion 154
excessive discontinuity 129
excessive drinking 395
excessive growth hormone production 155
excessive insulin secretion 155
excessive insulin secretion with hypoglycemic coma 156, 359
excessive nutrition 152
excessive production of corticotropin 154
excessive secretion of glucagon 151
excessive secretion of intestinal hormone 154
excessive secretion of pancreatic growth hormone releasing hormone 152

excessive secretion of pancreatic somatostatin 152
excessive secretion of pancreatic vasoactive intestinal peptide 152
excessive secretion of thyroid calcitonin 155
excessive sexual drive 396
excessive testosterone secretion 155
exchange of nephrostomy tube 222
exchange transfusion 361
excise the lesion of cerebellar hemisphere 315
excise the lesion of cerebellar vermis 315
excision and debridement of skin and subcutaneous necrotic tissue 313
excision and relaxation of circumoral scar 290
excision debridement of skin and subcutaneous necrotic tissue 281
excision lesion bronchus 192
excision lesion of jugular foramen 34
excision lesion of shoulder joint 311
excision lesion of vocal cord 36
excision of abdominal lymph node 310
excision of abdominal wall lesion 290, 309
excision of accessory auricle 290
excision of accessory breast 166
excision of accessory nipple 166
excision of accessory parotid gland 55
excision of accessory spleen 309
excision of Achilles tendon lesion 311
excision of alveolar process 58
excision of amygdala lesion 308
excision of aneurysm of aorta with anastomosis 209
excision of aneurysm of heart 208
excision of ankle joint lesion 311
excision of ankle lesion 311
excision of anus 169
excision of appendix of testis 311
excision of arachnoid lesion 316
excision of auricle 309
excision of axillary lymph node 173, 315, 387
excision of bartholin gland 334
excision of bartholin gland cyst 334
excision of bladder diverticulum 313
excision of bladder lesion 313
excision of bladder triangle 313
excision of branchial cleft cyst 36, 57
excision of branchial fistula 35
excision of breast lesion 171
excision of bursa lesion 311
excision of calcaneus lesion 311
excision of carpus lesion 314
excision of cavernous sinus lesion 311
excision of celiac lymph node 168
excision of cervical lesion 312
excision of cervical polyp 336
excision of chest wall lesion 292
excision of clavicle lesion 314
excision of clavicle lymph node 314
excision of colon lesion 311
excision of corpus callosum lesion 313
excision of cranium lesion 312
excision of dead bone of skull 312
excision of deep cervical lymph node 55, 312

excision of deep lobe of parotid gland 57
excision of duodenal lesion in gastroscope or duodenoscope 107
excision of ectopic pancreas 173
excision of elbow joint lesion 316
excision of endometrium lesion 316
excision of epididymis lesion 309
excision of eschar and homograft 299
excision of eschar and skin graft 299
excision of esophagus lesion 314
excision of external auditory canal lesion 292
excision of external ear lesion 292
excision of external thrombosed hemorrhoid 173
excision of extraperitoneal lesion 309
excision of extremity lymphangioma(lymphocyst) 173
excision of eyebrow lesion 290
excision of eyebrow scar 290
excision of eyelid lesion 292
excision of eyelid lesion, full-thickness 292
excision of eyelid plate lesion 292
excision of eyelid scar 292
excision of facial lesion 290
excision of false joint 278
excision of fascia lesion 311
excision of fascia of foot 387
excision of fat 292
excision of fat pad 173, 292
excision of female perineum scar 291
excision of femur lesion 311
excision of fibula 274
excision of fibula lesion 309
excision of finger excrescence 292
excision of finger joint lesion 316
excision of foot bone lesion 316
excision of gallbladder-jejunum fistula 308
excision of glomus jugular tumor via infratemporal fossa approach 35
excision of groin lesion 309
excision of hard palatal lesion 58
excision of head of pancreas 173
excision of ileum-colon 311
excision of iliac fossa lesion 313
excision of ilium lesion 313
excision of inactivity nasal bone 32
excision of inguinal lesion 290
excision of inguinal lymph node 166, 309, 386
excision of intercostal nerve 281
excision of internal mammary lymph node 171, 313
excision of interphalangeal joint 284
excision of intracranial granuloma 312
excision of iris cyst 20
excision of isthmus of thyroid gland 34
excision of jaw lymph node 311
excision of jejunum 312
excision of jejunum lesion 312
excision of jugular foramen lesion 312
excision of kidney and ureter 314
excision of labia majora lesion 330
excision of labial and nasal lesion 54

excision of labium majus lesion 289
excision of lacrimal sac 20
excision of laryngeal cartilage 33
excision of laryngeal pharynx 36
excision of lesion of abdominal wall 166
excision of lesion of accessory parotid gland 55
excision of lesion of achilles tendon 275
excision of lesion of alveolar 58
excision of lesion of ankle joint 277
excision of lesion of atrium 208
excision of lesion of back muscle 272
excision of lesion of bartholin gland 334
excision of lesion of blood vessel of upper limb 283
excision of lesion of bone of radius 282
excision of lesion of brain 308
excision of lesion of bursa 277
excision of lesion of cacroiliac joint 308
excision of lesion of calcaneus 274
excision of lesion of cardia 165
excision of lesion of cervical nerve 56
excision of lesion of cervix 316, 336
excision of lesion of cul-de-sac 335
excision of lesion of dorsal muscle 289
excision of lesion of duodenum 172, 314
excision of lesion of elbow joint 285
excision of lesion of endometrium 336
excision of lesion of epiglottis 33
excision of lesion of epiglottis under suspension laryngoscope 37
excision of lesion of extraperitoneum 167
excision of lesion of facial 56
excision of lesion of fascia 279
excision of lesion of femur 275
excision of lesion of fibula 274
excision of lesion of floor of mouth 56
excision of lesion of frontal sinus 33
excision of lesion of gingiva 58
excision of lesion of glottis under suspension laryngoscope 37
excision of lesion of great omentum 165
excision of lesion of greater omentum 308
excision of lesion of groin 166
excision of lesion of hand soft tissue 291
excision of lesion of heart 208
excision of lesion of hip joint 280
excision of lesion of humerus 275
excision of lesion of ilium 281
excision of lesion of interphalangeal joint 284
excision of lesion of jejunum 170
excision of lesion of knee joint 315
excision of lesion of labia majora 308
excision of lesion of large intestine 308
excision of lesion of larynx 33
excision of lesion of lateral ventricle 308
excision of lesion of ligamentum nuchae 315
excision of lesion of lip 54
excision of lesion of lip by wide excision 54, 308
excision of lesion of lower extremity muscle 315
excision of lesion of lower limb muscle 292

excision of lesion of maxillary sinus 57
excision of lesion of mesentery 165, 308
excision of lesion of muscle 278
excision of lesion of muscle of hand 283
excision of lesion of nose and lip 307
excision of lesion of odontogenic jaw 58
excision of lesion of omentum 172
excision of lesion of oral mucosa 56
excision of lesion of pancreas 173
excision of lesion of parapharyngeal space 36
excision of lesion of parathyroid 33
excision of lesion of parotid gland 35, 57
excision of lesion of patella 308
excision of lesion of pelvic wall 171, 386
excision of lesion of pelvis 276, 313
excision of lesion of pericardium 208
excision of lesion of perineum 333
excision of lesion of peripheral nerve 284
excision of lesion of phalanx bone 283, 284
excision of lesion of pharynx under suspension laryngoscope 37
excision of lesion of prepuce 307
excision of lesion of pubis 308
excision of lesion of retromolar area 56
excision of lesion of retroperitoneum 167
excision of lesion of sacral vertebrae 308
excision of lesion of sacrococcygeal region 308
excision of lesion of sacrum 308
excision of lesion of saddle area 307
excision of lesion of scapula 278
excision of lesion of sciatic nerve 286
excision of lesion of shoulder joint 278
excision of lesion of skin 56, 281
excision of lesion of skull base 56
excision of lesion of soft palate 57
excision of lesion of soft tissue 283
excision of lesion of stomach 172
excision of lesion of subcutaneous tissue 56, 281, 386
excision of lesion of sublingual gland 57
excision of lesion of submandibular gland 58
excision of lesion of talus 280
excision of lesion of tarsus 274
excision of lesion of temporomandibular joint 56
excision of lesion of tendon 277
excision of lesion of tendon sheath 279, 311
excision of lesion of the back muscle 307
excision of lesion of the submandibular region 58
excision of lesion of tibia 280
excision of lesion of tongue 57
excision of lesion of trachea 35
excision of lesion of trachea under broncho-scope 35
excision of lesion of truncal muscle 291
excision of lesion of trunk muscle 282
excision of lesion of ulna 273
excision of lesion of umbilicus 171, 386
excision of lesion of upper extremity muscle 291
excision of lesion of upper limb muscle 283
excision of lesion of uterus 336

excision of lesion of uvula 55
excision of lesion of vagina 335
excision of lesion of ventricle 208
excision of lesion of ventriculus quartus 308
excision of lesion of ventriculus tertius 308
excision of lesion of vertebra 285
excision of lesion of vocal cord under suspension laryngoscope 37
excision of lesion of vulva 335
excision of lesion on meibomian gland lesion excision 386
excision of limb lymphangioma (cyst) 316
excision of lingual thyroid 36
excision of lip lesion 289, 308
excision of lipoma 387
excision of liver lesion 169, 310
excision of lumbar spine lesion 315
excision of lumbosacral lesion 292, 315
excision of lung lesion 309
excision of lymphangioma 312
excision of lymphangioma (cyst) of abdominal wall 309
excision of lymphangioma (lymphocyst) of abdominal wall 166
excision of lymphatic fistula 56, 290, 312
excision of mediastinal lymph node 316
excision of mesenteric cyst 308
excision of mesenteric lymph node 165, 308
excision of mesenteric lymphangioma (lymphocyst) 165
excision of metacarpal bone lesion 316
excision of metatarsophalangeal joint lesion 316
excision of micro eyelid lesion 292
excision of muscle lesion 290, 311
excision of muscle of hand 283
excision of neck and head of femur 276
excision of nipple 172
excision of occipital lobe lesion 316
excision of omentum 314
excision of omentum lesion 314
excision of packing liver of greater omentum 308
excision of packing renal of greater omentum 308
excision of palatine uvula 55
excision of parietal lobe lesion 308
excision of parotid gland 313
excision of parotid gland lesion 313
excision of part of tail of pancreas 173
excision of patella 272
excision of pelvic peritoneum 334
excision of pelvic wall lesion 313
excision of penis lesion 292, 316
excision of penis scar 292
excision of pericardium lesion 303, 315
excision of perineum lesion 290, 311
excision of peripheral nerve 285
excision of perirenal lesion 314
excision of peritoneal lesion 167
excision of peritoneum lesion 309
excision of phalanx lesion 316
excision of pharyngeal esophageal fistula 36
excision of pharyngeal lesion 36
excision of post aurem lesion 290

excision of postauricular lesion　309
excision of preauricular lesion　290, 309
excision of preauricular sinus　290
excision of preputial lesion　289
excision of preputial scar　289
excision of presacral lesion　308
excision of prostate lesion　313
excision of radial head　282
excision of radius　282
excision of radius lesion　313
excision of rectovaginal septum　174
excision of rectum and sigmoid colon　316
excision of recurrent cervical lymph node metastasis　55
excision of renal calyx　314
excision of renal lesion　314
excision of renal pelvis　314
excision of residual cervix　330
excision of retroperitoneal lesion　309
excision of retroperitoneal lymphangioma (cyst)　309
excision of retroperitoneal lymphangioma (lymphocyst)　167
excision of rib lesion　312
excision of rudimentary horn of uterus　330
excision of sacrococcygeal lesion　289
excision of scapula lesion　311
excision of scrotum lesion　292
excision of sigmoid colon lesion　316
excision of sinus tract of vulva　335
excision of skin lesion　291, 313, 386
excision of skin lesion of nose　289, 307
excision of small intestinal lesion　173
excision of small intestine lesion　315
excision of spinal dural　316
excision of spleen lesion　313
excision of sternoclavicular joint lesion　315
excision of subaxillary sweat glands　292
excision of subcutaneous tissue lesion　291, 313
excision of sublingual gland　57, 314
excision of submandibular area lesion　311
excision of submandibular gland lesion　311
excision of submandibular gland　58
excision of submandibular lymph node　55
excision of submaxillary gland　311
excision of submental lesion　312
excision of subperitoneal hematoma　167, 309
excision of succenturiate kidney　309
excision of supraclavicular lymph node　57
excision of synovial membrane　277
excision of tail and part of body of pancreas　173
excision of tail of pancreas　173
excision of talus lesion　312
excision of temporal bone parts/subtotal/total　35
excision of temporal muscle fascia flap　56
excision of tendon　277, 311
excision of tendon lesion　311
excision of testis lesion　311
excision of the aortic aneurysm with artificial blood vessel replacement　209

excision of the lesion of ascending colon　314
excision of the lesion of bladder　313
excision of the lesion of brain stem　312
excision of the lesion of cranial base　312
excision of the lesion of facial　312
excision of the lesion of hand muscle　314
excision of the lesion of hand tendon sheath　314
excision of the lesion of hip joint　312
excision of the lesion of mouth floor　312
excision of the lesion of soft tissue of hand　314
excision of the lesion of upper limb muscle　313
excision of thoracic cavity lesion　315
excision of thoracic vertebrae lesion　315
excision of thymus lesion　315
excision of thyroglossal duct　55
excision of thyroglossal duct cyst　169
excision of thyroglossal duct or tract　33
excision of tibia　280
excision of tibia lesion　312
excision of toe excrescence　292
excision of tongue lesion　313
excision of tonsil lesion　33
excision of tonsil stump　32
excision of trunk muscle lesion　313
excision of tumor of abdominal wall　166
excision of ulnar head　273
excision of umbilicus　313
excision of uterine cervix　316
excision of uterine cervix lesion　316
excision of uterine horn　316
excision of uterosacral ligament　336
excision of uterus fascia (CISH operation)　311
excision of uterus lesion　316
excision of vertebrae lesion　316
excision of vocal cord under suspension laryngoscope　37
excision of vulva lesion　292, 314
excision of vulva sinus　292
excision of wart of finger　284
excision of wart of toe　284
excision of wrist joint lesion　314
excision sequestrum of mandible　58
excision the lesion of Bartholin's gland　313
excision the lesion of brain via occipital　312
excision the lesion of brain via pterional　312
excision the lesion of cecum　312
excision the lesion of colon descendens　311
excision the lesion of external auditory canal　314
excision the lesion of internal cheek　311
excision the lesion of middle cranial fossa　312
excision the lesion of ovary　312
excision the lesion of spermatic cord　312
excision the lesion of sublingual gland　314
excision the lesion of umbilical cord　313
excisional breast biopsy　172
excisional debridement of skin and subcutaneous necrotic tissue　171
excisional new attachment of periodontium, ENAP　56

excitatory postsynaptic potential, EPSP　131
excitement state　393
excoriated acne　363
excoriation　385
excretory cystography　221
excretory urethrography　221
exercise load　89
exercise stress testing　72
exercise therapy　300
exercise-associated amenorrhea　327
exercise-induced asthma　81
exercise-induced bronchial asthma　81
exercise-induced hyperinsulinism　152
exercising provocation test　89
exertional angina pectoris　67
exertional dyspnea　70
exertional hematuria　138
exfoliative cell examination of sputum　193
exfoliative cheilitis　363
exfoliative dermatitis　363
exfoliative esophagitis　24
exfoliative keratolysis　363
exhibitionism　391
exit-site infection　73
exodontia with tooth forcep　58
exogenous enamel hypoplasia　50
exogenous ochronosis　379
exogenous photosensitizing dermatitis　379
exogenous pigmentation　379
exophoria　13
exophthalmic condition　13
exophthalmos　16, 19
exorbitant nasal apex　23
exostosis of external auditory canal　29
exostosis of jaw　42
exostosis of medial distal femur　258
exothymopexy　192
exotropia　13
expandable urethral sphincter removal　220
expanded regional lymph node resection　312
expanded suicide　391
expansibility penile prosthesis implantation　221
expansion of colostomy　170
expansion of glottis　36
expectorant poisoning　407
expectoration　82, 189
expiratory dyspnea　31, 82
expiratory flow limitation　76
expiratory flow-volume curve　87
expiratory negative pressure　84
expiratory phase intermittent shunt　76
expiratory phase time　87
expiratory positive airway pressure　87
expiratory pressure slope　87
expiratory reserve volume　86
expiratory stridor　31
expiratory synchrony　84
expiratory tidal volume　87
expiratory time　87
explanatory delusion　395
exploration for tricuspid valve　207
exploration of aortic valve　208
exploration of artery of lower extremity　315

exploration of brachial plexus 272
exploration of carotid artery 55, 183
exploration of cervical plexus 279
exploration of common peroneal nerve 274
exploration of coronary artery 206
exploration of cranial nerve 185
exploration of eustachian tube 36
exploration of facial nerve 56, 184
exploration of groin 167
exploration of hypophyseal fossa 182
exploration of intercostal nerve 281
exploration of lumbosacral plexus 273
exploration of lymphatic vessel 290, 312
exploration of muscle branch of peripheral nerve 285
exploration of musculocutaneous nerve 278
exploration of nerve suprascapularis 278
exploration of peripheral area 314
exploration of peripheral nerve 285
exploration of peripheral tissue of bladder 313
exploration of phrenic nerve 274
exploration of pineal gland 186
exploration of plantar nerve 285
exploration of pulmonary artery 206
exploration of radial nerve 282
exploration of sciatic nerve 286
exploration of soft tissue 283, 291
exploration of spinal canal 187, 316
exploration of spinal cord 182
exploration of spinal nerve root 182
exploration of tendon 277
exploration of tendon, vessel and nerve 277
exploration of tendon, vessel and nerve of foot 286
exploration of tibial nerve 280
exploration of transplanted kidney 223
exploration of ventricular shunt catheter 185
explorative cystotomy 221
exploratory burr hole 184
exploratory craniotomy 183
exploratory hemostasis after thyroid surgery 34
exploratory laparotomy 171, 221, 313
exploratory lumbotomy 221
exploratory operation for soft tissue 386
exploratory pericardiotomy 191
exploratory suture of eyeball laceration 21
exploratory thoracotomy 190
exploratory tympanotom 33
explosive deafness 23
exposure of breast implant 288
exposure of corneal suture 6
exposure of ocular prosthesis 17
expressive language disorder 388
exsection of longitudinal vaginal septa 335
exstrophy of bladder 213, 354
extended cordectomy 36
extended greater trochanteric osteotomy 273
extended hysterectomy 316
extended maxillectomy 36
extended posterior tympanotomy 34
extended pyelolithotomy 220
extended radical cholecystectomy 166

extended radical resection of hilar cholangio-carcinoma 169
extended regional lymphadenectomy 170
extended resection of tongue 57
extended retrolabyrinthine approach 34
extended subfrontal approach 34
extended supraglottic-horizontal laryngectomy 33
extended thymectomy 192, 315
extended transsphenoidal approach 34
extended vertebral basilar artery expansion 127
extended vertical partial laryngectomy 33
extendedradical mastoidectomy 34
extension of lingual groove 57
extension of palatoglossal arch 57
extension of sacroiliac joint test 270
extensive cholecystectomy 308
extensive choroidal dystrophy 4
extensive curettage 281
extensive excision of cervix 336
extensive excision of lesion of hard palate 36
extensive excision of uterine 316
extensive excision of vulva 335
extensive hysterectomy 336
extensive vulvectomy 335
extensor carpi radialis tenosynovitis 251
extensor digitorum brevis tendon injury 266
extensor digitorum longus tendon injury 239
extensor digitorum tendon rupture 267
extensor hallucens longus tendon injury 287
extensor mechanism injury 254
extensor muscle sprain of forearm 250
extensor tendon lengthening of foot 286
extensor tendon of toe lengthening 283
extensor tendon suture of foot 285
exteriorization of cecum 170, 312
exteriorization of duodenum 172
exteriorization of esophageal diverticulum 314
exteriorization of esophageal pouch 191
exteriorization of ileum 169
exteriorization of large intestine 308
exteriorization of small intestine 173, 191, 315
external arterio venous shunt 215
external auditory canal carcinoma in situ 29
external auditory canal exploratory surgery 36
external auditory canal hernia of TMJ 46
external auditory canal itch 31
external auditory canal mass 29
external auditory canal melanoma in situ 29
external auditory canal skin carcinoma in situ 29
external auditory canal with bloody discharge 31
external auditory canal with pus 31
external auditory herpes zoster 50
external auditory meatoplasty 300
external auditory meatus abscess 50
external auditory meatus aspergillosis 50
external auditory meatus carbuncle 50
external auditory meatus cellulitis 50
external auditory meatus granuloma 50
external auditory meatus necrosis 50

external auditory meatus obstructive keratosis 50
external auditory secondary infection 50
external capsule hemorrhage 122, 180
external carotid artery dissection 116, 198
external carotid artery embolism 198
external carotid artery injury 178
external carotid artery ligation 34
external carotid artery ligation and hemostasis 34
external carotid artery occlusion 198
external carotid artery stenosis 198
external carotid artery thrombosis 198
external carotid artery-internal carotid artery artificial vascular bypass 183
external cephalic version 348
external chest compression 348
external ear transection 314
external fixation failure 256
external fixation of bone 276
external fixation of femur 276
external fixation of fibula 274
external fixation of fracture of foot 285
external fixation of humerus 275
external fixation of pelvic fixation 276
external fixation of radius 282
external fixation of tibia 280
external fixation of ulna 273
external fixator fixation of phalanx 284
external fixator fixation of phalanx fracture 284
external fixator fixation of scapula 278
external fixator of elbow 285
external fixator removal of phalanx 284
external fixator removal of phalanx fracture 284
external fixator removal of ulna 273
external fixing frame strength deficiency 256
external genitals amenorrhea 326
external hemorrhoid 102
external hirudiniasis 417
external humeral epicondylitis 234
external iliac artery aneurysm 199
external iliac artery atherosclerosis 199
external iliac artery dissection 199
external iliac artery occlusion 199
external iliac artery pseudoaneurysm 199
external iliac artery stenosis 199
external iliac vein embolism 199
external iliac vein thrombosis 199
external irradiation 320
external jugular vein dilation 198
external jugular venous aneurysm 198
external laryngeal malignant tumor 26
external nasal approach frontal sinusotomy 32
external ophthalmoplegia 16
external otitis 50, 355
external rectus muscle palsy 17
external root resorption of teeth 52
external transscleral laser photocoagulation of ciliary body 21
external urethral orifice dysfunction 324
external urethrotomy 220
external urinary diversion 223

externalization of duodenal 314
extra articular fracture 237
extra heart sound 70
extra vascular hemolysis 160
extra-adrenal myelolipoma 254
extra-intracranial artery anastomosis 184
extra-temporal lobe epilepsy 179
extra-thoracic nonfixed obstruction of large airway 80
extracapsular cataract extraction 19
extracapsular cataract extraction and intraocular lens implantation 19
extracellular fluid base excess 89
extracellular fluid loss 156
extracellular matrix 300
extracorporeal carbon dioxide removal 84
extracorporeal excision of liver lesion 169
extracorporeal hepatectomy 170
extracorporeal membrane oxygenation 208
extracorporeal membrane oxygenation, ECMO 302, 361
extracorporeal shock wave lithotripsy 223
extracranial artery dissection 117
extraction of deciduous teeth 57
extraction of dental root 58
extraction of hand from abdominal burying 298
extraction of impacted tooth 58
extraction of impacted tooth flap 58
extraction of lung foreign body 190
extraction of nail 272
extraction of nasal foreign body 32
extraction of soft tissue expander 299
extraction of sternum fracture internal fixation 191
extraction of tracheostomy cannula 35
extracutaneous mastocytosis 159
extradural abscess 125, 359
extradural spinal cord malignancy 307
extrafascial hysterectomy 311, 333
extraintestinal yersiniosis 411
extralevator abdominoperineal excision（ELAPE procedure） 170
extramammary Paget disease 377
extramedullary extradural cyst 180
extramedullary leukemia 160
extramedullaryplasmacytoma 160
extranodal marginal zone lymphoma of mucosa-associated lymphoid 159
extranodal NK/T cell lymphoma, nasal type 159
extraocular muscle benign tumor 16
extraocular muscle dysplasia 16
extraocular muscle dystrophy 17
extraocular muscle exploration and strabismus correction surgery 21
extraocular muscle fibrosis 17
extraocular muscle foreign body 17
extraocular muscle hypoplasia 16
extraocular muscle malignant tumor 16
extraocular muscle metastatic tumor 17
extraocular muscle sarcoma 16
extraocular muscle secondary to malignant tumor 16
extraocular muscle tumor 17

extraocular myositis 17
extraosseous ameloblastoma 41
extraperitoneal abscess incision and drainage 309
extraperitoneal caesarean section 347
extraperitoneal rupture of bladder 210
extrapontine myelinosis 119
extrapyramidal side effect 397
extrarenal angiomyolipoma 254
extrarenal pelvis 214
extrarenal rhabdoid tumor 254
extraskeletal Ewing sarcoma 236
extraskeletal myxoid chondrosarcoma 236
extraskeletal osteosarcoma 236
extraspinal abscess 268
extrasystole 354
extraventricular neurocytoma 179
extreme obesity with alveolar hypoventilation 144
extreme spindle 129
extremely heavy epidemic encephalitis B 117
extremely lateral lumbar interbody fusion 278
extremely low birth weight infant 350
extremely premature infant 350
extremely severe burn 296
extremity hemangioma 204
extremity sensation 266, 271
extremity temperature 266, 271
extremity vascular dysfunction 204
extrinsic alveolitis 79
extrinsic asthma 79
extrinsic cicatricial contracture 294
extrusion injury of lower back 263
extrusion of acne 386
exudate 88
exudative choroidal detachment 11
exudative choroiditis 11
exudative chronic pityriasis simplex 378
exudative ciliary body cyst 11
exudative iris cyst 11
exudative pleurisy 354
exudative response after cataract surgery 2
exudative retinal detachment 11
exudative tonsillitis 28
exudative（wet）age-related macular degeneration 11
eye abscess 16
eye amebiasis 15
eye and adnexa disorder 15
eye arterial blood flow 22
eye bag 15
eye burn 16
eye congenital malformation 17
eye examination 15
eye hypoplasia 15
eye injure induced by laser 406
eye injury 16
eye mass 16
eye microbiological examination 22
eye movement disorder 16
eye muscle fibrosis 15
eye of tiger sign 129
eye pain 19

eye photography 22
eye secondary malignant tumor 15
eye socket filling 21
eye swelling pain 32
eye ultrasound 22
eye wound dehiscence 15
eye-auricular hypoplasia 15
eye-brain syndrome 16
eye-brain-renal syndrome. 151
eyeball posterior inflammatory pseudotumor 306
eyebrow benign tumor 9
eyebrow contusion 9
eyebrow defect 9
eyebrow injury 9
eyebrow laceration 9
eyelet wiring 58
eyelid adhesion 20
eyelid allergic dermatitis 15
eyelid atrophy 16
eyelid bleed 15
eyelid burn 15, 297
eyelid congestion 19
eyelid contact dermatitis 15
eyelid contusion 15
eyelid cyst 15
eyelid dermatitis 15
eyelid dry skin disease 15
eyelid eczema dermatitis 15
eyelid edema 19
eyelid eyelash defect 15
eyelid fat filling 21
eyelid fistula 15
eyelid furuncle 15
eyelid granuloma 15
eyelid hematoma 16
eyelid hirsutism 15
eyelid hypoplasia 15
eyelid implants exposed 16
eyelid keratoacanthoma 15
eyelid keratosis 15
eyelid laceration 15
eyelid laceration involved canthus 15
eyelid laceration involving lacrimal duct 15
eyelid laceration involving levator-superior rectus 15
eyelid laceration with lacrimal canalicular rupture 15
eyelid lupus erythematosus 15
eyelid mass resection 21
eyelid melanosis 15
eyelid mole 382
eyelid muscle paralysis 15
eyelid myoclonic seizure 124
eyelid necrosis 15
eyelid neoplasma 16
eyelid non-infectious skin disease 15
eyelid retraction 16
eyelid retraction correction 20
eyelid scar deformity 15
eyelid scleroderma 16
eyelid trichiasis 15
eyelid tumor in situ 307
eyelid vascular malformation 16

eyelid white spots 15
eyes-open and eyes-closed test 131
Eysenck personality questionnaire 398

F

F wave 127
Fabry disease 112, 132
face and neck lymphatic malformation 305
face presentation 340
face presentation obstructed labor 340
face squeeze, facial crush injury 249
facet in dental wear 46
facet synovial cyst 237
facial angiofibroma 305
facial asymmetry 53
facial atrophy 124
facial benign tumor 46
facial bone biopsy 37
facial bone dynamic undetermined tumor 305
facial bone fracture 407
facial carbuncle 374
facial cellulitis 164, 373
facial change of acromegaly syndrome 249
facial cleft cyst 27, 46
facial cold spray 386
facial complex treatment 386
facial connective tissue benign tumor 46
facial connective tissue malignant neoplasm 46
facial crush injury 179
facial cutaneous malignant melanoma 27, 46
facial cutaneous malignant neoplasm 27, 46
facial dermoid cyst 46
facial drainage 56, 386
facial ectodermal dysplasia 373
facial frostbite 407
facial fumigation 386
facial hemiatrophy 118, 373
facial hemihypertrophy 118
facial herpes simplex 353, 415
facial injury 46
facial laceration 46
facial lesion excision 386
facial lipoma 46
facial lipomatosis 147
facial lymphangioma 305
facial malignant tumor 46
facial melanoma in situ 46
facial muscle suspension 291
facial myokymia 46
facial nerve amputation 34
facial nerve anastomosis 34, 56, 184
facial nerve benign tumor 9
facial nerve decompression 34
facial nerve dissection 56
facial nerve dysfunction 118
facial nerve dysplasia 27
facial nerve exploratory surgery 34
facial nerve fracture 9
facial nerve grafting 184
facial nerve injury 9, 27, 46, 179
facial nerve lesion excision 34
facial nerve lesion resection 56
facial nerve malignant tumor 9

facial nerve neurectomy 184
facial nerve paralysis 118
facial nerve surgical 34
facial nerve transection 56
facial nerve-accessory nerve anastomosis 34
facial neuritis 118
facial plastic surgery 56
facial plombage with biomaterial 290
facial recurrent dermatitis 382
facial rhytidectomy 290
facial scar resection and local skin flap transplantation 299
facial scar resection and skin graft 299
facial scar resection and suture 299
facial scar resection and Z plasty 299
facial skin benign tumor 373
facial skin borderline tumor 46
facial skin carcinoma in situ 46
facial skin partial excision and plastic surgery 56
facial spasm 179
facial translocation approach 34
facial transplantation flap necrosis 53
facial-accessory nerve anastomosis 184
facial-hypoglossal nerve anastomosis 34
facial-phrenico nerve anastomosis 184
facilitation 131
faciocervical edema 189
facioscapulohumeral form of spinal muscular atrophy 118
facioscapulohumeral muscular dystrophy 118
factitial panniculitis 376
factitious acne 376
factitious disorder 394
factor V and factor VIII deficiency 160
Fadir test 225, 269
failed attempted abortion 325
failed back surgery syndrome, FBSS 264
failed induction of labor 346
failed medical abortion 326
failed medical abortion complicated by embolism 327
failed medical abortion complicated by haemorrhage 327
failed medical abortion complicated by metabolic disorder 327
failed medical abortion complicated by pelvic infection 327
failed medical abortion complicated by shock 327
failed trial of forceps 337
failed trial of labor 345
failed trial of vacuum 347
failure of genital response 396
failure of induced abortion 325
failure of labor induction by oxytocin 345
failure of osseointegration of dental implant 53
failure of peripheral circulation 204, 360
failure of the brainstem function 118
failure of tracheal intubation 404
Fajersztajn test 243, 270
Fajerztain sign 225, 269
fall related fracture 230
fallopian tubal abnormality 325
fallopian tubal atresia infertility 325

fallopian tube obstructive infertility 326
false aneurysm 26, 242
false aneurysm shadow 129
false chordae tendineae 198
false dislocation of shoulder joint 242
false diverticulum of bladder 212
false incontinence 211
false joint after fixation 237
false joint after fusion 252
false knot of cord 340
false labor after 37 weeks of pregnancy 340
false labor before 37 weeks of pregnancy 340
false monilethrix 369
false vocal cord malignant neoplasm 26
falsetto 31
familial adrenal hypoplasia with hypogonadism 145
familial amyloid heart disease 66
familial amyloidosis peripheral neuropathy 115
familial and mixed hyperlipidemia 155
familial annular erythema 369
familial arrhenoblastoma and thyroid adenoma 145
familial chondrocalcinosis 242
familial cold urticaria 369
familial combined hyperlipidemia 145
familial cutaneous collagenoma 369
familial defective apoB100 145
familial dysautonomia 115, 242, 352
familial dysbetalipoproteinemia 369
familial exudative vitreoretinopathy 5
familial fatal insomnia 115
familial focal epilepsy with variable origin 110
familial gestational thyrotoxicosis 145
familial glucocorticoid deficiency 145
familial hemiplegic migraine 115
familial hereditary amyloidosis 242
familial hormone production disorder goiter 145, 153
familial hypercholesterolemia 145, 155
familial hyperkalemic periodic paralysis 115
familial hyperlipidemia 145
familial hyperthyroidism due to mutation of TSH receptor 141
familial hypertriglyceridemia 145
familial hypoalphalipoproteinemia 145
familial hypobetalipoproteinemia 145
familial hypocalciuric hypercalcemia 134
familial hypocalciuric hypercalcemia type 1 145
familial hypocalciuric hypercalcemia type 2 145
familial hypocalciuric hypercalcemia type 3 145
familial hypocalciurichypercalcemia 155
familial hypokalemic periodic paralysis 111
familial hypomagnesemia with hypercalciuria and nephrocalcinosis 145
familial hypophosphatemia 155
familial idiopathic basal ganglia calcification 115

familial isolated hyperparathyroidism 145
familial lecithin cholesterol acyltransferase
    deficiency 159
familial ligament relaxation 242
familial limb-girdle myasthenia 115
familial mediterranean fever 369
familial medullary thyroid cancer with
    Hirschsprung disease 305
familial medullary thyroid carcinoma 145
familial mixed hypercholesterolemia 369
familial multinodular goiter 145
familial multiple fibrofolliculoma 287
familial multiple trichoepithelioma 287
familial myxo-vascular fibroma 369
familial nephropathy associated with
    hyperuricemia 145
familial osteoporosis 145
familial paraganglioma 145
familial Parkinsonism with peripheral neu-
    ropathy 115
familial periorbital hyperpigmentation 369
familial pheochromocytoma 145
familial pigmented purpuric rash 369
familial platelet syndrome 159
familial polyposis 98
familial porphyria cutanea tarda 369
familial primary hyperaldosteronism type Ⅰ 145
familial primary hyperaldosteronism type Ⅱ 145
familial primary hyperaldosteronism type Ⅲ 145
familial primary hypomagnesemia 145
familial progressive hyperpigmentation 369
familial pulmonary hypertension 66, 76, 197
familial reticuloendotheliosis with eosino-
    philia 369
familial short stature 145, 153
familial tangier disease 145
familial temporal lobe epilepsy 115
familial testotoxicosis 145
familial thoracic aortic aneurysm 197
familial thyroglossalduct cyst 145
familial thyroid dyshormonogenesis 145
familial tremor 115
familial tumoral calcinosis 145
familial woolly hair 369
familial (autosomal dominant) focal epilepsy
    115
family adaptability and cohesion evaluation
    scale 398
family and periodic leukocyte deficiency asso-
    ciated with periodontal damage 43
family assessment device 398
family environment scale 398
family hereditary optic atrophy 5
family history of blindness and visual loss 9
family history of eye and ear disorder 15
family history of stroke 401
family therapy 397
fanatic personality 396
Fanconi anemia 158
Fanconi syndrome 143, 366
Fanne test 232, 270
fantastic delusion 395
far lateral approach 186
far lateral type lumbar disc herniation 240

far-field potential 131
Farber syndrome 143
farmer lung 78
Farnsworth-Munsell 100-hue test 22
fascia dentata dysplasias 228
fascia dentata screw fixation 273
fascia excision of foot 286
fascia graft 279, 386
fascia interpositional arthroplasty 279
fascia lesion excision 386
fascia pedicle amputation 279
fascia plasty 386
fascia resection 386
fascia suture 386
fascia transplantation 299
fascial space incision decompression 386
fascicular ventricular tachycardia 64
fasciculation potential 130
fasciectomy 279, 290
fasciectomy for grafting 279
fasciitis 244, 370
fasciocutaneous flap 299
fasciocutaneous flap transplantation 34, 299
fascioliasis 416
fascioliasis hepatica 96, 412
fasciolopsiasis 98, 413
fasciolopsiasis buski 411
fascioplasty 279, 290, 386
fasciorrhaphy 279
fasciotomy 279, 290, 386
fasicular keratitis 12
fast activity 129
fast neutron 320
fast rhythm 129
fast spiky spindle variant 129
fast spin echo, FSE 129
fast wave 129
fat accumulation 153
fat atrophy 266
fat blood stasis 266
fat embolism 266
fat embolism syndrome 81, 266
fat hernia 266
fat liquefaction 266
fat malabsorption 105
fat necrosis 266, 298
fat necrosis of breast 164
fat pad resection 316
fat pad sign 266
fat sag of colon 98
fat suppression 131
fat transplantation 300, 387
fatigue 70, 402
fatigue fracture 250
fatigue fracture of spine 241
fatty infiltration of parotid 27
fatty liver 105
fauces tonsil cancer 53
favism 158
Favne-Racouchot syndrome 366
favus 368, 412
febrile convulsion 120, 294, 354
febrile seizure 294
fecal impaction of intestine 94

fecal incontinence 93, 106
fecal occult blood 91
fecal retention 94
feeble state 401
feedback pituitary tumor syndrome 143
feeding disorder of infancy and childhood
    394
feeding jejunostomy 173, 315
feeling of being controlled 395
feeling of being watched 395
feeling of choking when swallowing 189
feeling of thought being known 395
feet frostbite 409
felon 249
Felty syndrome 232
female acquired urethral mucosa inclusion
    cysts 212
female acute pelvic peritonitis 324
female adrenal pseudohermaphroditism 147
female bladder radical resection 221
female castration 291, 313, 334
female chlamydial pelvic inflammation 324
female chronic pelvic peritonitis 324
female genital organ angioma 324
female genital organ carcinoma in situ 324
female gonorrheal pelvic inflammation 324
female hypospadias 212
female incontinence 212
female pelvic abscess 324
female pelvic adhesion 324
female pelvic effusion 324
female pelvic exenteration 313, 334
female pelvic hematoma 324
female pelvic infection 324
female pelvic inflammation 324
female pelvic inflammation- Ⅱ phase syphilis
    324
female pelvic pseudocyst 324
female pelvic tuberculosis 324
female pseudohermaphroditism 212
female reproductive organ blood cyst inferti-
    lity 324
female sacral cyst 324
female sexual arousal disorder 392
female urethral cyst 212
female urethral fibrous polyp 212
femoral acetabular impingement 248
femoral angioplasty 275
femoral anteversion 235
femoral arterial pulse 234, 270
femoral arteriovenous fistula 197
femoral artery aneurysm 196
femoral artery dissection 196
femoral artery embolism 196
femoral artery in-stent restenosis 196
femoral artery injury, injury of femoral artery
    196, 234
femoral artery occlusion 196
femoral artery occlusion or lymphatic vessel
    occlusion 405
femoral artery pseudoaneurysm 196
femoral artery stenosis 196
femoral artery thrombosis 196
femoral artificial bone graft 276

femoral basal neck fracture 235
femoral biopsy 275
femoral condylar fracture 235
femoral cystic fibrous osteitis 144
femoral epiphysis 235
femoral epiphysis injury 235
femoral fenestration 275
femoral fracture 235
femoral fracture osteotomy 276
femoral head fenestration 276
femoral head fracture 235
femoral head reconstruction stick implantation 276
femoral head resection and subtrochanteric valgization osteotomy 276
femoral hernia 97
femoral hip fracture 235
femoral intercondylar fracture 235
femoral lengthening 276
femoral lymph node dissection 218
femoral neck and acetabular arthroplasty 275
femoral neck fenestration 275
femoral neck fracture 235
femoral neck subcapital fracture 235
femoral nerve anastomosis 276
femoral nerve exploration 276
femoral nerve injury 113, 235
femoral nerve palsies 113
femoral nerve stretch test, FNST 235, 270
femoral nerve transplantation 276
femoral osteotomy 275, 276
femoral pin internal fixation 275
femoral plate internal fixation 275
femoral pronation 235
femoral retroversion 235
femoral sciatic transplantation 276
femoral shaft fracture 235
femoral shaft fracture when insertion of intramedullary nail 255
femoral supination 235
femoral supracondylar fracture 235
femoral supracondylar osteotomy 276
femoral supracondylar traction 275
femoral trochlear dysplasia 235
femoral valgus 235
femoral varus 235
femoral vein in thigh injury 194
femoral vein puncture 276
femoral vein puncture catheterization 62
femoral vein suture 276
femoral vein thrombosis 196, 399
femoral vein thrombosis syndrome 405
femoral-facial syndrome 235
femtosecond laser keratectomy 19
femtosecond laser surgery and phacoemulsification and intraocular lens implantation 19
femur-fibula-ulna complex 235
fenestra cochleae atresia 29
fenestra cochleae deformity/malformation 29
fenestra vestibuli malformation 27
fenestration 41

fenestration of bone 276
fenestration of external semicircular canal 36
fenestration of femoral condyle 275
fenestration of lamina terminalis 187
fenestration of laminectomy 285
fenestration of pericardium 191
fenestration of septum pellucidum 186
fenestration of stapes footplate 33
fenestration of ventricular septum 207
fenestration surgery of maxillary sinus 36
Fenlin's parachute operation 271
Fenz sign 251, 270
Fenz test 225, 269
fermoal punch biopsy 275
ferrous sulfate dosimeter 320
fertilization failure after ICSI 322
fertilization failure after IVF 322
fetal abdominal cyst 345
fetal alcohol syndrome 378, 396
fetal anal atresia 345
fetal arrhythmia 345
fetal ascites 345
fetal ascites drainage under ultrasound guidance 347
fetal beta thalassemia 345
fetal biophysical profile scoring 349
fetal cartilage malformation 345
fetal celoschisis 345
fetal cheilopalatognathus 345
fetal chromosomal abnormality 345
fetal congenital heart disease 345
fetal Dandy-Walker syndrome 345
fetal death 345
fetal digestive tract atresia 345
fetal distress 345
fetal ear malformation 345
fetal ectrodactyly 345
fetal encephalodysplasia 345
fetal esophageal atresia 345
fetal extrophy of bladder 345
fetal growth restriction 345
fetal growth retardation 355
fetal heart malformation 345
fetal hydrocephalus 345
fetal hypospadias 345
fetal infection 340
fetal inherited metabolic disorder 345
fetal intrauterine growth retardation 355
fetal kidney malformation 345
fetal lagocheilus 345
fetal limb deformity 345
fetal liver occupying 345
fetal lung malformation 345
fetal malformation 345
fetal maternal blood transfusion syndrome 345
fetal meningocele 345
fetal monogenic disease 345
fetal movement disappeared 347
fetal myelomeningocele 345
fetal nephydrosis 345
fetal nephydrosis(mild) 345
fetal nephydrosis(severe) 345
fetal ocular anomaly 13

fetal omphalocele 345
fetal open neural tube defect 345
fetal oxygen saturation evaluation 349
fetal palatoschisis 345
fetal pleural effusion 345
fetal pleural effusion drainage under ultrasound guidance 347
fetal polydactylism 345
fetal polydactyly 345
fetal pyloric obstruction 345
fetal scalp blood sampling 349
fetal schizencephaly 355
fetal spina bifida 345
fetal subcutaneous tissue thickening 345
fetal talipes equinovarus 345
fetal tissue biopsy 349
fetal trisomy 13 syndrome 345
fetal trisomy 18 syndrome 345
fetal trisomy 21 syndrome 345
fetal-placental transfusion syndrome 355
fetishism 391
fetishistic transvestism 391
fetor oris 44
fetoscopic intrauterine treatment 348
fetoscopic laser ablation of post-urethral valve 348
fetoscopic occlusion of fetal tracheal tube 348
fetoscopic selective laser photocoagulation for placental vasculature 348
fetoscopic sequential laser photocoagulation for placental vasculature 348
fetoscopic SOLOMON laser photocoagulation 348
fetoscopy 349
fetus electrocardiographic examination 349
fetus papyraceous 347
fever 189
fever during delivery 339
fiber density, FD 130
fiber stiffness of elbow joint 268
fibercoloscopic excision of colon polyps 315
fiberoptic bronchoscopy guided endotracheal intubation 85
fibrillary astrocytoma 180
fibrillary glomerulopathy 136
fibrillation potential 130
fibrin pleurisy 79
fibrinolysis 356
fibrinolytic drug poisoning 356
fibrinous bronchitis 79
fibro osseous pseudotumour of digits 266
fibroangioma 202
fibroblastic reticular cell tumor 306
fibroblastic rheumatism 364
fibrocartilage embolism 123
fibrodysplasia ossificans progressiva 244
fibroepithelioma 381
fibroesophagoscopy 38
fibrofascitis 261
fibrohistiocytic lipoma 381
fibrolaryngoscopy 38
fibrolipoma of intestine 93
fibroma calcifying 367
fibroma of larynx 26

fibroma of lung　75
fibroma of ovary　324
fibroma of spermatic cord　211
fibroma of tendon sheath　243, 370
fibroma of testicular tunica　211
fibroma of vulva　326
fibromatosis　261, 381
fibromatosis colli　244
fibromatosis gingivae hypertrichosis syndrome　53
fibromuscular dysplasia　123
fibromyalgia　261
fibromyoma　306
fibromyositis of shoulder　242
fibronectin glomerulopathy　136
fibroplasia of renal artery　213
fibrosarcoma　180, 261, 381
fibrosarcoma of bone　236
fibrosarcomatous dermatofibrosarcoma protuberans　261
fibrosclerosis of breast　164
fibrosing alveolitis　81
fibrosis of uterus　329
fibrothorax　79
fibrous ankylosis　261
fibrous ankylosis of TMJ　51
fibrous Bankart lesion　261
fibrous cavernositis of penis　216
fibrous connective tissue inflammation　261
fibrous degeneration caused by cardiac and vascular prosthesis and transplant　203
fibrous degeneration of pulp　52
fibrous dysplasia　236
fibrous dysplasia (monostotic)　4
fibrous dysplasia of bone　25
fibrous dysplasia of bone (polyostotic)　144
fibrous dysplasia of femur　235
fibrous dysplasia of jaw　42
fibrous dysplasia of maxilla　48
fibrous dysplasia of skull　178
fibrous dysplasia syndrome　4
fibrous hair follicle tumor　381
fibrous hamartoma of infancy　264, 383
fibrous hypogenesis of jaw　42
fibrous papule of the nose　373
fibrous sheath formation of dialysis catheter　136
fibrous tumor　261, 381
fibrous/fibroblastic meningioma　180
fibula bone graft　274
fibula fracture with ankle fracture　231
fibula transplantation　274
fibular artificial bone graft　274
fibular biopsy　274
fibular diaphyseal fracture　231
fibular head resection　274
fibular lengthening　274
fibular osteotomy　274
fibular phocomelia　231
fibular sesamoid　232
fibular shaft　232
fibular support bone graft　274
fibular tendon disease　231
filamentous keratitis　12

filarial chyluria　200
filarial elephantiasis of vulva　200
filariasis　378, 417
filariasis bancrofti　410
filariasis due to brugia timori　411
filariasis due to mansonella perstans　411
filariasis due to mansonella streptocerca　371, 414
filariasis malayi　414
filariasis of funiculo-epididymis　211, 413
filariasis of scrotum　216, 418
filiform wart　378
filling agent injection　387
filling cystometry　224
film dosimeter　319
filter　320
filtration bleb inflammation　9
filtration bleb leakage　9
filtration bleb-related endophthalmitis　9
filum syndrome　267
fimbrial tubal pregnancy　325
fine moist rale　82
fine needle aspiration, FNA　162
finger amputation　279
finger and thumb sucking habit　49
finger erush injury　255
finger deviation　255
finger escape sign　261, 271
finger gangrene　204
finger infection　378
finger injury　255
finger joint anchylosis　266
finger mass　288
finger open injury　255
finger open injury with damage to nail　255
finger pacinian neuroma　384
finger ray amputation　284
finger tag ligation　387
finger tag resection　387
finger web space adhesion　297
finger-print myopathy　126
fingerprint body myopathy　126
fingertip eczema　384
firearm injury of spinal cord　241
firing pattern　128
firing rate　128
first diagnosed AF　67
first heart sound (S1)　70
first metatarsal double osteotomy　273
first metatarsalphalangeal arthrodesis　273
first permanent molar ectopic eruption　40
first tarsometatarsal arthrodesis　273
first use syndrome　135
first web space contracture　294
first web space plasty　298
first web space scar release　298
first-degree of congenital cleft palate　51
first-degree pressure sore　163
fish and shellfish poisoning　409
fish bile poisoning　409
Fish osteotomy　271
fishmeal-worker's lung　80
fissure　385
fissured tongue　45, 385

fistula　295
fistula after operation　404
fistula between colon and thorax　98
fistula from oral cavity to skin　45
fistula incision and drainage　385
fistula labialis　40
fistula of artery　194
fistula of bile duct　93
fistula of colon　98
fistula of gallbladder　94
fistula of intestine　92
fistula of jaw inflammation　42
fistula of nipple　164
fistula of parotid　27
fistula of salivary duct　29
fistula of salivary gland duct　49
fistula of skin of facial and neck　46
fistula of tip of tongue　48
fistula of vesicoureteral　213
fistula of wrist　257
fistula test　37
fistulation of bartholin gland　334
fistulectomy of bartholin gland　334
fistulization of ovarian cyst　334
fistulization of thoracic duct　315
fistulotomy　170
fitting and adjustment of artificial eye　10
fitting and adjustment of dental implant　53
fitting and adjustment of ileostomy　97
fitting and adjustment of upper structure of dental implant　53
fitting of artificial eye　1
fitz-hugh-curtis syndrome　325
five-flap plasty　300
fixation of cardiac membrane　208
fixation of hip joint　280
fixation of incus　30
fixation of laryngeal cartilage　33
fixation of loosened tooth　57
fixation of malleus　24
fixation of patella　272
fixation of shoulder joint　278
fixation of sigmoid colon to abdominal wall (Moschowitz procedure)　173
fixation of tendon　277
fixation of thymus　315
fixation of vocal cord　36
fixed bridge　55
fixed drug eruption　367
fixed esotropia　4
fixed exotropia　4
fixed hypertropia　4
fixed hypotropia　4
fixed obstruction of large airway　75
fixed prothesis　55
fixed skin sporotrichosis　367
flabby ridge　49
flaccid hemiplegia　110, 399
flaccid paralysis　110, 399, 401
flaccid tetraplegia　399
flail chest　77, 188, 198
flail knee　248
flame hemorrhage　18
flap debridement　35

flap repair 56
flap rupture after dilator implantation 406
flap with vertical releasing incision 54
flash evoked reflex epilepsy 120
flashback 396
flashing light 18
flat anterior chamber 18
flat back syndrome 250
flat bite plate 59
flat chest 82
flat foot 250
flat pelvis 337
flatfoot 227
flatfoot deformity 250
flatness 82
flax-dresser's disease 80
flea bite 384
flexible bronchoscope 89
flexible flatfoot 252, 259
flexible pes planus 253
flexion contracture 296
flexion contracture deformity of knee 258
flexion deformity of elbow 267
flexion deformity of finger 251
flexion deformity of hand 255
flexion deformity of knee 258
flexion deformity of thumb 247
flexion deformity of wrist joint 257
flexor digitorum longus tendon injury 239
flexor digitorum longus tendon rupture 266
flexor digitorum longus tendon tenosynovitis 266
flexor digitorum superficialis tendon replace for pulley reconstruction 284
flexor digitorum superficialis tendon to fix proximal interphalangeal joint 282
flexor halluces longus tendon injury 287
flexor halluces longus tendon rupture 287
flexor hallucis longus tendon tenosynovitis 249
flexor tendon adhesion of finger 255
flexor tendon lengthening of foot 286
flexor tendon of forearm lysis 282
flight of thought 396
floater 18
floating β lipoprotein 155
floating chest wall 189
floating head in primipara 338
floating knee 232
floating knee injury 232
floating shoulder injury 232
flooding therapy 397
Flouren law 23
flow cycling 84
flow cytometry 161
flow dependency of airflow resistance 88
flow trigger 84
flow waveform 88
flow-adapted volume control ventilation 84
flow-limited 84
flow-limited time cycling 84
flow-volume curve 88
flow-volume waveform 88
flowmetery 88

fluid attented inversion recovery 131
fluid resuscitation 85
fluorescein staining test 22
fluorescence bronchoscope examination 192
fluorescence bronchoscopy 89
fluorescence in situ hybridization, FISH 162
fluorine and its compound poisoning 405
fluorine gas poisoning 405
fluoro navigation 286
fluorocarbon 83
fluorophotometry 22
fluoroscopy 286
fluorosis of bone 232
fluoxetine poisoning 351
fly-rock injury 294
Flynn-Aird syndrome 366
foaming experiment 128
focal brain injury 178
focal cerebellar contusion 178
focal cerebellar contusion with hematoma 178
focal cerebellar contusion with hemorrhage 178
focal cerebellar injury 178
focal cerebral contusion 178
focal cerebral contusion with hematoma 178
focal cerebral contusion with hemorrhage 178
focal chorioretinitis 7
focal choroiditis 7
focal dystonia 116
focal electroretinogram 22
focal emphysema 81
focal epithelial hyperplasia 44
focal fibrocartilaginous dysplasia 246
focal glomerulonephritis 134
focal myoclonic seizure 116
focal necrotic glomerulonephritis 353
focal necrotizing glomerulonephritis 134
focal negative myoclonic seizure 116
focal proliferative glomerulonephritis 134
focal proliferative necrotizing glomerulonephritis 134
focal proliferative sclerosing glomerulonephritis 134
focal retinal detachment 7
focal retinitis 7
focal sclerosis glomerulonephritis 134
focal segmental glomerulonephritis 134
focal segmental glomerulosclerosis 134
focal segmental glomerulosclerosis, cellular 134
focal segmental glomerulosclerosis, collapsing 134
focal segmental glomerulosclerosis, not otherwise specified (FSGS, NOS) 134
focal segmental glomerulosclerosis, perihilar 134
focal segmental glomerulosclerosis, tip lesion 134
focal seizure 110, 178
focal voltage attenuation, lazy activity 129
focal-facial-dermal dysplasia 370
focus tonsillitis 24
focus, location 129
fogging test 22
folate deficiency 156

fold sign 268, 271
folded skin with lipomatous nevus 371
foldless eyelid 3
foliate papillae hypertrophy 53
foliate papillitis 53
folic acid deficiency 156, 382
follicle puncture 333
follicular adenocarcinoma, well-differentiated 305
follicular ameloblastoma 45
follicular atrophoderma 373
follicular carcinoma of thyroid 26
follicular cyst of ovary 324
follicular cyst of skin and subcutaneous tissue 46
follicular cystitis 211, 353
follicular development obstacle 324
follicular impetigo 373
follicular infundibulum tumor 373
follicular lymphoma 159
follicular occlusion triad 372
follicular thyroid adenocarcinoma 147
follicular thyroid adenocarcinoma, trabecular 305
folliculitis 164, 373
folliculitis decalvans 379
folliculitis ulerythematosa reticulata 380
folliculosebaceous cystic hamartoma 373
folliculotropic mycosis fungoides, FMF 378
follow-up examination after subarachnoid hemorrhage treatment 18
follow-up examination after tooth implantation 53
follow-up medical treatment involving breast plastic surgery 288
Fontan operation 206, 302
food debris 59
food impaction 54
food induced anaphylactic shock 408
food intake imbalance 148
food poisoning 408
food poisoning due to vibrio parahaemolyticus 95
food stranded feeling 189
food-borne parasitic disease 416
food-related allergic reaction 378
foot 230
foot and ankle ulcer 239
foot and mouth disease 371, 414
foot carbuncle 385
foot eczema 385
foot furuncle 385
foot infection 268
foot injury 269, 289
foot joint fusion 285
foot mass 289
foot presentation 347
foot replantation 286
foot scar 297
foot skin laceration 268
foramen magnum meningioma 181
foramen ovale electrode 129
foraminal hernia 102
foraminal stenosis 268

foraminotomy 285
Forbes's disease 143
forced act 396
forced duction test(in diplopia) 22
forced expiratory flow at 25% of FVC exhaled 89
forced expiratory flow at 50% of FVC exhaled 89
forced expiratory flow at 75% of FVC exhaled 89
forced expiratory volume in certain second 88
forced expiratory volume in half second 85
forced expiratory volume in one second 86
forced expiratory volume in one second/forced vital capacity 89
forced expiratory volume in six seconds 86
forced expiratory volume in three seconds 86
forced expiratory volume in two seconds 86
forced inspiratory vital capacity 89
forced laughing and crying 396
forced sleep disorder 120
forced thought 396
forced vital capacity 89
forcep curettage 334
forceps delivery 347
forceps to aftercoming head 347
Fordyce's disease 46, 375
forearm amputation 282
forearm cut 250
forearm flexor muscle sprain 250
forearm flexor sprain 250
forearm flexor tendon rupture 250
forearm free skin flap 299
forearm injury 250
forearm nerve injury 250
forearm prosthesis installation 282
forearm reverse interosseous posterior artery flap 299
forearm skin flap 299
forearm ulcers(benign) 288
forearm vascular injury 199, 250
forehead flap nasal reconstruction 33
forehead side laryngectomy 33
forehead skin flap 298
forehead skin malignant neoplasm 41
forehead skin suspension through endoscope 291
foreign body 264
foreign body embedded in multiple soft tissues of head 49
foreign body extraction of eye wall 20
foreign body extraction through myotomy 290
foreign body granuloma 382
foreign body in anus 96
foreign body in anus and rectum 96
foreign body in bronchiole 79
foreign body in colon 98
foreign body in conjunctival sac 7
foreign body in deep corneal 6
foreign body in deep head and facial tissue 49
foreign body in duodenum 100
foreign body in esophagus 28

foreign body in ethmoid sinus 28
foreign body in external auditory canal 29
foreign body in eyelid 16
foreign body in gastrointestinal tract 104
foreign body in heart 203
foreign body in jejunum 98
foreign body in lacrimal duct 8
foreign body in larynx 26
foreign body in limb 266
foreign body in lung 74, 188
foreign body in maxillary sinus 28, 47
foreign body in nasal cavity and nasal sinus 23
foreign body in pharynx 30
foreign body in rectosigmoid junction 105
foreign body in rectum 105
foreign body in reproductive tract 288
foreign body in respiratory tract 76
foreign body in small intestine 104
foreign body in superficial corneal 6
foreign body in urethra 212
foreign body in urinary system 211
foreign body in uterus 329
foreign body of bladder 213
foreign body of conjunctival 7
foreign body of nasopharynx 24
foreign body of soft tissue of oral cavity 45
foreign body of tongue 48
foreign body of vulva 326
foreign body reaction 382
foreign body removal of skin and subcutaneous tissue 171
foreign body removal of stoma cavity 192
foreign body within the lacrimal punctum 8
forest encephalitis 416
fork deformity of Colles fracture 225, 269
form deprivation amblyopia 15
formaldehyde aqueous solution poisoning 406
formaldehyde poisoning 406
formaldehyde toxic effect 61
formation of dead bone of femoral head 235
former and middle scalene amputation 193
fornical conjunctiva narrow 10
fornico venous fistula 213
fornix prolapse 327
four depression sign 31
four maneuvers of Leopold 349
four or more fractured ribs without first rib fracture 200
four or more rib fracture without the first rib fracture 188
fournier gangrene of scrotum 215
fournier's(scrotum) gangrene of diabetes 149
fourth heart sound(S4) 70
fourth molar 40
fourth ventricle borderline neoplasm 176
fourth ventricle cyst 176
fourth-degree pressure sore 163
foveal electroretinogram 22
Fox-Fordyce disease 366
fractional concentration of alveolar oxygen 87
fractional concentration of carbon dioxide in

airway 88
fractional concentration of carbon dioxide in alveolar gas 87
fractional concentration of carbon dioxide in atmosphere 86
fractional concentration of carbon dioxide in inspired gas 89
fractional concentration of carbon dioxide in mixed expired gas 87
fractional concentration of end-tidal carbon dioxide 87
fractional concentration of inspired oxygen 89
fractional concentration of oxygen in airway 88
fractional concentration of oxygen in end-tidal gas 87
fractional concentration of oxygen in mixed expired gas 87
fractional curettage 330
fractional dose 319
fractional examination of urine 224
fractional flow reserve examination,FFR 72
fractional inspiratory time 89
fractional vital capacity 87
fractionated dose factor 319
fractionated radiation 319
fractionated stereotactic radiotherapy 319
fracture 237
fracture after artificial femoral head replacement 252
fracture after orthopaedic implant insertion 267
fracture and dislocation of foot 268
fracture between talar neck and body 246
fracture blister 237, 270, 367
fracture bonespot 235
fracture characteristics 237, 270
fracture involving thoracolumbar spine and pelvis with limb(s) 262
fracture nonunion of fibula 231
fracture of fibula head 232
fracture of acromial of clavicle 255
fracture of alveolar process 52
fracture of anatomical neck of humerus 234
fracture of anterior cranial fossa 178
fracture of base of distal phalanx 265
fracture of base of metacarpal 265
fracture of base of phalanx 266
fracture of bone and cartilage 236
fracture of both ulnar and radial shaft 228
fracture of calcaneus 233
fracture of calf 261
fracture of cervical vertebrae 245
fracture of clavicle 255
fracture of clavicular shaft 255
fracture of cricoid cartilage 33, 42
fracture of cuboid 256
fracture of cuneiform 261, 269
fracture of distal radius 251
fracture of distal radius and 228
fracture of distal radius and ulna 251
fracture of elbow joint 267
fracture of ethmoid sinus 47
fracture of femoral condyle 235

fracture of fibula 231
fracture of fibular shaft 231
fracture of foot 268
fracture of forearm 250
fracture of frontal and parietal 177
fracture of frontal bone 177
fracture of greater trochanter 229
fracture of greater tuberosity of humerus 233
fracture of humeral neck 234
fracture of iliac wing 250
fracture of infraorbital wall 8
fracture of knee 258
fracture of lateral condyle of tibia 246
fracture of lateral epicondyle of humerus 234
fracture of lesser trochanter 261
fracture of lower end of femur 235
fracture of lower limb 259
fracture of lumbar spinous process 264
fracture of maxilla 48
fracture of medial epicondyle of humerus 234
fracture of medial malleolus 249
fracture of median nerve of forearm 250
fracture of metatarsal base 266
fracture of middle cranial fossa 178
fracture of nasal septum 24
fracture of navicular bone of hand 288
fracture of neck of femur 235
fracture of neck of fibula 232
fracture of neck of radius 251
fracture of neutral position 267
fracture of newborn 261
fracture of odontoid process 228
fracture of olecranon process of ulna 228
fracture of parietal bone 177
fracture of patellar cartilage 227
fracture of pedicle screw 268
fracture of penis 216
fracture of posterior cranial fossa 178
fracture of posterior process of talus 246
fracture of proximal fibula 232
fracture of pubis 228
fracture of radial head 251
fracture of radial shaft 251
fracture of radius 251
fracture of radius and ulna 251
fracture of scapula 243
fracture of second cervical vertebra 255, 401
fracture of sesamoid of the first metatarsal 230
fracture of shaft of femur 235
fracture of shaft of humerus 234
fracture of shoulder girdle 243
fracture of single epicondyle of humerus 234
fracture of single femur condyle 234
fracture of skull 178
fracture of skull base 178
fracture of sternal end of clavicle 255
fracture of sternum 188, 203
fracture of surgical neck of humerus 234
fracture of sustentaculum tali 265
fracture of talus 246
fracture of temporal bone 179
fracture of temporal squama 179

fracture of the distal end of Calcaneus 233
fracture of the external condyle of humerus 234
fracture of the fifth metatarsal base 230
fracture of the first metacarpal base 230
fracture of thoracic vertebral pedicle 262
fracture of thumb 255
fracture of thyroid cartilage 43
fracture of tibia 245
fracture of tibia and ankle fracture 245
fracture of tibial condyle 246
fracture of tibial head 246
fracture of tibial plateau 246
fracture of trochlea of humerus 234
fracture of tuberosity of the fifth metatarsal 230
fracture of ulna 228
fracture of ulnar coronoid process 228
fracture of ulnar shaft 228
fracture of upper limb 253
fracture-dislocation of spine 241
fractured dental restoration 45
fragile X syndrome 350
fragility fracture 229
Franceschetti syndrome 366
Franconi syndrome 23
frank breech presentation 338
Frankfurt plane 59
freckle 376
Frederickson type I hyperlipoproteinemia 154
Frederickson type II a hyperlipoproteinemia 154
Frederickson type II b hyperlipoproteinemia 154
Frederickson type III hyperlipoproteinemia 154
Frederickson type IV hyperlipoproteinemia 154
Frederickson type V hyperlipoproteinemia 154
free bone transplantation with vascular pedicle 273
free fibula transplantation with vascular pedicle 273
free flap transplantation 292
free hair graft 299
free hand excision of skin graft 300
free induction decay, FID 131
free myocutaneous flap 300
free nerve graft 300
free skin flap 300
free skin flap transplantation 300
free skin grafting to finger 292
free toe joint transplantation 286
free toe transplantation 286
free transplantation of dorsal foot flap 285
free transplantation of full thickness skin graft for abdomen 274
free transplantation of latissimus dorsi muscle 272
free transplantation of muscle 278
free transplantation of muscle flap 386
free transplantation of skin graft for finger 284
free vascular graft 300
freezing injury 294
Fregoli syndrome 395
Freiberg disease 225, 266
Freiberg infraction 266
Freiberg test 225, 269

frenectomy 57
frequency 127, 137
frequency analysis 130
frequency dependence of dynamic compliance 88
frequency mechanical ventilation 87
frequent atrial premature contraction 67
frequent fetal movement 347
frequent ventricular premature beat 67
Frey's syndrome 25, 50
friction blister 374
friction melanosis 374
frictional lichenoid eruption 374
frictional resistance 88
Friedlander bacillus meningitis 351
Friedleaender pneumoniae meningitis 113
Friedreich ataxia 125, 225
frightening evoked reflex epilepsy 115
frigidity 396
Froin syndrome 128
front and lateral chest x ray 193
frontal and parietal lobe cerebral hemorrhage 112
frontal and parietal malignant tumor 304
frontal approach 182
frontal bone benign tumor 24
frontal bone fracture 3
frontal bone malignant tumor 24, 41
frontal bone reconstruction 55
frontal hematoma 3
frontal lobe abscess 112
frontal lobe epilepsy 112
frontal lobe hemorrhage 112
frontal lobe syndrome 395
frontal lobectomy 182
frontal malignant tumor 304
frontal meningioma 177
frontal midline theta rhythm, Fm θ 128
frontal occipital lobe cerebral hemorrhage 112
frontal sharp transient 128
frontal sinus abscess 24
frontal sinus fracture 41
frontal sinus malignant tumor 41
frontal sinusitis 24
frontal temporal and parietal malignant tumor 304
frontal temporal lobe malignant tumor 304
frontalis muscle suspension 289
frontalis myofascial flap suspension ptosis correction 19
fronto-parietal approach 182
fronto-temporal approach 182
frontotemporal dementia 112, 389
frontotemporal lobar degeneration 112
frontotemporal occipital lobe cerebral hemorrhage 112
frontotemporal-orbitozygomatic approach 33
frostbite 294
frostbite in pelvis 405
frostbite in pelvis with tissue necrosis 405
frostbite in superficial pelvis 405
frostbite with tissue necrosis 405
frostbite with tissue necrosis of ankle and foot 406

frostbite with tissue necrosis of head 296, 408
frostbite with tissue necrosis of hip and thigh 406
frostbite with tissue necrosis of knee and lower leg 408
frostbite with tissue necrosis of neck 406
frostbite with tissue necrosis of thorax 408
frostbite with tissue necrosis of wrist and hand 408
frosted retinal periphlebitis 12
frothy sputum 189
frotteurism 392
frozen shoulder 230
frozen stiff 294
fructose intolerance cause of heredity 105
fructose-diphosphateal dolase deficiency 158
Fuchs endothelial corneal dystrophy 1
Fuchs heterochromic iridocyclitis syndrome 1
Fuchs syndrome 367
fucosidosis 151, 382
fugu poisoning 113
fugue state 396
Fukuyama congenital muscular dystrophy, FCMD 113
full crown 56
full thickness flap 56
full thickness skin graft 35, 56, 282, 299
full-thickness laceration of eyelid 289
full-thickness skin graft 386
full-thickness skin grafting 291
full-thickness skin grafting to breast 291
full-thickness skin grafting to hand 291
fulminant epidemic cerebrospinal meningitis 410
fulminant melioidosis 410
fulminant meningococcal meningoencephalitis 410
fulminant meningococcemia 410
fulminant type 1 diabetes 141
function of insulin hypoglycemia 155
functional abdominal pain 97
functional cervical lymph node dissection 55
functional diarrhea 97
functional endoscopic sinus surgery, FESS 33
functional form neck dissection 34
functional hallucination 395
functional heart murmur 70
functional hemodynamic monitoring 87
functional hypoglycemia 144
functional hypogonadotropic hypogonadism 144
functional neck dissection 55
functional non-insulin hypoglycemia 144
functional occlusal plane, FOP 59
functional proteinuria 138
functional reconstruction of orbicular muscle of mouth 290
functional reconstruction of orbicularis oris muscle 56
functional refractory period 129
functional residual capacity 87
functional shunt 75
functional test of cardiac pacemaker 72

functional training 298
functional voice disorder 25
functioning tumour 323
fundoplication 172
fundus change due to lymphoma 8
fundus fluorescein angiography 22
fundus hemorrhage 15
fungal ball 30
fungal colitis 105
fungal conjunctivitis 418
fungal endophthalmitis 18
fungal enteritis 92, 293, 418
fungal esophagitis 105, 418
fungal ethmoiditis 418
fungal frontal sinusitis 418
fungal infection 265
fungal infection of pituitary 142
fungal keratitis 18, 418
fungal maxillary sinusitis 418
fungal meningitis 126, 418
fungal myocarditis 418
fungal myositis 126
fungal otitis externa 418
fungal pericarditis 418
fungal peritonitis 418
fungal pneumonia 81
fungal sinusitis 30
fungal sphenoiditis 418
fungal toxin contaminated food toxic effect 62
fungal urinary tract infection 136, 418
fungal wound infection 293
fungus culture 387
funiculitis 211
funis presentation 340
Funk-wells osteotomy 271
funnel chest 82
funnel chest NUSS 190
funnel chest NUSS steel plate removal 190
funnel shaped pelvis 340
furcation involvement 41
furrier's lung 78
furuncle 163, 370
furuncle of external auditory canal 29
furuncle of facial cutaneous 46
furuncle of nose 23
furuncle swollen incision and drainage 386
furunculus of vulva 326
fusaridiosis 371
fused kidney 354
fused kidney dividing 222
fused kindey 213
fused tooth 47
fusel oil poisoning 409
fusiform incision 186
fusiform megalourethra 211
fusion of interphalangeal joint 266

G

G_2 block 318
gadolinium contrast agent 128
gaensken test 233
Gaensken test 270
gait analysis 286

gait load test 227, 269
gait test 403
galactography 174
galactomannan antigen test 86
galactorrhea-amenorrhea syndrome 152
galactose cataract 2
galactose kinase deficiency 154
galactose metabolism disease 350
galactosemia 154, 350
Galeazzi fracture and dislocation 233
gallbladder lesion 94
gallbladder mass 94
gallbladder polyp 94
gallbladder-hepatic duct anastomosis 308
Gallie fixation technique 271
gallop rhythm 70
gallstone ileus 94
gamasid dermatitis 367
Gambian trypanosomiasis 367
game keeper fracture 255
gamma knife radiation therapy 319
gamma knife radiotherapy 217
gamma ray stereotactic radiotherapy 184
ganglioglioma 180
ganglion 243
ganglion of wrist 257
ganglioneuroma 180, 370
gangliosidosis 121
gangrene 197, 294
gangrene of bladder 212
gangrene of finger 296
gangrene of gallbladder 94
gangrene of lung 74
gangrene of mesentery 93
gangrene of penis 216
gangrene of scrotum 216
gangrene of upper extremity 199
gangrenous abdominal hernia 97
gangrenous balanitis 368
gangrenous cellulitis 368
gangrenous cystitis 211
gangrenous diaphragmatic hernia 97
gangrenous erysipelas 368
gangrenous granuloma 239
gangrenous pneumonia 76
gangrenous pyoderma 163, 368
gangrenous rhinitis 26
gangrenous stomatitis 368
gangrenous umbilical hernia 97
gangrenous zoster 368
Ganser syndrome 390
Ganz osteotomy 271
Gardner fibroma 225
Gardner syndrome 369
Gardner-Diamond syndrome 369
gas diffusion rate 88
gas exchange defect 76
gas explosion burn 296
gas gangrene 164, 250, 297, 376, 416
gas injection of fallopian tube 334
gas pain 100, 106
gas poisoning 408
gas, fume and vapour toxic effect 61
gasoline poisoning 407

gasp 70
gasserian ganglionectomy 182
gastric adhesion 103
gastric anastomotic inflammation 102
gastric anastomotic inflammation with bleeding 102
gastric anastomotic inflammation with hemorrhage 102
gastric and duodenal artery embolization 173
gastric artery embolization 173
gastric artery injury 102, 164
gastric balloon placement 107
gastric balloon removal 107
gastric body malignant tumor 102
gastric borderline tumor 102
gastric burn 102
gastric bypass 173
gastric carcinoma in situ 103
gastric carcinoma with hemorrhage 102
gastric cyst 102
gastric diverticula 102
gastric foreign body 102
gastric fundus varix 102
gastric fundus varix bleeding 102
gastric incision and foreign body removal 314
gastric injury 102
gastric lavage 361
gastric malignancy located in the lesser curvature 103
gastric malignant tumor 102
gastric mesothelioma 102
gastric mucosa lesion with acute bleeding 102
gastric mucosal erosion 297
gastric mucosal hemorrhage 297
gastric mucosal hyperaemia 297
gastric mucosal protective agent poisoning 408
gastric perforation 297, 355
gastric pseudolymphoma 102
gastric stress ulceration 359
gastric tuberculosis 102
gastric ulcer 102
gastric ulcer with acute bleeding 102
gastric ulcer with acute bleeding and perforation 102
gastric ulcer with acute perforation 102
gastric ulcer with chronic hemorrhage 102
gastric ulcer with perforation 102
gastric ulcerative pseudolymphoma 102
gastric varices 257
gastric vascular ectasia 103
gastric xanthelasma 102
gastrin parasecretion 93
gastrinoma 102
gastritis 103, 417
gastritis pseudotumor 103
gastro-colonic fistula located in the lesser curvature 103
gastro-duodenal bypass anastomosis 314
gastro-intestinal bypass anastomosis 314
gastrocnemius muscle pain 231, 270
gastrocnemius muscle spasm 231, 270
gastrocnemius myocutaneous flap 298

gastrocnemius paralysis gait 231, 270
gastrocnemius recession 274
gastrocolic bronchial fistula 81
gastrocolic fistula 102
gastrocystoplasty 223
gastroduodenal artery injury 102, 164
gastroduodenal ulcer with hemorrhage 102
gastroduodenitis 102
gastroduodenoscopic biopsy 317
gastroduodenoscopic brush biopsy of intestinal 317
gastroduodenoscopic excision of duodenum lesion 314
gastroduodenoscopic excision of lesion of duodenum 173
gastroduodenostomy 173
gastroenteritis 102
gastroenterostomy 172
gastroesophageal globus hystericus 29
gastroesophageal pH monitoring 361
gastroesophageal reflux 102
gastroesophageal reflux cough 79
gastrointestinal allergy 102
gastrointestinal anastomosis edema 102
gastrointestinal anastomotic stenosis 102
gastrointestinal anastomotic ulcer with hemorrhage 102
gastrointestinal anastomotic ulcer with perforation 102
gastrointestinal anthrax 417
gastrointestinal bleeding 102, 355
gastrointestinal candidiasis 417
gastrointestinal decompression 361
gastrointestinal dysfunction 102
gastrointestinal hemorrhage 356
gastrointestinal mucormycosis 102, 417
gastrointestinal tract burn 104
gastrointestinal tract diagnostic imaging abnormality 104
gastrointestinal tract malignant tumor 104
gastrointestinal tract perforation 104
gastrointestinal tract telangiectasis 200
gastrointestinal tularemia 102, 417
gastrointestinal urticaria 380
gastrojejunocolic fistula 102
gastrolienal ligament 164
gastrolith 102
gastroparesis due to type 1 diabetes mellitus 91
gastroparesis due to type 2 diabetes mellitus 91
gastropexy 173, 191
gastroplegia 102
gastroptosis 103
gastropylorectomy 173
gastroschisis repair 167
gastroscopic biopsy 107, 317
gastroscopic duodenal hemostasis 107
gastroscopic electrocision of gastric cardia lesion 314
gastroscopic electrocision of gastric lesion 314
gastroscopic esophageal bleeding hemostasis 107
gastroscopic esophageal dilatation 107
gastroscopic excision of esophagus lesion 314
gastroscopic excision of lesion of gastric car-

dia 314
gastroscopic fulguration of esophageal lesion 107
gastroscopic fulguration of esophagus lesion 314
gastroscopic gastric bleeding hemostasis 107
gastroscopic gastric lesion electrocision 107
gastroscopic gastric lesion resection 107
gastroscopic gastric stoma 314
gastroscopic gastro-intestinal anastomotic dilatation 107
gastroscopic pylorodiosis 107
gastroscopic resection of esophageal lesion 107
gastroscopic resection of gastric lesion 314
gastroscopic sclerosis for gastric lesion 314
gastroscopic sclerotherapy of gastric lesion 107
gastroscopy 108
gastrostomosis 173
Gaucher disease 367
Gaucher disease type Ⅱ 351
gauze additive 299
gelastic seizure 112
geminated tooth 49
gemistocytic astrocytoma 177
gender identity 396
gender identity disorder 393
gender identity disorder of childhood 393
gender-role disorder 393
gene screening 129
general anaesthetics poisoning 354
general autonomic dysfunction 120
general breathing 85
general lacrimal passage laceration 8
general lacrimal passage obstruction 8
general lacrimal passage stenosis 8
general paresis of insane 117, 391, 414
generalization 129
generalized albinism 366
generalized anxiety disorder 390
generalized atrophic benign epidermolysis bullosa 366
generalized clonic status epilepticus, GCSE 120
generalized dystonia 120
generalized eczema 366
generalized edema 82
generalized epilepsy with febrile seizure plus 120
generalized eruptive histiocytoma 376
generalized granuloma annulare 366
generalized herpes zoster 411
generalized hyperhidrosis 366
generalized lentiginosis 366
generalized lichen planus 366
generalized mastocytosis 366
generalized melanosis 366
generalized morphea 366
generalized myoclonus status epilepticus 120
generalized neurodermatitis 366
generalized osteoarthritis 251, 401
generalized pustular drug eruption 366
generalized pustular psoriasis 366

generalized resistance to thyroid hormone 147

generalized seizure 120, 179

generalized seizure secondary to partial seizure 110

generalized status epilepticus, GSE 120

generalized tonic status epilepticus, GTSE 120

generalized tonic-clonic seizure 120, 179

generalized tonic-clonic status epilepticus, GTCSE 120

generalized zoster 366

generally contracted pelvis 339

generic quality of life inventory-74 398

genetic syndrome associated with obesity 143

genetic variation of eyebrows 382

genioplasty 56

genital chlamydia trachomatis infection 416

genital herpes 214, 378

genital leiomyoma 254

genital rhabdomyoma 254

genital tract infection in pregnancy 344

genital tract infection with chlamydia trachomatis 416

genital tract injury 325

genital tuberculosis 325

genital varicosis in pregnancy 344

genitourinary myiasis 415

genitourinary trauma 211

genome sequencing 161

gentamicin poisoning 407

genu recurvatum 258

genu valgum 259, 271

genu varum 259, 271

genu varus deformity 259

geographic tongue 40, 365

geometric penumbra 319

geotrichosis 365, 411

geotrichosis stomatitis 40

germ cell tumor 180

germinal cell tumor of testis 211

germinoma 180

Gerstmann syndrome 395

Gerstmann-Straussler-Scheinker disease 109

gestational diabetes mellitus, GDM 344

gestational edema 345

gestational hypertension 340

gestational malaria 416

gestational proteinuria 340

gestational trophoblast disease 325

giant axonal neuropathy 116

giant cell angioblastoma 371

giant cell angiofibroma 371

giant cell arteritis 116, 371

giant cell arteritis and polymyalgia rheumatica 246

giant cell arteritis anterior ischemic optic neuropathy 7

giant cell epulis 44

giant cell fibroblastoma 246

giant cell glioblastoma 178

giant cell granuloma 44

giant cell hyaline angiopathy 44

giant cell interstitial pneumonia, GIP 77

giant cell lesion of the small bone 261

giant cell reparative granuloma of jaw bone 42

giant cell tumor 27

giant cell tumor of bone 236

giant cell tumor of soft tissues 253

giant cell tumor of tendon sheath 243, 370

giant condyloma acuminatum 211, 370

giant congenital pigmented nevus 287

giant hemangioma thrombocytopenia syndrome 371

giant hydronephrosis 211

giant papillary keratoconjunctivitis 7

giant retinal tear 18

giardiasis 98, 413

giardiasis lamblia 414

giardiasis of nervous system 121

Giemsa stain 161

gigantiform cementoma 44

Gilbert syndrome 99, 350

Gilles de la Tourette syndrome 111, 389

Gillespie fracture-distal tibial shaft fracture 225

gingiva index, GI 59

gingival abscess 52

gingival and edentulous alveolar ridge lesion associated with trauma 53

gingival black spot 52

gingival bleeding index, GBI 59

gingival borderline tumor 52

gingival colour abnormal 52

gingival cyst 52

gingival cyst of adult 39

gingival enlargement 52

gingival fibromatosis 52

gingival fibromatosis and hypertrichosis syndrome 382

gingival fistula 52

gingival flap 58

gingival hyperplasia 52

gingival hypertrophy 52

gingival massage 58

gingival papillitis 53

gingival pocket 59

gingival polyp 52

gingival recession 52

gingival secondary malignant tumor 52

gingival sulcus neoplasm 53

gingival tuberculosis 52

gingival ulceration 52

gingivectomy 58

gingivitis 53

gingivoplasty 58

Girdlestone operation 271

Girdlestone procedure 271

Gitelman syndrom 132

Gitelman syndrome 141

giving way 229, 269

gland viral encephalitis 123

glanders 410

glandulae salivariae minores borderline tumor 30

glandulae salivariae minores malignant neoplasm 30

glandulae salivariae minores mixed tumor 30

glandular cystitis 215, 356

glandular mastitis in pregnancy 344

Glasgow coma scale 87

glass slide centrifugation 127

glaucoma 10

glaucoma after IOL surgery 10

glaucoma after ophthalmia 17

glaucoma drainage exposed 10

glaucoma due to angle recession 3

glaucoma encapsulated filtering bleb neoplasty 20

glaucoma filtering bleb commissurotomy 20

glaucoma filtering bleb repair 20

glaucoma filtration bleb after surgery 10

glaucoma secondary to capsular block 9

glaucoma secondary to eye surgery 15

glaucoma secondary to eye tumor 15

glaucoma secondary to intraocular hemorrhage 16

glaucoma secondary to iridocyclitis 4

glaucoma secondary to ocular trauma 5, 17

glaucoma secondary to scleritis 4

glaucoma with congenital anomaly 10

glaucomato-cyclitic syndrome 10

glaucomatous cataract 10

glenoid fracture 242, 243

glenoid osteotomy 278

glenoid rim fracture 237

glioblastoma 177

glioblastoma multiforme 177

gliomatosis cerebri 176

gliosarcoma 177

global aphasia 402

global assessment of function 398

global assessment scale 398

globulomaxillary cyst 47

globus hystericus 27, 391

glomerular hematuria 214

glomerular lesion after kidney transplant 135

glomerular proteinuria 214

glomerulocystic disease 214

glomus jugular tumor 198

glomus jugular tumor resection via infratemporal fossa approach 34

glomus jugular tumour resection via tympanum approach 33

glomus jugulare borderline tumor 198

glomus jugulare paraganglioma 26

glomus jugulare tumor 26

glomus tumor 203, 263, 381

glossal benign neoplasm 48

glossal hemangioma 28, 48

glossal inflammatory mass 48

glossal lipoma 48

glossal lymphangioma 48

glossal lymphatic malformation 48

glossal mass 48

glossal vascular malformation 48

glossitis 378

glossodynia 378

glossohypertrophia 48

glossopharyngeal nerve disease 121

glossopharyngeal nerve injury 48

glossopharyngeal neuralgia 121, 180
glossopharyngeal neuralgia syncope 121
glossopharyngeal neurotomy 186
glossopharyngeal rhizotomy 186
glossorrhagia 48
glossorrhaphy 57
glottic edema 28
glottic stenosis 28
glottic stridor 28
glottogram 37
glottography 37
glucagonoma 156
glucagonoma syndrome 382
glucocorticoid cataract 13
glucocorticoid induced glaucoma 13
glucocorticoid induced osteoporosis 256
glucocorticoid insensitivity syndrome 150
glucocorticoid overly sensitive syndrome 150
glucocorticoid panniculitis 379
glucocorticoid purpura 379
glucocorticoid receptor deficiency 150
glucocorticoid resistance syndrome 147
glucocorticoid withdrawal syndrome 150
glucocorticoid-remediable aldosteronism 150
glucocorticoid(adreno cortico hormone) and
    its synthetic analogues poisoning 408
glucogen storage disease type Ⅱ 150
glucose and galactose malabsorption 100
glucose phosphate isomerase deficiency 159
glucose-6-phosphate dehydrogenase defi-
    ciency 159
glucose-galactose intolerance 354
glucosuria 138
glue ear 26
glutamylcysteine synthetase deficiency 158
glutaric acidemia 355
glutaric aciduria 156
glutaricacidemia 156
glutathione peroxidase deficiency 158
glutathione reductase deficiency 158
glutathione S transferase deficiency 158
glutathione synthetase deficiency 158
gluteal abscess 379
gluteal cellulitis 379
gluteal cutaneous malignant tumor 379
gluteal tendinitis 256
gluten enteropathy 95
glutethimide poisoning 405
gluteus contracture 256, 401
gluteus fascia contracture 256
gluteus maximus myocutaneous flap 300
glyceraldehyde-3-phosphate dehydrogenase
    deficiency 158
glycerol injection of gasserian ganglion 185
glycinuria 143
glycogen storage disease myopathy 256
glycogen storage disease type Ⅱ 122
glycogen storage disease type Ⅲ 122
glycogen storage disease type Ⅴ 122
glycogen storage disease type Ⅶ 122
glycogen storage disease type Ⅸ 122
glycogen storage disease type Ⅹ 122
glycogen storage disease type Ⅺ 122
glycogen storage disease, GSD 122, 150, 153, 355

glycol poisoning 409
glycosaminoglycan disease cardiomyopathy 147
GM₁ Gangliosidosis 109
GM₁ gangliosidosis 350
GM₂ Gangliosidosis 109
GM₃ Gangliosidosis 109
gnathostomiasis 365, 411
Goeble-Frangenheim-Stoeckel operation
    218
goiter 146
goitre of anal canal 96
goitre of colon 98
goitre of gallbladder 94
goitre of ileocecus 97
goitre of mesentery 93
Goldenhar syndrome 367
Goldmann applanation tonometer 22
Goldmann perimetry 22
Goldthwait test 225, 269
gonadal agenesis 215
gonadal biopsy 223
gonadal dysgenesis 215
gonadal stromal tumor 215
gonadectomy 335
gonado-venography 223
gonadotroph adenoma 304
gongylonemiasis 417
gonioscopy 22
goniosynechia 10
goniosynechia after cataract surgery 1
goniosynechialysis 20
gonococcal arthritis 248, 372, 414
gonococcal balanitis 372
gonococcal bartholinian abscess 372
gonococcal bartholinitis 372
gonococcal bursitis 414
gonococcal cerebral abscess 372
gonococcal cervicitis 372, 414
gonococcal conjunctivitis 8, 353, 372, 414
gonococcal cystitis 372, 414
gonococcal dermatitis 414
gonococcal endocarditis 372
gonococcal epididymitis 372, 414
gonococcal female pelvic inflammatory
    disease 414
gonococcal infection 414
gonococcal infection of eye 16
gonococcal infection of the musculoskeletal
    system 412
gonococcal iridocyclitis 8, 372, 414
gonococcal lymphadenitis 372
gonococcal meningitis 372
gonococcal myocarditis 372
gonococcal ophthalmia 414
gonococcal ophthalmia neonatorum 9, 381,
    414
gonococcal orchitis 372, 414
gonococcal osteomyelitis 372, 414
gonococcal pelvic inflammatory disease 372
gonococcal pericarditis 372
gonococcal peritonitis 99, 372
gonococcal pharyngitis 372
gonococcal pneumonitis 372
gonococcal proctitis 99, 372

gonococcal prostatitis 211, 414
gonococcal skin infection 372
gonococcal synovitis 372, 414
gonococcal tenosynovitis 372, 414
gonococcal urethritis 211, 372, 414
gonococcal urinary tract infection 134
gonococcal vaginitis 372, 414
gonococcal Bartholin gland abscess 414
gonococcal infection of anus 412
gonococcal vulvovaginitis 414
gonorrhea 372, 414
gonorrheal meningitis 117
gonorrheal salpingitis 323
Goodpasture syndrome 74, 133
Goodpasture's disease(pulmonary hemor-
    rhage and nephritis syndrome) 234
Gordon mycobacterium skin infection 367
Gordon sign 225, 233, 269, 270
Gordon syndrome 141
Gorham syndrome 367
gossypol poisoning 61
Gottron syndrome 367
gout 256, 379
gout arthritis, gouty arthritis 256
gout due to impairment of renal function
    148
gout nodules 256
gouty arthritis of ankle 239
gouty arthritis of hip joint 247
gouty arthritis of knee 258
gouty bursitis 256
gouty nephropathy 256
gouty panniculitis 379
gouty synovitis 256
graciloplasty 169
grade Ⅰ lumbar spondylolisthesis 241
grade Ⅱ lumbar spondylolisthesis 241
grade Ⅲ lumbar spondylolisthesis 241
grade Ⅳ lumbar spondylolisthesis 241
grade 1 hypertension 61
grade 2 hypertension 61
grade 3 hypertension 61
Graff follicular cyst 323
graft arteriovenous fistula repair 137
graft fistula arterial aneurysm 136
graft fistula stenosis 136
graft fistulation 137
graft infection 136
graft nephrectomy 316
graft of autologous bone to facial bone 291
graft rejection 160
graft thrombosis 136
graft versus leukemia 160
graft versus tumor 160
graft versus-host reaction 17
graft versus-host disease 382
grafted psychosis 391
grafting of nasal septal cartilage 289
Graham Steell murmur 70
gram-negative bacteria pneumonia 351
gram-negative bacteria septicemia 351
gram-negative folliculitis 367
gram-positive bacillus endocarditis 351
grand mal 120

granular cell carcinoma of kidney　214
granular cell tumor　178, 247
granular cell tumor of ovary　324
granular cell type ameloblastoma　44
granular corneal dystrophy　7
granular myringitis　27
granular pharyngitis　26
granulating osteitis　47
granulation tissue　298
granulocytic sarcoma　178, 248
granuloma　376
granuloma annulare　368
granuloma faciale　373
granuloma fissuratum　371
granuloma gluteale infantum　383
granuloma inguinale　367
granuloma of bone　236
granuloma of gallbladder　94
granuloma of ileocecus　97
granuloma of jaw　42
granuloma of lip　40
granuloma of oral mucosa and granuloma-like
　lesions　44
granuloma of pancreatic　105
granuloma of rectum　105
granuloma of submandibular region　50
granuloma of vocal cord　28
granuloma pyogenicum　368
granuloma telangiectaticum　373
granuloma-induced hypercalcemia　148
granulomatosis disciformia chronica et progression　370
granulomatosis with polyangiitis（Wegener granulomatosis）kidney injury　135
granulomatous amoebic encephalitis　120, 416
granulomatous angiitis　120
granulomatous cheilitis　47, 376
granulomatous gastritis　100
granulomatous hypophysitis　148
granulomatous inflammation　120
granulomatous inflammation of parotid lymph node　47
granulomatous interstitial nephritis　135
granulomatous lymphadenitis of parotid　27
granulomatous myocarditis　67
granulomatous pigmented purpuric dermatosis　376
granulomatous prostatitis　213
granulomatous rosacea　376
granulomatous slack skin　376
granulomatous uveitis　10
granulosis rubra nasi　363
graphite pneumoconiosis　408
graphite pulmonary fibrosis　78
Graves' dermopathy　144
Graves' disease　4, 144
Graves' ophthalmopathy　144
Graves' disease secondary to glaucoma　4
Graves' procedure　280
gravis viral hepatitis due to dual infection　92
Gray　319
gray matter heterotopia　119
gray nail　368

great auricular nerve anastomosis　55
great omentum excision　308
great omentum graft　298
great omentum grafting　165, 308
great saphenous varicose vein　194
greater gastric curvature malignant tumor　102
greater occipital neuralgia　126, 181
greater occipital neuritis　126
greater omentum reposition　308
greater palatine foramen injection　55
greater trochanter anterior transposition　273
green nail syndrome　372
green stick fracture　251
green striped nail　372
grey platelet syndrome　158
GRFoma　148
Grice-Green procedure　271
grief reaction　395
grinding　57
Griscelli's syndrome　158, 367
Gristena/Webb's single spherical total shoulder arthroplasty　271
groin secondary malignancy　304
groin skin flap　298
gross appearance of cerebrospinal fluid　130
gross hematuria　137
ground electrode　129
group B streptococcus infection　362
group functional occlusion　60
group JK corynebacteria sepsis　362
group therapy　397
growing fracture of skull　178
growth arrest　238
growth delay due to insulin-like growth factor 1 deficiency　151
growth delay due to insulin-like growth factor 1 resistance　151
growth discordant twins　345
growth hormone adenoma　180
growth hormone deficiency　148
growth hormone deficiency dwarfism　148
growth hormone insensitivity syndrome　148
Guam amyotrophic lateral sclerosis Parkinson dementia syndrome　113
Guamanian Parkinsonism-dementia complex　113
guanethidine poisoning　405
guidance system（navigation system）　187
Guillain-Barer syndrome　114, 413
gum bleeding　161
gum borderline tumor　24
gum pyogenic granuloma　52
gum suture　58
gumma of testis　211
gummatous neurosyphilis　378
gustatory hallucination　395
gustatory hyperhidrosis　380
gustatory lacrimation　380
gustatory sweating syndrome　122
gustatory sweating syndrome　50
gynaecological endocrine examination　336
gynaecological transabdominal sonography　336
gynaecological transvaginal sonography　336

gynecological examination　336
gynecomastia　164
gyrate atrophy of choroid and retina　5
gyratory choroidal atrophy　5

H

H wave　127
habit and impulse disorder　393
habitual abortion　326
habitual abrasion of teeth　50
habitual incomplete dislocation of joint　237
habitual rubbing syndrome　396
habitual tic　380
Haddad and Riordan's lateral approach of wrist arthrodesis　271
haemangioblastoma　181
haemangioma of face　46
haemangiopercytoma　263
haemangiopericytoma　181
haematemesis　106, 189, 360
haematogenous hepatapostema　104
haematoma of broad ligament following abortion　323
haematoma of nose　39
haematoma of thigh　229
haematoma of uterus ligament following abortion　323
haematoxylin and eosin stain　162
haemoglobin C disease　160
haemoglobin D disease　160
haemoglobin electrophoresis　162
haemolytic anemia　160
haemolytic jaundice　354
haemolytic-uraemic syndrome　135, 354
haemophilia　160
haemophilia A　160
haemophilia B　160
haemophilus influenzae bronchopneumonia　353
haemophilus influenzae cellulitis　372
haemophilus influenzae infection　414
haemophilus influenzae meningitis　117
Haemophilus influenzae pneumonia　77
haemophilus influenzae pneumonia　353
haemophilus influenzae septicaemia　353
haemophilus influenzae septicemia　414
haemophilus meningitis　121
haemorrhage　161, 350
haemorrhage after cerebral venous occlusion　119
haemorrhage after interventional therapy　115
haemorrhage after stent implantation　126
haemorrhage following abortion　323
haemorrhage following ectopic pregnancy　327
haemorrhagic cyst of jaw　42
haemorrhagic dementia　389
haemorrhoid　106
haemosiderotic fibrolipomatous tumor　237
Haglund deformity　225
hair cast　372
hair dye dermatitis　376

hair examination 387
hair follicle grafting 290
hair follicle nevus 373
hair grafting 290, 372
hair granuloma 372
hair knot type Menkes disease 147
hair removal 385
hair transplantation 372, 386
hair-bearing free skin graft 298
hair-teeth-bone syndrome 372
hairy cell leukemia 159
hairy leukoplakia 45
hairy nevus 373
hairy tongue 45
halecium dermatitis 367
halen test 257
half and half nail 365
half egg circle center abscess 110
halitosis 54
Hallermann-Streiff syndrome 237, 367
Hallervorden-Spatz disease 110
hallucination 395
hallucinogen dependence syndrome 394
hallucinogen harmful use 394
hallucinogen non addictive abuse 394
hallucinogen poisoning 62
hallucinogen use disorder 394
hallucinogen withdrawal state 394
hallucinogen withdrawal state with delirium
 388
hallucinogenic flashback 397
hallucinogen-induced psychonosema 409
hallux flexion deformity 249
hallux rigidus 243, 249
hallux valgus 249
hallux varus 249
halo dermatitis 383
halo nevus 383
halogen derivative of alicyclic and aromatic
 hydrocarbon toxic effect 62
halogenated pesticide poisoning 407
haloperidol poisoning 405
Ham test 161, 162
hamartoma 176, 229, 350
hamartoma moniliformis 374
hamartoma of chest wall 307
hamartoma of vulva 306
hamate fracture 234
Hamilton anxiety scale 398
Hamilton depression rating scale 398
hamstring amputation 276
hamstring distal lysis 276
hamstring lengthening 276
hamstring muscle lysis 276
hand aggressive fibromatosis 288
hand and wrist open injury 255
hand and wrist open injury with dislocation
 255
hand and wrist open injury with fracture 255
hand burn injury 296
hand carbuncle 378
hand crush injury 254
hand degloving injury 254
hand explosive injury 254

hand frostbite 408
hand function assessment 403
hand function training 403
hand furuncle 378
hand hemangioma 288
hand injury 255
hand knee gait 270
hand lipoma 288
hand neurofibroma 288
hand open injury 254
hand open injury with dislocation 254
hand open injury with fracture 254
hand scar 254
hand skin infection 378
hand(foot) superficial bullous pyoderma
 378
hand ulcers(benign) 288
hand-arm vibration disease 408
hand-assisted laparoscopic hepatectomy 172
hand-foot-mouth disease 354, 378, 416
hand-foot-mouth disease(severe) 378
Hand-Schuler-Christian disease 158
hang nail 369
hanging fracture 243
hangman fracture 230
Hangman fracture 399
hangover 397
Hansen's disease(leprosy) 237
hantavirus pulmonary syndrome 412
hapalonychia 377
harada disease 383
hard and soft tissue damage of periodontal
 disease induced tooth extraction 53
hard clavus 265
hard mental lung disease 409
hard palatal abscess 53
hard palate biopsy 58
hard palate perforation 53
hard palate plasty 58
hard water syndrome 216
Hardy-Rand-Rittler plate 22
harelip suture 54
Harmon reconstruction 271
harmonic driving 131
Harrington-Luque combined surgery 271
Harris-Beath procedure 271
Harrison groove 77, 82
Hartnup disease 144
Hartnup syndrome 377
harvest of split-thickness skin 289
harvest scalp with hair follicle 298
harvesting of perforator flap surgery 54
harvesting of skin grafts 281
Hasegawa dementia scale 398
Hashimoto encephalopathy 120
Hashimoto thyroiditis 147
Hashimoto disease 153
Hass grade Ⅰ(mild disease) 132
Hass grade Ⅱ(focal segmental glomerular
 sclerosis) 132
Hass grade Ⅲ(focal proliferative glomerular
 lesion) 132
Hass grade Ⅳ(diffuse proliferative glomeru-
 lar lesion) 132

Hass grade Ⅴ(advanced chronic glomerular
 lesion) 132
HCG associated hyperthyroidism 141
head abscess 379
head and face hemangioma 28, 49
head and face lymph duct tumor 49
head and face lymphatic malformation 49
head and face vascular malformation 49
head and neck burn injury 296
head and neck frostbite 296
head and neck lymphangioma 28
head and neck scar 49
head and neck skin malignant tumor 28, 49
head and neck ulcers(benign) 288
head and neck vascular malformation 28, 49
head benign tumor 28
head blood vessel therapeutic ultrasound 57
head carbuncle 379
head connective tissue benign tumor 28, 49
head connective tissue malignant tumor 49
head focal mass 49
head furuncle 379
head halter traction 276, 281
head hemangioma 13
head lipoma 28, 49
head of pancreas with duodenal resection 315
head position delivery 346
head position dystocia 346
head secondary malignant tumor 49
head upright tilt testing 131
head,face and neck hemangioma 28
head,face and neck lipoma 28
head,face and neck skin dynamic undeter-
 mined tumor 306
head,face and neck skin tumor 306
headache 70
headache attributed to psychotic disorder 121
head-up tilt test 131
head-up tilt test,HUTT 72
healing period of burn wound 296
hearing loss 31
hearing screening 361
heart and renal failure 202
heart failure 69, 136, 202, 356
heart failure after cardiac surgery 203
heart failure after obstetric surgery or opera-
 tion 337
heart failure caused by anesthesia during
 delivery 339
heart failure with pulmonary edema after sur-
 gery 200
heart function Ⅱ level(NYHA classification)
 202
heart function Ⅱ~Ⅲ level(NYHA classifi-
 cation) 202
heart function Ⅲ level(NYHA classification)
 202
heart function Ⅳ level(NYHA classification)
 202
heart laceration and penetrating injury of ven-
 tricle 203
heart massage via open chest 312
heart murmur 70
heart plexus injury 124

heart respiratory failure 356
heart valve calcification 202
heart valve rupture 202
heartburn 100, 106
heat cramp 407
heat exhaustion caused by salt and water depletion 409
heat exhaustion due to salt depletion 409
heat fatigue, transient 405
heat illness with dehydration 409
heat oedema 409
heat prostration 409
heat shock protein, HSP 320
heat syncope 407
heat urticaria 376
heatstroke induced by dehydration 408
heavy chain deposition disease 136
heavy chain disease 161
heavy ion 321
heavy ion linear accelerator 321
heavy metal poisoning 136
hebephrenic schizophrenia 392
Heberden nodules with joint disease 237
heel fat pad atrophy 233
heel gait 267, 271
heel pain 233, 268
heel walking 268, 271
height of cusp 59
heightened perception 397
heleidae bite 373
helicobacter pylori cellulitis 372
helicobacter pylori infection 418
Helium Neon laser 386
Helium Neon (He-Ne) laser irradiation therapy 386
helium oxygen mixture ventilation 84
Heller's esophagocardiomyotomy 191
HELLP syndrome 337
helminthiasis 416
heloderma suspectum bite 365
helosis 240, 369
Helveston syndrome 1
hemafecia 360
hemangiectasis of colon 98
hemangiectasis of intestine 93
hemangioblastoma of brain stem 305
hemangioendothelioma 263
hemangioma 30, 180, 203, 263, 289, 359, 381
hemangioma of anus 96
hemangioma of bladder 213
hemangioma of cardia 91
hemangioma of cervix 329
hemangioma of cheek 26
hemangioma of eyelid 16
hemangioma of fallopian tube 326
hemangioma of intestine 93
hemangioma of large intestine 93
hemangioma of larynx 26
hemangioma of mesentery 93
hemangioma of nasal cavity 24
hemangioma of nasal dorsum 23
hemangioma of pancreas 105
hemangioma of parotid 27

hemangioma of parotid gland 47
hemangioma of renal pelvis 214
hemangioma of reproductive organ 306
hemangioma of scrotum 216
hemangioma of skin 46
hemangioma of skull 178
hemangioma of urethra 212
hemangioma of vagina 327
hemangioma racemosum 198
hemangioma sclerosing agent injection treatment 387
hemangiopericytoma 381
hemarthrosis of ankle joint 238
hemarthrosis of elbow joint 267
hemarthrosis of hip joint 247
hemarthrosis of knee 258
hemarthrosis of shoulder joint 242
hematidrosis 381
hematocele 213
hematocele of wrist joint 257
hematochezia 106
hematogenous calcaneal osteomyelitis 263
hematogenous disseminated pulmonary tuberculosis 80, 417
hematogenous dyspnea 32
hematolysis 160
hematoma aspiration of skin and hematoma tissue 291
hematoma aspiration of skin and subcutaneous 386
hematoma aspiration of skin and subcutaneous tissue 171
hematoma elimination of abdominal wall 290
hematoma elimination of vulva 292
hematoma of broad ligament 323
hematoma of clitoris 327
hematoma of cord 340
hematoma of knee 258
hematoma of liver 96
hematoma of lung 75, 188
hematoma of nasal septum 24
hematoma of palate 41
hematoma of penis 216
hematoma of scrotum 216
hematoma wound in puerperium 338
hematometra 328
hematomyelia 177
hematopoietic stem cell transplantation 162
hematopoietic stem cell transplantation related acute kidney injury 136
hematopoietic stem cell transplantation related chronic kidney disease 136
hematoporphyria 124
hematosalpinx 325
hematosalpinx with hematometra 326
hematotympanum 25
hematuria 138, 297, 360
hematuria and proteinuria 138
hematuria during delivery 339, 347
hematuria metabolism screening 131
hemeralopia 18, 19
hemianopia 10
hemiarthroplasty of hip 272
hemiatrophy 120

hemiballismus 120
hemic hypoxia 80
hemicardiectomy with esophagogastrostomy 165
hemiconvulsion hemiplegia epilepsia syndrome 120
hemidesmosome epidermolysis bullosa 363
hemidystonia 120
hemifacial atrophy 39
hemifacial microsomia 39
hemifacial spasm 23, 118
hemi-Fontan operation 205
hemiglossectomy 54
hemihepatectomy 165
hemihypertrophy 120
hemilaminectomy 272
hemilaryngectomy 32
hemimandibular hypertrophy 39
hemimandibulectomy 54
hemiparesis 401
hemiparesthesia 120
hemipelvectomy 272
hemiplegia 401
hemisection of molar 56
hemivertebrae deformity 226
hemivertebral deformity of thoracic spine 261
hemoadsorption 137
hemobilia 93
hemochromatosis 160
hemochromatosis arthropathy 253, 263
hemodiafiltration 137
hemodialysis 62, 85, 137, 300
hemofiltration 85, 137, 361
hemoglobin E disease 160
hemoglobin H disease 160
hemoglobin Lepore syndrome 160
hemoglobin M disease 160
hemoglobin oxygen capacity 89
hemoglobin oxygen content 89
hemoglobin oxygen saturation 89
hemoglobin S-beta thalassemia 160
hemoglobinopathy 80, 359
hemoglobinuria 138, 297
hemolysis in situ 161
hemolytic crisis 160
hemolytic glaucoma 10
hemolytic secreting bacteria infection 376
hemolytic streptococcal gangrene 376, 416
hemolytic uremic syndrome 160
hemoperfusion 85, 137
hemopericardium 68
hemoperitoneum 95, 351
hemophagocytic syndrome 160
hemophagocyticlymphohistiocytosis 160
hemophilic arthritis 263
hemophilic arthritis of knee 259
hemophilic arthropathy of ankle 239
hemophilic arthropathy of hip joint 247
hemopneumothorax 80
hemopurification 300
hemoptysis 70, 82, 189
hemorrhage after hysterectomy 409
hemorrhage after operation 408
hemorrhage after tracheotomy 27

hemorrhage caused by cardiac and vascular prosthesis and transplant　203
hemorrhage of anus and rectum　96
hemorrhage of brain stem　118
hemorrhage of caudate　122
hemorrhage of ciliary body　7
hemorrhage of gallbladder　94
hemorrhage of hepatic duct　95
hemorrhage of thyroid cyst　146
hemorrhage of upper gastrointestinal tract　100
hemorrhage with fetal reduction　340
hemorrhagic bullous myringitis　24
hemorrhagic cerebral infarction　350
hemorrhagic choroidal detachment　3
hemorrhagic colitis　93
hemorrhagic cyst of kidney　213
hemorrhagic cystitis　350
hemorrhagic dementia　111
hemorrhagic effusion after cerebral infarction　118
hemorrhagic external hemorrhoid　93
hemorrhagic fever with renal syndrome　135, 416
hemorrhagic gastritis　411
hemorrhagic hemorrhoids　228
hemorrhagic ileus　350
hemorrhagic infarct　111
hemorrhagic internal hemorrhoid　93
hemorrhagic measles　411
hemorrhagic ovarian follicular cyst　322
hemorrhagic pancreatitis　411
hemorrhagic peritonitis　93, 350
hemorrhagic pulmonary leptospirosis　74
hemorrhagic rectitis　93
hemorrhagic salpingitis　322
hemorrhagic spinal vascular disease　111
hemorrhagic spot　161
hemorrhagic varicella　364
hemorrhoidectomy　174
hemorrhoidectomy and anoplasty　174
hemorrhoids bleeding in pregnancy　344
hemorrhoids in pregnancy　344
hemosiderin hyperpigmentation　367
hemosiderosis　158
hemosiderosis of liver　95
hemosiderotic glaucoma　15
hemospermia　215
hemostasis　162
hemostasis of external carotid artery by ligation　183
hemostasis of internal carotid aneurysm rupture bleeding　34
hemostasis of intraperitoneal hemorrhage　168, 310
hemostasis of postpartum hemorrhage　347
hemostasis of ruptured internal carotid artery aneurysm　183
hemostasis of wound　291
hemostasis of wound postoperation　291
hemothorax　80, 359
hemotympanum　30
Henderson hip arthrodesis　271
Henoch-Schönlein purpura nephritis　133
Henoch-Schönlein purpura nephritis grade Ⅰ

(mild lesion)　133
Henoch-Schönlein purpura nephritis grade Ⅱ (pure mesangial proliferation)　133
Henoch-Schönlein purpura nephritis grade Ⅲ a (focal mesangial proliferation with segmental necrotizing, embolism and sclerosis, with <50% crescents)　133
Henoch-Schönlein purpura nephritis grade Ⅲ b (diffuse mesangial proliferation with segmental necrotizing, embolism and sclerosis, with <50% crescents)　133
Henoch-Schönlein purpura nephritis grade Ⅳ (mesangial proliferation with 50% to 75% crescents)　133
Henoch-Schönlein purpura nephritis grade Ⅴ (mesangial proliferation with >75% crescents)　133
Henoch-Schönlein purpura nephritis grade Ⅵ (membranoproliferative like glomerulonephritis)　133
hepalobectomy　311
heparin-induced thrombocytopenia　158
hepatatrophia　96
hepatic abscess　412
hepatic actinomycosis　412
hepatic and biliary branchial fistula　75
hepatic and renal failure　351
hepatic anemia　158
hepatic angiosarcoma　96
hepatic angiosarcoma induced by vinyl chloride　407
hepatic artery embolization　196
hepatic artery injury　95, 163
hepatic artery intubation　169
hepatic artery pseudoaneurysm　196
hepatic artery stenosis　196
hepatic artery thrombosis　196
hepatic aspergillosis　412
hepatic bile duct and jejunum anastomosis　310
hepatic bile duct tumor　304
hepatic capillariasis　412
hepatic carcinoma in situ　96
hepatic coma　95
hepatic cyst　96
hepatic cysticercosis　96, 412
hepatic diabetes　143
hepatic duct and duodenum anastomosis　311
hepatic duct and jejunum anastomosis　311
hepatic duct and stomach anastomosis　311
hepatic duct stent implantation　311
hepatic duct stent placement　169
hepatic ductoplasty　169
hepatic dysfunction　294
hepatic echinococcosis　412
hepatic echinococcosis granulosus　412
hepatic encephalopathy　95, 113, 412
hepatic failure　95, 294, 351
hepatic fibrosis　96
hepatic glomerulosclerosis　133
hepatic goitre　96
hepatic granuloma　96
hepatic hemangioma　96, 351
hepatic insufficiency　95, 294

hepatic lesion due to chemical toxicology　97
hepatic lipase deficiency　143
hepatic lobectomy　169
hepatic myelopathy　113
hepatic nephropathy　96
hepatic portal and jejunum anastomosis　311
hepatic trisegmentectomy　169
hepatic vein and inferior vena cava obstruction　196
hepatic vein injury　95, 163
hepatic veno-occlusive disease　95
hepatic venous aneurysm　196
hepatic venous angioplasty　169
hepatic venous angioplasty of balloon dilatation　169
Hepatic venous occlusion　96
hepaticolithotomy　169
hepatitis　96, 351
hepatitis associated aplastic anemia　158
hepatitis B virus associated glomerulonephritis　136
hepatitis B virus associated nephritis　418
hepatitis B virus infection　136
hepatitis B with cholestasis　350
hepatitis C carrier　91
hepatitis C cirrhosis　61
hepatitis C virus associated glomerulonephritis　132
hepatitis C virus associated nephritis　410
hepatitis C virus infection　132
hepatitis syndrome　351
hepatobiliary duct ascariasis　95
hepatoblastoma　96
hepatocellular carcinoma　96
hepatocellular jaundice　96
hepatocholangeitis　95
hepatocholangioenterostomy　169
hepatoerythropoietic porphyria　367
hepatojugular reflux　70
hepatolenticular degeneration　367
hepatomegaly　106, 161
hepatonecrosis　95
hepatopancreatoduodenectomy　169
hepatopleural fistula　75
hepatoptosis　96
hepatopulmonary syndrome　75, 95
hepatorenal syndrome　96, 133
hepatorenal syndrome type 1　133
hepatorenal syndrome type 2　133
hepatorrhagia　95
hepatosplenic T-cell lymphoma　158
hepatosplenomegaly　96, 360
herbal or folk remedy abuse　391
herbicide poisoning　404
hereditary angioedema　382
hereditary ataxia with muscle atrophy　125
hereditary benign intraepithelial dyskeratosis　382
hereditary capillary fragility　152
hereditary cerebellar ataxia　125
hereditary cerebral vascular disease　125
hereditary choroidal dystrophy　17
hereditary coproporphyria　382
hereditary corneal dystrophy　17

hereditary deafness 30
hereditary elliptocytosis, HE 160
hereditary enamel dysplasia 53
hereditary familial urticaria syndrome 382
hereditary gingival fibromatosis 53
hereditary hemochromatosis 160
hereditary hemorrhagic telangiectasis 80, 204, 382
hereditary hyperphosphatasia 152
hereditary hypophosphatemic osteomalacia 152
hereditary hypophosphatemic rickets 152
hereditary kidney disease 136
hereditary localized pruritus 382
hereditary lymphedema 382
hereditary macular coloboma syndrome 17
hereditary macular dystrophy 17
hereditary motor and sensory and neuropathy 125
hereditary motor neuron disease 125
hereditary mucosal epithelial dysplasia 382
hereditary multiple exostoses 264, 382
hereditary multiple factors deficiency 160
hereditary nail deformity 382
hereditary neuropathy with liability to pressure palsies, HNPP 125
hereditary olivopontocerebellar atrophy 125
hereditary opalescent dentin 53
hereditary optic neuropathy 17
hereditary osteo-onychodysplasia 136
hereditary ovarian cancer syndrome 152
hereditary palmoplantar keratoderma 382
hereditary papulatranslucent acrokeratoderma 382
hereditary Parkinsonism 125
hereditary peripheral neuropathy 125
hereditary persistence of fetal haemoglobin 359
hereditary persistence of fetal hemoglobin 160
hereditary posterior polymorphous corneal dystrophy 17
hereditary progressive arthro-ophthalmopathy (Stickler's syndrome) 264
hereditary progressive mucinous histiocytosis 382
hereditary pulmonary arterial hypertension 80
hereditary pyropoikilocytosis 160
hereditary renal amyloidosis 136
hereditary renal tubular disease 136
hereditary retinal degeneration 17
hereditary retinal dystrophy 17
hereditary sclerosing poikiloderma 382
hereditary sensory and autonomic neuropathy 125
hereditary sensory neuropathy 125
hereditary spastic paraplegia 125
hereditary spastic paraplegia complicated phenotype 125
hereditary spastic paraplegia pure phenotype 125
hereditary spherocytosis, HS 160
hereditary stomatocytosis 160
hereditary syndrome associated diabetes 152
hereditary transient congenital hypothyroi-

dism 152
hereditary vitreoretinal degeneration 17
hereditary vitreoretinopathy 17
hereditary woolly hair 382
hereditary xanthinuria 156, 215
hereditary xerocytosis 160
heredofamilial amyloid polyneuropathy 369
heredopathia atactica polyneuritiformis (Refsum's disease) 264
heredopathia atactica polyneuritis 125
Herlitz lethal borderline epidermolysis bullosa 368
Hermansky-Pudlak syndrome 144, 368
hermaphroditism 211
herniation of cervical disc 245
heroin dependence syndrome 390
heroin nephropathy 133
heroin poisoning 61
herpangina 46, 354, 375
herpes 415
herpes gestationis 376
herpes in pregnancy 344
herpes infection of fingers 255
herpes labialis 40, 371
herpes of bladder 213
herpes simplex 40, 365, 411
herpes simplex associated with ocular complication 365
herpes simplex labialis 364, 411
herpes simplex virus encephalitis 111, 411
herpes simplex virus infection 351
herpes simplex virus iridocyclitis 411
herpes simplex virus keratitis 411
herpes simplex virus meningitis 111, 411
herpes simplex virus ocular disease 3
herpes simplex virus ophthalmia 411
herpes simplex virus pneumonia 73
herpes simplex virus vesicular dermatitis 411
herpes viral 9
herpes viral eyelid dermatitis 9
herpes viral hepatitis 100
herpes virus conjunctivitis 9, 415
herpes virus dermatitis of eyelid 415
herpes virus encephalitis 415
herpes virus hepatitis 415
herpes virus iritis 9, 415
herpes virus keratitis 9
herpes virus keratoconjunctivitis 9, 415
herpes virus meningitis 415
herpes virus meningoencephalitis 415
herpes virus pharyngotonsillitis 415
herpes virus proctitis 415
herpes virus stomatitis 415
herpes virus tonsillitis 415
herpes virus uveitis 415
herpes zoster 350, 364, 411
herpes zoster conjunctivitis 3, 411
herpes zoster encephalitis 111, 411
herpes zoster iridocyclitis 3, 411
herpes zoster iritis 3, 411
herpes zoster keratitis 3, 364, 411
herpes zoster keratoconjunctivitis 3, 364, 411
herpes zoster meningitis 111, 364, 411

herpes zoster meningoencephalitis 111, 364, 411
herpes zoster motor paralysis 365
herpes zoster multiple cranial nerve palsy 364
herpes zoster multiple cranial nerves palsy 111
herpes zoster nerve root myelitis 364
herpes zoster of external genitalia 215
herpes zoster of eyelid 15
herpes zoster ophthalmicus 3, 15
herpes zoster ophthalmitis 364
herpes zoster radiculitis 111, 364, 411
herpes zoster sciatica 411
herpes zoster spinal cord inflammation 111
herpes zoster virus infection 351
herpetic conjunctivitis 374
herpetic eczema 375
herpetic gingivostomatitis 46
herpetic hepatitis 374
herpetic keratitis 374
herpetic keratoconjunctivitis 374
herpetic meningitis 374
herpetic ophthalmia 9
herpetic paronychia 249
herpetic pharyngitis 27, 375
herpetic proctitis 375
herpetic radiculopathy 375
herpetic rectitis 100
herpetic septicemia 374
herpetic simplex ophthalmia 3
herpetic simplex virus iridocyclitis 3
herpetic stomatitis 354
herpetic sycosis 375
herpetic tonsillitis 354
herpetic virus uveitis 9
herpetic whitlow 374
herpetiform aphthous stomatitis 46
Herxheimer's reaction 368
hesitancy in urination 216
heterochromatic cataract 4
heterograft of skin 292
heterophoria 17
heterophyiasis 418
heterosexual precocious puberty 152
heterotic ossification after total hip arthroplasty 252
heterotic ossification of hip joint 247
heterotopic embedded teeth 53
heterotopic embedded teeth of moderate site 54
heterotopic impacted teeth 53
heterotopic ossification 264, 402
heterotopic pregnancy 323
heterotopic salivary gland 53
hexokinase deficiency 159
hexosaminidase A and B deficiency disease, Sandhoff disease 110
hexosaminidase deficiency disease 110
hiatal hernia 78, 101
hibernoma 177
hiberoma 365
hiccup 189
hidradenitis 367
hidradenitis suppurativa 368

hidradenoma 367
hidroacanthoma simplex 365
hidroadenoma papilliferum 377
hidrocystadenoma 367
hidrotic ectodermal dysplasia 383
high β lipoprotein 154
high β lipoprotein associated with high pre-β lipoprotein 154
high AC/A adjustable esotropia 4
high altitude adaptation 75
high altitude hypertension 405
high altitude response 405
high amino acid urine 154
high anal fistula 96
high anion gap (AG) metabolic acidosis 75
high ankle sprain 233
high beta lipoprotein 155
high blood pressure in children 64
high concentration oxygen therapy 83
high condylar resection 56
high degree atrioventricular block 64
high density lipoprotein deficiency 144, 155
high dose rate 319
high dose rate brachytherapy 319
high forceps 347
high frequency B ultrasound and doppler ultrasound examination of skin 387
high frequency chest wall oscillation 84
high frequency electrocoagulation of colon lesion 311
high frequency electrocoagulation of colonic lesion 170
high frequency electrotherapy 83
high frequency fatigue 75
high frequency flow interrupter high frequency oscillation 84
high frequency jet ventilation 84
high frequency jet ventilator 84
high frequency oscillation ventilation 84
high frequency positive pressure ventilation 84
high frequency ventilation 84, 302, 361
high frequency ventilator 84
high grade surface osteosarcoma 233
high hyperopia 4
high IgD syndrome 367
high IgE syndrome 367
high inflection point 87
high level positive end-expiratory pressure 84
high ligation of hernial sac of bilateral oblique inguinal hernia 172
high ligation of hernial sac of unilateral indirect inguinal hernia 165
high ligation of spermatic vein 220
high ligation of tunica vaginalis 222
high ligation of vaginal process 222
high myopia 4
high myopia chorioretinopathy 4
high myopia with posterior scleral staphyloma 4
high myopia-related esotropia 4
high myopic chorioretinopathy (posterior scleral staphyloma) 4

high normal value blood pressure 69
high ovarian response 323
high patella 233
high performance liquid chromatography, HPLC 161
high phosphatidylcholine hemolytic anemia 158
high position impaction of mandibular third molar 50
high pressure nervous syndrome, HPNS 75
high renin hyperaldosteronism 155
high renin hypertension 210
high risk 65
high risk for Down syndrome 346
high risk pregnancy 339
high sacral ligament colpopexy 335
high tibial osteotomy 280
high tidal volume 83
high tidal volume ventilation 83
high transverse fracture 233
high voltage electrical burn 294
high-altitude pulmonary edema, HAPE 75
high-flow oxygen therapy 83
high-frequency filter 128
high-grade glandular intraepithelial neoplasia of cervix 328
high-grade squamous intraepithelial lesion of cervix 328
high-grade squamous vulvar intraepithelial neoplasia 326
high-grade vaginal intraepithelial neoplasia 327
high-intensity focused ultrasound (HIFU) ablation of liver lesion 169
high-intensive focused ultrasound ablation of abdominal wall endometriosis 330
high-intensive focused ultrasound ablation of adenomyoma 330
high-intensive focused ultrasound ablation of uterine fibroid 330
highly aggressive lymphoma 158
highly pathogenic avian influenza A infection in human 78
highly selective vagotomy 169
high-risk infant 351
high-turnover bone disease 133
hilar cell tumour of ovary 147
hilar lymph node enlargement 74
hilar lymph node radical resection 190
hilar lymph node resection 190
hilar lymph node sampling 190
hilar lymphadenitis 74
hilar lymphonode tuberculosis 74
hilar pleural stripping release 190
Hill-Sachs injury 225
hinge axis point 59
hinge axis 59
hinge movement 59
hinge position 59
hinge typed artificial knee joint replacement 279
hip and thigh crush injury 247
hip arthrodesis 282
hip arthrolysis 280

hip arthrotomy 280
hip biopsy 286
hip bone grafting 280
hip cut 247
hip disarticulation 280
hip femoral nerve injury 116, 247
hip femoral vein injury 198, 247
hip fracture 247
hip injury 247
hip joint ankylosis 247
hip joint aspiration 280
hip joint biopsy 280
hip joint cyst 247
hip joint exclusion 280
hip joint fistula 247
hip joint impingement 247
hip joint implant 247
hip joint instability 247
hip joint labrum injury 247
hip joint rotation test 247
hip joint sprain 247
hip joint synovitis 247
hip joint traumatic myositis ossificans 247
hip lipomatosis 150
hip nerve injury 116, 247
hip neuritis 122
hip prosthesis removal 280
hip rotation test 270
hip saphenous vein injury 247
hip scar 296
hip vascular injury 198, 247
hippocratic nail 364
hirsutism 365
His bundle electrogram 72
histamine H_2-receptor antagonist poisoning 409
histidinemia 156
histiocytic and dendritic cell neoplasm 161
histiocytic medullary reticulosis 161
histiocytic phagocytic panniculitis 385
histiocytosis of eyelid 16
histiocytosis X 161
histocompatibility testing 224
histogenous hypoxia 82
histoid leproma 385, 418
histoplasmosis 18, 385, 418
histoplasmosis capsulati 413
histoplasmosis duboisii 411
history of breast malignant tumor 62
history of drug allergy 402
history of poliomyelitis 399
history of psychological trauma 402
histrionic personality 395
histrionic personality disorder 388
HIV associated gingivitis 39
HIV associated periodontitis 39
HIV infection associated with uveitis 1
HIV ocular disease 1
HIV optic neuropathy 1
HLA-B27 related uveitis 1
hoarseness 189, 298
Hodgkin's lymphoma 368
Hoffa fracture 225
Hoffman sign 240

Hoffman test 251
Hoffmann sign 270
Hohmann procedure 271
Hoke arthrodesis 271
Hoke triple arthrodesis 271
Hollenhorst plaque 18
holmium laser scleral resection 20
Holt-Oram syndrome 261
Homans-Macey procedure 169
home blood pressure 72
home observation for measurement of environment scale 398
home oxygen therapy 84
home screening questionnaire 398
homocysteine urinary disease 355
homocystinuria 233, 379
homogeneous leukoplakia 44
homograft of skin 292
homoimmunity hemolytic disease of newborn 160
homologue of benzene toxic effect 61
homonymous hemianopsia 13
homophobia 393
homotransplantation of tooth 57
hook incision 182
Hoover sign 82
Hopkins verbal learning test 398
hordeolum 5
horizontal chin deficiency 44
horizontal chin hypergenesis 44
horizontal impacted teeth 49
horizontal mandibular bone deficiency 50
horizontal mandibular bone hypergenesis 50
horizontal maxillary deficiency 48
horizontal maxillary hypergenesis 48
horizontal osteotomy 57
horizontal rectus muscle abduction 21
horizontal rectus muscle strengthening 21
horizontal relation of jaw 59
horizontal vertical partial laryngectomy 33
horizontally repositioned flap 57
hormonal imbalance 144
hormone antagonist poisoning 406
hormone synthesis obstacle without goiter 144
hormones and their synthetic substitutes poisoning 61
Horner syndrome 5, 76, 368
horse flies bite 373
horse-shoe hole 18
horseshoe incision 184
horseshoe kidney 138, 211
horseshoe kidney symphysis incision 220
horsetail cysticercosis 117
hospice care of malignant tumor 308
hospital acquired pneumonia 80
hospital anxiety and depression scale 398
hospitalism in children 389
hot cross bun sign 130
hot crush injury 296
hot warm skin 250
hot water evoked reflex epilepsy 120
hourglass contracture of stomach 102
hourglass stenosis and contraction of stomach 102

Hruby preset lens 22
Hu Le Shai syndrome 144
Hu Le syndrome 144
Hull's disease 144
human bite injury 376
human chorionic gonadotropin (HCG) secreting tumor 148
human granulocytic anaplasmosis 416
human immunodeficiency virus associated encephalopathy 416
human immunodeficiency virus associated wasting syndrome 416
human immunodeficiency virus infection 354
human immunodeficiency virus positive 416
human immunodeficiency virus-associated kidney disease 135
human infection with avian influenza 416
human infection with avian influenza H₇N₉ 416
human infection with highly pathogenic avian influenza A/H₅N₁ 416
human monocytic ehrlichiosis 416
human papilloma virus infection 416
human papillomavirus test 336
human phantom 322
human streptococcus suis infection 416
humanistic therapy 397
humeral agenesis/hypoplasia 234
humeral agenesis/hypoplasia, bilateral 234
humeral agenesis/hypoplasia, unilateral 234
humeral artificial bone graft 275
humeral biopsy 275
humeral bone graft 275
humeral condylar fracture 234
humeral epiphysiolysis closed reduction 275
humeral fenestration 275
humeral fracture 234
humeral head fracture 234
humeral head replacement 275, 283
humeral head split fracture 234
humeral intercondylar fracture 234
humeral intramedullary nail fixation 275
humeral lengthening 275
humeral medial condylar fracture 234
humeral osteoclasia 275
humeral pin internal fixation 275
humeral plate internal fixation 275
humeral screw fixation 275
humeral shaft fracture 234
humeral supracondylar fracture 234
humero-cervical skin flap 299
humeroradial synostosis 234
humeroradial synostosis, bilateral 234
humeroradial synostosis, unilateral 234
humeroradioulnar synostosis 234
humeroradioulnar synostosis, bilateral 234
humeroradioulnar synostosis, unilateral 234
humero-ulnar synostosis, bilateral 233
humero-ulnar synostosis, unilateral 233
humerus angioplasty 275
humerus bone graft 275
humerus varus 234
humidification therapy 84
humidifier lung 76

hummingbird sign 128
humoral excess with hypernatremia 144
humoral excess with normal serum sodium level 153
Hunter syndrome 119, 155
hunting reaction 364
Huntington disease 113, 144
Huriez syndrome 381
Hurler-Scheie syndrome 368
Hurthle cell tumor of thyroid 151
Hutchinson fracture 251
Hutchinson triad 367
Huthle cell adenoma 151
hyacinth bean poisoning 404
hyalohyphomycosis 379
hybrid nerve sheath tumor 240
HYBRID thoracic endovascular stent-graft repair (axillary-axillary artery, axillary-carotid artery, axillary-axillary-carotid artery) 205
hydantoin derivatives poisoning 409
hydatid disease 369
hydatidiform mole 325
hydatidosis 413
hydranencephaly 177
hydroa vacciniforme 374
hydroa vacciniforme-like lymphoma 385
hydrocele of testis 211
hydrocephalus 401
hydrocephalus after intracranial haemorrhage 353
hydrocephalus after subarachnoid hemorrhage 126
hydrochloric acid burn 297
hydrochloric acid induced chemical burn 409
hydrocyanic acid burn 296
hydrofluoric acid burn 295
hydrogen cyanide poisoning 407
hydrogen fluoride chemical injury 405
hydrogen sulfide poisoning 407
hydrogen sulfide toxic effect 61
hydronephrosis 213, 354, 401
hydronephrosis with renal and ureteral calculi obstruction 213
hydronephrosis with renal calculus 213
hydronephrosis with ureteral calculus 214
hydronephrosis with ureteral stricture 214
hydronephrosis with ureteropelvic junction obstruction 214
hydropneumothorax 80, 188, 359
hydrops fetalis 345
hydrops of gallbladder 94
hydrosalpinx 325
hydrotherapy 300, 403
hydrotubation 334
hydroureter 215, 354
hydrovarium 324
hydroxyapatite deposition disease 251
hydroxylysinemia 155
hydroxyquinoline derivative poisoning 407
hymen injury 322
hymenolepiasis 100, 415
hymenolepiasis diminuta 411

hymenolepiasis nana　417
hymenopolypus　322
hymenorrhaphy　330
hymenotomy　330
hyoscyamine(belladonna)plant poisoning　406
hyper leucocytic leukemia　158
hyperactive bowel sound　92, 106
hyperactivity disorder associated with mental retardation and stereotyped movement　394
hyperacusis　31
hyperadrenocorticism　148
hyperaldosteronism　147
hyperalgesia　379
hyperammonemia　154, 351
hyperandrogenism　144
hyperbaric oxygen　84
hyperbaric oxygen therapy　84
hyperbilirubinemia　158
hyperbulia　397
hypercalcemia　75, 138, 155, 294, 351
hypercalcemic crisis　144
hypercalcemic nephropathy　133
hypercalcinemia encephalopathy　113
hypercalcitoninemia　155
hypercalciuria　144, 155, 210
hypercapnia　75, 294
hypercapnic respiratory failure　75
hypercapnic ventilatory response　87
hypercarotenemia　155
hypercementosis　52
hyperchloraemia　75, 351
hyperchloremia　155
hyperchloremia acidosis　155, 351
hyperchlorhydria　102
hyperchloric acidosis　75
hypercholesteremia　154
hypercholesteremia with endogenous hyperglyceridemia　154
hypercholesterolemia due to cholesterol 7 α -hydroxylase deficiency　142
hyperchylomicronaemia　155
hypercortisolism　147, 213
hypercystinuria　155
hyperdense middle cerebral artery sign　128
hyperdynamic shock　294
hyperekplexia　390
hyperemesis gravidarum　344
hypereosinophilic dermatosis　378
hyperesthesia　233, 270, 367
hyperextension deformity of interphalangeal joint　297
hyperextension deformity of metacarpophalangeal joint　297
hyperextension injury　237
hyperfraction radiotherapy　319
hyperfunction of lateral pterygoid　53
hypergammaglobulinaemia　158
hypergastrinemia　96
hypergonadotropic amenorrhea　323
hypergonadotropic hypogonadism　144
hypergonadotropic hypogonadism-cataract syndrome　144
hyperhidrosis　112, 230, 365

hyperhomocysteinemia　155, 158
hyperhydroxyprolinemia　155
hyperinsulinism　155
hyperinsulinism caused by glucokinase-activating mutation　147
hyperinsulinism caused by hepatocyte nuclear factor 4A (HNF4A) gene mutation　143
hyperinsulinism caused by INSR mutation　151
hyperinsulinism caused by UCP2 mutation　146
hyperinsulinism due to 3-hydroxylipidol coenzyme A dehydrogenase deficiency　141
hyperinsulinism due to autosomal dominant Kir6.2 mutation　141
hyperinsulinism-hyperammonemia and hypoglycemia syndrome　144
hyperkalemia　138, 155
hyperkalemic acidosis　75
hyperkalemic periodic paralysis　113
hyperkeratosis follicularis et parafollicularis　373
hyperkeratosis lenticularis perstans　364
hyperkeratosis of oral mucosae　44
hyperkeratosis of the nipple and areola　377
hyperkeratosis of yaws　417
hyperkeratotic hand eczema　370
hyperkinetic automatism　113
hyperkinetic conduct disorder　389
hyperkinetic disorder　389
hyperlactacidemia　75
hyperlipidemia　65, 155
hyperlipidemia, type Ⅱ a　144
hyperlipidemia, type Ⅱ b　144
hyperlipidemia, type Ⅲ　144
hyperlipidemia, type Ⅳ　144
hyperlipidemia, type Ⅴ　144
hyperlipoproteinemia　367
hyperlysinemia　155
hypermagnesemia　75, 138, 155, 294, 351
hypermnesia　395
hypermobility syndrome　237
hypermotor seizure　113
hypernatremia　75, 138, 155, 294, 351
hypernatremia encephalopathy　113
hyperopia　17
hyperosmia　32
hyperosmotic anhydration　75
hyperosmotic nonketotic diabetic coma　121
hyperostosis　144
hyperostosis of facial bone　46
hyperostosis of jaw　42
hyperparathyroidism　145, 242, 369
hyperparathyroidism complicated with myopathy　115
hyperparathyroidism crisis　145
hyperparathyroidism encephalopathy　115
hyperparathyroidism-jaw tumor syndrome　145
hyperperistalsis　100, 106
hyperphenylalaninemia　154
hyperphoria　11
hyperphosphatasia　144
hyperphosphatemia　75, 138, 155, 294

hyperphosphaturia　155
hyperpituitarism　142
hyperplasia of mammary gland　164
hyperplasia of prostate　213
hyperplasia of tonsil　24
hyperplastic anemia　161
hyperplastic chondrodystrophy　360
hyperplastic epidermal cyst　384
hyperplastic gingivitis　54
hyperplastic liver nodule　96
hyperplastic pyoderma　384
hyperplastic scar　297
hyperpnoea　82
hyperpolarization　128
hyperpotassemia　75, 294, 351
hyperprolactinemia　155, 390
hyperprolinemia type Ⅰ　155
hyperprolinemia type Ⅱ　155
hyperprosexia　397
hyperproteinemia　154
hyperresonance　82
hypersensitivity angiitis　363
hypersensitivity pneumonitis　405
hypersexuality　393
hypersplenism　61, 164
hyperstimulation of ovaries　407
hypertension　65, 133, 351
hypertension of hyperaldosteronism　148
hypertension, grade 1　65
hypertension, grade 1 (high risk)　65
hypertension, grade 1 (low risk)　65
hypertension, grade 1 (moderate risk)　65
hypertension, grade 1 (very high risk)　65
hypertension, grade 2　65
hypertension, grade 2 (high risk)　65
hypertension, grade 2 (low risk)　65
hypertension, grade 2 (moderate risk)　65
hypertension, grade 2 (very high risk)　65
hypertension, grade 3　65
hypertension, grade 3 (high risk)　65
hypertension, grade 3 (very high risk)　65
hypertensive crisis　65
hypertensive disorder of pregnancy　344
hypertensive emergency　65
hypertensive encephalopathy　113
hypertensive heart disease　65
hypertensive heart failure　196
hypertensive intracerebral hemorrhage　177
hypertensive ischemic ulcer　367
hypertensive kidney injury　133
hypertensive nephropathy　133
hypertensive retinopathy　4
hypertensive urgency　65
hyperthecosis　147
hyperthermia　320
hyperthermia biology　320
hyperthermia treatment　307
hyperthymia　396
hyperthymic personality　392
hyperthyreosis myasthenic syndrome　115
hyperthyreosis periodic paralysis　115
hyperthyroid gynecomastia　163
hyperthyroid hepatic lesion　98
hyperthyroidism　145, 369

hyperthyroidism complicated with periodic paralysis 145
hyperthyroidism encephalopathy 115
hyperthyroidism with myasthenia gravis 145
hyperthyroidism with pregnancy 145
hypertonic saline provocation test 87
hypertrichosis localis 370
hypertriglyceridemia 144
hypertrophic arthritis of knee 259
hypertrophic cardiomyopathy 64, 351
hypertrophic cranial pachymeningitis 117
hypertrophic interstitial neuritis (Dejerine-Sottas disease) 231
hypertrophic interstitial neuropathy 112
hypertrophic lichen planus 366
hypertrophic nonunion 231
hypertrophic olivary degeneration, HOD 112
hypertrophic pachymeningitis 112
hypertrophic pulmonary osteoarthropathy (Marie-Bambey koal disease) 231
hypertrophic rhinitis 25
hypertrophic scar 366
hypertrophic spondylitis 231
hypertrophic subaortic stenosis 195
hypertrophy of anal papilla 96
hypertrophy of breast 164
hypertrophy of cervix uteri 328
hypertrophy of clitoris 327
hypertrophy of gallbladder 94
hypertrophy of gastrocnemius 231
hypertrophy of infrapatellar fat pad 227
hypertrophy of labium 327
hypertrophy of ligament flava 239
hypertrophy of maxillary tuberosity 48
hypertrophy of nipple 164
hypertrophy of nuchal ligament 261, 402
hypertrophy of parotid gland 47
hypertrophy of post-patellar fat pad 227
hypertrophy of prepatellar fat pad 227
hypertrophy of pylorus 105
hypertrophy of soft palate 47
hypertrophy of submandibular gland 25
hypertrophy of submaxillary gland 50
hypertrophy of tongue papillae 48
hypertrophy of tongue root 48
hypertrophy of tonsil 24
hypertrophy of tonsils 39
hypertrophy of trigone and interureteric ridge 213
hypertrophy of uvula 41
hypertrophy of vulva 326
hypertropia 11
hypertyrosinemia 155
hyperuricemia 155, 210, 367
hyperuricemia nephropathy 133
hypervalinemia 155
hyperventilation 76, 129
hyperventilation syndrome 75, 113
hypervigilance 395
hypervitaminosis A 156, 380
hypervitaminosis B_6 excess 380
hypervitaminosis D 150, 380
hypervolemic hypernatremia 75

hypervolemic hyponatremia 75
hyperzincemia 155
hypesthesia 367
hyphema 10, 18
hypnagogic hypersynchrony 128
hypnic headache 121
hypnogogic hallucination 396
hypnotic addiction 389, 405
hypnotic poisoning 61, 405
hypnotic therapy 397
hypnotic-dependent sleep disorder 111
hypo α lipoproteinemia 142
hypo β lipoproteinemia 142
hypoacidity 102
hypoadrenalism due to adrenal tuberculosis 148
hypoadrenocorticism after operation 149
hypoaldosteronism 147
hypoaldosteronism after adrenalectomy 148
hypoaminoacidemia 154
hypobaric hypoxia 73
hypobulia 397
hypocalcemia 73, 138, 154, 293, 365
hypocalcemia convulsion 154
hypocalcemia encephalopathy 111
hypocapnia 73
hypocellular leukemia 158
hypochloraemia 73, 154, 351
hypochloremic alkalosis 73
hypochondria 394, 397
hypochondriacal delusion 397
hypochondriacal disorder 394
hypochondriacal preoccupation 397
hypochondroplasia 148
hypodermic extraction of contraceptive 330
hypodermic implantation of contraceptive 330
hypodontia, congenital dentition defect 51
hypodynamic shock 293
hypogastric artery injury 164, 200
hypogastric artery ligation 348
hypogastric vein injury 164, 200
hypoglossal nerve disease 121
hypoglossal nerve injury 48
hypoglossal nerve paralysis 121
hypoglossal nerve rupture 48
hypoglossiadenitis 28
hypoglycemia 142, 154
hypoglycemic coma 111, 142, 154, 351
hypoglycemic coma encephalopathy 111
hypoglycemic encephalopathy 111
hypogonadism 215
hypogonadotropic amenorrhea 322
hypogonadotropic hypogonadism 142
hypohidrosis 378
hypokalaemia 154
hypokalemia 138
hypokalemic alkalosis 73, 154, 351
hypokalemic periodic paralysis 111
hypomagnesemia 73, 138, 154, 293
hypomania 392
hypomenorrhea 327
hypomnesia 395
hyponatremia 73, 138, 154, 293, 351

hyponatremia encephalopathy 111
hyponychium ablation 386
hyponychium debridement 386
hyponychium purpura 369
hypoosmolality 86
hypoparathyroidism 145, 352, 369
hypoparathyroidism after radiation therapy 143
hypoparathyroidism encephalopathy 115
hypoparathyroidism with hypocalcemic cataract 145
hypoparathyroidism with intracranial calcification 145
hypoparathyroidism-retardation-dysmorphism syndrome 145
hypopharyngeal cancer 29
hypopharyngeal cyst 30
hypopharyngeal lesion resection 36
hypopharyngoplasty 36
hypopharynx stenosis 29
hypopharynx tumor 42
hypophasis 15
hypophosphatasia 351
hypophosphatemia 73, 138, 154, 293
hypophosphatemic osteomalacia 132, 142
hypophyseal cyst 24
hypophysectomy 182
hypopigmentation 296
hypopituitarism 142
hypopituitarism-short stature-skeletal anomaly syndrome 142
hypopituitary myopathy 229
hypoplasia of cervical spine 245
hypoplasia of fallopian tube 325
hypoplasia of lumbar spine 263
hypoplasia of lung 79
hypoplasia of mandibular 50
hypoplasia of sacrum 230
hypoplasia of scrotum 216
hypoplasia of seminiferous tubule 215
hypoplasia of testis 210, 351
hypoplasia of thyroid hemiphyll 145
hypoplastic anemia 158
hypoplastic left heart syndrome 70, 205
hypoplastic left heart syndrome (HLHS) biventricular repair 209
hypoplastic right heart syndrome 204
hypoplastic urethra 212
hypopnea 82
hypopotassemia 73, 293, 351
hypoprosexia 397
hypoproteinemia 154
hypoproteinemia in puerperium 337
hypopyon 10
hypopyon corneal ulcer 10
hyporeninemic hypoaldosteronism 142
hyposmia 32
hyposmia-nasal and ocular hypoplasia-hypogonadotropic hypogonadism symdrome 151
hypospadias 212, 354
hypospadias repair 221
hyposplenism 159
hypostatic atelectasis 81

hypostatic pneumonia 81
hypotension 64
hypothalamic amenorrhea 326
hypothalamic hyperhidrosis 380
hypothalamic obesity 122, 150
hypothalamic response syndrome 11
hypothalamic syndrome 150
hypothalamus abscess 122
hypothalamus bleeding 120
hypothermia 360
hypothermia following anaesthesia 407
hypothermic hepatic vascular exclusion for bloodless hepatectomy 166
hypothermic total hepatic vascular exclusion 166
hypothyroid heart disease 66
hypothyroid myopathy 115, 145
hypothyroid with cardiomyopathy 145
hypothyroidism 145, 242
hypothyroidism after operation 149
hypothyroidism after radiation therapy 143
hypothyroidism after radioactive iodine therapy 143
hypothyroidism arthritis 145
hypothyroidism due to deficient of transcription factor involved in pituitary function or development 141
hypothyroidism due to exogenous substance 150
hypothyroidism due to TSH receptor mutation 141
hypothyroidism encephalopathy 115
hypothyroidism type of endemic cretinism 145
hypothyroidism with muscular pseudohypertrophy 145
hypothyroidism with pregnancy 145
hypotonia 360
hypotonic cerebral palsy 399
hypotonic dehydration 73
hypotonic hypoxia 74
hypotropia 14
hypovitaminosis A with keratosis follicularis 380
hypovitaminosis A with xeroderma 380
hypovolemia 154, 156
hypovolemic hypernatremia 73
hypovolemic hyponatremia 73
hypovolemic shock 64, 73, 293
hypovolemic shock, hemorrhagic shock 194
hypoxemia 73, 399
hypoxemic respiratory failure 74
hypoxia 78, 319
hypoxia asphyxia 407
hypoxia challenge test 86
hypoxic cell 319
hypoxic deacclimatization 73
hypoxic ischemic encephalopathy 120
hypoxic ischemic encephalopathy sequelae 120
hypoxic ischemic myelopathy 354
hypoxic pulmonary vasoconstriction 78
hypoxic ventilatory response 86
hypsarrhythmia 128
hysterectomy above uterine cervix 316

hysterectomy of primordial uterus 334
hysteria 394
hysterical aphonia 32
hysterical blindness 17
hysterical blurred vision 17
hysterical dyspnea 32
hysterical scoliosis 264
hysterical tremor 394
hysteromyomectomy 336
hysterosalpingography 336
hysteroscopic bilateral tubal catheterization hydrotubation 332
hysteroscopic biopsy of uterus 317
hysteroscopic cervical cone resection 311
hysteroscopic cervical lesion resection 311
hysteroscopic cervical resection 311
hysteroscopic control of hemorrhage by electric coagulation of uterus 332
hysteroscopic electric aspiration 332
hysteroscopic electrocoagulation endometrial ablation 332
hysteroscopic electrotomy of endometrium 333
hysteroscopic endometrial ablation 333
hysteroscopic endometrial lesion resection 311
hysteroscopic excision of endometrial lesion 332
hysteroscopic excision of endometrial polyp 333
hysteroscopic excision of lesion of uterus 332
hysteroscopic excision of oblique vaginal septum 332
hysteroscopic excision of transverse vaginal septum 332
hysteroscopic exsection of longitudinal vaginal septum 332
hysteroscopic falloscopy treatment 332
hysteroscopic guide wire salpingostomy 332
hysteroscopic hydrotubation 332
hysteroscopic incision of complete uterine septum 333
hysteroscopic incision of imcomplete uterine septum 332
hysteroscopic microwave endometrial ablation 332
hysteroscopic plasty of endometrium 332
hysteroscopic radiofrequency ablation of uterine lesion 332
hysteroscopic removal of endometrial hot ball 333
hysteroscopic removal of intrauterine device 332
hysteroscopic repair of old laceration of uterus 332
hysteroscopic resection of uterine lesion 311
hysteroscopic tube-plugged surgery 332
hysteroscopy 332
hysterotomy for termination of pregnancy 336

I

iatrogenic and traumatic calcinosis cutis 382
iatrogenic carbon dioxide poisoning 409
iatrogenic erectile dysfunction 215
iatrogenic fracture 264
iatrogenic hyperinsulinism 409

iatrogenic hypertension 69
iatrogenic neonatal hypoglycaemia 359
iatrogenic oxygen poisoning 409
iatrogenic pneumothorax 80
iatrogenic spinal stenosis 264
iatrogenic steroid diabetes mellitus 409
iatrogenic subglottic stenosis 30
ibuprofen side effection 404
ICD battery depletion 63
ICD battery low 63
ICD implantation 71, 204
ICD loss of capture 63
ICD undersensing 63
ice 403
ichthyosarcotoxism 409
ichthyosis 383
ichthyosis bullosa of Siemens 380
ichthyosis follicularis with atrichia and photophobia syndrome 373
ichthyosis hystrix gravior 367
ichthyosis linearis circumflexa 368
ictal discharge 128
ictal onset zone 128
icteric leptospirosis 368
ICU syndrome 391
idea of reference 396
identity disorder 392
idiopathic acute interstitial nephritis 136
idiopathic anterior knee pain 256
idiopathic aseptic necrosis of bone 256
idiopathic autonomic neuropathy 122
idiopathic brachial neuralgia 122
idiopathic capillary endotheliosis 136
idiopathic cardiomyopathy 67
idiopathic $CD4^+$ lymphocytopenia 379
idiopathic central precocious puberty 150
idiopathic choroidal hemorrhage 13
idiopathic congenital hypothyroidism 150
idiopathic cyclic edema 379
idiopathic delayed immunoglobulin deficiency 379
idiopathic demyelinating optic neuritis 13
idiopathic detrusor dyssynergia 215
idiopathic dystonia 122
idiopathic erosion of teeth 49
idiopathic familial dystonia 122
idiopathic Fanconi syndrome (primary Fanconi syndrome) 135
idiopathic femoral head necrosis in children 231
idiopathic generalized epilepsy, IGE 122
idiopathic glossopharyngeal neuralgia 125
idiopathic gout 256
idiopathic guttate hypomelanosis 379
idiopathic gynecomastia 150
idiopathic hemiatrophy 226
idiopathic hemihypertrophy 226
idiopathic hemorrhagic sarcoma (Kaposi's sarcoma) of skin 250
idiopathic hemotympanum 28
idiopathic hydrocele 215
idiopathic hydronephrosis 215
idiopathic hyperaldosteronism, IHA 150
idiopathic hypercalciuria 136, 156

idiopathic hypereosinophilic syndrome 160
idiopathic hyperprolactinemia 150
idiopathic hypersomnia 79, 122
idiopathic hypertension 67
idiopathic hyperuricemia 150
idiopathic hypogonadotropic hypogonadism 150
idiopathic hypoparathyroidism 150, 355
idiopathic hypotension 67
idiopathic infantile and pediatric focal epilepsy 122
idiopathic infertility 215
idiopathic insomnia 122
idiopathic intracranial hypertension 122
idiopathic iris atrophy 13
idiopathic macular epiretinal membrane 13
idiopathic macular hole 13
idiopathic macular hole（Ⅰ）pre-hole 13
idiopathic macular hole（Ⅱ） 13
idiopathic macular hole（Ⅲ） 13
idiopathic macular hole（Ⅳ） 13
idiopathic myelofibrosis 160
idiopathic myringitis 28
idiopathic non-familial dystonia 122
idiopathic orofacial dystonia 122
idiopathic orthostatic hypotension 125
idiopathic osteolysis 256, 268
idiopathic osteonecrosis 256
idiopathic osteoporosis 256
idiopathic osteoporosis with pathological fracture 256
idiopathic photosensitivity occipital lobe epilepsy 122
idiopathic pleural effusion 79
idiopathic portal hypertension 102
idiopathic pulmonary arterial hypertension 67, 79, 200
idiopathic pulmonary fibrosis 79
idiopathic pulmonary hemosiderosis 79, 150
idiopathic recurrent proteinuria 122
idiopathic retroperitoneal fibrosis 215
idiopathic rhinitis 28
idiopathic scoliosis 256
idiopathic scrotal calcinosis 379
idiopathic spinal cord herniation 355
idiopathic sudden deafness 28
idiopathic thrombocytopenia in pregnancy 344
idiopathic thrombocytopenic purpura 379
idiopathic torsion dystonia 122
idiopathic trigeminal neuralgia 125
idiopathic type 1 diabetes 150
idiopathic urticaria 379
idiopathic ventricular fibrillation 67
idiopathic ventricular tachycardia 67
idioventricular tachycardia 67
IgA nephropathy 132
IgA pemphigus 362
IgG4 associated encephalopathy 109
IgG4 associated thyroid disease 141
IgG4-related disease 109
IgG4-related kidney disease 132
IgG4-related membranous glomerulonephritis 132

IgG4-related tubulointerstitial nephritis 132
IgM nephropathy 132
IH-receptor mutation 144
ileal conduit 218
ileal conduit diversion 218
ileal conduit/Bricker operation 169
ileal exteriorization 311
ileal pouch-anal anastomosis 169
ileal ureteric replacement 169
ileectomy 169
ileoanal anastomosis 169
ileocecal cutaneous diversion 218
ileocecal resection 169
ileocecostomy 169
ileocolectomy 169
ileorectal anastomosis 169
ileosigmoidostomy 169
ileostomy 218
ileotransversostomy 169
ileum augmentation cystoplasty 218
ileum injury 97, 163
ileum-ascending colon anastomosis 169, 311
ileum-descending colon anastomosis 169
ileus 350
iliac abscess 416
iliac arterial injury 164
iliac arteriosclerosis 199
iliac artery aneurysm 199
iliac artery aneurysm rupture 199
iliac artery atherosclerosis 199
iliac artery dilation 199
iliac artery dissection 199
iliac artery embolization guided by DSA（digital substraction angiography） 330
iliac artery injury 199
iliac artery in-stent restenosis 199
iliac artery malformation 199
iliac artery occlusion 199
iliac artery pseudoaneurysm 199
iliac artery pseudoaneurysm rupture 199
iliac artery stenosis 199
iliac artery stent occlusion 199
iliac artery tortuosity 199
iliac bone and rib graft 281
iliac bone grafting 281
iliac bone harvesting 281
iliac bone osteotomy 281
iliac bone resection 281
iliac femoral phlebitis 199
iliac femoral vein thrombosis 401
iliac fossa malignant tumor 100
iliac lesion biopsy 317
iliac lymph and small vein anastomosis 313
iliac lymph node dissection 221
iliac perforation 250
iliac prolapse of mucosa 97
iliac vascular injury 164, 250
iliac vein embolism 199
iliac vein injury 164, 199
iliac vein thrombosis 401
ilioinguinal lymphadenectomy 221
iliolumbar fixation 281
iliopsoas tendonitis 250
iliotibial band related snapping hip 254

iliotibial band related snapping knee 254
iliotibial band syndrome 250
iliotibial tract contracture 401
ilium fracture 401
ilium osteotomy 281
illusion 395
image guided radiation therapy（IGRT） 320
imaging guided spinal internal fixation 186
imcomplete spinal cord injury 227
imdur poisoning 62
iminostilbenes poisoning 409
immature personality 395
immature teratoma 180
immature testis 156
immediate asthma reaction 79
immediate denture 55
immersion bath 299
immersion foot 370
immersion hand and foot 406
immune associated peripheral neuropathy 118
immune complex mediated crescent nephritis 134
immune deficiency 159
immune hemolytic anemia 159
immune infertility 324
immune thrombocytopenia 159
immune vasculitis 249
immune-mediated diabetes 147
immune-related chronic interstitial nephritis 134
immune-related optic neuritis 9
immunoadsorption 84
immunocytochemical stain 161
immunodeficiency associated lymphoproliferative disease 159
immunodeficiency disease 373
immuno-fixed electrophoresis 161
immunoglobin synthesis rate 129
immunoglobulin poisoning 353
immunohistochemistry 286
immuno-histochemistry stain 162
immunologic agent poisoning 353
immunologic rejection after corneal transplantation 6
immunologic tolerance 159
immunological fetal hydrops 340
immunoperoxidase technique 161
immunophenotype 161
immunosuppression 159
immunotactoid glomerulopathy 134
immunotherapy 84
immunotherapy of advanced and recurrent tumor 314
immunotherapy of malignant tumor 309
impact of event scale 398
impacted mandibular third molar of high site 47
impacted maxillary third molar of deep site 47
impacted teeth of maxillary anterior site 48
impacted tooth 54
impaction bone graft 273
impaction verticalis 40
impaired fasting glucose, IFG 146

impaired glucose tolerance 155
impaired glucose tolerance with acanthosis nigricans or dyslipidemia, or hyperinsulinemia, or obesity 149
impaired glucose tolerance with hypertension 149
impaired glucose tolerance with insulin resistance 149
impaired glucose tolerance with obesity type hypertension 149
impaired glucose tolerance with peripheral vascular disease 149
impaired glucose tolerance with peripheral vascular disease and gangrene 149
impaired glucose tolerance with visceral fat deposition 149
impairment of adductor muscle and tendon of thumb at wrist and hand level 257
impairment of extensor muscle and tendon of thumb at wrist and hand level 257
impairment of long flexor muscle and tendon of thumb at wrist and hand level 257
impairment of multiple extensor muscles and tendons at wrist and hand level 257
impairment of multiple flexor muscles and tendons at wrist and hand level 257
impedance 87
imperfect endodontic treatment 39
imperfect hereditary dentinogenesis 53
imperforate anus 96
imperforate eyelid 15
imperforate hymen 322
impetigo 374
impetigo herpetiformis 375
impetigo neonatorum 381
implant 319
implant and transplant of heart and vessel 400
implant broken after ankle joint replacement 252
implant broken after elbow joint replacement 252
implant broken after joint replacement 252
implant broken after knee joint replacement 252
implant broken after shoulder joint replacement 252
implant denture 58
implant failure after ankle joint replacement 252
implant failure after elbow joint replacement 252
implant failure after joint replacement 252
implant failure after knee joint replacement 252
implant supported fixed bridge 58
implantable loop record, ILR 72
implantation of aqueous humor drainage 19
implantation of artificial urethral sphincter 222
implantation of bilateral nerve-stimulating impulse generator 186
implantation of biserial rechargeable neurostimulator pulse generator 183

implantation of cardiac resynchronization pacemaker pulse generator 208
implantation of cardiac resynchronization therapy with defibrillator 72
implantation of chemotherapy drug 182
implantation of chemotherapy pump 182
implantation of implantable cardioverter-defibrillator 71
implantation of intracranial neurostimulator 184
implantation of intracranial pressure monitor 184
implantation of peripheral nerve stimulator 187
implantation of permanent pacemaker, dual chamber 71
implantation of permanent pacemaker, single chamber 71
implantation of permanent pacemaker, tri chamber 71
implantation of prostate-urethral memory metal stent 221
implantation of pulse pump 334
implantation of radioactive seed 319
implantation of sacral nerve electronic stimulator 182
implantation of skeletal muscle electrical stimulator 182
implantation of skull metal plate 184
implantation of skull silicone rubber plate 184
implantation of spinal adjustable device (growth rod) 278
implantation of spinal electronic stimulator 182
implantation of sternum fracture internal fixation 191
implantation of subcutaneous implantable cardioverter-defibrillator 71
implantation of tooth 58
implantation of tube 334
implantation of uniserial rechargeable neurostimulator pulse generator 183
implantation of urethral stent 220
impression cytology 22
improperly secreted syndrome of antidiuretic hormone 146
improved McLaughlin operation 274
improving tissue oxygen supply 83
impulse oscillometry system 88
in field tumor recurrence 321
in labor 340
in situ hybridization 162
in vitro fertilization early embryonic assisted hatching zona pellucid chemical thinning 335
in vitro fertilization early embryonic assisted hatching zona pellucid cutting 335
in vitro fertilization early embryonic assisted hatching zona pellucid laser drilling 335
in vitro fertilization early embryonic assisted hatching zona pellucid laser thinning 335
in vitro fertilization, single live birth 345
in vitro fertilization, twins, both live birth 345
in vitro fertilization-embryo transfer pregnancy 346
in vitro nephrolithotomy 220
inadequate sleep hygiene 121

inappropriate thyrotropin secretion 142
incarcerated femoral hernia 100, 354
incarcerated umbilical hernia 100, 354
inching technique 128
incident beam 320
incisal guidance 59
incisal guidance inclination 59
incisal guidance table 59
incisal path 59
incisal path inclination 59
incision and decompression of fascia space 279
incision and decompression of forearm 282
incision and decompression of small intestine 315
incision and dilatation of pulmonary artery valve under direct vision 208
incision and dilation of pylorus 173
incision and drainage for liver abscess 169
incision and drainage of abdominal abscess 309, 310
incision and drainage of abdominal wall 166, 309
incision and drainage of abdominal wall abscess 166
incision and drainage of abdominal wall fistula 309
incision and drainage of abscess of bartholin gland 334
incision and drainage of abscess of diaphragm 311
incision and drainage of abscess of iliac fossa 313
incision and drainage of abscess of maxillofacial region 55
incision and drainage of abscess of mouth 56
incision and drainage of abscess of pharynx 36
incision and drainage of ankle joint 277
incision and drainage of brain abscess 185
incision and drainage of breast 171
incision and drainage of cul-de-sac 333, 335
incision and drainage of elbow joint 285
incision and drainage of extraperitoneal abscess 167
incision and drainage of groin abscess 166, 309
incision and drainage of hematoma of iliac fossa 313
incision and drainage of hepatic duct 169, 311
incision and drainage of hip joint 280
incision and drainage of intramedullary abscess 182
incision and drainage of intraspinal abscess 187
incision and drainage of multiple space infection abscess of floor of mouth 56
incision and drainage of muscle 278
incision and drainage of nose 32
incision and drainage of parotid gland 35, 57
incision and drainage of perianal abscess 169

incision and drainage of pericardial sac 315
incision and drainage of perineum 333
incision and drainage of peritoneal abscess 168
incision and drainage of pharyngeal fistula 36
incision and drainage of retroperitoneal abscess 167, 309
incision and drainage of sacral abscess 166, 308
incision and drainage of sacrococcygeal abscess 385
incision and drainage of scrotum 223
incision and drainage of sinus of abdominal wall 166
incision and drainage of skin and subcutaneous 291
incision and drainage of skin and subcutaneous tissue 281, 313, 386
incision and drainage of subarachnoid abscess 185
incision and drainage of subdural abscess 186
incision and drainage of sublingual gland 57
incision and drainage of subphrenic abscess 169
incision and drainage of umbilical abscess 171, 313, 386
incision and drainage of vagina 335
incision and drainage of vaginal hematoma 335
incision and drainage of ventricle 185
incision and drainage of vulva 335
incision and exploration of bladder 313
incision and exploration of duodenum 172
incision and exploration of fallopian tube 334
incision and exploration of large intestine 308
incision and exploration of larynx 33
incision and exploration of ovary 334
incision and exploration of palate 55
incision and exploration of pericardial sac 315
incision and exploration of pharynx 36
incision and exploration of scrotum 223
incision and exploration of skin and subcutaneous tissue 281, 291, 386
incision and exploration of spleen 313
incision and exploration of stomach 173, 314
incision and exploration of testis 311
incision and exploration of the pericardium 208
incision and exploration of thymus 315
incision and exploration of thyroid 170
incision and exploration of uterus 336
incision and hemostasis of stomach 173
incision and removal foreign body of skin and subcutaneous tissue 281
incision and removal of foreign body from soft tissue 291
incision and removal of foreign body in skin and subcutaneous tissue 313, 386
incision and removal of foreign body of muscle 278
incision and removal of skin and subcutaneous foreign body 291
incision and repair of cranial venous sinus 184
incision and drainage of cerebral cyst 185

incision biopsy 386
incision dehiscence 288
incision of abdominal wall dehiscence suture 166
incision of ankle joint 277
incision of bartholin gland cyst 334
incision of brain lobe 185
incision of buccal frenum 55
incision of cervical atresia 332
incision of chest wall 191
incision of cubital tunnel 285
incision of esophagus and cardia 314
incision of facial bone 56
incision of fascia 386
incision of gingival abscess 58
incision of heart 208
incision of hematoma of vulva 335
incision of interphalangeal joint 284
incision of metatarsophalangeal joint 283
incision of myocardium 208
incision of nasal cartilage 32
incision of Oddi sphincter 165
incision of optic nerve 186
incision of pineal gland 186
incision of rectal stricture 174
incision of rectovaginal septum 174
incision of salivary duct 57
incision of salivary gland 57
incision of scalp 186
incision of shoulder joint 278
incision of sigmoid colon 173
incision of thalamus 313
incision of vaginal side wall 335
incision of vaginal wall hematoma 335
incision of ventricle 208
incision of vulvar abscess 335
incisional drainage of perinephric abscess 222
incisional drainage of skin and subcutaneous tissue 171
incisional exploration of skin and subcutaneous tissue 171
incisional hernia of perineum 97
incisional removal of foreign body of soft tissue 172
incisive canal cyst 47
incisive foramen injection 56
inclination of cusp 59
inclination of lateral condylar guidance 59
inclination of plane of orientation 59
inclination of protrusive condylar guidance 59
including canthus 15
inclusion body fibromatosis 226
inclusion body myositis 110, 226
inclusion conjunctivitis 2
inclusion cyst of penis 215
inclusion wart 384
incompetence of cervix uteri 328
incomplete abortion 322
incomplete bilateral fallopian tubes obstruction 326
incomplete breech presentation 337
incomplete cervical spinal cord injury 400
incomplete cleft lip and palate 39
incomplete fracture 227

incomplete hematologic response 158
incomplete herpes zoster 364
incomplete ileus 92, 350
incomplete induced abortion 346
incomplete injury of cervical spinal cord 244
incomplete intestinal obstruction in puerperium 337
incomplete left bundle-branch block 63
incomplete left fallopian tube obstruction 330
incomplete lumbar spinal cord injury 263
incomplete medical abortion 326
incomplete medical abortion complicated by bradycardia 322
incomplete medical abortion complicated by cervix laceration 322
incomplete medical abortion complicated by disseminated intravascular coagulation 322
incomplete medical abortion complicated by embolism 322
incomplete medical abortion complicated by genital tract infection 322
incomplete medical abortion complicated by haemorrhage 322
incomplete medical abortion complicated by pelvic infection 322
incomplete medical abortion complicated by uterus infection 322
incomplete monoplegia 399
incomplete monoplegia of lower extremity 399
incomplete monoplegia of upper extremity 399
incomplete of induced abortion 325
incomplete orchiocatabasis 211
incomplete paralysis 399
incomplete paralysis of both upper extremities 399
incomplete phocomelia 227
incomplete reversible airflow limitation 73
incomplete right bundle-branch block 63
incomplete right fallopian tube obstruction 327
incomplete spontaneous abortion 322
incomplete spontaneous abortion complicated by damage of pelvic organ 322
incomplete spontaneous abortion complicated by embolism 322
incomplete spontaneous abortion complicated by genital tract infection 322
incomplete spontaneous abortion complicated by haemorrhage 322
incomplete spontaneous abortion complicated by pelvic infection 322
incomplete spontaneous abortion complicated by renal failure 322
incomplete spontaneous abortion complicated by shock 322
incomplete thoracic spinal cord injury 399
incomplete uterine rupture 328, 337
incomplete vascular occlusion 227
incongruity of affect 396

incontinentia pigmenti 354, 377
incoordinate uterine dysfunction 337
incoordinate uterine inertia 347
increased fat disease 153
increased intracranial pressure 159
increased intracranial pressure (intracranial hypertension) 181
increased ratio of umbilical artery doppler flow 340
increment after exercise 131
incrementing response 128
incus deformity 30
independent collimator 319
independent living 399
independent lung ventilation 83
indeterminate cell histiocytosis 380
indeterminate leprosy 380, 417
index finger dorsal skin flap 299
indirect action 319
indirect calorimetry 301
indirect Coombs test 161
indirect immunofluorescence 387
indirect inguinal hernia with direct inguinal hernia 95
indirect laryngoscopy 37
indirect ophthalmoscope retinal photo-coagulation 20
indirect ophthalmoscopy 22
indirect preset tidal volume 84
indirect pulp capping 55
indirectly measured lung volume 87
indium and its compound poisoning 409
indium-111 WBC scan 286
individualized epithelial keratectomy excimer laser surgery 19
individualized excimer laser in situ keratomileusis 19
individualized excimer laser photorefractive keratectomy 19
individualized excimer laser subepithelial keratomileusis 19
indocyanine green angiography 22
indolent lymphoma 158
induced abortion complicated by other comorbidity 325
induced abortion complicated by perforation 325
induced abortion syndrome 325
induced delusional disorder 390
induced labor 327
induction failure of labor by mechanical method 339
induction failure of labor by prostaglandin 340
induction of labor by stripping membranes 347
induction of labor with oxytocin 348
induction of labor with water sac 348
ineffective cough 79, 82
ineffective erythropoiesis 158
ineffective hematopoiesis 162
inequality of lower extremities 255, 270
inevitable abortion 324
infant abuse syndrome 409
infant born to maternal hyperthyroidism 147

infant born to maternal hypothyroidism 147
infant hypoglycemia 152
infant of a diabetic mother 355
infant, juvenile and presenile cataract 17
infantile acne 383
infantile acute hemorrhagic edema 383
infantile ascariasis 417
infantile asthmatic bronchopneumonia 80, 359
infantile bronchopneumonia 80, 359
infantile cataract 17
infantile cortical hyperostosis 359
infantile cortical hyperostosis (Caffey's disease) 236
infantile diarrhea 359, 418
infantile digital fibroma 264
infantile eczema 383
infantile enteritis 356, 359
infantile epiglottis 32
infantile esotropia 17
infantile fibrosarcoma 264
infantile glaucoma 17
infantile hemangioma (severe) 383
infantile hemiplegia 125
infantile hepatitis syndrome 359
infantile hypertrophic neuropathy 125
infantile idiopathic scoliosis 264
infantile kidney 216
infantile laryngeal spasm 30
infantile malaria 418
infantile myofibromatosis 383
infantile neuroaxonal dystrophy 125
infantile osteomyelitis 264
infantile persistent hypoglycemia caused by hyperinsulinemia 359
infantile pneumonia 79, 356
infantile progressive cerebral degeneration 125
infantile seborrheic dermatitis 383
infantile spasm 125
infantile spinal muscular atrophy 125
infantile stiff skin syndrome 383
infantile uterus 156, 327
infantile vulvovaginitis 327
infarction 158
infarction of liver 95
infarction of spleen 164
infected nonunion after trauma 228
infecting caused by thoracic silicone plate implant 408
infection 412
infection after assisted reproductive technology 322
infection after immunization 353
infection after lumbar puncture 124
infection after ocular prosth implantation 17
infection after orbital fracture operation 16
infection caused by heart valve prostheses 203
infection caused by joint prosthesis 237
infection debridement and repair after repair of inguinal hernia 167
infection due to joint prosthesis 399
infection in parapharyngeal space 30

infection induced diabetes mellitus 143
infection of amputation stump 244
infection of biliary tract 93
infection of bone 236
infection of cervical intervertebral disc 245
infection of cochlear implant 407
infection of corneal graft 6
infection of finger web 255
infection of retroperitoneum 95
infection of submandibular space 50
infection of thoracic vertebra 262
infection of uterine incision after cesarean section 340
infection patch removal, debridement, repair after repair of inguinal hernia 166
infection with fetal reduction 340
infection-associated acute interstitial nephritis 133
infection-associated hemophagocytic syndrome 158
infection-related optic neuritis 3
infectious anemia 61
infectious arthritis 233
infectious bone necrosis 233
infectious chest wall defect 287
infectious diarrhea 96, 351, 412
infectious disease complicated with myopathy 115
infectious eczematoid dermatitis 364
infectious jaundice 96
infectious laryngitis 25
infectious mononucleosis 350, 364, 411
infectious myocarditis 351
infectious myositis 3, 233
infectious nasopharyngitis 25
infectious nephritis 133
infectious pancreatitis 96
infectious peripheral neuropathy 113
infectious scoliosis 233
infectious urethral syndrome 133
infectious vesicular disease 364
infective angular cheilitis 41
infective bursitis 233
infective dermal sinus 375
infective endocarditis 64, 351, 412
infective endocarditis kidney injury 133
infective endocarditis vegetation 64
infective endophthalmitis 3
infective haemolytic anaemia 351
infective nephritis 351
infective pericarditis 64
infective shock 294, 351
inferent loop obstruction after gastrointestinal anastomosis 102
inferior blepharochalasis 14
inferior cerebral falx hernia 111
inferior dislocation of humerus 234
inferior mesenteric artery injury 194
inferior migration of end point of subscapularis muscle 278
inferior oblique hyperfunction 14
inferior oblique paralysis 17
inferior rectus absent 14
inferior rectus paralysis 17

inferior vena cava angiography　71
inferior vena cava benign tumor　200
inferior vena cava filter implantation　315
inferior vena cava injury　164, 200
inferior vena cava malignant tumor　200
inferior vena cava obstruction syndrome　201
inferior vena cava stenosis　200
inferior vena cava thromboembolism　200
inferior vena cava thrombosis　200
inferior vena cava thrombosis resection　223
inferior vena cavography　209
infertility　322
infertility due to tubal stenosis　326
infiltrative pulmonary tuberculosis　413
inflammation of anal canal　96
inflammation of condyle　44
inflammation of eyelid　16
inflammation of superior clunial nerves　122
inflammation of uterine ligament　329
inflammatory adnexal mass　322
inflammatory and toxic neuropathy　124
inflammatory breast cancer　164
inflammatory breast mass　164
inflammatory collateral cyst　53
inflammatory edema　298
inflammatory goitre of liver　96
inflammatory granuloma　263
inflammatory granuloma of vaginal wall　327
inflammatory hyperplasia of jaw　42
inflammatory hyperplasia of oral mucosa　45
inflammatory linear verrucose epidermal nevus　382
inflammatory lung damage　80
inflammatory mass in larynx　26
inflammatory mass of palate　47
inflammatory myofibroblastic tumor　263
inflammatory myopathy　263
inflammatory ovarian cyst　324
inflammatory polyarthropathy　263
inflammatory polyneuropathy　124
inflammatory pseudotumor　15
inflammatory pseudotumor of brain　119
inflammatory pseudotumor of cheek　43
inflammatory pseudotumor of eyelid　16
inflammatory pseudotumor of floor of mouth　44
inflammatory pseudotumor of liver　96
inflammatory pseudotumor of palate　41
inflammatory spondyloarthropathies　263
influenza　77, 414
influenza A　413
influenza A/H$_1$N$_1$　413
influenza A/H$_3$N$_2$　413
influenza A (H1N1) flu　76
influenza B　418
influenza C　410
influenza caused by known virus　359
influenza myocarditis　67
influenza pleurisy　77
influenza virus pneumonia　77
influenza with acute upper respiratory infection caused by known virus　359
influenza with laryngitis caused by known virus　359

influenza with pharyngitis caused by known virus　359
influenza with pleural effusion caused by known virus　359
influenza with pneumonia, virus not identified　79
influenza with unknown virus　62
infrabony pocket　59
inframammary fold asymmetry　288
inframammary fold contraction　288
infraorbital congestion　31
infraorbital foramen [canal]injection　56
infraorbital nerve injury　8, 116
infraorbital space infection　45
infraorbital space infection with abscess　45
infrapulmonary effusion　75
infrared cataract　4
infrared coagulation for hemorrhoid　174
infrared photography　301
infrared therapy　403
infrarenal abdominal aortic occlusion　200
infratemporal fossa approach　35, 185
infratemporal space infection　46
infratemporal space infection with abscess　46
infratentorial approach　186
infundibular pulmonary stenosis　196
infusion pump related pain　200
infusion related bloodstream infection　79
ingrown nail　376
inguinal abscess　367
inguinal abscess incision and drainage　386
inguinal cellulitis　163
inguinal exploration operation　309
inguinal exploratory operation　387
inguinal lesion resection　386
inguinal lymph node dissection　217
inguinal lymph node resection　217
inguinal lymphadenectomy　330
inguinal ring looseness　95
inhalation injury　79, 297
inhalation of secretion due to anaesthesia in pregnancy　344
inhalation of stomach contents due to anaesthesia in pregnancy　344
inhalation pneumonia caused by anesthesia during delivery　339
inhaled anaesthetic poisoning　408
inhaled nitric oxide therapy　85
inherited abnormality of thyroxine binding globulin　152
inherited cardiac arrhythmia　69
inherited cardiac channelopathy　69
inherited cardiomyopathy　69
inherited coagulation factor V deficiency　160
inherited coagulation factor VII deficiency　160
inherited coagulation factor X deficiency　160
inherited coagulation factor XII deficiency　160
inherited fibrinogen deficiency　160
inherited myopathy　125
inherited prothrombin deficiency　160
inhibition of amblyopia　17
inhibitory breathing　83
inhibitory postsynaptic potential　131
initial lesion of yaws　417

initial slope rate　319
initial stage of trachoma　3, 411
injection augmentation laryngoplasty of vocal cord　36
injection for hemangioma　292
injection for lymphangioma　386
injection of hemorrhoid　174
injection of lymphangioma　170, 290
injection of lymphatic tumor　312
injection of sclerosing agent or compression hemostasia for esophageal varices　37
injection of therapeutic substance into bursae　281
injection of therapeutic substance into temporomandibular joint　291
injection therapy for subglottic angeioma　36
injection treatment of rectal prolapse　174
injure of vas deferens　215
injuries of multiple blood vessels at ankle foot　197
injuries of multiple blood vessels at hip　198
injuries of multiple blood vessels at lower leg level　202
injuries of multiple blood vessels at wrist and hand level　200
injuries of multiple blood vessels of thorax　203
injury by lightning　406
injury of abdominal aorta　351
injury of abducent nerve　18
injury of acetabular labrum　248
injury of achilles tendon　233
injury of ankle　239
injury of anterior cruciate ligament of knee　258
injury of anterior horn of lateral meniscus　256
injury of anterior talofibular ligament　246
injury of anterior tibial artery　198, 246
injury of appendix　99
injury of articular cartilage of distal tibia　239
injury of articular cartilage of elbow　267
injury of articular cartilage of talus　239
injury of auricle　41
injury of axillary or brachial vein　264
injury of azygos vein　197
injury of biceps tendon (long head)　233
injury of bladder　213
injury of blood vessel at abdomen　163
injury of blood vessel at ankle foot　197
injury of blood vessel involving multiple body regions　248
injury of blood vessel of thorax　188, 203
injury of blood vessel of thumb　199
injury of brachial vein　211, 234
injury of brain and cranial nerve with injury of nerve and spinal cord at neck level　248
injury of bronchus　188, 204
injury of calcaneofibular ligament　233
injury of capsule of shoulder joint　242
injury of cardiac ganglia plexus　203
injury of carotid artery　43, 198
injury of carotid blood vessel　198

injury of cauda equina 249
injury of cervical nerve root 116
injury of cervical spinal cord 244
injury of cervical spinal cord C1 244
injury of cervical spinal cord C2 244
injury of cervical spinal cord C3 244
injury of cervical spinal cord C4 244
injury of cervical spinal cord C5 244
injury of cervical spinal cord C6 244
injury of collateral ligament of knee 258
injury of cruciate ligament of knee 258
injury of cutaneous sensory nerve at ankle and foot level 239
injury of cutaneous sensory nerve at forearm level 250
injury of cutaneous sensory nerve at lower leg level 261
injury of cutaneous sensory nerve at upper arm level 253
injury of deep palmar arch 265
injury of deltoid ligament of ankle 239
injury of digital blood vessel 266
injury of distal radioulnar joint 259
injury of distal tibiofibular ligament 245
injury of dorsal artery of foot 205, 268
injury of dorsal vein of foot 205, 268
injury of extensor and abductor muscle and tendon of thumb at forearm level 250
injury of external jugular vein 198
injury of eye and orbit 15
injury of fallopian tube 325
injury of femoral nerve 113, 235
injury of femoral vein 196, 235
injury of fibular muscle and tendon 231
injury of finger joint 266
injury of flexor pollicis longus tendon of forearm 250
injury of frenulum linguae 48
injury of gallbladder 94
injury of great saphenous vein in thigh 194
injury of hand joint 254
injury of hand radial artery 200
injury of hand ulnar artery 200
injury of heart 203
injury of infraspinatus 233, 243
injury of infraspinatus tendon 233, 243
injury of intercostal blood vessel 188, 198
injury of internal jugular vein 198
injury of internal mammary artery 199
injury of internal mammary vein 199
injury of interphalangeal joint 267
injury of intra-abdominal and pelvic organ 163
injury of intra-abdominal multiple organs 95
injury of intra-abdominal organ 95, 163
injury of intrathoracic organ 203
injury of intrathoracic organs with intraabdominal and pelvic organs 262
injury of kidney 214
injury of knee 258
injury of larynx 26
injury of lateral collateral ligament of knee 258
injury of lateral meniscus 256
injury of lateral meniscus and collateral ligament of knee 259

injury of lateral meniscus and cruciate ligament of knee 259
injury of lateral plantar nerve 268
injury of lesser saphenous vein at lower leg level 202
injury of ligaments of interosseous talocalcaneal 233
injury of long head of biceps muscle 233
injury of lumbosacral plexus 124, 263
injury of medial collateral ligament of ankle 239
injury of medial collateral ligament of knee 258
injury of medial discoid meniscus of knee 259
injury of medial meniscus 249
injury of medial meniscus and collateral ligament of knee 259
injury of medial meniscus and cruciate ligament of knee 259
injury of medial meniscus of knee 259
injury of median nerve at upper arm level 253
injury of median nerve of forearm 250
injury of meniscus 226
injury of metatarsophalangeal joint 266
injury of multiple blood vessels at abdomen, lower back and pelvis 163
injury of multiple blood vessels of thorax 188
injury of multiple muscles and tendons at shoulder and upper arm level 243
injury of multiple nerves at upper arm level 253
injury of muscle and tendon of forearm 250
injury of muscle and tendon of lower limb 259
injury of musculocutaneous nerve 114
injury of nerve at upper arm level 253
injury of nerve involving multiple body regions 248
injury of nerve of thorax 203
injury of nerve plexus 180
injury of nervus supraorbitalis 45
injury of oculomotor nerve 3
injury of optic nerve and pathway 11
injury of orbital and craniocerebral 8
injury of os trigonum of ankle joint 238
injury of patellar cartilage 227
injury of penis 216
injury of peroneal artery 195, 231
injury of peroneal nerve at lower leg level 261
injury of plantar artery 205
injury of plantar artery of foot 268
injury of pleura 203
injury of popliteal artery 197, 237
injury of popliteal vein 197, 237
injury of posterior cruciate ligament of knee 258
injury of posterior horn of lateral meniscus 256
injury of posterior tibial artery 198, 246
injury of posterolateral corner of knee 259
injury of pulmonary blood vessel 188, 196, 351

injury of quadriceps femoris 235
injury of radial artery of forearm 199, 250
injury of radial nerve at upper arm level 253
injury of renal artery 213
injury of round ligament of hip joint 247
injury of scapholunate ligament 267
injury of sciatic nerve of hip 116, 247
injury of sciatic nerve of thigh 229
injury of scrotum 216
injury of shoulder 243
injury of shoulder tendon 243
injury of spinal nerve root 114
injury of stomach 164
injury of subclavian artery 200
injury of subclavian vein 200
injury of superficial femoral artery 197, 235
injury of superficial palmar arch 265
injury of superior gluteal nerve 256
injury of superior vena cava 188, 199
injury of supraspinatus 233
injury of supraspinatus tendon 233
injury of tendon of posterior aspect of thigh 229
injury of tendon of rotator cuff of shoulder 243
injury of tendon of thigh 229
injury of testis 211
injury of the abdominal tendon 232
injury of the distal end of the deep nerve 112, 232
injury of the superficial orbital region 8
injury of the sural nerve 112, 231
injury of thoracic aorta 188, 203
injury of thoracic nerves 188
injury of thoracic trachea 188, 203
injury of thorax, lower back and pelvis 262
injury of tibial artery 198, 245
injury of tibial nerve 246
injury of tibial nerve at lower leg level 261
injury of triceps muscle 234
injury of triceps tendon 234
injury of trigeminal nerve 10, 120
injury of ulnar artery at forearm level 250
injury of ulnar collateral ligament 228
injury of ulnar nerve at forearm level 250
injury of ulnar nerve at upper arm level 253
injury of unspecified blood vessel at lower leg level 202, 261
injury of upper limb 254
injury of upper tibiofibular ligment 245
injury of upper tibiofibular syndesmosis 245
injury of ureter 215
injury of urethra 212
injury of vena cava 199
injury potential 130
injury reduction surgery (damage control surgery) 279
inlay 56
inlay of superficial corneal lens 19
inlay skin graft 299
inner ear dysplasia 353
inner ear MRI 37
inner edge of trochlear cartilage fracture 238
inner lining skin flap 298

innominate artery aneurysm 200
innominate artery injury 188, 200
innominate artery steal blood syndrome 122
innominate artery stenosis 200
innominate artery tortuosity 200
innominate vein injury 188, 200
innutritional adult halisteresis 265
inoculation herpes simplex 370
inomyoma of fallopian tube 326
inorganic substance toxic effect 62
insect bite dermatitis 364
insecticide poisoning 407
insert fracture 251
insertion activity 128
insertion and adjustment of denture 58
insertion of allograft of bladder/rectum/vaginal 334
insertion of alloplastic implant to orbital bone 290
insertion of artificial bone to facial bone 291
insertion of artificial coral to facial bone 291
insertion of artificial patch of bladder/rectum/vaginal 334
insertion of artificial prosthesis to mandible 292
insertion of auricle implant 290
insertion of autograft of bladder/rectum/vaginal 334
insertion of bone lengthening device 55
insertion of breast tissue expander 171
insertion of composite to facial bone 291
insertion of heterograft of bladder/rectum/vaginal 334
insertion of laminaria 333
insertion of post aurem expander 290
insertion of preauricular expander 290
insertion of silicone prosthesis to facial bone 290
insertion of sphenoidal electrode 182
insertion of tissue expander 291
insertion of titanium mesh to facial bone 291
insertion of titanium plate to mandible 292
insertional achilles tendinosis 233
insertional achilles tendonitis 233
insomnia 121
insomnia due to food allergy 121
inspiratory capacity 88
inspiratory crackle 82
inspiratory dyspnea 31, 82
inspiratory flow 89
inspiratory flow limitation 89
inspiratory phase time 89
inspiratory positive airway pressure 89
inspiratory pressure slope 89
inspiratory reserve volume 86
inspiratory soft tissue depression 31
inspiratory stridor 31, 82
inspiratory synchrony 85
inspiratory tidal volume 89
inspiratory time 89
inspiratory to expiratory ratio 89
inspiratory trigger 85
inspiratory trigger synchrony 85
inspiratory vital capacity 89

inspiratory-expiratory cycling 85
inspired oxygen flow 89
instability after ankle joint replacement 252
instability after elbow joint replacement 252
instability after joint replacement 252
instability after knee joint replacement 252
instability after shoulder joint replacement 252
instability of metatarsophalangeal joint 266
instability of tendon of fibula 231
installation and adjustment of artificial arm 401
installation and adjustment of artificial leg 401
installation of crutchfield tongs 184
installation of skull titanium plate 184
instrument training 403
insufficient accommodation 13
insufficient correction after ptosis surgery 11
insufficient sleep syndrome 121
insufflation time 88
insular lobe epilepsy 111
insular lobe malignant neoplasm 304
insulin and antidiabetic poisoning 409
insulin and oral hypoglycaemic (antidiabetic) drug poisoning 62
insulin autoimmune syndrome 151
insulin lipodystrophy 382
insulin resistance syndrome type A 151
insulin resistance syndrome type B 151
insulinoma 151
integrated-flow body plethysmograph 88
intellectual achievement responsibility questionnaire 398
intelligence test 398
intense pulsed light therapy 386
intensity-modulated radiation therapy (IMRT) 320
interarch distance, interridge distance 59
intercalary deficiency 266
intercommissural line 187
intercondylar distance 59
intercondylar fossa plasty 280
intercondylar fracture of humerus 234
intercondylar T shaped fracture 247
intercondylar Y shaped fracture 247
intercostal artery ligation 190
intercostal artery suture 190
intercostal nerve block 184
intercostal nerve cryoanalgesia 184, 190
intercostal nerve injury 117
intercostal nerve resection 190
intercostal nerve segment resection 190
intercostal nerve transfer 184
intercostal neuralgia 117
intercostal neurectomy 184
intercostal neuropathy 117
intercuspal occlusion 59
intercuspal position 59
interdigital moniliasis 384
interdigital neuroma 126
interdigitating dendritic cell sarcoma (IDCS) 307
interdischarge interval 128
interference pattern 128

interferential electrotherapy 403
interhemispheric approach 183
interictal discharge 128
interior upper orbital margin fracture 8
interlobar effusion 80
intermaxillary contraction 42
intermaxillary fixation 55
intermaxillary ligation 55
intermaxillary space 42
intermaxillary traction 55
intermediate developmental delay, epilepsy and neonatal diabetes (DEND) syndrome 153
intermediate lesion of pinta 416
intermediate or inlay dorsiflexion instability 267
intermediate split thickness skin grafting 37, 58
intermediate tumor of bone (unclassified) 237
intermediate tumor of soft tissue (uncertain type) 253
intermediate uveitis 18
intermittent catheterization 218
intermittent claudication 198, 242
intermittent Cushing syndrome 146
intermittent discontinuing of ventilatory support 84
intermittent esotropia 5
intermittent exotropia 5
intermittent explosive disorder 391
intermittent hair follicle dystrophy 369
intermittent hoarseness 31
intermittent hydrarthrosis 242
intermittent insomnia 121
intermittent mandatory ventilation 84
intermittent negative pressure ventilation 84
intermittent pain in the throat 31
intermittent peritoneal dialysis, IPD 137
intermittent pneumatic compression 403
intermittent positive pressure therapy, IPPB 190
intermittent positive pressure ventilation 84
intermittent pre-excitation syndrome 66
intermittent preexcitation syndrome 352
intermittent rhythmic delta activity 129
intermittent shunt 76
intermittent strabismus 5
internal auditory canal tumor 27
internal capsule hemorrhage 119, 179
internal carotid aneurysm 116
internal carotid arterioplasty 34
internal carotid artery aneurysm 198
internal carotid artery aneurysm rupture 198
internal carotid artery dissection 116, 198
internal carotid artery embolism 116
internal carotid artery injury 178, 198
internal carotid artery insufficiency 7
internal carotid artery ischemia 116
internal carotid artery occlusion 116, 198
internal carotid artery stenosis 116, 198
internal carotid artery thrombosis 116, 198
internal carotid ligation 34
internal conversion 348

internal derangement of knee 258

internal disc disruption/internal disc derangement, IDD 268

internal disorder of knee 259

internal electronic fetal monitoring 348

internal fixation 281

internal fixation associated infection 249

internal fixation of patella fracture 272

internal fixation with closed reduction and internal fixation for patellar fracture 272

internal fixity infection 237

internal hemipelvectomy 281

internal hemorrhoid 100

internal hirudiniasis 415

internal iliac artery atherosclerosis 199

internal iliac artery ligation 348

internal iliac artery stenosis 199

internal iliac vein embolism 199

internal iliac vein thrombosis 199

internal irradiation 320

internal jugular vein dilation 198

internal pressure of the compartment 236

internal resorption of tooth 52

internal urethral orifice malignant tumor 305

internal urethrotomy 220

internet addiction disorder 393

internet overuse 396

internuclear extraocular muscle paralysis 4

internuclear ophthalmoplegia 4

internus paresis 16

interosseous proper palmar digital nerve compression syndrome 236

interpeak interval 128

interphalangeal fusion 284

interphalangeal joint arthrodesis 284

interphalangeal joint arthroplasty with implantation 284

interphalangeal joint arthroscopy 286

interphalangeal joint of toe amputation 284

interphalangeal joint of toe arthroscopy 286

interphalangeal sesamoid of hallux 249

interpolated ventricular premature beat 66

interpotential interval 127

interpretative psychotherapy 397

interradicular osteotomy 55

interrater reliability 398

interrupted aortic arch repair 209

interrupted aortic arch repair (repair of ventricular septal defect) 209

interrupted aortic arch (IAA) and ventricular septal defect (VSD) 200

interruption of urinary stream 216

intersection syndrome 243, 270

intersphincteric fistula ligation (LIFT operation) 170

intersphincteric resection (ISR procedure) 170

interspinous ligament injury 240

interspinous syndesmitis 240

interstitial bone defect 242

interstitial brachytherapy 321

interstitial cystitis 211

interstitial emphysema 76, 352

interstitial fluid syndrome 2

interstitial implant irradiation 321

interstitial irradiation 183

interstitial lung disease 61

interstitial lung disease due to scleroderma 265

interstitial mastitis in pregnancy 344

interstitial myositis 242

interstitial nephritis 352

interstitial nephritis uveitis syndrome 5, 135

interstitial pneumonia 76, 413

interstitial thermotherapy 321

interstitial tubal pregnancy 325

intertarsal fusion 274

intertarsal joint fracture 232

interthoracoscapular amputation 278

intertransversebone fusion 276

intertriginous candidiasis 364

intertrochanteric fracture of femur 234

intertrochanteric osteotomy 273

interureteric ridge resection 222

interventional pelvic vascular embolization 348

interventional pulmonary technique 87

interventional therapy 84, 183

interventional therapy of malignant tumor 309

intervertebral chemonucleolysis 285

intervertebral disc cyst 268

intervertebral disc disease 268

intervertebral disc prolapse with myelopathy 402

intervertebral disc radio frequency catheter ablation 285

intervertebral disc rupture 268

intervertebral disk displacement 264, 268

intervertebral infection 268

intervertebral space infection 268

intestinal adhesion 93

intestinal adhesion with obstruction 105

intestinal amebiasis 92

intestinal amoebiasis 411

intestinal anaerobe infection 92

intestinal anastomotic stenosis 92

intestinal ancylostomiasis 92, 411

intestinal angiostrongyliasis 92, 411

intestinal anthrax 92

intestinal ascariasis 92

intestinal augmentation cystoplasty 217

intestinal brush biopsy in gastroscope or duodenoscope 107

intestinal calculus 92

intestinal candidiasis 92

intestinal capillariasis 92, 411

intestinal coccidiosis 92, 411

intestinal disaccharidase deficiency and disaccharide malabsorption 92

intestinal dysbacteriosis 92

intestinal dysfunction 92

intestinal dyspepsia 93

intestinal exteriorization 165, 308

intestinal gangrene 92, 350

intestinal graft failure 404

intestinal graft rejection 404

intestinal helminthiasis 92, 411

intestinal impaction 92

intestinal infection 92

intestinal injury during operation 404

intestinal ischaemic infarction 92

intestinal lymphangiectasia 92

intestinal lymphatico-venous anastomosis 308

intestinal lymphaticovenular anastomosis 165

intestinal malabsorption 92

intestinal metaplasia 92

intestinal myiasis 93, 411

intestinal necrosis 92, 350

intestinal neobladder operation 217

intestinal obstruction 92

intestinal obstruction in puerperium 337

intestinal obstruction with adhesion 92

intestinal parasitic abscess 411

intestinal parasitic disease 92, 411

intestinal pedicled flap hepaticoplasty 165

intestinal perforation 293

intestinal perforation caused by endoscopic operation 404

intestinal plague 92

intestinal relaxant poisoning 404

intestinal replace ureter operation 217

intestinal stenosis 93, 350

intestinal stenosis and necrosis 93, 350

intestinal strangulation 92, 350

intestinal strangulation and necrosis 92, 350

intestinal strongyloidiasis 92

intestinal taeniasis 92

intestinal tract injury complicated with oocyte retrieval 325

intestinal trematodiasis 411

intestinal trichomoniasis 92

intestinal tympanites 93

intestinouterine fistula 93, 322

intimal sarcoma 263

intoxication in caffeine 391

intra articular fracture 237

intra articular osteotomy 276

intra capsular fracture of femur 235

intra epidermal epithelioma 363

intra-abdominal abscess 412

intra-abdominal echinococcosis 412

intraabdominal hemorrhage 196

intra-abdominal volume increment (IAVI) 168

intra-aortic balloon pump implantation 209

intra-aortic balloon pump dilatation 209

intra-aortic balloon pump, IABP 72

intra-arterial chemotherapy 182

intra-articular radius fracture 251

intraatrial reentrant tachycardia, IART 68

intrabony pocket 59

intrabreath diagram 88

intrabreath with trace gas CH4 88

intracanal medicament 55

intracapsular cataract extraction 19

intracapsular condyle fracture 44

intracavitary brachytherapy 84

intracavitary infusion of malignant tumor 308

intracavitary radiotherapy 320

intracavitary thermotherapy 320

intracellular mycobacterium skin infection 380

intracerebral arteriovenous fistulae　119

intracerebral hematoma　179

intracoronal lesion before tooth eruption　52

intra-coronal retainer　55

intracoronary injection with thrombolytic　206

intracoronary non-drug eluting stent implantation　206

intracoronary stent implantation　206

intracoronary stent implantation with drug eluting stent　206

intracoronary thrombus aspiration　71

intracranial abscess　117

intracranial aneurysm　117, 178

intracranial angioma　117

intracranial arteriosclerotic aneurysm　178

intracranial arteriovenous malformation　117, 178

intracranial candidiasis infection　353, 374

intracranial capillary telangiectasia　178

intracranial cavernous hemangioma　117, 178

intracranial cholesteatoma　178

intracranial cyst　117

intracranial dissecting aneurysm　178

intracranial embryonal carcinoma　305

intracranial epidural granuloma　117

intracranial extradural empyema　117

intracranial foreign body　178

intracranial giant aneurysm　178

intracranial hemorrhage　178

intracranial hemorrhage of newborn　357

intracranial hemorrhage sequelae　117

intracranial hypotension after ventriculo-peritoneal shunt　119

intracranial infected aneurysm　178

intracranial infection　117, 178, 353, 414

intracranial inflammatory granuloma　117

intracranial injury　178

intracranial internal carotid artery dissection　178

intracranial lipoma　117

intracranial malignant tumor　305

intracranial mirror aneurysm　178

intracranial nerve stimulator implantation　312

intracranial parasitic infection　414

intracranial parasitosis　178

intracranial pneumatocele　117

intracranial pressure　129

intracranial pseudoaneurysm　178

intracranial scopic fistulation of the third ventricle of cerebrum　312

intracranial space occupying lesion　117

intracranial subdural abscess　117

intracranial subdural granuloma　117

intracranial traumatic aneurysm　117, 178

intracranial vascular malformation　178

intracranial venous malformation　178

intracranial venous sinus phlebitis　117

intracranial venous sinus secondary malignant tumor　305

intracranial venous sinus thrombosis　117

intracranial vertebral artery dissection　178

intracranial, outside artery dissection　117

intractable epilepsy　118

intractable pain　180

intractable plantar keratosis　288

intractable postpartum hemorrhage　340

intradermal nevus　375

intradermal suture　299

intradiscal electrothermal therapy　285

intraductal adenocarcinoma of prostate　213

intraductal papillary mucinous tumor of pancreatic　104

intraductal papilloma　40

intradural lipoma　181

intradural lumbar disc herniation　265

intraepidermal neutrophilic IgA dermatosis　363

intraesophagus 24h pH monitoring　193

intrafascial hysterectomy　333

intrafascial subtotal hysterectomy　333

intrahepatic biliary drainage　169, 311

intrahepatic calcification focus　96

intrahepatic cholangitis　96

intrahepatic cholestasis of pregnancy　376

intrahepatic cholestasis of pregnancy, ICP　344

intralesional excision　272

intralesional injection　386

intralesional resection　281

intra-ligamentous cyst　252

intralocular lens exchange　21

intramedullary arteriovenous malformation　121, 180

intramedullary nail fixation of femoral fracture　276

intramedullary nail fixation of fibula　274

intramedullary nail internal fixation of tibial　280

intramedullary nail or locking screw break　255

intramedullary vascular malformation　121

intramural fibroid of cervix　328

intramural fibroid of uterus　328

intramuscular angioma　240

intramuscular myxoma　240

intranasal laser ablation lesion surgery　32

intraocular ciliary laser photocoagulation　21

intraocular ciliary photocoagulation　21

intraocular foreign body　16

intraocular hemorrhage　16

intraocular isolated lesion cryotherapy　21

intraocular laser treatment of retina　21

intraocular lens abnormality after cataract surgery　1

intraocular lens deviation　10

intraocular lens dislocation　10

intraocular lens implantation after cataract surgery　2

intraocular lens implantation with tension ring　20

intraocular lens injury　10

intraocular lens opacification after cataract surgery　1

intraocular lens pupil clamping　10

intraocular lens toxicity syndrome　10

intraocular magnetic foreign body extraction　20

intraocular metastatic tumor　16

intraocular non-magnetic foreign body extraction　20

intraoperative biopsy of gallbladder　314

intraoperative cholangioscopy　314

intraoperative endoscopy of small intestine　314

intraoperative radiotherapy　320

intraoral cavity foreign body removal　223

intraorbital foreign body　8

intra-orbital meningioma　178

intraosseous ganglion　236

intrapartum eclampsia　337

intrapartum hemorrhage　337

intrapartum urinary retention　340

intraperitoneal chemotherapy pump exposure　405

intraperitoneal haemorrhage following ectopic pregnancy　327

intraperitoneal hemorrhage complicated with oocyte retrieval　325

intraperitoneal hemorrhage hemostasis　217

intraperitoneal jugular shunt　309

intraperitoneal onlay mesh technique　168

intraperitoneal rupture of bladder　210

intrapleural negative pressure　89

intrapleural pressure　89

intra-prosthetic dislocation　242

intrapulmonary blood vessel pressure　87

intra-radicular retainer　55

intrarenal reflux　214

intrarenal vascular ultrasound, IVUS　224

intrasacral meningocele　229

intrasellar tumor　23

intraspinal abscess　127, 268, 418

intraspinal bony septum　268

intraspinal canal foreign body removal　285

intraspinal catheterization with drug perfusion　187

intraspinal granuloma　127

intraspinal inflammatory mass　268

intraspinal lesion resection　316

intraspinal malignancy　307

intraspinal rhizotomy　187

intraspinal septum　268

intraspinal tumor　268

intraspinal varicosity　205

intrathecal injection　130

intrathoracic colon replacement of esophagus　315

intrathoracic colon replacing the esophagus　192

intrathoracic esophageal-esophageal anastomosis　192

intrathoracic esophageal-stomach anastomosis　192

intrathoracic esophageal-stomach anastomosis above aorta　192

intrathoracic esophageal-stomach anastomosis below aorta　192

intrathoracic esophageal-stomach anastomosis in neck　192

intrathoracic esophagus-esophagus anastomo-

sis 315
intrathoracic esophagus-stomach anastomosis 315
intrathoracic esophagus-stomach anastomosis above aortic arch 315
intrathoracic esophagus-stomach anastomosis under aortic arch 315
intrathoracic esophagus-stomach cervical part anastomosis 315
intrathoracic foreign body removal 192
intrathoracic jejunum replacement of esophagus 315
intrathoracic jejunum replacing the esophagus 192
intrathoracic mass 80
intra-thoracic nonfixed obstruction of large airway 80
intrathoracic organ injury 188
intratracheal gas insufflation 84
intratracheal instillation 37
intratracheal insufflation of oxygen 84
intratracheal jet 84
intrauterine adhesion 323
intrauterine balloon tamponade 347
intrauterine device expulsion 329
intrauterine device fracture 329
intrauterine device incarceration 329
intrauterine device insertion 332
intrauterine device residual 329
intrauterine device residual dislocation 329
intrauterine device residual migration 329
intrauterine gauze packing 347
intrauterine infection combined with congenital skin defect 385
intrauterine infection during delivery 339
intrauterine infection in pregnancy 344
intrauterine residue following hydatidiform mole 325
intrauterine transfusion 347
intravascular brachytherapy 223, 320
intravascular hemolysis 160
intravascular large B cell lymphoma 381
intravascular lymphoma of the central nervous system 126
intravascular ultrasound of thoracic aorta 208
intravenous anaesthetics poisoning 406
intravenous drug extravasation induced skin necrosis 370
intravenous drug induction 333
intravenous immune globulin 162
intravenous pyelography 221
intraventricular aberration 67
intraventricular block 67
intraventricular hemorrhage 119, 179
intraventricular lesion resection 312
intraventricular meningioma 179
intraventricular tunnel repair,IVR 303
intraversion of mandible 50
intraversion of maxillary 48
intravitreal cysticercosis cellulosae removal 19
intrinsic contracture of hand 255
intrinsic muscle and tendon injury of ankle and foot 239
intrinsic positive end-expiratory pressure 84

intrinsic staining of teeth 52
intrusive luxation 40
intubation trauma of larynx 25
intumescentia lumbalis 263
intussusception 92
intussusception of appendix 99
intussusception reduction 315
invaginated lingual fossa 43
invaginated lingual sulcus 43
invagination and purse-string of appendiceal stump 170
invasive acral papillary adenoma 376
invasive aspergillosis 376
invasive fungal sinusitis 27
invasive malignant melanoma 376
invasive mole 325
invasive pituitary adenoma 147
invasive pulmonary aspergillosis 78, 416
invasive ventilation<96 hours 62
invasive ventilation ≥ 96 hours 62
invasive ventilation(greater than or equal to 96 hours) 192
invasive ventilation(less than 96 hours) 192
invasive wound infection 295
inverse psoriasis 366
inverse transverse curve of occlusion 59
inversed ratio ventilation, inverse ratio ventilation 83
inversion of uterus 329
inversion type posterior medial rotation instability injury 249
inverted and embedded mandibular third molar 50
inverted ductal papilloma 46
inverted epicanthus 3
inverted impaction 40
inverted papilloma of bladder 212
inverted Y field irradiation 319
inverted Y-pattern esotropia 3
inverted Y-pattern exotropia 3
involutional gynecomastia 144
involutional paranoid state 390
involutional psychosis 390
inward impulse 70
iodine deficiency associated with diffuse goiter 143
iodine deficiency associated with multiple nodular goiter 143
iodine deficiency associated (endemic) goiter 142
iodine induced hyperthyroidism 143
iodine induced hypothyroidism 143
iodine-131 radionuclide injection therapy 217
iodomethane poisoning 405
ionization chamber 319
ionizing 319
ionizing dose measurement 319
ionizing radiation 319
iridectopia after anti-glaucoma surgery 7
iridocyclitis 4
iridocyclitis with hypopyon 10
iridodialysis 4
iridodonesis 18

iris abscess 4
iris adhesion after cataract surgery 1
iris atrophy 4
iris benign tumor 4
iris cys after intraocular lens implantation 10
iris cyst 4
iris cyst with alloplastic implant 18
iris degeneration 4
iris haemorrhage 4
iris injury 4
iris injury after cataract surgery 1
iris laceration 4
iris mass 4
iris neovascularization 18
iris siderosis 4
iron and its compound poisoning 408
iron deficiency 156, 158, 160, 379
iron deficiency anemia,IDA 160
iron deficient erythropoiesis 159
iron overload anemia 160
irradiated enamel 41
irradiated porcine skin 298
irradiated volume 321
irradiation dose 321
irradiation technique 321
irregular abdominal pain 347
irregular alveolar process 52
irregular astigmatism 2
irregular corneal astigmatism 6
irregular eye movement 2
irregular sleep-wake type 110
irregular tooth alignment 52
irrigation of ventricular shunt catheter 185
irrigation technique 276
irritability 397
irritable baby 402
irritable bowel syndrome 93, 395
irritant chemical-induced chronic obstructive pulmonary disease 405
irritant contact dermatitis 3, 364
irritant contact dermatitis caused by drug 17
irritant contact dermatitis due to acetone 2, 363
irritant contact dermatitis due to acid 12
irritant contact dermatitis due to alcohols 3, 364
irritant contact dermatitis due to alkali 5
irritant contact dermatitis due to carbon disulfide 3
irritant contact dermatitis due to cosmetic 5, 368
irritant contact dermatitis due to detergent 10
irritant contact dermatitis due to food in contact with skin 11
irritant contact dermatitis due to methylbenzene 5, 369
irritant contact dermatitis due to nylon 9
irritant contact dermatitis due to pine resin 12
irritant contact dermatitis due to plant, except food 18
irritant gas poisoning 405
irritant laxative drug poisoning 405

irritative zone 128
ischaemic colitis 354
ischaemic fasciitis 251, 376
ischaemic intestinal necrosis 354
ischemia of upper extremity 200
ischemic bowel disease with bleeding 100
ischemic cardiomyopathy 67
ischemic cerebral edema 120
ischemic cerebrovascular disease 120
ischemic colitis 100
ischemic contracture 251
ischemic enteritis 100
ischemic heart disease 67
ischemic hypoxia 78
ischemic intestinal necrosis 100
ischemic kidney disease 135
ischemic necrosis 251
ischemic necrosis of bone 236
ischemic necrosis of head of femur 235
ischemic necrosis of humeral head 234
ischemic necrosis of medial condyle of tibia 246
ischemic necrosis of navicular bone 269
ischemic necrosis of talus 246
ischemic necrosis of the second metatarsal bone 230
ischemic optic neuropathy 10
ischemic penumbra 130
ischemic peripheral cyanosis 82
ischemic peripheral neuropathy 120
ischemic spinal vascular disease 120
ischemic steal syndrome 135
ischial fracture 269, 402
ischiatic scoliosis 269
ischiorectal abscess 106, 418
Iselin disease 230
Ishihara color plate 22
island flap transplantation 385
island skin flap 298
islet benign tumor 151
islet beta cell hyperplasia 151
islet cell tumor 151
iso-capnic hyperventilation provocation test 86
isocentral technique 319
isodose distribution 319
isoeffect 319
isoeffect curve 319
isoeffect dose 319
isokinetic exercise assessment and training 403
isolated adrenocorticotropic hormone deficiency 144
isolated dextrocardia 64
isolated dextroversion of heart 194
isolated disc resorption 234
isolated follicle-stimulating hormone (FSH) deficiency 144
isolated gastrocnemius contracture 229
isolated gonadotropin deficiency 155
isolated growth hormone deficiency type Ⅰ A 144
isolated growth hormone deficiency type Ⅰ B 144

isolated growth hormone deficiency type Ⅱ 144
isolated growth hormone deficiency type Ⅲ 144
isolated haematuria 138
isolated luteinizing hormone (IH) deficiency 144
isolated premature menarche 144
isolated primary IgM deficiency 365
isolated proteinuria 138
isolated systolic hypertension 64
isolated thyroid-stimulating hormone deficiency 144
isolated thyrotropin-releasing hormone deficiency 144
isolated tracheal and bronchial tuberculosis 75
isolated tracheal tuberculosis 75
isolated ultrafiltration 83
isolated ventricular inversion 68
isolation of aneurysm 182
isolation of intracranial aneurysm 184
isomerism of atrial appendage 68
isoniazid poisoning 409
isopropanol poisoning 409
isosexual precocious puberty in girl 147
isosporiasis 94, 411
isotonic dehydration 73
isotonicity 86
isotope bone scan 286
isovalthinemia 156
isovolemic hyponatremia 73
isovolume pressure-flow curve 86
isthmic lumbar spondylolisthesis 259
isthmic spondylolisthesis 259
isthmic tubal pregnancy 325
itchy eyes 19
itchy points 382
ithyokyphosis, kyphosis 241
Ito's nevus 382
ivy sign 128

J

Jaccoud's syndrome 249
jacket crown 55
Jackson test 225, 269
Janeway lesion 71
Jansen's metaphyseal chondrodysplasia 141
Japanese encephalitis 416
Japas osteotomy 271
Jarcho-Levin syndrome 241, 263
jaundice 97, 352, 360
jaw asymmetry 42
jaw bone hypoplasia after repairing of cleft lip and palate 40
jaw cellulitis 163, 368
jaw defect 42
jaw deformity 42
jaw disease 42
jaw hypoplasia 42
jaw lymphoma 304
jaw mass 42
jaw position 59
jaw position of lateral occlusion 59
jaw position of protrusive occlusion 59

jaw position recording 59
jaw position relationship 59
jeffson fracture 239
jejunal benign tumor 98
jejunal Crohn disease 98
jejunal diverticulitis 98
jejunal diverticulum 98
jejunal injury 98, 163
jejunal malignant tumor 98
jejunal rupture 98, 163
jejunal ulcer with hemorrhage 98
jejunal ulcer with hemorrhage and perforation 98
jejunectomy 170
jejunoileostomy 169
jejuno-sigmoidostomy 170
jejunostomy 170
jejuno-transversostomy 170
jejunum fistula repair 190
jejunum stoma 312
jejunum-sigmoid anastomosis 312
jejunum-transverse colon anastomosis 312
jellyfish dermatitis 367
jitter 128
Johanson urethroplasty 223
Johnson-Corless osteotomy 271
joint adhesion 237
joint amputation 276
joint and ligament dislocation of upper limb 253
joint and ligament injury of lower limb 259
joint and ligament injury of upper limb 253
joint and ligament sprain of lower limb 259
joint and ligament sprain of upper limb 253
joint aspiration 276
joint capsule reduction 276
joint deformity 237, 270
joint disease 237
joint disease of spine 241
joint disorder 237
joint effusion 237
joint fixation 276
joint fracture 244
joint fusion 276
joint ganglion 237
joint infection 237
joint infective synovitis 237
joint instability 237
joint masses 237
joint orthopedic surgery 276
joint pain 237
joint puncture 286
joint radiography 276
joint replacement 252, 276
joint space stenosis 237, 270
joint spasm 237
joint sporotrichosis 367
joint stiffness 237, 270, 294
joint surface grinding 276
joint swelling 237, 270
joint therapeutic substance injection 276
joint tuberculosis 237
Jones fracture 225
jugular vein compression test 129
jugular vein dilation 198

jugular vein engorgement 70
jugular vein ligation 34
jugular vein thrombosis 198
jugular vein tumour excision 34
jugular venous distention 70
jumped process complex 241
jumper fracture 256
jumper's knee 256
junctional epidermolysis bullosa 370
junctional epidermolysis bullosa with pyloric atresia 370
junctional escape rhythm 66
junctional kyphosis 243
junctional nevus 243, 370
Junin hemorrhagic fever 418
juvenile absence epilepsy 120
juvenile arthritis 265
juvenile arthritis in inflammatory bowel disease 265
juvenile cataract 17
juvenile chronic myelomonocyticleukemia 160
juvenile embryonal carcinoma 213
juvenile glaucoma 10
juvenile GM$_2$ Gangliosidosis 121
juvenile hereditary spinal ataxia 254
juvenile hyalin fibromatosis 383
juvenile hyaline fibromatosis 265
juvenile idiopathic arthritis associated with uveitis 10
juvenile idiopathic osteoporosis 147
juvenile idiopathic scoliosis 254
juvenile kyphosis 265
juvenile laryngeal papilloma 30
juvenile myelomonocyticleukemia 160
juvenile myoclonic epilepsy, JME 120
juvenile myopia 10
juvenile nephron renal tuberculosis-medullary cystic disease 136
juvenile osteochondrosis 251
juvenile osteochondrosis of capitellum 234
juvenile osteochondrosis of distal ulna 228
juvenile osteochondrosis of femoral head 235
juvenile osteochondrosis of hand 255
juvenile osteochondrosis of hip joint 247
juvenile osteochondrosis of humerus 234
juvenile osteochondrosis of iliac crest 250
juvenile osteochondrosis of metacarpal head 265
juvenile osteochondrosis of metatarsal 266
juvenile osteochondrosis of patella 227
juvenile osteochondrosis of pelvis 236
juvenile osteochondrosis of primary ossification center of patella 227
juvenile osteochondrosis of secondary ossification center of patella 227
juvenile osteochondrosis of spine 241
juvenile osteochondrosis of tibial tubercle 245
juvenile Parkinsonism 121
juvenile periodontal degeneration 53
juvenile plantar dermatosis 383
juvenile rheumatoid arthritis 383
juvenile spinal muscular atrophy 121
juvenile type II spinal muscular atrophy 121
juvenile type III spinal muscular atrophy 121

juvenile type lumbar disc herniation 231
juvenile xanthogranuloma 383
juvenile xanthoma 156
juvenlie spring eruption 376
juxta-articular myxoma 237
juxtarenal abdominal aorta occlusion 199

K

K complex 127
Kabuki syndrome 233
Kanavel tetralogy 225, 269
Kanzaki's disease 371
Kaposi form haemangioendothelioma 371
Kaposi sarcoma 178, 225, 305, 371
kaposi sarcoma of allogeneic transplantation 379
Kaposi sarcoma of lymph node 305
Kaposi sarcoma of palate 41
Kaposi sarcoma of soft tissue 306
Kaposi varicelliform eruption 353, 371, 413
Kaposiform haemangioendothelioma 225
kappa rhythm 127
Kartagener syndrome 77, 371
Kartagener triad 98, 106
Kasabach-Merritt syndrome, KMS 371
Kashin-Beck's disease 246
Kates MP arthroplasty 271
Kawashima continuous washing 273
Kayser-Fleischer ring 116
Keane PTSD scale 398
Kearns-Sayre syndrome 116
Kearns-Sayre Syndrome, KSS 146
Keegan type of cervical spondylosis 240
Kelikian procedure 271
Keller procedure 284
keloid 293, 363
Kemp sign 225, 269
Kemp test 225, 269
keratic precipitate 18
keratinization of vocal cord 28
keratitis 6
keratitis ichthyosis deafness syndrome 370
keratoacanthoma 370
keratoconjunctival hyperplasia 6
keratoconjunctivitis 6
keratoconjunctivitis due to adenovirus 14
keratoconus 17
keratoderma with hearing impairment 370
keratoglobus 10
keratolytics poisoning 406
keratomatous cyst of scrotum 216
keratometry 22
keratopathy after cataract surgery 1
keratoplastics poisoning 406
keratoscopy 22
keratosic molluscum contagiosum 370
keratosis follicularis contagiosa 364
keratosis follicularis spinulosa decalvans 379
keratosis follicularis 373
keratosis of larynx 25
keratosis of vulva 326
keratosis palmaris et plantaris 384
keratosis palmoplantaris circum-scripta 370

keratosis palmoplantaris nummularis 376
keratosis pilaris 372
keratosis pilaris atrophicans 380
keratosis pilaris decalvans nonatropicans 380
keratosis punctata palmoplantaris 365
keratosis punctate of the palmar crease 384
keratotic basal cell carcinoma 370
kerion 374, 415
kernicterus 158
Kernig sign 225, 269
kerosene poisoning 407
Keshan disease 146
ketamine dependence syndrome 391
ketamine harmful use 391
ketamine withdrawal state 391
ketamine withdrawal state with delirium 388
ketone poisoning 408
ketonuria 156
ketosis 156
kidney failure after compression 211
kidney injury induced by drug, medication or biological substance 136
Kikuchi histiocytic necrotizing lymphadenitis 362
Kimura's disease 374
kindling 128
Kirner deformity 225
kissing spine 241
Klebsiella meningitis 351
Klebsiella pneumoniae infection 412
Klebsiella pneumoniae septicaemia 351
Klebsiella septicemia 414
Klebsiellar meningitis 116
Klebsiellar pneumonia 353
Kleine-Levin syndrome 116, 395
Klinefelter syndrome 211
Klinefelter syndrome, karyotype 47, XXY 7
Klippel-Feil syndrome 260
Klippel-Trénaunay-Weber syndrome 247
Klippel-Trénaunay syndrome 247
knee arthrodesis (Lucas and Murray method) 274
knee arthroscopy 286
knee bursitis 258
knee disarticulation 258
knee implant 259
knee instability 258
knee joint fistula 258
knee joint pain 258
knee joint replacement 252
knee joint sprain 258
knee mass 259
knee osteoarthropathy 258
knee presentation 346
knee-jerk reflex 259, 271
Kniest's dysplasia (Pseudometatrophic dysplasia) 225
knuckle pad 384
knuckle pads-leukonychia and hearing loss 384
Kocher fracture 225
koenendisease 369
Kohler disease 225
Kohs cube composite test 398
koilonychia 158, 288, 366

Koitsoglannis osteotomy　271
Kojewnikow syndrome　110
Kommerell diverticulum　194
Konno operation　205
Koplik spot　419
Kornev sign　225, 269
Korsakov's syndrome, intoxication in alcohol-induced　116, 391
Kostuik and Alexander's fusion method　271
koyanagi harada disease　14
kraurosis of vulvae　326
kraurosis vulvae　374
Krukenberg amputation　271
Kufs's disease　121
Kummell's disease　247
Kupffer cell sarcoma　98
Kuru disease　116, 414
Kussmaul respiration　82
Kussmaul respiration in acidosis　82
kwashiorkor　143
k-wire fixation of phalanx bone　283, 284
Kyasanur forest disease　413
kyphoscoliorachitic pelvis　241
kyphoscoliosis　241
kyphoscoliotic heart disease　241
kyphosis　82, 241
kyphosis correction with artificial vertebral body replacement　283
kyphosis　270
kyphosis-lordosis　241, 270
kyphotic angulation　241
kyphotic pelvis　241, 270

L

L shaped kidney　210
labia mucous transplantation　335
labial benign tumor　40
labial cellulitis　40
labial contusion　40
labial cyst　40
labial frenotomy　54
labial frenum benign tumor　40
labial frenum with shortened　51
labial hemangioma　40
labial lymphangioma　40
labial lymphatic malformation　40
labial mass　40
labial mucocele　40
labial squamous hyperplasia　40
labial tuberculosis　40
labial vascular malformation　40
labioplasty　54
labium majus pudendi lesion resection　385
labor analgesia　347
labrum lesion　265
laceration of birth canal　337
laceration of brain　179
laceration of canaliculus　8
laceration of esophagus　314
laceration of gingiva　52
laceration of heart　203
laceration of kidney　214

laceration of lip　287
laceration of perineum　323
laceration of spinal cord　177
laceration of splenic capsule　164
laceration of supraspinatus　233
laceration of urethra　324
laceration, lacerated wound　255
lachrymator poisoning　405
lack of NADH-coenzyme Q reductase　144
lack of parathyroid tetany　145
lack of sexual enjoyment　393
lack or loss of sexual desire　396
lacrimal canalicular anastomosis　20
lacrimal canaliculus embolism　20
lacrimal canaliculus rupture　8
lacrimal duct inflammation　8
lacrimal duct injury　8
lacrimal duct insufficiency　8
lacrimal duct malignant tumor　8
lacrimal duct myoblastoma　8
lacrimal duct obstruction　8
lacrimal duct oncocytoma　8
lacrimal duct papilloma　8
lacrimal duct plasty　20
lacrimal duct pleomorphic adenoma　8
lacrimal duct probing　20
lacrimal duct rinse　20
lacrimal gland atrophy　8
lacrimal gland benign lymphoepithelial lesion　8
lacrimal gland carcinoma　8
lacrimal gland mucoepidermoid carcinoma　8
lacrimal gland myoepithelioma　8
lacrimal gland pleomorphic adenoma　8
lacrimal gland prolapse correction　20
lacrimal gland resection　20
lacrimal granuloma　8
lacrimal puncta occlusion　8
lacrimal puncta polyp　8
lacrimal sac abscess　8
lacrimal sac cyst　8
lacrimal sac diverticulum　8
lacrimal sac fistula　8
lacrimal sac fistula resection　20
lacrimal sac rupture　8
lacrimal sac tumor　8
lacrimo-auriculo-dental-digital syndrome　371
lactate dehydrogenase deficiency　160
lactate MRS　130
lactic acid　130
lactic acidosis　78, 155
lactime　87
lactose intolerance　100, 354
lactotroph and somatotroph mixed adenoma　142
lacunar infarction　120
Ladd's surgery　312
Laennec cirrhosis　98
Lafora disease　116
lagophthalmos　295
lambda wave　127
Lambert-Eaton myasthenic Syndrome　116
Lambrindi triple arthrodesis　271
lamella ichthyosis　363

lamellar keratoplasty　19
lamina fracture of lumbar spine　264
lamina fracture of thoracic spine　262
laminar fracture　268
laminar isthmus bone grafting and fixation　285
laminectomy　187, 285
laminectomy incision　316
laminoforaminotomy　316
laminoplasty　187, 285, 316
Langenskiold valgization osteotomy　271
Langerhans cell histiocytosis　77, 248, 318, 371
Langerhans islet　146
language assessment　403
lanugo retention　378
laparoscope shift to exploratory laparotomy　310
laparoscope ureterolithotomy　218
laparoscopic abdominal biopsy　316
laparoscopic abdominal exploration　174
laparoscopic abdominal wall lesion resection　310
laparoscopic abdominoperineal resection of the rectum　167
laparoscopic ablation of lesion in uterosacral ligament with laser　332
laparoscopic abscess incision and drainage of ovary　331
laparoscopic adhesiolysis of ovary　331
laparoscopic adjustable gastric band removal　168
laparoscopic adjustable gastric banding　168
laparoscopic anastomosis of ureter and bladder　310
laparoscopic anterior and posterior colporrhaphy　332
laparoscopic anterior lumbar intervertebral fusion　274
laparoscopic anterior resection of rectum　168, 310
laparoscopic anterior resection of rectum with colostomy　168
laparoscopic anterior vaginal wall repair　332
laparoscopic antrectomy+ gastroduodenostomy(Billroth Ⅰ operation)　168
laparoscopic appendectomy　167
laparoscopic appendix vesiculosa electro-coagulation　331
laparoscopic appendix vesiculosa resection　331
laparoscopic aspiration of hydrosalpinx　331
laparoscopic assisted hysterectomy　309
laparoscopic assisted transvaginal extended hysterectomy　309
laparoscopic assisted transvaginal intrafascial hysterectomy　309
laparoscopic assisted transvaginal radical hysterectomy　309
laparoscopic assisted transvaginal rudimentary uterine lesion resection　309
laparoscopic assisted transvaginal subtotal hysterectomy　309
laparoscopic assisted transvaginal uterine

lesion resection 309
laparoscopic assisted vaginal hysterectomy 309
laparoscopic bilateral cryptorchidectomy 218
laparoscopic bilateral nephrectomy 218, 310
laparoscopic bilateral oophorectomy 310, 331
laparoscopic bilateral salpingectomy 332
laparoscopic bilateral salpingo oophorectomy 310
laparoscopic bilateral salpingo-oophorectomy 332
laparoscopic bilateral tubal laser sterilization 331
laparoscopic bilateral tubal ligation 332
laparoscopic bilateral tubal ligation and amputation 332
laparoscopic bilateral tubal ligation and compression 332
laparoscopic bilateral tubectomy 331
laparoscopic bile duct exploration 174, 309
laparoscopic bile duct radiography 309
laparoscopic biopsy of abdominal wall 174
laparoscopic biopsy of uterine ligament 317, 332
laparoscopic biopsy of uterus 317, 332
laparoscopic bladder flap replace ureter operation 218
laparoscopic bladder neck suspension 218
laparoscopic calyx-ureter anastomosis 218
laparoscopic cardiomyotomy 167
laparoscopic cauterization of ovarian lesion 331
laparoscopic celiac adhesiolysis 167
laparoscopic celiac lesion resection 310
laparoscopic celiac local injection 167
laparoscopic cervical cerclage 332
laparoscopic cholangiography 174
laparoscopic cholecystectomy 167, 310
laparoscopic cholecystostomy 167
laparoscopic choledochal cyst excision + choledochojejunostomy 167
laparoscopic choledocholithotomy 167
laparoscopic cholelithotomy 167
laparoscopic cleaning operation of ovarian hematoma 331
laparoscopic colon hemostasis 310
laparoscopic colon stoma 310
laparoscopic colon-colon bypass 168
laparoscopic colonic hemostasis 168
laparoscopic colostomy 168
laparoscopic colpoperineoplasty 332
laparoscopic combined resection of lower abdomen and perineal rectum 310
laparoscopic common bile duct exploration 174
laparoscopic complete hysterectomy 310
laparoscopic compression of bilateral fallopian tubes 332
laparoscopic control hemorrhage by pedicle division of uterine 332
laparoscopic controllable intestinal bladder operation 218
laparoscopic cornual resection 332
laparoscopic cuneihysterectomy 332

laparoscopic cutaneous ureterostomy 218
laparoscopic cytoreduction of female reproductive system tumor 331
laparoscopic dilatation of fallopian tube 331
laparoscopic distal gastrectomy + Roux-en-Y gastrojejunostomy 168
laparoscopic distal gastrectomy with gastroduodenostomy（Billroth I operation） 168
laparoscopic distal gastrectomy with gastrojejunostomy（Billroth II operation） 168
laparoscopic duodenal plasty 168
laparoscopic duodenostomy 168
laparoscopic electric coagulation of ovarian lesion 331
laparoscopic electrocoagulation of bilateral fallopian tubes 331
laparoscopic electrocoagulation of pelvic endometriosis lesion 168
laparoscopic electrocoagulation of salpingian lesion 331
laparoscopic electrocoagulation of uterine lesion 332
laparoscopic enterolysis 167
laparoscopic enterostomy 168
laparoscopic evacuation of hemoperitoneum 167
laparoscopic evacuation of luteal hematoma 331
laparoscopic evacuation of salpingian hematoma 331
laparoscopic excision of adenomyosis 332
laparoscopic excision of bile duct lesion 167
laparoscopic excision of cervix lesion 310
laparoscopic excision of coeliac lesion 167
laparoscopic excision of colon lesion 310
laparoscopic excision of cul-de-sac lesion 310
laparoscopic excision of deep invasive endometriosis 331
laparoscopic excision of donor liver 167
laparoscopic excision of endometriosis lesion 332
laparoscopic excision of intestine lesion 310
laparoscopic excision of intraligamentous tumor 331
laparoscopic excision of lesion of abdominal wall 167
laparoscopic excision of lesion of cul-de-saclesion（the Douglas pounch） 168
laparoscopic excision of lesion of rectouterine pouch 332
laparoscopic excision of lesion of uterus 332
laparoscopic excision of liver lesion 167
laparoscopic excision of mesenteric lesion 167
laparoscopic excision of mesentery lesion 309
laparoscopic excision of omentum lesion 310
laparoscopic excision of ovary lesion 310
laparoscopic excision of partial uterosacral ligament 331
laparoscopic excision of pelvic lesion 331
laparoscopic excision of peritoneal lesion 167
laparoscopic excision of prostate lesion 310
laparoscopic excision of retroperitoneal lesion 167
laparoscopic excision of rudimentary horn of

uterus 331
laparoscopic excision of small intestinal lesion 168
laparoscopic excision of uterus lesion 310
laparoscopic excision of vaginal lesion 332
laparoscopic exploration of undescended testis 218
laparoscopic exploratory hysterectomy 332
laparoscopic exploratory laparotomy 218
laparoscopic exploratory laparotomy of hermaphroditism 331
laparoscopic extensive hysterectomy 332
laparoscopic extrafascial hysterectomy 310, 331
laparoscopic fallopian tubal excision lesion 331
laparoscopic female radical cystectomy 218
laparoscopic fenestration and drainage of hepatic cyst 167
laparoscopic fenestration of splenic cyst 168
laparoscopic fistulization of ovarian cyst 331
laparoscopic follicle puncture 331
laparoscopic fundoplication 168
laparoscopic fused kidney amputation 218
laparoscopic gastrectomy 310
laparoscopic gastric and duodenal anastomosis 310
laparoscopic gastric bypass，LGB 167
laparoscopic gastric jejunum anastomosis 310
laparoscopic gastrocystoplasty 218
laparoscopic gastrojejunostomy 168
laparoscopic gastroplasty 168
laparoscopic hemicolectomy 168
laparoscopic hemoperitoneum removal 218
（laparoscopic）hepatic artery ligation 167
（laparoscopic）hepatic microwave coagulation 167
laparoscopic hepatic portal and intestinal anastomosis 310
laparoscopic hepatic portal jejunum anastomosis 310
（laparoscopic）hepatic radiofrequency ablation 167
laparoscopic hepatic/liver biopsy 174
laparoscopic hiatal hernia repair 168
laparoscopic high ligation of spermatic vein 218
laparoscopic hydrotubation 331
laparoscopic hysterectomy for foreign body extraction 332
laparoscopic hysteromyomectomy 332
laparoscopic hysterosacropexy 332
laparoscopic ileal conduit 218
laparoscopic ileocecal resection 168
（laparoscopic）incision and drainage of hepatic cyst 167
laparoscopic incision and drainage of pelvic abscess 168
laparoscopic inguinal lymph node dissection 218
laparoscopic intersphincteric resection of rectum 168
laparoscopic intestinal neobladder operation 218
laparoscopic intestinal replace ureter operation 218

laparoscopic intraperitoneal onlay mesh inguinal hernia repair　167
laparoscopic jejunostomy　168, 310
laparoscopic kidney lesion resection　218
laparoscopic laser resection of uterine lesion　332
laparoscopic left hemicolectomy　168, 310
(laparoscopic) left hepatic trisegmentectomy　167
(laparoscopic) left hemihepatectomy　168
(laparoscopic) left lateral hepatic sectionectomy (segments 2 and 3)　167
laparoscopic ligation of uterine artery　332
laparoscopic liver biopsy　316
laparoscopic liver lesion excision　310
laparoscopic lymph node biopsy　174, 217, 316
laparoscopic lysis of adhesion of pelvic peritoneum　168
laparoscopic lysis of celiac and pelvic adhesion　331
laparoscopic lysis of ovarian adhesion　331
laparoscopic lysis of peritoneal adhesion　167
laparoscopic lysis of salpingo adhesion　331
laparoscopic lysis of salpingo-ovary adhesion　331
laparoscopic male pelvic abscess incision drainage　218
laparoscopic male radical cystectomy　218
laparoscopic medial pancreatectomy　168
laparoscopic mesosalpinx excision lesion　331
laparoscopic modified radical hysterectomy　310, 331, 332
laparoscopic nephropexy　218
laparoscopic nephropyeloplasty　218
laparoscopic omental adhesiolysis　168
laparoscopic omental biopsy　174
laparoscopic omentum biopsy　316
laparoscopic oocyte retrieval　331
laparoscopic oophoropexy　331
laparoscopic oophorostomy　331
laparoscopic ovarian biopsy　331
laparoscopic ovarian corpus luteum rupture hemostasis　331
laparoscopic ovarian cyst puncture　331
laparoscopic ovarian drilling　331
laparoscopic ovarian electric coagulation　331
laparoscopic ovarian incision and exploration　331
laparoscopic ovarian repairment　331
laparoscopic ovarian retransplantation　331
laparoscopic ovarian simple suture　331
laparoscopic ovarian suction　331
laparoscopic ovarian suspension　331
laparoscopic ovarian wedge resection　331
laparoscopic ovary biopsy　316
laparoscopic pancreas exploration　174
laparoscopic pancreatic exploration　317
laparoscopic pancreaticoduodenectomy　168
laparoscopic partial cecal resection　168
laparoscopic partial cholecystectomy　167, 310
laparoscopic partial cystectomy　218

laparoscopic partial excision of caecum　310
laparoscopic partial excision of ovary　310
laparoscopic partial excision of sigmoid colon　310
laparoscopic partial excision of uterine cornu　332
laparoscopic partial gastrectomy　168
laparoscopic partial hepatectomy　167, 310
laparoscopic partial nephrectomy　218, 310
laparoscopic partial ovariectomy　331
laparoscopic partial pancreatectomy　168
laparoscopic partial resection of bladder　310
laparoscopic partial resection of colon　310
laparoscopic partial resection of omentum　168
laparoscopic partial resection of pancreas　310
laparoscopic partial resection of rectum　310
laparoscopic partial resection of rectum and sigmoid colon　310
laparoscopic partial resection of stomach　310
laparoscopic partial resection of the lower part of omentum　310
laparoscopic partial ureterectomy　218
laparoscopic pelvic adhesiolysis　168
laparoscopic pelvic cavity adhesion lysis　218
laparoscopic pelvic cavity lesion resection　218
laparoscopic pelvic cavity lymph node dissection　218
laparoscopic pelvic cavity peritoneal adhesion lysis　218
laparoscopic pelvic endometrial lesion electrocoagulation　310
laparoscopic pelviolithotomy　218
laparoscopic perirenal adhesion lysis　218
laparoscopic perirenal lymphatic desquamation　218
laparoscopic peritoneal adhesion lysis　217
laparoscopic peritoneal biopsy　174, 316
laparoscopic peritoneal dialysis catheter implantation　137
laparoscopic peritoneal dialysis catheter reposition　137
laparoscopic peritoneal lesion resection　310
laparoscopic peritoneal vaginoplasty　331
laparoscopic permanent sigmoid colon stoma　310
laparoscopic portoenterostomy　167
laparoscopic postcaval ureter anaplasty　218
laparoscopic posterior vaginal wall repair　332
laparoscopic processus vaginalis high ligation　218
laparoscopic prostate lesion resection　218
laparoscopic prostate radiofrequency ablation　218
laparoscopic proximal gastrectomy + esophagojejunostomy　168
laparoscopic puncture of fallopian tube　331
laparoscopic pyloromyotomy　168, 302
laparoscopic pylorus preserving pancreaticoduodenectomy　167
laparoscopic radical anterior resection of rectum　167
laparoscopic radical cholecystectomy　167

laparoscopic radical cystectomy　218
laparoscopic radical excision of pelvic lymph node　168
laparoscopic radical hysterectomy　310, 331
laparoscopic radical left hemicolectomy　168
laparoscopic radical macrosigmoid operation　310
laparoscopic radical nephrectomy　218, 310
laparoscopic radical pelvic lymphadenectomy　331
laparoscopic radical proctectomy　168
laparoscopic radical prostatectomy　218, 310
laparoscopic radical resection of bladder　310
laparoscopic radical resection of left colon　310
laparoscopic radical resection of megacolon　168
laparoscopic radical resection of pelvic lymph node　310
laparoscopic radical resection of rectum　310
laparoscopic radical resection of sigmoid colon　310
laparoscopic radical right hemicolectomy　168
laparoscopic radical sigmoidectomy　168
laparoscopic radical total gastrectomy + esophagojejunostomy　167
laparoscopic radical trachelectomy　332
laparoscopic radical transverse colectomy　167
laparoscopic radical (laterally extended) parametrectomy　331
laparoscopic radiofrequency ablation of hepatic lesion　310
(laparoscopic) radiofrequency ablation of liver lesion　167
laparoscopic radiofrequency ablation of uterine lesion　332
laparoscopic rectal bladder operation　218
laparoscopic rectal submucosal resection　310
laparoscopic rectopexy for rectal prolapse　168
laparoscopic rectum and total mesorectal excision　310
laparoscopic release of ureteral stricture　310
laparoscopic removal of abdominal ectopic pregnancy　331
laparoscopic removal of celiac accumulated blood　310
laparoscopic removal of cervical myoma　331
laparoscopic removal of displaced intrauterine device　332
laparoscopic removal of lesion in broad ligament　331
(laparoscopic) removal of hepatic subcapsular hematoma　167
laparoscopic removal of lesion in uterine ligaments　332
laparoscopic removal of ovary embryo　331
laparoscopic removal of tubal pregnancy　331
laparoscopic removal of tubal pregnancy and salpingostomy　331
laparoscopic removal of tubal pregnancy tissue　331
laparoscopic removal of tubal pregnancy tis-

sue and salpingostomy 331
laparoscopic renal exploration 218
laparoscopic renal parenchyma lithotomy 218
laparoscopic renal pelvis-ureter anastomosis 218
laparoscopic renal pelvis-ureter plasty 218
laparoscopic renal plication 218
laparoscopic renal-ureter resection 218
laparoscopic repair of diaphragmatic hernia 167, 190
laparoscopic repair of duodenal perforation 168
laparoscopic repair of gastric perforation 168
laparoscopic repair of old obstetric laceration of uterus 332
laparoscopic repair of ovarian corpus luteum rupture 331
laparoscopic repair of umbilical hernia 168
laparoscopic repair of unilateral inguinal hernia 167
laparoscopic repair of uterus 332
laparoscopic repetitive kidney ureteral resection 218
laparoscopic resection of body and tail of pancreas/laparoscopic distal pancreatectomy 168
laparoscopic resection of colonic lesion 168
laparoscopic resection of gastric lesion 168
laparoscopic resection of hepatic hemangioma 167
laparoscopic resection of kidney and ureter 310
laparoscopic resection of myometrium pregnancy 332
laparoscopic resection of omentum lesion 168
laparoscopic resection of ovarian corpus luteum 331
laparoscopic resection of ovarian lesion 331
laparoscopic resection of pancreatic body and tail 310
laparoscopic resection of pancreatic lesion 168, 310
laparoscopic resection of pelvic lesion 168, 310
laparoscopic resection of prostate 310
laparoscopic resection of rectal lesion 168
laparoscopic resection of rectovaginal septum 168
laparoscopic resection of rectovaginal septum lesion 332
laparoscopic resection of renal lesion 310
(laparoscopic) resection of segment 2 of liver 167
(laparoscopic) resection of segment 3 of liver 167
(laparoscopic) resection of segment 4 of liver 167
(laparoscopic) resection of segment 5 of liver 167
(laparoscopic) resection of segment 6 of liver 167
laparoscopic resection of sigmoid lesion 168, 310

laparoscopic resection of small intestinal diverticulum 168
laparoscopic resection of small intestinal tumor 168
laparoscopic resection of whole bladder 310
laparoscopic residual angular hysterectomy 309
laparoscopic residual oophorectomy 331
laparoscopic residual ovariectomy 309
laparoscopic residual salpingo-oophorectomy 309, 331
laparoscopic retroperitoneal lesion resection 310
laparoscopic retroperitoneal lymph node dissection 218
(laparoscopic) right anterior hepatic sectionectomy (segments 5 and 8) 167
laparoscopic right hemicolectomy 168, 310
(laparoscopic) right hepatic trisegmentectomy 167
(laparoscopic) right posterior hepatic sectionectomy (segments 6 and 7) 167
laparoscopic round ligament shortening 332
laparoscopic sacrocolpopexy 332
laparoscopic sacrospinous ligament colpopexy 332
laparoscopic sacrospinous ligament hysteropexy 332
laparoscopic salpingectomy 331
laparoscopic salpingectomy with removal of tubal pregnancy 331
laparoscopic salpingo-ovary plasty 331
laparoscopic salpingoplasty 331
laparoscopic salpingostomy 331
laparoscopic segmental hepatectomy 167
laparoscopic segmental resection of small intestine 168
laparoscopic shift to open cholecystectomy 310
laparoscopic sleeve gastrectomy, LSG 168
laparoscopic small intestinal-colon bypass 168
laparoscopic small-to-small intestinal bypass 168
laparoscopic special segmental hepatectomy 168
laparoscopic splenectomy 310
laparoscopic splenectomy/laparoscopic partial splenectomy 168
laparoscopic staging surgery of ovarian cancer 331
laparoscopic subtotal gastrectomy with gastric jejunum anastomosis 310
laparoscopic subtotal hysterectomy 332
laparoscopic supracervical hysterectomy 310, 332
laparoscopic tension free repair of bilateral indirect inguinal hernia 168
laparoscopic tension free repair of bilateral inguinal hernia (one direct and one indirect) 168
laparoscopic tension free repair of lumbar hernia 168
laparoscopic tension free repair of obturator hernia 167

laparoscopic tension free repair of parastomal hernia 168
laparoscopic tension free repair of suprapubic hernia 167
laparoscopic tension free repair of umbilical hernia 168
laparoscopic total colectomy 167
laparoscopic total cystectomy 218
laparoscopic total extraperitoneal hernia repair 167
laparoscopic total extraperitoneal inguinal hernia repair 167
laparoscopic total gastrectomy + esophagojejunostomy 168
laparoscopic total hysterectomy 310, 331
laparoscopic total proctocolectomy 167
laparoscopic total/subtotal colectomy 168
laparoscopic transabdominal preperitoneal hernia repair 167
laparoscopic transabdominal preperitoneal inguinal hernia repair 167
laparoscopic transabdominal proctosigmoidectomy 310
laparoscopic transverse colectomy 168
laparoscopic tubal drug injection 331
laparoscopic tubal fimbria electrocoagulation 331
laparoscopic tubal incision drainage 331
laparoscopic tubal methotrexate injection 331
laparoscopic tubal reversal with guide wire 331
laparoscopic tubectomy 331
laparoscopic unilateral cryptorchidism resection 218
laparoscopic unilateral nephrectomy 218, 309
laparoscopic unilateral ovariectomy 309, 331
laparoscopic unilateral salpingectomy 331
laparoscopic unilateral salpingo-oophorectomy 331
laparoscopic unilateral salpingo-ovariectomy 309
laparoscopic unroofing of renal cyst 218
laparoscopic urachal lesion resection 218
laparoscopic ureteral cyst colostomy 218
laparoscopic ureteral injury repair 218
laparoscopic ureteral lesion resection 218
laparoscopic ureteral stricture lysis 218
laparoscopic ureteral stump resection 218
laparoscopic ureteral-bladder anastomosis 218
laparoscopic ureteroplasty 218
laparoscopic ureterosigmoidostomy 218
laparoscopic urethral fistula repair 218, 310
laparoscopic uterine artery embolization 332
laparoscopic uterine suspension 332
laparoscopic uteroplasty of bicornate uterus 332
laparoscopic uterosacral ligament high sacral colpopexy 332
laparoscopic uterosacral ligament high sacral hysteropexy 332
laparoscopic uterosacral ligament shortening 331

laparoscopic uterosacral ligament transection 331

laparoscopic vaginal reconstruction 332

laparoscopic vaginal suspension 332

laparoscopic vaginal vault sacropexy 332

laparoscopic vaginoplasty with ileum 331

laparoscopic vaginoplasty with sigmoid colon 332

laparoscopic vesicovagina fistula repair 218

laparoscopic wedge angular intrauterine resection 332

laparoscopic wedge resection of uterus 310

laparoscopic (intrahepatic) ethanol injection therapy (LEIT) 167

laparoscopic-assisted excision artificial vagina 331

laparoscopic-assisted hysteroscopic incision of uterine septum 330

laparoscopic-assisted supracervical hysterectomy 331

laparoscopic-assisted transvaginal excision of lesion of uterus 330

laparoscopic-assisted transvaginal extensive hysterectomy 330

laparoscopic-assisted transvaginal hysterectomy 330

laparoscopic-assisted transvaginal hysterectomy of primordial uterus 330

laparoscopic-assisted transvaginal intrafascial hysterectomy 330

laparoscopic-assisted transvaginal partial hysterectomy 330

laparoscopic-assisted transvaginal radical hysterectomy 330

laparoscopic-assisted transvaginal subtotal hysterectomy 330

laparoscopy 174

laparoseopic hepatectomy 170

laparotomy 298

laparotomy of hermaphroditism 333

laparotomy subradical hysterectomy 333

large areola of breast 288

large B cell lymphoma arising in HHV8-associated multicentic Castleman disease 159

large cell acanthoma 364

large cell carcinoma 73

large cell medulloblastoma 176

large for gestational age infant 350

large granular lymphocytic leukemia 158

large intestine-vaginal fistula 105, 327

large pupil 18

large vestibular aqueduct syndrome 24

large-plaque parapsoriasis 364

Larmor frequency 129

Laron syndrome 141

Larry test 226, 269

Larson syndrome 248

laryngalgia 31

laryngeal biopsy under direct vision 38

laryngeal burn 294

laryngeal catheterization 33

laryngeal CT 37

laryngeal cyst 25

laryngeal cyst marsupialization 33

laryngeal diphtheria 25

laryngeal dystonia 113

laryngeal edema after endotracheal intubation 354

laryngeal edema after tracheal intubation 27, 47

laryngeal electromyography 37

laryngeal fracture 25

laryngeal granuloma 25

laryngeal hyperaesthesia 25

laryngeal incision and drainage under suspension laryngoscope 37

laryngeal lesion excision by radiofrequency ablation 36

laryngeal lesion resection under suspension laryngoscope 37

laryngeal mask airway placement 347

laryngeal MRI 37

laryngeal mucocele 25

laryngeal muscle weakness 25

laryngeal myiasis 26

laryngeal obstruction 31, 294

laryngeal polypus 26

laryngeal precancerous lesion 25

laryngeal sensory paralysis 25

laryngeal stent adjustment 33

laryngeal stent implantation 33

laryngeal stent replacement 33

laryngeal stridor 31

laryngeal stridor in infant 32

laryngeal surface arytenoid epiglottis folds carcinoma in situ 25

laryngeal syncope 26

laryngeal tumor 26

laryngeal ventricle hypertrophy 25

laryngeal web 25, 351

laryngectomy 33

laryngitis 76

laryngitis sicca 25

laryngocele 352

laryngofissure 33

laryngography 37

laryngoparalysis 25

laryngopharyngeal carcinoma in situ 29

laryngopharyngectomy 33

laryngopharyngoscopy guided endotracheal intubation 85

laryngopharynx malignant neoplasm 26

laryngoplasty 33

laryngoplasty under suspension laryngoscope 37

laryngoptosis 31

laryngoscopic laser ablation of tongue lesion 311

laryngoscopy 37

laryngospasm 351

laryngostroboscopy 37

laryngotomy 33

laryngotracheal atresia 25

laryngotracheal crush injury 25

laryngotracheal fistula resection 33

laryngotracheobronchitis 25

laryngotracheoplasty 33

laryngo-ungual-cutaneous syndrome 368

larynx dilation under suspension laryngoscope 37

larynx trauma 26

Lasegue sign 226, 248, 269, 271

laser ablation of colon lesion 311

laser ablation of colonic lesion 170

laser ablation of lesion of epiglottis under suspension laryngoscope 37

laser ablation of lesion of tongue under suspension laryngoscope 37

laser ablation of lesion of vocal cord under suspension laryngoscope 37

laser ablation of lip lesion 308

laser ablation of pharynx lesion 36

laser ablation of soft palate 57

laser abrasion 386

laser and radiofrequency surgery 182

laser anti skin aging treatment 386

laser burn 369

laser cauterization of lesion of lip 54

laser cauterization of lesion of tracheal surgery 35

laser cauterization of lip lesion 289

laser damage 369

laser decompression of intervertebral disc 285

laser electrocauterization 386

laser excision of anal lesion 169

laser excision of bladder lesion 313

laser hair removal 386

laser lacrimal duct probing 20

laser myocardial perforation 208

laser peripheral iridoplasty 20

laser peripheral iridotomy 20

laser probing of nasolacrimal duct intubation 32

laser pupilloplasty 20

laser resection of rectal lesion 107

laser rhytidectomy 386

laser surgery 182

laser surgery of bladder lesion 221

laser therapy for vascular disease 387

laser therapy of cervix uteri 336

laser therapy of malignant tumor 308

laser therapy of osmidrosis 386

laser therapy of vulva 335

laser treatment of skin lesion 291

laser-assisted in situ keratomileusis 21

Lassa fever 414

Latarjet procedure 271

late asthmatic reaction 73

late complete spontaneous abortion 326

late congenital cardiovascular syphilis 380

late congenital latent syphilis 379

late congenital neurosyphilis 380, 417

late congenital syphilis 417

late congenital syphilitic aneurysm 379

late congenital syphilitic arthropathy 379

late congenital syphilitic chorioretinitis 13, 379

late congenital syphilitic encephalitis 379

late congenital syphilitic interstitial keratitis 379

late congenital syphilitic meningitis 379

late congenital syphilitic oculopathy 13
late congenital syphilitic osteochondrosis 379
late congenital syphilitic polyneuropathy 379
late coronary stent thrombosis 67
late cutaneous syphilis 379
late diastolic gallop 70
late effect 320
late habitual abortion 326
late induced abortion(family planning) 326
late inevitable abortion 326
late latent syphilis 379
late lesion of pinta 416
late medical abortion 326
late onset Alzheimer disease 122
late onset benign childhood occipital epilepsy (Gastaut type) 110
late onset hypogonadism in male 147
late osseous syphilis 379
late periosteum syphilis 379
late pinta 379
late postpartum hemorrhage 346
late responding tissue 320
late response 128, 320
late spontaneous abortion 326
late stage congenital syphilitic encephalitis 122
late stage congenital syphilitic meningitis 122
late stage congenital syphilitic polyneuropathy 122
late stage of rickets 234
late syphilis 417
latency 130
latent autoimmune diabetes in adult, LADA 142
latent bone cyst of jaw 42
latent cleft lip 30
latent diabetes mellitus 156
latent early congenital syphilis 416
latent fracture 251
latent glomerulonephritis 136
latent hypermetropia 17
latent labyrinthitis 30
latent late congenital syphilis 416
latent mastoiditis 30
latent nystagmus 17
latent phase 295
latent syphilis 376, 418
latent thyroid malignant neoplasm 307
latent yaws 416
late-onset asthma 350
late-onset autoimmune diabetes in adult 142
late-onset cerebellar ataxia 110
late-onset family Alzheimer disease 115
late-onset isolated ACTH deficiency 142
lateral advancement of greater trochanter 273
lateral ankle sprain 256
lateral balanced occlusion 59
lateral band suture of extensor tendon 283
lateral canthoplasty 292
lateral canthus plasty 21
lateral cervical puncture 128

lateral collateral ligament injury of ankle 239
lateral column lengthening of foot 286
lateral compaction 54
lateral compression type pelvic fracture 236
lateral condyle path inclination 59
lateral discoid meniscus injury of knee 259
lateral discoid meniscus of knee 259
lateral dislocation of elbow 267
lateral dislocation of elbow joint 267
lateral dislocation of proximal tibia 246
lateral displacement 39
lateral epicondylitis of humerus(tennis elbow) and type 234
lateral epicondylitis(tennis ellbow) 234
lateral episiotomy wound infection 339
lateral femoral cutaneous nerve entrapment syndrome 113
lateral femoral cutaneous nerve injury 235
lateral femoral cutaneous neuritis 113, 367
lateral inferior orbital fracture 8
lateral malleolus fracture 256
lateral mass fracture of cervical spine 244
lateral mass of axis fracture 255
lateral meniscus cyst of knee 259
lateral meniscus disorder of knee 259
lateral meniscus injury of knee 259
lateral meniscus tear of knee 259
lateral movement 59
lateral occlusion 59
lateral occlusion balance 59
lateral orbitotomy 34
lateral palpebral ligament rupture 13
lateral patellar compression syndrome 258
lateral patellar hypertension syndrome 227
lateral patellofemoral joint hypertension 227
lateral periodontal cyst 41
lateral position of submandibular gland sialography 55
lateral position pulmonary function 86
lateral position roentgenography of mandible 59
lateral position ventilation 83
lateral protrusion lumbar disc herniation 227
lateral recess 227
lateral recess stenosis 227
lateral rhinotomy 32
lateral sinus surrounding abscess 110
lateral sinus thrombosis 110
lateral skull base tumor resection 33
lateral sliding flap 54
lateral spinal meningocele 241
lateral temporal bone resection 36
lateral thoracic free myocutaneous flap 298
lateral thoracic skin flap 298
lateral tomogram of maxillae 59
lateral tomogram of ramus 59
lateral tomogram of TMJ 56
lateral transorbital tumor excision 19
lateral transposition of tibialis anterior muscle 280
lateral transtentorial hernia 122
lateral upper orbital margin fracture 8
lateral ventricle puncture 361
lateral ventricular cyst 176

lateral ventricular meningioma 176
lateral ventriculostomy 182
lateral ventriculo-cisterna magna shunt 182
lateral neck dissection 165
lateralized myoclonic seizure 120
lateralized status convulsives with hemiparesis 110
laterognathism of mandible 46
latex allergy 377
latissimus dorsi myocutaneous flap 298
latissimus dorsi transplantation 165
latrodectism 365
latrogenic diabetes mellitus 151
latrogenic hyperthyroidism 151
latrogenic hypopituitarism 151
latrogenic hypothyroidism 151
latrogenic thyroiditis 151
lattice corneal dystrophy 4
lattice degeneration 4
Laugier-Hunziker syndrome 371
Laurence-Moon-Biedl syndrome 371
lavage for palpebral conjunctiva pseudo-membrane removal 20
lax plantar pain 255
laxative abuse 391
laxity of anterior cruciate ligament 251
laxity of capsular ligament of knee 258
laxity of knee ligament 259
laxity of lateral collateral ligament 256
laxity of medial collateral ligament 249
laxity of posterior cruciate ligament 238
layering puncture 286
lazy leukocyte syndrome 159
Le Fort Ⅰ fracture, horizontal fracture of maxilla 45
Le Fort Ⅱ fracture, pyramidal fracture of maxilla 45
Le Fort Ⅲ fracture, transverse fracture of maxilla 45
Le Fort 1 osteotomy 32
LE/LP overlap syndrome 368
lead and its compounds toxic effect 61
lead bracket 319
lead dislocation 194
lead encephalopathy 392
lead gout 147, 250
lead insulation break 194
lead poisoning 407
leakage of breast implant 288
leakage of urine 216
learned helplessness 396
leathery 297
Leber hereditary optic neurology 109
Leber miliary aneurysms 14
lecithin cholesterol acyltransferase deficiency 147, 155
lecithin cholesterol acyltransferase deficiency nephropathy 134
Lee grade Ⅰ 132
Lee grade Ⅱ 132
Lee grade Ⅲ 132
Lee grade Ⅳ 132
Lee grade Ⅴ 132
leech bite 378, 417

LeFort I block osteotomy 57
LeFort I fracture of maxilla 47
LeFort I osteoplasty 57
LeFort I osteoplasty of maxilla 291
LeFort I segmental osteoplasty of maxilla 291
LeFort II block osteoplasty 57
LeFort II osteoplasty 57
LeFort II osteoplasty of maxilla 291
LeFort II segmental osteoplasty of maxilla 291
LeFort III osteotomy 57
left and right cardiac angiocardiography 209
left and right cardiac catheterization 209
left anterior fascicular block 70
left atrial angiography 72
left atrial end-diastolic pressure 90
left atrial enlargement 71
left atrial myxoma 205
left atrium angiocardiography 209
left bundle branch block 70
left cardiac catheterization 209
left fallopian tube obstruction 330
left heart autologous valvular endocarditis 70
left heart catheterization 72
left heart disease associated pulmonary hypertension 82
left heart failure 70, 205
left heart failure with acute pulmonary oedema 360
left heart prosthetic valve endocarditis 70
left hemicolectomy 316
left hemihepatectomy 316
left hydrosalpinx 330
left lung cancer 82
left main bronchus cancer 82
left posterior fascicular block 70
left renal vein compression syndrome 138
left renal vein entrapment syndrome 205, 216
left ventricle angiocardiography 209
left ventricle-aorta tunnel repair 209
left ventricular aneurysm correction 209
left ventricular aneurysm formation 70
left ventricular angiography 72
left ventricular apex-aorta bypass 303
left ventricular coronary vein electrode implantation 209
left ventricular coronary vein electrode replacement 209
left ventricular coronary vein lead implantation 209
left ventricular diastolic dysfunction 70
left ventricular dilatation 70
left ventricular diverticulum 205
left ventricular dysplasia syndrome 205
left ventricular enlargement 71
left ventricular failure 360
left ventricular mural thrombus 70
left ventricular myxoma 205
left ventricular outflow stenosis 70
left ventricular outflow tract dredging operation 209
left ventricular outflow tract obstruction after cardiac surgery 203

left ventricular outflow tract reconstruction 303
left ventricular outlet stenosis 205
left ventricular pseudoaneurysm formation 70
left ventricular tachycardia 70
left ventricular transmural pressure 90
left ventricular-right atrial communication (Gerbode defect) 205
leg carbuncle 379
leg furuncle 379
leg limitation obesity 151
leg nerve injury 124
Legg-Calvé-Perthes disease 226, 235
legionella bacteria encephalitis 116
legionella infection 77, 353
legionella pneumophila pneumonia 78
legionnaires disease 353, 413
legionnaires pneumonia 77
legs eczema 381
leiomyoma 179
leiomyoma cutis 375
leiomyoma of bladder 213
leiomyoma of bone 236
leiomyoma of fallopian tube 325
leiomyoma of kidney 214
leiomyosarcoma 179, 250, 375
leiomyosarcoma of bladder 213
leiomyosarcoma of bone 236
Leishmaniasis 371
leishmaniasis 414
lengthening of lingual frenum 57
lengthening of palatopharyngeal arch 33
lengthening of pharyngeal arch 58
Lennox-Gastaut syndrome, LGS 117
lens contusion 7
lens dislocation 18
lens disorder 7
lens ectopic after intraocular lens implantation 10
lens foreign body 7
lens injury 7
lens lesion 7
lens opacity 18
lens-derived irregular astigmatism 7
lens-derived refractive myopia 7
lens-derived regular astigmatism 7
lens-induced iridocyclitis 7
lens-related uveitis 7
lenticular nucleus hemorrhage 351
lentiform nucleus hemorrhage 111
lentigo maligna 365
lentigo maligna melanoma 365
LEOPARD syndrome 362
leopard vitiligo 363
leprechaunism 362
lepromatous leprosy 372, 414
leprophobia 372
leprosy 249, 372, 414
leprosy neuropathy 117
leprotic choroiditis 414
leprotic perforating plantar ulcer 414
leprotic punctate keratitis 414
leptomeningeal angiomatosis 120

leptospirosis 367, 412
leptospirosis meningoencephalitis 113
leptospirosis of nervous system 121
leptospirosis related kidney injury 134
Leriche's syndrome 194
Lermoyez attack 23
Lesch-Nyhan syndrome 116, 146, 226
Leser-Trélat sign 371
lesion curettage 272
lesion in the saddle area 154
lesion of accessory nerve 113
lesion of aortic root 204
lesion of brachial plexus 110
lesion of common peroneal nerve 112
lesion of inferior mesenteric plexus sympathetic nerve 110
lesion of knee joint cartilage 258
lesion of obturator nerve 110
lesion of peroneal nerve 112, 232
lesion of pulmonary plexus 112
lesion of superior mesenteric plexus sympathetic nerve 110
lesion of synovial bursa resection 386
lesion of ulnar nerve 111
lesion resection of external auditory canal 387
lesion resection of hand soft tissue 387
Leslie joint incision 271
lesser fracture of humerus 234
lesser occipital neuralgia 126, 181
lethal autosomal recessive epidermolysis bullosa simplex disease 384
lethal damage, LD 321
lethal midline granuloma 267
lethal-potential lethal model 321
Letournal staging of traumatic arthritis of hip joint 247
Letterer-Siwe disease 159, 305
leucanaemia 157
leucocyte adhesion molecule deficiency 363
leucoderma pseudosyphiliticum 369
leucotomy 184
leukemia 132
leukemia cutis 375
leukemia fundus change 2
leukemia kidney injury 132
leukemia related gingiva lesion 39
leukemic optic neuropathy 2
leukemic reticuloendotheliosis 157
leukemoid reaction 353
leukocyte chemotactic factor 2 associated renal amyloidosis 132
leukocyte dysfunction associated with periodontal damage 39
leukocytosis 350
leukodystrophy 118
leukoedema 39
leukoedema of tongue 48
leukoencephalitis 410
leukoencephalopathy 118
leukonychia 363
leukonychia punctata 365
leukonychia totalis 376
leukopenia 318
leukoplakia 404

leukoplakia of bladder 212
leukoplakia of cervix uteri 328
leukoplakia of cheek 43
leukoplakia of esophagus 101
leukoplakia of gingiva 52
leukoplakia of glans penis 216
leukoplakia of palate 41
leukoplakia of renal pelvis 214
leukoplakia of tongue 48
leukoplakia of ureter 215
levocardia 70, 205
Lewis-Sumner syndrome 109
Leydig cell dysplasia 146
Leydig cell tumor 211
Lhermitte sign 226, 269
liability of affect 396
lichen aureus 370
lichen myxedematosus 374
lichen nitidus 367
lichen pilaris 372
lichen planopilaris 372
lichen planus 363
lichen planus actinicus 367
lichen planus annularis 368
lichen planus erythematosus 368
lichen planus follicularis 373
lichen planus like cutaneous candidiasis 363
lichen planus like keratosis 363
lichen planus linearis 381
lichen planus of nail 369
lichen planus of palms and soles 384
lichen planus of the scalp 379
lichen planus pemphigoides 371
lichen planus pigmentosus 377
lichen planus tropicus 376
lichen planus-lupus erythematosus overlap
  syndrome 363
lichen ruber moniliformis 374
lichen sclerosus et atrophicus 383
lichen scrofulosorum 372
lichen simplex chronicus 372
lichen spinulosus 381
lichen striatus 379, 381
lichenification 385
lichenoid amyloidosis 378
lichenoid drug eruption 378
lichenoid reaction 49
Lichtblau procedure 271
Liddell [wood kind]thyroiditis 146
Liddle syndrome 146
lidocaine injection test 286
Liebowitz social anxiety scale 398
lienocolic ligament 164
ligament calcification 252, 401
ligament contracture 252, 401
ligament laxity 252, 401
ligament like tumor 376
ligament pregnancy 340
ligament reduction technique 283
ligament repair 283
ligament repair of elbow 285
ligament rupture of palm 255
ligament suture of foot 286
ligament suture of upper limb 283

ligamentum patellae transposition 272
ligation and hemostasis of external carotid
  artery 56
ligation hemostasis of postoperative anal hemor-
  rhage 387
ligation of abdominal vein 166
ligation of abdominal wall vessel 166
ligation of anterior jugular vein 183
ligation of aortopulmonary collaterals 302
ligation of arteriovenous fistula 182, 273
ligation of arteriovenous fistula of upper limb
  283
ligation of azygos vein 302
ligation of brachial artery 275
ligation of carotid artery 183
ligation of coronary artery 206, 302
ligation of dermal appendage 291, 386
ligation of esophageal varices 191
ligation of external carotid artery 183
ligation of finger excrescence 292
ligation of gastric artery 172
ligation of great omentum artery 165
ligation of iliac lymph trunk 313
ligation of internal carotid artery 183
ligation of internal jugular vein 183
ligation of intracranial aneurysm 184
ligation of jugular vein 183
ligation of lymphatic fistula 56, 170, 190,
  290, 312
ligation of maxillary artery 57
ligation of meningeal vessel 185
ligation of patent ductus arteriosus 302
ligation of peritoneal vessel 167
ligation of pulmonary artery 206, 302
ligation of radial artery 282
ligation of retroperitoneal lymph vessel 167,
  309
ligation of thoracic duct 191, 315
ligation of toe excrescence 292
ligation of ulnar artery 272
ligation of upper limb artery 283
ligation of vena cava 313
ligation of vertebral artery 187
ligation of wart of finger 284
ligation of wart of toe 284
light chain deposition disease 135
light chain proximal tubulopathy 135
light chain-heavy chain deposition disease 135
light sleep 130
light therapy 397
light-adapted electroretinogram 22
limb function training 403
limb traction 403
limb weakness 402
limb-girdle muscular dystrophy 126
limbic encephalitis 110, 388
limbic epilepsy 110, 388
limbic system status epilepticus 110
limbs length discrepancy following joint pros-
  thesis replacement 252
lime burn 296
limit thoracoplasty 191
limitation of activity 240, 270
limitation of encephalitis 116

limitation of meningitis 116
limited joint mobility and scleroderma-like
  syndrome 367
limited skin disease 381
limited-flow index 88
Linburg syndrome 226
Linder test 226, 269
linea alba hernia 95
linear accelerator 321
linear and whorled nevoid hypermelanosis
  381
linear energy transfer,LET 320
linear fracture of skull 178
linear IgA bullous dermatosis 381
linear incision 187
linear scleroderma 381
linear-quadratic model 320
lingua plicata 385
lingual abscess 48
lingual amyloidosis 48
lingual cyst 48
lingual frenoplasty 57
lingual frenum extension 57
lingual malformation 48
lingual mandibular salivary gland depression
  50
lingual nerve neurolysis 57
lingual nerve fracture 48
lingual papillary hyperplasia 48
lingual papillitis 48
lingual scar 48
lingual squamous epithelium hyperplasia 48
lingual tonsillectomy 36
linguatulosis 416
linguoangular embedded maxillary third molar
  48
linguoangular impaction 48
lip and buccal biting 43
lip biting 53
lip cancer 40
lip deformity 40
lip deformity after burn injury 48
lip fistula repair 54
lip full-thickness skin graft 54
lip injury 40
lip intermedium thickness skin graft 54
lip laceration 40
lip lesion laser therapy 385
lip lesion resection 385
lip scar 40
lip skin benign tumor 40
lip skin carcinoma in situ 24, 40
lipectomy 174, 316
lipid storage disease 153, 266
lipid storage disorder 119
lipid Uhl Bach protein deposition 153
lipid-lowering agent poisoning 408
lipoatrophic panniculitis 384
lipoblastoma 266
lipoblastomatosis 266
lipodermatosclerosis 384
lipodystrophia centrifugalis abdominalis
  infantilis 383
lipodystrophy 384

lipodystrophy associated with protease inhibitor　365
lipofibromatosis　266
lipogranulomatosis　153
lipogranulomatosis subcutanea　375
lipoid adrenal hyperplasia　211
lipoma　181, 266, 384
lipoma of bone　237
lipoma of bronchus and lung　81
lipoma of cardia　91
lipoma of intestine　93
lipoma of kidney　214
lipoma of liver　96
lipoma of mesentery　93
lipoma of nervous system　288
lipoma of parotid　27
lipoma of scrotum　216
lipoma of skull　27, 45, 178
lipoma of spermatic cord　211
lipoma of submandibular gland　50
lipoma of upper extremity　288
lipomatosis　153
lipomatosis of nerve　254
lipomatosis of renal hilus　214
lipomembranous fat necrosis　384
lipomeningocele　266
lipophagocytosis　131
lipoprotein deficiency　153, 156
lipoprotein metabolism disorder　156
lipoprotein nephropathy　136
liposarcoma　181, 266, 384
liposarcoma of bone　237
liposarcoma of kidney　214
liposuction　292
lip-reading　31
Lipschütz ulcer　362
Lipscomb-McCaslin procedure　271
liquefactive necrosis　298
liquefied petroleum gas poisoning　409
liquefying panniculitis　382
liquid nitrogen preserved skin　300
liquid ventilation　85
lisch nodule/iris hamartoma　146
Lisfranc amputation　271
Listeria encephalitis　117
Listeria meningitis　117
Listeria meningoencephalitis　117
listeria monocytogene septicemia　411
Listerial cerebral arteritis　414
Listerial endocarditis　414
Listerial meningitis　414
Listerial meningoencephalitis　414
Listerial septicemia　414
Listeriosis　371, 414
lithiasis of submandibular gland duct　25
lithiasis of submaxillary gland duct　50
lithium borate dosimeter　320
lithium carbonate poisoning　408
lithium fluoride dosimeter　319
lithium intoxication　146
lithium-associated nephropathy　134
litholapaxy　223
lithopedion　325, 354
little league elbow syndrome　234

little leaguer's elbow　261
livedo annularis　127
livedo reticularis　380
livedo vasculitis　376
livedoid dermatitis　376
liver abscess　96, 351
liver cirrhosis　96
liver contusion　95, 163
liver donor　97
liver dysfunction　95
liver injury　96, 163
liver laceration　96, 163
liver phosphorylase deficiency　154
liver segment Ⅱ resection　310
liver segment Ⅲ resection　310
liver segment Ⅳ resection　310
liver segment Ⅴ resection　310
liver segment Ⅵ resection　310
liver segment Ⅶ resection　310
liver segment Ⅷ resection　310
liver transplant failure　96
liver transplant rejection　96
liver transplant status　96
lizard bite　380
lizard venom poisoning　408
loaiasis　372, 414
lobar emphysema　351
lobar intracerebral hemorrhage　119
lobar pneumonia　73, 350, 411
lobectomy　190
lobectomy with lymph node dissection　309
lobomycosis　414
lobular carcinoma　41
lobular carcinoma in situ of breast　164
lobulated spleen　163
local anaesthetic poisoning　406
local astringent poisoning　406
local chemotherapy　84
local dental drug poisoning　406
local detergent poisoning　406
local edema　400
local excision of lesion of facial bone　56
local hepatectomy　169
local hyperhidrosis　400
local infection of skin and subcutaneous tissue　295
local obesity　146
local osteolytic hypercalcemia　146
local panatrophy　370
local perfusion heating therapy　319
local pruritus　370
local resection　170
local retinal laser photocoagulation　20
local skin flap　299
local vibration disease　406
localized alveolar osteitis　44
localized dystrophic epidermolysis bullosa　370
localized edema　77, 82
localized empyema　77
localized enlarged lymph node　44
localized hyperhidrosis　370
localized idiopathic lipoatrophy　370
localized increased intracranial pressure　116
localized inflammatory bowel arthropathy　246

localized ischemic bowel disease　98
localized mass of neck　43
localized necrosis of mandibular　50
localized neurodermatitis　370
localized osteoporosis　246
localized peritonitis　98
localized pleural mesothelioma　77
localized scleroderma　7, 370
locked dislocation of shoulder　255
locked joint　237, 270
locked twins　345
locust dermatitis　368
Loeffler's syndrome　77, 372
logistic organ dysfunction score　88
Logopenic aphasia　109
loin pain hematuria syndrome　136
London serotypes of Salmonella enteritis　100
long cord　340
long face syndrome　39
long head　39
long head of biceps tendon insertion injury　233
long lip　40
long RR duration　63
long thoracic nerve palsy　124
longitudinal connection of phalangeal epiphysis　267
longitudinal crista of nail　369
longitudinal deficiency　266
longitudinal femoral dysplasia　235
longitudinal fracture　268
longitudinal fracture of the calcaneal tuberosity　233
longitudinal furrow of nail　369
longitudinal reduction defect of femur　235
longitudinal reduction defect of fibula　232
longitudinal reduction defect of ulna　228
longitudinal split of nail　369
longitudinal vaginal septum　327
long-latency SEP　128
long-QT syndrome　63
long-standing persistent AF　63
long-term irregular fever　411
long-term oxygen therapy　83
loop electrosurgical excision procedure　336
loop excision under the aortic valve　208
loop (potent) diuretic poisoning　407
loop ureterostomy　223
loose anagen hair　378
loose body　265
loose body in ankle　239
loose body in elbow joint　267
loose body in hip joint　247
loose body in knee　258, 259
loose body in shoulder joint　242
loose body of elbow　267
loose body of finger joint　266
loose body of joints　237
loose body of shoulder joint　242
loose body of wrist joint　257
looseness of colon　98
looseness of sphincter ani　96
looseness of thinking　396
loosening of association　396

loosening of external fixation pin 256
lop ear 30, 360
lophomonas blattarum disease 414
lordosis 82, 241
lordotic albuminuria 241
lordotic pelvis 241
Lorenz osteotomy 271
loss of blood volume 156
loss of eyelashes 295
loss of osseointegration of dental implant 53
loss of plasma volume 156
loss of sleepiness 396
Louis's wrist arthrodesis 271
louse-borne relapsing fever 416
low amino acid urine 154
low anal fistula 94
low back pain 263
low back pain with sciatica 263
low birth weight infant 351
low cardiac output syndrome 194
low cardiac output syndrome after cardiac
    surgery 203
low cerebrospinal fluid pressure headache 111
low complement vasculitis 263
low compliant bladder 351, 399
low concentration oxygen therapy 83
low density lipoprotein type (LDL) hyperlipo-
    proteinemia 154
low dose rate 319
low dose-rate fractionated irradiation 319
low dose-rate irradiation 319
low fertilization rate after ICSI 322
low fertilization rate after IVF 322
low forceps 347
low forceps singleton delivery 338
low frequency electrotherapy 403
low grade central osteosarcoma 229
low grade fibromyxoid sarcoma 229
low grade myofibroblastic sarcoma 229
low intraocular pressure 3, 18
low intraocular pressure after anti-glaucoma
    surgery 7
low intraocular pressure after cataract sur-
    gery 1
low level positive end-expiratory pressure 83
low nasal apex 23
low pacemaker battery 69
low phosphatase 154
low placental status 345
low potassium tic 154
low potassium, sodium, chlorine syndrome 154
low protein malnutrition 154
low renin hypertension 210
low risk 64
low specific gravity of urine 138
low tidal volume 85
low tidal volume ventilation 85
low transverse fracture 229
low voltage 128
low voltage activity 128
low voltage electrical burn 293
low zygomatic bone 47
lower abdominal pain 103, 106
lower back cut off 263

lower buccal sulcus malignant tumor 50
lower cervical spinal cord injury 259
lower cervical spine fracture 259
lower cervical spine instability 259
lower dorsal vascular injury 263
lower esophageal carcinoma 103
lower extremity foreign body extraction 387
lower extremity frostbite 408
lower extremity frostbite with tissue
    necrosis 408
lower extremity mass 288
lower extremity muscle contracture 402
lower extremity nerve injury 123, 259
lower extremity neurofibroma 123
lower extremity swelling 259
lower extremity vein ligation 387
lower extremity venous filter implantation 315
lower eyelid retraction 14
lower eyelid rhytidectomy 292
lower flat part 86
lower gastrointestinal bleeding 103, 355
lower gum malignant tumor 50
lower high density lipoprotein cholesterol 142
lower inflection point 86
lower limb aneurysm 201
lower limb arterial embolism 201
lower limb arterial stenosis 201
lower limb arterial thrombosis 201
lower limb arteriovenous fistula 201
lower limb arteritis 201
lower limb atherosclerotic occlusive disease 201
lower limb bone cystic fibrous osteitis 150
lower limb compartment syndrome 259
lower limb cutaneous infection 380
lower limb cutaneous necrosis 201
lower limb deep venous embolism 201
lower limb deep venous thrombophlebitis 201
lower limb dry gangrene 201
lower limb gangrene 201
lower limb humid gangrene 201
lower limb ischemia 201
lower limb muscle contracture 259
lower limb muscle hematoma 259
lower limb phlebitis 201
lower limb pseudoaneurysm 201
lower limb scar 297
lower limb sequela of burn, chemical injury
    and frostbite 297
lower limb soft tissue infection 380
lower limb superficial phlebitis 201
lower limb thrombophlebitis 201
lower limb ulcer 380
lower limb vascular injury 201
lower limb vascular malformation 201
lower limb vasculitis 201
lower limb vein occlusion 201
lower limb venous aneurysm 201
lower limb venous insufficiency 201
lower limb venous occlusion 201
lower lip cancer 50
lower lip mucosa malignant tumor 50
lower lobe of right lung lung cancer 80
lower lumbar instability 259
lower motor neuron syndrome 123

lower motor neuronal paralysis 259
lower radicular syndrome 229
lower urinary tract calculus 215
lower uterine segment caesarean section
    348
lower uterine segment pregnancy 329
low-flow oxygen therapy 83
lowfrequency fatigue 73
low-frequency filter 128
low-grade cervical glandular intraepithelial
    neoplasia 328
low-grade hot burn 293
low-grade squamous intraepithelial lesion of
    cervix 328
low-grade squamous vulvar intraepithelial
    neoplasia 326
low-lying placenta 338
Lown-Ganong-Levine syndrome 67
low-tension stomach 94
low-turnover bone disease 132
L-shaped incision 181
lubricant poisoning 407
Lucio leprosy 362
Ludloff incision 271
lues maligna 365, 411
luetic spondylitis 249
Luft disease 123, 402
lumbago and scelalgia 263
lumbar and lumbosacral fusion by anterior
    technique 282
lumbar and lumbosacral fusion by posterior
    technique 277
lumbar and pelvis multiple fractures 264
lumbar and sacral arthritis 263
lumbar and sacral osteoarthritis 263
lumbar cartilage plate rupture 264
lumbar discography 286
lumbar enthesitis 264
lumbar facet joint cyst 264
lumbar facet syndrome 264
lumbar fracture 263
lumbar fracture L1 263
lumbar fracture L2 263
lumbar fracture L3 264
lumbar fracture L4 264
lumbar fracture L5 264
lumbar intervertebral disc calcification 264
lumbar intervertebral disc cyst 264
lumbar intervertebral disc herniation 264
lumbar intervertebral disc prolapse 264
lumbar intervertebral intervertebral disc infec-
    tion 264
lumbar kyphosis 264
lumbar laminectomy and decompression
    315
lumbar ligamentum flavum ossification 264
lumbar lymphatic trunk-small vein anastomo-
    sis 315
lumbar Modic change 263
lumbar muscle sprain 263
lumbar muscle strain 263
lumbar nerve root inflammation 124
lumbar neuritis 124
lumbar osteomyelitis 263

lumbar posterior longitudinal ligament ossification 264
lumbar processus transversus syndrome 264
lumbar puncture 124, 131, 162, 186, 361
lumbar sacral and pelvic sympathetic nerve injury 124
lumbar sacral plexus injury 263
lumbar scoliosis 263
lumbar small joint disturbance 264
lumbar soft tissue contusion 263
lumbar spinal cord edema 263
lumbar spinal cord injury 263
lumbar spinal cord injury L1 263
lumbar spinal cord injury L2 263
lumbar spinal cord injury L3 263
lumbar spinal cord injury L4 263
lumbar spinal cord injury L5 263
lumbar spinal instability 263
lumbar spinal stenosis 264
lumbar spine fracture associated with conus medullaris injury 264
lumbar spine fracture associated with nerve root injury 264
lumbar spine fracture associated with spinal cord injury 264
lumbar spine tuberculosis 264
lumbar spondylolisthesis 264
lumbar spondylolisthesis L1/L2 264
lumbar spondylolisthesis L2/L3 264
lumbar spondylolisthesis L3/L4 264
lumbar spondylolisthesis L4/L5 264
lumbar spondylolysis 263, 264
lumbar spondylosis 264
lumbar subarachnoid-peritoneal shunt 186
lumbar sympathectomy 186
lumbar traction 403
lumbar vertebral abscess 264
lumber hernia 104
lumbocostovertebral syndrome 263
lumbosacral posterior rhizotomy 186
lumbosacral agenesis 263
lumbosacral disc prolapse 263
lumbosacral dorsal root transection 335
lumbosacral lesion resection 387
lumbosacral nerve injury 124
lumbosacral nerve root cyst 124, 263
lumbosacral nerve root pain 263
lumbosacral plexus damage 124
lumbosacral radiculitis 124, 263
lumbosacral radiculopathy 254, 263
lump 256
lump kidney 215
lumpectomy 171
lunate aseptic necrosis 265
lunate dislocation 265
lunate fracture 265
lunate ischemic necrosis 265
lung abscess 75, 351
lung adhesion release 190
lung artery occlusion 74
lung atelectrauma 75
lung bauxite fibrosis 74
lung biopsy under the bronchoscope 192
lung cancer caused by hexavalent chromium 407

lung compliance 87
lung cyst 74
lung disease 74
lung elastance 87
lung failure 75
lung inertia resistance 86
lung laceration repair 190
lung lobectomy with adjacent segmental resection 309
lung metastatic tumor 74
lung protective ventilation strategy 83
lung repair 190
lung resistance 87
lung rupture 188, 196
lung sarcoma 75
lung tissue viscous resistance 87
lung transplantation 83
lung transplantation failure 75
lung transplantation rejection 75
lung ventilation imaging 87
lung volume reduction surgery 83, 190
lung volutrauma 75
lung abscess 412
lunotriquetral ligament injury 265
Luonuwa-Bensaude adenolipomatosis 147
lupus anticoagulant assay 161
lupus cardiomyopathy 67
lupus encephalopathy 116
lupus erythematosus associated optic neuritis 4
lupus erythematosus profundus 378
lupus erythematosus tumidus 384
lupus exulcerans 371
lupus hepatitis 99
lupus lung disease 77
lupus miliaris faciei 382
lupus myeleterosis 116
lupus nephritis 134
lupus nephritis type Ⅰ (slight mesangial) 134
lupus nephritis type Ⅱ (mesangial proliferative) 134
lupus nephritis type Ⅲ + Ⅴ 134
lupus nephritis type Ⅲ (A/C) (focal proliferative sclerosing) 134
lupus nephritis type Ⅲ (A) (focal proliferative) 134
lupus nephritis type Ⅲ (C) (focal sclerosing) 134
lupus nephritis type Ⅲ (focal) 134
lupus nephritis type Ⅳ + Ⅴ 134
lupus nephritis type Ⅳ (diffuse) 134
lupus nephritis type Ⅳ -G (A/C) (diffuse glomerular hyperplasia and sclerosing) 134
lupus nephritis type Ⅳ -G (A) (diffuse glomerular hyperplasia) 134
lupus nephritis type Ⅳ -G (C) (diffuse glomerular sclerosing) 134
lupus nephritis type Ⅳ -S (A/C) (diffuse segmental hyperplasia and sclerosis) 134
lupus nephritis type Ⅳ -S (A) (diffuse segmental hyperplasia) 134
lupus nephritis type Ⅳ -S (C) (diffuse segmental sclerosis) 134
lupus nephritis type Ⅴ (membranous) 134

lupus nephritis type Ⅵ (sclerosing) 134
lupus neuritis 116
lupus pericarditis 67
lupus peripheral neuropathy 116
lupus pernio 365
lupus pneumonia 77
lupus retinopathy 8
lupus tubulointerstitial lesion 134
lupus vulgaris 381
lust murderer 392
luteal phase defect 323
luteinized unruptured follicle syndrome 324
Lutembacher syndrome 198
Lutwak syndrome 25
luxation of eyeball 16
luxation of lens 7
lycopenemia 366
Lyme disease 116, 248, 371, 414
Lyme disease of nervous system 121
lymph node biopsy 37, 174, 190, 220, 387
lymph node expanding regional resection 190, 220
lymph node necrosis 353
lymph node regional resection 190, 220
lymph node resection of deep neck 190
lymph node tuberculosis of parotid 27
lymph node tumefaction of tongue root 48
lymph trunk-venule anastomosis 34
lymphadenitis 414
lymphadenopathy 414
lymphangiectasis 371
lymphangioma 26, 198, 248, 371
lymphangioma injection 34, 56, 190
lymphangioma of larynx 25
lymphangiomatosis 371
lymphangiomyomatosis 198
lymphangiosarcoma 248, 371
lymphangitis 353, 371
lymphatic exploration 170
lymphatic exploratory operation 386
lymphatic filariasis 414
lymphatic fistula 198
lymphatic fistula adhesion 34, 56, 190, 312
lymphatic fistula excision 34
lymphatic fistula ligation 34, 386
lymphatic fistula resection 190, 386
lymphatic fistula surgery adhesion 386
lymphatic malformation 305
lymphatic malformation of neck 43
lymphatic obstruction 198, 371
lymphatic occlusion 198
lymphatic thoracic injury 77
lymphatic trunk-small vein anastomosis 312
lymphatic vessel malformation and hyperostosis syndrome 287
lymphatic vessel-small vein anastomosis 190
lymphatic vessel-vein anastomosis 312
lymphatico-venous anastomosis 170
lymphatico-venular anastomosis/anastomosis of lymphatic trunk to venular 170
lymphatic-vein anastomosis 34
lymphedema 198, 371
lymphedema correction Homans-Macey

operation (Homan operation) 312
lymphedema correction Thompson operation (Thompson operation) 312
lymphocutaneous sporotrichosis 371, 414
lymphocyte-depleted classical Hodgkin lymphoma 159
lymphocytic choriomeningitis 117, 414
lymphocytic hypophysitis 147
lymphocytic infiltration of skin 375
lymphocytic interstitial pneumonitis 77
lymphocytic meningitis 129
lymphocytic vasculitis injury 248
lymphocytoma cutis 375
lymphocytopenia 159
lymphocytosis 159
lymphoedematous keratoderma 372
lymphoepithelial cyst of oral cavity 44
lymphogenous liver abscess 353
lymphography 220
lymphoid follicular cystitis 211
lymphoid tuberculosis of neck 43
lymphoidocyte reaction 129
lymphoma 61
lymphoma kidney injury 134
lymphoma of conjunctiva 6
lymphoma of lacrimal gland 8
lymphoma of maxillofacial region 42
lymphoma of orbit 16
lymphoma of penis 289
lymphoma of retina 12
lymphoma-associated HPS 159
lymphomas and haematopoietic neoplasm 178
lymphomatoid granulomatosis 117, 159
lymphomatoid granulomatosis of central nervous system 126
lymphomatoid papulosis 371
lymphonodi cervicales radical dissection 34
lymphoplasma cell lymphoma 159
lymphoplasmacyte-rich meningioma 177
lymphoproliferation of tongue 48
lymphoreticular malignancy of penis 216
lymphosarcoma of bladder 212
lymphosarcoma of kidney 214
lymphosarcoma of prostate 213
lymphoscintigraphy 220
lysergic acid diethylamide poisoning 407
lysis and turn back of incarcerated hernia 171
lysis of adhesion of abdominal cavity 168
lysis of adhesion of cervix 336
lysis of adhesion of endometrium 336
lysis of adhesion of endometrium by hysteroscopy 333
lysis of adhesion of labial 335
lysis of adhesion of peritoneum 167
lysis of adhesion of the pericardium 208
lysis of adhesion of tongue 57
lysis of adhesion of vagina 335
lysis of adhesion of vocal cord 36
lysis of adhesion of vocal cord under suspension laryngoscope 37
lysis of cerebral cortical adhesion 308
lysis of finger web adhesion, repaired with free flap and anastomosis of blood vessel 300

lysis of finger web adhesion, repaired with local flap 300
lysis of finger web adhesion, repaired with local modification 300
lysis of finger web adhesion, repaired with pedicled skin flap 300
lysis of finger web adhesion, repaired with skin graft 300
lysis of finger web/toe web adhesion, repaired with skin graft 300
lysis of hip joint 280
lysis of lip scar 54
lysis of of labia minus adhesion 335
lysis of omental adhesion 172
lysis of ovarian adhesion 334
lysis of pelvic adhesions 334
lysis of periureteral adhesion 314
lysis of scar 272
lysis of tubal adhesion 334
lysis of vulvar adhesion 335
lysis of web of skin 281
lysis (reduction) and repair of incarcerated abdominal internal hernia 167
lysol poisoning 406
lysosomal acid lipase deficiency 148

M

M wave 127
macacus ear 30
Machado-Joseph disease 117
Mackler's triad 31
macrocephaly 40
macrocheilia 44
macrocythemia 159
macrocytic anemia 158
macrodactylia 246
macrodactyly 246
macrodactyly of toes 246
macrodactyly-hemihypertrophy-connective tissue nevi syndrome 371
macrodontia 44
macroelectromyography 129
macro-EMG needle electrode 129
macroglobulinemia 370
macroglobulinemia purpura 370
macroglossia 44
macrognathia 44
macrolides poisoning 405
macromelia 246
macromotor unit action potential 129
macronychia 370
macrophage activation syndrome 159
macrophthalmia 3
macropsia 18
macro-pulmonary arterio-venous malformation, giant pulmonary arteriovenous malformation 77
macrorhinia 26
macrosomia 339
macrosomia with cephalopelvic disproportion 339
macrostomia 40
macular amyloidosis 226, 363

macular corneal dystrophy 2
macular cystoid edema after cataract surgery 1
macular edema 5
macular epiretinal membrane 5
macular epiretinal membrane peeling 20
macular hemorrhage 5
macular hole 5
macular hole retinal detachment 5
macular hole retinal detachment surgery 20
macular hole sealing 20
macular laser photocoagulation 20
macular pucker 5
macular retinoschisis 5
macular subretinal membrane removal 20
macular translocation 20
macular tropical hypochromia 376
macule 385
maculoanesthetic leprosy 410
maculopapule 385
Maddox rod test 22
Madelung deformity 249
Madelung's disease 147
Madras type motor neuron disease 117
Magerl fixation technique 272
magnesium burn 295
magnesium deficiency 77, 155
magnetic navigation bronchoscopy 189
magnetic resonance angiography 22, 128, 286
magnetic resonance imaging 22, 86, 286, 361
magnetic resonance imaging arthrography 286
magnetic resonance imaging, MRI 286
magnetic resonance spectroscopy, MRS 128
magnetic resonance venography, MRV 128
magnetoencephalography, MEG 129
magnetotherapy 403
main aorto-pulmonary collateral artery, MAPCA 200
main bronchial rupture 188
main bronchus benign tumor 81
main pulmonary artery angioplasty 209
maintenance chemotherapy of malignant tumor 309
maintenance hemodialysis 137
maintenance of gastric stoma 103
maintenance peritoneal dialysis 137
Maisonneuve fracture 226
major aortopulmonary collateral artery angiography 209
majority defect of lip 287
make-believe play 397
malacoplakia 377
malakoplakia of genitourinary system 211
malaria 374, 415
malaria relapse 415
malarial hepatitis 100, 415
malarplasty 291
Malassezia folliculitis 372
malayan filarial elephantiasis 372
malaysia filariasis 414
maldevelopment 161
male adrenal hyperplasia with precocious puberty 147

male bladder radical resection　220
male breast cancer　164
male breast cystic hyperplasia　164
male erectile dysfunction　392
male hypergonadism　147
male hyperplasia of mammary glands　164
male hypogonadism　147
male infertility　212
male isosexual precocious puberty　147
male osteoporosis　147
male pelvic abscess　100
male pelvic abscess incision drainage　220
male pelvic hematoma removal　220
male pelvic inflammatory disease　100
male pelvic inflammatory mass　100
male pseudohermaphroditism　212
male pseudohermaphroditism with androgen
　resistance　155
male pseudohermaphroditism with testicular
　feminization　147, 212
male sexual dysfunction　212
male sterilisation　220
male urethra suspension　220
malformation　240, 270
malformation in one of the twins　345
malformation of celiac artery　95
malformation of coronary vessel　197
malformation of great vein of galen　111
malformation of the face and nasus externus
　27
Malgaigne fracture　249, 400
malignancy in giant cell tumor　231
malignancy of body of pancreas　104
malignancy of brachial plexus　304
malignancy of brain stem　305
malignancy of central nervous system　307
malignancy of cephalic peripheral nerve　306
malignancy of cervical peripheral nerve　305
malignancy of conus medullaris　304
malignancy of cranial nerve　305
malignancy of facial peripheral nerve　305
malignancy of femoral nerve　304
malignancy of head of pancreas　104
malignancy of inguinal peripheral nerve　304
malignancy of jugular foramen　305
malignancy of parietal-occipital lobe　304
malignancy of pelvic peripheral nerve　304
malignancy of pelviureteric junction　306
malignancy of peripheral nerve of chest　307
malignancy of peripheral nerve of lower
　extremity　306
malignancy of peripheral nerve of upper
　extremity　306
malignancy of spinal cord　304
malignancy of tail of pancreas　104
malignancy of trunk peripheral nerve　306
malignancy of ureteral orifice of urethra　306
malignancy of ventral peripheral nerve　304
malignancy of vertex vesicae urinariae　305
malignancy tumor of spine　241
malignancy-associated humoral hypercalce-
　mia　143
malignant meningeal tumor　179
malignant acoustic nerve tumor　180

malignant ameloblastoma　41
malignant angioendothelioma　365
malignant anterior skull base tumor　178
malignant ascites　94
malignant atrial tumor　202
malignant atrophic papulosis　194, 365
malignant basal ganglia tumor　177
malignant blue nevus　365
malignant bone tumor of orbital　16
malignant brain tumor　179, 305
malignant cauda equina tumor　178
malignant central nervous system tumor　181
malignant cerebellar tumor　180
malignant cerebellar vermis tumor　180
malignant cervical spinal cord tumor　178
malignant change of gastric ulcer　102
malignant choroid plexus tumor　178
malignant clivus tumor　180
malignant conus medullaris tumor　177
malignant corpus callosum tumor　179
malignant cranial nerve tumor　179
malignant craniofacial bone tumor　178
malignant cranio-orbital communicat-
　ing tumor　178
malignant craniopharyngioma　177
malignant cylindroma　365
malignant degeneration of mixed tumor of
　parotid　27
malignant edema　419
malignant epidural tumor　181
malignant fibrous histiocytoma　177, 231,
　365
malignant fibrous histiocytoma of soft tissue
　253
malignant frontal tumor　177
malignant frontal-parietal tumor　177
malignant frontal-temporal tumor　177
malignant frontal-temporal-insular tumor　177
malignant frontal-temporal-parietal tumor　177
malignant gastrointestinal stromal tumor
　231
malignant glomus tumor　231
malignant granular cell tumor　231, 365
malignant hidradenoma　231
malignant histiocytosis　158
malignant hypertension　64, 132
malignant hypertension kidney injury　132
malignant hyperthermia due to anaesthesia
　407
malignant insular tumor　176
malignant intracranial tumor　178
malignant intraventricular tumor　179
malignant lymphoepithelial lesion of salivary
　gland　29
malignant lymphoma　177
malignant lymphoma in head and neck　28
malignant lymphoma of soft tissue　253
malignant mastocytoma　304
malignant medulla oblongata tumor　181
malignant melanoma　177, 231, 365
malignant melanoma of anus　96
malignant melanoma of bone　236
malignant melanoma of canthus　18
malignant melanoma of eyelid, including can-

thus　15
malignant melanoma of finger　255
malignant melanoma of lip　24, 40
malignant melanoma of neck　43
malignant melanoma of scalp　28, 49
malignant melanoma of upper limb　253
malignant meningeal tumor　179
malignant mesenchymoma　231
malignant midbrain tumor　181
malignant mixed tumor　41, 231
malignant mixed tumor of lacrimal gland　8
malignant mixed tumor of salivary gland　29
malignant mole　322
malignant myoepithelioma　365
malignant neoplasm in puerperium　337
malignant neoplasm in upper respiratory tract
　28
malignant neoplasm in vermilion border of
　upper lip　47
malignant neoplasm of accessory breast　163
malignant neoplasm of acoustic nerve　306
malignant neoplasm of adrenal gland　148,
　306
malignant neoplasm of Bartholin gland　325
malignant neoplasm of bilateral fallopian
　tubes　326
malignant neoplasm of bilateral ovaries　326
malignant neoplasm of branchial cleft　27, 47
malignant neoplasm of breast　164
malignant neoplasm of breast and axillary tail
　306
malignant neoplasm of broad ligament　323
malignant neoplasm of bronchus or lung　307
malignant neoplasm of buccal groove　26
malignant neoplasm of buccal mucosa of oral
　cavity　44
malignant neoplasm of canthus　18, 307
malignant neoplasm of cerebellum　306
malignant neoplasm of cerebral meninges
　305
malignant neoplasm of cervical connective
　tissue　43
malignant neoplasm of cervical stump　328
malignant neoplasm of cervix　328
malignant neoplasm of cervix and vagina　328
malignant neoplasm of cheek side of lip　40
malignant neoplasm of chest connective tissue
　307
malignant neoplasm of clitoris　327
malignant neoplasm of coccyx　257
malignant neoplasm of connective and soft
　tissue of upper limb　254
malignant neoplasm of connective tissue of
　ear　25
malignant neoplasm of corpusuteri　329
malignant neoplasm of craniopharyngeal duct
　305
malignant neoplasm of dorsum of tongue　48
malignant neoplasm of ear skin　25
malignant neoplasm of endocervix　328
malignant neoplasm of endometrium　329
malignant neoplasm of ethmoid sinus　28, 47
malignant neoplasm of external lower lip　50
malignant neoplasm of external upper lip　47

malignant neoplasm of eyelid 15

malignant neoplasm of fallopian tube 325

malignant neoplasm of fallopian tube and ovary 325

malignant neoplasm of glossoepiglottic fold 48

malignant neoplasm of glottis 28

malignant neoplasm of hand 254

malignant neoplasm of hand skin 254

malignant neoplasm of hard palate 30, 53

malignant neoplasm of head 28

malignant neoplasm of heart 306

malignant neoplasm of inner ear 27

malignant neoplasm of inner surface of lip 40

malignant neoplasm of jaw 25

malignant neoplasm of labia minora 326

malignant neoplasm of labiogingival groove 40

malignant neoplasm of labium majus 322

malignant neoplasm of laryngeal cartilage 25

malignant neoplasm of lateral wall of oropharynx 45

malignant neoplasm of left breast 307

malignant neoplasm of lingual tonsil 28, 48

malignant neoplasm of lip frenum 40

malignant neoplasm of lip skin 24

malignant neoplasm of lower uterine segment 329

malignant neoplasm of lymphatic vessel 305

malignant neoplasm of main bronchus 307

malignant neoplasm of major salivary gland 24, 40

malignant neoplasm of margin of tongue 48

malignant neoplasm of maxillary labial frenum 47

malignant neoplasm of maxillofacial bone 42

malignant neoplasm of meibomian gland 5

malignant neoplasm of metacarpal bone 265

malignant neoplasm of metatarsal bone 266

malignant neoplasm of middle ear 30

malignant neoplasm of movable part of tongue 48

malignant neoplasm of myometrium 328

malignant neoplasm of nasolacrimal duct 2

malignant neoplasm of nasopharynx 24

malignant neoplasm of nipple and areola 164

malignant neoplasm of occiput 54

malignant neoplasm of ocular surface 15

malignant neoplasm of olfactory nerve 307

malignant neoplasm of oral-pharyngeal junction 45

malignant neoplasm of orbital bone 8, 26, 45

malignant neoplasm of overlapping site of large salivary gland 304

malignant neoplasm of palate 41

malignant neoplasm of palatine tonsil 41

malignant neoplasm of palatoglossal arch 24, 41

malignant neoplasm of papilla 306

malignant neoplasm of parametrium 329

malignant neoplasm of parathyroid border 305

malignant neoplasm of parietal bone 41

malignant neoplasm of parovarian cyst 323

malignant neoplasm of phalanx 266

malignant neoplasm of pharyngeal tonsil 30

malignant neoplasm of posterior one third of tongue 48

malignant neoplasm of posterior wall of hypopharynx 29

malignant neoplasm of pterygopalatine fossa 30

malignant neoplasm of retina 11

malignant neoplasm of retromolar area 46

malignant neoplasm of right breast 307

malignant neoplasm of root of tongue, pharynx and larynx 48

malignant neoplasm of round ligament 327

malignant neoplasm of sacrum bone 229

malignant neoplasm of skull 26, 45

malignant neoplasm of skull and maxillofacial bone 45

malignant neoplasm of soft palate 47

malignant neoplasm of soft tissue in maxillofacial region 42

malignant neoplasm of sublingual gland 28, 48

malignant neoplasm of submandibular gland 25

malignant neoplasm of submandibular gland 50

malignant neoplasm of submental area 44

malignant neoplasm of tarsal bone 232

malignant neoplasm of temporal connective tissue 27, 46

malignant neoplasm of the pterygopalatine fossa 53

malignant neoplasm of toe bone 266

malignant neoplasm of tongue 48

malignant neoplasm of tongue and mouth floor 48

malignant neoplasm of tongue tip 48

malignant neoplasm of tongue tip and flange 48

malignant neoplasm of tonsil 24

malignant neoplasm of upper buccal groove 28

malignant neoplasm of upper gum 48

malignant neoplasm of upper respiratory and digestive tract 48

malignant neoplasm of uterine adnexa 328

malignant neoplasm of uterine ligament 329

malignant neoplasm of uterosacral ligament 328

malignant neoplasm of uterus 328

malignant neoplasm of uterus and fallopian tube 328

malignant neoplasm of uterus and ovaries 328

malignant neoplasm of uvula 30

malignant neoplasm of vagina 327

malignant neoplasm of ventrum of tongue 48

malignant neoplasm of vulva 326

malignant neoplasm of vulvar and vagina 327

malignant neoplasm of wrist bone 256

malignant neoplasm of zygomatic bone 47

malignant neoplasm with perivascular epithelioid cell differentiation 231

malignant neoplasm, unspecified 250

malignant neurinoma 231, 365

malignant occipital tumor 181

malignant olfactory bulb tumor 180

malignant olfactory nerve tumor 180

malignant ossifying fibromyxoid tumor 230

malignant paraganglioma 24

malignant parasellar tumor 176

malignant parietal tumor 177

malignant parietal-occipital tumor 177

malignant perineurioma 177, 231

malignant peripheral nerve sheath tumor 287

malignant peripheral nerve sheath tumor with glandular differentiation 176

malignant peripheral nerve sheath tumor with mesenchymal differentiation 176

malignant peripheral nerve sheath tumor, MPNST 177, 231

malignant peritoneal cavity perfusion 308

malignant pheochromocytoma 143

malignant pheochromocytoma/paraganglioma with multiple metastases 143

malignant phosphaturic mesenchymal tumor 230

malignant phosphaturic mesenchymal tumor of bone 235

malignant pleural effusion perfusion 308

malignant pleural effusion, MPE 74

malignant proliferative trichilemmoma 365

malignant pyoderma 365

malignant renal arteriolosclerosis 132

malignant renal tumor 213

malignant schwannoma of bone 236

malignant seroperitoneum perfusion 308

malignant skull base communicating tumor 178

malignant skull base tumor 178

malignant soft tissue tumor of abdominal wall 287

malignant soft tissue tumor of chest wall 289

malignant soft tissue tumor of lower extremity (including hip) 288

malignant soft tissue tumor of pelvis 287

malignant soft tissue tumor of trunk 288

malignant soft tissue tumor of upper limb (including shoulder) 253

malignant solitary fibrous tumor 230

malignant spinal cord tumor 177

malignant spinal epidural tumor 181

malignant spinal meningeal tumor 177

malignant struma ovarii 143

malignant subdural tumor 181

malignant subungual melanoma 267

malignant suprasellar tumor 176

malignant syndrome 389

malignant temporal connective tissue tumor 179

malignant temporal tumor 179

malignant temporal-parietal-occipital tumor 179

malignant tenosynovial giant cell tumor 231

malignant triton tumor 231

malignant tumor at the bottom of mouth 318

malignant tumor in ascending colon 100

malignant tumor in pulmonary hilum 74

malignant tumor in the gastric body, antrum and greater curvature 102

malignant tumor of 228, 232

malignant tumor of abdominal cavity 95

malignant tumor of abdominal part of esophagus 101

malignant tumor of abducens nerve 13

malignant tumor of acetabulum 248

malignant tumor of ampulla of Vater 94

malignant tumor of anal canal 96

malignant tumor of anal canal and rectum 96

malignant tumor of anorectal junction 96

malignant tumor of anterior column of tonsil 47

malignant tumor of anterior floor of mouth 44

malignant tumor of anus 96

malignant tumor of anus and rectum 96

malignant tumor of bile duct 93

malignant tumor of biliary tract 318

malignant tumor of bladder 212, 318

malignant tumor of bladder and ureter 212

malignant tumor of bladder anterior wall 213

malignant tumor of bladder lateral wall 212

malignant tumor of bladder neck 212

malignant tumor of bladder posterior wall 212

malignant tumor of bladder tip 212

malignant tumor of bladder, urethra and prostate 212

malignant tumor of bone (unclassified) 236

malignant tumor of brain 318

malignant tumor of breast 318

malignant tumor of buccal sulcus 53

malignant tumor of buttocks 306

malignant tumor of calcaneus 233

malignant tumor of calyx 214

malignant tumor of cardia 91

malignant tumor of cavernous 211

malignant tumor of cecum 99

malignant tumor of cecum and ascending colon 99

malignant tumor of central nervous system 307

malignant tumor of cervical esophagus 318

malignant tumor of cervical part of esophagus 101

malignant tumor of cervical vertebrae and adnexa 245

malignant tumor of cervical vertebral appendix 245

malignant tumor of cervical vertebral body 245

malignant tumor of choledoch 94

malignant tumor of ciliary body 7

malignant tumor of clavicle 255

malignant tumor of colon 98, 318

malignant tumor of cornea 6

malignant tumor of cystic duct 94

malignant tumor of dacryocyst 8

malignant tumor of descending colon 98

malignant tumor of descending colon and sigmoid colon 98

malignant tumor of diaphragm 237

malignant tumor of distal femur 235

malignant tumor of distal fibula 231

malignant tumor of distal humerus 234

malignant tumor of distal radius 251

malignant tumor of distal tibia 246

malignant tumor of distal ulna 228

malignant tumor of duodenum 100

malignant tumor of duodenum and jejunum 100

malignant tumor of ectopic testis 215

malignant tumor of elbow 267

malignant tumor of epididymis 210

malignant tumor of esophagus 101

malignant tumor of esophagus and cardia junction 101

malignant tumor of external nose 29

malignant tumor of extrahepatic bile duct 96

malignant tumor of eyebrow 9

malignant tumor of eyelid, including canthus 15

malignant tumor of female genital organ 324

malignant tumor of female Wolffian body 324

malignant tumor of female Wolffian duct 324

malignant tumor of femoral head 235

malignant tumor of femoral neck 235

malignant tumor of femoral shaft 235

malignant tumor of femur 235

malignant tumor of floor of mouth 44

malignant tumor of frontal bone 177

malignant tumor of gallbladder 94, 318

malignant tumor of gastric 318

malignant tumor of gastric fundus 102

malignant tumor of gastro fundus-cardia 102

malignant tumor of gastro-esophageal junction 101

malignant tumor of gastrointestinal tract 102

malignant tumor of gingiva 30, 52

malignant tumor of glans penis 216

malignant tumor of groin 304

malignant tumor of head and neck 49

malignant tumor of hepatic duct 95

malignant tumor of hepatic flexure of colon 98

malignant tumor of hip joint 247

malignant tumor of humeral shaft 234

malignant tumor of humerus 234

malignant tumor of hypopharynx 318

malignant tumor of ileocecus 97

malignant tumor of ileum 97

malignant tumor of ilium 250

malignant tumor of ill-defined site within respiratory system 304

malignant tumor of inner surface of lip 40

malignant tumor of internal urethral orifice 212

malignant tumor of intestine 92

malignant tumor of intrahepatic bile duct 96

malignant tumor of iris 4

malignant tumor of knee 258

malignant tumor of labial commissure 40

malignant tumor of lacrimal gland 8

malignant tumor of lacrimal gland and lacrimal duct 8

malignant tumor of large vessel 194

malignant tumor of lip 24, 40

malignant tumor of liver 95

malignant tumor of lower lobe of left lung 82

malignant tumor of lower thoracic esophagus 318

malignant tumor of lumbar vertebrae 264

malignant tumor of lumbar vertebrae and uterine appendages 264

malignant tumor of lumbar vertebral appendix 263

malignant tumor of lung 74

malignant tumor of mastoid process 47

malignant tumor of maxilla 47

malignant tumor of Meckel diverticulum 99

malignant tumor of mesentery 93

malignant tumor of mesocolon 98

malignant tumor of middle thoracic esophagus 318

malignant tumor of minor salivary gland 51

malignant tumor of nasal ala 24

malignant tumor of nasal septum 24

malignant tumor of nasopharynx 318

malignant tumor of neck skin 43

malignant tumor of oculomotor nerve 3

malignant tumor of omentum 102

malignant tumor of oral cavity 318

malignant tumor of oral mucosa 26

malignant tumor of oral vestibule 44

malignant tumor of oropharynx 45

malignant tumor of ovary 323

malignant tumor of pancreatic duct 104

malignant tumor of parasella turcica 304

malignant tumor of parathyroid gland 145

malignant tumor of paraurethral gland 212

malignant tumor of parietal lobe 304

malignant tumor of parietal peritoneum 95

malignant tumor of patella 227

malignant tumor of pelvis 236, 318

malignant tumor of penile shaft 216

malignant tumor of penis 216

malignant tumor of pericardium 202

malignant tumor of peripheral nerve of upper extremity (including shoulder) 288

malignant tumor of peritoneum 95

malignant tumor of peritoneum and pelvis 95

malignant tumor of pleural 80

malignant tumor of portal bile duct 95

malignant tumor of posterior oropharynx wall 45

malignant tumor of prepylorus 105

malignant tumor of prostate 213, 318

malignant tumor of proximal femur 235

malignant tumor of proximal fibula 232

malignant tumor of proximal radius 251

malignant tumor of proximal tibia 246

malignant tumor of pubis 228, 269

malignant tumor of pyloric canal 105

malignant tumor of pylorus 105

malignant tumor of radial shaft 251

malignant tumor of radius 251
malignant tumor of rectal ampulla 105
malignant tumor of rectosigmoid junction 105
malignant tumor of rectum 105
malignant tumor of rectum and colon 105
malignant tumor of remanet stomach 92
malignant tumor of renal pelvis 214
malignant tumor of renal pelvis and bladder 214
malignant tumor of reproductive organ secondary 214
malignant tumor of retroperitoneum 304
malignant tumor of roof of mouth 41
malignant tumor of sacrum and coccyx 229
malignant tumor of scalp 28
malignant tumor of scapula 243
malignant tumor of scrotum skin 289
malignant tumor of seminal vesicle 211
malignant tumor of shoulder joint 242
malignant tumor of sigmoid colon 105
malignant tumor of skin 318
malignant tumor of skull 178
malignant tumor of soft palate above nasopharynx 47
malignant tumor of soft palate behind nasopharynx 47
malignant tumor of soft tissue (uncertain type) 253
malignant tumor of spermatic cord 211
malignant tumor of spinal cord 318
malignant tumor of splenic flexure of colon 98
malignant tumor of sternum and clavicle 262
malignant tumor of sternum and rib 262
malignant tumor of submandibular skin 50
malignant tumor of temporal bone 179
malignant tumor of testis 210
malignant tumor of the proximal humerus 234
malignant tumor of the tunica vaginalis 213
malignant tumor of thoracic spine 262
malignant tumor of thoracic vertebrae 262
malignant tumor of thoracic vertebral appendix 262
malignant tumor of thoracic vertebral body 262
malignant tumor of thyroid gland 318
malignant tumor of tibia 245
malignant tumor of tibial shaft 245
malignant tumor of tongue 318
malignant tumor of tracheal 78
malignant tumor of transverse colon 97
malignant tumor of trigone 213
malignant tumor of trunk 251, 306
malignant tumor of ulna 228
malignant tumor of ulnar shaft 228
malignant tumor of undescended testis 216
malignant tumor of unknown primary site 307, 318
malignant tumor of upper lobe of left lung 82
malignant tumor of upper thoracic esophagus 318
malignant tumor of ureter 215

malignant tumor of ureteral orifice 215
malignant tumor of ureteropelvic junction 214
malignant tumor of urinary organ 211
malignant tumor of vocal cord 28
malignant tumor pyriform sinus 45
malignant tumor recurrence 309
malignant ventricular arrhythmias 64
malignant ventricular tachyarrhythmias 64
malignant cerebral white matter tumor 179
malignant optic nerve tumor 180
malignant pineal gland tumor 180
malignant pons tumor 179
malignant thalamus tumor 179
mallet finger 229
Mallet fracture 226
mallet thumb 229
mallet toe 229, 287
malleus 363
Mallory-Weiss syndrome 101
malnutrition 152, 359
malnutrition eye disease 17
malnutrition in pregnancy 344
malnutrition short stature 152
malnutrition-related diabetes mellitus with ophthalmic complication 17
malocclusion 40
malposition of great artery 201
maltworker's lung 77
malunion 240
malunion of calcaneal fracture 233
malunion of elbow fracture 267
malunion of fibular fracture 231
malunion of fracture 237
malunion of fracture of femur 235
malunion of humeral fracture 234
malunion of knee fracture 258
malunion of lower leg fracture 245
malunion of multiple fractures 230
malunion of pelvic fracture 236
malunion of phalangeal fracture 266
malunion of radius and ulna fracture 228, 251
malunion of radius fracture 251
malunion of scaphoid 257
malunion of shoulder fracture 242
malunion of ulnar fracture 228
malunion of wrist fracture 256
mamma accessoria malformation 287
mammary abscess 416
mammary actinomycosis 416
mammary duct ectasia 164
mammary duct fistula 164
mammary duct tumor in situ (right) 306
mammary ductoscopy (cellular) 174
mammary ductoscopy (single hole) 174
mammary fistula 164
mammary gland actinomycosis 164
mammary gland adiponecrosis 288
mammary inflammatory granuloma 164
mammary lymphatic inflammation in pregnancy 344
mammary Paget disease 376
mammary-type myofibroblastoma 253

Mammotome biopsy 174
Mammotome excision 171
Mancherster surgery 334
Manchester (Paterson-Parker) system 320
mandatory minute ventilation 85
mandible compound fracture 50
mandibular ameloblastoma 50
mandibular angle and masseter hypertrophy 50
mandibular angle and masseteric hypertrophy 50
mandibular angle fracture 50
mandibular angle hypertrophy 50
mandibular angle plasty 58
mandibular benign tumor 29, 50
mandibular block anesthesia 58
mandibular body bone formation 58
mandibular body fracture 50
mandibular comminuted fracture 288
mandibular condylectomy 58
mandibular coronoid process fracture 288
mandibular cyst 50
mandibular cystic fibrous osteitis 150
mandibular deviation 50
mandibular drainage 55
mandibular fracture 50
mandibular hyperplasia 50
mandibular hypoplasia 50
mandibular malignant tumor 29, 50
mandibular median fracture 288
mandibular open fracture 50
mandibular osteoplasty 292
mandibular paramedian fracture 288
mandibular postural position 59
mandibular protrusion 50
mandibular ramus fracture 50
mandibular retrusion 50
mandibular secondary malignant tumor 29, 50
mandibular torus 50
mandibular tuberculosis 29, 50
mandibulofacial dysostosis 50
mandibulofacial dysplasia 380
manganese and its compound poisoning 407
manganese and its compounds toxic effect 61
manganese deficiency 155
manganese poisoning 407
mania 394
mania state 394
mania with psychotic symptom 388
mania without psychotic symptom 388
manic stupor 397
manifest hypermetropia 14
manipulation 403
Manley diabetic gangrene 150
Mann arthrodesis 272
Mann procedure 281
mannerism 397
mansonelliasis 414
mantle cell lymphoma 160
manual muscle test 301
manual removal of fetal membrane 348
manual removal of placenta 348
manual replacement of inverted uterus 334

manual rotation of fetal head 348
maple syrup urine disease 143, 351
marasmus 161, 402
marble bone disease 236
Marburg virus disease 372, 414
march hemoglobinuria 160
Marchiafava-Bignami disease 125
Marcus Gunn syndrome 13
Marcus Gunn's jaw-winking syndrome 355
Marfan syndrome 67, 117, 372
marfanoid body habitus 147
marginal corneal ulcer 2
marginal gingivitis 39
marginal placenta praevia 337
marginal placenta praevia with bleeding 340
marginal resection 272
marginal uplift of femoral head resection 276
marine biological felon 237
marine shell bite 367
marine shell dermatitis 367
Marinesco Sjogren syndrome 372
marital therapy 397
Marshall-Marchetti test 224
Marshall-Marchetti-Krantz procedure 217
Marshall-White syndrome 372
marsupialization of bartholin gland 334
marsupialization of bartholin gland cyst 334
marsupialization of cerebral cyst 185
marsupialization of cervical cyst 336
marsupialization of pancreatic cyst 173
marsupialization of salivary gland 57
marsupialization of spinal dural cyst 186
Martin wedge osteotomy of femoral neck 272
Marton neuroma 372
Maryland fixed bridge 56
masked depression 394
masked hypertension 69
masochism 392
mass 267, 271
mass effect 131
mass of cheek 43
mass of ear 41
mass of face 46
mass of gingiva 52
mass of jaw 42
mass of minor salivary gland 51
mass of neck 244
massa lateralis atlantis screw fixation 277
masseter hypertrophy 264
masseteric hypertrophy 44
masseteric space infection 53
masseteric space infection with abscess 53
massive hemoptysis 82
massive osteolysis 229
massive pulmonary embolism 64, 73
mast cell leukemia 158
mast cell sarcoma 158, 304
masticatory muscle tuberculosis 44
mastitis 164
mastocytoma 366
mastocytosis 366
mastodynia 165
mastoid abscess 27

mastoid cavity packing 35
mastoid incision exploratory surgery 35
mastoid skin grafting 35
matched unrelated donor 160
maternal fetal blood group incompatibility 340
maternal fetal electronic cardiac monitoring 348
maternal hypotension syndrome 347
maternal smoking 78
mature B-cell neoplasm 158
mature rupture of membranes 347
mature T-and NK-cell neoplasm 158
mature teratoma 176
mature teratoma of ovary 323
Maudsley obsessional compulsive inventory 398
maxillar actinomycosis 42
maxillary and zygomatic complex fracture 47
maxillary artery ligation 36
maxillary bone hemangioma 28
maxillary comminuted fracture 48
maxillary cyst 47, 48
maxillary deformity 48
maxillary hemangioma 48
maxillary hyperplasia 48
maxillary hypoplasia after repairing of cleft lip and palate 40
maxillary macrognathism 48
maxillary micrognathism 51
maxillary piriform aperture dysplasia 48
maxillary protrusion 48
maxillary protrusion with mandibular retrusion 48
maxillary pterygoid extension implant 58
maxillary resection and evisceration of the orbit 21
maxillary retrognathism 48
maxillary retrusion 48
maxillary retrusion with mandibular protrusion 48
maxillary sagittal fracture 48
maxillary sinus benign neoplasm 28, 47
maxillary sinus exploration 36
maxillary sinus floor elevation 36
maxillary sinus fracture 47
maxillary sinus lifting 57
maxillary sinus malignant neoplasm 47
maxillary sinus mass 28, 47
maxillary sinus secondary malignant neoplasm 28, 47
maxillary sinus surgical exploration 57
maxillary sinusitis 28
maxillary tuberoplasty 57
maxillary vascular malformation 48
maxillectomy 36
maxillofacial battle injury 42
maxillofacial blast injury 42
maxillofacial bone malignant tumor 42
maxillofacial burn 42
maxillofacial defect 42
maxillofacial gunshot wound 42
maxillofacial malignant tumor 25

maxillofacial nuclear weapon injury 42
maxillofacial soft tissue defect 42
maxillofacial spacial infection 42
maximal carbon dioxide discharge 90
maximal carbon dioxide output 90
maximal exercise ventilation 90
maximal expiratory flow 90
maximal expiratory flow-volume curve 90
maximal expiratory flow-volume curve with heliox mixture 87
maximal flow-volume curve 90
maximal heart rate reserve 90
maximal inspiratory flow-volume curve 90
maximal inspiratory pressure 90
maximal oxygen consumption 90
maximal oxygen consumption per kg body weight 90
maximal voluntary ventilation 90
maximum conduction velocity 131
maximum expiratory pressure 90
maximum intercuspation 60
maximum plateau pressure 90
maximum stimulus 131
maximum transdiaphragmatic pressure 90
Mcardle disease 147
McBride test 226, 269
McClaren type short stature 147, 153
McCune-Albright syndrome 141
McKeever arthrodesis 272
mean airway pressure 88
mean inspiratory flow 88
mean pulmonary artery pressure 86
measles 372, 414
measles complicated by bronchitis 27
measles complicated by encephalitis 117
measles complicated by meningitis 117
measles complicated with bronchitis 353
measles complicated with cornea conjunctivitis 353
measles complicated with encephalitis 353
measles complicated with hepatitis 353
measles complicated with laryngitis 353
measles complicated with meningitis 353
measles complicated with myocarditis 353
measles complicated with otitis media 353
measles complicated with pneumonia 353
measles encephalitis 414
measles hepatitis 99
measles keratoconjunctivitis 414
measles meningitis 414
measles myocarditis 414
measles otitis media 414
measles pneumonia 77, 414
meatal advancement and glandular plasty 220
meatal stenosis 212
mechanical aortic valve perivalvular leakage 204
mechanical aortic valve replacement 303
mechanical asphyxia 406
mechanical complication caused by arterial graft 195
mechanical complication caused by bile duct prosthesis 405
mechanical complication caused by electronic

brain nerve stimulator 118
mechanical complication caused by epidural and epidural infusion catheter 409
mechanical complication caused by esophageal anti reflux device 408
mechanical complication caused by gastrointestinal implants 408
mechanical complication caused by implanted electronic stimulator of nervous system 121
mechanical complication caused by metal wire of sternum 408
mechanical complication caused by peripheral nerve electronic stimulator 126
mechanical complication caused by peritoneal dialysis catheter 405
mechanical complication caused by permanent suture 409
mechanical complication caused by spinal cord electronic nerve stimulator 114
mechanical complication due to bone stimulation device 399
mechanical complication induced by non-absorbable surgical materials 404
mechanical complication of dental implant 53
mechanical complication of intraocular lens 16
mechanical grinding 386
mechanical haemolytic anaemia 352
mechanical ileus 97, 352
mechanical induction of labor 347
mechanical mitral perivalvular leakage 195
mechanical mitral valve replacement 302
mechanical obstruction of urinary tract 211
mechanical ptosis 5
mechanical pulmonary valve replacement 302
mechanical tricuspid valve replacement 207, 302
mechanical valve dysfunction 197
mechanical ventilation 84, 361
mechanical ventilation frequency 87
mechanical ventilation via artifical airway 84
mechanical ventilation via incision of trachea 84
mechanical ventilation via nasotracheal cannula 84
mechanical ventilation via orotracheal cannula 84
mechanical ventilation via tracheal cannula 84
mechanical ventilation-associated acid-base disorder 76
mechanical ventilation-associated electrolyte disturbance 76
mechanical ventilation-associated pulmonary edema 76
Meckel diverticulum 99, 353
meconium constipation 355
meconium peritonitis 355
meconium stained amniotic fluid 346
media episiotomy and suture 347
medial ankle sprain 249
medial arytenoidectomy 36

medial canthal ligament rupture 9
medial canthoplasty 20, 291
medial clavicular epiphysis injury 255
medial cutaneous nerve of forearm palsy 250
medial cyst of of face and neck 46
medial discoid meniscus of knee 259
medial dislocation of proximal tibia 246
medial displacement intertrochanteric osteotomy 275
medial epicondylitis 249
medial epicondylitis of humerus (golfer's elbow) 234
medial epiphyseal stapling technique 281
medial malleolus fixation 281
medial meniscus cyst of knee 259
medial plantar nerve injury 127
medial release 281
medial temporal lobe epilepsy determined by specific cause 113
medial temporal lobe epilepsy with hippocampal sclerosis 110
medial wedge osteotomy 281
median alveolar cyst 52
median cleft lip 54
median dermoid cyst of nasal dorsum/median fistula of nasal dorsum 23
median diastema 54
median impaction of mandibular third molar 50
median mandibular cyst 50
median nerve compression of elbow and forearm 267
median nerve damage 126
median nerve entrapment syndrome 126
median nerve injury of hand 254
median nerve injury of wrist 256
median nerve palsy 126
median palatal cyst 41
median raphe cyst of the penis 382
median rhomboid glossitis 54, 384
median transverse fracture 267
mediastinal abscess 360, 418
mediastinal biopsy 193
mediastinal closed biopsy 317
mediastinal echinococcosis 418
mediastinal emphysema 188, 360
mediastinal hemangioma 82
mediastinal hematoma 188, 205
mediastinal incision drainage 193
mediastinal incision surgical exploration 193
mediastinal lesion resection 316
mediastinal lipoma 82
mediastinal lymph node sampling 193
mediastinal lymph node tuberculosis cleaning 193
mediastinal lymphangioma 82
mediastinal lymphonode tuberculosis 82
mediastinal malignant tumor 81
mediastinal pericarditis 70
mediastinal shadow 82
mediastinal teratoma 81
mediastinal tuberculoma 82
mediastinoscopic lung biopsy 193
mediastinoscopic lymph node biopsy 193

mediastinoscopic resection of bronchus lesion 193
mediastinoscopic resection of trachea lesion 193
mediastinoscopy 90, 193, 209, 317
medical abortion 326
medical abortion complicated by cervix laceration 327
medical abortion complicated by drug allergy 326
medical abortion complicated by embolism 327
medical abortion complicated by genital tract infection 326
medical abortion complicated by haemorrhage 326
medical abortion complicated by infection 326
medical abortion complicated by pelvic infection 326
medical abortion complicated by renal failure 326
medical accelerator 320
medical care for pregnant woman after amniocentesis 346
medical care for pregnant woman undergoing biopsy 339
medical care for pregnant woman undergoing invasive fetal surgery 340
medical care for pregnant woman undergoing radiation 339
medical induction of labor 347
medical treatment involving other rehabilitation operation 403
medical treatment involving unspecified rehabilitation operation 403
medicamentous rhinitis 30, 80
medicated bath 300
medioinferior transposition of tibial tuberosity 280
meditation 397
mediterranean fever 365
medium frequency electrotherapy 403
medium hypermetropia 18
medium moist rale 83
medium myopia 18
medulla oblongata abscess 124
medulla oblongata bleed 124
medulla oblongata hemorrhage 181
medullary cystic disease of kidney 214
medullary ductal ectasia of kidney 214
medullary necrosis of kidney 214
medullary sponge kidney 135, 211
medullary thyroid carcinoma associated with amyloid mesenchyme 305
medullary thyroid carcinoma associated with amyloidosis 146
medullary tractotomy 186
medulloblastoma 180
medulloblastoma with extensive nodularity 180
medulloepithelioma 180
Meek graft 298
megacalyx 211
megalencephaly 116

megaloblastic anemia　159

megalopenis　211

megaloureter　211

megaloureter-megalocystis syndrome　211

megalourethra　211

megarectum　98

Meige syndrome　77

melaena　97

melancholia　394

melanocytic matricoma　368

melanocytic naevi of external auditory meatus　50

melanocytic naevi of scalp　49

melanocytic nevus　368

melanocytic nevus of external auditory canal　29

melanocytic nevus of lip　24, 40

melanocytic nevus of oral mucosa　45

melanocytic nevus of upper extremity　288

melanocytoma　177

melanocytoma of optic disc　11

melanoma associated retinopathy　113

melanoma in situ　383

melanoma in situ of breast skin　164

melanoma in situ of breast soft tissue　164

melanoma in situ of eyelid, including canthus　15

melanoma in situ of lip　40

melanoma in situ of neck　53

melanoma in situ of scalp　29, 49

melanoma in situ of specified part of face　46

melanoma of external auditory canal　29

melanoma of eyelid　15

melanoma of penis　216

melanonychia　368

melanonychia and brownonychia　368

melanophoric nevus of ear　41

melanosis　368

melanosis of conjunctiva　6

melanosis retinae　12

melanotic neuroectodermal tumor　42

melanotic neuroectodermal tumor of infancy　383

melanotic schwannoma　177, 237

melena　106, 360

Meleney's gangrene　372

melioidosis　371, 414

melioidosis pneumonia　77

Melkersson-Rosenthal syndrome　46, 373

melorheostosis　384

membranaceous placenta　340

membrane residue　345

membrane retention　345

membranoproliferative glomerulonephritis　353

membranoproliferative glomerulonephritis (mesangial capillary glomerulonephritis)　135

membranoproliferative glomerulonephritis type Ⅰ　135

membranoproliferative glomerulonephritis type Ⅱ　135

membranoproliferative glomerulonephritis type Ⅲ　135

membranous cataract　9

membranous nephropathy　135

membranous nephropathy phase Ⅰ　135

membranous nephropathy phase Ⅱ　135

membranous nephropathy phase Ⅲ　135

membranous nephropathy phase Ⅳ　135

membranous urethral injury　212

membranous ventricular septal aneurysm　200

Mendelsohn's syndrome caused by anesthesia during delivery　339

Mendelson's syndrome due to anaesthesia in pregnancy　344

Menetrier disease　100

Meniere disease　27, 61

meningeal arteriovenous fistula　119

meningeal incision and biopsy　185

meningeal incision and drainage　185

meningeal incision with drainage of subarachnoid abscess　185

meningeal incision with drainage of subarachnoid hematoma　185

meningeal incision with drainage of subdural abscess　185

meningeal incision with evacuation of subdural hematoma　185

meningeal lesion resection　312

meningeal malignancy　305

meningeal melanomatosis　179

meningeal secondary malignant tumor　305

meninges neuropathy　119

meninges radiculopathy　119

meninges tumor　305

meninges vascular syphilis　119

meningioma　27, 119, 179, 240

meningioma of optic nerve　11

meningism　115

meningitic breathing　82

meningitis　119, 353, 415

meningitis carcinomatosa　110

meningitis recovery　119

meningitis type plague　119

meningocele　119, 179, 353, 401

meningococcal arachnoiditis　119

meningococcal arthritis　119, 249

meningococcal conjunctivitis　9, 119

meningococcal encephalitis　119

meningococcal endocarditis　119, 353

meningococcal meningitis　119, 415

meningococcal meningitis the spinal cord　119

meningococcal myocarditis　119, 353

meningococcal pericarditis　119, 353

meningococcal polyarthritis　119, 249

meningococcal septicaemia　415

meningoencephalitis　119, 415

meningoencephalitis in Chagas disease　118

meningoencephalocele　27, 119, 179, 353

meningomyelocele　177

meningomyelopathy　119

meningothelial meningioma　179

meningovascular neurosyphilis　415

meningovascular syphilis　374

meniscal plasty　272

meniscectomy　272

meniscotomy　272

meniscus repair　272

Menkes disease〔pathogenesis of copper〕141

Menkes' kinky syndrome　373

menolipsis　330

menopausal arthritis　233

menopausal metrorrhagia　323

menopause　323

menorrhagia　327

menostaxis　323

menstrual exanthema　383

menstrual extraction　335

menstrual irregular　327

menstrual period bronchial asthma　81

mental and behavioural disorder due to use of alcohol　391

mental and behavioural disorder due to use of amphetamine　388

mental and behavioural disorder due to use of caffeine　391

mental and behavioural disorder due to use of cannabinoids　389

mental and behavioural disorder due to use of cocaine　391

mental and behavioural disorder due to use of hallucinogen　394

mental and behavioural disorder due to use of ketamine　391

mental and behavioural disorder due to use of multiple drug use and use of other psychoactive substance　389

mental and behavioural disorder due to use of opioid　388

mental and behavioural disorder due to use of sedative or hypnotic　394

mental and behavioural disorder due to use of tabacco　393

mental and behavioural disorder due to use of volatile solvent　390

mental cervical adhesion　295

mental disorder　391

mental disorder caused by cortisone poisoning　406

mental disorder due to acute intoxication　390

mental disorder due to anaphylactoid purpura　390

mental disorder due to bacillary dysentery　393

mental disorder due to brain damage.dysfunction and physical disease　394

mental disorder due to cardiopathy　393

mental disorder due to cirrhosis　390

mental disorder due to common cold　390

mental disorder due to dystrophy　125, 394

mental disorder due to emphysema　389

mental disorder due to glycopenia　389

mental disorder due to hyperpyrexia　390

mental disorder due to hypertension　390

mental disorder due to hyperthyroidism　115, 390

mental disorder due to hypothyroidism　115, 390

mental disorder due to ileotyphus　110, 389

mental disorder due to intestinal infection　389

mental disorder due to intoxication in APC 388
mental disorder due to intoxication in cortisone 391
mental disorder due to intoxication in mepacrine 392
mental disorder due to intoxication in meprobamate 390
mental disorder due to intoxication in synthomycin 390
mental disorder due to intoxication of carbon monoxide 125, 393
mental disorder due to intoxication of toxic gas 394
mental disorder due to lung tuberculosis 389
mental disorder due to malaria 392
mental disorder due to nephritis 121, 392
mental disorder due to pneumonia 389
mental disorder due to postoperative bile duct 389
mental disorder due to systemic lupus erythematosus 393
mental disorder due to traumatic brain injury 392
mental disorder in puerperium 337
mental field irradiation 319
mental retardation 115, 391, 400
mental retardation with the statement of no, or minimal impairment of behaviour 391
mental retardation, significant impairment of behaviour requiring attention or treatment 391
mental retardation, significant impairment of behaviour, requiring attention or treatment 400
mental retardation, with the statement of no, or minimal impairment of behaviour 400
mental sternal adhesion 295
mental stress amenorrhea 323
mentoplasty 290
meprobamate poisoning 352, 406
meralgia paresthetica 113
mercurial diuretic poisoning 405
mercurous chloride poisoning 61
mercury compound poisoning 405
mercury poisoning 133, 405
mercury poisoning nephropathy 133
Merkel cell carcinoma 226, 373
meromelia 266
merosin deficient congenital muscular dystrophy 112
mesangial capillary glomerulonephritis type I 135
mesangial capillary glomerulonephritis type II 135
mesangial capillary glomerulonephritis type III 135
mesangial proliferation 136
mesangial proliferative glomerulonephritis 136, 355
mesenchymal chondrosarcoma 242
mesenchymal tumor 177

mesenchymal tumor of bladder 212
mesenteric adhesion 93
mesenteric arterial dissection 194
mesenteric arteriosclerosis 93
mesenteric arteritis 92
mesenteric artery aneurysm 194
mesenteric artery embolism 92
mesenteric artery embolism with intestinal necrosis 92
mesenteric artery insufficiency 92
mesenteric artery ligation 165
mesenteric artery stenosis 92
mesenteric artery thrombosis 92
mesenteric biopsy 174
mesenteric chylous cyst 93
mesenteric cyst 93
mesenteric fixation 165
mesenteric hiatal hernia 93
mesenteric injury 93, 163
mesenteric laceration 93, 163
mesenteric lymph node dissection 217
mesenteric lymph node resection 217
mesenteric lymphadenitis 93
mesenteric lymphangioma 93
mesenteric lymphangioma cyst resection 217
mesenteric reverse 93
mesenteric vein-inferior vena cava shunt, inferior mesocaval shunt 165
mesenteric venorrhaphy 165
mesenteric venous malformation 93
mesenteric venous thrombosis 93
mesenteric venous thrombosis with intestinal necrosis 93
mesenteriopexy 308
mesenteritis 93, 350
mesh free skin graft 300
mesh skin preparation 300
mesioangular embedded lower third molar 43
mesioangular impaction 43
mesoblastic nephroma 216
mesocardia 69, 204
mesohepatectomy (segments 4, 5, 8) 174
mesosalpinx cyst 325
mesosalpinx excision lesion 334
mesothelioma 242, 305
mesothelioma of colon 98
mesothelioma of mesentery 93
mesothelioma of mesocolon 98
mesothelioma of omentum 102
mesothelioma of parietal peritoneum 95
mesothelioma of peritoneum 95
mesothelioma of pleura 80
mesothelioma of retroperitoneum 95
Messerklinger technique 32
metabolic acidosis 73, 138, 154, 350
metabolic acidosis with respiratory alkalosis 142
metabolic alkalosis 73, 138, 154, 350
metabolic alkalosis with respiratory acidosis 142
metabolic bone disease 229
metabolic bone disease of prematurity 360
metabolic cardiomyopathy 64
metabolic cataract 3

metabolic disorder 154
metabolic disorder of urea cycle 147
metabolic disturbance 142
metabolic encephalopathy 111
metabolic equivalent 86
metabolic intervention 83
metabolic myelopathy 111
metabolic myopathy 229
metabolic presbycusis 24
metabolic support 83
metabolic syndrome 142
metabolic-related chronic interstitial nephritis 132
metacarpal benign tumor 265
metacarpal fracture 265
metacarpal head fracture 265
metacarpal neck fracture 265
metacarpal shaft fracture 265
metacarpal synostosis 265
metacarpophalangeal joint collateral ligament rupture 265, 402
metacarpophalangeal joint ligament rupture 265, 402
metacarpophalangeal joint locking 265
metachromatic leukodystrophy 125
metagonimiasis 412
metagonimiasis yokogawai 412
metal allergy 244
metal fume fever 406
metal on metal large femoral head total hip arthroplasty 279
metal poisoning 406
metamorphopsia 18
metaphyseal chondrodysplasia 233
metaphyseal dysplasia 143
metaplastic meningioma 177
metaplastic ossification 368
metaplastic spondylitis 265
metaraminol poisoning 406
metastases involving bone 237
metastatic abscess 418
metastatic adrenal carcinoma 148
metastatic calcification 136
metastatic carcinoma 268
metastatic endophthalmitis 18
metastatic heart tumor 307
metastatic intracranial tumor 178
metastatic malignancy of soft tissue 253
metastatic malignant neoplasm of optic nerve 11
metastatic melanoma of systemic melanosis 385
metastatic neoplasm of optic nerve 11
metastatic papillary thyroid carcinoma 153
metastatic papillary thyroid carcinoma, follicular variant 153
metastatic tumor 181, 307
metastrongylosis 412
metatarsal arthropathy 266
metatarsal bone mass 266
metatarsal bone osteomyelitis 266
metatarsal epiphysis injury 266
metatarsal fracture 266
metatarsal sesamoid formation 266

metatarsal skin flap 300
metatarsal tunnel syndrome 266
metatarsalgia 266
metatarsocuneiform coalition 266
metatarsophalangeal arthroscopic chondroplasty 283
metatarsophalangeal arthroscopic debridement 283
metatarsophalangeal arthroscopic excision of lesion 283
metatarsophalangeal arthroscopic removal of free body 283
metatarsophalangeal arthroscopic repair of cartilage 283
metatarsophalangeal joint arthrectomy 283
metatarsophalangeal joint osteoarthritis 266
metatarsophalangeal joint synovitis 266
metatarsophalangeal neuritis 126
metatropic dwarfism 240
methadone poisoning 61
methane poisoning 406
methanol poisoning 406
methanol poisoning optic neuropathy 5
methanol toxic effect 61
methaqualone poisoning 61, 406
methemoglobinemia 75
methicillin-resistant coagulase negative staphylococcus infection 415
methicillin-resistant staphylococcus aureus infection 415
methionine 155
methyl bromide poisoning 408
methylene blue test 131
methylmalonic acidemia 352
methylmalonic aciduria 352
methylmalonic aciduria associated nephropathy 134
methylmalonicacidemia 155
metoclopramide poisoning 61
metopantralgia 31
metopic synostosis 41
metrohypertrophy 328
metropolypus 329
metrosynizesis 329
Meyer bone graft 272
Meyer syndrome 226
mica pneumoconiosis 409
Micheal and Reese' restricted total shoulder arthroplasty 272
Michel dysplasia 27
micro cytogenetic response 160
micro free skin graft 300
micro pulmonary arteriovenous malformation 79
microalbuminuria 138
microangiopathic hemolytic anemia 355
microarousal 130
microcardia 202
microcephaly 124, 356, 402
microcirculation assay of wound surface 301
micrococcus septicemia 417
microcoria 19
microcrystal grinding rejuvenation 387
microcystic adnexal carcinoma 380

microcystic meningioma 180
microcytic hypochromic anemia 160
microdontia 51
microdysgenesis 122
microembolism monitoring 130
microencephaly 118
microendoscopic anterior cervical discectomy 285
microendoscopic anterior lumbar discectomy 285
microendoscopic anterior thoracic discectomy 285
microendoscopic posterior cervical discectomy 285
microendoscopic posterior lumbar discectomy 285
microendoscopic posterior thoracic discectomy 285
microform alveolar process cleft 52
microgenia 51
micrognathia 51
microgyria malformation 112
micromandible 51
microneurography 130
microonychia 381
micropenis 215
microphthalmia 14
micropsia 18
microscope examination 387
microscopic hematuria 138
microscopic multiple vasculitis 261
microscopic polyangiitis 381
microscopic polyangiitis kidney injury 136
microscopic polyangitis 79
microscopic testicular incision 223
microscopic varicocele ligation 223
microsporidiosis 417
microsporosis nigra 412
microstomia 297
microstrabismus 13
microsurgery of skin lesion (Mohs micrographic surgery) 291
microsurgical vas deferens anastomosis 223
microsurgical vas deferens cross anastomosis 223
microsurgical vas deferens epididymis anastomosis 223
microtia 356
microvacular decompression (MVD) of trigeminal nerve root 185
microvascular decompression of auditory nerve root 186
microvascular decompression of facial nerve root 184
microvascular decompression of glossopharyngeal nerve root 186
microvascular decompression of vagus nerve root 184
microvascular malformation 50
microvascular myocardial ischaemia 67
microvenular haemangioma 380
microwave burn 297, 380
microwave cataract 13
microwave therapy 85, 403

microwave therapy of cervix 336
microwave therapy of prostate 221
micturition syncope 119
mid and late systolic click 70
mid pneumonia 81
MIDAS syndrome 362
midborderline leprosy 384, 418
midbrain abscess 126
midbrain aqueduct obstruction 126
midbrain around vein subarachnoid hemorrhage 126
midbrain hemorrhage 181
midbrain malignant tumor 307
midcarpal instability 257
mid-dermal elastolysis, MDE 384
middle and lower esophageal carcinoma 106
middle cerebral artery aneurysm 111, 176
middle cerebral artery aneurysm rupture 111
middle cerebral artery dissection 111, 176
middle cerebral artery hemorrhage 176
middle cerebral artery occlusion 111
middle cerebral artery occlusion and stenosis, caused no cerebral infarction 111
middle cerebral artery plaque 128
middle cerebral artery stenosis 111
middle cerebral artery thrombosis 111
middle cervical spinal cord injury 267
middle cranial fossa meningioma 178
middle cranial fossa approach 34
middle cranial fossa meningioma 178
middle ear biopsy 38
middle ear deformity 30
middle ear effusion 32
Middle East respiratory syndrome, MERS 418
middle esophageal carcinoma 106
middle lobe and lower lobe of right lung cancer 80
middle lobe andupper lobe of right lung cancer 80
middle lobe of right lung cancer 80
middle lobe syndrome 75
middle phalanx fracture 267
middle pinta 384
mid-expiratory flow 87
midface fracture 27
midface-inversion surgery via facial approach 34
midforceps 348
midlatency SEP 131
midline deviation of dental arch 52
midline spike 131
midline theta rhythm 131
midpalmar space infection 265
mid-urethral sling procedure 334
migraine 10, 120, 179
migraine aura 120
migraine model infarction 120
migraine with aura acute attack 125
migraine with typical aura 125
migration of pedicle flap 273
migratory glossitis 53
Mikulic disease 9
Mikulicz disease 27, 46
mild anemia in pregnancy 344

mild atrophy of lower mandible edentulous alveolar ridge 50
mild atrophy of maxilla edentulous alveolar ridge 48
mild burn 295
mild cervical dysplasia 325
mild chemical inhalation injury 295
mild cognitive impairment 396
mild depressive episode 392
mild depressive episode with physical symptom 388
mild depressive episode without physical symptom 389
mild edema 82
mild encephalitis with a reversible splenial lesion,MERS 110
mild esotropia 13
mild flexion deformity 251
mild hemoptysis 82
mild hypercapnia 78
mild hyperopia 10
mild inhalation injury 295
mild laceration of liver 96
mild malnutrition 155
mild Maroteau-Lamy syndrome 147
mild mental and behavioural disorder associated with the puerperium 394
mild mental retardation 392
mild mental retardation with the statement of no,or minimal impairment of behaviour 392
mild mental retardation,significant impairment of behaviour requiring attention or treatment 392
mild mesangial proliferative glomerulonephritis 135
mild myopia 10
mild preeclampsia 347
mild protein heat energy malnutrition 155
mild protein-energy malnutrition 354
mild pulmonary hypertension 67
mild smoking 78
mild thalassaemia 354
mild ventilatory disorder 78
mild vulvar dysplasia 325
mildew sugar cane poisoning 118
Miles operation 182
milia removal 387
miliaria 366
miliaria crystallina 363
miliaria rubra 368
miliary tuberculosis 79
milium 378
milk aspiration pneumonia 78,354
milker's nodule 369
millepede sting 376
Miller-Fisher syndrome 112
mind-reading 389
mineralocorticoid resistance syndrome 151
mini international neuropsychiatric interview 398
miniature end-plate potential,MEPP 131
miniature mixed room method 89
minicore disease 112

minimal alveolar bone defect 52
minimal brain dysfunction 392,396
minimal change disease 135
minimal change nephropathy 135
minimal plateau pressure 90
minimal residual disease 160
minimally invasive percutaneous plate fixation 279
minimally invasive sinus technique 32
mini-mental state examination 398
mini-tracheostomy 85
Minnesota multiphasic personality inventory 398
minor dental caries 47
minor fracture 257
minor glomerular lesion 135
Minor sign 249,270
minute ventilation at rest 88
minute-sequence urography 217
miotic cataract 13
Mirrizi syndrome 100
mirror dextrocardia 66
mirror focus 129
mirror hand 246
mirror syndrome 339
misalignment of teeth 40
missed abortion 323
Mitchell osteotomy 272
mitochondrial DNA deletion 151
mitochondrial encephalopathy,lactic acidosis and stroke-like episodes,MELAS 123
mitochondrial encephalopathy 123,402
mitochondrial extraocular myopathy 14
mitochondrial myopathy 123,356
mitochondrial myopathy with coenzyme Q deficiency 123
mitochondrial myopathy with complex I deficiency 123
mitochondrial myopathy with cytochrome C oxidase deficiency 123
mitochondriopathy 356
mitral and aortic incompetence 195
mitral and aortic stenosis 195
mitral and aortic stenosis and incompetence 195
mitral annuloplasty 302
mitral commissurotomy with open heart 303
mitral facies 70
mitral incompetence and mitral stenosis 195
mitral incompetence with aortic stenosis 195
mitral incompetence with aortic stenosis and incompetence 195
mitral regurgitation 195
mitral regurgitation after cardiac surgery 203
mitral stenosis and incompetence with aortic stenosis 195
mitral stenosis and incompetence with aortic stenosis and incompetence 195
mitral stenosis with aortic incompetence 195
mitral stenosis with aortic stenosis and incompetence 195
mitral stenosis(subvalvar) 195
mitral stenosis(subvalvar,parachute type) 195
mitral stenosis(supravalvar mitral ring) 195

mitral valve annuloplasty 205
mitral valve degeneration 195
mitral valve disease 195
mitral valve excrescence 195
mitral valve exploration 205,302
mitral valve incision dilatation under direct vision 208
mitral valve prolapse 195
mitral valve prolapse syndrome 195
mitral valve prolapse with insufficiency 195
mitral valve repair with open heart 303
mitral valve replacement with biological prosthetic valve 205
mitral valve replacement with mechanical prosthetic valve 205
mitral valvoplasty 205
mitten deformity 295
mitten pattern 130
mixed accommodative myopia 5
mixed acidosis 155,352
mixed affective episode 390
mixed amyloidosis 368
mixed and other personality disorder 390
mixed angina pectoris 65
mixed antiepileptic drug poisoning 406
mixed anxiety and depressive disorder 390
mixed anxiety disorder 390
mixed aphasia 399
mixed bladder rupture 211
mixed bleeding type of placental abruption 339
mixed cataract 5
mixed cell reaction 129
mixed cell type classical Hodgkin lymphoma 158
mixed cerebral palsy 399
mixed cervical spondylosis 240
mixed conduct and emotion disorder 392
mixed congenital iodine deficiency syndrome 144
mixed congestion 18
mixed connective tissue disease 240,368
mixed connective tissue disease kidney injury 133
mixed cortical and subcortical vascular dementia 392
mixed cyanosis 82
mixed disorder of acid-base balance 155,352
mixed disorder of conduct and affective disorder 390
mixed dissociative disorder 390
mixed dyspnea 31,82
mixed endemic cretinism 144
mixed epithelial tumor of ovary 324
mixed epithelioid and spindle cell melanoma 368
mixed germ cell tumor 177
mixed germ cell tumor of ovary 324
mixed glaucoma 5
mixed infection of bacillary dysentery 98
mixed intestinal helminthiasis 97,412
mixed leprosy 412
mixed lymphocyte culture 158

mixed meningioma　114
mixed neoplasm of sublingual gland　28
mixed obsessional thoughts and acts　390
mixed osteodystrophy　133
mixed peripheral neuropathy　114
mixed personality disorder　390
mixed phenotype acute leukaemia, B-cell/ myeloid NOS　158
mixed phenotype acute leukaemia, T-cell/ myeloid NOS　158
mixed phenotype acute leukemia with t(9 ; 22)(q34 ;q11.2);BCR-ABL1　157
mixed phenotype acute leukemia with t(v; 11q23);MLL rearranged　157
mixed phenotype acute leukemia, NOS-rare　158
mixed scholastic skill disorder　390
mixed sleep apnea　76
mixed sleep apnea hypopnea syndrom　114
mixed specific developmental disorder　390
mixed tumor　240
mixed tumor of parotid　27
mixed tumor of salivary gland　29
mixed tumor of submandibular gland　25
mixed type fixation(hip joint)　277
mixed type fixation(knee joint)　277
mixed type hyperglyceridemia　155
mixed type of Alzheimer disease　114
mixed-type liposarcoma　240
mixed ventilatory disorder　76
mixing-bag method　87
Mizuo-Nakamura phenomenon　18
Mobius syndrome　249
Möbius syndrome-axonal neuropathy-hypogo- nadotropic hypogonadism　141
moderate alveolar bone defect　52
moderate anemia　62
moderate atrophy of lower mandible edentu- lous alveolar ridge　50
moderate atrophy of mandible edentulous alveolar ridge　47
moderate atrophy of maxilla edentulous alveo- lar ridge　48
moderate burn　297
moderate cervical dysplasia　328
moderate concentration oxygen therapy　85
moderate dental caries　54
moderate dental caries of primary tooth　47
moderate depressive episode　394
moderate depressive episode with physical symptom　388
moderate depressive episode without physical symptom　389
moderate edema　83
moderate hemoptysis　83
moderate hypercapnia　81
moderate impaction of medium site　48
moderate inhalation injury　297
moderate knee flexion deformity　267
moderate laceration of liver　96
moderate level positive end-expiratory pres- sure　85
moderate malnutrition　153, 360
moderate mental retardation　394

moderate mental retardation with the state- ment of no, or minimal impairment of behaviour　394
moderate mental retardation, significant impairment of behaviour requiring attention or treatment　394
moderate mesangial proliferative glomerulo- nephritis　136
moderate protein energy malnutrition　156
moderate protein energy malnutrition　360
moderate pulmonary hypertension　69
moderate risk　69
moderate sleep　131
moderate smoking　81
moderate ventilatory disorder　81
moderate vulvar dysplasia　328
modified Batchelor procedure　276
modified biliary anastomosis　308
modified ECT　397
modified esophageal muscular dissection　190
modified incision of esophageal muscle　310
modified MORROW procedure　206
modified Muller varization osteotomy　274
modified neck dissection　34
modified radical gastrectomy　172
modified radical hysterectomy　316, 336
modified radical mastoidectomy　33, 35
modified radical neck lymph node dissection　55
modified ventriculoplasty　206
modified Widman flap surgery　55
modulation　130
Moebius syndrome　1
Mohs micrographic surgery of skin malignant tumor　386
moist cough　82
moist gangrene　296
moist rale　70, 82, 193
molar tooth sign　129
molecular targeted therapy of advanced and recurrent tumor　314
molluscum contagiosum　364, 411
molybdenum deficiency　155
Monckeberg's arteriosclerosis　195
Mondor disease　203
Mongolian spot　373
monilethrix　374
monilial vulvitis　328
monitoring of mechanical ventilation　87
monitoring tidal volume　87
monkey smallpox virus disease　368
monoarthritis　229
monochorionic diamniotic twins　338
monochorionic monoamniotic twins　338
monoclonal antibody-specific immobilization of platelet antigen, MAIPA　161
monoclonal gammopathy　365
monoclonal gammopathy of undetermined significance　160
monocular diplopia　18
monocytoid cell reaction　128
monomorphic adenoma　24, 40
monomorphic ventricular tachycardia　64

mononeuritis　111
mononeuritis multiplex　112
monophasic action potential　128
monophasic wave　128
monophyletic photon radiotherapy　217
monoplegia　399
monoplegia of lower extremity　402
monoplegia of upper extremity　401
monopolar needle recording electrode　128
monopolar recording　128
monorchidism　210
monorhythmic frontal delta activity　129
monorhythmic occipital delta activity　128
monozygotic twins　338
montage　128
Monte Carlo method　320
Monteggia fracture　249
Monteggia osteotomy　281
Montgomery-Asberg depression rating scale　398
mood disorder　393
mood-congruent auditory hallucination　396
Mooren's ulcer　2
morbid obesity　141, 153
morbus moniliformis lichenoides　378
more than 42 gestational weeks　346
Morel-Lavalle damage　226
Morgagnian body　18
Morgagnian cataract　1
Morita therapy　397
morning glory syndrome　10, 130
morning stiffness　228
morphea　7
morphea enplaque　363
morphea profunda　378
morphea-like or fibrosis type of basal cell car- cinoma　383
morphine dependence　391
morphine poisoning　61
Morscher femoral neck osteotomy and length- ening　272
Morse skin malignant tumor(Mohs) surgical treatment　386
Morton metatarsalgia　249
Morton neuralgia　118
Morton neuroma　226, 267
Morton syndrome　226
Morton toe　226
Morvan syndrome　118
mosaic wart　381
mosquito bite　380
moth cocoon dermatitis　365
motor aphasia　402
motor disturbance bladder　125
motor evoked potential, MEP　131
motor hallucination　397
motor latency　131
motor nerve conduction velocity, MNCV　131
motor neuron degeneration　125
motor neuron disease　125
motor neuropathy　125
motor point　131
motor response　131
motor unit　131

motor unit action potential,MUAP 131
motor unit number estimation,MUNE 131
motor unit territory 131
mottled enamel 39
Mount Fuji sign 128
mountain sickness 405
mouth breathing 32
mouth breathing habit 44
mouth cellulitis and abscess 44
mouth floor borderline tumor 44
mouth floor transplanted flap necrosis 44
mouth occlusion pressure at 0.1s after onset of
    inspiratory effort 85
mouth shape correction 56
movable kidney 216
move rejection due to pain 256
movement artifact 131
movement disorder 181
moving strip irradiation 320
moyamoya disease 124, 181
moyamoya disease-short stature-facial dys-
    morphism-hypogonadotropic hypogonad-
    ism 147
MPs mucopolysaccharidosis type Ⅰ 155
MPs mucopolysaccharidosis type Ⅱ 155
MPs mucopolysaccharidosis type Ⅲ 155
MPs mucopolysaccharidosis type Ⅳ 155
MPs mucopolysaccharidosis type Ⅵ 155
MPs mucopolysaccharidosis type Ⅶ 155
MSA-cerebellar phenotype 112
MSA-Parkinsonian phenotype 112
Muchrcke's lines 372
mucinous adenocarcinoma 46
mucinous syringometaplasia 374
mucinus cystadenoma 46
mucocele of laryngeal saccule 26
mucocele resection 386
mucocutaneous bartonellosis 415
mucocutaneous leishmaniasis 374, 415
mucocutaneous lymph node syndrome
    (MCLS) 67
mucocutaneous sporotrichosis 375
mucoepidermoid carcinoma 46
mucoepidermoid carcinoma of salivary gland
    29
muco-epidermoidal carcinoma of bronchus
    81
mucogingival deformity 46
mucoid stool 100
mucolipidosis 374
mucolipidosis Ⅰ 374
mucolipidosis Ⅱ 374
mucolipidosis Ⅲ 374
mucopolysaccharide storage heart disease
    147
mucopolysaccharidoses 374
mucopolysaccharidoses Ⅰ H 374
mucopolysaccharidoses Ⅰ H/S 374
mucopolysaccharidoses Ⅰ S 374
mucopolysaccharidoses Ⅱ 374
mucopolysaccharidoses Ⅲ 374
mucopolysaccharidoses Ⅲ A 374
mucopolysaccharidoses Ⅲ B 374
mucopolysaccharidoses Ⅲ C 374

mucopolysaccharidoses Ⅲ D 374
mucopolysaccharidoses Ⅳ A 374
mucopolysaccharidoses Ⅳ B 374
mucopolysaccharidoses Ⅵ 374
mucopolysaccharidoses Ⅶ 374
mucopolysaccharidosis 155
mucopurulent conjunctivitis 9
mucopurulent sputum 82
mucormycosis 353, 415
mucosal cyst 27
mucosal flap 56, 299
mucosal neuroma 147
mucosal pemphigoid 374
mucosal pemphigoid cicatricial conjunctivitis
    374
mucosal polyp of palate 41
mucosal yaws 374
mucous cyst 46, 249, 374
mucous cyst of gallbladder 94
mucous cyst of oral mucosa 371
mucous edema 147
mucous sputum 82
mucous stool 106
mucous type of sporotrichosis 46
Muehrcke's lines 372
Mueller-Weiss syndrome 226
Muir-Torre syndrome 374
MULIBREY Laron syndrome 362
Muller elbow arthrodesis 272
Muller valgus osteotomy 272
Mullerian agenesis syndrome 324
mullerian duct cyst resection 217
mullerian duct syndrome 210
Muller-Weiss disease 226
multi segmental spinal wedge osteotomy 273
multi segments borderline tumor of cervical
    spine 244
multi segments borderline tumor of lumbar
    spine 263
multi segments borderline tumor of thoracic
    spine 262
multi segments malignant tumor of cervical
    spine 244
multi segments malignant tumor of lumbar
    spine 263
multi segments malignant tumor of spine
    241
multi segments malignant tumor of thoracic
    spine 262
multi-calcifications of joints 230
multicentric reticulohistiocytosis 365
multicore disease 112
multielectrode 128
multi-factor grading system 74
multifocal atrial tachycardia 64
multifocal choroiditis 3
multifocal dystonia 112
multifocal electroretinogram 22
multifocal fibrosclerosis 230
multifocal motor neuropathy 112
multiform ventricular tachycardia 64
multi-fractures of clavicle 255
multifunctional glottogram 37
multi-hormone pituitary adenoma 142

multi-injuries of shoulder tendon 242
multi-injuries of upper arm tendon 253
multi-leaves collimator 319
multilobate placenta 338
multilocular cyst of ovary 323
multilocular cystic nephroma 210
multinodulargoiter with thyrotoxicosis 143
multinodulargoiter-cystic kidney-polydactyly
    143
multiple abscess 365
multiple acyl-Coa dehydrogenase deficiency
    111
multiple adhesions of adductor muscles and
    tendons of thumb at wrist and hand level
    257
multiple adhesions of extensor muscles and
    tendons of thumb at wrist and hand level
    257
multiple adhesions of long flexor muscles and
    tendons of thumb at wrist and hand level
    257
multiple adhesions of multiple extensor muscles
    and tendons at wrist and hand level 257
multiple adhesions of multiple flexor muscles
    and tendons at wrist and hand level 257
multiple and bilateral cerebral arteries occlu-
    sion and stenosis,caused no cerebral infarc-
    tion 112
multiple and bilateral the anteromedial into a
    brain artery syndrome 112
multiple and double side into cerebral arteries
    occlusion and stenosis caused no cerebral
    infarction 112
multiple animal bite 230
multiple arterial embolisms 195
multiple arteriovenous fistulas 195
multiple arthrogryposis 230, 399
multiple births 338
multiple bone defects of forearm 250
multiple caries 41
multiple carpal bone fractures 256
multiple catheters coronary angiography 209
multiple cerebal infarction 112
multiple cerebellar contusions and lacerations
    177
multiple cerebellar hematomas 177
multiple cerebral arteries occlusion and steno-
    sis 112
multiple cerebral contusions and lacerations
    177
multiple cerebral convexity meningiomas
    176
multiple cerebral hemorrhage 177
multiple cervical dislocation 400
multiple cervical fractures 244
multiple cesarean delivery 338
multiple ciliary body cysts 3
multiple compression fracture in the joint 237
multiple connective tissue benign tumor of
    limbs 288
multiple cranial nerves palsy 112
multiple crush injuries 230
multiple crush injuries of lower extremity
    259

multiple crush injury of upper limb and lower limb 253
multiple cut injuries 230
multiple cystic bone tuberculosis 230
multiple delayed fractures 230
multiple discharge 128
multiple dislocation 230
multiple dislocation of fingers 255
multiple dislocation of interphalangeal joint 266
multiple dislocation of lower extremity 259
multiple dislocation of upper limb and lower limb 253
multiple disorder of sexual preference 393
multiple dropsy of serous cavity 94
multiple drug eluting stents implantation for diffuse coronary artery disease 206
multiple drug use and use of other psychoactive substance dependence syndrome 389
multiple drug use and use of other psychoactive substance harmful use 389
multiple drug use and use of other psychoactive substance withdrawal state 389
multiple drug use and use of other psychoactive substance withdrawal state with delirium 388
multiple endocrine adenopathy 143
multiple endocrine neoplasia 143
multiple endocrine neoplasia type 1 143
multiple endocrine neoplasia type 2 143
multiple endocrine neoplasia type 4 143
multiple endocrine neoplasia type 2A 143
multiple endocrine neoplasia type 2A with cutaneous lichen amyloidosis 304
multiple endocrine neoplasia type 2A with Hirschsprung disease 304
multiple endocrine neoplasia type 2B 143
multiple epiphyseal dysplasia 230
multiple epiphyseal dysplasia, MED/fairbank disease 230
Multiple epiphyseal-epiphyseal punctate sclerosis 143
multiple extensor muscles and tendons injuries of hand and wrist 257
multiple fibroepithelial hyperplasia 41
multiple finger extensor muscles and tendons injuries at hand and wrist level 257
multiple finger flexor muscles and tendons injuries at hand and wrist level 257
multiple finger intrinsic muscles and tendons injuries at hand and wrist level 257
multiple flexor muscles and tendons injuries of hand and wrist 257
multiple focal chorioretinitis 3
multiple foci 128
multiple forearm injuries 250
multiple fractionation radiotherapy 319
multiple fractures 230
multiple fractures of both lower limbs 255
multiple fractures of both upper limbs 255
multiple fractures of calf 261
multiple fractures of clavicle 255
multiple fractures of distal humerus 234
multiple fractures of facial bone 177

multiple fractures of femur 235
multiple fractures of fibula 231
multiple fractures of fingers 255
multiple fractures of foot 268
multiple fractures of forearm 250
multiple fractures of humeral shaft 234
multiple fractures of ipsilateral limb 256
multiple fractures of lower leg and knee 259
multiple fractures of proximal radius 251
multiple fractures of proximal ulna 228
multiple fractures of ribs 198
multiple fractures of shoulder girdle 243
multiple fractures of skull 177
multiple fractures of skull and facial bones 178
multiple fractures of spine 241
multiple fractures of the proximal humerus 234
multiple fractures of thoracic spine 262
multiple fractures of trunk 251
multiple fractures of unilateral lower limb 229
multiple fractures of unilateral upper limb 229
multiple frostbite 405
multiple frostbite with tissue necrosis 405
multiple ground-glass opacity lesions of lung 188
multiple injuries 230
multiple injuries of ankle 238, 289
multiple injuries of calf 261
multiple injuries of colon 163
multiple injuries of foot 268
multiple injuries of hip and thigh 247
multiple injuries of intra-abdominal organs 163
multiple injuries of intrathoracic organ 203
multiple injuries of intrathoracic organs 188
multiple injuries of knee 258
multiple injuries of lower extremity 259
multiple injuries of lower leg and knee 259
multiple injuries of muscles and tendons of ankle and foot 239
multiple injuries of rectum 105, 165
multiple injuries of shoulder and upper arm 243
multiple injuries of the abdomen and lower back and pelvis 232
multiple injuries of thorax 188
multiple injuries of upper limb and lower limb 253
multiple injuries of wrist and hand 257
multiple intracranial aneurysms 117, 178
multiple iris cysts 3
multiple laceration 230
multiple lesions of colon 98
multiple ligament injuries of knee 258
multiple lipoma 365
multiple lipoma and angiomatosis 365
multiple lumbar fracture 263
multiple metacarpal fractures 265
multiple minute digitate hyperkeratosis 365
multiple mucosal neuroma 374
multiple mucosal neuroma syndrome 365
multiple muscle and tendon injuries 230
multiple muscle and tendon injuries of calf 261
multiple muscle and tendon injuries of

forearm 250
multiple muscle and tendon injuries of hip joint and thigh 247
multiple muscle and tendon injuries of hip joint and thigh level 247
multiple muscle and tendon sprain of hip joint and thigh 247
multiple muscle defects of forearm 250
multiple muscle injuries of shoulder and upper arm 243
multiple muscles and tendons injuries of hand and wrist 257
multiple myeloma 318
multiple myeloma kidney injuries 132
multiple myeloma of jaw bone 42
multiple myeloma purpura 365
multiple myositis 112, 230
multiple nerve injuries 230
multiple nerve injuries of ankle and foot 239
multiple nerve injuries of calf 261
multiple nerve injuries of forearm 250
multiple nerve injuries of hand and wrist 257
multiple nerve injuries of hip 247
multiple nerve injuries of shoulder and upper arm 243
multiple nerves injuries of the hip 116
multiple nerves injuries of the shoulder and upper arm 115
multiple neuropathy-intellectual deficit-acromicria-premature menopause syndrome 143
multiple nodular substernal goiter associated with iodine deficiency 151
multiple non drug eluting stents implantation for diffuse coronary artery disease 206
multiple nutritional deficiency 143
multiple open fracture of both lower limbs 255
multiple open fractures 230
multiple open fractures of both upper limbs 255
multiple open fractures of trunk 251
multiple open fractures of unilateral lower limb 229
multiple open fractures of unilateral upper limb 229
multiple open injuries 230
multiple open injuries of ankle 238
multiple open injuries of ankle and foot 239
multiple open injuries of calf 261
multiple open injuries of foot 268
multiple open injuries of forearm 250
multiple open injuries of hand and wrist 257
multiple open injuries of hip and thigh 248
multiple open injuries of lower extremity 259
multiple open injuries of shoulder and upper arm 242
multiple open injuries on the chest wall 188
multiple orbital foreign bodies 3
multiple organs dysfunction score 86
multiple organs dysfunction syndrome 294

multiple organs dysfunction syndrome, MODS 74
multiple organs failure 294
multiple osteochondromatosis 230
multiple osteomyelitis 230
multiple paralysis of cranial neurosyphilis 372
multiple perifollicular fibroma 365
multiple personality 395
multiple pituitary hormones deficiency, genotype 143
multiple pregnancy 338
multiple pregnancy after assisted reproductive technology 339
multiple pregnancy live birth, artificial insemination 340
multiple puncture wounds 230
multiple regenerative hypertrophic nodes of liver 95
multiple renal arteries 195
multiple rib fractures 188
multiple rib fractures associated with the first rib fracture 188, 198
multiple rib resections 189
multiple sclerosis 3, 112, 230, 399
multiple sclerosis associated optic neuritis 3
multiple sclerosis associated with uveitis 3
multiple sclerosis, primary progressive 112
multiple sclerosis, progressive relapsing 112
multiple sclerosis, relapsing remitting 112
multiple sclerosis, secondary progressive 112
multiple segmental resection of colon 170
multiple segmental resection of large intestine 308
multiple serositis 94
multiple shoulder and upper arm vascular injuries 198
multiple site mass 230
multiple site swelling 230
multiple skin defects of forearm 250
multiple sleep latency test, MSLT 128
multiple small intestinal injuries 104, 164
multiple soft tissue avulsion injuries of head 49
multiple soft tissue concis injuries of head 49
multiple soft tissue contusions of head 49
multiple soft tissue puncture wounds of head 49
multiple soft tissue traumatic defects of head 49
multiple sprain 230
multiple sprain of lower extremity 259
multiple sprain of muscle and tendon of forearm 250
multiple sprain of upper limb and lower limb 253
multiple stress fractures 230
multiple superficial frostbite 405
multiple superficial injuries of hand 254
multiple superficial injuries of head 49
multiple superficial injuries of hip and thigh 248
multiple superficial injuries of neck 43

multiple superficial injuries of wrist and hand 257
multiple syphilitic chancre 373
multiple syphilitic nerve paralysis 365
multiple syphilitic sclerosis 365
multiple system atrophy, MSA 112
multiple Takayasu arteritis 64, 195
multiple tendon injuries of shoulder and upper arm 243
multiple thumb extensor muscles and tendons injuries at hand and wrist level 257
multiple thumb flexor muscles and tendons injuries at hand and wrist level 257
multiple thumb intrinsic muscles and tendons injuries at hand and wrist level 257
multiple transient retinal white spot syndrome 3
multiple trauma 230
multiple traumatic amputation 230
multiple tricholemmoma 365
multiple ulcers 94
multiple ulcers with hemorrhage 94
multiple uterine fibroid 328
multiple vascular injuries 230
multiple vascular injuries in the abdomen, lower back and pelvis 196
multiple vascular injuries of ankle and foot 239
multiple vascular injuries of calf 261
multiple vascular injuries of forearm 199, 250
multiple vascular injuries of hip 247
multiple vascular injuries of shoulder and upper arm 243
multiple vascular injuries of thigh 194
multiple vessel overlap syndrome 230
multiple vessels injuries of hand and wrist 257
multiplets live birth born infant outside hospital 359
multiplets live birth infant born in hospital 359
multiplets live birth with unknown birth place 355
multi-sites primary malignant tumor 304
multi-sites secondary malignancy 304
multi-source photons radio therapy 385
multi-source photons radiotherapy 217
multi-space infection of neck 43
mummification of pulp 55
mumps 414
mumps arthritis 248
mumps complicated by ovaritis 323
mumps conjunctivitis 9, 414
mumps encephalitis 117, 353, 414
mumps encephalomyelitis 117, 353, 414
mumps hepatitis 99, 414
mumps meningitis 117, 353, 414
mumps meningoencephalitis 353, 414
mumps myocarditis 414
mumps orchitis 211, 353, 414
mumps pancreatitis 99, 353
mumps polyneuropathy 117
mumps submandibular gland inflammation 414

mumps with mastitis 353
mumps with thyroiditis 147, 353
mural pregnancy 328
murrel and fitch hip arthrodesis 272
muscae volitantes 18
muscle abscess 240
muscle and tendon injury of ankle and foot 239
muscle and tendon injury of hip 247
muscle and tendon injury of upper limb 253
muscle and tendon sprain of ankle and foot 239
muscle and tendon sprain of hip 247
muscle and tendon sprain of upper limb 253
muscle biopsy 114
muscle calcification after burn 254
muscle candidiasis 368
muscle contracture 240, 399
muscle contracture of upper extremity 401
muscle contracture of upper limb 253
muscle cut 278
muscle defect of thumb at forearm level 250
muscle dissection 278
muscle fatty infiltration 240
muscle fiber action potential 129
muscle fiber conduction velocity 129
muscle fiber degeneration 240
muscle flap 299
muscle flap packing 277
muscle gap syndrome 240
muscle granuloma 240
muscle groups and tendon injuries in anterior calf 261
muscle groups and tendon injuries in posterior calf 261
muscle hypertrophy of lower limb 259
muscle injury of lower back 263
muscle injury of shoulder and upper arm 243
muscle nuclear magnetic examination 129
muscle ossification after burn 254
muscle paralytic calcification 240
muscle paralytic ossification 240
muscle pendulum test 240, 270
muscle relaxation 278
muscle release of hand 283
muscle resection 278
muscle restoration 278
muscle scar 240
muscle separation 240
muscle strain 240
muscle strength 255, 270
muscle strength test 403
muscle stretch reflex 129
muscle transposition of hand 283
muscle ultrasound 129
muscle-eye-brain disease 114
muscular acidosis 155
muscular atrophy 240, 270, 399
muscular contracture of shoulder 243
muscular cysticercosis 240, 413
muscular dystrophy 5, 114, 240, 399
muscular injury 240

muscular ischemic infarction 240
muscular position 59
muscular rupture of finger 255
muscular rupture of hand 254
muscular rupture of wrist 256
muscular tuberculosis 240
musculi piriformis syndrome 248
musculocutaneous nerve anastomosis 278
musculoplasty 290
musculoplasty of lower limb 292
musculoplasty of pectoralis major 292
musculus biceps brachii suture 275
musculus biceps brachii tendon lengthening 275
musculus facial electromyography 37
musculus sacrospinalis spasm 229
musculus sacrospinalis tenderness/spasm 270
musculus triceps brachii suture 275
mushroom poisoning 405
mushroom worker disease 78
music evoked reflex epilepsy 125
music therapy 300
mustard gas burn 295
Mustard operation 207, 302
mutilans arthritic psoriasis 364
mutiple breast cysts 164
myalgia of ankle 239
myalgia of shoulder 243
myasthenia gravis 18, 126
myasthenia gravis with thymoma 126
myasthenia gravis, eye muscle type 18
mycetoma 385
mycobacterium avium-intracellulare complex infection 78
mycobacterium kansasii infection 77
mycobacterium scrofulaceum skin infection 372
mycoplasma arthritis 266
mycoplasma infection 360, 418
mycoplasma infection kidney injury 136
mycoplasma pneumonia 81, 360, 418
mycoplasma pneumoniae encephalitis 112
mycoplasma pneumoniae pneumonia 75
mycoplasma urinary tract infection 136
mycoplasmal urethritis 216, 418
mycosis 418
mycosis fungoides 160
mycosis of bladder 213, 415
mycosis of testis 211, 412
mycotic arthritis of ankle 239
mycotic arthritis of hip joint 247
mycotic arthritis of knee 259
mycotic cerebral granuloma 179
mycotic granuloma 381
mycotic uveitis 418
mydriasis 13
myectomy 290
myelin basic protein 130
myelinated nerve fiber of the optic disc 11
myelitis 114
myelo epithelioma of ciliary body 7
myeloablative stem cell transplantation 159
myelocyst 114

myelodysplastic syndrome 158
myelodysplastic syndrome with isolated del (5q) 158
myelodysplastic syndrome/myeloproliferative neoplasm, unclassifiable 158
myelodysplastic syndrome, unclassifiable 158
myelography 129
myeloid and lymphoid neoplasm with eosinophilia and abnormality of PDGFRA, PDGFRB or FGFR1 157
myeloid hyperhidrosis 378
myeloid leukemia associated with Down syndrome 160
myeloid proliferation related to Down syndrome 160
myeloid sarcoma 12, 160
myeloma cast nephropathy 133
myelomeningocele 241
myelopathic anemia 158
myelopathy 240
myeloproliferative neoplasm, unclassifiable 158
myeloradiculitis 114
myeloradiculopathy 114
myeloschisis 241
myelosuppression 158
myelotomy of dorsal root entry zone 182
myiasis 383, 418
myocardial abscess 202
myocardial biopsy 317
myocardial blood supply insufficiency 69
myocardial bridge 69
myocardial cyst 69
myocardial damage 69
myocardial dysfunction 69
myocardial hypertrophy 69
myocardial infarction with nonobstructive coronary artery 64
myocardial steatosis 69
myocardial strain 69
myocardiotomy 303
myocarditis 69, 356
myocarditis sequela 69
myocele 240
myoclonic absence seizure 114
myoclonic cerebellar dyssynergia 114
myoclonic dystonia 114
myoclonic epilepsy with ragged red fibre 114
myoclonic seizure 114
myoclonic status in nonprogressive encephalopathy, MSNE 112
myoclonic-atonic epilepsy 114
myoclonus cerebellar ataxia 114
myocutaneous flap 299
myocytoma 304
myoelectricity test 37
myoepithelial carcinoma 43, 240
myoepithelial island 43
myoepthelioma 43, 240, 369
myofascial pain 43
myofascitis 240
myofibroma 240
myofibromatosis 240

myofibrosis of humeral-scapular joint 243
myofibrositis of humeral-scapular joint 243
myogenic torticollis 240
myoglobinuria 138, 294
myokymic discharge 129
myolipoma 250
myoma of bladder 212
myometritis 328
myoneural disorder 114
myopathia dyspnea 31
myopathic motor unit potential 129
myopathic recruitment 129
myopathy with cylindrical body 114
myopathy with hypoparathyroidism 115
myopathy with hypothyroidism 115
myopathy with rimmed vacuole 114
myopathy with tubular aggregate 113
myopathy with zebra body 110
myopericytoma 240
myophosphatase deficiency syndrome 240
myopia 7
myopia of refractive index 10
myoplasty 278
myoplasty of shoulder joint 278
myosalgia 240
myositis 5, 240, 399
myositis ossificans 236
myositis ossificans of elbow 267
myositis ossificans progressiva 244
myositis ossification of elbow joint 268
myotenolysis 299
myotenositis of achilles tendon 233
myotenositis of adductor of femur in puerperium 337
myotenositis of long head of biceps brachii 233
myotomy 278, 386
myotonia congenita (Thomsen disease) 14
myotonic cerebral palsy 401
myotonic discharge 129
myotonic dystrophy 120, 240, 401
myotubular myopathy 114
myrica tongue 419
myringitis 351
myringomycosis 25
myringoplasty 33
myringotomy 33
myringotomy with grommet insertion 33
myxedema coma 119
myxedema endemic cretinism 147
myxedematous coma 147
myxofibrosarcoma 249
myxoid liposarcoma 249
myxoid melanoma 374
myxoinflammatory fibroblastic sarcoma 249
myxoma 374
myxoma of lung 74
myxopapillary ependymoma 179, 374
myxosarcoma 374

N

Nabothian cyst of cervix 329
N-acetyl aspartate MRS 127

NADH-CoQ reductase deficiency　141
Naegeli syndrome　374
Naikan therapy　397
nail bed removal　278
nail extraction　165, 385
nail flap free transplantation　284
nail fold ablation　386
nail fold removal　278
nail infection　266
nail injury and open injury of toe　267
nail paronychia　384
nail pigmentation　369
nail psoriasis　384
nail treatment　386
nail-patella syndrome　136, 242, 266
nail-patella-elbow syndrome　369
napkin psoriasis　374
narcissistic personality disorder　394
narcoanalysis　397
narcolepsy　74, 112
narcolepsy with cataplexy, without low hypo-
　cretin　111
narcolepsy without cataplexy, with lack of
　hypocretin　122
narcotic poisoning　61
narrow QRS tachycardia　69
narrow spectrum UVB ultraviolet treatment
　387
narrow zygomatic bone　47
narrowing of attention　397
nasal abscess　23
nasal adhesiolysis　32
nasal ala defect　293
nasal alar plasty　32
nasal and orbital aspergillosis　363
nasal asthma　24
nasal atresia　23
nasal benign tumor　23
nasal bone benign tumor　23
nasal bone collapses　23
nasal bone fracture　23
nasal bone malignant tumor　23
nasal bone tuberculosis　23
nasal carbuncle　24
nasal cartilage malignant tumor　24
nasal cellulitis　23
nasal central fistula resection　32
nasal columella broaden　31
nasal columella defect　24
nasal columella plasty　32
nasal continuous positive airway pressure,
　NCPAP　302
nasal cyst　23
nasal deformity post cleft lip operation　40
nasal dermoid cyst　23
nasal diphtheria　23
nasal dorsum defect　39
nasal endoscopic adenoid ablation　32
nasal endoscopic dacryocystorhinostomy　32
nasal endoscopic maxillary sinostomy　32
nasal endoscopic maxillary sinus radical
　operation　32
nasal fistula　23
nasal foreign body　24

nasal freezing and hemostasis surgery　32
nasal glioma　363
nasal granuloma in pregnancy　27
nasal herpes　23
nasal implant removal　32
nasal incision surgical exploration　32
nasal infection　23
nasal injury　24
nasal leiomyoma　23
nasal leprosy　23
nasal lesion resection　385
nasal malignant granuloma　23
nasal malignant melanoma　23
nasal malignant tumor　23
nasal meningioma　23
nasal mucosal hyperreactive rhinopathy　27
nasal mucosal resection hemostasia　32
nasal obstruction　31
nasal offensive odor　31
nasal orbital ethmoid bone fracture　2
nasal papilloma　24
nasal partial resection　385
nasal polyp　24
nasal polyposis　24
nasal reconstruction　32
nasal reconstruction revision　32
nasal reconstruction with free forearm flap　37
nasal regurgitation　31
nasal scar　293
nasal septal cartilage transplantation　32
nasal septum approach　32
nasal septum lesion laser ablation　32
nasal sinus drip syndrome　23
nasal sinus MRI　37
nasal sinus neoplasm malignant neoplasm
　23
nasal skin benign tumor　23
nasal skin borderline tumor　23
nasal skin grafting　32
nasal skin malignant tumor　23
nasal superficial injury　23
nasal synechia　31
nasal tampon　82
nasal tip defect　293
nasal tip plasty　32
nasal trauma　23
nasal vestibular benign tumor　23
nasal vestibular cyst　23
nasal vestibular cyst excision　32
nasal vestibular eczema　23
nasal vestibular malignant tumor　23
nasobuccal cleft　23
nasociliary neuralgia　23, 31
nasolabial cyst　39
nasolabial flap rhinoplasty　32, 289
nasolabial fold skin flap　298
nasolabial sulcus benign tumor　23
nasolabial sulcus malignant tumor　23
nasolacrimal duct atresia　2
nasolacrimal duct recanalization　19
naso-orbital-ethmoid fractures　23
nasopalatine cyst　23
nasopharyngeal adhesion　24
nasopharyngeal amyloidosis　24

nasopharyngeal angiofibroma　24
nasopharyngeal borderline tumor　24
nasopharyngeal cancer in the back of soft pal-
　ate　27
nasopharyngeal carcinoma in situ　24
nasopharyngeal CT examination　37
nasopharyngeal electrode　127
nasopharyngeal fibroma　24
nasopharyngeal fistula resection　32
nasopharyngeal hemangioma　24
nasopharyngeal lateral X-ray　37
nasopharyngeal lesion excision　32
nasopharyngeal myiasis　24, 363
nasopharyngeal polyp　24
nasopharyngitis　24
nasopharynx dilation　32
nasopharynx MRI　37
nasotracheal intubation　84
natal tooth　49
natural birth of multiple pregnancy　338
natural killer (NK)-cell leukaemia　161
natural killer (NK)-cell lymphoblastic leuke-
　mia/lymphoma　161
nausea　70, 94, 189
nausea and vomiting　31
navicular bone fracture　269
navicular dislocation　269
navicular malunion　269
navicular osteonecrosis　269
near total thyroidectomy　169
near-field potential　129
nebulization therapy　85
necatoriasis americanus　415
neck and shoulder pain　178
neck exploratory surgery　34
neck fat　146
neck foreign body removal　34, 386
neck frostbite with necrosis　295
neck injury　244
neck lipoma　43
neck lipomatosis　153
neck malignant neoplasm　43
neck multiple injury　244
neck multiple open injury　244
neck muscle injury　244
neck muscle strain　244
neck neurological damage excision　34
neck pain　244
neck scar contracture　295
neck scar contracture, type Ⅰ　295
neck scar contracture, type Ⅱ　295
neck scar contracture, type Ⅲ　295
neck scar contracture, type Ⅳ　295
neck sebaceous cyst　43
neck skin carcinoma in situ　26, 43
neck space infection with abscess　43
neck sympathetic nerve amputation　34
neck tendon injury　244
neck tendon strain　244
neck traction sign　244, 269
neck vascular malformation　43
neck-chest adhesion　295
necrobacillosis　368
necrobiosis　297

necrobiosis lipoidica 371
necrobiosis lipoidica diabeticorum 379
necrobiotic xanthogranuloma 370
necrolytic migratory erythema 368
necrosis 294
necrosis of artery 194
necrosis of great epiploon 93
necrosis of larynx 25
necrosis of lung 74
necrosis of nasal septum 24
necrosis of ovary 324
necrospermia 215
necrotic nodule of grafted fat 289
necrotic renal papillitis 211
necrotizing angitis 239
necrotizing fasciitis 239, 368
necrotizing fasciitis of ankle 294
necrotizing fasciitis of foot 297
necrotizing fasciitis of forearm 295
necrotizing fasciitis of hand 296
necrotizing fasciitis of leg 297
necrotizing fasciitis of neck 43
necrotizing fasciitis of pelvic region 294
necrotizing fasciitis of thigh 293
necrotizing fasciitis of trunk 296
necrotizing fasciitis of upper arm 296
necrotizing fascitis of shoulder 243
necrotizing glomerulonephritis 133
necrotizing granuloma of salivary gland 29
necrotizing granulomatous disease of respiratory tract 239
necrotizing granulomatous salivary gland 49
necrotizing granulomatous vasculitis, NGV 76
necrotizing hyperplastic lymphadenopathy 368
necrotizing labyrinthitis 26
necrotizing lymphadenitis 412
necrotizing myositis 239
necrotizing pancreatitis 412
necrotizing sarcoid granulomatosis, NSG 76
necrotizing scleritis 5
necrotizing sialometaplasia 42
necrotizing ulcerative stomatitis 42
necrotizing vasculitis 239
needle aspiration biopsy via electromagnetic navigation bronchoscopy 190
needle biopsy of abdominal lesion 174
needle biopsy of intraabdominal lesion 174
needle biopsy of pancreas 175
needle biopsy of prostate 317
needle biopsy of seminal vesicle 317
needle biopsy of thyroid 174
needle phobia 394
Neer's humeral head replacement 272
Neer's nonrestricted total shoulder arthroplasty 272
negative end-expiratory pressure 84
negative expiratory pressure 87
negative hallucination 395
negative myoclonic seizure 113
negative pressure ventilation 83
negative symptom 397
negativism 393
neglected or abandoned syndrome 404

neglected transverse lie 339
neisseria gonorrhoeae carrier 372
neisseriagonorrhoeae cultivation 387
neisseriagonorrhoeae microscopy 387
Nelson syndrome 147, 212, 374
nemaline myopathy 123
nematocyst dermatitis 364
neoadjuvant chemotherapy of malignant tumor 309
neodymium glass-yttrium aluminum garnet laser therapy 84
neologism 397
neonatal abdominal distention 360
neonatal ABO blood type incompatibility haemolysis 356
neonatal ABO haemolytic jaundice 356
neonatal achalasia of cardia 356
neonatal acquired cerebral ventricular cyst 357
neonatal acquired periventricular cyst 357
neonatal acquired subglottic stenosis 357
neonatal acute purulent arthritis 261
neonatal acute pyogenic ostcomyclitis 261
neonatal adrenal haemorrhage 358
neonatal adrenoleukodystrophy, Addison-Schilder disease 358
neonatal alloimmune thrombocytopenia 160
neonatal amniotic fluid aspiration 358
neonatal amniotic fluid aspiration pneumonia 358
neonatal anaemia 358
neonatal anaerobe septicaemia 358
neonatal apnea 357
neonatal appendicitis 357
neonatal asphyxia 359
neonatal aspiration pneumonia 358
neonatal aspiration syndrome 358
neonatal atelectasis 357
neonatal bacteremia 357
neonatal bacterial sepsis 358
neonatal Bartter syndrome 136
neonatal behavioral examination 361
neonatal bilirubin encephalopathy 357
neonatal blepharitis 14
neonatal brachia plexus injury 357
neonatal breast-feeding jaundice 357
neonatal bronchitis 80
neonatal bronchopneumonia 80, 359
neonatal bronchopulmonary dysplasia 80, 359
neonatal candidiasis 358
neonatal candidiasis sepsis 358
neonatal cardiac dysrhythmia 358
neonatal cardiac failure 358
neonatal cardiac physiologic murmur 358
neonatal cardiochalasia 356
neonatal central nervous system injury 359
neonatal cephalohematoma 358
neonatal cerebellar damage 358
neonatal cerebellar hemorrhage 358
neonatal cerebellum tentorium laceration 358
neonatal cerebral edema 358
neonatal cerebral hemorrhage 357
neonatal cerebral infarction 357

neonatal cerebral ischaemia 357
neonatal cerebral leukomalacia 357
neonatal chlamydial conjunctivitis 14, 358
neonatal chlamydial pneumonia 358
neonatal cholestasis 357
neonatal circulatory failure 358
neonatal clavicle fracture due to birth trauma 227
neonatal clavicular fracture 358
neonatal cold injure syndrome(scleredema neonatorum) 357
neonatal coma 360
neonatal congenital pulmonary fibrosis 80
neonatal conjunctival hemorrhage 357
neonatal conjunctivitis 357
neonatal conjunctivitis and dacryocystitis 14
neonatal constipation 360
neonatal convulsion 357
neonatal convulsions 357
neonatal cow's milk hypocalcaemia 358
neonatal craniotabes 357
neonatal crush syndrome 357
neonatal crying 357
neonatal cutaneous candidiasis 358
neonatal cyanosis 360
neonatal dacryocystitis 14, 357
neonatal death 358
neonatal dehydration 358
neonatal dehydration fever 358
neonatal dermatorrhagia 358
neonatal diabetes mellitus 151, 358
neonatal diaper dermatitis 358
neonatal diaphragmatic paralysis 357
neonatal diarrhoea 357
neonatal difficulty in breast feeding 360
neonatal disseminated intravascular coagulation 357
neonatal drug withdrawal syndrome 358
neonatal dyspepsia 357
neonatal dystrophia myotonica 123
neonatal electrolyte disturbances 357
neonatal emphysema 357
neonatal empyocele 358
neonatal encephalopathy 357
neonatal enteritis 357
neonatal enterohemorrhagic *Escherichia coli* enteritis 417
neonatal enteroparalysis 357
neonatal epilepsy 357
neonatal epilepsy syndrome 357
neonatal epistaxis 356
neonatal Erb palsy 356
neonatal erythema 357, 381
neonatal *Escherichia coil* enteritis 417
neonatal *Escherichia coli* pneumonia 357
neonatal *Escherichia coli* septicaemia 357
neonatal exfoliative dermatitis 357
neonatal facial injury 357
neonatal facial nerve injury 357
neonatal facial nerve paralysis 261
neonatal femoral fracture 357
neonatal fever 360
neonatal flatulence 358
neonatal fracture of skull 357

neonatal fungal infection of skin 358
neonatal fungal meningitis 124
neonatal gastric perforation 358
neonatal gastroesophageal reflux 358
neonatal gastrointestinal haemorrhage 358
neonatal glaucoma 14
neonatal goitre 151
neonatal group B streptococcus pneumonia 356
neonatal group B streptococcus sepsis 356
neonatal gynecomastia 151
neonatal haemolytic anemia 358
neonatal haemolytic jaundice 358
neonatal haemophilus influenzae pneumonia 357
neonatal haemorrhage disease 357
neonatal hematochezia 360
neonatal hematolysis 358
neonatal hemolytic disease 160
neonatal hemorrhagic anaemia 358
neonatal hepatitis 357
neonatal hepatitis syndrome 357
neonatal hepatorrhexis 357
neonatal herpes 381
neonatal herpes simplex 417
neonatal humeral fracture 357
neonatal hyaline membrane disease 357
neonatal hyoxemia 357
neonatal hyperbilirubinemia 357
neonatal hypereosinophilic 358
neonatal hyperglycemia 357
neonatal hyperkalaemia 357
neonatal hypernatraemia 357
neonatal hypertension 357
neonatal hyperthyroidism 357
neonatal hypocalcaemia 357
neonatal hypoglycaemia 357
neonatal hypokalaemia 357
neonatal hypomagnesaemia 357
neonatal hyponatraemia 357
neonatal hypoparathyroidism 357
neonatal hypoproteinemia 357
neonatal hypotension 357
neonatal hypothermia 357
neonatal hypoxic ischaemic encephalopathy 358
neonatal impetigo bullosa 357
neonatal impetigo herpetifomis 358
neonatal improper feeding 358
neonatal infection 357
neonatal infective mastitis 357
neonatal inspissated bile syndrome 357
neonatal intestinal perforation 357
neonatal intraventricular hemorrhage 358
neonatal intraventricular hemorrhage, grade I 358
neonatal intraventricular hemorrhage, grade II 358
neonatal intraventricular hemorrhage, grade III 358
neonatal intraventricular hemorrhage, grade IV 358
neonatal jaundice 357
neonatal jitter 357

neonatal klebsiellar pneumonia 357
neonatal Klumpke's palsy 357
neonatal late metabolic acidosis 358
neonatal listerial septicaemia 357
neonatal lupus erythematosus 381
neonatal lupus syndrome 357
neonatal mastitis 358
neonatal meconium aspiration 358
neonatal meconium aspiration pneumonia 358
neonatal meconium aspiration syndrome 358
neonatal melaena 357
neonatal meninges brain injury 358
neonatal meninges spinal injury 358
neonatal metabolic acidosis 357
neonatal methemoglobinemia 357
neonatal mild asphyxia 358
neonatal mild hypothermia 358
neonatal milia 358
neonatal muggy syndrome 358
neonatal musculospiral paralyses 358
neonatal mycoplasma pneumonia 359
neonatal myocardial damage 358
neonatal myocarditis 358
neonatal necrotizing enterocolitis 357
neonatal neutrophilic granulocytopenia 359
neonatal noninfectious diarrhea 357
neonatal obstructive apnea 357
neonatal omphalitis 358
neonatal ophthalmecchymosis 357
neonatal ophthalmia 358
neonatal organophosphorus poisoning(affected by mother) 358
neonatal osteomyelitis of jaw 51
neonatal otitis media 359
neonatal overfeeding 358
neonatal pathologic jaundice 357
neonatal peptic ulcer 358
neonatal pericardial effusion 358
neonatal periodic breathing 359
neonatal periumbilical cellulitis 358
neonatal persistent pulmonary hypertension 80, 357
neonatal pharynx injury 358
neonatal physiologic diarrhoea 358
neonatal physiologic jaundice 358
neonatal pneumomediastinum 359
neonatal pneumonia 357
neonatal pneumonia(during delivery infection) 357
neonatal pneumonia(intrauterine infection) 357
neonatal pneumonia(postnatal infection) 357
neonatal pneumopericardium 358
neonatal pneumothorax 358
neonatal polycythemia 357
neonatal posterior cranial fossa hemorrhage 357
neonatal primary atelectasis 358
neonatal pseudomonas aeruginosa septicaemia 358
neonatal pseudomonas pneumonia 357

neonatal pulmonary hemorrhage 357
neonatal pulmonary oedema 357
neonatal purulent meningitis 124, 357
neonatal pylorospasm 358
neonatal pyoderma 358
neonatal rectal haemorrhage 359
neonatal recurrent laryngeal nerve paralyses 357
neonatal respiratory acidosis 357
neonatal respiratory failure 357
neonatal resuscitation 348, 361
neonatal retinal hemorrhage 14
neonatal Rh blood type incompatibility haemolysis 356
neonatal Rh blood type incompatibility haemolytic anaemia 356
neonatal rhinocleisis 356
neonatal rickets 357
neonatal scleroderma 358
neonatal septicemia 356
neonatal severe asphyxia 359
neonatal severe hyperparathyroidism 151
neonatal shock 358
neonatal skin infection 358, 381
neonatal slow feeding 360
neonatal spinal injury 357
neonatal spine fracture 357
neonatal spine injury 357
neonatal splenic rupture 358
neonatal staphylococcus aureus septicaemia 357
neonatal staphylococcus pneumonia 358
neonatal staphylococcus septicaemia 358
neonatal streptosepticemia 357
neonatal subarachnoid hemorrhage 359
neonatal subcutaneous emphysema 358
neonatal subcutaneous fat necrosis 358
neonatal subcutaneous gangrene 203, 358, 381
neonatal subdural hemorrhage 358
neonatal subgaleal hematoma 357
neonatal subglottic stenosis after intubation 357
neonatal supraventricular tachycardia 358
neonatal swallowing disharmony 358
neonatal swallowing syndrome 358
neonatal teeth 51
neonatal tetanus 417
neonatal tetany 358
neonatal thrombocytopenia 358
neonatal thrombocytopenic purpura 358
neonatal thrush 357
neonatal thyrotoxicosis 151
neonatal torticollis 358
neonatal transient hypertyrosinemia 357
neonatal transient hypoglycaemia 357
neonatal transient hypothyroidism 357
neonatal transient ileus 357
neonatal transient metabolic disturbance 357
neonatal transient myasthenia gravis 358
neonatal transient myocardial ischaemia 359
neonatal transient tachypnea 357
neonatal transitory hyperthyroidism 358
neonatal ulcerative stomatitis 357

neonatal umbilical cord blood sampling 349
neonatal umbilical haemorrhage 358
neonatal umbilical polyp 358
neonatal underfeeding 358
neonatal uraemia 358
neonatal urinary tract infection 357
neonatal urticaria 358
neonatal vaginal haemorrhage 358
neonatal varicella 381
neonatal ventricular tachycardia 358
neonatal virus pneumonia 357
neonatal vitamin K deficiency hemorrhagic disease 358
neonatal vomiting 360
neonatal wet lung 358
neonatal white matter injury 357
neonatal wide cranial sutures 357
neoplasm 14
neoplasm of accessory sinuses 41
neoplasm of auricula 25
neoplasm of bone of upper limb 253
neoplasm of clavicle 255
neoplasm of connective tissue of ear 41
neoplasm of connective tissue of face 46
neoplasm of connective tissue of head 49
neoplasm of connective tissue of neck 43
neoplasm of jaw 25
neoplasm of joint 237
neoplasm of nasal cavity 39
neoplasm of nasolabial cyst 39
neoplasm of pelvic bone 250
neoplasm of sacrum 229
neoplasm of uncertain behavior of connective tissue of ear 41
neoplasm of uncertain behavior of connective tissue of face 46
neoplasm of uncertain behavior of connective tissue of head 49
neoplasm of uncertain behavior of connective tissue of neck 43
neoplasm of uncertain behavior of lip, oral cavity and pharynx 40
neoplasm of uncertain behavior of minor salivary gland 51
neoplasm of uncertain behavior of nasal cavity 39
neoplasm of uncertain behavior of oral cavity 45
neoplasm of uncertain behavior of palate 41
neoplasm of uncertain behavior of penis 289
neoplasm of uncertain behaviour of nasal cartilage 39
neoplasm of uncertain or unknown behaviour of autonomic nervous system of head, face and neck region 49
neoplasm of uncertain or unknown behaviour of peripheral nervous system of head, face and neck 49
neoplasm with perivascular epithelioid cell differentiation 248
neoplastic osteomalacia combined fracture 307
neoplastic pathological fracture 54
neoplastic pericarditis 69

neoplastic scoliosis 267
neoplasty of diastematomyelia 183
neostigmine test 193
neovascular glaucoma 14
neovascularization of anterior chamber angle 10
neovascularization of ciliary body 7
nephrectomy 222
nephrectomy of transplanted kidney 223
nephritic syndrome 135
nephritis associated with hepatitis C 91
nephroblastoma 214
nephrocentesis 361
nephrogenic diabetes insipidus 135
nephrolithiasis 214, 401
nephrolithotomy 222
nephropathy induced by heavy metal 136
nephropexy 222
nephroptosis 138, 214
nephropyeloplasty 222
nephropyelostomy 222
nephrostomy 222
nephrostomy closure 222
nephrotic syndrome complicated with nephritic syndrome 135
nephrotomography 222
nephrotomography lavation 222
nephrotomy 222
nephrotuberculosis with contralateral hydronephrosis 214
nephro-ureterectomy 222
Neri test 226, 246, 269, 270
nerve action potential, NAP 130
nerve alopecia 378
nerve anastomosis 186, 299
nerve avulsion 186
nerve biopsy 121
nerve clubfoot 254
nerve conduction 130
nerve conduction study, NCS 130
nerve conduction velocity, NCV 130
nerve entrapment 254
nerve follicular hamartoma 378
nerve graft 283
nerve implantation 186
nerve injury 180
nerve injury during operation 404
nerve injury of ankle and foot 239
nerve injury of hand and wrist 257
nerve injury of shoulder and upper arm 243
nerve injury of thumb 118, 249
nerve injury sequelae of upper limb 254
nerve mountain haze bean poisoning 121
nerve palsy 11, 121
nerve pathway tenderness 254
nerve root canal stenosis 254
nerve root compression syndrome 254
nerve root cyst 254
nerve root involvement 254
nerve root pain 254
nerve sheath myxoma 378
nerve stretch test 254, 270
nerve transposition 186
nerve ultrasonic 130

nerve vascular headache 121
nervi trigeminus decompression 36
nervi trigeminus radiofrequency ablation 36
nervous rupture 254
nervous system Lyme disease 116
nervous tissue tumor 378
nesidioblastosis 151
neural Behcet syndrome 121
neural going area of tenderness 270
neuralgia 121, 180, 401
neuralgic amyotrophy 121, 254
neuralgic scoliosis 254
neurally adjusted ventilatory assist 84
neuraminic acid deposition disease 121
neurasthenia 392
neurectomy 186
neurilemmoma 254, 378
neuritis 121
neuroacanthocytosis 121
neuroangiography 186
neuroarthropathy 254
neuroaxonal dystrophy 121
neurocirculatory asthenia 396
neurocutaneous melanosis 378
neurocutaneous syndrome 354, 378
neurocutaneous vascular flap 299
neurocysticercosis 119, 418
neurodermatitis 372
neurodevelopmental immaturity 396
neuroendocrine tumor 254
neuroendoscopic clipping of intracranial aneurysm 186
neuroendoscopic drainage of intracranial hematoma 186
neuroendoscopic examination 186
neuroendoscopic resection of intraspinal lesion 186
neuroendoscopic resection of intraventricular lesion 186
neuroendoscopic third ventriculostomy 186
neuroendoscopic transnasal decompression of optic nerve 186
neuroendoscopic transnasal repairation of cerebrospinal fluid rhinorrhea 186
neuroendoscopic trans-nasal-sphenoidal resection of pituitary lesion 186
neuroendoscopic unilateral trans-nasal-sphenoidal resection of pituitary lesion 186
neuroepithelioma 180
neurofibroma 180, 254
neurofibroma of cervix uteri 328
neurofibroma of vulva 326
neurofibromatosis 11, 28, 180, 254, 378
neurofibromatosis I 148, 378
neurofibromatosis II 378
neurofibromatosis with scoliosis 254
neurofibrosarcoma 180, 254
neuroganglion blocker poisoning 407
neurogenic bladder 213, 401
neurogenic bladder overactivity 401
neurogenic bowel dysfunction 401
neurogenic claudication 254
neurogenic ejaculation dysfunction 401

neurogenic equinocavus foot 254
neurogenic erectile dysfunction 401
neurogenic orthostatic hypotension 67
neurogenic reproductive dysfunction 401
neuroleptic malignant syndrome 121
neurologic disorder 254
neurolysis 186
neurolysis of brachial plexus 272
neurolysis of cauda equina 281
neurolysis of common peroneal nerve 274
neurolysis of deep peroneal nerve 274
neurolysis of digital nerve 284
neurolysis of femoral nerve 276
neurolysis of peripheral nerve 285
neurolysis of peripheral nerve entrapment
    syndrome 285
neurolysis of peroneal nerve 274
neurolysis of plantar nerve 284, 286
neurolysis of posterior tibial nerve 280
neurolysis of radial nerve 282
neurolysis of sacral nerve 273
neurolysis of sciatic nerve 286
neurolysis of spinal nerve root canal 283
neurolysis of superficial peroneal nerve 274
neurolysis of tibial nerve 280
neurolysis of ulnar nerve 273
neurolysis of ureteral stricture 314
neuroma 378
neuromuscular disease 121
neuromuscular dislocation of hip 254
neuromuscular scoliosis 254
neuromyelitis optica spectrum disorder with
    AQP4-IgG 121
neuromyelitis optica spectrum disorder with-
    out AQP4-IgG 109
neuromyotonia 121
neuromyotonic discharge 130
neuronal and mixed neuronal-glial tumor 180
neuronal ceroid lipofuscinosis 121
neuronal iron deposition 121
neuronavigation-assisted resection of deep
    brain lesion 186
neuroparalytic keratitis 11
neuropathic congenital iodine deficiency syn-
    drome 148
neuropathic pain 180
neuropathic ptosis 11
neuropathic valgus 254
neuropathy associated with paraproteinemia
    113
neuropathy secondary to paraproteinemia 121
neuropathy type of endemic cretinism 148
neuropepidergic acral dysesthesia 378
neuropsychiatric inventory 398
neuropsychological test 398
neuroretinitis 11
neurorrhaphy 186
neurosarcoidosis 121
neurosarcoma 288
neurosis of pharynx 30
neurostimulation of sacral nerve 182
neurosyphilis 11, 121, 378, 416
neurosyphilis aneurysm 378
neurotic disorder 392

neurotic personality 396
neurotomy of auditory nerve 186
neurotomy of filum terminale 182
neurotomy of obturator nerve 272
neurotrophic keratoconjunctivitis 11
neurovascular island skin flap 299
neutral lipid storage disease 384
neutral vertebra 264
neutral zone 60
neutron 321
neutron beam 321
neutropenia 161
neutrophilia 161
neutrophilic panniculitis 378
nevoid basal cell carcinoma syndrome
    (NBCCS) 384
nevoid basalioma syndrome 384
nevus anemicus 375
nevus comedonicus 368
nevus elasticus 379
nevus flammeus 381
nevus fuscoceruleus zygomaticus 376
nevus lipomatosus superficialis 376
nevus of Ito 382
nevus of Ota 378
nevus spilus 363
new variant Creutzfeldt-Jakob disease 124
New York system 320
Nezelof syndrome 374
n-hexane poisoning 409
niacin poisoning 409
nicotine poisoning 407
nicotine replacement therapy 84
nicotine stomatitis 374
nicotinic acid deficiency encephalopathy
    124
nicotinic stomatitis 53
Niemann-Pick disease 121, 353, 374
night blindness 17
night sweat 82
nightmare 118, 392
nihilistic delusion 397
Nikaidoh operation 302
Nikaidoh procedure 205
Nipah virus disease 415
nipple asymmetry 288
nipple bloody discharge 165
nipple discharge 165
nipple discharge smear 174
nipple infection in pregnancy 344
nipple reconstruction 172
nipple reduction 172
nipple retraction 165
Nissen operation 172
nitrate poisoning 408
nitrazepam poisoning 408
nitric acid burn 297
nitrite poisoning 124, 409
nitro-benzene poisoning 408
nitrogen oxide toxic effect 62
nitrogen oxides poisoning 405
nitrogen poisoning 405
nitroglycerin poisoning 408
nitrous oxide sedation 58

no anterior chamber after glaucoma surgery
    10
no milk 346
nocardiosis 374, 415
nociceptive pain 180
nocturia 137
nocturnal enuresis 215
nocturnal intermittent peritoneal dialysis,
    NIPD 137
nocturnal leg cramp 124
nocturnal paroxysmal dyspnea 80
nocturnal penile tumescence test 224
nodal escape 66
nodal rhythm 66
nodal tachycardia/junctional tachycardia 66
nodular basal cell carcinoma 370
nodular choroiditis 6
nodular cirrhosis 98
nodular cystic fat necrosis 370
nodular fasciitis 244, 370
nodular fascitis of shoulder 243
nodular fat necrosis 370
nodular goiter 26, 146
nodular goiter involving trachea 146
nodular goiter with hyperthyroidism 146
nodular hyperplasia of adrenal gland 148
nodular leukoplakia 43
nodular lymphocyte predominant Hodgkin
    lymphoma 159
nodular malignant melanoma 370
nodular mucinous degeneration 370
nodular nonsuppurative panniculitis 370
nodular or swelling type amyloidosis 370
nodular pemphigoid 370
nodular scabies 370
nodular scleritis 6
nodular sclerosis classical Hodgkin lymphoma
    159
nodular sheath disease 244
nodular spiroma 370
nodular tuberculid 370
nodular ulcerative basal cell carcinoma 370
nodular vasculitis 370
nodule 385
nodule(s) in breast 165
noise 131
noise induced deafness 30
noise induced hearing loss 28, 30
nominal aphasia 401
non bullous congenital ichthyosiform erythro-
    derma 380
non cardiogenic pulmonary edema 74
non cement fixation 274
non classified myelodysplastic syndrome 160
non coronary artery heart disease myocardial
    infarction 195
non drug eluting stent implantation for arterial
    bridge after coronary artery bypass graft
    206
non drug eluting stent implantation for chronic
    total occlusion of coronary artery disease
    206
non drug eluting stent implantation in coro-
    nary artery calcification 206

non drug eluting stent implantation in the left main coronary artery after coronary artery bypass graft 206

non drug eluting stent implantation in vein graft after coronary artery bypass graft 206

non drug eluting stent implantation with left main coronary artery combined with multiple branch lesions 206

non epidemic mumps pseudotumor 41

non excision debridement of skin and subcutaneous tissue 281

non gonococcal urethritis 366

non occlusive Hill-Sachs injury 231

non ossifying fibroma 231

non ovary specific soft tissue tumor 323

non reheumatic aortic valve insufficiency (mild) 195

non reversible articular disc displacement 39

non rheumatic aortic stenosis(heavy) 195

non rheumatic aortic stenosis(mild) 195

non rheumatic aortic stenosis(moderate) 195

non rheumatic aortic valve insufficiency 195

non rheumatic aortic valve insufficiency (heavy) 195

non rheumatic aortic valve insufficiency (moderate) 195

non rheumatic aortic valve stenosis versus insufficiency 195

non rheumatic mitral insufficiency 195

non rheumatic mitral insufficiency(heavy) 195

non rheumatic mitral insufficiency(mild) 195

non rheumatic mitral insufficiency(moderate) 195

non rheumatic mitral insufficiency and aortic stenosis with insufficiency 195

non rheumatic mitral stenosis 195

non rheumatic mitral stenosis with insufficiency 195

non rheumatic mitral stenosis(heavy) 195

non rheumatic mitral stenosis(mild) 195

non rheumatic mitral stenosis(moderate) 195

non rheumatic mitral valve disease 195

non rheumatic mitral versus with aortic valve insufficiency 195

non rheumatic tricuspid insufficiency 195

non rheumatic tricuspid insufficiency(heavy) 195

non rheumatic tricuspid insufficiency(mild) 195

non rheumatic tricuspid insufficiency(moderate) 195

non rheumatic tricuspid stenosis 195

non rheumatic tricuspid stenosis(heavy) 195

non rheumatic tricuspid stenosis(mild) 195

non rheumatic tricuspid stenosis(moderate) 195

non rheumatic tricuspid stenosis versus insufficiency 195

non specific bronchial provocation test 86

non stress test,NST 349

non suppurative cavernous sinus thrombosis 112

non suppurative intracranial venous sinus thrombosis 112

non suppurative intracranial venous thrombosis 112

non suppurative jugular vein thrombosis 112

non suppurative sagittal sinus thrombosis 112

non suppurative sigmoid sinus thrombosis 112

non suppurative straight sinus thrombosis 112

non suppurative transverse sinus thrombosis 112

non-accommodative esotropia 3

nonadrenal female pseudoherma-phroditism 210

non-alcoholic fatty hepatitis 94

non-alcoholic fatty hepatitis-associated cirrhosis 94

nonallergic asthma 74

nonanatomic liver resection 166

nonarteritic anterior ischemic optic neuropathy 3

nonarteritic ischemic optic neuropathy 3

non-autoimmune haemolytic anaemia 351

nonbacterial cystitis 210

non-breathing oxygen therapy 85

nonbullous ichthyosiform erythroderma 366

noncarious tooth defect 41

noncirrhosis portal hypertension 94

nonclassical congenital adrenocortical hyperplasia 143

non-contact lens 22

nondiabetic hypoglycaemic coma 143

non-diabetic hypoglycemia coma 351

nondiabetic insulin induced coma 351

nonencapsulated sclerosing carcinoma of thyroid 146

non-epidemic parotitis pseudinoma 25

nonexpansiveness penile prosthesis implantation 217

nonfilarial chylothorax 74

non-filarial chylothorax 195

non-freezing injury 294

non-frequency dependence of dynamic compliance 86

nonfunctional adrenocortical adenoma 148, 214

nonfunctional adrenocortical carcinoma 148

nonfunctional islet cell tumor 150

nonfunctional pancreatic neuroendocrine tumor 152

nonfunctional pituitary adenoma 142

non-functional pituitary adenoma 142

nonfusion of dens 228

non-germinal cell tumor of testis 210

nongonococcal urethritis 210

non-granulomatous uveitis 3

nonhereditary zinc deficincy 366

non-Hodgkin lymphoma 158

non-horizontal muscle reduction 19

non-horizontal muscle strengthening 19

non-immunological fetal hydrops 338

noninfectious diarrhea 61, 94

non-insulin-dependent diabetes mellitus associated with ocular complication 3

non-insulinoma pancreatogenous hypoglycemia syndrome 143

noninvasive assisted ventilation 62

non-invasive continuous positive airway pressure 85

noninvasive fungal sinusitis 25

non-invasive mechanical ventilation 85

non-invasive positive ventilation 85

non-invasive positive ventilation via face mask 84

non-invasive positive ventilation via nasal mask 84

non-invasive pulse oximetry 89

noninvasive ventilation 361

non-invasive wound infection 294

nonionizing radiation 319

nonketotic hyperglycinemia 154

non-mixed room method 89

non-Mustard operation,non-Senning operation 205

non-myeloablative allogeneic hematopoietic stem cell transplantation 158

non-myeloablative hematopoietic stem cell transplantation 158

non-neonatal hyperbilirubinemia 94

non-neuronal hyperhidrosis 366

nonobstructive azoospermia 210

nonobstructive hypertrophic cardiomyopathy 64

non-odontogenic tooth pain 41

non-oliguric acute renal failure 294

nonopioid analgesic and antipyretic poisoning 61

nonopioid analgesic drug poisoning 61

nonopioid analgesic,antipyretic and antirheumatic drug poisoning 61

nonorganic dyspareunia 395

nonorganic encopresis 389

nonorganic enuresis 389

nonorganic hypersomnia 389

nonorganic insomnia 389

nonorganic sleep disorder 389

nonorganic sleep-wake phase disorder 389

nonorganic vaginismus 395

nonossifying fibroma 231

non-ovarian specific soft tissue tumor 304

non-paralytic type of spodiomyelitis 114

nonparoxysmal atrioventricular junctional tachycardia 64

non-penetrating trabecular surgery 19

non-physiological visual loss/functional vision loss 3

non-pitting edema 82

nonpneumonic legionnaires disease 74

non-proliferative diabetic retinopathy 143

non-protein respiratory quotient 86

non-pseudotumorous limbic encephalitis 112

nonpsychogenic hypersomnia 389

non-purulent meningitis 112, 351

non-rapid eye movement(NREM) sleep, NREM sleep 128
non-reflex neuropathic bladder 351
non-REM sleep arousal disorder 112
non-rhabdomyosarcoma soft tissue sarcoma 287
nonrigid connector 55
non-scarred ectropion material implantation correction 19
non-scarred entropion correction 19
non-scarred entropion suture correction 19
nonseminoma 210
non-small cell lung cancer, NSCLC 74
non-specific arthritis 231
nonspecific complication of dental implant 53
nonspecific cystitis 210
nonspecific encephalitis 112
nonspecific interstitial pneumonia, NSIP 74
nonspecific intraventricular block 64
non-specific liposarcoma 231
nonspecific low blood-pressure reading 70
nonspecific orchitis 210
nonspecific pericarditis 64
nonspecific reactive hepatitis 351
nonspecific urethritis 210
non-specific vaginitis 322
non-specific vulvitis 322
non-steroid anti-inflammatory drug-associated ulcer 94
nonsteroidal anti-inflammatory drug poisoning 405
non-stochastic effect 319
non-strabismic binocular vision dysfunction 3
nonsustained ventricular tachycardia 64
nonthrombotic pulmonary embolism 74
nontoxic diffuse goitre 143
non-toxic insect bite 380
nontoxic multinodular goitre 143
nontoxic multiple thyroid nodules 143
nontoxic single nodular goiter 143
nontoxic single thyroid nodule 143
non-toxic snake bite 378
nontraumatic atlanto-axial dislocation 231
non-traumatic epidural hematoma 177, 351
nontraumatic perforation of intestine 94
nontraumatic renal rupture 210
non-traumatic rupture of tendon 231
non-traumatic tear of tendon connection points 231
nontropical sprue 94
nontuberculous mycobacteria 74
non-tuberculous mycobacteriosis 412
nonuion of thigh fracture 229
nonunion after osteotomy 244
nonunion of ankle fracture 238
nonunion of bone 235, 237
nonunion of calcaneal fracture 233
nonunion of elbow fracture 267
nonunion of femoral fracture 235
nonunion of hip fracture 247
nonunion of humeral fracture 234
nonunion of lower leg fracture 245
nonunion of metacarpal bone multiple fracture 265
nonunion of metacarpal fracture 265
nonunion of metatarsal fracture 266
nonunion of multiple fractures 230
nonunion of other carpal bone fracture 250
nonunion of pelvic fracture 236
nonunion of phalangeal fracture 266
nonunion of radius and ulna fracture 251
nonunion of radius fracture 251
nonunion of scaphoid fracture 267
nonunion of shoulder fracture 242
nonunion of the first metacarpal bone fracture 230
nonunion of thumb fracture 249
nonunion of tibial fracture 245
nonunion of ulnar fracture 228
nonunion of wrist fracture 256, 257
nonverbal auditory hallucination 395
Noonan syndrome 374
normal breath sound 83
normal breathing motion 83
normal delivery 347
normal frequency ventilation 361
normal kalemic periodic paralysis 126
normal perfusion pressure breakthrough 181
normal pressure hydrocephalus 181
normal pulmonary function parameter 74
normal pulmonary ventilation function 75
normal tension glaucoma 18
normal tidal volume 83
normal tissue radiation effect 321
normal tissue tolerance dose 321
normocytic anemia 161
normothermic hepatic vascular exclusion for bloodless hepatectomy 165
normothermic total hepatic vascular exclusion 165
normothermic total hepatic vascular inflow exclusion 165
normovolemic hypernatremia 81
Norovirus enteritis 100
Norrie syndrome 23
North Asian tick-borne typhus 410
Norwalk agent gastroenteritis 415
Norwood operation 205
nose incision and foreign body removal 32
nose open injury 23
nosebleed 161
nose-lip fistulectomy 32
nosophobia 390
notalgia paresthetica 367
notch filter 130
Nowicki-Strickland locus of control scale for children 398
noxious substance eaten as food 61
nuchal ligament hypertrophy 261, 402
nuchal type fibroma 261
nuclear medicine examination 22
nuclear paralytic strabismus 4
nuclide imaging of the whole body bone 193
number of awakening 130
number of REM period 129
number of stage shift 130
numbness 126
numbness of the limb 126
nummular eczema 376
Nunn knee 249
nurse observation scale for inpatient evaluation 398
nursing home-acquired pneumonia 76
nutcracker esophagus 97
nutcracker syndrome 138
nutrient deficiency 156
nutrition neuropathy 125
nutritional cardiomyopathy 69
nutritional deficiency 152
nutritional deficiency sequelae 152
nutritional edema 152
nutritional marasmus 152
nutritional rickets 265
nyctalopia 19, 382
nylon brush macular amyloidosis 374
nystagmus 16, 19
nystagmus block syndrome 16

O

O' nyong-nyong fever 410
oaritis following abortion 323
obedient compulsion act 396
Ober posterior approach 272
obesity 143, 153
obesity associated focal segmental glomerular sclerosis 132
obesity hypoventilation syndrome 74, 143
obesity reproductive incompetence syndrome 143
obesity-associated glomerulomegaly 133
obesity-related glomerulopathy 133
object in middle ear 54
objective tinnitus 31, 37
oblique astigmatism 14
oblique facial cleft 46
oblique fracture 261
oblique lie 346
oblique osteotomy 58
oblique septum uterus 326
oblique vaginal septum syndrome 327
obliquus superior hyperfunction 11
obliterative bronchiolitis 73
oboslete ear chemical burn 293
oboslete esophagus burn 293
oboslete external auditory canal chemical burn 293
oboslete limbs burn 293
oboslete trunk burn 293
oboslete trunk chemical burn 293
oboslete upper limb burn 293
observation for suspected glaucoma 7
obsessional thought 396
obsessive state 392
obsessive-compulsive disorder 179, 392
obsessive-compulsive feature 396
obsessive-compulsive personality disorder 392
obsolete bronchial lymphoid tuberculosis 73
obsolete lower limb burn 293
obsolete pleural tuberculosis 73

obsolete pulmonary tuberculosis 73
obstetric air embolism 337
obstetric fat embolism 337
obstetric hemorrhage during labor 338
obstetric pulmonary embolism 337
obstetric purulent embolism 337
obstetric septic embolism 337
obstetric shock 337
obstetrical tetanus 411
obstructed labor 339
obstruction of bile duct 93
obstruction of cardia 91
obstruction of colon 98
obstruction of cystic duct 94
obstruction of gallbladder 94
obstruction of lacrimal canaliculus 8
obstruction of large airway 73
obstruction of nasolacrimal duct 2
obstruction of silicone tube-shunt in anterior chamber 10
obstructive azoospermia 211
obstructive bronchiolitis 297
obstructive cholangitis 351
obstructive hydrocephalus 113, 177
obstructive hypertrophic cardiomyopathy 65
obstructive jaundice 97
obstructive laryngeal burn 297
obstructive parotitis 31
obstructive sialadenitis of submandibular gland 54
obstructive sinusitis 31
obstructive sleep apnea hypopnea syndrome 31, 127
obstructive sleep apnea syndrome 54
obstructive suppurative cholangitis 97, 351
obstructive tracheobronchial aspergillosis 82
obstructive ventilatory disorder 82
obturation of root canal 59
obturator hernia 91
occasional atrial premature contraction 67
occasional ventricular premature beat 67
occipital approach 186
occipital artery-posterior inferior cerebellar artery anastomosis 187
occipital bone 181
occipital condylar hypoplasia 266
occipital condyle fracture 266
occipital lobe abscess 126
occipital lobe cerebral hemorrhage 111
occipital lobe epilepsy 126
occipital lobe hemorrhage 126
occipital lobectomy 187
occipital malignant tumor 307
occipital meningioma 181
occipital neuralgia 126
occipitalia, frontal part swelling pain 32
occipitalization 239
occlusal attrition 42
occlusal film 59
occlusal guide plate 59
occlusal Hill-Sachs defect 264
occlusal interference 42, 54
occlusal pad 55
occlusal plane 59

occlusal plane guide 59
occlusal reconstruction 55
occlusal trauma 53
occlusal vertical dimension 59
occlusion disorder 42
occlusion of aortopulmonary collaterals 302
occlusion of atrial septal defect 71
occlusion of azygos vein 302
occlusion of external auditory canal 36
occlusion of patent ductus arteriosus 71
occlusion of rectouterine pouch 335
occlusion of ventricular septal defect 71
occlusive arteriosclerosis of the extremity 204
occult azoospermia 216
occult blood in stool 106
occult cleft spine 241
occult fracture 264
occult prolapse of cord 346
occult spinal dysraphism 181, 264
occupational abrasion of teeth 54
occupational acne 384
occupational AIDS 409
occupational allergic alveolitis 409
occupational allergic contact dermatitis 384
occupational and vocational training 403
occupational anthrax infection 409
occupational asthma 81
occupational bladder cancer caused by β-naphthylamine exposure 404
occupational chronic toxic peripheral neuropathy caused by chemical 409
occupational dental erosion/acids fume-induced dental erosion 409
occupational dermatitis 384
occupational drug eruption-like dermatitis 384
occupational electroflash dermatitis 384
occupational forest encephalitis 409
occupational frostbite 409
occupational hair change 384
occupational heat illness (heat stroke, heat cramps, heat exhaustion) 409
occupational HIV infection (medical staff and policeman only) 409
occupational infection dermatoses 384
occupational irritant contact dermatitis 384
occupational kidney injury 136
occupational laryngitis 30
occupational leukoderma 384
occupational maceration and erosion 384
occupational melanosis 384
occupational nail change 384
occupational neoplasm 384
occupational noise-induced deafness 409
occupational prurigo 384
occupational radiation-induced disease 409
occupational rhinitis 30
occupational skin disease 409
occupational skin ulcer 384
occupational therapy 301
occupational therapy and vocational rehabilitation 403
occupational trichloroethylene-induced epi-

spasis-like dermatitis 409
occupying lesion of liver 96
ochronosis 144, 368
octopus bite 384
ocular albinism 15, 151
ocular aspergillosis 16
ocular chalcosis 16
ocular contusion 15
ocular cryptococcosis 17, 418
ocular cysticercosis 417
ocular deep abscess incision and drainage 21
ocular fundus characteristic of DIC 9
ocular fungal disease 382
ocular histoplasmosis 418
ocular hypertension 4
ocular hypertension after intraocular lens implantation 10
ocular ischemic syndrome 16
ocular laceration and rupture with prolapse or loss of intraocular tissue 16
ocular laceration with prolapse of intraocular tissue 16
ocular laceration without prolapse or loss of intraocular tissue 16
ocular malignant tumor 15
ocular myiasis 382, 418
ocular myopathy with hyperthyroidism 115
ocular pharyngeal muscular dystrophy 17
ocular plague 417
ocular presumed histoplasmosis syndrome 16
ocular prosthesis 17
ocular secondary syphilis 366
ocular siderosis 16
ocular sparganosis 417
ocular superficial abscess incision and drainage 21
ocular surface benign tumor 15
ocular surface metastatic tumor 15
ocular surface reconstruction 21
ocular surface scraping cytology 22
ocular syphilis 382
ocular tenonitis 16
ocular toxoplasmosis 15, 417
oculo-cerebro-cutaneous syndrome 382
oculocutaneous albinism 16, 382
oculocutaneous albinism type I 382
oculocutaneous albinism type II 382
oculocutaneous albinism type IV 382
oculocutaneous albinism type V 382
oculoglandular tularemia 418
oculoglandular listeriosis 417
oculomandibular dysostosis 17
oculomotor neuritis 3
oculopharyngeal muscular dystrophy, OPMD 124
ocyodinic poisoning 405
odontoameloblastoma 52
odontogenesis imperfecta 52
odontogenic cyst 30, 52
odontogenic cyst of jaw 42
odontogenic facial skin fistula 52
odontogenic fibroma 53
odontogenic fibrosarcoma 53
odontogenic keratocyst 52

odontogenic keratocyst of jaw 42
odontogenic myxoma 52
odontogenic tumor 53
odontoid resection 273
odontoidectomy 273
odontoma 52
odonto-onycho-dermal dysplasia 382
odonto-tricho-ungual-digital-palmar syndrome 382
odonto-ungual dysplasia with alopecia 381
oedema 79
oedematous laryngitis 28
oesophageal diverticulum lavage 37
oesophageal dyskinesia 101
oesophageal lipoma 101
oesophageal spasm 101
oesophageal tumor 101
oesophageal tumor rupture and bleeding 101
oesophagus rupture 354
off-axis ratio, OAR 320
office blood pressure 72
Ohtahara syndrome 111
oidiomycosis unguium 369
oil acne 383
oil aspiration pneumonia 79
oil paint and dye poisoning 409
old anterior and high lateral myocardial infarction 63
old anterior and inferior myocardial infarction 63
old anterior lateral myocardial infarction 63
old anterior myocardial infarction 63
old anterior, inferior and high lateral myocardial infarction 63
old anteroseptal and high lateral myocardial infarction 63
old anteroseptal and inferior myocardial infarction 63
old anteroseptal myocardial infarction 63
old cerebral infarction 110
old cervical fracture 244
old cervical lymph node tuberculosis 24
old cervical lymphoid tuberculosis 39
old chin fracture 39
old chorioretinitis 2
old coccygeal fracture 257
old dislocation of temporomandibular joint 39
old extensive anterior and high lateral myocardial infarction 63
old extensive anterior and inferior myocardial infarction 63
old extensive anterior myocardial infarction 63
old extensive anterior, inferior and high lateral myocardial infarction 63
old eye burn 3
old eye injury 3
old facial bone fracture 39
old facial nerve injury 39
old foreign body of eyelid 2
old fracture of condyle 39
old fracture reduction and internal fixation of condylar process 56
old high lateral myocardial infarction 63

old inferior and high lateral myocardial infarction 64
old inferior and posterior myocardial infarction 64
old inferior and right ventricular myocardial infarction 64
old inferior myocardial infarction 64
old inferior, high lateral and posterior myocardial infarction 64
old inferior, posterior and right ventricular myocardial infarction 64
old injury of eyelid 2
old intestinal tuberculosis 93
old intralenticular magnetic foreign body 2
old intralenticular non-magnetic foreign body 2
old intraocular magnetic foreign body 2
old intraocular non-magnetic foreign body 2
old iridocyclitis 2
old jaw fracture 39
old laceration of cervix uteri 328
old laceration of perineum 323
old lateral and posterior myocardial infarction 63
old lateral myocardial infarction 63
old lumbar fracture 263
old magnetic foreign body in the back of eyeball 2
old magnetic foreign body of ciliary body 2
old magnetic foreign body of iris 2
old magnetic foreign body of scleral 2
old magnetic foreign body of vitreous cavity 2
old magnetic foreign body retention of anterior chamber 2
old mandibular fracture 39
old mesenteric lymph node tuberculosis 93
old myocardial infarction 64
old non-magnetic foreign body in anterior chamber 2
old non-magnetic foreign body of ciliary body 2
old non-magnetic foreign body of iris 2
old non-magnetic foreign body of scleral 2
old non-magnetic foreign body of vitreous cavity 2
old non-ST segment elevation myocardial infarction 63
old orbital wall fracture 2
old pelvic floor muscle laceration 325
old perineal laceration 322
old posterior myocardial infarction 63,64
old retinal detachment 2
old right ventricular myocardial infarction 64
old rupture of hymen 322
old rupture of lacrimal canaliculus 2
old rupture of patellar tendon 227
old sacral fracture 229
old skull fracture 39
old spinal fracture 241
old subendocardial myocardial infarction 64
old thoracic fracture 262
old tuberculosis of abdominal cavity 93
old tuberculosis of spine 241

old uveitis 2
old vaginal laceration 322
old zygomatic and arch fractures 39
olecranon bursitis 265
olecranon resection 273
olfactory bulb malignant tumor 307
olfactory deficiency and gonadal dysfunction syndrome 151
olfactory groove meningioma 180
olfactory hallucination 395
olfactory neuroblastoma 30
olfactory test 38
oligoasthenospermia 213
oligoclonal band 129
oligodendroglial tumor 180
oligodendroglioma 180
oligodontia with ungual dysplasia 378
oligohydramnios 346
oligomeganephronia 136
oligomenorrhea 327
oligospermia infertility 324
oliguria 70,137,296,360
oliguric renal failure 213
olivopontocerebellar atrophy associated with retinal dystrophy 3
olivopontocerebellar atrophy with blindness 113
olivopontocerebellar atrophy with slow eye movement 113
olivopontocerebellar degeneration 113
Ollier disease 226
Ollier disease(cartilage dysplasia) 226
Olmsted syndrome 363
olophonia 31
Olson enriching and nurturing relationship issues, communication and happiness scale 398
omental cyst 102
omental detachment 172
omental laceration suture 314
omental torsion reposition 314
omentectomy 165,172
omentoureteroplasty 217
omohyoid muscle partial resection 278
omphalectomy 171,386
omphalo enteric fistula 354
omphalocele 354
omphalocele-macroglossia-macrosomia syndrome(Beckwith-Weidemann syndrome) 354
Omsk hemorrhagic fever 411
onchocerciasis 374,415
oncocytic adenoma 49
one and a half ventricle repair 208
oneiroid state 396
one-on-one manual motor function training 403
one-stage posterior capsulotomy and anterior vitrectomy plus intraocular lens implantation for congenital cataract extraction 21
onlay 55
onlay skin graft 300
on-line hemodiafiltration 137
on-line hemofiltration 137
onychia 242

onychoatrophy 369
onycholysis 242
onychomycosis packet 386
onychophagia 382, 393
onychophosis 287
onychoplasty 278, 386
onychoptosis 369
onychorrhiza portion ablation 386
onychosis 369
onychotillomania 379
oocyte dysmaturity 324
oophoritis 324
oophoroplasty 333
oophorostomy 334
open abdomen 170
open abdominal injury 163, 232
open amputation for retention length 272
open back injury 226
open biopsy of brain 184
open biopsy of cranial nerve 183
open biopsy of pelvic tumor 276
open biopsy of sacrum tumor 273
open biopsy of spine tumor 278
open bite deformity 44
open bone graft 280
open book fracture of pelvis 236
open cardiac massage 190
open cervical vertebra fracture 247
open chest exploration 312
open chest exploration with thoracoscopic
    surgery 208
open chest injury associated with dislocation
    188
open chest injury associated with fracture
    188
open chest injury associated with intrathoracic
    injury 188
open chest trauma 188
open common bile duct lesion 247
open craniocerebral injury 178, 295
open craniocerebral injury with intracranial
    injury 178
open craniocerebral injury with skull fracture
    178
open cystic lesion 246
open dislocation of lumbar spine 264
open dislocation of multiple cervical vertebrae
    230, 245
open dislocation of thoracic vertebra 262
open ear injury with foreign body 287
open elbow injury 267
open eyelid foreign body 7
open forearm injury 250
open fracture 247
open fracture of alveolar bone 44
open fracture of coccyx 247
open fracture of first metacarpal bone 247
open fracture of frontal bone 7
open fracture of lower limb 259
open fracture of lumbar vertebra 247
open fracture of lumbosacral spine 247
open fracture of metacarpal bone 247
open fracture of orbital bone 44
open fracture of phalanges of fingers 247

open fracture of skull 178
open fracture of sternum 247
open fracture of thoracic region with spinal
    cord injury 262
open fracture of thorax, abdomen, lower
    back, pelvis and limbs 262
open fracture of thumb 247
open fracture of upper limb 254
open fracture of vertebral column 241
open fracture of zygomatic bone 44
open heart rupture 198
open helium dilution method 88
open helium dilution method-rebreathing
    method 88
open helium dilution method-single breath
    method 88
open hemopneumothorax 77
open hemothorax 77
open hepatic rupture 247
open injuries on the chest wall 203
open injury 77
open injury and dislocation of hip joint 247
open injury and dislocation of shoulder 242
open injury in mandible 29
open injury involving thorax with abdomen,
    lower back and pelvis 261
open injury of abdominal wall 232
open injury of ankle 239
open injury of ankle and foot with dislocation
    239
open injury of ankle and foot with fracture 239
open injury of ankle with dislocation 239
open injury of ankle with fracture 239
open injury of anterior chest 203
open injury of anterior chest wall 188
open injury of buccal and mandibular areas
    26
open injury of calf 261
open injury of calf with dislocation 261
open injury of calf with fracture 261
open injury of cervical esophagus 98
open injury of chest 203
open injury of chest and dislocation 203
open injury of chest and fracture 203
open injury of chest and intrathoracic injury
    203
open injury of exterior chest 203
open injury of fibula 231
open injury of flank 261
open injury of foot 268
open injury of foot with dislocation 268
open injury of foot with fracture 268
open injury of forearm with dislocation 250
open injury of forearm with fracture 250
open injury of gingiva 52
open injury of groin 247
open injury of heel 233
open injury of hip 247, 256
open injury of hip with fracture 247
open injury of iliac region 250
open injury of jaw 25
open injury of knee 259
open injury of larynx 25
open injury of lip 40

open injury of lower back 263
open injury of lower limb 259
open injury of maxilla 48
open injury of nasal epidermis 23
open injury of nasal septum 24
open injury of oral mucosa 44
open injury of palate 28, 41
open injury of pelvis 236
open injury of pelvis with dislocation 236
open injury of perineum 247
open injury of pharynx 30
open injury of posterior chest 203
open injury of posterior chest wall 188
open injury of regio presternalis 203
open injury of shoulder 242
open injury of shoulder girdle 243
open injury of shoulder with fracture 242
open injury of supraclavicular region 255
open injury of the abdomen and lower back
    and pelvis 232
open injury of the perineum 239
open injury of the shoulder region 243
open injury of thyroid gland 145
open injury of tibia 245
open injury of toe 267
open injury of tongue and floor of mouth 48
open injury of trachea 27, 47
open injury of upper limb 254
open injury of upper limb and lower limb 253
open injury with dislocation of lower back
    263
open injury with dislocation of the femoral
    part 234
open injury with foreign body 247
open injury with fracture of lower back 263
open injury with fracture of the femoral part
    234
open intra-abdominal organ lesion 247
open jejunum rupture 247
open lip injury 44
open lung strategy 83
open lung tumor radiofrequency ablation
    193
open modified radical mastoidectomy 34
open multiple fractures of metacarpal bone
    247
open multiple fractures of phalanges of fingers
    247
open omental rupture 246
open orbital fracture 7
open osteoplasty mandibular ramus 56
open pelvic injury with fracture 236
open penetrating cardiac injury 198
open pneumothorax 76, 295
open rapture of parotid duct 44
open reduction 282
open reduction and bone nail fixation of pha-
    lanx fracture 283, 284
open reduction and cannulated screw internal
    fixation of humeral fracture 275
open reduction and external fixation of frac-
    ture (carpometacarpal joint, metacarpopha-
    langeal and interphalangeal joint) 284
open reduction and fixation of maxillary frac-

ture 57, 291

open reduction and internal fixation 282

open reduction and internal fixation for dislocation of shoulder joint 278

open reduction and internal fixation for fracture of face 56

open reduction and internal fixation for fracture of mandible 58

open reduction and internal fixation for hip dislocation 281

open reduction and internal fixation for patellar fracture 272

open reduction and internal fixation for Pilon fracture 272

open reduction and internal fixation of acetabular fracture 281

open reduction and internal fixation of alveolar bone fracture 58

open reduction and internal fixation of calcaneal fracture 274

open reduction and internal fixation of cervical dislocation 279

open reduction and internal fixation of dislocated elbow 285

open reduction and internal fixation of dislocation of acromioclavicular joint 279

open reduction and internal fixation of facial bone fracture 290

open reduction and internal fixation of femoral intercondylar fracture 275

open reduction and internal fixation of fracture (carpometacarpal joint, metacarpophalangeal and interphalangeal joint) 284

open reduction and internal fixation of fracture of foot 285

open reduction and internal fixation of fracture of scapula 278

open reduction and internal fixation of fracture of zygoma 57

open reduction and internal fixation of humeral intercondylar fracture 275

open reduction and internal fixation of mandibular condylar fracture 58

open reduction and internal fixation of mandibular fracture 57, 292

open reduction and internal fixation of olecranon fracture 273

open reduction and internal fixation of patellar concentrator 272

open reduction and internal fixation of proximal humeral fracture 275

open reduction and internal fixation of tarsal fracture 274

open reduction and internal fixation of tibial plateau fracture 280

open reduction and internal fixation of triad of elbow 285

open reduction and internal fixation of ulna fracture 273

open reduction and internal fixation of zygomatic fracture 291

open reduction and internal pin fixation of tarsal fracture 274

open reduction and intramedullary fixation of

ulna fracture 273

open reduction and intramedullary nail fixation of femoral fracture 275

open reduction and intramedullary nail fixation of radius fracture 282

open reduction and intramedullary nail fixation of tarsal fracture 274

open reduction and intramedullary nail fixation of tibial fracture 280

open reduction and intramedullary nail internal fixation of fibula fracture 274

open reduction and intramedullary nail internal fixation of humeral fracture 275

open reduction and k-wire fixation of phalanx fracture 283, 284

open reduction and pin fixation for fracture of ankle joint 277

open reduction and pin fixation of femoral fracture 275

open reduction and pin fixation of fibula fracture 274

open reduction and pin fixation of humeral fracture 275

open reduction and pin fixation of pelvic fracture 276

open reduction and pin fixation of talus fracture 280

open reduction and pin fixation of tibial fracture 280

open reduction and pin fixation of ulna fracture 273

open reduction and pin internal fixation for calcaneal fracture 274

open reduction and pin internal fixation of iliac fracture 281

open reduction and pin internal fixation of scapular fracture 278

open reduction and pin internal fixation pin of hip fracture 280

open reduction and pin internal of radius fracture 282

open reduction and plate fixation of phalanx fracture 283

open reduction and plate internal fixation for fracture of ankle joint 277

open reduction and plate internal fixation of femoral fracture 275

open reduction and plate internal fixation of fibula fracture 274

open reduction and plate internal fixation of hip fracture 280

open reduction and plate internal fixation of humeral fracture 275

open reduction and plate internal fixation of iliac fracture 281

open reduction and plate internal fixation of pelvic fracture 276

open reduction and plate internal fixation of radius fracture 282

open reduction and plate internal fixation of talus fracture 280

open reduction and plate internal fixation of tibial fracture 280

open reduction and plate internal fixation of

ulna fracture 273

open reduction and screw fixation of phalanx fracture 283, 284

open reduction and screw internal fixation for fracture of ankle joint 277

open reduction and screw internal fixation of calcaneal fracture 274

open reduction and screw internal fixation of femoral fracture 275

open reduction and screw internal fixation of fibula fracture 274

open reduction and screw internal fixation of fracture of scapula 278

open reduction and screw internal fixation of fracture of talus 280

open reduction and screw internal fixation of hip fracture 280

open reduction and screw internal fixation of humeral fracture 275

open reduction and screw internal fixation of iliac fracture 281

open reduction and screw internal fixation of pelvic fracture 276

open reduction and screw internal fixation of radius fracture 282

open reduction and screw internal fixation of tibial fracture 280

open reduction and tension band fixation for patellar fracture 272

open reduction and TiNi embracing fixator internal fixation of humeral fracture 275

open reduction and wire internal fixation of femoral fracture 275

open reduction for fracture of ankle joint 277

open reduction for hip dislocation 281

open reduction of calcaneal fracture 275

open reduction of cervical dislocation 279

open reduction of dislocated elbow 285

open reduction of dislocation of acromioclavicular joint 279

open reduction of dislocation of ankle joint 277

open reduction of dislocation of shoulder joint 278

open reduction of dislocation of tarsometatarsal joint 274

open reduction of dislocation of temporomandibular joint 56

open reduction of dislocation of ulnoradial joint 273

open reduction of facial bone fracture 290

open reduction of fibula fracture 274

open reduction of fracture of femur 275

open reduction of fracture of tibia 280

open reduction of humeral fracture 275

open reduction of interphalangeal joint dislocation 284

open reduction of mandibular fracture 292

open reduction of maxillary fracture 36, 291

open reduction of orbital bone fracture 290

open reduction of orbital wall fracture 290

open reduction of patella fracture 272

open reduction of phalanx fracture 283, 284

open reduction of radius fracture 282
open reduction of spinal fracture 278
open reduction of tarsal bone fracture 274
open reduction of ulna fracture 273
open reduction of zygomatic fracture 291
open reduction screw internal fixation for fracture of ankle joint 277
open reduction surgery of nasal bone fracture 32
open reticulated bone grafting 280
open rupture of bladder 323
open sacral and coccyx injury 247
open thoracic drainage 190
open trauma of pharynx 26
open wound 247, 270
open wound involving multiple body regions 287
open wound of abdomen with injury of intra-abdominal organ 163
open wound of acoustic duct 44
open wound of back 188
open wound of behind ear with foreign body 44
open wound of elbow 268
open wound of eyelid and periocular area 15
open wound of finger(s) without damage to nail 255
open wound of head 288
open wound of scalp 49
open wound of trunk 251
open-book laminoplasty 285
open-chest cardiac massage 302
opening of cranial suture 184
opening of parotid gland transplantation 57
opening snap 70
operation of cranial nerve 184
operation of craniocerebral injury 184
operation of intracranial tumor 184
operation of peripheral nerve 187
operation on sympathetic nervous system 183
operative approach/operative route 186
operative colonoscopy 174
ophthalmalgia 16
ophthalmic aneurysm 15, 124
ophthalmic aneurysm rupture 124
ophthalmic artery aneurysm 307
ophthalmic artery ischemia 15
ophthalmic artery stenosis 15
ophthalmic segment of internal carotid artery aneurysm 178
ophthalmomyiasis interna 16
ophthalmoscopy 22
ophygeneralized lipodystrophy 155
opioid dependence syndrome 388
opioid harmful use 388
opioid receptor antagonist poisoning 404
opioid use disorder 388
opioid withdrawal state 388
opioid withdrawal state with delirium 388
opisthorchiasis 412
opisthorchiasis felineus 99
opium poisoning 61
Oppenheim sign 226, 269
opportunistic infection 160, 294

opportunistic parasitosis 412
oppositional compulsion act 395
oppositional defiant disorder 389
oppression in chest 83
oppressive feeling of nasal bridge 31
opsoclonus-myoclonus syndrome 124
optic atrophy 11
optic canal fracture 11
optic chiasma disorder 11
optic chiasma syndrome 11
optic disc astrocytoma hamartoma 11
optic disc atrophy 18
optic disc dysplasia 11
optic disc edema 18
optic disc hemangioma 11
optic disc mass 11
optic disc oedema 11
optic disc pit 11
optic disc vasculitis 11
optic glioma 11, 180
optic nerve benign neoplasm 11
optic nerve contusion 11
optic nerve decompression 36
optic nerve malignant neoplasm 11, 306
optic nerve neurinoma 306
optic nerve sheath meningioma 11
optic nerve tuberculosis 11
optic neuritis 11
optic neuromyelitis 11, 121
optic perineuritis 11
optical abnormal after corneal refractive surgery 6
optical abnormality after refractive surgery 10
optical coherence tomography 22, 209
optical coherence tomography of coronary artery, OCT 71
optimal positive end-expiratory pressure 85
optimum dose 321
oral abscess 44
oral and maxillofacial cellulitis and abscess 44
oral benign tumor 44
oral candidiasis 45, 371, 414
oral carcinoma in situ 45
oral cyst 44
oral dermoid cyst 45
oral developmental(non-odontogenic) cyst 44
oral epidermoid cyst 44
oral erythroplakia 44
oral fistula 44
oral florid papillomatosis 371
oral focal epithelial hyperplasia 371
oral focal infection 44
oral foreign body 44
oral hairy leukoplakia 371
oral hemangioma 45
oral herpes 353
oral herpes simplex 371
oral infection 44
oral lesion of laser ablation 56
oral leukoplakia 44, 371, 414
oral lichen planus 371
oral live poliovirus vaccine, OPV 247
oral lymphangioma 44

oral lymphatic malformation 44
oral malignant neoplasm 26, 44
oral malignant neoplasm of oral side of lip 40
oral mass 45
oral melanoplakia 44
oral melanosis 371
oral mucocele 45
oral mucomembranous lesion due to metal 370
oral mucous hemorrhage 44
oral mucous malignant neoplasm 44
oral pigmentation 371
oral prophylaxis 55
oral reading skill disorder 393
oral rehydration salt poisoning 406
oral secondary malignant neoplasm 26
oral soft tissue transplanted flap necrosis 45
oral submucous fibrosis, OSF 45
oral superficial injury 45
oral trichomonas infection 414
oral tuberculosis 44
oral vascular hyperplasia 44
oral vascular malformation 45
oral herpes 414
oral-facial-digital syndrome 371
oral-facial-digital syndrome type I 371
oral-facial-digital syndrome type II 371
oral-facial-digital syndrome type III 371
oral-facial-digital syndrome type IV 371
orbicularis oculi plastic surgery 21
orbital abscess 16, 417
orbital acute inflammation 16
orbital amyloidosis 16
orbital and facial cleft 8
orbital aneurysm 8
orbital apex syndrome 8
orbital arteriovenous fistula 7
orbital arteriovenous malformation 16
orbital artery malformation 16
orbital atrophy 16
orbital benign tumor 8, 16
orbital cellulitis 8
orbital complex fracture 16
orbital connective tissue malignant tumor 8
orbital cranial communication foreign body 8
orbital cranial communication tumor 8
orbital cyst 16
orbital cyst after alloplastic implantation 16
orbital dermoid cyst 8
orbital edema 16
orbital emphysema 8
orbital exenteration 20
orbital floor and wall defect 287
orbital foreign body removal 20
orbital fracture 7, 8
orbital granuloma 16
orbital green tumor 8
orbital haemorrhage 16
orbital hematoma 16
orbital hematoma puncture and drainage 20
orbital hypertelorism 45
orbital inflammation 16

orbital inflammatory pseudotumor 16
orbital laceration 7
orbital lesion resection 315
orbital malignant neurilemoma 7
orbital malignant tumor 8
orbital mass 16
orbital meningocele 16
orbital metastatic tumor 8
orbital mucous cyst 8
orbital neurilemma, schwannoma 8
orbital neurofibroma 8
orbital osteomyelitis 16
orbital parasitic disease 417
orbital penetrating injury 7
orbital periostitis 16
orbital rim fracture 8
orbital sarcoidosis 16
orbital secondary malignant tumor 8
orbital septal lipomatosis 151
orbital serous cyst 16
orbital syphilis 16
orbital teratoma 16
orbital tissue injury 8
orbital trauma 16
orbital tuberculosis 16
orbital tumor 8
orbital varix 16
orbital vascular benign tumor 16
orbital vascular malignant tumor 16
orbital vasculitis 16
orbital wall blowout fracture 7
orbital wall fracture 7
orbital wall reconstruction 56
orbital wound infection 7
orbitotomy with orbital implantation 34
orchidorrhaphy 217
orchiectomy 218
orchioblastoma 211
orchitis 211
orf 382
organ injury during operation 404
organ transplant encephalopathy 120
organic affective disorder 392
organic amnesic syndrome 396
organic anxiety disorder 392
organic bipolar affective disorder 392
organic catatonic disorder 392
organic delusional disorder 392
organic depressive disorder 392
organic dissociative disorder 392
organic emotionally labile disorder 392
organic erectile dysfunction 213
organic hallucinosis 392
organic manic disorder 392
organic mental disorder 392
organic mixed affective disorder 392
organic mood disorder 392
organic personality and behavioural disorder due to brain disease, damage and dysfunc-tion 394
organic personality disorder 392
organic psycho syndrome 396
organic solvent poisoning 136
organization of muscle hematoma 240

organized pneumonia 76
organ-limited amyloidosis 14
organophosphorus poisoning 409
organophosphorus toxic peripheral neuropathy 125
orgasmic dysfunction 393
oroantral fistula 26, 45
oropharyngeal cancer 45
oropharyngeal malignant tumor 318
Oropouche virus disease 410
orotracheal cannula 84
orotracheal intubation 84
Oroya fever 363
orthodromic 130
orthogonal radiography 321
orthophoric (laparoscopic) liver biopsy 175
orthopnea 70, 82
orthoptic spleen biopsy 174
orthoptic training 12
orthosis 403
orthostatic hypotension 69, 401
orthostatic hypotension in diabetes 149
orthostatic hypotensive syncope 126
orthostatic proteinuria 138
orthotopic ureterocele 216
orthovoltage radiotherapy 316
os aponeurosis plantaris 266
os cuboideum secundarium 229
os cuneo I metatarsale I plantare 230
os cuneo I metatarsale II dorsale 230
os intercuneiforme 261
os intermetatarseum 266
os peroneum 232
os subcalcis 233
os subfibulare 232
os subtibiale 246
os supratalare 246
os talonaviculare dorsale 246
os Vesalianum 257
Osgood-Schlatter disease 245
Osler's node 70
osmotic demyelination syndrome 121
osmotic diuresis 214
osmotic laxative poisoning 408
osmotic nephropathy 135
osmotic pressure 88
osphyalgia 263
osseous cryptococcosis 236, 412
osseous syphilis 412
osseous syphilis, bone syphilis 236
osseous torticollis 236
ossicular chain reconstruction 36
ossification around hip joint 247
ossification of anterior longitudinal ligament 251
ossification of cervical ligamenta flava 245
ossification of cervical posterior longitudinal ligament 238, 245
ossification of coracoclavicular joint 239
ossification of ligament flava, OLF 239
ossification of penis 216
ossification of posterior longitudinal ligament 262
ossifying fibroma 41

ossifying fibromyxoid tumor 236
osteal foraminal stenosis 268
osteal spinal stenosis 268
osteitis condensans ilium 229, 250
osteitis fibrosa cystica 136
osteitis of upper limb 253
osteoarthritis 236
osteoarthritis of ankle 238
osteoarthritis of atlantoaxial joint 239
osteoarthritis of calcaneocuboid joint 233
osteoarthritis of distal interphalangeal joint 265
osteoarthritis of interphalangeal joint 267
osteoarthritis of metatarsocuneiform joint 266
osteoarthritis of metatarsosesamoid joint 266
osteoarthritis of midfoot 267
osteoarthritis of naviculocuneiform joint 267
osteoarthritis of shoulder joint 242
osteoarthritis of subtalar joint 246, 400
osteoarthritis of talonavicular joint 246
osteoarthritis of tarsometatarsal joint 266
osteoarthropathy of finger 266
osteoarthropathy of wrist 256
osteoarthrosis 399
osteoarthrosis of elbow 267
osteoarthrosis of lumber spine 263
osteoblastoma 236
osteochondral damage of knee 258
osteochondral fracture of distal femur 235
osteochondral lesion of talus 246
osteochondral myxoma 236
osteochondral transplantation 276
osteochondritis 236
osteochondritis dissecans 227
osteochondritis dissecans of condylus lateralis femoris 235
osteochondritis dissecans of condylus media-lis femoris 235
osteochondritis dissecans of elbow 267
osteochondritis dissecans of knee 258
osteochondritis dissecans of patella 227
osteochondritis dissecans of shoulder joint 242
osteochondritis dissecans of talus 239, 246
osteochondritis dissecans of tibial plateau 246
osteochondritis of calcaneal epiphysis 233
osteochondritis of knee 258
osteochondritis of navicular 269
osteochondritis of sesamoid 268
osteochondroma 177, 236
osteochondromatosis 236
osteochondropathy of pubis 228
osteochondrosis 236
osteoclasis of fibula 274
osteodynia 236
osteogenesis imperfecta 228, 350, 364
osteogenesis imperfecta type I 142
osteogenesis imperfecta type II 142
osteogenesis imperfecta type III 142
osteogenesis imperfecta type IV 142
osteoid dentin 42
osteoid osteoma 236
osteolysis of distal clavicle 255
osteoma 177

osteoma cutis 375
osteoma of ear 24
osteoma of external auditory canal 29
osteoma of skull 178
osteoma, stony tumor sticking to bone 236
osteomalacia 236
osteomyelitis 236
osteomyelitis of ankle 238
osteomyelitis of carpal bone 256
osteomyelitis of clavicle 296
osteomyelitis of elbow joint 267
osteomyelitis of femur 235
osteomyelitis of fibula 294
osteomyelitis of foot 268
osteomyelitis of forearm 250
osteomyelitis of hip joint 247
osteomyelitis of humerus 294
osteomyelitis of jaw 42
osteomyelitis of knee joint 258
osteomyelitis of lower leg 245
osteomyelitis of metacarpal 265
osteomyelitis of pelvic region 236
osteomyelitis of phalanx 266
osteomyelitis of radius 296
osteomyelitis of rib 295
osteomyelitis of scapula 295
osteomyelitis of shoulder region 242
osteomyelitis of skull 178
osteomyelitis of sternum 297
osteomyelitis of tarsal bone 294
osteomyelitis of ulna 228
osteomyelitis of upper arm 253
osteomyelodysplasia 158
osteonecrosis due to Gaucher's disease 233
osteonecrosis due to haemoglobinopathy 263
osteonecrosis of condylus medialis femoris 235
osteonecrosis of femoral head 235
osteonecrosis of femoral head due to drugs 235
osteonecrosis of femoral head (alcoholic) 235
osteonecrosis of femoral head (traumatic) 235
osteonecrosis of jaw 42
osteonecrosis of knee joint 258
osteonecrosis of mandibular 50
osteonecrosis of symphysis pubis 228
osteonecrosis of talus 246
osteopathia striata 150
osteopenia 236, 237
osteopetrosis 144, 236, 351
osteophyte 237
osteoplastic flap 55
osteoplasty of facial bone 290
osteoplasty of inferior margin of mandible 292
osteoplasty of mandible 57
osteoplasty of mandibular body 292
osteoplasty of patella 272
osteopoikilosis 235
osteoporosis 237
osteoporosis of disuse 143
osteoporosis vertebralbody compression fracture, OVCF 237
osteoporosis with pathological fracture 237

osteoporotic fracture 237
osteopsathyrosis type 5-15 142
osteoradionecrosis 231
osteoradionecrosis of jaw 41
osteosarcoma 4, 177, 228
osteostixis 276
osteosynthesis 279
osteotomy 279
osteotomy and transposition of coracoid (Latajet procedure) 278
osteotomy of distal femur 276
osteotomy of humerus 275
osteotomy of phalanx bone 284
osteotomy of ulna 273
ostomy of conus medullaris 182
otalgia 31
other ambiguous lineage leukemia 159
other bone disease 250
other carpal bone aseptic necrosis 250
other cerebral artery occlusion and stenosis before entering the brain, caused no cerebral infarction 120
other cerebral artery occlusion and stenosis, caused no cerebral infarction 120
other diseases of tongue 47
other halogen derivative of alicyclic hydrocarbon toxic effect 62
other halogen derivative of aromatic hydrocarbon toxic effect 61
other hyposiagonarthritis 46
other injury of ligament of wrist joint 250
other multiple births 340
other physical therapy 403
other reason of hypothalamus amenorrhoea 325
other reduction defect of upper limb 253
other soft tissue tumor 288
other specified demyelinating disease of central nervous system 126
other stimulants, including caffeine withdrawal state with delirium 388
other vascular dementia 120
other viral disease during pregnancy, delivery and the puerperium 340
other visual sensitivity epilepsy 120
other visual stimulation evoked reflex epilepsy 120
otitis externa diffusa 27
otitis parasitica 26
otogenic brain abscess 112
otogenic hydrocephalus 112
otogenic meningitis 112
otogenous brain abscess 25
otogenous intratemporal complication 25
otomucormycosis 25
otomycosis 366, 411
oto-onycho-peroneal syndrome 366
otopalatodigital syndrome 231
otoplasty of external ear 292
otopolyp 25
otorrhea 31
otosis 24
ototoxic deafness 25
Otto disease 248
Otto pelvis 226

oulectomy 58
outer edge of trochlear cartilage fracture 238
outflow tract ventricular tachycardia 67
outlet forceps 347
output factor, OPF 320
outside the capsule hemorrhage 127
oval foramen injection 56
oval window deformity 27
ovalocytosis 159
ovarian adhesion 324
ovarian agenesis 324
ovarian amenorrhea 324
ovarian atrophy 324
ovarian biopsy under direct vision 335
ovarian Brenner tumor 305
ovarian carcinoma in situ 324
ovarian clear cell carcinoma 324
ovarian cyst 324
ovarian cyst puncture 333
ovarian drilling 333
ovarian dysfunction 147
ovarian dysgenesis 147
ovarian embryonal carcinoma 324
ovarian endodermal sinus tumor 324
ovarian endometrioid adenocarcinoma 305
ovarian endometriosis cyst 324
ovarian endometroid tumor 324
ovarian epithelial malignant tumor 305
ovarian functional failure 147
ovarian germ cell tumor 324
ovarian gynandroblastoma 324
ovarian high grade serous carcinoma 305
ovarian hyperstimulation syndrome 323
ovarian immature teratoma 324
ovarian inclusion cysts 323
ovarian lipid cell tumor 324
ovarian low grade serous carcinoma 305
ovarian luteinizing cyst 324
ovarian malignant lymphoma 323
ovarian mass 324
ovarian metastatic tumor 324
ovarian mucinous adenocarcinoma 305
ovarian mucinous cyst 324
ovarian mucinous cystadenoma 324
ovarian mucinous vesicle gland tumor 305
ovarian pregnancy 324
ovarian puncture taking ovums 333
ovarian retention cyst 324
ovarian serous adenocarcinoma 324
ovarian serous and mucinous tumor 305
ovarian serous cyst 324
ovarian serous cystadenoma 324
ovarian sertoli cell tumor 305
ovarian sex gonad stromal tumor 305
ovarian simple suture 333
ovarian suction 333
ovarian suspension 334
ovarian theca cell tumor 324
ovarian torsion release 334
ovarian transitional cell tumor 324
ovarian tuberculosis 324
ovarian tumor like condition 324
ovarian undifferentiated carcinoma 305
ovarian vein syndrome 211

ovarian vesicular appendage torsion 324
ovarian wedge resection 334
ovariorrhexis 324
ovary denervation 334
ovary fixation 333
ovary transplantation 334
over dental abrasion 52
over traction 237
overactive disorder associated with mental retardation and stereotyped movement 402
overactivity 399
overall treatment time 321
overbite 54
over-correction after ptosis 11
overdenture 55
overflow incontinence 210
overhanging of dental restoration 45
over-inclusiveness 395
overjet 54
overlap skin flap 299
overlap syndrome 73, 364
over-lapped toes 230
overlapping bone neoplasm of femoral head 235
overlapping bone neoplasm of femoral neck 235
overlapping connective tissue disease 228
overlapping deformity of fifth toe 261
overlapping malignant tumor lesion of eye and adnexa 15
overlay denture 55
overproduction of calcitonin 146
overriding of atrioventricular valve 195
over-top acetabular fracture 244
overuse of meniscus 226
overused knee joint 237
overvalued idea 395
overweight 142
overwhelming postsplenectomy infection, OPSI 164
oviduct intraepithelial carcinoma 306
ovotesticular disorder of sex development 147
ovulation bleeding 324
ovum un-implanted 324
oxalosis 154
oxaluria 154, 210
oxazolidine derivatives poisoning 405
Oxford operation 217
oxygen consumption 89
oxygen consumption per kg body weight 88
oxygen content in arterial blood 86
oxygen content in capillary blood 88
oxygen content in mixed venous blood 87
oxygen content in pulmonary capillary blood 86
oxygen delivery in arterial blood 86
oxygen dissociation curve 89
oxygen effect 320
oxygen enhancement ratio, OER 320
oxygen fixation hypothesis 320
oxygen intoxication 297
oxygen partial pressure graded distribution 89
oxygen poisoning, accidentally 62

oxygen pulse 88
oxygen saturation in capillary blood 88
oxygen saturation in mixed venous blood 87
oxygen saturation in pulmonary capillary blood 86
oxygen therapy 85
oxygen therapy via mechanical ventilation 84
oxygen uptake 88
oxygenated cell 319
oxygenated status 320
oxygenation 320
oxygenation index 89
oxyphilic adenoma 49
oxytocin challenge test, OCT 349
ozena 24

P

P450 oxidoreductase (POR) deficiency 141
P450scc deficiency/cholesterol side-chain cleavage enzyme deficiency 141
pacemaker battery depletion 69
pacemaker failure to capture 67
pacemaker generator replacement 71
pacemaker implantation infection 203
pacemaker lead disfunction 69
pacemaker lead dislocation 69
pacemaker pocket erosion 199
pacemaker pocket hematoma 199
pacemaker pocket infection 199
pacemaker pocket superficial skin and wound infection 199
pacemaker pouch repair 71
pacemaker programming control 71
pacemaker removement 71
pacemaker replacement 71
pacemaker undersensing 67
pacemaker wire dislocation 67
pacemaker wire extrusion 203
pacemaker zone 128
pachychilia 40
pachydermatosis 363
pachydermodactyly 384
pachymeningitis 125, 265
pachyonychia 369
pachyonychia congenita 380
pachyonychia congenita type Ⅰ 380
pachyonychia congenita type Ⅱ 380
pachyonychia congenita type Ⅲ 380
pachyonychia congenita type Ⅳ 380
packing of empty sella 183
paederus dermatitis 383
paedophilia 391
Paget's disease 236, 240
Page's disease, spinal cord concussion 250
Paget's disease associated with invasive ductal carcinoma of breast 164
Paget's disease of breast 164
Paget's disease of skull 248
Paget's disease with cranial nerve compression 141
Paget's disease with osteoarthritis 141
Paget's disease with osteosarcoma 141

Paget's disease of scrotum 216
Paget's disease of spine 241
pagetoid reticulosis 375
pain 256, 270
pain after ankle joint replacement 252
pain after elbow joint replacement 252
pain after hip joint replacement 252
pain after joint replacement 252
pain after knee joint replacement 252
pain after shoulder joint replacement 252
pain assessment 403
pain below the xiphoid 189
pain caused by cardiac and vascular prosthesis and transplant 203
pain in ankle 239
pain in limb 266
pain in plexus injury 180
pain in shoulder joint 242
pain of achilles tendon 233
pain of elbow 267
pain of lip 40
pain of scapula 243
pain rejection 270
painful diabetic polyneuropathy 149
painful fat herniation 379
painful hyperkinetic syndrome of toe 122
painful lipedema syndrome 379
painful ophthalmopegia 124
painful ophthalmoplegia 13
painful penis erection lysis 223
painful peripheral neuropathy 122
painful piezogenic pedal papule 385
painful respiration 70
painful scar 296
paired discharge 128
paired stimuli 128
palatal fistula repair 55
palate pharyngeal surgery 33, 55
palatine biopsy 37
palatine bone cyst 41
palatine bone fracture 41
palatine papilla cyst 41
palatoglossal arch lengthening 291
palatorrhaphy 55
palatorrhaphy with cleft palate repair 55
palilalia 393
palindromic rheumatism 366
palisaded encapsulated neuroma 384
palliative care 311
palliative care of malignant tumor 308
palliative chemotherapy 84
palliative radiotherapy 84, 319
palliative resection of right colon 316
palliative surgery 84
pallido-nigro-luysian degeneration 110
pallidotomy 182, 308
pallidotomy with radiofrequency 308
palm open injury 255
palm tenderness 265, 271
palmar aponeurosis contracture 402
palmar subluxation 265
palmar wart 384
palmar xanthoma 384
palmar/plantar fibromatosis 251

palmoplantar fibromatosis 384
palmoplantar keratoderma 384
palmoplantar keratoderma with esophageal cancer 384
palmoplantar pustular psoriasis 384
palmoplantar pustulosis 384
palmoplantar wart 384
palpebral abscess 15, 417
palpebral coloboma 295
palpebral steatosis 5
palpebral xanthelasma 369
palpitation 70
palsy of conjugate gaze 13
panacinar emphysema 78
panaris 238
panarteritis 251
pancarditis 67
pancoast tumor 75
pancolitis 416
pancreas and bile duct dilated 104
pancreas divisum 104
pancreas head injury 104
pancreas space-occupying lesion 105
pancreas transplant failure 105
pancreas transplant rejection 105
pancreatemphraxis 104
pancreatic abscess 105, 418
pancreatic allotransplantation 173
pancreatic and duodenal resection 316
pancreatic and pancreatic duct injury 104
pancreatic atrophy 105
pancreatic body injury 104, 165
pancreatic borderline tumor 105
pancreatic carcinoma 104
pancreatic carcinoma with acute pancreatitis 104
pancreatic cyst 105
pancreatic cystadenoma 105
pancreatic cystogastrostomy 173
pancreatic cystojejunostomy 173
pancreatic diarrhea 105
pancreatic duct dilated 104
pancreatic duct injury 104, 165
pancreatic duct spasm 104
pancreatic duct stenosis 104
pancreatic duct stent placement 173
pancreatic duodenal arteriovenous malforma-tion 104
pancreatic encephalopathy 125
pancreatic endocrine cell hyperplasia 151
pancreatic endocrine cell hyperplasia with glucagon excess 151
pancreatic endoscopic ultrasonography 107, 317
pancreatic enlargement 105, 106
pancreatic fistula 104
pancreatic fistulectomy 173
pancreatic gastrin tumor 307
pancreatic goitre 105
pancreatic head injury 165
pancreatic head resection with duodenectomy 173
pancreatic injury 105, 165
pancreatic injury and pancreatic duct injury 165

pancreatic lithiasis 104
pancreatic malignant tumor 318
pancreatic mucous cyst 307
pancreatic neck malignant tumor 104
pancreatic neuroendocrine microadenoma 307
pancreatic neuroendocrine tumor 151
pancreatic polypeptide secretion excess 152
pancreatic polypeptide-producing tumor 151
pancreatic pseudocyst 104
pancreatic retransplantation 173
pancreatic rupture 105, 165
pancreatic serous cyst 307
pancreatic somatostatin tumor 307
pancreatic sphincterotomy and stone removal 173
pancreatic tail injury 104, 165
pancreatic thanatosis 104
pancreatic vasoactive peptide tumor 307
pancreaticoduodenectomy 173
pancreaticogastrostomy 173
pancreaticojejunostomy 173
pancreatitis 418
pancreatitis due to hyperlipidemia 96
pancreatogenic portal hypertension 105
pancytopenia 159
Pandy's test 130
Panel D-15 (Farnsworth) test, Farnsworth dichotomous test 22
panfacial fracture 288
panhypopituitarism 376
panhysterectomy 313
panic attack 391
panic disorder 391
panic disorder severity scale 398
panic-associated symptom scale 398
panlobular emphysema 78
panniculitis 384
panophthalmia 10
panoramic radiography 59
panphobia 390
panretinal laser photocoagulation 20
panretinal photocoagulation 20
pansinusitis 27
pantothenic acid deficiency 154
papillary adenocarcinoma of rete testis 211
papillary adenoma 377
papillary carcinoma of bladder 213
papillary carcinoma of penis 289
papillary carcinoma of renal pelvis 214
papillary carcinoma of thyroid, follicular vari-ant 146
papillary carcinoma of ureter 215
papillary cystadenocarcinoma 47
papillary cystadenocarcinoma of salivary gland 29
papillary cystadenoma 47
papillary cystadenoma lymphomatosum 45
papillary eccrine adenoma 377
papillary ependymoma 180
papillary epithelioma of cervix 328
papillary glioneuronal tumor 180
papillary intralymphatic angioendothelioma 253
papillary microcarcinoma of thyroid 146
papillary muscle dysfunction 67

papillary muscle repair 303
papillary neoplasm of fallopian tube 325
papillary Endothelial hyperplasia 253
papilledema 181
papilliferous hyperplasia 47
papillitis 11, 164
papilloedema 11
papilloma 306
papilloma of bladder 213
papilloma of conjunctiva 7
papilloma of external auditory canal 29
papilloma of eyelid 15
papilloma of renal pelvis 214
papilloma of ureter 215
papillomatosis of bladder 213
Papillon-Lefevre syndrome 374
Papineau method 272
papular acrodermatitis of childhood 365
papular angiokeratoma 376
papular angioplasia 376
papular dermatitis of pregnancy 345
papular purpuric gloves and socks syndrome 376
papular urticaria 376
papule 385
papulonecrotic tuberculid 376
papulopustule 385
papulovesicle 385
parabulia 397
paracentesis and filling of sacral meningeal cyst 182
paracentesis from ventricle shunt catheter 183
paracentral disc herniation 249
parachordoma 232
paracicatricial emphysema 73
paracoccidioidomycosis 351, 367, 412
paradental cyst 52
paradoxical acidic urine 74
paradoxical alkaline urine 74
paradoxical breathing 74
paradoxical respiration 82
paradoxical respiratory movement 189
paradoxical thoracoabdominal motion 83
paraesthesia 367
paraesthesia pharyngis 104
paraffin therapy 403
paraffinoma 378
parafoveal telangiectasis 5
paraganglioma 25, 177
paraganglioma associated with aortic dissec-tion 143
paraganglioma with catecholamine cardiom-yopathy 143
paraganglioma with cerebrovascular disease 143
paraganglioma with chronic kidney disease 143
paraganglioma with coronary heart disease 143
paraganglioma with diabetic mellitus 143
paraganglioma with encephalopathy 143
paraganglioma with intestinal ischemia 143
paraganglioma with intestinal obstruc-

tion 143
paraganglioma with multiple complications 143
paraganglioma with pulmonary edema 143
paraganglioma with retinopathy 143
paraganglioma with skin ulcer 143
paragonimiasis 75, 366, 410
paragonimiasis skriabini 417
paragonimiasis westermani 417
parainfluenza virus acute bronchitis 75
parainfluenza virus infection 412
parainfluenza virus pneumonia 75
parakeratosis of larynx 25
paralogic thinking 396
paralysis 255, 401
paralysis agitans 266
paralysis gait of gluteus maximus 256, 270
paralysis gait of quadriceps femoris 235
paralysis of accommodation 13
paralysis of both upper extremities 401
paralysis of glottis 28, 354
paralytic dislocation of hip 249
paralytic dislocation of hip joint 249
paralytic ectropion 9
paralytic gait 178
paralytic ileus 99
paralytic kyphosis 248
paralytic scoliosis 248
paralytic strabismus 9
paralytic type of spodiomyelitis 114
parametritis 329
paramnesia 390, 395
Parana hard-skin syndrome 363
paraneoplastic antibody 128
paraneoplastic brainstem encephalitis 113
paraneoplastic cerebellar degeneration 113
paraneoplastic encephalomyelitis 113
paraneoplastic esthesionosis 113
paraneoplastic limbic encephalitis 113
paraneoplastic pemphigus 367
paraneoplastic retinopathy 3
paraneoplastic sensorimotor peripheral neuropathy 113
paraneoplastic syndrome 75, 113
paraneoplastic syndrome of nervous system 121
paranoia 392
paranoid disorder 392
paranoid personality disorder 392
paranoid reaction 392
paranoid schizophrenia 392
paraparesis 259
parapelvic cyst 214
parapharyngeal abscess 30, 53, 359
parapharyngeal inframtemporal benign tumor 30
parapharyngeal lesion resection 36
parapharyngeal space infection 53
paraphimosis 213
paraplegia (paralysis of both lower extremities) 401
paraplegia without moving syndrome 244
parapneumonic pleural effusion 75
parapoxvirus infection from wild animals 371

parapsoriasis 367
parapsoriasis enplaques 363
pararenal pseudocyst 214
parasagittal meningioma 180
parasellar tumor 23
parasite meningitis 115
parasite retinal cyst 413
parasitic anterior chamber cyst 413
parasitic ciliary body cyst 5, 413
parasitic disease 413
parasitic disease complicated with myopathy 115
parasitic disease of lung 74
parasitic disease related kidney injury 134
parasitic disease with myopathy 413
parasitic endophthalmitis 5, 413
parasitic eyelid infestation 16
parasitic infection 242
parasitic iris cyst 5, 413
parasitic prostatitis 211
parasitic uveitis 413
parasitophobia 369
parasitosis of genitourinary system 211
parasomnia 121, 392, 396
parasomnia syndrome 125
parasternal diaphragmatic hernia 80
parasternal mediastinoscopy 36
parastomal hernia 105
parasuicide 391, 394
parasympatholytic and spasmolytic poisoning 61
parasympathomimetic (cholinergic agent) poisoning 407
parasystolic ventricular tachycardia 67
paratesticular rhabdomyosarcoma 211
parathymia 396
parathyroid carcinoma 145
parathyroid cyst 145
parathyroid exploration 169
parathyroid gland autoplasty 33
parathyroid gland biopsy 174
parathyroid gland cyst 26
parathyroid gland exploration 33
parathyroid hemorrhage 145
parathyroid hormone elevation 145
parathyroid hormone poisoning 352
parathyroid hyperplasia 145
parathyroid tetany 145, 153, 352
parathyroid transplantation 169
parathyroidectomy 169
parathyroiditis 145
paratracheal lymph node centesis by ultrasonic bronchoscopy 189
paratyphoid A 412
paratyphoid B 412
paratyphoid C 412
paratyphoid fever 412
paraurethral abscess incision drainage 220
paraurethral gland lesion resection 220
paraurethral gland malignant tumor 305
paraurethral lesion resection 220
paraurethral suspension 220
parauterine arteriovenous fistula 205
paravaccinia 412

paravaginal repair 335
paravertebral abscess 268
paravertebral nerve [ganglion]block 187
parencephalitis 124
parenchymal hemorrhage secondary subarachnoid hemorrhage 119
parenteral nutrition 83
paresis 227
paresthesia laryngis 31
parietal approach 182
parietal lobe abscess 111
parietal lobe epilepsy 111
parietal lobe hemorrhage 111, 177
parietal meningioma 177
parietal pleura malignancy 80
parieto-occipital approach 182
Paris dosimetry system 319
Parkinson disease 61, 119, 179, 401
Parkinsonism 119
parkinsonism-plus syndrome 401
Parks-Bielschowsky 3-step test 22
paromphalocele 100
Parona cavity 226, 269
parona space infection 250
paronychia 242, 369
parosmia 32
parosteal osteosarcoma 236
parotid benign neoplasm 47
parotid cyst 27, 47
parotid duct calculus 27
parotid duct exploration 35, 57
parotid duct fistula 47
parotid duct injury 47
parotid duct reoperation 57
parotid duct stone 47
parotid gland biopsy under direct vision 38
parotid gland calculus 47
parotid gland CT 37
parotid gland fistula 47
parotid gland lipoma 47
parotid gland lump 31
parotid gland malignant neoplasm 47
parotid gland MRI 37
parotid gland ultrasonic inspection 37
parotid gland/salivary gland retention 27
parotid injury 47
parotid lymph node secondary malignant neoplasm 47
parotid lymphangioma/angiolymphoma 47
parotid lymphatic malformation 47
parotid lymphoepithelial cyst 47
parotid neoplasm 47
parotid tuberculosis 47
parotid tuberculous lymphadenitis 47
parotidectomy 35, 57
parotidectomy with parotid deep lobe 35
parotitis 47
paroxysmal 131
paroxysmal abdominal pain 347
paroxysmal AF 69
paroxysmal atrial flutter 69
paroxysmal atrial tachycardia 69
paroxysmal atrioventricular nodal reentry tachycardia 69

paroxysmal atrioventricular reentry tachycardia 69
paroxysmal choreoathetosis 112
paroxysmal cold hemoglobinuria 161, 360
paroxysmal dystonia 112
paroxysmal hand hematoma 366
paroxysmal junctional tachycardia 69
paroxysmal kinesigenic dyskinesia 125
paroxysmal nocturnal dyspnea 71, 83
paroxysmal nocturnal hemoglobinuria 161, 384
paroxysmal nonkinesigenic dyskinesia 112
paroxysmal supraventricular tachycardia 69, 360
paroxysmal ventricular tachycardia 69, 360
Parry-Romberg syndrome 118
pars interarticularis fracture of lumbar spine 264
pars interarticularis fracture of thoracic spine 262
pars planitis 10
partial accommodative esotropia 2
partial albinism 364
partial albinism immunodeficiency syndrome 364
partial amputation of multiple fingers 230
partial amputation of the single finger 229
partial amputation of thumb 249
partial anomalous pulmonary venous connection 194
partial anomalous pulmonary venous drainage (scimitar syndrome) correction 205
partial aortic arch prosthetic graft replacement 205
partial aortic resection with artificial blood vessel replacement 208
partial arthrodesis of wrist 280
partial atrioventricular septal defect 194
partial bone formation of maxilla 57
partial central diabetes insipidus 141
partial cholecystectomy 166, 308
partial colpectomy 335
partial crown, partial veneer crown 54
partial cystectomy 221
partial cytogenetic response 158
partial defect of balanus due to infection 287
partial defect of balanus due to trauma 287
partial defect of breast 288
partial defect of buccal tissue 43
partial defect of penile foreskin due to trauma 289
partial defect of penis due to infection 289
partial defect of penis due to trauma 289
partial defect of scrotal skin due to trauma 289
partial dislocation 39
partial dislocation of intraocular lens 10
partial duodenectomy 172
partial esophagectomy 191
partial excision of abdominal vein with anastomosis 166
partial excision of alveolar 58
partial excision of aorta with anastomosis 208
partial excision of bilateral thyroid lobectomy 36

partial excision of bladder 313
partial excision of calcaneus 274
partial excision of carotid artery with anastomosis 55
partial excision of cervix 336
partial excision of descending colon 311
partial excision of duodenum 314
partial excision of facial bone 56
partial excision of fibula 274
partial excision of greater omentum 308
partial excision of humeral condyle 275
partial excision of ileum 169
partial excision of iliac bone 281
partial excision of jejunum 170, 312
partial excision of larynx upon cricoid cartilage 33
partial excision of middle oblique muscle 284
partial excision of nose 307
partial excision of omentum 314
partial excision of ovary 312
partial excision of palate 309
partial excision of patella 272
partial excision of penis 316
partial excision of pericardium 208
partial excision of phalanx bone 283, 284
partial excision of radial artery with autologous transplantation of radial ulnar artery 282
partial excision of radius 282
partial excision of rectal muscle 169
partial excision of rectum and sigmoid colon 316
partial excision of renal pelvis 314
partial excision of skin of neck 55
partial excision of sublingual gland 314
partial excision of submandibular gland 58
partial excision of tibia 280
partial excision of tongue, partial glossectomy 57
partial excision of trachea 35
partial excision of ulna 273
partial excision of unilateral testis 308
partial excision of uterine horn 316, 336
partial excision of vertebral body 285
partial excision of vocal cord 36
partial excision of vulva 335
partial excision of yellow ligament 277
partial fat dystrophy 141
partial gastrectomy 172
partial gastrectomy with duodenal switch 172
partial gastrectomy with esophagogastrostomy 172
partial glossectomy 313
partial hepatectomy 169, 310
partial hip resurfacing arthroplasty 272
partial hydatidiform mole 322
partial hydatidiform mole coexisting fetus, PHMCF 337
partial hypopharyngectomy resection 36
partial intra-articular fractures 227
partial laryngectomy 33
partial lip defect 287
partial liquid ventilation 83
partial lobectomy 309
partial mandibulectomy 57

partial maxillectomy 36
partial myectomy of masseter 292
partial nasal resection 32
partial nephrectomy 222, 314
partial nerve bundle transposition of peripheral nerve 284
partial nerve bundle transposition of ulnar nerve 273
partial obliteration of vaginal vault 335
partial omentectomy 165
partial ossicular replacement prostheses implant 33
partial ostectomy sternum 191
partial ovariectomy 333
partial pancreatectomy 173
partial parathyroidectomy 33
partial parenteral nutrition 83
partial parotidectomy 35, 57, 313
partial pelvectomy 222
partial peotomy 223
partial pericardial resection 315
partial pericardiectomy 303
partial pharyngectomy 33
partial placenta praevia 337
partial placenta praevia with bleeding 340
partial pleurectomy 191
partial portal vein resection 170
partial pressure of carbon dioxide in airway 88
partial pressure of carbon dioxide in alveolar gas 86
partial pressure of carbon dioxide in arterial blood 86
partial pressure of carbon dioxide in atmosphere 86
partial pressure of carbon dioxide in inspired gas 89
partial pressure of carbon dioxide in mixed expired gas 87
partial pressure of end-tidal carbon dioxide 87
partial pressure of inspired oxygen 89
partial pressure of oxygen 89
partial pressure of oxygen at 50% hemoglobin saturation 89
partial pressure of oxygen in airway 88
partial pressure of oxygen in capillary blood 88
partial pressure of oxygen in end-tidal gas 87
partial pressure of oxygen in mixed expired gas 87
partial pressure of oxygen in mixed venous blood 87
partial pressure of oxygen in venous blood 87
partial prostatectomy 221, 313
partial remission 158
partial removal of nail root 169, 278
partial replacement of shoulder joint 278
partial resection of carotid artery with anastomosis 34, 183
partial resection of carotid artery with carotid-internal carotid artery artificial blood vessel

bypass surgery 34

partial resection of carotid artery with common carotid-internal carotid artery artificial vascular bypass 183

partial resection of cerebellar tonsil 186

partial resection of colon 311

partial resection of diaphragm 190

partial resection of esophagus 314

partial resection of fascia lata 281

partial resection of femur 275

partial resection of humerus 275

partial resection of ileum 311

partial resection of liver lobe 311

partial resection of lung 190

partial resection of mandible 36

partial resection of maxilla 57

partial resection of maxilla with artificial bone implantation 57

partial resection of maxilla with bone grafting 57

partial resection of myocardium 208

partial resection of omentum 172

partial resection of pancreas 316

partial resection of pancreatic head 173, 315

partial resection of pancreatic tail 315

partial resection of pelvis 276

partial resection of pineal gland 186

partial resection of popliteal artery aneurysm with artificial vascular replacement 276

partial resection of pulmonary artery with anastomosis 205

partial resection of rectum 316

partial resection of scapula 278

partial resection of sigmoid colon 316

partial resection of skin of neck 34

partial resection of skull 184, 312

partial resection of small intestine 173, 315

partial resection of small intestine for interposition 173

partial resection of stomach 314

partial resection of stomach with esophageal-stomach anastomosis 314

partial resection of stomach with jejunum transposition 314

partial resection of submandibular gland 311

partial resection of temporal bone 185

partial resection of the ascending aorta with artificial vascular replacement 207

partial resection of the cardia and gastroesophageal anastomosis 307

partial resection of the first rib 189

partial resection of the puborectalis muscle 165

partial resection of thoracic aorta with artificial blood vessel replacement 208

partial resection of thymus 315

partial resection of upper jaw under nasal endoscope 54

partial resurfacing arthroplasty 272

partial rib resection 190

partial rupture of anterior cruciate ligament of knee 258

partial rupture of lateral collateral ligament of knee 258

partial rupture of medial collateral ligament of knee 258

partial rupture of posterior cruciate ligament of knee 258

partial scar resection of palm, repaired with skin graft 300

partial scrotectomy 223, 292, 387

partial seizure 110

partial sensory rhizotomy of trigeminal nerve 185

partial splenectomy 171, 313

partial status epilepticus 110

partial syndactyly 293

partial thymectomy 192

partial thyroidectomy 169

partial traumatic amputation of both feet 255

partial turbinectomy surgery 32

partial ureterectomy 222

partial urethrectomy 220

partial uvulectomy 55

partial vaginectomy 222

partial vasectomy 222

partial ventricular resection 208

partial ventriculectomy 303

particle beam radiotherapy 184

particle radiation therapy 56

particle radiosurgery 320

particle radiotherapy 220

partogram 348

parvovirus B_{19} infection 355

passive aggressive personality 395

passive leg extension test 226, 269

passive obedience 395

passive smoking 73

passive-aggressive personality disorder 388

passivity experience 395

pasteurella septicemia 410

pasteurellosis 410

Pastia lines 419

Patau syndrome 9

patch angioplasty of carotid artery 183

patch repair of abdominal epigastric henia 166

patch repair of abdominal wall 166, 309

patch repair of aorta 208

patch repair of incisional hernia of abdominal wall 166

patch repair of right ventricular outflow tract 303

patch repair of umbilical hernia 171

patch test 387

patella alta 233

patella artificial bone graft 272

patella baja 229

patella clonus 269

patella drainage fenestration 272

patella instability 227

patella pin internal fixation 272

patella plate internal fixation 272

patella replacement 272

patella wire tension reduction 272

patellar avascular necrosis 227

patellar clonus 227

patellar clunk after knee joint replacement 252

patellar dislocation 227

patellar dislocation after knee joint replacement 252

patellar fracture 227

patellar fracture after knee joint replacement 252

patellar ligament injury 227, 399

patellar ligament rupture 399

patellar sleeve avulsion treatment 227

patellar sleeve fracture 227

patellar stabilization 272

patellar tendinitis 227

patellofemoral joint disease 227

patellofemoral joint instability 227

patellofemoral joint replacement 272

patellofemoral pain syndrome 227

patent ductus arteriosus 64, 194, 351

patent ductus arteriosus (PDA) ligation 205

patent foramen ovale 198

pathologic reflex 227, 269

pathologic spondylolisthesis 227

pathological absorption of tooth 52

pathological affect 388

pathological dislocation 227

pathological dislocation of hip joint 247

pathological dislocation of joint 237

pathological dislocation of knee joint 258

pathological drug damage 404

pathological drunkenness 388

pathological fire-setting 388

pathological fracture 227

pathological gambling 388

pathological hoarding 395

pathological hyperopia 2

pathological internet use 395

pathological long bone fracture 227

pathological lying 395

pathological myeloid hyperhidrosis 363

pathological myopia 2

pathological renal tuberculosis 210

pathological retraction ring 337

pathological semi-awakening state 395

pathological shunt 73

pathological stealing 388

pathological symbolic thinking 395

pathology biopsy 286

pathoocclusion 40

patient-ventilator asynchrony 84

patient-ventilator synchrony 84

Patrick sign 225, 269

pattern electroretinography 22

patulous eustachian tube 30

pauciarticular juvenile arthritis 254

pauci-immune crescentic glomerulonephritis 133

Pauwels osteotomy 272

Pavlik harness 272, 281

PCI/PTCA postoperative complication 202

PCOS post-metabolic surgery 143

Peabody picture vocabulary test 398

peak airway pressure 88

peak cough expiratory flow 90

peak inspiratory flow 89, 90

peak latency 128

peak tidal expiratory flow 86
pearly penile papule 384
pectoralis major myocutaneous flap 300
pectoriloquy 80, 83
pectus carinatum 82
pectus carinatum, pigeon chest 71
pectus excavatum, funnel chest 70
pediatric burn shock 297
pediatric extraordinarily severe burn 297
pediatric mild burn 297
pediatric moderate burn 297
pediatric sepsis post-burn 297
pediatric severe burn 297
pedicle amputation of pedicled skin flap 298
pedicle cut of pedicle skin flap 273
pedicle cutting of pedicled flap 289
pedicle division for fascia 386
pedicle division of pedicle skin flap 33
pedicle erosion 268
pedicle flap advancement 54
pedicle flap liposculpturing 54, 273
pedicle flap repair surgery 54
pedicle flap skin grafting 55
pedicle flap transfer of foot 285
pedicle screw fixation 285
pedicle skin flap advancement 33
pedicle skin flap delay 298
pedicle skin flap grafting 33
pedicle skin flap repair 273
pedicle skin flap repairing 33
pedicled flap transplantation to breast 291
pedicled flap transplantation to hand 291
pedicled skin flap 298
pedicled skin flap transfer 298
pediculosis 378, 416
pediculosis capitis 379, 417
pediculosis corporis 417
pediculosis pubis 382, 418
pedunculated scar 297
Pelet osteotomy 272
peliosis hepatis 106
pellagra 141, 364
pellagra eyelid 151
pellagra polyneuropathy 110
pelvic abscess 236
pelvic adhesiolysis 171
pelvic arteriovenous fistula 199
pelvic biopsy 276
pelvic cavity actinomycosis 416
pelvic cavity adhesion lysis 221
pelvic cavity extensive mass 100
pelvic cavity lesion cryotherapy 221
pelvic cavity lesion resection 221
pelvic cavity patch operation 221
pelvic cavity peritoneum adhesion lysis 221
pelvic cavity peritoneum resection 221
pelvic cellulitis 325
pelvic cutoff 236
pelvic cyst 325
pelvic deformity 339
pelvic dislocation 236
pelvic distortion 337
pelvic echinococcosis 213
pelvic encapsulated effusion 325

pelvic fatigue fracture 236
pelvic floor muscle disorder 325
pelvic floor reconstruction 313
pelvic foreign body 325
pelvic fracture 236
pelvic fracture combined injury 236
pelvic hemangioma 199
pelvic infection following abortion 323
pelvic infection following ectopic pregnancy 327
pelvic infection in pregnancy 344
pelvic infection syndrome 325
pelvic inflammatory mass 325
pelvic intramedullary nail fixation 276
pelvic kidney 213
pelvic lateral compression fracture 236
pelvic lesion resection 313
pelvic lipoma 100
pelvic lymph node dissection 221
pelvic lymphatic cyst 325
pelvic malignancy 305
pelvic malignant tumor 304
pelvic mass 100
pelvic measurement 348
pelvic muscle injury 236
pelvic organ injure 213
pelvic organ prolapse-quantitation 325
pelvic osteotomy 276
pelvic packing 276
pelvic pain 100, 106
pelvic peritoneum 313
pelvic peritoneum tuberculosis 325
pelvic peritonitis 325
pelvic pin fixation 276
pelvic plate internal fixation 276
pelvic reconstruction 276
pelvic resection 276
pelvic rhabdomyosarcoma 213
pelvic ring fracture 236
pelvic soft tissue injury 236
pelvic tendon injury 236
pelvic vascular injury 236
pelvic venous congestion syndrome 325
pelvic-abdominal fistula 100
pelvicassociation fracture 236
pelvioureterolysis 222
pelvirectal abscess 412
pelvis biopsy 221
pemphigoid 371
pemphigoid of conjunctiva 7
pemphigoid of eye 16
pemphigus 379
pemphigus erythematosus 368
pemphigus foliaceus 372
pemphigus herpetiformis 375
pemphigus vegetans 384
Pendred syndrome 147
penectomy 223
penetrating aortic arch ulcer 204
penetrating aortic ulcer 204
penetrating cardiac trauma 203
penetrating cataract 3
penetrating fracture 237
penetrating injury of corneal 6

penetrating injury of eyeball 16
penetrating injury of iris 4
penetrating injury of kidney 213
penetrating injury of lens 7
penetrating injury of scleral 4
penetrating keratoplasty 19
penetrating splenic injury 164
penetrating wound 73
penetrating wound of eyeball with foreign body 10, 16
penetrating wound of eyeball without foreign body 16
penetrating wound of orbit with or without foreign body 8
penetrating wound of tongue 48
penetration penumbra 319
penicillamine-induced myasthenia gravis 120
penicillins poisoning 407
penicilliosis 354, 416
penicilliosis marneffei 372, 414
penile angioma 216
penile fibromatosis 382
penile lesion resection 387
penile mucoid cyst 216
penile pseudotumor 216
penile scar resection 387
penile-scrotal excalation due to trauma 289
penis adhesion lysis 223
penis amputation 216, 223
penis augmentation 223
penis biopsy 223, 387
penis construction 223
penis defect 297
penis dorsal vein ligation 223
penis external prosthesis installation 223
penis foreign body removal 223
penis gonococcal lymphangitis 382
penis incision 223
penis infectious hard-to-healing wound 289
penis internal prosthesis removal 223
penis laceration suture 223
penis lengthening 223
penis lesion resection 223
penis reconstruction 223, 292
penis scar lysis 223
penis scar resection 223
penis straightening 223
penis truncation reattachment 223
penis tuberculid 382
pentachrome vitiligo 380
penumbra 319
peptic esophagitis 104
peptic ulcer 104
peptic ulcer perforation 98
peptic ulcer with acute perforation 104
percataneous bile duct balloon dilation 107
percataneous bile duct dilation 107
percataneous bile duct stenting 107
percataneous cholangio drainage 107
percataneous choledochoscopy lithotomy 107
percataneous common bile duct lithotomy 107

percataneous common bile duct stent removal 107

percataneous endoscopic gastrostomy 107

percataneous endoscopic jejunostomy 107

percataneous hepatic aspiration 107

percataneous hepatic puncture bile duct stenting 107

percataneous hepatic puncture biopsy 107

percataneous hepatic puncture common bile duct stenting 107

percataneous radiofrequency ablation of splenic lesion 170

percataneous transhepatic cholangial drainage 107

percataneous transhepatic cholangio drainage 107

percataneous transhepatic cholangiopancreatography 107

percent depth dose, PDD 319

percentage of reserve of ventilation 88

perceptual nystagmus 18

perchloroethylene poisoning 408

percussion pain of spine 241, 270

percussive dullness 193

percussive flatness 193

percussive resonance 193

percussive tympany 193

percutaneous abdominal puncture and drainage 170

percutaneous abdominal puncture drainage 219

percutaneous angioscopy 209

percutaneous aortic balloon angioplasty 207

percutaneous aortic valve implantation 207

percutaneous arterial oxygen partial pressure 87

percutaneous arterial oxygen saturation 87

percutaneous aspiration biopsy of ovary 317

percutaneous aspiration of renal abscess 220

percutaneous aspiration of renal cyst 220

percutaneous balloon angioplasty of middle cerebral artery 183

percutaneous balloon angioplasty of vascular access 137

percutaneous balloon dilatation of aortic coarctation 71

percutaneous balloon dilatation of bile duct 312

percutaneous balloon pulmonary valvuloplasty 206

percutaneous basilar artery angioplasty 183, 207

percutaneous basilar artery stent implantation 207

percutaneous basilar artery stenting 183

percutaneous biliary balloon dilatation 170

percutaneous biliary dilatation 312

percutaneous biliary drainage operation 312

percutaneous biliary stent implantation 312

percutaneous biliary tract dilation 170

percutaneous biopsy of brain tissue 184

percutaneous biopsy of meninges 183

percutaneous biopsy of spleen 317

percutaneous cardiac assist device implantation 207

percutaneous cardiac assist device removal 207

percutaneous cardiac assist device replacement 207

percutaneous cardiac chemical ablation 71

percutaneous carotid artery stenting 183

percutaneous choledochoscopic lithotomy 170

percutaneous cingulotomy 183

percutaneous closure of patent doctus arteriosus 206

percutaneous communicating artery angioplasty 183

percutaneous cordotomy 183, 312

percutaneous coronary angioplasty 207

percutaneous coronary artery atherosclerotic plaque resection 207

percutaneous coronary artery balloon angioplasty 206

percutaneous coronary artery fistula occlusion 206

percutaneous coronary artery rotational atherectomy 207

percutaneous coronary artery thrombus aspiration 207

percutaneous coronary bare-metal stent implantation 71

percutaneous coronary bioabsorbable stent implantation 71

percutaneous coronary drug-eluting stent implantation 71

percutaneous coronary intervention related myocardial infarction 66

percutaneous coronary stent implantation 71

percutaneous cryoablation of renal lesion 312

percutaneous cystostomy 219

percutaneous dilational tracheostomy 84

percutaneous discectomy, PD 279

percutaneous drug eluting stent implantation in descending aortic 207

percutaneous electronic nephroscope foreign body removal 219

percutaneous electronic nephroscope laser lithotripsy 219

percutaneous endoscopic biliary lithotripsy 312

percutaneous endoscopic gastrostomy 84

percutaneous endoscopic jejunostomy 84

percutaneous extracranial angioplasty 183

percutaneous extracranial atherosclerotic plaque resection 183

percutaneous extraction of common bile duct stone 170

percutaneous fiber nephroscope foreign body removal 220

percutaneous fiber nephroscope laser lithotripsy 220

percutaneous heart valve surgery 207

percutaneous hepatic puncture biopsy 317

percutaneous implantation of left ventricular volume reduction reshaping device (umbrella type) 207

percutaneous internal fixation 279

percutaneous intracoronary thrombolysis 71

percutaneous intracranial angioplasty 183

percutaneous intracranial artery stenting 183

percutaneous intracranial atherosclerotic plaque resection 183

percutaneous intracranial vascular stenting 183

percutaneous kyphoplasty, PKP 279

percutaneous laser disk decompression 279

percutaneous left atrial appendage occlusion 71, 207

percutaneous lumbar diskectomy 279

percutaneous lung biopsy 87

percutaneous microwave coagulation therapy 84

percutaneous middle cerebral artery stent implantation 206

percutaneous middle cerebral artery stenting 183

percutaneous mitral balloon dilatation 206

percutaneous needle aspiration biopsy of lung 317

percutaneous nephrolithotomy 220

percutaneous nephrolithotomy ultrasound pneumatic lithotripsy 220

percutaneous nephrolithotomy with laser lithotripsy 220

percutaneous nephrolithotomy with pneumatic lithotripsy 220

percutaneous nephrolithotomy with ultrasonic lithotripsy 220

percutaneous nephrolithotomy, I period 220

percutaneous nephrolithotomy, II period 220

percutaneous nephroscope endoureterotomy 220

percutaneous nephroscope foreign body removal 220

percutaneous nephroscope renal pelvis lesion electrotomy 220

percutaneous nephroscope ureter biopsy 220

percutaneous nephroscope ureteral calculi laser lithotripsy 220

percutaneous nephrostomy 220

percutaneous occlusion of single atrial septal defect 206

percutaneous occlusion of ventricular septal defect 207

percutaneous oxygen monitoring 301

percutaneous ozone nucleus pulposus ablation 279

percutaneous peritoneal puncture and drainage 312

percutaneous posterior lumbar interbody fusion 279

percutaneous pulmonary balloon dilatation 206

percutaneous pulmonary stent implantation 71

percutaneous puncture of ovarian cyst 333

percutaneous radiofrequency ablation of celiac plexus 183

percutaneous radiofrequency ablation of pulmonary lesion 312

percutaneous radiofrequency ablation of

spleen lesion 312
percutaneous radiofrequency perforation of pulmonary valve 71
percutaneous removal of bile duct stent 312
percutaneous renal artery angiography 220
percutaneous renal biopsy 137, 317
percutaneous renal lesion cryotherapy 219
percutaneous renal pelvis colostomy lithotomy 220
percutaneous renal puncture biopsy 219
percutaneous retroperitoneal puncture and drainage 170
percutaneous retroperitoneal puncture drainage 219, 312
percutaneous screw fixation of posterior iliac bone 279
percutaneous screw fixation of pubic ramus 279
percutaneous screw fixation of sacroiliac joint 279
percutaneous screw internal fixation of pubic symphysis 279
percutaneous seminal vesicle suction 219
percutaneous splenic biopsy 174
percutaneous stent implantation for aortic constriction 207
percutaneous subcutaneous plastic surgery 20
percutaneous suction and biopsy of ovary 333
percutaneous suprapubic cystostomy catheter insertion operation 312
percutaneous suprapubic cystostomy catheterization 219
percutaneous testis biopsy 317
percutaneous transfemoral approach drug eluting stent implantation 206
percutaneous transhepatic bile duct drainage 312
percutaneous transhepatic biliary drainage 312
percutaneous transhepatic biliary drainage, PTBD 170
percutaneous transhepatic biliary stent implantation 312
percutaneous transhepatic biliary stent placement 170
percutaneous transluminal balloon aortic valvuloplasty, PBAV 71
percutaneous transluminal balloon pulmonary valvuloplasty, PBPV 71
percutaneous transluminal coronary angioplasty with drug eluting balloon 71
percutaneous transluminal coronary angioplasty, PTCA 71
percutaneous transthoracic needle lung biopsy 193
percutaneous umbilical blood sampling 348
percutaneous ureteral biopsy 317
percutaneous vascular access embolectomy 137
percutaneous vascular access stenting 137
percutaneous vertebral artery stenting 183
percutaneous vertebroplasty 279
perencephaly 119

perennial allergic conjunctivitis 2
perforated duodenal ulcer 102
perforated duodenal ulcer with hemorrhage 102
perforated peritonitis 350
perforating folliculitis 364
perforating granuloma annulare 364
perforating wound of cheek 43
perforating wound of lip 287
perforation and rupture of articular disc 42
perforation due to ulceration of palate 41
perforation of bile duct 93
perforation of bowel following abortion 323
perforation of cardiac valve 202
perforation of cornea 6
perforation of duodenal diverticulum 100
perforation of gallbladder 94
perforation of nasal septum 24
perforation of palate 47
perforation of rectum 105
perforation of upper gastrointestinal tract 100
perforation of uterus following abortion 323
perforation of ventricular septum 67
perforation of ventricular septum after acute myocardial infarction 197
perforation of ventricular septum post-acute myocardial infarction 66
performance anxiety 395
perfusion weighted imaging, PWI 129
periacetabular osteotomy 281
periacinar emphysema 79
periadenitis mucosa necrotica recurrens 41, 366
perianal abscess 96, 412
perianal abscess aspiration 169
perianal abscess resection 169
perianal Bowen disease 367
perianal candidiasis 367, 412
perianal cutaneous malignant tumor 367
perianal dermatitis 367
perianal eczema 367
perianal goitre 96
perianal infection 96
perianal skin tag resection 169
perianal subcutaneous abscess 96
perianal ulcer 96
periapical abscess 41
periapical abscess with cutaneous sinus 41
periapical abscess with sinus tract 41
periapical abscess with sinus tract of mucosa 41
periapical abscess without sinus 41
periapical cemental dysplasia 41
periapical condensing osteitis 41
periapical cyst 41
periapical film 59
periapical granuloma 41
periapical periodontitis 41
periappendiceal abscess 99, 164, 414
periappendicitis 99
periarterial sympathectomy 182
periarthritis 237
periarthritis of humero-scapular joint 234
periarthritis of wrist joint 257

periarticular ossification 237
peribronchitis 81
pericardial adhesion 68
pericardial adhesion release 191
pericardial biopsy 191
pericardial calcification 68
pericardial cyst 202
pericardial devascularization 165
pericardial effusion, PE 68
pericardial fenestration 315
pericardial incision and drainage with thoracoscopic surgery 208
pericardial incision drainage 191
pericardial mesothelioma 202
pericardial repair 208
pericardial stripping 208
pericardial stripping operation 315
pericardial window 208
pericardialcyst 79
pericardiectomy 191
pericardiocentesis 71, 208, 361
pericardiolysis 303
pericardiostomy 208, 303
pericardiostomy with drainage 303
pericardiostomy with exploration 303
pericarditis 68
pericardium biopsy 209
pericardium infusion of malignant tumor 308
pericholangitis 93
pericholecystic abscess 94, 411
pericholecystitis 94
perichondritis of auricle 366
perichondritis of larynx 25
perichondrium grafting 283
pericoronal abscess 42
pericoronitis 42
perifolliculitis capitis abscedens et suffodiens 379
perifolliculitis of head 379
peri-implant mucosal hyperplasia 53
peri-implant mucositis 53
perilunate dislocation 265
perilymphatic fistula 29
perimedullary arteriovenous fistula 180
perimenopausal syndrome 326
perinatal depression 346
perinatal period brain injury 355
perineal abscess 368
perineal contusion 287
perineal cyst 323
perineal incision and drainage 386
perineal incision and foreign bodies/body extraction 386
perineal incisional hernia 323
perineal injury 239
perineal laceration 339
perineal laceration grade 1 339
perineal laceration grade 2 339
perineal laceration grade 3 339
perineal laceration grade 4 339
perineal laceration involving pelvic floor 339
perineal laceration involving perineal

muscle 339

perineal laceration involving rectal mucosa 339

perineal laceration involving the anal mucosa 339

perineal laceration involving the anal sphincter 339

perineal laceration involving the frenulum of the labia 339

perineal laceration involving the skin 339

perineal laceration involving the vagina and rectum 339

perineal laceration involving vagina 339

perineal laceration involving vaginal muscle 339

perineal laceration suture 218, 386

perineal lesion resection 218, 386

perineal malignant tumor 211

perineal mucosal abrasion 339

perineal pain 97, 106

perineal prostatectomy 218, 312

perineal resection of rectal prolapse (Altemeier operation) 169

perineal scrotal flap urethroplasty 218

perineal ulcers 287, 294

perineal-rectal pull-through operation (Altemeier surgery) 311

perineoplasty 333

perinephric abscess 354

perinephric cyst 214

perineum varicosities in pregnancy 344

perineum-vagina complex laceration 339

perineurioma 180, 254, 378

perinuclear cataract 10

periocular burn 17

periocular choroidal trophoblastic disorder 17

periocular contusion 17

periocular injection 20

periodic 131

periodic acid-Schiff stain, PAS 161

periodic ataxia 126

periodic Cushing syndrome 153

periodic discharge, PD 131

periodic extraocular muscle paralysis 18

periodic fever 267

periodic lateralized epileptiform discharge, PLED 131

periodic limb movement disorder 126

periodic limb movement index 131

periodic loading lead to screw fracture 267

periodic oculomotor palsy 18

periodic paralysis 126

periodic psychosis disorder 394

periodic sleepiness, periodic somnolence 81

periodontal abscess 53

periodontal atrophy 53

periodontal disease 53

periodontal disease combined pulp 53

periodontal disease index, PDI 59

periodontal flap surgery 58

periodontal giant cell granuloma 53

periodontal index, PI 59

periodontal infiltration anesthesia 58

periodontal packing 58

periodontal pocket 59

periodontal trauma 53

periodontitis associated with diabetes mellitus 39

perionychia 242

perioperative hypertension 68

perioperative myocardial infarction 68

perioral burn 295

perioral chemical burn 295

perioral cicatricial contracture 295

perioral dermatitis 371

periorbital mass 8

periorbital nerve benign tumor 8

periorbital nerve malignancy 8

periorbital nerve tumor 8

periosteal chondroma 236

periosteal chondrosarcoma 236

periosteal grafting of skull 184

periosteal osteosarcoma 236

periosteal sleeve fracture of clavicle 255

peripapillary choroidal atrophy 10

peripartum cardiomyopathy 68, 346

peripheral abscess of tonsil 24

peripheral angioplasty postoperation 204

peripheral arterial disease 200

peripheral arterial embolism 204, 360

peripheral arteriosclerosis occlusive disease 204

peripheral blood smear 162

peripheral blood stem cell transplantation 162

peripheral chorioretinal degeneration 18

peripheral circulation failure 69

peripheral cyanosis 71, 83

peripheral facial paralysis 30

peripheral fatigue 79

peripheral iridectomy 21

peripheral laryngeal paralysis 30

peripheral lung cancer 81

peripheral lymphatic vessel-small vein anastomosis 316

peripheral nerve amputation 285

peripheral nerve degeneration 118

peripheral nerve injury of the abdomen and lower back and pelvis 232

peripheral nerve resection 285

peripheral nerve suture 285

peripheral nerve syphilis 385

peripheral nerves intravascular lymphomatosis 126

peripheral neurectomy 187

peripheral neuritis 267

peripheral neuropathic pain 180

peripheral neuropathy in paraneoplastic disease 113

peripheral neuropathy secondary to connective tissue disease 115

peripheral neuropathy tremor 126

peripheral primitive neuroectodermal tumor 256

peripheral resistance 89

peripheral retina cystoid degeneration 12

peripheral retina (non-oppressive white) 18

peripheral retinal condensation 21

peripheral retinal degeneration 12, 18

peripheral sexual precocity 153

peripheral sexual precocity secondary to central sexual precocity 153

peripheral soft tissue inflammation of shoulder 243

peripheral T cell lymphoma, NOS 160

peripheral vascular disease 204

peripheral vascular stent implantation postoperation 204

peripheral vasodilator poisoning 409

peripheral vestibular spontaneous nystagmus 29

peripheral vestibular vertigo 31

peripherally inserted central catheter 361

periprostatic abscess drainage 221

periprostatic biopsy 221

periprostatic tissue lesion resection 221

periprosthetic femoral fracture 399

periprosthetic fracture 242, 400

periprosthetic fracture after ankle joint replacement 252

periprosthetic fracture after elbow joint replacement 252

periprosthetic fracture after hip joint replacement 252

periprosthetic fracture after knee joint replacement 252

periprosthetic fracture after shoulder joint replacement 252

periprosthetic infection after artificial ankle joint replacement 288

periprosthetic infection after artificial elbow joint replacement 288

periprosthetic infection after artificial hip joint replacement 288

periprosthetic infection after artificial knee joint replacement 288

periprosthetic infection after artificial shoulder joint replacement 288

perirectal abscess 106, 418

perirectal tissue biopsy 175

perirenal adhesion lysis 222

perirenal area exploration 222

perirenal biopsy 222

perirenal effusion 138

perirenal hematoma 138, 214

perirenal lesion resection 222

perisalpingitis 326

peritalus dislocation 246

peritenonitis of shoulder 243

peritoneal abscess 95

peritoneal adhesion 95

peritoneal adhesion lysis 217

peritoneal dialysis 137, 217, 298, 361

peritoneal dialysis associated abdominal hernia 133

peritoneal dialysis associated abdominal wall leak 133

peritoneal dialysis associated catheter migration 133

peritoneal dialysis associated genital edema 133

peritoneal dialysis associated out flow failure 133

peritoneal dialysis associated peri-catheter leak 133

peritoneal dialysis associated thoracic abdominal leakage 133

peritoneal dialysis by manual method 137

peritoneal dialysis catheter dysfunction 133

peritoneal dialysis catheter exit-site infection 133

peritoneal dialysis catheter implantation by percutaneous Seldinger technical 137

peritoneal dialysis catheter implantation by surgical technical 137

peritoneal dialysis catheter removal by surgical technical 137

peritoneal dialysis catheter tunnel infection 133

peritoneal dialysis catheterization 217

peritoneal dialysis cuff extrusion 133

peritoneal dialysis omental wrapped 133

peritoneal dialysis related peritonitis 133

peritoneal dialysis ultrafiltration failure 133

peritoneal hematoma removal 217

peritoneal inferior hematoma removal 217

peritoneal injury 95, 163

peritoneal lavage 316

peritoneal suture 309

peritoneojugular shunt 167

peritoneotomy 167, 217, 309

peritoneovenous shunt 309

peritoneovenous shunt (PVS) 167

peritonitis 95

peritonitis due to peritoneal dialysis 95

peritonsillar abscess 410

peritonsillar cellulitis 24

periungual wart 369

periureteral adhesion lysis 223

periureteritis 215

periurethral abscess 212, 415

perivalvular leakage after biological valve replacement 200

perivalvular leakage after mechanical valve replacement 197

perivesical adhesion lysis 221

perivesical biopsy 221

perivesical tissue exploration 221

Perkins tonometer 22

Perls stain 161

permanent AF 69

permanent colon stoma 311

permanent colostomy 170

permanent esophageal tube implantation 314

permanent filling 58

permanent gastric stoma 316

permanent ileostomy 169

permanent implant 58

permanent neonatal diabetes mellitus 151

permanent neonatal diabetes mellitus with pancreatic and cerebellar agenesis 152

permanent pacemaker implantation 72

permanent pacemaker replacement 72

permanent stoma of ileum 311

permanent tracheotomy 37

permissibility low calorie policy 85

permissive hypercapnia 81, 297

pernicious placenta previa 346

peroneal artery aneurysm 195

peroneal artery dissection 195

peroneal artery occlusion 195

peroneal artery stenosis 195

peroneal muscular atrophy 112

peroneal nerve palsy 112, 232

peroneal spasm 231

peroneal tendinitis 231

peroneal tendon dislocation 231

peroneal tendon lengthening 274

peroneal tendon subluxation 231

peroneal tendon tenosynovitis 231

peroneus brevis myocutaneous flap 298

peroneus brevis tendon injury 231

peroneus brevis tendon rupture 231

peroneus brevis tendon tear 231

peroneus brevis tendon tenosynovitis 231

peroneus longus tendon injury 231

peroneus longus tendon tear 231

peroneus longus tendon tenosynovitis 231

peroral endoscopic myotomy, POEM 107, 170

peroxidase stain 161

perphenazine poisoning 405

perseveration 395

persisted norhythmic delta activity 128

persistence insomnia 121

persistent abdominal pain 347

persistent AF 64

persistent corneal epithelial defect 3

persistent delusional disorder 389

persistent ectopic pregnancy 338

persistent eruptive macular telangiectasia 364

persistent fetal circulation 194

persistent generalized lymphadenopathy 163

persistent hyperplasia of primary vitreous 17

persistent idiopathic facial pain 110

persistent left superior vena cava 69, 204

persistent light reaction 364

persistent mullerian duct syndrome 143

persistent occipitoposterior position 338

persistent occipitotransverse position 338

persistent pupil membrane 17

persistent right umbilical vein 105

persistent somatoform pain disorder 389

persistent vomiting induced dental erosion 40

personal and social performance scale 398

personal history of swallowing and chewing problem 401

personality and behavioural disorder due to encephalopathy of vascular disease 392

personality and behavioural disorder due to intoxication of carbon monoxide 125, 393

personality disorder 392

personality test 398

perspiration test 231, 270

Perthes test 286

pertussis 410

pertussis pneumonia 410

pertussis-like syndrome 414

pervasive developmental disorder 390

pes adductus 249

pes anserinus injury 230

pes calcaneus 269

pes cavovarus 233

pes cavus 233

pes equinocavovarus 249

pes varus 249

pessary ulcer of vagina 327

pesticide poisoning 407

PET-CT check 127

petechia 385

petechiae 71

Peter abnormality 1

pethidine dependence 392

pethidine poisoning 61

petroclival meningioma 181

petrol burn 295

petroleum products poisoning 408

petrosal meningioma 181

petrositis 30

Peutz-Jeghers syndrome 47, 363

Ph positive acute lymphoblastic leukemia 157

phacoanaphylactic glaucoma 7

phacoemulsification 19

phacoemulsification and intraocular lens implantation 19

phacoemul-sification and intraocular lens implantation for cataract after vitrectomy 19

phacoe-mulsification and intraocular lens implantation for subluxated lens 20

phacoemulsification and intraocular lens implantation in cataract with miosis 21

phacolytic glaucoma 7

phacomatosis 363

phaeohyphomycosis 362, 410

phagocyte containing hemosiderin 129

phakic intraocular lens implantation 21

phakomatosis 2

phakomatosis pigmentovascularis 377

phalangeal biopsy 317

phalangeal epiphyseal injury 266

phalangeal fracture 266, 267

phalangeal joint disease 267

phalangeal osteomyelitis 267

phalangeal shortening 283, 284

phalangectomy 284

phalanx biopsy 284

phalanx bone grafting 284

phalanx bone lengthening 284

phalanx mass 267

phalanx repair 284

Phalen test 257, 271

phantom 320

phantom frame (simulation framework) 187

phantom limb pain 177

phantom spike and wave 127

phantom-scattering factor 320

pharyngalgia 32, 53

pharyngeal abscess 30

pharyngeal atresia 30

pharyngeal candidiasis infection 417
pharyngeal carcinoma in situ 30
pharyngeal chlamydial infection 417
pharyngeal cyst 30
pharyngeal diphtheria 30
pharyngeal diverticulectomy 36
pharyngeal diverticulum 30
pharyngeal gland tularemia 30
pharyngeal hemangioma 30
pharyngeal hemorrhage 32
pharyngeal hypesthesia 32
pharyngeal keratosis 30
pharyngeal lymph node enlargement 30
pharyngeal malignant neoplasm 30
pharyngeal recess malignant neoplasm 30
pharyngeal space infection with abscess 53
pharyngeal tumor 30
pharyngismus 30
pharyngitis 30, 80
pharyngitis sicca 25
pharyngoconjunctival fever 15, 30
pharyngolaryngitis 30
pharyngolysis 30
pharyngomycosis 30, 417
pharyngopalatine arch lengthening 292
pharyngoparalysis 30
pharyngoplasty 36, 58
pharyngotomy 36
pharynx lateral wall inflammatory mass 359
pharynx, larynx, nasal hemangioma 30
phase 130
phase-reversal 130
Phemister bone graft 272
phenobarbital poisoning 404
phenol and its congeners poisoning 405
phenothiazine tranquilizer poisoning 405
phenylketonuria 154, 350, 363
phenylpyruvicoligophrenia 154
phenytoin sodium drug reaction/poisoning 404
pheochromocytoma 67, 149, 215
pheochromocytoma associated with aortic dis-
    section 149
pheochromocytoma associated with cerebro-
    pathy 149
pheochromocytoma associated with chronic
    kidney disease 149
pheochromocytoma associated with coronary
    heart disease 149
pheochromocytoma associated with cutaneous
    ulcer 149
pheochromocytoma associated with intestinal
    ischemia 149
pheochromocytoma associated with intestinal
    obstruction 149
pheochromocytoma associated with multiple
    complications 149
pheochromocytoma associated with pulmo-
    nary edema 149
pheochromocytoma associated with retinopa-
    thy 149
pheochromocytoma crisis 149
pheochromocytoma of bladder 213
pheochromocytoma with catecholamine car-

diomyopathy 149
pheochromocytoma with cerebrovascular
    disease 149
pheochromocytoma with diabetic mellitus
    149
phimosis 210
phlebitis 77, 198
phlebitis after infusion 205
phlebitis in pregnancy 344
phlebitis of upper extremity 200
phlebotomus bite 363
phlyctenular conjunctivitis 9
phlyctenular keratoconjunctivitis 9
phobia 391
phobic anxiety disorder of childhood 389
phobic state 391
phocomelia 230
phonasthenia 31
phonation disorder 25
phonation quotient 38
phonautography 38
phonogram 37
phonological disorder 53, 394
phonophoresis 403
phosphaturia 211
phosphaturic mesenchymal tumor of bone
    236
phosphoenolpyruvate carboxykinase defi-
    ciency 155
phosphofructokinase deficiency 159
phosphoglucoisomerase deficiency 159
phosphoglycerate kinase deficiency 159
phosphohexokinase deficiency 159
phosphor dosimeter 320
phosphorus and its compound poisoning 406
phosphorus burn 295
photic convulsive response 130
photic driving 129
photic injury of retina 12
photic stimulation 130
photo myoclonic response 129
photo myogenic response 129
photoallergic contact dermatitis 367
photochemical therapy 386
photodynamic therapy 20, 84, 182, 311, 386
photoglottography 37
photon 319
photon beam 319
photon external beam radiotherapy 319
photoparoxysmal response 129
photopsia 18
photorefractive keratectomy 21
photoselective vaporization of prostate (PVP)
    312
photosensitive dermatitis 367
photosensitive dermatitis induced by cosmetic
    368
photosensitive psoriasis 367
photosensitive test 387
photosensitivity response 129
phototherapeutic keratectomy 21
phototherapy 162, 361
phototoxic contact dermatitis 367
phototoxic drug eruption 367

phoxim poisoning 408
phrenic crush 190
phrenic nerve damage 190
phrenic nerve injury 113, 188
phrenic nerve palsy due to birth trauma 227
phrenic nerve paralysis 113
phrenicolienal ligament 164
phthisis bulbi 16
phycomycosis 418
phyllode cystosarcoma 307
phyllode tumor 306
physical abuse syndrome 407
physical and chemical damage cataract 8
physiologic lordosis 254, 270
physiological blind spot enlarged 11
physiological genu valgus 254
physiological genu varum 254
physiological gynecomastia 148
physiological hyperprolactinemia 148
physiological large optic cup 11
physiological proteinuria 138
physiological shunt 78
phytophotodermatitis 384
phytosterolemia 384
piano key sign 270
piano key test 251
pica 394
pick-up sign 270
pick-up test 254
piebaldism 363
piedra 372
Pierre-Robin syndrome 250, 354
pig scabies 385
pig skin graft 300
pigeon breast contra-NUSS steel plate removal
    190
pigeon breast contra-NUSS surgery 190
pigeon fancier's lung 79
pigment boundary 377
pigment disorder on oral mucosa 45
pigmentary disorder laser treatment 386
pigmentary glaucoma 11
pigmentary purpuric dermatosis 377
pigmentation 296
pigmentation macularis multiplex idiopathia
    379
pigmentation of colonic polyps 100
pigmentation of skin of head and face 49
pigmentation, edema, polyneuropathy syn-
    drome 120
pigmented dermatofibrosarcoma protuberans
    253
pigmented follicular cyst 377
pigmented hairy epidermal nevus 377
pigmented nervus of conjunctiva 7
pigmented nevus 377
pigmented nevus of eyelid 15
pigmented nevus of iris 4
pigmented nevus of nasal skin 287
pigmented nevus, nevocellular nevus 377
pigmented purpuric lichenoid dermatitis 377
pigmented retinal dystrophy 11
pigmented spindle cell nevus 288
pigmented villonodular synovitis 253

pigmented villonodular synovitis of ankle　239
pigmented villonodular synovitis of elbow　267
pigmented villonodular synovitis of hip joint　247
pigmented villonodular synovitis of knee　258
pigmented villonodular synovitis of shoulder joint　242
pigmenting of skin　291
pilar cyst　372
pilar sheath acanthoma　373
pili bifurcate　372
pili pseud-annulati　369
pilocytic astrocytoma　179
pilomatrix carcinoma　372
pilomatrixoma　372
pilomyxoid astrocytoma　178
Pilon fracture　226, 246, 250
pilonidal abscess　411
pilonidal cyst　364
pilonidal sinus excision　165
pilonidal sinus incision　165
pilot disease　405
pin internal fixation of fibula　274
pin internal fixation of scapula　278
pin internal fixation of tarsal　274
pin tract infection　265
pincer nail　376
pinch free skin graft　298
pineal cyst　180
pineal gland dysfunction　121
pineal gland malignant tumor　306
pineal parenchymal tumor of intermediate differentiation　181
pineal region papillary tumor　180
pineal region tumor　180
pinealoblastoma　180
pinealocytoma　180
pinealoma　180
pinguecula　5
pinhole urethral orifice　216
pink frothy sputum　82
pinlay　55
pinnal calcification　366
pinnaplasty　33
pinta　416
pintid　375
pisiform fracture　256
Piston prosthesis implantation　32
piston pump HFOV　85
piston type loose　240
pit and fissure caries　50
pitted keratolysis　380
pitting edema　82
pitting scar resection of face, filled with subcutaneous tissue flap, repaired with local flap　299
pitting scar resection of trunk and extremities, filled with subcutaneous tissue flap, repaired with flap transplantation　299
Pittsburgh sleep scale　130
pituicytoma　176
pituitary abscess　142
pituitary adenoma　142, 176

pituitary adrenocorticotropic hormone hypersecretion　154
pituitary adrenocorticotropic hormone-producing adenocarcinoma　304
pituitary amenorrhea　322
pituitary apoplexy　142
pituitary atrophy　142
pituitary basophilism　142
pituitary benign tumor　142
pituitary calcification　154
pituitary carcinoma　142, 176
pituitary corticotroph hyperplasia　142
pituitary crisis　142
pituitary Cushing syndrome　142
pituitary cyst　142
pituitary dermoid and epidermoid cyst　304
pituitary diabetes insipidus　350
pituitary duct cyst　142
pituitary dwarf　142
pituitary dysplasia　142
pituitary enlargement　142
pituitary giant　142
pituitary gonadotroph adenoma　142
pituitary granuloma　142
pituitary growth hormone tumor　142
pituitary hemorrhage　142
pituitary hyperplasia　142
pituitary infection due to mold　411
pituitary inflammation　142
pituitary Langerhans cell histocytosis　142
pituitary macroadenoma　142
pituitary malignant tumor　142
pituitary metastasis　142
pituitary micro adenoma　142
pituitary non-langerhans cell histocytosis　142
pituitary obesity　142
pituitary occupancy　142
pituitary prolactin/growth hormone mixed tumor　304
pituitary prolactinoma　154
pituitary scar formation　142
pituitary small benign tumor　142
pituitary stalk interruption syndrome　142
pituitary suffers symptom　31
pituitary syphilis　364
pituitary thyroid stimulating hormone-producing tumor　304
pituitary TSH secreting tumor　142
pituitary tumor　142
pityriasis alba　363
pityriasis amiantacea　378
pityriasis capitis　379
pityriasis circinata　371
pityriasis lichenoides et varioliformis acuta　369
pityriasis rosea　373
pityriasis rubra pilaris　372
pityriasis simplex　363
pityriasis versicolor　368, 412
pivot　58
placenta accreta　346
placenta circumvallata　340
placenta increta　347
placenta increta with bleeding　346

placenta percreta　338
placenta percreta with bleeding　346
placenta praevia　340
placenta previa with bleeding　340
placenta previa with placenta increta　340
placenta thickening　346
placental abruption　346
placental abruption with bleeding　346
placental abruption with disseminate intravascular coagulation　346
placental abruption with fibrinogen deficiency　346
placental aging　345
placental angioma　346
placental cyst　345
placental fibrosis　345
placental hematoma　346
placental incarceration　345
placental infarction　345
placental membrane residue after second-trimester induced abortion　328
placental retention　346
placental sinus　345
placental site trophoblastic tumor　345
placentitis　346
plagiocephaly　51
plague　378, 417
plague disease　378
plague meningitis　415
plague septicemia　417
plane of orientation　59
planned repair of abdominal hernia　169
planning of skin flap in reverse　299
planoconcave lens　22
plant granuloma　384
plantar callus　289
plantar fascia rupture　289
plantar fasciitis　266
plantar fibromatosis　289
plantar medial skin flap　301
plantar pain　268
plantar puncture wound　268
plantar reflex　266, 271
plantar skin reconstruction　285
plantar wart　266, 384
plaque　385
plaque index, PLI　59
plaque-induced gingivitis　44
plasma 6-keto-prostaglandin F1 a test　162
plasma adsorption　137
plasma antithrombin activity test　162
plasma cell gingivitis　43
plasma cell granuloma of oral mucosa　44
plasma cell leukemia　159
plasma cell mastitis　163
plasma cell neoplasm　159
plasma cell sarcoma　243
plasma D-dimer test　162
plasma endothelin-1 test　162
plasma exchange　160
plasma factor Ⅱ、Ⅴ、Ⅶ、Ⅹ coagulant activity test　162
plasma factor Ⅷ、Ⅸ、Ⅺ、Ⅻ coagulant activity test　162

plasma factor X a inhibition test 162
plasma fibrinogen degradation product test 162
plasma free heparin assay/toluidine blue correction test 162
plasma osmotic pressure gap 89
plasma perfusion 137
plasma plasminogen activity test 162
plasma protamine sulfate paracoagulation test 162
plasma protein C activity test 162
plasma substitute poisoning 409
plasma thrombomodulin antigen test 162
plasma tissue factor activity test 162
plasmablastic lymphoma 159
plasma-cell cheilitis 370
plasmacytoma 26, 257
plasmacytoma of eye 16
plasmapheresis 85, 137, 361
plasmocytoma 177
plastic induration penis 382
plastic surgery of condylar fossa 280
plastic surgery of orbital septum fat 20
plasty and hymenotomy 330
plasty by partial cervical skin excision 290
plasty by partial facial skin excision 290
plasty of anal sphincter 290
plasty of anterior naris 291
plasty of anus through laparoscope 290
plasty of auricle 290
plasty of cavity of auricular concha 290
plasty of conchae nasales through endoscope 289
plasty of hard palate 292
plasty of labia 335
plasty of labia minus 335
plasty of lip 289
plasty of mandibular angle 292
plasty of narium choana 290
plasty of nasal columella 289
plasty of nasal septum 289
plasty of nasal septum through endoscope 289
plasty of nasal tip 289
plasty of nasolabial 289
plasty of palate and pharynx 290
plasty of soft palate 291
plasty of tube flap 291
plasty of umbilicus 171, 291
plasty of wing of nose 289
plasty via osteoectomy of inferior border of mandible 58
plate fixation for intertrochanteric fracture 275
plate fixation of phalanx bone 283, 284
plate fixation of tarsal 274
plate internal fixation of fibula 274
plate internal fixation of scapula 278
plateau hypoxia 75
plateau pressure 88
platelet adhesion test 162
platelet agglutination test 162
platelet associated immunoglobulin test 162
platelet immunofluorescence test, PIFT 162

platelet-associated antibody characterization assay 162
plateletpheresis 162
platonychia 363
platybasia 226
platyrrhiny 26
pleomorphic adenoma of parotid 27
pleomorphic adenoma, mixed tumor 41
pleomorphic hyalinizing angiectatic tumor 230
pleomorphic lipoma 230, 365
pleomorphic liposarcoma 230
pleomorphic xanthoastrocytoma 177
pleura borderline tumor 80
pleural adhesion 80, 359
pleural adhesion release 192
pleural biopsy 89, 317
pleural borderline tumor 80
pleural calcification 80
pleural cavity adhesion release 192
pleural decortication 191
pleural disease 80
pleural drum 83
pleural echinococcosis 80, 417
pleural effusion 80, 297, 359
pleural effusion chest-abdominal cavity drainage 192
pleural effusion due to connective tissue disease 77
pleural fibrosis 80
pleural fibrous hyperplasia 80, 359
pleural friction fremitus 83
pleural friction rub 83
pleural incision surgical exploration 191
pleural lesion resection 191
pleural lipoma 80
pleural plaque with asbestosis 80
pleural puncture, thoracentesis 89
pleural scarification (PS) 315
pleural sclerosis 315
pleural stripping 315
pleural transudate 80
pleural tuberculoma 80
pleurisy 80
pleurisy with effusion 80, 359
pleurodesis 85, 191
pleurosclerosis 191
plexiform ameloblastoma 40
plexiform fibrohistiocytic tumor 229
plexiform hemangioma 194, 364
plexiform neurofibroma 176, 229, 364
plexiform neuroma 364
Plica syndrome 258
plication of small intestine 173
plication of ventricular aneurysm 207
plication operation of diaphragm 190
pluck out hair test 301
Plummer-Vinson syndrome 157
pneumatic hammer syndrome 406
pneumatic retinopexy 21
pneumatic tonometer 22
pneumatocele 75
pneumocephalus 117
pneumococcal arthritis 232

pneumococcal infection 412
pneumococcal meningitis 112
pneumococcal multiple arthritis 232
pneumococcal pneumonia 351
pneumococcus cellulitis 366
pneumocolon 98
pneumoconiosis 74, 404
pneumoconiosis due to talc dust 76
pneumoconiosis with tuberculosis 404
pneumocystis carinii pneumonia 74, 353
pneumocystis carinii pneumonitis 159
pneumocystis pneumonia 412
pneumocystosis 74, 351
pneumonectomy 191
pneumonectomy with mediastinal dissection 313
pneumonectomy with mediastinal lymph node resection 191
pneumonia 75, 294, 351
pneumonia and septic shock 75
pneumonia induced by physicochemical factor 77
pneumonic plague 412
pneumopericardium 79, 356
pneumoperitoneum 354
pneumothorax 78, 295, 354
PNH-aplastic anemia syndrome 157
pocket infection 73
pocket retraction 27
POEMS syndrome 362
poikiloderma 375
poikiloderma congenitale 380
poikiloderma vasculare atrophicans 381
poikiloderma with incontinentia pigmenti 375
poikilodermalike cutaneous amyloidosis 375
poikilodermatomyositis 382
point contact plate fixation 273
poisoning after jellyfish exposure 406
poisoning after sea anemone exposure 406
poisoning after sea animals exposure 406
poisoning after shell fish exposure 406
poisoning after starfish exposure 406
poisoning by alkalinizing agent 352
poisoning by carbonic anhydrase inhibitor, benzothiadiazide, and other diuretic 62
poisoning caused by drug and preparation of hair treatment 407
poisoning of drug primarily affecting the autonomic nervous system 62
poisoning of other preparation mainly affecting the gastrointestinal system 62
poisoning of substance primarily affecting the cardiovascular system 62
poisoning of substance primarily affecting the gastrointestinal system 62
poisoning synovitis 267
poker back 227
Poland syndrome 262
polarization 129
poliomelitis like disease 248
poliomyelitis 352, 399, 413
Politzer method 37
pollicization of thumb metacarpal 298

pollinosis 26
poluarticular juvenile arthritis with negative serum reaction 263
poly X-chromosomal syndrome 365
polyarteritis 112
polyarteritis nodosa 115, 243, 370
polyarthritis 230
polyarthrosis 230
polycystic kidney 210
polycystic kidney decortication 217
polycystic lung 74
polycystic ovary syndrome 365
polycythemia vera 384
polydactyly 230
polydactyly amputation of finger 289
polydactyly and syndactyly 230
polydactyly and syndactyly of 230
polydactyly of the foot 230
polydactyly-imperforate anus-vertebral anomalies syndrome 230
polydipsia 402
polydysspondylism 230
polygenic hypercholesterolemia 143
polyglandular dysfunction 143
polyglandular hyperfunction 143
polyhydramnios 346
polykeratosis of Touraine 379
polymastia 287
polymenorrhea 327
polymerase chain reaction, PCR 161
polymorphic sun light eruption 365
polymorphic wave 128
polymorphous low-grade denocarcinoma 41
polymyalgia rheumatica 232
polymyositis 399
polymyositis and dermatomyositis kidney injuries 132
polymyositis with interstitial pulmonary fibrosis 74
polymyositis, PM 112, 230
polyneuritis cranialis 112
polyneuropathy 112, 230
polyneuroradiculitis 230
polyonychia 365
polyopia 18
polyorchidism 210
polyostotic fibrous dysplasia 230
polyp of broad ligament 323
polyp of fallopian tube 325
polyp of labia 327
polyp of lip 40
polyp of nasal cavity 23
polyp of nasal septum 24
polyp of sigmoid colon 105
polyp of sinus 23
polyp of ureter 215
polyp of urethra 212
polyp of uvala 41
polyp of vocal cord 28
polyp of vulva 326
polypectomy of rectum 174
polyphasic action potential 128
polyphasic wave 128
polypi canceration of colon 98

polypi of anal canal 96
polypi of descending colon 98
polypoid rhinitis 29
polypoidal choroidal vasculopathy 13
polyps of female genital tract 287
polypus of hepatic duct 95
polypus of neck of bladder 305
polyradiculitis 230
polyradiculomyelopathy 230
polyradiculopathy 230
polyserositis 94
polysomnography 37, 86, 128
polysomnography monitoring 72
polyspike 128
polyspike wave complex 128
polyuria 137, 351, 360
polyuric renal failure 210
Pompe disease 150
pompholyx 367
Poncet's disease 243
pons hemorrhage 179
pons lipoma 179
pons malignant tumor 305
pons meningioma 179
pontine hemorrhage 119
poor aesthetic of existing dental restoration 45
poor appetite 70
poor corrected vision acuity with keratoconus 17
poor counter of dental restoration 45
poor coverage of breast implant 288
poor healing of lateral episiotomy wound 339
poor healing of uterine incision after cesarean section 340
poor ovarian response 323
poor quality embryo 325
poor wound healing 288
poor wound healing of abdominal wall after cesarean section 340
poor wound healing of perineal laceration 339
popliteal aneurysm resection 276
popliteal arterial pulse 237, 270
popliteal artery aneurysm 197
popliteal artery dissection 197
popliteal artery entrapment syndrome 197
popliteal artery occlusion 197
popliteal artery stenosis 197
popliteal cyst 237
popliteal cyst excision 276
popliteal cyst resection 311
popliteal cyst rupture 237
popliteal muscle lengthening 276
popliteal open injury 237
popliteofibular ligament injury 237
popliteus tendon injury 237
porcelain tooth 54
porcelain-fused-to-metal restoration, PFM restoration 56
porcine skin grafting 292
porencephaly 118, 179, 353
porokeratosis 367
porokeratotic eccrine ostial and dermal duct

nevus 367
porphyria 364
porphyria cutanea tarda 364
porphyric encephalopathy 110
porphyric neuropathy 110
porphyrin detection 387
Porro operation 248
portacaval shunt 170
portal cirrhosis 100
portal hypertension 100
portal hypertensive gastroenteropathy 100
portal lymphadenectasis 96
portal vascular malformation 96
portal vein exploration 170
portal vein injury 100, 164
portal vein ligation 170
portal vein occlusion 170
portal vein stenosis 100
portal vein thrombectomy 170
portal vein thrombosis 100
portal vein tumor thrombus 100
Portugal-amyloid in multiple neuropathy 120
Posadas fracture 226
positional nystagmus test 29
positional record of eccentric occlusion 59
positional relationship of eccentric occlusion 59
positional vertigo 29
positive airway pressure ventilation 348
positive and negative syndrome scale 398
positive end-expiratory pressure 84
positive end-inspiratory pressure 85
positive occipital sharp transient of sleep, POSTS 130
positive pressure urethrography 223
positive pressure ventilation 85
positive sharp wave 131
positive symptom 397
positron emission tomography 89, 131
positron emission tomography-computed tomography 193, 286
possession 395
post abortion septicemia 323
post bone marrow transplantation graft-versus-host disease 133
post bone marrow transplantation graft-versus-host disease associated nephropathy 133
post crown 58
post crown with core 55
post gastric operation syndrome 102
post hemodialysis imbalance syndrome 156
post immune joint disease 249
post implantable cardioverter defibrillator 204
post radiation hypopituitarism 143
post term infant 351
post thrombotic syndrome 381
post traumatic bone atrophy 256
post traumatic stress disorder checklist 398
post-abortion sepsis 323
postactivation exhaustion 131
postactivation facilitation 131

postactivation inhibition 131

postactivation potentiation 131

post-artificial-menopausal syndrome 325

postauricular fistula 25

postauricular subperiosteal abscess 25

post-burn adhesion of tendon 296

post-burn ankylosis 296

post-burn eyebrow defection 296

post-burn hyperimmune response of innate immunity 296

post-burn hypoimmune response of adaptive immunity 296

post-burn immune dysfunction 296

post-burn muscle atrophy 296

post-burn osteophytosis 296

post-burn pancreatitis 296

post-burn shock heart 296

post-cardiac resynchronization therapy, device battery depletion 63

post-cardiac resynchronization therapy, device battery down 63

postcardiac surgery 203

post-chemical ablation 197

postchemonucleolysis-stenosis 238

post-childbirth urethral stricture 210

postcholecystectomy syndrome 94

post-closure therapy of patent ductus arteriosus 64

postcoital bleeding 326

postcommunicating part of anterior cerebral artery (A2-5) aneurysm 176

postconcussional syndrome 179, 396

post-coronary artery bypass graft 63

post-coronary artery bypass grafting myocardial infarction 65

postcricoid carcinoma 26

post-cryoablation 198

postdate pregnancy 339

postdysenteric arthropathy 248

post-electric defibrillation 64

postencephalitic Parkinsonism 119

postencephalitic syndrome 396

post-ERCP pancreatitis 91

posterio-anterior position of mandibular roentgenography 59

posterio-anterior tomogram of maxillae 59

posterior ankle impingement syndrome 238

posterior approach cervical fusion 277

posterior approach cervical revision 277

posterior approach lumbar fusion 277

posterior approach lumbar revision 277

posterior approach lumbar sacral fusion 277

posterior approach lumbar sacral revision 277

posterior approach thoracic fusion 277

posterior approach thoracic intervertebral disc resection 277

posterior approach thoracic lumbar fusion 277

posterior approach thoracic lumbar revision 277

posterior approach thoracic revision 277

posterior asynclitism 339

posterior atlanto-axial fusion 277

posterior atlantoaxial hook fixation 277

posterior atlanto-axial revision 277

posterior atlantoaxial transarticular screw fixation/magerl method 277

posterior auricular cyst 366

posterior blepharitis 4

posterior bony edge separation of lumbar vertebrate epiphysis 264

posterior capsular suture 277

posterior capsule rupture during cataract surgery 2

posterior capsule rupture of the lens 7

posterior cerebral artery aneurysm 111, 176

posterior cerebral artery aneurysm rupture 111

posterior cerebral artery dissection 111, 176

posterior cerebral artery embolism 111

posterior cerebral artery hemorrhage 176

posterior cerebral artery occlusion 111

posterior cerebral artery occlusion and stenosis, caused no cerebral infarction 111

posterior cerebral artery plaque 128

posterior cerebral artery stenosis 111

posterior cerebral artery syndrome 111

posterior cerebral artery thrombosis 111

posterior cervical discectomy 279

posterior cervical double-door expansive laminoplasty 279

posterior cervical extensive laminectomy decompression 279

posterior cervical facet joint excision 279

posterior cervical hemilaminectomy decompression 279

posterior cervical laminectomy decompression 279

posterior cervical single-door expansive laminoplasty 279

posterior cervical Z-shape laminoplasty 279

posterior circulation aneurysm 177

posterior circulation ischemia 113

posterior column and posterior wall fracture 238

posterior column fracture 238

posterior communicating artery aneurysm 113, 177

posterior communicating artery aneurysm rupture 113, 177

posterior communicating artery occlusion 113

posterior communicating artery stenosis 113

posterior convex thoracoplasty 277

posterior cord syndrome 238

posterior coronoid process injection 55

posterior cortical atrophy 113

posterior cranial fossa meningioma 178

posterior crosstibe 42

posterior cyclitis 4

posterior dislocation of distal femur 235

posterior dislocation of elbow joint 267

posterior dislocation of hip joint 247

posterior dislocation of humerus 234

posterior dislocation of proximal tibia 246

posterior dislocation of shoulder joint 242

posterior double-door laminoplasty 279

posterior exploration of pubic bone 308

posterior glottic stenosis 28

posterior hypopharyngeal carcinoma 29

posterior indirect decompression 277

posterior inferior cerebellar artery aneurysm 123, 180

posterior inferior cerebellar artery aneurysm rupture 123

posterior inferior cerebellar artery occlusion 123

posterior inferior cerebellar artery plaque 131

posterior inferior cerebellar artery stenosis 123

posterior inferior cerebellar artery thrombosis 123

posterior infraorbital fissure injection 56

posterior instability of midcarpal joint 257

posterior instability of shoulder joint 242

posterior interosseous nerve compression syndrome 113

posterior lateral approach for cervical fusion 277

posterior lateral approach for lumbar fusion 277

posterior lateral approach for thoracic fusion 277

posterior lateral approach lumbar for sacral fusion 277

posterior lateral fusion 277

posterior ligament tears 238

posterior ligamentous complex injury of cervical spine 245

posterior ligamentous complex injury of lumbar spine 264

posterior lock bite 42

posterior lumbar interbody fusion 277

posterior lumbar intervertebral disc resection 277

posterior mitral valve prolapse 195

posterior nasal packing hemostasis 33

posterior neck tumor 287

posterior occipital cervical fusion 277

posterior occipital cervical revision 277

posterior occipital fusion 277

posterior open bite 42

posterior patellar fat pad syndrome 141

posterior pelvic exenteration 169

posterior pelvic floor reconstruction 333

posterior plantar pain 238

posterior polar cataract 4

posterior rectal resection 311

posterior resection of anus 169

posterior sclera sling procedure 19

posterior scleral reinforcement 20

posterior scleritis 4

posterior sincipital presentation 339

posterior single-door laminoplasty 279

posterior slow wave of youth 128

posterior spinal artery syndrome 241

posterior spinal injury 238

posterior stablized total knee arthroplasty 277

posterior synechia 4

posterior synechiae of pupil 13

posterior tibial arterial pulse 246, 270

posterior tibial artery occlusion 198

posterior tibial artery stenosis 198
posterior tibial nerve compression syndrome 116
posterior tibial nerve injury 246
posterior tibial tendinitis 246
posterior tibial tendon dislocation 246
posterior tibial tendon dysfunction 246
posterior tibial tendon injury 246
posterior tibial tendon rupture 246
posterior tibial tendon subluxation 246
posterior tibial tendon tendinosis 246
posterior tibial tendon tenosynovitis 246
posterior tibial vascular injury 198, 246
posterior trans pedicle thoracic intervertebral disc resection 277
posterior tympanotomy 33
posterior urethral injury 211
posterior urethral valve 352
posterior uveitis 4
posterior vaginal hernia 327
posterior vaginal wall prolapse 327
posterior vaginal wall prolapse, stage I 327
posterior vaginal wall prolapse, stage II 327
posterior vaginal wall prolapse, stage III 327
posterior vaginal wall prolapse, stage IV 327
posterior vaginal wall repair 335
posterior vaginal wall repair with biologic mesh 335
posterior vaginal wall repair with synthetic mesh 335
posterior vitreous detachment 2
posterior vitreous detachment combined with retinal break 2
posterior vitreous detachment combined with retinal hemorrhage 2
posterior vitreous detachment combined with vitreous hemorrhage 2
posterior vitreous traction syndrome after cataract surgery 1
posterior wall fracture 238
posteriority(acquired) paralytic strabismus 4
posterolateral complex injury 238
posterolateral complex injury of knee 258
postero-lateral episiotomy and suture 347
posterolateral prolapse 238
posterolateral rotational instability of elbow 267
posterolateral sclerosis secondary to vitamin B_{12} deficiency 122
posterolateral spinal symdrome 114
posteromedial complex injury 238
posteruptive colour change of dental hard tissue 52
post-hemorrhagic hydrocephalus 111
posthepatitic cirrhosis 96
posthepatitic hyperbilirubinemia 96
posthepatitic jaundice 96
postherpetic geniculate ganglionitis 111, 364
postherpetic prosopalgia 415
postherpetic sciatica 111, 364
postherpetic trigeminal neuralgia 119
postherpetic neuralgia 176
posthypercapnic alkalosis 75
post-implantation of cardiac resynchronization

therapy 63
post-implantation of cardiac resynchronization therapy with defibrillator 63
post-implantation of implantable cardioverter defibrillator 63
post-implantation of permanent pacemaker 69
post-implantation of subcutaneous implantable cardioverter-defibrillator 63
post-infarction angina pectoris 69
post-infarction syndrome 69
postinfection urethral stricture 210
postinfectious cough 75
postinfectious encephalitis 113
postinfectious encephalomyelitis 113, 412
postinfectious hypothyroidism 143
postinflammatory hyperpigmentation 382
postinflammatory leukoderma 382
post-injection pancreatitis 106
post-irradiation kyphosis 231
post-irradiation scoliosis 231
post-kala-azar dermal leishmaniasis 412
postlaminectomy kyphosis 268
postlaminectomy syndrome 268
post-left atrial appendage closure 70
post-lingual deafness 30
post-lumbar puncture headache 131
postmaturity 339
postmenopausal atrophic vaginitis 323
postmenopausal bleeding 323
postmenopausal frontal fibrosing alopecia 371
postmenopausal osteoporosis 246
postmenopausal osteoporosis with pathological fracture 246
postmenopausal ovarian palpable syndrome 323
postmyocardial infarction syndrome 79
post-myocarditis cardiomyopathy 69
postnasal drip 31
postnatal depression 395
postobstructive diuresis 213
post-occlusion of atrial septal defect 64
post-occlusion of ventricular septal defect 67
postoophorectomy osteoporosis 248
postoophorectomy osteoporosis with pathological fracture 248
post-operation of bone fixation implantation 399
post-operation of breast artificial material implantation 288
post-operation of cerebral tumor 401
post-operation of cervical vertebra 400
post-operation of closed thoracic drainage 402
post-operation of coronary artery bypass grafting 402
post-operation of endocardial cushion defect repairment 402
post-operation of finger flap 401
post-operation of hand bone grafting 401
post-operation of hip arthroplasty 400
post-operation of hydrocephalus drainage

401
post-operation of intracerebral hematoma evacuation 401
post-operation of lumbar vertebra 402
post-operation of muscle rupture anastomosis 399
post-operation of pituitary tumor 399
post-operation of tenosynovitis 400
post-operation of thoracic vertebra 402
postoperation of thyroid cancer 145
post-operation of varicosis 400
postoperation of vascular replacement 203
postoperative abdominal aortic occlusion 200
postoperative acute gastric dilatation 101
postoperative adhesions of vagina 325
postoperative adrenal cortical dysfunction 149
postoperative anal hemorrhage 408
postoperative anterior chamber hyphema 12
postoperative bile duct stenosis 101
postoperative biliary atresia 101
postoperative bladder hemorrhage 408
postoperative bleeding brain aneurysm coil embolism 118
postoperative bronchopleural fistula 79
postoperative cardiac angiography arteriovenous fistula 202
postoperative cardiac angiography puncture pseudoaneurysm 202
postoperative cardiac angiography retroperitoneal hematoma 202
postoperative cardiac angiography vascular puncture hematoma 202
postoperative cardiac catheterization arteriovenous fistula 202
postoperative cardiac catheterization puncture pseudoaneurysm 202
postoperative cardiac catheterization retroperitoneal hematoma 202
postoperative cardiac catheterization vascular puncture hematoma 202
postoperative cauda equina injury 180
postoperative cerebrospinal fluid leakage 180
postoperative cervical hemorrhage 408
postoperative chemotherapy of malignant neoplasm 49
postoperative chest wall softening 80
postoperative chorioretinal scar 12
postoperative choroidal detachment 12
postoperative chronic pulmonary dysfunction 78
postoperative colon-rectal fistula 101
postoperative complication after percutaneous radiofrequency ablation 406
postoperative conjunctival fistula 12
post-operative deformity of eye lid orthopedic surgery 53
post-operative deformity of facial orthopedic surgery 46
postoperative colonic fistula 101
postoperative diabetes insipidus 149
postoperative ductuli hepatic communis-small

intestinal fistula 101
postoperative dysphagia 255
postoperative empyema 417
postoperative enterostenosis 101
postoperative esophageal and gastric fistula 101
postoperative esophageal fistula 101
postoperative esophagitis 101
postoperative esophagostenosis 101
postoperative esophagotracheal fistula 28
postoperative exocrine pancreatic insufficiency 149
postoperative exploratory hemostasis of thyroid 170
postoperative extrahepatic bile duct stenosis 101
postoperative fever 200
postoperative foreign body in the uterus 408
postoperative fundus hemorrhage 408
postoperative gastric fistula 101
postoperative gastric ischemic necrosis 101
postoperative gastric small intestinal fistula 101
postoperative gastrocolic fistula 101
postoperative gastrointestinal dysfunction 101
postoperative hemorrhage 408
postoperative hepatic bile duct stenosis 101
postoperative hydrocephalus 180
postoperative hypoinsulinemia 149
postoperative hypoparathyroidism 149
postoperative hypopituitarism 149
postoperative hypothyroidism 149
postoperative immunotherapy of malignant tumor 309
postoperative incision hematoma 408
postoperative incision hemorrhage 408
postoperative infection of reconstructed auricle 289
postoperative intestinal adhesion 101
postoperative intestinal fistula 101
postoperative intestinal hemorrhage 408
postoperative intestinal obstruction 101
postoperative intestinal-abdominal wall fistula 101
postoperative intra-abdominal hematoma 408
postoperative intra-abdominal hemorrhage 408
postoperative intracranial hematoma 408
postoperative iridoptosis 12
postoperative iris incarcerated 12
postoperative limb dysfunction 180
postoperative lymphatic oedema 200
postoperative malabsorption syndrome 101
postoperative meningocele 180
postoperative mitral stenosis 195
postoperative mitral valve stenosis with insufficiency 200
postoperative molecular targeted therapy of malignant tumor 309
postoperative myocardial infarction 67
postoperative omentum majus adhesion 101, 325
post-operative osteolysis after ankle joint replacement 252

post-operative osteolysis after elbow joint replacement 252
post-operative osteolysis after hip joint replacement 252
post-operative osteolysis after knee joint replacement 252
post-operative osteolysis after shoulder joint replacement 252
postoperative pain after internal fixation of fracture 237
postoperative pain following spinal internal fixation 400
postoperative paralysis 180
postoperative parastomal hernia 101
postoperative pelvic adhesion 101, 325
postoperative perineal fistula 325
postoperative peritoneal adhesion 101, 325
postoperative pharyngeal fistula 28
postoperative pleural effusion 78
postoperative pneumocephalus 180
postoperative pneumothorax 78
postoperative poor wound healing 255
postoperative prostate hemorrhage 408
postoperative pulmonary dysfunction 78
postoperative pyloric obstruction 101
postoperative radiotherapy 320
postoperative recurrence of cholesteatoma 176
postoperative recurrence of lacrimal gland tumor 8
postoperative residual foreign body 408
postoperative residual stone of bile duct 93
postoperative retinal hemorrhage 12
postoperative retinal scar 12
postoperative rupture of blood vessel in abdominal wall 408
postoperative rupture of esophagus 101
postoperative scar urethral atresia 215, 325
postoperative scleral necrosis 12
postoperative sepsis 255
postoperative shock 408
postoperative small intestinal fistula 101
postoperative status of obesity metabolic surgery 143
postoperative status of obesity surgery 143
postoperative status of severe obesity surgery 153
postoperative stoma stenosis 101
postoperative subcutaneous fistula 378
postoperative thoracic hemorrhage 408
postoperative throat adhesion 28
postoperative thyroid fistula 149
postoperative thyroid hemorrhage 149
postoperative tonsil hemorrhage 408
postoperative tracheal fistula 28
postoperative tracheal stenosis 78
postoperative tuberculous sinus of spine 241
postoperative urethral fistula 325
postoperative urethral hemorrhage 408
postoperative urethral opening deformity 215, 325
postoperative urethral syndrome 215, 325
postoperative urinary retention 325
postoperative uveitis 12

postoperative vaginal stenosis 325
postoperative vaginal stump hemorrhage 408
postoperative vocal cord adhesion 28
postoperative vocal cord paralysis 28
postoperative wound dehiscence 408
postoperative wound foreign body 408
postoperative wound hemostasis 57, 172, 222, 314, 387
postpartum afibrinogenemia 337
postpartum depression 337
postpartum disseminated intravascular coagulation 337
postpartum hemolytic uremic syndrome 132
postpartum hemorrhage 337
postpartum hemorrhage caused by membrane residue 345
postpartum hemorrhage caused by placental incarceration 345
postpartum hemorrhage caused by residual placenta 345
postpartum hemorrhage caused by retained fetal membrane 345
postpartum hemorrhage caused by retained placenta 346
postpartum hyperfibrinolysis 337
postpartum hypopituitarism crisis 141
postpartum instant hemorrhage 337
postpartum pituitary dysfunction syndrome 141
postpartum subtotal hysterectomy 330
postpartum urinary retention 340
postpartum uterine curettage 347
post-percutaneous aspiration of coronary thrombus 65
post-percutaneous coronary intervention 63, 65
post-percutaneous coronary intervention myocardial infarction 65
post-percutaneous transluminal balloon aortic valvuloplasty 66
post-percutaneous transluminal balloon pulmonary valvuloplasty 66
post-percutaneous transluminal coronary angioplasty 63
post-percutaneous transluminal coronary rotational atherectomy 65
postpericardiotomy syndrome 202
postpharyngeal flap 58
postpharyngeal malignant tumor 30
postpharyngeal repair 36
postpoliomyelitis contracture 241
postpoliomyelitis scoliosis 241
postpoliomyelitis syndrome 114, 241
postprandial hypotension 194
postprocedural hypoinsulinaemia 149
postprocedural hypoparathyroidism 149
postprocedural hypopituitarism 149
post-prostatectomy 61
post-psychotic depression 391
post-pulmonary artery intervention 64
post-radiofrequency ablation 67
post-schizophrenic depression 391
postspinal headache 241

poststenotic dilatation of the ascending aorta 200
post-streptococcal acute glomerulonephritis 353
post-streptococcal glomerulonephritis 353
post-stroke anxiety 394, 402
post-stroke depression 394, 402
post-surgery of coronary artery bypass grafting 197
postsurgical lordosis 255
postsurgical malabsorption osteoporosis 255
postsurgical malabsorption osteoporosis with pathological fracture 255
postsurgical spondylolisthesis 241
post-transfusion purpura 160
post-transplantation of heterotopic heart 204
post-traumatic bilateral first carpometacarpal disease 228
post-traumatic brain organic amnesic syndrome 392
post-traumatic brain syndrome 176
post-traumatic brain syndrome, non psychosis 389
post-traumatic coma 176
post-traumatic coxarthrosis 228
post-traumatic defect of eyelid 40
post-traumatic defect of nose 40
posttraumatic diagnostic scale 398
post-traumatic gonarthrosis 228
post-traumatic hydrocephalus 176
post-traumatic hypersomnia 111
post-traumatic joint disease 228
post-traumatic kyphosis 228
post-traumatic malformation of eyelid 40
post-traumatic malformation of lip 40
post-traumatic malformation of nose 40
post-traumatic osteoporosis 228
post-traumatic Parkinsonism 122
post-traumatic periosteum ossification 228
post-traumatic polyarticular disorder 228
post-traumatic scar of facial region 40
post-traumatic stress disorder 228
posttraumatic stress disorder 269, 293, 389
post-traumatic synovitis 228
post-traumatic toe necrosis 228
post-traumatic unilateral first carpometacarpal joint disease 228
post-traumatic urethral stricture 210
postural back pain 268
postural drainage 84
postural lordosis 268
postural proteinuria 138
postvaccinal encephalitis 125
postvaccinal encephalomyelitis 125
postvagotomy syndrome 100
postzoster neuralgia 111
postzoster polyneuropathy 111
potassium chloride poisoning 407
potassium deficiency 155
potassium hydroxide induced chemical burn 407
potassium hydroxide induced chemical injury 407
potassium permanganate poisoning 405

potassium-deficit hypokalemia 78
potassium-losing nephropathy 135
potential lethal damage repair 320
potential lethal damage, PLD 320
potentially open fracture 251
Pott fracture 226
Pott paraplegia 241
poverty of speech 397
poverty of thought 396
power source elbow joint dysfunction 230
powerless chew 189
Prader-Wiley syndrome 250
Prader-Willi syndrome 350, 376
preadolescent acne 376
preauricular fistula resection 386
preauricular lesion resection 386
preauricular mass with ulcers 287
precerebral arterial occlusion or stenosis, caused no cerebral infarction 120
precipitate labor 339
precocious congenital skeletal syphilis 265
precocious pregnancy 346
precocious puberty due to central nervous system lesion 153
precommunicating part of anterior cerebral artery(A1)aneurysm 176
precordial pain 70
precordial prominence 70
precordial thrill 70
preeclampsia 346
preeclampsia and eclampsia associated nephropathy 136
pre-excitation syndrome 69
preexcitation syndrome 359
pre-excitation syndrome, type A 69
pre-excitation syndrome, type B 69
prefabricated flap 56, 281
prefabrication of skin flap 291
preformed crown 58
pregancy combined with genital tract infection of chlamydia trachomatis 342
pregnancy after cervical surgery 344
pregnancy after one or more miscarriages 326
pregnancy and lactation-associated osteoporosis 148
pregnancy combined leukoplakia vulvae 343
pregnancy combined with abnormal coagulation function 342
pregnancy combined with acidosis 343
pregnancy combined with acquired immune deficiency syndrome 340
pregnancy combined with acute appendicitis 341
pregnancy combined with acute gastroenteritis 341
pregnancy combined with acute hepatitis 341
pregnancy combined with acute kidney injury 341
pregnancy combined with acute myocardial infarction 341
pregnancy combined with acute pancreatitis 341

pregnancy combined with acute respiratory distress syndrome 341
pregnancy combined with adenomyosis 344
pregnancy combined with adnexal torsion 341
pregnancy combined with adnexal tumor 341
pregnancy combined with adrenal cortical hypofunction 342
pregnancy combined with adrenal dysfunction 342
pregnancy combined with adrenal tumor 342
pregnancy combined with allergic dermatitis 341
pregnancy combined with anal fistula 341
pregnancy combined with anaphylactoid purpura 341
pregnancy combined with anemia 342
pregnancy combined with ankylosing spondylitis 342
pregnancy combined with antiphospholipid syndrome 342
pregnancy combined with anxiety disorder 341
pregnancy combined with aplastic anemia 343
pregnancy combined with appendicitis 342
pregnancy combined with appendix vesiculosa 342
pregnancy combined with arrhythmia 343
pregnancy combined with atrial fibrillation 343
pregnancy combined with autoimmune hepatitis 344
pregnancy combined with bacillary dysentery 343
pregnancy combined with bacteremia 342
pregnancy combined with benign neoplasm 342
pregnancy combined with benign tumor of uterine ligament 344
pregnancy combined with blood and hematopoietic disease 343
pregnancy combined with borderline tumor 341
pregnancy combined with brain tumor 342
pregnancy combined with bronchial asthma 344
pregnancy combined with bronchiectasis 343
pregnancy combined with bronchitis 343
pregnancy combined with calculus of kidney 342
pregnancy combined with calculus of ureter 343
pregnancy combined with carcinoma in situ 343
pregnancy combined with cardiac dilatation 343
pregnancy combined with cardiac insufficiency 343
pregnancy combined with cardiomyopathy 343
pregnancy combined with cardiovascular

disease 343

pregnancy combined with carotid artery stenosis 341

pregnancy combined with carpal tunnel syndrome 343

pregnancy combined with cerebral hemorrhage 342

pregnancy combined with cerebral infarction 342

pregnancy combined with cerebral palsy 342

pregnancy combined with cerebrovascular disease 342

pregnancy combined with cerebrovascular embolism 342

pregnancy combined with cervical cancer 341

pregnancy combined with cervical cerclage 344

pregnancy combined with cervical cicatrix 344

pregnancy combined with cervical edema 344

pregnancy combined with cervical incompetence 344

pregnancy combined with cervical insufficiency 341

pregnancy combined with cervical intraepithelial neoplasia 341, 344

pregnancy combined with cervical polyp 341, 344

pregnancy combined with cervical postoperative abnormality 344

pregnancy combined with cervical stenosis 344

pregnancy combined with cervical tumor 344

pregnancy combined with chicken pox 343

pregnancy combined with chlamydia trachomatis infection 342

pregnancy combined with cholecystitis 341

pregnancy combined with chromosomal abnormality 342

pregnancy combined with chronic bronchitis 342

pregnancy combined with chronic hypertension 342

pregnancy combined with chronic kidney disease 342

pregnancy combined with chronic renal insufficiency 342

pregnancy combined with condyloma 341

pregnancy combined with congenital adrenal hyperplasia 343

pregnancy combined with congenital atrial septal defect 343

pregnancy combined with congenital cerebral vascular malformation 343

pregnancy combined with congenital heart disease 343

pregnancy combined with congenital malformation, deformation and chromosomal abnormality 343

pregnancy combined with congenital spinal deformity 343

pregnancy combined with coronary artery

insufficiency 341

pregnancy combined with Cushing syndrome 342

pregnancy combined with cystocele 342

pregnancy combined with cytomegalovirus infection 342

pregnancy combined with diabetes insipidus 342

pregnancy combined with diabetes mellitus 343

pregnancy combined with diabetic ketoacidosis 344

pregnancy combined with diabetic ketosis 343

pregnancy combined with diarrhea 341

pregnancy combined with digestive system disease 343

pregnancy combined with disease of eye and adnexa 343

pregnancy combined with disease of musculoskeletal system and connective tissue 341

pregnancy combined with disease of the genitourinary system 342

pregnancy combined with dissecting aneurysm 341

pregnancy combined with distorsion of uterus 344

pregnancy combined with double vagina malformation 343

pregnancy combined with drug hepatitis 343

pregnancy combined with eczema 342

pregnancy combined with endocrine, nutritional and metabolic disease 342

pregnancy combined with endometrial polyp 344

pregnancy combined with endometriosis 344

pregnancy combined with enteritis 340

pregnancy combined with epilepsy 341

pregnancy combined with epistaxis 340

pregnancy combined with erythema nodosum 341

pregnancy combined with facial nerve palsy 342

pregnancy combined with facial neuritis 342

pregnancy combined with fallopian tube necrosis 342

pregnancy combined with fallopian tube tumor 343

pregnancy combined with familial polycythemia 341

pregnancy combined with fungal inflammation of the vulva 343

pregnancy combined with fungal vaginitis 343

pregnancy combined with gallbladder polyp 341

pregnancy combined with gallstone 341

pregnancy combined with gastric cancer 343

pregnancy combined with gastric perforation 343

pregnancy combined with gastritis 343

pregnancy combined with gastroenteritis 343

pregnancy combined with gastrointestinal bleeding 343

pregnancy combined with gastrospasm 343

pregnancy combined with genital herpes infection 342

pregnancy combined with genital tract malformation 342

pregnancy combined with glomerulonephritis 342

pregnancy combined with goiter 341

pregnancy combined with gonorrhea 342

pregnancy combined with Graves' disease 340

pregnancy combined with heart disease 343

pregnancy combined with heart failure 343

pregnancy combined with hemangioma 343

pregnancy combined with hemolytic anemia 342

pregnancy combined with hemolytic streptococcus infection 342

pregnancy combined with hemophilia 343

pregnancy combined with hemophilia gene carrier 343

pregnancy combined with hemorrhoids 344

pregnancy combined with hepatic abscess 341

pregnancy combined with hepatic cyst 341

pregnancy combined with hepatitis 341

pregnancy combined with hepatitis A 341

pregnancy combined with hepatitis B 343

pregnancy combined with hepatitis E 343

pregnancy combined with hepatolenticular degeneration 341

pregnancy combined with hereditary renal disease 343

pregnancy combined with high myopia 341

pregnancy combined with human papillomavirus (HPV) infection 342

pregnancy combined with hydrocephalus 342

pregnancy combined with hydronephrosis 342

pregnancy combined with hydrosalpinx 342

pregnancy combined with hyperlipemia 341

pregnancy combined with hyperprolactinemia 341

pregnancy combined with hypersplenia 342

pregnancy combined with hypertensive heart and renal disease 341

pregnancy combined with hypertensive heart disease 341

pregnancy combined with hypertensive renal disease 341

pregnancy combined with hyperthyroidism 341

pregnancy combined with hypertonic high blood glucose 341

pregnancy combined with hypokalemia 341

pregnancy combined with hyponatremia 341

pregnancy combined with hypoparathyreosis 341

pregnancy combined with hypoproteinemia 341

pregnancy combined with hypotension 341

pregnancy combined with hypothyroidism 341

pregnancy combined with idiopathic pulmonary hypertension 343

pregnancy combined with IgA nephropathy 340

pregnancy combined with immune system disorder 342

pregnancy combined with immune thrombocytopenia 342

pregnancy combined with incomplete uterine mediastinum 344

pregnancy combined with infantile cervix 344

pregnancy combined with infectious disease 340

pregnancy combined with infective endocarditis 341

pregnancy combined with infective pericarditis 341

pregnancy combined with inguinal hernia 341

pregnancy combined with intestinal obstruction 340

pregnancy combined with intracranial aneurysm 342

pregnancy combined with iron deficiency anemia 342

pregnancy combined with junctional tachycardia 341

pregnancy combined with left bundle branch block 344

pregnancy combined with left heart failure 344

pregnancy combined with leukemoid reaction 342

pregnancy combined with leukoencephalopathy 342

pregnancy combined with linear IgM dermatosis 343

pregnancy combined with Listeriosis 342

pregnancy combined with liver cirrhosis 341

pregnancy combined with liver disease 341

pregnancy combined with liver function failure 341

pregnancy combined with liver injury 341

pregnancy combined with longitudinal vaginal septum 343

pregnancy combined with lumbar disc herniation 343

pregnancy combined with lung cancer 341

pregnancy combined with lymphoma 342

pregnancy combined with macular edema 341

pregnancy combined with malignant tumor of ovary 342

pregnancy combined with malnutrition related diabetes mellitus 343

pregnancy combined with Marfan syndrome 342

pregnancy combined with mediterranean anemia 341

pregnancy combined with megaloblastic anemia 342

pregnancy combined with mental and psychological disease 341

pregnancy combined with mental disorder 341

pregnancy combined with mental retardation 344

pregnancy combined with mesosalpinx cyst 343

pregnancy combined with metabolic acidosis 340

pregnancy combined with metabolic syndrome 340

pregnancy combined with mild anemia 342

pregnancy combined with mitral insufficiency 341

pregnancy combined with mitral valve prolapse 341

pregnancy combined with moderate anemia 344

pregnancy combined with moyamoya disease 343

pregnancy combined with multiple sclerosis 341

pregnancy combined with myasthenia gravis 344

pregnancy combined with mycoplasma infection 344

pregnancy combined with myelodysplastic syndrome 341

pregnancy combined with myelopathy 341

pregnancy combined with myocarditis 343

pregnancy combined with neck abscess 341

pregnancy combined with nephrotic syndrome 342

pregnancy combined with obesity 341

pregnancy combined with oblique vaginal septum 343

pregnancy combined with obsessive-compulsive disorder 342

pregnancy combined with osteoarthritis 341

pregnancy combined with otitis media 344

pregnancy combined with ovarian cyst 342

pregnancy combined with ovarian endometriotic cyst 342

pregnancy combined with ovarian teratoma 342

pregnancy combined with ovarian tumor 342

pregnancy combined with ovary torsion 342

pregnancy combined with pancytopenia 342

pregnancy combined with paraplegia 341

pregnancy combined with parasitic disease 341

pregnancy combined with pedicle torsion of ovarian cyst 342

pregnancy combined with pedicle torsion of ovarian tumor 342

pregnancy combined with pediculosis pubis 343

pregnancy combined with pelvic adhesion 342

pregnancy combined with pelvic endometriosis 342

pregnancy combined with pendulous abdomen 343

pregnancy combined with peptic ulcer 343

pregnancy combined with pericardial effusion 343

pregnancy combined with perineal scar 341

pregnancy combined with peripheral neuritis 344

pregnancy combined with peritoneal cyst 341

pregnancy combined with pharyngolaryngitis 343

pregnancy combined with phlebothrombosis 342

pregnancy combined with pituitary adenomas 340

pregnancy combined with pituitary dwarf 340

pregnancy combined with pleural effusion 343

pregnancy combined with polycystic ovarian 341

pregnancy combined with portal hypertension 342

pregnancy combined with preexcitation syndrome 343

pregnancy combined with premature ventricular contraction 342

pregnancy combined with primary aldosteronism 343

pregnancy combined with primary thrombocytosis 343

pregnancy combined with protozoal disease 343

pregnancy combined with pruritic folliculitis 342

pregnancy combined with pruritic urticarial papules and plaques 345

pregnancy combined with psoriasis 343

pregnancy combined with psychosis 341

pregnancy combined with pubic symphysis separation 340

pregnancy combined with pulmonary atelectasis 341

pregnancy combined with pulmonary edema 341

pregnancy combined with pulmonary embolism 341

pregnancy combined with pulmonary hypertension 341

pregnancy combined with pulmonary infection 341

pregnancy combined with pulmonary mucormycosis 341

pregnancy combined with pulmonary tuberculosis 341

pregnancy combined with pulpitis 343

pregnancy combined with pyemia 342

pregnancy combined with Raynaud disease 342

pregnancy combined with rectocele 344

pregnancy combined with renal agenesis 343

pregnancy combined with renal anomalies 342

pregnancy combined with renal hypertension 342

pregnancy combined with renal inferior vena cava compression 342

pregnancy combined with renal tubular acidosis 342

pregnancy combined with renal vascular disease 342

pregnancy combined with respiratory disease 341

pregnancy combined with respiratory failure 341

pregnancy combined with retinopathy 342

pregnancy combined with retroverted uterus 344

pregnancy combined with rheumatic arthritis 341

pregnancy combined with rheumatic heart disease 341

pregnancy combined with rheumatism 341

pregnancy combined with rheumatoid arthritis 342

pregnancy combined with rheumatoid disease 342

pregnancy combined with rhinitis 340

pregnancy combined with right bundle branch block 343

pregnancy combined with rubella 341

pregnancy combined with rubella virus infection 341

pregnancy combined with rudimentary horn of uterus 340

pregnancy combined with rupture of ovarian corpus luteum cyst 342

pregnancy combined with scleroderma 343

pregnancy combined with scoliosis 341

pregnancy combined with secondary hypertension 341

pregnancy combined with septic shock 341

pregnancy combined with severe anemia 344

pregnancy combined with severe hepatitis 344

pregnancy combined with sexual transmission disease 343

pregnancy combined with simple obesity 340

pregnancy combined with sinus tachycardia 341

pregnancy combined with Sjogren's syndrome 341

pregnancy combined with skin and subcutaneous tissue disease 342

pregnancy combined with starvation ketoacidosis 341

pregnancy combined with subclinical hyperthyroidism 343

pregnancy combined with subclinical hypothyroidism 343

pregnancy combined with sudden cardiac death 343

pregnancy combined with sudden deafness 343

pregnancy combined with supraventricular tachycardia 342

pregnancy combined with syphilis 342

pregnancy combined with systemic lupus erythematosus 343

pregnancy combined with Takayasu's arteritis 340

pregnancy combined with thoracic deformity 343

pregnancy combined with thrombocythemia 343

pregnancy combined with thrombocytopenia 343

pregnancy combined with thrombotic thrombocytopenia 343

pregnancy combined with thyroid dysfunction 341

pregnancy combined with thyroiditis 341

pregnancy combined with tinnitus 341

pregnancy combined with torsion of fallopian tube 343

pregnancy combined with toxoplasmosis 341

pregnancy combined with transverse vaginal septum 343

pregnancy combined with trichomonas vaginitis 341

pregnancy combined with trophoblastic disease 344

pregnancy combined with tubal cyst 343

pregnancy combined with tubal ovarian cyst 343

pregnancy combined with tuberculosis 341

pregnancy combined with upper respiratory infection 342

pregnancy combined with urethral calculus 342

pregnancy combined with urinary tract infection 342

pregnancy combined with urticaria 343

pregnancy combined with uterine arteriovenous fistula 344

pregnancy combined with uterine incarceration 344

pregnancy combined with uterine malformation 344

pregnancy combined with uterine mediastinum 344

pregnancy combined with uterine myoma 344

pregnancy combined with uterine prolapse 344

pregnancy combined with uterine tumor 344

pregnancy combined with uterus bicornis 343

pregnancy combined with uterus didelphys 343

pregnancy combined with uterus didelphys bicollis and simplex vagina 343

pregnancy combined with uterus didelphys bicollis and vagina duplex 343

pregnancy combined with uterus scar 344

pregnancy combined with uterus unicornis 341

pregnancy combined with vaginal cyst 343

pregnancy combined with vaginal stenosis 343

pregnancy combined with vaginal tumor 343

pregnancy combined with varicosity 341

pregnancy combined with ventricular hypertrophy 343

pregnancy combined with viral disease 340

pregnancy combined with viral encephalitis 340

pregnancy combined with viral hepatitis 340

pregnancy combined with visual field defect 342

pregnancy combined with vulval dystrophy 343

pregnancy combined with vulval edema 343

pregnancy combined with vulval malformation 343

pregnancy combined with vulval scar 343

pregnancy combined with vulval sclerotic atrophy 343

pregnancy combined with vulvitis 343

pregnancy combined with valvular disease 340

pregnancy compbined with malignant neoplasm 341

pregnancy complicated 21-hydroxylase deficiency 340

pregnancy complicated with candidal vaginitis 376

pregnancy complicated with condylomata acuminata 376

pregnancy complicated with gonorrhea 376

pregnancy complicated with hepatitis C 340

pregnancy complicated with leukemia 340

pregnancy complicated with leukopenia 340

pregnancy complicated with linear IgM dermatosis 376

pregnancy complicated with psoriasis 376

pregnancy complicated with sepsis 340

pregnancy complicated with Sjogren disease 376

pregnancy complicated with syphilis 376

pregnancy complicated with systemic lupus erythematosus 376

pregnancy complicated with trichomonas vaginitis 376

pregnancy complicating hypertensive heart disease 341

pregnancy complicating myasthenia gravis 10

pregnancy gingivitis 47

pregnancy in rudimentary horn 328

pregnancy in uterine horn 328

pregnancy management and surveillance 348

pregnancy mastitis 344

pregnancy surveillance with history of neonatal mortality 339

pregnancy with eye disease 10

pregnancy with fatty liver 344

pregnancy with goiter 148

pregnancy with habitual miscarriage history 346

pregnancy with history of cesarean section 340

pregnancy with hyperthyroidism 148

pregnancy with IUD in situ 338

pregnancy with retinal detachment 10

pregnancy with subclinical hyperthyroidism 148

pregnancy with subclinical hypothyroidism 148

pregnancy with thyroid dysfunction 148
pregnancy-associated glomerular disease 135
pregnancy-related acute kidney injury 135
preinfarction syndrome 65
Preiser disease 226
premature adrenarche 148
premature beat 67
premature birth with cesarean delivery 347
premature birth with delivery 347
premature birth with odinopoeia 347
premature canities syndrome 383
premature contact 59
premature delivery 347
premature ejaculation 216, 397
premature eruption of tooth 54
premature macroorchidism disease 152
premature of individual primary tooth 41
premature of shedding of primary tooth 47
premature physeal closure of 228
premature physeal closure of distal femur 235
premature physeal closure of distal fibular 232
premature physeal closure of distal humerus 234
premature physeal closure of distal radius 251
premature physeal closure of distal tibia 246
premature physeal closure of distal ulna 228
premature physeal closure of femoral head 235
premature physeal closure of metacarpal 265
premature physeal closure of metatarsal 266
premature physeal closure of phalanx 266, 267
premature physeal closure of proximal fibular 232
premature physeal closure of proximal radius 251
premature physeal closure of proximal tibia 246
premature physeal closure of the proximal humerus 234
premature rupture of membrane 345
premature sebaceous gland hyperplasia 384
premature thelarche 148
premenopause menorrhagia 323
premenstrual syndrome 370
premenstrual tension syndrome 323, 395
prenatal benign hypophosphatasia 141
prenatal screening 337
prenatal screening of amniocentesis 346
pre-operation chemotherapy for malignant neoplasm 49
preoperative embolization 186
preoperative immunotherapy of malignant tumor 309
preoperative molecular targeted therapy of malignant tumor 309
preoperative radiotherapy 320
preparation of anterolateral thigh flap 55
preparation of fibula flap 55
preparation of forearm flap (donor site) 56

preparation of iliac bone flap 56
preparation of lateral upper arm flap 57
preparation of peripheral nerve graft 285
prepartum urinary retention 340
prepatellar bursal synovitis 227
prepatellar bursitis 227
prepatellar hydroma 227
prepenile scrotum 216
pre-proliferative diabetic retinopathy 17
prepuce cicatrectomy 385
prepuce cicatrix resection 217
prepuce lesion resection 217, 385
prepucotomy 217
preretinal hemorrhage 12
presacral cyst 94
presacral endometriosis 322
presacral lesion resection 217
presacral malignancy 304
presacral neurectomy 182
presbycusis 26
presbyopia 8
presence of artificial eye 7
presence of dental ancillary prosthetic device 44
presence of dental implant 44
presence of dental implant prosthesis (complete/partial) 44
presence of dental prosthetic device(complete/partial) 44
presence of intraocular lens 10
presence of maxillofacial prosthesis 44
presence of spectacles 10
presence of spectacles and contact lens 7
presence of spectacles or contact lens 10
presence of tooth-root and mandibular implant 44
presenile cataract 17
present state examination 398
preseptal orbital cellulitis 8
preservation and reconstruction 272
preset fractional inspiratory time 85
preset I/E ratio 85
preset respiratory rate 85
preset tidal volume 85
presigmoid approach 186
pressure assist-control ventilation 85
pressure assisted ventilation 85
pressure augment 85
pressure collapse of lung due to anaesthesia in pregnancy 344
pressure controlled ventilation 85
pressure cycling 85
pressure gradient 89
pressure monitoring 89
pressure of lower inflection point 86
pressure of speech 397
pressure of upper inflection point 87
pressure outside pulmonary blood vessel 87
pressure panniculitis 381
pressure sore 164, 381, 402
pressure support ventilation 85
pressure support ventilation weaning 85
pressure target ventilation 83
pressure trigger 85

pressure ulcer sore Ⅰ 399
pressure ulcer sore Ⅱ 399
pressure ulcer sore Ⅲ 399
pressure ulcer sore Ⅳ 399
pressure urticaria 381
pressure waveform 89
pressure-controlled continuous mandatory ventilation 83
pressure-controlled intermittent mandatory ventilation 85
pressure-controlled inverse ratio ventilation 83
pressure-controlled mode 83
pressure-controlled synchronized continuous mandatory ventilation 83
pressure-controlled synchronized intermittent mandatory ventilation 85
pressure-controlled synchronized intermittent mandatory ventilation plus pressure support ventilation 85
pressure-limited 85
pressure-limited flow cycling 85
pressure-limited pressure cycling 85
pressure-limited time cycling 85
pressure-limited ventilation 85
pressure-regulated volume control ventilation 85
pressure-vessel wave 89
pressure-volume curve of chest wall 89
pressure-volume curve of lung 87
pressure-volume curve of respiratory system 87
presyncope 71
preterm infant 359
preterm infant ≥ 28w, <32w 359
preterm infant ≥ 32w, <37w 360
preterm labor 346
preterm premature rupture of membrane 347
pretibial myxedema 370
preventive cerclage 348
preventriculosis 91
previous infection of hip joint 247
previous joint infection 237
priapism 216
primarily systemic and haematological agent poisoning 62
primary acute angle-closure glaucoma 17
primary adenoid cystic carcinoma 383
primary adrenocortical insufficiency, Addison's disease 152
primary aldosteronism 69, 152, 216
primary aldosteronism associated with multiple complications 152
primary aldosteronism with cerebral hemorrhage 152
primary aldosteronism with cerebral infarction 152
primary aldosteronism with chronic kidney disease 152
primary aldosteronism with dysglycaemia 152
primary aldosteronism with kidney stone 152
primary aldosteronism with myocardial hyper-

trophy 152
primary aldosteronism with retinopathy 152
primary alveolar hypoventilation syndrome 80
primary amebic meningoencephalitis 125
primary amenorrhoea 327
primary amoebic meningoencephalitis 418
primary angiitis of central nervous system 126
primary angle-closure glaucoma 17
primary arthrosis 265
primary bilateral arthrosis of first carpometacarpal joint 265
primary bilateral arthrosis of knee joint 265
primary bilateral coxarthrosis 265
primary biliary cholangitis 105
primary biliary cirrhosis 105
primary biliary cirrhosis with esophageal varix 105
primary biliary cirrhosis with esophageal varix bleeding 105
primary bronchial amyloidosis 81
primary bronchogenic carcinoma 81
primary bronchopulmonary amyloidosis 81
primary carnitine deficiency 152
primary central nervous system diffuse large B-cell lymphoma 161
primary chondrosarcoma 265
primary ciliary dyskinesia 81
primary complex of tuberculosis 75
primary cutaneous aggressive epidermotropic CD8 positive T cell lymphoma 383
primary cutaneous B cell lymphoma 383
primary cutaneous CD30 positive anaplastic large cell lymphoma 383
primary cutaneous CD30 positive lymphoproliferative disease 383
primary cutaneous CD30 positive T-cell lymphoproliferative disorder 160
primary cutaneous CD4 positive small/medium-sized pleomorphic T cell lymphoma 383
primary cutaneous diffuse large B cell lymphoma(other types) 383
primary cutaneous diffuse large B-cell lymphoma,leg type 160
primary cutaneous follicle center lymphoma 160
primary cutaneous follicular center cell lymphoma 383
primary cutaneous marginal zone B cell lymphoma 383
primary cutaneous peripheral T cell lymphoma 383
primary cutaneous peripheral T cell lymphoma(non special type) 383
primary cutaneous peripheral T-cell lymphoma,rare subtype 161
primary cutaneous plasmacytoma 383
primary cutaneous T cell lymphoma 383
primary cutaneous tuberculosis 383, 418
primary degeneration of corpus callosum 125
primary delusion 397

primary dwarf 152
primary dyslipidemia 152
primary dysmenorrhea 327
primary esophageal cancer 188
primary familial xanthomatosis 152
primary genital herpes 383
primary genital syphilis 382
primary gonarthrosis unilateral 265
primary gout 265
primary headache associated with sexual activity 124
primary herpes simplex 383, 418
primary hyperparathyroidism 152
primary hyperparathyroidism with fracture 152
primary hyperparathyroidism with hypercalcemia crisis 152
primary hyperparathyroidism with nephrolithiasis 152
primary hyperparathyroidism with osteitis fibrosa cystica 152
primary hyperparathyroidism with osteomalacia 152
primary hyperparathyroidism with osteoporosis 152
primary hyperparathyroidism with peptic ulcer 152
primary hyperthyroidism 152
primary hyperuricemia 152
primary hypoparathyroidism 359
primary hypophosphatemic rickets or osteomalacia 136
primary hypothyroidism 152
primary idiopathic juvenile osteoporosis 265
primary immunodeficiency disease 161
primary inferior oblique muscle hyperfunction 17
primary infertility 327
primary intertarsal joint pyogenic arthritis 265
primary intestinal malabsorption syndrome 105
primary intra-ocular lymphoma 17
primary intraventricular hemorrhage 125
primary irritant contact dermatitis 383
primary lateral sclerosis 125, 265
primary lesion of pinta 416
primary lung cancer 188
primary mediastinal(thymic) large B-cell lymphoma 161
primary melanocytic lesion 181
primary mucous carcinoma 383
primary multiple organs dysfunction syndrome 297
primary myelofibrosis 161
primary nephrotic syndrome 136
primary non-hodgkin lymphoma of bone 236
primary ocular herpes simplex 383
primary open-angle glaucoma 17
primary optic nerve tumor 17
primary osteoarthritis 265
primary osteoporosis 265
primary ovarian insufficiency 327

primary paroxysmal myoglobinuria 265
primary pentosuria 152
primary peritonitis 105, 359
primary pigmentary nodular adrenal disease 152
primary progressive non-fluent aphasia 125
primary pulmonary blastomycosis 383
primary pulmonary histoplasmosis 80
primary pulmonary hypertension 69
primary pulmonary tuberculosis 80, 418
primary renal amyloidosis 136
primary reninism 136
primary restless legs syndrome 125
primary retinal detachment 17
primary signet ring cell carcinoma of the eyelid 383
primary Sjögren syndrome kidney injury 136
primary snoring 32, 73
primary splenic neutropenia 161
primary superior oblique muscle hyperfunction 17
primary syphilis 382, 418
primary systemic amyloidosis 383
primary systemic osteoarthropathy 265, 402
primary tumor of trachea 30
primary unilateral arthrosis of first carpometacarpal joint 265
primary unilateral arthrosis of hip joint 265
primary uterine inertia 346
primary vasculitis kidney injury 136
primary vulvar atrophy 374
primary writing tremor 125
primary yaws 382
primordial cyst 49
primordial hysterectomy 314
primordial uterus 325
prion disease 120
proboscis-like nose 25
procedure for prolapse and hemorrhoid(PPH procedure) 173
procidentia of anus 96
proctalgia fugax 98, 106
proctectomy 174
proctostomy 174
profound mental retardation 390
profound mental retardation with the statement of no or minimal impairment of behaviour 390
profound mental retardation, significant impairment of behaviour requiring attention or treatment 390
profuse pink frothy sputum 82
profuse water-like sputum 82
profuse white frothy sputum 82
progeria 152
prognathism of mandible and maxilla 49
progressive acromelanosis 370
progressive amnesia 395
progressive bulbar palsy 115
progressive bulbar palsy of childhood 112
progressive cardiac conduction defect 66
progressive cerebellar ataxia 115
progressive deformity 244

progressive diaphyseal dysplasia 244
progressive dysphagia 189
progressive encephalopathy of childhood 389
progressive external ophthalmoplegia 7
progressive fibrosis of quadriceps femoris 235
progressive general paresis 370
progressive heterotopic calcification and ossification 244
progressive idiopathic atrophoderma 370
progressive infantile gray matter dystrophy 115
progressive lipodystrophy 115, 146, 370
progressive multifocal leucoencephalopathy with AIDS 115
progressive multifocal leukoencephalopathy 115, 391
progressive muscular atrophy 115, 244
progressive muscular dystrophy 7, 400
progressive myoclonic epilepsy 115
progressive nodular histiocytoma 370
progressive orbital atrophy 7
progressive palmoplantar keratoderma 370
progressive pigmented purpuric dermatosis 370
progressive relaxation training 397
progressive resistance training 299
progressive rubella panencephalitis 115
progressive spinal muscular atrophy 115
progressive supranuclear palsy 115
progressive supranuclear palsy [Steele-Richardson-Olszewski syndrome] 7
projected rhythm 130
prolactinoma 142, 176
prolapse of bladder 213
prolapse of cord 340
prolapse of fallopian tube 325
prolapse of internal hemorrhoid 102
prolapse of iris 4
prolapse of laryngeal ventricle 25
prolapse of mucosa of colostomy 98
prolapse of rectal mucosa 105
prolapse of ureter 215
prolapse of vitreous 2
prolapsed disc herniation 256
proliferating follicular-cystic tumor 289
proliferating trichilemmal cyst 384
proliferative diabetic retinopathy 17
proliferative diabetic retinopathy with preretinal hemorrhage 17
proliferative diabetic retinopathy with retinal traction 17
proliferative diabetic retinopathy with tractional retinal detachment 17
proliferative diabetic retinopathy with vitreous hemorrhage 17
proliferative fasciitis 265
proliferative glomerulonephritis 136
proliferative myositis 265
proliferative necrotizing glomerulonephritis 136
proliferative retinopathy 17
proliferative sclerosing glomerulonephritis 136

proliferative tuberculosis 81
proliferative vitreoretinopathy 17
proliferative vitreoretinopathy with retinal detachment 17
proliferative vitreous lesion 17
prolonged active phase 339
prolonged first stage of labor 338
prolonged labor 347
prolonged latent phase 340
prolonged third stage of labor 338
prominence of compensating curve 59
prominent ear 49
prominent inferior labial artery 381
pronator teres syndrome 124
prone knee provocation test 232, 270
prone ventilation 83
prophylactic central neck dissection 173
prophylactic lateral neck dissection 173
propionic acidemia 154
proportional ventilation 83
proprioception evoked reflex epilepsy 110
propyl alcohol poisoning 404
prorrhaphy of pedicled skin flap 298
prostate calculus lithotomy 221
prostate capsule dissection 221
prostate lesion resection 221
prostate massage 221
prostate needle biopsy 221
prostate neoplasty 221
prostate postoperative hemostasis 221
prostate stent removal 221
prostate tuberculosis 213
prostatectomy 221, 313
prostatic abscess 213
prostatic abscess drainage 221
prostatic adenoma 213
prostatic calculus 213
prostatic injury 213
prostatic stromal tumor with uncertain degree hyperplasia 306
prostatic urethra injury 212
prostatic urothelial carcinoma 306
prostatitis 213
prostatodynia 213
prostatosis 213
prosthesis implantation and correction of sunken eyelid 20
prosthesis removal of shoulder 278
prosthesis replacement 278
prosthesis replacement in bile duct 308
prosthesis retained arthrotomy and debridement 272
prosthetic dysfunction after hip joint replacement 252
prosthetic dysfunction after knee joint replacement 252
prosthetic dysfunction after shoulder arthroplasty 252
prosthetic ear implantation 36
prosthetic loosening after artificial femoral head replacement 252
prosthetic loosening after joint arthroplasty 252
prosthetic loosening after knee joint replace-

ment 252
prosthetic loosening after shoulder arthroplasty 252
prosthetic valve endocarditis 199
protanomalia 4
protease study 128
protein absorption disorder or intolerance 351
protein deficiency 154
protein eletrophoresis 161
protein energy imbalance 154
protein energy malnutrition sequelae 142
protein energy malnutrition syndrome 132
protein losing enteropathy 94
protein malnutrition 73, 351, 365
proteinuria 138, 293
proteinuria in pregnancy 344
proteus meningitis 110
proteus pneumonia 350
proteus septicemia 350
Proteus syndrome 363
prothesis orbital treatment 21
prothrombin deficiency [syndrome] 159
proto diastolic gallop 70
proton 321
proton external beam radiotherapy 321
protoplasmic astrocytoma 181
protoporphyria 160
protozoal disease complicating pregnancy, childbirth and the puerperium 346
protozoal intestinal infections 411
protozoal uveitis 418
protozoiasis 418
protracted active phase 339
protracted migraine aura 125
protrusio acetabuli 248
protrusion of intervertebral disc 268
protrusive balanced occlusion 59
protrusive movement 59
protrusive occlusion 59
protrusive occlusion balance 59
provocative concentration of bronchoconstrictor trigger needed to cause a 20% fall in FEV1 86
provocative concentration of PAF causing a 35% fall in sGaw 88
provocative dose of PAF causing a 35% fall in sGaw 88
proximal femoral dysplasia 235
proximal femoral metaphyseal fracture 235
proximal femoral osteotomy 275
proximal femoral physeal fracture 235
proximal femoral rotating osteotomy 276
proximal femoral varization osteotomy 276
proximal fibula fracture 232
proximal fibular physeal fracture 232
proximal gastrectomy 173
proximal gastric resection 314
proximal hip varus and rotation osteotomy 275
proximal humeral fracture 234
proximal humeral physeal fracture 234
proximal instability 244, 270
proximal latency 129
proximal pancreatic resection with duodenal

resection　315
proximal phalangeal dorsiextensionosteotomy　279
proximal phalanx fracture　244
proximal phalanx fracture of thumb　249
proximal plantar fasciitis　244
proximal radio-ulnar joint synostosis　253
proximal radius fracture　251
proximal row carpectomy　279
proximal subungual onychomycosis　370
proximal tibia fracture　246
proximal tibia fracture and fibula fracture　246
proximal tibia stress fracture　246
proximal tibial metaphyseal fracture　246
proximal tubulopathy-diabetes mellitus-cerebellar ataxia　146
proximal ulna fracture　228
proximal wedge osteotomy of first metatarsal　273
prurigo　382
prurigo dystrophic epidermolysis bullosa　382
prurigo gestationis　345
prurigo nodularis　370
prurigo pigmentosa　377
prurigo simplex　365
pruritic folliculitis of pregnancy　376
pruritic urticarial papule and plaque of pregnancy　376
pruritus　377
pruritus aestivalis　380
pruritus ani　367
pruritus cutaneous benign tumor　367
pruritus hiemalis　365
pruritus of cholestasis　365
pruritus scroti　382
pruritus senilis　371
pruritus universalis　376
pruritus vulvae　374
psammomatous meningioma　180
pseudarthrosis　242
pseudo convergence insufficient　5
pseudo coxarthropathy　242
pseudo gout　242
pseudo gouty arthritis　242
pseudo hallucination　395
pseudo hypertension　66
pseudo Kaposi sarcoma　369
pseudo knee bursitis　258
pseudo neurarthropathy　242
pseudo osteoarthritis　242
pseudo rheumatoid arthritis　242
pseudo-acanthosis nigricans　369
pseudoachondroplasia　146
pseudoaneurysm　132
pseudoaneurysm of aortic arch　204
pseudoaneurysm of aortic root　204
pseudoaneurysm of aortic root(left ventricular outflow tract pseudoaneurysm)　204
pseudoaneurysm of aortic sinus　204
pseudoaneurysm of upper extremity　199
pseudoarticulation formation　43
pseudoatrophoderma colli　370
pseudo-Cushing syndrome　146

pseudodementia　395
pseudodystonia　115
pseudoexfoliation syndrome　5
pseudofolliculitis barbae　381
pseudofolliculitis vibrissa　363
pseudoglandular squamous cell carcinoma　369
pseudohaemangioma, vascular malformation　41
pseudohermaphroditism　211
pseudohypoaldosteronism　146
pseudohypoaldosteronism type I　146
pseudohypoaldosteronism type II　146
pseudohypoaldosteronism type III　146
pseudohyponatremia　76
pseudohypoparathyroidism　134, 146
pseudohypoparathyroidism type I a　146
pseudomelanoma　369
pseudomembrane　419
pseudomembranous enterocolitis　98
pseudomenstruation　352
pseudomonas aeruginosa external otitis　379
pseudomonas aeruginosa folliculitis　379
pseudomonas aeruginosa infection　379, 417
pseudomonas aeruginosa pneumonia　79, 355
pseudomonas aeruginosa septicemia　417
pseudomonas aeruginosa wound infection　293
pseudomonas endocarditis　352
pseudomonas septicaemia　352
pseudomonas toeweb infection　379
pseudomyogenic haemangioendothelioma　242
pseudomyxoma peritonei　163, 232
pseudo-neurosis　391
pseudo-papilloedema　5
pseudoperiodic generalized epileptiform discharge, PGED　129
pseudophakic eye　10
pseudophakic eye accommodation insufficiency　5
pseudoporphyria　369
pseudo-precocious puberty　146
pseudopterygium　5
pseudotumor　242
pseudotumor of kidney　214
pseudoverrucous nodule　369
pseudoverrucous papule　369
psilocin poisoning　351
psilocybine poisoning　407
psittacosis　383, 418
psittacosis pneumonia　80
psoas abscess　418
psoas hernia　104
psoas tendinitis　250
psoriasis　382
psoriasis annulata　368
psoriasis factitia　376
psoriasis follicularis　373
psoriasis geographica　365
psoriasis guttata　365
psoriasis kidney injury　136
psoriasis nummularis　376
psoriasis rupioides　371

psoriasis verrucosa　383
psoriasis zosteriformis　365
psoriatic arthritis　264
psoriatic juvenile arthritis　264
psoriatic nail-skin hypertrophy-periostitis　383
psychasthenic personality　395
psychiatric examination　398
psychoactive drug poisoning　406
psychoanalysis　397
psychoanalytic psychotherapy　397
psychoeducational profile　398
psychogenia caused by multiple drugs and other psychotropic substances　405
psychogenia caused by sedative-hypnotic drug　409
psychogenia caused by volatile solvent　406
psychogenia induced by compound acetyl-salicylic acid poisoning　405
psychogenia induced by meprobamate poisoning　406
psychogenic amnesia　393
psychogenic amyosthenia　393
psychogenic automatism　393
psychogenic cough　83
psychogenic cyclical vomiting　396
psychogenic deafness　393
psychogenic delusion　396
psychogenic excoriation　396
psychogenic impotence　393
psychogenic overeating　393, 396
psychogenic paranoid psychosis　393
psychogenic physiological dysfunction　393
psychogenic polydipsia　146
psychogenic purpura　370
psychogenic skin paraesthesia　393
psychogenic syncope　396
psychogenic torticollis　393
psychogenic vomiting　396
psychological abuse syndrome　408
psychological and behavioural factor associated with disorder or disease classified elsewhere　394
psychological assessment　403
psychological developmental disorder　393
psychological therapy　403
psychomotor excitement　395
psychomotor retardation　395
psychomotor variant　129
psychopathy　396
psychophysiological insomnia　124
psychosensory disturbance　395
psychosexual disorder　393
psychosis　391
psychosocial dwarfism　148
psychostimulant poisoning with potential abuse　406
psychosurgery treatment　397
psychotherapy　397
psychotic depression　391
psychotic disorder due to use of alcohol　391
psychotic disorder due to use of amphetamine　388
psychotic disorder due to use of caffeine　391

psychotic disorder due to use of cannabinoids 389
psychotic disorder due to use of cocaine 391
psychotic disorder due to use of hallucinogen 394
psychotic disorder due to use of ketamine 391
psychotic disorder due to use of multiple drug use and use of other psychoactive substance 389
psychotic disorder due to use of opioid 388
psychotic disorder due to use of sedative or hypnotic 394
psychotic disorder due to use of tabacco 393
psychotic disorder due to use of volatile solvent 390
pterion approach 186
pterygium 17
pterygium colli syndrome 53
pterygium excision 21
pterygium excision and tissue transplantation 21
pterygium inversum unguis 369
pterygium syndrome 382
pterygium unguis 369
pterygoid hamulus hypertrophy 53
pterygomandibular injection 58
pterygomandibular space infection 53
pterygomandibular space infection with abscess 53
pterygopalatine canal injection 58
pterygopalatine fossa syndrome 53
ptosis 11
ptosis mandibular blink syndrome 11
ptosis of facial nerve 27
ptosis of upper eyelid 189
ptyalism 41
pubertal menorrhagia 325
pubic comb ligament suspension 217
pubic tuberculosis 228
pubis and ischium benign bone tumor 304
pubis and ischium border bone tumor 304
pubis and ischium malignant bone tumor 304
puborectalis hypertrophy 93
pudendum eczema 374
puerperal acute renal failure 337
puerperal anemia 338
puerperal blood and hematopoietic disease 338
puerperal breast abscess 338
puerperal breast abscess breastfeeding difficulty 338
puerperal breast cyst 338
puerperal breast cyst breastfeeding difficulty 338
puerperal breast lymphangitis 338
puerperal breast lymphangitis breastfeeding difficulty 338
puerperal cardiac arrest caused by anesthesia 338
puerperal cardiomyopathy 338
puerperal cerebral sinus thrombosis 337
puerperal cerebral venous thrombosis 337
puerperal cerebrovascular disease 338

puerperal cervicitis 338
puerperal complication of anesthesia 337
puerperal cracked nipple 338
puerperal cracked nipple breastfeeding difficulty 338
puerperal cystitis 338
puerperal deep venous thrombosis 338
puerperal disorder 389
puerperal disorder involving immune system 338
puerperal eclampsia 338
puerperal endocrine, nutritional and metabolic disease 338
puerperal endometritis 338
puerperal fever 337
puerperal galactorrhea 338
puerperal galactostasis 338
puerperal glandular mastitis 338
puerperal glandular mastitis breastfeeding difficulty 338
puerperal gonorrhea 337
puerperal heart failure caused by anesthesia 338
puerperal hemorrhoids 338
puerperal hepatorenal syndrome 337
puerperal infection 337
puerperal infection of nipple 338
puerperal infection of nipple breastfeeding difficulty 338
puerperal infectious disease 337
puerperal inhalation of gastric contents or secretions caused by anesthesia 338
puerperal inhalation pneumonia caused by anesthesia 338
puerperal interstitial mastitis 337
puerperal interstitial mastitis breastfeeding difficulties 337
puerperal inversion of uterus 338
puerperal mastitis 338
puerperal mastitis breastfeeding difficulty 338
puerperal Mendelsohn's syndrome caused by anesthesia 337
puerperal mental disorder 389
puerperal mild anemia 338
puerperal morbidity 337
puerperal neurologic disorder 338
puerperal osteomalacia 227
puerperal parasitic disease 337
puerperal pelvic thrombophlebitis 338
puerperal peritonitis 337
puerperal phlebitis 337
puerperal placental polyp 338
puerperal protozoal disease 338
puerperal pulmonary embolism 337
puerperal pulmonary pressure atrophy caused by anesthesia 337
puerperal salpingo-oophoritis 338
puerperal sepsis 338
puerperal severe anemia 338
puerperal sudden death 337
puerperal suppurative mastitis breastfeeding difficulties 337
puerperal syphilis 338
puerperal thrombosis 338

puerperal thyroiditis 337
puerperal tuberculosis 337
puerperal urinary tract infection 338
puerperal vaginitis 338
puerperal vein disorder 337
puerperal viral disease 337
puerperal viral hepatitis 337
puerperium 337
pulicosis 384
pull through resection of rectal-abdominal-perineal 316
pulley reconstruction 277
pulmanory eosinophilia 75
pulmonary actinomycosis 74, 412
pulmonary agenesis 75
pulmonary alveolar microlithiasis 75
pulmonary amyloidosis 74
pulmonary angiography 71
pulmonary anthrax 412
pulmonary arterial hypertension 74
pulmonary arterial hypertension associated with pulmonary venous or capillary involvement · 75
pulmonary arterial wedge pressure monitoring 72
pulmonary arterioplasty 189
pulmonary arteriovenous fistula 74, 195
pulmonary arteriovenous fistula embolization 189, 205
pulmonary arteriovenous malformation 74
pulmonary arteritis 196
pulmonary artery aneurysm 74, 196
pulmonary artery aneurysm encapsulation 206
pulmonary artery aneurysm resection with artificial blood vessel replacement 206
pulmonary artery aneurysm resection with patch repair 206
pulmonary artery aneurysm resection with pulmonary artery angioplasty 206
pulmonary artery angiography 209
pulmonary artery angioplasty balloon expansion 189
pulmonary artery atresia with ventricular septal defect and systemic-pulmonary artery collateral circulation correction 205
pulmonary artery atresia with ventricular septal defect correction 205
pulmonary artery banding 189, 206
pulmonary artery diastolic pressure 86
pulmonary artery dilatation 64, 196
pulmonary artery dissection 64
pulmonary artery embolization 189, 206
pulmonary artery fistula 196
pulmonary artery fusion 206
pulmonary artery intimal stripping 206
pulmonary artery ligation 189
pulmonary artery originated from ascending aorta correction 206
pulmonary artery partial resection with anastomosis 189
pulmonary artery pressure 86
pulmonary artery pressure monitoring 72
pulmonary artery repair 206
pulmonary artery sling 64, 196

pulmonary artery stenosis 64, 196
pulmonary artery surgical exploration 189
pulmonary artery systolic pressure 86
pulmonary artery thromboembolectomy 206
pulmonary artery tumor 196
pulmonary artery wedge pressure 86
pulmonary artery-superior vena cava shunt 206
pulmonary aspergillosis 75, 351, 412
pulmonary atresia(intact ventricular septum, IVS) 196
pulmonary atresia(ventricular septal defect, VSD) 195
pulmonary atresia(ventricular septal defect-main aorto-pulmonary collateral artery, VSD-MAPCA) 195
pulmonary barotrauma 75
pulmonary biotrauma 75
pulmonary blastomycosis 75, 351, 412
pulmonary blood flow 87
pulmonary blood volume 87
pulmonary branch stenosis 196
pulmonary bulla sewing operation 189
pulmonary candidiasis 75, 351, 366, 412
pulmonary capillary critical opening pressure 86
pulmonary capillary hemangiomatosis 64
pulmonary capillary hemangiomatosis, pulmonary capillary aneurysm 74, 196
pulmonary capillary hydrostatic pressure 86
pulmonary capillary partial pressure of oxygen 86
pulmonary capillary transmural pressure 86
pulmonary carcinoid 74
pulmonary central branch arthroplasty 206
pulmonary chemodectoma 74
pulmonary coccidioidomycosis 351, 412
pulmonary contusion 74, 188
pulmonary cryptococcosis 75, 351, 366, 412
pulmonary cyanosis 82
pulmonary cystic fibrosis 74
pulmonary cysticercosis 412
pulmonary disease associated with primary Sjogren syndrome 75
pulmonary dysmaturity 74
pulmonary dyspnea 31, 82
pulmonary echinococcosis 74, 412
pulmonary echinococcosis multilocularis 412
pulmonary edema 75, 294
pulmonary embolism 64, 75, 158, 294, 351
pulmonary embolism following abortion 323
pulmonary encephalopathy 75, 112
pulmonary endarterectomy 189
pulmonary endometriosis 322
pulmonary epithelioid hemangioendothelioma 75
pulmonary function 86
pulmonary function test 86, 301
pulmonary function test apparatus 86
pulmonary fungal infection 412
pulmonary haemorrhage 74, 351
pulmonary hamartoma 74
pulmonary hemangioma 196
pulmonary hematoma 75

pulmonary hilar enlargement 74
pulmonary histoplasmosis 74, 351, 412
pulmonary hyaline membrane disease 351
pulmonary hyperbaric injury 294
pulmonary hyperinflation 74
pulmonary hypertension 64, 74, 196
pulmonary hypertension associated with connective tissue disease 198
pulmonary hypertension associated with hypoxia 73
pulmonary hypertension associated with lung disease or hypoxemia or both 74
pulmonary hypertension in puerperium 337
pulmonary hypertensive crisis 64
pulmonary hypoplasia 74
pulmonary incompetence 64, 74
pulmonary infarction 64, 74
pulmonary infection 74
pulmonary inflammatory pseudotumor 75
pulmonary inflation injury 74
pulmonary interstitial fibrosis 61
pulmonary interstitial fibrosis(post-inflammation) 74
pulmonary interstitial negative pressure 86
pulmonary interstitial pressure 86
pulmonary lobectomy 309
pulmonary lobectomy with lymph node dissection 190
pulmonary lobectomy with segmentectomy 190
pulmonary lymphangioleiomyomatosis, PLAM 74
pulmonary lymphoma 75
pulmonary mucormycosis 74, 351, 366, 412
pulmonary mycosis 412
pulmonary nocardiosis 75, 366, 412
pulmonary nontuberculous mycobacteriosis 74
pulmonary paracoccidioidomycosis 74, 351, 412
pulmonary paragonimiasis 412
pulmonary perfusion imaging 86
pulmonary peripheral branch arthroplasty 206
pulmonary pseudolymphoma 74
pulmonary regurgitation after cardiac surgery 203
pulmonary rehabilitation 83
pulmonary schistosomiasis 75, 412
pulmonary sclerosis 75
pulmonary segmentectomy 189
pulmonary sequestration 74, 351
pulmonary shadow 74
pulmonary siderosis 75
pulmonary sporotrichosis 75
pulmonary stenosis 64
pulmonary stenosis with incompetence 195
pulmonary stenosis with insufficiency 195
pulmonary stenosis(subvalvar) 195
pulmonary surfactant replacement 298
pulmonary syphilis 412
pulmonary thesaurosis caused by tin, iron, antimony, barium and their compound 406
pulmonary thromboembolism 75
pulmonary thromboendarteractomy 189

pulmonary thrombosis 351
pulmonary toxoplasmosis 74, 351, 412
pulmonary trichodophlebitis 196
pulmonary tuberculoma 74, 188
pulmonary tuberculoma ball 74
pulmonary tuberculosis 74, 81, 412
pulmonary tuberculosis(bacteriological and histological negative) 74
pulmonary tuberculosis(confirmed by culture) 74
pulmonary tuberculosis(confirmed by histology) 74
pulmonary tuberculosis(confirmed by microscopy) 74
pulmonary tuberculosis(smear positive) 74
pulmonary tularaemia 75
pulmonary tularemia 412
pulmonary type disequilibrium syndrome 133
pulmonary valve commissurotomy under direct vision 303
pulmonary valve disorders 195
pulmonary valve exploration 205, 302
pulmonary valve operation under direct vision 208
pulmonary valve replacement with biological prosthetic valve 205
pulmonary valve replacement with mechanical prosthetic valve 205
pulmonary valve vegetation 195
pulmonary valvuloplasty 205
pulmonary valvuloplasty under direct vision 303
pulmonary vascular disease 64
pulmonary vascular malformation 196
pulmonary vascular resistance 87
pulmonary vasculitis 75, 196
pulmonary vein angioplasty 190, 206
pulmonary vein atresia 196
pulmonary vein occlusion 74, 196
pulmonary vein stenosis 64, 196
pulmonary venous pressure 86
pulmonary wedge resection 190
pulmonary wedge resection with systematic mediastinal lymphadenectomy 190
pulp abscess 52
pulp calcification 52
pulp capping 55
pulp cavity abnormality 52
pulp degeneration 52
pulp extirpation 58
pulp gangrene 52
pulp hyperemia 52
pulp metaplasia 52
pulp necrosis 52
pulp polyp 54
pulp resinifying therapy 58
pulp reticular atrophy 52
pulp stone 52
pulpectomy 58
pulpitis 52
pulpless tooth 50
pulpotomy 58
pulse deficit 70

pulvinar sign　130

pump failure　73

punch-drunk syndrome　396

punctal dilatation　20

punctal ectropion repair　20

punctate midline myelotomy　182

punctate porokeratosis　365

punctoplasty　20

punctuate inner choroidopathy　3

puncture and aspiration for hepatic cyst　169

puncture and aspiration of craniopharyngioma　184

puncture and biopsy of pelvic lesion　317

puncture and drainage for liver abscess　169

puncture and drainage of brain abscess　185

puncture and drainage of cul-de-sac　333

puncture and drainage of intracranial hematoma by hard tunnel　184

puncture and drainage of subgaleal hematoma　184

puncture and irrigation of maxillary sinus　36

puncture and lavage of anterior chamber　20

puncture biopsy　273

puncture biopsy of lung　189

puncture injection　273

puncture of anterior fontanelle　185

puncture pseudoaneurysm after radiofrequency ablation　200

puncture vascular hematoma after radiofrequency ablation　200

punning　397

pupil abnormality after cataract surgery　2

pupil abnormality after intraocular lens implantation　10

pupil diameter enlargement　189

pupil shift　13

pupillary dysfunction　13

pupillary membrane　13

pupilloplasty　21

pure hypercholesterolaemia　154

pure hyperglycerolemia　154

pure microphthalmia　18

pure migraine　122

pure neuritic leprosy　411

pure red aplastic anemia　132

pure red cell aplastic anemia, PRCA　158

pure tone audiometry　128

pure tone test　37

purine nucleoside phosphate assay enzyme deficiency　155

purine nucleoside phosphorylase deficiency　375

purpura　71, 385

purpura annularis telangiectosis　373

purpura due to raised intravascular pressure　381

purpura fulminans　363

purpura of bladder　213

purpura of kidney　214

purpura of newborn　381

purpura of primary amyloidosis and purpura of myeloma　383

purpura simplex　365

purpuric toe syndrome　385

pursed-lip breathing　82

purulent auricular chondritis　294

purulent cholangitis　97, 352

purulent lymphadenitis　352

purulent meningitis　113, 352, 412

purulent meningitis of skull base　117, 353

purulent meningoencephalitis　113, 352

purulent pancreatitis　97, 352

purulent pericarditis　65

purulent peritonitis　97, 352

purulent pleurisy　76, 352

purulent rhinitis　26

purulent sinusitis　412

purulent sputum　82, 189

purulent ventriculitis　113

pus cell　295

push-back operation　55

pustular acne　374

pustular bacterid　374

pustular miliaria　374

pustular vasculitis　374

pustule　385

putamen hemorrhage　178

Putti-Platt operation　278

PUVA lentigines　362

pycnodysostosis　267

pyelitis　354

pyelitis cystica　212

pyelitis glandularis　215

pyelogenic cyst　214, 354

pyelointerstitial backflow　214

pyelolithotomy　222

pyelolymphatic backflow　214

pyelonephritis　354

pyelonephritis in pregnancy　344

pyeloscopy　222

pyelostomy　222

pyelostomy catheter removal　222

pyelostomy closure　222

pyelostomy lithotomy　222

pyelotomy　222

pyeloureterography　222

pyelovenous backflow　214

pyknodysostosis　153

pyleophlebitis liver abscess　100

pylephlebitis　100, 353

pylephlebitis liver abscess　353

pyloric obstruction　105

pyloric partial obstruction　105

pyloric stenosis　105

pyloric stomach resection　314

pyloromyotomy　173, 303

pyloroplasty　173

pylorospasm　105, 359

pyocele　213

pyoderma　295, 374

pyoderma faciale　373

pyoderma gangrenosum associated with novel antineutrophil cytoplasmic antibody to azurocidin　379

pyodermia chronica papillaris et exulcerans　372

pyogenic arthritis of ankle joint　238

pyogenic arthritis of elbow joint　267

pyogenic arthritis of hip joint　247

pyogenic arthritis of shoulder joint　242

pyogenic arthritis of TMJ　46

pyogenic arthritis of wrist joint　257

pyogenic arthritis-pyoderma gangrenosumacne syndrome　362

pyogenic flexor tenosynovitis　238

pyogenic gingivitis　42

pyogenic granuloma of oral mucosa　44

pyogenic intracranial venous sinus thrombosis　113

pyogenic osteomyelitis of jaw　42

pyogenic osteomyelitis of vertebra　241

pyogenic paronychia　368

pyogenic parotitis　26, 42

pyogenic rachitis　238

pyogenic spinal infection　241

pyohydronephrosis　212

pyometra　323, 328

pyometrium　328

pyomyositis　374

pyonephrosis　213, 354

pyopneumothorax　354, 415

pyosalpinx　325

pyostomatitis vegetans　54

pyothorax with fistula　78

pyramidal bone　253

pyrazolone derivatives poisoning　404

pyrethroid pesticide poisoning　407

pyridostigmin poisoning　408

pyridoxine deficiency　154

pyriformis syndrome　117, 248

pyrimidine 5'-nucleotide enzyme deficiency　159

pyrophosphate arthropathy　243

pyrophosphate crystallinosis　243

pyruvate carboxylase deficiency syndrome　141

pyruvate decarboxylase deficiency　154

pyruvate deficiency　154

pyruvate kinase deficiency　157

pyruvate metabolism and gluconeogenesis　154

pyuria　138, 295

R

rabies　414

Rabson-Mendenhall syndrome　141

rachitis　234

rachitic chest　75, 82

rachitic rosary　77, 82

rachitic scoliosis　270

Racke cyst　146

racket nail　376

rad　320

radial angioplasty　282

radial arterial pulse　251, 270

radial artery injury of hand　254

radial artery injury of wrist　256

radial artery stent implantation　207

radial collateral ligament rupture　251

radial collateral ligament sprain　251

radial epiphyseal separation of closed reduction 282
radial head epiphysis injury 251
radial head resection 282
radial head resection arthroplasty 282
radial hemimelia 251
radial intramedullary nail internal fixation 282
radial mastoidectomy 35
radial nerve anastomosis 282
radial nerve injury 252
radial nerve injury of forearm 250
radial nerve injury of hand 254
radial nerve injury of wrist 256
radial nerve paralysis 120
radial osteoclasia 282
radial osteotomy 282
radial pin fixation 282
radial removal of internal fixation 282
radial styloidectomy 282
radial translation of carpus 257
radial tunnel syndrome 251
radiating pain 82
radiation activity 319
radiation arteriolitis 318
radiation biological effect 319
radiation bone necrosis 318
radiation brain necrosis 318
radiation burn 294
radiation burn injury 296
radiation castration 319
radiation cataract 3, 318
radiation cholecystitis 318
radiation colitis 318
radiation cystitis 318
radiation damage 319
radiation dental caries 318
radiation disease 405
radiation disease with bone marrow manifestation 294
radiation disease with brain manifestation 295
radiation disease with intestinal manifestation 293
radiation dose 319
radiation encephalopathy 112, 318
radiation enteritis 94, 351
radiation eosinophilia 318
radiation esophagitis 94
radiation fibrinous pleurisy 318
radiation field 321
radiation field central axis 320
radiation field flatness 320
radiation field port film 320
radiation field symmetry 320
radiation induced skin cancer 366
radiation laryngitis 318
radiation lethal dose 319
radiation maxilla necrosis 318
radiation mucositis 318
radiation myeloencephalopathy 318
radiation myelopathy 112, 231, 318
radiation nephritis 132
radiation nephropathy 318

radiation neuritis 318
radiation oncology 319
radiation oncology physics 319
radiation optic neuropathy 3
radiation osteitis 231
radiation otitis media 318
radiation pathology 319
radiation pericarditis 64, 318
radiation pneumonia 74
radiation pneumonitis 318
radiation proctitis 94
radiation pulmonary fibrosis 318
radiation resistance 319
radiation retinal injury 318
radiation sensitivity 319
radiation sequela 318
radiation skin burn 318
radiation skin cancer 294
radiation soft tissue fibrosis 318
radiation source 319
radiation source diameter 319
radiation source strength 319
radiation stomatitis 41, 318
radiation therapy 83
radiation tolerance 319
radiation tolerance dose 319
radiation ulcer 294
radiation-induced aging 318
radiation-induced cancer (lung cancer in high-radon-exposed miner) 405
radiation-induced chromatid aberration 319
radiation-induced chromosome aberration 319
radiation-induced sarcoma of bone 236
radiation-induced sarcoma of soft tissue 253
radiative pulmonary fibrosis 74
radiatory fibromatosis 366
radical chemotherapy 84
radical cholecystectomy 166
radical cystectomy 218
radical dissection of bilateral cervical lymph node 314
radical dissection of unilateral cervical lymph node 308
radical electrocoagulation of rectal lesion 107
radical excision of axillary lymph node 173, 315
radical excision of celiac lymph node 168
radical excision of iliac lymph node 171, 313
radical excision of inguinal lymph node 166, 309
radical excision of lesion of external ear 387
radical excision of mesenteric lymph node 165, 308
radical excision of paraaortic lymph node 174
radical excision of pelvic lymph node 171
radical excision of periaortic lymph node 193
radical excision of retroperitoneal lymph node 167
radical excision of skin lesion 56, 313
radical excision of tongue 313

radical excision of vulva 314
radical expansion local excision of vulva 335
radical gastrectomy 169, 311
radical glossectomy 33
radical hysterectomy 336
radical local excision of vulva 335
radical maxillary antrotomy 57
radical maxillary sinusotomy 36, 57
radical neck dissection 33, 55
radical nephrectomy 218, 314
radical operation of tetralogy of Fallot 205
radical operation of thyroid 34
radical pancreatectomy 173
radical pancreaticoduodenectomy 169
radical pelvic lymphadenectomy 334
radical proctectomy 174
radical prostatectomy 218, 221, 313
radical radiotherapy 84, 319
radical resection 284
radical resection of abdominal lymph node 310
radical resection of bladder 313
radical resection of bronchus 316
radical resection of cervix 336
radical resection of gallbladder 308
radical resection of hilar cholangiocarcinoma 169
radical resection of hilar lymph node 309
radical resection of jaw lymph node 311
radical resection of left colon 316
radical resection of mediastinal lymph node 316
radical resection of pancreas 316
radical resection of pancreas and duodenum (Whipple operation) 311
radical resection of paraaortic lymph node 316
radical resection of pelvic lymph node 313
radical resection of rectum 316
radical resection of retroperitoneal lymph node 309
radical resection of right colon 316
radical resection of submandibular lymph node 55
radical resection of uterine cervix 316
radical resection of uterus 316
radical resection of vulva 335
radical surgery 33, 84
radical thoracic cavity dissection 315
radicular cyst 30
radiculitis 121, 254
radioactive decay 319
radioactive obstruction of lacrimal passage 3
radioactive osteomyelitis of jaw 41
radioactive particle imbedding 217
radioactive particle implantation 55, 319
radioactive peripheral neuropathy 112
radioactive pharyngitis 25, 41
radioactive polyneuropathy 112
radioactive seed implantation 309
radioactive thyroiditis 143
radioactive source activity 319

radiocarpal and midcarpal joint instability 252
radiodermatitis 366
radiofrequency ablation of amygdala lesion 308
radiofrequency ablation of endometrium 336
radiofrequency ablation of gasserian ganglion 182
radiofrequency ablation of globus pallidus 182
radiofrequency ablation of hepatic lesion 107, 169
radiofrequency ablation of intercostal nerve 184
radiofrequency ablation of lesion of pancreas 173
radiofrequency ablation of lesion of soft palate 57
radiofrequency ablation of root of tongue 57
radiofrequency ablation of spinal nerve root 182
radiofrequency ablation of thalamus 313
radiofrequency ablation of trigeminal nerve 185
radiofrequency ablation of uterine lesion 336
radiofrequency catheter ablation for liver disease 310
radiofrequency derogation of thalamic nuclei 185
radiofrequency of malignant tumor 309
radiofrequency therapy of thalamic nuclei 185
radiofrequency thermocoagulation of gasserian ganglion 185
radiographic localization 318
radiography of cervical intervertebral disc 286
radiography of gallium citrate-67 286
radiological loosening 231
radionuclide contamination 294
radionuclide myocardial perfusion imaging 72
radionuclide renogram 224
radionuclide vesicoureteral reflux test 224
radioperiosteal reflex 231, 251, 270
radioprotection factor 319
radioprotector 319
radiosensitization 319
radiosensitizer 319
radiotherapeutic machine 319
radiotherapeutic plaque implantation of intraocular tumor 21
radiotherapeutic plaque removal of intraocular tumor 21
radiotherapy 309
radiotherapy of malignant tumor 309
radiotherapy plan 319
radiotherapy reaction 319
radiotherapy regimen 319
radioulnar synostosis 228
radium applicator 320
radius and ulna stress fracture 251
radius bone graft 282
radius lengthening 282
radius plate internal fixation 282
radius ring ligament sprain 251

radius screw internal fixation 282
ragged red fiber, RRF 120
raillietiniasis 416
rale 82
ramp test 89
rampant caries 39
Ramsay-Hunt syndrome 374
ramus frame implant 58
ramus osteotomy 58
randall plaques 213
random 130
random flap reconstruction 386
random pattern skin flap 300
range of motion test 403
ranula 48
rapid cycling bipolar affective disorder 391
rapid eye movement sleep behavior disorder 77
rapid eye movement (REM) sleep, REM sleep 129
rapid heart beat 70
rapid sequence urography 220
rapidly progressive crescentic glomerulonephritis 352
rapidly progressive glomerular disorder 352
rapidly progressive glomerulonephritis 133, 352
rapidly progressive glomerulonephritis type I 133
rapidly progressive glomerulonephritis type II 133
rapidly progressive glomerulonephritis type III 133
rapidly progressive nephritic syndrome 133
rapidly progressive nephritis 352
rapid-onset dystonia 121
rash following immunization 407
Rastelli operation 303
rat-bite wound 378
rat-bite fever 378, 417
Rathke's cyst 141
rating scale for extrapyramidal side effect 398
ratio of dead space to tidal volume 89
ratio of functional residual volume to total lung capacity 87
ratio of maximum expiratory flow at 50% of forced vital capacity to maximum inspiratory flow at 50% of forced inspiratory vital capacity 89
ratio of residual volume to total lung capacity 86
ratio of shunted blood to total perfusion 87
ratio of tidal expiratory flow at 25% of tidal volume to PTEF 85
ratio of time to peak tidal expiratory flow to total expiratory time 86
ratio of volume at peak tidal expiratory flow to expiratory tidal volume 86
Raven intelligence test 398
Raynaud disease 371
Raynaud phenomenon 117
Raynaud syndrome 117
Raynaud's syndrome 198
razor back deformity 270

razor graft 299
reactive airway dysfunction syndrome 74
reactive angioendotheliomatosis 366
reactive attachment disorder 389
reactive attachment disorder of childhood 393
reactive histocytosis 158
reactive hypoglycemia 143
reactive hypoglycemia (postprandial hypoglycemia) 154
reactive perforated collagen 231
reactive perforating collagenosis 366
reactive psychosis 389
reading evoked reflex epilepsy 125
reading of primary epilepsy juvenile myoclonic epilepsy 125
reality distortion 396
reality testing 398
reattachment of detached ciliary body 20
re-attachment of periodontium 58
rebase 55
recanalization after percutaneous embolotherapy of pulmonary arteriovenous fistula 66
recanalization of fallotomy 334
recanalization of parotid duct 35
recanalization of tubal ligation 334
recent abdominal postoperative peritoneal hemostasis 218
receptive language disorder 390
recessive edema 83
recessive placental abruption 346
recessive tonsilla tuberculosis 30
recessive yaws 383
reconstruction after vasoligation 222
reconstruction and internal fixation orbital zygomatic fracture 20
reconstruction medial orbital wall by endoscopic through ethmoidal-lamina papyracea 19
reconstruction of anterior pelvic cavity 334
reconstruction of anterior pelvic floor 334
reconstruction of articular labrum 276
reconstruction of auricle 290
reconstruction of bone of mandible 57
reconstruction of bone of zygoma 57
reconstruction of collateral ligament of interphalangeal joint 284
reconstruction of conjunctiva and tarsal plate through grafting technique 292
reconstruction of conjunctiva sac 20
reconstruction of contracted socket with a local flap 20
reconstruction of contracted socket with island flap 19
reconstruction of cranial suture 184
reconstruction of deltoid 283
reconstruction of external auditory canal 292
reconstruction of eye socket 300
reconstruction of eyebrow 290
reconstruction of eyelash with free scalp transplantation 21
reconstruction of eyelashes 290
reconstruction of eyelashes with free eyebrow graft 300

reconstruction of eyelid plate 292
reconstruction of eyelid with correction of ectropion 292
reconstruction of eyelid with free flap transplantation 292
reconstruction of eyelid with mucous membrane flap transplantation 291
reconstruction of eyelid with mucous membrane grafting 291
reconstruction of eyelid, full-thickness 292
reconstruction of frontal bone 182, 289
reconstruction of full-thickness eyelid involving palpebral margin 292
reconstruction of inferior fornix conjunctiva 21
reconstruction of lateral orbital wall 290
reconstruction of mandible 57. 292
reconstruction of mandibular defect 58
reconstruction of mandibular reconstruction plate 57
reconstruction of maxilla 57, 291
reconstruction of nose 289
reconstruction of nose with arm flap 289
reconstruction of nose with forehead flap 289
reconstruction of partial-thickness eyelid involving palpebral margin 292
reconstruction of pelvic floor 334
reconstruction of posterior wall of external auditory canal 36
reconstruction of pronunciation 33
reconstruction of ruptured urethra by Bank method 220
reconstruction of scrotum 300
reconstruction of superciliary arch 290
reconstruction of tarsal plate 290
reconstruction of the catheter after submandibular gland transplantation 58
reconstruction of thumb 281
reconstruction of thumb by index finger transfer 299
reconstruction of transverse colostomy 169
reconstruction of whole pelvic floor 334
reconstruction of zygomatic bone 291
reconstruction plate fixation 273
recording electrode 129
recording jaw position at centric occlusion 60
recovery factor 320
recovery period of cerebral hemorrhage 118
recovery period of cerebral infarction 118
recovery period of myocardial infarction 69
recovery phase after radiation therapy 399
recovery phase of cerebral hemorrhage 401
recovery phase of cerebral infarction 401
recovery phase of cerebral trauma 401
recovery phase of encephalitis 119, 401
recovery phase of hypoxic ischemic encephalopathy 401
recovery phase of poliomyelitis 400
recovery phase of subarachnoid hemorrhage 402
recruitment 129
recruitment frequency 129
recruitment interval 129

recruitment maneuver 83
recruitment pattern 129
rectal abscess 105
rectal anterior resection 316
rectal anterior resection with colostomy 316
rectal biopsy 107, 317
rectal bladder 223
rectal bladder and abdominal colostomy 223
rectal carcinoma with hemorrhage 105
rectal chlamydial infection 418
rectal cyst 105
rectal fistula 105
rectal fistula repair 174
rectal gonococcal infection 418
rectal incision and drainage 174
rectal injury 105, 165
rectal low anterior resection, LAR 174
rectal malignant tumor 318
rectal mass 106
rectal mesothelioma 105
rectal mucosal sleeve resection 174
rectal polyp 105
rectal polyp with hemorrhage 105
rectal prolapse 105
rectal resection sacrococcygeal approach 174
rectal rupture repair 174
rectal skin fistula 105
rectal stenosis 105
rectal stoma scar 105
rectal submucosal circumcision 316
rectal suspension 174
rectal tag 106
rectal-bladder-vaginal fistula resection 223, 316
rectal-rectal anastomosis 174
rectifying of supravalvular mitral annulus stenosis 205
rectitis 105
rectocele repair 174, 335
rectoperineal fistula 105
rectopexy/proctopexy 174
rectoromanoscopic biopsy of rectum 317
rectoromanoscopic rectal brushing biopsy 317
rectouterine pouch biopsy 336
rectovaginal fistula 106, 328
rectovaginal fistula repair 335
recto-vesico-vaginal fistula 105, 328, 360
recto-vesico-vaginal fistulectomy 174
rectus abdominis myocutaneous flap 298
rectus abdominis reparation 274
rectus abdominis rupture 233
rectus muscle flap transfer 276
rectus muscle relaxation 276
rectus suture adjustment 21
rectus weakening combined with orbital wall fixation 21
recurrence of lacrimal duct obstruction 8
recurrent acute anterior and high lateral myocardial infarction 65
recurrent acute anterior and inferior myocardial infarction 65
recurrent acute anterior myocardial infarction 66
recurrent acute anteroseptal and high lateral

myocardial infarction 66
recurrent acute anteroseptal and inferior myocardial infarction 66
recurrent acute anteroseptal myocardial infarction 66
recurrent acute extensive anterior myocardial infarction 65
recurrent acute extensive anterior, inferior and high lateral myocardial infarction 65
recurrent acute inferior and high lateral myocardial infarction 66
recurrent acute inferior and posterior myocardial infarction 66
recurrent acute inferior and right ventricular myocardial infarction 66
recurrent acute inferior, high lateral and posterior myocardial infarction 66
recurrent acute inferior, lateral and posterior myocardial infarction 66
recurrent acute lateral and posterior myocardial infarction 65
recurrent acute myocardial infarction 66
recurrent acute right ventricular myocardial infarction 66
recurrent angina of bile duct 95
recurrent anterior dislocation of shoulder 232
recurrent anterior uveitis 3
recurrent aphthous ulcer 41
recurrent appendicitis 95
recurrent atlantoaxial subluxation 232
recurrent atlantoaxial subluxation with myelopathy 232
recurrent brief depressive episode 390
recurrent caries 43
recurrent case 412
recurrent cerebrovascular disease 113
recurrent cholangitis 95, 351
recurrent corneal epithelial erosion 3
recurrent cutaneous necrotizing eosinophilic vasculitis 366
recurrent depressive disorder 390
recurrent depressive disorder, current episode mild 390
recurrent depressive disorder, current episode mild with physical symptom 390
recurrent depressive disorder, current episode mild without physical symptom 390
recurrent depressive disorder, current episode moderate 390
recurrent depressive disorder, current episode moderate with physical symptom 390
recurrent depressive disorder, current episode moderate without physical symptom 390
recurrent depressive disorder, current episode severe with psychotic symptom 390
recurrent depressive disorder, current episode severe without psychotic symptom 390
recurrent depressive disorder, currently in remission 390
recurrent dislocation of hip 248
recurrent dislocation of joint 237
recurrent dislocation of patella 232
recurrent dislocation of shoulder joint 242

recurrent excessive sleep 112
recurrent genital herpes 366
recurrent hematuria 138
recurrent hemorrhage after trauma 404
recurrent herpes simplex 366, 412
recurrent high lateral myocardial infarction 64
recurrent incomplete dislocation of shoulder 232
recurrent inferior and lateral myocardial infarction 68
recurrent inferior and posterior myocardial infarction 68
recurrent inferior myocardial infarction 68
recurrent insomnia 121
recurrent iridocyclitis 3
recurrent laryngeal nerve amputation 33
recurrent laryngeal nerve decompression 55
recurrent laryngeal nerve dissection 33
recurrent laryngeal nerve exploration 33
recurrent laryngeal nerve paralyses 351
recurrent laryngeal nerve paralysis 25, 113
recurrent laryngeal neuritis 113
recurrent lateral myocardial infarction 63
recurrent lumbar disc protrusion 232
recurrent lymphocytic meningitis 113, 366
recurrent manic episode 390
recurrent mood affective disorder 390
recurrent multiple chondritis associated with uveitis 3
recurrent ovarian cancer 322
recurrent painful erythema 366
recurrent pancreatitis 95
recurrent patellar dislocation 259
recurrent pelvic organ prolapse 322
recurrent pigmented nevus 287
recurrent polychondritis, RP 232
recurrent posterior myocardial infarction 65, 66
recurrent posteroseptal myocardial infarction 65
recurrent pterygium 3
recurrent retinal detachment 3
recurrent septal myocardial infarction 66
recurrent shoulder instability 248
recurrent spontaneous abortion 322
recurrent subluxation of joint 237
recurrent subluxation of patella 232
recurrent urinary tract infection 133
recurrent vestibulopathy 25
recurrent vulvovaginal candidiasis 322
red blindness 4
red eye 19
red light therapy 386
red lunulae 368
red nail 368
redistribution 320
redness 231, 270
reduced exercise tolerance 70
reducing body myopathy 114
reduction defect of lower extremity 259
reduction mammoplasty 290
reduction of autotransplant submandibular gland 58

reduction of depressed skull fracture 184
reduction of derotation of omental torsion 172
reduction of fracture of vertebra 278
reduction of intussusception of large intestine 308
reduction of intussusception of small intestine 173
reduction of memory span 390, 395
reduction of rectal prolapse 174
reduction of skull fracture 184
reduction of the thumb 281
reduction of torsion of large intestine 308
reduction of torsion of small intestine 173, 315
reduction of vertebral fracture 311
reduction of volvulus of stomach 173
reduction of zygomatic arch 291
reductive genioplasty 56, 290
redundant prepuce 210
reduplication of stomach 355
re-entrant ventricular arrhythmia 360
reexpansion pulmonary edema 75
reference electrode 128
reference point 187, 319
reflex bladder 112
reflex cough 31
reflex epilepsy 112
reflex hallucination 395
reflex of hypopharynx 97
reflex sympathetic dystrophy 112, 231, 366
reflex syncope 112
reflux cholangitis 351
reflux esophagitis 94, 188
reflux gastritis 94
reflux megaloureter 210
reflux nephropathy 132
reflux of esophagus 101
reflux of vesicoureteral 213
refractive accommodative esotropia 10
refractive myopia 10
refractory anemia 159
refractory anemia with excess of blast 159, 161
refractory anemia with excess of blast in transformation 161
refractory anemia with multilineage dysplasia and ringed sideroblast 159
refractory anemia with ringed sideroblast 158, 159
refractory anemia with ringed sideroblast and thrombocytosis 159
refractory asthma 78
refractory chronic rhinosinusitis 27
refractory cytopenia with multilineage dysplasia 157, 159
refractory cytopenia with unilineage dysplasia 159
refractory glaucoma filtering surgery 20
refractory hypertension 67
refractory leukemia 159
refractory neutropenia 159
refractory period 127
refractory periodontitis 46
refractory thrombocytopenia 159

refracture 265
Refsum syndrome 371
regional excision of lymph node 56, 312
regional excision of lymph node enlargement 56
regional lymphadenectomy 170
regular astigmatism 4
regular corneal astigmatism 6
regulation 130
regurgitating aspiration 294
regurgitation 189
rehabilitation counseling 403
rehabilitation evaluation of burn 301
rehabilitation robotics 403
Reifenstein syndrome 146
Reiter syndrome 211, 226, 248, 371
reject reaction 159
rejection of eye implantation 17
rejection of silicone band or silicone sponge 15
rejection of transplanted cornea 17
rejection reaction 287
relaparotomy and reexploration 173
relapse 158
relapsing febrile nodular panniculitis 366
relapsing fever 368, 412
relapsing linear acantholytic dermatosis 366
relapsing polychondritis 25, 75, 113, 366
relapsing polychondritis kidney injury 133
relapsing secondary syphilis 366
relative adrenal insufficiency 79
relative afferent pupillary defect (Marcus Gunn pupil) 19
relative biological effect, RBE 320
relative cephalopelvic disproportion 346
relative dose gradient 320
relative infrequent pulse 419
relative refractory period 130
relaxation of eyelid scar 292
relaxation of lip scar 289
relaxation of rectal mucosa 105
relaxation of scar 289
relaxation of web contracture of skin 291
relaxation pressure 88
release of elbow 285
release of foot deformity 278
release of spinal joint 278
release of tarsal tunnel 274
release of urethral stricture 221
relieving incision of forearm 291
relieving incision of leg 292
relocation of intraocular lens 21
rely on the left to right shunt congenital heart disease 203
rem 320
REM density 129
REM sleep behavior disorder 116
REM sleep latency 129
REM sleep-related sinus arrest 116
remanet cystic duct inflammation 92
remanet gastritis 92
remanet gastritis with hemorrhage 92
remission 158
remnant cervicectomy 308

remnant cholecystectomy 165, 308

remnant gastrectomy 165, 308

remnant laryngectomy 33

remnant nephrectomy 308

remnant of meniscus 264

remnant ovariectomy 308

remnant salpingo-ovariectomy 308

removable partial denture 56

removal of abdominal hematoma 309

removal of abdominal pregnancy 332

removal of arteriovenous bypass for renal dialysis 282

removal of auricle implant 290

removal of breast transplant tissue expander 171

removal of bronchial foreign body 37, 192

removal of cardiac assist device 208

removal of cavernous sinus meningioma 33

removal of cervical cerclage material 336

removal of cervical pregnancy 336

removal of chest wall hematoma 191

removal of conjunctival calculus 20

removal of crutchfield tongs 184

removal of dead bone of femur 276

removal of dead bone of fibula 274

removal of dead bone of humerus 275

removal of dead bone of patella 272

removal of dead bone of radius 282

removal of dead bone of tibia 280

removal of dead ulnar bone 273

removal of drainage tube 292

removal of duct stone from submandibular gland 58

removal of effusion of iliac fossa 313

removal of elbow prosthesis 285

removal of expander from subcutaneous tissue 291

removal of external fixation frame of scapula 278

removal of external fixation of femur 276

removal of external fixation of fibula 274

removal of external fixation of humerus 275

removal of external fixation of tibia 280

removal of external fixator 276

removal of external fixator of ankle joint 277

removal of external fixator of radius 282

removal of eyelid suture 292

removal of fibula 274

removal of foreign body by perineum incision 333

removal of foreign body by uterine incision 336

removal of foreign body by vaginal incision 335

removal of foreign body from abdominal cavity 168

removal of foreign body from abdominal wall 166, 290, 309

removal of foreign body from foot 292

removal of foreign body from hand 172, 291

removal of foreign body from lower limb 292

removal of foreign body from neck 55, 290

removal of foreign body from penis 292

removal of foreign body from scalp 172, 292

removal of foreign body from scrotum 292

removal of foreign body from stomach by incision 173

removal of foreign body from the pericardium 208

removal of foreign body from trunk 171, 291

removal of foreign body from upper extremity 291

removal of foreign body in duodenum 172

removal of foreign body in larynx 33

removal of foreign body in small intestine 173

removal of foreign body in soft tissue 283

removal of foreign body in stomach 173

removal of foreign body of foot 286, 387

removal of foreign body of upper limb 283

removal of foreign matter of breast 171

removal of hematoma of vulva 335

removal of iliac wing 281

removal of implant of breast 171

removal of injection pump after reconstruction using double-capsule implant 172

removal of internal fixation 273

removal of internal fixation device from facial bone 291

removal of internal fixation device from mandible 292

removal of internal fixation of acromioclavicular joint 278

removal of internal fixation of ankle joint 277

removal of internal fixation of calcaneus 275

removal of internal fixation of femur 276

removal of internal fixation of fibula 274

removal of internal fixation of hip joint 280

removal of internal fixation of humerus 275

removal of internal fixation of mandible 36, 58

removal of internal fixation of patella 272

removal of internal fixation of pelvic 276

removal of internal fixation of phalanx 284

removal of internal fixation of phalanx bone 284

removal of internal fixation of scapula 278

removal of internal fixation of tibia 280

removal of intracranial foreign body 185

removal of intracranial neurostimulator 184

removal of intracranial packing material 184

removal of intraocular implant 21

removal of intraspinal foreign body 187

removal of intrauterine device 332

removal of laryngeal stent 33

removal of lesion in broad ligament 333

removal of lesion in round ligament 335

removal of lesion in uterosacral ligament 336

removal of mediastinal foreign body 193

removal of mediastinal hematoma 193

removal of nail bed 169

removal of nose implant 289

removal of occluder 206

removal of ovarian corpus luteum hematoma 333

removal of ovarian embryo 334

removal of ovarian hematoma 334

removal of pelvic lesion 334

removal of peripheral nerve stimulator 187

removal of prosthesis device of bile duct 308

removal of prosthesis of interphalangeal joint 284

removal of pulmonary artery ring constriction 206

removal of rectal foreign body 174

removal of sacral nerve electronic stimulator 182

removal of scalp foreign body 186

removal of silicone oil 20

removal of skeletal muscle electrical stimulator 182

removal of skeletal muscle stimulator 276

removal of skull metal plate 184

removal of spinal subarachnoid-peritoneal shunt catheter 182

removal of sternum sequestrum 191

removal of subarachnoid-peritoneal shunt catheter 187

removal of subcutaneous drainage device 281

removal of subcutaneous nerve stimulator 386

removal of subcutaneous tissue dilator 386

removal of subcutaneous tissue expander 281

removal of tarsal internal fixation 274

removal of tubal hematoma 334

removal of tubal pregnancy and tubal fenestration 334

removal of tubal pregnancy tissue 334

removal of tubal pregnancy tissue and salpingostomy 334

removal of uterine cornual pregnancy 336

removal of uterine ligament pregnancy 336

removal of uterine scar pregnancy 336

removal of ventricular shunt 312

removal of ventricular shunt catheter 185

removal of vertebral internal fixator 285

removal posterior arch of atlas 277

renal abscess 214

renal adenocarcinoma 214

renal adenoma 214

renal aminoaciduria 138

renal amyloidosis 213

renal and ureteral malignant neoplasm 306

renal and ureteral malignant tumor 214

renal anemia 135

renal angiography 222

renal arteriography 222

renal arteriovenous fistula 213

renal artery arteritis (left/right/bilateral) 135

renal artery atherosclerosis 200

renal artery dissection 138, 200

renal artery embolism (left/right/bilateral) 135

renal artery embolization 222

renal artery fibromuscular dysplasia (left/right/bilateral) 135

renal artery injury 200

renal artery occlusion 200

renal artery pseudoaneurysm 200
renal artery sclerosis 200
renal artery stenosis (left/right/bilateral) 135
renal artery thrombosis 200
renal artery thrombosis (left/right/bilateral) 135
renal atherosclerosis 135
renal atrophy 214
renal atrophy (left/right/double-sided) 138
renal autotransplantation 223
renal biopsy 137
renal biopsy under B ultrasound guidance 137
renal block 222
renal borderline tumor 214, 306
renal calculus extracorporeal shock wave lithotripsy 222
renal calculus extracorporeal ultrasonic lithotripsy 222
renal calices-ureteric anastomosis 222
renal capsular stripping 222
renal carbuncle 214
renal catheter drainage 222
renal cavernostomy 222
renal cell carcinoma 214
renal colic 214
renal completeness fracture 214
renal cortical adenoma 214
renal crush injury 213
renal cyst (left/right/bilateral, single/multiple) 138
renal cyst sclerosing agent injection 222
renal cyst unroofing 222
renal cystectomy 222
renal cystic lesion 354
renal dialysis 222
renal duplication 210, 350
renal dysfunction 401
renal dysplasia 213
renal ectopia 214
renal embryoma 354
renal endometriosis 214
renal failure after operation 322
renal failure following abortion 323
renal fibrolipomatosis 214
renal fibroma 214
renal fungous disease 416
renal glucosuria 138
renal glycosuria 148
renal hamartoma 213, 306
renal hemangioma 214
renal hemangiopericytoma 214
renal hematoma 214
renal hypertension 67, 135
renal hypoplasia 354
renal infarction 213
renal infarction (left/right/bilateral) 138
renal infection in pregnancy 344
renal injury of thrombotic microangiopathy 136
renal interstitial fibrosis 135
renal involvement in Kimura's disease 135
renal involvement of anti-neutrophil cytoplasmic autoantibodies-associated vasculitis 132

renal leiomyosarcoma 214
renal local perfusion 222
renal lymphoblastoma 214
renal lymphoma 214
renal malakoplakia 135
renal malignant fibrous histiocytoma 213
renal malignant neoplasm 306
renal malrotation 214
renal nocardiosis 416
renal oncocytoma 214
renal osteanabrosis 254
renal osteodystrophy 254
renal osteomalacia 254
renal papillary necrosis 214
renal papillary necrosis (left/right/bilateral) 138
renal parenchyma hypertension 67, 135
renal pelvic cyst resection 222
renal pelvic T tube drainage 222
renal pelvis abscess 354
renal pelvis and bladder malignant neoplasm 306
renal pelvis borderline tumor 306
renal pelvis carcinoma in situ 306
renal pelvis fistula replacement 222
renal pelvis malignant neoplasm 306
renal pelvis secondary malignant neoplasm 306
renal pelvis-ureter anastomosis 222
renal pelvis-ureter plasty 222
renal pelvis-ureter-bladder anastomosis 222
renal plication 222
renal replacement therapy 137
renal retinopathy 11
renal rupture neoplasty 222
renal sarcoidosis 134
renal secondary malignant neoplasm 306
renal secondary malignant tumor 214
renal separation 222
renal sinus lipomatosis 213
renal systemic fibrosis 135
renal tubular acidosis 135, 214
renal tubular acidosis osteopathy 148
renal tubular acidosis type I, distal tubular acidosis 135
renal tubular acidosis type II, proximal tubular acidosis 135
renal tubular acidosis type III, mixed renal tubular acidosis 135
renal tubular acidosis type IV, hyperkalemia renal tubular acidosis 135
renal tubular atrophy 135
renal tubular backflow 214
renal tubular lesion 354
renal tubular phosphate transport disorder 135
renal tubular-interstial lesion 354
renal tubule acidosis 354
renal ureteral calculi 214
renal vascular hypertension 67, 135, 214
renal vascular malformation 354
renal vein embolism (left/right/bilateral) 135
renal vein injury 214
renal vein thrombectomy 222
renal vein thrombosis 138

renal vein thrombosis (left/right/bilateral) 135
renal vein-inferior vena cava anastomosis 222
renal venography 222
renal venous thrombosis 214, 354
renal vessel injury 214
renal wedge resection 222
renal-bladder anastomosis 222, 314
reninoma 214
renocortical pyogenic infection 214
renoprival hypertension 213
renorrhaphy 222
reno-vascular reconstruction 222
reopening of primary skull incision 184
reoxygenation 320
repair of III - IV degree laceration of perineum 333
repair of III - IV degree old laceration of perineum 330
repair of 1st degree perineal laceration 348
repair of 2nd degree perineal laceration 348
repair of 3rd degree perineal laceration 348
repair of 4th degree perineal laceration 348
repair of abdominal wall using component separation technique 166
repair of abdominal wall with patch 290
repair of achilles tendon 290
repair of aneurysm of coronary artery 206
repair of aortic and pulmonary septal defect 208
repair of aortic perivalvular leakage 303
repair of aortic sinus 208
repair of aortic valve under direct vision 208
repair of aortic valve with circumferential fistula 208
repair of articular cartilage 276
repair of artificial arteriovenous fistula 207
repair of atrial septal defect 302
repair of auricle defect 290
repair of bilateral direct inguinal hernia 172
repair of bilateral direct inguinal herniaoblique inguinal hernia 172
repair of bilateral inguinal hernia 172
repair of bilateral oblique inguinal hernia 172
repair of biliary injury using autologous graft 166
repair of bladder and ileum fistula 313
repair of bladder and vagina fistula 313
repair of bladder sigmoid fistula 313
repair of bladder-uterine fistula 313
repair of bone fibrous dysplasia of jaw 55
repair of buccal perforating defect 55
repair of buccal fat pad 55
repair of cardiac rupture 208
repair of cecal fistula 170
repair of cecal rupture 170
repair of cerebrospinal fluid incision leakage 184
repair of cerebrospinal fluid nasal fistula 34
repair of cerebrospinal fluid otorrhea 34, 184
repair of cerebrospinal fluid rhinorrhea 184
repair of cervical laceration 347

repair of chest wall 191, 292

repair of choledochal fistula 166

repair of chordae tendineae 302

repair of cleft lip 289

repair of cleft uvula 55

repair of collateral ligament 274

repair of colonic fistula 170

repair of colon-vaginal fistula 311

repair of complex perineal laceration 348

repair of coronary artery fistula 206

repair of defect mandible 292

repair of deltoid 283

repair of descending colonic rupture 170

repair of diaphragmatic hernia 169

repair of dorsal artery of foot 285

repair of duodenal rupture 172

repair of duodenal ulcer perforation 172

repair of Ebstein deformity 205

repair of endocardial cushion defect 208

repair of endocardial cushion defect with prosthesis 208

repair of endocardial cushion defect with tissue patch 208

repair of enterovaginal fistula 173

repair of epicanthus 291

repair of esophageal fistula 314

repair of esophageal perforation 36

repair of esophageal stricture 191, 314

repair of exposed spinal cord 182

repair of eyebrow 289

repair of fistula of cervix 336

repair of fistula of jejunum 170

repair of fistula of palate 290

repair of fistula of parotid duct 57

repair of fistula of salivary gland 57

repair of fistula of small intestine 173

repair of flap necrosis 171

repair of gallbladder fistula 308

repair of gallbladder-gastric fistula 308

repair of gastric rupture 173

repair of gastric ulcer perforation 173

repair of gastroduodenostomy 173

repair of great omentum 165

repair of greater omentum 308

repair of hymen 330

repair of incisional and hernia of abdominal wall 166

repair of inner canthus ligament rupture 20

repair of intra-abdominal [spinal]meningocele 182

repair of intra-thoracic [spinal]meningocele 186

repair of intraventricular tunnel 208

repair of jaw 55, 290

repair of laceration of full-thickness eyelid 292

repair of laceration of full-thickness eyelid and palpebral margin 292

repair of laceration of partial-thickness eyelid 292

repair of laryngeal cartilage fracture 33

repair of lip defect 54

repair of liver rupture 169

repair of lower eyelid bag after resection 21

repair of lumbar hernia, epigastric hernia, spigelian hernia 173

repair of maxillary sinus fistula 36

repair of meningocele 185

repair of mesenteric defect 308

repair of mitral perivalvular leakage 302

repair of mitral valve under direct vision 208

repair of myelomeningocele 182

repair of nasal septum perforation 289

repair of obturator hernia 165

repair of old laceration of uterus 336

repair of old obstetric laceration of perineum 333

repair of old obstetric laceration of vagina 335

repair of old obstetric laceration of vulva 335

repair of omental hernia 172

repair of omphalocele 171

repair of orbital defect with implantation of artificial material and correction of enophthalmos 20

repair of orbital septum 20

repair of ovary 334

repair of papillary muscle of heart 208

repair of paracolostomy hernia 170

repair of parastomal hernia 173

repair of patent foramen ovale 207, 302

repair of pelvic floor hernia 171

repair of perineal laceration 347

repair of perineorectal fistula 169

repair of periorbital fracture 20

repair of perirectal fistula 174

repair of peritoneal tissue 167, 309

repair of perivalvular leak of tricuspid valve 207

repair of perivalvular leakage of mitral valve 205

repair of pharyngeal fistula 36

repair of pharyngeal tearing 36

repair of popliteal vein 276

repair of radial artery 282

repair of radiation damage 319

repair of rectal-vaginal fistula 316

repair of rectovaginal fistula 174

repair of rectum 174

repair of recurrent shoulder dislocation 274

repair of rupture of ileum 169

repair of rupture of jejunum 170

repair of salivary gland duct 57

repair of septal perforation 32

repair of sigmoid colonic fistula 173

repair of sigmoid colonic rupture 173

repair of small intestinal-vagina fistula 315

repair of small intestine rupture 173

repair of spinal dura mater 186

repair of spleen 313

repair of tail of pancreas 173

repair of testis 218

repair of thymus 315

repair of thyroid cartilage of larynx 33

repair of tongue 57

repair of transverse colonic rupture 169

repair of tricuspid valve under direct vision 208

repair of umbilical hernia 171

repair of unilateral direct inguinal hernia 165

repair of unilateral femoral hernia 166

repair of unilateral indirect inguinal hernia 165

repair of unilateral inguinal hernia 165

repair of ureter fistula 314

repair of urethral and rectal fistula 313

repair of urethral and vaginal fistula 313

repair of urethral fistula 313

repair of urethral laceration 220

repair of uterine ligament 336

repair of vaginal fornix 335

repair of vein 280

repair of ventricular septal defect 207

repair of ventricular septal defect with artificial patch 207

repair of [spinal]meningeal hernia 184

repair of [spinal]meningocele 184

repair operation of pancreatic rupture 173

repaired of lower lip ectropion 300

repaired of perforating wound of face 299

repaired of stricture in anal region 298

repaired of upper lip defect 299

repaired with free compound auricular tissues 300

repaired with skin graft 299

repairment of cervical old laceration 336

reparationaletageventriculaire procedure 303

repeated cesarean section 338

repeated dislocation 231, 270

repeated frostbite 405

repeated implantation failure 322

repeated strain 270

repetitive discharge 128

repetitive nerve stimulation, RNS 128

repetitive strain 231

repetitive transcranial magnetic stimulating therapy 397

replacement of bilateral nerve-stimulating impulse generator 186

replacement of biserial rechargeable neuro-stimulator pulse generator 183

replacement of bladder with rectum 174

replacement of bladder with sigmoid 173

replacement of cardiac resynchronization pacemaker 71

replacement of cardiac resynchronization pacemaker pulse generator 208

replacement of cardiac resynchronization therapy with defibrillator, CRTD replacement 71

replacement of crutchfield tongs 184

replacement of cystostomy tube 221

replacement of implantable cardioverter-defibrillator, ICD replacement 71

replacement of interphalangeal joint 284

replacement of intracranial neurostimulator 184

replacement of metatarsophalangeal joint 283

replacement of obstetrical inverted uterus 348

replacement of peripheral nerve stimulator 187

replacement of skeletal muscle electrical stimulator 182

replacement of uniserial rechargeable neuro-stimulator pulse generator 183

replacement of ventricular catheter 185

replacement of ventricular shunt catheter 185

replantation of amputated ear surgery 33

replantation of forearm 282

replantation of scalp 292

replantation of thigh 273

replantation of thumb 281

repolarization 128

repopulation 320

reposition of myelocele 182

reposition of peritoneal catheter and partial omentectomy by surgical technical 137

reposition of peritoneal catheter by surgical technical 137

rerouting of facial nerve 34

resection and reconstruction 282

resection and suturation of fistula of small intestine 173

resection arthroplasty 276

resection of accessory spleen 166

resection of acoustic neuroma 186

resection of acoustic neuroma via retrosigmoid approach 186

resection of anomalous muscle bands 303

resection of appendix vesiculosa 334

resection of arachnoid lesion 185, 187

resection of arteriovenous fistula 182, 273

resection of auditory nerve lesion 186

resection of bile duct cyst 166

resection of bladder lesion 221

resection of brain abscess 185

resection of brain lesion via extradural temporopolar approach 185

resection of brain slope lesion 313

resection of brainstem lesion 184

resection of carina lesion 190

resection of carotid aneurysm 183

resection of carotid body tumor 183

resection of carotid glomus 183

resection of cerebellar hemisphere lesion 186

resection of cerebellar lesion 186

resection of cerebellar vermian lesion 186

resection of cerebellopontine angle lesion 185, 186

resection of cerebral falx meningeal lesion 182

resection of cerebral hemisphere lesion 182

resection of cerebral lesion 182

resection of cerebral lesion via frontal approach 182

resection of cerebral lesion via parieto-occipital approach 182

resection of cerebral lesion via pterional approach 183

resection of cerebral vessel with anastomosis 185

resection of cervical rib 190

resection of chest wall bone lesion 191

resection of chest wall lesion 191, 315

resection of choroid plexus 184

resection of clival lesion 186

resection of coracoacromial ligament 277

resection of corpus callosum lesion 185

resection of cranial granulation 185

resection of cranial nerve lesion 185

resection of deep brain lesion 182

resection of diaphragmatic lesion 190

resection of duodenum 314

resection of epileptic focus 182

resection of esophageal lesion 191

resection of expanding regional lymph node 333

resection of exteriorized segment of intestine 165

resection of exteriorized segment of large intestine 308

resection of extrahepatic bile duct 169

resection of eyelid mass plastic surgery 21

resection of facial nerve lesion 184

resection of femur 276

resection of foramen magnum lesion 187

resection of fourth ventricular lesion 182

resection of frontal lesion 182

resection of frontal lobe 308

resection of frontal lobe lesion 308

resection of frontal-temporal-insular lesion 182

resection of glomus jugular tumor 183

resection of hilar lymph node 309

resection of hip arthroscopic lesion 312

resection of horn of uterus 336

resection of hypothalamic lesion 185

resection of ileum 311

resection of infundibulum of right ventricle 303

resection of insular lesion 182

resection of internal carotid artery aneurysm with anastomosis 183

resection of intra-and extra-spinal lesion 187

resection of intracranial aneurysm 184

resection of intracranial AVM 184

resection of intracranial vascular malformation 184

resection of intramedullary lesion 182

resection of intraspinal AVM 187

resection of intraspinal epidural lesion 187

resection of intraspinal lesion 187

resection of intraspinal tumo 187

resection of jugular foramen lesion 183

resection of jugular phlebectasia 183

resection of lateral ventricular lesion 182

resection of left auricular appendage 303

resection of lesion via suboccipital midline approach 187

resection of lesion via suboccipital transtentorial approach 187

resection of lung lesion 189

resection of lymphangioma 170

resection of lymphatic fistula 170

resection of medial epicondyle of humerus 275

resection of mediastinal lesion 193

resection of meningeal abscess 185

resection of meningeal lesion 185

resection of meningeal lesion in venous sinus 183

resection of middle cranial fossa lesion 184

resection of multiple ventricular lesions 182

resection of muscular branch of tibial nerve 280

resection of nasal lesion 32

resection of nasal skin lesion 32

resection of nasal vestibular lesion 32

resection of occipital lobe lesion 187

resection of optic nerve 186

resection of optic nerve lesion 186

resection of ovarian corpus luteum 333

resection of ovarian lesion 333

resection of pancreatic head 315

resection of pancreatic head and partial pancreatic body 173

resection of pancreatic head with partial pancreas 315

resection of pancreatic tail 315

resection of pancreatic tail with partial pancreatic body 315

resection of parapelvic cyst 222

resection of parasellar region lesion 182

resection of parietal lobe lesion 182

resection of partial pericardium 191

resection of partial trachea 190

resection of pelvic peritoneum 171

resection of pericardial lesion 191

resection of petroclival lesion 186

resection of physeal bar of tibia and fibula 279

resection of pineal lesion 186

resection of pituitary gland lesion 182

resection of popliteal artery aneurysm with artificial vascular replacement 276

resection of posterior cranial fossa lesion 184

resection of pulmonary artery lesion 189

resection of pulmonary bulla 189

resection of Rathke cyst 184

resection of rectosigmoid colon, with closure of rectal stump and colostomy (Hartmann operation) 170

resection of recto-uterine pouch lesion 316

resection of rectum (Swenson surgery) 316

resection of rib lesion 190

resection of root of tongue by suprahyoid 57

resection of scrotum-deferens fistula 223

resection of segment 2 (caudate lobe) of liver 168

resection of segment 7 of liver 168

resection of segment 8 of liver 169

resection of sellar region lesion 182

resection of sigmoid colon 316

resection of skull base bone lesion 184

resection of skull base lesion 184

resection of skull base lesion via skull base 184

resection of skull granuloma 184

resection of skull lesion 184

resection of small intestine and colon 315

resection of spinal dura mater 186

resection of spinal lesion 182

resection of spinal subdural-extramedullary lesion 186

resection of spinal vascular malformation 182
resection of splenic lesion 171
resection of sternum 191
resection of subaortic ring 303
resection of subdural abscess 186
resection of suprasellar region lesion 182
resection of temporal lobe lesion 185
resection of tentorial meningeal lesion 186
resection of third ventricular lesion 182
resection of thoracic lesion 192
resection of thymus lesion 192
resection of trachea lesion 190
resection of trachea lesion under broncho-
　scope 191
resection of tunica vaginalis 222
resection of tunica vaginalis cyst 222
resection of ulna 273
resection of ulnar head 273
resection of urethral stricture 221
resection of ventricular aneurysm 207
resection of ventricular muscle abnormality
　208
resection of vulval and vaginal scar 335
resection surgery of maxillary sinus lesions 36
reserpine poisoning 406
reserve of ventilation 88
residual alveolar ridge atrophy 48
residual and delayed mental disorder caused
　by multiple drugs and other psychotropic
　substances 405
residual and delayed mental disorder caused
　by volatile solvent 406
residual and delayed psychonosema caused by
　hallucinogen 409
residual and delayed psychonosema caused by
　tobacco 409
residual and late-onset psychotic disorder due
　to alcohol or drug 391
residual and late-onset psychotic disorder due
　to use of alcohol 391
residual and late-onset psychotic disorder due
　to use of amphetamine 388
residual and late-onset psychotic disorder due
　to use of caffeine 391
residual and late-onset psychotic disorder due
　to use of cannabinoids 389
residual and late-onset psychotic disorder due
　to use of cocaine 391
residual and late-onset psychotic disorder due
　to use of hallucinogen 394
residual and late-onset psychotic disorder due
　to use of ketamine 391
residual and late-onset psychotic disorder due
　to use of multiple drug use and use of other
　psychoactive substance 389
residual and late-onset psychotic disorder due
　to use of opioid 388
residual and late-onset psychotic disorder due
　to use of sedative or hypnotic 394
residual and late-onset psychotic disorder due
　to use of tabacco 393
residual and late-onset psychotic disorder due
　to use of volatile solvent 390
residual astigmatism 2

residual astigmatism after corneal collagen
　cross-linking 6
residual calculus of choledoch 94
residual calculus of gallbladder 92
residual correction 272
residual crown 39
residual cyst 39
residual esotropia 2
residual exotropia 2
residual foreign body in soft tissue 253
residual glaucoma 2
residual hyperopia 2
residual myopia 2
residual nephrectomy 217
residual of crystal cortex after cataract sur-
　gery 1
residual of nucleus after cataract surgery 1
residual oophorectomy 330
residual ovarian syndrome 322
residual placenta 345
residual pulpitis 39
residual radicular abscess 39
residual refractive error 2
residual root 39
residual root extraction 58
residual salpingectomy 330
residual salpingo-oophorectomy 330
residual schizophrenia 389
residual thyroid resection 33
residual urine 216
residual viscoelastic agent after cataract sur-
　gery 1
residual volume 86
residue sinus syndrome(postgastrectomy)
　92
resistance-time diagram 90
resistance-volume diagram 90
resistant ovary syndrome 322
resistant time 90
resonance 82
resorption atelectasis 79
respiratory acidosis 76, 155, 294, 352
respiratory acidosis associated with metabolic
　acidosis 76
respiratory acidosis associated with metabolic
　alkalosis 76
respiratory alkalosis 76, 155, 294, 352
respiratory alkalosis associated with metabolic
　alkalosis 76
respiratory alkalosis with metabolic acidosis
　144
respiratory and metabolic acid-base disorder
　76
respiratory circulatory failure 65
respiratory cycle 87
respiratory disease during pregnancy, delivery
　and puerperium 339
respiratory disease in puerperium 337
respiratory distress syndrome of newborn 357
respiratory dynamic resistance 87
respiratory dysfunction 294, 399
respiratory elastance 87
respiratory exchange ratio 87
respiratory failure 76, 294

respiratory failure with high lung volume 75
respiratory failure with normal lung volume
　81
respiratory hypoxia 76
respiratory index 87
respiratory inertial resistance 87
respiratory muscle fatigue 76
respiratory muscle paralysis 76
respiratory muscle weakness 76
respiratory quotient 87
respiratory quotient of carbohydrate 88
respiratory quotient of fat 89
respiratory quotient of mixed food 87
respiratory quotient of protein 86
respiratory rate 82
respiratory rhythm 82
respiratory static resistance 87
respiratory syncytial virus infection 368
respiratory syncytial virus pneumonia 76,
　352, 412
respiratory system compliance 87
respiratory tract burn 76
respiratory tract candidiasis infection 352
respiratory tract obstruction 76
respiratory viscous resistance 87
respiratory waveform 87
response 128
rest angina pectoris 66
rest pain 246, 271
restenosis after carotid artery stenting 198
restenosis after closed mitral dilatation 195
restenosis after coronary angioplasty 65
resting membrane potential 129
resting pulmonary vascular resistance 88
resting pulmonary vasomotor tone 88
resting type trophoblastic disease 323
resting vasomotor tone 88
restless legs syndrome 73, 110
restrictive cardiomyopathy 68, 356
restrictive esotropia 14
restrictive exotropia 14
restrictive ventilatory disorder 79
restrictive vertical strabismus 14
retained deciduous tooth 47
retained(old) foreign body following pen-
　etrating wound of orbit 16
retained(old) intraocular foreign body, mag-
　netic 16
retained(old) intraocular foreign body, non-
　magnetic 16
retained placenta following abdominal preg-
　nancy 323
retardation of thought 396
rete testis adenocarcinoma 304
retention cyst of cervix 329
reticulohistiocytic granuloma 380
reticulohistiocytoma 380
retiform haemangioendothelioma 257, 380
retina burn 296
retina reattachment after retinal detachment
　12
retinal angiomatous proliferation 306
retinal arteritis 11
retinal arteritis with multiple neoplasm-like

artery dilatation 11
retinal artery insufficiency 11
retinal artery occlusion 11
retinal artery occlusion with venous obstruction 11
retinal astrocytoma 12
retinal atherosclerosis 11
retinal atrophy 12, 18
retinal break 12
retinal break without detachment 12
retinal break(traumatic) 12
retinal capillary angiomatous hyperplasia 12
retinal capillary hemangioma 12
retinal choroiditis 12
retinal ciliary artery obstruction 12
retinal coloboma 12
retinal cyst 12
retinal damage 12
retinal degeneration(paravenous pigmental type) 11
retinal detachment 12
retinal detachment after vitrectomy 2
retinal detachment associated with subretinal membrane 19
retinal detachment with choroidal detachment 12
retinal detachment with proliferative membrane 19
retinal detachment with proliferative vitreoretinopathy 12
retinal detachment with retinal break 12
retinal detachment with retinal hole 12
retinal detachment(aphakia) 12
retinal detachment(exudative) 12
retinal detachment(hemorrhagic) 12
retinal detachment(mixed) 12
retinal disorder 12
retinal dysplasia 11
retinal dystrophy 12
retinal edema 18
retinal exudation 18
retinal haemorrhage 11
retinal hemangioblastoma 306
retinal hemangioma 12
retinal hemi venous obstruction 11
retinal hemorrhage 18
retinal hole 12
retinal incarceration 12
retinal macroaneurysm 11
retinal microaneurysm 12
retinal migraine 12, 121
retinal necrosis 12
retinal neovascularization 12
retinal parasitic cyst 12
retinal periphlebitis 12
retinal periphlebitis(tuberculosis) 12
retinal phlebitis 12
retinal pigment degeneration multiple-toes obesity genital abnormality syndrome 12
retinal pigment epithelium detachment 12
retinal pigment epithelium detachment(hemorrhagic) 12
retinal pigment epithelium detachment(serous) 12

retinal plexiform hemangioma 12
retinal reattachment of giant retinal detachment 20
retinal reticular degeneration 12
retinal scar 11
retinal screening 361
retinal vascular disease 12
retinal vascular occlusion 12
retinal vascular varicosity 12
retinal vasculitis 12
retinal vasoproliferative tumor 12
retinal vasospasm 12
retinal vein occlusion 12
retinal vein occlusion(macular branch) 12
retinitis 12
retinitis central annularis 5
retinitis pigmentosa 12
retinitis pigmentosa(atypical) 12
retinitis pigmentosa(central) 12
retinitis pigmentosa(metabolic abnormality) 12
retinitis pigmentosa(para arteriole) 12
retinitis pigmentosa(primary) 12
retinitis pigmentosa(sectorial) 12
retinitis pigmentosa(sine pigment) 12
retinitis pigmentosa(unilateral) 12
retinitis pigmentosa-hypopituitarism-nephronophthisis-mild skeletal dysplasia syndrome 148
retinitis pigmentosa-sensorineural deafness syndrome 12
retinoblastoma 12
retinopathy 11
retinopathy of prematurity 17, 360
retinoschisis 12
retinoschisis and retinal cyst 12
retinoscopy 22
retracted testis 211
retraction of nipple 165
retraction of upper eyelid 11
retroauricular lesion resection 386
retrobulbar benign tumor 10
retrobulbar injection 20
retrobulbar malignant tumor 10
retrobulbar optic neuritis 10
retrocalcaneal bursitis 233
retrocaval ureter 213
retrocaval ureter anaplasty 221
retroflexion of uterus 328
retrograde amnesia 396
retrograde cystography 220
retrograde ejaculation 212
retrograde endotracheal intubation 84
retrograde ileocystoureterography 218
retrograde pulpitis 46
retrograde pyelography 220
retrograde rlocking intramedullary nail for humeral shaft fracture 275
retrograde spondylitis 256
retrograde urethrography 220
retroiliac ureter 213
retrolabyrinthine approach 34
retrolabyrinthine deafness 27
retromastoid approach 185

retromolar tumor in situ 305
retroocular lymphoma 306
retroperitoneal abscess 412
retroperitoneal approach 274
retroperitoneal cyst 95
retroperitoneal dissection 309
retroperitoneal endometriosis 323
retroperitoneal hamartoma 304
retroperitoneal hemangioma 95
retroperitoneal hematoma 95, 238
retroperitoneal hematoma after radiofrequency ablation 200
retroperitoneal lipoma 95
retroperitoneal lymph node dissection 217
retroperitoneal lymph node tuberculosis 95
retroperitoneal lymphadenectomy 217
retroperitoneal lymphangioma(cyst) resection 217
retroperitoneal lymphatic ligation transection 217
retroperitoneal lymphocele 210
retroperitoneal mass 95
retroperitoneal pneumography 217
retroperitoneal vascular injury 323
retropharyngeal abscess 359
retropharyngeal and parapharyngeal abscess 359
retropharyngeal space infection 53
retropubic exploration 217
retropubic prevesical prostatectomy 217, 308
retropubic prostatectomy 217, 308
retropubic tension-free midurethral sling 333
retropubic urethral suspension 217
retrorectal abscess 418
retrosigmoid approach 36, 186
retrospective expansion of delusion 396
retrourethral catheterization 220
retroversion of uterus 328
retruded contact position 59
Rett syndrome 117, 391, 400
REV procedure 205
Reverdin osteotomy 272
reversal of junctional epidermolysis bullosa 366
reversal total shoulder arthroplasty 281
reversal/takedown of transverse colostomy 169
reverse hook incision 182
reverse obliquity intertrochanteric fracture 231
reverse shoulder arthroplasty 274
reverse type of dystrophic epidermolysis bullosa 366
reverse white-coat hypertension 67
reversible airflow limitation 88
reversible disc displacement 44
reversible posterior leukoencephalopathy syndrome,RPLS 116
reversible pulpitis 44
revision arthroplasty 273, 283
revision endoscopic sinus surgery 36
revision for cemented arthroplasty 276

revision hip arthroplasty 280
revision hip femoral prosthesis 280
revision hip joint 281
revision of anastomosis of small intestine 173
revision of cochlear implantation 36
revision of diverticulum of sigmoid sinus 36
revision of elbow joint 285
revision of flap 291
revision of implant of breast 171
revision of pedicled flap 289
revision of Piston prosthesis implantation 32
revision of reconstructed nose 292
revision of shoulder arthroplasty 278
revision of shoulder joint 278
revision of skin flap 299
revision of spinal thecal shunt 182
revision of stoma of small intestine 173
revision of stoma of transverse colostomy 169
revision of tracheostomy 191
revision of ventriculo-peritoneal shunt 185
revision of ventricular shunt catheter 185
revision total hip arthroplasty 282
revision total knee arthroplasty 282
Reye's syndrome 117
Rh deficiency syndrome 157
Rh incompatibility 337
Rh incompatibility reaction 350
Rh negative resistance D antibody abnormality 337
rhabdoid meningioma 177
rhabdomyoid wilm tumor 211
rhabdomyolysis 113, 211, 237
rhabdomyoma 177, 368
rhabdomyomatous mesenchymal hamartoma 368
rhabdomyosarcoma 177, 237, 368
rhabdomyosarcoma of cervix 328
rhabdomyosarcoma of corpus uteri 329
rhagades 406
rhagadia labialis 40
rhagadia manus et pedis 378
rhegmatogenous retinal detachment 7
rhegmatogenous retinal detachment (dialysis of ora serrata) 7
rhegmatogenous retinal detachment (giant retinal tear) 7
rhegmatogenous retinal detachment (multiple breaks) 7
rheumarthrosis 237
rheumatic activity 232
rheumatic aortic incompetence 196
rheumatic aortic incompetence (mild) 196
rheumatic aortic incompetence (moderate) 196
rheumatic aortic incompetence (severe) 196
rheumatic aortic stenosis 196
rheumatic aortic stenosis with incompetence 196
rheumatic aortic stenosis (mild) 196
rheumatic aortic stenosis (moderate) 196
rheumatic aortic stenosis (severe) 196
rheumatic aortic valve disease 196
rheumatic arthritis 232

rheumatic arthritis complicated with myopathy 112
rheumatic combined valve disease 196
rheumatic fever 232, 366
rheumatic heart disease 64
rheumatic mitral incompetence 196
rheumatic mitral incompetence (mild) 196
rheumatic mitral incompetence (moderate) 196
rheumatic mitral incompetence (severe) 196
rheumatic mitral stenosis 196
rheumatic mitral stenosis with insufficiency 196
rheumatic mitral stenosis (mild) 196
rheumatic mitral stenosis (moderate) 196
rheumatic mitral stenosis (severe) 196
rheumatic myocarditis 64
rheumatic myopathy 232
rheumatic or autoimmune disease complicated with myopathy 112
rheumatic pulmonary incompetence 196
rheumatic pulmonary valve incompetence (mild) 196
rheumatic pulmonary valve incompetence (moderate) 196
rheumatic pulmonary valve incompetence (severe) 196
rheumatic pulmonary valve stenosis 196
rheumatic pulmonary valve stenosis (mild) 196
rheumatic pulmonary valve stenosis (moderate) 196
rheumatic pulmonary valve stenosis (severe) 196
rheumatic spondylitis 232
rheumatic tricuspid incompetence 196
rheumatic tricuspid stenosis 196
rheumatic tricuspid stenosis (mild) 196
rheumatic tricuspid stenosis (moderate) 196
rheumatic tricuspid stenosis (severe) 196
rheumatic tricuspid stenosis with insufficiency 196
rheumatic valvular heart disease 196
rheumatism 232
rheumatoid arthritis 248
rheumatoid arthritis caused atlantoaxial instability 248
rheumatoid arthritis caused cervical spine instability 248
rheumatoid arthritis involving the whole body 248
rheumatoid arthritis involving viscera 248
rheumatoid arthritis kidney injury 134
rheumatoid arthritis of ankle 248
rheumatoid arthritis of elbow 248
rheumatoid arthritis of foot 248
rheumatoid arthritis of hand 248
rheumatoid arthritis of hip 248
rheumatoid arthritis of knee 248, 258
rheumatoid arthritis of shoulder 248
rheumatoid arthritis of shoulder joint 242
rheumatoid arthritis of TMJ 46
rheumatoid arthritis of wrist 248
rheumatoid arthritis with negative serum reac-

tion 263
rheumatoid arthritis with positive serum reaction 263
rheumatoid cardiomyopathy 67
rheumatoid endocarditis 67
rheumatoid factor 129, 286
rheumatoid foot 248
rheumatoid lung disease 77
rheumatoid myocarditis 67
rheumatoid neutrophilic dermatitis 371
rheumatoid nodule 248
rheumatoid pericarditis 67
rheumatoid polyneuropathy 117
rheumatoid synovitis 248
rheumatoid vasculitis 198, 371
rhinalgia 31
rhinelcos 23
rhinitis 24, 73
rhinitis caseosa 75
rhinitis in pregnancy 27
rhinitis sicca 75
rhinocerebral mucormycosis 410
rhinochiloplasty 32
rhinocnesmus 31
rhinolalia aperta 31
rhinolith 24
rhinomycosis 24, 410
rhinonecrosis 23
rhinoneurosis 24
rhinopharyngocele 24
rhinophyma 24
rhinoplasty of wry nose 292
rhinorrhea 31
rhinoscleroma 24, 363
rhinoseptoplasty 32
rhinosinusal carcinoma in situ 23
rhinosinusal fistula 23
rhinosinusal granuloma 23
rhinosinusal hemangioma 23
rhinosinusal inverted papilloma 23
rhinosinusal secondary malignant tumor 23
rhinosporidiosis 23, 363
rhinostenosis 23, 31
rhinovirus infection 410
Rhnull disease 157
rhodesiense trypanosomiasis 414
rhonchi 82
rhonchus 193
rhythm 129
rhythm burst 129
rhythmic mid-temporal discharge 129
rhythmic movement disorder 115
rhythmic occipital theta activity 129
rhythmic temporal theta activity 129
rhythmical temporal theta burst 129
rhytidectomy by botulinum toxin 386
rib biopsy 190
rib cartilage dislocation 188
rib deformity correction 190
rib external fixation 190
rib fracture 77, 188, 198
rib fracture closed reduction and internal fixation 190
rib fracture open reduction and plate fixation 190

rib fracture open reduction and screw fixation 190

rib fracture open reduction and steel needle fixation 190

rib hump deformity 256

rib intramedullary pin fixation 190

rib joint dislocation 188

rib plate fixation 190

rib screw fixation 190

rib steel needle fixation 190

rice-water stool 419

ricinism 404

rickets 234

rickets scoliorachitic pelvis 270

rickettsia pneumonia 77

rickettsial encephalitis 117

rickettsial pox 371

rickettsial uveitis 414

rickettsiosis 414

ridge-lap pontic 55

Rieger anomaly 1

Riehl melanosis 371

rifamycins poisoning 406

Rift valley fever 414

right atrial angiography 72

right atrial end-diastolic pressure 89

right atrial enlargement 71

right atrial myxoma 204

right atrium angiocardiography 209

right bundle branch block 69

right cardiac catheterization 209

right fallopian tube obstruction 327

right heart catheterization 72

right heart failure 204

right heart hypoplastic syndrome 69

right hemicolectomy 316

right hemihepatectomy 316

right hydrosalpinx 327

right lung cancer 80

right main bronchus cancer 80

right ventricle angiocardiography 209

right ventricle-pulmonary artery shunt operation 303

right ventricular aneurysm 69, 204

right ventricular aneurysm correction 208

right ventricular angiography 72

right ventricular dilatation 69

right ventricular double chamber heart correction 208

right ventricular enlargement 71

right ventricular failure（secondary to left heart failure） 204

right ventricular myxoma 204

right ventricular outflow tract obstruction after cardiac surgery 203

right ventricular outflow tract reconstruction 303

right ventricular outflow tract stenosis 69

right ventricular tachycardia 69, 359

right ventricular transmural pressure 89

right hemihepatectomy 168

rigid bronchoscope 89

rigid connector 55

rigid esophagoscope esophageal exploration/ foreign body removal 37

rigid fixed bridge 57

rigid gait of ankle joint 239, 270

rigid hymen 325

Riley-Day syndrome 248

rima oculi shrink 189

ring caries 42

ring chromosome 7 syndrome 368

ring chromosome 17 syndrome 362

ring sign 250

ring-shaped placenta 339

Ripstein repair of rectal prolapsed 174

rise hernia of tentorial hole 123

rise time 130

Risser sign 226, 269

ristocetin cofactor assay 162

ristocetin-induced platelet aggregation, RIPA 162

risussardonicus 419

Robineau-Silverman-Smith syndrome 248

Robinson ectodermal dysplasia 372

robot-assisted laparoscopic hepatectomy 169

robot-assisted radical proctectomy 169

robot-assisted thoracoscope surgery 190

robotic modified radical hysterectomy 333

robotic radical hysterectomy 333

Rocio virus disease 414

rocker bottom foot 264

rodent bite wound 374

rodenticide poisoning 407

roentgen to rad conversion factor 320

roentgenography of genitourinary system 220

roentgenography of zygomatic arch 59

Rolandic positive sharp wave 129

Rolando fracture 226

Romanowsky stain 161

Romberg sign 226, 248, 269

root amputation 55

root canal preparation 55

root canal sealing 55

root canal therapy, RCT 55

root caries 41

root dysplasia of teeth 52

root fracture 41

root planing 55

root retention of teeth 52

root sensitive of teeth 52

Root/Siegal osteotomy 272

Rorschach inkblot test 398

rosacea 26, 370

rosacea cutting 386

rosacea keratitis 7

Rosai-Dorfman disease 226

rose spot 419

Rosenmüller's fossa malignant tumor 45

roseola pigmentosa 377

rosette-forming glioneuronal tumor of the fourth ventricle 176

Ross operation 302

Ross procedure 205

Ross-Konno operation 205

Rossolimo sign 226, 248, 269, 270

rotary excision of endometrium 336

rotary osteotomy 300

rotated forceps 347

rotation skin flap 300

rotation test 38

rotation therapy 320

rotational skin flap transplantation 58

rotator cuff injury 243

rotator cuff repair 279

rotatory subluxation of scaphoid 267

rotaviral enteritis 99

rotavirus enteritis 414

Rotor syndrome 99

rough hearing tests with tuning fork 37

round cell liposarcoma 265

round cell sarcoma of bone 237

round ligament shortening 335

round ligament suspension 335

Roussel-Silver syndrome 248

routine fractionation irradiation 319

Roux-en-Y anastomosis 308

Roux-en-Y choledochojejunostomy 166

RSC ligament reefing 283

rubber band ligation for hemorrhoid 174

rubber nose 30

rubella 366, 412

rubella arthritis 232, 351

rubella encephalitis 412

rubella meningitis 112, 351, 412

rubella meningoencephalitis 112, 351, 412

rubella pneumonia 75, 351, 412

rubeosis of iris 4

Rubinstein-Taybi syndrome 372

rubivirus infections 351

rudimentary fallopian tube 325

rudimentary horn of uterus 322

rudimentary spike and slow wave complex 130

rupture and hemorrhage of arteriovenous fistula 405

rupture of achilles tendon 233

rupture of adductor muscle and tendon of thumb at wrist and hand level 257

rupture of ampullary tubal pregnancy 325

rupture of ankle ligament 239

rupture of anterior chamber angle 10

rupture of anterior cruciate ligament of knee 258

rupture of anterior tibiofibula ligament 239

rupture of appendix 99

rupture of biceps 233

rupture of bile duct 93

rupture of breast implant 288

rupture of calcaneofibular ligament 233

rupture of chordae tendineae 66

rupture of chordae tendineae post-acute myocardial infarction 66

rupture of collateral ligament of interphalangeal joint 266

rupture of collateral ligament of knee 258

rupture of collateral ligament of metacarpophalangeal joint 265, 402

rupture of collateral ligament of metacarpophalangeal joint of thumb 249

rupture of colon 98

rupture of coronary artery 65
rupture of corpus luteum cyst 324
rupture of cruciate ligament of knee 258
rupture of dura mater 265
rupture of extensor hallucis longus tendon of dropped hallux 269
rupture of extensor mechanism 254
rupture of extensor muscle and tendon of thumb at wrist and hand level 257
rupture of eye with loss of intraocular tissue 16
rupture of fimbrial tubal pregnancy 325, 345
rupture of gallbladder 94
rupture of gastrocnemius muscle 231
rupture of ileum 97
rupture of interstitial tubal pregnancy 325
rupture of isthmic tubal pregnancy 326
rupture of kidney 214
rupture of labyrinthine window membrane 27
rupture of lateral collateral ligament of knee 259
rupture of ligament of foot 269
rupture of ligament of metacarpophalangeal joint 265
rupture of ligament of radiocarpal joint 252
rupture of ligament of the metacarpophalangeal joint 402
rupture of ligament of ulnocarpal joint 228
rupture of ligament of wrist joint 257
rupture of long flexor muscle and tendon of thumb at wrist and hand level 257
rupture of medial collateral ligament of knee 258
rupture of multiple extensor muscles and tendons at wrist and hand level 257
rupture of multiple flexor muscles of hand 230
rupture of muscle of thigh 229
rupture of ovarian pregnancy 324
rupture of papillary muscle after acute myocardial infarction 197
rupture of papillary muscle of heart 69
rupture of papillary muscle post-acute myocardial infarction 66
rupture of patellar tendon 227
rupture of pericardium 68
rupture of placental marginal sinus 345
rupture of posterior cruciate ligament of knee 258
rupture of quadriceps femoris 235
rupture of rectal varix 105
rupture of rectum 105
rupture of remaining tubal pregnancy 345
rupture of renal pedicle 213
rupture of rudimentary horn of uterus pregnancy 337
rupture of sacroiliac joint 229
rupture of semimembranosus 226
rupture of semitendinosus 226
rupture of supraspinatus 233
rupture of synovial cyst 238
rupture of synovium 238

rupture of tendon of toe 267
rupture of the ligament of foot 402
rupture of tibialis and peroneus tendon 245
rupture of triceps 234
rupture of triceps tendon 234
rupture of tubal pregnancy 325
rupture of ulnar collateral ligament 228
rupture of ulnar nerve in forearm 250
rupture of ureter 215
rupture of uterus 347
rupture of uterus following ectopic pregnancy 327
ruptured common carotid artery pseudoaneurysm 198
Russe bone graft 272
Russell-Silver syndrome 372
Rust's sign 248, 270
rusty sputum 82
Ryerson triple arthrodesis 272
Ryukyuan type of spinal muscular atrophy 114

S

saber tibia 246, 270
sacculotomy 35
sacculus of larynx 25
sacral agenesis 229
sacral canal injection 273
sacral disorder 229
sacral foramina of sacrum fracture 244
sacral fracture 229
sacral fracture and dislocation 230
sacral fracture type I 229
sacral fracture type II 229
sacral fracture type III 229
sacral hysteropexy 336
sacral malignancy 304
sacral nerve root cyst 111
sacral nerve root cyst (Tarlov cyst) 176
sacral nerve stimulation 166
sacral nerve stimulation device implantation 217
sacral nerve stimulation electrode extraction 217
sacral neuromodulation 166
sacral plexus exploration 166
sacral plexus suture 166
sacral region open injury 229
sacral spina bifida without hydrocephalus 351
sacral spinal cord injury 229, 399
sacral spinal nerve root injury 229, 399
sacral sympathetic nerve transection 330
sacral tuberculosis 229
sacral vertebral lamina bifida 351
sacrococcygeal abscess 229
sacrococcygeal carcinoma in situ 304
sacrococcygeal lesion resection 385
sacrococcygeal region lesion resection 217
sacroiliac joint condensing ostitis 229
sacroiliac joint disorder 229
sacroiliac joint hyperextension test 229
sacroiliac joint osteomyelitis 229

sacroiliac joint torsion test 229
sacroiliac joint tuberculosis 229
sacroiliitis 229
sacrospinous ligament hysteropexy 336
sacrospinous ligament suspension of vaginal cuff 335
saddle nose 23
sadism 392
sadistic personality disorder 392
sadomasochism 392
sagging bleb after anti-glaucoma surgery 7
sagittal hypodevelopment of maxillary 48
sagittal nasal sinus CT examination 37
sagittal osteotomy 57
sagittal overdevelopment of maxillary hypergenesis 48
sagittal sinus meningioma 180
sagittal sinus (or transverse sinus) shunt 186
sagittal split osteotomy 57
sagittal split ramus osteotomy 58
sagittal synostosis 49
salbutamol poisoning 407
salicylates poisoning 408
saline and osmotic laxative poisoning 62
saliva retention of parotid gland 47
saliva secretion disorder 49
salivary duct calculi 29
salivary duct carcinoma 29
salivary duct expansion 29
salivary duct obstruction 29
salivary fistula 49
salivary gland abscess 49
salivary gland actinomycosis 417
salivary gland adenocarcinoma 29
salivary gland atrophy 49
salivary gland benign hypertrophy 29
salivary gland biopsy under direct vision 38
salivary gland cyst 49
salivary gland disease 29, 49
salivary gland duct calculi 49
salivary gland duct carcinoma 49
salivary gland duct inflammation 49
salivary gland duct obstruction 49
salivary gland hypertrophy 49
salivary gland malignant tumor 29, 49
salivary gland marsupialization 36
salivary gland neoplasm 50
salivary gland secretion inhibition 49
salivary mucocele 49
salmonella arthritis 253, 416
salmonella choleraesuis enteritis 106
salmonella choleraesuis infection 418
salmonella choleraesuis septicemia 418
salmonella enteritis 100
salmonella food poisoning 100
salmonella gastroenteritis 100
salmonella gastroenteritis 416
salmonella infection 416
salmonella meningitis 120
salmonella meningitis 416
salmonella osteomyelitis 253
salmonella pneumonia 78, 416
salmonella septicaemia 354
salmonella septicemia 416

salmonella typhimurium enteritis 101
salmonella typhimurium enteritis 417
salmonella typhimurium septicaemia 354
salmonella enteritis 416
salpingectomy 330
salpingectomy with removal of tubal pregnancy 334
salpingian adhesion 326
salpingitis 326
salpingitis following abortion 323
salpingitis in pregnancy 344
salpingo-oophoritis 325
salpingo-oophoritis following abortion 323
salpingo-ovary plasty 334
salpingoplasty 334
salpingosalpingostomy 334
salpingoscopy 334
salpingostomy 334
salpingo-uterus anastomosis 334
salt lost congenital adrenal hyperplasia 151
saltatory wound 298
Salter operation 272
Salter osteotomy 272
salt-losing nephritis 135
Salzmann nodular corneal degeneration 1
sandfly fever 363, 410
Sandifer syndrome 120
sandwich like muscle necrosis 294, 297
sanitary bridge 57
saphenous nerve entrapment 264
saphenous nerve injury 264
saphenous neurovascular axial skin flap 300
SAPHO syndrome 226
sar lysis and resection of perineum, repaired with sheet autograft 299
sarcoid scar 376
sarcoid uveitis 6
sarcoidosis 77, 243, 370
sarcoidosis of oral mucosa 44
sarcoidosis with joint disease 243
sarcoidosis with multiple cranial nerves palsy 115
sarcoidosis with myocarditis 66
sarcoidosis with myositis 243
sarcoidosis-associated hypercalcemia 146
sarcoma botryoides 213
sarcoma of bladder 213
sarcoma of cervix 328
sarcoma of epididymis 210
sarcoma of kidney 214
sarcoma of Kupffer cell 95
sarcoma of prostate 213
sarcoma of spermatic cord 211
sarcomatoid carcinoma of penis 289
sarcosporidiasis 100, 416
Sarmiento intertrochanteric osteotomy 272
sartorius myocutaneous flap 298
satellite potential 130
saucerization 273
scabies 370
scale 385
scale for assessment of negative symptom 398
scale for assessment of positive symptom 398
scalenus anticus syndrome 179

scalp and neck melanoma in situ 28
scalp avulsion 180
scalp boundary tumor 28, 49
scalp burn injury 296
scalp carcinoma 49
scalp carcinoma in situ 29, 49
scalp contusion 180
scalp deformity repaired with local flap 299
scalp foreign boby 49
scalp hematoma 180
scalp laceration 180
scalp mass 49
scalp scratch 49
scalp superficial injury 49
scalp traction 348
scalp vascular malformation 28, 49
scaphocephaly 181
scaphoid fracture 267
scaphoid shift test 286
scaphoid tuberculosis 267
scaphoid tuberosity fracture 267
scaphoid-trapezium-trapezoid joint unstable 267
scapholunate dissociation 267
scapular excision 278
scapular neck and glenoid fracture 243
scapular neck fracture 243
scapular osteotomy 278
scapular presentation 339
scapular skin flap 299
scapular snapping syndrome 243
scapularperoneal spinal muscular atrophy 115
scapulohumeral periarthritis 243
scapulohumeral reflex 242, 270
scapuloperoneal form of spinal muscular atrophy 115
scar 293, 363, 385
scar after operation 296
scar carcinoma of lung 74
scar contracture 269
scar contracture foot drop 293
scar contracture of facial and neck with cheilectropion 46
scar contracture of facial and neck with ectropion 46
scar contracture of facial and neck with lip transposition 46
scar contracture of facial and neck with nasal transposition 46
scar contracture of palm 296
scar contracture of perineum 294
scar contracture of wrist 296
scar flap 298
scar hyperkeratosis 293
scar infection 293
scar laser therapy 385
scar lysis and resection of dorsal/palmar hand, repaired with skin graft 299
scar lysis and resection of face, repaired with acellular dermal matrix and autograft 300
scar lysis and resection of face, repaired with artificial dermis graft 300

scar lysis and resection of face, repaired with sheet autograft 300
scar lysis and resection of finger, repaired with skin graft 300
scar lysis and resection of hand, repaired with dermoplasty 300
scar lysis and resection of neck, repaired with pedicled and expanded skin flap of trunk 299
scar lysis and resection of perineum, repaired with acellular dermal matrix and autograft 299
scar lysis and resection of perineum, repaired with artificial dermis graft 298
scar lysis and resection of perineum, repaired with pedicled skin flap 299
scar lysis and resection of perineum, repaired with skin graft 299
scar lysis and resection, repaired with acellular dermal matrix and autograft 298
scar lysis and resection, repaired with artificial dermis graft 298
scar lysis and resection, repaired with mesh skin autograft 298
scar lysis and resection, repaired with sheet autograft 298
scar lysis and resection, repaired with stamp skin autograft 298
scar lysis of thumb adduction deformity, repaired with axial pattern flap by second dorsal interossei artery 298
scar lysis of thumb adduction deformity, repaired with flag flap of index finger 298
scar lysis of thumb adduction deformity, repaired with free flap 298
scar lysis of thumb adduction deformity, repaired with island skin flap by dorsal interossei artery of forearm 298
scar lysis of thumb adduction deformity, repaired with island skin flap by radial artery of forearm 298
scar of ankle 294
scar of axilla 297
scar of axillary 289
scar of back of hand 288
scar of breast 296
scar of elbow 289
scar of external auditory canal 296
scar of eyelid 297
scar of face 295
scar of female genitalia 295
scar of finger 288
scar of forearm 288, 295
scar of head 296
scar of knee 297
scar of leg 297
scar of male genitalia 295
scar of multiple regions 296
scar of neck 295
scar of oral area 295
scar of popliteal fossa 294
scar of shoulder 287
scar of thigh 293
scar of thumb 287

scar of trunk 296
scar of upper arm 288, 296
scar of upper extremity 288
scar of vulva 323
scar pruritus 293
scar resection of ankle, repaired with split-thickness skin graft 298
scar resection of axilla, repaired with local flap transplantation 300
scar resection of axilla, repaired with skin graft 300
scar resection of bald scalp, repaired with expanded flap 298
scar resection of dorsal hand 299
scar resection of dorsum of foot, repaired with split-thickness skin graft 300
scar resection of elbow, repaired with skin graft 300
scar resection of face, repaired with subdermal vascular plexus free skin graft 299
scar resection of finger web/toe web, repaired with skin graft 300
scar resection of finger web, repaired with local flap 300
scar resection of finger/toe, repaired with skin graft 300
scar resection of foot and ankle, repaired with cross leg flap 301
scar resection of hand 299
scar resection of knee, repaired with cross leg skin flap 300
scar resection of leg, repaired with cross leg skin flap 300
scar resection of neck, repaired with axial pattern flap 299
scar resection of neck, repaired with free flap 299
scar resection of neck, repaired with local flap 299
scar resection of neck, repaired with skin graft 299
scar resection of palm, repaired with skin graft 300
scar resection of perianal region, repaired with local dermoplasty 298
scar resection of popliteal fossa, repaired with split-thickness skin graft 298
scar resection of trunk, repaired with local anaplasty 299
scar resection of trunk, repaired with local flap 299
scar resection of trunk, repaired with skin graft 299
scar resection of upper extremity, repaired with local modification 299
scar resection of wrist, repaired with skin graft 300
scar resection, repaired with rhaphy 298
scar tissue of palate 41
scar ulcer 293
scarification of pleura 191
scarlatiniform erythema 381
scarlatiniform staphylococcal infection 297
scarlet fever 381, 417

scarring of vulva 326, 379
scatophagy 392
scatter-air ratio, SAR 320
scattering penumbra 320
scatter-maximum dose 320
scene interactive system 403
scenic visual hallucination 396
schamberg disease 370
Schanz osteotomy 272
schedule for affective disorder and schizophrenia 398
schedule for clinical assessment in neuropsychiatry 398
Scheibe malformation 27
Scheie syndrome 147
Scheuermann's disease 263
Schilder disease (Schilder encephalitis) 126
Schilling test 161
Schiötz tonometry 22
Schirmer test 22
schistosome egg granuloma 417
schistosomiasis 417
schistosomiasis cirrhosis of liver 104, 417
schistosomiasis dwarf 418
schistosomiasis haematobium 410
schistosomiasis hepatitis 104, 417
schistosomiasis intercalatum 413
schistosomiasis Japanica 100, 416
schistosomiasis mansoni 99, 414
schistosomiasis mekongi 415
schistosomiasis of nervous system 121
schistosomiasis portal hypertension 104
schizoaffective disorder 389
schizoaffective disorder, depressive type 389
schizoaffective disorder, manic type 389
schizoaffective disorder, mixed type 389
schizoid disorder of childhood 393
schizoid personality disorder 390
schizophrenia 391
schizophrenic deterioration 395
schizophreniform psychosis 391
schizotypal disorder 390
Schmidt syndrome 148
Schmorl's nodes 263
Schneider fusion 272
Schober test 226, 269
Scholler position 59
school phobia 393
schwannoma 180
schwannoma of bone 236
schwannoma of eye 307
schwannoma of kidney 214
Schwartz-Jampel syndrome 120
Schwartz's operation 35
Schwartz's syndrome 1
Schwartze sign 31
sciatic bursitis 269
sciatic fracture 269, 402
sciatic nerve adhesion 127
sciatic nerve amputation 286
sciatic nerve damage 127
sciatic nerve injury 127, 269, 385
sciatic nerve palsy 269
sciatica 127, 269

scleral abscess 4
scleral buckling 19
scleral buckling surgery 20
scleral burn 4
scleral calcification 4
scleral contusion 4
scleral cyst 4
scleral defect 4
scleral fistula 4
scleral foreign body 4
scleral granuloma 4
scleral hyperemia 18
scleral infolding 19
scleral injury 4
scleral laceration 4
scleral melanosis 4
scleral necrosis 4
scleral shortening 19
scleral staphyloma 4
scleral tenderness 18
scleral ulcer 4
scleral uveitis 4
scleredema 383
sclerema neonatorum 381
scleritis 4
scleroderma 265, 383
scleroderma complicated with myopathy 125
scleroderma kidney injury 136
sclerosing cholangitis 105, 359
sclerosing epithelioid fibrosarcoma 265
sclerosing fibroma 383
sclerosing glomerulonephritis 136
sclerosing keratitis 17
sclerosing lipogranuloma 383
sclerosing lymphangitis of the penis 382
sclerosing osteomyelitis 265
sclerosing panniculitis 383
sclerosing sialoadenitis 53
sclerotic fascitis 265
sclerotic osteomyelitis 265
scoliorachitic pelvis 270
scoliosis 82, 241
scoliosis associated with Chiari deformity 241
scoliosis associated with Marfan's syndrome 241
scoliosis caused by mesenchymal disorder 242
scoliosis caused by metabolic osteopathy 229
scoliosis caused by nerve root irritation 254
scoliosis rotation 270
scombroid poisoning 376
scopulariopsosis 385
scorpion venom poisoning 408
scotopic electroretinogram 22
screw exit 248
screw fixation of phalanx fracture 284
screw internal fixation of femur 276
screw internal fixation of fibula 274
screw internal fixation of patella 272
screw internal fixation of pelvic 276
screw internal fixation of scapula 278
screw internal fixation of tibial 280
scrofuloderma 372
scrotal eczema 382

scrotal foreign body extraction 387
scrotal infectious hard-to-heal wound 289
scrotal laceration suture 387
scrotal lesion resection 387
scrotal secondary malignant tumor 216
scrotum amputation 216
scrotum biopsy 223
scrotum elephantiasis reduction 223
scrotum foreign body removal 223
scrotum laceration suture 223
scrotum lesion resection 223
scrotum neoplasty 223
sea anemone sting 367
sea blue histiocytosis 144
sea butterfly sting 367
sea cucumber dermatitis 367
sea products poisoning 405
sea urchin granuloma 367
sea urchin sting 367
seabather's eruption 367
seal hand 267
seamless shell crown 57
seasonal affective disorder 390
seasonal allergic conjunctivitis 5
seasonal bullosa dermatitis 369
seasonal contact dermatitis 369
sebaceous adenoma 375
sebaceous carcinoma of eyelid 15
sebaceous cyst 250, 375
sebaceous cyst of eyelid 15
sebaceous cyst of face 46
sebaceous cyst of female genitalia 324
sebaceous cyst of penis 216
sebaceous cyst of scrotum 216
sebaceous gland carcinoma 375
sebaceous gland cyst resection 386
sebaceous gland hyperplasia 375
sebaceous lymphadenoma 46
sebaceous nevus 375
sebaceous nevus of nose 287
sebaceous trichofolliculoma 375
seborrhea 375
seborrheic dermatitis 360, 384
seborrheic keratosis 384
Seckel syndrome 253
seclusion of pupil 13
secobarbital sodium poisoning 408
seconal poisoning 62
second degree of congenital bilateral cleft
    palate 51
second heart sound (S2) 70
second malignancy of vocal cord 28
secondary aldosteronism 144
secondary amenorrhoea 323
secondary amyloidosis of whole body 242
secondary anemia 61
secondary arthrosis 242
secondary bilateral first carpometacarpal joint
    disease 242
secondary bilateral gonarthrosis 242
secondary bilateral hip joint disease 242
secondary biliary cirrhosis 98
secondary bleeding after cerebral infarction
    118

secondary bone grafting 273
secondary bone necrosis 242
secondary cardiomyopathy 66
secondary carnitine deficiency 144
secondary cheilorrhaphy 54
secondary chondrosarcoma 242
secondary choroidal neoplasm 5
secondary clivus malignant tumor 306
secondary corneal dilation 5
secondary cranial malignancy 305
secondary cutaneous amyloidosis 369
secondary cutaneous follicular center lym-
    phoma 369
secondary degenerative scoliosis 242
secondary delusion 395
secondary diabetes mellitus 144
secondary dyslipidemia 145
secondary dysmenorrhea 323
secondary dystonia 115
secondary epithelization vestibuloplasty 55
secondary esotropia 5
secondary exotropia 5
secondary extradural malignancy 307
secondary Fanconi syndrome 134
secondary gastrointestinal tract malignant
    tumor 104
secondary glaucoma 5
secondary glaucoma after cataract surgery 1
secondary glaucoma after corneal transpla-
    ntation 6
secondary glaucoma associated with eye
    inflammation 5
secondary glaucoma due to lens dislocation 7
secondary glaucoma due to silicone oil-filled
    eye 4
secondary glossopharyngeal neuralgia 115
secondary gout 144
secondary haemolytic anaemia 352
secondary hematoma after cerebral infarction
    118
secondary hemorrhage after trauma 404
secondary hydrocephalus 115
secondary hydrocephalus caused by tumor 181
secondary hyperlipoproteinemia 369
secondary hyperparathyroidism 144
secondary hypertension 66
secondary hypertrophic osteoarthropathy 144
secondary hyperuricemia 144
secondary hypoadrenocorticism 144
secondary hypoparathyroidism 144, 352
secondary hypothyroidism 144
secondary immunodeficiency disease 369
secondary infection of echinococcosis 413
secondary infertility 323
secondary insomnia 76, 115
secondary intraspinal malignancy 307
secondary kidney injury 134
secondary lactase deficiency 98
secondary lateral sclerosis 115
secondary livedo annularis 369
secondary lymphedema 369
secondary macular atrophy 369
secondary macular epiretinal membrane 5
secondary macular hole 5

secondary malignancy of cavitas pelvis 305
secondary malignancy of cranial fossa 305
secondary malignancy of cranial nerve 305
secondary malignancy of extradural spinal
    cord 307
secondary malignancy of frontal lobe 304
secondary malignancy of head of pancreas
    104
secondary malignancy of inguinal lymph node
    304
secondary malignancy of jugular foramen
    305
secondary malignancy of kidney and kidney
    pelvis 306
secondary malignancy of meninges 305
secondary malignancy of pancreas 104
secondary malignancy of parietal lobe 304
secondary malignancy of peripheral nervous
    system 307
secondary malignancy of retroperitoneal
    lymph node 304
secondary malignancy of sacral lymph node
    304
secondary malignancy of sacrococcygeal
    region 304
secondary malignancy of spine 241
secondary malignant brain tumor 179, 305
secondary malignant cerebellar tumor 180
secondary malignant clivus tumor 180
secondary malignant epidural tumor 181
secondary malignant frontal tumor 177
secondary malignant intracranial tumor 305
secondary malignant intrathoracic lymph node
    80
secondary malignant intrathoracic tumor 80
secondary malignant lymph node of multiple
    sites 163, 304
secondary malignant neoplasm of adrenal
    gland 148
secondary malignant neoplasm of auricular
    lymph node 41
secondary malignant neoplasm of bone and
    bone marrow 41
secondary malignant neoplasm of bone mar-
    row 304
secondary malignant neoplasm of breast 164
secondary malignant neoplasm of bronchus
    307
secondary malignant neoplasm of buccal
    mucosa 26, 43
secondary malignant neoplasm of cerebellum
    306
secondary malignant neoplasm of eustachian
    tube 30
secondary malignant neoplasm of face 46
secondary malignant neoplasm of facial bone
    46
secondary malignant neoplasm of facial cuta-
    neous 46
secondary malignant neoplasm of facial lymph
    node 46
secondary malignant neoplasm of fallopian
    tube 325
secondary malignant neoplasm of gingival

sulcus 30

secondary malignant neoplasm of head,face and neck lymph node 306

secondary malignant neoplasm of hypopharynx 29

secondary malignant neoplasm of inner ear 27

secondary malignant neoplasm of jaw 25,42

secondary malignant neoplasm of jaw connective tissue 25,42

secondary malignant neoplasm of laryngopharynx 30

secondary malignant neoplasm of limbs skin 306

secondary malignant neoplasm of lower limb bone 306

secondary malignant neoplasm of lung 74

secondary malignant neoplasm of maxilla 48

secondary malignant neoplasm of maxillary bone 28

secondary malignant neoplasm of middle ear 30

secondary malignant neoplasm of mutiple sites 163

secondary malignant neoplasm of nabothian gland 305

secondary malignant neoplasm of neck 43

secondary malignant neoplasm of oral cavity 44

secondary malignant neoplasm of palate 24, 41

secondary malignant neoplasm of parotid 27

secondary malignant neoplasm of parotid gland 47

secondary malignant neoplasm of parotid lymph node 27

secondary malignant neoplasm of pharyngeal tonsil 30

secondary malignant neoplasm of pleura 80, 307

secondary malignant neoplasm of posterior wall of hypopharynx 29

secondary malignant neoplasm of Rathke pouch 305

secondary malignant neoplasm of skin 46

secondary malignant neoplasm of skin of breast 164

secondary malignant neoplasm of skin of head 49

secondary malignant neoplasm of sublingual gland 28,48

secondary malignant neoplasm of submandibular gland 25

secondary malignant neoplasm of tongue 48

secondary malignant neoplasm of trachea and bronchus 306

secondary malignant neoplasm of trunk bone 306

secondary malignant neoplasm of trunk skin 306

secondary malignant neoplasm of upper extremity bone 306

secondary malignant occipital tumor 181

secondary malignant parietal tumor 177

secondary malignant pleural tumor 80

secondary malignant spinal cord tumor 177

secondary malignant spinal epidural tumor 181

secondary malignant spinal meningeal tumor 177

secondary malignant subdural tumor 181

secondary malignant temporal tumor 179

secondary malignant tumor of abdominal cavity 95

secondary malignant tumor of adnexa 322

secondary malignant tumor of anal canal 96

secondary malignant tumor of anus 96

secondary malignant tumor of armpit 307

secondary malignant tumor of axillary lymph node 307, 318

secondary malignant tumor of Bartholin gland 325

secondary malignant tumor of bile duct 93

secondary malignant tumor of bladder 212

secondary malignant tumor of buccal sulcus 53

secondary malignant tumor of buttocks 306

secondary malignant tumor of cardia 91

secondary malignant tumor of cardiac lymph node 91

secondary malignant tumor of cecum 99

secondary malignant tumor of celiac lymph node 95

secondary malignant tumor of central nervous system 181, 307

secondary malignant tumor of cervical lymph node 26, 43

secondary malignant tumor of cervix 328

secondary malignant tumor of chest wall 80

secondary malignant tumor of colon 98

secondary malignant tumor of connective tissue 323

secondary malignant tumor of cornua uteri 328

secondary malignant tumor of corpus uteri 329

secondary malignant tumor of diaphragm 75

secondary malignant tumor of duodenum 100

secondary malignant tumor of duodenum and jejunum junction 100

secondary malignant tumor of endometrium 329

secondary malignant tumor of epididymis 210

secondary malignant tumor of epithelium of guard 306

secondary malignant tumor of epitrochlear lymph node 304

secondary malignant tumor of esophagus cardia junction 91

secondary malignant tumor of gallbladder 94

secondary malignant tumor of gastric fundus 102

secondary malignant tumor of gastric lymph node 102

secondary malignant tumor of gastrointestinal

tract 102

secondary malignant tumor of great epiploon 93

secondary malignant tumor of gum 24

secondary malignant tumor of head 28

secondary malignant tumor of head,face and neck lymph node 28

secondary malignant tumor of heart 203

secondary malignant tumor of hilar lymph node 74

secondary malignant tumor of iliac blood vessel 199

secondary malignant tumor of iliac lymph node 306

secondary malignant tumor of intraabdominal lymph node 95

secondary malignant tumor of kidney and kidney pelvis 213

secondary malignant tumor of large intestine and rectum 93

secondary malignant tumor of liver 95

secondary malignant tumor of lower extremity 306

secondary malignant tumor of lower uterine segment 329

secondary malignant tumor of lymph node 305

secondary malignant tumor of lymphatic vessel 323

secondary malignant tumor of mediastinal lymph node 82

secondary malignant tumor of mediastinum 81

secondary malignant tumor of mesenteric lymph node 93

secondary malignant tumor of mesentery 93

secondary malignant tumor of myometrium 328

secondary malignant tumor of nasal cavity 23

secondary malignant tumor of occipital lobe 307

secondary malignant tumor of para-aortic node 204

secondary malignant tumor of parametrium 329

secondary malignant tumor of pelvic lymph node 305

secondary malignant tumor of pelvis 318, 325

secondary malignant tumor of penis 216

secondary malignant tumor of pericardium 202

secondary malignant tumor of perineum 304

secondary malignant tumor of peritoneum 95

secondary malignant tumor of pharynx 30

secondary malignant tumor of pineal gland 306

secondary malignant tumor of pituitary gland 142

secondary malignant tumor of portal lymph node 95

secondary malignant tumor of prostate 213

secondary malignant tumor of rectosigmoid junction 105
secondary malignant tumor of rectouterine pouch 106
secondary malignant tumor of recto-vaginal septum 328
secondary malignant tumor of renal pelvis 214
secondary malignant tumor of retromolar area 46
secondary malignant tumor of retroperitoneum and peritoneum 95
secondary malignant tumor of retropharyngeal 30
secondary malignant tumor of seminal vesicle 211
secondary malignant tumor of sigmoid colon 105
secondary malignant tumor of skull 178
secondary malignant tumor of spermatic cord 211
secondary malignant tumor of splenic hilar lymph node 305
secondary malignant tumor of stomach 102
secondary malignant tumor of stomach and esophagus junction 102
secondary malignant tumor of superior phrenic lymph node 75
secondary malignant tumor of supraclavicular lymph node 49
secondary malignant tumor of testis 210
secondary malignant tumor of the abdominal aorta 196
secondary malignant tumor of thoracic duct 307
secondary malignant tumor of thoracic lymph node 307
secondary malignant tumor of trachea and bronchus 78
secondary malignant tumor of trunk 306
secondary malignant tumor of ureter 215
secondary malignant tumor of urinary system 211
secondary malignant tumor of uterine broad ligament 329
secondary malignant tumor of uterine ligament 329
secondary malignant tumor of uterine round ligament 329
secondary malignant tumor of uterosacral ligament 328
secondary malignant tumor of uterus 328
secondary malignant tumor of uterus and ovary ligament 329
secondary malignant tumor of vagina 327
secondary malignant tumor of vulva 326
secondary malignant cerebral white matter tumor 179
secondary malignant cranial nerve tumor 179
secondary malignant pineal gland tumor 180
secondary mucinosis 369
secondary multiple organs dysfunction syndrome 294
secondary nephrotic syndrome 134

secondary no milk 339
secondary nystagmus 5
secondary obesity 144
secondary oligomenorrhea 323
secondary optic atrophy 5
secondary or symptomatic thrombocytopenic purpura 369
secondary osseous syphilis 366
secondary osteoporosis 242
secondary osteosarcoma 242
secondary Parkinsonian syndrome 400
secondary Parkinsonism 115
secondary periodic paralysis due to hypokalaemia 115
secondary peritonitis 98, 352
secondary progressive dysmenorrhea 330
secondary pulmonary abscess 76
secondary pulmonary hypertension 66
secondary pulmonary tuberculosis 76, 413
secondary QT interval prolongation 66
secondary rectal malignant tumor 105
secondary renal amyloidosis, AA type amyloidosis 134
secondary renal hyperparathyroidism 144
secondary restless legs syndrome 115
secondary retinal detachment 5
secondary retinitis pigmentosa 5
secondary retinopathy 5
secondary sexual character of hypoplasia 142
secondary Sjogren's syndrome 242
secondary small intestinal malignant tumor 104
secondary stress-bearing area 59
secondary subdural malignancy 307
secondary sympathetic malignancy 305
secondary syphilid 366
secondary syphilis 366, 411
secondary syphilis condyloma latum 366
secondary syphilis mucosal damage 366
secondary syphilis nail damage 366
secondary syphilitic amygdalitis 366
secondary syphilitic chorioretinitis 3
secondary syphilitic hepatitis 94
secondary syphilitic iridocyclitis 3, 366
secondary syphilitic lymphadenectasis 366
secondary syphilitic meningitis 112, 366
secondary syphilitic myositis 366
secondary syphilitic nephrotic syndrome 366
secondary syphilitic oculopathy 3
secondary syphilitic osteoporosis 366
secondary syphilitic periostitis 366
secondary syphilitic uveitis 3
secondary systemic amyloidosis 369
secondary thoracic surgery after recent thoracotomy 190
secondary to sleep another body condition of relapsing disease 115
secondary trigeminal neuralgia 115
secondary tumor of trachea 26
secondary unilateral coxarthrosis 242
secondary unilateral first carpometacarpal joint disease 242

secondary unilateral gonarthrosis 242
secondary uterine atony 339
secondary uveitis 5
secondary vascular malignant tumor 203
secondary ventricular hemorrhage 115
secondary malignant brainstem tumor 179
secondary malignant cranial fossa tumor 178
secondary malignant meningeal tumor 179
secondary malignant brain and meningeal tumor 179
secondary malignant intracranial tumor 178
secondary malignant intracranial venous sinus tumor 178
second-degree pressure sore 163
second-stage exteriorization of intestine (Mikulicz procedure) 166
second-stage pinnaplasty 33
second-trimester induced abortion 328
second-trimester induced abortion complicated by amniotic fluid embolism 328
second-trimester induced abortion complicated by complete rupture of uterus 328
second-trimester induced abortion complicated by hemorrhage 328
second-trimester induced abortion complicated by hemorrhagic shock 328
second-trimester induced abortion complicated by incomplete rupture of uterus 328
second-trimester induced abortion complicated by infection 328
second-trimester induced abortion complicated by injury of soft birth canal 328
second-trimester induced abortion complicated by other complication 328
second-trimester induced abortion complicated by posterior fornix perforation 328
second-trimester induced abortion complicated by septic shock 328
second-trimester induced abortion complicated by uterus perforation 328
second-trimester induced labor (family planning) 328
secretory meningioma 177
section of colpatresia 335
sectional impression 59
sedative or hypnotic dependence syndrome 394
sedative or hypnotic harmful use 394
sedative or hypnotic withdrawal state 394
sedative or hypnotic withdrawal state with delirium 388
sediment chamber method 128
seesaw type nystagmus 10
segmental dysfunction 243
segmental dystonia 115
segmental excision of lung 309
segmental fracture 243
segmental glomerulosclerosis 134
segmental hepatectomy/hepatic segmentectomy 169
segmental instability 243
segmental iridectomy 20
segmental mastectomy 171
segmental neurofibromatosis 370

segmental osteoplasty of maxilla　291

segmental osteotomy　55

segmental renal dysplasia　211

segmental resection of lung with systematic mediastinal lymphadenectomy　189

segmental resection of small intestine　173, 315

Segond fracture　226

seizure　177

seizure with elementary sensory symptom　110

seizure with experiential sensory symptom　110

seizure with typical automatism　110

selected renal arteriography　223

selective amnesia　397

selective amygdalohippocampectomy　186

selective embryo reduction (bipolar electrocoagulation)　348

selective embryo reduction (cord ligation)　348

selective embryo reduction (KCl injection)　348

selective embryo reduction (microwave ablation)　348

selective embryo reduction (radio-frequency ablation)　348

selective IgA deficiency　381

selective immunoglobulin deficiency　160

selective intrauterine growth retardation, SIUGR　346

selective laser trabeculoplasty　21

selective mutism　397

selective neck dissection　34

selective neck dissection, SND　173

selective nerve root block　286

selective pituitary resistance to thyroid hormone symdrome　151

selective posterior rhizotomy　186

selective tubal catheterization　334

selective uterine arterial chemotherapy guided by DSA (digital substraction angiography)　330

selective uterine arterial embolization guided by DSA (digital substraction angiography)　330

selective uterine arteriography guided by DSA (digital substraction angiography)　330

selective vagotomy　173

selenium deficiency　156

self controlled percutaneous lumbar disc resection　285

self mutilation　394

self-healing collodion body　385

self-injury　394

self-rating anxiety scale　398

self-rating depression scale　398

self-rating scale　398

sellar abscess　141

sellar aneurysm　141

sellar chordoma　141

sellar glioma　141

sellar granular cell tumor　141

sellar hamartoma　141

sellar mass of unknown etiology　141

sellar metastatic tumor　141

sellar pilocytic astrocytoma　141

sellar region lipoma　176

sellar region meningioma　176

sellar region tumor　176

sellar sarcoidosis　141

sellar schwannoma　141

sellar tuberculosis　141

semantic dementia　125, 397

semen allergy　370

semicircular canal occlusion　32

semiconductor dosimeter　319

semi-fixed bridge　54

semi-fixed connector　54

seminal vesicle cyst resection　220

seminal vesicle incision　220

seminal vesicle injure　211

seminal vesicle needle biopsy　220

seminal vesiculitis　211

seminal vesiculography　220

seminoma of testis　211

semistructured interview　398

senestopathia　396

senile angioma　371

senile ankylosing hyperostosis　248

senile arteritis　198

senile asthenia　400

senile atrophy of the vulva　371

senile calcific aortic valve stenosis with insufficiency　198

senile calcific mitral stenosis　198

senile cataract, cortical type　8

senile cataract, Morgagnian　8

senile cervical spondylosis, SCS　248

senile chorea　116

senile ectropion　8

senile emphysema　77

senile entropion　8

senile kyphosis　248

senile leukoderma　371

senile lumbar disc herniation　248

senile nuclear cataract　8

senile osteomalacia　248

senile osteoporosis　248

senile ptosis　8

senile purpura　371

senile tremor　400

senile vaginitis　323

senile vitreous splitting　8

senile weakness　400

sensation of foreign body in pharynx　32

sensation (limbs, body)　233

sensation (limbs, somatic)　270

sensitive delusion of reference　396

sensitization enhancement ratio, SER　321

sensorineural deafness　25

sensory ataxia　113

sensory esotropia　18

sensory exotropia　18

sensory nerve action potential, SNAP　128

sensory nerve conduction velocity, SNCV　128

sensory nerve quantitative detection　128

sensory neuron disease　113

sensory paralytic bladder　113

sensory polyneuropathy　113

sensory rhizotomy of trigeminal nerve　185

sensory rhizotomy of trigeminal nerve via posterior fossa approach　183

separate pulmonary function　87

separation anxiety disorder　389

separation of distal epiphysis of tibia and fibula　245

separation of distal fibular epiphysis　232

separation of distal humeral epiphysis　234

separation of epiphysis　228

separation of epiphysis of lower tibia　246

separation of epiphysis of upper tibia　246

separation of eyelid adhesion　20

separation of labia minus adhesion　335

separation of medial clavicular epiphysis　255

separation of pubic symphysis　228, 269, 338

separation of retinal layer　11

separation of symblepharon　21

separation of upper epiphysis of humerus　234

separation of upper epiphysis of radius　251

separation of vulvar adhesion　335

sepsis　61, 78, 164, 354

sepsis bundle strategy　84

sepsis kidney injury　132

sepsis resuscitation bundle strategy　84

sepsis-related organ failure assessment　88

septate uterus　330

septation of common atrium　205

septic abortion　323

septic angina　27

septic arthritis　415

septic embolism following abortion　323

septic enteritis　100

septic shock　78

septic shock following abortion　323

septicaemia after immunization　353

septicemia　410

septicemia due to escherichia coli　411

septicemia during delivery　339

septicemia of newborn　417

septicemia due to streptococcus pneumoniae　412

septicemia due to streptococcus, group A　410

septicemia due to streptococcus, group B　410

septicemia due to streptococcus, group D　410

septicopyemic embolism following abortion　323

septo-optic dysplasia　149

septoplasty　54

sequela of apoplexy　119

sequela of burn, chemical injury and frostbite　296

sequela of cerebral palsy　249

sequela of pelvic inflammation　325

sequelae of adhesion of extensor tendon　254, 266

sequelae of adhesion of flexor tendon　251

sequelae of brachial plexus injury　399

sequelae of cerebral hemorrhage　118, 401

sequelae of cerebral trauma　401

sequelae of cerebrovascular disease　401

sequelae of contracture of flexor tendon　255

sequelae of cutaneous nerve injury 401
sequelae of defect of flexor tendon 255
sequelae of diaphragm nerve injury 399
sequelae of elbow joint ligament injury 402
sequelae of encephalitis 401
sequelae of extremities burn 401
sequelae of eye burn 402
sequelae of eye damage 402
sequelae of femoral nerve injury 399
sequelae of finger ligament injury 289
sequelae of hand burn 401
sequelae of head and neck burn 401
sequelae of head and neck frostbite 401
sequelae of head injury 401
sequelae of herpes zoster 411
sequelae of hyperalimentation 152
sequelae of injury of axillary nerve 264
sequelae of injury of common peroneal nerve 232
sequelae of injury of extensor tendon 254
sequelae of injury of eye and orbit 15
sequelae of injury of flexor pollicis longus muscle tendon 251
sequelae of injury of flexor tendon 251
sequelae of injury of intrinsic muscle of hand 255
sequelae of injury of muscle of lower limbs 259
sequelae of injury of of radial nerve 252
sequelae of injury of tendon of extensor pollicis longus 254
sequelae of injury of tendon of lower limbs 259
sequelae of injury of the sural nerve 231
sequelae of knee joint infection 258
sequelae of leprosy 414
sequelae of lower extremity nerve injury 259
sequelae of lumbar plexus injury 402
sequelae of median nerve injury 402
sequelae of myelitis 114, 400
sequelae of neck injury 400
sequelae of open eye injury 402
sequelae of open neck injury 400
sequelae of perineal injury 399
sequelae of sacral plexus injury 399
sequelae of sciatic nerve injury 402
sequelae of subarachnoid hemorrhage 402
sequelae of superficial head injury 401
sequelae of superficial neck injury 400
sequelae of thoracic spinal cord injury 402
sequelae of tibial nerve injury 400
sequelae of toxic encephalopathy 402
sequelae of trachoma 11
sequelae of ulnar nerve injury 399
sequelae of viral hepatitis 91
sequelae of viral myocarditis 63
sequelae of vitamin A deficiency 150
sequelae of vitamin C deficiency 150
sequelae of volar plate collateral ligament injury 402
sequential invasive non-invasive mechanical ventilation 85
sequestered disc herniation 268

sequestration of lung 232
sequestrectomy of facial bone 56
sequestrectomy of maxilla 57
sequestrectomy of skull 184
sequestrum of jaw 42
sequestrum removal in spine 285
sequoiosis 76
serial extraction 58
serofibrinous pleurisy 76
seronegative spondyloanthropathy 263
serotonin syndrome 395
serous labyrinthitis 26
serous perichondritis of auricle 25
serous pleurisy 353
serous retinal detachment 5
serous surface papillary carcinoma 305
serous surface papillary carcinoma of thyroid 145
serrated action potential 129
sertoli cell tumor 211
Sertoli–Leydig cell tumor 148
sertoli-cell-only syndrome 142, 210
serum arthritis 263
serum immunoglobulin quantitative assay 162
serum sickness neuropathy 124
serum(urine)free-light chain assay 162
servo valve air feed 84
sesamoid dislocation 268
sesamoid fracture 268
sesamoid interphalangeal joint 267
sesamoiditis 268
setting-sun sign 18
Sever's disease 233
several brain lobe hemorrhage 111
severe β-thalassaemia 359
severe abdominal pain with rigidity 104
severe acute hepatitis B 350
severe acute respiratory syndrome 80
severe acute respiratory syndrome(SARS) 417
severe alveolar bone defect 52
severe anemia 62
severe anemia during pregnancy 344
severe asthma 81
severe atrophy of lower mandible edentulous alveolar ridge 50
severe atrophy of maxilla edentulous alveolar ridge 48
severe burn 297
severe cervical dysplasia 328
severe chemical inhalation injury 297
severe chronic active Epstein-Barr virus infection 417
severe combined immunodeficiency disease 385
severe community-acquired pneumonia 81
severe deficiency of ALA dehydratase 160
severe dental caries 48
severe depressive episode with psychotic symptom 388
severe depressive episode without psychotic symptom 389
severe early childhood caries, S-ECC 54
severe edema 83
severe erythema multiforme 385

severe fever with thrombocytopenia syndrome 411
severe flexion deformity 267
severe hypercapnia 81
severe hypospadias 289
severe inhalation injury 297
severe laceration of liver 96
severe malnutrition 151
severe malnutrition with weight loss 153
severe Maroteau-Lamy syndrome 153
severe measles 360, 418
severe mental and behavioural disorder associated with the puerperium 394
severe mental retardation 394
severe mental retardation, significant impairment of behaviour requiring attention or treatment 394
severe mental retardation, with the statement of no, or minimal impairment of behaviour 394
severe mesangial proliferative glomerulonephritis 136
severe myocarditis 69
severe myoclonic epilepsy in infant 125
severe obesity 153
severe osteoporosis 151
severe osteoporosis with ostealgia 263
severe pneumonia 81
severe postpartum hemorrhage 346
severe preeclampsia 347
severe protein-energy malnutrition 360
severe pulmonary hypertension 69
severe sepsis 81, 165
severe smoking 81
severe stress reaction 393
severe subacute hepatitis B 350
severe subtertian malaria 418
severe swelling 263, 271
severe ventilatory disorder 81
severe visual impairment, binocular 18
severe-protein energy malnutrition 153
sex chromosomal abnormality 151
sex chromosome dysplasia 151
sex cord mesenchymal tumor 215
sex cord tumour with annular tubule of ovary 324
sex somnia 121
sex-linked ichthyosis 381
sextuplet pregnancy 340
sexual abuse 408
sexual addiction 393
sexual arousal disorder 326
sexual aversion 396
sexual aversion and lack of sexual enjoyment 393
sexual desire disorder 393
sexual developmental delay 151
sexual dysfunction 393
sexual dysfunction, not caused by organic disorder or disease 389
sexual maturation disorder 393
sexual precosity 151
sexual preference disorder 393
sexual relationship disorder 393

sexually transmitted disease in puerperium 338

Sezary syndrome 377

shade selection 58

shake baby syndrome 264

shallow anterior chamber 18

shallow anterior chamber after anti-glaucoma surgery 7

shallow anterior chamber after glaucoma surgery 10

shallow mandibular vestibular groove 50

shark bite 377

sharp wave 129

sharp wave complex 129

sharp wave focus 128

Shay's syndrome/mucopolysaccharidosis, type I 148

shear stress induced lung injury 74

sheath abscess 243

sheath benign tumor 288

Sheehan disability scale 398

Sheehan syndrome 150, 346

sheep jumping encephalitis 124

sheep scabies 373

shelf procedure 281

shell nail syndrome 363

shell tooth 44

shift 131

shift work sleep disorder 111

shifted hyperkalemia 81

shifted hypokalemia 81

shifted hyponatremia 81

Shigella dysentery 99

Shigella sonnei dysentery 102

shigellosis due to boydii shigella dysenteriae 91

shigellosis indeterminate 92

shock 69, 203, 297, 359

shock caused by drug hyper-sensitiveness 409

shock due to anaesthesia 407

shock during or resulting from a procedure 194

shock following ectopic pregnancy 327

shock from lightning 406

shockwave therapy 403

short bowel syndrome 351

short clinical crown of tooth 45

short cord 340

short face syndrome 41

short fifth metacarpals-insulin resistance 143

short form 36 398

short gait 230, 270

short hip 230

short lip 40

short neck syndrome 230

short rib syndrome 230

short run of atrial tachycardia 64

short run of ventricular tachycardia 64

short stature 148

short stature due to isolated growth hormone deficiency with x-linked hypogammaglobulinemia 144

short wave therapy 403

short-bowel syndrome 94

shortened menstruation 323

shortening 230, 270

shortening deformity of femur 235

shortening of femur 275

short-latency somatosensory evoked potential, SLSEP 128

shortness of breath 70, 82, 189

short-QT syndrome 64

short-term oxygen therapy 83

short-wave length automated perimetry 22

shoulder abscess 352

shoulder and chest separation 243

shoulder and upper arm nerve injury 115

shoulder and upper arm vascular injury 198, 243

shoulder arthroplasty 278

shoulder biopsy 278

shoulder dystocia 339

shoulder dystocia midwifery 348

shoulder girdle amputation 278

shoulder impingement syndrome 243

shoulder injury 243

shoulder joint adhesion 242

shoulder joint amputation 278

shoulder joint capsule repair and reconstruction 278

shoulder joint cut 242

shoulder joint exclusion 278

shoulder joint implant 242

shoulder joint instability 242

shoulder joint lysis 278

shoulder joint repair 278

shoulder joint replacement 252

shoulder joint surface replacement 278

shoulder lipomatosis 146

shoulder osteoarthrosis 400

shoulder pain 400

shoulder subluxation 400

shoulder-hand syndrome 115, 400

shrink field irradiation 320

shunt nephritis 133

sialaden catheter sectiones 36

sialadenitis 30, 50

sialadenoma papilliferum 47

sialectasia 49

sialectasia of parotid duct 47

sialoadenectomy 57

sialoadenotomy 57

sialocele 29

sialodochoplasty 58

sialography 57, 59

sialolithiasis 29, 51

sialolithiasis of submandibular gland 50

sialolithotomy 58

sialophagia 49

sialorrhea 41, 45, 54

sialosis 50

sibilant rhonchi 82

sibling rivalry disorder 393

SICD implantation 71

sick sinus syndrome, SSS 63

sickle cell anemia 159

sickle cell disease 371

sickle cell disease osteonecrosis 248

sickle cell hemoglobin abnormal fundus change 8

sickle cell nephropathy 134, 211

sickle cell osteonecrosis 248

sickle-cell disease 117

sideroblastic anemia 160

sideropenic dysphagia syndrome 27, 376

siderosis of lens 7

siderosis retinae 12

Siegrist streak 18

Siffer-Forester-Nachamie triple arthrodesis 272

sigh ventilation 84

sighing respiration 82

sigmoid augmentation cystoplasty 223

sigmoid bladder 223

sigmoid colon injury 105, 165

sigmoid colon-anal anastomosis 316

sigmoid colonic-anal anastomosis 173

sigmoid colon-rectum anastomosis 173, 316

sigmoid conduit 215

sigmoid sinus bone defect 30

sigmoid sinus diverticulum 30

sigmoid sinus thrombosis 125

sigmoid sinus wall reconstruction 36

sigmoidectomy 173

signe de Gaenslen 270

signet ring cell melanoma 383

silent thyroiditis 145

silhouetter 59

silica granuloma 367

silicone oil emulsification of silicone oil-filled eye 4

silicone oil into the anterior chamber of silicone oil-filled eye 4

silicone oil tamponade eye 4

silicone oil-filled eye 4

silicosis 75

silicosis pulmonary fibrosis 76

silicosis stage 1 75

silicosis stage 2 75

silicosis stage 3 76

silicotuberculosis 76

similar Morquio's syndrome 146

simple bone cyst 229

simple closed drainage 273

simple compression joint fracture 229

simple cyst of kidney 210

simple cyst of ovary 323

simple debridement of bone disease 273

simple dilatation of larynx 33

simple dislocation of radial head 229

simple episcleritis 3

simple flexion compression fracture 229

simple fracture 243

simple goiter 142

simple lymphadenectomy 33, 55, 166, 189, 217, 308

simple mastoidectomy 33

simple microcytic anemia 158

simple myopia 3

simple obesity 142

simple partial seizure with Jackson seizure 111

simple pattern 128
simple periodontitis 40
simple phobia 389
simple posterior meningocele 226
simple premature adrenal gland 142
simple premature pubarche 142
simple renal cyst 132
simple rhinitis 24
simple schizophrenia 389
simple split joint fracture 229
simple suture of fallopian tube 334
simple syphilitic aortitis 373
simple ulnar dislocation 229
simplified acute physiology score 87
simulated blindness 13
simulated deafness 29
simulator 320
simulator localization 320
simulium bite 377
SIMV plus PSV weaning 85
Sinding Larison Johanesson syndrome 226
single atrium 64, 194
single birth delivery by cesarean section with hysterectomy 340
single birth delivery by selective cesarean section 346
single birth delivery of emergency cesarean section 339
single birth delivery without indication of cesarean section 346
single birth midwifery unspecified 346
single bone fibrous dysplasia 229
single catheter coronary angiography 209
single cephalic vaginal delivery 338
single child labor for the traction of the hip 346
single complete denture 55
single door posterior cervical decompression 312
single drug eluting stent implantation for bifurcation lesion of coronary artery 206
single drug eluting stent implantation with left main coronary artery disease 206
(single) excision of selective mammary duct 166
single eye sign 230
single fetal death in twin pregnancy 345
single fracture of acetabulum 248
single ground-glass opacity lesion of lung 188
single hysterectomy of uterus duplex 335
single leg raise test 229, 269
single live birth infant born in hospital 359
single live birth infant born outside hospital 359
single live birth infant with unknown birth place 355
single lower extremity neuritis 123
single mood affective disorder 389
single non drug eluting stent implantation for bifurcation lesion of coronary artery 206
single non drug eluting stent implantation with left main coronary artery disease 206

single photon emission computed tomography,SPECT 128
single photon emission computer tomography 111
single sinusitis 24
single source radiation therapy 308
single still birth 338
single target multi-hit model 319
single umbilical artery 338
single-fiber electromyography,SFEMG 128
single-fiber needle electrode 128
singleton delivery by cesarean section 339
singleton delivery by destroying the fetus 339
singleton delivery by midforceps 347
singleton delivery by midforceps with rotation 347
singleton delivery by rotation with traction 347
singleton live birth,artificial insemination 340
singleton midwifery 347
sinoatrial block,first degree 69
sinoatrial block,SAB 64
sinoatrial block,second degree,type I 64
sinoatrial block,second degree,type II 64
sinoatrial block,third degree 63
sinoatrial intra-atrial wandering rhythm 64
sinoatrial node wandering rhythm 64
sinoatrial reentrant tachycardia,SART 64
sinoatrial-atrioventricular node wandering rhythm 64
sinuotomy foreign body extraction 32
sinus 82, 270
sinus abscess 23
sinus after operation 404
sinus arrest 64
sinus arrhythmia 351
sinus bradycardia 64
sinus curettage 273
sinus fistula surgery 32
sinus histiocytosis with massive lymphadenopathy 158
sinus irregularity 64
sinus node chronotropic incompetence 64
sinus of thoracic wall 80
sinus osteoma 23
sinus piriformis malignant neoplasm 26
sinus pneumatocele 23
sinus standstill 64
sinus syphilis 23
sinus tachycardia 64, 351
sinus tarsi syndrome 232
sinus tract 230, 294
sinus tract radiography 286
sinusitis 23, 410
sinusoidal hemangioma 365
sinusoidal wave 131
Sipple syndrome 377
sister Mary Joseph nodule 362
sitosterolemia 144
six minutes walking test 86
Sjoegren syndrome dry eye 6
Sjogren disease with myopathy 233
Sjogren syndrome 3, 25, 48, 113, 233, 367

Sjogren syndrome complicated with myopathy 113
Sjogren syndrome keratoconjunctivitis 3
Sjogren syndrome of the central nervous system 126
Sjogren syndrome related tubulointerstitial nephritis 133
Sjogren syndrome-related optic neuritis 3
Sjogren-Larsson syndrome 378
skeletal Bankart damage 236
skeletal candidiasis 367
skeletal deformity class I 42
skeletal deformity class II 42
skeletal deformity class III 42
skeletal muscle relaxant poisoning 405
skeletal muscle stimulator implantation 276
skeletal muscle stimulator replacement 276
skeleton echinococcosis 412
skew foot 257
skin adhesion of tendon of forearm 250
skin and soft tissue defect and infection of upper arm 296
skin and soft tissue defect of ankle complicated infection 294
skin and soft tissue defect of axilla complicated infection 297
skin and soft tissue defect of elbow complicated infection 297
skin and soft tissue defect of foot complicated infection 297
skin and soft tissue defect of forearm complicated infection 295
skin and soft tissue defect of head,face and neck complicated infection 296
skin and soft tissue defect of knee complicated infection 297
skin and soft tissue defect of leg complicated infection 297
skin and soft tissue defect of perineum complicated infection 294
skin and soft tissue defect of popliteal fossa complicated infection 294
skin and soft tissue defect of thigh complicated infection 293
skin and soft tissue defect of trunk complicated infection 296
skin and soft tissue defect of wrist complicated infection 296
skin and subcutaneous necrotic tissue excision and debridement 35
skin and subcutaneous tissue abscess aspiration 281
skin and subcutaneous tissue biopsy 174, 387
skin and subcutaneous tissue debridement 35
skin and subcutaneous tissue disorder in puerperium 338
skin and subcutaneous tissue hematoma aspiration 281
skin and subcutaneous tissue incision and drainage 35
skin and subcutaneous tissue incision and foreign body removal 35
skin atrophy caused by local injection of glu-

cocorticoid 379
skin biopsy 119
skin biopsy by punch 386
skin birth injury 354
skin bruise 375
skin color detection analysis 387
skin contusion 250, 270, 375
skin defect of thumb at forearm level 250
skin diabrosis and infection after microtia reconstruction 289
skin dilator implantation 386
skin disease caused by mycoplasma 384
skin donor 367
skin expander adjustment 35
skin expander catheterization 35
skin flap delay 299
skin flap graft 299
skin flap pedicle division 299
skin flap prefabrication 299
skin flap repair 281
skin flap transplantation 281
skin flap transplantation infection 295
skin flap transplantation necrosis 297
skin graft 299
skin graft failure 407
skin graft rejection 407
skin grafting 281
skin harvest with air-driven dermatome 299
skin harvest with dermatape 299
skin harvest with drum dermatome 298
skin harvest with humby knife 298
skin harvesting with electric dermatome 298
skin hyperthermia 270
skin infection 375
skin infection due to Mycobacteria kansasii 371
skin infection due to Mycobacterium chelonei 367
skin infection due to Mycobacterium haemophilum 378
skin injury by arsenic and its compound 378
skin injury by beryllium and its compound 375
skin injury by chromium and its compound 367
skin injury by cobalt and its compound 367
skin injury by lead and its compound 376
skin injury by mercury and its compound 367
skin injury by nickel and its compound 374
skin injury by silicon and its compound 367
skin injury by vanadium and its compound 366
skin laceration of eyelid 289
skin lesion radical resection 221
skin lesion resection 35
skin malignant tumor resection 386
skin moisture detection and analysis 387
skin myxoma 305
skin necrosis of upper extremity 200
skin parasites examination 387
skin pH detection analysis 387
skin pigmentation 375
skin prick test (allergy) 37

skin pulp graft 299
skin sebum detection analysis 387
skin shedding 375
skin staining 386
skin suture 35, 171, 386
skin sympathetic response, SSR 130
skin tag 375
skin texture detection and analysis 387
skin transplant status 375
skin tube formation 281
skin tube molding 386
skin type diagnostic questionnaire 387
skin ulcer 164, 375
skull base arachnitis 117
skull base reconstruction 34
skull debridement 312
skull defect 400
skull dynamic undetermined tumor 305
skull hemangioma 27, 45
skull operation 184
skull periosteum flap transplantation 56
skull plate barrier arachnoid cyst 117
skull traction 184
Sky bone expander kyphoplasty 272
SLAP lesion 242
sleep apnea hypopnea syndrome 49, 79
sleep apnea monitoring 130
sleep apnea syndrome 49
sleep apnea syndrome secondary hypertension, hypertension following sleep apnea-hypopnea syndrome 67
sleep apnoea 79
sleep choking syndrome 121
sleep correlation penile erectile dysfunction 121
sleep deprivation 130
sleep disorder 12, 79
sleep disorder caused by drug 111
sleep disordered breathing 28
sleep efficiency 130
sleep enuresis 121
sleep epilepsy 79
sleep hyperhidrosis 121
sleep hypoventilation 79
sleep hypoventilation syndrome 79
sleep latency 130
sleep paralysis 121, 393
sleep relevance painful penile erection 121
sleep snoring 31
sleep terror 121
sleep terrors 393
sleep-onset REM 130
sleep-related breathing disorder 79
sleep-related disorder 120
sleep-related laryngospasm 121
sleep-related rhythmic movement disorder 79
sleep-related ventilatory insufficiency 121
sleep-wake disorder 121
sleep-wake transition disorder 121
sleepwalking 121, 392
sleeve fracture 263
sleeve gastrectomy 314
sleeve resection of stomach 173
slide-swing flap 300

sliding flap transplantation 277
sliding osteotomy 55
sling procedure for stress incontinence 223
slippage of peroneus longus tendon 231
slipped capital femoral epiphysis 231, 235
slipped tendon 240
slow anterior dysrhythmia 130
slow continuous ultrafiltration 84
slow development of malnutrition 152
slow fused transient 131
slow heart beat 70
slow neutron 320
slow spike wave complex 129
slow virus infections of central nervous system 126
slow wave 129
slurred speech 32
small airway disease 79
small airway dysfunction 79
small cell carcinoma of cervix 329
small cell carcinoma of endometrium 329
small cell carcinoma of ovary 324
small cell lung cancer 79
small cell melanoma 381
small cell osteosarcoma 261
small fiber neuropathy 124
small for gestational age infant 356
small for term infant 360
small intestinal benign tumor 104
small intestinal borderliner tumor 104
small intestinal Crohn disease 104
small intestinal diverticulitis 104
small intestinal diverticulum 104
small intestinal granuloma 104
small intestinal hemangioma 104
small intestinal hernia 104
small intestinal injury 104, 164
small intestinal lymphoma with bleeding 104
small intestinal malabsorption syndrome (nonsurgical) 104
small intestinal malignant tumor 104
small intestinal mucosal erosion 104
small intestinal perforation 104
small intestinal polyp 104
small intestinal rupture 104, 164
small intestinal telangiectasis 104
small intestinal ulcer 104
small intestinal ulcer with bleeding 104
small intestinal vaginal fistula 104
small intestinal vaginal fistula repair 335
small intestinal vascular malformation 104
small intestine-ascending colon anastomosis 173, 315
small intestine-large intestine anastomosis 315
small intestine-small intestine end to side anastomosis 315
small intestine-vaginal fistula 326
small lacrimal sac 14
small mixed room method 89
small plaque parapsoriasis 381
small saphenous varicose vein 202
small sharp spike, benign sporadic sleep spike, benign epileptiform transient of sleep 130

smaller than 5 gestational weeks 346

smallpox 379, 417

smear-positive pulmonary tuberculosis 417

smegma 216

Smith's fracture 254

Smith-Petersen spinal osteotomy 272

Smiths fracture 226

smoker's patch 53, 380

smooth muscle hamartoma 375

smooth surface caries 46

smooth tongue 367

snake venom poisoning 407

snap hip 255

snap knee 255

Sneddon disease 109

sneeze 31

snore 31

snuff box 226, 269

soaking foot 296

soaking hand 296

soap poisoning 409

Soave pull-through operation(Soave operation) 170

Soave surgical resection of rectal mucosa 314

social anxiety disorder of childhood 389

social anxiety scale for child 398

social disability screening schedule 398

social functioning disorder of childhood 393

social functioning disorder of childhood and adolescence 389

social phobia 392

social readjustment rating scale 398

socialized conduct disorder 392

socket bleeding 52

socket reconstruction with free flap 21

socket reconstruction with free skin graft 21

sodium hydroxide burn 296

sodium hydroxide induced chemical injury 407

sodium valproate poisoning 404

Soemmerring ring 1

soft dentin 47

soft fibroma 377

soft issue expansion 299

soft palatal abscess 47

soft palatal penetrating wound 47

soft palate biopsy 37

soft palate deformity after radiotherapy 47

soft palate plasty 57

soft tissue abscess 288

soft tissue biopsy 387

soft tissue bleeding of extraction wound 39

soft tissue chondroma 253

soft tissue chondrosarcoma 253

soft tissue damage of teeth displacement 52

soft tissue embedding 253

soft tissue exploration 172

soft tissue infection 253, 377

soft tissue infection of foot 289

soft tissue inflammation 253

soft tissue injuries involving multiple body regions 287

soft tissue injury of ankle 239

soft tissue injury of forearm and elbow 268

soft tissue injury of hip joint and thigh 247

soft tissue injury of knee 258

soft tissue injury of shoulder and upper limb 243

soft tissue injury of spine 241

soft tissue injury of the abdomen and lower back and pelvis 232

soft tissue mesenchymal chondrosarcoma 253

soft tissue rheumatism 253

soft tissue tuberculosis 253

soil-transmitted parasitosis 417

solanum nigrum poisoning 407

solar dermatitis 376

solar elastosis syndrome 376

solar retinopathy 10

solar urticaria 376

soleus muscle flap 298

solid tumor related kidney injury 135

solitary breast cyst 164

solitary calcification of the skin 368

solitary circumscribed neuroma 234, 367

solitary fibrous tumor 176, 234

solitary kidney 138, 211

solitary kidney excision 311

solitary kidney resection 218

solitary lichen planus 367

solitary neurofibroma 365

solitary plasmacytoma 158

solitary plasmacytoma of bone 235

solitary tricholemmoma 365

solubility coefficient 88

solvent-induced irritant contact dermatitis 10

somatic dysfunction 251

somatic inhibitory seizure, inhibitory motor seizure 125

somatic symptom disorder 392

somatization 396

somatization autonomic dysfunction, lower gastrointestinal tract 392

somatization autonomic dysfunction, multiple organ system 392

somatization autonomic dysfunction, respiratory system 392

somatization autonomic dysfunction, upper gastrointestinal tract 392

somatization autonomic dysfunction, urogenital system 392

somatization disorder 392

somatizational autonomic nervous dysfunction of respiratory system 76

somatoform autonomic dysfunction 396

somatosensory evoked potential, SEP 130

somatosensory evoked reflex epilepsy 120

somatosensory illusion 396

somatostatinoma 148

sonorous rhonchi 73, 82

sophistic thinking 395

sore throat 54

sound spectrogram 37

sound spectrography 37

sour regurgitation 189

source axis distance, SAD 320

source-collimator distance, SCD 320

source-skin distance, SSD 320

South American mescaline poisoning 353

Southwick osteotomy 272

space infection of neck 43

space occupying lesion of maxillary sinus 28

space occupying lesion of spinal cord 177

space-occupying lesion in the brain 119

space-occupying lesion of stomach 103

spain of medial collateral ligament of knee 258

Spanlang-Tappeiner syndrome 378

sparganosis 99, 371, 414

sparganosis mansoni 414

sparse pubic syndrome 382

spasm 116

spasm after the upper extremity artery puncture 199

spasm of accommodation 13

spasm of cardia 91

spasm of choledoch 94

spasm of intestine 92

spasm of lateral pterygoid 53

spasm of masticatory muscle 44

spasm of sphincter of Oddi 91

spasmodic dysphonia 31

spasmodic voice 31

spasmodyspnea 31

spastic cerebral palsy 400, 401

spastic colon 98

spastic diplegia 400

spastic entropion 7

spastic gait 246, 270, 400

spastic gait of lower limb 259, 271

spastic intestinal obstruction 98

spastic paraplegia 400

spastic paraplegia-precocious puberty 146

spastic paraplegic gait 116

spastic strabismus 7

spastic stricture ring of the uterus 347

spasticity 0 degree of modified Ashworth scale 400

spasticity 1 degree of modified Ashworth scale 400

spasticity 1+ degree of modified Ashworth scale 400

spasticity 2 degree of modified Ashworth scale 400

spasticity 3 degree of modified Ashworth scale 400

spasticity 4 degree of modified Ashworth scale 400

spatial span test 398

special corneal edema 13

special screening examination for eye and ear disorder 15

special screening examination for eye disorder 15

special screening examination of depression 403

special screening examination of musculo-skeletal disorder 403

special site of uterine leiomyoma 326

special type of uterine leiomyoma 326
specific airway conductance 88
specific airway resistance 86
specific arithmetical skill disorder 393
specific bronchial provocation test 88
specific compliance 86
specific complication associated with artificial
　　insemination 327
specific developmental disorder of motor
　　function 393
specific developmental disorder of scholastic
　　skill 393
specific immunotherapy 79
specific phobia 393
specific reading disorder 393
specific speech articulation disorder 393
specific spelling disorder 393
specific type of diabetes 150
specific vaginitis 326
spectroanalytic diagram 88
speech delay 402
speech discrimination score 38
speech disorder 402
speech modification 53
speech therapy 58, 403
spermatic cord biopsy 220
spermatic cord hydrocele resection 220
spermatic cord incision 220
spermatic cord lesion resection 220
spermatic cord ligation 220
spermatic cord transplantation 220
spermatic cord tunica vaginalis high ligation
　　220
spermatic cord-epididymis laceration suture 220
spermaticide poisoning 407
spermatocele 211
spermatocele suction 220
spermatocelectomy 220
spermatocystectomy 220
spermatocytic seminoma of testis 211
spermatorrhea 215
sphenoid bone benign tumor 24
sphenoid bone fracture 41
sphenoid bone malignant tumor 41
sphenoid bone meningioma 177
sphenoid ridge meningioma 176
sphenoid sinus abscess 24
sphenoid sinus cyst 24
sphenoid sinus malignant tumor 40
sphenoid sinus polyp 24
sphenoidal electrode 128
sphenoidostomy 33
sphenopalatine ganglionectomy 33
sphenopalatine neuralgia 31
spheroid body myopathy 110
spherophakia 10, 18
spherophakia-brachymorphia syndrome 10
sphincterometry 224
sphingolipidosis 148
Sphingomyelin deposition disease 121
spica cast 281
spider bite 384
spider telangiectasia 384
spider venom poisoning 409

Spier's elbow arthrodesis 272
spike 129
spike focus 128
spike rhythm 129
spike topography 129
spike wave complex 129
spin echo pulse sequence 131
spina bifida manifesta 261
spina bifida occulta 263
spinal abscess 241
spinal adhesive arachnoiditis 126
spinal amputation 348
spinal and bulbar muscular atrophy 114
spinal arachnoiditis 114
spinal arteriovenous fistulae 114
spinal artery thrombosis 240
spinal arthritic psoriasis 369
spinal benign neoplasm 177
spinal benign tumor 241
spinal borderline tumor 241
spinal brucellosis 241
spinal canal decompression 285
spinal canal exploration 285
spinal cerebeller degeneration 114
spinal cord abscess 114, 177, 413
spinal cord arachnoiditis 177
spinal cord compression 241, 270
spinal cord contusion and hemorrhage 240
spinal cord cysticercosis 413
spinal cord fistula 311
spinal cord injury 241
spinal cord injury without fracture or disloca-
　　tion 257
spinal cord injury without radiographic abnor-
　　mality 257
spinal cord ischemia reperfusion injury 241
spinal cord lipoma 177
spinal cord malignancy 304
spinal cord meningovascular syphilis 369
spinal cord mycotic granuloma 177
spinal cord syphiloma 177, 413
spinal cord transection 311
spinal cord tuberculoma 114, 177
spinal cord tuberculosis 369
spinal cord venous drainage from spinal dural
　　arteriovenous fistula 125
spinal cord ventral aneurysm 114
spinal cord ventral aneurysm rupture 114
spinal cysticercosis 114
spinal cysticercosis infection 241
spinal deformity 241, 270
spinal degeneration 114, 241
spinal drilling decompression 316
spinal dural arteriovenous fistula 181
spinal dural biopsy 317
spinal dysraphism 240
spinal enthesopathy 241
spinal epidural abscess 125, 181, 359, 418
spinal epidural cyst 181
spinal epidural granuloma 125, 181, 359
spinal epidural hematoma 181
spinal fracture 241
spinal fungal infection 241
spinal granuloma 114

spinal infection 241
spinal instability 241
spinal internal fixation failure 241
spinal internal fixation rejection 241
spinal internal implant infection 241
spinal intradural cyst 181
spinal intradural-peritoneal shunt 182
spinal malformation after radiotherapy 231
spinal membrane shunt revision 311
spinal meningioma 177
spinal mobility 241, 270
spinal multiple sclerosis 114
spinal muscular atrophy 114, 352
spinal nerve root amputation 311
spinal neurilemmoma 177
spinal osteoarthrosis 400
spinal ostomy 182
spinal process fracture 240
spinal protrution 114
spinal rachischisis 241
spinal rheumatoid spondylitis 241
spinal rhizotomy 182
spinal shock 177, 241
spinal stenosis 268
spinal stimulation electrode implantation
　　218
spinal subarachnoid-peritoneal shunt 183
spinal subarachnoid-ureteral shunt 183
spinal subdural abscess 125, 181, 359, 418
spinal subdural granuloma 125, 181, 359
spinal subdural hematoma 181
spinal subdural perimedullary arteriovenous
　　fistula 125
spinal syphilis 241
spinal tuberculosis 115, 241
spinal tuberculosis cerebrospinal syphilis
　　369
spinal tuberculosis infection 241
spinal tuberculous sinus 241
spinal tumor 241
spinal typhoid fever 241
spinal wedge 241
spinal-epidural shunt 182, 311
spinal-peritoneal shunt 182
spinal-subarachnoid peritoneal shunt 311
spinal-subarachnoid shunt 182, 311
spinal-subarachnoid ureteral shunt 311
spindle cell hemangioendothelioma 378
spindle cell lipoma 255, 378
spindle cell sarcoma of bone 236
spindle cell type malignant melanoma 378
spindle cell/sclerosing rhabdomyosarcoma 255
spindle coma 128
spindle, sigma rhythm 130
spine biopsy 286
spine tenderness 240, 270
spinocerebellar ataxia 114
spiral computed tomography scan 361
spiral fracture 248
spirillum minus rat bite fever 381
spirochaeta infection caused arthritis 248
spiroma 237
spirometriasis mansoni 414
spirometry 86

spittle hyposecretion 32
Spitz nevus 378
splanchnodiastasis 100
splay foot 253
spleen lymphoma/leukemia, unclassifiable 159
spleen transplantation 313
splenectomy 171, 313
splenic abscess 164
splenic arterial embolization 199
splenic artery aneurysm 164
splenic artery embolization 171, 313
splenic artery injury 164
splenic artery ligation 171, 313
splenic artery pseudoaneurysm 199
splenic artery stenting 313
splenic B cell marginal zone lymphoma 159
splenic biopsy 174
splenic cyst 164
splenic flexure syndrome 98
splenic hematoma 164
splenic hydatidosis 164
splenic injury 164
splenic puncture 313
splenic rupture 164
splenic sequestration 159
splenic syphilis 375
splenic transplantation 171
splenic vein injury 164
spleno-caval shunt surgery 171
splenomegaly 159, 164
splenopneumopexy 171
splenorenal arterial anastomosis 221
spleno-renal shunt surgery 171
splenorrhaphy 171
splinter hemorrhage 371
split compression fracture 250
split compression joint fracture 250
split cord malformation 241
split course radiotherapy 319
split foot 268
split notochord syndrome 241
split pons sign 129
split thickness skin autograft on reserved denatured dermis 298
split thickness skin graft 273
split thickness skin grafting 289
split-thickness grafting 386
split-thickness skin graft 300
split-thickness skin grafting to breast 291
split-thickness skin grafting to hand 291
splitting into layers, lamellar dystrophy of nail 369
splitting of heart sound 70
splitting of mandible 58
splitting of thought 396
spondylarthritis 268
spondylitis 241, 263
spondyloepiphyseal dysplasia 241
spondylolisthesis 241
spondylometaphyseal dysplasia 144
spondylosis 268
sponge fisher's dermatitis 367
sponge sting 367

spongiform encephalopathy 390
spongioblastoma polare 177
spontaneous abortion 329
spontaneous abortion complicated by damage of pelvic organ 329
spontaneous abortion complicated by embolism 329
spontaneous abortion complicated by genital tract infection 329
spontaneous abortion complicated by haemorrhage 329
spontaneous abortion complicated by infection 329
spontaneous abortion complicated by pelvic infection 329
spontaneous abortion complicated by renal failure 329
spontaneous abortion complicated by shock 329
spontaneous angina pectoris 70
spontaneous aortic thrombosis 204
spontaneous bone necrosis of knee 259
spontaneous breathing 85
spontaneous breathing test 90
spontaneous cycling 85
spontaneous dislocation of joint 237
spontaneous fracture 268
spontaneous hemorrhage and rupture of liver 96
spontaneous nystagmus 32
spontaneous periodic hypothermia-hyperhidrosis syndrome 385
spontaneous pneumothorax 81, 188
spontaneous potential 131
spontaneous preterm labor 347
spontaneous respiratory frequency 83
spontaneous rupture of esophagus 101
spontaneous rupture of extensor tendon 254
spontaneous rupture of flexor tendon 251
spontaneous tear of flexor tendon of ankle 239
spontaneous tear of flexor tendon of foot 269
spontaneous tear of knee joint ligament 268
spontaneous tear of shoulder flexor tendon 243
spontaneous tension pneumothorax 188
spontaneous-limited 85
spontanous intracranial hypotension 127
sporadic encephalitis 120
sporadic inclusion body myositis 253
sporadic pheochromocytoma/secretory paraganglioma 148
sporotrichosis 363, 410
spot patch test 387
spotted leprosy 410
spousal abuse syndrome 407
sprain and strain of cervical spine 245
sprain and strain of elbow joint 267
sprain and strain of hip 248
sprain and strain of lumbar spine 264
sprain and strain of temporomandibular joint 46
sprain and strain of wrist 257
sprain of abductor pollicis muscle of forearm 250

sprain of acromioclavicular joint 243
sprain of acromioclavicular ligament 243, 400
sprain of ankle 239
sprain of ankle joint 239
sprain of anterior cruciate ligament of knee 258
sprain of calcaneofibular ligament 233
sprain of carpometacarpal joint 257
sprain of collateral ligament of knee 258
sprain of coracohumeral ligament 239
sprain of cruciate ligament of knee 258
sprain of deltoid ligament 253
sprain of deltoid ligament of ankle 239
sprain of distal tibiofibular ligament 245
sprain of extensor pollicis longus muscle of forearm 250
sprain of flexor pollicis longus muscle of forearm 250
sprain of humeroulnar joint 228
sprain of iliac femoral ligament 250, 401
sprain of interphalangeal joint 266, 267
sprain of lateral collateral ligament of knee 258
sprain of lumbar joint and ligament 263
sprain of metacarpophalangeal joint 265
sprain of metatarsophalangeal joint 266
sprain of muscle and tendon of forearm 250
sprain of muscle and tendon of lower limb 259
sprain of posterior cruciate ligament of knee 258
sprain of quadriceps femoris 235
sprain of radiocarpal joint 252
sprain of sacral iliac joint 399
sprain of sacroiliac joint 229
sprain of shoulder girdle 243
sprain of shoulder joint 242
sprain of thorax, lower back and pelvis 262
sprain of thyroid cartilage 242
sprain of toe 269
sprain of ulnar collateral ligament 228
sprain of upper tibiofibular ligment 245
sprain of upper tibiofibular syndesmosis 245
sprain of wrist 256
sprengel deformity, high scapula 260
spur 235
spur of iliac crest 250
Spurling sign 268, 271
Spurling test 226, 269
sputum suctioning 85
squamoid eccrine ductal carcinoma 372
squamous cell carcinoma 77, 248, 372
squamous cell carcinoma of bladder 212
squamous cell carcinoma of eyelid 15
squamous cell carcinoma of lacrimal duct 8
squamous cell carcinoma of larynx 25
squamous cell carcinoma of penis 216
squamous cell carcinoma of penis in situ 216
squamous cell carcinoma of renal pelvis 214
squamous cell epithelioma 248

squamous cell papilloma 45
squamous follicular keratosis 372
squamous hyperplasia of vulva 326
squamous odontogenic tumor 52
squamous vulvar intraepithelial neoplasia 326
squamous-cell epithelioma 295
square chin deformity 41
squashed nose 51
squeaking after hip joint replacement 252
S-shaped incision 181
S-shaped kidney 210
St.Louis encephalitis 121, 416
stab injury of spinal cord 241
stab wound of chest 203
stability scar 297
stable angina 68
stable bladder 215
stable stage of chronic obstructive pulmonary disease 77
stage Ⅰ of uterine prolapse 329
stage Ⅱ anterior chamber intraocular lens implantation 19
stage Ⅱ of uterine prolapse 329
stage Ⅱ posterior chamber intraocular lens implantation 19
stage Ⅱ posterior chamber intraocular lens implantation in ciliary sulcus 19
stage Ⅲ of uterine prolapse 329
stage Ⅳ of uterine prolapse 329
stage 1 of nasal syphilis 30
stage 2 of nasal syphilis 25
stage 3 of nasal syphilis 27
staged bilateral total knee arthroplasty 274
staghorn stone of kidney 214
staging diagnosis of endometriosis 329
staging surgery 83
Stagnara projection radiography 286
Staheli acetabuloplasty 272
Stahl's deformity of auricle 288
staining of the nail plate 369
Stamey bladder suspension 223
Stamey urethral suspension 223
stamp free skin graft 300
standard automated perimetry 22
standard base excess 86
standard buffer base 86
standard carbonate 86
standard lung volume history 86
standard radical gastrectomy 172
standardized achievement test 398
Stanford hypnotic susceptibility scale 398
Stanford type A Ⅰ aortic dissection 194
stannosis 79
stapedectomy 33
stapedial gusher 24
stapediolysis 33
staphylectomy 36, 309
staphylococcal arthritis 250
staphylococcal food poisoning 100, 416
staphylococcal meningitis 120, 354
staphylococcal pneumonia 78
staphylococcal polyarthritis 250
staphylococcal scalded skin syndrome 295, 354, 375

staphylococcal wound infection 293
staphylococcus aureus enteritis 98, 295
staphylococcus aureus septicemia 413
staphylococcus endocarditis 354
staphylococcus infection 416
staphylococcus pneumonia 354
staphylococcus septicaemia 354
staphylococcus septicemia 416
staphyloma around the optic disc 11
staphyloptosis 32
staphylorrhaphy 36
staphyloschisis 32
staple implant 55
stapled transanal rectal resection(STARR procedure) 170
Staples' elbow arthrodesis 272
starch granuloma 365
starfish dermatitis 367
Stargardt disease 1
starvation 406
starvation ketosis 155
stasis dermatitis 383
stasis purpura 383
state of pregnancy 345
static chest wall compliance 88
static compliance 88
static compliance of respiratory system 87
static instability 246
static lung compliance 87
static pulmonary hyperinflation 77
status convulsion 295
status epilepticus, SE 111
status migraine 120
statute after enucleation 16
STD screening 387
steatadenoma 375
steatocystoma multiplex 365
Stech-Carlisle-Weber syndrome 12
Steel triple innominate osteotomy 272
steely hair Menkes disease 146
Steindler's elbow arthrodesis 272
stellate ganglion block 186
stellate ganglionectomy 186
stellate spontaneous pseudoscars 381
stellectomy 36
stem cell transplantation 162
stenosis and insufficiency of lacrimal duct 8
stenosis of anterior naris 27
stenosis of bile duct 93
stenosis of cervix uteri 328
stenosis of cholecystojejunal stoma 94
stenosis of choledochoduodenal stoma 93
stenosis of choledochojejunal stoma 94
stenosis of common bile duct 94
stenosis of hepatic vein 95
stenosis of intrahepatic bile duct 96
stenosis of lacrimal canaliculus 8
stenosis of lacrimal punctum 8
stenosis of larynx 26
stenosis of nasolacrimal duct 2
stenosis of pseudoaneurysm 198
stenosis of pulp cavity 49
stenosis of renal artery 200, 213
stenosis of sphincter of Oddi 91

stenosis of tracheostomy site 27
stenosis of vertebral artery 205
stenosis of vulva 326
stent implantation 126
stent implantation postoperation 204
stent thrombosis in the abdominal aorta 196
stent thrombosis related myocardial infarction 69
stented elephant trunk 192
stented elephant trunk implantation 208
stenting of pancreatic duct 315
step exercise 87
Stephen-Johnson syndrome 254
steppage gait 247, 270
stereotactic apparatus 187
stereotactic biopsy of brain 185
stereotactic body radiotherapy 320
stereotactic cingulotomy 184
stereotactic leucotomy 184
stereotactic puncture and drainage of intracranial hematoma 184
stereotactic radiosurgery 184, 320
stereotactic radiotherapy 184, 320
stereotactic resection of brain lesion 184, 312
stereotactic spinal cord transection 312
stereotactic surgery 184
stereotactic radiofrequency thermocoagulation 184
stereotaxic cordotomy 184
stereotype of speech 395
stereotyped movement disorder 391
stereotypia 116
sterility 210
sternal closure 190
sternal fracture open reduction and plate fixation 191
sternal fracture open reduction and screw fixation 191
sternal fracture screw fixation 191
sternoclavicular dislocation 80
sternocleidomastoid myocutaneous flap 300
sternum benign tumor 80
sternum external fixation 191
sternum external fixator removal 191
sternum osteotomy 191
sternum steel needle fixation 191
sternum transplantation 191
sternum wedge osteotomy 191
steroid induced diabetes due to correct use of drug 153
steroid or hormone abuse 391
steroidogenic acute regulatory protein deficiency 146
steroid-responsive encephalopathy associated with autoimmune thyroiditis 153
Steve's cyst 49
Stevens-Johnson syndrome 11, 385
Stewart-Harley procedure 281
Stickler syndrome 378
sticky lipid storage disease type Ⅱ[Ⅰ cell of disease] 155
sticky lipid storage disease type Ⅲ[false huy-

lerpolydystrophy] 155
stiff 231, 270
stiff elbow 267
stiff knee 251, 258
stiff man syndrome 115
stiff of finger 266
stiff of finger joint 266
stiff of wrist joint 257
stiff pes planus 265
stiffness of ankle 239
stiffness of hip joint 247
stiffness of knee 258
stiffness of limb 266
stiffness of shoulder joint 242
stillbirth 345
stimulant use disorder 393
stimulating electrode 128
stimulation of sacral nerve 182
sting by poisonous insect 409
stingray bite 368
stitch knitting technology 274
stochastic effect 320
Stockholm system 320
stomach and jejunum ulcer with acute bleeding and perforation 102
stomach and jejunum ulcer with acute hemorrhage 102
stomach cramp 102
stomach mucous prolapse 102
stomach rupture 102
stomachache 102, 106
stomachic ancylostomiasis 417
stomachoscopy 193
stomatitis 45
stomatitis of palatine mucosa 41
Stookey test 131
Stookey-Scarff third ventriculostomy 186
storiform collagenoma 380
storiform neurofibroma 380
strabismus 14
strabismus amblyopia 14
straddle fracture 250
straight back syndrome 71
straight chain amino acid metabolism disorder 156
straight leg raise test 271
straight sinus thrombosis 126
straightening of penis 292
strain of collateral ligament of knee 258
strain of cruciate ligament of knee 258
strain of shoulder joint 242
stramonium poisoning 407
strangulated asphyxia 406
strangulated diaphragmatic hernia with obstruction 98
strangulated hernia 98
strangulation of penis 216
strangulation of stoma hernia 105
strawberry gallbladder 92
strawberry tongue 419
strephenopodia 269
streptobacillus moniliformis rat bite fever 374
streptococcal angina 26
streptococcal arthritis 248

streptococcal endocarditis 353
streptococcal laryngitis 26
streptococcal meningitis 117, 353
streptococcal pharyngitis 26
streptococcal pneumonia 353
streptococcal pneumoniae pneumonia 75
streptococcal polyarthritis 248
streptococcal septicaemia 353
streptococcal tonsillitis 26
streptococcal septicemia 414
streptococcicosis 414
streptococcus infection 414
streptococcus laryngalgia 26
streptococcus O antibody 129
streptomycin poisoning 406
stress fracture 265
stress fracture of ankle 239
stress fracture of calcaneus 233
stress fracture of elbow 268
stress fracture of foot 269
stress fracture of knee 259
stress fracture of lower leg 245
stress fracture of shoulder 243
stress fracture of spine 241
stress fracture of thigh 235
stress fracture of upper limb 234
stress fracture of wrist 257
stress gastric ulcer 105
stress gastritis 105
stress gastrointestinal hemorrhage 105
stress hip 265
stress hyperglycemia 80, 297
stress incontinence 330
stress induced cardiomyopathy 69
stress reaction of calcaneus 233
stress ulcer 80, 105, 297
stress ulcer with hemorrhage 105
striae atrophicae 380
striate palmoplantar keratoderma 379
striate porokeratosis 379
striatonigral degeneration 122
stricture of anterior naris 293
stricture of anus 96
stricture of colostomy 98
stricture of cord 340
stricture of external auditory canal 29, 296
stricture of hepatic duct 95
stricture of hepaticojejunal stoma 95
stricture of ureter 215
stricture of ureteral orifice 215
stricture of vagina 327
stridor 189
strike fracture 229
strip craniectomy 186
stripping of perirenal lymphatic vessel 222
stripping of renal lymphatic vessel 222
stroke 179
stroke, especially not for cerebral hemorrhage or cerebral infarction 119
stroma and deep keratitis 5
strongyloidiasis 99, 371
Stroop color-word test 398
strophulus 383
structural parameter diagram 87

structured clinical interview for diagnostic and statistical manual of mental disorder 398
structured interview 398
struma carcinoid of ovary 147
struma lymphomatosa 147
struma-ovarii 147
strychnine and strychnine salt poisoning 408
Stryker-Halbeisen syndrome 378
stucco keratosis 368
stump pain 178
stump pollicization 283
stump revision 272
stump syndrome 227, 399
stupor 396
stuttering 31, 395
styloidectomy 55, 311
subacromial bursa excision 278
subacromial impingement syndrome 242
subacute alcoholic liver failure 104
subacute appendicitis 104
subacute bacterial endocarditis 69, 359
subacute bacterial endocarditis associated kidney injury 136
subacute cerebellar degeneration 124
subacute combined degeneration of spinal cord 114
subacute coronary stent thrombosis 69
subacute cough 80
subacute cutaneous lupus erythematosus 382
subacute drug-induced pulmonary disease 80
subacute generalized lichen planus 382
subacute giant cell thyroiditis 151
subacute granulomatous thyroiditis 151
subacute gravis hepatitis A 91
subacute gravis hepatitis C 91
subacute gravis viral hepatitis B and D concurrent-infection 92
subacute gravis viral hepatitis undetermined type 92
subacute hematogenous disseminated pulmonary tuberculosis 417
subacute hematogenous pulmonary tuberculosis 80
subacute hepatitis 359
subacute inclusion body encephalitis 417
subacute infective endocarditis 69, 359
subacute infective endocarditis associated kidney injury 136
subacute iridocyclitis 15
subacute liver failure 104, 359, 417
subacute melioidosis 417
subacute miliary tuberculosis 80
subacute necrotic lymphadenitis 359
subacute necrotizing encephalomyelopathy 124
subacute necrotizing encephalopathy 124
subacute necrotizing myelitis 124
subacute nodular migratory panniculitis 382
subacute non suppurative thyroiditis 151
subacute or chronic sensorimotor neuropathy 124
subacute osteomyelitis 263
subacute pancreatitis 104

subacute posterolateral or posterior cord syndrome 124
subacute sclerosing panencephalitis 359, 417
subacute sclerostic panencephalitis 124
subacute sensory neuronopathy 124
subacute sensory neuropathy 124
subacute severe hepatitis 104
subacute severe hepatitis B 104
subacute severe hepatitis E 104
subacute severe viral hepatitis 104, 359
subacute spinal cord injury 263
subacute spongiform encephalopathy 124
subacute thyroiditis 30, 151
subacute tubulointerstitial nephropathy 136
subacute vulvitis 326
subacute vulvovaginitis 326
subacute and chronic melioidosis 417
subamniotic hematoma 346
subaortic stenosis 204
subapical osteotomy 55
subarachnoid hemorrhage 126, 181
subarachnoid hemorrhage associated with cerebral infarction 126
subarachnoid hemorrhage associated with former traffic artery aneurysm rupture 126
subarachnoid hemorrhage associated with internal carotid aneurysm rupture 126
subarachnoid hemorrhage associated with middle cerebral artery aneurysm rupture 126
subarachnoid hemorrhage associated with posterior communicating artery aneurysm rupture 126
subarachnoid hemorrhage associated with vertebral artery aneurysm rupture 126
subarachnoid hemorrhage caused by other reason 120
subarachnoid hemorrhage sequelae 126
subarachnoid hemorrhage with basilar artery aneurysm rupture 126
subarachnoid hemorrhage without cerebral infarction 126
subcalcaneal bursitis 233
subcapital fracture 256
subcapsular nephrectomy 217
subchondral cyst (intraosseous ganglia), osteonecrosis 236
subclavian arteriovenous fistula 200
subclavian artery aneurysm 200
subclavian artery dissection 200
subclavian artery endovascular stent-graft repair 207
subclavian artery occlusion 121, 200
subclavian artery plaque 130
subclavian artery pseudoaneurysm 200
subclavian artery steal syndrome 121
subclavian artery stenosis 200
subclavian artery thrombosis 200
subclavian goiter 149
subclavian steal blood syndrome with subclavian artery stenosis 121
subclavian vein compression syndrome 200
subclavian vein thrombosis 200

subclavius benign tumor 288
subclinical Cushing syndrome 151
subclinical electrographic seizure discharge 131
subclinical hyperthyroidism 151
subclinical hypothyroidism 151
subclinical Iodine deficiency hypothyroidism 147
subclinical stroke 124
subcondylar fracture 44
subcondylar osteotomy 56
subconjunctival hemorrhage 7
subconjunctival injection 20
subcoracoid dislocation 239
subcoracoid impingement syndrome 239
subcortical arteriosclerotic encephalopathy 119
subcortical hemorrhage 179
subcortical vascular dementia 119, 392
subcutaneous abscess 416
subcutaneous cyst 375
subcutaneous cyst of the trunk 376
subcutaneous cysticercosis 375, 416
subcutaneous ecchymosis 189
subcutaneous emphysema 78, 82, 189, 354, 375
subcutaneous fat injection 56
subcutaneous fat transplantation 281
subcutaneous fistulectomy 386
subcutaneous granuloma annulare 375
subcutaneous injection of lipograft 291
subcutaneous lymph node aspiration 313
subcutaneous Nk cell lymphoma 375
subcutaneous nodule 375
subcutaneous panniculitis-like T-cell lymphoma 375
subcutaneous paragonimiasis 416
subcutaneous pedicle skin flap transplantation 35, 56, 281
subcutaneous pedicled flap transplantation 291
subcutaneous sparganosis 416
subcutaneous tissue schistosomiasis 78
subcutis pedicle skin flap 299
subdermal vascular plexus free skin graft 300
subdural abscess 125, 359
subdural burr-hole drainage 186
subdural cyst 181
subdural effusion 125, 359
subdural hematoma 181
subdural hemorrhage 125
subdural hygroma 181
subdural inflammatory granuloma 125, 359
subdural malignant tumor 307
subdural meningioma 125
subdural puncture 361
subenergetic phonation 31
subependymal giant cell astrocytoma 180
subependymoma 180
subepidermal abscess 227
subepithelial cordectomy 36
suberosis 78
subfalcine herniation 176

subfrontal approach 182
subgingival calculus 53
subgingival scaling 58
subglottic edema 28
subglottic lesion cauterization 36
subharmonic driving 131
subinvolution 347
subinvolution of breast (lactation) 164
subjective insomnia 126
subjective tinnitus 32
subjective visual disturbance 18
sublethal damage repair, SLDR 320
sublethal damage, SLD 320
sublingual gland benign neoplasm 28
sublingual gland cyst 28
sublingual gland excision 36
sublingual gland incision and drainage 36
sublingual gland resection 57
sublingual space infection 48
sublingual space infection with abscess 48
sublingual varices 48
subluxation 39, 226, 269
subluxation of ankle joint 238
subluxation of cervical vertebra 244
subluxation of cervical vertebra C2/C3 244
subluxation of cervical vertebra C3/C4 244
subluxation of cervical vertebra C4/C5 244
subluxation of cervical vertebra C5/C6 244
subluxation of cervical vertebra C6/C7 244
subluxation of hip joint 247
subluxation of knee joint 258
subluxation of metatarsophalangeal joint 266
subluxation of patella 227
subluxation of radial head 251
subluxation of sesamoid 268
subluxation stenosis of foraminal 268
subluxation stenosis of neural canal 268
submandibular benign tumor 25
submandibular cellulitis 163
submandibular chronic lymphadenitis 25, 50
submandibular fistula 50
submandibular gland benign hyperplasia 25
submandibular gland benign tumor 25, 50
submandibular gland calculus 50
submandibular gland cyst 25, 50
submandibular gland fistula 25, 50
submandibular gland hypertrophy 50
submandibular gland inflammation 50
submandibular gland lymphangioma 25, 50
submandibular gland malignant tumor 50
submandibular gland mucous cyst 25, 50
submandibular gland secondary malignant tumor 50
submandibular gland tuberculosis 50
submandibular infection 50
submandibular lymph node inflammation 50
submandibular lymph node tuberculosis 50
submandibular malignant tumor 50
submandibular sialoadenectomy 58
submandibular space infection with abscess 50
submassive pulmonary embolism 73
submaxillaritis 25
submaxillary lymph node dissection 33

submaximal stimulus 128
submental chronic lymphadenitis 26, 44
submental excision of lesion 56
submental lymph node tuberculosis 26, 44
submental space infection 44
submental space infection with abscess 44
submerged deciduous teeth 40
submerged tooth 52
submucosal implant 56
submucosal injection of vocal cord 36
submucosal myoma of uterus 329
submucosal tunneling endoscopic resection, STER 171
submucosal vestibuloplasty 56
submucous cleft palate 46
submucous fibroid of cervix 328
submucous fibroid of uterus 329
submucous fibrosis of the palate 365
submucous infiltration anesthesia 56
suboccipital approach 187
suboccipital decompression 187
suboptimal ovarian response 324
subperiosteal implant 55
subperiosteal infiltration anesthesia 55
subphrenic abscess 96, 412
subphrenic benign tumor 96
subphrenic tuberculous abscess 96
subretinal cysticercosis 416
subretinal hemorrhage 12
subsequent malignant neoplasm of lip 24, 40
subserous fibroid of uterus 328
substance addiction 393
substance induced psychotic disorder 393
substernal goiter 151
substernal nodular goiter 151
substernal thyroid cyst 151
substernal thyroid malignant neoplasm 151
subtalar arthrodesis 280
subtalar joint arthrodesis 280
subtalar joint fusion 275
subtemporal approach 35, 185
subtemporal decompression 185
subtentorial-supracerebellar approach 186
subthreshold stimulus 131
subtotal aortic replacement of artificial blood vessel 205
subtotal arytenoidectomy 36
subtotal colectomy 165
subtotal gastrectomy with gastric-duodenal anastomosis(Billroth Ⅰ Surgery) 314
subtotal gastrectomy with gastric-jejunum anastomosis(Billroth Ⅱ Surgery) 314
subtotal gastrectomy with gastroduodenostomy(Billroth Ⅰ operation) 172
subtotal gastrectomy with gastrojejunostomy (Billroth Ⅱ operation) 172
subtotal gastrectomy with Roux-en-Y anastomosis 172
subtotal hysterectomy 316, 336
subtotal laryngectomy 33
subtotal lobectomy of thyroid gland 34
subtotal pancreatectomy 173
subtotal petrous bone resection 35
subtotal resection of maxilla 57

subtotal resection of pancreas 316
subtotal thyroidectomy 169
subtrochanteric dome osteotomy 273
subtrochanteric fracture of femur 234
subtrochanteric valgization osteotomy 275
subungual abscess 242
subungual abscess aspiration 278, 386
subungual clavus 287
subungual enchondroma 369
subungual exostosis 242, 287, 369
subungual glomus tumor 287
subungual hematoma 287
subungual hemorrhage 369
subungual malignant melanoma 369
subungual melanoma 266
subungual tumor 287
subungual wart 369
subvolution of tunica vaginalis 222
succenturiate placenta 339
succinate-coenzyme Q reductase deficiency 144
succinimide poisoning 406
sucking blister 380
sucrase deficiency 105
sucrose solution hemolysis test 162
suction lipectomy 387
sudden cardiac death 69
sudden death 70
sudden infant death syndrome 125
sudden loss of vision 13
Sudeck atrophy 111, 226
Sugioka osteotomy 272
suicidal fracture 268
suicidal ideation 394
suicide 394
suicide attitude questionnaire 398
sulfa drug poisoning 406
sulfatase deficiency 155
sulfhemoglobinemia 77
sulfite oxidase deficiency 151
sulfur dioxide poisoning 405
sulfur dioxide toxic effect 61
sulfur hexafluoride dilution 88
summerheat stroke associacted mental disorder 394
sunburn 296, 376
superficial Ⅱ degree burn 295
superfacial siderosis of the central nervous system 126
superficial abdominal wall frostbite 405
superficial acral fibromyxoma 376
superficial angiomyxoma 376
superficial arm frostbite 404
superficial back frostbite 404
superficial basal cell carcinoma 376
superficial benign neoplasm resection 386
superficial burn 295
superficial cervical artery flap 299
superficial corneal foreign body excision 20
superficial femoral artery aneurysm 197
superficial femoral artery dissection 196
superficial femoral artery occlusion 196
superficial femoral artery stenosis 197
superficial foreign body of abdominal wall 232

superficial foreign body of face 46
superficial foreign body of finger 255
superficial frostbite 407
superficial frostbite involving multiple parts of body 295
superficial frostbite of ankle and foot 406
superficial frostbite of hip and thigh 406
superficial frostbite of knee and lower leg 408
superficial frostbite of neck 406
superficial frostbite of thorax 408
superficial frostbite of wrist and hand 408
superficial head frostbite 408
superficial infection after artificial ankle joint replacement 288
superficial infection after artificial elbow joint replacement 288
superficial infection after artificial hip joint replacement 288
superficial infection after artificial knee joint replacement 288
superficial infection after artificial shoulder joint replacement 288
superficial injuries involving multiple body regions 287
superficial injury in head 49
superficial injury of ankle and foot 239
superficial injury of ear 41
superficial injury of forearm and elbow 268
superficial injury of hand 255
superficial injury of hip and thigh 248
superficial injury of lip and oral cavity 40
superficial injury of lower leg 259
superficial keratoconjunctivitis 10
superficial local thermotherapy 320
superficial lower extremity frostbite 408
superficial metacarpal arteriovenous arch injury 204
superficial mycosis 416
superficial parotidectomy 35, 57, 313
superficial peroneal nerve entrapment 232
superficial peroneal nerve injury 232
superficial punctate keratitis 10
superficial radial nerve compression 252
superficial radiation therapy 319
superficial simple epidermolysis bullosa 376
superficial spreading malignant melanoma 376
superficial spreading malignant melanoma in situ 376
superficial temporal artery island flap transfer ectropion correction 20
superficial temporal artery pseudoaneurysm 199
superficial temporal artery-middle cerebral artery anastomosis 185
superficial temporal artery-superior cerebellar artery anastomosis 185
superficial thrombophlebitis in pregnancy 344
superficial thrombophlebitis in puerperium 338
superficial trunk frostbite 407
superficial venous injury of shoulder and upper arm 243

superficial venous injury of the shoulder and upper arm 198
superficial vessel injury of head and face 49
superimposable malformation combined with congenital skin defect 365
superimposed wave 128
superinfection 294
superior blepharochalasis 11
superior cerebellar artery aneurysm 124, 180
superior cerebellar artery aneurysm rupture 124
superior cerebellar artery occlusion 124
superior cerebellar artery plaque 131
superior cerebellar artery stenosis 124
superior gluteal nerve pain 256
superior gluteal neuralgia 270
superior hypophysial artery 176
superior laryngeal nerve block 37
superior laryngeal nerve injury 238
superior laryngeal nerve paralysis 25
superior laryngeal neuralgia 31
superior mesenteric artery aneurysm 194
superior mesenteric artery injury 163, 194
superior mesenteric artery syndrome 93
superior mesenteric vein injury 163, 194
superior mesenteric vein thrombosis resection 217
superior mesentery artery syndrome 293
superior oblique palsy 16
superior orbital fissure syndrome 8
superior rectus paralysis 16
superior sagittal sinus thrombosis 121
superior vena cava angiography 71
superior vena cava filter implantation 313
superior vena cava occlusion 199
superior vena cava partial resction with artificial vascular replacement 191
superior vena caval obstruction syndrome 78, 199
superior vena cavography 209
superior-inferior vena cava obstruction syndrome 199
supernumerary kidney 210
supernumerary ovary 322
supernumerary teeth of maxillary anterior site 48
supernumerary tooth 41
supinator syndrome 263
supine hypotension syndrome 346
supporting phase 286
supportive care of malignant tumor 309
supportive treatment of malignant tumor 61
supprative nasal discharge 31
suppurative arthritis of knee 258
suppurative boutonniere deformity 238, 270
suppurative bursitis 238
suppurative cavernous sinus thrombosis 113
suppurative choroidal detachment 5
suppurative dermatitis 368
suppurative endophthalmitis 5
suppurative keratitis 5
suppurative laryngitis 26
suppurative mastitis in pregnancy 344
suppurative mastitis in puerperium 337

suppurative myelitis 113
suppurative osteomyelitis 238
suppurative perichondritis of auricle 25
suppurative pulpitis 42
suppurative rhinitis 26
suppurative sagittal sinus thrombosis 113
suppurative sigmoid sinus thrombosis 113
suppurative straight sinus thrombosis 113
suppurative tenosynovitis 238
suppurative thyroiditis 144
suppurative transverse sinus thrombosis 113
supracervical hysterectomy 336
suprachoroidal fluid drainage 20
suprachoroidal hemorrhage 9
supraclavicular lymph node enlargement 189
supraclavicular lymph node resection 387
supracondylar femoral rotational osteotomy with control 276
supracondylar fracture 247
supracondylar fracture of femur 235
supracondylar osteotomy of humerus 275
supracondylar varus osteotomy 280
supracricoid partial laryngectomy 33
supraenergetic phonation 31
supragingival calculus 53
supraglottic edema 28
supraglottic laryngectomy 36
supraglottic lesion biopsy 317
supraglottic malignant neoplasm 28
supraglottic stenosis 28
supraglottic stridor 28
supraglottic-horizontal partial laryngectomy 33
suprahilar lymphadenectomy 222
suprahyoid neck dissection 57
suprahyoid neck lymph node dissection 313
supramaximal stimulus 128
supraomohyoid neck dissection 55
supraorbital neuralgia 8, 31, 116
supraperiosteal infiltration anesthesia 55
suprapubic catheterization 308
suprapubic cystolithotomy 217
suprapubic cystostomy 217
suprapubic needle aspiration of bladder 217
suprapubic prostatectomy 217
suprapubic transvesical prostatectomy 308
suprascapular nerve entrapment syndrome 115
suprasellar arachnoid cyst 110
suprasellar meningioma 176
suprasellar region malignancy 304
suprasellar tumor 23
supraspinal syndesmitis 240, 399
supraspinatus glenoid notch cyst 233
supraspinatus syndrome 233
supraspinous ligament injury 240
supratentorial approach 184
supravalvular aortic stenosis correction 208
supraventricular tachycardia 67
sural nerve entrapment 231
surface electromyography 37
surface mold treatment 320
surface replacement of femoral head 276

surface tension 86
surfactant inhalation therapy 83
surfer's knot 364
surgery of iridodialysis 20
surgical correction of facial paralysis 184
surgical correction of single atrium 302
surgical debridement 300
surgical repair of hip 281
surgical repair of mesentery 165
surgical repair of pancreas 173
surgical repair of pulmonary artery 189
surgical repair of right atrium and ventricular tunnel 303
surgical site infection 164
surgical treatment 84
surgical wound granuloma 408
survey line 59
suspected glaucoma 7
suspension laryngoscopy 38
suspension of rectum to sacrum 174
suspicious 399
sustained inflation 84
sustained ventricular tachycardia 64
sustentaculum tali 265
Sutherland-Greenfield osteotomy 272
suture extensor tendon of great toe 281
suture ligation of postoperative anal bleeding 172
suture muscle of forearm 282
suture of abdominal wall laceration 309
suture of angle of mouth 56
suture of angulus oris 290
suture of ankle joint capsule 277
suture of ankle ligament 277
suture of bladder laceration 221
suture of brachial plexus 272
suture of brachial plexus (upper trunk, middle trank, lower trunk) 272
suture of breast laceration 171
suture of bursa 281
suture of cauda equina 281
suture of cephalic vein 172
suture of collateral ligament of interphalangeal joint 284
suture of cutaneous nerve 281
suture of diaphragm 190
suture of diaphragmatic rupture 190
suture of extensor digitorum communis tendon 283
suture of extensor pollicis longus tendon 281
suture of extensor tendon of finger 283
suture of fascia 290
suture of flexor carpal tendon 283
suture of flexor tendon of finger 282
suture of flexor tendon of wrist 282
suture of laceration of abdominal wall 166, 290
suture of laceration of anus 169, 290
suture of laceration of bronchus 192
suture of laceration of cervix 336
suture of laceration of chest wall 191
suture of laceration of diaphragm 169
suture of laceration of esophagus 191

suture of laceration of external ear　292
suture of laceration of eyebrow　290
suture of laceration of eyelid　292
suture of laceration of lip　289
suture of laceration of lower uterine segment　348
suture of laceration of nose　289, 385
suture of laceration of perineum　290
suture of laceration of scrotum　292
suture of laceration of trachea　191
suture of laceration of uterus　336
suture of laceration of vulva　292, 335
suture of lumbosacral plexus　273
suture of musculi quadriceps femoris　276
suture of musculocutaneous nerve　278
suture of musculus biceps brachii　275
suture of obturator nerve　272
suture of pedicle division of vagina　335
suture of perineal tear　347
suture of peripheral nerve　285
suture of peritoneum　167
suture of peroneal nerve　274
suture of pharyngeal fistula　36
suture of radial nerve　282
suture of rectus abdominis muscle　290
suture of salivary gland　57
suture of sciatic nerve　286
suture of skin　281, 291
suture of sternocleidomastoid muscle　292
suture of sural nerve　274
suture of tendon sheath　279
suture of tibial nerve　280
suture of ulnar nerve　273
suture of vaginal laceration　335
suture of vaginal stump　335
suture of vaginal tear　347
suture tendon of toe　284
suture tendon of upper arm　282
swaged crown　54
swaged metal full crown　54
swallow pain　189
swallow syncope　122
swallowed foreign body sensation　189
swallowing assessment　403
swallowing treatment　403
Swan-Ganz catheter examination　72
Swan-Ganz catheterization　209
swan-neck deformity　230, 270
swan-neck deformity of finger　266
swaying gait　264, 271
sweat gland adenocarcinoma　237
sweaty feet syndrome　113
swelling　267, 271
swelling hand syndrome　136
swelling of elbow　268
swelling of limb　266
swelling of shoulder joint　242
Swenson pull-through operation（Swenson operation）　174
swimmer's cramp　409
swimming pool granuloma　383
swing-door method　37
sylvatic yellow fever　416
sylvian arachnoid cyst　122

symblepharon　5, 295
Syme amputation　272, 283
symmetrical progressive leucopathy　365
symmetry　128
sympathetic chain syndrome　115
sympathetic dysfunction associated with dopamine-β-hydroxylase deficiency　125
sympathetic neuritis　115
sympathetic ophthalmia　6
sympathetic type of cervical spondylosis　243
symphysiotomy　347
symphysodactyly　266
symptom checklist 90R　397
symptomatic inflammatory myopathy　266
symptomatic lichenoid eruption　384
symptomatic mental disorder　394
symptomatic neurosyphilis　17
symptomatic psychosis　126
symptomatic scale　398
symptomatic thrombocytopenic purpura　384
symptomatic varicocele　216
symptomatic（or probably symptomatic）focal epilepsy　126
synchronic time　85
synchronize　85
synchronized cardioversion　71
synchronized continuous mandatory ventilation　85
synchronized intermittent mandatory ventilation　85
synchronized intermittent mandatory ventilation plus pressure support ventilation　85
synchronized intermittent mandatory ventilation weaning method　85
synchrony　130
synchrony of inspiratory expiratory phase transition　85
synchysis scintillans　2, 11
syncope　71
syndactyly　227, 293
syndesmosis injury　259
syndrome of acne and cataract　366
syndrome of chest outlet　124, 262
syndrome of circumorificial plasmacytosis　45
syndrome of histamine-like action　409
syndrome of hyperkeratosis palmoplan and periodontosis　54
syndrome of juvenile cataract-microcornea-renalglucosuria　147
syndrome of muscular atrophy-ataxia-retinitis pigmentosa-diabetes mellitus　144
syndrome of periodontal-endodonfic lesion　53
syndrome of petrous apex　32
syndromic deafness　31
synechiae of iris　4
syngamiasis　410
synorchidism　211
synovectomy of elbow　285
synovectomy of interphalangeal joint　284
synovectomy of shoulder joint　278
synovial benign tumor of knee　258

synovial biopsy　286
synovial chondromatosis　238
synovial chondromatosis of TMJ　46
synovial cyst　238
synovial cyst of knee　258
synovial cyst of popliteal fossa　237
synovial fat hernia　238
synovial fluid analysis　286
synovial haemangioma　238
synovial hernia of knee　258
synovial hyperplasia　238
synovial hypertrophy　238
synovial interposing of knee　258
synovial resection of hip joint　280
synovial rupture of acromioclavicular joint　243
synovial rupture of glenohumeral joint　265
synovial rupture of sternoclavicular joint　262
synovial sarcoma　238
synovial tuberculosis　243
synovitis　238
synovitis of ankle　238
synovitis of knee　258
synovitis of shoulder joint　242
synovitis of TMJ　46
synovitis of wrist joint　257
synovitis-acne-pustulosis-hyperostosis-osteo-myelitis syndrome　362
synovitis-acne-pustulosis-hyperostosis-osteomyelitis syndrome, SAPHO syndrome　362
synthetic narcotic poisoning　61
synvectomy of crystalline arthritis　279
syphilic lung　77
syphilic myositis　231
syphilic periostitis　231
syphilid　415
syphilis　373, 415
syphilis encephalitis　118
syphilis granuloma　118
syphilis kidney injury　134
syphilis meningitis　118
syphilis meningomyelitis　118
syphilis myelitis　118
syphilis of anus　96
syphilis of bladder　212
syphilis of epididymis　210
syphilis of hepatic artery　367
syphilis of male urogenital system　212, 415
syphilis of penis　216
syphilis of portal vein　373
syphilis of prostate　213
syphilis of scrotal skin　216
syphilis of seminal vesicle　211
syphilis of testis　211
syphilis of vas deferens　215
syphilis peritonitis　99
syphilitic acoustic neuritis　373
syphilitic alopecia　373
syphilitic aneurysm　415
syphilitic aortectasia　373
syphilitic aortic aneurysm　199, 415
syphilitic aortic insufficiency　373, 415
syphilitic aortic regurgitation　373

syphilitic aortic stenosis with insufficiency 373
syphilitic aortic syndrome 373
syphilitic aortic valve stenosis 373
syphilitic aortitis 199, 415
syphilitic arachnoid adhesion 373
syphilitic arterial occlusive disease 373
syphilitic arteritis brain 118
syphilitic arthritis 249
syphilitic arthritis of ankle 239
syphilitic arthritis of hip joint 247
syphilitic arthritis of knee 258
syphilitic arthropathy 415
syphilitic auricular fibrillation 373
syphilitic bulboparalysis 373
syphilitic cerebral arteritis 373, 415
syphilitic cerebral thrombosis 373
syphilitic chancre 211, 373, 415
syphilitic chorioretinitis 373, 415
syphilitic cirrhosis 415
syphilitic cord bladder 373
syphilitic coronary arteriosclerosis 373
syphilitic coronary ostial stenosis 373
syphilitic deep punctate keratitis 373
syphilitic eighth nerve neuritis 373
syphilitic endocarditis 373, 415
syphilitic general paresis of insane 373
syphilitic generalized paralysis 373
syphilitic genital chancre 373
syphilitic glaucoma 373
syphilitic glomerulonephritis 373
syphilitic gumma 118, 373
syphilitic gumma of myocardium 373
syphilitic heart disease 415
syphilitic hemianesthesia 373
syphilitic hemiscotosis 373
syphilitic hepatitis 99, 373
syphilitic keratitis 9, 415
syphilitic leukoderma 373
syphilitic Lissauer paralysis 373
syphilitic locomotor ataxia 373
syphilitic meninges adhesion 373
syphilitic meningitis 373
syphilitic meningoencephalitis 373
syphilitic mesarteritis 373
syphilitic monoplegia 373
syphilitic mucous patch 373
syphilitic myocarditis 67, 373, 415
syphilitic myositis 249
syphilitic nephritis 415
syphilitic neural paralysis 373
syphilitic neuritis 373
syphilitic neuroretinitis 373
syphilitic ocular disease 9
syphilitic optic atrophy 118, 373
syphilitic optic neuropathy 9
syphilitic osteoporosis 373
syphilitic paraesthesia 373
syphilitic paralysis 118
syphilitic paroxysmal tachycardia 373
syphilitic pericarditis 373, 415
syphilitic polyneuropathy 118
syphilitic pons damage 373
syphilitic pulmonary regurgitation 373

syphilitic retrobulbar neuritis 373
syphilitic saddle nose 373
syphilitic salpingitis 373
syphilitic seventh nerve palsy 373
syphilitic spasmodic spinal paralysis 373
syphilitic spinal degeneration 373
syphilitic spondylitis 373
syphilitic synovitis 249
syphilitic taboparesis 373
syphilitic tachycardia 373
syphilitic tenosynovitis 249
syphilitic uveitis 9, 415
syphilitic valvulitis 373
syphilitic vasculitis 118
syphilitic vitreocapsulitis 373
syphilitic-peritonitis syndrome 99
syphilophobia 373
syringo packing 182
syringo shunt 182
syringobulbia 124
syringobulbia and syringomyelia 124
syringocystadenocarcinoma papilliferum 377
syringoid eccrine carcinoma 367
syringoma 367
syringoma of external genitalia 215
syringomyelia 114, 241, 369
syringomyelia Charcot's arthropathy 114
syringomyelia shunt 278
syringo-subarachnoid shunt 182
systematic desensitization 397
systematic mediastinal lymphadenectomy 193
systematic osteoarthritis 251
systemic air embolism 79
systemic and haematological agent poisoning 61
systemic antibiotic poisoning 62
systemic anti-infective and antiparasitic poisoning 62
systemic blastomycosis 380
systemic blood pressure 88
systemic candidiasis 380
systemic capillary leak syndrome 380
systemic contact dermatitis 380
systemic elastolytic granulomatosis 380
systemic fibrous cystic osteitis 147
systemic hyalinosis 380
systemic inflammatory response syndrome 78
systemic lupus erythematosus 13, 259, 380
systemic lupus erythematosus associated with uveitis 13
systemic lupus erythematosus complicated with myopathy 122
systemic multicenter lipoblast proliferation 380
systemic phosphorus poisoning 296
systemic scleroderma 251, 380
systemic scleroderma lung disease 78
systemic scleroderma myopathy 251
systemic sclerosis 259
systemic sclerosis induced by chemical substances 368
systemic therapy 397

systemic vasculitis 136, 200
systemic bartonellosis 416
systemically used antifungal antibiotic poisoning 407
systemic-pulmonary artery shunting 208
systemic-pulmonary collateral artery formation 200
systemic-pulmonary lateral branch closure 208
systemic-pulmonary lateral branch ligation 208
systemic-pulmonary shunt correction 208
systemic-pulmonary shunt removal 208
systemized delusion 396
systolic murmur 70

T

T tube weaning 83
T wave 127
tabacco dependence syndrome 393
tabacco harmful use 393
tabacco poisoning 409
tabacco withdrawal state 393
tabacco withdrawal state with delirium 388
tabes dorsalis 114, 413
tabetic arthropathy 241
Tachdjian valgization osteotomy 272
tachycardia 70, 356
tachycardia-bradycardia syndrome 68
tachycardia-induced cardiomyopathy 68
tachypnea 82, 189
tactile hallucination 395
taeniasis 102
taeniasis bovis 100
taeniasis saginata 415
taeniasis solium 418
taeniasis suis 106
tailgut cyst 102
Takayasu arteritis 3, 64, 194, 367
Takayasu's disease 233
take out treatment unit of nervous system 127
Tako-Tsubo cardiomyopathy 70
talar body fracture 246
talar cartilage fracture 246
talar neck fracture 246
talar tilt 251
talar valgus 246
talar varus 246
talc pneumoconiosis 406
talipes calcaneovalgus 253
talipes calcaneus 233
talipes equinovalgus 249
talipes equinovarus 249
talipes varus 249
talocalcaneal bridge 233
talocalcaneal coalition 233
talon cusp 43
tamoxifen poisoning 407
Tanapox virus disease 378
tandem gait 266, 271
tangent irradiation 320
tangential excision of eschar 300

tangential position roentgenography of mandibular ramus 59
tangentiality 395
tangling and bird's nest hair 366
tansmandibular implant 54
tanycytic ependymoma 180
tapered fracture 385
tapetal retinal dystrophy 13
tar melanosis 370
TAR syndrome 362
tardive dyskinesia 110, 389
tardive dyskinesia rating scale 398
tardive encephalopathy of carbon monoxide poisoning 110
target 187, 319
target area 319
target dose 319
target shooter shoulder 231
target volume 319
targeted argon-helium cryoablation for abdominal lesion 309
targeted cryocare knife cryotherapy of abdominal lesion 167
targeted therapy 83
tarsal bone biopsy 274
tarsal bone fracture 232
tarsal bone joint dorsal wedge osteotomy 274
tarsal bone lengthening 274
tarsal bone osteoclasia 274
tarsal bone removal 274
tarsal bone screw fixation 274
tarsal coalition 232
tarsal dead bone removal 274
tarsal dislocation 232
tarsal external fixation 274
tarsal external fixator removal 274
tarsal fracture closed reduction 274
tarsal fracture closed reduction and screw fixation 274
tarsal fracture closed reduction internal fixation pin 274
tarsal gland cyst excision 20
tarsal ligament injury 232
tarsal ligament sprain 232
tarsal metatarsal ligament injury 232
tarsal metatarsal ligament sprain 232
tarsal osteotomy 274
tarsal plasty 274
tarsal tunnel syndrome 113, 232, 239
tarsectomy 274
tarsometatarsal arthrodesis 274
tarsometatarsal joint fracture 266
tarsometatarsal joint fracture and dislocation 232
tarsometatarsal joint injury 232
tarsorrhaphy 290
task specific tremor 120
taste test 37
tattoo 380
tattoo removal 387
taurodontism 46
TC 99m HMPAO WBC scan 286
T-cell depletion 162

T-cell large granular lymphocytic leukemia 157
T-cell prolymphocytic leukemia 157
T-cell/histiocyte-rich large B cell lymphoma 157
tear 18
tear of deltoid ligament 253
tear of distal tibiofibular ligament 245
tear of medial meniscus of knee 259
tear of meniscus of knee 258
tear of rotator cuff 243
tear of upper end of tibiofibular ligament 245
teardrop fracture 248
tearing pain 189
technetium 99m MDP bone scan 286
teenage pregnancy 340
teenager absence epilepsy 120
teeth after pulp mummification 41
teeth after pulp plasticization 49
teeth after root canal therapy 41
teeth fracture 53
teething syndrome 40
teeth-printed tongue 54
telangiectasia 9, 118
telangiectasis 70, 199, 373
telangiectasis of renal pelvis 214
telangiectatic osteosarcoma 249
telephone scatologia 389
teleradiotherapy 320
telogen effluvium 381
temperature test of wound surface 301
temporal and central negative sharp transient 130
temporal and parietal lobe cerebral hemorrhage 112
temporal approach 185
temporal benign tumor 46
temporal bone CT 37
temporal bone fibrous dysplasia 27
temporal bone malignant neoplasm 27, 46
temporal cutaneous malignant tumor 27, 46
temporal dispersion 127
temporal fascia transplantion 35
temporal fascial suspension ptosis correction 20
temporal hemorrhage 119, 179
temporal lobe abscess 119
temporal lobe epilepsy 179
temporal lobe epilepsy (neocortical) 124
temporal lobectomy 185, 313
temporal malignant tumor 305
temporal meningioma 179
temporal minor sharp transient of old age 129
temporal muscle flap packing 35
temporal muscle suspension 291
temporal occipital lobe cerebral hemorrhage 119
temporal parietal occipital malignant tumor 305
temporal rhabdomyosarcoma 27
temporal secondary malignant tumor 305
temporal skin suspension through endoscope 291

temporal space infection 46
temporal space infection with abscess 46
temporal vein varicosis 199
temporal venous aneurysm 199
temporary colonic stoma 311
temporary covering 299
temporary denture 58
temporary filling 58
temporary gastric stoma 316
temporary gastrostomy 173
temporary ileostomy 169
temporary lid occlusion suture 295
temporary pacing catheter insertion 71
temporary tracheostomy 37, 58
temporary tracheotomy 192
temporomandibular joint arthroplasty 56
temporomandibular joint disk extraction 56
temporomandibular joint disk reduction and fixation 56
temporomandibular joint lysis 56
temporomandibular joint replacement 56
temporozygomatic approach 35
tendinitis 240
tendinous rupture during operation 404
tendon adhesion sequelae of upper limb 253
tendon allograft with hood transplantation in hand 283
tendon allograft with sheath transplantation in hand 283
tendon angioplasty 277
tendon anterior transposition of hand 283
tendon contracture 240, 399
tendon entrapment 240
tendon fixation 290
tendon graft 277, 299
tendon impingement syndrome 232
tendon injury 240
tendon injury of lower back 263
tendon injury of shoulder and upper arm 243
tendon insertion reconstruction of hand 283
tendon laceration 287
tendon lengthening 277, 299
tendon lengthening of hand 283
tendon of rotator cuff injury 243
tendon perforating 277
tendon plasty of foot 286
tendon plasty of hand 283
tendon posterior transposition of hand 283
tendon recession 277
tendon reefing 277
tendon reoperation 278
tendon ring mothod for flexor tendon pulley reconstruction 279
tendon sheath infection 243
tendon suture of hand 283
tendon suture of muscle of hand 283
tendon suture of upper limb 283
tendon transfer 278, 299
tendon transplantation of hand 283
tendon transposition of hand 283
tendon transposition of toe 286
tendonitis of extensor carpi ulnaris 228
tendonitis of extensor digiti minimi tendon 261

tendonitis of extensor digitorum communis 266

tendonitis of extensor pollicis longus 249

tendonitis of flexor carpi radialis 251

tendonitis of flexor carpi ulnaris 228

tenectomy of hand 283

tennis leg 257

tenodesis of hand 283

tenolysis of upper limb 283

tenoplasty 290

tenosynovectomy 279, 311

tenosynovial giant cell tumor(diffused type) 243

tenosynovial giant cell tumor(localized type) 243

tenosynovitis 243, 259

tenovaginotomy 279

tension blister 265, 271

tension disorder onset dystonia at night 124

tension free repair of bilateral direct inguinal hernia 172

tension free repair of bilateral femoral hernia 172

tension free repair of bilateral inguinal hernia 172

tension free repair of bilateral inguinal hernia (one direct and one indirect) 172

tension free repair of bilateral oblique inguinal hernia 172

tension free repair of laparoscopic femoral hernia 167

tension free repair of laparoscopic incisional hernia 167

tension free repair of unilateral direct inguinal hernia 165

tension free repair of unilateral direct inguinal hernia with indirect inguinal hernia 165

tension free repair of unilateral femoral hernia 166

tension free repair of unilateral indirect inguinal hernia 165

tension free repair of unilateral inguinal hernia 165

tension free repair of unilateral ventral hernia 166

tension headache 115, 178, 395

tension pneumothorax 81, 188

tension-free hernioplasty for bilateral direct inguinal hernia 302

tension-free hernioplasty for bilateral inguinal hernia 302

tension-free hernioplasty for bilateral inguinal hernia, one side is straight hernia and the other side is oblique hernia 302

tension-free herniorrhaphy for unilateral direct inguinal hernia 302

tension-free herniorrhaphy for unilateral inguinal hernia 302

tension-free postpartum hemorrhage(postpartum hemorrhage caused by uterine atony) 346

tension-free vaginal tape 333

tensor fascia lata myocutaneous flap 299

tentorial herniation 124

tentorial meningioma 180

teratocarcinoma of testis 210

teratologic dislocation of the hip 240

teratoma 114, 177, 240

teratoma of central nervous system 307

teratoma of fallopian tube 325

teratoma of testis 210

teratoma with malignant transformation 177

teratospermia 211

terminal deficiency 266

terminal dribbling 216

terminal duct carcinoma 41

terminal implant 56

terminal sacral meningocele 249

Terrien's marginal degeneration 2

Terry's nail 379

tertian malaria with rupture of spleen 413

tertiary amygdala(tongue)syphilis 377

tertiary anal syphilis 377

tertiary bladder syphilis 377

tertiary bronchial syphilis 377

tertiary cervical syphilis 377

tertiary ciliary body syphilis 377

tertiary colon syphilis 377

tertiary conjunctivae syphilis 377

tertiary corneal syphilis 377

tertiary epiglottis syphilis 377

tertiary esophageal syphilis 377

tertiary gallbladder syphilis 377

tertiary gastric syphilis 377

tertiary hypothyroidism 148

tertiary intestinal syphilis 377

tertiary iris syphilis 377

tertiary joint syphilis 377

tertiary lacrimal duct syphilis 377

tertiary laryngeal syphilis 377

tertiary lens syphilis 377

tertiary liver syphilis 377

tertiary mediastinal syphilis 377

tertiary muscle syphilis 377

tertiary nasal syphilis 377

tertiary neurosyphilis 377

tertiary nodular syphilid 377

tertiary oral syphilis 377

tertiary ovarian syphilis 377

tertiary palate syphilis 377

tertiary pancreatic syphilis 377

tertiary penis syphilis 377

tertiary pharyngeal syphilis 377

tertiary pleural syphilis 377

tertiary prostate syphilis 377

tertiary pulmonary artery syphilis 377

tertiary rectal syphilis 377

tertiary renal syphilis 377

tertiary respiratory syphilis 377

tertiary retinal syphilis 377

tertiary scleral syphilis 377

tertiary scrotum syphilis 377

tertiary seminal vesicle syphilis 377

tertiary small intestine syphilis 377

tertiary spermatic cord syphilis 377

tertiary synovial syphilis 377

tertiary syphilis 377, 416

tertiary syphilitic anemia 377

tertiary syphilitic aneurysm 377

tertiary syphilitic chorioretinitis 377

tertiary syphilitic encephalitis 377

tertiary syphilitic episcleritis 377

tertiary syphilitic lymphadenitis 377

tertiary syphilitic mitral stenosis 377

tertiary syphilitic paralysis 377

tertiary syphilitic peritonitis 377

tertiary syphilitic polyneuropathy 377

tertiary syphilitic pyelonephritis 377

tertiary syphilitic retinitis 11

tertiary syphilitic retrobulbar optic neuritis 377

tertiary syphilitic uveitis 10

tertiary syphilitic vitreous hemorrhage 377

tertiary syphilitic vitreous opacity 377

tertiary syphilitic white spot 377

tertiary syphiloma 377

tertiary tabes dorsalis 377

tertiary tendon sheath syphilis 377

tertiary testicular syphilis 377

tertiary thymic syphilis 377

tertiary thyroid syphilis 377

tertiary tongue syphilis 377

tertiary tracheal syphilis 377

tertiary ureteral syphilis 377

tertiary urethral syphilis 377

tertiary uterine syphilis 377

tertiary uvula perforation syphilis 377

tertiary vaginalis syphilis 377

tertiary vas deferens syphilis 377

tertiary vice testicular syphilis 377

tertiary viscera(abdominal)syphilis 377

tertiary vulva syphilis 377

test of supinating and throwing out one's belly 263, 271

testicular androgen biosynthesis disorder 144

testicular degeneration 144

testicular dysfunction 144

testicular feminization 144

testicular hydrocele incision and drainage 218

testicular hydrocele resection 218

testicular hydrocele suction 218

testicular hypofunction 144

testicular lesion resection 217

testicular prosthesis implantation 218

testicular suction 217

testis amputation 211

testis incision and exploration 218

testis laceration suture 218

testis reduction 217

testosterone-producing adrenal cortical carcinoma 143

testosterone-producing ovarian tumor 143

tetanic contraction 130

tetanic contraction of uterus 340

tetanus 164, 354, 416

tetanus neonatorum 358

tetany 149, 354

tetany of vitamin D deficiency 156

tethered cord syndrome 114, 177, 241, 352, 400

tetrachloroethylene toxic effect 62
tetracycline pigmentation teeth 49
tetracyclines poisoning 408
tetraethyl lead poisoning 408
tetralogy of Fallot 64, 195, 351
tetralogy of Fallot (radical operation, cut the ventricle, not transannular patch repair) 205
tetralogy of Fallot (repair of endocardial cushion defect) 205
tetralogy of Fallot (ulmonary valve absence of corrective surgery) p 205
tetraplegia 401
TGA (transposition of the great artery), IVS (interventricular septum) 194
TGA (transposition of the great artery), IVS (interventricular septum) -LVOTO (left ventricular outflow tract obstruction) 194
TGA (transposition of the great artery), VSD (ventricular septal defect) 194
TGA (transposition of the great artery), VSD (ventricular septal defect) -LVOTO (left ventricular outflow tract obstruction) 194
thalamic abscess 120
thalamic aphasia 401
thalamic hemorrhage 120, 179
thalamotomy 185
thalamus malignant tumor 306
thalamus perforator artery infarction 120
thalassaemia 351
thalassaemia with other haemoglobinopathy 351
thalassemia 157, 161, 353
thalassemia intermedia 360
thalassemia major 360
thallium poisoning 408
thanatophoric cartilaginous dysplasia 153
thanatophoric dwarfism 360
the active prosthesis implantation 20
the apple skin syndrome 100
the dissecting aneurysm rupture 204
the fifth metacarpal neck fracture 230
the first metacarpal fracture 230
the first metacarpal head fracture 230
the first metacarpal neck fracture 230
the first metacarpal shaft fracture 230
the first rib fracture 188
the fourth-degree old laceration of perineum 322
the frontal temporal lobe hemorrhage 112
the general health questionnaire 398
the laser confocal microscope inspection of the skin 387
the method of mattress suture 299
the middle ear syphilis 384
the Oxford classification of IgA nephropathy 132
the placenta degeneration 345
the placenta dysfunction 345
the scar deformity correction technique 385
the second metatarsal juvenile osteochondrosis 230
the second trimester selective multifetal preg-

nancy reduction 334
the second-degree old laceration of perineum 322
the single birth delivery forceps 348
the singleton live birth of the abdominal pregnancy 339
the third lumbar processus transversus syndrome 230
the third-degree old laceration of perineum 322
theca cell tumor 147
thelaziasis 417
thematic apperception test 398
thenar space infection 265
therapeutic central neck dissection 174
therapeutic drug injection 279
therapeutic drug injection of soft tissue 172
therapeutic echocardiography 209
therapeutic gain factor, TGF 321
therapeutic gas poisoning 409
therapeutic hypothermia 361
therapeutic injection of soft tissue 283
therapeutic lateral neck dissection 174
therapeutic no milk 347
therapeutic ratio 321
therapeutic substance injection into testis 223
therapeutic thoracentesis 89
therapy-related AML 161
therapy-related myeloid neoplasm 161
thereuonema tuberculata dermatitis 383
thermal balloon endometrial ablation 336
thermal burn 296
thermal burn of eyelid 15
thermal dose 320
thermal dose equivalent 320
thermal enhancement ratio, TER 320
thermal excess obesity 155
thermal sensitization 320
thermal tolerance 320
thermoluminescent dosimeter 320
thermoplegia 407
thermotherapy of malignant tumor 308
thermotolerance 320
theta rhythm 127
thiamine deficiency 156
thick split-thickness skin graft 298
thick wall cavity of lung 74
thick zona pellucida of oocyte 324
thickening of penis (penis augmentation) 292
thickness skin graft 277
Thiele test 226, 269
thigh adductor amputation 276
thigh adductor muscle and tendon sprain 229
thigh amputation 273
thigh cut 229
thigh injury 229
thigh lipomatosis 142
thigh nerve injury 229
thigh pain 229, 269
thigh pain after hip joint replacement 252
thigh vascular injury 194, 229

thin basement membrane nephropathy 132
thin nail 363
thin split thickness skin graft 298
thinking evoked reflex epilepsy 121
thinning of pedicled skin flap 298
thinning of skin flap 299
thinning thickness skin graft 283
thioxanthene neuroplegic poisoning 407
third degree of congenital bilateral cleft lip 51
third degree of congenital bilateral cleft palate 51
third heart sound (S3) 70
third nerve palsy 3
third-degree of congenital cleft palate 51
third-degree pressure sore 163
Thomas sign 256, 270
Thompson procedure 172
thoracentesis 192, 315, 361
thoracentesis guided by ultrasound 189
thoracic actinomycosis 381
thoracic ankylosis 262
thoracic aorta stenosis 203
thoracic aortic aneurysm 203
thoracic aortic aneurysm rupture 203
thoracic aortic angiography 72
thoracic aortic dissection 203
thoracic aortic dissection aneurysm fenestration 208
thoracic aortic pseudoaneurysm 203
thoracic aortic stent implantation 208
thoracic aortography 209
thoracic arthritis 262
thoracic breathing 83
thoracic cage fracture 203
thoracic cavity closed drainage tube to adjust 192
thoracic cavity infusion of malignant tumor 308
thoracic cavity viscera injury 262
thoracic central cord syndrome 262
thoracic closed drainage 192, 315
thoracic closed drainage with negative pressure 85
thoracic compression test 193
thoracic deformity 83
thoracic deformity diorthosis 191
thoracic discitis 262
thoracic duct cannulation 315
thoracic duct drainage 191
thoracic duct injury 80, 203
thoracic duct obstruction 80, 203
thoracic duct plasty 191, 315
thoracic duct rupture 203
thoracic duct stenosis dilatation 315
thoracic duct-external jugular vein anastomosis 191, 315
thoracic enthesitis 262
thoracic esophageal carcinoma 104
thoracic esophageal injury 104
thoracic esophageal stoma 315
thoracic esophagostomy 191
thoracic expansion 83
thoracic exploration 88

thoracic filling operation 192
thoracic fracture 262
thoracic fracture T1/T2 262
thoracic fracture T3/T4 262
thoracic fracture T5/T6 262
thoracic fracture T7/T8 262
thoracic fracture T9/T10 262
thoracic fracture T11/T12 262
thoracic gas volume 89
thoracic hard disc herniation 262
thoracic injury,operation 203
thoracic instability 262
thoracic insufficiency syndrome,TIS 262
thoracic intervertebral disc calcification 262
thoracic intervertebral disc cyst 262
thoracic intervertebral disc herniation 262
thoracic intervertebral disc infection 262
thoracic intervertebral disc prolapse 262
thoracic intravascular ultrasound 209
thoracic kidney 215
thoracic laminectomy decompression 315
thoracic lesion resection 315
thoracic lipoma 80
thoracic lymph node tuberculosis 80
thoracic lymphangiomatosis 80
thoracic malignant tumor 80
thoracic neuritis 124
thoracic ossification of ligamenta flava 262
thoracic ossification of posterior longitudinal
  ligament,TOPLL 262
thoracic osteomyelitis 262
thoracic outlet syndrome 124, 262
thoracic outlet syndrome operation 191
thoracic pneumatic retinopexy 192
thoracic posterior marginal cartilaginous
  node,TPMN 262
thoracic space-occupying lesion 80
thoracic spinal cord anterior cord syndrome
  262
thoracic spinal cord edema 262
thoracic spinal cord injury 262
thoracic spinal cord posterior column syn-
  drome 262
thoracic spinal nerve root injury 262
thoracic spinal stenosis,TSS 262
thoracic spine kyphotic deformity 262
thoracic spinous process fracture 262
thoracic spondylolysis 262
thoracic sympathectomy 186
thoracic trauma 80
thoracic tuberculosis 80
thoracic vertebra benign tumor 262
thoracic vertebra degenerative disease 262
thoracic vertebra spondylolisthesis 262
thoracic vertebra transverse process fracture
  262
thoracic vertebral abscess 262
thoracoabdominal aortic aneurysm 203
thoracocentesis 193
thoracoepigastric thrombophlebitis 381
thoracogenic scoliosis 262
thoracolumbar disc prolapse 262
thoracolumbar dislocation T12/L1 262
thoracolumbar fracture 262

thoracolumbar spine 241
thoracoplasty 191
thoracoscope check 317
thoracoscope shift to exploratory thoracotomy
  315
thoracoscopic ablation of lung tumor by
  argon-helium knife cryotherapy 192
thoracoscopic angiorrhaphy 192
thoracoscopic argon-helium knife resection of
  lung lesion 192
thoracoscopic biopsy of lung 192
thoracoscopic bronchial foreign body extrac-
  tion 192
thoracoscopic bronchostomy 192
thoracoscopic bronchus laceration suturing
  192
thoracoscopic bronchus ligation 192
thoracoscopic bronchus sleeve lobectomy
  192
thoracoscopic composite lobectomy 192
thoracoscopic costectomy 192
thoracoscopic costochondrectomy 192
thoracoscopic diaphragmatic hernia repair
  192
thoracoscopic empyema cleaning 192
thoracoscopic esophageal hiatal hernia repair
  190
thoracoscopic excision lesion of chest wall
  192
thoracoscopic excision of bronchus lesion
  192
thoracoscopic excision of chest wall lesion
  315
thoracoscopic excision of thymus lesion 315
thoracoscopic extended thymectomy 192,
  315
thoracoscopic funnel chest NUSS 192
thoracoscopic hemostasis 192
thoracoscopic lobectomy of lung 192, 315
thoracoscopic lobectomy resection 315
thoracoscopic lung biopsy 315
thoracoscopic lung foreign body extraction
  192
thoracoscopic lung incision drainage 192
thoracoscopic lung volume reduction 192
thoracoscopic lymphatic fistula repair 192
thoracoscopic partial pulmonary resection
  192, 315
thoracoscopic partial resection of pulmonary
  lobe 192
thoracoscopic partial thymectomy 192, 315
thoracoscopic pericardial biopsy 192, 317
thoracoscopic pericardial incision and drain-
  age 315
thoracoscopic pericardial incision drainage
  192
thoracoscopic pigeon breast contra-NUSS sur-
  gery 190
thoracoscopic pleural adhesion release 192
thoracoscopic pleural biopsy 192, 317
thoracoscopic pleural biopsy technique 192
thoracoscopic pleural lesion resection 192
thoracoscopic pleurodesis 192
thoracoscopic pneumonectomy 192, 315

thoracoscopic pneumonectomy with mediasti-
  nal dissection 315
thoracoscopic pneumonectomy with syste-
  matic mediastinal lymphadenectomy 192
thoracoscopic pulmonary argon helium cryoa-
  blation 315
thoracoscopic pulmonary arterioplasty 192
thoracoscopic pulmonary bullae sewing opera-
  tion 192
thoracoscopic pulmonary neoplasty 192
thoracoscopic pulmonary wedge resection
  315
thoracoscopic radiofrequency ablation of lung
  lesion 192
thoracoscopic repair of lymphatic fistula 315
thoracoscopic resection of lung lesion 192
thoracoscopic resection of mediastinal lesion
  192, 315
thoracoscopic resection of pulmonary artery
  lesion 192
thoracoscopic resection of pulmonary bulla
  192
thoracoscopic resection of pulmonary lesion
  315
thoracoscopic resection of thymus gland
  lesion 192
thoracoscopic segmental resection of lung
  192
thoracoscopic systematic mediastinal lymph-
  adenectomy 192
thoracoscopic thoracic deformity diorthosis
  192
thoracoscopic thoracic duct fistula closure
  192
thoracoscopic thoracic exploration 192
thoracoscopic thoracic pneumatic retinopexy
  192
thoracoscopic thoracic sympathetic partial
  resection 192
thoracoscopic thymectomy 192
thoracoscopic total thymectomy 315
thoracoscopic wedge resection of the lung
  192
thoracoscopicpericardiotomy with drainage 303
thoracoscopy 89, 192, 209
thoracotomy hemostasis 190
thoracotomy hemostasis after recent thora-
  cotomy 190
thoracotomy lung biopsy 190
thorax frostbite 408
thought blocking 396
thought broadcasting 393, 396
thought commentary 396
thought content disorder 396
thought disorder 396
thought echo 396
thought form disorder 396
thought insertion 393, 396
thought withdrawal 396
threatened labor 346
threatened miscarriage 346
threatened uterine rupture 346
three chamber pacemaker implantation 207
three depression sign 31

three depressions sign 82
three joints thumb 249
three or more cesarean section 345
three planes fracture 253
three ribs fracture without the first rib fracture 188
three ribs fractures without first rib fracture 199
three stage revision total hip arthroplasty 283
three-dimensional conformal radiotherapy (3D-CRT) 320
three-dimensional radiotherapy 320
three-quarter crown 57
three-walled infrabony pocket 59
threshold 131
threshold stimulus 131
thrid ventriculostomy 182
throat wart 382
throbbing 227, 269
thrombasthenia 160
thrombectomy of carotid artery 183
thrombectomy of internal jugular vein 183
thrombectomy of intracranial venous 184
thrombembolia 160
thromboangiitis obliterans 203, 381
thrombocytopenia 318
thrombocytopenia absent radius syndrome 263
thrombocytopenic purpura 359, 381
thrombocytopenic purpura fundus change 15
thromboembolic disease 326
thrombogenesis after oral contraceptive 323
thrombolysis 160, 185
thrombolytic therapy 162
thrombophilia 160
thrombophlebitis 203, 381
thrombophlebitis after infusion 205
thrombophlebitis in puerperium 338
thrombophlebitis migrans 160, 204, 383
thrombophlebitis of lower extremities in pregnancy 344
thrombophlebitis of orbit 8
thrombophlebitis of sigmoid sinus 30, 125
thrombophlebitis of upper extremity 200
thrombosis 124
thrombosis caused by cardiac and vascular prosthesis and transplant 203
thrombosis of renal artery 200, 213
thrombosis of renal vein 214
thrombosis of superior mesenteric vein 93
thrombosis of venous sinus 7, 178
thrombotic external hemorrhoid 104
thrombotic hemorrhoid 104
thrombotic internal hemorrhoid 104
thrombotic microangiopathy 263
thrombotic thrombocytopenic purpura 381
thrombotic thrombocytopenic purpura kidney injury 136
thrombus 160
through and through cheek defect 295
throwing elbow 256
throwing shoulder 256
thrush 365, 411

thumb abduction reconstruction 281
thumb crush injury 249
thumb duplication 228
thumb hypoplasia 249
thumb nerve injury 118, 249
thumb open injury 249
thumb open injury and nail injury 249
Thygeson punctate keratitis 1
thymectomy 192
thymic carcinoma 80
thymic cyst 80
thymic dysgenesis 160
thymic hyperplasia 188
thymic malignant tumor 318
thymoma 80, 188
thymus area exploration 192, 315
thymus biopsy 209
thymus incision surgical exploration 192
thymus injury 188, 203
thymus lymphangioma 80
thyrocricoid puncture 84, 298
thyrocricotomy surgery 84
thyroglossal cyst 43, 145, 369
thyroglossal duct lesion resection 55
thyroglossal fistula 369
thyroglossal fistula excision 33
thyroid abscess 146
thyroid absence 146
thyroid acropachy 369
thyroid adenoma 26
thyroid amyloidosis 145
thyroid artery ligation 33
thyroid associated ophthalmopathy 5
thyroid biopsy under direct vision 38
thyroid C cell proliferation 145
thyroid calcium assay 145
thyroid cancer 145
thyroid carcinoma in situ 146
thyroid cyst 26, 146
thyroid dysfunction myopathy 5
thyroid dyshormonogenesis 145
thyroid dysplasia with mucinous edema 145
thyroid echinococcosis granulosa 146, 413
thyroid fibrosis 146
thyroid follcular carcinoma 146
thyroid function 129
thyroid gland hyperactive adenoma 26
thyroid gland ultrasound 37
thyroid hemangioma 146
thyroid hemorrhage 145
thyroid hormone and derivative poisoning 406
thyroid hormone insensitivity syndrome 145
thyroid hormone resistance syndrome 145
thyroid incision and drainage 34
thyroid incision exploratory surgery 34
thyroid infarction 145
thyroid injury 146
thyroid lesion excision 33
thyroid lobectomy 34, 170
thyroid lobectomy with resection of thyroid isthmus 34
thyroid lymphoma 145

thyroid malignant micro-neoplasm 146
thyroid modified radical operation 33
thyroid neoplasm 146
thyroid nodule excision 34
thyroid pyramidal lobe 146
thyroid recurrent malignant neoplasm 145
thyroid secondary malignant tumor 145
thyroid storm 146
thyroid toxicity in ectopic thyroid tissue 152
thyroid tuberculosis 145
thyroiditis 146
thyroiditis mass 146
thyroplasty 33
thyrotoxic arthritis 145
thyrotoxic cardiomyopathy 66
thyrotoxic heart disease 66
thyrotoxic periodic paralysis 145
thyrotoxicosis 145
thyrotoxicosis with myopathy 145
thyrotroph adenoma 142
tibia shortening 245
tibia side bursitis 245
tibia valga 246
tibia vara 246
tibial angioplasty 280
tibial artery aneurysm 198
tibial artery dissection 198
tibial artery stenosis 198
tibial artificial bone graft 280
tibial biopsy 280
tibial bone grafting 280
tibial bone warts 245
tibial bursitis 245
tibial eminence fracture 246
tibial fenestration 280
tibial hemimelia 245
tibial lengthening 280
tibial never palsies 116
tibial osteoclasia 280
tibial osteomyelitis 245
tibial osteotomy 280
tibial pin internal fixation 280
tibial plate internal fixation 280
tibial plateau and condylar fracture 246
tibial plateau and fibula fracture 246
tibial plateau fracture 246
tibial shaft fracture 245
tibial shaft fracture and fibula fracture 245
tibial talar fusion 280
tibial torsion 246
tibial tubercle osteotomy 280
tibial tuberosity fracture 245
tibialis anterior muscle suture 280
tic 389, 395
tic disorder 389
tick bite 375
tick borne typhus 416
tick-borne encephalitis 120
tick-borne recurren 416
tick-borne viral encephalitis 120
tidal breathing 82
tidal breathing flow-volume curve 86
tidal expiratory flow at 25% of tidal volume 85

tidal expiratory flow at 50% of tidal volume 86

tidal expiratory flow at 75% of tidal volume 86

tidal peritoneal dialysis,TPD   137

tidal volume   86, 87

tie-over dressing   298

Tietze syndrome   77, 365

Tight hamstrings   237

tight hymenal ring   322

tight introitus   327

Tillaux fracture   226

tilt table training   403

time constant,TC   130

time cycling   84

time factor   320

time in bed,TIB   130

time index   320

time limit   84

time to peak tidal expiratory flow   86

time zone change syndrome   121

time-dose factor,TDF   320

time-dose formula   320

time-dose fractionation   320

time-dose relationship   320

timing trigger   83

Timothy syndrome   64

tin and its compound poisoning   408

tin poisoning   408

tinea   417

tinea alba   363, 410

tinea barbae   381, 417

tinea capitis   379, 417

tinea corporis   379, 417

tinea cruris   367, 412

tinea faciei   374

tinea glabrosa   416

tinea imbricata   365, 411

tinea manum   378

tinea nigra palmaris   384

tinea of feet   418

tinea of hand   416

tinea pedis   385

tinea unguium   369, 413

tingling,burning sensation of throat   31

tinnitus   31

tinnitus retraining therapy   37

tip of left ventricle-aortic bypass surgery 209

tissue compensator   321

tissue factor pathway inhibitor activity assay 162

tissue flap necrosis after jaw bony transplantation   42

tissue fluid injection of esophageal and gastric varices under endoscope   173

tissue patch repair of atrial septal defect   302

tissue patch repair of patent foramen ovale 207, 302

tissue patch repair of ventricular septal defect 302

tissue patch repairment of ventricular septal defect   207

tissue surface   60

tissue-air ratio,TAR   321

tissue-engineered skin transplantation   387

tissue-maximum ratio,TMR   321

tissue-phantom ratio,TPR   321

T-lymphoblastic leukemia/lymphoma   157

T-lymphoblastic lymphoma/acute lymphoblastic leukemia   304

TMJ ankylosis   46

TMJ arthrography   56

TMJ disorder   46

TMJ inflammatory disease   46

TMJ mixed ankylosis   46

TMJ osteoarthrosis   46

TMJ trauma   46

TNM staging system   73

tobacco amblyopia   15

tobacco control   85

tobacco dependence   80

tobacco dust(Shafer's sign)   19

tobacco use disorder   393

tobacco-induced psychonosema   409

Tobey-Ayer experiment   38

tocophobia   390

Todd paralysis   122, 401

toddler delay   402

toe amputation   279

toe artery atherosclerotic gangrene   204

toe crush injury   267

toe fasciitis   267

toe gangrene   204

toe injury   269

toe osteophyte resection   387

toe pacinian neuroma   384

toe ray amputation   284

toe replantation   284

toe tag ligation   387

toe valgus   256

toe walking   268, 271

toenail paronychia   384

toluene poisoning   406

tongue and salivary gland hemangioma   28

tongue base tumor resection via midline approach   58

tongue fascia suspension   57

tongue granuloma   48

tongue injury   48

tongue of thyroidectomy   57

tongue thrusting   49, 54

tongue tie   48

tonic-clonic seizure   120

Tono-pen tonometer   22

tonsil biopsy   37

tonsillar cyst   24

tonsillar plague   24

tonsillar polyp   24

tonsillar tuberculosis   24

tonsillectomy   33

tonsillectomy by dissection   33

tonsillectomy by guillotine   33

tonsillectomy by laser   33

tonsillectomy by radiofrequency   33

tonsillitis   24

tonsolith   24

too little milk   345

tooth concussion   53

tooth discoloration   52

tooth eruption difficulty   46

tooth fragment   39

tooth hemisection   54

tooth mobility   52

tooth pathological shifting   52

tooth wear   52

toothache   54

top of basilar artery syndrome   114

tophus   256

topical corticosteroid dependent dermatitis 379

topical preparation poisoning   61

torpid appearence   419

torsades de pointes   66

torsion of accessory fallopian tube   322

torsion of cord   340

torsion of fallopian tube   325

torsion of gallbladder   94

torsion of ovarian endometriosis cyst   324

torsion of ovarian pedicle   324

torsion of ovary   324

torsion of spermatic cord   211

torsion of testicular appendage   210

torsional deformity   249

torsional deformity of femur   235

torsiversion   46

torticollis   261

torus mandibularis   50

torus palatinus   41

total abdominal irradiation   320

total ankle arthroplasty   282

total anomalous pulmonary venous connection 196, 200

total anomalous pulmonary venous drainage (TAPVD),cardiac   67, 199

total anomalous pulmonary venous drainage (TAPVD),infracardiac   67, 199

total anomalous pulmonary venous drainage (TAPVD),mixed   67, 199

total anomalous pulmonary venous drainage (TAPVD),supracardiac   67, 199

total aortic arch artificial vessel replacement combined with stented elephant trunk implantation   207

total aortic artificial blood vessel replacement 207

total artificial heart   207

total arytenoidectomy   36

total atrioventricular septal defect   200

total body hyperthermia   320

total brain irradiation   320

total colectomy   171

total correction of tetralogy of Fallot   302

total cystectomy   221

total elbow arthroplasty   285

total elbow replacement   283

total empyema   78

total end expiratory pressure   90

total esophagectomy   35, 191, 313

total excision of facial bone   56

total excision of thymus   315

total excision of tongue   57

total excision with reconstruction of facial bone　56
total external ophthalmoplegia　10
total fusion of wrist　282
total gastrectomy with esophageal and duodenal anastomosis　313
total gastrectomy with esophageal-jejunum anastomosis　313
total gastrectomy with esophagoduodenostomy　171
total gastrectomy with esophagojejunostomy　171
total gastrectomy with jejunal interposition　313
total gastrectomy with jejunum interposition　171
total glossectomy　313
total hemiatrophy　376
total hepatectomy　171, 313
total hip arthroplasty　282
total hip surface replacement　282
total humerus resection　282
total hydrocarbon oil vapor poisoning　409
total hysterectomy　334
total knee arthroplasty　282, 283
total laryngectomy　33
total liquid ventilation　84
total liver irradiation　320
total lung capacity　87
total maxillectomy　36
total node irradiation,TNI　320
total nose reconstruction　299
total or complete cordectomy　36
total ossicular replacement prosthesis implantation　35
total osteoplasty of maxilla　57, 291
total pancreatectomy　173
total pancreatic resection　316
total parenteral nutrition　85
total patellar resection　282
total pelvic exenteration(TPE)　171
total pelvic organ prolapse　325
total peotomy　223
total perineal prostatectomy　218
total pharyngolaryngoesophagectomy　36
total pharyngolaryngoesophagectomy and pharyngogastric anastomosis　36
total pituitary dysfunction　147
total placenta previa　340
total placenta previa with bleeding　340
total plasma carbon dioxide content　89
total pneumonectomy　313
total pressure of gas in arterial blood　86
total proctocolectomy　171
total removal of larynx with radical lymph node dissection　33
total resection of bladder　313
total resection of colon　311
total resection of mandible　58
total resection of mandible with bone reconstruction　58
total resection of maxilla　57
total resection of penis　316
total resection of pineal gland　186

total resection of rectum　316
total resection of small intestine　173, 315
total respiratory frequency　90
total sacrum resection　282
total shoulder replacement　278, 282
total skin electron irradiation,TSEI　320
total sleep time,TST　131
total sphenoethmoidectomy and related procedures　35
total spleen irradiation　320
total talar dislocation　246
total temporal bone resection　35
total thymus excision　208
total thyroidectomy　34, 171
total ureterectomy　223
total vaginectomy　334
total-body irradiation　320
tough hip joint　247
toxemia　294
toxic amblyopia　18
toxic anterior segment syndrome　3
toxic bacillary dysentery　106, 418
toxic bacillary dysentery of cerebral-type　106
toxic diarrhea　360
toxic diarrhoea　106
toxic dyspnea　32, 83
toxic effect of contact with venomous animal　62
toxic effect of lacrimogenic gas　3
toxic effect of nitric acid and ester　62
toxic effect of nitroderivative and aminoderivative of benzene and its homologue　61
toxic effect of substance　62
toxic encephalopathy　126, 297, 360
toxic epidermal necrolysis　384
toxic erythema　360, 384
toxic gas aspiration pneumonia　79
toxic hepatitis　106, 360
toxic hepatopathy with cholestasis　360
toxic hepatopathy with hepatic failure　360
toxic liver disease　106, 360
toxic liver disease with acute hepatitis　106
toxic liver disease with cholestasis　106
toxic liver disease with chronic active hepatitis　106
toxic liver disease with chronic lobular hepatitis　106
toxic liver disease with hepatic failure　106
toxic liver disease with hepatic failure(chronic mild)　106
toxic liver disease with hepatic failure(chronic severe)　106
toxic liver disease with lupoid hepatitis　106
toxic maculopathy　18
toxic melanosis　384
toxic millipede sting　365
toxic myocarditis　418
toxic myopathy　126
toxic nephropathy　136
toxic neuromuscular disease　126
toxic nodular goiter　143
toxic optic nerve damage　18
toxic Parkinson syndrome　126

toxic pneumonia　81
toxic purpura　384
toxic shock syndrome　384, 418
toxic thyroid adenoma　143
toxic vertigo　30
toxicology screening　128
toxigenic diarrhea　411
toxin induced sleep disorder　111
toxocara oculopathy　4
toxocara uveitis　4
toxocariasis　367
toxoplasma chorioretinitis　4, 412
toxoplasma encephalitis　113, 412
toxoplasma hepatitis　97
toxoplasma iridocyclitis　4
toxoplasma meningoencephalitis　113, 412
toxoplasma myocarditis　412
toxoplasma myositis　233, 412
toxoplasmosis　351, 367
toyama　371
trabeculation of bladder　213
trabeculectomy　21
trabeculotomy　21
trace discontinuous,TD　128
trace element deficiency　355
trachea cannula　35, 348, 361
trachea incision closure　191
trachea intubation　56
trachea reconstruction　35
trachea revascularization with artificial throat forming　190
trachea suspension　35
trachea tumor with undecided malignant potential　306
trachea-esophageal fistula closure　191
trachea-esophagus ostomy　35
trachea-hyoid bone fixation　35
trachea-hyoid-epiglottis fixation　35
tracheal abscess　78
tracheal artificial implant surgery under bronchoscope　191
tracheal benign tumor　78
tracheal biopsy under direct vision　38
tracheal borderline tumor　78
tracheal bronchus foreign body removal　35
tracheal bronchus laceration suture　191
tracheal cannula extraction　78
tracheal cicatrix　78
tracheal compression　78
tracheal contusion　78
tracheal crushing injury　78
tracheal diverticulum　78
tracheal fistula closure　191
tracheal fistula repair　35
tracheal fistula stenosis　78
tracheal foreign body removal　191
tracheal granuloma　78
tracheal intubation　190, 302
tracheal keratosis　78
tracheal obstruction　78
tracheal polyp　78
tracheal prosthesis implantation　35
tracheal pseudolymphoma　78
tracheal reconstruction　191

tracheal secondary malignant tumor 78
tracheal segmental resection 191
tracheal stenosis 78, 295
tracheal stenosis release 35, 191
tracheal stent placement 35
tracheal stent replacement 191
tracheal suspension 191
trachealgia 31
tracheitis 78
trachelectomy 336
tracheobronchitis 78
tracheobronchomalacia 78
tracheobroncho-megaly, TBM 77
tracheoesophageal fistula 78
tracheoesophageal fistula after tracheostomy 27
tracheofissure 35
tracheo-innominate artery fistula 78
tracheolaryngotomy 35
tracheomalacia 78
tracheoplasty 35, 190
tracheoplasty and artificial larynx reconstruction 35
tracheoschisis repair 35
tracheostoma closure 35
tracheotomy 35, 299, 302
tracheotomy for foreign body removal 191
tracheotomy removal of foreign body 35
tracheotomy sinus 78
trachoma 11, 416
trachomatous conjunctivitis 11
trachomatous keratitis 11, 416
trachomatous pannus 11
traction alopecia 376
Traction of the lower femur 276
tractotomy 186
traditional abrasion of teeth 40
traditional Chinese medicine of malignant tumor 309
traffic monitoring, flow monitoring 88
train of stimuli 128
trait scale 398
tramadol poisoning 407
tram-track sign 129
trance and possession disorder 389
tranquilizer poisoning 404
trans articular external fixator 280
trans frontal lobe excision of brain lesion 311
trans parietal lobe excision of brain lesion 311
trans temporal lobe excision of brain lesion 312
transabdominal cervical cerclage 333, 348
transabdominal pelvic cavity aspiration and drainage 311
transabdominal pelvic cavity puncture drainage 218
transabdominal puncture and drainage of pelvic cavity 170
transabdominal repair of hiatal hernia 170
transabdominal replacement of obstetrical inverted uterus 348
transairway pressure 88
trans-anal circumcision of rectal mucosa 312
transanal endoscopic microsurgery (TEM procedure) 170
transanal minimally invasive surgery (TAMIS procedure) 170
trans-anal rectal lesion resection 312
transanal rectal mucosal circumcision 170
transbronchial biopsy 87
transbronchial lung biopsy 87
transbronchial needle aspiration 87
transcallosal approach 183
transcatheter arterial embolization, TAE 310
transcatheter closure of patent foramen ovale 71
transcatheter radiofrequency ablation 71
transchest wall pressure 88
trans-conjunctival minimally invasive vitrectomy 20
transcortical mixed aphasia 400
transcortical motor aphasia 400
transcortical sensory aphasia 400
transcranial Doppler 129
transcranial Doppler sonography 129
transcranial magnetic stimulation 403
transcranial operation under microsurgical for resection of orbital tumor 21
transcutaneous oxygen saturation monitoring 72
transdiaphragmatic pressure 88
transduodenal sphincterotomy 170
transection of isthmus of thyroid gland 34
transection of spinal cord 240
transepicondylar fracture 256
transesophageal atrial pacing, TEAP 72
transesophageal echocardiography, TEE 72
transesophageal electrocardiogram 72
transesophageal electrophysiological examination 72
transethmoid sphenoidal approach 183
transethmoidal and extended transethmoidal 34
transfacial approach 34
transfemoral amputation, above knee amputation 273
transfemoral catheterization of femoral vein 218
transfer flap 285
transfer metatarsalgia 268
transference of attention 397
transforaminal herniation 181
transforaminal lumbar interbody fusion 279
transformed lymphocyte 131
transfrontal biopsy of pituitary 183
transfrontal lateral ventricle approach 183
transfrontal partial hypophysectomy 183
transfrontal resection of cerebral lesion 183
transfrontal resection of pituitary lesion 183
transfrontal total hypophysectomy 183
transfusion malaria 417
transfusion reaction 354, 378
transfusion reaction induced by Rh factor 408
transfusion-associated graft-versus-host disease 160
transglottic carcinoma 25
transient abnormal myelopoiesis 160
transient and persistent acantholytic dermatosis 383
transient bullous dermolysis of the newborn 381
transient colostomy 170
transient congenital hypothyroidism 143
transient evoked otoacoustic emission 37
transient global amnesia 111
transient hashimoto's thyrotoxicosis 143
transient hyperammonemia 156
transient hypertension in pregnancy 344
transient hypogammaglobulinemia of infancy 381
transient hypoparathyroidism after operation of primary hyperparathyroidism 152
transient ischemic attack 61, 111
transient joint disease 230
transient low median nerve palsy 230
transient low radial nerve palsy 230
transient neonatal diabetes mellitus 151
transient neonatal hypoglycemia 151
transient neonatal myasthenia gravis 124
transient neonatal pustular melanosis 381
transient retinal arteriospasm 17
transient retinal artery occlusion 3
transient stoma of ileum 311
transient synovitis 230, 264
transient synovitis of hip joint 247
transient tic disorder 393
transient visual loss 18
transillumination 22
transitional atrioventricular septal defect 197
transitional cell carcinoma of bladder 213
transitional cell carcinoma of lacrimal duct 8
transitional cell carcinoma of prostate 213
transitional cell carcinoma of renal pelvis 214
transitional syndrome 385
transitional/mixed meningioma 177
translabyrinthine approach 34, 183
trans-lamina terminalis approach 187
translation 250, 270
translocation of breast implant 288
translocation of penis 216
translocation of scrotum 216
transluminal cardiac chemical ablation 207
transluminal cardiac microwave ablation 207
transluminal cardiac radiofrequency catheter ablation 207
transluminal vascular cardiac ablation 207
transmeatal approach 183
transmetatarsal amputation 279
trans-middle nasal meatal maxillary sinostomy 34
transmissible spongiform encephalopathy 116
transmucosal implant 54
transmural pressure 88
transmural pressure of capillary 88
transmuscular cordectomy 34
transnasal approach 183
trans-nasal endoscopic decompression of orbital 20

trans-nasal endoscopic ethmoid cardial approach for orbital foreign body removal 20
transnasal endoscopic frontal sinusotomy 35
transnasal endoscopic modified Lothrop procedure 34
trans-nasal endoscopic sinus cardial approach for orbital tumor resection 20
transnasal orbital decompression 34
transnasal pituitary tumor resection 34
transneck fracture of neck of femur 235
transoburator tensiong-free midurethral sling 333
transoccipital resection of cerebral lesion 183
transoral approach 34, 183
transoral atlantoaxial-atlantoaxial fusion 279
transoral atlantoaxial-atlantoaxial revision 279
transoral occipital-cervical fusion 279
transoral occipital-cervical revision 279
transorbital approach 183
transoro-naso-sphenoidal approach 183
trans-otic capsule approach 34
transpancreatic duct lithotomy 173
transparent marginal corneal degeneration 13
transparietal resection of cerebral lesion 183
Transpedicular total laminectomy 279
transperineal biopsy 218
transperineal cryosurgical ablation of prostate 312
transperineal prostate biopsy 218
transperineal prostate cryotherapy 218
transperineal prostate cyst resection 218
transperitoneal diaphragmatic hernia repair 190
transperitoneal esophageal hiatal hernia repair 190
transplantaion of facial nerve 34
transplantation of advanced flap 291
transplantation of biological omentum majus 314
transplantation of brachial plexus 272
transplantation of cardiac muscle cells 208
transplantation of common peroneal nerve 274
transplantation of cross lip flap 290
transplantation of double pedicled flap 291
transplantation of fascia 279, 290
transplantation of fascia flap 55, 279, 290
transplantation of free skin flap with big toe nail 299
transplantation of gracilis 275
transplantation of latissimus dorsi 272
transplantation of latissimus dorsi muscle 272, 289
transplantation of lip flap 54, 289
transplantation of mandibular prosthesis 58
transplantation of migrating skin flap 281
transplantation of muscle 278, 290
transplantation of muscle flap 278
transplantation of pedicle skin flap 273
transplantation of pedicled flap 289
transplantation of peripheral nerve 285
transplantation of peroneal nerve 274
transplantation of radial nerve 283

transplantation of rotation flap 292
transplantation of sciatic nerve 286
transplantation of skin tube flap 276
transplantation of sliding flap 290
transplantation of sural nerve 274
transplantation of temporal fascia 386
transplantation of thymus 315
transplantation of tibialis posterior muscle 280
transplantation of tube flap 290
transplantation of ulnar nerve 273
transplantation of ureter 223
transplantation of vaginal mucosa flap 335
transplanted flap necrosis of cheek 43
transplanted flap necrosis of palate 41
transplanted hepatic artery pseudoaneurysm ruptured 203
transplanted kidney cyst suction 223
transplanted kidney perirenal hematoma evacuation 223
transplanted kidney-ureter-bladder anastomosis 223
transposition of accessory nerve 274
transposition of brachial triceps branches 275
transposition of cervical plexus 279
transposition of cranial nerve 185
transposition of fascia flap or flap with vascular pedicle 273
transposition of iliotibial band 281
transposition of intercostal nerve 281
transposition of muscle 278
transposition of nipple 172
transposition of obturator nerve 272
transposition of peripheral nerve 285
transposition of phrenic nerve 274
transposition of submandibular gland duct 58
transposition of superficial branch of radial nerve 282
transposition of teeth 52
transposition of temporalis myofascial flap for the treatment of hypophasis 20
transposition of tendon of forearm 282
transposition of tibial tuberosity 280
transposition of tibialis anterior tendon 280
transposition of ulnar nerve 273
transposition of vocal cord 36
transposition skin flap 300
transpulmonary pressure 88
trans-pupil retinal laser photocoagulation 20
trans-pupil retinal photodynamic therapy 20
trans-pupil subthreshold retinal photocoagulation 20
transrectal biopsy 220
transrectal prostate biopsy 220
transsacral excision of rectum and sigmoid colon 311
transsacral rectosigmoidectomy 170
trans-scaphoid perilunar dislocation 244
trans-scleral resection of uveal tumor 20
transsexual operation 217
transsexualism 394
transsphenoidal approach 34, 183
transsphenoidal biopsy of pituitary 183
transsphenoidal exploration of pituitary 183

transsphenoidal partial hypophysectomy 183
transsphenoidal resection of brain lesion 311
transsphenoidal resection of cerebral lesion 183
transsphenoidal resection of pituitary lesion 183
transsphenoidal total hypophysectomy 183
transsylvian approach 183
transtemporal evacuation of intracerebral hematoma 183
transtemporal resection of cerebral lesion 183
transtentorial approach 183
transtentorial herniation 180
transthoracic aortic valve implantation 207
transthoracic aortic valve stent implantation 207
transthoracic balloon dilatation of the pulmonary artery 207
transthoracic balloon dilatation of the thoracic aortic valve 207
transthoracic closed umbrella closure of atrial septal defect repair 207
transthoracic closed umbrella closure of ventricular septal defect repair 207
transthoracic closure of patent ductus arteriosus 207
transthoracic device closure of atrial septal defect 302
transthoracic device closure of ventricular septal defect 302
transthoracic diaphragmatic hernia repair 190
transthoracic esophageal hiatal hernia repair 190
transthoracic heart microwave ablation 207
transthoracic modified maze procedure with radiofrequency ablation 207
transthoracic needle aspiration biopsy 87
transthoracic pressure 88
transthoracic pulmonary artery stent implantation 207
transthoracic replacement of heart auxiliary device 207
transthoracic vertebrectomy 279
transtracheal oxygen therapy 84
transtrochanteric rotating osteotomy 279
transurethral balloon dilation of prostatic urethra 219
transurethral biopsy 218
transurethral bladder biopsy 219, 317
transurethral bladder foreign body removal 219
transurethral bladder intracavity adhesion lysis 219
transurethral bladder laser lithotripsy 219
transurethral bladder lesion cold knife resection 219
transurethral bladder lesion electrotomy 219
transurethral bladder lithotomy 219
transurethral bladder lithotrite lithotripsy 219
transurethral bladder neck electrotomy 219
transurethral bladder pneumatic lithotripsy 219

transurethral bladder ultrasound lithotripsy 219

transurethral cystoscope electronic uretero-scope laser resection of tumor 219

transurethral cystoscope incontinence treatment 219

transurethral cystoscope resection of bladder lesion 219

transurethral cystoscope ureteral catheterization 219

transurethral cystoscope ureteroscope bladder laser lithotripsy 219

transurethral cystoscope ureteroscope bladder ultrasound lithotripsy 219

transurethral cystoscope ureteroscope laser lithotripsy 219

transurethral cystoscope ureteroscope ultrasound lithotripsy 219

transurethral cystoscopy 219

transurethral cystoscopy bladder injection 219

transurethral cystoscopy fiber ureteroscope laser resection of tumor 219

transurethral cystoscopy foreign body removal 219

transurethral cystoscopy lithotripsy 219

transurethral cystoscopy ureter dilatation 219

transurethral cystoscopy ureteral renal calculus laser lithotripsy 219

transurethral cystoscopy ureteral stent extraction 219

transurethral cystoscopy ureteral stent placement 219

transurethral cystoscopy ureteroscopy 219

transurethral cystoscopy ureteroscopy bladder pneumatic lithotripsy 219

transurethral cystoscopy ureteroscopy endoureterotomy 219

transurethral cystoscopy ureteroscopy foreign body removal 219

transurethral cystoscopy ureteroscopy laser resection of tumor 219

transurethral cystoscopy ureteroscopy pneumatic lithotripsy 219

transurethral cystoscopy ureteroscopy renal calculus pneumatic lithotripsy 219

transurethral cystoscopy ureteroscopy renal calculus ultrasound lithotripsy 219

transurethral cystoscopy ureteroscopy tumor electrotomy 219

transurethral cystoscopy ureteroscopy ureter biopsy 219

transurethral cystoscopy ureteroscopy ureter dilatation 219

transurethral cystoscopy ureteroscopy ureteral catheterization 219

transurethral cystoscopy ureteroscopy ureteral lithotomy 219

transurethral cystoscopy ureteroscopy ureteral stent extraction 219

transurethral cystoscopy ureteroscopy ureteral stent placement 219

transurethral dilation of bladder neck 219

transurethral ejaculatory duct area cyst incision 219

transurethral electric resection of bladder tumor 219

transurethral electrovaporization of prostate (TEVAP) 312

transurethral electrovaporization of the prostate 219

transurethral evacuation of bladder hematoma 219

transurethral external sphincterotomy 219

transurethral fulgerize of bladder tumor 219

transurethral green laser vaporization of prostate 219

transurethral incision of bladder neck 219

transurethral laser cauterization of renal lesion 312

transurethral laser enucleation of prostate 219

transurethral laser resection of bladder tumor 219

transurethral laser resection of prostate 219

transurethral laser resection of the prostate 312

transurethral laser vaporization of prostate 219

transurethral plasmakinetic prostatectomy 218

transurethral prostate balloon dilatation 219

transurethral prostate cryotherapy 219

transurethral prostatectomy 219

transurethral prostatic resection syndrome 211

transurethral prostatomy 219

transurethral radiofrequency needle ablation of prostate 219

transurethral renal lesion laser resection 219

transurethral resection of bladder tumor 219

transurethral resection of male urethral carcinoma 219

transurethral resection of prostate cyst 219

transurethral resection of prostate (TURP) 312

transurethral resection of urethral lesion 220

transurethral resection of urethral stricture 220

transurethral resection of urethral valve 219

transurethral resectoscope ureter cyst incision 218

transurethral seminal vesicle scope exploration 219

transurethral seminal vesicle scope seminal vesicular stone lithotripsy 218

transurethral seminal vesicle scope vas deferens obstruction dredge 219

transurethral ureteral biopsy 317

transurethral ureteral lesion electrotomy 219

transurethral ureteral lithotomy 219

transurethral ureteropyeloscopy 219

transurethral ureteroscope laser lithotripsy 219

transurethral urethral stricturotomy 219

transvaginal bilateral oophorectomy 333

transvaginal bilateral salpingo-oophorectomy 312, 333

transvaginal bladder vagina fistula neoplasty 220

transvaginal cervical cerclage 333, 348

transvaginal cervical cyst pouch 333

transvaginal excision of intraligamentuous tumor 333

transvaginal excision of lesion of uterus 333

transvaginal excision of residual ovary 333

transvaginal excision of tubo-ovarian residue 333

transvaginal high uterosacral ligament colpopexy 333

transvaginal high uterosacral ligament sacral hysteropexy 333

transvaginal hysterectomy 333

transvaginal hysterectomy and bilateral adnexectomy 333

transvaginal hysterectomy and unilateral adnexectomy 333

transvaginal hysteromyomectomy 333

transvaginal middle urethra SPARC suspension 220

transvaginal modified radical hysterectomy 333

transvaginal ovarian cyst puncture 333

transvaginal ovarian lesion excision 312

transvaginal partial hysterectomy 333

transvaginal puncture of cul-de-sac 333

transvaginal radical hysterectomy 333

transvaginal radical resection of uterus 312

transvaginal radical trachelectomy 333

transvaginal removal of cervical myoma 333

transvaginal replacement of obstetrical inverted uterus 348

transvaginal resection of ovarian lesion 333

transvaginal robotic radical hysterectomy 333

transvaginal sacrocolpopexy 333

transvaginal sacrohysteropexy 333

transvaginal sacrospinous ligament colpopexy 333

transvaginal sacrospinous ligament hysteropexy 333

transvaginal separation of cervical canal adhesion 333

transvaginal subtotal hysterectomy 312, 333

transvaginal tension-free urethral suspension 220

transvaginal tension-free vaginal tape-obturator 220

transvaginal unilateral oophorectomy 333

transvaginal unilateral salpingo-oophorectomy 312, 333

transvaginal uterine lesion excision 312

transverse and posterior wall fractrue 237

transverse closing wedge osteotomy 277

transverse colectomy 169

transverse colon injury 97, 163

transverse colon resection 311

transverse colonic-rectal anastomosis 169

transverse facial cleft 46

transverse fracture 237

transverse fracture of scaphoid bone 267

transverse furrow of nail 369

transverse ligament rupture 237

transverse nasal groove 363

transverse opening wedge osteotomy 277

transverse osteotomy of femoralsupracondylar 276

transverse position 339

transverse process fracture 237

transverse process fracture of lumbar spine 264

transverse sinus meningioma 177

transverse vaginal septum 327

transverse-descending colonic anastomosis 169, 311

transversely contracted pelvis 339

transverse-sigmoid colonic anastomosis 169

transzygomatic temporal approach 183

trapezium dislocation 229

trapezium fracture 229

trapezius myocutaneous flap 300

trapezoid dislocation 261

trapezoid fracture 261

trauma assessment for adult 398

trauma history questionnaire 398

trauma of nose 24

trauma of primary teeth 47

traumatic hemothorax 194

traumatic abdominal aortic aneurysm 163, 194

traumatic abducens nerve palsy 13

traumatic abscission of nose 40

traumatic acute periodontal injury 50

traumatic aeroembolism 73

traumatic alveolar bone defect 288

traumatic amputation at level between shoulder and elbow 243

traumatic amputation at neck level 244

traumatic amputation between elbow and wrist 268

traumatic amputation involving multiple body regions 287

traumatic amputation of all limbs 255

traumatic amputation of ankle 287

traumatic amputation of arm 226

traumatic amputation of both arms 255

traumatic amputation of both feet 255

traumatic amputation of both hands 255

traumatic amputation of both shanks 255

traumatic amputation of both shanks (any level) 255

traumatic amputation of elbow and wrist 268

traumatic amputation of foot 289

traumatic amputation of foot and contralateral calf 268

traumatic amputation of forearm 288

traumatic amputation of hand and contralateral arm 255

traumatic amputation of hand at wrist level 257

traumatic amputation of lower extremity 259

traumatic amputation of muscle 287

traumatic amputation of part of thorax 203

traumatic amputation of pelvis 236

traumatic amputation of single finger (complete) 229

traumatic amputation of single finger (partial) 229

traumatic amputation of single toe 229

traumatic amputation of tendon 287

traumatic amputation of thigh 229

traumatic amputation of thumb 287

traumatic amputation of thumb (complete) 249

traumatic amputation of thumb (partial) 249

traumatic amputation of trunk 251

traumatic amputation of two fingers (complete) 248

traumatic amputation of two fingers (partial) 248

traumatic amputation of two or more fingers alone 244

traumatic amputation of two or more fingers (partial) 287

traumatic amputation of two or more toes 248

traumatic amputation of upper and lower limbs 230

traumatic amputation of upper arm 253

traumatic amputation of upper limb 253

traumatic angle recession 13

traumatic anterior cord syndrome 176

traumatic anterior sacral venous plexus rupture 194

traumatic anuria 210

traumatic arthritis of ankle joint 238

traumatic arthritis of elbow 267

traumatic arthropathy 228

traumatic asphyxia 73, 364

traumatic bile duct rupture 228

traumatic blindness 3

traumatic bloody bulla 40

traumatic brachial neuralgia 122

traumatic brain edema 176

traumatic brain hernia 176

traumatic brain injury 176

traumatic brainstem hemorrhage 176

traumatic canthus distance too wide inner canthus ligament fixation 19

traumatic cardiac rupture 188, 194

traumatic cardiac tamponade 188, 194

traumatic carotid aneurysm 194

traumatic carotid arteriovenous fistula 194

traumatic carotid cavernous fistula 194

traumatic carotid fistula 194

traumatic cataract 13

traumatic cerebellar contusion 176

traumatic cerebellar hematoma 176

traumatic cerebellar hemorrhage 176

traumatic cerebral fat embolism 194

traumatic cerebral hemorrhage 176

traumatic cervical disc rupture 229

traumatic chorioretinopathy 3, 13

traumatic choroidal detachment 13

traumatic ciliary body prolapse 3

traumatic cleft palate 40

traumatic common iliac artery thrombosis 194

traumatic cyclodialysis 13

traumatic defect of frontal bone 41

traumatic defect of mandible 288

traumatic defect of maxillary 288

traumatic deformity of jaw 40

traumatic degeneration of lumbar intervertebral disc 264

traumatic diaphragmatic hernia 73, 188

traumatic diaphragmatic rupture 194

traumatic elbow arthritis 229

traumatic epidermal cyst 379

traumatic epidural hematoma 350

traumatic epidural hemorrhage 176

traumatic esophageal perforation 28

traumatic esophageal stenosis 93

traumatic esophagitis 93, 188

traumatic external auditory canal atresia 288

traumatic external auditory canal atresia (unilateral) 288

traumatic fat embolism 73

traumatic fat necrosis 379

traumatic femoral arteriovenous fistula 194

traumatic femoral artery aneurysm 194

traumatic femoral artery pseudoaneurysm 194

traumatic femoral artery thrombosis 194

traumatic finger artery rupture 194

traumatic fistula of palate 40

traumatic fracture of teeth 50

traumatic gastrorrhexis 93, 163

traumatic glaucoma 13

traumatic haemopneumothorax 188

traumatic haemothorax 188

traumatic hemopericardium 188, 194

traumatic hemopneumothorax 194

traumatic hepatic hematoma 93, 163

traumatic hip disarticulation 248

traumatic hip dislocation 256

traumatic hyphema 3

traumatic hypophasis 13

traumatic hypotony syndrome 13

traumatic ileum rupture 228

traumatic intercostal artery rupture 194

traumatic intracerebral hematoma 176

traumatic intracerebral hemorrhage 61

traumatic intracranial hematoma 176

traumatic intracranial hemorrhage 176

traumatic iridocyclitis 3

traumatic iris hernia 13

traumatic iris incarcerated 3

traumatic iris prolapse 3

traumatic laryngeal web 29

traumatic luxation of lens 3

traumatic macular hole 13

traumatic mesenteric vessel injury 163, 194

traumatic multiple abdominal organ rupture 228

traumatic muscle ischaemia 228

traumatic myiasis 411

traumatic myositis ossificans 256

traumatic neuroma 364

traumatic neuroma of finger 289

traumatic no light perception 13

traumatic occlusion 40

traumatic occlusion upgrade spinal cord ischemia 229

traumatic optic neuropathy 13

traumatic osteoarthritis 228

traumatic osteomyelitis 228
traumatic paraplegia 176, 228
traumatic Parkinsonism 122
traumatic pleural effusion 73, 188
traumatic pneumothorax 73, 188
traumatic posterior cord syndrome 176
traumatic posterior tibial artery thrombosis 194
traumatic prolapse of vitreous 13
traumatic proliferative retinopathy 13
traumatic ptosis 13
traumatic pulmonary edema 73
traumatic pupil dilation 13
traumatic retinal break 3
traumatic retinal detachment 13
traumatic retinopathy 13
traumatic retroperitoneal hematoma 163
traumatic rupture of deltoid 229
traumatic rupture of diaphragm 188
traumatic rupture of intercostal artery 188
traumatic rupture of lumbar intervertebral disc 264
traumatic rupture of supraspinatus 228
traumatic rupture of symphysis pubis 228
traumatic rupture of tympanic membrane 25
traumatic scoliosis 256
traumatic shock 405
traumatic shoulder arthritis 228
traumatic spinal anterolateral syndrome 228
traumatic spinal posterior cord syndrome 228
traumatic spondylolisthesis 228
traumatic spondylolisthesis fracture 229
traumatic spondylolisthesis of axis 229
traumatic spondylolisthesis of lumbar spine 263
traumatic stressor schedule 398
traumatic subarachnoid hemorrhage,tSAH 176
traumatic subcutaneous emphysema 379
traumatic subdural hematoma 176
traumatic subdural hemorrhage 176
traumatic synovitis 228
traumatic teeth missing 50
traumatic thoracic intervertebral disc rupture 194
traumatic TMJ 46
traumatic ulcer of tongue 48
traumatic ulceration 40
traumatic urethral fistula 215
traumatic vasospastic syndrome 405
traumatic vertebral lesion 228
traumatic vitreous hernia 3
traumatic wet lung 73
traumatic zygomaticoorbital deformity 40
treadmill exercise test,TET 72
treatment cerclage 348
treatment emergent symptom scale 398
treatment for bromidrosis with a tiny incision 387
treatment of lung cancer 83
treatment of lung disease by argon-helium knife cryotherapy 309
treatment of vitiligo with autologous melano-cytes 387
treatment of ytterbium aluminum garnet laser

for anterior segment 21
treatment volume 321
tremulous pronunciation 31
trench fever 384, 418
trench foot 294
trendelenburg sign 229, 270
trepanation and drainage 286
trephination of skull 184
treponema test from black-field microscope 387
triad of elbow joint 267
trial of labor after cesarean 348
triangle advance skin flap 299
triangular bone lesion resection 313
triatoma rubrofasciate dermatitis 385
triceps reflex 234, 270
trichaschisis 371
trichiasis electrolysis treatment 19
trichiasis removal treatment 19
trichilemmal carcinoma 373
trichilemmal cyst 372
trichinelliasis 381, 417
trichloroethane poisoning 407
trichloroethylene poisoning 407
trichoadenoma 372
trichoblastoma 372
trichodangiitis 373
trichodiscoma 373
trichoepithelioma 372
trichofolliculoma 373
trichomonal balanoposthitis 210
trichomonal prostatitis 210, 365
trichomonal urethritis 365
trichomonal urethro-cystitis 210
trichomonal vaginitis 322
trichomoniasis 365
trichomoniasis intestinalis 416
trichomoniasis of genito-urinary system 211
trichomycosis 415
trichomycosis axillaris 382
trichophagy 392
trichopoliodystrophy 368
trichoptilosis 372
tricho-rhino-phalangeal syndrome type I 372
tricho-rhino-phalangeal syndrome type II 372
tricho-rhino-phalangeal syndrome type III 372
trichorrhexis 364
trichorrhexis invaginata 379
trichosporosis 372
trichostasis spinulosa 381
trichostrongyliasis 99, 415
trichothiodystrophy 372
trichotillomania 388
tricho-ungual-dento dysplasia 372
trichuriasis 91, 410
trick knee 258
tricuspid annuloplasty 207, 302
tricuspid chordae rupture 199
tricuspid incompetence(mild) 199
tricuspid incompetence(moderate) 199
tricuspid incompetence(severe) 199
tricuspid regurgitation after cardiac surgery 203

tricuspid stenosis with incompetence 199
tricuspid valve closed(single ventricle)opera-tion 207
tricuspid valve dysplasia 199
tricuspid valve exploration 302
tricuspid valve repair under direct vision 303
tricuspid valve resection(non valve replace-ment) 207
tricuspid valvuloplasty 207
tricuspid vegetation 199
tricyclic and tetracyclic antidepressant poison-ing 407
trifascicular block 67
trigeminal nerve benign neoplasm 10
trigeminal nerve herpes zoster 377
trigeminal nerve inflammation 120
trigeminal nerve malignant neoplasm 10
trigeminal nerve paralysis 120
trigeminal neuralgia 10, 120, 180
trigeminal neurinoma 120
trigeminal neurofibroma 27
trigeminal neurolysis 186
trigeminal neuroma 27
trigeminal neuropathy 120
trigeminal rhizotomy via subtemporal(trans-tentorial)approach 183
trigeminal sensory root rhizotomy via extra-dural temporopolar approach 185
trigeminal trophic lesion 377
trigeminy 70
trigger finger 226, 266, 269
trigger thumb 226
triggering time 86
trigonal meningioma 180
trigone malignant tumor 305
trigonectomy 221
trigonitis 213
trigonocephaly 47
trigonosigmoidostomy 221
trihexyphenidyl poisoning 404
trilogy of Fallot 195
trimethylaminemia 155
trimming of pedicled skin flap 298
trinitrotoluene cataract 407
trinitrotoluene poisoning 407
triose phosphate isomerase deficiency 157, 159
triphasic action potential 130
triphasic wave 130
triple acid-base disorder 78
triple arthrodesis of foot 286
triple atrioventricular nodal pathway 64
triple contrast cystography 221
triple discharge 130
triple pelvic osteotomy 276
triple rhythm 70
triple voiding 224
triplet infant 354
triplet pregnancy 345
tripod fracture of malar bone 10
tripod implant 57
tripod incision 186
tripod sign 419

triquetrohamate dislocation　253
triquetrolunate dissociation　265
triquetrum fracture　253
trismus　54
trisomy 13 syndrome　9
trisomy 13 syndrome　350, 362
trisomy 18 syndrome　350, 362
trisomy 21 syndrome　225, 350, 362
trisomy 22 syndrome　362
tritanomalia　8
tritanopsia　8
trochanteric aponeurosis　268
trochanteric arthroplasty　273
trochanteric bursitis　268
trochlear nerve benign tumor　5
trochlear nerve injury　5, 113
trochlear nerve malignant tumor　5
trochlear nerve palsy　5
trombidosis　382
trophic ulcer of cervix　329
tropical acne　376
tropical pulmonary eosinophilia　78
tropical pyomyositis　252
tropical spastic paraplegia　120
tropical sprue diarrhea　100
tropical steatorrhea　100
tropical ulcer　376
tropicaloid ulcer　371
troublesome personality disorder　389
true exfoliation syndrome　18
true hermaphroditism　216
true knot of cord　340
true precocious puberty　153
trumpeter's wart　364
truncal vagotomy　170, 184
truncus arteriosus communis　65, 196
trunk Bowen disease　376
trunk cutaneous benign tumor　376
trunk cutaneous infection　376
trunk cutaneous malignant tumor　376
trunk cutting　251
trunk frostbite　407
trunk frostbite with tissue necrosis　407
trunk furuncle　376
trunk hemangioma　306
trunk joint and ligament dislocation　251
trunk joint and ligament injury　251
trunk joint and ligament strain　251
trunk muscle and tendon injury　251
trunk muscle and tendon sprain　251
trunk muscle sprain　251
trunk sequela of burn, chemical injury and
　frostbite　296
trunk vascular malformation　199
try-in　57
trypanosoma brucei gambiense trypanosomia-
　sis　411
tryptophan metabolic disorder　155
TSH dependent hyperthyroidism　141
T-shaped fracture　226
T-shaped incision　182
tsutsugamushi disease　418
T-tube drainage removal　107
T-tube drainage replacement　106

tubal aspiration　334
tubal biopsy　334
tubal centesis　334
tubal dilation　334
tubal drug injection　334
tubal incision drainage　334
tubal lesion ablation　334
tubal lesion electrocoagulation　334
tubal lesion excision　334
tubal methotrexate injection　334
tubal pregnancy　325
tubal pregnancy abortion　325
tubal pregnancy complicated with uterus preg-
　nancy　325
tubal prosthesis ablation　334
tubal prosthesis implantation　334
tubal prosthesis replacement　334
tubal sterilization　334
tubectomy　334
tuberculin test　87
tuberculoid leprosy　370, 413
tuberculosis　413
tuberculosis complicating pregnancy　338
tuberculosis cutis miliaris disseminata　364
tuberculosis cutis ulcerosa　371
tuberculosis cutis verrucosa　383
tuberculosis encephalitis　115
tuberculosis of abdominal celiac lymph node
　95
tuberculosis of bone　236
tuberculosis of bone and joint　237
tuberculosis of calyx　214
tuberculosis of chest wall　188
tuberculosis of conjunctiva　6
tuberculosis of connective tissue　243
tuberculosis of cowper gland　212
tuberculosis of epididymis　210
tuberculosis of eye　16
tuberculosis of face　46
tuberculosis of fallopian tube　325
tuberculosis of femur　235
tuberculosis of foot　268
tuberculosis of hand　254
tuberculosis of hilar lymph node (confirmed
　by bacteriology and histology)　74
tuberculosis of humerus　234
tuberculosis of iliac fossa　100
tuberculosis of intestine　92
tuberculosis of intrathoracic lymph node　80
tuberculosis of jaw　25, 42
tuberculosis of knee　258
tuberculosis of larynx　25
tuberculosis of limb bone　266
tuberculosis of liver　95
tuberculosis of male genito-urinary system
　212
tuberculosis of mediastinal lymph node　188
tuberculosis of mesenteric lymph node　93
tuberculosis of mesentery　93
tuberculosis of metacarpal　265
tuberculosis of metatarsophalangeal joint　266
tuberculosis of nose　23
tuberculosis of ossa palatinum　41
tuberculosis of pancreas　105

tuberculosis of pectoralis major　262
tuberculosis of penis　216
tuberculosis of peritoneum　95
tuberculosis of phalanx　266, 267
tuberculosis of pituitary gland　142
tuberculosis of portal lymph node　96
tuberculosis of retina　12
tuberculosis of sclera　4
tuberculosis of scrotum　216
tuberculosis of seminal vesicle　211
tuberculosis of shoulder joint　242
tuberculosis of spine and paravertebral abscess
　241
tuberculosis of submandibular gland　25
tuberculosis of submandibular lymph node
　25
tuberculosis of tendon　240
tuberculosis of testis　211
tuberculosis of the third cuneiform　230
tuberculosis of thoracic vertebra　262
tuberculosis of tongue　48
tuberculosis of ulna　228
tuberculosis of ureter　215
tuberculosis of urethra　212
tuberculosis of uterine cervix　328
tuberculosis of uveal　10
tuberculosis of vas deferens　215
tuberculosis of wrist　257
tuberculous abdominal aortitis　198
tuberculous abscess of joint　237
tuberculous abscess of spine　241
tuberculous Addison's disease　146
tuberculous anal fistula　98
tuberculous arthritis　243, 413
tuberculous arthritis of ankle　238
tuberculous arthritis of knee　258
tuberculous ascites　98
tuberculous bronchial-lymph fistula　77
tuberculous bronchiectasis　77, 413
tuberculous bronchostenosis　77, 413
tuberculous cerebral arteritis　115
tuberculous cervicitis　413
tuberculous chorioretinitis　413
tuberculous chylothorax　77, 198
tuberculous coxitis　413
tuberculous dacryocystitis　413
tuberculous dactylitis　413
tuberculous destroyed lung　77
tuberculous encapsulated empyema　77
tuberculous endophthalmitis　413
tuberculous erythema nodosum　413
tuberculous fibrosis of lung　77
tuberculous gastrocolic fistula　98
tuberculous gumma　370
tuberculous iridocyclitis　6
tuberculous keratitis　6
tuberculous kyphosis　243
tuberculous lordosis　243
tuberculous massive hemoptysis　77
tuberculous mastoiditis　413
tuberculous meningitis　115, 413
tuberculous meningoencephalitis　115
tuberculous oesophagitis　98
tuberculous optic choroiditis　6

tuberculous osteitis 413
tuberculous osteomyelitis 413
tuberculous perianal abscess 413
tuberculous pericarditis 413
tuberculous peritonitis 98, 413
tuberculous pleural effusion 413
tuberculous pleuritis 77, 413
tuberculous pneumonia 77
tuberculous pneumothorax 77
tuberculous polyserositis 413
tuberculous pulmonary fistula 77
tuberculous pyelitis 413
tuberculous pyelonephritis 413
tuberculous rectal fistula 98
tuberculous rectovaginal fistula 323
tuberculous retinochoroiditis 6
tuberculous sacro-iliitis 413
tuberculous scleritis 413
tuberculous scoliosis 243
tuberculous spondylitis 413
tuberculous synovitis 243, 413
tuberculous synovitis of ankle 238
tuberculous synovitis of hip joint 247
tuberculous synovitis of knee 258
tuberculous tenosynovitis 413
tuberculous tracheitis 413
tuberculous uveitis 6, 413
tuberculous vulval ulcers 323
tuberculum sellae meningioma 176
tuberoeruptive xanthomas 370
tuberosity injection 57
tuberous sclerosis 115, 370
tuboovarian abscess 325
tuboovarian adhesion 324
tubular apocrine adenoma 367
tubular breathing sound 193
tubular necrosis following abortion 323
tubular proteinuria 214
tubular skin flap 298
tubular skin flap transplantation 33, 55
tubulorrhexis 214
tuft fracture 265
tularemia 417
Tumarkin otolithic crisis 23
tumor associated retinopathy 126
tumor control 320
tumor depth 321
tumor effect 321
tumor embolization 284
tumor hemorrhage 126
tumor like fibrous tissue hyperplasia of jaw 42
tumor lysis syndrome 136, 153
tumor marker 131
tumor of cowper gland 212
tumor of cranial and paraspinal nerve 179
tumor of diaphragm 75
tumor of glomus jugulare 116
tumor of mandibular tooth enamel 29
tumor of meningothelial cell 179
tumor of neuroepithelial tissue 180
tumor of penis 216
tumor of scrotum 216
tumor of spermatic cord 211

tumor of spleen 164
tumor of testis 211
tumor of the tonsil 24
tumor of tonsil borderline 24
tumor of uncertain behavior of scrotum 289
tumor of uncertain or unknown behaviour of upper extremity 288
tumor of wrist 257
tumor radiation effect 321
tumor radiobiology 321
tumor resection of lacrimal caruncle 20
tumor rupture hemorrhage 204, 360
tumor segment resection and prosthetic replacement 281
tumor stage mycosis fungoides 384
tumor with uncertain or unknown behavior, virilia 287
tumor, primitive neuroectodermal tumor, PNET 235
tumoral calcinosis 147, 384
tumor-associated glomerular disease 136
tumor-associated HPS 161
tumorectomy 284
tumor-induced osteomalacia 153
tumor-induced osteomalacia with fracture 153
tumor-like inflammatory demyelinating disease 126
tumor-related hypophosphatemic rickets 267
tungiasis 376
tunnel infection of central venous catheter 136
tunnel reconstruction for peritoneal dialysis catheter 137
turbinate ablation surgery 32
turbinate adhesion 23
turbinate benign tumor 23
turbinate frozen resection surgery 32
turbinate hypertrophy 23
turbinate laser ablation surgery 32
turbinate malignant tumor 23
turbinate microwave cauterization surgery 32
turbinate polyp 23
turbinate radiofrequency ablation surgery 32
turbinoplasty surgery 32
turn 131
Turner syndrome 13, 346, 356, 379
Turner tooth 49
twilight state 396
twin anemia-polycythemia sequence, TAPS 345
twin cesarean delivery 345
twin pregnancy 345
twin reversed arterial perfusion sequence, TRAPS 345
twin vaginal delivery (breech-head position) 345
twin vaginal delivery (head-breech position) 345
twin vaginal delivery (head-head position) 345
twin with a hydatidiform mole 345
twins 354

twins forceps 348
twins live birth born infant outside hospital 359
twins live birth infant born in hospital 359
twins live birth with unknown birth place 355
twins, both stillborn 345
twins, one liveborn and one stillborn 345
twin-twin transfusion syndrome, TTTS 345
two drug eluting stent implantation for bifurcation lesion of coronary artery 206
two drug eluting stent implantation with left main coronary artery disease 206
two non drug eluting stent implantation for bifurcation lesion of coronary artery 206
two non drug eluting stent implantation with left main coronary artery disease 206
two rectus muscle displacement and joint surgery 19
two ribs fracture without the first rib fracture 188
two ribs fractures without the first rib fracture 198
two stage revision total hip arthroplasty 273
two stage revision total knee arthroplasty 273
two toe amputation 248
two-point discrimination test 248, 270
two-stage exteriorization of intestine surgery 309
tympanic body tumor 25
tympanic membrane hyperemia 31
tympanic membrane thickening 31
tympanic paraganglioma 25
tympanocentesis 33
tympanoplasty 33
tympanoplasty with mastoidectomy 32
tympanoplasty without mastoidectomy 33
tympanostomy 33
tympanostomy tube remove 33
tympany 82
type I leprosy reaction 410
type I optic disc vasculitis 11
type I ornithinemia 155
type I respiratory failure 73
type I A 225
type I B 225
type I b pseudohypoparathyroidism 146
type I C 225
type I c pseudohypoparathyroidism 146
type II leprosy reaction 410
type II optic disc vasculitis 11
type II ornithinemia 155
type II pseudohypoparathyroidism 146
type II A 225
type II B 225
type VI herpes virus eruption, type VI herpes simplex virus rash 362
type VII herpes virus eruption, type VII herpes simplex virus rash 362
type VIII herpes virus eruption, type VIII herpes simplex virus rash 362
type 1 diabetes 139
type 1 diabetes associated with eye complication 1

type 1 diabetes hyperglycemia coma 139

type 1 diabetes hypoglycemic epileptic seizure 139

type 1 diabetes in pregnancy 340

type 1 diabetes lactic acidosis 154

type 1 diabetes mellitus with neurological complication 139

type 1 diabetes periodontitis 39

type 1 diabetes ulcer 139

type 1 diabetes with acute pancreatitis 139

type 1 diabetes with acute skin gangrene 139

type 1 diabetes with atherosclerosis 139

type 1 diabetes with bullae 139

type 1 diabetes with cardiac autonomic neuropathy 140

type 1 diabetes with carpal tunnel syndrome 139

type 1 diabetes with cerebrovascular disease 139

type 1 diabetes with constipation 139

type 1 diabetes with coronary heart disease 139

type 1 diabetes with diabetic foot 139

type 1 diabetes with diabetic nephropathy 139

type 1 diabetes with erectile dysfunction 139

type 1 diabetes with erythema 139

type 1 diabetes with esophageal dysfunction 139

type 1 diabetes with female sexual dysfunction 139

type 1 diabetes with Fournier gangrene 139

type 1 diabetes with gangrene 139

type 1 diabetes with gastrointestinal autonomic neuropathy 139

type 1 diabetes with genitourinary autonomic neuropathy 139

type 1 diabetes with glaucoma 139

type 1 diabetes with hyperosmolar hyperglycemic state 139

type 1 diabetes with hyperosmotic hyperglycemia coma 139

type 1 diabetes with hypoglycemia 139

type 1 diabetes with ischemic cardiomyopathy 139

type 1 diabetes with lactic acidosis 139

type 1 diabetes with lactic acidosis and coma 139

type 1 diabetes with lower extremity atherosclerosis 139

type 1 diabetes with macrovascular complication 139

type 1 diabetes with macular edema 139

type 1 diabetes with Manley gangrene 139

type 1 diabetes with multiple complications 139

type 1 diabetes with myelopathy 139

type 1 diabetes with myonecrosis 139

type 1 diabetes with myopathy 139

type 1 diabetes with necrobiosis lipoidica 140

type 1 diabetes with neovascular glaucoma 139

type 1 diabetes with neurogenic bladder 139

type 1 diabetes with neuropathy 139

type 1 diabetes with non-proliferative diabetic retinopathy 139

type 1 diabetes with orthostatic hypotension 139

type 1 diabetes with painful polyneuropathy 139

type 1 diabetes with peripheral arterial occlusive disease 139

type 1 diabetes with periungual telangiectasia 139

type 1 diabetes with poor glycemic control 139

type 1 diabetes with radiculoplexus neuropathy 139

type 1 diabetes with recurrent hypoglycemia 139

type 1 diabetes with renal papillary necrosis 139

type 1 diabetes with retrograde ejaculation 139

type 1 diabetes with rubeosis faciei 139

type 1 diabetes with rubeosis of iris 139

type 1 diabetes with tractional retinal detachment 139

type 1 diabetic abducens nerve paralysis 109

type 1 diabetic abnormal perspiration 109

type 1 diabetic aseptic muscle necrosis 225

type 1 diabetic autonomic neuropathy 109

type 1 diabetic bacterial gangrene 140

type 1 diabetic cataract 1

type 1 diabetic Charcot joint (neuropathic arthropathy) 225

type 1 diabetic cranial palsy 109

type 1 diabetic distal symmetrical sensory motor neuropathy 109

type 1 diabetic fibromatosis (Dupuytren contracture) 225

type 1 diabetic foot gangrene 140, 194

type 1 diabetic foot ulcer and peripheral neuropathy 140

type 1 diabetic foot ulcer and peripheral vascular disease 140

type 1 diabetic hand syndrome 225

type 1 diabetic hemolytic gangrene 140

type 1 diabetic hypoglycemia 154

type 1 diabetic hypoglycemic coma 139

type 1 diabetic insulin induced neuritis 109

type 1 diabetic iritis 1

type 1 diabetic ischemic muscle necrosis 225

type 1 diabetic ketoacidosis 140

type 1 diabetic ketoacidosis and coma 140

type 1 diabetic ketoacidosis and lactic acidosis 154

type 1 diabetic ketoacidosis and lactic acidosis and coma 140

type 1 diabetic ketosis 140

type 1 diabetic lower limb ulcer 140

type 1 diabetic mononeuropathy 109

type 1 diabetic mononeuropathy multiplex 109

type 1 diabetic multiple microvascular complications 194

type 1 diabetic muscle necrosis 225

type 1 diabetic muscular atrophy 225

type 1 diabetic necrotizing fasciitis 225

type 1 diabetic neurogenic edema 109

type 1 diabetic neuropathy 109

type 1 diabetic oculomotor paralysis 109

type 1 diabetic ophthalmoplegia 109

type 1 diabetic optic neuropathy 1

type 1 diabetic periarthritis of shoulder 225

type 1 diabetic peripheral angiopathy 194

type 1 diabetic polyneuropathy 109

type 1 diabetic proliferative retinopathy 1

type 1 diabetic radiculopathy 109

type 1 diabetic retinopathy 1

type 1 diabetic sensory motor neuropathy 109

type 1 diabetic skin disease 140

type 1 diabetic small fiber neuropathy 109

type 1 diabetic with acute periodontal abscess 139

type 1 diabetic with cardiomyopathy 140

type 1 diabetic with scleredema 140

type 1 diabetic with thick skin 140

type 1 familial glucocorticoid deficiency(FGD type 1) 139

type 2 diabetes 140

type 2 diabetes in pregnancy 340

type 2 diabetes insulin resistance 141

type 2 diabetes periodontitis 39

type 2 diabetes with acanthosis nigricans or dyslipidemia or hyperinsulinemia or obesity 140

type 2 diabetes with acute pancreatitis 140

type 2 diabetes with acute skin gangrene 140

type 2 diabetes with atherosclerosis 140

type 2 diabetes with cardiac autonomic neuropathy 141

type 2 diabetes with carpal tunnel syndrome 140

type 2 diabetes with cerebrovascular disease 140

type 2 diabetes with coronary heart disease 140

type 2 diabetes with diabetic foot 140

type 2 diabetes with diabetic nephropathy 140

type 2 diabetes with erectile dysfunction 140

type 2 diabetes with erythema 140

type 2 diabetes with esophageal dysfunction 140

type 2 diabetes with female sexual dysfunction 140

type 2 diabetes with Fournier gangrene 140

type 2 diabetes with gangrene 140

type 2 diabetes with genitourinary autonomic neuropathy 140

type 2 diabetes with glaucoma 140

type 2 diabetes with hyperosmolar hyperglycemic state 140

type 2 diabetes with hypoglycemia 140

type 2 diabetes with ketoacidosis 140

type 2 diabetes with lactic acidosis 140

type 2 diabetes with lower extremity atherosclerosis 140

type 2 diabetes with macrovascular complication 140
type 2 diabetes with macular edema 140
type 2 diabetes with Manley gangrene 140
type 2 diabetes with mononeuropathy 140
type 2 diabetes with multiple complications 140
type 2 diabetes with myonecrosis 140
type 2 diabetes with myopathy 140
type 2 diabetes with necrobiosis lipoidica 141
type 2 diabetes with neovascular glaucoma 140
type 2 diabetes with neurogenic bladder 140
type 2 diabetes with neuropathy 140
type 2 diabetes with non-proliferative diabetic retinopathy 140
type 2 diabetes with orthostatic hypotension 140
type 2 diabetes with painful polyneuropathy 140
type 2 diabetes with peripheral arterial occlusive disease 140
type 2 diabetes with periungual telangiectasia 140
type 2 diabetes with polyneuropathy 140
type 2 diabetes with poor glycemic control 140
type 2 diabetes with proliferative retinopathy 141
type 2 diabetes with radiculoplexus neuropathy 140
type 2 diabetes with renal papillary necrosis 140
type 2 diabetes with retrograde ejaculation 140
type 2 diabetes with tractional retinal detachment 140
type 2 diabetic abducens nerve paralysis 109
type 2 diabetic abnormal perspiration 109
type 2 diabetic aseptic muscle necrosis 225
type 2 diabetic autonomic neuropathy 109
type 2 diabetic bacterial gangrene 140
type 2 diabetic cardiomyopathy 141
type 2 diabetic cataract 1
type 2 diabetic cranial palsy 109
type 2 diabetic dermatosis 140
type 2 diabetic distal symmetrical peripheral neuropathy 109
type 2 diabetic erectile dysfunction 210
type 2 diabetic fibromatosis(Dupuytren contracture) 225
type 2 diabetic fibrous mastopathy 163
type 2 diabetic foot gangrene 141, 194
type 2 diabetic foot ulcer and peripheral neuropathy 141
type 2 diabetic foot ulcer and peripheral vascular disease 141
type 2 diabetic hand syndrome 225
type 2 diabetic hemolytic gangrene 140
type 2 diabetic hyperglycemia coma 140
type 2 diabetic hypoglycemia 154
type 2 diabetic hypoglycemic coma 140
type 2 diabetic hypoglycemic epileptic seizure 140

type 2 diabetic hypotonia of bladder 210
type 2 diabetic insulin induced neuritis 109
type 2 diabetic iritis 1
type 2 diabetic ischemic muscle necrosis 225
type 2 diabetic ketoacidosis 140
type 2 diabetic ketoacidosis and coma 140
type 2 diabetic ketoacidosis and lactic acidosis 154
type 2 diabetic ketoacidosis and lactic acidosis and coma 140
type 2 diabetic ketosis 140
type 2 diabetic lactic acidosis 154
type 2 diabetic lactic acidosis and coma 140
type 2 diabetic lower extremity infection 140
type 2 diabetic lower limb ulcer 141
type 2 diabetic mononeuropathy 109
type 2 diabetic mononeuropathy multiplex 109
type 2 diabetic multiple microvascular complications 140
type 2 diabetic muscle necrosis 225
type 2 diabetic muscular atrophy 225
type 2 diabetic myelopathy 109
type 2 diabetic necrotizing fasciitis 225
type 2 diabetic neurogenic edema 109
type 2 diabetic neuropathy 109
type 2 diabetic oculomotor paralysis 109
type 2 diabetic ophthalmoplegia 109
type 2 diabetic optic neuropathy 1
type 2 diabetic periarthritis of shoulder 225
type 2 diabetic peripheral angiopathy 194
type 2 diabetic polyneuropathy 109
type 2 diabetic proliferative retinal traction retinopathy 1
type 2 diabetic radiculopathy 109
type 2 diabetic retinopathy 1
type 2 diabetic sensory motor neuropathy 109
type 2 diabetic small fiber neuropathy 109
type 2 diabetic thoracoabdominal radiculopathy 109
type 2 diabetic truncal radiculopathy 109
type 2 diabetic ulcer 140
type 2 diabetic visceral fat deposition 140
type 2 diabetic with acute periodontal abscess 140
type 2 diabetic with bullae 140
type 2 diabetic with constipation 140
type 2 diabetic with gastrointestinal autonomic neuropathy 140
type 2 diabetic with hyperosmotic hyperglycemia coma 140
type 2 diabetic with ischemic cardiomyopathy 140
type 2 diabetic with scleredema 141
type 2 diabetic with thick skin 140
type 2 familial glucocorticoid deficiency,FGD type 2 140
type T fracture of distal humerus 234
typhlitis 99
typhloempyema 99, 164

typhoid fever 416
typhoid fever complicated with bronchitis 78
typhoid fever complicated with cholecystitis 100
typhoid fever complicated with intestinal bleeding 100
typhoid fever complicated with intestinal perforation 100
typhoid fever complicated with meningitis 120
typhoid fever complicated with peritonitis 100
typhoid fever complicated with pneumonia 78
typhoid fever complicated with toxic hepatitis 100
typhoid hepatitis 416
typhoid meningitis 416
typhoid septicemia 416
typhus fever 363, 410
typical absence seizure 111
typical Morquio's syndrome 142
tyrosinosis 155
tyrosinuria 155

U

U shape femoral neck osteotomy 275
ulcer 248, 270, 385
ulcer of ankle(benign) 294
ulcer of ankle(malignant) 294
ulcer of artery 194
ulcer of axilla(malignant) 297
ulcer of bile duct 93
ulcer of cardia 91
ulcer of cervix 328
ulcer of cheek 43
ulcer of elbow(malignant) 297
ulcer of foot 297
ulcer of foot(benign) 297
ulcer of foot(malignant) 297
ulcer of forearm(malignant) 295
ulcer of hand 164
ulcer of head,face and neck(malignant) 296
ulcer of hand(malignant) 296
ulcer of knee(benign) 297
ulcer of knee(malignant) 297
ulcer of laryngopharynx 30
ulcer of leg(benign) 297
ulcer of leg(malignant) 297
ulcer of nasal septum 24
ulcer of oral mucosa 44
ulcer of palate 41
ulcer of popliteal fossa(benign) 294
ulcer of popliteal fossa(malignant) 294
ulcer of pyloric canal 105
ulcer of pylorus with hemorrhage 105
ulcer of pylorus with perforation 105
ulcer of rectum 105
ulcer of remanet stomach 92
ulcer of remanet stomach with hemorrhage 92
ulcer of thigh(benign) 293

ulcer of thigh(malignant) 293
ulcer of tongue 48
ulcer of tonsil 24
ulcer of upper arm(benign) 288
ulcer of upper arm(malignant) 296
ulcer of vocal cord 28
ulcer of wrist(malignant) 296
ulcer vulvae acutum 369
ulcerated external hemorrhoid 98
ulceration of lip 40
ulcerative colitis with hemorrhage 98
ulcerative lichen planus 371
ulcerative proctitis 98
ulcerative stomatitis 45
ulceroglandular tularemia 414
ulceromultilating hemangiomatosis 371
ulcerous gingivitis 45
ulcerous type of leukoplakia 45
ulectomy 58
ulectomy of female perineum 334
Ullrich congenital muscular dystrophy 122
ulna bone grafting 273
ulna bone harvesting 273
ulna osteoclasis 273
ulna pin internal fixation 273
ulna plasty 273
ulna plate fixation 273
ulna screw fixation 273
ulnar artery branch flap 298
ulnar artery injury of forearm 199, 250
ulnar artery injury of hand 254
ulnar artery injury of wrist 256
ulnar displacement 228, 269
ulnar hemimelia 228
ulnar impaction syndrome 228
ulnar intramedullary nail fixation 273
ulnar lengthening 273
ulnar nerve benign tumor 228
ulnar nerve injury 121
ulnar nerve injury of forearm 250
ulnar nerve injury of hand 254
ulnar nerve injury of wrist 256
ulnar nerve palsy 111
ulnar neuritis 111
ulnar polydactyly 228
ulnar shortening deformity 228
ulnar shortening osteotomy 273
ulnar styloid 228
ulnar styloid fracture 228
ulnar translation of carpus 257
ulnar variance 228
ulnohumeral arthroplasty 273
ulotomy 58
ultra-high dose rate 319
ultra-low dose rate 319
ultranarrow margin microsurgical technique
    of vocal cord 36
ultrasonic cardiogram 361
ultrasonic doppler-guided transanal hemor-
    rhoidal dearterialization 166
ultrasonic glottogram examination 37
ultrasonic guidance biliary drainage 308
ultrasonic guidance liver biopsy 316
ultrasonic guidance percutaneous puncture 308

ultrasonic guidanced percutaneous transhe-
    patic biliary drainage 308
ultrasonic guidanced prostate puncture 308
ultrasonic guidanced radiofrequency ablation
    of liver lesion 308
ultrasonic guidanced radiofrequency ablation
    of renal lesion 308
ultrasonic guidanced renal biopsy 316
ultrasonic guidanced suprapubic catheteriza-
    tion 308
ultrasonic guidanced thoracentesis 308
ultrasonic lithotripsy 217
ultrasonic scaling 54
ultrasonic therapy 403
ultrasonography of coronary artery, intravas-
    cular ultrasound, IVUS 71
ultrasonography/ultrasound echography 22
ultrasound biomicroscopy 22
ultrasound guided bile puncture drainage
    107
ultrasound guided follicular puncture 330
ultrasound guided gallbladder puncture drai-
    nage 107
ultrasound guided hydrotubation 330
ultrasound guided incision of uterine septum
    330
ultrasound guided liver biopsy 107, 174
ultrasound guided percutaneous transhepatic
    bile drainage 107
ultrasound guided radiofrequency ablation of
    hepatic lesion 107
ultrasound guided thoracentesis 62
ultrasound of the pregnant uterus 349
ultrasound(CT)-guided cryotherapy of liver
    lesion 165
ultrasound(CT)-guided ethanol injection of
    liver lesion 165
ultrasound(CT)-guided hepatic microwave
    coagulation of liver lesion 165
ultrasound(CT)-guided hepatic radiofre-
    quency ablation of liver lesion 165
ultrasound-guided injection in treating heman-
    gioma 289
ultrasound-guided ligation of hemorrhoid 165
ultrasound-guided pelvic centesis 217
ultrasound-guided percutaneous transhepatic
    gallbladder drainage, PTGBD 165
ultrasound-guided percutanous transhepatic
    biliary drainage 165
ultrasound-guided prostate centesis 217
ultrasound-guided renal lesion radiofrequency
    ablation 217
ultrasound-guided renal puncture biopsy 217
ultrasound-guided suprapubic cystostomy
    catheter catheterization 217
ultraviolet therapy 403
umbilical artery catheterization 361
umbilical artery malformation 199
umbilical cord blood hematopoietic stem cell
    transplantation 159
umbilical fossa eczema 376
umbilical generalized mass 100
umbilical hernia 100, 354
umbilical hernia with obstruction 100, 354

umbilical infection 376
umbilical polyp 100, 354
umbilical sinus 354
umbilical vein catheterization 348, 361
umbilical-urachus sinus 213
umbilicus biopsy 387
uncal herniation 113
uncertain behavior neoplasm of thymus
    307
uncertain malignant potential gastrointestinal
    stromal tumor 257
uncinate process fracture of cervical spine 245
uncinectomy 33
unclassifiable myelodysplastic syndrome/
    myeloproliferative neoplasm 158
unclassifiable myeloproliferative neoplasm
    158
unclassified cardiomyopathy 63
unclassified epithelial tumor of ovary 324
unclassified ovary tumour 324
unclosed pneumothorax 76
uncombable hair syndrome 375
uncompensated acidosis 78
uncompensated alkalosis 78
uncomplicated crown-root fracture 43
uncomplicated parapneumonic pleural effu-
    sion 73
uncontrolled asthma 79
under direct vision bladder biopsy 223
under direct vision prostate biopsy 223
under direct vision renal biopsy 223
under direct vision seminal vesicle biopsy 223
under direct vision testis biopsy 223
under direct vision ureter biopsy 223
underactive detrusor 402
underground coal miner's bursitis 407
undermining caries 47
undetermined anion 89
undetermined cation 89
undetermined significance of idiopathic cyto-
    penia 160
undifferentiated carcinoma of thyroid gland 26
undifferentiated epithelioid sarcoma of soft
    tissue 253
undifferentiated high-grade pleomorphic sar-
    coma 257
undifferentiated pleomorphic sarcoma of soft
    tissue 253
undifferentiated round cell sarcoma of soft tis-
    sue 253
undifferentiated sarcoma of bone 236
undifferentiated sarcoma of soft tissue 253
undifferentiated schizophrenia 391
undifferentiated somatic symptom disorder
    393
undifferentiated spindle cell sarcoma of soft
    tissue 253
undifferentiated stem cell leukemia 160
unequal limb length(acquired) 255
unexplained infertility 322
unformed visual hallucination 395
unicameral bone cyst 229
unicompartmental knee arthroplasty 273
unicornous uterus 322

unifacetal dislocation 229
uniformity index 319
unilatera incomplete vocal cord paralysis 24
unilateral activity 131
unilateral amelia of upper limb 40
unilateral autologous fat transplantation after mastectomy 174
unilateral autologous fat transplantation of defection 174
unilateral breast and regional lymph node ultrasound 174
unilateral breast implant 166
unilateral breast implant after mastectomy 166
unilateral cervical lymph node radical resection 189
unilateral cleft lip 40
unilateral complete alveolar cleft 40
unilateral complete cleft palate 24
unilateral complete laryngoparalysis 24
unilateral complete vocal cord paralysis 24
unilateral condylar hyperplasia 40
unilateral condylar hypoplasia 40
unilateral coronal synostosis 40
unilateral cryptorchidectomy 217
unilateral direct inguinal hernia 93
unilateral direct inguinal hernia repair 302
unilateral direct inguinal hernia with gangrene 93
unilateral emphysema 73
unilateral extended radical mastectomy 166
unilateral extended radical neck dissection 166
unilateral facial without sweat 189
unilateral femoral hernia with gangrene 93
unilateral femoral hernia with obstruction 93
unilateral high frequency mammography 174
unilateral hyperlucent lung 73
(unilateral) immediate breast reconstruction with double-lumen implants after modified radical mastectomy 166
(unilateral) immediate breast reconstruction with gluteal artery perforator [GAP]flap after modified radical mastectomy 166
(unilateral) immediate breast reconstruction with inferior epigastric artery perforator [DIEP]flap after modified radical mastectomy 166
(unilateral) immediate breast reconstruction with single-lumen implant after modified radical mastectomy 166
(unilateral) immediate breast reconstruction with superficial inferior epigastric artery [SIEA]flap after modified radical mastectomy 166
(unilateral) immediate breast reconstruction with transverse rectus abdominis myocutaneous [TRAM]flap after modified radical mastectomy 166
unilateral incarcerated indirect inguinal hernia 93
unilateral incarcerated inguinal hernia 93
unilateral incarcerated inguinal hernia with obstruction 93
unilateral incomplete alveolar cleft 40
unilateral incomplete cleft lip 40
unilateral incomplete laryngoparalysis 24
unilateral indirect inguinal hernia 93
unilateral indirect inguinal hernia with gangrene 93
unilateral inguinal hernia 93
unilateral inguinal hernia repair 302
unilateral inguinal hernia with gangrene 93
unilateral injection into breast for augmentation 166
unilateral irreducible inguinal hernia 93
unilateral lambdoid synostosis 40
unilateral laparoscopic repair of inguinal hernia 302
unilateral limb muscle atrophy 229
unilateral mandibular micrognathia 40
unilateral mastectomy 166
unilateral mastectomy accompanied by axillary lymph node biopsy 166
unilateral mastectomy accompanied by axillary sentinel lymph node biopsy 166
unilateral mastication habit 46
unilateral modified radical mastectomy 166
unilateral modified radical neck dissection (MRND) 166
unilateral nephrectomy 217, 308
unilateral nevoid telangiectasia 365
unilateral oblique facial cleft 40
unilateral oblique inguinal hernia repair 302
unilateral occlusal balance 59
unilateral occult alveolar cleft 40
unilateral occult cleft lip 40
unilateral orchidectomy, UO 308
unilateral orchido epididymectomy 308
unilateral orchiectomy 217
unilateral ovariectomy 330
unilateral ovariectomy, ULO 308
unilateral partial testectomy 217
unilateral post-traumatic hip joint disease 228
unilateral post-traumatic knee joint disease 228
unilateral radical dissection of neck lymph node 55
unilateral radical mastectomy 166
unilateral radical neck dissection(RND) 166
unilateral radical orchiectomy 217
unilateral reduction mammoplasty 166
unilateral renal aplasia 351
unilateral salpingectomy 330
unilateral salpingo-oophorectomy 330
unilateral salpingo-ovariectomy 308
unilateral spastic cerebral palsy 401
unilateral strangulated femoral hernia 93
unilateral strangulated inguinal hernia 93
unilateral subcutaneous mammectomy 166
unilateral testicular-epididymectomy 217
unilateral thyroid excision 33
unilateral thyroid partial excision 33
unilateral thyroid subtotal excision 33
unilateral transverse facial cleft 40
unilateral tubal compression 330
unilateral tubal ligation 330
unilateral upper limb muscle atrophy 189
unilateral upper limb pain 189
unilateral upper limb weakness 189
unilateral vocal corditis 24
unilateral vulvectomy 308, 330, 385
unilateral/bilateral radical mastectomy 165
uninhibited neurogenic bladder 122
unipapillary kidney 210
universal angiomatosis 376
unknown etiology of hypertension 144
unknown etiology of hypertension and hypokalemia 144
unknown lesion of bone 235
unpositioned flap 54
unrelated donor 160
unroofed coronary sinus syndrome 68, 200
unruptured aneurysm 122
unruptured cerebral artery dissection 177
unsatisfied appearance after mammaplasty 287
unsocialized conduct disorder 393
unstable angina 61, 63
unstable lie 337
unstable pelvic fracture 236
unstable scar 293
unsynchronized cardioversion 71
untypical absence seizure 110
unusual spatial perception 395
Unverricht-Lundborg disease 122
upper abdominal CT scan + enhancement 193
upper airway cough syndrome, UACS 78
upper airway resistance syndrome 28
upper airway resistance syndrome, UARS 78
upper and middle esophageal carcinoma 100
upper arm amputation 283
upper arm and shoulder prosthesis 283
upper arm medial skin flap 299
upper arm replantation 283
upper arm skin flap 299
upper cervical spinal cord injury 253
upper esophageal carcinoma 100
upper extremity arteritis 199
upper extremity artery occlusion 199
upper extremity frostbite 407
upper extremity infection 378
upper extremity mass 288
upper extremity mononeuropathy 121
upper flat part 87
upper gastrointestinal contrast 193
upper inflection point 87
upper labial frenulum laceration 288
upper limb bone cystic fibrous osteitis 148
upper limb carbuncle 378
upper limb dysfunction after stroke and traumatic brain injury 269
upper limb furuncle 378
upper limb lipomatosis 148
upper limb residual 296
upper limb scar 296
upper limb sequela of burn, chemical injury and frostbite 296
upper limb swelling 254
upper lip mucosa malignant neoplasm 47

upper lobe of right lung lung cancer　80
upper lumbar disc herniation　233
upper motor neuron paralysis　253
upper respiratory tract infection　416
upright tilt-table testing　131
Upshaw-Schulman syndrome　157
urachal adenocarcinoma　213
urachal cyst　213, 354
urachal disease　213
urachal diverticulum　213
urachal fistula　213, 354
urachal lesion resection　221
urachal malignant tumor　213, 306
urachal patent　213
urachal squamous cell carcinoma　306
urachal tuberculosis　213
urachal tumor　213
urachal tumor resection　221
uranium and its compound poisoning　409
uranorrhaphy　55
urban yellow fever　411
urea cycle disorder　354
uremia　212, 295
uremic autonomic neuropathy　135
uremic cardiomyopathy　67
uremic encephalopathy　119, 135
uremic lung disease　135
uremic myocarditis　67
uremic myopathy　135
uremic neuropathy　135
uremic pericarditis　135
uremic peripheral neuropathy　119
uremic pruritus　374
uremic soft tissue calcification　135
ureter bladder anastomotic stenosis　326
ureter borderline neoplasm　306
ureter malignant neoplasm　306
ureter secondary malignant neoplasm　306
ureter stomal stricture　326
ureteral calculus extracorporeal shock wave
　lithotripsy　222
ureteral calculus extracorporeal ultrasonic
　lithotripsy　222
ureteral catheter removal　222
ureteral colic　216
ureteral dysplasia　215
ureteral fistula　215
ureteral fistula neoplasty　223
ureteral hypoplasia　215
ureteral incision catheter drainage　223
ureteral incision foreign body removal　223
ureteral injury during operation　404
ureteral injury mending　223
ureteral intraluminal adhesion lysis　222
ureteral laceration suture　223
ureteral lesion resection　222
ureteral ligation　222
ureteral ligation removal　222
ureteral meatotomy　222
ureteral obstruction　215
ureteral orifice dilation　222
ureteral shortening with replantation　223
ureteral stent extraction　223
ureteral stent replacement　223

ureteral stoma　314
ureteral stump resection　222
ureteral syphilis　215
ureteral transitional cell carcinoma　215
ureteral-abdominal stoma　314
ureteral-intestinal canal anastomotic revision
　314
ureter-bladder anastomosis　314
ureterectasis　215
ureterectomy　223
ureteric diverticulum　215
ureteric orifice of bladder malignant neoplasm
　306
ureter-ileal anastomosis　222
ureter-ileal skin ostomy　222
ureter-ileal skin ostomy correction　222
ureter-ileum anastomosis　314
ureter-ileum stoma skin revision　314
ureter-intestine anastomotic stoma reconstruc-
　tion　222
ureteritis　215
ureteritis cystica　212
ureteritis granulosa　211
uretero enteric fistula　215
uretero vaginal fistula　215, 326
ureterocolic anastomosis　222
uretero-cutaneous diversion　223
uretero-entero-cutaneous diversion　222
ureteroileal cutaneous diversion　222
ureterojejunal cutaneous diversion　222
ureterolithotomy　223
ureterolysis　223
ureteroneocystostomy　223
ureteroneopyelostomy　223
ureteropelvic junction obstruction　214
ureteropelvic junction stricture　214
uretero-peritonization　222
ureteropexy　222
ureteroplasty　222
ureteropyelography　223
ureteroscope ballistic lithotripsy　220
ureteroscopic biopsy of ureter　317
ureteroscopy　222
ureteroscopy with biopsy　222
ureterosigmoidostomy　223
ureterostomy　223
ureterostomy catheter removal　223
ureterostomy catheter replacement　223
ureterostomy closure　223
ureterotomy　223
ureteroureterostomy　223
ureterovesical orifice dilation　223
ureter-rectal anastomosis　314
ureter-rectum anastomosis　223
ureter-sigmoid colon anastomosis　314
ureter-ureter anastomosis　314
ureter-vagina fistula neoplasty　223
ureter-vaginal fistula repair　314
urethra-bladder joint dilatation　220
urethra-bladder joint plication　220
urethral absence　353
urethral advancement　220
urethral anastomosis　220
urethral and vaginal myiasis　382

urethral benign tumor electrocautery　220
urethral benign tumor laser vaporization
　resection　220
urethral borderline tumor　212, 305
urethral bulb contusion　212
urethral bulb rupture　212
urethral carcinoma in situ　305
urethral caruncle　212
urethral closure pressure profile　224
urethral construction　220
urethral contusion　212
urethral dilation　220
urethral diverticulum　212
urethral fistula　212
urethral fistula repair　220
urethral foreign body removal　220
urethral fracture　212
urethral incision foreign body removal　220
urethral infection in pregnancy　344
urethral lesion resection　220
urethral malignant tumor　212, 305
urethral meatoplasty　220
urethral meatotomy　220
urethral metastasis　324
urethral orifice lesion resection　220
urethral orifice tightening　220
urethral part fracture　212
urethral plication　221
urethral reanastomosis　221
urethral repair　221
urethral rupture completely　212
urethral secondary malignant tumor　212,
　305
urethral sounding　212
urethral sphincter electromyogram　224
urethral stent removal　221
urethral stricture　212
urethral stricture after operation　210, 322
urethral syndrome　212
urethral valve resection　220
urethral-eye-joint syndrome　9
urethra-perineal colostomy　220
urethrectomy　220
urethritis　212
urethro rectal fistula　212
urethrocele　212, 324
urethrocele and cystocele　324
urethrocutaneous fistula　212
urethrocystography　220
urethrography　221
urethrolithotomy　220
urethroplasty　220
urethrorectal fistula repair　221
urethroscopic check　317
urethroscopy　220
urethro-sphincterometry　224
urethrostomy closure　221
urethrotomy　220
urethrovaginal fistula　212, 324
urethrovaginal fistula repair　221
urethrovaginal septum tumor　324
urethrovesical anastomosis　220
urgency　137
uric acid metabolic drug poisoning　407

uric acid nephrolithiasis 147
uric acid renal disease 147
uridrosis 374
urinary ascites 212
urinary bladder transitional epithelium poly-
    pus 305
urinary calculi extracorporeal ultrasonic litho-
    tripsy 220
urinary calculus 211
urinary diversion 221
urinary extracorporeal shock wave lithotripsy
    220
urinary extravasation 212
urinary fistula 212
urinary incontinence 137, 212
urinary incontinence neoplasty 221
urinary irritation 137
urinary moniliasis 415
urinary organ malignant tumor 305
urinary retention 137
urinary siderosis 158
urinary system secondary malignant tumor 305
urinary tract infection 61, 135, 212, 354
urinary tract infection in pregnancy 344
urinary tract malformation 212
urinary tract obstruction 212, 354
urinary tract soft spot disease 212
urinary undiversion 221
urine occult blood positive 138
urine retention 340, 354
urinoma 212
urodynamic examination 224
urodynamic study 403
uroflowmetry 224
urogenital fistula 287
urogenital sinus 211
urogenital system borderline tumor 305
urogenital tract infection in pregnancy 344
urography 221
urological examination 224
uropathy 212
urophilia 391
urothelial tumor 212
Urrets-Zavalia syndrome 1
urticaria 381
urticaria factitia 376
urticaria pigmentosa 377
urticarial drug eruption 359, 381
urticarial vasculitis 381
Usher syndrome (hereditary retinitis pigmen-
    tosa-deafness syndrome) 28
usual interstitial pneumonia 78
uterine abscess 329
uterine adenosarcoma 329
uterine amenorrhea 329
uterine arterial embolization 348
uterine artery embolization 336
uterine artery embolization with spring coil
    336
uterine artery ligation 348
uterine banding 336
uterine biopsy by hysteroscopy 332
uterine candidiasis 385
uterine carcinosarcoma 328

uterine cavity effusion 329
uterine cavity of drainage 333
uterine compression suture 348
uterine cyst 329
uterine fibroid 328
uterine incision diverticulum 329
uterine inertia 339
uterine leiomyosarcoma 329
uterine ligament suspension 336
uterine malformation 328
uterine massage and compression 348
uterine repair 336
uterine repair by hysteroscopy 333
uterine rupture reparation 348
uterine rupture (in pregnancy) 347
uterine rupture (intrapartum) 347
uterine rupture (traumatic) 347
uterine septum resection 336
uterine septum resection by hysteroscopy 332
uterine serous carcinoma 328
uterine trauma 329
uterine-abdominal wall fistula 328
uteroplacental apoplexy 347
uterorectal fistula 106, 329
uterosacral ligament high sacral hysteropexy
    336
uterosacral ligament shortening 330
uterosacral ligament suspension 330
uteroureteric fistula 329
uterovesical fistula 329
uterus adhesion infertility 329
uterus fistula 329
uterus prolapse stage I 329
uterus prolapse stage II 329
uterus prolapse stage III 329
uveal benign tumor 10
uveal effusion syndrome 10
uveal malignant tumor 10
uveal melanoma 10
uveal meningitis 10
uveal metastatic tumor 10
uveal tumor endo-resection 20
uveitis cataract 11
uveitis of Lyme disease 8
uveitis-glaucoma-anterior chamber hemor-
    rhagic syndrome 10
uveoparotid fever 53
uvula benign tumor 41
uvula malignant tumor 41
uvula secondary malignant tumor 30, 41
uvulopalatopharyngoplasty 55, 292
uvulopalatopharyngoplasty, UPPP 36
uvulopalatoplasty 55
uvulotomy 55

V

V shape femoral osteotomy 275
V shape osteotomy 272
V shape osteotomy of olecranon 273
vaccination reaction 384
vaccine reaction of diphtheria vaccine 363
vaccinia 374
vaccinial keratitis 9

vacuolar degeneration of odontoblastic layer
    39
vacuolar myelopathy 116
vacuum assisted wound closure 274
vacuum delivery 348
vagina exploration 335
vagina injury complicated with oocyte
    retrieval 325
vagina reconstruction 292
vagina reconstruction through endoscope 291
vagina squamous intraepithelial neoplasia
    high level (grade II and III) 307
vagina squamous intraepithelial neoplasia low
    level 307
vaginal abscess 327
vaginal actinomycosis 418
vaginal adenocarcinoma 327
vaginal adenosis 327
vaginal biopsy 317, 336
vaginal birth after cesarean section, VBAC
    340
vaginal bleeding 347
vaginal bleeding after intercourse 330
vaginal carcinoma in situ 327
vaginal clear cell adenocarcinoma 327
vaginal delivery (singleton) 348
vaginal delivery (twins) 348
vaginal dilation 335
vaginal discharge 327, 330
vaginal drug induction 333
vaginal endodermal sinus tumor 327
vaginal enterocele 326, 327
vaginal fibromyoma 327
vaginal fistula 327
vaginal flow 347
vaginal foreign body 327
vaginal hematoma 327
vaginal injury 215
vaginal intraepithelial neoplasia I 327
vaginal intraepithelial neoplasia II 327
vaginal intraepithelial neoplasia III 327
vaginal leiomyoma 327
vaginal lengthening 335
vaginal local mucosal flap transfer + vaginal
    rectum fistula repair 335
vaginal malformation infertility 327
vaginal mass 327
vaginal melanoma 327
vaginal mucosal stripping 335
vaginal neoplasm 327
vaginal neurofibroma 327
vaginal prolapse 327
vaginal reconstruction of male-to-female
    transsexuals 334
vaginal reconstructive surgery 335
vaginal relaxation 330
vaginal sacrocolpopexy 335
vaginal sacrospinous ligament suspension
    335
vaginal sarcoma botryoides 327
vaginal scar 327
vaginal secretion examination (trichomonas,
    mold, mycoplasma, etc.) 336
vaginal septum incision 335

vaginal squamous cell carcinoma 327
vaginal stenosis dilatation 335
vaginal stump bleeding 327
vaginal stump cancer 327
vaginal stump cyst 327
vaginal suspension 335
vaginal tightening 335
vaginal ulcer 327
vaginal varicosities in pregnancy 344
vaginal vascular wall rupture 327
vaginal vault prolapse after hysterectomy 329
vaginal wall induration 327
vaginal wall short and narrow after vagino-
    plasty 327
vaginal wall suturing 335
vaginectomy 335
vaginismus 330
vaginitis 327
vaginitis in pregnancy 344
vaginocele 327
vaginoperineal fistula 327
vaginoplasty 335
vaginoplasty with an acellular dermal matrix
    (ADM) patch 334
vaginoplasty-coping 335
vagino-recto-abdominal examination 336
vaginotomy 335
vague pronunciation 31
vagus nerve disease 118
vagus nerve injury 118
vagus nerve nuclear irritation symptom 27
vagus nerve stimulation treatment 397
vagus nerve trunk anastomosis 184
vagus nerve with hyperthyroidism 118
vagus subclavian artery malformation 27
valgus deformity of fifth toe 289
valproic acid poisoning 404
Valsalva maneuver 70, 130
Valsalva operation 303
Valsalva test 130
valve-sparing aortic root replacement 205
valve failure after heart valve replacement 203
valvular cardiomyopathy 63
valvular heart disease 356
valvulitis (chronic) 202
Van Buchem's disease 141
Van Den Bosch syndrome 366
Van der Hoeve's syndrome 25
Van der Woude syndrome 41
Van Neck's disease 226
vanadium deficiency 154
Vanconni's syndrome 143
vanishing testis syndrome 144
vanishing twin/early death of one twin 345
Vanjetti sign 226, 256, 269, 271
variable erythrokeratoderma 363
variable palmoplantar keratoderma 363
variable-pressure constant-volume body ple-
    thysmograph 89
variant angina 63
variant defect after lysosomal translation 148
varice 270
variceal rupture 198
varicella 354, 378, 417

varicella encephalitis 121, 378, 417
varicella hepatitis 102, 354
varicella meningitis 121, 355, 378
varicella myocarditis 355
varicella nephritis 355
varicella pneumonia 79, 355, 378, 417
varicella-zoster virus pneumonia 79
varicocele 211
varicocelectomy 220
varicose bronchiectasis 78
varicose ulcer 370
varicose veins of lower extremity in puerpe-
    rium 338
varicosis 198, 246, 370
varicosities of lower extremities in pregnancy
    344
varicosity of abdominal wall 196
variegate porphyria 363
variegated porphyria 158
varix of bladder 212
varix of lower limb 201
varix of lower limb and phlebitis 201
varix of pelvis 214
varnish poisoning 407
vas deferens and epididymis laceration suture 222
vas deferens lesion resection 222
vas deferens valve removal 222
vasa previa 340, 346
vascular access infection 136
vascular access thrombosis 136
vascular biopsy 209, 223
vascular cognitive disorder 124, 393
vascular cognitive impairment 397
vascular dementia 124, 393
vascular electrical injury 297
vascular haemophilia 160
vascular injury at cervical level 54
vascular injury of upper extremity 200
vascular injury of upper limb 254
vascular intermittent claudication 263
vascular lesion resection 192
vascular ligation of chest wall 191
vascular lymphangioma 15, 203
vascular malformation of gallbladder 94
vascular malformation of intestine 93
vascular malformation of parotid gland 47
vascular malformation of skull 45
vascular malformation of spinal cord 114
vascular malformation of upper extremity
    200
vascular murmur 263, 271
vascular Parkinsonism 124
vascular proliferation of intestine 93
vascular prosthesis failure after cardiac sur-
    gery 203
vascular ring 203
vascular rupture (artery) 287
vascular rupture (vein) 287
vascular stenosis caused by cardiac and vascu-
    lar prosthesis and transplant 203
vascular syphilis 381
vascular tinnitus 30
vascular tumor of neck 287
vascular vocal corditis 30

vascularized bone graft 273
vascularized fibula graft 273
vascularized skin flap grafting 385
vasculitis 124, 203
vasculitis of upper extremity 200
vasculitis related mental derangement 124
vasculitis with pulmonary damage 80
vasculogenic impotence 215
vasectomy 222
vasectomy removal 222
vasoactive intestinal peptide tumor 151
vasodilation of aorta 204
vasoepididymography 222
vasography 222
vasoligation 222
vasomotor nephropathy 215
vasomotor rhinitis 80
vasomotor tone 89
vasosection 222
vaso-seminal vesiculography 222
vasospasm 203
vasostomy 222
vasovagal syncope 69, 124
vasovasotomy 222
VATER syndrome 226
Vater's ampullary resection 166
Vater's constrictive papillitis 102
Vaux syndrome 50
vector-borne parasitosis 411
vein injury of forearm 199, 250
vein of Galen aneurysm 304
vein of Galen aneurysmal malformation 176
vein thrombosis in pregnancy 344
velamentous placenta 338
velo-cardio-facial syndrome 231
velopharyngeal insufficiency 41
vena cava atrial septal defect 67
vena cava embolism 199
vena cava folding operation 313
vena cava fundoplication 191
vena cava injury 188
vena cava ligation 191, 222
vena cava plication 222
vena cava syndrome 199
vena cava tumor thrombus 199
venectomy of lower extremity 387
venenous fishes sting 365
venepuncture 62
venereal lymphogranuloma 215, 381
venereal neurosis 393
Venezuelan equine encephalitis 417
venography 286
venomous snake bite 365
venous aneurysm of upper extremity 200
venous catheter infection 163
venous catheter thrombosis 134
venous catheterization 62
venous disease in pregnancy 344
venous embolism 198
venous erectile dysfunction 211
venous gangrene 370
venous haemangioma 246
venous hemangioma 7, 116, 198, 246
venous infarction 116

venous lake 370
venous malformation 43
venous malformation of face and neck 46
venous malformation of oral cavity 44
venous occlusion of upper extremity 199
venous oxygen content 87
venous oxygen saturation 87
venous pulmonary hypertension 77
venous sinus angiography 129
venous thromboembolism 77, 159
venous thrombosis 198, 370
venous thrombosis of lower extremity 402
venous thrombosis of lower limb 201
venous thrombosis of upper extremity 401
venous thrombus of upper extremity 200
venous ulceration of the legs 381
venous varicose syndrome 370
venous-arterial shunt 77
ventilation limit 88
ventilation mode 85
ventilation parameter 85
ventilation perfusion ratio 89
ventilation perfusion ratio mismatch 79
ventilation pressure 85
ventilation runaway 88
ventilation-associated lung injury 76
ventilation-induced diaphragmatic dysfunc-
    tion 76
ventilator associated pneumonia 294
ventilator dependency 76
ventilator induced lung injury 294
ventilator lung in newborn 80
ventilator-associatcd pneumonia 76
ventilatory disorder 79
ventilatory equivalent for carbon dioxide 86
ventilatory equivalent for oxygen 89
ventilatory response 89
ventral derotation spondylodesis 274
ventral hernia with obstruction 95
ventricle malignant tumor 305
ventricle-bone marrow shunt 312
ventricle-external jugular vein shunt 312
ventricular aneurysm 356
ventricular arrhythmia 67
ventricular benign tumor 202
ventricular catheter replacement 312
ventricular dilatation 69
ventricular drainage 185
ventricular end revision of ventricular perito-
    neal shunt 312
ventricular escape beat 67
ventricular fibrillation 69
ventricular fluid 130
ventricular flutter 69
ventricular hypertrophy 69
ventricular intracranial shunt mechanical com-
    plication 179
ventricular mural thrombus post-acute myo-
    cardial infarction 66
ventricular parasystole 67
ventricular pre-excitation 69
ventricular premature beat 67
ventricular repair 208
ventricular septal bulging aneurysm 200

ventricular septal defect 67, 200, 354
ventricular septal defect repair with prosthetic
    patch 302
ventricular septal hypertrophy 67
ventricular septum aneurysm 354
ventricular shunt replacement 312
ventricular shunt revision 312
ventricular tachycardia 67, 354
ventricular thrombus 69
ventriculo-atrial shunt 185, 313
ventriculo-caval shunt 185, 312
ventriculo-cerebellomedullary cisternal shunt
    185
ventriculo-cholecystic shunt 185
ventriculo-cisternal shunt 185, 312
ventriculo-cisternal shunt(Torkildsen surgery)
    313
ventriculo-external jugular venous shunt 185
ventriculo-gallbladder shunt 312
ventriculography 130
ventriculo-jugular shunt 185
ventriculo-mastoid shunt 312
ventriculo-mastoidal shunt 185
ventriculo-nasopharyngeal shunt 185, 312
ventriculo-pericallosal cisterna shunt 185
ventriculo-peritoneal shunt 185, 312
ventriculo-peritoneal shunt revision 312
ventriculo-pleural shunt 185, 313
ventriculopuncture 185
ventriculo-sagittal sinus shunt 185
ventriculo-sinus shunt 185, 312
ventriculostomy 185
ventriculo-subarachnoid shunt 185, 313
ventriculo-thoracic duct shunt 185
ventriculotomy 303
ventriculo-ureteral shunt 312
ventriculo-ureteric shunt 185
ventriculo-venous shunt 185
ventrolateral thalamotomy 185
verapamil poisoning 408
vermilion defect 293
vernal catarrhal conjunctivitis 3
vernal catarrhal keratoconjunctivitis 3
verruca 383
verruca digitata 384
verruca planae 363
verruca senilis 371
verruca vulgaris 381
verruciform xanthoma 53, 383
verrucous carcinoma 383
verrucous carcinoma of penis 289
verrucous gastritis 105
verrucous hemangioma 383
verrucous hyperplasia 53
verrucous leukoplakia 53
verrucous lupus erythematosus 383
verruga peruana 373
vertebrae external fixation 285
vertebrae osteotomy 285
vertebral aneurysm 127, 205
vertebral angiography 187
vertebral arch fracture of axis 399
vertebral artery aneurysm 181
vertebral artery dissection 127, 181

vertebral artery embolism 127, 205
vertebral artery infarction 127, 205
vertebral artery injury 205, 268
vertebral artery malformation 205
vertebral artery occlusion 205
vertebral artery occlusion and stenosis, caused
    no cerebral infarction 126
vertebral artery occlusion or stenosis cerebral
    infarction 126
vertebral artery plaque 131
vertebral artery pseudoaneurysm 205
vertebral artery stenosis 127, 205
vertebral artery thrombogenesis 127
vertebral artery thrombosis 205
vertebral artery type of cervical spondylosis
    268
vertebral bone graft 285
vertebral burst fracture of thoracic spine 262
vertebral canal drilling decompression 285
vertebral compression fracture 268
vertebral compression fracture of thoracic
    spine 262
vertebral defect formation 268
vertebral external fixation removal 285
vertebral fracture repair 311
vertebral graft removal 285
vertebral infection 268
vertebral internal fixation revision 285
vertebral osteochondrosis 229
vertebral spongiform vascular malformation
    127
vertebral wedge osteotomy 285
vertebral-basilar artery syndrome 127
vertebralization of occiput 266
vertebrectomy, en bloc resection 282
vertebro-basilar artery insufficiency 18
vertebrobasilar thrombosis 114
vertebroplasty 285
vertex sharp transient 128
vertical axis 59
vertical deficiency of chin 44
vertical dimension 59
vertical dimension of mandibular postural
    position 59
vertical hypergenesis of chin 44
vertical hypodevelopment of maxilla 47
vertical laryngectomy 33
vertical mandibular deficiency 50
vertical osteotomy 54
vertical overdevelopment of maxilla 47
vertical partial laryngectomy 33
vertical relation of jaw 59
vertical root fracture 41
vertical shear fracture of pelvis 236
vertical shear type of pelvic fracture 236
vertical strabismus 3
vertical unstable pelvic fracture 229
vertigo 30, 71
vertigo caused by infrasound 405
verumontanitis 211
very high risk 65
very light sleep 128
very low birth weight infant 352
very low density lipoprotein type(VLDL)

hyperlipoproteinemia 155
vesical diverticulectomy 221
vesical litholapaxy 221
vesical papillary polypus 305
vesical polypus 305
vesical schistosomiasis 415
vesicle 385
vesicoabdominal wall fistula 351
vesico-cervical fistula 287
vesico-cervical-vaginal fistula 287
vesico-intestinal fistula 212
vesicorectal fistula 213
vesicoureteral reflux 354
vesicourethral anastomosis 221
vesico-urethral suspension 220
vesico-urethro-vaginal fistula 287
vesico-uterine fistula 213
vesicovaginal fistula 213, 324
vesicular breath sound 82
vesicular breathing sound 75
vessel injury during operation 404
vessel injury of hand and wrist, injury of unspecified blood vessel at wrist and hand level 257
vessel injury of the hand and wrist 200
vessel malformation of jaw bone 42
vestibular drug-induced toxication 27
vestibular extension 56
vestibular function examination 37
vestibular nerve transection via middle cranial fossa approach 34
vestibular nerve transection via retrolabyrinthine approach 34
vestibular neuritis 27
vestibular neuronitis 120
vestibular neurotomy 35
vestibular-lateral semicircular canal dysplasia 27
vestibulocochlear nerve injury 122
vestibuloplasty 56
vibrating sound bridge (VSB) implantation 37
vibratory urticaria 384
video assisted thoracoscopic thoracic intervertebral disc resection 273
video electroencephalography monitoring 186
video-EEG, VEEG 129, 130
vidian neurectomy 36
Villaret sign 226, 269
villonodular bursitis of elbow 267
Vincent angina 25
viral anterior uveitis 2
viral conjunctivitis 2, 350
viral diarrhea 410
viral encephalitis 110, 411
viral encephalitis sequela 110
viral encephalomyelitis 410
viral enteritis 91, 92, 410
viral exanthem 363
viral gastroenteritis 92, 411
viral hemorrhagic fever 363
viral hepatitis 350, 410
viral hepatitis A 413
viral hepatitis B 418

viral hepatitis C 410
viral hepatitis complicated with hepatic coma 91
viral hepatitis D 411
viral hepatitis due to triple infection 91
viral hepatitis E 417
viral hepatitis G 351
viral hepatitis superinfection 91
viral hepatitis transmitted by transfusion 354
viral hepatitis with hepatic coma 350
viral intestinal infection 410
viral keratitis 2
viral meningitis 110, 411
viral meningoencephalitis 110, 410
viral myocardial pericarditis 63
viral myocarditis 63, 350, 411
viral myositis 110
viral nephritis 411
viral pericarditis 63
viral pharyngitis 24
viral pharyngo-conjunctivitis 2, 350
viral pneumonia 73, 410
viral wart 363
viral warts 411
virilizing adrenal tumor 147
virilizing syndrome 212
virtical mandibular excess 50
virus hepatitis A 98
virus hepatitis B carriers 105
virus infection 227, 410
virus infection of mucosa 46
virus infectious dermatosis 363
virus wound infection 293
virus-associated HPS 157
viscera sympathetic nerve injury 119
visceral crisis 374
visceral hallucination 396
visceral hemorrhage 199
visceral herpes simplex 374
visceral leishmaniasis 415
visceral pleura decortication 192
visceral pleura malignancy 81
visceral secondary syphilis 366
visceral zoster 374
visible peristalsis 98, 106
vision field defect 18
vision loss 18, 31
vision replacement device 11
visual abnormal after orthokeratology 6
visual disorder 11
visual evoked potential 22
visual evoked potential abnormality 11
visual evoked potential, VEP 130
visual evoked reflex epilepsy 121
visual examination 11
visual hallucination 5, 18, 395
visually induced syncope 11
visual-sensitive epilepsy 11
vital capacity 86
vitamin A deficiency 13, 156, 380
Vitamin A deficiency induced xerophthalmia 15
vitamin A deficiency with Bitot spots and conjunctival xerosis 13

vitamin A deficiency with conjunctival xerosis 13
vitamin A deficiency with corneal ulceration and xerosis 13
vitamin A deficiency with corneal xerosis 13
vitamin A deficiency with eyelid skin dryness 13
vitamin A deficiency with keratomalacia 13
vitamin A deficiency with night blindness 13
vitamin A deficiency with xerophthalmia scar of cornea 13
vitamin abuse 391
vitamin B deficiency 156
vitamin B deficiency peripheral neuropathy 122
vitamin B_1 deficiency 156, 380
vitamin B_2 deficiency 50
vitamin B_6 deficiency 156, 380
vitamin B_6 deficiency encephalopathy 122
vitamin B_6 syndrome 156
vitamin B_{12} deficiency 156, 380
vitamin B_{12} deficiency peripheral neuropathy 122
vitamin C deficiency 380
vitamin C deficiency, ascorbic acid deficiency 156
vitamin C deficiency, scurvy 150
vitamin D deficiency 150, 380
vitamin D deficiency osteomalacia 150
vitamin D deficiency rickets 150
vitamin D dependent rickets 156
vitamin D dependent rickets type I, pseudo vitamin D deficiency rickets 150
vitamin D dependent rickets type II 150
vitamin D resistant osteomalacia 156
vitamin D resistant rickets 146
vitamin deficiency 156
vitamin deficiency peripheral neuropathy 122
vitamin deficiency polyneuritis 122
vitamin E deficiency 156, 355, 380
vitamin E deficiency encephalopathy 122
vitamin K deficiency 156, 380
vitamin K poisoning 408
vitamin P deficiency 156
vitamin poisoning 408
Vitelliform macular dystrophy 9
vitelline cyst 353
vitelline retinal dystrophy 9
Vitelliruptive macular degeneration 9
vitiligo 363
vitiligo skin transplantation 385
vitrectomy 19
vitrectomy and intraocular implantation 19
vitreitis 2
vitreoretinal adhesion 2
vitreoretinal degeneration (Goldmann-Favre disease) 1
vitreoretinal degeneration (Wagner disease) 1
vitreoretinal organization 2
vitreoretinal surgery combined with lensectomy, intraocular lens implantation or not combined intraocular lens implantation 19

vitreoretinal surgery combined with phaco-emulsification intraocular lens implantation or not combined intraocular lens implantation 19
vitreoschisis 2
vitreous abscess 2
vitreous amyloidosis 2
vitreous aspiration 19
vitreous cyst 2
vitreous degeneration 2
vitreous disorder 2
vitreous gas leaking 2
vitreous hemorrhage 2
vitreous hernia 2
vitreous hyperplasia 2
vitreous macular traction syndrome 2
vitreous opacity 2, 18
vitreous puncture, aspiration, intraocular injection of drug through ciliary body 20
vitreous rebleeding 2
vitreous retinal degeneration (stellate) 2
vitreous retinal degeneration (Stickler syndrome) surgery 1
vitreous tapping 19
vocal abscess 28
vocal adherence 28
vocal amyloidosis 28
vocal bleeding 28
vocal cellulitis 28
vocal cord aspergillosis 416
vocal cord cancer 28
vocal cord carcinoma in situ 28
vocal cord formation 36
vocal cord move up fixation 36
vocal cord mucosal stripping surgery 36
vocal cord paralysis 354
vocal cyst 28
vocal edema 28
vocal fremitus 83
vocal hypertrophy 28
vocal leukoplakia 28
vocal mucosal leukoplakia 28
vocal nodule 28
vocal process avulsion 28
vocal relaxation 28
vocal resonance 83
vocal tubercle 28
Vogt-Koyan-agi-Harada syndrome 14, 366
voice handicap index, VHI 37
voiding cystometry 224
voiding cystourethrography 221
volatile reagent poisoning 406
volatile solvent dependence syndrome 390
volatile solvent harmful use 390
volatile solvent use disorder 390
volatile solvent withdrawal state 390
volatile solvent withdrawal state with delirium 388
Volkmann ischemic contracture 226, 232
volume assist ventilation 84
volume assist-control ventilation 84
volume at peak tidal expiratory flow 86
volume conduction 130
volume controlled ventilation 84

volume cycling 84
volume monitoring 88
volume of lower inflection point 86
volume of upper inflection point 87
volume support ventilation 84
volume trigger 84
volume waveform 88
volume-controlled intermittent mandatory ventilation 84
volume-controlled mode 83
volume-controlled synchronized intermittent mandatory ventilation 84
volume-controlled synchronized intermittent mandatory ventilation plus pressure support ventilation 84
volume-limited 84
volume-limited time cycling 84
volume-limited volume cycling 84
voluntary breathing 82
volvulus 92
volvulus of colon 98
vomer malignant tumor 45
vomit 70
vomiting 106, 189
vomiting after gastrointestinal surgery 102
Von Gierke disease 143
von Hippel-Lindau disease 119
voyeurism 391
V-pattern esotropia 1
V-pattern exotropia 1
vulva carcinoma in situ 326
vulva lesion cauterization 314, 387
vulva lesion resection 387
vulva mass 326
vulva pseudocondyloma, pseudocondyloma of vulvae 374
vulva skin tag 326
vulval abscess 288
vulval adenoid cystic carcinoma 288
vulval apocrine carcinoma 288
vulval condyloma acuminatum 379
vulval eczema 379
vulval embryonal rhabdomyosarcoma 288
vulval hemangioma 379
vulval herpes 326
vulval leiomyoma 326
vulval lipoma 379
vulval melanoma 288
vulval Paget's disease 288
vulval pigmented nevus 379
vulval sarcoma 288
vulval squamous cell carcinoma 288
vulval tuberculosis 326
vulval ulcer 326
vulvar abscess puncture 387
vulvar biopsy 387
vulvar cryotherapy 335
vulvar cyst 326
vulvar folliculitis 326
vulvar incision and drainage 387
vulvar intraepithelial neoplasia, grade I 326
vulvar intraepithelial neoplasia, grade II 326
vulvar intraepithelial neoplasia, grade III 326
vulvar laceration debridement and suture 335

vulvar laceration sutura 387
vulvar lichen sclerosis 326
vulvar lichen sclerosis associated with squamous cell hyperplasia 326
vulvar lichen sclerosus 374
vulvar microwave therapy 335
vulvar papilloma 326
vulvar pruritus 374
vulvar sinus tract resection 387
vulvar squamous intraepithelial neoplasia high level (grade II and III) 306
vulvar syringoma 326
vulvar varices in puerperium 338
vulvar varicosities in pregnancy 344
vulvismus 330
vulvitis 326
vulvitis in pregnancy 344
vulvovaginal candidiasis 326
vulvo-vaginal-gingival syndrome 379

W

Waardenburg syndrome 23
Wada test, intracarotid amobarbital procedure 130
Wagstaffe (LeFort) fracture 226
Wainwright acetabuloplasty 272
waist lipomatosis 151
Waldenberg syndrome 13
Waldenström macroglobulinemia 133
Waldenström macroglobulinemia kidney injury 133
Waldeyer's tonsillar ring malignant tumor 50
Walther fracture 226
wandering spleen 165
waning discharge 127
war neurosis 394
warm antibody autoimmune hemolytic anemia 160
wart of eyelid 16
Wartenberg sign 226, 269
warty dyskeratoma 383
warty mole 383
warty mole of auricular skin 287
washerwoman hand 419
Wassermann sign 226, 269
wasting malignant malnutrition 151
water intoxication 79, 155, 296
water phantom 320
Waterhouse-Friderichsen syndrome 355, 417
Watson and vendor's elbow arthrodesis 272
Watson syndrome 379
wave form 127
waveform monitoring 86
waxy flexibility 396
weakness 248, 270, 402
weakness of limbs 189
weaning 83
weaning method 83
wear of approximal of teeth 45
wear the arterial occlusion 111
wear the artery stenosis 111
wearing after hip joint replacement 252

wearing after knee joint replacement 252
web space release 300
webbed penis 213
webbed scar 295
webbing of digits 250
webbing of neck 43
webbing of toes 250
Weber syndrome 62
Wechsler adult intelligence scale 398
Wechsler intelligence scale for children 398
Wechsler memory scale 398
Wechsler preschool and primary scale of intelligence 398
wedge angle 320
wedge factor 320
wedge fracture 261
wedge hepatectomy 169
wedge osteotomy of femoral supracondylar 276
wedge osteotomy of rib 190
wedge osteotomy through joint 279
wedge resection of bronchus 193
wedge resection of kidney 314
wedge resection of liver 311
wedge resection of lung 309
wedge resection of uterine horn 336
wedge resection of uterine placenta increta 335
wedge resection of uterus 316
wedge-shaped defect 52
Wegener granuloma associated with uveitis 1
Wegener granulomatosis 13, 122, 380
weight gain above recommendation in pregnancy 344
weight gain below recommendation in pregnancy 344
weightlessness effect 408
Weiss ring 18
Weissman procedure 272
welders' pneumoconiosis 405
well differentiated liposarcoma 233
Wenckebach atrioventricular block 68
Werdnig-Hoffmann disease 226
Wernicke aphasia 390
Wernicke encephalopathy 122, 393, 417
West Nile fever 380
West Nile virus encephalitis 122
West Nile virus meningitis 122
West Nile virus meningoencephalitis 122
western equine encephalitis 122, 417
wet beriberi 149
wet compress 387
wheal 385
Wheat operation, aortic valve and ascending aorta replacement 205
wheezing 82
wheezing rale 193
whiplash injury 239
whispered pectoriloquy enhancement 74, 82
whistling face syndrome 364
whistling with breathing 31
whitaker test 224
white eyebrows 1, 363
white eyelashes 1, 363
white fibrous papulosis 363
white frothy sputum 82

white hairy tongue 39
white keratosis in oral cavity 44
white matter damage of prematurity 360
white matter lesion of the occipital lobe 126
white phlegm 189
white sponge naevus 39
white sponge nevus 363
white spot disease 383
Whitman subtrochanteric wedge osteotomy 272
WHO quality of life-100 398
whole heart failure 199
whole lip defect 288
whole lung malignant tumor 78
whole-body fumigation therapy 386
whooping cough due to Bordetella pertussis 410
whooping cough due to Bordetella parapertussis 412
Wicket rhythm 127
wicket spike 129
wide excision of lesion of lip 289, 385
wide local excision of breast cancer/lumpectomy 172
wide local excision of breast lump 172
wide QRS tachycardia 67
wide range achievement test-revised 398
wide resection 276
widespread necrotizing cellulitis of floor of mouth 42
Wigand technique 32
Williams syndrome 194
Wilson disease 113
Wilson osteotomy 272
Wilson disease 143
Wilson-Mikity syndrome 13
wind swept pelvic 232
window crown 56
Winkelman's disease 115
wire-guided peritoneal dialysis catheter reposition 137
Wisconsin card sorting test 398
Wiskott-Aldrich syndrome 160, 380
Wolff-Parkinson-White syndrome 68
Wolf-Hirschhorn syndrome 362
Wolfram syndrome 109
Wolman disease 149
wood preservative poisoning 407
Wood's lamp 387
woolly hair 382
woolly hair nevus 382
word deafness 395
work of breathing 87
working side 59
wound bacterial colonization 293
wound cleaning for bullous disease 386
wound contraction 296, 297
wound debridement of abdominal wall 309
wound dressing change 298
wound epluchage of abdominal wall 309
wound hemostasis 57, 172, 191, 283, 313, 387
wound hemostasis after operation 191
wound infection after trauma 287

wound infection of perineal laceration 339
wound myiasis 377, 416
wound rupture 253
wound vacuum sealing drainage, VSD 273
woven bag of vertebral body 272
W-plasty 298
wrapping of intracranial aneurysm 184
wrapping of the aorta aneurysm (not in vitro) 209
Wright sign 226, 269
wrinkly skin syndrome 385
wrist arthroscopy 286
wrist crush injury 256
wrist implant 257
wrist open injury 256
wrist open injury with dislocation 256
wrist open injury with fracture 256
wrist radial artery injury 200
wrist ulcers (benign) 288
wrist ulnar artery injury 200
writer's cramp 121, 180
wry neck 261
wry nose, deviation of nose 29
wryneck 261

X

X ray 86
X syndrome 63
xanthelasma of eyelid 15
xanthelasmata 146
xanthinuria 211
xanthogranulomatous pyelonephritis 211
xanthoma 144
xanthoma disseminatum 141
xanthoma palpebrarum 307
xanthoma planum 363
xanthoma tendinosum 370
xanthoma tuberosum 146, 370
xanthomadisseminatum 153
xanthomas 70
xanthomatosis 368
xanthomatous biliary cirrhosis 368
xanthomatous hypophysitis 144
xanthonychia 368
xenograft 300
xenoskin 300
xeroderma pigmentosum, XP 385
xerodermia 375
xerophthalmia 15
xerostomia 44
xiphoid process resection 190
X-knife radiotherapy 307
X-knife stereotactic radiosurgery 182
X-linked adolescent retinoschisis 1
X-linked Adrenoleucodystrophy 141
X-linked agammaglobulinemia 157, 362
X-linked hypophosphatemic osteomalacia 141
X-linked hypophosphatemic rickets 141
X-linked ichthyosis 362
X-linked intellectual deficiency syndrome with isolated growth hormone deficiency 141

X-linked lissencephaly syndrome with abnormal genitalia 141
X-linked lymphoproliferative syndrome 157
X-linked myopathy with excessive autophagy 109
X-linked recessive ataxia 109
X-linked recessive dystonia and Parkinsonism 109
X-pattern esotropia 1
X-pattern exotropia 1
X-ray 318
X-ray bulb 318
X-ray computed tomographic imaging 286
X-ray contamination of electron beam 319
X-ray examination 22
X-ray film photography 286
X-ray radiography of cervical intervertebral disc 279
X-ray therapy machine 318
X-ray tomography 286
xylene poisoning 405

Y

Yale global tic severity scale 398
Yale-Brown obsessive compulsive scale 398
yaws 417
yellow fever 368, 412

yellow hairy tongue 42
yellow nail syndrome 368
Yeoman sign 247, 270
Yersinia enteritis 104
yolk sac carcinoma 211
yolk sac tumor 178
yolk sac tumor of central nervous system 307
Young mania rating scale 398
young muscular atrophy of the distal upper limb, hirayama disease 120
Young syndrome 80
Y-pattern esotropia 1
Y-pattern exotropia 1
ytterbium aluminum garnet laser lens posterior capsule and vitreous anterior limiting membrane incision 21
ytterbium aluminum garnet (YAG) laser combined with argon laser peripheral iridectomy 21
ytterbium aluminum garnet (YAG) laser peripheral iridectomy 21
ytterbium aluminum garnet (YAG) laser pupil sphincterotomy 21

Z

zebra like excessive pigmentation 363
Zimbabwe trypanosomiasis 370

zinc and its compound poisoning 408
zinc deficiency 156, 356
zinc poisoning 408
zirconium granuloma 367
zone of coagulation necrosis 295
zone of hyperemia 293
zone of stasis 297
zoster hemorrhagic herpes zoster 364
zoster oticus 24, 366
zoster sine eruptione 380
Z-plasty 298, 385
zygoma formation 57
zygomatic and arch comminuted fracture 288
zygomatic arch fracture 47
zygomatic arch reduction operation 56
zygomatic benign tumour 47
zygomatic bone benign tumour 27
zygomatic fracture 10, 47
zygomatic hypertrophy 47
zygomatic orbital complex fracture 10
zygomatic tuberculosis 47
zygomatic-orbital fracture 288
zygomycosis 413
zygote implantation complication 328